DEUTSCHES ARZNEIBUCH

Deutsches Arzneibuch

9. Ausgabe 1986

Amtliche Ausgabe

Deutscher Apotheker Verlag Stuttgart
Govi-Verlag GmbH Frankfurt

Ein Markenzeichen kann warenzeichenrechtlich geschützt sein, auch wenn ein Hinweis auf etwa bestehende Schutzrechte fehlt.

ISBN 3-7692-0942-7

Printed in Germany

Inhaltsverzeichnis

I Arzneibuchverordnung (ABV)

Vom 27. September 1986

Auf Grund des § 55 Abs. 2 des Arzneimittelgesetzes vom 24. August 1976 (BGBl. I S. 2445, 2448) wird mit Zustimmung des Bundesrates verordnet:

§ 1

Das Deutsche Arzneibuch wird in der Fassung der 9. Ausgabe (DAB 9) erlassen. Das Homöopathische Arzneibuch wird in der Fassung der 1. Ausgabe (HAB 1) erlassen. Bezugsquelle beider amtlichen Fassungen ist der Deutsche Apotheker Verlag in Stuttgart.

§ 2

Bei der Herstellung oder Prüfung können auch andere Methoden angewandt und andere Geräte benutzt werden, als im Deutschen Arzneibuch beschrieben sind, unter der Voraussetzung, daß die gleichen Ergebnisse wie mit den beschriebenen Methoden und Geräten erzielt werden.

§ 3

Ordnungswidrig im Sinne des § 97 Abs. 2 Nr. 17 des Arzneimittelgesetzes handelt, wer vorsätzlich oder fahrlässig zur Abgabe an den Verbraucher im Geltungsbereich des Arzneimittelgesetzes bestimmte Arzneimittel in den Verkehr bringt, die den für sie oder den für die in ihnen enthaltenen Stoffe

a) geltenden pharmazeutischen Regeln der Monographien des Arzneibuches über Identität, Gehalt, Reinheit oder
b) sonstigen in den Monographien des Arzneibuch beschriebenen chemischen, physikalischen oder morphologischen Eigenschaften

nicht entsprechen.

§ 4

Arzneimittel, die den Anforderungen des Deutschen Arzneibuches 9. Ausgabe (DAB 9) nicht genügen oder nicht nach dessen Vorschriften hergestellt oder geprüft sind, dürfen noch bis zum 31. Dezember 1988 in den Verkehr gebracht werden, sofern sie den am 30. Juni 1987 geltenden Vorschriften entsprechen.

§ 5

Diese Verordnung gilt nach § 14 des Dritten Überleitungsgesetzes in Verbindung mit § 99 des Arzneimittelgesetzes auch im Land Berlin.

§ 6

Diese Verordnung tritt am 1. Juli 1987 in Kraft. Gleichzeitig tritt die Verordnung über das Arzneibuch vom 25. Juli 1978 (BGBl. I S. 1112), zuletzt geändert durch Verordnung vom 25. Oktober 1985 (BGBl. I S. 2034), außer Kraft.

Der Bundesminister für
Jugend, Familie, Frauen und Gesundheit

Bonn, den 27. September 1986

Rita Süssmuth

II Vorwort

Das Deutsche Arzneibuch 9. Ausgabe (DAB 9) wird am 1. Juli 1987 das DAB 8 und die 1. Ausgabe des Europäischen Arzneibuches (Pharmacopoea Europaea, Ph.Eur.) ablösen.

Mit der Herausgabe des DAB 9 ist eine Entwicklung abgeschlossen, die seit 1964 mit dem Beitritt zum „Übereinkommen über die Ausarbeitung eines Europäischen Arzneibuches" begonnen wurde. Waren das DAB 7 und die beiden ersten Bände der Ph.Eur. noch getrennte Buchbände des Arzneibuches, so konnte bereits mit der gleichzeitigen Herausgabe des DAB 8 und des Bandes 3 der Ph.Eur. eine gewisse Zusammenführung beider Teile des Arzneibuches, nationaler und europäischer Teil, begonnen werden. Das hier vorgelegte DAB 9, welches in einem Buchband erscheint, führt diese Zusammenführung konsequent zu einem Abschluß, indem die beiden Teile – jeweils im Methoden-, Reagenzien- und Monographiekapitel nach ihrer Herkunft gekennzeichnet – vollständig integriert sind. Damit ist die völlige Verschmelzung der europäischen mit den nationalen Vorschriften vollzogen. Naturgemäß leidet dadurch die Einheitlichkeit dieses Arzneibuches, da u. a. beim europäischen Teil derzeit zwischen 17 Teilnehmerstaaten Kompromisse gefunden werden müssen, die häufig nicht mit den nationalen Vorschriften harmonieren.

Die deutschsprachige Übersetzung des europäischen Teils ist in enger Zusammenarbeit mit Österreich und mit der Schweiz im Rahmen der „Redaktionskonferenz" erstellt worden. Somit sind die amtlichen Fassungen der Arzneibücher dieser drei Staaten bei den deutschsprachigen Übersetzungen des europäischen Teils nahezu textidentisch.

Infolge der durch die Integration der beiden Arzneibuchteile gewonnenen Übersichtlichkeit wurde auf die Herausgabe einzelner Bände der deutschen Fassung des Europäischen Arzneibuches, wie noch bei der 1. Ausgabe der Ph.Eur. (Ph.Eur. 1) praktiziert, verzichtet. Ebenso wurde auf die schrittweise Übernahme der einzelnen Teilbände der 2. Ausgabe der Ph.Eur. (Ph.Eur. 2) mit Rücksicht auf die durch die Apotheker zu zahlenden Beschaffungskosten und einer optimalen praxisnahen Handhabe verzichtet. Andere Mitgliedstaaten des Europarates, die an der Ausarbeitung des Europäischen Arzneibuches beteiligt sind, haben den Europäischen Teil ihres Arzneibuches ebenfalls in ihre nationalen Vorschriften bzw. in ihre jeweiligen nationalen Arzneibücher integriert.

In das DAB 9 wurden die Bände 1 bis 10 sowie der Reagenzienband 1986 der 2. Ausgabe der Ph.Eur. vollständig übernommen. Auf den gesonderten Abdruck der jeweiligen Einführungen der Präsidenten der Europäischen Arzneibuch-Kommission, den Herren Johnson, Polderman und Moreau, wurde verzichtet.

Das Arzneibuch der Bundesrepublik Deutschland besteht nunmehr nur noch aus zwei Buchbänden, dem DAB 9 und dem Homöopathischen Arzneibuch 1. Ausgabe (HAB 1), welches Anfang 1986 auf Grund seiner Neufassung ebenfalls in einem Buchband vorgelegt werden konnte (Gesamt-HAB 1).

Um in Zukunft bei der größtmöglichen Übersichtlichkeit bleiben zu können, ist geplant, das Deutsche Arzneibuch ca. alle 5 Jahre in einer neuen Ausgabe herauszubringen. In diesem zeitlichen Rhythmus können alle notwendigen Revisionen und Neueinführungen erarbeitet werden. Falls weitere zwingende Vorgaben eine frühere Publikation notwendig erscheinen lassen, kann dazwischen ein Nachtragsband herausgegeben werden.

Das DAB 9 enthält überarbeitete und neue Vorschriften und Monographien. In den Anhängen VIII.N5 sind vergleichende Aufstellungen über den Übergang vom DAB 8 bzw. Ph.Eur. 1 zum DAB 9 incl. Ph.Eur. 2 enthalten, ebenso sind dort die gestrichenen Monographien und Übersichten über alte und neue lateinische Titel aufgelistet (VIII.N6).

Durch den § 2 der Arzneibuchverordnung (ABV), die diesem DAB 9 vorangestellt wurde, ist die Möglichkeit gegeben, anstelle der vorgeschriebenen Herstellungs- bzw. Untersuchungsmethoden auch andere Methoden zu verwenden, sofern diese zum gleichen Ergebnis führen. Diese Bestimmung ist im Interesse der Entwicklung und Einführung neuer Analysenmethoden und in realistischer Einschätzung der bestehenden Praxis erforderlich.

Die Reagenzien für das Arzneibuch wurden besonders sorgfältig unter dem Gesichtspunkt eines bestmöglichen Gesundheits- und Arbeitsschutzes im Laboratorium ausgewählt. Bei der Auswahl der biologischen Testmethoden wurde besonderes Gewicht auf den Tierschutz gelegt. Dies schließt die Suche nach alternativen Methoden zur Reduzierung von Tierversuchen und der Anzahl der Versuchstiere in allen Bereichen des Arzneibuches ein.

Es wurden vermehrt Hilfsstoffe für die Herstellung von Arzneizubereitungen aufgenommen, weil sich hier ein Bedarf für deren Qualitätsnormung gezeigt hatte. Dazu gehören auch die Neuaufnahme beziehungsweise Beibehaltung von Lösungsmitteln wie Aceton, Chloroform, Dichlormethan und Methanol, die lediglich unter diesem Aspekt beschrieben wurden sowie unter der Voraussetzung, daß sie in der fertigen Arzneizubereitung höchstens noch in minimalen Mengen vorhanden sind.

Bezüglich der Lagerungsvorschriften stellen die durch den Europarat vorgegebenen Vorschriften für die Bundesrepublik Deutschland keine verpflichtenden Normen dar, die unverändert in nationales Recht transponiert werden müssen. Auch bei den Monographien der Sera und Impfstoffe wurde hinsichtlich der Angaben über die Beschriftung abgewichen, da diese durch das Bundesamt für Sera und Impfstoffe (Paul-Ehrlich-Institut), Frankfurt, auf Grund der Vorschriften des Arzneimittelgesetzes festgelegt werden.

Die Monographien sind nach ihren deutschsprachigen Bezeichnungen alphabetisch angeordnet. Die deutschsprachigen Bezeichnungen sind auf jeweils eine reduziert worden und stehen im Einklang mit dem § 10 Abs. 6 des Arzneimittelgesetzes. Zusätzlich zu den deutschen Haupttiteln der Monographien sind Untertitel in lateinischer Sprache aufgeführt, die bei nationalen Monographien in enger Anlehnung an die Haupttitel der Ph.Eur. gebildet wurden bzw. bei europäischen Monographien den Haupttitel der Ph.Eur. selbst darstellen. In den Titeln ist die Verwendung systematischer chemischer Bezeichnungen zugunsten prägnanter Spezialnamen aufgegeben worden. Die internationalen Kurzbezeichnungen der Weltgesundheitsorganisation sind dabei bevorzugt worden. Bezüglich weiterer Bezeichnungen ist auf das Synonymverzeichnis zum Arzneibuch, welches ebenfalls in überarbeiteter Fassung in der 2. Ausgabe 1986 herausgegeben wird, zu verweisen.

Die „E"-Schreibweise (z. B. Diethylstilbestrol) wurde nunmehr in Abstimmung mit Österreich und der Schweiz übernommen. Kleine Ausnahmen, wie z. B. „Petroläther", bleiben allerdings noch bestehen.

Der botanischen Nomenklatur liegt der „Internationale Code der botanischen Nomenklatur" von 1978 zugrunde. Die chemische Nomenklatur geht von den Regeln der Internationalen Union für Reine und Angewandte Chemie (IUPAC) aus.

Einigen Monographien sind Hinweise beigefügt, die keine Qualitätsnormen darstellen. Sie dienen der Sicherheit bei der Abgabe von Arzneimitteln in der Apotheke. Aus ähnlichen Erwägungen ist auch die Höchstgabentabelle (Anhang VIII.N2) beibehalten worden, trotz Bedenken wegen ihrer Unvollständigkeit und anderer Unzulänglichkeiten. Die Arzneibuch-Kommission, Berlin, legt Wert auf die Feststellung, daß die dort genannten Höchstgaben keinen Anhaltspunkt für therapeutische Dosierungen geben können.

Die Ausarbeitung des DAB 9 lag in den Händen der Arzneibuch-Kommission, Berlin, und der Europäischen Arzneibuch-Kommission, Straßburg. Die Mitglieder sind vom Bundesminister für Jugend, Familie, Frauen und Gesundheit berufen bzw. die deutschen Mitglieder in der Europäischen Arzneibuch-Kommission benannt worden. Besonders in den Ausschüssen und den Arbeitsgruppen der Arzneibuch-Kommission, Berlin, wurden eine erhebliche Anzahl deutscher Stellungnahmen und Änderungsvorschläge zu den in Straßburg in Bearbeitung befindlichen europäischen Vorschriften verfaßt.

Den Mitgliedern der Kommissionen und ihrer Ausschüsse bzw. Arbeitsgruppen sowie den deutschen Mitgliedern der Expertengruppen der Europäischen Arzneibuch-Kommission und den außenstehenden Sachverständigen, die durch zahlreiche Hinweise und die Erarbeitung von Vorschlägen die Herausgabe dieser Ausgabe des Arzneibuches ermöglicht haben, sei hier besonders für ihre Mitarbeit gedankt.

Der Bundesminister für
Jugend, Familie, Frauen und Gesundheit

Im Auftrag
Dr. Schlottmann

Bonn, im Juli 1986

III Arzneibuch-Kommissionen und Expertengruppen

Europäische Arzneibuch-Kommission, Straßburg

Präsidenten der Kommission

C. A. Johnson 1977–1980
J. Polderman 1980–1983
R. C. Moreau 1983–1986

Vizepräsidenten

C. L. Lapière, Belgien 1977–1980
B. Eichstedt-Nielsen, Dänemark 1977–1980
E. Steinegger, Schweiz 1979–1980
R. C. Moreau, Frankreich, 1980–1983
K. Backe-Hansen, Norwegen, 1980–1983
P. Arends, Dänemark, 1983–1986
W. Hennessen, Bundesrepublik Deutschland, 1983–1986

Mitglieder der Kommission

L. Anker, Schweiz, bis 1984
P. Arends, Dänemark
M. Arrouas, Österreich
A. Artiges, Frankreich
K. Backe-Hansen, Norwegen
E. Boll, Bundesrepublik Deutschland
K. Briseid, Norwegen
E. Cingolani, Italien
Y. Cohen, Frankreich
G. Fara, Italien
P. Finholt, Norwegen, bis 1985
P. Frandsen, Dänemark
J. Genoux-Hames, Luxemburg
A. Grimsson, Island
H. Halbich, Österreich
J. Halmekoski, Finnland
F. Hartley, Großbritannien
H. Hellberg, Schweden
W. Hennessen, Bundesrepublik Deutschland
J. A. Holgate, Großbritannien
B. Huyghe, Belgien, bis 1985
A. W. M. Indemans, Niederlande
Ph. Janssens, Belgien, seit 1985
C. A. Johnson, Großbritannien
M. Juslin, Finnland
E. Kkolos, Zypern
H. G. Kristensen, Dänemark
H. Kristiansen, Norwegen, seit 1985
D. Lagarde, Frankreich
P. Lalaune, Frankreich
C. L. Lapière, Belgien
J. Lemli, Belgien
G. Liebeswar, Österreich
A. Liljestrand, Schweden
P. Lindgren, Schweden
J. Loutsch-Weydert, Luxemburg
T. A. McGuinn, Irland
R. C. Moreau, Frankreich
E. Nieminen, Finnland
B. Öhrner, Schweden
F. H. L. van Os, Niederlande
X. Perlia, Luxemburg
M. Pesez, Frankreich
I. F. Petersen, Island
K. Pfleger, Österreich, seit 1985
S. Philianos, Griechenland
F. Pocchiari, Italien
J. Polderman, Niederlande
L. Robert, Luxemburg
G. Rotzler, Schweiz
M. Sahli, Schweiz, bis 1984
G. Salem, Griechenland, seit 1985
U. Salzmann, Schweiz
E. Schlederer, Österreich, bis 1984
U. Schlottmann, Bundesrepublik Deutschland
I. Sjöholm, Schweden
G. Skulason, Island
D. Sonanini, Schweiz, seit 1986
J. B. Stenlake, Großbritannien
C. A. Teijgeler, Niederlande
R. F. Timoney, Irland
A. Tsoka, Griechenland, seit 1985
L. Turakka, Finnland
H. Vanderhaeghe, Belgien
G. Vicari, Italien
H. L. Vos, Niederlande

Beobachter

A. Dominguez-Gil, Spanien
A. Mechkovski, WHO
J. Polonia, Portugal †

F. Sauer, EG-Kommission
A. Vardulaki, Spanien

Stellvertretende Mitglieder

H. Auterhoff †, Bundesrepublik Deutschland, bis 1982
J. P. Billon, Frankreich
J. Bosly, Belgien
H. D. Brede, Bundesrepublik Deutschland
P. Buri, Schweiz
D. H. Calam, Großbritannien
T. Canbäck, Schweden
E. Cirani Signoretti, Italien
C. Collotti Ferretti, Italien
I. Davidson, Großbritannien
P. Deloménie, Frankreich
E. Duhr, Luxemburg
P. Duquénois, Frankreich
D. C. Garratt, Großbritannien
P. Helboe, Dänemark
A. Holbrook, Großbritannien
T. Huizinga, Niederlande
P. Jacqmain, Belgien
I. Kapetanidis, Schweiz
R. Kinget, Belgien
H. Kristiansen, Norwegen
J. Lévèque, Frankreich
M. Marchetti, Italien
A. Mariani, Italien
J. van Noordwijk, Niederlande
F. J. Pellerin, Frankreich
L. La Placa, Italien
B. Rolland, Belgien, bis 1984
A. Romeo, Italien
L. Sjödin, Schweden
J. W. G. Smith, Großbritannien, bis 1984
H. M. Smits, Niederlande
A. M. Sørensen, Dänemark
E. Stahl, Bundesrepublik Deutschland, seit 1982
K. Thoma, Bundesrepublik Deutschland
B. A. Wills, Großbritannien

Technisches Sekretariat

Sekretär der Kommission: P. J. Schorn
Verwaltungsrat: R. Bontinck
Wissenschaftliche Räte: L. Estoppey
P. Castle
J. M. Spieser
C. Coune
Leiter des Laboratoriums: J. Miller

Expertengruppen

Gruppe Nr. 1 – Methoden der Biologie und Statistik

J. van Noordwijk, Präsident, Niederlande
R. Aureli, Italien
J. Dony, Belgien
D. Fystro, Norwegen
M. Gay, Schweiz
A. A. German, Frankreich
G. Hofrichter, Bundesrepublik Deutschland, seit 1984
J. A. Holgate, ehem. Präsident, Großbritannien
H. G. Kroneberg, Bundesrepublik Deutschland, bis 1984
L. Sjödin, Schweden
J. W. G. Smith, Großbritannien

Experte

K. H. Wallhäußer, Bundesrepublik Deutschland

Untergruppe: Mikrobiologische Verunreinigungen

J. Polderman, Präsident, Niederlande
R. Aureli, Italien
Th. M. Berg, Niederlande
E. A. Christensen, Dänemark
A. L. Davison, Großbritannien
J. Dony, Belgien
D. Fystro, Norwegen
M. Gay, Schweiz
O. Ringertz, Schweden
A. Sézerat, Frankreich
K. H. Wallhäußer, Bundesrepublik Deutschland

Untergruppe: Limulus-Test

J. van Noordwijk, Präsident seit 1984, Niederlande
L. Bellentani, Italien
J. Dony, Belgien
P. Frauch, Schweiz, bis 1983
D. Fystro, Norwegen
A. Gardi, Schweiz
J. A. Holgate, Präsident bis 1983, Großbritannien
D. Krüger, Bundesrepublik Deutschland
P. Lindgren, Schweden
G. A. Sabey, Großbritannien
J. Storck, Frankreich

Untergruppe: Statistische Analyse

J. van Noordwijk, Präsident seit 1984, Niederlande
R. Beckers, Belgien
H. Busse, Bundesrepublik Deutschland
J. Didry, Frankreich
J. A. Holgate, ehem. Präsident, Großbritannien
J. M. Leali, Italien
V. Pagani, Italien, bis 1984
R. van Strik, Niederlande

Gruppe Nr. 2 – Methoden der Chemie

M. Pesez, Präsident, Frankreich
J. P. Billon, Frankreich
E. Boll, Bundesrepublik Deutschland
A. Bult, Niederlande
G. P. R. Carr, Großbritannien
J. A. Clark, Großbritannien, bis 1984
P. Helboe, Dänemark
E. Keller, Schweiz
G. Lagrange, Belgien
G. Minola, Italien
A. Mooser, Schweiz, bis 1983
X. Perlia, Luxemburg

Gruppe Nr. 3 – Nomenklatur und redaktionelle Bearbeitung

R. C. Moreau, Präsident, Frankreich
L. Anker, Schweiz
P. Braeckman, Belgien
E. Cingolani, Italien
P. Deloménie, Frankreich
A. Erb, Bundesrepublik Deutschland, seit 1980
W. Kirschbaum, Bundesrepublik Deutschland, bis 1980
G. R. Kitteringham, Großbritannien
H. L. Vos, Niederlande

Gruppe Nr. 4 – Methoden der Physik und der physikalischen Chemie

X. Perlia, Präsident, Luxemburg
E. Boll, Bundesrepublik Deutschland
G. P. R. Carr, Großbritannien
G. G. Gallo, Italien
H. J. de Jong, Niederlande
E. Keller, Schweiz
L. Molle, Belgien
A. Mooser, Schweiz, bis 1985
F. J. Pellerin, Frankreich
J. Vessman, Schweden

Gruppe Nr. 5 – Reagenzien

H. L. Vos, Präsident, Niederlande
P. W. F. Brunsmann, Niederlande
D. Giegling, Bundesrepublik Deutschland
J. C. Gourdin, Frankreich, bis 1984
E. Häberli, Schweiz
A. Haemers, Belgien
J. L. Millet, Frankreich
E. J. Newman, Großbritannien
A. Rossetti, Italien

Gruppe Nr. 6 – Biologische Stoffe

J. van Noordwijk, Präsident, Niederlande
F. C. Arntzen, Norwegen
D. R. Bangham, Großbritannien, bis 1984
A. Bristow, Großbritannien
P. Frandsen, Dänemark, bis 1985
A. Häussler, Bundesrepublik Deutschland
F. C. Hillen
J. A. Holgate, ehem. Präsident, Großbritannien
A. Lauwers, Belgien
H. L. Lembøl, Dänemark
P. Lindgren, Schweden, bis 1984
E. Palva, Finnland
M. Percheron, Frankreich
L. Sjødin, Schweden
E. Stürmer, Schweiz
L. Tentori, Italien
V. Venho, Finnland

Experten

Th. Spehr, Bundesrepublik Deutschland
G. Reber, Bundesrepublik Deutschland
A. M. Salvati Vaccari, Italien
M. Orlando, Italien
M. Vannini, Italien
G. W. K. van Dedem, Niederlande

Untergruppe: Blut vom Menschen und Blutprodukte

J. Andersen, Präsident, Dänemark
N. Chariatte, Schweiz
V. Dostal, Österreich
G. Fürst, Bundesrepublik Deutschland, seit 1984
G. Ghysels, Belgien
H. Heistø, Norwegen
B. Karlén, Schweden
H. W. Krijnen, Niederlande
I. Liotta, Italien
R. Netter, Frankreich
E. Sandberg, Dänemark, seit 1986

W. Spielmann, Bundesrepublik Deutschland, bis 1984
H. Suomela, Finnland
J. G. Watt, Großbritannien

Experten

H. Geiger, Bundesrepublik Deutschland
M. Orlando, Italien

Untergruppe: Insulin

J. van Noordwijk, Präsident, Niederlande
D. R. Bangham, Großbritannien, bis 1984
A. Häussler, Bundesrepublik Deutschland, bis 1984
J. A. Holgate, ehem. Präsident, Großbritannien
A. Lauwers, Belgien
H. L. Lembøl, Dänemark
J. Macabies, Frankreich
M. Orlando, Italien
H. Schöne, Bundesrepublik Deutschland
G. A. Stewart, Großbritannien
E. Stürmer, Schweiz
J. W. de Vries, Niederlande

Gruppe Nr. 7 – Antibiotika

H. Vanderhaeghe, Präsident, Belgien
A. Van Den Bulcke, Belgien
L. Cavatorta, Italien, bis 1984
M. Fischler, Schweden
Ø. Karlsson, Norwegen
J. W. Lightbown, Großbritannien
Aa. Møller, Dänemark
C. Pascal, Frankreich
J. S. Pitton, Schweiz
S. Tedeschi, Italien
C. Van Der Vlies, Niederlande
K. H. Wallhäußer, Bundesrepublik Deutschland

Experte

R. Malherbe, Niederlande

Gruppe Nr. 8 – Verbandstoffe und Nahtmaterial

C. A. Johnson, Präsident, Großbritannien
A. Aebi, Schweiz
C. Bottari, Italien, bis 1984
J. Deltombe, Belgien
J. Gravot, Frankreich
G. S. Groot, Niederlande
V. G. Jensen, Dänemark †
C. Mantovani, Italien
W. Triebsch, Bundesrepublik Deutschland
T. D. Turner, Großbritannien

Experte

H. Muxfeldt, Bundesrepublik Deutschland

Untergruppe: Selbstklebende Pflaster

C. A. Johnson, Präsident, Großbritannien
J. P. Fisch, Frankreich
H. J. Lengert, Bundesrepublik Deutschland, bis 1984
B. W. Mitchell, Großbritannien
M. Schrenzel, Schweiz
D. Schulte, Bundesrepublik Deutschland, seit 1984

Gruppe Nr. 9 – Anorganische Chemie

C. L. Lapière, Präsident, Belgien
F. H. Cox, Niederlande, bis 1984
L. Dryon, Belgien
D. Giegling, Bundesrepublik Deutschland
E. Häberli, Schweiz
J. Labouré, Frankreich
S. U. Ruff, Großbritannien
G. Zanni, Italien

Untergruppe: Medizinalgase

M. Parmentier, Belgien
H. Müller, Bundesrepublik Deutschland, seit 1984
W. Schreckenberg, Bundesrepublik Deutschland, bis 1984

Untergruppe: Aluminium

A. Mazzeo Farina, Italien

Gruppe 10A – Organische Chemie – Synthetische Stoffe

M. Pesez, Präsident, Frankreich
J. P. Billon, Frankreich
L. Borka, Norwegen
J. Bosly, Belgien
A. C. Caws, Großbritannien
H. Hahn, Bundesrepublik Deutschland, seit 1984
A. W. M. Indemans, Niederlande
R. Jäger, Bundesrepublik Deutschland, bis 1984
X. Perlia, Luxemburg
A. Romeo, Italien
R. Schwarz, Österreich
D. Sonanini, Schweiz
K. G. Svensson, Schweden
M. Thomsen, Dänemark

Gruppe Nr. 10B –
Organische Chemie – Synthetische Stoffe

C. A. Johnson, Präsident, Großbritannien
R. Bouché, Belgien
G. Cavina, Italien
A. Van Den Hoek, Niederlande
H. Feltkamp, Bundesrepublik Deutschland, bis 1981
A. Holbrook, Großbritannien
A. Kaukinen, Finnland
F. J. Pellerin, Frankreich
J. L. Robert, Luxemburg
V. Schulze, Bundesrepublik Deutschland, seit 1981
A. M. Sørensen, Dänemark
N. E. Stjernström, Schweden
S. Weber, Schweiz

Gruppe Nr. 11 –
Organische Chemie – Naturstoffe

P. Arends, Präsident, Dänemark
W. Van Den Bossche, Belgien
W. Deckers, Bundesrepublik Deutschland
C. Galeffi, Italien
S. Kryger, Dänemark
B. Öhrner, Schweden
K. Øydvin, Norwegen
J. Poisson, Frankreich
G. Rotzler, Schweiz
J. E. Shinner, Großbritannien
H. M. Smits, Niederlande

Untergruppe: Vitamin A

B. Borsje, Präsident seit 1985, Niederlande
J. Ampilhac, Frankreich
H. R. Bolliger, Schweiz
G. Cavina, Italien
G. Nedelkovitch, Belgien
Petrzilka, Schweiz, seit 1984
G. F. Phillips, Großbritannien
U. Thiele, Bundesrepublik Deutschland, seit 1981
P. Schwarze, Bundesrepublik Deutschland, bis 1981

Untergruppe: Celluloseether

W. Deckers, Präsident, Bundesrepublik Deutschland
L. Grosse, Bundesrepublik Deutschland
C. Van Kerchove, Belgien
K. Münzel, Schweiz
A. Reveley, Großbritannien

Experte

E. Grünberger, Bundesrepublik Deutschland

Gruppe Nr. 12 – Galenika

E. Cingolani, Präsident, Italien
P. Braeckman, Belgien
S. S. Davis, Großbritannien
D. Ganderton, Großbritannien
J. Karlsen, Norwegen
H. G. Kristensen, Dänemark
P. Lotteau, Frankreich
N. Møller, Dänemark
K. Münzel, Schweiz
G. Ross, Bundesrepublik Deutschland
I. Setnikar, Italien
L. Turakka, Finnland
S. Wahlgren, Schweden

Gruppe Nr. 13 – Pharmakognosie

E. Stahl, Präsident, Bundesrepublik Deutschland
R. Anton, Frankreich
A. Imbesi, Italien
I. Kapetanidis, Schweiz
T. Kartnig, Österreich
H. G. Menßen, Bundesrepublik Deutschland
J. D. Phillipson, Großbritannien
A. J. Vlietinck, Belgien
J. H. Zwaving, Niederlande

Untergruppe: Fette Öle

B. Entressangles, Frankreich
W. Heers, Bundesrepublik Deutschland
D. Sonanini, Schweiz

Gruppe Nr. 14 –
Radioaktive Verbindungen

K. Backe-Hansen, Präsident, Norwegen
P. Bremer, Norwegen
T. Bringhammer, Schweden
Y. Cohen, Frankreich
P. Dumont, Belgien
G. Kloss, Bundesrepublik Deutschland, bis 1984
P. Lerch, Schweiz
D. E. Lovett, Großbritannien
B. Pedersen, Dänemark
F. Pechtold, Bundesrepublik Deutschland, seit 1984
M. Villa, Italien
M. G. Woldring, Niederlande

Gruppe Nr. 15 –
Sera und Impfstoffe

W. Hennessen, Präsident, Bundesrepublik Deutschland
H. D. Brede, Bundesrepublik Deutschland
C. Collotti Ferretti, Italien
J. W. Dorpema, Niederlande
V. Dostal, Österreich
A. A. German, Frankreich
H. Kristensen, Dänemark
T. Kuronen, Finnland
A. Lafontaine, Belgien
D. I. Magrath, Großbritannien
P. Paroz, Schweiz
M. Tiru, Schweden
R. Winsnes, Norwegen

Untergruppe:
Sera und Impfstoffe für Tiere

C. Pilet, Präsident, Frankreich
C. Buonavoglia, Italien, seit 1986
I. Davidson, Großbritannien
K. A. Karlsson, Schweden
U. Kihm, Schweiz
H. H. Lensing, Niederlande
J. Leunen, Belgien
H. Mathois, Österreich
J. Müller, Dänemark
J. M. Person, Frankreich
L. Ravaioli, Italien
W. Schneider, Bundesrepublik Deutschland
D. S. White, Irland

Beobachter

Caffrey, EG-Kommission

Gruppe Nr. 16 –
Kunststoffbehältnisse

R. F. Timoney, Präsident, Irland
J. W. Aeijelts Averink, Niederlande
A. Arbin, Schweden
J. P. Billon, Frankreich
K. Bucher, Schweiz
L. Gramiccioni Valsecchi, Italien
V. Handlos, Dänemark
A. Holmgren, Schweden
W. Lhoest, Belgien
J. E. Pentelow, Großbritannien
R. Rößler, Bundesrepublik Deutschland
S. Thorens, Schweiz, seit 1984

Experten

S. Jäger, Bundesrepublik Deutschland, seit 1984
W. Bühler, Bundesrepublik Deutschland, bis 1981
K. H. Gänshirt, Bundesrepublik Deutschland, bis 1981
H. Trollope, Bundesrepublik Deutschland, bis 1981
W. Wilborn, Bundesrepublik Deutschland, bis 1984

Des weiteren haben mitgearbeitet

M. Bendixen, EG-Kommission
P. Blonde, Frankreich
A. Bonati, Italien
E. K. Juul Christensen, Niederlande
J. O. Dawson, Großbritannien
J. A. Delaey, Belgien
N. A. Diding, Schweden
C. van Dop, Niederlande
M. N. Duncan, Großbritannien
H. Ernø, Dänemark
C. Fallais, Belgien
L. Flamend, Belgien
G. W. Harpley, Großbritannien
N. C. Hebert, Großbritannien
R. Henry, Frankreich †
R. Hofstra, Niederlande
P. Kistler, Schweiz
P. Lemoine, Belgien
A. Mazzeo-Farina, Italien
J. Meunier, Frankreich
D. S. Miller, Großbritannien
A. Morel, Frankreich
M. V. Mussett, Großbritannien
L. O'Reilly, Irland
E. Pedersen, Dänemark
F. T. Perkins, WHO †
R. Plan, Frankreich
E. Rasmussen, Dänemark
R. Rowe, Großbritannien
B. Sandberg, Schweden †
P. L. Seth, Schweiz
F. Sheffield, Großbritannien
B. Siegfried, Schweiz
F. Swaelens, Belgien
M. Thély, Frankreich
M. Traisnel, Frankreich
E. G. Vairel, Frankreich
G. Witthaus, Schweiz

Arzneibuch-Kommission, Berlin

Vorsitzender der Kommission

Der Präsident des Bundesgesundheitsamtes
G. Fülgraff, bis 1980
K. Überla, 1981 bis 1985
D. Großklaus, ab 1985

Ständige Vertreter des Vorsitzenden

B. Schnieders, Bundesgesundheitsamt
E. Boll, Bundesgesundheitsamt
P. Fuchs, Bundesgesundheitsamt, ab 1984

Mitglieder der Kommission

H. Auterhoff †, Tübingen
H. Böhme, Marburg, bis 1980
F. K. Eiden, München, ab 1983
H.-H. Frey, Berlin
H. Gebler, Hannover, ab 1985
K. Hartke, Marburg, ab 1983
R. Marris, Frankfurt
D. Pfeil, Saarbrücken
H. J. Roth, Tübingen, ab 1982
M. Siess, Tübingen
E. Stahl, Saarbrücken
D. Steinbach, Eschborn, bis 1982
K. Thoma, München
W. Vöhringer, Oberndorf
E. Weber, Heidelberg
B. Wiedemann, Bonn

Stellvertretende Mitglieder der Kommission

H. Blume, Eschborn, ab 1985
H. Brandis, Bonn
M. Eichelbaum, Bonn
F. K. Eiden, München, bis 1983
A. Fuchs, Wiesbaden, ab 1984
H. Glück, Frankfurt, bis 1982
E. Graf, Tübingen
A. Häussler, Frankfurt
K. Hartke, Marburg, bis 1983
H. Kewitz, Berlin
J. Krieglstein, Marburg, ab 1982
H. G. Kroneberg, Wuppertal, bis 1982
M. Riemenschneider, Berlin, bis 1983
H. J. Roth, Tübingen, bis 1982
G. Rücker, Bonn, ab 1983
A. Schmid, München
H. Wagner, München, bis 1982
M. Wichtl, Marburg, ab 1982

Ausschuß für Pharmazeutische Chemie

H. Auterhoff, Vorsitzender †, Tübingen
H. J. Roth, Vorsitzender, Tübingen, ab 1982
H. Böhme, Marburg, bis 1980
E. Boll, Berlin
W. Deckers, Ingelheim
F. K. Eiden, München
D. Giegling, Darmstadt
H. Hahn, Frankfurt, ab 1984
K. Hartke, Marburg
H. Hoffmann, Frankfurt, ab 1981
P. Horn, Wiesbaden
R. Jäger, Frankfurt, bis 1984
H.-G. Kohlmeyer, Wuppertal, bis 1984
G. Rücker, Bonn, ab 1982
V. Schulze, Leverkusen, ab 1984
W. Stock, Eschborn, bis 1981

Ausschuß für Pharmazeutische Technologie

K. Thoma, Vorsitzender, München
G. Auterhoff, Frankfurt
K. H. Frömming, Berlin, ab 1984
P. Fuchs, Berlin, bis 1982
E. Graf, Tübingen
V. Hartmann, Nürnberg, ab 1982
H. Kassebaum, Hamburg
H. Möller, Eschborn, 1981 bis 1985
F. Müller, Bonn, bis 1982
E. Nürnberg, Erlangen, ab 1982
C. Pich, Uetersen, ab 1982
P. Reisen, Frankfurt
G. Ross, Frankfurt
W. Schlemmer, Bad Wiessee, bis 1982
D. Steinbach, Eschborn, bis 1981
E. Winde, Mainz
U. Wolff, Berlin

Ausschuß für Pharmazeutische Biologie

E. Stahl, Vorsitzender, Saarbrücken
E. Beuttel, Waldshut-Tiengen
D. Fehr, Eschborn, ab 1980
O. B. Genius, Darmstadt, ab 1982
F. W. Hefendehl, Berlin
W. Kleinert, Eschborn, bis 1980
H. G. Menßen, Köln
H. Rathcke, Hamburg
E. Sprecher, Hamburg
R. Vöcks, Karlsruhe
H. Wagner, München, bis 1982
M. Wichtl, Marburg

Ausschuß für Mikrobiologie

B. Wiedemann, Vorsitzender, Bonn
H. Brandis, Bonn
H. D. Brede, Frankfurt
H. Büning-Pfaue, Münster, bis 1982
D. Demmer, Mainz, ab 1984
A. Detter, München
Ch. Härtling, München, ab 1982
W. Hennessen, Bern, bis 1982
D. Krüger, Mannheim, ab 1982
E. Olivar, Berlin
W. Schneider, Frankfurt
G. Spicher, Berlin
K. H. Wallhäußer, Frankfurt

Ausschuß für Pharmakologie

H.-H. Frey, Vorsitzender, Berlin
A. Dönhardt, Hamburg
M. Eichelbaum, Bonn
H. Frohberg, Darmstadt
G. Hofrichter, München, ab 1984
J. Krieglstein, Marburg, ab 1982
H. G. Kroneberg, Wuppertal, bis 1984
A. Schmid, München
B. Schnieders, Berlin
M. Siess, Tübingen
G. Vogel, Köln
E. Weber, Heidelberg

An der Ausarbeitung waren zahlreiche Sachverständige aus Hochschule, Industrie, Apotheke und dem Bundesgesundheitsamt beteiligt, insbesondere die Damen und Herren:

W. Albrecht, Wuppertal
H. Bauer, Frankfurt
H. Bauser, Stuttgart
H.-J. Beer, München
H. Beeser, Freiburg
K.-H. Beyer, Berlin
H. Bickel, Erlangen
S. Bladt, München
W. Bögl, München
J. Borneff, Mainz
R. Braun, Berlin
O. Brinkhoff, Eschweiler
E. Brodtmann, Unterschleißheim
W. Bühler, Melsungen
D. Bührig, Berlin
H. Burgdörfer, Leverkusen
H. Busse, Berlin
H. Chmiel, Stuttgart
W. Christ, Berlin
Craubner, München
O. Delikan, Braunschweig
R. Dohrmann, Berlin
B. Duhm, Breitbrunn
S. Ebel, Würzburg
H. Eder, München
K. Eger, Tübingen
H. Egli, Bonn
K. Eichner, Berlin
H. Ellenberg †, Ludwigshafen
Fischer, Marburg
H. P. Franck, München
J. Fries, Darmstadt
J. Friese, Berlin
G. Fürst, Baden-Baden
K. H. Gänshirt, Dreieichenhain
H. Geiger, Marburg
K. Gerner, Berlin
H. Göing, Frankfurt
K. Görlitzer, Braunschweig
J. Grigo, Darmstadt
R. Grünberg, Berlin
H. Hamacher, Sindelfingen
G. Hebold, Mannheim
D. L. Heene, Mannheim
W. Heers, Witten
B. Heintz, Berlin
D. Hellwinkel, Heidelberg
D. Herrmann, Berlin
H. H. Hoppe, Hamburg
S. Jäger, Frankfurt
E. Jancke, Neuwied
Kaiser, Frankfurt
W. Kamm, Ludwigshafen
K. Keller, Berlin
F. K. Kemper, Münster
H. Kindt, Hersbruck
U. Klaus, Eschborn
M. Klavehn, Frankfurt
G. Kloss, Frankfurt
H. Klünenberg, Braunschweig
L. Körner, Marburg
G. Kreis, München
G. Kruse, Weinheim
H. Kubin, Leverkusen
C. Lander, Berlin
B. Langhammer, Frankfurt
Lehmann, Marburg
H. J. Lengert, Regensburg
J. Lingnau, Leverkusen
N.-P. Lüpke, Münster
G. Lürding, Ludwigshafen
W. Martin, Berlin
R. Moll, Berlin
U. Muazzam, Berlin
A. Müller, Ingelheim
G. Müller-Berghaus, Gießen
H. Müller-Calgan, Darmstadt
P. Mürmann, Wuppertal
H. Muxfeldt, Hamburg-Norderstedt
M. Negwer, Berlin
H.-H. Otto, Freiburg
W. Pauli, Melsungen
F. Pechtold, Frankfurt
Pfeiffer, Naila
U. Pindur, Mainz
L. Prielipp, Berlin
W. Pump, Leverkusen
H.-D. Roedler, München
E. Roesch, Mannheim
R. Rößler, Erlangen
K. Romberg, Berlin
H. Ronneberger, Marburg
E. Schäfer, Wolfstein

Schindler, Stuttgart
B. Schmidt, Esslingen-Sulzgries
A. Schmoldt, Hamburg
W. Schönborn, Frankfurt
D. Schulte, Hamburg
P. E. Schulze, Berlin
H. Seyfarth, Biberach
F. Sitzius, Frankfurt
W. Spielmann, Frankfurt
H. Städter, Berlin
K. Stockhausen, Berlin
K.-H. Theobald, Berlin
Trautschold, Hamburg
W. Triebsch, Heidenheim
H. Trollope, Ludwigshafen
F. Untermann, Berlin
Vedder, Wiesbaden
J. Vogel, Dietzenbach-Steinberg
Walker, Dreieichenhain
J. Weis, München
W. Weise, Berlin
R. Wendt, Berlin
H. Wessels, Münster
H. J. Wieland, Berlin
H. Wieners, Köln
W. Wilborn, Frankfurt
G. Willuhn, Düsseldorf
Wolff, Ludwigshafen
F. Wunsch, Berlin

Redaktionskonferenz für den europäischen Teil des Deutschen Arzneibuches 9. Ausgabe

U. Schlottmann, Vorsitz, Bonn
L. Anker, Bern
H. Auterhoff †, Tübingen
E. Boll, Berlin
K. Pfleger, Wien
H. J. Roth, Tübingen
E. Schlederer, Wien
P. J. Schorn, Straßburg
G. Schubbert, Stuttgart
W. Wessinger, Stuttgart

Des weiteren haben mitgewirkt

W. Hennessen, Bern
N. Rao, Bonn

Die Arbeiten wurden betreut im Bundesministerium für Jugend, Familie und Gesundheit von
U. Schlottmann,
im Bundesgesundheitsamt, Institut für Arzneimittel, im Fachgebiet Allgemeine Analytik, Arzneibuch von
E. Boll
J. Bertram
A. Erb, Geschäftsstelle der Arzneibuch-Kommission[1)]

[1)] Geschäftsstelle der Arzneibuch-Kommission, Bundesgesundheitsamt, Institut für Arzneimittel, Postfach 33 00 13, D-1000 Berlin 33.

IV
Allgemeine Vorschriften

IV Allgemeine Vorschriften

Die Allgemeinen Vorschriften gelten für alle Monographien und sonstigen Texte des Arzneibuches.

Die in den Monographien beschriebenen Arzneimittel und medizinischen Artikel sind zur Anwendung in der Human- und Veterinärmedizin bestimmt, falls nicht ausdrücklich eine Einschränkung erfolgt. Arzneimittel und medizinische Artikel gelten nur dann als arzneibuchgemäß, wenn sie allen Anforderungen der Monographien entsprechen, ausgenommen sind die Angaben im Abschnitt „Eigenschaften“, die lediglich informativen Charakter haben und keine verbindlichen Qualitätsnormen darstellen.

Wenn eine Monographie über einen Impfstoff die Eigenschaften eines Impfstoffstammes beschreibt, werden unter „Auswahl des Impfstoffstammes“ Prüfungen als Beispiele angegeben, die zeigen, daß der Impfstoffstamm die erforderlichen Eigenschaften hat.

Die Angaben im „Anhang“ und im Kapitel IX (Herstellungsmethoden) dienen lediglich zur Information.

Die Verwendung eines Monographietitels des Arzneibuches zur Bezeichnung einer Substanz, Zubereitung oder eines medizinischen Artikels setzt voraus, daß die Substanz, Zubereitung oder der medizinische Artikel den Anforderungen der Monographie, insbesondere hinsichtlich Identität, Reinheit und Gehalt entspricht.

Die Prüfungsvorschriften gehen nicht so weit, daß alle möglichen Verunreinigungen berücksichtigt sind. So ist eine ungewöhnliche Verunreinigung, die mit Hilfe der angegebenen Prüfungsmethoden nicht nachgewiesen wird, nicht erlaubt, wenn die Vernunft und eine gute pharmazeutische Praxis ihre Abwesenheit erfordern.

Eine Aufnahme von Arzneimitteln, die unter Patentschutz stehen, in das Arzneibuch bedeutet in keiner Weise die Freigabe der durch das Patent verliehenen Rechte an andere Personen als den Patentinhaber.

Monographien

Monographietitel

Die Haupttitel sind in Deutsch, die Untertitel in Lateinisch angegeben.

Atommasse, Molekülmasse, Äquivalente

Die relative Atommasse oder die relative Molekülmasse ist am Anfang der Monographie und die Äquivalentmasse nach einer quantitativen Bestimmung angegeben. Zur Berechnung der Ergebnisse sind die in der Monographie angegebenen Zahlenwerte zu verwenden.

Gehalt einer chemischen Substanz

Werden in einer Monographie Gehaltsgrenzen angegeben, so müssen diese mit der unter „Gehaltsbestimmung“ vorgeschriebenen Methode ermittelt werden.

Die Gehaltsgrenzen basieren auf Ergebnissen, die in der normalen analytischen Praxis erhalten werden. Sie schließen die Fehlergrenzen der Analytik, die Unterschiede in der Herstellung oder Zubereitung sowie eine eben noch zulässige Zersetzung ein. Die so erhaltenen Werte dienen ohne weitere Korrektur zur Entscheidung, ob eine Substanz den Anforderungen der Monographie entspricht oder nicht.

Mengenangaben

Die für eine quantitative Bestimmung zu verwendende Menge Substanz wird mit der erforderlichen Genauigkeit in der Monographie angegeben. Bei Wägungen entspricht diese Genauigkeit einer Abweichung von höchstens ± 5 Einheiten nach der letzten angegebenen Ziffer. Die für die Bestimmung vorgesehene Masse der Substanz wird genau gewogen und darf höchstens 10 Prozent von der vorgeschriebenen Masse abweichen.

Eine Null hinter dem Komma bedeutet bei Volumenmessungen (z. B. 50,0 ml), daß das Volumen genau gemessen werden muß. Dazu ist ein Gerät zu verwenden, das bei der Gehaltsbestimmung oder der Prüfung auf Reinheit der dort geforderten Genauigkeit entspricht.

Diese Anforderungen gelten ebenfalls für bestimmte Prüfungen, bei denen das Ergebnis in bezug auf eine genau vorgeschriebene Substanzmasse errechnet wird.

Herstellungsvorschriften

Bei den Herstellungsvorschriften sind unter Teilen Masseteile zu verstehen. Unter Wasser ist, falls nichts anderes angegeben ist, **Gereinigtes Wasser (Aqua purificata)** zu verstehen.

Biologische Substanzen

Wenn in der Monographie über eine biologische Substanz ohne genaue Angabe auf einen Prüfstamm, eine geeignete Prüfung, eine geeignete Methode, eine geeignete Substanz usw. Bezug genommen wird, hängt die Wahl von möglichen weiteren Vorschriften und Regelungen ab.

Referenz-Substanzen, Biologische Referenz-Substanzen und Referenzspektren

Schreiben bestimmte Monographien die Verwendung einer Referenz-Substanz, einer Biologischen Referenz-Substanz oder eines Referenzspektrums vor, so sind diese nur für den in der Monographie vorgesehenen Zweck ausgesucht und nicht notwendigerweise auch für andere Prüfungen geeignet. Die Europäische Arzneibuch-Kommission übernimmt deshalb keine Verantwortung für eine andere Anwendung als die vorgeschriebene.

Die Referenz-Substanzen, Biologischen Referenz-Substanzen und Referenzspektren werden von der Europäischen Arzneibuch-Kommission erstellt und können durch das Technische Sekretariat bezogen werden[1]. Andere Laboratorien können für häufige Untersuchungen eigene sekundäre Referenz-Substanzen verwenden, vorausgesetzt, diese sind gegen die von der Kommission erstellten eingestellt. Bei Schiedsentscheidungen gelten allerdings nur die offiziell von der Kommission erstellten Referenz-Substanzen. Eine Liste der offiziellen Referenz-Substanzen, Biologischen Referenz-Substanzen und Referenzspektren kann durch das Technische Sekretariat bezogen werden.

Chemische Referenz-Substanzen: Die Abkürzung *CRS* bedeutet eine Chemische Referenz-Substanz, die von der Kommission erstellt wurde. Chemische Referenz-Substanzen, die zur mikrobiologischen Wertbestimmung von Antibiotika verwendet werden und deren Aktivität auf der Beschriftung oder auf dem Beipackzettel in Internationalen Einheiten angegeben ist, werden wie Biologische Referenz-Substanzen definiert.

Biologische Referenz-Substanzen: Die Abkürzung *BRS* bedeutet eine Biologische Referenz-Substanz oder -Zubereitung, die von der Europäischen Arzneibuch-Kommission erstellt wurde. Die meisten Biologischen Referenz-Substanzen und Biologischen Referenz-Zubereitungen entsprechen den Internationalen Standard-Substanzen und Standard-Zubereitungen, die von der Weltgesundheitsorganisation (WHO) bereitgestellt werden. Letztere werden normalerweise nur nationalen Behörden und der Europäischen Arzneibuch-Kommission ausgeliefert; beide können unter ihrer Verantwortung entsprechende Referenz-Substanzen und -Zubereitungen erstellen und verteilen, die mit Hilfe der internationalen eingestellt sind.

Falls zweckmäßig, wird der Gehalt einer Biologischen Referenz-Substanz in Internationalen Einheiten angegeben.

Volumetrische Lösungen

Ist bei einer Untersuchung die Verwendung einer bestimmten Anzahl Milliliter einer volumetrischen Lösung vorgeschrieben, so muß bei Lösungen, deren Faktor von 1 wesentlich abweicht, eine entsprechend größere oder kleinere Menge verwendet werden.

---

[1] Technisches Sekretariat, Europäische Arzneibuch-Kommission, Europarat, Postfach 431 R6, F-67006 Strasbourg CEDEX.

Lagerung

Arzneimittel müssen so gelagert werden, daß sie gegen Substanzverlust sowie Beeinträchtigung der Reinheit und der Wirksamkeit geschützt sind. Behältnisse, die zur Lagerung von Arzneimitteln dienen, einschließlich der Verschlüsse, müssen so beschaffen sein, daß sie den Inhalt möglichst nicht verändern.

Folgende allgemeine Begriffe werden unter **Lagerung** verwendet:

Dicht verschlossen: Ein dicht verschlossenes Behältnis schützt seinen Inhalt vor Verunreinigungen durch fremde feste und flüssige Stoffe und vor Beeinträchtigung des Inhalts unter Normalbedingungen der Lagerung und des Transports.

Luftdicht verschlossen: Ein luftdicht verschlossenes Behältnis ist für feste, flüssige und gasförmige Stoffe undurchlässig unter Normalbedingungen der Lagerung und des Transports. Behältnisse zur mehrfachen Entnahme müssen so beschaffen sein, daß die geforderte Dichtigkeit nach dem Wiederverschließen jeweils gewährleistet ist.

Vor Feuchtigkeit geschützt: Diese Angabe bedeutet, daß das Arzneimittel in einem dicht verschlossenen Behältnis zu lagern ist. Eine Atmosphäre geringer Feuchtigkeit darf in dem Behältnis enthalten sein, wenn gleichzeitig ein Trockenmittel vorhanden ist, jedoch unter der Bedingung, daß jeder Kontakt zwischen Trockenmittel und Arzneimittel vermieden wird. Wenn das Behältnis bei hoher Luftfeuchtigkeit geöffnet wird, müssen Vorsichtsmaßnahmen ergriffen werden.

Vor Licht geschützt: Diese Angabe bedeutet, daß das Arzneimittel in einem Behältnis zu lagern ist, dessen Material genügend Licht absorbiert, um den Inhalt vor strahlenbedingten Veränderungen zu schützen, oder daß das Behältnis eine äußere Umhüllung erhält, welche denselben Schutz bietet, oder daß die Lagerung an einem Ort erfolgt, wo jedes schädigende Licht ausgeschlossen ist.

Vorsichtig zu lagern bedeutet, von den übrigen Arzneimitteln getrennt zu lagern und das Behältnis mit roter Schrift auf weißem Grund zu beschriften.

Sehr vorsichtig zu lagern bedeutet, in einem besonderen Schrank unter Verschluß zu lagern und das Behältnis mit weißer Schrift auf schwarzem Grund zu beschriften.

Die Vorschriften unter „Vorsichtig zu lagern“ und „Sehr vorsichtig zu lagern“ gelten nicht für Fertigarzneimittel.

Allgemeine Ausdrücke und Abkürzungen

Löslichkeit und Lösungsmittel

Löslichkeit. Die Angaben zur Löslichkeit unter „Eigenschaften“ sind ungefähre Angaben mit folgender Bedeutung, bezogen auf Raumtemperatur:

Lösungsmittel: Wird der Name eines Lösungsmittels nicht angegeben, bedeutet der Begriff „Lösung“ eine wäßrige Lösung. Unter dem Begriff „Wasser“ wird bei der Prüfung auf Identität, der Prüfung auf Reinheit, bei Gehaltsbestimmungen, Reagenzien und bei der Herstellung von Lösungen Wasser verstanden, das den Anforderungen der Monographie **Gereinigtes Wasser (Aqua purificata)** entspricht. Unter dem Begriff „destilliertes Wasser“ wird gereinigtes Wasser verstanden, das durch Destillation gewonnen ist.

Bezeichnung	Ungefähre Anzahl Volumteile Lösungsmittel für 1 Masseteil Substanz
sehr leicht löslich	weniger als 1 Teil
leicht löslich	von 1 Teil bis 10 Teile
löslich	über 10 Teile bis 30 Teile
wenig löslich	über 30 Teile bis 100 Teile
schwer löslich	über 100 Teile bis 1 000 Teile
sehr schwer löslich	über 1 000 Teile bis 10 000 Teile
praktisch unlöslich	über 10 000 Teile

Ist kein Blindversuch vorgeschrieben, müssen die Lösungsmittel bei quantitativen Bestimmungen vorher unter Verwendung des bei der Prüfung auf Reinheit oder der Gehaltsbestimmung angegebenen Indikators neutralisiert werden.

Konzentrationsangaben

Bei Konzentrationsangaben wird der Ausdruck „Prozent" (%) entsprechend einer der vier Bezeichnungen verwendet:

- Prozent *(m/m)* (Prozent Masse in Masse) bedeutet die Anzahl Gramm einer Substanz in 100 Gramm Endprodukt
- Prozent (V/V) (Prozentgehalt Volumen in Volumen) bedeutet die Anzahl Milliliter einer Substanz in 100 Milliliter Endprodukt
- Prozent (V/*m*) (Prozentgehalt Volumen in Masse) bedeutet die Anzahl Milliliter einer Substanz in 100 Gramm Endprodukt
- Prozent (*m*/V) (Prozentgehalt Masse in Volumen) bedeutet die Anzahl Gramm einer Substanz in 100 Milliliter Endprodukt.

Grenzen für Verunreinigungen: Die durch die Grenzprüfung festgestellte Konzentration einer Verunreinigung wird in Teilen je Million Teile (ppm: parts per million) angegeben. Ist die Konzentration größer als 500 ppm, wird sie in Prozent angegeben. Diese Zahlenwerte sind nur Näherungswerte. Eine Substanz entspricht der Prüfung, wenn sie der angegebenen Prüfungsvorschrift genügt.

Temperaturangaben

Allgemeine Begriffe: Wird in einer Prüfung eine allgemeine Temperaturangabe gemacht, gelten folgende Begriffe:

Tiefgekühlt	unterhalb von −15 °C
Kühlschrank	2 bis 8 °C
Kalt	8 bis 15 °C
Raumtemperatur	15 bis 25 °C

Wasserbad

Werden keine zusätzlichen Angaben gemacht, bedeutet der Begriff „Wasserbad" ein Bad mit siedendem Wasser. Anstelle des Wasserbades kann auch eine andere Heizquelle verwendet werden, die eine Temperatur von ungefähr, aber nicht höher als 100 °C oder die vorgeschriebene Temperatur liefert.

Trocknen und Glühen bis zur konstanten Masse

Die Begriffe „Trocknen bis zur konstanten Masse" oder „Glühen bis zur konstanten Masse" (Massekonstanz) bedeuten, daß zwei aufeinanderfolgende Wägungen um höchstens 0,5 mg voneinander abweichen dürfen. Die zweite Wägung erfolgt nach zusätzlichem Trocknen oder Glühen, wobei die Dauer von Art und Menge des Rückstandes abhängig ist.

Wird das Ergebnis einer Prüfung auf Reinheit oder einer Gehaltsbestimmung auf die getrocknete, wasserfreie oder geglühte Substanz bezogen, so wird vorausgesetzt, daß die Untersuchung entsprechend der in der Monographie vorgeschriebenen Prüfung auf „Trocknungsverlust", „Wasser" oder „Glühverlust" ausgeführt ist.

Falls in der Monographie nichts anderes vorgeschrieben ist, werden für getrocknete Drogen die Ergebnisse der Bestimmungen der Sulfatasche, der Asche, des Extraktgehaltes (wäßrig oder ethanolisch), des Wassergehaltes, des Gehaltes an ätherischem Öl und der Gehaltsbestimmung auf die lufttrockene Droge bezogen.

Allgemeine Abkürzungen

A	Absorption
$A_{1\,cm}^{1\%}$	Spezifische Absorption
A_r	Relative Atommasse
$[\alpha]_D^{20}$	Spezifische Drehung
Sdp	Siedetemperatur
BRS	Biologische Referenz-Substanz
CRS	Chemische Referenz-Substanz
d_{20}^{20}	Relative Dichte
I.E.	Internationale Einheit
λ	Wellenlänge
M_r	Relative Molekülmasse

Smp	Schmelztemperatur
n_D^{20}	Brechungsindex
Ph.Eur.E.	Ph.Eur.Einheit
ppm	Teile je Million Teile (= parts per million); erfolgt keine weitere Angabe, wird ppm als Masse in Masse *(m/m)* angegeben.
★	Mit diesem Zeichen sind die Monographien europäischer Herkunft versehen.
R	bezeichnet eine unter „Reagenzien" beschriebene Substanz oder Lösung europäischer Herkunft.
RN	bezeichnet eine unter „Reagenzien" beschriebene Substanz oder Lösung nationaler Herkunft.
RV	bezeichnet eine unter „Volumetrie" beschriebene Urtitersubstanz.
Rf	Ein in der Chromatographie verwendeter Ausdruck; Quotient aus Laufstrecke der Substanz zu Laufstrecke der mobilen Phase.
Rst	Ein in der Chromatographie verwendeter Ausdruck; Quotient aus Laufstrecke der Substanz zu Laufstrecke einer Referenz-Substanz.
LD_{50}	Die statistisch ermittelte Menge einer Substanz, die nach Verabreichung in der vorgeschriebenen Weise den Tod der Hälfte der Versuchstiere innerhalb einer bestimmten Zeit herbeiführt.
DLM	Dosis letalis minima (kleinste tödliche Dosis).
L+/10-Dosis	Die kleinste Toxinmenge, die, unter den festgelegten Versuchsbedingungen, nach Mischen mit 0,1 I.E. Antitoxin und Verabreichung in der vorgeschriebenen Weise den Tod der Versuchstiere innerhalb einer bestimmten Zeit herbeiführt.
L+-Dosis	Die kleinste Toxinmenge, die, unter den festgelegten Versuchsbedingungen, nach Mischen mit 1 I.E. Antitoxin und Verabreichung in der vorgeschriebenen Weise den Tod der Versuchstiere innerhalb einer bestimmten Zeit herbeiführt.
Lr/100-Dosis	Die kleinste Toxinmenge, die, unter den festgelegten Versuchsbedingungen, nach Mischen mit 0,01 I.E. Antitoxin und intrakutaner Injektion innerhalb einer bestimmten Zeit bei Versuchstieren eine charakteristische Reaktion an der Injektionsstelle hervorruft.
Lp/10-Dosis	Die kleinste Toxinmenge, die, unter den festgelegten Versuchsbedingungen, nach Mischen mit 0,1 I.E. Antitoxin und Verabreichung in der vorgeschriebenen Weise die Lähmung der Versuchstiere innerhalb einer bestimmten Zeit herbeiführt.
Lo/10-Dosis	Die größte Toxinmenge, die, unter den festgelegten Versuchsbedingungen, nach Mischen mit 0,1 I.E. Antitoxin und Verabreichung in der vorgeschriebenen Weise beim Versuchstier innerhalb einer bestimmten Zeit keine Symptome einer Giftwirkung hervorruft.
Lf-Dosis	Flockungseinheit; die Menge Toxin oder Toxoid, die in Gegenwart einer Einheit Antitoxin in der kürzesten Zeit zu einer Flockung führt.
$ZKID_{50}$	Die statistisch ermittelte Menge eines Virus, die 50 Prozent der damit behandelten Zellkulturen infiziert.
EID_{50}	Die statistisch ermittelte Menge eines Virus, die 50 Prozent der damit behandelten Embryonen aus Vogeleiern infiziert.

ID_{50}	Die statistisch ermittelte Menge eines Virus, die 50 Prozent der damit behandelten Versuchstiere infiziert.
PD_{50}	Die statistisch ermittelte Menge Impfstoff, die, unter den festgelegten Versuchsbedingungen, 50 Prozent der Tiere vor der Testdosis Mikroorganismen oder Toxinen schützt, gegen welche der Impfstoff wirksam ist.
PBE	Pocken- oder Plaque-bildende Einheiten.
Cofal-Test	Komplementbindungstest für den Nachweis des Gruppenantigens des Aviäre-Leukose-Virus.
SPF	Frei von spezifizierten, pathogenen Mikroorganismen.

WHO/OMS = Weltgesundheitsorganisation

ATCC = American Type Culture Collection (1)
CIP = Collection de l'Institut Pasteur (2)
NCIB = National Collection of Industrial Bacteria (3)
NCPF = National Collection of Pathogenic Fungi (4)
NCTC = National Collection of Type Cultures (5)
NCYC = National Collection of Yeast Cultures (6)
SSI = Statens Serum Institut, Copenhagen (7)

(1) American Type Culture Collection
12301 Parklawn Drive, Rockville, MD 20852, USA

(2) Collection de l'Institut Pasteur
Service de la Collection Nationale de Cultures de Microorganismes (C.N.C.M.)
25, rue du Docteur Roux, F-75015 Paris, France

(3) National Collection of Industrial Bacteria
Torry Research Station, PO Box 31
135 Abbey Road, Aberdeen AB9 8DG, Great Britain

(4) National Collection of Pathogenic Fungi
London School of Hygiene and Tropical Medicine
Keppel Street, London WC1E 7HT, Great Britain

(5) National Collection of Type Cultures
Central Public Health Laboratory
Colindale Avenue, London NW9 5HT, Great Britain

(6) National Collection of Yeast Cultures
ARC Food Research Institute
Colney Lane, Norwich NR4 7UA, Great Britain

(7) Statens Serum Institut
80 Amager Boulevard, Copenhagen, Denmark

V
Allgemeine Methoden

V.1 Geräte

V.1.1 Normaltropfenzähler

Der Ausdruck „Tropfen" bedeutet Normaltropfen, die mit dem unten beschriebenen Normaltropfenzähler erhalten werden.

Der Normaltropfenzähler (siehe Abbildung) besteht aus praktisch farblosem Glas. Das untere Ende bildet eine kreisförmige, rechtwinklig zur Achse stehende, ebene Öffnung.

Andere Tropfenzähler können verwendet werden, wenn sie der folgenden Prüfung entsprechen:

20 Tropfen Wasser von 20 ± 1°C wiegen 1,000 ± 0,05 g, wenn sie aus einem senkrecht gehaltenen Normaltropfenzähler mit einer gleichmäßigen Abtropfgeschwindigkeit von einem Tropfen je Sekunde frei fallengelassen werden. Der Normaltropfenzähler muß vor Gebrauch sorgfältig gereinigt werden. Mit demselben Tropfenzähler sind drei Bestimmungen durchzuführen, deren Werte höchstens 5 Prozent vom Mittelwert der drei Bestimmungen abweichen dürfen.

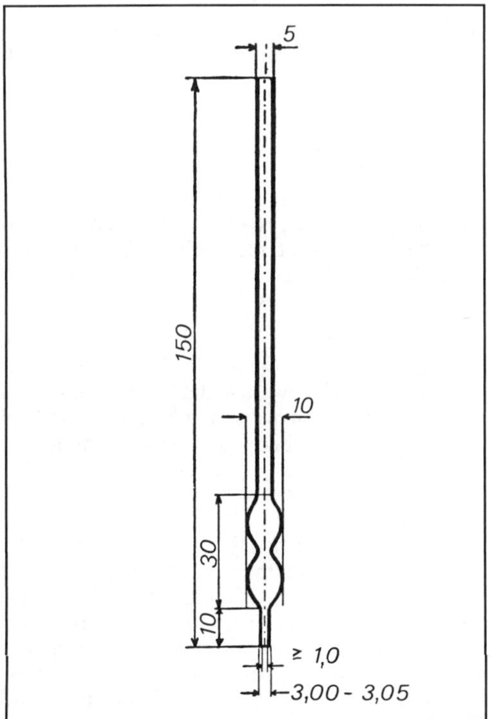

Normaltropfenzähler
Längenangaben in Millimeter

V.1.2 Vergleichstabelle der Porosität von Glassintertiegeln

Porositätsnummer[1]	Größter Porendurchmesser in Mikrometern[2]	Bundesrepublik Deutschland	Frankreich	Großbritannien
1,6	kleiner als 1,6	5f	–	–
–	1 – 2,5	5	–	5
4	1,6 – 4	–	–	–
–	4 – 6	–	5	–
10	4 – 10	4f	–	4
16	10 – 16	4	4	–
40	16 – 40	3	3	3
–	40 – 50	–	–	2
100	40 – 100	2	2	–
–	100 – 120	–	–	1
160	100 – 160	1	1	–
–	150 – 200	0	0	–
250	160 – 250	–	–	–
–	200 – 500	–	00	–

[1] Das Arzneibuch hat das von der Internationalen Normenorganisation (ISO) vorgeschlagene System aufgenommen.

[2] Die angegebenen Grenzwerte sind nur angenäherte Werte.

Anwendungsmöglichkeiten

Porendurchmesser in Mikrometern (µm)	
kleiner als 2,5	Filtration von Bakterien
4 bis 10	Ultrafeine Filtration; Abtrennung von Mikroorganismen größeren Durchmessers
10 bis 40	Filtration bei Analysen, sehr feine Dispersion von Gasen, sehr feine Filtration von Quecksilber
40 bis 100	Feine Filtration, Filtration von Quecksilber, feine Dispersion von Gasen
100 bis 160	Filtration von groben Stoffen, Dispersion und Waschen von Gasen, Träger für andere Filtermaterialien
160 bis 500	Filtration von sehr groben Stoffen, Dispersion und Waschen von Gasen.

V.1.3 UV-Analysenlampen

Quarzlampen mit Quecksilberdampf werden als Strahlenquelle für ultraviolettes Licht verwendet. Ein geeignetes Filter kann angebracht sein, um die sichtbare Strahlung des Spektrums zu entfernen.

Wenn das Arzneibuch bei einer Prüfung die Verwendung von ultraviolettem Licht der Wellenlänge 254 oder 365 nm vorschreibt, ist ein Gerät zu verwenden, das aus einer Quecksilberdampflampe mit einem Filter besteht und eine Emissionsbande von maximaler Intensität bei 254 oder 365 nm gibt.

Mit der UV-Analysenlampe muß ein Natriumsalicylat-Fleck von etwa 5 mm Durchmesser auf einer Schicht Kieselgel G*R* sicher zu erkennen sein, wenn die Lampe sich im üblichen Beobachtungsabstand von dem Fleck befindet.

Zur Prüfung bei 254 nm wird eine 0,04prozentige Lösung (*m*/V) von Natriumsalicylat *R* in Ethanol 96 % *R*[1] und zur Prüfung bei 365 nm eine 0;2prozentige Lösung (*m*/V) von Natriumsalicylat *R* in Ethanol 96 % *R* verwendet. Auf die Platte werden 5 µl jeder Lösung aufgetragen. Der Abstand zwischen der Lampe und der Platte bei einer Prüfung nach dem Arzneibuch darf nicht größer sein als der Abstand bei der oben beschriebenen Prüfung.

[1] Das verwendete Ethanol 96 % *R* darf nicht fluoreszieren.

V.1.4 Siebe

Siebe bestehen aus geeignetem Material; die Sieböffnungen sind quadratisch. Für andere als analytische Verfahren können auch Rundlochsiebe verwendet werden, deren Lochdurchmesser für die gleiche Siebnummer das 1,25fache der entsprechenden Maschenweite beträgt. Das zu siebende Gut darf das Sieb nicht angreifen, und das Sieb darf das zu siebende Gut nicht verändern.

Der Zerkleinerungsgrad einer Substanz wird in der Monographie durch die Siebnummer, die die lichte Maschenweite in Mikrometern bezeichnet, in Klammern hinter der Substanzbezeichnung angegeben.

Erläuterungen zur Tabelle

Höchsttoleranz[2] der Maschenweite + *X*: Keine Dimension der Maschenweite darf die nominelle Dimension mehr als *X* überschreiten nach der Gleichung

$$X = \frac{2\,(w^{0,75})}{3} + 4\,(w^{0,25})$$

w = Maschenweite

Toleranz der mittleren Maschenweite ± *Y*: Die mittlere Maschenweite darf von der nominellen Maschenweite nicht mehr als ± *Y* abweichen nach der Gleichung

$$Y = \frac{w^{0,98}}{27} + 1,6$$

Zwischenraumtoleranz + *Z*: Höchstens 6 Prozent aller Maschenweiten dürfen Dimensionen zwischen den Grenzwerten „nominal + *X*" und „nominal + *Z*" haben nach der Gleichung

$$Z = \frac{X + Y}{2}$$

Drahtdurchmesser *d*: Die in der Tabelle angegebenen Drahtdurchmesser beziehen sich auf in Rahmen eingelassene Metallgewebe. Die empfohlenen, nominellen Durchmesser dürfen von diesen Werten in den Grenzen d_{max} und d_{min} abweichen. Diese Grenzwerte entsprechen einem Intervall von ± 15 Prozent in bezug auf die

[2] Siehe ISO 3310/1 (1975)

Siebtabelle (Zahlenangaben in µm)

Nominelle Siebnummer	Maschenweite			Drahtdurchmesser		
	Höchsttoleranz der Maschenweite $+X$	Toleranz der mittleren Maschenweite $\pm Y$	Zwischenraumtoleranz $+Z$	Empfohlene nominelle Dimension d	Zulässige Grenzen d_{max}	d_{min}
11 200	770	350	560	2500	2900	2100
8 000	600	250	430	2000	2300	1700
5 600	470	180	320	1600	1900	1300
4 000	370	130	250	1400	1700	1200
2 800	290	90	190	1120	1300	950
2 000	230	70	150	900	1040	770
1 400	180	50	110	710	820	600
1 000	140	30	90	560	640	480
710	112	25	69	450	520	380
500	89	18	54	315	360	270
355	72	13	43	224	260	190
250	58	9,9	34	160	190	130
180	47	7,6	27	125	150	106
125	38	5,8	22	90	104	77
90	32	4,6	18	63	72	54
63	26	3,7	15	45	52	38
45	22	3,1	13	32	37	27
38	–	–	–	30	35	24

empfohlenen, nominellen Durchmesser. In einem Kontrollsieb müssen Schuß- und Kettfäden den gleichen nominellen Durchmesser haben.

V.1.5 Neßler-Zylinder

Neßler-Zylinder für Vergleichsuntersuchungen sind, sofern nichts anderes vorgeschrieben ist, farblose Reagenzgläser von 16 mm innerem Durchmesser mit durchsichtigem und flachem Boden.

Die Flüssigkeitssäule wird in Durchsicht von oben nach unten gegen einen weißen oder, falls erforderlich, gegen einen schwarzen Untergrund geprüft. Die Prüfung wird in diffusem Licht durchgeführt.

V.1.5.N1 Reagenzgläser

Für Untersuchungen sind, falls nichts anderes vorgeschrieben ist, farblose Reagenzgläser mit Außendurchmesser von 16 mm zu verwenden.

Fluoreszenzbeobachtungen müssen gegen einen dunklen Untergrund erfolgen.

V.1.5.N2 Cassiakolben

Cassiakolben (siehe Abbildung) sind Stehkolben von etwa 100 ml Inhalt, deren Hals von 8,0 mm Durchmesser über eine Länge von

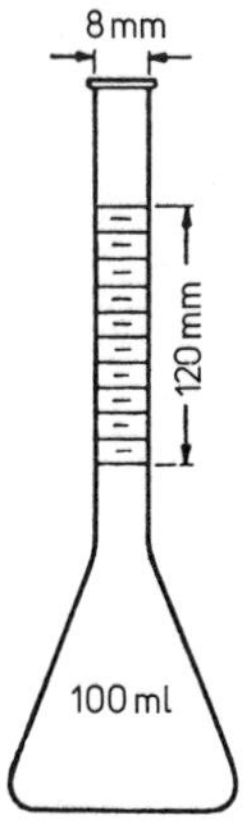

120 mm in 0,1 ml eingeteilt ist. Der Übergang vom Kolben zum Hals muß konisch verlaufen.

V.1.5.N3 Thermometer

Soweit nichts anderes vorgeschrieben ist, kommen folgende Thermometer zur Anwendung:

a) Thermometer mit einer Einteilung in 1 °C.

Zur Nachprüfung der Thermometeranzeige ist der Eispunkt zu bestimmen. Dazu wird das Thermometer bis über den Nullgrad-Strich in ein Gefäß mit geschabtem, sauberem Eis gebracht, das mit destilliertem Wasser gewaschen worden ist. Das Eis wird fest um das Thermometer gedrückt; nach 6 bis 8 min wird abgelesen. Beim Ablesen darf das Thermometer nicht aus dem Eis herausgezogen werden. Das Eis muß von der Ablesestelle so weit entfernt werden, daß die Quecksilberkuppe sichtbar wird. Weicht die bei der Nachprüfung für den Eispunkt gefundene Korrektur k_N von der auf dem Eichschein angegebenen Korrektur k_E ab, so ist zu sämtlichen auf dem Eichschein angegebenen Korrekturen die Differenz $k_N - k_E$ zu addieren.

b) Thermometer mit einem Meßbereich von etwa 50 °C (Länge etwa 175 mm, Durchmesser 6,0 mm, Skalenlänge 105 bis 130 mm, beginnend 15 bis 20 mm über dem unteren Ende, Einschlußtype mit prismatischer Kapillare).

Die Thermometer sind bis zu einem Temperaturbereich von 200 °C in 0,2 °C, im Bereich zwischen 200 und 300 °C in 0,5 °C und zwischen 300 und 360 °C in 1 °C eingeteilt.

V.2 Methoden der Biologie

V.2.1 Biologische Sicherheitsprüfungen

V.2.1.1 Prüfung auf Sterilität

Diese Prüfung ist bei Substanzen, Zubereitungen oder Gegenständen durchzuführen, für die Sterilität vorgeschrieben ist. Ein den Vorschriften entsprechendes Ergebnis beweist jedoch nur, daß unter den Prüfbedingungen keine verunreinigenden Mikroorganismen nachweisbar waren. Die Aussagekraft einer festgestellten Kontaminationsfreiheit einer Probe, bezogen auf die Qualität einer Charge, ist abhängig von der Effizienz des Probeentnahmeplanes. Die Übertragung eines Befundes auf die gesamte Charge eines Produktes verlangt die Gewißheit, daß das Produkt unter gleichen Bedingungen hergestellt wurde. Dies hängt aber weitgehend von den bei der Herstellung getroffenen Vorsichtsmaßnahmen ab. Bei den im verschlossenen Endbehältnis sterilisierten Produkten sind physikalische Meßwerte, die auf mikrobiologischen Versuchen basieren und automatisch während des Sterilisationsprozesses registriert wurden, hinsichtlich der korrekten Behandlung einer Charge aussagekräftiger als die „Prüfung auf Sterilität". Die „Prüfung auf Sterilität" bleibt hingegen die einzige Analysenmethode, die sich für aseptisch hergestellte Produkte eignet, und ist außerdem in allen Fällen die einzige verfügbare Analysenmethode für Institutionen, die ein Produkt auf Sterilität zu prüfen haben.

Antimikrobielle Vorsichtsmaßnahmen

Die Prüfung auf Sterilität ist unter Bedingungen durchzuführen, die eine zufällige Kontamination des Produktes während der Prüfung ausschließen, so zum Beispiel unter Verwendung einer Werkbank mit turbulenzarmer Verdrängungsströmung (Laminarflow-Bank). Alle zur Vermeidung einer Kontamination ergriffenen Maßnahmen dürfen jedoch keineswegs jene Mikroorganismen schädigen, die mit der Prüfung erfaßt werden sollen. Die bei der Durchführung der Prüfung gegebenen Arbeitsbedingungen sind durch Bestimmung der Luft- und Oberflächenkeimzahl des Arbeitsbereiches sowie mit Hilfe von Kontrollprüfungen, unter Verwendung von nachgewiesen sterilen Zubereitungen, regelmäßig zu überwachen.

Auswahl der Nährmedien

Unter VIII.3.2. sind Nährmedien und deren Herstellungsmethoden angegeben, die sich zum Nachweis von aeroben und anaeroben Bakterien sowie von Pilzen eignen. Die Verwendung anderer Nährmedien ist erlaubt, wenn der Nachweis erbracht wurde, daß sie das Wachstum eines breiten Mikroorganismenspektrums ermöglichen.

Jede Charge der benutzten Nährmedien muß den nachfolgend aufgeführten Prüfungen genügen, wobei diese vorher oder gleichzeitig mit der Prüfung eines Produktes durchgeführt werden können.

Sterilität: Einige Kulturgefäße mit den vorzugsweise für den Nachweis von Bakterien benutzten Nährmedien werden bei 30 bis 35 °C und einige Kulturgefäße mit den hauptsächlich für den Pilznachweis verwendeten Nährmedien bei 20 bis 25 °C mindestens 7 Tage lang bebrütet. Ein mikrobielles Wachstum darf nicht feststellbar sein.

Eignung: Einige der mit dem gewählten Nährmedium beschickten Kulturgefäße werden mit etwa 100 lebensfähigen Mikroorganismen (aerobe und anaerobe Bakterien sowie Pilze) beimpft und höchstens 7 Tage lang bei den in der vorhergehenden Prüfung genannten Temperaturen bebrütet. Die Nährmedien eignen sich, wenn ein frühzeitiges und üppiges Wachstum der verwendeten Mikroorganismen feststellbar ist. Folgende Mikroorganismen eignen sich für diese Prüfungen:

Staphylococcus aureus, z. B. ATCC-Stamm Nr. 6538 P (NCTC 7447, CIP 53.156)
Bacillus subtilis, z. B. ATCC-Stamm Nr. 6633 (NCIB 8054, CIP 52.62)
Clostridium sporogenes, z. B. ATCC-Stamm Nr. 19404 (CIP 1180.79)
Candida albicans, z. B. ATCC-Stamm Nr. 2091

Eignung der Nährmedien in An- und Abwesenheit des zu untersuchenden Produktes

a) Entsprechend den Bedingungen der „Prüfung auf Sterilität“ wird zu jedem von mindestens 4 Kulturgefäßen eines jeden zum Nachweis einer bakteriellen Kontamination benutzten Nährmediums jeweils die gleiche Menge des zu prüfenden Produktes zugesetzt[1]. Die eine Hälfte dieser Gefäße wird mit 0,1 ml der Suspension eines geeigneten aeroben Keimes[2], wie *Staphylococcus aureus*, beimpft, wobei die Suspension so verdünnt ist, daß sie etwa 1000 vermehrungsfähige Keime je Milliliter enthält (d. h. Beimpfung mit etwa 100 Keimen je Gefäß). Die andere Hälfte der Gefäße wird mit 0,1 ml der Sporensuspension eines geeigneten anaeroben Keimes[2], wie zum Beispiel *Clostridium sporogenes*, beimpft, die ebenfalls auf 1000 vermehrungsfähige Sporen je Milliliter verdünnt ist (d. h. Beimpfung mit etwa 100 Sporen je Gefäß). Parallel hierzu wird ein weiterer Satz von Gefäßen ohne das zu prüfende Produkt in der oben angegebenen Weise beimpft (Blindversuch). Alle Gefäße werden bei 30 bis 35 °C höchstens 7 Tage lang bebrütet.

b) Entsprechend den Bedingungen der „Prüfung auf Sterilität“ wird zu mindestens 2 Kulturgefäßen des zum Nachweis einer Pilzkontamination benutzten Nährmediums jeweils die gleiche Menge des zu prüfenden Produktes zugesetzt[1]. Jedes der Gefäße wird mit 0,1 ml der Suspension eines geeigneten Pilzstammes[2], wie zum Beispiel *Candida albicans*, beimpft, die so verdünnt ist, daß sie etwa 1000 vermehrungsfähige Zellen je Milliliter enthält (d. h. Beimpfung mit etwa 100 Zellen je Gefäß). Parallel hierzu werden 2 gleichartige Kulturgefäße ohne das zu prüfende Produkt in der oben angegebenen Weise beimpft (Blindversuch). Alle Gefäße werden bei 20 bis 25 °C höchstens 7 Tage lang bebrütet.

Wird das in erster Linie zum Nachweis einer Pilzkontamination eingesetzte Nährmedium gleichzeitig auch zum Nachweis einer bakteriellen Kontamination benutzt, so ist die Prüfung mit den beiden Keimarten durchzuführen.

[1] Bei Catgut und anderen chirurgischen Nahtmaterialien sind 2 Fäden in jedes Kulturgefäß einzulegen.

[2] Bei Antibiotika ist ein gegen das jeweilige Antibiotikum sensibler Mikroorganismus zu verwenden.

Ist das Keimwachstum während der Bebrütungszeit in An- und Abwesenheit des zu prüfenden Produktes ähnlich (frühzeitig und üppig), so besitzt dieses keine antimikrobielle Wirkung, und die Prüfung auf Sterilität kann ohne Abänderung durchgeführt werden. Zeigen diejenigen Kulturen, die das zu prüfende Produkt enthalten, gegenüber dem Blindversuch ein schwächeres, verzögertes oder fehlendes Wachstum, so besitzt das zu prüfende Produkt eine antimikrobielle Aktivität, die durch Filtration, Verdünnung oder Neutralisation vor oder während der Prüfung eliminiert werden muß. Die Wirksamkeit der Eliminierungsmethode ist in einer erneuten Prüfung unter Beweis zu stellen.

Durchführung der Prüfung auf Sterilität

Die Prüfung kann unter Verwendung der Membranfilter-Methode oder durch Direktbeschikkung der verwendeten Nährmedien mit dem zu prüfenden Produkt vorgenommen werden. Wenn das zu prüfende Produkt es erlaubt, sollte der Membranfilter-Methode der Vorrang eingeräumt werden, so bei filtrierbaren, wäßrigen Zubereitungen, bei ethanolischen oder öligen Zubereitungen und bei Produkten, die in Wasser oder Öl löslich bzw. damit mischbar sind und unter den Prüfbedingungen keine antimikrobielle Wirkung besitzen.

Membranfilter-Methode: Hierfür sind Membranfilter mit einem nominalen Porendurchmesser von höchstens 0,45 µm, deren Rückhaltevermögen für Mikroorganismen geprüft wurde, geeignet. Für wäßrige und ölige Flüssigkeiten sowie für Flüssigkeiten mit geringem Ethanolgehalt sollten beispielsweise Cellulosenitratfilter und für Flüssigkeiten mit hohem Ethanolgehalt Celluloseacetatfilter verwendet werden.

Das nachstehend beschriebene Verfahren basiert auf der Verwendung von Filterscheiben mit einem Durchmesser von etwa 50 mm. Werden Filter mit einem davon abweichenden Durchmesser benutzt, so ist das Volumen der Verdünnungsflüssigkeit und der Waschflüssigkeit entsprechend zu ändern. Das Filtrationsgerät und die Filtermembran sind auf geeignete Weise zu sterilisieren. Weiterhin ist dafür zu sorgen, daß die zu prüfende Lösung unter aseptischen Bedingungen eingebracht und filtriert werden kann. Das gilt auch für die Übertragung der Filtermembran in das entsprechende Kulturgefäß bzw. die Übertragung des Nährmediums direkt in das Filtriergerät für die Bebrütung.

Wäßrige Lösungen: Eine geringe Menge einer geeigneten, sterilen Verdünnungsflüssigkeit, wie eine neutrale, 0,1prozentige Lösung (*m*/V) von Fleisch- oder Caseinpepton, wird auf die eingelegte Filtermembran gebracht und filtriert. Anschließend wird von dem bzw. den Behältnissen des zu prüfenden Produkts der gesamte Inhalt bzw. wenigstens die in den Tabellen I und II angegebene Menge in ein oder mehrere Membranfiltergeräte überführt und sofort filtriert. Im Bedarfsfall wird mit der ausgewählten Verdünnungsflüssigkeit vorher auf etwa 100 ml verdünnt. Hat die zu prüfende Lösung antimikrobielle Eigenschaften, so ist die Filtermembran mindestens 3mal jeweils mit etwa 100 ml der ausgewählten sterilen Verdünnungsflüssigkeit auszuwaschen und, falls erforderlich, der Waschflüssigkeit bzw. dem Nährmedium eine inaktivierende Substanz zuzusetzen. Die Filtermembran wird anschließend als Ganzes in das Nährmedium überführt oder unter aseptischen Bedingungen in zwei gleiche Teile geschnitten und jede Hälfte in eines von 2 geeigneten Nährmedien gebracht. Alternativ kann auch die Membran in dem Filtriergerät mit dem Nährmedium überschichtet werden. Falls in der Monographie nichts anderes vorgeschrieben ist, werden die Nährmedien mindestens 7 Tage lang[3] bei 30 bis 35 °C zur Erfassung einer bakteriellen Kontamination bzw. bei 20 bis 25 °C zum Nachweis einer Pilzkontamination bebrütet.

Lösliche Pulver: Für jedes Nährmedium sind je Kulturgefäß mindestens die in den Tabellen I und II angegebenen Mengen des Produktes einzusetzen. Diese werden in einem geeigneten Lösungsmittel, wie einer neutralen 0,1prozentigen Lösung (*m*/V) von Fleisch- oder Caseinpepton, gelöst. Die Prüfung erfolgt nach der für „Wäßrige Lösungen“ beschriebenen Methode unter Verwendung einer für das gewählte Lösungsmittel geeigneten Filtermembran.

Öle und ölige Lösungen: Für jedes Nährmedium sind mindestens die in den Tabellen I und II angegebenen Mengen einzusetzen. Öle oder ölige Lösungen mit einer ausreichend geringen Viskosität lassen sich ohne vorherige Verdünnung durch eine trockene Membran filtrieren. Viskose Öle können, falls erforderlich, mit einem geeigneten sterilen Verdünnungsmittel, wie Isopropylmyristat, verdünnt werden, wenn der Nachweis erbracht wurde, daß das Verdünnungsmittel unter den Bedingungen der Prüfung keine antimikrobielle Wirkung besitzt. Hierbei sollte das Öl erst in die Filtermembran eindringen, bevor mit der Filtration durch allmähliche Erhöhung des Druckes oder Vakuums begonnen wird. Die Filtermembran wird anschließend mindestens 3mal mit je 100 ml einer geeigneten sterilen Flüssigkeit gewaschen, z. B. unter Verwendung einer neutralen 0,1prozentigen Lösung (*m*/V) von Fleisch- oder Caseinpepton mit einem Zusatz von 0,1 Prozent (*m*/V) (*p*-tert-Octylphenoxy)-macrogol oder 1 Prozent (*m*/V) Polysorbat 80. Nach Einlegen der Filtermembran in das Nährmedium oder Überschichten der Membran mit dem Nährmedium im Filtriergerät, wie für *wäßrige Lösungen* beschrieben, wird bei den vorgenannten Temperaturen und Zeiten bebrütet.

Salben und Cremes: Für jedes Nährmedium ist mindestens die in der Tabelle II angegebene Menge zu verwenden. Salben auf Fettbasis und Emulsionen des Wasser-in-Öl-Typs lassen sich, wie vorher beschrieben, mit Isopropylmyristat auf 1 Prozent verdünnen, falls erforderlich, durch Erhitzen auf höchstens 40 °C[4]. Nach einer möglichst schnellen Filtration erfolgt das weitere Vorgehen, wie unter *Öle und ölige Lösungen* beschrieben.

Direktbeschickungs-Methode: Von der zu prüfenden Zubereitung werden die in den Tabellen I und II angegebenen Mengen direkt in das Nährmedium übertragen, wobei das Verhältnis von Zubereitung zu Nährmedium bei flüssigen Zubereitungen, falls nicht anders vorgeschrieben ist, etwa 1 zu 10 und bei festen Stoffen etwa 1 zu 100 betragen soll.

Bei *öligen Flüssigkeiten* ist den Nährmedien 1 Prozent (*m*/V) Polysorbat 80 oder 0,1 Prozent (*m*/V) (*p*-tert-Octylphenoxy)-macrogol oder ein anderer Emulgator in der erforderlichen Konzentration zuzusetzen; der Emulgator darf unter den gegebenen Bedingungen keine antimikrobielle Wirkung zeigen.

Salben und *Cremes* werden vorher mit Hilfe des gewählten Emulgators und eines geeigneten sterilen Verdünnungsmittels, wie einer neutralen 0,1prozentigen Lösung (*m*/V) von Fleisch- oder Caseinpepton, auf etwa 1 zu 10 verdünnt. Diese Emulsion wird anschließend in ein emulgatorfreies Nährmedium übertragen.

[3] Wenn die Eigenarten des Produktes oder des Behandlungsverfahrens, dem das Produkt unterworfen wurde, das Vorhandensein von Mikroorganismen, die in ihrer Vitalität geschädigt sind, wahrscheinlich machen, so können die nationalen Behörden eine längere Bebrütungszeit als das hier vorgeschriebene Minimum von 7 Tagen verlangen.

[4] In Ausnahmefällen kann es nötig sein, kurzfristig auf maximal 45 °C zu erhitzen.

Tabelle I. Probenmengen für Parenteralia

Füllmenge des einzelnen Behältnisses	Mindestprobenmenge für jedes Nährmedium zur Prüfung auf Bakterien und Pilze
Flüssigkeiten	
weniger als 1 ml	Gesamtinhalt eines Behältnisses
1 ml oder mehr, aber weniger als 4 ml	die Hälfte des Inhalts
4 ml oder mehr, aber weniger als 20 ml	2 ml
20 ml oder mehr bis einschließlich 100 ml	10 Prozent des Inhalts, falls in der Monographie nichts anderes vorgeschrieben ist
mehr als 100 ml	10 Prozent des Inhalts, mindestens aber 50 ml, falls in der Monographie nichts anderes vorgeschrieben ist
Feste Stoffe	
weniger als 50 mg	Gesamtinhalt eines Behältnisses
50 mg oder mehr, aber weniger als 200 mg	die Hälfte des Inhalts
200 mg oder mehr	100 mg

Hat das zu prüfende Produkt antimikrobielle Eigenschaften, so ist eine Inaktivierung durch Zusatz eines geeigneten Mittels oder durch Verwendung einer größeren Nährmedienmenge vorzunehmen. Muß eine größere Menge des zu prüfenden Produktes zugesetzt werden, so ist es ratsam, mit einem konzentrierten Nährmedium zu arbeiten, wobei die nachfolgende Verdünnung zu berücksichtigen ist. Unter Umständen kann das konzentrierte Nährmedium direkt zu dem zu prüfenden Produkt, in dessen Endbehältnis, zugesetzt werden. Falls nichts anderes vorgeschrieben ist, werden die direktbeschickten Nährmedien mindestens 14 Tage lang bebrütet; diejenigen, die hauptsächlich dem Nachweis einer bakteriellen Kontamination dienen, bei 30 bis 35 °C, und die zur Erfassung einer Pilzkontamination bei 20 bis 25 °C. Die Kulturen werden während der Bebrütungszeit mehrere Male kontrolliert. Gefäße mit öligen Produkten sollen täglich vorsichtig geschüttelt werden. Bei Thioglykolat-Medium oder anderen zum Nachweis von anaeroben Keimen herangezogenen Nährmedien ist das Schütteln oder Durchmischen auf ein Minimum zu beschränken, um anaerobe Bedingungen aufrechtzuerhalten.

Auswertung

Während und nach Abschluß der Bebrütungszeit werden die Kulturen auf makroskopisch sichtbares Wachstum von Mikroorganismen überprüft. Wird dabei kein Wachstum festgestellt, so entspricht das zu prüfende Produkt der „Prüfung auf Sterilität". Ist aber Wachstum von Mikroorganismen nachweisbar, so genügt das Produkt den Anforderungen nicht, es sei denn, daß durch eine Wiederholungsprüfung oder auf andere Weise die Ungültigkeit der Prüfung aus Gründen, die nicht mit dem geprüften Produkt selbst in Zusammenhang stehen, nachgewiesen wird. Um zu beweisen, daß ein bei der Prüfung beobachtetes Wachstum von Mikroorganismen nicht in ursächlichem Zusammenhang mit dem geprüften Produkt steht, sondern durch eine Kontamination während der Durchführung der Prüfung verursacht wurde, sind folgende Wiederholungsprüfungen gestattet.

Erste Wiederholungsprüfung: Die Anzahl der ausgewählten Proben sowie die für die Prüfung eingesetzten Mengen entsprechen jenen der ursprünglichen Prüfung. Wird kein Wachstum von Mikroorganismen beobachtet, so entspricht das Produkt der „Prüfung auf Sterilität". Tritt jedoch in einem Kulturgefäß dieser ersten Wiederholungsprüfung Wachstum auf, so sind die Kontaminationskeime zu isolieren und zu identifizieren und mit den Kontaminationskeimen der ursprünglichen Prüfung zu vergleichen. Sind die Keime nicht ohne weiteres zu unterscheiden, so entspricht das Produkt der „Prüfung auf Sterilität" nicht. Lassen sich die Kontaminationskeime dagegen leicht voneinander unterscheiden, so

Tabelle II. Probenmengen, bezogen auf die Methode

Zubereitung	Gesamtprobe	Probenmenge für jedes Nährmedium
Membranfilter-Methode		
wäßrige Lösungen	10 bis 100 ml	5 bis 10 ml
andere Zubereitungen, die in Wasser, Isopropylmyristat oder anderen geeigneten Lösungsmitteln löslich sind	1 bis 10 g	Lösung entsprechend 0,5 bis 1,0 g Probe
Direktbeschickungs-Methode		
Flüssige Zubereitungen (filtrierbar oder nicht filtrierbar)	10 bis 100 ml	5 bis 10 ml
lösliche Zubereitungen	1 bis 10 g	Lösung entsprechend 0,5 bis 1,0 g Probe
unlösliche Zubereitungen, Cremes oder Salben, suspendierbar oder emulgierbar	1 bis 10 g	Suspension oder Emulsion entsprechend 0,5 bis 1,0 g Probe

kann eine zweite Wiederholungsprüfung durchgeführt werden.

Zweite Wiederholungsprüfung: Hierfür wird die doppelte Probenzahl der ursprünglichen Prüfung auf Sterilität, jedoch die gleiche Probenmenge wie bei diesen Prüfungen je Behältnis entnommen. Ist kein Wachstum von Mikroorganismen zu beobachten, so entspricht das Produkt der ,,Prüfung auf Sterilität“. Tritt jedoch bei dieser zweiten Wiederholungsprüfung Wachstum auf, so entspricht das Produkt der ,,Prüfung auf Sterilität“ nicht.

Prüfung von Parenteralia

Wird bei der Prüfung mit der Membranfilter-Methode gearbeitet, so ist, wenn immer möglich, der gesamte Inhalt der Probenbehältnisse, jedoch nie weniger als die in Tabelle I angegebene Menge zu verwenden. Dabei wird, falls erforderlich, mit einer geeigneten neutralen sterilen Verdünnungsflüssigkeit, wie einer 0,1prozentigen Lösung (*m*/V) von Fleisch- oder Caseinpepton, zu etwa 100 ml verdünnt. Bei Verwendung der Direktbeschickungs-Methode ist mit den in der Tabelle I angegebenen Mengen zu arbeiten.

Die Prüfungen zum Nachweis einer Bakterien- sowie einer Pilzkontamination sind unter Verwendung der gleichen Probe des zu prüfenden Produktes durchzuführen. Reicht die Füllmenge einer einzelnen Probe nicht für diese Prüfungen aus, so sind 2 oder mehr Probenbehältnisse für die Beschickung der verschiedenen Nährmedien zu verwenden. Bei einem Füllvolumen des Probenbehältnisses von mehr als 100 ml sollte die Membranfilter-Methode verwendet werden. Dabei muß berücksichtigt werden, daß höchstens 1000 ml durch eine Membrane filtriert werden dürfen.

Prüfung von Augenarzneimitteln und anderen nicht zur Injektion bestimmten Zubereitungen

Sowohl für die Membranfilter-Methode als auch für die Direktbeschickungs-Methode wird der Inhalt einer geeigneten Anzahl an Probenbehältnissen oder gleichmäßig aus jedem Behältnis eine ausreichende Menge des Inhalts entnommen, vereinigt und gemischt, so daß mindestens die in Tabelle II unter ,,Gesamtprobe“ angegebene Mindestmenge und höchstens die dort angegebene Höchstmenge erhalten wird. Für jedes Kulturgefäß wird von der gemischten Probe die unter ,,Probenmenge für jedes Nährmedium“ genannte Menge verwendet.

Prüfung von Verbandstoffen für chirurgische Zwecke

Proben: Aus der unter aseptischen Bedingungen, wie in einer reinen Werkbank mit turbulenzarmer Verdrängungsströmung (Laminarflow-Bank), geöffneten Packung werden für jedes Nährmedium von verschiedenen Stellen der Packung drei Proben entnommen. Für Verbandwatte aus Baumwolle oder Viskose und Verbandzellstoff bzw. ähnlichen nichtgewebten

Materialien soll jede Probe mindestens 1 g entsprechen. Bei Geweben und Schnellverbänden soll eine Probe etwa 10 cm^2 entsprechen. Für die Prüfung von Mullkompressen werden für jedes Nährmedium, unabhängig von der Art der Verpackung, stets drei Kompressen aus verschiedenen Bereichen der Packung verwendet. Das eingesetzte Nährmedium soll stets das gesamte Prüfmaterial bedecken (20 bis 150 ml). Bei der ersten und, falls erforderlich, auch bei der zweiten Wiederholungsprüfung wird mit derselben Probenzahl wie bei der ursprünglichen Prüfung gearbeitet, wobei jede Probe aus einer frisch geöffneten Packung zu entnehmen ist.

Beschickung der Nährmedien: Von jedem Nährmedium werden jeweils 3 Kulturgefäße mit je einer Probe beschickt.

Ausschaltung möglicher antimikrobieller Eigenschaften: Wird bei der Prüfung auf Wachstumseigenschaften das Wachstum der Teststämme in Gegenwart des zu prüfenden Produktes gehemmt, so ist ein geeignetes Inaktivierungsmittel zuzusetzen oder, falls es das Produkt gestattet, mit der nachfolgend beschriebenen Membranfilter-Methode zu arbeiten und die ,,Prüfung auf Sterilität" zu wiederholen.

Membranfilter-Methode: Jede Probe wird 10 min lang mit mindestens 50 ml eines Nährmediums unter Zusatz von 0,07 Prozent (*m*/V) Lecithin und 0,5 Prozent (*m*/V) Polysorbat 80 geschüttelt. Dann wird sofort die größtmögliche Menge hiervon durch ein mit dem gleichen Nährmedium angefeuchtetes und sterilisiertes Membranfilter filtriert. Das Membranfilter wird mindestens 3mal mit je 50 ml einer geeigneten sterilen Flüssigkeit, wie zum Beispiel einer neutralen 0,1prozentigen Lösung (*m*/V) von Fleisch- oder Caseinpepton, ausgewaschen und in das Kulturgefäß mit dem ausgewählten Nährmedium übertragen.

Prüfung von Catgut und anderem chirurgischen Nahtmaterial

Die Prüfung wird wie bei ,,Prüfungen von Verbandstoffen für chirurgische Zwecke" durchgeführt mit den folgenden Abänderungen:

Proben: Es sind stets ganze Fäden aus frisch geöffneten Packungen zu verwenden. Im Falle von Wiederholungsprüfungen wird stets dieselbe Probenzahl wie bei der ursprünglichen Prüfung genommen, wobei jede Probe aus einer frisch geöffneten Packung stammen muß.

Beschickung der Nährmedien: In jedes der benutzten Nährmedien werden jeweils 5 Fäden, je 1 Faden je Kulturgefäß, so eingelegt, daß die zu prüfenden Fäden ausreichend mit Nährmedium (20 bis 150 ml) bedeckt sind. Bei der Prüfung von Mehrfachfädenpackungen sind die 5 Fäden aus 5 verschiedenen Packungen zu entnehmen.

Die Eignung der Nährmedien in An- und Abwesenheit des zu prüfenden Produktes: Die Eignung jeder Nährmediencharge ist zu prüfen und sicherzustellen, daß die möglicherweise von der verwendeten Sterilisationsmethode oder der Aufbewahrungsflüssigkeit verursachte antimikrobielle Wirkung ausgeschaltet wird. Mindestens 2 Kulturgefäße eines jeden Nährmediums, von denen jedes 2 Fäden des zu prüfenden Produktes enthält, werden jeweils mit den vorgeschlagenen Mikroorganismen beimpft sowie mindestens 2 probenfreie Gefäße eines jeden Nährmediums. Die mit Bakterien beimpften Gefäße werden bei 30 bis 35 °C und die mit Pilzen beimpften Gefäße bei 20 bis 25 °C höchstens 7 Tage lang bebrütet. Ist das Keimwachstum während der Bebrütungszeit in Gegenwart und Abwesenheit des zu prüfenden Produktes ähnlich (frühzeitig und üppig), so besitzt dieses keine antimikrobiellen Eigenschaften, und die ,,Prüfung auf Sterilität" kann ohne Abänderung durchgeführt werden. Zeigen die das zu prüfende Produkt enthaltenden Gefäße schlechteres Keimwachstum, so ist der Hemmeffekt auf geeignete Weise auszuschalten (Neutralisierung) und der Test zu wiederholen.

Bebrütung: Zum Nachweis von aeroben und anaeroben Bakterien wird bei 30 bis 35 °C und zum Nachweis von Pilzen bei 20 bis 25 °C mindestens 14 Tage lang bebrütet.

V.2.1.2 Prüfung auf Mycobacterium tuberculosis

a) Mit Hilfe von geeigneten Nährmedien

Mindestens 10 Röhrchen mit je 25 ml eines geeigneten flüssigen Nährmediums sowie mindestens 10 Röhrchen mit einem geeigneten festen Nährmedium werden jeweils mit 0,5 ml der Zubereitung beimpft und 42 Tage lang bei 37 °C bebrütet. Die Eignung der Nährmedien ist durch Beimpfung mit einem geeigneten Stamm von *Mycobacterium tuberculosis* (z. B. H 37 RA oder BCG) in Gegenwart des zu prüfenden Produktes zu prüfen und, falls erforderlich, wird eine geeignete neutralisierende Substanz verwendet.

Wird während der ersten 8 Bebrütungstage eine mikrobielle Kontamination beobachtet, wird die Prüfung, zugleich mit einer parallel laufenden Prüfung auf Abwesenheit von Bakterien, wiederholt. Am Ende der Bebrütungszeit darf keines der Röhrchen ein Wachstum von Mykobakterien zeigen. Wird in einem der Röhrchen ein Wachstum beobachtet, entspricht die Charge nicht der Prüfung.

b) Mit Hilfe von Tieren

5 tuberkulinnegativen Meerschweinchen (durch intradermale Injektion von 100 I.E. Tuberkulin geprüft) von je 250 bis 350 g Körpermasse wird je 1 ml Zubereitung intraperitoneal injiziert. Die Tiere werden 60 Tage lang beobachtet, mindestens 2 müssen überleben. Wenn weniger als 2 Tiere überleben, wird der Versuch wiederholt. Die Überlebenden werden getötet und alle 5 Tiere einer Autopsie unterworfen. Sie müssen frei von tuberkulösen Veränderungen sein.

V.2.1.3 Prüfungen auf fremde Agenzien in Virus-Lebend-Impfstoffen für Geflügel

V.2.1.3.1 Prüfung auf Fremdviren unter Verwendung von Bruteiern

Für die Prüfung wird der flüssige Impfstoff verwendet oder eine bestimmte Menge gefriergetrockneter Impfstoff in der auf der Beschriftung angegebenen oder einer anderen geeigneten, in jedem Falle antibiotikahaltigen Flüssigkeit gelöst. Sofern in der Monographie vorgeschrieben, wird mit einem monospezifischen Immunserum neutralisiert. Falls erforderlich, wird so verdünnt, daß 0,2 ml der Mischung 10 Impfstoffdosen enthalten. Die Mischung wird in zwei Gruppen von je 10 Bruteiern von Hühnern, 9 bis 11 Tage alt und aus SPF-Herden, wie folgt verimpft:

- jeweils 0,2 ml in die Allantoishöhle der Eier der ersten Gruppe,
- jeweils 0,2 ml auf die Chorioallantoismembran der Eier der zweiten Gruppe.

Die Eier werden 7 Tage lang täglich durchleuchtet. Jeder Embryo, der innerhalb der ersten 24 h stirbt, wird als unspezifischer Todesfall ausgesondert. Die Prüfung darf nur ausgewertet werden, wenn mindestens 6 Embryonen aus jeder Gruppe mehr als 24 h nach der Beimpfung überleben. Alle Embryonen, die später als 24 h nach der Beimpfung sterben oder den gesamten Prüfungszeitraum von 7 Tagen überleben, werden auf Anomalien untersucht. Auch die Chorioallantoismembranen werden auf Anomalien und die Allantoisflüssigkeiten auf haemagglutinierende Agenzien untersucht.

Außerdem wird eine weitere Passage in Hühnerembryonen durchgeführt. Material von überlebenden und von toten Embryonen wird getrennt voneinander gemischt. Jede Mischung wird je 10 Hühnerembryonen in der oben beschriebenen Weise verabreicht; das von Chorioallantoismembranen stammende Material wird auf Chorioallantoismembranen, das aus Allantoisflüssigkeiten stammende Material in die Allantoishöhle verimpft. Die Eier werden 7 Tage lang beobachtet und wie oben beschrieben untersucht. Auf den Impfstoff zurückzuführende Todesfälle oder Anomalien dürfen nicht auftreten.

V.2.1.3.2 Prüfung auf Virus der aviären Enzephalomyelitis

10 Eintagsküken aus SPF-Herden wird jeweils eine Dosis des zu prüfenden Impfstoffes, falls erforderlich nach den Vorschriften der Monographie vorbehandelt, intrazerebral injiziert. Die Tiere werden 21 Tage lang beobachtet. Jedes Küken, das 24 h nach der Beimpfung oder später stirbt, wird auf Anomalien untersucht. Die Prüfung darf nicht ausgewertet werden, wenn mehr als zwei Küken aus Gründen sterben, die nicht mit dem Impfstoff in Zusammenhang stehen. Der Impfstoff entspricht nicht der Prüfung, wenn ein Küken an auf den Impfstoff zurückzuführenden Anomalien stirbt oder wenn eines oder mehrere der überlebenden Küken während des Prüfungszeitraumes Symptome der aviären Enzephalomyelitis zeigen.

V.2.1.3.3 Prüfung auf Leukoseviren

Falls in der Monographie vorgeschrieben, wird der Impfstoff mit einem monospezifischen Immunserum neutralisiert. Der Impfstoff wird in einer Menge von 10 Dosen je Kultur auf Hühnerembryo-Fibroblastenkulturen verimpft, die nachweislich die Vermehrung von Leukoseviren der Untergruppe A und B ermöglichen. Es werden mindestens 5 Kulturen mit einer Fläche von jeweils etwa 60 cm^2 verwendet. Die Fibroblasten werden in Abständen von 3 bis 4 Tagen subkultiviert und über einen Gesamtzeitraum von mindestens 9 Tagen beobachtet. Am Ende der letzten Passage werden die Zellen geerntet, zu einer Suspension mit 1×10^7 Zellen je Milliliter resuspendiert und daraus ein Extrakt hergestellt. An jedem Extrakt wird der Komplement-Bindungstest auf gruppenspezifisches Geflügelleukose-Antigen durchgeführt. Kontrollkulturen werden mit Leukoseviren der Untergruppe A und B beimpft und parallel geprüft. Der Impfstoff entspricht nicht der Prüfung, wenn Leukosevirus nachgewiesen wird. Falls die Ergebnisse nicht schlüssig sind, werden weitere Fibroblasten-Subkulturen angelegt, bis ein eindeutiges Ergebnis erhalten wird.

V.2.1.3.4 Prüfung auf Fremdviren unter Verwendung von Zellkulturen

Für die Prüfung wird der flüssige Impfstoff verwendet oder eine bestimmte Menge gefriergetrockneter Impfstoff in der auf der Beschriftung angegebenen oder einer anderen geeigneten Flüssigkeit gelöst. Sofern in der Monographie vorgeschrieben, wird mit einem monospezifischen Immunserum neutralisiert. Falls erforderlich wird so verdünnt, daß 0,1 ml der Mischung 10 Impfstoffdosen enthalten.

Zellkulturen aus Nierenzellen von Küken oder aus Leberzellen von Hühnerembryonen aus SPF-Herden werden mit 0,5 ml der Mischung beimpft und zur Adsorption 1 h lang bei 37 °C stehengelassen. Mindestens 5 Zellkulturen mit einer Gesamtfläche von etwa 150 cm^2 sind zu verwenden. Die Kulturen werden mindestens 5 Tage lang beobachtet, um etwaige auf den Impfstoff zurückzuführende zytopathische Effekte zu entdecken. Falls kein spezifischer Effekt beobachtet wird, werden weitere Passagen von gemischten Zellen und Kulturflüssigkeiten, die aus allen Zellkulturen in Zeitabständen von mindestens 5 Tagen entnommen wurden, angelegt und über einen Zeitraum von 20 Tagen inkubiert und beobachtet. Die Endpassage-Kulturen werden unter Verwendung von Hühnererythrozyten auf haemadsorbierende Agenzien untersucht[1)].

Haemadsorption kann mit folgender Methode festgestellt werden: Am Ende des Prüfungszeitraumes wird das Nährmedium von den Einschichten-Zellkulturen abgegossen und diese gewaschen. Dann wird eine 0,5prozentige Suspension von gewaschenen Erythrozyten zugesetzt. Nach einer Adsorptionszeit von 20 min bei 4 °C wird die Zellkultur vorsichtig mit natriumchloridhaltiger Phosphat-Pufferlösung *p*H 7,4 *R* gewaschen und mikroskopisch untersucht. Wenn Haemadsorption stattgefunden hat, sind an der Zellschicht haftende Erythrozyten-Aggregate sichtbar. Die Prüfung darf nur ausgewertet werden, wenn mindestens 80 Prozent der Zellkulturen nach jeder Passage überleben. Der Impfstoff entspricht nicht der Prüfung, wenn ein spezifischer zytopathischer Effekt oder ein haemadsorbierendes Agens nachgewiesen wird.

V.2.1.3.5 Prüfung auf fremde Agenzien unter Verwendung von Küken

Sofern in der Monographie nicht anders vorgeschrieben, wird die Prüfung an mindestens 10 Küken im Alter von 2 Wochen durchgeführt, die aus SPF-Beständen stammen. Die Küken werden durch intramuskuläre Injektion von jeweils 100 Impfstoffdosen und Eintropfen von jeweils 10 Impfstoffdosen in die Augen beimpft. Zwei Wochen später werden die Beimpfungen wiederholt. Die Küken werden 5 Wochen lang vom Tag der ersten Impfung an beobachtet. Die Tiere dürfen während dieser Zeit keinerlei antimikrobielle Stoffe erhalten. Jedes gestorbene Tier ist zu untersuchen. Der Impfstoff entspricht nicht der Prüfung, wenn nennenswerte systemische oder lokale Reaktionen oder andere Symptome, insbesondere respiratorischer oder nervöser Erkrankungen, auftreten.

Von jedem Tier wird vor der ersten Impfung und am Ende des Prüfungszeitraumes Serum entnommen. Jede Serumprobe wird nach einer Methode untersucht, die zum Nachweis von Antikörpern gegen die Erreger der unten aufgeführten Infektionen geeignet ist, mit Ausnahme der Antikörper gegen das Agens, aus dem

[1)] Haemadsorbierende Agenzien sind Mikroorganismen oder Viren, die die Adsorption von Erythrozyten an die Oberfläche einer Zellkultur bewirken, in der sie vermehrt wurden.

Infektion	Prüfungsmethode
Infektiöse Bronchitis	Agargel-Präzipitation oder Haemagglutinations-Hemmung
Infektiöse Bursitis (Gumboro)	Agargel-Präzipitation
Marek-Krankheit	Agargel-Präzipitation
Atypische Geflügelpest (Newcastle-Krankheit)	Haemagglutinations-Hemmung
Salmonella-pullorum-Infektion	Agglutination
Adenovirus-Infektion[1)]	Agargel-Präzipitation
Reovirus-Infektion[1)]	Agargel-Präzipitation
Leukosevirus-Infektion[1)]	Serum-Neutralisation
Influenza A[1)]	Agargel-Präzipitation
Infektiöse Laryngotracheitis[1)]	Serum-Neutralisation

[1)] Sofern in der Monographie nicht anders vorgeschrieben, können mit Zustimmung der Kontrollbehörden die Prüfungen auf diese Viren entfallen.

der Impfstoff hergestellt wurde. Der Impfstoff entspricht nicht der Prüfung, wenn ein fremdes Agens nachgewiesen wird. Die Prüfung ist ungültig und muß wiederholt werden, wenn bei den Tieren vor der Impfung Antikörper nachgewiesen werden oder wenn weniger als 80 Prozent der Küken bis zum Ende der Prüfung überleben.

V.2.1.3.6 Prüfung auf Mykoplasmen

Prüfung in vitro

Feste und flüssige Nährmedien entsprechend „Nährmedien (Mykoplasmen)" (VIII.11) werden für die Züchtung der meisten bekannten Mykoplasma-Spezies verwendet. Die ausgewählten Medien müssen zumindest auf ihre Fähigkeit geprüft worden sein, das Wachstum von *Mycoplasma gallisepticum* (Medium I) und *Mycoplasma synoviae* (Medium II) zu fördern. Für die Prüfung der Medien wird die Verwendung von Stämmen mit niedriger Passagezahl empfohlen.

Die Prüfung wird in Gegenwart und in Abwesenheit der Zubereitung durchgeführt. Falls erforderlich, werden in dem zu prüfenden Impfstoff etwa vorhandene Hemmstoffe inaktiviert und die Wirksamkeit des Inaktivierungsverfahrens durch Wiederholung überprüft.

Flüssige Nährmedien

Mindestens zwei für das Wachstum von Mykoplasmen geeignete flüssige Nährmedien (VIII.11) werden verwendet. Für jedes Nährmedium wird bei einem gefriergetrockneten Impfstoff der Inhalt von 5 Endbehältnissen (jedoch höchstens 5000 Impfstoffdosen) in 12 ml der in der Beschriftung angegebenen oder einer anderen geeigneten Flüssigkeit aufgelöst; bei einem flüssigen Impfstoff wird eine entsprechende Menge eingesetzt. 100 ml Nährmedium werden mit 10 ml Impfstoff beimpft. Falls es nach dem Zusatz des Impfstoffs zu einer deutlichen *p*H-Änderung kommt, wird der ursprüngliche *p*H-Wert des Mediums durch Zusatz von Natriumhydroxid-Lösung oder Salzsäure wiederhergestellt. Die Nährmedien werden 3 Wochen lang bei 37 ± 1 °C inkubiert und täglich kontrolliert. Subkulturen werden am 3., 7. und 14. Tag nach Beginn der Bebrütung angesetzt, indem je Agarschale (90 mm Durchmesser mit 18 ml Nährmedium) ein Inokulum von 0,2 ml verwendet wird. Falls sich im flüssigen Nährmedium ein Farbumschlag des Indikators zeigt, wird die Subkultur sofort angesetzt.

Die Prüfung wird wiederholt, falls sich im flüssigen Nährmedium eine Verunreinigung durch Bakterien oder Pilze zeigt.

Für jede Subkultur werden 4 Schalen verwendet, von denen die eine Hälfte aerob in einer Atmosphäre aus Luft mit 5 bis 10 Prozent Kohlendioxid und hoher relativer Feuchte und die andere Hälfte anaerob in einer Atmosphäre aus Stickstoff mit 5 bis 10 Prozent Kohlendioxid und hoher relativer Feuchte jeweils bei 37 ± 1 °C bebrütet wird. Über einen Zeitraum von mindestens 3 Wochen werden die Schalen in regelmäßigen Abständen mit Hilfe eines Stereomikroskopes untersucht. Falls erforderlich, werden die Kolonien mit einer geeigneten Methode angefärbt. Falls sich eine Kolonie entwikkelt, sollte das Isolat identifiziert werden.

Feste Nährmedien

Mindestens zwei für das Wachstum von Mykoplasmen geeignete feste Nährmedien (VIII.11) werden verwendet. 6 Schalen von jedem Medium werden mit je 0,2 ml der für die Prüfung in flüssigen Nährmedien beschriebenen Impfstoffmischung beimpft. Die Bebrütung und Kontrolle der Schalen erfolgt wie oben beschrieben.

Prüfung in vivo

Für die Prüfung werden die bereits für die „Prüfung auf fremde Agenzien unter Verwendung von Küken" (V.2.1.3.5) eingesetzten Küken verwendet, die die dafür vorgeschriebenen Dosen des zu prüfenden Impfstoffes erhalten haben.

Jedem Küken wird vor der ersten Impfung und am Ende des Prüfungszeitraumes (5 Wochen) eine Serumprobe entnommen. Alle Proben werden serologisch mit Hilfe des Agglutinationstests und, falls erforderlich, des Haemagglutinations-Hemmungstests auf *M. gallinarum, M. gallisepticum* und *M. synoviae* untersucht.

Der Impfstoff entspricht der Prüfung, wenn weder in vitro noch in vivo eine Verunreinigung durch Mykoplasmen nachgewiesen wird.

V.2.1.4 Prüfung auf Pyrogene

Bei der Prüfung wird der Anstieg der Körpertemperatur bei Kaninchen gemessen, der nach intravenöser Injektion einer sterilen Lösung der zu prüfenden Substanz hervorgerufen wird.

Auswahl der Tiere

Nur gesunde, ausgewachsene Kaninchen beiderlei Geschlechts werden eingesetzt, die mindestens 1,5 kg Körpermasse haben und mit einer vollwertigen, antibiotikafreien Normaldiät gefüttert wurden und in der dem Versuch vorausgegangenen Woche keine Masseabnahme zeigten. Ein Kaninchen darf nicht für eine Prüfung auf Pyrogene eingesetzt werden,

a) wenn es in den vorangegangenen 3 Tagen eine negative Prüfung auf Pyrogene durchlaufen hat, oder
b) wenn es in den 3 vorangegangenen Wochen bei einer Prüfung auf Pyrogene eingesetzt wurde, bei der die Substanz der Prüfung nicht entsprochen hat.

Haltung der Tiere

Die Kaninchen sind einzeln in einem ruhigen Bereich bei einer geeigneten gleichmäßigen Temperatur zu halten.

Über Nacht und bis zum Ende der Prüfung wird die Fütterung der Kaninchen ausgesetzt, ebenso das Tränken während der Prüfung.

Die Prüfung ist in einem ruhigen Raum durchzuführen, wo keine Gefahr besteht, daß die Tiere in Unruhe geraten, und die Temperatur höchstens ±3 °C von derjenigen der Tierställe abweicht, oder in einem Raum, in den die Kaninchen mindestens 18 h vor Beginn der Prüfung gebracht wurden.

Materialien

1. Glasgeräte, Injektionsspritzen und Injektionsnadeln

Alle Glasgeräte, Injektionsspritzen und -nadeln werden sorgfältig mit **Wasser für Injektionszwecke (Aqua ad iniectabilia)** gewaschen und in einem Heißluftsterilisator entweder 30 min lang bei 250 °C oder 60 min lang bei 200 °C erhitzt.

2. Tierboxen

Die Boxen für Kaninchen, bei denen die Temperatur mit Thermofühlern gemessen wird, sollten so konstruiert sein, daß die Tiere lediglich durch Nackenstäbe locker festgehalten werden, so daß der restliche Körper des Kaninchens relativ frei bleibt und es in einer normalen Stellung sitzen kann. Die Tiere sollten nicht durch Gurte oder mit ähnlichen, für sie gefährlichen Methoden festgehalten werden. Die Tiere werden mindestens 1 h vor der ersten Temperaturmessung in die Boxen gesetzt, wo sie bis zum Versuchsende bleiben.

3. Thermometer

Die benutzten Thermometer oder elektrischen Thermofühler müssen die Temperatur mit einer Genauigkeit von 0,1 °C anzeigen und sollten etwa 5 cm tief in das Rectum der Kaninchen eingeführt werden. Die Einführtiefe sollte für jedes Kaninchen in der Prüfung die gleiche sein. Wird ein elektrischer Thermofühler benutzt, kann dieser während der ganzen Dauer der Prüfung in dieser Lage belassen werden.

Vorprüfung

Tiere, die wie oben beschrieben ausgewählt, jedoch während der vorausgegangenen 2 Wochen nicht zu einer Prüfung herangezogen wurden, erhalten 1 bis 3 Tage, bevor die Substanz geprüft wird, je Kilogramm Körpermasse 10 ml einer pyrogenfreien, auf etwa 38,5 °C erwärmten, 0,9prozentigen Natriumchlorid-Lösung (*m*/V) intravenös verabreicht.

Die Temperaturen der Tiere werden mindestens 90 min vor der Injektion der Prüflösung bis 3 h nach der Injektion aufgezeichnet. Zeigt ein Tier eine Temperaturabweichung von mehr als 0,6 °C, so wird es nicht in der Hauptprüfung eingesetzt.

Hauptprüfung

Die Hauptprüfung wird mit einer Gruppe von 3 Kaninchen durchgeführt.

Herstellung und Injektion der Prüflösung
Vor der Injektion wird die Prüflösung auf ungefähr 38,5 °C erwärmt. Die Substanz kann vorher in einer pyrogenfreien 0,9prozentigen Natriumchlorid-Lösung (*m*/V) oder einer anderen vorgeschriebenen Flüssigkeit gelöst oder damit verdünnt werden. Falls nichts anderes vorgeschrieben ist, wird die Prüflösung langsam über einen Zeitraum von höchstens 4 min in die Ohrrandvene eines jeden Kaninchens injiziert. Die Menge der zu injizierenden Lösung ist von dem zu prüfenden Produkt abhängig und in der jeweiligen Monographie vorgeschrieben. Das Volumen der zu injizierenden Lösung beträgt mindestens 0,5 und höchstens 10 ml je Kilogramm Körpermasse.

Bestimmung der Anfangs- und Höchsttemperaturen
Unter „Anfangstemperatur“ ist für jedes Kaninchen der Mittelwert aus 2 in einem Abstand von 30 min und in dem Bereich von 40 min vor Verabreichung der Prüflösung erfolgenden Temperaturmessungen zu verstehen. Die „Höchsttemperatur“ ist für jedes Kaninchen die höchste registrierte Temperatur in den 3 h nach der Injektion. Die Temperatur eines jeden Kaninchens ist in Abständen von höchstens 30 min aufzuzeichnen, beginnend mindestens 90 min vor Verabreichung der Prüflösung und endend 3 h nach der Injektion. Die Differenz zwischen der Höchsttemperatur und der Anfangstemperatur eines jeden Kaninchens wird als Ergebnis gewertet. Negative Differenzen werden als Null gewertet.

Kaninchen, die bei der Bestimmung der Anfangstemperatur zwischen 2 aufeinanderfolgenden Messungen eine größere Temperaturabweichung als 0,2 °C zeigen, dürfen nicht für die Hauptprüfung eingesetzt werden. Für die Prüfung sollten nur Kaninchen eingesetzt werden, die sich in ihrer Anfangstemperatur um höchstens 1 °C unterscheiden. Kaninchen, deren Anfangstemperatur höher als 39,8 °C oder niedriger als 38,0 °C ist, dürfen nicht in der Hauptprüfung eingesetzt werden.

Auswertung

Wurde die Prüfung zunächst mit einer Gruppe von 3 Kaninchen durchgeführt, kann sie, falls erforderlich, an weiteren Gruppen mit jeweils 3 Kaninchen, unter Verwendung von höchstens 4 Gruppen, wiederholt werden. Ist die Summe der Einzelwerte innerhalb der 1. Gruppe nicht größer als der in der 2. Spalte der nachfolgenden Tabelle angegebene Wert, gilt die Prüfung als bestanden. Ist die Summe der Einzelwerte über dem in der 2. Spalte angegebenen Wert, jedoch nicht größer als in der 3. Spalte der Tabelle angegebene Wert, wird die Prüfung, wie oben beschrieben, wiederholt. Überschreitet die Summe der Einzelwerte den in der 3. Spalte der Tabelle genannten Wert, entspricht die Substanz nicht der Prüfung.

Tabelle zur Auswertung

Anzahl Kaninchen	Die Substanz entspricht der Prüfung, wenn die Summe der Einzelwerte nicht größer ist als	Die Substanz entspricht nicht der Prüfung, wenn die Summe der Einzelwerte größer ist als
3	1,15 °C	2,65 °C
6	2,80 °C	4,30 °C
9	4,45 °C	5,95 °C
12	6,60 °C	6,60 °C

Die bei einer Prüfung auf Pyrogene verwendeten Tiere, bei welchen die mittlere Temperaturerhöhung mehr als 1,2 °C beträgt, sind endgültig auszuschließen.

V.2.1.5 Prüfung auf anomale Toxizität

Allgemeine Prüfung

Jeder von 5 gesunden Mäusen mit einer Körpermasse zwischen 17 und 22 g wird die in der Monographie angegebene Menge der Substanz, in 0,5 ml Wasser für Injektionszwecke oder einer sterilen 0,9prozentigen Lösung (*m*/V) von Natriumchlorid gelöst, intravenös injiziert. Die Injektionsdauer sollte normalerweise etwa 15 bis 30 s betragen, falls in der Monographie nichts anderes vorgeschrieben ist.

Die Substanz entspricht der Prüfung, wenn keine Maus innerhalb von 24 h oder der in der Monographie angegebenen Zeit stirbt. Wenn mehr als ein Tier stirbt, entspricht die Substanz nicht der Prüfung. Die Prüfung wird wiederholt, wenn eines der Tiere stirbt. Die Substanz entspricht der Prüfung, wenn alle Tiere der 2. Prüfung innerhalb des genannten Zeitraumes überleben.

Prüfung von Sera und Impfstoffen für Menschen

Wenn in der Monographie nichts anderes vorgeschrieben ist, wird jeder von 5 gesunden Mäusen, mit einer Körpermasse zwischen 17 und 22 g, eine Humandosis[1)], aber höchstens 1,0 ml, intraperitoneal injiziert. Daneben erhalten 2 gesunde Meerschweinchen, mit einer Körpermasse zwischen 250 und 350 g, ebenfalls je eine Humandosis, aber höchstens 5,0 ml, intraperitoneal verabreicht.

Die Substanz enspricht der Prüfung, wenn keines der Tiere in den nachfolgenden 7 Tagen Krankheitszeichen zeigt. Wenn mehr als ein Tier stirbt, entspricht die Substanz nicht der Prüfung. Stirbt eines der Tiere oder zeigt es Krankheitszeichen, so wird die Prüfung wiederholt. Die Substanz entspricht der Prüfung, wenn bei der 2. Prüfung innerhalb des genannten Zeitraumes kein Tier stirbt oder irgendwelche Krankheitszeichen zeigt.

Prüfung von Sera und Impfstoffen für Tiere

Wenn in der Monographie nichts anderes angegeben ist, werden

1) 5 gesunden Mäusen mit einer Körpermasse zwischen 17 und 22 g je 0,5 ml der Zubereitung subkutan injiziert;
2) 2 gesunden Meerschweinchen mit einer Körpermasse zwischen 250 und 350 g mindestens 2 ml der Zubereitung intraperitoneal injiziert. Enthalten die Zubereitungen Hilfsstoffe, wird subkutan injiziert.

Die Tiere werden 7 Tage lang beobachtet. Die Zubereitung entspricht der Prüfung, wenn keines der Tiere Reaktionen allgemeiner oder spezifischer Art zeigt. Wenn mehr als ein Tier stirbt, entspricht die Substanz nicht der Prüfung. Stirbt ein Tier oder zeigt es signifikante Reaktionen allgemeiner oder spezifischer Art, so ist die Prüfung zu wiederholen. Die Substanz entspricht der Prüfung, wenn bei der zweiten Prüfung kein Tier innerhalb der vorgeschriebenen Zeit stirbt oder eine deutliche Reaktion allgemeiner oder spezifischer Art zeigt.

V.2.1.6 Prüfung auf Histamin

Ein Meerschweinchen mit einer Körpermasse zwischen 250 und 350 g, dem 24 h zuvor das Futter entzogen worden ist, wird getötet. Vom distalen Ende des Dünndarms wird ein 2 cm langes Stück entnommen und der isolierte Teil sorgfältig mit Hilfe einer Injektionsspritze durch Spülen mit Lösung B gereinigt. An jedem Ende wird ein dünner Faden befestigt, in der Mitte des Darmstückes ein quer verlaufender Einschnitt gemacht und anschließend in ein 10 bis 20 ml fassendes Organbad gebracht, in welchem die Lösung B bei konstanter Temperatur (34 bis 36 °C) gehalten und mit einem Gemisch aus 95 Teilen Sauerstoff und 5 Teilen Kohlendioxid durchströmt wird. Der eine Faden wird knapp über dem Boden des Gefäßes befestigt, der andere mit einem Myographen verbunden und die Kontraktionen des Organs auf einem Kymographen oder einem anderen geeigneten, kontinuierlich arbeitenden Gerät registriert. Wird ein Schreibhebel benutzt, so ist die Länge so einzustellen, daß die Kontraktionen etwa 20fach verstärkt aufgezeichnet werden. Die auf das Organ einwirkende Zugkraft sollte etwa 9,8 mN (1 g) betragen und auf die Empfindlichkeit des Organs eingestellt sein. Die Lösung B des Organbades wird erneuert und 10 min lang stehengelassen. Anschließend wird 2- bis 3mal mit Lösung B erneut gespült. Ein bestimmtes Volumen zwischen 0,2 und 0,5 ml einer Lösung von Histamindihydrochlorid *R* wird in einer Konzentration zugegeben, die reproduzierbare, aber noch keine maximalen Kontraktionen hervorruft. Diese Dosis wird als „große Dosis" bezeichnet. Das Organbad wird vor jeder Zugabe von Histamin dreimal mit Lösung B gespült (vorzugsweise durch Absaugen der überfließenden Flüssigkeit, ohne das Organbad zu entleeren). Die aufeinanderfolgenden Zugaben sollen in regelmäßigen Abständen, die eine vollständige Relaxation zwischen den Zugaben ermöglichen, erfolgen (etwa 2 min). Nach dem Hinzufügen gleich großer Volumina einer schwächeren Lösung von Histamindihydro-

[1)] Als Humandosis ist die in der Beschriftung oder der Packungsbeilage des Präparates angegebene Dosis zu verstehen.

chlorid *R* sollen Kontraktionen hervorgerufen werden, die etwa halb so groß wie die der „großen Dosis" sind. Diese Dosis wird als „kleine Dosis" bezeichnet. Die regelmäßigen Zugaben der „großen" und der „kleinen" Dosis von Histamin-Lösung werden, wie oben angegeben, weitergeführt.

Alternierend wird jeweils ein gleich großes Volumen einer derart verdünnten Prüflösung zugegeben, daß die Kontraktionen des Darms, wenn überhaupt sichtbar, kleiner sind als die der „großen Dosis" von Histamin. Es ist zu prüfen, ob eine eventuell vorhandene Kontraktion reproduzierbar ist und ob die Kontraktion der aufeinanderfolgenden „großen" und „kleinen" Dosen von Histamin unverändert bleiben. Die Aktivität der zu untersuchenden Substanz wird in Mikrogramm Histaminbase, entsprechend den oben verwendeten Verdünnungen, berechnet.

Die so ermittelte Menge darf die in der Monographie vorgeschriebene Grenze nicht überschreiten.

Wenn die zu untersuchende Substanz keine Kontraktion hervorruft, ist eine frische Lösung mit der entsprechenden Menge Histamin, wie in der Monograpie vorgeschrieben, herzustellen. Dabei ist zu prüfen, ob durch die mit Histamin versetzte Zubereitung die hervorgerufenen Kontraktionen der zugesetzten Menge an Histamin entsprechen. Ist dies nicht der Fall oder sind die durch die Prüflösung hervorgerufenen Kontraktionen nicht reproduzierbar oder nimmt die Empfindlichkeit der aufeinanderfolgenden Reaktionen auf die „großen" und auf die „kleinen" Dosen von Histamin ab, so sind die Ergebnisse der Prüfungen ungültig, und die „Prüfung auf blutdrucksenkende Substanzen" (V.2.1.7) muß durchgeführt werden.

Lösung A

Natriumchlorid	160,0	g
Kaliumchlorid	4,0	g
Calciumchlorid, wasserfreies	2,0	g
Magnesiumchlorid, wasserfreies	1,0	g
Natriummonohydrogenphosphat-Dodecahydrat	0,10	g
Wasser für Injektionszwecke	ad 1000,0	ml

Lösung B

Lösung A	50,0	ml
Atropinsulfat	0,5	mg
Natriumhydrogencarbonat	1,0	g
Glucose-Monohydrat	0,5	g
Wasser für Injektionszwecke	ad 1000,0	ml

Lösung B darf nur innerhalb 24 h nach Herstellung gebraucht werden.

V.2.1.7 Prüfung auf blutdrucksenkende Substanzen

Die Prüfung wird an einer Katze durchgeführt, die mit Chloralose oder mit einem Barbiturat narkotisiert worden ist, um einen gleichbleibenden Blutdruck zu gewährleisten. Das Tier ist vor Wärmeverlust zu schützen, so daß die rektale Temperatur innerhalb physiologischer Grenzen liegt. In die Trachea wird eine Kanüle eingeführt. Eine weitere Kanüle, die mit heparinhaltiger, 0,9prozentiger Lösung (*m*/V) von Natriumchlorid gefüllt ist, wird in die Arteria carotis eingeführt und mit einem Gerät verbunden, welches die kontinuierliche Aufzeichnung des Blutdrucks ermöglicht. Eine weitere mit heparinhaltiger Natriumchlorid-Lösung gefüllte Kanüle wird in die Femoralvene eingebunden, durch welche die Histamin- und die Prüflösung injiziert werden können.

Die Empfindlichkeit des Tieres gegenüber Histamin wird mit Histamin-Lösung *R* bestimmt, die in regelmäßigen Abständen intravenös injiziert wird, entsprechend 0,1 und 0,15 µg Histaminbase je Kilogramm Körpermasse. Die kleinere Dosis ist mindestens dreimal zu injizieren. Die zweite und die nachfolgenden Injektionen dürfen erst nach mindestens 1 min, nachdem der Blutdruck die ursprüngliche Höhe vor der vorausgegangenen Injektion wieder erreicht hat, gegeben werden. Das Tier ist zum Test geeignet, wenn die kleinere Dosis eine konstante, deutlich erkennbare, die höhere Dosis eine verstärkte Blutdrucksenkung hervorruft.

Die Substanz wird in der entsprechenden Menge 0,9prozentiger Lösung (*m*/V) von Natriumchlorid oder dem in der Monographie vorgeschriebenen Lösungsmittel gelöst, so daß die dort angegebene Konzentration erhalten wird. 1,0 ml Histamin-Lösung *R* wird je Kilogramm Körpermasse intravenös injiziert. Danach folgen zwei Injektionen der Prüflösung in der vorgeschriebenen Menge und letztlich wieder 1,0 ml Histamin-Lösung *R*. Die zweite, dritte und vierte Injektion werden erst nach mindestens 1 min, nachdem der Blutdruck die ursprüngliche Höhe vor der vorausgegangenen Injektion wieder erreicht hat, gegeben. Diese Reihenfolge von Injektionen ist zweimal zu wiederholen. Nach Verabreichen von 1,5 ml Histamin-Lösung *R* je Kilogramm Körpermasse wird die Prüfung abgeschlossen.

Ist die Reaktion auf 1,5 ml Histamin-Lösung *R* je Kilogramm Körpermasse nicht größer als die Reaktion auf 1,0 ml, ist die Prüfung ungültig. Die Zubereitung entspricht nicht der Vorschrift, wenn der Mittelwert der Reaktionen auf die zu untersuchende Substanz größer ist als der Mittelwert der Reaktionen auf 1,0 ml Histamin-Lösung *R* je Kilogramm Körpermasse oder wenn irgendeine der Dosen einen größeren Blutdruckabfall hervorgerufen hat als die letzte Dosis an Histamin-Lösung *R*. Ist letzteres der Fall, so darf das Tier zur „Prüfung auf blutdrucksenkende Substanzen" nicht mehr verwendet werden. Dies gilt auch, wenn die Reaktion auf die hohe Histamindosis, die nach Verabreichen der Substanz gegeben worden ist, kleiner ist als der Mittelwert der Reaktionen auf die zuvor injizierten niedrigen Dosen an Histamin.

V.2.1.8 Prüfung auf mikrobielle Verunreinigung bei nicht sterilen Produkten[1)]

V.2.1.8.1 Zählung der gesamten, lebensfähigen, aeroben Keime

Die Zählung der gesamten, lebensfähigen, aeroben Keime erfolgt durch Membranfiltration, durch Zählung auf Agarplatten oder durch Zählung mit Hilfe von Verdünnungsreihen nach den gegebenen Vorschriften.

Die Bestimmung der Koloniezahl ist unter Bedingungen durchzuführen, die eine versehentliche Kontamination des Produktes während der Prüfung vermeiden. Die Vorsichtsmaßnahmen dürfen jedoch keinen Einfluß auf die nachzuweisenden Mikroorganismen haben.

Falls nichts anderes vorgeschrieben ist, werden 10 g oder 10 ml des Produktes verwendet, die unter den oben beschriebenen Vorsichtsmaßnahmen entnommen werden. Um die erforderliche Menge zu erhalten, werden mehrere nach Zufallsverteilung entnommene Proben des Produktes oder die Inhalte einer genügend großen Anzahl an Behältnissen gemischt. Je nach Art des zu prüfenden Produktes wird mit einer geeigneten Flüssigkeit verdünnt, gelöst, suspendiert oder emulgiert. Wenn das Produkt antimikrobielle Eigenschaften hat, müssen diese durch Verdünnung, Neutralisation oder Filtration aufgehoben werden.

Um die Anzahl koloniebildender Einheiten festzustellen, die im Rahmen der empfohlenen Grenzen für die anzuwendende Methode liegt, werden geeignete Verdünnungen hergestellt.

Vorbereitung des Produktes

Wasserlösliche Produkte: 10 g oder 10 ml des Produktes werden in Natriumchlorid-Pepton-Pufferlösung *p*H 7,0 (VIII.10) oder einer anderen geeigneten Flüssigkeit, die unter den Prüfbedingungen keine antimikrobielle Wirkung zeigt, zu 100 ml[2)] gelöst oder verdünnt. Falls erforderlich, wird der *p*H-Wert auf etwa 7 eingestellt.

Nicht fettartige, wasserunlösliche Produkte: 10 g oder 10 ml des Produktes werden in Natriumchlorid-Pepton-Pufferlösung *p*H 7,0 oder einer anderen geeigneten Flüssigkeit, die unter den Prüfbedingungen keine antimikrobielle Wirkung zeigt, suspendiert und mit derselben Flüssigkeit zu 100 ml[2)] ergänzt. Falls erforderlich, wird das Produkt zerkleinert und die Suspension mechanisch homogenisiert. Ein geeigneter oberflächenaktiver Stoff kann zugesetzt werden, zum Beispiel Polysorbat 80 in einer Konzentration von 0,1 Prozent (*m*/V), um schwer benetzbare Substanzen leichter in Suspension zu bringen. Falls erforderlich, wird der *p*H-Wert auf etwa 7 eingestellt.

Fettartige Produkte: 10 g oder 10 ml des Produktes werden mit 5 g Polysorbat 20 oder 80 homogenisiert, wobei, falls erforderlich, auf höchstens 40 °C[3)] erwärmt wird. Bei dieser Temperatur wird im Wasserbad oder im Trokkenschrank sorgfältig gemischt und die Mischung mit 85 ml einer, falls erforderlich, auf höchstens 40 °C erwärmten Natriumchlorid-Pepton-Pufferlösung *p*H 7,0 versetzt. Diese Temperatur wird nur so lange eingehalten, wie zur Bildung einer Emulsion unbedingt erforderlich, jedoch höchstens 30 min. Falls erforderlich, wird der *p*H-Wert auf etwa 7 eingestellt.

Prüfung des Produktes

Membranfiltration: Verwendet werden Membranfilter mit einer nominalen Porenweite von höchstens 0,45 µm, bei denen das Rückhaltevermögen für die nachzuweisenden Bakterien bewiesen ist. Zum Beispiel werden Filter aus

---

1) Die empfohlenen Nährmedien sind unter VIII.10 beschrieben.

2) Aufgrund der Eigenschaften bestimmter Produkte kann es notwendig sein, größere Volumina zu verwenden.

3) In Ausnahmefällen kann es nötig sein, kurzfristig auf höchstens 45 °C zu erhitzen.

Cellulosenitrat für wäßrige oder ölige Lösungen und Lösungen mit geringem Ethanolgehalt, Filter aus Celluloseacetat für Lösungen mit hohem Ethanolgehalt verwendet.

Die nachstehend beschriebene Methode bezieht sich auf die Verwendung von Membranfiltern mit einem Durchmesser von etwa 50 mm. Wenn Membranfilter mit einem anderen Durchmesser verwendet werden, müssen die Flüssigkeitsmengen zum Verdünnen und Waschen entsprechend angepaßt werden. Das Filtergerät und die Membran müssen in geeigneter Weise sterilisiert sein. Das Gerät muß so beschaffen sein, daß die Lösung unter aseptischen Bedingungen eingefüllt und filtriert werden kann und daß das Membranfilter auf den Nährboden übertragen werden kann. Zwei Membranfilter werden verwendet. Auf jedes werden 10 ml oder die Menge Verdünnung, welche 1 g des Produktes entspricht, gegeben und sofort filtriert. Falls erforderlich, wird die entsprechend den oben angegebenen Vorschriften hergestellte Prüflösung so verdünnt, daß eine voraussichtliche Zahl von 10 bis 100 Kolonien erhalten wird. Jedes Membranfilter wird mindestens 3mal durch Filtrieren von je etwa 100 ml einer geeigneten Flüssigkeit gewaschen, z. B. Natriumchlorid-Pepton-Pufferlösung *p*H 7,0. Bei fettartigen Produkten kann die Flüssigkeit eine oberflächenaktive Substanz wie Polysorbat 20 oder 80 enthalten. Das hauptsächlich zur Auszählung von Bakterien bestimmte Membranfilter wird auf Agarmedium B (VIII.10), dasjenige zur Auszählung von Hefe- und Schimmelpilzen auf Agarmedium C (VIII.10) gelegt. Das Agarmedium B wird bei 30 bis 35 °C, das Agarmedium C bei 20 bis 25 °C 5 Tage lang bebrütet, sofern nicht eine kürzere Bebrütung eine zuverlässigere Auszählung ermöglicht. Nach dem Zählen der entwickelten Kolonien wird die Zahl der Mikroorganismen je Gramm oder Milliliter des Produktes berechnet, wobei, falls erforderlich, die Anzahl Bakterien und Hefe- und Schimmelpilze getrennt angegeben wird.

Zählung auf Agarplatten:

Bakterien. Verwendet werden

- Petrischalen mit einem Durchmesser von 9 bis 10 cm, in die eine Mischung von 1 ml des vorbereiteten Produktes mit etwa 15 ml verflüssigtem Agarmedium B bei einer Temperatur von höchstens 45 °C gegossen ist
- oder Petrischalen der gleichen Größe mit dem festen Nährmedium, auf dessen Oberfläche das vorbereitete Produkt gleichmäßig verteilt ist.

Falls erforderlich, wird das Produkt nach den angegebenen Vorschriften so verdünnt, daß eine voraussichtliche Zahl von höchstens 300 Kolonien erhalten wird. Mindestens 2 Petrischalen werden mit der gleichen Verdünnung beschickt. Bei 30 bis 35 °C wird 5 Tage lang bebrütet, sofern nicht eine kürzere Bebrütung ein zuverlässigeres Ergebnis ergibt. Die Kolonien, die sich entwickelt haben, werden gezählt. Die Ergebnisse werden aus den Platten errechnet, die die meisten Kolonien aufweisen. Dabei ist zu berücksichtigen, daß 300 Kolonien je Platte das Maximum für eine zufriedenstellende Auswertung darstellen.

Pilze. Verwendet werden

- Petrischalen mit einem Durchmesser von 9 bis 10 cm, in die eine Mischung von 1 ml des vorbereiteten Produktes mit etwa 15 ml verflüssigtem Agarmedium C bei einer Temperatur von höchstens 45 °C gegossen ist
- oder Petrischalen der gleichen Größe mit dem festen Nährmedium, auf dessen Oberfläche das vorbereitete Produkt ausgestrichen ist.

Falls erforderlich, wird das Produkt nach den angegebenen Vorschriften so verdünnt, daß eine voraussichtliche Zahl von höchstens 100 Kolonien erhalten wird. Mindestens 2 Petrischalen werden mit der gleichen Verdünnung beschickt. Bei 20 bis 25 °C wird 5 Tage lang bebrütet, sofern nicht eine kürzere Bebrütung ein zuverlässigeres Ergebnis ergibt. Die Kolonien, die sich entwickelt haben, werden gezählt. Die Ergebnisse werden aus den Platten errechnet, die höchstens 100 Kolonien aufweisen.

Zählung mit Hilfe von Verdünnungsreihen: Eine Reihe von 12 Röhrchen mit je 9 bis 10 ml flüssigem Medium A wird bereitgestellt. In jedes der 3 ersten Röhrchen wird 1 ml des im Verhältnis 1 zu 10 verdünnten, gelösten oder homogenisierten Produktes zugesetzt. In jedes der 3 folgenden Röhrchen wird 1 ml der Verdünnung 1 zu 100 zugesetzt. In jedes der weiter folgenden 3 Röhrchen wird 1 ml der Verdünnung 1 zu 1000 zugesetzt. In jedes der 3 letzten Röhrchen wird 1 ml der Verdünnungsflüssigkeit zugesetzt. Alle Röhrchen werden bei 30 bis 35 °C mindestens 5 Tage lang bebrütet. Die letzten 3 Röhrchen dürfen kein Wachstum von Mikroorganismen zeigen. Wenn wegen der Natur des Produktes die Ablesung der Ergebnisse schwierig oder unsicher ist, wird eine Subkultur in flüssigem oder festem Medium angelegt. Die Ablesung der Ergebnisse erfolgt nach einer weiteren Bebrütungszeit. Die wahrscheinliche

Tab. I. Wahrscheinliche Zahl der Mikroorganismen

Zahl der Röhrchen, in denen ein mikrobielles Wachstum in jeder Gruppe bezogen auf die angegebene Menge des Produktes beobachtet wurde			Wahrscheinliche Zahl der Mikroorganismen je Gramm oder Milliliter
100 mg oder 0,1 ml je Röhrchen*	10 mg oder 0,01 ml je Röhrchen	1 mg oder 0,001 ml je Röhrchen	
3	3	3	>1100
3	3	2	1100
3	3	1	500
3	3	0	200
3	2	3	290
3	2	2	210
3	2	1	150
3	2	0	90
3	1	3	160
3	1	2	120
3	1	1	70
3	1	0	40
3	0	3	95
3	0	2	60
3	0	1	40
3	0	0	23

* Wenn in der ersten Kolonne die Zahl der Röhrchen, in denen ein Wachstum beobachtet wurde, 2 oder weniger beträgt, liegt die wahrscheinlichste Zahl der Mikroorganismen je Gramm oder Milliliter unter 100.

Zahl der Mikroorganismen je Gramm oder je Milliliter des Produktes wird nach Tabelle I bestimmt.

Prüfung der Wirksamkeit der Nährmedien und der Gültigkeit der Keimzählmethoden

Falls erforderlich, wird wie folgt vorgegangen: Röhrchen, die flüssiges Medium A enthalten, werden getrennt mit den unten angegebenen Referenzmikroorganismen beimpft und 18 bis 24 h lang bei 30 bis 35 °C bebrütet. Bei *Candida albicans* wird 48 h lang bei 20 bis 25 °C bebrütet.

Staphylococcus aureus, zum Beispiel ATCC 6538 P (NCIB 8625, CIP 53.156) oder ATCC 6538 (NCIB 9518, CIP 4.83)

Bacillus subtilis, zum Beispiel ATCC 6633 (NCIB 8054, CIP 52.62)

Escherichia coli, zum Beispiel ATCC 8739 (NCIB 8545, CIP 53.126)

Candida albicans, zum Beispiel ATCC 2091 (CIP 1180.79) oder ATCC 10231 (NCPF 3179, CIP 48.72).

Ein Teil jeder Kultur wird mit der Natriumchlorid-Pepton-Pufferlösung *p*H 7,0 so verdünnt, daß eine Referenzsuspension mit etwa 100 lebensfähigen Mikroorganismen je Milliliter erhalten wird.

Falls erforderlich, werden die Referenzsuspensionen mit den Mikroorganismen getrennt zur Überprüfung der Keimzählmethoden in Anwesenheit und Abwesenheit des Produktes eingesetzt.

Die angewendete Methode muß gestatten, für jeden Referenzmikroorganismus eine Kolonienzahl zu erhalten, die höchstens um den Faktor 10 von der für die Referenzsuspension berechneten Zahl verschieden sein darf. Um die Sterilität der Nährmedien und der Verdünnungsflüssigkeit sowie die Wirksamkeit der angewendeten aseptischen Maßnahmen zu prüfen, wird eine Zählung der gesamten, lebensfähigen, aeroben Keime durchgeführt, wobei die sterile Natriumchlorid-Pepton-Pufferlösung *p*H 7,0 als Versuchszubereitung dient. In ihr darf kein Wachstum von Mikroorganismen feststellbar sein.

Auswertung der Ergebnisse
Falls in der Monographie ein Grenzwert vorgeschrieben ist, muß er wie folgt interpretiert werden: 10^2 Mikroorganismen, höchster zulässiger Grenzwert 5×10^2; 10^3 Mikroorganismen, höchster zulässiger Grenzwert 5×10^3, usw.

V.2.1.8.2 Nachweis bestimmter Mikroorganismen

Enterobakterien und bestimmte andere gramnegative Bakterien

Nachweis: Das Produkt wird wie unter V.2.1.8.1 beschrieben vorbereitet, jedoch unter Verwendung des flüssigen Mediums D anstelle der Natriumchlorid-Pepton-Pufferlösung *p*H 7,0. Die Mischung wird homogenisiert und bei 35 bis 37 °C eine genügend lange Zeit – normalerweise 2 bis höchstens 5 h – bebrütet, um die Bakterien zu reaktivieren, ohne jedoch eine Vermehrung anzuregen. Die Flüssigkeit wird aufgeschüttelt, davon wird eine Menge (a), die 1 g oder 1 ml des Produktes entspricht, in 100 ml Anreicherungsmedium E übertragen und 18 bis 48 h lang bei 35 bis 37 °C bebrütet. Subkulturen werden auf Agarmedium F angelegt und 18 bis 24 h lang bei 35 bis 37 °C bebrütet. Das Produkt entspricht der Prüfung, wenn sich keine Kolonie gramnegativer Bakterien auf einer der Platten entwickelt.

Quantitative Bestimmung: Die homogenisierte Flüssigkeit (a) und/oder Verdünnungen dieser, die 1,0 g, 0,1 g, 0,01 g oder 1,0 ml, 0,1 ml, 0,01 ml des Produkts enthalten, werden in geeignete Mengen des Anreicherungsmediums E verimpft. 24 bis 48 h lang wird bei 35 bis 37 °C bebrütet. Aus jeder Kultur werden Subkulturen auf Agarmedium F angelegt, um die gewachsenen Mikroorganismen selektiv zu isolieren. 18 bis 24 h lang wird bei 35 bis 37 °C bebrütet. Ein Wachstum gut entwickelter, meist roter oder rötlicher Kolonien gramnegativer Bakterien zeigt ein positives Ergebnis an. Die geringste Menge des Produktes, welche ein positives Ergebnis zeigt, ebenso wie die größte Menge, welche ein negatives Ergebnis zeigt, werden notiert. Aus der Tabelle wird die wahrscheinliche Zahl der Bakterien ermittelt.

Escherichia coli

100 ml flüssiges Medium G werden mit einem Volumen einer Kultur in flüssigem Medium D beimpft, die 1 g oder 1 ml Produkt entspricht, wobei das Produkt nach den Angaben unter „Enterobakterien und bestimmte andere gramnegative Bakterien" vorbereitet und behandelt wurde. 18 bis 24 h lang wird bei 43 bis 45 °C bebrütet. Subkulturen werden auf Agarmedium H angelegt. 18 bis 24 h lang wird bei 43 bis 45 °C bebrütet. Das Wachstum von roten, im allgemeinen nicht schleimigen und manchmal mit einer rötlichen Ausfällungszone umgebenen Kolonien mit gramnegativen, stäbchenförmigen Bakterien deutet auf Anwesenheit von **E. coli** hin. Dies kann durch Bildung von Indol bei 44 ± 0,5 °C und durch andere biochemische Reaktionen bestätigt werden. Das Produkt entspricht der Prüfung, wenn keine solchen Kolonien beobachtet werden oder wenn die biochemischen Reaktionen zur Bestätigung negativ verlaufen.

Salmonellen

Eine 10 g oder 10 ml Produkt entsprechende Menge wird im flüssigen Medium D 5 bis 24 h lang bei 35 bis 37 °C bebrütet, um eine optimale Anreicherung zu gewährleisten. 10 ml der angereicherten Kultur werden entnommen und eine Kultur in 100 ml flüssigem Medium I angelegt. 18 bis 24 h lang wird bei 42 bis 43 °C bebrütet. Auf mindestens zwei der verschiedenen Agarmedien J, K oder L werden Subkulturen angelegt. 24 bis 48 h lang wird bei 35 bis 37 °C bebrütet. Das Wachstum von Kulturen mit folgenden Eigenschaften deutet auf eine Anwesenheit von Salmonellen hin:

Tabelle II. Wahrscheinliche Zahl der Bakterien

Ergebnisse mit Produktmengen von			Wahrscheinliche Bakterienzahl je Gramm Produkt
1,0 g oder 1,0 ml	0,1 g oder 0,1 ml	0,01 g oder 0,01 ml	
+	+	+	mehr als 10^2
+	+	–	weniger als 10^2 und mehr als 10
+	–	–	weniger als 10 und mehr als 1
–	–	–	weniger als 1

- auf Agarmedium J: gut entwickelte, farblose Kolonien
- auf Agarmedium K: gut entwickelte, rote Kolonien mit oder ohne schwarze Zentren
- auf Agarmedium L: kleine, durchscheinende, farblose oder von rosa bis opak weiß gefärbte, oft von einer rosaroten bis roten Zone umgebene Kolonien.

Zur Bestätigung werden einige verdächtige Kolonien einzeln auf die Oberfläche und in die Tiefe von Agarmedium M überimpft. Nach Bebrüten deutet das Erscheinen einer Kultur mit folgenden Eigenschaften die Anwesenheit von Salmonellen an: Farbveränderungen von Rot nach Gelb in der Tiefe, jedoch nicht auf der Oberfläche des Agars, im allgemeinen Gasentwicklung im Agar, mit oder ohne Bildung von Schwefelwasserstoff. Die Anwesenheit von Salmonellen kann durch biochemische und geeignete serologische Reaktionen bestätigt werden. Das Produkt entspricht der Prüfung, wenn solche Kulturen nicht beobachtet werden oder wenn biochemische und serologische Bestätigungsreaktionen negativ sind.

Pseudomonas aeruginosa

100 ml flüssiges Medium A werden mit 10 ml des vorbereiteten Produktes (siehe „Vorbereitung des Produktes" V.2.1.8.1) oder mit einer 1 g oder 1 ml Produkt entsprechenden Menge beimpft. Nach Mischen wird 24 bis 48 h lang bei 35 bis 37 °C bebrütet. Subkulturen werden auf Agarmedium N angelegt und 24 bis 48 h lang bei 35 bis 37 °C bebrütet. Bei Abwesenheit eines mikrobiellen Wachstums entspricht das Produkt der Prüfung. Wenn Kolonien erscheinen, die meist grünlich sind, fluoreszieren und aus gramnegativen Stäbchen bestehen, wird eine Prüfung auf Oxidase durchgeführt und geprüft, ob bei 42 °C in flüssigem Medium A ein Wachstum eintritt. Das Produkt entspricht der Prüfung, wenn keine derartigen Kulturen beobachtet werden oder wenn die biochemische Bestätigungsreaktion negativ ist.

Staphylococcus aureus

Eine Anreicherungskultur wird, wie unter *Pseudomonas aeruginosa* angegeben, angelegt. Subkulturen werden auf einem geeigneten Nährmedium wie z. B. Agarmedium O angelegt. 24 bis 48 h lang wird bei 35 bis 37 °C bebrütet. Bei Abwesenheit eines mikrobiellen Wachstums entspricht das Produkt der Prüfung. Das Erscheinen von schwarzen Kolonien, die oft von einer klaren Zone umgeben sind und aus grampositiven Kokken bestehen, kann die Anwesenheit von *S. aureus* anzeigen. Dies kann an katalase-positiven Kokken bestätigt werden z. B. durch Koagulase und Desoxyribonucleasereaktion. Das Produkt entspricht der Prüfung, wenn die beschriebenen Kulturen nicht beobachtet werden oder die biochemischen Bestätigungsreaktionen negativ sind.

Prüfung der nutritiven und selektiven Eigenschaften der Nährmedien und der Gültigkeit der beim Nachweis spezifischer Mikroorganismen verwendeten Methode

Falls erforderlich, wird wie folgt vorgegangen: Getrennt wird jeder nachstehend angegebene Referenzstamm in Röhrchen mit dem vorgeschriebenen Nährmedium 18 bis 24 h lang bei 30 bis 35 °C bebrütet.

Staphylococcus aureus zum Beispiel ATCC 6538 P (NCIB 8625, CIP 53.156) oder ATCC 6538 (NCIB 9518, CIP 4.83), flüssiges Medium A

Pseudomonas aeruginosa zum Beispiel ATCC 9027 (NCIB 8626, CIP 82.118), flüssiges Medium A

Escherichia coli zum Beispiel ATCC 8739 (NCIB 8545, CIP 53.126), flüssiges Medium D

Salmonella typhimurium[1] flüssiges Medium D

Von jeder Kultur wird durch Verdünnung mit Natriumchlorid-Pepton-Pufferlösung *p*H 7,0 eine Referenzsuspension mit etwa 1000 lebensfähigen Mikroorganismen je Milliliter hergestellt. Gleiche Mengen jeder Suspension werden gemischt, und 0,4 ml (entsprechend etwa 100 Mikroorganismen jedes Stammes) werden als Inoculum für den Nachweis von *E. coli*, Salmonellen, *P. aeruginosa* und *S. aureus* verwendet. Falls erforderlich, wird die Validierung in Anwesenheit und Abwesenheit des Produktes durchgeführt. Die angewendete Methode muß den Nachweis des gesuchten Mikroorganismus gestatten.

---

[1] In diesem Falle wird kein Stamm empfohlen. Eine für den Menschen nicht pathogene Salmonelle kann ebenfalls gewählt werden, z. B. *Salmonella abony* (NCTC 6017, CIP 80.39).

V.2.2 Wertbestimmungsmethoden

V.2.2.1 Mikrobiologische Wertbestimmung von Antibiotika

Die mikrobiologische Wertbestimmung von Antibiotika beruht auf einem Vergleich der Wachstumshemmung bei empfindlichen Mikroorganismen durch bestimmte Konzentrationen des Antibiotikums mit derjenigen, die durch bekannte Konzentrationen einer Referenzsubstanz hervorgerufen wird.

Die bei solchen Wertbestimmungen verwendeten Referenzsubstanzen sind Substanzen mit genau festgelegter Aktivität, wozu die entsprechende internationale Standardsubstanz oder die internationale Referenzsubstanz herangezogen wurde.

Die Wertbestimmung muß so angelegt sein, daß sie eine Überprüfung der Gültigkeit des mathematischen Modells erlaubt, auf dem der Aktivitätsvergleich beruht. Wird das Parallel-Linear-Modell gewählt, so müssen sich die Beziehungen zwischen dem Logarithmus der Dosis und der Wirkung im Bereich der für die Berechnung zugrunde gelegten Dosen durch eine Gerade darstellen lassen (linear). Weiterhin müssen die beiden log-Dosis-Wirkungsgeraden für die Substanz und die Referenzsubstanz parallel verlaufen. Diese Bedingungen müssen durch eine Gültigkeitsprüfung für eine gegebene Wahrscheinlichkeit, gewöhnlich $P = 0{,}95$, sichergestellt werden. Andere mathematische Modelle, so z. B. die Wertbemessung aufgrund der Steigung der Wirkungsgraden (slope-ratio) können verwendet werden, wenn der entsprechende Gültigkeitsbeweis erbracht wurde.

Falls in der Monographie nichts anderes vorgeschrieben ist, beträgt der Vertrauensbereich ($P = 0{,}95$) der bestimmten Wirksamkeit mindestens 95 und höchstens 105 Prozent der ermittelten Wirksamkeit.

Die Wertbestimmung kann nach der Methode A oder B durchgeführt werden.

A. Diffusionsmethode

Ein für die Prüfung geeignetes Nährmedium (VIII.4) wird verflüssigt und bei einer für vegetative Formen von Bakterien günstigen Temperatur, wie 48 bis 50 °C, mit einer bestimmten Menge der Suspension eines gegen das Antibiotikum empfindlichen Mikroorganismus so beimpft, daß bei den für das jeweilige Antibiotikum vorgeschlagenen Konzentrationen (VIII.4) klar umrissene Hemmzonen mit einem geeigneten Durchmesser auftreten. Das beimpfte Medium wird sofort in der erforderlichen Menge in Petrischalen oder große rechteckige Testplatten ausgegossen, so daß eine gleichmäßig dicke Schicht von 2 bis 5 mm erhalten wird. Alternativ können auch Zweischichtplatten verwendet werden, bei denen jedoch lediglich die obere Schicht beimpft ist.

Die fertigen Testplatten sind so aufzubewahren, daß vor der weiteren Beschickung weder ein signifikantes Wachstum noch eine Abtötung der benutzten Testorganismen erfolgt und die Geloberfläche trocken bleibt.

Unter Verwendung des in der Tabelle (VIII.4) angegebenen Lösungsmittels und der Pufferlösung werden von der Referenzsubstanz genau definierte Verdünnungen sowie von dem Antibiotikum entsprechende, d. h. nach der angenommenen Aktivität etwa in dem gleichen Konzentrationsbereich liegende Verdünnungen hergestellt. Diese Lösungen werden z. B. unter Benutzung geeigneter steriler Zylinder aus Porzellan, rostfreiem Stahl oder einem anderen hierfür geeigneten Material oder unter Verwendung von in das Nährmedium eingestanzten Löchern auf den Testplatten deponiert. Jeder Testzylinder oder jedes Testloch ist mit demselben Volumen Referenz- oder Prüflösung zu beschicken. Alternativ können auch geeignete sterile, saugfähige Papierblättchen benutzt werden, die nach Imprägnierung mit der Referenz- oder Prüflösung des Antibiotikums auf die Testplatten aufgelegt werden.

Um die Gültigkeit der Wertbestimmung überprüfen zu können, werden mindestens drei[1)] verschiedene Konzentrationen der Referenzsubstanz sowie die voraussichtlich entsprechenden Konzentrationen der Substanz benutzt. Die Dosen sollten so gewählt werden, daß ihr Logarithmus einer arithmetischen Reihe folgt.

Bei Verwendung von großen Petrischalen oder rechteckigen Testplatten sind die Lösungen nach einer statistisch günstigen Anordnung auf jeder Testplatte zu verteilen. Werden kleine Petrischalen benutzt, auf denen höchstens 6

1) Bei Routineprüfungen kann eine Zweipunktmethode als ausreichend angesehen werden, wenn die Linearität des Systems in einer angemessenen Anzahl von Prüfungen mit der Dreipunktmethode verglichen wurde. In allen Zweifelsfällen ist jedoch die oben beschriebene Dreipunktmethode anzuwenden.

Lösungen aufgetragen werden können, so sollten die Prüflösungen und Referenzlösungen alternierend, jedoch derart verteilt werden, daß sich die Lösungen mit hoher Konzentration nicht beeinträchtigen.

Die Testplatten werden bei einer geeigneten Temperatur etwa 18 h lang bebrütet. Um die Zeitdifferenz bei der Beschickung der Platten mit den einzelnen Prüflösungen weitgehend auszuschalten und um die Steigung der Regressionsgraden gut bestimmen zu können, kann eine Vordiffusionszeit von gewöhnlich 1 bis 4 h bei Raumtemperatur oder bei 4 °C eingeschoben werden. Die Hemmzonendurchmesser sind mit einer Genauigkeit von mindestens 0,1 mm zu erfassen. Bei Ermittlung der Hemmzonenfläche ist eine entsprechende Genauigkeit erforderlich. Die Auswertung erfolgt unter Verwendung üblicher statistischer Methoden.

Die Anzahl der je Dosis bei jeder Wertbestimmung durchgeführten Messungen muß ausreichend sein, um die vorgeschriebene Genauigkeit zu erzielen. Gegebenenfalls kann die Bestimmung wiederholt werden, um durch statistische Kombination der Ergebnisse die geforderte Genauigkeit zu erreichen und sicherzustellen, daß die Aktivität des Antibiotikums dem Mindestgehalt entspricht.

B. Turbidimetrische Methode

Ein geeignetes Nährmedium (VIII.4) ist mit der Suspension eines gegen das Antibiotikum empfindlichen Mikroorganismus so zu beimpfen, daß unter den Prüfbedingungen eine ausreichende Wachstumshemmung erfolgt. Die Suspension sollte so eingestellt werden, daß nach Zusatz einer bestimmten Menge zum Nährmedium eine gut meßbare Trübung bereits nach etwa 4 h Bebrütungszeit auftritt.

Das beimpfte Nährmedium muß sofort nach der Herstellung verbraucht werden.

Unter Verwendung des in der Tabelle (VIII.4) angegebenen Lösungsmittels und der Pufferlösung werden von der Referenzsubstanz genau definierte Verdünnungen sowie von dem Antibiotikum entsprechende, d. h. nach der angenommenen Aktivität etwa in dem gleichen Konzentrationsbereich liegende Verdünnungen hergestellt.

Um die Gültigkeit der Wertbestimmung überprüfen zu können, werden mindestens drei[1] verschiedene Konzentrationen der Referenzsubstanz sowie die voraussichtlich entsprechenden Konzentrationen des zu prüfenden Antibiotikums benutzt. Die Dosen sollten so gewählt werden, daß sie einer geometrischen Reihe folgen.

Von jeder der Lösungen wird ein gleich großes Volumen in gleich große Teströhrchen gegeben und danach jedes Röhrchen mit der gleichen Menge des beimpften Nährmediums beschickt (z. B. 1 ml Lösung und 9 ml Nährmedium).

Gleichzeitig werden 2 Kontrollröhrchen ohne Zusatz des Antibiotikums angesetzt, die beide das beimpfte Nährmedium enthalten. Eines davon wird sofort mit 0,5 ml Formaldehyd-Lösung *R* versetzt. Diese Röhrchen dienen zur Einstellung des Gerätes für die Trübungsmessung.

Alle Teströhrchen werden randomisiert, nach dem „lateinischen Quadrat" oder einer randomisierten Blockanordnung verteilt, in einem Wasserbad oder einer anderen geeigneten Apparatur so untergebracht, daß sie in kürzester Zeit auf die erforderliche Bebrütungstemperatur gebracht und bei dieser Temperatur 3 bis 4 h lang gehalten. Es ist sicherzustellen, daß jedes Röhrchen nach genau der gleichen Bebrütungstemperatur und -zeit gemessen wird.

Nach der Bebrütung wird das Wachstum des Testkeimes entweder durch Zusatz von 0,5 ml Formaldehyd-Lösung *R* zu jedem Teströhrchen oder durch Hitzebehandlung gehemmt und die Trübung mit einem geeigneten Meßgerät auf drei Stellen genau ermittelt. Auch andere Methoden, die nach der gleichen Bebrütungszeit die Trübung in einem jeden Röhrchen messen, können verwendet werden.

Die Auswertung erfolgt unter Verwendung üblicher statistischer Methoden.

Eine Linearität der Dosis-Wirkungs-Kurve, transformiert oder untransformiert, läßt sich oft nur in einem sehr eng begrenzten Konzentrationsbereich erzielen. Dieser Bereich muß für die Berechnung der Aktivität herangezogen werden und soll sich über mindestens drei[2] aufeinanderfolgende Konzentrationen erstrek-

---

[1] Um die erforderliche Linearität zu erreichen, kann es erforderlich sein, von einer großen Anzahl drei sich folgende Dosen auszuwählen, wobei für die Referenzsubstanz und das Antibiotikum entsprechende Dosen zu verwenden sind.

[2] Bei Routineprüfungen kann eine Zweipunktmethode als ausreichend angesehen werden, wenn die Linearität des Systems in einer angemessenen Anzahl von Prüfungen mit der Dreipunktmethode verglichen wurde. In allen Zweifelsfällen ist jedoch die oben beschriebene Dreipunktmethode anzuwenden.

ken, um auf diese Weise die Forderung der Linearität zu halten.

Die Anzahl der je Dosis bei jeder Wertbestimmung durchgeführten Messungen muß ausreichend sein, um die vorgeschriebene Genauigkeit zu erzielen. Gegebenenfalls kann die Bestimmung wiederholt werden, um durch statistische Auswertung der Ergebnisse die geforderte Genauigkeit zu erreichen und sicherzustellen, daß die Aktivität des Antibiotikums dem Mindestgehalt entspricht.

V.2.2.2 Wertbestimmung von Corticotrophin

Die Aktivität von Corticotrophin wird durch Vergleich einer oder mehrerer seiner biologischen Reaktionen mit dem gleichen Effekt des internationalen Standards oder einer Referenzzubereitung von Corticotrophin, welche gegen den internationalen Standard eingestellt ist, ermittelt.

Die Internationale Einheit ist die in einer bestimmten Menge des internationalen Standards enthaltene Aktivität, welcher aus gefriergetrocknetem und gereinigtem Corticotrophin von Schweinen unter Zusatz von Lactose besteht[1].

Das Corticotrophin *BRS* ist gegen den internationalen Standard eingestellt.

Männliche oder weibliche Ratten mit einer Körpermasse zwischen 100 und 200 g werden verwendet; der Masseunterschied zwischen dem schwersten und dem leichtesten Tier sollte 15 g nicht überschreiten. Die Ratten sind mindestens 7 Tage vor dem Test unter gleichmäßigen Bedingungen zu halten. Am Tage vor dem Test sind die Ratten zu wiegen und die Hypophysen zu entfernen. Die Tiere erhalten danach eine 5 Prozent (*m*/V) Glucose enthaltende 0,18prozentige Lösung (*m*/V) von Natriumchlorid zusätzlich zum normalen Futter und Wasser. Die Tiere werden in einem Raum bei konstanter Temperatur zwischen 24 und 27 °C gehalten. Der Test ist 18 bis 36 h nach der Hypophysektomie durchzuführen.

[1] Die Aktivität des internationalen Standards, ausgedrückt in Internationalen Einheiten, wird von der Weltgesundheitsorganisation festgelegt.

Am Prüfungstag werden die Tiere gewogen und willkürlich in 6 Gruppen von je 8 bis 10 Tieren eingeteilt. Die 3 Dosierungen der Referenzzubereitung und die 3 Dosierungen der zu prüfenden Zubereitung werden so gewählt, daß die kleinste Dosis nur eine geringe, die größte Dosis jedoch keine maximale Ausschüttung des Ascorbinsäuregehaltes der Nebennieren hervorruft. Die einzelnen Dosierungen werden, entsprechend der Körpermasse der Tiere, in randomisierter Reihenfolge durch subkutane Injektion verabreicht. Im allgemeinen eignen sich Dosierungen in der Größenordnung von 1,0, 0,5 und 0,25 I.E. je 100 g Körpermasse. Falls nichts anderes vorgeschrieben ist, ist die Referenzzubereitung und die zu prüfende Zubereitung in 0,01 N-Salzsäure zu lösen und mit Wasser, das 15 Prozent (*m*/V) Gelatine *R* enthält, zu verdünnen. Die Lösungen sollten innerhalb von 4 h nach ihrer Herstellung injiziert werden.

3 h nach den Injektionen werden den narkotisierten Tieren beide Nebennieren entnommen, diese von Fremdgewebe befreit und gewogen, wobei die Wägung so schnell wie möglich durchzuführen ist, um Masseverluste zu vermeiden. Die Ratten werden getötet und auf Vollständigkeit der Hypophysektomie untersucht.

Beide Nebennieren werden zermahlen und in einer frisch hergestellten 2,5prozentigen Lösung (*m*/V) von Polyphosphorsäure *R* homogenisiert und mit der gleichen Lösung zu 10 ml verdünnt. Das Homogenat wird 30 min lang stehengelassen und anschließend zentrifugiert. Zu 7 ml der klaren, überstehenden Flüssigkeit werden 7 ml einer frisch hergestellten 4,53prozentigen Lösung (*m*/V) von Natriumacetat *R*, die mit Essigsäure 30 % *R* auf einen *p*H-Wert von 7 eingestellt ist, 3 ml Wasser sowie 2 ml Dichlorphenolindophenol-Lösung *R* zugesetzt und gemischt. 30 s nach dem Mischen wird die Absorption (V.6.19) der erhaltenen Lösung unter Verwendung eines Filters mit einem Transmissionsbereich von 450 bis 520 nm und mit maximaler Transmission bei 470 nm gemessen. Aus einer Eichkurve, welche durch Behandlung entsprechender Anteile einer frisch hergestellten Lösung von Ascorbinsäure *R* in der 2,5prozentigen Lösung (*m*/V) von Polyphosphorsäure *R* durch das beschriebene Verfahren erstellt worden ist, wird der Gehalt an Ascorbinsäure bestimmt und das Ergebnis in Milligramm je 100 g Nebenniere ausgedrückt, nach einem statistischen Verfahren berechnet.

V.2.2.3 Wertbestimmung von Insulin

Die Aktivität von Insulin oder einer Insulin-Zubereitung wird durch Vergleich ihrer hypoglykämischen Wirkung mit der des internationalen Standards oder einer in Internationalen Einheiten eingestellten Referenzzubereitung unter gleichen Bedingungen bestimmt.

Die Internationale Einheit ist die für Insulin spezifische hypoglykämische Aktivität, die in einer bestimmten Menge des internationalen Standards enthalten ist, der aus hochgereinigtem kristallinem Insulin besteht[1)].

Insulin *BRS* ist auf Internationale Einheiten im Vergleich zum internationalen Standard eingestellt.

Referenzlösung: Eine genau gewogene Menge der biologischen Referenzzubereitung wird in einer 0,9prozentigen Lösung (*m*/V) von Natriumchlorid, die mit Salzsäure geeigneter Konzentration auf einen *p*H-Wert von 2,5 eingestellt ist und eine ausreichende Menge einer geeigneten bakterienwachstumshemmenden Substanz enthält, so gelöst, daß 1 ml 20 I.E. enthält. Die Lösung soll zwischen 2 und 10 °C gelagert werden und darf nicht gefrieren; sie muß innerhalb von 6 Monaten nach Herstellung verwendet werden.

Die Bestimmung erfolgt nach Methode A, B oder C.

Methode A

Zur Prüfung werden gesunde Kaninchen, die mindestens 1,8 kg wiegen, verwendet. Die Kaninchen sind mindestens 1 Woche vor Versuchsbeginn bei einheitlicher Nahrung in den Versuchsräumen zu halten. Die Kaninchen werden wahllos in vier gleiche Gruppen mit vorzugsweise 6 oder mehr Tieren aufgeteilt. Jedes Kaninchen erhält ungefähr 20 h vor der Prüfung eine Futtermenge, die innerhalb von 6 h verbraucht sein soll. Vor jedem Prüfungstag ist derselbe Fütterungsplan zu befolgen. Während der Prüfung wird jegliche Nahrung sowie Wasser entzogen, bis die letzte Blutprobe entnommen ist. Die Kaninchen sind vorsichtig zu behandeln, um übermäßige Erregung zu vermeiden.

Aus der Lösung der Referenzsubstanz werden zwei Verdünnungen hergestellt, von denen die eine 1,0 I.E. je Milliliter (Referenzlösung 1) und die andere 2,0 I.E. je Milliliter (Referenzlösung 2) enthält. Zur Verdünnung wird eine Lösung verwendet, die 0,1 bis 0,25 Prozent (*m*/V) Cresol oder Phenol und 1,4 bis 1,8 Prozent (*m*/V) Glycerol enthält und die mit Hilfe von Salzsäure 7 % *R* auf einen *p*H-Wert von 2,5 bis 3,5 eingestellt ist. Mit dieser gleichen Lösung werden die beiden Verdünnungen der Substanz hergestellt, wobei die eine ausgehend von der angegebenen Aktivität 1,0 I.E. je Milliliter (Untersuchungslösung 1) und die andere 2,0 I.E. je Milliliter (Untersuchungslösung 2) enthalten soll. Erfahrungsgemäß kann die Dosis der zu injizierenden Verdünnungen so gewählt werden, daß das Volumen üblicherweise zwischen 0,3 und 0,5 ml liegt. Für jedes Tier muß das Volumen der Referenz- und der Untersuchungslösung gleich sein. Die in nachfolgender Tabelle angegebene Dosis wird subkutan injiziert, wobei die zweite Injektion vorzugsweise am Tag nach der ersten Injektion, jedoch nicht später als eine Woche, erfolgen sollte.

	Kaninchengruppe			
	1	2	3	4
1. Injektion	a_1	a_2	b_1	b_2
2. Injektion	b_2	b_1	a_2	a_1

a_1 = Referenzlösung 1
a_2 = Referenzlösung 2
b_1 = Untersuchungslösung 1
b_2 = Untersuchungslösung 2

1 und 2½ h nach Injektion wird eine entsprechende Blutprobe aus der Ohrrandvene jedes Kaninchens entnommen und die Blutzuckerkonzentration in jeder Probe ermittelt. Die Aktivität wird mit Hilfe des statistischen Standardverfahrens für den Zweifach-Cross-over-Versuch berechnet.

Methode B

Zur Prüfung werden mindestens 96 gesunde Mäuse, deren Körpermasse um höchstens 5 g voneinander abweichen sollte, verwendet. Die Tiere werden bei einheitlicher Nahrung gehal-

1) Die Aktivität des internationalen Standards, ausgedrückt in Internationalen Einheiten, wird von der Weltgesundheitsorganisation festgelegt.

ten. Mindestens 2 und höchstens 20 h vor Beginn der Prüfung wird ihnen das Futter entzogen. Die Tiere werden wahllos in vier gleiche Gruppen aufgeteilt.

Zwei Verdünnungen einer Lösung der Substanz und zwei Verdünnungen der Referenzzubereitung werden mit einer 0,9prozentigen Lösung (*m*/V) von Natriumchlorid, die mit Salzsäure geeigneter Konzentration auf einen *p*H-Wert von 2,5 eingestellt ist, so hergestellt, daß die jeweiligen Dosen in gleich großen, 0,5 ml nicht überschreitenden Volumina enthalten sind. Die Insulingehalte der Verdünnungen der Substanz und der Referenzzubereitung müssen übereinstimmen, vorausgesetzt, daß die angenommene Aktivität stimmt. Geeignete Dosierungen für Mäuse mit einer Körpermasse von 20 g sind 0,015 und 0,030 I.E., doch können Korrekturen aufgrund unterschiedlicher Empfindlichkeit lokaler Mäusepopulationen erforderlich sein.

Jeder Gruppe wird eine der vier Verdünnungen subkutan injiziert. Nach Injektion werden die Mäuse bei gleichmäßiger Temperatur zwischen 29 und 35 °C entweder in durchsichtigen Behältern in einem Brutschrank mit Luftzufuhr und transparenter Vorderseite oder in einer Reihe kleiner Behälter mit angemessener Belüftung, die zu 2/3 in einem Wasserbad entsprechender Temperatur stehen, gehalten. Die Prüfung sollte so ausgelegt sein, daß die Behälter aller vier Gruppen gleichmäßig über den gesamten Brutschrank oder das Wasserbad verteilt sind. Die Mäuse werden 1 1/2 h lang nach der Injektion beobachtet und die Zahl der verendeten oder krampfenden Tiere notiert oder derjenigen, die länger als 2 bis 3 s lang in Rükkenlage bleiben. Das Ergebnis wird mit Hilfe der üblichen statistischen Verfahren berechnet (2 + 2-Dosen-Test).

Methode C

Zur Prüfung werden Mäuse gleicher Abstammung und gleichen Geschlechts, denen das Futter nicht entzogen wird, verwendet. Die Differenz zwischen der Körpermasse der schwersten und der leichtesten Maus darf höchstens 2 g betragen. Die Mäuse werden wahllos in vier gleiche Gruppen von mindestens 10 Tieren aufgeteilt.

Zwei Verdünnungen einer Lösung der Substanz (oder der Zubereitung) und zwei Verdünnungen der Referenzlösung werden mit einer 0,9prozentigen Lösung (*m*/V) von Natriumchlorid, die mit 0,1 N-Salzsäure auf einen *p*H-Wert von 2,5 eingestellt ist und die einen geeigneten Proteinzusatz enthält, hergestellt. Die Verdünnungen müssen unmittelbar vor Gebrauch hergestellt werden. Ist die zu prüfende Zubereitung eine Suspension, wird nach Zusatz von 0,2 ml 0,1 N-Salzsäure je Milliliter Suspension geschüttelt und 1 h lang stehengelassen, bevor die Verdünnungen hergestellt werden.

In einem Vorversuch werden die geeigneten Konzentrationen für die Wertbestimmung entsprechend der Empfindlichkeit der verwendeten Tiere ermittelt; üblicherweise kann dies mit Zweifachverdünnungen mit Konzentrationen zwischen 0,02 und 0,10 I.E. je Milliliter geschehen.

Jeder Maus werden je 10 g mittlerer Körpermasse 0,1 ml der Verdünnung der Referenzzubereitung oder der zu prüfenden Zubereitung entsprechend ihrer Gruppenzugehörigkeit, entsprechend dem in der Tabelle dargestellten Plan subkutan injiziert. Die zweite Injektion erfolgt am selben Tag wie die erste, frühestens jedoch 2 1/2 h danach.

	Mäusegruppe			
	1	2	3	4
1. Injektion	a_1	a_2	b_1	b_2
2. Injektion	b_2	b_1	a_2	a_1

a_1 = Referenzzubereitung 1
a_2 = Referenzzubereitung 2
b_1 = Zubereitung 1
b_2 = Zubereitung 2

Von jedem Tier wird genau 30 min[2)] nach der Injektion eine Blutprobe durch Punktion des orbitalen Venenplexus mit einer 0,025- oder 0,05-ml-Mikropipette entnommen. Der Grad der Glykämie wird in jeder Blutprobe bestimmt.

Die Aktivität wird mit Hilfe der üblichen statistischen Methoden für den Zweifach-Cross-over-Versuch berechnet.

2) Der optimale Zeitpunkt ist abhängig von der Population. Wichtig ist, daß für die Wertbestimmung ein bestimmtes und genau gleiches Zeitintervall für jedes Tier gewissenhaft eingehalten wird.

V.2.2.4 Prüfung auf verlängerte Insulinwirkung

Mindestens 10 gesunde Tiere (Kaninchen oder Meerschweinchen) werden willkürlich in 2 gleiche Gruppen aufgeteilt. Die Tiere sind in Einzelkäfigen zu halten, und das Futter ist ihnen 18 h lang vor Beginn bis zum Abschluß der Prüfung zu entziehen. Zu Beginn der Prüfung wird der mittlere Blutzuckerspiegel jeder Gruppe ermittelt. Die Tiere der einen Gruppe erhalten die zu prüfende Zubereitung und die Tiere der anderen Gruppe die biologische Referenzsubstanz, gelöst in 0,9prozentiger Lösung (*m*/V) von Natriumchlorid, welche mit Salzsäure entsprechender Konzentration auf einen *p*H-Wert von 2,5 eingestellt ist, so daß die Lösung zahlenmäßig die gleiche Aktivität wie die zu prüfende Zubereitung enthält, subkutan injiziert. Beide Zubereitungen werden ohne weitere Verdünnung in äquivalenten Mengen entsprechend den Körpermassen der Tiere injiziert.

1, 2, 4 und 6 h nach der Injektion wird der mittlere Blutzuckerspiegel jeder Gruppe ermittelt.

V.2.2.5 Wertbestimmung von Blutgerinnungsfaktor VIII im 2-Stufen-Vergleichsverfahren

Die Aktivität der Zubereitung wird durch Vergleich der gerinnungsfördernden Wirkung einer bestimmten Menge gegenüber einer Prüflösung, die all jene für die Gerinnung des Blutes erforderlichen Bestandteile enthält, mit der einer bestimmten Menge des internationalen Standards oder einer entsprechenden biologischen Referenzsubstanz mit derselben Reaktion, angegeben in Internationalen Einheiten, ermittelt.

Die Internationale Einheit ist die in einer bestimmten Menge des internationalen Standards enthaltene Aktivität, welche aus dem gefriergetrockneten Konzentrat des Gerinnungsfaktors VIII von Menschen besteht[1)].

[1)] Die Aktivität des internationalen Standards, ausgedrückt in Internationalen Einheiten, wird von der Weltgesundheitsorganisation bekanntgegeben.

Der Inhalt jeweils einer Ampulle des Standards und der zu untersuchenden Zubereitung werden getrennt in der vorgeschriebenen Menge Wasser gelöst. Die Lösungen sind sofort weiterzuverwenden.

Beide Lösungen werden mit der erforderlichen Menge Imidazol-Pufferlösung *p*H 7,3 *R* so verdünnt, daß Lösungen mit einer Aktivität zwischen 0,5 und 2 I.E. je Milliliter erhalten werden. Sie sind bei 20 °C nur etwa 15 min lang haltbar. Jeweils 3 Verdünnungen des Standards und der Lösung der zu untersuchenden Zubereitung werden mit citrathaltiger Natriumchlorid-Lösung *R* im Bereich von 1 zu 16 bis 1 zu 256 hergestellt, wobei der Verdünnungsfaktor 2 betragen soll und die Gerinnungszeit zwischen 17 und 35 s liegen muß. Diese Verdünnungen sind sehr genau herzustellen und sofort weiterzuverwenden.

Erste Stufe
Vorbereitung der Gerinnungsmischungen und Reaktionsbeginn

In jedes von 6 Prüfröhrchen (75 mm Länge, 10 mm Durchmesser) werden 0,1 ml Koagulationsfaktor-V-Lösung *R*, 0,1 ml Phospholipid-Reagenz *R* und 0,1 ml Serumalbumin-Reagenz *R* gegeben. In das erste Teströhrchen werden 0,1 ml der Lösung des Standards mit der niedrigsten Konzentration gegeben, das Röhrchen in ein Wasserbad von 37 °C gestellt, 0,1 ml einer 0,74prozentigen Lösung (*m*/V) von Calciumchlorid *R* zugefügt und mit der Zeitmessung begonnen. Innerhalb der ersten Minute werden 0,1 ml des Standards mit der mittleren Konzentration in das zweite Prüfröhrchen gegeben, das Röhrchen in ein Wasserbad von 37 °C gestellt und anschließend 0,1 ml der 0,74prozentigen Lösung (*m*/V) von Calciumchlorid *R* dann zugefügt, wenn 60 s vergangen sind.

Dieser Vorgang wird mit der Lösung des Standards mit der höchsten Konzentration wiederholt und, unter Verwendung einer frischen Pipette, mit den 3 Lösungen der zu untersuchenden Zubereitung, so daß die Zugabe der Calciumchlorid-Lösung in die restlichen 4 Prüfröhrchen nach genau 2, 3, 4 und 5 min erfolgen kann.

Zweite Stufe
Prüfung der inkubierten Mischungen mit Plasmasubstrat

In einem Wasserbad von 37 °C werden 12 Prüfröhrchen mit jeweils 0,2 ml einer 0,37prozentigen Lösung (*m*/V) von Calciumchlorid *R* sowie ein Prüfröhrchen mit 3 ml Plasmasubstrat *R* vorbereitet. Zeigt die bereits in Gang befindliche Stoppuhr 14 min und 40 s, werden 0,1 ml der Mischung aus dem ersten Prüfröhrchen der Stufe 1 in ein Prüfröhrchen der Stufe 2, das 0,2 ml der 0,37prozentigen Lösung (*m*/V) von Calciumchlorid *R* enthält, gegeben und die Lösung durchgemischt. Nach insgesamt 15 min werden 0,2 ml Plasmasubstrat *R* zugefügt und mit Hilfe der zweiten Stoppuhr die Gerinnungszeit gemessen, die sich vom Zeitpunkt der Zugabe des Plasmasubstrats bis zum Beginn der ersten, visuell oder mit einem geeigneten Gerät festgestellten Fibrinbildung ergibt. Dieser Vorgang wird in Abständen von jeweil 1 min mit dem Rest der Prüfröhrchen aus Stufe 1 wiederholt. Eine zweite Bestimmungsreihe wird 21 bis 26 min nach Reaktionsbeginn durchgeführt. Falls erforderlich, wird die Inkubationszeit so gewählt, daß die Gerinnungszeiten in den beiden Versuchsreihen höchstens 5 Prozent voneinander abweichen. Dies weist auf eine gleichmäßige Prothrombinaktivierung hin.

Um sicherzugehen, daß keine merkliche Kontamination der Reagenzien mit Faktor VIII vorliegt, wird ein Blindversuch durchgeführt, wobei die zu untersuchende Zubereitung durch ein entsprechendes Volumen an citrathaltiger Natriumchlorid-Lösung *R* ersetzt wird. Das Ergebnis der Prüfung ist ungültig, wenn die Gerinnungszeit des Blindwertes weniger als 40 s beträgt.

Auf logarithmischem Papier werden die Regressionen des Standards und der Zubereitung erstellt. Sie müssen linear und parallel zueinander verlaufen. Die Anzahl der Internationalen Einheiten der Zubereitung wird mit Hilfe des Standards ermittelt.

V.2.2.5.N1 Bestimmung des Wirkwertes von Drogen mit herzwirksamen Glykosiden

Der Wirkwert von Drogen mit herzwirksamen Glykosiden wird als der äquieffektive Gehalt an dem in der Monographie genannten Referenzglykosid angegeben, der sich aus dem Vergleich der letalen Dosen von Droge und Referenzglykosid ergibt. Dazu werden für die Droge und für das Referenzglykosid an je 10 Meerschweinchen die letalen Dosen bestimmt, wobei die 20 Tiere auf die beiden Zehnergruppen nach Zufall verteilt sein müssen.

Herstellung der Prüflösungen

a) *Droge*
5,00 g pulverisierte Droge (180) werden mit 20 ml Ethanol 70 % *RN* versetzt und im Wasserbad 15 min lang unter Rühren und Rückfluß erhitzt. Nach dem Abkühlen wird zentrifugiert, der Überstand filtriert und der Rückstand noch 2mal auf dieselbe Weise extrahiert. Die Filtrate werden vereinigt und mit Ethanol 70 % *RN* zu 50,0 ml aufgefüllt.

b) *Referenzglykosid*
Etwa das Fünffache des je Gramm Droge angegebenen Wirkungsäquivalents an Referenzglykosid, auf 10 mg genau gewogen, wird in Ethanol 70 % *RN* zu 50,0 ml gelöst.

Bestimmung der letalen Dosis

Die Bestimmung erfolgt an 200 bis 400 g schweren männlichen Meerschweinchen, die in geeigneter Weise narkotisiert werden. Durch einen Tracheotubus wird bei Auftreten von Atemstörungen eine künstliche Beatmung ermöglicht.

Die Prüflösung wird, wenn in der Monographie nichts anderes vorgeschrieben ist, mit einer konstanten Geschwindigkeit von 0,05 ml in der Minute in eine Vena jugularis injiziert, bis der Herztod eintritt. Das bis zum Tode der Tiere (= Ende der Herztätigkeit) injizierte Volumen des Extraktes wird bestimmt, wobei der genaue Todeszeitpunkt mit Hilfe einer über die Versuchszeit laufenden EKG-Registrierung ermittelt wird. (Als Todeszeitpunkt gilt der Zeitpunkt, nach dem das Registriergerät mindestens 5 s lang keine Potentialdifferenz zur Nulllinie mehr anzeigt.) Die Unterscheidung der glykosidbedingten EKG-Veränderungen von unspezifischen Veränderungen (z. B. alkoholbedingte Cardiodepression mit Herzstillstand) ist sicherzustellen.

Die Zeitspanne bis zum Herztod der Tiere muß mindestens 20 und darf höchstens 40 min betragen. Ist sie kleiner, so wird zur Prüfung ein bestimmtes Volumen der Prüflösung mit 0,9prozentiger Natriumchlorid-Lösung auf ein geeignetes Vielfaches verdünnt. Aus dem bis zum Todeszeitpunkt verbrauchten Volumen Prüflösung, der Drogeneinwaage, der Masse des Versuchstieres und gegebenenfalls dem Verdünnungsfaktor wird die letale Dosis (LD) in Milligramm Droge je Kilogramm Meerschweinchen nach folgender Gleichung berechnet:

$$LD = \frac{n \cdot e}{50 \cdot m} \cdot f$$

n = Volumen der bis zum Todeszeitpunkt injizierten Prüflösung in Millilitern
e = Einwaage in Milligramm
m = Masse des Versuchstieres in Kilogramm
f = Verdünnungsfaktor (gegebenenfalls)

Berechnung des Wirkwertes W und seiner Vertrauensgrenzen W_1 und W_2[1)]

Der Wirkwert W (= äquieffektiver Referenzglykosidgehalt in mg/g Droge) und seine Vertrauensgrenzen W_1 und W_2 (P = 0,95) ergeben sich aus den 10 mit dem Referenzglykosid bestimmten letalen Dosen (mit dem Index s gekennzeichnet) und den 10 an der zu untersuchenden Droge bestimmten letalen Dosen (mit dem Index u gekennzeichnet) nach den Gleichungen (siehe auch Anhang VIII.N4):

Wirkwert:
$W = 10^{\lg W}$ mg/g
wobei
$\lg W = \bar{x}_s - \bar{x}_u + 3$[2)]

$$\bar{x}_s = \frac{1}{10} \Sigma x_s$$

$$\bar{x}_u = \frac{1}{10} \Sigma x_u$$

$x_s = \lg LD_s$ mg/kg Körpermasse
$x_u = \lg LD_u$ mg/kg Körpermasse

Vertrauensgrenzen:
$W_1 = 10^{\lg W + a}$ obere Grenze
$W_2 = 10^{\lg W - a}$ untere Grenze
a entspricht $t \cdot S_{\overline{M}}$

$a = 2{,}1 \cdot S_{\overline{M}}$

t = 2,1 für 18 Freiheitsgrade (20 Tiere)
$S_{\overline{M}}$ = Standardfehler des Mittelwertes

wobei sich folgende Gleichung ergibt:

$$\alpha = 0{,}7 \sqrt{\frac{\Sigma x_s^2 + \Sigma x_u^2}{10} - \bar{x}_s^2 - \bar{x}_u^2}$$

[1)] Ein Beispiel für die Berechnung wird in Anhang VIII.N4 gegeben.
[2)] Das Glied +3 = lg 1000 ergibt sich daraus, daß der Wirkwert W in Milligramm Referenzglykosid je 1 g Droge angegeben wird.
Die letalen Dosen für Referenzglykosid und Droge werden beide in Milligramm je kg Körpermasse angegeben.

V.2.2.6 Wertbestimmung von Heparin

Die blutgerinnungshemmende Wirkung von Heparin wird in vitro bestimmt, indem seine Fähigkeit, die Gerinnung von rekalzifiziertem Citratplasma vom Schaf zu verzögern, mit der einer in Internationalen Einheiten angegebenen Heparin-Referenzzubereitung unter gleichen Bedingungen verglichen wird.

Die Internationale Einheit ist die Aktivität, die in einer bestimmten Menge der Internationalen Referenzzubereitung enthalten ist. Sie besteht aus gefriergetrocknetem Heparin-Natrium, das aus der Darmschleimhaut von Schweinen[1)] gewonnen wird.

Heparin-Natrium *BRS* ist durch Vergleich mit der Internationalen Referenzzubereitung nach der im folgenden beschriebenen Methode auf Internationale Einheiten eingestellt.

Die Wertbestimmung wird nach einer der folgenden Methoden vorgenommen, wobei der Beginn des Gerinnungsvorganges festgestellt wird. Für die jeweilige Methode sind entsprechende Reagenzgläser und geeignete Geräte auszuwählen:

a) visuelle Prüfung, vorzugsweise in indirektem Licht gegen einen mattschwarzen Hintergrund
b) spektralphotometrische Messung der Veränderung der Lichtdurchlässigkeit bei einer Wellenlänge von etwa 600 nm
c) visuelle Bestimmung der Änderung der Fließeigenschaften beim Neigen der Reagenzgläser
d) mechanische Aufzeichnung der Änderung der Fließeigenschaften beim Rühren, wobei die Lösung während der ersten Gerinnungsphase so wenig wie möglich bewegt werden soll.

Ausführung: *Die bei der Prüfung angegebenen Volumen sind Beispiele und sollen den zum Einsatz kommenden Prüfgeräten angepaßt werden, vorausgesetzt, daß die Verhältnisse zwischen den verschiedenen Volumen beachtet werden.*

Heparin-Natrium *BRS* wird mit einer 0,9prozentigen Lösung (*m*/V) von Natriumchlorid *R* so verdünnt, daß je Milliliter eine bekannte

[1)] Die Aktivität der Internationalen Referenzzubereitung, ausgedrückt in Internationalen Einheiten, wird von der Weltgesundheitsorganisation festgelegt.

Anzahl an Internationalen Einheiten enthalten sind. Mit der zu untersuchenden Zubereitung wird unter gleichen Bedingungen eine Lösung mit gleicher zu erwartender Wirkungsstärke hergestellt. Von beiden Lösungen werden mit Hilfe einer 0,9prozentigen Lösung (*m*/V) von Natriumchlorid *R* Verdünnungsreihen in geometrischer Abstufung so hergestellt, daß die der schwächsten Konzentration entsprechende Gerinnungszeit mindestens das 1,5fache der Rekalzifizierungszeit des Blindwertes entspricht und daß die der höchsten Konzentration entsprechende Gerinnungszeit im Bereich der in der Vorprüfung ermittelten log-Dosis-Wirkungs-Kurve liegt.

In eine Eis-Wasser-Mischung werden 12 Reagenzgläser gebracht, von denen zuvor je zwei wie folgt beschriftet werden: T_1, T_2, T_3 für die Verdünnungen der zu untersuchenden Zubereitung und S_1, S_2 und S_3 für die Verdünnungen der Referenzzubereitung. In jedes Reagenzglas wird 1,0 ml des aufgetauten Plasmasubstrats *R* 1 und 1,0 ml der geeigenten Verdünnung der Zubereitung bzw. der Referenzzubereitung gegeben.

Nach jedem Zusatz wird gemischt, wobei sich keine Blasen bilden dürfen. Zur weiteren Behandlung werden die Reagenzgläser in der Reihenfolge S_1, S_2, S_3, T_1, T_2, T_3 in ein Wasserbad von 37 °C gebracht. Nachdem sich nach etwa 15 min die Temperatur der Lösungen auf 37 °C angeglichen hat, wird in jedes Reagenzglas 1 ml einer Verdünnung von Cephalin-Reagenz *R*, das einen geeigneten Aktivator, z. B. Kaolin[2)] enthält, zugegeben, so daß eine Rekalzifizierungszeit für den Blindwert von nicht über 60 s erhalten wird.

Nach genau 2 min wird 1 ml einer 0,37prozentigen Lösung (*m*/V) von Calciumchlorid *R* zugesetzt und als Gerinnungszeit die Zeitspanne in Sekunden zwischen dem letzten Zusatz und dem Beginn der Gerinnung nach der jeweiligen Methode bestimmt. Die Rekalzifizierungszeit des Blindwerts wird bei Beginn und am Ende jeder Versuchsreihe in entsprechender Weise bestimmt, indem 1 ml der 0,9prozentigen Lösung (*m*/V) von Natriumchlorid *R* anstelle der Heparin-Verdünnungen eingesetzt wird. Die beiden erhaltenen Werte dürfen nicht erheblich voneinander abweichen.

Die Mittelwerte der zweifach bestimmten Gerinnungszeiten werden in Logarithmen ausgedrückt. Das Verfahren wird unter Verwendung neuer Verdünnungen wiederholt, wobei die Inkubation in der Reihenfolge T_1, T_2, T_3, S_1, S_2, S_3 erfolgt.

Das Ergebnis wird nach den üblichen statistischen Methoden errechnet.

Mindestens drei voneinander unabhängige Bestimmungen werden durchgeführt. Für jede dieser Prüfungen sind frische Lösungen der Referenzzubereitung und der Zubereitung anzusetzen. Außerdem sind neue, frisch aufgetaute Plasmasubstratmengen zu verwenden.

Die Wirksamkeit der zu prüfenden Zubereitung wird nach den üblichen statistischen Methoden durch Zusammenfassung der Einzelergebnisse ermittelt. Erreicht die Varianz aufgrund von inhomogenen Prüfergebnissen einen signifikanten Wert von $P = 0{,}01$, so kann ein kombinierter Schätzwert der Wirksamkeit durch Mitteln der ungewichteten Einzelergebnisse erhalten werden.

[2)] Bei Verwendung von Kaolin werden vor Gebrauch gleiche Volumen Cephalin-Reagenz *R* und einer 0,4prozentigen Suspension von leichtem Kaolin *R* (*m*/V) in 0,9prozentiger Lösung (*m*/V) von Natriumchlorid *R* gemischt.

V.2.2.7 Wirksamkeitsbestimmung von Diphtherie-Adsorbat-Impfstoff

Die Wirksamkeit des Impfstoffs wird bestimmt, indem die für den Schutz von Meerschweinchen gegen die Wirkung einer intradermal verabreichten erythrogenen Dosis oder subkutan verabreichten tödlichen Dosis Diphtherie-Toxin notwendige Impfstoffdosis mit derjenigen Dosis einer Standardzubereitung des Impfstoffs, eingestellt in Internationalen Einheiten, verglichen wird, die für die Erzielung desselben Schutzes notwendig ist.

Die Internationale Einheit ist die in einer angegebenen Menge des Internationalen Standards enthaltene Wirksamkeit; dieser besteht aus Diphtherie-Toxoid, das an Aluminiumhydroxid adsorbiert ist.[1)]

Diphtherie-Adsorbat-Impfstoff *BRS* ist eingestellt in Internationale Einheiten im Vergleich zum Internationalen Standard.

Wirksamkeitsbestimmung durch intradermale Toxinbelastung

Auswahl und Verteilung der Versuchstiere: Zur Prüfung werden gesunde, weiße oder hell-

[1)] Der Gehalt des Internationalen Standards in Internationalen Einheiten wird von der Weltgesundheitsorganisation festgelegt.

farbige Meerschweinchen derselben Zucht von je 250 bis 350 g Körpermasse verwendet. Sie werden in 6 Gruppen von je 16 und eine Gruppe von 4 Tieren eingeteilt. Die Meerschweinchen müssen dasselbe Geschlecht haben, oder Tiere beider Geschlechter müssen gleichmäßig auf die Gruppen verteilt sein.

Auswahl des Belastungs-Toxins: Die als Belastungs-Toxin ausgewählte Diphtherie-Toxin-Zubereitung muß so viel freies Toxin enthalten, daß von einer Verdünnung, die in 1 Milliliter 0,00025 Lf enthält, 0,2 ml (entsprechend 0,00005 Lf) nach intradermaler Injektion in die enthaarte Haut eines Meerschweinchens eine 48 h später sichtbare, deutliche Rötung hervorrufen.

Herstellung der Lösung des Belastungs-Toxins: Aus dem Belastungs-Toxin wird unmittelbar vor Gebrauch durch Verdünnung in einem geeigneten Verdünnungsmittel eine Lösung des Belastungs-Toxins mit 0,005 Lf je 0,2 ml hergestellt. Ein Teil dieser Lösung wird mit dem gleichen Verdünnungsmittel 1:100 weiterverdünnt.

Bestimmung der Wirksamkeit des Impfstoffs: Mit einer 0,9prozentigen Lösung (*m*/V) von Natriumchlorid werden je 3 Verdünnungen der Standardzubereitung und des Impfstoffs so hergestellt, daß sich die Verdünnungen jeder Reihe jeweils um einen Faktor von höchstens 2,5 voneinander unterscheiden und daß die Verdünnung mit der jeweils mittleren Konzentration nach subkutaner Injektion von 1,0 ml je Tier etwa 50 Prozent der Meerschweinchen vor den Hautläsionen durch die intradermale Injektion der für diese Prüfung vorgeschriebenen Menge Diphtherie-Toxin schützt. Jede der 6 Verdünnungen wird einer Gruppe von 16 Meerschweinchen zugeordnet; allen Meerschweinchen einer Gruppe wird jeweils 1,0 ml der betreffenden Verdünnung subkutan injiziert. Nach 28 Tagen wird jedem Meerschweinchen eine Flanke rasiert und 0,2 ml der Lösung des Belastungs-Toxins (0,005 Lf) intradermal injiziert. In gleicher Weise werden jedem Tier der Gruppe von 4 Meerschweinchen 0,2 ml der Lösung des Belastungs-Toxins und daneben 0,2 ml der Verdünnung 1:100 dieser Lösung intradermal injiziert. 2 Tage später werden die Meerschweinchen auf Hautläsionen als Folge der Toxininjektion untersucht. Die Wirksamkeit des Impfstoffs wird durch Vergleich mit derjenigen der Standardzubereitung auf der Basis der Anzahl der Tiere mit Hautläsionen in jeder Gruppe von 16 Tieren mit Hilfe der üblichen statistischen Methoden berechnet.

Die Prüfung darf nur ausgewertet werden, wenn

- sowohl beim Impfstoff als auch bei der Standardzubereitung die Dosis, die 50 Prozent der Tiere schützt, zwischen der stärksten und der schwächsten den Tieren verabreichten Dosis liegt
- die 4 Meerschweinchen, denen die Lösung des Belastungs-Toxins und die Verdünnung 1:100 davon intradermal injiziert wurden, Hautläsionen an beiden Injektionsstellen zeigen
- die statistische Analyse keine Abweichung von Linearität und Parallelität ergibt.

Die Prüfung kann wiederholt werden, aber wenn mehr als eine Prüfung durchgeführt wird, müssen die Ergebnisse aller gültigen Prüfungen vereinigt werden.

Wirksamkeitsbestimmung durch Belastung mit tödlichen Toxindosen

Auswahl und Verteilung der Versuchstiere: Zur Prüfung werden gesunde Meerschweinchen derselben Zucht von je 250 bis 350 g Körpermasse verwendet. Sie werden in 6 Gruppen von je 16 und 4 Gruppen von je 5 Tieren eingeteilt. Die Meerschweinchen müssen dasselbe Geschlecht haben, oder Tiere beider Geschlechter müssen gleichmäßig auf die 6 Gruppen von je 16 Tieren verteilt sein.

Auswahl des Belastungs-Toxins: Als Belastungs-Toxin wird ein Diphtherie-Toxin mit mindestens 100 LD_{50} in 1,0 ml ausgewählt.

Herstellung der Lösungen des Belastungs-Toxins: Aus dem Belastungs-Toxin wird unmittelbar vor Gebrauch durch Verdünnung in einem geeigneten Verdünnungsmittel eine Lösung des Belastungs-Toxins mit etwa 100 LD_{50} je 1,0 ml hergestellt. Teile davon werden mit dem gleichen Verdünnungsmittel 1:32, 1:100 und 1:320 weiterverdünnt.

Bestimmung der Wirksamkeit des Impfstoffs: Mit einer 0,9prozentigen Lösung (*m*/V) von Natriumchlorid werden je 3 Verdünnungen der Standardzubereitung und des Impfstoffs so hergestellt, daß sich die Verdünnungen jeder Reihe jeweils um einen Faktor von höchstens 2,5 voneinander unterscheiden und daß die Verdünnung mit der jeweils mittleren Konzentration nach subkutaner Injektion von 1,0 ml je Tier etwa 50 Prozent der Meerschweinchen vor der tödlichen Wirkung der für diese Prüfung vorgeschriebenen, subkutan verabreichten Menge Diphtherie-Toxin schützt. Jede der 6

Verdünnungen wird einer Gruppe von 16 Meerschweinchen zugeordnet; jedem Meerschweinchen einer Gruppe wird 1,0 ml der betreffenden Verdünnung subkutan injiziert. Nach 28 Tagen wird jedem Tier der 6 Gruppen von je 16 Meerschweinchen 1,0 ml der Lösung des Belastungs-Toxins (100 LD_{50}) subkutan injiziert. Dann werden die Lösung des Belastungs-Toxins und die 3 daraus hergestellten Verdünnungen den 4 Gruppen von je 5 Meerschweinchen zugeordnet; jedem Meerschweinchen einer Gruppe wird 1,0 ml der betreffenden Verdünnung subkutan injiziert. Nach 4 Tagen wird die Anzahl der überlebenden Meerschweinchen festgestellt. Die Wirksamkeit des Impfstoffs wird durch Vergleich mit derjenigen der Standardzubereitung auf der Basis der Anzahl der überlebenden Tiere in jeder Gruppe von 16 Tieren mit Hilfe der üblichen statistischen Methoden berechnet.

Die Prüfung darf nur ausgewertet werden, wenn

- sowohl beim Impfstoff als auch bei der Standardzubereitung die Dosis, die 50 Prozent der Tiere schützt, zwischen der stärksten und der schwächsten den Tieren verabreichten Dosis liegt
- die Anzahl der gestorbenen Tiere in den 4 Gruppen mit je 5 Meerschweinchen, denen das Belastungs-Toxin und dessen Verdünnungen injiziert wurden, zeigt, daß die Belastungsdosis etwa 100 LD_{50} betrug
- die statistische Analyse keine Abweichung von Linearität und Parallelität ergibt.

Die Prüfung kann wiederholt werden, aber wenn mehr als eine Prüfung durchgeführt wird, müssen die Ergebnisse aller gültigen Prüfungen vereinigt werden.

V.2.2.8 Wirksamkeitsbestimmung von Pertussis-Impfstoff

Die Wirksamkeit des Impfstoffs wird bestimmt, indem die für den Schutz von Mäusen gegen die Wirkung einer tödlichen, intrazerebral verabreichten Dosis von *B. pertussis* mit derjenigen Menge der Pertussis-Standardzubereitung, eingestellt in Internationalen Einheiten, verglichen wird, die für die Erzielung des gleichen Schutzes notwendig ist.

Die Internationale Einheit ist diejenige Wirksamkeit, die in einer festgelegten Menge des Internationalen Standards enthalten ist; dieser besteht aus einer definierten Menge getrockneten Pertussisimpfstoffs.[1)]

Auswahl und Verteilung der Versuchstiere: Für die Prüfung werden höchstens 5 Wochen alte, gesunde Mäuse eines geeigneten Stammes aus derselben Zucht verwendet; der Unterschied in der Körpermasse zwischen dem schwersten und dem leichtesten Tier darf höchstens 5 g betragen. Die Mäuse werden in 6 Gruppen von mindestens 16 und 4 Gruppen von 10 Tieren eingeteilt. Alle Mäuse müssen dasselbe Geschlecht haben, oder Tiere beider Geschlechter müssen gleichmäßig auf die Gruppen verteilt sein.

Auswahl des Stammes und Herstellung der Suspension für die Belastungsinfektion: Für die Prüfung wird ein geeigneter Stamm von *B. pertussis* ausgewählt, der den Tod von Mäusen innerhalb von 14 Tagen nach intrazerebraler Injektion herbeizuführen vermag. Wenn mehr als 20 Prozent der Mäuse innerhalb der ersten 48 h nach der Injektion sterben, ist der Stamm ungeeignet. Von dem Stamm wird eine Subkultur hergestellt; die geernteten *B. pertussis*-Bakterien werden in einer 1 Prozent (*m*/V) Caseinhydrolysat und 0,6 Prozent (*m*/V) Natriumchlorid enthaltenden Lösung mit einem *p*H-Wert von 7,0 bis 7,2 oder in einer anderen geeigneten Lösung suspendiert. Die Trübung der Suspension wird bestimmt. Aus derselben Lösung wird eine Reihe von Verdünnungen hergestellt und jede Verdünnung einer Gruppe von 10 Mäusen zugeordnet. Jeder Maus wird eine Dosis (0,02 oder 0,03 ml) der ihrer Gruppe zugeordneten Verdünnung intrazerebral injiziert. Aus der Anzahl der nach 14 Tagen überlebenden Mäuse jeder Gruppe wird die erwartete Trübung einer Suspension mit 100 LD_{50} in jeder Belastungsdosis berechnet. Für die Prüfung des Impfstoffs wird eine frische Subkultur desselben Stammes von *B. pertussis* angesetzt und aus den geernteten Bakterien eine Suspension hergestellt, deren Trübung etwa 100 LD_{50} in jeder Belastungsdosis entspricht. Von der Suspension für die Belastungsinfektion werden drei Verdünnungen hergestellt.

Bestimmung der Wirksamkeit des Impfstoffs: Je drei abgestufte Verdünnungen des Impfstoffs und der Standardzubereitung werden so hergestellt, daß erwartet werden kann, daß jeweils die mittlere Verdünnung etwa 50 Prozent

[1)] Der Gehalt des Internationalen Standards in Internationalen Einheiten wird von der Weltgesundheitsorganisation festgelegt.

der Mäuse vor der tödlichen Wirkung der Belastungsdosis von *B. pertussis* schützt. Als Dosis werden 1/8, 1/40 und 1/200 einer Dosis des Impfstoffs und 0,5, 0,1 und 0,02 I.E. der Standardzubereitung empfohlen, wobei diese Menge jeweils in einem Volumen von höchstens 0,5 ml enthalten ist. Die 6 Verdünnungen werden jeweils einer der 6 Gruppen von mindestens 16 Mäusen zugeordnet, und jeder Maus wird eine Dosis der ihrer Gruppe zugeordneten Verdünnung intraperitoneal injiziert. Nach 14 bis 17 Tagen wird jeder Maus in den 6 Gruppen von mindestens 16 Tieren eine Belastungsdosis intrazerebral injiziert. Die Suspension für die Belastungsdosis und die drei Verdünnungen davon werden jeweils einer der 4 Gruppen von 10 Mäusen zugeordnet; jeder Maus wird eine Dosis der ihrer Gruppe zugeordneten Suspension intrazerebral injiziert. Die Anzahl der nach 14 Tagen überlebenden Mäuse jeder Gruppe wird registriert. Bei der Berechnung bleiben Mäuse, die innerhalb von 48 h nach der Belastungsinfektion sterben, unberücksichtigt. Die Wirksamkeit des Impfstoffs wird durch Vergleich mit derjenigen der Standardzubereitung auf der Basis der Anzahl der überlebenden Tiere in jeder Gruppe von 16 Tieren mit Hilfe der üblichen statistischen Methoden berechnet.

Die Prüfung darf nur ausgewertet werden, wenn
- sowohl beim Impfstoff als auch bei der Standardzubereitung die 50 Prozent schützende Dosis zwischen der höchsten und niedrigsten den Tieren verabreichten Dosis liegt
- die Anzahl von Tieren, die in den 4 Gruppen von 10 Mäusen sterben, welche die Belastungssuspension und ihre Verdünnungen erhielten, zeigt, daß die Belastungsdosis etwa 100 LD_{50} betrug
- die statistische Analyse keine Abweichung von Linearität und Parallelität ergibt.

Die Prüfung kann wiederholt werden, aber wenn mehr als eine Prüfung durchgeführt wird, müssen die Ergebnisse aller gültigen Prüfungen zusammengefaßt werden.

V.2.2.9 Wirksamkeitsbestimmung von Tetanus-Adsorbat-Impfstoff

Prüfung auf Wirksamkeit

Die Wirksamkeit des Impfstoffs wird bestimmt, indem die für den Schutz von Meerschweinchen oder Mäusen gegen die Wirkung einer subkutan verabreichten paralysierenden[1)] Dosis Tetanus-Toxin notwendige Impfstoffdosis mit derjenigen Dosis einer Standardzubereitung des Impfstoffs, eingestellt in Internationalen Einheiten, verglichen wird, die für die Erzielung desselben Schutzes notwendig ist.

Die Internationale Einheit ist die in einer angegebenen Menge des Internationalen Standards enthaltene Wirksamkeit; dieser besteht aus Tetanus-Toxoid, das an Aluminiumhydroxid adsorbiert ist[2)].

Tetanus-Adsorbat-Impfstoff *BRS* ist eingestellt in Internationale Einheiten im Vergleich zum Internationalen Standard.

Prüfung an Meerschweinchen

Auswahl und Verteilung der Versuchstiere: Zur Prüfung werden gesunde Meerschweinchen derselben Zucht von je 250 bis 350 g Körpermasse verwendet. Sie werden in 6 Gruppen von je 16 und 4 Gruppen von je 5 Tieren eingeteilt. Alle Meerschweinchen müssen dasselbe Geschlecht haben, oder Tiere beider Geschlechter müssen gleichmäßig auf die 6 Gruppen von je 16 Tieren verteilt sein.

Auswahl des Belastungs-Toxins: Als Belastungs-Toxin wird ein Tetanus-Toxin mit mindestens dem 50fachen einer 50 Prozent paralysierenden Dosis (PD_{50}) je Milliliter ausgewählt.

Herstellung der Lösung des Belastungs-Toxins: Aus diesem Toxin wird unmittelbar vor Gebrauch durch Verdünnung in einem geeigneten Verdünnungsmittel eine Lösung des Belastungs-Toxins mit 50 PD_{50} je Milliliter hergestellt. Teile davon werden mit dem gleichen Verdünnungsmittel 1:16, 1:50 und 1:160 weiterverdünnt.

Bestimmung der Wirksamkeit des Impfstoffs: Mit einer 0,9prozentigen Lösung (*m*/V) von Natriumchlorid werden je 3 Verdünnungen der Standardzubereitung und des Impfstoffs so hergestellt, daß sich die Verdünnungen jeder Reihe jeweils um einen Faktor von höchstens

[1)] Anstelle der Prüfmethode mit einer paralysierenden Toxindosis kann die LD_{50}-Methode angewandt werden. Die Anzahl der Tiere und das Prüfverfahren dafür sind identisch mit denen für die Toxindosis, die 50 Prozent der Tiere paralysiert. Der Endpunkt der Prüfung wird durch den Tod der Tiere und nicht durch das Auftreten von Paralysen bestimmt.

[2)] Der Gehalt des Internationalen Standards in Internationalen Einheiten wird von der Weltgesundheitsorganisation festgelegt.

2,5 voneinander unterscheiden und daß die Verdünnung mit der jeweils mittleren Konzentration nach subkutaner Injektion von 1,0 ml je Tier etwa 50 Prozent der Meerschweinchen vor der paralysierenden Wirkung der für diese Prüfung vorgeschriebenen, subkutan verabreichten Menge Tetanus-Toxin schützt. Jede der 6 Verdünnungen wird einer Gruppe von 16 Meerschweinchen zugeordnet; jedem Meerschweinchen einer Gruppe wird 1,0 ml der betreffenden Verdünnung subkutan injiziert. Nach 28 Tagen wird jedem Tier der 6 Gruppen von je 16 Meerschweinchen 1,0 ml der Lösung des Belastungs-Toxins mit 50 PD_{50} subkutan injiziert. Die Lösung des Belastungs-Toxins und die 3 daraus hergestellten Verdünnungen werden den 4 Gruppen von je 5 Meerschweinchen zugeordnet; jedem Meerschweinchen einer Gruppe wird 1,0 ml der betreffenden Verdünnung subkutan injiziert. Nach 5 Tagen wird die Anzahl der Meerschweinchen ohne Paralyse festgestellt. Die Wirksamkeit des Impfstoffs wird durch Vergleich mit derjenigen der Standardzubereitung auf der Basis der Anzahl der Tiere ohne Paralyse in jeder Gruppe von 16 Tieren mit Hilfe der üblichen statistischen Methoden berechnet.

Die Prüfung darf nur ausgewertet werden, wenn

- sowohl beim Impfstoff als auch bei der Standardzubereitung die Dosis, die 50 Prozent der Tiere schützt, zwischen der stärksten und der schwächsten den Tieren verabreichten Dosis liegt
- die Anzahl der Tiere ohne Paralyse in den 4 Gruppen mit je 5 Meerschweinchen, denen das Belastungs-Toxin und dessen Verdünnungen injiziert wurden, zeigt, daß die Belastungsdosis etwa 50 PD_{50} betrug
- die statistische Analyse keine Abweichung von Linearität und Parallelität ergibt.

Die Prüfung kann wiederholt werden, aber wenn mehr als eine Prüfung durchgeführt wird, müssen die Ergebnisse aller gültigen Prüfungen zusammengefaßt werden.

Prüfung an Mäusen

Auswahl und Verteilung der Versuchstiere: Zur Prüfung werden gesunde Mäuse derselben Zucht von je 17 bis 22 g Körpermasse verwendet. Sie werden in 6 Gruppen von je 16 und 4 Gruppen von je 6 Tieren eingeteilt. Alle Mäuse müssen dasselbe Geschlecht haben, oder Tiere beider Geschlechter müssen gleichmäßig auf die 6 Gruppen von je 16 Tieren verteilt sein.

Auswahl des Belastungs-Toxins: Als Belastungs-Toxin wird ein Tetanus-Toxin mit mindestens dem 100fachen einer 50 Prozent paralysierenden Dosis (PD_{50}) je Milliliter ausgewählt.

Herstellung der Lösung des Belastungs-Toxins: Aus diesem Toxin wird unmittelbar vor Gebrauch durch Verdünnung in einem geeigneten Verdünnungsmittel eine Lösung des Belastungs-Toxins mit 50 PD_{50} je 0,5 ml hergestellt. Teile davon werden mit dem gleichen Verdünnungsmittel 1:16, 1:50 und 1:160 weiterverdünnt.

Bestimmung der Wirksamkeit des Impfstoffs: Mit einer 0,9prozentigen Lösung (*m*/V) von Natriumchlorid werden je 3 Verdünnungen der Standardzubereitung und des zu prüfenden Impfstoffs so hergestellt, daß sich die Verdünnungen jeder Reihe jeweils um einen Faktor von höchstens 2,5 voneinander unterscheiden und daß die Verdünnung mit der jeweils mittleren Konzentration nach subkutaner Injektion von 0,5 ml je Tier etwa 50 Prozent der Mäuse vor der paralysierenden Wirkung der für diese Prüfung vorgeschriebenen, subkutan verabreichten Menge Tetanus-Toxin schützt. Jede der 6 Verdünnungen wird einer Gruppe von 16 Mäusen zugeordnet; jeder Maus einer Gruppe werden 0,5 ml der betreffenden Verdünnung subkutan injiziert. Nach 28 Tagen werden jedem Tier der 6 Gruppen von je 16 Mäusen 0,5 ml der Lösung des Belastungs-Toxins mit 50 PD_{50} subkutan injiziert. Die Lösung des Belastungs-Toxins und die daraus hergestellten Verdünnungen werden den 4 Gruppen von je 6 Mäusen zugeordnet; jeder Maus einer Gruppe werden 0,5 ml der betreffenden Verdünnung subkutan injiziert. Nach 4 Tagen wird die Anzahl der Mäuse ohne Paralyse festgestellt. Die Wirksamkeit des Impfstoffs wird durch Vergleich mit derjenigen der Standardzubereitung auf der Basis der Anzahl der Tiere ohne Paralyse in jeder Gruppe von 16 Tieren mit Hilfe der üblichen statistischen Methoden berechnet.

Die Prüfung darf nur ausgewertet werden, wenn

- sowohl beim Impfstoff als auch bei der Standardzubereitung die Dosis, die 50 Prozent der Tiere schützt, zwischen der stärksten und der schwächsten den Tieren verabreichten Dosis liegt
- die Anzahl der Tiere ohne Paralyse in den 4 Gruppen mit je 6 Mäusen, denen das Belastungs-Toxin und dessen Verdünnungen inji-

ziert wurden, zeigt, daß die Belastungsdosis etwa 50 PD_{50} betrug
– die statistische Analyse keine Abweichung von Linearität und Parallelität ergibt.

Die Prüfung kann wiederholt werden, aber wenn mehr als eine Prüfung durchgeführt wird, müssen die Ergebnisse aller gültigen Prüfungen zusammengefaßt werden.

V.3 Methoden der Chemie

V.3.1 Identitätsreaktionen

V.3.1.1 Identitätsreaktionen auf Ionen und funktionelle Gruppen

Acetat

a) Wird die Substanz mit der gleichen Menge Oxalsäure *R* erhitzt, so werden sauer reagierende Dämpfe (V.6.3.2) mit charakteristischem Geruch nach Essigsäure freigesetzt.

b) Die Lösung von etwa 30 mg Substanz in 3 ml Wasser oder 3 ml der vorgeschriebenen Lösung werden verwendet. Zu dieser Lösung werden nacheinander 0,25 ml Lanthannitrat-Lösung *R*, 0,1 ml 0,1 N-Iod-Lösung und 0,05 ml Ammoniak-Lösung 3,5 % *R* zugesetzt. Die Mischung wird vorsichtig zum Sieden erhitzt. Innerhalb weniger Minuten entsteht ein blauer Niederschlag oder eine tiefblaue Färbung.

Acetyl

Etwa 15 mg oder die vorgeschriebene Menge Substanz werden in einem Reagenzglas von etwa 180 mm Länge und 18 mm äußerem Durchmesser mit 0,15 ml Phosphorsäure 85 % *R* versetzt. Das Reagenzglas wird mit einem durchbohrten Stopfen verschlossen, in dessen Öffnung ein kleines Reagenzglas von etwa 100 mm Länge und etwa 10 mm äußerem Durchmesser steckt, das zur Kühlung mit Wasser gefüllt ist und außen einen hängenden Tropfen Lanthannitrat-Lösung *R* trägt. Diese Apparatur wird 5 min lang in ein Wasserbad gestellt, ausgenommen bei schwer hydrolysierbaren Substanzen. Das kleine Reagenzglas wird herausgehoben, der Tropfen Lanthannitrat-Lösung auf eine Tüpfelplatte gebracht, mit 0,05 ml 0,02 N-Iod-Lösung gemischt und vom Rand her 0,05 ml Ammoniak-Lösung 3,5 % *R* zugesetzt. Nach 1 bis 2 min entsteht an der Berührungszone der beiden Tropfen eine Blaufärbung, die sich allmählich vertieft und eine gewisse Zeit bestehenbleibt.

Liegt ein *schwer hydrolysierbares Acetylderivat* vor, wird die Mischung vorsichtig über einer Flamme zum Sieden erhitzt und anschließend wie oben angegeben weiter verfahren.

Alkaloide

Einige Milligramm oder die vorgeschriebene Menge Substanz werden in 5 ml Wasser gelöst und bis zur sauren Reaktion (V.6.3.2) mit Salzsäure 7 % *R* versetzt. Nach Zusatz von 1 ml Dragendorffs Reagenz *R* entsteht sofort ein orangefarbener oder orangeroter Niederschlag.

Aluminium

Die Lösung von etwa 15 mg Substanz in 2 ml Wasser oder 2 ml der vorgeschriebenen Lösung werden verwendet. Zu dieser Lösung werden etwa 0,5 ml Salzsäure 7 % *R* und etwa 0,5 ml Thioacetamid-Reagenz *R* zugesetzt, wobei sich kein Niederschlag bilden darf. Nach tropfenweisem Zusatz von Natriumhydroxid-Lösung 8,5 % *R* entsteht ein weißer, gallertartiger Niederschlag, der sich auf weiteren Zusatz von Natriumhydroxid-Lösung 8,5 % *R* löst. Bei allmählichem Zusatz von Ammoniumchlorid-Lösung *R* bildet sich wieder ein weißer, gallertartiger Niederschlag.

Amine, primäre aromatische

Die vorgeschriebene Lösung wird mit Salzsäure 7 % *R* angesäuert und mit 0,2 ml Natriumnitrit-Lösung *R* versetzt. Wird nach 1 bis 2 min 1 ml 2-Naphthol-Lösung *R* hinzugefügt, so tritt eine intensive Orange- bis Rotfärbung und meist ein gleichfarbiger Niederschlag auf.

Ammoniumsalze

Die vorgeschriebene Lösung wird mit 0,2 g Magnesiumoxid *R* versetzt. Ein durch dieses Gemisch und in der Folge unter die Oberfläche einer Mischung von 1 ml 0,1 N-Salzsäure und 0,05 ml Methylrot-Lösung *R* geleiteter Luftstrom bewirkt einen Farbumschlag nach Gelb. Nach Zusatz von 1 ml einer frisch hergestellten 10prozentigen Lösung (*m*/V) von Natriumhexanitrocobaltat(III) *R* entsteht ein gelber Niederschlag.

Ammoniumsalze und Salze flüchtiger Basen

Die Lösung von etwa 20 mg Substanz in 2 ml Wasser oder 2 ml der vorgeschriebenen Lösung werden verwendet. Zu dieser Lösung werden 2 ml Natriumhydroxid-Lösung 8,5 % *R* zugesetzt. Die beim Erhitzen der Lösung gebildeten Dämpfe können durch ihren Geruch und durch ihre alkalische Reaktion (V.6.3.2) identifiziert werden .

Antimon

Etwa 10 mg Substanz werden unter schwachem Erwärmen in einer Lösung von 0,5 g Kaliumnatriumtartrat *R* in 10 ml Wasser gelöst und abkühlen gelassen. Wird zu 2 ml dieser Lösung oder zu 2 ml der vorgeschriebenen Lösung tropfenweise Natriumsulfid-Lösung *R* zugesetzt, so bildet sich ein orangeroter Niederschlag, der sich nach Zusatz von Natriumhydroxid-Lösung 8,5 % *R* löst.

Arsen

Werden 5 ml der vorgeschriebenen Lösung mit dem gleichen Volumen Hypophosphit-Reagenz *R* im Wasserbad erhitzt, entsteht ein brauner Niederschlag.

Barbiturate, nicht am Stickstoff substituierte

Etwa 5 mg Substanz werden in 3 ml Methanol *R* gelöst und mit 0,1 ml einer Lösung, die 10 Prozent (*m*/V) Cobalt(II)-nitrat *R* und 10 Prozent (*m*/V) Calciumchlorid *R* enthält, versetzt. Nach dem Mischen werden unter Schütteln 0,1 ml Natriumhydroxid-Lösung 8,5 % *R* zugegeben, wobei eine violettblaue Färbung und ein violettblauer Niederschlag auftreten.

Benzoat

a) Wird 1 ml der vorgeschriebenen Lösung mit 0,5 ml Eisen(III)-chlorid-Lösung *R* 1 versetzt, entsteht ein beigefarbener, in Ether *R* löslicher Niederschlag.

b) 0,2 g Substanz, gegebenenfalls wie vorgeschrieben behandelt, werden in einem Reagenzglas mit 0,2 bis 0,3 ml Schwefelsäure 96 % *R* angefeuchtet. Beim schwachen Erwärmen des Reagenzglasbodens entsteht ein weißes Sublimat, das sich an der Innenwand des Glases niederschlägt.

c) Die Lösung von 0,5 g Substanz in 10 ml Wasser oder 10 ml der vorgeschriebenen Lösung werden verwendet. Wird die Lösung mit 0,5 ml Salzsäure 36 % *R* versetzt, entsteht ein Niederschlag, der nach Umkristallisieren aus Wasser und Trocknen im Vakuum zwischen 120 und 124 °C schmilzt (V.6.11.1).

Bismut

a) Eine Mischung aus 0,5 g Substanz und 10 ml Salzsäure 7 % *R* wird 1 min lang zum Sieden erhitzt oder 10 ml der vorgeschriebenen Lösung werden 1 min lang zum Sieden erhitzt. Danach wird gekühlt und, falls erforderlich, filtriert. Wird 1 ml der so erhaltenen Lösung mit 20 ml Wasser versetzt, entsteht ein weißer oder schwach gelber Niederschlag, der sich nach Zusatz von 0,05 bis 0,1 ml Natriumsulfid-Lösung *R* braun färbt.

b) Eine Mischung aus etwa 45 mg Substanz und 10 ml Salpetersäure 12,5 % *R* wird 1 min lang zum Sieden erhitzt oder 10 ml der vorgeschriebenen Lösung werden 1 min lang gekocht. Nach dem Erkalten wird, falls erforderlich, filtriert. Werden 5 ml des erhaltenen Filtrates mit 2 ml einer 10prozentigen Lösung (*m*/V) von Thioharnstoff *R* versetzt, so entsteht eine gelblichorange Färbung oder ein orangefarbener Niederschlag. Die Lösung darf sich nach Zusatz von 4 ml einer 2,5prozentigen Lösung (*m*/V) von Natriumfluorid *R* innerhalb von 30 min nicht entfärben.

Blei

a) Wird die Lösung von 0,1 g Substanz in 1 ml Essigsäure 30 % *R* oder 1 ml der vorgeschriebenen Lösung mit 2 ml Kaliumchromat-Lösung *R* versetzt, entsteht ein gelber Niederschlag, der sich nach Zusatz von 2 ml Natriumhydroxid-Lösung 40 % *R* löst.

b) Die Lösung von 50 mg Substanz in 1 ml Essigsäure 30 % *R* oder 1 ml der vorgeschriebenen Lösung werden verwendet. Wird die Lösung mit 10 ml Wasser und 0,2 ml Kaliumiodid-Lösung *R* versetzt, entsteht ein gelber Niederschlag, der sich in der Siedehitze nach 1 bis 2 min löst. Beim Erkalten bilden sich glitzernde, gelbe Plättchen.

Bromid

a) Die Lösung einer Menge Substanz, die etwa 3 mg Bromid entspricht, in 2 ml Wasser oder 2 ml der vorgeschriebenen Lösung werden verwendet. Diese Lösung wird mit Salpetersäure 12,5 % *R* angesäuert. Nach Zusatz von 0,4 ml Silbernitrat-Lösung *R*1 wird geschüttelt und stehengelassen, wobei sich ein zusammenballender, blaßgelber Niederschlag bildet. Danach wird zentrifugiert und der Niederschlag dreimal mit je 1 ml Wasser gewaschen. Dies muß rasch und bei gedämpftem Licht erfolgen, wobei die überstehende Lösung nicht vollständig klar sein muß. Der Niederschlag, in 2 ml Wasser suspendiert, löst sich nach Zusatz von 1,5 ml Ammoniak-Lösung 17 % *R* nur schwer.

b) Eine Menge Substanz, die etwa 5 mg Bromid entspricht, oder die vorgeschriebene Menge wird in ein kleines Reagenzglas gebracht. Nach Zusatz von 0,25 ml Wasser, etwa 75 mg Blei(IV)-oxid *R* und 0,25 ml Essigsäure 30 % *R* wird vorsichtig geschüttelt. Der obere Teil des Reagenzglases wird innen mit einem Stück Filterpapier getrocknet und die Mischung 5 min lang stehengelassen. Ein Filterpapierstreifen geeigneter Größe wird durch Eintauchen der Spitze in einen Tropfen Schiffs Reagenz *R* imprägniert und der so imprägnierte Abschnitt unmittelbar in das Reagenzglas eingeführt. Von der Spitze her beginnend bildet sich innerhalb von 10 s eine violette Färbung, die klar unterscheidbar ist von der Rotfärbung des Fuchsins, die in einem kleinen Bereich an der Spitze des imprägnierten Teiles des Papierstreifens auftreten kann.

Calcium

a) 0,2 ml einer neutralen Lösung der Substanz, die etwa 0,2 mg Calcium je Milliliter enthält, oder 0,2 ml der vorgeschriebenen Lösung werden verwendet. Diese Lösung wird mit 0,5 ml einer 0,2prozentigen Lösung (*m*/V) von Glyoxalbishydroxyanil *R* in Ethanol 96 % *R*, 0,2 ml Natriumhydroxid-Lösung 8,5 % *R* und 0,2 ml Natriumcarbonat-Lösung *R* versetzt. Wird mit 1 bis 2 ml Chloroform *R* geschüttelt und 1 bis 2 ml Wasser zugefügt, so färbt sich die Chloroformschicht rot.

b) Werden etwa 20 mg Substanz oder wird die vorgeschriebene Menge in 5 ml Essigsäure 30 % *R* gelöst und mit 0,5 ml Kaliumhexacyanoferrat(II)-Lösung *R* versetzt, so bleibt die Lösung klar. Nach Zusatz von etwa 50 mg Ammoniumchlorid *R* entsteht ein weißer, kristalliner Niederschlag.

Carbonat, Hydrogencarbonat

Die Suspension von 0,1 g Substanz in 2 ml Wasser oder 2 ml der vorgeschriebenen Lösung werden verwendet. Die Lösung wird mit 3 ml Essigsäure 12 % *R* versetzt und das Reagenzglas rasch mit einem durchbohrten Stopfen, der ein zweimal im rechten Winkel gebogenes Glasrohr trägt, verschlossen. Die Mischung braust auf und liefert ein farb- und geruchloses Gas. Wird schwach erhitzt und das Gas in 5 ml Bariumhydroxid-Lösung *R* geleitet, entsteht ein weißer Niederschlag, der sich in überschüssiger Salzsäure 25 % *R* löst.

Chlorid

a) Die Lösung einer Menge Substanz, die etwa 2 mg Chlorid entspricht, in 2 ml Wasser oder 2 ml der vorgeschriebenen Lösung werden verwendet. Diese Lösung wird mit Salpetersäure 12,5 % *R* angesäuert. Nach Zusatz von 0,4 ml Silbernitrat-Lösung *R*1 wird geschüttelt und stehengelassen, wobei sich ein zusammenballender, weißer Niederschlag bildet. Danach wird zentrifugiert und der Niederschlag dreimal mit je 1 ml Wasser gewaschen. Dies muß rasch und bei gedämpftem Licht erfolgen, wobei die überstehende Lösung nicht vollständig klar sein muß. Der Niederschlag, in 2 ml Wasser suspendiert, löst sich bis auf einige große Teilchen, die sich langsam lösen, nach Zusatz von 1,5 ml Ammoniak-Lösung 17 % *R* leicht auf.

b) Eine Menge Substanz, die etwa 15 mg Chlorid entspricht, oder die vorgeschriebene Menge wird in einem Reagenzglas mit 0,2 g Kaliumdichromat *R* und 1 ml Schwefelsäure 96 % *R* versetzt. Ein mit 0,1 ml Diphenylcarbazid-Lösung *R* imprägnierter Filtrierpapierstreifen färbt sich, über die Öffnung des Reagenzglases gebracht, violettrot. Das imprägnierte Papier darf nicht mit dem Kaliumdichromat in Berührung kommen.

Citrat

Die Lösung einer Menge Substanz, die etwa 50 mg Citronensäure entspricht, in 5 ml Wasser oder 5 ml der vorgeschriebenen Lösung werden verwendet. Diese Lösung wird mit 0,5 ml Schwefelsäure 96 % *R* und 1 ml Kaliumpermanganat-Lösung *R* versetzt und so lange erwärmt, bis die Färbung des Permanganats verschwunden ist. Nach Zusatz von 0,5 ml einer 10prozentigen Lösung (*m*/V) von Natriumpentacyanonitrosylferrat *R* in Schwefelsäure 10 % *R* und 4 g Sulfaminsäure *R* wird tropfenweise Ammoniak-Lösung 26 % *R* zugesetzt, bis die Sulfaminsäure gelöst ist. Der Überschuß an Ammoniak-Lösung bewirkt eine Violettfärbung, die in Violettblau übergeht.

Eisen

a) Die Lösung einer Menge Substanz, die etwa 10 mg zweiwertigem Eisen entspricht, in 1 ml Wasser oder 1 ml der vorgeschriebenen Lösung werden verwendet. Wird diese Lösung mit 1 ml Kaliumhexacyanoferrat(III)-Lösung *R* versetzt, entsteht ein tiefblauer Niederschlag, der sich nach Zusatz von 5 ml Salzsäure 7 % *R* nicht löst.

b) Eine Menge Substanz, die etwa 1 mg dreiwertigem Eisen entspricht, wird in 30 ml Wasser gelöst. Werden 3 ml dieser Lösung oder 3 ml der vorgeschriebenen Lösung mit 1 ml Salzsäure 7 % *R* und 1 ml Kaliumthiocyanat-Lösung *R* versetzt, entsteht eine Rotfärbung. 1 ml der Lösung wird mit 5 ml Isoamylalkohol *R* oder Ether *R* versetzt, geschüttelt und stehengelassen; die organische Phase färbt sich rosa. Wird ein weiterer Milliliter der Lösung mit 2 ml Quecksilber(II)-chlorid-Lösung *R* versetzt, verschwindet die Rotfärbung.

c) Wird eine in 1 ml Wasser gelöste Menge Substanz, die mindestens 1 mg dreiwertiges Eisen enthält, oder 1 ml der vorgeschriebenen Lösung mit 1 ml Kaliumhexacyanoferrat(II)-Lösung *R* versetzt, entsteht ein blauer Niederschlag, der sich nach Zusatz von 5 ml Salzsäure 7 % *R* nicht löst.

Ester

Etwa 30 mg Substanz oder die vorgeschriebene Menge werden mit 0,5 ml einer 7prozentigen Lösung (*m*/V) von Hydroxylaminhydrochlorid *R* in Methanol *R* sowie mit 0,5 ml einer 10prozentigen Lösung (*m*/V) von Kaliumhydroxid *R* in Ethanol 96 % *R* zum Sieden erhitzt und nach dem Abkühlen mit Salzsäure 7 % *R* angesäuert. Nach Zusatz von 0,2 ml Eisen(III)-chlorid-Lösung *R*1, die 1 zu 10 verdünnt ist, tritt eine bläulichrote oder rote Färbung auf.

Iodid

a) Die Lösung einer Menge Substanz, die etwa 4 mg Iodid entspricht, in 2 ml Wasser oder 2 ml der vorgeschriebenen Lösung werden verwendet. Diese Lösung wird mit Salpetersäure 12,5 % *R* angesäuert. Nach Zusatz von 0,4 ml Silbernitrat-Lösung *R*1 wird geschüttelt und stehengelassen, wobei sich ein zusammenballender, blaßgelber Niederschlag bildet. Danach wird zentrifugiert und der Niederschlag dreimal mit je 1 ml Wasser gewaschen. Dies muß rasch und bei gedämpftem Licht erfolgen, wobei die überstehende Lösung nicht vollständig klar sein muß. Der Niederschlag, in 2 ml Wasser suspendiert, löst sich nach Zusatz von 1,5 ml Ammoniak-Lösung 17 % *R* nicht.

b) 0,2 ml einer Lösung der Substanz, die etwa 5 mg Iodid je Milliliter enthält oder 0,2 ml der vorgeschriebenen Lösung werden mit 0,5 ml Schwefelsäure 10 % *R*, 0,1 ml Kaliumdichromat-Lösung *R*, 2 ml Wasser und 2 ml Chloroform *R* versetzt. Wird die Mischung wenige Sekunden lang geschüttelt und nachher stehengelassen, so ist die Chloroformschicht violett oder violettrot gefärbt.

Kalium

a) Die Lösung von 0,1 g Substanz in 2 ml Wasser oder 2 ml der vorgeschriebenen Lösung werden verwendet. Diese Lösung wird mit 1 ml Natriumcarbonat-Lösung *R* versetzt und erhitzt. Dabei und nach Zusatz von 0,05 ml Natriumsulfid-Lösung *R* zur noch heißen Lösung bildet sich kein Niederschlag. Wird aber in Eiswasser abgekühlt und mit 2 ml einer 15prozentigen Lösung (*m*/V) von Weinsäure *R* versetzt, so bildet sich nach einiger Zeit ein weißer, kristalliner Niederschlag.

b) Wird eine Lösung von etwa 40 mg Substanz in 1 ml Wasser oder 1 ml der vorgeschriebenen Lösung mit 1 ml Essigsäure 12 % *R* und 1 ml einer frisch hergestellten 10prozentigen Lösung (*m*/V) von Natriumhexanitrocobaltat(III) *R* versetzt, entsteht sofort ein gelber bis orangegelber Niederschlag.

Lactat

Die Lösung einer Menge Substanz, die etwa 5 mg Milchsäure entspricht, in 5 ml Wasser oder 5 ml der vorgeschriebenen Lösung werden verwendet. Diese Lösung wird mit 1 ml Bromwasser *R* und 0,5 ml Schwefelsäure 10 % *R* versetzt und im Wasserbad unter gelegentlichem Rühren mit einem Glasstab so lange erhitzt, bis sie entfärbt ist. Nach Zusatz von 4 g Ammoniumsulfat *R* wird gemischt und tropfenweise, ohne zu mischen, mit 0,2 ml einer 10prozentigen Lösung (*m*/V) von Natriumpentacyanonitrosylferrat *R* in Schwefelsäure 10 % *R* versetzt und weiterhin ohne zu mischen 1 ml Ammoniak-Lösung 26 % *R* zugefügt. Wird die Lösung 30 min lang stehengelassen, erscheint an der Berührungsfläche der beiden Schichten ein dunkelgrüner Ring.

Magnesium

Die Lösung von etwa 15 mg Substanz in 2 ml Wasser oder 2 ml der vorgeschriebenen Lösung werden verwendet. Wird diese Lösung mit 1 ml Ammoniak-Lösung 10 % *R* versetzt, entsteht ein weißer Niederschlag, der sich nach Zusatz von 1 ml Ammoniumchlorid-Lösung *R* löst. Nach Zusatz von 1 ml Natriummonohydrogenphosphat-Lösung *R* entsteht ein weißer, kristalliner Niederschlag.

Natrium

a) Die Lösung von 0,1 g Substanz in 2 ml Wasser oder 2 ml der vorgeschriebenen Lösung werden verwendet. Diese Lösung wird mit 2 ml einer 15prozentigen Lösung (*m*/V) von Kaliumcarbonat *R* versetzt und zum Sieden erhitzt. Dabei bildet sich kein Niederschlag. Nach Zusatz von 4 ml Kaliumhexahydroxoantimonat(V)-Lösung *R* wird erneut zum Sieden erhitzt. Wird in Eiswasser gekühlt und, falls erforderlich, die Innenwand des Reagenzglases mit einem Glasstab gerieben, entsteht ein dichter, weißer Niederschlag.

b) Die Lösung einer Menge Substanz, die etwa 2 mg Natrium entspricht, in 0,5 ml Wasser oder 0,5 ml der vorgeschriebenen Lösung werden verwendet. Diese Lösung wird mit 1,5 ml Methoxyphenylessigsäure-Reagenz *R* versetzt und 30 min lang in Eiswasser gekühlt, wobei ein voluminöser, weißer, kristalliner Niederschlag entsteht. Wird die Mischung in Wasser von 20 °C gestellt und 5 min lang gerührt, bleibt der Niederschlag bestehen. Der Niederschlag löst sich nach Zusatz von 1 ml Ammoniak-Lösung 10 % *R* und tritt bei nachfolgendem Zusatz von 1 ml Ammoniumcarbonat-Lösung *R* nicht wieder auf.

Nitrat

Eine Mischung aus 0,1 ml Nitrobenzol *R* und 0,2 ml Schwefelsäure 96 % *R* wird mit einer Menge der pulverisierten Substanz, die etwa 1 mg Nitrat entspricht, oder mit der vorgeschriebenen Menge versetzt. Nach 5 min wird in Eiswasser gekühlt und vorsichtig mit 5 ml Wasser gemischt, 5 ml Natriumhydroxid-Lösung 40 % *R* und 5 ml Aceton *R* zugegeben. Wird die Mischung geschüttelt und stehengelassen, so ist die obere Schicht tiefviolett gefärbt.

Phosphat (Orthophosphat)

a) Werden 5 ml der vorgeschriebenen Lösung, falls erforderlich neutralisiert, mit 5 ml Silbernitrat-Lösung *R* 1 versetzt, entsteht ein gelber Niederschlag, dessen Farbe sich beim Kochen nicht verändert und der sich nach Zusatz von Ammoniak-Lösung 17 % *R* löst.

b) Wird 1 ml der vorgeschriebenen Lösung mit 2 ml Molybdat-Vanadat-Reagenz *R* versetzt, entsteht eine gelbe Färbung.

Quecksilber

a) Werden 0,1 ml einer Lösung der Substanz auf eine blanke Kupferfolie gebracht, entsteht ein dunkelgrauer Fleck, der beim Reiben blank wird. Wird die trockene Folie in einem Reagenzglas erhitzt, verschwindet der Fleck.

b) Wird die vorgeschriebene Lösung mit Natriumhydroxid-Lösung 8,5 % *R* bis zur stark alkalischen Reaktion (V.6.3.2) versetzt, entsteht ein schnell absetzender, gelber Niederschlag (Quecksilber(II)-Salze).

Salicylat

a) Wird 1 ml der vorgeschriebenen Lösung mit 0,5 ml Eisen(III)-chlorid-Lösung *R* 1 versetzt, entsteht eine Violettfärbung, die nach Zusatz von 0,1 ml Essigsäure 30 % *R* bestehen bleibt.

b) Werden 0,5 g Substanz, in 10 ml Wasser gelöst, oder 10 ml der vorgeschriebenen Lösung mit 0,5 ml Salzsäure 36 % *R* versetzt, entsteht ein Niederschlag, der nach Umkristallisieren aus heißem Wasser und Trocknen im Vakuum zwischen 156 und 161 °C schmilzt (V.6.11.1).

Silber

Die Lösung von etwa 10 mg Substanz in 10 ml Wasser oder 10 ml der vorgeschriebenen Lösung werden verwendet. Wird diese Lösung mit 0,3 ml Salzsäure 25 % *R* versetzt, entsteht ein zusammenballender, weißer Niederschlag, der sich nach Zusatz von 3 ml Ammoniak-Lösung 10 % *R* löst.

Silicat

Die vorgeschriebene Menge Substanz wird in einem Blei- oder Platintiegel mit etwa 10 mg Natriumfluorid *R* und einigen Tropfen Schwefelsäure 96 % *R* mit Hilfe eines Kupferdrahtes zu einem dünnen Brei verrieben. Der Tiegel wird mit einer dünnen, durchsichtigen Kunststoffplatte, an deren Unterseite ein Wassertropfen hängt, bedeckt. Bei schwachem Erwärmen bildet sich innerhalb kurzer Zeit um den Wassertropfen ein weißer Ring.

Sulfat

a) Die Lösung von etwa 45 mg Substanz in 5 ml Wasser oder 5 ml der vorgeschriebenen Lösung werden verwendet. Wird diese Lösung mit 1 ml Salzsäure 7 % *R* und 1 ml Bariumchlorid-Lösung *R* 1 versetzt, entsteht ein weißer Niederschlag.

b) Wird die nach a erhaltene Suspension mit 0,1 ml 0,1N-Iod-Lösung versetzt, bleibt die Suspension gelb (Unterschied zu Sulfit und Dithionit). Sie wird jedoch durch tropfenweisen Zusatz von Zinn(II)-chlorid-Lösung *R* entfärbt (Unterschied zu Iodat). Wird die Mischung zum Sieden erhitzt, entsteht kein gefärbter Niederschlag (Unterschied zu Selenat und Wolframat).

Tartrat

a) Die Lösung von etwa 15 mg Substanz in 5 ml Wasser oder 5 ml der vorgeschriebenen Lösung werden verwendet. Wird diese Lösung mit 0,05 ml einer 1prozentigen Lösung (*m*/V) von Eisen(II)-sulfat *R* sowie mit 0,05 ml Wasserstoffperoxid-Lösung 3 % *R* versetzt, entsteht vorübergehend eine Gelbfärbung. Wird nach Verschwinden der Gelbfärbung tropfenweise mit Natriumhydroxid-Lösung 8,5 % *R* versetzt, entsteht eine intensive Blaufärbung.

b) 0,1 ml einer Lösung der Substanz, die etwa 15 mg Weinsäure je Milliliter enthält, oder 0,1 ml der vorgeschriebenen Lösung werden nach Zusatz von 0,1 ml einer 10prozentigen Lösung (*m*/V) von Kaliumbromid *R*, 0,1 ml einer 2prozentigen Lösung (*m*/V) von Resorcin *R* und 3 ml Schwefelsäure 96 % *R* 5 bis 10 min lang im Wasserbad erhitzt. Dabei entsteht eine tiefblaue Färbung, die nach Abkühlen und Eingießen der Lösung in Wasser nach Rot umschlägt.

Xanthine

Einige Milligramm Substanz oder die vorgeschriebene Menge werden mit 0,1 ml Wasserstoffperoxid-Lösung 30 % *R* und 0,3 ml Salzsäure 7 % *R* auf dem Wasserbad zur Trockne eingedampft, bis sich ein gelblichroter Rückstand gebildet hat. Dieser färbt sich auf Zusatz von 0,1 ml Ammoniak-Lösung 3,5 % *R* rotviolett.

Zink

Die Lösung von 0,1 g Substanz in 5 ml Wasser oder 5 ml der vorgeschriebenen Lösung werden verwendet. Wird die Lösung mit 0,2 ml Natriumhydroxid-Lösung 40 % *R* versetzt, entsteht ein weißer Niederschlag, der sich nach Zusatz von weiteren 2 ml Natriumhydroxid-Lösung 40 % *R* wieder löst. Die Lösung bleibt nach Zusatz von 10 ml Ammoniumchlorid-Lösung *R* klar. Nach Zusatz von 0,1 ml Natriumsulfid-Lösung *R* entsteht ein flockiger, weißer Niederschlag.

V.3.1.2 Identifizierung von Steroidhormonen durch Dünnschichtchromatographie

Die Prüfung erfolgt mit Hilfe der Dünnschichtchromatographie (V.6.20.2) unter Verwendung einer Schicht von Kieselgur G *R*. Zur Imprägnierung wird die Platte in eine geschlossene Chromatographiekammer gestellt, die so viel des in der Tabelle angegebenen Imprägnierungsgemisches enthält, daß die Platte etwa 5 mm in die Flüssigkeit eintaucht. Wenn die Front des Imprägnierungsgemisches mindestens 1 cm höher als die zur Chromatographie vorgeschriebene Laufstrecke aufgestiegen ist, wird die Platte aus der Chromatographiekammer herausgenommen und bei Raumtemperatur bis zum vollständigen Verdunsten des Lösungsmittels stehengelassen (etwa 2 bis 5 min). Die Platte ist innerhalb 2 h nach der Imprägnierung zu verwenden. Die Chromatographie erfolgt in derselben Richtung wie die Imprägnierung. Die mit Gemisch III imprägnierten Platten können noch nach mehreren Tagen zur Chromatographie verwendet werden.

Untersuchungslösung: Die Substanz wird in einer Mischung von 1 Volumteil Methanol *R* und 9 Volumteilen Chloroform *R* gelöst; die Konzentration ist in der Tabelle angegeben.

Referenzlösung: Die entsprechende chemische Referenz-Substanz *(CRS)* wird in derselben Konzentration im gleichen Lösungsmittelgemisch gelöst wie die Substanz.

Auf die Platte werden getrennt gleiche Volumteile der beiden Lösungen, die in der Tabelle angegeben sind, aufgetragen. Die Chromatographie wird nach den Angaben in der Tabelle durchgeführt. Die Platte wird mit dem angegebenen Reagenz besprüht und 10 min lang bei 120 °C oder bis zum Auftreten der Flecke erhitzt. Nach dem Erkalten werden die Chromatogramme im Tageslicht und im ultravioletten Licht bei 365 nm ausgewertet. Der Hauptfleck im Chromatogramm der Untersuchungslösung entspricht in bezug auf Lage, Farbe, Fluoreszenz und Größe dem im Chromatogramm der Referenzlösung erhaltenen Fleck.

Identifizierung von Steroidhormonen

Steroidhormon	Imprägnierungsgemisch	Konzentration der Untersuchungslösung und der Referenzlösung in Prozent (*m*/V)	Aufzutragendes Volumen in Mikroliter	Mobile Phase	Laufstrecke in Zentimeter	Trocknungsdauer bei 120 °C nach Entwicklung in Minuten	Sprühreagenz	Trocknungsdauer bei 120 °C nach Besprühen in Minuten
Betamethason	I	0,25	2	A	15	15	1	10
Cortisonacetat	I	0,25	2	B	15	15	1	10
Desoxycortonacetat	II	0,1	2	E	15	15	2	10
Dexamethason	I	0,25	2	A	15	15	1	10
Estradiolbenzoat	II	0,025	2	E	15	15	2	10
Ethinylestradiol	II	0,1	2	C	15	15	2	5–10
Ethisteron	I	0,1	2[+)]	G	15	15	1	10–15
Hydrocortisonacetat	I	0,25	2	B	15	15	1	10
Hydrocortison	I	0,25	2	A	15	15	1	10
Methyltestosteron	II	0,1	2	D	15	15	2	10
Prednisolon	I	0,25	2	A	15	15	1	10
Prednison	I	0,25	2	A	15	15	1	10
Progesteron	II	0,1	5	E	15	15	2	10
Testosteronpropionat	III	0,1	2	F	12	5–10	2	10

[+)] Lösung in einer Mischung von 1 Volumteil wasserfreiem Ethanol *R* und 3 Volumteilen Chloroform *R*.

Imprägnierungsgemische

I Mischung von 10 Volumteilen Formamid *R* und 90 Volumteilen Aceton *R*

II Mischung von 10 Volumteilen Propylenglycol *R* und 90 Volumteilen Aceton *R*

III Mischung von 10 Volumteilen flüssigem Paraffin *R* und 90 Volumteilen Petroläther *R*.

Mobile Phasen

A Chloroform *R*

B Mischung von 25 Volumteilen Chloroform *R* und 75 Volumteilen Toluol *R*

C Toluol *R*

D Mischung von 20 Volumteilen Toluol *R* und 80 Volumteilen Cyclohexan *R*

E Mischung von 50 Volumteilen Cyclohexan *R* und 50 Volumteilen Petroläther *R*

F Mischung von 40 Volumteilen Essigsäure 98 % *R* und 60 Volumteilen Wasser

G Mischung von 20 Volumteilen Dioxan *R* und 80 Volumteilen Hexan *R*.

Sprühreagenzien

1. Schwefelsäure 35 %, ethanolische *R*.
2. Toluolsulfonsäure-Lösung, ethanolische: 20prozentige Lösung (*m*/V) von 4-Toluolsulfonsäure *R* in Ethanol 96 % *R*.

V.3.1.3 Identifizierung fetter Öle durch Dünnschichtchromatographie

Die Prüfung erfolgt mit Hilfe der Dünnschichtchromatographie (V.6.20.2) unter Verwendung einer Schicht von Kieselgur G *R*. Zur Imprägnierung wird die Platte in eine Chromatographiekammer gestellt, welche soviel einer Mischung von 5 Volumteilen flüssigem Paraffin *R* und 95 Volumteilen Petroläther *R* enthält, daß die Platte etwa 5 mm in die Flüssigkeit eintaucht. Wenn die Front des Imprägnierungsgemisches mindestens 14 cm vom unteren Rand der Platte aufgestiegen ist, wird die Platte aus der Chromatographiekammer herausgenom-

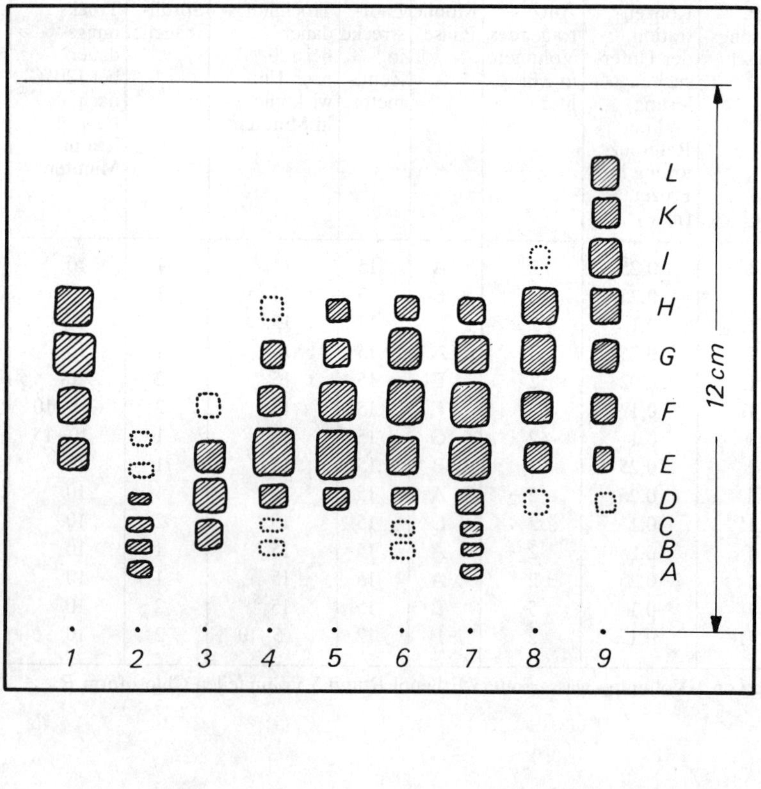

Abbildung 1. Schema der Chromatogramme zur Identifizierung fetter Öle

1 = Baumwollsamenöl
2 = Rapsöl
3 = Kakaobutter
4 = Olivenöl
5 = Mandelöl
6 = Sesamöl
7 = Erdnußöl
8 = Maisöl
9 = Leinöl

men und 5 min lang zum Abdampfen des Lösungsmittels stehengelassen. Die Chromatographie erfolgt in derselben Richtung wie die Imprägnierung.

Untersuchungslösung: Falls nichts anderes vorgeschrieben ist, werden etwa 20 mg der Substanz (1 Tropfen) in 4 ml Chloroform *R* gelöst. Im Falle von Rapsöl ist die Konzentration viermal schwächer.

Referenzlösung: Etwa 20 mg Maisöl *R* (1 Tropfen) werden in 4 ml Chloroform *R* gelöst.

Auf die Platte werden getrennt 2 µl jeder Lösung aufgetragen. Die Chromatographie erfolgt mit Essigsäure 98 % *R* über eine Laufstrecke von 12 cm. Die Platte wird 10 min lang bei 110 °C getrocknet. Nach dem Erkalten wird die Platte, falls nichts anderes vorgeschrieben ist, in eine dicht schließende, mit Ioddämpfen gesättigte Chromatographiekammer gestellt. Zur Kammersättigung wird Iod *R* in einer flachen Abdampfschale auf den Boden der Kammer gestellt. Nach einiger Zeit erscheinen braune bis gelbbraune Flecke. Die Platte wird aus der Chromatographiekammer herausgenommen und nach einigen Minuten, wenn die braune Färbung des Untergrundes verschwunden ist, mit Stärke-Lösung *R* besprüht. Blaue Flekke erscheinen, die nach dem Trocknen der Platte braun werden können und nach erneutem Besprühen mit Wasser wieder blau werden.

Das Schema der Chromatogramme in Abbildung 1 zeigt die Reihenfolge der Flecke.

V.3.1.4 Identifizierung von Phenothiazinen durch Dünnschichtchromatographie

Die Prüfung erfolgt mit Hilfe der Dünnschichtchromatographie (V.6.20.2) unter Verwendung einer Schicht von Kieselgur G*R*. Zur Imprägnierung wird die Platte in eine Chromatographiekammer gestellt, welche so viel einer Lösung von 10 Prozent (V/V) von Phenoxyethanol *R* und 5 Prozent (*m*/V) Macrogol 300 *R* in Aceton *R* enthält, daß die Platte etwa 5 mm in die Flüssigkeit eintaucht. Wenn das Imprägnierungsgemisch mindestens 17 cm hoch gestiegen ist, wird die Platte aus der Chromatographiekammer herausgenommen und sofort zur Chromatographie verwendet. Die Chromatographie erfolgt in der derselben Richtung wie die Imprägnierung.

Untersuchungslösung: 20 mg Substanz werden in Chloroform *R* zu 10 ml gelöst.

Referenzlösung: 20 mg der entsprechenden chemischen Referenzsubstanz (*CRS*) werden in Chloroform *R* zu 10 ml gelöst.

Auf die Platte werden getrennt 2 µl jeder Lösung aufgetragen. Die Chromatographie erfolgt im Dunkeln über eine Laufstrecke von 15 cm mit einer Mischung von 1 Volumteil Diethylamin *R* und 50 Volumteilen Petroläther *R*, die mit Phenoxyethanol *R* gesättigt ist. (Das Lösungsmittelgemisch wird mit etwa 3 bis 4 ml Phenoxyethanol *R* bis zur Trübung versetzt, die auch nach Umschütteln bestehenbleibt; nach dem Absetzenlassen wird die obere Schicht als mobile Phase verwendet, auch wenn sie getrübt ist.) Die Platte wird ultraviolettem Licht von 365 nm ausgesetzt und nach einigen Minuten ausgewertet. Der Hauptfleck im Chromatogramm der Untersuchungslösung entspricht in bezug auf Lage, Farbe, Fluoreszenz und Größe dem im Chromatogramm der Referenzlösung erhaltenen Fleck. Nach Besprühen mit einer 10prozentigen Lösung (V/V) von Schwefelsäure 96 % *R* in Ethanol 96 % *R* zeigt der Hauptfleck im Chromatogramm der Untersuchungslösung die gleiche Farbe und Farbstabilität über mindestens 20 min wie der Hauptfleck im Chromatogramm der Referenzlösung.

V.3.1.5 Identifizierung von Penicillinen und Cephalosporinen durch Farbreaktionen

Etwa 2 mg Substanz werden in einem Reagenzglas von etwa 150 mm Länge und 15 mm Durchmesser mit 0,05 ml Wasser befeuchtet. Nach Zusatz von 2 ml Schwefelsäure 96 % *R* wird durch Schütteln des Reagenzglases gemischt und die Färbung der Lösung geprüft. Das Reagenzglas wird 1 min lang in ein Wasserbad getaucht und danach die Färbung erneut geprüft.

Die Prüfung wird mit 2 mg der Substanz wiederholt, wobei 2 ml Formaldehyd-Schwefelsäure *R* anstelle von Schwefelsäure 96 % *R* verwendet werden.

Die Lösungen zeigen die in der folgenden Tabelle für die Substanz jeweils angegebenen Färbungen.

Farbreaktionen der Penicilline und Cephalosporine

Substanz	Schwefelsäure 96% *R*	Schwefelsäure 96% *R* nach 1 min bei 100°C	Formaldehyd-Schwefelsäure *R*	Formaldehyd-Schwefelsäure *R* nach 1 min bei 100°C
Amoxicillin-Trihydrat	fast farblos	fast farblos	fast farblos	dunkelgelb
Ampicillin, wasserfreies	fast farblos	fast farblos	fast farblos	dunkelgelb
Ampicillin-Natrium	fast farblos	fast farblos	fast farblos	dunkelgelb
Ampicillin-Trihydrat	fast farblos	fast farblos	fast farblos	dunkelgelb
Benzylpenicillin-Benzathin	fast farblos	fast farblos	fast farblos[1]	rötlichbraun
Benzylpenicillin-Kalium	fast farblos	fast farblos	fast farblos[1]	rötlichbraun
Benzylpenicillin-Natrium	fast farblos	fast farblos	fast farblos[1]	rötlichbraun
Benzylpenicillin-Procain	fast farblos	fast farblos	fast farblos[1]	rötlichbraun
Cephalexin	fast farblos	blaßgelb	blaßgelb	gelb
Cephaloridin	blaßgelb	fast farblos	rot	bräunlichrot
Cephalotin	gelb[2]	bräunlichrosa	rot	bräunlichrot
Dicloxacillin	fast farblos	fast farblos	schwach grüngelb	schwach gelb
Phenoxymethyl-penicillin	fast farblos	fast farblos	bräunlichrot	dunkel rötlichbraun
Phenoxymethyl-penicillin-Kalium	fast farblos	fast farblos	bräunlichrot	dunkel rötlichbraun

[1] Nach einigen Minuten erscheint eine bräunlichgelbe Färbung
[2] Die Färbung ändert sich rasch

V.3.1.6 Geruch

Auf ein Uhrglas von 6 bis 8 cm Durchmesser werden 0,5 bis 2,0 g Substanz in dünner Schicht ausgebreitet.
Nach 15 min wird der Geruch bestimmt oder die Abwesenheit eines solchen festgestellt.

V.3.2 Grenzprüfungen auf anorganische Substanzen

V.3.2.1 Ammonium

Die vorgeschriebene Menge Substanz wird in einem Reagenzglas in 14 ml Wasser gelöst. Die Lösung wird, falls erforderlich, durch Zusatz von Natriumhydroxid-Lösung 8,5 % *R* alkalisch gemacht, mit Wasser zu 15 ml verdünnt und mit 0,3 ml Neßlers Reagenz *R* versetzt.

Die Referenzlösung wird durch Mischen von 10 ml Ammonium-Lösung (1 ppm NH_4) *R*, 5 ml Wasser und 0,3 ml Neßlers Reagenz *R* hergestellt. Die Reagenzgläser werden verschlossen.

Nach 5 min darf die zu prüfende Lösung nicht stärker gelb gefärbt sein als die Referenzlösung.

V.3.2.2 Arsen

Methode A

Die Apparatur (siehe Abbildung) besteht aus einem 100-ml-Erlenmeyerkolben mit Glasstopfen, durch den ein etwa 200 mm langes Glasrohr von 5 mm innerem Durchmesser reicht.

Das untere Ende des Glasrohres ist zu einer Kapillare von 1,0 mm innerem Durchmesser ausgezogen. 15 mm von der Spitze entfernt befindet sich eine seitliche Öffnung von 2 bis 3 mm Durchmesser. Die seitliche Öffnung des Glasrohres ist mindestens 3 mm von der Unterkante des Stopfens entfernt.

Das obere Ende des Glasrohres hat einen rechtwinkelig zur Achse des Glasrohres befindlichen Planschliff. Ein zweites 30 mm langes Glasrohr mit gleichem Innendurchmesser und Planschliff wird an dem ersteren mit Hilfe von 2 Zugfedern angebracht. Das untere Glasrohr wird mit 50 bis 60 mg Blei(II)-acetat-Watte *R* lose beschickt oder mit einem kleinen Wattebausch und einem zusammengerollten Stück Blei(II)-acetat-Papier *R*, das etwa 50 bis 60 mg wiegt. Zwischen die Planschliffe der beiden Glasrohre wird ein rundes oder rechteckiges Stück Quecksilber(II)-bromid-Papier *R* so eingelegt, daß die Öffnung des Glasrohres völlig bedeckt ist (15 mm × 15 mm).

Die vorgeschriebene Menge Substanz wird im Erlenmeyerkolben in 25 ml Wasser gelöst oder, falls eine Lösung vorliegt, das in der Monographie vorgeschriebene Volumen mit Wasser zu 25 ml verdünnt. Anschließend werden 15 ml Salzsäure 36 % *R*, 0,1 ml Zinn(II)-chlorid-Lösung *R* und 5 ml Kaliumiodid-Lösung *R* hinzugegeben und nach 15 min langem Stehenlassen 5 g aktiviertes Zink *R* hinzugefügt. Die beiden Apparateteile werden sofort zusammengefügt. Der Erlenmeyerkolben wird in ein warmes Wasserbad gestellt, dessen Temperatur so zu regeln ist, daß eine gleichmäßige Gasentwicklung gewährleistet ist.

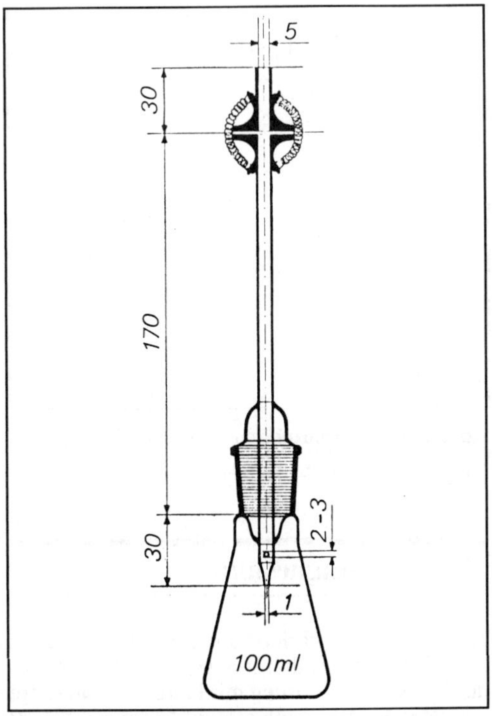

Apparatur zur Grenzprüfung auf Arsen nach Methode A.

Längenangaben in Millimeter.

Die Referenzlösung wird in gleicher Weise mit 1 ml Arsen-Lösung (1 ppm As) *R* hergestellt, die mit Wasser zu 25 ml verdünnt ist.

Nach mindestens 2 h darf der auf dem Quecksilber(II)-bromid-Papier mit der zu prüfenden Lösung entstandene Fleck nicht stärker gefärbt sein als der der Referenzlösung.

Methode B

Die in der Monographie vorgeschriebene Menge Substanz wird in ein Reagenzglas, welches 4 ml Salzsäure 36 % *R* und etwa 5 mg Kaliumiodid *R* enthält, gegeben und 3 ml Hypophosphit-Reagenz *R* hinzugefügt. Das Gemisch wird im Wasserbad unter gelegentlichem Umschütteln 15 min lang erwärmt.

Die Referenzlösung wird in gleicher Weise mit 0,5 ml Arsen-Lösung (10 ppm As) *R* hergestellt.

Nach dem Erwärmen im Wasserbad darf die zu prüfende Lösung nicht stärker gefärbt sein als die Referenzlösung.

V.3.2.3 Calcium

Alle Lösungen, die für diese Prüfung verwendet werden, sind mit destilliertem Wasser herzustellen.

0,2 ml ethanolische Calcium-Lösung (100 ppm Ca) *R* werden mit 1 ml Ammoniumoxalat-Lösung *R* versetzt. Nach 1 min wird eine Mischung aus 1 ml Essigsäure 12 % *R* und 15 ml der Lösung, die die vorgeschriebene Menge Substanz enthält, hinzugefügt und umgeschüttelt.

Die Referenzlösung wird in gleicher Weise unter Verwendung einer Mischung aus 10 ml Calcium-Lösung (10 ppm Ca) *R*, 1 ml Essigsäure 12 % *R* und 5 ml destilliertem Wasser hergestellt.

Nach 15 min darf die zu prüfende Lösung nicht stärker getrübt sein als die Referenzlösung.

V.3.2.4 Chlorid

15 ml der vorgeschriebenen Lösung werden mit 1 ml Salpetersäure 12,5 % *R* versetzt. Diese Mischung wird auf einmal in ein Reagenzglas gegossen, das 1 ml Silbernitrat-Lösung *R*2 enthält.

Die Referenzlösung wird in gleicher Weise mit 10 ml Chlorid-Lösung (5 ppm Cl) *R* und 5 ml Wasser hergestellt.

Die Lösungen werden 5 min lang vor Licht geschützt aufbewahrt und gegen einen dunklen Hintergrund betrachtet.

Die zu prüfende Lösung darf nicht stärker getrübt sein als die Referenzlösung.

V.3.2.5 Fluorid

In das innere Rohr der Apparatur (siehe Abbildung) werden die vorgeschriebene Menge Substanz, 0,1 g säuregewaschener Sand und 20 ml einer Mischung von gleichen Volumteilen Schwefelsäure 96 % *R* und Wasser eingebracht. Das Mantelgefäß, welches Tetrachlorethan *R* enthält, wird so erhitzt, daß dieses siedet (146 °C).

Der Dampfgenerator wird aufgeheizt und die Mischung destilliert. Das Destillat wird in einem 100-ml-Meßkolben, welcher 0,3 ml 0,1 N-Natriumhydroxid-Lösung und 0,1 ml Phenolphthalein-Lösung *R* enthält, gesammelt. Im Rohr soll während der Destillation ein konstantes Volumen (20 ml) aufrechterhalten werden, wobei gewährleistet sein muß, daß das Destillat alkalisch bleibt. Dies wird, falls erforderlich, durch Zusatz von 0,1 N-Natriumhydroxid-Lösung erreicht. Das Destillat wird mit Wasser zu 100 ml verdünnt (Untersuchungslösung).

Die Referenzlösung wird in gleicher Weise durch Destillation von 5 ml Fluorid-Lösung (10 ppm F) *R* anstelle der Substanz hergestellt. In zwei Meßzylinder mit Glasstopfen werden 20 ml Untersuchungslösung beziehungsweise 20 ml Referenzlösung sowie je 5 ml Aminomethylalizarindiessigsäure-Reagenz *R* gegeben.

Nach 20 min darf die Blaufärbung der ursprünglich roten Untersuchungslösung nicht stärker sein als die der Referenzlösung.

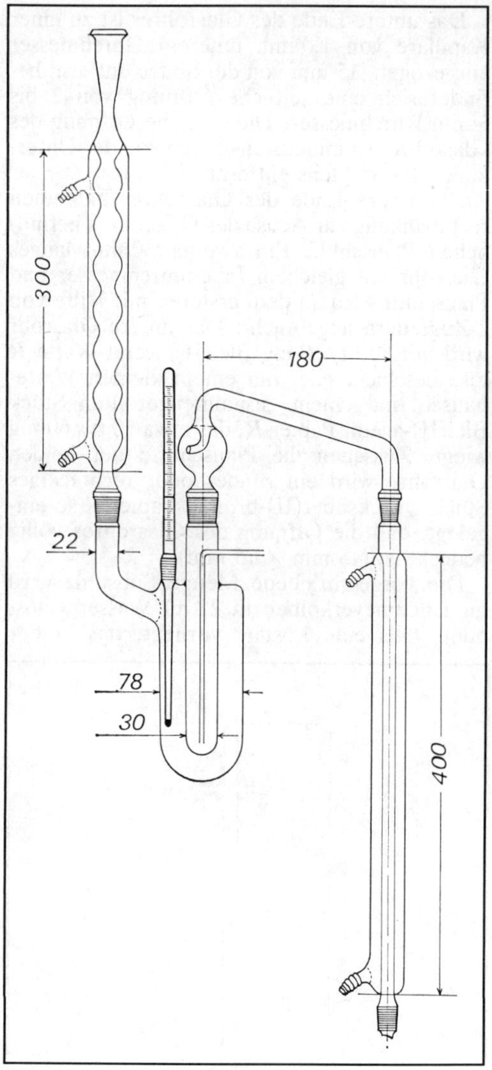

Apparatur zur Grenzprüfung auf Fluorid.

Längenangaben in Millimeter.

V.3.2.6 Magnesium

10 ml der vorgeschriebenen Lösung werden mit 0,1 g Natriumtetraborat *R* versetzt. Falls erforderlich wird die Lösung mit Hilfe von Salzsäure 7 % *R* oder Natriumhydroxid-Lösung 8,5 % *R* auf einen *p*H-Wert von 8,8 bis 9,2 eingestellt. Die Lösung wird zweimal mit je 5 ml einer 0,1prozentigen Lösung (*m*/V) von Hydroxychi-

nolin *R* in Chloroform *R* jeweils 1 min lang geschüttelt und stehengelassen. Nach Trennung der beiden Schichten wird die organische Phase verworfen. Die wäßrige Lösung wird mit 0,4 ml Butylamin *R* und 0,1 ml Triethanolamin *R* versetzt. Falls erforderlich wird die Lösung auf einen *p*H-Wert von 10,5 bis 11,5 eingestellt. Nach Zusatz von 4 ml der Lösung von Hydroxychinolin in Chloroform wird 1 min lang geschüttelt und stehengelassen. Nach Trennung der beiden Schichten wird die untere Phase zur Prüfung verwendet.

Die Referenzlösung wird in gleicher Weise mit einer Mischung von 1 ml Magnesium-Lösung (10 ppm Mg) *R* und 9 ml Wasser hergestellt.

Die zu prüfende Lösung darf nicht stärker gefärbt sein als die Referenzlösung.

V.3.2.7 Magnesium, Erdalkalimetalle

200 ml Wasser werden mit 0,1 g Hydroxylaminhydrochlorid *R*, 10 ml Ammoniumchlorid-Pufferlösung *p*H 10,0 *R*, 1 ml 0,1 M-Zinksulfat-Lösung und etwa 15 mg Eriochromschwarz-T-Verreibung *R* versetzt und auf etwa 40 °C erwärmt. Mit 0,01 M-Natriumedetat-Lösung wird bis zum Farbumschlag von Violett nach Tiefblau titriert. Zu dieser Lösung wird die in der Monographie vorgeschriebene Menge Substanz in 100 ml Wasser gelöst, oder die in der Monographie vorgeschriebene Lösung hinzugefügt. Wenn die Farbe der Lösung nach Violett umschlägt, wird erneut mit 0,01 M-Natriumedetat-Lösung bis zum Farbumschlag nach Tiefblau titriert.

Das Volumen der 0,01 M-Natriumedetat-Lösung bei der zweiten Titration darf die in der Monographie vorgeschriebene Menge nicht überschreiten.

V.3.2.8 Schwermetalle

Methode A

12 ml der vorgeschriebenen wäßrigen Lösung werden mit 2 ml Pufferlösung *p*H 3,5 *R* versetzt. Nach dem Mischen werden 1,2 ml Thioacetamid-Reagenz *R* hinzugefügt und sofort gemischt. Die Referenzlösung wird in gleicher Weise mit 10 ml Blei-Lösung (1 oder 2 ppm Pb) *R* unter Zusatz von 2 ml Prüflösung hergestellt. Welche Blei-Lösung zu verwenden ist, wird jeweils vorgeschrieben.

Nach 2 min darf die zu prüfende Lösung nicht stärker braun gefärbt sein als die Referenzlösung.

Methode B

Die zu untersuchende Substanz wird in einem organischen Lösungsmittel mit einem bestimmten Mindestgehalt an Wasser (z. B. Dioxan oder Aceton mit einem Wassergehalt von 15 Prozent) gelöst.

12 ml der vorgeschriebenen Lösung werden mit 2 ml Pufferlösung *p*H 3,5 *R* versetzt. Nach dem Mischen werden 1,2 ml Thioacetamid-Reagenz *R* hinzugefügt und sofort gemischt. Die Referenzlösung wird in gleicher Weise mit 10 ml Blei-Lösung (1 oder 2 ppm Pb) *R* unter Zusatz von 2 ml Prüflösung hergestellt. Welche Blei-Lösung zu verwenden ist, wird jeweils vorgeschrieben. Die Blei-Lösung (1 oder 2 ppm Pb) *R* wird durch Verdünnen der Blei-Lösung (100 ppm Pb) *R* mit dem für die Substanz verwendeten Lösungsmittel hergestellt.

Nach 2 min darf die zu prüfende Lösung nicht stärker braun gefärbt sein als die Referenzlösung.

Methode C

Die jeweils vorgeschriebene Menge Substanz (höchstens 2 g) und 4 ml einer 25prozentigen Lösung (*m*/V) von Magnesiumsulfat *R* in Schwefelsäure 10 % *R* werden in einen Porzellantiegel gebracht und mit einem dünnen Glasstab gemischt. Sodann wird vorsichtig erwärmt und langsam auf dem Wasserbad zur Trockne eingedampft. Die Temperatur wird bis zum Veraschen der Substanz gesteigert. Der Tiegel wird so lange geglüht, bis sich ein weißer oder höchstens schwach grauer Rückstand gebildet hat. Beim Veraschen soll die Temperatur 800 °C nicht übersteigen. Nach dem Abkühlen wird der Rückstand mit einigen Tropfen Schwefelsäure 10 % *R* angefeuchtet und die Mischung erneut eingedampft, verascht und erkalten gelassen. Die gesamte Glühzeit sollte höchstens 2 h dauern. Der Rückstand wird zweimal mit je 5 ml Salzsäure 7 % *R* aufgenommen. 0,1 ml Phenolphthalein-Lösung *R* und Ammoniak-Lösung 26 % *R* werden bis zur Rosafärbung der Lösung hinzugefügt. Nach dem Abkühlen wird die Lösung mit Essigsäure 98 % *R* entfärbt und noch 0,5 ml Essigsäure 98 % *R* im Überschuß hinzugefügt. Falls erforderlich, wird die Lösung filtriert und das Filter gewaschen. Die Lösung wird mit Wasser zu 20 ml verdünnt. 12 ml der so erhaltenen Lösung werden mit 2 ml Pufferlösung *p*H 3,5 *R* versetzt und gemischt. Nach Zusatz von 1,2 ml Thioacetamid-Reagenz *R* wird erneut sofort gemischt.

Die Referenzlösung wird unter Verwendung von 4 ml einer 25prozentigen Lösung (*m*/V) von Magnesiumsulfat *R* in Schwefelsäure 10 % *R* und der jeweils vorgeschriebenen Menge Blei-Lösung (10 ppm Pb) *R* wie folgt hergestellt:

In der für die Prüflösung angegebenen Weise wird verascht, in Salzsäure aufgenommen, mit Ammoniak-Lösung und Essigsäure versetzt und mit Wasser zu 20 ml verdünnt. 10 ml dieser Lösung werden mit 2 ml der Prüflösung und 2 ml Pufferlösung *p*H 3,5 *R* versetzt. Nach dem Mischen werden 1,2 ml Thioacetamid-Reagenz *R* hinzugefügt und sofort erneut gemischt.

Nach 2 min darf die zu prüfende Lösung nicht stärker braun gefärbt sein als die Referenzlösung.

Methode D

Die vorgeschriebene Menge Substanz wird mit 0,5 g Magnesiumoxid *R* gemischt und in einem Porzellantiegel bei schwacher Rotglut verascht, bis sich eine homogene, weiße oder grauweiße Masse gebildet hat. Wenn nach 30 min langem Veraschen das Gemisch gefärbt bleibt, wird die Mischung erkalten gelassen, mit einem dünnen Glasstab gemischt und nochmals verascht. Falls erforderlich, kann der Vorgang wiederholt werden. Etwa 1 h lang wird auf 800 °C erhitzt. Der Rückstand wird in 2 Portionen zu je 5 ml einer Mischung aus gleichen Volumteilen Salzsäure 25 % *R* und Wasser aufgenommen, sodann 0,1 ml Phenolphtalein-Lösung *R* und Ammoniak-Lösung 26 % *R* bis zur Rosafärbung der Lösung hinzugefügt. Nach dem Abkühlen wird die Lösung mit Essigsäure 98 % *R* entfärbt und noch 0,5 ml Essigsäure 98 % *R* im Überschuß hinzugefügt. Falls erforderlich, wird die Lösung filtriert und das Filter gewaschen. Die Lösung wird mit Wasser zu 20 ml verdünnt. 12 ml der Lösung werden mit 2 ml Pufferlösung *p*H 3,5 *R* versetzt und gemischt. Nach Zusatz von 1,2 ml Thioacetamid-Reagenz *R* wird sofort erneut gemischt.

Die Referenzlösung wird wie folgt hergestellt: Zu 0,5 g Magnesiumoxid *R* wird die vorgeschriebene Menge Blei-Lösung (10 ppm Pb) *R* hinzugefügt und in einem Trockenschrank bei 100 bis 105 °C getrocknet. Auf dieselbe Weise wird, wie für die Substanz angegeben, verascht, in Salzsäure aufgenommen, mit Ammoniak-Lösung und Essigsäure versetzt und mit Wasser zu 20 ml verdünnt. 10 ml dieser

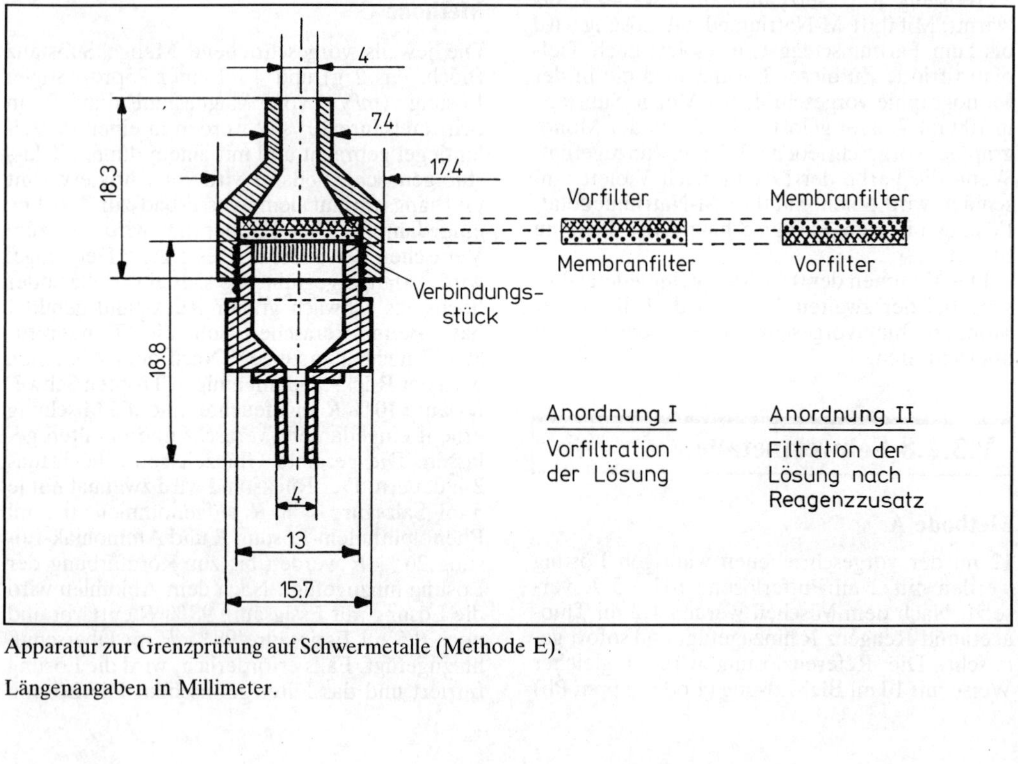

Apparatur zur Grenzprüfung auf Schwermetalle (Methode E).

Längenangaben in Millimeter.

Lösung werden mit 2 ml der Prüflösung und 2 ml Pufferlösung *p*H 3,5 *R* versetzt. Nach dem Mischen werden 1,2 ml Thioacetamid-Reagenz *R* hinzugefügt und sofort erneut gemischt.

Nach 2 min darf die zu prüfende Lösung nicht stärker braun gefärbt sein als die Referenzlösung.

Methode E

Die vorgeschriebene Menge Substanz wird in 30 ml oder dem vorgeschriebenen Volumen Wasser gelöst. Die Filtriervorrichtung wird vorbereitet, indem der Zylinder einer 50-ml-Spritze ohne den Kolben auf einer Halterung befestigt wird, die auf einer Platte ein Membranfilter (Porengröße 3 µm) und darüber ein Vorfilter enthält (Anordnung I).

Die Prüflösung wird in den Spritzenzylinder gebracht, der Kolben aufgesetzt und so lange ein gleichmäßiger Druck angelegt, bis die Flüssigkeit filtriert ist. Beim Öffnen der Halterung und Entfernen des Vorfilters ist zu beachten, daß das Membranfilter frei von Verunreinigungen bleibt. Wenn dies nicht der Fall ist, muß das Membranfilter durch ein anderes ersetzt und der Vorgang unter den gleichen Bedingungen wiederholt werden.

Das Vorfiltrat oder die vorgeschriebene Menge desselben werden mit 2 ml Pufferlösung *p*H 3,5 *R* und 1,2 ml Thioacetamid-Reagenz *R* versetzt. Nach dem Mischen wird 10 min lang stehengelassen und, wie oben beschrieben, erneut filtriert, wobei nun jedoch die Filter so vertauscht werden, daß die Flüssigkeit zuerst das Membranfilter und danach erst das Vorfilter passiert (Anordnung II). Die Filtration soll langsam und gleichmäßig durch einen mäßigen und konstanten Druck auf den Kolben der Spritze erfolgen. Nach vollständiger Filtration wird die Halterung geöffnet, das Membranfilter entnommen und auf Filterpapier getrocknet. Auf die gleiche Weise wird die Referenzlösung mit dem vorgeschriebenen Volumen Blei-Lösung (1 ppm Pb) *R* bereitet.

Die Färbung des mit der Prüflösung erhaltenen Flecks darf nicht intensiver sein als die des mit der Referenzlösung erhaltenen Flecks.

V.3.2.9 Eisen

Die vorgeschriebene Menge Substanz wird in Wasser zu 10 ml gelöst oder 10 ml der vorgeschriebenen Lösung werden verwendet. 2 ml einer 20prozentigen Lösung (*m*/V) von Citronensäure *R* und 0,1 ml Thioglycolsäure *R* werden hinzugefügt, gemischt, mit Ammoniak-Lösung 17 % *R* alkalisch gemacht und mit Wasser zu 20 ml verdünnt. Die Referenzlösung wird in gleicher Weise mit 10 ml Eisen-Lösung (1 ppm Fe) *R* hergestellt.

Nach 5 min darf die zu prüfende Lösung nicht stärker rosa gefärbt sein als die Referenzlösung.

V.3.2.10 Blei in Zuckern

Die Bestimmung des Bleis erfolgt durch Atomabsorptionsspektroskopie (V.6.17, Methode II).

Untersuchungslösung: 20,0 g Substanz werden in einer Mischung von gleichen Volumteilen Essigsäure 12 % *R* und Wasser gelöst und mit demselben Lösungsmittelgemisch zu 100,0 ml verdünnt. 2,0 ml einer 1prozentigen Lösung (*m*/V) von Ammoniumpyrrolidincarbodithioat *R* und 10,0 ml Isobutylmethylketon *R* werden hinzugefügt und 30 s lang, vor hellem Licht geschützt, geschüttelt. Nach Trennung der beiden Schichten wird die Isobutylmethylketon-Phase verwendet.

Referenzlösungen: Drei Referenzlösungen werden in gleicher Weise wie die Untersuchungslösung, jedoch zusätzlich zu den 20,0 g Substanz nach Zusatz von 0,5 ml, 1,0 ml beziehungsweise 1,5 ml Blei-Lösung (10 ppm Pb) *R* hergestellt.

Der Nullpunkt des Instruments wird mit Hilfe von Isobutylmethylketon *R*, welches so wie bei der Herstellung der Untersuchungslösung beschrieben, jedoch ohne die zu untersuchende Substanz, behandelt wurde, eingestellt. Die Absorption bei 283,3 nm wird unter Verwendung einer Hohlkathodenlampe als Strahlungsquelle und einer Luft-Acetylen-Flamme gemessen.

Die zu prüfende Substanz darf, wenn nicht anders vorgeschrieben, höchstens 0,5 ppm Blei enthalten.

V.3.2.11 Phosphat

100 ml der, falls erforderlich wie vorgeschrieben neutralisierten, Lösung werden mit 4 ml Molybdänschwefelsäure *R* 3 versetzt, geschüttelt und 0,1 ml Zinn(II)-chlorid-Lösung *R* 1 hinzugefügt. Die Referenzlösung wird in glei-

cher Weise mit 2 ml Phosphat-Lösung (5 ppm PO_4) *R* und 98 ml Wasser hergestellt. Nach 10 min wird die Farbe von je 20 ml der beiden Lösungen verglichen.

Die zu prüfende Lösung darf nicht stärker gefärbt sein als die Referenzlösung.

V.3.2.12 Kalium

10 ml der vorgeschriebenen Lösung werden mit 2 ml einer frisch hergestellten 1prozentigen Lösung (*m*/V) von Natriumtetraphenylborat *R* versetzt. Die Referenzlösung wird in gleicher Weise mit einer Mischung von 5 ml Kalium-Lösung (20 ppm K) *R* und 5 ml Wasser hergestellt.

Nach 5 min darf die zu prüfende Lösung nicht stärker getrübt sein als die Referenzlösung.

V.3.2.13 Sulfat

Alle Lösungen, die für diese Prüfung verwendet werden, sind mit destilliertem Wasser herzustellen.

1,5 ml Sulfat-Lösung (10 ppm SO_4) *R* 1 werden mit 1 ml einer 25prozentigen Lösung (*m*/V) von Bariumchlorid *R* versetzt, geschüttelt und 1 min lang stehengelassen. Danach werden 15 ml der zu prüfenden Lösung und 0,5 ml Essigsäure 30 % *R* hinzugefügt. Die Referenzlösung wird in gleicher Weise mit 15 ml Sulfat-Lösung (10 ppm SO_4) *R* anstelle der zu prüfenden Lösung hergestellt.

Nach 5 min darf die zu prüfende Lösung nicht stärker getrübt sein als die Referenzlösung.

V.3.2.14 Sulfatasche

Ein Porzellan- oder Platintiegel wird 30 min lang zur Rotglut erhitzt und, nach dem Erkalten im Exsikkator, gewogen. Die zu prüfende Substanz wird im Tiegel mit 2 ml Schwefelsäure 10 % *R* versetzt. Der Tiegel wird zunächst auf dem Wasserbad, dann vorsichtig über offener Flamme und schließlich ansteigend bis etwa 600 °C erhitzt. Das Glühen wird so lange fortgesetzt, bis alle schwarzen Teilchen entfernt sind. Nach dem Erkalten des Tiegels und Zusatz einiger Tropfen Schwefelsäure 10 % *R* wird wie oben beschrieben erhitzt und geglüht. Nach dem Erkalten und Hinzufügen einiger Tropfen Ammoniumcarbonat-Lösung *R* wird abgedampft, sorgfältig geglüht und nach dem Erkalten gewogen. Das Glühen, jeweils 15 min lang, wird bis zur Massekonstanz wiederholt.

V.3.2.15 Nickel in Polyolen

Die Bestimmung des Nickel erfolgt mit Hilfe der Atomabsorptionsspektroskopie (V.6.17, Methode II).

Untersuchungslösung: 20,0 g Substanz werden in einer Mischung von gleichen Volumteilen Essigsäure 12 % *R* und Wasser gelöst und mit demselben Lösungsmittelgemisch zu 100,0 ml verdünnt. 2,0 ml einer 1prozentigen Lösung (*m*/V) von Ammoniumpyrrolidincarbodithioat *R* und 10,0 ml Isobutylmethylketon *R* werden hinzugefügt und 30 s lang, vor hellem Licht geschützt, geschüttelt. Nach Trennung der beiden Schichten wird die Isobutylmethylketon-Phase verwendet.

Referenzlösungen: Drei Referenzlösungen werden in derselben Weise wie die Untersuchungslösung hergestellt, wobei jeweils 0,5, 1,0 und 1,5 ml Nickel-Lösung (10 ppm Ni) *R* zu den 20,0 g Substanz zugesetzt werden.

Unter Verwendung von Isobutylmethylketon *R*, das wie bei der Herstellung der Untersuchungslösung, aber ohne Zusatz der Substanz, behandelt wird, wird das Instrument auf den Nullpunkt eingestellt. Die Absorption wird bei 232,0 nm unter Verwendung einer Nickelhohlkathodenlampe als Strahlungsquelle und einer Luft-Acetylen-Flamme gemessen.

Falls nichts anderes vorgeschrieben ist, darf die Substanz höchstens 1 ppm Nickel enthalten.

V.3.2.16 Asche

Ein Porzellan- oder Platintiegel wird 30 min lang zur Rotglut erhitzt, im Exsikkator erkalten gelassen und gewogen. Falls nichts anderes vorgeschrieben ist, wird 1,00 g Substanz oder pulverisierte Droge gleichmäßig im Tiegel verteilt und 1 h lang bei 100 bis 105 °C getrocknet. Anschließend wird im Muffelofen bei

600 ± 25 °C bis zur konstanten Masse geglüht, wobei der Tiegel nach jedem Glühen im Exsikkator erkalten gelassen wird. Die Substanz darf während der Bestimmung nicht entflammen. Wenn die Asche nach längerem Glühen noch schwarze Teilchen enthält, wird sie in heißem Wasser aufgenommen. Die Mischung wird über ein aschefreies Filter filtriert und der Rückstand samt Filter erneut geglüht. Das Filtrat wird mit der Asche vereinigt, die Mischung vorsichtig zur Trockne eingedampft und der Rückstand bis zur konstanten Masse geglüht.

V.3.3 Grenzprüfungen auf weitere Substanzen

V.3.3.N1 Identifizierung und Grenzprüfung von Konservierungsmitteln

Die Prüfung auf Konservierungsmittel erfolgt mit Hilfe der Dünnschichtchromatographie (V.6.20.2) unter Verwendung einer Schicht von Kieselgel GF_{254} *R*.

Untersuchungslösung: Die Untersuchungslösung wird entsprechend den Angaben in der Monographie hergestellt.

Referenzlösung a: Eine der Sollmenge in 1,0 g Zubereitung entsprechende Menge Konservierungsmittel wird mit dem zur Herstellung der Untersuchungslösung verwendeten Lösungsmittel zu 10,0 ml gelöst.

Referenzlösung b: Eine 120 Prozent der Sollmenge in 1,0 g Zubereitung entsprechende Menge Konservierungsmittel wird mit dem zur Herstellung der Untersuchungslösung verwendeten Lösungsmittel zu 10,0 ml gelöst.

Auf die Platte werden getrennt 5 µl jeder Lösung punktförmig aufgetragen. Die Chromatographie erfolgt ohne Kammersättigung mit einer Mischung von 5 Volumteilen Butylacetat *R*, 15 Volumteilen wasserfreier Essigsäure *R* und 80 Volumteilen Petroläther *R* 1 über eine Laufstrecke von 10 cm. Die Platte wird im Warmluftstrom getrocknet und im ultravioletten Licht bei 254 nm ausgewertet.

Der oder die Hauptflecke im Chromatogramm der Untersuchungslösung müssen in bezug auf Lage, ungefähre Größe und Fluoreszenzminderung dem/den mit der Referenzlösung a erhaltenen Flecken entsprechen. Keiner dieser Flecke im Chromatogramm der Untersuchungslösung darf größer oder stärker fluoreszenzmindernd sein als der entsprechende Fleck im Chromatogramm der Referenzlösung b.

V.3.3.N2 Methanol

Die Prüfung erfolgt mit der unter ,,Ethanolgehalt, Bestimmung mit Hilfe eines Pyknometers" (V.5.3.1) erhaltenen Verdünnung. Nach Einstellen des Ethanolgehaltes dieser Verdünnung durch Zusatz von Wasser oder Ethanol 90 % *RN* auf einen Gehalt von 10 Prozent (V/V) werden 5 ml mit 2 ml Kaliumpermanganat-Phosphorsäure *R* versetzt. Die Mischung wird nach 10 min durch Zusatz von 2 ml Oxalsäure-Schwefelsäure-Lösung *R* entfärbt und mit 5 ml Schiffs Reagenz *R* versetzt. Bei einer Temperatur zwischen 15 und 30 °C darf sich die Mischung innerhalb von 30 min nicht rosa färben.

V.3.3.N3 Isopropylalkohol

Wird 1,0 ml der Verdünnung, die unter ,,Ethanolgehalt, Bestimmung mit Hilfe eines Pyknometers" (V.5.3.1) erhalten wird, mit 2 ml Quecksilber(II)-sulfat-Lösung *R* versetzt und zum Sieden erhitzt, darf sich kein Niederschlag bilden.

V.3.3.1 Freier Formaldehyd

1 ml der 1 zu 10 verdünnten Substanz wird mit 4 ml Wasser und 5 ml Acetylaceton-Lösung *R* 1 versetzt. Die Mischung wird in einem Reagenzglas 40 min lang im Wasserbad bei 40 °C gehalten und darf nicht stärker gefärbt sein als eine gleichzeitig, unter gleichen Bedingungen hergestellte Referenzlösung, die 1 ml einer Lösung mit 20 µg Formaldehyd je Milliliter anstelle der Verdünnung der zu prüfenden Substanz enthält. Der Vergleich der Lösungen erfolgt in vertikaler Durchsicht.

V.3.3.2 Kohlenmonoxid in medizinischen Gasen

Apparatur: Sie besteht aus folgenden Teilen, die hintereinandergeschaltet sind:

- ein U-Rohr (U_1), das mit Chrom(VI)-oxid *R* imprägniertes wasserfreies Silicagel *R* enthält
- eine Waschflasche (F_1), die mit 100 ml einer 40prozentigen Lösung (*m*/V) von Kaliumhydroxid *R* gefüllt ist
- ein U-Rohr (U_2), gefüllt mit Kaliumhydroxid *R* in Pastillen
- ein U-Rohr (U_3), das Phosphor(V)-oxid *R*, auf granuliertem und geglühtem Bimsstein verteilt, enthält
- ein U-Rohr (U_4), das 30 g gekörntes, umkristallisiertes Iod(V)-oxid *R*, zuvor im Ofen (T) bei 200 °C getrocknet, enthält, und während der Bestimmung bei 120 °C gehalten wird. Das Rohr wird abwechselnd mit Iod(V)-oxid *R* und Glaswolle von jeweils 1 cm Schichtdicke so gefüllt, daß die Iod(V)-oxid-Schichten 5 cm betragen, und
- ein Reaktionsgefäß (F_2), das 2,0 ml Kaliumiodid-Lösung *R* und 0,15 ml Stärke-Lösung *R* enthält.

Ausführung: Die Apparatur wird mit 5,0 l Argon *R* gespült. Falls erforderlich, wird eine in der Kaliumiodid-Stärke-Lösung auftretende Blaufärbung durch Zusatz der eben notwendigen Menge frisch hergestellter 0,002 N-Natriumthiosulfat-Lösung entfärbt. Das Durchspülen der Apparatur wird so lange fortgesetzt, bis höchstens 0,045 ml der 0,002 N-Natriumthiosulfat-Lösung nach Durchleiten von 5,0 l Argon *R* zur Entfärbung verbraucht werden.

Das angegebene Volumen des zu prüfenden Gases wird mit der angegebenen Durchflußrate durch die Apparatur geleitet. Die letzten Spuren des ausgeschiedenen Iods werden im Reaktionskolben gesammelt, indem durch die Apparatur 1,0 l Argon *R* geleitet wird. Das ausgeschiedene Iod wird mit 0,002 N-Natriumthiosulfat-Lösung titriert. Unter gleichen Bedingungen wird ein Blindwert mit dem vorgeschriebenen Volumen Argon *R* ermittelt.

Die Differenz zwischen den beiden Volumina der 0,002 N-Natriumthiosulfat-Lösungen, die bei beiden Titrationen verbraucht wurden, darf nicht größer sein als der angegebene Grenzwert.

V.3.3.3 Alkalisch reagierende Substanzen in fetten Ölen

In einem Reagenzglas werden 10 ml frisch destilliertes Aceton *R* mit 0,3 ml Wasser und 0,05 ml einer 0,04prozentigen Lösung (*m*/V) von Bromphenolblau *R* in Ethanol 96 % *R* versetzt. Die Mischung wird, falls erforderlich, mit 0,01 N-Salzsäure oder 0,01 N-Natriumhydroxid-Lösung neutralisiert. Nach Zusatz von 10 ml Öl wird geschüttelt und stehengelassen.

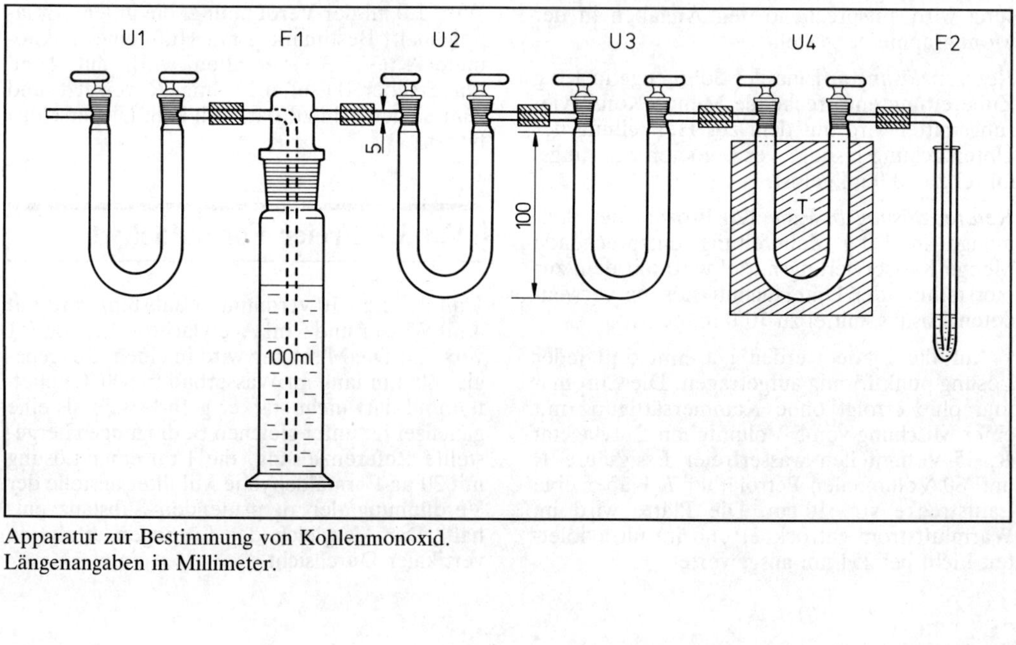

Apparatur zur Bestimmung von Kohlenmonoxid. Längenangaben in Millimeter.

Bis zum Farbumschlag nach Gelb in der oberen Schicht dürfen höchstens 0,1 ml 0,01 N-Salzsäure verbraucht werden.

V.3.3.4 Antioxidantien in fetten Ölen

Die Prüfung erfolgt mit Hilfe der Dünnschichtchromatographie (V.6.20.2) unter Verwendung einer Schicht von Kieselgel G*R*. Die Dünnschichtplatten werden 2 h lang bei 130 °C getrocknet.

Untersuchungslösung a: 20 g Substanz, aus der Mitte des Musters entnommen, oder 20 g Öl werden mit 50 ml Petroläther *R* verdünnt. Die Lösung wird zweimal kräftig mit je 30 ml Methanol 75 % (V/V) geschüttelt. Die unteren, methanolischen Phasen werden vereinigt und in einer Stickstoffatmosphäre unter vermindertem Druck bei einer möglichst niedrigen Temperatur eingedampft. Der Rückstand wird in 5 ml ethanolfreiem Chloroform *R* gelöst und dicht verschlossen aufbewahrt.

Untersuchungslösung b: Die bei der Herstellung der Untersuchungslösung a erhaltene Petrolätherschicht (obere Phase) wird vorsichtig zur Trockne eingedampft. Nach Zusatz einer Lösung von 0,5 g Pyrogallol *R* in 100 ml wasserfreiem Ethanol *R* wird 30 min lang mit 15 ml einer frisch hergestellten 33prozentigen Lösung (*m*/V) von Kaliumhydroxid *R* unter Rückfluß erhitzt. Nach dem Abkühlen wird mit 250 ml Wasser versetzt und der unverseifbare Anteil dreimal mit je 100 ml Petroläther *R* ausgeschüttelt. Die Petrolätherauszüge werden vereinigt, mit Wasser alkalifrei gewaschen und zur Trockne eingedampft. Der Rückstand wird in 5 ml ethanolfreiem Chloroform *R* gelöst und dicht verschlossen aufbewahrt.

A. Nichtpolyhydroxylierte Antioxidantien

Die Platte wird in eine Chromatographiekammer gestellt, die ethanolfreies Chloroform *R* enthält. Wenn die Lösungsmittelfront etwa 12 cm vom unteren Rand der Platte aufgestiegen ist, wird die Platte 20 min lang an der Luft und 20 min lang im Exsikkator im Vakuum getrocknet.

Die Untersuchungslösung a wird, wie in der Abbildung I angegeben, auf den Startpunkt a

Abbildung I. Schema der Chromatogramme der Antioxidantien (Methode A und Methode C)

a = Startpunkt a + Fleck der Gallate + Fleck der Nordihydroguaiaretsäure
b = Startpunkt b
c = Startpunkt c
1 = Guajakharz
2 = 3-*tert*-Butyl-4-methoxyphenol
3 = 2-*tert*-Butyl-4-methoxyphenol
4 = 2,2,5,7,8-Pentamethyl-6-chromanol
5 = Disulfiram
6 = α-Tocopherol
7 = Di-*tert*-butyl-4-methoxyphenol
8 = 2,6-Di-*tert*-butyl-p-cresol

A = gelb *B* = rot *C* = blau

Methode A: durchgezogene Linie

Methode C: gepunktete Linie

Liegt 2,6-Di-*tert*-butyl-p-cresol in größerer Menge vor, kann es mit Hilfe der Methode A nachgewiesen werden.

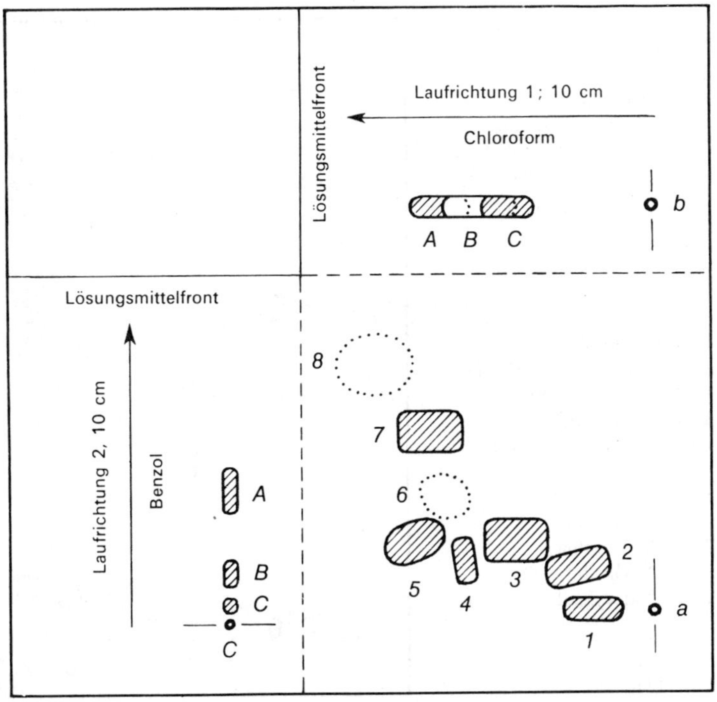

aufgetragen. Der Durchmesser des Flecks darf 5 mm nicht überschreiten. Die aufzutragende Menge hängt von der Konzentration der Antioxidantien in der Untersuchungslösung ab und liegt in der Regel zwischen 2 und 10 µl. Auf die Startpunkte b und c werden je 2 µl einer Farblösung aufgetragen, die eine Mischung von je 0,01 Prozent (*m*/V) Dimethylgelb *R*, Sudanrot G *R* und Indophenolblau *R* in Benzol *R* enthält. Die Laufstrecke von 10 cm wird für die beiden Laufrichtungen markiert. In der ersten Richtung wird mit ethanolfreiem Chloroform *R* chromatographiert. Die Platte wird 10 min lang an der Luft trocknen gelassen, um 90° gedreht und in der zweiten Richtung mit Benzol *R* chromatographiert. Die Platte wird 5 min lang an der Luft trocknen gelassen und danach mit einer 20prozentigen Lösung (*m*/V) von Molybdatophosphorsäure *R* in wasserfreiem Ethanol *R* bis zur bleibenden Gelbfärbung besprüht. Innerhalb der ersten zwei Minuten erscheinen nach und nach blaue Flecke. Nach weiteren 5 bis 10 min wird die Platte Ammoniakdämpfen ausgesetzt, bis ein weißer Untergrund erhalten wird. Die Substanzen erscheinen als blaue, schwachviolette oder grünliche Flecke. Das Chromatogramm wird mit Hilfe des Schemas in Abbildung I ausgewertet. Wenn auf dem Startpunkt ein blauer Fleck verbleibt, wird die Trennung und Identifizierung der polyhydroxylierten Antioxidantien nach Methode B durchgeführt.

B. Polyhydroxylierte Antioxidantien

Auf die Platte werden getrennt je 1, 2, 4 und 6 µl der Untersuchungslösung a und 1 bis 2 µl der Farblösung aufgetragen. Die Chromatographie erfolgt mit einer Mischung von 30 Volumteilen Essigsäure 98 % *R*, 60 Volumteilen Benzol *R* und 60 Volumteilen Petroläther *R* über eine Laufstrecke von 13 cm. Die Platte wird an der Luft trocknen gelassen und mit einer 20prozentigen Lösung (*m*/V) von Molybdatophosphorsäure *R* in wasserfreiem Ethanol *R* besprüht. Der Nachweis erfolgt wie bei der Identifizierung von nichtpolyhydroxylierten Antioxidantien angegeben. Die polyhydroxylierten Antioxidantien werden entsprechend der Lage der Flecke der Farblösung, wie im Schema der Abbildung II angegeben, identifiziert.

C. Mit Methanol nicht extrahierbare Antioxidantien

Die Chromatographie wird mit Hilfe einer zweiten Platte mit Untersuchungslösung b nach

Abbildung II. Schema der Chromatogramme der polyhydroxylierten Antioxidantien (Methode B)

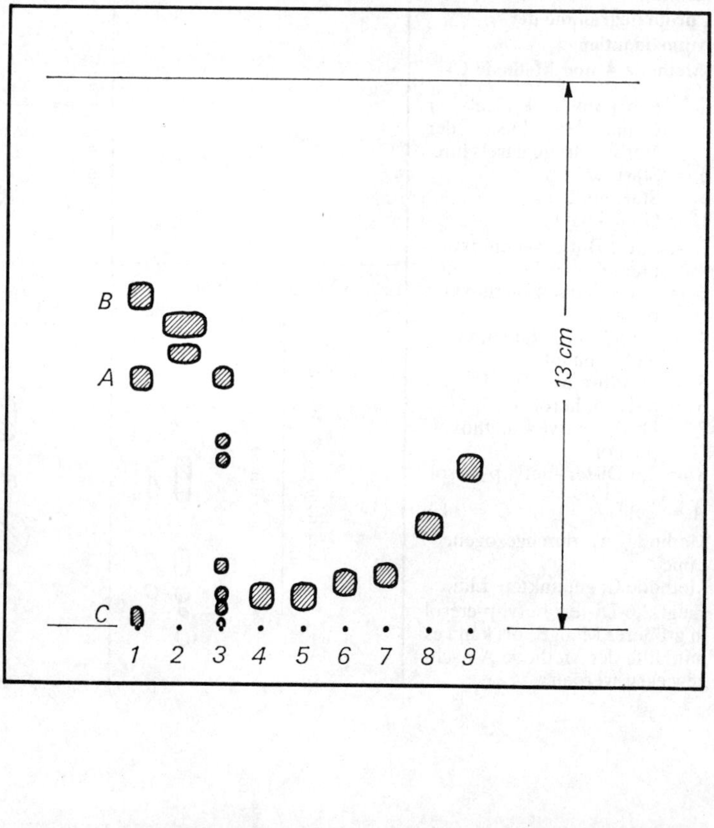

1 = Farblösung
2 = 2- und 3-*tert*-Butyl-4-methoxyphenol
3 = Guajakharz
4 = Nordihydroguaiaretsäure
5 = Methylgallat
6 = Ethylgallat
7 = Propylgallat
8 = Octylgallat
9 = Dodecylgallat

A = gelb
B = rot
C = blau

der Vorschrift für nichtpolyhydroxylierte Antioxidantien durchgeführt. Zum Nachweis wird die Platte mit einer 1prozentigen Lösung (*m*/V) von Dichlorchinonchlorimid *R* in wasserfreiem Ethanol *R* besprüht. Die Flecke werden innerhalb von 15 min deutlich sichtbar. Das Chromatogramm wird mit Hilfe des Schemas der Abbildung I ausgewertet. Die gepunkteten Zonen entsprechen jeweils α-Tocopherol und 2,6-Di-*tert*-butyl-p-cresol. β- und γ-Tocopherol liegen in der dem 2-*tert*-Butyl-4-methoxyphenol entsprechenden Zone.

V.3.3.5 Prüfung fetter Öle auf fremde Öle durch Dünnschichtchromatographie

Die Prüfung erfolgt mit Hilfe der Dünnschichtchromatographie (V.6.20.2) unter Verwendung einer Schicht von Kieselgur G *R*. Zur Imprägnierung wird die Platte in eine Chromatographiekammer gestellt, die die notwendige Menge einer Mischung von 10 Volumteilen flüssigem Paraffin *R* und 90 Volumteilen Petroläther *R* enthält; die Platte taucht etwa 5 mm in die Flüssigkeit ein. Wenn die Front des Imprägnierungsgemisches mindestens 12 cm vom unteren Rand der Platte aufgestiegen ist, wird die Platte aus der Chromatographiekammer herausgenommen und 5 min lang zum Verdunsten des Lösungsmittels stehengelassen. Die Chromatographie erfolgt in der gleichen Richtung wie die Imprägnierung.

Herstellung des Fettsäuregemisches: 2 g fettes Öl werden mit 30 ml ethanolischer 0,5 N-Kaliumhydroxid-Lösung 45 min lang unter Rückfluß erhitzt. Die Lösung wird mit 50 ml Wasser versetzt, erkalten gelassen und in einem Scheidetrichter dreimal mit je 50 ml Ether *R* ausgeschüttelt. Die Etherphasen werden verworfen. Die wäßrige Phase wird mit Salzsäure 36 % *R* angesäuert und dreimal mit je 50 ml Ether *R* ausgeschüttelt. Die Etherphasen werden vereinigt und dreimal mit je 10 ml Wasser gewaschen. Das Waschwasser wird verworfen. Der Ether wird über wasserfreiem Natriumsulfat *R* getrocknet, filtriert und auf dem Wasserbad abdestilliert. Der Rückstand wird zur Herstellung der Untersuchungslösung verwendet.

Der Rückstand kann auch aus der Seifenlösung bei der Bestimmung der unverseifbaren Anteile erhalten werden.

Untersuchungslösung: 40 mg des Fettsäuregemisches aus dem zu untersuchenden Öl werden in 4 ml Chloroform *R* gelöst.

Referenzlösung: 40 mg des Fettsäuregemisches, aus einer Mischung von 19 Volumteilen Maisöl *R* und 1 Volumteil Rapsöl *R* erhalten, werden in 4 ml Chloroform *R* gelöst.

Auf die Platte werden getrennt 3 µl jeder Lösung aufgetragen. Die Chromatographie erfolgt mit einer Mischung von 10 Volumteilen Wasser und 90 Volumteilen Essigsäure 98 % *R* über eine Laufstrecke von 8 cm. Die Platte wird 10 min lang bei 110 °C getrocknet und mit Ioddämpfen, wie bei der Identifizierung fetter Öle durch Dünnschichtchromatographie (V.3.1.3) angegeben, behandelt.

Das Chromatogramm der Untersuchungslösung muß immer folgende Flecke zeigen: bei einem Rf-Wert von etwa 0,5 den der Ölsäure entsprechenden Fleck und bei einem Rf-Wert von etwa 0,65 den der Linolsäure entsprechenden Fleck; sie müssen denen im Chromatogramm der Referenzlösung entsprechen. Bei bestimmten Ölen kann ein Fleck bei einem Rf-Wert von etwa 0,75 (Linolensäure) auftreten. Die Abwesenheit der Erucasäure (Rf-Wert etwa 0,25) in der Untersuchungslösung wird durch Vergleich mit dem Fleck im Chromatogramm der Referenzlösung geprüft.

V.3.3.6 Prüfung fetter Öle auf fremde Öle durch Gaschromatographie

Die Prüfung auf fremde Öle erfolgt über die Methylester der in dem zu untersuchenden Öl enthaltenen Fettsäuren.

Diese Methode ist weder anwendbar für Öle, die Glyceride von Fettsäuren mit Epoxy-, Hydroxyepoxy-, Cyclopropyl- oder Cyclopropenyl-Gruppen enthalten, noch für Öle, die größere Anteile an Fettsäuren mit weniger als acht C-Atomen enthalten, noch für Öle, deren Säurezahl größer als 2 ist.

Die Prüfung erfolgt mit Hilfe der Gaschromatographie (V.6.20.3) unter Verwendung eines Flammenionisations- oder Wärmeleitfähigkeitsdetektors.

Untersuchungslösung: Falls in der Monographie vorgeschrieben, wird das Öl vor der Methylierung getrocknet. 4,0 g Öl werden in einen

100-ml-Rundkolben mit Schliff eingewogen. Nach Zusatz von 40 ml wasserfreiem Methanol *R* und 0,5 ml einer 6prozentigen Lösung (*m*/V) von Kaliumhydroxid *R* in Methanol *R* wird der Kolben mit einem Rückflußkühler und einem Gaseinleitungsrohr verbunden. Stickstoff *R* (etwa 100 ml/min) wird eingeleitet, der Kolbeninhalt mehrmals umgeschüttelt und unter Rückfluß zum Sieden erhitzt. Wenn die Lösung nach etwa 10 min klar geworden ist, wird noch weitere 5 min lang erhitzt. Der Kolben wird unter fließendem Wasser abgekühlt und der Inhalt in einen Scheidetrichter überführt. Der Kolben wird mit 20 ml Heptan *R* gespült, das in den Scheidetrichter gegeben wird. Nach Zusatz von etwa 40 ml Wasser wird schwach umgeschüttelt. Wenn sich eine Emulsion bildet, wird mit Hilfe einer Pipette Heptan *R* tropfenweise zugegeben. Nach Trennen der Schichten wird die wäßrige Phase abgelassen und erneut mit 20 ml Heptan *R* ausgeschüttelt. Die organischen Phasen werden vereinigt, zweimal mit je 20 ml Wasser gewaschen, über wasserfreiem Natriumsulfat *R* getrocknet und durch Watte in einen 50-ml-Erlenmeyerkolben filtriert. Das Lösungsmittel wird auf dem Wasserbad in einem Strom von Stickstoff *R* fast vollständig verdampft.

Beschreibung der Säule:

a) Art und Korngröße des Trägermaterials: Kieselgur zur Gaschromatographie *R* (oder ein anderes geeignetes, inertes Trägermaterial); Korngröße 125 bis 200 µm; die Abweichung zwischen dem kleinsten und dem größten Teilchen darf bei der einzelnen Charge höchstens 25 µm betragen.

b) Art und Konzentration der stationären Phase: Macrogolsuccinat *R* oder Macrogoladipat *R* oder eine andere stationäre Phase mit der gleichen Anzahl an theoretischen Böden und gleicher Auflösung. Die Konzentration der Imprägnierung zwischen 5 und 15 Prozent (z. B. 10 Prozent bei einer Temperatur von 175 °C und 2 m Säulenlänge) wird so gewählt, daß das Verhältnis $16(t_R)^2/Ly^2$ (V.6.20.3) für Methylstearat *R* als innerer Standard mindestens 2000 beträgt.

c) Art, Länge und Durchmesser der Säule: Die Säule besteht aus einem gegen die Probe inerten Material, wie Glas oder rostfreier Stahl; Säulenlänge: 2 bis 3 m; innerer Durchmesser: 2 bis 4 mm. Die Säule darf weder bei einer 200 °C übersteigenden Temperatur vorbereitet noch einer solchen Temperatur ausgesetzt werden.

Bedingungen für die Chromatographie

a) Temperatur des Probeneinlasses: etwa 200 °C.

b) Temperatur der Säule:
   - isotherme Chromatographie: 180 ± 5 °C
   - Chromatographie mit linearem Temperaturprogramm: 120 bis 200 °C mit einem Temperaturanstieg von 5 °C je Minute.

c) Temperatur des Detektors: Wird ein Wärmeleitfähigkeitsdetektor verwendet, so soll die Temperatur des Detektorblockes etwa 200 °C betragen.

d) Flammenionisationsdetektor:
   - Trägergas: Stickstoff zur Chromatographie *R*, der mit Hilfe einer geeigneten Methode getrocknet wird und höchstens 10 ppm Sauerstoff enthalten darf
   - Hilfsgase
     1) Wasserstoff zur Chromatographie *R*, der frei von organischen Bestandteilen ist
     2) Luft, die frei von organischen Bestandteilen ist.

Substanzen zur Einstellung des Gaschromatographen

Mischung folgender Zusammensetzung	Äquivalent für Kettenlänge aus Eichkurven mit Macrogolsuccinat Säulen	Zusammensetzung in Prozent (*m/m*) bei der Analyse mit	
		isothermem Temperaturprogramm	linearem Temperaturprogramm
Methyllaurat *R*	12,0	5	10
Methylmyristat *R*	14,0	5	15
Methylpalmitat *R*	16,0	10	15
Methylstearat *R*	18,0	20	20
Methylarachidat *R*	20,0	40	20
Methyloleat *R*	18,6	20	20

e) Wärmeleitfähigkeitsdetektor:
   - Trägergas: Helium zur Chromatographie *R* oder Wasserstoff zur Chromatographie *R*, die mit Hilfe einer geeigneten Methode getrocknet sind und jeweils höchstens 10 ppm Sauerstoff enthalten dürfen.

f) Die Durchflußrate des Trägergases muß so geregelt sein, daß
   - das Verhältnis $16(t_R)^2/Ly^2$ für Methylstearat *R* als innerer Standard mindestens 2000 beträgt.
   - die Auflösung (V.6.20.3), berechnet für Methyloleat *R* und Methylstearat *R*, mindestens 1,25 beträgt.

Ausführung: Je nach Menge des noch vorhandenen Lösungsmittels werden 0,01 bis 0,1 µl Untersuchungslösung eingespritzt. Wird auf Fettsäuren geprüft, die in der Probe nur spurenweise vorkommen, kann das Volumen der Untersuchungslösung bis zu 1 µl betragen. Das Gemisch der Substanzen zur Einstellung des Gaschromatographen wird unter den gleichen Bedingungen wie die zu prüfende Substanz geprüft und die Retentionszeiten der verschiedenen Fettsäuren bestimmt.

Qualitative Analyse[1]: Mit Hilfe der in der Tabelle angegebenen Substanzen werden Eichkurven aufgestellt:

a) bei isothermer Chromatographie wird der Logarithmus der Nettoretentionszeit gegen die Anzahl der Kohlenstoffatome der Fettsäuren aufgetragen. Die Identifizierung der Peaks erfolgt mit Hilfe der erhaltenen Gerade und der „äquivalenten Kettenlänge" der einzelnen Peaks[2].
b) bei Chromatographie mit linearem Temperaturprogramm wird die Retentionszeit gegen die Anzahl der Kohlenstoffatome der Fettsäure aufgetragen. Die Identifizierung erfolgt mit Hilfe der Eichkurve.

Quantitative Analyse[1]: Die Verhältnismethode wird angewandt, wobei die Summe der Peakflächen im Chromatogramm, mit Ausnahme der Peakfläche des Lösungsmittels, als 100 Prozent angenommen wird. Ist die Apparatur mit einem Integrator versehen, werden die Werte als solche verwendet. Ist dies nicht der Fall, wird die Peakfläche durch Dreiecksberechnung bestimmt, indem die Höhe des Peaks mit der Breite in halber Höhe multipliziert wird. Dabei sind die während der Aufnahme des Chromatogramms eingestellten unterschiedlichen Meßverstärkungen zu berücksichtigen. Der Anteil eines Bestandteiles wird aus seiner Peakfläche und der Summe aller Peakflächen in Prozenten berechnet.

[1] Trennbedingungen, die zu Überlagerungen von Peaks führen, sind zu vermeiden (Anwesenheit von Verbindungen, deren Retentionszeiten sich nur geringfügig unterscheiden, wie z. B. Linolensäure und Arachinsäure).

[2] Die Eichkurve der gesättigten Fettsäuren ist eine Gerade. Die Logarithmen der Nettoretentionszeiten der ungesättigten Fettsäuren liegen auch auf dieser Geraden, jedoch an Punkten, die keinem ganzzahligen „Äquivalent für Kettenlänge" entsprechen.

V.3.3.6.N1 Prüfung auf Baumwollsamenöl

2,0 g Substanz werden mit einer Mischung von 1,0 ml Isoamylalkohol *R* und 1,0 ml einer 1prozentigen Lösung (*m*/V) von Schwefel *RN* in Schwefelkohlenstoff *R* im Wasserbad von 70 bis 80 °C unter Rückfluß und öfterem Umschütteln 5 min lang erwärmt. Wird mit abgestellter Kühlung anschließend in einem Bad von 110 bis 115 °C weiter erwärmt, so darf innerhalb von 2 h keine Rotfärbung eintreten.

V.3.3.6.N2 Prüfung auf Verdorbenheit

1,0 g Substanz wird 1 min lang mit 1,0 ml Salzsäure 36 % *R* und anschließend 5 s lang mit 1,0 ml Resorcin-Lösung *R* geschüttelt. Nach 5 min darf die wäßrige Schicht nicht stärker gefärbt sein als die jeweils angegebene Referenzlösung.

V.3.3.7 Fremde Steroide in Steroidhormonen

Methode A

Die Prüfung erfolgt mit Hilfe der Dünnschichtchromatographie (V.6.20.2) unter Verwendung einer Schicht von Kieselgel G*R*.

Untersuchungslösung: 75 mg Substanz werden in einer Mischung von 1 Volumteil Methanol *R* und 9 Volumteilen Chloroform *R* zu 5,0 ml gelöst.

Referenzlösung a: 75 mg der entsprechenden chemischen Referenzsubstanz *(CRS)* werden in einer Mischung von 1 Volumteil Methanol *R* und 9 Volumteilen Chloroform *R* zu 5,0 ml gelöst.

Referenzlösung b: Je 15 mg Cortisonacetat *CRS*, Prednisolon *CRS* und Prednison *CRS* werden in einer Mischung von 1 Volumteil Methanol *R* und 9 Volumteilen Chloroform *R* zu 50 ml gelöst.

Auf die Platte wird getrennt 1 µl jeder Lösung aufgetragen. Die Chromatographie erfolgt mit einer Mischung von 1,2 Volumteilen Wasser, 8 Volumteilen Methanol *R*, 15 Volumteilen Ether *R* und 77 Volumteilen Dichlormethan *R* über eine Laufstrecke von 15 cm. Nach Verdunsten des Lösungsmittels wird die Platte 10 min lang auf 100 bis 105 °C erhitzt und nach dem Abkühlen mit alkalischer Tetrazolblau-Lösung *R* besprüht. Der Hauptfleck im Chromatogramm der Untersuchungslösung entspricht in bezug auf Lage, Farbe und Größe dem mit der Referenzlösung a erhaltenen Fleck.

Kein im Chromatogramm der Untersuchungslösung auftretender Nebenfleck darf größer als der nächstliegende Fleck im Chromatogramm der Referenzlösung b sein.

Methode B

Die Prüfung erfolgt wie unter Methode A beschrieben, mit folgenden Abänderungen:

Referenzlösung b: Je 15 mg Cortisonacetat *CRS*, Desoxycortonacetat *CRS*, Prednisolonacetat *CRS* und Prednison *CRS* werden in einer Mischung von 1 Volumteil Methanol *R* und 9 Volumteilen Chloroform *R* zu 50 ml gelöst.

Die Chromatographie erfolgt mit einer Mischung von 0,2 Volumteilen Wasser, 5 Volumteilen Methanol *R* und 95 Volumteilen Dichlorethan *R*.

V.3.4 Kennzahlen

V.3.4.1 Säurezahl

Die Säurezahl (SZ) gibt an, wieviel Milligramm Kaliumhydroxid zur Neutralisation der in 1 g Substanz vorhandenen freien Säuren notwendig sind.

10,00 g oder die jeweils angegebene Menge der zu prüfenden Substanz werden in 50 ml einer Mischung von gleichen Volumteilen Ethanol 96 % *R* und Ether *R* gelöst. Das Lösungsmittelgemisch wird, falls nichts anderes vorgeschrieben ist, zuvor mit 0,1 N-Kaliumhydroxid-Lösung unter Zusatz von 0,5 ml Phenolphthalein-Lösung *R* 1 neutralisiert. Nach Lösen der Substanz wird mit 0,1 N-Kaliumhydroxid-Lösung bis zur mindestens 15 s lang bestehenbleibenden Rosafärbung titriert (*n* ml 0,1 N-Kaliumhydroxid-Lösung)

$$SZ = \frac{5{,}610 \cdot n}{m}$$

m = Einwaage der Substanz in Gramm.

V.3.4.2 Esterzahl

Die Esterzahl (EZ) gibt an, wieviel Milligramm Kaliumhydroxid zur Verseifung der in 1 g Substanz vorhandenen Ester notwendig sind, und errechnet sich aus der Differenz zwischen Verseifungszahl (VZ) und Säurezahl (SZ).

$$EZ = VZ - SZ$$

V.3.4.3 Hydroxylzahl

Die Hydroxylzahl (OHZ) gibt an, wieviel Milligramm Kaliumhydroxid der von 1 g Substanz bei der Acetylierung gebundenen Essigsäure äquivalent sind.

Methode A

In einem 150-ml-Acetylierungskolben mit aufsetzbarem Luftkühler wird, wenn nichts anderes vorgeschrieben ist, die in der nachstehenden Tabelle aufgeführte Einwaage verwendet. Das ebenfalls aus der Tabelle ersichtliche Volumen Acetylierungsgemisch *R* 1 wird hinzugefügt und der Luftkühler aufgesetzt.

Der Kolben wird 1 h lang im Wasserbad erhitzt, wobei der Wasserspiegel etwa 2,5 cm über dem Flüssigkeitsspiegel im Kolben gehalten wird. Nach 1 h wird der Kolben aus dem Wasserbad genommen und erkalten gelassen. Anschließend werden durch den Kühler 5 ml Wasser zugesetzt. Eine auftretende Trübung

Erwartete OHZ	Einwaage der Substanz in Gramm	Acetylierungsgemisch *R* 1 in Milliliter
10–100	2,0	5,0
100–150	1,5	5,0
150–200	1,0	5,0
200–250	0,75	5,0
250–300	0,60 oder 1,20	5,0 oder 10,0
300–350	1,0	10,0
350–700	0,75	15,0
700–950	0,5	15,0

wird durch Zusatz einer ausreichenden Menge Pyridin *R* beseitigt, wobei das hinzugefügte Volumen an Pyridin festgehalten wird. Nach dem Umschütteln wird erneut 10 min lang im Wasserbad erhitzt und danach abgekühlt. Kühler und Kolbenwand werden mit 5 ml Ethanol 96 % *R*, das zuvor gegen Phenolphthalein-Lösung *R* 1 neutralisiert wurde, abgespült. Nach Zusatz von 0,2 ml Phenolphthalein-Lösung *R* 1 wird mit 0,5 N-ethanolischer Kaliumhydroxid-Lösung titriert (n_1 ml 0,5 N-ethanolische Kaliumhydroxid-Lösung).

Unter denselben Bedingungen wird ein Blindversuch durchgeführt (n_2 ml 0,5 N-ethanolische Kaliumhydroxid-Lösung)

$$\text{OHZ} = \frac{28{,}05 \cdot (n_2 - n_1)}{m} + \text{SZ}$$

m = Einwaage der Substanz in Gramm.

Methode B

Die angegebene Menge der zu prüfenden Substanz wird in einen vollkommen trockenen, mit eingeschliffenem Glas- oder einem geeigneten Kunststoffstopfen versehenen 5-ml-Erlenmeyerkolben eingewogen und mit 2,0 ml Propionsäureanhydrid-Reagenz *R* versetzt. Der Kolben wird verschlossen, bis zur Lösung der Substanz langsam umgeschwenkt und, wenn nichts anderes angegeben ist, 2 h lang stehengelassen. Nach Öffnen des Kolbens werden Kolben und Kolbeninhalt in einen 500-ml-Weithalserlenmeyerkolben gebracht, der 25,0 ml einer 0,9prozentigen Lösung (*m*/V) von Anilin *R* in Cyclohexan *R* und 30 ml Essigsäure 98 % *R* enthält. Nach Umschütteln wird 5 min lang stehengelassen, mit 0,05 ml Kristallviolett-Lösung *R* versetzt und mit 0,1 N-Perchlorsäure bis zum Auftreten einer smaragdgrünen Farbe titriert (n_1 ml 0,1 N-Perchlorsäure). Unter gleichen Bedingungen wird ein Blindversuch durchgeführt (n_2 ml 0,1 N-Perchlorsäure)

$$\text{OHZ} = \frac{5{,}610\ (n_1 - n_2)}{m}$$

m = Einwaage der Substanz in Gramm.

Um einem möglichen Wassergehalt Rechnung zu tragen, wird dieser (y Prozent) mit Hilfe der Karl-Fischer-Methode (V.3.5.6) bestimmt. Die Hydroxylzahl errechnet sich nach der Formel:

$$\text{OHZ} = \text{gefundene OHZ} - 31{,}1\ y.$$

V.3.4.4 Iodzahl

Die Iodzahl (IZ) gibt an, wieviel Gramm Halogen, berechnet als Iod, von 100 g Substanz unter den beschriebenen Bedingungen gebunden werden.

Wenn nicht anders vorgeschrieben, werden zur Bestimmung die in der nachstehenden Tabelle angegebenen Einwaagen verwendet.

Erwartete IZ	Einwaage der Substanz in Gramm
unter 20	1,0
20–60	0,5 –0,25
60–100	0,25–0,15
über 100	0,15–0,10

Die vorgeschriebene Menge der Substanz wird in einem vorher getrockneten oder mit Essigsäure 98 % *R* ausgespülten 250-ml-Iodzahlkolben in 15 ml Chloroform *R* gelöst, wenn nichts anderes vorgeschrieben ist. Sodann werden langsam 25,0 ml Iodmonobromid-Lösung *R* zugefügt. Der Kolben wird verschlossen und, wenn nichts anderes vorgeschrieben ist, 30 min lang im Dunkeln unter häufigem Umschütteln aufbewahrt. Nach Zusatz von 10 ml einer 10prozentigen Lösung (*m*/V) von Kaliumiodid *R* und 100 ml Wasser wird unter kräftigem Umschütteln mit 0,1 N-Natriumthiosulfat-Lösung titriert, bis die Gelbfärbung fast verschwunden ist. Nach Zusatz von 5 ml Stärke-Lösung *R* wird die Titration tropfenweise bis zum Verschwinden der Blaufärbung fortgesetzt

(n_1 ml 0,1 N-Natriumthiosulfat-Lösung). Unter gleichen Bedingungen wird ein Blindversuch durchgeführt (n_2 ml 0,1 N-Natriumthiosulfat-Lösung)

$$IZ = \frac{1{,}269\ (n_2 - n_1)}{m}$$

m = Einwaage der Substanz in Gramm.

V.3.4.5 Peroxidzahl

Die Peroxidzahl (POZ) gibt die Peroxidmenge in Milliäquivalenten aktivem Sauerstoff an, die in 1000 g Substanz, gemäß nachstehender Methode bestimmt, enthalten ist.

In einen 250-ml-Erlenmeyerkolben mit Schliffstopfen werden 5,00 g Substanz eingewogen und in 30 ml einer Mischung von 2 Volumteilen Chloroform *R* und 3 Volumteilen Essigsäure 98 % *R* unter Umschütteln gelöst. Die Lösung wird nach Zusatz von 0,5 ml gesättigter Kaliumiodid-Lösung *R* genau 1 min lang geschüttelt, dann mit 30 ml Wasser versetzt und langsam unter ständigem Umschütteln mit 0,01 N-Natriumthiosulfat-Lösung titriert, bis die Gelbfärbung fast verschwunden ist. Nach Zusatz von 5 ml Stärke-Lösung *R* wird die Titration unter kräftigem Umschütteln bis zum Verschwinden der Blaufärbung fortgesetzt (n_1 ml 0,01 N-Natriumthiosulfat-Lösung). Unter gleichen Bedingungen wird ein Blindversuch durchgeführt (n_2 ml 0,01 N-Natriumthiosulfat-Lösung). Hierfür dürfen höchstens 0,1 ml 0,01 N-Natriumthiosulfat-Lösung verbraucht werden

$$POZ = \frac{10\ (n_1 - n_2)}{m}$$

m = Einwaage der Substanz in Gramm.

V.3.4.6 Verseifungszahl

Die Verseifungszahl (VZ) gibt an, wieviel Milligramm Kaliumhydroxid zur Neutralisation der freien Säuren und zur Verseifung der Ester von 1 g Substanz notwendig sind.

Die vorgeschriebene Menge Substanz wird in einem 250-ml-Kolben aus Borosilicatglas mit aufsetzbarem Rückflußkühler mit 25,0 ml 0,5 N-ethanolischer Kaliumhydroxid-Lösung und einigen Glaskügelchen versetzt. Der Rückflußkühler wird aufgesetzt und, falls nichts anderes vorgeschrieben ist, 30 min lang unter Rückfluß erhitzt. Nach Zusatz von 1 ml Phenolphthalein-Lösung *R* 1 wird sofort mit 0,5 N-Salzsäure titriert (n_1 ml 0,5 N-Salzsäure). Unter gleichen Bedingungen wird ein Blindversuch durchgeführt (n_2 ml 0,5 N-Salzsäure)

$$VZ = \frac{28{,}05\ (n_2 - n_1)}{m}$$

m = Einwaage der Substanz in Gramm.

V.3.4.7 Unverseifbare Anteile

Unter Unverseifbare Anteile werden die Substanzen verstanden und in Prozent (*m/m*) angegeben, die sich mit einem organischen Lösungsmittel aus einer Lösung der zu untersuchenden Substanz nach deren Verseifung extrahieren lassen und bei 100 bis 105 °C nicht flüchtig sind.

Die vorgeschriebene Menge Substanz wird in einem 250-ml-Kolben mit aufsetzbarem Rückflußkühler mit 50 ml 2 N-ethanolischer Kaliumhydroxid-Lösung *R* versetzt und 1 h lang auf dem Wasserbad unter häufigem Umschwenken und Rückfluß erhitzt. Danach wird der Kolbeninhalt unter 25 °C abgekühlt und mit 100 ml Wasser in einen Scheidetrichter gespült. Die Flüssigkeit wird vorsichtig dreimal mit je 100 ml peroxidfreiem Ether *R* ausgeschüttelt. Die vereinigten Etherauszüge werden in einem weiteren Scheidetrichter mit 40 ml Wasser einige Minuten lang schwach geschüttelt. Nach Trennung der Schichten wird die wäßrige Phase verworfen. Die Etherphase wird zweimal mit je 40 ml Wasser und anschließend abwechselnd dreimal mit je 40 ml einer dreiprozentigen Lösung (*m*/V) von Kaliumhydroxid *R* und 40 ml Wasser gewaschen. Die Etherphase wird mit je 40 ml Wasser so lange gewaschen, bis die wäßrige Phase nicht mehr alkalisch gegen Phenolphthalein reagiert. Die Etherphase wird in einen zuvor tarierten Kolben überführt und der Scheidetrichter mit peroxidfreiem Ether *R* ausgespült.

Der Ether wird vorsichtig abdestilliert und der Rückstand mit 6 ml Aceton *R* versetzt. Das Lösungsmittel wird mit Hilfe eines Luftstromes sorgfältig entfernt, der Rückstand bei 100 bis 105 °C bis zur Massekonstanz getrocknet, in einem Exsikkator erkalten gelassen und gewogen (*a* g).

$$\text{Unverseifbare Anteile in Prozent} = \frac{100\,a}{m}$$

m = Einwaage der Substanz in Gramm.

Der Rückstand wird in 20 ml Ethanol 96 % *R* gelöst, das zuvor gegen Phenolphthalein-Lösung *R* neutralisiert wurde, und mit 0,1 N-ethanolischer Natriumhydroxid-Lösung titriert. Falls der Verbrauch an 0,1 N-ethanolischer Natriumhydroxid-Lösung 0,2 ml übersteigt, erfolgte nur eine ungenügende Trennung der Schichten. Der ausgewogene Rückstand kann nicht als Unverseifbarer Anteil betrachtet werden. Die Prüfung ist zu wiederholen.

V.3.4.7.N1 Verhältniszahl

Die Verhältniszahl ist der Quotient aus Esterzahl (V.3.4.2) und Säurezahl (V.3.4.1).

V.3.4.7.N2 Unverseifbare Anteile

5,00 g Substanz werden in einem 250-ml-Kolben mit 7,0 g Kaliumhydroxid *R* und 50 ml Ethanol 96 % *R* versetzt und auf dem Wasserbad unter gelegentlichem Umschütteln 1 h lang unter Rückfluß erhitzt. Die noch warme Lösung wird mit 50 ml Wasser in einen 250-ml-Scheidetrichter gespült und nach dem Abkühlen 1 min lang mit 50 ml Petroläther *R* 1 ausgeschüttelt. Nach vollständiger Trennung der Flüssigkeiten wird die Seifenlösung in einem zweiten 250-ml-Scheidetrichter erneut 2mal mit je 50 ml Petroläther *R* 1 ausgeschüttelt. Beim Ausschütteln auftretende Emulsionen werden durch Zugabe von wenig Ethanol 96 % *R*, das man unter Drehen des Scheidetrichters längs der Wandung zulaufen läßt, beseitigt.

Die vereinigten Petrolätherauszüge werden in einem Scheidetrichter mehrmals mit einem Gemisch von je 25 ml Ethanol 96 % *R* und Wasser gewaschen, bis die Waschflüssigkeit durch Phenolphthalein-Lösung *R* 1 nicht mehr rot gefärbt wird. Die Petrolätherlösung wird in einem vorher bis zur konstanten Masse getrockneten Kolben auf dem Wasserbad möglichst weitgehend eingedampft und der Rückstand bei 100 bis 105 °C bis zur konstanten Masse getrocknet.

V.3.5 Gehaltsbestimmungsmethoden

V.3.5.1 Stickstoff in primären aromatischen Aminen

Die vorgeschriebene Menge Substanz wird in 50 ml Salzsäure 7 % *R* oder in einem anderen vorgeschriebenen Lösungsmittel gelöst. Nach Zusatz von 3 g Kaliumbromid *R* wird die Lösung in Eiswasser gekühlt und langsam unter andauerndem Rühren mit 0,1 M-Natriumnitrit-Lösung titriert.

Der Endpunkt wird elektrometrisch oder mit Hilfe des vorgeschriebenen Indikators bestimmt.

V.3.5.2 Kjeldahl-Bestimmung Halbmikro-Methode

Die Substanzmenge, die etwa 2 mg Stickstoff enthalten sollte, wird in einen Kjeldahl-Kolben eingewogen. 4 g einer pulverisierten Mischung von 100 g Kaliumsulfat *R*, 5 g Kupfer(II)-sulfat *R* und 2,5 g Selen *R* und 3 Glaskügelchen werden zugegeben. Am Kolbenrand anhaftende Teilchen werden mit 5 ml Schwefelsäure 96 % *R* so in den Kolben gespült, daß die Säure an der Kolbenwand entlangläuft. Der Kolbeninhalt wird durch Umschwenken gemischt. Um einen übermäßigen Verlust an Schwefelsäure zu vermeiden, wird der Kolben lose verschlossen, z. B. mit einer kurzgestielten Glastulpe. Nach zunächst allmählichem Erhitzen wird die Temperatur so lange erhöht, bis der Kolbeninhalt kräftig siedet und die Schwefelsäuredämpfe am Kolbenhals kondensieren. Dabei müssen jedoch Vorkehrungen getroffen werden, um ein Überhitzen des oberen Teils des Kolbens zu vermeiden. Wenn nichts anderes vorgeschrieben ist, wird das Erhitzen 30 min lang fortgesetzt. Nach Abkühlen wird das feste Produkt durch vorsichtigen Zusatz von 25 ml Wasser gelöst, erneut abgekühlt und in eine Wasserdampfdestillationsapparatur überführt. Nach Zusatz von 30 ml Natriumhydroxid-Lösung 40 % *R* wird sofort unter Einleiten von Wasserdampf destilliert. Etwa 40 ml Destillat werden in einer Mischung von 20,0 ml 0,01 N-Salzsäure und genügend Wasser, um das Kühlerende zu bedecken, aufgefangen. Gegen Ende der Destillation wird das Auffanggefäß so weit gesenkt, daß sich das Kühlerende über der sauren Flüssigkeit befindet. Dabei ist darauf zu achten, daß kein Wasser von der Kühleraußenseite in das Auffanggefäß gelangt. Nach Zusatz von Methylrot-Mischindikator-Lösung *R* wird das Destillat mit 0,01 N-Natriumhydroxid-Lösung titriert (n_1 ml 0,01 N-Natriumhydroxid-Lösung).

Mit etwa 50 mg Glucose *R* anstelle der zu untersuchenden Substanz wird unter den gleichen Bedingungen ein Blindversuch durchgeführt (n_2 ml 0,01 N-Natriumhydroxid-Lösung)

$$\text{Prozent Stickstoff} = \frac{0{,}01401 \cdot (n_2 - n_1)}{m}$$

m = Einwaage der Substanz in Gramm.

V.3.5.3 Schöniger-Methode

Wenn nichts anderes vorgeschrieben ist, wird als Verbrennungskolben ein mindestens 500 ml fassender Erlenmeyerkolben aus Borosilicatglas mit Glasstopfen verwendet. Am Stopfen ist ein geeigneter Substanzträger, z. B. aus Platin oder Platin-Iridium, angebracht.

Von der fein pulverisierten Substanz wird die vorgeschriebene Menge auf die Mitte eines etwa 30 mal 40 mm großen Filtrierpapiers gebracht, das eine etwa 10 mm breite und 30 mm lange Papierzunge hat. Wenn ein mit Lithiumcarbonat imprägniertes Papier vorgeschrieben ist, wird die Mitte des Filterpapiers mit einer gesättigten Lösung von Lithiumcarbonat *R* angefeuchtet und vor dem Gebrauch im Trockenschrank getrocknet. Die Substanz wird in das Papier eingewickelt und an dem Substanzträger angebracht. Der Erlenmeyerkolben wird mit Wasser oder mit der jeweils vorgeschriebenen Lösung zur Absorption der Verbrennungsprodukte beschickt. Die Luft in dem Kolben wird durch Sauerstoff in der Weise ersetzt, daß das Ende des Einleitungsrohres sich gerade über der Flüssigkeit befindet. Der Hals des Kolbens wird mit Wasser befeuchtet und der Kolben mit seinem Stopfen verschlossen. Das Filterpapier wird mit einer geeigneten Vorrichtung unter den üblichen Vorsichtsmaßnahmen angezündet. Während der Verbrennung muß der Erlenmeyerkolben fest verschlossen bleiben. Der Kolben wird kräftig geschüttelt, um die Verbrennungsprodukte zu lösen. Der Kolben wird abgekühlt und, falls nichts anderes vorgeschrieben ist, nach 5 min vorsichtig geöffnet. Die Schliffflächen, die Kolbenwand sowie der Substanzträger werden mit Wasser gewaschen. Nach Vereinigung der Waschflüssigkeit mit dem Kolbeninhalt wird nach der Vorschrift der jeweiligen Monographie vorgegangen.

V.3.5.4 Komplexometrische Titrationen

Aluminium

20,0 ml der vorgeschriebenen Lösung werden in einen 500-ml-Erlenmeyerkolben gebracht, 25,0 ml 0,1 M-Natriumedetat-Lösung und 10 ml einer Mischung von gleichen Volumteilen einer 15,5prozentigen Lösung (*m*/V) von Ammoniumacetat *R* und Essigsäure 12 % *R* zugefügt und 2 min lang gekocht. Nach dem Abkühlen werden 50 ml wasserfreies Ethanol *R* und 3 ml einer frisch hergestellten 0,025prozentigen Lösung (*m*/V) von Dithizon *R* in wasserfreiem Ethanol *R* zugefügt. Der Überschuß an 0,1 M-Natriumedetat-Lösung wird mit 0,1 M-Zinksulfat-Lösung bis zum Farbumschlag von Grünlichblau nach Rötlichviolett titriert.

1 ml 0,1 M-Natriumedetat-Lösung entspricht 2,698 mg Al.

Bismut

Die vorgeschriebene salpetersaure Lösung wird in einem 500-ml-Erlenmeyerkolben mit Wasser zu 250 ml verdünnt. Wenn nichts anderes vorgeschrieben ist, wird tropfenweise und unter Schütteln Ammoniak-Lösung 26 % *R* bis zum Auftreten einer Trübung zugefügt. Nach Zusatz von 0,5 ml Salpetersäure 65 % *R* wird die Lösung auf etwa 70 °C erhitzt, bis die Trübung wieder völlig verschwunden ist. Nach Zusatz von etwa 50 mg Xylenolorange-Verreibung *R* wird mit 0,1 M-Natriumedetat-Lösung bis zum Farbumschlag von Rötlichviolett nach Gelb titriert.

1 ml 0,1 M-Natriumedetat-Lösung entspricht 20,90 mg Bi.

Blei

Die vorgeschriebene Lösung wird in einem 500-ml-Erlenmeyerkolben mit Wasser zu 200 ml verdünnt. Die Lösung wird nach Zusatz von etwa 50 mg Xylenolorange-Verreibung *R* so lange mit Methenamin *R* versetzt, bis die Lösung violettrosa gefärbt ist. Mit 0,1 M-Natriumedetat-Lösung wird bis zum Farbumschlag von Violettrosa nach Gelb titriert.

1 ml 0,1 M-Natriumedetat-Lösung entspricht 20,72 mg Pb.

Calcium

Die vorgeschriebene Lösung wird in einem 500-ml-Erlenmeyerkolben mit Wasser zu 300 ml verdünnt. Nach Zusatz von 6,0 ml Natriumhydroxid-Lösung 40 % *R* und etwa 15 mg Calconcarbonsäure-Verreibung *R* wird mit 0,1 M-Natriumedetat-Lösung bis zum Farbumschlag von Violett nach Tiefblau titriert.

1 ml 0,1 M-Natriumedetat-Lösung entspricht 4,008 mg Ca.

Magnesium

Die vorgeschriebene Lösung wird in einem 500-ml-Erlenmeyerkolben mit Wasser zu 300 ml verdünnt. Die Lösung wird mit 10 ml Ammoniumchlorid-Pufferlösung *p*H 10,0 *R* und etwa 50 mg Eriochromschwarz-T-Verreibung *R* versetzt, auf etwa 40 °C erwärmt und bei dieser Temperatur mit 0,1 M-Natriumedetat-Lösung bis zum Farbumschlag von Violett nach Tiefblau titriert.

1 ml 0,1 M-Natriumedetat-Lösung entspricht 2,431 mg Mg.

Zink

Die vorgeschriebene Lösung wird in einem 500-ml-Erlenmeyerkolben mit Wasser zu 200 ml verdünnt. Die Lösung wird nach Zusatz von etwa 50 mg Xylenolorange-Verreibung *R* so lange mit Methenamin *R* versetzt, bis die Lösung violettrosa gefärbt ist. Nach Zusatz von weiteren 2 g Methenamin *R* wird die Lösung mit 0,1 M-Natriumedetat-Lösung bis zum Farbumschlag von Violettrosa nach Gelb titriert.

1 ml 0,1 M-Natriumedetat-Lösung entspricht 6,54 mg Zn.

V.3.5.5 Titration in wasserfreiem Medium

Basen

Die Substanz wird in dem bereits vorher neutralisierten, in der Monographie vorgeschriebenen Lösungsmittel oder Lösungsmittelgemisch gelöst und mit Perchlorsäure der vorgeschriebenen Normalität titriert.

Der Endpunkt der Titration wird entweder mit Hilfe der Potentiometrie (V.6.14) oder des vorgeschriebenen Indikators bestimmt. Falls erforderlich, wird ein Blindversuch durchgeführt.

Halogensalze organischer Basen

Zu dem in der Monographie vorgeschriebenen Lösungsmittel oder Lösungsmittelgemisch wird das vorgeschriebene Volumen an Quecksilber(II)-acetat-Lösung *R* hinzugefügt, neutralisiert und die vorgeschriebene Menge Substanz darin gelöst und mit Perchlorsäure der vorgeschriebenen Normalität titriert.

Der Endpunkt der Titration wird entweder mit Hilfe der Potentiometrie (V.6.14) oder des vorgeschriebenen Indikators bestimmt. Falls erforderlich, wird ein Blindversuch durchgeführt.

Säuren

Die Substanz wird in einem geschlossenen Gefäß oder in einer kohlendioxid- und wasserfreien Atmosphäre in dem vorgeschriebenen, zuvor neutralisierten Lösungsmittel oder Lösungsmittelgemisch gelöst und mit der vorgeschriebenen basischen Lösung titriert.

Der Endpunkt der Titration wird entweder mit Hilfe der Potentiometrie (V.6.14) oder mit Hilfe des vorgeschriebenen Indikators bestimmt. Falls erforderlich, wird ein Blindversuch durchgeführt.

V.3.5.6 Karl-Fischer-Methode

Halbmikro-Bestimmung von Wasser

Die Apparatur besteht aus einem Titrationskolben von etwa 60 ml Inhalt mit 2 Platinelektroden, einem Stickstoff-Einleitungsrohr (Gaseinlaßrohr), einem Stopfen, durch den die Bürettenspitze reicht, und einem Luftauslaßrohr, das durch ein Trocknungsmittel geschützt ist. Die Substanz wird durch eine seitliche Öffnung eingebracht, die mit einem Schliffstopfen verschlossen wird. Während der Titration wird mit einem Magnetrührer oder durch Einleiten von getrocknetem Stickstoff gemischt.

Der Endpunkt wird elektrometrisch bestimmt. Eine geeignete Meßanordnung besteht aus einem Regelwiderstand von etwa 2000 Ohm, verbunden mit einer 1,5-V-Spannungsquelle zur Erzielung eines veränderlichen Potentials. Der Widerstand wird so eingestellt, daß ein niedriger Anfangsstrom durch die Platin-Elektroden und durch ein in Reihe geschaltetes Mikroamperemeter fließt. Nach jedem Reagenzzusatz zeigt die Mikroamperemeternadel einen Ausschlag, kehrt aber sofort wieder in ihre Ausgangsstellung zurück. Das Ende der Titration wird durch einen Ausschlag angezeigt, der mindestens 30 s lang anhält.

Die Karl-Fischer-Lösung *R* wird nach Bestimmung des Wirkungswertes (VII.1.1) verwendet. Die bei dieser Methode verwendeten Reagenzien und Lösungen müssen vor Feuchtigkeit geschützt gelagert und während der Bestimmung sowie bei jeder anderen Handhabung vor Luftfeuchtigkeit geschützt werden. Die Karl-Fischer-Lösung *R* wird, vor Licht geschützt, vorzugsweise in einem Gefäß gelagert, das mit einer automatischen Bürette verbunden ist.

Falls in der Monographie nichts anderes vorgeschrieben ist, wird die Bestimmung nach Methode A durchgeführt.

Methode A

Etwa 20 ml wasserfreies Methanol *R* oder das in der Monographie vorgeschriebene Lösungsmittel werden in den Titrationskolben gegeben und die Karl-Fischer-Lösung *R* bis zum elektrometrisch ermittelten Endpunkt zugesetzt. Die vorgeschriebene Menge Substanz wird schnell hinzugefügt, 1 min lang gerührt und erneut mit der Karl-Fischer-Lösung *R* bis zum elektrometrisch ermittelten Endpunkt titriert.

Methode B

Etwa 10 ml wasserfreies Methanol *R* oder das in der Monographie vorgeschriebene Lösungsmittel werden in den Titrationskolben gegeben und die Karl-Fischer-Lösung *R* bis zum elektrometrisch ermittelten Endpunkt zugesetzt. Die vorgeschriebene Menge der in einer geeigneten Zerkleinerungsform vorliegenden Substanz wird schnell hinzugefügt. Karl-Fischer-Lösung *R* wird in einer genau bestimmten, einen Überschuß von etwa 1 ml ergebenden Menge oder in der in der Monographie vorgeschriebenen Menge zugesetzt. Der geschlossene Titrationskolben wird vor Licht geschützt 1 min lang oder während der in der Monographie vorgeschriebenen Zeit unter gelegentlichem Schütteln stehengelassen. Der Überschuß an Karl-Fischer-Lösung *R* wird mit wasserfreiem Methanol *R* oder mit dem in der Monographie vorgeschriebenen Lösungsmittel, denen eine genau bekannte, etwa 0,25 Prozent (*m*/V) entsprechende Menge Wasser zugesetzt worden ist, titriert, bis wieder der schwache Anfangsstrom erreicht ist.

V.3.5.7 Aluminium in Adsorbat-Impfstoffen

Die Substanz wird homogenisiert. Eine 5 bis 6 mg Aluminium enthaltende Menge Substanz wird in einem 50-ml-Kjeldahlkolben mit 1 ml Schwefelsäure 96 % *R*, 0,1 ml Salpetersäure 65 % *R* und einigen Glasperlen versetzt. Die Lösung wird bis zur Entwicklung dichter, weißer Dämpfe erhitzt. Wenn in diesem Stadium Verkohlung eintritt, wird mit einigen weiteren Tropfen Salpetersäure 65 % *R* versetzt und bis zum Verschwinden der Färbung gekocht. Danach wird einige Minuten lang abkühlen gelassen, vorsichtig 10 ml Wasser zugefügt und bis zur Erzielung einer klaren Lösung weitergekocht.

Nach dem Erkalten wird die Lösung mit 0,05 ml Methylorange-Lösung *R* versetzt und mit Natriumhydroxid-Lösung 40 % *R* neutralisiert (6,5 bis 7 ml). Falls ein Niederschlag entsteht, wird er durch tropfenweisen Zusatz von Schwefelsäure 10 % *R* gelöst. Die Lösung wird in einen 250-ml-Erlenmeyerkolben überführt und der Kjeldahlkolben mit 25 ml Wasser nachgespült. Die Lösung wird mit 25,0 ml 0,02 M-Natriumedetat-Lösung sowie mit 10 ml Acetat-Pufferlösung *p*H 4,4 *R* versetzt und nach Zusatz von einigen Glasperlen 3 min lang schwach gekocht. Nach Zusatz von 0,1 ml Pyridylazonaphthol-Lösung *R* wird die heiße Lösung mit 0,02 M-Kupfer(II)-sulfat-Lösung bis zum Farbumschlag nach Braunpurpur titriert. Ein Blindversuch wird durchgeführt.

1 ml 0,02 M-Natriumedetat-Lösung entspricht 0,5396 mg Al.

V.3.5.8 Calcium in Adsorbat-Impfstoffen

Alle Lösungen, die für diese Prüfung verwendet werden, sind mit destilliertem Wasser herzustellen.

Die Bestimmung erfolgt mit Hilfe der Flammenphotometrie (V.6.16, Methode I). Die Substanz wird homogenisiert. 1,0 ml Substanz wird nach Zusatz von 0,2 ml Salzsäure 7 % *R* mit Wasser zu 3,0 ml verdünnt. Die Absorption bei 620 nm wird gemessen.

V.3.5.9 Phenol in Sera und Impfstoffen

Die Substanz wird homogenisiert. Ein geeignetes Volumen wird so mit Wasser verdünnt, daß eine Lösung mit etwa 15 µg Phenol je Milliliter erhalten wird. Referenzlösungen werden mit Phenol *R* hergestellt, die 5, 10, 15, 20 und 30 µg Phenol je Milliliter enthalten. Je 5 ml der Untersuchungslösung und der Referenzlösungen werden mit jeweils 5 ml Pufferlösung *p*H 9,0 *R*, 5 ml Aminopyrazolon-Lösung *R* und 5 ml Kaliumhexacyanoferrat(III)-Lösung *R* versetzt. Nach 10 min wird die Farbintensität bei 546 nm gemessen.

Eine Eichkurve wird aufgestellt und die Phenolkonzentration der Lösung abgelesen.

V.4 Methoden der Pharmakognosie

V.4.N1 Vorbereitung des Untersuchungsmaterials

Von Ganz- oder Schnittdrogen sind zur Untersuchung der mikroskopischen Merkmale Schnitte anzufertigen. Ist das nicht möglich, ist die Droge im pulverisierten Zustand zu untersuchen. Für Ganzdrogen vorgeschriebene Identitätsprüfungen sind sinngemäß auch bei Schnittdrogen auszuführen.

Zur Herstellung der Schnitte wird die trockene Droge, wenn es nötig ist, zuerst durch Aufkochen in Wasser aufgeweicht und mit Ethanol geeigneter Konzentration oder in einem Ethanol-Glycerol-Gemisch gehärtet.

Für die Untersuchung auf Stärke und zur Ausführung von chemischen Reaktionen ist nichtaufgekochtes Drogenmaterial zu verwenden. Zum Aufhellen wird das Drogenmaterial auf einem Objektträger in eine Lösung von 80 g Chloralhydrat *RN* in 20 ml Wasser gelegt, mit einem Deckglas bedeckt und mehrmals vorsichtig bis zur beginnenden Blasenbildung erhitzt.

V.4.N2 Histochemische Nachweise auf dem Objektträger

Aleuronkörner mit *Iod-Glycerol.* Zum Drogenmaterial in Ethanol 96 % *R* oder Glycerol *R* wird Iod-Glycerol *RN* hinzugefügt. Aleuronkörner mit Ausnahme der Globoide färben sich dunkelgelb.

Gerbstoffe

a) mit *Eisenchlorid.* Das Drogenmaterial wird mit Eisen(III)-chlorid-Lösung *R* 1 durchfeuchtet und anschließend mit Glycerol *R* aufgehellt. Gerbstoffhaltige Gewebe färben sich blauschwarz oder grünlich.

b) mit *Vanillin-Salzsäure.* Das Drogenmaterial wird mit einer 1prozentigen Lösung (*m*/V) von Vanillin *R* in Ethanol 90 % *RN* durchfeuchtet. Nach Verdunsten des Ethanols wird 1 Tropfen Salzsäure 36 % *R* zugefügt. Gewebe, welche Catechingerbstoffe enthalten, färben sich rot.

Inulin mit *1-Naphthol-Schwefelsäure.* Das Drogenmaterial wird mit einer 20prozentigen Lösung (*m*/V) von 1-Naphthol *R* in Ethanol 96 % *R* befeuchtet. Auf Zusatz von 1 Tropfen Schwefelsäure 96 % *R* löst sich Inulin unter tiefvioletter Färbung.

Lignin

a) mit *Phloroglucin-Salzsäure.* Das Drogenmaterial wird mit einer 1prozentigen Lösung (*m*/V) von Phloroglucin *R* in Ethanol 96 % *R* durchfeuchtet. Nach Verdunsten des Ethanols wird 1 Tropfen Salzsäure 36 % *R* zugesetzt. Verholzte Membranen färben sich rot.

b) mit *Anilinsulfat.* Das Drogenmaterial wird in Anilinsulfat-Lösung *RN* gelegt. Verholzte Membranen färben sich gelb.

Schleim

a) mit *Tusche.* Das Drogenmaterial wird in Tusche *RN* gelegt. Der gequollene Schleim bildet helle Höfe im dunklen Präparat.

b) mit *Methylenblau.* Das Drogenmaterial wird in eine 0,15prozentige Lösung (*m*/V) von Methylenblau *R* gelegt, dabei bilden sich violettblau gefärbte Schleimkugeln.

Stärke mit *Iod.* Zum Drogenmaterial in Wasser wird Iod-Lösung *R* zugesetzt. Stärkekörner färben sich dunkelviolettblau.

Suberin, Kutin, fettes und ätherisches Öl mit *Sudan-Glycerol.* Das Drogenmaterial wird in Sudan-III-Glycerol *RN* mehrmals schwach erwärmt. Nach 30 min sind verkorkte Zellwände, kutinisierte Schichten und Öle orangerot gefärbt.

V.4.N3 Drüsenhaare

Drüsenhaare vom Typ A bestehen aus mehreren, meistens 3 bis 5 übereinanderstehenden

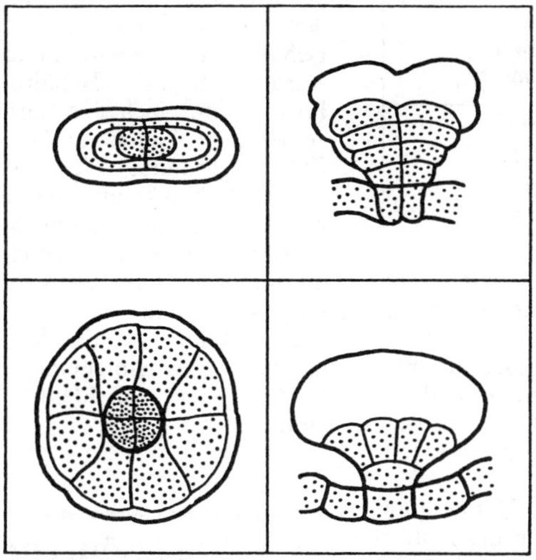

Etagen von 2 Zellen und erscheinen in der Aufsicht als quergeteilte Ellipsen (Compositendrüsenhaare; Asteraceen).

Drüsenhaare vom Typ B besitzen 1 bis 2 kurze Stielzellen und meistens 8 kreisförmig nebeneinanderliegende Exkretionszellen mit abgehobener Kutikula und erscheinen in der Aufsicht kreisförmig bis leicht oval (Labiatendrüsenschuppen; Lamiaceen).

V.4.N4 Fremde Bestandteile

Werden bei mikroskopischer und histochemischer Prüfung der pulverisierten Droge Hinweise auf Verunreinigungen erhalten, so sind aus der sorgfältig gemischten Probe 3 weitere Präparate anzufertigen, mit denen Prüfungen, die nicht eindeutig ausgefallen sind, wiederholt werden. Die pulverisierte Droge kann als in dieser Hinsicht den Vorschriften entsprechend angesehen werden, wenn Bestandteile, die den Angaben der Monographie nicht entsprechen, nur vereinzelt und nicht bei mehreren Präparaten angetroffen werden. In Zweifelsfällen ist zum Vergleich ein Pulver gleichen Feinheitsgrades aus einwandfreier ganzer oder geschnittener Droge herzustellen.

V.4.N5 Mikrosublimation

Zur Mikrosublimation dient der Block zur Bestimmung des Sofortschmelzpunktes (V.6.11.3), dem beiderseits plangeschliffene Glasringe von etwa 3 bis 8 mm Höhe und von etwa 10 bis 15 mm Durchmesser aufgesetzt werden. Die zum Auffangen des Sublimats bestimmte Vorlage (Deckglas oder Objektträger) ist durch Aufbringen eines Wassertropfens zu kühlen und von Zeit zu Zeit zu wechseln.

V.4.N6 Zerkleinerungsgrad von Schnitt- und Pulverdrogen

Bei der Herstellung von Schnitt- und Pulverdrogen ist die Droge so zu zerkleinern, daß die größten Teilchen dem vorgeschriebenen Zerkleinerungsgrad entsprechen. Eine zu starke Zerkleinerung der Droge ist zu vermeiden.

Folgende Schnittformen haben sich bewährt:

grob geschnitten, handelsmäßig als ,,concisus" bezeichnet (Siebe von 4000 bis 2800)

fein geschnitten, auch als ,,minutim concisus" bezeichnet (Sieb 2000)

gepulvert, auch als ,,pulvis" bezeichnet (Siebe von 710 bis 180)

Bezeichnung des Zerkleinerungsgrades	lichte Maschenweite in Mikrometer
spezielle Schnitte	über 11 200
geschnittene Drogen	4000 bis 2000
gepulverte Drogen	710 bis 180

Andere Maschenweiten im Rahmen der vom Arzneibuch vorgegebenen Siebnummern (V.1.4) sind möglich.

Die bei der Herstellung der geschnittenen Droge entstehenden feineren Anteile sind zu entfernen, wenn die geschnittene Droge als solche oder in Teegemischen verwendet werden soll.

Werden geschnittene Drogen zur Herstellung von Zubereitungen mit einem Lösungsmittel ausgezogen, so dürfen die feineren Anteile nicht entfernt werden, sofern nichts anderes vorgeschrieben ist.

V.4.N7 Art und Umfang der Probenahme von Drogen

Art der Probenahme

Bei Mengen bis zu 1 kg wird aus der gut durchmischten Gesamtmenge 1 Probe entnommen, die mindestens für die vorgeschriebenen Prüfungen ausreicht.

Bei Mengen von 1 bis 5 kg werden aus dem oberen, mittleren und unteren Bereich des Behältnisinhaltes 3 etwa gleich große Proben entnommen, die jeweils mindestens für die vorgeschriebenen Prüfungen ausreichen. Die Proben werden gut gemischt. Aus der Mischung wird 1 Probe für die vorgeschriebenen Prüfungen entnommen.

Bei Mengen über 5 kg werden aus dem oberen, mittleren und unteren Bereich des Behältnisinhaltes 3 etwa gleich große Proben von jeweils mindestens 250 g entnommen. Die Proben werden gut gemischt. Aus der Mischung wird 1 Probe für die vorgeschriebenen Prüfungen entnommen.

Umfang der Probenahme

Beträgt die Anzahl (*n*) der Behältnisse 3 oder weniger, so wird aus jedem Behältnis eine Probe, wie unter „Art der Probenahme“ angegeben, für die vorgeschriebenen Prüfungen des Behältnisinhaltes entnommen.

Bei mehr als 3 Behältnissen erfolgt diese Probenahme nach der Formel $\sqrt{n} + 1$, wobei gebrochene Zahlen auf die nächsthöhere ganze Zahl aufgerundet werden. Aus den so entnommenen Proben kann, wie unter „Art der Probenahme“ angegeben, ein Mischmuster hergestellt und daraus 1 Probe entnommen werden, die mindestens für die vorgeschriebenen Prüfungen ausreicht.

Unmittelbar vor der Verarbeitung des Behältnisinhaltes erfolgt eine sensorische Kontrolle der Droge auf Identität und Verunreinigungen.

V.4.1 Salzsäureunlösliche Asche

Die salzsäureunlösliche Asche ist der Rückstand, der nach Extraktion der Sulfatasche oder der Asche mit Salzsäure erhalten wird, bezogen auf 100 g Droge.

In den Tiegel, der den bei der Bestimmung der Sulfatasche oder Asche verbliebenen Rückstand enthält, werden 15 ml Wasser und 10 ml Salzsäure 36 % *R* gegeben. Der Tiegel wird mit einem Uhrglas bedeckt, die Mischung 10 min lang leicht zum Sieden erhitzt und erkalten gelassen. Der Rückstand wird durch ein aschefreies Filter abfiltriert und so lange mit heißem Wasser gewaschen, bis das Filtrat neutral reagiert. Der Rückstand wird getrocknet, bei schwacher Rotglut erhitzt, in einem Exsikkator erkalten gelassen und gewogen. Das Glühen wird so oft wiederholt, bis zwei aufeinanderfolgende Wägungen um höchstens 1 mg voneinander abweichen.

V.4.2 Fremde Bestandteile

Pflanzliche Drogen sollen frei von Schimmel, Insekten und anderen tierischen Verunreinigungen sein.

Wenn nichts anderes in der Monographie vorgeschrieben ist, dürfen die fremden Bestandteile höchstens 2 Prozent (*m/m*) betragen.

Die fremden Bestandteile setzen sich ganz oder teilweise zusammen aus:

1. *Fremde Pflanzenteile:* Teile der Pflanze selbst, welche jedoch nicht der Definition oder Beschreibung in der Monographie entsprechen.
2. *Fremde Verunreinigung:* Teile fremder Pflanzen oder mineralische Stoffe.

Bestimmung: 100 bis 500 g Droge oder die in der Monographie vorgeschriebene Mindestmenge werden abgewogen und in dünner Schicht ausgebreitet. Die fremden Bestandteile werden durch Prüfen mit dem Auge oder mit Hilfe einer Lupe (6fache Vergrößerung) bestimmt. Sie werden ausgelesen und gewogen, und ihr Prozentgehalt wird berechnet.

V.4.3 Spaltöffnungen und Spaltöffnungsindex

Spaltöffnungen: Bei den Spaltöffnungen (siehe Abbildung), die durch Form und Anordnung der Nebenzellen voneinander abweichen, werden folgende Typen unterschieden:

1. *Anomocytischer Typ* (unregelmäßige Zellen): Die Spaltöffnungen sind von einer unterschiedlichen Anzahl Zellen umgeben, die sich im allgemeinen nicht von den Epidermiszellen unterscheiden.

2. *Anisocytischer Typ* (ungleiche Zellen): Die Spaltöffnungen sind normalerweise von 3 Nebenzellen umgeben, von denen eine auffallend kleiner ist.

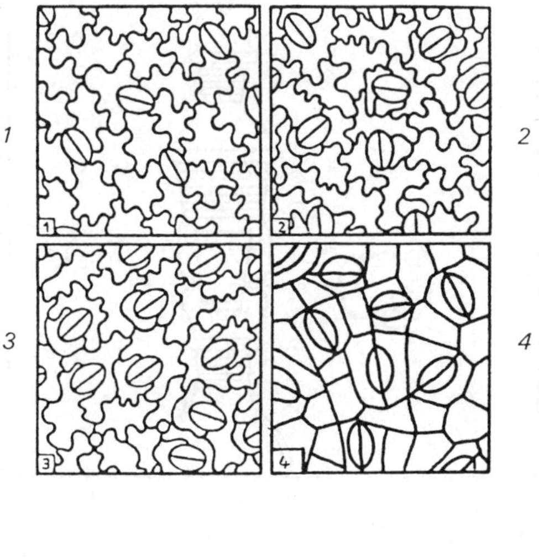

3. *Diacytischer Typ* (transversale Zellen): Die Spaltöffnungen sind von 2 Nebenzellen begleitet, deren Längsachsen einen rechten Winkel mit der Achse der jeweiligen Spaltöffnung bilden.

4. *Paracytischer Typ* (parallele Zellen): Die Spaltöffnungen besitzen an jeder Seite eine oder mehrere Nebenzellen, deren Längsachsen parallel zu der Achse der jeweiligen Spaltöffnung liegen.

Spaltöffnungsindex

$$\text{Spaltöffnungsindex} = \frac{100 \cdot S}{E + S}$$

S = Anzahl der Spaltöffnungen einer bestimmten Blattoberfläche
E = Anzahl der Epidermiszellen (einschließlich Haare) für dieselbe Blattoberfläche

Für jede Droge wird der Mittelwert aus mindestens 10 Bestimmungen errechnet.

V.4.4 Quellungszahl

Die Quellungszahl gibt das Volumen in Millilitern an, das 1 g Droge einschließlich des anhaftenden Schleimes nach dem Quellen in einer wasserhaltigen Flüssigkeit nach 4 h einnimmt.

Falls nichts anderes vorgeschrieben ist, wird 1,0 g Ganzdroge oder die nach den Angaben der Monographie pulverisierte Droge in einem verschließbaren, in 0,5 ml unterteilten 25-ml-Meßzylinder (Länge der Einteilung etwa 125 ± 5 mm) mit 1,0 ml Ethanol 96 % *R* befeuchtet und mit 25 ml Wasser versetzt. Nach Verschließen des Meßzylinders wird 1 h lang in Abständen von jeweils 10 min kräftig geschüttelt und 3 h lang stehengelassen. 90 min nach dem Ansetzen werden größere Flüssigkeitsvolumina in der Drogenschicht und auf der Flüssigkeitsoberfläche schwimmende Drogenpartikel durch Drehen des Zylinders um die Längsachse beseitigt. Das Volumen der Droge einschließlich des anhaftenden Schleimes wird abgelesen. Drei Parallelversuche werden durchgeführt.

Die Quellungszahl wird als Mittelwert aus diesen Versuchen berechnet.

V.4.4.N1 Bestimmung des Bitterwertes

Unter Bitterwert wird der reziproke Wert derjenigen Konzentration eines Arzneimittels verstanden, in der es eben noch bitter schmeckt. Zum Vergleich dient Chininhydrochlorid, dessen Bitterwert mit 200 000 eingesetzt wird.

Ermittlung des Korrekturfaktors: 1,0 ml einer 0,1prozentigen Lösung (*m*/V) von Chininhydrochlorid *R* wird mit Wasser zu 100 ml verdünnt. Von dieser Stammlösung wird folgende Verdünnungsreihe hergestellt: Beginnend bei 4,2 ml Stammlösung werden, in Abstufungen von 0,2, bis 5,8 ml Stammlösung mit Wasser zu 10 ml verdünnt.

Zur Geschmacksprüfung werden jeweils 10 ml der einzelnen Verdünnungen im Mund – besonders am seitlichen und oberen Zungengrund – 30 s lang hin und her bewegt. Begonnen wird mit der verdünnten Stammlösung niedrigster Konzentration. Wird diese Lösung nicht als bitter empfunden, wird sie ausgespuckt und noch 1 min lang gewartet, ob eine Bitterempfindung auftritt. Hierauf wird der Mund mit Wasser ausgespült. Nach einer Wartezeit von mindestens 10 min wird die nächsthöhere Konzentration in gleicher Weise geprüft. Zur Berechnung des Korrekturfaktors (*k*) wird die niedrigste, eben noch als bitter empfundene Grenzkonzentration verwendet

$$k = \frac{5,00}{n}$$

n = Milliliter Stammlösung in der als bitter empfundenen Verdünnung.

Bei *Drogen* wird zur Prüfung, ob die Droge dem als Mindestforderung genannten Bitterwert entspricht, folgendermaßen verfahren: 1,00 g pulverisierte Droge (710) wird mit 1000 ml siedendem Wasser übergossen und 30 min lang unter häufigem Umschütteln auf dem Wasserbad extrahiert. Nach dem Erkalten wird zu 1000 ml aufgefüllt und nach kräftigem Umschütteln filtriert. Die ersten 20 ml Filtrat werden verworfen. Unter Berücksichtigung des Korrekturfaktors *k* wird ein aliquoter Teil des Filtrats mit Wasser auf die Konzentration verdünnt, die dem als Mindestforderung jeweils genannten Bitterwert entspricht. 10 ml dieser Verdünnung müssen noch bitter schmecken.

Drogenauszüge werden unter Berücksichtigung des Korrekturfaktors *k* mit Wasser auf die Konzentration verdünnt, die dem als Mindestforderung jeweils genannten Bitterwert entspricht. 10 ml Verdünnung müssen noch bitter schmecken.

V.4.4.N2 Bestimmung der unlöslichen Bestandteile

Die Bestimmung der unlöslichen Bestandteile erfolgt in einer Extraktionsvorrichtung aus widerstandsfähigem Geräteglas mit geringem Ausdehnungskoeffizienten (siehe Abbildung).

Ein Glassintertiegel (A) der Porositätsnummer 160 (V.1.2), dessen Sinterplatte einen Durchmesser von etwa 30 mm hat, befindet sich in einem aus 2 Übergangsstücken zusammengesetzten Extraktionsaufsatz (B). Das untere Übergangsstück ist über einen Glasschliff NS 29/32 mit einem Kurzhals-Rundkolben verbunden und hat 3 konische Einstülpungen als Halterungen für den Glassintertiegel. Mit dem oberen Übergangsstück ist es über einen Glasschliff NS 60/46 verbunden. Das obere Übergangsstück ist über einen Glasschliff NS 29/32 mit einem Dimroth-Kühler verbunden, dessen Kühlschlange zu einer Abtropfspitze ausgezogen ist. Zur Bestimmung der unlöslichen Bestandteile wird die genau gewogene Probe im Glassintertiegel mit dem vorgeschriebenen Lösungsmittel so extrahiert, daß eine vorgeschriebene Zahl an Tropfen in der Zeiteinheit eine vorgeschriebene Zeit lang vom Kühler auf die Probe abtropft.

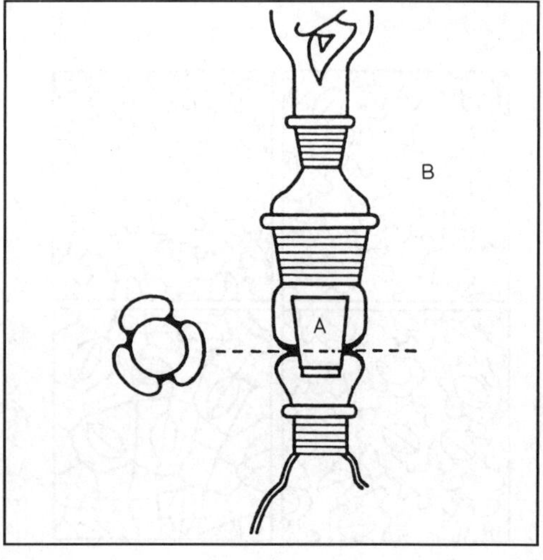

Nach dem Trocknen werden der Glassintertiegel mit dem nicht gelösten Rückstand gewogen und die unlöslichen Bestandteile als Differenz zur Leermasse des Glassintertiegels bestimmt.

V.4.5 Ätherische Öle

V.4.5.1 Wasser

10 Tropfen ätherisches Öl werden mit 1 ml Schwefelkohlenstoff *R* gemischt. Die Lösung muß beim Stehenlassen klar bleiben.

V.4.5.2 Fremde Ester

1 ml ätherisches Öl wird 2 min lang mit 3,0 ml einer frisch hergestellten 10prozentigen Lösung (*m*/V) von Kaliumhydroxid *R* in Ethanol 96 % *R* im Wasserbad erwärmt. Innerhalb von 30 min darf kein kristalliner Niederschlag entstehen, auch nicht nach dem Abkühlen.

V.4.5.3 Fette Öle, verharzte ätherische Öle

1 Tropfen ätherisches Öl muß sich nach dem Auftropfen auf Filterpapier innerhalb von 24 h verflüchtigen, ohne einen durchscheinenden oder fettartigen Fleck zu hinterlassen.

V.4.5.4 Geruch und Geschmack

3 Tropfen ätherisches Öl werden mit 5 ml Ethanol 90 % (V/V) gemischt und mit 10 g pulverisierter Saccharose *R* geschüttelt. Geruch und Geschmack müssen denen der Pflanze oder den Teilen der Pflanze ähnlich sein, aus denen das ätherische Öl erhalten wurde.

V.4.5.5 Verdampfungsrückstand

Als Verdampfungsrückstand eines ätherischen Öles wird der in Prozent (*m*/*m*) angegebene Rückstand bezeichnet, der nach Verdampfen auf dem Wasserbad unter den aufgeführten Bedingungen erhalten wird.

Die Apparatur (s. Abb.) besteht aus:
- einem Wasserbad und Deckel mit Öffnungen von 70 mm Durchmesser
- einer Abdampfschale aus hitzebeständigem Glas, das nicht von der Substanz angegriffen wird und
- einem Exsikkator.

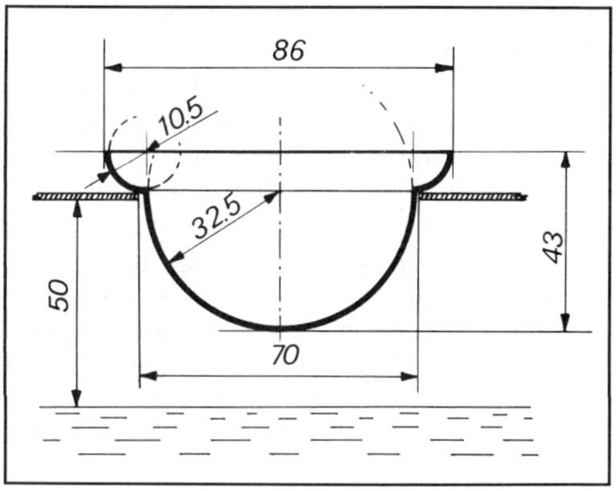

Apparatur zur Bestimmung des Verdampfungsrückstandes. Längenangaben in Millimeter

Ausführung: Die Abdampfschale wird 1 h lang auf dem Wasserbad erwärmt, im Exsikkator erkalten gelassen und gewogen. Falls nichts anderes vorgeschrieben ist, werden 5,00 g ätherisches Öl in die Abdampfschale eingewogen. Das ätherische Öl wird, vor Zugluft geschützt, auf dem Wasserbad die vorgeschriebene Zeit lang abgedampft, der Rückstand im Exsikkator erkalten gelassen und gewogen.

Während der Bestimmung muß der Abstand zwischen Deckel des Wasserbades und Wasserspiegel etwa 50 mm betragen.

V.4.5.6 Löslichkeit in Ethanol

In einen 25- oder 30-ml-Mischzylinder mit Glasstopfen wird 1,0 ml ätherisches Öl eingefüllt. Der Mischzylinder wird in einen Thermostaten bei 20 ± 0,2 °C gestellt. Ethanol, dessen Konzentration in der Monographie angegeben ist, wird mit Hilfe einer Bürette von mindestens 20 ml Inhalt in Anteilen von 0,1 ml bis zur vollständigen Lösung hinzugegeben. Dann wird Ethanol in Anteilen von 0,5 ml bis zu einem

Gesamtvolumen von 20 ml unter häufigem und kräftigem Umschütteln hinzugegeben. Wenn eine klare Lösung erhalten worden ist, wird die verbrauchte Volummenge Ethanol abgelesen und der Zusatz des Lösungsmittels wird, wie oben beschrieben, fortgesetzt. Entsteht eine trübe oder opaleszierende Lösung, bevor das Ethanolvolumen 20 ml erreicht hat, wird das zugesetzte Volumen beim Auftreten der Trübung oder Opaleszenz und, gegebenenfalls, beim Verschwinden der Trübung oder der Opaleszenz abgelesen.

Wird nach Zusatz von 20 ml Ethanol vorgeschriebener Konzentration keine klare Lösung erhalten, muß die Bestimmung mit Ethanol höherer Konzentration wiederholt werden.

Ein ätherisches Öl wird als „löslich in *n* Volumteilen oder mehr Ethanol der Konzentration *t*" bezeichnet, wenn die klare Lösung in *n* Volumteilen Ethanol nach erneutem Zusatz von Ethanol derselben Konzentration bis zu einer Höchstmenge von 20 Volumteilen klar bleibt, verglichen mit dem nicht verdünnten, ätherischen Öl.

Ein ätherisches Öl wird als „löslich in *n* Volumteilen Ethanol der Konzentration *t*, aber trübe werdend nach Verdünnung" bezeichnet, wenn die klare Lösung des ätherischen Öls in *n* Volumteilen Ethanol nach weiterem Zusatz von Ethanol bei n_1 Volumteilen trübe wird (n_1 kleiner als 20) und auch nach weiterem allmählichen Zusatz von Ethanol derselben Konzentration bis zu einer Höchstmenge von 20 Volumteilen trübe bleibt.

Ein ätherisches Öl wird als „löslich in *n* Volumteilen Ethanol der Konzentration *t*, aber trübe werdend in n_1 Volumteilen" bezeichnet (n_1 kleiner als 20), wenn die klare Lösung in *n* Volumteilen Ethanol trübe wird und auch nach weiterem allmählichen Zusatz von Ethanol der gleichen Konzentration bis zu einer Höchstmenge von n_2 Volumteilen Ethanol trübe bleibt (n_2 kleiner als 20). Nach weiterem Zusatz von Ethanol wird die Lösung klar.

Die Löslichkeit eines ätherischen Öls in Ethanol der Konzentration *t* entspricht
1 Volumteil in *n* Volumteilen Ethanol, mit einer Trübung zwischen n_1 und n_2 Volumteilen.

n = Volumteile Ethanol der Konzentration *t* in Milliliter, die notwendig sind, um eine klare Lösung zu erhalten.

n_1 = Volumteile Ethanol der Konzentration *t* in Milliliter, die in einer klaren Lösung eine Trübung hervorrufen;

n_2 = Volumteile Ethanol der Konzentration *t* in Milliliter, die zum Verschwinden der Trübung notwendig sind.

Ein ätherisches Öl wird als „löslich mit Opaleszenz" bezeichnet, wenn die ethanolische Lösung den gleichen bläulichen Farbton wie die folgende, frisch hergestellte, opaleszierende Lösung hat: Eine Mischung von 0,5 ml Silbernitrat-Lösung *R* 2 und 0,05 ml Salpetersäure 65 % *R* wird mit 50 ml einer 0,0012prozentigen Lösung (*m*/V) von Natriumchlorid *R* versetzt. Nach Mischen wird 5 min lang vor Licht geschützt stehengelassen.

V.4.5.6.N1 Wasserlösliche Anteile

10 ml ätherisches Öl werden vorsichtig in einem 50-ml-Meßzylinder auf 20 ml gesättigte Natriumchlorid-Lösung *RN* geschichtet. Die Schichtgrenze wird markiert. Nach dem Durchmischen und Absetzenlassen darf das Volumen der Ölschicht nicht verändert sein.

V.4.5.6.N2 Halogenhaltige Verunreinigungen

Ein mit dem ätherischen Öl getränktes, etwa 2 cm² großes Stück Filterpapier wird in einer Porzellanschale angezündet. Die Verbrennungsprodukte werden in einem vorher mehrmals mit Wasser ausgespülten, darüber gehaltenen 1000-ml-Becherglas möglichst vollständig aufgefangen. Das Glas wird mit 10 ml Wasser ausgespült. Die filtrierte Waschflüssigkeit wird mit 1,0 ml Salpetersäure 12,5 % *R* versetzt und in 0,5 ml Silbernitrat-Lösung *R* 1 gegeben. Sie darf nach 5 min gegenüber einem in gleicher Weise angesetzten Blindversuch kein unterschiedliches Aussehen zeigen.

V.4.5.6.N3 Schwermetalle

7,5 ml ätherisches Öl werden mit einer Mischung von 0,2 ml Salzsäure 7 % *R* und 7,5 ml Wasser kräftig geschüttelt. Die abgetrennte, durch ein mit Wasser befeuchtetes Filter filtrierte, wäßrige Lösung wird zu 15 ml verdünnt. 12 ml der Lösung müssen der Grenzprüfung A auf Schwermetalle (V.3.2.8) entsprechen. Zur Herstellung der Referenzlösung wird die Blei-Lösung (2 ppm Pb) *R* verwendet.

Erstarrungstemperatur und Cineol-Gehalt

t_2 °C	Cineol in Prozent (*m/m*)	t_2 °C	Cineol in Prozent (*m/m*)	t_2 °C	Cineol in Prozent (*m/m*)	t_2 °C	Cineol in Prozent (*m/m*)
24	45,5	32	56,0	40	67,0	48	82,0
25	47,0	33	57,0	41	68,5	49	84,0
26	48,5	34	58,5	42	70,0	50	86,0
27	49,5	35	60,0	43	72,5	51	88,5
28	50,5	36	61,0	44	74,0	52	91,0
29	52,0	37	62,5	45	76,0	53	93,5
30	53,5	38	63,5	46	78,0	54	96,0
31	54,5	39	65,0	47	80,0	55	99,0

V.4.5.7 Gehaltsbestimmung von 1,8-Cineol

3,00 g ätherisches Öl, zuvor über wasserfreiem Natriumsulfat *R* getrocknet, werden in ein trockenes Reagenzglas eingewogen und mit 2,10 g geschmolzenem o-Cresol *R* versetzt. Das Reagenzglas wird in die Apparatur zur Bestimmung der Erstarrungstemperatur (V.6.12) gestellt. Das Gemisch wird unter Kühlen und dauerndem Rühren zur Kristallisation gebracht. Wenn die Kristallisation beginnt, tritt eine leichte Temperaturerhöhung auf. Der Höchstwert t_1 wird abgelesen.

Das Gemisch wird erneut auf dem Wasserbad bei einer Temperatur geschmolzen, die den Wert t_1 um höchstens 5 °C überschreitet. Die Apparatur wird erneut in ein Wasserbad gebracht, dessen Temperatur 5 °C unterhalb des Wertes t_1 gehalten wird. Wenn die Kristallisation beginnt oder wenn die Temperatur des Gemisches auf 3 °C unterhalb des Wertes t_1 gefallen ist, wird gerührt. Die höchste Temperatur t_2, bei der das Gemisch kristallisiert, wird abgelesen.

Die Bestimmung wird wiederholt, bis die zwei höchsten Werte für t_2 um höchstens 0,2 °C voneinander abweichen. Tritt eine Unterkühlung ein, wird die Kristallisation mit Hilfe eines kleinen Kristalls des Komplexes aus 3,00 g Cineol *R* und 2,10 g geschmolzenem o-Cresol *R* eingeleitet. Ist der Wert t_2 kleiner als 27,4 °C, muß die Bestimmung wiederholt werden, nachdem 5,10 g des Komplexes zugesetzt worden sind.

Der Gehalt an Cineol, der der höchsten beobachteten Temperatur t_2 entspricht, ist in der Tabelle angegeben. Sind 5,10 g des Komplexes zugesetzt worden, wird der Gehalt an Cineol in Prozent (*m/m*) nach folgender Formel errechnet:

$$2\,(A-50)$$

A = der in der Tabelle angegebene Wert.

Der Gehalt an Cineol, der der höchsten beobachteten Temperatur t_2 entspricht, wird, falls erforderlich, durch Interpolation erhalten.

V.4.5.8 Gehaltsbestimmung des ätherischen Öles in Drogen

Die Gehaltsbestimmung des ätherischen Öles in Drogen erfolgt in einer speziellen Apparatur durch Wasserdampfdestillation unter den unten angeführten Bedingungen. Das Destillat wird in einem Meßrohr gesammelt, das Xylol zur Aufnahme des ätherischen Öles enthält, während das Wasser automatisch in den Destillationskolben zurückgelangt.

Apparatur: Die Apparatur besteht aus folgenden Teilen:

a) einem Kurzhals-Rundkolben mit Glasschliff, dessen innerer Kolbenhalsdurchmesser am weiteren Ende etwa 29 mm beträgt,
b) einem genau zum Kolben passenden Destillationsaufsatz (siehe Abbildung), der aus Glas mit geringem Wärmeausdehnungskoeffizienten gefertigt ist und dessen verschiedene Teile zu einem Stück verbunden sind:
   - der Glasstopfen *(K')* ist durchbohrt (Druckausgleichstopfen) und der Ansatzstutzen *(K)*, dessen innerer Durchmesser am weitesten Teil des Schliffstutzens etwa 10 mm beträgt, besitzt eine Bohrung mit einem Durchmesser von ungefähr 1 mm, die mit der des Glasstopfens übereinstimmt.
   - das Meßrohr *(JL)* ist in 0,01-ml-Einheiten eingeteilt und besitzt oberhalb der Graduierung zwei Markierungen *(H)* und *(J)*

- die kugelförmige Erweiterung *(L)* hat ein Volumen von etwa 2 ml
- der Hahn *(M)* ist ein Dreiwegehahn
- die Verbindungsstelle *(B)* liegt um 20 mm höher als das obere Ende der Graduierung.

c) einer geeigneten Heizquelle mit Feinregulierung

d) einem senkrechten Stativ mit waagrecht angebrachtem Ring, der mit Isoliermaterial verkleidet ist.

Ausführung: Die Apparatur muß sorgfältig gereinigt werden. Die Bestimmung wird entsprechend den Eigenschaften der Droge durchgeführt. In den Destillationskolben wird das zur Wasserdampfdestillation vorgeschriebene Volumen an Destillationsflüssigkeit eingefüllt. Nach Zusatz einiger Siedesteinchen wird der

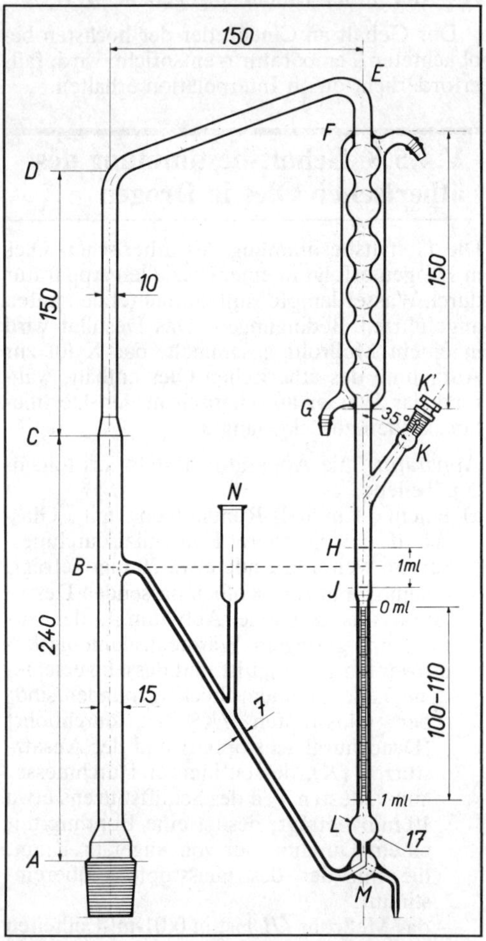

Apparatur zur Gehaltsbestimmung des ätherischen Öles in Drogen. Längenangaben in Millimeter

Destillationsaufsatz aufgesetzt. Durch den Füllstutzen *N* wird so viel Wasser zugesetzt, bis es die Höhe von *B* erreicht hat. Nach Abnehmen des Stopfens K′ wird mit Hilfe einer Pipette die vorgeschriebene Menge Xylol *R* so eingefüllt, daß die Pipettenspitze am Grunde des Ansatzstutzens *K* aufsetzt. Der Stopfen K′ wird so aufgesetzt, daß die beiden Öffnungen sich dekken. Die Flüssigkeit im Kolben wird zum Sieden erhitzt und die Destillationsgeschwindigkeit, falls nicht anders vorgeschrieben, auf 2 bis 3 ml je Minute eingestellt. Zur Bestimmung der Destillationsgeschwindigkeit wird der Wasserspiegel mit Hilfe des Dreiwegehahnes während der Destillation so weit gesenkt, bis sich der Meniskus an der Markierung *J* befindet. Der Hahn wird geschlossen und die Zeit gemessen, die zum Füllen des Rohres bis zur Markierung *H* notwendig ist. Der Hahn wird geöffnet und die Destillation fortgesetzt, wobei die Heizung zur Regelung der Destillationsgeschwindigkeit entsprechend geregelt wird. Anschließend wird während der vorgeschriebenen Zeit destilliert. Die Heizquelle wird abgestellt und nach mindestens 10 min das Volumen des Xylols im Meßrohr abgelesen. Die vorgeschriebene Drogenmenge wird in den Destillationskolben gebracht und die Destillation wie oben beschrieben für die vorgeschriebene Zeit bei vorgeschriebener Destillationsgeschwindigkeit durchgeführt. Nach weiteren 10 min wird das Volumen der aufgefangenen Flüssigkeit im Meßrohr abgelesen. Vom Gesamtvolumen wird das im Vorversuch ermittelte Volumen des Xylols abgezogen. Die Differenz stellt die Menge des ätherischen Öles in der Drogenmenge dar. Das Ergebnis wird in Milliliter je 100 g Droge ausgedrückt.

Wenn das ätherische Öl für andere analytische Zwecke bestimmt ist, kann die wasserfreie Mischung von Xylol und ätherischem Öl wie folgt gewonnen werden: Nach Entfernung des Stopfens *K′* werden 0,1 ml einer 0,1prozentigen Lösung (*m*/V) von Fluorescein-Natrium *R* und 0,5 ml Wasser zugesetzt. Die Mischung von Xylol und ätherischem Öl wird mit Hilfe des Dreiwegehahnes in die kugelförmige Erweiterung *L* gebracht, 5 min lang stehengelassen und anschließend exakt bis zur Höhe des Hahnes *M* abfließen gelassen. Der Hahn wird im Uhrzeigersinn geöffnet, so daß das Wasser in das Verbindungsrohr *B M* fließt. Das Verbindungsrohr wird durch den Füllstutzen *N* mit Aceton *R* und anschließend mit wenig Toluol *R* gewaschen. Danach wird der Hahn abermals im Uhrzeigersinn gedreht und die Mischung von Xylol und ätherischem Öl in einem geeigneten Behältnis aufgefangen.

V.5 Methoden der pharmazeutischen Technologie

V.5.1 Zerfallszeit

V.5.1.1 Tabletten und Kapseln

Durch die Zerfallsprüfung wird festgestellt, ob die Tabletten oder Kapseln in der vorgeschriebenen Zeit unter den nachfolgend aufgeführten Bedingungen in einem flüssigen Medium zerfallen.

Der Zerfall einer Tablette oder Kapsel ist erreicht, wenn

a) kein Rückstand mehr auf dem Siebboden verbleibt, oder
b) ein doch verbliebener Rückstand höchstens aus einer weichen Masse besteht, die keinen fühlbar festen, trockenen Kern enthält, oder
c) nur noch Bruchstücke des Überzuges (Tablette) oder Bruchstücke der Hülle (Kapsel) vorhanden sind, die auf dem Siebboden liegen und oder an der Unterseite der Scheibe kleben können, falls eine solche verwendet wird (Kapsel).

Apparatur: Der Hauptteil der Apparatur (siehe Abb. 1) besteht aus einem starren Gestell mit Siebboden, das 6 zylindrische Prüfröhrchen aus Glas enthält. Jedes Röhrchen hat 77,5 ± 2,5 mm Länge und 21,5 mm inneren Durchmesser. Die Wandstärke beträgt etwa 2 mm. Jedes Röhrchen ist mit einer zylindrischen Scheibe aus durchsichtigem Kunststoffmaterial versehen, dessen relative Dichte zwischen 1,18 und 1,20 liegt. Der Durchmesser der Scheiben beträgt 20,7 ± 0,15 mm, ihre Dicke 9,5 ± 0,15 mm. Jede Scheibe hat 5 Löcher von 2 mm Durchmesser, ein Loch in der Mitte, die 4 anderen in gleichem Abstand voneinander in einem Kreis von 6 mm Radius angeordnet. Seitlich befinden sich 4 V-förmige Einkerbungen in gleichem Abstand voneinander, die jeweils oben 9,5 mm breit und 2,55 mm tief, unten 1,6 mm breit und 1,6 mm tief sind. Die Prüfröhrchen werden senkrecht gehalten durch eine obere und eine untere durchsichtige Platte aus Kunststoffmaterial, die 90 mm Durchmesser haben und 6 mm dick sind. Die Platten haben 6 Bohrungen. Alle Bohrungen haben den gleichen Abstand vom Mittelpunkt und gleichen Abstand voneinander.

An der Unterseite der unteren Platte befindet sich ein Netz aus rostfreiem Stahldraht. Der Stahldraht hat 0,635 mm Dicke und das Netz 2,00 mm Maschenweite. Die Platten sind voneinander durch senkrechte Metallstäbe an der Außenseite in einem Abstand von 77,5 mm starr gehalten. Ein Metallstab ist in der Mitte der oberen Platte so angebracht, daß das Gerät durch einen Motor gleichmäßig 28- bis 32mal je Minute 50 bis 60 mm hoch auf- und abbewegt werden kann.

Das Gerät wird in einem geeigneten Gefäß, vorzugsweise in einem 1-Liter-Becherglas, aufgehängt, das die vorgeschriebene Flüssigkeit enthält. Das Gefäß sollte so viel Flüssigkeit enthalten, daß das Drahtnetz am obersten Punkt seines Weges noch mindestens 15 mm unter die Flüssigkeitsoberfläche eintaucht und am untersten Punkt mindestens 25 mm vom Gefäßboden entfernt ist und die Öffnungen der Röhrchen über der Flüssigkeitsoberfläche bleiben. Mit Hilfe einer geeigneten Vorrichtung wird die Flüssigkeit bei einer Temperatur zwischen 36 und 38 °C gehalten.

Die Konstruktion des starren Gestells mit Siebboden darf geändert werden, vorausgesetzt, daß die Angaben über die Prüfröhrchen und die Maschenweite des Siebbodens mit der oben gegebenen Beschreibung übereinstimmen.

Ausführung: In jedes der 6 Röhrchen wird eine Tablette oder eine Kapsel und darauf, falls vorgeschrieben, eine Scheibe gelegt; das Gerät wird dann in das Becherglas mit der vorgeschriebenen Flüssigkeit gehängt und während der vorgeschriebenen Zeit auf- und abbewegt. Anschließend wird das Gerät herausgenommen und der Zustand der Tabletten oder Kapseln untersucht. Die Anforderungen der Prüfung sind erfüllt, wenn alle Prüflinge zerfallen sind.

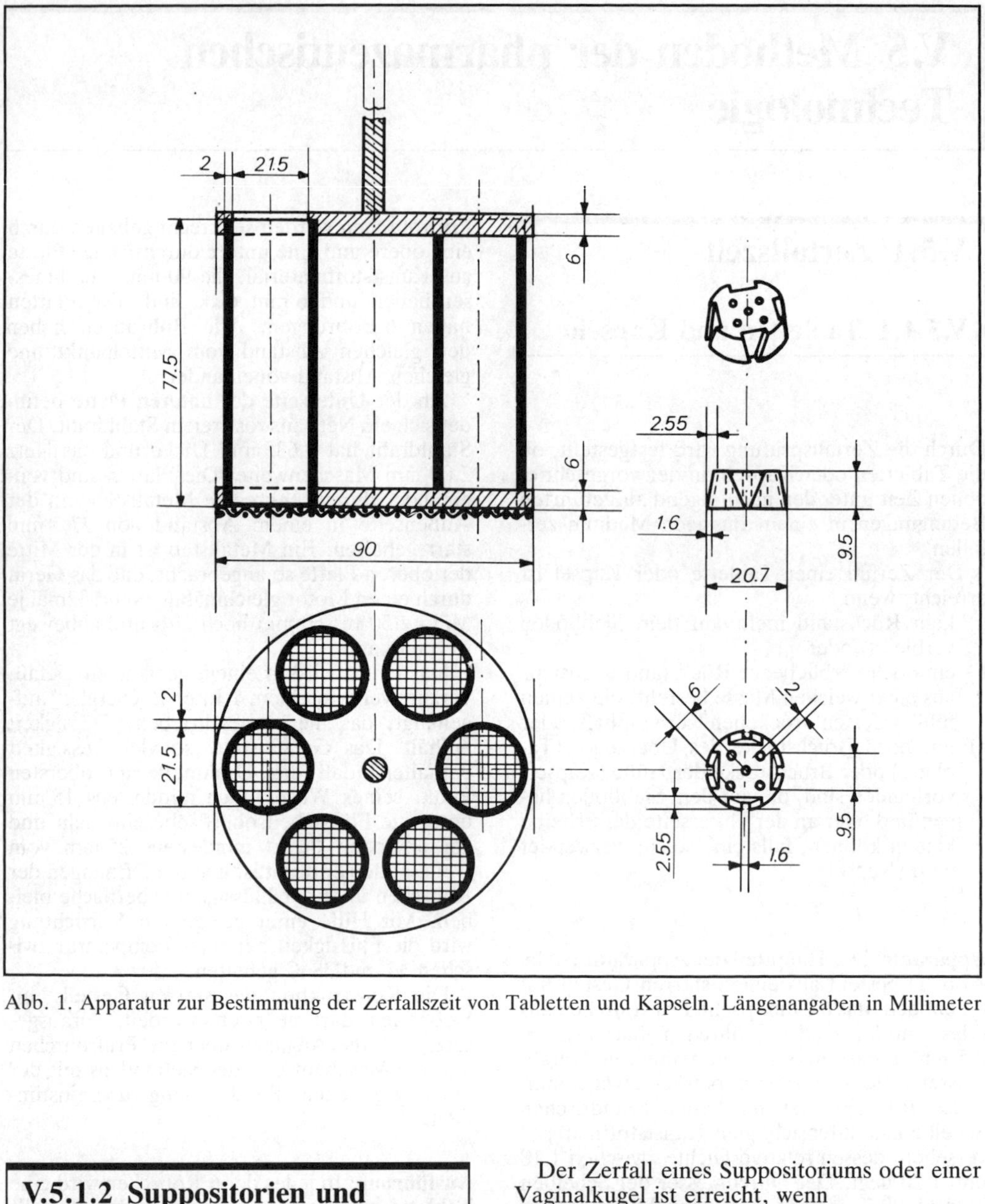

Abb. 1. Apparatur zur Bestimmung der Zerfallszeit von Tabletten und Kapseln. Längenangaben in Millimeter

V.5.1.2 Suppositorien und Vaginalkugeln

Durch die Zerfallsprüfung wird festgestellt, ob die Suppositorien oder Vaginalkugeln in der vorgeschriebenen Zeit unter den nachfolgend aufgeführten Bedingungen in einem flüssigen Medium erweichen oder zerfallen.

Der Zerfall eines Suppositoriums oder einer Vaginalkugel ist erreicht, wenn

a) die Auflösung vollständig ist,

b) die Bestandteile des Suppositoriums oder der Vaginalkugel sich getrennt haben: d. h., die geschmolzenen Fettbestandteile haben sich an der Oberfläche der Flüssigkeit angesammelt, unlösliche Pulver sind zu Boden gesunken und lösliche Bestandteile haben sich aufgelöst. Je nach dem Typ der Zubereitung können die Bestandteile auf eine oder mehrere der oben genannten Arten verteilt sein,

c) Erweichen des Prüflings eintritt, unter Umständen begleitet von einer deutlichen Veränderung der ursprünglichen Form des Suppositoriums oder der Vaginalkugel, ohne daß die Bestandteile sich vollständig trennen. Das Erweichen muß in einem solchen Ausmaß erfolgen, daß das Suppositorium oder die Vaginalkugel keinen festen Kern mehr enthalten, der dem Druck mit einem Glasstab Widerstand bietet,

d) die Hülle der Rektal- oder Vaginalgelatinekapsel einen Riß zeigt, durch den der Inhalt austritt,

e) kein Rückstand auf der perforierten Platte zurückbleibt oder ein etwa verbliebener Rückstand aus einer weichen oder schaumigen Masse besteht, in der beim Druck mit einem Glasstab kein fester Kern (Vaginaltablette) festzustellen ist.

Apparatur: Das Gerät (siehe Abb. 1) besteht aus einem durchsichtigen Glas- oder Kunststoffzylinder geeigneter Wandstärke, in dem mit Hilfe von 3 Haltern ein Metalleinsatz befestigt ist. Dieser besteht aus 2 runden, etwa 30 mm voneinander entfernten Lochplatten aus rostfreiem Metall mit je 39 Löchern von 4 mm Durchmesser. Der Durchmesser der Platten ist fast so groß wie der innere Durchmesser des Zylinders. Die Prüfung wird mit 3 der beschriebenen Geräte durchgeführt, von denen jedes einen einzelnen Prüfling enthält.

Jedes Gerät wird in ein Behältnis mit mindestens 4 l[1] Wasser von 36 bis 37 °C, falls nichts anderes vorgeschrieben ist, gebracht. Das Behältnis ist mit einem langsam laufenden Rührer und einem Halter versehen, der gestattet, das Gerät mindestens 90 mm senkrecht unter der Oberfläche des Wassers zu befestigen und um 180° zu drehen, ohne daß es aus dem Wasser herausgenommen werden muß.

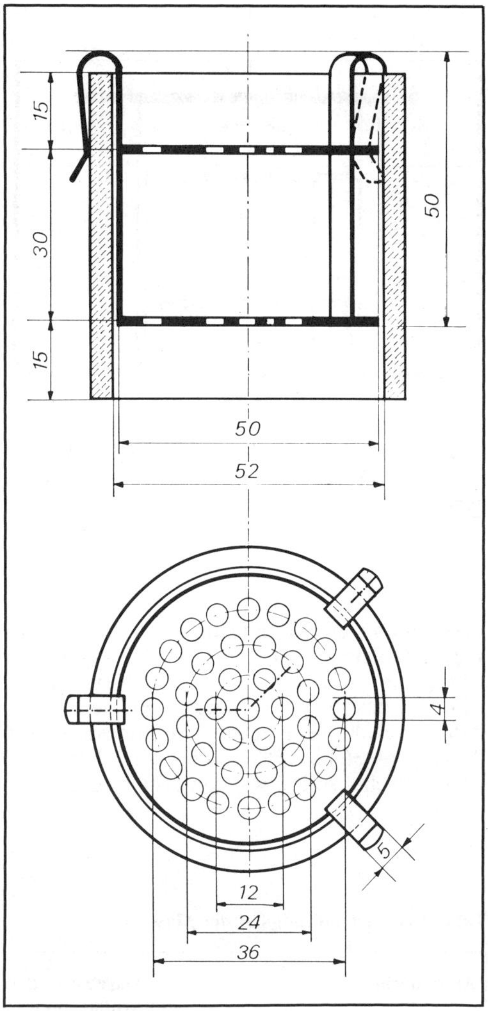

Abb. 1. Gerät zur Bestimmung der Zerfallszeit von Suppositorien und Vaginalkugeln. Längenangaben in Millimeter

Ausführung: 3 Suppositorien oder Vaginalkugeln werden geprüft. Sie werden jeweils einzeln auf die untere Lochplatte eines Metalleinsatzes gelegt, der hierauf im Zylinder des Gerätes befestigt wird. Die Geräte werden (im Wasser) alle 10 min um 180° gedreht. Die Prüflinge werden nach der in der Monographie vorgeschriebenen Zeit geprüft. Die Anforderungen der Prüfung sind erfüllt, wenn alle Prüflinge zerfallen sind.

---

[1] Alle 3 Geräte können auch miteinander in ein Behältnis mit mindestens 12 l Wasser gebracht werden.

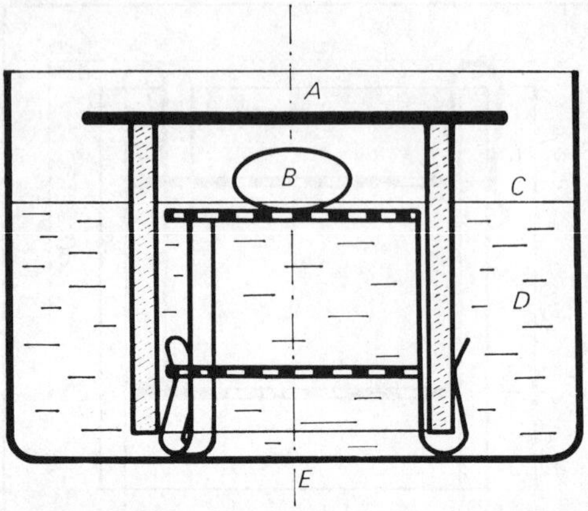

Abb. 2. *A* Glasplatte, *B* Vaginaltablette, *C* Wasseroberfläche, *D* Wasser, *E* Becherglas oder Kristallisierschale

Verwendung der Apparatur zur Prüfung von Vaginaltabletten. Verwendet wird das oben beschriebene, auf die Halter gestellte Gerät (siehe Abb. 2), das in ein Becherglas oder eine Kristallisierschale geeigneten Durchmessers mit Wasser von 36 bis 37 °C gestellt wird. Die Wasseroberfläche soll etwas unterhalb der oberen Lochplatte enden. Hierauf wird mittels einer Pipette Wasser von 36 bis 37 °C zugegeben, bis ein durchgehender Wasserfilm eben alle Löcher der Platte bedeckt. Zur Prüfung werden 3 Vaginaltabletten auf die obere Lochplatte des Geräts gelegt, und das Einstellgefäß wird mit einer Glasplatte bedeckt, damit eine geeignete, feuchte Atmosphäre entsteht. Die Prüflinge werden nach der in der Monographie angegebenen Zeit untersucht. Die Anforderungen der Prüfung sind erfüllt, wenn alle Prüflinge zerfallen sind.

V.5.2 Gleichförmigkeit einzeldosierter Arzneiformen

V.5.2.1 Gleichförmigkeit der Masse

20 willkürlich nach dem Stichprobenverfahren entnommene Einheiten oder bei Zubereitungen in Einzeldosisbehältnissen der Inhalt von

Tabelle zu Gleichförmigkeit der Masse

Arzneiform	**Durchschnittsmasse in Milligramm**	**Höchstzulässige Abweichungen von der Durchschnittsmasse in Prozent**
Nichtüberzogene Tabletten, Filmtabletten	80 oder weniger	10
	mehr als 80 und weniger als 250	7,5
	250 und mehr	5
Kapseln, nichtüberzogene Granulate und Pulver	weniger als 300	10
	300 und mehr	7,5
Pulver zur Herstellung von Parenteralia*)	mehr als 40	10
Suppositorien und Vaginalkugeln	ohne Unterscheidung der Massen	5

*) Wenn die Durchschnittsmasse gleich oder kleiner als 40 mg ist, wird die Zubereitung nicht dieser Prüfung auf Gleichförmigkeit der Masse, sondern der Prüfung auf Gleichförmigkeit des Gehaltes (V.5.2.2) unterzogen.

20 Behältnissen werden einzeln gewogen und deren Durchschnittsmasse errechnet. Bei höchstens 2 der 20 Einheiten darf die Einzelmasse um einen höheren Prozentsatz, als in der Tabelle angegeben ist, von der Durchschnittsmasse abweichen, jedoch darf bei keiner Einheit die Masse um mehr als das Doppelte dieses Prozentsatzes abweichen.

Bei Kapseln und Pulvern zur Herstellung von Parenteralia wird wie folgt verfahren:

Kapseln
Eine Kapsel wird gewogen. Ohne Bruchstücke der Kapselhülle zu verlieren, wird die Kapsel geöffnet und ihr Inhalt möglichst vollständig entleert. Bei Weichgelatinekapseln wird die Kapselhülle mit Ether oder einem anderen geeigneten Lösungsmittel gewaschen und so lange an der Luft stehengelassen, bis der Geruch des Lösungsmittels nicht mehr wahrnehmbar ist. Die Kapselhülle wird gewogen und die Masse des Inhaltes als Differenz beider Wägungen errechnet. Mit weiteren 19 Kapseln wird in gleicher Weise verfahren.

Pulver zur Herstellung von Parenteralia
Falls auf dem Behältnis ein Etikett vorhanden ist, wird dieses entfernt; das Behältnis wird außen gewaschen, getrocknet, geöffnet und sofort mitsamt dem Inhalt gewogen. Der Inhalt wird hierauf möglichst vollständig durch leichtes Klopfen an das Behältnis entleert. Das Behältnis wird, wenn nötig, mit Wasser und Ethanol 96 % *R* ausgespült, 1 h lang bei 100 bis 105 °C oder, falls das Behältnismaterial diese Temperatur nicht verträgt, bei tieferer Temperatur bis zur Massekonstanz getrocknet. Nach Erkaltenlassen in einem Exsikkator wird erneut gewogen und die Masse des Inhalts als Differenz beider Wägungen errechnet. Mit weiteren 19 Behältnissen wird in gleicher Weise verfahren.

V.5.2.2 Gleichförmigkeit des Gehaltes

Die Prüfung auf Gleichförmigkeit des Gehaltes einzeldosierter Arzneiformen[1] beruht auf der Bestimmung des einzelnen Wirkstoffgehalts einer Anzahl einzeldosierter Einheiten, um festzustellen, ob der Einzelgehalt innerhalb der festgesetzten Grenzen liegt, bezogen auf den Durchschnittsgehalt eines Musters.

Die Prüfung wird für Multivitamin- und Spurenelementzubereitungen sowie in anderen begründeten und zugelassenen Fällen nicht verlangt.

Ausführung: In 10 willkürlich nach dem Stichprobenverfahren entnommenen Einheiten wird einzeln der Wirkstoffgehalt mit Hilfe eines geeigneten analytischen Verfahrens bestimmt.

Tabletten, Pulver zur Herstellung von Parenteralia und Suspensionen zur Injektion: Die Zubereitung entspricht der Prüfung, wenn jeder einzelne Gehalt zwischen 85 und 115 Prozent des Durchschnittsgehalts liegt. Sie entspricht nicht, wenn mehr als ein Einzelgehalt außerhalb dieser Grenzen liegt oder wenn ein Einzelgehalt außerhalb der Grenzen 75 bis 125 Prozent des Durchschnittsgehaltes liegt.

Wenn nicht mehr als ein Einzelgehalt außerhalb der Grenzen 85 bis 115 Prozent und keiner außerhalb der Grenzen 75 bis 125 Prozent liegt, werden erneut 20 Einheiten willkürlich nach dem Stichprobenverfahren entnommen und bei diesen einzeln der Wirkstoffgehalt bestimmt. Die Zubereitung entspricht der Prüfung, wenn nicht mehr als ein Einzelgehalt der 30 Einheiten außerhalb 85 bis 115 Prozent des Durchschnittsgehaltes und keiner außerhalb der Grenzen 75 bis 125 Prozent des Durchschnittsgehaltes liegt.

Kapseln, Pulver und Granulate zur oralen Anwendung, Suppositorien und Vaginalkugeln: Die Zubereitung entspricht der Prüfung, wenn nicht mehr als ein Einzelgehalt außerhalb der Grenzen 85 bis 115 Prozent des Durchschnittsgehaltes und keiner außerhalb der Grenzen 75 bis 125 Prozent des Durchschnittsgehaltes liegt.

---

[1] Die Prüfung auf Gleichförmigkeit des Gehaltes wird nur durchgeführt, wenn der Wirkstoffgehalt eines mittleren repräsentativen Mischmusters in den festgelegten Grenzen des angegebenen Gehaltes liegt.

Wenn nicht mehr als 3 Einzelgehalte außerhalb der Grenzen 85 bis 115 Prozent und keiner außerhalb der Grenzen 75 bis 125 Prozent liegen, werden erneut 20 Einheiten willkürlich nach dem Stichprobenverfahren entnommen und bei diesen einzeln der Wirkstoffgehalt bestimmt.

Die Zubereitung entspricht der Prüfung, wenn nicht mehr als 3 Einzelgehalte der 30 Einheiten außerhalb der Grenzen 85 bis 115 Prozent des Durchschnittsgehaltes und keiner außerhalb der Grenzen 75 bis 125 Prozent des Durchschnittsgehaltes liegen.

V.5.3 Ethanol in flüssigen Zubereitungen

V.5.3.1 Ethanolgehalt

Flüssige, ethanolhaltige Zubereitungen, für welche die vorliegende Methode anwendbar ist, enthalten auch gelöste Substanzen, die notwendigerweise vom zu bestimmenden Ethanol durch Destillation zu trennen sind. Wenn diese Destillation neben Ethanol und Wasser auch andere flüchtige Substanzen überführt, sind die eventuell zu treffenden Vorsichtsmaßnahmen in der Monographie angegeben.

Der Ethanolgehalt einer Flüssigkeit wird in Volumprozent bei 20 ± 0,1 °C angegeben. Dieser Wert ergibt den „Ethanolgehalt in Prozent (V/V)". Der Gehalt kann auch in Gramm Ethanol je 100 g Flüssigkeit ausgedrückt werden und gibt dann den „Ethanolgehalt in Prozent *(m/m)*" an.

Apparatur: Die Apparatur (siehe Abbildung) besteht aus einem Rundkolben *(A)*, der über eine Destillationsbrücke mit Tropfenfänger *(B)* mit einem senkrechten Kühler *(C)* verbunden ist. Das untere Kühlerende ist mit einem Vorstoß *(D)* versehen, der in einen 100- oder 250-ml-Meßkolben reicht. Der Meßkolben steht während der Destillation in einer Eis-Wasser-

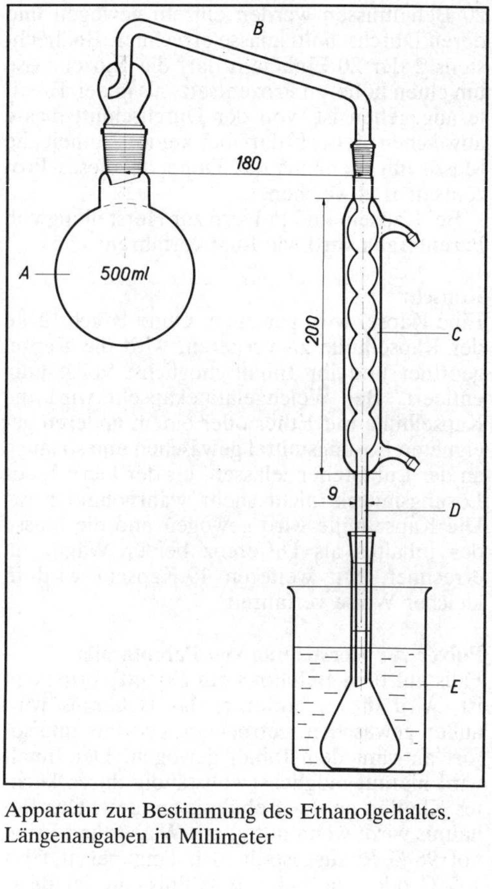

Apparatur zur Bestimmung des Ethanolgehaltes. Längenangaben in Millimeter

Mischung *(E)*. Ein Keramik-Drahtnetz mit einer runden Öffnung von 6 cm Durchmesser unter dem Rundkolben *(A)* soll das Verkohlen von ungelösten Stoffen vermeiden.

Bestimmung mit Hilfe eines Pyknometers: In den Destillationskolben werden 25,0 ml der bei 20 ± 0,1 °C abgemessenen Zubereitung gegeben, mit 100 bis 150 ml destilliertem Wasser verdünnt und mit einigen Siedesteinchen versetzt. Nach Anbringen des Vorstoßes und Aufsetzen des Kühlers werden mindestens 90 ml in einen 100-ml-Meßkolben destilliert. Das auf 20 ± 0,1 °C gebrachte Destillat wird mit destilliertem Wasser von 20 ± 0,1 °C auf 100,0 ml ergänzt.

Die relative Dichte (V.6.4) wird bei 20 ± 0,1 °C mit Hilfe eines Pyknometers bestimmt und in die Dichte ϱ_{20} (g/ml) umgerechnet. Die in der Tabelle im Anhang VIII.N.3 angegebenen Werte müssen mit 4 multipliziert werden, um den Ethanolgehalt in Prozent (V/V) in der Zubereitung zu erhalten.

Bestimmung mit Hilfe eines Aräometers: In den Destillationskolben werden 50,0 ml der bei 20 ± 0,1 °C abgemessenen Zubereitung gegeben, mit 200 bis 300 ml destilliertem Wasser verdünnt und wie zuvor der Destillation unterworfen. Mindestens 180 ml werden in einen 250-ml-Meßkolben destilliert. Das auf 20 ± 0,1 °C gebrachte Destillat wird mit destilliertem Wasser von 20 ± 0,1 °C auf 250,0 ml ergänzt.

Das Destillat wird in einen Zylinder gegeben, dessen Durchmesser mindestens 6 mm größer ist als der Durchmesser des Aräometers.

Wenn die Menge zur Bestimmung nicht genügt, wird doppelt soviel verwendet und mit destilliertem Wasser von 20 ± 0,1 °C zu 500 ml verdünnt. Der gefundene Gehalt wird mit 5 multipliziert, um der Verdünnung während der Destillation Rechnung zu tragen.

V.5.4 Wirkstofffreisetzung aus festen oralen Arzneiformen

Diese Prüfung dient der Bestimmung der Auflösungsgeschwindigkeit von Wirkstoffen aus festen oralen Arzneiformen wie Tabletten und Kapseln.

Wenn die Zubereitung Gegenstand einer einzelnen Monographie ist, sind die Beschreibung der Prüfung und die Anforderungen an diese Zubereitung in der betreffenden Monographie angegeben.

Falls nichts anderes vorgeschrieben ist oder bei begründeten und genehmigten Ausnahmen kann eine der nachstehend beschriebenen Apparaturen verwendet werden:
- Blattrührer-Apparatur
- Drehkörbchen-Apparatur

Folgende Angaben sind für jede Zubereitung, die dieser Prüfung unterzogen wird, aufzuführen:
- zu verwendende Apparatur
- Zusammensetzung und Menge der Prüfflüssigkeit
- Drehzahl
- Zeitpunkt, Art der Probeentnahme und Menge der zu prüfenden Lösung oder die Bedingungen zur fortlaufenden Registrierung
- zu verwendendes Analysenverfahren
- Menge oder Mengen der Wirkstoffe, die sich nach einer vorgeschriebenen Zeit gelöst haben müssen.

Apparatur: Jedes Teil der Apparatur, das mit der Probe oder der Prüfflüssigkeit in Berührung kommt, darf weder die zu prüfende Substanz adsorbieren noch mit ihr reagieren noch ihr Verhalten beeinflussen. Kein Bestandteil der Apparatur und auch nicht die zusätzlichen Geräte dürfen wesentlich Erschütterungen oder Vibrationen hervorrufen außer denen, welche die Rühreinrichtung bei mäßiger Drehzahl erzeugt. Vorteilhaft wird eine Apparatur verwendet, welche die Beobachtung der Probe und des Rührelementes während der Prüfung gestattet.

Blattrührer-Apparatur. Die Apparatur (Abb. 1) besteht aus einem Gefäß, einem Rührer und einem thermostatisierten Bad.

Das zylindrische Gefäß mit halbkugelförmigem Boden und 1000 ml Inhalt besteht aus Borosilikatglas oder aus einem anderen durchsichtigen geeigneten Material. Der obere Rand ist mit einem Flansch versehen, auf dem ein passender Deckel das Verdampfen der Prüfflüssigkeit verhindert. Der Deckel weist neben der zentralen Öffnung für den Rührerstab geeignete Öffnungen auf, um das Einbringen eines Thermometers und die Probeentnahmen zu ermöglichen. Der Rührer besteht aus einem senkrechten Stab, an dessen unterem Ende ein Rührblatt befestigt ist, das in der Form einem durch 2 parallele Flächen begrenzten Kreisabschnitt entspricht. Das Rührblatt ist in der Mitte des Stabes so befestigt, daß sein unterer Rand mit dem Ende des Stabes zusammenfällt. Der Stab muß so befestigt sein, daß die Achse um höchstens 2 mm von der Achse des Gefäßes

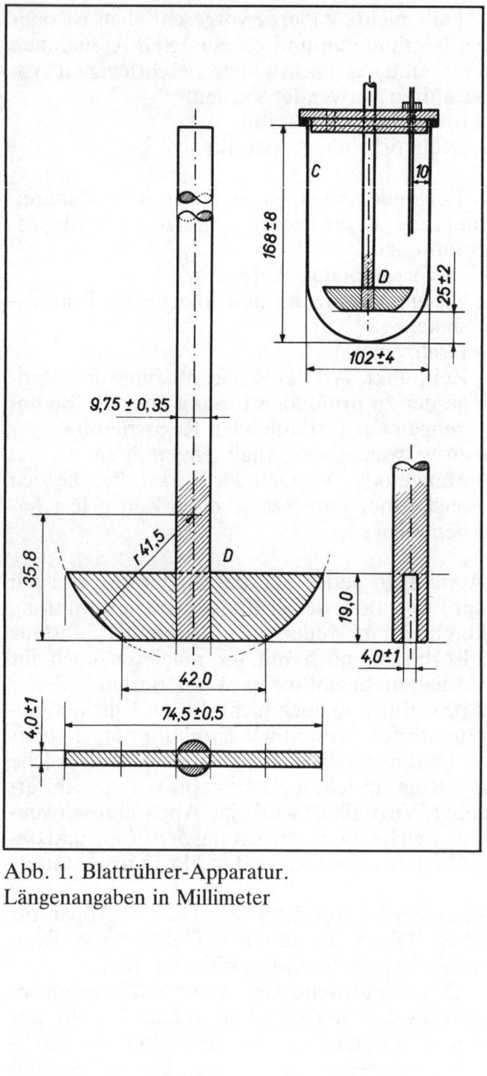

Abb. 1. Blattrührer-Apparatur.
Längenangaben in Millimeter

abweicht und daß der untere Rand des Rührblattes einen Abstand von 25 ± 2 mm zum Gefäßboden aufweist. Der Stab ist oben mit einem Motor verbunden, dessen Drehzahl regulierbar ist. Der Rührer muß gleichmäßig und ohne wesentliche Schwingung rotieren. Das thermostatisierte Bad, in das das Gefäß eintaucht, muß die Temperatur der Prüfflüssigkeit während der Prüfung auf 37 ± 0,5 °C halten.

Drehkörbchen-Apparatur. Die Apparatur (Abb. 2) besteht aus einem Gefäß, einem Rührer und einem thermostatisierten Bad. Das Gefäß ist das gleiche wie das für die Blattrührer-Apparatur. Der Rührer aus rostfreiem Stahl besteht aus einem senkrechten Stab, an dessen unterem Ende ein zylindrisches Körbchen befestigt ist.

Das Körbchen ist aus 2 rostfreien Stahlteilen zusammengesetzt; der obere Teil besteht aus einer Lochplatte mit einer Öffnung von 2 mm und ist am Rührstab angeschweißt. Der untere zylindrische Teil besteht aus einem verschweißten rostfreien Stahlgewebe mit einer Maschen-

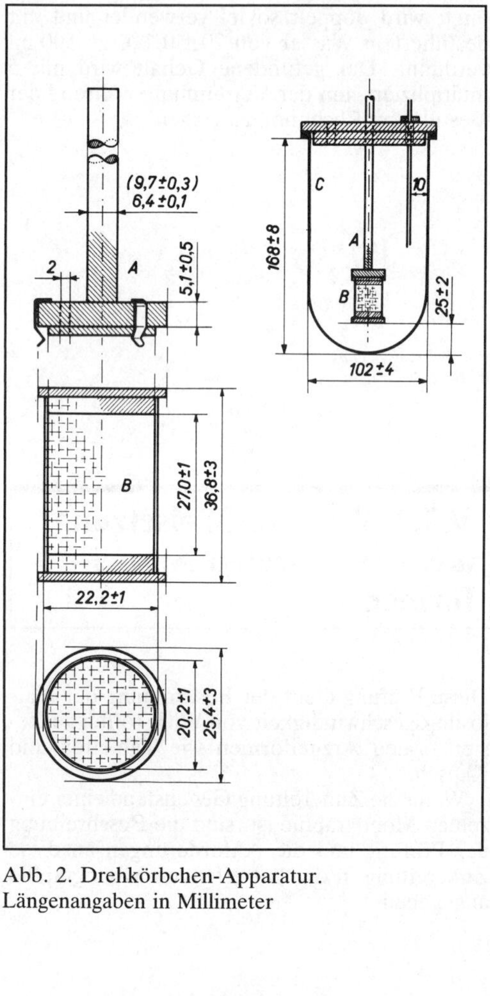

Abb. 2. Drehkörbchen-Apparatur.
Längenangaben in Millimeter

weite von 420 µm, falls nichts anderes angegeben ist. Sein oberer und sein unterer Rand werden von einem schmalen Metallband eingefaßt. Der untere Teil, der abnehmbar ist, dient zur Aufnahme des zu prüfenden Musters. Er wird am oberen Teil des Körbchens durch 3 Klammern oder auf irgendeine andere geeignete Befestigungsart eingepaßt. Die Klammern dienen zum Befestigen und Zentrieren in der Achse des Gefäßes während der Prüfung.

Bei Prüfungen mit saurer Prüfflüssigkeit kann ein Körbchen mit einem Goldüberzug von 2,5 µm Dicke verwendet werden.

Der Abstand zwischen Körbchen und Gefäßboden muß 25 ± 2 mm betragen. Der Stab ist oben mit einem Motor verbunden, dessen Drehzahl regulierbar ist. Der Rührer muß gleichmäßig und ohne wesentliche Schwingung rotieren. Das thermostatisierte Bad, in das das Gefäß eintaucht, muß die Temperatur der Prüfflüssigkeit während der Prüfung auf 37 ± 0,5 °C halten.

Ausführung: Wenn die Prüfflüssigkeit gepuffert ist, wird der *p*H-Wert auf ±0,05 Einheiten genau eingestellt. Sind Gase in der Flüssigkeit gelöst, sind sie vor der Prüfung zu entfernen, da sie die Ergebnisse verfälschen könnten. Die angegebene Menge der vorgeschriebenen Prüfflüssigkeit wird in das Gefäß gegeben. Die Apparatur wird zusammengesetzt, die Prüfflüssigkeit auf 37 ± 0,5 °C erwärmt und das Thermometer herausgezogen.

Eine Einheit der Arzneizubereitung wird in die Apparatur eingebracht.

In der Blattrührer-Apparatur muß die Arzneizubereitung auf den Boden des Gefäßes sinken, bevor der Blattrührer in Bewegung gesetzt wird. Falls sie schwimmt, wird sie mit einem geeigneten Stück Material, zum Beispiel mit einer Draht- oder Glasspirale, beschwert, um sie auf dem Gefäßboden in waagerechter Lage festzuhalten.

In der Drehkörbchen-Apparatur wird die zu prüfende Arzneizubereitung vor Beginn der Prüfung in ein trockenes Körbchen eingebracht. Dieses wird bis zur vorgesehenen Tiefe eingetaucht, bevor das Rührelement in Betrieb gesetzt wird. Beim Einbringen der Arzneizubereitung in die Apparatur ist die Bildung von Luftblasen auf der Oberfläche der Arzneizubereitung zu vermeiden. Hierauf wird das Rührelement sofort mit der angegebenen Drehzahl in Betrieb gesetzt, die auf eine Genauigkeit von ±4 Prozent einzustellen ist.

Zu einer oder mehreren festgelegten Zeiten oder auch kontinuierlich wird eine Probe des vorgeschriebenen Volumens an einer Stelle entnommen, die in der Mitte zwischen der Oberfläche der Prüfflüssigkeit und der Oberkante des Blattrührers bzw. des Drehkörbchens und nicht weniger als 10 mm von der Gefäßwand entfernt liegt.

Wenn nichts anderes angegeben ist – z. B. Methode mit kontinuierlichem Durchfluß, bei der die Probe wieder in das Gefäß mit der Prüfflüssigkeit zurückfließt, oder Prüfung einer einzelnen Probe –, wird das entnommene Volumen durch Zusatz des gleichen Volumens Prüfflüssigkeit wieder ergänzt, oder der Ausgleich erfolgt rechnerisch. Die Proben werden bei 37 °C filtriert und mit der angegebenen Analysenmethode untersucht.

Das verwendete Filter mit einer Porenweite von höchstens 1 µm muß inert sein, darf den in der Lösung enthaltenen Wirkstoff nicht signifikant zurückhalten und darf keine durch die Prüfflüssigkeit extrahierbare Substanz enthalten, die die vorgeschriebenen Analysenmethoden beeinflussen könnte.

Die Menge des in der vorgeschriebenen Zeit gelösten Wirkstoffes wird in Prozent des in der Beschriftung angegebenen Gehaltes ausgedrückt.

V.5.5 Teilchengrößenbestimmungen

V.5.5.1 Siebanalyse

Die Feinheit eines Pulvers kann in Siebgrößen (V.1.4) mit Hilfe einer einzigen Siebnummer oder mit 2 Siebnummern ausgedrückt werden:

– wenn das Pulver durch eine Siebnummer charakterisiert ist, müssen mindestens 97 Prozent des Pulvers durch das entsprechende Sieb gehen, falls nichts anderes angegeben ist,

- wenn das Pulver durch zwei Siebnummern charakterisiert ist, müssen mindestens 95 Prozent durch das Sieb mit der größeren Siebnummer und höchstens 40 Prozent durch das Sieb mit der kleineren Siebnummer gehen, falls nichts anderes angegeben ist.

Nach Zusammensetzen der Siebe wird in geeigneter Weise vorgegangen, bis der Siebvorgang praktisch beendet ist. Die getrennten Fraktionen der Pulver werden gewogen.

V.6 Methoden der Physik und der physikalischen Chemie

V.6.1 Klarheit und Opaleszenz von Flüssigkeiten

In identischen Neßler-Zylindern aus farblosem, durchsichtigem Neutralglas mit einem inneren Durchmesser von 15 bis 25 mm und mit flachem Boden wird die zu prüfende Flüssigkeit mit der unten beschriebenen, frisch hergestellten Referenzsuspension in einer Schichtdicke von 40 mm verglichen. 5 min nach der Herstellung der Referenzsuspension werden die Flüssigkeiten in vertikaler Durchsicht gegen einen dunklen Untergrund und bei diffusem Tageslicht geprüft.

Die Lichtverteilung muß so sein, daß die Referenzsuspension I von Wasser und die Referenzsuspension II von der Referenzsuspension I leicht zu unterscheiden sind.

Reagenzien

Hydrazinsulfat-Lösung. 1,0 g Hydrazinsulfat *R* wird in Wasser zu 100,0 ml gelöst. Die Lösung wird 4 bis 6 h lang stehengelassen.

Methenamin-Lösung. 2,5 g Methenamin *R* werden in 25,0 ml Wasser in einem 100-ml-Erlenmeyerkolben mit Schliffstopfen gelöst.

Opaleszenz-Stammsuspension. 25,0 ml der Hydrazinsulfat-Lösung werden in den Erlenmeyerkolben mit der Methenamin-Lösung gebracht, gemischt und 24 h lang stehengelassen. Diese Suspension kann 2 Monate lang in einem Glasbehältnis mit intakter Oberfläche aufbewahrt werden. Die Suspension darf nicht an der Wand des Behältnisses kleben und muß vor Verwendung sorgfältig geschüttelt werden.

Opaleszenz-Referenzsuspension. 15,0 ml Opaleszenz-Stammsuspension werden mit Wasser zu 1000,0 ml verdünnt. Diese Suspension ist bei Bedarf frisch herzustellen und darf höchstens 24 h lang verwendet werden.

Referenzsuspensionen. Die Referenzsuspensionen werden nach folgender Tabelle hergestellt. Sie werden unmittelbar vor der Verwendung hergestellt und geschüttelt.

	I	II	III	IV
Opaleszenz-Referenz-suspension	5,0 ml	10,0 ml	30,0 ml	50,0 ml
Wasser	95,0 ml	90,0 ml	70,0 ml	50,0 ml

Eine Flüssigkeit wird als *klar* bezeichnet, wenn die Klarheit unter den oben angegebenen Bedingungen derjenigen von Wasser oder des verwendeten Lösungsmittels entspricht oder wenn die Flüssigkeit nicht stärker opalesziert als die Referenzsuspension I.

V.6.2 Färbung von Flüssigkeiten

Die Prüfung der Farbstärke einer Flüssigkeit im Bereich der Farben Braun, Gelb, Rot wird, wie in der Monographie vorgeschrieben, nach einer der beiden unten beschriebenen Methoden durchgeführt.

Farblos bedeutet, daß die Flüssigkeit das Aussehen von Wasser oder des Lösungsmittels hat oder nicht stärker gefärbt ist als die Farbvergleichslösung B_9.

Methode I

2,0 ml der zu prüfenden Flüssigkeit werden mit 2,0 ml Wasser, Lösungsmittel oder Farbvergleichslösung (siehe Tabellen), die in der Monographie vorgeschrieben ist, in identischen, farblosen, durchsichtigen Reagenzgläsern aus Neutralglas von 12 mm äußerem Durchmesser verglichen. Die Beurteilung erfolgt bei diffusem Tageslicht in horizontaler Durchsicht gegen einen weißen Hintergrund.

Methode II

Die zu prüfende Lösung wird mit Wasser, Lösungsmittel oder Farbvergleichslösung (siehe Tabellen), die in der Monographie vorgeschrieben ist, in einer Schichtdicke von 40 mm in identischen, farblosen, durchsichtigen Neßler-Zylindern aus Neutralglas von 15 bis 25 mm innerem Durchmesser verglichen. Die Beurteilung erfolgt bei diffusem Tageslicht in vertikaler Durchsicht gegen einen weißen Untergrund.

Reagenzien

Stammlösung Gelb

46 g Eisen(III)-chlorid *R* werden in etwa 900 ml einer Mischung von 25 ml Salzsäure 36 % *R* und 975 ml Wasser gelöst und mit dieser Mischung zu 1000,0 ml verdünnt. Nach der Gehaltsbestimmung wird mit so viel der Salzsäure-Wasser-Mischung verdünnt, daß 1 ml Lösung 45,0 mg $FeCl_3 \cdot 6\ H_2O$ enthält.

Vor Licht geschützt zu lagern.

Gehaltsbestimmung: 10,0 ml der Stammlösung werden in einem 250-ml-Erlenmeyerkolben mit Glasstopfen mit 15 ml Wasser, 5 ml Salzsäure 36 % *R* und 4 g Kaliumiodid *R* versetzt. Der Kolben wird verschlossen und 15 min lang im Dunkeln stehengelassen. Nach Zusatz von 100 ml Wasser wird das ausgeschiedene Iod mit 0,1 N-Natriumthiosulfat-Lösung titriert. Gegen Ende der Titration werden 0,5 ml Stärke-Lösung *R* zugesetzt.

1 ml 0,1 N-Natriumthiosulfat-Lösung entspricht 27,03 mg $FeCl_3 \cdot 6\ H_2O$.

Stammlösung Rot

60 g Cobalt(II)-chlorid *R* werden in etwa 900 ml einer Mischung von 25 ml Salzsäure 36 % *R* und 975 ml Wasser gelöst und mit dieser Mischung zu 1000,0 ml verdünnt. Nach der Gehaltsbestimmung wird mit so viel der Salzsäure-Wasser-Mischung verdünnt, daß 1 ml Lösung 59,5 mg $CoCl_2 \cdot 6\ H_2O$ enthält.

Gehaltsbestimmung: 5,0 ml der Stammlösung werden in einem 250-ml-Erlenmeyerkolben mit Glasstopfen mit 5 ml Wasserstoffperoxid-Lösung 3 % *R* und 10 ml einer 30prozentigen Lösung (*m*/V) von Natriumhydroxid *R* 10 min lang zum schwachen Sieden erhitzt. Nach dem Abkühlen wird mit 60 ml Schwefelsäure 10 % *R* und 2 g Kaliumiodid *R* versetzt, der Kolben verschlossen und der Niederschlag unter leichtem Umschwenken gelöst. Das ausgeschiedene Iod wird mit 0,1 N-Natriumthiosulfat-Lösung bis zur Rosafärbung titriert. Gegen Ende der Titration werden 0,5 ml Stärke-Lösung *R* zugesetzt.

1 ml 0,1 N-Natriumthiosulfat-Lösung entspricht 23,79 mg $CoCl_2 \cdot 6\ H_2O$.

Stammlösung Blau

63 g Kupfer(II)-sulfat *R* werden in etwa 900 ml einer Mischung von 25 ml Salzsäure 36 % *R* und 975 ml Wasser gelöst und mit dieser Mischung zu 1000,0 ml verdünnt. Nach der Gehaltsbestimmung wird mit so viel der Salzsäure-Wasser-Mischung verdünnt, daß 1 ml Lösung 62,4 mg $CuSO_4 \cdot 5\ H_2O$ enthält.

Gehaltsbestimmung: 10,0 ml der Stammlösung werden in einem 250-ml-Erlenmeyerkolben mit Glasstopfen mit 50 ml Wasser, 12 ml Essigsäure 12 % *R* und 3 g Kaliumiodid *R* versetzt. Das ausgeschiedene Iod wird mit 0,1 N-Natriumthiosulfat-Lösung bis zur schwachen Braunfärbung titriert. Gegen Ende der Titration werden 0,5 ml Stärke-Lösung *R* zugesetzt.

1 ml 0,1 N-Natriumthiosulfat-Lösung entspricht 24,97 mg $CuSO_4 \cdot 5\ H_2O$.

Farbreferenzlösungen

Aus den Stammlösungen Gelb, Rot und Blau werden die 5 Farbreferenzlösungen hergestellt.

Farbreferenzlösung	Mengen in Milliliter			
	Stammlösung Gelb	Stammlösung Rot	Stammlösung Blau	Salzsäure 1% (*m*/V)
B (braun)	3,0	3,0	2,4	1,6
BG (bräunlich-gelb)	2,4	1,0	0,4	6,2
G (gelb)	2,4	0,6	0,0	7,0
GG (grünlich-gelb)	9,6	0,2	0,2	0,0
R (rot)	1,0	2,0	0,0	7,0

Farbvergleichslösungen für Methode I und II

Aus diesen 5 Farbreferenzlösungen werden die folgenden Farbvergleichslösungen hergestellt.

Farbvergleichslösungen B

Farbvergleichslösung	Mengen in Milliliter	
	Farbreferenzlösung B	Salzsäure 1% (*m*/V)
B_1	75,0	25,0
B_2	50,0	50,0
B_3	37,5	62,5
B_4	25,0	75,0
B_5	12,5	87,5
B_6	5,0	95,0
B_7	2,5	97,5
B_8	1,5	98,5
B_9	1,0	99,0

Farbvergleichslösungen BG

Farbvergleichslösung	Mengen in Milliliter	
	Farbreferenzlösung BG	Salzsäure 1% (*m*/V)
BG_1	100,0	0,0
BG_2	75,0	25,0
BG_3	50,0	50,0
BG_4	25,0	75,0
BG_5	12,5	87,5
BG_6	5,0	95,0
BG_7	2,5	97,5

Farbvergleichslösungen G

Farbvergleichslösung	Mengen in Milliliter	
	Farbreferenzlösung G	Salzsäure 1% (*m*/V)
G_1	100,0	0,0
G_2	75,0	25,0
G_3	50,0	50,0
G_4	25,0	75,0
G_5	12,5	87,5
G_6	5,0	95,0
G_7	2,5	97,5

Farbvergleichslösungen GG

Farbvergleichslösung	Mengen in Milliliter	
	Farbreferenzlösung GG	Salzsäure 1% (*m*/V)
GG_1	25,0	75,0
GG_2	15,0	85,0
GG_3	8,5	91,5
GG_4	5,0	95,0
GG_5	3,0	97,0
GG_6	1,5	98,5
GG_7	0,75	99,25

Farbvergleichslösungen R

Farbvergleichslösung	Mengen in Milliliter	
	Farbreferenzlösung R	Salzsäure 1% (*m*/V)
R_1	100,0	0,0
R_2	75,0	25,0
R_3	50,0	50,0
R_4	37,5	62,5
R_5	25,0	75,0
R_6	12,5	87,5
R_7	5,0	95,0

Lagerung

Für die Methode I können die Farbvergleichslösungen in zugeschmolzenen, farblosen und durchsichtigen Reagenzgläsern aus Neutralglas, mit einem äußeren Durchmesser von 12 mm, vor Licht geschützt gelagert werden.

Für die Methode II werden die Farbvergleichslösungen unmittelbar vor Gebrauch aus den Farbreferenzlösungen hergestellt.

V.6.3 *p*H-Wert

V.6.3.1 Potentiometrische Methode

Der *p*H-Wert beschreibt in einer konventionell festgelegten logarithmischen Skala die Konzentration der Hydroxonium-Ionen in wäßriger Lösung. Für praktische Zwecke wird eine empirische *p*H-Skala verwendet. Der zu bestimmende *p*H-Wert wird dabei auf den *p*H-Wert einer Referenzlösung (pH_s) nach folgender Gleichung bezogen:

$$pH = pH_s - \frac{E - E_s}{k}$$

Hierbei ist E die Spannung der Zelle mit der zu untersuchenden Lösung und E_s die Spannung der Zelle mit der Lösung bekannten *p*H-Wertes. Die Spannung wird in Volt gemessen.

Wert k bei verschiedenen Temperaturen:

Temperatur in °C	k
15	0,0572
20	0,0582
25	0,0592
30	0,0601
35	0,0611

Die potentiometrische Bestimmung des *p*H-Wertes wird durch Messung der Potentialdifferenz zwischen 2 geeigneten, in die zu prüfende Lösung tauchenden Elektroden durchgeführt; die eine ist eine für Hydroxonium-Ionen empfindliche Elektrode (meistens eine Glaselektrode) und die andere eine Bezugselektrode (zum Beispiel eine gesättigte Kalomelelektrode).

Apparatur: Die Meßapparatur besteht aus einem Voltmeter, gewöhnlich in *p*H-Einheiten eingeteilt. Sein Eingangswiderstand muß mindestens 100mal größer sein als der der verwendeten Elektroden, und seine Empfindlichkeit muß mindestens 0,05 *p*H-Einheiten (mindestens 0,003 V) betragen.

Ausführung. Alle Messungen werden, wenn in der Monographie nichts anderes vorgeschrieben ist, bei gleicher Temperatur (20 bis 25 °C) durchgeführt. Die Tabelle 1 gibt die Änderung der *p*H-Werte einiger Referenz-Pufferlösungen, welche für die Einstellung des Gerätes empfohlen werden, in Abhängigkeit von der Temperatur an. Für eine eventuelle Temperaturkorrektur ist die Gebrauchsanweisung des Geräteherstellers zu beachten. Die Apparatur wird mit der Kaliumhydrogenphthalat-Pufferlösung (primärer Referenzpuffer) und einer weiteren Pufferlösung mit anderem *p*H-Wert (vorzugsweise eine aus Tabelle 1) eingestellt. Der abgelesene *p*H-Wert einer dritten Pufferlösung, deren *p*H-Wert zwischen den beiden Eichpunkten liegt, darf höchstens 0,05 *p*H-Einheiten vom angegebenen Wert dieser Lösung abweichen. Die Elektroden werden in die zu untersuchende Lösung eingetaucht, wonach die Messung in gleicher Weise wie bei den Pufferlösungen erfolgt.

Bei häufiger Verwendung des Gerätes wird die Kontrolle regelmäßig durchgeführt. Bei seltenerem Gebrauch ist es unerläßlich, das Gerät vor jeder Messung einzustellen.

Tabelle 1: Änderung des *p*H-Wertes von Referenz-Pufferlösungen in Abhängigkeit von der Temperatur

Temperatur in °C	0,05 M-Kaliumtetraoxalat-Lösung $C_4H_3KO_8 \cdot 2\,H_2O$	Gesättigte Kaliumhydrogentartrat-Lösung (bei 25 °C) $C_4H_5KO_6$	0,05 M-Kaliumdihydrogencitrat-Lösung $C_6H_7KO_7$	0,05 M-Kaliumhydrogenphthalat-Lösung $C_8H_5KO_4$	0,025 M-Kaliumdihydrogenphosphat-Lösung und 0,025 M-Natriummonohydrogenphosphat-Lösung $KH_2PO_4 + Na_2HPO_4$
15	1,67		3,80	4,00	6,90
20	1,68		3,79	4,00	6,88
25	1,68	3,56	3,78	4,01	6,87
30	1,68	3,55	3,77	4,02	6,85
35	1,69	3,55	3,76	4,02	6,84
$\frac{\Delta pH}{\Delta t}$ [1]	+0,001	−0,0014	−0,0022	+0,0012	−0,0028

Fortsetzung Tabelle 1

Temperatur in °C	0,0087 M-Kaliumdihydrogenphosphat-Lösung und 0,0303 M-Natriummonohydrogenphosphat-Lösung $KH_2PO_4 + Na_2HPO_4$	0,01 M-Natriumtetraborat-Lösung $Na_2B_4O_7 \cdot 10\,H_2O$	0,025 M-Natriumcarbonat-Lösung und 0,025 M-Natriumhydrogencarbonat-Lösung $Na_2CO_3 + NaHCO_3$
15	7,45	9,28	10,12
20	7,43	9,23	10,06
25	7,41	9,18	10,01
30	7,40	9,14	9,97
35	7,39	9,10	9,93
$\frac{\Delta pH}{\Delta t}$ [1]	−0,0028	−0,0082	−0,0096

[1] Änderung des *p*H-Wertes je Grad Celsius.

Alle Lösungen der zu prüfenden Substanz und Referenz-Pufferlösungen müssen mit kohlendioxidfreiem Wasser R hergestellt werden.

Herstellung der Referenz-Pufferlösungen

0,05 M-Kaliumdihydrogencitrat-Lösung:
11,41 g $C_6H_7KO_7$ werden in Wasser zu 1000,0 ml gelöst. Vor Gebrauch frisch herzustellen.

0,05 M-Kaliumtetraoxalat-Lösung:
12,61 g $C_4H_3KO_8 \cdot 2\,H_2O$ werden in Wasser zu 1000,0 ml gelöst.

Gesättigte Kaliumhydrogentartrat-Lösung (bei 25 °C):
Ein Überschuß von $C_4H_5KO_6$ wird mit Wasser von 25 °C kräftig geschüttelt. Die Lösung wird filtriert oder dekantiert. Vor Gebrauch frisch herzustellen.

0,05 M-Kaliumhydrogenphthalat-Lösung:
10,13 g $C_8H_5KO_4$, zuvor bei 110 bis 135 °C getrocknet, werden in Wasser zu 1000,0 ml gelöst.

0,025 M-Kaliumdihydrogenphosphat-Lösung und 0,025 M-Natriummonohydrogenphosphat-Lösung:
3,39 g KH_2PO_4 und 3,53 g Na_2HPO_4, beide Substanzen zuvor 2 h lang bei 110 bis 130 °C getrocknet, werden in Wasser zu 1000,0 ml gelöst.

0,025 M-Natriumcarbonat-Lösung und 0,025 M-Natriumhydrogencarbonat-Lösung:
2,64 g Na_2CO_3 und 2,09 g $NaHCO_3$ werden in Wasser zu 1000,0 ml gelöst.

0,01 M-Natriumtetraborat-Lösung:
3,80 g $Na_2B_4O_7 \cdot 10\,H_2O$ werden in Wasser zu 1000,0 ml gelöst. Die Lösung ist vor Kohlendioxid der Luft geschützt aufzubewahren.

0,0087 M-Kaliumdihydrogenphosphat-Lösung und 0,0303 M-Natriummonohydrogenphosphat-Lösung:
1,18 g KH_2PO_4 und 4,30 g Na_2HPO_4, beide Substanzen zuvor 2 h lang bei 110 bis 130 °C getrocknet, werden in Wasser zu 1000,0 ml gelöst.

V.6.3.2 Indikatormethode

Wenn in der nachstehenden Tabelle nichts anderes angegeben ist, werden 10 ml der zu untersuchenden Lösung mit 0,1 ml Indikator-Lösung versetzt.

Reaktion	***p*H-Wert**	**Indikator**	**Färbung**
Alkalisch	> 8	Lackmus-Papier Thymolblau	Blau Grau oder violettblau
Schwach alkalisch	8,0–10,0	Phenolphthalein[1] Thymolblau	Farblos oder rosa Grau
Stark alkalisch	> 10	Phenolphthalein-Papier Thymolblau	Rot Violettblau
Neutral	6,0–8,0	Methylrot Phenolrot[1]	Gelb Gelb oder rosa
Neutral gegenüber Tropäolin OO	> 3,0	Tropäolin OO	Gelb
Neutral gegenüber Dimethylgelb	> 4,0	Dimethylgelb[1]	Gelb; nach Zusatz von 0,1 ml 0,1 N-Säure rosa
Neutral gegenüber Methylrot	4,5–6,0	Methylrot	Orangerot
Neutral gegenüber Phenolphthalein	< 8,0	Phenolphthalein[1]	Farblos; nach Zusatz von 0,05 ml 0,1 N-Base rosa oder rot
Sauer	< 6	Methylrot Bromthymolblau[2]	Orange oder rot Gelb
Schwach sauer	4,0–6,0	Methylrot Bromkresolgrün	Orange Grün oder blau
Stark sauer	< 4	Kongorot-Papier Dimethylgelb[1]	Grün oder blau Orange oder rot

[1] 0,05 ml
[2] Verwendet wird die Bromthymolblau-Lösung *R* 1.

V.6.4 Relative Dichte

Die relative Dichte d_{20}^{20} einer Substanz ist das Verhältnis zwischen der Masse eines bestimmten Volumens dieser Substanz bei 20 °C und der Masse eines gleichen Volumens Wasser bei derselben Temperatur.

Die relative Dichte d_{20}^{20} wird mit der in der Monographie vorgeschriebenen Anzahl Dezimalstellen mit Hilfe eines Pyknometers, einer hydrostatischen Waage oder eines Aräometers bestimmt. Der Luftauftrieb wird bei der Wägung nicht berücksichtigt, was eine Unsicherheit von einer Einheit in der dritten Dezimalstelle zur Folge haben kann.

Zwei andere Definitionen werden häufig verwendet.

Die relative Dichte d_4^{20} einer Substanz ist das Verhältnis zwischen der Masse eines bestimmten Volumens dieser Substanz bei 20 °C und der Masse eines gleichen Volumens Wasser bei 4 °C.

Die Dichte ϱ_{20} einer Substanz ist das Verhältnis ihrer Masse zu ihrem Volumen bei 20 °C. Sie wird in Kilogramm je Kubikmeter

$$(1\ kg \cdot m^{-3} = 10^{-3} g \cdot cm^{-3})$$

ausgedrückt.

Die zahlenmäßigen Beziehungen zwischen der relativen Dichte und der Dichte, ausgedrückt in $kg \cdot m^{-3}$, sind die folgenden:

$$\varrho_{20} = 998{,}202\ d_{20}^{20} \text{ oder}$$

$$d_{20}^{20} = 1{,}00180 \cdot 10^{-3} \varrho_{20}$$

$$\varrho_{20} = 999{,}972\ d_4^{20} \text{ oder}$$

$$d_4^{20} = 1{,}00003 \cdot 10^{-3} \varrho_{20}$$

$$d_4^{20} = 0{,}998230\ d_{20}^{20}$$

Die zahlenmäßige Beziehung zwischen der relativen Dichte d_{20}^{20} und der Dichte, ausgedrückt in $g \cdot ml^{-1}$, ist die folgende:

$$d_{20}^{20} = 1{,}00180 \cdot \varrho_{20}$$

V.6.4.N1 Bestimmung der relativen Dichte von Wachs

Etwa 2 bis 3 g Substanz werden bei möglichst niedriger Temperatur geschmolzen, auf eine Metallplatte mit glatter Oberfläche in etwa 2 bis 5 mm dicker Schicht ausgegossen und nach dem Erstarren in würfelförmige Stücke von etwa 2 bis 4 mm Kantenlänge geteilt; die Stücke können durch schwaches Erwärmen der Metallplatte von der Unterlage abgelöst werden.

Die Stücke werden 24 h lang bei Raumtemperatur liegen gelassen. 10 von ihnen werden in ein etwa 40prozentiges (V/V) Ethanol-Wasser-Gemisch von 20,0 °C gegeben. Unter Konstanthaltung der Temperatur bei 20,0 °C wird das Gemisch so lange durch Zumischen von Wasser oder Ethanol verändert, bis die Stücke schweben. Danach wird die relative Dichte (V.6.4) des Gemisches bestimmt. Sie entspricht der relativen Dichte der Substanz.

V.6.5 Brechungsindex

Unter dem Brechungsindex n_λ^t einer Substanz, bezogen auf Luft, wird das Verhältnis des Sinus des Einfallwinkels eines Lichtstrahls in Luft zum Sinus des Refraktionswinkels des gebrochenen Strahls in dem gemessenen Medium verstanden.

Falls nichts anderes vorgeschrieben ist, wird der Brechungsindex bei $20 \pm 0{,}5$ °C bestimmt und auf die D-Linie des Natriumlichtes (λ = 589,3 nm) bezogen; das Symbol ist dann n_D^{20}.

Die gebräuchlichen Refraktometer bestimmen den Grenzwinkel. In diesen Geräten ist der wesentliche Teil ein Prisma, mit bekanntem Brechungsindex, das mit der zu untersuchenden Flüssigkeit in Berührung ist.

Zur Kontrolle des Refraktometers werden die nachstehend aufgeführten Referenzsubstanzen verwendet. Der Brechungsindex ist in der Beschriftung angegeben.

Referenz-Substanz	$\Delta n/\Delta t$ (Temperaturkoeffizient)
Trimethylpentan *CRS*	−0,00049
Tetrachlorkohlenstoff *CRS*	−0,00057
Toluol *CRS*	−0,00056
Methylnaphthalin *CRS*	−0,00048

Ist das Refraktometer mit einem Kompensationssystem versehen, kann weißes Licht verwendet werden. Das Gerät muß das Ablesen von mindestens 3 Dezimalstellen gestatten und mit einer Vorrichtung versehen sein, die das Arbeiten bei der vorgeschriebenen Temperatur erlaubt. Das Thermometer muß das Ablesen von 0,5 °C oder kleineren Intervallen gestatten.

V.6.6 Optische Drehung

Als optische Drehung wird die Eigenschaft bestimmter Substanzen, die Ebene des polarisierten Lichtes zu drehen, bezeichnet.

Die *spezifische Drehung* $[\alpha_m]_\lambda^t$ ist die Drehung, ausgedrückt in Radiant (rad), gemessen bei der Temperatur t, der Wellenlänge λ und der Schichtdicke 1 Meter einer Flüssigkeit oder einer Lösung in der Konzentration von 1 Kilogramm optisch aktiver Substanz in 1 Kubikmeter Lösung. Aus praktischen Gründen wird die spezifische Drehung $[\alpha_m]_\lambda^t$ häufig in Milliradiant-Quadratmeter je Kilogramm ($mrad \cdot m^2 \cdot kg^{-1}$) ausgedrückt.

Das Arzneibuch benutzt die folgenden konventionellen Definitionen:

Die *optische Drehung* einer Flüssigkeit ist der Drehungswinkel α, ausgedrückt in Grad (°) der Drehung der Polarisationsebene bei der Wellenlänge der D-Linie des Natriumlichtes (λ = 589,3 nm), gemessen bei 20 °C in einer Schichtdicke von 1 Dezimeter. Für Lösungen ist die Herstellung in der Monographie vorgeschrieben.

Die *spezifische Drehung* $[\alpha]_D^{20}$ einer Flüssigkeit ist definiert durch den Drehungswinkel α, ausgedrückt in Grad (°) der Drehung der Polarisationsebene bei der Wellenlänge der D-Linie des Natriumlichtes (λ = 589,3 nm), gemessen bei 20 °C in der zu untersuchenden Flüssigkeit, bezogen auf eine Schichtdicke von 1 Dezimeter und geteilt durch die Dichte, ausgedrückt in Gramm je Kubikzentimeter.

Die *spezifische Drehung* $[\alpha]_D^{20}$ einer gelösten Substanz ist definiert durch den Drehungswinkel α, ausgedrückt in Grad (°) der Drehung der Polarisationsebene bei der Wellenlänge der D-Linie des Natriumlichtes (λ = 589,3 nm), gemessen bei 20 °C in einer Lösung der zu untersuchenden Substanz, bezogen auf eine Schichtdicke von 1 Dezimeter und eine Konzentration von 1 Gramm Substanz je Milliliter. Die spezifische Drehung einer festen Substanz gilt immer für ein bestimmtes Lösungsmittel und eine gegebene Konzentration.

Im CGS-System wird die spezifische Drehung in Grad mal Milliliter je Dezimeter und Gramm angegeben $[° \cdot ml \cdot dm^{-1} \cdot g^{-1}]$.

Der Umrechnungsfaktor des Internationalen Einheitensystems (SI) zu demjenigen des CGS-Systems beträgt

$$[\alpha_m]_D^{20} = [\alpha]_D^{20} \cdot 0{,}1745$$

In der Monographie kann in bestimmten Fällen vorgeschrieben sein, daß der Drehungswinkel bei einer anderen Temperatur als 20 °C und einer anderen Wellenlänge zu messen ist.

Das Polarimeter muß die Ablesung von 0,01° gestatten. Die Skaleneinteilung der Apparatur wird in der Regel mittels geeichter Quarzplättchen kontrolliert. Die Linearität der Skaleneinteilung kann mit Saccharose-Lösungen überprüft werden.

Ausführung: Der Nullpunkt des Polarimeters und der Drehungswinkel des polarisierten Lichtes bei der Wellenlänge der D-Linie des Natriumlichtes (λ = 589,3 nm) werden bei 20 ± 0,5 °C bestimmt. Messungen können bei einer anderen Temperatur durchgeführt werden, wenn in der Monographie die Temperaturkorrektur für die gemessene optische Drehung angegeben ist.

Bei Flüssigkeiten wird der Nullpunkt des Gerätes mit dem geschlossenen, leeren Rohr, bei festen Substanzen mit dem mit Lösungsmittel gefüllten Rohr bestimmt. Aus mindestens 5 Ablesungen wird der Mittelwert errechnet.

Die spezifische Drehung wird mit Hilfe der untenstehenden Gleichungen errechnet. Rechts- oder Linksdrehung wird durch (+) oder (−) gekennzeichnet.

$$\text{Flüssige Substanzen: } [\alpha]_D^{20} = \frac{\alpha}{l \cdot \varrho_{20}}$$

$$\text{Feste Substanzen: } [\alpha]_D^{20} = \frac{100 \cdot \alpha}{l \cdot c}$$

Nach den folgenden Gleichungen wird die Konzentration für eine gelöste Substanz errechnet:

$$c = \frac{100 \cdot \alpha}{l \cdot [\alpha]_D^{20}}$$

$$c' = \frac{100 \cdot \alpha}{l \cdot [\alpha]_D^{20} \cdot \varrho_{20}}$$

α = Drehungswinkel, abgelesen in Grad bei 20 ± 0,5 °C

l = Länge des Polarimeterrohres in Dezimeter

ϱ_{20} = Dichte bei 20 °C in $g \cdot cm^{-3}$. Im Arzneibuch wird die Dichte durch die „Relative Dichte" (V.6.4) ersetzt.

c = Konzentration der Substanz in Prozent (*m*/V)

c' = Konzentration der Substanz in Prozent (*m*/*m*).

V.6.7 Viskosität

Die *dynamische Viskosität* oder der *Viskositätskoeffizient* η ist definiert durch die Tangentialkraft je Flächeneinheit, berechnet als Schubspannung τ mit der Einheit Pascal, die erforderlich ist, um 2 parallele Schichten einer Flüssigkeit von je 1 m² in einem Abstand (x) von 1 m mit einer Geschwindigkeit (v) von $1\ m \cdot s^{-1}$ parallel zueinander zu verschieben.

Der Geschwindigkeitsgradient dv/dx wird als *Schergefälle* D mit der Einheit s^{-1} bezeichnet, wobei die Beziehung η = τ/D gilt.

Die Einheit der dynamischen Viskosität ist die Pascal-Sekunde (Pa·s), die kleinere, gewöhnlich verwendete, die Millipascal-Sekunde (mPa·s).

Die *kinematische Viskosität* ν mit der Einheit Quadratmeter je Sekunde ist der Quotient aus der dynamischen Viskosität η und der Dichte ρ in Kilogramm je Kubikmeter der bei gleicher Temperatur gemessenen Flüssigkeit, ν = η/ρ. Die kinematische Viskosität wird meist in Quadratmillimeter je Sekunde angegeben.

Das Kapillarviskosimeter eignet sich zur Bestimmung der Viskosität Newtonscher Flüssigkeiten. Das Rotationsviskosimeter eignet sich zur Bestimmung der Viskosität Newtonscher und Nichtnewtonscher Flüssigkeiten. Andere Viskosimeter können verwendet werden, wenn die Genauigkeit des Gerätes mindestens derjenigen des nachstehend beschriebenen entspricht.

V.6.7.1 Kapillarviskosimeter

Die Bestimmung der Viskosität mit Hilfe eines geeigneten Kapillarviskosimeters wird, wenn nichts anderes vorgeschrieben ist, bei einer Temperatur von 20 ± 0,1 °C durchgeführt. Mit einer Stoppuhr wird die Zeit auf eine Fünftelsekunde genau gemessen, welche die Flüssigkeit benötigt, um die Strecke von einer zur anderen Marke zu durchlaufen.

Die Prüfung ist nur gültig, wenn 2 aufeinanderfolgende Messungen um höchstens 1 Prozent abweichen. Der Mittelwert aus mindestens 3 Messungen ergibt die Durchflußzeit der zu prüfenden Flüssigkeit.

Die dynamische Viskosität η in Millipascal-Sekunden wird mit Hilfe der folgenden Formel berechnet:

$$\eta = k \cdot \varrho \cdot t$$

k = Konstante des Gerätes in Quadratmillimeter je Quadratsekunden (ist auf dem Gerät angegeben; wenn nicht, kann sie mittels eines geeigneten Öles für Viskosimeter *CRS* bestimmt werden)

ρ = Dichte in Milligramm je Kubikmillimeter, erhalten durch Multiplikation von d_{20}^{20} mit 0,9982

t = Durchflußzeit der zu prüfenden Flüssigkeit in Sekunden

Zur Berechnung der kinematischen Viskosität ($mm^2 \cdot s^{-1}$) wird folgende Formel verwendet:

$$\nu = k \cdot t$$

Die Bestimmung kann mit Hilfe des unten spezifizierten Gerätes durchgeführt werden:

Ausführung: Ein gründlich gereinigtes und gut getrocknetes Gerät wird verwendet. Das Viskosimeter wird, wenn nichts anderes angegeben ist, durch das Rohr *L* mit einer genügenden Menge zuvor auf 20 °C temperierter, zu prüfender Flüssigkeit beschickt, um das Vorratsgefäß *A* so weit zu füllen, daß das Niveau der Flüssigkeiten im Gefäß *B* unterhalb der Öffnung des Rohres *M* bleibt. Das Viskosimeter wird, wenn nichts anderes angegeben ist, in ein Wasserbad von 20 ± 0,1 °C gestellt. Das Viskosimeter wird 30 min lang in senkrechter Stellung stehengelassen, um thermisches Gleichgewicht zu erreichen. Das Rohr *M* wird geschlossen und das Flüssigkeitsniveau im Rohr *N* bis etwa 8 mm oberhalb der Marke *E* erhöht. Die Flüssigkeit

Spezifikationen der Viskosimeter mit hängendem Kugelniveau[1)]

Viskosimeter Nr.	Gerätekonstante $mm^2 \cdot s^{-2}$ (nominell)	Meßbereich $mm^2 \cdot s^{-1}$	Innendurchmesser der Kapillare *R* mm (± 2 %)	Volumen des Gefäßes *C* ml (± 5 %)	Innendurchmesser des Rohres *N* mm
1	0,01	3,5 bis 10	0,64	5,6	2,8 bis 3,2
1A	0,03	6 bis 30	0,84	5,6	2,8 bis 3,2
2	0,1	20 bis 100	1,15	5,6	2,8 bis 3,2
2A	0,3	60 bis 300	1,51	5,6	2,8 bis 3,2
3	1,0	200 bis 1 000	2,06	5,6	3,7 bis 4,3
3A	3,0	600 bis 3 000	2,74	5,6	4,6 bis 5,4
4	10	2 000 bis 10 000	3,70	5,6	4,6 bis 5,4
4A	30	6 000 bis 30 000	4,07	5,6	5,6 bis 6,4
5	100	20 000 bis 100 000	6,76	5,6	6,8 bis 7,5

[1)] Die minimale Durchlaufzeit für das Viskosimeter Nr. 1 muß 350 s betragen und für die übrigen Größen 200 s.

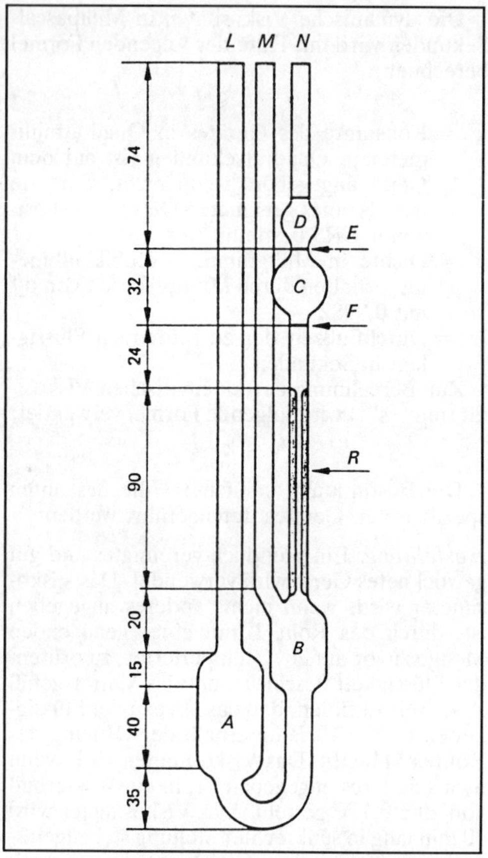

Viskosimeter mit hängendem Kugelniveau[1]
Längenangaben in Millimeter

wird durch Schließen des Rohres *N* bei diesem Niveau gehalten. Nach dem Öffnen des Rohres *M* wird das Rohr *N* ebenfalls geöffnet und auf 0,2 s genau die Zeit gemessen, in welcher das Flüssigkeitsniveau von der Marke *E* zur Marke *F* sinkt.

V.6.7.2 Rotationsviskosimeter

Die am häufigsten verwendeten Rotationsviskosimeter beruhen auf der Messung der Scherkräfte innerhalb der Flüssigkeit, welche sich zwischen 2 koaxialen Zylindern befindet, wobei der eine Zylinder durch einen Motor angetrieben wird und den anderen durch diese Drehung mitbewegt. Unter diesen Bedingungen wird die Bestimmung der Viskosität (oder der scheinbaren Viskosität) zu einer Messung des Ablenkungswinkels (M) des mitbewegten Zylinders in Newton-Meter.

Für ein laminares Fließen folgt die dynamische Viskosität η in Pa · s der Formel

$$\eta = \frac{1}{\omega}\left(\frac{M}{4\pi \cdot h}\right)\cdot\left(\frac{1}{R_A^2} - \frac{1}{R_B^2}\right)$$

in welcher h die Eintauchtiefe des mitbewegten Zylinders in die Flüssigkeit in Meter, R_A und R_B die Radien der Zylinder in Meter, wobei R_A kleiner als R_B ist, und ω die Winkelgeschwindigkeit in Radiant je Sekunde darstellt. Die Gerätekonstante *k*[2] kann bei verschiedenen Drehgeschwindigkeiten unter Verwendung von Öl für Viskosimeter *CRS* bestimmt werden. Die Viskosität entspricht dann der Formel

$$\eta = k\,\frac{M}{\omega}.$$

Ausführung: Die Viskosität wird entsprechend der Betriebsanleitung für das Rotationsviskosimeter bestimmt. Die Temperatur, bei welcher die Viskosität gemessen wird, ist in der Monographie vorgeschrieben. Für pseudoplastische Substanzen und andere Nichtnewtonsche Systeme gibt die Monographie den Viskosimetertyp sowie die Winkelgeschwindigkeit oder das Schergefälle an, bei der die Viskosität zu bestimmen ist. Wenn es nicht möglich ist, die vorgeschriebene Drehgeschwindigkeit einzustellen, wird eine etwas größere und eine etwas kleinere Drehgeschwindigkeit eingestellt. Die gemessenen Werte werden interpoliert.

V.6.8 Destillationsbereich

Der Destillationsbereich ist der auf 101,3 kPa korrigierte Temperaturbereich, innerhalb dessen die Substanz oder ein bestimmter Anteil davon unter den unten beschriebenen Bedingungen destilliert.

Apparatur: Die Apparatur (siehe Abbildung) besteht aus einem Destillierkolben *(A)*, einem Liebigkühler *(B)*, welcher mit einem Seitenrohr des Destillierkolbens einerseits und einem gebogenen Destilliervorstoß *(C)* am Ende des Kühlers verbunden ist.

[1] Beschrieben durch die International Organisation for Standardisation (ISO)

[2] Für die im Handel befindlichen Geräte werden Tabellen mit Gerätekonstanten bezüglich der Zylinderoberflächen und Drehgeschwindigkeit der Zylinder mitgeliefert.

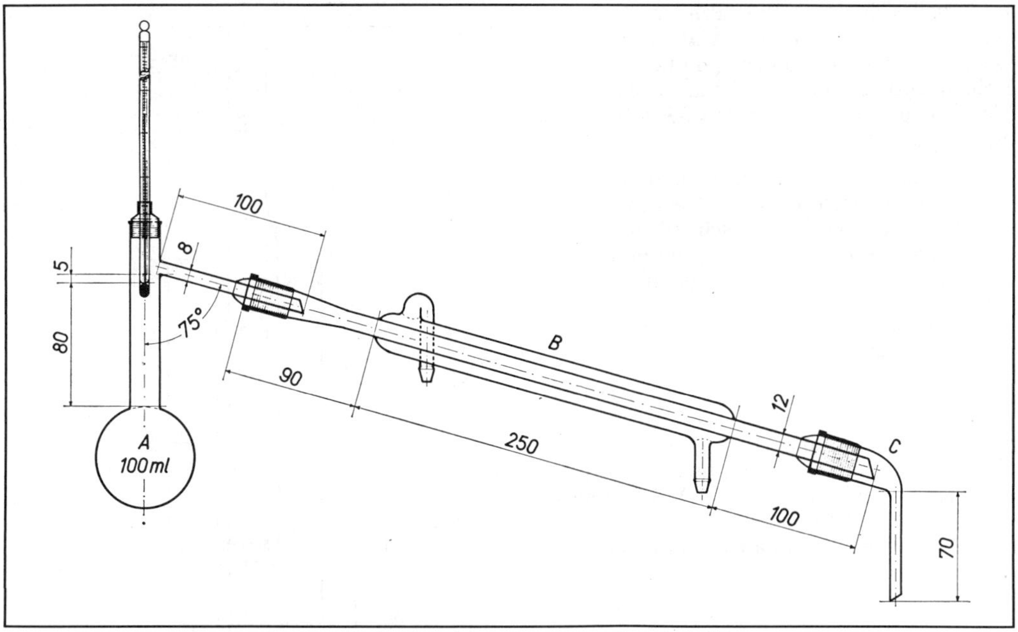

Apparatur zur Bestimmung des Destillationsbereiches. Längenangaben in Millimeter

Anstelle des Vorstoßes kann auch das Ende des Kühlers verlängert und abgebogen sein. Ein Thermometer wird in den Hals des Kolbens so eingeführt, daß sich das obere Ende des Quecksilbergefäßes 5 mm unterhalb des unteren Verbindungspunktes des Seitenrohres befindet. Das Thermometer ist in 0,2 °C eingeteilt, und seine Skala sollte einen Bereich von etwa 50 °C ablesen lassen. Während der Bestimmung schützt eine geeignete Vorrichtung den Kolben und seinen Hals vor Zugluft.

Ausführung: 50,0 ml der zu prüfenden Flüssigkeit werden mit einigen Siedesteinchen in den Destillierkolben *(A)* gebracht. Das Destillat wird in einem 50-ml-Meßzylinder mit 1-ml-Einteilung aufgefangen. Für Flüssigkeiten, die unterhalb 150 °C destillieren, ist Wasserkühlung erforderlich. Nach schnellem Erhitzen zum Sieden wird die Temperatur abgelesen, bei welcher der erste Tropfen Destillat in den Meßzylinder fällt. Die Heizung wird so eingestellt, daß die Flüssigkeit mit einer konstanten Geschwindigkeit von 2 bis 3 ml je Minute destilliert. Die Temperatur wird in dem Moment abgelesen, in welchem die gesamte Flüssigkeit oder der vorgeschriebene Anteil der Flüssigkeit überdestilliert ist. Das Flüssigkeitsvolumen wird abgelesen, wenn die Flüssigkeit auf 20 °C abgekühlt ist.

Die abgelesenen Temperaturen werden mit Hilfe folgender Gleichung korrigiert:

$$t_1 = t_2 + \mathrm{k}\,(101{,}3 - \mathrm{b})$$

t_1 = korrigierte Temperatur
t_2 = abgelesene Temperatur beim Luftdruck b
k = Korrekturfaktor (siehe Tabelle, es sei denn, der Faktor ist angegeben)
b = Luftdruck in Kilopascal während der Destillation.

Temperaturkorrektur

Destillationstemperatur in °C	Korrekturfaktor *k*
bis 100	0,30
über 100 bis 140	0,34
über 140 bis 190	0,38
über 190 bis 240	0,41
über 240	0,45

V.6.9 Siedetemperatur

Die Siedetemperatur ist die korrigierte Temperatur, bei der der Dampfdruck einer Flüssigkeit 101,3 kPa erreicht.

Apparatur: Die Apparatur entspricht derjenigen zur Bestimmung des Destillationsbereiches (V.6.8), wobei das Thermometer so eingeführt wird, daß sich der untere Teil des Quecksilbergefäßes auf der Höhe des unteren Halsansatzes des Destillierkolbens *(A)* befindet. Der Kolben wird auf eine Scheibe aus isolierendem Material mit einem Loch von 35 mm Durchmesser gestellt.

Ausführung: 20 ml der zu prüfenden Flüssigkeit werden mit einigen Siedesteinchen in den Destillierkolben *(A)* gebracht, schnell zum Sieden erhitzt und die Temperatur abgelesen, bei welcher die Flüssigkeit aus dem Seitenrohr in den Kühler zu fließen beginnt.

Die abgelesene Temperatur wird mit Hilfe folgender Gleichung korrigiert:

$$t_1 = t_2 + \mathrm{k}\,(101{,}3 - \mathrm{b})$$

t_1 = korrigierte Temperatur
t_2 = abgelesene Temperatur beim Luftdruck b
k = Korrekturfaktor (siehe „Destillationsbereich“, V.6.8)
b = Luftdruck in Kilopascal während der Bestimmung.

V.6.9.N1 Siedetemperatur

Die Siedetemperatur ist die korrigierte Temperatur, bei der der Dampfdruck einer Flüssigkeit 101,3 kPa erreicht.

Die Apparatur (siehe Abbildung) besteht aus 2 koaxial miteinander verbundenen Glasrohren. Das innere Rohr dient zur Aufnahme von Substanz und Thermometer, dessen Lage durch je 3 Dorne in 60 mm und 200 mm Höhe über dem unteren Ende festgelegt ist. Verwendet werden Einschlußthermometer mit prismatischer Kapillare (Gradeinteilung in 0,2°; Länge etwa 175 mm und Durchmesser 6,0 mm; eingeschlossene Skalenlänge 105 bis 130 mm, beginnend 15 bis 20 mm über dem unteren Ende des Thermometers). Das auf einem Drahtnetz von 1 mm Maschenweite stehende Gerät ist von einem weiteren, etwa 50 mm höher angebrachten Glasrohr umgeben.

Ausführung: Die Bestimmung wird mit 0,5 ml Substanz, die unter Zusatz einiger Siedesteinchen in die Apparatur eingebracht werden, durchgeführt. Das Thermometer wird mit Hilfe eines daran befestigten Drahtes so in die Apparatur eingeführt, daß das Quecksilbergefäß die 3 unteren Dorne erreicht. Die Flüssigkeit wird

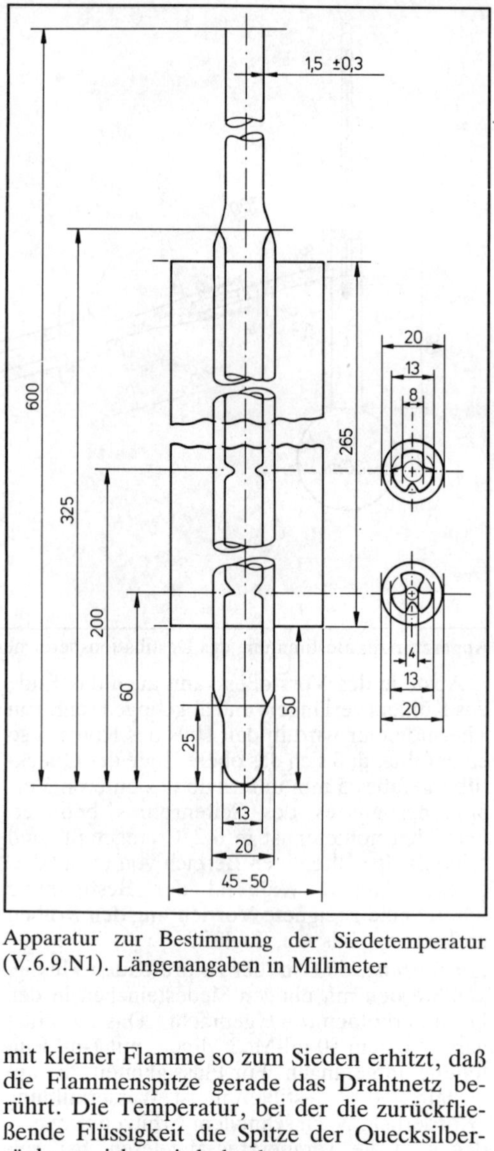

Apparatur zur Bestimmung der Siedetemperatur (V.6.9.N1). Längenangaben in Millimeter

mit kleiner Flamme so zum Sieden erhitzt, daß die Flammenspitze gerade das Drahtnetz berührt. Die Temperatur, bei der die zurückfließende Flüssigkeit die Spitze der Quecksilbersäule erreicht, wird abgelesen.

Die Siedetemperatur, korrigiert auf den Luftdruck von 101,3 kPa, wird nach der folgenden Gleichung berechnet:

$$t_1 = t_2 + \mathrm{k}\,(101{,}3 - b)$$

t_1 = korrigierte Temperatur;
t_2 = abgelesene Temperatur;
k = Korrekturfaktor (siehe „Destillationsbereich“, V.6.8)
b = Luftdruck in Kilopascal während der Bestimmung.

V.6.10 Bestimmung von Wasser durch Destillation

Die Apparatur (siehe Abbildung) besteht aus einem Rundkolben *(A)*, der durch ein Verbindungsstück *(D)* mit einem zylindrischen Kondensationsrohr *(B)* und einem graduierten Auffangrohr *(E)* verbunden ist. Der Kühler *(C)* wird auf das zylindrische Kondensationsrohr aufgesetzt. Das Auffangrohr *(E)* ist in 0,1 ml eingeteilt. Als Heizquelle wird vorzugsweise ein elektrisches Heizbad mit Widerstandsregler oder ein Ölbad verwendet. Der obere Teil des Kolbens und das Verbindungsstück können isoliert werden.

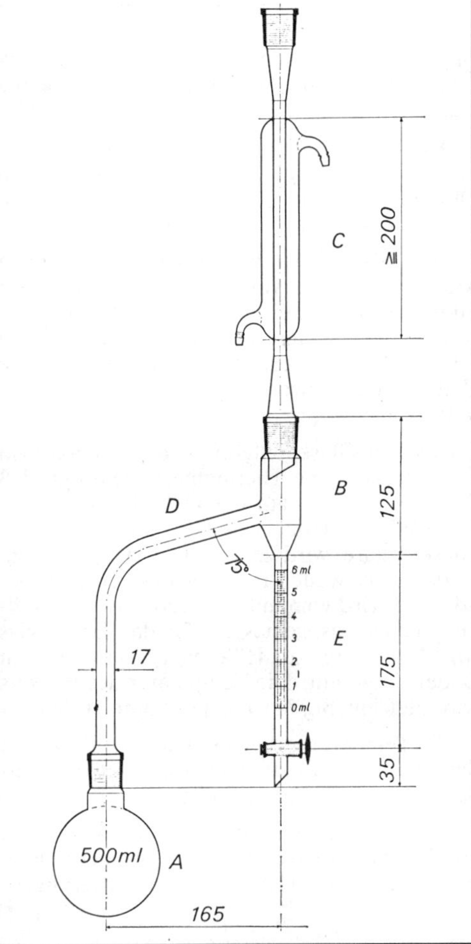

Apparatur zur Bestimmung von Wasser durch Destillation. Längenangaben in Millimeter

Ausführung: Auffangrohr und Kühler der Apparatur werden gereinigt, mit Wasser ausgespült und getrocknet.

200 ml Toluol *R* und etwa 2 ml Wasser werden in den trockenen Kolben gefüllt. 2 h lang wird destilliert, etwa 30 min lang abkühlen gelassen und das Volumen des Wassers mit einer Genauigkeit von 0,05 ml abgelesen. In den Kolben wird die Substanz bis auf 1 Prozent genau eingewogen. Sie sollte etwa 2 bis 3 ml Wasser enthalten. Hat die Substanz eine teigige Beschaffenheit, wird sie in einer Metallfolie eingewogen. Nach Zusatz von einigen Siedesteinchen wird der Kolben 15 min lang vorsichtig erhitzt. Wenn das Toluol zu sieden beginnt, wird mit einer Geschwindigkeit von etwa 2 Tropfen je Sekunde destilliert, bis der größte Teil des Wassers überdestilliert ist. Die Destillationsgeschwindigkeit wird auf etwa 4 Tropfen je Sekunde gesteigert. Ist das Wasser vollständig überdestilliert, wird der Kühler mit Toluol *R* ausgespült und die Destillation nochmals 5 min lang fortgesetzt. Die Heizquelle wird entfernt, das Auffangrohr auf Raumtemperatur erkalten gelassen und eventuell noch am Auffangrohr anhaftende Wassertropfen mit dem übrigen Wasser vereinigt. Wenn Toluol und Wasser sich vollständig getrennt haben, wird das Volumen des Wassers abgelesen und der Wassergehalt der Substanz in Prozent (V/*m*) nach der folgenden Formel errechnet:

$$\frac{100\,(n_2 - n_1)}{m}$$

n_1 = Milliliter Wasser nach der ersten Destillation
n_2 = Milliliter Wasser nach beiden Destillationen
m = Einwaage der zu prüfenden Substanz in Gramm.

V.6.11 Schmelztemperatur

Die Schmelztemperatur wird nach der Kapillarmethode bestimmt, falls in der Monographie nichts anderes vorgeschrieben ist.

V.6.11.1 Kapillarmethode

Unter der Schmelztemperatur nach der Kapillarmethode wird die Temperatur verstanden, bei der das letzte Teilchen einer kleinen Substanzsäule im Schmelzpunktröhrchen schmilzt.

Apparatur (siehe Abbildung): Als Gefäß für die Heizbadflüssigkeit (z. B. Siliconöl) wird ein 150-ml-Becherglas *(C)* von 50 mm Durchmesser oder ein anderes, geeignetes Glasgefäß verwendet. Das untere Ende des Thermometers *(A)* befindet sich mindestens 25 mm vom Boden des Glasgefäßes *(C)* entfernt. Als Schmelzpunktröhrchen werden Glaskapillaren *(B)* aus Hartglas verwendet, von etwa 70 mm Länge, mit einer Wandstärke von 0,10 bis 0,15 mm und einem inneren Durchmesser von 1 ± 0,1 mm. Die Glaskapillaren werden so angebracht, daß ihr unteres Ende das Thermometer berührt und die Substanz sich etwa auf der halben Höhe des Quecksilbergefäßes befindet. Die Apparatur ist mit einem Rührer *(D)* versehen und wird mit Hilfe von geeigneten Substanzen bekannter Schmelztemperatur geeicht[1].

Ausführung: In die Glaskapillare wird eine ausreichende Menge feinpulverisierte Substanz – zuvor 24 h lang im Vakuum über Silicagel *R* getrocknet – so eingefüllt, daß eine etwa 3 mm hohe, kompakte Säule entsteht. Die Temperatur der Heizbadflüssigkeit wird schnell auf etwa 10 °C unterhalb der zu erwartenden Schmelztemperatur erhöht, wobei mit Hilfe des Rührers immer eine gleichmäßige Temperatur der Heizbadflüssigkeit gesichert wird. Die Aufheizgeschwindigkeit wird auf etwa 1 °C je Minute eingestellt. Wenn diese Aufheizgeschwindigkeit erreicht ist und sich die Temperatur 5 °C unterhalb der zu erwartenden Schmelztemperatur befindet, wird die an dem Thermometer befestigte Glaskapillare in die Heizbadflüssigkeit eingetaucht[2]. Die Temperatur, bei der das letzte Substanzteilchen schmilzt, wird abgelesen.

[1] Geeignete Substanzen können vom Weltgesundheitsorganisations-Kollaborationszentrum für chemische Referenzsubstanzen bezogen werden: Apotekens Central-Laboratorium, Box 3045, S-17103 Solna 3, Schweden.

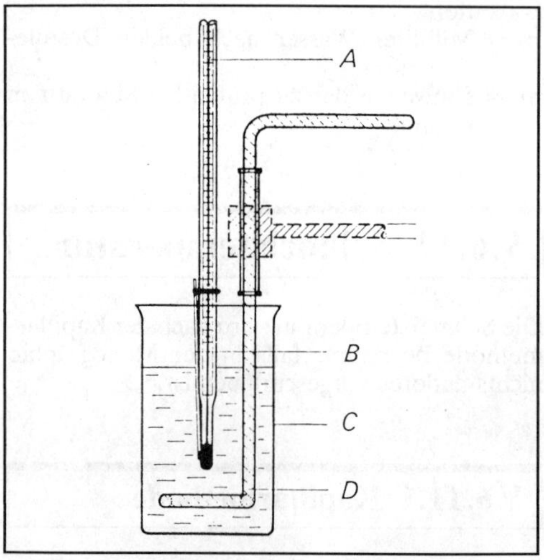

Apparatur zur Bestimmung der Schmelztemperatur (Kapillarmethode)

V.6.11.2 Offene Kapillarmethode (Steigschmelzpunkt)

In gewissen Ausnahmefällen wird die Schmelztemperatur nach der folgenden Methode bestimmt:

An beiden Enden offene Glaskapillaren von etwa 80 mm Länge, 1,4 bis 1,5 mm äußerem Durchmesser und 1,0 bis 1,2 mm innerem Durchmesser werden verwendet.

In 5 Glaskapillaren wird eine ausreichende Menge zuvor wie vorgeschrieben behandelter Substanz so eingefüllt, daß in jeder Glaskapillare eine etwa 10 mm hohe Säule entsteht. Die Glaskapillaren werden die vorgeschriebene Zeit und bei der vorgeschriebenen Temperatur aufbewahrt.

Eine der Glaskapillaren wird so an einem in 0,2 °C eingeteilten Thermometer befestigt, daß die Substanz sich auf der Höhe des Quecksilbergefäßes befindet. Das Thermometer mit der Glaskapillare wird in 1 cm Höhe über dem Boden eines weiten Becherglases befestigt; der Abstand wird vom unteren Ende des Quecksilbergefäßes aus gemessen. In das Becherglas wird Wasser bis zur Höhe von 5 cm über dem Boden eingefüllt. Die Temperatur des Wassers wird gleichmäßig um 1 °C je Minute erhöht.

Die Temperatur, bei welcher die Substanz in der Glaskapillare zu steigen beginnt, wird als Schmelztemperatur angesehen.

Diese Bestimmung wird mit den 4 anderen Glaskapillaren wiederholt. Als Schmelztemperatur gilt der Mittelwert aus den 5 Messungen.

[2] Das Thermometer wird in die Heizbadflüssigkeit immer gleich tief eingetaucht.

V.6.11.3 Sofortschmelzpunkt

Der Sofortschmelzpunkt ergibt sich aus der Formel $\frac{t_1 + t_2}{2}$, in der t_1 die erste Temperatur und t_2 die zweite Temperatur ist, die unter den folgenden Bedingungen erhalten werden.

Apparatur: Die Apparatur besteht aus einem Metallblock (z. B. Messing), der nicht von der Substanz angegriffen werden sollte, mit guter Wärmeleitfähigkeit und einer ebenen, sorgfältig polierten Oberfläche. Der Block wird gleichmäßig mit Hilfe eines Gasbrenners mit Feinregulierung oder eines elektrischen Heizgerätes mit Feineinstellung erhitzt. Der Block hat eine zylindrische Bohrung, die weit genug ist, um ein Thermometer einzuführen, welches während der Eichung der Apparatur und der Bestimmung der Schmelztemperatur der Substanz gleich tief in die Bohrung eingesetzt ist. Die zylindrische Bohrung ist parallel zu der polierten Oberfläche in einem Abstand von etwa 3 mm angebracht. Die Apparatur wird mit Hilfe geeigneter Substanzen von bekannter Schmelztemperatur geeicht[1)].

Ausführung: Der Block wird schnell auf etwa 10 °C unterhalb der zu erwartenden Schmelztemperatur erhitzt und die Aufheizgeschwindigkeit auf etwa 1 °C je Minute eingestellt. In regelmäßigen Abständen werden einige Teilchen der gepulverten Substanz in Nähe des Quecksilbergefäßes des Thermometers auf den Block gestreut. Die Substanz wird zuvor, falls erforderlich, nach den Angaben unter „Kapillarmethode" getrocknet. Die Oberfläche ist nach jedem Aufstreuen zu reinigen. Die Temperatur t_1 wird abgelesen, wenn die Substanz zum ersten Mal sofort schmilzt, sobald sie das Metall berührt. Das Aufheizen wird beendet. Während des Abkühlens werden einige Teilchen der Substanz in regelmäßigen Abständen auf den Block gestreut, wobei die Oberfläche nach jedem Aufstreuen zu reinigen ist. Die Temperatur t_2 wird abgelesen, wenn die Substanz aufhört, sofort zu schmelzen, sobald sie das Metall berührt.

[1)] Geeignete Substanzen können vom Weltgesundheitsorganisations-Kollaborationszentrum für chemische Referenzsubstanzen bezogen werden: Apotekens Central-Laboratorium, Box 3045, S-17103 Solna 3, Schweden.

V.6.11.4 Tropfpunkt

Der Tropfpunkt ist die Temperatur, bei welcher sich der erste Tropfen einer schmelzenden Substanz unter den folgenden Bedingungen vom Metallnippel ablöst.

Apparatur: Die Apparatur (siehe Abbildung) besteht aus 2 zusammengeschraubten Metallhülsen *(A)* und *(B)*. Die Hülse *(A)* ist an einem Quecksilberthermometer befestigt. Ein Metallnippel *(F)* ist lose am unteren Teil der Hülse *(B)* mit 2 Klemmbacken *(E)* befestigt. Sperrstifte *(D)* von 2 mm Länge fixieren genau die Lage des Nippels. Sie dienen ebenfalls dem Zentrieren des Thermometers. Eine Öffnung *(C)* in der Wand der Hülse *(B)* dient als Druckausgleich. Die Abtropffläche des Nippels muß plan und die Ränder der Austrittsöffnung müssen im rechten Winkel dazu sein. Der untere Teil des Quecksilberthermometers hat die Form und die Dimensionen wie in der Abbildung angegeben. Das Thermometer erlaubt Temperaturmessungen von 0 bis 110 °C, seine Skaleneinteilung beträgt 1 °C je 1 mm. Das Quecksilbergefäß des Thermometers hat einen Durchmesser von 3,5 ± 0,2 mm und eine Höhe von 6,0 ± 0,3 mm.

Die ganze Apparatur wird in die Mitte eines etwa 200 mm langen Reagenzglases von 40 mm äußerem Durchmesser mit Hilfe eines durchbohrten Stopfens, durch welchen das Thermometer gesteckt wird, eingehängt. Der Stopfen hat an der Seite eine Einkerbung. Die Nippelöffnung muß 15 mm über dem Boden des Reagenzglases sein. Das Ganze wird in ein mit Wasser gefülltes 1-Liter-Becherglas getaucht. Der Reagenzglasboden muß etwa 25 mm über dem Becherglasboden sein. Das Niveau des Wassers muß den oberen Teil der Hülse *(A)* erreichen. Ein Rührer sorgt für gleichmäßige Badtemperatur.

Ausführung: Der Nippel wird vollständig mit der ungeschmolzenen, zu prüfenden Substanz gefüllt, wenn nichts anderes vorgeschrieben ist. Mit einem Spatel wird der Substanzüberschuß an beiden Enden des Nippels abgestrichen. Die Hülsen *(A)* und *(B)* werden zusammengeschraubt und der Nippel bis zu den Sperrstiften in die Hülse *(B)* eingeschoben. Die durch das Thermometer ausgestoßene Substanz an der Nippelöffnung wird mit einem Spatel abgestrichen. Die Apparatur wird, wie oben beschrieben, in das Wasserbad gehängt. Das Wasserbad wird so erwärmt, daß von etwa 10 °C unterhalb

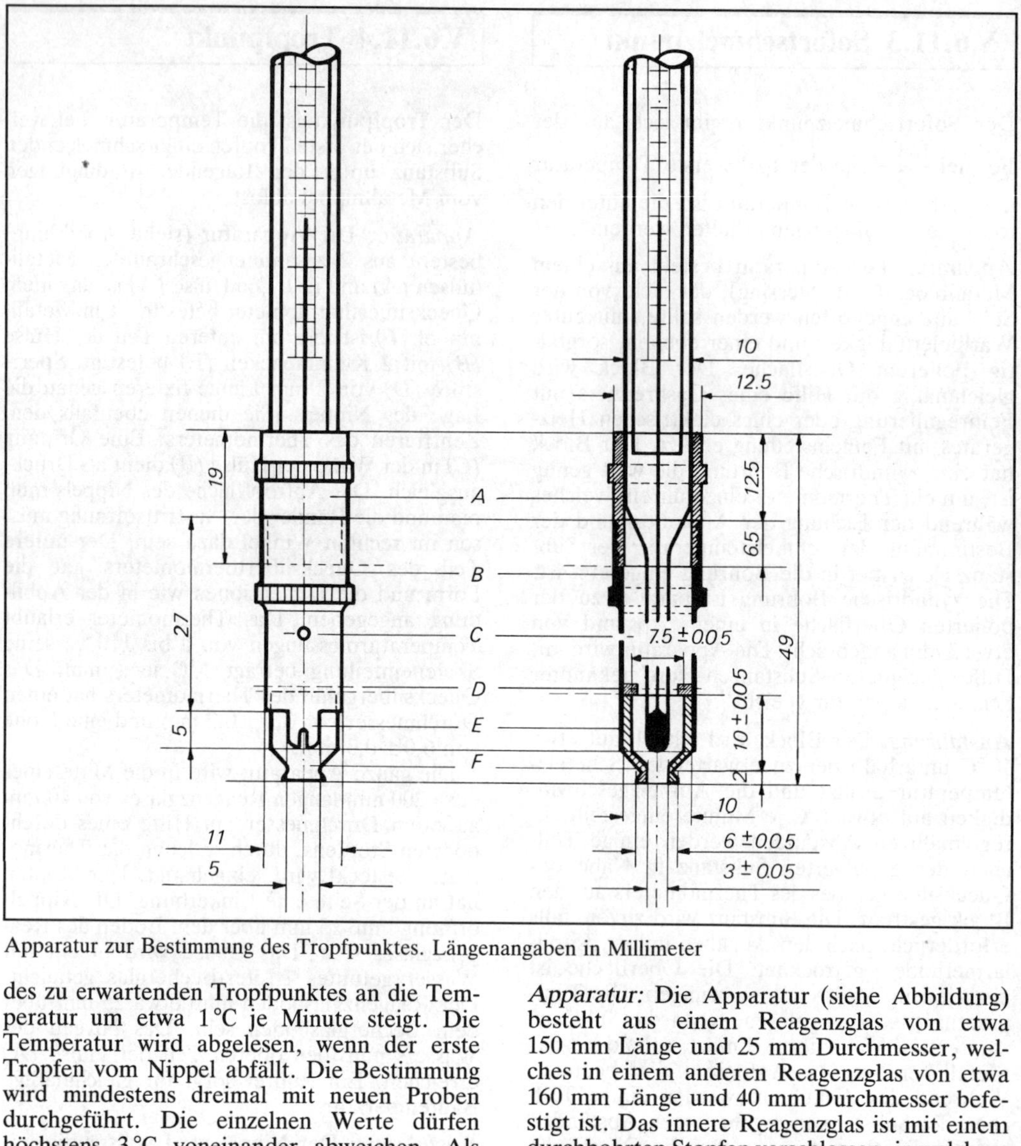

Apparatur zur Bestimmung des Tropfpunktes. Längenangaben in Millimeter

des zu erwartenden Tropfpunktes an die Temperatur um etwa 1 °C je Minute steigt. Die Temperatur wird abgelesen, wenn der erste Tropfen vom Nippel abfällt. Die Bestimmung wird mindestens dreimal mit neuen Proben durchgeführt. Die einzelnen Werte dürfen höchstens 3 °C voneinander abweichen. Als Tropfpunkt gilt der Mittelwert von 3 Bestimmungen.

V.6.12 Erstarrungstemperatur

Die Erstarrungstemperatur ist die höchste während der Erstarrung einer unterkühlten Flüssigkeit auftretende Temperatur.

Apparatur: Die Apparatur (siehe Abbildung) besteht aus einem Reagenzglas von etwa 150 mm Länge und 25 mm Durchmesser, welches in einem anderen Reagenzglas von etwa 160 mm Länge und 40 mm Durchmesser befestigt ist. Das innere Reagenzglas ist mit einem durchbohrten Stopfen verschlossen, in welchem ein in 0,2 °C unterteiltes Thermometer von etwa 175 mm Länge so befestigt ist, daß sich das untere Ende des Quecksilbergefäßes etwa 15 mm über dem Reagenzglasboden befindet. Im Stopfen befindet sich eine Öffnung für den Rührstab aus Glas oder einem anderen geeigneten Material. Das eine Ende des Rührers ist als Ring von etwa 18 mm Durchmesser geformt und bildet mit dem Rührstab einen rechten Winkel. Das innere Reagenzglas und sein Mantel werden in einem mit der geeigneten Kühlflüssigkeit bis 20 mm unter den Rand gefüllten

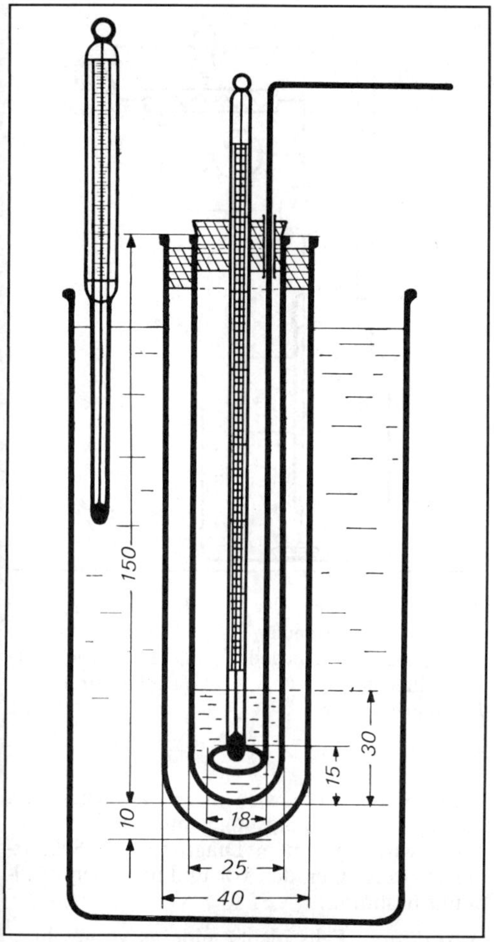

Apparatur zur Bestimmung der Erstarrungstemperatur. Längenangaben in Millimeter

1-Liter-Becherglas in der Mitte befestigt. Im Kühlbad steckt ein Thermometer.

Ausführung: Eine ausreichende Menge der zu prüfenden, flüssigen oder vorher geschmolzenen Substanz wird in das innere Reagenzglas bis zum oberen Ende des Quecksilbergefäßes des Thermometers gefüllt. Durch rasches Abkühlen wird die Erstarrungstemperatur ungefähr bestimmt. Danach wird das innere Reagenzglas in ein Bad, dessen Temperatur etwa 5 °C höher als die ungefähre Erstarrungstemperatur ist, getaucht, bis eben die letzten Kristalle verschwunden sind. Das Becherglas wird mit Wasser oder einer gesättigten Natriumchlorid-Lösung, deren Temperatur etwa 5 °C tiefer als die zu erwartende Erstarrungstemperatur ist, gefüllt. Das innere Reagenzglas wird in das äußere Reagenzglas eingesetzt und darauf geachtet, daß Impfkristalle vorhanden sind. Die Apparatur wird in das Bad getaucht. Bis zur Erstarrung wird kräftig gerührt. Die höchste während der Erstarrung erreichte Temperatur wird abgelesen.

V.6.12.N1 Bestimmung der Erstarrungstemperatur am rotierenden Thermometer

Zur Bestimmung der Erstarrungstemperatur am rotierenden Thermometer dient ein Spezialthermometer von 300 mm Länge mit einem Temperaturbereich von 0 bis 100 °C, der in 0,5 °C geteilt ist. Das olivenförmige Quecksilbergefäß hat einen Durchmesser von 5,5 mm

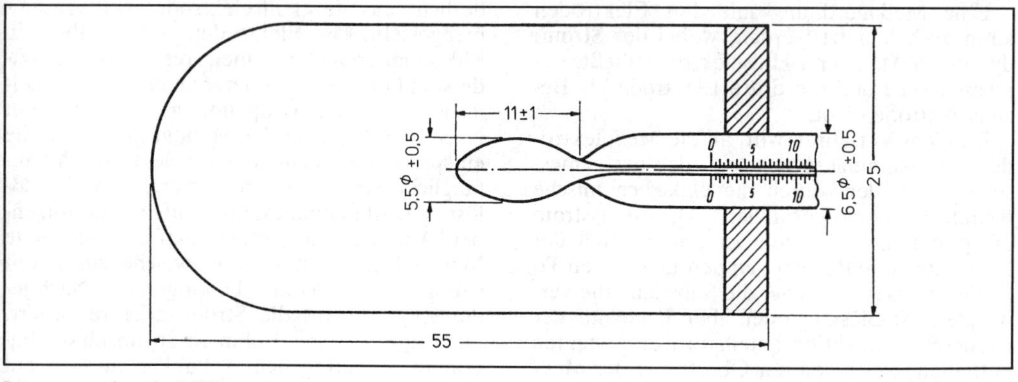

Längenangaben in Millimeter

und eine Länge von 11,0 mm. Das Thermometer wird mit Hilfe eines durchbohrten Stopfens 10 bis 15 mm über dem Boden eines Reagenzglases von 25 mm Durchmesser und 55 mm Länge befestigt (siehe Abbildung).

Zur Durchführung der Bestimmung wird eine ausreichende Menge Substanz in einem Becherglas im Wasserbad unter Rühren bis auf etwa 10 °C über die zu erwartende Erstarrungstemperatur zur klaren Schmelze erwärmt. Gleichzeitig wird das Luftbad mit einem eingesetzten Thermometer im Wasserbad auf die gleiche Temperatur wie die geschmolzene Probe erwärmt. Das Thermometer wird für kurze Zeit dem Luftbad entnommen, mit dem gesamten Quecksilbergefäß in die Schmelze getaucht und mit anhaftender Substanz wieder im Luftbad befestigt. In horizontaler Lage wird das Thermometer mit möglichst gleichförmiger Geschwindigkeit von etwa einer Umdrehung in 2 s um seine Längsachse gedreht. Die Erstarrungstemperatur ist die Temperatur, bei der der erstarrte Tropfen der Rotation des Thermometers zu folgen beginnt.

V.6.13 Amperometrie

Die Amperometrie ist eine elektrochemische Methode, die auf der Messung der Änderung der Stromstärke zwischen zwei Elektroden beruht, wobei im allgemeinen eine Elektrode die Meßelektrode (z. B. tropfende Quecksilberelektrode, rotierende Elektrode oder eine andere geeignete Elektrode) und die andere die Bezugselektrode darstellt. Beide Elektroden tauchen in die zu untersuchende Lösung ein; zwischen ihnen ist eine definierte, konstante Spannung angelegt.

Eine Meßanordnung mit drei Elektroden kann auch benutzt werden, wobei der Strom, der durch Meß- und Hilfselektrode fließt, gemessen wird und die dritte Elektrode als Bezugselektrode dient.

Bei dem Verfahren wird an die Meßelektrode eine Spannung so angelegt, daß der gemessene Strom dem durch die elektrochemische Reaktion hervorgerufenen Diffusionsstrom entspricht. Dieser Strom ist proportional der Konzentration. Bei einer amperometrischen Titration müssen entweder die Substanz, die verwendete Maßlösung oder aber beide an der chemischen Reaktion beteiligte Komponenten enthalten, welche an der Oberfläche der Meßelektrode elektrochemisch aktiv sind.

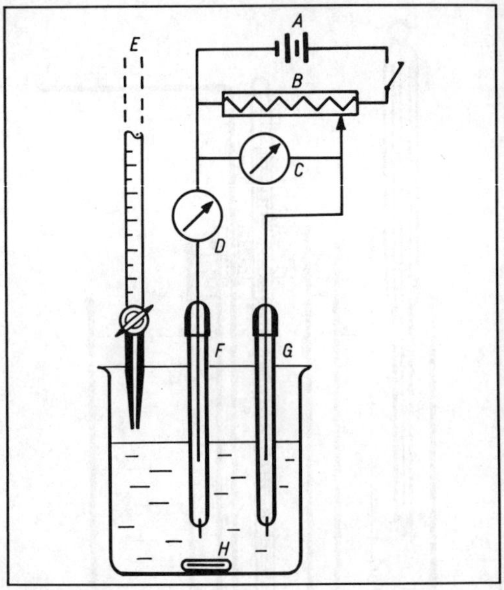

A Stromquelle mit konstanter Spannung
B regelbarer Widerstand
C Voltmeter
D Amperometer
E Maßlösung
F Meßelektrode
G Bezugselektrode
H Magnetrührer

Die Stromstärke wird in Abhängigkeit von der zugefügten Maßlösung gemessen. Der Endpunkt wird auf einem Diagramm als Schnittpunkt zweier Geraden vor und nach dem Endpunkt bestimmt.

Ausführung: Falls nichts anderes vorgeschrieben ist, kann eine Apparatur mit einem Schaltschema wie in der Abbildung benutzt werden.

Eine galvanische Zelle, bestehend aus der Meß- und der Bezugselektrode und, falls erforderlich, aus der Hilfselektrode, wird zusammengestellt. Die Elektroden werden über ein Mikroamperemeter, einen regulierbaren Widerstand und ein Voltmeter an eine Stromquelle mit konstanter Spannung angeschlossen. Nach den Angaben der Monographie wird die entsprechende Spannung angelegt und die anfängliche Stromstärke registriert. So viel Maßlösung wird in mindestens 3 aufeinanderfolgenden Anteilen hinzugefügt, daß die zugesetzte Menge kleiner ist als die, welche zur Erreichung des Endpunktes benötigt wird. Nach jeder Zugabe wird die Stromstärke registriert. Die auf einem Volumen-Stromstärke-Diagramm aufgetragenen 3 Punkte müssen auf einer Geraden liegen.

Nach Erreichen des Endpunktes werden wieder bekannte Mengen der Maßlösung hinzugefügt und die Werte für die Stromstärke registriert. Die letzten 3 genügend voneinander und vom vermuteten Endpunkt entfernten Punkte müssen auf einer Geraden liegen. Die beiden Geraden werden gegeneinander verlängert. Der Schnittpunkt entspricht dem Endpunkt.

V.6.14 Potentiometrie

Unter Potentiometrie wird die Bestimmung des elektrischen Potentials zwischen 2 Elektroden (Meßelektrode und Bezugselektrode), von denen die Meßelektrode in die zu untersuchende Lösung eintaucht, verstanden. Bei Titrationen mit Hilfe der Potentiometrie genügt es, die Änderung der Spannung in bezug auf die zugesetzte Menge Maßlösung zu bestimmen.

Die Genauigkeit des zum Messen der Spannung verwendeten Potentiometers sollte mindestens ±1 mV betragen. Falls in der Monographie nichts anderes vorgeschrieben ist, kann als Meßelektrode eine Glaselektrode und als Bezugselektrode eine Kalomelelektrode verwendet werden.

Ausführung: Eine galvanische Zelle, bestehend aus Meß- und Bezugselektrode, wird, wie im Schema der Abbildung angegeben, zusammengestellt; die Elektroden werden an ein Potentiometer angeschlossen.

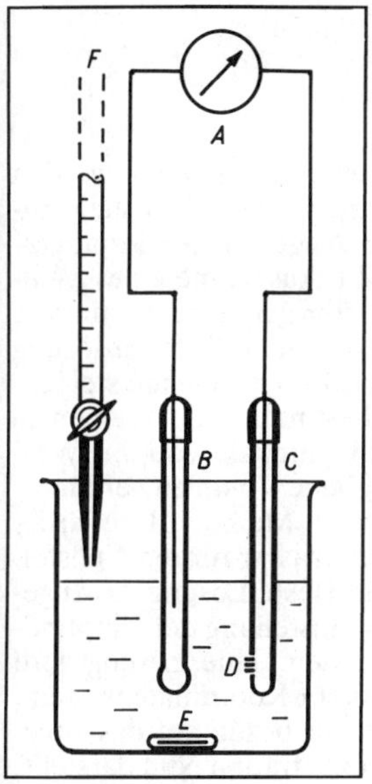

A Potentiometer
B Meßelektrode
C Bezugselektrode
D Diaphragma
E Magnetrührer
F Maßlösung

Die anfängliche elektrische Spannung wird abgelesen und die Titrationslösung in immer kleiner werdenden Mengen zugefügt, je näher der Endpunkt kommt. Nach Erreichen des Endpunktes wird der Zusatz der Maßlösung fortgesetzt, um auf dem Diagramm eine Kurve zu erhalten, die symmetrisch zu der Kurve ist, die vor Erreichen des Endpunktes erhalten wurde. Die gemessenen Werte werden in ein Diagramm eingetragen und das Volumen der Maßlösung bis zum Endpunkt entweder direkt abgelesen, oder die Kurve wird nach der ersten oder zweiten Ableitung ausgewertet.

V.6.15 Fluorimetrie

Die Fluorimetrie beruht auf der Messung der Intensität des Fluoreszenzlichtes, das von der zu prüfenden Substanz ausgestrahlt wird. Die Bestimmung wird durch Vergleich mit Lösungen bekannten Gehaltes einer Referenzsubstanz durchgeführt.

Ausführung: Die zu prüfende Substanz wird in dem in der Monographie vorgeschriebenen Lösungsmittel oder Lösungsmittelgemisch gelöst. Die Lösung wird in eine Küvette oder in ein Fluorimeterrohr gegeben und mit einer möglichst monochromatischen Anregungsstrahlung der in der Monographie vorgeschriebenen Wellenlänge bestrahlt.

Die Intensität der von der Küvette ausgehenden Fluoreszenzstrahlung wird in einem Winkel von 90° zum eingestrahlten Lichtbündel gemessen, nachdem das Anregungslicht ausgefiltert wurde[1)].

Für quantitative Bestimmungen wird zuerst mit dem Lösungsmittel oder Lösungsmittelgemisch, in dem die Substanz gelöst werden soll, das Instrument auf Null eingestellt. Mit der Lösung der Referenzsubstanz wird die Empfindlichkeit des Instrumentes so eingestellt, daß der obere Ablesungspunkt über 50 liegt. Wird hierbei die Spaltbreite des Instrumentes verändert, so muß erneut das Instrument bei dieser Spaltbreite auf Null eingestellt werden. Erneut wird die Fluoreszenzintensität der Lösung der

[1)] Andere Fluorimeter können unter der Bedingung verwendet werden, daß gleiche Resultate erhalten werden.

Referenzsubstanz gemessen. Darauf wird die zu prüfende Lösung eingeführt und die Intensität des Fluoreszenzlichtes auf der Instrumentenskala abgelesen. Die Konzentration c_x der zu prüfenden Lösung wird nach folgender Gleichung berechnet:

$$c_x = \frac{I_x \cdot c_s}{I_s}$$

c_x = Konzentration der zu prüfenden Lösung
c_s = Konzentration der Lösung der Referenzsubstanz
I_x = Intensität des Fluoreszenzlichtes der zu prüfenden Lösung
I_s = Intensität des Fluoreszenzlichtes der Referenzlösung.

Wenn die Fluoreszenzintensität der Konzentration nicht genau proportional ist, kann die Bestimmung mittels einer Eichkurve erfolgen.

In einigen Fällen wird die Messung gegen eine andere Referenzsubstanz durchgeführt (z. B. ein Fluoreszenzglas oder eine Lösung einer anderen fluoreszierenden Substanz). Die Konzentration der zu prüfenden Substanz wird in diesem Falle auf einer unter denselben Bedingungen ermittelten Eichkurve abgelesen.

V.6.16 Flammenphotometrie

Die Flammenphotometrie beruht auf der Intensitätsmessung einer Spektrallinie, die von dem zu bestimmenden Element ausgestrahlt wird. Die Substanz, die das zu bestimmende Element enthält, wird in einem geeigneten Lösungsmittel gelöst und in einer Flamme geeigneter Zusammensetzung und Temperatur thermisch angeregt.

Die Bestimmung wird entweder durch Vergleich mit Lösungen bekannten Gehaltes des zu bestimmenden Elementes (Methode I) oder mit Hilfe der Zusatzmethode (Methode II) durchgeführt. Normalerweise wird Wasser als Lösungsmittel verwendet, aber die Methode erlaubt auch den Einsatz anderer Lösungsmittel bei entsprechenden Abwandlungen.

Methode I

Eine Reihe von Referenzlösungen wird hergestellt, die das zu bestimmende Element in steigender Konzentration enthalten, wobei die Konzentration der Lösungen innerhalb des Meßbereiches des zu verwendenden Gerätes liegen müssen. Mittels eines geeigneten Filters oder eines Monochromators wird die in der Monographie vorgeschriebene Wellenlänge ausgewählt. Wasser wird in die Flamme gesprüht und das Galvanometer in Nullstellung gebracht. Die konzentrierteste Referenzlösung wird in die Flamme gesprüht und die Empfindlichkeit so eingestellt, daß ein vollständiger Ausschlag des Galvanometers erhalten wird. Erneut wird Wasser in die Flamme gesprüht, und wenn das Galvanometer einen konstanten Ausschlag hat, wird es wieder in Nullstellung gebracht. Jede Referenzlösung wird dreimal in die Flamme gesprüht. Die von dem Galvanometer angezeigten, konstanten Werte werden abgelesen. Nach jedem Sprühen wird mit Wasser durchgespült. Zur Aufstellung der Eichkurve wird der Mittelwert jeder Gruppe von 3 Ablesungen gegen die Konzentration aufgetragen. Die Lösung der zu untersuchenden Substanz wird nach den Angaben der Monographie hergestellt, wobei ihre Konzentration, falls erforderlich, so eingestellt wird, daß sie im Meßbereich des Gerätes liegt. Die Lösung wird dreimal in die Flamme gesprüht. Die von dem Galvanometer angezeigten Werte werden abgelesen. Nach jedem Sprühen wird mit Wasser durchgespült.

Mit Hilfe des Mittelwerts wird die Konzentration des zu bestimmenden Elementes auf der Eichkurve bestimmt. Um die Richtigkeit der Messungen zu bestätigen, wird die Messung mit Hilfe einer Referenzlösung wiederholt, deren Konzentration der zu untersuchenden Lösung gleich ist.

Methode II

In mindestens 3 gleiche Meßkolben werden gleiche Volumina der zu prüfenden Lösung eingefüllt, die nach den Angaben der Monographie hergestellt ist. Mit Ausnahme eines Meßkolbens wird in alle übrigen eine bestimmte Menge der vorgeschriebenen Referenzlösung eingefüllt, um so eine Lösungsreihe mit steigenden Mengen des zu bestimmenden Elementes zu erhalten. Jeder Kolbeninhalt wird mit Wasser auf das vorgeschriebene Volumen verdünnt.

Das Gerät wird, wie in Methode I beschrieben, eingestellt, wobei Wasser für die Nullstellung und die konzentrierteste Lösung des zugefügten Elementes zur Einstellung der Empfindlichkeit verwendet werden. Jede Lösung wird dreimal geprüft. In einem Koordinatensystem, dessen Ausgangspunkt in bezug auf das zugefügte Element die Konzentration Null darstellt, wird auf der Abszisse die Konzentration des zugefügten Elementes jeder Lösung unter Berücksichtigung der Verdünnung aufgetragen; auf der Ordinate wird der Mittelwert der entsprechenden Meßwerte aufgetragen. Die Gerade, welche die Punkte berührt, wird extrapoliert, bis sie die Abszisse auf der negativen Seite schneidet. Der Abstand von diesem Punkt zum Ausgangspunkt gibt die Konzentration des Elementes in der zu prüfenden Lösung an.

V.6.17 Atomabsorptionsspektroskopie

Die Atomabsorptionsspektroskopie ist eine Analysenmethode, die darauf beruht, daß ein Atom im Elektronengrundzustand Strahlungsenergie entsprechend der Wellenlänge seiner Resonanzlinien zu absorbieren vermag. Diese Methode erlaubt den Gehalt eines Elementes in der zu prüfenden Substanz zu bestimmen, wobei die Absorption gemessen wird, welche durch den atomaren Dampf dieses Elementes verursacht wird; diese Messung wird bei der Wellenlänge einer bestimmten Resonanzlinie des betreffenden Elementes durchgeführt.

Apparatur: Das Gerät besteht aus einer Strahlungsquelle, einer Atomisierungseinrichtung, einem Monochromator und einem Detektor. Die Strahlungsquelle muß folgende Bedingungen erfüllen:

1. Die für die Messung ausgewählte Linie muß genügend isoliert sein.
2. Die Bandenbreite dieser Linie muß bedeutend kleiner als die Atomabsorptionsbandenbreite des zu bestimmenden Elementes sein.
3. Die Intensität dieser Linie muß genügend stark und konstant sein.

Eine Hohlkathodenlampe erfüllt normalerweise diese Bedingungen. Ein Monochromator dient zur Auswahl der Resonanzlinie.

Die Atomabsorptionsspektroskopie wird hauptsächlich zur Analyse von Kationen in Lösung verwendet. Die Dämpfe, welche die Atome des zu bestimmenden Elementes enthalten, werden in einer geeigneten Absorptionsküvette mit oder ohne Flamme erzeugt.

Die Einführung der zu prüfenden Lösung in die Absorptionsküvette hängt vom Atomisierungsprozeß ab.

Bei Verwendung einer Flamme wird diese mit verschiedenen Gasgemischen erzeugt, deren Auswahl von mehreren Faktoren, hauptsächlich aber vom zu bestimmenden Element, abhängt.

Die Hohlkathodenlampen emittieren ein Spektrum von sehr engen und ausreichend getrennten Banden. Der Monochromator muß ein ausreichendes Auflösungsvermögen haben, um die gewählte Linie isolieren zu können.

Das Gerät besitzt ferner einen geeigneten Detektor zur Messung der Strahlungsintensität in Ab- und Anwesenheit der Dämpfe der zu untersuchenden Substanz.

Der Benutzer sollte sich nach der Betriebsanleitung richten.

Die Bestimmung wird durch Vergleich mit Lösungen bekannten Gehaltes des zu bestimmenden Elementes entweder mit Hilfe einer Eichkurve (Methode I) oder mit der Zusatzmethode (Methode II) durchgeführt.

Methode I

Mindestens 3 Referenzlösungen bekannter Konzentrationen werden hergestellt, wobei die vermutete Konzentration der zu prüfenden Lösung aufgrund der Ermittlung der Eichkurve innerhalb des Konzentrationsbereiches von 2 Referenzlösungen liegt. Die zu prüfende Lösung wird nach den Angaben der Monographie hergestellt. Das Lösungsmittel oder Lösungsmittelgemisch wird in die Absorptionsküvette gebracht und der Detektor so eingestellt, daß eine maximale Transmission angezeigt wird. Darauf wird die Referenzlösung mit der größten Konzentration eingeführt und die Empfindlichkeit des Detektors so eingestellt, daß ein geeigneter Skalenausschlag erhalten wird. Nach der Einstellung der Verstärkung erfolgen ein zweites Mal die Nulleinstellung und die Absorptionsmessung mit derselben Referenzlösung. Anschließend wird die Absorption der anderen Referenzlösungen und der zu prüfenden Lösung gemessen, wobei jeweils auf eine sorgfältige Spülung der Absorptionsküvette mit genügend Lösungsmittel oder Lösungsmittelgemisch vor der Einführung einer jeden Lösung zu achten ist. Die Absorption jeder Referenzlösung wird als Mittelwert aus mindestens 3 getrennten Messungen bestimmt; sie muß gegebenenfalls um den vom Blindversuch (unter gleichen Bedingungen behandelte Lösung wie diejenige der zu prüfenden Lösung, jedoch ohne Zusatz des zu bestimmenden Elementes) erhaltenen Wert verkleinert werden. Auf dem Diagramm wird die Absorption als Funktion der Konzentration gezeichnet und durch graphische Interpolation die Konzentration der zu untersuchenden Lösung bestimmt[1)].

Methode II

In mindestens 3 Meßkolben gleichen Inhalts werden gleiche Volumina der zu prüfenden Lösung eingefüllt, die nach der Vorschrift der Monographie hergestellt ist. Mit Ausnahme eines Meßkolbens werden in alle übrigen steigende Mengen der Referenzlösung mit genau bekannter Konzentration des zu bestimmenden Elementes eingefüllt, um so eine Lösungsreihe mit steigenden Mengen zu erhalten. Mit dem Lösungsmittel wird bis zur Marke aufgefüllt.

Die Nulleinstellung des Apparates nach der Angabe bei der Methode I erfolgt unter Verwendung des Lösungsmittels und die Einstellung der Empfindlichkeit mit Hilfe der konzentriertesten Lösung des zugefügten Elementes. Die Absorption jeder Lösung wird dreimal gemessen und der Mittelwert errechnet.

In einem Koordinatensystem, dessen Ausgangspunkt in bezug auf das zugefügte Element die Konzentration Null darstellt, wird auf der Abszisse die Konzentration des zugefügten Elementes jeder Lösung unter Berücksichtigung der Verdünnung aufgetragen; auf der Ordinate wird der Mittelwert der entsprechenden Absorptionsmessungen aufgetragen. Die Gerade, welche die Punkte berührt, wird extrapoliert, bis sie die Abszisse auf der negativen Seite schneidet. Der Abstand von diesem Punkt zum Ausgangspunkt gibt die Konzentration des Elementes in der zu prüfenden Lösung an.

V.6.18 IR-Absorptionsspektroskopie

Die für Messungen von Spektren im Infrarotbereich geeigneten Spektrophotometer bestehen aus einem optischen System, das monochromatisches Licht im Bereich von 4000 bis 670 cm^{-1} (2,5 bis 15 µm) oder gegebenenfalls bis 200 cm^{-1} (50 µm) liefert, sowie einem geeigneten Meßinstrument, das das Verhältnis der Intensitäten von durchgelassenem zu eingestrahltem Licht mißt.

Probenvorbereitung

Messung der Transmission. Die Substanz wird nach einer der folgenden Methoden vorbereitet:

Flüssigkeiten: Eine Flüssigkeit wird als Film zwischen zwei für infrarote Strahlung durchlässigen Platten oder in einer für infrarote Strahlung durchlässigen Küvette geeigneter Schichtdicke geprüft.

Flüssige oder feste Substanzen als Lösungen: In einem geeigneten Lösungsmittel wird eine Lösung hergestellt. Konzentration und Schichtdicke der Küvette werden so gewählt, daß ein befriedigendes Spektrum erhalten wird. Normalerweise werden gute Resultate mit einer Konzentration von 1 bis 10 Prozent (*m/V*) bei einer Schichtdicke von 0,5 bis 0,1 mm erhalten. Die Eigenabsorption des Lösungsmittels muß im Referenzstrahl mit einer vergleichbaren Küvette, die das Lösungsmittel enthält, kompensiert werden.

Feste Substanzen: Feste Substanzen werden entweder nach Dispersion in einer geeigneten Flüssigkeit (Paste) oder als Festkörper (Halogenid-Preßling) geprüft. Falls in der Monographie vorgeschrieben, kann ein Film der geschmolzenen Substanz zwischen zwei für infrarote Strahlung durchlässigen Platten verwendet werden.

a) *Paste:* Eine kleine Menge Substanz wird mit der kleinsten geeigneten Menge von flüssigem Paraffin *R* oder einer anderen geeigneten Flüssigkeit fein verrieben. Normalerweise genügen 5 bis 10 mg der zu prüfenden Substanz, um eine geeignete Paste herzustellen. Diese Paste wird zwischen zwei für infrarote Strahlung durchlässige Platten gepreßt.

b) *Preßling:* 1 bis 2 mg der zu prüfenden Substanz werden mit etwa 300 bis 400 mg von, falls nicht anders vorgeschrieben, trockenem und fein pulverisiertem Kaliumbromid *R* oder Kaliumchlorid *R* fein verrieben. Diese Mengen reichen im allgemeinen für einen Preßling von 1,3 cm Durchmesser und ein Spektrum genügender Intensität aus. Die Mischung wird sorgfältig verrieben, gleichmäßig in eine Spezialform gebracht und im Vakuum bei einem

[1)] Andere Methoden zur Angabe der Resultate, wie z. B. der Digitalanzeige, sind unter der Voraussetzung anwendbar, daß der verwendete Apparat mindestens die gleiche Präzision aufweist wie die oben angegebene Methode.

Druck von etwa 800 MPa (8 t · cm^{-2}) gepreßt. Durch mehrere Umstände, z. B. ein ungenügendes oder zu langes Verreiben, Feuchtigkeit oder andere Verunreinigungen in der Trägersubstanz oder eine ungenügende Pulverisierung können unvollkommene Preßlinge erhalten werden. Ein Preßling ist zu verwerfen, wenn er nicht einheitlich aussieht oder wenn die Transmission bei etwa 2000 cm^{-1} (5 µm) bei Abwesenheit einer spezifischen Absorptionsbande ohne Kompensation kleiner als 75 Prozent ist.

Gase: Die Prüfung von Gasen erfolgt mit Hilfe einer für infrarote Strahlen durchlässigen Zelle mit einer optischen Schichtdicke von etwa 100 mm. Die Zelle wird evakuiert und anschließend unter Verwendung einer geeigneten Verbindungsleitung zwischen der Zelle und dem Gasbehältnis mit Hilfe eines Absperrhahnes oder Nadelventils bis zum erforderlichen Druck gefüllt.

Falls erforderlich, wird der Druck in der Zelle mit Hilfe eines für infrarote Strahlung durchlässigen Gases (z. B. Stickstoff *R* oder Argon *R*) auf Atmosphärendruck eingestellt. Um Absorptionsinterferenzen, die durch Wasser, Kohlendioxid oder andere atmosphärische Gase hervorgerufen werden können, zu vermeiden, wird eine identische Zelle, die entweder evakuiert oder mit einem für infrarote Strahlung durchlässigen Gas gefüllt ist, in den Referenzstrahl gebracht.

Messung durch Mehrfachreflexion. Falls eine Messung durch Mehrfachreflexion in der Monographie vorgeschrieben wird, muß die Substanz nach einer der folgenden Methoden vorbereitet werden:

Lösungen: Die Substanz wird in einem geeigneten Lösungsmittel nach den Angaben der Monographie gelöst. Die Lösung wird auf einer Platte von Thalliumbromidiodid oder aus einer anderen geeigneten Substanz eingedampft.

Feste Substanzen: Die Substanz wird auf eine Platte von Thalliumbromidiodid oder aus einer anderen geeigneten Substanz gebracht, wobei ein gleichmäßiger Kontakt gewährleistet sein muß.

Identifizierung mit Hilfe von Referenzsubstanzen

Die zu prüfende Substanz und die Referenzsubstanz werden in gleicher Weise vorbereitet und die Spektren unter gleichen Bedingungen zwischen 4000 und 670 cm^{-1} (2,5 und 15 µm) gemessen. Das IR-Absorptionsspektrum der zu prüfenden Substanz zeigt im Vergleich mit dem der Referenzsubstanz *CRS* Maxima bei denselben Wellenlängen mit den gleichen relativen Intensitäten.

Wenn sich durch die Untersuchung im festen Zustand Unterschiede in der Lage von Absorptionsmaxima ergeben, müssen die zu prüfende Substanz und die Referenzsubstanz in gleicher Weise behandelt werden, so daß sie gleich kristallisieren oder in derselben Modifikation anfallen, oder die Monographie schreibt vor, wie zu verfahren ist, und anschließend werden die Spektren aufgenommen.

Identifizierung mit Hilfe von Referenzspektren

Kontrolle der Auflösung: Das Spektrum eines Polystyrolfilms von 0,05 mm Dicke wird aufgenommen. Die Differenz X (siehe Abbildung) zwischen der Transmission, ausgedrückt in Prozent, im Absorptionsminimum A bei 2870 cm^{-1} (3,48 µm) und derjenigen im Absorptionsmaximum B bei 2851 cm^{-1} (3,51 µm) muß größer als 18 sein. Die Differenz Y der Transmission, ausgedrückt in Prozent, im Absorptionsmini-

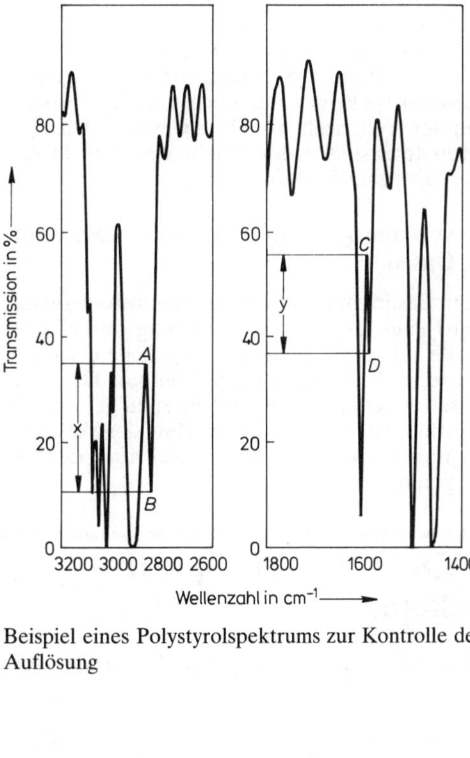

Beispiel eines Polystyrolspektrums zur Kontrolle der Auflösung mum C bei 1589 cm^{-1} (6,29 µm) und derjenigen im Absorptionsmaximum D bei 1583 cm^{-1} (6,32 µm) muß größer als 12 sein.

Überprüfung der Wellenzahlenskala: Die Überprüfung der Wellenzahlenskala kann mit Hilfe eines Polystyrolfilms durchgeführt werden, der die Maxima der Wellenzahlen (ausgedrückt in cm^{-1}) nach der folgenden Tabelle aufweist. (Die Zahlen in Klammern geben die Genauigkeit an, mit der diese Werte festgelegt wurden):

3027,1 (± 0,3)	1583,1 (± 0,3)
2924 (± 2)	1181,4 (± 0,3)
2850,7 (± 0,3)	1154,3 (± 0,3)
1944 (± 1)	1069,1 (± 0,3)
1871,0 (± 0,3)	1028,0 (± 0,3)
1801,6 (± 0,3)	906,7 (± 0,3)
1601,4 (± 0,3)	698,9 (± 0,5)

Ausführung. Die zu prüfende Substanz muß nach der dem Referenzspektrum beigelegten Anweisung vorbereitet werden. Unter denselben apparativen Bedingungen, unter denen die Auflösung überprüft wurde, wird das Spektrum der zu prüfenden Substanz aufgenommen. Diesem werden die Absorptionsbanden von Polystyrol bei 2851 cm^{-1} (3,51 µm), 1601 cm^{-1} (6,25 µm) und 1028 cm^{-1} (9,73 µm) überlagert. Die beiden Spektren und die oben angegebenen Maxima von Polystyrol werden verglichen. Indem die Lagen der Maxima von Polystyrol als Bezug genommen werden, dürfen die Lagen der charakteristischen Maxima im Spektrum der zu prüfenden Substanz von denjenigen im Referenzspektrum um höchstens 0,5 Prozent auf der Wellenzahlenskala abweichen. Die relativen Intensitäten der Maxima müssen in beiden Spektren übereinstimmen.

Bestimmung von Spurenverunreinigungen in Gasen

Zur Bestimmung von Spurenverunreinigungen wird eine für infrarote Strahlung durchlässige Zelle mit einer geeigneten optischen Schichtdicke (z. B. 1 bis 20 m) verwendet. Die Zelle wird wie unter „Gase“ beschrieben gefüllt. Die Bestimmung und Quantifizierung der Verunreinigungen erfolgt nach den Vorschriften der Monographie.

V.6.19 UV-Vis-Spektroskopie

Bestimmung der Absorption: Unter der Absorption A einer Lösung wird der dekadische Logarithmus des Kehrwertes der Transmission T bei monochromatischem Licht verstanden, entsprechend der Gleichung:

$$A = \log_{10}\left(\frac{1}{T}\right) = \log_{10}\left(\frac{I_0}{I}\right)$$

$T = \dfrac{I}{I_0}$

I_0 = Intensität des eingestrahlten, monochromatischen Lichtes

I = Intensität des ausgestrahlten, monochromatischen Lichtes.

In Abwesenheit anderer physikalisch-chemischer Faktoren ist die gemessene Absorption (A) der durchlaufenen Schichtdicke *(b)* und der Konzentration *(c)* der gelösten Substanz proportional, entsprechend der Gleichung:

$$A = \varepsilon \cdot c \cdot b$$

ε = molarer Absorptionskoeffizient, wenn *b* in Zentimeter und *c* in Mol je Liter ausgedrückt werden.

Die spezifische Absorption $A_{1cm}^{1\%}$ einer gelösten Substanz ist die Absorption einer 1prozentigen Lösung (*m*/V), in einer Schichtdicke von 1 cm und bei einer bestimmten Wellenlänge gemessen, wobei gilt:

$$A_{1cm}^{1\%} = \frac{10\ \varepsilon}{M_r}$$

Falls in der Monographie nichts anderes vorgeschrieben ist, wird die Absorption bei der vorgeschriebenen Wellenlänge und der Schichtdicke von 1 cm bei 20 ± 1 °C bestimmt und die Messung mit demselben Lösungsmittel oder Lösungsmittelgemisch als Kompensationsflüssigkeit durchgeführt. Die gegen Luft und bei der vorgeschriebenen Wellenlänge gemessene Absorption des Lösungsmittels soll möglichst kleiner als 0,2 sein und 0,4 nicht überschreiten. Das Absorptionsspektrum wird mit der Absorption oder einer ihrer Funktionen auf der Ordinate und der Wellenlänge oder einer ihrer Funktionen auf der Abszisse aufgezeichnet.

Wird in der Monographie ein einziger Wert für die Lage des Absorptionsmaximums angegeben, darf der gemessene Wert höchstens ±2 nm davon abweichen.

Apparatur: Die zum Messen im ultravioletten und sichtbaren Bereich des Spektrums geeigneten Spektrophotometer bestehen aus einem optischen System, das monochromatisches Licht im Bereich von 200 bis 800 nm liefern kann, und einer geeigneten Vorrichtung zur Messung der Absorption.

Kontrolle der Wellenlängen: Um die Wellenlängenskala zu überprüfen, können die unten angegebenen Absorptionsmaxima der Holmiumperchlorat-Lösung *R*, die Linie einer Wasserstoff- oder Deuterium-Entladungslampe oder die Linien einer Quecksilberdampf-Lampe verwendet werden. Die erlaubte Abweichung beträgt ±1 nm im ultravioletten und ±3 nm im sichtbaren Bereich.

241,15 nm (Ho)	404,66 nm (Hg)
253,7 nm (Hg)	435,83 nm (Hg)
287,15 nm (Ho)	486,0 nm (Dß)
302,25 nm (Hg)	486,1 nm (Hß)
313,16 nm (Hg)	536,3 nm (Ho)
334,15 nm (Hg)	546,07 nm (Hg)
361,5 nm (Ho)	576,96 nm (Hg)
365,48 nm (Hg)	579,07 nm (Hg)

Kontrolle der Absorption: Die Absorption wird mittels einer Lösung von Kaliumdichromat *R* bei den in der folgenden Tabelle[1)] angegebenen Wellenlängen überprüft, wobei für jede Wellenlänge der genaue Wert und die zulässige Abweichung für die spezifische Absorption angegeben sind. Die Toleranz für die Absorption beträgt ±0,01.

Zur Kontrolle der Absorption wird folgende Kaliumdichromat-Lösung verwendet: 57,0 bis 63,0 mg Kaliumdichromat *R*, das zuvor bei 130 °C bis zur Massekonstanz getrocknet wurde, werden in 0,01 N-Schwefelsäure zu 1000,0 ml gelöst.

Wellenlänge (nm)	$A_{1cm}^{1\%}$	Maximale Abweichung
235	124,5	122,9 bis 126,2
257	144,0	142,4 bis 145,7
313	48,6	47,0 bis 50,3
350	106,6	104,9 bis 108,2

Begrenzung des Streulichts: Das Streulicht kann bei einer bestimmten Wellenlänge mit geeigneten Lösungen oder Filtern gemessen werden: z. B. soll die Absorption einer 1,2prozentigen Lösung (*m*/V) von Kaliumchlorid *R*, gemessen in einer Schichtdicke von 1 cm bei 200 nm gegen Wasser als Kompensationsflüssigkeit, größer als 2 sein.

[1)] Die Absorptionen einer Kaliumdichromat-Lösung, die genau 60,06 mg $K_2Cr_2O_7$ in 1000,0 ml 0,01 N-Schwefelsäure enthält, wurden als Grundlage für diese Tabelle genommen. Bei einer Schichtdicke von 1 cm ergeben sich folgende Werte:

235 nm	0,748
257 nm	0,865
313 nm	0,292
350 nm	0,640

Auflösungsvermögen (bei qualitativen Bestimmungen): Falls in der Monographie vorgeschrieben, wird das Auflösungsvermögen des Instruments wie folgt gemessen: Das Spektrum einer 0,02prozentigen Lösung (V/V) von Toluol *R* in Hexan *R* wird aufgenommen. Das Mindestverhältnis zwischen der Absorption im Maximum bei 269 nm und der Absorption im Minimum bei 266 nm ist in der Monographie angegeben.

Spektrale Bandbreite (bei quantitativen Bestimmungen): Um durch die Bandbreite verursachte Fehler zu vermeiden, sollte bei Verwendung eines Instrumentes, bei dem die Bandbreite bei einer gewählten Wellenlänge verändert werden kann, diese Bandbreite klein sein im Verhältnis zur halben Breite der Absorptionsbande, aber gleichzeitig so groß wie möglich sein, um einen großen I_0-Wert zu erhalten. Die Spaltbreite des Instruments sollte daher immer so gewählt werden, daß eine weitere Spaltverringerung nicht zu einer Veränderung des angezeigten Wertes der Absorption führt.

Küvetten: Die zulässige Abweichung der Schichtdicke der verwendeten Küvetten beträgt ±0,005 cm. Mit demselben Lösungsmittel gefüllt, müssen die zur Aufnahme der zu untersuchenden Lösung und der Kompensationsflüssigkeit bestimmten Küvetten dieselbe Transmission ergeben. Ist dies nicht der Fall, muß eine entsprechende Korrektur vorgenommen werden.

Die Küvetten müssen sorgfältig gereinigt und behandelt werden.

V.6.20 Chromatographie

V.6.20.1 Papierchromatographie

Aufsteigende Methode

Apparatur: Die Apparatur besteht aus einem der Größe des Chromatographiepapiers entsprechenden Glasgefäß mit oberem plangeschliffenem Rand, auf den der gut schließende Glasdeckel aufgesetzt wird. Im oberen Teil des

Gefäßes befindet sich zum Aufhängen des Chromatographiepapiers eine Vorrichtung, die ohne Öffnen des Gefäßes gesenkt werden kann. Auf dem Boden des Gefäßes befindet sich eine Schale, in die die mobile Phase (Laufmittel) eingebracht wird und in die das Papier gesenkt wird. Das Chromatographiepapier besteht aus einem geeigneten Filterpapier, das in genügend lange Streifen geschnitten ist und dessen Breite mindestens 2,5 cm beträgt; das Papier wird so geschnitten, daß die mobile Phase in der Faserrichtung des Papiers wandert.

Ausführung: In die Schale wird eine 2,5 cm hohe Schicht der in der Monographie vorgeschriebenen mobilen Phase gebracht. Falls in der Monographie vorgeschrieben, wird die stationäre Phase auf den Boden des Glasgefäßes gebracht. Das Gefäß wird verschlossen, 24 h lang bei 20 bis 25 °C stehengelassen. Bei dieser Temperatur wird auch die Chromatographie durchgeführt. Mit einem Bleistift wird auf dem Papier eine feine horizontale Linie 3 cm von der Unterkante des Papiers entfernt gezogen. Mit Hilfe einer Mikropipette wird das in der Monographie vorgeschriebene Volumen der Lösung auf einen Punkt der Bleistiftlinie aufgetragen. Gibt das aufzutragende Gesamtvolumen einen Fleck von mehr als 10 mm Durchmesser, wird die Lösung portionsweise aufgetragen, so daß vor jedem erneuten Auftragen das Lösungsmittel verdunsten kann. Wird mehr als eine Lösung auf denselben Papierstreifen aufgetragen, werden die Lösungen mindestens 3 cm voneinander entfernt auf die Bleistiftlinie aufgetragen. Das Papier wird in das Gefäß gebracht, der Glasdeckel aufgesetzt und 90 min lang stehengelassen. Anschließend wird das Papier in die mobile Phase gesenkt und das Chromatogramm die vorgeschriebene Zeit lang oder über die vorgeschriebene Laufstrecke entwickelt. Das Papier wird an der Luft getrocknet. Während der Chromatographie soll das Papier vor starker Lichteinstrahlung geschützt werden.

Absteigende Methode

Apparatur: Die Apparatur besteht aus einem der Größe des Chromatographiepapiers entsprechenden Glasgefäß mit oberem plangeschliffenem Rand, auf den der gut schließende Glasdeckel aufgesetzt wird. Der Deckel hat eine zentrale Bohrung von etwa 1,5 cm Durchmesser, die durch eine eingeschliffene Glasplatte oder einen Stopfen verschlossen ist. Im oberen Teil des Gefäßes ist ein Laufmitteltrog mit einer Haltevorrichtung für das Chromatographiepapier aufgehängt. Parallel und etwas oberhalb der oberen Kanten befinden sich auf beiden Seiten des Troges Glasführungsleisten, die das Papier so halten, daß es die Wände des Gefäßes nicht berührt. Das Chromatographiepapier besteht aus einem geeigneten Filterpapier, das in genügend lange Streifen geschnitten wird; die Breite der Streifen reicht von 2,5 cm bis zur Länge des Laufmitteltrogs. Das Papier wird so geschnitten, daß die mobile Phase in der Faserrichtung des Papiers wandert.

Ausführung: Auf den Boden des Glasgefäßes wird eine 2,5 cm hohe Schicht des in der Monographie vorgeschriebenen Laufmittels gebracht. Das Gefäß wird geschlossen, 24 h lang bei 20 bis 25 °C stehengelassen und während der Chromatographie bei dieser Temperatur gehalten. Mit einem Bleistift wird auf dem Papier eine feine horizontale Linie gezogen. Diese soll von dem einen Ende des Papiers so weit entfernt sein, daß, wenn es in den Laufmitteltrog eingehängt ist und das übrige Papier frei hängt, die Bleistiftlinie sich einige Zentimeter unterhalb der Führungsleiste und parallel dazu befindet. Mit Hilfe einer Mikropipette wird das in der Monographie vorgeschriebene Volumen der Lösung auf einen Punkt der Bleistiftlinie aufgetragen. Gibt das aufzutragende Gesamtvolumen einen Fleck von mehr als 10 mm Durchmesser, wird die Lösung portionsweise aufgetragen, so daß vor jedem erneuten Auftragen das Lösungsmittel verdunsten kann. Wird mehr als eine Lösung auf denselben Papierstreifen aufgetragen, werden die Lösungen mindestens 3 cm voneinander entfernt auf die Bleistiftlinie aufgetragen. Das Papier wird in das Gefäß eingebracht, der Deckel aufgesetzt und 90 min lang stehengelassen. Eine ausreichende Menge der mobilen Phase wird durch die Bohrung des Deckels in den Laufmitteltrog eingebracht. Das Gefäß wird geschlossen und das Chromatogramm, wie in der Monographie vorgeschrieben, entwickelt, entweder die vorgeschriebene Zeit oder über die vorgeschriebene Trennstrecke. Das Papier wird an der Luft getrocknet. Während der Chromatographie soll das Papier vor starker Lichteinstrahlung geschützt werden.

V.6.20.2 Dünnschichtchromatographie

Apparatur: Die Apparatur besteht aus

– Platten geeigneter Länge, im allgemeinen

200 mm, und unterschiedlicher Breite, die es ermöglicht, auf die Startpunkte die notwendigen Mengen der zu prüfenden Lösung und der Referenzlösung aufzutragen.
- einem Gefäß (Chromatographiekammer) aus durchsichtigem inertem Material mit gut schließendem Deckel. Die Größe des Gefäßes muß den verwendeten Platten angepaßt sein.

Herstellung der Platten: Wenn nichts anderes vorgeschrieben, werden die Platten wie folgt beschichtet: Eine homogene Suspension des Trägermaterials wird mit Hilfe eines geeigneten Gerätes auf den sorgfältig gereinigten Platten in einer Schichtdicke von 0,25 bis 0,30 mm ausgestrichen. Die beschichteten Platten werden zunächst an der Luft, dann 1 h lang im Trockenschrank bei 100 bis 105 °C getrocknet. Unmittelbar vor der Verwendung werden sie erneut, falls erforderlich, 1 h lang im Trockenschrank bei 100 bis 105 °C getrocknet. An den beiden Längsseiten der Platte wird ein schmaler Streifen des Sorptionsmittels entfernt.

Die Chromatographie kann mit Platten, hergestellt nach der oben beschriebenen Methode, oder mit Fertigplatten durchgeführt werden. In beiden Fällen müssen die Platten den im Kapitel Reagenzien beim entsprechenden Sorptionsmittel gestellten Anforderungen an das chromatographische Trennvermögen genügen.

Ausführung: In die Chromatographiekammer wird eine ausreichende Menge der mobilen Phase gegossen, um eine 5 bis 10 mm hohe oder, falls in der Monographie vorgeschrieben, höhere Schicht zu erhalten. Ausgenommen, wo die Monographie vorschreibt, in ungesättigter Atmosphäre zu arbeiten, wird die Kammer mit Filterpapier ausgekleidet, welches mit der mobilen Phase befeuchtet wird. Der Deckel wird wieder aufgesetzt und, falls nichts anderes vorgeschrieben ist, die verschlossene Kammer 1 h lang bei 20 bis 25 °C stehengelassen.

Die Lösungen werden auf eine Linie so aufgetragen, daß runde Flecken von 2 bis 6 mm Durchmesser oder bandförmige Zonen (20 mm × 2 bis 6 mm) entstehen, etwa 20 mm von der Unterkante und mindestens 20 mm von den Seitenkanten einer Platte entfernt. Die gleichzeitig aufgetragenen Flecke müssen mindestens 15 mm voneinander entfernt sein und auf einer parallel zur Unterkante der Platte verlaufenden Linie liegen.

Nach Verdunsten des Lösungsmittels der aufgetragenen Lösungen wird die Platte möglichst vertikal in die Chromatographiekammer gestellt, wobei die Startpunkte immer oberhalb des Niveaus der mobilen Phase bleiben müssen. Die Kammer wird geschlossen und bei einer Temperatur von 20 bis 25 °C gehalten. Die Platte wird herausgenommen, wenn die mobile Phase die in der Monographie vorgeschriebene Laufstrecke erreicht hat. Die Platte wird getrocknet und das Chromatogramm wie vorgeschrieben sichtbar gemacht.

Prüfung des Trennvermögens: Wenn diese Prüfung in der Monographie vorgeschrieben ist, wird sie gleichzeitig mit der Chromatographie der zu prüfenden Substanz durchgeführt mit der in der Monographie vorgeschriebenen Referenzlösung.

Die Referenzlösung zur Prüfung des Trennvermögens enthält:
- Entweder 2 oder mehr Bestandteile der zu prüfenden Substanz,
- oder die zu prüfende Substanz und eine oder mehrere zusätzliche Substanzen.

V.6.20.3 Gaschromatographie

Die Gaschromatographie ist eine Trennmethode, bei welcher die mobile Phase ein Gas (Trägergas) und die sich in einer Säule befindende stationäre Phase ein Feststoff, eine auf einem inerten Feststoff aufgetragene Flüssigkeit oder eine auf der Wand der Säule gleichmäßig verteilte Flüssigkeitsschicht darstellen.

Die Gaschromatographie beruht auf dem Prinzip der Adsorption und/oder der Verteilung.

Apparatur: Das Gerät besteht aus einem Gaseinlaß, einem Probeneinlaß, einer Chromatographiesäule, einem Detektor und einer Registriervorrichtung. Die Trennsäule besteht im allgemeinen aus Glas oder aus rostfreiem Stahl und enthält die stationäre Phase. Das Trägergas strömt mit konstanter Durchflußmenge durch die Säule und anschließend durch den Detektor.

Die Bestimmung wird bei konstanter Temperatur oder mit Hilfe eines Temperaturprogramms durchgeführt.

Mit dem verwendeten Detektionssystem sollen die Mengen der im Trägergas vorhandenen Substanzen bestimmt werden können. Dieses System beruht im allgemeinen auf der Flammenionisation, der Wärmeleitfähigkeit oder auf thermoionischen oder Elektroneneinfang-Vorgängen.

Ausführung: Trennsäule, Probeneinlaß und Detektor werden auf die in der Monographie vorgeschriebenen Temperaturen eingestellt. Die Lösungen der zu prüfenden Substanz sowie einer oder mehrerer Referenzsubstanzen werden hergestellt. Mit Hilfe der Referenzlösungen werden die geeigneten Geräteeinstellungen und Einspritzmengen ermittelt, um ein ausreichendes Signal zu erhalten. Die Wiederholbarkeit des Signals wird durch wiederholtes Einspritzen überprüft. Wenn erforderlich, wird die Anzahl der theoretischen Böden bestimmt.

Die Lösungen werden eingespritzt und die Chromatogramme aufgezeichnet. Durch wiederholtes Einspritzen wird die Wiederholbarkeit der Aufzeichnung überprüft. Dann wird die Fläche oder, falls der nach der unten angegebenen Formel berechnete Symmetriefaktor zwischen 0,80 und 1,20 liegt, die Höhe der Peaks, die den zu bestimmenden Komponenten entsprechen, bestimmt. Wird ein Temperaturprogramm benutzt, muß die Peakfläche bestimmt werden. Falls ein interner Standard benutzt wird, muß darauf geachtet werden, daß kein Peak der zu prüfenden Substanz durch denjenigen des internen Standards verdeckt wird.

Aus den erhaltenen Werten wird der Gehalt der zu bestimmenden Substanz oder Substanzen berechnet. In bestimmten Fällen wird der Prozentgehalt einer oder mehrerer Komponenten der zu untersuchenden Substanz ermittelt, indem die Fläche des oder der betreffenden Peaks als Prozentanteil der Fläche aller Peaks berechnet wird, ausgenommen derjenigen von Lösungsmitteln oder anderer zugesetzter Substanzen („Normalisierung" genanntes Verfahren). Dabei wird vorzugsweise ein Verstärker mit großem dynamischem Bereich und ein automatischer Integrator verwendet.

Der Symmetriefaktor eines Peaks kann nach der Formel berechnet werden

$$\frac{b_{0,05}}{2A}$$

$b_{0,05}$ = Peakbreite bei einem Zwanzigstel der Peakhöhe

A = Entfernung zwischen der durch das Maximum des Peaks gezogenen Senkrechten und dem aufsteigenden Kurvenast bei einem Zwanzigstel der Peakhöhe.

Wenn nichts anderes vorgeschrieben, ist das Ergebnis der Bestimmung nur gültig, wenn die Auflösung zwischen den gemessenen Peaks auf dem Chromatogramm größer als 1,0 ist. Die Auflösung (R_s) kann nach der Formel berechnet werden

$$R_s = \frac{1{,}18\,(t_{Rb} - t_{Ra})}{b_{0,5a} + b_{0,5b}}$$

$t_{Rb} > t_{Ra}$

t_{Rb} und t_{Ra} = Entfernung auf der Basislinie in Millimetern zwischen dem Einspritzpunkt und den Schnittpunkten der durch die Maxima zweier benachbarter Peaks gezogenen Senkrechten mit der Basislinie

$b_{0,5a}$ und $b_{0,5b}$ = Peakbreiten in Millimetern in halber Peakhöhe.

Unter isothermen Bedingungen kann die Anzahl der theoretischen Böden (n) nach der Formel berechnet werden

$$n = 5{,}54\left(\frac{t_R}{b_{0,5}}\right)^2$$

t_R = Entfernung auf der Basislinie in Millimetern zwischen dem Einspritzpunkt und dem Schnittpunkt der durch das Maximum des betrachteten Peaks gezogenen Senkrechten mit der Basislinie

$b_{0,5}$ = Peakbreite in Millimetern in halber Peakhöhe.

V.6.20.4 Flüssigchromatographie

Die Flüssigchromatographie ist eine Trennmethode, bei welcher die mobile Phase eine Flüssigkeit und die sich in einer Säule befindende stationäre Phase ein feinkörniger Feststoff, eine auf einen Feststoff aufgetragene Flüssigkeit oder ein durch Einführen organischer Gruppen chemisch abgewandelter Feststoff darstellt.

Die Flüssigchromatographie beruht auf dem Prinzip der Adsorption, der Verteilung, des Ionenaustausches oder des Ausschlusses.

Apparatur: Das Gerät besteht im allgemeinen aus einem Pumpensystem, einem Probeneinlaß, einer Chromatographiesäule, einem Detektor und einer Registriervorrichtung. Die mobile Phase wird im allgemeinen unter Druck aus einem oder mehreren Vorratsbehältern gefördert und strömt mit konstanter Durchflußmenge durch die Säule und anschließend durch den Detektor.

Die Temperatur der Chromatographiesäule wird konstant gehalten. Die Zusammensetzung der vorgeschriebenen mobilen Phase kann während der Dauer der Chromatographie konstant gehalten (isokratische Elution) oder nach einem bestimmten Programm verändert werden (Gradientenelution).

Mit dem verwendeten Detektionssystem sollen die Mengen der im Fließmittel vorhandenen Substanzen bestimmt werden können. Dieses System beruht im allgemeinen auf der Absorptionsspektrophotometrie, Differentialrefraktometrie, Fluorimetrie oder auf elektrochemischen oder Verbrennungsmethoden.

Ausführung: Die Chromatographiesäule wird mit der vorgeschriebenen mobilen Phase eingestellt. Die Lösungen der zu prüfenden Substanz sowie einer oder mehrerer Referenzsubstanzen werden hergestellt. Die Lösungen müssen frei von festen Bestandteilen sein. Mit Hilfe der Referenzlösungen werden die geeigneten Geräteeinstellungen und Einspritzmengen ermittelt, um ein ausreichendes Signal zu erhalten. Die Wiederholbarkeit des Signals wird durch wiederholtes Einspritzen überprüft. Falls erforderlich, wird die Anzahl der theoretischen Böden bestimmt.

Die Lösungen werden eingespritzt und die Chromatogramme aufgezeichnet. Durch wiederholtes Einspritzen wird die Wiederholbarkeit der Aufzeichnung überprüft. Dann wird die Fläche oder, falls der nach der unten angegebenen Formel berechnete Symmetriefaktor zwischen 0,80 und 1,20 liegt, die Höhe der Peaks, die den zu bestimmenden Komponenten entsprechen, bestimmt. Wird ein Fließmittelgradient benützt, muß die Peakfläche bestimmt werden. Falls ein interner Standard benutzt wird, muß darauf geachtet werden, daß kein Peak der zu prüfenden Substanz durch denjenigen des internen Standards verdeckt wird.

Aus den erhaltenen Werten wird der Gehalt der zu bestimmenden Substanz oder Substanzen berechnet. In bestimmten Fällen wird der Prozentgehalt einer oder mehrerer Komponenten der zu prüfenden Substanz ermittelt, indem die Fläche des oder der betreffenden Peaks als Prozentanteil der Fläche aller Peaks berechnet wird, ausgenommen derjenigen von Lösungsmitteln oder anderer zugesetzter Substanzen („Normalisierung" genanntes Verfahren). Dabei wird vorzugsweise mit Vorteil ein Verstärker mit großem dynamischem Bereich und ein automatischer Integrator verwendet.

Der Symmetriefaktor eines Peaks kann nach der Formel berechnet werden

$$\frac{b_{0,05}}{2A}$$

$b_{0,05}$ = Peakbreite bei einem Zwanzigstel der Peakhöhe

A = Entfernung zwischen der durch das Maximum des Peaks gezogenen Senkrechten und dem aufsteigenden Kurvenast bei einem Zwanzigstel der Peakhöhe.

Wenn nichts anderes angegeben ist, ist das Ergebnis der Bestimmung nur gültig, wenn die Auflösung zwischen den gemessenen Peaks auf dem Chromatogramm größer als 1,0 ist. Die Auflösung (R_s) kann nach der Formel berechnet werden

$$R_s = \frac{1{,}18\,(t_{Rb} - t_{Ra})}{b_{0,5a} + b_{0,5b}}$$

$t_{Rb} > t_{Ra}$

t_{Rb} und t_{Ra} = Entfernung auf der Basislinie in Millimetern zwischen dem Einspritzpunkt und den Schnittpunkten der durch die Maxima zweier benachbarter Peaks gezogenen Senkrechten mit der Basislinie

$b_{0,5a}$ und $b_{0,5b}$ = Peakbreiten in Millimetern in halber Peakhöhe.

Unter isokratischen Bedingungen kann die Anzahl der theoretischen Böden (n) nach der Formel berechnet werden

$$n = 5{,}54 \left(\frac{t_R}{b_{0,5}}\right)^2$$

t_R = Entfernung auf der Basislinie in Millimetern zwischen dem Einspritzpunkt und dem Schnittpunkt der durch das Maximum des betrachteten Peaks gezogenen Senkrechten mit der Basislinie

$b_{0,5}$ = Peakbreite in Millimetern in halber Peakhöhe.

V.6.20.5 Ausschlußchromatographie

Die Ausschlußchromatographie[1)] ist eine chromatographische Trennmethode, bei welcher Moleküle aufgrund ihrer Teilchengröße im gelösten Zustand getrennt werden. Die Substanz wird auf eine mit einem Gel oder mit Teilchen eines porösen Festkörpers gefüllte Säule gegeben und mit Hilfe der mobilen Phase durch die Säule befördert. Die Trennung der Moleküle nach ihrer Teilchengröße erfolgt durch wiederholten Austausch der gelösten Moleküle zwischen dem fließenden Eluenten in der Umge-

1) Werden organische mobile Phasen verwendet, wird von *Gelpermeationschromatographie*, bei wäßrigen mobilen Phasen von *Gelfiltrationschromatographie* gesprochen.

bung der Packungsteilchen („mobile Phase") und dem in den Poren des Füllmaterials „stehenden" Eluenten („stationäre Phase"). Die mittlere Porengröße des Füllmaterials bestimmt den Bereich der Molekülgröße, innerhalb dessen eine Auftrennung stattfinden kann.

Total permeierende Moleküle, d. h. Moleküle, deren Größe ein Eindringen in sämtliche Poren der stationären Phase erlaubt (per Definition die Eluentenmoleküle), werden mit dem Totvolumen (V_t, Gesamtvolumen an Eluent innerhalb der Säule) eluiert. Andererseits wandern Moleküle, die deutlich größer als die maximale Porengröße der stationären Phase sind, nur durch die Zwischenräume zwischen den Teilchen der stationären Phase und werden als erster Peak mit dem Ausschlußvolumen (V_o, Zwischenkornvolumen) aus der Säule eluiert. Die Auftrennung nach der Molekülgröße erfolgt im Bereich zwischen Ausschlußvolumen und Totvolumen. Eine brauchbare Trennung wird gewöhnlich in den ersten zwei Dritteln dieses Bereiches erreicht.

Apparatur: Die Apparatur besteht im wesentlichen aus einer, falls erforderlich, thermostatisierten Chromatographiesäule geeigneter Dimension. Sie ist mit einem Füllmaterial gepackt, das die Auftrennung der Substanzen im vorgeschriebenen Molekülgrößenbereich erlaubt. Die mobile Phase strömt mit konstanter Durchflußrate durch die Säule. Das eine Säulenende ist üblicherweise mit einer geeigneten Probeneinlaßeinrichtung wie einem Durchflußadapter, einem Spritzeneinlaß oder einem Probenaufgabeventil versehen und kann an ein geeignetes Pumpensystem zur gleichmäßigen Förderung der mobilen Phase angeschlossen sein. Andererseits kann die Probe unmittelbar auf das Füllmaterial gebracht werden, oder, wenn ihre Dichte größer als die der mobilen Phase ist, kann sie zwischen Füllmaterial und mobile Phase eingebracht werden.

Der Säulenausgang wird üblicherweise an einen geeigneten Detektor angeschlossen, der mit einer automatischen Vorrichtung zum Registrieren der relativen Konzentrationen der aufgetrennten Substanzen versehen ist. Die Detektoren beruhen im allgemeinen auf der Photometrie, der Refraktometrie oder der Lumineszenz. Falls erforderlich, kann ein automatischer Fraktionensammler angeschlossen werden.

Das Füllmaterial kann weicher Art, z. B. gequollenes Gel, oder fester Art, z. B. poröses Glas, Kieselgel oder ein mit den Lösungsmitteln verträgliches quervernetztes organisches Polymer, sein. Die festen Trägermaterialien erfordern im allgemeinen unter Druck arbeitende Systeme, die schnellere Trennungen erlauben. Die Wahl der mobilen Phase erfolgt nach der Art der Substanz, der stationären Phase und des Detektionssystems. Bevor die Trennung durchgeführt wird, muß das Füllmaterial nach den Angaben der Monographie oder des Herstellers behandelt und die Säule gefüllt werden.

Falls erforderlich, wird in der Monographie angegeben, wie die Eignung des Systems überprüft werden kann. Die Güte der Säule kann aus der Anzahl der theoretischen Böden *(n)* für eine monodisperse Phase nach folgender Formel berechnet werden

$$5{,}54\left(\frac{V_e}{b_{0,5}}\right)^2$$

V_e = Elutionsvolumen am Peakmaximum
$b_{0,5}$ = Peakbreite in halber Peakhöhe, in gleichen Einheiten wie das Elutionsvolumen ausgedrückt.

Bestimmung des Verteilungskoeffizienten K_D

Das Elutionsverhalten einer Substanz in einer bestimmten Säule kann durch den Verteilungskoeffizienten (K_D) beschrieben und nach der folgenden Formel berechnet werden

$$\frac{V_e - V_0}{V_t - V_0}$$

Die Bestimmung erfolgt, indem die Elutionsvolumina einer nicht permeierenden Substanz (V_0), einer total permeierenden Substanz (V_t) und der zu prüfenden Substanz (V_e) ermittelt werden. Das Elutionsvolumen wird vom Augenblick der Substanzeingabe bis zum Peakmaximum gemessen.

Bestimmung der relativen Zusammensetzung von Gemischen

Die Trennung wird nach den Angaben der Monographie durchgeführt. Wenn möglich, wird die Elution der Komponenten kontinuierlich aufgezeichnet, und die Flächen der betreffenden Peaks werden gemessen. Wird die Probe aufgrund einer physikalisch-chemischen Eigenschaft registriert, die für alle Komponenten gleiche Ansprechgrößen ergibt (z. B. die gleiche spezifische Absorption), wird die relative Menge jeder Komponente durch das Verhältnis der Fläche des zugehörigen Peaks zu der Summe der Peakflächen aller zu prüfenden Komponenten errechnet. Sind die zur Bestimmung der zu prüfenden Komponenten benutzten Ansprechgrößen nicht für alle Komponenten gleich, werden ihre Konzentrationen mit Hilfe von Eichkurven berechnet, wobei die in der Monographie vorgeschriebenen Referenzsubstanzen verwendet werden.

Bestimmung von Molekülmassen

Die Ausschlußchromatographie kann zur Bestimmung von Molekülmassen benutzt werden, indem mit in der Monographie vorgeschriebenen Referenzsubstanzen verglichen wird.

Die Elutionsvolumina der Referenzsubstanzen können als Funktion der Logarithmen der Molekülmassen dargestellt werden. Für das verwendete System ergibt sich im Bereich zwischen Ausschlußvolumen und totalem Permeationsvolumen annähernd eine Gerade. Die Molekülmassen können aus der Eichkurve ermittelt werden. Da die Größe des gelösten Makromoleküls eine Funktion des Eluenten ist (hydrodynamisches Volumen), ist die Eichung nach Molekülmassen nur für dieses System unter den vorgeschriebenen experimentellen Bedingungen gültig.

Bestimmung der molekularen Größenverteilung von Polymeren

Die Ausschlußchromatographie kann zur Bestimmung der molekularen Größenverteilung von Polymeren benutzt werden. Ein Vergleich verschiedener Proben ist aber nur dann gültig, wenn die Ergebnisse unter denselben experimentellen Bedingungen erhalten wurden. Die zur Kontrolle verwendeten Substanzen und die Methoden zur Bestimmung der molekularen Größenverteilung von Polymeren werden in der Monographie beschrieben.

V.6.21 Elektrophorese

Die Elektrophorese ist eine physikalische Analysenmethode, bei der elektrisch geladene Teilchen in gelöster oder disperser Form in einem Elektrolyten durch Einwirkung eines elektrischen Feldes wandern.

Die Beweglichkeit bei der Elektrophorese ist die Wanderungsgeschwindigkeit eines Teilchens in Meter je Sekunde bei Einwirkung eines elektrischen Feldes von 1 Volt je Meter. Sie wird in $m^2 \cdot V^{-1} \cdot s^{-1}$ ausgedrückt. Aus praktischen Gründen wird sie in $cm^2 \cdot V^{-1} \cdot s^{-1}$ angegeben.

Die Beweglichkeit kann nur für einen bestimmten Elektrolyten und unter genau angegebenen Ausführungsbedingungen definiert werden; sie hängt von verschiedenen Faktoren ab:
- Vom Teilchen: Art, Größe, Form, elektrische Ladung, Reibungskoeffizient
- von der Flüssigkeit, in der das Teilchen wandert: Lösungsmittel, Art und Konzentration des leitenden Elektrolyten, Ionenstärke, *p*H-Wert, Viskosität der Lösung.

Die Bewegungsrichtung hängt von der elektrischen Ladung ab; die Teilchen wandern zur entgegengesetzt geladenen Elektrode.

Grenzflächenelektrophorese (Trägerfreie Elektrophorese)

Diese Methode wird hauptsächlich zur Bestimmung der Beweglichkeit benutzt, bei der die experimentellen Eigenschaften direkt meßbar und reproduzierbar sind. Sie kann vor allem bei schwer diffundierbaren Substanzen von hoher relativer Molekülmasse angewendet werden. Am Anfang der Bestimmung wird die Lage der Fronten mit einem physikalischen Verfahren wie z. B. der Refraktometrie oder der Konduktometrie festgestellt. Nach dem Anlegen eines bestimmten elektrischen Feldes während einer genau gemessenen Zeit werden die neu erhaltenen Fronten in bezug auf ihre ursprünglichen Stellungen bestimmt. Die Ausführungsbedingungen müssen die Bestimmung von ebenso vielen Fronten, wie Komponenten vorhanden sind, zulassen.

Zonenelektrophorese (Elektrophorese auf Trägermaterial)

Für diese Methode werden nur geringe Substanzmengen benötigt.

Die Art des Trägermaterials, z. B. Papier, Agargel, Celluloseacetat, Stärke, Agarose, Methacrylamid oder ein Mischgel, ergibt ergänzende Faktoren, welche die Beweglichkeit ändern:
a) Infolge der porenförmigen Oberfläche des Trägermaterials ist die scheinbar durchlaufene Strecke kleiner als die wahre Strecke,
b) gewisse Trägermaterialien sind elektrisch nicht neutral; da das Medium eine stationäre Phase bildet, kann es einen beträchtlichen elektroendosmotischen Strom erzeugen,
c) die durch den Joule-Effekt entstehende Erwärmung kann ein teilweises Verdampfen der Flüssigkeit des Trägermaterials bewir-

ken, was infolge Kapillarität eine Verschiebung der Lösung von den Enden zum Zentrum nach sich zieht. Die Ionenstärke wächst dadurch stetig.

Die Wanderungsgeschwindigkeit hängt also von 4 Hauptfaktoren ab: Beweglichkeit des Teilchens, elektroendosmotischer Strom, Verdampfungsstrom und Feldstärke. Daher sollte nach experimentell genau bestimmten Angaben gearbeitet und wenn möglich Referenzsubstanzen benützt werden.

Apparatur:

Ein Elektrophoresegerät besteht aus:

– *einer Gleichstromquelle* mit kontrollierbarer und möglichst stabilisierter Spannung.

– *einer Elektrophoresekammer,* allgemein in einer rechteckigen Form aus Glas oder Plexiglas, in 2 Elektrodenräume getrennt, einen anodischen und einen kathodischen, die Pufferlösung enthaltend; in jedem Raum ist z. B. eine Platin- oder Kohleelektrode eingetaucht. Anode und Kathode werden in einem genügend isolierten Stromkreis an die entsprechende Klemme der Stromquelle angeschlossen. Das Flüssigkeitsniveau wird in den beiden Elektrodenräumen gleichgehalten, um jegliche Siphonwirkung zu vermeiden.

Die Elektrophoresekammer ist mit einem Deckel luftdicht verschlossen, der so eine mit Wasser gesättigte Atmosphäre aufrechterhält und das Verdampfen des Lösungsmittels während der Wanderung der Teilchen vermindert. Ein Sicherheitssystem sollte verwendet werden, um den Strom zu unterbrechen, sobald der Deckel geöffnet wird.

Bei Leistungen über 10 W ist es vorteilhaft, das Elektrophoreseträgermaterial zu kühlen.

– *einer Haltevorrichtung für das Trägermaterial.* Bei der Bandelektrophorese taucht das zuvor mit der Pufferlösung imprägnierte Trägermaterialband an jedem Ende in einen Elektrodenraum und wird genügend mit einer geeigneten Haltevorrichtung gespannt und an ihr befestigt. Die Haltevorrichtung ist so beschaffen, daß sie die Diffusion der Pufferlösung vermeidet, wie z. B. bei einem horizontalen Rahmen, einem umgekehrten V-förmigen Steg oder einer gleichmäßigen Oberfläche. Die Kontaktpunkte sollen genügend voneinander entfernt sein.

Bei der Gelelektrophorese besteht die Haltevorrichtung aus einer Glasplatte, z. B. ein klassischer Objektträger, auf dem eine gut anhaftende Gelschicht von gleichmäßiger Dicke über die ganze Oberfläche aufgetragen ist. Die Verbindung zwischen dem Gel und der Pufferlösung wird gemäß den verschiedenen Eigenschaften des verwendeten Gerätetyps hergestellt. Eine Kondensation von Feuchtigkeit oder das Austrocknen der festen Schicht ist zu vermeiden.

– *einer Haltevorrichtung zur Markierung oder Entwicklung.*

Ausführung: In die Elektrodenräume wird die Elektrolytlösung eingefüllt. Das Trägermaterial wird in der Kammer mit der Elektrolytlösung entsprechend den speziellen Angaben für den verwendeten Gerätetyp getränkt. Die Startlinie wird markiert und die Substanz aufgetragen. Der elektrische Strom fließt die vorgeschriebene Zeit. Nach der Unterbrechung des Stroms wird das Trägermaterial aus der Kammer herausgenommen, getrocknet und entwickelt.

V.6.22 Trocknungsverlust

Der Trocknungsverlust ist der in Prozent (*m/m*) angegebene Masseverlust.

Ausführung: Die vorgeschriebene Menge Substanz wird in ein tariertes Wägeglas, das zuvor unter den bei der Substanz angegebenen Bedingungen getrocknet wurde, eingewogen. Die Substanz wird bis zur Massekonstanz oder während der vorgeschriebenen Zeit bei der angegebenen Temperatur getrocknet. Die Ausführung erfolgt nach einem der nachfolgend angegebenen Verfahren:

a) Im Exsikkator über Phosphor(V)-oxid *R* bei Atmosphärendruck und Raumtemperatur („im Exsikkator");

b) im Vakuum über Phosphor(V)-oxid *R* bei einem Druck zwischen 1,5 und 2,5 kPa und Raumtemperatur („im Vakuum");

c) im Vakuum über Phosphor(V)-oxid *R* bei einem Druck zwischen 1,5 und 2,5 kPa und dem in der Monographie angegebenen Temperaturbereich („im Vakuum, mit Angabe der Temperatur"). Wenn bei einer höheren Temperatur als 100 °C getrocknet wird, wird die Temperatur, bei welcher das Trocknungsmittel gehalten werden muß, ebenfalls angegeben;

d) im Trockenschrank bei einer in der Monographie vorgeschriebenen Temperatur („im Trockenschrank, mit Angabe der Temperatur“).

V.6.22.N1 Bestimmung des Trocknungsverlustes von Extrakten

Zur Bestimmung des Trocknungsverlustes von Extrakten wird, falls nichts anderes vorgeschrieben ist, 1,000 g des pulverisierten Extraktes in ein vorher bei 100 bis 105 °C getrocknetes, verschließbares Wägeglas von 45 bis 55 mm Durchmesser und 20 bis 33 mm Höhe mit ebener Bodenfläche eingewogen, 2 h lang bei 100 bis 105 °C getrocknet und im Exsikkator erkalten gelassen.

V.6.22.N2 Bestimmung des Trockenrückstandes

Als Trockenrückstand flüssiger Substanzen wird der in Prozent *(m/m)* angegebene Rückstand bezeichnet, der nach Verdampfen des Lösungsmittels und anschließendem Trocknen zurückbleibt. Zur Bestimmung werden, falls nichts anderes vorgeschrieben ist, 3,00 g Substanz in dem unter „Bestimmung des Trocknungsverlustes von Extrakten“ (V.6.22.N1) angegebenen, vorher bei 100 bis 105 °C bis zur konstanten Masse getrockneten Wägeglas auf dem Wasserbad zur Trockne eingedampft. Der Rückstand wird 2 h lang bei 100 bis 105 °C getrocknet und im Exsikkator erkalten gelassen.

V.6.23 Kernresonanzspektroskopie

Die Kernresonanzspektroskopie (NMR-Spektroskopie) beruht auf der Tatsache, daß Atomkerne wie ^{1}H, ^{13}C, ^{19}F, ^{31}P ein permanentes, magnetisches Kernmoment aufweisen. Unter dem Einfluß eines äußeren Magnetfeldes (Hauptfeld) nehmen sie in bezug auf seine Richtung wohldefinierte Orientierungen (Eigenzustände) ein, die bestimmten Energiezuständen entsprechen. Bei einer gegebenen Feldstärke finden Absorptionen charakteristischer Wellenlängen der elektromagnetischen Strahlung im Radiofrequenzbereich statt, die Übergängen zwischen Energieniveaus entsprechen.

Die Bestimmung dieser Frequenzen kann entweder durch kontinuierliche Veränderung des möglichen Resonanzbereiches (Continuous-wave-Verfahren (CW), Sweep-Verfahren) oder durch die gleichzeitige Anregung aller Übergänge durch einen Multifrequenzimpuls erfolgen. Bei letzterem wird experimentell die zeitliche Abnahme der induzierten Quermagnetisierung (Free-Induction decay, FID) gemessen, die der Rückkehr des Systems in den Ursprungszustand entspricht. Das so in sehr viel kürzerer Zeit erhaltene Interferogramm enthält die gleiche Information wie das nach dem Continuous-wave-Verfahren erzeugte Spektrum, allerdings in der Zeitdomäne, und muß durch einen Rechner in die Frequenzdomäne transformiert werden (Fourier-Transformation, Impulsspektroskopie, Fourier-Transformationsspektroskopie).

Das *Protonen*-Kernresonanzspektrum besteht aus einer Anzahl von Signalen, die Protonen entsprechen; ihre Lage und Multiplizität ist charakteristisch für die chemische Umgebung, die ihrerseits durch die im Molekül vorhandenen Elemente und Elektronendichten bestimmt wird. Der Abstand zwischen einem gegebenen Signal und demjenigen einer Referenzsubstanz wird chemische Verschiebung (δ) genannt und in Teilen je Million (ppm) ausgedrückt; sie charakterisiert das Proton nach seiner Element- und Elektronenumgebung. Die Signale werden meist in Gruppen miteinander zusammenhängender Peaks, genannt Dublets, Triplets bis Multiplets, aufgespalten; diese Kopplungen werden durch permanente, magnetische Felder hervorgerufen, die ihrerseits von benachbarten Kernen, hauptsächlich Protonen in der Entfernung von zwei bis fünf Valenzbindungen, herrühren. Die Intensität eines jeden Signals, durch die Fläche unter dem Signal bestimmt, ist der Anzahl der Protonen proportional.

Apparatur. Ein Kernresonanzspektrometer für Spektroskopie nach dem Continuous-wave-Verfahren besteht aus einem Magneten, einem (variablen) Niederfrequenzgenerator, einem Probenhalter, einem Radiofrequenzsender und -empfänger, einem Schreiber und einem elektronischen Integrator. Ein Impulsspektrometer hat statt des Niederfrequenzgenerators und Radiofrequenzsenders einen Impulssender und einen Rechner zur Datenaufnahme und -speicherung und zu deren mathematischer Transformation in konventionelle Spektren.

Für die Aufnahme eines Protonenresonanzspektrums ist ein Kernresonanzspektrometer mit einer minimalen Frequenz von 60 MHz zu verwenden. Wenn nicht anders angegeben, ist die Anleitung des Herstellers zu befolgen. Vor der Aufnahme eines Spektrums muß auf folgendes geachtet werden:

1. Bei folgenden Signalen ist die Auflösung kleiner oder gleich 0,5 Hz, gemessen an der Peakbreite auf halber Höhe und mittels einer angemessenen Skalendehnung:
   - entweder des Signals bei δ 7,33 ppm oder δ 7,51 ppm des symmetrischen Multipletts einer 20prozentigen Lösung (V/V) von o-Dichlorbenzol *R* in $[D_6]$Aceton *R*
   - oder des Signals bei δ 0,00 ppm einer 5prozentigen Lösung (V/V) von Tetramethylsilan *R* in [D]Chloroform *R*.
2. Das Signal-Rausch-Verhältnis *(S/N)*, in einem Bereich von 2 bis 5 ppm des mit einer 1prozentigen Lösung (V/V) von Ethylbenzol *R* in Tetrachlorkohlenstoff *R* erhaltenen Spektrums bestimmt, beträgt mindestens 25:1. Dieses Verhältnis wird als Mittel von fünf aufeinanderfolgenden Bestimmungen nach der Formel errechnet:

$$S/N = 2{,}5\,\frac{A}{H}$$

wobei

A = Amplitude, gemessen in Millimetern, des größten Signals des bei 2,65 ppm zentrierten Methylenquartetts von Ethylbenzol *R*. Die Amplitude wird ausgehend von einer Basislinie gemessen, die durch die Mitte des Rauschbandes in einem beidseitigen Abstand von mindestens 1 ppm vom Zentrum des Quartetts gelegt wird.

H = Amplitude von Spitze zu Spitze des Basislinienrauschens, gemessen in Millimetern und zwischen δ 4 und 5 ppm bestimmt.

3. Die Amplitude der Rotationsseitenbanden beträgt höchstens 2 Prozent der Höhe des Substanzsignals bei einer für das Spektrometer geeigneten Rotationsgeschwindigkeit des Röhrchens.
4. Für quantitative Messungen muß die Wiederholbarkeit der Integrationswerte mittels einer 5prozentigen Lösung (V/V) von Ethylbenzol *R* in Tetrachlorkohlenstoff *R* überprüft werden. Fünf aufeinanderfolgende Aufnahmen der Protonen der Phenyl- und Ethylgruppe sind zu machen und die erhaltenen Werte zu ermitteln. Kein Einzelwert darf mehr als 2,5 Prozent vom Mittelwert abweichen.

Ausführung: Die Substanz wird wie vorgeschrieben gelöst. Nach dem Filtrieren muß die Lösung klar sein. Als interner Standard für die chemische Verschiebung wird, wenn nichts anderes vorgeschrieben ist, eine Lösung verwendet, die 0,5 bis 1,0 Prozent (V/V) Tetramethylsilan *R* in deuterierten organischen Lösungsmitteln oder 0,5 bis 1,0 Prozent (*m*/V) Natriumtrimethylsilyl$[D_4]$propionat *R* in $[D_2]$Wasser *R* enthält. Mit der notwendigen Menge wird das Spektrum aufgenommen.

Continuous-Wave-Spektroskopie

Das Spektrometer wird so eingestellt, daß es so nahe wie möglich im reinen Absorptionsmodus arbeitet; die Leistung des Radiofrequenzsenders soll so gewählt werden, daß sie nicht zur Sättigung der Signale führt. Die Geräteparameter werden so eingestellt, daß das intensivste Signal im Spektrum der Substanz fast die ganze Spektrenordinate beansprucht und das Signal des internen Standards einer chemischen Verschiebung von δ 0,00 ppm entspricht. Das Spektrum wird über den vorgeschriebenen Spektrenbereich aufgenommen und, wenn nichts anderes vorgeschrieben ist, mit einer Durchlaufgeschwindigkeit von höchstens 2 Hz je Sekunde registriert. Die Integration des Spektrums wird über denselben Spektrenbereich und mit einer für das Gerät geeigneten Durchlaufgeschwindigkeit vorgenommen. Bei quantitativen Bestimmungen ist nach den angegebenen Vorschriften vorzugehen.

Impulsspektroskopie

Die Geräteparameter des Spektrometers, wie Auslenkwinkel der Magnetisierung, Impulsamplitude, Impulsintervall, Spektrenbreite, Anzahl der Datenpunkte (Auflösung) und Digitalisierungsrate, werden nach den Angaben des Herstellers gewählt. Die notwendige Anzahl an FIDs (Abnahme der Quermagnetisierung) wird registriert. Nach der mathematischen Umformung der Daten durch den Rechner wird die Phasenkontrolle so eingestellt, daß möglichst ein reines Absorptionsspektrum erhalten wird, anschließend wird das Spektrum mit Hilfe der Resonanzfrequenz des internen Standards für die chemische Verschiebung kalibriert. Das im Rechner gespeicherte Spektrum wird in geeigneter Weise dargestellt und bei quantitativen Messungen je nach der Möglichkeit des Instruments integriert.

VI

Material zur Herstellung von Behältnissen und Behältnisse

VI.1 Material zur Herstellung von Behältnissen

VI.1.1 Glas und anderes Material; Text in Vorbereitung

VI.1.2 Kunststoffe

VI.1.2.1 Polyvinylchlorid

VI.1.2.1.1 Kunststoffe auf Polyvinylchlorid-Basis für Behältnisse zur Aufnahme von Blut und Blutprodukten

Kunststoffe auf Polyvinylchlorid-Basis (PVC) enthalten zusätzlich zum hochmolekularen Polymer, hergestellt durch Polymerisation von Vinylchlorid, verschiedene Hilfsstoffe.

Kunststoffe auf PVC-Basis zur Aufnahme von Blut und Blutprodukten sind durch Art und Verhältnis der bei der Herstellung verwendeten Substanzen definiert.

Sie setzen sich aus mindestens 55 Prozent PVC zusammen. Sie können folgende Hilfsstoffe enthalten:

- höchstens 40 Prozent Diethylhexylphthalat
- höchstens 1 Prozent Zinkoctanoat (Zink-2-ethylhexanoat)
- höchstens 1 Prozent Calciumstearat oder Zinkstearat oder 1 Prozent einer Mischung beider Stearate
- höchstens 1 Prozent *N,N'*-Diacylethylendiamine (unter „acyl“ ist in diesem Zusammenhang vor allem der Palmitoyl- oder Stearoylrest zu verstehen)
- höchstens 10 Prozent eines der beiden epoxidierten Öle oder 10 Prozent ihrer Mischung:
  - epoxidiertes Sojaöl, dessen Gehalt an Oxiran-Sauerstoff 6 bis 8 Prozent und dessen Iodzahl höchstens 6 ist
  - epoxidiertes Leinöl, dessen Gehalt an Oxiran-Sauerstoff höchstens 10 Prozent und dessen Iodzahl höchstens 7 beträgt.

Farbstoffe dürfen nicht zugesetzt sein.

Eigenschaften

Pulver, Kügelchen, Körner oder durchscheinende Blätter unterschiedlicher Dicke, farblos bis blaßgelb, geruchlos; brennt mit gelboranger, grün umsäumter Flamme, einen dicken schwarzen Rauch und einen stechenden Geruch hinterlassend.

Prüfung auf Identität

Falls erforderlich, wird das Material in Stücke von höchstens 1 cm Seitenlänge geschnitten.

2,0 g Substanz werden mit 200 ml peroxidfreiem Ether *R* 12 h lang unter Rückfluß erhitzt. Der Rückstand B wird durch Filtrieren von der Lösung A getrennt.

Die Lösung A wird unter vermindertem Druck auf dem Wasserbad von 30 °C zur Trockne eingedampft. Der Rückstand wird in 10 ml Toluol *R* gelöst (Lösung A_1). Der Rückstand B wird in 60 ml Dichlorethan *R* unter Erwärmen auf dem Wasserbad unter Rückfluß gelöst. Die filtrierte Lösung wird tropfenweise und unter kräftigem Schütteln in 600 ml Heptan *R*, welches auf eine Temperatur nahe dem Siedepunkt erwärmt ist, gegeben. Die Mischung wird durch ein Warmwasserfilter heiß filtriert, um das Koagulat B_1 von der organischen Lösung zu trennen. Diese Lösung wird auf Raumtemperatur abgekühlt. Der sich bildende Niederschlag wird auf einem tarierten Glassintertiegel (40) gesammelt. Der Glassintertiegel wird mit wasserfreiem Ethanol *R* gewaschen, über Phosphor(V)-oxid *R* bis zur konstanten Masse getrocknet und zusammen mit dem Niederschlag B_2 gewogen.

A. Das Koagulat B_1 wird in 30 ml Tetrahydrofuran *R* gelöst. Diese Lösung wird mit 40 ml wasserfreiem Ethanol *R* in kleinen Portionen unter Schütteln versetzt. Der Niederschlag B_3 wird abfiltriert und im Vakuum über Phosphor(V)-oxid oder wasserfreiem Calciumchlorid *R* bei höchstens 50 °C getrocknet. Einige Milligramm des Niederschlages B_3 werden in 1 ml Tetrahydrofuran *R* gelöst. Einige Tropfen der Lösung werden auf eine Platte von Natriumchlorid aufgetragen und im Trockenschrank bei 100 bis 105 °C zur Trockne verdampft. Das IR-Absorptionsspektrum (V.6.18) zeigt im Vergleich mit dem von Polyvinylchlorid *CRS* Maxima bei denselben Wellenlängen mit den gleichen relativen Intensitäten.

B. Die Prüfung erfolgt mit Hilfe der Dünnschichtchromatographie (V.6.20.2) unter Verwendung einer Schicht von Kieselgel G*R*.

Untersuchungslösung: Die Lösung A_1 wird verwendet.

Referenzlösung: 0,8 g Diethylhexylphthalat *R* werden in Toluol *R* zu 10 ml gelöst.

Auf die Platte werden getrennt 5 µl jeder Lösung aufgetragen. Die Chromatographie erfolgt mit Toluol *R* über eine Laufstrecke von 15 cm. Die Platte wird sorgfältig getrocknet. Die Auswertung erfolgt im ultravioletten Licht bei 254 nm. Der Fleck im Chromatogramm der Untersuchungslösung entspricht in bezug auf Lage und Fluoreszenz demjenigen der Referenzlösung. Die Platte wird mit einer 0,05prozentigen Lösung (*m*/V) von Fluorescein-Natrium *R* besprüht. Die Auswertung erfolgt im ultravioletten Licht bei 254 nm. Das Chromatogramm der Untersuchungslösung A_1 zeigt nur einen Fleck beim Startpunkt.

C. Der Rückstand aus der „Prüfung auf Diethylhexylphthalat“ (siehe „Prüfung auf Reinheit“) wird mit Hilfe der IR-Absorptionsspektroskopie (V.6.18) geprüft. Das IR-Absorptionsspektrum zeigt im Vergleich mit dem von Diethylhexylphthalat *CRS* Maxima bei denselben Wellenlängen mit den gleichen relativen Intensitäten.

D. Der Rückstand aus der Prüfung auf „Epoxidierte Öle“ (siehe „Prüfung auf Reinheit“) wird mit Hilfe der IR-Absorptionsspektroskopie (V.6.18) geprüft. Das IR-Absorptionsspektrum zeigt im Vergleich mit dem von epoxidiertem Sojaöl *CRS* oder epoxidiertem Leinöl *CRS* oder einer Mischung beider Öle Maxima bei denselben Wellenlängen mit den gleichen relativen Intensitäten.

E. Der Niederschlag B_2 wird mit Hilfe der IR-Absorptionsspektroskopie (V.6.18) geprüft. Das IR-Absorptionsspektrum zeigt im Vergleich mit dem von *N,N'*-Diacylethylendiamin *CRS* Maxima bei denselben Wellenlängen mit den gleichen relativen Intensitäten.

Prüfung auf Reinheit

Prüflösung I: 5,0 g Substanz werden im Kjeldahlkolben mit 30 ml Schwefelsäure 96 % *R* versetzt. Nach dem Erhitzen bis zur sirupösen, schwarzen Masse wird abgekühlt und vorsichtig 10 ml Wasserstoffperoxid-Lösung 30 % *R* zugefügt. Nach schwachem Erhitzen wird abgekühlt und erneut 1 ml Wasserstoffperoxid-Lösung 30 % *R* zugefügt. Diese Operation wird so lange wiederholt, bis die Flüssigkeit farblos ist. Nach dem Einengen auf etwa 10 ml wird abgekühlt und mit Wasser zu 50,0 ml verdünnt.

Prüflösung II: In einem Schliff-Rundkolben aus Borosilicatglas werden 25 g Substanz mit 500 ml Wasser unter Rückfluß 5 h lang gekocht. Nach dem Erkalten wird die Lösung dekantiert.

Aussehen der Prüflösung II: Die Prüflösung II muß klar (V.6.1) und farblos (V.6.2, Methode II) sein. Sie ist praktisch geruchlos.

Sauer oder alkalisch reagierende Substanzen: 100 ml Prüflösung II werden mit 0,15 ml BMP-Mischindikator-Lösung *R* versetzt. Bis zum Farbumschlag nach Blau dürfen höchstens 1,5 ml 0,01 N-Natriumhydroxid-Lösung verbraucht werden. 100 ml Prüflösung II werden mit 0,2 ml Methylorange-Lösung *R* versetzt. Bis zum Beginn des Farbumschlages dürfen höchstens 1,0 ml 0,01 N-Salzsäure verbraucht werden.

Absorption (V.6.19): 100 ml Prüflösung II werden zur Trockne eingedampft. Der Rückstand wird in 5 ml Hexan *R* gelöst. Bei keiner Wellenlänge zwischen 250 und 310 nm darf die Absorption größer als 0,25 sein.

Reduzierende Substanzen: 20 ml Prüflösung II werden mit 1 ml Schwefelsäure 10 % *R* und 20 ml 0,01 N-Kaliumpermanganat-Lösung versetzt. Nach 15 min langem Stehenlassen bei Raumtemperatur wird 1 g Kaliumiodid *R* zugesetzt und mit 0,01 N-Natriumthiosulfat-Lösung in Gegenwart von 1 ml Stärke-Lösung *R* titriert. Ein Blindversuch mit 20 ml Wasser wird durchgeführt. Die Differenz zwischen beiden Titrationen darf höchstens 3,0 ml betragen.

Primäre aromatische Amine: 2,5 ml Lösung A_1 (siehe „Prüfung auf Identität“) werden mit 6 ml Wasser und 4 ml 0,1 N-Salzsäure versetzt. Nach kräftigem Schütteln wird die organische Phase entfernt. Der wäßrigen Phase werden 0,4 ml einer frisch hergestellten 1prozentigen Lösung (*m*/V) von Natriumnitrit *R* zugefügt; die Mischung wird 1 min lang stehengelassen.

Nach Zusatz von 0,8 ml einer 0,5prozentigen Lösung (*m*/V) von Ammoniumsulfamat *R* wird 1 min lang stehengelassen. 2 ml einer 0,5prozentigen Lösung (*m*/V) von Naphthylethylendiamindihydrochlorid *R* werden zugegeben. Gleichzeitig und unter gleichen Bedingungen wird eine Referenzlösung hergestellt, indem die wäßrige Phase durch eine Mischung aus 1 ml einer 0,001prozentigen Lösung (*m*/V) von 1-Naphthylamin *R*, 5 ml Wasser und 4 ml 0,1N-Salzsäure ersetzt wird. Nach 15 min darf eine eventuelle Färbung der zu untersuchenden Lösung nicht intensiver als diejenige der Referenzlösung sein (20 ppm).

Diethylhexylphthalat: Das bei der Prüfung auf „Epoxidierte Öle" erhaltene Chromatogramm wird im ultravioletten Licht bei 254 nm geprüft. Die dem Diethylhexylphthalat entsprechende Zone wird markiert. Die entsprechende Kieselgelschicht wird abgeschabt und mit 40 ml Ether *R* geschüttelt. Nach sorgfältiger Filtration wird zur Trockne eingedampft und gewogen. Der Rückstand darf höchstens 40 mg betragen.

***N,N'*-Diacylethylendiamin:** Der bei der „Prüfung auf Identität" erhaltene Niederschlag B_2 darf höchstens 20 mg betragen.

Epoxidierte Öle: Die Prüfung erfolgt mit Hilfe der Dünnschichtchromatographie (V.6.20.2) unter Verwendung einer 1 mm dicken Schicht von Kieselgel G*R*.

Auf die Platte werden 0,5 ml der bei der „Prüfung auf Identität" erhaltenen Lösung A_1 bandförmig (30 mm × 3 mm) aufgetragen. Die Chromatographie erfolgt mit Toluol *R* über eine Laufstrecke von 15 cm. Die Platte wird sorgfältig getrocknet. Die Schicht der Startzone wird abgeschabt, mit 5 ml Ether *R* geschüttelt und sorgfältig filtriert. Das Filtrat wird zur Trockne eingedampft und gewogen. Der Rückstand darf höchstens 10 mg betragen.

Vinylchlorid: Die Prüfung erfolgt mit Hilfe der Gaschromatographie (V.6.20.3) unter Verwendung von Heptan *R* als interner Standard.

Untersuchungslösung: In einem Fläschchen von 7 ml Inhalt wird 1,00 g Substanz mit 5,0 ml Interner-Standard-Lösung versetzt. Nach Verschließen und Sichern des Stopfens wird das Fläschchen 16 h lang bei Raumtemperatur stehengelassen.

Vinylchlorid-Stammlösung: Im Abzug herzustellen. In einen 50-ml-Erlenmeyerkolben werden 50,0 ml Ethylacetat *R* gegeben, verschlossen und der Stopfen gesichert. Das Ganze wird auf 0,1 mg genau gewogen. Eine 50-ml-Injektionsspritze aus Polyethylen oder Polypropylen wird mit gasförmigem Vinylchlorid *R* gefüllt. Das Gas wird etwa 3 min lang mit der Spritze in Kontakt gelassen. Nach dem Entleeren der Spritze wird sie erneut mit 50 ml gasförmigem Vinylchlorid *R* gefüllt. Eine Subkutan-Nadel wird aufgesetzt, worauf das Gasvolumen in der Spritze von 50 ml auf 25 ml verringert wird. Die 25 ml Vinylchlorid werden langsam in den Erlenmeyerkolben gespritzt, unter leichtem Schütteln und einen Kontakt der Nadel mit der Flüssigkeit vermeidend. Der Erlenmeyerkolben wird erneut gewogen: Die Zunahme der Masse beträgt etwa 60 mg (1 µl der so erhaltenen Lösung enthält etwa 1,2 µg Vinylchlorid).

Referenzlösungen: In 5 Fläschchen von 7 ml Inhalt werden je 5,0 ml Interner-Standard-Lösung gegeben. Sie werden verschlossen und die Stopfen gesichert. In 4 der Fläschchen werden 2 µl, beziehungsweise 5 µl, 10 µl und 25 µl der Vinylchlorid-Stammlösung gegeben. Der Gehalt an Vinylchlorid in den 5 Fläschchen ist 0 µg, etwa 0,48 µg, etwa 1,2 µg, etwa 2,4 µg und etwa 6 µg je Milliliter.

Interner-Standard-Lösung: 30,0 mg Heptan *R* werden in Ethylacetat *R* zu 200,0 ml gelöst. 5,0 ml dieser Lösung werden mit Ethylacetat *R* zu 250,0 ml verdünnt.

Die Chromatographie wird durchgeführt unter Verwendung von

- einer Säule aus rostfreiem Stahl von 3 m Länge und 3 mm äußerem Durchmesser, gefüllt mit Kieselgur zur Gaschromatographie *R* mit 10 Prozent (*m/m*) Macrogol 20 000 *R* imprägniert
- Stickstoff zur Chromatographie *R* als Trägergas mit einer Durchflußgeschwindigkeit von 40 ml je Minute
- einem Flammenionisations-Detektor.

Die Temperatur des Probeneinlasses wird auf 200 °C, diejenige des Detektors auf 150 °C gehalten. Die Temperatur der Chromatographiesäule wird 2 min lang auf 60 °C eingestellt, dann um 15 °C je Minute bis auf 110 °C erhöht und 4 min lang auf 110 °C gehalten.

Je 2 µl der Untersuchungslösung und der Referenzlösungen werden eingespritzt.

Die Substanz darf höchstens 1 ppm Vinylchlorid enthalten.

Gesamtphosphor: 0,25 g Substanz werden in einem Platintiegel mit 0,2 g wasserfreiem Natriumcarbonat *R* und 50 mg Kaliumnitrat *R* geglüht. Nach dem Erkalten wird der Rückstand mit Wasser aufgenommen und die Lösung in einen 50-ml-Meßkolben überführt. Der Tiegel wird mit Wasser ausgespült, und die

Waschwasser werden mit der Lösung vereinigt. Mit einer 60prozentigen Lösung (*m/m*) von Schwefelsäure 96 % *R* wird bis zum Aufhören der Gasentwicklung angesäuert. Nach Zusatz von 25 ml Molybdat-Vanadat-Reagenz *R* wird mit Wasser zu 50,0 ml ergänzt. Als Referenzlösung dient eine Lösung, die gleichzeitig wie folgt hergestellt wird: 0,5 ml einer Lösung von 0,219 g Kaliumdihydrogenphosphat *R* in 1000,0 ml Wasser werden mit 10 ml Wasser und 25 ml Molybdat-Vanadat-Reagenz *R* versetzt und mit Wasser zu 50,0 ml ergänzt. Eine Gelbfärbung der zu untersuchenden Lösung darf nicht stärker als diejenige der Referenzlösung sein (100 ppm).

Barium: 2,0 g Substanz werden in einem Porzellantiegel geglüht. Der Rückstand wird in 10 ml Salzsäure 36 % *R* aufgenommen und die Lösung auf dem Wasserbad zur Trockne eingedampft. Der Rückstand wird noch zweimal in je 1 ml destilliertem Wasser aufgenommen. Der filtrierten Lösung werden 3 ml Calciumsulfat-Lösung *R* zugesetzt. Die Referenzlösung wird durch Zusetzen von 3 ml Calciumsulfat-Lösung *R* zu einer Mischung aus 1,2 ml Barium-Lösung (50 ppm Ba) *R* und 0,8 ml destilliertem Wasser hergestellt. Falls die zu untersuchende Lösung eine Opaleszenz zeigt, darf diese nicht stärker sein als diejenige der Referenzlösung (30 ppm).

Cadmium: Höchstens 0,6 ppm Cd. Der Cadmiumgehalt wird mit Hilfe der Atomabsorptionsspektroskopie (V.6.17, Methode I) bestimmt.

Untersuchungslösung: 10 ml Prüflösung I werden zur Trockne eingedampft. Der Rückstand wird in 5 ml einer 1prozentigen Lösung (V/V) von Salzsäure 36 % *R* aufgenommen; die Lösung wird filtriert und mit der Salzsäure zu 10,0 ml ergänzt.

Referenzlösungen: Die Referenzlösungen werden aus der Cadmium-Lösung (0,1 % Cd) *R* hergestellt, die mit einer 1prozentigen Lösung (V/V) von Salzsäure 36 % *R* verdünnt wird.

Die Absorption wird bei 228,8 nm bestimmt unter Verwendung einer Cadmium-Hohlkathodenlampe als Strahlungsquelle und einer Luft-Acetylen-Flamme.

Calcium: Höchstens 0,07 Prozent Ca. Der Calciumgehalt wird mit Hilfe der Atomabsorptionsspektroskopie (V.6.17, Methode I) bestimmt.

Untersuchungslösung: 2,0 g Substanz werden in einem Porzellantiegel verascht. Der Rückstand wird in 10 ml Salzsäure 36 % *R* aufgenommen und die Lösung auf dem Wasserbad zur Trockne eingedampft. Dieser Rückstand wird in 5 ml Wasser aufgenommen, die Lösung filtriert und mit Wasser zu 25,0 ml ergänzt.

Referenzlösungen: Die Referenzlösungen werden aus der Calcium-Lösung (400 ppm Ca) *R* durch Verdünnen mit Wasser hergestellt.

Die Absorption wird bei 422,7 nm bestimmt unter Verwendung einer Calcium-Hohlkathodenlampe als Strahlungsquelle und einer Luft-Acetylen-Flamme.

Zinn: 10 ml Prüflösung I werden mit 0,3 ml Thioglycolsäure *R* und 30 ml Wasser versetzt. Nach dem Mischen werden 2 ml einer 1prozentigen Lösung (*m*/V) von Natriumdodecylsulfat *R* und 1 ml einer frisch hergestellten 0,5prozentigen Lösung (*m*/V) von Dithiol *R* in wasserfreiem Ethanol *R* zugesetzt. Mit Wasser wird zu 50 ml ergänzt. Die Referenzlösung wird gleichzeitig unter gleichen Bedingungen hergestellt, indem eine Mischung aus 10 ml einer 20prozentigen Lösung (V/V) von Schwefelsäure 96 % *R* und 6 ml Zinn-Lösung (5 ppm Sn) *R* verwendet wird. Eine eventuelle Färbung der Untersuchungslösung darf nach 15 min nicht stärker als diejenige der Referenzlösung sein (30 ppm).

Schwermetalle (V.3.2.8): 10 ml Prüflösung I werden mit 0,5 ml Phenolphthalein-Lösung *R* und mit Natriumhydroxid-Lösung 40 % *R* bis zur schwachen Rosafärbung versetzt und mit Wasser auf 25 ml ergänzt. 12 ml dieser Lösung müssen der Grenzprüfung A auf Schwermetalle entsprechen (50 ppm). Zur Herstellung der Referenzlösung wird die Blei-Lösung (2 ppm Pb) *R* verwendet.

Zink: 1 ml Prüflösung I wird mit Wasser zu 100 ml verdünnt. 10 ml dieser Lösung werden mit 5 ml Acetat-Pufferlösung *p*H 4,4 *R*, 1 ml 0,1 N-Natriumthiosulfat-Lösung und 5,0 ml einer 0,001prozentigen Lösung (*m*/V) von Dithizon *R* in Chloroform *R* versetzt und umgeschüttelt. Gleichzeitig werden unter gleichen Bedingungen eine Referenzlösung mit einer Mischung aus 2 ml Zink-Lösung (10 ppm Zn) *R* und 8 ml Wasser sowie eine Blindlösung mit 10 ml Wasser hergestellt. Nach 2 min darf eine leicht veilchenblaue Färbung der organischen Phase der zu untersuchenden Lösung nicht stärker als diejenige der organischen Phase der Referenzlösung sein (0,2 Prozent). Die Prüfung ist nur gültig, wenn die organische Phase der Blindlösung grün ist.

Verdampfungsrückstand: Höchstens 0,3 Prozent. 50 ml Prüflösung II werden auf dem Wasserbad zur Trockne eingedampft. Nach dem Trocknen bei 100 bis 105 °C darf der Rückstand höchstens 7,5 mg betragen.

Gehaltsbestimmung

50,0 mg Substanz werden nach der „Schöniger-Methode" (V.3.5.3) verbrannt. Die Verbrennungsprodukte werden in 20 ml 1 N-Natriumhydroxid-Lösung aufgenommen. Diese Lösung wird mit 2,5 ml Salpetersäure 65 % *R*, 10,0 ml 0,1 N-Silbernitrat-Lösung, 5 ml Ammoniumeisen(III)-sulfat-Lösung *R* 2 und 1 ml Dibutylphthalat *R* versetzt. Mit 0,05 N-Ammoniumthiocyanat-Lösung wird bis zur rötlichgelben Färbung titriert. Ein Blindversuch wird durchgeführt.

1 ml 0,1 N-Silbernitrat-Lösung entspricht 6,25 mg Polyvinylchlorid.

VI.1.2.2 Polyolefine

VI.1.2.2.1 Hochdruck-Polyethylen für Behältnisse zur Aufnahme parenteraler und ophthalmologischer Zubereitungen

Hochdruck-Polyethylen (auch als Polyethylen niederer Dichte bezeichnet), das den nachstehenden Anforderungen entspricht, ist zur Herstellung von Behältnissen für Zubereitungen zur parenteralen Anwendung und für Ophthalmika geeignet.

Hochdruck-Polyethylen wird durch Polymerisation von Ethylen unter hohem Druck in Gegenwart von Sauerstoff oder Radikalbildnern als Katalysatoren hergestellt. Hochdruck-Polyethylen darf keine Zusatzstoffe enthalten.

Eigenschaften

Kügelchen oder Körner oder durchscheinende Bällchen verschiedener Dicke; praktisch unlöslich in Wasser, Ethanol und Methanol, ebenso praktisch unlöslich in Chloroform, Ether und Hexan, die die niedermolekularen Polymeren auflösen. Die Substanz erweicht bei etwa 100 °C, brennt mit blauer Flamme unter Entwicklung eines Geruches nach verbranntem Hartparaffin.

Prüfung auf Identität

A. 0,25 mg Substanz werden mit 10 ml Toluol *R* versetzt und etwa 15 min lang unter Rückfluß gekocht. Einige Tropfen der Lösung werden auf eine Natriumchlorid-Platte aufgebracht und das Lösungsmittel im Trockenschrank bei 80 °C abgedampft. Das IR-Absorptionsspektrum (V.6.18) der Substanz zeigt im Vergleich mit dem von Hochdruck-Polyethylen *CRS* Maxima bei denselben Wellenlängen mit den gleichen relativen Intensitäten. Liegt die Substanz in Form von Blättchen vor, kann das Spektrum direkt mit einem entsprechend zugeschnittenem Stück aufgenommen werden.

B. 2 g Substanz werden mit 100 ml Wasser versetzt und 2 h lang unter Rückfluß gekocht und anschließend abgekühlt. Die relative Dichte (V.6.4) der Substanz beträgt 0,910 bis 0,935, mit einer hydrostatischen Waage bestimmt.

Prüfung auf Reinheit

Falls erforderlich, wird das Material in Stücke von höchstens 1 cm Seitenlänge geschnitten.

Prüflösung: 25 g Substanz werden in einem Schliffrundkolben aus Borosilicatglas mit 500 ml Wasser 5 h lang unter Rückfluß gekocht. Nach dem Erkalten wird die Lösung dekantiert.

Aussehen der Lösung: Die Prüflösung muß klar (V.6.1) und farblos sein (V.6.2, Methode II). Sie ist praktisch geruchlos.

Sauer oder alkalisch reagierende Substanzen: 100 ml Prüflösung werden mit 0,15 ml BMP-Mischindikator-Lösung *R* versetzt. Bis zum Farbumschlag nach Blau dürfen höchstens 1,5 ml 0,01 N-Natriumhydroxid-Lösung verbraucht werden. 100 ml Prüflösung werden mit 0,2 ml Methylorange-Lösung *R* versetzt. Bis zum Beginn des Farbumschlages von Gelb nach Orange dürfen höchstens 1,0 ml 0,01 N-Salzsäure verbraucht werden.

Hexanlösliche Substanzen: Höchstens 5,5 Prozent. 1,00 g Substanz werden in einem 250-ml-Schliffrundkolben aus Borosilikatglas mit 100 ml Hexan *R* versetzt und 2 h lang im Wasserbad bei 75 °C unter Rückfluß erhitzt. Die heiße Lösung wird rasch durch eine Schicht von Glaswolle filtriert, die Flasche und die Glaswolle 2mal mit je 10 ml heißem Hexan *R* gewaschen. Das Filtrat und die Waschflüssigkeiten werden vereinigt und im Wasserbad unter einem Stickstoffstrom zur Trockne eingedampft. Der Rückstand wird 2 h lang bei 110 °C getrocknet. Der Rückstand darf höchstens 55 mg betragen.

Reduzierende Substanzen: 20 ml Prüflösung werden mit 1 ml Schwefelsäure 10 % *R* und

20 ml 0,01 N-Kaliumpermanganat-Lösung versetzt. Nach 15 min langem Stehenlassen bei Raumtemperatur wird 1 g Kaliumiodid *R* zugesetzt und unverzüglich mit 0,01 N-Natriumthiosulfat-Lösung unter Zusatz von 0,25 ml Stärke-Lösung *R* titriert. Ein Blindversuch wird durchgeführt. Die Differenz zwischen beiden Titrationen darf höchstens 0,5 ml betragen.

Zusatzstoffe: Die Prüfung erfolgt mit Hilfe der Dünnschichtchromatographie (V.6.20.2) unter Verwendung einer Schicht von Kieselgel G *R*.

Untersuchungslösung: 2,0 g Substanz werden in einem 10 ml fassenden dickwandigem Glasfläschchen (Glasart I oder II (VI.2.1); nach der Art der Fläschchen für Antibiotika) mit 5 ml Chloroform *R* versetzt. Das Fläschchen wird mit einem Kunststoffstopfen, der mit einer geeigneten Polytetrafluorethylen-Folie überzogen ist, verschlossen und der Stopfen gesichert.

Die Flasche wird 2 h lang in ein Wasserbad von 85 °C gestellt, anschließend wird die Flasche umgedreht und abkühlen gelassen. Die klare Chloroform-Lösung wird dekantiert.

Referenzlösung: 20 mg Dioctadecyldisulfid *R* und 20 mg Kunststoffadditiv *R* 1 werden in Chloroform *R* zu 10 ml gelöst.

Auf die Platte werden getrennt 10 µl jeder Lösung aufgetragen. Die Chromatographie erfolgt mit Hexan *R* über eine Laufstrecke von 13 cm. Die Platte wird an der Luft getrocknet und ein zweites Mal mit einer Mischung von 5 Volumteilen Methanol *R* und 95 Volumteilen Dichlormethan *R* über eine Laufstrecke von 10 cm entwickelt. Die Platte wird an der Luft getrocknet, mit einer 4prozentigen Lösung (*m*/V) von Molybdatophosphorsäure *R* in Ethanol 96 % *R* besprüht und bis zum Sichtbarwerden der Flecke im Chromatogramm der Referenzlösung auf 120 °C erhitzt. Im Chromatogramm der Untersuchungslösung darf kein Fleck sichtbar sein. Ein nahe der Lösungsmittelfront von der ersten Entwicklung auftretender Fleck ist nicht zu berücksichtigen (Oligomere). Im Chromatogramm der Referenzlösung treten 2 getrennte Flecke auf.

Sulfatasche (V.3.2.14): Höchstens 0,02 Prozent, mit 10 g bestimmt.

VI.1.2.2.2 Niederdruck-Polyethylen für Behältnisse zur Aufnahme parenteraler Zubereitungen

Niederdruck-Polyethylen (auch als Polyethylen hoher Dichte bezeichnet), das den nachstehenden Anforderungen entspricht, ist zur Herstellung von Behältnissen und Verschlüssen für Zubereitungen zum parenteralen Gebrauch geeignet.

Niederdruck-Polyethylen wird durch Polymerisation von Ethylen unter Druck in Gegenwart von Katalysatoren hergestellt. Es darf nicht mehr als drei der angeführten Stabilisatoren enthalten:

- höchstens 0,125 Prozent Butylhydroxytoluol,
- höchstens 0,2 Prozent:
  - Kunststoffadditiv *R* 1,
  - Kunststoffadditiv *R* 2,
  - Kunststoffadditiv *R* 3,
  - Kunststoffadditiv *R* 4,
  - Dioxaphosphan,
  - Didodecyl-3,3′-thiodipropionat,
  - Dioctadecyl-3,3′-thiodipropionat,
  - Ditetradecyl-3,3′-thiodipropionat.

Niederdruck-Polyethylen darf ferner höchstens 0,5 Prozent Calciumstearat oder Zinkstearat oder 0,5 Prozent der Mischung von beiden enthalten.

Eigenschaften

Pulver, Kügelchen, Körner oder durchscheinende Blättchen unterschiedlicher Dicke, praktisch unlöslich in Wasser, Ethanol, Hexan und Methanol, löslich in heißen aromatischen Kohlenwasserstoffen. Die Substanz erweicht ab etwa 120 °C, brennt mit blauer Flamme unter Entwicklung eines Geruches nach verbranntem Hartparaffin.

Prüfung auf Identität

A. 0,25 g Substanz werden mit 10 ml Toluol *R* versetzt und etwa 15 min lang unter Rückfluß gekocht. Einige Tropfen der Lösung werden auf eine Natriumchlorid-Platte aufgetragen und das Lösungsmittel im Trokkenschrank bei 80 °C abgedampft. Das IR-Absorptionsspektrum (V.6.18) der Substanz zeigt im Vergleich mit dem von Niederdruck-Polyethylen *CRS* Maxima bei denselben Wellenlängen mit den gleichen relativen Intensitäten. Liegt die Substanz in Form von Blättchen vor, kann das Spektrum direkt mit einem entsprechend zugeschnittenen Stück aufgenommen werden.

B. 2 g Substanz werden mit 100 ml Wasser versetzt und 2 h lang unter Rückfluß gekocht und anschließend abgekühlt. Die relative Dichte (V.6.4) der Substanz beträgt 0,935 bis 0,965, mit einer hydrostatischen Waage bestimmt.

Prüfung auf Reinheit

Falls erforderlich, wird das Material in Stücke von höchstens 1 cm Seitenlänge geschnitten.

Prüflösung I: 2,0 g Substanz werden in einem 10 ml fassenden dickwandigen Glasfläschchen (Glasart I oder II (VI.2.1), nach Art der Fläschchen für Antibiotika) mit 5 ml angesäuertem Chloroform *R*[1)] versetzt. Das Fläschchen wird mit einem Kunststoffstopfen, der mit einer geeigneten Polytetrafluorethylen-Folie überzogen ist, verschlossen und der Stopfen gesichert. Die Flasche wird 2 h lang in ein Wasserbad von 85 °C gestellt. Anschließend wird die Flasche umgedreht und abkühlen gelassen. Die klare Chloroformlösung wird dekantiert.

Prüflösung II: 25 g Substanz werden in einem Schliffrundkolben aus Borosilicatglas mit 500 ml Wasser 5 h lang unter Rückfluß gekocht. Nach dem Abkühlen wird die Lösung dekantiert. Ein Teil der Lösung wird für die Prüfung „Aussehen der Prüflösung II" verwendet, der Rest wird durch einen Glassintertiegel (16) filtriert.

Prüflösung III: 100 g Substanz werden in einem Schliffrundkolben aus Borosilicatglas mit 200 ml 0,1 N-Salzsäure unter konstantem Rühren 1 h lang unter Rückfluß gekocht. Nach dem Abkühlen wird filtriert, das Filtrat im Wasserbad zur Trockne eingedampft, der Rückstand in 2 ml Salzsäure 36 % *R* gelöst und mit 0,1 N-Salzsäure zu 10,0 ml verdünnt.

Aussehen der Prüflösung II: Die Prüflösung II muß klar (V.6.1) und farblos sein (V.6.2, Methode II).

Sauer oder alkalisch reagierende Substanzen: 100 ml Prüflösung II werden mit 0,15 ml BMP-Mischindikator-Lösung *R* versetzt. Bis zum Farbumschlag nach Blau dürfen höchstens 1,5 ml 0,01 N-Natriumhydroxid-Lösung verbraucht werden. 100 ml Prüflösung II werden mit 0,2 ml Methylorange-Lösung *R* versetzt. Bis zum Beginn des Farbumschlages von Gelb nach Orange dürfen höchstens 1,0 ml 0,01 N-Salzsäure verbraucht werden.

Absorption (V.6.19): Die Absorption der Prüflösung II, zwischen 220 und 340 nm gemessen, darf höchstens 0,2 sein.

Reduzierende Substanzen: 20 ml Prüflösung II werden mit 1 ml Schwefelsäure 10 % *R* und 20 ml 0,01 N-Kaliumpermanganat-Lösung versetzt. Nach 15 min langem Stehenlassen bei Raumtemperatur wird 1 g Kaliumiodid *R* zugesetzt und unverzüglich mit 0,01 N-Natriumthiosulfat-Lösung unter Zusatz von 0,25 ml Stärke-Lösung *R* titriert. Ein Blindversuch wird durchgeführt. Die Differenz zwischen beiden Titrationen darf höchstens 0,5 ml betragen.

Zusatzstoffe: Die Prüfung erfolgt mit Hilfe der Dünnschichtchromatographie (V.6.20.2) unter Verwendung von drei Platten mit einer Schicht von Kieselgel GF_{254} *R*.

Untersuchungslösung: Prüflösung I.

Referenzlösung a: 5 mg Butylhydroxytoluol *R* werden in Chloroform *R* zu 10 ml gelöst.

Referenzlösung b: 8 mg Kunststoffadditiv *R* 3 werden in Chloroform *R* zu 10 ml gelöst.

Referenzlösung c: 8 mg Kunststoffadditiv *R* 4 werden in Chloroform *R* zu 10 ml gelöst.

Referenzlösung d: 8 mg Kunststoffadditiv *R* 1 werden in Chloroform *R* zu 10 ml gelöst.

Referenzlösung e: 8 mg Kunststoffadditiv *R* 2 werden in Chloroform *R* zu 10 ml gelöst.

Referenzlösung f: 8 mg Dioxaphosphan *R* werden in Chloroform *R* zu 10 ml gelöst.

Referenzlösung g: 8 mg Didodecyl-3,3′-thiodipropionat *R* werden in Chloroform *R* zu 10 ml gelöst.

Referenzlösung h: 8 mg Dioctadecyl-3,3′-thiodipropionat *R* werden in Chloroform *R* zu 10 ml gelöst.

Referenzlösung i: 8 mg Ditetradecyl-3,3′-thiodipropionat *R* werden in Chloroform *R* zu 10 ml gelöst.

Referenzlösung j: 20 mg Stearinsäure *R* werden in Chloroform *R* zu 10 ml gelöst.

Auf jede Platte werden getrennt 10 µl jeder Lösung aufgetragen. Die Chromatographie erfolgt mit Hexan *R* über eine Laufstrecke von 13 cm. Die Platten werden an der Luft getrocknet. Die zweite Platte wird ein zweites Mal in derselben Richtung mit einer Mischung von 20 Volumteilen Petroläther *R* und 80 Volum-

---

[1)] *Angesäuertes Chloroform R:* 100 ml Chloroform werden mit 10 ml Salzsäure 36 % *R* versetzt, geschüttelt, stehengelassen und die beiden Phasen getrennt.

teilen Dichlormethan *R* über eine Laufstrecke von 10 cm entwickelt. Die dritte Platte wird ein zweites Mal in derselben Richtung mit einer Mischung von 5 Volumteilen Methanol *R* und 95 Volumteilen Dichlormethan *R* über eine Laufstrecke von 10 cm entwickelt. Die Platten werden an der Luft getrocknet.

Die Auswertung der ersten Platte erfolgt im ultravioletten Licht bei 254 nm. Im Chromatogramm der Untersuchungslösung kann ein Fleck auftreten, der dem mit Referenzlösung a erhaltenen Fleck entspricht. Die Platte wird mit einer frisch bereiteten 5prozentigen Lösung (*m*/V) von Eisen(III)-chlorid *R* und darauf mit Kaliumhexacyanoferrat(III)-Lösung *R* besprüht. Im Chromatogramm der Untersuchungslösung kann ein Fleck auftreten, der dem mit der Referenzlösung a erhaltenen Fleck entspricht.

Die zweite Platte wird mit einer frisch bereiteten 5prozentigen Lösung (*m*/V) von Eisen(III)-chlorid *R* und danach mit Kaliumhexacyanoferrat(III)-Lösung *R* besprüht. Im Chromatogramm der Untersuchungslösung können Flecke auftreten, die den Flecken in den Chromatogrammen der Referenzlösungen a, b und d entsprechen. Die Platte wird mit Schwefelsäure 96 % *R* besprüht und so lange auf 120 °C erhitzt, bis in den Chromatogrammen der Referenzlösungen f, g, h und i Flecke sichtbar werden. Im Chromatogramm der Untersuchungslösung können Flecke auftreten, die den mit diesen Referenzlösungen erhaltenen Flecken entsprechen.

Die dritte Platte wird mit einer 4prozentigen Lösung (*m*/V) von Molybdatophosphorsäure *R* in Ethanol 96 % *R* besprüht und so lange auf 120 °C erhitzt, bis in den Chromatogrammen der Referenzlösungen Flecke sichtbar werden. In den Chromatogrammen der Referenzlösungen a, b, c, d, e, f, g, h und i erscheinen die Flecke schnell, im Chromatogramm der Referenzlösung j erscheint der Fleck langsamer. Im Chromatogramm der Untersuchungslösung dürfen höchstens 3 Flecke auftreten, die den Flecken in den Chromatogrammen der Referenzlösungen a, b, c, d, e, f, g, h oder i entsprechen. Zusätzlich kann ein Fleck auftreten, der dem Fleck im Chromatogramm der Referenzlösung j entspricht. Alle im Chromatogramm der Untersuchungslösung auftretenden Flecke dürfen nicht größer oder stärker gefärbt sein als die entsprechenden Flecke in den Chromatogrammen der Referenzlösungen.

Ein im Chromatogramm der Untersuchungslösung in der Nähe der Lösungsmittelfront von der ersten Entwicklung möglicherweise auftretender Fleck wird nicht berücksichtigt (Polymere mit niedriger relativer Molekülmasse).

Chrom: Höchstens 0,05 ppm Cr. Der Chromgehalt wird mit Hilfe der Atomabsorptionsspektroskopie bestimmt (V.6.17, Methode I).

Untersuchungslösung: Prüflösung III.

Referenzlösungen: Die Referenzlösungen werden aus der Chrom-Lösung (100 ppm Cr) *R* durch Verdünnen mit einer Mischung von 2 Volumteilen Salzsäure 36 % *R* und 8 Volumteilen Wasser hergestellt.

Die Absorption wird bei 358,0 nm bestimmt unter Verwendung einer Chrom-Hohlkathodenlampe als Strahlungsquelle und einer Luft-Acetylen-Flamme. Die Abwesenheit von Chrom in der verwendeten Salzsäure muß sichergestellt sein.

Vanadium: Höchstens 10 ppm V. Der Vanadiumgehalt wird mit Hilfe der Atomabsorptionsspektroskopie bestimmt (V.6.17, Methode I).

Untersuchungslösung: Prüflösung III.

Referenzlösungen: Die Referenzlösungen werden aus der Vanadium-Lösung (0,1 Prozent V) *R* durch Verdünnen mit einer Mischung von 2 Volumteilen Salzsäure 36 % *R* und 8 Volumteilen Wasser hergestellt.

Die Absorption wird bei 318,3 nm bestimmt unter Verwendung einer Vanadium-Hohlkathodenlampe als Strahlungsquelle und einer Acetylen-Distickstoffmonoxid-Flamme.

Zirkonium: Höchstens 100 ppm Zr. Der Zirkoniumgehalt wird mit Hilfe der Atomabsorptionsspektroskopie bestimmt (V.6.17, Methode I).

Untersuchungslösung: Prüflösung III.

Referenzlösungen: Die Referenzlösungen werden aus der Zirkonium-Lösung (0,1 Prozent Zr) *R* durch Verdünnen mit einer Mischung von 2 Volumteilen Salzsäure 36 % *R* und 8 Volumteilen Wasser hergestellt.

Die Absorption wird bei 360,1 nm bestimmt unter Verwendung einer Zirkonium-Hohlkathodenlampe als Strahlungsquelle und einer Acetylen-Distickstoffmonoxid-Flamme.

Sulfatasche (V.3.2.14): Höchstens 0,2 Prozent, mit 5 g Substanz bestimmt.

VI.1.2.2.3 Polypropylen für Behältnisse zur Aufnahme parenteraler Zubereitungen

Polypropylen, das den nachstehenden Anforderungen entspricht, ist zur Herstellung von Behältnissen und Verschlüssen für Zubereitungen zur parenteralen Anwendung geeignet.

Polypropylen besteht aus dem Homopolymeren von Propylen oder aus dem Copolymeren von Propylen mit bis zu 20 Prozent Ethylen oder aus einer Mischung (Verbindung) von Polypropylen mit bis zu 20 Prozent Polyethylen. Es darf nicht mehr als drei der nachstehenden Stabilisatoren enthalten:

- höchstens 0,125 Prozent Butylhydroxytoluol,
- höchstens 0,3 Prozent:
  - Kunststoffadditiv *R* 1,
  - Kunststoffadditiv *R* 2,
  - Kunststoffadditiv *R* 3,
  - Kunststoffadditiv *R* 4,
  - Dioxaphosphan,
  - Didodecyl-3,3′-thiodipropionat,
  - Dioctadecyl-3,3′-thiodipropionat,
  - Ditetradecyl-3,3′-thiodipropionat,
  - Dioctadecyldisulfid.

Es darf außerdem höchstens 0,2 Prozent Calcium- oder Zinkstearat oder 0,2 Prozent einer Mischung der beiden enthalten.

Eigenschaften

Pulver, Kügelchen, Körner oder durchscheinende Blättchen verschiedener Dicke; praktisch unlöslich in Wasser, in Ethanol und in Methanol, ebenfalls praktisch unlöslich in Hexan, welches die niederpolymeren Anteile löst, schwer löslich in Decalin, Tetralin, Toluol und siedendem Xylol. Die Substanz erweicht bei etwa 150 °C und brennt mit einer blauen Flamme unter Entwicklung eines Geruches nach brennendem Hartparaffin und Octylalkohol.

Prüfung auf Identität

A. 0,25 g werden mit 10 ml Toluol *R* etwa 15 min lang unter Rückfluß gekocht. Einige Tropfen der Lösung werden auf eine Natriumchlorid-Platte aufgetragen und das Lösungsmittel im Trockenschrank bei 80 °C abgedampft. Das IR-Absorptionsspektrum (V.6.18) der Substanz zeigt im Vergleich mit dem von Polypropylen *CRS* Maxima bei denselben Wellenlängen mit den gleichen relativen Intensitäten. Liegt ein Copolymer oder eine Mischung vor, kann ein zusätzliches Absorptionsmaximum bei ungefähr 720 cm^{-1} (14 µm) auftreten. Liegt die Substanz in Form von Blättchen vor, kann das Spektrum direkt mit einem Stück geeigneter Größe aufgenommen werden.

B. 2 g Substanz werden mit 100 ml Wasser 2 h lang unter Rückfluß gekocht und anschließend abgekühlt. Die relative Dichte (V.6.4) der Substanz beträgt 0,900 bis 0,910, bestimmt mit einer hydrostatischen Waage.

Prüfung auf Reinheit

Falls erforderlich, wird das Material in Stücke von höchstens 1 cm Seitenlänge geschnitten.

Prüflösung I: 2,0 g Substanz werden in einem 10 ml fassenden, dickwandigen Glasfläschchen (Glasart I oder II (VI.2.1), nach Art der Behältnisse für Antibiotika) mit 5 ml angesäuertem Chloroform *R*[1)] versetzt.

Die Flasche wird mit einem Kunststoffstopfen, der mit einer geeigneten Polytetrafluorethylen-Folie überzogen ist, verschlossen und der Stopfen gesichert. Die Flasche wird 2 h lang in ein Wasserbad von 85 °C gestellt. Anschließend wird die Flasche umgedreht und abkühlen gelassen. Die klare Chloroformlösung wird dekantiert.

Prüflösung II: 25 g Substanz werden in einem Schliffrundkolben aus Borosilikatglas mit 500 ml Wasser 5 h lang unter Rückfluß erhitzt. Nach dem Abkühlen wird dekantiert. Ein Teil der Lösung wird für die Prüfung ,,Aussehen der Prüflösung II" abgetrennt, der Rest durch eine Glasfritte (16) filtriert.

Prüflösung III: 100 g Substanz werden in einem Schliffrundkolben aus Borosilicatglas mit 200 ml 0,1 N-Salzsäure versetzt und unter konstantem Rühren 1 h lang unter Rückfluß erhitzt. Nach dem Abkühlen wird filtriert und das Filtrat im Wasserbad zur Trockne eingedampft. Der Rückstand wird in 2 ml Salzsäure 36 % *R* gelöst und mit 0,1 N-Salzsäure zu 10,0 ml verdünnt.

Aussehen der Lösung II: Die Prüflösung II darf nicht stärker opaleszieren als die Referenzsuspension II (V.6.1).

---

1) *Angesäuertes Chloroform R:* 100 ml Chloroform *R* werden mit 10 ml Salzsäure 36 % *R* geschüttelt, stehengelassen und die beiden Phasen getrennt.

Sauer oder alkalisch reagierende Substanzen: 100 ml Prüflösung II werden mit 0,15 ml BMP-Mischindikator-Lösung *R* versetzt. Bis zum Farbumschlag nach Blau dürfen höchstens 1,5 ml 0,01 N-Natriumhydroxid-Lösung verbraucht werden. 100 ml Prüflösung II werden mit 0,2 ml Methylorange-Lösung *R* versetzt. Bis zum Beginn des Farbumschlages von Gelb nach Orange dürfen höchstens 1,0 ml 0,01 N-Salzsäure verbraucht werden.

Absorption (V.6.19): Die Absorption der Prüflösung II, zwischen 220 und 340 nm gemessen, darf höchstens 0,5 betragen.

Reduzierende Substanzen: 20 ml Prüflösung II werden mit 1 ml Schwefelsäure 10 % *R* und 20 ml 0,01 N-Kaliumpermanganat-Lösung versetzt. Nach 15 min langem Stehenlassen bei Raumtemperatur wird 1 g Kaliumiodid *R* zugesetzt und unverzüglich mit 0,01 Natriumthiosulfat-Lösung unter Zusatz von 0,25 ml Stärke-Lösung *R* titriert. Ein Blindversuch wird durchgeführt. Die Differenz zwischen beiden Titrationen darf höchstens 0,5 ml betragen.

Hexanlösliche Substanzen: Höchstens 5 Prozent. 10 g Substanz werden in einem Schliffrundkolben aus Borosilicatglas mit 50 ml Hexan *R* versetzt und 4 h lang unter konstantem Rühren im Wasserbad bei 75 °C unter Rückfluß erhitzt. Nach dem Abkühlen in Eiswasser wird rasch durch eine Glasfritte (16) filtriert. 10 ml des Filtrates werden in einer tarierten Abdampfschale im Wasserbad zur Trockne eingedampft. Der Rückstand wird 1 h lang im Trockenschrank bei 100–105 °C getrocknet. Der Rückstand darf höchstens 0,1 g betragen.

Zusatzstoffe: Die Prüfung erfolgt mit Hilfe der Dünnschichtchromatographie (V.6.20.2) unter Verwendung von drei Platten mit einer Schicht von Kieselgel GF_{254} *R*.

Untersuchungslösung: Prüflösung I.

Referenzlösung a: 5 mg Butylhydroxytoluol *R* werden in Chloroform *R* zu 10 ml gelöst.

Referenzlösung b: 12 mg Kunststoffadditiv *R* 3 werden in Chloroform *R* zu 10 ml gelöst.

Referenzlösung c: 12 mg Kunststoffadditiv *R* 4 werden in Chloroform *R* zu 10 ml gelöst.

Referenzlösung d: 12 mg Kunststoffadditiv *R* 1 werden in Chloroform *R* zu 10 ml gelöst.

Referenzlösung e: 12 mg Kunststoffadditiv *R* 2 werden in Chloroform *R* zu 10 ml gelöst.

Referenzlösung f: 12 mg Dioxaphosphan *R* werden in Chloroform *R* zu 10 ml gelöst.

Referenzlösung g: 12 mg Didodecyl-3,3′-thiodipropionat *R* werden in Chloroform *R* zu 10 ml gelöst.

Referenzlösung h: 12 mg Dioctadecyl-3,3′-thiodipropionat *R* werden in Chloroform *R* zu 10 ml gelöst.

Referenzlösung i: 12 mg Ditetradecyl-3,3′-thiodipropionat *R* werden in Chloroform *R* zu 10 ml gelöst.

Referenzlösung j: 8 mg Stearinsäure *R* werden in Chloroform *R* zu 10 ml gelöst.

Referenzlösung k: 12 mg Dioctadecyldisulfid *R* werden in Chloroform *R* zu 10 ml gelöst.

Auf jede Platte werden getrennt 10 µl jeder Lösung aufgetragen. Die Chromatographie erfolgt mit Hexan *R* über eine Laufstrecke von 13 cm. Die Platten werden an der Luft getrocknet. Die zweite Platte wird ein zweites Mal in derselben Richtung mit einer Mischung von 20 Volumteilen Petroläther *R* und 80 Volumteilen Dichlormethan *R* über eine Laufstrecke von 10 cm entwickelt. Die dritte Platte wird ein zweites Mal in derselben Richtung mit einer Mischung von 5 Volumteilen Methanol *R* und 95 Volumteilen Dichlormethan *R* über eine Laufstrecke von 10 cm entwickelt. Die Platten werden an der Luft getrocknet.

Die Auswertung der ersten Platte erfolgt im ultravioletten Licht bei 254 nm. Im Chromatogramm der Untersuchungslösung können Flecke auftreten, die denen mit den Referenzlösungen a und k entsprechen. Die Platte wird mit einer frisch bereiteten 5prozentigen Lösung (*m*/V) von Eisen(III)-chlorid *R* und darauf mit Kaliumhexacyanoferrat(III)-Lösung *R* besprüht. Im Chromatogramm der Untersuchungslösung kann ein Fleck auftreten, der dem mit der Referenzlösung a erhaltenen Fleck entspricht.

Die zweite Platte wird mit einer frisch bereiteten 5prozentigen Lösung (*m*/V) von (Eisen(III)-chlorid *R* und danach mit Kaliumhexacyanoferrat(III)-Lösung *R* besprüht. Im Chromatogramm der Untersuchungslösung können Flecke auftreten, die den Flecken in den Chromatogrammen der Referenzlösungen a, b, d, und k entsprechen. Die Platte wird mit Schwefelsäure 96 % *R* besprüht und so lange auf 120 °C erhitzt, bis in den Chromatogrammen der Referenzlösungen f, g, h und i Flecke sichtbar werden. Im Chromatogramm der Untersuchungslösung können Flecke auftreten, die den mit diesen Referenzlösungen erhaltenen Flecken entsprechen.

Die dritte Platte wird mit einer 4prozentigen Lösung (*m*/V) von Molybdatophosphorsäure *R* in Ethanol 96 % *R* besprüht und so lange auf 120 °C erhitzt, bis in den Chromatogrammen der Referenzlösungen Flecke sichtbar werden. In den Chromatogrammen der Referenzlösungen a, b, c, d, e, f, g, h und i erscheinen die Flecke schnell, im Chromatogramm der Referenzlösung j erscheint der Fleck langsamer. Im Chromatogramm der Untersuchungslösung dürfen höchstens drei Flecke auftreten, die den Flecken in den Chromatogrammen der Referenzlösungen a, b, c, d, e, f, g, h oder i entsprechen. Zusätzlich kann ein Fleck auftreten, der dem Fleck im Chromatogramm der Referenzlösung j entspricht. Alle im Chromatogramm der Untersuchungslösung auftretenden Flecke dürfen nicht größer oder stärker gefärbt sein als die entsprechenden Flecke in den Chromatogrammen der Referenzlösungen.

Ein im Chromatogramm der Untersuchungslösung in der Nähe der Lösungsmittelfront von der ersten Entwicklung möglicherweise auftretender Fleck wird nicht berücksichtigt (Polymere mit niedriger relativer Molekülmasse).

Chrom: Höchstens 0,05 ppm Cr. Der Chromgehalt wird mit Hilfe der Atomabsorptionsspektroskopie bestimmt (V.6.17, Methode I).

Untersuchungslösung: Prüflösung III.

Referenzlösungen: Die Referenzlösungen werden aus der Chrom-Lösung (100 ppm Cr) *R* durch Verdünnen mit einer Mischung von 2 Volumteilen Salzsäure 36 % *R* und 8 Volumteilen Wasser hergestellt.

Die Absorption wird bei 358,0 nm unter Verwendung einer Chrom-Hohlkathodenlampe als Strahlungsquelle und einer Luft-Acetylen-Flamme bestimmt. Die Abwesenheit von Chrom in der verwendeten Salzsäure muß sichergestellt sein.

Vanadium: Höchstens 10 ppm V. Der Vanadiumgehalt wird mit Hilfe der Atomabsorptionsspektroskopie bestimmt (V.6.17, Methode I).

Untersuchungslösung: Prüflösung III.

Referenzlösungen: Die Referenzlösungen werden aus der Vanadium-Lösung (0,1 Prozent V) *R* durch Verdünnen mit einer Mischung von 2 Volumteilen Salzsäure 36 % *R* und 8 Volumteilen Wasser hergestellt.

Die Absorption wird bei 318,3 nm bestimmt unter Verwendung einer Vanadium-Hohlkathodenlampe als Strahlungsquelle und einer Acetylen-Distickstoffmonoxid-Flamme.

Sulfatasche (V.3.2.14): Höchstens 0,2 Prozent, mit 5 g Substanz bestimmt.

VI.1.3 Silicone

VI.1.3.1 Siliconöl zur Verwendung als Gleitmittel

Siliconöl zur Verwendung als Gleitmittel ist ein durch Hydrolyse und Polykondensation von Dichlordimethylsilan und Chlortrimethylsilan erhaltenes Polydimethylsiloxan. Die verschiedenen Polykondensationsgrade unterscheiden sich durch die nominale Viskosität, die hinter der Bezeichnung der Substanz angegeben wird.

Siliconöle zur Verwendung als Gleitmittel weisen einen Polykondensationsgrad (n = 400 bis 1200) auf, daß ihre kinematische Viskosität von 1000 bis 30 000 $mm^2 \cdot s^{-1}$ (1000 bis 30 000 cSt) reicht.

Eigenschaften

Klare, farblose, geruchlose Flüssigkeiten verschiedener Viskosität; praktisch unlöslich in Wasser und Methanol, mischbar mit Chloroform, Ether, Ethylacetat, Ethylmethylketon, Tetrachlorkohlenstoff und Toluol, sehr schwer löslich in wasserfreiem Ethanol.

Prüfung auf Identität

A. Die Substanz wird durch ihre kinematische Viskosität bei 25 °C identifiziert (siehe „Prüfung auf Reinheit").

B. Das IR-Absorptionsspektrum (V.6.18) der Substanz zeigt im Vergleich mit dem von Siliconöl *CRS* Maxima bei denselben Wellenlängen mit den gleichen relativen Intensitäten. Der Spektrenbereich zwischen 850 und 750 cm^{-1} wird nicht berücksichtigt, da sich je nach Polykondensationsgrad leichte Unterschiede zeigen können.

C. 0,5 g Substanz werden in einem Reagenzglas auf kleiner Flamme bis zum Erscheinen weißer Dämpfe erhitzt. Dieses erste Reagenzglas wird umgekehrt auf ein zweites Reagenzglas gesetzt, welches 1 ml einer 0,1prozentigen Lösung (*m*/V) von Chromotropsäure *R* in Schwefelsäure 96 % *R* enthält, so daß die Dämpfe die Lösung erreichen. Das zweite Reagenzglas wird etwa 10 s lang geschüttelt und 5 min lang auf dem Wasserbad erhitzt. Die Lösung färbt sich violett.

D. Die Sulfatasche (V.3.2.14), mit 50 mg Substanz in einem Platintiegel hergestellt, ist ein weißes Pulver, das die Identitätsreaktion auf Silicat gibt (V.3.1.1).

Prüfung auf Reinheit

Sauer reagierende Substanzen: 2.0 g Substanz werden mit 25 ml einer Mischung gleicher Volumteile von wasserfreiem Ethanol *R* und Ether *R* sowie 0,2 ml Bromthymolblau-Lösung *R* 1 versetzt. Nach Schütteln dürfen bis zum Umschlag nach Blau höchstens 0,15 ml 0,01 N-Natriumhydroxid-Lösung verbraucht werden.

Viskosität (V.6.7.2): Bei 25 °C wird die dynamische Viskosität bestimmt. Die kinematische Viskosität wird unter Annahme einer relativen Dichte von 0,97 berechnet. Die kinematische Viskosität muß zwischen 95 und 105 Prozent der in der Beschriftung angegebenen Viskosität liegen.

Mineralöle: 2 ml Substanz werden in einem Reagenzglas im ultravioletten Licht bei 365 nm geprüft. Die Fluoreszenz darf nicht stärker als die unter gleichen Bedingungen geprüfte Lösung sein, die 0,1 ppm Chininsulfat *R* in 0,01 N-Schwefelsäure enthält.

Phenylverbindungen: Der Brechungsindex (V.6.5) darf höchstens 1,410 betragen.

Flüchtige Bestandteile: Höchstens 2,0 Prozent, mit 2,000 g Substanz durch 24 h langes Erhitzen in einer Schale von 60 mm Durchmesser und 10 mm Höhe im Trockenschrank bei 150 °C bestimmt.

Schwermetalle: 1,0 g Substanz wird mit Chloroform *R* gemischt und zu 20 ml verdünnt. 1,0 ml einer frisch hergestellten 0,002prozentigen Lösung (*m*/V) von Dithizon *R* in Chloroform *R*, 0,5 ml Wasser und 0,5 ml einer Mischung aus 1 Volumteil Ammoniak-Lösung 3,5 % *R* und 9 Volumteilen einer 0,2prozentigen Lösung (*m*/V) von Hydroxylaminhydrochlorid *R* werden zugesetzt. Gleichzeitig wird folgende Referenzlösung hergestellt: 20 ml Chloroform *R* werden mit 1,0 ml einer frisch hergestellten 0,002prozentigen Lösung (*m*/V) von Dithizon *R* in Chloroform *R*, 0,5 ml Blei-Lösung (10 ppm Pb) *R* und 0,5 ml einer Mischung aus 1 Volumteil Ammoniak-Lösung 3,5 % *R* und 9 Volumteilen einer 0,2prozentigen Lösung (*m*/V) von Hydroxylaminhydrochlorid *R* versetzt. Jede Lösung wird sofort 1 min lang kräftig geschüttelt. Die in der zu untersuchenden Lösung auftretende Rosafärbung darf nicht stärker als diejenige der Referenzlösung sein (5 ppm).

Beschriftung

Die Viskosität wird durch die Zahl nach der Bezeichnung der Substanz angegeben. Zusätzlich muß ein Hinweis angebracht sein, daß die Substanz als Gleitmittel zu verwenden ist.

VI.1.3.2 Silicon-Elastomer für Verschlüsse und Schläuche

Silicon-Elastomer, das den nachstehenden Anforderungen entspricht, ist für die Herstellung von Verschlüssen und Schläuchen geeignet.

Die Substanz wird durch Quervernetzung eines linearen Polysiloxans, das hauptsächlich aus Dimethylsiloxy-Einheiten mit geringen Anteilen an Methylvinylsiloxy-Gruppen besteht, hergestellt. Die Kettenenden sind durch Trimethylsiloxy- oder Dimethylvinylsiloxy-Gruppen blockiert. Die allgemeine Formel des Polysiloxans ist:

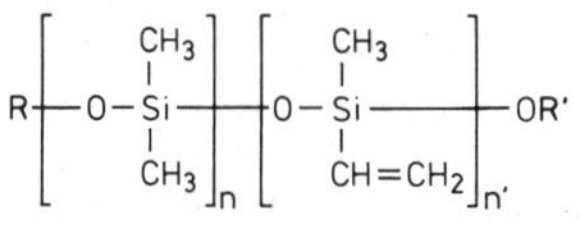

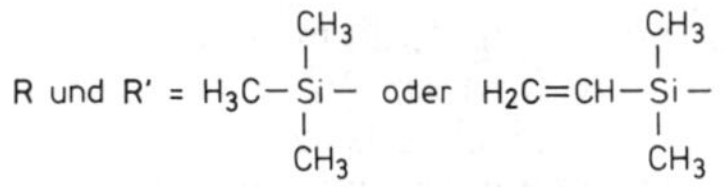

Die Quervernetzung wird in der Hitze durchgeführt
- entweder mit:
  - 2,2',4,4'-Tetrachlorbenzoylperoxid für extrudierte Produkte
  - 2,2',4,4'-Tetrachlorbenzoylperoxid oder Bis(α,αdimithylbenzyl)peroxid oder *OO-tert*-Butyl-*O*-isopropylmonoperoxycarbonat oder (1,1,4,4-Tetramethyltetramethylen)-di-*tert*-butyl-diperoxid für geformte Produkte

oder durch Hydrosilylierung mit Hilfe von Polysiloxan mit SiH-Gruppen in Gegenwart eines Platinkatalysators.

In allen Fällen werden geeignete Zusätze verwendet wie Siliciumdioxid und gelegentlich geringe Mengen Organosilicon-Zusatzstoffe (α,ω-Dihydroxydimethylpolysiloxan).

Eigenschaften

Durchsichtige bis durchscheinende Substanz, geruchlos; praktisch unlöslich in organischen Lösungsmitteln, von denen einige, z. B. Cyclohexan, Hexan und chlorierte Kohlenwasserstoffe, eine reversible Quellung der Substanz hervorrufen.

Prüfung auf Identität

A. Das IR-Absorptionsspektrum (V.6.18) der Substanz, mit Hilfe der „Messung durch Mehrfachreflexion, Feste Substanzen" aufgenommen, zeigt im Vergleich mit dem von Silicon-Elastomer *CRS* Maxima bei denselben Wellenlängen mit den gleichen relativen Intensitäten.

B. 1,0 g Substanz wird in einem Reagenzglas so lange über einer kleinen Flamme erhitzt, bis weiße Dämpfe auftreten. Das Reagenzglas wird so über ein zweites Reagenzglas gehalten, das 1 ml einer 0,1prozentigen Lösung (*m*/V) von Chromotropsäure *R* in Schwefelsäure 96 % *R* enthält, daß die Dämpfe die Lösung erreichen. Das zweite Reagenzglas wird etwa 10 s lang geschüttelt und anschließend 5 min lang im Wasserbad erhitzt. Die Lösung ist violett gefärbt.

C. 50 mg des Verbrennungsrückstandes geben die Identitätsreaktion auf Silicat (V.3.1.1).

Prüfung auf Reinheit

Falls erforderlich, wird die Substanz in Stücke von höchstens 1 cm Seitenlänge geschnitten.

Prüflösung: 25 g Substanz werden in einem Schliffkolben aus Borosilicatglas 5 h lang mit 500 ml Wasser unter Rückfluß erhitzt. Nach dem Abkühlen wird die Lösung abgegossen.

Aussehen der Lösung: Die Prüflösung muß klar sein (V.6.1).

Sauer oder alkalisch reagierende Substanzen: 100 ml Prüflösung werden mit 0,15 ml Bromthymolblau-Lösung *R* 1 versetzt. Bis zum Farbumschlag nach Blau dürfen höchstens 2,5 ml 0,01 N-Natriumhydroxid-Lösung verbraucht werden. Weitere 100 ml Prüflösung werden mit 0,2 ml Methylorange-Lösung *R* versetzt. Bis zum beginnenden Farbumschlag von Gelb nach Orange darf höchstens 1,0 ml 0,01 N-Salzsäure verbraucht werden.

Relative Dichte (V.6.4): 1,05 bis 1,25, mit dem Pyknometer unter Verwendung von wasserfreiem Ethanol *R* als Immersionsflüssigkeit bestimmt.

Reduzierende Substanzen: 20 ml Prüflösung werden mit 1 ml Schwefelsäure 10 % *R* und

20 ml 0,01 N-Kaliumpermanganat-Lösung versetzt und 15 min lang stehengelassen. Nach Zusatz von 1 g Kaliumiodid *R* wird sofort mit 0,01 N-Natriumthiosulfat-Lösung unter Zusatz von 0,25 ml Stärke-Lösung *R* titriert. Mit 20 ml Wasser anstelle der Prüflösung wird ein Blindversuch durchgeführt. Die Differenz zwischen den beiden Titrationen darf höchstens 1,0 ml betragen.

Hexanlösliche Substanzen: Höchstens 3 Prozent. 25 ml der bei der Prüfung auf „Phenylgruppen" erhaltenen Lösung werden in einer Abdampfschale aus Glas auf dem Wasserbad eingedampft. Der Rückstand, 1 h lang im Trockenschrank bei 100 bis 105 °C getrocknet, darf höchstens 15 mg betragen.

Flüchtige Bestandteile: 10,0 g der zuvor 48 h lang im Exsikkator über wasserfreiem Calciumchlorid *R* aufbewahrten Substanz werden 4 h lang im Trockenschrank auf 200 °C erhitzt. Anschließend wird im Exsikkator abkühlen gelassen und gewogen. Silicon-Elastomer, das unter Verwendung von Peroxiden hergestellt wurde, darf höchstens 0,5, Silicon-Elastomer, das unter Verwendung von Platin hergestellt wurde, höchstens 2,0 Prozent flüchtige Bestandteile enthalten.

Mineralöle: 2 g Substanz werden in einem 100-ml-Erlenmeyerkolben, der 30 ml einer Mischung von 5 Volumteilen Ammoniak-Lösung 17 % *R* und 95 Volumteilen Pyridin *R* enthält, gegeben und 2 h lang unter häufigem Schütteln stehengelassen. Die Pyridin-Lösung wird dekantiert und im ultravioletten Licht bei 365 nm geprüft. Die Fluoreszenz darf nicht stärker sein als die einer unter denselben Bedingungen geprüften Lösung, die 1 ppm Chininsulfat *R* in 0,01 N-Schwefelsäure enthält.

Phenylgruppen: 2,0 g Substanz werden in einem Schliffkolben aus Borosilicatglas 4 h lang mit 100 ml Hexan *R* unter Rückfluß erhitzt. Nach dem Abkühlen wird rasch durch einen Glassintertiegel (16) filtriert, das Filtrat gesammelt und das Behältnis sofort verschlossen, um Verdampfungsverluste zu vermeiden. Bei keiner Wellenlänge von 250 bis 340 nm darf die Absorption (V.6.19) größer als 0,4 sein.

Silicon-Elastomer, das unter Verwendung von Peroxiden hergestellt wurde, muß folgender zusätzlicher Prüfung entsprechen:

Peroxidrückstände: 5 g Substanz werden in einem Erlenmeyerkolben aus Borosilicatglas mit 150 ml Dichlormethan *R* versetzt. Nach dem Verschließen des Kolbens wird 16 h lang mechanisch gerührt. Anschließend wird rasch filtriert, das Filtrat in einem Schliffkolben gesammelt und die Luft durch sauerstofffreien Stickstoff *R* ersetzt. Nach Zusatz von 1 ml einer 20prozentigen Lösung (*m*/V) von Natriumiodid *R* in wasserfreier Essigsäure *R* wird der Kolben verschlossen, kräftig geschüttelt und 30 min lang vor Licht geschützt stehengelassen. Nach Zusatz von 50 ml Wasser wird sofort mit 0,01 N-Natriumthiosulfat-Lösung unter Verwendung von 0,25 ml Stärke-Lösung *R* titriert. Ein Blindversuch wird durchgeführt. Die Differenz zwischen beiden Titrationen darf höchstens 0,2 ml betragen (0,08 Prozent, berechnet als Dichlorbenzoylperoxid).

Silicon-Elastomer, das unter Verwendung von Platin hergestellt wurde, muß folgender zusätzlicher Prüfung entsprechen:

Platin: In einem Quarztiegel wird 1,0 g Substanz unter sehr langsamem Erhöhen der Temperatur geglüht, bis ein weißer Rückstand erhalten wird. Der Rückstand wird in einen Graphittiegel überführt. In den Quarztiegel werden 10 ml einer frisch hergestellten Mischung von 1 Volumteil Salpetersäure 65 % *R* und 3 Volumteilen Salzsäure 36 % *R* gegeben. Nach 1 bis 2 min langem Erhitzen im Wasserbad wird die Lösung in den Graphittiegel überführt. Nach Zusatz von 5 mg Kaliumchlorid *R* und 5 ml Flußsäure *R* wird im Wasserbad zur Trockne eingedampft. Nach Zusatz von 5 ml Flußsäure *R* wird erneut zur Trockne eingedampft. Dieser Vorgang wird noch zweimal wiederholt. Der Rückstand wird unter Erwärmen im Wasserbad in 5 ml 1 N-Salzsäure gelöst. Nach dem Abkühlen wird die Lösung zu 1 ml einer 25prozentigen Lösung (*m*/V) von Zinn(II)-chlorid *R* in 1 N-Salzsäure zugesetzt, der Graphittiegel mit einigen Millilitern 1 N-Salzsäure gewaschen und die Lösung mit derselben Säure zu 10,0 ml verdünnt. Eine Referenzlösung wird wie folgt hergestellt: 1,0 ml einer 25prozentigen Lösung (*m*/V) von Zinn(II)-chlorid *R* in 1 N-Salzsäure wird mit 1,0 ml Platin-Lösung (30 ppm Pt) *R* versetzt. Die Lösung wird mit 1 N-Salzsäure zu 10,0 ml verdünnt. Die Untersuchungslösung darf nicht stärker gefärbt sein als die Referenzlösung (30 ppm).

Beschriftung

Die Beschriftung gibt an ob die Substanz unter Verwendung von Peroxiden oder Platin als Katalysator hergestellt wurde.

VI.2 Behältnisse

Behältnisse für pharmazeutische Zwecke sind dazu bestimmt, Arzneimittel aufzunehmen. Sie sind in direktem Kontakt mit diesen oder können es sein. Der Verschluß ist ein Teil des Behältnisses.

Das Behältnis[1] muß so beschaffen sein, daß der Inhalt, je nach Verwendung des Arzneimittels, in geeigneter Weise entnommen werden kann. Die Behältnisse sollen den Inhalt vor Verlust und Veränderung schützen. Sie dürfen keine physikalischen oder chemischen Einwirkungen auf den Inhalt ausüben. Die Qualität des Inhalts darf durch den Kontakt mit dem Behältnis nicht so verändert werden, daß die geforderten Grenzwerte überschritten werden.

Einzeldosis-Behältnis: Enthält die für eine einmalige – ganze oder aufgeteilte – Verabreichung bestimmte Dosis eines Arzneimittels.

Mehrdosen-Behältnis: Enthält mehrere, mindestens aber zwei Einzeldosen.

Zugeschmolzen: Ein durch Schmelzen des Behältnismaterials dicht verschlossenes Behältnis.

Behältnis mit Sicherheitsverschluß: Ein mit einer Vorrichtung verschlossenes Behältnis, die eindeutig erkennen läßt, ob das Behältnis geöffnet worden ist.

[1] Siehe Allgemeine Vorschriften unter Lagerung.

VI.2.1 Glasbehältnisse für Injektionszubereitungen

Glasbehältnisse für Injektionszubereitungen können wie folgt eingeteilt werden:

Ampullen sind dünnwandige Glasbehältnisse, die nach dem Füllen zugeschmolzen werden. Der Inhalt wird nach dem Abbrechen des Ampullenhalses für eine einmalige Verwendung entnommen.

Flaschen sind mehr oder weniger dickwandige Behältnisse, die nach dem Füllen mit einem Stopfen aus anderem Material als Glas, z. B. Kunststoff, verschlossen werden. Der Inhalt kann in einer Einzeldosis oder in mehreren entnommen werden. Bei manchen Flaschen kann auch der Boden mit einem Stopfen versehen sein.

Qualität des Glasbehältnisses

Glasbehältnisse für Injektionszubereitungen entsprechen hinsichtlich ihrer hydrolytischen Resistenz einer der unten beschriebenen Qualitäten.

Die hydrolytische Resistenz ist die Wasserbeständigkeit, d. h. der Widerstand gegen das Herauslösen mineralischer Substanzen aus dem Glas durch frisch destilliertes Wasser. Die Resistenz wird durch Titration der Alkalität der Lösung bestimmt.

Glasart I (Behältnisart I):
Behältnis aus Glas, allgemein bekannt als „Neutralglas", mit einer hohen hydrolytischen Resistenz aufgrund seiner chemischen Zusammensetzung.

Glasart II (Behältnisart II):
Glasbehältnis mit einer hohen hydrolytischen Resistenz, bedingt durch eine geeignete Oberflächenbehandlung.

Glasart III (Behältnisart III):
Glasbehältnis mit mittlerer hydrolytischer Resistenz.

Behältnisse für Injektionspräparate werden aus farblosem Glas hergestellt; nur für extrem lichtempfindliche Substanzen kann gefärbtes Glas verwendet werden. Die Farbe solcher Zubereitungen darf sich während der Lagerung nicht verändern. Die Behältnisse der Glasarten I und II können für die verschiedenen Injektionspräparate, entsprechend ihrer physikalisch-chemischen Eigenschaften, verwendet werden. Diejenigen der Glasart III werden nur für flüssige nichtwäßrige Präparate und **Pulver zur Bereitung von Parenteralia (Pulveres parenterales)** gebraucht. Bis auf Glasflaschen der Glasart I dürfen Behältnisse für Injektionspräparate nur einmal verwendet werden.

Alle Behältnisse für Injektionspräparate müssen der „Prüfung auf hydrolytische Resistenz" entsprechen. Ist eine Unterscheidung zwischen den Glasarten I und II zu treffen oder die chemische Beschaffenheit des Glases festzustellen, kann nach Methode A (Glasgrieß) oder Methode B (Flußsäure) verfahren werden.

Geräte und Reagenzien

Mörser, Pistill (siehe Abbildung, Seite 164) und Hammer sind aus gehärtetem, magnetischem Stahl. Die Siebe mit quadratischen Maschen sind aus rostfreiem Stahl auf einen Rahmen aus gleichem Material gespannt. Ein Satz von 3 Sieben wird benötigt:

a) Sieb Nr. 710
b) Sieb Nr. 420
c) Sieb Nr. 300

Laborglasgeräte bestehen aus Glas, das kein Alkali abgibt.

Frisch destilliertes Wasser muß den Anforderungen der Monographie **Gereinigtes Wasser (Aqua purificata)** entsprechen.

Prüfung auf hydrolytische Resistenz

Die Bestimmung wird mit neuen Behältnissen ausgeführt. Die Anzahl der zu prüfenden Behältnisse und die für die Titration notwendigen Volumina der Prüflösung sind in Tabelle 1 aufgeführt.

Ausführung: Jedes Behältnis wird mindestens zweimal sorgfältig mit **Gereinigtem Wasser** von Raumtemperatur und unmittelbar vor dem Versuch mit frisch destilliertem Wasser gespült. Die Behältnisse werden mit frisch destilliertem Wasser randvoll gefüllt, geleert und das mittlere Füllvolumen berechnet.

Ampullen werden mit frisch destilliertem Wasser so weit gefüllt, daß sie noch zu verschließen sind, und anschließend zugeschmolzen.

Flaschen werden bis zu 90 Prozent ihres Füllvolumens gefüllt und mit Schalen aus Borosilicatglas bedeckt, welche unmittelbar vorher mit frisch destilliertem Wasser gespült wurden.

Die Behältnisse werden bei Raumtemperatur so in den Autoklaven gestellt, daß das Wasser des Autoklaven sie nicht berührt. Nach Schließen des Autoklaven wird wie folgt verfahren:

- Verdrängen der Luft durch strömenden Wasserdampf während 10 min,
- Erhöhen der Temperatur von 100 auf 121 °C innerhalb 20 min,
- Beibehalten der Temperatur von 121 °C während 60 min,
- Erniedrigen der Temperatur von 121 auf 100 °C innerhalb 40 min.

Die Behältnisse werden aus dem Autoklaven unter Wahrung der üblichen Vorsichtsmaßnahmen herausgenommen und in einem Bad mit fließendem Wasser gekühlt. Eine Stunde nach Herausnahme der Behältnisse aus dem Autoklaven werden die Titrationen durchgeführt. Die Prüflösungen der so behandelten Behältnisse werden vereinigt. Das genau abgemessene Volumen (Tabelle 1) wird in einen Erlenmeyerkolben gegeben. Ein zweiter, gleicher Kolben wird mit gleichem Volumen frisch destilliertem Wasser gefüllt. Beiden Kolben werden je 0,1 ml Methylrot-Lösung *R* je 50 ml Flüssigkeit zugesetzt. Die zu prüfende Flüssigkeit wird mit 0,01 N-Salzsäure bis zum gleichen Farbpunkt

Tabelle 1: Volumina der zu titrierenden Prüflösung

Aufnahmefähigkeit, Nennvolumen in Milliliter	Anzahl der Behältnisse	Volumen der zu titrierenden Prüflösung in Milliliter
bis zu 5	mindestens 10	50,0
über 5 bis zu 30	mindestens 5	50,0
über 30	mindestens 3	100,0

Tabelle 2: Grenzwerte der hydrolytischen Resistenz der Behältnisoberfläche

Nennvolumen in Milliliter (Volumen entsprechend bis zu 90 Prozent des mittleren Füllvolumens)	Milliliter 0,01 N-HCl je 100 Milliliter der zu prüfenden Lösung	
	Glasarten I und II	Glasart III
bis zu 1	2,0	20,0
über 1 bis zu 2	1,8	17,6
über 2 bis zu 5	1,3	13,2
über 5 bis zu 10	1,0	10,2
über 10 bis zu 20	0,80	8,1
über 20 bis zu 50	0,60	6,1
über 50 bis zu 100	0,50	4,8
über 100 bis zu 200	0,40	3,8
über 200 bis zu 500	0,30	2,9
über 500	0,20	2,2

wie beim destillierten Wasser titriert. Das destillierte Wasser wird zuerst titriert.

Der Wert für die Titration des destillierten Wassers wird von dem für die Titration der Prüflösung abgezogen und die Resultate in Milliliter 0,01 N-Salzsäure je 100 ml ausgedrückt. Der gefundene Wert darf die in der Tabelle 2 angegebenen Grenzwerte nicht überschreiten.

Unterscheidung der Glasarten I und II

A) Grießmethode

100 g Glas von mindestens 3 Behältnissen werden mit den Hammer grobkörnig zerbrochen, so daß die Stücke nicht größer als 25 mm sind. Ein Teil der Probe wird in den Mörser gegeben. Das Pistill wird in den Mörser geführt und einmal heftig mit dem Hammer draufgeschlagen. Der Mörserinhalt wird durch Sieb a abgesiebt und dieser Vorgang so lange wiederholt, bis die ganze Probe zerkleinert ist.

Das so zerkleinerte Glas wird rasch gesiebt. Die auf den Sieben a und b zurückgebliebenen Glasstücke werden erneut zerstoßen. Die Probe wird so lange zerstoßen und gesiebt, bis von ihr noch etwa 20 g auf dem Sieb a bleiben. Diese Fraktion sowie der Anteil, der durch Sieb c geht, werden verworfen. Darauf werden die Siebe 5 min lang von Hand oder mechanisch geschüttelt. Für die Prüfung wird der Glasanteil verwendet, welcher das Sieb b passiert und vom Sieb c zurückgehalten wird.

Im Glasgrieß vorhandene Metallteilchen werden mit einem Magneten entfernt. Darauf werden etwa 22 g Glasgrieß und 60 ml Aceton *R* in einen Erlenmeyerkolben gegeben. Nach Schütteln wird die überstehende Flüssigkeit rasch dekantiert. Dieser Vorgang wird fünfmal wiederholt. Der Glasgrieß wird in eine Kristallisierschale gebracht. Nach Verdampfen des Acetons bei Raumtemperatur wird im Trockenschrank 20 min lang bei 110 °C getrocknet.

Ausführung: 20,00 g Glasgrieß werden in einen vorher „gealterten“[1)] 250-ml-Erlenmeyerkolben gegeben. Nach Zugabe von 100 ml frisch destilliertem Wasser wird gewogen. Für die Bestimmung eines Blindwertes wird ein zweiter „gealterter“ Erlenmeyerkolben gleicher Größe nach Zugabe von 100 ml frisch destilliertem Wasser gewogen. Die beiden Kolben werden mit Kristallierschalen bedeckt. Nach gleichmäßiger Verteilung des Glasgrießes auf den Boden der Kolben werden beide Gefäße 30 min lang bei 121 °C erhitzt. Es werden die gleichen Arbeitsbedingungen angewendet, wie bei der „Prüfung auf hydrolytische Resistenz“ beschrieben.

Nach dem Erkalten werden die Kristallisierschalen von den Kolben abgenommen, letztere sorgfältig abgetrocknet und durch Zugabe von frisch destilliertem Wasser auf ihre ursprüngliche Masse gebracht.

[1)] Ein „gealterter“ Erlenmeyerkolben ist ein Kolben, der schon ein oder mehrere Male für derartige Versuche verwendet wurde oder der vor Gebrauch mit frisch destilliertem Wasser gefüllt und 1 h lang im Autoklaven bei 121 °C gelassen worden ist.

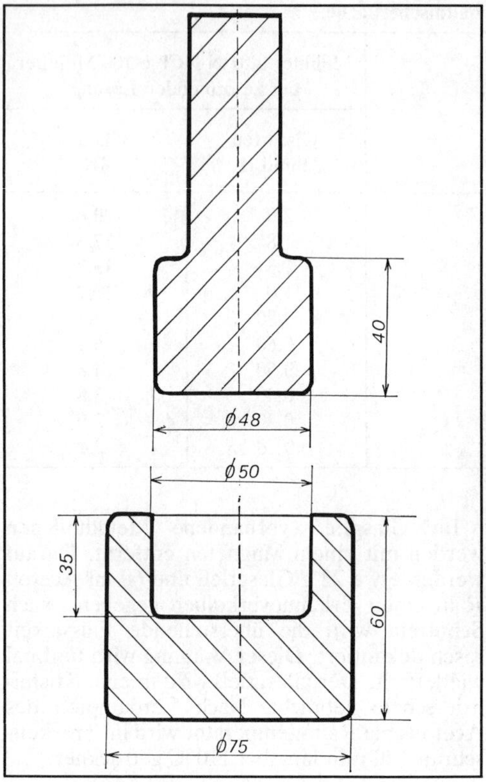

Apparatur für die Grießmethode. Längenangaben in Millimeter

Titration: 50,0 ml (entsprechend 10,0 g Glas) der klaren, überstehenden Flüssigkeit werden in einen Erlenmeyerkolben gegeben. Unter gleichen Bedingungen wird mit frisch destilliertem Wasser ein Blindversuch durchgeführt. Beiden Erlenmeyerkolben werden je 0,1 ml Methylrot-Lösung *R* zugefügt. Zuerst wird das frisch destillierte Wasser mit 0,01 N-Salzsäure titriert. Die zu prüfende Lösung wird auf den gleichen Farbpunkt titriert. Die Differenz zwischen Blindwert und Hauptwert wird in Anzahl Milliliter 0,01 N-Salzsäure für 10,0 g Glas angegeben.

Für Glasart I dürfen höchstens 2,0 ml und für Glasart II höchstens 17,0 ml 0,01 N-Salzsäure verbraucht werden.

B) Oberflächenmethode bei Behältnissen nach Flußsäurebehandlung

Die Anzahl der zu prüfenden Behältnisse und die erforderlichen Mengen an Prüflösung sind in Tabelle 1 angegeben.

Ausführung: Die Behältnisse werden zweimal mit **Gereinigtem Wasser (Aqua purificata)** gespült und darauf vollständig mit einer 4prozentigen Lösung (V/V) von Flußsäure *R* gefüllt und 10 min lang stehengelassen. Die Behältnisse werden geleert und fünfmal sorgfältig mit **Gereinigtem Wasser** gespült. Unmittelbar vor der Prüfung wird mit frisch destilliertem Wasser gespült. Die so behandelten Behältnisse werden der ,,Prüfung auf hydrolytische Resistenz" der Behältnisoberfläche unterzogen.

Die Ergebnisse werden wie unter ,,Prüfung auf hydrolytische Resistenz" der Behältnisoberfläche berechnet. Die erhaltenen Ergebnisse werden mit den Grenzwerten unter ,,Prüfung auf hydrolytische Resistenz" der Behältnisoberfläche verglichen. Ihre Bewertung ist in Tabelle 3 angegeben.

Tabelle 3: Unterscheidung der Glasarten I und II

Glasart I	Glasart II
Die Werte entsprechen weitgehend denen, die bei der Bestimmung der hydrolytischen Resistenz der Behältnisoberfläche für Glasart I erhalten werden.	Die Werte überschreiten bei weitem die, die bei der Bestimmung der hydrolytischen Resistenz der Behältnisoberfläche erhalten werden; sie sind annähernd gleich denen für Glasart III.

VI.2.2 Kunststoffbehältnisse

VI.2.2.1 Behältnisse und Verschlüsse

Kunststoffbehältnisse für pharmazeutische Zwecke sind dazu bestimmt, Arzneimittel aufzunehmen. Sie sind in direktem Kontakt mit diesen oder können es sein. Der Verschluß ist ein Teil des Behältnisses.

Das Material solcher Behältnisse für pharmazeutische Zwecke ist aus einem oder mehreren Polymeren und eventuell aus bestimmten Hilfsstoffen zusammengesetzt. Dieses Material enthält in seiner Zusammensetzung keine Substanz, welche durch das Füllgut in solcher Menge herausgelöst werden könnte, daß der Inhalt in seiner Wirksamkeit oder Haltbarkeit verändert oder seine Toxizität erhöht werden könnte.

Folgende Polymere können verwendet werden: Polyethylen (Niederdruck- oder Hochdruck-), Polypropylen, Polyvinylchlorid, Polystyrol und, weniger häufig, Polymethylmethacrylat, Polyethylenterephthalat und Polytetrafluorethylen. Andere Kunststoffe als die im Arzneibuch beschriebenen können verwendet werden, sofern sie in jedem einzelnen Falle durch die nationale Behörde zugelassen sind, die für die Zulassung des betreffenden Fertigarzneimittels zuständig ist.

Art und Menge der Hilfsstoffe richten sich nach dem Typ der verwendeten Polymere, deren Herstellungsmethode und dem Verwendungszweck der Behältnisse. Diese Hilfsstoffe können Antioxidantien, Stabilisatoren, Weichmacher, Gleitmittel oder mechanische Verstärker sein. Antistatische Substanzen und Hilfsstoffe zur Erleichterung des Heraushebens aus der Form dürfen nicht verwendet werden. Die zulässigen Hilfsstoffe zu jedem Materialtyp sind jeweils im Arzneibuch beschrieben.

Andere Hilfsstoffe können unter der Bedingung verwendet werden, daß sie in jedem einzelnen Falle durch die nationale Behörde, die für die Zulassung des betreffenden Fertigarzneimittels zuständig ist, zur Herstellung der in Frage stehenden Präparate genehmigt wurden. In solchen Fällen ist es notwendig, die vollständige Zusammensetzung des Kunststoffes einschließlich aller Hilfsstoffe bei der Herstellung der Behältnisse zu kennen, um ein geeignetes Kunststoffbehältnis auszuwählen und mögliche Risiken bewerten zu können.

Das für ein bestimmtes Präparat ausgewählte Kunststoffbehältnis muß wie folgt beschaffen sein:
- die Bestandteile des Füllguts dürfen nicht in nennenswerter Menge von der Oberfläche des Kunststoffs adsorbiert werden und nicht in oder durch den Kunststoff wandern
- Bestandteile des Kunststoffes dürfen nicht in solchen Mengen an das Füllgut abgegeben werden, daß die Haltbarkeit des Füllgutes beeinträchtigt wird oder das Risiko einer Toxizität für den Anwender besteht.

Mit Material oder Materialien, welche diesen Anforderungen genügen sollen, muß eine Anzahl identischer Behältnismuster durch ein genau definiertes Verfahren hergestellt und einer praktischen Prüfung unter Bedingungen, wie sie in der Verwendung vorkommen, einschließlich einer eventuellen Sterilisation, unterzogen werden. Verschiedene Prüfungen sind durchzuführen, um die Verträglichkeit zwischen Behältnis und Füllgut abzuklären und um sich zu vergewissern, daß es keine nachteilige Änderung in der Qualität des Arzneimittels gibt:
- organoleptische Prüfung,
- Abschätzung eventueller Masseveränderung als Folge der Durchlässigkeit des Behältnisses,
- Prüfung auf *p*H-Wert-Änderungen,
- Ermittlung von Veränderungen, welche vom Lichteinfluß herrühren,
- chemische und – falls erforderlich – auch biologische Reinheitsprüfungen.

Das Herstellungsverfahren muß so sein, daß seine Reproduzierbarkeit für die nachfolgende Serienfabrikation gewährleistet ist. Der Hersteller muß sich vergewissern, daß das Behältnis in allen Punkten dem Muster entspricht.

Damit die Resultate der am Muster durchgeführten Prüfung gültig sind, ist es wichtig:
- daß die Zusammensetzung des Materials, wie sie im Muster definiert ist, nicht geändert wird
- daß keine Änderung in den Herstellungsbedingungen gegenüber den im Muster definierten vorliegt. Besonders ist jede Änderung der Temperatur zu vermeiden, welcher der Kunststoff im Laufe seiner Umwandlung oder im Laufe seiner späteren Behandlung wie der Sterilisation unterworfen ist
- daß Abfälle nicht wieder verwendet werden.

Vorbehaltlich einer ausreichenden Kompatibilitätsprüfung der einzelnen verschiedenartigen Kombinationen von Behältnis und Füllgut werden die im Arzneibuch beschriebenen Materialien als geeignet für den angegebenen spezifischen Zweck, wie oben beschrieben, angesehen.

VI.2.2.2 Behältnisse für Blut und Blutprodukte

VI.2.2.2.1 Sterile Kunststoffbehältnisse

Die Behältnisse (oder Beutel) aus Kunststoff für die Entnahme, Lagerung, Verarbeitung und Verabreichung des Blutes und seiner Zubereitungen werden aus einem oder mehreren Polymeren und, falls erforderlich, mit bestimmten Hilfsstoffen hergestellt. Zusammensetzung wie auch Herstellungsbedingungen sind bei den zuständigen nationalen Behörden hinterlegt, entsprechend nationaler Gesetzgebung.

Wenn die Zusammensetzung der Materialien, welche die verschiedenen Teile der Behältnisse bilden, mit den entsprechenden Monographien übereinstimmt, wird sie mit den in den Monographien angegebenen Methoden überprüft.

Andere als im Arzneibuch beschriebene Materialien dürfen verwendet werden, vorausgesetzt, daß ihre Zusammensetzung durch die zuständigen nationalen Behörden genehmigt wurde und daß die aus diesen Materialien hergestellten Behältnisse der „Prüfung auf Reinheit" entsprechen.

Bei normalen Verwendungsbedingungen darf das Material weder Monomere oder andere Substanzen in schädlichen Mengen abgeben noch anormale Veränderungen im Blut verursachen.

Die Behältnisse dürfen stabilisierende Lösungen je nach Verwendungszweck enthalten; sie werden in sterilem Zustand geliefert.

Jedes Behältnis ist mit geeigneten Anschlüssen für die vorgesehene Verwendung versehen. Das Behältnis kann in ein oder in verschiedene Abteile unterteilt sein; im letzten Fall ist das Auffanggefäß durch einen oder mehrere Schläuche mit einem oder mehreren Zweitbeuteln verbunden, um die Trennung der Blutkomponenten im geschlossenen System zu erlauben.

Die Anschlüsse sind in Form und Größe geeignet, das Transfusionsbesteck in geeigneter Weise anzuschließen. Die Schutzhüllen der Entnahmenadeln und des Transfusionsbestekkes müssen Sterilität gewährleisten. Sie müssen unbefugte Eingriffe erkennen lassen und trotzdem leicht entfernbar sein.

Das Füllvolumen der Behältnisse muß in einem bestimmten, von den nationalen Behörden vorgeschriebenen Verhältnis zum Nennvolumen[1] stehen und zu der geeigneten Menge Stabilisatorlösung.

Die Form der Behältnisse muß so beschaffen sein, daß die gefüllten Behältnisse mit einer Flüssigkeit zentrifugiert werden können.

Die Behältnisse sind mit einer geeigneten Aufhängevorrichtung oder Fixiervorrichtung versehen. Entnahme, Lagerung, Umgang und Verabreichung dürfen dadurch nicht behindert werden.

Die Behältnisse sind mit versiegelten Schutzhüllen versehen.

Eigenschaften

Das Behältnis soll so durchscheinend sein, daß eine angemessene visuelle Prüfung des Inhalts vor und nach der Blutentnahme möglich ist und soll so elastisch sein, daß ein minimaler Widerstand beim Füllen und Entleeren unter den üblichen Verwendungsbedingungen auftritt.

Das Behältnis darf höchstens 5 ml Luft enthalten.

Prüfung auf Reinheit

Prüflösung I: Das Behältnis wird mit 100 ml einer sterilen und pyrogenfreien 0,9prozentigen Lösung (*m*/V) von Natriumchlorid *R* gefüllt. Das Behältnis wird verschlossen und autoklaviert, so daß die Temperatur des Füllgutes 30 min lang bei 110 °C gehalten wird.

Wenn das zu untersuchende Behältnis eine Stabilisatorlösung enthält, wird die Lösung vorher verworfen, das Behältnis mit 250 ml Wasser für Injektionszwecke von 20 ± 1 °C gewaschen. Die Waschwasser werden verworfen.

Prüflösung II: In ein Behältnis wird eine dem Volumen der angegebenen Stabilisatorlösung entsprechende Menge Wasser für Injektionszwecke abgefüllt. Das Behältnis wird verschlossen und autoklaviert, so daß die Temperatur des Füllgutes 30 min lang bei 110 °C gehalten wird; nach dem Abkühlen wird das Behältnis mit Wasser für Injektionszwecke bis zum Nennvolumen aufgefüllt.

Wenn das zu untersuchende Behältnis eine Stabilisatorlösung enthält, wird das Behältnis wie oben beschrieben geleert und gewaschen.

[1] Unter Nennvolumen wird das in das Behältnis zu entnehmende Volumen Blut verstanden.

Widerstand beim Zentrifugieren: Eine dem Nennvolumen entsprechende Menge mit 1 ml Salzsäure 7 % *R* angesäuertes Wasser wird in das Behältnis eingefüllt. Das Behältnis wird mit saugfähigem Papier umwickelt, das mit einer 1 zu 5 verdünnten Bromphenolblau-Lösung *R* 1 oder einem anderen geeigneten Indikator imprägniert und getrocknet wurde. Anschließend wird 10 min lang bei 5000 *g* zentrifugiert. Weder ein auf dem Indikatorpapier feststellbares Auslaufen noch eine bleibende Verdrehung dürfen sich zeigen.

Reißfestigkeit: Eine dem Nennvolumen entsprechende Menge Wasser, das mit 1 ml Salzsäure 7 % *R* angesäuert wurde, wird in das Behältnis eingefüllt. Das Behältnis wird an der dem Entnahmestutzen entgegengesetzten Aufhängevorrichtung aufgehängt. Entlang der Achse des Entnahmestutzens wird 5 s lang eine plötzlich einsetzende Kraft von 20 N (2,05 Kilopond) angelegt. Dies wird an jedem Füll- und Entleerungsstutzen wiederholt. Weder ein Riß noch eine Verschleißerscheinung dürfen sich zeigen.

Undurchlässigkeit: Das zuvor der Prüfung auf „Reißfestigkeit" unterzogene Behältnis wird zwischen 2 Platten gelegt, die mit absorbierendem, mit einer 1 zu 5 verdünnten Bromphenolblau-Lösung *R* 1 oder irgendeinem anderen geeigneten Indikator imprägnierten und getrockneten Papier bedeckt sind. Die Platten werden innerhalb 1 min mit steigendem Druck so zusammengedrückt, daß der Überdruck des Behältnisses 67 kPa (Differenz zwischen angelegtem und atmosphärischem Druck) erreicht. Der Druck wird 10 min lang aufrechterhalten. Kein auf dem Indikatorpapier feststellbares Auslaufen darf sich zeigen, insbesondere bei den Stutzen und Schweißstellen.

Dampfdurchlässigkeit: Das Stabilisatorlösung enthaltende Behältnis wird mit so viel 0,9prozentiger Lösung (*m*/V) von Natriumchlorid *R* gefüllt, wie die für das Behältnis bestimmte Blutmenge.

Wenn das Behältnis leer ist, wird es mit einer Mischung aus Stabilisatorlösung und Natriumchlorid-Lösung gefüllt. Das verschlossene Behältnis wird gewogen, 21 Tage lang bei 5 ± 1 °C und einer relativen Luftfeuchtigkeit von 50 ± 5 Prozent gelagert. Nach dieser Zeit darf der Verlust der Masse höchstens 1 Prozent betragen.

Entleerung unter Druck: Das Behältnis wird mit einer dem Nennvolumen entsprechenden Menge Wasser von 5 ± 1 °C gefüllt. An einem Stutzen wird ein Transfusionsschlauch ohne Nadel befestigt. Das Behältnis wird so zusammengedrückt, daß während der ganzen Entleerung ein innerer Überdruck von 40 kPa (Differenz zwischen atmosphärischem und angelegtem Druck) erhalten bleibt. Das Behältnis muß sich in weniger als 2 min entleeren lassen.

Füllgeschwindigkeit: Das Behältnis wird mit dem Transfusionsbesteck verbunden und mit der Entnahmenadel an ein Reservoir angeschlossen, welches eine geeignete Lösung der gleichen Viskosität wie das Blut, so etwa eine 33,5prozentige Lösung (*m*/V) von Saccharose *R* bei 37 °C enthält. Der innere Überdruck im Reservoir beträgt 9,3 kPa (Differenz zwischen atmosphärischem und angewandtem Druck). Der Boden des Reservoirs und der obere Teil des Behältnisses werden auf gleicher Höhe gehalten. Das nach 8 min in das Behältnis geflossene Volumen Flüssigkeit muß mindestens dem Nennvolumen gleich sein.

Widerstand gegenüber Temperaturveränderungen: Das Behältnis wird in einen geeigneten geschlossenen Raum bei einer Anfangstemperatur von 20 bis 23 °C gestellt. Das Behältnis wird rasch auf −80 °C tiefgekühlt und bei dieser Temperatur 24 h lang gelagert. Dann wird die Temperatur auf 50 °C erhöht und 12 h lang beibehalten. Nach Erkalten auf Raumtemperatur muß das Behältnis folgenden Prüfungen entsprechen: Widerstand beim Zentrifugieren, Reißfestigkeit, Undurchlässigkeit, Dampfdurchlässigkeit, Entleerung unter Druck und Füllgeschwindigkeit.

Durchsichtigkeit: Das leere Behältnis wird mit einer dem Nennvolumen entsprechenden Menge Opaleszenz-Stammsuspension (V.6.1) beschickt, welche so weit verdünnt wurde, daß die Absorption (V.6.19), bei 640 nm gemessen, 0,37 bis 0,43 beträgt (Verdünnung etwa 1:16). In der Durchsicht muß die Trübung der Suspension im Vergleich zu einem mit Wasser gefüllten Behältnis wahrnehmbar sein.

Extrahierbare Substanzen: Die Prüfungen sind in der Art und Weise durchzuführen, daß sie möglichst den Bedingungen der Verwendungspraxis hinsichtlich Kontakt zwischen Behältnis und Inhalt nahekommen.

Die Kontaktarten und die mit den Eluaten durchzuführenden Prüfungen sind je nach Material für jeden Behältnistyp im einzelnen vorgeschrieben.

Hämolytische Wirkung in Puffersystemen:

Puffer-Stammlösung: 90,0 g Natriumchlorid *R*, 34,6 g Natriummonohydrogenphosphat *R* und 2,43 g Natriumdihydrogenphosphat *R* werden mit Wasser zu 1000 ml gelöst.

Pufferlösung A_0: 30,0 ml Puffer-Stammlösung werden mit 10,0 ml Wasser verdünnt.

Pufferlösung B_0: 30,0 ml Puffer-Stammlösung werden mit 20,0 ml Wasser verdünnt.

Pufferlösung C_0: 15,0 ml Puffer-Stammlösung werden mit 85,0 ml Wasser verdünnt.

In 3 Zentrifugengläser werden je 1,4 ml Prüflösung II gegeben. Zu Glas I werden 0,1 ml Pufferlösung A_0, zu Glas II 0,1 ml Pufferlösung B_0 und zu Glas III 0,1 ml Pufferlösung C_0 zugefügt. In jedes Glas werden 0,02 ml frisches[2)] heparinisiertes Blut vom Menschen zugesetzt, gut durchmischt und 40 min lang im Wasserbad auf 30 ± 1 °C erwärmt.

3 Lösungen werden wie folgt hergestellt:

- 3,0 ml Pufferlösung A_0 und 12,0 ml Wasser (Lösung A_1)
- 4,0 ml Pufferlösung B_0 und 11,0 ml Wasser (Lösung B_1)
- 4,75 ml Pufferlösung C_0 und 10,25 ml Wasser (Lösung C_1).

In die Gläser I, II und III werden je 1,5 ml Lösung A_1, 1,5 ml Lösung B_1 und 1,5 ml Lösung C_1 gegeben. Gleichzeitig werden 3 andere Gläser analog vorbereitet, jedoch anstelle von Prüflösung II Wasser verwendet. Gleichzeitig werden die Zentrifugengläser mit Untersuchungs- und Referenzlösung in der gleichen Horizontalzentrifuge 5 min lang bei genau 2500 *g* zentrifugiert. Danach wird die Absorption (V.6.19) der Flüssigkeiten bei 540 nm gegen Puffer-Stammlösung als Kompensationsflüssigkeit gemessen. Der hämolytische Index wird in Prozent nach folgender Formel berechnet

$$\frac{A_{exp.}}{A_{100}} \cdot 100$$

A_{100} = Absorption der Lösung in Glas III
$A_{exp.}$ = Absorption der Lösungen in Glas I oder II oder der entsprechenden Referenzlösungen.

Die Lösung in Glas I hat einen hämolytischen Index von höchstens 10 Prozent, und der hämolytische Index der Lösung in Glas II darf sich um höchstens 10 Prozent von demjenigen der entsprechenden Referenzlösung unterscheiden.

---

2) Blut, das vor höchstens 3 h entnommen wurde, oder mit CPD-Stabilisatorlösung konserviertes Blut, das vor höchstens 24 h entnommen wurde.

Sterilität (V.2.1.1): Die Behältnisse müssen der „Prüfung auf Sterilität“ entsprechen. 100 ml einer sterilen 0,9prozentigen Lösung (*m*/V) von Natriumchlorid *R* werden aseptisch in das Behältnis abgefüllt. Um die inneren Wände vollständig zu befeuchten, wird das Behältnis umgeschüttelt. Der Inhalt wird durch ein Membranfilter filtriert. Das Membranfilter wird wie in der „Prüfung auf Sterilität“ vorgeschrieben auf ein geeignetes Nährmedium gebracht.

Pyrogene (V.2.1.4): Die Prüflösung I muß der „Prüfung auf Pyrogene“ entsprechen. Je Kilogramm Körpermasse eines Kaninchens werden 10 ml der Lösung injiziert.

Anomale Toxizität (V.2.1.5): Die Prüflösung I muß der „Prüfung auf anomale Toxizität“ entsprechen. Je Maus werden 0,5 ml Lösung injiziert.

Verpackung

Die Behältnisse sind mit versiegelten Schutzhüllen versehen.

Bei der Öffnung der Schutzhülle darf das Behältnis weder eine Spur mikrobiellen Wachstums noch eine Undichtigkeit zeigen. Die Schutzhülle muß stark genug sein, um einer normalen Handhabung zu widerstehen.

Die Schutzhülle muß so zugeschmolzen sein, daß sie nicht ohne sichtbare Spuren geöffnet und wieder verschlossen werden kann.

Beschriftung

Die Beschriftung soll allgemeinen internationalen und nationalen Vorschriften entsprechen.

Die Beschriftung des Behältnisses gibt im einzelnen an

- Name und Adresse des Herstellers,
- Chargennummer, welche Rückschlüsse auf die Vorgeschichte und Zusammensetzung erlaubt.

VI.2.2.2.2 Sterile PVC-Behältnisse

Mit Ausnahme der unter „Sterile Kunststoffbehältnisse“ (VI.2.2.2.1) zugelassenen Sonderfälle müssen Art und Zusammensetzung des Materials, aus dem die Behältnisse hergestellt sind, den Vorschriften unter „Kunststoffe auf Polyvinylchlorid-Basis für Behältnisse zur Aufnahme von Blut und Blutprodukten" (VI.1.2.1.1) entsprechen.

Prüfung auf Reinheit

Die Behältnisse müssen den Vorschriften unter „Sterile Kunststoffbehältnisse" (VI.2.2.2.1) sowie den folgenden Prüfungen auf extrahierbare Substanzen entsprechen.

Referenzlösung: Als Referenzlösung dient Wasser für Injektionszwecke, welches in einem Kolben aus Borosilicatglas 30 min lang bei 110 °C autoklaviert wurde.

Oxidierbare Substanzen: Sofort nach der Herstellung der Prüflösung II (VI.2.2.2.1) wird eine 8 Prozent des Nennvolumens des Behältnisses (Beutels) entsprechende Menge entnommen und in einen Kolben aus Borosilicatglas gegeben.

Gleichzeitig wird ein Blindversuch mit der gleichen Menge in einem anderen Kolben aus Borosilicatglas frisch hergestellter Referenzlösung durchgeführt.

Zu jeder der beiden Lösungen werden 20,0 ml 0,01 N-Kaliumpermanganat-Lösung und 1 ml Schwefelsäure 10 % *R* zugesetzt und bei Raumtemperatur, vor Licht geschützt, 15 min lang stehengelassen. 0,1 g Kaliumiodid *R* werden jeder Lösung zugesetzt. Nach 5 min langem Stehenlassen unter Lichtschutz wird sofort mit 0,01 N-Natriumthiosulfat-Lösung in Gegenwart von 0,25 ml Stärke-Lösung *R* titriert. Die Differenz zwischen beiden Titrationen darf höchstens 2,0 ml betragen.

Sauer oder alkalisch reagierende Substanzen: Eine 4 Prozent des Nennvolumens des Behältnisses entsprechende Menge Prüflösung II wird entnommen und mit 0,1 ml Phenolphthalein-Lösung *R* versetzt. Die Lösung muß farblos bleiben. Nach Zusatz von 0,4 ml 0,01 N-Natriumhydroxid-Lösung muß sich die Lösung rosa färben. Nach Zusatz von 0,8 ml 0,01 N-Salzsäure und 0,1 ml Methylrot-Lösung *R* muß sich die Lösung orangerot oder rot färben.

Chlorid (V.3.2.4): 15 ml Prüflösung II müssen der Grenzprüfung auf Chlorid entsprechen (0,4 ppm). Zur Herstellung der Referenzlösung wird eine Mischung aus 1,2 ml Chlorid-Lösung (5 ppm Cl) *R* und 13,8 ml Wasser verwendet.

Ammonium (V.3.2.1): 5 ml Prüflösung II, mit Wasser zu 14 ml verdünnt, müssen der Grenzprüfung auf Ammonium entsprechen (2 ppm).

Verdampfungsrückstand: In einem zuvor auf 105 °C erwärmten Becherglas passender Größe aus Borosilicatglas werden 100 ml Prüflösung II eingedampft. In gleicher Weise werden 100 ml Referenzlösung eingedampft (Blindversuch). Beide Rückstände werden im Trockenschrank bei 100 bis 105 °C bis zur konstanten Masse getrocknet. Der Rückstand der Prüflösung II darf nach Abzug des Blindwertes höchstens 3 mg betragen.

Spektrophotometrische Prüfung: Die Absorption (V.6.19) der Prüflösung II wird zwischen 230 und 360 nm gegen die Referenzlösung gemessen. Bei keiner Wellenlänge zwischen 230 und 250 nm darf die Absorption größer als 0,30 und bei keiner Wellenlänge zwischen 251 und 360 nm größer als 0,10 sein.

Extrahierbares Diethylhexylphthalat: Als Extraktionsmittel (EM) wird Ethanol mit einer mittels Pyknometer ermittelten relativen Dichte (V.6.4) von 0,9373 bis 0,9378 verwendet.

Lösung A: 1,00 g Diethylhexylphthalat *R* (DEHP) wird in Ethanol 96 % *R* zu 100,0 ml gelöst.

Lösung B: 10,0 ml Lösung A werden mit Ethanol 96 % *R* zu 100,0 ml verdünnt.

Referenzlösungen

a) 20,0 ml Lösung B werden mit Extraktionsmittel EM zu 100,0 ml verdünnt (20 mg DEHP je 100 ml)
b) 10,0 ml Lösung B werden mit Extraktionsmittel EM zu 100,0 ml verdünnt (10 mg DEHP je 100 ml)
c) 5,0 ml Lösung B werden mit Extraktionsmittel EM zu 100,0 ml verdünnt (5 mg DEHP je 100 ml)
d) 2,0 ml Lösung B werden mit Extraktionsmittel EM zu 100,0 ml verdünnt (2 mg DEHP je 100 ml)
e) 1,0 ml Lösung B wird mit Extraktionsmittel EM zu 100,0 ml verdünnt (1 mg DEHP je 100 ml).

Die Absorptionen (V.6.19) der Referenzlösungen werden im Absorptionsmaximum bei 272 nm gemessen gegen Extraktionsmittel EM als Kompensationsflüssigkeit. Die Eichkurve der Absorptionen in Bezug zu den DEHP-Konzentrationen wird aufgezeichnet.

Extraktion: Durch das Transfusionsbesteck wird eine der Hälfte des Nennvolumens entsprechende Menge Extraktionsmittel EM, welches zuvor in einem gut verschlossenen Kolben auf 37 °C erwärmt wurde, eingeführt. Alle Luft im Behältnis wird hinausgedrückt, die Stutzen zugeschmolzen und das so gefüllte Behältnis in waagerechter Lage in einem Wasserbad von

37 ± 1 °C ohne Schütteln 60 ± 1 min lang gehalten. Das Behältnis wird herausgenommen, vorsichtig 10mal hin- und herbewegt und der Inhalt in einen Glaskolben gegossen. Sofort wird die Absorption im Absorptionsmaximum bei 272 nm gegen das Extraktionsmittel EM als Kompensationsflüssigkeit gemessen.

Mit Hilfe der Eichkurve wird die Konzentration des DEHP in Milligramm je 100 ml Extrakt bestimmt. Die Konzentration darf höchstens 10 mg je 100 ml betragen.

Verpackung und Beschriftung

Wie unter „Sterile Kunststoffbehältnisse" (VI.2.2.2.1).

VI.2.2.2.3 Sterile PVC-Behältnisse mit Stabilisatorlösung

Die sterilen Behältnisse mit einer der Monographie „Stabilisatorlösungen für Blutkonserven" entsprechenden Stabilisatorlösung werden für die Entnahme, Lagerung und Verabreichung des Blutes verwendet. Vor der Füllung entsprechen die Behältnisse der Beschreibung und den Eigenschaften unter „Sterile PVC-Behältnisse" (VI.2.2.2.2).

Mit Ausnahme der unter „Sterile Kunststoff-Behältnisse" (VI.2.2.2.1) zugelassenen Sonderfälle müssen Art und Zusammensetzung des Materials, aus denen die Behältnisse hergestellt sind, den Vorschriften unter „Kunststoffe auf Polyvinylchlorid-Basis für Behältnisse zur Aufnahme von Blut und Blutprodukten" (VI.1.2.1.1) entsprechen.

Prüfung auf Reinheit

Die Behältnisse müssen den unter „Sterile Kunststoffbehältnisse" (VI.2.2.2.1) vorgeschriebenen sowie folgenden Prüfungen entsprechen.

Volumen der Antikoagulans-Lösung: Die Stabilisatorlösung wird in einen Meßzylinder geleert. Das gemessene Volumen darf höchstens ±10 Prozent von der angegebenen Menge abweichen.

Spektrophotometrische Prüfung: Die Absorption (V.6.19) der dem Behältnis entnommenen Stabilisatorlösung wird zwischen 250 und 350 nm gegen eine Stabilisatorlösung der gleichen Zusammensetzung, welche jedoch nicht mit dem Kunststoff in Kontakt kam, als Kompensationsflüssigkeit gemessen. Die Absorption im Absorptionsmaximum bei 280 nm darf höchstens 0,5 betragen.

Extrahierbares Diethylhexylphthalat: Die Stabilisatorlösung wird sorgfältig durch den flexiblen Entnahme-Schlauch entfernt. Mittels eines auf diesen Schlauch befestigten Trichters wird das Behältnis vollständig mit Wasser gefüllt. 1 min lang wird das Behältnis unter leichtem Massieren stehengelassen und dann vollständig entleert. Diese Spülung wird wiederholt.

Das so gespülte und entleerte Behältnis muß der Prüfung auf „Extrahierbares Diethylhexylphthalat", wie unter „Sterile PVC-Behältnisse" (VI.2.2.2.2) beschrieben, genügen.

Verpackung und Beschriftung

Wie unter „Sterile Kunststoffbehältnisse" (VI.2.2.2.1).

VII
Reagenzien

Übersicht über VII.1 und VII.2

Anilinsulfat-Lösung *RN*
Anionenaustauscher *R*
Anisaldehyd *R*
Anisaldehyd-Reagenz *R*
Anisaldehyd-Reagenz *R* 1
Anthranilsäure *R*
Antimon(III)-chlorid *R*
Antimon(III)-chlorid-Lösung *R*
Antimon(III)-chlorid-Lösung *R* 1
Aprotinin *R*
Arabinose *R*
Arbutin *RN*
Argon *R*
Arsen(III)-oxid *R*
Ascorbinsäure *R*
Atropinsulfat *R*

Barbital *R*
Barbital-Natrium *R*
Barbitursäure *R*
Bariumcarbonat *R*
Bariumchlorid *R*
Bariumchlorid-Lösung *R* 1
Bariumchlorid-Lösung *R* 2
Bariumhydroxid *R*
Bariumhydroxid-Lösung *R*
Bariumsulfat *R*
Benzaldehyd *R*
Benzalkoniumchlorid *R*
Benzethoniumchlorid *R*
Benzil *R*
Benzoesäure *R*
Benzoin *R*
Benzol *R*
Benzophenon *R*
Benzoylargininethylesterhydrochlorid *R*
Benzoylchlorid *R*
Benzylalkohol *R*
Benzylbenzoat *RN*
Benzylcinnamat *RN*
Benzylpenicillin-Natrium *R*
Bismutcarbonat, basisches *R*
Bismutnitrat, basisches *R*
Blei(II)-acetat *R*
Blei(II)-acetat-Lösung *R*
Blei(II)-acetat-Lösung, basische *R*
Blei(II)-acetat-Papier *R*
Blei(II)-acetat-Watte *R*
Blei(II)-nitrat *R*
Blei(II)-nitrat-Lösung *R*
Blei(IV)-oxid *R*
Blutplättchen-Ersatz *R*
BMP-Mischindikator-Lösung *R*
Borneol *R*
Bornylacetat *R*
Borsäure *R*
Brenzcatechin *R*
Brom *R*
Bromwasser *R*
Brom-Lösung *R*
Bromcresolgrün *R*
Bromcresolgrün-Lösung *R*
Bromcresolgrün-Lösung *RN*
Bromcresolpurpur *R*
Bromcresolpurpur-Lösung *R*
Bromcyan-Lösung *R*
Bromelain *R*
Bromelain-Lösung *R*
Bromphenolblau *R*
Bromphenolblau-Lösung *R*
Bromphenolblau-Lösung *R* 1
Bromphenolblau-Lösung *R* 2
Bromphenolblau-Mischindikator-Lösung *RN*
Bromthymolblau *R*
Bromthymolblau-Lösung *R* 1
Bromthymolblau-Lösung *R* 2
Bromthymolblau-Lösung *R* 3
Brucin *R*
1-Butanol *R*
2-Butanol *R*
tert-Butanol *R*
Butylacetat *R*
Butylamin *R*
Butylhydroxytoluol *R*

Cadmium *R*
Caesiumchlorid *R*
Calciumcarbonat *R*
Calciumchlorid *R*
Calciumchlorid-Lösung *R*
0,01 M-Calciumchlorid-Lösung *R*
0,02 M-Calciumchlorid-Lösung *R*
Calciumchlorid, wasserfreies *R*
Calciumfluorid *R*
Calciumhydroxid *R*
Calciumhydroxid-Lösung *R*
Calciumlactat *R*
Calciumsulfat-Hemihydrat *R*
Calciumsulfat-Lösung *R*
Calconcarbonsäure *R*
Calconcarbonsäure-Verreibung *R*
Capsaicin *RN*
Carbomer *R*
Carboxymethylcellulose *R*
Carvon *RN*
Casein *R*
Casein *RN*
Casein-Lösung *R*
Casein-Lösung *RN*
Cellulose zur Chromatographie *R*
Cellulose zur Chromatographie *R* 1
Cellulose zur Chromatographie F_{254} *R*
Cephaelindihydrochlorid *R*

Cephalin-Reagenz *R*
Cer(III)-nitrat *R*
Cetrimid *R*
Chinhydron *R*
Chinidin *R*
Chinin *R*
Chininhydrochlorid *R*
Chininsulfat *R*
Chinolin *R*
Chloracetanilid *R*
Chloralhydrat *RN*
Chloralhydrat-Lösung *RN*
Chloralhydrat-Lösung *RN* 1
Chloramin T *R*
Chloramin-T-Lösung *R*
Chloranilin *R*
2-Chlor-4-nitroanilin *RN*
Chloroform *R*
Chloroform, ethanolfreies *R*
[D] Chloroform *R*
Chlorphenol *R*
Chlorsulfonsäure *R*
Chlortrimethylsilan *R*
Cholesterol *R*
Cholinchlorid *R*
Chromazurol S *R*
Chrom(III)-kaliumsulfat *R*
Chromotrop 2B *R*
Chromotrop-2B-Lösung *R*
Chromotrop-Lösung *RN*
Chromotropsäure *R*
Chromotropsäure-Reagenz *RN*
Chrom(VI)-oxid *R*
Chromschwefelsäure *R*
Cianidanol *RN*
Cinchonidin *R*
Cinchonin *R*
Cineol *R*
Citral *R*
Citropten *R*
Citronensäure *R*
Citronensäure, kupferfreie *R*
Citronensäure, wasserfreie *R*
Cobalt(II)-acetat *R*
Cobalt(II)-chlorid *R*
Cobalt(II)-nitrat *R*
Codein *R*
Codeinphosphat *R*
Coffein *RN*
Convallatoxin *RN*
o-Cresol *R*
Cresolrot *R*
Cresolrot-Lösung *R*
Curcumin *RN*
Cyanessigsäureethylester *R*
Cyanocobalamin *R*
Cyclohexan *R*
Cyclohexan *R* 1
Cymarin *RN*

Dansylchlorid *R*
Dantron *RN*
Decylalkohol *R*
Desoxyribonucleinsäure, Natriumsalz *R*
Dextran zur Chromatographie, quervernetztes *R* 1
Dextran zur Chromatographie, quervernetztes *R* 2
Dextranblau 2000 *R*
Dianisidin *R*
Dianisidin-Reagenz *R*
Diazobenzolsulfonsäure-Lösung *R* 1
Dibutylether *R*
Dibutylphthalat *R*
Dichlorbenzol *R*
Dichlorchinonchlorimid *R*
Dichlorchinonchlorimid-Lösung *RN*
Dichlorchinonchlorimid-Lösung *RN* 1
Dichlorethan *R*
Dichlorfluorescein *R*
Dichlormethan *R*
Dichlorphenolindophenol *R*
Dichlorphenolindophenol-Lösung *R*
Didodecyl(3,3′-thiodipropionat) *R*
Diethanolamin *R*
Diethoxytetrahydrofuran *R*
Diethylamin *R*
Diethylhexylphthalat *R*
Diethylphenylendiaminsulfat *R*
Digitoxin *R*
Digoxin *RN*
Dihydroxynaphthalin *R*
2,7-Dihydroxynaphthalin *R*
2,7-Dihydroxynaphthalin-Lösung *R*
Diisopropylether *R*
Dimethylaminobenzaldehyd *R*
Dimethylaminobenzaldehyd-Lösung *R* 1
Dimethylaminobenzaldehyd-Lösung *R* 2
Dimethylaminobenzaldehyd-Lösung *R* 6
Dimethylaminobenzaldehyd-Lösung *R* 7
Dimethylaminobenzaldehyd-Reagenz *RN*
N,N-Dimethylanilin *R*
2,6-Dimethylanilin *R*
Dimethylformamid *R*
Dimethylgelb *R*
Dimethylphthalat *R*
Dimethylpiperazin *R*
Dimethylsulfoxid *R*
[D$_6$]Dimethylsulfoxid *R*
Dimethyltetradecylamin *R*
Dimidiumbromid *R*
Dimidiumbromid-Sulfanblau-Reagenz *R*
Dinitrobenzoesäure *R*
Dinitrobenzoesäure-Lösung *R*
Dinitrobenzol *R*
Dinitrobenzol-Lösung *R*

3,5-Dinitrobenzoylchlorid *RN*
Dinitrophenylhydrazin *R*
Dinitrophenylhydrazin-Reagenz *R*
Dinitrophenylhydrazin-Schwefelsäure-Lösung *RN* 1
Dinitrophenylhydrazin-Schwefelsäure-Lösung *RN* 2
Dinitrophenylhydrazin-Schwefelsäure-Reagenz *RN*
Dinonylphthalat *R*
Dioctadecyldisulfid *R*
Dioctadecyl(3,3′-thiodipropionat) *R*
Dioxan *R*
Dioxaphosphan *R*
Diphenylamin *R*
Diphenylamin-Lösung *R*
Diphenylamin-Lösung *R* 1
Diphenylanthracen *R*
Diphenylbenzidin *R*
Diphenylboryloxyethylamin *R*
Diphenylcarbazid *R*
Diphenylcarbazid-Lösung *R*
Diphenylcarbazon *R*
Diphenylcarbazon-Quecksilber(II)-chlorid-Reagenz *R*
Diphenyloxazol *R*
Diphenylphenylenoxid-Polymer *R*
Dipikrylamin *RN*
Ditetradecyl(3,3′-thiodipropionat) *R*
Dithiol *R*
Dithiol-Reagenz *R*
Dithizon *R*
Dithizon-Lösung *R*
Dithizon-Lösung *R* 1
Dithizon-Lösung *R* 2
Dotriacontan *R*
Dragendorffs Reagenz *R*
Dragendorffs Reagenz *R* 1
Dragendorffs Reagenz *R* 2
Dragendorffs Reagenz *RN*
Dragendorffs Reagenz, verdünntes *R*

Echtblausalz B *RN*
Echtblausalz-B-Lösung *RN*
Echtgelb *R*
Echtrotsalz B *R*
Eisen *R*
Eisen(III)-chlorid *R*
Eisen(III)-chlorid-Essigsäure-Reagenz *RN*
Eisen(III)-chlorid-Lösung *R* 1
Eisen(III)-chlorid-Lösung *R* 2
Eisen(III)-salicylat-Lösung *R*
Eisen(II)-sulfat
Eisen(II)-sulfat-Lösung *RN*
Eisen(II)-sulfat-Lösung *R* 2
Eisen(III)-sulfat *R*
Emetindihydrochlorid *R*
Emodin *R*
Enterokinase-Lösung *R*
Ephedrinhydrochlorid *RN*
Eriochromschwarz T *R*
Eriochromschwarz-T-Lösung *RN*
Eriochromschwarz-T-Mischindikator *RN*
Eriochromschwarz-T-Verreibung *R*
Erythrozyten-Suspension vom Kaninchen *R*
Essigsäure 98 % *R*
Essigsäure 30 % *R*
Essigsäure 12 % *R*
Essigsäure 5 %, methanolische *RN*
Essigsäure, wasserfreie *R*
Ethanol 96 % *R*
Ethanol 96 %, aldehydfreies *R*
Ethanol 90 % *RN*
Ethanol 70 % *RN*
Ethanol 60 % *RN*
Ethanol 50 % *RN*
Ethanol, wasserfreies *R*
Ethanol, wasserfreies *R* 1
Ether *R*
Ether, peroxidfreier *R*
Ethoxychrysoidinhydrochlorid *R*
Ethoxychrysoidinhydrochlorid-Lösung *R*
Ethylacetat *R*
Ethylbenzol *R*
Ethylendiamin *R*
Ethylenglycol *R*
Ethylenglycol-Lösung *RN*
Ethylenglycolmonomethylether *R*
Ethyl-4-hydroxybenzoat *R*
Ethylmethylketon *R*
Ethylvinylbenzol-Divinylbenzol-Copolymer *R*
Eugenol *R*
Euglobulin vom Menschen *R*

Fehlingsche Lösung *R*
Fehlingsche Lösung *R* 1
Fehlingsche Lösung *R* 2
Ferrocyphen *R*
Ferroin-Lösung *R*
Fibrinogen *R*
Fluorescein *RN*
Fluorescein-Natrium *R*
Fluorescein-Natrium-Lösung *R*
Flußsäure *R*
Folins Reagenz *RN*
Folsäure *R*
Formaldehyd-Lösung *R*
Formaldehyd-Schwefelsäure *R*
Formamid *R*
Fuchsin *R*
Fucose *R*
Furfural *R*

Galactose *R*
Gallussäure *RN*
Gelatine *R*

Gitoxin *R*
Glucose *R*
Glycerol *R*
Glycerol 85 % *R*
Glycolsäure *R*
Glycyrrhetinsäure *R*
Glyoxalbishydroxyanil *R*
Guajacol *R*
Guajacol-Lösung *R*
Guajakharz *R*
Guajak-Tinktur *R*
Guajazulen *R*
Gummi, arabisches *R*
Gummi-Lösung, arabisches *R*

Hämoglobin *RN*
Hämoglobin-Lösung *RN*
Harnstoff *R*
Helium zur Chromatographie *R*
Heptan *R*
Hexachloroplatin(IV)-wasserstoffsäure *R*
Hexamethyldisilazan *R*
Hexan *R*
Hexan zur Spektroskopie *RN*
Histamindihydrochlorid *R*
Histamin-Lösung *R*
Histaminphosphat *R*
Histidinmonohydrochlorid *R*
Holmiumoxid *R*
Holmiumperchlorat-Lösung *R*
Hydrazinsulfat *R*
Hydrochinon *R*
Hydroxychinolin *R*
Hydroxylaminhydrochlorid *R*
Hydroxylaminhydrochlorid-Lösung *R* 2
Hydroxylaminhydrochlorid-Lösung, bleifreie *R*
Hydroxylaminhydrochlorid-Lösung, ethanolische *R*
Hydroxymethylfurfural *R*
Hyoscyaminsulfat *R*
Hyperosid *RN*
Hypophosphit-Reagenz *R*
Hypophosphorige Säure, verdünnte *R*
Hypoxanthin *R*

Imidazol *R*
Iminobibenzyl *R*
Indigocarmin *R*
Indigocarmin-Lösung *R*
Indigocarmin-Lösung *R* 1
Indigocarmin-Phenolrot-Lösung *RN*
Indophenolblau *R*
Iod *R*
Iod Chloroform *R*
Iod-Glycerol *RN*
Iod-Lösung *R*
Iod-Lösung *RN*
Iod-Lösung *R* 1
Iod-Lösung *R* 2
Iod-Lösung *R* 3
Iod-Lösung, ethanolische *R*
2-Iodbenzoesäure *R*
2-Iodhippursäure *R*
Iodmonobromid *R*
Iodmonobromid-Lösung *R*
Iod(V)-oxid, gekörntes *R*
Iodplatin-Reagenz *R*
Isatin *R*
Isatin-Reagenz *R*
Isoamylalkohol *R*
Isobutylmethylketon *R*
Isopropylalkohol *R*
Isopropylalkohol *R* 1

Kaffeesäure *R*
Kaliumacetat *R*
Kaliumacetat-Lösung *R*
Kaliumantimonoxidtartrat *R*
Kaliumbromat *R*
Kaliumbromid *R*
Kaliumcarbonat *R*
Kaliumchlorat *R*
Kaliumchlorid *R*
0,1 M-Kaliumchlorid-Lösung *R*
Kaliumchromat *R*
Kaliumchromat-Lösung *R*
Kaliumcitrat *R*
Kaliumcyanid *R*
Kaliumcyanid-Lösung *R*
Kaliumdichromat *R*
Kaliumdichromat-Lösung *R*
Kaliumdichromat-Lösung *R* 1
Kaliumdichromat-Salpetersäure-Reagenz *R*
Kaliumdihydrogenphosphat *R*
0,2 M-Kaliumdihydrogenphosphat-Lösung *R*
Kaliumhexacyanoferrat(II) *R*
Kaliumhexacyanoferrat(II)-Lösung *R*
Kaliumhexacyanoferrat(III) *R*
Kaliumhexacyanoferrat(III)-Lösung *R*
Kaliumhexahydroxoantimonat(V) *R*
Kaliumhexahydroxoantimonat(V)-Lösung *R*
Kaliumhydrogencarbonat *R*
Kaliumhydrogencarbonat-Lösung, methanolische *R*
Kaliumhydrogenphthalat *R*
0,2 M-Kaliumhydrogenphthalat-Lösung *R*
Kaliumhydrogensulfat *R*
Kaliumhydrogentartrat *R*
Kaliumhydroxid *R*
2 N-Kaliumhydroxid-Lösung, ethanolische *R*
Kaliumhydroxid-Lösung, methanolische *RN*
Kaliumhydroxid-Lösung 20 % *RN*
Kaliumhydroxid-Lösung 7 %,
ethanolische und carbonatfreie *R*
Kaliumhydroxid-Lösung 3 %, ethanolische *R*

0,5 N-Kaliumhydroxid-Lösung in Ethanol 10 % (V/V) *R*
Kaliumiodat *R*
Kaliumiodat-Lösung *RN*
Kaliumiodid *R*
Kaliumiodid-Lösung *R*
Kaliumiodid-Lösung, gesättigte *R*
Kaliumiodid-Stärke-Lösung *R*
Kaliumiodid-Stärke-Papier *R*
Kaliummonohydrogenphosphat *R*
Kaliumnatriumtartrat *R*
Kaliumnitrat *R*
Kaliumpermanganat *R*
Kaliumpermanganat-Lösung *R*
Kaliumpermanganat-Phosphorsäure *R*
Kaliumpermanganat-Phosphorsäure *RN*
Kaliumperrhenat *R*
Kaliumpersulfat *R*
Kaliumplumbit-Lösung *R*
Kaliumsulfat *R*
Kaliumsulfat-Lösung *RN*
Kaliumtartrat *R*
Kaliumtetraoxalat *R*
Kaliumthiocyanat *R*
Kaliumthiocyanat-Lösung *R*
Kaolin, leichtes *R*
Karl-Fischer-Lösung *R*
Kationenaustauscher *R*
Kationenaustauscher, schwach saurer *R*
Kationenaustauscher, stark saurer *R*
Khellin *RN*
Kieselgel G *R*
Kieselgel GF_{254} *R*
Kieselgel H *R*
Kieselgel H, silanisiertes *R*
Kieselgel HF_{254} *R*
Kieselgel HF_{254}, silanisiertes *R*
Kieselgel zur Chromatographie, octadecylsilyliertes *R*
Kieselgel zur Chromatographie, octylsilyliertes *R*
Kieselgur *R*
Kieselgur G *R*
Kieselgur H *R*
Kieselgur zur Gaschromatographie *R*
Kieselgur zur Gaschromatographie *R* 1
Kieselgur zur Gaschromatographie, silanisiertes *R*
Kieselgur-Filtrierhilfsmittel *RN*
Koagulationsfaktor-V-Lösung *R*
Kohlendioxid *R*
Kohlenwasserstoffe zur Gaschromatographie *R*
Kongorot *R*
Kongorot-Fibrin *R*
Kongorot-Lösung *R*
Kongorot-Papier *R*
Kristallviolett *R*
Kristallviolett-Lösung *R*
Kunststoffadditiv *R* 1
Kunststoffadditiv *R* 2
Kunststoffadditiv *R* 3
Kunststoffadditiv *R* 4
Kupfer *R*
Kupfer(II)-acetat *R*
Kupfer(I)-chlorid *R*
Kupfer(II)-chlorid *R*
Kupfer(I)-chlorid-Lösung *R*
Kupfer(II)-citrat-Lösung *R*
Kupfer(II)-citrat-Lösung *R* 1
Kupferedetat-Lösung *R*
Kupfer(II)-nitrat *R*
Kupfer(II)-nitrat-Lösung, ammoniakalische *R*
Kupfer(II)-sulfat *R*
Kupfer(II)-sulfat-Lösung *R*
Kupfer(II)-tetrammin-Reagenz *R*

Lackmus *R*
Lackmuspapier, blaues *R*
Lackmuspapier, rotes *R*
Lanatosid C *RN*
Lanthannitrat *R*
Lanthannitrat-Lösung *R*
Leucin *R*
Linalool *RN*
Linalylacetat *RN*
Lithium *R*
Lithiumcarbonat *R*
Lithiumchlorid *R*
Lithiumhydroxid *R*
Lithiumsulfat *R*

Macrogol 300 *R*
Macrogol 400 *R*
Macrogol 1000 *R*
Macrogol 6000 *R*
Macrogol 20 000 *R*
Macrogoladipat *R*
Macrogolsuccinat *R*
Magnesium *R*
Magnesiumacetat *R*
Magnesiumchlorid *R*
Magnesiumoxid *R*
Magnesiumoxid *R* 1
Magnesiumperchlorat *R*
Magnesiumsulfat *R*
Magnesiumsulfat, wasserfreies *RN*
Magnesiumuranylacetat-Lösung *R*
Maisöl *R*
Malachitgrün *R*
Malachitgrün-Lösung *R*
Maleinsäure *R*
Maleinsäureanhydrid *R*
Maleinsäureanhydrid-Lösung *R*
Mangan(IV)-oxid *R*
Mangan(II)-sulfat *R*
Mannitol *R*

Mannose *R*
Mayers Reagenz *R*
Menthol *R*
Menthylacetat *R*
Mercaptopurin *R*
Metanilgelb *R*
Metanilgelb-Lösung *R*
Methanol *R*
Methanol, wasserfreies *R*
Methansulfonsäure *R*
Methenamin *R*
L-Methionin *R*
Methoxyphenylessigsäure *R*
Methoxyphenylessigsäure-Reagenz *R*
Methylarachidat *R*
Methylcellulose 450 *R*
Methyldecanoat *R*
Methylenbisacrylamid *R*
Methylenbisdimethylanilin *R*
Methylenblau *R*
Methylenblau-Lösung *RN*
Methylgrün *R*
Methylgrün-Papier *R*
Methyl-4-hydroxybenzoat *R*
Methyllaurat *R*
Methylmyristat *R*
Methyloleat *R*
Methylorange *R*
Methylorange-Lösung *R*
Methylorange-Mischindikator-Lösung *R*
Methylpalmitat *R*
Methylphenyloxazolylbenzol *R*
Methylpiperazin *R*
2-Methyl-1-propanol *RN*
Methylrot *R*
Methylrot-Lösung *R*
Methylrot-Mischindikator-Lösung *R*
Methylstearat *R*
Millons Reagenz *R*
Molybdänschwefelsäure *R* 2
Molybdänschwefelsäure *R* 3
Molybdat-Vanadat-Reagenz *R*
Molybdat-Vanadat-Reagenz *R* 2
Molybdat-Wolframat-Reagenz *R*
Molybdat-Wolframat-Reagenz, verdünntes *R*
Molybdatophosphorsäure *R*
Molybdatophosphorsäure-Lösung *R*
Molybdatophosphorsäure-Lösung, ethanolische *RN*
Morphinhydrochlorid *R*
Morpholin *R*

Naphthalin *R*
Naphtharson *R*
Naphtharson-Lösung *R*
1-Naphthol *R*
1-Naphthol-Lösung *R*
2-Naphthol *R*
2-Naphthol-Lösung *R*
Naphtholbenzein *R*
Naphtholbenzein-Lösung *R*
Naphtholgelb *R*
Naphtholgelb S *RN*
1-Naphthylamin *R*
Naphthylethylendiamindihydrochlorid *R*
Natrium *R*
Natriumacetat *R*
Natriumacetat-Lösung *R*
Natriumacetat, wasserfreies *R*
Natriumascorbat-Lösung *R*
Natriumazid *R*
Natriumbismutat *R*
Natriumbromid *R*
Natriumcarbonat *R*
Natriumcarbonat, wasserfreies *R*
Natriumcarbonat-Lösung *R*
Natriumcarbonat-Lösung *R* 1
Natriumcarbonat-Natriumchlorid-Lösung *RN*
Natriumchlorid *R*
Natriumchlorid-Lösung *R*
0,15 M-Natriumchlorid-Lösung *R*
Natriumchlorid-Lösung, citrathaltige *R*
Natriumchlorid-Lösung, gesättigte *RN*
Natriumcitrat *R*
Natriumdiethyldithiocarbamat *R*
Natriumdiethyldithiocarbamat-Lösung *R*
Natriumdihydrogenphosphat *R*
Natriumdiphosphat *R*
Natriumdisulfit *R*
Natriumdithionit *R*
Natriumdodecylsulfat *R*
Natriumedetat *R*
Natriumfluorid *R*
Natriumheptansulfonat *RN*
Natriumhexanitrocobaltat (III) *R*
Natriumhexanitrocobaltat-(III)-Lösung *R*
Natriumhydrogencarbonat *R*
Natriumhydrogencarbonat-Lösung *R*
Natriumhydroxid *R*
Natriumhydroxid-Lösung 4N *RN*
Natriumhydroxid-Lösung 40 % *R*
Natriumhydroxid-Lösung 8,5 % *R*
Natriumhypobromit-Lösung *R*
Natriumhypochlorit-Lösung *R*
Natriumhypophosphit *R*
Natriumiodid *R*
Natriummolybdat *R*
Natriummonohydrogencitrat *R*
Natriummonohydrogenphosphat *R*
Natriummonohydrogenphosphat-Lösung *R*
Natriumnaphthochinonsulfonat *R*
Natriumnitrat *R*
Natriumnitrit *R*
Natriumnitrit-Lösung *R*
Natriumoxalat *R*

Natriumpentacyanonitrosylferrat *R*
Natriumperiodat *R*
Natriumpikrat-Lösung, alkalische *R*
Natriumpolyphosphat *R*
Natriumpolyphosphat-Lösung *R*
Natriumsalicylat *R*
Natriumsulfat, wasserfreies *R*
Natriumsulfid *R*
Natriumsulfid-Lösung *R*
Natriumsulfit *R*
Natriumsulfit, wasserfreies *R*
Natriumtetraborat *R*
Natriumtetraphenylborat *R*
Natriumtetraphenylborat-Lösung *R*
Natriumthioglycolat *R*
Natriumthiosulfat *R*
Natriumtrimethylsilyl-[D_4]propionat *R*
Natriumwolframat *R*
Neßlers Reagenz *R*
Nickel(II)-sulfat *R*
Nicotin *RN*
Nilblau A *R*
Nilblau-A-Lösung *R*
Ninhydrin *R*
Ninhydrin-Lösung *R*
Ninhydrin-Lösung *R* 1
Ninhydrin-Lösung *R* 2
Ninhydrin-Reagenz *R*
Ninhydrin-Reagenz *R* 1
Nitranilin *R*
Nitrit-Reagenz *R*
Nitrobenzaldehyd *R*
3-Nitrobenzaldehyd *RN*
Nitrobenzaldehyd-Lösung *R*
Nitrobenzaldehyd-Papier *R*
Nitrobenzol *R*
Nitrobenzoylchlorid *R*
Nitrobenzylchlorid *R*
Nitrobenzylchlorid-Lösung *R*
Nitromethan *R*
Nitrophenylphosphat *R*
Nitrophenylphosphat-Lösung *R*
Nitrosodimethylanilin *R*
DL-Norleucin *R*
Noscapinhydrochlorid *RN*

Octoxinol 10 *R*
Oleandrin *RN*
Olivenöl *R*
Olivenöl-Emulsion *R*
Osmium(VIII)-oxid *R*
Osmium(VIII)-oxid-Lösung *R*
Oxalsäure *R*
Oxalsäure-Schwefelsäure-Lösung *R*

Palmitinsäure *R*
Papaverinhydrochlorid *RN*
Paracetamol *R*
Paracetamol, 4-Aminophenolfreies *R*
Paraffin, flüssiges *R*
Pararosaniliniumchlorid *R*
Pararosaniliniumchlorid-Reagenz *R*
Penicillinase-Lösung *R*
Pentan *R*
Pentanol *R*
Perchlorsäure *R*
Perchlorsäure-Lösung *R*
Periodat-Essigsäure-Reagenz *R*
Petroläther *R*
Petroläther *R* 1
Petroläther *R* 2
Phenanthren *R*
Phenanthrolinhydrochlid *R*
Phenazon *R*
Phenol *R*
Phenol-Lösung *RN*
Phenolphthalein *R*
Phenolphthalein-Lösung *R*
Phenolphthalein-Lösung *R* 1
Phenolphthalein-Papier *R*
Phenolrot *R*
Phenolrot-Lösung *R*
Phenolrot-Lösung *R* 1
Phenoxybenzaminhydrochlorid *R*
Phenoxyessigsäure *R*
Phenoxyethanol *R*
Phenylalanin *R*
p-Phenylendiamin *RN*
Phenylhydrazin *R*
Phenylhydrazinhydrochlorid *R*
Phenylhydrazinhydrochlorid-Lösung *R*
Phenylhydrazin-Schwefelsäure *R*
Phloroglucin *R*
Phosgen-Reagenzpapier *R*
Phospholipid *R*
Phospholipid-Reagenz *R*
Phosphor(V)-oxid *R*
Phosphorsäure 85 % *R*
Phosphorsäure 10 % *R*
Phthaleinpurpur *R*
Phthalsäure *R*
Pikrinsäure *R*
Pikrinsäure-Lösung *R*
Pikrinsäure-Lösung *R* 1
Piperazin-Hexahydrat *R*
Piperidin *R*
Plasma, blutplättchenarmes *R*
Plasmasubstrat *R*
Plasmasubstrat *R* 1
Plasmasubstrat *R* 2
Plasmasubstrat, Faktor-V-freies *R*
Poly(cyanopropylmethylphenylmethyl)siloxan *R*
Polydimethylsiloxan *R*
Polymethylphenylsiloxan *R*

Polyphosphorsäure *R*
Polysorbat 80 *R*
Polyvidon *R*
Prednisolon *R*
1-Propanol *R*
Propionsäureanhydrid *R*
Propionsäureanhydrid-Reagenz *R*
Propylenglycol *R*
Propyl-4-hydroxybenzoat *R*
Proscillaridin *RN*
Protaminsulfat *R*
Pyridin *R*
Pyridin, wasserfreies *R*
Pyridylazonaphthol *R*
Pyridylazonaphthol-Lösung *R*
Pyrogallol *R*
Pyrogallol-Lösung, alkalische *R*

Quecksilber *R*
Quecksilber(II)-acetat *R*
Quecksilber(II)-acetat-Lösung *R*
Quecksilber(II)-bromid *R*
Quecksilber(II)-bromid-Papier *R*
Quecksilber(II)-chlorid *R*
Quecksilber(II)-chlorid-Lösung *R*
Quecksilber(II)-iodid *R*
Quecksilber(II)-nitrat *R*
Quecksilber(II)-oxid *R*
Quecksilber(II)-sulfat-Lösung *R*
Quecksilber(II)-thiocyanat *R*
Quecksilber(II)-thiocyanat-Lösung *R*

Raney-Nickel *R*
Rapsöl *R*
Reduktionsgemisch *R*
Referenzethanol *RN*
Reineckesalz *R*
Reineckesalz-Lösung *R*
Reserpin *RN*
Resorcin *R*
Resorcin-Lösung *R*
Resorcin-Reagenz *R*
Rhamnose *R*
Rhaponticin *R*
Rhein *RN*
Rhodamin B *R*
Rinderalbumin *R*
Rinderhirn, getrocknetes *R*
Rutheniumrot *R*
Rutheniumrot-Lösung *R*
Rutosid *R*

Saccharose *R*
Säure-Reagenz *RN*
Säureblau 90 *R*
Salicylsäure *R*
Salpetersäure 65 % *R*
Salpetersäure 65 %, bleifreie *R*
Salpetersäure 65 %, blei- und cadmiumfreie *R*
Salpetersäure 12,5 % *R*
Salpetersäure, rauchende *R*
Salzsäure 36 % *R*
Salzsäure 36 %, bromhaltige *R*
Salzsäure 25 % *R*
Salzsäure 7 % *R*
Salzsäure 1 % *RN*
Saponin *RN*
Schiffs Reagenz *R*
Schiffs Reagenz *R* 1
Schiffs Reagenz *RN*
Schwefel *RN*
Schwefeldioxid *R*
Schwefelkohlenstoff *R*
Schwefelsäure 96 % *R*
Schwefelsäure 96 %, nitratfreie *R*
Schwefelsäure 90 % *RN*
Schwefelsäure 35 %, ethanolische *R*
Schwefelsäure 25 %, ethanolische *R*
Schwefelsäure 10 % *R*
Schwefelsäure 2,5 %, ethanolische *R*
Schwefelwasserstoff *R*
Schwefelwasserstoff-Lösung *R*
Scopolaminhydrobromid *R*
Scopoletin *RN*
Seesand *RN*
Selen *R*
Serin *R*
Serumalbumin-Reagenz *R*
Silberdiethyldithiocarbamat *R*
Silbernitrat *R*
Silbernitrat-Lösung *R* 1
Silbernitrat-Lösung *R* 2
Silbernitrat-Lösung, ammoniakalische *R*
Silbernitrat-Pyridin *R*
Silberoxid *R*
Silicagel *R*
Sonnenblumenöl *R*
Sorbitol *R*
Sprühreagenz A *R*
Squalan *R*
Stärke, lösliche *R*
Stärke-Lösung *R*
Stärke-Lösung *R* 2
Stärke-Lösung, iodidfreie *R*
Stärke-Papier, iodathaltiges *R*
Stearinsäure *R*
Stickstoff *R*
Stickstoff, sauerstofffreier *R*
Stickstoff zur Chromatographie *R*
Styrol-Divinylbenzol-Copolymer *R*
Sudan-III *RN*
Sudan-III-Glycerol *R*
Sudangelb *RN*
Sudanrot G *R*

Sulfaminsäure *R*
Sulfanblau *R*
Sulfanilamid *R*
Sulfanilsäure *R*
Sulfanilsäure-Lösung, diazotierte *R*
Sulfathiazol *R*
Sulfosalicylsäure *R*

Talkum *R*
Tannin *R*
Testosteronpropionat *R*
Tetrabutylammoniumdihydrogenphosphat *R*
Tetrabutylammoniumiodid *R*
Tetrachlorethan *R*
Tetrachlorethylen *R*
Tetrachlorkohlenstoff *R*
Tetrahydrofuran *R*
Tetramethylammoniumhydroxid-Lösung *R*
Tetramethylammoniumhydroxid-Lösung, verdünnte *R*
Tetramethylethylendiamin *R*
Tetramethylsilan *R*
Tetrazolblau *R*
Tetrazolblau-Lösung, alkalische *R*
Thallium(I)-sulfat *R*
Thebain *RN*
Theophyllin *R*
Thioacetamid *R*
Thioacetamid-Lösung *R*
Thioacetamid-Reagenz *R*
Thiobarbitursäure *RN*
Thiobarbitursäure-Lösung *RN*
Thioglycolsäure *R*
Thioharnstoff *R*
Thiomersal *R*
Threonin *R*
Thrombin *R*
Thromboplastin-Reagenz *R*
Thujon *RN*
Thymol *R*
Thymolblau *R*
Thymolblau-Lösung *R*
Thymolphthalein *R*
Thymolphthalein-Lösung *R*
Thymolphthalein-Lösung *RN* 2
Titan(III)-chlorid *RN*
Titan(III)-chlorid-Lösung *RN*
Titangelb *R*
Titangelb-Lösung *R*
Titan(IV)-oxid *R*
Titansulfat-Lösung *R*
o-Tolidin *RN*
o-Tolidin-Lösung *RN*
o-Toluidin *R*
p-Toluidin *R*
Toluidinblau *R*
Toluol *R*
Toluol, schwefelfreies *R*
2-Toluolsulfonamid *RN*
4-Toluolsulfonamid *R*
4-Toluolsulfonamid *RN*
4-Toluolsulfonsäure *R*
Tosylargininmethylesterhydrochlorid *R*
Tosylphenylalanylchlormethan *R*
Tragant, pulverisierter *RN*
Triacetin *R*
Trichloressigsäure *R*
Trichlortrifluorethan *R*
Triethanolamin *R*
Triethylendiamin *R*
Trigonellinhydrochlorid *RN*
Trimethylpentan *R*
Trimethylpyridin *R*
Triphenyltetrazoliumchlorid *R*
Triphenyltetrazoliumchlorid-Lösung *R*
Triphenyltetrazoliumchlorid-Lösung *RN*
Trometamol *R*
Trometamol-Lösung *R*
Trometamol-Lösung *R* 1
Trometamol-Reagenz *R*
Tropäolin OO *R*
Tropäolin-OO-Lösung *R*
Tusche *RN*
Tyrosin *R*
L-Tyrosin *RN*
L-Tyrosin-Lösung *RN*

Uranylacetat *R*

Vanadin-Schwefelsäure *R*
Vanadium(V)-oxid *R*
Vanillin *R*
Vaselin, weißes *RN*
Vinylchlorid *R*

[D_2]Wasser
Wasser, ammoniumfreies *R*
Wasser, kohlendioxidfreies *R*
Wasser, nitratfreies *R*
Wasserstoff zur Chromatographie *R*
Wasserstoffperoxid-Lösung 30 % *R*
Wasserstoffperoxid-Lösung 3 % *R*
Wasserstoffperoxid-Lösung 0,3 % *RN*
Weinsäure *R*
Wolframatokieselsäure *R*
Wolframatophosphorsäure-Lösung *R*

Xanthydrol *R*
Xanthydrol-Lösung *R*
Xylenolorange *R*
Xylenolorange-Verreibung *R*
Xylol *R*
Xylose *R*

Yohimbinhydrochlorid *RN*

Zimtaldehyd *R*
Zink *R*
Zink, aktiviertes *R*
Zinkchlorid *R*
Zinkchlorid-Lösung, iodhaltige *R*
Zinkchlorid-Ameisensäure *R*
Zinkchlorid-Ameisensäure *RN*
Zinkiodid-Stärke-Lösung *RN*
Zink-Natriumcarbonat-Reagenz *R*
Zinkoxid *R*
Zinkstaub *R*
Zinksulfat *R*
Zinn *R*
Zinn(II)-chlorid *R*
Zinn(II)-chlorid-Lösung *R*
Zinn(II)-chlorid-Lösung *R* 1
Zirconiumchlorid *R*
Zirconiumnitrat *R*
Zirconiumnitrat-Lösung *R*

Referenzlösungen für Grenzprüfungen

Aluminium-Lösung (2 ppm Al) *R*
Ammonium-Lösung (2,5 ppm NH_4) *R*
Ammonium-Lösung (1 ppm NH_4) *R*
Antimon-Lösung (1 ppm Sb) *R*
Arsen-Lösung (10 ppm As) *R*
Arsen-Lösung (1 ppm As) *R*
Arsen-Lösung (0,1 ppm As) *R*

Barium-Lösung (50 ppm Ba) *R*
Blei-Lösung (0,1 % Pb) *R*
Blei-Lösung (100 ppm Pb) *R*
Blei-Lösung (10 ppm Pb) *R*
Blei-Lösung (2 ppm Pb) *R*
Blei-Lösung (1 ppm Pb) *R*

Cadmium-Lösung (0,1 % Cd) *R*
Calcium-Lösung (400 ppm Ca) *R*
Calcium-Lösung (100 ppm Ca), ethanolische *R*
Calcium-Lösung (10 ppm Ca) *R*
Chlorid-Lösung (50 ppm Cl) *RN*
Chlorid-Lösung (8 ppm Cl) *R*
Chlorid-Lösung (5 ppm Cl) *R*
Chrom-Lösung (100 ppm Cr) *R*
Cyanoferrat(III)-Lösung (100 ppm $Fe(Cn)_6$) *R*
Cyanoferrat(III)-Lösung (50 ppm $Fe(Cn)_6$) *R*

Eisen-Lösung (20 ppm Fe) *R*
Eisen-Lösung (10 ppm Fe) *R*
Eisen-Lösung (8 ppm Fe) *R*
Eisen-Lösung (2 ppm Fe) *R*
Eisen-Lösung (1 ppm Fe) *R*

Fluorid-Lösung (10 ppm F) *R*
Formaldehyd-Lösung (5 ppm CH_2O) *R*

Kalium-Lösung (100 ppm K) *R*
Kalium-Lösung (20 ppm K) *R*
Kupfer-Lösung (0,1 % Cu) *R*
Kupfer-Lösung (10 ppm Cu) *R*

Magnesium-Lösung (100 ppm Mg) *R*
Magnesium-Lösung (10 ppm Mg) *R*

Natrium-Lösung (200 ppm Na) *R*
Nickel-Lösung (10 ppm Ni) *R*
Nitrat-Lösung (100 ppm NO_3) *R*
Nitrat-Lösung (10 ppm NO_3) *R*
Nitrat-Lösung (2 ppm NO_3) *R*

Phosphat-Lösung (5 ppm PO_4) *R*
Platin-Lösung (30 ppm Pt) *R*

Quecksilber-Lösung (10 ppm Hg) *R*

Silber-Lösung (5 ppm Ag) *R*
Sulfat-Lösung (10 ppm SO_4) *R*
Sulfat-Lösung (10 ppm SO_4) *R* 1

Thallium-Lösung (10 ppm Tl) *R*

Vanadin-Lösung (0,1 % V) *R*

Zink-Lösung (0,5 % Zn) *R*
Zink-Lösung (100 ppm Zn) *R*
Zink-Lösung (10 ppm Zn) *R*
Zink-Lösung (5 ppm Zn) *R*
Zinn-Lösung (5 ppm Sn) *R*
Zirconium-Lösung (0,1 % Zr) *R*

Pufferlösungen

Pufferlösung *p*H 2,0 *R*
Pufferlösung *p*H 2,5 *R*
Pufferlösung *p*H 3,5 *R*
Pufferlösung *p*H 3,6 *R*
Pufferlösung *p*H 3,7 *R*
Pufferlösung (Citrat-) *p*H 4,0 *RN*
Pufferlösung (Acetat-) *p*H 4,4 *R*
Pufferlösung (Phosphat-) *p*H 4,5 *R*
Pufferlösung (Acetat-) *p*H 4,6 *R*
Pufferlösung (Acetat-) *p*H 4,7 *R*
Pufferlösung *p*H 5,2 *R*
Pufferlösung *p*H 5,5 *R*
Pufferlösung *p*H 5,5 *RN*
Pufferlösung (Phosphat-) *p*H 5,5 *R*

Acetat-Pufferlösung *p*H 6,0 *R*
Pufferlösung (Phosphat-) *p*H 6,0 *R*
Pufferlösung (Phosphat-) *p*H 6,0 *R* 1
Phosphat-Pufferlösung *p*H 6,0 *R* 2
Pufferlösung (Imidazol-) *p*H 6,5 *R*
Pufferlösung *p*H 6,6 *R*
Pufferlösung (Phosphat-) *p*H 6,8 *R*
Pufferlösung (Phosphat-) *p*H 6,8 *R* 1
Pufferlösung *p*H 7,0 *R*
Pufferlösung (Maleat-) *p*H 7,0 *R*
Pufferlösung (Phosphat-) *p*H 7,0 *R*
Pufferlösung (Phosphat-) *p*H 7,0 *R* 1
Pufferlösung (Phosphat-) (0,067 M) *p*H 7,0 *R*
Pufferlösung *p*H 7,2 *R*
Pufferlösung, physiologische, *p*H 7,2 *R*
Pufferlösung (Phosphat-) *p*H 7,2 *R*
Pufferlösung (Phosphat-) albuminhaltige *p*H 7,2 *R*
Pufferlösung (Imidazol-) *p*H 7,3 *R*
Pufferlösung (Phosphat-) *p*H 7,4 *R*
Pufferlösung (Phosphat-), natriumchloridhaltige, *p*H 7,4 *R*
Pufferlösung (Phosphat-), natriumchloridhaltige (0,011 M) *p*H 7,4 *R*
Pufferlösung (Borat-) *p*H 7,5 *R*
Pufferlösung (Phosphat-) (0,33 M) *p*H 7,5 *R*
Pufferlösung (Trometamol-) *p*H 7,5 *R*
Pufferlösung *p*H 7,6 *R*
Pufferlösung (Trometamol-) *p*H 7,6 *R*
Pufferlösung *p*H 8,0 *R*
Pufferlösung (Borat-) (0,0015 M) *p*H 8,0 *R*
Pufferlösung (Trometamol-) *p*H 8,1 *R*
Pufferlösung (Trometamol-) *p*H 8,3 *R*
Pufferlösung (Barbital-) *p*H 8,6 *R*
Pufferlösung (Barbital-) *p*H 8,6 *R* 1
Pufferlösung *p*H 9,0 *R*
Pufferlösung *p*H 9,0 *R* 1
Pufferlösung (Ammoniumchlorid-) *p*H 9,5 *RN*
Pufferlösung (Ammoniumchlorid-) *p*H 10,0 *R*
Pufferlösung (Borat-) *p*H 10,0 *R*
Pufferlösung (Diethanolamin-) *p*H 10,0 *R*
Pufferlösung *p*H 10,9 *R*

Volumetrie
Urtitersubstanzen für Maßlösungen

Arsen(III)-oxid *RV*
Benzoesäure *RV*
Kaliumbromat *RV*
Kaliumhydrogenphthalat *RV*
Natriumcarbonat *RV*
Natriumchlorid *RV*
Sulfanilsäure *RV*
Zink *RV*

Maßlösungen

0,1 N-Ammoniumcer(IV)-nitrat-Lösung
0,01 N-Ammoniumcer(IV)-nitrat-Lösung
0,1 N-Ammoniumcer(IV)-sulfat-Lösung
0,01 N-Ammoniumcer(IV)-sulfat-Lösung
0,1 N-Ammoniumthiocyanat-Lösung
0,1 M-Bariumchlorid-Lösung
0,05 M-Bariumperchlorat-Lösung
0,025 M-Bariumperchlorat-Lösung
0,004 M-Benzethoniumchlorid-Lösung
0,1 M-Blei(II)-nitrat-Lösung
0,1 N-Bromid-Bromat-Lösung
0,1 N-Eisen(II)-sulfat-Lösung
0,1 N-Iod-Lösung
0,02 N-Iod-Lösung
0,2 N-Kaliumbromat-Lösung
0,1 N-Kaliumbromat-Lösung
0,02 M-Kaliumbromat-Lösung
0,1 N-Kaliumdichromat-Lösung
0,1 N-Kaliumhydroxid-Lösung
0,5 N-Kaliumhydroxid-Lösung, ethanolische
0,5 N-Kaliumhydroxid-Lösung in Ethanol 60 % (V/V)
0,05 M-Kaliumiodat-Lösung
0,1 N-Kaliumpermanganat-Lösung
0,02 M-Kupfer(II)-sulfat-Lösung
0,1 N-Lithiummethanolat-Lösung
0,1 M-Magnesiumchlorid-Lösung
0,2 N-Natriumarsenit-Lösung
0,1 M-Natriumedetat-Lösung
0,02 M-Natriumedetat-Lösung
0,00167 M-Natriumedetat-Lösung
1 N-Natriumhydroxid-Lösung
0,1 N-Natriumhydroxid-Lösung
0,1 N-Natriumyhdroxid-Lösung, ethanolische
0,1 N-Natriummethanolat-Lösung
0,1 M-Natriumnitrit-Lösung
0,1 N-Natriumthiosulfat-Lösung
0,1 N-Perchlorsäure
0,05 N-Perchlorsäure
0,02 N-Perchlorsäure
0,02 M-Quecksilber(II)-nitrat-Lösung
1 N-Salpetersäure
1 N-Salzsäure
0,1 N-Salzsäure
1 N-Schwefelsäure
0,1 N-Schwefelsäure
0,1 N-Silbernitrat-Lösung
0,1 N-Tetrabutylammoniumhydroxid-Lösung
0,1 N-Tetrabutylammoniumhydroxid-Lösung in Isopropylalkohol
0,05 M-Zinkchlorid-Lösung
0,1 M-Zinksulfat-Lösung

Die Übersicht über die Chemischen und Biologischen Referenz-Substanzen sowie die Referenzspektren ist im Kapitel VII.3 auf Seite 363.

VII.1 Reagenzien, Referenzlösungen und Pufferlösungen

Die für Reagenzien aufgeführten Normen sind nicht unbedingt ausreichend für eine Verwendung als Arzneimittel oder pharmazeutischer Hilfsstoff.

Der Buchstabe *R*, der im Arzneibuch nach dem Namen einer Substanz oder einer Lösung steht, bezeichnet ein Reagenz europäischer Herkunft und die Buchstaben *RN* ein Reagenz nationaler Herkunft, das in der folgenden Reagenzienliste aufgeführt ist.

Eine bestimmte Anzahl von Reagenzien in dieser Liste sind toxisch und sollten nur unter entsprechenden Sicherheitsmaßnahmen gehandhabt werden.

Wäßrige Reagenzlösungen sind mit Wasser herzustellen, das der Monographie **Gereinigtes Wasser (Aqua purificata)** entspricht. Wird eine Reagenzlösung unter Verwendung eines Ausdrucks wie „Salzsäure 1 % (*m*/V HCl)" beschrieben, bedeutet dies, daß die Lösung durch entsprechende Verdünnung mit Wasser aus einer konzentrierten, in der Reagenzienliste beschriebenen Lösung herzustellen ist. Die für die Grenzprüfungen auf Barium, Calcium und Sulfat verwendeten Lösungen müssen mit destilliertem Wasser hergestellt werden. Ist das Lösungsmittel nicht angegeben, handelt es sich um eine wäßrige Lösung.

Reagenzien und deren Lösungen sind in der Regel dicht verschlossen zu lagern. Falls erforderlich, werden zusätzliche Lagerungshinweise gegeben.

VII.1.1 Reagenzien

Acetaldehyd *RN*

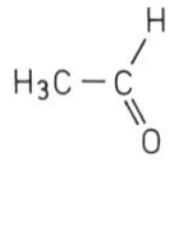

C_2H_4O M_r 44,05

Ethanal.

Mindestens 98,0 Prozent C_2H_4O.

Klare, farblose, sehr leicht flüchtige Flüssigkeit von stechendem Geruch; mischbar mit Wasser, Ethanol und Ether.

n_D^{20}: 1,330 bis 1,333.

Gehaltsbestimmung: 1,200 g Substanz werden in einen Meßkolben mit 50 ml Wasser als Vorlage eingewogen und mit Wasser zu 500,0 ml verdünnt.

10,0 ml dieser Lösung werden mit 25,0 ml 0,1 N-Iod-Lösung und 10 ml 1 N-Natriumhydroxid-Lösung versetzt. Nach 5 min wird die mit 11 ml 1 N-Salzsäure angesäuerte Mischung mit 0,1 N-Natriumthiosulfat-Lösung bis zur hellgelben Färbung, anschließend nach Zusatz von 1 ml Stärke-Lösung *R* bis zur Entfärbung titriert.

1 ml 0,1 N-Iod-Lösung entspricht 2,20 mg C_2H_4O.

Acetanhydrid *R*

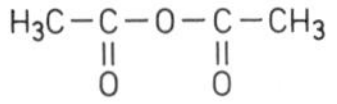

$C_4H_6O_3$ M_r 102,1

Essigsäureanhydrid.

Mindestens 97,0 Prozent (*m/m*) $C_4H_6O_3$.

Klare, farblose Flüssigkeit.

Sdp: 136 bis 142 °C.

Gehaltsbestimmung: 2,00 g Substanz werden in einem Erlenmeyerkolben mit Schliffstopfen in 50,0 ml 1 N-Natriumhydroxid-Lösung gelöst und 1 h lang unter Rückfluß gekocht. Nach Zusatz von 0,5 ml Phenolphthalein-Lösung *R* wird mit 1 N-Salzsäure titriert und die Anzahl Milliliter 1 N-Natriumhydroxid-Lösung für 1 g Substanz berechnet (n_1).

2,00 g Substanz werden in einem Erlenmeyerkolben mit Schliffstopfen in 20 ml Cyclohexan *R* gelöst. Die Lösung wird in einer Eis-Wasser-Mischung gekühlt und mit einer abgekühlten Mischung von 10 ml Anilin *R* und 20 ml Cyclohexan *R* versetzt. Die Mischung wird 1 h lang unter Rückfluß gekocht und nach Zusatz von 50,0 ml 1 N-Natriumhydroxid-Lösung kräftig geschüttelt. Nach Zusatz von 0,5 ml Phenolphthalein-Lösung *R* wird mit 1 N-Salzsäure *R* titriert und die Anzahl Milliliter 1 N-Natriumhydroxid-Lösung für 1 g Substanz berechnet (n_2).

Der Prozentgehalt $C_4H_6O_3$ wird nach folgender Formel berechnet:

$$10{,}2\ (n_1 - n_2)$$

Acetanhydrid-Schwefelsäure-Reagenz *RN*

9 Volumteile Acetanhydrid *R* werden mit 1 Volumteil Schwefelsäure 96 % *R* gemischt.

Dicht verschlossen zu lagern.

Aceton *R*

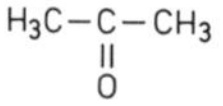

C_3H_6O M_r 58,1

2-Propanon.

Klare, farblose, entflammbare Flüssigkeit; mischbar mit Wasser und Ethanol.

d_{20}^{20}: 0,791 bis 0,793.

Sdp: 55,5 bis 56,5 °C.

Wasser (V.3.5.6): Höchstens 0,3 Prozent (*m/m*), nach der Karl-Fischer-Methode bestimmt. Bei der Bestimmung werden 20 ml wasserfreies Pyridin *R* als Lösungsmittel verwendet.

[D_6] Aceton *R*

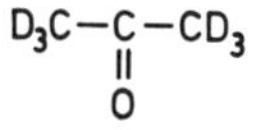

C_3D_6O M_r 64,1

[D_6]2-Propanon.

Klare, farblose Flüssigkeit; mischbar mit Wasser, Chloroform, Dimethylformamid, wasserfreiem Ethanol, Ether und Methanol.

d_{20}^{20}: Etwa 0,87.

n_D^{20}: Etwa 1,357.

Sdp: Etwa 55 °C.

Deuterierungsgrad: Mindestens 99,5 Prozent.

Wasser und Deuteriumoxid: Höchstens 0,1 Prozent.

Acetonitril *R*

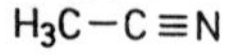

C_2H_3N M_r 41,05

Klare, farblose Flüssigkeit; mischbar mit Wasser, Aceton, Chloroform, Ether und Methanol. Eine 10prozentige Lösung (*m*/V) der Substanz muß neutral gegen Lackmus-Papier *R* reagieren (V.6.3.2).

d_{20}^{20}: Etwa 0,78.

n_D^{20}: Etwa 1.344.

Destillationsbereich (V.6.8): Mindestens 95 Prozent müssen zwischen 80 und 82 °C destillieren.

Wird die Substanz in der Spektroskopie verwendet, muß sie folgender zusätzlicher Prüfung entsprechen:

Die Transmission (V.6.19) der Substanz, gegen Wasser gemessen, muß zwischen 225 und 420 nm mindestens 98 Prozent betragen.

Acetylaceton *R*

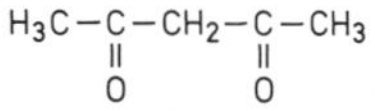

$C_5H_8O_2$ M_r 100,1

2,4-Pentandion.

Farblose bis schwach gelbliche, leicht entflammbare Flüssigkeit; leicht löslich in Wasser, mischbar mit Aceton, Chloroform, Essigsäure 98 % und Ethanol.

n_D^{20} : 1,452 bis 1,453.

Sdp: 138 bis 140 °C.

Acetylaceton-Lösung *R* 1

100 ml Ammoniumacetat-Lösung *R* werden mit 0,2 ml Acetylaceton *R* versetzt.

Acetylchlorid *R*

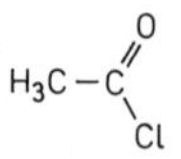

C_2H_3ClO M_r 78,5

Klare, farblose, entflammbare Flüssigkeit, sich mit Wasser und Ethanol zersetzend; mischbar mit Chloroform und Dichlorethan.

d_{20}^{20}: Etwa 1,10.

Destillationsbereich (V.6.8): Mindestens 95 Prozent müssen zwischen 49 und 53 °C destillieren.

Acetylierungsgemisch *R* 1

25,0 ml Acetanhydrid *R* werden in wasserfreiem Pyridin *R* zu 100,0 ml gelöst.

Vor Licht und Luft geschützt zu lagern.

N-Acetylneuraminsäure *R*

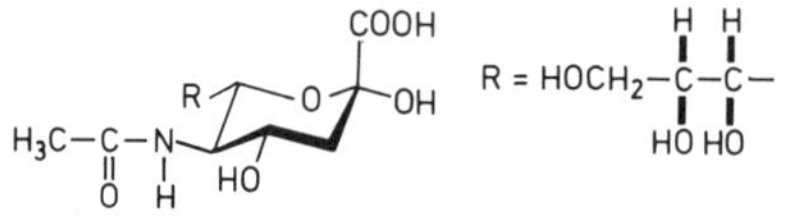

$C_{11}H_{19}NO_9$ M_r 309,3

5-Acetamido-3,5-didesoxy-α-D-*glycero*-D-*galacto*-2-nonulopyranosonsäure.

Weiße, nadelförmige Kristalle; löslich in Wasser und Methanol, schwer löslich in wasserfreiem Ethanol, praktisch unlöslich in Aceton, Chloroform und Ether.

$[\alpha]_D^{20}$: Etwa −36°, an einer 1prozentigen Lösung (*m*/V) bestimmt.

Smp: Etwa 186 °C, unter Zersetzung.

Acetyltyrosinethylester *R*

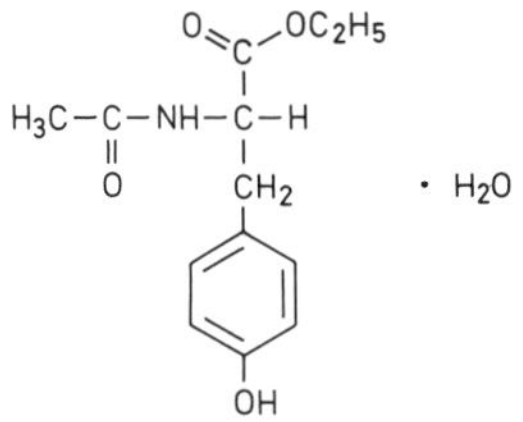

$C_{13}H_{17}NO_4 \cdot H_2O$ M_r 269,3

N-Acetyl-L-tyrosinethylester, Monohydrat.

Weißes, kristallines Pulver, das zur Gehaltsbestimmung von Chymotrypsin geeignet ist.

$[\alpha]_D^{20}$: +21 bis +25°, an einer 1,0prozentigen Lösung (*m*/V) in Ethanol 96 % *R* bestimmt.

$A_{1cm}^{1\%}$: 60 bis 68, bei 278 nm in Ethanol 96 % *R* gemessen.

0,2 M-Acetyltyrosinethylester-Lösung *R*

0,54 g Acetyltyrosinethylester *R* werden in Ethanol 96 % *R* zu 10,0 ml gelöst.

Acrylamid *R*

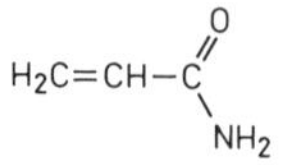

C_3H_5NO M_r 71,1

Propenamid.

Farblose oder weiße Flocken oder weißes bis fast weißes, kristallines Pulver; sehr leicht löslich in Wasser und Methanol, leicht löslich in wasserfreiem Ethanol, wenig löslich in Chloroform.

Smp: Etwa 84 °C.

Aescin *R*

Gemisch verwandter Saponine aus den Samen von *Aesculus hippocastanum* L.

Feines, fast weißes bis schwach rötliches oder gelbliches, amorphes Pulver.

Chromatographie: Wird die Substanz unter den Bedingungen und in der Konzentration, wie unter **Senegawurzel (Polygalae radix)** angegeben, geprüft, zeigt das Chromatogramm von 20 µl der Lösung nach Besprühen mit Anisaldehyd-Reagenz *R* und Erhitzen einen Hauptfleck mit einem Rf-Wert von etwa 0,4.

Agarose zur Chromatographie *R*

4prozentige Suspension in Wasser. Die gequollenen Agarose-Kügelchen haben einen Durchmesser von 60 bis 140 µm. Wird in der Ausschlußchromatographie verwendet zur Trennung von Proteinen mit einer relativen Molmasse von $6 \cdot 10^4$ bis $20 \cdot 10^6$ und zur Trennung von Polysacchariden mit einer relativen Molekülmasse von $3 \cdot 10^3$ bis $5 \cdot 10^6$.

Agarose zur Chromatographie, quervernetzte *R*

Die Substanz wird aus Agarose durch Reaktion mit 2,3-Dibrompropanol unter stark alkalischen Reaktionsbedingungen hergestellt.

4prozentige Suspension in Wasser. Die gequollenen Agarose-Kügelchen haben einen Durchmesser von 60 bis 140 µm. Wird in der Ausschlußchromatographie verwendet zur Trennung von Proteinen mit einer relativen Molekülmasse von $6 \cdot 10^4$ bis $20 \cdot 10^6$ und zur Trennung von Polysacchariden mit einer relativen Molekülmasse von $3 \cdot 10^3$ bis $5 \cdot 10^6$.

Agarose zur Elektrophorese *R*

Neutrales, lineares Polysaccharid, dessen Hauptbestandteil von Agar abgeleitet ist.

Weißes bis fast weißes Pulver; praktisch unlöslich in kaltem Wasser, sehr schwer löslich in heißem Wasser.

Agarose-Polyacrylamid *R*

Agarose, die in ein Netzwerk von quervernetztem Polyacrylamid eingebunden ist; geeignet zur Trennung von Globulinen mit einer relativen Molekülmasse von 20 000 bis 350 000.

Aktivkohle *R*

Muß der Monographie **Medizinische Kohle (Carbo activatus)** entsprechen.

β-Alanin *R*

COOH
|
CH_2
|
CH_2NH_2

$C_3H_7NO_2$ M_r 89,1

3-Aminopropionsäure

Weißes, kristallines Pulver; leicht löslich in Wasser, schwer löslich in Ethanol, praktisch unlöslich in Aceton und Ether.

Smp: Etwa 200 °C, unter Zersetzung.

Albuminlösung vom Menschen *R*

Muß der Monographie **Albuminlösung vom Menschen (Albumini humani solutio)** entsprechen.

Albuminlösung vom Menschen *R* 1

Albuminlösung vom Menschen *R* wird mit einer 0,9prozentigen Lösung (*m*/V) von Natriumchlorid *R* zu einer Proteinkonzentration von 0,1 Prozent (*m*/V) verdünnt. Die Lösung wird mit Hilfe von Essigsäure 98 % *R* auf einen *p*H-Wert von 3,5 bis 4,5 eingestellt.

Alizarin S *R*

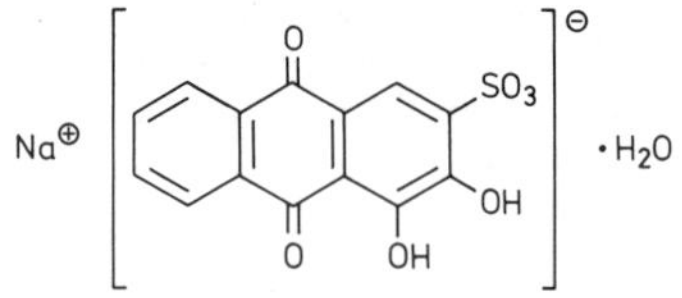

$C_{14}H_7NaO_7S \cdot H_2O$ M_r 360,3

C.I. Nr. 58 005; Schultz Nr. 1145

3,4-Dihydroxy-2-anthrachinonsulfonsäure, Natriumsalz, Monohydrat.

Orangegelbes Pulver; leicht löslich in Wasser und Ethanol.

Alizarin-S-Lösung *R*

0,1prozentige Lösung (*m*/V).

Empfindlichkeitsprüfung: Wird die Lösung unter den Bedingungen der Einstellung von 0,05 M-Bariumperchlorat-Lösung geprüft (VII.2.2), muß sie einen Farbumschlag von Gelb nach Orangerot zeigen.

Umschlagsbereich: *p*H 3,7 (gelb) bis *p*H 5,2 (violett).

Alizarin-S-Reagenz *R*

0,3 g Zirconiumchlorid *R* werden in 50 ml Wasser gelöst. Unter Umschütteln des Kolbens wird langsam eine Lösung von 70 mg Alizarin S *R* in 50 ml Wasser zugegeben. Die Mischung wird mit folgender Lösung zu 1000 ml verdünnt: 400 ml Wasser werden mit 37 ml Schwefelsäure 96 % *R* versetzt. Die Mischung wird mit Wasser zu 500 ml verdünnt und nach dem Abkühlen mit einer Mischung von 112 ml Salzsäure 36 % *R* und 500 ml Wasser versetzt.

Mindestens 1 h vor Verwendung herzustellen.

Aloin *R*

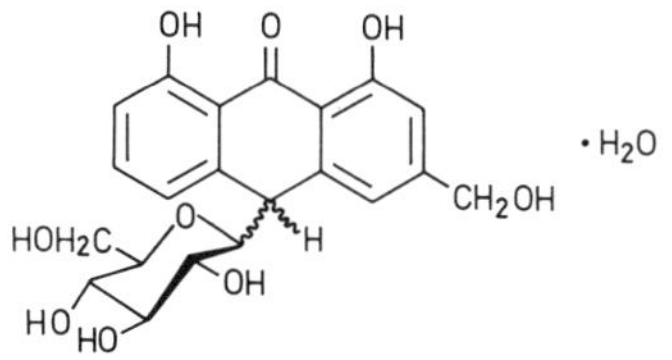

$C_{21}H_{22}O_9 \cdot H_2O$ — M_r 436,4

10-(β-D-Glucopyranosyl)-1,8-dihydroxy-3-(hydroxymethyl)anthron, Monohydrat.

Gelbe Nadeln oder gelbes bis dunkelgelbes, kristallines Pulver, an Luft und Licht sich dunkel färbend; wenig löslich in Wasser und Ethanol, löslich in Aceton, Ammoniak-Lösung und Alkalihydroxid-Lösungen, sehr schwer löslich in Chloroform und Ether.

$A_{1cm}^{1\%}$ = etwa 192 bei 269 nm, etwa 226 bei 296,5 nm, etwa 259 bei 354 nm, jeweils in Methanol *R* bestimmt und auf die wasserfreie Substanz berechnet.

Chromatographie: Wird die Substanz unter den Bedingungen und in der Konzentration, wie unter **Faulbaumrinde (Frangulae cortex)** angegeben, geprüft, darf das Chromatogramm nur einen Hauptfleck zeigen.

Aluminiumchlorid *R*

$AlCl_3 \cdot 6\,H_2O$ — M_r 241,4

Aluminiumchlorid, Hexahydrat.

Mindestens 98,0 Prozent $AlCl_3 \cdot 6\,H_2O$.

Weißes bis schwach gelbliches, kristallines, hygroskopisches Pulver; leicht löslich in Wasser und Ethanol, löslich in Ether.

Aluminiumchlorid-Lösung *R*

65,0 g Aluminiumchlorid *R* werden in Wasser zu 100 ml gelöst. Nach Zusatz von 0,5 g Aktivkohle *R* wird 10 min lang gerührt, filtriert und das Filtrat unter dauerndem Rühren mit genügend 1prozentiger Lösung (*m*/V) von Natriumhydroxid *R* versetzt (etwa 60 ml), bis ein *p*H-Wert von etwa 1,5 erhalten ist.

Aluminiumchlorid-Reagenz *RN*

2,0 g Aluminiumchlorid *R* werden in 100 ml methanolischer Essigsäure 5 % *RN* gelöst.

Bei Bedarf frisch herzustellen.

Aluminiumkaliumsulfat *R*

Muß der Monographie **Aluminiumkaliumsulfat (Alumen)** entsprechen.

Aluminiumoxid zur Chromatographie *RN*

Al_2O_3 — M_r 102,0

Fast weißes, feines, körniges Pulver.

Mit Wasser extrahierbare Substanzen: Höchstens 0,5 Prozent. Ein Chromatographierohr von 1 cm lichter Weite und 25 cm Länge, das mit einer eingeschmolzenen Glassinterplatte (100, V.1.2) als Nullmarke und 2 Markierungen im Abstand von 10 cm und 20 cm von der Nullmarke entfernt versehen ist, wird mit einer Anreibung von 10,0 g Substanz und 25 ml Wasser beschickt. Mit Wasser wird eluiert, bis 20 ml klares Eluat erhalten werden. Nach Eindampfen des Eluats und Trocknen bei 100 bis 105 °C darf der Rückstand höchstens 50 mg betragen.

Prüflösung: Der bei der vorhergehenden Prüfung erhaltene Rückstand wird in heißem destilliertem Wasser gelöst und nach dem Filtrieren mit destilliertem Wasser zu 100 ml verdünnt.

pH-Wert (V.6.3.1): 10,0 g Substanz werden in 100 ml kohlendioxidfreiem Wasser *R* suspendiert. Nach 5 min muß der *p*H-Wert zwischen 9 und 10 liegen.

Chlorid (V.3.2.4): 0,5 ml Prüflösung, mit Wasser zu 15 ml verdünnt, müssen der Grenzprüfung auf Chlorid entsprechen (0,1 Prozent).

Sulfat (V.3.2.13): 1,0 ml Prüflösung, mit Wasser zu 15 ml verdünnt, muß der Grenzprüfung auf Sulfat entsprechen (0,1 Prozent). Zur Herstellung der Referenzlösung wird eine Mischung von 10 ml Sulfat-Lösung (10 ppm SO_4) *R* und 5 ml Wasser verwendet.

Filtrationsgeschwindigkeit: Auf eine 10 cm hohe Schicht der Substanz in einem Chromatographierohr (siehe „Mit Wasser extrahierbare Substanzen“) wird bis zur 20-cm-Marke eine 0,02prozentige Lösung (*m*/V) von Methylenblau *R* gegeben. Die Zeit, die zur Elution der ersten 5 ml erforderlich ist, muß mindestens 90 s betragen.

Aktivität: Auf eine 5 cm hohe Schicht der Substanz in einem Chromatographierohr (siehe „Mit Wasser extrahierbare Substanzen“) werden 10 ml einer Mischung von 1 Volumteil Toluol *R* und 4 Volumteilen Petroläther *R* gegeben, in welcher jeweils 20 mg Sudangelb *RN* und Sudan III *RN* gelöst sind. Mit 20 ml einer Mischung von 1 Volumteil Toluol *R* und 4 Volumteilen Petroläther *R* wird eluiert. Sudan III muß am oberen Rand eine etwa 1 cm breite rote Zone bilden. Darunter muß sich die gelbe Zone des Sudangelbs befinden.

Aluminiumoxid, wasserfreies *R*

γ-Aluminiumoxid, das durch Erhitzen wasserfrei gemacht ist und aktiviert wird. Die Teilchengröße beträgt 75 bis 150 μm.

Ameisensäure, wasserfreie *R*

H—COOH

CH_2O_2 M_r 46,03

Mindestens 98,0 Prozent (*m/m*) CH_2O_2

Farblose, ätzende Flüssigkeit; mischbar mit Wasser und Ethanol.

d_{20}^{20}: Etwa 1,22.

Gehaltsbestimmung: Ein Erlenmeyerkolben, der 10 ml Wasser enthält, wird genau gewogen. Nach rascher Zugabe von etwa 1 ml Substanz wird erneut genau gewogen. Die Lösung wird mit 50 ml Wasser verdünnt und nach Zusatz von 0,5 ml Phenolphthalein-Lösung *R* mit 1 N-Natriumhydroxid-Lösung titriert.

1 ml 1 N-Natriumhydroxid-Lösung entspricht 46,03 mg CH_2O_2.

Amidoschwarz 10 B *R*

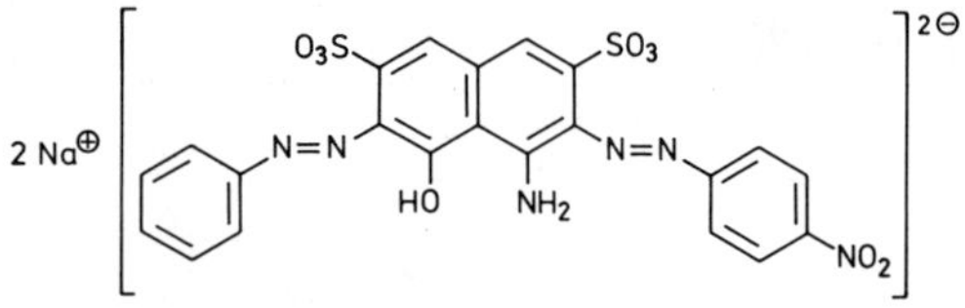

$C_{22}H_{14}N_6Na_2O_9S_2$ M_r 616,5

C.I. Nr. 20470; Schultz Nr. 299.

4-Amino-5-hydroxy-3-(4-nitrophenylazo)-6-phenylazo-2,7-naphthalindisulfonsäure, Dinatriumsalz.

Dunkelbraunes bis schwarzes Pulver; wenig löslich in Wasser, löslich in Ethanol.

Amidoschwarz-10-B-Lösung *R*

0,5prozentige Lösung (*m*/V) in einer Mischung von 10 Volumteilen Essigsäure 30 % *R* und 90 Volumteilen Methanol *R*.

Aminoazobenzol *R*

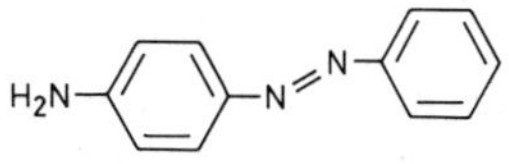

$C_{12}H_{11}N_3$ M_r 197,2

C.I. Nr. 11000

Azobenzol-4-amin.

Bräunlichgelbe Nadeln mit bläulichem Schimmer; schwer löslich in Wasser, leicht löslich in Chloroform, Ethanol und Ether.

Smp: Etwa 128 °C.

Aminobenzoesäure *R*

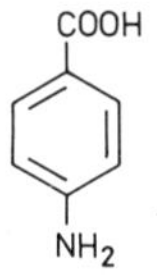

$C_7H_7NO_2$ — M_r 137,1

4-Aminobenzoesäure.

Weißes, kristallines Pulver; schwer löslich in Wasser, leicht löslich in Ethanol, praktisch unlöslich in Petroläther.

Smp: Etwa 187 °C.

Chromatographie: Wird die Substanz unter den Bedingungen und in der Konzentration, wie unter **Procainhydrochlorid (Procaini hydrochloridum)** angegeben, geprüft, darf das Chromatogramm nur einen Fleck zeigen.

Vor Licht geschützt zu lagern.

Aminobutanol *R*

$H_3C-CH_2-CH(NH_2)-CH_2OH$

$C_4H_{11}NO$ — M_r 89,1

2-Amino-1-butanol.

Ölige Flüssigkeit; mischbar mit Wasser, löslich in Ethanol.

d_{20}^{20}: Etwa 0,94.

n_D^{20}: Etwa 1,453.

Sdp: Etwa 180 °C.

Aminochlorbenzophenon *R*

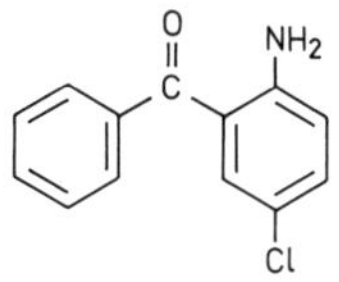

$C_{13}H_{10}ClNO$ — M_r 231,7

2-Amino-5-chlorbenzophenon.

Gelbes, kristallines Pulver; praktisch unlöslich in Wasser, leicht löslich in Aceton und Chloroform, löslich in Ethanol.

Smp: Etwa 97 °C.

Chromatographie: Die Substanz wird, wie unter **Chlordiazepoxidhydrochlorid (Chlordiazepoxidi hydrochloridum)** angegeben, geprüft. Auf die Platte werden 5 µl einer 0,05prozentigen Lösung (*m*/V) der Substanz in Methanol *R* aufgetragen. Das Chromatogramm darf nur einen Fleck mit einem Rf-Wert von etwa 0,9 zeigen.

Vor Licht geschützt zu lagern.

Aminoessigsäure *R*

H_2N-CH_2-COOH

$C_2H_5NO_2$ — M_r 75,1

Syn. Glycin.

Weißes, kristallines Pulver oder farblose Kristalle; leicht löslich in Wasser, sehr schwer löslich in Ethanol, praktisch unlöslich in Ether.

Smp: Etwa 233 °C, unter Zersetzung.

Aminoethanol *R*

$H_2N-CH_2-CH_2OH$

C_2H_7NO — M_r 61,1

2-Aminoethanol; Syn. Ethanolamin.

Klare, farblose, viskose, hygroskopische Flüssigkeit; mischbar mit Wasser und Methanol, wenig löslich in Ether.

d_{20}^{20}: Etwa 1,04.

n_D^{20}: Etwa 1,454.

Smp: Etwa 11 °C.

Aminohippursäure *R*

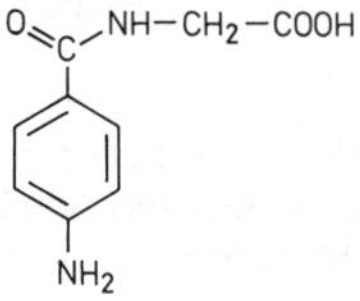

$C_9H_{10}N_2O_3$ M_r 194,2
N-(4-Aminobenzoyl)aminoessigsäure.

Weißes bis fast weißes Pulver; wenig löslich in Wasser, löslich in Ethanol, sehr schwer löslich in Chloroform und Ether.

Smp: Etwa 200 °C.

Aminohippursäure-Reagenz *R*

3 g Phthalsäure *R* und 0,3 g Aminohippursäure *R* werden in Ethanol 96 % *R* zu 100 ml gelöst.

Aminohydroxynaphthalinsulfonsäure *R*

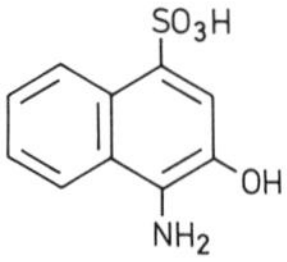

$C_{10}H_9NO_4S$ M_r 239,3
4-Amino-3-hydroxy-1-naphthalinsulfonsäure.

Weiße bis graue Nadeln, die sich unter Lichteinfluß rötlich färben, insbesondere bei Feuchtigkeit; praktisch unlöslich in Wasser, Ethanol und Ether, löslich in Alkalihydroxid-Lösungen und heißen Lösungen von Natriumdisulfit.

Vor Licht geschützt zu lagern.

Aminohydroxynaphthalinsulfonsäure-Lösung *R*

In einem 100-ml-Meßkolben werden 0,25 g Aminohydroxynaphthalinsulfonsäure *R* in 75 ml einer 15prozentigen Lösung (*m*/V) von Natriumdisulfit *R* gelöst, falls erforderlich unter Erwärmen. Nach Zusatz von 2,5 ml einer 20prozentigen Lösung (*m*/V) von Natriumsulfit *R* wird gemischt und mit einer 15prozentigen Lösung (*m*/V) von Natriumdisulfit *R* zu 100,0 ml verdünnt.

Aminomethylalizarindiessigsäure *R*

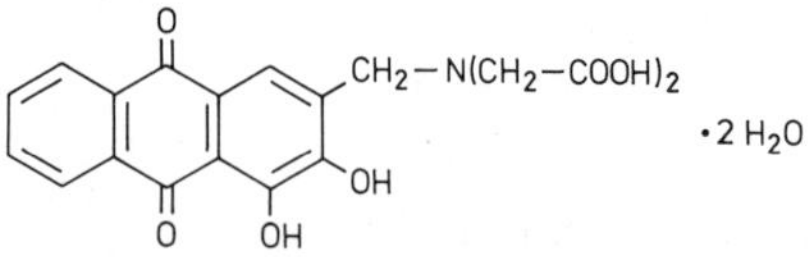

$C_{19}H_{15}NO_8 \cdot 2\,H_2O$ M_r 421,4
N-(3,4-Dihydroxy-2-anthrachinonylmethyl)-iminodiessigsäure, Dihydrat.

Feines, bräunlichgelbes bis orangebraunes Pulver; praktisch unlöslich in Wasser, löslich in Alkalihydroxid-Lösungen.

Smp: Etwa 185 °C.

Trocknungsverlust (V.6.22): Höchstens 10,0 Prozent, mit 1,000 g Substanz bestimmt.

Aminomethylalizarindiessigsäure-Reagenz *R*

Lösung I: 0,36 g Cer(III)-nitrat *R* werden in Wasser zu 50 ml gelöst.

Lösung II: 0,7 g Aminomethylalizarindiessigsäure *R* werden in 50 ml Wasser suspendiert. Die Substanz wird durch Zusatz von etwa 0,25 ml Ammoniak-Lösung 26 % *R* gelöst und die Lösung nach Zusatz von 0,25 ml Essigsäure 98 % *R* mit Wasser zu 100 ml verdünnt.

Lösung III: 6 g Natriumacetat *R* werden in 50 ml Wasser gelöst. Nach Zusatz von 11,5 ml Essigsäure 98 % *R* wird mit Wasser zu 100 ml verdünnt.

33 ml Aceton *R* werden mit 6,8 ml Lösung III, 1,0 ml Lösung II und 1,0 ml Lösung I versetzt. Die Mischung wird mit Wasser zu 50 ml verdünnt.

Empfindlichkeitsprüfung: 1,0 ml Fluorid-Lösung (10 ppm F) *R* wird mit 19,0 ml Wasser und 5,0 ml des Aminomethylalizarindiessigsäure-Reagenzes versetzt. Nach 20 min muß die Mischung eine Blaufärbung zeigen.

Dieses Reagenz darf höchstens 5 Tage lang gelagert werden.

Aminonitrobenzophenon *R*

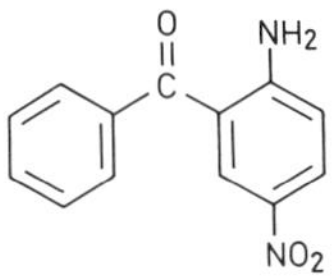

$C_{13}H_{10}N_2O_3$ M_r 242,2

2-Amino-5-nitrobenzophenon.

Gelbes, kristallines Pulver; praktisch unlöslich in Wasser, löslich in Tetrahydrofuran, schwer löslich in Methanol.

Smp: Etwa 160 °C.

$A^{1\%}_{1\,cm}$: 690 bis 720, bei 233 nm an einer 0,001prozentigen Lösung (*m*/V) in Methanol *R* bestimmt.

Aminophenazon *R*

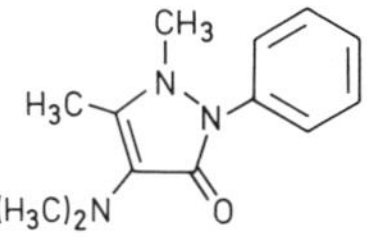

$C_{13}H_{17}N_3O$ M_r 231,3

4-Dimethylamino-1,5-dimethyl-2-phenyl-3(2*H*)-pyrazolon.

Farblose Kristalle oder weißes, kristallines Pulver; löslich in Wasser und Ether, leicht löslich in Chloroform und Ethanol.

Smp: Etwa 108 °C.

3-Aminophenol *R*

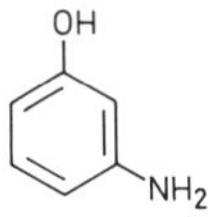

C_6H_7NO M_r 109,1

Weißes bis schwach gelb gefärbtes, kristallines Pulver; löslich in Wasser und Ethanol.

Smp: Etwa 122 °C.

3-Aminophenol-Lösung *R*

7,5 mg 3-Aminophenol *R* werden in 20 ml Ethanol 96 % *R* gelöst. Die Lösung wird mit Wasser zu 500 ml verdünnt.

Vor Licht geschützt zu lagern.

4-Aminophenol *R*

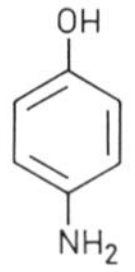

C_6H_7NO M_r 109,1

Weißes oder schwach gefärbtes, kristallines Pulver, das sich unter Luft- und Lichteinfluß dunkler färbt; wenig löslich in Wasser, löslich in wasserfreiem Ethanol, praktisch unlöslich in Chloroform.

Smp: Etwa 186 °C, unter Zersetzung.

Vor Licht geschützt zu lagern.

Aminopropanol *R*

$$H_2N-CH_2-CH_2-CH_2OH$$

C_3H_9NO M_r 75,1

3-Amino-1-propanol.

Klare, farblose, viskose Flüssigkeit.

d^{20}_{20}: Etwa 0,99.

n^{20}_D: Etwa 1,461.

Smp: Etwa 11 °C.

Aminopyrazolon *R*

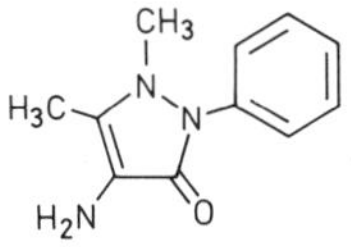

$C_{11}H_{13}N_3O$ M_r 203,2

4-Amino-1,5-dimethyl-2-phenyl-3(2*H*)-pyrazolon.

Hellgelbe Nadeln oder hellgelbes Pulver; wenig löslich in Wasser, leicht löslich in Ethanol, schwer löslich in Ether.

Smp: Etwa 108 °C.

Aminopyrazolon-Lösung *R*

0,1prozentige Lösung (*m*/V) in Pufferlösung *p*H 9,0 *R*.

Ammoniak-Lösung 32 % *R*

NH_3 M_r 17,03

Mindestens 32,0 Prozent (*m/m*) NH_3.

Klare, farblose Flüssigkeit.

d_{20}^{20}: 0,883 bis 0,889.

Gehaltsbestimmung: Ein Erlenmeyerkolben mit Schliffstopfen, der 50,0 ml 1 N-Salzsäure enthält, wird genau gewogen. 2 ml Substanz werden hinzugegeben und erneut genau gewogen. Nach Zusatz von 0,5 ml Methylrot-Mischindikator-Lösung *R* wird mit 1 N-Natriumhydroxid-Lösung titriert.

1 ml 1 N-Salzsäure entspricht 17,03 mg NH_3.

Vor Kohlendioxid geschützt, unterhalb 20 °C zu lagern.

Ammoniak-Lösung 26 % *R*

NH_3 M_r 17,03

Mindestens 25,0 und höchstens 27,0 Prozent (*m/m*) NH_3

Klare, farblose Flüssigkeit.

d_{20}^{20}: 0,901 bis 0,907.

Die Substanz reagiert stark alkalisch.

Prüflösung: 220 ml Substanz werden im Wasserbad bis fast zur Trockne eingedampft. Nach dem Abkühlen wird 1 ml Essigsäure 12 % *R* hinzugefügt und mit destilliertem Wasser zu 20 ml verdünnt.

Aussehen der Lösung: Eine Mischung von 2 ml Substanz und 8 ml Wasser muß klar (V.6.1) und farblos (V.6.2, Methode II) sein.

Eisen (V.3.2.9): 4 ml Prüflösung, mit Wasser zu 10 ml verdünnt, müssen der Grenzprüfung auf Eisen entsprechen (0,25 ppm).

Schwermetalle (V.3.2.8): 3 ml Prüflösung werden mit Wasser zu 15 ml verdünnt. 12 ml dieser Lösung müssen der Grenzprüfung A auf Schwermetalle entsprechen (1 ppm). Zur Herstellung der Referenzlösung wird die Blei-Lösung (2 ppm Pb) *R* verwendet.

Carbonat: In einem Glasstopfenzylinder werden 10 ml Substanz mit 10 ml Calciumhydroxid-Lösung *R* versetzt; der Glaszylinder wird sofort verschlossen, die beiden Lösungen werden gemischt. Eine Trübung der Lösung darf nicht stärker sein als die der Referenzlösung aus 10 ml Calciumhydroxid-Lösung *R* und 10 ml einer 0,01prozentigen Lösung (*m*/V) von wasserfreiem Natriumcarbonat *R* (60 ppm).

Chlorid (V.3.2.4): 5 ml Prüflösung, mit Wasser zu 15 ml verdünnt, müssen der Grenzprüfung auf Chlorid entsprechen (1 ppm).

Sulfat (V.3.2.13): 3 ml Prüflösung, mit destilliertem Wasser zu 15 ml verdünnt, müssen der Grenzprüfung auf Sulfat entsprechen (5 ppm).

Oxidierbare Substanzen: 100 ml Schwefelsäure 10 % *R* werden vorsichtig und unter Kühlung mit 8,8 ml Substanz versetzt. Die Lösung wird mit 0,75 ml 0,01 N-Kaliumpermanganat-Lösung versetzt. Die violette Färbung muß mindestens 5 min lang bestehenbleiben.

Pyridin: Die Absorption (V.6.19), bei 252 nm gegen Wasser bestimmt, darf höchstens 0,06 betragen (2 ppm).

Verdampfungsrückstand: Höchstens 0,002 Prozent (*m*/V). 50 ml Substanz werden im Wasserbad zur Trockne eingedampft. Der Rückstand wird bis zur Massekonstanz getrocknet.

Gehaltsbestimmung: Ein Erlenmeyerkolben mit Schliffstopfen, der 50,0 ml 1 N-Salzsäure enthält, wird genau gewogen. 2 ml Substanz werden hinzugefügt und erneut genau gewogen. Nach Zusatz von 0,5 ml Methylrot-Mischindikator-Lösung *R* wird mit 1 N-Natriumhydroxid-Lösung titriert.

1 ml 1 N-Salzsäure entspricht 17,03 mg NH_3.

Vor Kohlendioxid geschützt unterhalb von 20 °C zu lagern.

Ammoniak-Lösung 17 % *R*

NH_3 M_r 17,03
Mindestens 17,0 und höchstens 18,0 Prozent (*m*/V) NH_3.

Herstellung: 67 g Ammoniak-Lösung 26 % *R* werden mit Wasser zu 100 ml verdünnt.

d_{20}^{20}: 0,931 bis 0,934.

Wird die Ammoniak-Lösung 17 % R für die Grenzprüfung auf Eisen verwendet, muß sie folgender zusätzlicher Prüfung entsprechen: 5 ml Substanz werden im Wasserbad zur Trockne eingedampft. Der Rückstand wird in 10 ml Wasser gelöst. Nach Zusatz von 2 ml einer 20prozentigen Lösung (*m*/V) von Citronensäure *R* und 0,1 ml Thioglycolsäure *R* wird die Lösung mit Ammoniak-Lösung 17 % *R* alkalisch gemacht und mit Wasser zu 20 ml verdünnt. Dabei darf keine Rosafärbung auftreten.

Vor Kohlendioxid geschützt unterhalb von 20 °C zu lagern.

Ammoniak-Lösung 10 % *R*

NH_3 M_r 17,03
Mindestens 10,0 und höchstens 10,4 Prozent (*m*/V) NH_3 (etwa 6 M).

Herstellung: 41 g Ammoniak-Lösung 26 % *R* werden mit Wasser zu 100 ml verdünnt.

Ammoniak-Lösung 3,5 % *R*

NH_3 M_r 17,03
Mindestens 3,3 und höchstens 3,5 Prozent (*m*/V) NH_3 (etwa 2 M).

Herstellung: 14 g Ammoniak-Lösung 26 % *R* werden mit Wasser zu 100 ml verdünnt.

Ammoniumacetat *R*

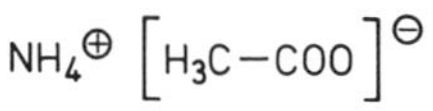

$C_2H_7NO_2$ M_r 77,1

Farblose, stark zerfließende Kristalle; sehr leicht löslich in Wasser und Ethanol.

Ammoniumacetat-Lösung *R*

150 g Ammoniumacetat *R* werden in Wasser gelöst. Nach Zusatz von 3 ml Essigsäure 98 % *R* wird mit Wasser zu 1000 ml verdünnt.

1 Woche lang haltbar.

Ammoniumcarbonat *R*

Gemisch aus wechselnden Mengen Ammoniumhydrogencarbonat (NH_4HCO_3, M_r 79,1) und Ammoniumcarbamat ($H_2NCOONH_4$, M_r 78,1).
Mindestens 30 Prozent (*m/m*) NH_3, M_r 17,03.

Weiße, durchscheinende Masse; langsam löslich in etwa 4 Teilen Wasser. Die Substanz wird durch siedendes Wasser zersetzt.

Gehaltsbestimmung: 2,00 g Substanz werden in 25 ml Wasser gelöst und langsam mit 50,0 ml 1 N-Salzsäure versetzt. Nach Zusatz von 0,1 ml Methylorange-Lösung *R* wird mit 1 N-Natriumhydroxid-Lösung titriert.

1 ml 1 N-Salzsäure entspricht 17,03 mg NH_3.

Unterhalb von 20 °C zu lagern.

Ammoniumcarbonat-Lösung *R*

15,8prozentige Lösung (*m*/V).

Ammoniumcer(IV)-nitrat *R*

$Ce(NH_4)_2(NO_3)_6$ M_r 548,2

Orangegelbe, durchscheinende Kristalle oder orangegelbes, kristallines Pulver; löslich in Wasser.

Ammoniumcer(IV)-sulfat *R*

$Ce(NH_4)_4(SO_4)_4 \cdot 2\,H_2O$ M_r 633

Orangegelbe Kristalle oder orangegelbes, kristallines Pulver; langsam löslich in Wasser.

Ammoniumchlorid *R*

Muß der Monographie **Ammoniumchlorid (Ammonii chloridum)** entsprechen.

Ammoniumchlorid-Lösung *R*

10,7prozentige Lösung (*m*/V).

Ammoniumeisen(II)-sulfat *R*

$Fe(NH_4)_2(SO_4)_2 \cdot 6\,H_2O$ M_r 392,2

Kristalle oder Körnchen, blaßbläulichgrün; leicht löslich in Wasser, praktisch unlöslich in Ethanol.

Vor Licht geschützt zu lagern.

Ammoniumeisen(III)-sulfat *R*

$FeNH_4(SO_4)_2 \cdot 12\,H_2O$ M_r 482,2

Schwach violettgefärbte, verwitternde Kristalle; sehr leicht löslich in Wasser, praktisch unlöslich in Ethanol.

Ammoniumeisen(III)-sulfat-Lösung *R* 1

0,2 g Ammoniumeisen(III)-sulfat *R* werden in 50 ml Wasser gelöst. Nach Zusatz von 5 ml Salpetersäure 65 % *R* wird die Lösung mit Wasser zu 100 ml verdünnt.

Ammoniumeisen(III)-sulfat-Lösung *R* 2

10prozentige Lösung (*m*/V).

Falls erforderlich, wird vor Gebrauch filtriert.

Ammoniumeisen(III)-sulfat Lösung *R* 4

5 g Ammoniumeisen(III)-sulfat *R* werden in Wasser gelöst. Die Lösung wird unter Kühlung mit 11 ml Schwefelsäure 96 % *R* versetzt und mit Wasser zu 100 ml verdünnt.

Ammoniumeisen(III)-sulfat-Lösung *R* 5

30,0 g Ammoniumeisen(III)-sulfat *R* werden mit 40 ml Salpetersäure 65 % *R* geschüttelt. Die Lösung wird mit Wasser zu 100 ml verdünnt. Zeigt sich eine Trübung, wird zentrifugiert oder filtriert.

Vor Licht geschützt zu lagern.

Ammoniummolybdat *R*

$(NH_4)_6Mo_7O_{24} \cdot 4\,H_2O$ M_r 1236

Farblose bis schwach gelbliche oder grünliche Kristalle; löslich in Wasser, praktisch unlöslich in Ethanol.

Ammoniummolybdat-Lösung *R*

10prozentige Lösung (*m*/V).

Ammoniummolybdat-Lösung *R* 2

5,0 g Ammoniummolybdat *R* werden unter Erhitzen in 30 ml Wasser gelöst. Die Lösung wird abgekühlt, mit Ammoniak-Lösung 3,5 % *R* auf einen *p*H-Wert von 7,0 eingestellt und mit Wasser zu 50 ml verdünnt.

Ammoniummolybdat-Reagenz *R*

In der angegebenen Reihenfolge wird 1 Volumteil einer 2,5prozentigen Lösung (*m*/V) von Ammoniummolybdat *R* mit 1 Volumteil einer 10prozentigen Lösung (*m*/V) von Ascorbinsäure *R* und 1 Volumteil Schwefelsäure (29,45 Prozent (*m*/V) H_2SO_4) gemischt. Die Mischung wird mit 2 Volumteilen Wasser versetzt.

Das Reagenz ist innerhalb eines Tages zu verwenden.

Ammoniummonohydrogenphosphat *R*

$(NH_4)_2HPO_4$ M_r 132,1

Weiße Kristalle oder Körnchen, hygroskopisch; sehr leicht löslich in Wasser, praktisch unlöslich in Ethanol.

Der *p*H-Wert einer 20prozentigen Lösung (*m*/V) beträgt etwa 8.

Ammoniumnitrat *RN*

NH_4NO_3 M_r 80,0

Farblose, hygroskopische Kristalle; sehr leicht löslich in Wasser, leicht löslich in Methanol, löslich in Ethanol.
Sauer reagierende Substanzen: Die Lösung der Substanz ist schwach sauer (V.6.3.2).

Chlorid (V.3.2.4): 0,50 g Substanz müssen der Grenzprüfung auf Chlorid entsprechen (100 ppm).

Sulfat (V.3.2.13): 1,0 g Substanz muß der Grenzprüfung auf Sulfat entsprechen (150 ppm).

Sulfatasche (V.3.2.14): Höchstens 0,05 Prozent, mit 1,0 g Substanz bestimmt.

Ammoniumoxalat *R*

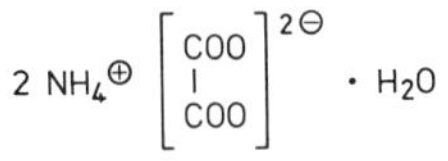

$C_2H_8N_2O_4 \cdot H_2O$ M_r 142,1

Farblose Kristalle; löslich in Wasser.

Ammoniumoxalat-Lösung *R*

4prozentige Lösung (*m*/V).

Ammoniumpersulfat *R*

$(NH_4)_2S_2O_8$ M_r 228,2

Weißes, kristallines Pulver oder körnige Kristalle, leicht löslich in Wasser.

Ammoniumpyrrolidincarbodithioat *R*

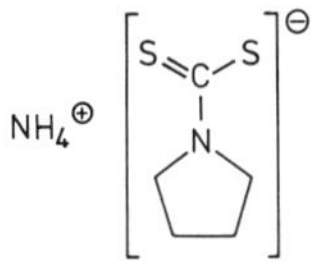

$C_5H_{12}N_2S_2$ M_r 164,3
1-Pyrrolidincarbodithiosäure, Ammoniumsalz.

Weißes bis hellgelbes, kristallines Pulver; wenig löslich in Wasser, löslich in Chloroform, sehr schwer löslich in Ethanol.

In einem Behältnis zu lagern, das in einem Beutel aus Baumwolle ein Stück Ammoniumcarbonat *R* enthält.

Ammoniumquecksilberthiocyanat-Lösung *R*

8 g Quecksilber(II)-chlorid *R* und 9 g Ammoniumthiocyanat *R* werden in Wasser zu 100 ml gelöst.

Ammoniumsulfamat *R*

$NH_4^{\oplus}[H_2NSO_3]^{\ominus}$ M_r 114,1
Sulfamidsäure, Ammoniumsalz.

Weißes, kristallines Pulver oder farblose Kristalle, hygroskopisch; sehr leicht löslich in Wasser, schwer löslich in Ethanol.

Smp: Etwa 130 °C.

Ammoniumsulfat *R*

$(NH_4)_2SO_4$ M_r 132,1

Farblose Kristalle oder weiße Körnchen; sehr leicht löslich in Wasser, praktisch unlöslich in Aceton und Ethanol.

pH-Wert (V.6.3.1): Der *p*H-Wert einer 5prozentigen Lösung (*m*/V) der Substanz in kohlendioxidfreiem Wasser *R* muß zwischen 4,5 und 6,0 liegen.

Sulfatasche (V.3.2.14): Höchstens 0,1 Prozent.

Ammoniumsulfid-Lösung *R*

120 ml Ammoniak-Lösung 10 % *R* werden mit Schwefelwasserstoff *R* gesättigt und anschließend mit 80 ml Ammoniak-Lösung 10 % *R* versetzt.

Bei Bedarf frisch herzustellen.

Ammoniumthiocyanat *R*

NH_4SCN M_r 76,1

Farblose, zerfließende Kristalle; sehr leicht löslich in Wasser, löslich in Ethanol.

Ammoniumthiocyanat-Lösung *R*

7,6prozentige Lösung (*m*/V).

Ammoniumvanadat *R*

NH_4VO_3 M_r 117,0

Weißes bis schwach gelbliches, kristallines Pulver; schwer löslich in Wasser, löslich in Ammoniak-Lösung 10 % *R*.

Amygdalin *RN*

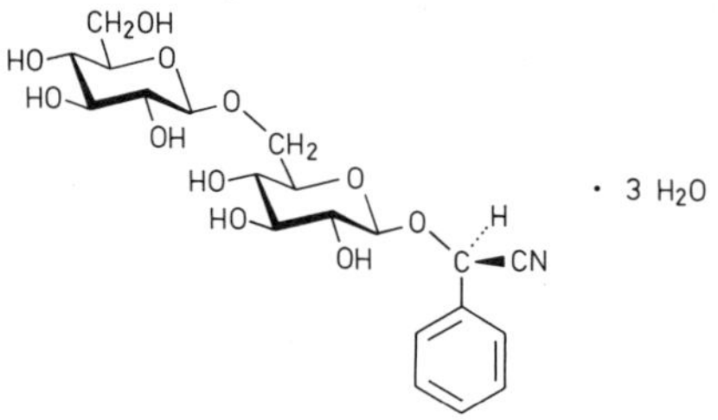

$C_{20}H_{27}NO_{11} \cdot 3\,H_2O$ M_r 511,5

(R)-α-[(6-*O*-β-D-Glucopyranosyl-β-D-glucopyranosyl)oxy]phenylacetonitril, Trihydrat.

Weißes, kristallines Pulver oder glänzende Plättchen; löslich in Wasser und siedendem Ethanol, schwer löslich in Ethanol von Raumtemperatur, praktisch unlöslich in Ether.

Smp: Etwa 200 °C; nach Erstarren und erneutem Schmelzen etwa 125 °C.

$[\alpha]_D^{20}$: Etwa −42°, an einer 1,0prozentigen Lösung (*m*/V) bestimmt und auf die wasserfreie Substanz $C_{20}H_{27}NO_{11}$ berechnet.

Dünnschichtchromatographie (V.6.20.2): Wird die Substanz unter den Bedingungen und in der Konzentration, wie unter **Ginsengwurzel** angegeben, geprüft, zeigt das Chromatogramm von 40 µl der Lösung nach Detektion eine braun gefärbte Hauptzone mit einem Rf-Wert von etwa 0,5.

Amylalkohol, *tert. R*

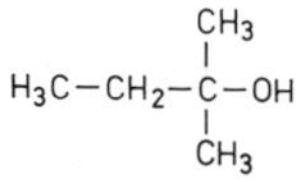

$C_5H_{12}O$ M_r 88,1

2-Methyl-2-butanol; Syn. tert. Pentylalkohol.

Flüchtige, entflammbare Flüssigkeit; leicht löslich in Wasser, mischbar mit Chloroform, Ethanol, Ether und Glycerol.

d_{20}^{20}: Etwa 0,81.

Destillationsbereich (V.6.8): Mindestens 95 Prozent müssen zwischen 100 und 104 °C destillieren.

Vor Licht geschützt zu lagern.

Anethol *R*

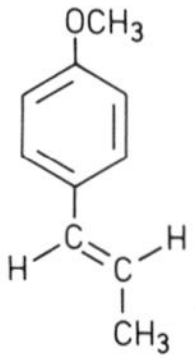

$C_{10}H_{12}O$ M_r 148,2

(*E*)-1-Methoxy-4-(1-propenyl)benzol.

Weiße, bei 20 bis 21 °C kristalline Masse, oberhalb 23 °C flüssig; praktisch unlöslich in Wasser, leicht löslich in wasserfreiem Ethanol, löslich in Chloroform, Ether, Ethylacetat und Petroläther.

n_D^{25}: Etwa 1,56.

Sdp: Etwa 230 °C.

Anilin *R*

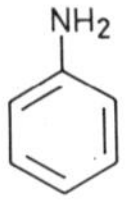

C_6H_7N M_r 93,1

Farblose bis schwach gelbliche Flüssigkeit; löslich in Wasser, mischbar mit Ethanol und Ether.

d_{20}^{20}: Etwa 1,02.

Sdp: 183 bis 186 °C.

Vor Licht geschützt zu lagern.

Anilinsulfat-Lösung *RN*

0,7 ml Anilin *R* werden mit einer 15,5prozentigen Lösung (*m*/V) von Schwefelsäure 96 % *R* zu 100 ml gelöst.

Anionenaustauscher *R*

Austauscherharz, in Form von Kügelchen, mit quartären Ammoniumgruppen [$-CH_2N(CH_3)_3$] in der Chlorid-Form, die an ein mit 2 Prozent Divinylbenzol vernetztes Polystyrolgerüst fixiert sind. Die Teilchengröße wird in der Monographie angegeben.

Das Austauscherharz wird auf einem Glassintertiegel so lange mit 1N-Natriumhydroxid-Lösung gewaschen, bis das Eluat frei von Chlorid ist und danach so lange mit Wasser, bis das Eluat neutral reagiert. Das Austauscherharz wird in frisch hergestelltem, ammoniumfreiem Wasser *R* suspendiert und vor Kohlendioxid geschützt gelagert.

Anisaldehyd *R*

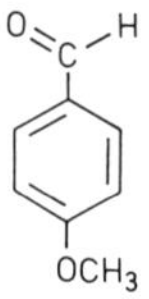

$C_8H_8O_2$ M_r 136,1

4-Methoxybenzaldehyd.

Ölige Flüssigkeit; sehr schwer löslich in Wasser, mischbar mit Ethanol und Ether.

Sdp: Etwa 248 °C.

Anisaldehyd-Reagenz *R*

0,5 ml Anisaldehyd *R* werden mit 10 ml Essigsäure 98 % *R*, 85 ml Methanol *R* und 5 ml Schwefelsäure 96 % *R* in der angegebenen Reihenfolge gemischt.

Anisaldehyd-Reagenz *R* 1

10 ml Anisaldehyd *R* werden mit 90 ml Ethanol 96 % *R* gemischt. Nach Zusatz von 10 ml Schwefelsäure 96 % *R* wird erneut gemischt.

Anthranilsäure *R*

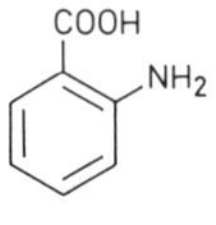

$C_7H_7NO_2$ M_r 137,1

2-Aminobenzoesäure.

Weißes bis schwach gelb gefärbtes, kristallines Pulver; wenig löslich in kaltem Wasser, leicht löslich in heißem Wasser, Ethanol, Ether und Glycerol. Lösungen in Ethanol oder in Ether, besonders aber in Glycerol, zeigen eine violette Fluoreszenz.

Smp: Etwa 145 °C.

Antimon(III)-chlorid *R*

$SbCl_3$ M_r 228,1

Farblose Kristalle oder durchscheinende, kristalline Masse, hygroskopisch; leicht löslich in wasserfreiem Ethanol und Chloroform. Die Substanz wird durch Wasser hydrolysiert.

Vor Feuchtigkeit geschützt zu lagern.

Antimon(III)-chlorid-Lösung *R*

30 g Antimon(III)-chlorid *R* werden rasch zweimal mit je 15 ml ethanolfreiem Chloroform *R* abgespült. Die Spülflüssigkeit wird vollständig dekantiert. Die abgespülten Kristalle werden sofort in 100 ml ethanolfreiem Chloroform *R* unter schwachem Erwämen gelöst.

Die Lösung ist über einigen Gramm wasserfreiem Natriumsulfat *R* zu lagern.

Antimon(III)-chlorid-Lösung *R* 1

Lösung I: 110 g Antimon(III)-chlorid *R* werden in 400 ml Dichlorethan *R* gelöst. Nach Zusatz von 2 g wasserfreiem Aluminiumoxid *R* wird gemischt und durch einen Glassintertiegel (40) filtriert. Das Filtrat wird mit Dichlorethan *R* zu 500,0 ml verdünnt. Die Absorption (V.6.19) der Lösung, bei 500 nm in einer Schichtdicke von 2 cm bestimmt, darf höchstens 0,07 betragen.

Lösung II: 100 ml frisch destilliertes Acetylchlorid *R* und 400 ml Dichlorethan *R* werden unter einem Abzug gemischt.

Die Mischung ist kühl zu lagern.

90 ml Lösung I werden mit 10 ml Lösung II gemischt.

In braunen Glasstopfengefäßen zu lagern und innerhalb von 7 Tagen zu verwenden; ein gefärbtes Reagenz ist zu verwerfen.

Aprotinin *R*

Polypeptid, das aus Rindergeweben gewonnen wird und aus 58 Aminosäuren besteht. Die Substanz hemmt die Aktivität einiger proteolytischer Enzyme, z. B. Chymotrypsin, Kallikrein, Plasmin und Trypsin.

Arabinose *R*

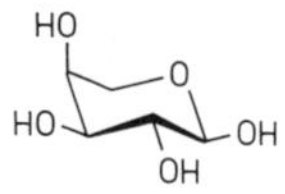

$C_5H_{10}O_5$ M_r 150,1
L-(+)-Arabinose; β-L-Arabinopyranose.

Weißes, kristallines Pulver; leicht löslich in Wasser.

$[\alpha]_D^{20}$: +103 bis +105°, an einer 5,0prozentigen Lösung (*m*/V) bestimmt, die etwa 0,05 Prozent Ammoniak (NH_3) enthält.

Arbutin *RN*

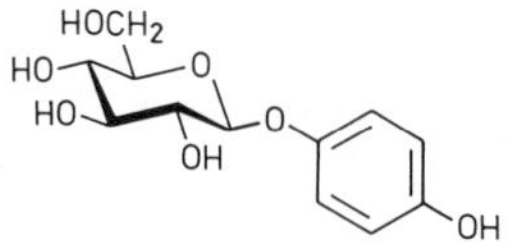

$C_{12}H_{16}O_7$ M_r 272,2
4-Hydroxyphenyl-β-D-glucopyranosid.

Feine, weiße, seidenglänzende Nadeln; leicht löslich in kaltem Wasser, sehr leicht löslich in heißem Wasser, löslich in Ethanol, praktisch unlöslich in Chloroform und Ether.

Smp: Etwa 200 °C.

$[\alpha]_D^{20}$: Etwa −63,5°, an einer 2prozentigen Lösung (*m*/V) bestimmt.

Dünnschichtchromatographie (V.6.20.2): Wird die Substanz unter den Bedingungen und in der Konzentration, wie unter **Bärentraubenblätter** angegeben, geprüft, zeigt das Chromatogramm von 20 µl der Lösung nach Detektion eine blau- bis violettgefärbte Hauptzone mit einem Rf-Wert von etwa 0,3.

Argon *R*

Ar (A_r 39,95)
Mindestens 99,995 Prozent (V/V) Ar.

Kohlenmonoxid: Werden 10 l Argon mit einer Durchflußrate von 4 l je Stunde unter den bei der Prüfung auf Kohlenmonoxid in medizinischen Gasen (V.3.3.2) beschriebenen Bedingungen geprüft, dürfen höchstens 0,05 ml 0,002 N-Natriumthiosulfat-Lösung verbraucht werden (0,6 ppm V/V).

Arsen(III)-oxid *R*

As_2O_3 M_r 197,8

Kristallines Pulver oder weiße Masse; schwer löslich in Wasser, löslich in siedendem Wasser.

Ascorbinsäure *R*

Muß der Monographie **Ascorbinsäure (Acidum ascorbicum)** entsprechen.

Atropinsulfat *R*

Muß der Monographie **Atropinsulfat (Atropini sulfas)** entsprechen.

Barbital *R*

Muß der Monographie **Barbital (Barbitalum)** entsprechen.

Barbital-Natrium *R*

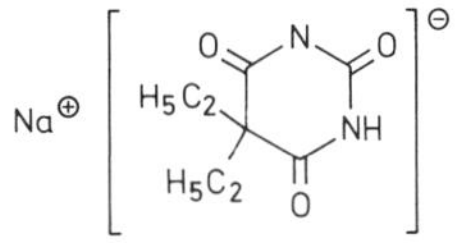

$C_8H_{11}N_2NaO_3$ M_r 206,2
5,5-Diethylbarbitursäure, Natriumsalz.

Mindestens 98,0 Prozent $C_8H_{11}N_2NaO_3$.

Farblose Kristalle oder weißes, kristallines Pulver; leicht löslich in Wasser, schwer löslich in Ethanol, praktisch unlöslich in Chloroform und Ether.

Barbitursäure *R*

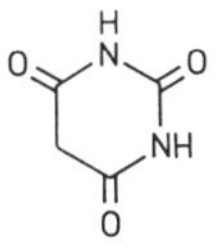

$C_4H_4N_2O_3$ M_r 128,1
1*H*,3*H*,5*H*-Pyrimidin-2,4,6-trion.

Weißes bis fast weißes Pulver; schwer löslich in Wasser, leicht löslich in siedendem Wasser und in verdünnten Säuren.

Smp: Etwa 253 °C.

Bariumcarbonat *R*

$BaCO_3$ M_r 197,3

Weißes Pulver oder weiße, bröckelige Masse; praktisch unlöslich in Wasser.

Bariumchlorid *R*

$BaCl_2 \cdot 2\,H_2O$ M_r 244,3

Farblose Kristalle; leicht löslich in Wasser, schwer löslich in Ethanol.

Bariumchlorid-Lösung *R* 1

6,1prozentige Lösung (*m*/V).

Bariumchlorid-Lösung *R* 2

3,65prozentige Lösung (*m*/V).

Bariumhydroxid *R*

$Ba(OH)_2 \cdot 8\,H_2O$ M_r 315,5

Farblose Kristalle, löslich in Wasser.

Bariumhydroxid-Lösung *R*

4,73prozentige Lösung (*m*/V).

Bariumsulfat *R*

Muß der Monographie **Bariumsulfat (Barii sulfas)** entsprechen.

Benzaldehyd *R*

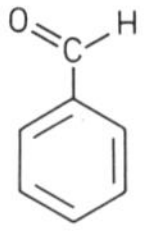

C_7H_6O M_r 106,1

Farblose bis schwach gelbe Flüssigkeit; schwer löslich in Wasser, mischbar mit Ethanol und Ether.

d_{20}^{20}: Etwa 1,05.

n_D^{20}: Etwa 1,545.

Destillationsbereich (V.6.8): Mindestens 95 Prozent müssen zwischen 177 und 180 °C destillieren.

Vor Licht geschützt zu lagern.

Benzethoniumchlorid *R*

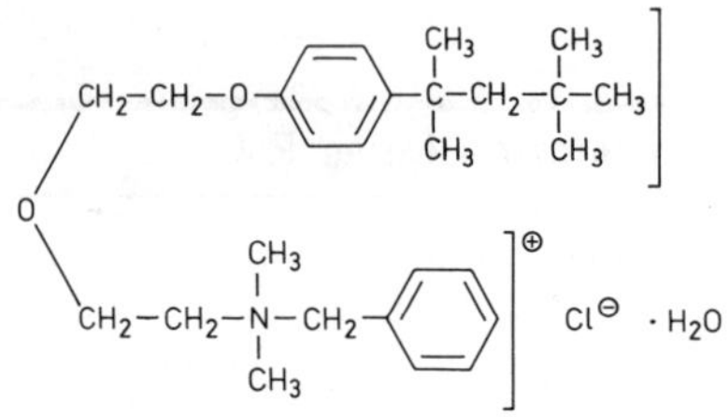

$C_{27}H_{42}ClNO_2 \cdot H_2O$ M_r 466,1

Benzyl-dimethyl-(2-{2-[4-(1,1,3,3-tetramethylbutyl)phenoxy]ethoxy}ethyl)ammoniumchlorid, Monohydrat.

Feines, weißes Pulver oder farblose Kristalle; löslich in Wasser, Chloroform und Ethanol, schwer löslich in Ether.

Smp: Etwa 163 °C.

Vor Licht geschützt zu lagern.

Benzil *R*

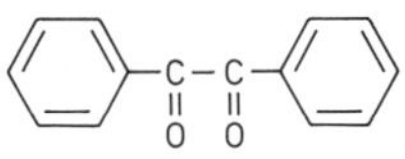

$C_{14}H_{10}O_2$ M_r 210,2

Diphenylethandion.

Gelbe Prismen; praktisch unlöslich in Wasser, löslich in Chloroform, Ethanol und Ether.

Smp: Etwa 95 °C.

Benzoesäure *R*

Muß der Monographie **Benzoesäure (Acidum benzoicum)** entsprechen.

Benzoin *R*

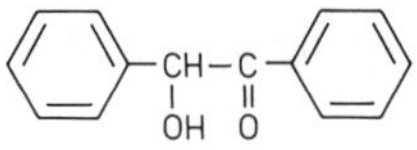

$C_{14}H_{12}O_2$ M_r 212,3

2-Hydroxy-1,2-diphenylethanon.

Schwach gelbliche Kristalle; sehr schwer löslich in Wasser, leicht löslich in Aceton, löslich in heißem Ethanol und Tetrachlorkohlenstoff, wenig löslich in Ether.

Smp: Etwa 137 °C.

Benzol *R*

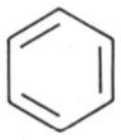

C_6H_6 M_r 78,1

Klare, farblose, entflammbare Flüssigkeit; praktisch unlöslich in Wasser, mischbar mit Ethanol und Ether.

Sdp: Etwa 80 °C.

Benzophenon *R*

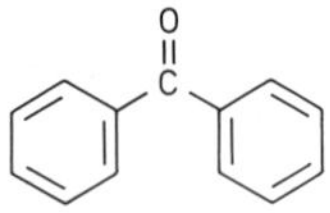

$C_{13}H_{10}O$ M_r 182,2

Diphenylmethanon.

Prismatische Kristalle; praktisch unlöslich in Wasser, leicht löslich in Ethanol und Ether, löslich in Chloroform.

Smp: Etwa 48 °C.

Benzoylargininethylesterhydrochlorid *R*

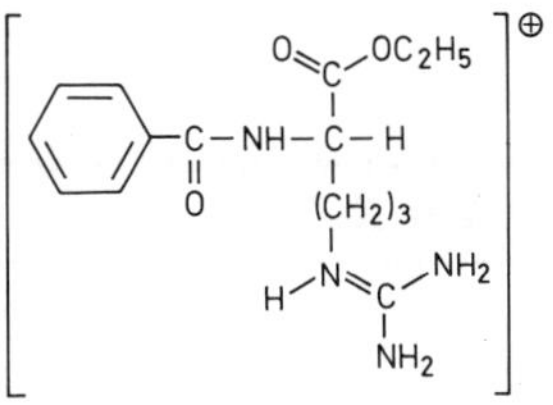

$C_{15}H_{23}ClN_4O_3$ M_r 342,8

Ethyl[(S)-2-benzamido-5-guanidinovalerianat]-hydrochlorid.

Weißes, kristallines Pulver; sehr leicht löslich in Wasser und wasserfreiem Ethanol, praktisch unlöslich in Ether.

$[\alpha]_D^{20}$: −15 bis −18°, an einer 1prozentigen Lösung (*m*/V) bestimmt.

Smp: Etwa 129 °C.

$A_{1cm}^{1\%}$: 310 bis 340, bei 227 nm mit einer 0,001prozentigen Lösung (*m*/V) bestimmt.

Benzoylchlorid *R*

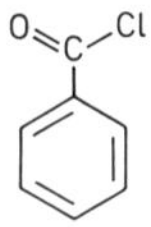

C_7H_5ClO — M_r 140,6

Farblose, tränenreizende Flüssigkeit; löslich in Ether. Die Substanz zersetzt sich in Gegenwart von Wasser und Ethanol.

d_{20}^{20}: Etwa 1,21.

Sdp: Etwa 197 °C.

Benzylalkohol *R*

Muß der Monographie **Benzylalkohol (Alcohol benzylicus)** entsprechen.

Benzylbenzoat *RN*

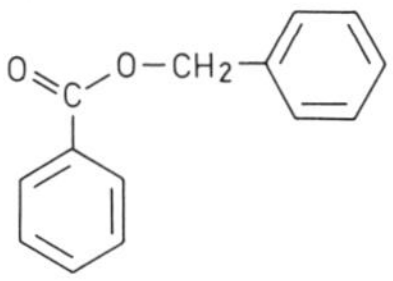

$C_{14}H_{12}O_2$ — M_r 212,3

Klare, farblose, ölige Flüssigkeit oder farblose Kristalle von schwach aromatischem Geruch; praktisch unlöslich in Wasser, leicht löslich in Chloroform, Ethanol und Ether.

d_4^{20}: 1,116 bis 1,120.

n_D^{20}: 1,567 bis 1,570.

Smp: Etwa 21 °C.

Benzylcinnamat *RN*

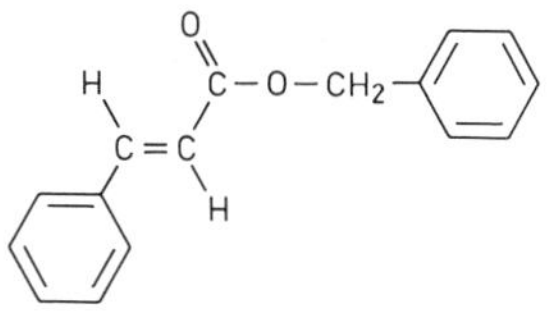

$C_{16}H_{14}O_2$ — M_r 238,3

Benzyl[(*E*)-3-phenylpropenoat].

Farblose bis gelbliche Kristalle von süßlicharomatischem Geruch; praktisch unlöslich in Ethanol und Ether.

Smp: Etwa 39 °C.

Dünnschichtchromatographie: Wird die Substanz unter den Bedingungen und in der Konzentration, wie unter **Perubalsam** angegeben, geprüft, zeigt das Chromatogramm von 20 µl der Lösung nach Detektion eine blaugefärbte Hauptzone mit einem Rf-Wert von etwa 0,6.

Benzylpenicillin-Natrium *R*

Muß der Monographie **Benzylpenicillin-Natrium (Benzylpenicillinum natricum)** entsprechen.

Bismutcarbonat, basisches *R*

Muß der Monographie **Basisches Bismutcarbonat (Bismuthi subcarbonas)** entsprechen.

Bismutnitrat, basisches *R*

$4\,BiNO_3(OH)_2 \cdot BiO(OH)$ — M_r 1462

Weißes Pulver; praktisch unlöslich in Wasser.

Blei(II)-acetat *R*

$$Pb^{2\oplus}\ 2\left[H_3C-COO\right]^{\ominus} \cdot 3\,H_2O$$

$C_4H_6O_4Pb \cdot 3\,H_2O$ — M_r 379,3

Farblose, verwitternde Kristalle; leicht löslich in Wasser, löslich in Ethanol.

Blei(II)-acetat-Lösung *R*

9,5prozentige Lösung (*m*/V) in kohlendioxidfreiem Wasser *R*.

Blei(II)-acetat-Lösung, basische, *R*

Mindestens 16,7 und höchstens 17,4 Prozent (*m/m*) Pb (A_r 207,2) als Acetat, das etwa folgender Zusammensetzung entspricht: $C_8H_{14}O_{10}Pb_3$.

40,0 g Blei(II)-acetat *R* werden in 90 ml kohlendioxidfreiem Wasser *R* gelöst. Die Lösung wird mit Natriumhydroxid-Lösung 40 % *R* auf einen *p*H-Wert von 7,5 eingestellt. Nach dem Zentrifugieren wird die klare, farblose, überstehende Flüssigkeit verwendet. Dicht verschlossen, bleibt die Lösung klar.

Blei(II)-acetat-Papier *R*

Weißes Filterpapier (80 g/m^2) wird in eine Mischung von 1 Volumteil Essigsäure 12 % *R* und 10 Volumteilen Blei(II)-acetat-Lösung *R* eingetaucht. Nach dem Trocknen wird das Filterpapier in Streifen von 15 mm × 40 mm geschnitten.

Blei(II)-acetat-Watte *R*

Watte wird in eine Mischung von 1 Volumteil Essigsäure 12 % *R* und 10 Volumteilen Blei(II)-acetat-Lösung *R* eingetaucht. Zur Entfernung der überschüssigen Lösung wird die Watte ohne auszudrücken auf mehrere Lagen Filterpapier gelegt und an der Luft getrocknet.

Dicht verschlossen zu lagern.

Blei(II)-nitrat *R*

$Pb(NO_3)_2$ — M_r 331,2

Farblose Kristalle oder weißes, kristallines Pulver; leicht löslich in Wasser.

Blei(II)-nitrat-Lösung *R*

3,3prozentige Lösung (*m*/V).

Blei(IV)-oxid *R*

PbO_2 — M_r 239,2

Syn. Bleidioxid.

Dunkelbraunes Pulver, das beim Erhitzen Sauerstoff abgibt; praktisch unlöslich in Wasser, löslich in Salzsäure unter Entwicklung von Chlor, löslich in Salpetersäure 12,5 % in Gegenwart von Wasserstoffperoxid-Lösung, Oxalsäure oder anderen, reduzierenden Substanzen, löslich in heißen, konzentrierten Alkalihydroxid-Lösungen.

Blutplättchen-Ersatz *R*

0,5 bis 1 g Phospholipid *R* werden mit 20 ml Aceton *R* versetzt. Die Mischung wird unter häufigem Schütteln 2 h lang stehengelassen und dann 2 min lang zentrifugiert. Die überstehende Flüssigkeit wird verworfen. Der Rückstand wird im Vakuum bei 1,5 bis 2,5 kPa getrocknet, mit 20 ml Chloroform *R* versetzt und 2 h lang geschüttelt. Die Mischung wird unter Vakuum filtriert und der Rückstand in 5 bis 10 ml einer 0,9prozentigen Lösung (*m*/V) von Natriumchlorid *R* suspendiert.

Für die Bestimmung von Faktor IX wird eine Verdünnung mit einer 0,9prozentigen Lösung (*m*/V) von Natriumchlorid *R* so hergestellt, daß die Differenz der Koagulationszeiten zwischen fortlaufenden Verdünnungen der Referenzzubereitung etwa 10 s beträgt.

Die verdünnten Suspensionen können, bei −30 °C gelagert, bis zu 6 Wochen lang verwendet werden.

BMP-Mischindikator-Lösung *R*

0,1 g Bromthymolblau *R*, 20 mg Methylrot *R* und 0,2 g Phenolphthalein *R* werden in Ethanol 96 % *R* zu 100 ml gelöst. Die Lösung wird filtriert.

Borneol *R*

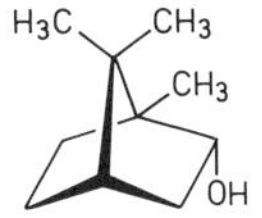

$C_{10}H_{18}O$ M_r 154,3

endo-2-Bornanol.

Farblose Kristalle, leicht sublimierbar; praktisch unlöslich in Wasser, leicht löslich in Chloroform, Ethanol, Ether und Petroläther.

Smp: Etwa 208 °C.

Dünnschichtchromatographie (V.6.20.2): Auf eine Schicht von Kieselgel G *R* werden 10 µl einer 0,1prozentigen Lösung (*m*/V) in Toluol *R* aufgetragen. Die Chromatographie erfolgt über eine Laufstrecke von 10 cm mit Chloroform *R*. Die Platte wird mit Anisaldehyd-Reagenz *R* (10 ml für eine 200-mm × 200-mm-Platte) besprüht und 10 min lang auf 100 bis 105 °C erhitzt. Das Chromatogramm darf nur einen Hauptfleck zeigen.

Bornylacetat *R*

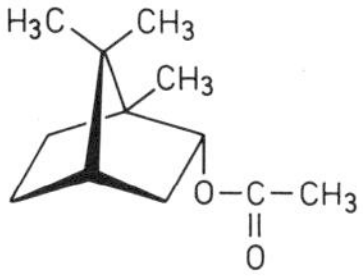

$C_{12}H_{20}O_2$ M_r 196,3

endo-2-Bornylacetat.

Farblose Kristalle oder farblose Flüssigkeit; sehr schwer löslich in Wasser, löslich in Ethanol und Ether.

Smp: Etwa 28 °C.

Dünnschichtchromatographie (V.6.20.2): Auf eine Schicht von Kieselgel G *R* werden 10 µl einer 0,2prozentigen Lösung (*m*/V) in Toluol *R* aufgetragen. Die Chromatographie erfolgt über eine Laufstrecke von 10 cm mit Chloroform *R*. Die Platte wird mit Anisaldehyd-Reagenz *R* (10 ml für eine 200-mm × 200-mm-Platte) besprüht und 10 min lang auf 100 bis 105 °C erhitzt. Das Chromatogramm darf nur einen Hauptfleck zeigen.

Borsäure *R*

Muß der Monographie **Borsäure (Acidum boricum)** entsprechen.

Brenzcatechin *R*

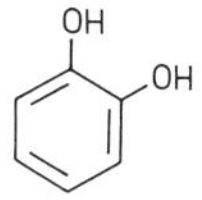

$C_6H_6O_2$ M_r 110,1

1,2-Benzoldiol.

Farblose bis schwach gelblich gefärbte Kristalle; löslich in Wasser, Aceton, Ethanol und Ether.

Smp: Etwa 102 °C.

Vor Licht geschützt zu lagern.

Brom *R*

Br_2 M_r 159,8

Braunrote, rauchende Flüssigkeit; schwer löslich in Wasser, löslich in Chloroform, Ethanol und Ether.

d_{20}^{20}: Etwa 3,1.

Brom-Lösung *R*

30 g Brom *R* und 30 g Kaliumbromid *R* werden in Wasser gelöst und zu 100 ml verdünnt.

Bromwasser *R*

3 ml Brom *R* werden mit 100 ml Wasser bis zur Sättigung geschüttelt.

Die Lösung ist über Brom *R* und vor Licht geschützt zu lagern.

Bromcresolgrün *R*

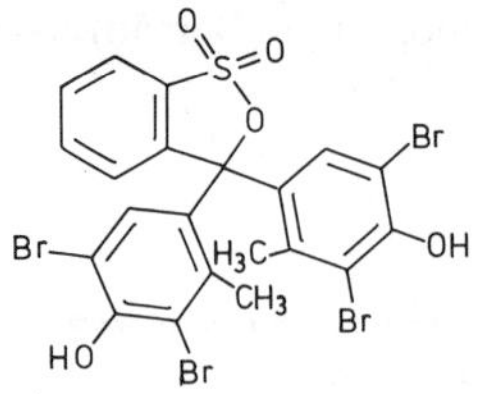

$C_{21}H_{14}Br_4O_5S$ M_r 698

4,4′-(3*H*-2,1-Benzoxathiol-3-yliden)bis(2,6-dibrom-3-methylphenol)-*S,S*-dioxid.

Bräunlichweißes Pulver; schwer löslich in Wasser, löslich in Ethanol und verdünnten Alkalihydroxid-Lösungen.

Bromcresolgrün-Lösung *R*

50 mg Bromcresolgrün *R* werden in 0,72 ml 0,1 N-Natriumhydroxid-Lösung und 20 ml Ethanol 96 % *R* gelöst. Die Lösung wird mit Wasser zu 100 ml verdünnt.

Empfindlichkeitsprüfung: Eine Mischung von 0,2 ml der Bromcresolgrün-Lösung und 100 ml kohlendioxidfreiem Wasser *R* muß blau sein. Bis zum Farbumschlag nach Gelb dürfen höchstens 0,2 ml 0,02 N-Salzsäure verbraucht werden.

Umschlagsbereich: *p*H-Wert 3,6 (gelb) bis 5,2 (blau).

Bromcresolgrün-Lösung *RN*

0,10 g Bromcresolgrün *R* werden in 2,4 ml 0,1 N-Natriumhydroxid-Lösung und 12 ml Wasser gelöst. Diese Lösung wird mit Wasser zu 100 ml verdünnt.

Bromcresolpurpur *R*

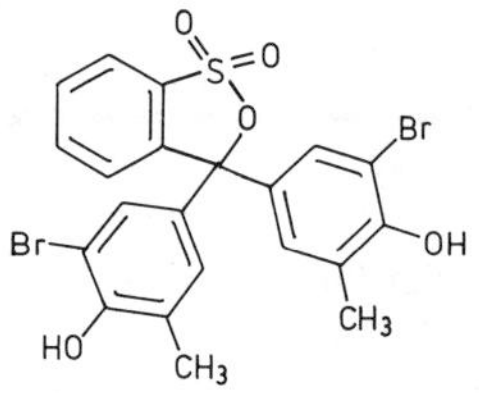

$C_{21}H_{16}Br_2O_5S$ M_r 540,2

4,4′-(3*H*-2,1-Benzoxathiol-3-yliden)bis(2-brom-6-methylphenol)-*S,S*-dioxid.

Rosarotes Pulver; praktisch unlöslich in Wasser, löslich in Ethanol und verdünnten Alkalihydroxid-Lösungen.

Bromcresolpurpur-Lösung *R*

50 mg Bromcresolpurpur *R* werden in 0,92 ml 0,1 N-Natriumhydroxid-Lösung und 20 ml Ethanol 96 % *R* gelöst. Die Lösung wird mit Wasser zu 100 ml verdünnt.

Empfindlichkeitsprüfung: Eine Mischung von 0,2 ml der Bromcresolpurpur-Lösung, 100 ml kohlendioxidfreiem Wasser *R* und 0,05 ml 0,02 N-Natriumhydroxid-Lösung muß blauviolett sein. Bis zum Farbumschlag nach Gelb dürfen höchstens 0,2 ml 0,02 N-Salzsäure verbraucht werden.

Umschlagsbereich: *p*H-Wert 5,2 (gelb) bis 6,8 (blauviolett).

Bromcyan-Lösung *R*

Bromwasser *R* wird tropfenweise und unter Kühlung bis zum Verschwinden der Gelbfärbung mit 0,1 N-Ammoniumthiocyanat-Lösung versetzt.

Bei Bedarf frisch herzustellen.

Bromelain *R*

Konzentrat von proteolytischen Enzymen, die aus *Ananas comosus* Merr. gewonnen werden.

Hellgelbes Pulver.

Aktivität: 1 g Substanz setzt innerhalb von 20 min etwa 1,2 g Aminostickstoff aus einer Lösung von Gelatine *R* bei 45 °C und einem *p*H-Wert von 4,5 frei.

Bromelain-Lösung *R*

1,0prozentige Lösung (*m*/V) in einer Mischung von 1 Volumteil Phosphat-Pufferlösung *p*H 5,5 *R* und 9 Volumteilen einer 0,9prozentigen Lösung (*m*/V) von Natriumchlorid *R*.

Bromphenolblau *R*

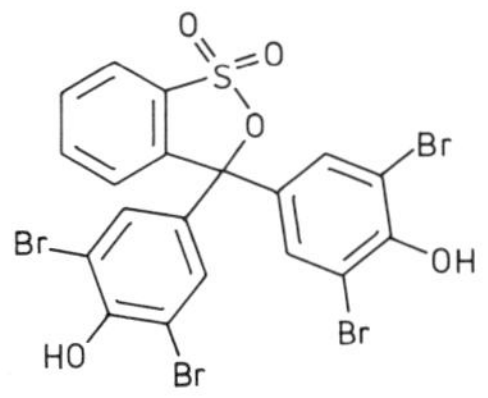

$C_{19}H_{10}Br_4O_5S$ M_r 670
4,4′-(3*H*-2,1-Benzoxathiol-3-yliden)bis(2,6-dibromphenol)-*S,S*-dioxid.

Hell orangegelbes Pulver; sehr schwer löslich in Wasser, schwer löslich in Ethanol, leicht löslich in Alkalihydroxid-Lösungen.

Bromphenolblau-Lösung *R*

0,1 g Bromphenolblau *R* werden in 1,5 ml 0,1N-Natriumhydroxid-Lösung und 20 ml Ethanol 96% *R* gelöst. Die Lösung wird mit Wasser zu 100 ml verdünnt.

Empfindlichkeitsprüfung: Eine Mischung von 0,05 ml der Bromphenolblau-Lösung, 20 ml kohlendioxidfreiem Wasser *R* und 0,05 ml 0,1N-Salzsäure muß gelb sein. Bis zum Farbumschlag nach Blauviolett dürfen höchstens 0,1 ml 0,1N-Natriumhydroxid-Lösung verbraucht werden.

Umschlagsbereich: *p*H-Wert 2,8 (gelb) bis 4,4 (blauviolett).

Bromphenolblau-Lösung *R* 1

50 mg Bromphenolblau *R* werden unter schwachem Erwärmen in 3,73 ml 0,02N-Natriumhydroxid-Lösung gelöst. Die Lösung wird mit Wasser zu 100 ml verdünnt.

Bromphenolblau-Lösung *R* 2

0,2 g Bromphenolblau *R* werden in einer Mischung von 3 ml 0,1N-Natriumhydroxid-Lösung und 10 ml Ethanol 96% *R* unter Erwärmen gelöst. Nach dem Abkühlen wird mit Ethanol 96% *R* zu 100 ml verdünnt.

Bromphenolblau-Mischindikator-Lösung *RN*

0,10 g Bromphenolblau *R* und 0,010 g Metanilgelb *R* werden in Ethanol 96% *R* zu 100 ml gelöst.

Bromthymolblau *R*

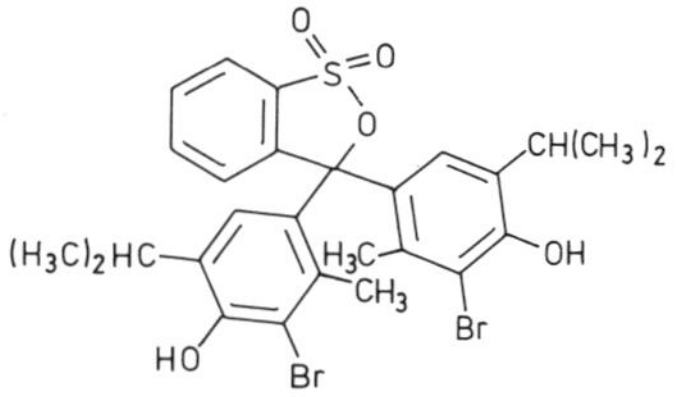

$C_{27}H_{28}Br_2O_5S$ M_r 624
4,4′-(3*H*-2,1-Benzoxathiol-3-yliden)bis(2-brom-6-isopropyl-3-methylphenol)-*S,S*-dioxid.

Rosarotes bis bräunliches Pulver; praktisch unlöslich in Wasser, löslich in Ethanol und verdünnten Alkalihydroxid-Lösungen.

Bromthymolblau-Lösung *R* 1

50 mg Bromthymolblau *R* werden in einer Mischung von 4 ml 0,02N-Natriumhydroxid-Lösung und 20 ml Ethanol 96% *R* gelöst. Die Lösung wird mit Wasser zu 100 ml verdünnt.

Empfindlichkeitsprüfung: Eine Mischung von 0,3 ml der Bromthymolblau-Lösung und 100 ml kohlendioxidfreiem Wasser *R* muß gelb sein. Bis zum Farbumschlag nach Blau dürfen höchstens 0,1 ml 0,02N-Natriumhydroxid-Lösung verbraucht werden.

Umschlagsbereich: *p*H-Wert 5,8 (gelb) bis 7,4 (blau).

Bromthymolblau-Lösung *R* 2

1prozentige Lösung (*m*/V) in Dimethylformamid *R*.

Bromthymolblau-Lösung *R* 3

0,1 g Bromthymolblau *R* werden in einer Mischung von 3,2 ml 0,05 N-Natriumhydroxid-Lösung und 5 ml Ethanol 90 % (V/V) unter Erwärmen gelöst. Die Lösung wird mit Ethanol 90 % (V/V) zu 250 ml verdünnt.

Brucin *R*

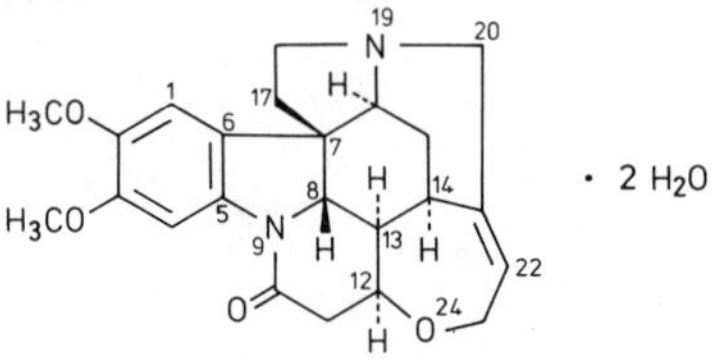

$C_{23}H_{26}N_2O_4 \cdot 2\,H_2O$ — M_r 430,5

2,3-Dimethoxy-10-strychnidinon, Dihydrat.

Farblose Kristalle; schwer löslich in Wasser, leicht löslich in Chloroform, Ethanol und Ether.

Smp: Etwa 178 °C.

1-Butanol *R*

$H_3C-CH_2-CH_2-CH_2OH$

$C_4H_{10}O$ — M_r 74,1

Syn. n-Butanol.

Klare, farblose Flüssigkeit; mischbar mit Ethanol.

d_{20}^{20}: Etwa 0,81.

Sdp: 116 bis 119 °C.

2-Butanol *R*

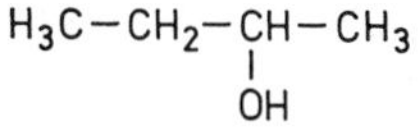

$C_4H_{10}O$ — M_r 74,1

Klare, farblose Flüssigkeit; löslich in Wasser, mischbar mit Ethanol und Ether.

d_{20}^{20}: Etwa 0,81.

Destillationsbereich (V.6.8): Mindestens 95 Prozent müssen zwischen 98,5 und 100 °C destillieren.

tert-Butanol *R*

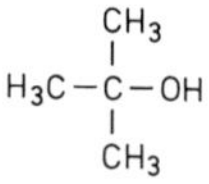

$C_4H_{10}O$ — M_r 74,1

2-Methyl-2-propanol.

Klare, farblose Flüssigkeit oder kristalline Masse; löslich in Wasser, mischbar mit Ethanol und Ether.

Destillationsbereich (V.6.8): Mindestens 95 Prozent müssen zwischen 81 und 83 °C destillieren.

Erstarrungspunkt (V.6.12): Etwa 25 °C.

Butylacetat *R*

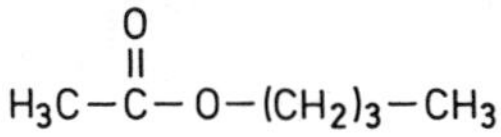

$C_6H_{12}O_2$ — M_r 116,2

Klare, farblose, entflammbare Flüssigkeit; schwer löslich in Wasser, mischbar mit Ethanol und Ether.

d_{20}^{20}: Etwa 0,88.

n_D^{20}: Etwa 1,395.

Destillationsbereich (V.6.8): Mindestens 95 Prozent müssen zwischen 123 und 126 °C destillieren.

Butylamin *R*

$H_3C-CH_2-CH_2-CH_2-NH_2$

$C_4H_{11}N$ — M_r 73,1

Farblose Flüssigkeit; mischbar mit Wasser, Ethanol und Ether.

n_D^{20}: Etwa 1,401.

Sdp: Etwa 78 °C.

Vor Gebrauch zu destillieren und innerhalb eines Monats zu verwenden.

Butylhydroxytoluol *R*

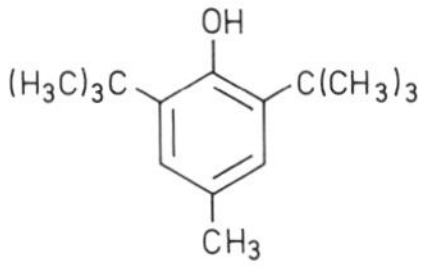

$C_{15}H_{24}O$ M_r 220,4
2,6-Di-*tert*-butyl-*p*-cresol.

Weißes, kristallines Pulver oder farblose Kristalle; praktisch unlöslich in Wasser, sehr leicht löslich in Ether, leicht löslich in Ethanol und fetten Ölen. Die Absorption (V.6.19) einer 0,01prozentigen Lösung (*m*/V) der Substanz in wasserfreiem Ethanol *R*, im Maximum bei 278 nm bestimmt, beträgt etwa 0,85.

Smp: Etwa 70 °C.

Sulfatasche (V.3.2.14): Höchstens 0,1 Prozent.

Cadmium *R*

Cd A_r 112,4

Silberweißes, glänzendes Metall; praktisch unlöslich in Wasser, leicht löslich in Salpetersäure 65 % und heißer Salzsäure 36 %.

Caesiumchlorid *R*

CsCl M_r 168,4

Weißes Pulver; sehr leicht löslich in Wasser, leicht löslich in Methanol, praktisch unlöslich in Aceton.

Calciumcarbonat *R*

Muß der Monographie **Calciumcarbonat (Calcii carbonas)** entsprechen.

Calciumchlorid *R*

Muß der Monographie **Calciumchlorid (Calcii chloridum)** entsprechen.

Calciumchlorid-Lösung *R*

7,35prozentige Lösung (*m*/V).

0,01 M-Calciumchlorid-Lösung *R*

0,147 g Calciumchlorid *R* werden in Wasser zu 100,0 ml gelöst.

0,02 M-Calciumchlorid-Lösung *R*

2,94 g Calciumchlorid *R* werden in 900 ml Wasser gelöst. Die Lösung wird auf einen *p*H-Wert von 6,0 bis 6,2 eingestellt und mit Wasser zu 1000,0 ml verdünnt.

Bei 2 bis 8 °C zu lagern.

Calciumchlorid, wasserfreies, *R*

$CaCl_2$ M_r 111,0

Mindestens 98,0 Prozent $CaCl_2$, berechnet auf die getrocknete Substanz.

Weiße, zerfließliche Körnchen; sehr leicht löslich in Wasser, leicht löslich in Ethanol und Methanol.

Trocknungsverlust (V.6.22): Höchstens 5,0 Prozent, durch Trocknen im Trockenschrank bei 200 °C bestimmt.

Vor Feuchtigkeit geschützt zu lagern.

Calciumfluorid *R*

CaF_2 M_r 78,1

Weißes Pulver; praktisch unlöslich in Wasser, schwer löslich in verdünnten Säuren.

Calciumhydroxid *R*

$Ca(OH)_2$ M_r 74,1

Weißes Pulver, fast vollständig löslich in 600 Teilen Wasser.

Calciumhydroxid-Lösung *R*

Frisch hergestellte, gesättigte Lösung.

Calciumlactat *R*

Muß der Monographie **Calciumlactat-Pentahydrat (Calcii lactas pentahydricus)** entsprechen.

Calciumsulfat-Hemihydrat *R*

$CaSO_4 \cdot 0{,}5\,H_2O$ M_r 145,1

Weißes Pulver; löslich in etwa 1500 Teilen Wasser, praktisch unlöslich in Ethanol. Wird die Substanz im Verhältnis 2 zu 1 mit Wasser gemischt, erstarrt sie schnell zu einer harten, porösen Masse.

Calciumsulfat-Lösung *R*

5 g Calciumsulfat-Hemihydrat *R* werden 1 h lang mit 100 ml Wasser geschüttelt; anschließend wird filtriert.

Calconcarbonsäure *R*

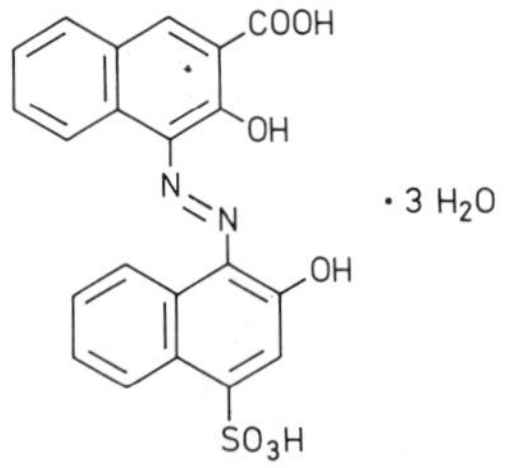

$C_{21}H_{14}N_2O_7S \cdot 3\,H_2O$ M_r 492,5

3-Hydroxy-4-(2-hydroxy-4-sulfo-1-naphthylazo)-2-naphthoesäure, Trihydrat.
Braunschwarzes Pulver; schwer löslich in Wasser, sehr schwer löslich in Aceton und Ethanol, wenig löslich in verdünnten Natriumhydroxid-Lösungen.

Calconcarbonsäure-Verreibung *R*

1 Teil Calconcarbonsäure *R* wird mit 99 Teilen Natriumchlorid *R* verrieben.

Empfindlichkeitsprüfung: 50 mg der Calconcarbonsäure-Verreibung werden in einer Mischung von 2 ml Natriumhydroxid-Lösung 40 % *R* und 100 ml Wasser gelöst. Die Lösung muß blau gefärbt sein. Nach Zusatz von 1 ml einer 1prozentigen Lösung (*m*/V) von Magnesiumsulfat *R* und 0,1 ml einer 0,15prozentigen Lösung (*m*/V) von Calciumchlorid *R* muß sich die Lösung violett, und auf Zusatz von 0,15 ml 0,01M-Natriumedetat-Lösung rein blau färben.

Capsaicin *RN*

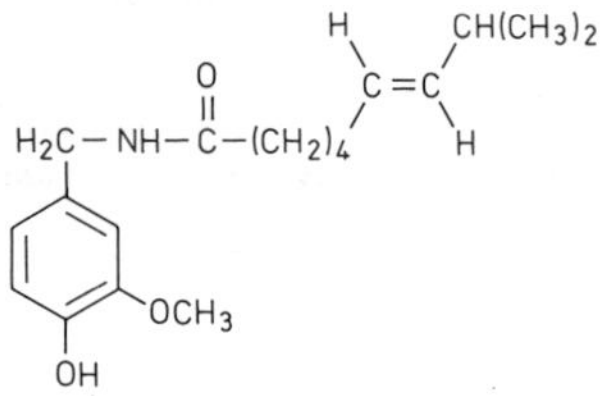

$C_{18}H_{27}NO_3$ M_r 305,4
(E)-8-Methyl-*N*-vanillyl-6-nonenamid.

Farblose Kristalle; praktisch unlöslich in Wasser, löslich in Chloroform und Ethanol.

Smp: 64 bis 65 °C.

Dünnschichtchromatographie (V.6.20.2): Wird die Substanz unter den Bedingungen und in der Konzentration, wie unter **Cayennepfeffer** angegeben, geprüft, zeigt das Chromatogramm von 20 µl der Lösung nach Detektion eine blaugefärbte Hauptzone mit einem Rf-Wert von etwa 0,3.

Carbomer *R*

Poly(acrylsäure, allylsaccharose)

Ein quervernetztes Polymer der Acrylsäure mit Allylsaccharose; enthält einen hohen Anteil (56 bis 68 Prozent) an Carboxylgruppen, berechnet auf die 1 h lang bei 80 °C getrocknete Substanz. Mittlere relative Molekülmasse etwa 3×10^6.

pH-Wert (V.6.3.1): Der *p*H-Wert einer 1prozentigen Suspension (*m*/V) der Substanz beträgt etwa 3.

Carboxymethylcellulose *R*

Monofunktioneller, schwach saurer Kationenaustauscher in Faserform.

Vorbehandlung: 1 Teil Substanz wird mit 15 Volumteilen 0,5 N-Natriumhydroxid-Lösung geschüttelt und mindestens 30 min lang stehengelassen. Die überstehende Flüssigkeit wird abgetrennt und der Rückstand so lange mit Wasser gewaschen, bis das Waschwasser einen *p*H-Wert von 8 hat. Der Rückstand wird mit 15 Volumteilen 0,5 N-Salzsäure geschüttelt und 15 min lang stehengelassen. Dieser Vorgang wird wiederholt. Der Rückstand wird so lange mit Wasser gewaschen, bis das Waschwasser fast neutral ist. Die Substanz wird bis zur Verwendung in Wasser gelagert, das 1 Prozent (V/V) Benzylalkohol *R* enthält.

Carvon *RN*

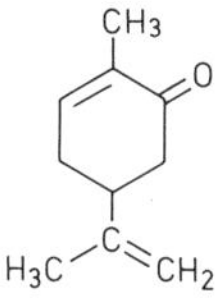

$C_{10}H_{14}O$ M_r 150,2

6,8-*p*-Menthadien-2-on.

Flüssigkeit; praktisch unlöslich in Wasser, mischbar mit Ethanol.

d_{20}^{20}: Etwa 0,965.

n_D^{20}: Etwa 1,500.

Sdp: Etwa 230 °C.

Dünnschichtchromatographie (V.6.20.2): Wird die Substanz unter den Bedingungen und in der Konzentration, wie unter **Kümmel** angegeben, geprüft, zeigt das Chromatogramm von 20 µl der Lösung nach Detektion eine orangebraungefärbte Hauptzone mit einem Rf-Wert von etwa 0,5.

Casein *R*

Mischung verwandter Phosphoproteine aus der Milch.

Weißes, amorphes Pulver oder weiße Körnchen; sehr schwer löslich in Wasser und unpolaren organischen Lösungsmitteln; löslich in Salzsäure 36 % unter Bildung einer schwach violett gefärbten Lösung; bildet Salze mit Säuren und Basen; der isoelektrische Punkt liegt bei etwa *p*H 4,7; alkalische Lösungen sind linksdrehend.

Casein *RN*

Weißes bis schwach gelbliches, fast geruchloses Pulver; löslich in Alkalihydroxid-Lösungen und in verdünnter Ammoniak-Lösung. Casein *R*, das zusätzlich folgenden Prüfungen entsprechen muß:

Aussehen der Lösung: 0,100 g Substanz werden mit 1,0 ml 0,1 N-Natriumhydroxid-Lösung angerieben. Die Suspension wird mit 25 ml Wasser versetzt und bis zur vollständigen Lösung auf 40 °C erwärmt. Nach dem Erkalten wird zu 50,0 ml verdünnt. 15,0 ml dieser Lösung dürfen nicht stärker getrübt sein als die Referenzlösung unter Grenzprüfung auf „Chlorid" (V.3.2.4). Zur Herstellung der Referenzlösung werden 2,4 ml Chlorid-Lösung (5 ppm Cl) *R* verwendet.

Sauer reagierende Substanzen: 10,0 g Substanz werden mit 70,0 ml Wasser 10 min lang geschüttelt. 10,0 ml des Filtrats müssen sich nach Zusatz von 1,0 ml Phenolphthalein-Lösung *R* und 0,25 ml 1 N-Natriumhydroxid-Lösung rot färben.

Wasserlösliche Substanzen: Höchstens 0,5 Prozent. 10,0 ml des Filtrats unter „Sauer reagierende Substanzen" werden auf dem Wasserbad zur Trockne eingedampft. Der Rückstand wird bei 100 bis 105 °C getrocknet.

Fette: Höchstens 0,2 Prozent. 1,00 g Substanz wird in einer Mischung von 5 ml Wasser, 6 ml Ethanol 96 % *R* und 5 ml Ammoniak-Lösung 10 % *R* gelöst und 2mal mit je 20 ml Petroläther *R* 1 ausgeschüttelt. Die Petrolätherauszüge werden auf dem Wasserbad eingedampft; der Rückstand wird bei 80 °C getrocknet.

Trocknungsverlust (V.6.22): Höchstens 10,0 Prozent, mit 1,00 g Substanz durch Trocknen bei 100 bis 105 °C bestimmt.

Sulfatasche (V.3.2.14): Höchstens 1,5 Prozent, mit 1,00 g Substanz bestimmt.

Casein-Lösung *R*

Eine 1,25 g getrockneter Substanz entsprechende Menge Casein *BRS* wird in 5 ml Wasser suspendiert. Nach Zusatz von 10 ml 0,1 N-Natriumhydroxid-Lösung wird 1 min lang gerührt. (Der Wassergehalt von Casein *BRS* wird zuvor durch 4 h langes Erhitzen auf 60 °C im Vakuum bestimmt.) Nach Zusatz von 60 ml Wasser wird mit einem Magnetrührer gerührt, bis die Lösung praktisch klar ist. Anschließend wird mit 0,1 N-Natriumhydroxid-Lösung oder 0,1 N-Salzsäure auf einen *p*H-Wert von 8,0 eingestellt und mit Wasser zu 100,0 ml verdünnt. Die Lösung ist am Tage der Herstellung zu verwenden.

Casein-Lösung *RN*

5,0 g Casein *RN* werden mit 25 ml Wasser angerieben. Nach dem Umrühren wird dieses Gemisch in dünnem Strahl in eine siedende Mischung von 3,0 ml 1 N-Natriumhydroxid-Lösung und 75 ml Wasser eingetragen. Nach dem Erkalten wird 1,0 ml Formaldehyd-Lösung *R* zugesetzt.

Bei Bedarf frisch herzustellen.

Cellulose zur Chromatographie *R*

Feines, weißes, homogenes Pulver. Die mittlere Korngröße ist kleiner als 30 µm.

Herstellung der Dünnschichtplatten: 15 g Substanz werden in 100 ml Wasser suspendiert und 60 s lang mit einem elektrisch betriebenen Gerät homogenisiert. Die sorgfältig gereinigten Platten werden mittels eines Streichgerätes mit einer 0,1 mm dicken Schicht versehen und an der Luft getrocknet.

Cellulose zur Chromatographie *R* 1

Feines, weißes, homogenes Pulver (mikrokristalline Cellulose). Die mittlere Korngröße ist kleiner als 30 µm.

Herstellung der Dünnschichtplatten: 25 g Substanz werden in 90 ml Wasser suspendiert und 60 s lang mit einem elektrisch betriebenen Gerät homogenisiert. Die sorgfältig gereinigten Platten werden mittels eines Streichgerätes mit einer 0,1 mm dicken Schicht versehen und an der Luft getrocknet.

Cellulose zur Chromatographie F_{254} *R*

Feines, weißes, homogenes Pulver (mikrokristalline Cellulose), das einen Fluoreszenzindikator mit intensivster Anregung der Fluoreszenz bei 254 nm enthält. Die mittlere Korngröße ist kleiner als 30 µm.

Herstellung der Dünnschichtplatten: 25 g Substanz werden in 100 ml Wasser suspendiert und 60 s lang mit einem elektrisch betriebenen Gerät homogenisiert. Die sorgfältig gereinigten Platten werden mittels eines Streichgerätes mit einer 0,1 mm dicken Schicht versehen und an der Luft getrocknet.

Cephaelindihydrochlorid *R*

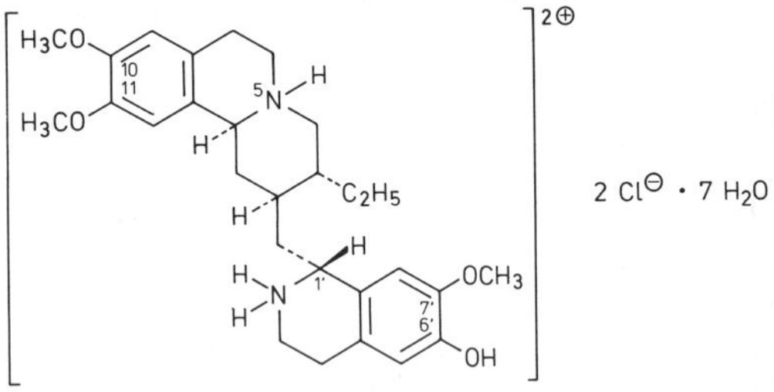

$C_{28}H_{40}Cl_2N_2O_4 \cdot 7\,H_2O$ M_r 666

7′,10,11-Trimethoxy-6′-emetanol-dihydrochlorid, Heptahydrat.

Weißes bis gelbliches, kristallines Pulver; leicht löslich in Wasser, löslich in Aceton, Chloroform und Ethanol.

$[\alpha]_D^{20}$: Etwa +25°, an einer 2,0prozentigen Lösung (*m*/V) bestimmt.

Cephalin-Reagenz *R*

Die zur Herstellung verwendeten Lösungsmittel sollen ein geeignetes Antioxidans enthalten, z. B. 0,002 Prozent (m/V) Butylhydroxyanisol.

0,5 bis 1 g getrocknetes Rinderhirn *R* werden mit 20 ml Aceton *R* versetzt. Nach 2 h wird 2 min lang bei 500 g zentrifugiert und die überstehende Flüssigkeit dekantiert. Der Rückstand wird im Vakuum getrocknet und mit 20 ml Chloroform *R* versetzt. Unter häufigem Schütteln wird 2 h lang stehengelassen. Die festen Bestandteile werden durch Filtration oder Zentrifugation abgetrennt. Das Chloroform wird im Vakuum abgedampft und der Rückstand in 5 bis 10 ml einer 0,9prozentigen Lösung (*m*/V) von Natriumchlorid *R* suspendiert.

Das Reagenz ist, gefroren oder gefriergetrocknet, innerhalb von 3 Monaten zu verwenden.

Cer(III)-nitrat *R*

$Ce(NO_3)_3 \cdot 6\,H_2O$ M_r 434,3

Farbloses bis schwach gelbliches, kristallines Pulver; leicht löslich in Wasser und Ethanol.

Cetrimid *R*

Muß der Monographie **Cetrimid (Cetrimidum)** entsprechen.

Chinhydron *R*

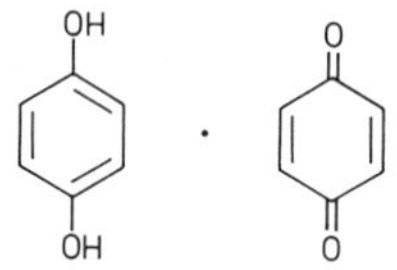

$C_{12}H_{10}O_4$ M_r 218,2

Äquimolekularer Komplex aus Hydrochinon und 1,4-Benzochinon.

Glänzendes, kristallines Pulver oder glänzende Kristalle, tiefgrün; schwer löslich in Wasser, wenig löslich in heißem Wasser, löslich in Ethanol, Ether und Ammoniak-Lösung 26 %.

Smp: Etwa 170 °C.

Chinidin *R*

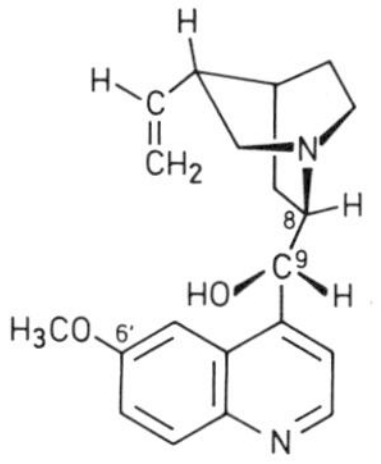

$C_{20}H_{24}N_2O_2$ M_r 324,4

(8*R*, 9*S*)-6′-Methoxy-9-cinchonanol.

Weiße Kristalle; sehr schwer löslich in Wasser, leicht löslich in Chloroform, wenig löslich in Ethanol, schwer löslich in Ether und Methanol.

$[\alpha]_D^{20}$: Etwa + 260°, an einer 1,0prozentigen Lösung (*m*/V) in wasserfreiem Ethanol *R* bestimmt.

Smp: Etwa 172 °C.

Vor Licht geschützt zu lagern.

Chinin *R*

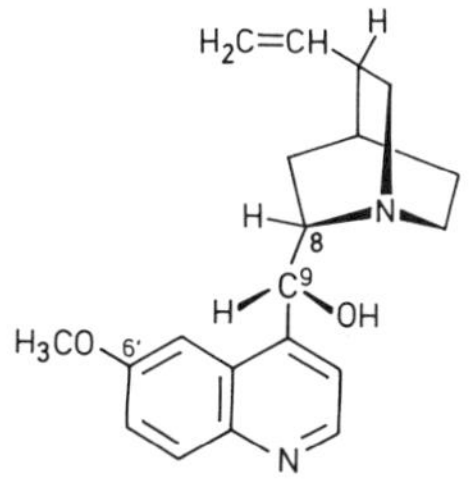

$C_{20}H_{24}N_2O_2$ M_r 324,4

(8*S*, 9*R*)-6′-Methoxy-9-cinchonanol.

Weißes, mikrokristallines Pulver; sehr schwer löslich in Wasser, schwer löslich in siedendem Wasser, sehr leicht löslich in wasserfreiem Ethanol, löslich in Ether.

$[\alpha]_D^{20}$: Etwa − 167°, an einer 1,0prozentigen Lösung (*m*/V) in wasserfreiem Ethanol *R* bestimmt.

Smp: Etwa 175 °C.

Vor Licht geschützt zu lagern.

Chininhydrochlorid *R*

Muß der Monographie **Chininhydrochlorid (Chinini hydrochloridum)** entsprechen.

Chininsulfat *R*

Muß der Monographie **Chininsulfat (Chinini sulfas)** entsprechen.

Chinolin *R*

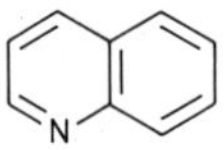

C_9H_7N M_r 129,2

Klare, schwach gelbliche, hygroskopische Flüssigkeit; schwer löslich in kaltem Wasser, mischbar mit Aceton, Ethanol und Ether.

n_D^{20}: 1,624 bis 1,627.

Teer: 1,0 g Substanz wird in einer Mischung von 2,5 ml Wasser und 2,5 ml Salzsäure 36 % *R* gelöst. Die Lösung wird mit 3 ml Wasser und 1 ml Kaliumchromat-Lösung *R* versetzt und zum Sieden erhitzt. Die Lösung darf sich weder braun färben, noch darf sich ein schwarzer Bodensatz bilden.

Vor Licht geschützt zu lagern.

Chloracetanilid *R*

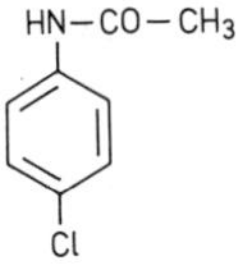

C_8H_8ClNO M_r 169,6
4′-Chloracetanilid.

Kristallines Pulver; praktisch unlöslich in Wasser, löslich in Ethanol.

Smp: Etwa 178 °C.

Chloralhydrat *RN*

$Cl_3C—CH(OH)_2$

$C_2H_3Cl_3O_2$ M_r 165,4
2,2,2-Trichlor-1,1-ethandiol.

Farblose, hygroskopische Kristalle; sehr leicht löslich in Wasser, leicht löslich in Chloroform, Ethanol und Ether.

Löslichkeit: 2,0 g Substanz müssen sich in 2,0 ml Wasser klar und farblos lösen.

Verdampfungsrückstand: Höchstens 0,2 Prozent. 2,0 g Substanz werden auf dem Wasserbad verdampft; der Rückstand darf höchstens 4 mg betragen.

Chloralhydrat-Lösung *RN*

100 g Chloralhydrat *RN* werden zu 100 ml gelöst.

Chloralhydrat-Lösung *RN* 1

80 g Chloralhydrat *RN* werden in 20 ml Wasser gelöst.

Chloramin T *R*

Muß der Monographie **Tosylchloramid-Natrium (Chloraminum)** entsprechen.

Chloramin-T-Lösung *R*

2prozentige Lösung (*m*/V).

Bei Bedarf frisch herzustellen.

Chloranilin *R*

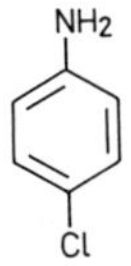

C_6H_6ClN M_r 127,6
4-Chloranilin.

Kristalle; löslich in heißem Wasser, leicht löslich in Ethanol und Ether.

Smp: Etwa 71 °C.

2-Chlor-4-nitroanilin *RN*

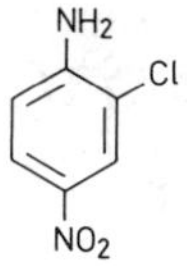

$C_6H_5ClN_2O_2$ M_r 172,6

Gelbes, kristallines Pulver, das sich bei Licht- und Lufteinfluß dunkel verfärbt; schwer löslich in kaltem Wasser, leicht löslich in Ethanol und Ether, unlöslich in Ligroin.

Smp: Etwa 107 °C.

Dicht verschlossen, vor Licht geschützt zu lagern.

Chloroform *R*

$CHCl_3$ M_r 119,4
Trichlormethan.

Klare, farblose Flüssigkeit; schwer löslich in Wasser, mischbar mit Ethanol.

d_{20}^{20}: 1,475 bis 1,481.

Sdp: Etwa 60 °C.

Enthält 0,4 bis 1,0 Prozent (*m/m*) Ethanol.

Ethanol: 1,00 g Substanz wird in einen Erlenmeyerkolben mit Schliffstopfen eingefüllt. Nach Zusatz von 15,0 ml Kaliumdichromat-Salpetersäure-Reagenz *R* wird der Kolben verschlossen, 2 min lang kräftig geschüttelt und 15 min lang stehengelassen. 100 ml Wasser und 5 ml einer 20prozentigen Lösung (*m*/V) von Kaliumiodid *R* werden zugesetzt. Nach 2 min wird der Überschuß an Iod mit 0,1 N-Natriumthiosulfat-Lösung unter Zusatz von 1 ml Stärke-Lösung *R* titriert, bis eine schwache Grünfärbung erhalten ist (n_1 ml 0,1 N-Natriumthiosulfat-Lösung). Ein Blindversuch wird durchgeführt (n_2 ml 0,1 N-Natriumthiosulfat-Lösung). Der Prozentgehalt Ethanol wird nach der Formel errechnet:

$$\frac{0{,}115\,(n_2 - n_1)}{m}$$

m = Einwaage der Substanz in Gramm.

Chloroform, ethanolfreies *R*

200 ml Chloroform *R* werden viermal mit je 100 ml Wasser ausgeschüttelt und 24 h lang über 20 g wasserfreiem Natriumsulfat *R* getrocknet. Das Filtrat wird über 10 g wasserfreiem Natriumsulfat *R* destilliert. Die ersten 20 ml des Destillates werden verworfen.

Bei Bedarf frisch herzustellen.

[D]Chloroform *R*

$CDCl_3$ M_r 120,4
[D]Trichlormethan.

Klare, farblose Flüssigkeit; praktisch unlöslich in Wasser, mischbar mit Aceton, Ethanol und Ether. Die Substanz kann mit Hilfe einer Silberfolie stabilisiert werden.

d_{20}^{20}: Etwa 1,51.

n_D^{20}: Etwa 1,445.

Sdp: Etwa 60 °C.

Deuterierungsgrad: Mindestens 99,7 Prozent.

Wasser und Deuteriumoxid: Höchstens 0,05 Prozent.

Chlorogensäure *RN*

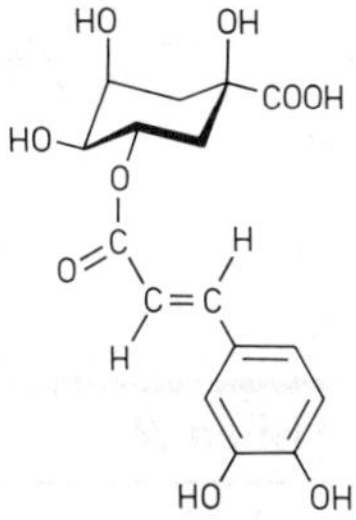

$C_{16}H_{18}O_9$ M_r 354,3
(1*S*)-3β-(3,4-Dihydroxycinnamoyloxy)-1α,4α,5α-trihydroxycyclohexancarbonsäure.

Weißes, kristallines Pulver oder weiße Nadeln; leicht löslich in Aceton, Ethanol und siedendem Wasser.

Smp: Etwa 208 °C.

Dünnschichtchromatographie (V.6.20.2): Wird die Substanz unter den Bedingungen und in der Konzentration, wie unter **Weißdornblätter mit**

Blüten angegeben, geprüft, zeigt das Chromatogramm von 20 µl der Lösung nach Detektion eine hellblau fluoreszierende Hauptzone mit einem Rf-Wert von etwa 0,5.

Chlorphenol *R*

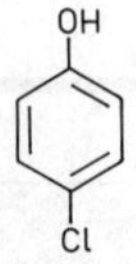

C_6H_5ClO M_r 128,6
4-Chlorphenol.

Farblose bis fast farblose Kristalle; schwer löslich in Wasser, sehr leicht löslich in Chloroform, Ethanol, Ether und Alkalihydroxid-Lösungen.

Smp: etwa 42 °C.

Chlorsulfonsäure *R*

$ClSO_3H$ M_r 116,5
Chloroschwefelsäure.

Klare, farblose bis fast farblose, rauchende Flüssigkeit.

d_{20}^{20}: Etwa 1,76.

Sdp: Etwa 150 °C.

Chlortrimethylsilan *R*

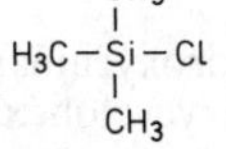

C_3H_9ClSi M_r 108,6
Klare, farblose, an der Luft rauchende Flüssigkeit.

d_{20}^{20}: Etwa 0,86.

n_D^{20} : Etwa 1,388.

Sdp: Etwa 57 °C.

Cholesterol *R*

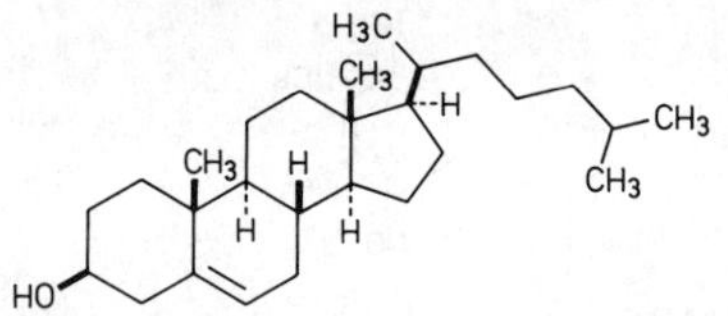

$C_{27}H_{46}O$ M_r 386,7
5-Cholesten-3β-ol.

Weißes Pulver oder Plättchen; sehr schwer löslich in Wasser, wenig löslich in Ethanol, löslich in Chloroform.

$[\alpha]_D^{20}$: −38,5 bis −40,5°, an einer 2prozentigen Lösung (*m*/V) in Chloroform *R* bestimmt.

Smp: Etwa 147 °C.

Cholinchlorid *R*

$$[HOCH_2-CH_2-N(CH_3)_3]^{\oplus} \quad Cl^{\ominus}$$

$C_5H_{14}ClNO$ M_r 139,6
(2-Hydroxyethyl)trimethylammoniumchlorid.

Zerfließende Kristalle; sehr leicht löslich in Wasser und Ethanol.

Chromatographie: Wird die Substanz unter den Bedingungen wie in der Monographie **Suxamethoniumchlorid (Suxamethonii chloridum)** mit 5 µl einer 0,02prozentigen Lösung (*m*/V) in Methanol *R* geprüft, darf das Chromatogramm nur einen Fleck zeigen.

Dicht verschlossen zu lagern.

Chromazurol S *R*

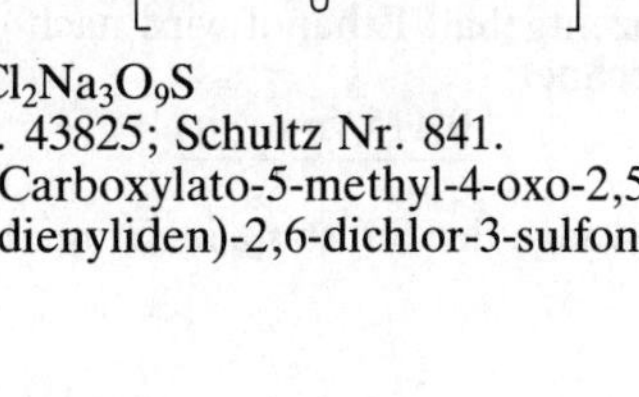

$C_{23}H_{13}Cl_2Na_3O_9S$ M_r 605
C.I. Nr. 43825; Schultz Nr. 841.
5-[α-(3-Carboxylato-5-methyl-4-oxo-2,5-cyclohexadienyliden)-2,6-dichlor-3-sulfonato-

benzyl]-2-hydroxy-3-methylbenzoesäure, Trinatriumsalz.

Bräunlichschwarzes Pulver; löslich in Wasser, schwer löslich in Ethanol.

Chrom(III)-kaliumsulfat *R*

$CrK(SO_4)_2 \cdot 12\ H_2O$ M_r 499,4
Chromalaun.

Große, violettrote bis schwarze Kristalle; leicht löslich in Wasser, praktisch unlöslich in Ethanol.

Chromotrop 2B *R*

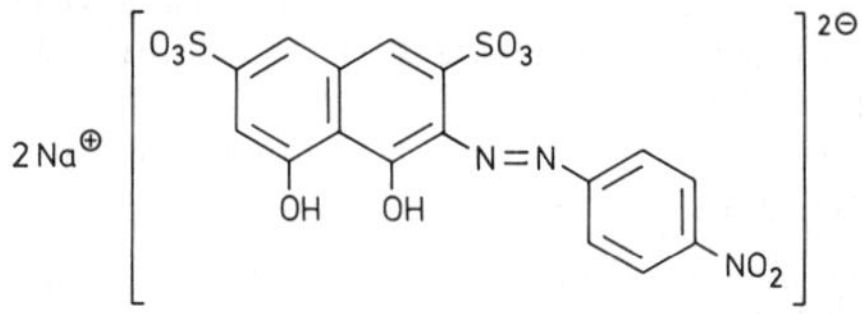

$C_{16}H_9N_3Na_2O_{10}S_2$ M_r 513,4
C. I. Nr. 16575; Schultz Nr. 67.

4,5-Dihydroxy-3-(4-nitrophenylazo)-2,7-naphthalindisulfonsäure, Dinatriumsalz.

Rotbraunes Pulver; löslich in Wasser unter Bildung einer gelbroten Lösung, praktisch unlöslich in Ethanol.

Chromotrop-2B-Lösung *R*

0,005prozentige Lösung (*m*/V) in Schwefelsäure 96 % *R*.

Chromotropsäure *R*

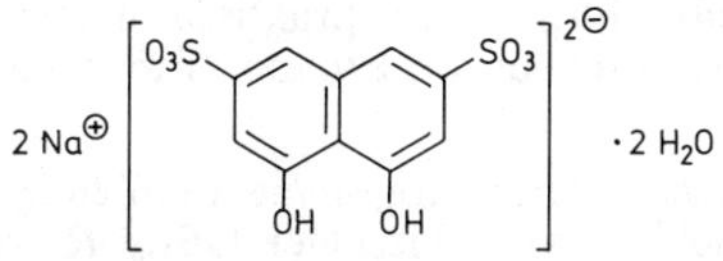

$C_{10}H_6Na_2O_8S_2 \cdot 2\ H_2O$ M_r 400,3
Schultz Nr. 1136.

4,5-Dihydroxy-2,7-naphthalindisulfonsäure, Dinatriumsalz, Dihydrat.

Gelblichweißes Pulver; löslich in Wasser, praktisch unlöslich in Ethanol.

Chromotropsäure-Lösung *RN*

1,50 g Chromotropsäure *R* werden zu 100 ml gelöst.

Chromotropsäure-Reagenz *RN*

0,50 g Chromotropsäure *R* werden in 50 ml Schwefelsäure 96 % *R* gelöst.

Vor Licht geschützt und kühl zu lagern.

Höchstens 4 Wochen haltbar.

Chrom(VI)-oxid *R*

CrO_3 M_r 100,0

Dunkle, braunrote, zerfließende Nadeln oder Körnchen; sehr leicht löslich in Wasser.

In Glasstopfengefäßen zu lagern.

Chromschwefelsäure *R*

Gesättigte Lösung von Chrom(VI)-oxid *R* in Schwefelsäure 96 % *R*.

Cianidanol *RN*

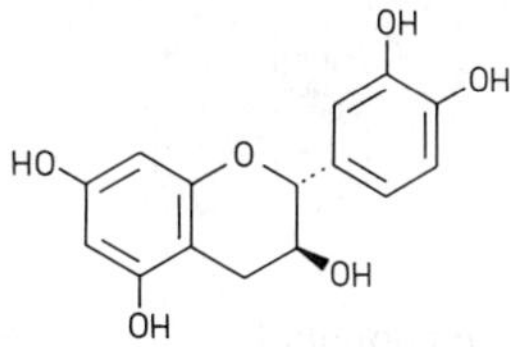

$C_{15}H_{14}O_6$ M_r 290,3
(2*R*,3*S*)-2-(3,4-Dihydroxyphenyl)-3,5,7-chromantriol, Syn. Catechin.

Farblose Nadeln; löslich in heißem Wasser, Aceton, Eisessig und Ethanol, wenig löslich in kaltem Wasser und Ether, praktisch unlöslich in Chloroform, Petroläther und Toluol.

Smp: etwa 214 °C (Zersetzung).

Dünnschichtchromatographie (V.6.20.2): Wird die Substanz unter den Bedingungen und in der Konzentration, wie unter **Tormentillwurzelstock** angegeben, geprüft, zeigt das Chromatogramm von 20 µl der Lösung nach Detektion eine rotbraungefärbte Hauptzone mit einem Rf-Wert von etwa 0,7.

Cinchonidin *R*

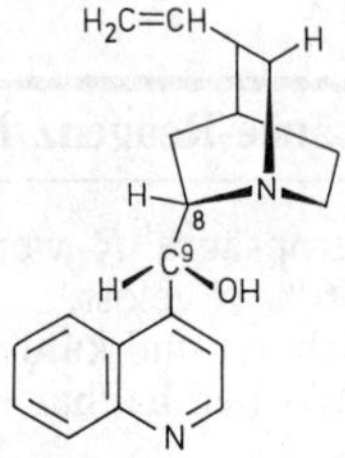

$C_{19}H_{22}N_2O$ M_r 294,4

(8*S*, 9*R*)-9-Cinchonanol.

Weißes, kristallines Pulver; sehr schwer löslich in Wasser und Petroläther, löslich in Chloroform und Ethanol, schwer löslich in Ether.

$[\alpha]_D^{20}$: −105 bis −110°, an einer 5,0prozentigen Lösung (*m*/V) in Ethanol 96 % *R* bestimmt.

Smp: Etwa 208 °C, unter Zersetzung.

Vor Licht geschützt zu lagern.

Cinchonin *R*

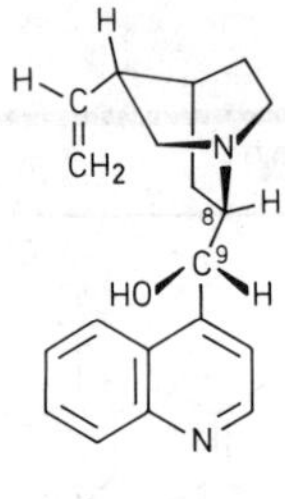

$C_{19}H_{22}N_2O$ M_r 294,4

(8*R*, 9*S*)-9-Cinchonanol.

Weißes, kristallines Pulver; sehr schwer löslich in Wasser, wenig löslich in Ethanol und Methanol, schwer löslich in Chloroform und Ether.

$[\alpha]_D^{20}$: +225 bis +230°, an einer 5,0prozentigen Lösung (*m*/V) in Ethanol 96 % *R* bestimmt.

Smp: Etwa 263 °C.

Vor Licht geschützt zu lagern.

Cineol *R*

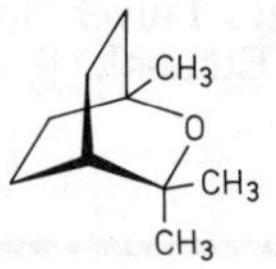

$C_{10}H_{18}O$ M_r 154,3

1,8-Epoxy-*p*-menthan; 1,3,3-Trimethyl-2-oxabicyclo[2.2.2]octan; Syn. Eucalyptol.

Farblose Flüssigkeit; praktisch unlöslich in Wasser, mischbar mit Chloroform, wasserfreiem Ethanol und Ether.

d_{20}^{20}: 0,922 bis 0,927.

n_D^{20}: 1,456 bis 1,459.

Erstarrungspunkt (V.6.12): 0 bis 1 °C.

Destillationsbereich (V.6.8): 174 bis 177 °C.

Phenol: 1 g Substanz wird mit 20 ml Wasser geschüttelt. Werden nach der Trennung 10 ml der wäßrigen Schicht mit 0,1 ml Eisen(III)-chlorid-Lösung *R* 1 versetzt, darf keine Violettfärbung auftreten.

Terpentinöl: Eine Lösung von 1 g Substanz in 5 ml Ethanol 90 % (V/V) wird tropfenweise mit frisch hergestelltem Bromwasser *R* versetzt. Höchstens 0,5 ml dürfen für eine 30 min lang anhaltende Gelbfärbung verbraucht werden.

Verdampfungsrückstand: Höchstens 0,05 Prozent (*m*/V). 10,0 ml Substanz werden mit 25 ml Wasser versetzt. Auf dem Wasserbad wird eingedampft und der Rückstand bis zur Massekonstanz bei 100 bis 105 °C getrocknet.

Citral *R*

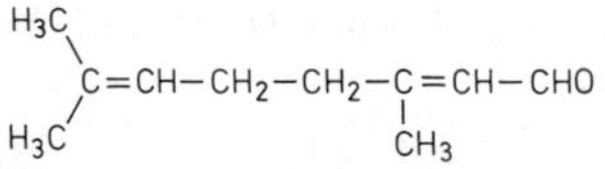

$C_{10}H_{16}O$ M_r 152,2

Ein Gemisch von 2E- und 2Z-3,7-Dimethylocta-2,6-dienal.

Hellgelbe Flüssigkeit; praktisch unlöslich in Wasser, mischbar mit Ethanol, Ether und Glycerol.

Dünnschichtchromatographie (V.6.20.2): Auf eine Schicht von Kieselgel GF_{254} *R* werden 10 µl einer 0,1prozentigen Lösung (*m*/V) in Toluol *R* aufgetragen. Die Chromatographie erfolgt mit einer Mischung von 15 Volumteilen Ethylacetat *R* und 85 Volumteilen Toluol *R* über eine Laufstrecke von 15 cm. Die Platte wird an der Luft trocknen gelassen. Beim Betrachten im ultravioletten Licht bei 254 nm darf das Chromatogramm nur einen Hauptfleck zeigen.

Citronensäure *R*

Muß der Monographie **Citronensäure-Monohydrat (Acidum citricum monohydricum)** entsprechen.

Wenn Citronensäure zur Grenzprüfung auf Eisen verwendet wird, muß sie folgender zusätzlicher Prüfung entsprechen:

Eisen: 0,5 g Substanz werden in 10 ml Wasser gelöst und mit 0,1 ml Thioglycolsäure *R* versetzt. Wird die Lösung mit Ammoniak-Lösung 17 % *R* alkalisch gemacht und mit Wasser zu 20 ml verdünnt, darf keine Rosafärbung auftreten.

Citronensäure, kupferfreie *R*

Citronensäure *R*, die folgender zusätzlicher Prüfung entsprechen muß:

Kupfer: 0,5 g Substanz werden in 20 ml Wasser gelöst. Die Lösung wird mit Ammoniak-Lösung 10 % *R* alkalisch gemacht und mit Wasser zu 50 ml verdünnt. Nach Zusatz von 1 ml Natriumdiethyldithiocarbamat-Lösung *R* darf keine Gelbfärbung auftreten.

Citronensäure, wasserfreie *R*

Muß der Monographie **Wasserfreie Citronensäure (Acidum citricum anhydricum)** entsprechen.

Citropten *R*

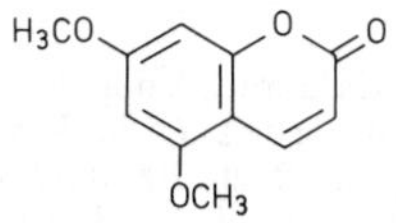

$C_{11}H_{10}O_4$ M_r 206,2

Syn. Limettin
5,7-Dimethoxy-2*H*-1-benzopyran-2-on.

Nadeln; praktisch unlöslich in Wasser, Ether und Petroläther, leicht löslich in Aceton, Chloroform und Ethanol.

Smp: Etwa 145 °C.

Dünnschichtchromatographie (V.6.20.2): Auf eine Schicht von Kieselgel GF_{254} *R* werden 10 µl einer 0,1prozentigen Lösung (*m*/V) in Toluol *R* aufgetragen. Die Chromatographie erfolgt mit einer Mischung von 15 Volumteilen Ethylacetat *R* und 85 Volumteilen Toluol *R* über eine Laufstrecke von 15 cm. Die Platte wird an der Luft trocknen gelassen. Beim Betrachten im ultravioletten Licht bei 254 nm darf das Chromatogramm nur einen Hauptfleck zeigen.

Cobalt(II)-acetat *R*

$C_4H_6CoO_4 \cdot 4H_2O$ M_r 249,1

Tiefrote Kristalle; löslich in Wasser und Ethanol.

Cobalt(II)-chlorid *R*

$CoCl_2 \cdot 6H_2O$ M_r 237,9

Tiefrote Kristalle oder rotes, kristallines Pulver; sehr leicht löslich in Wasser, löslich in Ethanol.

Cobalt(II)-nitrat *R*

$Co(NO_3)_2 \cdot 6H_2O$ M_r 291,0

Kleine, granatrote Kristalle; sehr leicht löslich in Wasser.

Codein *R*

Muß der Monographie **Codein (Codeinum)** entsprechen.

Codeinphosphat *R*

Muß der Monographie **Codeinphosphat-Hemihydrat (Codeini phosphas hemihydricus)** entsprechen.

Coffein *RN*

Die Substanz muß der Monographie **Coffein** entsprechen.

Convallatoxin *RN*

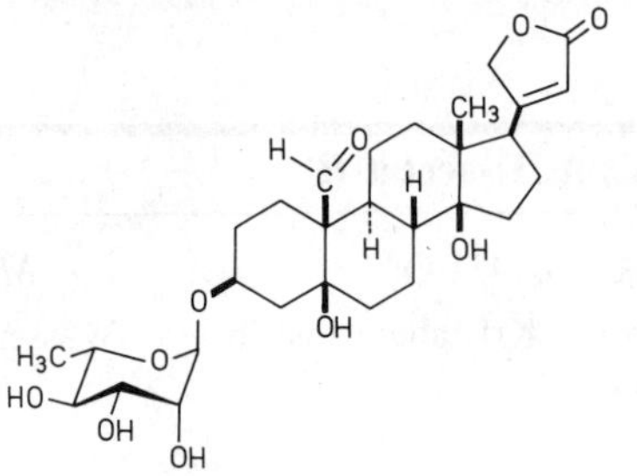

$C_{29}H_{42}O_{10}$ M_r 550,7

5,14-Dihydroxy-19-oxo-3β-α-L-rhamnopyranosyloxy-5β,14β-card-20(22)-enolid.

Mindestens 95,0 und höchstens 105,0 Prozent $C_{29}H_{42}O_{10}$, berechnet auf die getrocknete Substanz.

Weißes, kristallines Pulver; sehr schwer löslich in Wasser, löslich in Aceton, Ethanol und Methanol, schwer löslich in Chloroform, praktisch unlöslich in Ether.

$[\alpha]_D^{20}$: Etwa −15°, an einer 2,5prozentigen Lösung (*m*/V) in Pyridin *R* bestimmt und auf die getrocknete Substanz berechnet.

Die Lösung von etwa 1 mg Substanz in 0,5 ml Ethanol 96 % *R* färbt sich nach Zusatz von 0,25 ml Dinitrobenzoesäure-Lösung *R* und 0,1 ml Natriumhydroxid-Lösung 8,5 % *R* zunächst intensiv blauviolett, später weinrot.

Etwa 1 mg Substanz wird unter leichtem Erwärmen in 1 ml Essigsäure 98 % *R* gelöst. Die erkaltete Lösung wird mit 0,05 ml Eisen(III)-chlorid-Lösung *R* 1 versetzt und die Mischung mit 1 ml Schwefelsäure 96 % *R* unterschichtet. An der Berührungsfläche der beiden Schichten entsteht ein grünbrauner Ring. Beim Stehenlassen tritt nach und nach eine grüne, später blaugrüne Färbung in der oberen Schicht auf.

Aussehen der Lösung: Eine 5,0prozentige Lösung (*m*/V) der Substanz in Methanol *R* muß klar (V.6.1) und farblos (V.6.2, Methode II) sein.

Dünnschichtchromatographie (V.6.20.2): Die Prüfung erfolgt unter Verwendung einer Schicht von Kieselgel G *R*.

Untersuchungslösung: 0,2prozentige Lösung (*m*/V) der Substanz in einer Mischung gleicher Volumteile Chloroform *R* und Methanol *R*.

Referenzlösung: 0,02prozentige Lösung (*m*/V) der Substanz in einer Mischung gleicher Volumteile Chloroform *R* und Methanol *R*.

Auf die Platte werden getrennt 20 µl jeder Lösung bandförmig (20 mm × 3 mm) aufgetragen. Die Chromatographie erfolgt mit einer Mischung von 2 Volumteilen Wasser, 18 Volumteilen Methanol *R* und 80 Volumteilen Chloroform *R* über eine Laufstrecke von 10 cm. Nach Verdunsten des Fließmittels wird die Platte mit etwa 10 ml Anisaldehyd-Reagenz *R* (für eine 100-mm × 200-mm-Platte) besprüht. Anschließend wird 5 bis 10 min lang unter Beobachtung auf 100 bis 105 °C erhitzt. Das Chromatogramm der Untersuchungslösung zeigt bei Tageslicht eine bläulichgrüne Hauptzone mit einem Rf-Wert von etwa 0,3, welche bei der Betrachtung im ultravioletten Licht bei 365 nm gelbgrün fluoresziert. Auftretende Nebenzonen dürfen nicht stärker gefärbt sein und nicht intensiver fluoreszieren als die Hauptzone der Referenzlösung.

Trocknungsverlust (V.6.22): Höchstens 1,5 Prozent, mit 0,100 g Substanz durch Trocknen im Vakuum bestimmt.

Gehaltsbestimmung: 30,0 mg Substanz werden in Methanol *R* gelöst und mit dem gleichen Lösungsmittel zu 50,0 ml verdünnt. 3,0 ml dieser Lösung werden mit Methanol *R* zu 100,0 ml verdünnt. 5,0 ml der verdünnten Lösung werden mit 5,0 ml Natriumpikrat-Lösung[1)] versetzt. Nach 20 min wird die Absorption (V.6.19) im Maximum bei 494 nm gegen eine gleichzeitig hergestellte Mischung von 5,0 ml Methanol *R* und 5,0 ml Natriumpikrat-Lösung[1)] gemessen.

---

1) 80,0 ml Pikrinsäure-Lösung *R* werden mit 6 ml Natriumhydroxid-Lösung 8,5 % *R* versetzt und mit Pikrinsäure-Lösung *R* zu 100,0 ml verdünnt. Nach 1 h langem Stehenlassen ist die Lösung gebrauchsfertig. Sie ist täglich frisch herzustellen.

Der Berechnung des Gehaltes an $C_{29}H_{42}O_{10}$ wird eine spezifische Absorption $A_{1cm}^{1\%} = 321$ zugrunde gelegt.

Dicht verschlossen, vor Licht geschützt zu lagern.

o-Cresol *R*

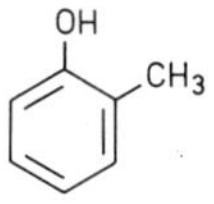

C_7H_8O — M_r 108,1

2-Methylphenol.

Unterkühlte Flüssigkeit oder Kristallmasse, sich an der Luft fortschreitend verfärbend; mischbar mit Chloroform, wasserfreiem Ethanol und Ether, löslich in etwa 50 Teilen Wasser und löslich in Alkalihydroxid-Lösungen.

d_{20}^{20}: Etwa 1,05.

n_D^{20}: 1,540 bis 1,550.

Sdp: Etwa 190 °C.

Erstarrungstemperatur (V.6.12): Mindestens 30,5 °C.

Verdampfungsrückstand: Höchstens 0,1 Prozent (*m/m*). Die Substanz wird auf dem Wasserbad zur Trockne eingedampft und der Rückstand im Trockenschrank bei 100 bis 105 °C getrocknet.

Vor Licht, Feuchtigkeit und Sauerstoff geschützt zu lagern.

Die Substanz ist vor der Verwendung zu destillieren.

Cresolrot *R*

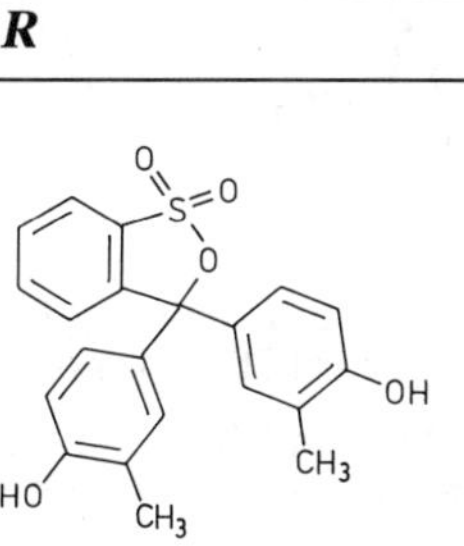

$C_{21}H_{18}O_5S$ — M_r 382,4

4,4′-(3*H*-2,1-Benzoxathiol-3-yliden)bis(2-methylphenol)-*S*,*S*-dioxid.

Rötlichbraunes, kristallines Pulver; schwer löslich in Wasser, löslich in Ethanol und verdünnten Alkalihydroxid-Lösungen.

Cresolrot-Lösung *R*

0,1 g Cresolrot *R* werden in einer Mischung von 2,65 ml 0,1 N-Natriumhydroxid-Lösung und 20 ml Ethanol 96 % *R* gelöst. Die Lösung wird mit Wasser zu 100 ml verdünnt.

Empfindlichkeitsprüfung: Eine Mischung von 0,1 ml der Cresolrot-Lösung, 100 ml kohlendioxidfreiem Wasser *R* und 0,15 ml 0,02 N-Natriumhydroxid-Lösung muß purpurrot sein. Bis zum Farbumschlag nach Gelb dürfen höchstens 0,15 ml 0,02 N-Salzsäure verbraucht werden.

Umschlagsbereich: *p*H-Wert 7,0 (gelb) bis 8,6 (purpurrot).

Curcumin *RN*

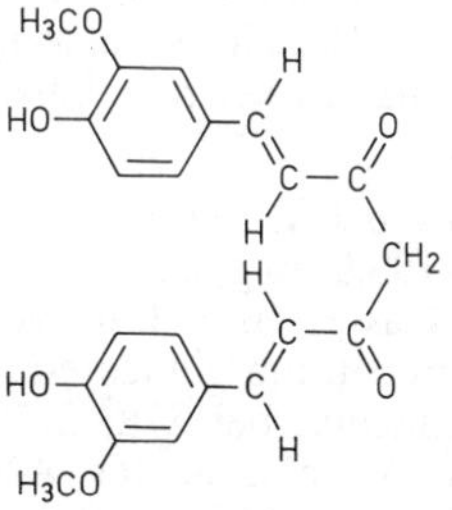

$C_{21}H_{20}O_6$ — M_r 368,4

C.I.Nr. 75 300; E 100.

1,7-Bis(4-hydroxy-3-methoxyphenyl)-1,6-heptadien-3,5-dion.

Orangegelbes bis orangebraunes, kristallines Pulver oder gelbrote Kristalle; praktisch unlöslich in Wasser, schwer löslich in Ethanol, löslich in pflanzlichen Ölen; gibt mit Alkalien eine bräunlichrote, mit Säuren eine hellgelbe Färbung.

Smp: Etwa 180 °C.

Dünnschichtchromatographie (V.6.20.2): Wird die Substanz unter den Bedingungen und in der Konzentration, wie unter **Javanische Gelbwurz** angegeben, geprüft, zeigt das Chromatogramm von 20 µl der Lösung nach Detektion eine gelbbraun bis braun gefärbte Hauptzone mit einem Rf-Wert von etwa 0,6.

Cyanessigsäureethylester *R*

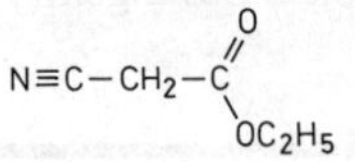

$C_5H_7NO_2$ M_r 113,1

Ethyl-2-cyanacetat.

Farblose bis blaßgelbe Flüssigkeit; schwer löslich in Wasser, mischbar mit Ethanol und Ether.

Sdp: 205 bis 209 °C, unter Zersetzung.

Cyanocobalamin *R*

$C_{63}H_{88}CoN_{14}O_{14}P$ M_r 1355

α-(5,6-Dimethyl-1-benzimidazolyl)cyanocobamid.

Dunkelrotes, kristallines Pulver oder dunkelrote Kristalle; wenig löslich in Wasser und Ethanol, praktisch unlöslich in Aceton, Chloroform und Ether. Die wasserfreie Substanz ist sehr hygroskopisch.

Absorption (V.6.19): 25,0 mg Substanz werden in Wasser zu 100,0 ml gelöst. 5,0 ml der Lösung werden mit Wasser zu 50,0 ml verdünnt. Zwischen 260 und 610 nm gemessen, zeigt die Lösung Hauptmaxima bei 278, 361 und 547 bis 559 nm. Das Verhältnis der Absorption bei 361 nm zu der bei 547 bis 559 nm beträgt 3,15 bis 3,45, und das Verhältnis der Absorption bei 361 nm zu der bei 278 nm beträgt 1,70 bis 1,90.

Dicht verschlossen, vor Licht geschützt zu lagern.

Cyclohexan *R*

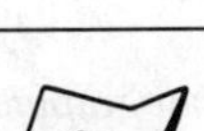

C_6H_{12} M_r 84,2

Klare, farblose, entflammbare Flüssigkeit; praktisch unlöslich in Wasser, mischbar mit organischen Lösungsmitteln.

d_{20}^{20}: Etwa 0,78.

Sdp: Etwa 80,5 °C.

Wird die Substanz in der Spektroskopie verwendet, muß sie folgender zusätzlicher Anforderung entsprechen:

Die Transmission (V.6.19) der Substanz, gegen Wasser gemessen, muß mindestens betragen:

45 Prozent bei 220 nm
70 Prozent bei 235 nm
90 Prozent bei 240 nm
98 Prozent bei 250 nm

Cyclohexan *R* 1

Die Substanz muß Cyclohexan *R* mit zusätzlicher Prüfung entsprechen:

Die *Fluoreszenz* der Substanz, mit einer Anregungsstrahlung von 365 nm, in einer Schichtdicke von 1 cm bei 460 nm gemessen, darf nicht größer sein als die einer Lösung, die 0,002 ppm Chinin *R* in 0,1 N-Schwefelsäure enthält.

Cymarin *RN*

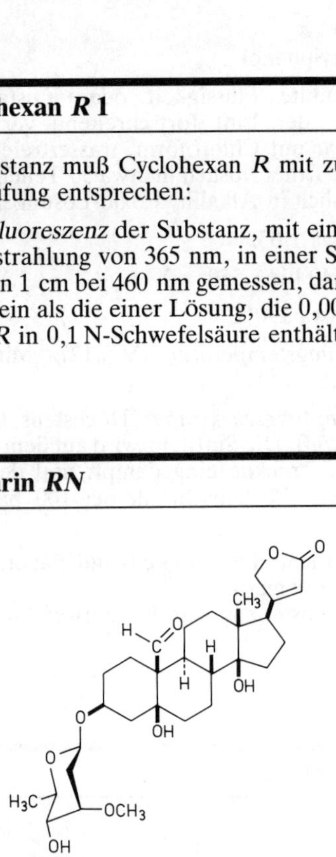

$C_{30}H_{44}O_9$ M_r 548,7

3β-β-D-Cymaropyranosyloxy-5,14-dihydroxy-19-oxo-5β, 14β-card-20(22)-enolid.

Mindestens 95,0 und höchstens 105,0 Prozent $C_{30}H_{44}O_9$, berechnet auf die getrocknete Substanz.

Weißes oder schwach gelbes kristallines Pulver; wenig löslich in Wasser, leicht löslich in Chloroform und wasserfreiem Ethanol.

$[\alpha]_D^{20}$: Etwa +38°, an einer 1,0prozentigen Lösung (*m*/V) in Methanol *R* bestimmt und auf die getrocknete Substanz berechnet.

Die Lösung von etwa 1 mg Substanz in 0,5 ml Ethanol 96 % *R* färbt sich nach Zusatz von 0,25 ml Dinitrobenzoesäure-Lösung *R* und 0,1 ml Natriumhydroxid-Lösung 8,5 % *R* zunächst intensiv blauviolett, später weinrot.

Etwa 1 mg Substanz wird unter leichtem Erwärmen in 1 ml Essigsäure 98 % *R* gelöst. Die erkaltete Lösung wird mit 0,05 ml Eisen(III)-chlorid-Lösung *R* 1 versetzt und die Mischung mit 1 ml Schwefelsäure 96 % *R* unterschichtet. An der Berührungsfläche der beiden Schichten entsteht ein grünbrauner Ring. Beim Stehenlassen tritt nach und nach eine grüne, später blaugrüne Färbung in der oberen Schicht auf.

Etwa 1 mg Substanz wird in 1 ml Acetanhydrid *R* gelöst und mit 1 ml Schwefelsäure 96 % *R* unterschichtet. An der Berührungsstelle beider Flüssigkeiten entsteht eine grüne Färbung.

Aussehen der Lösung: Eine 5,0prozentige Lösung (*m*/V) der Substanz in Methanol *R* muß klar (V.6.1) und farblos (V.6.2, Methode II) sein.

Dünnschichtchromatographie (V.6.20.2): Die Prüfung erfolgt unter Verwendung einer Schicht von Kieselgel G *R*.

Untersuchungslösung: 0,2prozentige Lösung (*m*/V) der Substanz in einer Mischung gleicher Volumteile Chloroform *R* und Methanol *R*.

Referenzlösung: 0,02 prozentige Lösung (*m*/V) der Substanz in einer Mischung gleicher Volumteile Chloroform *R* und Methanol *R*.

Auf die Platte werden getrennt 20 µl jeder Lösung bandförmig (20 mm × 3 mm) aufgetragen. Die Chromatographie erfolgt mit einer Mischung von 2 Volumteilen Wasser, 18 Volumteilen Methanol *R* und 80 Volumteilen Chloroform *R* über eine Laufstrecke von 10 cm. Nach Verdunsten des Fließmittels wird die Platte mit etwa 10 ml Anisaldehyd-Reagenz *R* (für eine 100-mm × 200-mm-Platte) besprüht. Anschließend wird 5 bis 10 min lang unter Beobachtung auf 100 bis 105 °C erhitzt. Das Chromatogramm der Untersuchungslösung zeigt bei Tageslicht eine graublaue Hauptzone mit einem Rf-Wert von etwa 0,7, welche bei der Betrachtung im ultravioletten Licht bei 365 nm rötlich, am Rande schwach grünlich fluoresziert. Auftretende Nebenzonen dürfen nicht stärker gefärbt sein und nicht intensiver fluoreszieren als die Hauptzone der Referenzlösung.

Trocknungsverlust (V.6.22): Höchstens 1,5 Prozent, mit 0,100 g Substanz durch Trocknen im Vakuum bestimmt.

Gehaltsbestimmung: 30,0 mg Substanz werden in Methanol *R* gelöst und mit dem gleichen Lösungsmittel zu 50,0 ml verdünnt. 3,0 ml dieser Lösung werden mit Methanol *R* zu 100,0 ml verdünnt. 5,0 ml der verdünnten Lösung werden mit 5,0 ml Natriumpikrat-Lösung[1] versetzt. Nach 20 min wird die Absorption (V.6.19) im Maximum bei 494 nm gegen eine gleichzeitig hergestellte Mischung von 5,0 ml Methanol *R* und 5,0 ml Natriumpikrat-Lösung[1] gemessen.

Der Berechnung des Gehalts an $C_{30}H_{44}O_9$ wird eine spezifische Absorption $A_{1cm}^{1\%} = 325$ zugrunde gelegt.

Dicht verschlossen, vor Licht geschützt zu lagern.

Dansylchlorid *R*

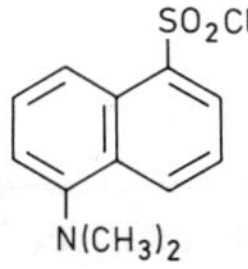

$C_{12}H_{12}ClNO_2S$ M_r 269,8

5-Dimethylamino-1-naphthalinsulfonylchlorid.

Gelbes, kristallines Pulver; schwer löslich in Wasser, leicht löslich in Chloroform, löslich in Methanol.

Smp: Etwa 70 °C.

Kühl zu lagern.

[1] 80,0 ml Pikrinsäure-Lösung *R* werden mit 6 ml Natriumhydroxid-Lösung 8,5 % *R* versetzt und mit Pikrinsäure-Lösung *R* zu 100,0 ml verdünnt. Nach 1 h langem Stehenlassen ist die Lösung gebrauchsfertig. Sie ist täglich frisch herzustellen.

Dantron *RN*

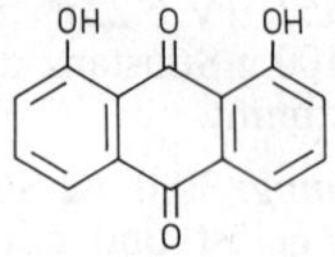

$C_{14}H_8O_4$ M_r 240,2
1,8-Dihydroxyanthrachinon

Orangefarbenes, feines, kristallines Pulver; praktisch unlöslich in Wasser, schwer löslich in Ethanol, löslich in 500 Teilen Ether.

Smp: Etwa 195 °C.

$A_{1cm}^{1\%}$ = 355 bis 375, bei 500 nm in 1 N-Kaliumhydroxid-Lösung bestimmt.

Decylalkohol *R*

$H_3C{-}(CH_2)_8{-}CH_2OH$

$C_{10}H_{22}O$ M_r 158,3
1-Decanol.

Viskose Flüssigkeit, bei etwa 6 °C erstarrend; praktisch unlöslich in Wasser, löslich in Ethanol und Ether.

n_D^{20}: Etwa 1,436.

Sdp: Etwa 230 °C.

Desoxyribonucleinsäure, Natriumsalz *R*

Weiße, faserige Zubereitung, die aus Kalbsthymus gewonnen wird. Etwa 85 Prozent haben eine relative Molekülmasse von 2×10^7 oder größer.

Eignungsprüfung: 10 mg Substanz werden in Imidazol-Pufferlösung *p*H 6,5 *R* zu 10,0 ml gelöst (Lösung a). 2,0 ml Lösung a werden mit Imidazol-Pufferlösung *p*H 6,5 *R* zu 50,0 ml verdünnt. Die Absorption (V.6.19) der Lösung, bei 260 nm gemessen, muß zwischen 0,4 und 0,8 liegen.

Werden 0,5 ml Lösung a mit 0,5 ml Imidazol-Pufferlösung *p*H 6,5 *R* und 3 ml Perchlorsäure-Lösung (2,5 Prozent (*m*/V) $HClO_4$) versetzt, entsteht ein Niederschlag. Nach dem Zentrifugieren wird die Absorption der überstehenden Flüssigkeit bei 260 nm gegen eine Mischung von 1 ml Imidazol-Pufferlösung *p*H 6,5 *R* und 3 ml Perchlorsäure-Lösung (2,5 Prozent (*m*/V) $HClO_4$) gemessen. Sie darf nicht größer als 0,3 sein.

In zwei Reagenzgläser werden je 0,5 ml Lösung a und je 0,5 ml einer Lösung der Referenzzubereitung von Streptodornase gegeben, die 10 I.E. je Milliliter Imidazol-Pufferlösung *p*H 6,5 *R* enthält. In ein Reagenzglas werden sofort 3 ml Perchlorsäure-Lösung (2,5 Prozent (*m*/V) $HClO_4$) gegeben. Dabei entsteht ein Niederschlag. Nach dem Zentrifugieren wird die überstehende Flüssigkeit a aufbewahrt. Das andere Reagenzglas wird 15 min lang bei 37 °C erwärmt. Nach Zusatz von 3 ml Perchlorsäure-Lösung (2,5 Prozent (*m*/V) $HClO_4$) wird zentrifugiert und die überstehende Flüssigkeit b aufbewahrt. Die Absorption der Flüssigkeit b, gemessen bei 260 nm gegen Flüssigkeit a, muß mindestens 0,15 betragen.

Dextran zur Chromatographie, quervernetztes *R* 1

Quervernetztes Dextran in Form von Kügelchen, geeignet zur Trennung von Globulinen mit einer relativen Molekülmasse von 5000 bis 350 000.

Dextran zur Chromatographie, quervernetztes *R* 2

Quervernetztes Dextran in Form von Kügelchen, geeignet zur Trennung von Peptiden und Proteinen mit einer relativen Molekülmasse von 1500 bis 30 000. In trockener Form haben die Kügelchen einen Durchmesser von 20 bis 80 µm.

Dextranblau 2000 *R*

Die Substanz wird aus Dextran mit einer mittleren relativen Molekülmasse von $2 \cdot 10^6$ durch Einführen von polycyclischen Chromophoren hergestellt, die der Substanz eine Blaufärbung geben. Der Substitutionsgrad beträgt 0,017. Die Substanz ist gefriergetrocknet; sie löst sich schnell und vollständig in Wasser und in wäßrigen Salzlösungen.

Eine 0,1prozentige Lösung (*m*/V) in einer Phosphat-Pufferlösung *p*H 7 zeigt ein Absorptionsmaximum (V.6.19) bei 280 nm.

Dianisidin *R*

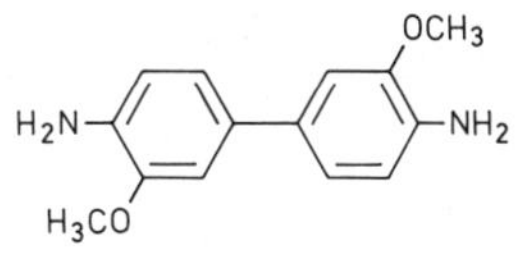

$C_{14}H_{16}N_2O_2$ M_r 244,3
3,3′-Dimethoxybenzidin; 3,3′-Dimethoxy-4,4′-biphenyldiamin.

Weißes bis fast weißes, kristallines Pulver; sehr schwer löslich in Wasser, löslich in Ethanol und Ether.

Smp: Etwa 137 °C.

Vor Licht geschützt zu lagern.

Dianisidin-Reagenz *R*

2,5 g Dianisidin *R* werden in 10 ml Essigsäure 98 % *R* gelöst.

Diazobenzolsulfonsäure-Lösung *R* 1

0,9 g Sulfanilsäure *R* werden in einer Mischung von 30 ml Salzsäure 7 % *R* und 70 ml Wasser gelöst. 3 ml dieser Lösung werden mit 3 ml einer 5prozentigen Lösung (*m*/V) von Natriumnitrit *R* versetzt. Die Lösung wird 5 min lang in einer Eis-Wasser-Mischung gekühlt, mit 12 ml der Natriumnitrit-Lösung versetzt und erneut gekühlt. Anschließend wird die Lösung mit Wasser zu 100 ml verdünnt und das Reagenz in einer Eis-Wasser-Mischung gelagert.

Bei Bedarf frisch herzustellen und nach der Herstellung mindestens 15 min lang stehenlassen.

Dibutylether *R*

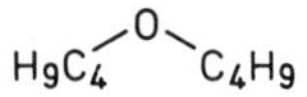

$C_8H_{18}O$ M_r 130,2

Farblose, entflammbare Flüssigkeit; praktisch unlöslich in Wasser, mischbar mit wasserfreiem Ethanol und Ether.

d_{20}^{20}: Etwa 0,77.

n_D^{20}: Etwa 1,399.

Dibutylether, der nicht der Prüfung auf Peroxide entspricht, darf nicht destilliert werden.

Peroxide: In einen 12-ml-Schliffstopfenzylinder von etwa 1,5 cm Durchmesser werden 8 ml Kaliumiodid-Stärke-Lösung *R* eingefüllt. Mit dem Dibutylether wird bis zum Rande aufgefüllt, kräftig geschüttelt und 30 min lang vor Licht geschützt stehengelassen. Dabei darf keine Färbung auftreten.

Namen und Konzentration zugesetzter Stabilisatoren sind anzugeben.

Dibutylphthalat *R*

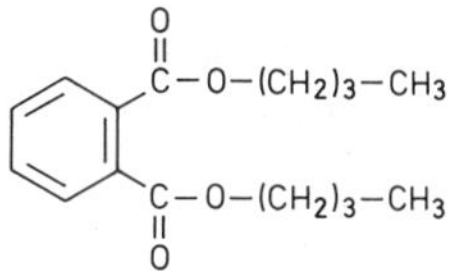

$C_{16}H_{22}O_4$ M_r 278,3

Klare, farblose bis schwach gefärbte, ölige Flüssigkeit; sehr schwer löslich in Wasser, mischbar mit Aceton, Ethanol und Ether.

d_{20}^{20}: 1,043 bis 1,048.

n_D^{20}: 1,490 bis 1,495.

Dichlorbenzol *R*

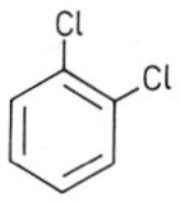

$C_6H_4Cl_2$ M_r 147,0
1,2-Dichlorbenzol.

Farblose, ölige Flüssigkeit; praktisch unlöslich in Wasser, löslich in Chloroform, wasserfreiem Ethanol und Ether.

d_{20}^{20}: Etwa 1,31.

Sdp: Etwa 180 °C.

Dichlorchinonchlorimid *R*

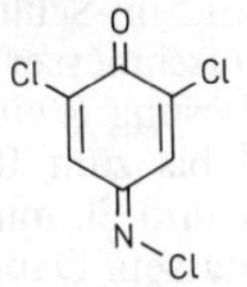

$C_6H_2Cl_3NO$ M_r 210,4
N,2,6-Trichlor-1,4-benzochinon-4-imin.

Blaßgelbes bis grünlichgelbes, kristallines Pulver; praktisch unlöslich in Wasser, löslich in Ethanol und verdünnten Alkalihydroxid-Lösungen.

Smp: Etwa 66 °C.

Dichlorchinonchlorimid-Lösung *RN*

40 mg Dichlorchinonchlorimid *R* werden in Isopropylalkohol *R* zu 100 ml gelöst.

Bei Bedarf frisch herzustellen.

Dichlorchinonchlorimid-Lösung *RN* 1

1,55 mg Borsäure *R*, 185 mg Kaliumchlorid *R* und 64 mg Natriumhydroxid *R* werden zu 50,0 ml gelöst. Unter dauerndem Umschwenken wird 1,0 ml einer 0,2prozentigen Lösung (*m*/V) von Dichlorchinonchlorimid *R* in Methanol *R* mit dieser Pufferlösung zu 50,0 ml verdünnt.

Bei Bedarf frisch herzustellen und innerhalb von 5 min zu verwenden.

Dichlorethan *R*

$$Cl-H_2C-CH_2-Cl$$

$C_2H_4Cl_2$ M_r 99,0
1,2-Dichlorethan.

Klare, farblose Flüssigkeit; löslich in 2 Teilen Ethanol und in etwa 120 Teilen Wasser, mischbar mit Chloroform und Ether.

d_{20}^{20}: Etwa 1,25.

Destillationsbereich (V.6.8): Mindestens 95 Prozent müssen zwischen 82 und 84 °C destillieren.

Dichlorfluorescein *R*

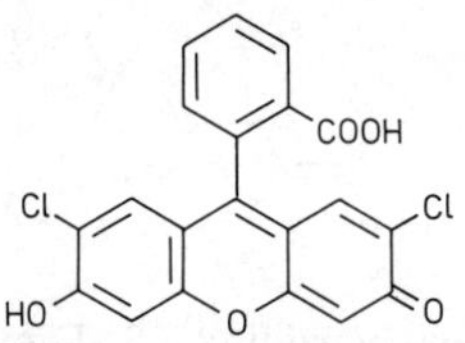

$C_{20}H_{10}Cl_2O_5$ M_r 401,2
2-(2,7-Dichlor-6-hydroxy-3-oxo-3*H*-xanthen-9-yl)benzoesäure.

Gelblichbraunes bis orangegelbes Pulver; schwer löslich in Wasser, leicht löslich in Ethanol und in verdünnten Alkalihydroxid-Lösungen mit gelblichgrüner Fluoreszenz, praktisch unlöslich in Chloroform und Ether.

Dichlormethan *R*

CH_2Cl_2 M_r 84,9
Syn. Methylenchlorid.

Farblose Flüssigkeit; wenig löslich in Wasser, mischbar mit Ethanol und Ether.

Sdp: 39 bis 42 °C.

Dichlorphenolindophenol *R*

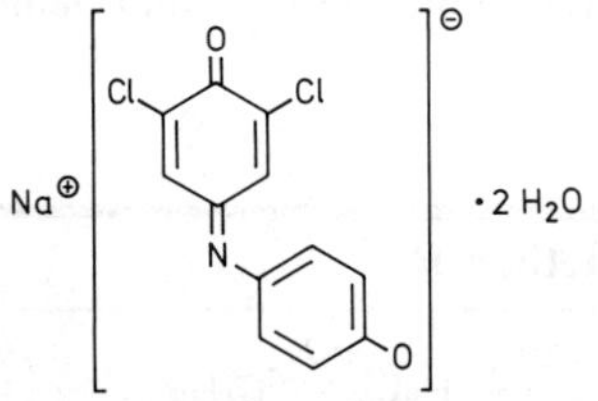

$C_{12}H_6Cl_2NNaO_2 \cdot 2H_2O$ M_r 326,1
2,6-Dichlor-*N*-(4-hydroxyphenyl)-1,4-benzochinon-4-imin, Natriumsalz, Dihydrat.

Dunkelgrünes Pulver; leicht löslich in Wasser und wasserfreiem Ethanol. Die wäßrige Lösung ist dunkelblau gefärbt; beim Ansäuern entsteht eine Rosafärbung.

Dichlorphenolindophenol-Lösung *R*

50,0 mg Dichlorphenolindophenol *R* werden in 100,0 ml Wasser gelöst; die Lösung wird filtriert.

Einstellung: 20,0 mg Ascorbinsäure *R* werden in 10 ml einer frisch hergestellten 20prozentigen Lösung (*m*/V) von Polyphosphorsäure *R* gelöst und mit Wasser zu 250,0 ml verdünnt. 5,0 ml dieser Lösung werden schnell mit der Dichlorphenolindophenol-Lösung titriert, bis eine 10 s lang bestehenbleibende Rosafärbung erhalten wird (Mikrobürette, Einteilung 0,01 Milliliter). Die Titrationsdauer darf höchstens 2 min betragen. Die Dichlorphenolindophenol-Lösung wird mit Wasser so verdünnt, daß 1 ml Lösung 0,1 mg Ascorbinsäure ($C_6H_8O_6$) entspricht.

Die Lösung ist 3 Tage lang haltbar und muß vor Gebrauch eingestellt werden.

Didodecyl(3,3′-thiodipropionat) *R*

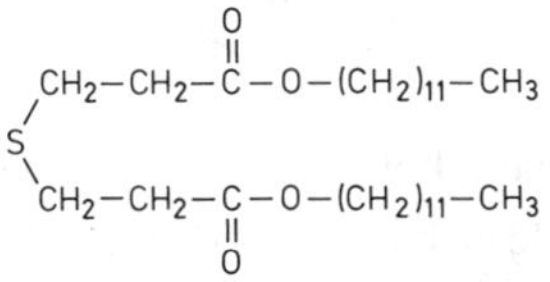

$C_{30}H_{58}O_4S$ M_r 514,8

Weißes, kristallines Pulver; praktisch unlöslich in Wasser, leicht löslich in Aceton und Petroläther, schwer löslich in Ethanol.

Smp: Etwa 39 °C.

Diethanolamin *R*

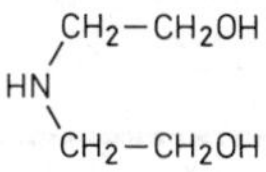

$C_4H_{11}NO_2$ M_r 105,1

2,2′-Iminodiethanol.

Viskose, klare, schwach gelbliche Flüssigkeit oder zerfließliche Kristalle, die bei etwa 28 °C schmelzen; sehr leicht löslich in Wasser, Aceton und Methanol.

pH-Wert (V.6.3.1): 10,0 bis 11,5, an einer 5prozentigen Lösung (*m*/V) bestimmt.

d_{20}^{20}: Etwa 1,09.

Wird die Substanz in einer Prüfung auf alkalische Phosphatase verwendet, muß sie folgender zusätzlicher Prüfung entsprechen.

Ethanolamin: Höchstens 1,0 Prozent. Die Bestimmung erfolgt mit Hilfe der Gaschromatographie (V.6.20.3) unter Verwendung von Aminopropanol *R* als internem Standard.

Interner-Standard-Lösung: 1,00 g Aminopropanol *R* werden in Aceton *R* zu 10,0 ml gelöst.

Untersuchungslösung a: 5,00 g Substanz werden in Aceton *R* zu 10,0 ml gelöst.

Untersuchungslösung b: 5,00 g Substanz werden in Aceton *R* nach Zusatz von 1,0 ml Interner-Standard-Lösung zu 10,0 ml gelöst.

Referenzlösungen: 0,50 g Aminoethanol *R* werden in Aceton *R* zu 10,0 ml gelöst. 0,5 ml, 1,0 ml und 2,0 ml dieser Lösung werden jeweils mit 1,0 ml Interner-Standard-Lösung versetzt und mit Aceton *R* zu 10,0 ml verdünnt.

Die Chromatographie kann durchgeführt werden mit

- einer Säule von 1,0 m Länge und 4 mm innerem Durchmesser, gepackt mit Diphenylphenylenoxid-Polymer *R* (180 bis 250 µm).
- Stickstoff zur Chromatographie *R* als Trägergas mit einer Durchflußrate von 40 ml je Minute
- einem Flammenionisationsdetektor.

Die Temperatur der Säule wird 3 min lang bei 125 °C gehalten und dann auf 300 °C erhöht, wobei die Temperaturerhöhung 12 °C je Minute beträgt. Die Temperatur des Probeneinlasses wird bei 250 °C und die des Detektors bei 280 °C gehalten.

Jeweils 1 µl der Untersuchungslösungen und 1 µl der Referenzlösungen werden injiziert.

Diethoxytetrahydrofuran *R*

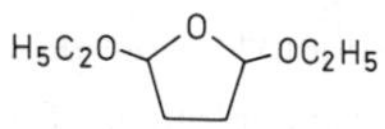

$C_8H_{16}O_3$ M_r 160,2

2,5-Diethoxytetrahydrofuran.

Mischung von *cis*- und *trans*-Isomeren.

Klare, farblose bis schwach gelbliche Flüssigkeit; praktisch unlöslich in Wasser, löslich in Ethanol, Ether und den meisten organischen Lösungsmitteln.

d_{20}^{20}: Etwa 0,98.

n_D^{20}: Etwa 1,418.

Diethylamin *R*

$HN(C_2H_5)_2$

$C_4H_{11}N$ M_r 73,1

Klare, farblose, entflammbare Flüssigkeit, stark alkalisch; mischbar mit Wasser und Ethanol.

d_{20}^{20}: Etwa 0,71.

Sdp: Etwa 55 °C.

Diethylhexylphthalat *R*

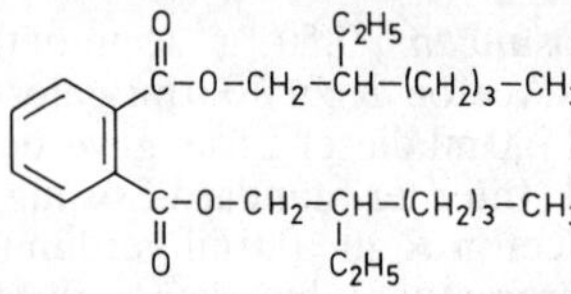

$C_{24}H_{38}O_4$ M_r 390,5
Bis(2-ethylhexyl)phthalat.

Farblose, ölige Flüssigkeit; praktisch unlöslich in Wasser, löslich in organischen Lösungsmitteln.

d_{20}^{20}: Etwa 0,98.

n_D^{20}: Etwa 1,486.

Viskosität (V.6.7.1): Etwa 80 mPa · s (80 cP).

Diethylphenylendiaminsulfat *R*

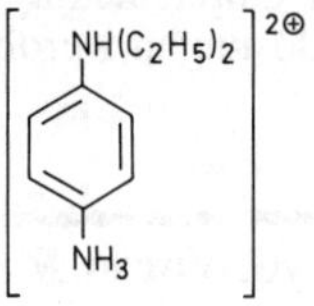

$C_{10}H_{18}N_2O_4S$ M_r 262,3
N,N-Diethyl-*p*-phenylendiaminsulfat.

Weißes bis schwach gelbliches Pulver; löslich in Wasser.

Smp: Etwa 185 °C, unter Zersetzung.

Vor Licht geschützt zu lagern.

Digitoxin *R*

Muß der Monographie **Digitoxin (Digitoxinum)** entsprechen.

Digoxin *RN*

Die Substanz muß der Monographie **Digoxin** entsprechen.

Dihydroxynaphthalin *R*

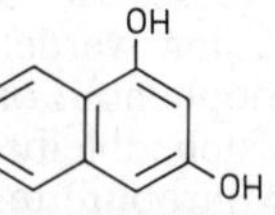

$C_{10}H_8O_2$ M_r 160,2
1,3-Naphthalindiol.

Kristallines, meist bräunlichviolettes Pulver, leicht löslich in Wasser und Ethanol.

Smp: Etwa 125 °C.

2,7-Dihydroxynaphthalin *R*

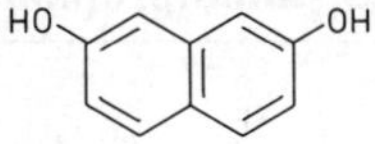

$C_{10}H_8O_2$ M_r 160,2
2,7-Naphthalindiol.

Nadeln; löslich in Wasser, Chloroform, Ethanol und Ether.

Smp: Etwa 190 °C.

2,7-Dihydroxynaphthalin-Lösung *R*

10 mg 2,7-Dihydroxynaphthalin *R* werden in 100 ml Schwefelsäure 96 % *R* gelöst. Die Lösung wird bis zur Entfärbung stehengelassen und ist innerhalb von 2 Tagen zu verwenden.

Diisopropylether *R*

$C_6H_{14}O$ M_r 102,2

Klare, farblose Flüssigkeit; sehr schwer löslich in Wasser, mischbar mit Ethanol und Ether.

d_{20}^{20}: 0,723 bis 0,728.

Sdp: 67 bis 69 °C.

Diisopropylether, der nicht der Prüfung auf Peroxide entspricht, darf nicht destilliert werden.

Peroxide: In einen 12-ml-Schliffstopfenzylinder von etwa 1,5 cm Durchmesser werden 8 ml Kaliumiodid-Stärke-Lösung *R* eingefüllt. Mit dem Diisopropylether wird bis zum Rande aufgefüllt, kräftig geschüttelt und 30 min lang im Dunkeln stehengelassen. Dabei darf keine Färbung auftreten.

Vor Licht geschützt zu lagern. Namen und Konzentration zugesetzter Stabilisatoren sind anzugeben.

Dimethylaminobenzaldehyd *R*

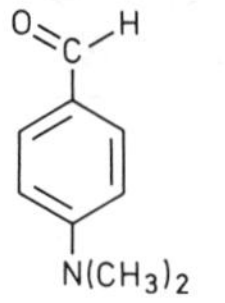

$C_9H_{11}NO$ M_r 149,2

4-Dimethylaminobenzaldehyd.

Weiße bis gelblichweiße Kristalle; löslich in Ethanol und verdünnten Säuren.

Smp: Etwa 74 °C.

Dimethylaminobenzaldehyd-Lösung *R* 1

0,2 g Dimethylaminobenzaldehyd *R* werden in 20 ml Ethanol 96 % *R* gelöst. Die Lösung wird mit 0,5 ml Salzsäure 36 % *R* versetzt, mit Aktivkohle *R* geschüttelt und anschließend filtriert. Die Lösung muß schwächer gefärbt sein als die Iod-Lösung *R* 3.

Bei Bedarf frisch herzustellen.

Dimethylaminobenzaldehyd-Lösung *R* 2

0,2 g Dimethylaminobenzaldehyd *R* werden ohne Erwärmen in einer Mischung von 4,5 ml Wasser und 5,5 ml Salzsäure 36 % *R* gelöst.

Bei Bedarf frisch herzustellen.

Dimethylaminobenzaldehyd-Lösung *R* 6

0,125 g Dimethylaminobenzaldehyd *R* werden in einer abgekühlten Mischung von 35 ml Wasser und 65 ml Schwefelsäure 96 % *R* gelöst. Die Lösung wird mit 0,1 ml einer 5prozentigen Lösung (*m*/V) von Eisen(III)-chlorid *R* versetzt und vor Gebrauch 24 h lang, vor Licht geschützt, stehengelassen.

Wird die Lösung bei Raumtemperatur gelagert, muß sie innerhalb einer Woche verwendet werden; wird sie im Kühlschrank gelagert, ist sie mehrere Monate lang haltbar.

Dimethylaminobenzaldehyd-Lösung *R* 7

1,0 g Dimethylaminobenzaldehyd *R* wird in 50 ml Salzsäure 36 % *R* gelöst. Die Lösung wird mit 50 ml Ethanol 96 % *R* versetzt.

Die Lösung ist vor Licht geschützt zu lagern und innerhalb 4 Wochen zu verwenden.

Dimethylaminobenzaldehyd-Reagenz *RN*

0,25 g Dimethylaminobenzaldehyd *R* werden in einer Mischung von 50 g wasserfreier Essigsäure *R*, 5 g Phosphorsäure 85 % *R* und 45 g Wasser gelöst.

Bei Bedarf frisch herzustellen.

N,N-Dimethylanilin *R*

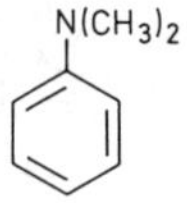

$C_8H_{11}N$ M_r 121,2

Klare, ölige Flüssigkeit; fast farblos, wenn sie frisch destilliert ist, sich bei der Lagerung rötlichbraun färbend; praktisch unlöslich in Wasser, leicht löslich in Chloroform, Ethanol und Ether.

n_D^{20}: Etwa 1,558.

Destillationsbereich (V.6.8): Mindestens 95 Prozent müssen zwischen 192 und 194 °C destillieren.

2,6-Dimethylanilin *R*

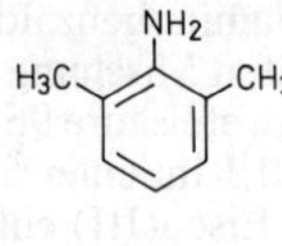

$C_8H_{11}N$ M_r 121,2

Farblose Flüssigkeit; wenig löslich in Wasser, löslich in Ethanol.

d_{20}^{20}: Etwa 0,98.

Dimethylformamid *R*

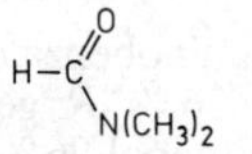

C_3H_7NO M_r 73,1

Klare, farblose, neutrale Flüssigkeit; mischbar mit Wasser und Ethanol.

d_{20}^{20}: 0,949 bis 0,952.

Sdp: Etwa 153 °C.

Wasser (V.3.5.6): Höchstens 0,1 Prozent, nach der Karl-Fischer-Methode bestimmt.

Dimethylgelb *R*

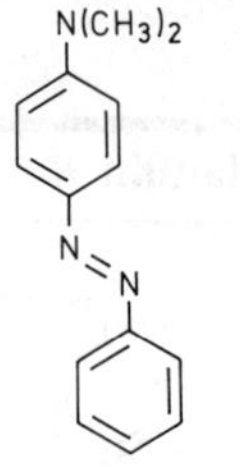

$C_{14}H_{15}N_3$ M_r 225,3

C.I. Nr. 11020; Schultz Nr. 28.

N,N-Dimethylazobenzol-4-amin; 4-Dimethylaminoazobenzol.

Kleine Kristalle oder Plättchen, gelb bis orange; praktisch unlöslich in Wasser, löslich in Chloroform, sehr schwer löslich in Ethanol.

Dünnschichtchromatographie (V.6.20.2): Auf eine Schicht von Kieselgel G *R* werden 10 µl einer 0,01prozentigen Lösung (*m*/V) in Dichlormethan *R* aufgetragen. Die Chromatographie erfolgt über eine Laufstrecke von 10 cm mit dem gleichen Lösungsmittel. Das Chromatogramm darf nur einen Fleck zeigen.

Dimethylphthalat *R*

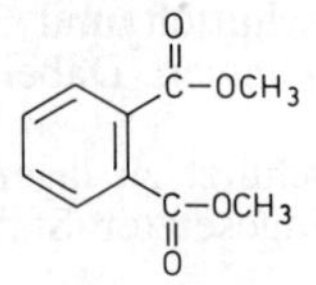

$C_{10}H_{10}O_4$ M_r 194,2

Farblose, ölige Flüssigkeit; sehr schwer löslich in Wasser, mischbar mit Ethanol und Ether.

d_{20}^{20}: Etwa 1,19.

Dimethylpiperazin *R*

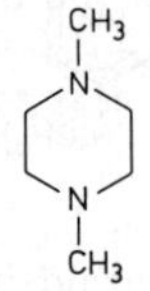

$C_6H_{14}N_2$ M_r 114,2

1,4-Dimethylpiperazin.

Farblose Flüssigkeit; mischbar mit Wasser und Ethanol.

d_{20}^{20}: Etwa 0,85.

n_D^{20}: Etwa 1,446.

Sdp: Etwa 131 °C.

Dimethylsulfoxid *R*

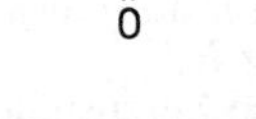

C_2H_6OS M_r 78,1

Klare, farblose, ölige, hygroskopische Flüssigkeit; mischbar mit Wasser und Ethanol.

d_{20}^{20}: Etwa 1,10.

Sdp: Etwa 189 °C.

Wasser (V.3.5.6): Höchstens 1,0 Prozent (*m*/V), nach der Karl-Fischer-Methode bestimmt.

Wird die Substanz in der Spektroskopie verwendet, muß sie folgenden zusätzlichen Prüfungen entsprechen:

Die Transmission (V.6.19) der Substanz, gegen Wasser gemessen, muß mindestens betragen:
10 Prozent bei 262 nm
35 Prozent bei 270 nm
70 Prozent bei 290 nm
98 Prozent bei 340 nm und höher.

Wasser (V.3.5.6): Höchstens 0,2 Prozent (*m/m*), nach der Karl-Fischer-Methode bestimmt.

[D_6] Dimethylsulfoxid *R*

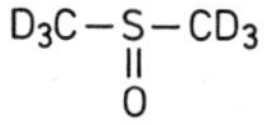

C_2D_6OS M_r 84,2
[D_6]Dimethylsulfoxid.

Sehr hygroskopische, viskose, praktisch farblose Flüssigkeit; löslich in Wasser, Aceton, Chloroform, wasserfreiem Ethanol und Ether.

d_{20}^{20}: Etwa 1,18.

Smp: Etwa 20 °C.

Deuterierungsgrad: Mindestens 99,8 Prozent.

Wasser und Deuteriumoxid: Höchstens 0,1 Prozent.

Dimethyltetradecylamin *R*

$H_3C{-}(CH_2)_{13}{-}N(CH_3)_2$

$C_{16}H_{35}N$ M_r 241,5
N,N-Dimethyltetradecylamin.

Mindestens 98,0 und höchstens 101,0 Prozent (m/m) $C_{16}H_{35}N$.

Klare oder fast klare, farblose bis schwach gelblich gefärbte Flüssigkeit; praktisch unlöslich in Wasser, mischbar mit Aceton, Ethanol, Methanol und Tetrachlorkohlenstoff.

d_{20}^{20}: Etwa 0,80.

Sdp: Etwa 260 °C.

Wasser (V.3.5.6): Höchstens 0,3 Prozent *(m/m)*, nach der Karl-Fischer-Methode bestimmt.

Gehaltsbestimmung: 0,200 g Substanz werden in 10 ml Ethanol 96 % *R* gelöst. Nach Zusatz von 0,1 ml Methylrot-Lösung *R* wird mit 0,1 N-Salzsäure bis zum Farbumschlag nach Rot titriert.

1 ml 0,1 N-Salzsäure entspricht 24,15 mg $C_{16}H_{35}N$.

Dimidiumbromid *R*

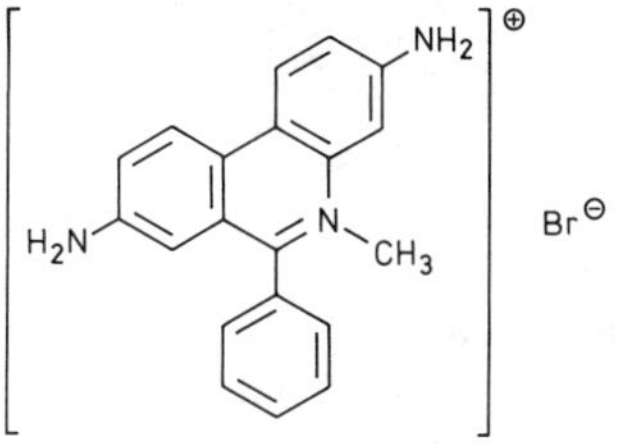

$C_{20}H_{18}BrN_3$ M_r 380,3
3,8-Diamino-5-methyl-6-phenylphenanthridiniumbromid.

Tiefrote Kristalle; schwer löslich in Wasser bei 20 °C, wenig löslich in Wasser bei 60 °C und Ethanol, praktisch unlöslich in Ether.

Dimidiumbromid-Sulfanblau-Reagenz *R*

Getrennt werden 0,5 g Dimidiumbromid *R* und 0,25 g Sulfanblau *R* in je 30 ml einer heißen Mischung von 1 Volumteil wasserfreiem Ethanol *R* und 9 Volumteilen Wasser gelöst. Nach Umrühren werden die beiden Lösungen gemischt und mit dem gleichen Lösungsmittelgemisch zu 250 ml verdünnt. 20 ml der Lösung werden zu einer Verdünnung von 20 ml einer 14,0prozentigen Lösung (V/V) von Schwefelsäure 96 % *R* mit etwa 250 ml Wasser gegeben; mit Wasser wird zu 500 ml verdünnt.

Vor Licht geschützt zu lagern.

Dinitrobenzoesäure *R*

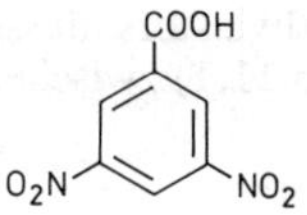

$C_7H_4N_2O_6$ M_r 212,1
3,5-Dinitrobenzoesäure.

Praktisch fast farblose Kristalle; schwer löslich in Wasser, sehr leicht löslich in Ethanol.

Smp: Etwa 206 °C.

Dinitrobenzoesäure-Lösung *R*

2prozentige Lösung (*m*/V) in Ethanol 96 % *R*.

Dinitrobenzol *R*

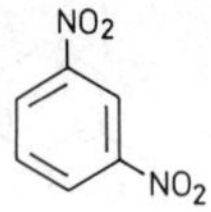

$C_6H_4N_2O_4$ M_r 168,1
1,3-Dinitrobenzol.

Kristalle oder kristallines Pulver, gelblich; praktisch unlöslich in Wasser, löslich in Chloroform, schwer löslich in Ethanol.

Smp: Etwa 90 °C.

Dinitrobenzol-Lösung *R*

1prozentige Lösung (*m*/V) in Ethanol 96 % *R*.

3,5-Dinitrobenzoylchlorid *RN*

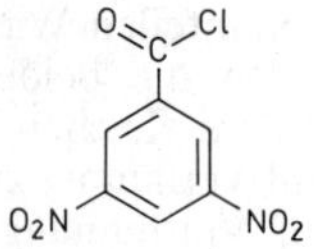

$C_7H_3ClN_2O_5$ M_r 230,6

Durchscheinende, gelbliche Kristalle oder gelbes bis grünlichgelbes Pulver; löslich in Aceton, Ether und Toluol.

Eignung zum Nachweis von Alkoholen: Die nach Identitätsprüfung B in der Monographie **Methanol** erhaltenen Kristalle des 3,5-Dinitrobenzoesäuremethylesters müssen eine Schmelztemperatur (V.6.11.1) zwischen 105 und 110 °C aufweisen.

Dinitrophenylhydrazin *R*

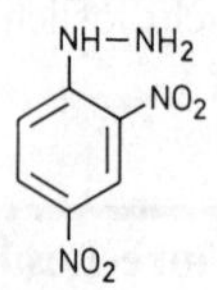

$C_6H_6N_4O_4$ M_r 198,1
2,4-Dinitrophenylhydrazin.

Orangerote Kristalle; sehr schwer löslich in Wasser, schwer löslich in Ethanol.

Smp: Etwa 203 °C (Sofortschmelzpunkt).

Dinitrophenylhydrazin-Reagenz *R*

0,2 g Dinitrophenylhydrazin *R* werden in 20 ml Methanol *R* gelöst und mit 80 ml einer Mischung von gleichen Volumteilen Salzsäure 25 % *R* und Essigsäure 30 % *R* versetzt.
Bei Bedarf frisch herzustellen.

Dinitrophenylhydrazin-Schwefelsäure-Lösung *RN* 1

1,5 g Dinitrophenylhydrazin *R* werden in 50 ml einer 20prozentigen Lösung (V/V) von Schwefelsäure 96 % *R* gelöst.
Bei Bedarf frisch herzustellen.

Dinitrophenylhydrazin-Schwefelsäure-Lösung *RN* 2

1,5 g Dinitrophenylhydrazin *R* werden in 20 ml einer 50prozentigen Lösung (V/V) von Schwefelsäure 96 % *R* gelöst. Die Lösung wird mit Wasser zu 100 ml verdünnt und filtriert.
Bei Bedarf frisch herzustellen.

Dinitrophenylhydrazin-Schwefelsäure-Reagenz *RN*

1,00 g Dinitrophenylhydrazin *R*, das 8 h lang im Exsikkator unterhalb 2,7 kPa getrocknet wurde, wird in 2 ml Schwefelsäure 96 % *R* gelöst und mit Methanol *R* zu 100,0 ml verdünnt.
Bei Bedarf frisch herzustellen.

Dinonylphthalat *R*

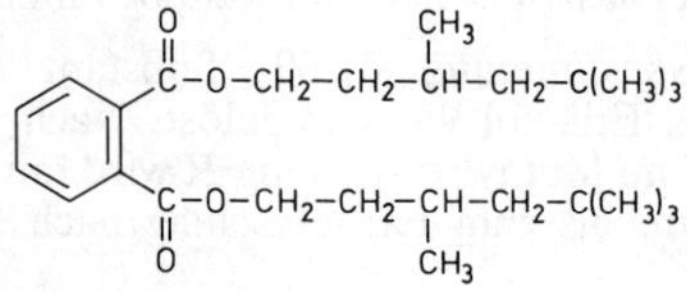

$C_{26}H_{42}O_4$ M_r 418,6
Bis(3,5,5-trimethylhexyl)phthalat.

Farblose bis schwach gelb gefärbte, ölige Flüssigkeit.

d_{20}^{20}: 0,97 bis 0,98.

n_D^{20}: 1,482 bis 1,489.

Sauer reagierende Substanzen: 5,0 g Substanz werden 1 min lang mit 25 ml Wasser geschüttelt. Nach der Trennung wird die wäßrige Schicht filtriert und mit 0,1 ml Phenolphthalein-Lösung *R* versetzt. Bis zum Farbumschlag dürfen höchstens 0,3 ml 0,1N-Natriumhydroxid-Lösung verbraucht werden (0,05 Prozent, berechnet als Phthalsäure).

Wasser (V.3.5.6): Höchstens 0,1 Prozent, nach der Karl-Fischer-Methode bestimmt.

Dioctadecyldisulfid *R*

$H_3C-(CH_2)_{17}-S-S-(CH_2)_{17}-CH_3$

$C_{36}H_{74}S_2$ M_r 571,1

Weißes Pulver; praktisch unlöslich in Wasser.

Smp: 53 bis 58 °C.

Dioctadecyl(3,3′-thiodipropionat) *R*

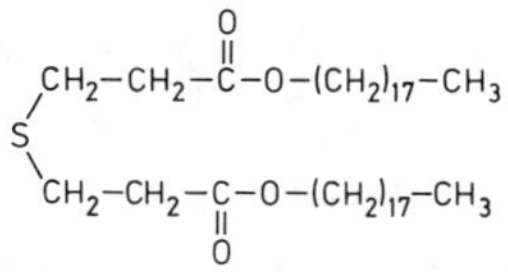

$C_{42}H_{82}O_4S$ M_r 683

Weißes, kristallines Pulver; praktisch unlöslich in Wasser, leicht löslich in Dichlormethan, wenig löslich in Aceton, Ethanol und Petroläther.

Smp: 58 bis 67 °C.

Dioxan *R*

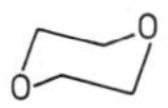

$C_4H_8O_2$ M_r 88,1

1,4-Dioxan.

Klare, farblose Flüssigkeit; mischbar mit Wasser und den meisten organischen Lösungsmitteln.

d_{20}^{20}: Etwa 1,03.

Erstarrungspunkt (V.6.12): 9 bis 11 °C.

Wasser (V.3.5.6): Höchstens 0,5 Prozent, nach der Karl-Fischer-Methode bestimmt.

Dioxan, das nicht der Prüfung auf Peroxide entspricht, darf nicht destilliert werden.

Peroxide: In einen 12-ml-Schliffstopfenzylinder von etwa 1,5 cm Durchmesser werden 8 ml Kaliumiodid-Stärke-Lösung *R* gegeben. Mit der Substanz wird bis zum Rande aufgefüllt, kräftig geschüttelt und 30 min lang vor Licht geschützt stehengelassen. Dabei darf keine Färbung auftreten.

Dioxan, das in der Szintillationsmessung verwendet wird, muß eine dafür geeignete Qualität haben.

Dioxaphosphan *R*

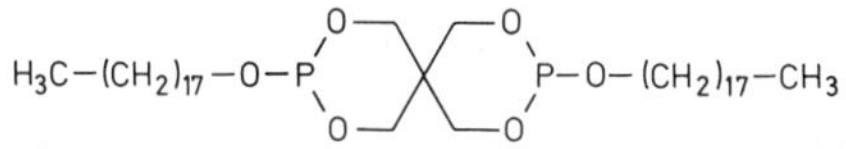

$C_{41}H_{82}O_6P_2$ M_r 733

3,9-Bis(octadecyloxy)-2,4,8,10-tetraoxa-3,9-diphosphaspiro[5.5]undecan.

Weiße, wachsartige Substanz; praktisch unlöslich in Wasser, löslich in Kohlenwasserstoffen.

Smp: 40 bis 70 °C.

Diphenylamin *R*

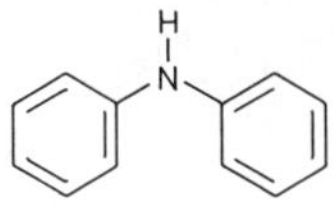

$C_{12}H_{11}N$ M_r 169,2

Weiße Kristalle; schwer löslich in Wasser, löslich in Ethanol.

Smp: Etwa 55 °C.

Vor Licht geschützt zu lagern.

Diphenylamin-Lösung *R*

0,1prozentige Lösung (*m*/V) in Schwefelsäure 96 % *R*.

Vor Licht geschützt zu lagern.

Diphenylamin-Lösung *R* 1

1prozentige Lösung (*m*/V) in Schwefelsäure 96 % *R*.

Die Lösung muß farblos sein.

Diphenylanthracen *R*

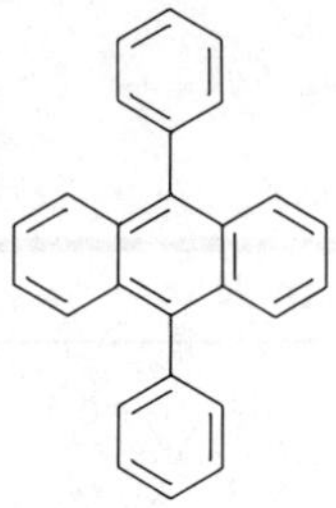

$C_{26}H_{18}$ M_r 330,4

9,10-Diphenylanthracen.

Gelbliches bis gelbes, kristallines Pulver; praktisch unlöslich in Wasser, leicht löslich in Ether.

Smp: Etwa 248 °C.

Diphenylbenzidin *R*

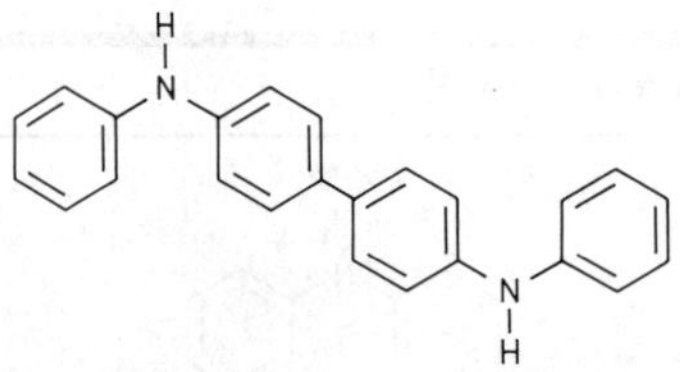

$C_{24}H_{20}N_2$ M_r 336,4

N,N′-Diphenylbenzidin.

Weißes bis schwachgraues, kristallines Pulver; praktisch unlöslich in Wasser, schwer löslich in Aceton und Ethanol.

Smp: Etwa 248 °C.

Nitrat: 8 mg Substanz werden in einer erkalteten Mischung von 5 ml Wasser und 45 ml nitratfreier Schwefelsäure 96 % *R* gelöst. Die Lösung muß farblos oder darf höchstens sehr schwach blau gefärbt sein.

Sulfatasche (V.3.2.14): Höchstens 0,1 Prozent.

Vor Licht geschützt zu lagern.

Diphenylboryloxyethylamin *R*

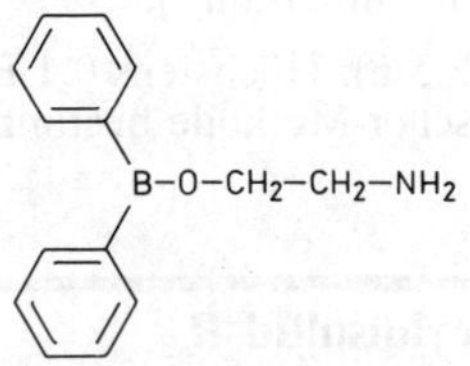

$C_{14}H_{16}BNO$ M_r 225,1

2-(Diphenylboryloxy)ethylamin.

Weißes bis schwach gelbliches, kristallines Pulver; praktisch unlöslich in Wasser, löslich in Ethanol.

Smp: Etwa 193 °C.

Diphenylcarbazid *R*

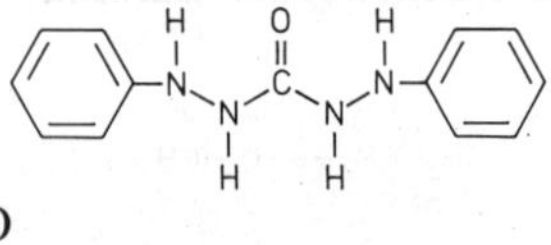

$C_{13}H_{14}N_4O$ M_r 242,3

1,5-Diphenylcarbonohydrazid.

Weißes, kristallines, an der Luft sich allmählich rosa färbendes Pulver; sehr schwer löslich in Wasser, löslich in Aceton, Essigsäure 98 % und Ethanol.

Smp: Etwa 170 °C.

Sulfatasche (V.3.2.14): Höchstens 0,1 Prozent.

Vor Licht geschützt zu lagern.

Diphenylcarbazid-Lösung *R*

0,2 g Diphenylcarbazid *R* werden in 10 ml Essigsäure 98 % *R* gelöst und mit wasserfreiem Ethanol *R* zu 100 ml verdünnt.

Bei Bedarf frisch herzustellen.

Diphenylcarbazon *R*

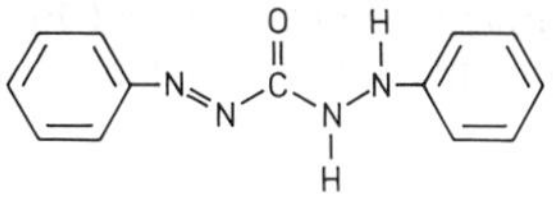

$C_{13}H_{12}N_4O$ — M_r 240,3

1,5-Diphenylcarbazon.

Orangegelbes, kristallines Pulver; praktisch unlöslich in Wasser, leicht löslich in Chloroform und Ethanol.

Smp: Etwa 157 °C, unter Zersetzung.

Diphenylcarbazon-Quecksilber(II)-chlorid-Reagenz *R*

Lösung I: 0,1 g Diphenylcarbazon *R* werden in wasserfreiem Ethanol *R* zu 50 ml gelöst.

Lösung II: 1 g Quecksilber(II)-chlorid *R* wird in wasserfreiem Ethanol *R* zu 50 ml gelöst.

Gleiche Volumteile der beiden Lösungen werden gemischt.

Diphenyloxazol *R*

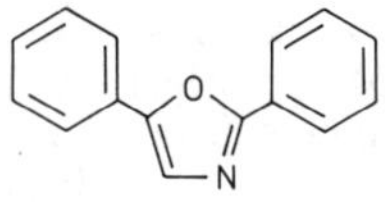

$C_{15}H_{11}NO$ — M_r 221,3

2,5-Diphenyloxazol.

Weißes Pulver; praktisch unlöslich in Wasser, löslich in Methanol, wenig löslich in Dioxan und Essigsäure 98 %.

Smp: Etwa 70 °C.

$A_{1cm}^{1\%}$: Etwa 1260, bis 305 nm in Methanol *R* bestimmt.

Diphenyloxazol, das in der Szintillationsmessung verwendet wird, muß eine dafür geeignete Qualität haben.

Diphenylphenylenoxid-Polymer *R*

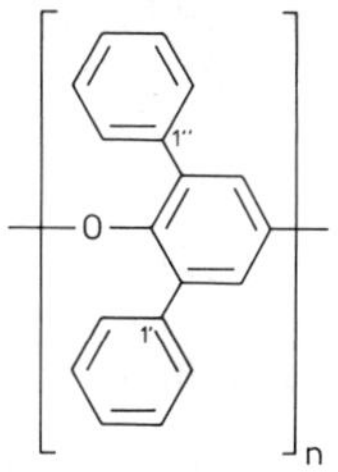

Poly(2,6-diphenyl-p-phenylenoxid).

Weiße bis fast weiße, poröse Kügelchen. Die Teilchengröße der Kügelchen wird in Klammern nach dem Namen des Reagenzes bei den entsprechenden Prüfungen angegeben.

Dipikrylamin *RN*

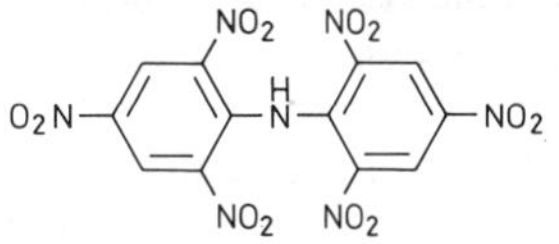

$C_{12}H_5N_7O_{12}$ — M_r 439,2

Bis(2,4,6-trinitrophenyl)amin.

Gelbes, kristallines Pulver; praktisch unlöslich in Wasser, Aceton, Ethanol und Ether. Löst sich in Alkalihydroxid- und Alkalicarbonat-Lösungen unter Rotfärbung.

Die Substanz ist in wasserfreier Form stark explosiv!

Mit Wasser befeuchtet zu lagern.

Ditetradecyl(3,3′-thiodipropionat) *R*

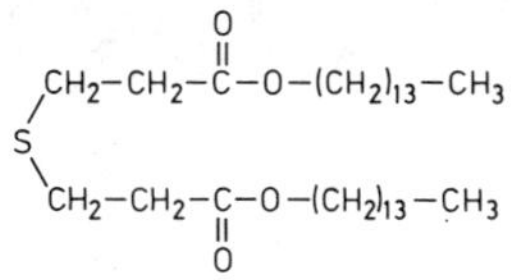

$C_{34}H_{66}O_4S$ — M_r 571,0

Weißes, kristallines Pulver; praktisch unlöslich in Wasser, leicht löslich in Petroläther, löslich in Aceton, wenig löslich in Ethanol.

Smp: Etwa 50 °C.

Dithiol *R*

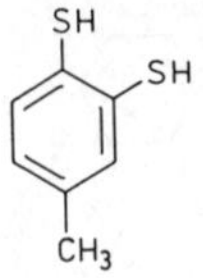

$C_7H_8S_2$ M_r 156,3

4-Methyl-1,2-benzoldithiol.

Weiße, hygroskopische Kristalle; löslich in Methanol und Alkalihydroxid-Lösungen.

Smp: Etwa 30 °C.

Dithiol-Reagenz *R*

1 g Dithiol *R* wird nach Zusatz von 2 ml Thioglycolsäure *R* mit einer 2prozentigen Lösung (*m*/V) von Natriumhydroxid *R* zu 250 ml verdünnt.

Bei Bedarf frisch herzustellen.

Dithizon *R*

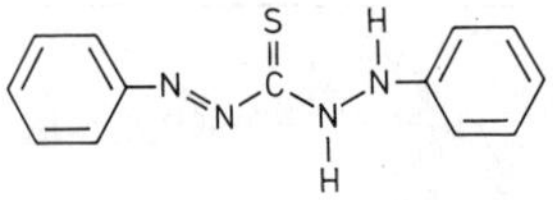

$C_{13}H_{12}N_4S$ M_r 256,3

1,5-Diphenylthiocarbazon.

Blau- oder braunschwarzes bis schwarzes Pulver; praktisch unlöslich in Wasser, löslich in Chloroform, Ethanol und Tetrachlorkohlenstoff.

Vor Licht geschützt zu lagern.

Dithizon-Lösung *R*

0,05prozentige Lösung (*m*/V) in Chloroform *R*.

Bei Bedarf frisch herzustellen.

Dithizon-Lösung *R* 1

0,25 g Dithizon *R* werden in 75 ml Tetrachlorkohlenstoff *R* gelöst. Nach dem Filtrieren wird das Filtrat dreimal mit je 100 ml Ammoniak-Lösung 3,5 % *R* ausgeschüttelt. Die wäßrigen Auszüge werden über Watte filtriert, mit Salzsäure 25 % *R* angesäuert und dreimal mit je 20 ml Tetrachlorkohlenstoff *R* ausgeschüttelt. Die vereinigten organischen Phasen werden dreimal mit je 20 ml Wasser ausgeschüttelt und mit Tetrachlorkohlenstoff *R*, das 0,1 Prozent wasserfreies Ethanol *R* enthält, zu 1000 ml verdünnt.

Die 1 Monat lang haltbare Lösung wird, vor Licht geschützt, bei 2 bis 8 °C gelagert.

Dithizon-Lösung *R* 2

40,0 mg Dithizon *R* werden in Chloroform *R* zu 1000,0 ml gelöst. 30,0 ml der Lösung werden mit Chloroform *R* zu 100,0 ml verdünnt.

Einstellung: Quecksilber(II)-chlorid *R*, entsprechend 0,1354 g $HgCl_2$, wird in einer Mischung von gleichen Volumteilen Schwefelsäure 10 % *R* und Wasser zu 100,0 ml gelöst. 2,0 ml der Lösung werden mit dem gleichen Lösungsmittelgemisch zu 100,0 ml verdünnt. (Diese Lösung enthält 20 ppm Hg.) 1,0 ml der Verdünnung wird in einem Scheidetrichter mit 50 ml Schwefelsäure 10 % *R*, 140 ml Wasser und 10 ml einer 20prozentigen Lösung (*m*/V) von Hydroxylaminhydrochlorid *R* versetzt. Die Mischung wird mit der Dithizon-Lösung titriert, wobei die Mischung nach jedem Zusatz 20mal geschüttelt wird. Gegen Ende der Titration wird zur Trennung der Schichten stehengelassen und die Chloroformschicht verworfen. Die Titration wird bis zum Farbumschlag nach Bläulichgrün fortgesetzt. Das Äquivalent Quecksilber in Milligramm je Milliliter Dithizon-Lösung wird nach der Formel 20/*V* berechnet, in der *V* das bei der Titration verbrauchte Volumen Dithizon-Lösung bedeutet.

Dotriacontan *R*

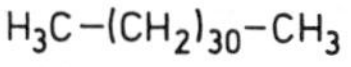

$C_{32}H_{66}$ M_r 450,9

Weiße Plättchen; praktisch unlöslich in Wasser, wenig löslich in Hexan, schwer löslich in Ether.

Smp: Etwa 69 °C.

Verunreinigungen: Höchstens 0,1 Prozent mit dem gleichen t_R-Wert wie α-Tocopherolacetat, nach der gaschromatographischen Methode, wie in der Monographie α-**Tocopherolacetat** (α-**Tocopheroli acetas**) beschrieben, bestimmt.

Dragendorffs Reagenz *R*

Eine Mischung von 0,85 g basischem Bismutnitrat *R*, 40 ml Wasser und 10 ml Essigsäure 98 % *R* wird mit 20 ml einer 40prozentigen Lösung (*m*/V) von Kaliumiodid *R* versetzt.

Dragendorffs Reagenz *R* 1

100 g Weinsäure *R* werden in 400 ml Wasser gelöst. Nach Zusatz von 8,5 g basischem Bismutnitrat *R* wird die Lösung 1 h lang geschüttelt, mit 200 ml einer 40prozentigen Lösung (*m*/V) von Kaliumiodid *R* versetzt, erneut geschüttelt und nach 24 h filtriert.

Vor Licht geschützt zu lagern.

Dragendorffs Reagenz *R* 2

Stammlösung: 1,7 g basisches Bismutnitrat *R* und 20 g Weinsäure *R* werden in 40 ml Wasser suspendiert. Die Suspension wird mit 40 ml einer 40prozentigen Lösung (*m*/V) von Kaliumiodid *R* versetzt, 1 h lang geschüttelt und filtriert. Die Lösung ist in braunen Gefäßen vor Licht geschützt mehrere Tage lang haltbar.

Sprühlösung: Vor Gebrauch werden 5 ml Stammlösung mit 15 ml Wasser gemischt.

Dragendorffs Reagenz *RN*

Natriumbismutiodid-Lösung.

Stammlösung: Eine Mischung von 2,6 g basischem Bismutcarbonat *R*, 7,0 g Natriumiodid *R* und 25 ml Essigsäure 98 % *R* wird einige Minuten lang zum Sieden erhitzt. Nach 12 h wird, falls erforderlich, durch einen Glassintertiegel filtriert. 20 ml Filtrat werden mit 80 ml Ethylacetat *R* versetzt.

Sprühlösung: 2 ml Stammlösung werden mit 20 ml Essigsäure 98 % *R* und 40 ml Ethylacetat *R* gemischt.

Die Sprühlösung wird auf das Chromatogramm gesprüht, anschließend eine 0,4prozentige Lösung (*m*/V) von Schwefelsäure 96 % *R*. Das zweite Besprühen erhöht die Empfindlichkeit des Reagenzes.

Stamm- und Sprühlösung sind dicht verschlossen zu lagern.

Dragendorffs Reagenz, verdünntes *R*

Eine Lösung von 100 g Weinsäure *R* in 500 ml Wasser wird mit 50 ml Dragendorffs Reagenz *R* 1 versetzt.

Vor Licht geschützt zu lagern.

Echtblausalz B *RN*

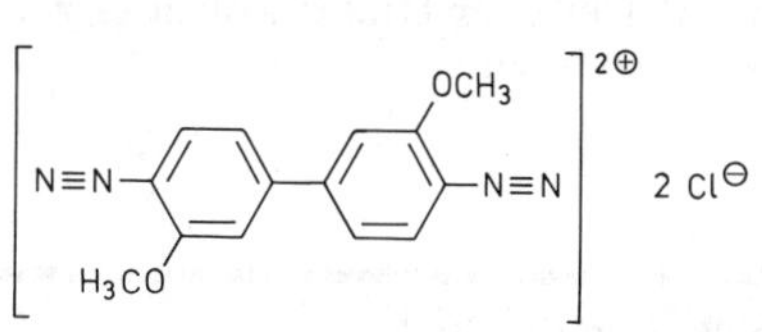

$C_{14}H_{12}Cl_2N_4O_2$ M_r 339,2

3,3′-Dimethoxy-4,4′-biphenylbis(diazonium)-dichlorid.

Dunkelgrünes, feines Pulver mit gelblicher Verfärbung; löslich in Wasser.

Dicht verschlossen, vor Licht geschützt und kühl zu lagern.

Echtblausalz-B-Lösung *RN*

50 mg Echtblausalz B *RN* werden in 10 ml Wasser gelöst.

Bei der Verwendung als Nachweisreagenz in der Dünnschichtchromatographie wird die Schicht zuerst mit der vorgeschriebenen Menge Echtblausalz-B-Lösung *RN* und nach dem Abtrocknen der Schicht mit 0,1 N-ethanolischer Natriumhydroxid-Lösung besprüht.

Bei Bedarf frisch herzustellen.

Echtrotsalz B *R*

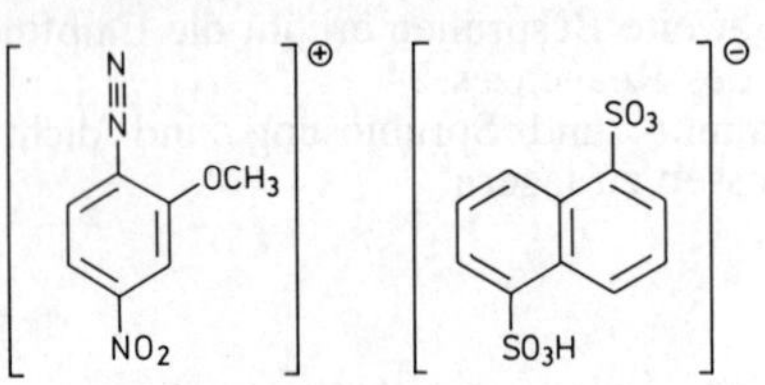

$C_{17}H_{13}N_3O_9S_2$ — M_r 467,4

C.I. Nr. 37125; Schultz Nr. 155.

2-Methoxy-4-nitrobenzoldiazonium-hydrogen-1,5-naphthalindisulfonat.

Orangegelbes Pulver; löslich in Wasser, schwer löslich in Ethanol.

Dicht verschlossen, vor Licht geschützt, zwischen 2 und 8 °C zu lagern.

Eisen *R*

Fe — A_r 55,85

Graues Pulver oder Draht; löslich in verdünnten Mineralsäuren.

Eisen(III)-chlorid *R*

$FeCl_3 \cdot 6H_2O$ — M_r 270,3

Orangegelbe bis bräunliche, zerfließliche, kristalline Stücke; sehr leicht löslich in Wasser, löslich in Ethanol und Ether. Unter Lichteinfluß werden die Substanz und ihre Lösungen teilweise reduziert.

Eisen(III)-chlorid-Essigsäure-Reagenz *RN*

75 mg Eisen(III)-chlorid *R* werden in 50 ml wasserfreier Essigsäure *R* gelöst und unter Schütteln und guter Kühlung 50 ml Schwefelsäure 96 % *R* hinzugefügt.

Bei Bedarf frisch herzustellen.

Eisen(III)-chlorid-Lösung *R* 1

10,5prozentige Lösung (*m*/V).

Eisen(III)-chlorid-Lösung *R* 2

1,3prozentige Lösung (*m*/V).

Eisen(III)-salicylat-Lösung *R*

0,1 g Ammoniumeisen(III)-sulfat *R* werden in einer Mischung von 2 ml Schwefelsäure 10 % *R* und 48 ml Wasser gelöst. Mit Wasser wird zu 100 ml verdünnt. Diese Lösung wird mit 50 ml einer 1,15prozentigen Lösung (*m*/V) von Natriumsalicylat *R*, 10 ml Essigsäure 12 % *R* und 80 ml einer 13,6prozentigen Lösung (*m*/V) von Natriumacetat *R* versetzt und mit Wasser zu 500 ml verdünnt.

Bei Bedarf frisch herzustellen.

Dicht verschlossen, vor Licht geschützt zu lagern.

Eisen(II)-sulfat *R*

Muß der Monographie **Eisen(II)-sulfat (Ferrosi sulfas)** entsprechen.

Eisen(II)-sulfat-Lösung *R* 2

0,45 g Eisen(II)-sulfat *R* werden in 50 ml 0,1 N-Salzsäure gelöst. Die Lösung wird mit kohlendioxidfreiem Wasser *R* zu 100 ml verdünnt.

Bei Bedarf frisch herzustellen.

Eisen(II)-sulfat-Lösung *RN* (etwa 0,1 M)

2,8prozentige Lösung (*m*/V) in kohlendioxidfreiem Wasser *R*.

Bei Bedarf frisch herzustellen.

Eisen(III)-sulfat *R*

$Fe_2(SO_4)_3 \cdot x H_2O$

Gelblichweißes, sehr hygroskopisches, sich an der Luft zersetzendes Pulver; schwer löslich in Wasser und Ethanol.

Vor Licht geschützt zu lagern.

Emetindihydrochlorid *R*

Muß der Monographie **Emetindihydrochlorid-Pentahydrat (Emetini hydrochloridum pentahydricum)** entsprechen.

Emodin *R*

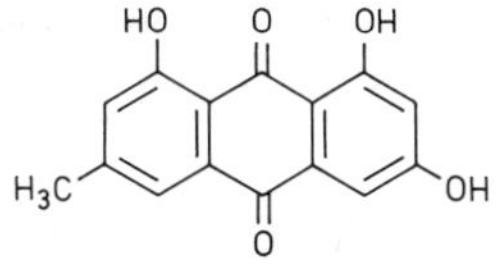

$C_{15}H_{10}O_5$ M_r 270,2
1,3,8-Trihydroxy-6-methylanthrachinon; Syn. Rheum-Emodin.

Orangerote Nadeln; praktisch unlöslich in Wasser, schwer löslich in Ether, löslich in Ethanol und Alkalihydroxid-Lösungen.

Chromatographie: Wird die Substanz unter den Bedingungen und in der Konzentration, wie unter **Rhabarberwurzel (Rhei radix)** angegeben, geprüft, darf das Chromatogramm nur einen Hauptfleck zeigen.

Enterokinase-Lösung *R*

50 mg Enterokinase *BRS* werden in 0,02 M-Calciumchlorid-Lösung *R* zu 50,0 ml gelöst. Die Lösung ist am Tag der Herstellung zu verwenden.

Ephedrinhydrochlorid *RN*

Die Substanz muß der Monographie **Ephedrinhydrochlorid** entsprechen.

Eriochromschwarz T *R*

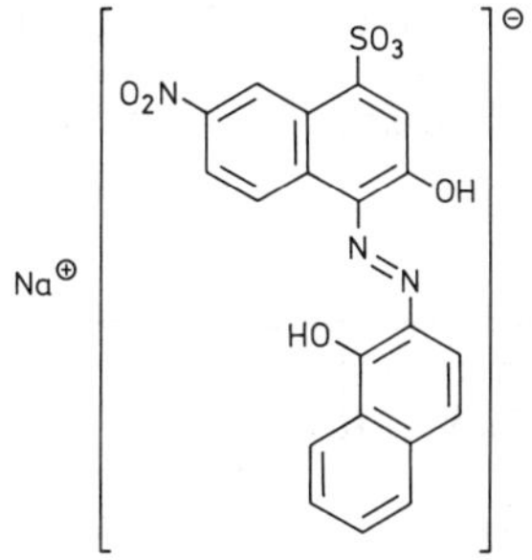

$C_{20}H_{12}N_3NaO_7S$ M_r 461,4
C.I. Nr. 14645; Schultz Nr. 241.
3-Hydroxy-4-(1-hydroxy-2-naphthylazo)-7-nitro-1-naphthalinsulfonsäure, Natriumsalz.

Braunschwarzes Pulver; löslich in Wasser und Ethanol.

Eriochromschwarz-T-Lösung *RN*

0,2prozentige Lösung (*m*/V) von Eriochromschwarz T *R* in Methanol *R*.

Eriochromschwarz-T-Mischindikator *RN*

1,0 g Eriochromschwarz T *R* und 0,4 g Methylorange *R* werden mit 100 g Natriumchlorid *R* verrieben.

Empfindlichkeitsprüfung: 50 mg Eriochromschwarz-T-Mischindikator werden in 100 ml Wasser gelöst. Nach Zusatz von 0,3 ml Ammoniak-Lösung 10 % *R* muß sich die braungefärbte Lösung blaßgrün färben. Auf Zusatz von 0,1 ml einer 1,0prozentigen Lösung (*m*/V) von Magnesiumsulfat *R* muß sich die Lösung rot färben.

Eriochromschwarz-T-Verreibung *R*

1 g Eriochromschwarz T *R* wird mit 99 g Natriumchlorid *R* verrieben.

Empfindlichkeitsprüfung: 50 mg Eriochromschwarz-T-Verreibung werden in 100 ml Wasser gelöst. Nach Zusatz von 0,3 ml Ammoniak-Lösung 10 % *R* muß sich die braunviolett gefärbte Lösung blau färben. Auf Zusatz von 0,1 ml einer 1,0prozentigen Lösung (*m*/V) von Magnesiumsulfat *R* muß sich die Lösung violett färben.

Dicht verschlossen, vor Licht geschützt zu lagern.

Erythrozyten-Suspension vom Kaninchen *R*

Eine 1,6prozentige Suspension (V/V) von Kaninchenerythrozyten wird wie folgt hergestellt: 15 ml frisch entnommenes Kaninchenblut wird durch Schütteln mit Glasperlchen defibriniert und 10 min lang bei 2000 g zentrifugiert. Die Erythrozyten werden 3mal mit je 30 ml einer 0,9prozentigen Lösung (*m*/V) von Natriumchlorid *R* gewaschen. 1,6 ml der Erythrozytensuspension werden mit einer Mischung von 1 Volumteil Phosphat-Pufferlösung *p*H 7,2 *R* und 9 Volumteilen einer 0,9prozentigen Lösung (*m*/V) von Natriumchlorid *R* zu 100 ml verdünnt.

Essigsäure 98 % *R*

$H_3C-COOH$

$C_2H_4O_2$ M_r 60,1

Mindestens 98,0 Prozent (*m/m*) $C_2H_4O_2$.

Eine 10prozentige Lösung (*m*/V) ist stark sauer (V.6.3.2), und eine 0,5prozentige Lösung (*m*/V), neutralisiert mit Ammoniak-Lösung 3,5 % *R*, gibt die Identitätsreaktion b auf Acetat (V.3.1.1).

d_{20}^{20}: 1,052 bis 1,053.

Sdp: 117 bis 119 °C.

Gehaltsbestimmung: In einem Meßkolben werden 5,00 g Substanz mit Wasser zu 100,0 ml verdünnt. 25,0 ml der Lösung werden nach Zusatz von 0,5 ml Phenolphtalein-Lösung *R* mit 1 N-Natriumhydroxid-Lösung titriert.

1 ml 1 N-Natriumhydroxid-Lösung entspricht 60,1 mg $C_2H_4O_2$.

Essigsäure 30 % *R*

Mindestens 29,0 und höchstens 31,0 Prozent (*m*/V) $C_2H_4O_2$ (M_r 60,1).

30 g Essigsäure 98 % *R* werden mit Wasser zu 100 ml verdünnt.

Essigsäure 12 % *R*

Mindestens 11,5 und höchstens 12,5 Prozent (*m*/V) $C_2H_4O_2$ (M_r 60,1).

12 g Essigsäure 98 % *R* werden mit Wasser zu 100 ml verdünnt.

Essigsäure 5 %, methanolische *RN*

50 ml Essigsäure 98 % *R* werden mit Methanol *R* zu 1000 ml gelöst.

Essigsäure, wasserfreie *R*

$C_2H_4O_2$ M_r 60,1

Mindestens 99,6 Prozent (*m/m*) $C_2H_4O_2$.

Farblose Flüssigkeit oder weiße, glänzende, farnblattähnliche Kristalle; mischbar mit oder sehr leicht löslich in Wasser, Chloroform, Ethanol, Ether, Glycerol 85 % und den meisten ätherischen und fetten Ölen.

Eine 10prozentige Lösung (*m*/V) ist stark sauer (V.6.3.2), und eine 0,5prozentige Lösung (*m*/V), neutralisiert mit Ammoniak-Lösung 3,5 % *R*, gibt die Identitätsreaktion b auf Acetat (V.3.1.1).

d_{20}^{20}: 1,052 bis 1,053.

Sdp: 117 bis 119 °C.

Erstarrungspunkt (V.6.12): Nicht unter 15,8 °C.

Wasser (V.3.5.6): Höchstens 0,4 Prozent, nach der Karl-Fischer-Methode bestimmt. Ist der Wassergehalt größer als 0,4 Prozent, kann er durch Zusatz der berechneten Menge Acetanhydrid *R* herabgesetzt werden.

Vor Licht geschützt zu lagern.

Ethanol 96 % *R*

$H_3C{-}CH_2OH$

C_2H_6O M_r 46,07

Mindestens 95,1 und höchstens 96,9 Prozent C_2H_6O (V/V).

Klare, farblose, entflammbare, leicht bewegliche Flüssigkeit; mischbar mit Wasser, Aceton, Chloroform, Ether und Glycerol.

d_{20}^{20}: 0,8050 bis 0,8123.

Sdp: 78 bis 79 °C.

Ethanol 96 %, aldehydfreies *R*

1200 ml Ethanol 96 % *R* werden mit 5 ml einer 40prozentigen Lösung (*m*/V) von Silbernitrat *R* und 10 ml einer abgekühlten, 50prozentigen Lösung (*m*/V) von Kaliumhydroxid *R* gemischt und einige Tage lang stehengelassen. Vor Gebrauch wird filtriert und destilliert.

Ethanol 90 % *RN*

Muß der Monographie **Ethanol-Wasser-Gemische** entsprechen.

Ethanol 70 % *RN*

Muß der Monographie **Ethanol-Wasser-Gemische** entsprechen.

Ethanol 60 % *RN*

Muß der Monographie **Ethanol-Wasser-Gemische** entsprechen.

Ethanol 50 % *RN*

Muß der Monographie **Ethanol-Wasser-Gemische** entsprechen.

Ethanol, wasserfreies *R*

Mindestens 99,5 Prozent C_2H_6O (V/V).

Klare, farblose, entflammbare, leicht bewegliche Flüssigkeit; mischbar mit Wasser, Aceton, Chloroform, Ether und Glycerol.

d_{20}^{20}: 0,7905 bis 0,7938.

Sdp: 78 bis 79 °C.

Vor Licht geschützt, unterhalb 30 °C zu lagern.

Ethanol, wasserfreies, *R* 1

Muß den Anforderungen für wasserfreies Ethanol *R* entsprechen und folgender, zusätzlicher Prüfung:

Methanol: Höchstens 0,005 Prozent (V/V), mit Hilfe der Gaschromatographie (V.6.20.3) bestimmt.

Untersuchungslösung: Die zu prüfende Substanz.

Referenzlösung: 0,50 ml wasserfreies Methanol *R* werden mit der Substanz zu 100,0 ml verdünnt. 1,0 ml dieser Lösung wird mit der Substanz zu 100,0 ml verdünnt.

Die Chromatographie kann durchgeführt werden mit

- einer Glassäule von 2 m Länge und 2 mm innerem Durchmesser, gepackt mit Ethylvinylbenzol-Divinylbenzol-Copolymer *R* (75 bis 100 µm)
- Stickstoff zur Chromatographie *R* als Trägergas mit einer Durchflußrate von 30 ml je Minute
- einem Flammenionisationsdetektor.

Die Temperatur der Säule wird bei 130 °C, die des Probeneinlasses bei 150 °C und die des Detektors bei 200 °C gehalten. Je 1 µl der Untersuchungslösung und der Referenzlösung werden abwechselnd dreimal eingespritzt. Nach jeder Chromatographie wird die Säule 8 min lang auf 230 °C erhitzt. Der dem Methanol entsprechende Peak wird integriert. Der Prozentgehalt an Methanol wird nach der Formel errechnet:

$$\frac{a \cdot b}{c - b}$$

a = Prozentgehalt (V/V) an Methanol in der Referenzlösung,

b = die dem Methanol entsprechende Peakfläche im Chromatogramm der Untersuchungslösung,
c = die dem Methanol entsprechende Peakfläche im Chromatogramm der Referenzlösung.

Ether *R*

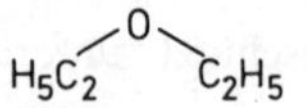

$C_4H_{10}O$ *M*r 74,1
Diethylether.

Klare, farblose, flüchtige, sehr leicht bewegliche und entflammbare, schwach hygroskopische Flüssigkeit; wenig löslich in Wasser, mischbar mit Chloroform und Ethanol.

d_{20}^{20}: 0,713 bis 0,715.

Sdp: 34 bis 35 °C.

Ether, der nicht der Prüfung auf Peroxide entspricht, darf nicht destilliert werden.

Peroxide: In einen 12-ml-Schliffstopfenzylinder von etwa 1,5 cm Durchmesser werden 8 ml Kaliumiodid-Stärke-Lösung *R* gegeben. Mit der Substanz wird bis zum Rande aufgefüllt, kräftig geschüttelt und 30 min lang unter Lichtausschluß stehengelassen. Dabei darf keine Färbung auftreten.

Bei einer Temperatur unterhalb 15 °C und vor Licht geschützt zu lagern.

Name und Konzentration zugesetzter Stabilisatoren sind anzugeben.

Ether, peroxidfreier *R*

Muß der Monographie **Ether zur Narkose (Aether anaestheticus)** entsprechen.

Ethoxychrysoidinhydrochlorid *R*

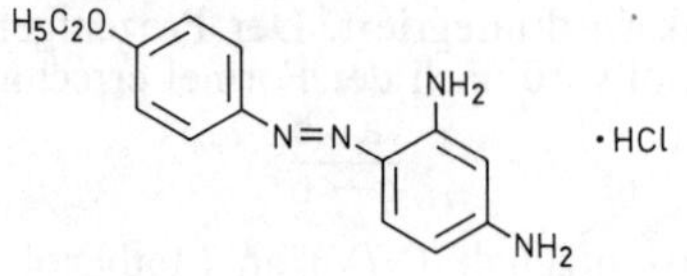

$C_{14}H_{17}ClN_4O$ *M*r 292,8

4-(4-Ethoxyphenylazo)-*m*-phenylendiamin-hydrochlorid; Syn. Etoxazenhydrochlorid (INN).

Rötliches Pulver; löslich in Ethanol.

Ethoxychrysoidinhydrochlorid-Lösung *R*

0,1prozentige Lösung (*m*/V) in Ethanol 96 % *R*.

Empfindlichkeitsprüfung: Eine Mischung von 5 ml Salzsäure 7 % *R* und 0,05 ml der Ethoxychrysoidin-Lösung wird mit 0,05 ml 0,1 N-Bromid-Bromat-Lösung versetzt. Innerhalb von 2 min muß die Färbung von Rot nach Hellgelb umschlagen.

Ethylacetat *R*

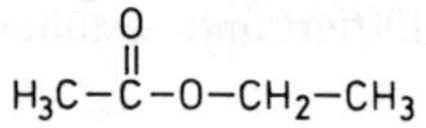

$C_4H_8O_2$ *M*r 88,1

Klare, farblose Flüssigkeit; löslich in Wasser, mischbar mit Ethanol.

d_{20}^{20}: 0,901 bis 0,904.

Sdp: 76 bis 78 °C.

Ethylbenzol *R*

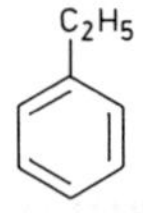

C_8H_{10} *M*r 106,2

Mindestens 99,5 Prozent (*m/m*) C_8H_{10}, mit Hilfe der Gaschromatographie (V.3.3.6) bestimmt.

Klare, farblose Flüssigkeit; praktisch unlöslich in Wasser, löslich in Aceton, Chloroform und Ethanol.

d_{20}^{20}: Etwa 0,87.

n_D^{20} : Etwa 1,496.

Sdp: Etwa 135 °C.

Ethylendiamin *R*

$H_2N-CH_2-CH_2-NH_2$

$C_2H_8N_2$ M_r 60,1

1,2-Ethandiamin.

Klare, farblose, rauchende Flüssigkeit, stark alkalisch; mischbar mit Wasser und Ethanol, schwer löslich in Ether.

Sdp: Etwa 116 °C.

Ethylenglycol *R*

HOH_2C-CH_2OH

$C_2H_6O_2$ M_r 62,1

1,2-Ethandiol.

Farblose, viskose Flüssigkeit; mischbar mit Wasser und Ethanol, schwer löslich in Ether.

d_{20}^{20}: 1,113 bis 1,115.

n_D^{20}: 1,430 bis 1,433.

Sdp: Etwa 196 °C.

Sauer reagierende Substanzen: 10 ml Substanz werden mit 20 ml Wasser und 1 ml Phenolphthalein-Lösung *R* versetzt. Bis zum Farbumschlag nach Rosa dürfen höchstens 0,15 ml 0,02 N-Natriumhydroxid-Lösung verbraucht werden.

Wasser (V.3.5.6): Höchstens 0,2 Prozent, nach der Karl-Fischer-Methode bestimmt.

Ethylenglycol-Lösung *RN*

50 ml Ethylenglycol *R* werden zu 100 ml gelöst.

Ethylenglycolmonomethylether *R*

$H_3CO-CH_2-CH_2OH$

$C_3H_8O_2$ M_r 76,1

2-Methoxyethanol.

Klare, farblose Flüssigkeit; mischbar mit Wasser, Aceton, Ethanol und Ether.

d_{20}^{20}: Etwa 0,97.

n_D^{20}: Etwa 1,403.

Sdp: Etwa 125 °C.

Ethyl-4-hydroxybenzoat *R*

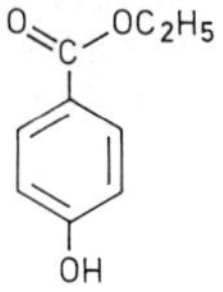

$C_9H_{10}O_3$ M_r 166,2

Farblose Kristalle; schwer löslich in Wasser und Chloroform, leicht löslich in Ethanol und Ether.

Smp: Etwa 115 °C.

Ethylmethylketon *R*

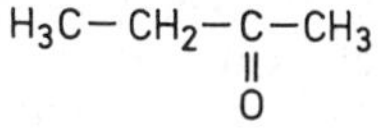

C_4H_8O M_r 72,1

2-Butanon.

Klare, farblose, entflammbare Flüssigkeit; sehr leicht löslich in Wasser, mischbar mit Ethanol und Ether.

d_{20}^{20}: Etwa 0,81.

Sdp: 79 bis 80 °C.

Ethylvinylbenzol-Divinylbenzol-Copolymer *R*

Poröse, harte Kügelchen aus quervernetztem Polymer. Im Handel sind verschiedene Arten mit unterschiedlichen Größen der Kügelchen erhältlich. Die Teilchengröße der Kügelchen wird in Klammern nach dem Namen des Reagenzes bei den entsprechenden Prüfungen angegeben.

Eugenol *R*

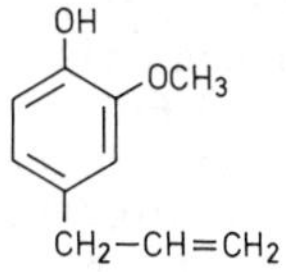

$C_{10}H_{12}O_2$ M_r 164,2

4-Allyl-2-methoxyphenol.

Farblose bis schwach gelb gefärbte, ölige Flüssigkeit, die sich unter Luft- und Lichteinfluß dunkler färbt und viskoser wird; praktisch unlöslich in Wasser, mischbar mit Chloroform, Ethanol, Ether und fetten sowie ätherischen Ölen.

d_{20}^{20}: Etwa 1,07.

Sdp: Etwa 250 °C.

Vor Licht geschützt zu lagern.

Euglobulin vom Menschen *R*

Zur Herstellung wird frisches menschliches Blut verwendet, das in eine Stabilisatorlösung gegeben wird (z. B. eine Natriumcitrat-Lösung), oder eine Blutkonserve, die gerade das Verfalldatum erreicht und die sich in Kunststoffbehältnissen befindet. Hämolysiertes Blut wird verworfen. Das Blut wird bei 1500 bis 1800 g bei einer Temperatur von 15 °C zentrifugiert, um so ein überstehendes Plasma zu erhalten, das arm an Blutplättchen ist. Plasmen von Iso-Gruppen können gemischt werden.

1 Liter menschliches Plasma wird mit 75 g Bariumsulfat *R* versetzt und 30 min lang geschüttelt. Die Mischung wird bei 15 °C mit mindestens 15 000 g zentrifugiert und die klare, überstehende Flüssigkeit abgetrennt. Unter Schütteln werden 10 ml einer Lösung hinzugegeben, die 0,2 mg Aprotinin *R* je Milliliter enthält. In ein Behältnis von mindestens 30 l Inhalt, das auf 4 °C temperiert ist, werden 25 l Wasser und etwa 500 g festes Kohlendioxid gegeben. Die von dem Plasma erhaltene, überstehende Flüssigkeit wird sofort und unter Umschütteln hinzugegeben. Dabei entsteht ein weißer Niederschlag, der 10 bis 15 h lang bei 4 °C absitzen gelassen wird. Durch Abhebern wird die klare, überstehende Flüssigkeit größtenteils entfernt. Der Niederschlag wird durch Zentrifugieren bei 4 °C gesammelt und unter Rühren in 500 ml destilliertem Wasser bei 4 °C suspendiert. Die Mischung wird 5 min lang geschüttelt und der Niederschlag erneut durch Zentrifugieren bei 4 °C gesammelt. Der Niederschlag wird unter Rühren in 60 ml einer Lösung suspendiert, die 0,9 Prozent (*m*/V) Natriumchlorid *R* und 0,09 Prozent (*m*/V) Natriumcitrat *R* enthält. Mit einer 1prozentigen Lösung (*m*/V) von Natriumhydroxid *R* wird der *p*H-Wert auf 7,2 bis 7,4 eingestellt. Mit Hilfe eines geeigneten Gerätes werden die Teilchen des Niederschlages zerkleinert, um sie so besser in Lösung zu bringen. Die Mischung wird über einen Glassintertiegel filtriert. Filter und das Gerät werden mit 40 ml der oben beschriebenen Chlorid-Citrat-Lösung gewaschen und das Filtrat mit derselben Lösung zu 100 ml verdünnt. Die Lösung wird gefriergetrocknet. Die Ausbeute liegt normalerweise zwischen 6 bis 8 g Euglobuline je Liter menschliches Plasma.

Eignungsprüfung: Die bei dieser Prüfung verwendeten Lösungen werden mit Phosphat-Pufferlösung pH 7,2 R, die 3 Prozent (m/V) Rinderalbumin R enthält, hergestellt.

In ein Reagenzglas mit einem Durchmesser von 8 mm, das sich in einem Wasserbad von 37 °C befindet, werden 0,1 ml einer Lösung des Referenzpräparates von Streptokinase, die 10 I.E. Streptokinaseaktivität je Milliliter enthält, und 0,1 ml einer Lösung von Thrombin *R* gegeben, die 20 I.E. je Milliliter enthält. Die Mischung wird schnell mit 1 ml einer Lösung versetzt, die 10 mg menschliches Euglobulin je Milliliter enthält. In weniger als 10 s tritt eine Gerinnung ein. Die Zeit zwischen Zugabe der Euglobulin-Lösung und Lyse der Gerinnung darf höchstens 15 min betragen.

Bei 4 °C und dicht verschlossen zu lagern; innerhalb von 1 Jahr zu verwenden.

Fehlingsche Lösung *R*

Lösung I: 34,6 g Kupfer(II)-sulfat *R* werden in Wasser zu 500 ml gelöst.

Lösung II: 173 g Kaliumnatriumtartrat *R* und 50 g Natriumhydroxid *R* werden in 400 ml Wasser gelöst. Die Lösung wird zum Sieden erhitzt und nach dem Abkühlen mit kohlendioxidfreiem Wasser *R* zu 500 ml verdünnt.

Vor Gebrauch werden gleiche Volumteile der beiden Lösungen gemischt.

Fehlingsche Lösung *R* 1

Lösung I: 34,6 g Kupfer(II)-sulfat *R* werden in 400 ml Wasser gelöst, das 0,5 ml Schwefelsäure 96 % *R* enthält; mit Wasser wird zu 500 ml verdünnt.

Lösung II: 176 g Kaliumnatriumtartrat *R* und 77 g Natriumhydroxid *R* werden in Wasser zu 500 ml gelöst.

Vor Gebrauch werden gleiche Volumteile der beiden Lösungen gemischt.

Fehlingsche Lösung *R* 2

1 ml einer Lösung, die 0,5 Prozent (*m*/V) Kupfer(II)-sulfat *R* und 1 Prozent (*m*/V) Kaliumtartrat *R* enthält, wird mit 50 ml Natriumcarbonat-Lösung *R* 1 gemischt.

Bei Bedarf frisch herzustellen.

Ferrocyphen *R*

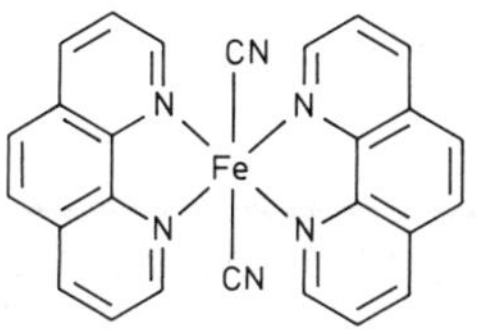

$C_{26}H_{16}FeN_6$ M_r 468,3

Dicyanobis(1,10-phenanthrolin)eisen(II).

Violett-bronzefarbenes, kristallines Pulver; praktisch unlöslich in Wasser und Ethanol, löslich in Chloroform.

Vor Licht und Feuchtigkeit geschützt zu lagern.

Ferroin-Lösung *R*

0,7 g Eisen(II)-sulfat *R* und 1,76 g Phenanthrolinhydrochlorid *R* werden in 70 ml Wasser gelöst. Die Lösung wird mit Wasser zu 100 ml verdünnt.

Empfindlichkeitsprüfung: 50 ml Schwefelsäure 10 % *R* werden mit 0,15 ml Osmium(VIII)-oxid-Lösung *R* und 0,1 ml Ferroin-Lösung versetzt. Nach Zusatz von 0,1 ml 0,1N-Ammoniumcer(IV)-nitrat-Lösung muß die Lösung von Rot nach Hellblau umschlagen.

Fibrinogen *R*

Muß der Monographie **Fibrinogen vom Menschen (gefriergetrocknet) (Fibrinogenum humanum cryodesiccatum)** entsprechen.

Fluorescein *RN*

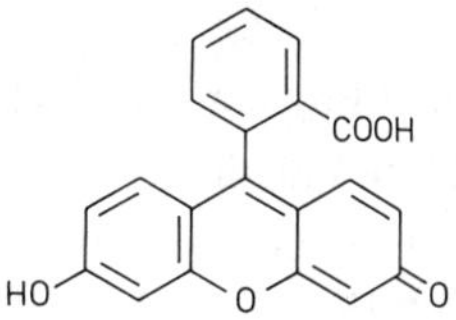

$C_{20}H_{12}O_5$ M_r 332,3

2-(6-Hydroxy-3-oxo-3*H*-xanthen-9-yl)benzoesäure.

Rotes, kristallines Pulver; sehr schwer löslich in heißem Wasser, Essigsäure und Ether, schwer löslich in Ethanol und Methanol, löslich in heißem Aceton, heißem Ethanol und Alkalihydroxid-Lösungen.

Dünnschichtchromatographie (V.6.20.2): Wird die Substanz unter den Bedingungen und in der Konzentration, wie unter **Javanische Gelbwurz** angegeben, geprüft, zeigt das Chromatogramm von 20 µl der Lösung vor dem Besprühen eine gelbgefärbte, bei 365 nm intensiv fluoreszierende Hauptzone mit einem Rf-Wert von etwa 0,3. Nach dem Besprühen ist diese Hauptzone auch gelb gefärbt.

Fluorescein-Natrium *R*

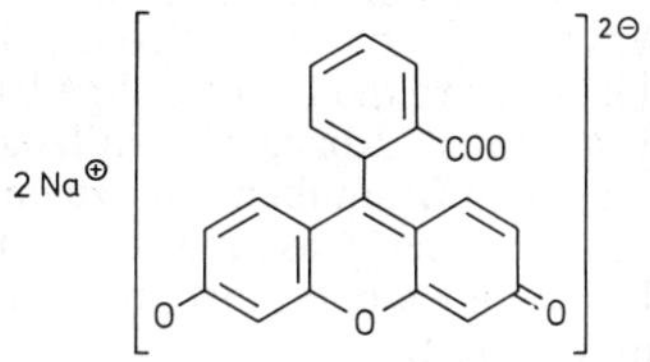

$C_{20}H_{10}Na_2O_5$ M_r 376,3

C.I. Nr. 45350; Schultz Nr. 880.

2-(6-Hydroxy-3-oxo-3*H*-xanthen-9-yl)benzoesäure, Dinatriumsalz.

Orangerotes Pulver; leicht löslich in Wasser. Wäßrige Lösungen zeigen eine intensive gelbgrüne Fluoreszenz.

Fluorescein-Natrium-Lösung *R*

0,2prozentige Lösung (*m*/V) in Ethanol 96 % *R*.

Flußsäure *R*

HF M_r 20,01

Mindestens 40,0 Prozent (*m/m*) HF.

Klare, farblose Flüssigkeit.

Glührückstand: Höchstens 0,05 Prozent (*m/m*). Die Substanz wird in einem Platintiegel eingedampft und der Rückstand bis zur Massekonstanz schwach geglüht.

Gehaltsbestimmung: Ein Erlenmeyerkolben mit Schliffstopfen, der 50,0 ml 1 N-Natriumhydroxid-Lösung enthält, wird genau gewogen. Nach dem Einfüllen von 2 g Substanz wird erneut genau gewogen und unter Zusatz von 0,5 ml Phenolphthalein-Lösung *R* mit 1 N-Schwefelsäure titriert.

1 ml 1 N-Natriumhydroxid-Lösung entspricht 20,01 mg HF.

In Polyethylengefäßen zu lagern.

Folins Reagenz *RN*

100 g Natriumwolframat *R* und 25 g Natriummolybdat *R* werden in einem 2000-ml-Schliffkolben mit 700 ml Wasser, 50 ml Phosphorsäure 85 % *R* und 100 ml Salzsäure 36 % *R* versetzt. Die Mischung wird 10 h lang unter Rückflußkühlung in schwachem Sieden gehalten. Anschließend werden 175 g Lithiumsulfat *R*, 50 ml Wasser und etwa 1 ml Brom *R* hinzugegeben. Darauf wird die Lösung ohne Rückflußkühlung unter dem Abzug 15 min lang weitergekocht, um den Bromüberschuß zu entfernen. Schließlich wird der Ansatz gekühlt, in einen 1000-ml-Meßkolben überführt, mit Wasser aufgefüllt und filtriert.

Das grünlichgelbe Reagenz ist gut verschlossen zu lagern.

Folsäure *R*

Muß der Monographie **Folsäure (Acidum folicum)** entsprechen.

Formaldehyd-Lösung *R*

CH_2O M_r 30,02

Mindestens 34,0 und höchstens 37,0 Prozent (*m*/V) und wechselnde Mengen Methanol.

Klare, farblose Flüssigkeit; mischbar mit Wasser und Ethanol.

Gehaltsbestimmung: 5,0 ml Substanz werden in einem Meßkolben mit Wasser zu 1000,0 ml verdünnt. 10,0 ml der Lösung werden mit 25,0 ml 0,1 N-Iod-Lösung und 10 ml 1 N-Natriumhydroxid-Lösung und nach 5 min mit 11 ml 1 N-Salzsäure versetzt. Die Lösung wird mit 0,1 N-Natriumthiosulfat-Lösung titriert, wobei gegen Ende der Titration 1 ml Stärke-Lösung *R* hinzugefügt wird.

1 ml 0,1 N-Iod-Lösung entspricht 1,50 mg CH_2O.

Bei 15 bis 25 °C zu lagern.

Formaldehyd-Schwefelsäure *R*

2 ml Formaldehyd-Lösung *R* werden mit 100 ml Schwefelsäure 96 % *R* gemischt.

Formamid *R*

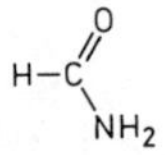

CH_3NO M_r 45,0

Klare, farblose, hygroskopische, ölige Flüssigkeit; mischbar mit Wasser und Ethanol. Formamid wird durch Wasser hydrolysiert.

Sdp: Etwa 103 °C, bei einem Druck von 2 kPa (15 Torr) bestimmt.

Fuchsin *R*

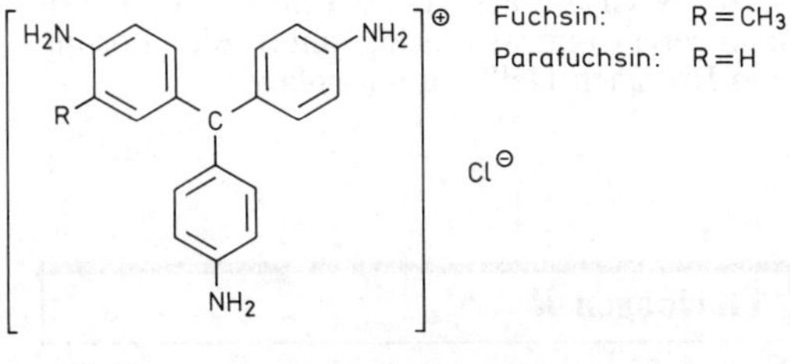

Gemisch aus (4-Amino-3-methylphenyl)bis(4-aminophenyl)methyliumchlorid ($C_{20}H_{20}ClN_3$, M_r 337,9) C.I. Nr. 42510; Schultz Nr. 780, und

Tris(4-aminophenyl)methyliumchlorid ($C_{19}H_{18}ClN_3$, M_r 323,9) C.I. Nr. 42500; Schultz Nr. 779.

Metallischgrün glänzende Kristalle; löslich in Wasser und Ethanol.

Falls erforderlich, kann die Substanz wie folgt gereinigt werden: 1 g Substanz wird in 250 ml Salzsäure 7 % *R* gelöst. Die Lösung wird nach 2 h filtriert und das Filtrat mit Natriumhydroxid-Lösung 8,5 % *R* neutralisiert. 1 bis 2 ml werden im Überschuß hinzugegeben. Der Niederschlag wird in einem Glassintertiegel (40) gesammelt und mit Wasser gewaschen. Der Niederschlag wird in 70 ml zum Sieden erhitzten Methanol *R* gelöst und die Lösung mit 300 ml Wasser von 80 °C versetzt. Nach dem Abkühlen auf Raumtemperatur werden die Kristalle abfiltriert und im Vakuum getrocknet.

Vor Licht geschützt zu lagern.

Fucose *R*

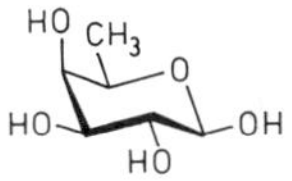

$C_6H_{12}O_5$ M_r 164,2

6-Desoxy-L-galactose.

Weißes Pulver; löslich in Wasser und Ethanol.

$[\alpha]_D^{20}$: Etwa −76°, an einer 9prozentigen Lösung (*m*/V) 24 h nach Herstellung bestimmt.

Smp: Etwa 140 °C.

Furfural *R*

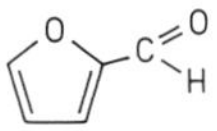

$C_5H_4O_2$ M_r 96,1

2-Furaldehyd; 2-Furancarbaldehyd.

Klare, farblose bis bräunlichgelbe, ölige Flüssigkeit; löslich in 11 Teilen Wasser, mischbar mit Ethanol und Ether.

d_{20}^{20}: 1,155 bis 1,161.

Destillationsbereich (V.6.8): Mindestens 95 Prozent müssen zwischen 159 und 163 °C destillieren.

Vor Licht geschützt zu lagern.

Galactose *R*

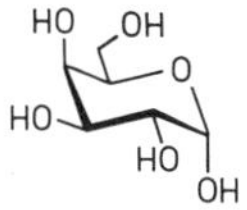

$C_6H_{12}O_6$ M_r 180,2

D-(+)-Galactose; α-D-Galactopyranose.

Weißes, kristallines Pulver; leicht löslich in Wasser.

$[\alpha]_D^{20}$: +79 bis +81°, an einer 10,0prozentigen Lösung (*m*/V) in Wasser bestimmt, das etwa 0,05 Prozent Ammoniak (NH_3) enthält.

Gallussäure *RN*

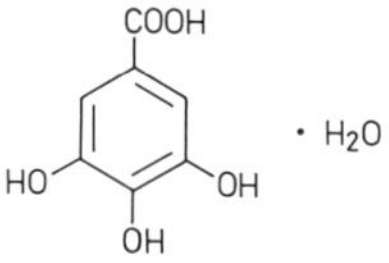

$C_7H_6O_5 \cdot H_2O$ M_r 188,1

3,4,5-Trihydroxybenzoesäure, Monohydrat.

Farblose bis schwach gelbliche Nadeln oder kristallines Pulver; löslich in Wasser, leicht löslich in siedendem Wasser, Ethanol und Glycerol, wenig löslich in Ether, praktisch unlöslich in Chloroform und Petroläther.

Dünnschichtchromatographie (V.6.20.2): Wird die Substanz unter den Bedingungen und in der Konzentration, wie unter **Bärentraubenblätter** angegeben, geprüft, zeigt das Chromatogramm von 20 µl der Lösung nach Detektion eine braun bis braungrau gefärbte Hauptzone mit einem Rf-Wert von etwa 0,7.

Gelatine *R*

Muß der Monographie **Gelatine (Gelatina)** entsprechen.

Gitoxin *R*

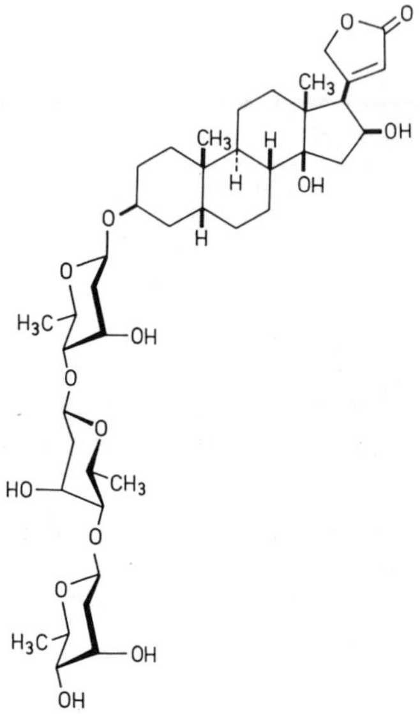

$C_{41}H_{64}O_{14}$ M_r 781
3β-[O^4-(O^4-β-D-Digitoxopyranosyl-β-D-digitoxopyranosyl)-β-D-digitoxopyranosyloxy]-14,16β-dihydroxy-5β,14β-card-20(22)-enolid.

Glykosid aus *Digitalis purpurea* L.

Weißes, kristallines Pulver; praktisch unlöslich in Wasser und den meisten gebräuchlichen, organischen Lösungsmitteln, löslich in Pyridin.

$[\alpha]_D^{20}$: +20 bis +24°, an einer 0,5prozentigen Lösung (*m*/V) in einer Mischung aus gleichen Volumteilen Chloroform *R* und Methanol *R* bestimmt.

Dünnschichtchromatographie: Wird die Substanz unter den Bedingungen, wie unter **Digitalis-purpurea-Blätter (Digitalis purpurea folium)** angegeben, geprüft, darf das Chromatogramm nur einen Fleck zeigen.

Glucose *R*

Muß der Monographie **Wasserfreie Glucose (Glucosum anhydricum)** entsprechen.

Glycerol *R*

Muß der Monographie **Glycerol (Glycerolum)** entsprechen.

Glycerol 85 % *R*

Muß der Monographie **Glycerol 85 % (Glycerolum 85 per centum)** entsprechen.

Glycolsäure *R*

$HOH_2C-COOH$

$C_2H_4O_3$ M_r 76,0
2-Hydroxyessigsäure

Kristalle; löslich in Wasser, Aceton, Ethanol, Ether und Methanol.

Smp: Etwa 80 °C.

Glycyrrhetinsäure *R*

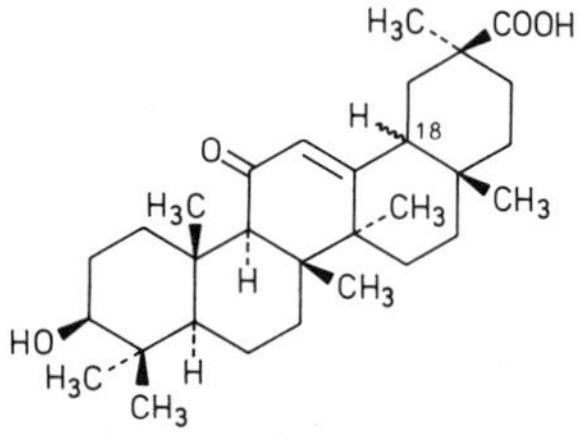

$C_{30}H_{46}O_4$ M_r 470,7
3β-Hydroxy-11-oxo-12-oleanen-30-säure; Syn. Enoxolon (INN). Gemisch aus 18α- und 18β-Glycyrrhetinsäure, in dem das β-Isomere überwiegt.

Weißes bis gelblichbraunes Pulver; praktisch unlöslich in Wasser, löslich in Chloroform, wasserfreiem Ethanol und Essigsäure 98 %.

$[\alpha]_D^{20}$: +145 bis +155°, an einer 1,00prozentigen Lösung (*m*/V) in wasserfreiem Ethanol *R* bestimmt.

Dünnschichtchromatographie (V.6.20.2): Die Prüfung erfolgt unter Verwendung einer Schicht von Kieselgel GF_{254} *R*, die anstelle von Wasser mit einer 0,25prozentigen Lösung (V/V) von Phosphorsäure 85 % *R* bereitet wird. Auf die Platte werden 5 µl einer 0,5prozentigen Lösung (*m*/V) der Substanz in einer Mischung von gleichen Volumteilen Chloroform *R* und Methanol *R* aufgetragen. Die Chromatographie erfolgt mit einer Mischung von 5 Volumteilen Methanol *R* und 95 Volumteilen Chloroform *R* über eine Laufstrecke von 10 cm. Das Chromatogramm muß bei der Auswertung im ultravioletten Licht bei 254 nm bei einem Rf-Wert von etwa 0,3 einen fluoreszenzmindernden Fleck (β-Glycyrrhetinsäure) und bei einem Rf-Wert von etwa 0,5 einen kleineren fluoreszenzmindernden Fleck (α-Glycyrrhetinsäure) zeigen. Die Platte wird mit Anisaldehyd-Reagenz *R* besprüht und 10 min lang auf 100 bis 105 °C erhitzt. Die beiden Substanzen erscheinen auf dem Chromatogramm als blauviolette Flecke. Zwischen ihnen kann noch ein kleinerer, ebenfalls blauvioletter Fleck auftreten.

Glyoxalbishydroxyanil *R*

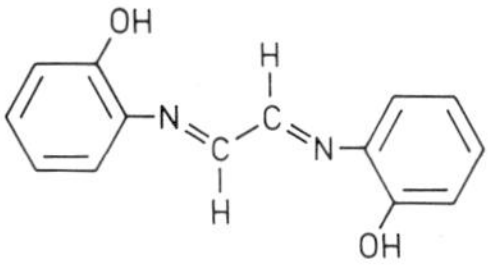

$C_{14}H_{12}N_2O_2$ *M*r 240,3
2,2′-(Ethandiylidendinitrilo)diphenol.

Weiße Kristalle; löslich in heißem Ethanol.

Smp: Etwa 200 °C.

Guajacol *R*

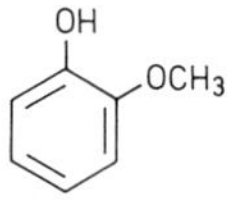

$C_7H_8O_2$ *M*r 124,1
2-Methoxyphenol.

Kristalle oder Flüssigkeit, farblos oder leicht gelblich bis rosa; wenig löslich in Wasser, sehr leicht löslich in Ethanol.

Smp: Etwa 28 °C.

Vor Licht geschützt zu lagern.

Guajacol-Lösung *R*

5prozentige Lösung (*m*/V) in Ethanol 96 % *R*. Die Lösung sollte praktisch farblos sein.

Vor Licht geschützt zu lagern.

Guajakharz *R*

Harz aus dem Kernholz von *Guajacum officinale* L. und *Guajacum sanctum* L.

Rötlichbraune bis grünlichbraune, harte, spröde Stücke mit glänzendem Bruch.

Guajak-Tinktur *R*

20 g zerstoßenes Guajakharz *R* werden in einem geschlossenen Gefäß mit 100 g Ethanol 80 % (V/V) unter gelegentlichem Umschütteln 24 h lang mazeriert; anschließend wird filtriert.

Begrenzt haltbar.

Guajazulen *R*

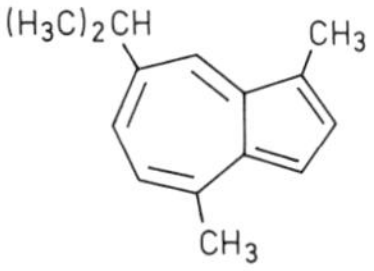

$C_{15}H_{18}$ *M*r 198,3
7-Isopropyl-1,4-dimethylazulen.

Dunkelblaue Kristalle oder blaue Flüssigkeit; sehr schwer löslich in Wasser, mischbar mit fetten und ätherischen Ölen sowie flüssigem Paraffin, wenig löslich in Ethanol, löslich in Phosphorsäure 80 % (*m*/*m*) und Schwefelsäure 50 % (*m*/V), wobei eine farblose Lösung entsteht.

Smp: Etwa 30 °C.

Vor Licht und Luft geschützt zu lagern.

Gummi, arabisches *R*

Muß der Monographie **Arabisches Gummi (Acaciae gummi)** entsprechen.

Gummi-Lösung, arabisches *R*

100 g Arabisches Gummi *R* werden in 1000 ml Wasser gelöst. Die Lösung wird 2 h lang gerührt und 30 min lang bei etwa 2000 g zentrifugiert, bis eine klare Lösung erhalten ist.

In Kunststoffbehältnissen von etwa 250 ml Inhalt bei 0° bis −20 °C zu lagern.

Hämoglobin *RN*

Braunrotes, kristallines Pulver; leicht löslich in Wasser und in verdünnten Alkalihydroxid-Lösungen, praktisch unlöslich in Chloroform, Ethanol und Ether.

Die wäßrige Lösung ist rotviolett gefärbt und optisch rechtsdrehend.

Hämoglobin-Lösung *RN*

2prozentige Lösung (*m*/V) von Hämoglobin *RN* in 0,06 N-Salzsäure.

Herstellung: Der Stickstoffgehalt des Hämoglobins wird mit Hilfe der Kjeldahl-Bestimmung (V.3.5.2) ermittelt. Er beträgt bei reinem Hämoglobin 17,7 Prozent *(m/m)*. Wird ein hiervon abweichender Wert gefunden, so ist die zur Lösung erforderliche Menge Substanz wie folgt zu errechnen:

$$\text{Substanzmenge in Gramm} = \frac{17{,}7 \cdot m}{c}$$

m = vorgesehene Einwaage an Reinhämoglobin in Gramm

c = Zahlenwert des gefundenen Stickstoffgehaltes

Die Substanz wird unter Rühren in der erforderlichen Anzahl Milliliter 0,06 N-Salzsäure gelöst.

Kühl zu lagern.

Harnstoff *R*

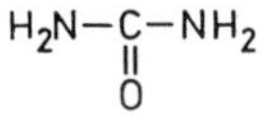

CH_4N_2O — M_r 60,1

Farblose Kristalle; leicht löslich in Wasser und Ethanol.

Smp: Etwa 133 °C.

Helium zur Chromatographie *R*

He — A_r 4,003

Mindestens 99,995 Prozent (V/V) He.

Heptan *R*

$H_3C-(CH_2)_5-CH_3$

C_7H_{16} — M_r 100,2

Farblose, entflammbare Flüssigkeit; praktisch unlöslich in Wasser, mischbar mit Chloroform, wasserfreiem Ethanol und Ether.

d_{20}^{20}: 0,683 bis 0,686.

n_D^{20}: 1,387 bis 1,388.

Destillationsbereich (V.6.8): Mindestens 95 Prozent müssen zwischen 97 und 98 °C destillieren.

Hexachloroplatin(IV)-wasserstoffsäure *R*

$H_2PtCl_6 \cdot 6\,H_2O$ — M_r 517,9

Mindestens 37,0 Prozent (*m/m*) Pt (A_r 195,1).

Bräunlichrote Kristalle oder kristalline Masse; sehr leicht löslich in Wasser, löslich in Ethanol.

Gehaltsbestimmung: 0,200 g Substanz werden bei 900 °C bis zur Massekonstanz geglüht und der Rückstand (Platin) gewogen.

Vor Licht geschützt zu lagern.

Hexamethyldisilazan *R*

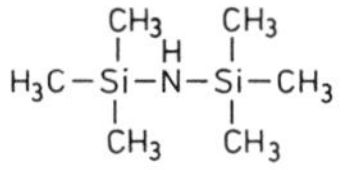

$C_6H_{19}NSi_2$ M_r 161,4

Klare, farblose Flüssigkeit.

d_{20}^{20}: Etwa 0,78.

n_D^{20}: Etwa 1,408.

Sdp: Etwa 125 °C.

Dicht verschlossen zu lagern.

Hexan *R*

$H_3C-(CH_2)_4-CH_3$

C_6H_{14} M_r 86,2

Farblose, entflammbare Flüssigkeit; praktisch unlöslich in Wasser; mischbar mit Chloroform, wasserfreiem Ethanol und Ether.

d_{20}^{20}: 0,659 bis 0,663.

n_D^{20}: 1,375 bis 1,376.

Destillationsbereich (V.6.8): Mindestens 95 Prozent müssen zwischen 67 und 69 °C destillieren.

Wird die Substanz in der Spektroskopie verwendet, muß sie folgender zusätzlicher Prüfung entsprechen:

Die Transmission (V.6.19) der Substanz, gegen Wasser gemessen, muß zwischen 260 und 420 nm mindestens 97 Prozent betragen.

Hexan zur Spektroskopie *RN*

Hexan *R*, das folgender zusätzlicher Prüfung entsprechen muß:

Absorption (V.6.19): Zwischen 210 und 250 nm gegen Wasser gemessen, zeigt die Absorptionskurve keine Maxima und Absorptionen von höchstens 0,22 bei 210 nm, 0,09 bei 220 nm, 0,04 bei 230 nm, 0,02 bei 240 nm und 0,01 bei 250 nm.

Histamindihydrochlorid *R*

Muß der Monographie **Histamindihydrochlorid (Histamini dihydrochloridum)** entsprechen.

Histamin-Lösung *R*

0,9prozentige Lösung (*m*/V) von Natriumchlorid *R*, die je Milliliter 0,1 µg Histaminbase als Dihydrochlorid oder Phosphat enthält.

Histaminphosphat *R*

Muß der Monographie **Histaminphosphat (Histamini phosphas)** entsprechen.

Histidinmonohydrochlorid *R*

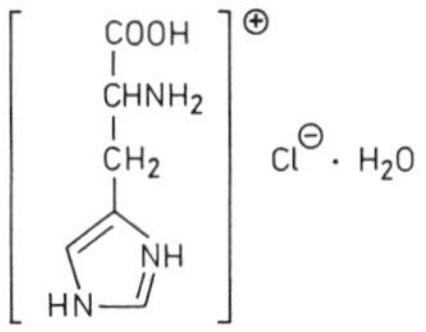

$C_6H_{10}ClN_3O_2 \cdot H_2O$ M_r 209,6

(RS)-2-Amino-3-(4-imidazolyl)propionsäure-hydrochlorid, Monohydrat.

Farblose Kristalle oder kristallines Pulver; löslich in Wasser.

Smp: Etwa 250 °C, unter Zersetzung.

Chromatographie: Wird die Substanz unter den Bedingungen und in der Konzentration, wie in der Monographie **Histamindihydrochlorid (Histamini dihydrochloridum)** angegeben, geprüft, darf das Chromatogramm nur einen Fleck zeigen.

Holmiumoxid *R*

Ho_2O_3 M_r 377,9

Gelbliches Pulver; praktisch unlöslich in Wasser.

Holmiumperchlorat-Lösung *R*

4prozentige Lösung (*m*/V) von Holmiumoxid *R* in einer Lösung, die 14,1 Prozent (*m*/V) Perchlorsäure ($HClO_4$) enthält.

Hydrazinsulfat *R*

$$[H_3N{-}NH_3]^{2\oplus} \quad SO_4^{2\ominus}$$

$H_6N_2O_4S$ M_r 130,1

Farblose Kristalle; wenig löslich in kaltem Wasser, löslich in Wasser von 50 °C, leicht löslich in siedendem Wasser, praktisch unlöslich in Ethanol.

Arsen (V.3.2.2): 1,0 g Substanz muß der Grenzprüfung A auf Arsen entsprechen (1 ppm).

Sulfatasche (V.3.2.14): Höchstens 0,1 Prozent.

Hydrochinon *R*

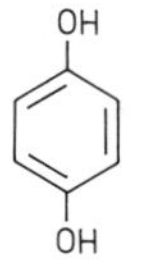

$C_6H_6O_2$ M_r 110,1
1,4-Benzoldiol.
Feine, farblose oder weiße Nadeln, an Licht und Luft dunkler werdend; löslich in Wasser, Ethanol und Ether.

Smp: Etwa 173 °C.

Vor Licht und Luft geschützt zu lagern.

Hydroxychinolin *R*

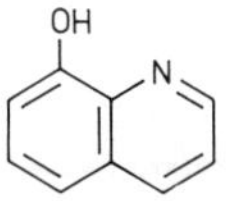

C_9H_7NO M_r 145,2
8-Chinolinol.

Weißes bis schwach gelbliches, kristallines Pulver; schwer löslich in Wasser, leicht löslich in Aceton, Chloroform, Ethanol und verdünnten Mineralsäuren.

Smp: Etwa 75 °C.

Sulfatasche (V.3.2.14): Höchstens 0,05 Prozent.

Hydroxylaminhydrochlorid *R*

$$[H_3N{-}OH]^{\oplus} \quad Cl^{\ominus}$$

H_4ClNO M_r 69,5

Weißes, kristallines Pulver; sehr leicht löslich in Wasser, löslich in Ethanol.

Hydroxylaminhydrochlorid-Lösung *R* 2

2,5 g Hydroxylaminhydrochlorid *R* werden in 4,5 ml heißem Wasser gelöst. Nach Zusatz von 40 ml Ethanol 96 % *R* und 0,4 ml Bromphenolblau-Lösung *R* 2 wird die Lösung mit 0,5 N-ethanolischer Kaliumhydroxid-Lösung bis zur grünlichgelben Färbung versetzt. Die Lösung wird mit Ethanol 96 % *R* zu 50,0 ml verdünnt.

Hydroxylaminhydrochlorid-Lösung, bleifreie *R*

10 g Hydroxylaminhydrochlorid *R* werden in 30 ml Wasser gelöst. Nach Zusatz von 0,05 ml Phenolrot-Lösung *R* wird Ammoniak-Lösung 10 % *R* bis zur Rosafärbung zugesetzt. Die Lösung wird in einem Scheidetrichter so lange mit Mischungen von 0,2 ml Dithizon-Lösung *R* und 5 ml Chloroform *R* ausgeschüttelt, bis sich die Farbe der Dithizon-Lösung nicht mehr ändert. Die wäßrige Schicht wird mit Chloroform *R* ausgeschüttelt, bis die Chloroformschicht farblos bleibt. Nach Zusatz von 0,05 ml Methylrot-Lösung *R* wird mit soviel Salzsäure 25 % *R* versetzt, bis eine rotorange Färbung entsteht. Mit je 10 ml Chloroform *R* wird wiederholt ausgeschüttelt, bis die Chloroformschicht farblos bleibt. Die wäßrige Schicht wird mit Wasser zu 100 ml verdünnt.

Hydroxylaminhydrochlorid-Lösung, ethanolische *R*

3,5 g Hydroxylaminhydrochlorid *R* werden in 95 ml Ethanol 60 % (V/V) gelöst. Nach Zusatz von 0,5 ml einer 0,2prozentigen Lösung (*m*/V) von Methylorange *R* in Ethanol 60 % (V/V) wird die Lösung mit 0,5 N-Kaliumhydroxid-Lösung in Ethanol 60 % (V/V) bis zur kräftigen Gelbfärbung versetzt. Die Lösung wird mit Ethanol 60 % (V/V) zu 100 ml verdünnt.

Hyoscyaminsulfat *R*

Muß der Monographie **Hyoscyaminsulfat (Hyoscyamini sulfas)** entsprechen.

Hydroxymethylfurfural *R*

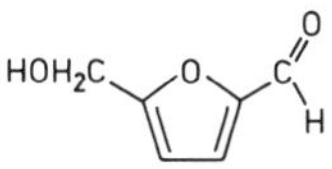

$C_6H_6O_3$ *M*$_r$ 126,1
5-Hydroxymethyl-2-furaldehyd.

Nadelförmige Kristalle; leicht löslich in Aceton und Ethanol; löslich in Chloroform und Ether.

Smp: Etwa 32 °C.

Hyperosid *RN*

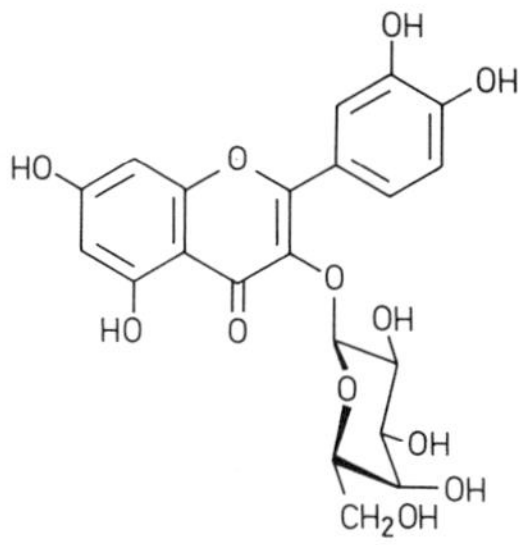

$C_{21}H_{20}O_{12}$ *M*$_r$ 464,4
Quercetin-3-β-D-galactopyranosid; 2-(3,4-Dihydroxyphenyl)-3-β-D-galactopyranosyloxy-5,7-dihydroxy-4-chromenon.

Hellgelbe Nadeln; löslich in Methanol.

Smp: etwa 240 °C (unter Zersetzung).

Dünnschichtchromatographie (V.6.20.2): Wird die Substanz unter den Bedingungen und in der Konzentration, wie unter **Lindenblüten** angegeben, geprüft, zeigt das Chromatogramm von 20 µl der Lösung nach Detektion eine gelb-orange bis orangebraun fluoreszierende Hauptzone mit einem Rf-Wert von etwa 0,5.

Hypophosphit-Reagenz *R*

10 g Natriumhypophosphit *R* werden unter leichtem Erwärmen in 20 ml Wasser gelöst. Die Lösung wird mit Salzsäure 36 % *R* zu 100 ml verdünnt und nach dem Absetzenlassen dekantiert oder über Glaswolle filtriert.

Hypophosphorige Säure, verdünnte *R*

Enthält etwa 10 Prozent (*m*/V) H_3PO_2 (*M*$_r$ 66,0).

Klare, farblose Flüssigkeit; mischbar mit Wasser und Ethanol.

d_{20}^{20}: Etwa 1,04.

Hypoxanthin *R*

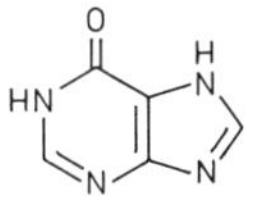

$C_5H_4N_4O$ *M*$_r$ 136,1
Purin-6(1*H*)-on.

Weißes, kristallines Pulver; sehr schwer löslich in Wasser, wenig löslich in siedendem Wasser, löslich in verdünnten Säuren und verdünnten Alkalihydroxid-Lösungen; die Substanz zersetzt sich bei etwa 150 °C ohne zu schmelzen.

Chromatographie: Wird die Substanz unter den Bedingungen und in der Konzentration, wie unter **Mercaptopurin (Mercaptopurinum)** angegeben, geprüft, darf das Chromatogramm nur einen Fleck zeigen.

Imidazol *R*

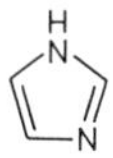

$C_3H_4N_2$ *M*$_r$ 68,1

Weißes, kristallines Pulver; löslich in Wasser und Ethanol.

Smp: Etwa 90 °C.

Iminobibenzyl *R*

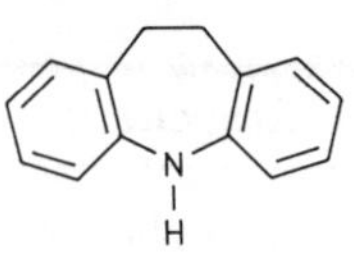

$C_{14}H_{13}N$ M_r 195,3
10,11-Dihydro-5*H*-dibenz[*b,f*]azepin.

Schwach gelb gefärbtes, kristallines Pulver; praktisch unlöslich in Wasser, leicht löslich in Aceton und Chloroform.

Smp: Etwa 106 °C.

Indigocarmin *R*

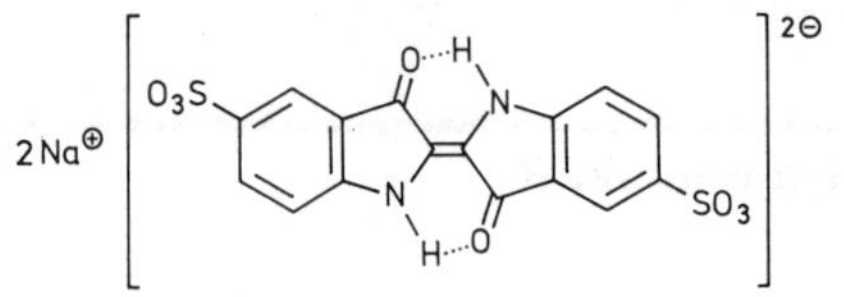

$C_{16}H_8N_2Na_2O_8S_2$ M_r 466,3
C.I. Nr. 73015; Schultz Nr. 1309; E 132.

3,3′-Dioxo-2,2′-biindolinyliden-5,5′disulfonsäure, Dinatriumsalz.

Die Substanz enthält normalerweise Natriumchlorid.

Blaue Körnchen mit Kupferglanz oder blaues bis blauviolettes Pulver; wenig löslich in Wasser, praktisch unlöslich in Ethanol. Aus wäßriger Lösung fällt die Substanz auf Zusatz von Natriumchlorid aus.

Indigocarmin-Lösung *R*

Eine Mischung von 10 ml Salzsäure 36 % *R* und 990 ml einer 20prozentigen Lösung (*m*/V) von nitratfreier Schwefelsäure 96 % *R* wird mit 0,2 g Substanz versetzt.

Die Lösung muß folgender Prüfung entsprechen: Eine Lösung von 1,0 mg Kaliumnitrat *R* in 10 ml Wasser wird mit 10 ml der Indigocarmin-Lösung und schnell mit 20 ml nitratfreier Schwefelsäure 96 % *R* versetzt. Die Mischung wird zum Sieden erhitzt. Die blaue Färbung muß innerhalb 1 min verschwinden.

Indigocarmin-Lösung *R* 1

4 g Indigocarmin *R* werden in etwa 900 ml Wasser gelöst, das in einigen Anteilen zugesetzt wird. Nach Zusatz von 2 ml Schwefelsäure 96 % *R* wird mit Wasser zu 1000 ml verdünnt.

Einstellung: In einem 100-ml-Weithalserlenmeyerkolben werden 10,0 ml Nitrat-Lösung (100 ppm NO_3) *R*, 10 ml Wasser, 0,05 ml der Indigocarmin-Lösung und vorsichtig, auf einmal, 30 ml Schwefelsäure 96 % *R* gegeben. Die Lösung wird sofort mit der Indigocarmin-Lösung titriert, bis eine bestehenbleibende Blaufärbung erhalten ist.

Die verbrauchte Anzahl Milliliter *(n)* entspricht 1 mg NO_3.

Indigocarmin-Phenolrot-Lösung *RN*

0,20 g Indigocarmin *R* werden in 40 ml Wasser gelöst und diese Lösung mit 60 g Ethanol 96 % *R* gemischt. 0,20 g Phenolrot *R* werden in 6 ml 0,1 N-Natriumhydroxid-Lösung gelöst und mit Wasser zu 100 ml verdünnt. Vor Gebrauch werden gleiche Volumteile der Indikatorlösungen gemischt.

Indophenolblau *R*

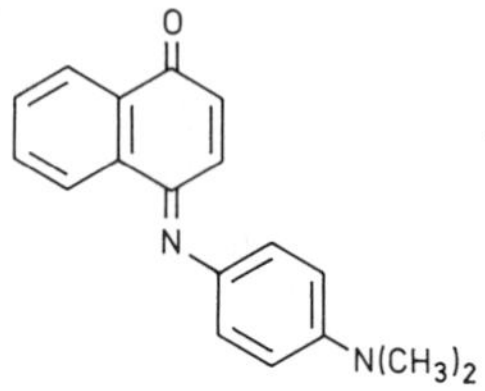

$C_{18}H_{16}N_2O$ M_r 276,3
C.I. Nr. 49700; Schultz Nr. 939.

N-(4-Dimethylaminophenyl)-1,4-naphthochinonmonoimin.

Violettschwarzes Pulver; praktisch unlöslich in Wasser, löslich in Chloroform.

Dünnschichtchromatographie (V.6.20.2): Auf eine Schicht von Kieselgel G *R* werden 10 µl einer 0,01prozentigen Lösung (*m*/V) der Substanz in Dichlormethan *R* aufgetragen. Die Chromatographie erfolgt über eine Laufstrecke von 10 cm mit dem gleichen Lösungsmittel. Das Chromatogramm darf nur einen Hauptfleck zeigen. Ein weiterer Fleck kann jedoch am Startpunkt sichtbar sein.

Iod *R*

Muß der Monographie **Iod (Iodum)** entsprechen.

Iod-Chloroform *R*

0,5prozentige Lösung (*m*/V) in Chloroform *R*.
Vor Licht geschützt zu lagern.

Iod-Glycerol *RN*

Die Mischung von 3 g Iod *R*, 10 g Kaliumiodid *R* und 52 g Glycerol 85 % *R* wird mit Wasser zu 100 ml verdünnt.

Iod-Lösung *R*

Eine Lösung von 2 g Iod *R* und 4 g Kaliumiodid *R* in 10 ml Wasser wird mit Wasser zu 100 ml verdünnt.

Iod-Lösung *RN*

Muß der Monographie **Ethanolhaltige Iod-Lösung** entsprechen.

Iod-Lösung *R* 1

10,0 ml 0,1 N-Iod-Lösung werden mit 0,6 g Kaliumiodid *R* versetzt und mit Wasser zu 100,0 ml verdünnt.
Bei Bedarf frisch herzustellen.

Iod-Lösung *R* 2

10,0 ml 0,1 N-Iod-Lösung werden mit 0,6 g Kaliumiodid *R* versetzt und mit Wasser zu 1000,0 ml verdünnt.
Bei Bedarf frisch herzustellen.

Iod-Lösung *R* 3

2,0 ml Iod-Lösung *R* 1 werden mit Wasser zu 100,0 ml verdünnt.
Bei Bedarf frisch herzustellen.

Iod-Lösung, ethanolische *R*

1prozentige Lösung (*m*/V) in Ethanol 96 % *R*.
Vor Licht geschützt zu lagern.

2-Iodbenzoesäure *R*

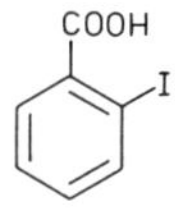

$C_7H_5IO_2$ M_r 248,0

Weißes bis schwach gelbes, kristallines Pulver; schwer löslich in Wasser, löslich in Ethanol.

Smp: Etwa 160 °C.

Dünnschichtchromatographie (V.6.20.2): Auf eine Schicht von Cellulose zur Chromatographie F_{254} *R* werden 20 µl einer Lösung aufgetragen, die durch Lösen von 40 mg Substanz in 4 ml 0,1 N-Natriumhydroxid-Lösung und Verdünnen mit Wasser zu 10 ml erhalten wird. Die Chromatographie erfolgt mit der Oberphase einer Mischung von 20 Volumteilen Wasser, 40 Volumteilen Toluol *R* und 40 Volumteilen Essigsäure 98 % *R* über eine Laufstrecke von 12 cm. Nach dem Trocknen an der Luft wird im ultravioletten Licht bei 254 nm ausgewertet. Das Chromatogramm darf nur einen Fleck zeigen.

2-Iodhippursäure *R*

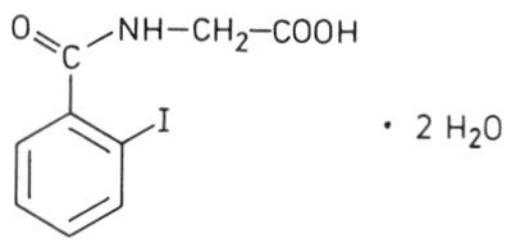

$C_9H_8INO_3 \cdot 2\,H_2O$ M_r 341,1

N-(2-Iodbenzoyl)aminoessigsäure, Dihydrat.

Weißes bis fast weißes, kristallines Pulver, geruchlos; wenig löslich in Wasser.

Smp: Etwa 170 °C.

Wasser (V.3.5.6): 9 bis 13 Prozent, mit 1,00 g Substanz nach der Karl-Fischer-Methode bestimmt.

Dünnschichtchromatographie (V.6.20.2): Auf eine Schicht von Cellulose zur Chromatographie F_{254} *R* werden 20 µl einer Lösung aufgetragen, die durch Lösen von 40 mg Substanz in 4 ml 0,1 N-Natriumhydroxid-Lösung und Verdünnen mit Wasser zu 10 ml erhalten wird. Die Chromatographie erfolgt mit der Oberphase einer Mischung von 20 Volumteilen Wasser, 40 Volumteilen Toluol *R* und 40 Volumteilen Essigsäure 98 % *R* über eine Laufstrecke von 12 cm. Nach dem Trocknen an der Luft wird im ultravioletten Licht bei 254 nm ausgewertet. Das Chromatogramm darf nur einen Fleck zeigen.

Iodmonobromid *R*

IBr M_r 206,8
Bromiod.

Blauschwarze bis braunschwarze Kristalle; leicht löslich in Wasser, Chloroform, Ethanol, Ether und Essigsäure 98 %.

Sdp: Etwa 116 °C.

Smp: Etwa 40 °C.

Vor Licht geschützt und kühl zu lagern.

Iodmonobromid-Lösung *R*

20 g Iodmonobromid *R* werden in Essigsäure 98 % *R* zu 1000 ml gelöst.

Vor Licht geschützt zu lagern.

Iod(V)-oxid, gekörntes *R*

I_2O_5 M_r 333,8
Mindestens 99,5 Prozent I_2O_5.

Weißes, kristallines Pulver oder weiße bis grauweiße Körnchen, hygroskopisch; sehr leicht löslich in Wasser unter Bildung von HIO_3.

Hitzestabilität: 2 g zuvor 1 h lang bei 200 °C getrocknete Substanz werden in 50 ml Wasser gelöst. Die Lösung muß farblos sein.

Gehaltsbestimmung: 0,100 g Substanz werden in 50 ml Wasser gelöst. Die Lösung wird mit 3 g Kaliumiodid *R* und 10 ml Salzsäure 7 % *R* versetzt. Das ausgeschiedene Iod wird unter Zusatz von 1 ml Stärke-Lösung *R* mit 0,1 N-Natriumthiosulfat-Lösung titriert.

1 ml 0,1 N-Natriumthiosulfat-Lösung entspricht 2,782 mg I_2O_5.

Dicht verschlossen, vor Licht geschützt zu lagern.

Iodplatin-Reagenz *R*

3 ml einer 10prozentigen Lösung (*m*/V) von Hexachloroplatin(IV)-wasserstoffsäure *R* werden mit 97 ml Wasser und 100 ml einer 6prozentigen Lösung (*m*/V) von Kaliumiodid *R* versetzt.

Vor Licht geschützt zu lagern.

Isatin *R*

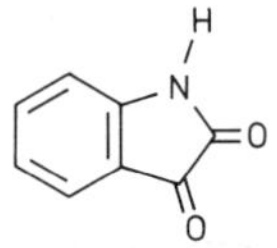

$C_8H_5NO_2$ M_r 147,1
2,3-Indolindion.

Kleine, gelblichrote Kristalle; schwer löslich in Wasser, löslich in heißem Wasser, Ethanol und Ether; die Substanz löst sich in Alkalihydroxid-Lösungen unter Violettfärbung, die beim Stehen in Gelb übergeht.

Smp: Etwa 200 °C, unter teilweiser Sublimierung.

Sulfatasche (V.3.2.14): Höchstens 0,2 Prozent.

Isatin-Reagenz *R*

6 mg Eisen(III)-sulfat *R* werden in 8 ml Wasser gelöst. 50 ml Schwefelsäure 96 % *R* werden vorsichtig zugesetzt. Nach Zusatz von 6 mg Isatin *R* wird bis zur Lösung gerührt.

Das Reagenz kann hellgelb, darf aber nicht orange oder rot gefärbt sein.

Isoamylalkohol *R*

$C_5H_{12}O$ *M*$_r$ 88,1
Gemisch isomerer Pentanole.

Farblose Flüssigkeit; schwer löslich in Wasser, mischbar mit Ethanol und Ether.

Sdp: Etwa 130 °C.

Isobutylmethylketon *R*

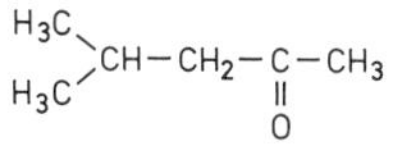

$C_6H_{12}O$ *M*$_r$ 100,2
4-Methyl-2-pentanon.

Klare, farblose Flüssigkeit; schwer löslich in Wasser, mischbar mit den meisten organischen Lösungsmitteln.

d_{20}^{20}: Etwa 0,80.

Sdp: Etwa 115 °C.

Destillationsbereich (V.6.8): 100 ml Substanz werden destilliert. Der Temperaturunterschied darf bei der Destillation im Volumenbereich von 1 bis 95 ml höchstens 4,0 °C betragen.

Verdampfungsrückstand: Höchstens 0,01 Prozent. Die Substanz wird auf dem Wasserbad eingedampft und der Rückstand bei 100 bis 105 °C getrocknet.

Isopropylalkohol *R*

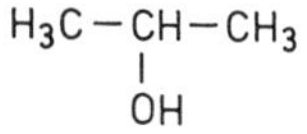

C_3H_8O *M*$_r$ 60,1
2-Propanol.

Klare, farblose, entflammbare Flüssigkeit; mischbar mit Wasser und Ethanol.

d_{20}^{20}: Etwa 0,785.

Sdp: 81 bis 83 °C.

Isopropylalkohol *R* 1

Isopropylalkohol *R*, der folgenden zusätzlichen Prüfungen entspricht:

n_D^{20}: Etwa 1,378.

Wasser (V.3.5.6): Höchstens 0,05 Prozent, mit 10 g Substanz nach der Karl-Fischer-Methode bestimmt.

Die *Transmission* (V.6.19) der Substanz, gegen Wasser gemessen, muß mindestens betragen:

25 Prozent bei 210 nm
55 Prozent bei 220 nm
75 Prozent bei 230 nm
95 Prozent bei 250 nm
98 Prozent bei 260 nm.

Kaffeesäure *R*

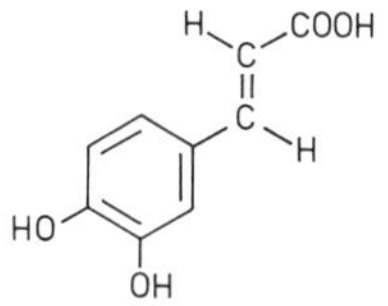

$C_9H_8O_4$ *M*$_r$ 180,2
(E)-3-(3,4-Dihydroxyphenyl)propensäure.

Kristalle oder Plättchen, weiß bis fast weiß; leicht löslich in heißem Wasser und Ethanol, wenig löslich in kaltem Wasser.

Smp: Etwa 225 °C, unter Zersetzung.

Eine frisch hergestellte und auf einen *p*H-Wert von 7,6 eingestellte Lösung der Substanz hat Absorptionsmaxima (V.6.19) bei 293 und 329 nm.

Kaliumacetat *R*

$$K^{\oplus}[H_3C-COO]^{\ominus}$$

$C_2H_3KO_2$ *M*$_r$ 98,1

Farblose, zerfließliche Kristalle; sehr leicht löslich in Wasser, leicht löslich in Ethanol.

Kaliumacetat-Lösung *R*

33prozentige Lösung (*m*/V).

Kaliumantimonoxidtartrat *R*

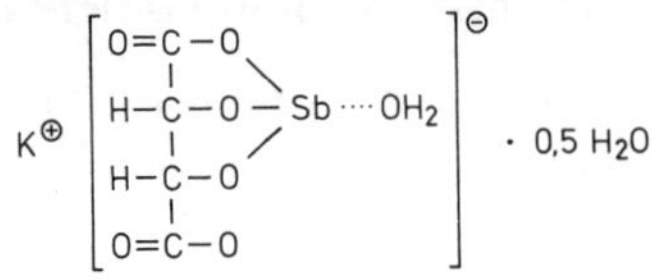

$C_4H_4KO_7Sb \cdot 0{,}5\,H_2O$ M_r 333,9
Kaliumtartratoantimonat(III), Sesquihydrat; Syn. Brechweinstein.

Farblose, durchscheinende Kristalle oder weißes, körniges Pulver; löslich in Wasser und Glycerol, leicht löslich in siedendem Wasser, praktisch unlöslich in Ethanol. Die wäßrige Lösung der Substanz reagiert schwach sauer.

Kaliumbromat *R*

$KBrO_3$ M_r 167,0

Weiße Kristalle oder körniges Pulver; löslich in Wasser, schwer löslich in Ethanol.

Kaliumbromid *R*

Muß der Monographie **Kaliumbromid (Kalii bromidum)** entsprechen.

Kaliumbromid für die IR-Spektroskopie (V.6.18) muß folgender zusätzlicher Prüfung entsprechen: Ein 2 mm dicker Preßling, mit der zuvor 1 h lang bei 250 °C getrockneten Substanz hergestellt, hat eine nahezu gerade Basislinie im Bereich von 4000 bis 620 cm^{-1}. Er darf keine Maxima mit Absorptionen größer als 0,02 oberhalb dieser Basislinie zeigen, ausgenommen die Maxima bei 3440 und 1630 cm^{-1} (Wasser).

Kaliumcarbonat *R*

K_2CO_3 M_r 138,2

Weißes, körniges Pulver, hygroskopisch; sehr leicht löslich in Wasser, praktisch unlöslich in wasserfreiem Ethanol.

Kaliumchlorat *R*

$KClO_3$ M_r 122,6

Kristalle, Körnchen oder Pulver, weiß; löslich in Wasser.

Kaliumchlorid *R*

Muß der Monographie **Kaliumchlorid (Kalii chloridum)** entsprechen.

Kaliumchlorid für die IR-Spektroskopie (V.6.18) muß folgender zusätzlicher Prüfung entsprechen: Ein 2 mm dicker Preßling, mit der zuvor 1 h lang bei 250 °C getrockneten Substanz hergestellt, hat eine nahezu gerade flache Basislinie im Bereich von 4000 bis 620 cm^{-1}. Er darf keine Maxima mit Absorptionen größer als 0,02 oberhalb dieser Basislinie zeigen, ausgenommen die Maxima bei 3440 und 1630 cm^{-1} (Wasser).

0,1 M-Kaliumchlorid-Lösung *R*

Kaliumchlorid *R* entsprechend 7,46 g KCl in 1000,0 ml.

Kaliumchromat *R*

K_2CrO_4 M_r 194,2

Gelbe Kristalle; leicht löslich in Wasser.

Kaliumchromat-Lösung *R*

5prozentige Lösung (*m*/V).

Kaliumcitrat *R*

Muß der Monographie **Kaliumcitrat (Kalii citras)** entsprechen.

Kaliumcyanid *R*

KCN M_r 65,1

Weißes, kristallines Pulver, weiße Masse oder weiße Körnchen; leicht löslich in Wasser, schwer löslich in Ethanol.

Kaliumcyanid-Lösung *R*

10prozentige Lösung (*m*/V).

Kaliumdichromat *R*

$K_2Cr_2O_7$ M_r 294,2

Orangerote Kristalle; löslich in Wasser, praktisch unlöslich in Ethanol.

Kaliumdichromat, das für die Kontrolle der Absorption (V.6.19) verwendet wird, muß mindestens 99,9 Prozent $K_2Cr_2O_7$ enthalten, berechnet auf die bei 130 °C getrocknete Substanz.

Gehaltsbestimmung: 1,000 g Substanz wird in Wasser zu 250,0 ml gelöst. 50,0 ml der Lösung werden in einem 500-ml-Kolben mit einer frisch hergestellten Lösung von 4 g Kaliumiodid *R*, 2 g Natriumhydrogencarbonat *R* und 6 ml Salzsäure 36 % *R* in 100 ml Wasser versetzt. Der Kolben wird verschlossen und 5 min lang vor Licht geschützt stehengelassen. Das ausgeschiedene Iod wird mit 0,1 N-Natriumthiosulfat-Lösung unter Zusatz von 1 ml iodidfreier Stärke-Lösung *R* titriert.

1 ml 0,1 N-Natriumthiosulfat-Lösung entspricht 4,903 mg $K_2Cr_2O_7$.

Kaliumdichromat-Lösung *R*

10,6prozentige Lösung (*m*/V).

Kaliumdichromat-Lösung *R* 1

0,5prozentige Lösung (*m*/V).

Kaliumdichromat-Salpetersäure-Reagenz *R*

0,7 g Kaliumdichromat *R* werden in Salpetersäure 65 % *R* zu 100 ml gelöst.

Kaliumdihydrogenphosphat *R*

KH_2PO_4 M_r 136,1

Farblose Kristalle; leicht löslich in Wasser, praktisch unlöslich in Ethanol.

0,2 M-Kaliumdihydrogenphosphat-Lösung, *R*

Kaliumdihydrogenphosphat *R* entsprechend 27,22 g KH_2PO_4 in 1000,0 ml.

Kaliumhexacyanoferrat(II) *R*

$K_4[Fe(CN)_6] \cdot 3\,H_2O$ M_r 422,4

Kaliumhexacyanoferrat(II), Trihydrat.

Gelbe, durchscheinende Kristalle; leicht löslich in Wasser, praktisch unlöslich in Ethanol.

Kaliumhexacyanoferrat(II)-Lösung *R*

5,3prozentige Lösung (*m*/V).

Kaliumhexacyanoferrat(III) *R*

$K_3[Fe(CN)_6]$ M_r 329,3

Rote Kristalle; leicht löslich in Wasser.

Kaliumhexacyanoferrat(III)-Lösung *R*

5 g Kaliumhexacyanoferrat(III) *R* werden mit wenig Wasser abgespült und zu 100 ml gelöst.

Bei Bedarf frisch herzustellen.

Kaliumhexahydroxoantimonat(V) *R*

$K[Sb(OH)_6]$ M_r 262,9

Weiße Kristalle oder weißes, kristallines Pulver; wenig löslich in Wasser.

Kaliumhexahydroxoantimonat(V)-Lösung *R*

2 g Kaliumhexahydroxoantimonat(V) *R* werden in 95 ml heißem Wasser gelöst. Anschließend wird schnell abgekühlt und eine Lösung von 2,5 g Kaliumhydroxid *R* in 50 ml Wasser und 1 ml Natriumhydroxid-Lösung 8,5 % *R* hinzugefügt. Nach 24 h wird filtriert und das Filtrat mit Wasser zu 150 ml verdünnt.

Kaliumhydrogencarbonat *R*

$KHCO_3$ M_r 100,1

Farblose, durchscheinende Kristalle; leicht löslich in Wasser, praktisch unlöslich in Ethanol.

Kaliumhydrogencarbonat-Lösung, methanolische *R*

0,1 g Kaliumhydrogencarbonat *R* werden unter Erwärmen auf dem Wasserbad in 0,4 ml Wasser gelöst. Nach Zusatz von 25 ml Methanol *R* wird unter Umrühren bis zur erfolgten Lösung auf dem Wasserbad stehen gelassen.

Bei Bedarf frisch herzustellen.

Kaliumhydrogenphthalat *R*

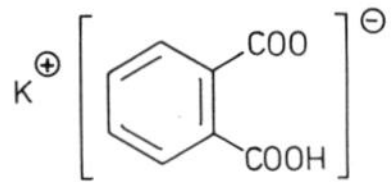

$C_8H_5KO_4$ M_r 204,2

Weiße Kristalle; löslich in Wasser, schwer löslich in Ethanol.

0,2 M-Kaliumhydrogenphthalat-Lösung *R*

Kaliumhydrogenphthalat *R* entsprechend 40,84 g $C_8H_5KO_4$ in 1000,0 ml.

Kaliumhydrogensulfat *R*

$KHSO_4$ M_r 136,2

Farblose, durchscheinende, hygroskopische Kristalle; leicht löslich in Wasser mit stark saurer Reaktion.

Kaliumhydrogentartrat *R*

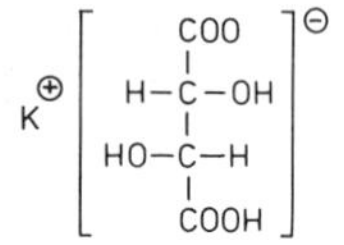

$C_4H_5KO_6$ M_r 188,2

Kalium-(2*R*,3*R*)-hydrogentartrat.

Farblose bis schwach opake Kristalle oder weißes, kristallines Pulver; schwer löslich in Wasser, löslich in siedendem Wasser, sehr schwer löslich in Ethanol.

Kaliumhydroxid *R*

KOH M_r 56,11

Mindestens 85,0 Prozent Gesamtalkali, berechnet als KOH, und höchstens 2,0 Prozent K_2CO_3.

Weiße, kristalline, sehr hygroskopische Masse, die leicht Kohlendioxid absorbiert. Die Substanz kommt in Form von Stücken, Stäbchen oder Plätzchen vor; sehr leicht löslich in Wasser, leicht löslich in Ethanol.

Eine 1prozentige Lösung (*m*/V) ist stark alkalisch und gibt die Identitätsreaktionen auf Kalium (V.3.1.1).

Prüflösung: 10,0 g Substanz werden in destilliertem Wasser zu 100 ml gelöst.

Aussehen der Lösung: Die Prüflösung muß klar (V.6.1), farblos (V.6.2, Methode II) und geruchlos sein.

Phosphat: 5 ml Prüflösung werden mit Wasser zu 10 ml verdünnt. Die Lösung wird mit Salpetersäure 12,5 % *R* schwach angesäuert und mit 5 ml Molybdat-Vanadat-Reagenz *R* versetzt. Die Referenzlösung wird in gleicher Weise aus 2 ml Phosphat-Lösung (5 ppm PO_4) *R* hergestellt, die mit Wasser zu 10 ml verdünnt werden. Nach 5 min darf die Lösung nicht stärker gelb gefärbt sein als die Referenzlösung (20 ppm).

Chlorid (V.3.2.4): 15 ml Prüflösung werden unter Kühlung mit Salpetersäure 65 % *R* neutralisiert. Die Lösung wird eingeengt und mit Wasser zu 15 ml verdünnt. 10 ml der Lösung, mit Wasser zu 15 ml verdünnt, müssen der Grenzprüfung auf Chlorid entsprechen (50 ppm).

Sulfat (V.3.2.13): 60 ml Prüflösung werden unter Kühlung mit Salzsäure 36 % *R* neutralisiert und 0,5 ml Säure im Überschuß hinzugefügt. Die Lösung wird eingeengt und mit destilliertem Wasser zu 20 ml verdünnt. Nach 2 h langem Auskristallisierenlassen wird filtriert. 15 ml Filtrat müssen der Grenzprüfung auf Sulfat entsprechen (30 ppm).

Schwermetalle (V.3.2.8): 1,5 g Substanz werden in 10 ml Wasser gelöst, mit 3 ml Salzsäure 36 % *R* neutralisiert und mit Wasser zu 15 ml verdünnt. 12 ml der Lösung müssen der Grenzprüfung A auf Schwermetalle entsprechen (10 ppm). Zur Herstellung der Referenzlösung wird die Blei-Lösung (1 ppm Pb) *R* verwendet.

Gehaltsbestimmung: Zur Lösung von 2,000 g Substanz in 25 ml Wasser werden 25 ml Bariumchlorid-Lösung *R*1 und 0,3 ml Phenolphthalein-Lösung *R* hinzugefügt. Die Mischung wird mit 1 N-Salzsäure titriert. Nach Zusatz von 0,3 ml Bromphenolblau-Lösung *R* wird mit 1 N-Salzsäure weiter titriert.

1 ml 1 N-Salzsäure beim 2. Teil der Titration entspricht 69,11 mg K_2CO_3.

1 ml 1 N-Salzsäure bei der Gesamttitration entspricht 56,11 mg Gesamtalkali, berechnet als KOH.

Dicht verschlossen zu lagern.

2 N-Kaliumhydroxid-Lösung, ethanolische *R*

12 g Kaliumhydroxid *R* werden in 10 ml Wasser gelöst und mit Ethanol 96 % *R* zu 100 ml verdünnt.

Kaliumhydroxid-Lösung, methanolische *RN*

10,0 g Kaliumhydroxid *R* werden in 30 ml Wasser gelöst und mit Methanol *R* zu 100 ml verdünnt.

Kaliumhydroxid-Lösung 20 % *RN*

20,0 g Kaliumhydroxid *R* werden in Wasser zu 100,0 ml gelöst.

Gehaltsbestimmung: 10,0 ml der Lösung werden, wie bei **Kaliumhydroxid *R*** unter „Gehaltsbestimmung" angegeben, titriert. Dabei müssen insgesamt mindestens 29,5 ml und dürfen höchstens 30,5 ml 1 N-Salzsäure verbraucht werden.

Kaliumhydroxid-Lösung 7 %, ethanolische und carbonatfreie *R*

75 g Kaliumhydroxid *R* werden in aldehydfreiem Ethanol 96 % *R* gelöst. Die Lösung wird mit dem gleichen Lösungsmittel zu 1000 ml verdünnt und mit 50 bis 80 ml einer Suspension von Calciumhydroxid *R* in Wasser versetzt. Die Mischung wird 1 h lang mit einem Rührer gerührt, einige Tage lang stehengelassen und die klare Flüssigkeit abgegossen.

Die Lösung wird vor Kohlendioxid der Luft mit Hilfe eines Natronkalkrohres geschützt.

Kaliumhydroxid-Lösung 3 %, ethanolische *R*

3 g Kaliumhydroxid *R* werden in 5 ml Wasser gelöst. Die Lösung wird mit aldehydfreiem Ethanol 96 % *R* zu 100 ml verdünnt und die klare Lösung dekantiert. Die Lösung soll fast farblos sein.

Eignungsprüfung: 0,5 ml der Lösung werden mit 30 ml einer Mischung von 2 Volumteilen Chloroform *R* und 3 Volumteilen Essigsäure 30 % *R* und 0,1 ml Stärke-Lösung *R* versetzt. Höchstens 0,05 ml 0,1 N-Natriumthiosulfat-Lösung dürfen bis zum Verschwinden einer eventuell auftretenden Blaufärbung verbraucht werden.

Vor Licht geschützt zu lagern.

0,5 N-Kaliumhydroxid-Lösung in Ethanol 10 % (V/V) *R*

28 g Kaliumhydroxid *R* werden in 100 ml Ethanol 96 % *R* gelöst und mit Wasser zu 1000 ml verdünnt.

Kaliumiodat *R*

KIO_3 M_r 214,0

Weißes, kristallines Pulver; löslich in Wasser.

Kaliumiodat-Lösung *RN*

7,0 g Kaliumiodat *R* werden in Wasser zu 100 ml gelöst.

Kaliumiodid *R*

Muß der Monographie **Kaliumiodid (Kalii iodidum)** entsprechen.

Kaliumiodid-Lösung *R*

16,6prozentige Lösung (*m*/V).

Kaliumiodid-Lösung, gesättigte *R*

Gesättigte Lösung von Kaliumiodid *R* in kohlendioxidfreiem Wasser *R*. Die Lösung muß gesättigt bleiben (nicht gelöste Kristalle).

Kaliumiodid-Stärke-Lösung *R*

0,75 g Kaliumiodid *R* werden in 100 ml Wasser gelöst. Die Lösung wird zum Sieden erhitzt und unter Rühren mit einer Suspension von 0,5 g löslicher Stärke *R* in 35 ml Wasser versetzt. Die Mischung wird 2 min lang zum Sieden erhitzt und erkalten gelassen.

Empfindlichkeitsprüfung: 15 ml der Kaliumiodid-Stärke-Lösung werden mit 0,05 ml Essigsäure 98 % *R* und 0,3 ml Iod-Lösung *R*2 versetzt. Die Lösung muß blau gefärbt sein.

Kaliumiodid-Stärke-Papier *R*

Filterpapierstreifen werden in eine Lösung von 0,5 g Kaliumiodid *R* in 100 ml Stärke-Lösung *R* getaucht, abtropfen gelassen und im Dunkeln getrocknet.

Vor Licht geschützt zu lagern.

Empfindlichkeitsprüfung: Eine Mischung von 0,05 ml 0,1 M-Natriumnitrit-Lösung und 4 ml Salzsäure 36 % *R* wird mit Wasser zu 100 ml verdünnt. Werden 0,05 ml der Lösung auf das Kaliumiodid-Stärke-Papier aufgetropft, muß ein blauer Fleck entstehen.

Kaliummonohydrogenphosphat *R*

K_2HPO_4 M_r 174,2

Weißes, kristallines, hygroskopisches Pulver; sehr leicht löslich in Wasser, schwer löslich in Ethanol.

Kaliumnatriumtartrat *R*

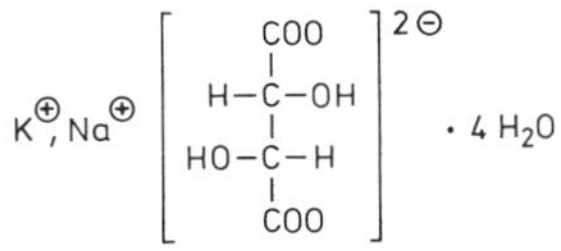

$C_4H_4KNaO_6 \cdot 4H_2O$ M_r 282,2
Kaliumnatrium-(2*R*,3*R*)-tartrat, Tetrahydrat.

Farblose, prismatische Kristalle; sehr leicht löslich in Wasser.

Kaliumnitrat *R*

KNO_3 M_r 101,1

Farblose Kristalle; sehr leicht löslich in Wasser.

Kaliumpermanganat *R*

Muß der Monographie **Kaliumpermanganat (Kalii permanganas)** entsprechen.

Kaliumpermanganat-Lösung *R*

3prozentige Lösung (*m*/V).

Kaliumpermanganat-Phosphorsäure *R*

3 g Kaliumpermanganat *R* werden in einer Mischung von 15 ml Phosphorsäure 85 % *R* und 70 ml Wasser gelöst. Die Lösung wird mit Wasser zu 100 ml verdünnt.

Kaliumpermanganat-Phosphorsäure *RN*

2,0 g Kaliumpermanganat *R* werden in 60 ml Wasser gelöst. Die Lösung wird mit 12 ml Phosphorsäure 85 % *R* vorsichtig gemischt und nach dem Abkühlen mit Wasser zu 200 ml verdünnt.

Kaliumperrhenat *R*

$KReO_4$ M_r 289,3

Weißes, kristallines Pulver; löslich in Wasser, schwer löslich in Ethanol, Methanol und Propylenglycol.

Kaliumpersulfat *R*

$K_2S_2O_8$ M_r 270,3

Weißes, kristallines Pulver oder farblose Kristalle; wenig löslich in Wasser, praktisch unlöslich in Ethanol. Wäßrige Lösungen zersetzen sich bei Raumtemperatur und schneller beim Erwärmen.

Kühl zu lagern.

Kaliumplumbit-Lösung *R*

1,7 g Blei(II)-acetat *R*, 3,4 g Kaliumcitrat *R* und 50 g Kaliumhydroxid *R* werden in Wasser zu 100 ml gelöst.

Kaliumsulfat *R*

K_2SO_4 M_r 174,3

Farblose Kristalle; löslich in Wasser.

Kaliumsulfat-Lösung *RN*

0,181 g Kaliumsulfat *R* werden in Wasser zu 1000 ml gelöst.

1 ml entspricht 0,1 mg SO_4^{2-}.

Bei Bedarf frisch herzustellen.

Kaliumtartrat *R*

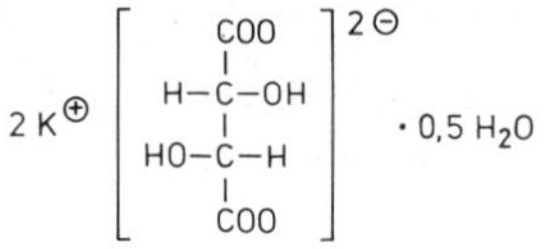

$C_4H_4K_2O_6 \cdot 0{,}5\ H_2O$ M_r 235,3

Kalium-(2*R*,3*R*)-tartrat, Hemihydrat.

Weißes, körniges Pulver oder weiße Kristalle; sehr leicht löslich in Wasser, sehr schwer löslich in Ethanol.

Kaliumtetraoxalat *R*

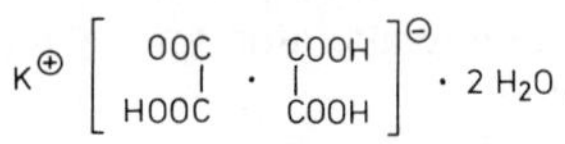

$C_4H_3KO_8 \cdot 2\,H_2O$ M_r 254,2

Kaliumhydrogenoxalat-oxalsäure, Dihydrat.

Weißes, kristallines Pulver; wenig löslich in Wasser, löslich in siedendem Wasser, schwer löslich in Ethanol.

Kaliumthiocyanat *R*

KSCN M_r 97,2

Farblose, zerfließende Kristalle; sehr leicht löslich in Wasser und Ethanol.

Kaliumthiocyanat-Lösung *R*

9,7prozentige Lösung (*m*/V).

Kaolin, leichtes *R*

Natürliches, gereinigtes, wasserhaltiges Aluminiumsilikat, das ein geeignetes Dispergierungsmittel enthält.

Leichtes, weißes, fettig anzufühlendes Pulver, frei von körnigen Bestandteilen; praktisch unlöslich in Wasser und Mineralsäuren.

Grobe Teilchen: Höchstens 0,5 Prozent. 5,0 g Substanz werden in einem etwa 160 mm langen Meßzylinder mit Schliffstopfen von 35 mm Durchmesser mit 60 ml einer 1prozentigen Lösung (*m*/V) von Natriumdiphosphat *R* kräftig geschüttelt. Nach 5 min langem Stehenlassen werden 50 ml der Flüssigkeit mit Hilfe einer Pipette so entnommen, daß sie 5 cm unter den Flüssigkeitsspiegel eintaucht. Die im Meßzylinder verbliebene Flüssigkeit wird mit 50 ml Wasser versetzt. Nach Umschütteln und 5 min langem Stehenlassen werden erneut, wie oben beschrieben, 50 ml Flüssigkeit entnommen. Dieser Vorgang wird solange wiederholt, bis insgesamt 400 ml Flüssigkeit entnommen sind. Die im Meßzylinder verbleibende Suspension wird in eine Abdampfschale gegeben, auf dem Wasserbad zur Trockne eingedampft und der Rückstand bei 100 bis 105 °C bis zur Massekonstanz getrocknet. Der Rückstand darf höchstens 25 mg betragen.

Feine Teilchen: 5,0 g Substanz werden durch 2 min langes kräftiges Schütteln in 250 ml Wasser verteilt. Die Suspension wird sofort in einen Glaszylinder von 50 mm Durchmesser gegossen; mit Hilfe einer Pipette werden 20 ml in eine Abdampfschale gegeben, die Flüssigkeit auf dem Wasserbad zur Trockne eingedampft und der Rückstand bei 100 bis 105 °C bis zur Massekonstanz getrocknet.

Die im Glaszylinder verbliebene Suspension wird 4 h lang bei 20 °C stehen gelassen. Mit Hilfe einer Pipette, die genau 5 cm unter den Flüssigkeitsspiegel eintaucht, werden weitere 20 ml Flüssigkeit entnommen, wobei das Sediment nicht aufgewirbelt werden darf. Die Flüssigkeit wird in einer Abdampfschale auf dem Wasserbad zur Trockne eingedampft und der Rückstand bei 100 bis 105 °C bis zur Massekonstanz getrocknet. Die Masse des zweiten Rückstandes muß mindestens 70 Prozent der des ersten Rückstandes betragen.

Karl-Fischer-Lösung *R*

Iod-Schwefligsäure-Reagenz.

Die Apparatur, die während der Herstellung der Lösung gut verschlossen und vor Feuchtigkeit geschützt zu halten ist, besteht aus einem 3000- bis 4000-ml-Rundkolben mit Einlaßstutzen für einen Rührer, ein Thermometer und ein Trocknungsrohr.

700 ml wasserfreies Pyridin *R* werden mit 700 ml Ethylenglycolmonomethylether *R* ge-

mischt und unter stetem Rühren mit 220 g feinpulverisiertem Iod *R* versetzt, das zuvor über Phosphor(V)-oxid *R* getrocknet wird. Das Rühren wird so lange fortgesetzt, bis alles Iod gelöst ist (etwa 30 min). Die Lösung wird auf −10 °C abgekühlt und schnell und unter Rühren mit 190 g flüssigem Schwefeldioxid *R* versetzt. Dabei darf die Temperatur 30 °C nicht überschreiten. Die Lösung wird abgekühlt.

Einstellung: Etwa 20 ml wasserfreies Methanol *R* werden in einem Titrationsgefäß bis zum Äquivalenzpunkt mit der Karl-Fischer-Lösung (V.3.5.6) titriert. Hierauf wird in geeigneter Weise eine entsprechende Menge Wasser, genau gewogen, hinzugefügt und erneut titriert. Der Wirkungswert wird in Milligramm Wasser je Milliliter Lösung berechnet.

1 ml Karl-Fischer-Lösung muß mindestens 3,5 mg Wasser entsprechen.

Der Wirkungswert ist unmittelbar vor Gebrauch zu ermitteln.

Gearbeitet werden muß unter Feuchtigkeitsausschluß.

In einem trockenen Behältnis zu lagern.

Kationenaustauscher *R*

Austauscherharz in protonierter Form in Form von Kügelchen. Die Teilchengröße wird bei den entsprechenden Prüfungen angegeben.

Der Austauscher enthält Sulfonsäure-Gruppen, die an ein Polystyrolgerüst fixiert sind, das mit 8 Prozent Divinylbenzol quervernetzt ist.

Kationenaustauscher, schwach saurer *R*

Schwach saures Polymethacrylharz mit Carboxyl-Gruppen in protonierter Form, in Form von Kügelchen. Die Teilchengröße liegt zwischen 75 und 160 µm.

pH-Bereich der Anwendung: 5 bis 14.

Maximale Arbeitstemperatur: 120 °C.

Kationenaustauscher, stark saurer *R*

Austauscherharz in protonierter Form mit Sulfonsäuregruppen, die an ein Gerüst aus Polystyrol, das mit 8 Prozent Divinylbenzol quervernetzt ist, fixiert sind, in Form von Kügelchen. Die Teilchengröße beträgt, falls nichts anderes vorgeschrieben ist, 0,3 bis 1,2 mm.

Austauschkapazität: 4,5 bis 5 mMol je Gramm bei einem Wassergehalt von 50 bis 60 Prozent.

Herstellung der Säule: Falls in der Monographie nichts anderes vorgeschrieben ist, wird in eine Säule von 400 mm Länge und 20 mm innerem Durchmesser mit Glasfritte am unteren Ende und mit einer Füllhöhe von etwa 200 mm eine Anschlämmung der Substanz in Wasser gegeben, wobei darauf zu achten ist, daß keine Luftblasen eingeschlossen sind. Während der Verwendung muß die Oberfläche des Harzes immer mit Flüssigkeit bedeckt sein.

Liegt das Austauscherharz in protonierter Form vor, wird so lange mit Wasser gewaschen, bis 50 ml Eluat nach Zusatz von 0,1 ml Methylorange-Lösung *R* höchstens 0,05 ml 0,1N-Natriumhydroxid-Lösung bis zur Neutralisation verbrauchen. Liegt das Austauscherharz in der Na^+-Form vor oder muß es regeneriert werden, werden 100 ml einer Mischung von gleichen Volumteilen Salzsäure 25 % *R* und Wasser langsam durch die Säule laufen gelassen; diese wird anschließend mit Wasser, wie oben angegeben, gewaschen.

Khellin *RN*

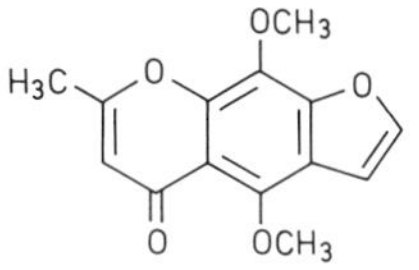

$C_{14}H_{12}O_5$ M_r 260,2

4,9-Dimethoxy-7-methylfuro[3,2-*g*]chromen-5-on.

Gelbliche Nadeln oder gelbliches, kristallines Pulver; praktisch unlöslich in Wasser, löslich in Aceton, Chloroform und Essigsäure, schwer löslich in Ethanol.

Smp: Etwa 155 °C.

Dünnschichtchromatographie (V.6.20.2): Wird die Substanz unter den Bedingungen und in der Konzentration, wie unter **Ammi-Visnaga-Früchte** angegeben, geprüft, zeigt das Chromatogramm von 20 µl der Lösung nach Detektion eine fluoreszenzmindernde Hauptzone mit einem Rf-Wert von etwa 0,5.

Kieselgel G *R*

Enthält etwa 13 Prozent Gips (Calciumsulfat-Hemihydrat, $CaSO_4 \cdot 0,5\,H_2O$; M_r 145,1).

Feines, weißes, homogenes Pulver. Die mittlere Korngröße beträgt etwa 15 µm.

Gipsgehalt: 0,25 g Substanz werden in einem Erlenmeyerkolben mit Schliffstopfen nach Zusatz von 3 ml Salzsäure 7 % *R* und 100 ml Wasser 30 min lang kräftig geschüttelt. Anschließend wird durch einen Glassintertiegel filtriert und der Rückstand gewaschen. In den vereinigten Filtraten wird das Calcium nach „Komplexometrische Titrationen" (V.3.5.4) bestimmt.

1 ml 0,1 M-Natriumedetat-Lösung entspricht 14,51 mg $CaSO_4 \cdot 0,5\,H_2O$.

pH-Wert (V.6.3.1): 1 g Substanz wird 5 min lang mit 10 ml kohlendioxidfreiem Wasser *R* geschüttelt. Der *p*H-Wert der Suspension beträgt etwa 7.

Kieselgel GF$_{254}$ *R*

Enthält etwa 13 Prozent Gips (Calciumsulfat-Hemihydrat, $CaSO_4 \cdot 0,5\,H_2O$; M_r 145,1) und etwa 1,5 Prozent eines Fluoreszenzindikators mit intensivster Anregung der Fluoreszenz bei 254 nm.

Feines, weißes, homogenes Pulver. Die mittlere Korngröße beträgt etwa 15 µm.

Gipsgehalt: Prüfung siehe „Kieselgel G" *R*.

pH-Wert: Prüfung siehe „Kieselgel G" *R*.

Fluoreszenzprüfung: 1 bis 10 µl einer 0,1prozentigen Lösung (*m*/V) von Benzoesäure *R* in einer Mischung von 1 Volumteil wasserfreier Ameisensäure *R* und 9 Volumteilen Isopropylalkohol *R* werden auf 10 Startpunkte in steigenden Mengen auf eine Schicht von Kieselgel GF$_{254}$ aufgetragen. Die Chromatographie (V.6.20.2) erfolgt mit einer Mischung von 10 Volumteilen wasserfreier Ameisensäure *R* und 90 Volumteilen Isopropylalkohol *R*. Nach Verdampfen des Fließmittels wird das Chromatogramm im UV-Licht bei 254 nm ausgewertet. Die Benzoesäure erscheint als dunkle Flecke auf fluoreszierendem Untergrund in dem oberen Drittel des Chromatogramms. Dabei muß die Benzoesäure ab 2 µg erkennbar sein.

Kieselgel H *R*

Feines, weißes, homogenes Pulver. Die mittlere Korngröße beträgt etwa 15 µm.

pH-Wert: Prüfung siehe „Kieselgel G" *R*.

Kieselgel H, silanisiertes *R*

Feines, weißes, homogenes Pulver, das nach dem Anschütteln mit Wasser wegen seiner hydrophoben Eigenschaften an der Oberfläche schwimmt.

Herstellung der Dünnschichtplatten: siehe „silanisiertes Kieselgel HF$_{254}$ R".

Trennvermögen: Prüfung siehe „silanisiertes Kieselgel HF$_{254}$ *R*".

Kieselgel HF$_{254}$ *R*

Enthält etwa 1,5 Prozent eines Fluoreszenzindikators mit intensivster Anregung der Fluoreszenz bei 254 nm.

Feines, weißes, homogenes Pulver. Die mittlere Korngröße beträgt etwa 15 µm.

pH-Wert: Prüfung siehe „Kieselgel G" *R*.

Fluoreszenzprüfung: Prüfung siehe „Kieselgel GF$_{254}$" *R*.

Kieselgel HF$_{254}$, silanisiertes *R*

Feines, weißes, homogenes Pulver, das etwa 1,5 Prozent eines Fluoreszenzindikators mit intensivster Anregung der Fluoreszenz bei 254 nm enthält und das nach dem Anschütteln mit Wasser wegen seiner hydrophoben Eigenschaften an der Oberfläche schwimmt.

Herstellung der Dünnschichtplatten: 30 g Substanz werden 2 min lang mit 60 ml einer Mischung von 1 Volumteil Methanol *R* und 2 Volumteilen Wasser kräftig geschüttelt. Die sorgfältig gereinigten Platten werden mit einem Streichgerät mit einer 0,25 mm dicken Schicht versehen und an der Luft trocknen gelassen, danach 30 min lang im Trockenschrank bei 100 bis 105 °C getrocknet.

Trennvermögen: Je 0,10 g Methyllaurat *R*, Methylmyristat *R*, Methylpalmitat *R* und Methylstearat *R* werden 1 h lang in einem 250-ml-Rundkolben mit 40 ml ethanolischer Kaliumhydroxid-Lösung 3 % *R* im Wasserbad unter Rückfluß erhitzt. Nach dem Abkühlen wird die Lösung mit Hilfe von 100 ml Wasser in einen Scheidetrichter überführt, mit Salzsäure 7 % *R* angesäuert (*p*H-Wert 2 bis 3) und dreimal mit je 10 ml Chloroform *R* geschüttelt. Die vereinigten Chloroformauszüge werden über wasserfreiem Natriumsulfat *R* getrocknet. Nach dem Filtrieren wird auf dem Wasserbad zur Trockne eingedampft. Der Rückstand wird in 50 ml Chloroform *R* gelöst. Unter Verwendung der Substanz wird eine Platte hergestellt (V.6.20.2). Auf die Platte werden 3 Startpunkte mit je 10 µl der Chloroformlösung aufgetragen. Die Chromatographie (V.6.20.2) erfolgt mit einer Mischung von 10 Volumteilen Essigsäure 98 % *R*, 25 Volumteilen Wasser und 65 Volumteilen Dioxan *R* über eine Laufstrekke von 14 cm. Die Platte wird 30 min lang bei 120 °C getrocknet, nach dem Abkühlen mit einer 3,5prozentigen Lösung (*m*/V) von Molybdatphosphorsäure *R* in Isopropylalkohol *R* besprüht und bei 150 °C so lange erhitzt, bis die Flecke sichtbar sind. Die Platte wird so lange mit Ammoniakdämpfen behandelt, bis ein weißer Untergrund erhalten ist. Das Chromatogramm muß 4 ausgebildete und gut getrennte Flecke zeigen.

Kieselgel zur Chromatographie, octadecylsilyliertes *R*

Sehr feines Kieselgel (3 bis 10 µm), dessen Oberfläche durch Einführen von Octadecylsilyl-Gruppen chemisch verändert ist. Die Teilchengröße wird in Klammern nach dem Namen des Reagenzes bei den entsprechenden Prüfungen angegeben.

Feines, weißes, homogenes Pulver; praktisch unlöslich in Wasser, Chloroform und Ethanol.

Kieselgel zur Chromatographie, octylsilyliertes *R*

Sehr feines Kieselgel (3 bis 10 µm), dessen Oberfläche durch Einführen von Octylsilyl-Gruppen chemisch verändert ist. Die Teilchengröße wird in Klammern nach dem Namen des Reagenzes bei den entsprechenden Prüfungen angegeben.

Feines, weißes, homogenes Pulver; praktisch unlöslich in Wasser, Chloroform und Ethanol.

Kieselgur *R*

Weißes bis fast weißes, feinkörniges Pulver, das aus den Kieselpanzern fossiler Diatomeen oder aus deren Bruchstücken besteht; praktisch unlöslich in Wasser, Ethanol und Ether. Die Substanz kann mit Hilfe des Mikroskops (500fache Vergrößerung) identifiziert werden.

Kieselgur G *R*

Mit Salzsäure gereinigtes und geglühtes Kieselgur, das etwa 15 Prozent Gips [Calciumsulfat, Hemihydrat ($CaSO_4 \cdot 0{,}5\ H_2O$; M_r 145,1)] enthält.

Feines, grauweißes Pulver, dessen grauer Farbton sich beim Aufschlämmen mit Wasser verstärkt. Die mittlere Korngröße beträgt 10 bis 40 µm.

Gipsgehalt: Prüfung siehe ,,Kieselgel G" *R*.

pH-Wert (V.6.3.1): 1 g Substanz wird 5 min lang mit 10 ml kohlendioxidfreiem Wasser *R* geschüttelt. Der *p*H-Wert der Suspension muß zwischen 7 und 8 liegen.

Trennvermögen: Die Kieselgur-G-Schicht wird mit einer 0,27prozentigen Lösung (*m*/V) von Natriumacetat *R* hergestellt. Auf die Platte werden je 5 µl einer Lösung, die je 0,01 Prozent (*m*/V) Lactose, Saccharose, Glucose und Fructose in Pyridin *R* enthält, aufgetragen. Die Chromatographie (V.6.20.2) erfolgt mit einer Mischung von 12 Volumteilen Wasser, 23 Volumteilen Isopropylalkohol *R* und 65 Volumteilen Ethylacetat *R* über eine Laufstrecke von 14 cm. Die Laufzeit beträgt etwa 40 min. Nach erfolgter Chromatographie wird die Platte getrocknet, mit etwa 10 ml Anisaldehyd-Reagenz *R* besprüht und 5 bis 10 min lang bei 100 bis 105 °C erhitzt. Auf dem Chromatogramm müssen 4 scharf begrenzte, keine Schwanzbildung zeigende Flecke sichtbar sein, die deutlich voneinander getrennt sind.

Kieselgur H *R*

Feines, grauweißes Pulver, dessen grauer Farbton sich beim Aufschlämmen mit Wasser verstärkt. Die mittlere Korngröße beträgt 10 bis 40 µm.

pH-Wert (V.6.3.1): 1 g Substanz wird 5 min lang mit 10 ml kohlendioxidfreiem Wasser *R* geschüttelt. Der *p*H-Wert der Suspension muß zwischen 6,5 und 8,0 liegen.

Trennvermögen: Prüfung siehe ,,Kieselgur G" *R*.

Kieselgur zur Gaschromatographie *R*

Weißes bis fast weißes, feinkörniges Pulver, das aus den Kieselpanzern fossiler Diatomeen oder aus deren Bruchstücken besteht; praktisch unlöslich in Wasser, Ethanol und Ether. Die Substanz kann mit Hilfe des Mikroskops (500fache Vergrößerung) identifiziert werden; sie wird durch Behandeln mit Salzsäure 36 % *R* und anschließendem Waschen mit Wasser gereinigt.

Teilchengröße: Höchstens 5 Prozent der Substanz dürfen auf einem Sieb Nr. 180 verbleiben. Höchstens 10 Prozent der Substanz dürfen durch ein Sieb Nr. 125 gehen.

Kieselgur zur Gaschromatographie *R* 1

Weißes bis fast weißes, feinkörniges Pulver, das aus den Kieselpanzern fossiler Diatomeen oder aus deren Bruchstücken besteht; praktisch unlöslich in Wasser, Ethanol und Ether. Die Substanz kann mit Hilfe des Mikroskops (500fache Vergrößerung) identifiziert werden; sie wird durch Behandeln mit Salzsäure 36 % *R* und anschließendem Waschen mit Wasser gereinigt.

Teilchengröße: Höchstens 5 Prozent der Substanz dürfen auf einem Sieb Nr. 250 verbleiben. Höchstens 10 Prozent der Substanz dürfen durch ein Sieb Nr. 180 gehen.

Kieselgur zur Gaschromatographie, silanisiertes *R*

Kieselgur zur Gaschromatographie *R*, das mit Dimethyldichlorsilan oder mit einer anderen geeigneten Silanisierungssubstanz silanisiert wurde.

Kieselgur-Filtrierhilfsmittel *RN*

Weißes bis gelblichweißes, geruchloses, lockeres Pulver; praktisch unlöslich in Wasser, verdünnten Säuren und organischen Lösungsmitteln.

Filtriergeschwindigkeit: Die Substanz wird 10,0 cm hoch in das zur Prüfung von **Aluminiumoxid zur Chromatographie *RN*** vorgeschriebene Chromatographierohr eingefüllt. Sodann wird Wasser bis zur 20-cm-Marke aufgefüllt. Nach Ablauf des ersten Tropfens wird wieder bis zur 20-cm-Marke aufgefüllt und die Zeit ermittelt, die zum Abtropfen der ersten 5,0 ml Eluat erforderlich ist. Der Quotient aus Flüssigkeitsvolumen und Zeit (ml/min) darf dabei nicht kleiner als 1 sein.

Aussehen und Reaktion des Waschwassers: Das Eluat unter „Filtriergeschwindigkeit" muß farblos sein (V.6.2, Methode I). 1,00 g Substanz wird mit 10 ml Wasser kräftig geschüttelt, 5 min lang stehengelassen und die Suspension filtriert. Das Filter ist vorher mit heißem Wasser bis zur neutralen Reaktion des Filtrats auszuwaschen. 2,0 ml des Filtrats müssen nach Zusatz von 0,05 ml Methylrot-Lösung *R* rein gelb gefärbt sein. 2,0 ml des Filtrats dürfen sich nach Zusatz von 0,05 ml Phenolphthalein-Lösung *R* 1 höchstens sehr schwach rosa färben.

Auswaschbare Anteile: 10,0 g Substanz werden in dem zur Gehaltsbestimmung von **Opium** vorgeschriebenen Chromatographierohr mit Wasser eluiert. Die ersten 20,0 ml des Eluats werden eingedampft. Der Rückstand darf nach dem Trocknen bei 100 bis 105 °C höchstens 10 mg betragen.

Eisen (V.3.2.9): 0,50 g Substanz werden mit einer Mischung aus 5 ml Salzsäure 25 % *R* und 5 ml Wasser kräftig geschüttelt und anschließend 5 min lang stehengelassen. 1,0 ml Filtrat muß der Grenzprüfung auf Eisen entsprechen (200 ppm).

Glühverlust: Höchstens 0,5 Prozent. Die Substanz darf sich während des Erhitzens bis zur Rotglut (600 °C) nicht braun oder schwarz färben.

Koagulationsfaktor-V-Lösung *R*

Die Lösung kann nach folgender Methode oder nach jeder anderen Methode hergestellt werden, die den Faktor VIII abtrennt.

Die Lösung wird aus frischem, oxalsäurehaltigem Rinderplasma durch fraktionierte Fällung bei 4 °C mit einer bei 4 °C bereiteten, gesättigten Lösung von Ammoniumsulfat *R* hergestellt. Die Fraktion, die zwischen 38 und 50 Prozent Sättigung ausfällt, wird abgetrennt. Sie enthält Faktor V ohne signifikante Verunreinigung mit Faktor VIII. Das Ammoniumsulfat wird durch Dialyse dieser Fraktion entfernt und die Lösung mit einer 0,9prozentigen Lösung (*m*/V) von Natriumchlorid so verdünnt, bis eine Lösung erhalten ist, die zwischen 10 und 20 Prozent der Menge an Faktor V enthält, die normalerweise in frischem Humanplasma enthalten ist.

Faktor-V-Gehalt. Zwei Verdünnungen der Koagulationsfaktor-V-Lösung in Imidazol-Pufferlösung *p*H 7,3 *R* werden hergestellt, wobei die eine 1 Volumteil in 10 Volumteilen Pufferlösung, die andere 1 Volumteil in 20 Volumteilen Pufferlösung enthält. Jede Verdünnung wird wie folgt geprüft: 0,1 ml Faktor-V-freies Plasmasubstrat *R*, 0,1 ml der zu untersuchenden Verdünnung, 0,1 ml Thromboplastin-Reagenz *R* und 0,1 ml einer 0,35prozentigen Lösung (*m*/V) von Calciumchlorid *R* werden gemischt. Die Koagulationszeiten werden bestimmt, d. h. die Zeitspanne zwischen dem Zusatz der Calciumchlorid-Lösung und dem ersten Anzeichen einer Fibrinbildung, die entweder visuell oder mit Hilfe einer geeigneten Apparatur beobachtet werden kann.

In gleicher Weise wird die Koagulationszeit (in einem Doppelversuch) von 4 Verdünnungen von Humanplasma in Imidazol-Pufferlösung *p*H 7,3 *R* bestimmt. Die Verdünnungen enthalten jeweils 1 Volumteil Plasma in 10 Volumteilen Pufferlösung (entsprechend 100 Prozent Faktor V), 1 Volumteil Plasma in 50 Volumteilen Pufferlösung (entsprechend 20 Prozent Faktor V), 1 Volumteil Plasma in 100 Volumteilen Pufferlösung (entsprechend 10 Prozent Faktor V) und 1 Volumteil Plasma in 1000 Volumteilen Pufferlösung (entsprechend 1 Prozent Faktor V). Die Mittelwerte der Koagulationszeiten für jede Plasmaverdünnung werden auf logarithmisches Papier aufgetragen gegen den entsprechenden Prozentgehalt an Faktor V. Der Prozentgehalt der 2 Verdünnungen der Koagulationsfaktor-V-Lösung wird durch Interpolation ermittelt. Der Mittelwert der beiden Ergebnisse ergibt den Prozentgehalt an Faktor V in der zu prüfenden Lösung.

Tiefgefroren, bei einer –20 °C nicht überschreitenden Temperatur zu lagern.

Kohlendioxid *R*

Muß der Monographie **Kohlendioxid (Carbonei dioxidum)** entsprechen.

Kohlenwasserstoffe zur Gaschromatographie *R*

Sich fettig anfühlende Masse, löslich in Benzol und Toluol.

Kongorot *R*

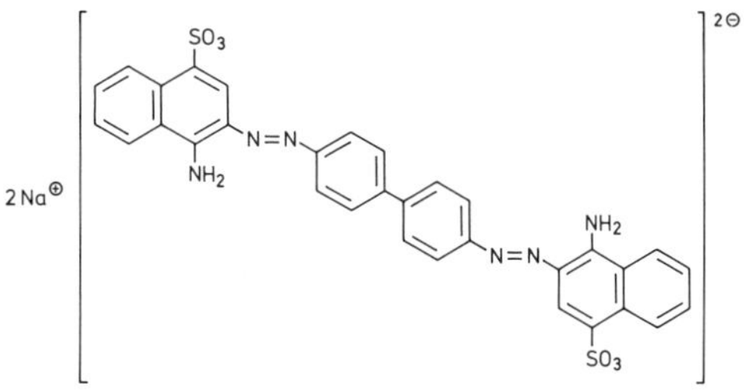

$C_{32}H_{22}N_6Na_2O_6S_2$ M_r 697

C.I. Nr. 22120; Schultz Nr. 360.

3,3′-(4,4′-Biphenyldiylbisazo)bis(4-amino-1-naphthalinsulfonsäure), Dinatriumsalz.

Braunrotes Pulver; löslich in Wasser.

Kongorot-Fibrin *R*

Fibrin wird gewaschen, in kleine Stücke geschnitten und über Nacht in eine 2prozentige Lösung (*m*/V) von Kongorot *R* in Ethanol 90 % (V/V) eingelegt. Nach dem Abfiltrieren wird das Fibrin mit Wasser gewaschen und unter Ether *R* gelagert.

Kongorot-Lösung *R*

0,1 g Kongorot *R* werden in 20 ml Ethanol 96 % *R* unter Zugabe von Wasser gelöst. Die Lösung wird mit Wasser zu 100 ml verdünnt.

Empfindlichkeitsprüfung: Eine Mischung von 0,2 ml der Kongorot-Lösung, 100 ml kohlendioxidfreiem Wasser *R* und 0,3 ml 0,1 N-Salzsäure muß blau gefärbt sein. Bis zum Farbumschlag nach Rosa dürfen höchstens 0,3 ml 0,1 N-Natriumhydroxid-Lösung verbraucht werden.

Umschlagsbereich: *p*H-Wert 3,0 (blau) bis 5,0 (rosa).

Kongorot-Papier *R*

Filterpapierstreifen werden einige Minuten lang in Kongorot-Lösung *R* eingetaucht und anschließend bei Raumtemperatur getrocknet.

Kristallviolett *R*

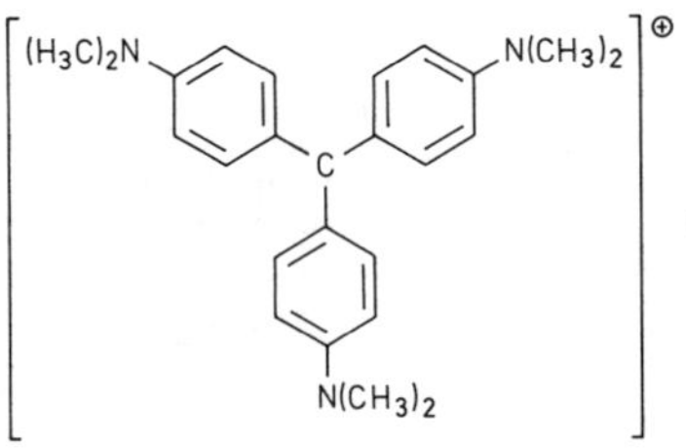

$C_{25}H_{30}ClN_3$ M_r 408,0

C.I. Nr. 42 555; Schultz Nr. 78.
Tris(4-dimethylaminophenyl)methyliumchlorid; Syn. Methylrosaniliniumchlorid (INN).

Kristalle oder Pulver, tiefgrün; löslich in Wasser und Ethanol.

Kristallviolett-Lösung *R*

0,5 g Kristallviolett *R* werden in wasserfreier Essigsäure *R* zu 100 ml gelöst.

Empfindlichkeitsprüfung: Eine Mischung von 50 ml wasserfreier Essigsäure *R* und 0,1 ml der Kristallviolett-Lösung muß violett sein. Bis zum Farbumschlag nach Blaugrün dürfen höchstens 0,1 ml 0,1 N-Perchlorsäure verbraucht werden.

Kunststoffadditiv *R* 1

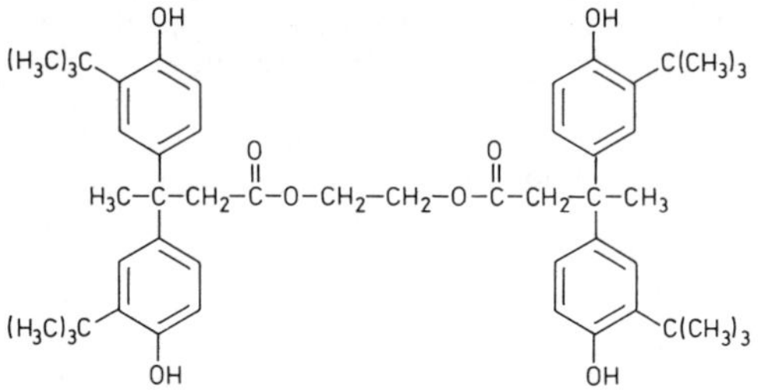

$C_{50}H_{66}O_8$ M_r 795
Ethylenbis[3,3-bis(3-*tert*-butyl-4-hydroxyphenyl)butyrat].

Kristallines Pulver; praktisch unlöslich in Wasser und Petroläther, sehr leicht löslich in Aceton, Ether und Methanol.
Smp: Etwa 165 °C.

Kunststoffadditiv *R* 2

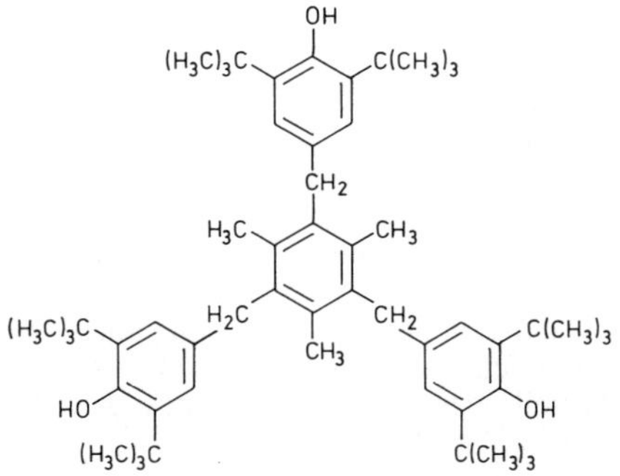

$C_{54}H_{78}O_3$ M_r 775

4,4′,4″-[2,4,6-Trimethyl-1,3,5-benzoltriyltris(methylen)]tris(2,6-di-*tert*-butylphenol).

Kristallines Pulver; praktisch unlöslich in Wasser, löslich in Aceton, schwer löslich in Ethanol.

Smp: Etwa 244 °C.

Kunststoffadditiv *R* 3

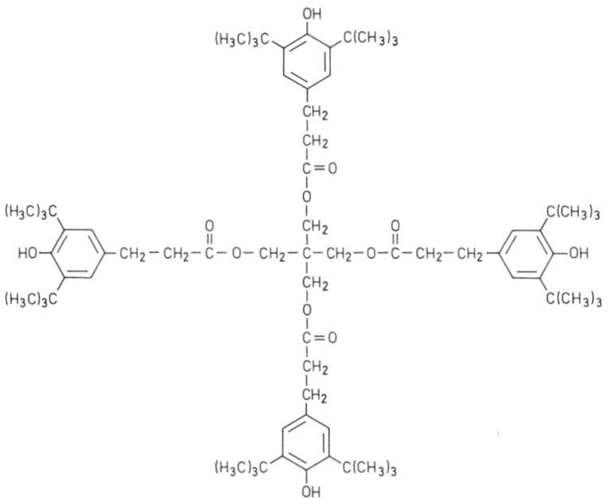

$C_{73}H_{108}O_{12}$ M_r 1178

Pentaerythritoltetrakis[3-(3,5-di-*tert*-butyl-4-hydroxyphenyl)propionat].

Weißes bis schwach gelbliches, kristallines Pulver; praktisch unlöslich in Wasser, sehr leicht löslich in Aceton und Chloroform, löslich in Methanol, schwer löslich in Hexan.

Smp: 110 bis 125 °C.

α-Form: 120 bis 125 °C.

β-Form: 110 bis 115 °C.

Kunststoffadditiv *R* 4

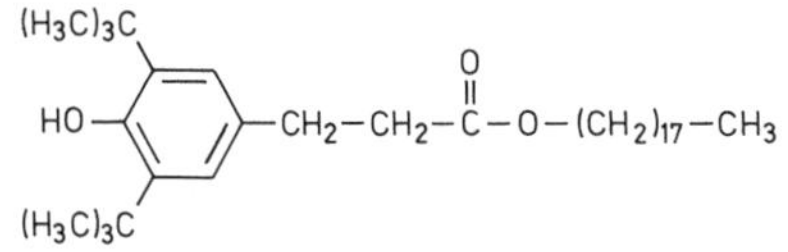

$C_{35}H_{62}O_3$ M_r 530,9

Octadecyl[3-(3,5-di-*tert*-butyl-4-hydroxyphenyl)propionat].

Weißes bis schwach gelbliches, kristallines Pulver; praktisch unlöslich in Wasser, sehr leicht löslich in Aceton und Hexan, schwer löslich in Methanol.

Smp: 49 bis 55 °C.

Kupfer *R*

Cu A_r 63,55

Gereinigte Folien, Späne, Drähte oder Pulver des reinen Metalls mit der Reinheit von Elektrolysekupfer.

Kupfer(II)-acetat *R*

$$Cu^{2\oplus}\ 2\,[H_3C{-}COO]^{\ominus} \cdot H_2O$$

$C_4H_6CuO_4 \cdot H_2O$ M_r 199,7

Pulver oder Kristalle, blaugrün; leicht löslich in siedendem Wasser, löslich in Wasser und Ethanol, schwer löslich in Ether und Glycerol 85 %.

Kupfer(I)-chlorid *R*

Cu_2Cl_2 M_r 198,0

Weißes bis fast weißes, kristallines Pulver, das sich an der Luft grünlich färbt und unter Lichteinfluß dunkler wird; praktisch unlöslich in Wasser und Ethanol, löslich in Salzsäure 36 %, Ammoniak-Lösung 17 % und Lösungen von Ammoniumchlorid.

Vor Licht geschützt zu lagern.

Kupfer(I)-chlorid-Lösung *R*

1,25 g Kupfer(I)-chlorid *R* und 10 g Ammoniumchlorid *R* werden in Wasser gelöst, das 3 ml einer 27,5prozentigen Lösung (*m*/V) von Natriumdisulfit *R* enthält. Die Lösung wird mit Wasser zu 100 ml verdünnt. Die Lösung wird nach einigen Minuten klar und farblos oder höchstens schwach gelblich.

In vollständig gefüllten Behältnissen zu lagern.

Kupfer(II)-chlorid *R*

$CuCl_2 \cdot 2\,H_2O$ M_r 170,5

Pulver oder Kristalle, grünlichblau, zerfließend in feuchter Luft, verwitternd in trockener Luft;

leicht löslich in Wasser, Ethanol und Methanol, wenig löslich in Aceton, schwer löslich in Ether.

Kupfer(II)-citrat-Lösung *R*

25 g Kupfer(II)-sulfat *R*, 50 g Citronensäure *R* und 144 g wasserfreies Natriumcarbonat *R* werden in Wasser zu 1000 ml gelöst.

Kupfer(II)-citrat-Lösung *R* 1

25 g Kupfer(II)-sulfat *R*, 50 g Citronensäure *R* und 144 g wasserfreies Natriumcarbonat *R* werden in Wasser zu 1000 ml gelöst. Die Lösung wird so eingestellt, daß sie folgenden Prüfungen entspricht:

a. 25,0 ml der Lösung werden mit 3 g Kaliumiodid *R* und vorsichtig mit 25 ml einer 25prozentigen Lösung *(m/m)* von Schwefelsäure 96 % *R* versetzt. Die Lösung wird mit 0,1 N-Natriumthiosulfat-Lösung titriert, wobei gegen Ende der Titration 0,5 ml Stärke-Lösung *R* zugesetzt werden.

24,5 bis 25,5 ml 0,1 N-Natriumthiosulfat-Lösung dürfen bei dieser Titration verbraucht werden.

b. 10,0 ml der Lösung werden mit Wasser zu 100,0 ml verdünnt und gemischt. 10,0 ml dieser Lösung werden nach Zusatz von 25,0 ml 0,1 N-Salzsäure 1 h lang auf dem Wasserbad erhitzt. Nach dem Abkühlen wird mit Wasser auf das ursprüngliche Volumen verdünnt und nach Zusatz von 0,1 ml Phenolphthalein-Lösung R 1 mit 0,1 N-Natriumhydroxid-Lösung titriert.

5,7 bis 6,3 ml 0,1 N-Natriumhydroxid-Lösung dürfen bei dieser Titration verbraucht werden.

c. 10,0 ml der Lösung werden mit Wasser zu 100,0 ml verdünnt und gemischt. 10,0 ml dieser Lösung werden nach Zusatz von 0,1 ml Phenolphthalein-Lösung R 1 mit 0,1 N-Salzsäure titriert.

6,0 bis 7,5 ml 0,1 N-Salzsäure dürfen bei dieser Titration verbraucht werden.

Kupferedetat-Lösung *R*

2 ml einer 2prozentigen Lösung (*m*/V) von Kupfer(II)-acetat *R* werden mit 2 ml 0,1 M-Natriumedetat-Lösung gemischt und mit Wasser zu 50 ml verdünnt.

Kupfer(II)-nitrat *R*

$Cu(NO_3)_2 \cdot 3\,H_2O$ M_r 241,6

Tiefblaue, hygroskopische Kristalle; sehr leicht löslich in Wasser, leicht löslich in Ethanol und Salpetersäure 12,5 %. Die wäßrige Lösung reagiert stark sauer.

Kupfer(II)-nitrat-Lösung, ammoniakalische *R*

1 g Kupfer(II)-nitrat *R* wird in Wasser gelöst. Nach Zusatz von 10 ml Ammoniak-Lösung 26 % *R* wird mit Wasser zu 100 ml verdünnt.

Kupfer(II)-sulfat *R*

$CuSO_4 \cdot 5\,H_2O$ M_r 249,7

Tiefblaue Kristalle oder blaues Pulver, schwach verwitternd; sehr leicht löslich in Wasser, schwer löslich in Ethanol.

Kupfer(II)-sulfat-Lösung *R*

12,5prozentige Lösung (*m*/V).

Kupfer(II)-tetrammin-Reagenz *R*

34,5 g Kupfer(II)-sulfat *R* werden in 100 ml Wasser gelöst. Unter Rühren wird tropfenweise soviel Ammoniak-Lösung 26 % *R* hinzugefügt, bis sich der entstandene Niederschlag wieder löst. 30 ml Natriumhydroxid-Lösung 40 % *R* werden tropfenweise unter Rühren hinzugefügt, wobei die Temperatur unterhalb von 20 °C gehalten wird. Der Niederschlag wird über einen Glassintertiegel (40) filtriert, mit Wasser so lange gewaschen, bis das Filtrat klar ist und dann in 200 ml Ammoniak-Lösung 26 % *R* aufgenommen. Erneut wird über einen Glassintertiegel filtriert; dieser Vorgang wird wiederholt, um den Niederschlag so weit wie möglich zu lösen.

Lackmus *R*

Schultz Nr. 1386.

Abbauprodukte des indigoblauen Farbstoffs, der aus verschiedenen *Rocella-*, *Lecanora-* oder anderen Flechten-Arten gewonnen wird. Der Farbstoff ist löslich in Wasser und praktisch unlöslich in Ethanol.

Umschlagsbereich: *p*H-Wert 5 (rot) bis 8 (blau).

Lackmuspapier, blaues *R*

10 Teile grob pulverisiertes Lackmus *R* werden 1 h lang mit 100 Teilen Ethanol 96 % *R* gekocht. Das Ethanol wird abgegossen und der Rückstand mit einer Mischung von 45 Teilen Ethanol 96 % *R* und 55 Teilen Wasser versetzt. Nach 2 Tagen wird die klare Flüssigkeit abgegossen. Filterpapierstreifen werden mit dieser Lösung imprägniert und anschließend getrocknet.

Empfindlichkeitsprüfung: Ein Streifen von 10 mm × 60 mm wird in eine Mischung von 10 ml 0,02 N-Salzsäure und 90 ml Wasser gegeben. Unter dauerndem Rühren muß sich das Papier innerhalb 45 s rot färben.

Lackmuspapier, rotes *R*

Blauer Lackmus-Auszug wird so lange tropfenweise mit Salzsäure 7 % *R* versetzt, bis eine Rotfärbung eintritt. Filterpapierstreifen werden mit dieser Lösung imprägniert und anschließend getrocknet.

Empfindlichkeitsprüfung: Ein Streifen von 10 mm × 60 mm wird in eine Mischung von 10 ml 0,02 N-Natriumhydroxid-Lösung und 90 ml Wasser gegeben. Unter dauerndem Rühren muß sich das Papier innerhalb 45 s blau färben.

Lanatosid C *RN*

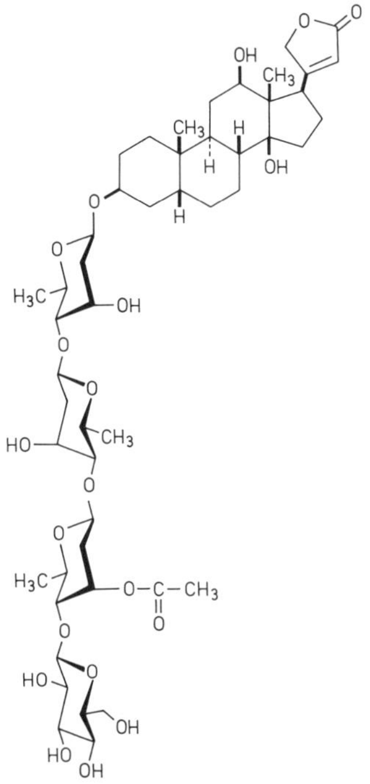

$C_{49}H_{76}O_{20}$ M_r 985

3β-{O^4-[O^4-(O^3-Acetyl-O^4-glucopyranosyl-β-D-digitoxopyranosyl)-β-D-digitoxopyranosyl]-β-D-digitoxopyranosyloxy}-12β,14-dihydroxy-5β,14β-card-20(22)-enolid.

Farblose Kristalle oder weißes, kristallines Pulver, geruchlos; die Substanz schmilzt nach vorherigem Sintern unter Zersetzung zwischen 240 und 260 °C.

$[\alpha]_D^{20}$: Etwa +33°, an einer 2,0prozentigen Lösung (*m*/V) der zuvor im Vakuum getrockneten Substanz in Methanol *R* bestimmt.

Dünnschichtchromatographie (V.6.20.2): Die Prüfung erfolgt unter Verwendung einer Schicht von Kieselgel G *R*.

Untersuchungslösung: 0,2prozentige Lösung (*m*/V) der Substanz in einer Mischung gleicher Volumteile Chloroform *R* und Methanol *R*.

Referenzlösung: 0,02prozentige Lösung (*m*/V) der Substanz in einer Mischung gleicher Volumteile Chloroform *R* und Methanol *R*.

Auf die Platte werden getrennt 20 µl jeder Lösung bandförmig (20 mm × 3 mm) aufgetragen. Die Chromatographie erfolgt mit einer

Mischung von 2 Volumteilen Wasser, 18 Volumteilen Methanol *R* und 80 Volumteilen Chloroform *R* über eine Laufstrecke von 10 cm. Nach Verdunsten des Fließmittels wird die Platte mit etwa 10 ml Anisaldehyd-Reagenz *R* (für eine 100-mm × 200-mm-Platte) besprüht. Anschließend wird 5 bis 10 min lang unter Beobachtung auf 100 bis 105 °C erhitzt. Das Chromatogramm der Untersuchungslösung zeigt bei Tageslicht eine blauviolette Hauptzone mit einem Rf-Wert von etwa 0,3, welche bei der Betrachtung im ultravioletten Licht bei 365 nm blau, am Rand hellblau fluoresziert. Auftretende Nebenzonen dürfen nicht stärker gefärbt sein und nicht intensiver fluoreszieren als die Hauptzone der Referenzlösung.

Lanthannitrat *R*

$La(NO_3)_3 \cdot 6\,H_2O$ M_r 433,0

Farblose, zerfließende Kristalle; leicht löslich in Wasser.

Lanthannitrat-Lösung *R*

5prozentige Lösung (*m*/V)

Leucin *R*

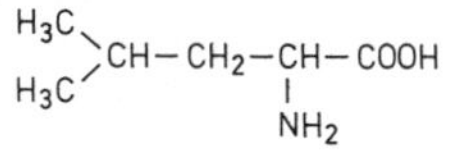

$C_6H_{13}NO_2$ M_r 131,2

2-Amino-4-methylvaleriansäure.

Weißes, kristallines Pulver; löslich in Wasser, praktisch unlöslich in Ethanol.

Dünnschichtchromatographie (V.6.20.2): Auf eine Schicht von Kieselgel G *R* werden 5 µl einer 0,2prozentigen Lösung (*m*/V) der Substanz aufgetragen. Die Platte wird 12 h lang den Dämpfen des Fließmittels ausgesetzt, das aus 25 Teilen Wasser und 75 Teilen Phenol *R* besteht. Die Chromatographie erfolgt vor Licht geschützt über eine Laufstrecke von 12 cm unter Verwendung der Phenol-Wasser-Mischung. Die Platte wird getrocknet, mit einer 0,1prozentigen Lösung (*m*/V) von Ninhydrin *R* in wassergesättigtem 1-Butanol *R* besprüht und 10 min lang bei 100 bis 105 °C erhitzt. Das Chromatogramm darf nur einen Fleck zeigen.

Linalool *RN*

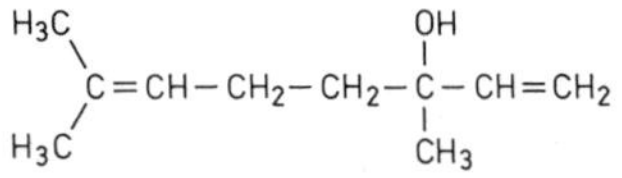

$C_{10}H_{18}O$ M_r 154,3

3,7-Dimethyl-1,6-octadien-3-ol.

Farblose, nach Maiglöckchen riechende Flüssigkeit; in Wasser praktisch unlöslich, mischbar mit Ethanol und Ether.

d_{20}^{20}: 0,862 bis 0,865.

n_D^{20}: 1,462 bis 1,465.

Sdp: 198 bis 200 °C.

Dünnschichtchromatographie (V.6.20.2): Wird die Substanz unter den Bedingungen und in der Konzentration, wie unter **Lavendelöl** angegeben, geprüft, zeigt das Chromatogramm von 20 µl der Lösung nach Detektion eine violettgefärbte Hauptzone mit einem Rf-Wert von etwa 0,3.

Linalylacetat *RN*

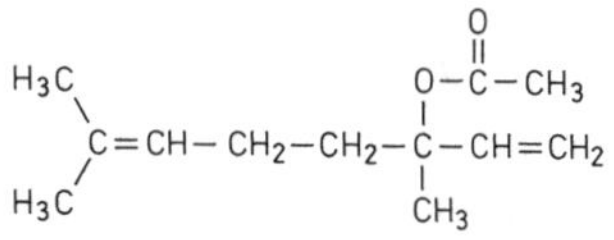

$C_{12}H_{20}O_2$ *M*r 196,3

1,5-Dimethyl-l-vinyl-4-hexenyl-acetat.

Ölige, bergamotteartig riechende Flüssigkeit; in Wasser praktisch unlöslich, mischbar mit Ethanol und Ether.

d_{20}^{20}: Etwa 0,902.

n_D^{20}: 1,448 bis 1,451.

Sdp: 215 °C.

Dünnschichtchromatographie (V.6.20.2): Wird die Substanz unter den Bedingungen und in der Konzentration, wie unter **Lavendelöl** angegeben, geprüft, zeigt das Chromatogramm von 20 µl der Lösung nach Detektion eine violettgefärbte Hauptzone mit einem Rf-Wert von etwa 0,6.

Lithium *R*

Li A_r 6,94

Weiches Metall, dessen frisch geschnittene Oberfläche ein silbergraues Aussehen hat. An der Luft wird es schnell glanzlos. Mit Wasser reagiert es heftig unter Wasserstoffentwicklung und Bildung einer Lösung von Lithiumhydroxid; löslich in Methanol unter Wasserstoffentwicklung und Bildung einer Lösung von Lithiummethanolat; praktisch unlöslich in Ether und Petroläther.

Unter Petroläther oder flüssigem Paraffin zu lagern.

Lithiumcarbonat *R*

Li_2CO_3 M_r 73,9

Weißes, leichtes Pulver; wenig löslich in Wasser, sehr schwer löslich in Ethanol. Eine bei 20 °C gesättigte Lösung enthält etwa 1,3 Prozent (*m*/V) Li_2CO_3.

Lithiumchlorid *R*

LiCl M_r 42,39

Kristallines Pulver oder Körnchen oder kubische Kristalle, zerfließlich; leicht löslich in Wasser, löslich in Aceton und Ethanol. Wäßrige Lösungen sind neutral oder schwach alkalisch.

Lithiumhydroxid *R*

$LiOH \cdot H_2O$ M_r 41,96

Weißes, körniges Pulver, stark alkalische Reaktion, absorbiert leicht Wasser und Kohlendioxid; löslich in Wasser, wenig löslich in Ethanol.

Dicht verschlossen zu lagern.

Lithiumsulfat *R*

$Li_2SO_4 \cdot H_2O$ M_r 128,0

Farblose Kristalle; leicht löslich in Wasser, praktisch unlöslich in Ethanol.

Macrogol 300 *R*

Syn. Polyethylenglycol 300.

Klare, farblose bis fast farblose, viskose Flüssigkeit; mischbar mit Wasser, sehr leicht löslich in Aceton, Chloroform und Ethanol, praktisch unlöslich in Ether und fetten Ölen.

d_{20}^{20}: Etwa 1,13.

n_D^{20}: Etwa 1,465.

Viskosität (V.6.7.1): Etwa 80 mPa · s (etwa 80 cP).

Macrogol 400 *R*

Syn. Polyethylenglycol 400.

Klare, farblose bis fast farblose, viskose Flüssigkeit; mischbar mit Wasser, sehr leicht löslich in Aceton, Chloroform und Ethanol, praktisch unlöslich in Ether und fetten Ölen.

d_{20}^{20}: Etwa 1,13.

Viskosität (V.6.7.1): Etwa 130 mPa · s (etwa 130 cP).

Erstarrungstemperatur (V.6.12): Etwa 6 °C.

Macrogol 1000 *R*

Syn. Polyethylenglycol 1000.

Weiße, geruchlose, feste Masse von wachsartigem Aussehen; sehr leicht löslich in Wasser, leicht löslich in Chloroform und Ethanol, praktisch unlöslich in Ether und fetten Ölen.

Viskosität (V.6.7.1): Etwa 25 mPa · s (etwa 25 cP), an einer 50prozentigen Lösung *(m/m)* der Substanz bestimmt.

Erstarrungstemperatur (V.6.12): etwa 35 °C.

Macrogol 6000 *R*

Syn. Polyethylenglycol 6000.

Weiße, feste Masse von wachsartigem Aussehen; sehr leicht löslich in Wasser, leicht löslich in Chloroform und Ethanol, praktisch unlöslich in Ether und fetten Ölen.

Viskosität (V.6.7.1): 200 bis 500 mPa · s (200 bis 500 cP), an einer 50prozentigen Lösung (*m/m*) der Substanz bestimmt.

Erstarrungstemperatur (V.6.12): 55 bis 62 °C.

Macrogol 20 000 *R*

Syn. Polyethylenglycol 20 000.

Harte, weiße, wachsartige Masse; löslich in Wasser unter Bildung eines Gels.

Macrogoladipat *R*

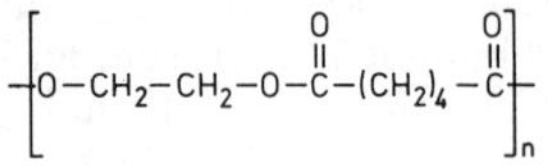

$(C_8H_{12}O_4)_n$ *M*r $(172,2)_n$

Poly(oxyethylenoxyadipoyl).

Weiße Masse von wachsartigem Aussehen; praktisch unlöslich in Wasser, löslich in Chloroform.

Smp: Etwa 43 °C.

Macrogolsuccinat *R*

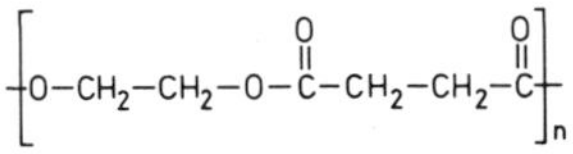

$(C_6H_8O_4)_n$ *M*r $(144,1)_n$

Poly(oxyethylenoxysuccinyl).

Weißes, kristallines Pulver; praktisch unlöslich in Wasser, löslich in Chloroform.

Smp: Etwa 102 °C.

Magnesium *R*

Mg *A*r 24,30

Silberweißes Band, Späne, Draht oder graues Pulver.

Magnesiumacetat *R*

$$Mg^{2\oplus}\ 2[H_3C{-}COO]^{\ominus} \cdot 4\,H_2O$$

$C_4H_6MgO_4 \cdot 4\,H_2O$ *M*r 214,5

Farblose, zerfließende Kristalle; leicht löslich in Wasser und Ethanol.

Magnesiumchlorid *R*

Muß der Monographie **Magnesiumchlorid (Magnesii chloridum)** entsprechen.

Magnesiumoxid *R*

Muß der Monographie **Leichtes Magnesiumoxid (Magnesii oxidum leve)** entsprechen.

Magnesiumoxid *R* 1

Magnesiumoxid *R*, das folgenden zusätzlichen Prüfungen entspricht:

Arsen (V.3.2.2): 0,5 g Substanz werden in einer Mischung von 5 ml Wasser und 5 ml Salzsäure 25 % *R* gelöst. Die Lösung muß der Grenzprüfung A auf Arsen entsprechen (2 ppm).

Eisen (V.3.2.9): 0,2 g Substanz werden in 6 ml Salzsäure 7 % *R* gelöst. Die mit Wasser zu 10 ml verdünnte Lösung muß der Grenzprüfung auf Eisen entsprechen (50 ppm).

Schwermetalle (V.3.2.8): 0,75 g Substanz werden in einer Mischung von 3 ml Wasser und 7 ml Salzsäure 25 % *R* gelöst. Nach Zusatz von 0,05 ml Phenolphthalein-Lösung *R* wird mit Ammoniak-Lösung 26 % *R* bis zur auftretenden Rosafärbung versetzt. Der Überschuß an Ammoniak wird mit Hilfe von Essigsäure 98 % *R* neutralisiert. Nach Zusatz von 0,5 ml im Überschuß wird mit Wasser zu 15 ml verdünnt und die Lösung, falls erforderlich, filtriert. 12 ml der Lösung müssen der Grenzprüfung A auf Schwermetalle entsprechen (10 ppm). Zur Herstellung der Referenzlösung wird eine Mischung von 5 ml Blei-Lösung (1 ppm Pb) *R* und 5 ml Wasser verwendet.

Magnesiumperchlorat *R*

$Mg(ClO_4)_2$ M_r 223,2

Kristalle oder Körnchen, weiß, hygroskopisch; sehr leicht löslich in Wasser, schwer löslich in wasserfreiem Ethanol.

Teilchengröße: Alle Teilchen müssen durch Sieb Nr. 1400 gehen; höchstens 15 Prozent dürfen durch Sieb Nr. 710 gehen.

Alkalisch reagierende Substanzen: 5 g Substanz werden mit 20 ml Ethanol 96 % *R* geschüttelt. Nach Zusatz von 0,5 ml Phenolphthalein-Lösung *R* muß die Lösung farblos bleiben.

Wasser (V.3.5.6): Höchstens 18 Prozent, nach der Karl-Fischer-Methode bestimmt.

Magnesiumsulfat *R*

Muß der Monographie **Magnesiumsulfat (Magnesii sulfas)** entsprechen.

Magnesiumsulfat, wasserfreies *RN*

Aus Magnesiumsulfat *R* durch Glühen bei 450 °C herzustellen.

Bei Bedarf frisch herzustellen.

Magnesiumuranylacetat-Lösung *R*

3,2 g Uranylacetat *R,* 10 g Magnesiumacetat *R,* 2 ml Essigsäure 98 % *R* und 30 ml Wasser werden auf dem Wasserbad bis zur vollständigen Lösung erwärmt. Die erkaltete Lösung wird mit 50 ml Ethanol 96 % *R* versetzt und mit Wasser zu 100 ml verdünnt. Nach 24 h langem Stehenlassen wird filtriert.

Maisöl *R*

Fettes Öl, das durch Auspressen oder durch Extraktion der Keimlinge von *Zea mays* L. gewonnen wird.

Klare, hellgelbe bis goldgelbe Flüssigkeit; praktisch unlöslich in Ethanol, mischbar mit Chloroform, Ether und Petroläther.

Prüfung auf Identität: Die Prüfung wird, wie unter „Identifizierung fetter Öle durch Dünnschichtchromatographie" (V.3.1.3) angegeben, durchgeführt. Das Chromatogramm der zu untersuchenden Substanz muß mit dem für Maisöl in der Abbildung angegebenen Schema vergleichbar sein.

Iodzahl (V.3.4.4): 103 bis 128.

Peroxidzahl (V.3.4.5): Höchstens 5.

Verseifungszahl (V.3.4.6): 187 bis 195.

Malachitgrün *R*

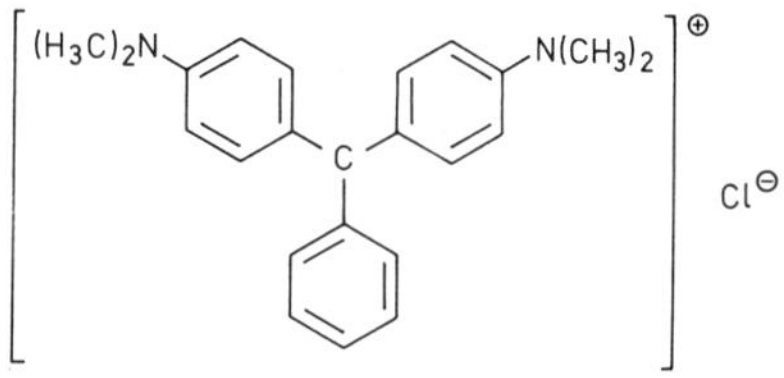

$C_{23}H_{25}ClN_2$ M_r 364,9

C.I. Nr. 42 000; Schultz Nr. 754.

Bis(4-dimethylaminophenyl)phenylmethyliumchlorid.

Grüne Kristalle mit metallischem Glanz; sehr leicht löslich in Wasser mit bläulichgrüner Farbe; löslich in Ethanol und Methanol.

Eine 0,001prozentige Lösung (*m*/V) der Substanz in Ethanol 96 % *R* zeigt ein Absorptionsmaximum (V.6.19) bei 617 nm.

Malachitgrün-Lösung *R*

0,5prozentige Lösung (*m*/V) in wasserfreier Essigsäure *R.*

Maleinsäure *R*

Muß der Monographie **Maleinsäure (Acidum maleicum)** entsprechen.

Maleinsäureanhydrid *R*

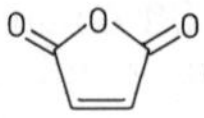

$C_4H_2O_3$ M_r 98,1

2,5-Furandion.

Weiße Kristalle; löslich in Wasser unter Bildung von Maleinsäure, sehr leicht löslich in Aceton und Ethylacetat, leicht löslich in Chloroform und Toluol, löslich in Ethanol unter Esterbildung, sehr schwer löslich in Petroläther.

Smp: Etwa 52 °C.

Der in Toluol unlösliche Rückstand darf höchstens 5 Prozent betragen (Maleinsäure).

Maleinsäureanhydrid-Lösung *R*

5prozentige Lösung (*m*/V) in Toluol *R*.

1 Monat lang haltbar; wird die Lösung trübe, ist sie zu filtrieren.

Mangan(IV)-oxid *R*

MnO_2 M_r 86,9

Schwarzes oder dunkelbraunes Pulver; praktisch unlöslich in Wasser.

Mangan(II)-sulfat *R*

$MnSO_4 \cdot H_2O$ M_r 169,0

Schwach rosa gefärbte Kristalle oder kristallines Pulver; leicht löslich in Wasser, praktisch unlöslich in Ethanol.

Glühverlust: 10,0 bis 12,0 Prozent, mit 1,000 g Substanz durch Glühen bei 500 °C bestimmt.

Mannitol *R*

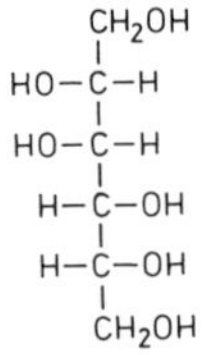

$C_6H_{14}O_6$ M_r 182,2

D-Mannitol.

Weißes, kristallines Pulver; leicht löslich in Wasser, sehr schwer löslich in Ethanol, praktisch unlöslich in Chloroform und Ether.

Smp: Etwa 167 °C.

Mannose *R*

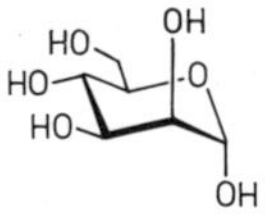

$C_6H_{12}O_6$ M_r 180,2

D-(+)-Mannose; α-D-Mannopyranose.

Weißes, kristallines Pulver oder kleine, weiße Kristalle; sehr leicht löslich in Wasser, schwer löslich in wasserfreiem Ethanol.

$[\alpha]_D^{20}$: + 13,7 bis 14,7°, an einer 20prozentigen Lösung (*m*/V) in Wasser bestimmt, das etwa 0,05 Prozent Ammoniak (NH_3) enthält.

Smp: Etwa 132 °C, unter Zersetzung.

Mayers Reagenz *R*

Kaliumquecksilberiodid-Lösung.

1,35 g Quecksilber(II)-chlorid *R* werden in 50 ml Wasser gelöst. Die Lösung wird mit 5 g Kaliumiodid *R* versetzt und mit Wasser zu 100 ml verdünnt.

Menthol *R*

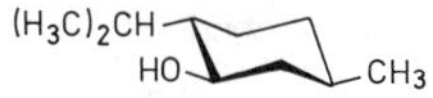

$C_{10}H_{20}O$ M_r 156,3
3-*p*-Menthanol.

Weißes, kristallines Pulver oder nadelförmige bis prismatische, farblose Kristalle; schwer löslich in Wasser, sehr leicht löslich in Chloroform, Ethanol und Ether, leicht löslich in flüssigem Paraffin und fetten sowie ätherischen Ölen.

(–)-*Menthol* (natürliches oder synthetisches), Smp: Etwa 42 °C.

$[\alpha]_D^{20}$: Etwa –50°, an einer 5prozentigen Lösung (*m*/V) in Ethanol 96 % *R* bestimmt.

(±)-*Menthol,*
Smp: Etwa 34 °C.

Menthylacetat *R*

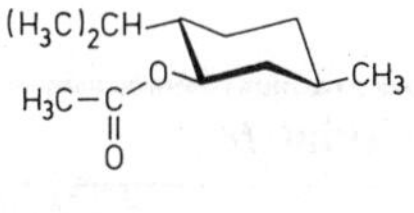

$C_{12}H_{22}O_2$ M_r 198,3
Racemisches 3-*p*-Menthylacetat.

Farblose Flüssigkeit; schwer löslich in Wasser, mischbar mit Ethanol und Ether.

d_{20}^{20}: Etwa 0,92.

n_D^{20}: Etwa 1,447.

Sdp: Etwa 225 °C.

Mercaptopurin *R*

Muß der Monographie **Mercaptopurin (Mercaptopurinum)** entsprechen.

Metanilgelb *R*

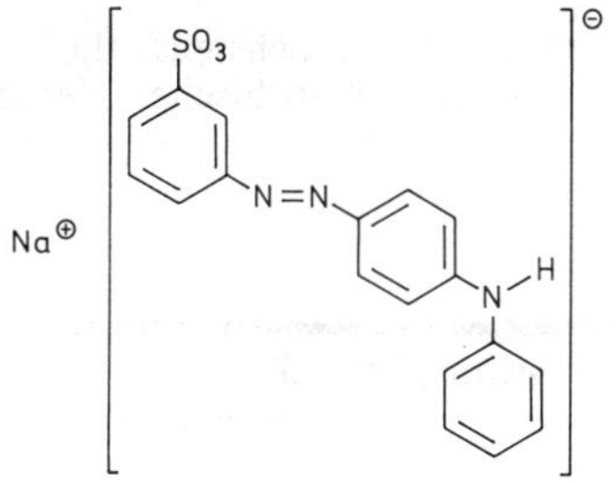

$C_{18}H_{14}N_3NaO_3S$ M_r 375,4
C.I. Nr. 13 065; Schultz Nr. 169.
3-(4-Anilinophenylazo)benzolsulfonsäure, Natriumsalz.

Bräunlichgelbes Pulver; löslich in Wasser und Ethanol, sehr schwer löslich in Ether.

Metanilgelb-Lösung *R*

0,1prozentige Lösung (*m*/V) in Methanol *R*.

Empfindlichkeitsprüfung: 50 ml wasserfreie Essigsäure *R* werden mit 0,1 ml der Metanilgelb-Lösung versetzt. Nach Zusatz von 0,05 ml 0,1 N-Perchlorsäure muß die rötliche Färbung nach Violett umschlagen.
Umschlagsbereich: *p*H-Wert 1,2 (rot) bis 2,3 (gelborange).

Methanol *R*

CH_3OH

CH_4O M_r 32,04

Klare, farblose, entflammbare Flüssigkeit; mischbar mit Wasser und Ethanol.

d_{20}^{20}: 0,791 bis 0,793.

Sdp: 64 bis 65 °C.

Methanol, wasserfreies *R*

1000 ml Methanol *R* werden mit 5 g Magnesium *R* versetzt. Falls erforderlich, wird die Reaktion durch Zusatz von 0,1 ml Quecksilber(II)-chlorid-Lösung *R* eingeleitet. Nach Abklingen der Gasentwicklung wird die Flüssigkeit destilliert und das Destillat, vor Feuchtigkeit geschützt, in einem trockenen Gefäß aufgefangen.

Wasser (V.3.5.6): Höchstens 0,03 Prozent (m/V), nach der Karl-Fischer-Methode bestimmt.

Methansulfonsäure *R*

H_3C-SO_3H

CH_4O_3S M_r 96,1

Klare, farblose Flüssigkeit, bei etwa 20 °C erstarrend; mischbar mit Wasser, schwer löslich in Toluol, praktisch unlöslich in Hexan.

d_{20}^{20}: Etwa 1,48.

n_D^{20}: Etwa 1,430.

Methenamin *R*

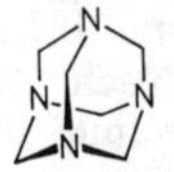

$C_6H_{12}N_4$ M_r 140,2

1,3,5,7-Tetraazaadamantan; Hexamethylentetramin.

Farbloses, kristallines Pulver; sehr leicht löslich in Wasser.

L-Methionin *R*

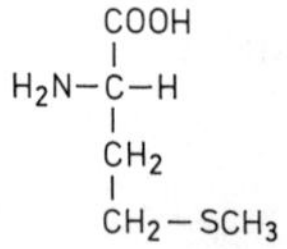

$C_5H_{11}NO_2S$ M_r 149,2

(S)-2-Amino-4-(methylthio)buttersäure.

Weißes bis fast weißes, kristallines Pulver oder Plättchen; löslich in Wasser, schwer löslich in Ethanol, leicht löslich in Mineralsäuren.

$[\alpha]_D^{20}$: +22 bis +25°, an einer 5,0prozentigen Lösung (*m*/V) in 1N-Salzsäure bestimmt.

Methoxyphenylessigsäure *R*

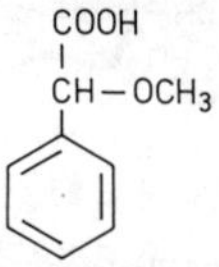

$C_9H_{10}O_3$ M_r 166,2

(*RS*)-2-Methoxy-2-phenylessigsäure.

Weißes, kristallines Pulver oder weiße bis fast weiße Kristalle; wenig löslich in Wasser, leicht löslich in Ethanol und Ether.

Smp: Etwa 70 °C.

Kühl zu lagern.

Methoxyphenylessigsäure-Reagenz *R*

2,7 g Methoxyphenylessigsäure *R* werden in 6 ml Tetramethylammoniumhydroxid-Lösung *R* gelöst. Die Lösung wird mit 20 ml wasserfreiem Ethanol *R* versetzt.

In einem Plastikbehältnis zu lagern.

Methylarachidat *R*

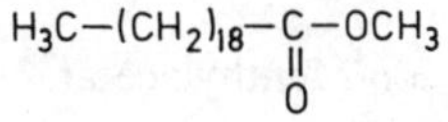

$C_{21}H_{42}O_2$ M_r 326,6

Methylicosanoat.

Mindestens 98,0 Prozent $C_{21}H_{42}O_2$, mit Hilfe der Gaschromatographie (V.3.3.6) bestimmt.

Weiße bis gelbliche, kristalline Masse; löslich in Chloroform, Ethanol und Petroläther.

Smp: Etwa 46 °C.

Methylcellulose 450 *R*

Muß der Monographie **Methylcellulose (Methylcellulosum)** entsprechen. Die Viskosität beträgt 450 mPa · s.

Methyldecanoat *R*

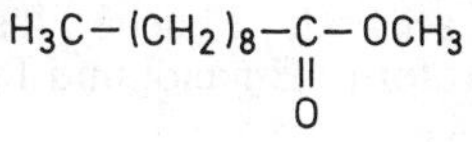

$C_{11}H_{22}O_2$ M_r 186,3

Mindestens 99,0 Prozent $C_{11}H_{22}O_2$.

Klare, farblose bis gelbliche Flüssigkeit; löslich in Chloroform und Petroläther.

d_{20}^{20}: 0,871 bis 0,876.

n_D^{20}: 1,425 bis 1,426.

Fremde Substanzen: Die Prüfung erfolgt mit Hilfe der Gaschromatographie (V.6.20.3), wobei gleiche Volumteile der folgenden Lösungen injiziert werden: (1) eine 0,002prozentige Lösung (*m*/V) der Substanz in Schwefelkohlenstoff *R*, (2) eine 0,2prozentige Lösung (*m*/V) der Substanz in Schwefelkohlenstoff *R* und (3) Schwefelkohlenstoff *R*. Die Prüfung erfolgt wie in der Monographie **Wollwachs (Adeps lanae)**, Prüfung auf Butylhydroxytoluol, angegeben. Die Gesamtfläche der Peaks, ausgenommen der Peak des Lösungsmittels und der Hauptpeak, im Chromatogramm der Lösung (2) muß kleiner sein als der Hauptpeak im Chromatogramm der Lösung (1).

Methylenbisacrylamid *R*

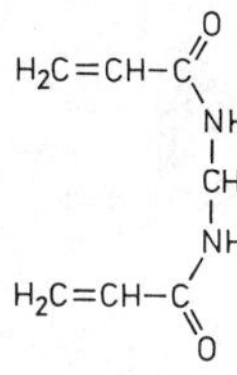

$C_7H_{10}N_2O_2$ M_r 154,2

N,N'-Methylendipropenamid.

Feines, weißes bis fast weißes Pulver; schwer löslich in Wasser, löslich in Ethanol.

Die Substanz schmilzt unter Zersetzung oberhalb 300 °C.

Methylenbisdimethylanilin *R*

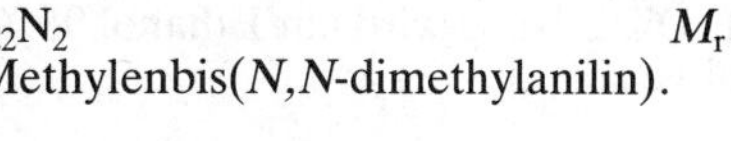

$C_{17}H_{22}N_2$ M_r 254,4

4,4'-Methylenbis(*N,N*-dimethylanilin).

Kristalle oder Blättchen, weiß bis bläulichweiß, praktisch unlöslich in Wasser, schwer löslich in Ethanol, löslich in Mineralsäuren, leicht löslich in Ether.

Smp: Etwa 90 °C.

Methylenblau *R*

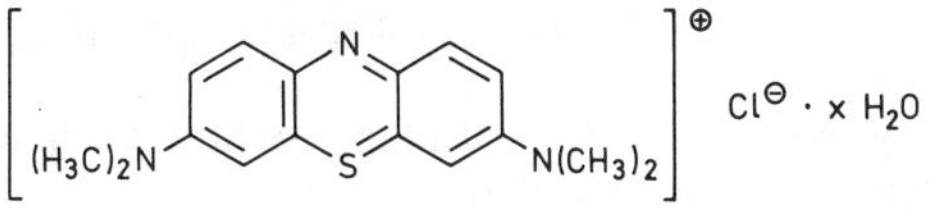

$C_{16}H_{18}ClN_3S \cdot \times H_2O$ M_r 319,9
für die wasserfreie Substanz.

C.I. Nr. 52015; Schultz Nr. 1038.

3,7-Bis(dimethylamino)phenothiazinyliumchlorid; Syn. Methylthioniniumchlorid (INN).

Die Substanz kommt in verschiedenen Hydratformen vor und kann bis zu 22 Prozent Wasser enthalten.

Dunkelgrünes bis bronzefarbiges, kristallines Pulver; leicht löslich in Wasser, löslich in Ethanol.

Methylenblau-Lösung *RN*

0,15 g Methylenblau *R* werden zu 100 ml gelöst.

Methylgrün *R*

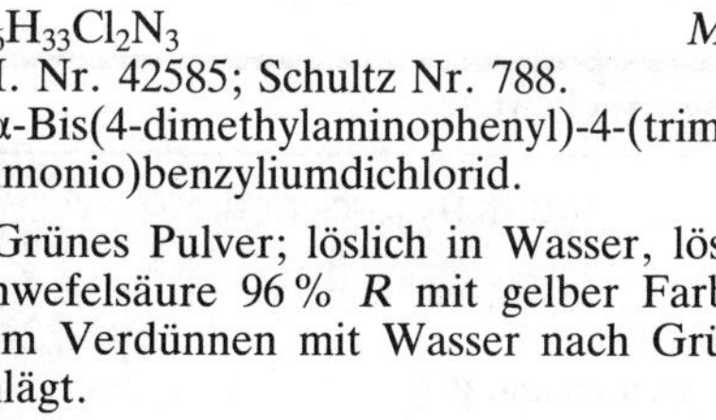

$C_{26}H_{33}Cl_2N_3$ M_r 458,5

C.I. Nr. 42585; Schultz Nr. 788.

α,α-Bis(4-dimethylaminophenyl)-4-(trimethylammonio)benzyliumdichlorid.

Grünes Pulver; löslich in Wasser, löslich in Schwefelsäure 96 % *R* mit gelber Farbe, die beim Verdünnen mit Wasser nach Grün umschlägt.

Methylgrün-Papier *R*

Dünne Streifen eines geeigneten Filtrierpapiers werden mit einer 4prozentigen Lösung (*m*/V) von Methylgrün *R* imprägniert und an der Luft trocknen gelassen. Die Streifen werden 1 h lang mit einer Lösung imprägniert, die 14 Prozent (*m*/V) Kaliumiodid *R* und 20 Prozent (*m*/V) Quecksilber(II)-iodid *R* enthält. Die Streifen werden mit Wasser so lange abgewaschen, bis das Waschwasser fast farblos ist, und an der Luft trocknen gelassen.

Vor Licht geschützt zu lagern und innerhalb von 48 h zu verwenden.

Methyl-4-hydroxybenzoat *R*

Die Substanz muß der Monographie **Methyl-4-hydroxybenzoat (Methylis parahydroxybenzoas)** entsprechen.

Methyllaurat *R*

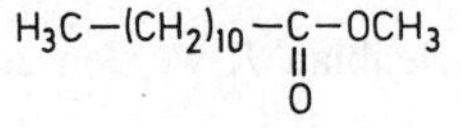

$C_{13}H_{26}O_2$ *M*r 214,4

Methyldodecanoat.

Mindestens 98,0 Prozent $C_{13}H_{26}O_2$, mit Hilfe der Gaschromatographie (V.3.3.6) bestimmt.

Farblose bis gelblich gefärbte Flüssigkeit; löslich in Chloroform, Ethanol und Petroläther.

d_{20}^{20}: Etwa 0,87.

n_D^{20}: Etwa 1,431.

Smp: Etwa 5 °C.

Methylmyristat *R*

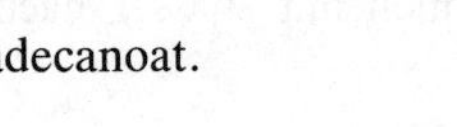

$C_{15}H_{30}O_2$ *M*r 242,4

Methyltetradecanoat.

Mindestens 98,0 Prozent $C_{15}H_{30}O_2$, mit Hilfe der Gaschromatographie (V.3.3.6) bestimmt.

Farblose bis schwach gelbliche Flüssigkeit; löslich in Chloroform, Ethanol und Petroläther.

d_{20}^{20}: Etwa 0,87.

n_D^{20}: Etwa 1,437.

Smp: Etwa 20 °C.

Methyloleat *R*

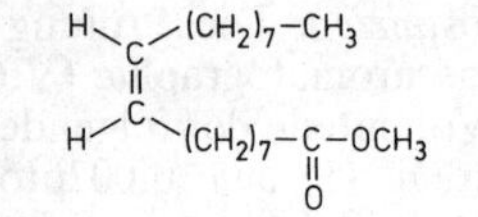

$C_{19}H_{36}O_2$ *M*r 296,4

(*Z*)-Methyl-9-octadecenoat.

Mindestens 98,0 Prozent $C_{19}H_{36}O_2$, mit Hilfe der Gaschromatographie (V.3.3.6) bestimmt.

Farblose bis schwach gelbliche Flüssigkeit; löslich in Chloroform, Ethanol und Petroläther.

d_{20}^{20}: Etwa 0,88.

n_D^{20}: Etwa 1,452.

Methylorange *R*

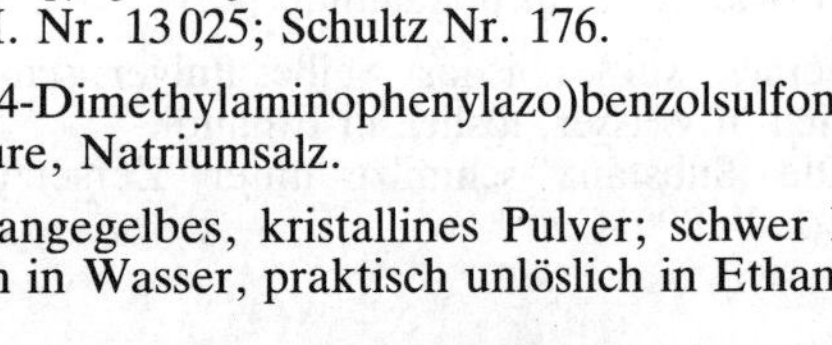

$C_{14}H_{14}N_3NaO_3S$ *M*r 327,3

C.I. Nr. 13025; Schultz Nr. 176.

4-(4-Dimethylaminophenylazo)benzolsulfonsäure, Natriumsalz.

Orangegelbes, kristallines Pulver; schwer löslich in Wasser, praktisch unlöslich in Ethanol.

Methylorange-Lösung *R*

0,1 g Methylorange *R* werden in 80 ml Wasser gelöst. Die Lösung wird mit Ethanol 96 % *R* zu 100 ml verdünnt.

Empfindlichkeitsprüfung: Eine Mischung von 0,1 ml der Methylorange-Lösung und 100 ml kohlendioxidfreiem Wasser *R* muß gelb gefärbt sein. Bis zum Farbumschlag nach Rot dürfen höchstens 0,1 ml 0,1N-Salzsäure verbraucht werden.

Umschlagsbereich: *p*H-Wert 3,0 (rot) bis 4,4 (gelb).

Methylorange-Mischindikator-Lösung *R*

20 mg Methylorange *R* und 0,1 g Bromcresolgrün *R* werden in 1 ml 0,2N-Natriumhydroxid-Lösung gelöst. Die Lösung wird mit Wasser zu 100 ml verdünnt.

Umschlagsbereich: *p*H-Wert 3,0 (orange) bis 4,4 (olivgrün).

Methylpalmitat *R*

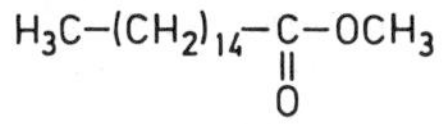

$C_{17}H_{34}O_2$ M_r 270,5
Methylhexadecanoat.

Mindestens 98,0 Prozent $C_{17}H_{34}O_2$, mit Hilfe der Gaschromatographie (V.3.3.6) bestimmt.

Weiße bis gelbliche, kristalline Masse; löslich in Chloroform, Ethanol und Petroläther.

Smp: Etwa 30 °C.

Methylphenyloxazolylbenzol *R*

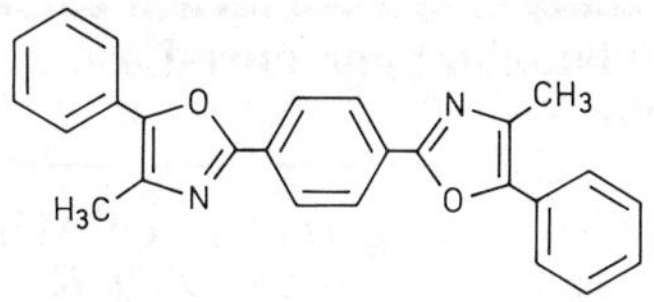

$C_{26}H_{20}N_2O_2$ M_r 392,5
2,2′-*p*-Phenylenbis(4-methyl-5-phenyloxazol).

Feines, grünlichgelbes Pulver mit blauer Fluoreszenz oder kleine Kristalle; löslich in Ethanol, wenig löslich in Xylol.

Smp: Etwa 233 °C.

Methylphenyloxazolylbenzol, das in der Szintillationsmessung verwendet wird, muß eine dafür geeignete Qualität haben.

Methylpiperazin *R*

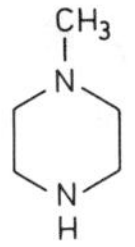

$C_5H_{12}N_2$ M_r 100,2
1-Methylpiperazin.

Farblose Flüssigkeit; mischbar mit Wasser und Ethanol.

d_{20}^{20}: Etwa 0,90.

n_D^{20}: Etwa 1,466.

Sdp: Etwa 138 °C.

2-Methyl-1-propanol *RN*

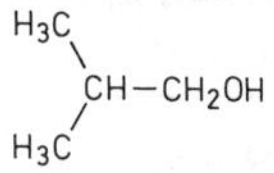

$C_4H_{10}O$ M_r 74,1

Klare, farblose Flüssigkeit; mischbar mit Ethanol und Ether.

n_D^{15}: 1,397 bis 1,399.

Destillationsbereich (V.6.8): Zwischen 107 und 109 °C destillieren mindestens 96 Prozent der Substanz über.

Löslichkeit in Wasser: 1,0 ml Substanz muß sich in 10 ml Wasser vollständig und klar lösen.

Aldehyde: 0,5 ml Substanz werden mit 20 ml Wasser und 2 ml Schiffs Reagenz *RN* gemischt. Nach 10 min darf diese Mischung nicht stärker gefärbt sein als eine gleichzeitig hergestellte Mischung von 2 ml Schiffs Reagenz *RN* und 20 ml Wasser.

Methylrot *R*

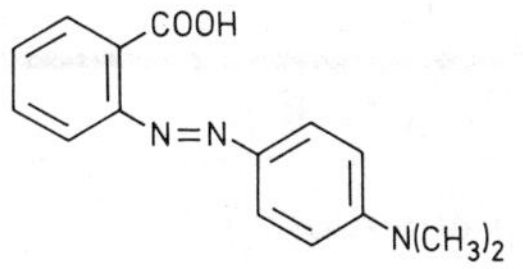

$C_{15}H_{15}N_3O_2$ M_r 269,3
C.I. Nr. 13020; Schultz Nr. 250.

2-(4-Dimethylaminophenylazo)benzoesäure.

Dunkelrotes Pulver oder violette Kristalle; praktisch unlöslich in Wasser, löslich in Ethanol.

Methylrot-Lösung *R*

50 mg Methylrot *R* werden in einer Mischung von 1,86 ml 0,1N-Natriumhydroxid-Lösung und 50 ml Ethanol 96 % *R* gelöst. Die Lösung wird mit Wasser zu 100 ml verdünnt.

Empfindlichkeitsprüfung: Eine Mischung von 0,1 ml der Methylrot-Lösung, 100 ml kohlendioxidfreiem Wasser *R* und 0,05 ml 0,02 N-Salzsäure muß rot gefärbt sein. Bis zum Farbumschlag nach Gelb dürfen höchstens 0,1 ml 0,02 N-Natriumhydroxid-Lösung verbraucht werden.

Umschlagsbereich: *p*H-Wert 4,4 (rot) bis 6,0 (gelb).

Methylrot-Mischindikator-Lösung *R*

0,1 g Methylrot *R* und 50 mg Methylenblau *R* werden in 100 ml Ethanol 96 % *R* gelöst.

Umschlagsbereich: *p*H-Wert 5,2 (rotviolett) bis 5,6 (grün).

Methylstearat *R*

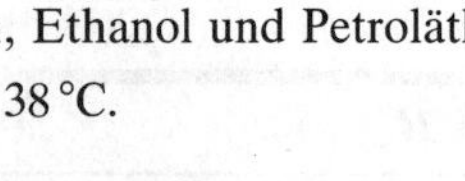

$C_{19}H_{38}O_2$ M_r 298,5

Methyloctadecanoat.

Mindestens 98,0 Prozent $C_{19}H_{38}O_2$, mit Hilfe der Gaschromatographie (V.3.3.6) bestimmt.

Weiße bis gelbliche, kristalline Masse; löslich in Chloroform, Ethanol und Petroläther.

Smp: Etwa 38 °C.

Millons Reagenz *R*

Quecksilbernitrat-Lösung

3 ml Quecksilber *R* werden in 27 ml rauchender Salpetersäure *R* gelöst.

Die Lösung wird vorsichtig und unter Kühlung mit dem gleichen Volumen Wasser verdünnt.

Vor Licht geschützt zu lagern. Höchstens 2 Monate lang haltbar.

Molybdänschwefelsäure *R* 2

Etwa 50 mg Ammoniummolybdat *R* werden in 10 ml Schwefelsäure 96 % *R* gelöst.

Molybdänschwefelsäure *R* 3

Unter Erhitzen werden 2,5 g Ammoniummolybdat *R* in 20 ml Wasser gelöst. Getrennt werden 28 ml Schwefelsäure 96 % *R* mit 50 ml Wasser gemischt. Die Mischung wird abgekühlt. Beide Lösungen werden gemischt und mit Wasser zu 100 ml verdünnt.

In einem Plastikbehältnis zu lagern.

Molybdatophosphorsäure *R*

$12\,MoO_3 \cdot H_3PO_4 \cdot x\,H_2O$.

Feine, orangegelbe Kristalle; leicht löslich in Wasser, löslich in Ethanol und Ether.

Molybdatophosphorsäure-Lösung *R*

4 g Molybdatophosphorsäure *R* werden in Wasser zu 40 ml gelöst. Vorsichtig und unter Kühlung werden 60 ml Schwefelsäure 96 % *R* hinzugegeben. Bei Bedarf frisch herzustellen.

Molybdatophosphorsäure-Lösung, ethanolische *RN*

20prozentige Lösung (*m*/V) von Molybdatophosphorsäure *R* in Ethanol 96 % *R*.

Molybdat-Vanadat-Reagenz *R*

In einem 150-ml-Becherglas werden 4 g fein gepulvertes Ammoniummolybdat *R* und 0,1 g fein gepulvertes Ammoniumvanadat *R* gemischt. Nach Zusatz von 70 ml Wasser werden die Kristalle mit Hilfe eines Glasstabes zerstoßen. Die innerhalb von einigen Minuten erhaltene klare Lösung wird nach Zusatz von 20 ml Salpetersäure 65 % *R* mit Wasser zu 100 ml verdünnt.

Molybdat-Vanadat-Reagenz *R* 2

Lösung I: 10 g Ammoniummolybdat *R* werden in Wasser gelöst. Nach Zusatz von 1 ml Ammoniak-Lösung 17 % *R* wird mit Wasser zu 100 ml verdünnt.

Lösung II: 2,5 g Ammoniumvanadat *R* werden in heißem Wasser gelöst. Nach Zusatz von 14 ml Salpetersäure 65 % *R* wird mit Wasser zu 500 ml verdünnt.

96 ml Salpetersäure 65 % *R* werden mit 100 ml Lösung I und 100 ml Lösung II gemischt und mit Wasser zu 500 ml verdünnt.

Molybdat-Wolframat-Reagenz *R*

100 g Natriumwolframat *R* und 25 g Natriummolybdat *R* werden in 700 ml Wasser gelöst. Nach Zusatz von 100 ml Salzsäure 36 % *R* und 50 ml Phosphorsäure 85 % *R* wird die Mischung 10 h lang in einer Glasapparatur unter Rückfluß erhitzt. Nach Zusatz von 150 g Lithiumsulfat *R* und 50 ml Wasser werden einige Tropfen Brom *R* hinzugefügt. Die Mischung wird zum Entfernen des Überschusses an Brom gekocht (15 min lang), abgekühlt, mit Wasser zu 1000 ml verdünnt und filtriert. Das Reagenz sollte gelb gefärbt sein. Hat es eine grünliche Färbung, ist es für den Gebrauch ungeeignet; durch Kochen mit einigen Tropfen Brom *R* kann es aber wieder regeneriert werden, dabei muß aber der Überschuß an Brom durch Kochen entfernt werden.

Bei 2 bis 8 °C zu lagern.

Molybdat-Wolframat-Reagenz, verdünntes *R*

1 Volumteil Molybdat-Wolframat-Reagenz *R* wird mit 2 Volumteilen Wasser verdünnt.

Morphinhydrochlorid *R*

Muß der Monographie **Morphinhydrochlorid (Morphini hydrochloridum)** entsprechen.

Morpholin *R*

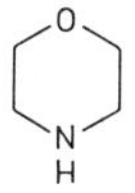

C_4H_9NO M_r 87,1

Farblose, hygroskopische, entflammbare Flüssigkeit; löslich in Wasser und Ethanol.

d_{20}^{20}: Etwa 1,01.

Destillationsbereich (V.6.8): Mindestens 95 Prozent müssen zwischen 126 und 130 °C destillieren.

Naphthalin *R*

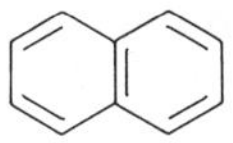

$C_{10}H_8$ M_r 128,2

Weiße Kristalle; praktisch unlöslich in Wasser, leicht löslich in Chloroform und Ether, löslich in Ethanol.

Smp: Etwa 80 °C.

Naphthalin, das in der Szintillationsmessung verwendet wird, muß eine dafür geeignete Qualität haben.

Naphtharson *R*

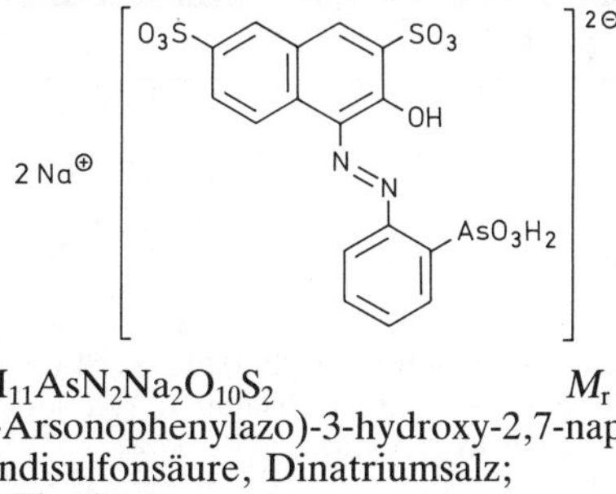

$C_{16}H_{11}AsN_2Na_2O_{10}S_2$ M_r 576,3

4-(2-Arsonophenylazo)-3-hydroxy-2,7-naphthalindisulfonsäure, Dinatriumsalz;
Syn. Thorin.

Rotes Pulver; löslich in Wasser.

Naphtharson-Lösung *R*

0,058prozentige Lösung (*m*/V).

Empfindlichkeitsprüfung: 50 ml Ethanol 96 % *R* werden mit 20 ml Wasser, 1 ml 0,1 N-Schwefelsäure und 1 ml Naphtharson-Lösung versetzt. Auf Zusatz von 0,025 M-Bariumperchlorat-Lösung muß die orangegelbe Färbung nach Orangerot umschlagen.

Die Lösung ist, vor Licht geschützt, eine Woche lang haltbar.

1-Naphthol *R*

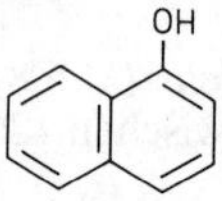

$C_{10}H_8O$ M_r 144,2

Syn. α-Naphthol.

Weißes, kristallines Pulver oder farblose bis weiße Kristalle, färbt sich am Licht dunkel; schwer löslich in Wasser, leicht löslich in Chloroform, Ethanol und Ether.

Smp: Etwa 95 °C.

Vor Licht geschützt zu lagern.

1-Naphthol-Lösung *R*

0,10 g 1-Naphthol *R* werden in 3 ml einer 15prozentigen Lösung (*m*/V) von Natriumhydroxid *R* gelöst. Die Lösung wird mit Wasser zu 100 ml verdünnt.

Bei Bedarf frisch herzustellen.

2-Naphthol *R*

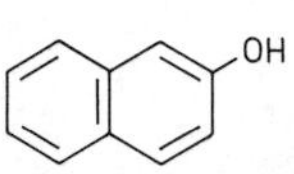

$C_{10}H_8O$ M_r 144,2

Syn. β-Naphthol.

Weiße bis schwach rosa gefärbte Kristalle oder Plättchen; sehr schwer löslich in Wasser, sehr leicht löslich in Ethanol.

Smp: Etwa 122 °C.

Vor Licht geschützt zu lagern.

2-Naphthol-Lösung *R*

5 g frisch umkristallisiertes 2-Naphthol *R* werden in 40 ml Natriumhydroxid-Lösung 8,5 % *R* gelöst. Die Lösung wird mit Wasser zu 100 ml verdünnt.

Bei Bedarf frisch herzustellen.

Naphtholbenzein *R*

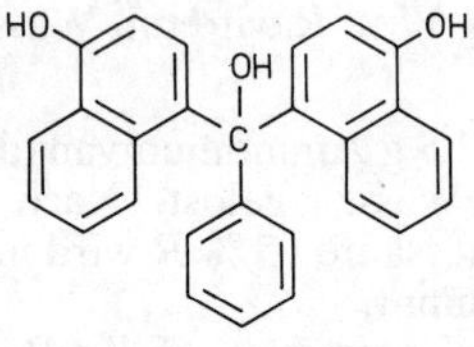

$C_{27}H_{20}O_3$ M_r 392,5

α,α-Bis(4-hydroxy-1-naphthyl)benzylalkohol.

Rotbraunes Pulver oder braunschwarze, glänzende Kristalle; praktisch unlöslich in Wasser, löslich in Essigsäure 98 % und Ethanol.

Naphtholbenzein-Lösung *R*

0,2prozentige Lösung (*m*/V) in wasserfreier Essigsäure *R*.

Empfindlichkeitsprüfung: 50 ml Essigsäure 98 % *R* werden mit 0,25 ml der Naphtholbenzein-Lösung versetzt. Die Lösung muß gelbbraun gefärbt sein. Bis zum Farbumschlag nach Grün dürfen höchstens 0,05 ml 0,1 N-Perchlorsäure verbraucht werden.

Naphtholgelb *R*

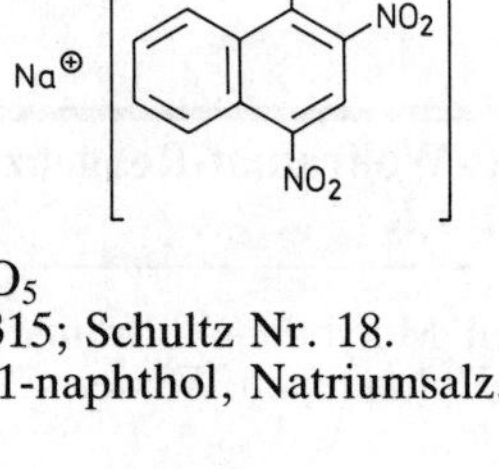

$C_{10}H_5N_2NaO_5$ M_r 256,2

C.I. Nr. 10315; Schultz Nr. 18.

2,4-Dinitro-1-naphthol, Natriumsalz.

Orangegelbes Pulver oder Kristalle; leicht löslich in Wasser, schwer löslich in Ethanol.

Die wäßrige Lösung der Substanz zeigt ein Absorptionsmaximum (V.6.19) bei 440 nm.

Umschlagsbereich: *p*H-Wert 2,0 (farblos) bis 3,2 (gelb).

Naphtholgelb S *RN*

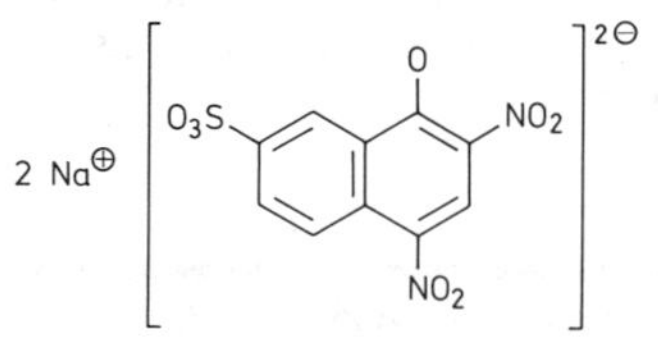

$C_{10}H_4N_2Na_2O_8S$ — M_r 358,2
C.I.Nr. 10316

8-Hydroxy-5,7-dinitro-2-naphthalinsulfonsäure, Dinatriumsalz.

Gelbes oder orangegelbes Pulver; in Wasser leicht löslich.

Dünnschichtchromatographie (V.6.20.2): Wird die Substanz unter den Bedingungen und in der Konzentration, wie unter **Spitzwegerichkraut** angegeben, geprüft, zeigt das Chromatogramm von 20 µl der Lösung nach Detektion eine gelbgefärbte Hauptzone mit einem Rf-Wert von etwa 0,5.

1-Naphthylamin *R*

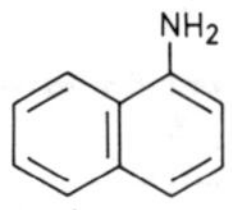

$C_{10}H_9N$ — M_r 143,2
Syn. α-Naphthylamin.

Weißes kristallines Pulver, färbt sich an Licht und Luft rötlich; schwer löslich in Wasser, leicht löslich in Ethanol und Ether.

Smp: Etwa 51 °C.

Vor Licht geschützt zu lagern.

Naphthylethylendiamindihydrochlorid *R*

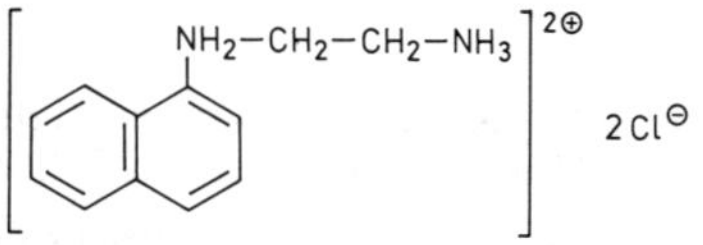

$C_{12}H_{16}Cl_2N_2$ — M_r 259,2
N-(1-Naphthyl)ethylendiamin-dihydrochlorid.

Weißes bis gelblichweißes Pulver; löslich in Wasser, schwer löslich in Ethanol. Die Substanz kann Kristallmethanol enthalten.

Natrium *R*

Na — A_r 22,99

Metall, dessen frisch geschnittene Oberfläche glänzendes, silbergraues Aussehen hat. An der Luft wird die Oberfläche schnell glanzlos, oxidiert vollständig zu Natriumhydroxid und geht in Natriumcarbonat über. Mit Wasser reagiert es heftig unter Wasserstoffentwicklung und Bildung einer Lösung von Natriumhydroxid; löslich in wasserfreiem Methanol unter Wasserstoffentwicklung und Bildung einer Lösung von Natriummethanolat; praktisch unlöslich in Ether und Petroläther.

Dicht verschlossen, unter Petroläther oder flüssigem Paraffin zu lagern.

Natriumacetat *R*

Muß der Monographie **Natriumacetat (Natrii acetas)** entsprechen.

Natriumacetat-Lösung *R*

56 g Natriumacetat *R* werden in Wasser gelöst. Nach Zusatz von 24 ml Essigsäure 98 % *R* wird mit Wasser zu 100,0 ml verdünnt.

Natriumacetat, wasserfreies *R*

$Na^{\oplus}$ $[H_3C{-}COO]^{\ominus}$

$C_2H_3NaO_2$ M_r 82,0

Kristalle oder Körnchen, farblos; sehr leicht löslich in Wasser, wenig löslich in Ethanol.

Trocknungsverlust (V.6.22): Höchstens 2,0 Prozent, durch Trocknen im Trockenschrank bei 100 bis 105 °C bis zur konstanten Masse bestimmt.

Natriumascorbat-Lösung *R*

3,5 g Ascorbinsäure *R* werden in 20 ml 1 N-Natriumhydroxid-Lösung gelöst.

Bei Bedarf frisch herzustellen.

Natriumazid *R*

NaN_3 M_r 65,0

Weißes, kristallines Pulver oder Kristalle; leicht löslich in Wasser, schwer löslich in Ethanol, praktisch unlöslich in Ether.

Natriumbismutat *R*

$NaBiO_3$ M_r 280,0

Mindestens 85,0 Prozent $NaBiO_3$.

Gelbes bis gelblichbraunes Pulver, sich langsam in feuchter Atmosphäre oder bei höherer Temperatur zersetzend; praktisch unlöslich in kaltem Wasser.

Gehaltsbestimmung: 0,200 g Substanz werden in 10 ml einer 20prozentigen Lösung (*m*/V) von Kaliumiodid *R* suspendiert. Nach Zusatz von 20 ml Schwefelsäure 10 % *R* und 1 ml Stärke-Lösung *R* wird mit 0,1 N-Natriumthiosulfat-Lösung bis zur Orangefärbung titriert.

1 ml 0,1 N-Natriumthiosulfat-Lösung entspricht 14,00 mg $NaBiO_3$.

Natriumbromid *R*

Muß der Monographie **Natriumbromid (Natrii bromidum)** entsprechen.

Natriumcarbonat *R*

Muß der Monographie **Natriumcarbonat-Decahydrat (Natrii carbonas decahydricus)** entsprechen.

Natriumcarbonat, wasserfreies *R*

Na_2CO_3 M_r 106,0

Weißes, hygroskopisches Pulver; leicht löslich in Wasser. Wird die Substanz auf etwa 300 °C erhitzt, darf der Masseverlust höchstens 1 Prozent betragen.

Natriumcarbonat-Lösung *R*

10,6prozentige Lösung (*m*/V) von wasserfreiem Natriumcarbonat *R*.

Natriumcarbonat-Lösung *R* 1

2prozentige Lösung (*m*/V) von wasserfreiem Natriumcarbonat *R* in 0,1 N-Natriumhydroxid-Lösung.

Natriumcarbonat-Natriumchlorid-Lösung *RN*

Mit Natriumchlorid *R* gesättigte, 2,0prozentige Lösung (*m*/V) von wasserfreiem Natriumcarbonat *R*.

Natriumchlorid *R*

Muß der Monographie **Natriumchlorid (Natrii chloridum)** entsprechen.

Natriumchlorid-Lösung *R*

20prozentige Lösung (*m*/*m*).

0,15 M-Natriumchlorid-Lösung *R*

Lösung von Natriumchlorid *R*, entsprechend 8,766 g NaCl in 1000,0 ml.

Natriumchlorid-Lösung, citrathaltige *R*

5 Volumteile einer 0,9prozentigen Lösung (*m*/V) von Natriumchlorid *R* werden mit 1 Volumteil einer 3,8prozentigen Lösung (*m*/V) von Natriumcitrat *R* gemischt.

Natriumchlorid-Lösung, gesättigte *RN*

Natriumchlorid *R* wird mit der doppelten Menge Wasser versetzt und bis zur Sättigung unter gelegentlichem Schütteln stehengelassen. Vor Gebrauch wird die Lösung von ungelöster Substanz abgegossen und, falls erforderlich, filtriert.

Natriumcitrat *R*

Muß der Monographie **Natriumcitrat (Natrii citras)** entsprechen.

Natriumdiethyldithiocarbamat *R*

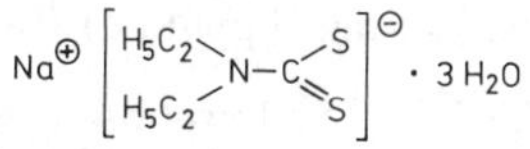

$C_5H_{10}NNaS_2 \cdot 3\,H_2O$ M_r 225,3

Weiße bis farblose Kristalle; leicht löslich in Wasser, löslich in Ethanol. Die wäßrige Lösung ist farblos.

Natriumdiethyldithiocarbamat-Lösung *R*

0,1prozentige Lösung (*m*/V).

Bei Bedarf frisch herzustellen.

Natriumdihydrogenphosphat *R*

Muß der Monographie **Natriumdihydrogenphosphat-Dihydrat (Natrii dihydrogenophosphas dihydricus)** entsprechen.

Natriumdiphosphat *R*

$Na_4P_2O_7 \cdot 10\,H_2O$ M_r 446,1
Natriumdiphosphat, Decahydrat

Farblose, schwach verwitternde Kristalle; leicht löslich in Wasser.

Natriumdisulfit *R*

$Na_2S_2O_5$ M_r 190,1
Mindestens 95,0 Prozent $Na_2S_2O_5$.

Weißes bis fast weißes Pulver oder farblose, prismatische Kristalle; leicht löslich in Wasser, schwer löslich in Ethanol.

Natriumdithionit *R*

$Na_2S_2O_4$ M_r 174,1

Weißes bis grauweißes, kristallines Pulver; an der Luft oxydierend; sehr leicht löslich in Wasser, schwer löslich in Ethanol.

Dicht verschlossen.

Natriumdodecylsulfat *R*

Muß der Monographie **Natriumdodecylsulfat (Natrii laurilsulfas)** entsprechen.

Natriumedetat *R*

Muß der Monographie **Natriumedetat (Natrii edetas)** entsprechen.

Natriumfluorid *R*

Muß der Monographie **Natriumfluorid (Natrii fluoridum)** entsprechen.

Natriumheptansulfonat *RN*

$C_7H_{15}NaO_3S$ M_r 202,2

Mindestens 96 Prozent $C_7H_{15}NaO_3S$, berechnet auf die wasserfreie Substanz.

Weißes, kristallines Pulver; löslich in Wasser, sehr schwer löslich in Ethanol, praktisch unlöslich in Ether.

Wasser (V.3.5.6): Höchstens 8 Prozent, mit 0,300 g Substanz bestimmt.

Gehaltsbestimmung: 0,150 g Substanz werden in 50 ml wasserfreier Essigsäure *R* gelöst und nach „Titration in wasserfreiem Medium" (V.3.5.5) mit 0,1 N-Perchlorsäure titriert. Der Endpunkt wird mit Hilfe der „Potentiometrie" (V.6.14) bestimmt.

1 ml 0,1 N-Perchlorsäure entspricht 20,22 mg $C_7H_{15}NaO_3S$.

Natriumhexanitrocobaltat(III) *R*

$Na_3[Co(NO_2)_6]$ M_r 403,9

Orangegelbes Pulver; leicht löslich in Wasser, schwer löslich in Ethanol.

Natriumhexanitrocobaltat(III)-Lösung *R*

10prozentige Lösung (*m*/V).

Bei Bedarf frisch herzustellen.

Natriumhydrogencarbonat *R*

Muß der Monographie **Natriumhydrogencarbonat (Natrii hydrogenocarbonas)** entsprechen.

Natriumhydrogencarbonat-Lösung *R*

4,2prozentige Lösung (*m*/V).

Natriumhydroxid *R*

NaOH M_r 40,00

Mindestens 97,0 Prozent Gesamtalkali, berechnet als NaOH, und höchstens 2,0 Prozent Na_2CO_3.

Weiße, kristalline, sehr hygroskopische Masse, die leicht Kohlendioxid absorbiert. Die Substanz kommt in Form von Stücken, Stäbchen oder Plätzchen vor; sehr leicht löslich in Wasser, leicht löslich in Ethanol.

Eine 1prozentige Lösung (*m*/V) der Substanz ist stark alkalisch und gibt die Identitätsreaktionen auf Natrium (V.3.1.1).

Prüflösung: 15,0 g Substanz werden in destilliertem Wasser zu 150 ml gelöst.

Aussehen der Lösung: Die Prüflösung muß klar (V.6.1), farblos (V.6.2, Methode II) und geruchlos sein.

Eisen (V.3.2.9): 20 ml Prüflösung werden mit Salpetersäure 65 % *R* neutralisiert und einige Tropfen Säure im Überschuß hinzugegeben. Die Lösung wird durch Kochen auf etwa 15 ml eingeengt und nach dem Abkühlen mit 10 ml Ethanol 96 % *R* versetzt. Nach 2 h langem Auskristallisieren bei einer tieferen Temperatur wird die Flüssigkeit in eine Abdampfschale dekantiert und auf dem Wasserbad auf 10 ml eingeengt. Die Lösung muß der Grenzprüfung auf Eisen entsprechen (5 ppm).

Schwermetalle (V.3.2.8): 1,5 g Substanz werden in 10 ml Wasser gelöst, mit 3 ml Salzsäure 36 % *R* neutralisiert und mit Wasser zu 15 ml verdünnt. 12 ml der Lösung müssen der Grenzprüfung A auf Schwermetalle entsprechen (10 ppm). Zur Herstellung der Referenzlösung wird die Blei-Lösung (1 ppm Pb) *R* verwendet.

Chlorid (V.3.2.4): 15 ml Prüflösung werden unter Kühlung mit Salpetersäure 65 % *R* neutralisiert. Die Lösung wird eingeengt und mit Wasser zu 15 ml verdünnt. 10 ml der Lösung, mit Wasser zu 15 ml verdünnt, müssen der Grenzprüfung auf Chlorid entsprechen (50 ppm).

Phosphat: 5 ml Prüflösung werden mit Wasser zu 10 ml verdünnt. Die Lösung wird mit Salpetersäure 12,5 % *R* schwach angesäuert und mit 5 ml Molybdat-Vanadat-Reagenz *R* versetzt. Die Referenzlösung wird in gleicher Weise aus 2 ml Phosphat-Lösung (5 ppm PO_4) *R* hergestellt, die mit Wasser zu 10 ml verdünnt werden. Nach 5 min darf die Lösung nicht stärker gelb gefärbt sein als die Referenzlösung (20 ppm).

Sulfat (V.3.2.13): 60 ml Prüflösung werden unter Kühlung mit Salzsäure 36 % *R* neutralisiert und 0,5 ml Säure im Überschuß hinzugefügt. Die Lösung wird eingeengt und mit destilliertem Wasser zu 20 ml verdünnt. Nach 2 h langem Auskristallisieren wird filtriert. 15 ml Filtrat müssen der Grenzprüfung auf Sulfat entsprechen (30 ppm).

Gehaltsbestimmung: Zur Lösung von 2,000 g Substanz in 25 ml Wasser werden 25 ml Bariumchlorid-Lösung *R* 1 und 0,3 ml Phenolphthalein-Lösung *R* hinzugefügt. Die Mischung wird mit 1 N-Salzsäure titriert. Nach Zusatz von 0,3 ml Bromphenolblau-Lösung *R* wird erneut mit 1 N-Salzsäure titriert.

1 ml 1 N-Salzsäure beim 2. Teil der Titration entspricht 52,99 mg Na_2CO_3.

1 ml 1 N-Salzsäure bei der Gesamttitration entspricht 40,00 mg Gesamtalkali, berechnet als NaOH.

Dicht verschlossen zu lagern.

Natriumhydroxid-Lösung, 4N *RN*

16,0 g Natriumhydroxid *R* werden in Wasser zu 100,0 ml gelöst.

Natriumhydroxid-Lösung 40 % *R*

42 g Natriumhydroxid *R* werden in Wasser zu 100 ml gelöst.

Natriumhydroxid-Lösung 8,5 % *R*

8,5 Natriumhydroxid *R* werden in Wasser zu 100 ml gelöst.

Natriumhypobromit-Lösung *R*

Unter Eiskühlung werden 20 ml Natriumhydroxid-Lösung 40 % *R* und 500 ml Wasser gemischt. Nach Zusatz von 5 ml Brom-Lösung *R* wird bis zur Lösung vorsichtig umgerührt.

Bei Bedarf frisch herzustellen.

Natriumhypochlorit-Lösung *R*

Enthält zwischen 2,5 und 3,0 Prozent aktives Chlor (*m*/V).

Gelbliche Lösung, alkalische Reaktion.

Gehaltsbestimmung: In einen Erlenmeyerkolben werden nacheinander 50 ml Wasser, 1 g Kaliumiodid R und 12,5 ml Essigsäure 12 % *R* eingefüllt. 10,0 ml der Substanz werden mit Wasser zu 100,0 ml verdünnt. 10,0 ml der Verdünnung werden in den Kolben gegeben. Das ausgeschiedene Iod wird mit 0,1 N-Natriumthiosulfat-Lösung unter Zusatz von 1 ml Stärke-Lösung *R* titriert.

1 ml 0,1 N-Natriumthiosulfat-Lösung entspricht 3,546 mg Chlor.

Vor Licht geschützt zu lagern.

Natriumhypophosphit *R*

$NaH_2PO_2 \cdot H_2O$ M_r 106,0

Natriumphosphinat.

Farblose Kristalle oder weißes, kristallines Pulver, hygroskopisch; leicht löslich in Wasser, löslich in Ethanol.

Natriumiodid *R*

Muß der Monographie **Natriumiodid (Natrii iodidum)** entsprechen.

Natriummolybdat *R*

$Na_2MoO_4 \cdot 2\,H_2O$ M_r 242,0

Weißes, kristallines Pulver oder farblose Kristalle; leicht löslich in Wasser.

Natriummonohydrogencitrat *R*

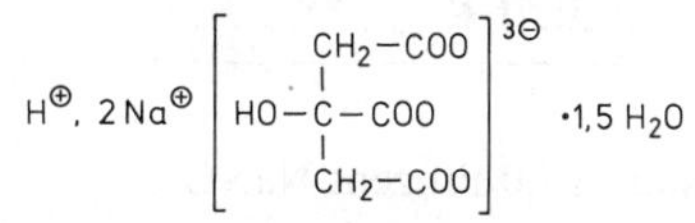

$C_6H_6Na_2O_7 \cdot 1{,}5\,H_2O$ M_r 263,1

Natriummonohydrogencitrat, Sesquihydrat; Citronensäure, Dinatriumsalz, Sesquihydrat.

Weißes Pulver; löslich in weniger als 2 Teilen Wasser, praktisch unlöslich in Ethanol.

Natriummonohydrogenphosphat *R*

Muß der Monographie **Natriummonohydrogenphosphat-Dodecahydrat (Dinatrii phosphas dodecahydricus)** entsprechen.

Natriummonohydrogenphosphat-Lösung *R*

9prozentige Lösung (*m*/V).

Natriumnaphthochinonsulfonat *R*

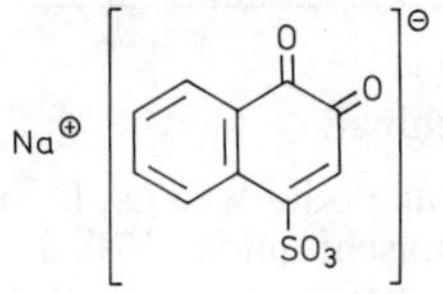

$C_{10}H_5NaO_5S$ M_r 260,2

1,2-Naphthochinon-4-sulfonsäure, Natriumsalz.

Gelbes bis orangegelbes, kristallines Pulver; leicht löslich in Wasser, praktisch unlöslich in Ethanol.

Natriumnitrat *R*

$NaNO_3$ M_r 85,0

Weißes Pulver oder Körnchen oder farblose, durchscheinende Kristalle; zerfließlich in feuchter Atmosphäre, leicht löslich in Wasser, schwer löslich in Ethanol.

Natriumnitrit *R*

$NaNO_2$ M_r 69,0

Mindestens 97,0 Prozent $NaNO_2$.

Weißes, körniges Pulver oder schwach gelblich gefärbtes, kristallines Pulver; leicht löslich in Wasser.

Natriumnitrit-Lösung *R*

10prozentige Lösung (*m*/V).

Bei Bedarf frisch herzustellen.

Natriumoxalat *R*

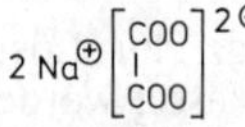

$C_2Na_2O_4$ M_r 134,0

Weißes, kristallines Pulver; löslich in Wasser, praktisch unlöslich in Ethanol und Ether.

Natriumpentacyanonitrosylferrat *R*

$Na_2[Fe(CN)_5(NO)] \cdot 2\,H_2O$ M_r 298,0

Natriumpentacyanonitrosylferrat(2-), Dihydrat; Syn. Nitroprussidnatrium.

Rötlichbraunes Pulver oder Kristalle; leicht löslich in Wasser, schwer löslich in Ethanol, sehr schwer löslich in Chloroform.

Natriumperiodat *R*

$NaIO_4$ M_r 213,9

Mindestens 99,0 Prozent $NaIO_4$.

Weißes, kristallines Pulver oder weiße Kristalle; löslich in Wasser und Mineralsäuren.

Natriumpikrat-Lösung, alkalische *R*

20 ml Pikrinsäure-Lösung *R* und 10 ml einer 5prozentigen Lösung (*m*/V) von Natriumhydroxid *R* werden gemischt. Die Mischung wird mit Wasser zu 100 ml verdünnt.

Die Lösung ist innerhalb von 2 Tagen zu verwenden.

Natriumpolyphosphat *R*

$(NaPO_3)_n$, n = 30 bis 90

Früher Natriumhexametaphosphat; Syn. Grahamsches Salz.

Schuppen oder Stücke, farblos oder durchscheinend, oder Pulver; löslich in Wasser mit schwach alkalischer Reaktion.

Natriumpolyphosphat-Lösung *R*

45 g Natriumpolyphosphat *R* und 10 g Natriumcarbonat *R* werden in Wasser zu 500 ml gelöst.

Natriumsalicylat *R*

Muß der Monographie **Natriumsalicylat (Natrii salicylas)** entsprechen.

Natriumsulfat, wasserfreies *R*

Wasserfreies Natriumsulfat, das der Monographie **Wasserfreies Natriumsulfat (Natrii sulfas anhydricus)** entspricht, wird bei 600 bis 700 °C geglüht.

Trocknungsverlust (V.6.22): Höchstens 0,5 Prozent, durch Trocknen im Trockenschrank bei 130 °C bestimmt.

Natriumsulfid *R*

$Na_2S \cdot 9\,H_2O$ — M_r 240,2

Farblose, sich schnell gelb färbende, zerfließende Kristalle; sehr leicht löslich in Wasser.

Natriumsulfid-Lösung *R*

12 g Natriumsulfid *R* werden unter Erwärmen in 45 ml einer Mischung von 10 Volumteilen Wasser und 29 Volumteilen Glycerol 85 % *R* gelöst. Die Lösung wird nach dem Erkalten mit der gleichen Mischung zu 100 ml verdünnt.

Die Lösung sollte farblos sein.

Natriumsulfit *R*

$Na_2SO_3 \cdot 7\,H_2O$ — M_r 252,2

Mindestens 95,0 Prozent $Na_2SO_3 \cdot 7\,H_2O$.

Farblose, verwitternde Kristalle; sehr leicht löslich in Wasser.

Natriumsulfit, wasserfreies *R*

Na_2SO_3 — M_r 126,1

Mindestens 95,0 Prozent Na_2SO_3.

Pulver oder kleine Kristalle; leicht löslich in Wasser, praktisch unlöslich in Ethanol.

Natriumtetraborat *R*

Muß der Monographie **Natriumtetraborat (Borax)** entsprechen.

Natriumtetraphenylborat *R*

$NaB(C_6H_5)_4$ — M_r 342,2

Weißes bis schwach gelbliches, dichtes Pulver; leicht löslich in Wasser und Aceton.

Natriumtetraphenylborat-Lösung *R*

1prozentige Lösung (*m*/V).

1 Woche lang haltbar; falls erforderlich, vor Gebrauch zu filtrieren.

Natriumthioglycolat *R*

$$Na^{\oplus}\ [HS-CH_2-COO]^{\ominus}$$

$C_2H_3NaO_2S$ — M_r 114,1

Mercaptoessigsäure, Natriumsalz.

Weißes, körniges Pulver oder Kristalle, hygroskopisch; leicht löslich in Wasser und Methanol, schwer löslich in Ethanol.

Natriumthiosulfat *R*

Muß der Monographie **Natriumthiosulfat (Natrii thiosulfas)** entsprechen.

Natriumtrimethylsilyl-[D_4]propionat *R*

$$Na^{\oplus} \left[(H_3C)_3 Si-CD_2-CD_2-COO \right]^{\ominus}$$

$C_6H_9D_4NaO_2Si$ M_r 172,3
3-(Trimethylsilyl)[D_4]propionsäure, Natriumsalz.

Weißes, kristallines Pulver; leicht löslich in Wasser, wasserfreiem Ethanol und Methanol.

Smp: Etwa 300 °C.

Deuterierungsgrad: Mindestens 99 Prozent.

Wasser und Deuteriumoxid: Höchstens 0,5 Prozent.

Natriumwolframat *R*

$Na_2WO_4 \cdot 2\,H_2O$ M_r 329,9

Weißes, kristallines Pulver oder farblose Kristalle; leicht löslich in Wasser, wobei eine klare Lösung entsteht, praktisch unlöslich in Ethanol.

Neßlers Reagenz *R*

Alkalische Kaliumquecksilberiodid-Lösung.

11 g Kaliumiodid *R* und 15 g Quecksilber(II)-iodid *R* werden in Wasser gelöst. Die Lösung wird mit Wasser zu 100 ml verdünnt. Bei Bedarf wird 1 Volumteil dieser Lösung mit 1 Volumteil einer 25prozentigen Lösung (*m*/V) von Natriumhydroxid *R* gemischt.

Nickel(II)-sulfat *R*

$NiSO_4 \cdot 7\,H_2O$ M_r 280,9

Grünes, kristallines Pulver oder Kristalle; leicht löslich in Wasser, schwer löslich in Ethanol.

Nicotin *RN*

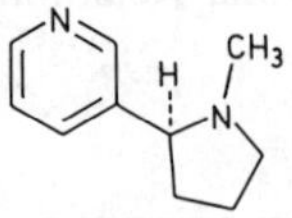

$C_{10}H_{14}N_2$ M_r 162,2
(*S*)-3-(1-Methyl-2-pyrrolidinyl)pyridin.

Farblose bis schwach gelbe, sehr hygroskopische, ölige Flüssigkeit von tabakähnlichem Geruch, die sich an der Luft allmählich braun färbt; mischbar mit Wasser unter 60 °C, löslich in Chloroform, Ethanol und Ether.

d_{20}^{20}: 1,012 bis 1,010.

n_D^{20}: 1,527 bis 1,529.

$[\alpha]_D^{20}$: Etwa −78°, an einer 5prozentigen Lösung (*m*/V) bestimmt.

Sdp: Etwa 247 °C (unter Zersetzung).

Dünnschichtchromatographie (V.6.20.2): Wird die Substanz unter den Bedingungen und in der Konzentration, wie unter **Schachtelhalmkraut** angegeben, geprüft, zeigt das Chromatogramm von 50 µl der Lösung nach Detektion eine orangerotgefärbte Hauptzone mit einem Rf-Wert von etwa 0,5.

Nilblau A *R*

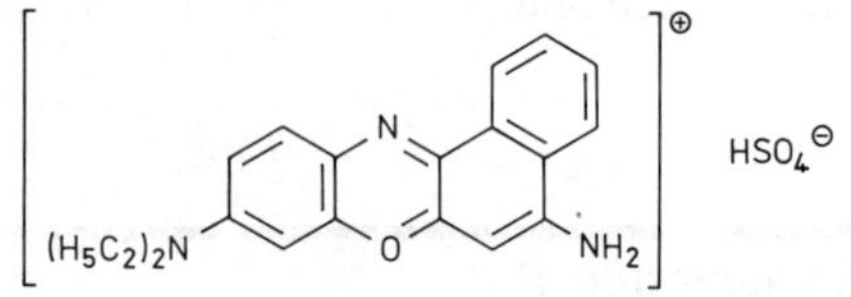

$C_{20}H_{21}N_3O_5S$ M_r 415,5
C.I.Nr. 51 180; Schultz Nr. 1029.
5-Amino-9-(diethylamino)benzo*[a]*phenoxazinylium-hydrogensulfat.

Grünes, bronzeglänzendes, kristallines Pulver; wenig löslich in Essigsäure 98 %, Ethanol und Pyridin.

Eine 0,0005prozentige Lösung (*m*/V) der Substanz in Ethanol 50 % (V/V) hat ein Absorptionsmaximum (V.6.19) bei 640 nm.

Nilblau-A-Lösung *R*

1prozentige Lösung (*m*/V) in wasserfreier Essigsäure *R*.

Empfindlichkeitsprüfung: 50 ml wasserfreie Essigsäure *R* werden mit 0,25 ml der Nilblau-A-Lösung versetzt. Die Lösung muß blau sein. Nach Zusatz von 0,1 ml 0,1 N-Perchlorsäure muß die Farbe nach Blaugrün umschlagen.

Umschlagsbereich: *p*H-Wert 9,0 (blau) bis 13,0 (rot).

Ninhydrin *R*

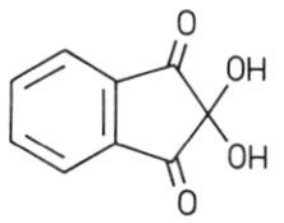

$C_9H_6O_4$ M_r 178,1

2,2-Dihydroxy-1,3-indandion.

Weißes bis sehr schwach gelbes, kristallines Pulver; löslich in Wasser und Ethanol, schwer löslich in Chloroform und Ether.

Vor Licht geschützt zu lagern.

Ninhydrin-Lösung *R*

0,2prozentige Lösung (*m*/V) von Ninhydrin *R* in einer Mischung von 5 Volumteilen Essigsäure 12 % *R* und 95 Volumteilen 1-Butanol *R*.

Ninhydrin-Lösung *R* 1

Eine Lösung von 1,0 g Ninhydrin *R* in 50 ml Ethanol 96 % *R* wird mit 10 ml Essigsäure 98 % *R* versetzt.

Ninhydrin-Lösung *R* 2

3 g Ninhydrin *R* werden in 100 ml einer 4,55prozentigen Lösung (*m*/V) von Natriumdisulfit *R* gelöst.

Ninhydrin-Reagenz *R*

0,2 g Ninhydrin *R* werden in 4 ml heißem Wasser gelöst. Nach Zusatz von 5 ml einer 0,16prozentigen Lösung (*m*/V) von Zinn(II)-chlorid *R* wird die Lösung 30 min lang stehengelassen, filtriert und bei 2 bis 8 °C stehengelassen. Vor Gebrauch werden 2,5 ml der Lösung mit 5 ml Wasser und 45 ml Isopropylalkohol *R* verdünnt.

Ninhydrin-Reagenz *R* 1

4 g Ninhydrin *R* werden in 100 ml Ethylenglycolmonomethylether *R* gelöst. Die Lösung wird schwach mit 1 g Kationenaustauscher *R* (300 bis 840 µm) geschüttelt und filtriert (Lösung a). Getrennt werden 0,16 g Zinn(II)-chlorid *R* in 100 ml Pufferlösung *p*H 5,5 *R* gelöst (Lösung b). Vor Gebrauch werden gleiche Volumteile beider Lösungen gemischt.

Nitranilin *R*

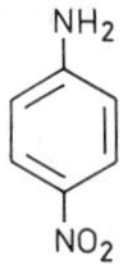

$C_6H_6N_2O_2$ M_r 138,1

4-Nitroanilin.

Kräftiggelbes, kristallines Pulver; sehr schwer löslich in Wasser, wenig löslich in siedendem Wasser, löslich in Ethanol und Ether; bildet mit konzentrierten Mineralsäuren wasserlösliche Salze.

Smp: Etwa 147 °C.

Nitrit-Reagenz *R*

Lösung I: 1 g Sulfanilsäure *R* wird in einer Mischung von 10 ml Essigsäure 98 % *R* und 180 ml Wasser gelöst.

Lösung II: 0,2 g Naphthylethylendiamindihydrochlorid *R* werden unter leichtem Erwärmen in 10 ml einer 50prozentigen Lösung (V/V) von Essigsäure 98 % *R* gelöst. Die Lösung wird mit Wasser zu 200 ml verdünnt. 1 Volumteil Lösung II wird mit 9 Volumteilen Lösung I gemischt.

Nitrobenzaldehyd *R*

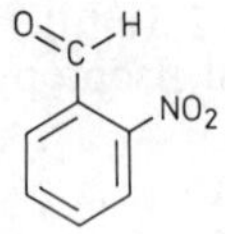

$C_7H_5NO_3$ M_r 151,1
2-Nitrobenzaldehyd.

Gelbe Nadeln, wasserdampfflüchtig; schwer löslich in Wasser, leicht löslich in Ethanol, löslich in Ether.

Smp: Etwa 42 °C.

Nitrobenzaldehyd-Lösung *R*

0,12 g pulverisiertes Nitrobenzaldehyd *R* werden zu 10 ml Natriumhydroxid-Lösung 8,5 % *R* gegeben. 10 min lang wird häufig geschüttelt und dann filtriert.

Bei Bedarf frisch herzustellen.

Nitrobenzaldehyd-Papier *R*

0,2 g Nitrobenzaldehyd *R* werden in 10 ml einer 20prozentigen Lösung (*m*/V) von Natriumhydroxid *R* gelöst. Diese Lösung ist innerhalb 1 h zu verwenden.

Die untere Hälfte eines Filtrierpapierstreifens aus hartem Papier von 10 cm Länge und 8 bis 10 mm Breite wird in die Lösung eingetaucht und der Überschuß an Lösung durch Ausdrücken zwischen 2 Filtrierpapieren entfernt. Das Papier muß innerhalb einiger Minuten nach Herstellung verwendet werden.

3-Nitrobenzaldehyd *RN*

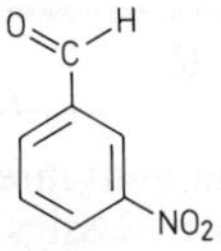

$C_7H_5NO_3$ M_r 151,1

Feine gelbliche Kristalle oder gelbliches, kristallines Pulver; praktisch unlöslich in Wasser und Petroläther, löslich in Chloroform, Ethanol und Ether.

Smp: 56 bis 58 °C.

Verhalten gegen Schwefelsäure: Die Lösung von 0,2 g Substanz in 10 ml Schwefelsäure 96 % *R* muß klar und darf innerhalb 1 min nicht rötlich gefärbt sein.

Eignungsprüfung: Werden 0,4 ml einer 2prozentigen Lösung (*m*/V) der Substanz in Referenzethanol *RN* mit 4 ml Referenzethanol *RN* gemischt, dem 4 µg 2-Methyl-1-propanol *RN* je Millimeter zugesetzt wurden, so wird nach Umsetzung, wie in der Monographie **Ethanol 96 %** unter Prüfung auf „Fuselöle, Aldehyde" beschrieben, eine deutlich rötlichbraun gefärbte Lösung erhalten.

Nitrobenzol *R*

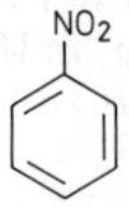

$C_6H_5NO_2$ M_r 123,1

Farblose oder sehr schwach gelblich gefärbte Flüssigkeit; praktisch unlöslich in Wasser, mischbar mit Ethanol und Ether.

Sdp: Etwa 211 °C.

Dinitrobenzol: 0,1 ml Substanz werden mit 5 ml Aceton *R*, 5 ml Wasser und 5 ml Natriumhydroxid-Lösung 40 % *R* versetzt. Nach dem Umschütteln und Stehenlassen muß die obere Schicht fast farblos sein.

Nitrobenzoylchlorid *R*

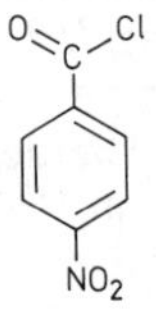

$C_7H_4ClNO_3$ M_r 185,6
4-Nitrobenzoylchlorid.

Kristalle oder kristalline Masse, gelb, zersetzt sich an feuchter Luft; vollständig löslich in Natriumhydroxid-Lösung mit orangegelber Farbe.

Smp: Etwa 72 °C.

Nitrobenzylchlorid *R*

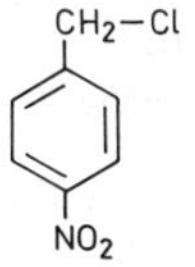

$C_7H_6ClNO_2$ M_r 171,6

4-Nitrobenzylchlorid.

Blaßgelbe Kristalle, tränenreizend; praktisch unlöslich in Wasser, sehr leicht löslich in Ethanol und Ether.

Nitrobenzylchlorid-Lösung *R*

4,5prozentige Lösung (*m*/V) in Ethanol 96 % *R*.

Nitromethan *R*

H_3C-NO_2

CH_3NO_2 M_r 61,0

Klare, farblose, ölige Flüssigkeit; schwer löslich in Wasser, mischbar mit Ethanol und Ether.

d_{20}^{20}: 1,132 bis 1,134.

n_D^{20}: 1,381 bis 1,383.

Destillationsbereich (V.6.8): Mindestens 95 Prozent müssen zwischen 100 und 103 °C destillieren.

Nitrophenylphosphat *R*

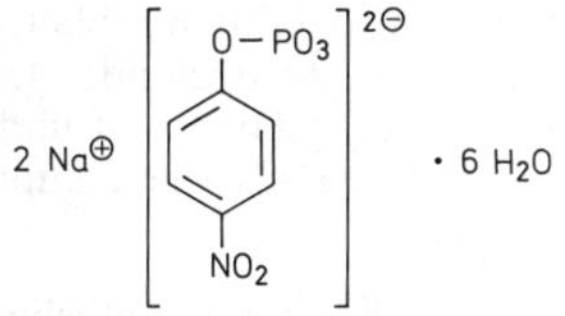

$C_6H_4NNa_2O_6P \cdot 6\,H_2O$ M_r 371,1

4-Nitrophenyldihydrogenphosphat, Dinatriumsalz, Hexahydrat.

Weißes bis schwach gelbes, kristallines Pulver; leicht löslich in Wasser.

Anorganisches Phosphat: 10 mg Substanz werden in Wasser zu 100 ml gelöst. Nach Zusatz von 4 ml Molybdänschwefelsäure *R* 3 wird die Lösung umgeschüttelt und mit 0,1 ml Zinn(II)-chlorid-Lösung *R* 1 versetzt. Unter gleichen Bedingungen wird eine Referenzlösung hergestellt unter Verwendung von 6,1 ml Phosphat-Lösung (5 ppm PO_4) *R*, die mit Wasser zu 100 ml verdünnt werden. Nach 10 min werden je 20 ml beider Lösungen verglichen. Eine in der Untersuchungslösung auftretende Blaufärbung darf nicht stärker als die der Referenzlösung sein (0,1 Prozent P).

Nitrophenylphosphat-Lösung *R*

4,08 g Nitrophenylphosphat *R* werden in Diethanolamin-Pufferlösung *p*H 10,0 *R* zu 100 ml gelöst.

Bei 4 °C zu lagern und innerhalb von 24 h zu verwenden.

Nitrosodimethylanilin *R*

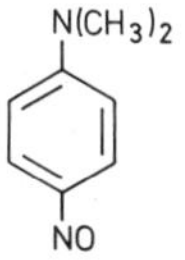

$C_8H_{10}N_2O$ M_r 150,2

N,N-Dimethyl-4-nitrosoanilin.

Grünes, kristallines Pulver oder grüne Kristalle; schwer löslich in Wasser, leicht löslich in Ethanol, löslich in Ether.

Smp: Etwa 85 °C.

Vor Licht geschützt zu lagern.

DL-Norleucin *R*

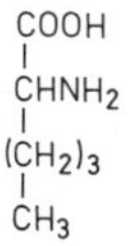

$C_6H_{13}NO_2$ M_r 131,2

(RS)-2-Aminohexansäure.

Glänzende Kristalle; wenig löslich in Wasser und Ethanol, löslich in Säuren.

Noscapinhydrochlorid *RN*

Die Substanz muß der Monographie **Noscapinhydrochlorid** entsprechen.

Octoxinol 10 *R*

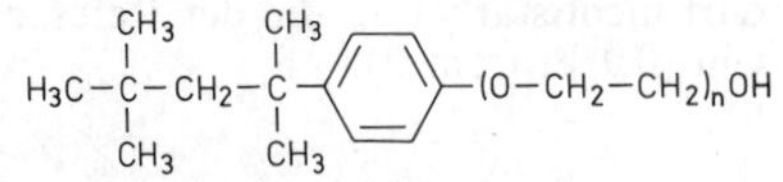

$C_{34}H_{62}O_{11}$ M_r 647

Angaben berechnet für n = 10.

α-[4-(1,1,3,3-Tetramethylbutyl)phenyl]-ω-hydroxypoly(oxyethylen).

Klare, schwach gelb gefärbte, viskose Flüssigkeit; mischbar mit Wasser, Aceton und Ethanol, löslich in Toluol.

Dicht verschlossen zu lagern.

Oleandrin *RN*

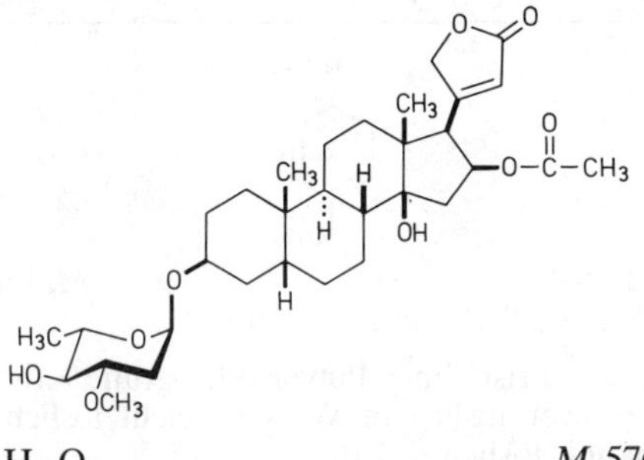

$C_{32}H_{48}O_9$ M_r 576,7

3β-(2,6-Didesoxy-3-*O*-methyl-α-L-arabino-hexopyranosyloxy)-14,16β-dihydroxy-5β,14β-card-20(22)-enolid-16-acetat.

Mindestens 95,0 und höchstens 105,0 Prozent $C_{32}H_{48}O_9$, berechnet auf die getrocknete Substanz.

Weiße Kristalle oder kristallines Pulver; unlöslich in Wasser, löslich in Chlorofom, wenig löslich in Ethanol.

$[\alpha]_D^{20}$: Etwa −51°, an einer 1,3prozentigen Lösung (*m*/V) in Methanol *R* bestimmt.

Smp: Etwa 260 °C.

$A_{1cm}^{1\%}$: 230 bis 260, im Maximum zwischen 210 und 230 nm gemessen.

Die Lösung von etwa 1 mg Substanz in 0,5 ml Ethanol 96 % *R* färbt sich nach Zusatz von 0,25 ml Dinitrobenzoesäure-Lösung *R* und 0,1 ml Natriumhydroxid-Lösung 8,5 % *R* zunächst intensiv blauviolett, später weinrot.

Etwa 1 mg Substanz wird unter leichtem Erwärmen in 1 ml Essigsäure 98 % *R* gelöst. Die erkaltete Lösung wird mit 0,05 ml Eisen(III)-chlorid-Lösung *R* 1 versetzt und die Mischung mit 1 ml Schwefelsäure 96 % *R* unterschichtet. An der Berührungsfläche der beiden Schichten entsteht ein grünbrauner Ring. Beim Stehenlassen tritt nach und nach eine grüne, später blaugrüne Färbung in der oberen Schicht auf.

Aussehen der Lösung: Eine 5,0prozentige Lösung (*m*/V) der Substanz in Methanol *R* muß klar (V.6.1) und farblos (V.6.2, Methode II) sein.

Dünnschichtchromatographie (V.6.20.2): Die Prüfung erfolgt unter Verwendung einer Schicht von Kieselgel G *R*.

Untersuchungslösung: 0,2prozentige Lösung (*m*/V) der Substanz in einer Mischung gleicher Volumteile Chloroform *R* und Methanol *R*.

Referenzlösung: 0,02prozentige Lösung (*m*/V) der Substanz in einer Mischung gleicher Volumteile Chloroform *R* und Methanol *R*.

Auf die Platte werden getrennt 20 µl jeder Lösung bandförmig (20 mm × 3 mm) aufgetragen. Die Chromatographie erfolgt mit einer Mischung von 2 Volumteilen Wasser, 18 Volumteilen Methanol *R* und 80 Volumteilen Chloroform *R* über eine Laufstrecke von 10 cm. Nach Verdunsten des Fließmittels wird die Platte mit etwa 10 ml Anisaldehyd-Reagenz *R* (für eine 100-mm × 200-mm-Platte) besprüht. Anschließend wird 5 bis 10 min lang unter Beobachtung auf 100 bis 105 °C erhitzt. Das Chromatogramm der Untersuchungslösung zeigt bei Tageslicht eine zunächst olivgrüne, dann graue Hauptzone mit einem Rf-Wert von etwa 0,8, welche bei der Betrachtung im ultravioletten Licht bei 365 nm blau, am Rand hellblau fluoresziert. Auftretende Nebenzonen dürfen nicht stärker gefärbt sein und nicht intensiver fluoreszieren als die Hauptzone der Referenzlösung.

Gehaltsbestimmung: 30,0 mg Substanz werden in Methanol *R* gelöst und mit dem gleichen Lösungsmittel zu 50,0 ml verdünnt. 3,0 ml dieser Lösung werden mit Methanol *R* zu 100,0 ml verdünnt. 5,0 ml der verdünnten Lösung werden mit 5,0 ml Natriumpikrat-Lösung[1)] versetzt. Nach 20 min wird die Absorption (V.6.19) im Maximum bei 494 nm gegen eine gleichzeitig hergestellte Mischung von 5,0 ml

Methanol *R* und 5,0 ml Natriumpikrat-Lösung[1)] gemessen.

Der Berechnung des Gehalts an $C_{32}H_{48}O_9$ wird eine spezifische Absorption $A_{1\,cm}^{1\%} = 309$ zugrunde gelegt.

Dicht verschlossen, vor Licht geschützt zu lagern.

Olivenöl *R*

Muß der Monographie **Olivenöl (Olivae oleum)** entsprechen.

Olivenöl-Emulsion *R*

Stamm-Emulsion: In ein 800-ml-Becherglas von 9 cm innerem Durchmesser werden 40 ml Olivenöl *R*, 330 ml Arabisches-Gummi-Lösung *R* und 30 ml Wasser gegeben. Am Boden des Becherglases wird ein elektrischer Rührer angebracht. Das Becherglas wird in ein Gefäß, das Ethanol 96 % *R* und eine genügende Menge Eis als Kühlmischung enthält, gestellt. Mit Hilfe des Rührers mit einer mittleren Geschwindigkeit von 1000 bis 2000 U/min wird emulgiert. Die Mischung wird auf 5 bis 10 °C abgekühlt und die Geschwindigkeit auf 8000 U/min erhöht. Anschließend wird 30 min lang gerührt, wobei die Temperatur durch kontinuierlichen Zusatz von zerstoßenem Eis zur Kühlmischung unterhalb von 25 °C gehalten wird (eine Mischung von Calciumchlorid und zerstoßenem Eis kann gleichermaßen verwendet werden). Die Stamm-Emulsion muß im Kühlschrank aufbewahrt und innerhalb von 14 Tagen verwendet werden. Die Emulsion darf sich nicht in zwei deutlich unterscheidbare Schichten trennen. Bei der Prüfung des Durchmessers der Kügelchen der Emulsion unter dem Mikroskop müssen mindestens 90 Prozent einen Durchmesser von höchstens 3 μm aufweisen und keines darf größer als 10 μm sein.

Vor der Herstellung der als Substrat dienenden Olivenöl-Emulsion wird kräftig geschüttelt.

Olivenöl-Emulsion: Für 10 Bestimmungen werden folgende Lösungen in der angegebenen Reihenfolge gemischt: 100 ml Stamm-Emulsion, 80 ml Trometamol-Lösung *R* 1, 20 ml frisch hergestellte 8prozentige Lösung (*m*/V) von Natriumtaurocholat *CRS* und 95 ml Wasser. Die Emulsion ist am Tag der Herstellung zu verwenden.

[1)] 80,0 ml Pikrinsäure-Lösung *R* werden mit 6 ml Natriumhydroxid-Lösung 8,5 % *R* versetzt und mit Pikrinsäure-Lösung *R* zu 100,0 ml verdünnt. Nach 1 h langem Stehenlassen ist die Lösung gebrauchsfertig. Sie ist täglich frisch herzustellen.

Osmium(VIII)-oxid *R*

OsO_4 M_r 254,2

Syn. Osmiumtetroxid.

Hellgelbe, nadelförmige Kristalle oder gelbe, kristalline Masse, hygroskopisch, lichtempfindlich; löslich in Wasser, Ethanol und Ether.

Osmium(VIII)-oxid-Lösung *R*

0,25prozentige Lösung (*m*/V) in 0,1N-Schwefelsäure.

Oxalsäure *R*

$C_2H_2O_4 \cdot 2\,H_2O$ M_r 126,1

Weiße Kristalle; löslich in Wasser, leicht löslich in Ethanol.

Oxalsäure-Schwefelsäure-Lösung *R*

5prozentige Lösung (*m*/V) von Oxalsäure *R* in einer erkalteten Mischung von gleichen Volumteilen Schwefelsäure 96 % *R* und Wasser.

Palmitinsäure *R*

$$H_3C-(CH_2)_{14}-COOH$$

$C_{16}H_{32}O_2$ M_r 256,4

Hexadecansäure.

Weiße, kristalline Schuppen; praktisch unlöslich in Wasser, leicht löslich in Chloroform, heißem Ethanol und Ether.

Smp: Etwa 63 °C.

Chromatographie: Wird die Substanz unter den Bedingungen und in der Konzentration wie unter **Chloramphenicolpalmitat (Chloramphenicoli palmitas)** angegeben geprüft, darf das Chromatogramm nur einen Fleck zeigen.

Papaverinhydrochlorid *RN*

Die Substanz muß der Monographie **Papaverinhydrochlorid** entsprechen.

Paracetamol *R*

Muß der Monographie **Paracetamol (Paracetamolum)** entsprechen.

Paracetamol, 4-Aminophenolfreies *R*

Paracetamol *R* wird so oft aus Wasser umkristallisiert und im Vakuum bei 70 °C getrocknet, bis es folgender Prüfung entspricht: 5 g getrocknete Substanz werden in einer Mischung von gleichen Volumteilen Methanol *R* und Wasser zu 100 ml gelöst. Die Lösung wird mit 1 ml einer frisch hergestellten Lösung versetzt, die 1 Prozent (*m*/V) wasserfreies Natriumpentacyanonitrosylferrat *R* und 1 Prozent (*m*/V) wasserfreies Natriumcarbonat *R* enthält. Nach dem Mischen wird 30 min lang vor Licht geschützt stehengelassen. Dabei darf keine Blau- oder Grünfärbung entstehen.

Paraffin, flüssiges *R*

Muß der Monographie **Dickflüssiges Paraffin (Paraffinum liquidum)** entsprechen.

Pararosaniliniumchlorid *R*

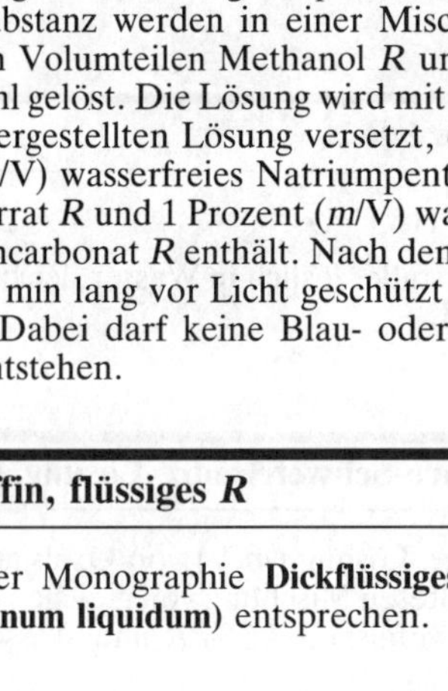

$C_{19}H_{18}ClN_3$ M_r 323,8

C.I. Nr. 42 500; Schultz Nr. 779.

Tris(4-aminophenyl)methyliumchlorid.

Bläulichrotes, kristallines Pulver; schwer löslich in Wasser, löslich in wasserfreiem Ethanol, praktisch unlöslich in Ether. Wäßrige und ethanolische Lösungen sind tiefrot gefärbt, Lösungen in Schwefelsäure 96 % und Salzsäure 36 % sind gelb gefärbt.

Smp: Etwa 270 °C, unter Zersetzung.

Pararosaniliniumchlorid-Reagenz *R*

0,1 g Pararosaniliniumchlorid *R* werden in einem Erlenmeyerkolben mit Schliffstopfen mit 60 ml Wasser versetzt. Nach Zusatz einer Lösung von 1,0 g wasserfreiem Natriumsulfit *R* oder 2,0 g Natriumsulfit *R* oder 0,75 g Natriumdisulfit *R* in 10 ml Wasser werden langsam und unter Umschütteln 6 ml Salzsäure 7 % *R* hinzugefügt. Der Kolben wird verschlossen und die Mischung bis zu erfolgter Lösung umgeschüttelt. Die Lösung wird mit Wasser zu 100 ml verdünnt und 12 h lang vor Gebrauch stehengelassen.

Vor Licht geschützt zu lagern.

Penicillinase-Lösung *R*

10 g Casein-Hydrolysat, 2,72 g Kaliumdihydrogenphosphat *R* und 5,88 g Natriumcitrat *R* werden in 200 ml Wasser gelöst. Der *p*H-Wert der Lösung wird mit Hilfe einer 20prozentigen Lösung (*m*/V) von Natriumhydroxid *R* auf einen *p*H-Wert von 7,2 eingestellt und die Lösung mit Wasser zu 1000 ml verdünnt. 0,41 g Magnesiumsulfat *R* werden in 5 ml Wasser gelöst; diese Lösung wird mit 1 ml einer 0,16prozentigen Lösung (*m*/V) von Ammoniumeisen(II)-sulfat *R* versetzt und mit Wasser zu 10 ml verdünnt. Die beiden Lösungen werden im Autoklaven sterilisiert und nach dem Erkalten gemischt. Die Mischung wird in nicht allzu dicker Schicht in Erlenmeyerkolben gefüllt und mit *Bacillus cereus* (Nr. 9946 NCTC) beimpft. Die Kolben werden bei 18 bis 37 °C bis zum ersten Zeichen eines Wachstums stehengelassen und 16 h lang bei 35 bis 37 °C gehalten, wobei andauernd geschüttelt wird, um eine maximale Belüftung zu gewährleisten. Es wird zentrifugiert und die überstehende Flüssigkeit durch Membranfiltration keimfrei gemacht.

1,0 ml Penicillinase-Lösung muß bei 30 °C und einem *p*H-Wert von 7 mindestens 0,4 Mikrokatal enthalten (entsprechend einer Hydrolyse von 500 mg Benzylpenicillin zu Benzylpenicillosäure je Stunde), vorausgesetzt, daß die Benzylpenicillin-Konzentration nicht unter die erforderliche Konzentration der enzymatischen Sättigung fällt. Die Michaelis-Konstante für Benzylpenicillin der Penicillinase in der Lösung beträgt etwa 12 µg je Milliliter.

Sterilität (V.2.1.1): Die Lösung muß der Prüfung auf „Sterilität" entsprechen.

Zwischen 0 und 2 °C zu lagern und innerhalb von 2 bis 3 Tagen zu verwenden. Die gefriergetrocknete Lösung kann in zugeschmolzenen Ampullen mehrere Monate lang gelagert werden.

Pentan *R*

$$H_3C{-}(CH_2)_3{-}CH_3$$

C_5H_{12} M_r 72,2

Klare, farblose, entflammbare Flüssigkeit; sehr schwer löslich in Wasser, mischbar mit Aceton, wasserfreiem Ethanol, Ether und Tetrachlorkohlenstoff.

d_{20}^{20}: Etwa 0,63.

n_D^{20}: Etwa 1,359.

Sdp: Etwa 36 °C.

Wird die Substanz in der Spektroskopie verwendet, muß sie noch folgender Prüfung entsprechen:

Die *Transmission* (V.6.19) der Substanz, gegen Wasser gemessen, muß mindestens betragen:

20 Prozent bei 200 nm
50 Prozent bei 210 nm
85 Prozent bei 220 nm
93 Prozent bei 230 nm
98 Prozent bei 240 nm.

Pentanol *R*

$$H_3C{-}(CH_2)_3{-}CH_2OH$$

$C_5H_{12}O$ M_r 88,1

1-Pentanol.

Farblose Flüssigkeit; wenig löslich in Wasser, mischbar mit Ethanol und Ether.

n_D^{20}: Etwa 1,410.

Sdp: Etwa 137 °C.

Perchlorsäure *R*

$HClO_4$ M_r 100,5

Mindestens 70,0 und höchstens 73,0 Prozent (*m/m*) $HClO_4$.

Klare, farblose Flüssigkeit; mischbar mit Wasser.

d_{20}^{20}: Etwa 1,7.

Gehaltsbestimmung: 2,50 g Substanz werden mit 50 ml Wasser versetzt. Nach Zusatz von 0,1 ml Methylrot-Lösung *R* wird mit 1 N-Natriumhydroxid-Lösung titriert.

1 ml 1 N-Natriumhydroxid-Lösung entspricht 100,5 mg $HClO_4$.

Perchlorsäure-Lösung *R*

8,5 ml Perchlorsäure *R* werden mit Wasser zu 100 ml verdünnt.

Periodat-Essigsäure-Reagenz *R*

0,446 g Natriumperiodat *R* werden in 2,5 ml einer 25prozentigen Lösung (V/V) von Schwefelsäure 96 % *R* gelöst. Die Lösung wird mit Essigsäure 98 % *R* zu 100,0 ml verdünnt.

Petroläther *R*

Klare, farblose, entflammbare, nicht fluoreszierende Flüssigkeit von charakteristischem Geruch; praktisch unlöslich in Wasser, mischbar mit Ethanol.

d_{20}^{20}: 0,661 bis 0,664.

Destillationsbereich (V.6.8): 50 bis 70 °C.

Petroläther *R* 1

Entspricht Petroläther *R* mit folgenden Änderungen:

d_{20}^{20}: 0,630 bis 0,656.

Destillationsbereich (V.6.8): 40 bis 60 °C.

Die Substanz darf sich bei 0 °C nicht trüben.

Petroläther *R* 2

Entspricht Petroläther *R* mit den folgenden Änderungen:

d_{20}^{20}: 0,620 bis 0,630.

Destillationsbereich (V.6.8): 30 bis 40 °C.

Die Substanz darf sich bei 0 °C nicht trüben.

Phenanthren *R*

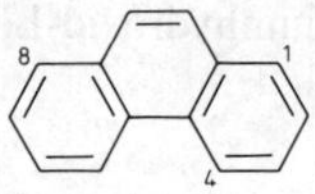

$C_{14}H_{10}$ M_r 178,2

Weiße Kristalle; praktisch unlöslich in Wasser, leicht löslich in Ether, wenig löslich in Ethanol.

Smp: Etwa 100 °C.

Phenanthrolinhydrochlorid *R*

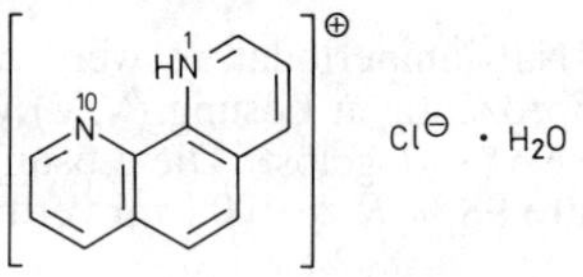

$C_{12}H_9ClN_2 \cdot H_2O$ M_r 234,7

1,10-Phenanthrolin-hydrochlorid, Monohydrat.

Weißes bis fast weißes, kristallines Pulver; leicht löslich in Wasser, löslich in Ethanol.

Smp: Etwa 215 °C, unter Zersetzung.

Phenazon *R*

Muß der Monographie **Phenazon (Phenazonum)** entsprechen.

Phenol *R*

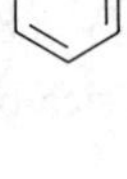

C_6H_6O M_r 94,1

Kristalline Masse oder Nadeln, farblos bis schwach rosa, zerfließlich; löslich in Wasser, leicht löslich in Chloroform, Ether, Glycerol, fetten und ätherischen Ölen.

Sdp: Etwa 180 °C.

Erstarrungstemperatur (V.6.12): Mindestens 40 °C.

Vor Licht geschützt zu lagern.

Phenol-Lösung *RN*

5prozentige Lösung *(m/m)* von Phenol *R*.

Phenolphthalein *R*

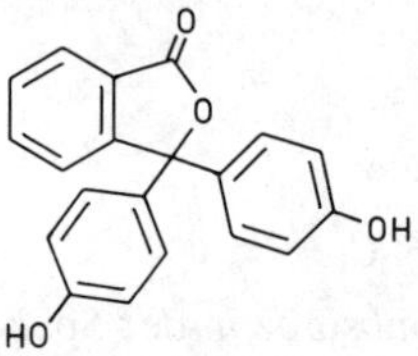

$C_{20}H_{14}O_4$ M_r 318,3

3,3-Bis(4-hydroxyphenyl)phthalid.

Weißes bis gelblichweißes Pulver; praktisch unlöslich in Wasser, löslich in Ethanol.

Phenolphthalein-Lösung *R*

0,1 g Phenolphthalein *R* werden in 80 ml Ethanol 96 % *R* gelöst. Die Lösung wird mit Wasser zu 100 ml verdünnt.

Empfindlichkeitsprüfung: Eine Mischung von 0,1 ml der Phenolphthalein-Lösung und 100 ml kohlendioxidfreiem Wasser *R* muß farblos sein. Bis zum Farbumschlag nach Rosa dürfen höchstens 0,2 ml 0,02 N-Natriumhydroxid-Lösung verbraucht werden.

Umschlagsbereich: *p*H-Wert 8,2 (farblos) bis 10,0 (rot).

Phenolphthalein-Lösung *R* 1

1,0prozentige Lösung (*m*/V) in Ethanol 96 % *R*.

Phenolphthalein-Papier *R*

Filtrierpapierstreifen werden einige Minuten lang in Phenolphthalein-Lösung *R* eingetaucht und anschließend bei Raumtemperatur getrocknet.

Phenolrot *R*

Muß der Monographie **Phenolsulfonphthalein (Phenolsulfonphthaleinum)** entsprechen.

Phenolrot-Lösung *R*

0,1 g Phenolrot *R* werden in 2,82 ml 0,1N-Natriumhydroxid-Lösung und 20 ml Ethanol 96 % *R* gelöst. Die Lösung wird mit Wasser zu 100 ml verdünnt.

Empfindlichkeitsprüfung: Eine Mischung von 0,1 ml der Phenolrot-Lösung und 100 ml kohlendioxidfreiem Wasser muß gelb gefärbt sein. Bis zum Farbumschlag nach Rotviolett dürfen höchstens 0,1 ml 0,02 N-Natriumhydroxid-Lösung verbraucht werden.

Umschlagsbereich: *p*H-Wert 6,8 (gelb) bis 8,4 (rotviolett).

Phenolrot-Lösung *R* 1

Lösung I: 33 mg Phenolrot *R* werden in 1,5 ml Natriumhydroxid-Lösung 8,5 % *R* gelöst. Die Lösung wird mit Wasser zu 100 ml verdünnt.

Lösung II: 250 ml Natriumhydroxid-Lösung 8,5 % *R* werden mit 325 ml Essigsäure 12 % *R* und 575 ml Wasser gemischt.

25 ml Lösung I werden mit 475 ml Lösung II gemischt.

Phenoxybenzaminhydrochlorid *R*

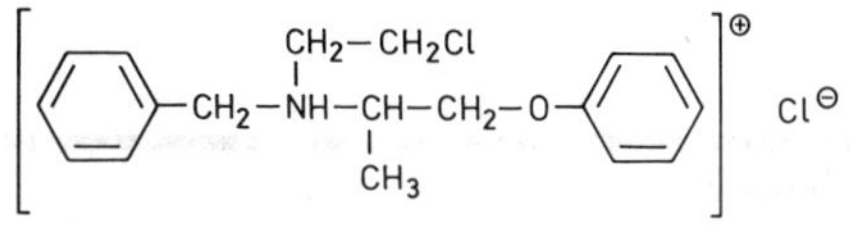

$C_{18}H_{23}Cl_2NO$ M_r 340,3

N-(2-Chlorethyl)-*N*-(1-methyl-2-phenoxyethyl)benzylamin-hydrochlorid.

Mindestens 97,0 und höchstens 103,0 Prozent $C_{18}H_{23}Cl_2NO$, berechnet auf die getrocknete Substanz.

Weißes bis fast weißes, kristallines Pulver; wenig löslich in Wasser, leicht löslich in Chloroform und Ethanol.

Smp: Etwa 138 °C.

Trocknungsverlust (V.6.22): Höchstens 0,5 Prozent, durch 24 h langes Trocknen über Phosphor(V)-oxid *R* unterhalb 670 Pa bestimmt.

Gehaltsbestimmung: 0,500 g Substanz werden in 50,0 ml ethanolfreiem Chloroform *R* gelöst. Die Lösung wird dreimal mit je 20 ml 0,01N-Salzsäure ausgeschüttelt. Die sauren Lösungen werden verworfen. Die Chloroformschicht wird durch Watte filtriert. 5,0 ml des Filtrats werden mit ethanolfreiem Chloroform *R* zu 500,0 ml verdünnt. Die Absorption wird im Maximum bei 272 nm in einer geschlossenen Küvette gemessen.

Der Gehalt an $C_{18}H_{23}Cl_2NO$ wird mit Hilfe der spezifischen Absorption $A_{1cm}^{1\%}$ = 56,3 berechnet.

Vor Licht geschützt zu lagern.

Phenoxyessigsäure *R*

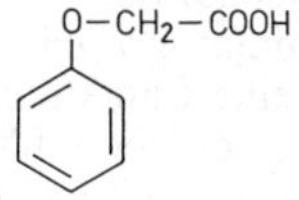

$C_8H_8O_3$ M_r 152,1

Fast weiße Kristalle; wenig löslich in Wasser, leicht löslich in Ethanol, Ether und Essigsäure 98 %.

Smp: Etwa 98 °C.

Chromatographie: Wird die Substanz unter den Bedingungen und in der Konzentration, wie in der Monographie **Phenoxymethylpenicillin (Phenoxymethylpenicillinum)** angegeben, geprüft, darf das Chromatogramm nur einen Fleck zeigen.

Phenoxyethanol *R*

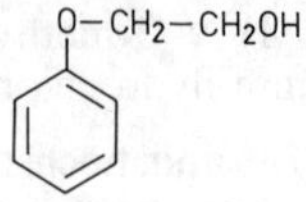

$C_8H_{10}O_2$ M_r 138,2

2-Phenoxyethanol.

Klare, farblose, ölige Flüssigkeit; schwer löslich in Wasser, leicht löslich in Ethanol und Ether.

d_{20}^{20}: Etwa 1,11.

n_D^{20}: Etwa 1,537.

Erstarrungstemperatur (V.6.12): Mindestens 12 °C.

Phenylalanin *R*

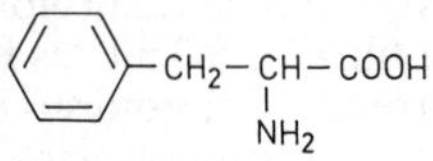

$C_9H_{11}NO_2$ M_r 165,2

2-Amino-3-phenylpropionsäure.

Weißes, kristallines Pulver; löslich in Wasser, praktisch unlöslich in Ethanol.

Smp: Etwa 270 °C, unter Zersetzung.

Dünnschichtchromatographie (V.6.20.2): Auf eine Schicht von Kieselgel G *R* werden 5 µl einer 0,2prozentigen Lösung (*m*/V) der Substanz aufgetragen. Die Platte wird 12 h lang den Dämpfen des Fließmittels ausgesetzt, das aus 25 Teilen Wasser und 75 Teilen Phenol *R* besteht. Die Chromatographie erfolgt vor Licht geschützt über eine Laufstrecke von 12 cm unter Verwendung der Phenol-Wasser-Mischung. Die Platte wird getrocknet, mit einer 0,1prozentigen Lösung (*m*/V) von Ninhydrin *R* in wassergesättigtem 1-Butanol *R* besprüht und 10 min lang bei 100 bis 105 °C erhitzt. Auf dem Chromatogramm darf nur 1 Fleck sichtbar sein.

p-Phenylendiamin *RN*

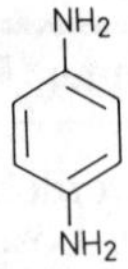

$C_6H_8N_2$ M_r 108,1

1,4-Benzoldiamin.

Weiße bis schwach rötliche Kristalle, die sich an der Luft dunkel verfärben; wenig löslich in Wasser, löslich in Chloroform, Ethanol und Ether.

Vor Licht geschützt, dicht verschlossen zu lagern.

Phenylhydrazin *R*

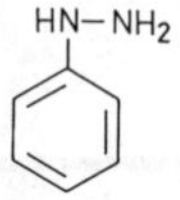

$C_6H_8N_2$ M_r 108,2

Farblose bis gelbliche Flüssigkeit, die sich an Licht und Luft gelb bis tiefrot färbt; schwer löslich in Wasser, löslich in Ethanol und Petroläther.

Erstarrungstemperatur (V.6.12): Mindestens 18 °C.

Vor Licht geschützt zu lagern. Die Substanz ist vor Gebrauch im Vakuum zu destillieren.

Phenylhydrazinhydrochlorid *R*

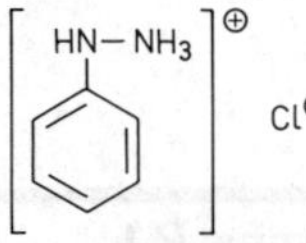

$C_6H_9ClN_2$ M_r 144,6

Weißes bis fast weißes, kristallines Pulver, das sich an der Luft bräunlich färbt; löslich in Wasser und Ethanol.

Smp: Etwa 245 °C, unter Zersetzung.

Vor Licht geschützt zu lagern.

Phenylhydrazinhydrochlorid-Lösung *R*

0,9 g Phenylhydrazinhydrochlorid *R* werden in 50 ml Wasser gelöst und die Lösung mit Aktivkohle *R* entfärbt und filtriert. Das Filtrat wird nach Zusatz von 30 ml Salzsäure 36 % *R* mit Wasser zu 250 ml verdünnt.

Phenylhydrazin-Schwefelsäure *R*

65 mg Phenylhydrazinhydrochlorid *R*, zuvor aus Ethanol 85 % (V/V) umkristallisiert, werden in einer Mischung von 80 Volumteilen Wasser und 170 Volumteilen Schwefelsäure 96 % *R* gelöst. Die Lösung wird mit der Schwefelsäure-Wasser-Mischung zu 100 ml verdünnt. Bei Bedarf frisch herzustellen.

Phloroglucin *R*

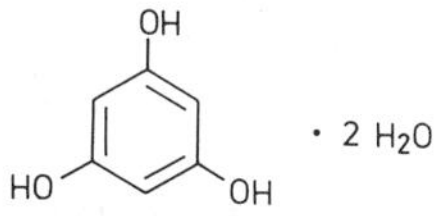

$C_6H_6O_3 \cdot 2\,H_2O$ M_r 162,1

1,3,5-Benzoltriol, Dihydrat.

Weiße bis gelbliche Kristalle; schwer löslich in Wasser, löslich in Ethanol.

Smp: Etwa 223 °C (Sofortschmelzpunkt).

Phosgen-Reagenzpapier *R*

5 g Dimethylaminobenzaldehyd *R* und 5 g Diphenylamin *R* werden ohne Erwärmen in 100 ml wasserfreiem Ethanol *R* gelöst. 5 cm breite Filtrierpapierstreifen aus weißem, mattem Papier werden mit dieser Lösung imprägniert. Nach Abtropfen und Trocknen vor Licht geschützt in einer phosgen- und säurefreien Atmosphäre werden an den beiden Enden jeweils 5 cm abgeschnitten. Das restliche Filtrierpapier wird in Streifen von 7,5 cm Länge geschnitten.

Dicht verschlossen, vor Licht geschützt zu lagern.

Gelb gewordenes Papier darf nicht verwendet werden.

Phospholipid *R*

Hirn von Mensch oder Rind wird gewaschen, von Haut und Blutgefäßen befreit und in einem geeigneten Gerät homogenisiert. Das Volumen (*V*) von 1000 bis 1300 g dieser Substanz wird bestimmt. Sie wird dreimal mit je dem vierfachen Volumen Aceton *R* extrahiert. Nach dem Abfiltrieren im Vakuum wird der Rückstand 18 h lang bei 37 °C getrocknet. Der Rückstand wird zweimal mit je 2 *V* ml einer Mischung von 2 Volumteilen Petroläther *R*2 und 3 Volumteilen Petroläther *R*1 extrahiert. Jeder Auszug wird durch einen Papierfilter filtriert, der mit dem Lösungsmittelgemisch befeuchtet ist. Die vereinigten Auszüge werden bei 45 °C bei einem 670 Pa nicht überschreitenden Druck zur Trockne eingedampft. Der Rückstand wird in 0,2 *V* ml Ether *R* gelöst und die Lösung bei 4 °C stehengelassen, bis ein Niederschlag entsteht. Nach Zentrifugieren wird die klare, überstehende Flüssigkeit im Vakuum bis auf ein Volumen von 100 ml je Kilogramm ursprünglich eingewogener Substanz eingeengt. Die Lösung wird bei 4 °C stehengelassen (12 bis 24 h), bis ein Niederschlag entsteht. Nach dem Zentrifugieren wird die klare, überstehende Flüssigkeit mit der fünffachen Menge ihres Volumens an Aceton *R* versetzt, erneut zentrifugiert und die überstehende Flüssigkeit verworfen. Der Niederschlag wird getrocknet. Im Vakuum im Exsikkator, vor Licht geschützt zu lagern.

Phospholipid-Reagenz *R*

Aus 0,125 g Phospholipid *R* und 5 ml Wasser wird durch Schütteln und Rühren eine homogene Suspension hergestellt. Durch Verdünnen mit einer 0,9prozentigen Lösung (*m*/V) von Natriumchlorid *R* wird die Suspension so eingestellt, daß kleinste Koagulationszeiten erhalten werden, die aber vereinbar sind mit den größten Unterschieden der Koagulationszeit zwischen den aufeinanderfolgenden Verdünnungen des Koagulationsfaktor-VIII-Standards und der zu prüfenden Verdünnung. Diese Konzentration der Suspension liegt üblicherweise zwischen 50 und 250 µg/ml.

Die einstellte Suspension ist bei –20 °C sechs Wochen lang haltbar.

Phosphor(V)-oxid *R*

P_4O_{10} M_r 283,8

Weißes, amorphes, zerfließendes Pulver. Die Substanz hydratisiert mit Wasser unter Wärmeentwicklung.

Phosphorsäure 85 % *R*

Muß der Monographie **Phosphorsäure 85 % (Acidum phosphoricum concentratum)** entsprechen.

Phosphorsäure 10 % *R*

Muß der Monographie **Phosphorsäure 10 % (Acidum phosphoricum dilutum)** entsprechen.

Phthaleinpurpur *R*

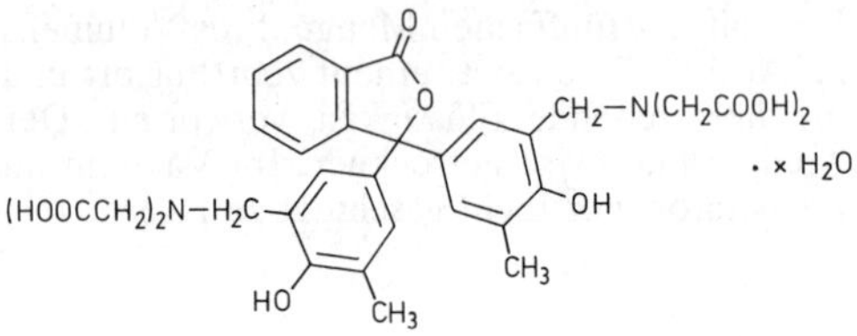

$C_{32}H_{32}N_2O_{12} \cdot x\,H_2O$ M_r 637,
Für die wasserfreie Substanz

N,N′-[3,3′-(Phthalidyliden)bis(6-hydroxy-5-methylbenzyl)]bis(iminodiessigsäure), Hydrat.

Gelblichweißes bis bräunliches Pulver; praktisch unlöslich in Wasser, löslich in Ethanol.

Die Substanz ist auch als Natriumsalz erhältlich: weißes bis rosafarbenes Pulver; löslich in Wasser, praktisch unlöslich in Ethanol.

Empfindlichkeitsprüfung: 10 mg Substanz werden nach Lösen in 1 ml Ammoniak-Lösung 26 % *R* mit Wasser zu 100 ml verdünnt. 5 ml der Lösung werden mit 95 ml Wasser, 4 ml Ammoniak-Lösung 26 % *R*, 50 ml Ethanol 96 % *R* und 0,1 ml 0,1 M-Bariumchlorid-Lösung versetzt. Die Lösung muß blauviolett gefärbt sein. Nach Zusatz von 0,15 ml 0,1 M-Natriumedetat-Lösung muß sich die Lösung entfärben.

Phthalsäure *R*

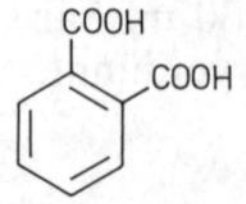

$C_8H_6O_4$ M_r 166,1

Weißes, kristallines Pulver; löslich in heißem Wasser und Ethanol.

Pikrinsäure *R*

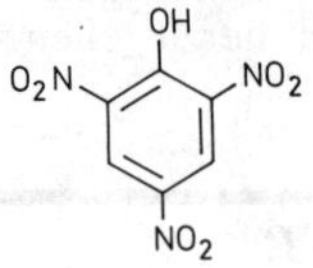

$C_6H_3N_3O_7$ M_r 229,1

2,4,6-Trinitrophenol.

Gelbe Kristalle oder Prismen; löslich in Wasser und Ethanol.

Mit Wasser befeuchtet zu lagern.

Pikrinsäure-Lösung *R*

1prozentige Lösung (*m*/V).

Pikrinsäure-Lösung *R* 1

100 ml einer gesättigten Lösung von Pikrinsäure *R* werden mit 0,25 ml Natriumhydroxid-Lösung 40 % *R* versetzt.

Piperazin-Hexahydrat *R*

Muß der Monographie **Piperazin-Hexahydrat (Piperazinum hydricum)** entsprechen.

Piperidin *R*

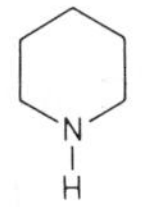

$C_5H_{11}N$ M_r 85,2

Farblose bis schwach gelbliche, alkalisch reagierende Flüssigkeit; mischbar mit Wasser, Chloroform, Ethanol, Ether und Petroläther.

Sdp: Etwa 106 °C.

Plasma, blutplättchenarmes *R*

45 ml menschliches Blut werden mit einer 50-ml-Plastikspritze entnommen, die 5 ml einer sterilen, 3,8prozentigen Lösung (*m*/V) von Natriumcitrat *R* enthält. Sofort wird 30 min lang bei 4 °C zentrifugiert (1550 *g*). Mit Hilfe einer Plastikspritze werden zwei Drittel des überstehenden Plasmas entnommen, das sofort 30 min lang bei 4 °C zentrifugiert wird (3500 *g*). Zwei Drittel der überstehenden Flüssigkeit werden entnommen und schnell in geeigneten Mengen in Plastikröhrchen bei −40 °C oder tiefer eingefroren.

Bei der Herstellung sind Geräte aus Kunststoff zu verwenden oder Glas, das mit Silikon behandelt ist.

Plasmasubstrat *R*

Das Plasma wird von menschlichem Blut oder Rinderblut abgetrennt, das ein Neuntel seines Volumens einer 3,8prozentigen Lösung (*m*/V) von Natriumcitrat *R* oder zwei Siebtel seines Volumens einer Lösung, die 2,0 Prozent (*m*/V) Natriummonohydrogencitrat *R* und 2,5 Prozent (*m*/V) Glucose *R* enthält. Im ersten Falle sollte das Plasmasubstrat am Tage der Blutentnahme hergestellt werden, im zweiten Falle kann es bis zu 2 Tage nach der Blutentnahme hergestellt werden.

Bei −20 °C zu lagern.

Plasmasubstrat *R* 1

Zur Blutentnahme und zur Behandlung des Blutes sind wasserabstoßende Geräte zu verwenden, die entweder aus geeignetem Kunststoff bestehen oder aus Glas, das mit Silikon behandelt ist.

Ein geeignetes Volumen[1)] Blut von einer angemessenen Anzahl an Schafen wird gesammelt, wobei das Blut entweder dem lebenden Tier oder dem eben geschlachteten Tier entnommen wird. Dabei ist eine Nadel zu verwenden, die mit einer geeigneten Kanüle verbunden ist, und die so lang ist, daß sie bis auf den Boden des Behältnisses zur Blutentnahme reicht. Die ersten Milliliter Blut werden verworfen, und es ist auch nur Blut zu verwenden, das frei ausfließt. Das Blut wird in einer geeigneten Menge Stabilisatorlösung für Blutkonserven gesammelt, die 8,7 g Natriumcitrat *R* und 4 mg Aprotinin *R* je 100 ml Wasser enthält, wobei das Verhältnis Blut zu Stabilisatorlösung 19 zu 1 beträgt. Während und unmittelbar nach der Blutentnahme wird das Behältnis schwach geschwenkt, um ein gleichmäßiges Mischen des Blutes zu erhalten; eine Schaumbildung darf dabei nicht auftreten. Ist die Blutentnahme beendet, wird das Behältnis verschlossen und auf 10 bis 15 °C abgekühlt. Das so abgekühlte Blut aller Behältnisse wird vereinigt, mit Ausnahme des Blutes, das eine offensichtliche Hämolyse zeigt oder das geronnenes Blut enthält. Das vereinigte Blut wird bei 10 bis 15 °C gelagert.

Sobald wie möglich und auf jeden Fall innerhalb von 4 h nach der Blutentnahme wird das vereinigte Blut 30 min lang bei 10 bis 15 °C bei 1000 bis 2000 *g* zentrifugiert. Die überstehende Flüssigkeit wird abgetrennt und 30 min lang bei 5000 *g* zentrifugiert. Ein schnelleres Zentrifugieren zum Klären des Plasmas ist auch möglich, z. B. 30 min lang bei 20 000 *g*, doch darf nicht filtriert werden. Die überstehende Flüssigkeit wird abgetrennt und sofort gut durchgemischt. Das Plasmasubstrat wird in kleine, mit Stopfen verschließbare Behältnisse solcher Größe gegeben, daß die Menge für eine Wertbestimmung von Heparin ausreichend ist (z. B. 10 bis 30 ml). Diese Behältnisse werden sofort auf eine Temperatur von weniger als −70 °C, z. B. durch Eintauchen in flüssigen Stickstoff, abgekühlt und bei einer Temperatur von weniger als −30 °C gelagert.

[1)] Ein Volumen von 285 ml Blut (das zu 15 ml Stabilisatorlösung für Blutkonserven gegeben wird) wird als geeignet angesehen; kleinere Volummengen können auch entnommen werden. Unabhängig von der Volummenge sollten mindestens 5 Schafe verwendet werden.

Das Plasma ist zur Verwendung als Plasmasubstrat bei der Wertbestimmung von Heparin geeignet, wenn es unter den Prüfungsbedingungen eine der verwendeten Nachweismethode angemessene Gerinnungszeit hat und sich eine reproduzierbare, steile log-Dosis-Wirkungs-Kurve erstellen läßt.

Zum Gebrauch wird ein Teil des Plasmasubstrats in einem Wasserbad bei 37 °C aufgetaut, wobei das Behältnis bis zum vollständigen Auftauen leicht geschwenkt wird. Ein einmal aufgetautes Substrat sollte bei 10 bis 20 °C gehalten und sofort verwendet werden. Falls erforderlich, kann das aufgetaute Plasmasubstrat schwach zentrifugiert werden, es sollte aber nicht filtriert werden.

Plasmasubstrat *R* 2

Das Plasma wird aus menschlichem Blut abgetrennt, das in einem Neuntel seines Volumens einer 3,8prozentigen Lösung (*m*/V) von Natriumcitrat *R* aufgefangen wurde und das weniger als 1 Prozent der normalen Menge an Faktor IX enthält.

In kleinen Mengen, in Plastikröhrchen bei −30 °C oder tieferer Temperatur zu lagern.

Plasmasubstrat, Faktor-V-freies *R*

Vorzugsweise ist ein Plasma von Individuen zu verwenden, die einen ererbten Mangel an Faktor V aufweisen, oder es wird wie folgt hergestellt: Das Plasma wird von menschlichem Blut abgetrennt, das in einem Zehntel seines Volumens in einer 1,34prozentigen Lösung (*m*/V) von Natriumoxalat *R* aufgefangen wurde. 24 bis 36 h lang wird bei 37 °C inkubiert. Die Koagulationszeit, wie unter „Koagulationsfaktor-V-Lösung *R*" bestimmt, sollte zwischen 70 und 100 s liegen. Beträgt die Koagulationszeit weniger als 70 s, wird erneut 12 bis 24 h lang inkubiert.

In kleinen Mengen, bei –20 °C oder tieferer Temperatur zu lagern.

Poly(cyanopropylmethylphenylmethyl)-siloxan *R*

Enthält 25 Prozent Cyanopropyl-Gruppen, 25 Prozent Phenyl-Gruppen und 50 Prozent Methyl-Gruppen (mittlere relative Molekülmasse: 8000); sehr viskose Flüssigkeit (etwa 9000 mPa · s).

d_{25}^{25}: Etwa 1,10.

n_D^{25}: Etwa 1,5016.

Polydimethylsiloxan *R*

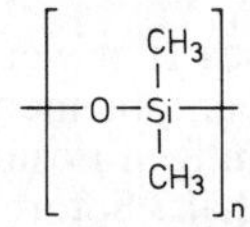

Poly[oxy(dimethylsilandiyl)]; Syn. Dimeticon.

Farbloses, siliciumorganisches Polymer mit der Konsistenz eines halbflüssigen, farblosen Gummis.

Das IR-Absorptionsspektrum (V.6.18) der Substanz, als Film zwischen Natriumchlorid-Platten aufgenommen, falls erforderlich nach Dispersion in einigen Tropfen Tetrachlorkohlenstoff *R*, darf bei 3053 cm^{-1} keine Absorption zeigen (Vinyl-Gruppen).

Grenzviskositätszahl: Etwa 115 ml je Gramm Substanz, bestimmt nach der folgenden Methode:

Je 1,5 g, 1,0 g und 0,3 g Substanz werden in 100-ml-Meßkolben auf 0,1 mg genau eingewogen. Nach Zusatz von je 40 bis 50 ml Toluol *R* wird bis zur vollständigen Lösung geschüttelt und mit dem gleichen Lösungsmittel zu je 100,0 ml verdünnt. Die Viskosität (V.6.7.1) jeder Lösung wird bestimmt. Unter gleichen Bedingungen wird die Viskosität von Toluol *R* ermittelt.

Die Konzentration jeder Lösung wird auf die Hälfte reduziert, indem gleiche Volumteile der ursprünglichen Lösung und Toluol *R* gemischt werden.

Die Viskosität der verdünnten Lösungen wird bestimmt. Hierbei bedeuten:

- c = Konzentration der Substanz in Gramm je 100 ml;
- t_1 = Ausflußzeit der zu untersuchenden Lösung;
- t_2 = Ausflußzeit von Toluol;

η_1 = Viskosität der zu untersuchenden Lösung in Millipascal je Sekunde
η_2 = Viskosität von Toluol in Millipascal je Sekunde
d_1 = Relative Dichte der zu untersuchenden Lösung;
d_2 = Relative Dichte von Toluol.

Als Dichte werden die folgenden Werte verwendet:

Konzentration in Gramm/100 ml	Relative Dichte (d_1)
0 –0,5	1,000
0,5 –1,25	1,001
1,25–2,20	1,002
2,20–2,75	1,003
2,75–3,20	1,004
3,20–3,75	1,005
3,75–4,50	1,006

Die spezifische Viskosität errechnet sich aus der Formel:

$$\eta_{sp.} = \frac{\eta_1 - \eta_2}{\eta_2} = \frac{t_1 d_1}{t_2 d_2} - 1$$

Die Viskositätszahl errechnet sich aus der Formel:

$$\eta_{red.} = \frac{\eta_{sp.}}{c}$$

Die Grenzviskositätszahl (η) wird durch Extrapolieren der vorhergehenden Gleichung c = 0 erhalten. Hierzu wird die Kurve

$$\frac{\eta_{sp.}}{c} \text{ oder } \frac{\eta_{sp.}}{\lg c}$$

als Funktion von c gezeichnet. Die Extrapolation c = 0 ergibt η.

Die Grenzviskositätszahl wird in Milliliter je Gramm Substanz ausgedrückt. Hierzu muß der erhaltene Wert mit 100 multipliziert werden.

Trocknungsverlust (V.6.22): Höchstens 2,0 Prozent, mit 1,000 g Substanz durch 15 min langes Trocknen im Vakuum bei 350 °C bestimmt. Höchstens 0,8 Prozent, mit 2,000 g Substanz durch 2 h langes Trocknen bei 200 °C bestimmt.

Polymethylphenylsiloxan *R*

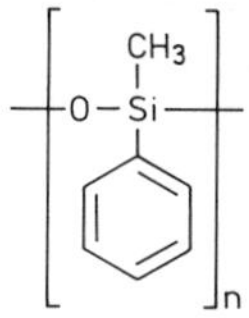

Poly[oxy(methylphenylsilandiyl)].

Enthält 50 Prozent Phenyl-Gruppen und 50 Prozent Methyl-Gruppen (mittlere relative Molekülmasse: 4000); sehr viskose Flüssigkeit (etwa 1300 mPa · s).

d_{25}^{25}: Etwa 1,09.

n_D^{25}: Etwa 1,5397.

Polyphosphorsäure *R*

$(HPO_3)_n$

Stücke oder Stäbchen mit einem gewissen Anteil an Natriumpolyphosphat, glasartig und hygroskopisch; sehr leicht löslich in Wasser.

Nitrat: 1,0 g Substanz wird mit 10 ml Wasser zum Sieden erhitzt. Die Lösung wird abgekühlt, mit 1 ml Indogocarmin-Lösung *R* und 10 ml nitratfreier Schwefelsäure 96 % *R* versetzt und erneut zum Sieden erhitzt. Eine schwache Blaufärbung muß bestehenbleiben.

Reduzierende Substanzen: Höchstens 0,01 Prozent, berechnet als H_3PO_3. 35,0 g Substanz werden in 50 ml Wasser gelöst. Die Lösung wird nach Zusatz von 5 ml einer 20prozentigen Lösung (*m*/V) von Schwefelsäure 96 % *R*, 50 mg Kaliumbromid *R* und 5,0 ml 0,02 M-Kaliumbromat-Lösung 30 min lang auf dem Wasserbad erhitzt. Nach dem Abkühlen werden 0,5 g Kaliumiodid *R* hinzugesetzt. Unter Zusatz von 1 ml Stärke-Lösung *R* wird das ausgeschiedene Iod mit 0,02 M-Natriumthiosulfat-Lösung titriert.

Ein Blindversuch wird durchgeführt.

1 ml 0,02 M-Kaliumbromat-Lösung entspricht 4,10 mg H_3PO_3.

Polysorbat 80 *R*

Muß der Monographie **Polysorbat 80 (Polysorbatum 80)** entsprechen.

Polyvidon *R*

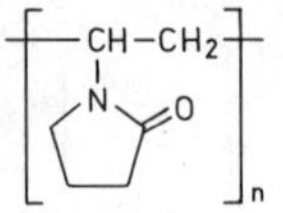

$(C_6H_9NO)_n$

Poly[(2-oxo-1-pyrrolidinyl)ethylen], Syn. Polyvinylpyrrolidon.

Gemisch linearer Polymerer von 1-Vinyl-2-pyrrolidon mit einer durchschnittlichen relativen Molekülmasse von etwa 10 000 bis etwa 700 000.

Enthält mindestens 12,0 und höchstens 13,0 Prozent Stickstoff, berechnet auf die getrocknete Substanz.

Feines, weißes bis fast weißes Pulver, hygroskopisch; löslich in Wasser, Chloroform und Ethanol, praktisch unlöslich in Ether.

Trocknungsverlust (V.6.22): Höchstens 5,0 Prozent, mit 1,000 g Substanz durch Trocknen im Trockenschrank bei 100 bis 105 °C bestimmt.

Gehaltsbestimmung: Die Bestimmung erfolgt nach der ,,Kjeldahl-Bestimmung" (V.3.5.2) unter Verwendung von 16,0 mg Substanz. Beim Aufschluß ist 1 h lang zu erhitzen.

Prednisolon *R*

Muß der Monographie **Prednisolon (Prednisolonum)** entsprechen.

1-Propanol *R*

$H_3C-CH_2-CH_2OH$

C_3H_8O M_r 60,1

Klare, farblose Flüssigkeit; mischbar mit Wasser und Ethanol.

d_{20}^{20}: 0,802 bis 0,806.

Destillationsbereich (V.6.8): Mindestens 95 Prozent müssen zwischen 96 und 99 °C destillieren.

Propionsäureanhydrid *R*

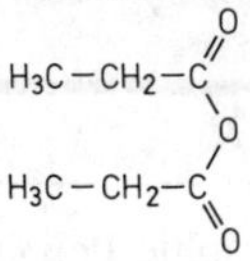

$C_6H_{10}O_3$ M_r 130,1

Klare, farblose Flüssigkeit; löslich in Chloroform, Ethanol und Ether.

d_{20}^{20}: Etwa 1,01.

Sdp: Etwa 167 °C.

Propionsäureanhydrid-Reagenz *R*

1 g Toluolsulfonsäure *R* wird in 30 ml Essigsäure 98 % *R* gelöst und die Lösung mit 5 ml Propionsäureanhydrid *R* versetzt.

Das Reagenz ist erst nach 15 min zu verwenden und darf nur 24 h lang gelagert werden.

Propylenglycol *R*

Muß der Monographie **Propylenglycol (Propylenglycolum)** entsprechen.

Propyl-4-hydroxybenzoat *R*

Muß der Monographie **Propyl-4-hydroxybenzoat (Propylis parahydroxybenzoas)** entsprechen.

Proscillaridin *RN*

$C_{30}H_{42}O_8$ M_r 530,7

14-Hydroxy-3β-α-L-rhamnopyranosyloxy-14β-bufa-4,20,22-trienolid.

Mindestens 95,0 und höchstens 105,0 Prozent $C_{30}H_{42}O_8$, berechnet auf die getrocknete Substanz.

Weißes bis schwach gelbes, kristallines Pulver; praktisch unlöslich in Wasser und Ether, wenig löslich in Chloroform, löslich in Ethanol, Methanol und Pyridin.

$[\alpha]_D^{20}$: −89 bis −94°, an einer 1,0prozentigen Lösung (*m*/V) in Methanol *R* bestimmt und auf die getrocknete Substanz berechnet.

Etwa 1 mg Substanz wird unter leichtem Erwärmen in 1 ml Essigsäure 98 % *R* gelöst. Die erkaltete Lösung wird mit 0,05 ml Eisen(III)-chlorid-Lösung *R* 1 versetzt und die Mischung mit 1 ml Schwefelsäure 96 % *R* unterschichtet. An der Berührungsfläche der beiden Schichten entsteht ein rotbrauner bis violettbrauner Ring. Beim Stehenlassen tritt nach und nach eine grüne, später olivgrüne Färbung in der oberen Schicht auf.

Aussehen der Lösung: Die zur Bestimmung der spezifischen Drehung hergestellte Lösung muß klar (V.6.1) und darf nicht stärker gefärbt sein als die Farbvergleichslösung G_6 (V.6.2, Methode II).

Dünnschichtchromatographie (V.6.20.2): Die Prüfung erfolgt unter Verwendung einer Schicht von Kieselgel G *R*.

Untersuchungslösung: 0,2prozentige Lösung (*m*/V) der Substanz in einer Mischung gleicher Volumteile Chloroform *R* und Methanol *R*.

Referenzlösung: 0,02prozentige Lösung (*m*/V) der Substanz in einer Mischung gleicher Volumteile Chloroform *R* und Methanol *R*.

Auf die Platte werden getrennt 20 µl jeder Lösung bandförmig (20 mm × 3 mm) aufgetragen. Die Chromatographie erfolgt mit einer Mischung von 2 Volumteilen Wasser, 18 Volumteilen Methanol *R* und 80 Volumteilen Chloroform *R* über eine Laufstrecke von 10 cm. Nach Verdunsten des Fließmittels wird die Platte mit etwa 10 ml Anisaldehyd-Reagenz *R* (für eine 100-mm × 200-mm-Platte) besprüht. Anschließend wird 5 bis 10 min lang unter Beobachtung auf 100 bis 105 °C erhitzt. Das Chromatogramm der Untersuchungslösung zeigt bei Tageslicht eine gelblichgrüne Hauptzone mit einem Rf-Wert von etwa 0,4, welche bei der Betrachtung im ultravioletten Licht bei 365 nm intensiv grünlich fluoresziert. Auftretende Nebenzonen dürfen nicht stärker gefärbt sein und nicht intensiver fluoreszieren als die Hauptzone der Referenzlösung.

Trocknungsverlust (V.6.22): Höchstens 1,0 Prozent, mit 0,100 g Substanz durch 2 h langes Trocknen im Vakuum bei 50 °C bestimmt.

Gehaltsbestimmung: 25,0 mg Substanz werden in Methanol *R* zu 25,0 ml gelöst. 5,0 ml dieser Lösung werden mit Methanol *R* zu 100,0 ml verdünnt, 5,0 ml der verdünnten Lösung werden mit 10,0 ml methanolischer Kaliumhydroxid-Lösung *RN* versetzt und mit Methanol *R* zu 50,0 ml verdünnt. Nach 15 min wird die Absorption (V.6.19) der Lösung im Maximum bei 355 nm gegen eine gleichzeitig hergestellte Mischung von 10 ml methanolischer Kaliumhydroxid-Lösung *RN* und 40 ml Methanol *R* gemessen.

Der Berechnung des Gehalts an $C_{30}H_{42}O_8$ wird eine spezifische Absorption $A_{1cm}^{1\%}$ = 820 zugrunde gelegt.

Dicht verschlossen, vor Licht geschützt zu lagern.

Protaminsulfat *R*

Mischung von Sulfaten basischer Peptide, die aus dem Sperma und den Rogen von Fischen, insbesonders von Salmoniden und Clupiden, gewonnen wird. Die Substanz bindet Heparin in einen Komplex, der keine gerinnungshemmenden Eigenschaften mehr besitzt.

Pyridin *R*

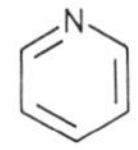

C_5H_5N — M_r 79,1

Klare, farblose, hygroskopische Flüssigkeit; mischbar mit Wasser und Ethanol.

Sdp: Etwa 115 °C.

Pyridin, wasserfreies *R*

Enthält höchstens 0,01 Prozent (*m*/*m*) Wasser, nach der Karl-Fischer-Methode (V.3.5.6) bestimmt.

Pyridin *R* wird über wasserfreiem Natriumcarbonat *R* getrocknet, filtriert und destilliert.

Pyridylazonaphthol *R*

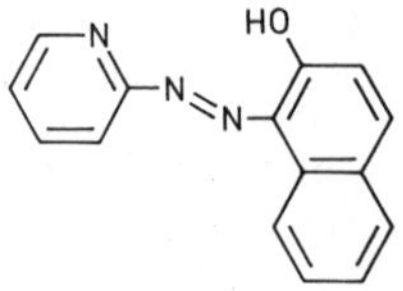

$C_{15}H_{11}N_3O$ M_r 249,3

1-(2-Pyridylazo)-2-naphthol.

Ziegelrotes Pulver; praktisch unlöslich in Wasser, löslich in Ethanol, Methanol und heißen, verdünnten Alkalihydroxid-Lösungen.

Smp: Etwa 138 °C.

Pyridylazonaphthol-Lösung *R*

0,1prozentige Lösung (*m*/V) in wasserfreiem Ethanol *R*.

Empfindlichkeitsprüfung: 50 ml Wasser werden mit 10 ml Acetat-Pufferlösung *p*H 4,4 *R*, 0,10 ml 0,02 M-Natriumedetat-Lösung und 0,25 ml der Pyridylazonaphthol-Lösung versetzt. Nach Zusatz von 0,15 ml einer 0,5prozentigen Lösung (*m*/V) von Kupfer(II)-sulfat *R* schlägt die Farbe der Lösung von Hellgelb nach Violett um.

Pyrogallol *R*

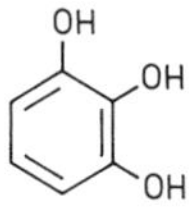

$C_6H_6O_3$ M_r 126,1

1,2,3-Benzoltriol.

Weiße Kristalle, die an Licht und Luft bräunlich werden; sehr leicht löslich in Wasser, Ethanol und Ether, schwer löslich in Chloroform und Schwefelkohlenstoff. Wäßrige Lösungen und, noch schneller, alkalische Lösungen färben sich an der Luft durch Absorption von Sauerstoff braun.

Smp: Etwa 131 °C.

Vor Licht geschützt zu lagern.

Pyrogallol-Lösung, alkalische *R*

0,5 g Pyrogallol *R* werden in 2 ml kohlendioxidfreiem Wasser *R* gelöst. Getrennt werden 12 g Kaliumhydroxid *R* in 8 ml kohlendioxidfreiem Wasser *R* gelöst. Beide Lösungen werden vor Gebrauch gemischt.

Quecksilber *R*

Hg A_r 200,6

Silberweiße Flüssigkeit, die sich beim Verreiben auf Papier in kleine Kügelchen zerteilt und keine metallische Spur zurückläßt.

d_{20}^{20}: Etwa 13,5.

Sdp: Etwa 357 °C.

Quecksilber(II)-acetat *R*

$$Hg^{2\oplus} \quad 2\left[H_3C-COO\right]^{\ominus}$$

$C_4H_6HgO_4$ M_r 318,7

Weiße Kristalle; leicht löslich in Wasser, löslich in Ethanol.

Quecksilber(II)-acetat-Lösung *R*

3,19 g Quecksilber(II)-acetat *R* werden in wasserfreier Essigsäure *R* zu 100 ml gelöst. Falls erforderlich, wird die Lösung mit Hilfe von 0,1 N-Perchlorsäure unter Verwendung von 0,05 ml Kristallviolett-Lösung *R* neutralisiert.

Quecksilber(II)-bromid *R*

$HgBr_2$ M_r 360,4

Kristallines Pulver oder weiße bis gelblichweiße Kristalle; schwer löslich in Wasser, löslich in Ethanol.

Quecksilber(II)-bromid-Papier *R*

In eine rechteckige Schale wird eine 5prozentige Lösung (*m*/V) von Quecksilber(II)-bromid *R* in wasserfreiem Ethanol *R* gefüllt und in die Lösung weißes, doppelt gefaltetes Filtrierpapier (80 g/m²; Filtrationsgeschwindigkeit[1]: 40 bis 60 s; 15 mm × 200 mm) eingelegt. Der Überschuß an Lösung wird abtropfen gelassen und das Papier über einen nichtmetallischen Faden gehängt und, vor Licht geschützt, getrocknet. Die Faltkante wird in einer Breite von 1 cm abgeschnitten und in gleicher Weise der äußere Rand. Das verbleibende Papier wird in Stücke (15 mm × 15 mm) oder Rundfilter (15 mm Durchmesser) geschnitten.

In einem Glasstopfenbehältnis, das mit schwarzem Papier umhüllt ist, zu lagern.

Quecksilber(II)-chlorid *R*

Muß der Monographie **Quecksilber(II)-chlorid (Hydrargyri dichloridum)** entsprechen.

Quecksilber(II)-chlorid-Lösung *R*

5,4prozentige Lösung (*m*/V).

Quecksilber(II)-iodid *R*

HgI_2 — M_r 454,4

Schweres, scharlachrotes, kristallines Pulver; schwer löslich in Wasser und Chloroform, wenig löslich in Aceton, Ethanol und Ether, löslich in einem Überschuß von Kaliumiodid-Lösung *R*.

Vor Licht geschützt zu lagern.

Quecksilber(II)-nitrat *R*

$Hg(NO_3)_2 \cdot H_2O$ — M_r 342,6

Farblose bis schwach gefärbte, hygroskopische Kristalle; löslich in Wasser in Gegenwart einer geringen Menge Salpetersäure 65 %.

Dicht verschlossen, vor Licht geschützt zu lagern.

[1] Filtrationsgeschwindigkeit: Filtrationszeit in s für 100 ml Wasser von 20 °C bei einer Filtrieroberfläche von 10 cm² und einem konstanten Druck von 6,7 kPa.

Quecksilber(II)-oxid *R*

HgO — M_r 216,6

Gelbes Quecksilberoxid.

Gelbes bis orangegelbes Pulver; praktisch unlöslich in Wasser und Ethanol.

Vor Licht geschützt zu lagern.

Quecksilber(II)-sulfat-Lösung *R*

1 g Quecksilber(II)-oxid *R* wird in einer Mischung von 20 ml Wasser und 4 ml Schwefelsäure 96 % *R* gelöst.

Quecksilber(II)-thiocyanat *R*

$Hg(SCN)_2$ — M_r 316,7

Syn. Quecksilber(II)-rhodanid.

Weißes, kristallines Pulver; sehr schwer löslich in Wasser, schwer löslich in Ethanol und Ether, löslich in Natriumchlorid-Lösungen.

Quecksilber(II)-thiocyanat-Lösung *R*

0,3 g Quecksilber(II)-thiocyanat *R* werden in wasserfreiem Ethanol *R* zu 100 ml gelöst.

Etwa 1 Woche lang haltbar.

Raney-Nickel *R*

Mindestens 48 und höchstens 52 Prozent Aluminium (Al; A_r 26,98) und mindestens 48 und höchstens 52 Prozent Nickel (Ni; A_r 58,70).

Die Substanz ist praktisch unlöslich in Wasser, löslich in Mineralsäuren.

Vor Gebrauch zu pulverisieren (180).

Rapsöl *R*

Fettes Öl, das durch Auspressen der Samen verschiedener Arten von *Brassica napus* L. erhalten wird und dessen Fettsäurefraktion zwischen 40 und 55 Prozent Erucasäure enthält.

Klare, gelbe bis tiefgelbe Flüssigkeit; praktisch unlöslich in Ethanol, mischbar mit Chloroform, Ether und Petroläther.

Iodzahl (V.3.4.4): 94 bis 120.

Peroxidzahl (V.3.4.5): Höchstens 5.

Verseifungszahl (V.3.4.6): 168 bis 181.

Gehalt an Erucasäure: Das Fettsäuregemisch wird, wie unter „Prüfung fetter Öle auf fremde Öle durch Dünnschichtchromatographie" (V.3.3.5) angegeben, hergestellt. Auf die Platte werden folgende Lösungen aufgetragen:

Lösung a: 20 mg des Fettsäuregemisches werden in 4 ml Chloroform *R* gelöst.

Lösung b: 2,0 ml Lösung a werden mit Chloroform *R* zu 50,0 ml verdünnt.

Das Chromatogramm der Lösung a muß 5 deutlich voneinander getrennte Flecke zeigen. Der größte oder einer der größten Flecke, dessen Rf-Wert am kleinsten ist (etwa 0,25), entspricht der Erucasäure. Der Fleck der Erucasäure muß auch im Chromatogramm der Lösung b deutlich sichtbar sein.

Reduktionsgemisch *R*

Die Substanzen werden in der angegebenen Reihenfolge zu einer homogenen Mischung verrieben: 20 mg Kaliumbromid *R*, 0,5 g Hydrazinsulfat *R* und 5 g Natriumchlorid *R*.

Referenzethanol *RN*

Aldehydfreies Ethanol 96 % *R*, das folgender zusätzlicher Prüfung entsprechen muß:

Fuselöl, Aldehyde: Unter den Bedingungen, wie in der Monographie **Ethanol 96 %** beschrieben, darf die Prüflösung nicht stärker gefärbt sein als eine mit 4 ml Wasser angesetzte Blindprobe.

Reineckesalz *R*

$NH_4[Cr(NH_3)_2(SCN)_4] \cdot H_2O$ M_r 354,4

Ammoniumdiammintetrakis(thiocyanato)chromat(III), Monohydrat.

Rote Kristalle oder rotes Pulver; wenig löslich in kaltem Wasser, löslich in heißem Wasser und Ethanol.

Reineckesalz-Lösung *R*

1prozentige Lösung (*m*/V).

Bei Bedarf frisch herzustellen.

Reserpin *RN*

Die Substanz muß der Monographie **Reserpin** entsprechen.

Resorcin *R*

Muß der Monographie **Resorcin (Resorcinolum)** entsprechen.

Resorcin-Lösung *R*

0,2 g Resorcin *R* werden mit 100 ml Toluol *R* bis zur Sättigung geschüttelt; die überstehende Flüssigkeit wird dekantiert.

Bei Bedarf frisch herzustellen.

Resorcin-Reagenz *R*

80 ml Salzsäure 36 % *R* werden mit 10 ml einer 2prozentigen Lösung (*m*/V) von Resorcin *R* und 0,25 ml einer 2,5prozentigen Lösung (*m*/V) von Kupfer(II)-sulfat *R* versetzt. Die Mischung wird mit Wasser zu 100,0 ml verdünnt.

Das Reagenz ist mindestens 4 h vor Gebrauch herzustellen; bei 2 bis 8 °C zu lagern und innerhalb einer Woche zu verwenden.

Rhamnose *R*

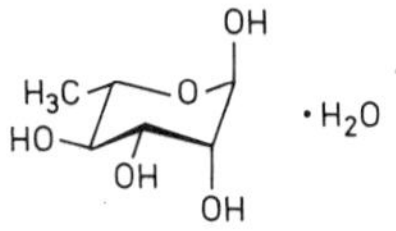

$C_6H_{12}O_5 \cdot H_2O$ *M*r 182,2
L-(+)-Rhamnose; α-L-Rhamnopyranose, Monohydrat.

Weißes, kristallines Pulver; leicht löslich in Wasser.

$[\alpha]_D^{20}$: + 7,8° bis + 8,3°, an einer 5,0prozentigen Lösung (*m*/V) der Substanz in Wasser bestimmt, das etwa 0,05 Prozent Ammoniak (NH_3) enthält.

Rhaponticin *R*

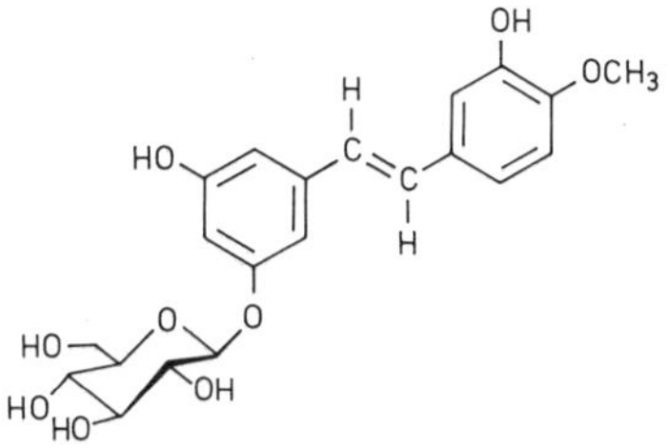

$C_{21}H_{24}O_9$ *M*r 420,4
(*E*)-5′-β-D-Glucopyranosyloxy-4-methoxy-3,3′-stilbendiol.

Gelblichgraues, kristallines Pulver; löslich in Ethanol und Methanol.

Chromatographie: Wird die Substanz unter den Bedingungen und in der Konzentration, wie unter **Rhabarberwurzel (Rhei radix)** angegeben, geprüft, darf das Chromatogramm nur einen Hauptfleck zeigen.

Rhein *RN*

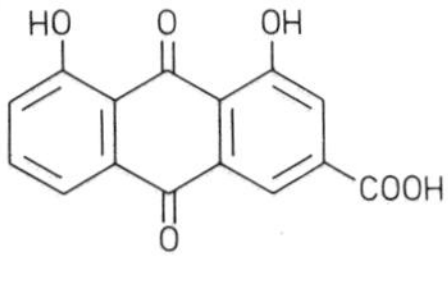

$C_{15}H_8O_6$ *M*r 284,2
1,8-Dihydroxy-3-anthrachinoncarbonsäure.

Gelbe Nadeln; praktisch unlöslich in Wasser, schwer löslich in Ethanol und Ether; löslich in Alkalihydroxid-Lösungen.

Smp: 321 bis 322 °C.

Dünnschichtchromatographie (V.6.20.2): Wird die Substanz unter den Bedingungen und in der Konzentration, wie unter **Rhabarberextrakt** angegeben, geprüft, zeigt das Chromatogramm von 40 µl der Lösung nach Detektion eine rotgefärbte Hauptzone mit einem Rf-Wert von etwa 0,3.

Rhodamin B *R*

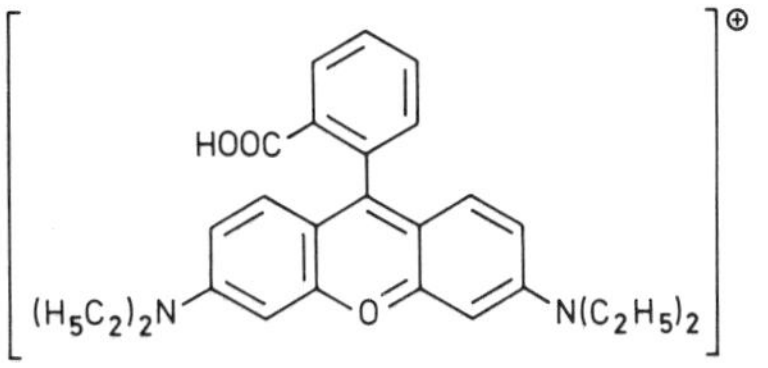

$C_{28}H_{31}ClN_2O_3$ *M*r 479,0
C.I. Nr. 45170; Schultz Nr. 864.
9-(2-Carboxyphenyl)-3,6-bis(diethylamino)-xanthenyliumchlorid.

Grüne Kristalle oder rotviolettes Pulver; sehr leicht löslich in Wasser und Ethanol, löslich in Chloroform.

Rinderalbumin *R*

Rinderserumalbumin, das etwa 96 Prozent Proteine enthält.

Weißes bis hellgelblichbraunes Pulver.

Wasser (V.3.5.6): Höchstens 3,0 Prozent, mit 0,800 g Substanz nach der Karl-Fischer-Methode bestimmt.

Rinderhirn, getrocknetes *R*

Frisches, von Gefäßen und anhängendem Gewebe befreites Rinderhirn wird in kleine Stücke geschnitten und zur Entwässerung in Aceton *R* eingelegt. 30 g Substanz werden zur weiteren Entwässerung im Mörser mehrmals mit je 75 ml Aceton *R* zerstoßen, bis nach Filtration ein trockenes Pulver erhalten wird. Anschließend wird 2 h lang bei 37 °C oder bis zum Verschwinden des Geruchs nach Aceton getrocknet.

Rutheniumrot *R*

$$[(H_3N)_5Ru-O-Ru(NH_3)_4-O-Ru(NH_3)_5]^{6\oplus} \quad 6\,Cl^{\ominus}$$

$Cl_6H_{42}N_{14}O_2Ru_3$ M_r 786,4
Tetradecaammindioxotriruthenium(6+)-chlorid. (Die Zusammensetzung kann variieren.)

Rotbraunes Pulver; löslich in Wasser.

Rutheniumrot-Lösung *R*

Lösung von 80 mg Rutheniumrot *R* in 100 ml Blei(II)-acetat-Lösung *R*.

Rutosid *R*

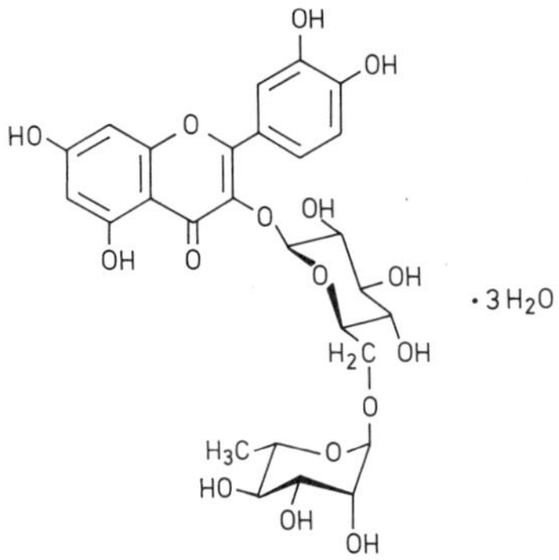

$C_{27}H_{30}O_{16} \cdot 3\,H_2O$ M_r 665
2-(3,4-Dihydroxyphenyl)-5,7-dihydroxy-3-(6-O-α-L-rhamnopyranosyl-β-D-glucopyranosyloxy)-4-chromenon, Trihydrat, Syn. Rutin.

Gelbes, kristallines Pulver, unter Lichteinfluß dunkler werdend; sehr schwer löslich in Wasser, löslich in etwa 400 Teilen siedendem Wasser, schwer löslich in Ethanol, praktisch unlöslich in Chloroform und Ether, löslich in Alkalihydroxid-Lösungen und Ammoniak-Lösungen.

Smp: Etwa 210 °C, unter Zersetzung.

Die Lösung der Substanz in Ethanol 96 % *R* hat Absorptionsmaxima (V.6.19) bei 259 und 362 nm.

Vor Licht geschützt zu lagern.

Saccharose *R*

Muß der Monographie **Saccharose (Saccharum)** entsprechen.

Saccharose, die zur Kontrolle des Polarimeters verwendet wird, ist trocken zu lagern, z. B. in einer zugeschmolzenen Ampulle.

Säureblau 90 *R*

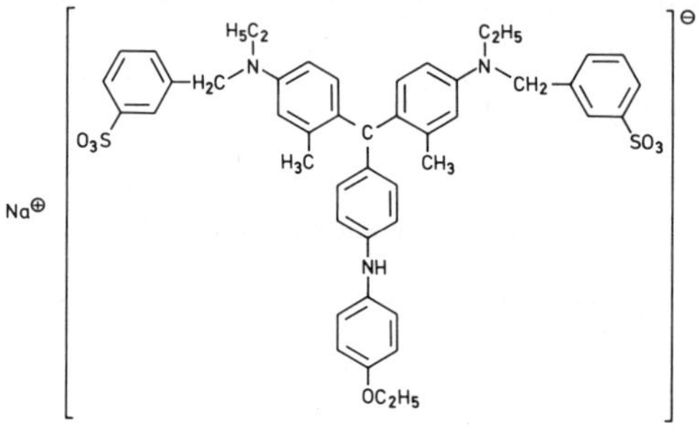

$C_{47}H_{48}N_3NaO_7S_2$ M_r 854
C.I. Nr. 42 655.
α-⟨4-{[4-(4-Ethoxyanilino)phenyl][4-(*N*-ethyl-3-sulfobenzylamino)-*o*-tolyl]methylio}-*N*-ethyl-*m*-tolylamino⟩-*m*-toluolsulfonat, Natriumsalz.

Dunkelbraunes Pulver mit violettem Schein und einigen Teilchen, die einen metallischen Glanz haben; löslich in Wasser und wasserfreiem Ethanol.

$A^{1\%}_{1cm}$: größer als 500, bei 577 nm an einer 0,001prozentigen Lösung (*m*/V) in Pufferlösung *p*H 7,0 bestimmt und berechnet auf die getrocknete Substanz.

Trocknungsverlust (V.6.22): Höchstens 5,0 Prozent, mit 0,500 g Substanz durch Trocknen im Trockenschrank bei 100 bis 105°C bestimmt.

Säure-Reagenz *RN*

50,0 ml Essigsäure 98 % *R* werden unter Schütteln und Wasserkühlung vorsichtig mit 50,0 ml Schwefelsäure 96 % *R* gemischt. Die erkaltete Mischung wird geschüttelt und anschließend 2 h lang stehengelassen.

Die Mischung muß farblos sein und ist im Kühlschrank mindestens 2 Tage lang haltbar.

Salicylsäure *R*

Muß der Monographie **Salicylsäure (Acidum salicylicum)** entsprechen.

Salpetersäure 65 % *R*

HNO_3 M_r 63,0

Mindestens 63,0 und höchstens 70,0 Prozent (*m/m*) HNO_3.

Klare, farblose bis fast farblose Flüssigkeit; mischbar mit Wasser.

d_{20}^{20}: 1,384 bis 1,416.

Eine 1prozentige Lösung (*m*/V) ist stark sauer und gibt die Identitätsreaktion auf Nitrat (V.3.1.1).

Aussehen der Lösung: Substanz muß klar (V.6.1) und darf nicht stärker gefärbt sein als die Farbvergleichslösung G_6 (V.6.2, Methode II).

Arsen (V.3.2.2): 50 g Substanz werden nach Zusatz von 0,5 ml Schwefelsäure 96 % *R* bis zum Auftreten weißer Dämpfe eingeengt. Der Rückstand wird mit 1 ml einer 10prozentigen Lösung (*m*/V) von Hydroxylaminhydrochlorid *R* versetzt und mit Wasser zu 2 ml verdünnt. Die Lösung muß der Grenzprüfung A auf Arsen entsprechen (0,02 ppm). Zur Herstellung der Referenzlösung wird 1 ml Arsen-Lösung (1 ppm As) *R* verwendet.

Eisen (V.3.2.9): Der bei der Bestimmung der Sulfatasche erhaltene Rückstand wird in 1 ml Salzsäure 7 % *R* gelöst und die Lösung mit Wasser zu 50 ml verdünnt. 5 ml der Lösung, mit Wasser zu 10 ml verdünnt, müssen der Grenzprüfung auf Eisen entsprechen (1 ppm).

Schwermetalle (V.3.2.8): 10 ml der bei der Grenzprüfung auf Eisen erhaltenen Lösung werden mit Wasser zu 20 ml verdünnt. 12 ml der Lösung müssen der Grenzprüfung A auf Schwermetalle entsprechen (2 ppm). Zur Herstellung der Referenzlösung wird die Blei-Lösung (2 ppm Pb) *R* verwendet.

Chlorid (V.3.2.4): 5 g Substanz werden mit 10 ml Wasser und 0,3 ml Silbernitrat-Lösung *R*2 versetzt. Eine Opaleszenz darf nicht stärker sein als die einer Mischung von 13 ml Wasser, 0,5 ml Salpetersäure 65 % *R*, 0,5 ml Chlorid-Lösung (5 ppm Cl) *R* und 0,3 ml Silbernitrat-Lösung *R*2. Beide Lösungen werden 2 min lang im Dunkeln aufbewahrt und dann verglichen (0,5 ppm).

Sulfat (V.3.2.13): 10 g Substanz werden nach Zusatz von 0,2 g Natriumcarbonat *R* zur Trockne eingedampft. Der Rückstand wird in 15 ml destilliertem Wasser aufgenommen. Die Lösung muß der Grenzprüfung auf Sulfat entsprechen (2 ppm). Zur Herstellung der Referenzlösung wird eine Mischung von 2 ml Sulfat-Lösung (10 ppm SO_4) *R* und 13 ml destilliertem Wasser verwendet.

Sulfatasche: Höchstens 0,001 Prozent; 100 g Substanz werden vorsichtig zur Trockne eingedampft. Der Rückstand wird mit einigen Tropfen Schwefelsäure 96 % *R* versetzt und bis zur Rotglut erhitzt.

Gehaltsbestimmung: 1,50 g Substanz werden mit 50 ml Wasser versetzt. Nach Zusatz von Methylrot-Lösung *R* wird mit 1 N-Natriumhydroxid-Lösung titriert.

1 ml 1 N-Natriumhydroxid-Lösung entspricht 63,0 mg HNO_3.

Vor Licht geschützt zu lagern.

Salpetersäure 65 %, bleifreie *R*

Salpetersäure 65 % *R*, die folgender zusätzlicher Prüfung entsprechen muß: 100 g Substanz werden mit 0,1 g wasserfreiem Natriumcarbonat *R* versetzt und zur Trockne eingedampft. Der Rückstand wird unter schwachem Erwärmen in Wasser zu 50,0 ml gelöst. Der Bleigehalt wird mit Hilfe der Atomabsorptionsspektroskopie (Methode II, V.6.17) bestimmt, wobei die Absorption bei 283,3 oder 217,0 nm gemessen wird unter Verwendung einer Hohlkathodenlampe und einer Luft-Acetylen-Flamme.

Die Substanz darf höchstens 0,1 ppm Blei (Pb) enthalten.

Salpetersäure 65 %, blei- und cadmiumfreie *R*

Salpetersäure 65 % *R*, die zusätzlich folgenden Prüfungen entsprechen muß:

Untersuchungslösung: 100 g Substanz werden mit 0,1 g wasserfreiem Natriumcarbonat *R* versetzt und zur Trockne eingedampft. Der Rückstand wird unter schwachem Erwärmen in Wasser gelöst. Mit Wasser wird zu 50,0 ml verdünnt.

Cadmium: Höchstens 0,1 ppm, mit Hilfe der Atomabsorptionsspektroskopie (V.6.17, Methode II) bestimmt. Die Absorption wird bei 228,8 nm gemessen unter Verwendung einer Hohlkathodenlampe und einer Flamme aus Luft-Acetylen oder Luft-Propan.

Blei: Höchstens 0,1 ppm, mit Hilfe der Atomabsorptionsspektroskopie (V.6.17, Methode II) bestimmt. Die Absorption wird bei 283,3 nm oder 217,0 nm gemessen unter Verwendung einer Hohlkathodenlampe und einer Flamme aus Luft-Acetylen.

Salpetersäure 12,5 % *R*

Enthält etwa 12,5 Prozent (*m*/V) HNO_3 M_r 63,0

20 g Salpetersäure 65 % *R* werden mit Wasser zu 100 ml verdünnt.

Salpetersäure, rauchende *R*

Klare, schwach gelbliche, an der Luft rauchende Flüssigkeit.

d_{20}^{20}: Etwa 1,5.

Salzsäure 36 % *R*

Mindestens 35,0 und höchstens 38,0 Prozent (*m/m*) HCl (M_r 36,46)

Klare, farblose, an der Luft rauchende Flüssigkeit; mischbar mit Wasser.

d_{20}^{20}: 1,175 bis 1,190.

Eine 1prozentige Lösung (*m*/V) ist stark sauer und gibt die Identitätsreaktionen auf Chlorid (V.3.1.1).

Aussehen der Lösung: Die Verdünnung von 1 Volumteil Substanz mit 4 Volumteilen Wasser muß klar (V.6.1) und farblos (V.6.2, Methode II) sein.

Chlor: 15 ml Substanz werden mit 100 ml kohlendioxidfreiem Wasser *R*, 1 ml einer 10prozentigen Lösung (*m*/V) von Kaliumiodid *R* und 0,5 ml Stärke-Lösung *R* versetzt. Die Lösung wird 2 min lang vor Licht geschützt aufbewahrt. Eine auftretende Blaufärbung muß nach Zusatz von 0,1 ml 0,01 N-Natriumthiosulfat-Lösung verschwinden (2 ppm).

Arsen (V.3.2.2): 4,2 ml Substanz müssen der Grenzprüfung A auf Arsen entsprechen (0,05 ppm). Zur Herstellung der Referenzlösung werden 2,5 ml Arsen-Lösung (0,1 ppm As) *R* verwendet.

Eisen (V.3.2.9): Der bei der Bestimmung der „Sulfatasche" erhaltene Rückstand wird in 1 ml Salzsäure 7 % *R* gelöst. Die Lösung wird mit Wasser zu 25 ml verdünnt. 5 ml der Lösung, mit Wasser zu 10 ml verdünnt, müssen der Grenzprüfung auf Eisen entsprechen (0,5 ppm).

Schwermetalle (V.3.2.8): 5 ml der zur Grenzprüfung auf Eisen hergestellten Lösung werden mit 15 ml Wasser versetzt. 12 ml der Lösung müssen der Grenzprüfung A auf Schwermetalle entsprechen (2 ppm). Zur Herstellung der Referenzlösung wird die Blei-Lösung (2 ppm Pb) *R* verwendet.

Sulfat (V.3.2.13): 8,5 ml Substanz werden auf dem Wasserbad zur Trockne eingedampft. Der Rückstand wird in 15 ml destilliertem Wasser aufgenommen. Die Lösung muß der Grenzprüfung auf Sulfat entsprechen (2 ppm). Zur Herstellung der Referenzlösung wird eine Mischung von 2 ml Sulfat-Lösung (10 ppm SO_4) *R* und 13 ml destilliertem Wasser verwendet.

Sulfatasche (V.3.2.14): Höchstens 0,001 Prozent, mit 100 g Substanz bestimmt.

Gehaltsbestimmung: Ein Erlenmeyerkolben mit Glasstopfen, der 30 ml Wasser enthält, wird genau gewogen. Nach Zugabe von 1,50 g Substanz wird erneut genau gewogen und nach Zusatz von 0,1 ml Methylrot-Lösung *R* mit 1 N-Natriumhydroxid-Lösung titriert.

1 ml 1 N-Natriumhydroxid-Lösung entspricht 36,46 mg HCl.

Unterhalb 30 °C in einem Gefäß aus Polyethylen oder in einem anderen Gefäß, das gegen Salzsäure inert ist, zu lagern.

Salzsäure 36 %, bromhaltige *R*

1 ml Brom-Lösung *R* wird mit 100 ml Salzsäure 36 % *R* versetzt.

Salzsäure 25 % *R*

Enthält 25 Prozent (*m*/V) HCl.

Herstellung: 70 g Salzsäure 36 % *R* werden mit Wasser zu 100 ml verdünnt.

Salzsäure 7 % *R*

Enthält 7,3 Prozent (*m*/V) HCl (etwa 2 N).

Herstellung: 20 g Salzsäure 36 % *R* werden mit Wasser zu 100 ml verdünnt.

Salzsäure 1 % *RN*

4,0 ml Salzsäure 25 % *R* werden mit Wasser zu 100,0 ml verdünnt.

Saponin *RN*

Pflanzenglykoside von *Gypsophila*-Arten oder von *Quillaja saponaria* MOLINA.

Weißes, stark zum Niesen reizendes Pulver; löslich in Wasser und heißem Ethanol, praktisch unlöslich in Chloroform und Ether.

Dünnschichtchromatographie (V.6.20.2): Wird die Substanz unter den Bedingungen und in der Konzentration, wie unter **Primelwurzel** angegeben, geprüft, zeigt das Chromatogramm von 40 µl der Lösung nach Detektion 3 dicht beieinanderliegende, braune bis bräunliche Zonen mit Rf-Werten von etwa 0,1 bis 0,3.

Schiffs Reagenz *R*

Fuchsin-Schwefligsäure.

0,1 g Fuchsin *R* werden in 60 ml Wasser gelöst. Nach Zusatz einer Lösung von 1 g wasserfreiem Natriumsulfit *R* oder 2 g Natriumsulfit *R* in 10 ml Wasser werden 2 ml Salzsäure 36 % *R* langsam unter stetem Umschütteln hinzugesetzt. Die Lösung wird mit Wasser zu 100 ml verdünnt mindestens 12 h lang vor Licht geschützt stehengelassen, mit Aktivkohle *R* entfärbt und filtriert.

Wird die Lösung trübe, ist sie vor Gebrauch zu filtrieren. Färbt sich die Lösung bei der Lagerung violett, wird sie erneut durch Aktivkohle *R* entfärbt.

Empfindlichkeitsprüfung: 1,0 ml Reagenz wird mit 1,0 ml Wasser und 0,1 ml aldehydfreiem Ethanol *R* versetzt. Nach Zusatz von 0,2 ml einer Lösung, die 0,01 Prozent (*m*/V) Formaldehyd (CH_2O; M_r 30,02) enthält, muß sich die Mischung innerhalb von 5 min schwach rosa färben.

Vor Licht geschützt zu lagern.

Schiffs Reagenz *R* 1

1 g Fuchsin *R* wird mit 100 ml Wasser versetzt. Die Mischung wird auf 50 °C erhitzt und unter gelegentlichem Umschütteln abkühlen gelassen. Nach 48 h wird erneut umgeschüttelt und filtriert. 4 ml Filtrat werden mit 6 ml Salzsäure 36 % *R* versetzt, gemischt und mit Wasser zu 100 ml verdünnt.

Die Lösung muß vor Gebrauch mindestens 1 h lang stehengelassen werden.

Schiffs Reagenz *RN*

2,8 bis 6,0 mmol SO_2/100 ml.

0,30 g Fuchsin *R* werden in 100 ml Wasser unter Erwärmen auf dem Wasserbad gelöst. Zur erkalteten Lösung werden 20 ml einer 15prozentigen Lösung (*m*/V) von wasserfreiem Natriumsulfit *R* und 10 min danach 6 ml Salzsäure 36 % *R* hinzugefügt. Nach Entfärbung wird mit Wasser zu 200 ml verdünnt. Falls die Lösung zu stark gefärbt bleibt, ist eine Filtration nach Zusatz von 0,5 g Aktivkohle *R* erforderlich. Das Reagenz ist mindestens 14 Tage vor der ersten Verwendung herzustellen.

pH-Wert: 1,0 bis 1,5.

Gehaltsbestimmung: 10,0 ml Reagenz werden mit 200 ml Wasser und 5 ml Stärke-Lösung *R* versetzt. Mit 0,1 N-Iod-Lösung wird titriert.

1 ml 0,1 N-Iod-Lösung entspricht 0,5 mmol SO_2/100 ml.

Liegt der Gehalt außerhalb der Grenzen, ist er durch Einleiten von Luft oder Zusatz der berechneten Menge Natriumsulfit (0,126 g Na_2SO_3 je fehlendem mmol SO_2, auf 100 ml Reagenz bezogen) einzustellen.

Dicht verschlossen, vor Licht geschützt zu lagern.

Schwefel *RN*

S A_r 32,06

Feines, amorphes Pulver, gelb, mit grauem oder grünlichem Stich, leichter Geruch nach Schwefelwasserstoff; praktisch unlöslich in Wasser und Ethanol, fast vollständig löslich in Schwefelkohlenstoff.

Schwefeldioxid *R*

SO_2 M_r 64,1

Farbloses Gas, das sich zu einer farblosen Flüssigkeit verdichten läßt.

Schwefelkohlenstoff *R*

CS_2 M_r 76,1

Farblose bis gelbliche, entflammbare Flüssigkeit; praktisch unlöslich in Wasser, mischbar mit wasserfreiem Ethanol und Ether.

d_{20}^{20}: Etwa 1,26.

Sdp: 46 bis 47 °C.

Schwefelsäure 96 % *R*

H_2SO_4 M_r 98,1

Mindestens 95,0 und höchstens 97,0 Prozent (*m/m*) H_2SO_4.

Farblose, ätzende Flüssigkeit von öliger Konsistenz, sehr hygroskopisch; mischbar mit Wasser und Ethanol unter starker Wärmeentwicklung.

d_{20}^{20}: 1,834 bis 1,837.

Eine 1prozentige Lösung (*m*/V) ist stark sauer und gibt die Identitätsreaktionen auf Sulfat (V.3.1.1).

Aussehen der Lösung: Die Substanz muß klar (V.6.1), farblos (V.6.2, Methode II) und geruchlos sein.

Oxidierbare Substanzen: 20 g Substanz werden vorsichtig unter Kühlung in 40 ml Wasser gegossen und mit 0,5 ml 0,01N-Kaliumpermanganat-Lösung versetzt. Die Violettfärbung muß mindestens 5 min lang bestehen bleiben.

Ammonium: 2,5 g Substanz werden mit Wasser zu 20 ml verdünnt. Nach dem Abkühlen wird die Lösung tropfenweise mit 10 ml einer 20prozentigen Lösung (*m*/V) von Natriumhydroxid *R* und 1 ml Neßlers Reagenz *R* versetzt. Die Lösung darf nicht stärker gefärbt sein als eine Mischung von 5 ml Ammonium-Lösung (1 ppm NH_4) *R*, 15 ml Wasser, 10 ml einer 20prozentigen Lösung (*m*/V) von Natriumhydroxid *R* und 1 ml Neßlers Reagenz *R* (2 ppm).

Arsen (V.3.2.2): 50 g Substanz werden nach Zusatz von 3 ml Salpetersäure 65 % *R* vorsichtig auf etwa 10 ml eingedampft. Nach dem Abkühlen wird mit 20 ml Wasser versetzt und die Lösung auf 5 ml eingeengt. Die Lösung muß der Grenzprüfung A auf Arsen entsprechen (0,02 ppm). Zur Herstellung der Referenzlösung wird 1,0 ml Arsen-Lösung (1 ppm As) *R* verwendet.

Eisen (V.3.2.9): Der unter der Prüfung „Glührückstand" erhaltene Rückstand wird unter leichtem Erwärmen in 1 ml Salzsäure 7 % *R* gelöst und die Lösung mit Wasser zu 50,0 ml verdünnt. 5 ml der Lösung, mit Wasser zu 10 ml verdünnt, müssen der Grenzprüfung auf Eisen entsprechen (1 ppm).

Schwermetalle (V.3.2.8): 10 ml der unter Grenzprüfung auf Eisen erhaltenen Lösung werden mit Wasser zu 20 ml verdünnt. 12 ml der Lösung müssen der Grenzprüfung A auf Schwermetalle entsprechen (2 ppm). Zur Herstellung der Referenzlösung wird die Blei-Lösung (2 ppm Pb) *R* verwendet.

Chlorid: 10 g Substanz werden unter starker Kühlung in 10 ml Wasser eingetragen. Die Mischung wird mit Wasser zu 20 ml verdünnt. Nach dem Abkühlen wird die Lösung mit 0,5 ml Silbernitrat-Lösung *R* 2 versetzt und im Dunkeln aufbewahrt. Nach 2 min darf die Untersuchungslösung nicht stärker getrübt sein als eine Referenzlösung, die gleichzeitig aus 1 ml Chlorid-Lösung (5 ppm Cl) *R*, 19 ml Wasser und 0,5 ml Silbernitrat-Lösung *R* 2 hergestellt wird (0,5 ppm).

Nitrat: 50 g oder 27,2 ml Substanz werden unter Kühlung in 15 ml Wasser eingetragen. Die Lösung wird mit 0,2 ml einer frisch hergestellten 5prozentigen Lösung (*m*/V) von Brucin *R* in Essigsäure 98 % *R* versetzt. Nach 5 min darf die Untersuchungslösung nicht stärker rot gefärbt sein als eine Referenzlösung, die gleichzeitig aus 12,5 ml Wasser, 50 g nitratfreier Schwefelsäure 96 % *R*, 2,5 ml Nitrat-Lösung (10 ppm NO_3) *R* und 0,2 ml einer 5prozentigen Lösung (*m*/V) von Brucin *R* in Essigsäure 98 % *R* hergestellt wird (0,5 ppm).

Glührückstand: Höchstens 0,001 Prozent; 100 g Substanz werden vorsichtig in einem Tiegel eingedampft. Der Rückstand wird bis zur Rotglut erhitzt.

Gehaltsbestimmung: Ein Erlenmeyerkolben mit Glasstopfen, der 30 ml Wasser enthält, wird genau gewogen. 0,8 ml Substanz werden eingefüllt; nach dem Abkühlen wird erneut genau gewogen. Nach Zusatz von 0,1 ml Methylrot-Lösung *R* wird mit 1 N-Natriumhydroxid-Lösung titriert.

1 ml 1 N-Natriumhydroxid-Lösung entspricht 49,04 mg H_2SO_4.

Die Substanz ist in einem mit Schliffstopfen verschlossenen Gefäß aus Glas oder einem anderen Material, das gegen Schwefelsäure inert ist, zu lagern.

Schwefelsäure 96 %, nitratfreie *R*

Schwefelsäure 96 % *R*, die zusätzlich folgender Prüfung entsprechen muß:

Nitrat: 5 ml Wasser werden vorsichtig mit 45 ml Substanz versetzt. Nach dem Abkühlen auf 40 °C werden 8 mg Diphenylbenzidin *R* zugefügt. Die Lösung darf nur schwach rosa oder sehr schwach hellblau gefärbt sein.

Schwefelsäure 90 % *RN*

89,5 bis 90,5 Prozent *(m/m)* H_2SO_4.

100,0 g Schwefelsäure 96 % *R* werden mit der berechneten Masse einer mindestens 30prozentigen Lösung (*m*/V) von Schwefelsäure 96 % *R* vorsichtig gemischt.

Gehaltsbestimmung: Ausführung nach der unter Schwefelsäure 96 % *R* angegebenen Vorschrift; Einwaage 1,50 g.

Schwefelsäure 35 %, ethanolische *R*

Unter Kühlung werden vorsichtig 20 ml Schwefelsäure 96 % *R* in 60 ml Ethanol 96 % *R* gegeben. Nach dem Erkalten wird mit Ethanol 96 % *R* zu 100 ml verdünnt.

Bei Bedarf frisch herzustellen.

Schwefelsäure 25 %, ethanolische *R*

Unter Kühlung werden 14 ml Schwefelsäure 96 % *R* vorsichtig zu 60 ml wasserfreiem Ethanol *R* gegeben. Nach dem Erkalten wird mit wasserfreiem Ethanol *R* zu 100 ml verdünnt.

Bei Bedarf frisch herzustellen.

Schwefelsäure 10 % *R*

Enthält 9,8 Prozent (*m*/V) H_2SO_4.

Herstellung: 60 ml Wasser werden mit 5,5 ml Schwefelsäure 96 % *R* versetzt. Nach dem Abkühlen wird mit Wasser zu 100 ml verdünnt.

Gehaltsbestimmung: In einen Erlenmeyerkolben mit Schliffstopfen, der 30 ml Wasser enthält, werden 10,0 ml Substanz eingefüllt. Nach Zusatz von 0,1 ml Methylrot-Lösung *R* wird mit 1 N-Natriumhydroxid-Lösung titriert.

1 ml 1 N-Natriumhydroxid-Lösung entspricht 49,04 mg H_2SO_4.

Schwefelsäure 2,5 %, ethanolische *R*

10 ml ethanolische Schwefelsäure 25 % *R* werden mit wasserfreiem Ethanol *R* zu 100 ml verdünnt.

Bei Bedarf frisch herzustellen.

Schwefelwasserstoff *R*

H_2S M_r 34,08

Gas; schwer löslich in Wasser.

Schwefelwasserstoff-Lösung *R*

Eine frisch hergestellte Lösung von Schwefelwasserstoff *R* in Wasser. Die bei 20 °C gesättigte Lösung enthält etwa 0,4 bis 0,5 Prozent H_2S.

Scopolaminhydrobromid *R*

Muß der Monographie **Scopolaminhydrobromid (Scopolamini hydrobromidum, Hyoscini hydrobromidum)** entsprechen.

Scopoletin *RN*

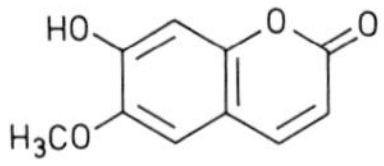

$C_{10}H_8O_4$ M_r 192,2
7-Hydroxy-6-methoxycumarin.

Farblose bis gelbliche Kristalle, schwer löslich in Wasser und Ethanol, löslich in heißem Ethanol und heißer Essigsäure.

Smp: Etwa 204 °C.

Dünnschichtchromatographie (V.6.20.2): Wird die Substanz unter den Bedingungen und in der Konzentration, wie unter **Orthosiphonblätter** angegeben, geprüft, zeigt das Chromatogramm von 20 µl der Lösung nach Detektion eine hellblau fluoreszierende Hauptzone mit einem Rf-Wert von etwa 0,4.

Seesand *RN*

Verschiedenfarbige, vorwiegend gelblichbraune, feine Sandkörnchen von 0,1 bis 0,3 mm Korngröße.

Säurelösliche Substanzen: Höchstens 0,15 Prozent. 20,0 g Substanz werden 2 h lang mit einer Mischung von 45 ml Salzsäure 25 % *R* und 55 ml Wasser auf dem Wasserbad digeriert. Nach Verdünnen mit Wasser auf das ursprüngliche Volumen wird filtriert. 50,0 ml des Filtrats werden auf dem Wasserbad eingedampft; der Rückstand wird bei 800 °C geglüht.

Eisen (V.3.2.9): Der Rückstand unter „Säurelösliche Substanzen" wird mit 2,0 ml Salzsäure 25 % *R* aufgenommen und zur Trockne eingedampft. Der Rückstand wird in 1,0 ml Salzsäure 25 % *R* und Wasser zu 100 ml gelöst. 1,0 ml dieser Lösung muß der Grenzprüfung auf Eisen entsprechen (100 ppm).

Chlorid (V.3.2.4): 1,00 g Substanz wird mit 25 ml Wasser 2 min lang geschüttelt. 12,5 ml des Filtrats, mit Wasser zu 15 ml verdünnt, müssen der Grenzprüfung auf Chlorid entsprechen (100 ppm).

Glühverlust: Höchstens 0,1 Prozent, mit 10,0 g Substanz durch Glühen bei 800 °C bestimmt.

Selen *R*

Se A_r 79,0

Pulver oder Körnchen, braunrot bis schwarz; praktisch unlöslich in Wasser und Ethanol, löslich in Salpetersäure 65 %.

Smp: etwa 220 °C.

Serin *R*

$$HOH_2C-\underset{\displaystyle NH_2}{\underset{|}{CH}}-COOH$$

$C_3H_7NO_3$ M_r 105,1
2-Amino-3-hydroxypropionsäure.

Weißes, kristallines Pulver; löslich in Wasser, praktisch unlöslich in Ethanol.

Dünnschichtchromatographie (V.6.20.2): Auf eine Schicht von Kieselgel G *R* werden 5 µl einer 0,2prozentigen Lösung (*m*/V) der Substanz aufgetragen. Die Platte wird 12 h lang den Dämpfen des Fließmittels ausgesetzt, das aus 25 Teilen Wasser und 75 Teilen Phenol *R* besteht. Die Chromatographie erfolgt vor Licht geschützt über eine Laufstrecke von 12 cm unter Verwendung der Phenol-Wasser-Mischung. Die Platte wird getrocknet, mit einer 0,1prozentigen Lösung (*m*/V) von Ninhydrin *R* in wassergesättigtem 1-Butanol *R* besprüht und 10 min lang bei 100 bis 105 °C erhitzt. Das Chromatogramm darf nur 1 Fleck zeigen.

Serumalbumin-Reagenz *R*

Menschliches Blut wird in einem trockenen, sterilen Glasbehältnis bis zur vollständigen Koagulation geschüttelt. Anschließend wird 3 h lang bei 37 °C und dann für 18 h bei 4 °C belassen. Das Serum wird abgetrennt, bei − 20 °C gelagert und gefriergetrocknet.

In einem Exsikkator unter Vakuum über Phosphor(V)-oxid *R* zu lagern. Eine 1 ml Serum entsprechende Menge Substanz des gefriergetrockneten Serums wird in Imidazol-Pufferlösung *p*H 7,3 *R* zu 10 ml gelöst. Die Lösung wird vor Verwendung 16 bis 24 h lang bei 4 °C stehengelassen.

Silberdiethyldithiocarbamat *R*

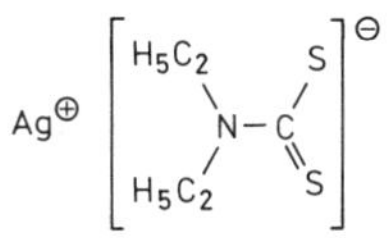

$C_5H_{10}AgNS_2$ — M_r 256,1

Hellgelbes bis graugelbes Pulver; praktisch unlöslich in Wasser, löslich in Pyridin, sehr schwer löslich in Tetrachlorkohlenstoff. Die Substanz kann wie folgt hergestellt werden: 1,7 g Silbernitrat *R* werden in 100 ml Wasser gelöst. Getrennt werden 2,3 g Natriumdiethyldithiocarbamat *R* in 100 ml Wasser gelöst. Die beiden Lösungen werden auf 10 °C abgekühlt und unter Rühren gemischt. Der gelbe Niederschlag wird auf einem Glassintertiegel gesammelt, mit 200 ml kaltem Wasser gewaschen und 2 bis 3 h lang im Vakuum getrocknet.

Die Substanz kann verwendet werden, solange sie sich nicht verfärbt hat und kein starker Geruch auftritt.

Silbernitrat *R*

Muß der Monographie **Silbernitrat (Argenti nitras)** entsprechen.

Silbernitrat-Lösung *R* 1

4,25prozentige Lösung (*m*/V).

Vor Licht geschützt zu lagern.

Silbernitrat-Lösung *R* 2

1,7prozentige Lösung (*m*/V).

Vor Licht geschützt zu lagern.

Silbernitrat-Lösung, ammoniakalische *R*

2,5 g Silbernitrat *R* werden in 80 ml Wasser gelöst. Die Lösung wird tropfenweise unter Schütteln mit Ammoniak-Lösung 10 % *R* versetzt, bis sich der Niederschlag wieder gelöst hat, und anschließend mit Wasser zu 100 ml verdünnt.

Bei Bedarf frisch herzustellen.

Silbernitrat-Pyridin *R*

8,5prozentige Lösung (*m*/V) in Pyridin *R*.

Vor Licht geschützt zu lagern.

Silberoxid *R*

Ag_2O — M_r 231,7

Bräunlichschwarzes Pulver; praktisch unlöslich in Wasser und Ethanol, leicht löslich in Salpetersäure 12,5 % und Ammoniak-Lösung 17 %.

Vor Licht geschützt zu lagern.

Silicagel *R*

Teilweise entwässerte, polymerisierte, amorphe Kieselsäure, die bei 20 °C etwa 30 Prozent ihrer Masse an Wasser aufnimmt. Die Substanz enthält Cobalt(II)-chlorid als Indikator; praktisch unlöslich in Wasser, teilweise löslich in Natriumhydroxid-Lösungen.

Sonnenblumenöl *R*

Fettes Öl, durch Auspressen aus dem Samen von *Helianthus annuus* L. gewonnen.

Klare, schwach gelb gefärbte Flüssigkeit.

d_{15}^{15}: Etwa 0,92.

Hydroxylzahl (V.3.4.3): 14 bis 16.

Iodzahl (V.3.4.4): 125 bis 136.

Verseifungszahl (V.3.4.6): 188 bis 194.

Sorbitol *R*

Muß der Monographie **Sorbitol (Sorbitolum)** entsprechen.

Sprühreagenz A *R*

Folgende Lösungen werden hergestellt:

A. 2,7 g Eisen(III)-chlorid *R* werden in 100 ml Salzsäure 7 % *R* gelöst.

B. 3,5 g Kaliumhexacyanoferrat(III) *R* werden in 100 ml Wasser gelöst.

C. 3,8 g Arsen(III)-oxid *R* werden in 25 ml heißer Natriumhydroxid-Lösung 8,5 % *R* gelöst. Nach dem Abkühlen wird die Lösung mit 50 ml Schwefelsäure 10 % *R* versetzt und mit Wasser zu 100 ml verdünnt.

Bei Bedarf werden 20 ml Lösung A mit 20 ml Lösung B und 4 ml Lösung C gemischt.

Squalan *R*

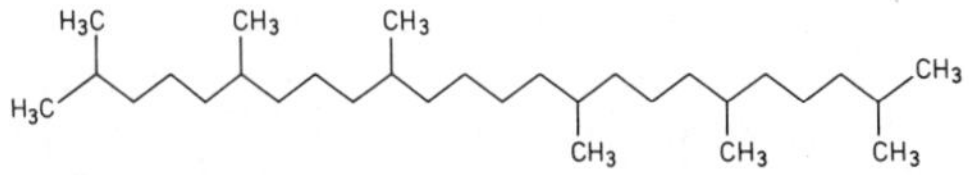

$C_{30}H_{62}$ M_r 422,8

2,6,10,15,19,23-Hexamethyltetracosan.

Farblose, ölige Flüssigkeit; leicht löslich in Chloroform, Ether und fetten Ölen, schwer löslich in Aceton, Essigsäure 98 %, Ethanol und Methanol.

d_{20}^{20}: 0,811 bis 0,813.

n_D^{20}: 1,451 bis 1,453.

Stärke, lösliche *R*

Weißes Pulver.

Eine 2prozentige Lösung (*m*/V) der Substanz in heißem Wasser ist höchstens schwach opaleszierend und bleibt nach dem Abkühlen flüssig.

Stärke-Lösung *R*

1,0 g lösliche Stärke *R* wird mit 5 ml Wasser angerieben und die Mischung unter Umrühren in 100 ml siedendes Wasser gegeben, das 10 mg Quecksilber(II)-iodid *R* enthält.

Empfindlichkeitsprüfung: Eine Mischung von 1 ml der Stärke-Lösung, 20 ml Wasser, etwa 50 mg Kaliumiodid *R* und 0,05 ml Iod-Lösung *R* 1 muß blau gefärbt sein.

Die Prüfung ist vor jedem Gebrauch durchzuführen.

Stärke-Lösung *R* 2

Eine 2,0 g getrockneter Substanz entsprechende Menge Stärke *BRS* wird mit 10 ml Wasser versetzt und gemischt. (Der Wassergehalt der Stärke *BRS* wird zuvor durch 4 h langes Erhitzen auf 120 °C bestimmt.) Diese Suspension wird unter fortdauerndem Rühren in 160 ml kochendes Wasser gegossen, das Behältnis mehrmals mit je 10 ml Wasser gewaschen, das Waschwasser zur heißen Stärke-Lösung hinzugegeben und zum Sieden erhitzt. Nach dem Abkühlen auf Raumtemperatur wird mit Wasser zu 200 ml verdünnt. Die Lösung ist am Tag der Herstellung zu verwenden.

Stärke-Lösung, iodidfreie *R*

Die Lösung wird wie Stärke-Lösung *R*, aber ohne Zusatz von Quecksilber(II)-iodid, hergestellt.

Bei Bedarf frisch herzustellen.

Stärke-Papier, iodathaltiges *R*

Filtrierpapierstreifen werden in 100 ml iodidfreie Stärke-Lösung *R*, die 0,1 g Kaliumiodat *R* enthält, eingetaucht und anschließend vor Licht geschützt getrocknet.

Stearinsäure *R*

$$H_3C-(CH_2)_{16}-COOH$$

$C_{18}H_{36}O_2$ — M_r 284,5

Octadecansäure.

Weißes Pulver oder weiße Flocken, sich fettig anfühlend; praktisch unlöslich in Wasser, löslich in Chloroform, heißem Ethanol und Ether.

Smp: etwa 70 °C.

Stickstoff *R*

N_2 — M_r 28,01

Stickstoff, gewaschen und getrocknet.

Stickstoff, sauerstofffreier *R*

Stickstoff *R* wird durch die alkalische Pyrogallol-Lösung *R* geleitet.

Stickstoff zur Chromatographie *R*

Mindestens 99,95 Prozent (V/V) N_2.

Styrol-Divinylbenzol-Copolymer *R*

Poly(styrol, divinylbenzol).

Poröse, harte Kügelchen aus quernetztem Polymer. Im Handel sind verschiedene Arten mit unterschiedlicher Größe der Kügelchen erhältlich. Die Teilchengröße der Kügelchen wird in Klammern nach dem Namen des Reagenzes bei den entsprechenden Prüfungen angegeben.

Sudan III *RN*

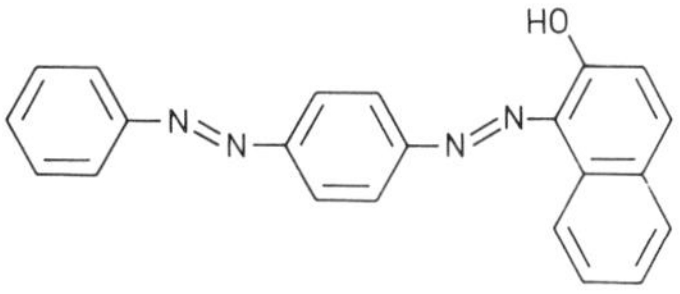

$C_{22}H_{16}N_4O$ — M_r 352,4

C.I.Nr. 26100; Schultz Nr. 532.

1-(4-Phenylazophenylazo)-2-naphthol.

Rötlichbraunes Pulver; praktisch unlöslich in Wasser, löslich in Chloroform.

Dünnschichtchromatographie (V.6.20.2): Auf eine Schicht von Kieselgel G *R* werden 10 µl einer 0,01prozentigen Lösung (*m*/V) der Substanz in Dichlormethan *R* aufgetragen. Die Chromatographie erfolgt mit Dichlormethan *R* über eine Laufstrecke von 10 cm. Das Chromatogramm darf nur einen Hauptfleck zeigen.

Sudan-III-Glycerol *RN*

0,50 g Sudan-III *RN* werden mit 50 ml Ethanol 96 % *R* zum Sieden erhitzt; nach dem Abkühlen wird filtriert und das Filtrat mit Glycerol 85 % *R* zu 100 ml aufgefüllt.

Sudangelb *RN*

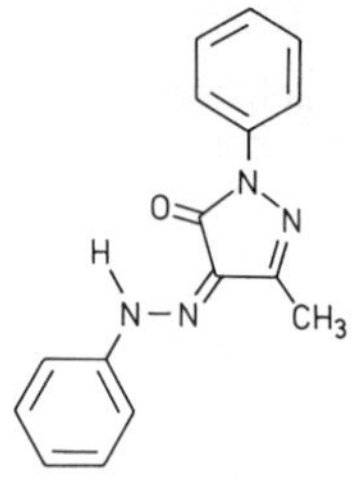

$C_{16}H_{14}N_4O$ M_r 278,3
C.I. Nr. 12700.

3-Methyl-1-phenyl-4-phenylazo-5(4*H*)-pyrazolon; Syn. Sudan 3 G.

Gelbes, kristallines Pulver; leicht löslich in Ethanol, löslich in Aceton, wenig löslich in Toluol und Xylol.

Smp: Etwa 160 °C.

Dünnschichtchromatographie (V.6.20.2): Auf eine Schicht von Kieselgel G *R* werden 10 µl einer 0,05prozentigen Lösung (*m*/V) der Substanz in Dichlormethan *R* aufgetragen. Die Chromatographie erfolgt mit Dichlormethan *R* über eine Laufstrecke von 10 cm. Das Chromatogramm zeigt einen Hauptfleck mit einem Rf-Wert von etwa 0,4.

Sudanrot G *R*

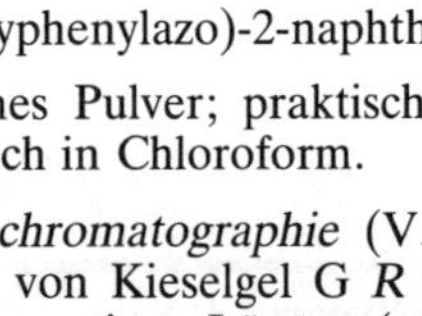

$C_{17}H_{14}N_2O_2$ M_r 278,3
C.I. Nr. 12150; Schultz Nr. 149.

1-(2-Methoxyphenylazo)-2-naphthol.

Rötlichbraunes Pulver; praktisch unlöslich in Wasser, löslich in Chloroform.

Dünnschichtchromatographie (V.6.20.2): Auf eine Schicht von Kieselgel G *R* werden 10 µl einer 0,01prozentigen Lösung (*m*/V) der Substanz in Dichlormethan *R* aufgetragen. Die Chromatographie erfolgt über eine Laufstrecke von 10 cm mit dem gleichen Lösungsmittel. Das Chromatogramm darf nur einen Hauptfleck zeigen.

Sulfaminsäure *R*

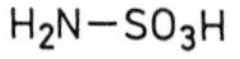

H_3NO_3S M_r 97,1
Sulfamidsäure, Amidoschwefelsäure, Syn. Amidosulfonsäure.

Weißes, kristallines Pulver oder weiße Kristalle; leicht löslich in Wasser, wenig löslich in Aceton, Ethanol und Methanol, praktisch unlöslich in Ether.

Smp: Etwa 205 °C, unter Zersetzung.

Sulfanblau *R*

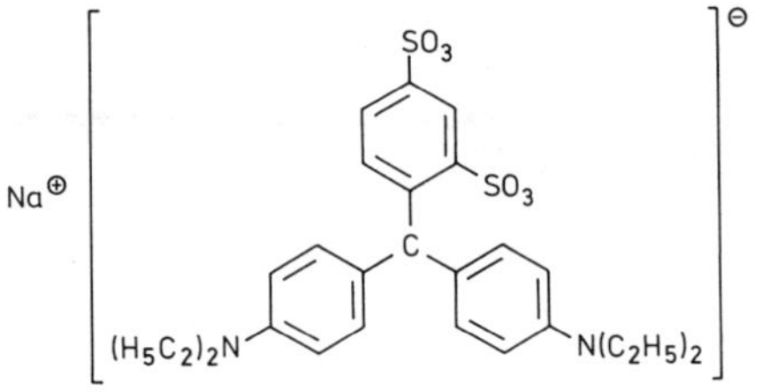

$C_{27}H_{31}N_2NaO_6S_2$ M_r 566,6
C.I. Nr. 42 045; Schultz Nr. 769.
4-[Bis(4-diethylaminophenyl)methylio]-3-sulfonatobenzolsulfonsäure, Natriumsalz.

Violettes bis purpurnes Pulver; löslich in Wasser. Verdünnte Lösungen der Substanz sind blau gefärbt und werden auf Zusatz von Salzsäure 36 % *R* gelb.

Sulfanilamid *R*

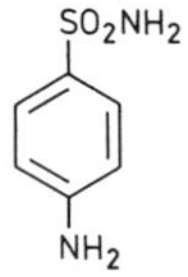

$C_6H_8N_2O_2S$ M_r 172,2
4-Aminobenzolsulfonamid.

Weißes Pulver; schwer löslich in Wasser, leicht löslich in siedendem Wasser, Aceton, verdünnten Säuren und Alkalihydroxid-Lösungen, wenig löslich in Ethanol, praktisch unlöslich in Chloroform, Ether und Petroläther.

Smp: Etwa 165 °C.

Sulfanilsäure *R*

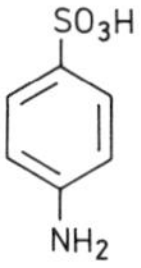

$C_6H_7NO_3S$ M_r 173,2
4-Aminobenzolsulfonsäure.

Farblose Kristalle; wenig löslich in Wasser, praktisch unlöslich in Ethanol.

Sulfanilsäure-Lösung, diazotierte *R*

0,9 g Sulfanilsäure *R* werden unter Erwärmen in 9 ml Salzsäure 36 % *R* gelöst. Die Lösung wird mit Wasser zu 100 ml verdünnt. 10 ml dieser Lösung werden in einer Eis-Wasser-Mischung abgekühlt und mit 10 ml einer 4,5prozentigen Lösung (*m*/V) von Natriumnitrit *R*, ebenfalls zuvor in einer Eis-Wasser-Mischung abgekühlt, versetzt. Die Lösung wird 15 min lang bei 0 °C stehen gelassen (bei dieser Temperatur ist die Lösung 3 Tage lang haltbar) und vor Gebrauch mit 20 ml einer 10prozentigen Lösung (*m*/V) von Natriumcarbonat *R* versetzt.

Sulfathiazol *R*

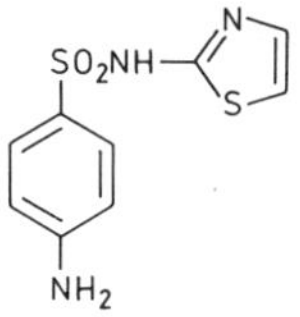

$C_9H_9N_3O_2S_2$ M_r 255,3
N^1-(2-Thiazolyl)sulfanilamid.

Kristalle oder Pulver, weiß bis gelblichweiß; sehr schwer löslich in Wasser, schwer löslich in Ethanol, löslich in Aceton, verdünnten Mineralsäuren, Alkalihydroxid- und Alkalicarbonat-Lösungen.

Smp: Etwa 200 °C.

Sulfosalicylsäure *R*

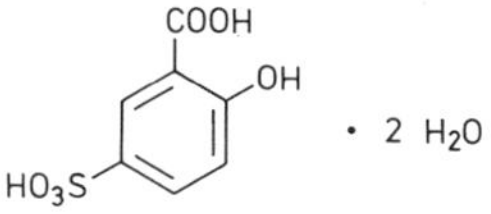

$C_7H_6O_6S \cdot 2\,H_2O$ M_r 254,2
2-Hydroxy-5-sulfobenzoesäure, Dihydrat.

Weißes, kristallines Pulver oder weiße Kristalle; sehr leicht löslich in Wasser und Ethanol, löslich in Ether.

Smp: Etwa 109 °C.

Talkum *R*

Muß der Monographie **Talkum (Talcum)** entsprechen.

Tannin *R*

Glitzernde Schuppen oder amorphes Pulver, gelblich bis hellbraun; sehr leicht löslich in Wasser, leicht löslich in Ethanol, löslich in Aceton, praktisch unlöslich in Chloroform und Ether.

Vor Licht geschützt zu lagern.

Testosteronpropionat *R*

Muß der Monographie **Testosteronpropionat (Testosteroni propionas)** entsprechen.

Tetrabutylammoniumdihydrogenphosphat *R*

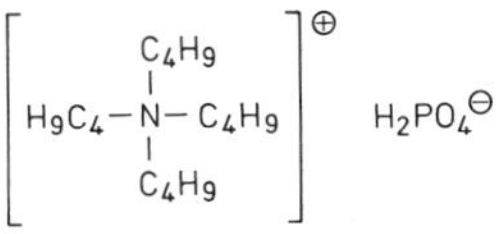

$C_{16}H_{38}NO_4P$ M_r 339,5

Weißes, hygroskopisches Pulver.

*p*H-*Wert* (V.6.3.1): Der *p*H-Wert einer 17prozentigen Lösung (*m*/V) muß bei etwa 7,5 liegen.

Absorption (V.6.19): Etwa 0,10, bei 210 nm an einer 17prozentigen Lösung (*m*/V) bestimmt.

Tetrabutylammoniumiodid *R*

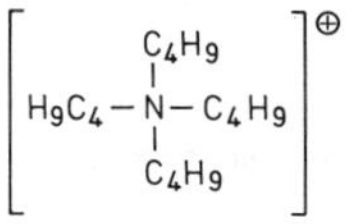

$C_{16}H_{36}IN$ M_r 369,4
Mindestens 98,0 Prozent $C_{16}H_{36}IN$.

Kristallines Pulver oder weiße bis schwach gefärbte Kristalle; löslich in Ethanol.

Sulfatasche (V.3.2.14): Höchstens 0,02 Prozent.

Gehaltsbestimmung: 1,200 g Substanz werden in 30 ml Wasser gelöst. Nach Zusatz von 50,0 ml 0,1 N-Silbernitrat-Lösung und 5 ml Salpetersäure 12,5 % *R* wird der Überschuß an Silbernitrat mit 0,1 N-Ammoniumthiocyanat-Lösung unter Zusatz von 2 ml Ammoniumeisen(III)-sulfat-Lösung *R* 2 titriert.

1 ml 0,1 N-Silbernitrat-Lösung entspricht 36,94 mg $C_{16}H_{36}IN$.

Tetrachlorethan *R*

$Cl_2HC-CHCl_2$

$C_2H_2Cl_4$ M_r 167,9
1,1,2,2-Tetrachlorethan.

Klare, farblose Flüssigkeit; schwer löslich in Wasser, mischbar mit Ethanol und Ether.

d_{20}^{20}: Etwa 1,59.

n_D^{20}: Etwa 1,495.

Destillationsbereich (V.6.8): Mindestens 95 Prozent müssen zwischen 145 und 147 °C destillieren.

Tetrachlorethylen *R*

$Cl_2C=CCl_2$

C_2Cl_4 M_r 165,9

Klare, farblose, bewegliche Flüssigkeit; praktisch unlöslich in Wasser, mischbar mit Chloroform, Ethanol und Ether.

d_{20}^{20}: Etwa 1,62.

n_D^{20}: Etwa 1,50.

Sdp: Etwa 120 °C.

Tetrachlorkohlenstoff *R*

CCl_4 M_r 153,8
Tetrachlormethan.

Klare, farblose Flüssigkeit; praktisch unlöslich in Wasser, mischbar mit Ethanol.

d_{20}^{20}: 1,595 bis 1,598.

Sdp: 76 bis 77 °C.

Tetrahydrofuran *R*

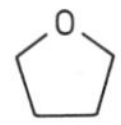

C_4H_8O M_r 72,1

Klare, farblose, entflammbare Flüssigkeit; mischbar mit Wasser, Ethanol und Ether.

d_{20}^{20}: Etwa 0,89.

Tetrahydrofuran, das nicht der Prüfung auf Peroxide entspricht, darf nicht destilliert werden.

Peroxide: In einen 12-ml-Schliffstopfenzylinder von etwa 1,5 cm Durchmesser werden 8 ml Kaliumiodid-Stärke-Lösung *R* eingefüllt. Mit der Substanz wird bis zum Rande aufgefüllt, kräftig geschüttelt und 30 min lang vor Licht geschützt stehengelassen. Dabei darf keine Färbung auftreten.

Tetramethylammoniumhydroxid-Lösung *R*

$C_4H_{13}NO$ M_r 91,2
Mindestens 10,0 Prozent (*m/m*).

Klare, farblose bis sehr schwach gelb gefärbte Flüssigkeit; mischbar mit Wasser und Ethanol.

Gehaltsbestimmung: 1,000 g Substanz wird mit 50 ml Wasser versetzt. Nach Zusatz von 0,1 ml Methylrot-Lösung *R* wird mit 0,1 N-Schwefelsäure titriert.

1 ml 0,1 N-Schwefelsäure entspricht 9,12 mg $C_4H_{13}NO$.

Tetramethylammoniumhydroxid-Lösung, verdünnte *R*

10 ml Tetramethylammoniumhydroxid-Lösung *R* werden mit aldehydfreiem Ethanol 96 % *R* zu 100 ml verdünnt.

Bei Bedarf frisch herzustellen.

Tetramethylethylendiamin *R*

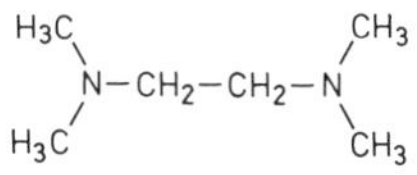

$C_6H_{16}N_2$ M_r 116,2
N,N,N′,N′-Tetramethylethylendiamin.

Farblose Flüssigkeit; mischbar mit Wasser, Ethanol und Ether.

d_{20}^{20}: etwa 0,78.

n_D^{20}: etwa 1,418.

Sdp: etwa 121 °C.

Tetramethylsilan *R*

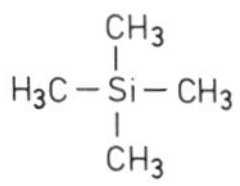

$C_4H_{12}Si$ M_r 88,2

Klare, farblose Flüssigkeit; sehr schwer löslich in Wasser, löslich in Aceton, Chloroform und Ethanol.

d_{20}^{20}: Etwa 0,64.

n_D^{20}: Etwa 1,358.

Sdp: Etwa 26 °C.

Wird die Substanz in der Kernresonanzspektroskopie verwendet, muß sie noch der folgenden Anforderung entsprechen:

Im Spektrum einer etwa 10prozentigen Lösung (V/V) der Substanz in [D]Chloroform *R* darf die Intensität eines Fremdsignals nicht größer sein als die Intensität der C-13-Satellitensignale, die im Abstand von 59,1 Hz beiderseits des Tetramethylsignals auftreten. Ausgenommen sind davon die Signale der Rotationsseitenbanden und des Chloroforms.

Tetrazolblau *R*

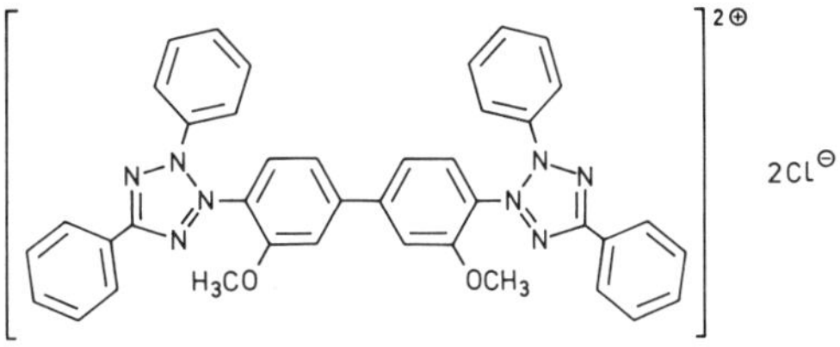

$C_{40}H_{32}Cl_2N_8O_2$ M_r 728
3,3′-(3,3′-Dimethoxy-4,4′-biphenyldiyl)bis(2,5-diphenyltetrazolium)dichlorid.

Gelbe Kristalle; schwer löslich in Wasser, leicht löslich in Ethanol und Methanol, praktisch unlöslich in Aceton und Ether.

Smp: Etwa 245 °C, unter Zersetzung.

Tetrazolblau-Lösung, alkalische *R*

Mischung von 1 Volumteil einer 0,2prozentigen Lösung (*m*/V) von Tetrazolblau *R* und 3 Volumteilen einer 12prozentigen Lösung (*m*/V) von Natriumhydroxid *R* in Methanol *R*.

Bei Bedarf frisch herzustellen.

Thallium(I)-sulfat *R*

Tl_2SO_4 M_r 504,8

Weiße, rhomboide Prismen; schwer löslich in Wasser, praktisch unlöslich in Ethanol.

Thebain *RN*

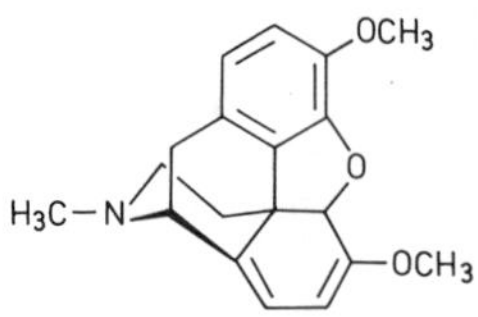

$C_{19}H_{21}NO_3$ M_r 311,4
4,5α-Epoxy-3,6-dimethoxy-17-methyl-6,8-morphinadien.

Weißes bis gelbliches, geruchloses, kristallines Pulver; sehr schwer löslich in Wasser, löslich in Chloroform, heißem Ethanol und Toluol, schwer löslich in Ether.

Smp: Etwa 193 °C.

Dünnschichtchromatographie (V.6.20.2): Die Chromatographie erfolgt nach der unter „Prüfung auf Identität C" in der Monographie **Opium** angegebenen Vorschrift.

Zur Herstellung der Untersuchungslösung werden 10 mg Substanz in 20 ml Chloroform *R* gelöst. Zur Chromatographie werden 20 µl bandförmig (20 mm × 3 mm) aufgetragen. Das Chromatogramm zeigt nach Detektion eine orangerot bis rotgefärbte Hauptzone bei einem Rf-Wert von etwa 0,5.

Theophyllin *R*

Muß der Monographie **Theophyllin (Theophyllinum)** entsprechen.

Thioacetamid *R*

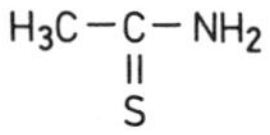

C_2H_5NS M_r 75,1

Farblose Kristalle oder kristallines Pulver; leicht löslich in Wasser und Ethanol.

Smp: Etwa 113 °C.

Thioacetamid-Lösung *R*

4prozentige Lösung (*m*/V).

Thioacetamid-Reagenz *R*

0,2 ml Thioacetamid-Lösung *R* werden mit 1 ml einer Mischung von 5 ml Wasser, 15 ml 1 N-Natriumhydroxid-Lösung und 20 ml Glycerol 85 % *R* versetzt. Die Mischung wird 20 s lang im Wasserbad erhitzt.

Bei Bedarf frisch herzustellen.

Thiobarbitursäure *RN*

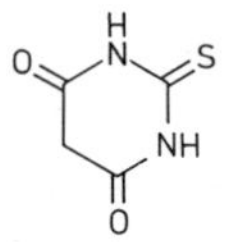

$C_4H_4N_2O_2S$ M_r 144,2
Dihydro-2-thioxo-4,6(1*H*,5*H*)-pyrimidindion.

Weiße Blättchen oder Kristalle; schwer löslich in Wasser, löslich in Ethanol und Alkalihydroxid-Lösungen. Schmilzt bei 235 °C unter Zersetzung.

Thiobarbitursäure-Lösung *RN*

50 mg Thiobarbitursäure *RN* werden in einer Mischung von 2 ml Wasser und 1,0 ml 1 N-Natriumhydroxid-Lösung gelöst. Die Lösung wird mit 1,1 ml 1 N-Schwefelsäure schwach angesäuert und mit Wasser zu 10,0 ml verdünnt.

Bei Bedarf frisch herzustellen.

Thioglycolsäure *R*

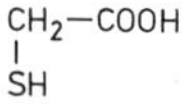

$C_2H_4O_2S$ M_r 92,1
Mercaptoessigsäure.

Farblose Flüssigkeit; mischbar mit Wasser, löslich in Ethanol.

Thioharnstoff *R*

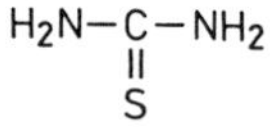

CH_4N_2S M_r 76,1

Weißes, kristallines Pulver oder weiße Kristalle; löslich in Wasser und Ethanol.

Smp: Etwa 178 °C.

Thiomersal *R*

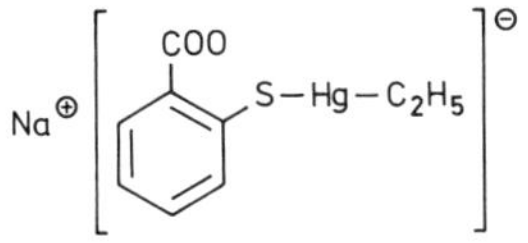

$C_9H_9HgNaO_2S$ M_r 404,8

2-(Ethylmercuriothio)benzoesäure, Natriumsalz.

Leichtes, gelblichweißes, kristallines Pulver; sehr leicht löslich in Wasser und leicht löslich in Ethanol, praktisch unlöslich in Ether.

Threonin *R*

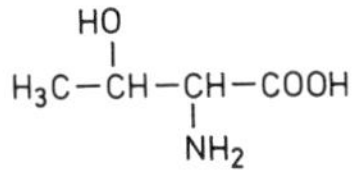

$C_4H_9NO_3$ M_r 119,1

threo-2-Amino-3-hydroxybuttersäure.

Weißes, kristallines Pulver; löslich in Wasser.

Dünnschichtchromatographie (V.6.20.2): Auf eine Schicht von Kieselgel G*R* werden 5 µl einer 0,2prozentigen Lösung (*m*/V) der Substanz aufgetragen. Die Platte wird 12 h lang den Dämpfen des Fließmittels ausgesetzt, das aus 25 Teilen Wasser und 75 Teilen Phenol *R* besteht. Die Chromatographie erfolgt vor Licht geschützt über eine Laufstrecke von 12 cm unter Verwendung der Phenol-Wasser-Mischung. Die Platte wird getrocknet, mit einer 0,1prozentigen Lösung (*m*/V) von Ninhydrin *R* in wassergesättigtem 1-Butanol *R* besprüht und 10 min lang bei 100 bis 105 °C erhitzt. Auf dem Chromatogramm darf nur 1 Fleck sichtbar sein.

Thrombin *R*

Zubereitung eines Enzyms, das menschliches Fibrinogen in Fibrin umwandelt; sie wird aus menschlichem Plasma gewonnen durch Fällung mit geeigneten Salzen und organischen Lösungsmitteln unter Kontrolle des *p*H-Wertes, der Ionenkonzentration und der Temperatur.

Gelblichweißes Pulver; leicht löslich in einer 0,9prozentigen Natriumchlorid-Lösung (*m*/V) unter Bildung einer trüben, schwach gelben Lösung.

In zugeschmolzenen, sterilen Behältnissen unter Stickstoff, vor Licht geschützt und unterhalb 25 °C zu lagern.

Thromboplastin-Reagenz *R*

1,5 g getrocknetes Rinderhirn *R* werden 10 bis 15 min lang mit 60 ml Wasser von 50 °C extrahiert. Nach 2 min langem Zentrifugieren bei 1500 U/min wird die überstehende Flüssigkeit dekantiert. Der Extrakt, der 0,3 Prozent (*m*/V) o-Cresol *R* als Bakterizid enthalten darf, behält seine Aktivität mehrere Tage lang, wenn er im Kühlschrank gelagert wird.

Thujon *RN*

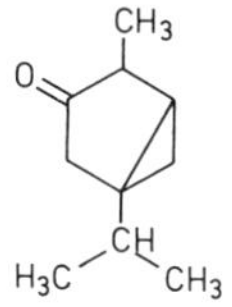

$C_{10}H_{16}O$ M_r 152,2

3-Thujanon.

Farblose oder fast farblose Flüssigkeit; praktisch unlöslich in Wasser, mischbar mit Ethanol.

Dünnschichtchromatographie (V.6.20.2): Wird die Substanz unter den Bedingungen und in der Konzentration, wie unter **Wermutkraut** angegeben, geprüft, zeigt das Chromatogramm von 20 µl der Lösung nach Detektion eine rotviolett gefärbte Hauptzone mit einem Rf-Wert von etwa 0,8.

Thymol *R*

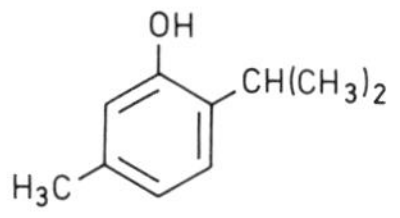

$C_{10}H_{14}O$ M_r 150,2

2-Isopropyl-5-methylphenol.

Farblose, durchscheinende Kristalle; praktisch unlöslich in Wasser, sehr leicht löslich in Chloroform, Ethanol und Ether.

Smp: Etwa 50 °C.

Thymolblau *R*

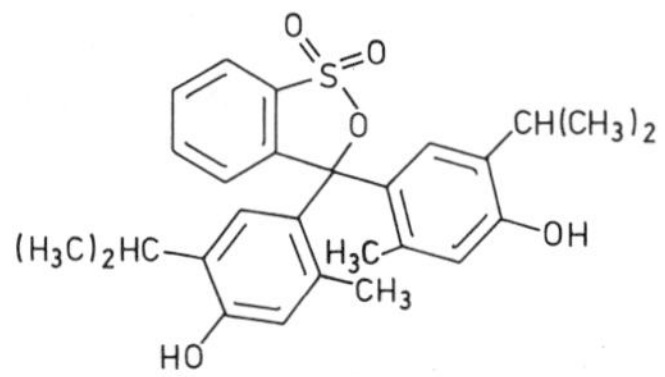

$C_{27}H_{30}O_5S$ M_r 466,6

4,4′-(3*H*-2,1-Benzoxathiol-3-yliden)bis(2-isopropyl-5-methylphenol)-*S,S*-dioxid.

Grünblaues bis grünbraunes, kristallines Pulver; schwer löslich in Wasser, löslich in Ethanol und verdünnten Alkalihydroxid-Lösungen.

Thymolblau-Lösung *R*

0,1 g Thymolblau *R* werden in einer Mischung von 2,15 ml 0,1 N-Natriumhydroxid-Lösung und 20 ml Ethanol 96 % *R* gelöst. Die Lösung wird mit Wasser zu 100 ml verdünnt.

Empfindlichkeitsprüfung: Eine Mischung von 0,1 ml der Thymolblau-Lösung, 100 ml kohlendioxidfreiem Wasser *R* und 0,2 ml 0,02 N-Natriumhydroxid-Lösung muß blau gefärbt sein. Bis zum Farbumschlag nach Gelb dürfen höchstens 0,1 ml 0,02 N-Salzsäure verbraucht werden.

Umschlagsbereich: *p*H-Wert 1,2 (rot) bis 2,8 (gelb); *p*H-Wert 8,0 (olivgrün) bis 9,6 (blau).

Thymolphthalein *R*

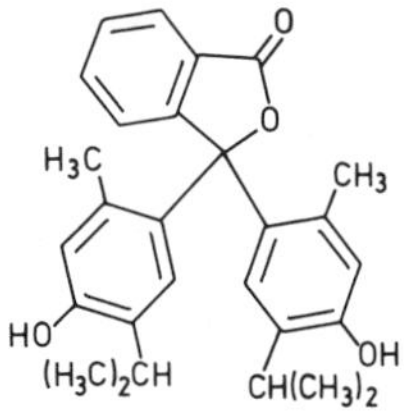

$C_{28}H_{30}O_4$ M_r 430,5

3,3-Bis(4-hydroxy-5-isopropyl-2-methylphenyl)phthalid.

Weißes bis gelblichweißes Pulver; praktisch unlöslich in Wasser, löslich in Ethanol und verdünnten Alkalihydroxid-Lösungen.

Thymolphthalein-Lösung *R*

0,1prozentige Lösung (*m*/V) in Ethanol 96 % *R*.

Empfindlichkeitsprüfung: Eine Mischung von 0,2 ml Thymolphthalein-Lösung und 100 ml kohlendioxidfreiem Wasser *R* muß farblos sein. Bis zum Farbumschlag nach Blau dürfen höchstens 0,05 ml 0,1 N-Natriumhydroxid-Lösung verbraucht werden.

Umschlagsbereich: *p*H-Wert 9,3 (farblos) bis 10,5 (blau).

Thymolphthalein-Lösung *RN* 2

0,50 g Thymolphthalein *R* werden in Dimethylformamid *R* zu 100 ml gelöst.

Empfindlichkeitsprüfung: 20 ml Dimethylformamid *R* werden mit 0,05 ml Thymolphthalein-Lösung *RN* 2 versetzt und mit 0,1 N-Tetrabutylammoniumhydroxid-Lösung bis zur 15 s beständigen, schwachen Blaufärbung titriert. Auf Zusatz von 0,1 ml Dimethylformamid *R* und 0,05 ml 0,1 N-Tetrabutylammoniumhydroxid-Lösung muß sich die Lösung deutlich blau färben.

Titan(III)-chlorid *RN*

$TiCl_3$ M_r 154,3

Dunkelviolette, hygroskopische Kristalle, welche sich an der Luft rasch zersetzen. Handelsüblich sind wegen der Instabilität der Festsubstanz 15- bis 20prozentige wäßrige Lösungen.

Dicht verschlossen, vor Sauerstoff geschützt aufzubewahren.

Titan(III)-chlorid-Lösung *RN*

15prozentige Lösung (*m*/V) von Titan(III)-chlorid in Salzsäure 7 % *R*.

Dunkelviolette bis purpurbraune, stark saure Flüssigkeit.

Dicht verschlossen, vor Sauerstoff geschützt aufzubewahren.

Titangelb *R*

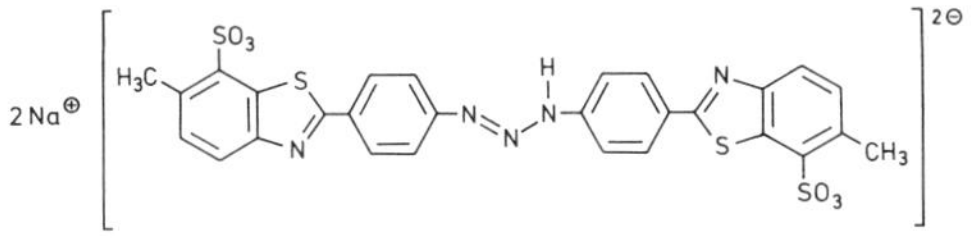

$C_{28}H_{19}N_5Na_2O_6S_4$ M_r 696

C.I. Nr. 19540; Schultz Nr. 280.

2,2′-(Diazoaminodi-*p*-phenylen)bis(6-methyl-7-benzothiazolsulfonsäure), Dinatriumsalz.

Gelblichbraunes Pulver; leicht löslich in Wasser und Ethanol.

Titangelb-Lösung *R*

0,05prozentige Lösung (*m*/V).

Empfindlichkeitsprüfung: 0,1 ml der Titangelb-Lösung werden mit 10 ml Wasser, 0,2 ml Magnesium-Lösung (10 ppm Mg) *R* und 1,0 ml 1N-Natriumhydroxid-Lösung gemischt. Die Mischung muß deutlich rosa gefärbt sein, verglichen gegen eine gleichzeitig und unter gleichen Bedingungen hergestellte Blindprobe ohne Magnesium-Lösung.

Titan(IV)-oxid *R*

Muß der Monographie **Titandioxid (Titanii dioxidum)** entsprechen.

Titansulfat-Lösung *R*

0,1 g Titan(IV)-oxid *R* werden mit 100 ml Schwefelsäure 96 % *R* versetzt. Vorsichtig und unter häufigem Schütteln wird bis zur vollständigen Lösung und bis zum Entstehen von Dämpfen erhitzt und abgekühlt.

Die farblose Lösung wird in Glasstopfengefäßen gelagert.

o-Tolidin *RN*

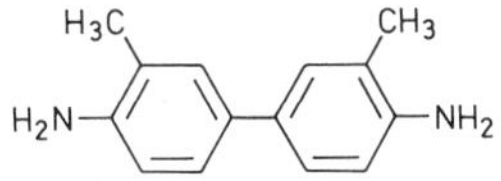

$C_{14}H_{16}N_2$ M_r 212,3

3,3-Dimethylbenzidin.

Weiße bis rötlichbräunliche Kristalle oder kristallines Pulver; unlöslich in Wasser, löslich in Ethanol, Ether und verdünnten Säuren.

Smp: Etwa 130 °C.

Empfindlichkeitsprüfung: 70 mg Substanz werden in 10 ml Salzsäure 7 % *R* gelöst. Wird 1,0 ml dieser Lösung zu einer Mischung von 5 ml einer 1 zu 1000 verdünnten Natriumhypochlorit-Lösung *R* und 20 ml Wasser gegeben, entsteht eine deutliche Gelbfärbung.

o-Tolidin-Lösung *RN*

0,16 g o-Tolidin *RN* werden in 30 ml Essigsäure 98 % *R* gelöst und mit Wasser zu 500 ml verdünnt. In der Lösung wird anschließend 1,0 g Kaliumiodid *R* aufgelöst.

o-Toluidin *R*

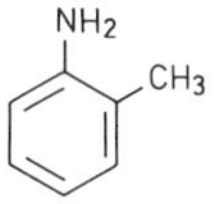

C_7H_9N M_r 107,2

2-Methylanilin.

Schwach gelblich gefärbte Flüssigkeit, die sich unter Luft- und Lichteinfluß rötlichbraun färbt; schwer löslich in Wasser, löslich in Ethanol und verdünnten Säuren.

d_{20}^{20}: Etwa 1,01.

n_D^{20}: Etwa 1,569.

Sdp: Etwa 200 °C.

Dicht verschlossen, vor Licht geschützt zu lagern.

p-Toluidin *R*

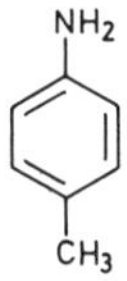

C_7H_9N M_r 107,2

4-Methylanilin.

Glänzende Plättchen oder Flocken; schwer löslich in Wasser, leicht löslich in Aceton und Ethanol, löslich in Chloroform und Ether.

Smp: Etwa 44 °C.

Toluidinblau *R*

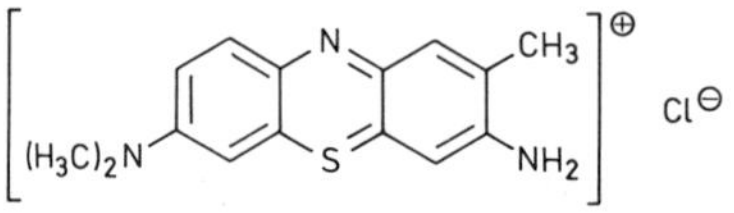

$C_{15}H_{16}ClN_3S$ M_r 305,8
C.I. Nr. 52 040; Schultz Nr. 1041.
3-Amino-7-dimethylamino-2-methyl-5-phenothiazinyliumchlorid.

Dunkelgrünes Pulver; löslich in Wasser, schwer löslich in Ethanol.

Toluol *R*

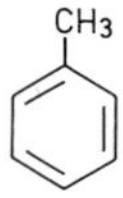

C_7H_8 M_r 92,1

Klare, farblose, entflammbare Flüssigkeit; sehr schwer löslich in Wasser, mischbar mit Ethanol.

d_{20}^{20}: 0,865 bis 0,870.

Sdp: Etwa 110 °C.

Toluol, schwefelfreies *R*

Toluol *R*, das folgenden, zusätzlichen Prüfungen entspricht:

Schwefelverbindungen: 10 ml Substanz werden 15 min lang mit 1 ml wasserfreiem Ethanol *R* und 3 ml Kaliumplumbit-Lösung *R* unter Rückfluß zum Sieden erhitzt. Nach 5 min langem Stehenlassen darf die wäßrige Schicht nicht dunkel gefärbt sein.

Thiophenanaloge: 2 ml Substanz werden 5 min lang mit 5 ml Isatin-Reagenz *R* geschüttelt. Nach 15 min langem Stehenlassen darf die untere Schicht nicht blau gefärbt sein.

2-Toluolsulfonamid *RN*

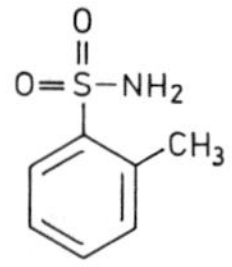

$C_7H_9NO_2S$ M_r 171,2
2-Methylbenzolsulfonamid.

Weißes, kristallines Pulver; schwer löslich in Wasser und in Ether, löslich in Ethanol und Alkalihydroxid-Lösungen.

Smp: Etwa 157 °C.

Gaschromatographie (V.6.20.3): Wird die Substanz unter den Bedingungen und in der 10fachen Konzentration, wie unter **Saccharin-Natrium** angegeben, geprüft, zeigt das Gaschromatogramm einen Hauptpeak und bei der Retentionszeit des 4-Isomeren nur einen Peak mit einer Fläche von höchstens 1 Prozent des Hauptpeaks.

4-Toluolsulfonamid *R*

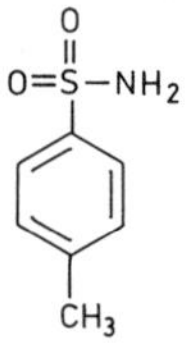

$C_7H_9NO_2S$ M_r 171,2
4-Methylbenzolsulfonamid.

Weißes, kristallines Pulver; schwer löslich in Wasser und Ether, löslich in Ethanol und Alkalihydroxid-Lösungen.

Smp: etwa 136 °C.

Chromatographie: Wird die Substanz unter den Bedingungen und in der Konzentration, wie in der Monographie **Tolbutamid (Tolbutamidum)** angegeben, geprüft, darf das Chromatogramm nur einen Fleck zeigen.

4-Toluolsulfonamid *RN*

4-Toluolsulfonamid *R*, das zusätzlich folgender Prüfung entsprechen muß:

Gaschromatographie (V.6.20.3): Wird die Substanz unter den Bedingungen und in der 10fachen Konzentration, wie unter **Saccharin-Natrium** angegeben, geprüft, zeigt das Gaschromatogramm einen Hauptfleck und bei der Retentionszeit des 2-Isomeren nur einen Peak mit einer Fläche von höchstens 1 Prozent des Hauptpeaks.

4-Toluolsulfonsäure *R*

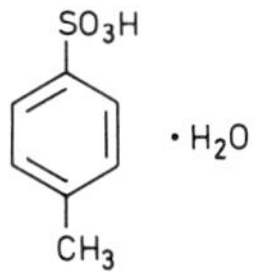

$C_7H_8O_3S \cdot H_2O$ M_r 190,2
4-Methylbenzolsulfonsäure, Monohydrat.
Mindestens 87,0 Prozent $C_7H_8O_3S$.

Kristalle oder weißes, kristallines Pulver; leicht löslich in Wasser, löslich in Ethanol und Ether.

Tosylargininmethylesterhydrochlorid *R*

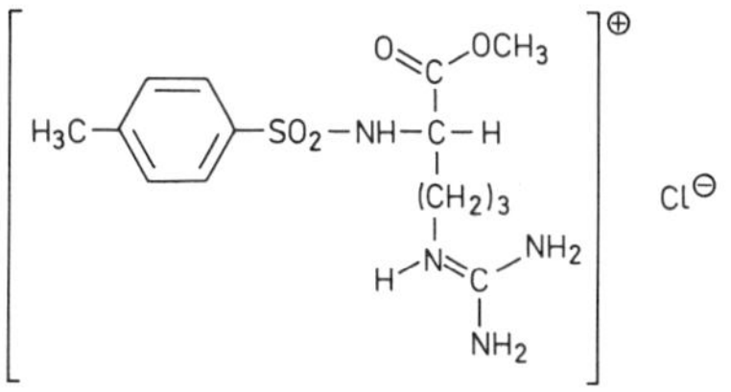

$C_{14}H_{23}ClN_4O_4S$ M_r 378,9
Methyl[*(S)*-2-tosylamino-5-guanidinovalerat]-hydrochlorid.

$[\alpha]_D^{20}$: −12 bis −16°, an einer 4,0prozentigen Lösung (*m*/V) bestimmt.

Smp: Etwa 145 °C.

Tosylphenylalanylchlormethan *R*

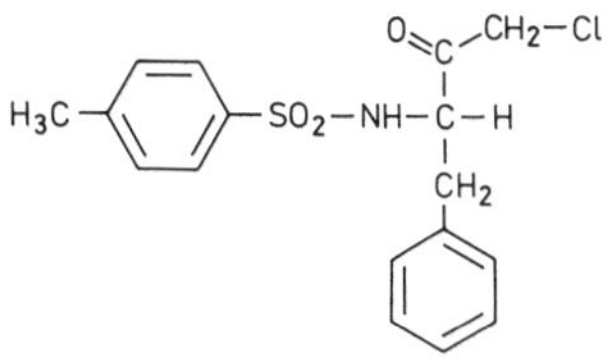

$C_{17}H_{18}ClNO_3S$ M_r 351,9
N-[α-(2-Chloracetyl)phenethyl]-4-toluolsulfonamid.

$[\alpha]_D^{20}$: − 85 bis − 89°, an einer 1,0prozentigen Lösung (*m*/V) in Ethanol 96 % *R* bestimmt.

Smp: Etwa 105 °C.

$A_{1cm}^{1\%}$: 290 bis 320, bei 228,5 nm in Ethanol 96 % *R* bestimmt.

Tragant, pulverisierter *RN*

Weißes bis fast weißes, geruchloses Pulver; wenig löslich in Wasser; bei Quellung ein gleichmäßiges, klebendes Gel bildend. Die Substanz muß den Anforderungen der Monographie **Tragant** entsprechen.

Triacetin *R*

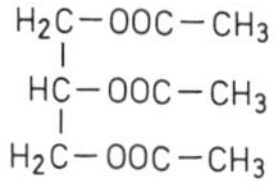

$C_9H_{14}O_6$ M_r 218,2
Glyceroltriacetat.

Farblose bis gelbliche, fast klare Flüssigkeit; löslich in Wasser, mischbar mit Chloroform, Ethanol und Ether.

d_{20}^{20}: Etwa 1,16.

n_D^{20}: Etwa 1,43.

Sdp: Etwa 260 °C.

Trichloressigsäure *R*

$Cl_3C-COOH$

$C_2HCl_3O_2$ M_r 163,4

Farblose Kristalle oder kristalline Masse, sehr zerfließlich; sehr leicht löslich in Wasser, Chloroform und Ethanol.

Dicht verschlossen zu lagern.

Trichlortrifluorethan *R*

$F_2ClC-CCl_2F$

$C_2Cl_3F_3$ M_r 187,4
1,1,2-Trichlortrifluorethan.

Farblose, flüchtige Flüssigkeit; praktisch unlöslich in Wasser, mischbar mit Aceton und Ether.

d_{20}^{20}: Etwa 1,58.

Destillationsbereich (V.6.8): Mindestens 98 Prozent müssen zwischen 47 und 48 °C destillieren.

Triethanolamin *R*

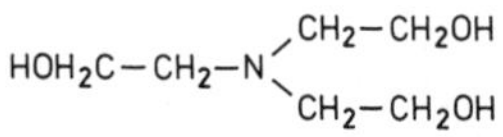

$C_6H_{15}NO_3$ M_r 149,2

2,2′,2″-Nitrilotriethanol.

Farblose, viskose, sehr hygroskopische Flüssigkeit, unter Luft- und Lichteinfluß dunkler werdend; mischbar mit Wasser, Aceton, Ethanol, Glycerol 85 % und Methanol, löslich in Chloroform.

d_{20}^{20}: Etwa 1,13.

Vor Licht geschützt zu lagern.

Triethylendiamin *R*

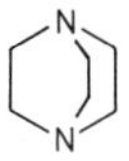

$C_6H_{12}N_2$ M_r 112,2

1,4-Diazabicyclo[2,2,2]octan.

Sehr hygroskopische Kristalle, bereits bei Raumtemperatur leicht sublimierend; leicht löslich in Wasser, Aceton und wasserfreiem Ethanol.

Smp: Etwa 158 °C.

Sdp: Etwa 174 °C.

Dicht verschlossen zu lagern.

Trigonellinhydrochlorid *RN*

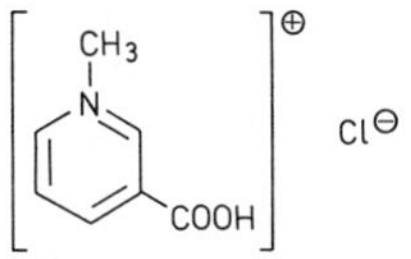

$C_7H_8ClNO_2$ M_r 173,6

3-Carboxy-1-methylpyridinium-chlorid.

Farblose, nadelförmige Kristalle; leicht löslich in Wasser, wenig löslich in Ethanol, praktisch unlöslich in Ether und Toluol.

Smp: Etwa 258 °C.

Dünnschichtchromatographie (V.6.20.2): Wird die Substanz unter den Bedingungen und in der Konzentration, wie unter **Bockshornsamen** angegeben, geprüft, zeigt das Chromatogramm von 20 µl der Lösung nach Detektion eine intensiv orangerot gefärbte Hauptzone mit einem Rf-Wert von etwa 0,3.

Trimethylpentan *R*

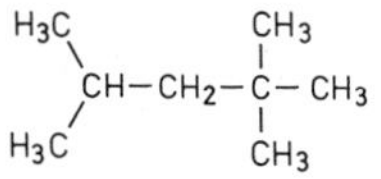

C_8H_{18} M_r 114,2

2,2,4-Trimethylpentan.

Farblose, entflammbare Flüssigkeit; praktisch unlöslich in Wasser, löslich in wasserfreiem Ethanol.

d_{20}^{20}: 0,691 bis 0,696.

n_D^{20}: 1,391 bis 1,393.

Destillationsbereich (V.6.8): Mindestens 95 Prozent müssen zwischen 98 und 100 °C destillieren.

Wird die Substanz in der Spektroskopie verwendet, muß sie folgender zusätzlicher Prüfung entsprechen.

Die *Transmission* (V.6.19) der Substanz, gegen Wasser gemessen, muß zwischen 250 und 420 nm mindestens 98 Prozent betragen.

Trimethylpyridin *R*

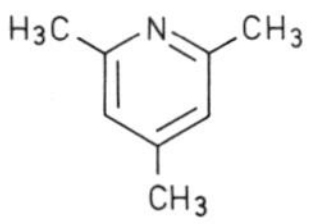

$C_8H_{11}N$ M_r 121,2

2,4,6-Trimethylpyridin

Farblose Flüssigkeit; löslich in Wasser (etwa 4 Teile in 100 Teilen bei 20 °C, etwa 20 Teile in 100 Teilen bei 4 °C), löslich in Chloroform,

Ethanol und verdünnten Säuren, mischbar mit Ether.

d_{20}^{20}: Etwa 0,92.

n_D^{20}: Etwa 1,4981.

Sdp: Etwa 170 °C.

Triphenyltetrazoliumchlorid *R*

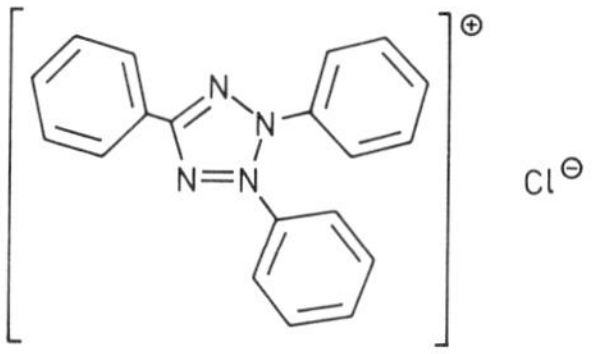

$C_{19}H_{15}ClN_4$ M_r 334,8
2,3,5-Triphenyltetrazoliumchlorid.

Mindestens 98,0 Prozent $C_{19}H_{15}ClN_4$.
Schwach gelbes bis cremefarbenes Pulver; löslich in Wasser, Aceton und Ethanol, praktisch unlöslich in Ether.

Smp: Etwa 240 °C, unter Zersetzung.

Gehaltsbestimmung: 1,000 g Substanz wird in einer Mischung von 5 ml Salpetersäure 12,5 % *R* und 45 ml Wasser gelöst. Nach Zusatz von 50,0 ml 0,1 N-Silbernitrat-Lösung wird zum Sieden erhitzt. Nach dem Abkühlen werden 3 ml Dibutylphthalat *R* zugefügt. Nach kräftigem Umschütteln und Zusatz von 2 ml Ammoniumeisen(III)-sulfat-Lösung *R* 2 wird mit 0,1 N-Ammoniumthiocyanat-Lösung titriert.
1 ml 0,1 N-Silbernitrat-Lösung entspricht 33,48 mg $C_{19}H_{15}ClN_4$.
Vor Licht geschützt zu lagern.

Triphenyltetrazoliumchlorid-Lösung *R*

0,5prozentige Lösung (*m*/V) in aldehydfreiem Ethanol 96 % *R*.
Vor Licht geschützt zu lagern.

Triphenyltetrazoliumchlorid-Lösung *RN*

5,0 g Triphenyltetrazoliumchlorid *R* werden zu 100 ml gelöst.

Trometamol *R*

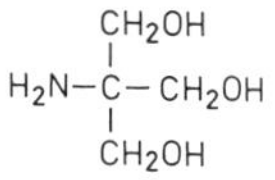

$C_4H_{11}NO_3$ M_r 121,1
2-Amino-2-(hydroxymethyl)-1,3-propandiol.

Farblose Kristalle; sehr leicht löslich in Wasser, löslich in Ethanol, schwer löslich in Aceton und Ether.

Smp: Etwa 170 °C.

Trometamol-Lösung *R*

Trometamol *R*, entsprechend 24,22 g $C_4H_{11}NO_3$, wird in Wasser zu 100,0 ml gelöst.

Trometamol-Lösung *R* 1

60,6 mg Trometamol *R* und 0,234 g Natriumchlorid *R* werden in Wasser zu 100 ml gelöst.
Bei 2 bis 8 °C zu lagern und innerhalb von 3 Tagen zu verwenden.

Trometamol-Reagenz *R*

1,5 g Trometamol *R*, 12 ml 1 N-Salzsäure und 96 g Harnstoff *R* werden in Wasser zu 200 ml gelöst.

Tropäolin OO *R*

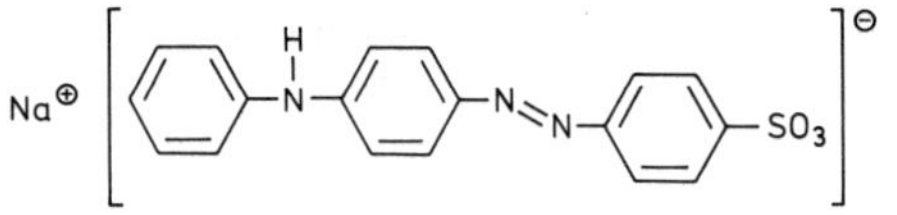

$C_{18}H_{14}N_3NaO_3S$ *M*r 375,4
C.I. Nr. 13 080; Schultz Nr. 179.
4-(4-Anilinophenylazo)benzolsulfonsäure, Natriumsalz, Syn. Orange IV.

Orangegelbe Plättchen oder gelbes Pulver.

Umschlagsbereich: *p*H-Wert 1,3 (rot) bis 3,2 (gelb).

Tropäolin-OO-Lösung *R*

0,1prozentige Lösung (*m*/V).

Tusche *RN*

1 ml schwarze chinesische Tusche (Handelsware) wird mit 2 ml Wasser verdünnt.

Tyrosin *R*

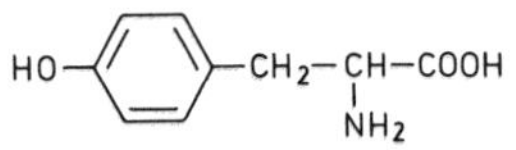

$C_9H_{11}NO_3$ *M*r 181,2
2-Amino-3-(4-hydroxyphenyl)propionsäure.

Weißes, kristallines Pulver oder farblose bis weiße Kristalle; schwer löslich in Wasser, praktisch unlöslich in Aceton, wasserfreiem Ethanol und Ether, löslich in Salzsäure 7 % und Alkalihydroxid-Lösungen.

Chromatographie: Wird die Substanz unter den Bedingungen und in der Konzentration, wie in der Monographie **Levodopa (Levodopum)** angegeben, geprüft, darf das Chromatogramm nur einen Fleck zeigen.

L-Tyrosin *RN*

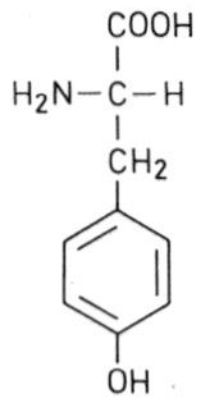

$C_9H_{11}NO_3$ *M*r 181,2
(S)-2-Amino-3-(4-hydroxyphenyl)propionsäure.

Mindestens 99,5 und höchstens 101,0 Prozent $C_9H_{11}NO_3$.

Farblose bis weiße Kristalle oder weißes, kristallines Pulver; schwer löslich in Wasser, löslich in Alkalihydroxid-Lösungen und verdünnter Salzsäure, praktisch unlöslich in Aceton, wasserfreiem Ethanol und Ether.

$[\alpha]_D^{20}$: −9,8 bis −11,5°, bestimmt an einer 4,0prozentigen Lösung (*m*/V) in 1 N-Salzsäure.

Gehaltsbestimmung: 0,140 g Substanz werden in 3 ml wasserfreier Ameisensäure *R* gelöst und mit 20 ml wasserfreier Essigsäure *R* versetzt. Die Bestimmung wird nach „Titration in wasserfreiem Medium" (V.3.5.5) mit 0,1 N-Perchlorsäure durchgeführt. Der Endpunkt wird mit Hilfe der „Potentiometrie" (V.6.14) bestimmt.

1 ml 0,1 N-Perchlorsäure entspricht 18,12 mg $C_9H_{11}NO_3$.

L-Tyrosin-Lösung *RN*

60,4 mg L-Tyrosin *RN* werden in 0,1 N-Salzsäure gelöst und mit dem gleichen Lösungsmittel zu 1000,0 ml verdünnt.

Die Lösung enthält 0,1812 mg (1 µmol) Tyrosin in 3,0 ml.

Uranylacetat *R*

$C_4H_6O_6U \cdot 2H_2O$ *M*r 424,2

Gelbes, kristallines Pulver; löslich in Wasser.

Die wäßrige Lösung ist schwach getrübt. Auf Zusatz einiger Tropfen Essigsäure 30 % *R* wird die Lösung klar.

Vanadin-Schwefelsäure *R*

0,2 g Vanadium(V)-oxid *R* werden in 4 ml Schwefelsäure 96 % *R* gelöst. Die Lösung wird mit Wasser zu 100 ml verdünnt.

Vanadium(V)-oxid *R*

V_2O_5 M_r 181,9
Mindestens 98,5 Prozent V_2O_5.

Gelbbraunes bis rostbraunes Pulver; schwer löslich in Wasser, löslich in konzentrierten Mineralsäuren und Alkalihydroxid-Lösungen unter Salzbildung.

Aussehen der Lösung: 1 g Substanz wird 30 min lang mit 10 ml Schwefelsäure 96 % *R* erhitzt. Nach dem Abkühlen wird mit derselben Säure zu 10 ml verdünnt. Die Lösung muß klar (V.6.1) sein.

Empfindlichkeitsprüfung mit Wasserstoffperoxid: 1,0 ml der unter „Aussehen der Lösung" erhaltenen Lösung wird vorsichtig mit Wasser zu 50,0 ml verdünnt. 0,5 ml der Lösung werden mit 0,1 ml Wasserstoffperoxid-Lösung (0,01 Prozent (*m*/V) H_2O_2) versetzt. Die Lösung muß sich gegenüber einer Blindprobe von 0,5 ml der oben angegebenen Prüflösung und 0,1 ml Wasser deutlich orange färben. Nach Zusatz von 0,4 ml Wasserstoffperoxid-Lösung (0,01 Prozent (*m*/V) H_2O_2) vertieft sich die Farbe nach Orangegelb.

Glühverlust: Höchstens 1,0 Prozent, mit 1,00 g Substanz bei 700 °C bestimmt.

Gehaltsbestimmung: 0,200 g Substanz werden unter Erwärmen in 20 ml einer 70prozentigen Lösung *(m/m)* von Schwefelsäure 96 % *R* gelöst. Nach Zusatz von 100 ml Wasser wird die Lösung mit 0,1 N-Kaliumpermanganat-Lösung bis zur Rosafärbung versetzt und der Kaliumpermanganat-Überschuß mit Hilfe einer 3prozentigen Lösung (*m*/V) von Natriumnitrit *R* entfernt. Nach Zusatz von 5 g Harnstoff *R* und 80 ml einer 70prozentigen Lösung *(m/m)* von Schwefelsäure 96 % *R* wird die abgekühlte Lösung nach Zusatz von 0,1 ml Ferroin-Lösung *R* sofort mit 0,1 N-Eisen(II)-sulfat-Lösung bis zum Umschlag nach Grünlichrot titriert.

1 ml 0,1 N-Eisen(II)-sulfat-Lösung entspricht 9,095 mg V_2O_5.

Vanillin *R*

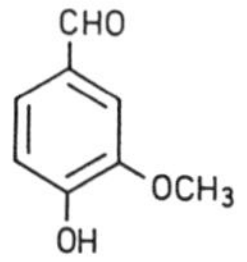

$C_8H_8O_3$ M_r 152,1
4-Hydroxy-3-methoxybenzaldehyd.

Weiße bis gelblichweiße Kristalle; schwer löslich in Wasser, leicht löslich in Ethanol.

Smp: Etwa 81 °C, ohne vorheriges Trocknen bestimmt.

Vaselin, weißes *RN*

Die Substanz muß der Monographie **Weißes Vaselin** entsprechen.

Vinylchlorid *R*

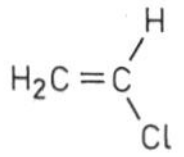

C_2H_3Cl M_r 62,5
Chlorethen.

Farbloses Gas; schwer löslich in organischen Lösungsmitteln.

Nur im Abzug zu verwenden.

Wasser, ammoniumfreies *R*

100 ml Wasser werden mit 0,1 ml Schwefelsäure 96 % *R* versetzt. Die Mischung wird in der Apparatur zur Bestimmung des Destillationsbereichs (V.6.8) destilliert.

Die ersten 10 ml Destillat werden verworfen und die folgenden 50 ml aufgefangen.

[D_2] Wasser *R*

D_2O M_r 20,03
Schweres Wasser.

d_{20}^{20}: Etwa 1,11.

n_D^{20} : Etwa 1,328.

Sdp: Etwa 101 °C.

Deuterierungsgrad: Mindestens 99,7 Prozent.

Wasser, kohlendioxidfreies *R*

Wasser wird einige Minuten lang gekocht und vor Luft geschützt abgekühlt.

Vor Luft geschützt zu lagern.

Wasser, nitratfreies *R*

100 ml Wasser werden mit einigen Milligramm Kaliumpermanganat *R* und Bariumhydroxid *R* versetzt. Die Mischung wird in der Apparatur zur Bestimmung des Destillationsbereichs (V.6.8) destilliert. Die ersten 10 ml Destillat werden verworfen und die folgenden 50 ml aufgefangen.

Wasserstoff zur Chromatographie *R*

H_2 M_r 2,016

Mindestens 99,95 Prozent (V/V) H_2.

Wasserstoffperoxid-Lösung 30 % *R*

Muß der Monographie **Wasserstoffperoxid-Lösung 30 % (Hydrogenii peroxidum 30 per centum)** entsprechen.

Wasserstoffperoxid-Lösung 3 % *R*

Muß der Monographie **Wasserstoffperoxid-Lösung 3 % (Hydrogenii peroxidum 3 per centum)** entsprechen.

Wasserstoffperoxid-Lösung 0,3 % *RN*

10 ml Wasserstoffperoxid-Lösung 3 % *R* werden zu 100 ml verdünnt.

Bei Bedarf frisch herzustellen.

Weinsäure *R*

Muß der Monographie **Weinsäure (Acidum tartaricum)** entsprechen.

Wolframatokieselsäure *R*

$SiO_2 \cdot 12\,WO_3 \cdot x\,H_2O$

Kieselwolframsäure.

Weiße oder gelblichweiße, zerfließliche Kristalle; sehr leicht löslich in Wasser und Ethanol.

Wolframatophosphorsäure-Lösung *R*

10 g Natriumwolframat *R* werden mit 8 ml Phosphorsäure 85 % *R* und 75 ml Wasser 3 h lang unter Rückfluß erhitzt. Nach dem Erkalten wird mit Wasser zu 100 ml verdünnt.

Xanthydrol *R*

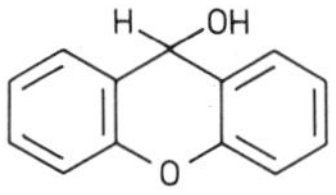

$C_{13}H_{10}O_2$ M_r 198,2

9-Xanthenol.

Mindestens 90,0 Prozent $C_{13}H_{10}O_2$.

Kommt auch als methanolische Lösung vor, mit 9,0 bis 11,0 Prozent (*m*/V) Xanthydrol.

Weißes bis schwach gelbes Pulver; sehr schwer löslich in Wasser, löslich in Chloroform, Essigsäure 98 %, Ethanol und Ether.

Smp: Etwa 123 °C.

Gehaltsbestimmung: 0,300 g Substanz werden in einem 250-ml-Kolben in 3 ml Methanol *R* gelöst oder 3,0 ml der methanolischen Lösung werden verwendet. Die Lösung wird mit 50 ml Essigsäure 98 % *R* und, unter stetem Rühren, tropfenweise mit 25 ml einer 2prozentigen Lösung (*m*/V) von Harnstoff *R* versetzt. Nach 12 h wird der Niederschlag in einem Glassintertiegel (16) gesammelt, mit 20 ml Ethanol 96 % *R* gewaschen, bei 100 bis 105 °C getrocknet und gewogen.

1 g Niederschlag entspricht 0,9429 g Xanthydrol.

Die methanolische Lösung wird in zugeschmolzenen Ampullen gelagert; sie wird, falls erforderlich, vor Gebrauch filtriert.

Vor Licht geschützt zu lagern.

Xanthydrol-Lösung *R*

0,1 ml einer 10prozentigen Lösung (*m*/V) von Xanthydrol *R* in Methanol *R* werden mit 100 ml wasserfreier Essigsäure *R* und 1 ml Salzsäure 36 % *R* versetzt.

Die Lösung muß vor Gebrauch 24 h lang stehengelassen werden.

Xylenolorange *R*

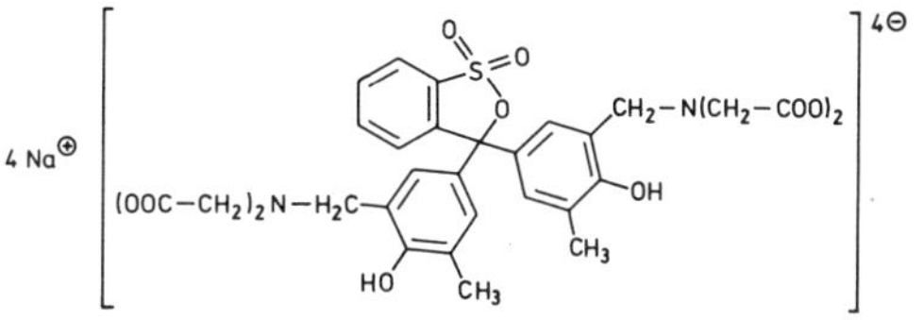

$C_{31}H_{28}N_2Na_4O_{13}S$ M_r 761

N,N'[3,3'-(3*H*-2,1-Benzoxathiol-3-yliden)-bis(6-hydroxy-5-methylbenzyl)]bis(iminodiessigsäure)-*S,S*-dioxid, Tetranatriumsalz.

Rotbraunes, kristallines Pulver; löslich in Wasser.

Xylenolorange-Verreibung *R*

1 Teil Xylenolorange *R* wird mit 99 Teilen Kaliumnitrat *R* verrieben.

Empfindlichkeitsprüfung: 50 ml Wasser werden mit 1 ml Essigsäure 12 % *R*, 50 mg der Xylenolorange-Verreibung und 0,05 ml Blei(II)-nitrat-Lösung *R* versetzt. Die Mischung wird mit soviel Methenamin *R* versetzt, bis die Färbung von Gelb nach Rotviolett umschlägt. Nach Zusatz von 0,1 ml 0,1 M-Natriumedetat-Lösung muß die Färbung nach Gelb umschlagen.

Xylol *R*

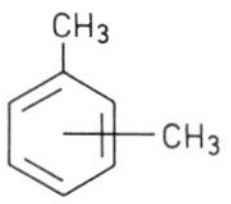

C_8H_{10} M_r 106,2

Klare, farblose, entflammbare Flüssigkeit; praktisch unlöslich in Wasser, mischbar mit Ethanol und Ether.

Sdp: Etwa 140 °C.

Xylose *R*

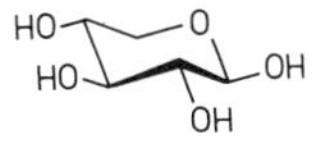

$C_5H_{10}O_5$ M_r 150,1

D-(+)-Xylose, β-D-Xylopyranose.

Weißes, kristallines Pulver oder farblose Nadeln; sehr leicht löslich in Wasser, löslich in heißem Ethanol.

[d]$^{20}_{D}$: Etwa +20°, an einer 10prozentigen Lösung (*m*/V) 10 h nach Herstellung bestimmt.

Yohimbinhydrochlorid *RN*

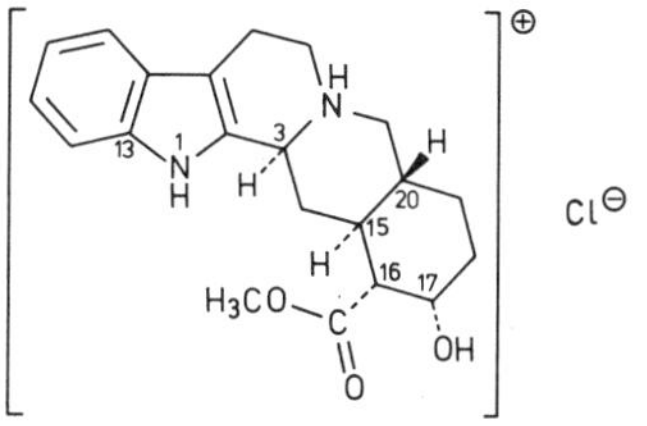

$C_{21}H_{27}ClN_2O_3$ M_r 390,9

Methyl[(+)-17α-hydroxy-16α-yohimbancarboxylat]-hydrochlorid.

Weißes bis schwach bräunlichgelbes, kristallines Pulver; wenig löslich in Wasser, löslich in warmem Ethanol, unlöslich in Chloroform und Ether.

Smp: Etwa 232 °C (Base).

[α]$^{20}_{D}$: Etwa +102 °C, an einer 1prozentigen Lösung bestimmt.

Dünnschichtchromatographie (V.6.20.2): Wird die Substanz unter den Bedingungen und in der Konzentration, wie unter **Rauwolfiawurzel** angegeben, geprüft, zeigt das Chromatogramm von 20 µl der Lösung nach Detektion im ultravioletten Licht bei 365 nm eine grünlich fluoreszierende Hauptzone mit einem Rf-Wert von etwa 0,6.

Zimtaldehyd *R*

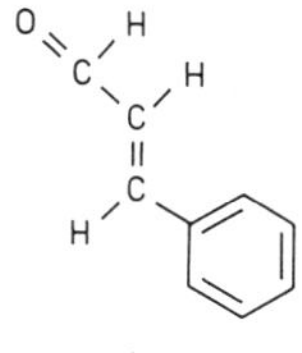

C_9H_8O M_r 132,1

(*E*)-3-Phenylpropenal.

Gelbliche bis grünlichgelbe, ölige Flüssigkeit; schwer löslich in Wasser, sehr leicht löslich in Ethanol und Ether.

d_{20}^{20}: 1,048 bis 1,051.

n_D^{20}: Etwa 1,620.

Vor Licht geschützt und kühl zu lagern.

Zink *R*

Zn A_r 65,4

Mindestens 99,5 Prozent Zn.

Zylinder, Körner, Plätzchen oder Feile, silbrigweiß mit bläulichem Schimmer.

Arsen (V.3.2.2): 5,0 g Substanz müssen der Grenzprüfung A auf Arsen entsprechen (0,2 ppm). Bei der Prüfung wird die Substanz in der vorgeschriebenen Mischung von 15 ml Salzsäure 36 % *R* und 25 ml Wasser gelöst.

Zink, aktiviertes *R*

Das zu aktivierende Zink (Zylinder oder Plätzchen) wird in einen Erlenmeyerkolben gegeben und mit einer Lösung, die 50 ppm Hexachloroplatin(IV)-wasserstoffsäure *R* enthält, bedeckt. Das Metall wird 10 min lang mit der Lösung in Berührung gelassen, abgespült und sofort getrocknet.

Arsen (V.3.2.2): 5 g Substanz werden mit 15 ml Salzsäure 36 % *R*, 25 ml Wasser, 0,1 ml Zinn(II)-chlorid-Lösung *R* und 5 ml Kaliumiodid-Lösung *R* versetzt. Nach den Angaben unter ,,Grenzprüfung A auf Arsen" wird weiter verfahren. Auf dem Quecksilber(II)-bromid-Papier *R* darf kein Fleck entstehen.

Aktivität: Die Grenzprüfung auf Arsen wird mit den gleichen Reagenzien, jedoch unter Zusatz einer Lösung, die 1 µg Arsen enthält, wiederholt. Auf dem Quecksilber(II)-bromid-Papier *R* muß ein deutlich sichtbarer Fleck erscheinen.

Zinkchlorid *R*

Muß der Monographie **Zinkchlorid (Zinci chloridum)** entsprechen.

Zinkchlorid-Ameisensäure *R*

20 g Zinkchlorid *R* werden in 80 g einer 85prozentigen Lösung (*m*/V) von wasserfreier Ameisensäure *R* gelöst.

Zinkchlorid-Ameisensäure *RN*

27 g Zinkchlorid *R* werden in einer Mischung von 75 ml wasserfreier Ameisensäure *R* und 15 ml Wasser gelöst; die Lösung wird mit Wasser zu 100 ml verdünnt.

Zinkchlorid-Lösung, iodhaltige *R*

20 g Zinkchlorid *R* und 6,5 g Kaliumiodid *R* werden in 10,5 ml Wasser gelöst. Nach Zusatz von 0,5 g Iod *R* wird 15 min lang geschüttelt und, falls erforderlich, filtriert.

Vor Licht geschützt zu lagern.

Zinkiodid-Stärke-Lösung *RN*

Eine Lösung von 2 g Zinkchlorid *R* in 10 ml Wasser wird mit 0,4 g löslicher Stärke *R* versetzt und die Mischung bis zur Lösung der Stärke gekocht. Nach dem Abkühlen wird eine farblose Lösung von 0,10 g Zink *R* als Feile und 0,20 g Iod *R* in 1,0 ml Wasser hinzugefügt. Die Lösung wird mit Wasser zu 100 ml verdünnt und filtriert.

Empfindlichkeitsprüfung: 0,05 ml Natriumnitrit-Lösung *R* werden mit 50 ml Wasser verdünnt. 5 ml der Lösung werden mit 0,1 ml Schwefelsäure 10 % *R* und 0,05 ml der Zinkiodid-Stärke-Lösung gemischt. Die Lösung muß blau gefärbt sein.

Vor Licht geschützt zu lagern.

Zink-Natriumcarbonat-Reagenz *R*

1 Teil wasserfreies Natriumcarbonat *R* und 2 Teile Zinkstaub *R* werden gemischt. Die Mischung wird mit wasserfreiem Methanol *R* befeuchtet, auf dem Wasserbad und anschließend im Trockenschrank bei 110 bis 120 °C einige Stunden lang getrocknet.

Vor Feuchtigkeit geschützt zu lagern.

Zinkoxid *R*

Muß der Monographie **Zinkoxid (Zinci oxidum)** entsprechen.

Zinkstaub *R*

Mindestens 90,0 Prozent Zn A_r 65,4

Sehr feines, graues Pulver, das in Salzsäure 7 % *R* löslich ist.

Zinksulfat *R*

Muß der Monographie **Zinksulfat (Zinci sulfas)** entsprechen.

Zinn *R*

Sn A_r 118,7

Silbrigweiße Körnchen; löslich in Salzsäure unter Wasserstoffentwicklung.

Arsen (V.3.2.2): 0,1 g Substanz müssen der Grenzprüfung A auf Arsen entsprechen (10 ppm).

Zinn(II)-chlorid *R*

$SnCl_2 \cdot 2H_2O$ M_r 225,6

Mindestens 97,0 Prozent $SnCl_2 \cdot 2H_2O$.

Farblose Kristalle; sehr leicht löslich in Wasser, leicht löslich in Essigsäure 98 %, Ethanol, Salzsäure 7 % und Salzsäure 36 %.

Gehaltsbestimmung: 0,500 g Substanz werden in einem Erlenmeyerkolben mit Schliffstopfen in 15 ml Salzsäure 36 % *R* gelöst. Nach Zusatz von 10 ml Wasser und 5 ml Chloroform *R* wird schnell mit 0,05 M-Kaliumiodat-Lösung titriert, bis die Chloroformschicht farblos ist.

1 ml 0,05 M-Kaliumiodat-Lösung entspricht 22,56 mg $SnCl_2 \cdot 2\,H_2O$.

Zinn(II)-chlorid-Lösung *R*

20 g Zinn *R* werden mit 85 ml Salzsäure 36 % *R* bis zum Aufhören der Wasserstoffentwicklung erwärmt; anschließend wird erkalten gelassen.

Die Lösung ist über Zinn *R* und vor Luft geschützt zu lagern.

Zinn(II)-chlorid-Lösung *R* 1

Vor Gebrauch wird 1 Volumteil Zinn(II)-chlorid-Lösung *R* mit 10 Volumteilen Salzsäure 7 % *R* gemischt.

Zirconiumchlorid *R*

Basisches Salz, das etwa der Formel $ZrCl_2O \cdot 8\,H_2O$ entspricht.

Enthält mindestens 96,0 Prozent $ZrCl_2O \cdot 8\,H_2O$.

Weißes bis fast weißes, kristallines Pulver oder Kristalle; leicht löslich in Wasser und Ethanol.

Gehaltsbestimmung: 0,600 g Substanz werden in einer Mischung von 5 ml Salpetersäure 65 % *R* und 50 ml Wasser gelöst. Nach Zusatz von 50,0 ml 0,1 N-Silbernitrat-Lösung und 3 ml Dibutylphthalat *R* wird umgeschüttelt und mit 0,1 N-Ammoniumthiocyanat-Lösung unter Zusatz von 2 ml Ammoniumeisen(III)-sulfat-Lösung *R* 2 bis zur rötlichgelben Färbung titriert.

1 ml 0,1 N-Silbernitrat-Lösung entspricht 16,11 mg $ZrCl_2O \cdot 8\,H_2O$.

Zirconiumnitrat *R*

Basisches Salz, das etwa der Formel $ZrO(NO_3)_2 \cdot 2\,H_2O$ entspricht.

Weißes Pulver oder Kristalle, hygroskopisch; löslich in Wasser. Die wäßrige Lösung ist klar oder höchstens schwach getrübt.

Zirconiumnitrat-Lösung *R*

0,1prozentige Lösung (*m*/V) von Zirconiumnitrat *R* in einer Mischung von 40 ml Wasser und 60 ml Salzsäure 36 % *R*.

Änderung der relativen Dichte je Grad Celsius

	Δd/°C
Ammoniak-Lösung 25 %	0,0005
Ammoniak-Lösung 17 %	0,0004
Ammoniak-Lösung 10 %	0,0003
Chloroform	0,0019
Essigsäure 98 %	0,0011
Essigsäure, wasserfreie	0,0011
Ethanol 96 %	0,00086
Ethanol, wasserfreies	0,00085
Ether	0,0013
Salpetersäure 65 %	0,0010
Salzsäure 38 %	0,0007
Schwefelsäure 96 %	0,0014

VII.1.2 Referenzlösungen für Grenzprüfungen

Aluminium-Lösung (2 ppm Al) *R*

$AlK(SO_4)_2 \cdot 12\,H_2O$

Aluminiumkaliumsulfat *R*, entsprechend 0,352 g $AlK(SO_4)_2 \cdot 12\,H_2O$, wird in Wasser gelöst. Die Lösung wird mit 10 ml Schwefelsäure 10 % *R* versetzt und mit Wasser zu 100,0 ml verdünnt.

Vor Gebrauch wird die Lösung 1 zu 100 verdünnt.

Ammonium-Lösung (2,5 ppm NH_4) *R*

Ammoniumchlorid *R*, entsprechend 0,741 g NH_4Cl, wird in Wasser zu 1000,0 ml gelöst.

Vor Gebrauch wird die Lösung 1 zu 100 verdünnt.

Ammonium-Lösung (1 ppm NH_4) *R*

Die Ammonium-Lösung (2,5 ppm NH_4) *R* wird vor Gebrauch 1 zu 2,5 verdünnt.

Antimon-Lösung (1 ppm Sb) *R*

Kaliumantimonoxidtartrat *R*, entsprechend 0,274 g $C_4H_4KO_7Sb \cdot 0,5\,H_2O$, wird in 20 ml Salzsäure 25 % *R* gelöst. Die klare Lösung wird mit Wasser zu 100,0 ml verdünnt. 10,0 ml dieser Lösung werden mit 200 ml Salzsäure 25 % *R* versetzt und mit Wasser zu 1000,0 ml verdünnt. 100,0 ml dieser Lösung werden mit 300 ml Salzsäure 25 % *R* versetzt und mit Wasser zu 1000,0 ml verdünnt.

Die verdünnten Lösungen werden jeweils vor Gebrauch hergestellt.

Arsen-Lösung (10 ppm As) *R*

Arsen(III)-oxid *R*, entsprechend 0,330 g As_2O_3, wird in 5 ml Natriumhydroxid-Lösung 8,5 % *R* gelöst. Mit Wasser wird zu 250,0 ml verdünnt.

Vor Gebrauch wird die Lösung 1 zu 100 verdünnt.

Arsen-Lösung (1 ppm As) *R*

Die Arsen-Lösung (10 ppm As) *R* wird vor Gebrauch 1 zu 10 verdünnt.

Arsen-Lösung (0,1 ppm As) *R*

Die Arsen-Lösung (1 ppm As) *R* wird vor Gebrauch 1 zu 10 verdünnt.

Barium-Lösung (50 ppm Ba) *R*

Bariumchlorid *R*, entsprechend 0,178 g $BaCl_2 \cdot 2\,H_2O$, wird in destilliertem Wasser zu 100,0 ml gelöst.

Vor Gebrauch wird diese Lösung mit destilliertem Wasser 1 zu 20 verdünnt.

Blei-Lösung (0,1 % Pb) *R*

Blei(II)-nitrat *R*, entsprechend 0,400 g $Pb(NO_3)_2$, wird in Wasser zu 250,0 ml gelöst.

Blei-Lösung (100 ppm Pb) *R*

Die Blei-Lösung (0,1 % Pb) *R* wird vor Gebrauch 1 zu 10 verdünnt.

Blei-Lösung (10 ppm Pb) *R*

Die Blei-Lösung (100 ppm Pb) *R* wird vor Gebrauch 1 zu 10 verdünnt.

Blei-Lösung (2 ppm Pb) *R*

Die Blei-Lösung (10 ppm Pb) *R* wird vor Gebrauch 1 zu 5 verdünnt.

Blei-Lösung (1 ppm Pb) *R*

Die Blei-Lösung (10 ppm Pb) *R* wird vor Gebrauch 1 zu 10 verdünnt.

Cadmium-Lösung (0,1 % Cd) *R*

Cadmium *R*, entsprechend 0,100 g Cadmium, wird in der Mindestmenge einer Mischung von gleichen Volumteilen Salzsäure 36 % *R* und Wasser gelöst. Die Lösung wird mit einer 1prozentigen Lösung (V/V) von Salzsäure 36 % *R* zu 100,0 ml verdünnt.

Calcium-Lösung (400 ppm Ca) *R*

Calciumcarbonat *R*, entsprechend 1,000 g $CaCO_3$, wird in 23 ml 1N-Salzsäure gelöst. Die Lösung wird mit destilliertem Wasser zu 100,0 ml verdünnt.

Vor Gebrauch wird die Lösung mit destilliertem Wasser 1 zu 10 verdünnt.

Calcium-Lösung (100 ppm Ca), ethanolische *R*

Calciumcarbonat *R*, entsprechend 2,50 g $CaCO_3$, wird in 12 ml Essigsäure 30 % *R* gelöst. Die Lösung wird mit destilliertem Wasser zu 1000,0 ml verdünnt.

Vor Gebrauch wird die Lösung 1 zu 10 mit Ethanol 96 % *R* verdünnt.

Calcium-Lösung (10 ppm Ca) *R*

Calciumcarbonat *R*, entsprechend 0,624 g $CaCO_3$, wird in 3 ml Essigsäure 30 % *R* gelöst. Die Lösung wird mit destilliertem Wasser zu 250,0 ml verdünnt.

Vor Gebrauch wird die Lösung mit destilliertem Wasser 1 zu 100 verdünnt.

Chlorid-Lösung (50 ppm Cl) *RN*

0,824 g Natriumchlorid *R* werden in Wasser zu 1000,0 ml gelöst; diese Lösung wird 1 zu 10 verdünnt.

Chlorid-Lösung (8 ppm Cl) *R*

Natriumchlorid, entsprechend 1,32 g NaCl, wird in Wasser zu 1000,0 ml gelöst.

Vor Gebrauch wird die Lösung 1 zu 100 verdünnt.

Chlorid-Lösung (5 ppm Cl) *R*

Natriumchlorid *R*, entsprechend 0,824 g NaCl, wird in Wasser zu 1000,0 ml gelöst.

Vor Gebrauch wird diese Lösung 1 zu 100 verdünnt.

Chrom-Lösung (100 ppm Cr) *R*

Kaliumdichromat *R*, entsprechend 0,283 g $K_2Cr_2O_7$, wird in Wasser zu 1000,0 ml gelöst.

Cyanoferrat(II)-Lösung (100 ppm $Fe(CN)_6$) *R*

Kaliumhexacyanoferrat(II) *R*, entsprechend 0,20 g $K_4[Fe(CN)_6] \cdot 3\,H_2O$, wird in Wasser zu 100,0 ml gelöst.

Vor Gebrauch wird die Lösung 1 zu 10 verdünnt.

Cyanoferrat(III)-Lösung (50 ppm $Fe(CN)_6$) *R*

Kaliumhexacyanoferrat(III) *R*, entsprechend 0,78 g $K_3Fe(CN)_6$, wird in Wasser zu 100,0 ml gelöst.

Vor Gebrauch wird die Lösung 1 zu 100 verdünnt.

Eisen-Lösung (20 ppm Fe) *R*

Ammoniumeisen(III)-sulfat *R*, entsprechend 0,863 g $FeNH_4(SO_4)_2 \cdot 12\,H_2O$, wird nach Zusatz von 25 ml Schwefelsäure 10 % *R* mit Wasser zu 500,0 ml gelöst.

Vor Gebrauch wird die Lösung 1 zu 10 verdünnt.

Eisen-Lösung (10 ppm Fe) *R*

Ammoniumeisen(II)-sulfat *R*, entsprechend 7,022 g $Fe(NH_4)_2(SO_4)_2 \cdot 6\,H_2O$, werden in 25 ml Schwefelsäure 10 % *R* gelöst und mit Wasser zu 1000,0 ml verdünnt.

Vor Gebrauch wird diese Lösung 1 zu 100 verdünnt.

Eisen-Lösung (8 ppm Fe) *R*

80 mg Eisen *R* werden in 50 ml Salzsäure 22 % (*m*/V) HCl gelöst. Die Lösung wird mit Wasser zu 1000,0 ml verdünnt.

Vor Gebrauch wird die Lösung 1 zu 10 verdünnt.

Eisen-Lösung (2 ppm Fe) *R*

Die Eisen-Lösung (20 ppm Fe) *R* wird vor Gebrauch 1 zu 10 verdünnt.

Eisen-Lösung (1 ppm Fe) *R*

Die Eisen-Lösung (20 ppm Fe) *R* wird vor Gebrauch 1 zu 20 verdünnt.

Fluorid-Lösung (10 ppm F) *R*

Natriumfluorid *R* wird 12 h lang bei 300 °C getrocknet. 0,442 g getrocknete Substanz werden in Wasser zu 1000,0 ml gelöst (1 ml = 0,2 mg F).

Die Lösung ist in Polyethylenbehältnissen zu lagern.

Vor Gebrauch wird die Lösung 1 zu 20 verdünnt.

Formaldehyd-Lösung (5 ppm CH_2O) *R*

3,0 g Formaldehyd-Lösung *R* werden mit Wasser zu 1000,0 ml verdünnt.

Vor Gebrauch wird die Lösung 1 zu 200 verdünnt.

Kalium-Lösung (100 ppm K) *R*

Kaliumsulfat *R*, entsprechend 0,446 g K_2SO_4, wird in Wasser zu 100,0 ml gelöst.

Vor Gebrauch wird die Lösung 1 zu 20 verdünnt.

Kalium-Lösung (20 ppm K) *R*

Die Kalium-Lösung (100 ppm K) *R* wird vor Gebrauch 1 zu 5 verdünnt.

Kupfer-Lösung (0,1 % Cu) *R*

Kupfer(II)-sulfat *R*, entsprechend 0,393 g $CuSO_4 \cdot 5\,H_2O$, wird in Wasser zu 100,0 ml gelöst.

Kupfer-Lösung (10 ppm Cu) *R*

Die Kupfer-Lösung (0,1 % Cu) *R* wird vor Gebrauch 1 zu 100 verdünnt.

Magnesium-Lösung (100 ppm Mg) *R*

Magnesiumsulfat *R*, entsprechend 1,010 g $MgSO_4 \cdot 7H_2O$, wird in Wasser zu 100,0 ml gelöst.

Vor Gebrauch wird die Lösung 1 zu 10 verdünnt.

Magnesium-Lösung (10 ppm Mg) *R*

Die Magnesium-Lösung (100 ppm Mg) *R* wird vor Gebrauch 1 zu 10 verdünnt.

Natrium-Lösung (200 ppm Na) *R*

Natriumchlorid *R*, entsprechend 0,509 g NaCl, wird in Wasser zu 100,0 ml gelöst.

Vor Gebrauch wird die Lösung 1 zu 10 verdünnt.

Nickel-Lösung (10 ppm Ni) *R*

Nickel(II)-sulfat *R*, entsprechend 4,78 g $NiSO_4 \cdot 7H_2O$, wird in Wasser zu 1000,0 ml gelöst.

Vor Gebrauch wird die Lösung 1 zu 100 verdünnt.

Nitrat-Lösung (100 ppm NO_3) *R*

Kaliumnitrat *R*, entsprechend 0,815 g KNO_3, wird in Wasser zu 500,0 ml gelöst.

Vor Gebrauch wird die Lösung 1 zu 10 verdünnt.

Nitrat-Lösung (10 ppm NO_3) *R*

Die Nitrat-Lösung (100 ppm NO_3) *R* wird vor Gebrauch 1 zu 10 verdünnt.

Nitrat-Lösung (2 ppm NO_3) *R*

Die Nitrat-Lösung (10 ppm NO_3) *R* wird vor Gebrauch 1 zu 5 verdünnt.

Phosphat-Lösung (5 ppm PO_4) *R*

Kaliumdihydrogenphosphat *R*, entsprechend 0,716 g KH_2PO_4, wird in Wasser zu 1000,0 ml gelöst.

Vor Gebrauch wird die Lösung 1 zu 100 verdünnt.

Platin-Lösung (30 ppm Pt) *R*

80 mg Hexachloroplatin(IV)-wasserstoffsäure *R* werden in 1 N-Salzsäure zu 100,0 ml gelöst.

Vor Gebrauch wird diese Lösung mit 1 N-Salzsäure 1 zu 10 verdünnt.

Quecksilber-Lösung (10 ppm Hg) *R*

Quecksilber(II)-chlorid *R*, entsprechend 0,338 g $HgCl_2$, wird in Wasser zu 250,0 ml gelöst.

Vor Gebrauch wird die Lösung 1 zu 100 verdünnt.

Silber-Lösung (5 ppm Ag) *R*

Silbernitrat *R*, entsprechend 0,790 g $AgNO_3$, wird in Wasser zu 1000,0 ml gelöst.

Vor Gebrauch wird die Lösung 1 zu 100 verdünnt.

Sulfat-Lösung (10 ppm SO_4) *R*

Kaliumsulfat *R*, entsprechend 0,181 g K_2SO_4, wird in destilliertem Wasser zu 100,0 ml gelöst.

Vor Gebrauch wird die Lösung mit destilliertem Wasser 1 zu 100 verdünnt.

Sulfat-Lösung (10 ppm SO_4) *R* 1

Kaliumsulfat *R*, entsprechend 0,181 g K_2SO_4, wird in Ethanol 30 % (V/V) zu 100,0 ml gelöst.
Vor Gebrauch wird die Lösung mit Ethanol 30 % (V/V) 1 zu 100 verdünnt.

Thallium-Lösung (10 ppm Tl) *R*

Thallium(I)-sulfat *R*, entsprechend 0,1235 g Tl_2SO_4, wird in einer 0,9prozentigen Lösung (*m*/V) von Natriumchlorid *R* zu 1000,0 ml gelöst. 10,0 ml der Lösung werden mit einer 0,9prozentigen Lösung (*m*/V) von Natriumchlorid *R* zu 100,0 ml verdünnt.

Vanadin-Lösung (0,1 % V) *R*

Ammoniumvanadat *R*, entsprechend 0,230 g NH_4VO_3, wird in Wasser zu 100,0 ml gelöst.

Zink-Lösung (5 mg Zn/ml) *R*

Zinkoxid *R*, entsprechend 3,15 g ZnO, wird in 15 ml Salzsäure 36 % *R* gelöst. Die Lösung wird mit Wasser zu 500,0 ml verdünnt.

Zink-Lösung (100 ppm Zn) *R*

Zinksulfat *R*, entsprechend 0,440 g $ZnSO_4 \cdot 7H_2O$, wird nach Zusatz von 1 ml Essigsäure 30 % *R* mit Wasser zu 100,0 ml gelöst.
Vor Gebrauch wird die Lösung 1 zu 10 verdünnt.

Zink-Lösung (10 ppm Zn) *R*

Die Zink-Lösung (100 ppm Zn) *R* wird vor Gebrauch 1 zu 10 verdünnt.

Zink-Lösung (5 ppm Zn) *R*

Die Zink-Lösung (100 ppm Zn) *R* wird vor Gebrauch 1 zu 20 verdünnt.

Zinn-Lösung (5 ppm Sn) *R*

Zinn *R*, entsprechend 0,500 g Sn, wird in einer Mischung von 5 ml Wasser und 25 ml Salzsäure 36 % *R* gelöst. Mit Wasser wird zu 1000,0 ml verdünnt. Diese Lösung wird 1 zu 100 mit einer 2,5prozentigen Lösung (V/V) von Salzsäure 36 % *R* verdünnt.

Zirconium-Lösung (0,1 % Zr) *R*

Zirconiumnitrat *R*, entsprechend 0,293 g $ZrO(NO_3)_2 \cdot 2\,H_2O$, wird in einer Mischung von 2 Volumteilen Salzsäure 36 % *R* und 8 Volumteilen Wasser zu 100,0 ml gelöst.

VII.1.3 Pufferlösungen

Zur Herstellung der Pufferlösungen ist kohlendioxidfreies Wasser R zu verwenden.

Pufferlösung *p*H 2,0 *R*

6,57 g Kaliumchlorid *R* werden in Wasser gelöst. Nach Zusatz von 119,0 ml 0,1 N-Salzsäure wird mit Wasser zu 1000,0 ml verdünnt.

Pufferlösung *p*H 2,5 *R*

100 g Kaliumdihydrogenphosphat *R* werden in 800 ml Wasser gelöst. Mit Salzsäure 36 % *R* wird der *p*H-Wert (V.6.3.1) auf 2,5 eingestellt und die Lösung mit Wasser zu 1000,0 ml verdünnt.

Pufferlösung *p*H 3,5 *R*

25,0 g Ammoniumacetat *R* werden in 25 ml Wasser gelöst. Nach Zusatz von 38,0 ml Salzsäure 25 % *R* wird der *p*H-Wert (V.6.3.1) bestimmt und, falls erforderlich, mit Salzsäure 7 % *R* oder Ammoniak-Lösung 10 % *R* eingestellt. Die Lösung wird mit Wasser zu 100,0 ml verdünnt.

Pufferlösung *p*H 3,6 *R*

250,0 ml 0,2 M-Kaliumhydrogenphthalat-Lösung *R* werden mit 11,94 ml 0,2 N-Salzsäure versetzt und mit Wasser zu 1000,0 ml verdünnt.

Pufferlösung *p*H 3,7 *R*

15,0 ml Essigsäure 30 % *R* werden mit 60 ml Ethanol 96 % *R* und 20 ml Wasser versetzt. Ammoniak-Lösung 17 % *R* wird bis zum *p*H-Wert (V.6.3.1) von 3,7 hinzugefügt und die Lösung mit Wasser zu 100,0 ml verdünnt.

Citrat-Pufferlösung *p*H 4,0 *RN*

10,5 g Citronensäure *R* und 100,0 ml 1 N-Natriumhydroxid-Lösung werden mit Wasser zu 500,0 ml gelöst. Mit der Lösung werden 100,0 ml 0,1 N-Salzsäure zu 250,0 ml verdünnt (*p*H 3,9 bis 4,1).

Acetat-Pufferlösung *p*H 4,4 *R*

136 g Natriumacetat *R* und 77 g Ammoniumacetat *R* werden in Wasser zu 1000,0 ml gelöst. Die Lösung wird mit 250,0 ml Essigsäure 98 % *R* gemischt.

Phosphat-Pufferlösung *p*H 4,5 *R*

13,61 g Kaliumdihydrogenphosphat *R* werden in 750 ml Wasser gelöst. Mit 0,1 N-Natriumhydroxid-Lösung oder 0,1 N-Salzsäure wird der *p*H-Wert (V.6.3.1), falls erforderlich, eingestellt und die Lösung mit Wasser zu 1000,0 ml verdünnt.

Acetat-Pufferlösung *p*H 4,6 *R*

5,4 g Natriumacetat *R* werden in 50 ml Wasser gelöst. Die Lösung wird mit 2,4 g Essigsäure 98 % *R* versetzt und mit Wasser zu 100,0 ml verdünnt. Der *p*H-Wert (V.6.3.1) wird, falls erforderlich, eingestellt.

Acetat-Pufferlösung *p*H 4,7 *R*

136,1 g Natriumacetat *R* werden in 500 ml Wasser gelöst. 250 ml der Lösung werden mit 250 ml Essigsäure 12 % *R* gemischt und zweimal mit einer frisch hergestellten und filtrierten 0,01prozentigen Lösung (*m*/V) von Dithizon *R* in Chloroform *R* geschüttelt. Mit Tetrachlorkohlenstoff wird geschüttelt, bis die organische Phase farblos ist. Die wäßrige Phase wird zur Entfernung von Spuren von Tetrachlorkohlenstoff filtriert.

Pufferlösung *p*H 5,2 *R*

1,02 g Kaliumhydrogenphthalat *R* werden in 30,0 ml 0,1 N-Natriumhydroxid-Lösung gelöst; die Lösung wird mit Wasser zu 100,0 ml verdünnt.

Pufferlösung *p*H 5,5 *R*

54,4 g Natriumacetat *R* werden in 50 ml Wasser gelöst, falls erforderlich unter Erwärmen auf 35 °C. Nach dem Abkühlen werden langsam 10 ml wasserfreie Essigsäure *R* zugesetzt. Nach Umschütteln wird mit Wasser zu 100,0 ml verdünnt.

Pufferlösung *p*H 5,5 *RN*

9,054 g Citronensäure *R* und 40,796 g Natriummonohydrogenphosphat *R* werden zu 1000,0 ml gelöst.

Phosphat-Pufferlösung *p*H 5,5 *R*

Lösung I: 13,61 g Kaliumdihydrogenphosphat *R* werden in Wasser zu 1000,0 ml gelöst.

Lösung II: 35,81 g Natriummonohydrogenphosphat *R* werden in Wasser zu 1000,0 ml gelöst.

96,4 ml der Lösung I werden mit 3,6 ml der Lösung II gemischt.

Acetat-Pufferlösung *p*H 6,0 *R*

100 g Ammoniumacetat *R* werden in 300 ml Wasser gelöst. Nach Zusatz von 4,1 ml Essigsäure 98 % *R* wird der *p*H-Wert (V.6.3.1), falls erforderlich, mit Ammoniak-Lösung 17 % *R* oder Essigsäure 30 % *R* eingestellt. Die Lösung wird mit Wasser zu 500,0 ml verdünnt.

Phosphat-Pufferlösung *p*H 6,0 *R*

63,2 ml einer 7,15prozentigen Lösung (*m*/V) von Natriummonohydrogenphosphat *R* und 36,8 ml einer 2,1prozentigen Lösung (*m*/V) von Citronensäure *R* werden gemischt.

Phosphat-Pufferlösung *p*H 6,0 *R* 1

6,8 g Natriumdihydrogenphosphat *R* werden in Wasser zu 1000,0 ml gelöst. Der *p*H-Wert (V.6.3.1) wird mit Natriumhydroxid-Lösung 40 % *R* eingestellt.

Phosphat-Pufferlösung *p*H 6,0 *R* 2

250,0 ml 0,2 M-Kaliumdihydrogenphosphat-Lösung und 28,5 ml 0,2 N-Natriumhydroxid-Lösung werden mit Wasser zu 1000,0 ml verdünnt.

Imidazol-Pufferlösung *p*H 6,5 *R*

6,81 g Imidazol *R* und 1,23 g Magnesiumsulfat *R* werden in 752 ml 0,1 N-Salzsäure gelöst. Falls erforderlich, wird der *p*H-Wert (V.6.3.1) der Lösung eingestellt. Mit Wasser wird zu 1000,0 ml verdünnt.

Pufferlösung *p*H 6,6 *R*

250,0 ml 0,2 M-Kaliumdihydrogenphosphat-Lösung *R* und 89,0 ml 0,2 N-Natriumhydroxid-Lösung werden mit Wasser zu 1000,0 ml verdünnt.

Phosphat-Pufferlösung *p*H 6,8 *R*

77,3 ml einer 7,15prozentigen Lösung (*m*/V) von Natriummonohydrogenphosphat *R* und 22,7 ml einer 2,1prozentigen Lösung (*m*/V) von Citronensäure *R* werden gemischt.

Phosphat-Pufferlösung *p*H 6,8 *R* 1

51,0 ml einer 2,72prozentigen Lösung (*m*/V) von Kaliumdihydrogenphosphat *R* werden mit 49,0 ml einer 7,16prozentigen Lösung (*m*/V) von Natriummonohydrogenphosphat *R* versetzt. Falls erforderlich, wird der *p*H-Wert (V.6.3.1) eingestellt.

Bei 2 bis 8 °C zu lagern.

Pufferlösung *p*H 7,0 *R*

1000 ml einer Lösung, die 1,8 Prozent (*m*/V) Natriummonohydrogenphosphat *R* und 2,3 Prozent (*m*/V) Natriumchlorid *R* enthält, werden mit so viel einer Lösung versetzt, die 0,78 Prozent (*m*/V) Natriumdihydrogenphosphat *R* und 2,3 Prozent (*m*/V) Natriumchlorid *R* enthält, bis ein *p*H-Wert (V.6.3.1) von 7,0 erhalten ist (etwa 280 ml). In dieser Lösung wird so viel Natriumazid *R* gelöst, bis eine Konzentration von 0,02 Prozent (*m*/V) erhalten ist.

Maleat-Pufferlösung *p*H 7,0 *R*

10,0 g Natriumchlorid *R*, 6,06 g Trometamol *R* und 4,90 g Maleinsäureanhydrid *R* werden in

900 ml Wasser gelöst. Mit Hilfe einer 17prozentigen Lösung (*m*/V) von Natriumhydroxid *R* wird der *p*H-Wert (V.6.3.1) der Lösung auf 7,0 eingestellt, und die Lösung mit Wasser zu 1000,0 ml verdünnt.

Bei 2 bis 8 °C zu lagern und innerhalb von 3 Tagen zu verwenden.

Phosphat-Pufferlösung *p*H 7,0 *R*

82,4 ml einer 7,15prozentigen Lösung (*m*/V) Natriummonohydrogenphosphat *R* und 17,6 ml einer 2,1prozentigen Lösung (*m*/V) von Citronensäure *R* werden gemischt.

Phosphat-Pufferlösung *p*H 7,0 *R* 1

250 ml 0,2 M-Kaliumdihydrogenphosphat-Lösung *R* und 148,2 ml einer 0,8prozentigen Lösung (*m*/V) von Natriumhydroxid *R* werden gemischt. Falls erforderlich, wird der *p*H-Wert (V.6.3.1) eingestellt und die Lösung zu 1000,0 ml verdünnt.

Phosphat-Pufferlösung *p*H 7,0 (0,067 M) *R*

Lösung I: 0,908 g Kaliumdihydrogenphosphat *R* werden in Wasser zu 100,0 ml gelöst.

Lösung II: 2,38 g Natriummonohydrogenphosphat *R* werden in Wasser zu 100,0 ml gelöst.

38,9 ml der Lösung I werden mit 61,1 ml der Lösung II gemischt. Falls erforderlich, wird der *p*H-Wert (V.6.3.1) eingestellt.

Pufferlösung *p*H 7,2 *R*

250,0 ml 0,2 M-Kaliumdihydrogenphosphat-Lösung *R* und 175,0 ml 0,2 N-Natriumhydroxid-Lösung werden mit Wasser zu 1000,0 ml verdünnt. Falls erforderlich, wird der *p*H-Wert (V.6.3.1) eingestellt.

Pufferlösung *p*H 7,2, physiologische *R*

8,0 g Natriumchlorid *R*, 0,2 g Kaliumchlorid *R*, 0,1 g wasserfreies Calciumchlorid *R*, 0,1 g Magnesiumchlorid *R*, 3,18 g Natriummonohydrogenphosphat *R* und 0,2 g Kaliumdihydrogenphosphat *R* werden in Wasser zu 1000,0 ml gelöst.

Phosphat-Pufferlösung *p*H 7,2 *R*

87,0 ml einer 7,15prozentigen Lösung (*m*/V) von Natriummonohydrogenphosphat *R* und 13,0 ml einer 2,1prozentigen Lösung (*m*/V) von Citronensäure *R* werden gemischt.

Phosphat-Pufferlösung *p*H 7,2, albuminhaltige *R*

10,75 g Natriummonohydrogenphosphat *R*, 7,6 g Natriumchlorid *R* und 10 g Rinderalbumin *R* werden in Wasser zu 1000,0 ml gelöst. Vor Gebrauch wird der *p*H-Wert (V.6.3.1) der Lösung mit Natriumhydroxid-Lösung 8,5 % *R* oder Phosphorsäure 10 % *R* eingestellt.

Imidazol-Pufferlösung *p*H 7,3 *R*

3,4 g Imidazol *R* und 5,8 g Natriumchlorid *R* werden in Wasser gelöst. Nach Zusatz von 18,6 ml 1 N-Salzsäure wird mit Wasser zu 1000,0 ml verdünnt. Falls erforderlich, wird der *p*H-Wert (V.6.3.1) eingestellt.

Phosphat-Pufferlösung *p*H 7,4 *R*

250,0 ml 0,2 M-Kaliumdihydrogenphosphat-Lösung *R* werden mit 393,4 ml 0,1 N-Natriumhydroxid-Lösung gemischt.

Phosphat-Pufferlösung *p*H 7,4, natriumchloridhaltige *R*

2,38 g Natriummonohydrogenphosphat *R*, 0,19 g Kaliumdihydrogenphosphat *R* und 8,0 g Natriumchlorid *R* werden in Wasser zu

1000,0 ml gelöst. Falls erforderlich, wird der *p*H-Wert (V.6.3.1) eingestellt.

Phosphat-Pufferlösung *p*H 7,4, natriumchloridhaltige (0,011 M) *R*

1 ml 0,33 M-Phosphat-Pufferlösung *p*H 7,5 *R* wird mit 29 ml einer 0,9prozentigen Lösung (*m*/V) von Natriumchlorid *R* versetzt. Falls erforderlich, wird der *p*H-Wert (V.6.3.1) eingestellt.

Borat-Pufferlösung *p*H 7,5 *R*

2,5 g Natriumchlorid *R*, 2,85 g Natriumtetraborat *R* und 10,5 g Borsäure *R* werden in Wasser zu 1000,0 ml gelöst. Falls erforderlich, wird der *p*H-Wert (V.6.3.1) eingestellt.

Bei 2 bis 8 °C zu lagern.

Phosphat-Pufferlösung *p*H 7,5 (0,33 M) *R*

Lösung I: 119,31 g Natriummonohydrogenphosphat *R* werden in Wasser zu 1000,0 ml gelöst.

Lösung II: 45,36 g Kaliumdihydrogenphosphat *R* werden in Wasser zu 1000,0 ml gelöst.

85 ml der Lösung I werden mit 15 ml der Lösung II gemischt. Falls erforderlich, wird der *p*H-Wert (V.6.3.1) eingestellt.

Trometamol-Pufferlösung *p*H 7,5 *R*

7,27 g Trometamol *R* und 5,27 g Natriumchlorid *R* werden in Wasser gelöst. Falls erforderlich, wird der *p*H-Wert (V.6.3.1) eingestellt. Die Lösung wird mit Wasser zu 1000,0 ml verdünnt.

Pufferlösung *p*H 7,6 *R*

67,1 g Natriummonohydrogenphosphat *R* und 1,33 g Citronensäure *R* werden in Wasser zu 1000,0 ml gelöst.

Trometamol-Pufferlösung *p*H 7,6 *R*

12,114 g Trometamol *R* werden in Wasser zu 1000,0 ml gelöst. Falls erforderlich, wird der *p*H-Wert (V.6.3.1) eingestellt.

Pufferlösung *p*H 8,0 *R*

50,0 ml 0,2 M-Kaliumdihydrogenphosphat-Lösung *R* und 46,8 ml 0,2 N-Natriumhydroxid-Lösung werden gemischt. Die Lösung wird mit Wasser zu 200,0 ml verdünnt.

Borat-Pufferlösung *p*H 8,0 (0,0015 M) *R*

0,572 g Natriumtetraborat *R* und 2,94 g Calciumchlorid *R* werden in 800 ml Wasser gelöst. Der *p*H-Wert (V.6.3.1) wird mit 1 N-Salzsäure eingestellt und die Lösung mit Wasser zu 1000,0 ml verdünnt.

Trometamol-Pufferlösung *p*H 8,1 *R*

0,294 g Calciumchlorid *R* werden in 40 ml Trometamol-Lösung *R* gelöst. Der *p*H-Wert (V.6.3.1) wird mit 1 N-Salzsäure eingestellt und die Lösung mit Wasser zu 100,0 ml verdünnt.

Trometamol-Aminoessigsäure-Pufferlösung *p*H 8,3 *R*

6,0 g Trometamol *R* und 28,8 g Aminoessigsäure *R* werden in Wasser zu 1000,0 ml gelöst. Vor Gebrauch wird 1 Volumteil der Lösung mit 10 Volumteilen Wasser verdünnt.

Barbital-Pufferlösung *p*H 8,6 *R*

129,0 ml 0,1 N-Salzsäure werden mit einer 2,1prozentigen Lösung (*m*/V) von Barbital-Natrium *R* zu 1000,0 ml verdünnt. Falls erforderlich, wird der *p*H-Wert (V.6.3.1) eingestellt.

Barbital-Pufferlösung *p*H 8,6 *R* 1

1,38 g Barbital *R*, 8,76 g Barbital-Natrium *R* und 0,38 g Calciumlactat *R* werden in Wasser zu 1000,0 ml gelöst.

Pufferlösung *p*H 9,0 *R*

Lösung I: 6,18 g Borsäure *R* werden in 0,1 M-Kaliumchlorid-Lösung *R* zu 1000,0 ml gelöst.

Lösung II: 0,1 N-Natriumhydroxid-Lösung.

1000,0 ml Lösung I werden mit 420,0 ml Lösung II gemischt.

Pufferlösung *p*H 9,0 *R* 1

6,20 g Borsäure *R* werden in 500 ml Wasser gelöst. Der *p*H-Wert (V.6.3.1) der Lösung wird mit 1 N-Natriumhydroxid-Lösung eingestellt (etwa 41,5 ml) und die Lösung mit Wasser zu 1000,0 ml verdünnt.

Ammoniumchlorid-Pufferlösung *p*H 9,5 *RN*

33,5 g Ammoniumchlorid *R* werden in 150 ml bidestilliertem Wasser gelöst, mit 42,0 ml Ammoniak-Lösung 26 % *R* versetzt und mit bidestilliertem Wasser zu 250,0 ml verdünnt.

In Behältnissen aus Polyethylen zu lagern.

Ammoniumchlorid-Pufferlösung *p*H 10,0 *R*

5,4 g Ammoniumchlorid *R* werden in 20 ml Wasser gelöst. Nach Zusatz von 35,0 ml Ammoniak-Lösung 17 % *R* wird mit Wasser zu 100,0 ml verdünnt.

Borat-Pufferlösung *p*H 10,0 *R*

0,620 g Borsäure *R* und 0,75 g Kaliumchlorid *R* werden in 100,0 ml Wasser gelöst. Die Lösung wird mit 87,8 ml 0,1 N-Natriumhydroxid-Lösung versetzt.

Diethanolamin-Pufferlösung *p*H 10,0 *R*

96,4 g Diethanolamin *R* werden in Wasser zu 400 ml gelöst. Nach Zusatz von 0,5 ml einer 18,6prozentigen Lösung (*m*/V) von Magnesiumchlorid *R* wird der *p*H-Wert (V.6.3.1) mit 1 N-Salzsäure eingestellt und die Lösung mit Wasser zu 500,0 ml verdünnt.

Pufferlösung *p*H 10,9 *R*

6,75 g Ammoniumchlorid *R* werden in Ammoniak-Lösung 17 % *R* zu 100,0 ml gelöst.

VII.2 Volumetrie

VII.2.1 Urtitersubstanzen für Maßlösungen

Die Urtitersubstanzen für Maßlösungen sind mit den Buchstaben *RV* gekennzeichnet und werden wie folgt hergestellt:

Arsen(III)-oxid *RV*

As_2O_3 M_r 197,8

Arsen(III)-oxid *R* wird in einer geeigneten Apparatur sublimiert.

Über Blaugel zu lagern.

Benzoesäure *RV*

$C_7H_6O_2$ M_r 122,1

Benzoesäure *R* wird in einer geeigneten Apparatur sublimiert.

Kaliumbromat *RV*

$KBrO_3$ M_r 167,0

Kaliumbromat *R* wird aus siedendem Wasser umkristallisiert. Die Kristalle werden gesammelt und bei 180 °C bis zur Massekonstanz getrocknet.

Kaliumhydrogenphthalat *RV*

$C_8H_5KO_4$ M_r 204,2

Kaliumhydrogenphthalat *R* wird aus siedendem Wasser umkristallisiert. Die bei einer Temperatur über 35 °C abgeschiedenen Kristalle werden gesammelt und bei 110 °C bis zur Massekonstanz getrocknet.

Natriumcarbonat *RV*

Na_2CO_3 M_r 106,0

Eine gesättigte Lösung von Natriumcarbonat *R* wird bei Raumtemperatur filtriert. Unter Kühlen und Umrühren wird langsam in das Filtrat Kohlendioxid *R* eingeleitet. Nach 2 h wird der Niederschlag auf einem Glassintertiegel gesammelt und mit kohlendioxidgesättigtem Eiswasser gewaschen.

Nach Trocknen bei 100 bis 105 °C wird unter gelegentlichem Umrühren bei 270 bis 300 °C bis zur Massekonstanz erhitzt.

Natriumchlorid *RV*

NaCl M_r 58,44

1 Volumteil einer gesättigten Lösung von Natriumchlorid *R* wird mit 2 Volumteilen Salzsäure 36 % *R* versetzt. Die ausgefallenen Kristalle werden gesammelt und mit Salzsäure 25 % *R* gewaschen. Die Salzsäure wird durch Erwärmen auf dem Wasserbad entfernt. Die Kristalle werden bei 300 °C bis zur Massekonstanz getrocknet.

Sulfanilsäure *RV*

$C_6H_7NO_3S$ M_r 173,2

Sulfanilsäure *R* wird aus siedendem Wasser umkristallisiert. Nach dem Abfiltrieren wird bei 100 bis 105 °C bis zur Massekonstanz getrocknet.

Zink *RV*

Zn A_r 65,4

Muß mindestens 99,9 Prozent Zn enthalten.

VII.2.2 Maßlösungen

Maßlösungen werden nach den üblichen chemischen Analysenmethoden hergestellt. Die verwendeten Geräte müssen der geforderten Genauigkeit entsprechen.

Die Konzentration von Maßlösungen ist in Molarität oder Normalität angegeben.

Die Molarität gibt die Menge einer Substanz, ausgedrückt in Mol, je Liter Lösung an. Eine Lösung, die × Mol einer Substanz je Liter enthält, wird als × molar (× M) bezeichnet. Die Normalität gibt die Menge einer Substanz, ausgedrückt in Äquivalenten, je Liter Lösung an. Das Äquivalent ist die Anzahl Gramm einer Substanz, die in einer genau definierten Reaktion $6{,}023 \cdot 10^{23}$ titrierbare Wasserstoffionen freisetzt, aufnimmt oder ihnen in anderer Weise äquivalent ist (Säure-Basen-Reaktion) oder $6{,}023 \cdot 10^{23}$ Elektronen (Redox-Reaktion). Eine Lösung, die y Äquivalente einer Substanz je Liter enthält, wird als y normal (y N) bezeichnet.

Maßlösungen dürfen höchstens um ±10 Prozent von der vorgeschriebenen Stärke abweichen. Die Molarität oder Normalität von Maßlösungen wird mit einer Genauigkeit von 0,2 Prozent bestimmt.

Wasser, das in der Volumetrie verwendet wird, ist Wasser, das der Monographie **Gereinigtes Wasser (Aqua purificata)** entspricht.

Maßlösungen können nach den nachfolgend beschriebenen Methoden hergestellt und eingestellt werden. Maßlösungen, die bei Gehaltsbestimmungen mit elektrochemischer Endpunktbestimmung (z. B. Amperometrie, Potentiometrie) gebraucht werden, müssen mit derselben Endpunktsbestimmung eingestellt werden. Die Zusammensetzung der Lösung, in der eine Maßlösung eingestellt wird, sollte der entsprechen, in der sie angewendet wird.

Lösungen, deren Konzentration geringer als die hier beschriebenen ist, werden durch Verdünnen mit kohlendioxidfreiem Wasser *R* erhalten. Der Faktor der so erhaltenen Lösung ist gleich dem Faktor der Lösung, aus der die verdünnte Lösung hergestellt ist. Lösungen, deren Konzentration geringer als 0,1 M oder 0,1 N ist, werden mit kohlendioxidfreiem Wasser *R* bei Bedarf frisch hergestellt.

0,1 N-Ammoniumcer(IV)-nitrat-Lösung

56 ml Schwefelsäure 96 % *R* und 54,82 g Ammoniumcer(IV)-nitrat *R* werden 2 min lang geschüttelt und anschließend fünfmal mit je 100 ml Wasser, jeweils unter Schütteln, versetzt. Die klare Lösung wird mit Wasser zu 1000,0 ml verdünnt, 10 Tage lang stehengelassen und eingestellt.

Vor Licht geschützt zu lagern.

Einstellung: 80,0 mg Arsen(III)-oxid *RV* werden unter leichtem Erwärmen in 15 ml 0,2 N-Natriumhydroxid-Lösung gelöst. Die klare Lösung wird mit 50 ml Schwefelsäure 10 % *R*, 0,15 ml einer 0,25prozentigen Lösung (*m*/V) von Osmium(VIII)-oxid *R* in Schwefelsäure 10 % *R* und 0,1 ml Ferroin-Lösung *R* versetzt. Die Lösung wird mit der Ammoniumcer(IV)-nitrat-Lösung bis zum Verschwinden der Rotfärbung titriert. Gegen Ende der Titration ist langsam zu titrieren.

1 ml 0,1 N-Ammoniumcer(IV)-nitrat-Lösung entspricht 4,946 mg As_2O_3.

0,01 N-Ammoniumcer(IV)-nitrat-Lösung

100,0 ml 0,1 N-Ammoniumcer(IV)-nitrat-Lösung werden unter Kühlen mit 30 ml Schwefelsäure 96 % *R* versetzt und mit Wasser zu 1000,0 ml verdünnt.

0,1 N-Ammoniumcer(IV)-sulfat-Lösung

65,0 g Ammoniumcer(IV)-sulfat *R* werden in einer Mischung von 500 ml Wasser und 30 ml Schwefelsäure 96 % *R* gelöst. Nach dem Abkühlen wird mit Wasser zu 1000,0 ml verdünnt.

Einstellung: 80,0 mg Arsen(III)-oxid *RV* werden unter leichtem Erwärmen in 15 ml 0,2 N-Natriumhydroxid-Lösung gelöst. Die klare Lösung wird mit 50 ml Schwefelsäure 10 % *R*, 0,15 ml einer 0,25prozentigen Lösung (*m*/V) von Osmium(VIII)-oxid *R* in Schwefelsäure 10 % *R* und 0,1 ml Ferroin-Lösung *R* versetzt. Die Lösung wird mit der Ammoniumcer(IV)-sulfat-Lösung bis zum Verschwinden der Rotfärbung titriert. Gegen Ende der Titration ist langsam zu titrieren.

1 ml 0,1 N-Ammoniumcer(IV)-sulfat-Lösung entspricht 4,946 mg As_2O_3.

0,01 N-Ammoniumcer(IV)-sulfat-Lösung

100,0 ml 0,1 N-Ammoniumcer(IV)sulfat-Lösung werden unter Kühlen mit 30 ml Schwefelsäure 96 % *R* versetzt und mit Wasser zu 1000,0 ml verdünnt.

0,1 N-Ammoniumthiocyanat-Lösung

7,612 g Ammoniumthiocyanat *R* werden in Wasser zu 1000,0 ml gelöst.

Einstellung: 20,0 ml 0,1 N-Silbernitrat-Lösung werden mit 25 ml Wasser und 2 ml Salpetersäure 12,5 % *R* versetzt und nach Zusatz von 2 ml Ammoniumeisen(III)-sulfat-Lösung *R*2 mit der Ammoniumthiocyanat-Lösung bis zur rötlichgelben Färbung titriert.

0,1 M-Bariumchlorid-Lösung

24,4 g Bariumchlorid *R* werden in Wasser zu 1000,0 ml gelöst.

Einstellung: 10,0 ml der Bariumchlorid-Lösung werden mit 60 ml Wasser, 3 ml Ammoniak-Lösung 26 % *R* und 0,5 bis 1 mg Phthaleinpurpur *R* versetzt. Die Lösung wird mit 0,1 M-Natriumedetat-Lösung titriert. Sobald die Lösung sich zu entfärben beginnt, werden 50 ml Ethanol 96 % *R* zugefügt. Die Titration wird bis zum Verschwinden der blauvioletten Färbung fortgesetzt.

0,05 M-Bariumperchlorat-Lösung

15,8 g Bariumhydroxid *R* werden in einer Mischung von 75 ml Wasser und 7,5 ml Perchlorsäure *R* gelöst. Die Lösung wird durch Zusatz von Perchlorsäure *R* auf einen *p*H-Wert von 3 eingestellt und, falls erforderlich, filtriert. Nach Zusatz von 150 ml Ethanol 96 % *R* wird mit Wasser zu 250 ml und anschließend mit Pufferlösung *p*H 3,7 *R* zu 1000,0 ml verdünnt.

Einstellung: 5,0 ml 0,1 N-Schwefelsäure werden mit 5 ml Wasser, 50 ml Pufferlösung *p*H 3,7 *R* und 0,5 ml Alizarin-S-Lösung *R* versetzt. Die Lösung wird mit der Bariumperchlorat-Lösung bis zur orangeroten Färbung titriert.

Der Faktor ist unmittelbar vor Gebrauch zu bestimmen.

0,025 M-Bariumperchlorat-Lösung

500,0 ml 0,05 M-Bariumperchlorat-Lösung werden mit Pufferlösung *p*H 3,7 *R* zu 1000,0 ml verdünnt.

0,004 M-Benzethoniumchlorid-Lösung

1,792 g Benzethoniumchlorid *R*, zuvor bei 100 bis 105 °C bis zur Massekonstanz getrocknet, werden in Wasser zu 1000,0 ml gelöst.

Einstellung: Die Molarität der Lösung wird auf der Basis des Gehaltes an $C_{27}H_{42}ClNO_2$ in der getrockneten Substanz berechnet. Die Gehaltsbestimmung wird wie folgt durchgeführt: 0,350 g der getrockneten Substanz werden in 30 ml wasserfreier Essigsäure *R* gelöst. Nach Zusatz von 6 ml Quecksilber(II)-acetat-Lösung *R* wird nach „Titration in wasserfreiem Medium" (V.3.5.5) mit 0,1 N-Perchlorsäure unter Verwendung von 0,05 ml Kristallviolett-Lösung *R* durchgeführt. Ein Blindversuch wird durchgeführt.

1 ml 0,1 N-Perchlorsäure entspricht 44,81 mg $C_{27}H_{42}ClNO_2$.

0,1 M-Blei(II)-nitrat-Lösung

33 g Blei(II)-nitrat *R* werden in Wasser zu 1000,0 ml gelöst.

Einstellung: 20,0 ml der Blei(II)-nitrat-Lösung werden mit 300 ml Wasser versetzt. Die Bestimmung erfolgt wie unter „Komplexometrische Titrationen" (V.3.5.4) angegeben.

0,1 N-Bromid-Bromat-Lösung

2,7835 g Kaliumbromat *RV* und 13 g Kaliumbromid *R* werden in Wasser zu 1000,0 ml gelöst.

0,1 N-Eisen(II)-sulfat-Lösung

27,80 g Eisen(II)-sulfat *R* werden in 500 ml Schwefelsäure 10 % *R* gelöst. Die Lösung wird mit Wasser zu 1000,0 ml verdünnt.

Einstellung: 25,0 ml der Eisen(II)-sulfat-Lösung werden mit 3 ml Phosphorsäure 85 % *R* versetzt und sofort mit 0,1 N-Kaliumpermanganat-Lösung titriert.

Der Faktor ist unmittelbar vor Gebrauch zu bestimmen.

0,1 N-Iod-Lösung

12,7 g Iod *R* und 20 g Kaliumiodid *R* werden in Wasser zu 1000,0 ml gelöst.

Einstellung: 80 mg Arsen(III)-oxid *RV* werden in einer Mischung von 10 ml Natriumhydroxid-Lösung 8,5 % *R* und 10 ml Wasser gelöst. Anschließend werden 10 ml Salzsäure 7 % *R* und 3 g Natriumhydrogencarbonat *R* hinzugefügt. Die Lösung wird mit der Iod-Lösung unter Zusatz von 1 ml Stärke-Lösung *R* titriert.

1 ml 0,1 N-Iod-Lösung entspricht 4,946 mg As_2O_3.

Vor Licht geschützt zu lagern.

0,02 N-Iod-Lösung

20,0 ml 0,1 N-Iod-Lösung werden mit 0,3 g Kaliumiodid *R* versetzt und mit Wasser zu 100,0 ml verdünnt.

0,2 N-Kaliumbromat-Lösung

5,5670 g Kaliumbromat *RV* werden in Wasser zu 1000,0 ml gelöst.

0,1 N-Kaliumbromat-Lösung

2,7835 g Kaliumbromat *RV* werden in Wasser zu 1000,0 ml gelöst.

0,02 M-Kaliumbromat-Lösung

3,340 g Kaliumbromat *RV* werden in Wasser zu 1000,0 ml gelöst.

0,1 N-Kaliumdichromat-Lösung

4,90 g Kaliumdichromat *R* werden in Wasser zu 1000,0 ml gelöst.

Einstellung: 20,0 ml der Kaliumdichromat-Lösung werden mit 1 g Kaliumiodid *R* und 7 ml Salzsäure 7 % *R* versetzt. Nach Verdünnen mit 250 ml Wasser wird unter Zusatz von 3 ml Stärke-Lösung *R* mit 0,1 N-Natriumthiosulfat-Lösung bis zum Farbumschlag von Blau nach Hellgrün titriert.

0,1 N-Kaliumhydroxid-Lösung

6 g Kaliumhydroxid *R* werden in kohlendioxidfreiem Wasser *R* zu 1000,0 ml gelöst.

Einstellung: 20,0 ml der Kaliumhydroxid-Lösung werden nach Zusatz von 0,5 ml Phenolphthalein-Lösung *R* mit 0,1 N-Salzsäure titriert.

0,5 N-Kaliumhydroxid-Lösung, ethanolische

3 g Kaliumhydroxid *R* werden in 5 ml Wasser gelöst. Die Lösung wird mit aldehydfreiem Ethanol 96 % *R* zu 100,0 ml verdünnt.

Einstellung: 20,0 ml der ethanolischen Kaliumhydroxid-Lösung werden nach Zusatz von 0,5 ml Phenolphthalein-Lösung *R* mit 0,5 N-Salzsäure titriert.

0,5 N-Kaliumhydroxid-Lösung in Ethanol 60 % (V/V)

3 g Kaliumhydroxid *R* werden in aldehydfreiem Ethanol 60 % (V/V) zu 100,0 ml gelöst.

Einstellung: 20,0 ml der ethanolischen Kaliumhydroxid-Lösung werden nach Zusatz von 0,5 ml Phenolphthalein-Lösung *R* mit 0,5 N-Salzsäure titriert.

0,05 M-Kaliumiodat-Lösung

10,70 g Kaliumiodat *R* werden in Wasser zu 1000,0 ml gelöst.

Einstellung: 25,0 ml der Kaliumiodat-Lösung werden mit Wasser zu 100,0 ml verdünnt. 20,0 ml der Lösung werden mit 2 g Kaliumiodid *R* und 10 ml Schwefelsäure 10 % *R* versetzt. Die Mischung wird mit 0,1 N-Natriumthiosulfat-Lösung titriert. Gegen Ende der Titration wird 1 ml Stärke-Lösung *R* hinzugefügt.

0,1 N-Kaliumpermanganat-Lösung

3,2 g Kaliumpermanganat *R* werden in Wasser zu 1000,0 ml gelöst. Die Lösung wird 1 h lang auf dem Wasserbad erwärmt und nach dem Abkühlen durch einen Glassintertiegel filtriert.

Einstellung: 20,0 ml der Kaliumpermanganat-Lösung werden mit 2 g Kaliumiodid *R* und 10 ml Schwefelsäure 10 % *R* versetzt. Die Mischung wird mit 0,1 N-Natriumthiosulfat-Lösung titriert. Gegen Ende der Titration wird 1 ml Stärke-Lösung *R* hinzugefügt.

Der Faktor ist vor Gebrauch zu bestimmen.

Vor Licht geschützt zu lagern.

0,02 M-Kupfer(II)-sulfat-Lösung

5,0 g Kupfer(II)-sulfat *R* werden in Wasser zu 1000,0 ml gelöst.

Einstellung: 20,0 ml der Kupfer(II)-sulfat-Lösung werden mit 2 g Natriumacetat *R* und 0,1 ml Pyridylazonaphthol-Lösung *R* versetzt. Die Lösung wird mit 0,02 M-Natriumedetat-Lösung bis zum Farbumschlag von Blauviolett nach Smaragdgrün titriert. Gegen Ende der Titration ist langsam zu titrieren.

0,1 N-Lithiummethanolat-Lösung

0,694 g Lithium *R* werden in 150 ml wasserfreiem Methanol *R* gelöst. Die Lösung wird mit Toluol *R* zu 1000,0 ml verdünnt.

Einstellung: 10 ml Dimethylformamid *R* werden unter Zusatz von 0,05 ml einer 0,3prozentigen Lösung (*m*/V) von Thymolblau *R* in Methanol *R* mit der Lithiummethanolat-Lösung bis zur reinen Blaufärbung titriert. 0,200 g Benzoesäure *RV* werden sofort dieser Lösung zugesetzt. Bis zur Lösung der Substanz wird umgeschüttelt und mit der Lithiummethanolat-Lösung bis zur erneuten reinen Blaufärbung titriert. Während der Titration ist die Lösung vor Kohlendioxid der Luft zu schützen. Der Faktor der Lithiummethanolat-Lösung wird aus dem Titrationsvolumen der zweiten Titration errechnet.

Der Faktor ist vor Gebrauch zu bestimmen.

1 ml 0,1 N-Lithiummethanolat-Lösung entspricht 12,21 mg $C_7H_6O_2$.

0,1 M-Magnesiumchlorid-Lösung

20,33 g Magnesiumchlorid *R* werden in Wasser zu 1000,0 ml gelöst.

Einstellung: Die Bestimmung erfolgt wie unter „Komplexometrische Titrationen" (V.3.5.4) angegeben.

0,2 N-Natriumarsenit-Lösung

Eine 4,946 g As_2O_3 entsprechende Menge Arsen(III)-oxid *RV* wird in einer Mischung von 20 ml Natriumhydroxid-Lösung 40 % *R* und 20 ml Wasser gelöst und mit Wasser zu 400 ml verdünnt. Mit Salzsäure 7 % *R* wird gegen Lackmuspapier *R* neutralisiert. Der Lösung werden 2 g Natriumhydrogencarbonat *R* hinzugefügt, und mit Wasser wird zu 500,0 ml verdünnt.

0,1 M-Natriumedetat-Lösung

37,5 g Natriumedetat *R* werden in 500 ml Wasser gelöst; nach Zusatz von 100 ml 1 N-Natriumhydroxid-Lösung wird mit Wasser zu 1000,0 ml verdünnt.

Einstellung: 0,120 g Zink *RV* werden in 4 ml Salzsäure 25 % *R* unter Zusatz von 0,1 ml Bromwasser *R* gelöst. Die Lösung wird zur Entfernung des Bromüberschusses zum Sieden erhitzt und bis zur schwach sauren oder neutralen Reaktion mit Natriumhydroxid-Lösung 8,5 % *R* versetzt. Die Bestimmung erfolgt wie unter „Komplexometrische Titrationen" (V.3.5.4) angegeben.

1 ml 0,1 M-Natriumedetat-Lösung entspricht 6,54 mg Zn.

In Polyethylengefäßen zu lagern.

0,02 M-Natriumedetat-Lösung

7,444 g Natriumedetat *R* werden in Wasser zu 1000,0 ml gelöst.

Einstellung: 0,100 g Zink *RV* werden in 4 ml Salzsäure 25 % *R* unter Zusatz von 0,1 ml Bromwasser *R* gelöst. Die Lösung wird bis zur Entfernung des Bromüberschusses zum Sieden erhitzt und mit Wasser zu 100,0 ml verdünnt. 25,0 ml der Lösung werden in einem 500-ml-Erlenmeyerkolben mit Wasser zu 200 ml verdünnt. Die Lösung wird mit etwa 50 mg Xylenolorange-Verreibung *R* und soviel Methenamin *R* versetzt, bis die Lösung violettrosa gefärbt ist. Nach Zusatz von weiteren 2 g Methenamin *R* wird mit der Natriumedetat-Lösung bis zum Farbumschlag von Violettrosa nach Gelb titriert.

1 ml 0,02 M-Natriumedetat-Lösung entspricht 1,308 mg Zn.

0,00167 M-Natriumedetat-Lösung

0,6204 g Natriumedetat *R* werden in Wasser zu 1000,0 ml gelöst.

Einstellung: 0,100 g Zink *RV* werden in 4 ml Salzsäure 25 % *R* unter Zusatz von 0,1 ml Bromwasser *R* gelöst. Die Lösung wird bis zur Entfernung des Bromüberschusses zum Sieden erhitzt und mit Wasser zu 1000,0 ml verdünnt. 20,0 ml der Lösung werden in einem 500-ml-Erlenmeyerkolben mit Wasser zu 200 ml verdünnt. Die Lösung wird mit etwa 50 mg Xylenolorange-Verreibung *R* und soviel Methenamin *R* versetzt, bis die Lösung violettrosa gefärbt ist. Nach Zusatz von weiteren 2 g Methenamin *R* wird mit der Natriumedetat-Lösung bis zum Farbumschlag von Violettrosa nach Gelb titriert.

1 ml 0,00167 M-Natriumedetat-Lösung entspricht 0,1092 mg Zn.

1 N-Natriumhydroxid-Lösung

42 g Natriumhydroxid *R* werden in kohlendioxidfreiem Wasser *R* zu 1000,0 ml gelöst.

Einstellung: 20,0 ml der Natriumhydroxid-Lösung werden unter Verwendung des bei der entsprechenden Titration angegebenen Indikators mit 1 N-Salzsäure titriert.

Wird eine carbonatfreie Natriumhydroxid-Lösung vorgeschrieben, ist diese wie folgt herzustellen:
Natriumhydroxid *R* ist in soviel Wasser zu lösen, daß eine Konzentration von 40 bis 60 Prozent (*m*/V) erhalten wird. Nach dem Absetzenlassen wird die klare, überstehende Flüssigkeit abgegossen, wobei der Zutritt von Kohlendioxid zu vermeiden ist. Diese Lösung wird mit kohlendioxidfreiem Wasser *R* auf die erforderliche Normalität verdünnt. Die Lösung muß der folgenden Prüfung entsprechen:

20,0 ml Salzsäure derselben Normalität werden unter Zusatz von 0,5 ml Phenolphthalein-Lösung *R* mit der Natriumhydroxid-Lösung titriert. Ist der Umschlagspunkt erreicht, wird die eben benötigte Menge Salzsäure bis zur Entfärbung hinzugegeben und die Lösung durch Erhitzen auf 20 ml eingeengt. Während des Siedens wird gerade soviel Säure hinzugegeben, daß die rosa gefärbte Lösung entfärbt wird; beim weiteren Kochen darf die Rosafärbung nicht wieder auftreten. 0,1 ml Salzsäure dürfen höchstens verbraucht werden.

0,1 N-Natriumhydroxid-Lösung

100,0 ml 1 N-Natriumhydroxid-Lösung werden mit kohlendioxidfreiem Wasser *R* zu 1000,0 ml verdünnt.

Einstellung: Die Einstellung erfolgt wie unter „1 N-Natriumhydroxid-Lösung" unter Verwendung von 0,1 N-Salzsäure.

0,1 N-Natriumhydroxid-Lösung, ethanolische

250 ml wasserfreies Ethanol *R* werden mit 3,3 g Natriumhydroxid-Lösung 40 % *R* versetzt.

Einstellung: 0,200 g Benzoesäure *RV* werden in einer Mischung von 10 ml Ethanol 96 % *R* und 2 ml Wasser gelöst. Die Lösung wird unter Zusatz von 0,2 ml Thymolphthalein-Lösung *R* mit der ethanolischen Natriumhydroxid-Lösung titriert.

Der Faktor ist vor Gebrauch zu bestimmen.

1 ml ethanolische 0,1 N-Natriumhydroxid-Lösung entspricht 12,21 mg $C_7H_6O_2$.

0,1 N-Natriummethanolat-Lösung

In einer Eis-Wasser-Mischung werden 175 ml wasserfreies Methanol *R* gekühlt und in kleinen Anteilen mit etwa 2,5 g frisch geschnittenem Natrium *R* versetzt. Nach dem Auflösen des Metalls wird mit Toluol *R* zu 1000,0 ml verdünnt.

Einstellung: 10 ml Dimethylformamid *R* werden unter Zusatz von 0,05 ml einer 0,3prozentigen Lösung (*m*/V) von Thymolblau *R* in Methanol *R* mit der Natriummethanolat-Lösung bis zur reinen Blaufärbung titriert. 0,200 g Benzoesäure *RV* werden sofort dieser Lösung zugesetzt. Bis zum Lösen der Substanz wird umgeschüttelt und mit der Natriummethanolat-Lösung bis zur erneuten reinen Blaufärbung titriert. Während der Titration ist die Lösung vor Kohlendioxid der Luft zu schützen. Der Faktor der Natriummethanolat-Lösung wird aus dem Titrationsvolumen der zweiten Titration errechnet.

Der Faktor ist vor Gebrauch zu bestimmen.

1 ml 0,1 N-Natriummethanolat-Lösung entspricht 12,21 mg $C_7H_6O_2$.

0,1 M-Natriumnitrit-Lösung

7,5 g Natriumnitrit *R* werden in Wasser zu 1000,0 ml gelöst.

Einstellung: 0,300 g Sulfanilsäure *RV* werden in 50 ml Salzsäure 7 % *R* gelöst. Unter Verwendung der Natriumnitrit-Lösung wird die Bestimmung nach „Stickstoff in primären aromatischen Aminen“ (V.3.5.1) mit elektrometrischer Endpunktsanzeige durchgeführt.

1 ml 0,1 M-Natriumnitrit-Lösung entspricht 17,32 mg $C_6H_7NO_3S$.

Der Faktor ist vor Gebrauch zu bestimmen.

0,1 N-Natriumthiosulfat-Lösung

25 g Natriumthiosulfat *R* und 0,2 g Natriumcarbonat *R* werden in kohlendioxidfreiem Wasser *R* zu 1000,0 ml gelöst.

Einstellung: 10,0 ml 0,2 N-Kaliumbromat-Lösung werden mit 40 ml Wasser, 10 ml Kaliumiodid-Lösung *R* sowie 5 ml Salzsäure 25 % *R* versetzt und mit der Natriumthiosulfat-Lösung titriert. Gegen Ende der Titration wird 1 ml Stärke-Lösung *R* hinzugefügt.

0,1 N-Perchlorsäure

8,5 ml Perchlorsäure *R* werden in einem Meßkolben mit etwa 900 ml Essigsäure 98 % *R* gemischt. Nach Zusatz von 30 ml Acetanhydrid *R* wird mit Essigsäure 98 % *R* zu 1000,0 ml verdünnt und gemischt. Nach 24 h wird der Wassergehalt der Lösung nach der Karl-Fischer-Methode (V.3.5.6) ohne Verwendung von Methanol bestimmt.

Falls erforderlich, wird der Wassergehalt auf 0,1 bis 0,2 Prozent eingestellt, entweder durch Zusatz von Acetanhydrid *R* oder von Wasser.

Die Lösung darf erst 24 h nach Herstellung eingestellt werden.

Einstellung: 0,350 g Kaliumhydrogenphthalat *RV* werden in 50 ml wasserfreier Essigsäure *R*, falls erforderlich unter gelindem Erwärmen, gelöst. Die Lösung wird nach dem Abkühlen unter Luftausschluß mit der Perchlorsäure-Lösung unter Zusatz von 0,05 ml Kristallviolett-Lösung *R* titriert.

Die Temperatur der Perchlorsäure bei der Einstellung ist zu vermerken. Wenn die Temperatur, bei der die Gehaltsbestimmung durchgeführt wird, und die Temperatur, bei der die Perchlorsäure eingestellt wurde, voneinander abweichen, errechnet sich das korrigierte Volumen der Perchlorsäure wie folgt:

$$V_c = V\,[1 + (t_1 - t_2)\ 0{,}0011]$$

t_1 = Temperatur bei der Einstellung der Lösung;
t_2 = Temperatur bei der Bestimmung;
V_c = korrigiertes Volumen;
V = Titrationsvolumen.

1 ml 0,1 N-Perchlorsäure entspricht 20,42 mg $C_8H_5KO_4$.

0,05 N-Perchlorsäure

50,0 ml 0,1 N-Perchlorsäure werden mit wasserfreier Essigsäure *R* zu 100,0 ml verdünnt.

0,02 N-Perchlorsäure

20,0 ml 0,1 N-Perchlorsäure werden mit wasserfreier Essigsäure *R* zu 100,0 ml verdünnt.

0,02 M-Quecksilber(II)-nitrat-Lösung

6,85 g Quecksilber(II)-nitrat *R* werden in 20 ml 1N-Salpetersäure gelöst. Die Lösung wird mit Wasser zu 1000,0 ml verdünnt.

Einstellung: 15,0 mg Natriumchlorid *RV* werden in 50 ml Wasser gelöst. Diese Lösung wird mit der Quecksilber(II)-nitrat-Lösung titriert. Der Endpunkt wird mit Hilfe der ,,Potentiometrie" (V.6.14) bestimmt, wobei eine Quecksilber(I)-sulfat-Elektrode als Bezugselektrode und eine Platin- oder Quecksilber-Elektrode als Meßelektrode verwendet werden.

1 ml 0,02 M-Quecksilber(II)-nitrat-Lösung entspricht 2,338 mg NaCl.

1 N-Salpetersäure

96,6 g Salpetersäure 65 % *R* werden mit Wasser zu 1000,0 ml verdünnt.

Einstellung: 2,000 g Natriumcarbonat *RV* werden in 50 ml Wasser gelöst. Nach Zusatz von 0,1 ml Methylorange-Lösung *R* wird mit der Salpetersäure bis zur beginnenden Farbänderung nach Rötlichgelb titriert, 2 min lang zum Sieden erhitzt und nach dem Abkühlen die wieder gelb gefärbte Lösung bis zum erneuten Farbumschlag nach Rötlichgelb titriert.

1 ml 1 N-Salpetersäure entspricht 53,00 mg Na_2CO_3.

1 N-Salzsäure

103,0 g Salzsäure 36 % *R* werden mit Wasser zu 1000,0 ml verdünnt.

Einstellung: 1,000 g Natriumcarbonat *RV* wird in 50 ml Wasser gelöst. Nach Zusatz von 0,1 ml Methylorange-Lösung *R* wird mit der Salzsäure bis zur beginnenden Farbänderung nach Rötlichgelb titriert, 2 min lang zum Sieden erhitzt und nach dem Abkühlen die wieder gelb gefärbte Lösung bis zum Farbumschlag nach Rötlichgelb titriert.

1 ml 1 N-Salzsäure entspricht 53,00 mg Na_2CO_3.

0,1 N-Salzsäure

100,0 ml 1 N-Salzsäure werden mit Wasser zu 1000,0 ml verdünnt.

Einstellung: Die Einstellung erfolgt wie unter ,,1 N-Salzsäure", unter Verwendung von 0,100 g Natriumcarbonat *RV*, gelöst in 20 ml Wasser.

1 ml 0,1 N-Salzsäure entspricht 5,30 mg Na_2CO_3.

1 N-Schwefelsäure

28 ml Schwefelsäure 96 % *R* werden in Wasser gelöst und mit Wasser zu 1000,0 ml verdünnt.

Einstellung: 1,000 g Natriumcarbonat *RV* wird in 50 ml Wasser gelöst. Nach Zusatz von 0,1 ml Methylorange-Lösung *R* wird mit der Schwefelsäure bis zur beginnenden Farbänderung nach Rötlichgelb titriert, 2 min lang zum Sieden erhitzt und nach dem Abkühlen die wieder gelb gefärbte Lösung bis zum Farbumschlag nach Rötlichgelb titriert.

1 ml 1 N-Schwefelsäure entspricht 53,00 mg Na_2CO_3.

0,1 N-Schwefelsäure

100,0 ml 1 N-Schwefelsäure werden mit Wasser zu 1000,0 ml verdünnt.

Einstellung: Die Einstellung erfolgt wie unter ,,1 N-Schwefelsäure", unter Verwendung von 0,100 g Natriumcarbonat *RV*, gelöst in 20 ml Wasser.

1 ml 0,1 N-Schwefelsäure entspricht 5,30 mg Na_2CO_3.

0,1 N-Silbernitrat-Lösung

17,0 g Silbernitrat *R* werden in Wasser zu 1000,0 ml gelöst.

Einstellung: 0,100 g Natriumchlorid *RV* werden in 30 ml Wasser gelöst. Die Lösung wird mit der Silbernitrat-Lösung titriert. Der Endpunkt wird mit Hilfe der ,,Potentiometrie" (V.6.14) bestimmt.

1 ml 0,1 N-Silbernitrat-Lösung entspricht 5,844 mg NaCl.

Vor Licht geschützt zu lagern.

0,1 N-Tetrabutylammoniumhydroxid-Lösung

40 g Tetrabutylammoniumiodid *R* werden in 90 ml wasserfreiem Methanol *R* gelöst. Nach Zusatz von 20 g fein pulverisiertem Silberoxid *R* wird 1 h lang kräftig geschüttelt. Einige Milliliter der Mischung werden zentrifugiert; die Identitätsprüfung auf Iodid wird mit der überstehenden Flüssigkeit durchgeführt. Fällt die Reaktion positiv aus, werden weitere 2 g Silberoxid *R* der Mischung zugesetzt und diese 30 min lang geschüttelt. Dieser Vorgang wird solange wiederholt, bis die überstehende Flüssigkeit keine Reaktion auf Iodid mehr gibt. Die Mischung wird über einen engporigen Glassintertiegel filtriert und das Gefäß und Filter dreimal mit je 50 ml Toluol *R* gespült. Die Waschflüssigkeiten werden mit dem Filtrat vereinigt und mit Toluol *R* zu 1000,0 ml verdünnt. In die Lösung wird 5 min lang kohlendioxidfreier Stickstoff eingeleitet.

Einstellung: 10 ml Dimethylformamid *R* werden unter Zusatz von 0,05 ml einer 0,3prozentigen Lösung (*m*/V) von Thymolblau *R* in Methanol *R* mit der Tetrabutylammoniumhydroxid-Lösung bis zur reinen Blaufärbung titriert. 0,200 g Benzoesäure *RV* werden sofort dieser Lösung zugesetzt. Bis zum Lösen der Substanz wird umgeschüttelt und mit der Tetrabutylammoniumhydroxid-Lösung bis zur erneuten reinen Blaufärbung titriert. Während der Titration ist die Lösung vor Kohlendioxid der Luft zu schützen. Der Faktor der Lösung wird aus dem Titrationsvolumen der zweiten Titration errechnet. Der Faktor ist vor Gebrauch zu bestimmen.

1 ml 0,1 N-Tetrabutylammoniumhydroxid-Lösung entspricht 12,21 mg $C_7H_6O_2$.

0,1 N-Tetrabutylammoniumhydroxid-Lösung in Isopropylalkohol

Die Herstellung der Lösung und ihre Einstellung erfolgt wie für 0,1 N-Tetrabutylammoniumhydroxid-Lösung angegeben; anstelle von Toluol *R* wird Isopropylalkohol *R* als Lösungsmittel verwendet.

0,05 M-Zinkchlorid-Lösung

6,82 g Zinkchlorid *R* werden, unter geeigneten Vorsichtsmaßnahmen gewogen, in Wasser gelöst. Falls erforderlich, wird die Lösung tropfenweise mit Salzsäure 7 % *R* bis zum Verschwinden der Trübung versetzt. Die Lösung wird mit Wasser zu 1000,0 ml verdünnt.

Einstellung: 20,0 ml der Zinkchlorid-Lösung werden mit 5 ml Essigsäure 12 % *R* versetzt. Die Bestimmung erfolgt wie unter „Komplexometrische Titrationen" (V.3.5.4) angegeben.

0,1 M-Zinksulfat-Lösung

29 g Zinksulfat *R* werden in Wasser zu 1000,0 ml gelöst.

Einstellung: 20,0 ml der Zinksulfat-Lösung werden mit 5 ml Essigsäure 12 % *R* versetzt. Die Bestimmung erfolgt wie unter „Komplexometrische Titrationen" (V.3.5.4) angegeben.

VII.3 Chemische Referenz-Substanzen (CRS)*) Biologische Referenz-Substanzen (BRS)*) Referenzspektren*)

Acetazolamid *CRS*
Acetylsalicylsäure *CRS*
Albumin vom Menschen *BRS*
Amantadinhydrochlorid *CRS*
Amfetaminsulfat-Referenzspektrum
Aminonitrophenylchinolon *CRS*
Amitriptylinhydrochlorid *CRS*
Amobarbital-Natrium *CRS*
Amoxicillin-Trihydrat *CRS*
Ampicillin, wasserfreies *CRS*
Ampicillin-Natrium *CRS*
Ampicillin-Trihydrat *CRS*
Anhydrotetracyclinhydrochlorid *CRS*
Ascorbinsäure *CRS*
Atropinsulfat *CRS*
Azathioprin *CRS*

Bacitracin-Zink *CRS*
Barbital *CRS*
Baumwollnoppen *CRS*
Bendroflumethiazid *CRS*
Benzocain *CRS*
Benzylpenicillin-Benzathin *CRS*
Benzylpenicillin-Kalium *CRS*
Benzylpenicillin-Natrium *CRS*
Benzylpenicillin-Procain *CRS*
Betamethason *CRS*
Betanidinsulfat *CRS*
Butobarbital *CRS*

Calciumgluconat *CRS*
Calcitonin vom Lachs *CRS*
Calciumpantothenat *CRS*
Casein *BRS*
Cephaelindihydrochlorid *CRS*
Cephaloridin (α-Form) *CRS*
Cephaloridin (δ-Form) *CRS*
Cetylpyridiniumchlorid *CRS*
Chinidinsulfat *CRS*
Chininsulfat *CRS*
Chlorambucil *CRS*

*) Bezug durch Technisches Sekretariat, Europäische Arzneibuch-Kommission, Europarat, Postfach 431 R6, F-67006 Strasbourg CEDEX.

Chloramphenicol *CRS*
Chloramphenicoldipalmitat *CRS*
Chloramphenicolpalmitat, isomeres *CRS*
Chlordiazepoxidhydrochlorid *CRS*
Chlormethoxyacridon *CRS*
Chlormethylnitroimidazol *CRS*
Chlorothiazid *CRS*
Chlorphenaminhydrogenmaleat *CRS*
Chlorpromazinhydrochlorid *CRS*
Chlortetracyclinhydrochlorid *CRS*
Chymotrypsin *BRS*
Clofibrat *CRS*
Clonidinhydrochlorid *CRS*
Codein-Referenzspektrum
Coffein *CRS*
Colistimethat-Natrium *CRS*
Colistinsulfat *CRS*
Colecalciferol *CRS*
Corticotrophin *BRS*
Cortisonacetat *CRS*
Cyclobarbital-Calcium *CRS*
Cyclobenzaprinhydrochlorid *CRS*

Dapson *CRS*
7-Dehydrocholesterol *CRS*
Demeclocyclinhydrochlorid *CRS*
Desipraminhydrochlorid *CRS*
Desoxycortonacetat *CRS*
Deslanosid *CRS*
Dexamethason *CRS*
N,N′-Diacylethylendiamin *CRS*
Dibenzosuberon *CRS*
Dienestrol *CRS*
Diethylcarbamazindihydrogencitrat *CRS*
Diethylhexylphthalat *CRS*
Diethylstilbestrol *CRS*
Diethylstilbestroldimethylether *CRS*
Diethylstilbestrolmonomethylether *CRS*
Digitoxin *CRS*
Digoxin *CRS*
Dihydrostreptomycinsulfat *CRS*
Dimeticon *CRS*
Diphenhydraminhydrochlorid *CRS*
Diphtherie-Adsorbat-Impfstoff *BRS*
Diprophyllin *CRS*

Distickstoffmonoxid-Referenzspektrum
Doxycyclinhyclat *CRS*

Eisen(II)-gluconat *CRS*
Emetindihydrochlorid *CRS*
Enterokinase *BRS*
Ephedrinhydrochlorid *CRS*
Epianhydrotetracyclinhydrochlorid *CRS*
6-Epidoxycyclinhydrochlorid *CRS*
Epinephrinhydrogentartrat *CRS*
Epitetracyclinhydrochlorid *CRS*
Ergocalciferol *CRS*
Ergometrinhydrogenmaleat *CRS*
Ergosterol *CRS*
Ergotamintartrat *CRS*
Erythromycin *CRS*
Erythromycinestolat *CRS*
Erythromycinethylsuccinat *CRS*
Estradiolbenzoat *CRS*
Estron *CRS*
Etacrynsäure *CRS*
Ethinylestradiol *CRS*
Ethionamid *CRS*
Ethisteron *CRS*
Ethylmorphinhydrochlorid-Referenzspektrum
Ethylnicotinamid *CRS*
Etofyllin *CRS*

Fluocinolonacetonid *CRS*
Folsäure *CRS*
3-Formylrifamycin *CRS*
Framycetinsulfat *CRS*
Fructose *CRS*
Fumarsäure *CRS*
Furosemid *CRS*

Gallamintriethiodid *CRS*
Gentamicinsulfat *CRS*
Gitoxin *CRS*
Glucose *CRS*
Glycerol-85%-Referenzspektrum
Glycyrrhizinsäure *CRS*
Griseofulvin *CRS*

Halothan-Referenzspektrum
Hautpulver *CRS*
Heparin-Natrium *BRS*
Hexobarbital *CRS*
Histamindihydrochlorid *CRS*
Histaminphosphat *CRS*
Hochdruck-Polyethylen *CRS*
Homatropinhydrobromid *CRS*
Hydrochlorothiazid *CRS*
Hydrocortison *CRS*
Hydrocortisonacetat *CRS*
Hyoscyaminsulfat *CRS*

Imipraminhydrochlorid *CRS*
Immunglobulin vom Menschen *BRS*
Indometacin *CRS*
Insulin *BRS*
Isoemetindihydrobromid *CRS*
Isoniazid *CRS*
Isoprenalinsulfat *CRS*
Isopromethazinhydrochlorid *CRS*

Kanamycin-B-sulfat *CRS*
Kanamycinmonosulfat *CRS*

Lactose *CRS*
Lanatosid C *CRS*
Leinöl, epoxidiertes *CRS*
Levodopa *CRS*
Levomepromazinhydrochlorid *CRS*
Levothyroxin-Natrium *CRS*
Lidocainhydrochlorid *CRS*
Liothyronin *CRS*

Maleinsäure *CRS*
Menadion *CRS*
Meprobamat *CRS*
Mepyraminhydrogenmaleat *CRS*
Mestranol *CRS*
Metacyclinhydrochlorid *CRS*
Methadonhydrochlorid-Referenzspektrum
Methaqualon-Referenzspektrum
Methotrexat *CRS*
Methoxymethyldopa *CRS*
Methylatropiniumbromid *CRS*
Methylatropiniumnitrat *CRS*
Methylchlorphenoxymethylpropionat *CRS*
Methyldopa *CRS*
Methylnaphthalin *CRS*
Methylphenobarbital *CRS*
Methyltestosteron *CRS*
Miconazolnitrat *CRS*

Naphazolinnitrat *CRS*
Naphthylacetylethylendiaminhydrochlorid *CRS*
Natriumcalciumedetat *CRS*
Natriumedetat *CRS*
Natriumsalicylat *CRS*
Natriumtaurocholat *CRS*
Neamin *CRS*
Neomycinsulfat *CRS*
Neostigminbromid *CRS*
Nicethamid *CRS*
Nicotinamid *CRS*
Nicotinsäure *CRS*
Niederdruck-Polyethylen *CRS*
Nitrazepam *CRS*
Nitrosotriaminopyrimidin *CRS*
Norepinephrinhydrogentartrat *CRS*
Norethisteron *CRS*

Noscapin *CRS*
Nystatin *CRS*

Öl für Viskosimeter *CRS*
Ouabain *CRS*
Oxyphenbutazon *CRS*
Oxytetracyclin *CRS*
Oxytetracyclinhydrochlorid *CRS*
Oxytocin *BRS*

Pankreas-Pulver (Amylase, Lipase) *BRS*
Pankreas-Pulver (Protease) *BRS*
Paracetamol *CRS*
Pentobarbital *CRS*
Pethidinhydrochlorid-Referenzspektrum
Phenacetin *CRS*
Phenazon *CRS*
Phenobarbital *CRS*
Phenoxymethylpenicillin *CRS*
Phenoxymethylpenicillin-Kalium *CRS*
Phenylbutazon *CRS*
Phenytoin-Natrium *CRS*
Pholcodin-Referenzspektrum
Phthalylsulfathiazol *CRS*
Physostigminsalicylat *CRS*
Pilocarpinnitrat *CRS*
Piperazinadipat *CRS*
Piperazincitrat *CRS*
Piperazin-Hexahydrat *CRS*
Plasmaproteinlösung vom Menschen *BRS*
Polymyxin-B-sulfat *CRS*
Polypropylen *CRS*
Polyvinylchlorid *CRS*
Prednisolon *CRS*
Prednisolonacetat *CRS*
Prednison *CRS*
Probenecid *CRS*
Procainhydrochlorid *CRS*
Prochlorperazinhydrogenmaleat *CRS*
Progesteron *CRS*
Promethazinhydrochlorid *CRS*
Propylthiouracil *CRS*
Proxyphyllin *CRS*
Purpureaglykosid A *CRS*
Purpureaglykosid B *CRS*
Pyridoxinhydrochlorid *CRS*
Pyrimethamin *CRS*

Reserpin *CRS*
Retinolacetat *CRS*
Retinolpalmitat *CRS*
Retinolpropionat *CRS*
Riboflavin *CRS*
Rifampicin *CRS*
Rifampicinchinon *CRS*
Rifamycin B *CRS*
Rifamycin-Natrium *CRS*

Saccharose *CRS*
Salbutamol *CRS*
Salicylsäure *CRS*
Scopolaminhydrobromid *CRS*
Secobarbital-Natrium *CRS*
Sennaextrakt *CRS*
Silicon-Elastomer *CRS*
Siliconöl *CRS*
Sojaöl, epoxidiertes *CRS*
Sorbitol *CRS*
Spiramycin *CRS*
Stärke *BRS*
Streptomycinsulfat *CRS*
Succinylsulfathiazol *CRS*
Sulfacetamid-Natrium *CRS*
Sulfadiazin *CRS*
Sulfadimidin *CRS*
Sulfamerazin *CRS*
Sulfamethoxazol *CRS*
Suxamethoniumchlorid *CRS*

Testosteron *CRS*
Testosteronacetat *CRS*
Testosteronpropionat *CRS*
Tetanus-Adsorbat-Impfstoff *BRS*
Tetracainhydrochlorid *CRS*
Tetrachlorkohlenstoff *CRS*
Tetracyclinhydrochlorid *CRS*
Theobromin *CRS*
Theophyllin *CRS*
Thiaminchloridhydrochlorid *CRS*
Thiaminnitrat *CRS*
Thiamphenicol *CRS*
Thiopental *CRS*
Thyroxin-Natrium *CRS*
α-Tocopherolacetat *CRS*
Tolbutamid *CRS*
Tollwut-Impfstoff für Tiere *BRS*
Toluol *CRS*
Triamcinolonacetonid *CRS*
Trifluoperazindihydrochlorid *CRS*
Trimethadion *CRS*
Trimethoprim *CRS*
Trimethylguanidinsulfat *CRS*
Trimethylpentan *CRS*
Trimipraminhydrogenmaleat *CRS*
Trypsin *BRS*
Bovines Tuberkulin *BRS*
Tubocurarinchlorid *CRS*

VIII
Anhang

VIII.N1 Prüfung auf ausreichende Konservierung

Soweit im Arzneibuch nicht anders vorgeschrieben, können zu pharmazeutischen Zubereitungen, besonders wäßrigen Lösungen oder solchen Zubereitungen, die Wasser enthalten, Konservierungsmittel zugegeben werden, um die Vermehrung von Mikroorganismen unter den normalen Bedingungen der Lagerung sowie des Gebrauchs zu verhindern und dadurch eine Schädigung des Patienten oder eine Veränderung der Zubereitung zu vermeiden.

Die Wirksamkeit von Konservierungsmitteln kann durch Bestandteile des Arzneimittels und durch die benutzten Behältnisse und Verschlüsse beeinflußt werden. Die Prüfung sollte daher, wenn immer möglich, im Endbehältnis durchgeführt werden.

Solche Prüfungen sollten während der Entwicklung einer Zubereitung durchgeführt und nach unterschiedlichen Zeiten der Lagerung der fertigen Zubereitung wiederholt werden.

Die Prüfung muß nicht obligatorisch bei jeder Charge einer Zubereitung durchgeführt werden.

Durchführung der Prüfung

Die Prüfung besteht aus der Kontamination der Zubereitung, wenn möglich in ihrem Endbehältnis, mit einem empfohlenen Inokulum geeigneter Mikroorganismen (siehe Tabelle), der Lagerung der beimpften Zubereitung bei einer bestimmten Temperatur, der Entnahme von Proben aus dem Behältnis in bestimmten Zeitabständen und der Zählung der Organismen in den so gewonnenen Proben.

Die konservierenden Eigenschaften der Zubereitung sind ausreichend, wenn unter den Bedingungen der Prüfung eine Verminderung der Keimzahl (siehe Tabelle) der entsprechenden Mikroorganismen in der beimpften Zubereitung auftritt.

Testorganismen

Die Stämme der Mikroorganismen für die Prüfung sollten aus den folgenden in Übereinstimmung mit der Tabelle ausgewählt werden:

Escherichia coli ATCC 8739
Pseudomonas aeruginosa ATCC 9027
Staphylococcus aureus ATCC 6538 P
Candida albicans ATCC 10231
Aspergillus niger ATCC 16404.

Zusätzlich können andere Mikroorganismen in die Prüfung einbezogen werden, besonders wenn solche Mikroorganismen als Kontaminationskeime in den zu prüfenden Zubereitungen während der Anwendung mit gewisser Wahrscheinlichkeit auftreten können.

Herstellung des Inokulums

Zur Herstellung des Inokulums wird die Oberfläche von Agar-Medium B (VIII.10) für Bakterien beziehungsweise Agar-Medium C (VIII.10) ohne Antibiotika-Zusatz für Pilze mit einer frisch gezüchteten Kultur von den entsprechenden Mikroorganismen beimpft. Die Bakterienkulturen werden 18 bis 24 h bei 30 bis 35 °C, die Kultur von *C. albicans* 24 bis 48 h bei 20 bis 25 °C und die Kultur von *A. niger* bis zur ausreichenden Sporulation bei 20 bis 25 °C bebrütet.

Die auf der Agar-Oberfläche gewachsenen Bakterien beziehungsweise *C.-albicans*-Kulturen werden mit steriler Natriumchlorid-Pepton-Pufferlösung *p*H 7,0 (VIII.10) abgeschwemmt und mit der gleichen Pufferlösung auf etwa 1×10^8 Mikroorganismen je Milliliter eingestellt. Die sporenhaltige Kultur von *A. niger* wird mit steriler Natriumchlorid-Pepton-Pufferlösung *p*H 7,0 unter Zusatz von 0,05 Prozent (*m*/V) Polysorbat 80 abgeschwemmt und mit der obengenannten Pufferlösung ohne Polysorbat-Zusatz auf etwa 1×10^8 Mikroorganismen je Milliliter eingestellt.

Die Zahl der koloniebildenden Einheiten (KBE) je Milliliter ist für jede Suspension zu bestimmen und bei längeren Standzeiten vor Gebrauch zu überprüfen.

Um die Keimzahl der beimpften Prüfzubereitung zu bestimmen, wird das Agar-Medium, das zur ursprünglichen Anzucht der entsprechenden Mikroorganismen verwendet wurde, benutzt.

Methode

Jede Zubereitung ist zu Beginn der Prüfung auf mikrobielle Reinheit zu prüfen.

Für die Prüfung wird eine Reihe von Behältnissen, die die zu prüfende Zubereitung enthalten, jeweils mit einer Suspension des in der Tabelle angegebenen Testorganismus so beimpft, daß eine Keimdichte von 10^5 bis 10^6 Mikroorganismen je Milliliter oder Gramm der Zubereitung entsteht. Das zur Beimpfung benutzte Volumen sollte 1 Prozent des Volumens der Zubereitung nicht überschreiten. Unmittelbar nach sorgfältigem Durchmischen wird die

Tabelle: Kriterien zur Bewertung der Wirksamkeit der Konservierung

Zubereitung Kategorie	Zubereitung Typ	Test-organismus	Test-zeit	Keimzahlminderung bezogen auf das Inokulum
1	Injektabilia in Mehrdosenbehältnissen und andere wäßrige Zubereitungen, die steril sein müssen	*P. aeruginosa* *S. aureus*	24 h 7 d 28 d	10^{-2} 10^{-3} 10^{-3}
		C. albicans *A. niger*	14 d 28 d	10^{-1} 10^{-1}
2	Präparate zur lokalen Applikation	*P. aeruginosa* *S. aureus*	14 d 28 d	10^{-3} 10^{-3}
		C. albicans *A. niger*	14 d 28 d	10^{-1} 10^{-1}
3	Orale Präparate	*P. aeruginosa* *S. aureus* *E. coli*	14 d 28 d	10^{-3} 10^{-3} 10^{-3}
		C. albicans *A. niger*	14 d 28 d	10^{-1} 10^{-1}

Zahl koloniebildender Einheiten (KBE) je Milliliter oder Gramm des Inhaltes von jedem Behältnis nach V.2.1.8.1 bestimmt. Die beimpfte Zubereitung wird bei 25 ± 1 °C bebrütet. In Abhängigkeit von der Art der Zubereitung (siehe Tabelle) werden aus jedem Behältnis zu den entsprechenden Zeiten Proben entnommen, um die Zahl der koloniebildenden Einheiten (KBE) zu bestimmen. Dabei muß sichergestellt werden, daß jegliche verbleibende antimikrobielle Aktivität der Zubereitung ausgeschaltet wird.

VIII.N2 Höchstgaben von Arzneimitteln[1]) für den erwachsenen Menschen

Für eine Reihe von Arzneimitteln werden Höchstgaben (größte Einzelgabe, größte Tagesgabe) angegeben, die für diese Arzneimittel gelten, wenn sie rezepturmäßig verordnet werden. Die Höchstgaben beziehen sich, soweit nichts anderes angegeben, ausschließlich auf die orale Anwendung der Arzneimittel beim Erwachsenen und sind nicht geeignet zur Umrechnung auf Kinder.

Der Apotheker darf ein vom Arzt oder Zahnarzt in höherer Dosierung rezepturmäßig verordnetes Arzneimittel nur abgeben, wenn durch ein der Mengenangabe beigefügtes Ausrufungszeichen (!) sowie durch wörtliche Wiederholung der Menge die eindeutige Absicht zur Überschreitung der Höchstgabe erkennbar ist.

Die Höchstgaben bieten keinen Anhaltspunkt für die im Einzelfall erforderliche therapeutische Dosierung des Arzneimittels. Aus dem Fehlen einer Höchstgabe (z. B. bei Arzneimitteln, die gewöhnlich unter Aufsicht des Arztes oder die bei Kindern angewendet werden) darf nicht auf Ungefährlichkeit hoher Dosierungen des Arzneimittels geschlossen werden.

Bei der Verordnung flüssiger Arzneimittel sind Meßlöffel mit 15 ml (Eßlöffel), 10 ml (Kinder- oder Dessertlöffel) oder 5 ml (Tee- oder Kaffeelöffel) dem angefertigten Arzneimittel beizugeben.

[1]) Es sind nur Arzneimittel berücksichtigt, die im Arzneibuch beschrieben sind.

Höchstgaben von Arzneimitteln für den erwachsenen Menschen

	Größte Einzelgabe in Gramm	Größte Tagesgabe in Gramm
Amobarbital-Natrium	–	1,2
Amfetaminsulfat	0,006	0,03
Apomorphinhydrochlorid[1]	–	–
Atropinsulfat	0,005	0,01
Barbital	–	1,0
Belladonnaextrakt	0,05	0,15
Butobarbital	–	0,8
Chinidinsulfat	0,4	4,0
Chloralhydrat	2,0	6,0
Codein	0,1	0,3
Codeinphosphat	0,1	0,3
Colchicin	0,002	0,006
Cyclobarbital-Calcium	–	1,2
Dextrometorphanhydrobromid	0,05	0,15
Dihydrocodeinhydrogentartrat	0,05	0,15
Diphenhydraminhydrochlorid	–	0,2
Ephedrin und seine Salze	0,1	0,3
Emetindihydrochlorid, -Pentahydrat, -Heptahydrat	0,05	0,1
Ethylmorphinhydrochlorid	0,1	0,3
Hexobarbital	–	1,5
Homatropinhydrobromid, -chlorid[2]	–	–
Hydrocodonhydrogentartrat	0,015	0,05
Hydromorphonhydrochlorid	0,005	0,015
Hyoscyaminsulfat	0,005	0,01
Isoniazid	–	1,5
Kaliumiodid	2,0	6,0
Metamfetaminhydrochlorid	0,006	0,03
Morphinhydrochlorid	0,03	0,1
Natriumiodid	2,0	6,0
Neostigminbromid	0,03	0,09
Eingestelltes Opium	0,15	0,5
Opiumtinktur	1,5	5,0
Oxycodonhydrochlorid	0,015	0,1
Papaverinhydrochlorid	0,2	0,6
Paracetamol	1,0	4,0
Paraldehyd	5,0	15,0
Pentobarbital	–	0,4
Pentobarbital-Natrium	–	0,4
Pethidinhydrochlorid	0,15	0,5
Phenobarbital	–	0,8
Phenobarbital-Natrium	–	0,8
Phenytoin	–	1,0
Phenytoin-Natrium	–	1,0
Physostigminsalicylat[3], -sulfat[3]	0,001	0,003
Pilocarpinhydrochlorid[4], -nitrat[4]	0,02	0,04
Scopolaminhydrobromid	0,001	0,003
Secobarbital-Natrium	–	0,5
Tetracainhydrochlorid[5]	–	–
Vitamin A	–	50 000 I. E.
Vitamin-A-Zubereitungen	–	50 000 I. E.

[1] Eine Ampulle soll höchstens 0,01 g Apomorphinhydrochlorid enthalten.

[2] Gehalt in Arzneien zur Anwendung am Auge höchstens 1,0 Prozent (*m*/V).

[3] Gehalt in Augentropfen höchstens 0,5 Prozent (*m*/V).

[4] Gehalt in Augentropfen höchstens 2 Prozent (*m*/V).

[5] Gehalt der Lösung zur Infiltrationsanästhesie höchstens 0,1 Prozent (*m*/V); Gehalt der Lösung zur Oberflächenanästhesie höchstens 0,5 Prozent (*m*/V).

VIII.N3 Ethanoltabelle

Dichte ϱ_{20}	Ethanolgehalt in Prozenten (V/V)	Ethanolgehalt in Prozenten *(m/m)*	Dichte ϱ_{20}	Ethanolgehalt in Prozenten (V/V)	Ethanolgehalt in Prozenten *(m/m)*
0,7893	100,0	100,0	0,7930	99,3	98,8
4	100,0	99,9	1	99,2	98,8
5	100,0	99,9	2	99,2	98,7
6	99,9	99,9	3	99,2	98,7
7	99,9	99,9	4	99,2	98,7
8	99,9	99,8	5	99,2	98,6
9	99,9	99,8	6	99,1	98,6
			7	99,1	98,6
			8	99,1	98,5
0,7900	99,9	99,8	9	99,1	98,5
1	99,8	99,7			
2	99,8	99,7	0,7940	99,1	98,5
3	99,8	99,7	1	99,0	98,4
4	99,8	99,6	2	99,0	98,4
5	99,8	99,6	3	99,0	98,4
6	99,7	99,6	4	99,0	98,3
7	99,7	99,5	5	98,9	98,3
8	99,7	99,5	6	98,9	98,3
9	99,7	99,5	7	98,9	98,2
			8	98,9	98,2
			9	98,9	98,2
0,7910	99,7	99,4			
1	99,6	99,4	0,7950	98,8	98,1
2	99,6	99,4	1	98,8	98,1
3	99,6	99,3	2	98,8	98,1
4	99,6	99,3	3	98,8	98,0
5	99,6	99,3	4	98,8	98,0
6	99,5	99,2	5	98,7	98,0
7	99,5	99,2	6	98,7	97,9
8	99,5	99,2	7	98,7	97,9
9	99,5	99,1	8	98,7	97,9
			9	98,7	97,8
0,7920	99,5	99,1	0,7960	98,6	97,8
1	99,4	99,1	1	98,6	97,8
2	99,4	99,0	2	98,6	97,7
3	99,4	99,0	3	98,6	97,7
4	99,4	99,0	4	98,5	97,7
5	99,4	98,9	5	98,5	97,6
6	99,3	98,9	6	98,5	97,6
7	99,3	98,9	7	98,5	97,6
8	99,3	98,9	8	98,5	97,5
9	99,3	98,8	9	98,4	97,5

Dichte ϱ_{20}	Ethanolgehalt in Prozenten (V/V)	Ethanolgehalt in Prozenten *(m/m)*	Dichte ϱ_{20}	Ethanolgehalt in Prozenten (V/V)	Ethanolgehalt in Prozenten *(m/m)*
0,7970	98,4	97,5	0,8020	97,3	95,7
1	98,4	97,4	1	97,3	95,7
2	98,4	97,4	2	97,3	95,7
3	98,4	97,4	3	97,2	95,6
4	98,3	97,3	4	97,2	95,6
5	98,3	97,3	5	97,2	95,6
6	98,3	97,3	6	97,2	95,5
7	98,3	97,2	7	97,1	95,5
8	98,2	97,2	8	97,1	95,5
9	98,2	97,2	9	97,1	95,4
0,7980	98,2	97,1	0,8030	97,1	95,4
1	98,2	97,1	1	97,0	95,4
2	98,2	97,1	2	97,0	95,3
3	98,1	97,0	3	97,0	95,3
4	98,1	97,0	4	97,0	95,3
5	98,1	97,0	5	96,9	95,2
6	98,1	96,9	6	96,9	95,2
7	98,0	96,9	7	96,9	95,2
8	98,0	96,8	8	96,9	95,1
9	98,0	96,8	9	96,9	95,1
0,7990	98,0	96,8	0,8040	96,8	95,1
1	98,0	96,7	1	96,8	95,0
2	97,9	96,7	2	96,8	95,0
3	97,9	96,7	3	96,8	94,9
4	97,9	96,6	4	96,7	94,9
5	97,9	96,6	5	96,7	94,9
6	97,8	96,6	6	96,7	94,8
7	97,8	96,5	7	96,7	94,8
8	97,8	96,5	8	96,6	94,8
9	97,8	96,5	9	96,6	94,7
0,8000	97,8	96,4	0,8050	96,6	94,7
1	97,7	96,4	1	96,6	94,7
2	97,7	96,4	2	96,5	94,6
3	97,7	96,3	3	96,5	94,6
4	97,7	96,3	4	96,5	94,6
5	97,6	96,3	5	96,5	94,5
6	97,6	96,2	6	96,4	94,5
7	97,6	96,2	7	96,4	94,5
8	97,6	96,2	8	96,4	94,4
9	97,5	96,1	9	96,4	94,4
0,8010	97,5	96,1	0,8060	96,3	94,3
1	97,5	96,1	1	96,3	94,3
2	97,5	96,0	2	96,3	94,3
3	97,5	96,0	3	96,3	94,2
4	97,4	96,0	4	96,3	94,2
5	97,4	95,9	5	96,2	94,2
6	97,4	95,9	6	96,2	94,1
7	97,4	95,9	7	96,2	94,1
8	97,3	95,8	8	96,2	94,1
9	97,3	95,8	9	96,1	94,0

Dichte ϱ_{20}	Ethanolgehalt in Prozenten (V/V)	Ethanolgehalt in Prozenten *(m/m)*	Dichte ϱ_{20}	Ethanolgehalt in Prozenten (V/V)	Ethanolgehalt in Prozenten *(m/m)*
0,8070	96,1	94,0	0,8120	94,8	92,2
1	96,1	94,0	1	94,8	92,1
2	96,1	93,9	2	94,8	92,1
3	96,0	93,9	3	94,8	92,1
4	96,0	93,8	4	94,7	92,0
5	96,0	93,8	5	94,7	92,0
6	96,0	93,8	6	94,7	92,0
7	96,9	93,7	7	94,7	91,9
8	96,9	93,7	8	94,6	91,9
9	96,9	93,7	9	94,6	91,9
0,8080	95,9	93,6	0,8130	94,6	91,8
1	95,8	93,6	1	94,6	91,8
2	95,8	93,6	2	94,5	91,7
3	95,8	93,5	3	94,5	91,7
4	95,8	93,5	4	94,5	91,7
5	95,7	93,5	5	94,4	91,6
6	95,7	93,4	6	94,4	91,6
7	95,7	93,4	7	94,4	91,6
8	95,7	93,3	8	94,4	91,5
9	95,6	93,3	9	94,3	91,5
0,8090	95,6	93,3	0,8140	94,3	91,4
1	95,6	93,2	1	94,3	91,4
2	95,6	93,2	2	94,3	91,4
3	95,5	93,2	3	94,2	91,3
4	95,5	93,1	4	94,2	91,3
5	95,5	93,1	5	94,2	91,3
6	95,5	93,1	6	94,2	91,2
7	95,4	93,0	7	94,1	91,2
8	95,4	93,0	8	94,1	91,2
9	95,4	92,9	9	94,1	91,1
0,8100	95,4	92,9	0,8150	94,0	91,1
1	95,3	92,9	1	94,0	91,0
2	95,3	92,8	2	94,0	91,0
3	95,3	92,8	3	94,0	91,0
4	95,3	92,8	4	93,9	90,9
5	95,2	92,7	5	93,9	90,9
6	95,2	92,7	6	93,9	90,9
7	95,2	92,7	7	93,9	90,8
8	95,1	92,6	8	93,8	90,8
9	95,1	92,6	9	93,8	90,7
0,8110	95,1	92,5	0,8160	93,8	90,7
1	95,1	92,5	1	93,8	90,7
2	95,0	92,5	2	93,7	90,6
3	95,0	92,4	3	93,7	90,6
4	95,0	92,4	4	93,7	90,6
5	95,0	92,4	5	93,6	90,5
6	94,9	92,3	6	93,6	90,5
7	94,9	92,3	7	93,6	90,4
8	94,9	92,3	8	93,6	90,4
9	94,9	92,2	9	93,5	90,4

Dichte ϱ_{20}	Ethanolgehalt in Prozenten (V/V)	Ethanolgehalt in Prozenten *(m/m)*	Dichte ϱ_{20}	Ethanolgehalt in Prozenten (V/V)	Ethanolgehalt in Prozenten *(m/m)*
0,8170	93,5	90,3	0,8220	92,1	88,4
1	93,5	90,3	1	92,1	88,4
2	93,5	90,3	2	92,1	88,4
3	93,4	90,2	3	92,0	88,3
4	93,4	90,2	4	92,0	88,3
5	93,4	90,1	5	92,0	88,3
6	93,3	90,1	6	91,9	88,2
7	93,3	90,1	7	91,9	88,2
8	93,3	90,0	8	91,9	88,1
9	93,3	90,0	9	91,9	88,1
0,8180	93,2	90,0	0,8230	91,8	88,1
1	93,2	89,9	1	91,8	88,0
2	93,2	89,9	2	91,8	88,0
3	93,2	89,8	3	91,7	87,9
4	93,1	89,8	4	91,7	87,9
5	93,1	89,8	5	91,7	87,9
6	93,1	89,7	6	91,7	87,8
7	93,0	89,7	7	91,6	87,8
8	93,0	89,7	8	91,6	87,8
9	93,0	89,6	9	91,6	87,7
0,8190	93,0	89,6	0,8240	91,5	87,7
1	92,9	89,5	1	91,5	87,6
2	92,9	89,5	2	91,5	87,6
3	92,9	89,5	3	91,4	87,6
4	92,8	89,4	4	91,4	87,5
5	92,8	89,4	5	91,4	87,5
6	92,8	89,4	6	91,4	87,4
7	92,8	89,3	7	91,3	87,4
8	92,7	89,3	8	91,3	87,4
9	92,7	89,2	9	91,3	87,3
0,8200	92,7	89,2	0,8250	91,2	87,3
1	92,7	89,2	1	91,2	87,3
2	92,6	89,1	2	91,2	87,2
3	92,6	89,1	3	91,2	87,2
4	92,6	89,1	4	91,1	87,1
5	92,5	89,0	5	91,1	87,1
6	92,5	89,0	6	91,1	87,1
7	92,5	88,9	7	91,0	87,0
8	92,5	88,9	8	91,0	87,0
9	92,4	88,9	9	91,0	86,9
0,8210	92,4	88,8	0,8260	91,0	86,9
1	92,4	88,8	1	90,9	86,9
2	92,3	88,7	2	90,9	86,8
3	92,3	88,7	3	90,9	86,8
4	92,3	88,7	4	90,8	86,7
5	92,3	88,6	5	90,8	86,7
6	92,2	88,6	6	90,8	86,7
7	92,2	88,6	7	90,7	86,6
8	92,2	88,5	8	90,7	86,6
9	92,1	88,5	9	90,7	86,6

Dichte ϱ_{20}	Ethanolgehalt in Prozenten (V/V)	Ethanolgehalt in Prozenten *(m/m)*	Dichte ϱ_{20}	Ethanolgehalt in Prozenten (V/V)	Ethanolgehalt in Prozenten *(m/m)*
0,8270	90,7	86,5	0,8320	89,1	84,6
1	90,6	86,5	1	89,1	84,5
2	90,6	86,4	2	89,1	84,5
3	90,6	86,4	3	89,0	84,4
4	90,5	86,4	4	89,0	84,4
5	90,5	86,3	5	89,0	84,4
6	90,5	86,3	6	89,0	84,3
7	90,4	86,2	7	88,9	84,3
8	90,4	86,2	8	88,9	84,2
9	90,4	86,2	9	88,9	84,2
0,8280	90,4	86,1	0,8330	88,8	84,2
1	90,3	86,1	1	88,8	84,1
2	90,3	86,0	2	88,8	84,1
3	90,3	86,0	3	88,7	84,0
4	90,2	86,0	4	88,7	84,0
5	90,2	85,9	5	88,7	84,0
6	90,2	85,9	6	88,6	83,9
7	90,1	85,9	7	88,6	83,9
8	90,1	85,8	8	88,6	83,8
9	90,1	85,8	9	88,5	83,8
0,8290	90,1	85,7	0,8340	88,5	83,8
1	90,0	85,7	1	88,5	83,7
2	90,0	85,7	2	88,5	83,7
3	90,0	85,6	3	88,4	83,6
4	89,9	85,6	4	88,4	83,6
5	89,9	85,5	5	88,4	83,6
6	89,9	85,5	6	88,3	83,5
7	89,8	85,5	7	88,3	83,5
8	89,8	85,4	8	88,3	83,4
9	89,8	85,4	9	88,2	83,4
0,8300	89,8	85,3	0,8350	88,2	83,4
1	89,7	85,3	1	88,2	83,3
2	89,7	85,3	2	88,1	83,3
3	89,7	85,2	3	88,1	83,2
4	89,6	85,2	4	88,1	83,2
5	89,6	85,1	5	88,0	83,2
6	89,6	85,1	6	88,0	83,1
7	89,5	85,1	7	88,0	83,1
8	89,5	85,0	8	87,9	83,1
9	89,5	85,0	9	87,9	83,0
0,8310	89,4	85,0	0,8360	87,9	83,0
1	89,4	84,9	1	87,9	82,9
2	89,4	84,9	2	87,8	82,9
3	89,4	84,8	3	87,8	82,9
4	89,3	84,8	4	87,8	82,8
5	89,3	84,8	5	87,7	82,8
6	89,3	84,7	6	87,7	82,7
7	89,2	84,7	7	87,7	82,7
8	89,2	84,6	8	87,6	82,7
9	89,2	84,6	9	87,6	82,6

Dichte ϱ_{20}	Ethanolgehalt in Prozenten (V/V)	Ethanolgehalt in Prozenten *(m/m)*	Dichte ϱ_{20}	Ethanolgehalt in Prozenten (V/V)	Ethanolgehalt in Prozenten *(m/m)*
0,8370	87,6	82,6	0,8420	85,9	80,6
1	87,5	82,5	1	85,9	80,5
2	87,5	82,5	2	85,9	80,5
3	87,5	82,5	3	85,8	80,4
4	87,4	82,4	4	85,8	80,4
5	87,4	82,4	5	85,8	80,4
6	87,4	82,3	6	85,7	80,3
7	87,3	82,3	7	85,7	80,3
8	87,3	82,3	8	85,7	80,2
9	87,3	82,2	9	85,6	80,2
0,8380	87,2	82,2	0,8430	85,6	80,2
1	87,2	82,1	1	85,6	80,1
2	87,2	82,1	2	85,6	80,1
3	87,2	82,1	3	85,5	80,0
4	87,1	82,0	4	85,5	80,0
5	87,1	82,0	5	85,5	80,0
6	87,1	81,9	6	85,4	79,9
7	87,0	81,9	7	85,4	79,9
8	87,0	81,8	8	85,4	79,8
9	87,0	81,8	9	85,3	79,8
0,8390	86,9	81,8	0,8440	85,3	79,8
1	86,9	81,7	1	85,3	79,7
2	86,9	81,7	2	85,2	79,7
3	86,8	81,6	3	85,2	79,6
4	86,8	81,6	4	85,2	79,6
5	86,8	81,6	5	85,1	79,5
6	86,7	81,5	6	85,1	79,5
7	86,7	81,5	7	85,1	79,5
8	86,7	81,4	8	85,0	79,4
9	86,6	81,4	9	85,0	79,4
0,8400	86,6	81,4	0,8450	85,0	79,3
1	86,6	81,3	1	84,9	79,3
2	86,5	81,3	2	84,9	79,3
3	86,5	81,2	3	84,9	79,2
4	86,5	81,2	4	84,8	79,2
5	86,4	81,2	5	84,8	79,1
6	86,4	81,1	6	84,7	79,1
7	86,4	81,1	7	84,7	79,1
8	86,3	81,0	8	84,7	79,0
9	86,3	81,0	9	84,6	79,0
0,8410	86,3	81,0	0,8460	84,6	78,9
1	86,2	80,9	1	84,6	78,9
2	86,2	80,9	2	84,5	78,9
3	86,2	80,8	3	84,5	78,8
4	86,1	80,8	4	84,5	78,8
5	86,1	80,8	5	84,4	78,7
6	86,1	80,7	6	84,4	78,7
7	86,0	80,7	7	84,4	78,7
8	86,0	80,6	8	84,3	78,6
9	86,0	80,6	9	84,3	78,6

Dichte ϱ_{20}	Ethanolgehalt in Prozenten (V/V)	Ethanolgehalt in Prozenten *(m/m)*	Dichte ϱ_{20}	Ethanolgehalt in Prozenten (V/V)	Ethanolgehalt in Prozenten *(m/m)*
0,8470	84,3	78,5	0,8520	82,6	76,5
1	84,2	78,5	1	82,5	76,4
2	84,2	78,4	2	82,5	76,4
3	84,2	78,4	3	82,5	76,4
4	84,1	78,4	4	82,4	76,3
5	84,1	78,3	5	82,4	76,3
6	84,1	78,3	6	82,4	76,2
7	84,0	78,2	7	82,3	76,2
8	84,0	78,2	8	82,3	76,2
9	84,0	78,2	9	82,3	76,1
0,8480	83,9	78,1	0,8530	82,2	76,1
1	83,9	78,1	1	82,2	76,0
2	83,9	78,0	2	82,1	76,0
3	83,8	78,0	3	82,1	75,9
4	83,8	78,0	4	82,1	75,9
5	83,8	77,9	5	82,0	75,9
6	83,7	77,9	6	82,0	75,8
7	83,7	77,8	7	82,0	75,8
8	83,7	77,8	8	81,9	75,7
9	83,6	77,8	9	81,9	75,7
0,8490	83,6	77,7	0,8540	81,9	75,7
1	83,6	77,7	1	81,8	75,6
2	83,5	77,6	2	81,8	75,6
3	83,5	77,6	3	81,8	75,5
4	83,5	77,5	4	81,7	75,5
5	83,4	77,5	5	81,7	75,5
6	83,4	77,5	6	81,7	75,4
7	83,4	77,4	7	81,6	75,4
8	83,3	77,4	8	81,6	75,3
9	83,3	77,3	9	81,6	75,3
0,8500	83,3	77,3	0,8550	81,5	75,2
1	83,2	77,3	1	81,5	75,2
2	83,2	77,2	2	81,4	75,2
3	83,2	77,2	3	81,4	75,1
4	83,1	77,1	4	81,4	75,1
5	83,1	77,1	5	81,3	75,0
6	83,0	77,1	6	81,3	75,0
7	83,0	77,0	7	81,3	75,0
8	83,0	77,0	8	81,2	74,9
9	82,9	76,9	9	81,2	74,9
0,8510	82,9	76,9	0,8560	81,2	74,8
1	82,9	76,9	1	81,1	74,8
2	82,8	76,8	2	81,1	74,8
3	82,8	76,8	3	81,1	74,7
4	82,8	76,7	4	81,0	74,7
5	82,7	76,7	5	81,0	74,6
6	82,7	76,6	6	81,0	74,6
7	82,7	76,6	7	80,9	74,5
8	82,6	76,6	8	80,9	74,5
9	82,6	76,5	9	80,8	74,5

Dichte ϱ_{20}	Ethanolgehalt in Prozenten (V/V)	Ethanolgehalt in Prozenten *(m/m)*	Dichte ϱ_{20}	Ethanolgehalt in Prozenten (V/V)	Ethanolgehalt in Prozenten *(m/m)*
0,8570	80,8	74,4	0,8620	79,0	72,3
1	80,8	74,4	1	79,0	72,3
2	80,7	74,3	2	78,9	72,3
3	80,7	74,3	3	78,9	72,2
4	80,7	74,3	4	78,9	72,2
5	80,6	74,2	5	78,8	72,1
6	80,6	74,2	6	78,8	72,1
7	80,6	74,1	7	78,8	72,1
8	80,5	74,1	8	78,7	72,0
9	80,5	74,0	9	78,7	72,0
0,8580	80,5	74,0	0,8630	78,7	71,9
1	80,4	74,0	1	78,6	71,9
2	80,4	73,9	2	78,6	71,8
3	80,3	73,9	3	78,5	71,8
4	80,3	73,8	4	78,5	71,8
5	80,3	73,8	5	78,5	71,7
6	80,2	73,8	6	78,4	71,7
7	80,2	73,7	7	78,4	71,6
8	80,2	73,7	8	78,4	71,6
9	80,1	73,6	9	78,3	71,6
0,8590	80,1	73,6	0,8640	78,3	71,5
1	80,1	73,6	1	78,2	71,5
2	80,0	73,5	2	78,2	71,4
3	80,0	73,5	3	78,2	71,4
4	80,0	73,4	4	78,1	71,3
5	79,9	73,4	5	78,1	71,3
6	79,9	73,3	6	78,1	71,3
7	79,8	73,3	7	78,0	71,2
8	79,8	73,3	8	78,0	71,2
9	79,8	73,2	9	78,0	71,1
0,8600	79,7	73,2	0,8650	77,9	71,1
1	79,7	73,1	1	77,9	71,1
2	79,7	73,1	2	77,8	71,0
3	79,6	73,1	3	77,8	71,0
4	79,6	73,0	4	77,8	70,9
5	79,6	73,0	5	77,7	70,9
6	79,5	72,9	6	77,7	70,8
7	79,5	72,9	7	77,7	70,8
8	79,4	72,8	8	77,6	70,8
9	79,4	72,8	9	77,6	70,7
0,8610	79,4	72,8	0,8660	77,5	70,7
1	79,3	72,7	1	77,5	70,6
2	79,3	72,7	2	77,5	70,6
3	79,3	72,6	3	77,4	70,5
4	79,2	72,6	4	77,4	70,5
5	79,2	72,6	5	77,4	70,5
6	79,2	72,5	6	77,3	70,4
7	79,1	72,5	7	77,3	70,4
8	79,1	72,4	8	77,3	70,3
9	79,1	72,4	9	77,2	70,3

Dichte ϱ_{20}	Ethanolgehalt in Prozenten (V/V)	Ethanolgehalt in Prozenten *(m/m)*
0,8670	77,2	70,3
1	77,1	70,2
2	77,1	70,2
3	77,1	70,1
4	77,0	70,1
5	77,0	70,0
6	77,0	70,0
7	76,9	70,0
8	76,9	69,9
9	76,8	69,9
0,8680	76,8	69,8
1	76,8	69,8
2	76,7	69,8
3	76,7	69,7
4	76,7	69,7
5	76,6	69,6
6	76,6	69,6
7	76,5	69,5
8	76,5	69,5
9	76,5	69,5
0,8690	76,4	69,4
1	76,4	69,4
2	76,4	69,3
3	76,3	69,3
4	76,3	69,2
5	76,2	69,2
6	76,2	69,2
7	76,2	69,1
8	76,1	69,1
9	76,1	69,0
0,8700	76,1	69,0
1	76,0	69,0
2	76,0	68,9
3	75,9	68,9
4	75,9	68,8
5	75,9	68,8
6	75,8	68,7
7	75,8	68,7
8	75,8	68,7
9	75,7	68,6
0,8710	75,7	68,6
1	75,6	68,5
2	75,6	68,5
3	75,6	68,4
4	75,5	68,4
5	75,5	68,4
6	75,5	68,3
7	75,4	68,3
8	75,4	68,2
9	75,3	68,2
0,8720	75,3	68,2
1	75,3	68,1
2	75,2	68,1
3	75,2	68,0
4	75,1	68,0
5	75,1	67,9
6	75,1	67,9
7	75,0	67,9
8	75,0	67,8
9	75,0	67,8
0,8730	74,9	67,7
1	74,9	67,7
2	74,8	67,6
3	74,8	67,6
4	74,8	67,6
5	74,7	67,5
6	74,7	67,5
7	74,7	67,4
8	74,6	67,4
9	74,6	67,4
0,8740	74,5	67,3
1	74,5	67,3
2	74,5	67,2
3	74,4	67,2
4	74,4	67,1
5	74,3	67,1
6	74,3	67,1
7	74,3	67,0
8	74,2	67,0
9	74,2	66,9
0,8750	74,2	66,9
1	74,1	66,8
2	74,1	66,8
3	74,0	66,8
4	74,0	66,7
5	74,0	66,7
6	73,9	66,6
7	73,9	66,6
8	73,8	66,5
9	73,8	66,5
0,8760	73,8	66,5
1	73,7	66,4
2	73,7	66,4
3	73,7	66,3
4	73,6	66,3
5	73,6	66,3
6	73,5	66,2
7	73,5	66,2
8	73,5	66,1
9	73,4	66,1

Dichte ϱ_{20}	Ethanolgehalt in Prozenten (V/V)	Ethanolgehalt in Prozenten *(m/m)*	Dichte ϱ_{20}	Ethanolgehalt in Prozenten (V/V)	Ethanolgehalt in Prozenten *(m/m)*
0,8770	73,4	66,0	0,8820	71,4	63,9
1	73,3	66,0	1	71,4	63,9
2	73,3	66,0	2	71,3	63,8
3	73,3	65,9	3	71,3	63,8
4	73,2	65,9	4	71,3	63,7
5	73,2	65,8	5	71,2	63,7
6	73,2	65,8	6	71,2	63,7
7	73,1	65,7	7	71,1	63,6
8	73,1	65,7	8	71,1	63,6
9	73,0	65,7	9	71,1	63,5
0,8780	73,0	65,6	0,8830	71,0	63,5
1	73,0	65,6	1	71,0	63,4
2	72,9	65,5	2	70,9	63,4
3	72,9	65,5	3	70,9	63,4
4	72,8	65,4	4	70,9	63,3
5	72,8	65,4	5	70,8	63,3
6	72,8	65,4	6	70,8	63,2
7	72,7	65,3	7	70,7	63,2
8	72,7	65,3	8	70,7	63,1
9	72,6	65,2	9	70,7	63,1
0,8790	72,6	65,2	0,8840	70,6	63,1
1	72,6	65,1	1	70,6	63,0
2	72,5	65,1	2	70,5	63,0
3	72,5	65,1	3	70,5	62,9
4	72,4	65,0	4	70,5	62,9
5	72,4	65,0	5	70,4	62,8
6	72,4	64,9	6	70,4	62,8
7	72,3	64,9	7	70,3	62,8
8	72,3	64,8	8	70,3	62,7
9	72,3	64,8	9	70,3	62,7
0,8800	72,2	64,8	0,8850	70,2	62,6
1	72,2	64,7	1	70,2	62,6
2	72,1	64,7	2	70,1	62,5
3	72,1	64,6	3	70,1	62,5
4	72,1	64,6	4	70,1	62,5
5	72,0	64,6	5	70,0	62,4
6	72,0	64,5	6	70,0	62,4
7	71,9	64,5	7	69,9	62,3
8	71,9	64,4	8	69,9	62,3
9	71,9	64,4	9	69,9	62,2
0,8810	71,8	64,3	0,8860	69,8	62,2
1	71,8	64,3	1	69,8	62,2
2	71,7	64,3	2	69,7	62,1
3	71,7	64,2	3	69,7	62,1
4	71,7	64,2	4	69,7	62,0
5	71,6	64,1	5	69,6	62,0
6	71,6	64,1	6	69,6	61,9
7	71,5	64,0	7	69,5	61,9
8	71,5	64,0	8	69,5	61,9
9	71,5	64,0	9	69,5	61,8

Dichte ϱ_{20}	Ethanolgehalt in Prozenten (V/V)	Ethanolgehalt in Prozenten *(m/m)*	Dichte ϱ_{20}	Ethanolgehalt in Prozenten (V/V)	Ethanolgehalt in Prozenten *(m/m)*
0,8870	69,4	61,8	0,8920	67,4	59,6
1	69,4	61,7	1	67,3	59,6
2	69,3	61,7	2	67,3	59,5
3	69,3	61,6	3	67,2	59,5
4	69,3	61,6	4	67,2	59,4
5	69,2	61,6	5	67,2	59,4
6	69,2	61,5	6	67,1	59,3
7	69,1	61,5	7	67,1	59,3
8	69,1	61,4	8	67,0	59,3
9	69,1	61,4	9	67,0	59,2
0,8880	69,0	61,3	0,8930	67,0	59,2
1	69,0	61,3	1	66,9	59,1
2	68,9	61,3	2	66,9	59,1
3	68,9	61,2	3	66,8	59,0
4	68,8	61,2	4	66,8	59,0
5	68,8	61,1	5	66,7	59,0
6	68,8	61,1	6	66,7	58,9
7	68,7	61,0	7	66,7	58,9
8	68,7	61,0	8	66,6	58,8
9	68,6	60,9	9	66,6	58,8
0,8890	68,6	60,9	0,8940	66,5	58,7
1	68,6	60,9	1	66,5	58,7
2	68,5	60,8	2	66,5	58,7
3	68,5	60,8	3	66,4	58,6
4	68,4	60,7	4	66,4	58,6
5	68,4	60,7	5	66,3	58,5
6	68,4	60,6	6	66,3	58,5
7	68,3	60,6	7	66,2	58,4
8	68,3	60,6	8	66,2	58,4
9	68,2	60,5	9	66,2	58,3
0,8900	68,2	60,5	0,8950	66,1	58,3
1	68,2	60,4	1	66,1	58,3
2	68,1	60,4	2	66,0	58,2
3	68,1	60,3	3	66,0	58,2
4	68,0	60,3	4	66,0	58,1
5	68,0	60,3	5	65,9	58,1
6	67,9	60,2	6	65,9	58,0
7	67,9	60,2	7	65,8	58,0
8	67,9	60,1	8	65,8	58,0
9	67,8	60,1	9	65,7	57,9
0,8910	67,8	60,0	0,8960	65,7	57,9
1	67,7	60,0	1	65,7	57,8
2	67,7	60,0	2	65,6	57,8
3	67,7	59,9	3	65,6	57,7
4	67,6	59,9	4	65,5	57,7
5	67,6	59,8	5	65,5	57,7
6	67,5	59,8	6	65,4	57,6
7	67,5	59,7	7	65,4	57,6
8	67,5	59,7	8	65,4	57,5
9	67,4	59,7	9	65,3	57,5

Dichte ϱ_{20}	Ethanolgehalt in Prozenten (V/V)	Ethanolgehalt in Prozenten *(m/m)*	Dichte ϱ_{20}	Ethanolgehalt in Prozenten (V/V)	Ethanolgehalt in Prozenten *(m/m)*
0,8970	65,3	57,4	0,9020	63,1	55,2
1	65,2	57,4	1	63,1	55,2
2	65,2	57,3	2	63,0	55,2
3	65,1	57,3	3	63,0	55,1
4	65,1	57,3	4	63,0	55,1
5	65,1	57,2	5	62,9	55,0
6	65,0	57,2	6	62,9	55,0
7	65,0	57,1	7	62,8	54,9
8	64,9	57,1	8	62,8	54,9
9	64,9	57,0	9	62,7	54,8
0,8980	64,9	57,0	0,9030	62,7	54,8
1	64,8	57,0	1	62,7	54,8
2	64,8	56,9	2	62,6	54,7
3	64,7	56,9	3	62,6	54,7
4	64,7	56,8	4	62,5	54,6
5	64,6	56,8	5	62,5	54,6
6	64,6	56,7	6	62,4	54,5
7	64,6	56,7	7	62,4	54,5
8	64,5	56,6	8	62,4	54,4
9	64,5	56,6	9	62,3	54,4
0,8990	64,4	56,6	0,9040	62,3	54,4
1	64,4	56,5	1	62,2	54,3
2	64,3	56,5	2	62,2	54,3
3	64,3	56,4	3	62,1	54,2
4	64,3	56,4	4	62,1	54,2
5	64,2	56,3	5	62,0	54,1
6	64,2	56,3	6	62,0	54,1
7	64,1	56,3	7	62,0	54,0
8	64,1	56,2	8	61,9	54,0
9	64,0	56,2	9	61,9	54,0
0,9000	64,0	56,1	0,9050	61,8	53,9
1	64,0	56,1	1	61,8	53,9
2	63,9	56,0	2	61,7	53,8
3	63,9	56,0	3	61,7	53,8
4	63,8	55,9	4	61,6	53,7
5	63,8	55,9	5	61,6	53,7
6	63,7	55,9	6	61,6	53,7
7	63,7	55,8	7	61,5	53,6
8	63,7	55,8	8	61,5	53,6
9	63,6	55,7	9	61,4	53,5
0,9010	63,6	55,7	0,9060	61,4	53,5
1	63,5	55,6	1	61,3	53,4
2	63,5	55,6	2	61,3	53,4
3	63,4	55,5	3	61,3	53,3
4	63,4	55,5	4	61,2	53,3
5	63,4	55,5	5	61,2	53,3
6	63,3	55,4	6	61,1	53,2
7	63,3	55,4	7	61,1	53,2
8	63,2	55,3	8	61,0	53,1
9	63,2	55,3	9	61,0	53,1

Dichte ϱ_{20}	Ethanolgehalt in Prozenten (V/V)	Ethanolgehalt in Prozenten *(m/m)*	Dichte ϱ_{20}	Ethanolgehalt in Prozenten (V/V)	Ethanolgehalt in Prozenten *(m/m)*
0,9070	60,9	53,0	0,9120	58,7	50,8
1	60,9	53,0	1	58,7	50,8
2	60,9	52,9	2	58,6	50,7
3	60,8	52,9	3	58,6	50,7
4	60,8	52,9	4	58,5	50,6
5	60,7	52,8	5	58,5	50,6
6	60,7	52,8	6	58,4	50,5
7	60,6	52,7	7	58,4	50,5
8	60,6	52,7	8	58,3	50,4
9	60,5	52,6	9	58,3	50,4
0,9080	60,5	52,6	0,9130	58,2	50,3
1	60,5	52,5	1	58,2	50,3
2	60,4	52,5	2	58,2	50,3
3	60,4	52,5	3	58,1	50,2
4	60,3	52,4	4	58,1	50,2
5	60,3	52,4	5	58,0	50,1
6	60,2	52,3	6	58,0	50,1
7	60,2	52,3	7	57,9	50,0
8	60,1	52,2	8	57,9	50,0
9	60,1	52,2	9	57,8	49,9
0,9090	60,1	52,1	0,9140	57,8	49,9
1	60,0	52,1	1	57,7	49,9
2	60,0	52,1	2	57,7	49,8
3	59,9	52,0	3	57,6	49,8
4	59,9	52,0	4	57,6	49,7
5	59,8	51,9	5	57,6	49,7
6	59,8	51,9	6	57,5	49,6
7	59,7	51,8	7	57,5	49,6
8	59,7	51,8	8	57,4	49,5
9	59,6	51,7	9	57,4	49,5
0,9100	59,6	51,7	0,9150	57,3	49,4
1	59,6	51,6	1	57,3	49,4
2	59,5	51,6	2	57,2	49,4
3	59,5	51,6	3	57,2	49,3
4	59,4	51,5	4	57,1	49,3
5	59,4	51,5	5	57,1	49,2
6	59,3	51,4	6	57,0	49,2
7	59,3	51,4	7	57,0	49,1
8	59,2	51,3	8	57,0	49,1
9	59,2	51,3	9	56,9	49,0
0,9110	59,2	51,2	0,9160	56,9	49,0
1	59,1	51,2	1	56,8	48,9
2	59,1	51,2	2	56,8	48,9
3	59,0	51,1	3	56,7	48,9
4	59,0	51,1	4	56,7	48,8
5	58,9	51,0	5	56,6	48,8
6	58,9	51,0	6	56,6	48,7
7	58,8	50,9	7	56,5	48,7
8	58,8	50,9	8	56,5	48,6
9	58,7	50,8	9	56,4	48,6

Dichte ϱ_{20}	Ethanolgehalt in Prozenten (V/V)	Ethanolgehalt in Prozenten *(m/m)*	Dichte ϱ_{20}	Ethanolgehalt in Prozenten (V/V)	Ethanolgehalt in Prozenten *(m/m)*
0,9170	56,4	48,5	0,9220	54,0	46,2
1	56,3	48,5	1	54,0	46,2
2	56,3	48,4	2	53,9	46,2
3	56,3	48,4	3	53,9	46,1
4	56,2	48,4	4	53,8	46,1
5	56,2	48,3	5	53,8	46,0
6	56,1	48,3	6	53,7	46,0
7	56,1	48,2	7	53,7	45,9
8	56,0	48,2	8	53,6	45,9
9	56,0	48,1	9	53,6	45,8
0,9180	55,9	48,1	0,9230	53,5	45,8
1	55,9	48,0	1	53,5	45,7
2	55,8	48,0	2	53,4	45,7
3	55,8	47,9	3	53,4	45,6
4	55,7	47,9	4	53,4	45,6
5	55,7	47,9	5	53,3	45,6
6	55,6	47,8	6	53,3	45,5
7	55,6	47,8	7	53,2	45,5
8	55,6	47,7	8	53,2	45,4
9	55,5	47,7	9	53,1	45,4
0,9190	55,5	47,6	0,9240	53,1	45,3
1	55,4	47,6	1	53,0	45,3
2	55,4	47,5	2	53,0	45,2
3	55,3	47,5	3	52,9	45,2
4	55,3	47,4	4	52,9	45,1
5	55,2	47,4	5	52,8	45,1
6	55,2	47,4	6	52,8	45,0
7	55,1	47,3	7	52,7	45,0
8	55,1	47,3	8	52,7	44,9
9	55,0	47,2	9	52,6	44,9
0,9200	55,0	47,2	0,9250	52,6	44,9
1	54,9	47,1	1	52,5	44,8
2	54,9	47,1	2	52,5	44,8
3	54,8	47,0	3	52,4	44,7
4	54,8	47,0	4	52,4	44,7
5	54,7	46,9	5	52,3	44,6
6	54,7	46,9	6	52,3	44,6
7	54,6	46,8	7	52,2	44,5
8	54,6	46,8	8	52,2	44,5
9	54,6	46,8	9	52,1	44,4
0,9210	54,5	46,7	0,9260	52,1	44,4
1	54,5	46,7	1	52,0	44,3
2	54,4	46,6	2	52,0	44,3
3	54,4	46,6	3	51,9	44,2
4	54,3	46,5	4	51,9	44,2
5	54,3	46,5	5	51,8	44,2
6	54,2	46,4	6	51,8	44,1
7	54,2	46,4	7	51,7	44,1
8	54,1	46,3	8	51,7	44,0
9	54,1	46,3	9	51,6	44,0

Dichte ϱ_{20}	Ethanolgehalt in Prozenten (V/V)	Ethanolgehalt in Prozenten *(m/m)*	Dichte ϱ_{20}	Ethanolgehalt in Prozenten (V/V)	Ethanolgehalt in Prozenten *(m/m)*
0,9270	51,6	43,9	0,9320	49,0	41,5
1	51,5	43,9	1	49,0	41,5
2	51,5	43,8	2	48,9	41,4
3	51,4	43,8	3	48,9	41,4
4	51,4	43,7	4	48,8	41,3
5	51,3	43,7	5	48,8	41,3
6	51,3	43,6	6	48,7	41,2
7	51,2	43,6	7	48,7	41,2
8	51,2	43,5	8	48,6	41,1
9	51,1	43,5	9	48,6	41,1
0,9280	51,1	43,4	0,9330	48,5	41,0
1	51,0	43,4	1	48,5	41,0
2	51,0	43,3	2	48,4	41,0
3	50,9	43,3	3	48,4	40,9
4	50,9	43,3	4	48,3	40,9
5	50,8	43,2	5	48,3	40,8
6	50,8	43,2	6	48,2	40,8
7	50,7	43,1	7	48,2	40,7
8	50,7	43,1	8	48,1	40,7
9	50,6	43,0	9	48,1	40,6
0,9290	50,6	43,0	0,9340	48,0	40,6
1	50,5	42,9	1	47,9	40,5
2	50,5	42,9	2	47,9	40,5
3	50,4	42,8	3	47,8	40,4
4	50,4	42,8	4	47,8	40,4
5	50,3	42,7	5	47,7	40,3
6	50,3	42,7	6	47,7	40,3
7	50,2	42,6	7	47,6	40,2
8	50,2	42,6	8	47,6	40,2
9	50,1	42,5	9	47,5	40,1
0,9300	50,1	42,5	0,9350	47,5	40,1
1	50,0	42,4	1	47,4	40,0
2	50,0	42,4	2	47,4	40,0
3	49,9	42,4	3	47,3	39,9
4	49,9	42,3	4	47,3	39,9
5	49,8	42,3	5	47,2	39,8
6	49,8	42,2	6	47,2	39,8
7	49,7	42,2	7	47,1	39,7
8	49,7	42,1	8	47,0	39,7
9	49,6	42,1	9	47,0	39,6
0,9310	49,6	42,0	0,9360	46,9	39,6
1	49,5	42,0	1	46,9	39,5
2	49,5	41,9	2	46,8	39,5
3	49,4	41,9	3	46,8	39,4
4	49,4	41,8	4	46,7	39,4
5	49,3	41,8	5	46,7	39,3
6	49,3	41,7	6	46,6	39,3
7	49,2	41,7	7	46,6	39,2
8	49,1	41,6	8	46,5	39,2
9	49,1	41,6	9	46,5	39,1

Dichte ϱ_{20}	Ethanolgehalt in Prozenten (V/V)	Ethanolgehalt in Prozenten *(m/m)*	Dichte ϱ_{20}	Ethanolgehalt in Prozenten (V/V)	Ethanolgehalt in Prozenten *(m/m)*
0,9370	46,4	39,1	0,9420	43,6	36,5
1	46,3	39,0	1	43,6	36,5
2	46,3	39,0	2	43,5	36,4
3	46,2	38,9	3	43,4	36,4
4	46,2	38,9	4	43,4	36,3
5	46,1	38,8	5	43,3	36,3
6	46,1	38,8	6	43,3	36,2
7	46,0	38,7	7	43,2	36,2
8	46,0	38,7	8	43,1	36,1
9	45,9	38,6	9	43,1	36,1
0,9380	45,9	38,6	0,9430	43,0	36,0
1	45,8	38,5	1	43,0	36,0
2	45,7	38,5	2	42,9	35,9
3	45,7	38,4	3	42,9	35,9
4	45,6	38,4	4	42,8	35,8
5	45,6	38,3	5	42,7	35,8
6	45,5	38,3	6	42,7	35,7
7	45,5	38,2	7	42,6	35,6
8	45,4	38,2	8	42,6	35,6
9	45,4	38,1	9	42,5	35,5
0,9390	45,3	38,1	0,9440	42,4	35,5
1	45,2	38,0	1	42,4	35,4
2	45,2	38,0	2	42,3	35,4
3	45,1	37,9	3	42,3	35,3
4	45,1	37,9	4	42,2	35,3
5	45,0	37,8	5	42,2	35,2
6	45,0	37,8	6	42,1	35,2
7	44,9	37,7	7	42,0	35,1
8	44,9	37,7	8	42,0	35,1
9	44,8	37,6	9	41,9	35,0
0,9400	44,7	37,6	0,9450	41,9	35,0
1	44,7	37,5	1	41,8	34,9
2	44,6	37,5	2	41,7	34,8
3	44,6	37,4	3	41,7	34,8
4	44,5	37,4	4	41,6	34,7
5	44,5	37,3	5	41,6	34,7
6	44,4	37,3	6	41,5	34,6
7	44,4	37,2	7	41,4	34,6
8	44,3	37,2	8	41,4	34,5
9	44,2	37,1	9	41,3	34,5
0,9410	44,2	37,1	0,9460	41,3	34,4
1	44,1	37,0	1	41,2	34,4
2	44,1	37,0	2	41,1	34,3
3	44,0	36,9	3	41,1	34,3
4	44,0	36,8	4	41,0	34,2
5	43,9	36,8	5	41,0	34,1
6	43,8	36,7	6	40,9	34,1
7	43,8	36,7	7	40,8	34,0
8	43,7	36,6	8	40,8	34,0
9	43,7	36,6	9	40,7	33,9

Dichte ϱ_{20}	Ethanolgehalt in Prozenten (V/V)	Ethanolgehalt in Prozenten *(m/m)*	Dichte ϱ_{20}	Ethanolgehalt in Prozenten (V/V)	Ethanolgehalt in Prozenten *(m/m)*
0,9470	40,6	33,9	0,9520	37,5	31,1
1	40,6	33,8	1	37,4	31,0
2	40,5	33,8	2	37,3	30,9
3	40,5	33,7	3	37,3	30,9
4	40,4	33,7	4	37,2	30,8
5	40,3	33,6	5	37,1	30,8
6	40,3	33,5	6	37,1	30,7
7	40,2	33,5	7	37,0	30,6
8	40,2	33,4	8	36,9	30,6
9	40,1	33,4	9	36,9	30,5
0,9480	40,0	33,3	0,9530	36,8	30,5
1	40,0	33,3	1	36,7	30,4
2	39,9	33,2	2	36,7	30,3
3	39,8	33,2	3	36,6	30,3
4	39,8	33,1	4	36,5	30,2
5	39,7	33,0	5	36,4	30,2
6	39,7	33,0	6	36,4	30,1
7	39,6	32,9	7	36,3	30,1
8	39,5	32,9	8	36,2	30,0
9	39,5	32,8	9	36,2	29,9
0,9490	39,4	32,8	0,9540	36,1	29,9
1	39,3	32,7	1	36,0	29,8
2	39,3	32,7	2	36,0	29,8
3	39,2	32,6	3	35,9	29,7
4	39,1	32,5	4	35,8	29,6
5	39,1	32,5	5	35,8	29,6
6	39,0	32,4	6	35,7	29,5
7	39,0	32,4	7	35,6	29,4
8	38,9	32,3	8	35,6	29,4
9	38,8	32,3	9	35,5	29,3
0,9500	38,8	32,2	0,9550	35,4	29,3
1	38,7	32,1	1	35,3	29,2
2	38,6	32,1	2	35,3	29,1
3	38,6	32,0	3	35,2	29,1
4	38,5	32,0	4	35,1	29,0
5	38,4	31,9	5	35,1	29,0
6	38,4	31,9	6	35,0	28,9
7	38,3	31,8	7	34,9	28,8
8	38,2	31,7	8	34,8	28,8
9	38,2	31,7	9	34,8	28,7
0,9510	38,1	31,6	0,9560	34,7	28,7
1	38,1	31,6	1	34,6	28,6
2	38,0	31,5	2	34,6	28,5
3	37,9	31,5	3	34,5	28,5
4	37,9	31,4	4	34,4	28,4
5	37,8	31,3	5	34,3	28,3
6	37,7	31,3	6	34,3	28,3
7	37,7	31,2	7	34,2	28,2
8	37,6	31,2	8	34,1	28,2
9	37,5	31,1	9	34,1	28,1

Dichte ϱ_{20}	Ethanolgehalt in Prozenten (V/V)	Ethanolgehalt in Prozenten *(m/m)*	Dichte ϱ_{20}	Ethanolgehalt in Prozenten (V/V)	Ethanolgehalt in Prozenten *(m/m)*
0,9570	34,0	28,0	0,9620	30,2	24,8
1	33,9	28,0	1	30,1	24,7
2	33,8	27,9	2	30,0	24,6
3	33,8	27,8	3	29,9	24,5
4	33,7	27,8	4	29,8	24,5
5	33,6	27,7	5	29,8	24,4
6	33,5	27,6	6	29,7	24,3
7	33,5	27,6	7	29,6	24,3
8	33,4	27,5	8	29,5	24,3
9	33,3	27,5	9	29,4	24,1
0,9580	33,3	27,4	0,9630	29,4	24,1
1	33,2	27,3	1	29,3	24,0
2	33,1	27,3	2	29,2	23,9
3	33,0	27,2	3	29,1	23,9
4	33,0	27,1	4	29,0	23,8
5	32,9	27,1	5	28,9	23,7
6	32,8	27,0	6	28,9	23,6
7	32,7	26,9	7	28,8	23,6
8	32,7	26,9	8	28,7	23,5
9	32,6	26,8	9	28,6	23,4
0,9590	32,5	26,8	0,9640	28,5	23,4
1	32,4	26,7	1	28,5	23,3
2	32,4	26,6	2	28,4	23,2
3	32,3	26,6	3	28,3	23,1
4	32,2	26,5	4	28,2	23,1
5	32,1	26,4	5	28,1	23,0
6	32,0	26,4	6	28,0	22,9
7	32,0	26,3	7	27,9	22,9
8	31,9	26,2	8	27,9	22,8
9	31,8	26,2	9	27,8	22,7
0,9600	31,7	26,1	0,9650	27,7	22,7
1	31,7	26,0	1	27,6	22,6
2	31,6	26,0	2	27,5	22,5
3	31,5	25,9	3	27,4	22,4
4	31,4	25,8	4	27,4	22,4
5	31,4	25,8	5	27,3	22,3
6	31,3	25,7	6	27,2	22,2
7	31,2	25,6	7	27,1	22,1
8	31,1	25,6	8	27,0	22,1
9	31,0	25,5	9	26,9	22,0
0,9610	31,0	25,4	0,9660	26,8	21,9
1	30,9	25,4	1	26,8	21,9
2	30,8	25,3	2	26,7	21,8
3	30,7	25,2	3	26,6	21,7
4	30,6	25,2	4	26,5	21,6
5	30,6	25,1	5	26,4	21,6
6	30,5	25,0	6	26,3	21,5
7	30,4	25,0	7	26,2	21,4
8	30,3	24,9	8	26,1	21,3
9	30,2	24,8	9	26,1	21,3

Dichte ϱ_{20}	Ethanolgehalt in Prozenten (V/V)	Ethanolgehalt in Prozenten *(m/m)*	Dichte ϱ_{20}	Ethanolgehalt in Prozenten (V/V)	Ethanolgehalt in Prozenten *(m/m)*
0,9670	26,0	21,2	0,9720	21,4	17,4
1	25,9	21,1	1	21,4	17,3
2	25,8	21,0	2	21,3	17,3
3	25,7	21,0	3	21,2	17,2
4	25,6	20,9	4	21,1	17,1
5	25,5	20,8	5	21,0	17,0
6	25,4	20,8	6	20,9	17,0
7	25,4	20,7	7	20,8	16,9
8	25,3	20,6	8	20,7	16,8
9	25,2	20,5	9	20,6	16,7
0,9680	25,1	20,5	0,9730	20,5	16,6
1	25,0	20,4	1	20,4	16,6
2	24,9	20,3	2	20,3	16,5
3	24,8	20,2	3	20,2	16,4
4	24,7	20,2	4	20,1	16,3
5	24,6	20,1	5	20,1	16,3
6	24,6	20,0	6	20,0	16,2
7	24,5	19,9	7	19,9	16,1
8	24,4	19,9	8	19,8	16,0
9	24,3	19,8	9	19,7	15,9
0,9690	24,2	19,7	0,9740	19,6	15,9
1	24,1	19,6	1	19,5	15,8
2	24,0	19,6	2	19,4	15,7
3	23,9	19,5	3	19,3	15,6
4	23,8	19,4	4	19,2	15,6
5	23,7	19,3	5	19,1	15,5
6	23,6	19,3	6	19,0	15,4
7	23,6	19,2	7	18,9	15,3
8	23,5	19,1	8	18,8	15,3
9	23,4	19,0	9	18,7	15,2
0,9700	23,3	18,9	0,9750	18,7	15,1
1	23,2	18,9	1	18,6	15,0
2	23,1	18,8	2	18,5	14,9
3	23,0	18,7	3	18,4	14,9
4	22,9	18,6	4	18,3	14,8
5	22,8	18,6	5	18,2	14,7
6	22,7	18,5	6	18,1	14,6
7	22,6	18,4	7	18,0	14,6
8	22,6	18,3	8	17,9	14,5
9	22,5	18,3	9	17,8	14,4
0,9710	22,4	18,2	0,9760	17,7	14,3
1	22,3	18,1	1	17,6	14,3
2	22,2	18,0	2	17,5	14,2
3	22,1	18,0	3	17,4	14,1
4	22,0	17,9	4	17,4	14,0
5	21,9	17,8	5	17,3	14,0
6	21,8	17,7	6	17,2	13,9
7	21,7	17,6	7	17,1	13,8
8	21,6	17,6	8	17,0	13,7
9	21,5	17,5	9	16,9	13,6

Dichte ϱ_{20}	Ethanolgehalt in Prozenten (V/V)	Ethanolgehalt in Prozenten *(m/m)*	Dichte ϱ_{20}	Ethanolgehalt in Prozenten (V/V)	Ethanolgehalt in Prozenten *(m/m)*
0,9770	16,8	13,6	0,9820	12,3	9,9
1	16,7	13,5	1	12,2	9,8
2	16,6	13,4	2	12,1	9,8
3	16,5	13,3	3	12,0	9,7
4	16,4	13,3	4	12,0	9,6
5	16,3	13,2	5	11,9	9,5
6	16,3	13,1	6	11,8	9,5
7	16,2	13,0	7	11,7	9,4
8	16,1	13,0	8	11,6	9,3
9	16,0	12,9	9	11,5	9,3
0,9780	15,9	12,8	0,9830	11,4	9,2
1	15,8	12,7	1	11,4	9,1
2	15,7	12,7	2	11,3	9,0
3	15,6	12,6	3	11,2	9,0
4	15,5	12,5	4	11,1	8,9
5	15,4	12,4	5	11,0	8,8
6	15,3	12,4	6	10,9	8,8
7	15,2	12,3	7	10,8	8,7
8	15,2	12,2	8	10,8	8,6
9	15,1	12,1	9	10,7	8,6
0,9790	15,0	12,1	0,9840	10,6	8,5
1	14,9	12,0	1	10,5	8,4
2	14,8	11,9	2	10,4	8,4
3	14,7	11,8	3	10,3	8,3
4	14,6	11,8	4	10,3	8,2
5	14,5	11,7	5	10,2	8,2
6	14,4	11,6	6	10,1	8,1
7	14,3	11,6	7	10,0	8,0
8	14,3	11,5	8	9,9	8,0
9	14,2	11,4	9	9,8	7,9
0,9800	14,1	11,3	0,9850	9,8	7,8
1	14,0	11,3	1	9,7	7,8
2	13,9	11,2	2	9,6	7,7
3	13,8	11,1	3	9,5	7,6
4	13,7	11,0	4	9,4	7,6
5	13,6	11,0	5	9,3	7,5
6	13,5	10,9	6	9,3	7,4
7	13,4	10,8	7	9,2	7,4
8	13,4	10,8	8	9,1	7,3
9	13,3	10,7	9	9,0	7,2
0,9810	13,2	10,6	0,9860	8,9	7,2
1	13,1	10,5	1	8,9	7,1
2	13,0	10,5	2	8,8	7,0
3	12,9	10,4	3	8,7	7,0
4	12,8	10,3	4	8,6	6,9
5	12,7	10,2	5	8,5	6,8
6	12,7	10,2	6	8,5	6,8
7	12,6	10,1	7	8,4	6,7
8	12,5	10,0	8	8,3	6,6
9	12,4	10,0	9	8,2	6,6

Dichte ϱ_{20}	Ethanolgehalt in Prozenten (V/V)	Ethanolgehalt in Prozenten *(m/m)*	Dichte ϱ_{20}	Ethanolgehalt in Prozenten (V/V)	Ethanolgehalt in Prozenten *(m/m)*
0,9870	8,1	6,5	0,9920	4,3	3,4
1	8,1	6,4	1	4,2	3,4
2	8,0	6,4	2	4,2	3,3
3	7,9	6,3	3	4,1	3,2
4	7,8	6,2	4	4,0	3,2
5	7,7	6,2	5	3,9	3,1
6	7,7	6,1	6	3,9	3,1
7	7,6	6,1	7	3,8	3,0
8	7,5	6,0	8	3,7	3,0
9	7,4	5,9	9	3,6	2,9
0,9880	7,3	5,9	0,9930	3,6	2,8
1	7,3	5,8	1	3,5	2,8
2	7,2	5,7	2	3,4	2,7
3	7,1	5,7	3	3,4	2,7
4	7,0	5,6	4	3,3	2,6
5	6,9	5,5	5	3,2	2,6
6	6,9	5,5	6	3,1	2,5
7	6,8	5,4	7	3,1	2,4
8	6,7	5,4	8	3,0	2,4
9	6,6	5,3	9	2,9	2,3
0,9890	6,6	5,2	0,9940	2,9	2,3
1	6,5	5,2	1	2,8	2,2
2	6,4	5,1	2	2,7	2,2
3	6,3	5,0	3	2,7	2,1
4	6,3	5,0	4	2,6	2,0
5	6,2	4,9	5	2,5	2,0
6	6,1	4,9	6	2,4	1,9
7	6,0	4,8	7	2,4	1,9
8	5,9	4,7	8	2,3	1,8
9	5,9	4,7	9	2,2	1,8
0,9900	5,8	4,6	0,9950	2,2	1,7
1	5,7	4,6	1	2,1	1,7
2	5,6	4,5	2	2,0	1,6
3	5,6	4,4	3	2,0	1,5
4	5,5	4,4	4	1,9	1,5
5	5,4	4,3	5	1,8	1,4
6	5,3	4,3	6	1,7	1,4
7	5,3	4,2	7	1,7	1,3
8	5,2	4,1	8	1,6	1,3
9	5,1	4,1	9	1,5	1,2
0,9910	5,0	4,0	0,9960	1,5	1,2
1	5,0	4,0	1	1,4	1,1
2	4,9	3,9	2	1,3	1,1
3	4,8	3,8	3	1,3	1,0
4	4,7	3,8	4	1,2	1,0
5	4,7	3,7	5	1,1	0,9
6	4,6	3,7	6	1,1	0,8
7	4,5	3,6	7	1,0	0,8
8	4,4	3,5	8	0,9	0,7
9	4,4	3,5	9	0,9	0,7

Dichte ϱ_{20}	Ethanolgehalt in Prozenten (V/V)	Ethanolgehalt in Prozenten *(m/m)*	Dichte ϱ_{20}	Ethanolgehalt in Prozenten (V/V)	Ethanolgehalt in Prozenten *(m/m)*
0,9970	0,8	0,6	0,9980	0,1	0,1
1	0,7	0,6	1	0,1	0,1
2	0,7	0,5	2	0,0	0,0
3	0,6	0,5			
4	0,5	0,4			
5	0,5	0,4			
6	0,4	0,3			
7	0,3	0,3			
8	0,3	0,2			
9	0,2	0,2			

VIII.N4 Muster für die Berechnung des Wirkwerts von Drogen mit herzwirksamen Glykosiden[1)]

Die Berechnung des Wirkwerts ist an einer Probe von Eingestelltem Adonispulver dargestellt. Die ermittelten letalen Dosen (LD) und die hieraus berechneten Werte sind der Übersicht halber in einer Rechentabelle zusammengestellt (siehe Seite 394).

In die Spalten 2 und 6 sind die an den 20 Versuchstieren ermittelten letalen Dosen (LD) eingetragen, in die Spalten 3 und 7 die dekadischen Logarithmen der Werte aus den Spalten 2 und 6 und in die Spalten 4 und 8 die Quadrate der Werte aus den Spalten 3 und 7.

In der Zeile Σ sind die Summen der Spalten 3, 4, 7 und 8 gebildet. Die Division durch 10 ergibt in den Spalten 3 und 7 die Werte für $\bar{x}_s = 0{,}1555$ bzw. $\bar{x}_u = 2{,}8325$.

Daraus ergibt sich lgW nach der Formel $\lg W = \bar{x}_s - \bar{x}_u + 3$ als $\lg W = 0{,}3230$ und $W = 10^{\lg W} = 2{,}10$.

[1)] Ein Fortran-Rechenprogramm, eventuell auch Magnetkarten für Taschenrechner können vom Bundesgesundheitsamt zur Verfügung gestellt werden.

Zur Berechnung von a ist nach der Formel

$$a = 0{,}7\sqrt{\frac{\Sigma x_s^2 + \Sigma x_u^2}{10} - \bar{x}_s^2 - \bar{x}_u^2}$$

aus dem 10. Teil der Summen (Σ) der Spalten 4 und 8 und aus den Werten für $\bar{x}^2$ in den Spalten 3 und 7 die Summe gebildet:

0,02666
+8,02534
−0,02419
−8,02322

0,00460; daraus die Quadratwurzel = 0,0678, mit 0,7 multipliziert ergibt a = 0,0475.

Für die untere Grenze des Vertrauensbereichs $W_1 = 10^{\lg W - a}$ ergibt sich daraus $10^{0{,}3230-0{,}0475} = 10^{0{,}2755} = 1{,}89$.

Für die obere Grenze des Vertrauensbereichs $W_2 = 10^{\lg W + a}$ ergibt sich $10^{0{,}3230+0{,}0475} = 10^{0{,}3705} = 2{,}35$.

Ergebnis:
1. a liegt unter 0,08. Die Bestimmung entspricht den Anforderungen für Adonis vernalis ($a_{max} = \lg 1{,}2 = 0{,}08$).
2. Der Referenzglykosidgehalt W liegt mit 2,10 mg Cymarin pro 1 g Droge Adonis vernalis im geforderten Bereich (1,67–2,40 mg/g).

Referenzglykosid (Cymarin)				Droge (Adonis vernalis)			
1	2	3	4	5	6	7	8
Versuchs-tier	LD_s mg/kg Körpermasse	lg (LD_s) $= x_s$	lg $(LD_s)^2$ $= x_s^2$	Versuchs-tier	LD_u mg/kg Körpermasse	lg (LD_u) $= x_u$	lg $(LD_u)^2$ $= x_u^2$
1	1,472	0,1679	0,0281	1	770,800	2,8869	8,3344
2	1,538	0,1870	0,0349	2	867,200	2,9381	8,6325
3	1,327	0,1229	0,0150	3	663,400	2,8218	7,9624
4	1,783	0,2512	0,0630	4	674,800	2,8292	8,0042
5	1,380	0,1399	0,0195	5	627,000	2,7973	7,8247
6	1,231	0,0903	0,0081	6	710,200	2,8514	8,1303
7	1,523	0,1827	0,0333	7	658,800	2,8188	7,9453
8	1,565	0,1945	0,0378	8	654,000	2,8156	7,9274
9	1,188	0,0748	0,0055	9	599,000	2,7774	7,7140
10	1,394	0,1443	0,0208	10	615,000	2,7889	7,7778
	Σ	1,5553	0,2666		Σ	28,3253	80,2534
	$\frac{\Sigma}{10} = \bar{x}_s$	0,1555			$\frac{\Sigma}{10} = \bar{x}_u$	2,8325	
	$\bar{x}_s^2$	0,02419011			$\bar{x}_u^2$	8,02322224	
	a =	0,0475					
	lgW	0,3230	$W = 10^{lgW} = 2{,}10$ mg/kg				
	10^{lgW-a}	1,89	(= Untergrenze)				
	10^{lgW+a}	2,35	(= Obergrenze)				

VIII.N5 Übergang von Ph. Eur. 1 und DAB 8 zum DAB 9

Monographie der Ph. Eur. 1	Siehe im DAB 9 die Monographie[1]
Acetylsalicylsäure	Acetylsalicylsäure
Adrenalintartrat	Epinephrinhydrogentartrat
Adrenalinhydrogentartrat	Epinephrinhydrogentartrat
Äther zur Narkose	Ether zur Narkose
Äthinylöstradiol	Ethinylestradiol
Äthylmorphinhydrochlorid	Ethylmorphinhydrochlorid
Ajmalin	–
Ajmalin-Monoäthanol	–
Ajmalin-Monohydrat	–
Alttuberkulin	Alttuberkulin
Aluminiumsulfat	Aluminiumsulfat
p-Aminobenzoesäureäthylester	Benzocain
p-Aminobenzoyl-diäthylamino-äthanol-hydrochlorid	Procainhydrochlorid
Aminophenazon	–
p-Aminosalicylsaures Calcium	–
p-Aminosalicylsaures Natrium	–
Ammoniumchlorid	Ammoniumchlorid
Amobarbital-Natrium	Amobarbital-Natrium
Amphetaminsulfat	Amfetaminsulfat
Aneurinchloridhydrochlorid	Thiaminchloridhydrochlorid
Anis	Anis
Apomorphinhydrochlorid	Apomorphinhydrochlorid
Ascorbinsäure	Ascorbinsäure
Atropinsulfat	Atropinsulfat
Baldrianwurzel	Baldrianwurzel
Barbital	Barbital
Bariumsulfat	Bariumsulfat
BCG-Impfstoff (gefriergetrocknet)	BCG-Impfstoff (gefriergetrocknet)
Belladonnablätter	Belladonnablätter
Eingestelltes Belladonnapulver	Eingestelltes Belladonnapulver
Bentonit	Bentonit
Benzathin-Benzylpenicillin	Benylpenicillin-Benzathin
Benzocain	Benzocain
Benzoe	–
Benzylpenicillin-Kalium	Benzylpenicillin-Kalium
Benzylpenicillin-Natrium	Benzylpenicillin-Natrium
Betamethason	Betamethason

[1] Der Grad der Entsprechung der Monographien ist von Fall zu Fall verschieden.

Blutkonserve	Blutkonserve
Borsäure	Borsäure
Botulismus-Antitoxin	Botulismus-Antitoxin
Butobarbital	Butobarbital
Butylaminobenzoyl-dimethyl-amino-äthanol-hydrochlorid	Tetracainhydrochlorid
Calciumcarbonat	Calciumcarbonat
Calciumchlorid	Calciumchlorid
Calciumgluconat	Calciumgluconat
Calciumhydrogenphosphat	Calciumhydrogenphosphat
Calciumlactat	Calciumlactat-Pentahydrat
Calciumpantothenat	Calciumpantothenat
Cascararinde	Cascararinde
Steriles Catgut	Steriles Catgut
Cefaloridin	Cephaloridin
Celluloseacetatphthalat	Celluloseacetatphthalat
Cetrimid	Cetrimid
Chinarinde	Chinarinde
Chininhydrochlorid	Chininhydrochlorid
Chloralhydrat	Chloralhydrat
Chloramphenicol	Chloramphenicol
Chlordiazepoxidhydrochlorid	Chlordiazepoxidhydrochlorid
Chlormerodrin [^{197}Hg]-Injektionslösung	–
Chlorobutanol	Chlorobutanol
Wasserfreies Chlorobutanol	Wasserfreies Chlorobutanol
Chlorpromazinhydrochlorid	Chlorpromazinhydrochlorid
Chlortetracyclinhydrochlorid	Chlortetracyclinhydrochlorid
Cholera-Impfstoff	Cholera-Impfstoff
Cholera-Impfstoff (gefriergetrocknet)	Cholera-Impfstoff (gefriergetrocknet)
Chymotrypsin	Chymotrypsin
Citronensäure	Wasserfreie Citronensäure
Citronensäure-Monohydrat	Citronensäure-Monohydrat
Cocainhydrochlorid	Cocainhydrochlorid
Codein	Codein
Codeinphosphat	Codeinphosphat-Hemihydrat
Coffein	Coffein
Coffein-Monohydrat	Coffein-Monohydrat
Corticotrophin	–
Corticotrophin-Injektionslösung	Corticotrophin zur Injektion
Corticotrophin-Zinkhydroxid-Injektionssuspension	Corticotrophin-Zinkhydroxid-Injektionssuspension
Cortisonacetat	Cortisonacetat
Curaçao-Aloe	Curaçao-Aloe
Cyanocobalamin	–
Cyanocobalamin [^{57}Co]-Lösung	[^{57}Co]Cyanocobalamin-Lösung
Cyanocobalamin [^{58}Co]-Lösung	[^{58}Co]Cyanocobalamin-Lösung
Cyclobarbital-Calcium	Cyclobarbital-Calcium

Demeclocyclinhydrochlorid	Demeclocyclinhydrochlorid
Desipraminhydrochlorid	Desipraminhydrochlorid
Desoxycorticosteronacetat	Desoxycortonacetat
Desoxycortonacetat	Desoxycortonacetat
Dexamethason	Dexamethason
Diäthylbarbitursäure	Barbital
Dienestrol	Dienestrol
Diethylstilbestrol	Diethylstilbestrol
Digitalis-purpurea-Blätter	Digitalis-purpurea-Blätter
Digitoxin	Digitoxin
Digoxin	Digoxin
Dimercaprol	Dimercaprol
Diphtherie-Adsorbat-Impfstoff	Diphtherie-Adsorbat-Impfstoff
Diphtherie-Antitoxin	Diphtherie-Antitoxin
Diphtherie-Pertussis-Tetanus-Adsorbat-Impfstoff	Diphtherie-Pertussis-Tetanus-Adsorbat-Impfstoff
Diphtherie-Tetanus-Adsorbat-Impfstoff	Diphtherie-Tetanus-Adsorbat-Impfstoff
Diphtherie-Toxin für den Schick-Test	–
Diprophyllin	Diprophyllin
Distickstoffmonoxid	Distickstoffmonoxid
Eisen(II)-gluconat	Eisen(II)-gluconat
Eisen(II)-sulfat	Eisen(II)-sulfat
Enzianwurzel	Enzianwurzel
Ephedrin	Ephedrin-Hemihydrat
Wasserfreies Ephedrin	Wasserfreies Ephedrin
Ephedrinhydrochlorid	Ephedrinhydrochlorid
Ergocalciferol	Ergocalciferol
Ergometrinmaleat	Ergometrinhydrogenmaleat
Ergotamintartrat	Ergotamintartrat
Erythromycin	Erythromycin
Etacrynsäure	Etacrynsäure
Etofyllin	Etofyllin
Eucalyptusöl	Eucalyptusöl
Sterile, nicht resorbierbare Fäden	Sterile, nicht resorbierbare Fäden
Faulbaumrinde	Faulbaumrinde
Amerikanische Faulbaumrinde	Cascararinde
Fructose	Fructose
Furosemid	Furosemid
Gallamintriäthojodid	Gallamintriethiodid
Gasbrand-Antitoxin (oedematiens)	Gasbrand-Antitoxin (Novyi)
Gasbrand-Antitoxin (perfringens)	Gasbrand-Antitoxin (Perfringens)

Gasbrand-Antitoxin (polyvalent)	Gasbrand-Antitoxin (polyvalent)
Gasbrand-Antitoxin (septicum)	Gasbrand-Antitoxin (Septicum)
Wasserfreie Glucose für Injektionszwecke	Wasserfreie Glucose
Glucose-Monohydrat für Injektionszwecke	Glucose-Monohydrat
Glycerol	Glycerol
Glycerolmonostearat	Glycerolmonostearat 40–50 %
Glycerol 85 Prozent	Glycerol 85 %
Kolloidale Gold[^{198}Au]-Injektionslösung	Kolloidale [^{198}Au]Gold-Injektionslösung
Grippe-Adsorbat-Impfstoff	–
Grippe-Impfstoff (inaktiviert)	Influenza-Impfstoff
Griseofulvin	Griseofulvin
Arabisches Gummi	Arabisches Gummi
Halothan	Halothan
Hartfett	Hartfett
Hexobarbital	Hexobarbital
Homatropinhydrobromid	Homatropinhydrobromid
Hydrocortison	Hydrocortison
Hydrocortisonacetat	Hydrocortisonacetat
p-Hydroxybenzoesäuremethylester	Methyl-4-hydroxybenzoat
p-Hydroxybenzoesäurepropylester	Propyl-4-hydroxybenzoat
Hyoscyaminsulfat	Hyoscyaminsulfat
Hyoscyamusblätter	Hyoscyamusblätter
Eingestelltes Hyoscyamuspulver	Eingestelltes Hyoscyamuspulver
Imipraminhydrochlorid	Imipraminhydrochlorid
Immunglobulin vom Menschen	Immunglobulin vom Menschen
Immunsera	Immunsera für Menschen
Immunsera für Tiere	Immunsera für Tiere
Impfstoffe	Impfstoffe für Menschen
Impfstoffe für Tiere	Impfstoffe für Tiere
Infektiöse-Bronchitis-Lebendimpfstoff (gefriergetrocknet) für Geflügel	Infektiöse-Bronchitis-Lebend-Impfstoff für Geflügel (gefriergetrocknet)
Infektiöse-Hepatitis-Lebendimpfstoff (gefriergetrocknet) für Hunde	Infektiöse-Hepatitis-Lebend-Impfstoff für Hunde (gefriergetrocknet)
Insulin-Injektionslösung	–
Amorphe Insulin-Zink-Injektionssuspension	–
Gemischte Insulin-Zink-Injektionssuspension	–
Kristalline Insulin-Zink-Injektionssuspension	–
Eingestelltes Ipecacuanhapulver	Eingestelltes Ipecacuanhapulver
Ipecacuanhawurzel	Ipecacuanhawurzel
Isoniazid	Isoniazid

Isonicotinsäurehydrazid	Isoniazid
Isophan-Protamin-Insulin-Injektionssuspension	–
Isoprenalinsulfat	Isoprenalinsulfat
Jod	Iod
Kaliumaluminiumsulfat	Aluminiumkaliumsulfat
Kaliumbromid	Kaliumbromid
Kaliumchlorid	Kaliumchlorid
Kaliumcitrat	Kaliumcitrat
Kaliumjodid	Kaliumiodid
Kaliumpermanganat	Kaliumpermanganat
Kamillenblüten	Kamillenblüten
Römische Kamille	Römische Kamille
Kap-Aloe	Kap-Aloe
Kartoffelstärke	Kartoffelstärke
Keuchhusten-Adsorbat-Impfstoff	Pertussis-Adsorbat-Impfstoff
Keuchhusten-Impfstoff	Pertussis-Impfstoff
Medizinische Kohle	Medizinische Kohle
Kohlendioxid	Kohlendioxid
Sterile, resorbierbare Kollagenfäden	Sterile, resorbierbare Kollagenfäden
Lactoflavin	Riboflavin
Lactose	Lactose
Lävulose	Fructose
Steriler Leinenfaden	Steriler Leinenfaden
Leptospirose-Impfstoff für Tiere	Leptospirose-Impfstoff für Tiere
Levothyroxin-Natrium	Levothyroxin-Natrium
Lidocainhydrochlorid	Lidocainhydrochlorid
Lithiumcarbonat	Lithiumcarbonat
Lypressin-Injektionslösung	Lypressin-Injektionslösung
Leichtes basisches Magnesiumcarbonat	Leichtes basisches Magnesiumcarbonat
Schweres basisches Magnesiumcarbonat	Schweres basisches Magnesiumcarbonat
Magnesiumchlorid	Magnesiumchlorid
Leichtes Magnesiumoxid	Leichtes Magnesiumoxid
Magnesiumstearat	Magnesiumstearat
Magnesiumsulfat	Magnesiumsulfat
Magnesiumtrisilicat	Magnesiumtrisilicat
Maisstärke	Maisstärke
Masern-Immunglobulin vom Menschen	Masern-Immunglobulin vom Menschen
Masern-Impfstoff (lebend, attenuiert)	Masern-Lebend-Impfstoff
Menadion	Menadion

Mepacrinhydrochlorid	–
Meprobamat	Meprobamat
Methadonhydrochlorid	Methadonhydrochlorid
Methotrexat	–
Methylatropiniumbromid	Methylatropiniumbromid
Methylatropiniumnitrat	Methylatropiniumnitrat
Methylnaphthochinon	Menadion
Methylphenobarbital	Methylphenobarbital
Methylsalicylat	Methylsalicylat
Methylscopolaminiumnitrat	–
Methyltestosteron	Methyltestosteron
Milchsäure	Milchsäure
Milzbrandsporen-Lebendimpfstoff für Tiere	Milzbrandsporen-Lebend-Impfstoff für Tiere
Morphinhydrochlorid	Morphinhydrochlorid
Natriumacetat	Natriumacetat
Natriumbromid	Natriumbromid
Natriumcarbonat	Natriumcarbonat
Natriumcarbonat-Dekahydrat	Natriumcarbonat-Decahydrat
Natriumcarbonat-Monohydrat	Natriumcarbonat-Monohydrat
Natriumchlorid	Natriumchlorid
Sterile Natriumchromat[^{51}Cr]-Lösung	Sterile Natrium[^{51}Cr]chromat-Lösung
Natriumcitrat	Natriumcitrat
Natriumhydrogencarbonat	Natriumhydrogencarbonat
Natriumiodid[^{125}I]-Lösung	Natrium[^{125}I]iodid-Lösung
Natriumiodid[^{131}I]-Lösung	Natrium[^{131}I]iodid-Lösung
Natriumiodohippurat[^{131}I]-Injektionslösung	Natrium[^{131}I]iodhippurat-Injektionslösung
Natriumjodid	Natriumiodid
Natriummonohydrogenphosphat	Natriummonohydrogenphosphat-Dodecahydrat
Natriumpertechnetat[^{99m}Tc]-Injektionslösung (nicht aus Kernspaltprodukten)	Natrium[^{99m}Tc]pertechnetat-Injektionslösung nicht aus Kernspaltprodukten
Natriumphosphat[^{32}P]-Injektionslösung	Natrium[^{32}P]phosphat-Injektionslösung
Natriumsalicylat	Natriumsalicylat
Natriumsulfat	Natriumsulfat-Decahydrat
Entwässertes Natriumsulfat	Wasserfreies Natriumsulfat
Natriumsulfat-Dekahydrat	Natriumsulfat-Decahydrat
Natriumtetraborat	Natriumtetraborat
Natriumthiosulfat	Natriumthiosulfat
Neomycinsulfat	Neomycinsulfat
Neostigminbromid	Neostigminbromid
Newcastle-Krankheit-Lebendimpfstoff (gefriergetrocknet) (lentogener Stamm)	Newcastle-Krankheit-Lebend-Impfstoff (gefriergetrocknet)
Nicethamid	Nicethamid

Nicotinamid	Nicotinamid
Nicotinsäure	Nicotinsäure
Nitrazepam	Nitrazepam
Noradrenalinhydrogentartrat	Norepinephrinhydrogentartrat
Noradrenalintartrat	Norepinephrinhydrogentartrat
Noscapin	Noscapin
Noscapinhydrochlorid	Noscapinhydrochlorid
Östradiolbenzoat	Estradiolbenzoat
Östron	–
Oxedrintartrat	–
Oxytetracyclin-Dihydrat	Oxytetracyclin
Oxytetracyclinhydrochlorid	Oxytetracyclinhydrochlorid
Oxytocin-Injektionslösung	Oxytocin-Injektionslösung
Papaverinhydrochlorid	Papaverinhydrochlorid
Paracetamol	Paracetamol
Paraldehyd	Paraldehyd
Parenteralia	Parenteralia
Penicillin-G-Kalium	Benzylpenicillin-Kalium
Penicillin-G-Natrium	Benzylpenicillin-Natrium
Pentetrazol	–
Pentobarbital	Pentobarbital
Pentobarbital-Natrium	Pentobarbital-Natrium
Pethidinhydrochlorid	Pethidinhydrochlorid
Pfefferminzblätter	Pfefferminzblätter
Pfefferminzöl	Pfefferminzöl
Phenacetin	Phenacetin
Phenazon	Phenazon
Phenobarbital	Phenobarbital
Phenoxymethylpenicillin	Phenoxymethylpenicillin
Phenyläthylbarbitursäure	Phenobarbital
Phenylbutazon	Phenylbutazon
Phenytoin-Natrium	Phenytoin-Natrium
Pholcodin	Pholcodin
Konzentrierte Phosphorsäure	Phosphorsäure 85 %
Verdünnte Phosphorsäure	Phosphorsäure 10 %
Phosphorsäure 90 Prozent	Phosphorsäure 85 %
Phosphorsäure 10 Prozent	Phosphorsäure 10 %
Physostigminsalicylat	Physostigminsalicylat
Pilocarpinnitrat	Pilocarpinnitrat
Piperazinadipat	Piperazinadipat
Piperazincitrat	Piperazincitrat
Piperazin-Hexahydrat	Piperazin-Hexahydrat
Pockenimpfstoff (flüssig, Dermolymphe)	–
Pockenimpfstoff (gefriergetrocknet, Dermolymphe)	Pocken-Lebend-Impfstoff (gefriergetrocknet)
Poliomyelitis-Impfstoff (inaktiviert)	Poliomyelitis-Impfstoff

Poliomyelitis-Impfstoff (lebend, oral)	Poliomyelitis-Lebend-Impfstoff
Steriler Polyamid-6-Faden	Steriler Polyamid-6-Faden
Steriler Polyamid-6/6-Faden	Steriler Polyamid-6/6-Faden
Steriler Polyesterfaden	Steriler Polyesterfaden
Polymyxin-B-sulfat	Polymyxin-B-sulfat
Polysorbat 20	Polysorbat 20
Polysorbat 60	Polysorbat 60
Polysorbat 80	Polysorbat 80
Prednisolon	Prednisolon
Prednison	Prednison
Procainhydrochlorid	Procainhydrochlorid
Progesteron	Progesteron
Promethazinhydrochlorid	Promethazinhydrochlorid
Propylenglykol	Propylenglycol
Protamin-Insulin-Zink-Injektionssuspension	–
Proxyphyllin	Proxyphyllin
Pyridoxinhydrochlorid	Pyridoxinhydrochlorid
Quecksilber(II)-chlorid	Quecksilber(II)-chlorid
Radioaktive Arzneimittel	Radioaktive Arzneimittel
Ratanhiawurzel	Ratanhiawurzel
Reisstärke	Reisstärke
Reserpin	Reserpin
Riboflavin	Riboflavin
Rifamycin-Natrium	Rifamycin-Natrium
Rizinusöl	Rizinusöl
Saccharose	Saccharose
Safran	–
Salicylsäure	Salicylsäure
Salzsäure 38 Prozent	Salzsäure 36 %
Salzsäure 10 Prozent	Salzsäure 10 %
Konzentrierte Salzsäure	Salzsäure 36 %
Verdünnte Salzsäure	Salzsäure 10 %
Sauerstoff	Sauerstoff
Scopolaminhydrobromid	Scopolaminhydrobromid
Secobarbital-Natrium	Secobarbital-Natrium
Steriler geflochtener Seidenfaden	Steriler geflochtener Seidenfaden
Sennesblätter	Sennesblätter
Alexandriner-Sennesfrüchte	Alexandriner-Sennesfrüchte
Tinnevelly-Sennesfrüchte	Tinnevelly-Sennesfrüchte
Sesamöl	Sesamöl
Silbernitrat	Silbernitrat
Stärken	–

Staupe-Lebendimpfstoff (gefriergetrocknet) für Hunde	Staupe-Lebend-Impfstoff für Hunde (gefriergetrocknet)
Staupe-Lebendimpfstoff (gefriergetrocknet) für Frettchen und Nerze	Staupe-Lebend-Impfstoff für Frettchen und Nerze (gefriergetrocknet)
Stramoniumblätter	Stramoniumblätter
Eingestelltes Stramoniumpulver	Eingestelltes Stramoniumpulver
Streptomycinsulfat	Streptomycinsulfat
Sublimat	Quecksilber(II)-chlorid
Succinylsulfathiazol	Succinylsulfathiazol
Süßholzwurzel	Süßholzwurzel
Sulfadiazin	Sulfadiazin
Sulfadimidin	Sulfadimidin
Suxamethoniumchlorid	Suxamethoniumchlorid
Tabletten	Tabletten
Talkum	Talkum
Testosteronpropionat	Testosteronpropionat
Tetanus-Adsorbat-Impfstoff	Tetanus-Adsorbat-Impfstoff
Tetanus-Antitoxin	Tetanus-Antitoxin
Tetanus-Immunglobulin vom Menschen	Tetanus-Immunglobulin vom Menschen
Tetracainhydrochlorid	Tetracainhydrochlorid
Tetracyclinhydrochlorid	Tetracyclinhydrochlorid
Theobromin	Theobromin
Theophyllin	Theophyllin
Theophyllin-Äthylendiamin	Theophyllin-Ethylendiamin
Theophyllin-Monohydrat	Theophyllin-Monohydrat
Thiaminchloridhydrochlorid	Thiaminchloridhydrochlorid
Thiaminhydrochlorid	Thiaminchloridhydrochlorid
Thiopental-Natrium	Thiopental-Natrium
α-Tocopherolacetat	α-Tocopherolacetat
Tolbutamid	Tolbutamid
Tollwut-Immunserum	–
Weißer Ton	Weißer Ton
Tosylchloramid-Natrium	Tosylchloramid-Natrium
Tragant	Tragant
Trichloressigsäure	–
Trichloroethylen	–
Trimipraminhydrogenmaleat	Trimipraminhydrogenmaleat
Trockenplasma	–
Gereinigtes Tuberkulin	Gereinigtes Tuberkulin
Tubocurarinchlorid	Tubocurarinchlorid
Typhus-Impfstoff	Typhus-Impfstoff
Typhus-Impfstoff (gefriergetrocknet)	Typhus-Impfstoff (gefriergetrocknet)
Undecylensäure	Undecylensäure
Vaccinia-Immunglobulin vom Menschen	Vaccinia-Immunglobulin vom Menschen
Verbandmull aus Baumwolle	Verbandmull aus Baumwolle

Steriler Verbandmull aus Baumwolle	Steriler Verbandmull aus Baumwolle
Verbandwatte aus Baumwolle	Verbandwatte aus Baumwolle
Sterile Verbandwatte aus Baumwolle	Sterile Verbandwatte aus Baumwolle
Verbandwatte aus Zellwolle	Verbandwatte aus Viskose
Sterile Verbandwatte aus Zellwolle	Sterile Verbandwatte aus Viskose
Vitamin A	Vitamin A
Vitamin-B_1-chloridhydrochlorid	Thiaminchloridhydrochlorid
Vitamin B_2	Riboflavin
Vitamin-B_6-hydrochlorid	Pyridoxinhydrochlorid
Vitamin-B_{12}-Cyanokomplex	–
Vitamin C	Ascorbinsäure
Vitamin D_2	Ergocalciferol
Wasser für Injektionszwecke	Wasser für Injektionszwecke
Gereinigtes Wasser	Gereinigtes Wasser
Konzentrierte Wasserstoffperoxid-Lösung	Wasserstoffperoxid-Lösung 30 %
Wasserstoffperoxid-Lösung 30 Prozent	Wasserstoffperoxid-Lösung 30 %
Wasserstoffperoxid-Lösung 27 Prozent	–
Wasserstoffperoxid-Lösung 3 Prozent	Wasserstoffperoxid-Lösung 3 %
Verdünnte Wasserstoffperoxid-Lösung	Wasserstoffperoxid-Lösung 3 %
Weinsäure	Weinsäure
Weizenstärke	Weizenstärke
Basisches Wismutcarbonat	Basisches Bismutcarbonat
Zinkchlorid	Zinkchlorid
Zinkoxid	Zinkoxid
Zinksulfat	Zinksulfat
Zinkundecylenat	Zinkundecylenat

Monographie des DAB 8	Siehe im DAB 9 die Monographie[1]
Acetylsalicylsäure-Tabletten	–
Adoniskraut	Adoniskraut
Eingestelltes Adoniskraut	Eingestelltes Adoniskraut
Äthanol	Ethanol
Äthanol-Wasser-Gemische	Ethanol-Wasser-Gemische
Aloeextrakt	Eingestellter Aloeextrakt
Aluminiumacetat-tartrat-Lösung	Aluminiumacetat-tartrat-Lösung
Ammi-visnaga-Früchte	Ammi-visnaga-Früchte
Ammoniumbituminosulfonat	Ammoniumbituminosulfonat
Anisöl	Anisöl
Arnikablüten	Arnikablüten
Arnikatinktur	Arnikatinktur
Ascorbinsäure-Tabletten	–
Augensalben	Augensalben
Augentropfen	Augentropfen
Bärentraubenblätter	Bärentraubenblätter
Baldriantinktur	Baldriantinktur
Belladonnaextrakt	Belladonnaextrakt
Bengalrosa[^{131}I]-Natrium-Injektionslösung	–
Benzin	Benzin
Benzoesäure	Benzoesäure
Birkenblätter	Birkenblätter
Borsäure-Lösung	–
Borsalbe	–
Bromisoval	–
Bromisoval-Tabletten	–
Calciumsulfat-Hemihydrat	Calciumsulfat-Hemihydrat
Campher	Campher
Campherspiritus	Campherspiritus
Carbromal	Carbromal
Carbromal-Tabletten	–
Steriles Catgut im Fadenspender	Steriles Catgut im Fadenspender
Cayennepfeffer	Cayennepfeffer
Cellulosepulver	Cellulosepulver
Cetylstearylalkohol	Cetylstearylalkohol
Emulgierender Cetylstearylalkohol	Emulgierender Cetylstearylalkohol
Cetylstearylschwefelsaures Natrium	Natriumcetylstearylsulfat
Zusammengesetzte Chinatinktur	Zusammengesetzte Chinatinktur
Chinidinsulfat	Chinidinsulfat
Chininsulfat	Chininsulfat
Chloroform	Chloroform
Cholinchlorid	Cholinchlorid
Cholinhydrogentartrat	Cholinhydrogentartrat
Citronenöl	Citronenöl

[1] Der Grad der Entsprechung der Monographien ist von Fall zu Fall verschieden.

Coffein-Natriumbenzoat	Coffein-Natriumbenzoat
Coffein-Natriumsalicylat	Coffein-Natriumsalicylat
Coffein-Tabletten	–
Colchicin	–
Colecalciferol-Cholesterin	–
Cyclobarbital-Calcium-Tabletten	–
Dantron	–
Dextrin	Dextrin
Diethylstilbestroldipropionat	–
Digitalis-lanata-Blätter	Digitalis-lanata-Blätter
Eingestelltes Digitalis-lanata-Pulver	Eingestelltes Digitalis-lanata-Pulver
Eingestelltes Digitalis-purpurea-Pulver	Eingestelltes Digitalis-purpurea-Pulver
Dihydrocodeinhydrogentartrat	Dihydrocodeinhydrogentartrat
Wäßrige Drogenauszüge	–
Eibischwurzel	Eibischwurzel
Eisessig	Essigsäure 99 %
Emetindihydrochlorid	Emetindihydrochlorid-Pentahydrat
Ephedrinhydrochlorid-Tabletten	–
Erdnußöl	Erdnußöl
Ethacridinlactat	Ethacridinlactat
Extrakte	Extrakte
Fenchel	Fenchel
Fenchelöl	Fenchelöl
Folsäure	Folsäure
Formaldehyd-Lösung	Formaldehyd-Lösung
Gelatine	Gelatine
Javanische Gelbwurz	Javanische Gelbwurz
Hartparaffin	Hartparaffin
Heilbuttleberöl	–
Hibiscusblüten	Hibiscusblüten
Huflattichblätter	Huflattichblätter
Hydrocodonhydrogentartrat	Hydrocodonhydrogentartrat
Hydromorphonhydrochlorid	Hydromorphonhydrochlorid
Ipecacuanhatinktur	Ipecacuanhatinktur
Alkoholische Jodlösung	Ethanolhaltige Iod-Lösung
Kakaobutter	Kakaobutter
Kaliumhydrogencarbonat	Kaliumhydrogencarbonat
Kapseln	Kapseln
Kühlsalbe	Kühlsalbe
Kümmel	Kümmel
Kümmelöl	Kümmelöl

Lanolin	Lanolin
Lavendelöl	Lavendelöl
Steriler Leinenfaden im Fadenspender	Steriler Leinenfaden im Fadenspender
Leinsamen	Leinsamen
Lindenblüten	Lindenblüten
Magnesiumperoxid	Magnesiumperoxid
Maiglöckchenkraut	Maiglöckchenkraut
Eingestelltes Maiglöckchenpulver	Eingestelltes Maiglöckchenpulver
Mariendistelfrüchte	Mariendistelfrüchte
Meerzwiebel	Meerzwiebel
Eingestelltes Meerzwiebelpulver	Eingestelltes Meerzwiebelpulver
Melissenblätter	Melissenblätter
Menthol	Menthol
Racemisches Menthol	Racemisches Menthol
Metamizol-Natrium	Metamizol-Natrium
Methamphetaminhydrochlorid	Metamfetaminhydrochlorid
Methenamin	Methenamin
Methionin	Racemisches Methionin
Methylphenobarbital-Tabletten	–
Methylthioniniumchlorid	–
Minzöl	Minzöl
Myrrhe	Myrrhe
Myrrhentinktur	Myrrhentinktur
Natriumdihydrogenphosphat	Natriumdihydrogenphosphat-Dihydrat
Natriumlactat-Lösung	Natriumlactat-Lösung
Natriumnitrit	–
Nelkenöl	Nelkenöl
Neostigminmethylsulfat	Neostigminmetilsulfat
Noradrenalinhydrochlorid	Norepinephrinhydrochlorid
Öl für Injektionszwecke	–
Ölsäureoleylester	Oleyloleat
Olivenöl	Olivenöl
Opium	Opium
Eingestelltes Opium	Eingestelltes Opium
Opiumextrakt	–
Opiumtinktur	Opiumtinktur
Orthosiphonblätter	Orthosiphonblätter
Oxycodonhydrochlorid	Oxycodonhydrochlorid
Dickflüssiges Paraffin	Dickflüssiges Paraffin
Dünnflüssiges Paraffin	Dünnflüssiges Paraffin
Pepsin	Pepsin
Perubalsam	Perubalsam
Phenobarbital-Natrium	Phenobarbital-Natrium

Phenobarbital-Tabletten	–
Phenol	Phenol
Phenytoin	Phenytoin
Pilocarpinhydrochlorid	–
Polyäthylenglykole	–
Polyäthylenglykol-400-stearat	Macrogolstearat 400
Polyäthylenglykolsalbe	–
Steriler Polyamid-6-Faden im Fadenspender	Steriler Polyamid-6-Faden im Fadenspender
Steriler Polyamid-6/6-Faden im Fadenspender	Steriler Polyamid-6/6-Faden im Fadenspender
Steriler Polyesterfaden im Fadenspender	Steriler Polyesterfaden im Fadenspender
Pomeranzenschale	Pomeranzenschale
Primelwurzel	Primelwurzel
Procain-Benzylpenicillin	Benzylpenicillin-Procain
Propylthiouracil	Propylthiouracil
Pyridoxinhydrochlorid-Tabletten	–
Gelbe Quecksilberoxidsalbe	Gelbe Quecksilberoxidsalbe
Quecksilberpräzipitatsalbe	Quecksilberpräzipitatsalbe
Ratanhiatinktur	Ratanhiatinktur
Rauwolfiawurzel	Rauwolfiawurzel
Resorcin	Resorcin
Rhabarber	Rhabarberwurzel
Rhabarberextrakt	Rhabarberextrakt
Raffiniertes Rizinusöl	Raffiniertes Rizinusöl
Rosmarinöl	Rosmarinöl
Roßkastaniensamen	Roßkastaniensamen
Rutosid	Rutosid
Saccharin-Natrium	Saccharin-Natrium
Hydrophile Salbe	Hydrophile Salbe
Wasserhaltige hydrophile Salbe	Wasserhaltige hydrophile Salbe
Dreilappiger Salbei	Dreilappiger Salbei
Salbeiblätter	Salbeiblätter
Salben	Salben
Schachtelhalmkraut	Schachtelhalmkraut
Schöllkraut	Schöllkraut
Schwefel	–
Feinverteilter Schwefel	Feinverteilter Schwefel
Schweineschmalz	Schweineschmalz
Steriler, geflochtener Seidenfaden im Fadenspender	Steriler, geflochtener Seidenfaden im Fadenspender
Hochdisperses Siliciumdioxid	Hochdisperses Siliciumdioxid
Sirupe	Sirupe
Sorbit	Sorbitol
Stabilisatorlösungen für Blutkonserven	Stabilisatorlösungen für Blutkonserven

Stärkesirup	Glucosesirup
g-Strophanthin	Ouabain
Geschälte Süßholzwurzel	–
Sulfaguanidin	Sulfaguanidin
Sulfisomidin	Sulfisomidin
Suppositorien	Suppositorien
Tang	Tang
Tausendgüldenkraut	Tausendgüldenkraut
Gereinigtes Terpentinöl	–
Thiaminnitrat	Thiaminnitrat
Thiamin-Tabletten	–
Thymian	Thymian
Thymianfluidextrakt	Thymianfluidextrakt
Thymol	Thymol
Tinkturen	Tinkturen
Mittelkettige Triglyceride	Mittelkettige Triglyceride
Vanillin	Vanillin
Weißes Vaselin	Weißes Vaselin
Verbandwatte aus Baumwolle und Zellwolle	Verbandwatte aus Baumwolle und Viskose
Sterile Verbandwatte aus Baumwolle und Zellwolle	Sterile Verbandwatte aus Baumwolle und Viskose
Hochgebleichter Verbandzellstoff	Hochgebleichter Verbandzellstoff
Steriler, hochgebleichter Verbandzellstoff	Steriler, hochgebleichter Verbandzellstoff
Wacholderbeeren	Wacholderbeeren
Gebleichtes Wachs	Gebleichtes Wachs
Gelbes Wachs	Gelbes Wachs
Walrat	–
Weißdornblätter mit Blüten	Weißdornblätter mit Blüten
Wermutkraut	Wermutkraut
Basisches Wismutgallat	Basisches Bismutgallat
Basisches Wismutnitrat	–
Wollwachs	Wollwachs
Wollwachsalkohole	Wollwachsalkohole
Wollwachsalkoholsalbe	Wollwachsalkoholsalbe
Wasserhaltige Wollwachsalkoholsalbe	Wasserhaltige Wollwachsalkoholsalbe
Zinkleim	Zinkleim
Zinkpaste	Zinkpaste
Zinksalbe	Zinksalbe
Zuckersirup	Zuckersirup

Neu aufgenommene Monographien in das DAB 9

Acetazolamid
Aceton
Agar
Albuminlösung vom Menschen
Wasserhaltiges Aluminiumoxid; Algeldrat
Amantadinhydrochlorid
Ammoniak-Lösung 10 %
Amitriptylinhydrochlorid
Amoxicillin-Trihydrat
Wasserfreies Ampicillin
Ampicillin-Natrium
Ampicillin-Trihydrat
Kolloidale Antimon-[^{99m}Tc]Technetium-Injektionslösung
Augenwässer
Azathioprin

Bacitracin
Bacitracin-Zink
Belladonnatinktur
Bendroflumethiazid
Benzalkoniumchlorid
Benzalkoniumchlorid-Lösung
Benzoetinktur
Benzylalkohol
Benzylmandelat
Betanidinsulfat
Blutgerinnungsfaktor VIII vom Menschen (gefriergetrocknet)
Bockshornsamen
Botulismus-Impfstoff für Tiere
Butylscopolaminiumbromid

Calcitonin vom Lachs
Calciumbehenat
Calciumlactat-Trihydrat
Carboxymethylcellulosegel
Carboxymethylcellulose-Natrium
Carnaubawachs
Mikrokristalline Cellulose
Cetylpalmitat
Cetylpyridiniumchlorid
Chlorambucil
Chloramphenicolpalmitat
Chlorobutanol-Hemihydrat
Chlorocresol
Chlorothiazid
Chlorophenaminhydrogenmaleat
Choriongonadotropin
[^{51}Cr]Chromedetat-Injektionslösung
Clofibrat
Clonidinhydrochlorid
Clostridium-Novyi-Alpha-Antitoxin für Tiere
Clostridium-Novyi-(Typ B)-Impfstoff für Tiere
Clostridium-Perfringens-Beta-Antitoxin für Tiere
Clostridium-Perfringens-Epsilon-Antitoxin für Tiere
Clostridium-Perfringens-Impfstoff für Tiere
Codeinphosphat-Sesquihydrat
Colecalciferol
  Ölige Lösungen von Colecalciferol
  Colecalciferol-Trockenkonzentrat
Colistimethat-Natrium
Colistinsulfat
Copolyvidon
Nichtionische hydrophile Creme

Dapson
Dequaliniumchlorid
Deslanosid
Dextromethorphanhydrobromid
Dextromoramidhydrogentartrat
Diazepam
Dichlormethan
Diethylcarbamazindihydrogencitrat
Dihydralazinsulfat
Dihydralazinsulfat-Hydrat
Dihydrostreptomycinsulfat
Dimeticon
Diphenhydraminhydrochlorid
Doxycyclinhyclat

Emetindihydrochlorid-Heptahydrat
Erythromycinethylsuccinat
Erythromycinstearat
Ethionamid
Ethisteron
Ethosuximid
Ethylendiamin
Ethyl-4-hydroxybenzoat
Eucalyptusblätter

Fibrinogen vom Menschen (gefriergetrocknet)
Fichtennadelöl
Flohsamen
Indische Flohsamen
Fluocinolonacetonid
Framycetinsulfat

Gelbfieber-Lebend-Impfstoff
Gentamicinsulfat
Gewürznelken
Ginsengwurzel
Granulate
Guanethidinmonosulfat
Sprühgetrocknetes Arabisches Gummi

Hämodialyselösungen
Hagebuttenschalen
Haloperidol
Heftpflaster
Heparin-Calcium
Heparin-Natrium
Hexetidin
Histamindihydrochlorid
Histaminphosphat
Honig
Hydrochlorothiazid
Hydroxyethylcellulose
Hydroxyethylcellulosegel
Hydroxypropylcellulose

Indometacin
Influenza-Spaltimpfstoff
Insulin
Ipecacuanhaextrakt
Isopropylmyristat
Isopropylpalmitat

Kaliumdihydrogenphosphat
Kaliumlactat-Lösung
Kaliummonohydrogenphosphat
Kanamycinmonosulfat
Saures Kanamycinsulfat
Kiefernnadelöl

[^{85}Kr]Krypton-Injektionslösung
Lanatosid C
Levodopa
Likörwein

Macrogol-Glycerolhydroxystearat
Macrosalb-[^{99m}Tc]Technetium-Injektionslösung
Magnesiumhydroxid
Schweres Magnesiumoxid
Maleinsäure
Mandelöl
Mannitol

Maul- und Klauenseuche-Impfstoff für Wiederkäuer
Meningokokken-Polysaccharid-Impfstoff
Menotropin
Mepyraminhydrogenmaleat
Mercaptopurin
Mestranol
Methanol
Methaqualon
Methylcellulose
Methyldopa
Methylhydroxyethylcellulose
Methylhydroxypropylcellulose
Methylhydroxypropylcellulosephthalat
Metrifonat
Metronidazol
Miconazolnitrat
Isländisches Moos
Mumps-Lebend-Impfstoff

Naphazolinnitrat
Nasentropfen
Natriumbenzoat
Natriumcalciumedetat
Natriumdodecylsulfat
Natriumedetat
Natriumfluorid
Natrium[^{99m}Tc]pertechnetat-Injektionslösung aus Kernspaltprodukten
Niclosamid
Nitrofurantoin
Norethisteron
Nystatin

Ohrentropfen
Oleanderblätter
Eingestelltes Oleanderpulver
Oxyphenbutazon

Pankreas-Pulver
Panleukopenie-Lebend-Impfstoff für Katzen (gefriergetrocknet)
Pararauschbrand-Impfstoff für Tiere
Pferdeinfluenza-Impfstoff
Phenolsulfonphthalein
Phenoxymethylpenicillin-Kalium
Phenylmercuriborat
Phthalylsulfathiazol
Plasmaproteinlösung vom Menschen

Isopropylalkoholhaltiges Polyacrylatgel
Wasserhaltiges Polyacrylatgel
Polyacrylsäure
Probenecid
Prochlorperazinhydrogenmaleat
Pulver
Pyrimethamin

[^{197}Hg]Quecksilber(II)-chlorid-Injektionslösung

Rauschbrand-Impfstoff für Tiere
Kolloidale Rheniumsulfid-[^{99m}Tc]Technetium-Injektionslösung
Rifampicin
Hydriertes Rizinusöl
Röteln-Lebendimpfstoff

Schellack
Salbutamol
Schlangengift-Immunserum (Europa)
Schwefelkolloid-[^{99m}Tc]Technetium-Injektionslösung
Klassische Schweinepest-Lebend-Impfstoff (gefriergetrocknet)
Schweinerotlauf-Impfstoff
Schweinerotlauf-Serum
[^{75}Se]Seleno-L-methionin-Injektionslösung
Senegawurzel
Gefälltes Siliciumdioxid
Sonnenhutwurzel
Sorbitol-Lösung 70 % (kristallisiert)
Sorbitol-Lösung 70 % (nicht kristallisiert)
Spiramycin
Spitzwegerichkraut
Streptokinase
Sulfacetamid-Natrium
Sulfamerazin
Sulfamethoxazol

Tamponadebinden aus Baumwolle
Sterile Tamponadebinden aus Baumwolle
Tamponadebinden aus Baumwolle und Viskose
Sterile Tamponadebinden aus Baumwolle und Viskose
[^{99m}Tc]Technetium-Zinndiphosphat-Injektionslösung
Tetanus-Antitoxin für Tiere
Tetracyclin
Theophyllin-Ethylendiamin-Hydrat
Thiamphenicol
Titandioxid
Tollwut-Impfstoff
Tollwut-Impfstoff für Tiere
Tormentillwurzelstock
Triamcinolonacetonid
Triamteren
Trifluoperazindihydrochlorid
Trimethadion
Trimethoprim
Gereinigtes aviäres Tuberkulin
Gereinigtes bovines Tuberkulin

Vaginalkugeln
Ölige Lösung von Vitamin A
Vitamin-A-Pulver
Wasserdispergierbares Vitamin A

Tritierte [^{3}H]Wasser-Injektionslösung
Wasserhaltiges Wollwachs

[^{133}Xe]Xenon-Injektionslösung

Zimtrinde
Weiche Zinkpaste
Zinkstearat
Zubereitungen in Druckbehältnissen

Monographien von Ph. Eur. 1 und DAB 8, die nicht in das DAB 9 übernommen wurden

Acetylsalicylsäure-Tabletten
Ajmalin
Ajmalin-Monoäthanol
Ajmalin-Monohydrat
Aminophenazon
p-Aminosalicylsaures Calcium
p-Aminosalicylsaures Natrium
Ascorbinsäure-Tabletten

Bengalrosa[^{131}I]-Natrium-Injektionslösung
Benzoe
Borsäure-Lösung
Borsalbe
Bromisoval
Bromisoval-Tabletten

Carbromal-Tabletten
Chlormerodrin[^{197}Hg]-Injektionslösung
Coffein-Tabletten
Colchicin
Colecalciferol-Cholesterin
Corticotrophin
Cyanocobalamin
Cyclobarbital-Calcium-Tabletten

Dantron
Diethylstilbestroldipropionat
Diphtherie-Toxin für den Schick-Test
Wäßrige Drogenauszüge

Ephedrinhydrochlorid-Tabletten

Grippe-Adsorbat-Impfstoff

Heilbuttleberöl

Insulin-Injektionslösung
Amorphe Insulin-Zink-Injektionssuspension
Gemischte Insulin-Zink-Injektionssuspension
Kristalline Insulin-Zink-Injektionssuspension
Isophan-Protamin-Insulin-Injektionssuspension

Mepacrinhydrochlorid
Methotrexat
Methylphenobarbital-Tabletten
Methylscopolaminiumnitrat
Methylthioniniumchlorid

Natriumnitrit

Öl für Injektionszwecke
Östron
Oxedrintartrat

Pentetrazol
Phenobarbital-Tabletten
Pilocarpinhydrochlorid
Pockenimpfstoff (flüssig, Dermolymphe)
Polyäthylenglykole
Polyäthylenglykolsalbe
Protamin-Insulin-Zink-Injektionssuspension
Pyridoxinhydrochlorid-Tabletten

Safran
Schwefel
Stärken
Geschälte Süßholzwurzel

Gereinigtes Terpentinöl
Thiamin-Tabletten
Tollwut-Immunserum
Trichloressigsäure
Trichloroethylen
Trockenplasma

Vitamin-B_{12}-Cyanokomplex

Walrat
Wasserstoffperoxid-Lösung 27 Prozent
Basisches Wismutnitrat

VIII.N6 Lateinische Monographietitel des DAB 9, die von denen der Ph. Eur. 1 bzw. des DAB 8 abweichen

DAB 9	**Ph. Eur. 1**
Acidum citricum anhydricum	Acidum citricum
Adrenalini tartras	Adrenalinii tartras
Auri [^{198}*Au*] colloidalis solutio iniectabilis	Auri colloidalis [^{198}*Au*] solutio injectabilis
Calcii lactas pentahydricus	Calcii lactas
Chamomillae romanae flos	Anthemidis flos
Chinini hydrochloridum	Chininii chloridum
Chlorobutanolum hemihydricum	Chlorobutanolum
Chorda resorbilis sterilis	Chorda resorbilis aseptia
Cinchonae cortex	Cinchonae succirubrae cortex
Codeini phosphas hemihydricus	Codeini phosphas
Codeini phosphas sesquihydricus	Codeini phosphas
Diethylstilbestrolum	Diaethylstilboestrolum
Dinatrii phosphas dodecahydricus	Natrii phosphas
Ephedrinum hemihydricum	Ephedrinum
Ergometrini maleas	Ergometrinii maleas
Ergotamini tartras	Ergotaminii tartras
Estradioli benzoas	Oestradioli benzoas
Ethylmorphini hydrochloridum	Aethylmorphini hydrochloridum
Ethinylestradiolum	Aethinyloestradiolum
Fila collagenis resorbilia sterilia	Fila collagenis resorbilia aseptica
Fila non resorbilia sterilia	Fila non resorbilia aseptica
Filum bombycis tortum sterile	Filum bombycis tortum asepticum
Filum lini sterile	Filum lini asepticum
Filum polyamidicum-6 sterile	Filum polyamidicum-6 asepticum
Filum polyamidicum-6/6 sterile	Filum polyamidicum-6/6 asepticum
Filum polyestericum sterile	Filum polyestericum asepticum
Fructosum (Laevulosum)	Laevulosum
Glucosum anhydricum	Dextrosum anhydricum ad usum parenterale
Glucosum monohydricum	Dextrosum monohydricum ad usum parenterale
Glyceroli monostearas 40–50	Glyceroli monostearas
Hydrargyri dichloridum	Hydrargyri perchloridum
Hydrogenii peroxidum 3 per centum	Hydrogenii peroxidum dilutum
Immunoglobulinum humanum morbillicum	Immunoglobulinum humanum antimorbillicum
Immunoglobulinum humanum tetanicum	Immunoglobulinum humanum antitetanicum
Immunoglobulinum humanum vaccinicum	Immunoglobulinum humanum antivaccinicum
Immunosera ad usum humanum	Immunosera
Immunoserum botulinicum	Immunoserum antibotulinicum
Immunoserum diphthericum	Immunoserum antidiphthericum
Immunoserum gangraenicum mixtum	Immunoserum anticlostridium mixtum
Immunoserum gangraenicum (Clostridium novyi)	Immunoserum anticlostridium oedematiens
Immunoserum gangraenicum (Clostridium perfringens)	Immunoserum anticlostridium perfringens

DAB 9	Ph. Eur. 1
Immunoserum gangraenicum (Clostridium septicum)	Immunoserum anticlostridium septicum
Immunoserum tetanicum ad usum humanum	Immunoserum antitetanicum
Lanugo cellulosi absorbens sterilis	Lanugo cellulosi absorbens aseptica
Lanugo gossypii absorbens sterilis	Lanugo gossypii absorbens aseptica
Levothyroxinum natricum	Thyroxinum natricum
Maydis amylum	Amylum maydis
Morphini hydrochloridum	Morphinii chloridum
Natrii chromatis [^{51}Cr] soluti sterilis	Natrii chromatis [^{51}Cr] solutio sterilisata
Neostigmini bromidum	Neostigminii bromidum
Oryzae amylum	Amylum oryzae
Oxytetracyclinum	Oxytetracyclini dihydras
Papaverini hydrochloridum	Papaverinii chloridum
Physostigmini salicylas	Physostigminii salicylas, Eserinii salicylas
Pilocarpini nitras	Pilocarpinii nitras
Piperazinum hydricum	Piperazini hydras
Procaini hydrochloridum	Procainii chloridum
Propylenglycolum	Propyleneglycolum
Pyridoxini hydrochloridum	Pyridoxinii chloridum
Rhamni purshiani cortex	Rhamni purshianae cortex
Solani amylum	Amylum solani
Tela gossypii absorbens sterilis	Tela gossypii absorbens aseptica
Tetracaini hydrochloridum	Tetracainii chloridum
Thiamini hydrochloridum	Thiaminii chloridum
Thiopentalum natricum et natrii carbonas	Thiopentalum natricum
Tritici amylum	Amylum tritici
Tuberculini derivatum proteinosum purificatum ad usum humanum	Tuberculini derivatum proteinosum purificatum
Tuberculinum pristinum ad usum humanum	Tuberculinum crudum
Tubocurarini chloridum	Tubocurarinii chloridum
Vaccina ad usum humanum	Vaccina
Vaccinum bronchitidis infectivae aviariae vivum cryodesiccatum	Vaccinum vivum bronchiticum infectivum aviarum cryodesiccatum
Vaccinum diphtheriae adsorbatum	Vaccinum diphthericum adsorbatum
Vaccinum diphtheriae et tetani adsorbatum	Vaccinum diphthericum et tetanicum adsorbatum
Vaccinum diphtheriae, tetani et pertussis adsorbatum	Vaccinum diphthericum, tetanicum et pertussis adsorbatum
Vaccinum febris typhoidi	Vaccinum typhoidi
Vaccinum febris typhoidi cryodesiccatum	Vaccinum typhoidi cryodesiccatum
Vaccinum hepatitidis contagiosae caninae vivum cryodesiccatum	Vaccinum vivum hepatitidis canis contagiosae cryodesiccatum
Vaccinum leptospirosis ad usum veterinarium	Vaccina leptospirae interrogantis ad usum veterinarium
Vaccinum morbi Carrei vivum cryodesiccatum pro cane	Vaccinum vivum morbi Carrei cryodesiccatum pro cane
Vaccinum morbi Carrei vivum cryodesiccatum pro mustelidis	Vaccinum vivum morbi Carrei cryodesiccatum pro mustelidis
Vaccinum morbillorum vivum	Vaccinum morbillorum
Vaccinum pseudopestis aviariae vivum cryodesiccatum	Vaccinum vivum pseudopestis aviariae cryodesiccatum (stirpe lentogenica)
Vaccinum tetani adsorbatum	Vaccinum tetanicum adsorbatum
Vaccinum anthracis vivum ad usum veterinarium	Vaccina viva anthracis sporula ad usum veterinarium

DAB 9	**DAB 8**
Adeps lanae	Lanae cera
Benzylpenicillinum procainum	Benzylpenicillinum procainicum
Cellulosum ligni depuratum sterile	Cellulosum ligni depuratum asepticum
Cinchonae tinctura composita	Chinae tinctura composita
Coffeinum-natrii benzoas	Coffeini-natrii benzoas
Coffeinum-natrii salicylas	Coffeini-natrii salicylas
Ethanolum 96 per centum	Äthanolum
Hydrargyri amidochloridi unguentum	Unguentum hydrargyri album
Hydrargyri oxidi flavi unguentum	Unguentum hydrargyri flavum
Iodi solutio ethanolica	Iodi solutio
Lanugo gossypii et cellulosi absorbens sterilis	Lanugo gossypii et cellulosi absorbens aseptica
Limonis aetheroleum	Citri aetheroleum
Macrogoli 400 stearas	Polyaethylenglycoli 400 stearas
Natrii dihydrogenophosphas dihydricus	Natrii dihydrogenophosphas
Neostigmini methylsulfas	Neostigminii methylsulfas
Oleylis oleas	Oleyli oleas
Opii pulvis normatus	Opium titratum
Paraffinum liquidum	Paraffinum subliquidum
Sulfur dispersissimum	Sulfur praecipitatum

VIII.1 Tabelle der relativen Atommassen

Die folgende Tabelle wurde 1985 von der Internationalen Union für Reine und Angewandte Chemie veröffentlicht. Sie basiert auf der Atommasse $^{12}C = 12$.

Tabelle der relativen Atommassen

Name	Symbol	Atomnummer	rel. Atommasse
Actinium	Ac	89	. . . .
Aluminium	Al	13	26,981539
Americium	Am	95	. . . .
Antimon	Sb	51	121,75
Argon	Ar	18	39,948
Arsen	As	33	74,92159
Astat	At	85	. . . .
Barium	Ba	56	137,327
Berkelium	Bk	97	. . . .
Beryllium	Be	4	9,012182
Bismut	Bi	83	208,98037
Blei	Pb	82	207,2
Bor	B	5	10,811
Brom	Br	35	79,904
Cadmium	Cd	48	112,411
Cäsium	Cs	55	132,90543
Calcium	Ca	20	40,078
Californium	Cf	98	. . . .
Cer	Ce	58	140,115
Chlor	Cl	17	35,4527
Chrom	Cr	24	51,9961
Cobalt	Co	27	58,93320
Curium	Cm	96	. . . .
Dysprosium	Dy	66	162,50
Einsteinium	Es	99	. . . .
Eisen	Fe	26	55,847
Erbium	Er	68	167,26
Europium	Eu	63	151,965
Fermium	Fm	100	. . . .
Fluor	F	9	18,9984032
Francium	Fr	87	. . . .
Gadolinium	Gd	64	157,25
Gallium	Ga	31	69,723
Germanium	Ge	32	72,61
Gold	Au	79	196,96654
Hafnium	Hf	72	178,49
Helium	He	2	4,002602
Holmium	Ho	67	164,93032
Indium	In	49	114,82
Iod	I	53	126,90447
Iridium	Ir	77	192,22
Kalium	K	19	39,0983
Kohlenstoff	C	6	12,011
Krypton	Kr	36	83,80
Kupfer	Cu	29	63,546
Lanthan	La	57	138,9055
Lawrencium	Lr	103	. . . .
Lithium	Li	3	6,941
Lutetium	Lu	71	174,967
Magnesium	Mg	12	24,3050
Mangan	Mn	25	54,93805
Mendelevium	Md	101	. . . .
Molybdän	Mo	42	95,94
Natrium	Na	11	22,9897768
Neodym	Nd	60	144,24
Neon	Ne	10	20,1797
Neptunium	Np	93	. . . .
Nickel	Ni	28	58,69
Niob	Nb	41	92,90638
Nobelium	No	102	. . . .
Osmium	Os	76	190,2
Palladium	Pd	46	106,42
Phosphor	P	15	30,973762
Platin	Pt	78	195,08
Plutonium	Pu	94	. . . .
Polonium	Po	84	. . . .
Praseodym	Pr	59	140,90765
Promethium	Pm	61	. . . .
Protactinium	Pa	91	. . . .
Quecksilber	Hg	80	200,59
Radium	Ra	88	. . . .
Radon	Rn	86	. . . .
Rhenium	Re	75	186,207
Rhodium	Rh	45	102,90550
Rubidium	Rb	37	85,4678
Ruthenium	Ru	44	101,07

Name	Symbol	Atom-nummer	rel. Atommasse	Name	Symbol	Atom-nummer	rel. Atommasse
Samarium	Sm	62	150,36	Uran	U	92	238,0289
Sauerstoff	O	8	15,9994				
Scandium	Sc	21	44,955910				
Schwefel	S	16	32,066	Vanadin	V	23	50,9415
Selen	Se	34	78,96				
Silber	Ag	47	107,8682	Wasserstoff	H	1	1,00794
Silicium	Si	14	28,0855	Wolfram	W	74	183,85
Stickstoff	N	7	14,00674				
Strontium	Sr	38	87,62				
				Xenon	Xe	54	131,29
Tantal	Ta	73	180,9479				
Technetium	Tc	43	....	Ytterbium	Yb	70	173,04
Tellur	Te	52	127,60	Yttrium	Y	39	88,90585
Terbium	Tb	65	158,92534				
Thallium	Tl	81	204,3833				
Thorium	Th	90	232,0381	Zink	Zn	30	65,39
Thulium	Tm	69	168,93421	Zinn	Sn	50	118,710
Titan	Ti	22	47,88	Zirkonium	Zr	40	91,224

VIII.2 Internationales Einheitensystem und andere Einheiten

Internationales Einheitensystem (SI)

Das Internationale Einheitensystem umfaßt 3 Klassen von Einheiten: die Basiseinheiten, die abgeleiteten Einheiten und die Ergänzungseinheiten[1]. Die Basiseinheiten und ihre Definitionen sind in Tabelle 1 zusammengestellt.

Die abgeleitete Einheit wird als algebraische Funktion mehrerer Basiseinheiten gebildet, welche den quantitativen Zusammenhang beschreiben. Für bestimmte, abgeleitete Einheiten gibt es einen besonderen Namen und ein spezielles Symbol (Einheitenzeichen). Die SI-Einheiten, soweit sie hier benutzt werden, sind in Tabelle 2 aufgeführt.

Bestimmte wichtige Einheiten, die nicht im Internationalen Einheitensystem aufgeführt sind, aber oft benutzt werden, sind in Tabelle 3 zusammengestellt.

Die Präfixe in Tabelle 4 werden zur Bildung von Namen und Symbolen benutzt, die dezimale Vielfache oder Teile von SI-Einheiten darstellen.

Anmerkungen

1. Im Arzneibuch wird die Temperatur in Grad Celsius angegeben (Symbol t); diese Temperatur ist durch die Gleichung
$$t = T - T_0$$
gegeben, in der T_0 gleich 273,15 K ist. Die Temperatur in Grad Celsius wird durch das Symbol °C ausgedrückt. Die Einheit ,,Grad Celsius" ist gleich der Einheit ,,Kelvin".
2. Die im Arzneibuch verwendeten Konzentrationsangaben sind in den ,,Allgemeinen Vorschriften" definiert.

[1] Die Definitionen der Einheiten des Internationalen Systems sind publiziert in ,,SI – Das Internationale Einheitensystem". Herausgeber ist die Physikalisch-Technische Bundesanstalt, Verlag Friedr. Vieweg & Sohn, Braunschweig 1977. Enthalten ist in der deutschsprachigen Übersetzung – gültig für die Bundesrepublik Deutschland, die Deutsche Demokratische Republik, Österreich und die Schweiz – die vom Internationalen Büro für Maß und Gewicht herausgegebene Schrift ,,Le Système International d'Unités (SI)", 3. Auflage 1977.

Tabelle 1. SI-Basiseinheiten

Größe		Einheit		Definition
Name	**Symbol**	**Name**	**Symbol**	
Länge	l	Meter	m	Das Meter ist die Länge der Strecke, die Licht im Vakuum während der Dauer von (1/299 792 458) Sekunden durchläuft.
Masse	m	Kilogramm	kg	Das Kilogramm ist die Einheit der Masse; es ist gleich der Masse des Internationalen Kilogrammprototyps.
Zeit	t	Sekunde	s	Die Sekunde ist das 9 192 631 770fache der Periodendauer der dem Übergang zwischen den beiden Hyperfeinstrukturniveaus des Grundzustandes von Atomen des Nuklids ^{133}Cs entsprechenden Strahlung.
Elektrische Stromstärke	I	Ampere	A	Das Ampere ist die Stärke eines konstanten elektrischen Stromes, der, durch zwei parallele, geradlinige, unendlich lange und im Vakuum im Abstand von 1 Meter voneinander angeordnete Leiter von vernachlässigbar kleinem, kreisförmigem Querschnitt fließend, zwischen diesen Leitern je 1 Meter Leiterlänge die Kraft $2 \cdot 10^{-7}$ Newton hervorrufen würde.
Thermodynamische Temperatur	T	Kelvin	K	Das Kelvin, die Einheit der thermodynamischen Temperatur, ist der 273,16te Teil der thermodynamischen Temperatur des Tripelpunktes des Wassers.
Stoffmenge	n	Mol	mol	Das Mol ist die Stoffmenge eines Systems, das aus ebensoviel Einzelteilchen besteht, wie Atome in 0,012 Kilogramm des Kohlenstoffnuklids ^{12}C enthalten sind.[1)]
Lichtstärke	I_V	Candela	cd	Die Candela ist die Lichtstärke in einer bestimmten Richtung einer Strahlungsquelle, die monochromatische Strahlung der Frequenz $540 \cdot 10^{12}$ Hertz aussendet und deren Strahlstärke in dieser Richtung (1/683) Watt durch Steradiant beträgt.

[1)] Bei Benutzung des Mol müssen die Einzelteilchen spezifiziert sein und können Atome, Moleküle, Ionen, Elektronen sowie andere Teilchen oder Gruppen solcher Teilchen genau angegebener Zusammensetzung sein.

3. Der Radiant (rad) ist der ebene Winkel zwischen zwei Radien, die auf dem Kreisumfang einen Bogen begrenzen, dessen Länge gleich der der Radien ist.
4. Im Arzneibuch ist die Zentrifugalkraft *(g)* als das Vielfache der Erdbeschleunigung, ausgedrückt durch die Schwerkraft *(g)*, definiert

$$g = 9{,}806\,65 \text{ m} \cdot \text{s}^{-2}$$

5. Das Arzneibuch verwendet auch dimensionslose Größen wie die relative Dichte (V.6.4), die Absorption (V.6.19), die spezifi-

Tabelle 2. Verwendete SI-Einheiten und entsprechende andere Einheiten

Größe		Einheit				Umrechnung von anderen Einheiten in SI-Einheiten
Name	Symbol	Name	Symbol	Ausdruck in SI-Einheiten	Ausdruck in anderen SI-Einheiten	
Wellenzahl	ν	eins durch Meter	1/m	m^{-1}		
Wellenlänge	λ	Mikrometer Nanometer	µm nm	10^{-6} m 10^{-9} m		
Flächeninhalt	A, S	Quadratmeter	m^2	m^2		
Volumen	V	Kubikmeter	m^3	m^3		1 ml = 1 cm^3 = 10^{-6} m^3
Frequenz	ν	Hertz	Hz	s^{-1}		
Dichte	ϱ	Kilogramm durch Kubikmeter	kg/m^3	$kg \cdot m^{-3}$		1 g/ml = 1 g/cm^3 = 10^3 $kg \cdot m^{-3}$
Geschwindigkeit	v	Meter durch Sekunde	m/s	$m \cdot s^{-1}$		
Kraft	F	Newton	N	$m \cdot kg \cdot s^{-2}$		1 dyn = 1 $g \cdot cm \cdot s^{-2}$ = 10^{-5} N 1 kp = 9,806 65 N
Druck	p	Pascal	Pa	$m^{-1} \cdot kg \cdot s^{-2}$	$N \cdot m^{-2}$	1 dyn/cm^2 = 10^{-1} Pa = 10^{-1} $N \cdot m^{-2}$ 1 atm = 101 325 Pa = 101,325 kPa 1 bar = 10^5 Pa = 0,1 MPa 1 mm Hg = 133,322 387 Pa 1 Torr = 133,322 368 Pa 1 psi = 6,894 757 kPa
Dynamische Viskosität	η	Pascalsekunde	Pa · s	$m^{-1} \cdot kg \cdot s^{-1}$	$N \cdot s \cdot m^{-2}$	1 P = 10^{-1} Pa · s = 10^{-1} $N \cdot s \cdot m^{-2}$ 1 cP = 1 mPa · s
Kinematische Viskosität	ν	Quadratmeter durch Sekunde	m^2/s	$m^2 \cdot s^{-1}$	$Pa \cdot s \cdot m^3 \cdot kg^{-1}$ $N \cdot m \cdot s \cdot kg^{-1}$	1 St = 1 $cm^2 \cdot s^{-1}$ = $10^{-4} m^2 \cdot s^{-1}$
Energie	W	Joule	J	$m^2 \cdot kg \cdot s^{-2}$	$N \cdot m$	1 erg = 1 $cm^2 \cdot g \cdot s^{-2}$ = 1 dyn · cm = 10^{-7} J 1 cal = 4,1868 J
Leistung	P	Watt	W	$m^2 \cdot kg \cdot s^{-3}$	$N \cdot m \cdot s^{-1}$ $J \cdot s^{-1}$	1 erg/s = 1 dyn · cm · s^{-1} = 10^{-7} W = 10^{-7} $N \cdot m \cdot s^{-1}$ = 10^{-7} $J \cdot s^{-1}$
Energiedosis	D	Gray	Gy	$m^2 \cdot s^{-2}$	$J \cdot kg^{-1}$	1 rad = 10^{-2} Gy
Elektrische Spannung	U	Volt	V	$m^2 \cdot kg \cdot s^{-3} \cdot A^{-1}$	$W \cdot A^{-1}$	

Tabelle 2. Verwendete SI-Einheiten und entsprechende andere Einheiten

Größe		Einheit				Umrechnung von anderen Einheiten in SI-Einheiten
Name	Symbol	Name	Symbol	Ausdruck in SI-Einheiten	Ausdruck in anderen SI-Einheiten	
Elektrischer Widerstand	*R*	Ohm	Ω	$m^2 \cdot kg \cdot s^{-3} \cdot A^{-2}$	$V \cdot A^{-1}$	
Elektrische Ladung (Elektrizitätsmenge)	*Q*	Coulomb	C	$A \cdot s$		
Aktivität einer radioaktiven Substanz	*A*	Becquerel	Bq	s^{-1}		$1\ Ci = 37 \cdot 10^9\ Bq = 37 \cdot 10^9\ s^{-1}$
Molarität oder Stoffmengenkonzentration	*c*	Mol durch Kubikmeter	mol/m^3	$mol \cdot m^{-3}$		$1\ mol/l = 1\ M = 1\ mol/dm^3 = 10^3\ mol \cdot m^{-3}$
Massekonzentration	*ϱ*	Kilogramm durch Kubikmeter	kg/m^3	$kg \cdot m^{-3}$		$1\ g/l = 1\ g/dm^3 = 1\ kg \cdot m^{-3}$

sche Absorption (V.6.19) sowie den Brechungsindex (V.6.5) oder Größen, die in anderen Einheiten ausgedrückt werden, wie die spezifische Drehung (V.6.6).

6. Die Einheit Mikrokatal ist als die enzymatische Aktivität definiert, die unter den definierten Bedingungen der Bestimmung, zum Beispiel Hydrolyse, ein Mikromol Substrat je Sekunde umsetzt.

Tabelle 3. Einheiten, die mit dem Internationalen Einheitensystem zusammen benutzt werden

Größe	Einheit		Größe in SI-Einheiten
	Name	Symbol	
Zeit	Minute	min	1 min = 60 s
	Stunde	h	1 h = 60 min = 3600 sec
	Tag	d	1 d = 24 h = 86 400 s
Ebener Winkel	Grad	°	$1° = (\pi/180)$ rad
Volumen	Liter	l	$1\ l = 1\ dm^3 = 10^{-3}\ m^3$
Masse	Tonne	t	$1\ t = 10^3\ kg$
Drehfrequenz	Umdrehung je Minute	U/min	$1\ U/min = (1/60)\ s^{-1}$

Tabelle 4. Dezimale Vielfache und Teile von SI-Einheiten

Faktor	Präfix	Präfixzeichen	Faktor	Präfix	Präfixzeichen
10^{18}	Exa	E	10^{-1}	Dezi	d
10^{15}	Peta	P	10^{-2}	Zenti	c
10^{12}	Tera	T	10^{-3}	Milli	m
10^{9}	Giga	G	10^{-6}	Mikro	µ
10^{6}	Mega	M	10^{-9}	Nano	n
10^{3}	Kilo	k	10^{-12}	Piko	p
10^{2}	Hekto	h	10^{-15}	Femto	f
10^{1}	Deka	da	10^{-18}	Atto	a

VIII.3 Prüfung auf Sterilität

VIII.3.1 Mindestprobenanzahl im Verhältnis zur Gesamtstückzahl der Charge

Wenn in einer Monographie vorgeschrieben wird, daß eine Substanz, eine Zubereitung oder ein Produkt der „Prüfung auf Sterilität" entsprechen muß, so gilt diese Forderung für jede Einzelform (Endbehältnis) der Charge, wenn immer sie geprüft wird. Es muß daher eine genügende Anzahl an Behältnissen geprüft werden, um eine angemessene Vertrauensbasis für das Ergebnis zu erzielen. Im Hinblick auf die „Prüfung auf Sterilität" wird eine Charge als homogene Anzahl von versiegelten Behältnissen angesehen, die so hergestellt oder behandelt wurden, daß für jedes Einzelbehältnis das Kontaminationsrisiko gleich groß ist. Die empfohlene Mindestprobenzahl für die Prüfung der jeweiligen Produkte ist in der nachfolgenden Tabelle zusammengestellt. Dabei wird jedoch vorausgesetzt, daß in allen Phasen der Herstellung und Behandlung eines Produktes Maßnahmen zur Vermeidung einer Kontamination getroffen wurden. Bei der Durchführung dieser Empfehlungen müssen auch der Einfluß des Füllvolumens der Einzelbehältnisse auf die Validierung der Sterilisationsmethode und andere spezielle Gegebenheiten des vorliegenden Produktes berücksichtigt werden.

Anzahl der Behältnisse je Charge	Mindestprobenanzahl
Parenteralia	
nicht mehr als 100	10 Prozent der Charge, jedoch mindestens 4 Behältnisse; stets die größere Anzahl
mehr als 100, jedoch nicht mehr als 500	10 Behältnisse
mehr als 500	2 Prozent der Charge oder 20 Behältnisse; stets die kleinere Anzahl
Ophthalmica und andere, nichtinjizierbare Zubereitungen	
nicht mehr als 200	5 Prozent der Charge, jedoch mindestens 2 Behältnisse; stets die größere Anzahl
mehr als 200	10 Behältnisse
Wird das Produkt in Einzeldosis-Behältnissen in den Handel gebracht, so ist nach dem für Parenteralia aufgezeigten Schema zu prüfen.	

Anzahl der Behältnisse je Charge	Mindestprobenanzahl
Verbandstoffe für chirurgische Zwecke	
nicht mehr als 100	10 Prozent der Charge, jedoch mindestens 4 Packungen; stets die größere Anzahl
mehr als 100, jedoch nicht mehr als 500	10 Packungen
mehr als 500	2 Prozent der Charge oder 20 Packungen; stets die kleinere Anzahl
Catgut und anderes chirurgisches Nahtmaterial	
nicht mehr als 1000	2 Prozent der Charge, jedoch mindestens 5 Packungen; stets die größere Anzahl
für je weitere 1000	zusätzlich 2 Packungen, höchstens 40 Packungen insgesamt
Feste Stoffe als Bulkprodukte	
nicht mehr als 4	jedes Behältnis
mehr als 4, jedoch nicht mehr als 50	20 Prozent der Behältnisse, jedoch mindestens 4 Behältnisse; stets die größere Anzahl
mehr als 50	2 Prozent der Behältnisse; mindestens 10 Behältnisse

VIII.3.2 Nährmedien

Für die „Prüfung auf Sterilität" eignen sich die nachfolgend aufgeführten Nährmedien. Das flüssige Thioglycolat-Medium wird in erster Linie zum Nachweis von anaeroben Bakterien eingesetzt, doch lassen sich auch aerobe Bakterien damit erfassen. Das Sojapepton-Caseinpepton-Medium ist vor allem für aerobe Bakterien günstig, doch ist es auch für den Nachweis von Pilzen geeignet. Andere Nährmedien können verwendet werden, wenn der Nachweis erbracht wurde, daß sie das Wachstum eines möglichst breiten Mikroorganismenspektrums ermöglichen und der Prüfung auf Wachstumseigenschaften der Nährmedien in An- und Abwesenheit des zu untersuchenden Produktes entsprechen.

Flüssiges Thioglycolat-Medium

L-Cystin	0,5 g
Agar, granuliert (Wassergehalt höchstens 15 Prozent)	0,75 g
Natriumchlorid	2,5 g
Glucose-Monohydrat	5,5 g
Hefeextrakt (wasserlöslich)	5,0 g
Caseinpepton (pankreatisch)	15,0 g
Natriumthioglycolat oder	0,5 g
Thioglycolsäure	0,3 ml
Resazurin-Natrium-Lösung frisch hergestellt (1 zu 1000)	1,0 ml
Wasser	1000 ml

*p*H-Wert nach Sterilisation: 7,1 ± 0,2

L-Cystin, Agar, Natriumchlorid, Glucose, der wasserlösliche Hefeextrakt und das Caseinpepton werden unter Erhitzen in 1000 ml Wasser gelöst. Natriumthioglycolat oder Thioglycolsäure wird zugesetzt und der *p*H-Wert, falls erforderlich, mit 1 N-Natriumhydroxid-Lösung so eingestellt, daß er nach der Sterilisation bei 7,1 ± 0,2 liegt. Ist eine Filtration erforderlich, so muß die Lösung, ohne daß sie aufkocht, erneut erhitzt und noch heiß über ein feuchtes Filter filtriert werden. Die Resazurin-Natrium-Lösung wird zugesetzt, gut durchgemischt und das Medium in geeignete Kulturgefäße abgefüllt, bei denen das Verhältnis von Oberfläche zu Füllhöhe gewährleistet, daß nach Ablauf der Bebrütungszeit nicht mehr als das obere Drittel des Nährmediums durch Sauerstoffaufnahme einen Farbumschlag zeigt. Das Medium wird 20 min lang durch Erhitzen im Autoklaven bei 120 °C sterilisiert. Falls erforderlich, kann das

Medium kurz vor Gebrauch durch 20 min langes Erwärmen im Wasserbad und anschließendes schnelles Abkühlen regeneriert werden.

Sojapepton-Caseinpepton-Medium

Caseinpepton (pankreatisch)	17,0 g
Sojapepton (papainisch)	3,0 g
Natriumchlorid	5,0 g
Kaliummonohydrogenphosphat	2,5 g
Glucose-Monohydrat	2,5 g
Wasser	1000 ml

*p*H-Wert nach Sterilisation: 7,3 ± 0,2

Die festen Bestandteile werden unter leichtem Erwärmen in Wasser gelöst und die Lösung auf Raumtemperatur abgekühlt. Falls erforderlich, wird der *p*H-Wert mit 1 N-Natriumhydroxid-Lösung so eingestellt, daß er nach Sterilisation bei 7,3 ± 0,2 liegt. Falls erforderlich, wird filtriert, die Lösung in geeignete Behältnisse gefüllt und 20 min lang im Autoklaven bei 120 °C sterilisiert.

VIII.4 Mikrobiologische Wertbestimmung von Antibiotika

Der folgende Text gibt einen Überblick über die empfohlenen Mikroorganismen und die Prüfbedingungen. Andere Mikroorganismen können verwendet werden, wenn diese gegen das zu prüfende Antibiotikum empfindlich sind und unter geeigneten Bedingungen, wie Temperatur und *p*H-Wert, auf geeigneten Medien wachsen. Die Konzentrationen der benutzten Lösungen sollten so eingestellt sein, daß bei den Prüfbedingungen eine lineare Beziehung zwischen dem Logarithmus der Dosis und der Wirkung besteht.

ATCC	American Type Culture Collection 12301 Parklawn Drive Rockville, Maryland 20852, U.S.A.
NCIB	National Collection of Industrial Bacteria Torry Research Station P.O. Box 31 135 Abbey Road Aberdeen AB9 8DG, Scotland, U.K.
NCTC	National Collection of Type Culture Central Public Health Laboratory Colindale, London, U.K.
NCYC	National Collection of Yeast Cultures ARC Food Research Institute Colney Lane Norwich NR4 7UA, U.K.
CIP	Collection Institut Pasteur Collection Nationale de Cultures de Microorganismes (C.N.C.M.) 25, rue du Docteur Roux 75015 Paris

Diffusionsmethode

Antibiotikum	Referenzsubstanz	Lösungsmittel (Stammlösung)	*p*H-Wert der Pufferlösung	Mikroorganismus	Medium und *p*H-Endwert (±0,1 Einheiten)	Bebrütungstemperatur °C
Bacitracin-Zink	Bacitracin-Zink *CRS*	0,01 N-Salzsäure	*p*H 7,0 (0,05 M)	**Micrococcus flavus** NCTC 7743 CIP 53.160 ATCC 10240	A – *p*H 7,0	37 ± 2
Chlortetracyclinhydrochlorid	Chlortetracyclinhydrochlorid *CRS*	Wasser	*p*H 4,5 (0,1 M)	**Bacillus pumilus** NCTC 8241 CIP 76.18	A – *p*H 6,6	30–37
			*p*H 4,5 (0,1 M)	**Bacillus cereus** NCTC 10320 CIP 64.52 ATCC 11778	A – *p*H 6,6	30–37
Colistinsulfat	Colistinsulfat *CRS*	Wasser	*p*H 6,0 (0,05 M)	**Bordetella bronchiseptica** NCTC 8344 CIP 53.157 ATCC 4617	B – *p*H 7,3	37 ± 2

Diffusionsmethode (Fortsetzung)

Antibiotikum	**Referenz-substanz**	**Lösungs-mittel (Stamm-lösung)**	***p*H-Wert der Puffer-lösung**	**Mikroorganismus**	**Medium und *p*H-Endwert (±0,1 Einheiten)**	**Bebrü-tungs-tempera-tur °C**
Colistimethat-Natrium	Colistimethat-Natrium *CRS*	Wasser	*p*H 6,0 (0,05 M)	**Escherichia coli** NCIB 8879 CIP 54.127 ATCC 10536	B – *p*H 7,3	37 ± 2
Demeclocy-clinhydro-chlorid	Demeclocy-clinhydro-chlorid *CRS*	Wasser	*p*H 4,5 (0,1 M)	**Bacillus cereus** NCTC 10320 CIP 64.52 ATCC 11778	A – *p*H 6,6	30–37
Dihydro-streptomycin-sulfat	Internationa-ler Standard für Dihydro-streptomycin	Wasser	*p*H 8,0 (0,05 M)	**Bacillus subtilis** NCTC 8236 CIP 1.83	A – *p*H 7,9	30–37
				Bacillus subtilis NCTC 10400 CIP 52.62 ATCC 6633	A – *p*H 7,9	30–37
Doxycyclin-hyclat	Doxycyclin-hyclat *CRS*	Wasser	*p*H 4,5 (0,1 M)	**Bacillus cereus** NCTC 10320 CIP 64.52 ATCC 11778	A – *p*H 6,6	30–37
Erythromycin		Methanol	*p*H 8,0 (0,05 M)	**Bacillus pumilus** NCTC 8241 CIP 76.18	A – *p*H 7,9	30–37
Erythromycin-estolat Erythromycin-ethylsuccinat Erythromycin-stearat	Erythromycin *CRS*	Methanol (siehe Mono-graphien)		**Bacillus subtilis** NCTC 10400 CIP 52.62 ATCC 6633	A – *p*H 7,9	30–37
Framycetin-sulfat	Internationa-les Referenz-Präparat von Neomycin B	Wasser	*p*H 8,0 (0,05 M)	**Bacillus subtilis** NCTC 10400 CIP 52.62 ATCC 6633	E – *p*H 7,9	30–37
			*p*H 8,0 (0,05 M)	**Bacillus pumilus** NCTC 8241 CIP 76.18	E – *p*H 7,9	30–37
Gentamicin-sulfat	Gentamicin-sulfat *CRS*	Wasser	*p*H 8,0 (0,05 M)	**Bacillus pumilus** NCTC 8241 CIP 76.18	A – *p*H 7,9	37 ± 2
			*p*H 8,0 (0,05 M)	**Staphylococcus epidermidis** NCIB 8853 CIP 68.21 ATCC 12228	A – *p*H 7,9	37 ± 2
Kanamycin-monosulfat	Kanamycin-monosulfat *CRS*	Wasser	*p*H 8,0 (0,05 M)	**Bacillus subtilis** NCTC 10400 CIP 52.62 ATCC 6633	A – *p*H 7,9	30–37
Saures Kana-mycinsulfat		Wasser	*p*H 8,0 (0,05 M)	**Staphylococcus aureus** NCTC 7447 CIP 53.156 ATCC 6538 P	A – *p*H 7,9	37 ± 2

Diffusionsmethode (Fortsetzung)

Antibiotikum	**Referenzsubstanz**	**Lösungsmittel (Stammlösung)**	***p*H-Wert der Pufferlösung**	**Mikroorganismus**	**Medium und *p*H-Endwert (±0,1 Einheiten)**	**Bebrütungstemperatur °C**
Neomycinsulfat	Neomycinsulfat *CRS*	Wasser	*p*H 8,0 (0,05 M)	**Bacillus subtilis** NCTC 10400 CIP 52.62 ATCC 6633	E – *p*H 7,9	30–37
			*p*H 8,0 (0,05 M)	**Bacillus pumilus** NCTC 8241 CIP 76.18	E – *p*H 7,9	30–37
Nystatin	Nystatin *CRS*	Dimethylformamid	*p*H 6,0 (0,05 M) enthält 5 % V/V Dimethylformamid	**Candida tropicalis** CIP 1433–83 NCYC 1393	F – *p*H 6,0	30–37
				Saccharomyces cerevisiae NCYC 87 CIP 1432–83 ATCC 9763	F – *p*H 6,0	30–32
Oxytetracyclin	Oxytetracyclin *CRS*	0,01 N-Salzsäure	*p*H 4,5 (0,1 M)	**Bacillus cereus** NCTC 10320 CIP 64.52 ATCC 11778	A – *p*H 6,6	30–37
Oxytetracyclinhydrochlorid		Wasser	*p*H 4,5 (0,1 M)	**Bacillus pumilus** NCTC 8241 CIP 76.18	A – *p*H 6,6	30–37
Polymyxin-B-sulfat	Polymyxin-B-sulfat *CRS*	Wasser	*p*H 6,0 (0,05 M)	**Bordetella bronchiseptica** NCTC 8344 CIP 53.157 ATCC 4617	B – *p*H 7,3	37 ± 2
Rifamycin-Natrium	Rifamycin-Natrium *CRS*	Methanol	*p*H 7,0 (0,05 M)	**Micrococcus flavus** NCTC 8340 CIP 53.45 ATCC 9341	A – *p*H 6,6	37 ± 2
Spiramycin	Spiramycin *CRS*	Methanol	*p*H 8,0 (0,05 M)	**Bacillus subtilis** NCTC 10400 CIP 52.62 ATCC 6633	A – *p*H 7,9	30–32
Streptomycinsulfat	Streptomycinsulfat *CRS*	Wasser	*p*H 8,0 (0,05 M)	**Bacillus subtilis** NCTC 8236 CIP 1.83	A – *p*H 7,9	30–37
				Bacillus subtilis NCTC 10400 CIP 52.62 ATCC 6633	A – *p*H 7,9	30–37
Tetracyclin	Tetracyclinhydrochlorid *CRS*	0,01 N-Salzsäure	*p*H 4,5 (0,1 M)	**Bacillus pumilus** NCTC 8241 CIP 76.18	A – *p*H 6,6	30–37
Tetracyclinhydrochlorid		Wasser		**Bacillus cereus** NCTC 10320 CIP 64.52 ATCC 11778	A – *p*H 6,6	30–37

Turbidimetrische Methode

Antibiotikum	**Referenz-substanz**	**Lösungs-mittel (Stamm-lösung)**	***p*H-Wert der Puffer-lösung**	**Mikroorganismus**	**Medium und *p*H-Endwert (±0,1 Einheiten)**	**Bebrütungs-temperatur °C (±0,1 °C)**
Chlortetra-cyclinhydro-chlorid	Chlortetra-cyclinhydro-chlorid *CRS*	Wasser	*p*H 4,5 (0,1 M)	**Staphylococcus aureus** NCTC 7447 CIP 53.156 ATCC 6538 P	C – *p*H 7,0	35–37
Colistinsulfat	Colistinsulfat *CRS*	Wasser	*p*H 7,0	**Escherichia coli** NCIB 8666 CIP 2.83 ATCC 9637	C – *p*H 7,0	35–37
Colistimethat-Natrium	Colistimethat-Natrium *CRS*	Wasser				
Demeclocy-clinhydro-chlorid	Demeclocy-clinhydro-chlorid *CRS*	Wasser	*p*H 4,5 (0,1 M)	**Staphylococcus aureus** NCTC 7447 CIP 53.156 ATCC 6538 P	C – *p*H 7,0	35–37
Dihydro-streptomycin-sulfat	Internationa-ler Standard für Dihydro-streptomycin	Wasser	*p*H 8,0	**Klebsiella pneumoniae** NCTC 7427 CIP 53.153 ATCC 10031	C – *p*H 7,0	35–37
Doxycyclin-hyclat	Doxycyclin-hyclat *CRS*	Wasser	*p*H 4,5 (0,1 M)	**Staphylococcus aureus** NCTC 7447 CIP 53.156 ATCC 6538 P	C – *p*H 7,0	35–37
Erythromycin	Erythromycin *CRS*	Me-thanol (siehe Mono-gra-phien)	*p*H 8,0	**Klebsiella pneumoniae** NCTC 7427 CIP 53.153 ATCC 10031	D – *p*H 7,0	35–37
Erythromycin-estolat Erythromycin-ethylsuccinat Erythromycin-stearat				**Staphylococcus aureus** NCTC 7447 CIP 53.156 ATCC 6538 P	C – *p*H 7,0	35–37
Framycetin-sulfat	Internationa-le Referenz-zubereitung von Neo-mycin B	Wasser	*p*H 8,0	**Staphylococcus aureus** NCTC 7447 CIP 53.156 ATCC 6538 P	C – *p*H 7,0	35–37
Gentamicin-sulfat	Gentamicin-sulfat *CRS*	Wasser	*p*H 7,0	**Staphylococcus aureus** NCTC 7447 CIP 53.156 ATCC 6538 P	C – *p*H 7,0	35–37
Kanamycin-monosulfat Saures Kana-mycinmono-sulfat	Kanamycin-monosulfat *CRS*	Wasser	*p*H 8,0	**Staphylococcus aureus** NCTC 7447 CIP 53.156 ATCC 6538 P	C – *p*H 7,0	35–37

Turbidimetrische Methode (Fortsetzung)

Antibiotikum	**Referenz-substanz**	**Lösungs-mittel (Stamm-lösung)**	***p*H-Wert der Puffer-lösung**	**Mikroorganismus**	**Medium und *p*H-Endwert (±0,1 Einheiten)**	**Bebrü-tungs-tempera-tur °C (±0,1 °C)**
Neomycin-sulfat	Neomycin-sulfat *CRS*	Wasser	*p*H 8,0	**Staphylococcus aureus** NCTC 7447 CIP 53.156 ATCC 6538 P	C – *p*H 7,0	35–37
Oxytetracyclin	Oxytetracyclin *CRS*	0,01 N-Salzsäure	*p*H 4,5 (0,1 M)	**Staphylococcus aureus** NCTC 7447 CIP 53.156 ATCC 6538 P	C – *p*H 7,0	35–37
Oxytetra-cyclinhydro-chlorid		Wasser				
Rifamycin-Natrium	Rifamycin-Natrium *CRS*	Methanol	*p*H 7,0	**Escherichia coli** NCIB 8879 CIP 54.127 ATCC 10536	C – *p*H 7,0	35–37
Spiramycin	Spiramycin *CRS*	Methanol	*p*H 7,0	**Staphylococcus aureus** NCTC 7447 CIP 53.156 ATCC 6538 P	C – *p*H 7,0	35–37
Streptomycin-sulfat	Streptomycin-sulfat *CRS*	Wasser	*p*H 8,0	**Klebsiella pneumoniae** NCTC 7427 CIP 53.153 ATCC 10031	C – *p*H 7,0	35–37
Tetracyclin	Tetracyclin-hydrochlorid *CRS*	0,01 N-Salzsäure	*p*H 4,5 (0,1 M)	**Staphylococcus aureus** NCTC 7447 CIP 53.156 ATCC 6538 P	C – *p*H 7,0	35–37
Tetracyclin-hydrochlorid		Wasser				

Herstellung der Impfkultur

Bacillus cereus var. *mycoides; B. subtilis; B. pumilus*

Die als Impfkultur benutzte Sporensuspension der genannten Mikroorganismen wird wie folgt hergestellt:

Die Mikroorganismen werden an der Oberfläche eines geeigneten Agarmediums, dem 0,0001 Prozent (*m*/V) Mangan(II)-sulfat *R* zugesetzt wurde, 7 Tage lang bei 35 bis 37 °C kultiviert. Der hauptsächlich aus Sporen bestehende Bakterienrasen wird mit sterilem Wasser abgeschwemmt, diese Suspension anschließend 30 min lang bei 70 °C erhitzt und so verdünnt, daß sie eine passende Menge Sporen enthält, im allgemeinen 10×10^6 bis 100×10^6 Sporen je Milliliter. Diese Sporensuspension ist über längere Zeit bei einer 4 °C nicht übersteigenden Temperatur haltbar.

Alternativ hierzu kann die Kultivierung der zur Sporensuspension benötigten Organismen auch 4 bis 6 Tage lang auf dem Medium C bei 26 °C erfolgen, wobei nach anschließendem Zusatz von 0,0001 Prozent (*m*/V) Mangan(II)-sulfat *R* unter aseptischen Bedingungen nochmals 48 h lang bebrütet wird. Die Suspension wird unter dem Mikroskop kontrolliert, um sicherzustellen, daß genügend Sporen gebildet wurden (etwa 80 Prozent), und dann zentrifugiert. Das Sediment wird in sterilem Wasser suspendiert, 30 min lang bei 70 °C erhitzt und so verdünnt, daß sich etwa 10×10^6 bis 100×10^6 Sporen je Milliliter in der Suspension befinden. Die Lagerungstemperatur für diese Suspension darf 4 °C nicht übersteigen.

Bordetella bronchiseptica

Die Mikroorganismen werden 16 bis 18 h lang bei 35 bis 37 °C auf dem Medium B kultiviert, danach mit sterilem Wasser abgeschwemmt und bis zu einer entsprechenden Lichtdurchlässigkeit verdünnt.

Staphylococcus aureus; Klebsiella pneumoniae; Escherichia coli; Micrococcus flavus; Staphylococcus epidermidis

Die Kultivierung erfolgt wie für *Bordetella bronchiseptica* beschrieben, jedoch unter Benutzung von Medium A und Einstellen der Lichtdurchlässigkeit auf einen Wert, der bei der turbidimetrischen Methode zu einer befriedigenden Dosis-Wirkungs-Kurve oder bei der Diffusionsmethode zu klar umrissenen Hemmzonen mit genügend großem Durchmesser führt.

Saccharomyces cerevisiae; Candida tropicalis

Die Mikroorganismen werden 24 h lang bei 35 bis 37 °C auf dem Medium F kultiviert, danach mit einer sterilen 0,9prozentigen Lösung (*m*/V) von Natriumchlorid abgeschwemmt und mit derselben Lösung bis zu einer entsprechenden Lichtdurchlässigkeit verdünnt.

Pufferlösungen: Pufferlösungen mit einem *p*H-Wert zwischen 5,8 und 8,0 werden hergestellt, indem 50,0 ml 0,2 M-Kaliumdihydrogenphosphat-Lösung *R* mit dem in der Tabelle angegebenen Volumen 0,2 N-Natriumhydroxid-Lösung gemischt und mit frisch destilliertem Wasser zu 200,0 ml verdünnt werden.

Diese Pufferlösungen werden für alle in der Tabelle aufgeführten Bestimmungen der mikrobiologischen Wirksamkeit benutzt, mit Ausnahme derjenigen für Chlortetracyclin, Demeclocyclin, Doxycyclin, Oxytetracyclin und Tetracyclin.

*p*H-Wert	0,2 N-Natriumhydroxid-Lösung [ml]
5,8	3,72
6,0	5,70
6,2	8,60
6,4	12,60
6,6	17,80
6,8	23,65
7,0	29,63
7,2	35,00
7,4	39,50
7,6	42,80
7,8	45,20
8,0	46,80

Für diese Substanzen wird eine 0,1 M-Phosphat-Pufferlösung (*p*H 4,5) wie folgt hergestellt:

In etwa 750 ml frisch destilliertem Wasser werden 13,61 g Kaliumdihydrogenphosphat *R* gelöst. Der *p*H-Wert wird mit 0,1 N-Natriumhydroxid-Lösung auf 4,5 eingestellt und die Lösung mit frisch destilliertem Wasser zu 1000,0 ml verdünnt.

Kulturmedien: Die nachstehend aufgeführten oder entsprechende Medien können benutzt werden.

Medium A

Pepton	6	g
Pepton aus Casein	4	g
Fleischextrakt	1,5	g
Hefeextrakt	3	g
Glucose-Monohydrat	1	g
Agar	15	g
Wasser	zu 1000	ml

Medium B

Pepton aus Casein	17	g
Pepton aus Sojamehl	3	g
Natriumchlorid	5	g
Kaliummonohydrogenphosphat	2,5	g
Glucose-Monohydrat	2,5	g
Agar	15	g
Polysorbat 80	10	g
Wasser	zu 1000	ml

Polysorbat 80 wird zu der aufgekochten, noch heißen und alle anderen Substanzen enthaltenden Lösung, kurz vor dem Auffüllen auf das Endvolumen, zugesetzt.

Medium C

Pepton	6	g
Fleischextrakt	1,5	g
Hefeextrakt	3	g
Natriumchlorid	3,5	g
Glucose-Monohydrat	1	g
Kaliummonohydrogenphosphat	3,68	g
Kaliumdihydrogenphosphat	1,32	g
Wasser	zu 1000	ml

Medium D

Herzextrakt	1,5	g
Hefeextrakt	1,5	g
Pepton aus Casein	5	g
Glucose-Monohydrat	1	g
Natriumchlorid	3,5	g
Kaliummonohydrogenphosphat	3,68	g
Kaliumdihydrogenphosphat	1,32	g
Kaliumnitrat	2	g
Wasser	zu 1000	ml

Medium E

Pepton	5	g
Fleischextrakt	3	g
Natriummonohydrogenphosphat, $12\,H_2O$	26,9	g
Agar	10	g
Wasser	zu 1000	ml

Das Natriummonohydrogenphosphat wird als sterile Lösung nach Sterilisation des übrigen Mediums zugesetzt.

Medium F

Pepton	9,4	g
Hefeextrakt	4,7	g
Fleischextrakt	2,4	g
Natriumchlorid	30,0	g
Glucose-Monohydrat	10,0	g
Agar	23,5	g
Wasser	zu 1000	ml

VIII.5 Anti-A- und Anti-B-Hämagglutinine

Indirekte Methode

Im Doppelansatz werden Verdünnungsreihen der zu prüfenden Zubereitung in 0,9prozentiger Lösung (*m*/V) von Natriumchlorid hergestellt. Jeder Verdünnung einer Reihe wird ein gleich großes Volumen einer 5prozentigen Suspension (V/V) von Erythrozyten der Gruppe A_1 zugesetzt, die zuvor dreimal mit der Natriumchlorid-Lösung gewaschen wurden. Jeder Verdünnung der anderen Reihe wird ein gleich großes Volumen einer 5prozentigen Suspension (V/V) von Erythrozyten der Gruppe B zugesetzt, die zuvor dreimal mit der Natriumchlorid-Lösung gewaschen wurden. Die Suspensionen werden 30 min lang bei 37 °C inkubiert; dann werden die Zellen dreimal mit der Natriumchlorid-Lösung gewaschen. Die Zellen bleiben 30 min lang in Kontakt mit einem polyvalenten Anti-Humanglobulin-Reagenz. Ohne vorherige Zentrifugation wird jede Suspension mikroskopisch auf Agglutination untersucht.

VIII.6 K-Index-Methode zur Bestimmung der Wirksamkeit von Maul-und-Klauenseuche-Impfstoff

Der K-Index ist durch die Gleichung $K = \frac{T}{V}$ definiert, wobei T und V die Titer von Maul- und-Klauenseuche-Virus in Kontrolltieren beziehungsweise geimpften Rindern bedeuten. Folglich ist K um so größer, je besser die Immunogenität des Impfstoffes ist.

a) T-Titer. Vier Rindern, die niemals Maul- und Klauenseuche hatten, nicht gegen diese Krankheit geimpft worden sind und keine Antikörper gegen das Virus der Maul- und Klauenseuche haben, werden vier Virusverdünnungen, nämlich 10^{-5}, 10^{-6}, 10^{-7} und 10^{-8}, intradermal in die Zunge injiziert. Die vier Verdünnungen werden jedem Tier an fünf Stellen auf jeder von vier Linien auf der Zunge injiziert, und zwar 0,1 ml an jeder Impfstelle. Nach 24 h wird aus der Anzahl der Läsionen an den Injektionsstellen der Titer in $\log_{10}$ mit Hilfe der üblichen statistischen Methoden berechnet.

Für die Durchführung der Prüfung wird ein Vorrat von virulentem Material mit einem Titer von mindestens 10^7 ID_{50} je Gramm hergestellt und bei −70 °C gelagert. Sein Titer wird in $\log_{10}$ T ausgedrückt.

b) V-Titer. Die Methode ist dieselbe wie für den T-Titer beschrieben, mit der Ausnahme, daß die verwendeten Virusverdünnungen 10^{-4}, 10^{-5}, 10^{-6} und 10^{-7} sind und die Ablesung der Ergebnisse zwischen der dreißigsten und vierzigsten Stunde nach der Injektion erfolgt.

VIII.7 Prüfung auf Inaktivierung von Maul- und-Klauenseuche-Virus

Elution: Eine Elution wird nur bei Impfstoffen durchgeführt, die nach der Adsorption inaktiviert wurden. 3 l Impfstoff werden 20 min lang bei 1800 *g* zentrifugiert. Das Sediment wird in natriumchloridhaltiger Phosphat-Pufferlösung (0,011 M) *p*H 7,4 *R* aufgenommen, um das Ausgangsvolumen des Impfstoffes (3 l) wieder herzustellen. Der resuspendierte Impfstoff wird wie oben angegeben zentrifugiert. Das Sediment wird in genügend Phosphat-Pufferlösung (0,33 M) *p*H 7,5 *R* aufgenommen, um ein Drittel des Ausgangsvolumens des Impfstoffes (1 l) zu erhalten. Nach 30 min langem Schütteln bei etwa 20 °C wird wie oben angegeben zentrifugiert und die überstehende Flüssigkeit aufbewahrt. Die Elution des Sediments wie oben angegeben wird zweimal wiederholt. Die überstehenden Flüssigkeiten (3 l) werden vereinigt und stellen das Eluat des Impfstoffes dar.

Konzentration. Das Eluat oder eine 3 l Fertigimpfstoff entsprechende Menge inaktivierten Antigens wird mit einer 50prozentigen Lösung (*m*/V) von Macrogol 6000 *R* in Trometamol-Pufferlösung *p*H 7,6 *R* so gemischt, daß die Endkonzentration des Macrogols 8 Prozent (*m*/V) beträgt. Nach 2 h langem Schütteln wird 30 min lang bei 1800 *g* zentrifugiert. Das Sediment wird in genügend natriumchloridhaltiger Phosphat-Pufferlösung (0,011 M) *p*H 7,4 *R* suspendiert, um 1/180 des Ausgangsvolumens des Impfstoffes (16 ml) zu erhalten. Dann wird 15 min lang bei 1800 *g* zentrifugiert und die überstehende Flüssigkeit aufbewahrt. Das Sediment wird wie oben beschrieben zwei weitere Male behandelt. Die Mischung der drei überstehenden Flüssigkeiten (1/60 des Ausgangsvolumens des Impfstoffes, d. h. 50 ml) stellt das Konzentrat des Impfstoffes dar.

Alle Lösungen müssen steril sein, und alle Arbeitsschritte sind unter aseptischen Bedingungen durchzuführen.

Beimpfung von Zellkulturen. Das Konzentrat wird auf Zellkulturen verimpft, die empfänglich für Maul-und-Klauenseuche-Virus sind und vorzugsweise denselben Ursprung wie die Zellen haben, die für die Impfstoff-Herstellung verwendet werden. Das Volumen des Inokulums sollte 10 Prozent des Zellkultur-Volumens nicht übersteigen.

Die Kulturen werden 3 Tage lang täglich beobachtet. Am Ende der Beobachtungszeit werden zwei Serienpassagen angelegt und die Kulturen in gleicher Weise beobachtet.

Es treten keine für die Vermehrung von Maul-und-Klauenseuche-Virus spezifischen cytopathischen Effekte auf.

VIII.8 Prüfung auf Wasserundurchlässigkeit von Heftpflastern

Gerät: Das Gerät (siehe Abbildung) besteht im wesentlichen aus einer Zelle, mit der auf eine der Oberflächen des Heftpflasters von etwa 20 cm^2 Fläche ein veränderlicher Wasserdruck ausgeübt werden kann. Das Heftpflaster wird auf der Zelle horizontal durch 2 Ringe gehalten. Der untere Ring ist Bestandteil der Zelle, seine Oberfläche kommt mit dem Pflaster in Berührung und ist mit einem geeigneten Überzug, z. B. Gummierung, versehen. Eine Befestigungseinrichtung sorgt dafür, daß Wasser nicht entweichen oder das Heftpflaster nicht verschoben werden kann. Der Druck wird durch eine Wassersäule in einem Rohr von 10 mm innerem Durchmesser, senkrecht gehalten und im unteren Teil mit der Zelle verbunden, erzeugt.

Ausführung: Die Zelle wird vollständig mit Wasser von 20 ± 1 °C gefüllt. Ein Heftpflaster wird von der Seite her so auf die Zelle geschoben, daß die nicht klebende Seite auf den unteren Zellenring zu liegen kommt. Das Heftpflaster muß auf die Oberfläche des Wassers so geschoben werden, daß sich zwischen Heftpflaster und Wasseroberfläche keine Lufteinschlüsse bilden können. Die obere Seite des Heftpflasters wird mit einem trockenen Filterpapier von 45 mm Durchmesser bedeckt. Der obere Ring wird darauf gelegt und die Schraube gut angezogen. Das Rohr wird mit Wasser bis zur erforderlichen Höhe oberhalb des Heftpflasters gefüllt. Das Filterpapier wird nach der in der Monographie vorgeschriebenen Zeit geprüft.

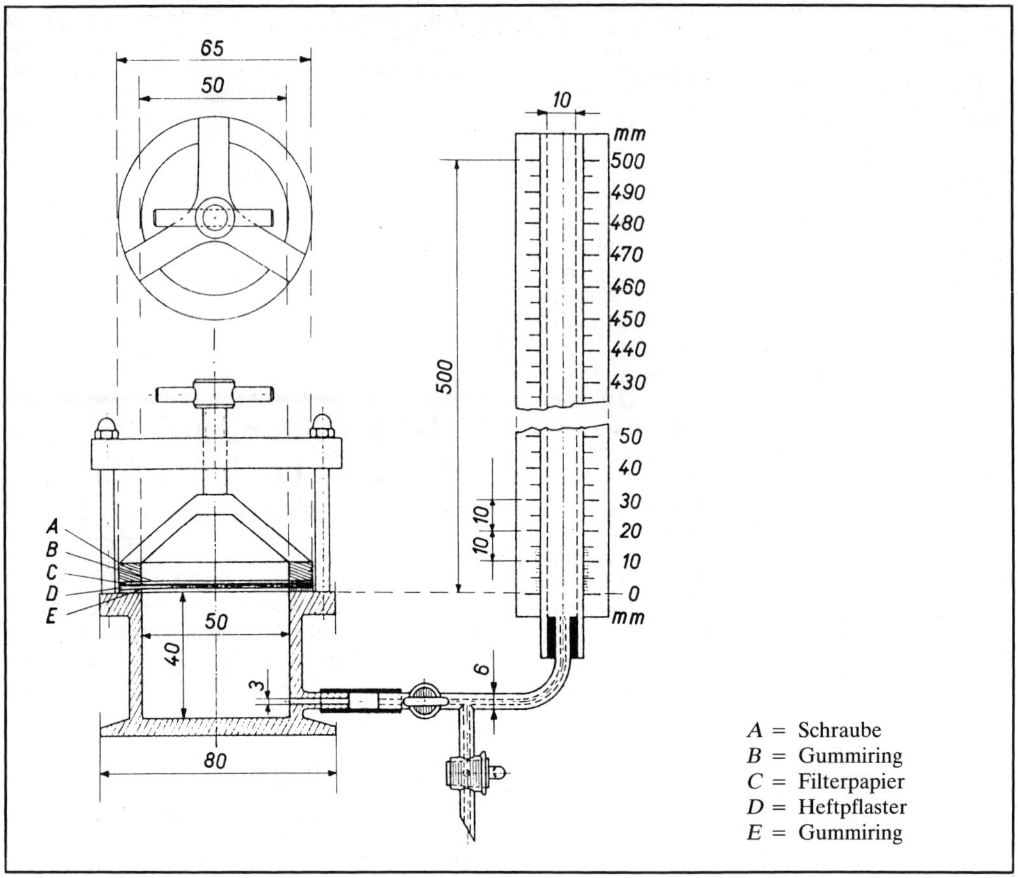

Gerät zur Prüfung auf Wasserundurchlässigkeit. Längenangaben in Millimeter.

VIII.9 Wasser zum Verdünnen konzentrierter Hämodialyselösung

Wasser zum Verdünnen konzentrierter Hämodialyselösung sollte vorzugsweise frisch destilliertes, unter sterilen Kautelen erhaltenes Wasser sein.

Gereinigtes Wasser (Aqua purificata) kann auch verwendet werden, wenn dieses den mikrobiologischen Anforderungen von Trinkwasser entspricht und den unten angegebenen Empfehlungen Rechnung trägt. Wenn das Wasser demineralisiert wird, ist besonders auf Pyrogene zu achten.

Auch Trinkwasser kann unter Umständen zur Herstellung von verdünnten Hämodialyselösung verwendet werden, wenn unter gewissen Bedingungen kein frisch destilliertes Wasser oder **Gereinigtes Wasser** geringer Keimzahl zur Verfügung steht. Die chemische Zusammensetzung des Trinkwassers variiert erheblich von einer Region zur anderen, darum ist vorher eine chemische Analyse durchzuführen, damit die Zusammensetzung der konzentrierten Hämodialyselösung mit Natrium-, Kalium-, Calcium-, Magnesium- und Chloridionen so korrigiert werden kann, daß die gebrauchsfertige Zusammensetzung der verdünnten Lösung der medizinischen Vorschrift entspricht.

Wenn Trinkwasser verwendet wird, ist es notwendig, daß die Prüfung auf sauer oder alkalisch reagierende Substanzen und die höchstzulässigen Gehalte an Nitraten, Nitriten, Ammonium, Schwermetallen und oxidierbaren Substanzen die in der Monographie **Gereinigtes Wasser** zugelassenen Werte nicht übersteigen.

Wird **Gereinigtes Wasser** oder Trinkwasser verwendet, besonders für wiederholte Hämodialyse, ist es notwendig, eine eventuelle Anwesenheit von im allgemeinen als Spuren vorhandenen Rückständen aus der Wasseraufbereitung oder von chemischen Elementen zu berücksichtigen.

Es ist im einzelnen empfehlenswert, die Mengen an Aluminium, Zinn, Quecksilber, Zink, Fluoriden, Phosphaten und Sulfaten im verwendeten Wasser in Betracht zu ziehen. Es ist ebenfalls wünschenswert, daß das für die Hämodialyse verwendete Wasser kein freies Chlor oder Ozon enthält.

VIII.10 Nährmedien (Mikrobielle Verunreinigungen)

Folgende flüssige und feste Nährmedien sind als zufriedenstellend beurteilt worden, um die vorgeschriebenen Grenzprüfungen auf mikrobielle Verunreinigung durchzuführen. Andere Nährmedien können verwendet werden, wenn sie gleichartige Nähr- und für die zu prüfenden Keimarten selektive Eigenschaften haben.

Natriumchlorid-Pepton-Pufferlösung *p*H 7,0

Kaliumdihydrogenphosphat *)	3,56 g
Natriummonohydrogenphosphat-Dihydrat *)	7,23 g
Natriumchlorid	4,30 g
Fleisch- oder Caseinpepton	1,0 g
Gereinigtes Wasser	1000 ml

*) äquivalent mit 0,067 M

0,1 bis 1,0 Prozent (*m*/V) Polysorbat 20 oder 80 können zugesetzt werden. Die Lösung wird 15 min lang im Autoklaven bei 121 °C sterilisiert.

Flüssiges Medium A (flüssiges Medium mit Casein- und Sojapepton)

Caseinpepton (Pankreashydrolysat)	17,0 g
Sojapepton (Papainhydrolysat)	3,0 g
Natriumchlorid	5,0 g
Kaliummonohydrogenphosphat	2,5 g
Glucose-Monohydrat	2,5 g
Gereinigtes Wasser	1000 ml

Der *p*H-Wert wird so eingestellt, daß er nach der Sterilisation im Autoklaven 7,3 ± 0,2 beträgt. Die Lösung wird 15 min lang im Autoklaven bei 121 °C sterilisiert.

Agarmedium B (Agarmedium mit Casein- und Sojapepton)

Caseinpepton (Pankreashydrolysat)	15,0 g
Sojapepton (Papainhydrolysat)	5,0 g
Natriumchlorid	5,0 g
Agar	15,0 g
Gereinigtes Wasser	1000 ml

Der *p*H-Wert wird so eingestellt, daß er nach der Sterilisation im Autoklaven 7,3 ± 0,2 beträgt. Die Lösung wird 15 min lang im Autoklaven bei 121 °C sterilisiert.

Agarmedium C (Sabouraud-Medium)

Fleisch- und Caseinpepton	10,0 g
Glucose-Monohydrat	40,0 g
Agar	15,0 g
Gereinigtes Wasser	1000 ml

Der *p*H-Wert wird so eingestellt, daß er nach der Sterilisation im Autoklaven 5,6 ± 0,2 beträgt. Die Lösung wird 15 min lang im Autoklaven bei 121 °C sterilisiert. Unmittelbar vor der Verwendung werden 0,10 g Benzylpenicillin-Natrium und 0,10 g Tetracyclin je Liter Nährmedium in Form steriler Lösungen zugesetzt. Diese Antibiotika können durch 50 mg Chloramphenicol je Liter Nährmedium ersetzt werden. Das Chloramphenicol muß vor der Sterilisation zugesetzt werden.

Flüssiges Medium D (flüssiges Lactose-Medium)

Rindfleischextrakt	3,0 g
Pankreashydrolysat aus Gelatine	5,0 g
Lactose	5,0 g
Gereinigtes Wasser	1000 ml

Der *p*H-Wert wird so eingestellt, daß er nach der Sterilisation im Autoklaven 6,9 ± 0,2 beträgt. Die Lösung wird 15 min lang im Autoklaven bei 121 °C sterilisiert und sofort abgekühlt.

Anreicherungsmedium E (Anreicherungsmedium für Mossel-Enterobakterien)

Pankreashydrolysat aus Gelatine	10,0 g
Glucose-Monohydrat	5,0 g
Entwässerte Rindergalle	20,0 g
Kaliumdihydrogenphosphat	2,0 g
Natriummonohydrogenphosphat-Dihydrat	8,0 g
Brillantgrün	15 mg
Gereinigtes Wasser	1000 ml

Der *p*H-Wert wird so eingestellt, daß er nach dem Erhitzen 7,2 ± 0,2 beträgt. Die Lösung wird 30 min lang auf 100 °C erhitzt und sofort abgekühlt.

Agarmedium F (Agarmedium mit Galle, Kristallviolett, Neutralrot und Glucose)

Hefeextrakt	3,0 g
Pankreashydrolysat aus Gelatine	7,0 g
Cholate	1,5 g
Lactose	10,0 g
Natriumchlorid	5,0 g
Glucose-Monohydrat	10,0 g
Agar	15,0 g
Neutralrot	30 mg
Kristallviolett	2 mg
Gereinigtes Wasser	1000 ml

Der *p*H-Wert wird so eingestellt, daß er nach dem Erhitzen 7,4 ± 0,2 beträgt. Die Lösung wird zum Sieden erhitzt. Sie darf nicht im Autoklaven erhitzt werden.

Flüssiges Medium G (flüssiges Medium nach MacConkey)

Pankreashydrolysat aus Gelatine	20,0 g
Lactose	10,0 g
Entwässerte Rindergalle	5,0 g
Bromcresolpurpur	10 mg
Gereinigtes Wasser	1000 ml

Der *p*H-Wert wird so eingestellt, daß er nach der Sterilisation im Autoklaven 7,3 ± 0,2 beträgt. Die Lösung wird 15 min lang im Autoklaven bei 121 °C sterilisiert.

Agarmedium H (Agarmedium nach MacConkey)

Pankreashydrolysat aus Gelatine	17,0 g
Fleisch- und Caseinpepton	3,0 g
Lactose	10,0 g
Natriumchlorid	5,0 g
Cholate	1,5 g
Agar	13,5 g
Neutralrot	30 mg
Kristallviolett	1 mg
Gereinigtes Wasser	1000 ml

Der *p*H-Wert wird so eingestellt, daß er nach der Sterilisation im Autoklaven 7,1 ± 0,2 beträgt. Die Lösung wird unter ständigem Umschwenken 1 min lang zum Sieden erhitzt und anschließend 15 min lang im Autoklaven bei 121 °C sterilisiert.

Flüssiges Medium I (flüssiges Medium mit Tetrathionat, Rindergalle und Brillantgrün)

Pepton	8,6 g
Getrocknete Rindergalle	8,0 g
Natriumchlorid	6,4 g
Calciumcarbonat	20,0 g
Kaliumtetrathionat	20,0 g
Brillantgrün	70 mg
Gereinigtes Wasser	1000 ml

Der *p*H-Wert wird so eingestellt, daß er nach dem Erhitzen 7,0 ± 0,2 beträgt. Die Lösung wird bis zum Sieden erhitzt. Sie darf kein zweites Mal erhitzt werden.

Agarmedium J (Agarmedium mit Citrat und Desoxycholat)

Rindfleischextrakt	10,0 g
Fleischpepton	10,0 g
Lactose	10,0 g
Natriumcitrat	20,0 g
Eisen(III)-citrat	1,0 g
Natriumdesoxycholat	5,0 g
Agar	13,5 g
Neutralrot	20 mg
Gereinigtes Wasser	1000 ml

Der pH-Wert wird so eingestellt, daß er nach dem Erhitzen 7,3 ± 0,2 beträgt. Die Lösung wird langsam zum Sieden erhitzt und 1 min lang gekocht. Nach dem Abkühlen auf 50 °C wird die Lösung in Petrischalen verteilt. Sie darf nicht im Autoklaven erhitzt werden.

Agarmedium K
(Agarmedium mit Xylose, Lysin und Desoxycholat)

Xylose	3,5 g
L-Lysin	5,0 g
Lactose	7,5 g
Saccharose	7,5 g
Natriumchlorid	5,0 g
Hefeextrakt	3,0 g
Phenolrot	80 mg
Agar	13,5 g
Natriumdesoxycholat	2,5 g
Natriumthiosulfat	6,8 g
Ammoniumeisen(III)-citrat	0,8 g
Gereinigtes Wasser	1000 ml

Der pH-Wert wird so eingestellt, daß er nach dem Erhitzen 7,4 ± 0,2 beträgt. Die Lösung wird bis zum Sieden erhitzt. Nach dem Abkühlen auf 50 °C wird die Lösung in Petrischalen verteilt. Sie darf nicht im Autoklaven erhitzt werden.

Agarmedium L
(Agarmedium mit Brillantgrün, Phenolrot, Lactose und Saccharose)

Fleisch- und Caseinpepton	10,0 g
Hefeextrakt	3,0 g
Natriumchlorid	5,0 g
Lactose	10,0 g
Saccharose	10,0 g
Agar	20,0 g
Phenolrot	80 mg
Brillantgrün	12,5 mg
Gereinigtes Wasser	1000 ml

1 min lang wird zum Sieden erhitzt. Der pH-Wert wird so eingestellt, daß er nach der Sterilisation im Autoklaven 6,9 ± 0,2 beträgt. Unmittelbar vor Verwendung wird die Lösung 15 min lang im Autoklaven bei 121 °C sterilisiert. Nach dem Abkühlen auf 50 °C wird die Lösung in Petrischalen verteilt.

Agarmedium M
(Agarmedium mit 3 Zuckern und Eisen)

Rindfleischextrakt	3,0 g
Hefeextrakt	3,0 g
Rindfleisch- und Caseinpepton	20,0 g
Natriumchlorid	5,0 g
Lactose	10,0 g
Saccharose	10,0 g
Glucose-Monohydrat	1,0 g
Ammoniumeisen(III)-citrat	0,3 g
Natriumthiosulfat	0,3 g
Phenolrot	25 mg
Agar	12,0 g
Gereinigtes Wasser	1000 ml

Unter Umschütteln wird 1 min lang zum Sieden erhitzt. Der pH-Wert wird so eingestellt, daß er nach der Sterilisation im Autoklaven 7,4 ± 0,2 beträgt. Die Kulturröhrchen werden bis zu einem Drittel mit Agarmedium gefüllt, 15 min lang im Autoklaven bei 121 °C sterilisiert und in schräger Lage abgekühlt, so daß eine tiefe Schicht und eine geneigte Oberfläche erhalten werden.

Agarmedium N
(Agarmedium mit Cetrimid)

Pankreashydrolysat aus Gelatine	20,0 g
Magnesiumchlorid	1,4 g
Kaliumsulfat	10,0 g
Cetrimid	0,3 g
Agar	13,6 g
Gereinigtes Wasser	1000 ml
Glycerol	10,0 ml

Unter Umschütteln wird 1 min lang zum Sieden erhitzt. Der pH-Wert wird so eingestellt, daß er nach der Sterilisation im Autoklaven 7,2 ± 0,2 beträgt. Die Lösung wird 15 min lang im Autoklaven bei 121 °C sterilisiert.

Agarmedium O
(Agarmedium nach Baird-Parker)

Caseinpepton (Pankreashydrolysat)	10,0 g
Rindfleischextrakt	5,0 g
Hefeextrakt	1,0 g
Lithiumchlorid	5,0 g

Agar	20,0 g
Aminoessigsäure	12,0 g
Natriumpyruvat	10,0 g
Gereinigtes Wasser	950 ml

Unter häufigem Umschütteln wird 1 min lang zum Sieden erhitzt. Der *p*H-Wert wird so eingestellt, daß er nach der Sterilisation im Autoklaven 6,8 ± 0,2 beträgt. Die Lösung wird 15 min lang im Autoklaven bei 121 °C sterilisiert. Nach dem Abkühlen auf 45 bis 50 °C werden 10 ml einer sterilen 1prozentigen Lösung (*m*/V) von Kaliumtellurit und 50 ml Eigelb-Emulsion hinzugefügt.

VIII.11 Nährmedien (Mykoplasmen)

Folgende Nährmedien werden verwendet. Andere Nährmedien können jedoch verwendet werden, wenn nachgewiesen werden konnte, daß auf jeder Charge des gewählten Nährmediums in Gegenwart oder Abwesenheit des Impfstoffs das Wachstum von Mykoplasmen gewährleistet ist.

I. Vorgeschlagene Nährmedien zum Nachweis von *Mycoplasma gallisepticum*

a) Flüssiges Medium

Bouillon aus Rinderherz (1)	90,0 ml
Pferdeserum (nicht erhitzt)	20,0 ml
Hefeextrakt (25 Prozent (*m*/V))	10,0 ml
Thalliumacetat (1prozentige Lösung (*m*/V))	1,0 ml
Phenolrot (0,06prozentige Lösung (*m*/V))	5,0 ml
Penicillin (20 000 I. E. je Milliliter)	0,25 ml
Desoxyribonucleinsäure (0,2prozentige Lösung (*m*/V))	1,2 ml

Der *p*H-Wert wird auf 7,8 eingestellt.

b) Festes Medium

Es wird gemäß der oben angegebenen Vorschrift hergestellt. Die Bouillon wird ersetzt durch einen Nähragar aus Rinderherz, der Agar in einer Konzentration von 1,5 Prozent (*m*/V) enthält.

II. Nährmedien zum Nachweis von *Mycoplasma synoviae*

a) Flüssiges Medium

Bouillon aus Rinderherz (1)	90,0 ml
Mischung essentieller Vitamine (2)	0,025 ml
Glucose-Monohydrat (50prozentige Lösung (*m*/V))	2,0 ml
Schweineserum (30 min lang bei 56 °C inaktiviert)	12,0 ml
β-Nicotinamidadenindinucleotid (1prozentige Lösung (*m*/V))	1,0 ml
Cysteinhydrochlorid (1prozentige Lösung (*m*/V))	1,0 ml
Phenolrot (0,06prozentige Lösung (*m*/V))	5,0 ml
Penicillin (20 000 I. E. je Milliliter)	0,25 ml

Die β-Nicotinamidadenindinucleotid-Lösung und die Cysteinhydrochlorid-Lösung werden gemischt. Die Mischung wird 10 min lang stehengelassen, dann wird das Gemisch den übrigen Bestandteilen zugefügt. Der *p*H-Wert wird auf 7,8 eingestellt.

b) Festes Medium

Bouillon aus Rinderherz (1)	90,0 ml
Agar (3)	1,4 g

Der *p*H-Wert wird auf 7,8 eingestellt, dann wird im Autoklaven sterilisiert. Danach werden die folgenden Bestandteile hinzugefügt:

Mischung essentieller Vitamine (2)	0,025 ml
Glucose-Monohydrat (50prozentige Lösung (*m*/V))	2,0 ml
Schweineserum (nicht erhitzt)	12,0 ml
β-Nicotinamidadenindinucleotid (1prozentige Lösung (*m*/V))	1,0 ml
Cysteinhydrochlorid (1prozentige Lösung (*m*/V))	1,0 ml
Phenolrot (0,06prozentige Lösung (*m*/V))	5,0 ml
Penicillin (20 000 I. E. je Milliliter)	0,25 ml

(1) *Bouillon aus Rinderherz*

Rinderherz (zur Herstellung der Bouillon)	500 g
Pepton	10 g
Natriumchlorid	5 g
Destilliertes Wasser q. s. ad	1000 ml

Die Nährbouillon wird im Autoklaven sterilisiert.

(2) *Mischung essentieller Vitamine*

Biotin	100 mg
Calciumpantothenat	100 mg
Cholinchlorid	100 mg
Folsäure	100 mg
i-Inositol	200 mg
Nicotinamid	100 mg
Pyridoxinhydrochlorid	100 mg
Riboflavin	10 mg
Thiaminchloridhydrochlorid	100 mg
Destilliertes Wasser q. s. ad	1000 ml

(3) *Agar (durch Ionenaustauscher gereinigt)*

Hochgereinigter Agar, zur Anwendung in Mikrobiologie und Immunologie, hergestellt mittels Ionenaustauschverfahren, das die Gewinnung eines sehr reinen, klaren Produkts erlaubt, mit der Eigenschaft, ein kohärentes Gel zu bilden.

Er enthält annähernd folgende Bestandteile:

Wasser	12,2	Prozent
Asche	1,5	Prozent
Säureunlösliche Asche	0,2	Prozent
Chlorid	0	Prozent
Phosphat (als P_2O_5 berechnet)	0,3	Prozent
Gesamtstickstoff	0,3	Prozent
Kupfer	8	ppm
Eisen	170	ppm
Calcium	0,28	Prozent
Magnesium	0,32	Prozent

VIII.12 Prüfung auf Hämolysine für Blutgruppe O

Zu 1 Volumteil frischem Spenderserum wird 1 Volumteil einer 10prozentigen Suspension (V/V) von A_1-Zellen in einer 0,9prozentigen Lösung (*m*/V) von Natriumchlorid zugesetzt; getrennt davon wird 1 Volumteil Serum 1 Volumteil einer 10prozentigen Suspension (V/V) von B-Zellen in der angegebenen Natriumchlorid-Lösung zugesetzt; eine gleiche Prüfung wird mit O-Zellen als Kontrolle durchgeführt. Wenn das Serum älter als 24 h ist, wird als Komplementquelle 1 Volumteil frisches, hämolysinfreies Serum der Blutgruppe O jedem Röhrchen zugesetzt. Der Inhalt jedes Röhrchens wird gemischt, 1 h lang bei 37 °C bebrütet und die überstehende Flüssigkeit auf Hämolyse geprüft.

Jedes Serum mit positivem Ergebnis wird weiter wie folgt geprüft. Ein Teil Serum wird mit 3 Volumteilen einer 0,9prozentigen Lösung (*m*/V) von Natriumchlorid verdünnt und 1 Volumteil des verdünnten Serums mit 1 Volumteil des frischen, hämolysinfreien Blutgruppe-O-Serums sowie 1 Volumteil einer 10prozentigen Suspension (V/V) von A_1- oder B-Zellen in der angegebenen Natriumchlorid-Lösung versetzt, je nach Lyse in der ersten Prüfung.

Gleichzeitig werden in zwei weiteren Röhrchen 1 Volumteil der 0,9prozentigen Lösung (*m*/V) von Natriumchlorid mit 1 Volumteil des frischen, hämolysinfreien Blutgruppe-O-Serums gemischt. Einem dieser Röhrchen wird 1 Volumteil einer 10prozentigen Suspension (V/V) von A_1-Zellen in einer 0,9prozentigen Lösung (*m*/V) von Natriumchlorid und dem anderen Röhrchen eine gleiche Suspension von B-Zellen zugesetzt. Die Röhrchen werden 1 h lang bei 37 °C bebrütet, der Inhalt jedes Röhrchens gemischt, zentrifugiert und die überstehende Flüssigkeit auf Hämolyse geprüft. Blutgruppe-O-Proben, deren Sera Hämolysine anzeigen, müssen als unsicher für die Transfusion an Empfänger mit anderen Blutgruppen angesehen werden und sind entsprechend zu kennzeichnen.

VIII.13 Statistische Auswertung der Ergebnisse biologischer Wertbestimmungen und Reinheitsprüfungen

VIII.13.1 Einführung

VIII.13.1.1 Anlage und Genauigkeit biologischer Prüfungen

Biologische Methoden werden zur Untersuchung gewisser Substanzen und Zubereitungen angegeben, deren Wirksamkeit nicht durch chemische oder physikalische Verfahren exakt ermittelt werden kann. Diese Methoden beruhen, soweit möglich, auf einem Vergleich mit einer Standardsubstanz. Dabei wird festgestellt, welche Menge eines zu prüfenden Stoffes die gleiche biologische Wirkung zeigt wie eine bestimmte Menge, die Einheit, der Standardsubstanz. Als Grundvoraussetzung dieser biologischen Prüfung müssen Standard- und Prüfsubstanz zu der gleichen Zeit und unter streng vergleichbaren Bedingungen untersucht werden.

Jede Schätzung der Wirksamkeit durch eine biologische Prüfung ist mit zufälligen Fehlern behaftet, die auf der natürlichen Variabilität biologischer Reaktionen beruhen. Deshalb sollte der Fehler aus den Ergebnissen einer jeden Prüfung ermittelt werden, falls dies möglich ist. Dazu werden im folgenden Methoden zur Anlage einer Prüfung und zur Schätzung des Fehlers beschrieben. Diese Methoden berücksichtigen die unvermeidbaren zufälligen Fehler des Versuches; sie unterstellen aber, daß systematische Fehler, im allgemeinen sind dies Fehler beim Wägen oder Verdünnen, die Schätzung der Wirksamkeit nicht wesentlich beeinflussen. Ein Versuch kann auch anders durchgeführt oder ausgewertet werden, falls dabei benutzte Verfahren den hier beschriebenen mindestens gleichwertig sind.

In den Monographien werden zwei verschiedene Verfahren für die Ermittlung des Versuchsfehlers beschrieben. Wenn der Fehler einer Bestimmung auf Grund innerer Zusammenhänge direkt ermittelt werden kann, bildet diese Berechnung einen Hauptbestandteil des Experimentes. Das Arzneibuch gibt Grenzen an, innerhalb derer die Ergebnisse liegen sollen. Wenn solche Berechnung nicht durchgeführt werden kann oder nicht entscheidend ist, setzt das Arzneibuch fest, daß die „geschätzten Fehlergrenzen“ innerhalb gewisser Schranken liegen sollen. Diese Schätzungen werden aus den tatsächlichen Meßergebnissen bestimmt, und zwar nach den direkten Verfahren von Kapitel VIII.13.3. Für einen Versuch gemäß den hier vorgeschlagenen Methoden wird so die beste Schätzung des Fehlers erhalten. Dabei ist folgender Einwand möglich: Tiere anderer Populationen können abweichend von den im Experiment verwendeten Tieren, auf denen die Schätzungen beruhen, reagieren. Der Fehler sollte nach dieser direkten Methode ermittelt werden, wenn mehrere Prüfungen bei jedem Präparat ausgeführt werden. Zur Prüfung der Untersuchungstechnik sollten diese Ergebnisse über einen längeren Zeitraum gesammelt werden.

Bei einer biologischen Bestimmung kann keine exakte Aussage über den Bereich gemacht werden, in dem die Wirksamkeit eines Präparates mit „Sicherheit“ liegt, es sei denn, das Wort „sicher“ wird in einem bestimmten, konventionellen Sinn verwendet. In vielen Fällen kann eine Wahrscheinlichkeit von 0,95 als „sicher“ angesehen werden. Deshalb wird diese Wahrscheinlichkeit hier den Berechnungen zugrunde gelegt.

Fehlerschätzungen unterliegen einer Reihe von beträchtlichen Fehlern, wenn sie nicht auf sehr vielen Beobachtungen beruhen.

Neben der Berechnung von Zahlenwerten als Näherung („Schätzung“) der wahren, unbekannten Wirksamkeit werden auch sogenannte „Vertrauensgrenzen“ beschrieben, zwischen denen diese Wirksamkeit mit einer Wahrscheinlichkeit von 0,95 liegt. Diese Grenzen lassen sich folgendermaßen interpretieren: Bei einer häufigen Anwendung des Verfahrens wird im „Mittel“ in 95 Prozent aller Fälle die wahre Wirksamkeit innerhalb der angegebenen Grenze liegen, in 5 Prozent aller Fälle aber außerhalb.

VIII.13.1.2 Verzeichnis der verwendeten Symbole

Symbol	*Definition*
b	Schätzung für die Steigung der Regressionsgeraden der Wirkung bezüglich der logarithmierten Dosis; verwendet werden alle Präparate des Versuchs.
c'	Konstante zur Berechnung der Vertrauensgrenzen (Tafel 5.5-I).
d	Anzahl der Dosierungen je Substanz in einem ausgewogenen Versuchsplan.
f	Zahl der Freiheitsgrade.
h	Anzahl der Substanzen in einem Versuch, einschließlich der Standardsubstanz.
k	Anzahl verschiedener Behandlungen in einem Versuch, $k = d \cdot h$ bei einem ausgewogenen Versuchsplan.
n	Anzahl der Wiederholungen in jeder Behandlung.
n'	Zahl der unabhängigen Schätzungen für die Aktivität.
s^2	Schätzung der Varianz durch die mittlere Summe der Abweichungsquadrate in der Varianzanalyse – auch mit einem Index verwendet, z. B.: s_M^2 ist die Varianz der logarithmierten Aktivität M.
s	Schätzung der Standardabweichung = Quadratwurzel aus s^2.
s_1, s_2, s_3	Untere, mittlere, obere Dosis der Standardsubstanz $\underline{S}$, gemessen in Aktivitäts- oder Gewichtseinheiten; bei einem Versuch mit nur zwei Dosierungen bedeutet s_2 die obere Dosis.
t	Kritische Größe der t-Verteilung nach Student (Tabelle 3-I).
t'	Kritische Größe der Dunnett-Verteilung (Tafel 5.4-II).
$u_1 \ldots z_3$	Dosierungen der Versuchssubstanzen $\underline{U} \ldots \underline{Z}$. Sie sind so zu messen, wie es in den Monographien beschrieben wurde.
w	Gewichtsfaktor bei der Probit-Analyse (Tabelle 7.2-II).
y	Einzeln gemessene oder transformierte Wirkung.
y'	Berechnete Wirkung als Ersatz für einen fehlenden Meßwert.
$\bar{y}s, \ldots \bar{y}z$	Mittelwerte der Wirkung für Standardsubstanz und Prüfsubstanzen.
A_U	Angenommene Aktivität der Versuchssubstanz $\underline{U}$ bei der Einstellung der Dosierungen.
$B_1 \ldots B_{2n}$	Summe der Wirkungen für jedes Individuum (1 bis 2 n) bei einem zweifachen Cross-over-Versuchsplan.
B'	Unvollständige Summe der Wirkungen in einem Block oder einer Reihe mit einem fehlenden Wert.
C	Hilfsgröße zur Berechnung der Vertrauensgrenzen (Formel 5.5.5).
$C_1 \ldots C_n$	Summe der Wirkungen jeder Spalte (1 bis n) bei einer Versuchsanordnung nach einem Lateinischen Quadrat.
C'	Unvollständige Summe der Wirkungen einer Spalte bei einem Lateinischen Quadrat mit einem fehlenden Wert.
D_I, D_{II}	Summe der Wirkungen am Tag I bzw. II bei einem Cross-over-Versuchsplan.
E	Summe der Abweichungsquadrate für die Regression (Tafel 5.3-III).
F	Verhältnis zweier unabhängiger Schätzungen für eine Varianz (Tafel 5.4-I).
G'	Unvollständige Summe der Wirkungen bei einem Versuch mit einem fehlenden Wert.
I	Intervall zwischen den Logarithmen benachbarter Dosen.

K Korrekturglied in der Varianzanalyse; $K = \frac{(\Sigma\, y)^2}{N}$

L Länge des Konfidenzintervalles in logarithmischen Einheiten.

$L_S \ldots L_Z$ Lineare Kontraste für Standard- und Prüfsubstanzen (Tafeln 5.3-I und 5.3-II).

M Schätzwert für den Logarithmus der Aktivität. Bei einer Vielfachprüfung kennzeichnet ein Index die Substanz.

$\overline{M}$ Arithmetisches Mittel von mehreren unabhängigen Schätzungen M.

M' Schätzwert des logarithmischen[1] Aktivitätsquotienten vor der Korrektur mit der angenommenen Aktivität.

N Gesamtzahl aller Messungen eines Versuches.

N_S, N_U Anzahl aller Messungen für die Substanzen $\underline{S}$ und $\underline{U}$

P Wahrscheinlichkeit.

Q Summe der Abweichungsquadrate für einen quadratischen Kontrast in der Varianzanalyse (Tabelle 5.3-III).

$Q_S \ldots Q_Z$ Quadratische Kontraste für Standard- und Prüfsubstanzen (Tabelle 5.3-II).

R Schätzwert für die Aktivität. Ein möglicher Index kennzeichnet eine bestimmte Substanz.

R' Schätzwert für die relative Aktivität oder den Aktivitätsquotienten vor der Korrektur mit der angenommenen Aktivität bei der Prüfsubstanz.

$R_1 \ldots R_n$ Summe der Wirkungen in jeder Reihe, 1 bis n, bei einem Versuchsplan nach einem Lateinischen Quadrat oder in jedem Block bei einem Versuch mit randomisierten Blöcken.

$\underline{S}$ Standardsubstanz.

S Summe der Wirkungen einer Standardsubstanz.

S_1, S_2, S_3 Summe der Wirkungen der niedrigen, mittleren und hohen Dosierung der Standardsubstanz $\underline{S}$; bei nur zwei Dosierungen entspricht S_2 der höheren Dosierung.

T'' Unvollständige Summe der Wirkungen einer Behandlung mit einem fehlenden Wert.

$\underline{U} \ldots \underline{Z}$ Prüfsubstanzen.

$U \ldots Z$ Summe der Wirkungen der Prüfsubstanzen $\underline{U} \ldots \underline{Z}$.

U_1, U_2, U_3 Summe der Wirkungen der niedrigen, mittleren und hohen Dosierung einer Substanz $\underline{U}$. Bei nur zwei Dosierungen entspricht U_2 der höheren Dosierung. Entsprechendes gilt für andere Substanzen.

W Statistisches Gewicht bei der Zusammenfassung mehrerer unabhängiger Schätzungen für den Logarithmus der Aktivität.

X Logarithmierte Dosis (dekadischer Logarithmus). Ein Index kennzeichnet eine bestimmte Substanz, zum Beispiel XS.

$\overline{X}$ Arithmetisches Mittel der logarithmierten Dosen.

[1] dekadischer Logarithmus

VIII.13.2 Randomisierung

Die einzelnen Versuchseinheiten (Tiere, Proben usw.) müssen durch ein zufälliges Verfahren den verschiedenen Versuchsgruppen zugeordnet werden. Jede andere Wahl von Versuchsbedingungen, die nicht ausdrücklich durch den Versuchsplan gegeben ist, muß ebenfalls zufällig erfolgen. Beispiele für eine solche Zuordnung sind die Auswahl der Plätze für Käfige in einem Laboratorium und die Reihenfolge, in der die Behandlungen erfolgen. Insbesondere dürfen die Tiere einer Gruppe, die die gleiche Dosis irgendeiner Zubereitung erhalten, nicht zusammen (zur gleichen Zeit und am gleichen Ort) behandelt werden; es sei denn, die betreffende Variationsursache (z. B. zwischen den Zeitpunkten oder den Orten) ist aus stichhaltigen Gründen vernachlässigbar.

Die zufällige Zuordnung kann mit Hilfe von Standardtafeln von Zufallszahlen erfolgen; üblicherweise enthalten diese Tafeln eine Gebrauchsanleitung. Im allgemeinen sind Tafeln von Zufalls-Permutationen noch geeigneter. „Tables of Random Permutations" (1963), L. E. Moses und R. V. Oakford, herausgegeben von George Allen und Unwin Ltd., London[1)].

VIII.13.3 Fehlerschätzung bei wiederholten Versuchen

Wenn dieselbe Zubereitung wiederholt mit genau derselben Methode und mit der gleichen Zahl von Beobachtungen in jedem Versuch geprüft wird oder wenn eine Anzahl von Zubereitungen mehr als einmal durch dieselbe Methode geprüft wurde, läßt sich der Fehler für eine einzelne Schätzung der Wirksamkeit aus den Unterschieden zwischen den Meßwerten berechnen. Der so ermittelte Fehler ist natürlich nur auf Versuche übertragbar, die vom gleichen Typ und gleichem Stichprobenumfang wie bei den Berechnungen sind. Der Vorteil dieser Methode liegt darin, daß sie eine direkte Fehlerschätzung gibt, die alle möglichen Ursachen zufälliger Fehler berücksichtigt. Von Nachteil ist, daß nur bei einer großen Zahl von Versuchen ein verläßlicher Wert erhalten wird. Zudem hängt die Gültigkeit des Verfahrens von den Voraussetzungen ab, daß der Fehler *normal verteilt* ist und sich nicht ändert, wenn verschiedene Tierpopulationen verwendet werden. Die Schätzungen der Versuchsfehler für einige Antitoxine in dem Arzneibuch wurden auf diesem Wege gewonnen; die gleiche Zubereitung wurde in verschiedenen Laboratorien untersucht und der Fehler auf Grund dieser Ergebnisse bestimmt.

Die Schätzungen der Aktivität werden bei den meisten Versuchsmethoden in logarithmischen Einheiten erhalten. In jedem Fall sollte die Auswertung mit den Logarithmen der Schätzung *(M)* für die Aktivität durchgeführt werden, da diese *normal verteilt* sein sollten.

Von Versuch zu Versuch schwankt *M*, diese Variabilität wird gewöhnlich durch die Standardabweichung (s_M) beschrieben. Diese kann folgendermaßen über die Berechnung der Varianz (s_M^2) ermittelt werden.

$$s_M^2 = \frac{\Sigma(M - \overline{M})^2}{(n' - 1)} = \frac{\Sigma M^2 - \frac{(\Sigma M)^2}{n'}}{n' - 1} \qquad (3.1)$$

Die zweite Formel ist für Tischrechenmaschinen geeigneter. Dabei ist $\overline{M}$ das arithmetische Mittel der Werte von *M* und n' die Anzahl der Versuche. Die Standardabweichung s_M wird dann als Quadratwurzel aus s_M^2 erhalten.

Schätzungen der Varianz nach Formel 3.1 sind unzuverlässig, wenn nur wenige Versuche mit der gleichen Zubereitung durchgeführt wurden. Andererseits werden umfangreiche Experimente, die eine zuverlässigere Schätzung der Varianz geben würden, selten ausgeführt. Deshalb ist es im allgemeinen vorteilhafter, eine gemeinsame Varianz aus den Ergebnissen von Versuchen an mehreren Präparaten mit mindestens je einer Wiederholung zu schätzen. Die gemeinsame Schätzung der Varianz wird berechnet als

$$s_M^2 = \frac{\sum_P [\Sigma(M - \overline{M})^2]}{\sum_P (n' - 1)} = \frac{\sum_P \left[\Sigma M^2 - \frac{(\Sigma M)^2}{n'}\right]}{\sum_P (n' - 1)} \qquad (3.2)$$

Dabei bedeutet $\sum_P$ die Summe über die einzelnen Zubereitungen. Formel 3.2 darf nicht verwendet werden, wenn sich nachweislich die Varianzen für die einzelnen Zubereitungen unterscheiden können.

Die Genauigkeit einer einzelnen Schätzung der Aktivität *(R)* kann durch die 0,95-Vertrauensgrenzen

$$\text{antilog}\ (M \pm t \cdot s_M) \qquad (3.3)$$

ausgedrückt werden. Der entsprechende Wert für *t* kann aus Tabelle 3-I entnommen werden. Die zugehörige Zahl der Freiheitsgrade *(f)* wird durch den Nenner von 3.1 bzw. 3.2 gegeben.

Die Vertrauensgrenzen sind so zu deuten, daß in 95 von 100 Fällen nach dieser Berechnung die wahre Aktivität erhalten wird.

Die Vertrauensgrenzen für die Aktivität, ausgedrückt in Prozent der geschätzten Aktivität, sind die Antilogarithmen von $2 \pm t \cdot s_M$.

Beispiel 3.1 zeigt die Berechnung für mehrere Bestimmungen an einer Substanz. Beispiel 3.2 zeigt unter Verwendung von Beispiel 3.1 die

---

1) Es gibt auch gute, nicht zitierte Werke in den verschiedenen Ländern der Konvention. Diese Werke können in allen Fällen an Stelle der zitierten benutzt werden.

Tabelle 3: I. Werte von *t* (P = 0,95)

f	*t*	*f*	*t*
1	12,71	17	2,11
2	4,30	18	2,10
3	3,18	19–20	2,09
4	2,78	21	2,08
5	2,57	22–23	2,07
6	2,45	24–26	2,06
7	2,36	27–29	2,05
8	2,31	30–32	2,04
9	2,26	33–37	2,03
10	2,23	38–44	2,02
11	2,20	45–53	2,01
12	2,18	54–69	2,00
13	2,16	70–95	1,99
14	2,14	96–159	1,98
15	2,13	160	1,97
16	2,12	unendlich	1,96

Berechnung für mehrere Substanzen; dabei wird Gleichung 3.2 benutzt.

Wenn die gleiche Substanz *n'*-mal untersucht wurde, wird eine Schätzung für dessen Aktivität durch den Antilogarithmus des Mittels $(\overline{M})$ der einzelnen Werte M erhalten.

Vertrauensgrenzen für die mittlere Aktivität sind

$$\text{antilog } (\overline{M} \pm t \cdot s_{\overline{M}}) \tag{3.4}$$

mit

$$s_{\overline{M}}^2 = \frac{s_M^2}{n'} \tag{3.5}$$

Dabei wird s_M^2 nach Gleichung 3.1 bzw. 3.2 berechnet.

Die Varianz von M wird nach Formel 3.1 berechnet.

$$s_M^2 = \frac{1}{5} \cdot \left[0{,}053870 - \frac{(-0{,}5424)^2}{6}\right]$$

$$= 0{,}000967,\ s_M = 0{,}0311$$

Für P = 0,95 ist bei 5 Freiheitsgraden $t = 2{,}57$ (Tabelle 3.1).

Vertrauensgrenzen, ausgedrückt in Prozent der geschätzten Aktivität, sind

$$= \text{antilog } (2 \pm 2{,}57 \cdot 0{,}0311)$$
$$= \text{antilog } 1{,}9201 \text{ und antilog } 2{,}0799$$
$$= 83{,}2 \text{ und } 120{,}2 \text{ Prozent}$$

Diese Vertrauensgrenzen lassen sich auf jede Einzelschätzung der Aktivität anwenden.

Beispiel 3.1: Fehlerschätzung bei wiederholten Bestimmungen.

Geschätzte Wirksamkeit *R*	log *R* = *M*	M^2
0,738	0,8681 − 1 = −0,1319	0,017398
0,766	0,8842 − 1 = −0,1158	0,013410
0,803	0,9047 − 1 = −0,0953	0,009082
0,817	0,9122 − 1 = −0,0878	0,007709
0,870	0,9395 − 1 = −0,0605	0,003660
0,889	0,9489 − 1 = −0,0511	0,002611
	Summe = −0,5424	0,053870

Beispiel 3.2: Fehlerschätzung bei wiederholten Bestimmungen mit mehreren Substanzen.

	Schätzwert für die Wirksamkeit *R*	log *R* = *M*	M^2
Substanz 1	0,792	0,8987 − 1 = −0,1013	0,010262
	0,800	0,9031 − 1 = −0,0969	0,009390
	0,828	0,9180 − 1 = −0,0820	0,006724
		Summe = −0,2802	0,026376
Substanz 2	0,852	0,9304 − 1 = −0,0696	0,004844
	0,905	0,9566 − 1 = −0,0434	0,001884
		Summe = −0,1130	0,006728

Die Varianz von M wird nach Formel 3.2 berechnet.

$$s_M^2 = \frac{1}{3}\left\{\left[0{,}026376 - \frac{(-0{,}2802)^2}{3}\right] + \left[0{,}006728 - \frac{(-0{,}1130)^2}{2}\right]\right\}$$
$$= \frac{0{,}000549}{3} = 0{,}000183$$
$$s_M = 0{,}0135.$$

Für P = 0,95 bei 3 Freiheitsgraden ist $t = 3{,}18$.

Vertrauensgrenzen, ausgedrückt in Prozent der geschätzten Aktivität, sind

= antilog (2 ± 3,18 · 0,0135)
= antilog 1,9571 und antilog 2,0429
= 90,6 und 110,4 Prozent

Diese Grenzen gelten für jede Einzelschätzung der Aktivität aus einer Prüfung.

VIII.13.4 Direkte Prüfungen

Bei diesen Prüfungen wird direkt die Dosis gemessen, die eine bestimmte Wirkung, z. B. Tod, bei einem Tier hervorruft. Als Beispiel sei die Prüfung von Digitalis-Zubereitungen an Meerschweinchen genannt. Im allgemeinen lassen sich die einzelnen gemessenen wirksamen Dosierungen in zwei Gruppen zusammenfassen; die eine umfaßt die Ergebnisse für eine Lösung der Standardsubstanz, die andere die Ergebnisse für eine Lösung der Prüfsubstanz mit nicht bekannter Wirksamkeit. Die Lösungen werden so angesetzt, daß sie etwa die gleiche Aktivität besitzen, wobei für die Prüfsubstanz die Aktivität (A_U) eingesetzt wird. Die Meßergebnisse werden logarithmiert und die Mittelwerte der Logarithmen der wirksamen Dosen für Standard- und Prüfsubstanz, $\overline{X}_S$ bzw. $\overline{X}_U$, berechnet. Der Aktivitätsquotient von Standard- zu Prüfsubstanz ist ohne Berücksichtigung der vermuteten Aktivität der Antilogarithmus von M', dabei gilt

$$M' = \overline{X}_S - \overline{X}_U \qquad (4.1)$$

Die Varianz von M' ist die Summe der Varianzen der beiden Mittelwerte und läßt sich nach Formel 4.2 berechnen.

$$s_M^2 = s_X^2 \cdot \left(\frac{1}{N_S} + \frac{1}{N_U}\right) \qquad (4.2)$$

mit

$$s_X^2 = \frac{\left\{\sum_S X_S^2 - \frac{\left(\sum_S X_S\right)^2}{N_S}\right\} + \left\{\sum_U X_U^2 - \frac{\left(\sum_U X_U\right)^2}{N_U}\right\}}{N_S + N_U - 2} \qquad (4.3)$$

N_S und N_U sind die Anzahl der mit der Standard- bzw. Prüfsubstanz behandelten Tiere. $\sum_S$ und $\sum_U$ bedeuten Summen über die gemessenen Werte der beiden Substanzen. Vertrauensgrenzen sind

$$\text{antilog } (M' \pm t \cdot s_M). \qquad (4.4)$$

Die Zahl der Freiheitsgrade für t ist $(N_S + N_U - 2)$.

Die relative Aktivität, ausgedrückt in Einheiten der Prüfsubstanz, ist der Antilogarithmus von M mit

$$M = M' + \log A_U \qquad (4.5)$$

Vertrauensgrenzen sind antilog $(M \pm t \cdot s_M)$. (4.6)

Bei dieser Art von Versuchen sind s_M und $s_{M'}$ gleich. Die Vertrauensgrenzen (4.6) lassen sich auch in Prozenten der vermuteten oder der geschätzten Aktivität ausdrücken.

In einem gültigen Versuch müssen die Varianzen von X_S und X_U übereinstimmen, abgesehen vom Probennahmefehler. Wenn nötig, läßt sich diese Bedingung folgendermaßen prüfen: $s_{X_S}^2$ und $s_{X_U}^2$ werden berechnet und der größere Wert durch den kleineren geteilt.

Dabei ist

$$s_{X_S}^2 = \frac{\sum_S X_S^2 - \frac{\left(\sum_S X_S\right)^2}{N_S}}{N_S - 1} \qquad (4.7)$$

analog ist $s_{X_U}^2$ zu ermitteln.

Dieser Quotient wird mit den Werten in Tabelle 5.4-I verglichen (F-Verteilung). Dabei sind die P-Werte der Tabelle zu verdoppeln.
Ist $s_{X_U}^2$ der größere Wert, so sind für f_1 und f_2 die Zahlen $(N_U - 1)$ bzw. $(N_S - 1)$, im anderen Fall $(N_S - 1)$ bzw. $(N_U - 1)$ zu nehmen. Ist der Quotient größer als der Tabellenwert, so unterscheiden sich die beiden Varianzen (bei der gewählten statistischen Sicherheit).

Die Varianz s_X^2 wird berechnet nach

$$s_X^2 = \frac{1}{10}\cdot\left[\left(0{,}0492^2 + \ldots + 0{,}0792^2 - \frac{0{,}4694^2}{6}\right)\right.$$

$$\left. + \left(0{,}0934^2 + \ldots + 0{,}0374^2 - \frac{0{,}5325^2}{6}\right)\right]$$

$$= 0{,}002310$$

Nach Formel (4.2) gilt

$$s_{M'}^2 = 0{,}002310 \cdot \left(\frac{1}{6} + \frac{1}{6}\right) = 0{,}000770$$

$$s_{M'} = 0{,}0277$$

Für P = 0,95 und 10 Freiheitsgrade ist $t = 2{,}23$. Ferner ist

$M' = 0{,}0782 - 0{,}0888 = -0{,}0106 = 0{,}9894 - 1$

Sind die Konzentrationen für beide Lösungen gleich, wie in diesem Beispiel, so ist der vermutete Aktivitätsquotient 1, und damit wird $M = M'$. Aktivitätsquotient (Prüfsubstanz/ Standardsubstanz) = 0,98.

Vertrauensgrenzen für den Aktivitätsquotienten

$= \text{antilog}\,(-0{,}0106 \pm 2{,}23 \cdot 0{,}0277)$
$= \text{antilog}\,0{,}9276 - 1$ und $\text{antilog}\,0{,}0512$
$= 0{,}85$ und $1{,}13$

Wäre die Prüfkonzentration (mg/ml) zweimal so groß wie die Standardkonzentration, so wäre der vermutete Aktivitätsquotient $A = 0{,}5$; mithin wäre $M = M' + \log 0{,}5$.

Beispiel 4.1: Bestimmung von Digitalis an Meerschweinchen

	Schätzung der individuellen tödlichen Dosis ml/mg	$X = \log$ (tödliche Dosis)
Standardsubstanz	1,12	0,0492
	1,44	0,1584
	1,06	0,0253
	1,14	0,0569
	1,26	0,1004
	1,20	0,0792
		Summe = 0,4694
		$\overline{X}_S = \frac{0{,}4694}{6} = 0{,}0782$
Prüfsubstanz	1,24	0,0934
	1,38	0,1399
	1,08	0,0334
	1,41	0,1492
	1,20	0,0792
	1,09	0,0374
		Summe = 0,5325
		$\overline{X}_U = \frac{0{,}5325}{6} = 0{,}0888$

VIII.13.5 Prüfungen quantitativer Merkmale

VIII.13.5.1 Gültigkeit und andere Bedingungen

Diese Prüfungen beschäftigen sich mit gemessenen Effekten, die Wirkungen bestimmter Mengen eines Arzneimittels auf einzelne biologische Systeme sind. Mit biologischen Systemen können gemeint sein: ein ganzes Tier, isoliertes Tiergewebe oder eine Bakterienkultur.

Jede Behandlung besteht aus der Anwendung einer bestimmten Dosis eines Standards (s_1, s_2, s_3) oder einer zu prüfenden unbekannten Substanz (u_1, u_2, u_3). Jede Behandlung erfolgt an einer bestimmten Anzahl *(n)* von Versuchseinheiten (Tiere, Kulturen usw.), und *n* Wirkungen werden gemessen, eine für jede Einheit. Diese Wirkungen *(y)* können sein: die Änderung von Körpergewichten, Organgewichten, der Größe von Hemmhöfen, Messungen bei einem Trübungstest usw.

Die weiter unten beschriebene Berechnungsmethode kann zur Auswertung von Ergebnissen benutzt werden, wenn die folgenden Bedingungen erfüllt sind:

1. Die Versuchseinheiten müssen den verschiedenen Behandlungen zufällig zugeordnet worden sein (nach Abschnitt VIII.13.2 und VIII.13.5.2).
2. Die Wirkungen jeder Behandlung müssen normal verteilt sein.
3. Die Standardabweichung der Wirkung ist unabhängig von der Behandlung, also insbesondere für jede Behandlungsgruppe gleich.
4. Die Beziehung zwischen dem Logarithmus der Dosis und der Wirkung kann für den gesamten verwendeten Dosisbereich durch eine Gerade dargestellt werden.
5. Für jedes Prüfpräparat muß die unter 4 definierte Gerade parallel zu der Geraden des Standards verlaufen.

Wenn die Bedingungen 3 und 4 nicht erfüllt sind, kann möglicherweise dadurch Abhilfe geschaffen werden, daß die Meßwerte transformiert werden, bevor die Rechnung fortgesetzt wird. Als mögliche Transformation bieten sich das Quadrieren oder Logarithmieren der Werte an.

Es ist möglich, aus Voruntersuchungen zu entnehmen, daß die Bedingungen 2, 3 und 4 erfüllt sind. Bedingung 4 (Linearität) kann nur in Versuchen geprüft werden, in denen mindestens drei Verdünnungen jeder Substanz angewendet wurden. Monographien, die nur zwei Dosierungen angeben, unterstellen, daß die Linearität der Log-Dosis-Wirkungskurve schon in früheren Untersuchungen gezeigt wurde.

Die Bedingung 5 (Parallelität) sollte immer getestet werden, d. h. es sollten nie weniger als zwei Verdünnungen für jede Substanz gewählt werden. Die Prüfsubstanz sollte in solchen Dosierungen verwendet werden, die etwa gleich große Wirkungen wie die entsprechenden Dosen der Standardsubstanz erreichen.

Wenn eine der fünf Bedingungen nicht erfüllt ist, sind die hier beschriebenen Berechnungsmethoden nicht zuverlässig; und eine genauere Untersuchung durch einen Statistiker hat darüber zu befinden, welche Schlüsse doch noch gezogen werden können.

Wenn die Gültigkeit gesichert ist, kann die Stärke jeder Prüfsubstanz in bezug auf den Standard berechnet und als Aktivitätsquotient angegeben oder in eine relevante Einheit der zu prüfenden Substanz (z. B. Internationale Einheit) umgerechnet werden. Ebenso können aus den Prüfungsergebnissen auch die Vertrauensgrenzen bestimmt werden.

Um die statistische Auswertung möglichst zu vereinfachen, werden für den Versuchsplan folgende Einschränkungen gemacht:

1. Jede Substanz des Versuchs wird mit der gleichen Anzahl von Verdünnungen getestet. Die angegebenen Formeln benutzen zwei oder drei Dosisstufen.
2. Der Quotient zweier beieinanderliegender Dosen muß für alle Behandlungen gleich sein.
3. Jede Behandlungsgruppe muß dieselbe Anzahl von Messungen enthalten.

Wenn ein Meßwert fehlt, kann er nach den in Abschnitt VIII.13.5.6 gegebenen Vorschriften durch einen Schätzwert ersetzt werden; fällt eine ganze Behandlungsgruppe aus, so siehe Abschnitt VIII.13.5.7.

VIII.13.5.2 Prüfplan

Die Zuordnung der Versuchseinheiten zu den einzelnen Behandlungen kann auf verschiedene Weise erfolgen.

1. Zufällige Zuordnung

Wenn sich die Gesamtheit aller Versuchseinheiten (Tiere, Proben usw.) als annähernd homogen herausstellt, wenn es also keinen Hinweis darauf gibt, daß die Variabilität der Messungen in irgendeiner erkennbaren Untergruppe kleiner sein wird als insgesamt, müssen die Versuchseinheiten den verschiedenen Behandlungen zufällig zugeteilt werden, z. B. unter Benutzung einer Tabelle von Zufallszahlen.

Wenn Untergruppen, wie etwa (Tier-)Würfe, Versuchsorte oder Versuchstage, weniger schwankende Werte enthalten als die Gesamtheit, kann die Genauigkeit des Versuchs durch Einführung einer oder mehrerer Einschränkungen in den Versuchsplan erhöht werden. Eine sorgfältige Auswahl solcher Nebenbedingungen hilft, nichtwesentliche Variationsursachen auszuschalten.

2. Randomisierte Blöcke

Bei einem solchen Plan kann eine nicht interessierende, aber erkennbare Variationsursache ausgeschaltet werden. Beispiele hierfür sind Unterschiede zwischen Würfen von Tieren oder zwischen Petrischalen in einem mikrobiologischen Diffusionstest. Der Plan verlangt, daß jede Behandlung in jedem Block (Wurf oder Petrischale) einmal angewandt wird. Er kann nur benutzt werden, wenn der Block groß genug ist, um alle Behandlungen unterzubringen.

3. Der Cross-over-Test

Dieser Plan wird verwendet, wenn der Versuch in Blöcke unterteilt werden kann, aber in jedem Block nur je zwei Behandlungen durchgeführt werden können. Zum Beispiel kann ein Block ein einzelnes Tier sein, das bei zwei Gelegenheiten behandelt werden kann. Mit diesem Versuchsplan kann die Genauigkeit dadurch erhöht werden, daß die Unterschiede zwischen den Tieren eliminiert, während dagegen die Unterschiede zwischen den mittleren Wirkungen auf den beiden Stufen des Tests verglichen werden. Werden zwei Dosen des Standards und der Prüfsubstanz getestet, wird dies ein Zweifach-Cross-over-Test genannt; bei einem Plan mit drei Dosierungen je Präparat wird von einem Dreifach-Cross-over-Test gesprochen.

Der Versuch ist in zwei Abschnitte geteilt, die durch einen angemessenen Zeitraum voneinander getrennt sind. Die Tiere sind in vier (oder sechs) Gruppen geordnet, und jede Gruppe erhält im ersten Teil des Versuchs eine der vier (oder sechs) Behandlungen. Für den Zweifach-Cross-over-Test gilt: Tiere, die im ersten Abschnitt des Versuchs mit einer bestimmten Substanz behandelt wurden, erhalten im zweiten Teil die andere. Tiere, die zuerst mit der kleinen Dosis behandelt wurden, erhalten später die große Dosis, und umgekehrt. Die Anordnung der Dosierungen ist in Tabelle 5.2-I angegeben.

Tabelle 5.2-I: Anordnung der Dosen im Cross-over-Test

Tiergruppe	Zweifach-Cross-over		Dreifach-Cross-over	
	Tag I	Tag II	Tag I	Tag II
1	s_1	u_2	s_1	u_3
2	s_2	u_1	s_2	u_2
3	u_1	s_2	s_3	u_1
4	u_2	s_1	u_1	s_3
5	–	–	u_2	s_2
6	–	–	u_3	s_1

4. Das Lateinische Quadrat

Dieser Plan wird verwendet, wenn die Substanzwirkung von zwei verschiedenen Variationsursachen beeinflußt wird, von denen jede auf k verschiedenen Stufen vorkommen kann. Beispiel: In einem Plattenversuch mit einem Antibiotikum können die Behandlungen in einem $k \times k$-Feld auf einer großen Platte angeordnet werden, in dem jede Behandlung in einer Reihe und in einer Spalte vorkommt.

Vorausgesetzt wird, daß die Zahl der Stufen für beide Variationsursachen untereinander und auch mit der Zahl der Behandlungsgruppen übereinstimmt. Die Wirkungen werden in einem quadratischen Schema aufgezeichnet, das als Lateinisches Quadrat bekannt ist. Die Unterschiede in den Wirkungen infolge der Unterschiede zwischen den k-Reihen und zwischen den k-Spalten können erfaßt werden, und dadurch wird der Fehler herabgesetzt.

Anleitungen für die randomisierte Auswahl eines Lateinischen Quadrates können in Tabellen gefunden werden (z. B. Statistical Tables for Biological, Agricultural and Medical Research, R. A. Fisher und F. Yates, veröffentlicht von Oliver und Boyd)[1)].

Welcher Plan auch immer benutzt wird, die Zuordnung der Versuchseinheiten zu den Blökken muß zufällig erfolgen, und die Einheiten müssen vor und während des Versuchs unter gleichen Bedingungen gehalten werden.

1) Es gibt auch gute, nicht zitierte Werke in den verschiedenen Ländern der Konvention. Diese Werke können in allen Fällen an Stelle der zitierten benutzt werden.

VIII.13.5.3 Varianzanalyse

Abgesehen von einigen Unterschieden in der Bestimmung des Restfehlers ist die eigentliche Auswertung der in einem Versuch erhaltenen Daten dieselbe, ob es sich nun um einen Plan mit zufälliger Zuordnung, randomisierten Blöcken oder um ein Lateinisches Quadrat handelt. In diesem Abschnitt werden Formeln zur Auswertung gegeben. Sie sind leichter zu verstehen in Verbindung mit den in Abschnitt VIII.13.6 durchgerechneten Beispielen.

Es wird auch auf die Liste der Symbole (Abschnitt VIII.13.1.2) verwiesen. Die Formeln sind für einfache Versuche geeignet, in denen eine einzelne Prüfsubstanz $(\underline{U})$ mit einer Standardsubstanz $(\underline{S})$ verglichen wird, und für multiple Versuche, wo mehrere Prüfsubstanzen $(\underline{U}\ldots\underline{Z})$ auftreten. Die Formeln für den Cross-over-Test passen nicht ganz in das Schema und werden daher in Beispiel 6.5 gesondert behandelt.

Wenn die in VIII.13.5.1 diskutierten Punkte berücksichtigt und, wenn nötig, die Wirkungen (y) transformiert worden sind, werden die Werte von y für jede Behandlung und jede Substanz summiert, wie es aus den Tabellen 5.3-I und 5.3-II hervorgeht. Es werden die linearen Kontraste gebildet, die mit den Steigungen der Dosis-Wirkungskurven in Beziehung stehen. In Versuchen mit drei Dosierungen für jede Substanz sind noch die quadratischen Kontraste zu bestimmen, die die Krümmung der Kurve wiedergeben.

Die Gesamtvariabilität in den Messungen, die durch die verschiedenen Behandlungen hervorgerufen wird, kann, wie in Tabelle 5.3-III

Tabelle 5.3-I: Formeln für einen Versuch mit zwei Dosierungen für jede Substanz

	Standard $(\underline{S})$	1. Prüfsubstanz $(\underline{U})$	$(h-1)$te Prüfsubstanz $(\underline{Z})$
Summe der Messungen für die niedrige Dosis	S_1	U_1	Z_1
Summe der Messungen für die hohe Dosis	S_2	U_2	Z_2
Summe der Messungen für die Substanzen	$S_1 + S_2 = S$	$U_1 + U_2 = U$	$Z_1 + Z_2 = Z$
Lineare Kontraste	$S_2 - S_1 = L_s$	$U_2 - U_1 = L_U$	$Z_2 - Z_1 = L_z$

Tabelle 5.3-II: Formeln für einen Versuch mit drei Dosierungen für jede Substanz

	Standard $(\underline{S})$	1. Prüfsubstanz $(\underline{U})$	$(h-1)$te Prüfsubstanz $(\underline{Z})$
Summe der Messungen für die niedrige Dosis	S_1	U_1	Z_1
Summe der Messungen für die mittlere Dosis	S_2	U_2	Z_2
Summe der Messungen für die hohe Dosis	S_3	U_3	Z_3
Summe der Messungen für die Präparate	$S_1 + S_2 + S_3 = S$	$U_1 + U_2 + U_3 = U$	$Z_1 + Z_2 + Z_3 = Z$
Lineare Kontraste	$S_3 - S_1 = L_s$	$U_3 - U_1 = L_U$	$Z_3 - Z_1 = L_z$
Quadratische Kontraste	$S_1 - 2S_2 + S_3 = Q_s$	$U_1 - 2U_2 + U_3 = Q_U$	$Z_1 - 2Z_2 + Z_3 = Q_z$

Tabelle 5.3-III: Gültigkeitstests

Variationsursache	Zahl der Freiheitsgrade *(f)*	Summe der Abweichungsquadrate	
		Versuch mit 2 Dosierungen	Versuch mit 3 Dosierungen
Substanzen	$h-1$	$\frac{S^2+U^2+...+Z^2}{2n}-K$	$\frac{S^2+U^2+...+Z^2}{3n}-K$
Regression	1	$\frac{(L_s+L_u+...+L_z)^2}{2nh}=E$	$\frac{(L_s+L_u+...+L_z)^2}{2nh}=E$
Parallelität	$h-1$	$\frac{L_S^2+L_U^2+...+L_Z^2}{2n}-E$	$\frac{L_S^2+L_U^2+...+L_Z^2}{2n}-E$
Quadratische Kontraste	1	–	$\frac{(Q_s+Q_u+...+Q_z)^2}{6nh}=Q$
Differenz der quadratischen Kontraste	$h-1$	–	$\frac{Q_S^2+Q_U^2+...+Q_Z^2}{6n}-Q$

Tabelle 5.3-IV: Schätzung des Restfehlers

Variationsursache	Zahl der Freiheitsgrade *(f)*	Summe der Abweichungsquadrate		
		Zufällige Zuordnung	Randomisierte Blöcke	Lateinisches Quadrat
Behandlungen	$k-1$	$\frac{S_1^2+S_2^2+...+Z_d^2}{n}-K$	$\frac{S_1^2+S_2^2+...+Z_d^2}{n}-K$	$\frac{S_1^2+S_2^2+...+Z_d^2}{n}-K$
Blöcke (Reihen)	$n-1$	–	$\frac{R_1^2+R_2^2+...+R_n^2}{k}-K$	$\frac{R_1^2+R_2^2+...+R_n^2}{k}-K$
Blöcke (Spalten)	$n-1$	–	–	$\frac{C_1^2+C_2^2+...+C_n^2}{k}-K$
Restfehler	durch Subtraktion	*	*	*
Gesamt	$N-1$	Σy^2-K	Σy^2-K	Σy^2-K

* erhalten durch Subtraktion aller darüberstehender Summen von der Gesamtsumme.

angegeben, aufgespalten werden. Die Quadratsummen werden mit Hilfe der Werte aus 5.3-I oder 5.3-II berechnet. K ist der Quotient aus dem Quadrat der Summe aller im Versuch gemessenen Werte und der Gesamtzahl der Messungen.

Der Restfehler des Versuches wird durch Subtraktion aller Summen der Abweichungsquadrate für die im Versuchsplan angegebenen Variationsursachen von der Gesamtsumme der Abweichungsquadrate erhalten (5.3-IV). In dieser Tabelle ist Σy^2 die Summe der Quadrate aller Einzelwerte.

Auf zweierlei sei noch hingewiesen:

1. die Summe der Abweichungsquadrate für die Behandlungen ist gleich der Gesamtsumme über alle in der Tabelle 5.3-III angegebenen Variationsursachen,
2. für Lateinische Quadrate ist die Zahl der Wiederholungen (n) gleich der Anzahl der Reihen, Spalten oder Behandlungen (k).

VIII.13.5.4 Prüfung auf Gültigkeit

Um die Signifikanz der Variationsursachen zu prüfen, wie sie in 5.3-III angegeben sind, muß jede in dieser Tabelle erhaltene Summe der Abweichungsquadrate durch die zugehörige Anzahl der Freiheitsgrade dividiert werden. Die mittleren Quadrate werden so erhalten.

Das mittlere Quadrat für den Restfehler (s^2) ist ein entsprechend zu bildender Quotient, der aus der zugehörigen Zeile von Tabelle 5.3-IV erhalten wird.

Nun wird das mittlere Quadrat jeder zu prüfenden Variablen durch s^2 dividiert. Die Signifikanz dieser Werte (F-Werte) wird beurteilt unter Verwendung der Tabelle 5.4-I. Tabelliert sind die kritischen F-Werte für die Freiheitsgrade $f_1 = 1, \ldots, 20$ und $f_2 = 1, \ldots, 100$. Dabei wird in den Spalten der Tabelle die Zahl der Freiheitsgrade aufgesucht, die zum mittleren Quadrat der zu prüfenden Variablen gehört (f_1), und in den Zeilen der Tabelle die Zahl der Freiheitsgrade von s^2 (f_2).

Wenn das berechnete F größer als der tabellierte Wert ist, bedeutet dies, daß die zu prüfende Variable ,,signifikant" ist auf dem zugehörigen Wahrscheinlichkeitsniveau, also entweder P = 0,05 oder P = 0,01.

Die Versuchsergebnisse sind ,,statistisch gültig", wenn die Tests folgendes ergeben:

1. Der Regressionsterm soll hochsignifikant sein, d. h. der berechnete Wert von F soll größer sein als der tabellierte für P = 0,01. Das bedeutet, daß die Steigung der Log-Dosis-Wirkungsgeraden gesichert ist.
2. Die quadratischen Terme sollen nicht signifikant sein, d. h. der berechnete Wert für F muß kleiner sein als der tabellierte für P = 0,05. Das bedeutet, daß die Bedingung 4 in Abschnitt VIII.13.5.1 erfüllt ist.
3. Der Ausdruck für die Parallelität soll nicht signifikant sein (siehe Bedingung 5, Abschnitt VIII.13.5.1).

Eine signifikante Abweichung von der Parallelität in einem Vielfachversuch kann dadurch hervorgerufen worden sein, daß eine der Prüfsubstanzen eine Steigung der Log-Dosis-Wirkungsgeraden besitzt, die von der Steigung für die andere Testsubstanz abweicht. In diesem Falle sollte die Größe t' nach der Gleichung 5.4.1 für jede Testsubstanz U, …, Z *berechnet werden.*

$$t' = \frac{L_S - L_U}{2 \cdot s \cdot \sqrt{n'}} \qquad (5.4.1)$$

Tabelle 5.4-I: Werte der F-Verteilung

		f_1 Zahl der Freiheitsgrade für den Zähler									
		1	2	3	4	5	6	7	8	20	∞
	12	**4,75** 9.33	**3,89** 6,93	**3,49** 5,95	**3,26** 5,41	**3,11** 5,06	**3,00** 4,82	**2,91** 4,64	**2,85** 4,50	**2,54** 3,86	**2,30** 3,36
	15	**4,54** 8,68	**3,68** 6,36	**3,29** 5,42	**3,06** 4,89	**2,90** 4,56	**2,79** 4,32	**2,71** 4,14	**2,64** 4,00	**2,33** 3,37	**2,07** 2,87
f^2 Zahl der Freiheitsgrade für den Nenner	20	**4,35** 8,10	**3,49** 5,83	**3,10** 4,94	**2,87** 4,43	**2,71** 4,10	**2,60** 3,87	**2,51** 3,70	**2,45** 3,56	**2,12** 2,94	**1,84** 2,42
	30	**4,17** 7,56	**3,32** 5,39	**2,92** 4,51	**2,69** 4,02	**2,53** 3,70	**2,42** 3,47	**2,33** 3,30	**2,27** 3,17	**1,93** 2,55	**1,62** 2,01
	60	**4,00** 7,08	**3,15** 4,98	**2,76** 4,13	**2,53** 3,65	**2,37** 3,34	**2,25** 3,12	**2,17** 2,95	**2,10** 2,82	**1,75** 2,20	**1,39** 1,60
	∞	**3,84** 6,63	**3,00** 4,61	**2,60** 3,78	**2,37** 3,22	**2,21** 3,02	**2,10** 2,80	**2,01** 2,64	**1,94** 2,51	**1,57** 1,88	**1,00** 1,00

Die oberen Werte gehören zu P = 0,05, die unteren Werte zu P = 0,01.

Tabelle 5.4-II: Tabelle für t' beim zweiseitigen Vergleich zwischen $h - 1$ Prüfpräparaten und einem Standard (P = 95 %)

f_2	$f_1 = (h-1)$ = Anzahl der Prüfsubstanzen (ohne den Standard)								
	1	2	3	4	5	6	7	8	9
5	2,57	3,03	3,29	3,48	3,62	3,73	3,82	3,90	3,97
6	2,45	2,86	3,10	3,26	3,39	3,49	3,57	3,64	3,71
7	2,36	2,75	2,97	3,12	3,24	3,33	3,41	3,47	3,53
8	2,31	2,67	2,88	3,02	3,13	3,22	3,29	3,35	3,41
9	2,26	2,61	2,81	2,95	3,05	3,14	3,20	3,26	3,32
10	2,23	2,57	2,76	2,89	2,99	3,07	3,14	3,19	3,24
11	2,20	2,53	2,72	2,84	2,94	3,02	3,08	3,14	3,19
12	2,18	2,50	2,68	2,81	2,90	2,98	3,04	3,09	3,14
13	2,16	2,48	2,65	2,78	2,87	2,94	3,00	3,06	3,10
14	2,14	2,46	2,63	2,75	2,84	2,91	2,97	3,02	3,07
15	2,13	2,44	2,61	2,73	2,82	2,89	2,95	3,00	3,04
16	2,12	2,42	2,59	2,71	2,80	2,87	2,92	2,97	3,02
17	2,11	2,41	2,58	2,69	2,78	2,85	2,90	2,95	3,00
18	2,10	2,40	2,56	2,68	2,76	2,83	2,89	2,94	2,98
19	2,09	2,39	2,55	2,66	2,75	2,81	2,87	2,92	2,96
20	2,09	2,38	2,54	2,65	2,73	2,80	2,86	2,90	2,95
24	2,06	2,35	2,51	2,61	2,70	2,76	2,81	2,86	2,90
30	2,04	2,32	2,47	2,58	2,66	2,72	2,77	2,82	2,86
40	2,02	2,29	2,44	2,54	2,62	2,68	2,73	2,77	2,81
60	2,00	2,27	2,41	2,51	2,58	2,64	2,69	2,73	2,77
120	1,98	2,24	2,38	2,47	2,55	2,60	2,65	2,69	2,73
∞	1,96	2,21	2,35	2,44	2,51	2,57	2,61	2,65	2,69

Entnommen: C. W. Dunnett, Biometrics *20*, 482–491, 1964.

Jeder berechnete t'-Wert ist mit dem zugehörigen Wert aus Tabelle 5.4-II zu vergleichen. Dabei ist $f_1 = h - 1$ und f_2 gleich der Zahl der Freiheitsgrade von s^2. Ergibt sich ein signifikanter Wert t' für irgendeine Substanz, so sind alle Daten dieser Substanz aus dem Versuch zu eliminieren, und die Auswertung ist von neuem durchzuführen.

In Untersuchungen mit einem großen Restfehler gibt ein hochsignifikantes F für die Variationsursache „Substanzen“ an, daß die Wahl der angenommenen Aktivität einer Substanz ungünstig ausgefallen ist. Wenn dies eintritt, soll die Aktivität der Substanz nur berechnet werden, um sie in künftigen Versuchen mit dieser Substanz als angenommene Aktivität verwenden zu können.

In den Tests für die Parallelität und die quadratischen Kontraste können F-Werte kleiner als eins durchaus vorkommen. Tritt das jedoch häufiger auf, so kann dies auf Abweichungen von den Vorbedingungen hinweisen. Diese sollten genauer untersucht werden. Bei statistischer Gültigkeit kann die Aktivität mit zugehörigen Vertrauensgrenzen nach den im nächsten Abschnitt beschriebenen Verfahren bestimmt werden.

VIII.13.5.5 Bestimmung der Aktivität und der Vertrauensgrenzen

Zuerst wird die mittlere Wirkung für jede Substanz $(\bar{y}_S, \bar{y}_U, \ldots, \bar{y}_Z)$ berechnet

$$\bar{y}_S = \frac{S}{N_S} \qquad (5.5.1)$$

und ähnlich für die anderen Substanzen.

I sei das Intervall zwischen zwei Logarithmen aufeinanderfolgender Dosen einer Substanz; die gemeinsame Steigung *(b)* kann für Versuche mit zwei Dosierungen je Substanz nach Gleichung 5.5.2 erhalten werden.

$$b = \frac{L_S + L_U + \ldots + L_Z}{Inh} \qquad (5.5.2)$$

Für Versuche mit drei Dosierungen je Substanz wird der Nenner *Inh* ersetzt durch 2 *Inh*.

Der Logarithmus der Aktivitätsquotienten (R'_U) einer Testsubstanz U ist

$$M'_U = \frac{\bar{y}_U - \bar{y}_S}{b} \qquad (5.5.3)$$

Die berechnete Aktivität ist eine Schätzung der wahren Aktivität jeder unbekannten Substanz. Die Vertrauensgrenzen, zwischen denen mit einer Wahrscheinlichkeit von 95 % die wahre Aktivität zu erwarten ist, können berechnet werden als Antilogarithmen des Ausdrucks 5.5.4.

$$(5.5.4)$$

$$CM'_U \pm \frac{st\sqrt{C}}{b}\sqrt{\frac{1}{N_S} + \frac{1}{N_U} + \frac{(\bar{y}_S - \bar{y}_U)^2}{E - s^2 t^2}}$$

mit

$$C = \frac{E}{E - s^2 t^2} \qquad (5.5.5)$$

E wird aus der Tabelle 5.3-III erhalten. s^2 ist der Quotient aus dem Restfehlerterm von Tabelle 5.3-IV und der entsprechenden Zahl von Freiheitsgraden. Der Wert t wird der Tabelle 3-I für die Zahl der Freiheitsgrade von s^2 entnommen. Für den ausgewogenen Fall von 2- oder 3-Dosis-Versuchen, wie er hier beschrieben ist, kann die Formel für die Grenzen (5.5-IV) vereinfacht werden zu

$$CM'_U \pm \sqrt{(C-1) \cdot (CM'^2_U + c' I^2)} \qquad (5.5.6)$$

wobei c' ein Koeffizient der Tabelle 5.5-I ist.

C ist ein Maß für die Signifikanz der Regression. In einem Versuch mit gesicherter Steigung wird C sehr nahe bei eins liegen. Es sei darauf hingewiesen, daß Veröffentlichungen über statistische Auswertungen mitunter Fineys Bezeichnungsweise benutzen. Dort beschreibt die Größe g die Signifikanz der Regression. Es besteht folgende Beziehung zwischen C und g

$$C = \frac{1}{(1 - g)}$$

Tabelle 5.5-I: Die Konstante c' für die Berechnung der Vertrauensgrenzen

Dosierungen für jede Substanz *(d)*	Zahl der Prüfsubstanzen $(h - 1)$	c'
2	1	1
	2	$\frac{3}{2}$
	3	2
	4	$\frac{5}{2}$
	5	3
3	1	$\frac{8}{3}$
	2	4
	3	$\frac{16}{3}$
	4	$\frac{20}{3}$
	5	8

Der Aktivitätsquotient (R_U) und die zugehörigen Vertrauensgrenzen werden erhalten, indem zu den nach 5.5.3 und 5.5.6 berechneten Werten log A_U addiert wird bzw. die Antilogarithmen mit A_U multipliziert werden.

VIII.13.5.6 Fehlende Werte

In einem ausgewogenen Fall können durch einen Zufall, der nichts mit der Anwendung der Behandlung zu tun hat, z. B. durch den Tod von Tieren, eine oder mehrere Messungen ausfallen. Die volle statistische Auswertung ist erheblich schwieriger. Wenn nur ein Wert fehlt, kann der einfachere ausgewogene Fall noch dadurch annähernd erhalten werden, daß der fehlende Wert durch einen berechneten Wert ersetzt wird. Der Verlust an Information ist in der Rechnung wie folgt zu berücksichtigen. Die Zahl der Freiheitsgrade für die Gesamtsumme der Abweichungsquadrate und für den Restfehler ist um eins herabzusetzen; der fehlende Wert ist durch einen nach den folgenden Formeln berechneten Wert zu ersetzen.

Zufällige Zuordnung

In einem vollständig zufälligen Versuch kann der fehlende Wert durch das arithmetische Mittel aller zur selben Behandlungsgruppe gehörenden Werte ersetzt werden.

Randomisierte Blöcke

Der einzusetzende Wert *(y')* wird nach der Gleichung 5.6.1 erhalten

$$y' = \frac{nB' + kT' - G'}{(n-1)(k-1)} \qquad (5.6.1)$$

Hierbei ist B' die Summe der Wirkungen in dem Block, in dem der Wert fehlt. T' ist die zugehörige Gesamtsumme der Behandlung. G' ist die Summe aller im Versuch gemessenen Wirkungen.

Nehmen wir z. B. an, in dem Heparin-Versuch (Beispiel 6.2) fehlte die Wirkung bei der Dosis u_1 des ersten Blocks, dann wäre

$$B' = 12{,}440,$$
$$T' = 7{,}122,$$
$$G' = 56{,}926,$$
$$y' = 2{,}371.$$

Der Wert 2,371 erschiene in der Tabelle der Meßwerte anstelle von 2,352. Die Berechnung verliefe wie im Beispiel 6.2, nur wäre jetzt die Zahl der Freiheitsgrade für ,,Fehler" 14 und für ,,Gesamt" 22.

Lateinisches Quadrat

Der fehlende Wert *(y')* wird nach Gleichung 5.6.2 berechnet

$$y' = \frac{k(B' + C' + T') - 2G'}{(k-1)(k-2)} \qquad (5.6.2)$$

Hier sind B' und C' die Summen der Wirkungen derjenigen Reihe bzw. Spalte, in denen der Wert fehlt. In unserem Fall ist $k = n$.

Fehlte z. B. der Wert 165 in der 7. Spalte und der 6. Reihe des Beispiels 6.4, so würde er nach der Formel mit 169 geschätzt.

$$B' = 1\,582,$$
$$C' = 1\,663,$$
$$T' = 1\,355,$$
$$G' = 15\,956.$$

Die Zahl der Freiheitsgrade müßte für ,,Fehler" auf 55 und für ,,Gesamt" auf 79 herabgesetzt werden.

Wenn mehr als eine Beobachtung fehlt, können dieselben Formeln benutzt werden. Zunächst werden Schätzungen für alle fehlenden Werte außer einem gewählt. Dieser eine wird mit der geeigneten Formel berechnet. Der erste Schätzwert wird weggelassen. Für ihn wird unter Verwendung der restlichen Werte ein Näherungswert berechnet. In gleicher Weise wird mit dem zweiten Schätzwert usw. verfahren.

Nach der auf diese Weise erfolgten Berechnung aller fehlenden Werte wird der ganze Vorgang von Beginn an wiederholt. Hierbei benutzt jede Berechnung den neuesten geschätzten oder berechneten Wert für jede fehlende Messung. Dies wird mehrere Male durchgeführt, bis zwei aufeinanderfolgende Zyklen dieselben Größen ergeben. Das Verfahren konvergiert üblicherweise schnell.

Die Annäherung an den ausgewogenen Fall besteht aus der Berechnung der Schätzwerte für die fehlenden Werte und dem Herabsetzen der Zahl der Freiheitsgrade um die Zahl der fehlenden Werte. Sie ist üblicherweise ausreichend genau, wenn die Zahl der eingesetzten Werte klein ist im Vergleich zur Gesamtanzahl aller Beobachtungen des ganzen Experiments (sagen wir kleiner als 5 %). Die Auswertung sollte jedoch mit großer Vorsicht interpretiert werden, besonders, wenn sich fehlende Werte in einer Behandlung oder einem Block häufen. Sollten irgendwelche außergewöhnlichen Besonderheiten auftreten, muß ein Statistiker hinzugezogen werden.

Fehlen Werte in einem Zweifach-Cross-over-Test, sollte ein Statistiker um Rat gefragt werden, da die passenden Formeln hier von der besonderen Kombination der Behandlungen abhängig sind.

VIII.13.5.7 Teilweise ausgewogene Versuche

Wenn die beim Ansatz des Versuchs angenommene Aktivität einer Prüfsubstanz stark von der tatsächlichen Aktivität abweicht, kann es sein, daß bei der größten Dosis ausschließlich die höchstmögliche Wirkung auftritt oder daß die kleinste Dosis extrem schwache Wirkungen zeigt. Diese Wirkungen werden nicht auf dem linearen Teil der Dosis-Wirkungskurve liegen, und die Gültigkeitstests werden Krümmung und/oder Fehlen der Parallelität zur Wirkungskurve des Standards aufzeigen.

Unter diesen Umständen werden die Messungen bei der höchsten oder niedrigsten Dosis der Prüfsubstanz weggelassen, und aus den ver-

bliebenen Daten wird ein vorläufiger Wert für die relative Aktivität berechnet. Diese geschätzte Aktivität erleichtert die Wahl der Dosierungen bei einem neuen Versuch. Bei diesem soll eine bessere Übereinstimmung der Wirkungen des Standards und der Prüfsubstanz erreicht werden.
Die Formel für den Logarithmus der Aktivität lautet

$$M'_U = \frac{\bar{y}_U - \bar{y}_S}{b} \pm I/2 \qquad (5.7.1)$$

Diese ist der Formel 5.5.3 sehr ähnlich. Es wird hier aber das halbe Log-Dosis-Intervall subtrahiert, wenn eine niedrige Dosis wegfällt, und addiert, wenn die hohe Dosis ausgeschlossen wird.

Die mittleren Wirkungen $\bar{y}_U$ und $\bar{y}_S$ werden auf dieselbe Weise erhalten wie in einem vollständig ausgewogenen Fall (Formel 5.5.1), aber es gibt eine Modifikation bei der Berechnung der Steigung (*b*) für die einzelnen Versuchspläne.

Für Vielfachversuche mit ursprünglich zwei Dosierungen je Substanz müssen die linearen Kontraste ($L_S \ldots L_Z$) unter Ausschluß von L_U gebildet werden. (Wenn nämlich die Messungen zu u_1 oder u_2 ausgeschlossen worden sind, kann der lineare Kontrast L_U nicht mehr berechnet werden.)

Die Steigung wird als Quotient aus dem arithmetischen Mittel aller restlichen *L* und *In* erhalten

$$b = \frac{L_S + \ldots + L_Z}{In\,(h - 1)} \qquad (5.7.2)$$

Für einen einfachen Versuch mit nur einer Prüfsubstanz

$$b = \frac{L_S}{In} \qquad (5.7.3)$$

Für Vielfachversuche mit drei Dosierungen je Prüfsubstanz werden L_U nach Tabelle 5.3-I und alle anderen linearen Kontraste nach Tabelle 5.3-II erhalten. Gleichung für die Steigung

$$b = \frac{2\,(L_S + \ldots + L_Z) + L_U}{In\,(4h - 3)} \qquad (5.7.4)$$

Gibt es in dem Versuch nur eine Prüfsubstanz, so vereinfacht sich die Formel zu

$$b = \frac{2\,L_S + L_U}{5\,In} \qquad (5.7.5)$$

VIII.13.6 Beispiele für Versuche mit quantitativen Merkmalen

Dieser Abschnitt enthält ausgearbeitete Beispiele, die die Anwendung der im Abschnitt VIII.13.5 beschriebenen Formeln zeigen sollen.

Die Formeln für einen 2-Dosis-Versuch werden im Beispiel 6.2 angewendet. Die Beispiele 6.1, 6.3 und 6.4 bringen die Anwendung bei 3-Dosis-Versuchen. Daten eines Versuchs mit randomisierter Zuordnung werden in 6.1 benutzt; 6.2 und 6.3 gehören zu den randomisierten Blöcken. In Beispiel 6.4 wird ein Lateinisches Quadrat behandelt.

Im Beispiel eines Cross-over-Versuchs (6.5) werden für die Auswertung zusätzliche Be-

Tabelle 6.1-I: Die Angabe *y* bedeutet mg Ascorbinsäure je 100 g Nebenniere

Standard $\underline{S}$			Test $\underline{U}$			Test $\underline{Z}$		
s_1	s_2	s_3	u_1	u_2	u_3	z_1	z_2	z_3
300	324	289	310	299	230	305	300	236
310	297	221	290	282	210	323	260	213
330	234	267	360	279	280	328	296	283
290	243	236	341	288	261	295	326	269
364	332	250	321	257	241	362	320	251
328	262	231	370	261	290	325	310	294
390	302	229	303	288	223	372	286	223
360	305	269	334	247	254	367	262	250
342	255	233	295	290	216	375	320	216
306	296	259	315	281	235	320	279	265
3320	2850	2484	3239	2772	2440	3372	2959	2500

Tabelle 6.1-II: Summen und Kontraste

	Standard $\underline{S}$	Test $\underline{U}$	Test $\underline{Z}$	Gesamt
niedrige Dosis	$S_1 = 3320$	$U_1 = 3239$	$Z_1 = 3372$	
mittlere Dosis	$S_2 = 2850$	$U_2 = 2772$	$Z_2 = 2959$	
hohe Dosis	$S_3 = 2484$	$U_3 = 2440$	$Z_3 = 2500$	
Gesamtsumme Substanz	$S = 8654$	$U = 8451$	$Z = 8831$	$\Sigma y = 25\,936$
Lineare Kontraste	$L_s = -836$	$L_u = -799$	$L_z = -872$	$\Sigma L = -2507$
Quadratische Kontraste	$Q_s = 104$	$Q_u = 135$	$Q_z = -46$	$\Sigma Q = 193$

Tabelle 6.1-III: Varianzanalyse

Variationsursache	Zahl der Freiheitsgrade	Summe der Abweichungs-quadrate	mittlere Quadrate	F	P
Substanzen	2	2 410	1 205		
Regression	1	104 751	104 751	142,7	< 0,01
Parallelität	2	133	67	0,09	> 0,05
Quadrat. Kontraste	1	207	207	0,28	> 0,05
Differenz der Quadrat. Kontraste	2	312	156	0,21	> 0,05
Behandlungen	8	107 814	13 477		
Fehler	81	59 419	734		
Gesamt	89	167 233			

zeichnungen eingeführt, denn die Gesamtsummen und die linearen Kontraste müssen für jeden Tag gesondert betrachtet werden. I oder II als zusätzlicher Index gibt an, daß der Wert der 1. oder 2. Testphase angehört. D_{I} und D_{II} sind die Gesamtwirkungen für den Tag I und den Tag II, und $B_1, B_2, \ldots, B_{2n}$ sind die Summen der zusammengehörenden Wirkungen einer jeden Versuchseinheit (z. B. Tiere).

Beispiel 6.1: Vielfach-3-Dosis-Versuch, vollständig randomisierter Plan

Corticotrophin-Bestimmung, subcutane Injektion an Ratten

Die Standardsubstanz wurde in 0,25, 0,50 und 1,00 Einheiten je 100 g Körpergewicht angewendet. Von den beiden Prüfsubstanzen wurde eine Aktivität von 1 Einheit je mg angenommen, sie wurden in denselben Mengen wie der Standard verabreicht.

Das Korrekturglied ist K

$$= \frac{(\Sigma y)^2}{N} = \frac{25\,936^2}{90} = 7\,474\,179.$$

Die Werte für die Summen der Abweichungsquadrate wurden mit den Formeln aus den Tabellen 5.3-III und 5.3-IV erhalten.

Substanzen

$$= \frac{S^2 + U^2 + Z^2}{dn} - K$$

$$= \frac{8654^2 + 8451^2 + 8831^2}{30} - 7\,474\,179 = 2410$$

Regression

$$= \frac{(L_S + L_U + L_Z)^2}{2nh}$$

$$= \frac{(-2507)^2}{60} = 104\,751 = E$$

Parallelität

$$= \frac{L_S^2 + L_U^2 + L_Z^2}{2n} - E$$

$$= 104\,884 - 104\,751 = 133$$

Quadratische Kontraste

$$= \frac{(Q_S - Q_U + Q_Z)^2}{6nh} = \frac{193^2}{180} = 207$$

Differenz der Quadratischen Kontraste

$$= \frac{Q_S^2 + Q_U^2 + Q_Z^2}{6n} - \text{„Quadratische Kontraste"}$$

$$= 519 - 207 = 312$$

Behandlungen

$$= \frac{S_1^2 + S_2^2 + \ldots + Z_3^2}{dn} - K$$

$$= \frac{3320^2 + 2850^2 + \ldots + 2500^2}{10} - 7\,474\,179$$

$$= 107\,814$$

Gesamt

$$= \Sigma y^2 - K$$

$$= 300^2 + 310^2 + \ldots + 265^2 - 7\,474\,179$$

$$= 167\,233$$

Fehler

= „Gesamt" – „ Behandlungen"

Die ersten fünf Summen der Abweichungsquadrate in Tabelle 6.1-III werden addiert und ergeben die Summe der Abweichungsquadrate für die Behandlungen.

Gültigkeit des Versuchs

Die Varianzanalyse zeigt, daß die Daten die Bedingungen für einen gültigen Versuch erfüllen:

1. Signifikante Regression. Der F-Wert von 142,7 ist viel höher als der interpolierte kritische Wert aus Tabelle 5.4-I für P = 0,01, $f_1 = 1$ und $f_2 = 81$.
2. Die Abweichung von der Parallelität aller drei Regressionslinien ist nicht signifikant. Der F-Wert von 0,09 ist kleiner als der interpolierte kritische Wert in Tabelle 5.4-I für P = 0,05, $f_1 = 2$, $f_2 = 81$. Werte für t' brauchen also nicht berechnet zu werden.
3. Die Abweichung des Regressionslinien von der Linearität war nicht signifikant. F = 0,28 und 0,21.

Berechnung des Aktivitätsquotienten und der Vertrauensgrenzen

Der Quotient aufeinanderfolgender Dosisstufen ist 2, also

I = log 2 = 0,3010.

t = 1,99 aus Tabelle 3-I mit 81 Freiheitsgraden.

$$b = \frac{L_S + L_U + L_Z}{Inh\,(d-1)} = \frac{-2507}{18{,}06} = -138{,}82$$

$$\bar{y}_S = \frac{S}{dn} = \frac{8654}{30} = 288{,}5$$

$$\bar{y}_U = \frac{8451}{30} = 281{,}7$$

$$\bar{y}_Z = 294{,}4$$

$$M'_U = \left(\frac{\bar{y}_U - \bar{y}_S}{b}\right) = 0{,}0490$$

Da die Aktivität der Standardsubstanz 1 Einheit/mg war und für die Testsubstanz $\underline{U}$ derselbe Wert angenommen wurde, ist der angenommene Aktivitätsquotient 1, und es gilt $M_U = M'_U$.

Der Aktivitätsquotient oder die relative Stärke der Testsubstanz $\underline{U}$ ist gegeben durch

R_U = antilog 0,0490 = 1,12

$$C = \frac{E}{(E - s^2 t^2)}$$

$$= \frac{104\,751}{[104\,751 - (734)\,(1{,}99)^2]} = 1{,}0285$$

c' = 4 aus Tabelle 5.5-I.

Der Logarithmus der Vertrauensgrenzen für den Aktivitätsquotienten wird berechnet nach

$$CM_U \pm \sqrt{(C-1)\,(CM_U^2 + c'\,I^2)}, \text{ d. h.}$$

$$(1{,}0285) \cdot (0{,}0490) \pm \sqrt{0{,}0285\,[(1{,}0285) \cdot (0{,}0490)^2 + 4\,(0{,}3010)^2]}$$

$$= 0{,}05040 \pm \sqrt{0{,}01040}$$

Logarithmen der Vertrauensgrenzen: −0,0516 und 0,1524

Die Vertrauensgrenzen sind antilog (−0,0516) und antilog (0,1524), also 0,89 und 1,42.

Wird dasselbe Verfahren für die Testsubstanz $\underline{Z}$ mit $A_Z = 1$ benutzt, so werden $M_Z = -0{,}0425$, R_Z = antilog (−0,0425) = 0,91 mit den Vertrauensgrenzen 0,72 und 1,14 erhalten.

Wenn M nicht gleich M' ist, wird der Logarithmus der Vertrauensgrenzen nach der Formel (5.5.6) berechnet und log A zu den beiden erhaltenen Werten addiert. Von diesem Ergebnis wird dann der Antilogarithmus gebildet.

Beispiel 6.2: Vielfach-2-Dosis-Versuch, randomisierte Blöcke

Versuch mit Heparin-Blutgerinnung

Die Standardsubstanz enthält 130 Einheiten je mg. Die in dem Versuch verwendeten Dosen der Standardsubstanz waren 1,4 und 2,0 Einheiten/ml. Von beiden Prüfsubstanzen wurde eine Aktivität von 130 Einheiten je mg angenommen; die Dosierung entsprach der des Standards.

Korrekturglied K

$$= \frac{(\Sigma y^2)}{N} = \frac{59{,}278^2}{24} = 146{,}41172$$

Die Summe der Abweichungsquadrate für die Blöcke ist gegeben durch

$$\frac{R_1^2 + R_2^2 + R_3^2 + R_4^2}{k} - K = 0{,}00060$$

(unter Verwendung der Formel aus Tabelle 5.3-IV berechnet). Die anderen Quadratsummen wurden wie die entsprechenden Summen in Beispiel 6.1 erhalten.

Tabelle 6.2-I: *y*-Logarithmus der Gerinnungszeit (Sekunden)

Block	Standard $\underline{S}$ s_1	s_2	Test $\underline{U}$ u_1	u_2	Test $\underline{Z}$ z_1	z_2	Gesamtsumme für den Block
1	2,348	2,591	2,352	2,588	2,335	2,578	R_1 = 14,792
2	2,371	2,571	2,365	2,582	2,352	2,568	R_2 = 14,809
3	2,342	2,580	2,380	2,601	2,339	2,565	R_3 = 14,807
4	2,358	2,594	2,377	2,618	2,346	2,577	R_4 = 14,870

Tabelle 6.2-II: Summen und Kontraste

	Standard $\underline{S}$	Test $\underline{U}$	Test $\underline{Z}$	Gesamt
Niedrige Dosis	S_1 = 9,419	U_1 = 9,474	Z_1 = 9,372	
Hohe Dosis	S_2 = 10,336	U_2 = 10,389	Z_2 = 10,288	
Summen Substanz	S = 19,755	U = 19,863	Z = 19,660	Σy = 59,278
Lineare Kontraste	L_s = 0,917	L_u = 0,915	L_z = 0,916	ΣL = 2,748

Tabelle 6.2-III: Varianzanalyse

Variationsursache	Zahl der Freiheitsgrade	Summe der Abweichungsquadrate	mittlere Quadrate	F	P
Substanzen	2	0,00258	0,00129		
Regression	1	0,31465	0,31465	2689	<0,01
Parallelität	2	0,00000	0,00000	≈0	>0,05
Behandlungen	5	0,31723	0,06345		
Blöcke	3	0,00060	0,00020		
Fehler	15	0,00176	0,000117		
Gesamt	23	0,31959			

Gültigkeit des Versuchs

Die Varianzanalyse ergab eine zufriedenstellende signifikante Regression zwischen den Dosierungsstufen und der Wirkung. Da die Quadratsumme für die Parallelität annähernd null ist, steht außer Zweifel, daß die Regressionsgeraden genügend genau bestimmt sind. Die Werte für t' wurden also nicht berechnet. (Für eine genauere Beschreibung der Gültigkeit des Versuchs siehe Beispiel 6.1).

Berechnung des Aktivitätsquotienten und der Vertrauensgrenzen

Die Substanzen wurden in Dosierungen von 1,4 und 2,0 Einheiten/ml verabreicht.

$I = \log 2{,}0 - \log 1{,}4 = 0{,}1549$

$t = 2{,}13$ aus Tabelle 3-I mit 15 Freiheitsgraden

$$b = \frac{\Sigma L}{Inh\,(d-1)} = \frac{2{,}748}{12\,(0{,}1549)} = 1{,}4784$$

$\bar{y}_S = 19{,}755/8 = 2{,}4694$

$\bar{y}_U = 2{,}4829$

$\bar{y}_Z = 2{,}4575$

$$M'_U = \frac{(\bar{y}_U - \bar{y}'_S)}{b} = 0{,}00913,$$

$M_U = M'_U$, also $\log A_U = 0$

Der Aktivitätsquotient für Testsubstanz $\underline{U}$ = antilog $M_U = 1{,}02$

$$C = \frac{E}{(E - s^2 t^2)}$$

$$= \frac{0{,}31465}{[0{,}31465 - (0{,}000117)\,(2{,}13)^2]}$$

$$= 1{,}0017$$

$c' = \frac{3}{2}$ aus Tabelle 5.5-I

Die Vertrauensgrenzen für den Aktivitätsquotienten werden berechnet nach

$$A_U \cdot \text{antilog}$$

$$\left[CM'_U \pm \sqrt{(C-1)\,(CM'^2_U + c'\,I^2)}\right]$$

$$= \text{antilog } 0{,}0013$$

und antilog 0,0170

Die Vertrauensgrenzen des Aktivitätsquotienten der Prüfsubstanz $\underline{U}$ sind 1,00 und 1,04. Mit demselben Verfahren werden für den Aktivitätsquotienten der Prüfsubstanz $\underline{Z}$ 0,98 und für die Vertrauensgrenzen 0,96 und 1,00 berechnet.

Beispiel 6.3: Vielfach-3-Dosis-Versuch, randomisierte Blöcke

Prüfung von Antibiotika in Petrischalen

Die Dosen der Standardsubstanz waren 2, 4 und 8 Einheiten; für die Prüfsubstanzen wurden, in der Annahme, daß ihre Aktivitäten gleich der des Standards sind, die gleichen Dosierungen gewählt. Also wurde angenommen, daß die Aktivitätsquotienten A_U und A_Z beide gleich eins sind.

Die Summen der Abweichungsquadrate wurden unter Verwendung der Tabellen 5.3-III und 5.3-IV erhalten. Die Auswertung hat eine signifikante Differenz ($P < 0{,}01$) zwischen den Wirkungen bei verschiedenen Petrischalen aufgezeigt. Dies verdeutlicht den Vorteil der Anwendung dieses Versuchsplans.

Wären die Behandlungen zufällig über die Schalen verteilt worden, hätten die Unterschiede zwischen den Schalen zu einer größeren Schätzung von s^2 und folglich auch zu weiteren Vertrauensgrenzen geführt.

Gültigkeit des Versuchs

Signifikante Regression ($P < 0{,}01$) und nichtsignifikante ($P > 0{,}05$) Abweichung der einzel-

Tabelle 6.3-I: *y*-Durchmesser der Hemmhöfe in ¹⁄₁₀ mm

Schale	Standard $\underline{S}$			Test $\underline{U}$			Test $\underline{Z}$			Gesamtsumme für den Block
	s_1	s_2	s_3	u_1	u_2	u_3	z_1	z_2	z_3	
1	176	205	235	174	202	232	173	200	230	$R_1 = 1827$
2	178	208	238	175	206	234	176	200	233	$R_2 = 1848$
3	178	207	237	177	203	236	175	204	234	$R_3 = 1851$
4	175	205	235	173	201	232	172	202	229	$R_4 = 1824$
5	176	206	235	174	204	231	173	202	231	$R_5 = 1832$
6	174	204	236	170	202	229	170	198	228	$R_6 = 1811$

Tabelle 6.3-II: Summen und Kontraste

	Standard $\underline{S}$	Test $\underline{U}$	Test $\underline{Z}$	Gesamt
Niedrige Dosis	$S_1 = 1057$	$U_1 = 1043$	$Z_1 = 1039$	
Mittlere Dosis	$S_2 = 1235$	$U_2 = 1218$	$Z_2 = 1206$	
Hohe Dosis	$S_3 = 1416$	$U_3 = 1394$	$Z_3 = 1385$	
Summen Substanz	$S = 3708$	$U = 3655$	$Z = 3630$	$\Sigma y = 10\,993$
Lineare Kontraste	$L_s = 359$	$L_u = 351$	$L_z = 346$	$\Sigma L = 1\,056$
Quadratische Kontraste	$Q_s = 3$	$Q_u = 1$	$Q_z = 12$	$\Sigma Q = 16$

Tabelle 6.3-III: Varianzanalyse

Variationsursache	Zahl der Freiheitsgrade	Summe der Abweichungsquadrate	mittlere Quadrate	F	P
Substanzen	2	176,26	88,13		
Regression	1	30 976,00	30 976,00	25 770	$<0{,}01$
Parallelität	2	7,17	3,59	2,99	$>0{,}05$
Quadrat. Kontraste	1	2,37	2,37	1,97	$>0{,}05$
Differenz der quadrat. Kontraste	2	1,91	0,96	0,80	$>0{,}05$
Behandlungen	8	31 163,70	3 895,46		
Blöcke	5	127,42	25,48	21,2	$<0{,}01$
Fehler	40	48,08	1,202		
Gesamt	53	31 339,20			

nen Regressionslinien von der Parallelität und Linearität zeigen die Gültigkeit des Versuchs.

Der Aktivitätsquotient und dessen Vertrauensgrenzen können so ermittelt werden. (Eine Beschreibung der Gültigkeitstests ist in Beispiel 6.1 gegeben.)

Berechnung des Aktivitätsquotienten und der Vertrauensgrenzen

$I = \log 8{,}0 - \log 4{,}0 = 0{,}3010,$

$t = 2{,}02$ aus Tabelle 3-I mit 40 Freiheitsgraden.

$$b = \frac{\Sigma L}{(d-1)\, Inh} = \frac{1056}{36\,(0{,}3010)} = 97{,}45.$$

$$\bar{y}_S = \frac{S}{nd} = 206{,}0 \quad \bar{y}_U = 203{,}1 \quad \bar{y}_Z = 201{,}7$$

$M'_U = (\bar{y}_U - \bar{y}_S)/b = -0{,}0298$

log Aktivitätsquotient

$M_U = M'_U + \log A_U = -0{,}0298$

Aktivitätsquotient

$R_U = 0{,}93$

$c' = 4$ aus Tabelle 5.5-I

$$C = \frac{E}{(E - s^2\, t^2)}$$

$$= \frac{30\,976}{[30\,976 - (1{,}202)\,(2{,}02)^2]}$$

$$= 1{,}0002$$

Die Vertrauensgrenzen des Aktivitätsquotienten

$$A_U \cdot \text{antilog}$$
$$[CM'_U \pm \sqrt{(C-1)\,(CM'^2_U + c'\,I^2)}]$$
$$= \text{antilog}\,(-0{,}0383) \text{ und antilog}\,(-0{,}0213)$$
$$= 0{,}92 \text{ und } 0{,}95$$

Bei Benutzung desselben Verfahrens werden der Aktivitätsquotient der Testsubstanz $\underline{Z}$ mit 0,90 und die Vertrauensgrenzen mit 0,89 und 0,92 erhalten.

Beispiel 6.4: Vielfach-3-Dosis-Versuch, Lateinisches Quadrat

Plattenversuch mit Antibiotika

Die Dosierungen des Standards waren 3, 6 und 12 Einheiten; die Dosen der Prüfsubstanzen wurden entsprechend gewählt. Dabei wurde unterstellt, daß die Aktivitäten der Testsubstanzen gleich der des Standards waren. Die Aktivitätsquotienten A_U und A_Z waren also für beide Testsubstanzen gleich eins.

Die Summen der Abweichungsquadrate wurden nach den Formeln aus den Tabellen 5.3-III und 5.3-IV ermittelt, wie im Beispiel 6.1 gezeigt wurde. Die Auswertung ergab signifikante Differenzen (P < 0,01) zwischen den Reihen und den Spalten der Platte. Tabelle 6.4-II zeigt, daß die ersten drei Reihen der Platte größere Hemmhöfe aufweisen als die anderen Reihen.

Tabelle 6.4-I: Anordnung der Behandlungen auf der Platte (Lateinisches Quadrat)

Reihe	Spalte								
	1	2	3	4	5	6	7	8	9
1	u_1	z_1	u_2	s_2	z_2	z_3	u_3	s_1	s_3
2	s_2	u_3	u_1	z_3	s_1	u_2	s_3	z_1	z_2
3	s_1	s_2	u_3	u_1	z_1	z_2	z_3	s_3	u_2
4	z_2	s_3	s_1	z_1	u_3	u_1	u_2	s_2	z_3
5	z_3	z_2	s_2	s_1	u_2	s_3	z_1	u_3	u_1
6	u_2	z_3	s_3	z_2	s_2	u_3	s_1	u_1	z_1
7	z_1	u_2	z_2	u_3	s_3	s_1	u_1	z_3	s_2
8	s_3	s_1	z_3	u_2	u_1	z_1	s_2	z_2	u_3
9	u_3	u_1	z_1	s_3	z_3	s_2	z_2	u_2	s_1

Tabelle 6.4-II: *y*-Durchmesser von Hemmhöfen in 1/10 mm

									Summe der Reihen
164	171	194	206	211	237	237	172	224	R_1 = 1816
188	224	178	236	180	210	237	180	210	R_2 = 1843
168	203	230	175	175	209	236	238	207	R_3 = 1841
182	214	162	175	227	171	194	201	225	R_4 = 1751
220	186	192	169	205	230	169	237	167	R_5 = 1775
183	217	223	200	195	228	165	171	165	R_6 = 1747
163	195	203	229	230	175	179	233	196	R_7 = 1803
218	163	228	200	167	175	207	199	233	R_8 = 1790
218	163	162	216	233	194	204	199	166	R_9 = 1755
C_1 = 1704	C_2 = 1736	C_3 = 1772	C_4 = 1806	C_5 = 1823	C_6 = 1829	C_7 = 1828	C_8 = 1830	C_9 = 1793	

Summe der Spalten

Tabelle 6.4-III: Summen und Kontraste

	Standard <u>S</u>	Test <u>U</u>	Test <u>Z</u>	Gesamt
Niedrige Dosis	S_1 = 1520	U_1 = 1535	Z_1 = 1535	
Mittlere Dosis	S_2 = 1782	U_2 = 1787	Z_2 = 1804	
Hohe Dosis	S_3 = 2030	U_3 = 2063	Z_3 = 2065	
Summen Substanz	S = 5332	U = 5385	Z = 5404	Σy = 16 121
Lineare Kontraste	L_s = 510	L_u = 528	L_z = 530	ΣL = 1 568
Quadratische Kontraste	Q_s = –14	Q_u = 24	Q_z = –8	ΣQ = 2

Tabelle 6.4-IV: Varianzanalyse

Variationsursache	Zahl der Freiheitsgrade	Summe der Abweichungsquadrate	mittlere Quadrate	F	P
Substanzen	2	103,14	51,57		
Regression	1	45 530,07	45 530,07	2 921	< 0,01
Parallelität	2	13,49	6,75	0,43	> 0,05
Quadrat. Kontraste	1	0,02	0,02	0,00	> 0,05
Differenz der quadrat. Kontraste	2	15,46	7,73	0,50	> 0,05
Behandlungen	8	45 662,17	5 707,77		
Reihen	8	1 229,06	153,63	9,86	< 0,01
Spalten	8	1 837,95	229,74	14,74	< 0,01
Fehler	56	872,77	15,585		
Gesamt	80	49 601,95			

Gültigkeit des Versuchs

Da signifikante Regression (P < 0,01) vorliegt und die Abweichungen von der Linearität und von der Parallelität zur Wirkungsgeraden des Standards nicht signifikant sind, kann der Aktivitätsquotient bestimmt werden. Die Werte t' wurden nicht berechnet, da die Parallelität der Regressionslinien nicht in Frage stand.

Berechnung des Aktivitätsquotienten und der Vertrauensgrenzen

$I = \log 12{,}0 - \log 6{,}0 = 0{,}3010$

$t = 2{,}00$ mit 56 Freiheitsgraden (Tabelle 3-I)

$$b = \frac{\Sigma L}{(d-1)\, Inh} = \frac{1568}{54\,(0{,}3010)} = 96{,}47$$

$$\bar{y}_S = \frac{S}{nd} = 197{,}5 \quad \bar{y}_U = 199{,}4 \quad \bar{y}_Z = 200{,}1$$

$$M'_U = \frac{(\bar{y}_U - \bar{y}_S)}{b} = 0{,}0197$$

$M_U = M'_U$, weil $A_U = 1$

Aktivitätsquotient für Testsubstanz $\underline{U}$

$R_U = \text{antilog } 0{,}0197 = 1{,}05$

$$C = \frac{E}{(E - s^2 t^2)} = \frac{45\,530{,}07}{[45\,530{,}07 - (15{,}585)\,(2{,}00)^2]} = 1{,}0014$$

$c' = 4$ aus Tabelle 5.5-I

Vertrauensgrenzen für den Aktivitätsquotienten sind gegeben durch

$$A_U \cdot \text{antilog}\,[CM'_U \pm \sqrt{(C-1)\,(CM'^2_U + c'\,I^2)}]$$

$= \text{antilog}\,(-0{,}0028)$ und antilog $0{,}0422$

Die Vertrauensgrenzen für den Aktivitätsquotienten sind 0,99 und 1,10. Unter Verwendung derselben Methode berechnet man den Aktivitätsquotienten der Testsubstanz $\underline{Z}$ mit 1,06, für die Vertrauensgrenzen 1,01 und 1,12.

Beispiel 6.5: Ein Zweifach-Cross-over-Versuch

Insulinbestimmung an Kaninchen

Die Dosen des Standards waren 1 und 2 Einheiten/ml. Die äquivalenten Dosen der Testsub-

Tabelle 6.5-I: Anordnung der Behandlungen

	Kaninchengruppe			
	1	2	3	4
Tag I	s_1	s_2	u_1	u_2
Tag II	u_2	u_1	s_2	s_1

Tabelle 6.5-II: *y*-Blutzuckerwert in mg je 100 g nach 1 und 2½ Stunden

Gruppe 1			Gruppe 2			Gruppe 3			Gruppe 4		
s_1	u_2	Summe	s_2	u_1	Summe	u_1	s_2	Summe	u_2	s_1	Summe
112	104	216	65	72	137	105	91	196	118	144	262
126	112	238	116	160	276	83	67	150	119	149	268
62	58	120	73	72	145	125	67	192	42	51	93
86	63	149	47	93	140	56	45	101	64	107	171
52	53	105	88	113	201	92	84	176	93	117	210
110	113	223	63	71	134	101	56	157	73	128	201
116	91	207	50	65	115	66	55	121	39	87	126
101	68	169	55	100	155	91	68	159	31	71	102

Tabelle 6.5-III: Summen und Kontraste

	Standard $\underline{S}$	Test $\underline{U}$	Gesamt
Tag I			
niedrige Dosis	$S_{1I} = 765$	$U_{1I} = 719$	
hohe Dosis	$S_{2I} = 557$	$U_{2I} = 579$	
Summe	$S_I = 1322$	$U_I = 1298$	$D_I = 2620$
Tag II			
niedrige Dosis	$S_{1II} = 854$	$U_{1II} = 746$	
hohe Dosis	$S_{2II} = 533$	$U_{2II} = 662$	
Summe	$S_{II} = 1387$	$U_{II} = 1408$	$D_{II} = 2795$
Gesamtsumme Substanz	$S = 2709$	$U = 2706$	$\Sigma y = 5415$
Lineare Kontraste			
Tag I	$L_{SI} = -208$	$L_{UI} = -140$	$L_I = -348$
Tag II	$L_{SII} = -321$	$L_{UII} = -84$	$L_{II} = -405$
Summe	$L_S = -529$	$L_U = -224$	$\Sigma L = -753$

Tabelle 6.5-IV: Varianzanalyse

Variationsursache	Zahl der Freiheitsgrade	Summe der Abweichungsquadrate	mittlere Quadrate	F	P
Parallelität	1	1 453	1 453	1,06	$>0{,}05$
Tage × Substanzen	1	32	32	0,02	$>0{,}05$
Tage × Regression	1	50	50	0,04	$>0{,}05$
Fehler (I)	28	38 260	1 366		
Blöcke (Kaninchen)	31	39 795	1 284	9,35	
Substanzen	1	0	0	0,00	$>0{,}05$
Regression	1	8 860	8 860	64,5	$<0{,}01$
Tage	1	478	478	3,48	$>0{,}05$
Tage × Parallelität	1	447	447	3,26	$>0{,}05$
Fehler (II)	28	3 843	137,3		
Gesamt	63	53 423			

N = 64 Anzahl aller Meßwerte
n = 16 Zahl der Messungen für jede Dosis

stanzen wurden erstellt unter Annahme einer angenommenen Aktivität von 40 Einheiten/ml. Den Kaninchen wurden 0,5 ml der geeigneten Lösungen subkutan injiziert, dabei wurde nach dem Plan in Tabelle 6.5-I vorgegangen.

Die Varianzanalyse ist für diesen Versuch komplizierter als für die anderen gegebenen Pläne, da die Summe der Abweichungsquadrate für die Parallelität nicht unabhängig von den Unterschieden zwischen den Kaninchen ist. Die Prüfung der Parallelität der Regressionslinien schließt einen zweiten Fehlerterm ein. Dieser wird erhalten, indem von der Komponente für die Unterschiede zwischen den Kaninchen die Parallelitätskomponente und zwei „Wechselwirkungs"-Komponenten subtrahiert werden.

Drei Wechselwirkungskomponenten sind bei der Varianzanalyse infolge der Wiederholungen in jeder Gruppe vorhanden.

Tage × Substanzen, Tage × Regression,
Tage × Parallelität.

Diese Terme geben für die Komponenten Substanz, Regression und Parallelität die Tendenz an, sich von Tag zu Tag zu verändern. Die zugehörige F-Prüfung gibt daher Anzeichen über die Gültigkeit des Versuches. Ist ein zugehöriger F-Wert signifikant, so ist die Gültigkeit des Versuchs in Frage gestellt, weil das Ergebnis von der Reihenfolge der Behandlungen abhängt. Wenn möglich, sollte der Versuch wiederholt werden.

Die Summen für die Abweichungsquadrate wurden aus den Zahlen in 6.5-II und 6.5-III ermittelt.

Korrekturglied $K = \frac{(\Sigma y)^2}{N} = \frac{5415^2}{64} = 458\,160$

Gesamt $= \Sigma(y^2) - K = 511\,583 - 458\,160 = 53\,423$

Blöcke $= \frac{B_1^2 + B_2^2 + \ldots + B_{2n}^2}{2} - K$

$= \frac{216^2 + 238^2 + \ldots + 102^2}{2} - 458\,160 = 39\,795$

Substanzen $= \frac{S^2 + U^2}{2n} - K = \frac{2709^2 + 2706^2}{32} - 458\,160 = 0$

Tage $= \frac{D_I^2 + D_{II}^2}{2n} - K = \frac{2620^2 + 2795^2}{32} - 458\,160 = 478$

Regression $= \frac{(L_S + L_U)^2}{N} = \frac{(-753)^2}{64} = 8860 = E$

Parallelität $= \frac{L_S^2 + L_U^2}{2n} - E = \frac{529^2 + 224^2}{32} - 8860 = 1453$

Tage × Regression $= \frac{L_I^2 + L_{II}^2}{2n} - E = \frac{348^2 + 405^2}{32} - 8860 = 50$

Tage × Parallelität $= \frac{L_{SI}^2 + L_{SII}^2 + L_{UI}^2 + L_{UII}^2}{n} - E - \text{Parallelität} - \text{Tage} \times \text{Regression}$

$= \frac{208^2 + 321^2 + 140^2 + 84^2}{16} - 8860 - 1453 - 50 = 447$

Tage × Substanz $= \frac{S_I^2 + S_{II}^2 + U_I^2 + U_{II}^2}{n} - K - \text{Tage} - \text{Substanz}$

$= \frac{1322^2 + 1387^2 + 1298^2 + 1408^2}{16} - 458\,160 - 478 = 32$

Fehler (I) = Blöcke − Parallelität − (Tage × Substanz) − (Tage × Regression) = 38 260

Fehler (II) = Gesamt − Blöcke − Substanz − Regression − Tage − (Tage × Parallelität) = 3843

Gültigkeit des Versuchs

Die Varianzanalyse bestätigt, daß die Daten die notwendigen Bedingungen für eine zufriedenstellende Prüfung erfüllen.

1. Signifikante Regression. Der F-Wert 64,5 für die Regression, der unter Verwendung von Fehler (II) erhalten wird, ist höher als der interpolierte kritische Wert in der Tabelle 5.4-I für $P = 0{,}01$, $f_1 = 1$, $f_2 = 28$.
2. Abweichung von der Parallelität der Regressionslinien. Der Test auf Parallelität in einem Cross-over-Versuch ist nicht sehr empfindlich. Er basiert auf dem mittleren Abweichungsquadrat für Fehler (I), der seinerseits von der Schwankung zwischen den Kaninchen abhängt. Der F-Wert von 1,06 ist kleiner als der interpolierte kritische Wert aus Tabelle 5.4-I für $P = 0{,}05$, $f_1 = 1$, $f_2 = 28$.
3. Keine der drei Wechselwirkungskomponenten war signifikant. Die drei F-Werte sind 0,02, 0,04 und 3,26.

Berechnung des Aktivitätsquotienten und der Vertrauensgrenzen

$I = \log 2{,}0 - \log 1{,}0 = 0{,}3010$

$t = 2{,}05$ mit 28 Freiheitsgraden aus Tabelle 3-I

$$b = 2\,\frac{(L_S + L_U)}{IN} = \frac{2(-529 - 224)}{0{,}3010 \cdot 64} = -78{,}17$$

$$\bar{y}_S = \frac{S}{2n} = \frac{2709}{32} = 84{,}66 \quad \bar{y}_U = 84{,}56$$

$$M'_U = \frac{(\bar{y}_U - \bar{y}_S)}{b} = 0{,}0013$$

$$A_U = \frac{40 \text{ Einheiten}}{\text{ml } M_U} = M'_U + \log A_U = 1{,}6034$$

Berechnete Aktivität R_U = antilog 1,6034 = 40,1 Einheiten/ml

$$C = \frac{E}{(E - s^2 t^2)} = \frac{8860}{[8860 - 137{,}3 \cdot (2{,}05)^2]} = 1{,}0697$$

$c' = 1$ aus Tabelle 5.5-I

Der Logarithmus der Vertrauensgrenzen für die Aktivität des Testpräparates $\underline{U}$ ist gegeben durch

$$CM'_U \pm \sqrt{(C-1)\,(CM'^2_U + c'\,I^2)} + \log A_U,$$

$$\text{also } 1{,}0697 \cdot 0{,}0013 \pm \sqrt{0{,}0697 \cdot [1{,}0697 \cdot (0{,}0013)^2 + 0{,}3010^2]} + 1{,}6021 = 0{,}0014 \pm \sqrt{0{,}00632} + 1{,}6021$$

Logarithmen der Vertrauensgrenzen = 1,5240 und 1,6830.

Die Vertrauensgrenzen für die Aktivität der Testsubstanz $\underline{U}$ sind 33,4 und 48,2 Einheiten/ml.

VIII.13.7 Versuche bei qualitativen Merkmalen

VIII.13.7.1 Einführung

Es gibt Versuche, bei denen die Wirkung auf ein Tier nicht oder nur mit großem Aufwand quantitativ gemessen werden kann. Ein Beispiel hierfür ist die subkutane Injektion von Insulin bei Mäusen. Es kann aber festgestellt werden, wieviel der behandelten Tiere eine bestimmte Wirkung, z. B. Tod oder hypoglykaemische Symptome, zeigen. Solche Versuche werden qualitative genannt. Eine andere Bezeichnung ist „Alles-oder-Nichts-Versuch".

Diese Versuche ähneln den quantitativen in Abschnitt VIII.13.5.1, aber im Unterschied zu dort werden hier nicht *n* individuelle Reaktionen auf jede Behandlung, sondern nur eine einzige Zahl ermittelt. Dies ist im allgemeinen der Prozentsatz der Tiere mit positiver Reaktion in einer Behandlungsgruppe. Werden diese Prozentzahlen gegen die Logarithmen der Dosen aufgetragen, so wird gewöhnlich eine S-förmige (sigmoide) und weniger eine lineare Kurve erhalten. Werden die Prozentzahlen in geeigneter Weise transformiert, so wird eine lineare Beziehung erhalten. Üblich sind Probit-, Logit- und Winkeltransformationen.

Die vollständige statistische Auswertung bei der Probit- oder Logittransformation ist aufwendig und wird hier nicht beschrieben. Stehen Rechenanlagen zur Verfügung, so werden diese Methoden empfohlen; nähere Einzelheiten finden sich insbesondere in den Büchern: Finney, D. J., „Statistical Method in Biological Assay", Publ. Chas. Griffin et Co. Ltd., 1964, und J. Philippe: „Les Methodes Statistiques en Pharmacie et en Chimie", Masson et Cie., 1967[1].

[1] Es gibt auch gute, nicht zitierte Werke in den verschiedenen Ländern der Konvention. Diese Werke können in allen Fällen an Stelle der zitierten benutzt werden.

VIII.13.7.2 Modifiziertes Probit-Verfahren

Das hier beschriebene Näherungsverfahren läßt sich nur anwenden, wenn in keiner Gruppe die Prozentsätze 0 oder 100 auftreten.

In Beispiel 7.2-I wird gezeigt, wie für jede Behandlung die Prozentsätze positiver Reaktionen mit Hilfe von Tabelle 7.2-I in Probits transformiert und mit Gewichten (w) multipliziert werden können. Die Gewichte für die einzelnen Probitwerte stehen in Tabelle 7.2-II.

Tabelle 7.2-I: Prozentsätze und zugehörige Probits

	0	1	2	3	4	5	6	7	8	9
0	–	2,67	2,95	3,12	3,25	3,36	3,45	3,52	3,59	3,66
10	3,72	3,77	3,82	3,87	3,92	3,96	4,01	4,05	4,08	4,12
20	4,16	4,19	4,23	4,26	4,29	4,33	4,36	4,39	4,42	4,45
30	4,48	4,50	4,53	4,56	4,59	4,61	4,64	4,67	4,69	4,72
40	4,75	4,77	4,80	4,82	4,85	4,87	4,90	4,92	4,95	4,97
50	5,00	5,03	5,05	5,08	5,10	5,13	5,15	5,18	5,20	5,23
60	5,25	5,28	5,31	5,33	5,36	5,39	5,41	5,44	5,47	5,50
70	5,52	5,55	5,58	5,61	5,64	5,67	5,71	5,74	5,77	5,81
80	5,84	5,88	5,92	5,95	5,99	6,04	6,08	6,13	6,18	6,23
90	6,28	6,34	6,41	6,48	6,55	6,64	6,75	6,88	7,05	7,33
	0,0	0,1	0,2	0,3	0,4	0,5	0,6	0,7	0,8	0,9
99	7,33	7,37	7,41	7,46	7,51	7,58	7,65	7,75	7,88	8,09

Tabelle 7.2-II: Probits und zugehörige Gewichtsfaktoren

	Probits				
	1	2	3	4	
0,0	0,001	0,015	0,131	0,439	–
0,1	0,001	0,019	0,154	0,471	0,9
0,2	0,001	0,025	0,180	0,503	0,8
0,3	0,002	0,031	0,208	0,532	0,7
0,4	0,002	0,040	0,238	0,558	0,6
0,5	0,003	0,050	0,269	0,581	0,5
0,6	0,005	0,062	0,302	0,601	0,4
0,7	0,006	0,076	0,336	0,616	0,3
0,8	0,008	0,092	0,370	0,627	0,2
0,9	0,011	0,110	0,405	0,634	0,1
–	0,015	0,131	0,439	0,637	0,0
	8	7	6	5	
	Probits				

Die Formel für die Summe der Abweichungsquadrate in der Varianzanalyse bleibt die gleiche wie für quantitative Versuche (Tabelle 5.3-III) mit der Ausnahme, daß das Fehlerglied s^2 nach Formel 7.2.1 ermittelt wird.

$$s^2 = \frac{k}{n\Sigma w} \qquad (7.2.1)$$

k bedeutet die Anzahl der Behandlungen, n die Anzahl der behandelten Tiere in jeder Gruppe, Σw die Summe der Gewichtsfaktoren.

Aktivität und Vertrauensgrenzen werden nach den Formeln 5.5.3 und 5.5.6 berechnet.

Das Näherungsverfahren und die allgemeine Methode geben etwa gleiche Ergebnisse, wenn die auftretenden Prozentsätze symmetrisch um 50 % verteilt sind. Dies bedeutet, daß die Gewichtsfaktoren w näherungsweise gleich sind für die einzelnen Dosierungen bei einem 2-Dosis-Versuch. Für 3-Dosis-Versuche müßte das mittlere Gewicht etwa 0,6 betragen, die beiden anderen müßten kleiner und näherungsweise gleich sein.

Tabelle 7.2.1-I: Positive Reaktionen bei Gruppen von 24 Mäusen

	Standard $\underline{S}$		Prüfpräparat $\underline{U}$	
	s_1	s_2	u_1	u_2
Anzahl positiver Reaktionen	8	21	10	20
Prozentsätze	33,3	87,5	41,7	83,3

Beispiel 7.2.1 Qualitativer 2-Dosis-Versuch, vereinfachtes Probitverfahren

Prüfung von Insulin, subkutane Injektion bei Mäusen

Die verabreichten Dosen des Standards waren 24 und 40 Milli-Einheiten für jede Maus, gelöst in 0,25 ml Flüssigkeit. Die Dosen der Prüfsubstanz wurden äquivalent gewählt, dabei wurde von einer Aktivität von 40 Einheiten je ml ausgegangen.

Als positive Reaktion wurde ein hypoglykaemischer Krampf innerhalb von 75 Minuten nach der subkutanen Injektion von Insulin definiert.

Gültigkeit des Versuchs

Die Regression zwischen den Dosisstufen ist signifikant. Die Abweichungen von der Paral-

Tabelle 7.2.1-II: Probittransformation, Summen der Wirkungen, Kontraste

	Standardpräparat $\underline{S}$		Prüfpräparat $\underline{U}$		Summe
	s_1	s_2	u_1	u_2	
Probit-Wirkung (Tab. 7.2-I)	$S_1 = 4{,}57$	$S_2 = 6{,}16$	$U_1 = 4{,}79$	$U_2 = 5{,}96$	
Gewicht (Tab. 7.2-II)	0,595	0,384	0,626	0,452	
Summen der Substanzwirkungen	$S = S_1 + S_2 = 10{,}73$		$U = U_1 + U_2 = 10{,}75$		$\Sigma y = 21{,}48$
Lineare Kontraste	$L_S = S_2 - S_1 = 1{,}59$		$L_U = U_2 - U_1 = 1{,}17$		$\Sigma L = 2{,}76$

Tabelle 7.2.1-III: Varianzanalyse

Variationsursache	Freiheitsgrade	Summe der Abweichungsquadrate	Mittlere Summe der Abweichungsquadrate	F	P
Substanzen	1	0,0001	0,0001		
Regression	1	1,9044	1,9044	23,51	$< 0{,}01$
Parallelität	1	0,0441	0,0441	0,54	$> 0{,}05$
Fehler	Unendlich		0,0810		

lelität sind nicht signifikant. Mithin kann die Aktivität berechnet werden.

Korrekturglied $K = \frac{(S+U)^2}{k} = \frac{21{,}48^2}{4}$
$= 115{,}3476$

Die Summe der Abweichungsquadrate für Substanzen, Regression und Parallelität wurde nach den Formeln in Tabelle 5.3-III für $n = 1$ berechnet.

Substanzen: $\frac{S^2 + U^2}{2} - K = \frac{10{,}73^2 + 10{,}75^2}{2}$
$- 115{,}3476 = 0{,}0001$

Regression: $\frac{(L_S + L_U)^2}{4} = 1{,}9044 = E$

Parallelität: $\frac{L_S^2 + L_U^2}{2} - E = \frac{1{,}59^2 + 1{,}17^2}{2}$
$- 1{,}9044 = 0{,}0041$

Die mittlere Summe der Abweichungsquadrate für den Fehler wird geschätzt durch

$$\frac{k}{n\,\Sigma w} = \frac{4}{24\,(0{,}595 + 0{,}384 + 0{,}626 + 0{,}452)} = 0{,}0810.$$

Schätzung der Aktivität und der Vertrauensgrenzen

$I = \log 40 - \log 24 = 0{,}2219$

$t = 1{,}96$ mit unendlich vielen Freiheitsgraden (Tabelle 3-I)

$$b = \frac{L_S + L_U}{I \cdot h \cdot (d-1)} = \frac{2{,}76}{2 \cdot (0{,}2219)} = 6{,}2190$$

$$\bar{y}_S = \frac{S}{2} = 5{,}365$$

$$\bar{y}_U = \frac{U}{2} = 5{,}375$$

$$M'_U = \frac{(\bar{y}_U - y'_S)}{b} = \frac{0{,}01}{6{,}2190} = 0{,}0016$$

$M_U = M'_U + \log A_U = 0{,}0016 + 1{,}6021$
$= 1{,}6037$

$R_U = 40{,}2$ Einheiten je Millimeter

$$C = \frac{E}{(E - s^2 \cdot t^2)} = \frac{1{,}9044}{[1{,}9044 - (0{,}0810) \cdot (1{,}96)^2]} = 1{,}1953$$

$c' = 1$ nach Tabelle 5.5-I

Die logarithmischen Vertrauensgrenzen für die Aktivität der Prüfsubstanz U sind

$CM'_U \pm \sqrt{(C-1) \cdot (CM'^2_U + c' \cdot I^2)} + \log A_U$ Einheiten/ml
$= 32{,}1$ und $50{,}4$ Einheiten je ml.

Mit dem allgemeinen Probit-Verfahren würden eine Wirksamkeit von 40,9 Einheiten je ml und Vertrauensgrenzen von 32,6 und 51,4 Einheiten je ml erhalten werden. Tritt eine positive Reaktion in 0 % oder 100 % aller Fälle auf, so kann die Aktivität nach den in Abschnitt 5.7 beschriebenen Verfahren geschätzt werden.

VIII.13.7.3 Winkeltransformation

Die Winkeltransformation bietet ein anderes einfaches Verfahren, qualitative Daten auszuwerten. Voraussetzung ist, daß alle Reaktionen zwischen 10 % und 90 % liegen. Gewichtsfaktoren werden nicht benötigt.

Tabelle 7.3-I: Transformation von Prozenten in Winkel

%	0	1	2	3	4	5	6	7	8	9
0	0	5,74	8,13	9,97	11,54	12,92	14,18	15,34	16,43	17,46
10	18,43	19,37	20,27	21,13	21,97	22,79	23,58	24,35	25,10	25,84
20	26,57	27,27	27,97	28,66	29,33	30,00	30,66	31,31	31,95	32,58
30	33,21	33,83	34,45	35,06	35,67	36,27	36,87	37,46	38,06	38,65
40	39,23	39,82	40,40	40,98	41,55	42,13	42,71	43,28	43,85	44,43
50	45,00	45,57	46,15	46,72	47,29	47,87	48,45	49,02	49,60	50,18
60	50,77	51,35	51,94	52,54	53,13	53,73	54,33	54,94	55,55	56,17
70	56,79	57,42	58,05	58,69	59,34	60,00	60,67	61,34	62,03	62,73
80	63,43	64,16	64,90	65,65	66,42	67,21	68,03	68,87	69,73	70,63
90	71,57	72,54	73,57	74,66	75,82	77,08	78,46	80,03	81,87	84,26

Tabelle 7.3.1-I: Positive Reaktionen bei Gruppen von 24 Mäusen

	Standardsubstanz S		Prüfsubstanz U	
	s_1	s_2	u_1	u_2
Anzahl positiver Reaktionen	8	21	10	20
Prozentsätze	33,3	87,5	41,7	83,3

Die Berechnung wird im Beispiel 7.3-1 gezeigt. Sie gleicht dem Probit-Verfahren, nur werden die *y*-Werte durch Transformation von Prozenten in Winkel gewonnen, und die Fehler-Varianz wird durch Formel 7.3.1 gegeben.

$$s^2 = \frac{180^2}{4\pi^2\, n} = \frac{821}{n} \qquad (7.3.1)$$

Beispiel 7.3-1: Qualitativer 2-Dosis-Versuch, Winkeltransformation

Die Daten von Beispiel 7.2-1 können auch mit der Winkel- statt der Probittransformation ausgewertet werden.

$$\text{Korrekturglied } K = \frac{(S + U)^2}{k} = 11\,093{,}36$$

Die Summen der Abweichungsquadrate in Tabelle 7.3.1-III wurden auf die gleiche Weise wie in Tabelle 7.2.1-III berechnet.

Das mittlere Quadrat des Fehlers ist

$$\frac{821}{n} = \frac{821}{24} = 34{,}21.$$

Die F-Werte in Tabelle 7.3.1-III entsprechen denen in Tabelle 7.2.1-III und bestätigen, daß die Voraussetzungen erfüllt sind.

Schätzung der Aktivität und Vertrauensgrenzen

$$I = 0{,}2219$$
$$t = 1{,}96$$
$$b = \frac{59{,}71}{2 \cdot 0{,}2219} = 134{,}54$$
$$\bar{y}_S = 52{,}270$$
$$\bar{y}_U = 53{,}055$$
$$M'_U = 0{,}0058$$
$$M_U = 0{,}0058 + 1{,}6021 = 1{,}6079$$
$$R_U = 40{,}5 \text{ Einheiten/ml}$$

Tabelle 7.3.1-II: Winkeltransformation, Summen der Wirkungen, Kontraste

	Standardsubstanz S		Prüfsubstanz U		Summe
	s_1	s_2	u_1	u_2	
In Winkel transformierte Wirkung (Tabelle 7.3-I)	$S_1 = 35{,}24$	$S_2 = 69{,}30$	$U_1 = 40{,}23$	$U_2 = 65{,}88$	
Summen der Präparatwirkungen	$S = 104{,}54$		$U = 106{,}11$		$\Sigma y = 210{,}65$
Lineare Kontraste	$L_S = 34{,}06$		$L_U = 25{,}65$		$\Sigma L = 59{,}71$

Tabelle 7.3.1-III: Varianzanalyse

Variationsursache	Freiheitsgrade	Summe der Abweichungsquadrate	Mittlere Summe der Abweichungsquadrate	F	P
Substanzen	1	0,61	0,61		
Regression	1	891,32	891,32	26,05	$<0{,}01$
Parallelität	1	17,68	17,68	0,52	$>0{,}05$
Fehler	Unendlich		34,21		

Vertrauensgrenzen sind 32,9 und 50,3 Einheiten/ml.

Wie gezeigt ist, unterscheiden sich die Aktivität und die Vertrauensgrenzen für die beiden Verfahren in den Beispielen 7.2-1 und 7.3-1 und das allgemeine Probitverfahren nur um 1 oder 2 Prozent.

VIII.13.8 Zusammenfassung von Schätzungen der Aktivität

VIII.13.8.1 Einleitung

Wenn die gleiche Substanz mehrfach untersucht wurde, ist es oft wünschenswert, die Ergebnisse zu einem einzigen Wert zusammenzufassen, der die beste Schätzung der Aktivität aufgrund der vorhandenen Information darstellt. Es gibt mehrere solcher Verfahren. Das theoretisch am meisten befriedigende ist auch das am schwierigsten anzuwendende.

Ein einfaches Verfahren wird in Abschnitt VIII.13.3 beschrieben. Dort wird die Schätzung für die mittlere Aktivität als Antilogarithmus des arithmetischen Mittels der n'-Werte für M genommen. Formel 3.4 dient zur Berechnung der Vertrauensgrenzen. Dieses Verfahren hat den Nachteil, daß Versuche mit unterschiedlicher Anzahl von Messungen oder mit unterschiedlicher Genauigkeit mit dem gleichen Gewicht in die Schätzung eingehen. Eine einfache Methode der Gewichtung, die diese Unterschiede berücksichtigt, wird im folgenden Abschnitt beschrieben.

Wenn die Formeln aus Abschnitt VIII.13.3 oder aus diesem Abschnitt benutzt werden, sollten zwei Punkte beachtet werden:

1. Schätzungen für den Logarithmus der Aktivität sollten vor der Zusammenfassung bezüglich der angenommenen Aktivität korrigiert werden.
2. Die Schätzungen müssen unabhängig sein. Dies ist erfüllt, wenn sie aus getrennten Ansätzen stammen, die Standard- und Prüfsubstanz umfassen.

VIII.13.8.2 Gewichtete mittlere Aktivität und Vertrauensgrenzen

Unterstellt wird, daß n'-Versuche ausgewertet wurden, um n'-Schätzwerte für M mit Vertrauensgrenzen in logarithmischen Einheiten zu erhalten. Dabei wird die Formel 5.5.4 verwendet.

Für jeden Versuch wird die Länge L des logarithmischen Vertrauensbereiches als Differenz zwischen oberer und unterer Grenze erhalten. Für jeden Wert von M wird ein Gewicht W nach Formel 8.2.1 berechnet.

$$W = \frac{4\, t^2}{L^2} \qquad (8.2.1)$$

Dabei bedeutet t die gleiche Größe wie bei der Berechnung der Vertrauensgrenzen, d. h. den Wert in Tabelle 3-I. Die Zahl der Freiheitsgrade ist die des mittleren Fehlerquadrates in der Varianzanalyse.

Für jeden Versuch wird das Produkt $W \cdot M$ gebildet. Deren Summe, geteilt durch die Summe aller auftretenden Gewichte, ergibt den Schätzwert für die mittlere gewichtete Wirksamkeit, $\overline{M}$:

$$\overline{M} = \frac{\left(\sum_{n'} W \cdot M\right)}{\sum_{n'} W} \qquad (8.2.2)$$

Als Schätzung für die Standardabweichung des Fehlers dieser mittleren Wirksamkeit ($s_{\overline{M}}$) wird die Standardabweichung von M (s_M) dividiert durch die Wurzel aus der Summe der Gewichte genommen:

$$s_{\overline{M}} = \frac{s_M}{\sqrt{\sum_{n'} W}} \qquad (8.2.3)$$

Näherungsweise Vertrauensgrenzen werden als Antilogarithmen der Werte aus Formel 8.2.4 erhalten. Der zugehörige t-Wert ergibt sich aus Tabelle 3-I, die entsprechende Zahl der Freiheitsgrade ist die Summe der Freiheitsgrade der mittleren Fehlerquadrate in den einzelnen Versuchen:

$$\overline{M} \pm t \cdot s_{\overline{M}} \qquad (8.2.4)$$

Dieses Näherungsverfahren gibt brauchbare Ergebnisse, falls für jeden der n'-Versuche der C-Wert kleiner als 1,1 ist und die einzelnen Schätzungen der Wirksamkeit homogen sind. Ein Homogenitätstest wird in Abschnitt VIII.13.8.3 angegeben.

VIII.13.8.3 Homogenität von Schätzungen für die Aktivität

Die Homogenität einer Menge von Schätzungen für die Aktivität läßt sich mit Hilfe der χ^2-Testgröße prüfen (Tabelle 8.3-I).

Tabelle 8.3-I: Kritische χ^2-Werte (P = 0,95)

Freiheitsgrad	χ^2	Freiheitsgrad	χ^2
1	3,84	7	14,07
2	5,99	8	15,51
3	7,81	10	18,31
4	9,49	15	25,00
5	11,07	20	31,41
6	12,59	25	37,65

Der χ^2-Wert wird folgendermaßen berechnet: Die Abweichung jedes Wertes M vom gewichteten Mittel $\overline{M}$ wird quadriert und mit dem zugehörigen Gewicht multipliziert. Diese Ausdrücke werden für alle Versuche summiert und durch die Summe aller Gewichte geteilt:

$$\chi^2 = \frac{\sum_{n'} W \cdot (M - \overline{M})^2}{\sum_{n'} W}$$

Ist der berechnete χ^2-Wert kleiner als der tabellierte zu $f = n' - 1$ Freiheitsgraden, so können die Schätzungen als homogen angesehen und das Verfahren von Abschnitt VIII.13.8.2 darf angewendet werden.

Im anderen Fall sind die Schätzungen inhomogen, und die Formeln 8.2.2 und 8.2.4 dürfen nicht benutzt werden.

IX
Herstellungsmethoden

IX.1 Sterilisationsmethoden

Produkte, die als steril bezeichnet werden, müssen der „Prüfung auf Sterilität" (V.2.1.1) entsprechen. Sie werden im Endbehältnis sterilisiert, ausgenommen, wenn das Produkt keine solche Behandlung zuläßt. Produkte, die nicht im Endbehältnis sterilisiert werden können, müssen so hergestellt werden, daß jede mikrobielle Verunreinigung vermieden wird, nachdem Behältnisse und Verschlüsse und wenn möglich ihre Einzelbestandteile einer geeigneten Sterilisationsmethode unterworfen worden sind. Die Wirksamkeit jeder Sterilisationsmethode ist stark abhängig von der ursprünglich vorhandenen mikrobiellen Verunreinigung. Deshalb sind folgende Vorsichtsmaßnahmen zu treffen[1]:

- die Arbeitsbedingungen müssen in geeigneter Weise kontrolliert werden, um Einschleppen und Vermehren von Mikroorganismen zu verhindern,
- die mikrobielle Verunreinigung von Ausgangsstoffen, der Ausrüstung und aller verwendeten Materialien muß vor der Sterilisation so niedrig wie möglich sein,
- eine Prüfung auf mikrobielle Verunreinigung sollte bei den wegen ihrer Natur oder ihrer Herstellungsart zu erhöhter Verunreinigung neigenden Ausgangsstoffen durchgeführt werden.

Jedes Sterilisationsverfahren sollte validiert werden.

Produkte, die in ihrem Endbehältnis sterilisiert werden können

Sterilisationsmethoden und -bedingungen

Die ausgewählte Methode sollte die Qualität des Produktes nicht negativ beeinträchtigen.

Die Sterilisation kann nach einer der nachstehend beschriebenen Methoden durchgeführt werden. Diese Methoden können geändert oder durch andere ersetzt werden unter der Bedingung, daß ihre Wirksamkeit nachgewiesen wurde. Im allgemeinen wird die Sterilisation mit gesättigtem Wasserdampf bevorzugt, wobei als Referenz-(Standard-)bedingungen ein Erhitzen auf 121 °C während 15 min festgelegt wird. Andere Kombinationen von Temperatur und Zeit können gewählt werden unter der Bedingung, daß ihre Wirksamkeit nachgewiesen wurde.

Andere Methoden können angewendet werden wie:

- Sterilisation mit trockener Hitze, z. B.
  bei 180 °C mindestens 30 min lang
  bei 170 °C mindestens 1 h lang
  bei 160 °C mindestens 2 h lang

In bestimmten Fällen können andere Temperatur- und Zeitkombinationen berechtigt und zulässig sein.

- Strahlensterilisation: Behandlung durch Gamma- oder Elektronenstrahlen mit einer ausreichenden, den vorgeschriebenen Sicherheitsgrad gewährleistenden absorbierten Dosis
- Gassterilisation unter geeigneten Bedingungen hinsichtlich Gaskonzentration, Temperatur, Zeitdauer und optimaler Feuchtigkeit, um eine Rehydratation der Mikroorganismen im zu sterilisierenden Produkt herbeizuführen. Die Bedingungen der Gassterilisation müssen das Durchdringen des zu sterilisierenden Produktes mit Gas und Wasserdampf gewährleisten. Nach der Sterilisation muß das Gas so weit entfernt werden, daß die Konzentration an Restgas oder deren Zersetzungsprodukte, durch Vorversuche ermittelt, geringer ist als eine Konzentration, die eine toxische Wirkung bei der Verwendung des Produkts erzeugt.

Für alle Sterilisationsmethoden müssen die kritischen Bedingungen des Ablaufs kontrolliert werden, um sicherzugehen, daß alle Einheiten der Charge mindestens den Minimalbedingungen der Sterilisation unterworfen worden sind.

Die Dauer der Behandlung wird von dem Zeitpunkt an gemessen, an dem die vorgeschriebenen Bedingungen im gesamten Sterilisationsgut eingetreten sind.

Dampfsterilisation: Im Autoklaven müssen Temperatur und Dampfdruck unabhängig mit einer Genauigkeit von mindestens ±2 °C bzw. ±10 kPa gemessen und wenn möglich aufgezeichnet werden können. Die Temperatur muß im Kaltpunkt des Autoklaven, welcher sich im

[1] Die Verfahren und getroffenen Maßnahmen sollen derart sein, daß sich ein theoretischer Wert von höchstens einem lebenden Keim in 1×10^6 sterilisierten Einheiten des Endproduktes ergibt.

allgemeinen nahe dem Abflußrohr befindet, gemessen werden. Die Temperatur ist ebenfalls in mindestens 2 Behältnissen, möglichst an verschiedenen Stellen des Autoklaven, zu messen, um möglichst die extremen Werte im Sterilisationsgut zu erfassen.

Wenn sich die Luft im Autoklaven nur schwer durch den Dampf verdrängen läßt (z. B. bei porösem Material, Textilien, Instrumenten), ist es notwendig, den Autoklaven vor dem Einströmenlassen des Dampfes zu evakuieren.

Die Wirksamkeit des Verfahrens kann mit Hilfe geeigneter Bioindikatoren (IX.1.1) überprüft werden.

Sterilisation durch trockene Hitze: Der Sterilisator muß eine verstärkte Ventilation haben und so beladen sein, daß eine gleichmäßige Verteilung der Temperatur im gesamten Sterilisationsgut erzielt wird. Die Temperatur soll an mindestens 2 Punkten gemessen und vorzugsweise aufgezeichnet werden, wo die Bedingungen der Sterilisation am schwersten zu erreichen sind.

Die Wirksamkeit des Verfahrens kann mit Hilfe geeigneter Bioindikatoren (IX.1.1) überprüft werden.

Strahlensterilisation: Während des Sterilisationsverfahrens sollte die Strahlendosis regelmäßig überwacht werden. Zu diesem Zwecke sollten festgelegte Dosimetrieverfahren, die unabhängig von der Dosisleistung sind, eingesetzt werden, um die vom Produkt selbst erhaltene Dosis quantitativ zu erfassen. Der Nachweis, daß die angewendete Strahlendosis wirksam und der Natur des zu sterilisierenden Produktes und der Verpackung angepaßt ist, wird empfohlen.

Die Wirksamkeit des Verfahrens kann mit Hilfe geeigneter Bioindikatoren (IX.1.1) überprüft werden.

Das Dosimetrieverfahren wird mittels physikalischer, chemischer oder mikrobiologischer Methoden mit dem gleichen Verfahren einer Referenzstrahlung verglichen. Die Überprüfung wird jedesmal, wenn eine Änderung der Strahlungsquelle vorgenommen wird, mindestens aber einmal im Jahr durchgeführt.

Gassterilisation: Die wesentlichen physikalischen und chemischen Parameter (Zeit, Temperatur, relative Luftfeuchtigkeit, Druck, Gaskonzentration) müssen gemessen und so oft wie möglich aufgezeichnet werden.

Die Wirksamkeit des angewendeten Verfahrens soll bei jeder Charge mit Hilfe geeigneter Bioindikatoren (IX.1.1) überprüft werden.

Produkte, die nicht in ihrem Endbehältnis sterilisiert werden können

Produkte, die nicht in ihrem Endbehältnis sterilisiert werden können, erfordern besondere Vorsichtsmaßnahmen. Sie werden unter Bedingungen hergestellt, die geeignet sind, um jede mikrobielle Verunreinigung zu vermeiden. Die Produktionsräume und das Belüftungssystem müssen so beschaffen sein, daß die mikrobielle Verunreinigung soweit wie möglich verringert wird. Sie sollen regelmäßig in geeigneter Weise überprüft werden. Die Ausrüstung, die Behältnisse und Verschlüsse sowie die Ausgangsstoffe sollen wenn möglich einem geeigneten Sterilisationsverfahren unterworfen werden.

Filtration durch Bakterien-zurückhaltende Filter: Die Lösungen können durch Membranfilter von höchstens 0,22 µm nomineller Porengröße oder einen anderen Filter mit gleichen Rückhalteeigenschaften für Bakterien filtriert werden. Vorsichtsmaßnahmen sind zu treffen, um die Eigenschaften des Filters während der Verwendung zu erhalten. Bei der Filtration von Flüssigkeiten, die ein mikrobielles Wachstum ermöglichen, dürfen dieselben Filter höchstens einen Arbeitstag lang verwendet werden.

Herstellung unter aseptischen Bedingungen: Produkte, die wie oben beschrieben filtriert werden, sowie bestimmte andere Produkte werden unter aseptischen Bedingungen hergestellt. Solche Produkte können außerdem einer Endbehandlung durch Hitze unterzogen werden, wenn diese Behandlung angezeigt erscheint und die Produkte ausreichende Hitzestabilität besitzen. Die Herstellungsbedingungen können in bestimmten Fällen mit Hilfe eines geeigneten Nährmediums, welches zuvor sterilisiert und dann unter gleichen Bedingungen wie das zu sterilisierende Produkt behandelt wurde, kontrolliert werden. Das Nährmedium wird anschließend bebrütet und auf eventuelle Verunreinigungen hin untersucht.

IX.1.1 Bioindikatoren zur Überprüfung der Sterilisationsmethoden

Bioindikatoren sind Zubereitungen aus ausgewählten Mikroorganismen, welche besonders resistent gegen eine oder mehrere Sterilisationsmethoden sind. Sie können zur Prüfung auf Wirksamkeit von Sterilisationsverfahren verwendet werden. Der Bioindikator muß deutlich erkennbar sein, um jedes Vermischen mit dem Produkt oder eine Verunreinigung auszuschließen.

Falls Wachstum der Testkeime nach der Sterilisation auftritt, ist das Verfahren ungeeignet.

Ein Bioindikator kann aus dem beimpften zu sterilisierenden Produkt oder aus beimpften faserigen Substanzen, Sand, Glas oder Metallblättern bestehen. Diese Träger der Testkeime dienen zur Nachahmung verunreinigter Produkte.

Die Testkeime sollen an solchen Stellen plaziert werden, an denen erfahrungsgemäß Sterilität besonders schwer zu erreichen ist.

Die Wahl der Testkeime beruht auf folgenden Kriterien:

a) die Resistenz des Teststammes gegenüber einer besonderen Sterilisationsmethode muß beträchtlich sein, verglichen mit der Resistenz aller pathogenen Mikroorganismen und verglichen mit der mikrobiellen Verunreinigung im Produkt,
b) der Teststamm sollte nicht pathogen sein,
c) der Teststamm sollte sich leicht entwickeln.

Der Bioindikator ist charakterisiert durch den Teststamm, die Anzahl der je Indikatoreinheit gebildeten Kolonien, den D-Wert[1)] sowie das Verfalldatum. Nur die angegebenen Keime dürfen vorhanden sein. Nährmedium und Bebrütungsbedingungen sollten angegeben werden.

Dampfsterilisation: Als Testkeime werden Sporen von *Bacillus stearothermophilus,* z. B. ATCC 7953 oder CIP 52.81, empfohlen. Die Zahl der lebensfähigen Sporen sollte mindestens 1×10^5 je Indikatoreinheit und der D-Wert bei 121 °C etwa 1½ min betragen.

Sterilisation durch trockene Hitze: Als Testkeime werden Sporen von *Bacillus subtilis,* z. B. var. *niger* ATCC 9372 oder CIP 77.18, empfohlen. Die Zahl der lebensfähigen Sporen sollte mindestens 1×10^5 je Indikatoreinheit sein und der D-Wert bei 160 °C etwa 5 bis 10 min betragen.

Gassterilisation: Als Testkeime werden Sporen von *Bacillus subtilis,* z. B. var. *niger* ATCC 9372 oder CIP 77.18, oder Sporen von *Bacillus stearothermophilus,* z. B. ATCC 7953 oder CIP 52.81, empfohlen. Wesentlich ist, daß der Bioindikator im Sterilisator und im Produkt eine ungenügende Befeuchtung anzuzeigen in der Lage ist, um sicherzugehen, daß auch Keime mit geringem Wassergehalt inaktiviert werden.

Strahlensterilisation: Als Testkeime werden Sporen von *Bacillus pumilus,* z. B. ATCC 14884 oder CIP 3.83, mit einer Minimaldosis von 25 kGy (2,5 Mrad) empfohlen. Die Zahl der Sporen sollte 1×10^7 bis 1×10^8 je Indikatoreinheit und der D-Wert etwa 3 kGy (0,3 Mrad) betragen.

Andere sporenbildende Stämme, wie Mutanten von *Bacillus cereus,* z. B. SSI C 1/1, oder *Bacillus sphaericus,* z. B. SSI C_1A mit höherer Resistenz, können zur Überprüfung höherer Strahlungsdosen verwendet werden.

[1)] Der D-Wert ist eine Maßzahl eines Parameters der Sterilisation (Dauer oder absorbierte Dosis), der nötig ist, um die ursprüngliche Zahl der lebensfähigen Mikroorganismen auf 10 Prozent zu reduzieren. Der D-Wert hat nur Bedeutung bei genau definierten experimentellen Bedingungen.

Monographien

Übersicht

Carboxymethylcellulose-Natrium
Carbromal
Carnaubawachs
Cascararinde
Catgut, Steriles
Catgut im Fadenspender, Steriles
Cayennepfeffer
Cellulose, Mikrokristalline
Celluloseacetatphthalat
Cellulosepulver
Cephaloridin
Cetrimid
Cetylpalmitat
Cetylpyridiniumchlorid
Cetylstearylalkohol
Cetylstearylalkohol, Emulgierender
Chinarinde
Chinatinktur, Zusammengesetzte
Chinidinsulfat
Chininhydrochlorid
Chininsulfat
Chloralhydrat
Chlorambucil
Chloramphenicol
Chloramphenicolpalmitat
Chlordiazepoxidhydrochlorid
Chlorobutanol, Wasserfreies
Chlorobutanol-Hemihydrat
Chlorocresol
Chloroform
Chlorothiazid
Chlorphenaminhydrogenmaleat
Chlorpromazinhydrochlorid
Chlortetracyclinhydrochlorid
Cholera-Impfstoff
Cholera-Impfstoff (gefriergetrocknet)
Cholinchlorid
Cholinhydrogentartrat
Choriongonadotropin
[^{51}Cr]Chromedetat-Injektionslösung
Chymotrypsin
Citronenöl
Citronensäure, Wasserfreie
Citronensäure-Monohydrat
Clofibrat
Clonidinhydrochlorid
Clostridium-Novyi-Alpha-Antitoxin für Tiere
Clostridium-Novyi(Typ B)-Impfstoff für Tiere
Clostridium-Perfringens-Beta-Antitoxin für Tiere
Clostridium-Perfringens-Epsilon-Antitoxin für Tiere
Clostridium-Perfringens-Impfstoff für Tiere
Cocainhydrochlorid
Codein
Codeinphosphat-Hemihydrat
Codeinphosphat-Sesquihydrat
Coffein
Coffein-Monohydrat
Coffein-Natriumbenzoat
Coffein-Natriumsalicylat
Colecalciferol
Colistimethat-Natrium
Colistinsulfat
Copolyvidon
Corticotrophin zur Injektion
Corticotrophin-Zinkhydroxid-Injektionssuspension
Cortisonacetat
Creme, Nichtionische hydrophile
[^{57}Co]Cyanocobalamin-Lösung
[^{58}Co]Cyanocobalamin-Lösung
Cyclobarbital-Calcium

Dapson
Demeclocyclinhydrochlorid
Dequaliniumchlorid
Desipraminhydrochlorid
Deslanosid
Desoxycortonacetat
Dexamethason
Dextrin
Dextromethorphanhydrobromid
Dextromoramidhydrogentartrat
Diazepam
Dichlormethan
Dienestrol
Diethylcarbamazindihydrogencitrat
Diethylstilbestrol
Digitalis-lanata-Blätter
Digitalis-lanata-Pulver, Eingestelltes
Digitalis-purpurea-Blätter
Digitalis-purpurea-Pulver, Eingestelltes
Digitoxin
Digoxin
Dihydralazinsulfat
Dihydralazinsulfat-Hydrat
Dihydrocodeinhydrogentartrat
Dihydrostreptomycinsulfat
Dimercaprol
Dimeticon
Diphenhydraminhydrochlorid
Diphtherie-Adsorbat-Impfstoff
Diphtherie-Antitoxin
Diphtherie-Pertussis-Tetanus-Adsorbat-Impfstoff
Diphtherie-Tetanus-Adsorbat-Impfstoff
Diprophyllin
Distickstoffmonoxid
Doxycyclinhyclat

Eibischwurzel
Eisen(II)-gluconat
Eisen(II)-sulfat
Emetindihydrochlorid-Heptahydrat
Emetindihydrochlorid-Pentahydrat
Enziantinktur
Enzianwurzel

Ephedrin, Wasserfreies
Ephedrin-Hemihydrat
Ephedrinhydrochlorid
Epinephrinhydrogentartrat
Erdnußöl
Ergocalciferol
Ergometrinhydrogenmaleat
Ergotamintartrat
Erythromycin
Erythromycinethylsuccinat
Erythromycinstearat
Essigsäure 99 %
Estradiolbenzoat
Etacrynsäure
Ethacridinlactat
Ethanol 96 %
Ethanol-Wasser-Gemische
Ether zur Narkose
Ethinylestradiol
Ethionamid
Ethisteron
Ethosuximid
Ethylendiamin
Ethyl-4-hydroxybenzoat
Ethylmorphinhydrochlorid
Etofyllin
Eucalyptusblätter
Eucalyptusöl
Extrakte

Fäden; Sterile, nicht resorbierbare
Faulbaumrinde
Fenchel
Fenchelöl
Fibrinogen vom Menschen (gefriergetrocknet)
Fichtennadelöl
Flohsamen
Flohsamen, Indische
Fluocinolonacetonid
Folsäure
Formaldehyd-Lösung
Framycetinsulfat
Fructose
Furosemid

Gallamintriethiodid
Gasbrand-Antitoxin (Novyi)
Gasbrand-Antitoxin (Perfringens)
Gasbrand-Antitoxin (polyvalent)
Gasbrand-Antitoxin (Septicum)
Gelatine
Gelbfieber-Lebend-Impfstoff
Gelbwurz, Javanische
Gentamicinsulfat
Gewürznelken
Ginsengwurzel
Glucose, Wasserfreie
Glucose-Monohydrat
Glucosesirup
Glycerol
Glycerol 85 %
Glycerolmonostearat 40–50 %
[^{198}Au]Gold-Injektionslösung, Kolloidale
Granulate
Griseofulvin
Guanethidinmonosulfat
Gummi, Arabisches
Gummi; Sprühgetrocknetes Arabisches

Hämodialyselösungen
Hagebuttenschalen
Haloperidol
Halothan
Hartfett
Hartparaffin
Heftpflaster
Heparin-Calcium
Heparin-Natrium
Hepatitis-Lebend-Impfstoff für Hunde
gefriergetrocknet), Infektiöse
Hexetidin
Hexobarbital
Hibiscusblüten
Histamindihydrochlorid
Histaminphosphat
Homatropinhydrobromid
Honig
Huflattichblätter
Hydrochlorothiazid
Hydrocodonhydrogentartrat
Hydrocortison
Hydrocortisonacetat
Hydromorphonhydrochlorid
Hydroxyethylcellulose
Hydroxyethylcellulosegel
Hydroxypropylcellulose
Hyoscyaminsulfat
Hyoscyamusblätter
Hyoscyamuspulver, Eingestelltes

Imipraminhydrochlorid
Immunglobulin vom Menschen
Immunsera für Menschen
Immunsera für Tiere
Impfstoffe für Menschen
Impfstoffe für Tiere
Indometacin
Influenza-Impfstoff
Influenza-Spaltimpfstoff
Insulin
Iod
Iod-Lösung, Ethanolhaltige
Ipecacuanhaextrakt
Ipecacuanhapulver, Eingestelltes

Ipecacuanhatinktur
Ipecacuanhawurzel
Isoniazid
Isoprenalinsulfat
Isopropylmyristat
Isopropylpalmitat

Kakaobutter
Kaliumbromid
Kaliumchlorid
Kaliumcitrat
Kaliumdihydrogenphosphat
Kaliumhydrogencarbonat
Kaliumiodid
Kaliumlactat-Lösung
Kaliummonohydrogenphosphat
Kaliumpermanganat
Kaliumsorbat
Kamille, Römische
Kamillenblüten
Kanamycinmonosulfat
Kanamycinsulfat, Saures
Kapseln
Kartoffelstärke
Kiefernnadelöl
Kohle, Medizinische
Kohlendioxid
Kollagenfäden, Sterile, resorbierbare
[^{85}Kr]Krypton-Injektionslösung
Kühlsalbe
Kümmel
Kümmelöl

Lactose
Lanatosid C
Lanolin
Lavendelöl
Leinenfaden, Steriler
Leinenfaden im Fadenspender, Steriler
Leinsamen
Leptospirose-Impfstoff für Tiere
Levodopa
Levomepromazinhydrochlorid
Levothyroxin-Natrium
Lidocainhydrochlorid
Likörwein
Lindenblüten
Lithiumcarbonat
Lypressin-Injektionslösung

Macrogolstearat 400
Macrogol-Glycerolhydroxystearat
Macrosalb-[^{99m}Tc]Technetium-Injektionslösung
Magnesiumcarbonat, Leichtes basisches
Magnesiumcarbonat, Schweres basisches
Magnesiumchlorid
Magnesiumhydroxid
Magnesiumoxid, Leichtes
Magnesiumoxid, Schweres
Magnesiumperoxid
Magnesiumstearat
Magnesiumsulfat
Magnesiumtrisilicat
Maiglöckchenkraut
Maiglöckchenpulver, Eingestelltes
Maisstärke
Maleinsäure
Mandelöl
Mannitol
Mariendistelfrüchte
Masern-Immunglobulin vom Menschen
Masern-Lebend-Impfstoff
Maul- und-Klauenseuche-Impfstoff für Wiederkäuer
Meerzwiebel
Meerzwiebelpulver, Eingestelltes
Melissenblätter
Menadion
Meningokokken-Polysaccharid-Impfstoff
Menotropin
Menthol
Menthol, Racemisches
Meprobamat
Mepyraminhydrogenmaleat
Mercaptopurin
Mestranol
Metamfetaminhydrochlorid
Metamizol-Natrium
Methadonhydrochlorid
Methanol
Methaqualon
Methenamin
Methionin, Racemisches
Methylatropiniumbromid
Methylatropiniumnitrat
Methylcellulose
Methyldopa
Methyl-4-hydroxybenzoat
Methylhydroxyethylcellulose
Methylhydroxypropylcellulose
Methylhydroxypropylcellulosephthalat
Methylphenobarbital
Methylsalicylat
Methyltestosteron
Metrifonat
Metronidazol
Miconazolnitrat
Milchsäure
Milzbrandsporen-Lebend-Impfstoff für Tiere
Minzöl
Moos, Isländisches
Morphinhydrochlorid
Mumps-Lebend-Impfstoff
Myrrhe
Myrrhentinktur

Naphazolinnitrat
Nasentropfen
Natriumacetat
Natriumbenzoat
Natriumbromid
Natriumcalciumedetat
Natriumcarbonat-Decahydrat
Natriumcarbonat-Monohydrat
Natriumcetylstearylsulfat
Natriumchlorid
Natrium[^{51}Cr]chromat-Lösung, Sterile
Natriumcitrat
Natriumdihydrogenphosphat-Dihydrat
Natriumdodecylsulfat
Natriumedetat
Natriumfluorid
Natriumhydrogencarbonat
Natrium[^{131}I]iodhippurat-Injektionslösung
Natriumiodid
Natrium[^{125}I]iodid-Lösung
Natrium[^{131}I]iodid-Lösung
Natriumlactat-Lösung
Natriummonohydrogenphosphat-Dodecahydrat
Natrium[^{99m}Tc]pertechnetat-Injektionslösung aus Kernspaltprodukten
Natrium[^{99m}Tc]pertechnetat-Injektionslösung nicht aus Kernspaltprodukten
Natrium[^{32}P]phosphat-Injektionslösung
Natriumsalicylat
Natriumsulfat, Wasserfreies
Natriumsulfat-Decahydrat
Natriumtetraborat
Natriumthiosulfat
Nelkenöl
Neomycinsulfat
Neostigminbromid
Neostigminmetilsulfat
Newcastle-Krankheit-Lebend-Impfstoff (gefriergetrocknet)
Nicethamid
Niclosamid
Nicotinamid
Nicotinsäure
Nitrazepam
Nitrofurantoin
Norepinephrinhydrochlorid
Norepinephrinhydrogentartrat
Norethisteron
Noscapin
Noscapinhydrochlorid
Nystatin

Ohrentropfen
Oleanderblätter
Oleanderpulver, Eingestelltes
Oleyloleat
Olivenöl
Opium
Opium, Eingestelltes
Opiumtinktur
Orthosiphonblätter
Ouabain
Oxycodonhydrochlorid
Oxyphenbutazon
Oxytetracyclin
Oxytetracyclinhydrochlorid
Oxytocin-Injektionslösung

Pankreas-Pulver
Panleukopenie-Lebend-Impfstoff für Katzen (gefriergetrocknet)
Papaverinhydrochlorid
Paracetamol
Paraffin, Dickflüssiges
Paraffin, Dünnflüssiges
Paraldehyd
Pararauschbrand-Impfstoff für Tiere
Parenteralia
Pentobarbital
Pentobarbital-Natrium
Pepsin
Pertussis-Adsorbat-Impfstoff
Pertussis-Impfstoff
Perubalsam
Pethidinhydrochlorid
Pfefferminzblätter
Pfefferminzöl
Pferdeinfluenza-Impfstoff
Phenacetin
Phenazon
Phenobarbital
Phenobarbital-Natrium
Phenol
Phenolsulfonphthalein
Phenoxymethylpenicillin
Phenoxymethylpenicillin-Kalium
Phenylbutazon
Phenylmercuriborat
Phenytoin
Phenytoin-Natrium
Pholcodin
Phosphorsäure 85 %
Phosphorsäure 10 %
Phthalylsulfathiazol
Physostigminsalicylat
Pilocarpinnitrat
Piperazin-Hexahydrat
Piperazinadipat
Piperazincitrat
Plasmaproteinlösung vom Menschen
Pocken-Lebend-Impfstoff (gefriergetrocknet)
Poliomyelitis-Impfstoff
Poliomyelitis-Lebend-Impfstoff
Polyacrylatgel, Isopropylalkoholhaltiges

Polyacrylatgel, Wasserhaltiges
Polyacrylsäure
Polyamid-6-Faden; Steriler
Polyamid-6-Faden im Fadenspender; Steriler
Polyamid-6/6-Faden; Steriler
Polyamid-6/6-Faden im Fadenspender; Steriler
Polyesterfaden; Steriler
Polyesterfaden im Fadenspender; Steriler
Polymyxin-B-sulfat
Polysorbat 20
Polysorbat 60
Polysorbat 80
Pomeranzenschale
Pomeranzentinktur
Prednisolon
Prednison
Primelwurzel
Probenecid
Procainhydrochlorid
Prochlorperazinhydrogenmaleat
Progesteron
Promethazinhydrochlorid
Propylenglycol
Propyl-4-hydroxybenzoat
Propylthiouracil
Proxyphyllin
Pulver
Pyridoxinhydrochlorid
Pyrimethamin

Quecksilber(II)-chlorid
[^{197}Hg]Quecksilber(II)-chlorid-Injektionslösung
Quecksilberoxidsalbe, Gelbe
Quecksilberpräzipitatsalbe

Ratanhiatinktur
Ratanhiawurzel
Rauschbrand-Impfstoff für Tiere
Rauwolfiawurzel
Reisstärke
Reserpin
Resorcin
Rhabarberextrakt
Rhabarberwurzel
Rheniumsulfid-[^{99m}Tc]Technetium-Injektionslösung, Kolloidale
Riboflavin
Rifampicin
Rifamycin-Natrium
Rizinusöl
Rizinusöl, Hydriertes
Rizinusöl, Raffiniertes
Röteln-Lebend-Impfstoff
Rosmarinöl
Roßkastaniensamen
Rutosid

Saccharin-Natrium
Saccharose
Salbe, Hydrophile
Salbe, Wasserhaltige hydrophile
Salbei, Dreilappiger
Salbeiblätter
Salben
Salbutamol
Salicylsäure
Salzsäure 36 %
Salzsäure 10 %
Sauerstoff
Schachtelhalmkraut
Schellack
Schlangengift-Immunserum (Europa)
Schöllkraut
Schwefel, Feinverteilter
Schwefelkolloid-[^{99m}Tc]Technetium-Injektionslösung
Schweinepest-Lebend-Impfstoff (gefriergetrocknet), Klassische
Schweinerotlauf-Impfstoff
Schweinerotlauf-Serum
Schweineschmalz
Scopolaminhydrobromid
Secobarbital-Natrium
Seidenfaden, Steriler, geflochtener
Seidenfaden im Fadenspender, Steriler, geflochtener
[^{75}Se]Seleno-L-methionin-Injektionslösung
Senegawurzel
Sennesblätter
Sennesfrüchte, Alexandriner-
Sennesfrüchte, Tinnevelly-
Sesamöl
Silbernitrat
Siliciumdioxid, Gefälltes
Siliciumdioxid, Hochdisperses
Sirupe
Sonnenhutwurzel
Sorbitol
Sorbitol-Lösung 70 % (kristallisierend)
Sorbitol-Lösung 70 % (nicht kristallisierend)
Spiramycin
Spitzwegerichkraut
Staupe-Lebend-Impfstoff für Frettchen und Nerze (gefriergetrocknet)
Staupe-Lebend-Impfstoff für Hunde (gefriergetrocknet)
Stramoniumblätter
Stramoniumpulver, Eingestelltes
Streptokinase
Streptomycinsulfat
Succinylsulfathiazol
Süßholzfluidextrakt
Süßholzwurzel
Sulfacetamid-Natrium
Sulfadiazin
Sulfadimidin

Acetazolamid

Acetazolamidum

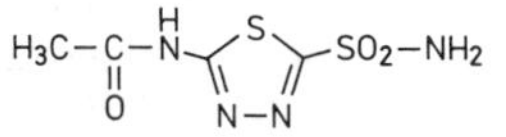

$C_4H_6N_4O_3S_2$ M_r 222,2

Acetazolamid enthält mindestens 98,5 und höchstens 101,0 Prozent *N*-(5-Sulfamoyl-1,3,4-thiadiazol-2-yl)acetamid, berechnet auf die getrocknete Substanz.

Eigenschaften

Weißes bis fast weißes, kristallines Pulver, geruchlos; sehr schwer löslich in Wasser, schwer löslich in Ethanol, praktisch unlöslich in Chloroform und Ether. Die Substanz löst sich in verdünnten Alkalihydroxid-Lösungen.

Prüfung auf Identität

Die Prüfung B kann entfallen, wenn die Prüfungen A, C und D durchgeführt werden. Die Prüfungen C und D können entfallen, wenn die Prüfungen A und B durchgeführt werden.

A. 30,0 mg Substanz werden in 0,01 N-Natriumhydroxid-Lösung zu 100,0 ml gelöst. 10,0 ml der Lösung werden mit 0,01 N-Natriumhydroxid-Lösung zu 100,0 ml verdünnt (Lösung a). Die Lösung, zwischen 230 und 260 nm gemessen, zeigt ein Absorptionsmaximum (V.6.19) bei 240 nm. Die spezifische Absorption im Maximum liegt zwischen 162 und 176. 25,0 ml Lösung a werden mit 0,01 N-Natriumhydroxid-Lösung zu 100,0 ml verdünnt. Die Lösung, zwischen 260 und 350 nm gemessen, zeigt ein Absorptionsmaximum bei 292 nm. Die spezifische Absorption im Maximum liegt zwischen 570 und 620.

B. Das IR-Absorptionsspektrum (V.6.18) der Substanz zeigt im Vergleich mit dem von Acetazolamid *CRS* Maxima bei denselben Wellenlängen mit den gleichen relativen Intensitäten. Wenn die Spektren der Substanz und der Referenzsubstanz unterschiedlich sind, werden beide Substanzen getrennt in Ethanol 96 % *R* gelöst, die Lösungen zur Trockne eingedampft, neue Preßlinge hergestellt und die Spektren aufgezeichnet.

C. Etwa 20 mg Substanz werden in einem Reagenzglas mit 4 ml Salzsäure 7 % *R* und 0,2 g Zinkstaub *R* versetzt. Wird über die Öffnung des Reagenzglases sofort ein Stück Blei(II)-acetat-Papier *R* gehalten, färbt sich das Papier bräunlichschwarz.

D. Etwa 25 mg Substanz werden in einer Mischung von 0,1 ml Natriumhydroxid-Lösung 8,5 % *R* und 5 ml Wasser gelöst. Nach Zusatz von 0,1 ml Kupfer(II)-sulfat-Lösung *R* entsteht ein grünlichblauer Niederschlag.

Prüfung auf Reinheit

Aussehen der Lösung: 1,0 g Substanz wird in 10 ml 1 N-Natriumhydroxid-Lösung gelöst. Die Lösung darf nicht stärker opaleszieren als die Referenzsuspension II (V.6.1) und nicht stärker gefärbt sein als die Farbvergleichslösung G_5 oder BG_5 (V.6.2, Methode II).

Verwandte Substanzen: Die Prüfung erfolgt mit Hilfe der Dünnschichtchromatographie (V.6.20.2) unter Verwendung einer Schicht von Kieselgel GF_{254} *R*.

Untersuchungslösung: 50 mg Substanz werden in einer Mischung von gleichen Volumteilen Ethanol 96 % *R* und Ethylacetat *R* zu 10 ml gelöst.

Referenzlösung: 1,0 ml Untersuchungslösung wird mit einer Mischung von gleichen Volumteilen Ethanol 96 % *R* und Ethylacetat *R* zu 100 ml verdünnt.

Auf die Platte werden getrennt 20 µl jeder Lösung aufgetragen. Die nicht mit Filterpapier ausgelegte Chromatographiekammer wird 1 h lang gesättigt. Die Chromatographie erfolgt mit einer frisch hergestellten Mischung von 20 Volumteilen Ammoniak-Lösung 26 % *R*, 30 Volumteilen Ethylacetat *R* und 50 Volumteilen Isopropylalkohol *R* über eine Laufstrecke von 15 cm. Die Platte wird an der Luft getrocknet und im ultravioletten Licht bei 254 nm ausgewertet. Kein im Chromatogramm der Untersuchungslösung auftretender Nebenfleck darf größer oder intensiver sein als der Fleck im Chromatogramm der Referenzlösung.

Sulfat (V.3.2.13): 0,4 g Substanz werden mit 20 ml destilliertem Wasser versetzt und durch Erhitzen zum Sieden gelöst. Anschließend wird unter häufigem Umschütteln erkalten gelassen und filtriert. 15 ml Filtrat müssen der Grenzprüfung auf Sulfat entsprechen (500 ppm).

Schwermetalle (V.3.2.8): 1,0 g Substanz muß der Grenzprüfung C auf Schwermetalle entsprechen (20 ppm). Zur Herstellung der Referenzlösung werden 2 ml Blei-Lösung (10 ppm Pb) *R* verwendet.

Trocknungsverlust (V.6.22): Höchstens 0,5 Prozent, mit 1,000 g Substanz durch Trocknen im Trockenschrank bei 100 bis 105 °C bestimmt.

Sulfatasche (V.3.2.14): Höchstens 0,1 Prozent, mit 1,0 g Substanz bestimmt.

Gehaltsbestimmung

0,200 g Substanz werden in 25 ml Dimethylformamid *R* gelöst und mit 0,1 N-ethanolische-Natriumhydroxid-Lösung titriert. Der Endpunkt wird mit Hilfe der „Potentiometrie" (V.6.14) bestimmt.

1 ml 0,1 N-ethanolische-Natriumhydroxid-Lösung entspricht 22,22 mg $C_4H_6N_4O_3S_2$.

Vorsichtig zu lagern!

Aceton

Acetonum

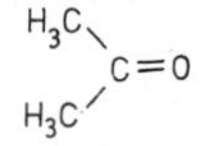

C_3H_6O M_r 58,08

Aceton ist 2-Propanon.

Eigenschaften

Klare, farblose, leicht bewegliche, leicht entflammbare und flüchtige Flüssigkeit, charakteristischer Geruch; mischbar mit Wasser, Chloroform, Ethanol, Ether und Petroläther.

Prüfung auf Identität

A. Die Mischung von 0,1 ml Substanz und 2 ml Natriumhydroxid-Lösung 8,5 % *R* wird tropfenweise mit Iod-Lösung *R* bis zur starken Gelbfärbung versetzt. Dabei entstehen ein gelblichweißer Niederschlag und ein intensiver Geruch nach Iodoform.

B. 1 ml Substanz wird mit 3 ml Natriumhydroxid-Lösung 8,5 % *R* und 0,3 ml einer 2,5prozentigen Lösung (*m*/V) von Natriumpentacyanonitrosylferrat *R* versetzt. Dabei entsteht eine tiefrote Färbung, die nach Zusatz von 3,5 ml Essigsäure 30 % *R* in Rotviolett übergeht.

C. 2 ml Substanz werden mit 2 ml Wasser und 1 ml Dinitrobenzol-Lösung *R* versetzt. Nach Zugabe von 1 ml einer 1prozentigen Lösung (*m*/V) von Natriumhydroxid *R* entsteht sofort eine tiefviolette Färbung, die beim Stehenlassen an der Luft rotbraun wird.

Prüfung auf Reinheit

Prüflösung: 50 ml Substanz werden mit Wasser zu 100 ml verdünnt.

Aussehen der Lösung: Die Prüflösung muß klar (V.6.1) und farblos (V.6.2, Methode II) sein.

Sauer oder alkalisch reagierende Substanzen: 5 ml Prüflösung müssen nach Zusatz von 0,2 ml Bromthymolblau-Lösung *R* 1 gelb oder gelbgrün gefärbt sein und anschließend durch 0,1 ml 0,02 N-Natriumhydroxid-Lösung blau gefärbt werden.

Relative Dichte (V.6.4): 0,791 bis 0,793.

Brechungsindex (V.6.5): 1,358 bis 1,361.

Destillationsbereich (V.6.8): 55,5 bis 56,5 °C, die zweite Temperatur wird abgelesen, wenn 40 ml destilliert worden sind.

Absorption (V.6.19): Die Absorption der Substanz, gemessen gegen Wasser, darf bei 350 nm höchstens 0,02 betragen.

Aldehyde und andere reduzierende Substanzen: Eine Mischung von 20 ml Prüflösung und 5 ml ammoniakalischer Silbernitrat-Lösung *R* wird in einem mit Glasstopfen verschlossenen Zylinder vor Licht geschützt stehengelassen. Nach 30 min darf die Mischung nicht stärker gefärbt sein als 25 ml Farbvergleichslösung B_7 (V.6.2, Methode II).

Methanol und andere leicht oxidierbare Substanzen: Die Mischung von 30 ml Substanz und 0,2 ml Kaliumpermanganat-Lösung *R* muß bei Raumtemperatur nach 15 min noch deutlich rosa gefärbt sein.

Ester: 40 ml Prüflösung werden 30 min lang mit 0,05 ml 1 N-Natriumhydroxid-Lösung und 0,1 ml Phenolphthalein-Lösung *R* 1 unter Rückflußkühlung auf dem Wasserbad erhitzt. Die Rotfärbung darf nicht verschwinden.

Schwermetalle (V.3.2.8): Der bei der Prüfung auf „Nichtflüchtige Bestandteile" erhaltene Rückstand wird in 1 ml 1 N-Salzsäure gelöst und mit Wasser zu 50 ml verdünnt. 12 ml dieser Lösung müssen der Grenzprüfung A auf Schwermetalle entsprechen (2 ppm *m*/V). Zur Herstellung der Referenzlösung wird die Blei-Lösung (2 ppm Pb) *R* verwendet.

Wasser (V.3.5.6): Höchstens 0,3 Prozent (*m*/V), mit 10,0 ml Substanz nach der Karl-Fischer-Methode bestimmt, wobei 20 ml wasserfreies Pyridin *R* anstelle von 20 ml wasserfreiem Methanol *R* als Lösungsmittel zu verwenden sind.

Nichtflüchtige Bestandteile: Höchstens 0,004 Prozent (*m*/V). 50 ml Substanz werden auf dem Wasserbad zur Trockne eingedampft. Der im Trockenschrank bei 100 bis 105 °C getrocknete Rückstand darf höchstens 2 mg betragen.

Lagerung

Dicht verschlossen, vor Licht geschützt.

Vorsichtig zu lagern!

Acetylsalicylsäure

Acidum acetylsalicylicum

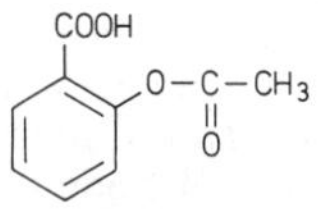

$C_9H_8O_4$ M_r 180,2

Acetylsalicylsäure enthält mindestens 99,5 und höchstens 101,0 Prozent 2-Acetoxybenzoesäure, berechnet auf die getrocknete Substanz.

Eigenschaften

Weißes, kristallines Pulver oder farblose Kristalle, geruchlos oder fast geruchlos; schwer löslich in Wasser, leicht löslich in Ethanol, löslich in Chloroform und Ether.

Die Substanz schmilzt bei etwa 143 °C (Sofortschmelzpunkt).

Prüfung auf Identität

Die Prüfung A kann entfallen, wenn die Prüfungen B, C und D durchgeführt werden. Die Prüfungen C und D können entfallen, wenn die Prüfungen A und B durchgeführt werden.

A. Das IR-Absorptionsspektrum (V.6.18) der Substanz zeigt im Vergleich mit dem von Acetylsalicylsäure *CRS* Maxima bei denselben Wellenlängen mit den gleichen relativen Intensitäten.

B. 0,2 g Substanz werden 3 min lang mit 4 ml Natriumhydroxid-Lösung 8,5 % *R* zum Sieden erhitzt. Wird nach dem Abkühlen mit 5 ml Schwefelsäure 10 % *R* versetzt, entsteht ein kristalliner Niederschlag, der nach Abfiltrieren, Auswaschen und Trocknen bei 100 bis 105 °C eine Schmelztemperatur (V.6.11.1) von 156 bis 161 °C hat.

C. 0,1 g Substanz werden in einem Reagenzglas mit 0,5 g Calciumhydroxid *R* gemischt und erhitzt. Die sich entwickelnden Dämpfe färben ein mit 0,05 ml Nitrobenzaldehyd-Lösung *R* imprägniertes Stück Filterpapier blaugrün oder gelbgrün. Beim Befeuchten des Papiers mit Salzsäure 7 % *R* schlägt die Farbe des Flecks nach Blau um.

D. Etwa 20 mg des bei der Prüfung B erhaltenen Niederschlags werden unter Erhitzen in 10 ml Wasser gelöst. Nach dem Abkühlen gibt die Lösung die Identitätsreaktion a auf Salicylat (V.3.1.1).

Prüfung auf Reinheit

Aussehen der Lösung: Eine Lösung von 1,0 g Substanz in 9 ml Ethanol 96 % *R* muß klar (V.6.1) und farblos (V.6.2, Methode II) sein.

Verwandte Substanzen: Etwa 0,1 Prozent, berechnet als Acetylsalicyloylsalicylsäure. 0,15 g Substanz werden in einem 100-ml-Meßkolben in 10 ml 0,1 N-Tetrabutylammoniumhydroxid-Lösung in Isopropylalkohol gelöst. Nach 10 min wird die Lösung mit 8,0 ml 0,1 N-Salzsäure und 20,0 ml einer 1,90prozentigen Lösung (*m*/V) von Natriumtetraborat *R* versetzt. Nach dem Durchmischen werden unter dauerndem Schütteln 2,0 ml einer 1prozentigen Lösung (*m*/V) von Aminopyrazolon *R* und 2,0 ml einer 1prozentigen Lösung (*m*/V) von Kaliumhexacyanoferrat(III) *R* hinzugefügt. Nach 2 min wird mit Wasser zu 100,0 ml verdünnt. Nach 20 min wird die Absorption (V.6.19) der Lösung in einer Schichtdicke von 2 cm bei 505 nm, unter Verwendung von Wasser als

Kompensationsflüssigkeit, gemessen. Die Absorption darf höchstens 0,25 betragen.

Salicylsäure: 0,10 g Substanz werden in 5 ml Ethanol 96 % *R* gelöst. Die Lösung wird mit 15 ml Eiswasser und 0,05 ml einer 0,5prozentigen Lösung (*m*/V) von Eisen(III)-chlorid *R* versetzt. Nach 1 min darf die Lösung nicht stärker gefärbt sein als folgende, gleichzeitig hergestellte Referenzlösung: 1 ml einer Lösung von 5,0 mg Salicylsäure *R* in 100 ml Ethanol 96 % *R* wird mit einer Mischung von 0,05 ml einer 0,5prozentigen Lösung (*m*/V) von Eisen(III)-chlorid *R*, 0,1 ml Essigsäure 30 % *R*, 4 ml Ethanol 96 % *R* und 15 ml Wasser versetzt (500 ppm).

Schwermetalle (V.3.2.8): 0,75 g Substanz werden in 9 ml Aceton *R* gelöst und mit Wasser zu 15 ml verdünnt. 12 ml dieser Lösung müssen der Grenzprüfung B auf Schwermetalle entsprechen (20 ppm). Zur Herstellung der Referenzlösung wird die Blei-Lösung (1 ppm Pb) *R* verwendet, die durch Verdünnen der Blei-Lösung (100 ppm Pb) *R* mit einer Mischung von 6 Volumteilen Wasser und 9 Volumteilen Aceton *R* erhalten wird.

Trocknungsverlust (V.6.22): Höchstens 0,5 Prozent, mit 1,000 g Substanz durch Trocknen im Vakuum bestimmt.

Sulfatasche (V.3.2.14): Höchstens 0,1 Prozent, mit 1,0 g Substanz bestimmt.

Gehaltsbestimmung

1,00 g Substanz wird in einem Erlenmeyerkolben mit Schliffstopfen in 10 ml Ethanol 96 % *R* gelöst. Nach Zusatz von 50,0 ml 0,5 N-Natriumhydroxid-Lösung wird der Kolben verschlossen und 1 h lang stehengelassen. Nach Zusatz von 0,2 ml Phenolphthalein-Lösung *R* wird mit 0,5 N-Salzsäure titriert. Ein Blindversuch wird durchgeführt.

1 ml 0,5 N-Natriumhydroxid-Lösung entspricht 45,04 mg $C_9H_8O_4$.

Lagerung

Dicht verschlossen.

Adoniskraut

Adonidis herba

Adoniskraut besteht aus den zur Blütezeit gesammelten, getrockneten, oberirdischen Teilen von *Adonis vernalis* L.

Beschreibung

Die Droge ist fast geruchlos und schmeckt schwach bitter und scharf. Sie hat einen bis 35 cm langen, bis 3 mm dicken, rundlichen, markigen, deutlich längsgestreiften, grünen Stengel, der entweder ganz kahl oder nur im oberen Teil behaart ist. Der Stengel trägt am Grunde schuppige, braunschwarze Niederblätter; im oberen Teil ist er oft flachgedrückt. Die Blätter sind ganz fein, 2- bis mehrfach fiederschnittig geteilt, mit sehr schmalen, fast fadenförmigen, ganzrandigen, spitzen Zipfeln, kahl oder nur fein behaart, am Grunde sitzend. Die endständigen, großen Blüten haben 10 bis 20, meist 12, gelbe, kahle, länglichspitze, bis zu 2 cm lange Blütenblätter mit deutlich sichtbarer Nervatur. Sie sind etwa doppelt so lang wie die grünlichen, außen behaarten, leicht abfallenden Kelchblätter. Die Blütenachse zeigt zahlreiche Staubblätter oder deren Ansatzstellen und viele Fruchtknoten mit einem zurückgekrümmten Griffel. Hohle Stengelteile und rote Blütenblatteile dürfen nicht vorhanden sein.

Mikroskopische Merkmale: Die Epidermiszellen der Laubblätter sind in der Aufsicht welligbuchtig, mit auffallender, welliger Kutikularstreifung. Große Spaltöffnungen vom anomocytischen Typ (V.4.3) finden sich nur auf der Unterseite. Der Blattquerschnitt zeigt einen dorsiventralen Aufbau mit einer Reihe Palisadenzellen und dichtem Schwammparenchym. Die Epidermiszellen sind nach außen stark verdickt. Haare sind selten, einzellig und dünnwandig, kurz oder schlauchförmig, bis zu 500 µm lang. Auf den zartwandigen Kelchblättern finden sich dagegen zahlreiche dünnwandige, bis zu 600 µm lange, einzellige Haare mit abgerundeter Spitze, teilweise mit längsgestreifter Kutikula. Die Blütenblätter haben langgestreckte Epidermiszellen mit geraden Seitenwänden und sehr schwacher Kutikularstreifung; sie sind unbehaart. Die Pollenkörner sind kugelig mit fein gekörnter Exine und

3 Keimporen. Die Epidermiszellen des Stengels sind in der Flächenansicht polygonal, längsgestreckt, mit fast geraden Wänden; sie führen in Längsreihen angeordnete, große Spaltöffnungen. Es finden sich ferner Leitbündel und lange, wenig verdickte Bastfasern.

Pulverdroge: Das Pulver ist grün. Es enthält hauptsächlich Blattfragmente mit welligen Epidermiszellen und gestreifter Kutikula, teilweise mit großen Spaltöffnungen. Vereinzelt finden sich Pollenkörner, Teile der Blütenblattepidermis und der behaarten Kelchblätter, Gefäßfragmente und schwach verdickte Fasern im Pulver. Haare sind selten, Oxalatkristalle fehlen.

Prüfung auf Identität

Die Prüfung erfolgt mit Hilfe der Dünnschichtchromatographie (V.6.20.2) unter Verwendung einer Schicht von Kieselgel G *R*.

Untersuchungslösung: 1,0 g pulverisierte Droge (355) wird 2 min lang mit 20 ml Ethanol 50 % *RN* und 10 ml Blei(II)-acetat-Lösung *R* gekocht. Nach dem Abkühlen wird vom Niederschlag abzentrifugiert. Die Lösung wird 2mal mit je 15 ml Chloroform *R* ausgeschüttelt. Bei Emulsionsbildung wird zentrifugiert. Die vereinigten Chloroformphasen werden über etwa 2 g wasserfreies Natriumsulfat *R* filtriert. Das Filtrat wird im Wasserbad zur Trockne eingedampft und der Rückstand in 1,0 ml einer Mischung von gleichen Volumteilen Chloroform *R* und Methanol *R* gelöst.

Referenzlösung: Je 5 mg Digitoxin *R* und Lanatosid C *RN* werden in 1,0 ml einer Mischung von gleichen Volumteilen Chloroform *R* und Methanol *R* gelöst.

Auf die Platte werden getrennt 20 µl Untersuchungslösung und 10 µl Referenzlösung bandförmig (20 mm × 3 mm) aufgetragen. Die Chromatographie erfolgt mit einer Mischung von 1 Volumteil Wasser, 19 Volumteilen Methanol *R* und 80 Volumteilen Chloroform *R* über eine Laufstrecke von 10 cm. Nach Verdunsten des Fließmittels bei Raumtemperatur werden die Chromatogramme mit etwa 20 ml einer Mischung von 95 Volumteilen einer 0,5prozentigen Lösung (*m*/V) von Thymol *R* in Ethanol 96 % *R* und 5 Volumteilen Schwefelsäure 96 % *R* (für eine 200-mm × 200-mm-Platte) besprüht. Anschließend wird 3 bis 6 min lang unter Beobachtung auf 120 °C erhitzt und sofort im Tageslicht und im ultravioletten Licht bei 365 nm ausgewertet. Im Chromatogramm der Referenzlösung liegt etwas oberhalb der Mitte die grauviolette, bräunlich fluoreszierende Zone des Digitoxins und in der unteren Hälfte die rotviolette, dunkelblau fluoreszierende Zone des Lanatosids C. Im Chromatogramm der Untersuchungslösung sind im Bereich zwischen der Lanatosid-C-Zone und der Digitoxin-Zone 6 bis 10 violette oder gelbbraune, bräunlich, rötlich oder hellgrün fluoreszierende Zonen erkennbar. Direkt oberhalb der Digitoxin-Zone der Referenzlösung liegt im Chromatogramm der Untersuchungslösung die blaugraue, bräunlich fluoreszierende Zone des Cymarins. Wenig darunter befindet sich eine bräunliche, hellgrün bis gelblichhellbraun fluoreszierende Zone. Auf der Höhe der Lanatosid-C-Zone der Referenzlösung liegt im Chromatogramm der Untersuchungslösung die rötliche, bläulich oder schwach rosarot fluoreszierende Zone des Adonitoxins, die teilweise verdeckt sein kann; eine bräunliche, grünlich fluoreszierende Zone liegt direkt darunter. Bis zum Startband liegen noch mehrere schwach violettgraue oder gelbbraune Zonen mit meist wenig ausgeprägten rötlichen oder bräunlichen Fluoreszenzen. Nahe der Fließmittelfront befindet sich eine stark hellgrün fluoreszierende Zone.

Prüfung auf Reinheit

Fremde Bestandteile (V.4.2).

Trocknungsverlust (V.6.22): Höchstens 10,0 Prozent, mit 1,000 g pulverisierter Droge (355) durch 2 h langes Trocknen im Trockenschrank bei 100 bis 105 °C bestimmt.

Asche (V.3.2.16): Höchstens 13,0 Prozent, mit 1,000 g pulverisierter Droge bestimmt.

Lagerung

Vor Licht geschützt.

Hinweis

Wird Adoniskraut verordnet, so ist, wenn aus der Verordnung nichts anderes hervorgeht, **Eingestelltes Adonispulver** zu verwenden.

Vorsichtig zu lagern!

Eingestelltes Adonispulver

Adonidis pulvis normatus

Eingestelltes Adonispulver besteht aus pulverisiertem Adoniskraut (250), dessen Wirkwert am Meerschweinchen einem Gehalt von 0,2 Prozent Cymarin entspricht. Erforderlichenfalls wird durch Verschneiden mit Adoniskraut von niedrigerem oder höherem Wirkwert eingestellt.

Beschreibung

Das grüne Pulver ist fast geruchlos, hat einen schwach bitteren, scharfen Geschmack und zeigt die in der Monographie **Adoniskraut** unter ,,Beschreibung" aufgeführten Merkmale.

Prüfung auf Identität

Die Droge muß der in der Monographie **Adoniskraut** beschriebenen ,,Prüfung auf Identität" entsprechen.

Prüfung auf Reinheit

Die Droge muß den in der Monographie **Adoniskraut** beschriebenen Prüfungen auf ,,Fremde Bestandteile", ,,Trocknungsverlust" und ,,Asche" entsprechen.

Wirkwertbestimmung

Die Wirkwertbestimmung erfolgt nach ,,Bestimmung des Wirkwertes von Drogen mit herzwirksamen Glykosiden" (V.2.2.5.N1). Als Referenzglykosid dient Cymarin *RN*. Der für das Wirkungsäquivalent errechnete Wert W muß zwischen 1,67 und 2,40 mg je Gramm Droge liegen, und der Wert für a darf 0,08 (= lg 1,2) nicht überschreiten.

Lagerung

Dicht verschlossen, vor Licht geschützt.

Vorsichtig zu lagern!

Agar

Agar

Agar besteht aus den Polysacchariden verschiedener *Rhodophyceen*-Arten, hauptsächlich *Gelidium*-Arten. Die Herstellung erfolgt durch Extraktion der Algen mit siedendem Wasser. Der Extrakt wird heiß filtriert, konzentriert und getrocknet.

Beschreibung

Die Droge ist geruchlos und wird beim Befeuchten schleimig. Sie besteht aus 2 bis 5 mm breiten, zerknitterten Bändern, manchmal auch aus Flocken. Die Droge ist farblos bis schwach gelb, durchscheinend, eher widerstandsfähig und schwer zu brechen, beim Trocknen wird sie brüchiger.

Mikroskopische Merkmale: In 0,01 N-Iod-Lösung betrachtet, sind die Bänder oder Flocken teilweise braunviolett gefärbt. Unter 100facher Vergrößerung sind zahlreiche kleine, farblose, eiförmige oder rundliche Körner auf amorphem Untergrund erkennbar; vereinzelt sind auch runde oder eiförmige, bis zu 60 µm große, braune Sporen mit netzartiger Oberfläche vorhanden.

Pulverdroge: Das Pulver ist gelblichweiß. Unter dem Mikroskop sind eckige Fragmente erkennbar, ähnlich denen, die bei den Bändern und Flocken zu beobachten sind. Einige Fragmente färben sich auf Zusatz von 0,01 N-Iod-Lösung braunviolett.

Prüfung auf Identität

A. 0,1 g Droge werden unter Erwärmen in 50 ml Wasser gelöst. Die Lösung wird abgekühlt. 1 ml des Schleimes wird vorsichtig so mit 3 ml Wasser versetzt, daß zwei Schichten entstehen. Nach Zusatz von 0,1 ml 0,1 N-Iod-Lösung entsteht an der Berührungszone eine dunkle, braunviolette Färbung. Nach dem Durchmischen wird die Flüssigkeit blaßgelb.

B. 5 ml der unter Prüfung A erhaltenen Lösung werden 30 min lang im Wasserbad mit 0,5 ml Salzsäure 36 % *R* erhitzt. Nach Zusatz von 1 ml Bariumchlorid-Lösung *R* 1 entsteht innerhalb 30 min eine weiße Trübung.

C. 0,5 g Droge werden im Wasserbad mit 50 ml Wasser bis zur Lösung erhitzt. Nur wenige Teilchen bleiben ungelöst. Beim Abkühlen erstarrt die Lösung zwischen 35 und 30 °C zu einem Gel, das sich beim Erwärmen im Wasserbad erst über 80 °C verflüssigt.

Prüfung auf Reinheit

Unlösliche Substanzen: Höchstens 0,5 Prozent. 5,00 g pulverisierte Droge (300) werden mit 100 ml Wasser und 14 ml Salzsäure 7 % *R* versetzt und unter häufigem Umrühren 15 min lang zum schwachen Sieden erhitzt. Die heiße Lösung wird durch einen tarierten Glassintertiegel (160) filtriert. Der Rückstand, mit heißem Wasser gewaschen und bei 100 bis 105 °C getrocknet, darf höchstens 25 mg betragen.

Gelatine: 1,00 g Droge wird im Wasserbad mit 100 ml Wasser bis zur Lösung erhitzt; anschließend wird auf 50 °C abgekühlt. Werden 5 ml der Lösung mit 5 ml Pikrinsäure-Lösung *R* versetzt, darf innerhalb 10 min keine Trübung auftreten.

Quellungszahl (V.4.4): Mindestens 15, mit pulverisierter Droge (300) bestimmt.

Trocknungsverlust (V.6.22): Höchstens 20,0 Prozent, mit 1,000 g pulverisierter Droge (300) durch Trocknen im Trockenschrank bei 100 bis 105 °C bestimmt.

Sulfatasche (V.3.2.14): Höchstens 4,5 Prozent, mit 1,00 g pulverisierter Droge (300) bestimmt.

Mikrobielle Verunreinigung:
Keimzahl (V.2.1.8.1): Höchstens 10^3 lebensfähige Mikroorganismen je Gramm Droge, durch Auszählen auf Agarplatten bestimmt.
Spezifische Mikroorganismen (V.2.1.8.2): *Escherichia coli* darf nicht vorhanden sein.

Lagerung

Dicht verschlossen.

Albuminlösung vom Menschen

Albumini humani solutio

Albuminlösung vom Menschen ist eine wäßrige Proteinlösung. Das Albumin wird aus Plasma, Serum oder normalen, unmittelbar nach der Geburt eingefrorenen Plazenten gewonnen. Plasma, Serum oder Plazenten stammen von gesunden Spendern, die, soweit durch medizinische Untersuchung, Blutuntersuchung im Laboratorium und nach der medizinischen Vorgeschichte des Spenders feststellbar, frei von Infektionserregern sein müssen, die durch Transfusion von Blut oder Blutkomponenten übertragbar sind. Art und Anzahl der durchzuführenden Untersuchungen und Prüfungen wird je nach Erfordernis festgelegt, insbesondere sind Prüfungen auf Hepatitis-B-Oberflächenantigen (HBs) und auf HTLV-III/LAV-Antikörper mit geeigneten, empfindlichen Methoden durchzuführen; das Ergebnis muß negativ sein.

Plasma, Seren oder Plazenten von Spendern, die nicht allen genannten Anforderungen entsprechen, dürfen als Ausgangsmaterial verwendet werden, sofern nachgewiesen werden kann, daß das Fraktionierungsverfahren alle erfaßbaren Erreger entfernt, welche die Gesundheit beeinträchtigen können.

Die Abtrennung des Albumins erfolgt unter kontrollierten Bedingungen, insbesondere hinsichtlich des *p*H-Wertes, der Ionenstärke und der Temperatur, so daß in der Zubereitung mindestens 95 Prozent des Gesamtproteins aus Albumin bestehen. Albuminlösung vom Menschen kann als konzentrierte Lösung mit 15,0 bis 25,0 Prozent (*m*/V) Gesamtprotein oder als isotonische Lösung mit 4,0 bis 5,0 Prozent (*m*/V) Gesamtprotein hergestellt werden. Ein geeigneter Stabilisator gegen den Einfluß von Wärme, wie beispielsweise Natriumcaprylat, kann in geeigneter Konzentration zugesetzt werden; in keiner Stufe des Herstellungsverfahrens darf jedoch ein Konservierungsmittel zugesetzt werden. Die Lösung wird durch ein bakterienzurückhaltendes Filter gegeben und aseptisch in sterile Behältnisse abgefüllt, die so verschlossen werden, daß jegliche Verunreinigung ausgeschlossen ist. Die gefüllten Behältnisse werden auf 60 ± 0,5 °C erhitzt und 10 h lang bei dieser Temperatur belassen. Sie werden danach mindestens 14 Tage lang bei 30 bis 32 °C oder mindestens 4 Wochen lang bei 20 bis 25 °C bebrütet und anschließend visuell auf mikrobielle Verunreinigungen geprüft.

Eigenschaften

Klare, schwach viskose Flüssigkeit; fast farblos bis schwach gelb, in Abhängigkeit von der Proteinkonzentration.

Prüfung auf Identität

A. Unter Verwendung einer geeigneten Auswahl artspezifischer Antisera[1] wird das Präzipitationsverhalten der Zubereitung geprüft. Die Zubereitung enthält Proteine vom Menschen und gibt negative Ergebnisse mit Antisera gegen Plasmaproteine anderer Arten.

B. Die Zubereitung wird mit Hilfe einer geeigneten Immunelektrophorese-Technik geprüft. Unter Verwendung von Antiserum gegen Normalserum vom Menschen wird Normalserum vom Menschen mit der Zubereitung, beide auf 1 Prozent (*m*/V) Protein verdünnt, verglichen. Der Hauptbestandteil der Zubereitung entspricht dem Hauptbestandteil des Normalserums vom Menschen. Die verdünnte Lösung kann die Anwesenheit geringer Mengen anderer Plasmaproteine zeigen.

C. Das bei der ,,Prüfung auf Proteinzusammensetzung" ermittelte Elektropherogramm unterscheidet die Zubereitung von der Plasmaproteinlösung vom Menschen.

Prüfung auf Reinheit

***p*H-Wert** (V.6.3.1): Die Zubereitung wird mit einer 0,9prozentigen Lösung (*m*/V) von Natriumchlorid *R* so verdünnt, daß die Lösung 1 Prozent (*m*/V) Protein enthält. Der *p*H-Wert dieser Lösung muß zwischen 6,7 und 7,3 liegen.

Gesamtprotein: Mindestens 95 und höchstens 105 Prozent der in der Beschriftung angegebenen Proteinmenge. Die Zubereitung wird mit einer 0,9prozentigen Lösung (*m*/V) von Natriumchlorid *R* so verdünnt, daß die Lösung etwa 15 mg Protein in 2 ml enthält. In einem Zentrifugenglas mit rundem Boden werden 2,0 ml dieser Lösung mit 2 ml einer 7,5prozentigen Lösung (*m*/V) von Natriummolybdat *R* und 2 ml einer Mischung von 1 Volumteil nitratfreier Schwefelsäure 96 % *R* mit 30 Volumteilen Wasser versetzt. Nach Umschütteln und Zentrifugieren während 5 min wird die überstehende Flüssigkeit dekantiert. Das Röhrchen wird umgekehrt auf Filterpapier trocknen gelassen. Im Rückstand wird der Stickstoffgehalt mit Hilfe der ,,Kjeldahl-Bestimmung" (V.3.5.2) ermittelt und die Proteinmenge durch Multiplikation mit 6,25 errechnet.

Proteinzusammensetzung: Die Untersuchung erfolgt mit der ,,Zonenelektrophorese" (V.6.21) unter Verwendung geeigneter Celluloseacetatgel-Streifen als Trägermaterial und Barbital-Pufferlösung *p*H 8,6 *R* 1 als Elektrolytlösung.

Untersuchungslösung: Die Zubereitung wird mit einer 0,9prozentigen Lösung (*m*/V) von Natriumchlorid *R* so verdünnt, daß die Lösung 2 Prozent (*m*/V) Protein enthält.

Referenzlösung: Albumin vom Menschen *BRS* wird mit einer 0,9prozentigen Lösung (*m*/V) von Natriumchlorid *R* so verdünnt, daß die Lösung 2 Prozent (*m*/V) Protein enthält.

Auf jeden von 10 Celluloseacetatgel-Streifen werden 2,5 µl der Untersuchungslösung bandförmig (10 mm lang) oder, falls schmälere Streifen verwendet werden, 0,25 µl je Millimeter aufgetragen. Auf jeden von 10 weiteren Streifen wird in gleicher Weise das gleiche Volumen der Referenzlösung aufgetragen. Ein geeignetes elektrisches Feld wird angelegt, so daß die schnellste Zone mindestens 30 mm weit wandert. Die Streifen werden 5 min lang mit Amidoschwarz-10-B-Lösung *R* behandelt und anschließend mit einer Mischung von 10 Volumteilen Essigsäure 30 % *R* und 90 Volumteilen Methanol *R* entfärbt, so daß der Hintergrund gerade frei von Farbstoff ist. Die Transparenz der Trägerstreifen wird mit einer Mischung von 19 Volumteilen Essigsäure 30 % *R* und 81 Volumteilen Methanol *R* entwickelt. Die Absorption der Zonen wird bei 600 nm mit einem Instrument gemessen, das bei dieser Wellenlänge eine lineare Reaktion im Bereich von mindestens 0 bis 3 hat. Das Ergebnis wird als Mittelwert von 3 Messungen an jedem der 10 Streifen berechnet. In den mit der Untersuchungslösung ermittelten Elektropherogrammen haben höchstens 5 Prozent der Proteine eine andere Beweglichkeit als die Hauptzone. Die Prüfung darf nur ausgewertet werden, wenn in den mit der Referenzlösung ermittelten Elektropherogrammen der Proteinanteil in der

---

[1] Die Prüfung soll mit spezifischen Antisera gegen die Plasmaproteine jeder Haustierspezies durchgeführt werden, die üblicherweise zur Herstellung von Zubereitungen biologischen Ursprungs verwendet werden.

Hauptzone innerhalb der in der Packungsbeilage für die Referenzzubereitung genannten Grenzen liegt.

Polymere und Aggregate: Die Prüfung erfolgt mit Hilfe der Ausschlußchromatographie (V.6.20.5) unter Verwendung eines Gels aus quervernetztem Dextran zur Chromatographie *R* 1.

Aus dem Gel wird eine 1 m lange Säule mit 25 mm Durchmesser hergestellt. Falls erforderlich, wird die Zubereitung mit Pufferlösung *p*H 7,0 *R* verdünnt, um eine Lösung mit 4,0 bis 5,0 Prozent (*m*/V) Protein zu erhalten. 2 ml der Verdünnung werden auf die Säule aufgetragen. Die Elution erfolgt bei Raumtemperatur mit Pufferlösung *p*H 7,0 *R* bei einer Durchflußrate von etwa 20 ml je Stunde ($4\ ml \cdot cm^{-2} \cdot h^{-1}$). Das Eluat wird in Fraktionen von etwa 4 ml gesammelt und die Absorption bei 280 nm gemessen. Die jedem Peak entsprechenden Fraktionen werden vereinigt.

Der Stickstoffgehalt wird mit Hilfe der ,,Kjeldahl-Bestimmung“ (V.3.5.2) ermittelt. Höchstens 5 Prozent des Gesamtstickstoffs liegen in den Eluatfraktionen vor, die die nicht zurückgehaltenen Proteine enthalten.

Haem: Die Zubereitung wird mit einer 0,9prozentigen Lösung (*m*/V) von Natriumchlorid *R* so verdünnt, daß eine Proteinkonzentration von 1 Prozent (*m*/V) entsteht. Die Absorption (V.6.19) wird gegen Wasser als Kompensationsflüssigkeit bei 403 nm gemessen und darf höchstens 0,15 betragen.

Alkalische Phosphatase: Höchstens 0,1 Einheiten je Gramm Protein. Unter Verwendung eines Thermostaten werden bei 37,0 ± 0,2 °C zu einer Mischung von 0,5 ml der Zubereitung und 0,5 ml Diethanolamin-Pufferlösung *p*H 10,0 *R*, die sich in einer Küvette befindet, 0,1 ml Nitrophenylphosphat-Lösung *R* gegeben. Unter Verwendung eines Spektralphotometers wird die Absorption (V.6.19) der Lösung bei 405 nm über einen Zeitraum von mindestens 30 s nach Zusatz der Nitrophenylphosphat-Lösung *R* gemessen und aufgezeichnet. Aus der Rate der Absorptionszunahme je Minute ($\Delta A \cdot min^{-1}$) wird die Aktivität der alkalischen Phosphatase bei 37 °C in Einheiten je Gramm Protein mit Hilfe der Formel

$$\frac{118{,}3\ (\Delta A \cdot min^{-1})}{p}$$

berechnet, wobei *p* die Proteinkonzentration in Gramm je Liter bedeutet, bestimmt in der Prüfung auf ,,Gesamtprotein“.

Kalium: Der Kaliumgehalt wird mit Hilfe der ,,Flammenphotometrie“ (V.6.16, Methode I) durch Messung der Emissionsintensität bei 766 nm bestimmt; er darf höchstens 0,05 mmol K je Gramm Protein betragen.

Natrium: Mindestens 95 und höchstens 105 Prozent des in der Beschriftung angegebenen Natriumgehaltes und höchstens 160 mmol Na je Liter. Der Gehalt an Natrium wird mit der Flammenphotometrie (V.6.16, Methode I) ermittelt. Die Emissionsintensität wird bei 589 nm gemessen.

Sterilität (V.2.1.1): Die Zubereitung muß der ,,Prüfung auf Sterilität“ entsprechen.

Pyrogene (V.2.1.4): Die Zubereitung muß der ,,Prüfung auf Pyrogene“ entsprechen. Jedem Kaninchen werden, unabhängig vom Proteingehalt, 3 ml der Zubereitung je Kilogramm Körpermasse injiziert.

Anomale Toxizität (V.2.1.5): Die Zubereitung muß der Prüfung auf ,,Anomale Toxizität“ von Sera und Impfstoffen für Menschen entsprechen. Unabhängig vom Proteingehalt werden jeder Maus 0,5 ml und jedem Meerschweinchen 5 ml injiziert.

Lagerung

Vor Licht geschützt, bei 2 bis 25 °C.

Dauer der Verwendbarkeit: Die Dauer der Verwendbarkeit wird vom 10 h langen Erhitzen auf 60 °C an gerechnet. 5 Jahre, wenn die Zubereitung bei 2 bis 8 °C gelagert wird, und 3 Jahre, wenn sie bei Raumtemperatur nicht über 25 °C gelagert wird.

Curaçao-Aloe

Aloe barbadensis

Curaçao-Aloe ist der zur Trockne eingedickte Saft der Blätter von *Aloe barbadensis* MILLER und enthält mindestens 28,0 Prozent Hydroxyanthracen-Derivate, berechnet als wasserfreies Aloin (Barbaloin) (M_r 418,4).

Eigenschaften

Die Droge ist eine tiefbraune, schwach glänzende, undurchsichtige Masse, mit muscheligen

Bruchflächen. Das Pulver ist braun. Die Droge hat einen starken, charakteristischen Geruch und einen bitteren, unangenehmen Geschmack. Sie ist in der Wärme löslich in Ethanol, teilweise löslich in siedendem Wasser, praktisch unlöslich in Chloroform und Ether.

Prüfung auf Identität

A. 1 g pulverisierte Droge wird mit 100 ml siedendem Wasser geschüttelt. Nach dem Abkühlen wird mit 1 g Talkum *R* versetzt und filtriert. 0,25 g Natriumtetraborat *R* werden unter Erwärmen in 10 ml Filtrat gelöst. Werden 2 ml dieser Lösung in 20 ml Wasser gegossen, entsteht eine gelblichgrüne Fluoreszenz, die sich im ultravioletten Licht bei 365 nm verstärkt.

B. Werden 5 ml des unter A erhaltenen Filtrats mit 1 ml frisch hergestelltem Bromwasser *R* versetzt, entsteht ein braungelber Niederschlag, und die überstehende Flüssigkeit ist violett gefärbt.

Prüfung auf Reinheit

Chromatographie: Die Prüfung erfolgt mit Hilfe der Dünnschichtchromatographie (V.6.20.2) unter Verwendung einer Schicht von Kieselgel G *R*.

Untersuchungslösung: 0,5 g pulverisierte Droge werden mit 20 ml Methanol *R* im Wasserbad zum Sieden erhitzt und einige Minuten lang geschüttelt. Die überstehende Flüssigkeit wird dekantiert und bei etwa 4 °C aufbewahrt. Diese Flüssigkeit muß innerhalb von 24 h zur Chromatographie verwendet werden.

Referenzlösung: 50 mg Aloin *R* werden in Methanol *R* zu 10 ml gelöst.

Auf die Platte werden getrennt 5 µl jeder Lösung bandförmig (20 mm × 3 mm) aufgetragen. Die Chromatographie erfolgt mit einer Mischung von 13 Volumteilen Wasser, 17 Volumteilen Methanol *R* und 100 Volumteilen Ethylacetat *R* über eine Laufstrecke von 10 cm. Die Platte wird an der Luft getrocknet und anschließend mit einer 10prozentigen Lösung (*m*/V) von Kaliumhydroxid *R* in Methanol *R* besprüht. Die Auswertung erfolgt im ultravioletten Licht bei 365 nm. Das Chromatogramm der Untersuchungslösung zeigt in der Mitte eine gelb fluoreszierende Zone, die in bezug auf ihre Lage der Zone von Aloin im Chromatogramm der Referenzlösung entspricht. Das Chromatogramm der Untersuchungslösung zeigt im unteren Teil eine hellblau fluoreszierende, dem Aloesin entsprechende Zone. Die Platte wird 5 min lang auf 110 °C erhitzt. Das Chromatogramm der Untersuchungslösung muß direkt unterhalb der dem Aloin entsprechenden Zone eine violett fluoreszierende Zone zeigen.

Trocknungsverlust (V.6.22): Höchstens 12,0 Prozent, mit 1,000 g pulverisierter Droge durch Trocknen im Trockenschrank bei 100 bis 105 °C bestimmt.

Gehaltsbestimmung

0,300 g pulverisierte Droge (180) werden in einem 250-ml-Erlenmeyerkolben mit 2 ml Methanol *R* befeuchtet und nach Zusatz von 5 ml Wasser von etwa 60 °C gut gemischt. Die Mischung wird mit weiteren 75 ml Wasser von etwa 60 °C versetzt und 30 min lang geschüttelt. Nach dem Abkühlen wird in einen Meßkolben filtriert. Erlenmeyerkolben und Filter werden mit 20 ml Wasser gewaschen und Filtrat sowie Waschflüssigkeit mit Wasser zu 1000,0 ml verdünnt. 10,0 ml dieser Lösung werden in einem 100-ml-Rundkolben, der 1 ml einer 60prozentigen Lösung (*m*/V) von Eisen(III)-chlorid *R* und 6 ml Salzsäure 36 % *R* enthält, 4 h lang im Wasserbad unter Rückfluß so erhitzt, daß die Wasseroberfläche über dem Flüssigkeitsspiegel im Kolben steht. Nach dem Abkühlen wird die Lösung in einen Scheidetrichter gebracht und der Kolben nacheinander mit 4 ml Wasser, 4 ml 1N-Natriumhydroxid-Lösung und 4 ml Wasser gespült. Die Waschflüssigkeiten werden dem Inhalt des Scheidetrichters zugefügt. Anschließend wird dreimal mit je 20 ml Tetrachlorkohlenstoff *R* ausgeschüttelt. Die vereinigten Tetrachlorkohlenstoffauszüge werden zweimal mit je 10 ml Wasser gewaschen, das verworfen wird. Die organische Schicht wird mit Tetrachlorkohlenstoff *R* zu 100,0 ml verdünnt. 20,0 ml werden im Wasserbad vorsichtig zur Trockne eingedampft und der Rückstand in 10,0 ml einer 0,5prozentigen Lösung (*m*/V) von Magnesiumacetat *R* in Methanol *R* gelöst. Die Absorption (V.6.19) der Lösung wird bei 512 nm gegen Methanol *R* als Kompensationsflüssigkeit gemessen.

Der Prozentgehalt an wasserfreiem Aloin errechnet sich nach der Formel

$$\frac{A \cdot 20}{m}$$

Spezifische Absorption von Aloin = 240
A = Absorption bei 512 nm
m = Einwaage der Droge in Gramm.

Lagerung

Vor Licht geschützt.

Hinweis

Wird Aloe ohne besondere Angabe verordnet, so ist **Kap-Aloe** abzugeben.

Kap-Aloe

Aloe capensis

Kap-Aloe ist der zur Trockne eingedickte Saft der Blätter einiger Arten der Gattung *Aloe,* insbesondere der *Aloe ferox* MILLER und seiner Hybriden und enthält mindestens 18,0 Prozent Hydroxyanthracen-Derivate, berechnet als wasserfreies Aloin (M_r 418,4).

Eigenschaften

Die Droge ist eine tiefbraune Masse mit grünlichem Schimmer und glänzenden, muscheligen Bruchflächen. Das Pulver ist grünlichbraun. Die Droge hat einen starken, charakteristischen Geruch und einen bitteren, unangenehmen Geschmack. Sie ist unter Erwärmen löslich in Ethanol, teilweise löslich in siedendem Wasser, praktisch unlöslich in Chloroform und Ether.

Prüfung auf Identität

A. 1 g pulverisierte Droge wird mit 100 ml siedendem Wasser geschüttelt. Nach dem Abkühlen wird mit 1 g Talkum *R* versetzt und filtriert. 0,25 g Natriumtetraborat *R* werden unter Erwärmen in 10 ml Filtrat gelöst. Werden 2 ml dieser Lösung in 20 ml Wasser gegossen, entsteht eine gelblichgrüne Fluoreszenz, die sich im ultravioletten Licht bei 365 nm verstärkt.

B. Werden 5 ml des unter A erhaltenen Filtrats mit 1 ml frisch hergestelltem Bromwasser *R* versetzt, entsteht ein gelber Niederschlag. Die überstehende Flüssigkeit darf nicht violett gefärbt sein.

Prüfung auf Reinheit

Chromatographie: Die Prüfung erfolgt mit Hilfe der Dünnschichtchromatographie (V.6.20.2) unter Verwendung einer Schicht von Kieselgel G*R*.

Untersuchungslösung: 0,5 g pulverisierte Droge werden mit 20 ml Methanol *R* im Wasserbad zum Sieden erhitzt und einige Minuten lang geschüttelt. Die überstehende Flüssigkeit wird dekantiert und bei etwa 4 °C aufbewahrt. Die Flüssigkeit muß innerhalb 24 h zur Chromatographie verwendet werden.

Referenzlösung: 50 mg Aloin *R* werden in Methanol *R* zu 10 ml gelöst.

Auf die Platte werden getrennt 5 µl jeder Lösung bandförmig (20 mm × 3 mm) aufgetragen. Die Chromatographie erfolgt mit einer Mischung von 13 Volumteilen Wasser, 17 Volumteilen Methanol *R* und 100 Volumteilen Ethylacetat *R* über eine Laufstrecke von 10 cm. Die Platte wird an der Luft getrocknet und anschließend mit einer 10prozentigen Lösung (*m*/V) von Kaliumhydroxid *R* in Methanol *R* besprüht. Die Auswertung erfolgt im ultravioletten Licht bei 365 nm. Das Chromatogramm der Untersuchungslösung zeigt in der Mitte eine gelb fluoreszierende Zone, die in bezug auf ihre Lage der Zone von Aloin im Chromatogramm der Referenzlösung entspricht. Das Chromatogramm der Untersuchungslösung muß im unteren Teil zwei gelb fluoreszierende, den Aloinosiden A und B entsprechende Zonen, sowie eine blau fluoreszierende, dem Aloesin entsprechende Zone zeigen. Die Platte wird 5 min lang bei 110 °C erhitzt. Das Chromatogramm der Untersuchungslösung darf direkt unterhalb der Aloinzone keine violett fluoreszierende Zone zeigen.

Trocknungsverlust (V.6.22): Höchstens 10,0 Prozent, mit 1,000 g pulverisierter Droge durch Trocknen im Trockenschrank bei 100 bis 105 °C bestimmt.

Gehaltsbestimmung

0,400 g pulverisierte Droge (180) werden in einem 250-ml-Erlenmeyerkolben mit 2 ml Methanol *R* befeuchtet und nach Zusatz von 5 ml Wasser von etwa 60 °C gut gemischt. Die Mischung wird mit weiteren 75 ml Wasser von etwa 60 °C versetzt und 30 min lang geschüttelt. Nach dem Abkühlen wird in einen Meßkolben filtriert. Erlenmeyerkolben und Filter werden mit 20 ml Wasser gewaschen und Filtrat sowie Waschflüssigkeit mit Wasser zu 1000,0 ml verdünnt. 10,0 ml dieser Lösung werden in einem 100-ml-Rundkolben, der 1 ml einer 60prozentigen Lösung (*m*/V) von Eisen(III)-chlorid *R* und

6 ml Salzsäure 36 % *R* enthält, 4 h lang im Wasserbad unter Rückfluß so erhitzt, daß die Wasseroberfläche über dem Flüssigkeitsspiegel im Kolben steht. Nach dem Abkühlen wird die Lösung in einen Scheidetrichter gebracht und der Kolben nacheinander mit 4 ml Wasser, 4 ml 1 N-Natriumhydroxid-Lösung und 4 ml Wasser gespült. Die Waschflüssigkeiten werden dem Inhalt des Scheidetrichters zugefügt. Anschließend wird dreimal mit je 20 ml Tetrachlorkohlenstoff *R* ausgeschüttelt. Die vereinigten Tetrachlorkohlenstoffauszüge werden zweimal mit je 10 ml Wasser gewaschen, das verworfen wird. Die organische Schicht wird mit Tetrachlorkohlenstoff *R* zu 100,0 ml verdünnt. 20,0 ml werden im Wasserbad vorsichtig zur Trockne eingedampft und der Rückstand in 10,0 ml einer 0,5prozentigen Lösung (*m*/V) von Magnesiumacetat *R* in Methanol *R* gelöst. Die Absorption (V.6.19) der Lösung wird bei 512 nm gegen Methanol *R* als Kompensationsflüssigkeit gemessen.

Der Prozentgehalt an wasserfreiem Aloin errechnet sich nach der Formel

$$\frac{A \cdot 20}{m}$$

Spezifische Absorption von Aloin = 240
A = Absorption bei 512 nm
m = Einwaage der Droge in Gramm.

Lagerung

Vor Licht geschützt.

Hinweis

Wird Aloe ohne besondere Angabe verordnet, so ist **Kap-Aloe** abzugeben.

Eingestellter Aloeextrakt

Aloes extractum siccum normatum

Eingestellter Aloe-Trockenextrakt wird aus Curaçao-Aloe, Kap-Aloe oder aus einer Mischung der beiden durch Behandlung mit kochendem Wasser hergestellt. Er wird, falls erforderlich, mit Saccharose auf einen Gehalt von 19,0 bis 21,0 Prozent Hydroxyanthracen-Derivaten, berechnet als wasserfreies Aloin (M_r 418,4), eingestellt.

Eigenschaften

Braunes bis gelblichbraunes Pulver von schwachem, charakteristischem Geruch und bitterem Geschmack; wenig löslich in siedendem Wasser.

Prüfung auf Identität

1 g Extrakt wird mit 100 ml siedendem Wasser geschüttelt. Nach dem Abkühlen wird mit 1 g Talkum *R* versetzt und filtriert. 0,25 g Natriumtetraborat *R* werden unter Erwärmen in 10 ml Filtrat gelöst. Werden 2 ml dieser Lösung in 20 ml Wasser gegossen, entsteht eine gelblichgrüne Fluoreszenz, die sich im ultravioletten Licht bei 365 nm verstärkt.

Prüfung auf Reinheit

Chromatographie: Die Prüfung erfolgt mit Hilfe der Dünnschichtchromatographie (V.6.20.2) unter Verwendung einer Schicht von Kieselgel G*R*.

Untersuchungslösung: 0,5 g pulverisierter Extrakt werden mit 20 ml Methanol *R* im Wasserbad zum Sieden erhitzt und einige Minuten lang geschüttelt. Die überstehende Flüssigkeit wird dekantiert und bei etwa 4 °C aufbewahrt. Die Flüssigkeit muß innerhalb 24 h zur Chromatographie verwendet werden.

Referenzlösung: 50 mg Aloin *R* werden in Methanol *R* zu 10 ml gelöst.

Auf die Platte werden getrennt 5 µl jeder Lösung bandförmig (20 mm × 3 mm) aufgetragen. Die Chromatographie erfolgt mit einer Mischung von 13 Volumteilen Wasser, 17 Volumteilen Methanol *R* und 100 Volumteilen Ethylacetat *R* über eine Laufstrecke von 10 cm. Die Platte wird an der Luft getrocknet und anschließend mit einer 10prozentigen Lösung (*m*/V) von Kaliumhydroxid *R* in Methanol *R* besprüht. Die Auswertung erfolgt im ultravioletten Licht bei 365 nm. Das Chromatogramm der Untersuchungslösung zeigt in der Mitte eine gelb fluoreszierende Zone, die in bezug auf ihre Lage der Zone von Aloin im Chromatogramm der Referenzlösung entspricht. Das Chromatogramm der Untersuchungslösung zeigt im unteren Teil eine hellblau fluoreszierende, dem Aloesin entsprechende Zone und gegebenenfalls zwei gelb fluoreszierende, den Aloinosiden A und B entsprechende Zonen.

Trocknungsverlust (V.6.22): Höchstens 4,0 Prozent. In eine Kristallisierschale von etwa 50 mm Durchmesser und einer Höhe von etwa 30 mm werden rasch 0,500 g fein pulverisierter Extrakt eingewogen und im Trockenschrank 3 h lang bei 100 bis 105 °C getrocknet. Anschließend wird in einem Exsikkator über Phosphor(V)-oxid *R* erkalten gelassen.

Gehaltsbestimmung

0,400 g Extrakt werden in einem 250-ml-Erlenmeyerkolben mit 2 ml Methanol *R* befeuchtet und nach Zusatz von 5 ml Wasser von etwa 60 °C gut gemischt. Die Mischung wird mit weiteren 75 ml Wasser von etwa 60 °C versetzt und 30 min lang geschüttelt. Nach dem Abkühlen wird in einen Meßkolben filtriert. Erlenmeyerkolben und Filter werden mit 20 ml Wasser gewaschen und Filtrat sowie Waschflüssigkeit mit Wasser zu 1000,0 ml verdünnt. 10,0 ml dieser Lösung werden in einem 100-ml-Rundkolben, der 1 ml einer 60prozentigen Lösung (*m*/V) von Eisen(III)-chlorid *R* und 6 ml Salzsäure 36 % *R* enthält, 4 h lang im Wasserbad unter Rückfluß so erhitzt, daß die Wasseroberfläche über dem Flüssigkeitsspiegel im Kolben steht. Nach dem Abkühlen wird die Lösung in einen Scheidetrichter gebracht. Der Kolben wird nacheinander mit 4 ml Wasser, 4 ml 1 N-Natriumhydroxid-Lösung und 4 ml Wasser gespült. Die Waschflüssigkeiten werden dem Inhalt des Scheidetrichters zugefügt. Anschließend wird dreimal mit je 20 ml Tetrachlorkohlenstoff *R* ausgeschüttelt. Die vereinigten Tetrachlorkohlenstoffauszüge werden zweimal mit je 10 ml Wasser gewaschen, das verworfen wird. Die organische Schicht wird mit Tetrachlorkohlenstoff *R* zu 100,0 ml verdünnt. 20,0 ml werden im Wasserbad vorsichtig zur Trockne eingedampft und der Rückstand in 10,0 ml einer 0,5prozentigen Lösung (*m*/V) von Magnesiumacetat *R* in Methanol *R* gelöst. Die Absorption (V.6.19) der Lösung wird bei 512 nm gegen Methanol *R* als Kompensationsflüssigkeit gemessen.

Der Prozentgehalt an wasserfreiem Aloin errechnet sich nach der Formel

$$\frac{A \cdot 20}{m}$$

Spezifische Absorption von Aloin = 240
A = Absorption bei 512 nm
m = Einwaage Extrakt in Gramm.

Lagerung

Vor Feuchtigkeit und Licht geschützt.

Alttuberkulin

Tuberculinum pristinum ad usum humanum

Alttuberkulin ist ein hitzekonzentriertes Filtrat, das die löslichen Produkte des Wachstums und der Lyse eines oder mehrerer in einem flüssigen Medium gezüchteten Mykobakterienstämme enthält. Das Nährmedium kann Glycerolbouillon oder ein synthetisches Medium sein. Das Wachstum muß rasch und üppig sein. Die Kulturen werden durch Autoklavieren oder durch mindestens 1 h langes Erhitzen im strömenden Dampf bei 100 °C inaktiviert. Die Kulturflüssigkeit, aus der die Mikroorganismen zuvor durch Filtration abgetrennt werden können, wird durch Eindampfen üblicherweise auf ein Zehntel ihres ursprünglichen Volumens konzentriert und entweder mit 0,5 Prozent (*m*/V) Phenol oder einem anderen geeigneten Konservierungsmittel versetzt, das keine falsch-positiven Reaktionen verursacht. Die Suspension wird filtriert, eingestellt und verdünnt. Die sterile Zubereitung wird aseptisch in sterile Glasbehältnisse abgefüllt, die so verschlossen werden, daß eine Verunreinigung ausgeschlossen ist. Sie ist frei von Mykobakterien. Die Zubereitung ist eine durchsichtige, gelbe bis braune, viskose Flüssigkeit.

Alttuberkulin in konzentrierter Form muß den unten beschriebenen Prüfungen auf Identität, Reinheit und Wirksamkeit entsprechen; die verdünnte Zubereitung muß den unten beschriebenen Prüfungen auf Identität, Phenol, Sterilität und Wirksamkeit entsprechen.

Prüfung auf Identität

Gesunden, weißen oder hellfarbigen Meerschweinchen, die spezifisch sensibilisiert sind, werden steigende Dosen der Zubereitung intradermal verabreicht. Dadurch wird an der Injektionsstelle eine Reaktion hervorgerufen, die zu einer Rötung oder bis zu einer Nekrose führen kann. Bei nicht sensibilisierten Meerschweinchen rufen vergleichbare Injektionen keine Reaktion hervor.

Prüfung auf Reinheit

Phenol (V.3.5.9): Wenn Phenol bei der Herstellung verwendet wurde, darf die Konzentration höchstens 0,5 Prozent (*m*/V) betragen.

Lebende Mykobakterien: Drei Meerschweinchen von je 300 bis 400 g Körpermasse wird je 1,0 ml der Zubereitung intraperitoneal oder subkutan injiziert. Die Tiere werden mindestens 42 Tage lang beobachtet, danach getötet und seziert. Kein Meerschweinchen darf Anzeichen einer Infektion durch Mykobakterien aufweisen.

Außerdem wird die Zubereitung in geeigneten Kulturmedien auf lebende Mykobakterien untersucht. Die Prüfungsergebnisse müssen negativ sein.

Sensibilisierung: Drei Meerschweinchen, die zuvor keinerlei Behandlung erhalten haben, die die Prüfung stören könnte, werden dreimal in Abständen von 5 Tagen etwa 500 I.E. der Zubereitung in einem Volumen von 0,1 ml intradermal injiziert. Zwei bis drei Wochen nach der dritten Injektion wird denselben Tieren und einer Gruppe von Meerschweinchen gleicher Körpermasse, aber ohne vorhergehende Tuberkulin-Injektion, dieselbe Dosis intradermal injiziert. Nach 48 bis 72 h dürfen die Reaktionen bei beiden Gruppen nicht wesentlich verschieden sein.

Sterilität (V.2.1.1): Die Zubereitung muß der Prüfung auf „Sterilität" entsprechen.

Toxizität: Zwei gesunden Meerschweinchen von je 250 bis 350 g Körpermasse, die zuvor keinerlei Behandlung erhalten haben, die die Prüfung stören könnte, werden je 0,5 ml der Zubereitung subkutan injiziert. Die Tiere werden 7 Tage lang beobachtet. Schädliche Wirkungen dürfen sich nicht zeigen.

Prüfung auf Wirksamkeit

Die Prüfung auf Wirksamkeit der Zubereitung wird durch Vergleich folgender Reaktionen durchgeführt: durch intradermale Injektion steigender Dosen der Zubereitung werden bei sensibilisierten Meerschweinchen hervorgerufene Reaktionen mit solchen verglichen, die von bekannten Konzentrationen einer nach Internationalen Einheiten eingestellten Referenzzubereitung, deren Wirksamkeit beim Menschen ausreichend klinisch belegt ist, verursacht werden.

Die Internationale Einheit ist die Wirksamkeit einer festgelegten Menge des Internationalen Standards[1].

Eine Suspension wird in flüssigem Paraffin mit oder ohne Emulgator mit 0,1 mg je Milliliter hitzeinaktivierter, getrockneter Mykobakterien eines Stammes desselben Typs, wie er zur Herstellung der Zubereitung verwendet wurde, zubereitet. Damit werden mindestens 6 hellfarbige Meerschweinchen von mindestens je 400 g Körpermasse durch intramuskuläre oder intradermale Injektion eines Gesamtvolumens von etwa 0,5 ml Suspension, falls nötig auf verschiedene Injektionsstellen verteilt, sensibilisiert. Die Prüfung wird frühestens einen Monat und spätestens sechs Monate nach der Sensibilisierung durchgeführt. Die Flanken der Tiere werden enthaart, um mindestens drei Injektionen an jeder Seite zu ermöglichen, jedoch höchstens insgesamt zwölf Injektionsstellen je Tier. Mindestens jeweils drei Dosen des Standards und der Zubereitung werden verwendet, wobei die höchste Dosis etwa 10mal so stark wie die niedrigste ist. Die Dosen werden so gewählt, daß die nach ihrer Injektion entstehenden Läsionen einen Durchmesser von mindestens 8 und höchstens 25 mm haben. Bei jeder Prüfung wird die Anordnung der an jeder Stelle injizierten Verdünnungen willkürlich nach dem Schema eines lateinisches Quadrats gewählt. Jede Dosis wird in einem konstanten Volumen von 0,1 oder 0,2 ml intradermal injiziert. 24 bis 48 h später werden die Durchmesser der Läsionen abgelesen und das Prüfungsergebnis mit Hilfe der üblichen statistischen Methoden unter der Annahme errechnet, daß die Durchmesser der Läsionen dem Logarithmus der Konzentration der Zubereitung direkt proportional sind.

Die so ermittelte Wirksamkeit muß mindestens 80 und darf höchstens 125 Prozent der angegebenen Wirksamkeit betragen. Die Vertrauensgrenzen ($P = 0,95$) müssen mindestens 64 und dürfen höchstens 156 Prozent der angegebenen Wirksamkeit betragen.

Lagerung

Vor Licht geschützt, bei 2 bis 8 °C.

Dauer der Verwendbarkeit: 8 Jahre. Bei Verdünnungen von Alttuberkulin variiert die Dauer der Verwendbarkeit mit der Konzentration der Zubereitung.

Warnhinweis

Alttuberkulin darf nicht unverdünnt angewendet werden, Verdünnungen enthalten 1 bis 100 I.E. je Dosis.

---

[1] Der Wert in Internationalen Einheiten des Internationalen Standards wird von Zeit zu Zeit von der WHO festgelegt.

Aluminiumacetat-tartrat-Lösung

Aluminii acetatis tartratis solutio

Aluminiumacetat-tartrat-Lösung enthält mindestens 1,30 und höchstens 1,45 Prozent *(m/m)* Al (A_r 26,98) und mindestens 5,3 und höchstens 6,3 Prozent *(m/m)* $C_2H_4O_2$ (M_r 60,1)

Herstellung

Aluminiumsulfat	30,0 Teile
Essigsäure 99 %	10,9 Teile
Calciumcarbonat	13,5 Teile
Wasser	160,0 Teile
Weinsäure	nach Bedarf

Das Aluminiumsulfat wird bei Raumtemperatur in 135 Teilen Wasser gelöst und in diese Lösung das Calciumcarbonat unter ständigem Rühren eingetragen. Nach Beendigung der Gasentwicklung wird die Mischung der Essigsäure mit dem restlichen Wasser zugesetzt. Das Gemisch wird unter häufigem Rühren mindestens 3 Tage lang bedeckt stehengelassen, bis keine Gasentwicklung mehr zu beobachten ist und der Niederschlag sich abgesetzt hat. Anschließend wird filtriert; bei der Filtration ist die Anwendung von Vakuum zu vermeiden. In je 100 Teilen des Filtrats werden 3,5 Teile Weinsäure gelöst.

Eigenschaften

Klare, farblose bis schwach gelbliche, nach Essigsäure riechende Flüssigkeit.

Prüfung auf Identität

A. Die Verdünnung von 1 ml Substanz mit 1 ml Wasser gibt nach Zusatz von 0,1 ml Ammoniak-Lösung 10 % *R* einen weißen, gallertartigen Niederschlag.

B. 2 ml Substanz werden auf dem Wasserbad zur Trockne eingedampft. Der Rückstand gibt die Identitätsreaktion auf Acetyl (V.3.1.1).

C. Die Substanz gibt die Identitätsreaktion b auf Tartrat (V.3.1.1).

Prüfung auf Reinheit

Prüflösung: 2,5 g Substanz werden mit destilliertem Wasser zu 50 ml verdünnt.

Aussehen der Substanz: Die Substanz muß klar (V.6.1) und darf nicht stärker gefärbt sein als die Farbvergleichslösung G_5 (V.6.2, Methode II).

Relative Dichte (V.6.4): 1,044 bis 1,058.

Acidität:

a) 10,0 ml Substanz müssen nach Zusatz von 20 ml Wasser, 2,0 g Kaliumnatriumtartrat *R* und 1,0 ml Phenolphthalein-Lösung *R* 1 mindestens 12,0 ml und dürfen höchstens 14,0 ml 1 N-Natriumhydroxid-Lösung bis zur Rosafärbung verbrauchen.

b) 5 ml Prüflösung dürfen sich nach Zusatz von 0,05 ml Methylorange-Lösung *R* nicht rot färben.

Hexacyanoferrat(II): 5 ml Prüflösung dürfen sich nach Zusatz von 0,1 ml Eisen(III)-chlorid-Lösung *R* 2 innerhalb von 15 min nicht grün oder blau färben.

Sulfat (V.3.2.13): 1,0 ml Prüflösung wird mit destilliertem Wasser zu 10,0 ml verdünnt. 6,0 ml dieser Lösung, mit destilliertem Wasser zu 15 ml verdünnt, müssen der Grenzprüfung auf Sulfat entsprechen (0,5 Prozent).

Calcium (V.3.2.3): 1,0 ml Prüflösung wird mit destilliertem Wasser zu 10,0 ml verdünnt. 8,0 ml dieser Lösung, mit destilliertem Wasser zu 15 ml verdünnt, müssen der Grenzprüfung auf Calcium entsprechen (0,25 Prozent).

Eisen (V.3.2.9): 10 ml Prüflösung müssen der Grenzprüfung auf Eisen entsprechen (20 ppm).

Schwermetalle (V.3.2.8): 1,5 g Substanz werden nach Zusatz von 2 ml Wasserstoffperoxid-Lösung 30 % *R* und 0,5 ml Schwefelsäure 96 % *R* zur Trockne eingedampft. Der Rückstand wird nach dem Veraschen in 3 ml Salzsäure 7 % *R* gelöst, die Lösung filtriert und unter Nachwaschen des Filters mit Wasser zu 10 ml ergänzt. Nach Zusatz von 3 ml Pufferlösung *p*H 3,5 *R* und 3 ml Natriumhydroxid-Lösung 8,5 % *R* wird zu 18 ml aufgefüllt. 14 ml dieser Lösung müssen der Grenzprüfung A auf Schwermetalle entsprechen (20 ppm). Dabei entfällt der Zusatz von 2 ml Pufferlösung *p*H 3,5 *R* zur Untersuchungslösung. Zur Herstellung der Referenzlösung wird die Blei-Lösung (2 ppm Pb) *R* verwendet.

Gehaltsbestimmung

Aluminium: 2,50 g Substanz werden in wasserfreiem Ethanol *R* zu 20,0 ml gelöst. Das Aluminium wird nach „Komplexometrische Titrationen" (V.3.5.4) bestimmt.

1 ml 0,1 M-Natriumedetat-Lösung entspricht 2,698 mg Al.

Essigsäure: 4,50 g Substanz werden nach dem Mischen mit 20 ml Wasser und 10 ml Phosphorsäure 85 % *R* unter Konstanthalten des Volumens im Wasserdampfstrom so lange destilliert, bis 250 ml Destillat übergegangen sind. Als Vorlage werden 25,0 ml 0,5 N-Natriumhydroxid-Lösung verwendet. Der Überschuß an Natriumhydroxid-Lösung wird nach Zusatz von 0,2 ml Phenolphthalein-Lösung *R* 1 mit 0,5 N-Salzsäure titriert.

1 ml 0,5 N-Natriumhydroxid-Lösung entspricht 30,03 mg $C_2H_4O_2$.

Hinweis

Anstelle von Aluminiumacetat-Lösung oder Essigsaurer Tonerde ist Aluminiumacetat-tartrat-Lösung abzugeben.

Aluminiumkaliumsulfat

Alumen

$AlK(SO_4)_2 \cdot 12\,H_2O$ M_r 474,4

Aluminiumkaliumsulfat enthält mindestens 99,0 und höchstens 100,5 Prozent $AlK(SO_4)_2 \cdot 12\,H_2O$.

Eigenschaften

Farblose, durchscheinende, kristalline Masse oder körniges Pulver, geruchlos; leicht löslich in Wasser, sehr leicht löslich in siedendem Wasser, löslich in Glycerol, praktisch unlöslich in Ethanol.

Prüfung auf Identität

A. Die Prüflösung (siehe „Prüfung auf Reinheit") gibt die Identitätsreaktion auf Aluminium (V.3.1.1).

B. 10 ml Prüflösung werden mit 0,5 g Natriumhydrogencarbonat *R* geschüttelt; anschließend wird filtriert. Das Filtrat gibt die Identitätsreaktion a auf Kalium (V.3.1.1).

C. Die Prüflösung gibt die Identitätsreaktionen auf Sulfat (V.3.1.1).

Prüfung auf Reinheit

Prüflösung: 2,5 g Substanz werden in Wasser zu 50 ml gelöst.

Aussehen der Lösung: Die Prüflösung muß klar (V.6.1) und farblos (V.6.2, Methode II) sein.

***p*H-Wert** (V.6.3.1): 1,0 g Substanz wird in kohlendioxidfreiem Wasser *R* zu 10 ml gelöst. Der *p*H-Wert der Lösung muß zwischen 3,0 und 3,5 liegen.

Ammonium (V.3.2.1): 1 ml Prüflösung wird mit 4 ml Wasser verdünnt. 0,5 ml dieser Lösung, mit Wasser zu 14 ml verdünnt, müssen der Grenzprüfung auf Ammonium entsprechen (0,2 Prozent).

Eisen (V.3.2.9): 2 ml Prüflösung, mit Wasser zu 10 ml verdünnt, müssen der Grenzprüfung auf Eisen entsprechen (100 ppm). Für Untersuchungs- und Referenzlösung sind je 0,3 ml Thioglycolsäure *R* zu verwenden.

Schwermetalle (V.3.2.8): 12 ml Prüflösung müssen der Grenzprüfung A auf Schwermetalle entsprechen (20 ppm). Zur Herstellung der Referenzlösung wird die Blei-Lösung (1 ppm Pb) *R* verwendet.

Gehaltsbestimmung

0,900 g Substanz werden in 20 ml Wasser gelöst. Das Aluminium wird nach „Komplexometrische Titrationen" (V.3.5.4) bestimmt.

1 ml 0,1 M-Natriumedetat-Lösung entspricht 47,44 mg $AlK(SO_4)_2 \cdot 12\,H_2O$.

Wasserhaltiges Aluminiumoxid, Algeldrat

Aluminii oxidum hydricum

Wasserhaltiges Aluminiumoxid enthält mindestens 47,0 und höchstens 60,0 Prozent Al_2O_3 (M_r 102,0).

Eigenschaften

Weißes, amorphes Pulver, geruchlos; praktisch unlöslich in Wasser. Die Substanz löst sich in verdünnten Mineralsäuren und in Alkalihydroxid-Lösungen.

Prüfung auf Identität

Die Prüflösung (siehe „Prüfung auf Reinheit") gibt die Identitätsreaktion auf Aluminium (V.3.1.1).

Prüfung auf Reinheit

Prüflösung: 1,25 g Substanz werden unter Erwärmen im Wasserbad in 7,5 ml Salzsäure 36 % *R* gelöst. Die Lösung wird mit destilliertem Wasser zu 50 ml verdünnt.

Aussehen der Lösung: Die Prüflösung darf nicht stärker opaleszieren als die Referenzsuspension II (V.6.1) und nicht stärker gefärbt sein als die Farbvergleichslösung GG_6 (V.6.2, Methode II).

Alkalisch reagierende Substanzen: 1,0 g Substanz wird 1 min lang mit 20 ml kohlendioxidfreiem Wasser *R* geschüttelt und anschließend abfiltriert. Werden 10 ml Filtrat mit 0,1 ml Phenolphthalein-Lösung *R* versetzt, so muß eine auftretende Rosafärbung nach Zusatz von 0,3 ml 0,1 N-Salzsäure verschwinden.

Säurebindungsvermögen: *Die Prüfung wird bei 37 °C durchgeführt.*

0,5 g Substanz werden in 100 ml Wasser dispergiert und die Mischung erwärmt. Nach Zusatz von 100,0 ml vorher erwärmter 0,1 N-Salzsäure wird die Suspension ohne Unterbrechung gerührt. Der *p*H-Wert (V.6.3.1) der Lösung, nach 10, 15 und 20 min gemessen, darf nicht kleiner als 1,8, 2,3 und 3,0 und nie größer als 4,5 sein. Nach Zusatz von 10,0 ml vorher erwärmter 0,5 N-Salzsäure wird 1 h lang gerührt und anschließend mit 0,1 N-Natriumhydroxid-Lösung bis zu einem *p*H-Wert von 3,5 titriert. Höchstens 35,0 ml 0,1 N-Natriumhydroxid-Lösung dürfen verbraucht werden.

Chlorid (V.3.2.4): 0,1 g Substanz werden unter Erwärmen in 10 ml Salpetersäure 12,5 % *R* gelöst. Die Lösung wird mit Wasser zu 100 ml verdünnt. 5 ml der Lösung, mit Wasser zu 15 ml verdünnt, müssen der Grenzprüfung auf Chlorid entsprechen (1 Prozent).

Sulfat (V.3.2.13): 4 ml Prüflösung werden mit destilliertem Wasser zu 100 ml verdünnt. 15 ml der Lösung müssen der Grenzprüfung auf Sulfat entsprechen (1 Prozent).

Arsen (V.3.2.2): 10 ml Prüflösung müssen der Grenzprüfung A auf Arsen entsprechen (4 ppm).

Schwermetalle (V.3.2.8): 10 ml Prüflösung werden mit Ammoniak-Lösung 26 % *R* unter Verwendung von Metanilgelb-Lösung *R* als externem Indikator neutralisiert. Falls erforderlich, wird filtriert und mit Wasser zu 15 ml verdünnt. 12 ml der Lösung müssen der Grenzprüfung A auf Schwermetalle entsprechen (60 ppm). Zur Herstellung der Referenzlösung werden 10 ml Blei-Lösung (1 ppm Pb) *R* verwendet.

Mikrobielle Verunreinigung:
Keimzahl (V.2.1.8.1): Höchstens 10^3 lebensfähige Mikroorganismen je Gramm Substanz, durch Auszählen auf Agarplatten bestimmt.
Spezifische Mikroorganismen (V.2.1.8.2): Enterobakterien und bestimmte andere gramnegative Bakterien sowie *Escherichia coli* dürfen nicht vorhanden sein.

Gehaltsbestimmung

0,800 g Substanz werden in 10 ml Salzsäure 25 % *R* unter Erwärmen im Wasserbad gelöst. Nach dem Abkühlen wird mit Wasser zu 50,0 ml verdünnt. 10,0 ml der Lösung werden mit Ammoniak-Lösung 10 % *R* bis zum Beginn einer Niederschlagsbildung versetzt. Zur Auflösung des Niederschlags wird mit der gerade notwendigen Menge Salzsäure 7 % *R* versetzt und mit Wasser zu 20,0 ml verdünnt. Das Aluminium wird nach „Komplexometrische Titrationen" (V.3.5.4) bestimmt.

1 ml 0,1 M-Natriumedetat-Lösung entspricht 5,098 mg Al_2O_3.

Lagerung

Dicht verschlossen, nicht über 30 °C.

Aluminiumsulfat

Aluminii sulfas

Aluminiumsulfat enthält mindestens 51,0 und höchstens 59,0 Prozent $Al_2(SO_4)_3$ (M_r 342,1) und eine wechselnde Menge Kristallwasser.

Eigenschaften

Farblose, glänzende Kristalle oder kristalline Masse, geruchlos; löslich in kaltem Wasser, leicht löslich in heißem Wasser, praktisch unlöslich in Ethanol.

Prüfung auf Identität

A. Die Prüflösung (siehe ,,Prüfung auf Reinheit") gibt die Identitätsreaktion auf Aluminium (V.3.1.1).

B. Die Prüflösung gibt die Identitätsreaktion a auf Sulfat (V.3.1.1).

Prüfung auf Reinheit

Prüflösung: 2,5 g Substanz werden in Wasser zu 50 ml gelöst.

Aussehen der Lösung: Die Prüflösung darf nicht stärker opaleszieren als die Referenzsuspension III (V.6.1) und muß farblos (V.6.2, Methode II) sein .

***p*H-Wert** (V.6.3.1): 0,5 g Substanz werden in kohlendioxidfreiem Wasser *R* zu 25 ml gelöst. Der *p*H-Wert der Lösung muß zwischen 2,5 und 4,0 liegen.

Alkali- und Erdalkalimetalle: Höchstens 0,4 Prozent. 20 ml Prüflösung werden nach Zusatz von 100 ml Wasser erhitzt, mit 0,1 ml Methylrot-Lösung *R* und Ammoniak-Lösung 10 % *R* bis zum Farbumschlag nach Gelb versetzt. Die Lösung wird mit Wasser zu 150 ml verdünnt, zum Sieden erhitzt und filtriert. 75 ml Filtrat werden auf dem Wasserbad zur Trockne eingedampft und geglüht. Der Rückstand darf höchstens 2 mg betragen.

Ammonium (V.3.2.1): 0,4 ml Prüflösung, mit Wasser zu 14 ml verdünnt, müssen der Grenzprüfung auf Ammonium entsprechen (500 ppm).

Eisen (V.3.2.9): 2 ml Prüflösung, mit Wasser zu 10 ml verdünnt, müssen der Grenzprüfung auf Eisen entsprechen (100 ppm). Zur Prüfung werden 0,3 ml Thioglycolsäure *R* verwendet.

Schwermetalle (V.3.2.8): 6 ml Prüflösung werden mit Wasser zu 15 ml verdünnt. 12 ml dieser Lösung müssen der Grenzprüfung A auf Schwermetalle entsprechen (50 ppm). Zur Herstellung der Referenzlösung wird die Blei-Lösung (1 ppm Pb) *R* verwendet.

Gehaltsbestimmung

0,500 g Substanz werden in 20 ml Wasser gelöst. Das Aluminium wird nach ,,Komplexometrische Titrationen" (V.3.5.4) bestimmt.

1 ml 0,1 M-Natriumedetat-Lösung entspricht 17,11 mg $Al_2(SO_4)_3$.

Amantadinhydrochlorid

Amantadini hydrochloridum

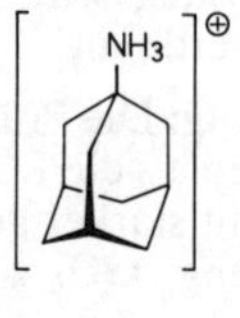

$C_{10}H_{18}ClN$ M_r 187,7

Amantadinhydrochlorid enthält mindestens 98,5 und höchstens 101,0 Prozent 1-Adamantylamin-hydrochlorid, berechnet auf die wasserfreie Substanz.

Eigenschaften

Weißes bis fast weißes, kristallines Pulver; leicht löslich in Wasser und Ethanol, löslich in Chloroform, praktisch unlöslich in Ether.

Die Substanz sublimiert beim Erhitzen.

Prüfung auf Identität

Die Prüfung A kann entfallen, wenn die Prüfungen B, C und D durchgeführt werden. Die Prüfungen B und C können entfallen, wenn die Prüfungen A und D durchgeführt werden.

A. Das IR-Absorptionsspektrum (V.6.18) der Substanz zeigt im Vergleich mit dem von Amantadinhydrochlorid *CRS* Maxima bei denselben Wellenlängen mit den gleichen relativen Intensitäten. Die Prüfung erfolgt mit Hilfe von Preßlingen.

B. 0,1 g Substanz werden mit 1 ml Pyridin *R* versetzt. Nach dem Mischen wird mit 0,1 ml Acetanhydrid *R* versetzt und etwa 10 s lang zum Sieden erhitzt. Die heiße Lösung wird in 10 ml Salzsäure 7 % *R* gegossen, die

Mischung auf 5 °C abgekühlt und filtriert. Der Niederschlag, mit Wasser gewaschen und 1 h lang im Vakuum bei 60 °C getrocknet, schmilzt (V.6.11.1) bei 147 bis 151 °C.

C. 0,2 g Substanz werden in 1 ml 0,1 N-Salzsäure gelöst. Nach Zusatz von 1 ml einer 50prozentigen Lösung (*m*/V) von Natriumnitrit *R* entsteht ein weißer Niederschlag.

D. 1 ml Prüflösung (siehe „Prüfung auf Reinheit") gibt die Identitätsreaktion a auf Chlorid (V.3.1.1).

Prüfung auf Reinheit

Prüflösung: 2,5 g Substanz werden in kohlendioxidfreiem Wasser *R* zu 25 ml gelöst.

Aussehen der Lösung: Die Prüflösung muß klar (V.6.1) und darf nicht stärker gefärbt sein als die Farbvergleichslösung G_7 (V.6.2, Methode II).

Sauer oder alkalisch reagierende Substanzen: 2 ml Prüflösung werden mit kohlendioxidfreiem Wasser *R* zu 10 ml verdünnt. Nach Zusatz von 0,1 ml Methylrot-Lösung *R* und 0,2 ml 0,01 N-Natriumhydroxid-Lösung muß die Lösung gelb und nach anschließendem Zusatz von 0,4 ml 0,01 N-Salzsäure rot gefärbt sein.

Verwandte Substanzen: Die Prüfung erfolgt mit Hilfe der Gaschromatographie (V.6.20.3).

Untersuchungslösung: 0,10 g Substanz werden in 2 ml Wasser gelöst. Nach Zusatz von 2 ml einer 20prozentigen Lösung (*m*/V) von Natriumhydroxid *R* und 2 ml Chloroform *R* wird 10 min lang geschüttelt. Die Chloroformphase wird abgetrennt, über wasserfreiem Natriumsulfat *R* getrocknet und filtriert.

Die Chromatographie kann durchgeführt werden mit

- einer Glassäule von 1,8 m Länge und 2 mm innerem Durchmesser, gefüllt mit einer folgendermaßen hergestellten stationären Phase: 19,5 g silanisiertes Kieselgur zur Gaschromatographie *R* werden mit 60 ml einer 0,33prozentigen Lösung (*m*/V) von Kaliumhydroxid *R* in Methanol *R* gemischt. Das Lösungsmittel wird im Vakuum abgedampft, wobei die Mischung langsam gedreht wird (Träger); 0,4 g Kohlenwasserstoffe zur Gaschromatographie *R* werden in 60 ml Toluol *R* gelöst (das Lösen kann bis zu 5 h erfordern). Die Lösung wird zum Träger zugesetzt und das Lösungsmittel im Vakuum abgedampft, wobei die Mischung langsam gedreht wird
- Stickstoff zur Chromatographie *R* als Trägergas mit einer Durchflußrate von 30 ml je Minute
- einem Flammenionisationsdetektor.

Die Temperatur der Säule wird linear mit einem Anstieg von 6 °C je Minute von 100 bis 200 °C programmiert. Die Temperatur des Injektors wird bei 220 °C, die des Detektors bei 300 °C gehalten. 1 µl oder das gewählte Volumen der Untersuchungslösung wird injiziert und die Chromatographie über einen Zeitraum, der mindestens der 2,5fachen Retentionszeit des Hauptpeaks entspricht, durchgeführt. Im Chromatogramm darf die Summe der Flächen der Nebenpeaks höchstens 1 Prozent der Gesamtfläche der Peaks betragen und die Fläche keines Nebenpeaks darf größer sein als 0,3 Prozent der Gesamtfläche. Der dem Lösungsmittel entsprechende Peak wird bei der Auswertung nicht berücksichtigt.

Schwermetalle (V.3.2.8): 12 ml Prüflösung müssen der Grenzprüfung A auf Schwermetalle entsprechen (20 ppm). Zur Herstellung der Referenzlösung wird die Blei-Lösung (2 ppm Pb) *R* verwendet.

Wasser (V.3.5.6): Höchstens 0,5 Prozent, mit 2,000 g Substanz nach der Karl-Fischer-Methode bestimmt.

Sulfatasche (V.3.2.14): Höchstens 0,1 Prozent, mit 1,0 g Substanz bestimmt.

Gehaltsbestimmung

0,150 g Substanz werden in einer Mischung von 5,0 ml 0,01 N-Salzsäure und 50 ml Ethanol 96 % *R* gelöst. Die Bestimmung erfolgt mit Hilfe der „Potentiometrie" (V.6.14) unter Verwendung von 0,1 N-Natriumhydroxid-Lösung. Das zwischen den beiden Krümmungspunkten zugesetzte Volumen wird abgelesen.

1 ml 0,1 N-Natriumhydroxid-Lösung entspricht 18,77 mg $C_{10}H_{18}ClN$.

Vorsichtig zu lagern!

Amfetaminsulfat

Amphetamini sulfas

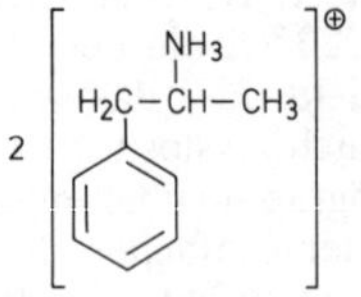

$C_{18}H_{28}N_2O_4S$ M_r 368,5

Amfetaminsulfat enthält mindestens 99,0 und höchstens 100,5 Prozent *(RS)*-α-Methylphenethylamin-sulfat (2:1), berechnet auf die getrocknete Substanz.

Eigenschaften

Weißes Pulver; leicht löslich in Wasser, schwer löslich in Ethanol, praktisch unlöslich in Ether.

Prüfung auf Identität

Die Prüfung B kann entfallen, wenn die Prüfungen A, C, D und E durchgeführt werden. Die Prüfungen C und D können entfallen, wenn die Prüfungen A, B und E durchgeführt werden.

A. Die optische Drehung (V.6.6) der Prüflösung (siehe „Prüfung auf Reinheit") liegt zwischen −0,04 und +0,04°, in einer Schichtdicke von 2 dm gemessen.

B. Das IR-Absorptionsspektrum (V.6.18) der Substanz zeigt im Vergleich zum Amfetaminsulfat-Referenzspektrum Maxima bei denselben Wellenlängen. Die Prüfung erfolgt unter Verwendung einer Verreibung mit flüssigem Paraffin *R*.

C. 50 ml Prüflösung werden mit 5 ml Natriumhydroxid-Lösung 40 % *R* und 0,5 ml Benzoylchlorid *R* versetzt und geschüttelt. Anschließend wird in 0,5-ml-Anteilen so lange Benzoylchlorid *R* zugesetzt, bis kein Niederschlag mehr gebildet wird. Der Niederschlag wird abfiltriert, mit Wasser gewaschen und zweimal aus einer Mischung von gleichen Volumteilen Ethanol 96 % *R* und Wasser umkristallisiert. Nach dem Trocknen bei 100 bis 105 °C haben die Kristalle eine Schmelztemperatur (V.6.11.1) von 131 bis 135 °C.

D. Werden etwa 2 mg Substanz mit 1 ml Formaldehyd-Schwefelsäure *R* versetzt, entsteht eine Orangefärbung, die rasch nach Dunkelbraun umschlägt.

E. Die Prüflösung gibt die Identitätsreaktion a auf Sulfat (V.3.1.1).

Prüfung auf Reinheit

Prüflösung: 2,0 g Substanz werden in kohlendioxidfreiem Wasser *R* zu 100 ml gelöst.

Aussehen der Lösung: Die Prüflösung muß klar (V.6.1) und farblos (V.6.2, Methode II) sein.

Sauer oder alkalisch reagierende Substanzen: 25 ml Prüflösung werden mit 0,1 ml Methylrot-Lösung *R* versetzt. Bis zum Farbumschlag dürfen höchstens 0,1 ml 0,01 N-Salzsäure oder 0,01 N-Natriumhydroxid-Lösung verbraucht werden.

Trocknungsverlust (V.6.22): Höchstens 1,0 Prozent, mit 1,000 g Substanz durch Trocknen im Trockenschrank bei 100 bis 105 °C bestimmt.

Sulfatasche (V.3.2.14): Höchstens 0,1 Prozent, mit 1,0 g Substanz bestimmt.

Gehaltsbestimmung

0,300 g Substanz werden in 30 ml wasserfreier Essigsäure *R* gelöst und mit 0,1 N-Perchlorsäure titriert. Der Endpunkt wird mit Hilfe der „Potentiometrie" (V.6.14) bestimmt.

1 ml 0,1 N-Perchlorsäure entspricht 36,85 mg $C_{18}H_{28}N_2O_4S$.

Lagerung

Vor Licht geschützt.

Vorsichtig zu lagern!

Amitriptylinhydrochlorid

Amitriptylini hydrochloridum

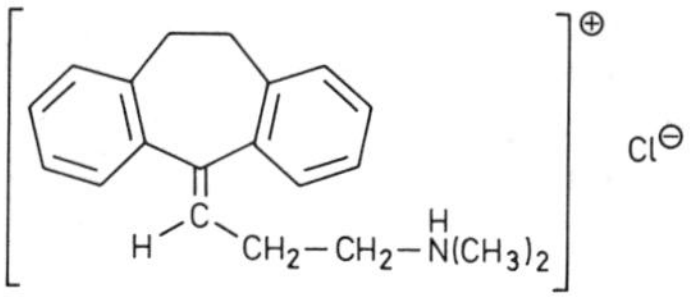

$C_{20}H_{24}ClN$ M_r 313,9

Amitriptylinhydrochlorid enthält mindestens 99,0 und höchstens 101,0 Prozent 3-(10,11-Dihydro-5*H*-dibenzo[*a,d*]cyclohepten-5-yliden)-*N,N*-dimethylpropylamin-hydrochlorid, berechnet auf die getrocknete Substanz.

Eigenschaften

Weißes bis fast weißes Pulver oder farblose Kristalle, geruchlos oder fast geruchlos; leicht löslich in Wasser, Chloroform und Ethanol, praktisch unlöslich in Ether.

Prüfung auf Identität

Die Prüfung C kann entfallen, wenn die Prüfungen A, B, D und E durchgeführt werden. Die Prüfungen B und D können entfallen, wenn die Prüfungen A, C und E durchgeführt werden.

A. Schmelztemperatur (V.6.11.1): 195 bis 199 °C.

B. 25,0 mg Substanz werden in Methanol *R* zu 100,0 ml gelöst. 5,0 ml dieser Lösung werden mit Methanol *R* zu 100,0 ml verdünnt. Die Lösung, zwischen 230 und 350 nm gemessen, zeigt ein Absorptionsmaximum (V.6.19) bei 239 nm. Die spezifische Absorption im Maximum liegt zwischen 435 und 475.

C. Das IR-Absorptionsspektrum (V.6.18) der Substanz zeigt im Vergleich mit dem von Amitriptylinhydrochlorid *CRS* Maxima bei denselben Wellenlängen mit den gleichen relativen Intensitäten.

D. 0,1 g Substanz werden in 10 ml Schwefelsäure 10 % *R* gelöst. Die Lösung wird mit 2 ml einer gesättigten Lösung von Kaliumpermanganat *R* versetzt. Die violette Färbung der Lösung verschwindet rasch. Anschließend wird solange im Wasserbad erhitzt, bis der braune Niederschlag fast vollständig gelöst ist. Nach dem Abkühlen wird zur Entfernung der weißen Trübung mit 15 ml Ether *R* geschüttelt und die Etherschicht verworfen. Die Lösung wird mit 5 ml Ammoniak-Lösung 26 % *R* versetzt und 2 min lang geschüttelt. Nach Zusatz von 3 ml Chloroform *R* und erneutem Schütteln färbt sich die Chloroformschicht violettrot.

E. 50 mg Substanz geben die Identitätsreaktion b auf Chlorid (V.3.1.1).

Prüfung auf Reinheit

Aussehen der Lösung: 1,25 g Substanz werden in Wasser zu 25 ml gelöst. Die Lösung muß klar (V.6.1) und darf nicht stärker gefärbt sein als die Farbvergleichslösung B_7 (V.6.2, Methode II).

Sauer oder alkalisch reagierende Substanzen: 0,20 g Substanz werden in kohlendioxidfreiem Wasser *R* zu 10 ml gelöst. Nach Zusatz von 0,1 ml Methylrot-Lösung *R* und 0,2 ml 0,01 N-Natriumhydroxid-Lösung muß die Lösung gelb und nach Zusatz von 0,4 ml 0,01 N-Salzsäure rot gefärbt sein.

Verwandte Substanzen: Die Prüfung erfolgt mit Hilfe der Dünnschichtchromatographie (V.6.20.2) unter Verwendung einer Schicht von Kieselgel G *R*.

Die Herstellung der Lösungen und die Chromatographie müssen unter Ausschluß direkter Lichteinwirkung erfolgen.

Untersuchungslösung: 0,20 g Substanz werden in Chloroform *R* zu 10 ml gelöst.

Referenzlösung a: 10 mg Dibenzosuberon *CRS* werden in Chloroform *R* zu 10 ml gelöst. 1,0 ml der Lösung wird mit Chloroform *R* zu 100 ml verdünnt.

Referenzlösung b: 10 mg Cyclobenzaprinhydrochlorid *CRS* werden in Chloroform *R* zu 10 ml gelöst. 2,0 ml der Lösung werden mit Chloroform *R* zu 50 ml verdünnt.

Auf die Platte werden getrennt 10 µl jeder Lösung aufgetragen. Die Chromatographie erfolgt ohne Kammersättigung mit einer Mischung von 3 Volumteilen Diethylamin *R*, 15 Volumteilen Ethylacetat *R* und 85 Volumteilen Cyclohexan *R* über eine Laufstrecke von

14 cm. Die Platte wird an der Luft trocknen gelassen und mit einer frisch hergestellten Mischung von 4 Volumteilen Formaldehyd-Lösung *R* und 96 Volumteilen Schwefelsäure 96 % *R* besprüht. Anschließend wird 10 min lang auf 100 bis 105 °C erhitzt und im ultravioletten Licht bei 254 nm ausgewertet. Im Chromatogramm der Untersuchungslösung darf ein dem Dibenzosuberon und ein dem Cyclobenzaprinhydrochlorid entsprechender Fleck nicht größer oder intensiver sein als die entsprechenden Flecke in den Chromatogrammen der Referenzlösungen a und b. Kein im Chromatogramm der Untersuchungslösung auftretender Nebenfleck mit Ausnahme der dem Dibenzosuberon und dem Cyclobenzaprinhydrochlorid entsprechenden Flecke darf größer oder intensiver sein als der Fleck im Chromatogramm der Referenzlösung b.

Schwermetalle (V.3.2.8): 1,0 g Substanz muß der Grenzprüfung C auf Schwermetalle entsprechen (20 ppm). Zur Herstellung der Referenzlösung werden 2 ml Blei-Lösung (10 ppm Pb) *R* verwendet.

Trocknungsverlust (V.6.22): Höchstens 0,5 Prozent, mit 1,000 g Substanz durch 2 h langes Trocknen im Trockenschrank bei 100 bis 105 °C bestimmt.

Sulfatasche (V.3.2.14): Höchstens 0,1 Prozent, mit 1,0 g Substanz bestimmt.

Gehaltsbestimmung

0,250 g Substanz werden in 30 ml Ethanol 96 % *R* gelöst und mit 0,1 N-Natriumhydroxid-Lösung titriert. Der Endpunkt wird mit Hilfe der „Potentiometrie“ (V.6.14) bestimmt.

1 ml 0,1 N-Natriumhydroxid-Lösung entspricht 31,39 mg $C_{20}H_{24}ClN$.

Vorsichtig zu lagern!

Ammi-visnaga-Früchte

Ammeos visnagae fructus

Ammi-visnaga-Früchte bestehen aus den getrockneten, reifen Früchten von *Ammi visnaga* (L.) LAMARCK. Sie enthalten mindestens 1,0 Prozent γ-Pyrone, berechnet als Khellin ($C_{14}H_{12}O_5$; M_r 260,2) und bezogen auf die getrocknete Droge.

Beschreibung

Die Droge hat einen schwach aromatischen Geruch und etwas bitteren Geschmack.

Die kleinen, ei- bis birnenförmigen, von der Seite leicht zusammengedrückten, graubraunen Früchte sind meist in ihre Teilfrüchte zerfallen. Diese sind etwa 2 mm lang, etwa 0,9 mm breit, eiförmig, an der Fugenfläche etwas abgeplattet. Sie tragen 5 hellere, glatte, erhabene Rippen und werden am oberen Ende von einem bräunlichgelben Griffelpolster und dem Griffelrest gekrönt.

Mikroskopische Merkmale: Die Teilfrüchte sind im Querschnitt ungefähr halbkreisförmig mit 5 etwa gleich großen Rippen, die jeweils ein Leitbündel und außerhalb desselben einen farblosen, etwa 100 µm weiten Interzellulargang führen. Die Zellen beiderseits der Leitbündel tragen teilweise netz- oder leistenförmige Wandverdickungen. In jedem Tälchen befindet sich ein nur etwa 35 bis 40 µm weiter, dunkelbraun gefärbter Exkretgang. Zwei weitere Exkretgänge liegen auf der flachen Fugenseite. Jeder Exkretgang wird außen von großen, fächerförmig angeordneten Zellen mit derben braunen Wänden begleitet. Die äußere Epidermis besteht aus tangential gestreckten, nicht papillösen Zellen mit verdickten Außenwänden. Das Mesokarp wird innen durch eine charakteristische Zellschicht abgeschlossen, deren Außenwände dünn und farblos, deren Seitenwände und vor allem Innenwände dagegen stark verdickt und braun gefärbt sind. Die braunen Innenwände erscheinen durch regelmäßige breite Tüpfel im Querschnitt zahnradartig. Das anschließende Endokarp besteht aus einer Lage dünnwandiger, flacher Zellen, die quer zur Längsrichtung der Frucht verlaufen (Querzellschicht). In der Flächenansicht sind sie lang und schmal sowie gruppenweise in verschiedenen Richtungen parallel, das heißt parkettartig, angeordnet. Das Endokarp ist mit der schmalen, braunen Samenschale verwachsen. Das farblose Endosperm besteht aus dickwandigen, polygonalen, an den Ecken abgerundeten Zellen, die zahlreiche winzige Calciumoxalatdrusen und Fetttropfen enthalten.

Pulverdroge: Das Pulver ist graubraun und ist durch gelbbraune Stücke der Samenschale in Flächenlage gekennzeichnet, meist in Verbindung mit den schmalen, parkettartig angeordneten Zellen des Endokarps; Flächenansichtsfragmente der charakteristischen innersten Mesokarpschicht als polygonale, von den derben braunen Seitenwänden begrenzte Zellen über ihren – als eine zusammenhängende braune, von regelmäßigen kreisrunden Tüpfeln unterbrochene Fläche erscheinenden – verdickten Innenwänden; dieselbe Zellschicht in Verbindung mit der parkettartigen Endokarpschicht; Fragmente des Endosperms aus farblosen, dickwandigen Zellen mit winzigen Calciumoxalatdrusen und Fetttropfen; Bruchstücke der Leitbündel mit sehr schmalen Ring- und Spiralgefäßen, zuweilen begleitet von ovalen Zellen mit netz- oder leistenförmigen Wandverdikkungen.

Prüfung auf Identität

A. 0,5 g pulverisierte Droge (500) werden 1 min lang in einem Reagenzglas mit 4 ml Methanol *R* kräftig geschüttelt und abfiltriert; das klare Filtrat wird mit 0,2 ml Schwefelsäure 96 % *R* versetzt. Die Lösung färbt sich hell zitronengelb. (Bei Vorliegen von *Ammi-majus*-Früchten entsteht nur eine schmutzige, grünbraune Färbung.)

B. Die Prüfung erfolgt mit Hilfe der Dünnschichtchromatographie (V.6.20.2) unter Verwendung einer Schicht von Kieselgel GF_{254} *R*.

Untersuchungslösung: 0,5 g pulverisierte Droge (500) werden 30 min lang mit 10 ml Ethanol 60 % *RN* unter Schütteln extrahiert. Das Filtrat wird auf dem Wasserbad schonend auf 5 ml eingeengt.

Referenzlösung: 5 mg Khellin *RN* werden in 1,0 ml Ethanol 60 % *RN* gelöst.

Auf die Platte werden getrennt 20 µl Untersuchungslösung und 10 µl Referenzlösung bandförmig (20 mm × 3 mm) aufgetragen. Die Chromatographie erfolgt mit Ethylacetat *R* über eine Laufstrecke von 10 cm. Nach Verdunsten des Fließmittels bei Raumtemperatur wird die Platte im ultravioletten Licht bei 254 nm und 365 nm ausgewertet.

Bei der Auswertung im ultravioletten Licht bei 254 nm ist im mittleren Rf-Bereich der Chromatogramme der Referenz- und der Untersuchungslösung die fluoreszenzmindernde Zone des Khellins zu sehen. Unmittelbar darunter liegt im Chromatogramm der Untersuchungslösung die ebenfalls fluoreszenzmindernde Zone des Visnagins; im oberen Rf-Bereich dürfen keine eng beieinanderliegenden, stark fluoreszenzmindernden Zonen vorhanden sein *(Ammi majus).* Im ultravioletten Licht bei 365 nm fluoresziert die Zone des Khellins deutlich grauorange und die Zone des Visnagins stark hellblau. Im Chromatogramm der Untersuchungslösung erscheint eine weitere, stark blau fluoreszierende Zone im oberen Bereich. Des weiteren sind schwächere, blau und grünlich fluoreszierende Zonen vorhanden.

Prüfung auf Reinheit

Fremde Bestandteile (V.4.2): Höchstens 2 Prozent.

Früchte von *Ammi majus* L. dürfen nicht vorhanden sein. Sie sind etwa gleich groß wie die Früchte von *Ammi visnaga* und diesen makroskopisch sehr ähnlich. Mikroskopisch unterscheiden sie sich durch das Fehlen der großen Interzellulargänge und der netz- und leistenförmig verdickten Zellen in den Rippen. Außerdem besteht die charakteristische innerste Mesokarpschicht von *Ammi majus* aus größeren Zellen mit unverdickten, braunen Wänden. Die Zellen der äußeren Epidermis der Fruchtwand sind kleiner als bei *Ammi visnaga* und häufig papillös.

Trocknungsverlust (V.6.22): Höchstens 10,0 Prozent, mit 2,000 g ohne Rückstand pulverisierter Droge (180) durch 2 h langes Trocknen im Trockenschrank bei 100 bis 105 °C bestimmt.

Die pulverisierte, getrocknete Droge wird für die „Gehaltsbestimmung" aufgehoben.

Asche (V.3.2.16): Höchstens 10,0 Prozent, mit 1,000 g pulverisierter Droge bestimmt.

Gehaltsbestimmung

0,250 g der ohne Rückstand pulverisierten, getrockneten Droge (180) von der Bestimmung unter „Trocknungsverlust" werden in einem 100-ml-Rundkolben mit 50 ml Wasser versetzt und 30 min lang unter Rückflußkühlung erhitzt. Die Mischung wird noch heiß über ein Papierfilter abgesaugt und der Rückstand 2mal mit je 5 ml heißem Wasser gewaschen.

Die vereinigten wäßrigen Lösungen werden in einen 250-ml-Scheidetrichter überführt und nach dem Abkühlen auf Raumtemperatur 4mal mit je 40 ml Chloroform *R* ausgeschüttelt. (Bei schlechter Trennung können die Phasen durch Zentrifugieren getrennt werden.) Die vereinigten Chloroform-Auszüge werden über wasserfreiem Natriumsulfat *R* getrocknet, filtriert und bei einem Druck zwischen 1,5 kPa und 2,5 kPa zur Trockne eingeengt. Der Rückstand wird unter leichtem Erwärmen auf dem Wasserbad 3mal mit je 30 ml einer Mischung von gleichen Volumteilen Salzsäure 36 % *R* und Wasser gelöst und nach dem Abkühlen auf Raumtemperatur mit der Salzsäure-Wasser-Mischung zu 100,0 ml verdünnt.

Die Lösung wird, falls erforderlich, durch einen Glassintertiegel filtriert. Die Absorption (V.6.19) der Lösung wird bei 400 nm gegen die Salzsäure-Wasser-Mischung als Kompensationsflüssigkeit gemessen. Der Berechnung des Gehaltes an γ-Pyronen, berechnet als Khellin, wird eine spezifische Absorption $A_{1cm}^{1\%} = 112$ zugrunde gelegt.

Lagerung

Vor Licht geschützt.

Ammoniak-Lösung 10 %

Ammonii hydroxidi solutio 10 per centum

NH_3 M_r 17,03

Ammoniak-Lösung 10 % enthält mindestens 9,7 und höchstens 10,3 Prozent *(m/m)* Ammoniak.

Eigenschaften

Klare, farblose Flüssigkeit mit stechendem, charakteristischem Geruch; mischbar mit Wasser und Ethanol.

Prüfung auf Identität

A. Die Substanz reagiert stark alkalisch (V.6.3.2).

B. Wird über die Substanz ein mit Salzsäure 36 % *R* benetzter Glasstab gehalten, bilden sich weiße Nebel.

C. 2 ml Quecksilber(II)-chlorid-Lösung *R* geben mit 0,25 ml Substanz einen weißen Niederschlag.

Prüfung auf Reinheit

Prüflösung: 50 g Substanz werden auf dem Wasserbad bis fast zur Trockne eingedampft. Nach dem Abkühlen wird 1 ml Salpetersäure 12,5 % *R* zugesetzt und mit destilliertem Wasser zu 20 ml verdünnt.

Aussehen: Die Substanz muß klar (V.6.1) und farblos (V.6.2, Methode II) sein.

Relative Dichte (V.6.4): 0,957 bis 0,961.

Reduzierende Substanzen: 20 ml Schwefelsäure 10 % *R* werden vorsichtig und unter Kühlung mit 5,0 ml Substanz und 0,1 ml 0,1 N-Kaliumpermanganat-Lösung versetzt. Die violette Färbung muß mindestens 5 min lang bestehenbleiben.

Carbonat: In einem Glasstopfenzylinder werden 6,0 ml Substanz mit 4 ml kohlendioxidfreiem Wasser *R* und 10 ml Calciumhydroxid-Lösung *R* versetzt. Der Glaszylinder wird sofort verschlossen und der Inhalt gemischt. Eine Trübung der Lösung darf nicht stärker sein als die einer Referenzlösung, die aus 10 ml Calciumhydroxid-Lösung *R* und 10 ml einer 0,01prozentigen Lösung (*m*/V) von wasserfreiem Natriumcarbonat *R* hergestellt wird (100 ppm, *m*/V).

Chlorid (V.3.2.4): 0,5 ml Prüflösung, mit Wasser zu 15 ml verdünnt, müssen der Grenzprüfung auf Chlorid entsprechen (40 ppm).

Sulfat (V.3.2.13): 1,0 ml Prüflösung, mit destilliertem Wasser zu 15 ml verdünnt, muß der Grenzprüfung auf Sulfat entsprechen (60 ppm).

Calcium (V.3.2.3): 10 ml Prüflösung, mit destilliertem Wasser zu 15 ml verdünnt, müssen der Grenzprüfung auf Calcium entsprechen (4 ppm).

Eisen (V.3.2.9): 1,0 ml Prüflösung, mit Wasser zu 10 ml verdünnt, muß der Grenzprüfung auf Eisen entsprechen (4 ppm).

Schwermetalle (V.3.2.8): 3,0 ml Prüflösung werden mit Wasser zu 15 ml verdünnt. 12 ml der Verdünnung müssen der Grenzprüfung A auf Schwermetalle entsprechen (4 ppm). Zur Herstellung der Referenzlösung wird die Blei-Lösung (2 ppm Pb) *R* verwendet.

Verdampfungsrückstand: Höchstens 0,01 Prozent (*m*/V). 50 ml Substanz werden auf dem Wasserbad eingedampft. Der bei 100 bis 105 °C getrocknete Rückstand darf höchstens 5 mg betragen.

Gehaltsbestimmung

Ein Erlenmeyerkolben mit Glasschliffstopfen, der 25 ml Wasser enthält, wird genau gewogen. Nach Zusatz von 2,5 ml Substanz wird erneut genau gewogen und nach Zusatz von 0,1 ml Methylrot-Mischindikator-Lösung *R* mit 1 N-Salzsäure titriert.

1 ml 1 N-Salzsäure entspricht 17,03 mg NH_3.

Lagerung

Dicht verschlossen.

Ammoniumbituminosulfonat

Ammonii bituminosulfonas

Durch trockene Destillation bituminöser Schiefer gewonnenes, mit Schwefelsäure sulfoniertes und mit Ammoniak neutralisiertes Schwelöl.

Ammoniumbituminosulfonat enthält mindestens 50,0 und höchstens 56,0 Prozent Trockenrückstand, mindestens 2,5 und höchstens 3,5 Prozent Gesamtammoniak, mindestens 9,0 und höchstens 11,0 Prozent Gesamtschwefel, höchstens 1,5 Prozent Sulfatschwefel, mindestens 5,0 Prozent Sulfidschwefel.

Eigenschaften

Zähe, in dünner Schicht braune, in dicker Schicht schwarze Flüssigkeit von charakteristischem Geruch; mischbar mit Wasser, Fetten, Glycerol und Vaselin, teilweise löslich in Ethanol 90 % und Ether.

Prüfung auf Identität

A. Die Prüflösung (siehe „Prüfung auf Reinheit") gibt nach Zusatz von Salzsäure 25 % *R* einen dunklen, harzartigen Niederschlag.

B. Beim Erwärmen der Prüflösung mit Natriumhydroxid-Lösung 8,5 % *R* entwickelt sich Ammoniak.

C. Nach dem Eindampfen der Lösung von B und schwachem Glühen des Rückstands entsteht nach Zusatz von Salzsäure 7 % *R* der Geruch von Schwefelwasserstoff.

Prüfung auf Reinheit

Prüflösung: 1,5 g Substanz werden in Wasser zu 15 ml gelöst.

Sauer oder alkalisch reagierende Substanzen: 10,0 ml des mit Natriumchlorid behandelten Filtrats der Gehaltsbestimmung von „Gesamtammoniak" dürfen nach Zusatz von 0,05 ml Methylrot-Lösung *R* höchstens 0,2 ml 0,02 N-Salzsäure bis zum Farbumschlag nach Rot verbrauchen. 10,0 ml des mit Natriumchlorid behandelten Filtrats der Gehaltsbestimmung von „Gesamtammoniak" dürfen nach Zusatz von 0,05 ml Methylrot-Lösung *R* höchstens 0,2 ml 0,02 N-Natriumhydroxid-Lösung bis zum Farbumschlag nach Gelb verbrauchen.

Asche (V.3.2.16): Höchstens 0,2 Prozent, mit 1,0 g Substanz durch Glühen bis zur dunklen Rotglut bestimmt.

Gehaltsbestimmung

Trockenrückstand: 0,500 g Substanz und 2 ml Wasser werden in einem Wägeglas (45 bis 55 mm Durchmesser und 20 bis 30 mm Höhe) mit einem Glasstab verrieben. Nach dem Abspülen des Glasstabs mit möglichst wenig Wasser wird auf dem Wasserbad eingedampft. Der Rückstand wird 4 h lang bei 100 bis 105 °C getrocknet.

Gesamtammoniak: 2,50 g Substanz werden in 25 ml warmem Wasser gelöst. Die Lösung wird in einen 250-ml-Meßkolben gespült, mit 200 ml Natriumchlorid-Lösung *R* versetzt und mit Wasser aufgefüllt. Die Lösung wird filtriert, die ersten 20 ml des Filtrats werden verworfen. 100,0 ml des klaren Filtrats werden mit 25 ml gegen Phenolphthalein-Lösung *R* 1 neutralisierter Formaldehyd-Lösung *R* versetzt und nach Zusatz von 1 ml Phenolphthalein-Lösung

R 1 mit 0,1 N-Natriumhydroxid-Lösung bis zur schwachen Rosafärbung titriert.

1 ml 0,1 N-Natriumhydroxid-Lösung entspricht 1,703 mg NH_3.

Gesamtschwefel: 0,500 g Substanz werden in einem Tiegel von etwa 100 ml Inhalt mit 4 g wasserfreiem Natriumcarbonat *R* und 3 ml Chloroform *R* gemischt. Unter Rühren wird bis zum völligen Verdampfen des Chloroforms erwärmt, der Rückstand mit 10 g pulverisiertem Kupfer(II)-nitrat *R* gemischt und vorsichtig über kleiner Flamme erhitzt. Sobald die Reaktion abgeklungen ist, wird die Temperatur langsam gesteigert, bis die gesamte Substanz geschwärzt ist. Der Tiegelinhalt wird nach dem Erkalten vorsichtig mit 25 ml Salzsäure 25 % *R* in kleinen Teilen angesäuert, die Mischung nach Beendigung der Gasentwicklung mit 100 ml Wasser in ein Becherglas gespült und 2 min lang zum Sieden erhitzt. Das Filtrat wird unter Nachwaschen des Filters zu 400 ml verdünnt und in der Siedehitze mit 20 ml Bariumchlorid-Lösung *R* 1 tropfenweise versetzt. Nach 1 bis 2 h wird der Niederschlag auf einem Filter gesammelt und nach dem Auswaschen, Trocknen und Glühen gewogen.

1 g $BaSO_4$ entspricht 0,1374 g Gesamtschwefel.

Sulfatschwefel: 3,00 g Substanz werden in 200 ml Wasser gelöst. Die Lösung wird in einem 500-ml-Meßkolben mit 25 ml Casein-Lösung *RN* gemischt, unter Schütteln 3mal mit je 15 ml Salzsäure 7 % *R* versetzt und mit Wasser aufgefüllt. 200,0 ml des Filtrats werden in der Siedehitze tropfenweise mit 10 ml Bariumchlorid-Lösung *R* 1 versetzt. Nach 1 bis 2 h wird der Niederschlag auf einem Filter gesammelt und nach dem Auswaschen, Trocknen und Glühen gewogen.

1 g $BaSO_4$ entspricht 0,1374 g Sulfatschwefel oder 0,1459 g Sulfatammoniak.

Berechnung des Sulfonat- und Sulfidschwefels:
Sulfonatammoniak = Gesamtammoniak – Sulfatammoniak
Sulfonatschwefel = 1,882 Sulfonatammoniak
Sulfidschwefel = Gesamtschwefel – (Sulfatschwefel + Sulfonatschwefel).

Ammoniumchlorid

Ammonii chloridum

NH_4Cl — M_r 53,49

Ammoniumchlorid enthält mindestens 99,0 und höchstens 100,5 Prozent NH_4Cl, berechnet auf die getrocknete Substanz.

Eigenschaften

Farblose Kristalle oder weißes, kristallines Pulver, geruchlos; leicht löslich in Wasser.

Prüfung auf Identität

A. Die Substanz gibt die Identitätsreaktion auf Ammoniumsalze (V.3.1.1).

B. Die Substanz gibt die Identitätsreaktionen auf Chlorid (V.3.1.1).

Prüfung auf Reinheit

Prüflösung: 10,0 g Substanz werden in destilliertem Wasser zu 100 ml gelöst.

Aussehen der Lösung: Die Prüflösung muß klar (V.6.1) und farblos (V.6.2, Methode II) sein.

Sauer oder alkalisch reagierende Substanzen: 10 ml Prüflösung werden mit 0,05 ml Methylrot-Lösung *R* versetzt. Bis zum Farbumschlag dürfen höchstens 0,5 ml 0,01 N-Salzsäure oder 0,01 N-Natriumhydroxid-Lösung verbraucht werden.

Bromid, Iodid: 10 ml Prüflösung werden mit 0,1 ml Salzsäure 7 % *R* und 0,05 ml Chloramin-T-Lösung *R* versetzt. Nach 1 min werden 2 ml Chloroform *R* hinzugefügt. Nach kräftigem Schütteln muß die Chloroformschicht farblos (V.6.2, Methode I) sein.

Sulfat (V.3.2.13): 10 ml Prüflösung, mit destilliertem Wasser zu 15 ml verdünnt, müssen der Grenzprüfung auf Sulfat entsprechen (150 ppm).

Calcium (V.3.2.3): 5 ml Prüflösung, mit destilliertem Wasser zu 15 ml verdünnt, müssen der Grenzprüfung auf Calcium entsprechen (200 ppm).

Eisen (V.3.2.9): 5 ml Prüflösung, mit Wasser zu 10 ml verdünnt, müssen der Grenzprüfung auf Eisen entsprechen (20 ppm).

Schwermetalle (V.3.2.8): 12 ml Prüflösung müssen der Grenzprüfung A auf Schwermetalle entsprechen (10 ppm). Zur Herstellung der Referenzlösung wird die Blei-Lösung (1 ppm Pb) *R* verwendet.

Trocknungsverlust (V.6.22): Höchstens 1,0 Prozent, mit 1,000 g Substanz durch 2 h langes Trocknen im Trockenschrank bei 100 bis 105 °C bestimmt.

Sulfatasche (V.3.2.14): Höchstens 0,1 Prozent, mit 2,0 g Substanz bestimmt.

Gehaltsbestimmung

1,000 g Substanz wird in 20 ml Wasser gelöst. 1 bis 2 min nach Zusatz einer Mischung von 5 ml Formaldehyd-Lösung *R*, zuvor gegen Phenolphthalein-Lösung *R* neutralisiert, und 20 ml Wasser wird langsam mit 1 N-Natriumhydroxid-Lösung unter Zusatz von 0,2 ml Phenolphthalein-Lösung *R* titriert.

1 ml 1 N-Natriumhydroxid-Lösung entspricht 53,49 mg NH_4Cl.

Amobarbital-Natrium

Amobarbitalum natricum

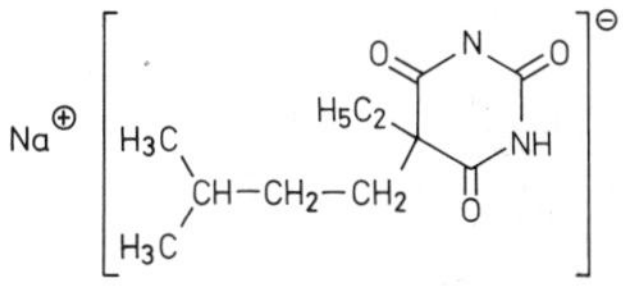

$C_{11}H_{17}N_2NaO_3$ M_r 248,3

Amobarbital-Natrium enthält mindestens 98,5 und höchstens 102,0 Prozent 5-Ethyl-5-isopentylbarbitursäure, Natriumsalz, berechnet auf die getrocknete Substanz.

Eigenschaften

Weißes, körniges, geruchloses, hygroskopisches Pulver; sehr leicht löslich in kohlendioxidfreiem Wasser (ein geringer Anteil kann ungelöst bleiben), leicht löslich in Ethanol, praktisch unlöslich in Chloroform und Ether.

Prüfung auf Identität

Die Prüfung B kann entfallen, wenn die Prüfungen A, C, D und E durchgeführt werden. Die Prüfungen C und E können entfallen, wenn die Prüfungen A, B und D durchgeführt werden.

A. 10 ml Prüflösung (siehe ,,Prüfung auf Reinheit") werden nach dem Ansäuern mit Salzsäure 7 % *R* mit 20 ml Ether *R* ausgeschüttelt. Die Etherschicht wird abgetrennt, mit 10 ml Wasser gewaschen, über wasserfreiem Natriumsulfat *R* getrocknet und abfiltriert. Das Filtrat wird zur Trockne eingedampft und bei 100 bis 105 °C getrocknet (Rückstand). Unter gleichen Bedingungen wird mit 0,1 g Amobarbital-Natrium *CRS* der Referenzrückstand hergestellt. Die Schmelztemperatur (V.6.11.1) des Rückstandes wird bestimmt. Gleiche Teile Rückstand und Referenzrückstand werden gemischt und die Schmelztemperatur der Mischung bestimmt. Die Differenz zwischen den beiden Schmelztemperaturen bei etwa 157 °C darf höchstens 2 °C betragen.

B. Das IR-Absorptionsspektrum (V.6.18) des unter Identitätsprüfung A erhaltenen Rückstandes zeigt im Vergleich mit dem des von Amobarbital-Natrium *CRS* erhaltenen Rückstandes Maxima bei denselben Wellenlängen mit den gleichen relativen Intensitäten.

C. Die Prüfung erfolgt mit Hilfe der Dünnschichtchromatographie (V.6.20.2) unter Verwendung einer Schicht von Kieselgel GF_{254} *R*.

Untersuchungslösung: 0,1 g Substanz werden in Ethanol 96 % *R* zu 100 ml gelöst.

Referenzlösung: 0,1 g Amobarbital-Natrium *CRS* werden in Ethanol 96 % *R* zu 100 ml gelöst.

Auf die Platte werden getrennt 10 µl jeder Lösung aufgetragen. Die Chromatographie erfolgt mit der unteren Phase einer Mischung von 5 Volumteilen Ammoniak-Lösung 26 % *R*, 15 Volumteilen Ethanol 96 % *R* und 80 Volumteilen Chloroform *R* über eine Laufstrecke von 18 cm. Das Chromatogramm wird sofort im ultravioletten Licht bei 254 nm ausgewertet. Der Hauptfleck im Chromatogramm der Untersuchungslösung entspricht in bezug auf Lage und Größe dem mit der Referenzlösung erhaltenen Hauptfleck.

D. Die Substanz gibt die Identitätsreaktion a auf Natrium (V.3.1.1).

E. Die Substanz gibt die Identitätsreaktion auf nicht am Stickstoff substituierte Barbiturate (V.3.1.1).

Prüfung auf Reinheit

Prüflösung: 5,0 g Substanz werden in Ethanol 50 % (V/V) zu 50 ml gelöst.

Aussehen der Lösung: Die Prüflösung muß klar (V.6.1) und darf nicht stärker gefärbt sein als die Farbvergleichslösung G_7 (V.6.2, Methode II).

***p*H-Wert** (V.6.3.1): 5,0 g Substanz werden in kohlendioxidfreiem Wasser *R* zu 50 ml gelöst. Ein unlöslicher Rückstand wird nicht berücksichtigt. Der *p*H-Wert der Lösung darf höchstens 11,0 betragen.

Verwandte Substanzen: Die Prüfung erfolgt mit Hilfe der Dünnschichtchromatographie (V.6.20.2) unter Verwendung einer Schicht von Kieselgel GF_{254} *R*.

Untersuchungslösung: 1,0 g Substanz wird in Ethanol 96 % *R* zu 100 ml gelöst.

Referenzlösung: 0,5 ml Untersuchungslösung werden mit Ethanol 96 % *R* zu 100 ml verdünnt.

Auf die Platte werden getrennt 20 µl jeder Lösung aufgetragen. Die Chromatographie erfolgt mit der unteren Phase einer Mischung von 5 Volumteilen Ammoniak-Lösung 26 % *R*, 15 Volumteilen Ethanol 96 % *R* und 80 Volumteilen Chloroform *R* über eine Laufstrecke von 15 cm. Das Chromatogramm wird sofort im ultravioletten Licht bei 254 nm ausgewertet, mit Diphenylcarbazon-Quecksilber(II)-chlorid-Reagenz *R* besprüht und an der Luft trocknen gelassen. Die Platte wird anschließend mit frisch hergestellter ethanolischer Kaliumhydroxid-Lösung 3 % *R*, die mit aldehydfreiem Ethanol 96 % *R* im Verhältnis 1 zu 5 verdünnt ist, besprüht und 5 min lang bei 100 bis 105 °C erhitzt. Das Chromatogramm wird sofort ausgewertet. Sowohl bei der Auswertung im ultravioletten Licht als auch nach dem Besprühen darf kein im Chromatogramm der Untersuchungslösung auftretender Nebenfleck größer oder stärker gefärbt sein als der mit der Referenzlösung erhaltene Fleck. Ein auf dem Startpunkt verbleibender Fleck wird nicht berücksichtigt.

Trocknungsverlust (V.6.22): Höchstens 3,0 Prozent, mit 0,500 g Substanz durch Trocknen im Trockenschrank bei 130 °C bestimmt.

Gehaltsbestimmung

0,200 g Substanz werden in 5 ml wasserfreiem Ethanol *R* gelöst. Die Lösung wird mit 0,5 ml Thymolphthalein-Lösung *R* sowie 10 ml Silbernitrat-Pyridin *R* versetzt und mit 0,1 N-ethanolischer-Natriumhydroxid-Lösung bis zur reinen Blaufärbung titriert. Ein Blindversuch wird durchgeführt.

1 ml 0,1 N-ethanolische-Natriumhydroxid-Lösung entspricht 24,83 mg $C_{11}H_{17}N_2NaO_3$.

Lagerung

Dicht verschlossen, vor Licht geschützt.

Vorsichtig zu lagern!

Amoxicillin-Trihydrat

Amoxicillinum trihydricum

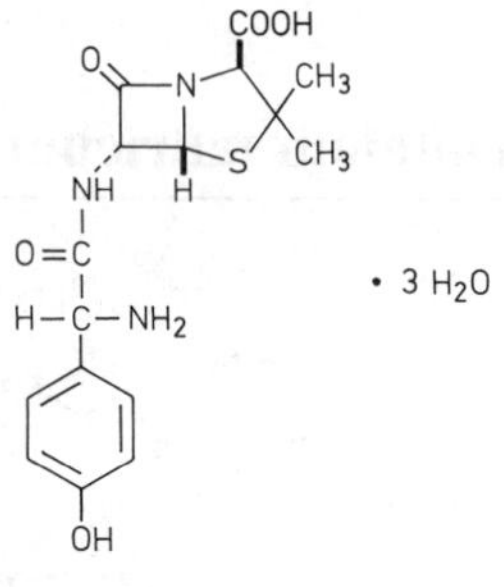

$C_{16}H_{19}N_3O_5S \cdot 3\,H_2O$ M_r 419,4

Amoxicillin-Trihydrat enthält mindestens 95,0 und höchstens 100,5 Prozent (6*R*)-6-[(*R*)-2-Amino-2-(4-hydroxyphenyl)acetamido]penicillansäure, berechnet auf die wasserfreie Substanz.

Eigenschaften

Weißes bis fast weißes, kristallines Pulver; schwer löslich in Wasser und Ethanol, praktisch unlöslich in Chloroform, Ether und fetten Ölen. Die Substanz ist löslich in verdünnten Säuren und verdünnten Alkalihydroxid-Lösungen.

Prüfung auf Identität

Die Prüfung A kann entfallen, wenn die Prüfungen B, C, D und E durchgeführt werden. Die Prüfungen B, C und E können entfallen, wenn die Prüfungen A und D durchgeführt werden.

A. Das IR-Absorptionsspektrum (V.6.18) der Substanz zeigt im Vergleich mit dem von Amoxicillin-Trihydrat *CRS* Maxima bei denselben Wellenlängen mit den gleichen relativen Intensitäten.

B. 0,1 g Substanz werden in einer im Verhältnis 1 zu 10 mit kohlendioxidfreiem Wasser *R* verdünnten 0,067 M-Phosphat-Pufferlösung *p*H 7,0 *R* zu 100 ml gelöst. 10 ml dieser Lösung werden mit der gleichen verdünnten Pufferlösung zu 100 ml verdünnt (Lösung a). 10 ml der Lösung a werden mit 0,5 ml einer im Verhältnis 1 zu 10 verdünnten Penicillinase-Lösung *R* versetzt und 10 min lang bei 30 °C stehengelassen (Lösung b). 5 ml der Lösung a und 5 ml der Lösung b werden mit je 10 ml Acetat-Pufferlösung *p*H 4,6 *R* und 5 ml Iod-Lösung *R* 2 versetzt und gemischt. Nach Zusatz von 0,1 ml Stärke-Lösung *R* muß die Lösung a blau, die Lösung b farblos sein.

C. Werden etwa 10 mg Substanz in 1 ml Wasser suspendiert und mit 2 ml einer Mischung von 2 Volumteilen Fehlingscher Lösung *R* und 6 Volumteilen Wasser versetzt, entsteht eine violette Färbung.

D. Werden etwa 10 mg Substanz in 2 ml Wasser gelöst, 2 min lang im Wasserbad erhitzt und während des Erhitzens mit 0,5 ml Millons Reagenz *R* versetzt, entsteht eine rote Lösung und ein rötlicher Niederschlag.

E. Die Substanz gibt die Farbreaktionen von Amoxicillin (V.3.1.5).

Prüfung auf Reinheit

Prüflösung: 0,100 g Substanz werden mit Hilfe eines Ultraschallbades oder durch leichtes Erwärmen in kohlendioxidfreiem Wasser *R* zu 50,0 ml gelöst.

Aussehen der Lösung: 1,0 g Substanz wird in 10 ml 0,5 N-Salzsäure und 1,0 g Substanz in 10 ml Ammoniak-Lösung 3,5 % *R* gelöst. Unmittelbar nach dem Lösen dürfen die Lösungen nicht stärker opaleszieren als die Referenzsuspension II (V.6.1).

***p*H-Wert** (V.6.3.1): Der *p*H-Wert der Prüflösung muß zwischen 3,5 und 5,5 liegen.

Spezifische Drehung (V.6.6): Die spezifische Drehung muß zwischen +290 und +315° liegen, bestimmt an der Prüflösung und berechnet auf die wasserfreie Substanz.

Dimethylanilin: Höchstens 20 ppm. Die Prüfung erfolgt mit Hilfe der Gaschromatographie (V.6.20.3) unter Verwendung von Naphthalin *R* als Internem Standard.

Interner-Standard-Lösung: 50,0 mg Naphthalin *R* werden in Cyclohexan *R* zu 50,0 ml gelöst. 5,0 ml dieser Lösung werden mit Cyclohexan *R* zu 100,0 ml verdünnt.

Untersuchungslösung: 1,00 g Substanz wird in einem Reagenzglas mit Schliffstopfen mit 5 ml 1 N-Natriumhydroxid-Lösung und 1,0 ml Interner-Standard-Lösung versetzt. Das Reagenzglas wird verschlossen und 1 min lang kräftig geschüttelt. Falls erforderlich wird zentrifugiert und die obere, organische Phase verwendet.

Referenzlösung: 50,0 mg *N,N*-Dimethylanilin *R* werden in einem Meßkolben mit 2 ml Salzsäure 36 % *R* und 20 ml Wasser versetzt, bis zur Lösung geschüttelt und mit Wasser zu 50,0 ml verdünnt. 5,0 ml dieser Lösung werden mit Wasser zu 250,0 ml verdünnt. 1,0 ml dieser Lösung wird in einem Reagenzglas mit Schliffstopfen mit 5 ml 1 N-Natriumhydroxid-Lösung und 1,0 ml Interner-Standard-Lösung versetzt. Das Reagenzglas wird verschlossen und 1 min lang kräftig geschüttelt. Falls erforderlich wird zentrifugiert und die obere, organische Phase verwendet.

Die Chromatographie kann durchgeführt werden mit Hilfe von

- einer Glassäule von 2 m Länge und 2 mm innerem Durchmesser, gepackt mit silanisiertem Kieselgur zur Gaschromatographie *R*, imprägniert mit 3 Prozent (*m/m*) Polymethylphenylsiloxan *R*
- Stickstoff zur Chromatographie *R* als Trägergas, mit einer Durchflußrate von 30 ml je min
- einem Flammenionisationsdetektor.

Die Temperatur der Säule wird auf 120 °C, die des Probeneinlasses und des Detektors auf 150 °C gehalten. 1 µl Untersuchungslösung und 1 µl Referenzlösung werden injiziert.

Schwermetalle (V.3.2.8): 1,0 g Substanz muß der Grenzprüfung C auf Schwermetalle entsprechen (20 ppm). Zur Herstellung der Referenzlösung werden 2 ml Blei-Lösung (10 ppm Pb) *R* verwendet.

Wasser (V.3.5.6): 11,5 bis 14,5 Prozent, mit 0,100 g Substanz nach der Karl-Fischer-Methode bestimmt.

Sulfatasche (V.3.2.14): Höchstens 1,0 Prozent, mit 1,00 g Substanz bestimmt.

Gehaltsbestimmung

Abbauprodukte: 0,250 g Substanz werden mit 25 ml Pufferlösung *p*H 9,0 *R*1 und 0,5 ml Acetanhydrid *R* versetzt und 3 min lang gerührt. Nach Zusatz von 10 ml Acetat-Pufferlösung *p*H 4,6 *R* wird sofort mit 0,02 M-Quecksilber(II)-nitrat-Lösung titriert. Der Endpunkt wird mit Hilfe der „Potentiometrie" (V.6.14) unter Verwendung einer Quecksilbersulfat-Bezugselektrode und einer Platin- oder Quecksilber-Meßelektrode bestimmt.

Der Prozentgehalt an Abbauprodukten (*D*), berechnet als $C_{16}H_{19}N_3O_5S$, errechnet sich nach der Formel

$$\frac{0{,}7308\ n}{m}$$

m = Einwaage der Substanz in Gramm
n = Milliliter verbrauchter 0,02 M-Quecksilber(II)-nitrat-Lösung.

Amoxicillin: 50,0 mg Substanz werden mit 10 ml Pufferlösung *p*H 9,0 *R* 1 und 0,2 ml Acetanhydrid *R* versetzt und 3 min lang gerührt; anschließend werden 10,0 ml 1 N-Natriumhydroxid-Lösung zugesetzt und 15 min lang stehengelassen. Nach Zusatz von 10,0 ml 1 N-Salpetersäure und 20 ml Acetat-Pufferlösung *p*H 4,6 *R* wird sofort mit 0,02 M-Quecksilber(II)nitrat-Lösung titriert. Der Endpunkt wird mit Hilfe der „Potentiometrie" (V.6.14) unter Verwendung einer Quecksilbersulfat-Bezugselektrode und einer Platin- oder Quecksilber-Meßelektrode bestimmt. Die Titrationsdauer soll etwa 15 min betragen. Eine erste Schulter der Titrationskurve ist nicht zu berücksichtigen.

Der Prozentgehalt an $C_{16}H_{19}N_3O_5S$ errechnet sich nach der Formel

$$\frac{0{,}7308\ n_1}{m_1} - D$$

m_1 = Einwaage der Substanz in Gramm
n_1 = Milliliter verbrauchter 0,02-M-Quecksilber(II)-nitrat-Lösung
D = Prozentgehalt an Abbauprodukten.

Lagerung

Dicht verschlossen, nicht über 30 °C.

Vorsichtig zu lagern!

Wasserfreies Ampicillin

Ampicillinum anhydricum

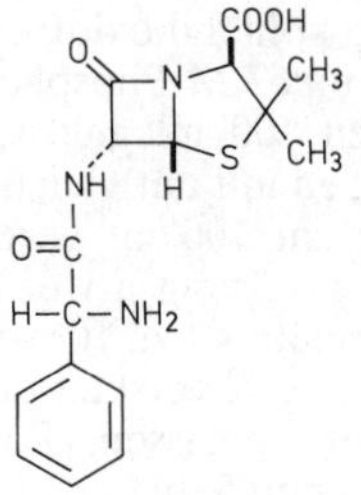

$C_{16}H_{19}N_3O_4S$ M_r 349,4

Wasserfreies Ampicillin enthält mindestens 96,0 und höchstens 100,5 Prozent (6*R*)-6-[(*R*)-2-Amino-2-phenylacetamido]penicillansäure, berechnet auf die wasserfreie Substanz.

Eigenschaften

Weißes, kristallines Pulver, geruchlos oder fast geruchlos; wenig löslich in Wasser, praktisch unlöslich in Aceton, Chloroform, Ethanol, Ether und in fetten Ölen. Die Substanz löst sich in verdünnten Säuren und Alkalihydroxid-Lösungen.

Prüfung auf Identität

Die Prüfung A kann entfallen, wenn die Prüfungen B, C, D und E durchgeführt werden. Die Prüfungen B, C, D und E können entfallen, wenn die Prüfung A durchgeführt wird.

A. Das IR-Absorptionsspektrum (V.6.18) der Substanz zeigt im Vergleich mit dem von wasserfreiem Ampicillin *CRS* Maxima bei denselben Wellenlängen mit den gleichen relativen Intensitäten.

B. 0,1 g Substanz werden in einer im Verhältnis 1 zu 10 mit kohlendioxidfreiem Wasser *R* verdünnten 0,067 M-Phosphat-Pufferlösung *p*H 7,0 *R* zu 100 ml gelöst. 10 ml dieser Lösung werden mit der gleichen verdünnten Pufferlösung zu 100 ml verdünnt (Lösung a). 10 ml Lösung a werden mit 0,5 ml einer im Verhältnis 1 zu 10 verdünnten Penicillinase-Lösung *R* versetzt und 10 min lang bei 30 °C stehengelassen (Lösung b). 5 ml Lösung a und 5 ml Lösung b werden mit je 10 ml Acetat-Pufferlösung *p*H 4,6 *R* und 5 ml Iod-Lösung *R* 2 versetzt und gemischt. Nach Zusatz von 0,1 ml Stärke-Lösung *R* muß die Lösung a blau, die Lösung b farblos sein.

C. Werden etwa 10 mg Substanz in 1 ml Wasser suspendiert und mit 2 ml einer Mischung von 2 Volumteilen Fehlingscher Lösung *R* und 6 Volumteilen Wasser versetzt, entsteht sofort eine violette Färbung.

D. Werden etwa 10 mg Substanz in 2 ml Wasser gelöst, 2 min lang im Wasserbad erhitzt und während des Erhitzens mit 0,5 ml Millons Reagenz *R* versetzt, entsteht ein weißer Niederschlag. Die überstehende Lösung ist gelb gefärbt.

E. Die Substanz gibt die Farbreaktionen von Ampicillin (V.3.1.5).

Prüfung auf Reinheit

Aussehen der Lösung: 1,0 g Substanz wird in 10 ml 1 N-Salzsäure und 1,0 g Substanz in 10 ml Ammoniak-Lösung 3,5 % *R* gelöst. Unmittelbar nach dem Lösen dürfen die Lösungen nicht stärker opaleszieren als die Referenzsuspension II (V.6.1).

***p*H-Wert** (V.6.3.1): 0,1 g Substanz werden in kohlendioxidfreiem Wasser *R* zu 40 ml gelöst. Der *p*H-Wert der Lösung muß zwischen 3,5 und 5,5 liegen.

Spezifische Drehung (V.6.6): 62,5 mg Substanz werden in Wasser zu 25,0 ml gelöst. Die spezifische Drehung muß zwischen +280 und +305° liegen, berechnet auf die wasserfreie Substanz.

Dimethylanilin: Höchstens 20 ppm. Die Prüfung erfolgt mit Hilfe der Gaschromatographie (V.6.20.3) unter Verwendung von Naphthalin *R* als internem Standard.

Interner-Standard-Lösung: 50,0 mg Naphthalin *R* werden in Cyclohexan *R* zu 50,0 ml gelöst. 5,0 ml dieser Lösung werden mit Cyclohexan *R* zu 100,0 ml verdünnt.

Untersuchungslösung: 1,00 g Substanz wird in einem Reagenzglas mit Schliffstopfen mit 5 ml 1 N-Natriumhydroxid-Lösung und 1,0 ml Interner-Standard-Lösung versetzt. Das Reagenzglas wird verschlossen und 1 min lang kräftig geschüttelt. Falls erforderlich, wird zentrifugiert. Die obere, organische Phase wird verwendet.

Referenzlösung: 50,0 mg *N,N*-Dimethylanilin *R* werden in einem Meßkolben mit 2 ml Salzsäure 36 % *R* und 20 ml Wasser versetzt. Bis zur Auflösung wird geschüttelt und mit Wasser zu 50,0 ml verdünnt. 5,0 ml dieser Lösung werden mit Wasser zu 250,0 ml verdünnt. 1,0 ml dieser Lösung wird in einem Reagenzglas mit Schliffstopfen mit 5 ml 1 N-Natriumhydroxid-Lösung und 1,0 ml Interner-Standard-Lösung versetzt. Das Reagenzglas wird verschlossen und 1 min lang kräftig geschüttelt. Falls erforderlich, wird zentrifugiert. Die obere, organische Phase wird verwendet.

Die Chromatographie kann durchgeführt werden mit
- einer Glassäule von 2 m Länge und 2 mm innerem Durchmesser, gepackt mit silanisiertem Kieselgur zur Gaschromatographie *R*, imprägniert mit 3 Prozent (*m/m*) Polymethylphenylsiloxan *R*
- Stickstoff zur Chromatographie *R* als Trägergas, mit einer Durchflußrate von 30 ml je Minute
- einem Flammenionisationsdetektor.

Die Temperatur der Säule wird auf 120 °C, die des Probeneinlasses und des Detektors auf 150 °C gehalten.

1 µl Untersuchungslösung und 1 µl Referenzlösung werden injiziert.

Schwermetalle (V.3.2.8): 1,0 g Substanz muß der Grenzprüfung C auf Schwermetalle entsprechen (20 ppm). Zur Herstellung der Referenzlösung werden 2 ml Blei-Lösung (10 ppm Pb) *R* verwendet.

Wasser (V.3.5.6): Höchstens 2,0 Prozent, mit 0,300 g Substanz nach der Karl-Fischer-Methode bestimmt.

Sulfatasche (V.3.2.14): Höchstens 0,5 Prozent, mit 1,0 g Substanz bestimmt.

Gehaltsbestimmung

Abbauprodukte: 0,250 g Substanz werden mit 25 ml Pufferlösung *p*H 9,0 *R* 1 und 0,5 ml Acetanhydrid *R* versetzt und 3 min lang geschüttelt. Nach Zusatz von 10 ml Acetat-Pufferlösung *p*H 4,6 *R* wird unverzüglich mit 0,02 M-Quecksilber(II)-nitrat-Lösung titriert. Der Endpunkt wird mit Hilfe der „Potentiometrie" (V.6.14) unter Verwendung einer Quecksilbersulfat-Bezugselektrode und einer Platin- oder Quecksilber-Meßelektrode bestimmt.

Der Prozentgehalt an Abbauprodukten (*D*), berechnet als $C_{16}H_{19}N_3O_4S$, errechnet sich nach der Formel

$$\frac{0{,}6988\ n}{m}$$

m = Einwaage der Substanz in Gramm
n = Milliliter verbrauchter 0,02 M-Quecksilber(II)-nitrat-Lösung.

Ampicillin: 50,0 mg Substanz werden mit 10 ml Pufferlösung *p*H 9,0 *R* 1 und 0,2 ml Acetanhydrid *R* versetzt und 3 min lang geschüttelt; anschließend werden 10,0 ml 1 N-Natriumhydroxid-Lösung zugesetzt und 15 min lang stehengelassen. Nach Zusatz von 10,0 ml 1 N-Salpetersäure und 20 ml Acetat-Pufferlösung *p*H 4,6 *R* wird unverzüglich mit 0,02 M-Quecksilber(II)-nitrat-Lösung titriert. Der Endpunkt wird mit Hilfe der „Potentiometrie" (V.6.14) unter Verwendung einer Quecksilbersulfat-Bezugselektrode und einer Platin- oder Quecksilber-Meßelektrode bestimmt. Die Titrationsdauer soll etwa 15 min betragen. Eine erste Inflexion der Titrationskurve ist nicht zu berücksichtigen.

Der Prozentgehalt an Ampicillin, berechnet als $C_{16}H_{19}N_3O_4S$, errechnet sich nach der Formel

$$\frac{0{,}6988\ n_1}{m_1} - D$$

m_1 = Einwaage der Substanz in Gramm
n_1 = Milliliter verbrauchter 0,02 M-Quecksilber(II)-nitrat-Lösung
D = Prozentgehalt an Abbauprodukten.

Lagerung

Dicht verschlossen, nicht über 30 °C.

Vorsichtig zu lagern!

Ampicillin-Natrium

Ampicillinum natricum

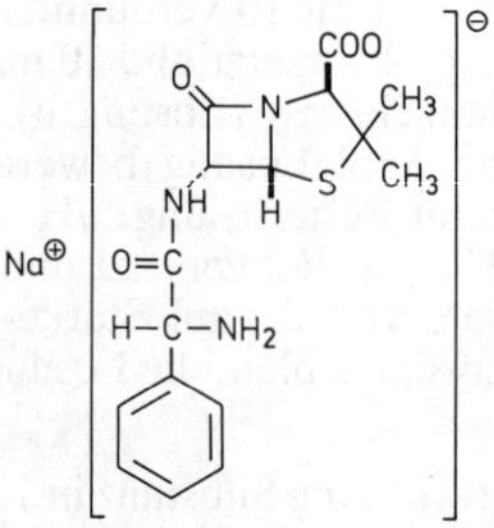

$C_{16}H_{18}N_3NaO_4S$ M_r 371,4

Ampicillin-Natrium enthält mindestens 92,5 und höchstens 100,5 Prozent (6*R*)-6-[(*R*)-2-Amino-2-phenylacetamido]penicillansäure, Natriumsalz, berechnet auf die wasserfreie Substanz. Die Summe von Substanz und Abbauprodukten, berechnet als $C_{16}H_{18}N_3NaO_4S$, muß mindestens 97,5 Prozent betragen, berechnet auf die wasserfreie Substanz.

Eigenschaften

Weißes, hygroskopisches Pulver, geruchlos oder fast geruchlos; leicht löslich in Wasser, wenig löslich in Aceton, schwer löslich in Chloroform, praktisch unlöslich in Ether, fetten Ölen und flüssigem Paraffin.

Prüfung auf Identität

Die Prüfung A kann entfallen, wenn die Prüfungen B, C, D, E und F durchgeführt werden. Die Prüfungen B, C, D und E können entfallen, wenn die Prüfungen A und F durchgeführt werden.

A. Das IR-Absorptionsspektrum (V.6.18) der Substanz zeigt im Vergleich mit dem von Ampicillin-Natrium *CRS* Maxima bei denselben Wellenlängen mit den gleichen relativen Intensitäten.

B. 0,1 g Substanz werden in einer im Verhältnis 1 zu 10 mit kohlendioxidfreiem Wasser *R* verdünnten 0,067 M-Phosphat-Pufferlösung *p*H 7,0 *R* zu 100 ml gelöst. 10 ml dieser Lösung werden mit der gleichen verdünnten Pufferlösung zu 100 ml verdünnt (Lösung a).

10 ml Lösung a werden mit 0,5 ml einer im Verhältnis 1 zu 10 verdünnten Penicillinase-Lösung *R* versetzt und 10 min lang bei 30 °C stehengelassen (Lösung b). 5 ml Lösung a und 5 ml Lösung b werden mit je 10 ml Acetat-Pufferlösung *p*H 4,6 *R* und 5 ml Iod-Lösung *R* 2 versetzt und gemischt. Nach Zusatz von 0,1 ml Stärke-Lösung *R* muß die Lösung a blau, die Lösung b farblos sein.

C. Werden etwa 10 mg Substanz in 1 ml Wasser gelöst und mit 2 ml einer Mischung von 2 Volumteilen Fehlingscher Lösung *R* und 6 Volumteilen Wasser versetzt, entsteht sofort eine violette Färbung.

D. Werden etwa 10 mg Substanz in 2 ml Wasser gelöst, 2 min lang erhitzt und während des Erhitzens mit 0,5 ml Millons Reagenz *R* versetzt, entsteht ein weißer Niederschlag. Die überstehende Lösung ist gelb gefärbt.

E. Die Substanz gibt die Farbreaktionen von Ampicillin-Natrium (V.3.1.5).

F. Die Substanz gibt die Identitätsreaktion a auf Natrium (V.3.1.1).

Prüfung auf Reinheit

Aussehen der Lösung: 1,0 g Substanz wird in einem Erlenmeyerkolben unter Rühren langsam mit 10 ml 1 N-Salzsäure versetzt. Getrennt davon wird 1,0 g Substanz in 10 ml Wasser gelöst. Unmittelbar nach dem Lösen dürfen die Lösungen nicht stärker opaleszieren als die Referenzsuspension II (V.6.1). 1,0 g Substanz wird in 10 ml Wasser gelöst. Die Absorption (V.6.19) der Lösung, bei 430 nm in einer Schichtdicke von 1 cm gemessen, darf höchstens 0,15 betragen.

***p*H-Wert** (V.6.3.1): 2,0 g Substanz werden in kohlendioxidfreiem Wasser *R* zu 20 ml gelöst. Der *p*H-Wert der Lösung muß nach 10 min zwischen 8,0 und 10,0 liegen.

Spezifische Drehung (V.6.6): 62,5 mg Substanz werden in einer 0,4prozentigen Lösung (*m*/V) von Kaliumhydrogenphthalat *R* zu 25,0 ml gelöst. Die spezifische Drehung muß zwischen +258 und +287° liegen, berechnet auf die wasserfreie Substanz.

Dichlormethan: Höchstens 0,2 Prozent *(m/m)*. Die Prüfung erfolgt mit Hilfe der Gaschromatographie (V.6.20.3) unter Verwendung von Dichlorethan *R* als internem Standard.

Interner-Standard-Lösung: 1,0 ml Dichlorethan *R* wird in Wasser zu 500,0 ml gelöst.

Untersuchungslösung a: 1,0 g Substanz wird in Wasser zu 10,0 ml gelöst.

Untersuchungslösung b: 1,0 g Substanz wird in Wasser gelöst, mit 1,0 ml Interner-Standard-Lösung versetzt und mit Wasser zu 10,0 ml verdünnt.

Referenzlösung: 1,0 ml Dichlormethan *R* wird in Wasser zu 500,0 ml gelöst. 1,0 ml dieser Lösung wird mit 1,0 ml Interner-Standard-Lösung versetzt und mit Wasser zu 10,0 ml verdünnt.

Die Chromatographie kann durchgeführt werden mit

- einer Glassäule von 1,5 m Länge und 4 mm innerem Durchmesser, gepackt mit Kieselgur zur Gaschromatographie *R*, imprägniert mit 10 Prozent *(m/m)* Macrogol 1000 *R*
- Stickstoff zur Chromatographie *R* als Trägergas, mit einer Durchflußrate von 40 ml je Minute
- einem Flammenionisationsdetektor.

Die Temperatur der Säule wird auf 60 °C, die des Probeneinlasses auf 100 °C und des Detektors auf 150 °C gehalten.

Der Gehalt an Dichlormethan wird unter Zugrundelegung einer Dichte von 1,325 g je Milliliter bei 20 °C errechnet.

Dimethylanilin: Höchstens 20 ppm. Die Prüfung erfolgt mit Hilfe der Gaschromatographie (V.6.20.3) unter Verwendung von Naphthalin *R* als internem Standard.

Interner-Standard-Lösung: 50,0 mg Naphthalin *R* werden in Cyclohexan *R* zu 50,0 ml gelöst. 5,0 ml dieser Lösung werden mit Cyclohexan *R* zu 100,0 ml verdünnt.

Untersuchungslösung: 1,00 g Substanz wird in einem Reagenzglas mit Schliffstopfen mit 5 ml 1 N-Natriumhydroxid-Lösung und 1,0 ml Interner-Standard-Lösung versetzt. Das Reagenzglas wird verschlossen und 1 min lang kräftig geschüttelt. Falls erforderlich, wird zentrifugiert. Die obere, organische Phase wird verwendet.

Referenzlösung: 50,0 mg *N,N*-Dimethylanilin *R* werden in einem 50-ml-Meßkolben mit 2 ml Salzsäure 36 % *R* und 20 ml Wasser versetzt. Bis zur Lösung wird geschüttelt und mit Wasser zu 50,0 ml verdünnt. 5,0 ml dieser Lösung werden mit Wasser zu 250,0 ml verdünnt. 1,0 ml dieser Lösung wird in einem Reagenzglas mit Schliffstopfen mit 5 ml 1 N-Natriumhydroxid-Lösung und 1,0 ml Interner-Standard-Lösung versetzt. Das Reagenzglas wird verschlossen und 1 min lang kräftig geschüttelt. Falls erforderlich, wird zentrifugiert. Die obere, organische Phase wird verwendet.

Die Chromatographie kann durchgeführt werden mit

- einer Glassäule von 2 m Länge und 2 mm innerem Durchmesser, gepackt mit silanisiertem Kieselgur zur Gaschromatographie *R*, imprägniert mit 3 Prozent *(m/m)* Polymethylphenylsiloxan *R*
- Stickstoff zur Chromatographie *R* als Trägergas, mit einer Durchflußrate von 30 ml je Minute
- einem Flammenionisationsdetektor.

Die Temperatur der Säule wird auf 120 °C, die des Probeneinlasses und des Detektors auf 150 °C gehalten. 1 µl Untersuchungslösung und 1 µl Referenzlösung werden injiziert.

Schwermetalle (V.3.2.8): 1,0 g Substanz muß der Grenzprüfung C auf Schwermetalle entsprechen (20 ppm). Zur Herstellung der Referenzlösung werden 2 ml Blei-Lösung (10 ppm Pb) *R* verwendet.

Wasser (V.3.5.6): Höchstens 2,0 Prozent, mit 0,300 g Substanz nach der Karl-Fischer-Methode bestimmt.

Gehaltsbestimmung

Abbauprodukte: 0,250 g Substanz werden mit 25 ml Wasser und 0,5 ml Acetanhydrid *R* versetzt und 3 min lang geschüttelt. Nach Zusatz von 10 ml Acetat-Pufferlösung *p*H 4,6 *R* wird unverzüglich mit 0,02 M-Quecksilber(II)-nitrat-Lösung titriert. Der Endpunkt wird mit Hilfe der „Potentiometrie" (V.6.14) unter Verwendung einer Quecksilbersulfat-Bezugselektrode und einer Platin- oder Quecksilber-Meßelektrode bestimmt.

Der Prozentgehalt an Abbauprodukten *(D)*, berechnet als $C_{16}H_{18}N_3NaO_4S$, errechnet sich nach der Formel

$$\frac{0{,}7428\ n}{m}$$

m = Einwaage der Substanz in Gramm
n = Milliliter verbrauchter 0,02 M-Quecksilber(II)-nitrat-Lösung.

Ampicillin-Natrium: 50,0 mg Substanz werden mit 10 ml Wasser und 0,2 ml Acetanhydrid *R* versetzt und 3 min lang geschüttelt. Anschließend werden 10,0 ml 1 N-Natriumhydroxid-Lösung zugesetzt und 15 min lang stehengelassen. Nach Zusatz von 10,0 ml 1 N-Salpetersäure und 20 ml Acetat-Pufferlösung *p*H 4,6 *R* wird unverzüglich mit 0,02 M-Quecksilber(II)-nitrat-Lösung titriert. Der Endpunkt wird mit Hilfe der „Potentiometrie" (V.6.14) unter Verwendung einer Quecksilbersulfat-Bezugselektrode und einer Platin- oder Quecksilber-Meßelektrode bestimmt. Die Titrationsdauer soll etwa 15 min betragen. Eine erste Inflexion der Titrationskurve ist nicht zu berücksichtigen.

Der Prozentgehalt an Ampicillin-Natrium, berechnet als $C_{16}H_{18}N_3NaO_4S$, errechnet sich nach der Formel

$$\frac{0{,}7428\ n_1}{m_1} - D$$

m_1 = Einwaage der Substanz in Gramm
n_1 = Milliliter verbrauchter 0,02 M-Quecksilber(II)-nitrat-Lösung
D = Prozentgehalt an Abbauprodukten.

Ampicillin-Natrium zur parenteralen Anwendung muß den folgenden zusätzlichen Anforderungen entsprechen:

Sterilität (V.2.1.1): Die Substanz muß der „Prüfung auf Sterilität" entsprechen.

Pyrogene (V.2.1.4): Je Kilogramm Körpermasse eines Kaninchens wird 1 ml einer Lösung von 20 mg Substanz je Milliliter in Wasser für Injektionszwecke injiziert.

Lagerung

Dicht verschlossen, nicht über 30 °C. Ist die Substanz zur parenteralen Anwendung bestimmt, muß das Behältnis steril und mit Sicherheitsverschluß versehen sein.

Beschriftung

Wenn die Substanz zur parenteralen Anwendung bestimmt ist, muß dies angegeben sein.

Ampicillin-Trihydrat

Ampicillinum trihydricum

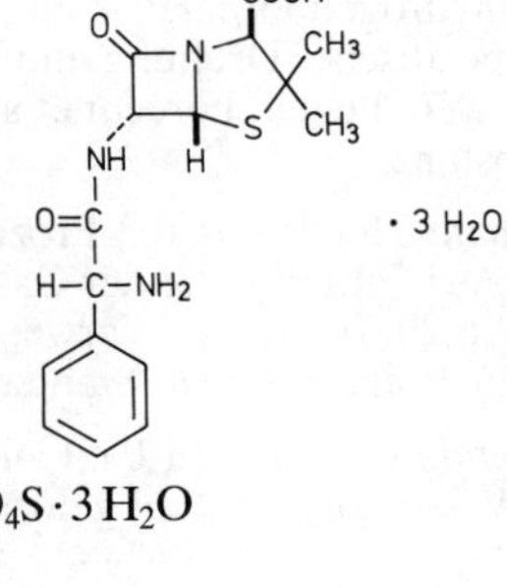

$C_{16}H_{19}N_3O_4S \cdot 3\,H_2O$ M_r 403,5

Ampicillin-Trihydrat enthält mindestens 96,0 und höchstens 100,5 Prozent (6*R*)-6-[(*R*)-2-Amino-2-phenylacetamido]penicillansäure, berechnet auf die wasserfreie Substanz.

Eigenschaften

Weißes, kristallines Pulver, geruchlos oder fast geruchlos; schwer löslich in Wasser, praktisch unlöslich in Chloroform, Ethanol, Ether und in fetten Ölen. Die Substanz löst sich in verdünnten Säuren und Alkalihydroxid-Lösungen.

Prüfung auf Identität

Die Prüfung A kann entfallen, wenn die Prüfungen B, C, D und E durchgeführt werden. Die Prüfungen B, C, D und E können entfallen, wenn die Prüfung A durchgeführt wird.

A. Das IR-Absorptionsspektrum (V.6.18) der Substanz zeigt im Vergleich mit dem von Ampicillin-Trihydrat *CRS* Maxima bei denselben Wellenlängen mit den gleichen relativen Intensitäten.

B. 0,1 g Substanz werden in einer im Verhältnis 1 zu 10 mit kohlendioxidfreiem Wasser *R* verdünnten 0,067 M-Phosphat-Pufferlösung *p*H 7,0 *R* zu 100 ml gelöst. 10 ml dieser Lösung werden mit derselben verdünnten Pufferlösung zu 100 ml verdünnt (Lösung a). 10 ml Lösung a werden mit 0,5 ml im Verhältnis 1 zu 10 verdünnter Penicillinase-Lösung *R* versetzt und 10 min lang bei 30 °C stehengelassen (Lösung b). 5 ml Lösung a und 5 ml Lösung b werden mit je 10 ml Acetat-Pufferlösung *p*H 4,6 *R* und 5 ml Iod-Lösung *R* 2 versetzt und gemischt. Nach Zusatz von 0,1 ml Stärke-Lösung *R* muß die Lösung a blau, die Lösung b farblos sein.

C. Werden etwa 10 mg Substanz in 1 ml Wasser suspendiert und mit 2 ml einer Mischung von 2 Volumteilen Fehlingscher Lösung *R* und 6 Volumteilen Wasser versetzt, entsteht sofort eine violette Färbung.

D. Werden etwa 10 mg Substanz in 2 ml Wasser gelöst, 2 min lang im Wasserbad erhitzt und während des Erhitzens mit 0,5 ml Millons Reagenz *R* versetzt, entsteht ein weißer Niederschlag. Die überstehende Lösung ist gelb gefärbt.

E. Die Substanz gibt die Farbreaktionen von Ampicillin-Trihydrat (V.3.1.5).

Prüfung auf Reinheit

Aussehen der Lösung: 1,0 g Substanz wird in 10 ml 1 N-Salzsäure und 1,0 g Substanz in 10 ml Ammoniak-Lösung 3,5 % *R* gelöst. Unmittelbar nach dem Lösen dürfen die Lösungen nicht stärker opaleszieren als die Referenzsuspension II (V.6.1).

***p*H-Wert** (V.6.3.1): 0,1 g Substanz werden in kohlendioxidfreiem Wasser *R* zu 40 ml gelöst. Der *p*H-Wert der Lösung muß zwischen 3,5 und 5,5 liegen.

Spezifische Drehung (V.6.6): 62,5 mg Substanz werden in Wasser zu 25,0 ml gelöst. Die spezifische Drehung muß zwischen +280 und +305° liegen, berechnet auf die wasserfreie Substanz.

Dimethylanilin: Höchstens 20 ppm. Die Prüfung erfolgt mit Hilfe der Gaschromatographie (V.6.20.3) unter Verwendung von Naphthalin *R* als Interner Standard.

Interner-Standard-Lösung: 50,0 mg Naphthalin *R* werden in Cyclohexan *R* zu 50,0 ml gelöst. 5,0 ml dieser Lösung werden mit Cyclohexan *R* zu 100,0 ml verdünnt.

Untersuchungslösung: 1,00 g Substanz wird in einem Reagenzglas mit Schliffstopfen mit 5 ml 1 N-Natriumhydroxid-Lösung und 1,0 ml Interner-Standard-Lösung versetzt. Das Reagenzglas wird verschlossen und 1 min lang kräftig geschüttelt. Falls erforderlich, wird zentrifugiert. Die obere, organische Phase wird verwendet.

Referenzlösung: 50,0 mg *N,N*-Dimethylanilin *R* werden in einem Meßkolben mit 2 ml Salzsäure 36 % *R* und 20 ml Wasser versetzt, bis zur Lösung geschüttelt und mit Wasser zu 50,0 ml verdünnt. 5,0 ml dieser Lösung werden mit Wasser zu 250,0 ml verdünnt. 1,0 ml dieser Lösung wird in einem Reagenzglas mit Schliffstopfen mit 5 ml 1 N-Natriumhydroxid-Lösung und 1,0 ml Interner-Standard-Lösung versetzt. Das Reagenzglas wird verschlossen und 1 min lang kräftig geschüttelt. Falls erforderlich, wird zentrifugiert. Die obere, organische Phase wird verwendet.

Die Chromatographie kann durchgeführt werden mit

- einer Glassäule von 2 m Länge und 2 mm innerem Durchmesser, gepackt mit silanisiertem Kieselgur zur Gaschromatographie *R*, imprägniert mit 3 Prozent (*m/m*) Polymethylphenylsiloxan *R*
- Stickstoff zur Chromatographie *R* als Träger-

gas, mit einer Durchflußrate von 30 ml je min
– einem Flammenionisationsdetektor.

Die Temperatur der Säule wird auf 120 °C, die des Probeneinlasses und des Detektors auf 150 °C gehalten.

1 µl Untersuchungslösung und 1 µl Referenzlösung werden injiziert.

Schwermetalle (V.3.2.8): 1,0 g Substanz muß der Grenzprüfung C auf Schwermetalle entsprechen (20 ppm). Zur Herstellung der Referenzlösung werden 2 ml Blei-Lösung (10 ppm Pb) *R* verwendet.

Wasser (V.3.5.6): 12,0 bis 15,0 Prozent, mit 0,300 g Substanz nach der Karl-Fischer-Methode bestimmt.

Sulfatasche (V.3.2.14): Höchstens 0,5 Prozent, mit 1,0 g Substanz bestimmt.

Gehaltsbestimmung

Abbauprodukte: 0,250 g Substanz werden mit 25 ml Pufferlösung *p*H 9,0 *R* 1 und 0,5 ml Acetanhydrid *R* versetzt und 3 min lang geschüttelt. Nach Zusatz von 10 ml Acetat-Pufferlösung *p*H 4,6 *R* wird unverzüglich mit 0,02 M-Quecksilber(II)-nitrat-Lösung titriert. Der Endpunkt wird mit Hilfe der ,,Potentiometrie" (V.6.14) unter Verwendung einer Quecksilbersulfat-Bezugselektrode und einer Platin- oder Quecksilber-Meßelektrode bestimmt.

Der Prozentgehalt an Abbauprodukten (*D*), berechnet als $C_{16}H_{19}N_3O_4S$, errechnet sich nach der Formel

$$\frac{0{,}6988\ n}{m}$$

m = Einwaage der Substanz in Gramm
n = Milliliter verbrauchter 0,02 M-Quecksilber(II)-nitrat-Lösung.

Ampicillin: 50,0 mg Substanz werden mit 10 ml Pufferlösung *p*H 9,0 *R* 1 und 0,2 ml Acetanhydrid *R* versetzt und 3 min lang geschüttelt; anschließend werden 10,0 ml 1 N-Natriumhydroxid-Lösung zugesetzt und 15 min lang stehengelassen. Nach Zusatz von 10,0 ml 1 N-Salpetersäure und 20 ml Acetat-Pufferlösung *p*H 4,6 *R* wird unverzüglich mit 0,02 M-Quecksilber (II)-nitrat-Lösung titriert. Der Endpunkt wird mit Hilfe der ,,Potentiometrie" (V.6.14) unter Verwendung einer Quecksilbersulfat-Bezugselektrode und einer Platin- oder Quecksilber-Meßelektrode bestimmt. Die Titrationsdauer soll etwa 15 min betragen. Eine erste Inflexion der Titrationskurve ist nicht zu berücksichtigen.

Der Prozentgehalt an Ampicillin, berechnet als $C_{16}H_{19}N_3O_4S$, errechnet sich nach der Formel

$$\frac{0{,}6988\ n_1}{m_1} - D$$

m_1 = Einwaage der Substanz in Gramm
n_1 = Milliliter verbrauchter 0,02 M-Quecksilber(II)-nitrat-Lösung
D = Prozentgehalt an Abbauprodukten.

Lagerung

Dicht verschlossen, nicht über 30 °C.

Vorsichtig zu lagern!

Anis

Anisi fructus

Anis besteht aus den getrockneten Früchten von *Pimpinella anisum* L. und enthält mindestens 2,0 Prozent (V/*m*) ätherisches Öl.

Beschreibung

Die Droge besitzt einen an Anethol erinnernden Geruch und einen süßen, aromatischen Geschmack.

Die zweiteilige Spaltfrucht ist meist unversehrt und trägt oft noch ein kleines Stück des dünnen, steifen und leicht gebogenen Fruchtstiels; sie ist eiförmig oder birnenförmig, an den Rückseiten leicht zusammengedrückt, gelblichgrün oder grünlichgrau, 3 bis 5 mm lang, bis 3 mm breit und trägt oben einen Griffelpolster mit 2 kurzen, umgebogenen Griffeln. Die an ihrem oberen Ende mit dem Karpophor verwachsenen Teilfrüchte weisen eine ebene Fugenfläche und eine konvexe, mit kurzen, warzigen, unter der Lupe sichtbaren Haaren besetzte Rückenseite auf; auf ihr verlaufen 5 wenig hervorragende, hellere Rippen, von denen sich 2 an der Fugenfläche und 3 über die Rückenfläche verteilt finden.

Mikroskopische Merkmale: Im Querschnitt der Spaltfrucht trägt das Perikarp zahlreiche kurze, meist einzellige, kegelförmige, dickwandige Deckhaare mit warziger Kutikula. Im Mesokarp findet sich auf der Rückseite eine praktisch nicht unterbrochene Reihe von etwa 30 schizogenen Exkretgängen. In den Rippen verläuft ein schlankes Leitbündel. An den Fugenflächen kommen reich getüpfelte, in der Längsrichtung der Frucht gestreckte Steinzellen vor. Das nicht eingebuchtete Endosperm besteht aus polygonalen, dickwandigen, farblosen Zellen, die zahlreiche Tröpfchen von fettem Öl, Aleuronkörner und sehr kleine Oxalatdrusen enthalten.

Pulverdroge: Das grünlichgelbe bis bräunlichgrüne Pulver ist durch die ganzen, meist einzelligen, oft gebogenen Haare mit stumpfem Ende und warziger Kutikula sowie deren Bruchstükke gekennzeichnet; ferner durch Fragmente der Epidermis mit gestreifter Kutikula und mit seltenen anomocytischen Spaltöffnungen, durch Fragmente mit zahlreichen eng verzweigten Exkretgängen, durch Fragmente des Endosperms mit Aleuronkörnern und kleinen Oxalatdrusen, durch die gestreckten Steinzellen der Fugenfläche und durch Bündel von Sklerenchymfasern aus Karpophor und Fruchtstiel. Stärke fehlt.

Prüfung auf Reinheit

Chromatographie: Die Prüfung erfolgt mit Hilfe der Dünnschichtchromatographie (V.6.20.2), unter Verwendung einer Schicht von Kieselgel GF_{254} *R*.

Untersuchungslösung: 0,10 g pulverisierte Droge werden 15 min lang mit 2 ml Dichlormethan *R* geschüttelt und abfiltriert. Das Filtrat wird im Wasserbad bei 60 °C vorsichtig zur Trockne eingedampft und der Rückstand in 0,5 ml Toluol *R* gelöst.

Referenzlösung: 3 µl Anethol *R* und 40 µl Olivenöl *R* werden in 1 ml Toluol *R* gelöst.

Auf die Platte werden in Abständen von jeweils 2 cm 2 und 3 µl der Untersuchungslösung und 1, 2 und 3 µl der Referenzlösung aufgetragen. Die Chromatographie erfolgt mit Toluol *R* über eine Laufstrecke von 10 cm. Die Platte wird an der Luft getrocknet und anschließend im ultravioletten Licht bei 254 nm ausgewertet. In der Mitte der Chromatogramme erscheint auf hellem Grund ein fluoreszenzlöschender, dem Anethol entsprechender Fleck. Die Platte wird mit 10 ml einer frisch hergestellten 20prozentigen Lösung (*m*/V) von Molybdatophosphorsäure *R* in Ethanol 96 % *R* (für eine 200-mm × 200-mm-Platte) besprüht und 5 min lang bei 120 °C erhitzt. Die dem Anethol entsprechenden Flecke erscheinen als blaue Flecke auf gelbem Untergrund. Die Größe des Anetholfleckes, der mit 2 µl Untersuchungslösung erhalten wird, muß zwischen den Größen liegen, die mit 1 und 3 µl Referenzlösung erhalten werden. Das Chromatogramm der Untersuchungslösung muß im unteren Drittel einen blauen Fleck zeigen (Triglyceride), der in bezug auf seine Lage dem Fleck im unteren Drittel der Chromatogramme der Referenzlösung entspricht (Triglyceride des Olivenöls).

Fremde Bestandteile (V.4.2): Höchstens 2 Prozent.

Wasser (V.6.10): Höchstens 7,0 Prozent, mit 20,0 g pulverisierter Droge durch Destillation bestimmt.

Salzsäureunlösliche Asche (V.4.1): Höchstens 2,5 Prozent.

Sulfatasche (V.3.2.14): Höchstens 12,0 Prozent, mit 2,0 g pulverisierter Droge bestimmt.

Gehaltsbestimmung

Ätherisches Öl (V.4.5.8): Die Bestimmung erfolgt mit 10,0 g unmittelbar vorher grob pulverisierter Droge und mit 100 ml Wasser als Destillationsflüssigkeit in einem 250-ml-Rundkolben. Die Destillationsdauer beträgt 2 h. Als Vorlage dienen 0,5 ml Xylol *R*.

Lagerung

Vor Licht geschützt.

Anisöl

Anisi aetheroleum

Anisöl ist das ätherische Öl aus den reifen Früchten von *Pimpinella anisum* L. und von *Illicium verum* HOOKER fil.

Eigenschaften

Klare, farblose bis blaßgelbe, in der Kälte zu einer weißen Kristallmasse erstarrende Flüssigkeit von würzigem Geruch und aromatisch-süßlichem Geschmack; Anisöl enthält etwa 80 bis 90 Prozent trans-Anethol und wenig Methylchavicol; mischbar mit Dichlormethan, Ethanol 90 %, Ether, Petroläther, Toluol, fetten Ölen und flüssigen Paraffinen.

Prüfung auf Identität

Die Prüfung erfolgt mit Hilfe der Dünnschichtchromatographie (V.6.20.2) unter Verwendung einer Schicht von Kieselgel GF_{254} *R*.

Untersuchungslösung: 20 µl Öl werden in 1,0 ml Toluol *R* gelöst.

Referenzlösung: 10 µl Anethol *R* werden in 1,0 ml Toluol *R* gelöst.

Auf die Platte werden getrennt 10 µl jeder Lösung bandförmig (20 mm × 3 mm) aufgetragen. Die Chromatographie erfolgt mit Dichlormethan *R* über eine Laufstrecke von 10 cm. Nach Verdunsten des Fließmittels bei Raumtemperatur werden im ultravioletten Licht bei 254 nm die fluoreszenzmindernden Zonen gekennzeichnet.

Anschließend wird die Platte mit etwa 10 ml ethanolischer Molybdatophosphorsäure-Lösung *RN* (für eine 200-mm×200-mm-Platte) besprüht und 5 bis 10 min lang unter Beobachtung auf 100 bis 105 °C erhitzt. Nach Kennzeichnung der Zonen wird die noch warme Platte mit etwa 10 ml einer vorsichtig und frisch hergestellten Lösung von 0,5 g Kaliumpermanganat *R* in 15 ml Schwefelsäure 96 % *R* besprüht und nochmals etwa 5 bis 10 min lang unter Beobachtung auf 100 bis 105 °C erhitzt. Im ultravioletten Licht bei 254 nm sind im Chromatogramm der Untersuchungslösung und der Referenzlösung die fluoreszenzmindernden Zonen des Anethols und im Chromatogramm der Untersuchungslösung in der unteren Hälfte die ebenfalls fluoreszenzmindernde Zone des Anisaldehyds sichtbar. Die Zone des Anisaldehyds färbt sich nach dem ersten Besprühen und Erhitzen braungelb; die Zonen des Anethols sind kräftig blau gefärbt. Nach Besprühen mit Kaliumpermanganat-Schwefelsäure färben sich die Zonen des Anethols intensiv blau. Im Chromatogramm der Untersuchungslösung darf direkt oberhalb der Zone des Anisaldehyds keine blaugefärbte Zone auftreten (Fenchelöl).

Prüfung auf Reinheit

Aussehen der Lösung: 1,0 ml Öl muß sich in 1,5 bis 3,0 ml Ethanol 90 % *RN* klar lösen (V.6.1).

Relative Dichte (V.6.4): 0,979 bis 0,994.

Brechungsindex (V.6.5): 1,553 bis 1,561.

Erstarrungstemperatur (V.6.12): +15 bis +19 °C.

Säurezahl (V.3.4.1): Höchstens 1,0; 5,00 g Öl werden in 50 ml des vorgeschriebenen Lösungsmittelgemisches gelöst.

Fremde Ester (V.4.5.2): Das Öl muß der Prüfung auf „Fremde Ester" entsprechen.

Fette Öle, verharzte ätherische Öle (V.4.5.3): Das Öl muß der Prüfung auf „Fette Öle, verharzte ätherische Öle" entsprechen.

Wasserlösliche Anteile (V.4.5.6.N1): Das Öl muß der Prüfung auf „Wasserlösliche Anteile" entsprechen.

Halogenhaltige Verunreinigungen (V.4.5.6.N2): Das Öl muß der Prüfung auf „Halogenhaltige Verunreinigungen" entsprechen.

Lagerung

Vor Licht geschützt, in dicht verschlossenen, dem Verbrauch angemessenen Behältnissen. Öle aus verschiedenen Lieferungen dürfen nicht miteinander gemischt gelagert werden.

Kolloidale Antimonsulfid-[^{99m}Tc]Technetium-Injektionslösung

Stibii sulfidi colloidalis et technetii [^{99m}Tc] solutio iniectabilis

Kolloidale Antimonsulfid-[^{99m}Tc]Technetium-Injektionslösung ist eine sterile, pyrogenfreie, kolloidale Dispersion von Antimonsulfidteilchen, welche mit Technetium-99m markiert sind. Das Kolloid ist mit Polyvidon stabilisiert. Die Injektionslösung enthält mindestens 90,0 und höchstens 110,0 Prozent der deklarierten Technetium-99m-Radioaktivität zu dem auf der Beschriftung angegebenen Zeitpunkt. Mindestens 95 Prozent der Radioaktivität entsprechen dem Technetium-99m in kolloidaler Form. Die Teilchen haben gewöhnlich einen Durchmesser zwischen 3 und 50 nm. Der *p*H-Wert der Injektionslösung kann durch Zusatz eines geeigneten Puffers, wie z. B. einer Citrat-Pufferlösung, eingestellt sein. Die Injektionslösung enthält eine variable Menge von kolloidalem Antimonsulfid, die abhängig von der Art der Herstellung höchstens 0,2 mg Antimon je Milliliter betragen darf.

Die Injektionslösung wird aus Natrium-[^{99m}Tc]pertechnetat-Injektionslösung aus Kernspaltprodukten (Natrii pertechnetatis [^{99m}Tc] fissione formati solutio iniectabilis) oder aus Natrium[^{99m}Tc]pertechnetat-Injektionslösung nicht aus Kernspaltprodukten (Natrii pertechnetatis [^{99m}Tc] sine fissione formati solutio iniectabilis) unter Verwendung geeigneter steriler, pyrogenfreier Substanzen hergestellt. Der Anteil radionuklearer Verunreinigungen ist auf den Zeitpunkt der Anwendung zu beziehen.

Eigenschaften

Klare, orangefarbene Flüssigkeit.

Technetium-99m hat eine Halbwertszeit von 6,02 h und emittiert Gammastrahlen.

Prüfung auf Identität

A. Das Spektrum der Gammastrahlen wird, wie in der Monographie **Radioaktive Arzneimittel (Radiopharmaceutica)** beschrieben, mit einem geeigneten Gerät gemessen. Das Spektrum weicht nicht signifikant von dem einer Technetium-99m-Referenzlösung[1)] ab, bestimmt entweder durch direkten Vergleich oder durch Messung mit einem Gerät, das mit Hilfe einer derartigen Lösung eingestellt wurde. Das wichtigste Gammaphoton von Technetium-99m hat eine Energie von 0,140 MeV.

B. Das unter Prüfung auf ,,Radiochemische Reinheit" (siehe ,,Prüfung auf Reinheit") erhaltene Chromatogramm wird ausgewertet. Die Verteilung der Radioaktivität trägt zur Identifizierung der Injektionslösung bei.

C. 1 bis 2 ml Injektionslösung werden mit 1 ml Schwefelsäure 96 % *R* vorsichtig bis zum Sieden erhitzt. Nach der Entfärbung wird abgekühlt. Werden 0,5 ml einer Lösung, die 14 Prozent (*m*/V) Kaliumiodid *R* und 1 Prozent (*m*/V) Ascorbinsäure *R* enthält, hinzugegeben, entsteht eine gelbe Farbe, und es bildet sich unmittelbar ein feiner gelber Niederschlag, der sich langsam absetzt.

Prüfung auf Reinheit

***p*H-Wert** (V.6.3.1): Der *p*H-Wert der Injektionslösung muß zwischen 4,0 und 7,0 liegen.

[1)] Technetium-99m- und Molybdän-99-Referenzlösungen können von der Physikalisch-Technischen Bundesanstalt, Bundesallee 100, 3300 Braunschweig, bezogen werden.

Antimon: Zu 0,5 ml der Injektionslösung werden 2,5 ml einer 88prozentigen Lösung (*m*/V) von Schwefelsäure 96 % *R* gegeben. Die Lösung wird bis zur Entfärbung erhitzt, dann abgekühlt und in einen 50-ml-Meßkolben überführt. Das Becherglas wird 3mal mit je 1 ml Wasser ausgespült. Die Waschflüssigkeiten werden in den Meßkolben gegeben. 25 ml einer Lösung, die 14 Prozent (*m*/V) Kaliumiodid *R* und 1 Prozent (*m*/V) Ascorbinsäure *R* enthält, und 7,5 ml einer 88prozentigen Lösung (*m*/V) von Schwefelsäure 96 % *R* werden hinzugegeben, gemischt und mit Wasser zu 50,0 ml verdünnt. Mit den auf der Beschriftung angegebenen Mengen Antimon und Polyvidon wird in der gleichen Weise eine Referenzlösung hergestellt. Unter Verwendung von Wasser als Kompensationsflüssigkeit wird die Absorption (V.6.19) der Lösungen bei 330 nm gemessen. Die Absorption der Untersuchungslösung darf sich höchstens um 10 Prozent von der Absorption der Referenzlösung unterscheiden.

Radiochemische Reinheit: Die Prüfung erfolgt mit Hilfe der Dünnschichtchromatographie (V.6.20.2), wie in der Monographie **Radioaktive Arzneimittel** beschrieben. Als stationäre Phase wird Kieselgel auf einer Glasfiberplatte verwendet. Die Platte wird 10 min lang auf 110 °C erhitzt. Die Platte muß so beschaffen sein, daß die mobile Phase in etwa 10 min eine Laufstrecke von 10 bis 15 cm zurücklegt.

Auf die Platte werden 5 bis 10 µl Injektionslösung aufgetragen und die Platte im heißen Luftstrom getrocknet. Die Chromatographie erfolgt mit einer 0,9prozentigen Lösung (*m*/V) von Natriumchlorid *R* über eine Laufstrecke von 10 bis 15 cm. Die Platte wird an der Luft getrocknet und die Verteilung der Radioaktivität mit Hilfe eines geeigneten Detektors ermittelt. Technetium-99m in kolloidaler Form bleibt am Startpunkt zurück, das Pertechnetat-Ion hat einen Rf-Wert von 0,95 bis 1,0. Die dem Technetium-99m in kolloidaler Form entsprechende Radioaktivität muß mindestens 95 Prozent der Gesamtradioaktivität des Chromatogramms betragen.

Physiologische Verteilung: In die Schwanzvene von drei Mäusen, jede mit einer Körpermasse zwischen 20 und 25 g, werden höchstens je 0,2 ml injiziert. Die Mäuse werden 20 min nach der Injektion getötet. Leber, Milz und Lunge werden entnommen. Die Radioaktivität der Organe wird mit einem geeigneten Gerät, wie in der Monographie **Radioaktive Arzneimittel** beschrieben, gemessen. Nach Entfernung des

Schwanzes wird die Radioaktivität im übrigen Körper gemessen.

Der Prozentanteil der Radioaktivität in Leber, Milz und Lunge wird nach folgender Formel errechnet

$$\frac{A}{B} \cdot 100$$

A = Radioaktivität des betreffenden Organs
B = Gesamtradioaktivität in Leber, Milz, Lunge und im übrigen Körper.

Bei jeder der drei Mäuse muß mindestens 80 Prozent der Radioaktivität in Leber und Milz und darf höchstens 5 Prozent in der Lunge gefunden werden. Wenn die Verteilung der Radioaktivität in einer der drei Mäuse nicht den vorgeschriebenen Verhältnissen entspricht, wird die Prüfung mit drei weiteren Mäusen wiederholt. Die Injektionslösung entspricht der Prüfung, wenn die beschriebene Verteilung der Radioaktivität in fünf der sechs untersuchten Mäuse gefunden wird. Die Injektionslösung kann vor Abschluß der Prüfung angewendet werden.

Sterilität: Die Injektionslösung muß der Prüfung auf „Sterilität" der Monographie **Radioaktive Arzneimittel** entsprechen. Sie kann vor Abschluß der Prüfung angewendet werden.

Pyrogene: Die Injektionslösung muß der Prüfung auf „Pyrogene" der Monographie **Radioaktive Arzneimittel** entsprechen. Je Kilogramm Körpermasse eines Kaninchens werden mindestens 0,1 ml injiziert. Die Injektionslösung kann vor Abschluß der Prüfung angewendet werden.

Radioaktivität

Die Radioaktivität wird, wie in der Monographie **Radioaktive Arzneimittel** beschrieben, mit einem geeigneten Gerät durch Vergleich mit einer Technetium-99m-Referenzlösung oder durch Messung mit einem Gerät, das mit Hilfe einer derartigen Lösung eingestellt wurde, bestimmt.

Lagerung

Entsprechend **Radioaktive Arzneimittel.**

Beschriftung

Entsprechend **Radioaktive Arzneimittel.**

Auf dem Behältnis ist insbesondere anzugeben:
– die Menge Antimon je Milliliter
– die Menge Polyvidon je Milliliter.

Apomorphinhydrochlorid

Apomorphini hydrochloridum

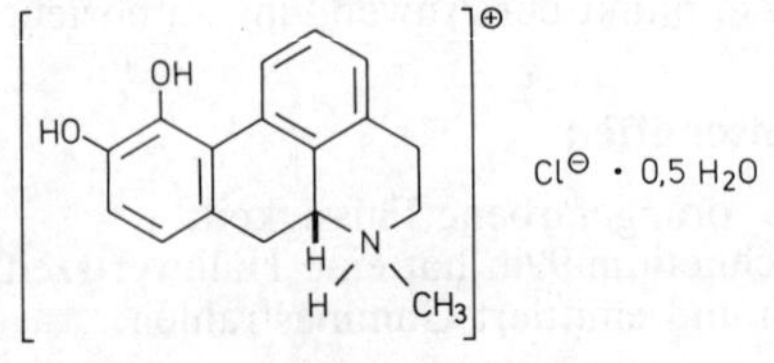

$C_{17}H_{18}ClNO_2 \cdot 0{,}5\ H_2O$ — M_r 312,8

Apomorphinhydrochlorid enthält mindestens 98,0 und höchstens 101,0 Prozent (6a*R*)-5,6,6a,7-Tetrahydro-6-methyl-4*H*-dibenzo[*de,g*]chinolin-10,11-diol-hydrochlorid, berechnet auf die getrocknete Substanz.

Eigenschaften

Kristalle oder kristallines Pulver, weiß, schwach gelb oder grüngrau. Die Substanz wird unter Einfluß von Licht und Luft schnell grünlich; wenig löslich in Wasser und Ethanol, sehr schwer löslich in Ether, praktisch unlöslich in Chloroform.

Prüfung auf Identität

A. 10,0 mg Substanz werden in 0,1 N-Salzsäure zu 100,0 ml gelöst. 10,0 ml dieser Lösung werden mit 0,1 N-Salzsäure zu 100,0 ml verdünnt. Die Lösung, zwischen 230 und 350 nm gemessen (V.6.19), zeigt ein Absorptionsmaximum bei 273 nm und eine Schulter zwischen 300 und 310 nm. Die spezifische Absorption im Maximum beträgt 530 bis 570.

B. 5 ml Prüflösung (siehe „Prüfung auf Reinheit") werden mit einigen Millilitern Natriumhydrogencarbonat-Lösung *R* versetzt, bis ein bleibender, weißer Niederschlag entsteht. Der Niederschlag färbt sich allmählich grünlich. Nach Zusatz von 0,25 ml 0,1 N-Iod-Lösung wird geschüttelt. Der Niederschlag färbt sich graugrün. Der abfiltrierte Niederschlag löst sich in Ether *R* mit purpurner Farbe, in Chloroform *R* mit violettblauer Farbe und in Ethanol 96 % *R* mit blauer Farbe.

C. 2 ml Prüflösung werden mit 0,1 ml Salpetersäure 65 % *R* versetzt, gemischt und filtriert. Das Filtrat gibt die Identitätsreaktion a auf Chlorid (V.3.1.1).

Prüfung auf Reinheit

Prüflösung: 0,25 g Substanz werden in kohlendioxidfreiem Wasser *R* zu 25 ml gelöst.

Aussehen der Lösung: 10 ml Prüflösung müssen klar (V.6.1) und dürfen nicht stärker gefärbt sein als folgende Referenzlösung: 5 mg Substanz werden in 100 ml Wasser gelöst. 1 ml dieser Lösung wird in einem Reagenzglas mit 6 ml Wasser, 1 ml Natriumhydrogencarbonat-Lösung *R* und 0,5 ml 0,1 N-Iod-Lösung versetzt. Nach 30 s wird die Lösung mit 0,6 ml 0,1 N-Natriumthiosulfat-Lösung versetzt und mit Wasser zu 10 ml verdünnt.

***p*H-Wert** (V.6.3.1): Der *p*H-Wert der Prüflösung muß zwischen 4,0 und 5,0 liegen.

Spezifische Drehung (V.6.6): 0,25 g Substanz werden in 0,02 N-Salzsäure zu 25,0 ml gelöst. Die spezifische Drehung muß zwischen −48 und −52° liegen, berechnet auf die getrocknete Substanz.

Morphin. Die Prüfung erfolgt mit Hilfe der Dünnschichtchromatographie (V.6.20.2) unter Verwendung einer Schicht von Kieselgel G *R*.

Untersuchungslösung: 20 mg Substanz werden in Methanol *R* zu 10 ml gelöst.

Referenzlösung: 1 ml Untersuchungslösung wird mit Methanol *R* zu 50 ml verdünnt.

Auf die Platte werden getrennt 5 µl jeder Lösung aufgetragen. Die Chromatographie erfolgt mit einer Mischung von 5 Volumteilen wasserfreier Ameisensäure *R*, 5 Volumteilen Wasser, 30 Volumteilen Acetonitril *R*, 30 Volumteilen Ethylacetat *R* und 30 Volumteilen Dichlormethan *R* über eine Laufstrecke von 15 cm. Die Platte wird im Kaltluftstrom getrocknet, bis das Lösungsmittel vollständig verdunstet ist. Mit einer 3prozentigen Lösung (*m*/V) von Natriumnitrit *R* wird besprüht. Die Platte wird einige Minuten lang Ammoniakdämpfen, dann 1 h lang dem Tageslicht ausgesetzt. Ein orangeroter Fleck bei einem Rf-Wert, der das 0,3- bis 0,5fache des Rf-Wertes des Hauptflecks im Chromatogramm der Untersuchungslösung beträgt, darf nicht erscheinen (etwa 2 Prozent Morphin). Die Prüfung darf nur ausgewertet werden, wenn mit der Referenzlösung ein gut sichtbarer Fleck erhalten wird.

Trocknungsverlust (V.6.22): 2,5 bis 4,2 Prozent, mit 0,500 g Substanz durch Trocknen im Trockenschrank bei 100 bis 105 °C bestimmt.

Sulfatasche (V.3.2.14): Höchstens 0,1 Prozent, mit 0,5 g Substanz bestimmt.

Gehaltsbestimmung

0,250 g Substanz werden in 5 ml wasserfreier Ameisensäure *R* gelöst. Nach Zusatz von 30 ml wasserfreier Essigsäure *R* und 7 ml Quecksilber(II)-acetat-Lösung *R* wird nach „Titration in wasserfreiem Medium" (V.3.5.5) mit 0,1 N-Perchlorsäure titriert. Der Endpunkt wird mit Hilfe der „Potentiometrie" (V.6.14) bestimmt.

1 ml 0,1 N-Perchlorsäure entspricht 30,38 mg $C_{17}H_{18}ClNO_2$.

Lagerung

Dicht verschlossen, vor Licht geschützt.

Hinweis

Zur Herstellung einer Apomorphinhydrochlorid-Lösung für den oralen Gebrauch sind auf 1 Teil Apomorphinhydrochlorid 2 Teile Salzsäure 10 % zuzusetzen.

Vorsichtig zu lagern!

Arnikablüten

Arnicae flos

Arnikablüten bestehen aus den getrockneten, ganzen oder teilweise zerfallenen Blütenständen von *Arnica montana* L. oder von *Arnica chamissonis* LESS. ssp. *foliosa* (Nutt.) MAGUIRE oder von beiden Arten.

Beschreibung

Die Droge hat einen schwach aromatischen Geruch und einen leicht bitteren, etwas scharfen Geschmack. Der Blütenstand, der etwa 12 bis

20 Zungenblüten und eine große Zahl Röhrenblüten besitzt, ist mehr oder weniger flach ausgebreitet, bis etwa 6 cm breit, oft mit kurzem Stiel (höchstens 2 cm). Der oberseits schwach gewölbte Blütenstandsboden ist meist 4 bis 6 mm breit und mit vielen hellen, kurzen Gliederhaaren besetzt, zwischen deren Ansatzstellen sich kleine Vertiefungen befinden.

Der Hüllkelch besteht aus etwa 15 bis 40, in 1 oder 2 Reihen angeordneten lanzettlichen Blättchen, die etwa 7 bis 15 mm lang sind, mit einer glänzend hellgelben Innenseite und einer bräunlichgrünen, borstig behaarten Außenseite. Die Spitze trägt viele Gliederhaare *(A. montana)* oder Büschel mit vorwiegend einzelligen Haaren *(A. chamissonis)*.

Die zwittrigen Röhrenblüten sind etwa 10 bis 15 mm lang mit gelblicher oder bräunlicher 5zipfliger Blütenkrone. Die 5 Staubgefäße sind durch die Kutikula zu einer Röhre verbunden. Der Griffel mit 2spaltiger Narbe ragt aus der Kronröhre heraus. Der meist 4 bis 6 mm lange, bräunliche, elliptische oder schwach kantige Fruchtknoten trägt an der Spitze einen Pappus mit 3 bis 8 mm langen, borstigen, grauweißen Haaren.

Die orangegelben bis bräunlichen Zungenblüten sind etwa 15 bis 25 mm lang, seltener bis 35 mm, mit flacher, etwa 4 bis 7 mm breiter Krone und meistens 6 bis 15 parallel verlaufenden Nerven. Das behaarte untere röhrige Ende ist hellgelb oder bräunlich und das obere 3zähnig, seltener 2zähnig. Griffel, Fruchtknoten und Pappus entsprechen denen der Röhrenblüten.

Mikroskopische Merkmale: Die Epidermiszellen der Röhrenblüten sind in den oberen Teilen welligbuchtig, sonst polygonal auf den Zipfeln mit langen, stark vorgewölbten Papillen. Auf der Außenseite der Kronröhre finden sich folgende Haarformen: meist gerade, bis 1200 µm lange, am Grunde etwa 30 bis 40 µm breite, derbwandige, bis 8zellige Gliederhaare mit meist lang zugespitzter Endzelle; etwa 60 bis 80 µm, mitunter bis 100 µm lange Drüsenhaare vom Typ A (V.4.N3).

Die Staubblätter zeigen ein Endothecium mit bügelförmigen Wandverdickungen, etwa rechteckige, gerad- und derbwandige, getüpfelte Zellen des Konnektivs oberhalb und unterhalb der Antheren und wenige Drüsenhaare vom Typ A (V.4.N3). Die etwa 35 bis 40 µm großen, kugeligen Pollenkörner haben eine stachelige Exine mit 3 Keimporen. Der Fruchtknoten zeigt außer einfachen Gliederhaaren zahlreiche Drüsenhaare vom Typ A (V.4.N3) und etwa 150 bis 400 µm lange und 20 bis 30 µm breite Zwillingshaare mit getüpfelter Zwischenwand und 2 freien Enden. Unter den länglichen, polygonalen Epidermiszellen sind dunkelbraune bis schwarze Phytomelanablagerungen zu erkennen. Die Pappusborsten bestehen aus mehreren, an der Spitze nur aus 2 oder 3 Reihen von Haarzellen, deren Spitzen frei herausragen, bei *A. chamissonis* stärker als bei *A. montana*. Die Epidermis der Narbenzipfel ist auf Außen- und Innenseite papillös.

Die Zungenblüten zeigen ähnliche Merkmale wie die Röhrenblüten, die Epidermiszellen sind beiderseits leicht papillös. Längs der Nerven und auf der Basis der Kronröhre finden sich zahlreiche Glieder- und Drüsenhaare vom Typ A (V.4.N3). Die Epidermis der Hüllkelchblätter besteht aus welligen Zellen, innen ohne, außen mit Spaltöffnungen vom anomocytischen Typ (V.4.3), die von 4 bis 6 Nebenzellen umgeben sind. Auf der Außenseite finden sich zahlreiche einreihige, mehrzellige, gerade, bis 1600 µm lange Haare, aus 1 oder 2 Zellreihen bestehende Haare mit rundlichen, mehrzelligen Köpfchen (Drüsenzotten) und Drüsenhaare vom Typ A (V.4.N3). Der Blütenstandsboden besteht aus Sternparenchym, seine Oberfläche ist mit etwa 340 bis 850 µm langen, 2- bis 5zelligen Gliederhaaren besetzt.

Prüfung auf Identität

1,0 g pulverisierte Droge (710) wird in einem Kolben 5 min lang mit 15 ml Hexan *R* geschüttelt. Der Hexanextrakt wird über etwa 2 g wasserfreies Natriumsulfat *R* filtriert. Kolben und Filter werden mit 3 ml Hexan *R* nachgewaschen, die Waschflüssigkeit mit dem Hexanextrakt vereinigt und schonend auf dem Wasserbad auf etwa 3 ml eingeengt. Der eingeengte Hexanextrakt wird in einem Reagenzglas mit 1,0 ml einer 5prozentigen Lösung (*m*/V) von Dinitrobenzol *R* in Toluol *R* und 2,0 ml einer methanolischen Natriumhydroxid-Lösung (0,6 g Natriumhydroxid *R* werden in 2,5 ml Wasser gelöst und 4,5 ml Methanol *R* zugesetzt) versetzt und 3 min lang geschüttelt. Nach 30 min soll die Färbung der unteren Phase braungrau bis schwarzbraun sein (Sesquiterpenlactone). Bei Vorliegen der Blüten von *A. chamissonis* ssp. *chamissonis, Heterotheca* (mexikanische ,,Arnika“) oder *Calendula* tritt nur eine ganz schwache rötliche Färbung der Unterphase auf.

Prüfung auf Reinheit

Fremde Bestandteile (V.4.2).

Calendula- und Heterothecablüten: Die Prüfung erfolgt mit Hilfe der Dünnschichtchromatographie (V.6.20.2) unter Verwendung einer Schicht von Kieselgel G *R*.

Untersuchungslösung: 1,0 g pulverisierte Droge (710) wird 5 min lang mit 10 ml Methanol *R* auf dem Wasserbad bei 65 °C geschüttelt. Die abgekühlte, filtrierte Lösung dient als Untersuchungslösung.

Referenzlösung: Je 1,0 mg Chlorogensäure *RN* und Kaffeesäure *R* und je 2,5 mg Hyperosid *RN* und Rutosid *R* werden in 10 ml Methanol *R* gelöst.

Auf die Platte werden getrennt 30 µl Untersuchungslösung und 10 µl Referenzlösung bandförmig (20 mm × 3 mm) aufgetragen. Die Chromatographie erfolgt mit einer Mischung von 10 Volumteilen wasserfreier Ameisensäure *R*, 10 Volumteilen Wasser, 30 Volumteilen Ethylmethylketon *R* und 50 Volumteilen Ethylacetat *R* über eine Laufstrecke von 15 cm.

Nach dem Trocknen bei 100 bis 105 °C wird die noch warme Platte mit etwa 10 ml einer 1prozentigen Lösung (*m*/V) von Diphenylboryloxyethylamin *R* in Methanol *R* (für eine 200-mm × 200-mm-Platte) und anschließend mit etwa 10 ml einer 5prozentigen Lösung (V/V) von Macrogol 400 *R* in Methanol *R* besprüht. Die Auswertung erfolgt nach etwa 30 min im ultravioletten Licht bei 365 nm. Die Chromatogramme der Referenz- und der Untersuchungslösung lassen etwa in der Mitte die intensiv hellblau fluoreszierende Chlorogensäure erkennen. Oberhalb davon treten bei der Untersuchungslösung 3 gelbbraun bis orange fluoreszierende Zonen auf, von denen die mittlere manchmal nur sehr schwach sichtbar sein kann. Die obere dieser Zonen ist dem Isoquercitrin und Luteolin-7-glucosid zuzuordnen. Oberhalb dieser Dreiergruppe liegt das grünlich fluoreszierende Astragalin, das bei *A. chamissonis* ssp. *foliosa* nur in Spuren auftritt. Nur bei *A. chamissonis* ssp. *foliosa* liegt etwa in der Mitte zwischen der Hyperosid- und der Kaffeesäure-Zone eine gelbbraun bis orange fluoreszierende Zone. Kurz unterhalb der Kaffeesäure-Zone befinden sich im Chromatogramm der Untersuchungslösung 2 intensiv türkisfarbig fluoreszierende Zonen, wovon die untere deutlich größer ist.

Im Chromatogramm der Untersuchungslösung dürfen keine grüngelb oder gelbbraun bis orange fluoreszierende Zonen auf gleicher Höhe oder unterhalb der Rutosid-Zone liegen (*Calendula*- bzw. *Heterotheca*blüten).

Trocknungsverlust (V.6.22): Höchstens 9,0 Prozent, mit 1,000 g pulverisierter Droge (355) durch 2 h langes Trocknen im Trockenschrank bei 100 bis 105 °C bestimmt.

Asche (V.3.2.16): Höchstens 10,0 Prozent, mit 1,000 g pulverisierter Droge bestimmt.

Lagerung

Vor Licht geschützt.

Arnikatinktur

Arnicae tinctura

Tinktur aus Arnikablüten. Die Tinktur hat einen Trockenrückstand von mindestens 1,7 Prozent.

Herstellung

Arnikatinktur wird aus 1 Teil Arnikablüten und 10 Teilen Ethanol 70 % (V/V) nach dem in der Monographie **Tinkturen** beschriebenen Verfahren der Perkolation hergestellt.

Eigenschaften

Gelbgrüne bis gelbbraune Flüssigkeit von aromatischem Geruch und brennendem, schwach bitterem Geschmack.

Prüfung auf Identität

A. 10 ml Tinktur werden mit 10 ml Wasser verdünnt und mit 20 ml Hexan *R* ausgeschüttelt. Nach schonendem Einengen des Hexanextraktes auf etwa 3 ml wird dieser in einem Reagenzglas mit 1,0 ml einer 5prozentigen Lösung (*m*/V) von Dinitrobenzol *R* in Toluol *R* und 2,0 ml einer methanolischen Natriumhydroxid-Lösung (0,6 g Natriumhydroxid *R* werden in 2,5 ml Wasser gelöst und 4,5 ml Methanol *R* zugesetzt) versetzt und 3 min lang kräftig geschüttelt. Nach 30 min soll die Färbung der unteren Phase braungrau bis schwarzbraun sein (Sesquiterpenlactone). Beim Vorliegen einer Tinktur aus den Blüten von *Arnica chamissonis* ssp. *chamissonis, Heterotheca inuloides* oder *Calendula officinalis* tritt nur eine rötlichgelbe bis hellbraune Färbung der Unterphase auf.

B. Die Prüfung erfolgt mit Hilfe der Dünnschichtchromatographie (V.6.20.2) unter Verwendung einer Schicht von Kieselgel G *R*.

Untersuchungslösung: Die Tinktur wird direkt zur Chromatographie verwendet.

Referenzlösung: 1,0 mg Kaffeesäure *R* und je 2,5 mg Chlorogensäure *RN*, Hyperosid *RN* und Rutosid *R* werden in 10 ml Methanol *R* gelöst. Die Lösung ist frisch herzustellen.

Auf die Platte werden getrennt 30 µl Untersuchungslösung und 10 µl Referenzlösung bandförmig (20 mm × 3 mm) aufgetragen. Die Chromatographie erfolgt mit einer Mischung von 10 Volumteilen Wasser, 10 Volumteilen wasserfreier Ameisensäure *R*, 30 Volumteilen Ethylmethylketon *R* und 50 Volumteilen Ethylacetat *R* über eine Laufstrecke von 15 cm. Nach dem Trocknen bei 100 bis 105 °C wird die noch warme Platte mit etwa 10 ml einer 1prozentigen Lösung (*m*/V) von Diphenylboryloxyethylamin *R* in Methanol *R* (für eine 200-mm × 200-mm-Platte) und anschließend mit etwa 10 ml einer 5prozentigen Lösung (V/V) von Macrogol 400 *R* in Methanol *R* besprüht. Die Auswertung erfolgt nach etwa 30 min im ultravioletten Licht bei 365 nm. Im Chromatogramm der Untersuchungs- und der Referenzlösung liegt im mittleren Bereich die intensiv hellblau fluoreszierende Chlorogensäure. Oberhalb davon treten im Chromatogramm der Untersuchungslösung 3 orange fluoreszierende Zonen auf, von denen die mittlere etwas schwächer ausgeprägt sein kann. Die obere dieser Zonen ist dem Isoquercitrin und Luteolin-7-glucosid zuzuordnen. Oberhalb dieser Dreiergruppe liegt das grüngelb fluoreszierende Astragalin. Kurz unterhalb der Kaffeesäure-Zone befinden sich im Chromatogramm der Untersuchungslösung 2 intensiv türkisfarbig fluoreszierende Zonen, von denen die untere deutlich größer ist. Ist die Tinktur aus den Blüten von *Arnica chamissonis* ssp. *foliosa* hergestellt worden, so tritt etwa in der Mitte zwischen der Hyperosid- und der Kaffeesäure-Zone eine gelbbraun bis orange fluoreszierende Zone auf. Die Astragalin-Zone ist in diesem Fall nur schwach sichtbar. Im Chromatogramm der Untersuchungslösung dürfen keine grüngelb oder gelbbraun fluoreszierenden Zonen auf gleicher Höhe oder unterhalb der Rutosid-Zone liegen (*Calendula*- bzw. *Heterotheca*-Blüten).

Prüfung auf Reinheit

Ethanolgehalt (V.5.3.1): 63,5 bis 69,0 Prozent (V/V).

Isopropylalkohol (V.3.3.N3).

Methanol (V.3.3.N2).

Trockenrückstand (V.6.22.N2): Mindestens 1,7 Prozent.

Lagerung

Dicht verschlossen, vor Licht geschützt.

Ascorbinsäure

Acidum ascorbicum

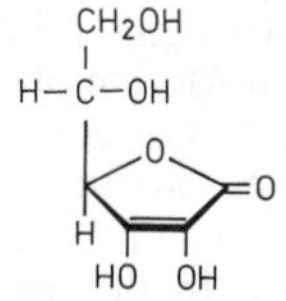

$C_6H_8O_6$ M_r 176,1

Ascorbinsäure enthält mindestens 99,0 und höchstens 100,5 Prozent (5*R*)-5-[(*S*)-1,2-Dihydroxyethyl]-3,4-dihydroxy-2(5*H*)-furanon.

Eigenschaften

Farblose Kristalle oder weißes bis fast weißes, kristallines Pulver, verfärbt sich an der Luft und bei Feuchtigkeit, geruchlos oder fast geruchlos; leicht löslich in Wasser, löslich in Ethanol, praktisch unlöslich in Chloroform und Ether.

Die Substanz schmilzt bei etwa 190 °C unter Zersetzung.

Prüfung auf Identität

Die Prüfung B kann entfallen, wenn die Prüfungen A, C und D durchgeführt werden. Die

Prüfungen A und D können entfallen, wenn die Prüfungen B und C durchgeführt werden.

A. 0,10 g Substanz werden in Wasser zu 100,0 ml gelöst. 10 ml 0,1 N-Salzsäure werden mit 1,0 ml dieser Lösung versetzt und mit Wasser zu 100,0 ml verdünnt. Die Absorption (V.6.19) der Lösung wird sofort im Maximum bei 243 nm bestimmt. Die spezifische Absorption im Maximum liegt zwischen 545 und 585.

B. Das IR-Absorptionsspektrum (V.6.18) der Substanz zeigt im Vergleich mit dem von Ascorbinsäure *CRS* Maxima bei denselben Wellenlängen mit den gleichen relativen Intensitäten. Die Prüfung erfolgt mit Hilfe von Preßlingen unter Verwendung von 1 mg Substanz.

C. Der *p*H-Wert (V.6.3.1) der Prüflösung (siehe ,,Prüfung auf Reinheit") liegt zwischen 2,1 und 2,6.

D. Wird 1 ml Prüflösung mit 0,2 ml Salpetersäure 12,5 % *R* und 0,2 ml Silbernitrat-Lösung *R*2 versetzt, bildet sich ein grauer Niederschlag.

Prüfung auf Reinheit

Prüflösung: 1,0 g Substanz wird in kohlendioxidfreiem Wasser *R* zu 20 ml gelöst.

Aussehen der Lösung: Die Prüflösung muß klar (V.6.1) und darf nicht stärker gefärbt sein als die Farbvergleichslösung BG_7 (V.6.2, Methode II).

Spezifische Drehung (V.6.6): 2,50 g Substanz werden in Wasser zu 25,0 ml gelöst. Die spezifische Drehung muß zwischen +20,5 und +21,5° liegen.

Oxalsäure: Höchstens 0,2 Prozent. 0,25 g Substanz werden in 5 ml Wasser gelöst. Die Lösung wird mit Natriumhydroxid-Lösung 8,5 % *R* gegen rotes Lackmuspapier *R* neutralisiert, mit 1 ml Essigsäure 12 % *R* und 0,5 ml Calciumchlorid-Lösung *R* versetzt (Untersuchungslösung). Als Referenzlösung wird folgende Lösung verwendet: 70 mg Oxalsäure *R* werden in Wasser zu 500 ml gelöst; 5 ml dieser Lösung werden mit 1 ml Essigsäure 12 % *R* und 0,5 ml Calciumchlorid-Lösung *R* versetzt (Referenzlösung). Die Lösungen werden 1 h lang stehengelassen. Wenn die Untersuchungslösung eine Opaleszenz zeigt, darf diese höchstens so stark sein wie diejenige der Referenzlösung.

Kupfer: Höchstens 5 ppm Cu. Der Kupfergehalt wird mit Hilfe der Atomabsorptionsspektroskopie (V.6.17, Methode I) bestimmt.

Untersuchungslösung: 2,0 g Substanz werden in 0,1 N-Salpetersäure zu 25,0 ml gelöst.

Referenzlösungen: Die Referenzlösungen, die 0,2, 0,4 und 0,6 ppm Cu enthalten, werden durch Verdünnen der Kupfer-Lösung (10 ppm Cu) *R* mit 0,1 N-Salpetersäure hergestellt.

Die Absorption wird bei 324,8 nm bestimmt, unter Verwendung einer Kupfer-Hohlkathodenlampe als Strahlungsquelle und einer Luft-Acetylen-Flamme.

Der Nullpunkt wird unter Verwendung von 0,1 N-Salpetersäure eingestellt.

Eisen: Höchstens 2 ppm Fe. Der Eisengehalt wird mit Hilfe der Atomabsorptionsspektroskopie (V.6.17, Methode I) bestimmt.

Untersuchungslösung: 5,0 g Substanz werden in 0,1 N-Salpetersäure zu 25,0 ml gelöst.

Referenzlösungen: Die Referenzlösungen, die 0,2, 0,4 und 0,6 ppm Fe enthalten, werden durch Verdünnen der Eisen-Lösung (20 ppm Fe) *R* mit 0,1 N-Salpetersäure hergestellt.

Die Absorption wird bei 248,3 nm bestimmt, unter Verwendung einer Eisen-Hohlkathodenlampe als Strahlungsquelle und einer Luft-Acetylen-Flamme.

Der Nullpunkt wird unter Verwendung von 0,1 N-Salpetersäure eingestellt.

Schwermetalle (V.3.2.8): 2,0 g Substanz müssen der Grenzprüfung D auf Schwermetalle entsprechen (10 ppm). Zur Herstellung der Referenzlösung werden 2 ml Blei-Lösung (10 ppm Pb) *R* verwendet.

Sulfatasche (V.3.2.14): Höchstens 0,1 Prozent, mit 1,0 g Substanz bestimmt.

Gehaltsbestimmung

0,150 g Substanz werden in einer Mischung von 10 ml Schwefelsäure 10 % *R* und 80 ml kohlendioxidfreiem Wasser *R* gelöst. Nach Zusatz von 1 ml Stärke-Lösung *R* wird mit 0,1 N-Iod-Lösung bis zur bleibenden Blauviolettfärbung titriert.

1 ml 0,1 N-Iod-Lösung entspricht 8,81 mg $C_6H_8O_6$.

Lagerung

Dicht verschlossen, nicht im Metallbehältnis.

Atropinsulfat

Atropini sulfas

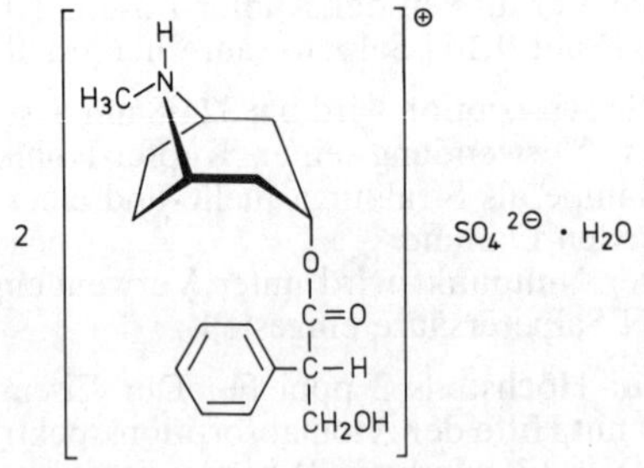

$C_{34}H_{48}N_2O_{10}S \cdot H_2O$ M_r 695

Atropinsulfat enthält mindestens 99,0 und höchstens 101,0 Prozent Bis[3α(1α*H*,5α*H*)-tropanyl-(*RS*)-tropat]-sulfat, berechnet auf die wasserfreie Substanz.

Eigenschaften

Farblose Kristalle oder weißes, kristallines Pulver, geruchlos; sehr leicht löslich in Wasser, leicht löslich in Ethanol, praktisch unlöslich in Chloroform und Ether.

Die 15 min lang bei 135 °C getrocknete Substanz schmilzt bei etwa 190 °C unter Zersetzung.

Prüfung auf Identität

Die Prüfungen A und B können entfallen, wenn die Prüfungen C, D, E und F durchgeführt werden. Die Prüfungen C, D und E können entfallen, wenn die Prüfungen A, B und F durchgeführt werden.

A. Eine wäßrige Lösung der Substanz zeigt praktisch keine optische Drehung (siehe ,,Prüfung auf Reinheit").

B. Das IR-Absorptionsspektrum (V.6.18) der Substanz zeigt im Vergleich mit dem von Atropinsulfat *CRS* Maxima bei denselben Wellenlängen mit den gleichen relativen Intensitäten.

C. Etwa 50 mg Substanz werden in 5 ml Wasser gelöst. Die Lösung wird mit 5 ml Pikrinsäure-Lösung *R* versetzt. Der mit Wasser gewaschene und 2 h lang bei 100 bis 105 °C getrocknete Niederschlag schmilzt (V.6.11.1) zwischen 174 und 179 °C.

D. Etwa 1 mg Substanz wird mit 0,2 ml rauchender Salpetersäure *R* auf dem Wasserbad zur Trockne eingedampft. Der Rückstand wird in 2 ml Aceton *R* gelöst. Nach Zusatz von 0,1 ml einer 3prozentigen Lösung (*m*/V) von Kaliumhydroxid *R* in Methanol *R* entsteht eine Violettfärbung.

E. Die Substanz gibt die Identitätsreaktion auf Alkaloide (V.3.1.1).

F. Die Substanz gibt die Identitätsreaktionen auf Sulfat (V.3.1.1).

Prüfung auf Reinheit

***p*H-Wert** (V.6.3.1): 0,6 g Substanz werden in kohlendioxidfreiem Wasser *R* zu 30 ml gelöst. Der *p*H-Wert der Lösung muß zwischen 4,5 und 6,2 liegen.

Optische Drehung (V.6.6): 2,50 g Substanz werden in Wasser zu 25,0 ml gelöst. Die optische Drehung, in einer Schichtdicke von 2 dm gemessen, muß zwischen −0,50 und +0,05° liegen.

Fremde Alkaloide und Zersetzungsprodukte: Die Prüfung erfolgt mit Hilfe der Dünnschichtchromatographie (V.6.20.2) unter Verwendung einer Schicht von Kieselgel G *R*.

Untersuchungslösung: 0,2 g Substanz werden in Methanol *R* zu 10 ml gelöst.

Referenzlösung a: 1 ml Untersuchungslösung wird mit Methanol *R* zu 100 ml verdünnt.

Referenzlösung b: 5 ml Referenzlösung a werden mit Methanol *R* zu 10 ml verdünnt.

Auf die Platte werden getrennt 10 µl jeder Lösung aufgetragen. Die Chromatographie erfolgt mit einer Mischung von 3 Volumteilen Ammoniak-Lösung 26 % *R*, 7 Volumteilen Wasser und 90 Volumteilen Aceton *R* über eine Laufstrecke von 10 cm. Die Platte wird 15 min lang bei 100 bis 105 °C getrocknet und nach dem Erkalten mit verdünntem Dragendorffs Reagenz *R* besprüht, bis die Flecke erscheinen. Kein im Chromatogramm der Untersuchungslösung auftretender Nebenfleck darf stärker gefärbt sein als der entsprechende Fleck der Referenzlösung a, und höchstens ein Nebenfleck darf stärker gefärbt sein als der mit der Referenzlösung b erhaltene Fleck.

Apoatropin: 0,10 g Substanz werden in 0,01 N-Salzsäure zu 100,0 ml gelöst. Die Absorption der Lösung wird bei 245 nm gemessen. Die spezifische Absorption (V.6.19) darf höchstens 4,0 sein, berechnet auf die wasserfreie Substanz (etwa 0,5 Prozent).

Wasser (V.3.5.6): 2,0 bis 4,0 Prozent, mit 0,50 g Substanz nach der Karl-Fischer-Methode bestimmt.

Sulfatasche (V.3.2.14): Höchstens 0,1 Prozent, mit 1,0 g Substanz bestimmt.

Gehaltsbestimmung

0,500 g Substanz werden, falls erforderlich unter Erwärmen, in 30 ml wasserfreier Essigsäure *R* gelöst. Die Lösung wird abgekühlt und die Bestimmung nach ,,Titration in wasserfreiem Medium" (V.3.5.5) mit 0,1 N-Perchlorsäure durchgeführt. Der Endpunkt wird mit Hilfe der ,,Potentiometrie" (V.6.14) bestimmt.

1 ml 0,1 N-Perchlorsäure entspricht 67,68 mg $C_{34}H_{48}N_2O_{10}S$.

Lagerung

Vor Licht geschützt.

Sehr vorsichtig zu lagern!

Augensalben

Unguenta ophthalmica

Augensalben sind halbfeste, sterile Zubereitungen, die zur Anwendung am Auge bestimmt sind. Sie enthalten einen oder mehrere Wirkstoffe, die in einer geeigneten Grundlage gelöst oder dispergiert sind. Augensalben müssen homogen aussehen.

Augensalben werden nach Verfahren hergestellt, welche die Sterilität der Zubereitungen gewährleisten und eine Verunreinigung sowie Wachstum von Mikroorganismen verhindern.

Die Salbengrundlage darf das Auge und die Bindehaut (Augenschleimhaut) nicht reizen. Im allgemeinen werden wasserfreie Salbengrundlagen verwendet, wie Vaselin, flüssiges Paraffin, Wollwachs. Augensalben können Antioxydantien, Stabilisatoren und Konservierungsmittel enthalten.

Augensalben werden in kleine, sterilisierte und leicht verformbare Tuben abgefüllt, die eine Applikationstülle haben oder denen eine Kanüle beigelegt ist. Der Inhalt sollte 5 g nicht überschreiten. Die Tuben müssen gut verschlossen sein, um eine mikrobielle Verunreinigung zu vermeiden. Augensalben können auch in geeignete Behältnisse zur einmaligen Anwendung abgefüllt werden.

Prüfung auf Reinheit

Teilchengröße: Augensalben, die feste Teilchen dispergiert enthalten, müssen folgender Prüfung entsprechen:

Eine Salbenmenge, die mindestens 10 µg des festen Wirkstoffs enthält, wird auf einem Objektträger zu einer dünnen Schicht ausgestrichen. Unter dem Mikroskop wird die ganze Probenfläche[1)] geprüft. In jeder Fläche, die 10 µg der festen Wirkstoffe entspricht, dürfen höchstens 20 Teilchen größer als 25 µm sein, wobei höchstens 2 Teilchen größer als 50 µm sein dürfen. Kein Teilchen darf größer als 90 µm sein.

Sterilität (V.2.1.1): Augensalben müssen der ,,Prüfung auf Sterilität" entsprechen.

Beschriftung

Die Beschriftung auf dem Behältnis und der Verpackung muß Name und Konzentration des oder der Konservierungsmittel enthalten.

Augentropfen

Guttae ophthalmicae

Augentropfen sind sterile, wäßrige oder ölige Lösungen oder Suspensionen eines oder mehrerer Wirkstoffe zur tropfenweisen Anwendung am Auge[2)]. Augentropfen werden hergestellt

[1)] Aus praktischen Gründen wird zuerst mit einer schwachen Vergrößerung (z. B. 50fach) geprüft, um Teilchen über 25 µm nachzuweisen. Diese werden dann mit 200- oder 500facher Vergrößerung gemessen.

[2)] Der Wirkstoff kann aus Stabilitätsgründen in steriler, trockener Form vorliegen. Er wird unmittelbar vor Gebrauch in einer geeigneten, sterilen Flüssigkeit gelöst oder suspendiert.

unter Einsatz von Methoden und Verwendung von Materialien, die Sterilität gewährleisten und eine Verunreinigung sowie das Wachstum von Mikroorganismen vermeiden.

Wäßrige Zubereitungen in Mehrdosenbehältnissen müssen ein Konservierungsmittel in angemessener Konzentration enthalten, falls das Präparat nicht selbst schon entsprechende antimikrobielle Eigenschaften hat. Wenn Augentropfen ohne antimikrobiell wirksame Zusätze vorgeschrieben sind, müssen sie möglichst in Einzeldosisbehältnissen abgegeben werden. Das Konservierungsmittel muß mit den übrigen Inhaltsstoffen der Zubereitung kompatibel und über die Zeitdauer der Verwendung der Augentropfen wirksam sein. Augentropfen, die bei chirurgischen Eingriffen verwendet werden sollen, dürfen kein Konservierungsmittel enthalten und werden deshalb in Einzeldosisbehältnissen abgegeben.

Augentropfen können Hilfsstoffe enthalten, die zum Beispiel die Tonizität oder Viskosität der Zubereitung verbessern, den *p*H-Wert einstellen oder stabilisieren, die Löslichkeit des Wirkstoffes erhöhen oder die Zubereitung haltbar machen. Diese Substanzen dürfen die erwünschte Heilwirkung in der verwendeten Konzentration weder beeinträchtigen noch eine unzulässige lokale Reizung hervorrufen.

Augentropfen in Form von Lösungen müssen bei einer Prüfung unter geeigneten visuellen Bedingungen klar und praktisch frei von Schwebeteilchen sein.

Augentropfen in Form von Suspensionen können ein Sediment zeigen, das leicht dispergierbar ist. Die aufgeschüttelte Suspension muß genügend lange stabil bleiben, um die Entnahme der genauen Dosis aus dem Behältnis zu gewährleisten.

Die Mehrfachdosenzubereitungen werden in Behältnissen abgegeben, welche eine mehrmalige tropfenweise Anwendung gestatten. Die Behältnisse enthalten höchstens 10 ml der Zubereitung, abgesehen von begründeten, zugelassenen Ausnahmefällen. Verpackung und Behältnis von Einzeldosisarzneimittel müssen die Sterilität des Inhaltes und gegebenenfalls des Applikators bis zum Zeitpunkt der Verwendung gewährleisten.

Das Behältnismaterial darf keine Qualitätsminderung der Zubereitung durch Diffusion in oder durch das Packmaterial oder durch Abgabe von Fremdsubstanzen in die Zubereitung verursachen. Die Behältnisse können aus Glas (Glasart I, VI.2.1.) oder anderem geeigneten Material hergestellt werden.

Prüfung auf Reinheit

Teilchengröße: Augentropfen in Form von Suspensionen müssen folgender Prüfung entsprechen: Eine angemessene Menge Suspension wird in eine Zählkammer gegeben oder mit einer Mikropipette auf einen Objektträger gebracht. Unter dem Mikroskop[3)] wird eine 10 µg Festsubstanz entsprechende Fläche der Suspension geprüft. Höchstens 20 Teilchen dürfen eine Größe von über 25 µm haben, wobei höchstens 2 davon größer als 50 µm sein dürfen. Kein Teilchen darf größer als 90 µm sein.

Sterilität (V.2.1.1): Augentropfen müssen der „Prüfung auf Sterilität" entsprechen. Getrennt zur Verfügung gestellte Applikatoren müssen dieser Prüfung ebenfalls genügen. Der Applikator wird aus seiner Verpackung unter aseptischen Bedingungen herausgenommen und vollständig in ein Röhrchen mit Nährlösung eingetaucht. Nach Bebrütung werden die Resultate nach den Angaben bei der „Prüfung auf Sterilität" ausgewertet.

Beschriftung

Die Beschriftung des Behältnisses oder der Verpackung muß insbesondere folgende Angaben enthalten: Bezeichnung und Menge des oder der Konservierungsmittel.

Bei Einzeldosisbehältnissen kann wegen ihrer Größe nicht jedes Behältnis beschriftet sein. Das Behältnis muß mit einem Hinweis auf Art und Menge des Wirkstoffes gekennzeichnet sein. Auf der Verpackung müssen Name und Menge des Wirkstoffes vollständig angegeben sein.

Auf Mehrdosenbehältnissen muß ein Hinweis enthalten sein, daß die Zubereitung nach Anbruch höchstens 6 Wochen lang verwendet werden darf.

Hinweis für die rezepturmäßige Herstellung von Augentropfen

Wäßrige Augentropfen sind mit **Wasser für Injektionszwecke** herzustellen.

---

3) Aus praktischen Gründen wird zuerst mit einer schwachen Vergrößerung (z. B. 50fach) geprüft, um Teilchen über 25 µm nachzuweisen. Diese werden dann mit z. B. 200facher oder 500facher Vergrößerung gemessen.

Augenwässer

Collyria

Augenwässer sind sterile, wäßrige Lösungen, die zur Anwendung am Auge mittels einer geeigneten Spülvorrichtung bestimmt sind.

Sie werden unter Anwendung von Methoden und Materialien hergestellt, die Sterilität gewährleisten sowie Kontamination und das Wachstum von Mikroorganismen ausschließen.

Augenwässer müssen unter geeigneten Prüfbedingungen praktisch frei von Partikeln sein. Sie sollen mit der Tränenflüssigkeit annähernd isotonisch und nach Möglichkeit isohydrisch sein. Augenwässer in Mehrdosenbehältnissen müssen, abgesehen von begründeten Ausnahmefällen, mit geeigneten Konservierungsmitteln versetzt sein. Spüllösungen zur Anwendung nach Unfällen dürfen nicht konserviert werden und müssen nach Anbruch verworfen werden.

Augenwässer können weitere Hilfsstoffe enthalten, sofern diese physiologisch unbedenklich sind und die Wirksamkeit nicht nachteilig beeinflussen.

Die Behältnisse dürfen, von begründeten Ausnahmen abgesehen, höchstens 200 ml enthalten und keine Wertminderung durch Abgabe fremder Substanzen in die Zubereitung oder durch Diffusion von Inhaltsstoffen in die Behältniswand ermöglichen.

Prüfung auf Reinheit

Sterilität (V.2.1.1): Augenwässer müssen der Prüfung auf „Sterilität" entsprechen.

Lagerung

Falls erforderlich, vor Licht geschützt.

Beschriftung

Auf den Behältnissen müssen zugesetzte Konservierungsmittel angegeben werden. Auf Mehrdosenbehältnissen muß ein Hinweis enthalten sein, daß die Zubereitung nach Anbruch höchstens 6 Wochen lang verwendet werden darf und entnommene Flüssigkeit zu verwerfen ist.

Augenwässer müssen einen Hinweis tragen, daß die Spülvorrichtung vor Gebrauch gründlich zu reinigen ist.

Hinweis für die rezepturmäßige Herstellung von Augenwässern

Augenwässer sind mit **Wasser für Injektionszwecke** herzustellen.

Azathioprin

Azathioprinum

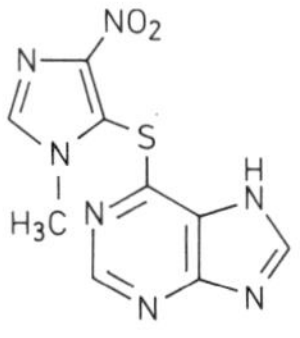

$C_9H_7N_7O_2S$ M_r 277,3

Azathioprin enthält mindestens 98,5 und höchstens 101,0 Prozent 6-(1-Methyl-4-nitro-5-imidazolylthio)purin, berechnet auf die getrocknete Substanz.

Eigenschaften

Blaßgelbes Pulver; praktisch unlöslich in Wasser, Ethanol und Chloroform. Die Substanz ist in verdünnten Alkalihydroxid-Lösungen löslich, in verdünnten Mineralsäuren wenig löslich.

Prüfung auf Identität

A. 0,150 g Substanz werden in 30 ml Dimethylsulfoxid *R* gelöst. Die Lösung wird mit 0,1 N-Salzsäure zu 500,0 ml verdünnt. 25,0 ml dieser Lösung werden mit 0,1 N-Salzsäure zu 1000,0 ml verdünnt. Die Lösung, zwischen 230 und 350 nm gemessen, zeigt ein Absorptionsmaximum (V.6.19) bei 280 nm. Die spezifische Absorption im Maximum liegt zwischen 600 und 660.

B. Das IR-Absorptionsspektrum (V.6.18) der Substanz zeigt im Vergleich mit dem von

Azathioprin *CRS* Maxima bei denselben Wellenlängen mit den gleichen relativen Intensitäten.

C. Etwa 20 mg Substanz werden mit 100 ml Wasser versetzt, erhitzt und anschließend abfiltriert. Werden 5 ml Filtrat mit 1 ml Salzsäure 36 % *R* und etwa 10 mg Zinkstaub *R* versetzt und 5 min lang stehengelassen, färbt sich die Lösung gelb. Nach dem Filtrieren wird in Eiswasser gekühlt, mit 0,1 ml Natriumnitrit-Lösung *R* und 0,1 g Sulfaminsäure *R* versetzt und bis zum Verschwinden der Gasblasen geschüttelt. Nach Zusatz von 1 ml 2-Naphthol-Lösung *R* bildet sich ein blaßrosa Niederschlag.

Prüfung auf Reinheit

Sauer oder alkalisch reagierende Substanzen: 0,5 g Substanz werden mit 25 ml kohlendioxidfreiem Wasser *R* versetzt, 15 min lang geschüttelt und anschließend abfiltriert. 20 ml Filtrat werden mit 0,1 ml Methylrot-Lösung *R* versetzt. Bis zum Farbumschlag dürfen höchstens 0,2 ml 0,01 N-Salzsäure oder 0,01 N-Natriumhydroxid-Lösung verbraucht werden.

Chlormethylnitroimidazol, Mercaptopurin: Die Prüfung erfolgt mit Hilfe der Dünnschichtchromatographie (V.6.20.2) unter Verwendung einer Schicht von Cellulose zur Chromatographie F_{254} *R*.

Untersuchungslösung: 0,2 g Substanz werden in Ammoniak-Lösung 10 % *R* zu 10 ml gelöst.
Vor Gebrauch frisch herzustellen.

Referenzlösung a: 10 mg Chlormethylnitroimidazol *CRS* werden in Ammoniak-Lösung 10 % *R* zu 50 ml gelöst.
Vor Gebrauch frisch herzustellen.

Referenzlösung b: 10 mg Mercaptopurin *R* werden in Ammoniak-Lösung 10 % *R* zu 50 ml gelöst.
Vor Gebrauch frisch herzustellen.

Auf die Platte werden getrennt 5 µl jeder Lösung aufgetragen. Die Chromatographie erfolgt mit 1-Butanol *R*, das mit Ammoniak-Lösung 10 % *R* gesättigt ist, über eine Laufstrecke von 15 cm. Die Platte wird bei 50 °C getrocknet und im ultravioletten Licht bei 254 nm ausgewertet. Im Chromatogramm der Untersuchungslösung auftretende, dem Chlormethylnitroimidazol und Mercaptopurin entsprechende Flecke dürfen nicht größer sein als die mit den Referenzlösungen a und b erhaltenen Flecke.

Trocknungsverlust (V.6.22): Höchstens 1,0 Prozent, mit 0,500 g Substanz durch Trocknen im Trockenschrank bei 100 bis 105 °C bestimmt.

Sulfatasche (V.3.2.14): Höchstens 0,1 Prozent, mit 1,0 g Substanz bestimmt.

Gehaltsbestimmung

0,250 g Substanz, in 25 ml Dimethylformamid *R* gelöst, werden nach „Titration in wasserfreiem Medium“ (V.3.5.5) mit 0,1 N-Tetrabutylammoniumhydroxid-Lösung titriert. Der Endpunkt wird mit Hilfe der „Potentiometrie“ (V.6.14) bestimmt.

1 ml 0,1 N-Tetrabutylammoniumhydroxid-Lösung entspricht 27,73 mg $C_9H_7N_7O_2S$.

Lagerung

Vor Licht geschützt.

Vorsichtig zu lagern!

Bacitracin

Bacitracinum

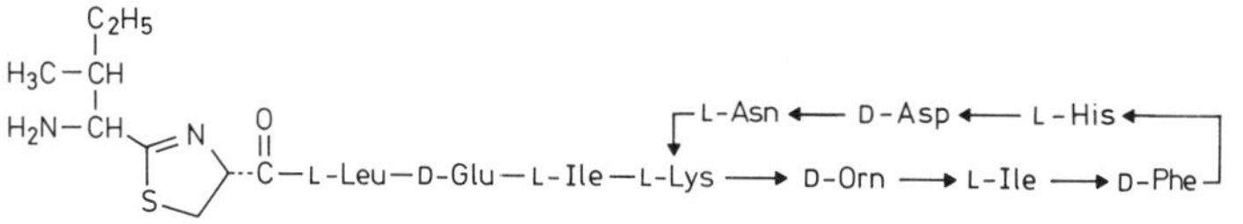

Bacitracin besteht aus einem oder mehreren antimikrobiell wirksamen Polypeptiden, die von bestimmten Stämmen von *Bacillus licheniformis* und *Bacillus subtilis* var. *Tracy* gebildet werden und bei der Hydrolyse folgende Aminosäuren liefern: L-Cystein, D-Glutaminsäure, L-Histidin, L-Isoleucin, L-Leucin, L-Lysin, D-Ornithin, D-Phenylalanin und DL-Asparaginsäure. Die Wirksamkeit der Substanz beträgt mindestens 60 I.E. je Milligramm, berechnet auf die getrocknete Substanz.

Eigenschaften

Weißes bis fast weißes Pulver, hygroskopisch; leicht löslich in Wasser und Ethanol, praktisch unlöslich in Chloroform und Ether.

Prüfung auf Identität

A. Die Prüfung erfolgt mit Hilfe der Dünnschichtchromatographie (V.6.20.2) unter Verwendung einer Schicht von Kieselgel G *R*.

Untersuchungslösung: 5 mg Substanz werden in einer Mischung von 0,5 ml Salzsäure 36 % *R* und 0,5 ml Wasser gelöst. Die Lösung wird in einem zugeschmolzenen Glasrohr 5 h lang auf 135 °C erhitzt. Anschließend wird im Wasserbad zur Trockne eingedampft, und das Erhitzen so lange fortgesetzt, bis der Geruch nach Salzsäure nicht mehr wahrnehmbar ist. Der Rückstand wird in 0,5 ml Wasser gelöst.

Referenzlösung: Die Referenzlösung wird, wie für die Untersuchungslösung beschrieben, mit 5 mg Bacitracin-Zink *CRS* anstelle der Substanz hergestellt.

Die folgenden Arbeiten müssen unter Ausschluß direkter Lichteinwirkung durchgeführt werden.

Auf die Platte werden getrennt 5 µl jeder Lösung bandförmig (10 mm lang) aufgetragen. Die Platte wird so in eine Chromatographiekammer gestellt, daß sie mit der mobilen Phase, die aus einer Mischung von 25 Teilen Wasser und 75 Teilen Phenol *R* besteht, nicht in Berührung kommt. Die Platte wird zur Imprägnierung mit den Dämpfen der mobilen Phase mindestens 12 h lang in der Kammer belassen. Die Chromatographie erfolgt mit derselben mobilen Phase über eine Laufstrecke von 12 cm. Die Platte wird bei 100 bis 105 °C getrocknet, anschließend mit Ninhydrin-Lösung *R* 1 besprüht und 5 min lang auf 110 °C erhitzt. Das Chromatogramm der Untersuchungslösung zeigt Zonen, die den mit der Referenzlösung erhaltenen Zonen entsprechen.

B. Werden 0,2 g Substanz geglüht, verbleibt nur ein geringfügiger Rückstand, der bei hoher Temperatur nicht gelb gefärbt ist. Nach dem Abkühlen wird der Rückstand in 0,1 ml Salzsäure 7 % *R* gelöst. Nach Zusatz von 5 ml Wasser und 0,2 ml Natriumhydroxid-Lösung 40 % *R* darf kein weißer Niederschlag entstehen.

C. Etwa 5 mg Substanz werden in 3 ml Wasser gelöst. Die Lösung wird mit 3 ml Natriumhydroxid-Lösung 8,5 % *R* versetzt und geschüttelt. Nach Zusatz von 0,5 ml einer 1prozentigen Lösung (*m*/V) von Kupfer(II)-sulfat *R* entsteht eine violette Färbung.

Prüfung auf Reinheit

Prüflösung: 0,25 g Substanz werden in kohlendioxidfreiem Wasser *R* zu 25 ml gelöst.

Aussehen der Lösung: Die Prüflösung muß klar (V.6.1) und darf nicht stärker gefärbt sein als die Farbvergleichslösung BG_5 (V.6.2, Methode II).

***p*H-Wert** (V.6.3.1): Der *p*H-Wert der Prüflösung muß zwischen 6,0 und 7,0 liegen.

Bacitracin F, verwandte Substanzen: 0,15 g Substanz werden in 0,1 N-Schwefelsäure zu 100,0 ml gelöst. 2,0 ml dieser Lösung werden mit 0,1 N-Schwefelsäure zu 10,0 ml verdünnt. Das Verhältnis der Absorption (V.6.19) bei 290 nm zu der bei 252 nm darf höchstens 0,20 betragen.

Trocknungsverlust (V.6.22): Höchstens 5,0 Prozent, mit 1,000 g Substanz durch 3 h langes Trocknen über Phosphor(V)-oxid *R* bei 60 °C unterhalb 0,1 kPa bestimmt.

Sulfatasche (V.3.2.14): Höchstens 3,0 Prozent, mit 1,0 g Substanz bestimmt.

Wertbestimmung

Die Ausführung erfolgt nach „Mikrobiologische Wertbestimmung von Antibiotika" (V.2.2.1) unter Verwendung von Bacitracin-Zink *CRS* als Referenzsubstanz.

Bacitracin zur Herstellung von Augentropfen ohne weitere Behandlung muß folgender zusätzlicher Anforderung entsprechen:

Sterilität (V.2.1.1): Die Substanz muß der „Prüfung auf Sterilität" entsprechen.

Lagerung

Dicht verschlossen, vor Wärme geschützt.

Beschriftung

Wenn die Substanz zur Herstellung von Augentropfen bestimmt ist, muß dies angegeben sein.

Vorsichtig zu lagern!

Bacitracin-Zink

Bacitracinum zincum

Bacitracin-Zink ist der Zink-Komplex des Bacitracins, das aus einem oder mehreren antimikrobiell wirksamen Polypeptiden besteht, die von bestimmten Stämmen von *Bacillus licheniformis* und *Bacillus subtilis* var. *Tracy* gebildet werden und bei der Hydrolyse folgende Aminosäuren liefern: L-Cystein, D-Glutaminsäure, L-Histidin, L-Isoleucin, L-Leucin, L-Lysin, D-Ornithin, D-Phenylalanin und DL-Asparaginsäure. Die Wirksamkeit der Substanz beträgt mindestens 60 I.E. je Milligramm, berechnet auf die getrocknete Substanz.

Eigenschaften

Weißes bis schwach gelblichgraues Pulver, hygroskopisch; schwer löslich in Wasser und Ethanol, sehr schwer löslich in Ether, praktisch unlöslich in Chloroform.

Prüfung auf Identität

A. Die Prüfung erfolgt mit Hilfe der Dünnschichtchromatographie (V.6.20.2) unter Verwendung einer Schicht von Kieselgel G *R*.

Untersuchungslösung: 5 mg Substanz werden in einer Mischung von 0,5 ml Salzsäure 36 % *R* und 0,5 ml Wasser gelöst. Die Lösung wird in einem zugeschmolzenen Glasrohr 5 h lang auf 135 °C erhitzt. Anschließend wird im Wasserbad zur Trockne eingedampft und das Erhitzen so lange fortgesetzt, bis der Geruch nach Salzsäure nicht mehr wahrnehmbar ist. Der Rückstand wird in 0,5 ml Wasser gelöst.

Referenzlösung: Die Referenzlösung wird, wie für die Untersuchungslösung beschrieben, mit 5 mg Bacitracin-Zink *CRS* anstelle der Substanz hergestellt.

Die folgenden Arbeiten müssen unter Ausschluß direkter Lichteinwirkung durchgeführt werden.

Auf die Platte werden getrennt 5 µl jeder Lösung bandförmig (10 mm lang) aufgetragen. Die Platte wird so in eine Chromatographiekammer gestellt, daß sie mit der mobilen Phase, die aus einer Mischung von 25 Teilen Wasser und 75 Teilen Phenol *R* besteht, nicht in Berührung kommt. Die Platte wird zur Imprägnierung mit den Dämpfen der mobilen Phase mindestens 12 h lang in der Kammer belassen. Die Chromatographie erfolgt mit derselben mobilen Phase über eine Laufstrecke von 12 cm. Die Platte wird bei 100 bis 105 °C getrocknet, anschließend mit Ninhydrin-Lösung *R* 1 besprüht und 5 min lang auf 110 °C erhitzt. Das Chromatogramm der Untersuchungslösung zeigt Zonen, die den mit der Referenzlösung erhaltenen Zonen entsprechen.

B. Etwa 5 mg Substanz werden in 3 ml Wasser gelöst. Die Lösung wird mit 3 ml Natriumhydroxid-Lösung 8,5 % *R* versetzt und geschüttelt. Nach Zusatz von 0,5 ml einer 1prozentigen Lösung (*m*/V) von Kupfer(II)-sulfat *R* entsteht eine violette Färbung.

C. 0,15 g Substanz werden geglüht. Nach dem Abkühlen wird der Rückstand in 1 ml Salzsäure 7 % *R* gelöst und die Lösung mit 4 ml Wasser versetzt. Die Lösung gibt die Identitätsreaktion auf Zink (V.3.1.1).

Prüfung auf Reinheit

***p*H-Wert** (V.6.3.1): 1,0 g Substanz wird etwa 1 min lang mit 10 ml kohlendioxidfreiem Wasser *R* geschüttelt und anschließend abfiltriert. Der *p*H-Wert des Filtrats muß zwischen 6,0 und 7,5 liegen.

Bacitracin F, verwandte Substanzen: 0,150 g Substanz werden mit 0,1 N-Schwefelsäure zu 100,0 ml gelöst. 2,0 ml dieser Lösung werden mit 0,1 N-Schwefelsäure zu 10,0 ml verdünnt. Das Verhältnis der Absorption (V.6.19) bei 290 nm zu der bei 252 nm darf höchstens 0,15 betragen.

Zink: 4,0 bis 6,0 Prozent, berechnet auf die getrocknete Substanz. 0,200 g Substanz werden in einer Mischung von 2,5 ml Essigsäure 12 % *R* und 2,5 ml Wasser gelöst. Nach Zusatz von 50 ml Wasser und 50 mg Xylenolorange-Verreibung *R* wird mit Methenamin *R* bis zur Rotfärbung versetzt. Nach Zusatz von 2 g Methenamin *R* im Überschuß wird mit 0,01 M-Natriumedetat-Lösung bis zur Gelbfärbung titriert.

1 ml 0,01 M-Natriumedetat-Lösung entspricht 0,654 mg Zn.

Trocknungsverlust (V.6.22): Höchstens 5,0 Prozent, mit 1,000 g Substanz durch 3 h langes Trocknen über Phosphor(V)-oxid *R* bei 60 °C unterhalb 0,1 kPa bestimmt.

Wertbestimmung

50,0 mg Substanz werden in 5 ml Wasser suspendiert. Nach Zusatz von 0,5 ml Salzsäure 7 % *R* wird mit Wasser zu 100,0 ml verdünnt und die Lösung 30 min lang stehengelassen. Die Ausführung erfolgt nach „Mikrobiologische Wertbestimmung von Antibiotika“ (V.2.2.1).

Bacitracin-Zink, das zum Sprühen in innere Körperhöhlungen bestimmt ist, muß folgenden zusätzlichen Anforderungen entsprechen:

Sterilität (V.2.1.1): Die Substanz muß der „Prüfung auf Sterilität“ entsprechen.

Pyrogene (V.2.1.4): Je Kilogramm Körpermasse eines Kaninchens wird 1 ml der überstehenden Flüssigkeit, die durch Zentrifugieren einer Suspension, die 11 mg Substanz je Milliliter in einer 0,9prozentigen Lösung (*m*/V) von Natriumchlorid enthält, erhalten wird, injiziert.

Anomale Toxizität (V.2.1.5): Jeder Maus werden 0,5 mg Substanz, suspendiert in 0,5 ml einer 0,9prozentigen Lösung (*m*/V) von Natriumchlorid, intraperitoneal injiziert. Ein geeignetes Suspensionsmittel kann verwendet werden.

Lagerung

Dicht verschlossen. Ist die Substanz zum Sprühen in innere Körperhöhlungen bestimmt, muß das Behältnis steril und mit einem Sicherheitsverschluß versehen sein.

Beschriftung

Wenn die Substanz zur Einbringung in geschlossene Körperhöhlen bestimmt ist, muß dies angegeben sein.

Vorsichtig zu lagern!

Bärentraubenblätter

Uvae ursi folium

Bärentraubenblätter bestehen aus den getrockneten Laubblättern von *Arctostaphylos uva-ursi* (L.) SPRENGEL. Sie enthalten mindestens 6,0 Prozent Hydrochinon-Derivate, berechnet als wasserfreies Arbutin ($C_{12}H_{16}O_7$, M_r 272,3) und bezogen auf die getrocknete Droge.

Beschreibung

Die Droge hat einen schwachen, eigenartigen Geruch und einen zusammenziehenden, schwach bitteren Geschmack. Die Blätter sind oberseits mehr oder weniger glänzend, dunkel- bis gelblichgrün, unterseits matt, blaßgrün. Gelegentlich kommen auch rötlichbraun verfärbte Blätter vor. Die unbehaarte, ganzrandige, spatel- oder verkehrt eiförmige, etwa 0,7 bis

2,5 cm lange Spreite ist in den etwa 1 bis 5 mm langen Blattstiel verschmälert. Sie besitzt eine feine Netznervatur. Nur ganz junge Blätter zeigen eine schwache Behaarung.

Mikroskopische Merkmale: Das Blatt zeigt auf beiden Seiten Epidermiszellen mit derben, geraden, spärlich getüpfelten Querwänden und einer dicken, glatten Kutikula. Nur auf der Unterseite finden sich große, rundliche Spaltöffnungen vom anomocytischen Typ (V.4.3) mit ovalem Vorhof, die von 7 bis 11 Nebenzellen umgeben sind. Im Querschnitt: dorsiventrales Mesophyll mit 3 bis 4 Lagen von Palisadenzellen; kollaterales Leitbündel des Hauptnervs oben und unten mit Kollenchymbelägen; Sekundärnerven mit Sklerenchymfasern und Zellreihen, welche Einzelkristalle aus Calciumoxalat führen; selten Haare.

Pulverdroge: Das Pulver ist grün, graugrün oder grüngelb gefärbt. Es besteht aus Epidermisfragmenten mit dicker, oft rissiger Kutikula; Fragmenten der unteren Epidermis mit großen Spaltöffnungen vom anomocytischen Typ (V.4.3); Fragmenten von dünnwandigem Mesophyll und farblosem Kollenchym; Sklerenchymfasern, häufig in Begleitung von Zellreihen mit Einzelkristallen; selten Haare.

Prüfung auf Identität

A. 0,10 g pulverisierte Droge (355) werden mit 10 ml Salzsäure 7 % *R* zum Sieden erhitzt; das Gemisch wird nach dem Erkalten mit 10 ml Ether *R* ausgeschüttelt. Der Eindampfrückstand des Etherauszuges gibt durch Mikrosublimation bei 120 bis 140 °C farblose Kristallnadeln. Das Sublimat wird auf Zusatz von 0,5 ml ammoniakalischer Silbernitrat-Lösung *R* schwarz gefärbt.

B. Die Prüfung erfolgt mit Hilfe der Dünnschichtchromatographie (V.6.20.2) unter Verwendung einer Schicht von Kieselgel G *R*.

Untersuchungslösung: 0,5 g pulverisierte Droge (355) werden 10 min lang mit 5 ml einer Mischung von gleichen Volumteilen Methanol *R* und Wasser unter Rückflußkühlung auf dem Wasserbad erhitzt. Danach wird heiß filtriert und unter Nachwaschen des Filters und des Kolbens mit der Methanol-Wasser-Mischung zu 5 ml aufgefüllt.

Referenzlösung: Je 25 mg Arbutin *RN*, Gallussäure *RN* und Hydrochinon *R* werden in 10 ml Methanol *R* gelöst.

Auf die Platte werden getrennt 20 µl Untersuchungslösung und 10 µl Referenzlösung bandförmig (20 mm × 3 mm) aufgetragen. Die Startzonen werden 5 min lang im Kaltluftstrom getrocknet. Die Chromatographie erfolgt mit einer Mischung von 9 Volumteilen Wasser, 12 Volumteilen wasserfreier Ameisensäure *R*, 19 Volumteilen Chloroform *R* und 60 Volumteilen Ethylacetat *R*, wobei 2mal mit dem gleichen Fließmittel über eine Laufstrecke von 10 cm entwickelt wird. Das Chromatogramm wird bei 100 bis 105 °C bis zum Verschwinden der Ameisensäure getrocknet. Das Chromatogramm wird mit etwa 15 ml einer 1prozentigen Lösung (*m*/V) von Dichlorchinonchlorimid *R* in Methanol *R* (für eine 200-mm × 200-mm-Platte) besprüht und anschließend vorsichtig Ammoniakdämpfen ausgesetzt. Im Chromatogramm der Referenzlösung liegt in der unteren Hälfte die blaue bis violette Zone des Arbutins und in der oberen Hälfte die braune bis graubraune Zone der Gallussäure; die braune Zone des Hydrochinons liegt etwas darüber. Im Chromatogramm der Untersuchungslösung erscheint die starke Zone des Arbutins, die auch geringe Mengen Methylarbutin enthalten kann. Direkt darüber befindet sich eine graue bis graugrüne Zone (Hyperosid). Die Zone der Gallussäure ist gut erkennbar, während die braune Zone des Hydrochinons und die blaue Zone des Methylhydrochinons nur schwach hervortreten. Einige weitere graue oder blaugraue, meist schwache Zonen sind im Chromatogramm enthalten.

Prüfung auf Reinheit

Fremde Bestandteile (V.4.2): Höchstens 3 Prozent und höchstens 5 Prozent Stengelteile.

Trocknungsverlust (V.6.22): Höchstens 10,0 Prozent, mit 1,000 g pulverisierter Droge (355) durch 2 h langes Trocknen im Trockenschrank bei 100 bis 105 °C bestimmt.

Asche (V.3.2.16): Höchstens 5,0 Prozent, mit 1,00 g pulverisierter Droge bestimmt.

Gehaltsbestimmung

0,400 g pulverisierte Droge (250) werden mit 50 ml Wasser versetzt, 30 min lang zum Sieden erhitzt und nach dem Abkühlen in einem Meßkolben mit Wasser zu 250 ml verdünnt. Nach dem Absetzen der Teilchen werden 5,0 ml der

Lösung in einem Scheidetrichter mit 45 ml Wasser und 1 ml einer 2prozentigen Lösung (*m*/V) von Aminopyrazolon *R*, 0,5 ml Ammoniak-Lösung 3,5 % *R* und 1 ml einer 8prozentigen Lösung (*m*/V) von Kaliumhexacyanoferrat(III) *R* versetzt. Nach jeder Reagenzzugabe wird gründlich gemischt. Nach 5 min langem Stehenlassen wird mit 25 ml Chloroform *R* ausgeschüttelt. Die Chloroformphase wird durch einen mit Chloroform *R* befeuchteten Wattebausch in einen 100-ml-Meßkolben filtriert. Die wäßrige Phase wird noch 2- bis 3mal mit je 25 ml Chloroform *R* ausgeschüttelt und die Chloroform-Auszüge mit Chloroform *R* zu 100,0 ml verdünnt. Die Absorption (V.6.19) der Lösung wird bei 455 nm gegen Wasser gemessen.

Der Berechnung des Gehalts an Hydrochinon-Derivaten, berechnet als wasserfreies Arbutin, wird eine spezifische Absorption $A_{1\,cm}^{1\%}$ = 648 zugrunde gelegt.

Lagerung

Vor Licht geschützt.

Hinweis

Abkochungen sind aus pulverisierter Droge (710) herzustellen.

Baldriantinktur

Valerianae tinctura

Tinktur aus Baldrianwurzel. Die Tinktur hat einen Trockenrückstand von mindestens 3,0 Prozent.

Herstellung

Baldriantinktur wird aus 1 Teil pulverisierter Baldrianwurzel (710) und 5 Teilen Ethanol 70 % (V/V) nach dem in der Monographie **Tinkturen** beschriebenen Verfahren der Perkolation hergestellt.

Eigenschaften

Dunkelbraune Flüssigkeit von starkem, charakteristischem Geruch und Geschmack.

Prüfung auf Identität

Die Prüfung erfolgt mit Hilfe der Dünnschichtchromatographie (V.6.20.2) unter Verwendung einer Schicht von Kieselgel G *R*.

Untersuchungslösung: 5 ml Tinktur werden auf etwa 2 ml eingeengt und mit 3 ml einer 10prozentigen Lösung (*m*/V) von Kaliumhydroxid *R* in Wasser versetzt. Die Mischung wird 2mal mit je 5 ml Dichlormethan *R* ausgeschüttelt und die organische Phase verworfen. Die wäßrige Phase wird 10 min lang im Wasserbad bei 40 °C gehalten, abgekühlt, mit Salzsäure 7 % *R* angesäuert und wiederum 2mal mit je 5 ml Dichlormethan *R* ausgeschüttelt. Die vereinigten organischen Phasen werden über wasserfreiem Natriumsulfat *R* getrocknet und anschließend filtriert. Das Filtrat wird zur Trockne eingedampft und der Rückstand in 1,0 ml Dichlormethan *R* aufgenommen.

Referenzlösung: Je 5 mg Fluorescein *RN* und Sudanrot G *R* werden in 10 ml Methanol *R* gelöst.

Auf die Platte werden getrennt 20 µl Untersuchungslösung und 10 µl Referenzlösung bandförmig (20 mm × 3 mm) aufgetragen. Die Chromatographie erfolgt mit einer Mischung von 0,5 Volumteilen Essigsäure 98 % *R*, 35 Volumteilen Ethylacetat *R* und 65 Volumteilen Hexan *R* über eine Laufstrecke von 10 cm. Nach Verdunsten des Fließmittels wird das Chromatogramm im Tageslicht betrachtet. Etwa im mittleren Bereich liegt im Chromatogramm der Referenzlösung die rote Zone von Sudanrot G und im unteren Bereich die grüngelbe Zone des Fluoresceins. Anschließend wird die Platte mit etwa 10 ml Anisaldehyd-Reagenz *R* (für eine 200-mm × 200-mm-Platte) besprüht und 5 bis 10 min lang unter Beobachtung auf 100 bis 105 °C erhitzt. Die Auswertung erfolgt im Tageslicht. Im Chromatogramm der Untersuchungslösung befindet sich etwa in Höhe des Fluoresceins die intensiv blaue Zone der Hydroxyvalerensäure und in Höhe von Sudanrot G die violette Zone der Valerensäure. In der oberen Hälfte des Chromatogramms befinden sich weitere, meist schwächere, rosa bis violett gefärbte Zonen.

Liegt eine Tinktur aus mexikanischem Baldrian oder aus anderen Baldrian-Arten vor, so fehlen die Zonen der Valeren- und Hydroxyvalerensäure.

Prüfung auf Reinheit

Ethanolgehalt (V.5.3.1): 63,5 bis 69,0 Prozent (V/V).

Isopropylalkohol (V.3.3.N3).

Methanol (V.3.3.N2).

Trockenrückstand (V.6.22.N2): Mindestens 3,0 Prozent.

Lagerung

Dicht verschlossen, vor Licht geschützt.

Baldrianwurzel

Valerianae radix

Baldrianwurzel besteht aus den unterirdischen, unterhalb 40 °C sorgfältig getrockneten Organen von *Valeriana officinalis* L. s. l. Die Droge umfaßt den Wurzelstock, die Wurzeln sowie die Ausläufer und enthält mindestens 0,5 Prozent (V/*m*) ätherisches Öl.

Beschreibung

Die Droge besitzt einen charakteristischen, durchdringenden, an Isovaleriansäure und Campher erinnernden Geruch. Der Geschmack ist zuerst süßlich, später würzig und schwach bitter.

Der eiförmige bis zylindrische, gelblichgraue bis hellgraubraune Wurzelstock ist bis 50 mm lang und 30 mm im Durchmesser. Gegen die Basis verjüngt er sich oder erscheint zusammengedrückt. Er besitzt zahlreiche Wurzeln, die ihn oft verdecken können. Der Wurzelstock weist an der Oberseite gewöhnlich eine schalenförmige Narbe von den oberirdischen Teilen auf. Stengelreste sind selten vorhanden. Der Längsschnitt zeigt ein Mark mit Lücken und Querwänden. Die zahlreichen, nahezu zylindrischen Wurzeln sind 1 bis 3 mm im Durchmesser, manchmal mehr als 100 mm lang und von der gleichen Färbung wie der Wurzelstock. Die fadenförmigen Seitenwurzeln sind brüchig und nicht sehr zahlreich. Der Bruch ist kurz. Die hellgelblichgrauen Ausläufer zeigen verdickte Knoten getrennt durch längsgestreifte Internodien von 20 bis 50 mm Länge, mit faserigem Bruch.

Mikroskopische Merkmale: Der Querschnitt der Wurzel zeigt eine Epidermis von kleinen, verkorkten Zellen, die gelegentlich Saughaare tragen. Die Exodermis besteht aus ein bis zwei Lagen von größeren, verkorkten Zellen, die oft Tropfen von ätherischem Öl führen. Die nächsten zwei bis vier Lagen bestehen aus dünnwandigen oder kolenchymatischen, manchmal verkorkten Zellen mit harzartigem Inhalt. Das reichlich entwickelte, stärkeführende Parenchym besitzt polygonale bis rundliche Zellen. Die Stärkekörner sind einfach oder zusammengesetzt. Die einfachen Stärkekörner sind rundlich, 5 bis 15 µm im Durchmesser und zeigen manchmal ein spalt- oder sternförmiges Hilum. Die aus zwei bis sechs Einzelkörnern zusammengesetzten Stärkekörner sind bis zu 20 µm im Durchmesser. Die aus einer Lage von verkorkten, tangential gestreckten Zellen bestehende Endodermis ist deutlich zu erkennen. Im Zentralzylinder umgibt eine stärkeführende Schicht die Zone des Phloems. Das Kambium ist oft nicht erkennbar. Die Gefäße bilden einen gelegentlich unterbrochenen Kranz um das stärkeführende Mark. Der Wurzelstock zeigt im Querschnitt eine von den Wurzeln verschiedene, durch das Einmünden von zahlreichen Leitbündeln aus den Wurzeln und Ausläufern viel komplexere Anatomie. Epidermis und Exodermis sind teilweise durch eine dünne Korkschicht ersetzt. Das umfangreiche Mark enthält Lücken verschiedener Größe. Die größten von ihnen sind durch teilweise sklerifizierte Gewebeschichten getrennt.

Pulverdroge: Das hellbraune Pulver ist durch zahlreiche Parenchymfragmente mit rundlichen bis gestreckten Zellen, die oben beschriebene Stärke enthalten, sowie durch hellbraunes Harz enthaltende Zellen und durch vereinzelte, rechteckige Steinzellen mit getüpfelter, 5 bis 15 µm dicker Wand charakterisiert. Gefäße, einzeln oder in wenig kompakten Bündeln, mit einem Durchmesser von 10 bis 50 µm sowie vereinzelte Saughaare der Wurzeln und Fragmente von Korkgewebe sind vorhanden.

Prüfung auf Identität

0,2 g frisch pulverisierte Droge werden mit 5 ml Dichlormethan *R* versetzt. Unter mehrmaligem Umschütteln wird 5 min lang stehengelassen, anschließend filtriert und das Filter mit 2 ml Dichlormethan *R* gewaschen. Filtrat und Waschflüssigkeit werden in einem Reagenzglas vereinigt. Anschließend wird im Wasserbad die zum Verdampfen des Lösungsmittels gerade notwendige Zeit lang erhitzt. Der Rückstand wird in 0,2 ml Methanol *R* gelöst (Lösung a). 0,1 ml Lösung a werden mit 3 ml einer Mischung von gleichen Volumteilen Essigsäure

98 % *R* und Salzsäure 25 % *R* versetzt. Die Mischung wird mehrmals umgeschüttelt. Innerhalb 15 min entsteht eine Blaufärbung.

Prüfung auf Reinheit

Chromatographie: Die Prüfung erfolgt mit Hilfe der Dünnschichtchromatographie (V.6.20.2) unter Verwendung einer Schicht von Kieselgel G *R*.

Untersuchungslösung: Die bei der ,,Prüfung auf Identität" hergestellte Lösung a wird verwendet.

Referenzlösung: 2 mg Aminoazobenzol *R* und 2 mg Sudanrot G *R* werden in Methanol *R* zu 10 ml gelöst.

Auf die Platte werden getrennt 10 µl jeder Lösung bandförmig (20 mm × 3 mm) aufgetragen. Die Chromatographie erfolgt zweimal mit einer Mischung von 30 Volumteilen Ethylacetat *R* und 70 Volumteilen Hexan *R* über eine Laufstrecke von 10 cm. Die Platte wird mit 10 ml Anisaldehyd-Reagenz *R* besprüht (für eine 200-mm × 200-mm-Platte) und unter Beobachtung 5 bis 10 min lang auf 100 bis 105 °C erhitzt. Das Chromatogramm der Untersuchungslösung zeigt in der Mitte bei einem Rf-Wert, der zwischen den Rf-Werten der rosa Zone (Sudanrot G) und der orangen Zone (Aminoazobenzol) im Chromatogramm der Referenzlösung liegt, eine tiefviolette Zone (Valerensäure) und oberhalb dieser Zone manchmal eine graubraune Zone (Valtrat und Isovaltrat); eine schwach violette Zone (Acetoxyvalerensäure) mit einem Rf-Wert, der kleiner ist als der Rf-Wert der Zone von Aminoazobenzol; graue Zonen, die zwischen der Zone der Valerensäure und dem Startpunkt liegen, und im oberen Teil eine Anzahl von violetten Zonen mit unterschiedlicher Intensität. Unmittelbar über dem Startpunkt kann eine schwach violette Zone sichtbar sein.

Extraktgehalt: 2,00 g pulverisierte Droge (250) werden mit einer Mischung von 8 g Wasser und 12 g Ethanol 96 % *R* versetzt und unter häufigem Umschütteln 2 h lang mazeriert; anschließend wird filtriert. 5 g Filtrat werden im Wasserbad zur Trockne eingedampft. Der bei 100 bis 105 °C getrocknete Rückstand muß mindestens 75 mg betragen (15,0 Prozent).

Sulfatasche (V.3.2.14): Höchstens 15,0 Prozent, mit 1,00 g pulverisierter Droge bestimmt.

Salzsäureunlösliche Asche (V.4.1): Höchstens 7,0 Prozent.

Gehaltsbestimmung

Die Bestimmung erfolgt nach ,,Gehaltsbestimmung des ätherischen Öles in Drogen" (V.4.5.8) unter Verwendung von 25,0 g frisch pulverisierter Droge (500), einem 1000-ml-Rundkolben, 300 ml Wasser als Destillationsflüssigkeit und 0,50 ml Xylol *R* als Vorlage. 4 h lang wird mit einer Geschwindigkeit von 3 bis 4 ml je Minute destilliert.

Lagerung

Vor Licht geschützt.

Barbital

Barbitalum

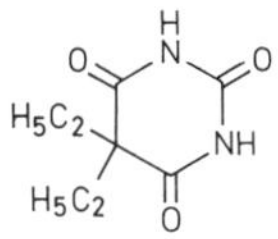

$C_8H_{12}N_2O_3$ M_r 184,2

Barbital enthält mindestens 99,0 und höchstens 101,0 Prozent 5,5-Diethylbarbitursäure, berechnet auf die getrocknete Substanz.

Eigenschaften

Farblose Kristalle oder weißes, kristallines Pulver, geruchlos; schwer löslich in Wasser, löslich in siedendem Wasser, Ethanol und Ether, schwer löslich in Chloroform. Die Substanz gibt wasserlösliche Verbindungen mit Alkalihydroxiden, Alkalicarbonaten und Ammoniak-Lösung.

Prüfung auf Identität

Die Prüfung B kann entfallen, wenn die Prüfungen A, C und D durchgeführt werden. Die Prüfungen C und D können entfallen, wenn die Prüfungen A und B durchgeführt werden.

A. Die Schmelztemperatur (V.6.11.1) der Substanz wird bestimmt. Gleiche Teile Substanz und Barbital *CRS* werden gemischt und die Schmelztemperatur der Mischung bestimmt.

Die Differenz zwischen beiden Schmelztemperaturen bei etwa 190 °C darf höchstens 2 °C betragen.

B. Das IR-Absorptionsspektrum (V.6.18) der Substanz zeigt im Vergleich mit dem von Barbital *CRS* Maxima bei denselben Wellenlängen mit den gleichen relativen Intensitäten.

C. Die Prüfung erfolgt mit Hilfe der Dünnschichtchromatographie (V.6.20.2) unter Verwendung einer Schicht von Kieselgel GF_{254} *R*.

Untersuchungslösung: 75 mg Substanz werden in Ethanol 96 % *R* zu 25 ml gelöst.

Referenzlösung: 75 mg Barbital *CRS* werden in Ethanol 96 % *R* zu 25 ml gelöst.

Auf die Platte werden getrennt 10 µl jeder Lösung aufgetragen. Die Chromatographie erfolgt mit der unteren Phase einer Mischung von 5 Volumteilen Ammoniak-Lösung 26 % *R*, 15 Volumteilen Ethanol 96 % *R* und 80 Volumteilen Chloroform *R* über eine Laufstrecke von 18 cm. Das Chromatogramm wird sofort im ultravioletten Licht bei 254 nm ausgewertet. Der Hauptfleck im Chromatogramm der Untersuchungslösung entspricht in bezug auf Lage und Größe dem mit der Referenzlösung erhaltenen Hauptfleck.

D. Die Substanz gibt die Identitätsreaktion auf nicht am Stickstoff substituierte Barbiturate (V.3.1.1).

Prüfung auf Reinheit

Aussehen der Lösung: 1,0 g Substanz wird in einer Mischung von 4 ml Natriumhydroxid-Lösung 8,5 % *R* und 6 ml Wasser gelöst. Die Lösung muß klar (V.6.1) und darf nicht stärker gefärbt sein als die Farbvergleichslösung G_6 (V.6.2, Methode II).

Sauer reagierende Substanzen: 1,0 g Substanz wird mit 50 ml Wasser 2 min lang zum Sieden erhitzt. Nach dem Abkühlen wird abfiltriert. 10 ml Filtrat werden mit 0,15 ml Methylrot-Lösung *R* versetzt. Die Lösung muß orangegelb gefärbt sein. Bis zum Farbumschlag ins reine Gelb dürfen höchstens 0,1 ml 0,1 N-Natriumhydroxid-Lösung verbraucht werden.

Verwandte Substanzen: Die Prüfung erfolgt mit Hilfe der Dünnschichtchromatographie (V.6.20.2) unter Verwendung einer Schicht von Kieselgel GF_{254} *R*.

Untersuchungslösung: 1,0 g Substanz wird in Ethanol 96 % *R* zu 100 ml gelöst.

Referenzlösung: 0,5 ml Untersuchungslösung werden mit Ethanol 96 % *R* zu 100 ml verdünnt.

Auf die Platte werden getrennt 20 µl jeder Lösung aufgetragen. Die Chromatographie erfolgt mit der unteren Phase einer Mischung von 5 Volumteilen Ammoniak-Lösung 26 % *R*, 15 Volumteilen Ethanol 96 % *R* und 80 Volumteilen Chloroform *R* über eine Laufstrecke von 15 cm. Das Chromatogramm wird sofort im ultravioletten Licht bei 254 nm ausgewertet, mit Diphenylcarbazon-Quecksilber(II)-chlorid-Reagenz *R* besprüht und an der Luft trocknen gelassen. Die Platte wird anschließend mit frisch hergestellter ethanolischer Kaliumhydroxid-Lösung 3 % *R*, die mit aldehydfreiem Ethanol 96 % *R* im Verhältnis 1 zu 5 verdünnt ist, besprüht und 5 min lang bei 100 bis 105 °C erhitzt. Das Chromatogramm wird sofort ausgewertet. Sowohl bei der Auswertung im ultravioletten Licht als auch nach dem Besprühen darf kein im Chromatogramm der Untersuchungslösung auftretender Nebenfleck größer oder stärker gefärbt sein als der mit der Referenzlösung erhaltene Fleck.

Trocknungsverlust (V.6.22): Höchstens 0,5 Prozent, mit 1,000 g Substanz durch Trocknen im Trockenschrank bei 100 bis 105 °C bestimmt.

Sulfatasche (V.3.2.14): Höchstens 0,1 Prozent, mit 1,0 g Substanz bestimmt.

Gehaltsbestimmung

85,0 mg Substanz werden in 5 ml Pyridin *R* gelöst. Die Lösung wird mit 0,5 ml Thymolphthalein-Lösung *R* sowie 10 ml Silbernitrat-Pyridin *R* versetzt und mit 0,1 N-ethanolischer-Natriumhydroxid-Lösung bis zur reinen Blaufärbung titriert. Ein Blindversuch wird durchgeführt.

1 ml 0,1 N-ethanolische-Natriumhydroxid-Lösung entspricht 9,21 mg $C_8H_{12}N_2O_3$.

Vorsichtig zu lagern!

Bariumsulfat

Barii sulfas

$BaSO_4$ M_r 233,4

Eigenschaften

Feines, schweres, weißes Pulver, frei von körnigen Teilchen, geruchlos; praktisch unlöslich in Wasser, sehr schwer löslich in Säuren und Alkalihydroxid-Lösungen, praktisch unlöslich in organischen Lösungsmitteln.

Prüfung auf Identität

A. Der Rückstand von Prüfung B wird dreimal mit wenig Wasser ausgewaschen und mit 5 ml Salzsäure 7 % *R* übergossen; anschließend wird filtriert. Das Filtrat gibt mit 0,3 ml Schwefelsäure 10 % *R* einen weißen, in Natriumhydroxid-Lösung 8,5 % *R* unlöslichen Niederschlag.

B. 0,2 g Substanz werden 5 min lang mit 5 ml einer 50prozentigen Lösung (*m*/V) von Natriumcarbonat *R* zum Sieden erhitzt. Nach Zusatz von 10 ml Wasser wird filtriert. Ein Teil des Filtrates wird mit Salzsäure 7 % *R* angesäuert. Die Lösung gibt die Identitätsreaktionen auf Sulfat (V.3.1.1).

Prüfung auf Reinheit

Prüflösung: 20,0 g Substanz werden 5 min lang mit einer Mischung von 40 ml destilliertem Wasser und 60 ml Essigsäure 12 % *R* zum Sieden erhitzt. Anschließend wird filtriert und das erkaltete Filtrat mit Wasser zu 100 ml verdünnt.

Sauer oder alkalisch reagierende Substanzen: 5,0 g Substanz werden 5 min lang mit 20 ml kohlendioxidfreiem Wasser *R* auf dem Wasserbad erwärmt; anschließend wird filtriert. 10 ml Filtrat werden mit 0,05 ml Bromthymolblau-Lösung *R* 1 versetzt. Bis zum Farbumschlag dürfen höchstens 0,5 ml 0,01 N-Salzsäure oder 0,01 N-Natriumhydroxid-Lösung verbraucht werden.

Säurelösliche Substanzen: Höchstens 0,3 Prozent. 25 ml Prüflösung werden im Wasserbad zur Trockne eingedampft und bei 100 bis 105 °C bis zur konstanten Masse getrocknet. Der Rückstand darf höchstens 15 mg betragen.

Oxidierbare Schwefelverbindungen: 1,0 g Substanz wird mit 5 ml Wasser 30 s lang geschüttelt; anschließend wird abfiltriert. Das Filtrat wird mit 0,1 ml Stärke-Lösung *R* versetzt, und 0,1 g Kaliumiodid *R* werden in dieser Mischung gelöst. Dann werden 1,0 ml einer frisch hergestellten 0,00036prozentigen Lösung (*m*/V) von Kaliumiodat *R* und 1 ml 1 N-Salzsäure hinzugefügt. Nach dem Umschütteln muß die Lösung stärker gefärbt sein als eine gleichzeitig unter gleichen Bedingungen hergestellte Referenzlösung ohne Zusatz von Kaliumiodat.

Lösliche Bariumsalze: 10 ml Prüflösung werden mit 1 ml Schwefelsäure 10 % *R* versetzt. Nach 1 h darf die Opaleszenz der Lösung nicht stärker sein als diejenige einer Mischung von 10 ml Prüflösung und 1 ml Wasser.

Phosphat: 1,0 g Substanz wird mit einer Mischung von 3 ml Salpetersäure 12,5 % *R* und 7 ml Wasser versetzt und 5 min lang im Wasserbad erwärmt. Anschließend wird abfiltriert, das Filtrat mit Wasser zu 10 ml verdünnt und 5 ml Molybdat-Vanadat-Reagenz *R* werden zugefügt. Zur Herstellung der Referenzlösung werden 10 ml Phosphat-Lösung (5 ppm PO_4) *R* verwendet. Nach 5 min darf die Untersuchungslösung nicht stärker gelb gefärbt sein als die gleichzeitig unter gleichen Bedingungen hergestellte Referenzlösung (50 ppm).

Arsen (V.3.2.2): 0,5 g Substanz werden in einem Kjeldahl-Kolben mit einer Mischung von 2 ml Salpetersäure 65 % *R* und 30 ml Wasser geschüttelt. Anschließend wird ein kleiner Trichter auf den Kolben gesetzt und der schräggestellte Kolben 2 h lang auf dem Wasserbad erwärmt. Nach dem Erkalten wird zum Ausgangsvolumen mit Wasser ergänzt, filtriert und der Rückstand durch Dekantieren dreimal mit je 5 ml Wasser ausgewaschen. Filtrat und Waschwasser werden vereinigt. Nach Zugabe von 1 ml Schwefelsäure 96 % *R* wird auf dem Wasserbad zur Trockne eingedampft und so lange erhitzt, bis weiße Dämpfe entstehen. Der Rückstand wird in 10 ml Schwefelsäure 10 % *R* gelöst. Nach Zugabe von 10 ml Wasser muß die Lösung der Grenzprüfung A auf Arsen entsprechen (2 ppm).

Schwermetalle (V.3.2.8): 7,5 ml Prüflösung werden mit Wasser zu 15 ml verdünnt. 12 ml der Lösung müssen der Grenzprüfung A auf Schwermetalle entsprechen (10 ppm). Zur Herstellung der Referenzlösung wird die Blei-Lösung (1 ppm Pb) *R* verwendet.

Glühverlust: Höchstens 2,0 Prozent, mit 1,000 g Substanz durch Glühen bei 600 °C bestimmt.

Sedimentation: 5,0 g Substanz werden in einem graduierten Mischzylinder mit Glasstopfen von 50 ml Inhalt (Länge der Einteilung 140 mm) mit Wasser zu 50 ml versetzt. Das Gemisch wird 5 min lang geschüttelt und anschließend 15 min lang stehengelassen. Die Substanz darf nicht vollständig unter den Teilstrich 15 ml herabsinken.

Hinweis

Wenn in der ärztlichen Verordnung die Bezeichnung ,,sulfas", ,,sulfuricum" oder die Endsilbe ,,sulfat" abgekürzt ist, ist **Bariumsulfat** abzugeben.

BCG-Impfstoff (gefriergetrocknet)

Vaccinum tuberculosis (BCG) cryodesiccatum

BCG-Impfstoff (gefriergetrocknet) ist eine Zubereitung aus lebenden Bakterien, die aus einer Kultur des Bacillus Calmette und Guérin (*Mycobacterium bovis*, BCG-Stamm) gewonnen wird; seine Fähigkeit zum Schutz des Menschen gegen Tuberkulose ist nachgewiesen.

Die Zubereitung besteht aus einem weißen Pulver oder einer weißen Kruste. Nach Resuspendierung, entsprechend den Angaben in der Beschriftung, entsteht eine Suspension für die intradermale Injektion.

Die Herstellung des Impfstoffs basiert auf einem Saatmaterialsystem. Der Stamm wird so ausgewählt und gehalten, daß seine Stabilität, seine Fähigkeit zur Sensibilisierung von Menschen und Meerschweinchen gegen Tuberkulin und zum Schutz von Tieren gegen Tuberkulose sowie seine relative Apathogenität für den Menschen und für Laboratoriumstiere erhalten bleiben. Aus dem Saatmaterial wird eine geeignete Impfstoffcharge hergestellt und für die Verwendung als Referenzimpfstoff für die unten vorgeschriebenen Prüfungen aufbewahrt.

Der Impfstoff wird aus Kulturen hergestellt, die möglichst wenig, keinesfalls jedoch mehr als zwölf Passagen von dem ursprünglichen Saatmaterial entfernt sind. Im Verlauf dieser Passagen wird die Zubereitung höchstens einmal gefriergetrocknet. Die Bakterien werden in einem geeigneten Nährmedium als Oberflächenkultur höchstens 10 Tage oder in einer Submerskultur höchstens 14 Tage lang gezüchtet. Die Kultur wird geerntet und in einem sterilen, flüssigen Medium suspendiert, das die Lebensfähigkeit des Impfstoffs schützt, was durch eine geeignete Methode zur Lebendkeimzählung bestimmt wird. Die Zubereitung wird in sterile Behältnisse abgefüllt und bis zu einer Restfeuchte, welche die Stabilität des Impfstoffs erhält, gefriergetrocknet. Die Behältnisse werden unter Bedingungen verschlossen, die eine Verunreinigung, insbesondere mit virulenten Tuberkelbakterien, verhindern.

In einer geeigneten Prüfung auf Überempfindlichkeit vom Spättyp beim Meerschweinchen wird nachgewiesen, daß sich der Impfstoff nicht signifikant vom Referenzimpfstoff unterscheidet.

Prüfung auf Identität

Der Impfstoff wird durch mikroskopische Untersuchung der Bakterien in gefärbten Ausstrichen, die deren Säurefestigkeit zeigen, durch das charakteristische Aussehen des Koloniewachstums auf festem Nährmedium und durch die unten beschriebenen biologischen Prüfungen identifiziert.

Prüfung auf Reinheit

Virulente Mykobakterien: Jedem von 6 Meerschweinchen von je 250 bis 400 g Körpermasse, die zuvor keine die Prüfung möglicherweise störende Behandlung erhalten haben, wird eine Menge des resuspendierten Impfstoffs, die mindestens 50 Dosen entspricht, subkutan oder intramuskulär injiziert. Die Tiere werden mindestens 42 Tage lang beobachtet. Am Ende dieses Zeitraums werden die Tiere getötet und seziert. Dabei wird auf Anzeichen für eine Tuberkulose-Infektion untersucht, wobei geringfügige Reaktionen an der Injektionsstelle unberücksichtigt bleiben. Tiere, die während der Beobachtungszeit sterben, werden ebenfalls auf Tuberkulose untersucht. Der Impfstoff entspricht der Prüfung, wenn keines der Meerschweinchen Anzeichen von Tuberkulose zeigt und höchstens ein Tier während der Beobachtungszeit stirbt. Wenn höchstens zwei Tiere während dieses Zeitraumes sterben und sich bei der Sektion kein Hinweis auf Tuberkulose ergibt, so wird die Prüfung an sechs weiteren

Meerschweinchen wiederholt. Der Impfstoff entspricht der Prüfung, wenn während der 42 auf die Injektion folgenden Tage höchstens ein Tier stirbt und sich bei der Sektion keinerlei Hinweis auf Tuberkulose ergibt.

Verunreinigende Mikroorganismen: Der resuspendierte Impfstoff muß der „Prüfung auf Sterilität" (V.2.1.1) mit Ausnahme der Anwesenheit von Mykobakterien entsprechen.

Übermäßige Hautreaktivität: Jedem von vier gesunden, weißen oder hellfarbigen Meerschweinchen von mindestens je 250 g Körpermasse, die zuvor keine die Prüfung möglicherweise störende Behandlung erhalten haben, werden 0,1 ml des resuspendierten Impfstoffs und zweier Zehnfach-Reihenverdünnungen sowie identische Dosen des Referenzimpfstoffes intradermal injiziert. Die an der Injektionsstelle gebildeten Läsionen werden 4 Wochen lang beobachtet. Der Impfstoff entspricht der Prüfung, wenn die von ihm verursachte Reaktion sich nicht wesentlich von derjenigen unterscheidet, die vom Referenzimpfstoff hervorgerufen wird.

Bestimmung der vermehrungsfähigen Einheiten: Die Anzahl vermehrungsfähiger Einheiten im resuspendierten Impfstoff wird durch Koloniezählung auf festem Nährmedium, das dem Impfstoff entspricht, bestimmt. Die Anzahl ist nicht geringer als diejenige, die in der Beschriftung angegeben ist und die nachweislich wirksam und verträglich bei der Altersgruppe ist, für die der Impfstoff bestimmt ist.[1)]

Lagerung

Entsprechend **Impfstoffe für Menschen (Vaccina ad usum humanum).**

Dauer der Verwendbarkeit: 12 Monate. Die Dauer der Verwendbarkeit beginnt mit dem Zeitpunkt der letzten Zählung vermehrungsfähiger Einheiten.

[1)] Die Zahl der vermehrungsfähigen Einheiten je Dosis kann nicht genauer angegeben werden, da diese, dem Saatgut und der Herstellungsmethode des Impfstoffes entsprechend, unterschiedlich ist.

Belladonnablätter

Belladonnae folium

Belladonnablätter bestehen aus den getrockneten Blättern oder aus den getrockneten Blättern mit blühenden Zweigspitzen und gelegentlich Früchten von *Atropa belladonna* L. Die Droge enthält mindestens 0,30 Prozent Gesamtalkaloide, berechnet als Hyoscyamin (M_r 289,4) und bezogen auf die bei 100 bis 105 °C getrocknete Droge. Die Alkaloide bestehen in der Hauptsache aus der Hyoscyamin-Atropingruppe, begleitet von geringen Mengen Scopolamin.

Beschreibung

Die Droge hat einen schwach widerlichen Geruch und einen unangenehmen, schwach bitteren Geschmack.

Die grünen bis braungrünen, an der Oberseite etwas dunkleren Blätter sind einzeln, oft zerdrückt und eingerollt, in der Droge teilweise miteinander verknäult. Sie weisen eine scharfe Spitze und eine sich verjüngende Basis auf. Die Blattspreite ist elliptisch bis oval, ganzrandig, 5 bis 25 cm lang und 3 bis 12 cm breit; der Blattstiel ist 0,5 bis 4 cm lang. Die jungen Blätter sind stark, die älteren Blätter hauptsächlich entlang der Nerven schwach behaart. Die Nervatur ist gefiedert, die Sekundärnerven verlassen den Hauptnerv mit einem Winkel von etwa 60° und anastomosieren in Blattrandnähe. Zwischen den Blattnerven erscheinen bei Lupenbetrachtung die Zellen mit Kristallsand als dunkle Punkte im durchfallenden und als helle Punkte im reflektierten Licht. Bei den blühenden Zweigspitzen tragen die mehr oder weniger hohlen und abgeflachten Stengel Paare von Blättern ungleicher Größe, in deren Blattachseln einzelne Blüten oder Früchte stehen. Die Blüten besitzen einen gamosepalen Kelch mit 5 dreieckigen Zipfeln und eine purpurfarbene bis gelbbraune, glockenförmige Krone mit 5 kurzen Zipfeln. Die Früchte sind grün- bis violettschwarze, nahezu kugelförmige Beeren. Sie sind von einem ausdauernden Kelch mit weit gespreizten Zipfeln umgeben. Im reifen Zustand enthalten sie zahlreiche braune Samen.

Mikroskopische Merkmale: Die Epidermis des Blattes ist aus Zellen mit schwach welligen Wänden und einer wellig gestreiften Kutikula gebildet; Glieder- und Drüsenhaare besonders an den Nerven, zahlreich bei jungen Blättern; mehrzellige, einreihige Gliederhaare mit dünner, glatter Wand; kurzgestielte, keulenförmige Drüsenhaare mit mehrzelligem Köpfchen und weniger häufig lange Drüsenhaare mit mehrzelligem Stiel und eiförmigem, einzelligem Köpfchen. Spaltöffnungen vom anisocytischen Typ, zahlreicher auf der Blattunterseite. Der Mittelnerv ist durch einen Bogen aus Leitbündeln charakterisiert, der oberhalb zusätzliche Phloemgruppen aufweist. Im gesamten Mesophyll, besonders unterhalb der Palisadenschicht, befinden sich Zellen mit Kristallsand aus Calciumoxalat; Einzelkristalle oder Drusen sind sehr selten.

Die Stengelepidermis zeigt einige Haare, Perizykelfasern sowie markständiges Phloem und Xylem mit weiten, netzförmig verdickten Gefäßen; die Parenchymzellen der Rinde und des Marks enthalten Kristallsand aus Calciumoxalat. Die innere Epidermis der Blütenblätter ist im oberen Teil papillös und trägt im basalen Teil zahlreiche Haare. Die äußere Korollepidermis zeigt wellige antiklinale Wände und zahlreiche Drüsenhaare.

Pulverdroge: Das dunkelgrüne Pulver riecht und schmeckt wie die unzerkleinerte Droge. Es besteht aus Epidermisbruchstücken mit gewellten Zellwänden und welliger Kutikularstreifung und mit zahlreichen Spaltöffnungen vom anisocytischen Typ; Glieder- und Drüsenhaare selten; behaarte Parenchymbruchstücke mit Zellen, die Kristallsand aus Calciumoxalat enthalten. Verstreut Fasern und netzartig verdickte Gefäße des Stengels. Nahezu kugelige, 40 bis 50 µm große Pollenkörner. Die überall im Pulver verstreuten Kristalle aus Calciumoxalat sind 0,5 bis einige Mikrometer groß. Gelegentlich kommen auch Calciumoxalatprismen vor.

Prüfung auf Identität

1 g pulverisierte Droge wird 2 min lang mit 10 ml 0,1 N-Schwefelsäure geschüttelt und anschließend abfiltriert. Das Filtrat wird mit 1 ml Ammoniak-Lösung 26 % *R* und 5 ml Wasser versetzt und vorsichtig mit 15 ml Chloroform *R* ausgeschüttelt; eine Emulsionsbildung ist zu vermeiden. Die Chloroformphase wird über wasserfreiem Natriumsulfat *R* getrocknet und filtriert. Das Chloroform wird in einer Abdampfschale abgedampft, der Rückstand mit 0,5 ml rauchender Salpetersäure *R* versetzt und die Mischung auf dem Wasserbad zur Trockne eingedampft. Wird der Rückstand mit 10 ml Aceton *R* und tropfenweise mit einer 3prozentigen Lösung (*m*/V) von Kaliumhydroxid *R* in Ethanol 96 % *R* versetzt, entsteht eine intensive Violettfärbung.

Prüfung auf Reinheit

Chromatographie: Die Prüfung erfolgt mit Hilfe der Dünnschichtchromatographie (V.6.20.2) unter Verwendung einer Schicht von Kieselgel G *R*.

Untersuchungslösung: 0,6 g pulverisierte Droge (180) werden mit 15 ml 0,1 N-Schwefelsäure 15 min lang geschüttelt und anschließend abfiltriert. Das Filter wird mit 0,1 N-Schwefelsäure gewaschen bis 20 ml Filtrat erhalten sind. Das Filtrat wird mit 1 ml Ammoniak-Lösung 26 % *R* versetzt, und zweimal mit je 10 ml peroxidfreiem Ether *R* ausgeschüttelt. Falls erforderlich, wird zur Trennung der Schichten zentrifugiert. Die vereinigten Etherphasen werden über wasserfreiem Natriumsulfat *R* getrocknet, filtriert und die etherische Phase im Wasserbad zur Trockne eingedampft. Der Rückstand wird in 0,5 ml Methanol *R* gelöst.

Referenzlösung: 50 mg Hyoscyaminsulfat *R* werden in 9 ml Methanol *R* und 15 mg Scopolaminhydrobromid *R* in 10 ml Methanol *R* gelöst. 1,8 ml Scopolaminhydrobromid-Lösung und 8 ml Hyoscyaminsulfat-Lösung werden gemischt.

Auf eine Platte (200 mm × 200 mm) werden getrennt in Abständen von jeweils 1 cm 10 µl und 20 µl jeder Lösung bandförmig (20 mm × 3 mm) aufgetragen. Die Chromatographie erfolgt mit einer Mischung von 3 Volumteilen Ammoniak-Lösung 26 % *R*, 7 Volumteilen Wasser und 90 Volumteilen Aceton *R* über eine Laufstrecke von 10 cm. Die Platte wird 15 min lang bei 100 bis 105 °C getrocknet. Nach dem Abkühlen wird mit etwa 10 ml Dragendorffs Reagenz *R* 2 bis zum Erscheinen von orangen oder braunen Zonen auf gelbem Untergrund besprüht. Die Zonen im Chromatogramm der Untersuchungslösung müssen hinsichtlich ihres Rf-Wertes (Hyoscyamin im unteren Drittel und Scopolamin im oberen Drittel des Chromatogramms) und ihrer Färbung den Zonen im Chromatogramm der Referenzlösung entsprechen. Die Zonen im Chromatogramm der Untersuchungslösung dürfen nicht kleiner sein als die mit demselben Volumen Referenzlösung erhaltenen Zonen. In dem Chromatogramm der Untersuchungslösung können zusätzliche schwache Zonen sichtbar sein; insbesondere eine Zone in der Mitte des Chromatogrammes mit 20 µl Untersuchungslösung oder eine nahe der Startlinie im Chromatogramm mit 10 µl Untersuchungslösung.

Die Platte wird mit Natriumnitrit-Lösung *R* besprüht, bis die Schicht durchscheinend wird, und nach 15 min ausgewertet. Die dem Hyoscyamin entsprechenden Zonen in den Chromatogrammen der Untersuchungslösung und der Referenzlösung ändern ihre Färbung von Braun nach Rotbraun, nicht aber nach Graublau (Atropin); zusätzliche Zonen sind nicht mehr sichtbar.

Fremde Bestandteile (V.4.2): Höchstens 3 Prozent Stengel mit einem Durchmesser von mehr als 5 mm.

Salzsäureunlösliche Asche (V.4.1): Höchstens 4,0 Prozent.

Gehaltsbestimmung

Etwa 50 g gut gemischte Droge werden ohne Siebrückstand pulverisiert (180). Mit dem so erhaltenen Pulver wird der Trocknungsverlust und der Gesamtalkaloidgehalt bestimmt.

a) Der ,,Trocknungsverlust" (V.6.22) wird mit 2,00 g der pulverisierten Droge durch Trocknen im Trockenschrank bei 100 bis 105 °C bestimmt.

b) 10,00 g pulverisierte Droge werden mit einer Mischung von 5 ml Ammoniak-Lösung 17 % *R*, 10 ml Ethanol 96 % *R* und 30 ml peroxidfreiem Ether *R* befeuchtet und sorgfältig gemischt. Die Mischung wird, falls erforderlich, mit Hilfe des Lösungsmittelgemisches in einen kleinen Perkolator überführt. 4 h lang wird mazeriert und mit einer Mischung von 3 Volumteilen peroxidfreiem Ether *R* und 1 Volumteil Chloroform *R* so lange perkoliert, bis die Alkaloide vollständig extrahiert sind. Dies wird geprüft, indem einige Milliliter des Perkolats zur Trockne eingedampft werden, der Rückstand wird in 0,5 N-Schwefelsäure gelöst und die Alkaloidfreiheit mit Hilfe von Mayers Reagenz *R* geprüft. Das Perkolat wird durch Destillation auf dem Wasserbad auf etwa 50 ml eingeengt und unter Nachspülen mit peroxidfreiem Ether *R* in einen Scheidetrichter überführt. Peroxidfreier Ether *R* wird hinzugegeben (mindestens das 2,1fache Volumen des Perkolats), so daß eine Lösung entsteht, deren Dichte eindeutig kleiner als die des Wassers ist. Die Lösung wird mindestens dreimal mit je 20 ml 0,5 N-Schwefelsäure ausgeschüttelt; die beiden Phasen werden, falls erforderlich, durch Zentrifugieren getrennt. Die Säurefraktionen werden in einem zweiten Scheidetrichter vereinigt, mit Ammoniak-Lösung 17 % *R* bis zur alkalischen Reaktion versetzt und die Alkaloide dreimal mit 30 ml Chloroform *R* erschöpfend extrahiert. Die vereinigten Chloroformauszüge werden mit 4 g wasserfreiem Natriumsulfat *R* versetzt und 30 min lang unter gelegentlichem Schütteln stehengelassen. Der Chloroformauszug wird abgegossen, das Natriumsulfat dreimal mit je 10 ml Chloroform *R* gewaschen. Die vereinigten Chloroformlösungen werden auf dem Wasserbad zur Trockne eingedampft, der Rückstand 15 min lang im Trockenschrank bei 100 bis 105 °C getrocknet und in einigen Millilitern Chloroform *R* gelöst. Die Lösung wird mit 20,0 ml 0,02 N-Schwefelsäure versetzt und das Chloroform auf dem Wasserbad abgedampft. Nach Zusatz von Methylrot-Mischindikator-Lösung *R* wird der Säureüberschuß mit 0,02 N-Natriumhydroxid-Lösung titriert.

Der Prozentgehalt an Gesamtalkaloiden, ausgedrückt als Hyoscyamin, wird nach folgender Formel errechnet

$$\frac{57{,}88\ (20-n)}{(100-d)\ m}$$

d = Trocknungsverlust in Prozent
n = Milliliter verbrauchte 0,02 N-Natriumhydroxid-Lösung
m = Einwaage in Gramm.

Lagerung

Vor Licht geschützt.

Hinweis

Werden gepulverte Belladonnablätter verordnet, so ist **Eingestelltes Belladonnapulver** zu verwenden.

Vorsichtig zu lagern!

Belladonnaextrakt

Belladonnae extractum

Belladonnaextrakt enthält mindestens 1,30 und höchstens 1,45 Prozent Alkaloide, berechnet als Hyoscyamin ($C_{17}H_{23}NO_3$; M_r 289,4) und bezogen auf die getrocknete Substanz.

Herstellung

Belladonnaextrakt wird aus pulverisierten Belladonnablättern (710) und Ethanol 70 % (V/V) nach dem für Trockenextrakte in der Monographie **Extrakte** beschriebenen Verfahren der Perkolation hergestellt. Die Beendigung der Perkolation wird auf folgende Weise festgestellt: 5,0 ml des ablaufenden Perkolats werden mit 0,2 ml Salzsäure 7 % *R* auf dem Wasserbad zur Trockne eingedampft. Der Rückstand wird in 5,0 ml Wasser gelöst und die Lösung mit 1,0 ml Mayers Reagenz *R* versetzt. Die Mischung darf nicht stärker getrübt sein als eine Referenzlösung aus 5,0 ml Chlorid-Lösung (8 ppm Cl) *R* und 1,0 ml 0,1 N-Silbernitrat-Lösung. Die Perkolation ist in der Regel nach Ablauf von 3 Teilen Perkolat beendet.

Das Perkolat wird unter vermindertem Druck im Wasserbad von höchstens 40 °C auf die Hälfte seines Volumens eingeengt und mit der gleichen Menge Wasser versetzt. Diese Mischung bleibt 24 h lang bei 5 °C stehen. Der Niederschlag wird abfiltriert und mit kaltem Wasser (5 °C) in kleinen Portionen gewaschen, bis 5,0 ml des Filtrates nach Zusatz von 0,2 ml Salzsäure 7 % *R* und 1,0 ml Mayers Reagenz *R* nicht stärker getrübt sind als eine Referenzlösung aus 5,0 ml Chlorid-Lösung (8 ppm Cl) *R* und 1,0 ml 0,1 N-Silbernitrat-Lösung. Das Gesamtfiltrat wird unter vermindertem Druck im Wasserbad von höchstens 40 °C zur Trockne eingedampft. Der Extrakt wird pulverisiert und im Exsikkator nachgetrocknet. Der Alkaloidgehalt wird bestimmt und der Extrakt gegebenenfalls durch Verreiben mit Lactose oder Dextrin auf den geforderten Alkaloidgehalt eingestellt nach der Gleichung

$$m_1 = \frac{m_2 \cdot (a - 1{,}4)}{1{,}4}$$

m_1 = Gramm Lactose oder Dextrin
m_2 = Gramm des einzustellenden Extraktes
a = Alkaloidgehalt des Extraktes in Prozent

Eigenschaften

Braune, hygroskopische, pulverförmige oder pulverisierbare Masse von charakteristischem Geruch und bitterem Geschmack; unter geringer Trübung leicht löslich in Wasser, wenig löslich in Ethanol 70 %, praktisch unlöslich in Ethanol 90 %.

Prüfung auf Identität

Die Prüfung erfolgt mit Hilfe der Dünnschichtchromatographie (V.6.20.2) unter Verwendung einer Schicht von Kieselgel G *R*.

Untersuchungslösung: 0,10 g Extrakt werden 2 min lang mit 10 ml 0,1 N-Schwefelsäure geschüttelt, anschließend mit 1,0 ml Ammoniak-Lösung 26 % *R* versetzt und 2mal mit je 10 ml peroxidfreiem Ether *R* ausgeschüttelt. Die vereinigten Etherextrakte werden über etwa 2 g wasserfreiem Natriumsulfat *R* getrocknet, filtriert und auf dem Wasserbad zur Trockne eingedampft. Der Rückstand wird in 0,5 ml Methanol *R* aufgenommen.

Referenzlösung: 50 mg Hyoscyaminsulfat *R* werden in 9 ml Methanol *R* gelöst, 15 mg Scopolaminhydrobromid *R* werden in 10 ml Methanol *R* gelöst. 1,8 ml der Scopolaminhydrobromid-Lösung werden mit 8 ml der Hyoscyaminsulfat-Lösung versetzt und mit Methanol *R* zu 15 ml verdünnt.

Auf die Platte werden getrennt 20 µl jeder Lösung bandförmig (20 mm × 3 mm) aufgetragen. Die Chromatographie erfolgt mit einer Mischung von 3 Volumteilen Ammoniak-Lösung 26 % *R*, 7 Volumteilen Wasser und 90 Volumteilen Aceton *R* über eine Laufstrecke von 10 cm. Nach Entfernen des Fließmittels durch 15 min langes Erhitzen auf 100 bis 105 °C ist nach dem Erkalten der Platte im ultravioletten Licht bei 365 nm in der unteren Hälfte des Chromatogramms der Untersuchungslösung die hellblau fluoreszierende Zone des Scopoletins zu erkennen. Nach Besprühen mit etwa 10 ml Dragendorffs Reagenz *R* 2 (für eine 200-mm × 200-mm-Platte) treten orangefarbene Zonen auf gelbem Untergrund auf. Die Zonen im Chromatogramm der Untersuchungslösung müssen den Zonen im Chromatogramm der Referenzlösung ähnlich sein in bezug auf ihre Lagen (Hyoscyamin im unteren Drittel und Scopolamin im oberen Drittel des Chromatogramms) und ihre Farbreaktionen. Die Zone des Hyoscyamins ist wesentlich stärker als die des Scopolamins. In der Mitte des Chromatogramms sowie in Startnähe können schwache Nebenzonen (Apoatropin beziehungsweise Tropanol) auftreten.

Nachdem das Chromatogramm 30 min lang getrocknet wurde, wird es mit Natriumnitrit-Lösung *R* bis zur Transparenz der Schicht besprüht und nach 15 min im Tageslicht ausgewertet. Die Farbe der Hyoscyamin-Zone in den Chromatogrammen der Untersuchungs- und der Referenzlösung ändert sich von Orange nach Rotbraun, aber nicht nach Grau (Atropin). Die gelbe Farbe des Untergrunds verschwindet bei dieser Nachbehandlung.

Prüfung auf Reinheit

Belladonnawurzelextrakt: Die Prüfung erfolgt mit Hilfe der Dünnschichtchromatographie (V.6.20.2) unter Verwendung einer Schicht von Kieselgel G *R*.

Untersuchungslösung: 0,20 g Extrakt werden in 1,0 ml Methanol *R* aufgenommen, wobei ein Rückstand verbleibt.

Referenzlösung: 1,0 mg Scopoletin *RN* und je 2,5 mg Chlorogensäure *RN* und Rutosid *R* werden in 10 ml Methanol *R* gelöst.

Auf die Platte werden getrennt 20 µl jeder Lösung bandförmig (20 mm × 3 mm) aufgetragen. Die Chromatographie erfolgt mit einer Mischung von 10 Volumteilen Wasser, 10 Volumteilen wasserfreier Ameisensäure *R*, 30 Volumteilen Ethylmethylketon *R* und 50 Volumteilen Ethylacetat *R* über eine Laufstrecke von 15 cm. Nach dem Trocknen bei 80 bis 100 °C wird die noch warme Platte mit etwa 10 ml einer 1prozentigen Lösung (*m*/V) von Diphenylboryloxyethylamin *R* in Methanol *R* (für eine 200-mm × 200-mm-Platte) und anschließend mit etwa 10 ml einer 5prozentigen Lösung (V/V) von Macrogol 400 *R* in Methanol *R* besprüht. Die Auswertung erfolgt nach etwa 30 min im ultravioletten Licht bei 365 nm. Im Chromatogramm der Referenz- und der Untersuchungslösung sind im unteren Bereich das orange fluoreszierende Rutosid, im mittleren Bereich die intensiv hellblau fluoreszierende Chlorogensäure und im oberen Bereich das blau fluoreszierende Scopoletin zu erkennen. Zwischen der Chlorogensäure-Zone und der Rutosid-Zone befinden sich im Chromatogramm der Untersuchungslösung eine gelb fluoreszierende Zone sowie je 2 gelb und orange fluoreszierende Zonen unterhalb der Rutosid-Zone. Eine intensiv hellblau fluoreszierende Zone wenig unterhalb der Rutosid-Zone darf nicht vorhanden sein (Belladonnawurzel).

Trocknungsverlust (V.6.22.N1): Höchstens 5,0 Prozent.

Gehaltsbestimmung

0,100 g Extrakt werden in Wasser zu 50,0 ml gelöst. 20,0 ml der Lösung werden mit 0,5 ml Ammoniak-Lösung 26 % *R* versetzt und 3mal mit je 10 ml Chloroform *R* ausgeschüttelt. Die vereinigten Chloroformauszüge werden auf dem Wasserbad zur Trockne eingedampft. Der Kolben mit dem Rückstand wird auf 0,01 g genau gewogen. Der Rückstand wird mit 5 ml Ether *R* und 10,0 ml Pufferlöung *p*H 5,5 *RN* versetzt, auf dem Wasserbad bis zum Verschwinden des Ethergeruchs erhitzt und auf Raumtemperatur abgekühlt. Die Lösung wird mit Wasser zu 10,00 g ergänzt und durch ein engporiges Filter von 7 cm Durchmesser filtriert. 5,0 ml des Filtrates werden mit 5,0 ml Pufferlösung *p*H 5,5 *RN* und 2,0 ml Bromcresolgrün-Lösung *RN* versetzt und 4mal mit je 10,0 ml Chloroform *R* ausgeschüttelt. Die abgetrennten Chloroformauszüge werden durch Watte in einen 50-ml-Meßkolben filtriert. Nach Zusatz von 3,0 ml Piperidin *R* wird mit Chloroform *R* zu 50,0 ml aufgefüllt. Die Absorption (V.6.19) dieser Lösung wird 10 bis 15 min nach Zugabe des Piperidins bei 590 nm gegen Chloroform *R* als Kompensationsflüssigkeit gemessen.

Gleichzeitig, unter gleichen Bedingungen, wird eine Referenzlösung hergestellt, indem 20,0 mg Atropinsulfat *R* in Wasser zu 500,0 ml gelöst werden. 5,0 ml der Lösung werden mit 5,0 ml Pufferlösung *p*H 5,5 *RN* und 2,0 ml Bromcresolgrün-Lösung *RN* versetzt und, wie vorstehend beschrieben, weiterbehandelt.

Die Berechnung des Prozentgehaltes an Alkaloiden, berechnet als Hyoscyamin, erfolgt nach folgender Formel

$$\frac{4{,}16 \cdot A_1 \cdot m_2}{A_2 \cdot m_1}$$

A_1 = Absorption der Untersuchungslösung
A_2 = Absorption der Referenzlösung
m_1 = Einwaage des Extraktes in g
m_2 = Einwaage von Atropinsulfat *R* in g

Lagerung

Vor Feuchtigkeit und Licht geschützt.

Vorsichtig zu lagern!

Eingestelltes Belladonnapulver

Belladonnae pulvis normatus

Eingestelltes Belladonnapulver wird aus pulverisierten Belladonnablättern (180) erhalten, die, falls erforderlich, auf einen Gesamtalkaloidgehalt von 0,28 bis 0,32 Prozent mit Hilfe pulverisierter Lactose oder pulverisierten Belladonnablättern mit geringerem Alkaloidgehalt eingestellt werden. Der Gesamtalkaloidgehalt wird als Hyoscyamin (M_r 289,4) berechnet und auf die getrocknete Droge bezogen.

Beschreibung

Die Droge zeigt die unter **Belladonnablätter (Belladonnae folium)** beschriebenen Eigenschaften; im Glycerol-85 %-*R*-Präparat können Lactosekristalle sichtbar sein.

Prüfung auf Identität

Die Droge gibt die unter **Belladonnablätter** beschriebene ,,Prüfung auf Identität".

Prüfung auf Reinheit

Die Droge muß den unter **Belladonnablätter** beschriebenen Prüfungen auf Reinheit ,,Chromatographie" und ,,Salzsäureunlösliche Asche" entsprechen. Die Droge muß folgender zusätzlicher Prüfung entsprechen:

Trocknungsverlust (V.6.22): Höchstens 5,0 Prozent, mit 1,000 g Substanz durch Trocknen im Trockenschrank bei 100 bis 105 °C bestimmt.

Gehaltsbestimmung

Die Gehaltsbestimmung wird, wie unter **Belladonnablätter** beschrieben, durchgeführt.

Der Prozentgehalt an Gesamtalkaloiden, ausgedrückt als Hyoscyamin, wird nach folgender Formel errechnet

$$\frac{57{,}88\,(20-n)}{(100-d)\,m}$$

d = Trocknungsverlust in Prozent
n = Milliliter verbrauchte 0,02 N-Natriumhydroxid-Lösung
m = Einwaage in Gramm.

Lagerung

Dicht verschlossen, vor Licht geschützt.

Vorsichtig zu lagern!

Belladonnatinktur

Belladonnae tinctura

Belladonnatinktur enthält mindestens 0,02 und höchstens 0,03 Prozent Alkaloide, berechnet als Hyoscyamin ($C_{17}H_{23}NO_3$; M_r 289,4).

Herstellung

Belladonnatinktur wird aus 1 Teil pulverisierten Belladonnablättern (710) und 8 bis 10 Teilen Ethanol 70 % (V/V) nach dem in der Monographie **Tinkturen** beschriebenen Verfahren der Perkolation so hergestellt, daß eine Tinktur mit dem geforderten Alkaloidgehalt erhalten wird.

Eigenschaften

Braungrüne, eigenartig riechende Flüssigkeit von schwach bitterem Geschmack. Die Tinktur trübt sich beim Hinzufügen des gleichen Volumens Wasser.

Prüfung auf Identität

Die Prüfung erfolgt mit Hilfe der Dünnschichtchromatographie (V.6.20.2) unter Verwendung einer Schicht von Kieselgel G *R*.

Untersuchungslösung: 5 ml Tinktur werden unter vermindertem Druck auf dem Wasserbad bei 40 °C zur Trockne eingedampft. Der Rückstand wird 2 min lang mit 10 ml 0,1 N-Schwefelsäure geschüttelt und abfiltriert. Das Filtrat wird mit 1,0 ml Ammoniak-Lösung 26 % *R* versetzt, mit Wasser zu 10 ml aufgefüllt und 2mal mit je 10 ml peroxidfreiem Ether *R* ausgeschüttelt. Die vereinigten Etherextrakte werden über etwa 2 g wasserfreiem Natriumsulfat *R* getrocknet, filtriert und auf dem Wasserbad zur Trockne eingedampft. Der Rückstand wird in 0,5 ml Methanol *R* aufgenommen.

Referenzlösung: 50 mg Hyoscyaminsulfat *R* werden in 9 ml Methanol *R* gelöst, 15 mg

Scopolaminhydrobromid *R* werden in 10 ml Methanol *R* gelöst. 1,8 ml der Scopolaminhydrobromid-Lösung werden mit 8 ml der Hyoscyaminsulfat-Lösung versetzt und mit Methanol *R* zu 15 ml verdünnt.

Auf die Platte werden getrennt 20 µl jeder Lösung bandförmig (20 mm × 3 mm) aufgetragen. Die Chromatographie erfolgt mit einer Mischung von 3 Volumteilen Ammoniak-Lösung 26 % *R*, 7 Volumteilen Wasser und 90 Volumteilen Aceton *R* über eine Laufstrecke von 10 cm. Nach Entfernen des Fließmittels durch 15 min langes Erhitzen auf 100 bis 105 °C ist nach dem Erkalten der Platte im ultravioletten Licht bei 365 nm in der unteren Hälfte des Chromatogramms der Untersuchungslösung die hellblau fluoreszierende Zone des Scopoletins zu erkennen. Nach Besprühen mit etwa 10 ml Dragendorffs Reagenz *R* 2 (für eine 200-mm × 200-mm-Platte) treten orangefarbene Zonen auf gelbem Untergrund auf. Die Zonen im Chromatogramm der Untersuchungslösung müssen den Zonen im Chromatogramm der Referenzlösung ähnlich sein in bezug auf ihre Lage (Hyoscyamin im unteren Drittel und Scopolamin im oberen Drittel des Chromatogramms) und ihre Farbreaktionen. In der Mitte des Chromatogramms sowie in Startnähe können schwache Nebenzonen (Apoatropin beziehungsweise Tropanol) auftreten.

Nachdem das Chromatogramm 30 min lang getrocknet wurde, wird es mit Natriumnitrit-Lösung *R* bis zur Transparenz der Schicht besprüht und nach 15 min im Tageslicht ausgewertet. Die Farbe der Hyoscyamin-Zone in den Chromatogrammen der Untersuchungs- und der Referenzlösung ändert sich von Orange nach Rotbraun, aber nicht nach Grau (Atropin). Die gelbe Farbe des Untergrunds verschwindet bei dieser Nachbehandlung.

Prüfung auf Reinheit

Belladonnawurzeltinktur: Die Prüfung erfolgt mit Hilfe der Dünnschichtchromatographie (V.6.20.2) unter Verwendung einer Schicht von Kieselgel G *R*.

Untersuchungslösung: Die Tinktur wird direkt zur Chromatographie verwendet.

Referenzlösung: Je 1,0 mg Chlorogensäure *RN* und Scopoletin *RN* und 2,5 mg Rutosid *R* werden in 10 ml Methanol *R* gelöst.

Auf die Platte werden getrennt 40 µl Untersuchungslösung und 20 µl Referenzlösung bandförmig (20 mm × 3 mm) aufgetragen. Die Chromatographie erfolgt mit einer Mischung von 10 Volumteilen Wasser, 10 Volumteilen wasserfreier Ameisensäure *R*, 30 Volumteilen Ethylmethylketon *R* und 50 Volumteilen Ethylacetat *R* über eine Laufstrecke von 15 cm. Nach dem Trocknen bei 80 bis 100 °C wird die noch warme Platte mit etwa 10 ml einer 1prozentigen Lösung (*m*/V) von Diphenylboryloxyethylamin *R* in Methanol *R* (für eine 200-mm × 200-mm-Platte) und anschließend mit etwa 10 ml einer 5prozentigen Lösung (V/V) von Macrogol 400 *R* in Methanol *R* besprüht. Die Auswertung erfolgt nach etwa 30 min im ultravioletten Licht bei 365 nm. Im Chromatogramm der Referenz- und der Untersuchungslösung sind im unteren Bereich das orange fluoreszierende Rutosid, im mittleren Bereich die intensiv hellblau fluoreszierende Chlorogensäure und im oberen Bereich das blau fluoreszierende Scopoletin zu erkennen. In Startnähe befinden sich im Chromatogramm der Untersuchungslösung eine weitere orange fluoreszierende Zone und unmittelbar darüber eine gelb fluoreszierende Zone. Zusätzlich treten im Chromatogramm der Untersuchungslösung eine intensiv gelb fluoreszierende Zone unterhalb der Chlorogensäure-Zone sowie die rot fluoreszierende Chlorophyll-Zone an der Fließmittelfront auf. Eine intensiv hellblau fluoreszierende Zone wenig unterhalb der Rutosid-Zone darf nicht vorhanden sein (Belladonnawurzel).

Ethanolgehalt (V.5.3.1): 65,0 bis 69,0 Prozent (V/V).

Isopropylalkohol (V.3.3.N3).

Methanol (V.3.3.N2).

Trockenrückstand (V.6.22.N2): Mindestens 1,5 Prozent.

Gehaltsbestimmung

4,00 g Tinktur werden mit Wasser zu 50,0 ml verdünnt. 20,0 ml der Verdünnung werden mit 0,5 ml Ammoniak-Lösung 26 % *R* versetzt und 3mal mit je 10 ml Chloroform *R* ausgeschüttelt. Die vereinigten Chloroformauszüge werden auf dem Wasserbad zur Trockne eingedampft. Der Kolben mit dem Rückstand wird auf 0,01 g genau gewogen. Der Rückstand wird mit 5 ml Ether *R* und 10,0 ml Pufferlösung *p*H 5,5 *RN* versetzt, auf dem Wasserbad bis zum Verschwinden des Ethergeruchs erhitzt und auf Raumtemperatur abgekühlt. Die Lösung wird mit Wasser zu 10,00 g ergänzt und durch ein engporiges Filter von 7 cm Durchmesser filtriert. 5,0 ml des Filtrates werden mit 5,0 ml Pufferlösung *p*H 5,5 *RN* und mit 2,0 ml Bromcresolgrün-Lösung *RN* versetzt und 4mal mit je 10,0 ml Chloroform *R* ausgeschüttelt. Die abgetrennten Chloroformauszüge werden durch Watte in einen 50-ml-Meßkolben filtriert. Nach Zusatz von 3,0 ml Piperidin *R* wird mit Chloroform *R* zu 50,0 ml aufgefüllt. Die Absorption (V.6.19) dieser Lösung wird 10 bis 15 min nach Zugabe des Piperidins bei 590 nm gegen Chloroform *R* als Kompensationsflüssigkeit gemessen.

Gleichzeitig, unter gleichen Bedingungen, wird eine Referenzlösung hergestellt, indem 20,0 mg Atropinsulfat *R* in Wasser zu 500,0 ml gelöst werden. 5,0 ml der Lösung werden mit 5,0 ml Pufferlösung *p*H 5,5 *RN* und 2,0 ml Bromcresolgrün-Lösung *RN* versetzt und, wie vorstehend beschrieben, weiterbehandelt.

Die Berechnung des Prozentgehaltes an Alkaloiden, berechnet als Hyoscyamin, erfolgt nach folgender Formel

$$\frac{4{,}16 \cdot A_1 \cdot m_2}{A_2 \cdot m_1}$$

A_1 = Absorption der Untersuchungslösung
A_2 = Absorption der Referenzlösung
m_1 = Einwaage der Tinktur in g
m_2 = Einwaage von Atropinsulfat *R* in g

Lagerung

Dicht verschlossen, vor Licht geschützt.

Vorsichtig zu lagern!

Bendroflumethiazid

Bendroflumethiazidum

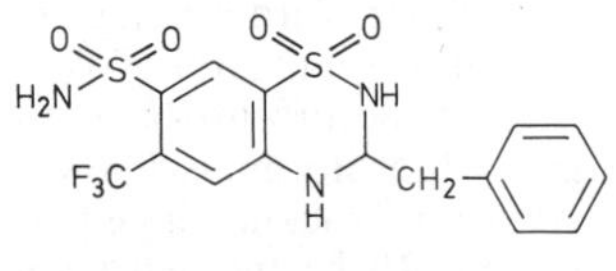

$C_{15}H_{14}F_3N_3O_4S_2$ M_r 421,4

Bendroflumethiazid enthält mindestens 98,0 und höchstens 102,0 Prozent *(RS)*-3-Benzyl-3,4-dihydro-6-trifluormethyl-2*H*-1,2,4-benzothiadiazin-7-sulfonamid-1,1-dioxid, berechnet auf die getrocknete Substanz.

Eigenschaften

Weißes bis fast weißes, kristallines Pulver, geruchlos bis fast geruchlos; praktisch unlöslich in Wasser, leicht löslich in Aceton, löslich in Ethanol.

Prüfung auf Identität

Die Prüfung A kann entfallen, wenn die Prüfungen B, C und D durchgeführt werden. Die Prüfungen B, C und D können entfallen, wenn die Prüfung A durchgeführt wird.

A. Das IR-Absorptionsspektrum (V.6.18) der Substanz zeigt im Vergleich mit dem von Bendroflumethiazid *CRS* Maxima bei denselben Wellenlängen mit den gleichen relativen Intensitäten. Die Prüfung erfolgt mit Hilfe von Preßlingen.

B. Die unter „Verwandte Substanzen" (siehe „Prüfung auf Reinheit") erhaltenen Chromatogramme werden ausgewertet. Der Hauptfleck im Chromatogramm mit 4 µl Untersuchungslösung entspricht in bezug auf Lage, Farbe und Größe dem Hauptfleck im Chromatogramm der Referenzlösung a.

C. 0,5 ml Chromschwefelsäure *R* werden in einem Reagenzglas auf freier Flamme erhitzt, bis im oberen Teil des Reagenzglases weiße Dämpfe auftreten. Die Lösung benetzt die Wände des Reagenzglases, wobei keine fettig aussehenden Flecke auftreten. Wird nach Zusatz von etwa 2 mg Substanz erneut auf freier Flamme bis zum Auftreten weißer Dämpfe erhitzt, benetzt die Lösung die Wände des Reagenzglases nicht mehr und fließt nicht mehr leicht aus.

D. Werden etwa 5 mg Substanz mit einer Mischung von 5 ml Kaliumpermanganat-Lösung *R* und 1 ml Schwefelsäure 96 % *R* erhitzt, entsteht der Geruch nach Benzaldehyd.

Prüfung auf Reinheit

Verwandte Substanzen: Die Prüfung erfolgt mit Hilfe der Dünnschichtchromatographie (V.6.20.2) unter Verwendung einer Schicht von Kieselgel G *R*.

Untersuchungslösung: 25 mg Substanz werden in Aceton *R* zu 5 ml gelöst.

Referenzlösung a: 25 mg Bendroflumethiazid *CRS* werden in Aceton *R* zu 5 ml gelöst.

Referenzlösung b: 1 ml Referenzlösung a wird mit Aceton *R* zu 100 ml verdünnt.

Auf die Platte werden getrennt 4 und 20 µl Untersuchungslösung, 4 µl Referenzlösung a und 20 µl Referenzlösung b aufgetragen. Die Chromatographie erfolgt mit Ethylacetat *R* über eine Laufstrecke von 15 cm. Die Platte wird 10 min lang im Luftstrom getrocknet und anschließend mit einer Mischung von gleichen Volumteilen ethanolischer Schwefelsäure 35 % *R* und Ethanol 96 % *R* besprüht. Für eine 200-mm × 200-mm-Platte werden etwa 10 ml verwendet, wobei in kleinen Anteilen besprüht und das Lösungsmittel zwischen jedem Sprühvorgang verdunsten gelassen wird, um eine zu starke Befeuchtung der Platte zu vermeiden. Die Platte wird 30 min lang auf 100 bis 105 °C erhitzt und sofort in eine Chromatographiekammer aus Glas, die 10 ml einer gesättigten Lösung von Natriumnitrit *R* enthält, so eingebracht, daß sie nicht in Berührung mit der Lösung kommt. Die Natriumnitrit-Lösung wird vorsichtig mit 0,5 ml Schwefelsäure 96 % *R* versetzt, die Kammer verschlossen und 15 min lang stehengelassen. Die Platte wird aus der Kammer entfernt und in einem Trockenschrank mit Ventilator 15 min lang auf 40 °C erhitzt. Anschließend wird dreimal mit je 5 ml einer frisch hergestellten 0,5prozentigen Lösung (*m*/V) von Naphthylethylendiamindihydrochlorid *R* in Ethanol 96 % *R* besprüht und im durchscheinenden Licht ausgewertet. Kein im Chromatogramm mit 20 µl Untersuchungslösung auftretender Nebenfleck darf größer oder stärker gefärbt sein als der Fleck im Chromatogramm der Referenzlösung b.

Trocknungsverlust (V.6.22): Höchstens 0,5 Prozent, mit 1,000 g Substanz durch Trocknen im Trockenschrank bei 100 bis 105 °C bestimmt.

Sulfatasche (V.3.2.14): Höchstens 0,1 Prozent, mit 1,0 g Substanz bestimmt.

Gehaltsbestimmung

0,200 g Substanz, in 50 ml wasserfreiem Pyridin *R* gelöst, werden nach ,,Titration in wasserfreiem Medium" (V.3.5.5) mit 0,1 N-Tetrabutylammoniumhydroxid-Lösung titriert. Der Endpunkt wird mit Hilfe der ,,Potentiometrie" (V.6.14) beim zweiten Krümmungspunkt bestimmt. Ein Blindversuch wird durchgeführt.

1 ml 0,1 N-Tetrabutylammoniumhydroxid-Lösung entspricht 21,07 mg $C_{15}H_{14}F_3N_3O_4S_2$.

Vorsichtig zu lagern!

Bentonit

Bentonitum

Bentonit ist eine natürliche Tonerde mit einem großen Anteil an Montmorrillonit, einem wasserhaltigen Aluminiumsilicat natürlicher Herkunft, in welchem bestimmte Aluminium- und Siliciumatome durch andere Atome wie Magnesium und Eisen ersetzt sein können.

Eigenschaften

Sehr feines, homogenes, grauweißes, mehr oder weniger gelblich bis rosa getöntes Pulver; praktisch unlöslich in Wasser und wäßrigen Lösungen. In Gegenwart einer kleinen Menge Wasser quillt die Substanz und bildet eine geschmeidige Masse.

Prüfung auf Identität

A. Die Substanz entspricht der Prüfung ,,Quellfähigkeit in Wasser" (siehe ,,Prüfung auf Reinheit").

B. 0,5 g Substanz werden mit 1 g Kaliumnitrat *R* und 3 g Natriumcarbonat *R* in einem Metalltiegel gemischt und bis zum Schmelzen erhitzt. Die erkaltete Schmelze wird mit 20 ml siedendem Wasser versetzt. Nach dem Filtrieren wird der unlösliche Anteil mit 50 ml Wasser gewaschen und in 1 ml Salzsäure 36 % *R* aufgenommen. Nach Zusatz von 5 ml Wasser wird filtriert. Das Filtrat wird mit 1 ml Natriumhydroxid-Lösung 40 % *R* versetzt und erneut filtriert. Wird dieses Filtrat mit 3 ml Ammoniumchlorid-Lösung *R* versetzt, bildet sich ein weißer, gallertartiger Niederschlag.

C. 0,25 g Substanz geben die Identitätsreaktion auf Silicat (V.3.1.1).

Prüfung auf Reinheit

Alkalisch reagierende Substanzen: 2 g Substanz werden 5 min lang mit 100 ml kohlendioxidfreiem Wasser *R* geschüttelt. 5 ml der Suspension werden mit 0,1 ml Thymolphthalein-Lösung *R* versetzt. Die Flüssigkeit muß sich bläulich färben. Nach Zusatz von 0,1 ml 0,1 N-Salzsäure muß sich die Flüssigkeit innerhalb von 5 min entfärben.

Größere Teilchen: 20 g Substanz werden mit 100 ml Wasser 15 min lang in einem Homogenisator bei mindestens 5000 U/min gemischt. Die Suspension wird auf ein feuchtes Sieb (75) gegeben. Dieses Sieb wurde zuvor bei 100 bis 105 °C getrocknet und gewogen. Der Siebrückstand wird dreimal mit je 500 ml Wasser gewaschen, wobei zu beachten ist, daß jedes Agglomerat dispergiert bleibt. Das Sieb wird bei 100 bis 105 °C getrocknet und gewogen. Die Masse der verbleibenden Teilchen darf höchstens 0,1 g betragen (0,5 Prozent).

Quellfähigkeit in Wasser: In einen 100-ml-Meßzylinder von etwa 30 mm Durchmesser werden 100 ml einer 1prozentigen Lösung (*m*/V) von Natriumdodecylsulfat *R* gegossen. 2,0 g Substanz werden in 20 Teile geteilt, und alle 2 min wird ein Teil auf die Flüssigkeit im Meßzylinder gestreut. Vor jedem Zusatz muß der Teil jedoch benetzt sein, bevor der folgende hinzugegeben wird. Nach 2 h langem Stehenlassen muß die gequollene Substanz ein Volumen von mindestens 22 ml einnehmen.

Sedimentationsvolumen: 6,0 g Substanz werden mit 200 ml Wasser 20 min lang in einem Homogenisator bei mindestens 10 000 U/min gemischt. 100 ml dieser Suspension werden in einen Meßzylinder gegeben und 24 h lang stehengelassen. Das Volumen der klaren überstehenden Flüssigkeit darf höchstens 2 ml betragen.

Schwermetalle (V.3.2.8): 5,0 g Substanz werden in einer Mischung von 7,5 ml Salzsäure 7 % *R* und 27,5 ml Wasser 5 min lang zum Sieden erhitzt. Die Mischung wird zentrifugiert und die überstehende Lösung filtriert. Der Rückstand der Zentrifugation wird mit Wasser gewaschen und abfiltriert. Die Filtrate werden vereinigt und mit Wasser zu 50,0 ml verdünnt. 5 ml dieser Lösung werden nach Zusatz von 5 ml Wasser und 10 ml Salzsäure 36 % *R* mit 25 ml Isobutylmethylketon *R* 2 min lang ausgeschüttelt und zur Trennung der Schichten stehengelassen. Die wäßrige Schicht wird im Wasserbad zur Trockne eingedampft, der Rückstand in 1 ml Essigsäure 98 % *R* gelöst, zu 25 ml mit Wasser verdünnt und die Lösung filtriert. 12 ml des Filtrats müssen der Grenzprüfung A auf Schwermetalle entsprechen (50 ppm). Zur Herstellung der Referenzlösung wird die Blei-Lösung (1 ppm Pb) *R* verwendet.

Trocknungsverlust (V.6.22): Höchstens 15 Prozent, mit 1,000 g Substanz durch Trocknen im Trockenschrank bei 100 bis 105 °C bestimmt.

Benzalkoniumchlorid

Benzalkonii chloridum

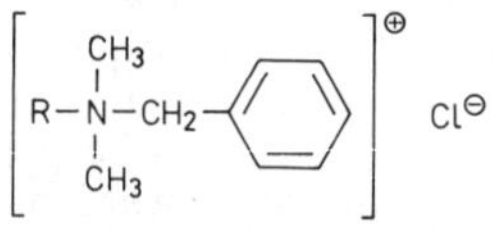

R = C_8H_{17} bis $C_{18}H_{37}$

Benzalkoniumchlorid ist ein Gemisch von Alkylbenzyldimethylammoniumchloriden, deren Alkylteil aus C_8- bis C_{18}-Ketten besteht, und enthält mindestens 95,0 und höchstens 104,0 Prozent Alkylbenzyldimethylammoniumchloride, berechnet als $C_{22}H_{40}ClN$ (M_r 354,0) und bezogen auf die wasserfreie Substanz.

Eigenschaften

Weißes bis gelblichweißes Pulver oder gelatineartige, gelblichweiße Stücke, hygroskopisch, seifiger Griff; sehr leicht löslich in Wasser und Ethanol. Beim Erhitzen bildet sich eine klare Masse, die schmilzt.

Eine wäßrige Lösung gibt beim Schütteln einen starken Schaum.

Prüfung auf Identität

A. 80 mg Substanz werden in Wasser zu 100 ml gelöst. Die Lösung, zwischen 220 und 350 nm gemessen, zeigt Absorptionsmaxima (V.6.19) bei 257, 263 und 269 nm sowie eine Schulter bei etwa 250 nm.

B. Werden 2 ml Prüflösung (siehe „Prüfung auf Reinheit") mit 0,1 ml Essigsäure 98 % *R* und tropfenweise mit 1 ml Natriumtetraphenylborat-Lösung *R* versetzt, bildet sich ein weißer Niederschlag. Nach Abfiltrieren wird der Niederschlag in einer Mischung von 1 ml Aceton *R* und 5 ml Ethanol 96 % *R* durch Erwärmen auf höchstens 70 °C gelöst. Die warme Lösung wird tropfenweise mit Wasser bis zum Erscheinen einer schwachen Opaleszenz versetzt. Bis zur Klarheit wird vorsichtig erwärmt und erkalten gelassen, wobei sich weiße Kristalle bilden, die nach Abfiltrieren 3mal mit je 10 ml Wasser gewaschen werden. Sie werden im Vakuum über Phosphor(V)-oxid *R* oder Silicagel *R* bei höchstens 50 °C getrocknet. Die Schmelztemperatur (V.6.11.1) der Kristalle liegt zwischen 127 und 133 °C.

C. 5 ml Natriumhydroxid-Lösung 8,5 % *R* werden mit 0,1 ml Bromphenolblau-Lösung *R* 1 und 5 ml Chloroform *R* geschüttelt. Die Chloroformschicht ist farblos. Nach Zusatz von 0,1 ml Prüflösung und Schütteln färbt sich die Chloroformschicht blau.

D. Werden 2 ml Prüflösung mit 1 ml Salpetersäure 12,5 % *R* versetzt, bildet sich ein weißer Niederschlag, der sich auf Zusatz von 5 ml Ethanol 96 % *R* löst. Die Lösung gibt die Identitätsreaktion a auf Chlorid (V.3.1.1).

Prüfung auf Reinheit

Prüflösung: 1,0 g Substanz wird in kohlendioxidfreiem Wasser *R* zu 100 ml gelöst.

Aussehen der Lösung: Die Prüflösung muß klar (V.6.1) und darf nicht stärker gefärbt sein als die Farbvergleichslösung G_6 (V.6.2, Methode II).

Sauer oder alkalisch reagierende Substanzen: 50 ml Prüflösung werden mit 0,1 ml Bromcresolpurpur-Lösung *R* versetzt. Bis zum Farbumschlag dürfen höchstens 0,1 ml 0,1 N-Salzsäure oder 0,1 N-Natriumhydroxid-Lösung verbraucht werden.

Amine und deren Salze: Unter Erwärmen werden 5,0 g Substanz in 20 ml einer Mischung von 3 Volumteilen 1 N-Salzsäure und 97 Volumteilen Methanol *R* gelöst. Nach Zusatz von 100 ml Isopropylalkohol *R* wird langsam ein Strom von Stickstoff *R* in die Lösung eingeleitet. Durch portionsweisen Zusatz von 12,0 ml 0,1 N-Tetrabutylammoniumhydroxid-Lösung wird titriert, wobei die potentiometrische Titrationskurve (V.6.14) aufgezeichnet wird. Wenn die Kurve 2 Wendepunkte zeigt, darf die Menge der zugesetzten Maßlösung zwischen dem ersten und zweiten Wendepunkt höchstens 5,0 ml betragen. Wenn die Titrationskurve keinen Wendepunkt zeigt, entspricht die Substanz nicht der Prüfung. Wenn die Titrationskurve einen Wendepunkt zeigt, wird die Prüfung nach Zusatz von 3,0 ml einer 2,50prozentigen Lösung (*m*/V) von Dimethyltetradecylamin *R* in Isopropylalkohol *R* vor der Titration wiederholt. Wenn die Titrationskurve nach Zusatz von 12,0 ml 0,1 N-Tetrabutylammoniumhydroxid-Lösung erneut nur einen einzigen Wendepunkt zeigt, entspricht die Substanz nicht der Prüfung.

Wasser (V.3.5.6): Höchstens 10 Prozent, mit 0,300 g Substanz nach der Karl-Fischer-Methode bestimmt.

Sulfatasche (V.3.2.14): Höchstens 0,1 Prozent, mit 1,0 g Substanz bestimmt.

Gehaltsbestimmung

2,00 g Substanz werden in Wasser zu 100,0 ml gelöst. 25,0 ml dieser Lösung werden in einem Scheidetrichter mit 25 ml Chloroform *R*, 10 ml 0,1 N-Natriumhydroxid-Lösung und 10,0 ml einer frisch hergestellten 5,0prozentigen Lösung (*m*/V) von Kaliumiodid *R* versetzt. Nach kräftigem Schütteln wird stehengelassen und die Chloroformschicht verworfen. Dreimal wird mit je 10 ml Chloroform *R* ausgeschüttelt und die Chloroformschichten verworfen. Die wäßrige Schicht wird mit 40 ml Salzsäure 36 % *R* versetzt. Nach dem Erkaltenlassen wird mit 0,05 M-Kaliumiodat-Lösung bis fast zum Verschwinden der Dunkelbraunfärbung titriert. Nach Zusatz von 2 ml Chloroform *R* wird unter kräftigem Schütteln weitertitriert, bis sich die Färbung der Chloroformschicht nicht mehr ändert. Ein Blindversuch mit einer Mischung von 10,0 ml einer frisch hergestellten 5,0prozentigen Lösung (*m*/V) von Kaliumiodid *R*, 20 ml Wasser und 40 ml Salzsäure 36 % *R* wird durchgeführt.

1 ml 0,05 M-Kaliumiodat-Lösung entspricht 35,40 mg $C_{22}H_{40}ClN$.

Benzalkoniumchlorid-Lösung

Benzalkonii chloridi solutio

Benzalkoniumchlorid-Lösung ist die wäßrige Lösung eines Gemisches von Alkylbenzyldimethylammoniumchloriden, deren Alkylteil aus C_8- bis C_{18}-Ketten besteht. Benzalkoniumchlorid-Lösung enthält mindestens 47,5 und höchstens 52,5 Prozent (*m*/V) Alkylbenzyldimethylammoniumchloride, berechnet als $C_{22}H_{40}ClN$ (M_r 354,0). Sie kann Ethanol enthalten.

Eigenschaften

Klare, farblose bis schwach gelbliche Flüssigkeit; mischbar mit Wasser und Ethanol.

Die Substanz gibt beim Schütteln einen starken Schaum.

Prüfung auf Identität

A. 0,3 ml Substanz werden mit Wasser zu 100 ml verdünnt. Die Lösung, zwischen 220 und 350 nm gemessen, zeigt Absorptionsmaxima (V.6.19) bei 257, 263 und 269 nm sowie eine Schulter bei etwa 250 nm.

B. 0,05 ml Substanz werden mit 2 ml Wasser und mit 0,1 ml Essigsäure 98 % *R* verdünnt. Wird die Mischung tropfenweise mit 1 ml Natriumtetraphenylborat-Lösung *R* versetzt, bildet sich ein weißer Niederschlag. Nach Abfiltrieren wird der Niederschlag in einer Mischung von 1 ml Aceton *R* und 5 ml Ethanol 96 % *R* durch Erwärmen auf höchstens 70 °C gelöst. Die warme Lösung wird tropfenweise mit Wasser bis zum Erscheinen einer schwachen Opaleszenz versetzt. Bis zur Klarheit wird vorsichtig erwärmt und erkalten gelassen, wobei sich weiße Kristalle bilden, die nach Abfiltrieren 3mal mit je 10 ml Wasser gewaschen werden. Sie werden im Vakuum über Phosphor(V)-oxid *R* oder Silicagel *R* bei höchstens 50 °C getrocknet. Die Schmelztemperatur (V.6.11.1) der Kristalle liegt zwischen 127 und 133 °C.

C. 5 ml Natriumhydroxid-Lösung 8,5 % *R* werden mit 0,1 ml Bromphenolblau-Lösung *R* 1 und 5 ml Chloroform *R* geschüttelt. Die Chloroformschicht ist farblos. Nach Zusatz von 0,05 ml Substanz und Schütteln färbt sich die Chloroformschicht blau.

D. Werden 0,05 ml Substanz mit 1 ml Salpetersäure 12,5 % *R* versetzt, bildet sich ein weißer Niederschlag, der sich auf Zusatz von 5 ml Ethanol 96 % *R* löst. Die Lösung gibt die Identitätsreaktion a auf Chlorid (V.3.1.1).

Prüfung auf Reinheit

Prüflösung: 2,0 g Substanz werden in kohlendioxidfreiem Wasser *R* zu 100 ml verdünnt.

Aussehen der Lösung: Die Prüflösung muß klar (V.6.1) und darf nicht stärker gefärbt sein als die Farbvergleichslösung G_6 (V.6.2, Methode II).

Sauer oder alkalisch reagierende Substanzen: 50 ml Prüflösung werden mit 0,1 ml Bromcresolpurpur-Lösung *R* versetzt. Bis zum Farbumschlag dürfen höchstens 0,1 ml 0,1 N-Salzsäure oder 0,1 N-Natriumhydroxid-Lösung verbraucht werden.

Amine und deren Salze: Unter Erwärmen werden 10,0 g Substanz mit 20 ml einer Mischung von 3 Volumteilen 1 N-Salzsäure und 97 Volumteilen Methanol *R* gemischt. Nach Zusatz von 100 ml Isopropylalkohol *R* wird langsam ein Strom von Stickstoff *R* in die Lösung eingeleitet. Durch portionsweisen Zusatz von 12,0 ml 0,1 N-Tetrabutylammoniumhydroxid-Lösung wird titriert, wobei die potentiometrische Titrationskurve (V.6.14) aufgezeichnet wird. Wenn die Kurve 2 Wendepunkte zeigt, darf die Menge der zugesetzten Maßlösung zwischen dem ersten und zweiten Wendepunkt höchstens 5,0 ml betragen. Wenn die Titrationskurve keinen Wendepunkt zeigt, entspricht die Substanz nicht der Prüfung. Wenn die Titrationskurve einen Wendepunkt zeigt, wird die Prüfung nach Zusatz von 3,0 ml einer 2,50prozentigen Lösung (*m*/V) von Dimethyltetradecylamin *R* in Isopropylalkohol *R* vor der Titration wiederholt. Wenn die Titrationskurve nach Zusatz von 12,0 ml 0,1 N-Tetrabutylammoniumhydroxid-Lösung erneut nur einen einzigen Wendepunkt zeigt, entspricht die Substanz nicht der Prüfung.

Sulfatasche (V.3.2.14): Höchstens 0,1 Prozent, mit 1,0 g Substanz bestimmt.

Gehaltsbestimmung

Die relative Dichte (V.6.4) der Substanz wird bestimmt. 4,00 g Substanz werden mit Wasser zu 100,0 ml verdünnt, 25,0 ml dieser Lösung werden in einem Scheidetrichter mit 25 ml Chloroform *R*, 10 ml 0,1 N-Natriumhydroxid-Lösung und 10,0 ml einer frisch hergestellten 5,0prozentigen Lösung (*m*/V) von Kaliumiodid *R* versetzt. Nach kräftigem Schütteln wird stehengelassen und die Chloroformschicht verworfen. Dreimal wird mit je 10 ml Chloroform *R* ausgeschüttelt und die Chloroformschichten verworfen. Die wäßrige Schicht wird mit 40 ml Salzsäure 36 % *R* versetzt. Nach dem Erkaltenlassen wird mit 0,05 M-Kaliumiodat-Lösung bis fast zum Verschwinden der Dunkelbraunfärbung titriert. Nach Zusatz von 2 ml Chloroform *R* wird unter kräftigem Schütteln weitertitriert, bis sich die Färbung der Chloroformschicht nicht mehr ändert. Ein Blindversuch mit einer Mischung von 10,0 ml einer frisch hergestellten 5,0prozentigen Lösung (*m*/V) von Kaliumiodid *R*, 20 ml Wasser und 40 ml Salzsäure 36 % *R* wird durchgeführt.

1 ml 0,05 M-Kaliumiodat-Lösung entspricht 35,40 mg $C_{22}H_{40}ClN$.

Beschriftung

Auf dem Behältnis muß der eventuelle Gehalt an Ethanol angegeben sein.

Benzin

Benzinum

Benzin ist ein Gemisch niedrig siedender, gesättigter Kohlenwasserstoffe einschließlich C_6H_{14}.

Eigenschaften

Farblose, leicht bewegliche und leicht entzündbare, flüchtige Flüssigkeit; praktisch unlöslich in Wasser; mischbar mit Chloroform, Ethanol, Ether, ätherischen und fetten Ölen (außer Rizinusöl).

Prüfung auf Reinheit

Aussehen: Die Substanz muß klar (V.6.1) und farblos (V.6.2, Methode II) sein und darf nicht im Tageslicht fluoreszieren.

Sauer oder alkalisch reagierende Substanzen: Nach dem Schütteln von 10 ml Substanz mit 5 ml kohlendioxidfreiem Wasser *R* und 0,25 ml Phenolrot-Lösung *R* muß die wäßrige Schicht gelb gefärbt sein und nach Zusatz von 0,05 ml 0,01 N-Natriumhydroxid-Lösung nach Rot umschlagen.

Relative Dichte (V.6.4): 0,642 bis 0,656.

Destillationsbereich: Bei der Destillation müssen zwischen 40 und 60 °C mindestens 75 Prozent (V/V) übergehen.

Zur Bestimmung des Siedebereichs werden 100 ml Substanz aus einem 100-ml-Destillationskolben (DIN 12363) destilliert, der mit einem mindestens 40 cm langen absteigenden Kühler und einem Vorstoß verbunden ist. Im Hals des Kolbens wird mittels eines dichtschließenden Stopfens ein Thermometer so befestigt, daß es sich in der Mitte des Halsdurchmessers befindet und der obere Rand des Quecksilbergefäßes mit dem tiefsten Punkt der Innenseite des Ableitungsrohres an seiner Verbindungsstelle mit dem Kolbenhals auf gleicher Höhe steht.

Nach Beendigung der Vorbereitungen wird die auf 13 bis 18 °C abgekühlte Substanz in den Destillationskolben gegeben. Der Kolben wird mit einem Wasserbad von anfangs 65 °C gleichmäßig so erwärmt, daß der erste Tropfen des Destillats frühestens 5 min und spätestens 10 min nach Beginn der Wärmezufuhr vom Vorstoß abtropft. Die weitere Wärmezufuhr wird so geregelt, daß unter gleichmäßigem Destillieren in der Sekunde 2 Tropfen Destillat übergehen, entsprechend einer Destillatmenge von 4 bis 5 ml in der Minute. Die zwischen 40 und 60 °C übergehenden Destillatanteile werden gesondert in einem mit 1-ml-Einteilung versehenen 100-ml-Meßzylinder aufgefangen, in den das Ende des Vorstoßes 2,5 cm weit hineinragt.

Fremder Geruch, nichtflüchtige Substanzen: 5 ml Substanz dürfen, langsam auf ein Rundfilter von 11 cm Durchmesser getropft, bei und nach dem Verdunsten keinen fremden Geruch zeigen und auf dem Papier keinen transparenten Fleck hinterlassen.

Schwefelverbindungen, reduzierende Substanzen: 2 ml ammoniakalische Silbernitrat-Lösung *R* dürfen sich beim Schütteln mit 10 ml Substanz innerhalb 15 min nicht verändern.

Benzol: Höchstens 0,5 Prozent (V/V). Die Absorption (V.6.19) einer Mischung von 5,0 ml Substanz und 95,0 ml Cyclohexan *R*, gemessen bei 261 nm, darf nicht größer sein als die Absorption einer 0,025prozentigen Lösung (V/V) von Benzol *R* in Cyclohexan *R*.

n-Hexan: Höchstens 2 Prozent (V/V). Die Prüfung erfolgt mit Hilfe der Gaschromatographie (V.6.20.3) unter Verwendung von Heptan *R* als internem Standard.

Interner-Standard-Lösung: 0,1 ml Heptan *R* werden mit Toluol *R* zu 100,0 ml verdünnt.

Untersuchungslösung: 1,0 ml Substanz wird mit Interner-Standard-Lösung zu 10,0 ml verdünnt.

Referenzlösung: 0,1 ml Hexan *R* werden mit Interner-Standard-Lösung zu 50,0 ml verdünnt.

Die Chromatographie kann durchgeführt werden mit

- einer Kapillarsäule von 25 m Länge und 0,22 mm innerem Durchmesser, belegt mit Polydimethylsiloxan *R*,
- Stickstoff zur Chromatographie *R* als Trägergas mit einer Durchflußrate von 2 ml je Minute und aufgesplittet im Verhältnis 1 zu 20,

– einem Flammenionisationsdetektor.

Die Temperatur der Säule wird auf 30 °C, die des Probeneinlasses auf 80 °C und die des Detektors auf 200 °C gehalten.

Zur Chromatographie wird nacheinander je 1 µl der Untersuchungs- und der Referenzlösung eingespritzt und das Chromatogramm bis zur Elution des Toluols registriert (etwa 10 min). In den Chromatogrammen der Untersuchungs- und der Referenzlösung wird jeweils das Verhältnis der Peakfläche des Hexans zur Peakfläche des Heptans bestimmt. Der Verhältniswert der Untersuchungslösung darf nicht größer sein als der Verhältniswert der Referenzlösung.

Tetraethylblei: 10 ml Substanz werden mit 0,15 ml Iod-Lösung *RN* versetzt und 2 h lang hellem Tageslicht oder 10 min lang direktem Sonnenlicht ausgesetzt und dann 2 bis 3 min lang mit einer Mischung von 1,5 ml Natriumhydroxid-Lösung 8,5 % *R* und 5 ml Thioacetamid-Reagenz *R* geschüttelt. Nach dem Absetzenlassen darf in der Grenzschicht zwischen den Flüssigkeiten kein brauner oder schwarzer Niederschlag auftreten und die Farbe der wäßrigen Schicht nicht verändert sein.

Verhalten gegen Schwefelsäure: 5 ml Schwefelsäure 96 % *R* dürfen sich beim 5 min langen Schütteln mit 5 ml Substanz nicht verändern.

Nichtflüchtige Bestandteile: Höchstens 0,001 Prozent (*m*/V). 50 ml Substanz werden auf dem Wasserbad verdampft. Der im Trockenschrank bei 100 bis 105 °C getrocknete Rückstand darf höchstens 0,5 mg betragen.

Lagerung

Dicht verschlossen, vor Licht geschützt.

Benzocain

Benzocainum

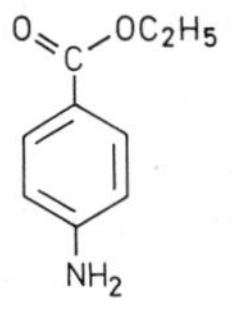

$C_9H_{11}NO_2$ M_r 165,2

Benzocain enthält mindestens 99,0 und höchstens 101,0 Prozent Ethyl-4-aminobenzoat, berechnet auf die getrocknete Substanz.

Eigenschaften

Weißes, kristallines Pulver oder farblose Kristalle; sehr schwer löslich in Wasser, leicht löslich in Chloroform, Ethanol und Ether.

Prüfung auf Identität

Die Prüfung B kann entfallen, wenn die Prüfungen A, C und D durchgeführt werden. Die Prüfungen C und D können entfallen, wenn die Prüfungen A und B durchgeführt werden.

A. Schmelztemperatur (V.6.11.1): 89 bis 92 °C.

B. Das IR-Absorptionsspektrum (V.6.18) der Substanz zeigt im Vergleich mit dem von Benzocain *CRS* Maxima bei denselben Wellenlängen mit den gleichen relativen Intensitäten.

C. Etwa 50 mg Substanz werden in einem Reagenzglas mit 0,2 ml einer 50prozentigen Lösung (*m*/V) von Chrom(VI)-oxid *R* versetzt. Die Öffnung des Glases wird mit einem Filterpapier bedeckt, welches mit einer frisch bereiteten Mischung von gleichen Volumteilen einer 5prozentigen Lösung (*m*/V) von Natriumpentacyanonitrosylferrat *R* und einer 20prozentigen Lösung (*m*/V) von Piperazin-Hexahydrat *R* befeuchtet wurde. 30 s lang wird zum schwachen Sieden erhitzt. Auf dem Filterpapier entwickelt sich eine blaue Färbung.

D. Etwa 50 mg Substanz werden in Ethanol 96 % *R* zu 100 ml gelöst. 2 ml dieser Lösung geben die Identitätsreaktion auf primäre aromatische Amine (V.3.1.1).

Prüfung auf Reinheit

Aussehen der Lösung: 1,0 g Substanz wird in Ethanol 96 % *R* zu 20 ml gelöst. Die Lösung muß klar (V.6.1) und farblos (V.6.2, Methode II) sein.

Sauer oder alkalisch reagierende Substanzen: 0,5 g Substanz werden in 10 ml Ethanol 96 % *R*, das vorher nach Zusatz von 0,05 ml Phenolphthalein-Lösung *R* neutralisiert worden ist, gelöst und mit 10 ml kohlendioxidfreiem Wasser *R* versetzt. Die Lösung bleibt farblos. Bis zum Farbumschlag dürfen höchstens

0,5 ml 0,01 N-Natriumhydroxid-Lösung verbraucht werden.

Trocknungsverlust (V.6.22): Höchstens 0,5 Prozent, mit 1,000 g Substanz durch Trocknen im Vakuum bestimmt.

Sulfatasche (V.3.2.14): Höchstens 0,1 Prozent, mit 1,0 g Substanz bestimmt.

Gehaltsbestimmung

Mit 0,400 g Substanz, in einer Mischung von 25 ml Salzsäure 36 % *R* und 50 ml Wasser gelöst, wird die Bestimmung nach „Stickstoff in primären aromatischen Aminen" (V.3.5.1) durchgeführt.

1 ml 0,1 M-Natriumnitrit-Lösung entspricht 16,52 mg $C_9H_{11}NO_2$.

Lagerung

Vor Licht geschützt.

Vorsichtig zu lagern!

Benzoesäure

Acidum benzoicum

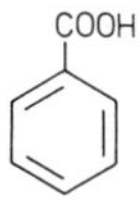

$C_7H_6O_2$ M_r 122,1

Benzoesäure enthält mindestens 99,0 und höchstens 100,5 Prozent $C_7H_6O_2$.

Eigenschaften

Weißes, kristallines Pulver oder farblose Kristalle, geruchlos oder sehr schwacher, charakteristischer Geruch; schwer löslich in Wasser, löslich in siedendem Wasser, leicht löslich in Chloroform, Ethanol, Ether und fetten Ölen.

Prüfung auf Identität

A. Schmelztemperatur (V.6.11.1): 121 bis 124 °C.

B. Die Prüflösung (siehe „Prüfung auf Reinheit") gibt die Identitätsreaktion a auf Benzoat (V.3.1.1).

Prüfung auf Reinheit

Prüflösung: 5,0 g Substanz werden in Ethanol 96 % *R* zu 100 ml gelöst.

Aussehen der Lösung: Die Prüflösung muß klar (V.6.1) und farblos (V.6.2, Methode II) sein.

Oxidierbare Substanzen: 0,2 g Substanz werden in 10 ml siedendem Wasser gelöst. Die Lösung wird gekühlt, geschüttelt und filtriert. Das Filtrat wird mit 1 ml Schwefelsäure 10 % *R* und 0,2 ml 0,1 N-Kaliumpermanganat-Lösung versetzt. Die Lösung muß nach 5 min noch rosa gefärbt sein.

Halogenverbindungen, Halogenide[1]:

Lösung a: 6,7 g Substanz werden in einer Mischung von 40 ml 1 N-Natriumhydroxid-Lösung und 50 ml Ethanol 96 % *R* gelöst. Die Lösung wird mit Wasser zu 100,0 ml verdünnt. 10,0 ml dieser Lösung werden mit 7,5 ml Natriumhydroxid-Lösung 8,5 % *R* und 0,125 g Raney-Nickel *R* versetzt und 10 min lang auf dem Wasserbad erhitzt. Nach dem Erkalten auf Raumtemperatur wird in einen 25-ml-Meßkolben filtriert und das Filter dreimal mit je 2 ml Ethanol 96 % *R* nachgewaschen. Filtrat und Waschflüssigkeit werden mit Wasser zu 25,0 ml verdünnt. Die Lösung dient zur Herstellung der Lösung A.

Lösung b: Auf die gleiche Weise wird eine Lösung ohne die zu prüfende Substanz bereitet. Die Lösung dient zur Herstellung der Lösung B.

In vier 25-ml-Meßkolben werden getrennt 10 ml Lösung a, 10 ml Lösung b, 10 ml Chlorid-Lösung (8 ppm Cl) *R* (zur Herstellung der Lösung C) und 10 ml Wasser gebracht. Jeder Meßkolben wird mit 5 ml Ammoniumeisen(III)-sulfat-Lösung *R* 5 versetzt, gemischt und tropfenweise unter Schütteln 2 ml Salpetersäure 65 % *R* sowie 5 ml Quecksilber(II)-thiocyanat-Lösung *R* zugegeben. Die umgeschüttelten Lösungen werden mit Wasser zu 25,0 ml verdünnt und 15 min lang in ein Wasserbad von 20 °C gestellt. Die Absorptionen werden bei 460 nm gemessen (V.6.19). Die Lösung A wird gegen die Lösung B als Kompensationsflüssigkeit gemessen. Die Lösung C wird gegen die mit 10 ml Wasser bereitete Lösung

[1] Die benötigten Glasgefäße müssen chloridfrei sein. Sie werden z. B. über Nacht in einer 50prozentigen Lösung (*m*/V) von Salpetersäure 65 % *R* stehengelassen, mit Wasser gespült und mit Wasser gefüllt aufbewahrt. Diese Glasgefäße sollten nur für diese Prüfung benutzt werden.

gemessen. Die Absorption der Lösung A darf nicht größer sein als die der Lösung C (300 ppm).

Schwermetalle (V.3.2.8): 12 ml Prüflösung müssen der Grenzprüfung B auf Schwermetalle entsprechen (10 ppm). Zur Herstellung der Referenzlösung wird eine Mischung von 5 ml Blei-Lösung (1 ppm Pb) *R* und 5 ml Ethanol 96 % *R* verwendet.

Verhalten gegen Schwefelsäure: 0,5 g Substanz werden unter Schütteln in 5 ml Schwefelsäure 96 % *R* gelöst. Nach 5 min darf die Lösung nicht stärker gefärbt sein als die Farbvergleichslösung G_5 (V.6.2, Methode I).

Sulfatasche (V.3.2.14): Höchstens 0,1 Prozent, mit 1,0 g Substanz bestimmt.

Gehaltsbestimmung

0,200 g Substanz, in 20 ml Ethanol 96 % *R* gelöst, werden unter Zusatz von 0,1 ml Phenolrot-Lösung *R* mit 0,1 N-Natriumhydroxid-Lösung bis zum Farbumschlag von Gelb nach Violettrot titriert.

1 ml 0,1 N-Natriumhydroxid-Lösung entspricht 12,21 mg $C_7H_6O_2$.

Benzoetinktur

Benzoes tinctura

Tinktur aus Benzoe (Siambenzoe). Die Tinktur hat einen Trockenrückstand von mindestens 13,0 Prozent.

Herstellung

Benzoetinktur wird aus 1 Teil pulverisierter Benzoe (710) und 5 Teilen Ethanol 90 % (V/V) nach dem in der Monographie **Tinkturen** beschriebenen Verfahren der Mazeration hergestellt.

Eigenschaften

Gelbe bis orangegelbe Flüssigkeit mit Geruch nach Vanillin und brennendem Geschmack. Beim Hinzufügen des gleichen Volumens Wasser entsteht eine milchig-trübe, schwach gelblich gefärbte Suspension mit deutlich saurer Reaktion.

Prüfung auf Identität

Die Prüfung erfolgt mit Hilfe der Dünnschichtchromatographie (V.6.20.2) unter Verwendung einer Schicht von Kieselgel G *R*.

Untersuchungslösung: 1,0 ml Tinktur wird mit 4,0 ml Ethanol 90 % *RN* verdünnt.

Referenzlösung: 2 µl Eugenol *R* werden in 1,0 ml Methanol *R* gelöst.

Auf die Platte werden getrennt 10 µl jeder Lösung bandförmig (20 mm × 3 mm) aufgetragen. Die Chromatographie erfolgt mit einer Mischung von 5 Volumteilen Ethanol 96 % *R* und 95 Volumteilen Dichlormethan *R* über eine Laufstrecke von 10 cm. Nach Verdunsten des Fließmittels bei Raumtemperatur wird die Platte mit etwa 5 ml Schwefelsäure 96 % *R* (für eine 200-mm × 200-mm-Platte) vorsichtig besprüht und anschließend 5 bis 10 min lang unter Beobachtung auf 100 bis 105 °C erhitzt. Die Auswertung erfolgt zunächst im Tageslicht. Im Chromatogramm der Referenzlösung befindet sich in der oberen Hälfte die rotorangefarbene Eugenol-Zone. Auf der gleichen Höhe erscheint im Chromatogramm der Untersuchungslösung schon während des Besprühens die stark hervortretende, rotviolette Zone des Coniferylbenzoats. Sie wird beim Erhitzen noch intensiver. In der unteren Hälfte des Chromatogramms sind einige schwächere, meist rötliche und bläuliche Zonen vorhanden.

Liegt eine Tinktur aus Sumatrabenzoe vor, so tritt in der Höhe des Eugenols nur eine schwache, rotviolette Zone auf. Etwas darüber liegt eine schwache, graue Zone, die im ultravioletten Licht bei 365 nm hell ockerfarbig fluoresziert und im Chromatogramm der Tinktur aus Siambenzoe fehlt. Die Zone des Coniferylbenzoats fluoresziert im ultravioletten Licht bei 365 nm schwach rotbraun und die des Eugenols intensiv gelbgrünlich.

Prüfung auf Reinheit

Zimtsäurehaltige Benzoe (Sumatrabenzoe): In dem unter „Prüfung auf Identität" erhaltenen Chromatogramm der Untersuchungslösung darf oberhalb der Zone des Eugenols keine schwache, graue Zone auftreten, die im ultravioletten Licht bei 365 nm hell ockerfarbig fluoresziert.

Ethanolgehalt (V.5.3.1): 74,0 bis 80,0 Prozent (V/V).

Isopropylalkohol (V.3.3.N3).

Methanol (V.3.3.N2).

Trockenrückstand (V.6.22.N2): Mindestens 13,0 Prozent.

Lagerung

Dicht verschlossen, vor Licht geschützt.

Benzylalkohol

Alcohol benzylicus

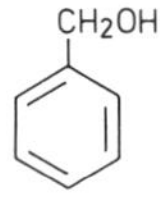

C_7H_8O M_r 108,1

Benzylalkohol enthält mindestens 97,0 und höchstens 100,5 Prozent C_7H_8O.

Eigenschaften

Klare, farblose, ölige, lichtbrechende Flüssigkeit von schwach aromatischem Geruch; löslich in Wasser, mischbar mit Chloroform, Ethanol, Ether, fetten und ätherischen Ölen.

Prüfung auf Identität

Werden 5 ml Kaliumpermanganat-Lösung *R* mit 0,1 ml Substanz und 1 ml Schwefelsäure 10 % *R* versetzt, entsteht der charakteristische Geruch von Benzaldehyd.

Prüfung auf Reinheit

Löslichkeit: Werden 2 ml Substanz mit 60 ml Wasser geschüttelt, muß sich die Substanz vollständig lösen und die Lösung klar (V.6.1) sein.

Sauer reagierende Substanzen: 10 ml Substanz werden mit 10 ml Ethanol 96 % *R* und 1 ml Phenolphthalein-Lösung *R* versetzt. Bis zum Farbumschlag nach Rosa darf höchstens 1 ml 0,1 N-Natriumhydroxid-Lösung verbraucht werden.

Relative Dichte (V.6.4): 1,043 bis 1,049.

Brechungsindex (V.6.5): 1,538 bis 1,541.

Peroxidzahl (V.3.4.5): Höchstens 5.

Benzaldehyd und andere verwandte Substanzen: Die Prüfung erfolgt mit Hilfe der Gaschromatographie (V.6.20.3).

Untersuchungslösung: Die Substanz wird als Untersuchungslösung verwendet.

Referenzlösung: 0,1 g Dibutylphthalat *R* und 0,1 g Benzaldehyd *R* werden in der Substanz zu 100 ml gelöst.

Die Chromatographie kann durchgeführt werden mit Hilfe von:
- einer Säule von 2 m Länge und 3 mm innerem Durchmesser, gepackt mit silanisiertem Kieselgur zur Gaschromatographie *R*, imprägniert mit 3 Prozent *(m/m)* Polymethylphenylsiloxan *R*
- Stickstoff zur Chromatographie *R* als Trägergas, mit einer Durchflußrate von 20 ml je Minute
- einem Flammenionisationsdetektor.

Säule und Probeneinlaß müssen aus Glas sein. Die Temperatur der Säule wird linear durch Erhöhen um 10 °C je Minute von 85 bis 290 °C programmiert. Die Temperatur des Probeneinlasses wird auf 210 °C, die des Detektors auf 275 °C gehalten. 1 µl jeder Lösung wird am oberen Ende der Säule oder über einen Injektor mit Glasauskleidung eingespritzt.

Wenn im Chromatogramm der Untersuchungslösung ein dem Benzaldehyd entsprechender Peak erscheint, darf seine Fläche nicht größer als das 1,5fache des dem Dibutylphthalat entsprechenden Peaks im Chromatogramm der Referenzlösung sein (0,15 Prozent). Wenn andere Peaks als diejenigen, die dem Benzylalkohol und dem Benzaldehyd entsprechen, erscheinen, darf die Summe ihrer Fläche nicht größer als das Doppelte des dem Dibutylphthalat entsprechenden Peaks im Chromatogramm der Referenzlösung sein (0,2 Prozent).

Wenn die Substanz zur parenteralen Anwendung bestimmt ist, darf sie höchstens 0,05 Prozent Benzaldehyd und höchstens 0,1 Prozent andere verwandte Substanzen enthalten.

Halogenverbindungen, Halogenide[1]:
Lösung a: 6,7 g Substanz werden in 50 ml Ethanol 96 % *R* gelöst und mit Wasser zu 100,0 ml verdünnt. 10,0 ml dieser Lösung werden mit

[1] Die für diese Prüfung verwendeten Glasgeräte müssen chloridfrei sein und können durch Einlegen über Nacht in eine 50prozentige Lösung (*m*/V) von Salpetersäure 65 % *R* gereinigt werden. Nachher werden sie mit Wasser gespült und mit Wasser gefüllt aufbewahrt. Die verwendeten Glasgeräte sollten nur diesem Zweck dienen.

7,5 ml Natriumhydroxid-Lösung 8,5 % *R* und 0,125 g Raney-Nickel *R* versetzt und 10 min lang auf dem Wasserbad erhitzt. Nach dem Erkaltenlassen bei Raumtemperatur wird in einen 25-ml-Meßkolben filtriert. Das Filter wird dreimal mit je 2 ml Ethanol 96 % *R* gewaschen. Die Waschflüssigkeiten werden mit dem Filtrat vereinigt und mit Wasser zu 25,0 ml ergänzt. Diese Lösung dient zur Herstellung der Lösung A.

Lösung b: Unter gleichen Bedingungen wird eine entsprechende Lösung ohne Substanz hergestellt. Diese Lösung dient zur Herstellung der Lösung B.

In vier 25-ml-Meßkolben werden getrennt 10 ml Lösung a, 10 ml Lösung b, 10 ml Chlorid-Lösung (8 ppm Cl) *R*, die zur Herstellung der Lösung C dienen, und 10 ml Wasser gegeben. In jeden Meßkolben werden 5 ml Ammoniumeisen(III)-sulfat-Lösung *R* 5 gegeben. Nach dem Mischen werden tropfenweise unter Schütteln 2 ml Salpetersäure 65 % *R* und 5 ml Quecksilber(II)-thiocyanat-Lösung *R* zugesetzt. Anschließend wird mit Wasser zu 25,0 ml ergänzt. Die Lösungen werden 15 min lang im Wasserbad bei 20 °C stehengelassen. Bei 460 nm wird die Absorption (V.6.19) der Lösung A gegen die Lösung B als Kompensationsflüssigkeit und der Lösung C gegen die aus den 10 ml Wasser hergestellte Lösung als Kompensationsflüssigkeit gemessen. Die Absorption der Lösung A darf nicht größer als diejenige der Lösung C sein (300 ppm).

Verdampfungsrückstand: Höchstens 0,05 Prozent. 2,0 g Substanz werden auf dem Wasserbad zur Trockne eingedampft. Der Rückstand wird 1 h lang im Trockenschrank bei 100 bis 105 °C getrocknet. Nach dem Erkaltenlassen im Exsikkator darf der Rückstand höchstens 1 mg betragen.

Gehaltsbestimmung

0,900 g *(m g)* Substanz werden mit 15,0 ml einer frisch hergestellten Mischung von 1 Volumteil Acetanhydrid *R* und 7 Volumteilen Pyridin *R* versetzt und 30 min lang unter Rückfluß auf dem Wasserbad erhitzt. Nach dem Abkühlen werden 25 ml Wasser zugefügt und mit 1 N-Natriumhydroxid-Lösung (n_1 ml) unter Zusatz von 0,25 ml Phenolphthalein-Lösung *R* titriert. Ein Blindversuch wird durchgeführt (n_2 ml).

$$\text{Prozent } C_7H_8O = \frac{10{,}81\,(n_2 - n_1)}{m}$$

Lagerung

Dicht verschlossen, vor Licht geschützt, in möglichst voll gefüllten Behältnissen.

Benzylmandelat

Benzylis mandelas

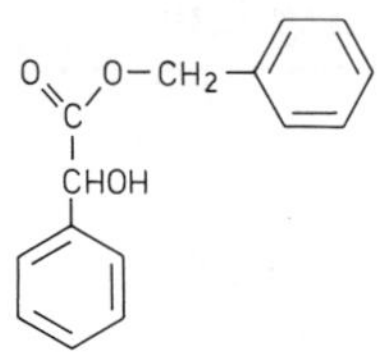

$C_{15}H_{14}O_3$ M_r 242,3

Benzylmandelat enthält mindestens 98,0 und höchstens 102,0 Prozent Benzyl-*(RS)*-2-hydroxy-2-phenylacetat.

Eigenschaften

Weißes bis fast weißes, kristallines Pulver mit schwachem Eigengeruch; praktisch unlöslich in Wasser, leicht löslich in Aceton und Chloroform, löslich in Ethanol und Ether.

Prüfung auf Identität

Die Prüfung B kann entfallen, wenn die Prüfungen A, C und D durchgeführt werden. Die Prüfungen C und D können entfallen, wenn die Prüfungen A und B durchgeführt werden.

A. Schmelztemperatur (V.6.11.1): 92 bis 96 °C.

B. Das IR-Absorptionsspektrum (V.6.18) der Substanz zeigt im Vergleich mit dem Spektrum einer dem Arzneibuch entsprechenden Referenzsubstanz bekannter Identität Maxima bei denselben Wellenlängen mit den gleichen relativen Intensitäten. Die Prüfung erfolgt mit Hilfe von Preßlingen unter Verwendung von Kaliumbromid *R*.

C. 0,10 g Substanz werden in 1 ml Natriumhydroxid-Lösung 8,5 % *R* unter Erwärmen gelöst. Wird nach dem Abkühlen die Lösung mit 0,5 ml Kaliumpermanganat-Lösung *R* versetzt, so entwickelt sich unter

Grün- und anschließender Braunfärbung ein brauner Niederschlag und der Geruch von Benzaldehyd.

D. 1,0 g Substanz wird 5 min lang mit 10 ml Natriumhydroxid-Lösung 8,5 % *R* zum Sieden erhitzt und anschließend mit Schwefelsäure 10 % *R* angesäuert. Nach dem Erkalten wird die Lösung mit 20 ml Ether *R* ausgeschüttelt. Die organische Phase wird mit wasserfreiem Natriumsulfat *R* getrocknet und der nach Verdampfen des Ethers erhaltene Rückstand aus Chloroform *R* umkristallisiert. Die Schmelztemperatur (V.6.11.1) der nach dem Trocknen bei etwa 70 °C erhaltenen Kristalle liegt zwischen 116 und 120 °C.

Prüfung auf Reinheit

Prüflösung: 1,00 g Substanz wird in Ethanol 96 % *R* zu 50 ml gelöst.

Aussehen der Lösung: Die Prüflösung muß klar (V.6.1) und farblos (V.6.2, Methode I) sein.

Sauer oder alkalisch reagierende Substanzen: 5 ml Prüflösung müssen nach Zusatz von 0,1 ml Bromthymolblau-Lösung *R* 1 gelb gefärbt sein und anschließend durch 0,1 ml 0,01 N-Natriumhydroxid-Lösung blau gefärbt werden.

Cyanid, Benzaldehydcyanhydrin: 5,0 g Substanz werden mit 50 ml Wasser und 2 g Weinsäure *R* in einer Destillationsapparatur so lange erhitzt, bis etwa 25 ml Destillat in 10 ml Wasser, dem 1 ml Natriumhydroxid-Lösung 8,5 % *R* zugefügt wurde, aufgefangen sind. Nach dem Verdünnen mit Wasser zu 50,0 ml werden 25,0 ml dieser Lösung mit 50 mg Eisen(II)-sulfat *R* versetzt und anschließend kurz bis zum Sieden erhitzt. Nach dem Abkühlen in einem Wasserbad von etwa 70 °C wird die Lösung mit 10 ml Salzsäure 25 % *R* angesäuert. Nach 30 min darf nur eine gelbe, aber keine grüne oder blaue Färbung auftreten.

Halogenverbindungen: Die Mischung von 5 ml Prüflösung, 3 ml Natriumhydroxid-Lösung 8,5 % *R* und 50 mg Raney-Nickel *R* wird im Wasserbad 10 min lang unter Rückfluß erhitzt. Nach dem Erkalten wird filtriert. Rückstand und Filter werden 3mal mit je 2 ml Wasser nachgewaschen. Das Filtrat wird nach Zusatz von 6 ml Salpetersäure 12,5 % *R* mit Wasser zu 25 ml verdünnt. Die Referenzlösung wird in gleicher Weise hergestellt. Anstelle von 5 ml Prüflösung ist dabei eine Mischung von 1,0 ml Chlorid-Lösung (50 ppm Cl) *RN* und 4 ml Ethanol 96 % *R* zu verwenden.

Je 10 ml Untersuchungslösung und Referenzlösung werden mit 0,3 ml Silbernitrat-Lösung *R* 2 versetzt und vor direktem Licht geschützt aufbewahrt. Nach 2 min darf die Untersuchungslösung nicht stärker getrübt sein als die Referenzlösung (0,05 Prozent Cl).

Schwermetalle (V.3.2.8): 12 ml Prüflösung müssen der Grenzprüfung A auf Schwermetalle entsprechen (50 ppm). Zur Herstellung der Referenzlösung sind 1,0 ml Blei-Lösung (10 ppm Pb) *R* und 9 ml Ethanol 96 % *R* zu verwenden.

Sulfatasche (V.3.2.14): Höchstens 0,1 Prozent, mit 1,0 g Substanz bestimmt.

Gehaltsbestimmung

0,300 g Substanz werden in 20 ml Ethanol 96 % *R* gelöst und nach Zusatz von 2 ml Phenolphthalein-Lösung *R* mit 0,1 N-Natriumhydroxid-Lösung bis zur Rosafärbung versetzt.

Nach Zusatz von 20,0 ml 0,1 N-Natriumhydroxid-Lösung wird 60 min lang im Wasserbad unter Rückfluß erhitzt. Nach Abkühlen wird mit 0,1 N-Salzsäure titriert und die zur Verseifung der Substanz benötigte Menge 0,1 N-Natriumhydroxid-Lösung errechnet. Ein Blindversuch ist durchzuführen.

1 ml 0,1 N-Natriumhydroxid-Lösung entspricht 24,23 mg $C_{15}H_{14}O_3$.

Lagerung

Vor Licht geschützt.

Vorsichtig zu lagern!

Benzylpenicillin-Benzathin

Benzylpenicillinum benzathinum

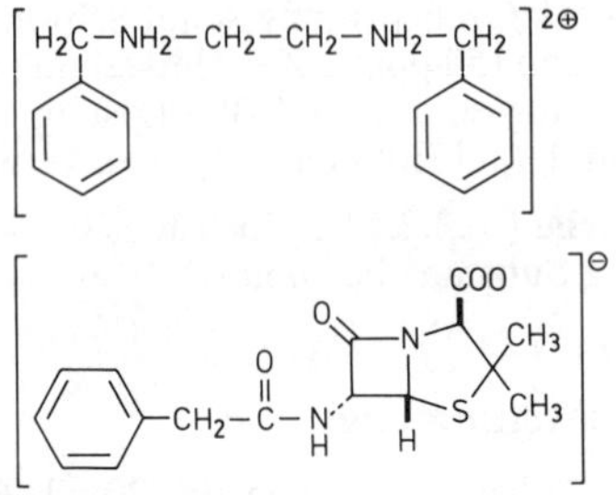

$C_{48}H_{56}N_6O_8S_2$ M_r 909

Benzylpenicillin-Benzathin ist (6*R*)-6-(2-Phenylacetamido)penicillansäure, *N,N'*-Dibenzylethylendiamin-Salz (2:1). Die Substanz enthält mindestens 96,0 und höchstens 100,5 Prozent Penicillin, berechnet als $C_{48}H_{56}N_6O_8S_2$, und mindestens 24,0 und höchstens 27,0 Prozent *N,N'*-Dibenzylethylendiamin ($C_{16}H_{20}N_2$; M_r 240,3), beides berechnet auf die wasserfreie Substanz. Die Substanz enthält wechselnde Mengen Wasser.

Eigenschaften

Weißes Pulver; sehr schwer löslich in Wasser und Chloroform, leicht löslich in Dimethylformamid und Formamid, schwer löslich in Ethanol, praktisch unlöslich in Ether.

Prüfung auf Identität

Die Prüfung A kann entfallen, wenn die Prüfungen B, C und D durchgeführt werden. Die Prüfungen B, C und D können entfallen, wenn die Prüfung A durchgeführt wird.

A. Das IR-Absorptionsspektrum (V.6.18) der Substanz zeigt im Vergleich mit dem von Benzylpenicillin-Benzathin *CRS* Maxima bei denselben Wellenlängen mit den gleichen relativen Intensitäten.

B. 0,1 g Substanz werden 2 min lang mit 2 ml 1 N-Natriumhydroxid-Lösung geschüttelt. Die Mischung wird zweimal mit je 3 ml Ether *R* ausgeschüttelt. Die vereinigten Etherphasen werden zur Trockne eingedampft. Der Rückstand wird in 1 ml Ethanol 50 % (V/V) gelöst, die Lösung mit 5 ml Pikrinsäure-Lösung *R* versetzt, 5 min lang auf 90 °C erhitzt und anschließend langsam abgekühlt. Die Kristalle werden abfiltriert und aus Ethanol 25 % (V/V), das 1 Prozent (*m*/V) Pikrinsäure *R* enthält, umkristallisiert. Die Kristalle schmelzen (V.6.11.1) bei etwa 214 °C.

C. 0,1 g Substanz werden in 10 ml Dimethylformamid *R* gelöst und mit einer im Verhältnis 1 zu 10 mit kohlendioxidfreiem Wasser *R* verdünnten 0,067 M-Phosphat-Pufferlösung *p*H 7,0 *R* zu 100 ml verdünnt. 10 ml dieser Lösung werden mit der verdünnten Phosphat-Pufferlösung zu 100 ml verdünnt (Lösung a). 10 ml Lösung a werden mit 0,5 ml einer 1 zu 10 verdünnten Penicillinase-Lösung *R* versetzt und 10 min lang bei 30 °C stehengelassen (Lösung b). 5 ml Lösung a und 5 ml Lösung b werden mit je 10 ml Acetat-Pufferlösung *p*H 4,6 *R* und 5 ml Iod-Lösung *R* 2 versetzt. Werden die Lösungen nach dem Mischen mit je 0,1 ml Stärke-Lösung *R* versetzt, muß sich die Lösung a blau färben, während die Lösung b farblos bleibt.

D. Die Substanz gibt die Farbreaktionen von Benzylpenicillin-Benzathin (V.3.1.5).

Prüfung auf Reinheit

Sauer oder alkalisch reagierende Substanzen: 0,50 g Substanz werden 5 min lang mit 100 ml kohlendioxidfreiem Wasser *R* geschüttelt. Die Mischung wird durch einen Glassintertiegel filtriert. Werden 20 ml Filtrat mit 0,1 ml Bromthymolblau-Lösung *R* 1 versetzt, muß die Lösung grün oder gelb gefärbt sein. Bis zum Farbumschlag nach Blau dürfen höchstens 0,2 ml 0,02 N-Natriumhydroxid-Lösung verbraucht werden.

Wasser (V.3.5.6): 5,0 bis 8,0 Prozent, mit 0,300 g Substanz nach der Karl-Fischer-Methode bestimmt.

Gehaltsbestimmung

***N,N'*-Dibenzylethylendiamin:** 1,000 g Substanz wird mit 30 ml einer gesättigten Lösung von Natriumchlorid *R* und 10 ml einer 20prozentigen Lösung (*m*/V) von Natriumhydroxid *R* versetzt. Die Mischung wird viermal mit je 50 ml

Ether *R* ausgeschüttelt. Die vereinigten Etherphasen werden dreimal mit je 10 ml Wasser gewaschen. Das vereinigte Waschwasser wird mit 25 ml Ether *R* ausgeschüttelt und die Etherphase zur Etherlösung hinzugefügt. Die Etherlösung wird bis auf ein kleines Volumen eingedampft und nach Zusatz von 2 ml wasserfreiem Ethanol *R* zur Trockne eingedampft. Der Rückstand wird in 50 ml Essigsäure 98 % *R* gelöst und nach Zusatz von 1 ml Naphtholbenzein-Lösung *R* mit 0,1 N-Perchlorsäure titriert. Ein Blindversuch wird durchgeführt.

1 ml 0,1 N-Perchlorsäure entspricht 12,02 mg $C_{16}H_{20}N_2$.

Penicillin:
Abbauprodukte: 0,250 g Substanz werden in 50 ml Methanol *R* gelöst. Die Lösung wird mit 25 ml Acetat-Pufferlösung *p*H 4,6 *R* versetzt und unverzüglich mit 0,02 M-Quecksilber(II)-nitrat-Lösung bei Raumtemperatur titriert. Der Endpunkt wird mit Hilfe der „Potentiometrie" (V.6.14), unter Verwendung einer Quecksilbersulfat-Bezugselektrode und einer Platin- oder Quecksilber-Meßelektrode, bestimmt.

Der Prozentgehalt Abbauprodukte *(D)*, berechnet als $C_{48}H_{56}N_6O_8S_2$, errechnet sich nach der Formel

$$\frac{0{,}909\ n}{m}$$

m = Einwaage Substanz in Gramm
n = Verbrauch Milliliter 0,02 M-Quecksilber(II)-nitrat-Lösung.

Penicillin: 70,0 mg Substanz werden in 20 ml Methanol *R* gelöst, mit 5 ml Wasser und 5,0 ml 1 N-Natriumhydroxid-Lösung versetzt und 15 min lang stehengelassen. Nach Zusatz von 5,0 ml 1 N-Salpetersäure, 20 ml Acetat-Pufferlösung *p*H 4,6 *R* und 20 ml Wasser wird mit 0,02 M-Quecksilber(II)-nitrat-Lösung bei 35 bis 40 °C titriert. Der Endpunkt wird mit Hilfe der „Potentiometrie" (V.6.14), unter Verwendung einer Quecksilbersulfat-Bezugselektrode und einer Platin- oder Quecksilber-Meßelektrode, bestimmt. Die Titration muß langsam, über einen Zeitraum von etwa 15 min, durchgeführt werden. Eine anfängliche Krümmung der Titrationskurve wird nicht berücksichtigt.

Der Prozentgehalt Penicillin, berechnet als $C_{48}H_{56}N_6O_8S_2$, errechnet sich nach der Formel

$$\frac{0{,}909\ n_1}{m_1} - D$$

m_1 = Einwaage Substanz in Gramm
n_1 = Verbrauch Milliliter 0,02 M-Quecksilber(II)-nitrat-Lösung
D = Prozentgehalt Abbauprodukte.

Benzylpenicillin-Benzathin zur parenteralen Anwendung muß den folgenden zusätzlichen Anforderungen entsprechen:

Sterilität (V.2.1.1): Die Substanz muß der Prüfung auf „Sterilität" entsprechen.

Pyrogene (V.2.1.4): 40 mg Substanz werden in 20 ml Wasser für Injektionszwecke suspendiert. Die Mischung wird geschüttelt und anschließend zentrifugiert. Je Kilogramm Körpermasse eines Kaninchens wird 1 ml der überstehenden Flüssigkeit injiziert.

Lagerung

Dicht verschlossen, vor Licht geschützt, nicht über 30 °C.

Beschriftung

Wenn die Substanz zur parenteralen Anwendung bestimmt ist, muß dies angegeben sein.

Vorsichtig zu lagern!

Benzylpenicillin-Kalium

Benzylpenicillinum kalicum

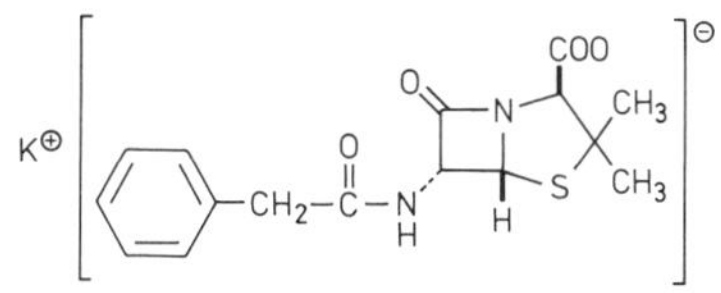

$C_{16}H_{17}KN_2O_4S$ M_r 372,5

Benzylpenicillin-Kalium ist (6*R*)-6-(2-Phenylacetamido)penicillansäure, Kaliumsalz, das aus bestimmten Stämmen von *Penicillium notatum* oder verwandten Organismen gewonnen oder durch andere Verfahren hergestellt wird. Die Substanz enthält mindestens 96,0 und höchstens 100,5 Prozent Penicillin, berechnet als $C_{16}H_{17}KN_2O_4S$, bezogen auf die getrocknete Substanz.

Eigenschaften

Weißes bis fast weißes, kristallines Pulver, mit einem schwachen, charakteristischen Geruch; sehr leicht löslich in Wasser, praktisch unlöslich in Chloroform, Ether, fetten Ölen und flüssigem Paraffin.

Prüfung auf Identität

Die Prüfung A kann entfallen, wenn die Prüfungen B, C und D durchgeführt werden. Die Prüfungen B und C können entfallen, wenn die Prüfungen A und D durchgeführt werden.

A. Das IR-Absorptionsspektrum (V.6.18) der Substanz zeigt im Vergleich mit dem von Benzylpenicillin-Kalium *CRS* Maxima bei denselben Wellenlängen mit den gleichen relativen Intensitäten.

B. 0,1 g Substanz werden in einer im Verhältnis 1 zu 10 mit kohlendioxidfreiem Wasser *R* verdünnten 0,067 M-Phosphat-Pufferlösung *p*H 7,0 *R* zu 100 ml gelöst und 10 ml dieser Lösung mit dem gleichen Lösungsmittel zu 100 ml verdünnt (Lösung a). 10 ml der Lösung a werden mit 0,5 ml einer im Verhältnis 1 zu 10 verdünnten Penicillinase-Lösung *R* versetzt und 10 min lang bei 30 °C stehengelassen (Lösung b). 5 ml der Lösung a und 5 ml der Lösung b werden mit je 10 ml Acetatpuffer-Lösung *p*H 4,6 *R* und 5 ml Iod-Lösung *R* 2 versetzt. Werden die Lösungen nach dem Mischen mit je 0,1 ml Stärke-Lösung *R* versetzt, so muß sich die Lösung a blau färben, während die Lösung b farblos bleibt.

C. Die Substanz gibt die Farbreaktionen des Benzylpenicillin-Kaliums (V.3.1.5).

D. Die Substanz gibt die Identitätsreaktion a auf Kalium (V.3.1.1).

Prüfung auf Reinheit

***p*H-Wert** (V.6.3.1): 2,0 g Substanz werden in kohlendioxidfreiem Wasser *R* zu 20 ml gelöst. Der *p*H-Wert der Lösung muß zwischen 5,5 und 7,5 liegen.

Spezifische Drehung (V.6.6): 0,500 g Substanz werden in kohlendioxidfreiem Wasser *R* zu 25,0 ml gelöst. Die spezifische Drehung muß zwischen +270 und +300° liegen, berechnet auf die getrocknete Substanz.

Absorption (V.6.19): 94,0 mg Substanz werden in Wasser zu 50,0 ml gelöst. Die Absorption der Lösung wird bei 325 nm, 280 nm und im Maximum bei 264 nm gemessen jeweils in 0,5-nm-Schritten. Falls nötig, wird die Lösung für die Messung bei 264 nm verdünnt. Die Absorption bei 325 nm und 280 nm darf jeweils höchstens 0,10 betragen. Die Absorption im Maximum bei 264 nm muß zwischen 0,82 und 0,93 liegen, berechnet auf die unverdünnte, 0,188prozentige Lösung (*m*/V).

Trocknungsverlust (V.6.22): Höchstens 1,0 Prozent, mit 1,000 g Substanz durch Trocknen im Trockenschrank bei 100 bis 105 °C bestimmt.

Gehaltsbestimmung

Abbauprodukte: 0,250 g Substanz werden mit 25 ml Wasser und 25 ml Acetat-Pufferlösung *p*H 4,6 *R* versetzt, bis zur vollständigen Lösung geschüttelt und unverzüglich mit 0,02 M-Quecksilber(II)-nitrat-Lösung bei Raumtemperatur titriert. Der Endpunkt wird mit Hilfe der „Potentiometrie“ (V.6.14), unter Verwendung einer Quecksilbersulfat-Bezugselektrode und einer Platin- oder Quecksilber-Meßelektrode, bestimmt.

Der Prozentgehalt Abbauprodukte (*D*), berechnet als $C_{16}H_{17}KN_2O_4S$, errechnet sich nach der Formel

$$\frac{0{,}7450\ n}{m}$$

m = Einwaage der Substanz in Gramm
n = Verbrauch Milliliter 0,02 M-Quecksilber(II)-nitrat-Lösung.

Penicillin: 50,0 mg Substanz werden in 5 ml Wasser gelöst, mit 5,0 ml 1 N-Natriumhydroxid-Lösung versetzt und 15 min lang stehengelassen. Nach Zusatz von 5,0 ml 1 N-Salpetersäure, 20 ml Acetat-Pufferlösung *p*H 4,6 *R* und 20 ml Wasser wird mit 0,02 M-Quecksilber(II)-nitrat-Lösung bei 35 bis 40 °C titriert. Der Endpunkt wird mit Hilfe der „Potentiometrie“ (V.6.14), unter Verwendung einer Quecksilbersulfat-Bezugselektrode und einer Platin- oder Quecksilber-Meßelektrode, bestimmt. Die Titration muß langsam, über einen Zeitraum von etwa 15 min, durchgeführt werden. Eine anfängliche Krümmung der Titrationskurve wird nicht berücksichtigt.

Der Prozentgehalt Penicillin, berechnet als $C_{16}H_{17}KN_2O_4S$, errechnet sich nach der Formel

$$\frac{0{,}7450\ n_1}{m_1} - D$$

m_1 = Einwaage der Substanz in Gramm
n_1 = Verbrauch Milliliter 0,02 M-Quecksilber(II)-nitrat-Lösung
D = Prozentgehalt Abbauprodukte.

Benzylpenicillin-Kalium zur parenteralen Anwendung muß den folgenden zusätzlichen Anforderungen entsprechen:

Sterilität (V.2.1.1): Die Substanz muß der „Prüfung auf Sterilität" entsprechen.

Pyrogene (V.2.1.4): Je Kilogramm Körpermasse eines Kaninchens wird 1 ml einer Lösung injiziert, die 1,5 mg Substanz je Milliliter enthält und mit Wasser für Injektionszwecke hergestellt worden ist.

Lagerung

Dicht verschlossen, vor Licht geschützt, nicht über 30 °C.

Beschriftung

Wenn die Substanz zur parenteralen Anwendung bestimmt ist, muß dies angegeben sein.

Vorsichtig zu lagern!

Benzylpenicillin-Natrium

Benzylpenicillinum natricum

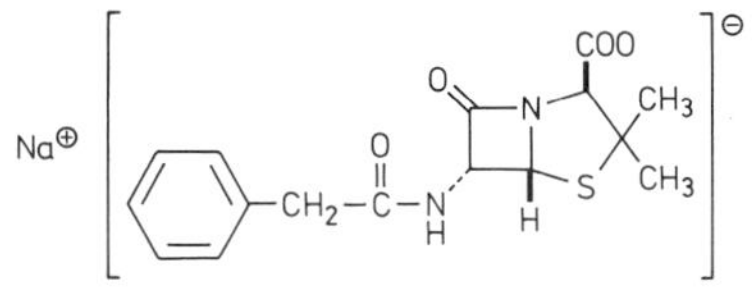

$C_{16}H_{17}N_2NaO_4S$ M_r 356,4

Benzylpenicillin-Natrium ist (6*R*)-6-(2-Phenylacetamido)penicillansäure, Natriumsalz, das aus bestimmten Stämmen von *Penicillium notatum* oder verwandten Organismen gewonnen oder durch andere Verfahren hergestellt wird. Die Substanz enthält mindestens 96,0 und höchstens 100,5 Prozent Penicillin, berechnet als $C_{16}H_{17}N_2NaO_4S$, bezogen auf die getrocknete Substanz.

Eigenschaften

Weißes bis fast weißes, kristallines Pulver, mit einem schwachen, charakteristischen Geruch; sehr leicht löslich in Wasser, praktisch unlöslich in Chloroform, Ether, fetten Ölen und flüssigem Paraffin.

Prüfung auf Identität

Die Prüfung A kann entfallen, wenn die Prüfungen B, C und D durchgeführt werden. Die Prüfungen B und C können entfallen, wenn die Prüfungen A und D durchgeführt werden.

A. Das IR-Absorptionsspektrum (V.6.18) der Substanz zeigt im Vergleich mit dem von Benzylpenicillin-Natrium *CRS* Maxima bei denselben Wellenlängen mit den gleichen relativen Intensitäten.

B. 0,1 g Substanz werden in einer im Verhältnis 1 zu 10 mit kohlendioxidfreiem Wasser *R* verdünnten 0,067 M-Phosphat-Pufferlösung *p*H 7,0 *R* zu 100 ml gelöst und 10 ml dieser Lösung mit dem gleichen Lösungsmittel zu 100 ml verdünnt (Lösung a). 10 ml der Lösung a werden mit 0,5 ml einer im Verhältnis 1 zu 10 verdünnten Penicillinase-Lösung *R* versetzt und 10 min lang bei 30 °C stehengelassen (Lösung b). 5 ml der Lösung a und 5 ml der Lösung b werden mit je 10 ml Acetat-Pufferlösung *p*H 4,6 *R* und 5 ml Iod-Lösung *R*2 versetzt. Werden die Lösungen nach dem Mischen mit je 0,1 ml Stärke-Lösung *R* versetzt, so muß sich die Lösung a blau färben, während die Lösung b farblos bleibt.

C. Die Substanz gibt die Farbreaktionen des Benzylpenicillin-Natriums (V.3.1.5).

D. Die Substanz gibt die Identitätsreaktion a auf Natrium (V.3.1.1).

Prüfung auf Reinheit

***p*H-Wert** (V.6.3.1): 2,0 g Substanz werden in kohlendioxidfreiem Wasser *R* zu 20 ml gelöst. Der *p*H-Wert der Lösung muß zwischen 5,5 und 7,5 liegen.

Spezifische Drehung (V.6.6): 0,500 g Substanz werden in kohlendioxidfreiem Wasser *R* zu 25,0 ml gelöst. Die spezifische Drehung muß zwischen +285 und +310° liegen, berechnet auf die getrocknete Substanz.

Absorption (V.6.19): 90,0 mg Substanz werden in Wasser zu 50,0 ml gelöst. Die Absorption der Lösung wird bei 325 nm, 280 nm und im Maximum bei 264 nm gemessen, jeweils in 0,5-

nm-Schritten. Falls nötig, wird die Lösung für die Messung bei 264 nm verdünnt. Die Absorption bei 325 nm und 280 nm darf jeweils höchstens 0,10 betragen. Die Absorption im Maximum bei 264 nm muß zwischen 0,82 und 0,93 liegen, berechnet auf die unverdünnte, 0,180prozentige Lösung (*m*/V).

Trocknungsverlust (V.6.22): Höchstens 1,0 Prozent, mit 1,000 g Substanz durch Trocknen im Trockenschrank bei 100 bis 105 °C bestimmt.

Gehaltsbestimmung

Abbauprodukte: 0,250 g Substanz werden mit 25 ml Wasser und 25 ml Acetat-Pufferlösung *p*H 4,6 *R* versetzt, bis zur vollständigen Lösung geschüttelt und unverzüglich mit 0,02 M-Quecksilber(II)-nitrat-Lösung bei Raumtemperatur titriert. Der Endpunkt wird mit Hilfe der ,,Potentiometrie" (V.6.14), unter Verwendung einer Quecksilbersulfat-Bezugselektrode und einer Platin- oder Quecksilber-Meßelektrode, bestimmt.

Der Prozentgehalt Abbauprodukte (*D*), berechnet als $C_{16}H_{17}N_2NaO_4S$, errechnet sich nach der Formel

$$\frac{0{,}7128\ n}{m}$$

m = Einwaage der Substanz in Gramm
n = Verbrauch Milliliter 0,02 M-Quecksilber(II)-nitrat-Lösung.

Penicillin: 50,0 mg Substanz werden in 5 ml Wasser gelöst, mit 5,0 ml 1 N-Natriumhydroxid-Lösung versetzt und 15 min lang stehengelassen. Nach Zusatz von 5,0 ml 1 N-Salpetersäure, 20 ml Acetat-Pufferlösung *p*H 4,6 *R* und 20 ml Wasser wird mit 0,02 M-Quecksilber(II)-nitrat-Lösung bei 35 bis 40 °C titriert. Der Endpunkt wird mit Hilfe der ,,Potentiometrie" (V.6.14), unter Verwendung einer Quecksilbersulfat-Bezugselektrode und einer Platin- oder Quecksilber-Meßelektrode, bestimmt. Die Titration muß langsam, über einen Zeitraum von etwa 15 min, durchgeführt werden. Eine anfängliche Krümmung der Titrationskurve wird nicht berücksichtigt.

Der Prozentgehalt Penicillin, berechnet als $C_{16}H_{17}N_2NaO_4S$, errechnet sich nach der Formel

$$\frac{0{,}7128\ n_1}{m_1} - D$$

m_1 = Einwaage der Substanz in Gramm
n_1 = Verbrauch Milliliter 0,02 M-Quecksilber(II)-nitrat-Lösung
D = Prozentgehalt Abbauprodukte.

Benzylpenicillin-Natrium zur parenteralen Anwendung muß den folgenden zusätzlichen Anforderungen entsprechen:

Sterilität (V.2.1.1): Die Substanz muß der ,,Prüfung auf Sterilität" entsprechen.

Pyrogene (V.2.1.4): Je Kilogramm Körpermasse eines Kaninchens wird 1 ml einer Lösung injiziert, die 1,5 mg Substanz je Milliliter enthält und mit Wasser für Injektionszwecke hergestellt worden ist.

Lagerung

Dicht verschlossen, vor Licht geschützt, nicht über 30 °C.

Beschriftung

Wenn die Substanz zur parenteralen Anwendung bestimmt ist, muß dies angegeben sein.

Vorsichtig zu lagern!

Benzylpenicillin-Procain

Benzylpenicillinum procainum

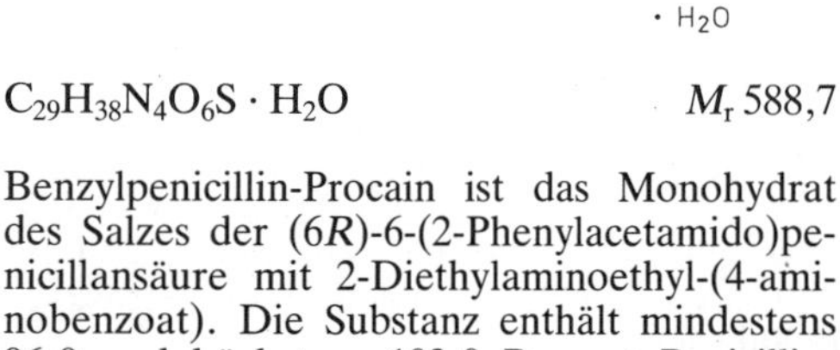

$C_{29}H_{38}N_4O_6S \cdot H_2O$ M_r 588,7

Benzylpenicillin-Procain ist das Monohydrat des Salzes der (6*R*)-6-(2-Phenylacetamido)penicillansäure mit 2-Diethylaminoethyl-(4-aminobenzoat). Die Substanz enthält mindestens 96,0 und höchstens 102,0 Prozent Penicillin, berechnet als $C_{29}H_{38}N_4O_6S$, und mindestens 39,0 und höchstens 42,0 Prozent Procain ($C_{13}H_{20}N_2O_2$; M_r 236,3), beides berechnet auf die wasserfreie Substanz.

Eigenschaften

Weißes, kristallines Pulver mit einem schwachen, charakteristischen Geruch; schwer löslich in Wasser, leicht löslich in Ethanol.

Prüfung auf Identität

Die Prüfung A kann entfallen, wenn die Prüfungen B, C, und D durchgeführt werden. Die Prüfungen B, C und D können entfallen, wenn die Prüfung A durchgeführt wird.

A. Das IR-Absorptionsspektrum (V.6.18) der Substanz zeigt im Vergleich mit dem von Benzylpenicillin-Procain *CRS* Maxima bei denselben Wellenlängen mit den gleichen relativen Intensitäten.

B. 0,1 g Substanz werden in einer im Verhältnis 1 zu 10 mit kohlendioxidfreiem Wasser *R* verdünnten 0,067 M-Phosphat-Pufferlösung *p*H 7,0 *R* zu 100 ml gelöst und 10 ml dieser Lösung mit dem gleichen Lösungsmittel zu 100 ml verdünnt (Lösung a). 10 ml der Lösung a werden mit 0,5 ml einer im Verhältnis 1 zu 10 verdünnten Penicillinase-Lösung *R* versetzt und 10 min lang bei 30 °C stehengelassen (Lösung b). 5 ml der Lösung a und 5 ml der Lösung b werden mit je 10 ml Acetat-Pufferlösung *p*H 4,6 *R* und 5 ml Iod-Lösung *R* 2 versetzt. Werden die Lösungen nach dem Mischen mit je 0,1 ml Stärke-Lösung *R* versetzt, so muß sich die Lösung a blau färben, während die Lösung b farblos bleibt.

C. Die Substanz gibt die Farbreaktionen des Benzylpenicillin-Procains (V.3.1.5).

D. 0,1 g Substanz werden in 2 ml Salzsäure 7 % *R* gelöst. Die trübe Lösung gibt die Identitätsreaktion auf primäre aromatische Amine (V.3.1.1).

Prüfung auf Reinheit

***p*H-Wert** (V.6.3.1): 50 mg Substanz werden in kohlendioxidfreiem Wasser *R* unter Schütteln zu 15 ml gelöst. Der *p*H-Wert der Lösung muß zwischen 5,0 und 7,5 liegen.

Spezifische Drehung (V.6.6): 0,250 g Substanz werden in einer Mischung von 2 Volumteilen Wasser und 3 Volumteilen Aceton *R* zu 25,0 ml gelöst. Die spezifische Drehung muß zwischen +165 und +180° liegen, berechnet auf die wasserfreie Substanz.

Wasser (V.3.5.6): 2,8 bis 4,2 Prozent, mit 0,50 g Substanz nach der Karl-Fischer-Methode bestimmt.

Gehaltsbestimmung

Procain: 0,100 g Substanz werden in Methanol *R* zu 100,0 ml gelöst und 5,0 ml dieser Lösung mit Wasser zu 250,0 ml verdünnt. Die Absorption (V.6.19) der Lösung wird im Maximum bei 290 nm gemessen.

Der Gehalt an $C_{13}H_{20}N_2O_2$ wird mit Hilfe der spezifischen Absorption $A_{1cm}^{1\%} = 777$ berechnet.

Penicillin:

Abbauprodukte: 0,250 g Substanz werden in 25 ml Methanol *R* gelöst, mit 25 ml Acetat-Pufferlösung *p*H 4,6 *R* versetzt, bis zur vollständigen Lösung geschüttelt und unverzüglich mit 0,02 M-Quecksilber(II)-nitrat-Lösung bei Raumtemperatur titriert. Der Endpunkt wird mit Hilfe der „Potentiometrie“ (V.6.14), unter Verwendung einer Quecksilbersulfat-Bezugselektrode und einer Platin- oder Quecksilber-Meßelektrode, bestimmt.

Der Prozentgehalt Abbauprodukte (*D*), berechnet als $C_{29}H_{38}N_4O_6S$, errechnet sich nach der Formel

$$\frac{0{,}1414\, n}{m}$$

m = Einwaage der Substanz in Gramm
n = Verbrauch Milliliter 0,02 M-Quecksilber(II)-nitrat-Lösung.

Penicillin: 70,0 mg Substanz werden in 1 ml Methanol *R* gelöst, mit 5 ml Wasser und 5,0 ml 1 N-Natriumhydroxid-Lösung versetzt und 15 min lang stehengelassen. Nach Zusatz von 5,0 ml 1 N-Salpetersäure, 20 ml Acetat-Pufferlösung *p*H 4,6 *R* und 20 ml Wasser wird mit 0,02 M-Quecksilber(II)nitrat-Lösung bei 35 bis 40 °C titriert. Der Endpunkt wird mit Hilfe der „Potentiometrie“ (V.6.14), unter Verwendung einer Quecksilbersulfat-Bezugselektrode und einer Platin- oder Quecksilber-Meßelektrode, bestimmt. Die Titration muß langsam, über einen Zeitraum von etwa 15 min, durchgeführt werden. Eine anfängliche Krümmung der Titrationskurve wird nicht berücksichtigt.

Der Prozentgehalt Penicillin, berechnet als $C_{29}H_{38}N_4O_6S$, errechnet sich nach der Formel

$$\frac{1{,}1414\, n_1}{m_1} - D$$

m_1 = Einwaage der Substanz in Gramm
n_1 = Verbrauch Milliliter 0,02 M-Quecksilber(II)-nitrat-Lösung
D = Prozentgehalt Abbauprodukte.

Benzylpenicillin-Procain zur parenteralen Anwendung muß den folgenden zusätzlichen Anforderungen entsprechen:

Sterilität (V.2.1.1): Die Substanz muß der „Prüfung auf Sterilität" entsprechen.

Pyrogene (V.2.1.4): Je Kilogramm Körpermasse eines Kaninchens werden 0,5 ml einer 0,9prozentigen Lösung (*m*/V) von Natriumchlorid in Wasser für Injektionszwecke injiziert, die 5 mg Substanz je Milliliter enthält.

Lagerung

Dicht verschlossen, vor Licht geschützt, nicht über 30 °C.

Beschriftung

Wenn die Substanz zur parenteralen Anwendung bestimmt ist, muß dies angegeben sein.

Vorsichtig zu lagern!

Betamethason

Betamethasonum

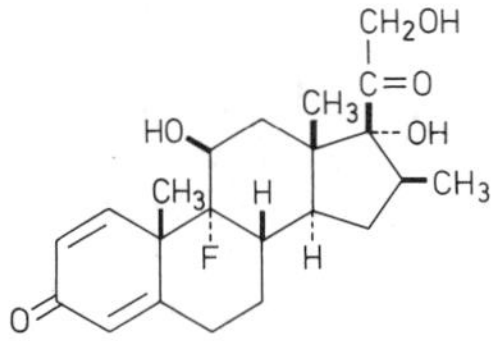

$C_{22}H_{29}FO_5$ M_r 392,5

Betamethason enthält mindestens 96,0 und höchstens 104,0 Prozent 9-Fluor-11β,17,21-trihydroxy-16β-methyl-1,4-pregnadien-3,20-dion, berechnet auf die getrocknete Substanz.

Eigenschaften

Weißes bis fast weißes, kristallines Pulver; praktisch unlöslich in Wasser, wenig löslich in wasserfreiem Ethanol, sehr schwer löslich in Chloroform.

Die Substanz schmilzt bei etwa 240 °C unter Zersetzung.

Prüfung auf Identität

Die Prüfung B kann entfallen, wenn die Prüfungen A, C, D und E durchgeführt werden. Die Prüfungen A, D und E können entfallen, wenn die Prüfungen B und C durchgeführt werden.

A. 10,0 mg Substanz werden in wasserfreiem Ethanol *R* zu 100,0 ml gelöst. 2,0 ml dieser Lösung werden in einem Reagenzglas mit Glasstopfen mit 10,0 ml Phenylhydrazin-Schwefelsäure *R* gemischt und 20 min lang im Wasserbad bei 60 °C gehalten. Die sofort abgekühlte Lösung zeigt ein Absorptionsmaximum (V.6.19) bei 450 nm; dabei darf die Absorption höchstens 0,25 betragen.

B. Das IR-Absorptionsspektrum (V.6.18) der Substanz zeigt im Vergleich mit dem von Betamethason *CRS* Maxima bei denselben Wellenlängen mit den gleichen relativen Intensitäten. Wenn die Spektren der Substanz und der Referenzsubstanz bei der Prüfung in fester Form unterschiedlich sind, werden die Substanzen in der eben notwendigen Menge Chloroform *R* gelöst. Nach Eindampfen der Lösungen auf dem Wasserbad werden aus dem Rückstand Preßlinge unter Verwendung eines Halogensalzes oder Pasten unter Verwendung von flüssigem Paraffin *R* hergestellt und erneut Spektren aufgenommen.

C. Die Prüfung erfolgt mit Hilfe der Dünnschichtchromatographie (V.6.20.2) unter Verwendung einer Schicht eines geeigneten Kieselgels.

Untersuchungslösung: 25 mg Substanz werden in einer Mischung von 1 Volumteil Methanol *R* und 9 Volumteilen Chloroform *R* zu 10 ml gelöst.

Referenzlösung a: 25 mg Betamethason *CRS* werden in einer Mischung von 1 Volumteil Methanol *R* und 9 Volumteilen Chloroform *R* zu 10 ml gelöst.

Referenzlösung b: 5 ml Referenzlösung a werden mit der Untersuchungslösung zu 10 ml verdünnt.

Referenzlösung c: 25 mg Dexamethason *CRS* werden in einer Mischung von 1 Volumteil Methanol *R* und 9 Volumteilen Chloroform *R* zu 10 ml gelöst. 5 ml dieser Lösung werden mit der Untersuchungslösung zu 10 ml verdünnt.

Auf die Platte werden getrennt 2 µl jeder Lösung aufgetragen. Die Chromatographie

erfolgt mit einer Mischung von 5 Volumteilen wassergesättigtem 1-Butanol *R*, 10 Volumteilen Toluol *R* und 85 Volumteilen Ether *R* über eine Laufstrecke von 15 cm. Die Platte wird an der Luft trocknengelassen, mit ethanolischer Schwefelsäure 35 % *R* besprüht und 10 min lang oder bis zum Auftreten der Flecke auf 120 °C erhitzt. Nach dem Abkühlen erfolgt die Auswertung im Tageslicht und im ultravioletten Licht bei 365 nm. Der mit der Untersuchungslösung erhaltene Hauptfleck entspricht in bezug auf Lage, Farbe im Tageslicht, Fluoreszenz im ultravioletten Licht bei 365 nm und Größe dem mit der Referenzlösung a erhaltenen Hauptfleck. Die Prüfung darf nur ausgewertet werden, wenn das Chromatogramm der Referenzlösung b einen Fleck und wenn das Chromatogramm der Referenzlösung c nahe beieinander liegend, aber getrennt 2 Flecke zeigt.

D. In einem Reagenzglas werden 0,5 ml Chromschwefelsäure *R* über freier Flamme so lange erhitzt, bis am oberen Teil des Reagenzglases weiße Dämpfe auftreten. Die Lösung benetzt die Wand des Reagenzglases, und es dürfen keine fettartigen Tröpfchen auftreten. Nach Zusatz von etwa 2 mg Substanz wird erneut über freier Flamme bis zum Auftreten weißer Dämpfe erhitzt. Die Lösung benetzt nicht mehr die Wand des Reagenzglases.

E. Etwa 2 mg Substanz werden unter Schütteln in 2 ml Schwefelsäure 96 % *R* gelöst. Innerhalb 5 min entsteht eine schwache rötlichbraune Färbung. Die Lösung wird in 10 ml Wasser gegeben. Nach Mischen verschwindet die Färbung.

Prüfung auf Reinheit

Spezifische Drehung (V.6.6): 0,125 g Substanz werden in Dioxan *R* zu 25,0 ml gelöst. Die spezifische Drehung muß zwischen +114 und +122° liegen, berechnet auf die getrocknete Substanz.

Absorption (V.6.19): 50,0 mg Substanz werden in Ethanol 96 % *R* zu 100,0 ml gelöst. 1,0 ml dieser Lösung wird mit Ethanol 96 % *R* zu 50,0 ml verdünnt. Die spezifische Absorption, im Maximum bei 240 nm gemessen, muß zwischen 370 und 400 liegen, berechnet auf die getrocknete Substanz.

Verwandte Substanzen: Die Prüfung erfolgt mit Hilfe der Dünnschichtchromatographie (V.6.20.2) unter Verwendung einer Schicht eines geeigneten Kieselgels, das einen Fluoreszenzindikator mit intensivster Anregung der Fluoreszenz bei 254 nm enthält.

Untersuchungslösung: 0,10 g Substanz werden in einer Mischung von 1 Volumteil Methanol *R* und 9 Volumteilen Chloroform *R* zu 10 ml gelöst.

Referenzlösung a: 2 ml Untersuchungslösung werden mit einer Mischung von 1 Volumteil Methanol *R* und 9 Volumteilen Chloroform *R* zu 100 ml verdünnt.

Referenzlösung b: 5 ml Referenzlösung a werden mit einer Mischung von 1 Volumteil Methanol *R* und 9 Volumteilen Chloroform *R* zu 10 ml verdünnt.

Referenzlösung c: 10 mg Prednison *CRS* werden in einer Mischung von 1 Volumteil Methanol *R* und 9 Volumteilen Chloroform *R* gelöst. Nach Zusatz von 1 ml Untersuchungslösung wird mit demselben Lösungsmittelgemisch zu 10 ml verdünnt.

Auf die Platte werden getrennt 5 µl jeder Lösung aufgetragen. Die Chromatographie erfolgt mit einer wie folgt hergestellten Mischung über eine Laufstrecke von 15 cm: Eine Mischung von 15 Volumteilen Ether *R* und 77 Volumteilen Dichlormethan *R* wird mit einer Mischung von 1,2 Volumteilen Wasser und 8 Volumteilen Methanol *R* versetzt. Die Platte wird an der Luft trocknen gelassen. Die Auswertung erfolgt im ultravioletten Licht bei 254 nm. Keine im Chromatogramm der Untersuchungslösung auftretenden Nebenflecke dürfen größer oder intensiver sein als der mit der Referenzlösung a erhaltene Fleck, und höchstens ein Nebenfleck darf größer oder intensiver sein als der mit der Referenzlösung b erhaltene Fleck. Die Prüfung darf nur ausgewertet werden, wenn das Chromatogramm der Referenzlösung c deutlich voneinander getrennt 2 Flecke zeigt.

Trocknungsverlust (V.6.22): Höchstens 0,5 Prozent, mit 0,500 g Substanz durch 3 h langes Trocknen im Trockenschrank bei 100 bis 105 °C unterhalb 670 Pa bestimmt.

Gehaltsbestimmung

Die Gehaltsbestimmung muß unter Ausschluß direkter Lichteinwirkung durchgeführt werden.

Eine genau gewogene Menge Substanz wird in aldehydfreiem Ethanol 96 % *R* gelöst; die Lösung soll zwischen 340 und 360 µg Substanz in 10,0 ml enthalten. Gleichzeitig, unter gleichen Bedingungen, wird eine Referenzlösung der gleichen Konzentration mit Betamethason *CRS* hergestellt. In zwei 25-ml-Meßkolben werden je 10,0 ml der beiden Lösungen eingefüllt und in einen dritten Meßkolben 10 ml aldehydfreies Ethanol 96 % *R*. In jeden Kolben werden 2,0 ml Triphenyltetrazoliumchlorid-Lösung *R* gegeben[1]. Der Luftsauerstoff wird aus den Kolben mit sauerstofffreiem Stickstoff *R* verdrängt. Jeder Lösung werden sofort 2,0 ml verdünnte Tetramethylammoniumhydroxid-Lösung *R* zugesetzt. Der Luftsauerstoff wird erneut mit sauerstofffreiem Stickstoff *R* verdrängt, und die Kolben werden verschlossen. Der Inhalt wird durch leichtes Schütteln gemischt, und die Kolben werden 1 h lang im Wasserbad bei 30 °C gehalten. Nach raschem Abkühlen wird jeweils mit aldehydfreiem Ethanol 96 % *R* zu 25,0 ml aufgefüllt. Die Absorption (V.6.19) der Untersuchungslösung und der Referenzlösung wird im Maximum bei 485 nm in einer geschlossenen 1-cm-Küvette gegen eine Kompensationsflüssigkeit gemessen, die ausgehend von 10 ml aldehydfreiem Ethanol 96 % *R* hergestellt wurde. Die Untersuchungslösung und die Referenzlösung sind so herzustellen, daß bei beiden der Zeitraum zwischen Zugabe der verdünnten Tetramethylammoniumhydroxid-Lösung *R* und Messen der Absorption gleich ist.

Der Gehalt an $C_{22}H_{29}FO_5$ wird mit Hilfe der Absorptionen und der Konzentrationen der Lösungen errechnet.

Lagerung

Dicht verschlossen, vor Licht geschützt.

Vorsichtig zu lagern!

[1] Die farbigen Reaktionsprodukte neigen zur Adsorption an Glasoberfläche. Um zu niedrige Ergebnisse zu vermeiden, sollten die entsprechenden Glasbehältnisse zuvor mit den Reaktionsprodukten in Berührung kommen. Ein vorbehandeltes Glasbehältnis sollte ausschließlich für die Gehaltsbestimmung verwendet werden und sollte auch nur mit Wasser ausgespült werden.

Betanidinsulfat

Betanidini sulfas

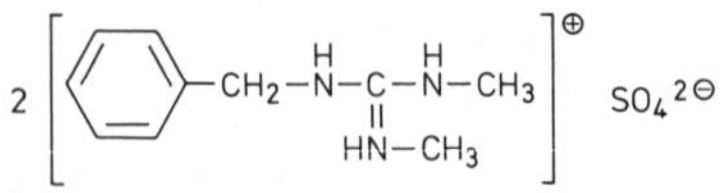

$C_{20}H_{32}N_6O_4S$ — M_r 452,6

Betanidinsulfat enthält mindestens 98,0 und höchstens 101,0 Prozent 1-Benzyl-2,3-dimethylguanidin-sulfat (2:1), berechnet auf die getrocknete Substanz.

Eigenschaften

Weißes Pulver, geruchlos; leicht löslich in Wasser, wenig löslich in Ethanol, praktisch unlöslich in Ether.

Prüfung auf Identität

Die Prüfung B kann entfallen, wenn die Prüfungen A, C, D und E durchgeführt werden. Die Prüfungen A, C und D können entfallen, wenn die Prüfungen B und E durchgeführt werden.

A. 50 mg Substanz werden in 100 ml Wasser gelöst. Die Lösung, zwischen 230 und 350 nm gemessen, zeigt Absorptionsmaxima (V.6.19) bei 251, 257 und 263 nm, wobei das Maximum bei 257 nm intensiver als die beiden anderen ist.

B. Das IR-Absorptionsspektrum (V.6.18) der Substanz zeigt im Vergleich mit dem von Betanidinsulfat *CRS* Maxima bei denselben Wellenlängen mit den gleichen relativen Intensitäten. Die Prüfung erfolgt mit Hilfe von Preßlingen.

C. 0,1 g Substanz werden in 10 ml Wasser gelöst. Die Lösung wird mit 20 ml Pikrinsäure-Lösung *R* versetzt. Der Niederschlag, mit Wasser gewaschen und 30 min lang bei 80 °C getrocknet, schmilzt (V.6.11.1) zwischen 147 und 152 °C.

D. Etwa 25 mg Substanz werden in 5 ml Wasser gelöst. Wird die Lösung mit 1 ml Natriumhydroxid-Lösung 40 % *R*, 1 ml 1-Naphthol-Lösung *R* und anschließend, tropfenweise und unter Schütteln, mit 1 ml Natriumhypochlorit-Lösung *R* versetzt, entsteht ein leuchtend rosa Niederschlag, der beim Stehenlassen violettrot wird.

E. 50 mg Substanz werden in 5 ml Wasser gelöst. Die Lösung gibt die Identitätsreaktion a auf Sulfat (V.3.1.1).

Prüfung auf Reinheit

Sauer oder alkalisch reagierende Substanzen: 0,2 g Substanz werden in kohlendioxidfreiem Wasser *R* zu 10 ml gelöst. Nach Zusatz von 0,1 ml Phenolphthalein-Lösung *R* muß die Lösung farblos sein. Nach Zusatz von 0,2 ml 0,01 N-Natriumhydroxid-Lösung muß die Lösung rot gefärbt sein. Nach Zusatz von 0,4 ml 0,01 N-Salzsäure und 0,25 ml Methylrot-Lösung *R* muß die Lösung rot oder orange gefärbt sein.

Trimethylguanidin: Die Prüfung erfolgt mit Hilfe der Dünnschichtchromatographie (V.6.20.2) unter Verwendung einer Schicht von Kieselgel G *R*.

Untersuchungslösung: 40 mg Substanz werden in 1,0 ml Methanol *R* gelöst.

Referenzlösung: 40 mg Betanidinsulfat *CRS* werden in 1,0 ml einer Lösung, die 3 mg Trimethylguanidinsulfat *CRS* in 10 ml Methanol *R* enthält, gelöst.

Auf die Platte werden getrennt 10 µl jeder Lösung aufgetragen. Die Chromatographie erfolgt mit einer Mischung von 10 Volumteilen Ethanol 96 % *R*, 16 Volumteilen Wasser, 24 Volumteilen Essigsäure 98 % *R* und 50 Volumteilen Ethylacetat *R* über einer Laufstrecke von 15 cm. Die Platte wird an der Luft getrocknet und mit Dragendorffs Reagenz *R* besprüht. Ein dem Trimethylguanidin entsprechender Fleck im Chromatogramm der Untersuchungslösung darf nicht größer oder stärker gefärbt sein als der kleinere Fleck im Chromatogramm der Referenzlösung

Schwermetalle (V.3.2.8): 2,0 g Substanz werden in Wasser zu 20 ml gelöst. 12 ml der Lösung müssen der Grenzprüfung A auf Schwermetalle entsprechen (20 ppm). Zur Herstellung der Referenzlösung wird die Blei-Lösung (2 ppm Pb) *R* verwendet.

Trocknungsverlust (V.6.22): Höchstens 1,0 Prozent, mit 1,000 g Substanz durch Trocknen im Trockenschrank bei 100 bis 105 °C bestimmt.

Sulfatasche (V.3.2.14): Höchstens 0,1 Prozent, mit 1,0 g Substanz bestimmt.

Gehaltsbestimmung

0,400 g Substanz, in 30 ml wasserfreier Essigsäure *R* gelöst, werden nach „Titration in wasserfreiem Medium" (V.3.5.5) mit 0,1 N-Perchlorsäure titriert. Der Endpunkt wird mit Hilfe der „Potentiometrie" (V.6.14) bestimmt.

1 ml 0,1 N-Perchlorsäure entspricht 45,26 mg $C_{20}H_{32}N_6O_4S$.

Vorsichtig zu lagern!

Birkenblätter

Betulae folium

Birkenblätter bestehen aus den getrockneten Laubblättern von *Betula pendula* ROTH (Synonym: *Betula verrucosa* EHRHART), von *Betula pubescens* EHRHART oder von beiden Arten. Sie enthalten mindestens 1,5 Prozent Flavonoide, berechnet als Hyperosid ($C_{21}H_{20}O_{12}$; M_r 464,4) und bezogen auf die getrocknete Droge.

Beschreibung

Die Droge hat einen eigenartigen, schwach aromatischen Geruch und einen etwas bitteren Geschmack. Die Blätter sind oberseits dunkelgrün, unterseits heller graugrün. Sie besitzen eine auffallende enge Netznervatur und einen gesägten Rand.

Die Spreiten der gestielten Blätter von *Betula pendula* sind etwa 3 bis 7 cm lang und etwa 2 bis 5 cm breit, rautenförmig-dreieckig, lang zugespitzt, am Rande scharf doppelt gesägt, unbehaart und beiderseits dicht drüsig punktiert. Die Spreiten der gestielten Blätter von *Betula pubescens* sind etwa 2,5 bis 5 cm lang und etwa 1,5 bis 4 cm breit, spitz eiförmig bis gerundet dreieckig und am Rande grob gesägt. Sie tragen nur wenige Drüsen und sind beiderseits schwach behaart, unterseits mit kleinen gelblichgrauen Haarbüscheln in den Aderwinkeln. Die dünnen Blattstiele sind bis zu 3,5 cm lang.

Mikroskopische Merkmale: Epidermiszellen beiderseits isodiametrisch, geradwandig; auf der Blattunterseite, an den gezähnten Blatträndern, auch auf der Blattoberseite zahlreiche, von 4 bis 8, meist 6 Epidermiszellen umgebene Spaltöffnungen vom anomocytischen Typ (V.4.3). Auf beiden Blattseiten bei *Betula pendula* zahlreiche, bei *Betula pubescens* vereinzelte, etwa 100 bis 120 µm große Drüsenschuppen, deren innerste kleine, verkorkte Zellen von einem flachen Schild aus großen, dünnwandigen Zellen bedeckt werden. *Betula pubescens* besitzt beiderseits einzellige, dickwandige, zugespitzte, häufig über der Basis umgebogene Deckhaare von etwa 80 bis 600 µm, meist etwa 100 bis 200 µm, in den Aderwinkeln bis etwa 1000 µm Länge, zuweilen mit einer Spirallinie in der Wand. Dorsiventrales Mesophyll mit je einer Lage sehr langer und kürzerer, oft konischer Palisadenzellen sowie einem mehrschichtigen Schwammparenchym aus rundlichen oder länglichen, bisweilen parallel zur Blattfläche gestreckten Zellen. Im Schwammparenchym zahlreiche, etwa 10 bis 20 µm große Calciumoxalatdrusen. Die Leitbündel stärkerer Blattnerven vor allem bei *Betula pendula*, selten bei *Betula pubescens*, werden von Fasern mit Kristallzellreihen begleitet.

Pulverdroge: Das Pulver ist graugrün und enthält zahlreiche, von geradwandigen Epidermiszellen bedeckte Blattfragmente; Epidermis der Unterseite mit Spaltöffnungen vom anomocytischen Typ (V.4.3); über der Epidermis große schildartige Drüsenschuppen; Mesophyllfragmente mit Calciumoxalatdrusen; Bruchstücke der Leitbündel mit Sklerenchymfasern, die von Kristallzellreihen begleitet werden; bei Anwesenheit von *Betula pubescens* einzellige, sehr dickwandige, etwa 80 bis 600 µm, meist 100 bis 200 µm lange Deckhaare.

Prüfung auf Identität

Die Prüfung erfolgt mit Hilfe der Dünnschichtchromatographie (V.6.20.2) unter Verwendung einer Schicht von Kieselgel G *R*.

Untersuchungslösung: 0,5 g pulverisierte Droge (710) werden 5 min lang mit 10 ml Methanol *R* auf dem Wasserbad bei 65 °C geschüttelt. Die abgekühlte, filtrierte Lösung dient als Untersuchungslösung.

Referenzlösung: 1,0 mg Kaffeesäure *R* und 2,5 mg Rutosid *R* werden in 10 ml Methanol *R* gelöst.

Auf die Platte werden getrennt 10 µl jeder Lösung bandförmig (20 mm × 3 mm) aufgetragen. Die Chromatographie erfolgt mit einer Mischung von 17 Volumteilen Wasser, 17 Volumteilen Essigsäure 98 % *R* und 66 Volumteilen 1-Butanol *R* über eine Laufstrecke von 10 cm. Nach dem Trocknen bei 100 bis 105 °C wird die noch warme Platte mit etwa 10 ml einer 1prozentigen Lösung (*m*/V) von Diphenylboryloxyethylamin *R* in Methanol *R* (für eine 200-mm × 200-mm-Platte) und anschließend mit etwa 10 ml einer 5prozentigen Lösung (V/V) von Macrogol 400 *R* in Methanol *R* besprüht. Die Auswertung erfolgt nach etwa 30 min im ultravioletten Licht bei 365 nm. Die oberste Zone im Chromatogramm der Untersuchungslösung fluoresziert rot (Chlorophyll). Etwas darunter, kurz oberhalb der hellblau fluoreszierenden Zone der Kaffeesäure der Referenzlösung, befindet sich die gelbbraun fluoreszierende Zone des Quercitrins. Oberhalb des gelbbraun fluoreszierenden Rutosids der Referenzlösung liegen im Chromatogramm der Untersuchungslösung mehrere gelbbräunlich fluoreszierende Zonen; die intensivste entspricht dem Hyperosid. Ferner tritt eine zumeist schwache Rutosid-Zone auf. Weitere gelbbräunlich und bläulich fluoreszierende Zonen sind vorhanden.

Prüfung auf Reinheit

Fremde Bestandteile (V.4.2): Höchstens 3 Prozent Zweigstücke und Teile weiblicher Kätzchen und höchstens 3 Prozent sonstige fremde Bestandteile.

Trocknungsverlust (V.6.22): Höchstens 10,0 Prozent, mit 1,000 g pulverisierter Droge (355) durch 2 h langes Trocknen im Trockenschrank bei 100 bis 105 °C bestimmt.

Asche (V.3.2.16): Höchstens 5,0 Prozent, mit 1,00 g pulverisierter Droge bestimmt.

Gehaltsbestimmung

0,200 g pulverisierte Droge (250) werden in einem 100-ml-Rundkolben mit 1 ml einer 0,5-prozentigen Lösung (*m*/V) von Methenamin *R*, 20 ml Aceton *R* und 2 ml Salzsäure 25 % *R* versetzt und 30 min lang unter Rückfluß zum Sieden erhitzt. Das Gemisch wird noch heiß durch wenig Watte in einen 100-ml-Meßkolben filtriert. Drogenrückstand und Watte werden im Rundkolben 2 mal 10 min lang mit je 20 ml Aceton *R* unter Rückfluß zum Sieden erhitzt; die Lösungen werden noch heiß durch Watte in den Meßkolben filtriert.

Nach Abkühlen auf Raumtemperatur wird mit Aceton *R* zu 100,0 ml verdünnt. 20,0 ml der

Lösung werden in einem Scheidetrichter mit 20 ml Wasser versetzt, 1mal mit 15 ml und 3mal mit je 10 ml Ethylacetat *R* ausgeschüttelt. Die in einem Scheidetrichter vereinigten Ethylacetat-Ausschüttelungen werden 2mal mit je 50 ml Wasser gewaschen, anschließend in einen 50-ml-Meßkolben abgelassen und mit Ethylacetat *R* zu 50,0 ml verdünnt. 10,0 ml dieser Lösung werden mit 1,0 ml Aluminiumchlorid-Reagenz *RN* versetzt und mit methanolischer Essigsäure 5 % *RN* zu 25,0 ml verdünnt (Untersuchungslösung).

Gleichzeitig werden 10,0 ml der Lösung nur mit methanolischer Essigsäure 5 % *RN* zu 25,0 ml verdünnt (Kompensationsflüssigkeit). Nach 30 min wird die Absorption (V.6.19) der Untersuchungslösung bei 425 nm gegen die Kompensationsflüssigkeit gemessen.

Der Berechnung des Gehalts an Flavonoiden, berechnet als Hyperosid, wird eine spezifische Absorption $A_{1cm}^{1\%} = 500$ zugrunde gelegt.

Lagerung

Vor Licht geschützt.

Basisches Bismutcarbonat

Bismuthi subcarbonas

Basisches Bismutcarbonat enthält mindestens 80,0 und höchstens 82,5 Prozent Bi (A_r 209,0), berechnet auf die getrocknete Substanz.

Eigenschaften

Weißes bis fast weißes, geruchloses Pulver; praktisch unlöslich in Wasser, Ethanol und Ether, löslich in Mineralsäuren unter Aufbrausen.

Prüfung auf Identität

A. Die Substanz gibt die Identitätsreaktionen auf Bismut (V.3.1.1).

B. Die Substanz gibt die Identitätsreaktion auf Carbonat (V.3.1.1).

Prüfung auf Reinheit

Prüflösung: 5,0 g Substanz werden mit 10 ml Wasser geschüttelt. Nach Zusatz von 20 ml Salpetersäure 65 % *R* wird bis zur Lösung erwärmt, abgekühlt und mit Wasser zu 100 ml verdünnt.

Aussehen der Lösung: Die Prüflösung darf nicht stärker opaleszieren als die Referenzsuspension II (V.6.1) und muß farblos (V.6.2, Methode II) sein.

Chlorid (V.3.2.4): 6,6 ml Prüflösung werden mit 4 ml Salpetersäure 65 % *R* versetzt und mit Wasser zu 50 ml verdünnt. 15 ml dieser Lösung müssen der Grenzprüfung auf Chlorid entsprechen (500 ppm).

Nitrat: Höchstens 0,4 Prozent. In einem 125-ml-Erlenmeyerkolben werden 0,25 g Substanz mit 20 ml Wasser, 0,05 ml Indigocarmin-Lösung *R* 1 und dann vorsichtig, aber auf einmal mit 30 ml Schwefelsäure 96 % *R* versetzt. Sofort wird mit Indigocarmin-Lösung *R* 1 bis zur beständigen Blaufärbung titriert. Die verbrauchte Anzahl Milliliter darf *n* ml nicht überschreiten, wobei *n* ml das Volumen der Lösung ist, das 1 mg NO_3 entspricht.

Alkali- und Erdalkalimetalle: Höchstens 1,0 Prozent. 1,0 g Substanz wird mit 10 ml Wasser und 10 ml Essigsäure 30 % *R* versetzt, die Lösung 2 min lang gekocht, abgekühlt und filtriert. Der Rückstand wird mit 20 ml Wasser gewaschen. Filtrat und Waschwasser werden mit 2 ml Salzsäure 7 % *R* und 20 ml Wasser versetzt. In die zum Sieden erhitzte Lösung wird Schwefelwasserstoff *R* eingeleitet, bis sich kein weiterer Niederschlag mehr bildet. Der Niederschlag wird abfiltriert und mit Wasser gewaschen. Die vereinigten Filtrate werden auf dem Wasserbad zur Trockne eingedampft und mit 0,5 ml Schwefelsäure 96 % *R* versetzt. Der Rückstand wird vorsichtig geglüht, anschließend abgekühlt und darf höchstens 10 mg betragen.

Arsen (V.3.2.2): 0,5 g Substanz werden in einem Destillierkolben mit 5 ml Wasser und 7 ml Schwefelsäure 96 % *R* versetzt. Nach dem Erkalten werden 5 g Reduktionsgemisch *R* und 10 ml Salzsäure 36 % *R* zugesetzt. Innerhalb 15 bis 30 min wird allmählich zum Sieden erhitzt und die Heizung so reguliert, daß gleichmäßig destilliert wird, bis sich das Volumen im Kolben auf die Hälfte reduziert hat oder bis der Luftkühler 5 min lang vollständig mit Dampf gefüllt ist. Die Destillation ist abzubrechen, sobald Schwefeltrioxid-Dämpfe auftreten. Das Destillat wird in einem in Eiswasser getauchten und 15 ml gekühltes Wasser enthaltenden Reagenzglas aufgefangen. Der Kühler wird mit Wasser gewaschen und das Destillat mit dem Waschwasser zu 25 ml ergänzt. Die Lösung muß der Grenzprüfung A auf Arsen entsprechen (5 ppm). Zur Herstellung der Referenzlösung wird eine Mischung von 2,5 ml Arsen-Lösung (1 ppm As) *R* und 22,5 ml Wasser verwendet.

Blei: Höchstens 20 ppm Pb. Das Blei wird mit Hilfe der Atomabsorptionsspektroskopie (V.6.17, Methode II) bestimmt.

Untersuchungslösung: 12,5 g Substanz werden in 75 ml einer Mischung aus gleichen Volumteilen Wasser und bleifreier Salpetersäure 65 % *R* gelöst. Die Lösung wird 1 min lang zum Sieden erhitzt, abgekühlt und mit Wasser zu 100,0 ml verdünnt.

Referenzlösungen: Die Referenzlösungen werden aus geeigneten Mengen Blei-Lösung und einer 37prozentigen Lösung (V/V) von bleifreier Salpetersäure 65 % *R* hergestellt.

Die Absorption wird bei 283,3 nm unter Verwendung einer Blei-Hohlkathodenlampe als Strahlungsquelle und einer Luft-Acetylen-Flamme gemessen. Apparatespezifisch kann auch bei 217,0 nm gemessen werden.

Kupfer: 5 ml Prüflösung werden mit 2 ml Ammoniak-Lösung 17 % *R* versetzt. Nach dem Ergänzen mit Wasser zu 50 ml wird filtriert. 10 ml Filtrat werden mit 1 ml einer 0,1prozentigen Lösung (*m*/V) von Natriumdiethyldithiocarbamat *R* versetzt. Die Lösung darf nicht stärker gefärbt sein als eine gleichzeitig und unter gleichen Bedingungen hergestellte Referenzlösung, welche an Stelle von 10 ml Filtrat eine Mischung von 0,25 ml Kupfer-Lösung (10 ppm Cu) *R* und 9,75 ml Wasser enthält (50 ppm).

Silber: 2,0 g Substanz werden mit 1 ml Wasser und 4 ml Salpetersäure 65 % *R* versetzt. Nach vorsichtigem Erhitzen bis zur Lösung wird mit Wasser zu 11 ml ergänzt. Nach dem Abkühlen werden 2 ml 1 N-Salzsäure zugesetzt und vor Licht geschützt 5 min lang stehengelassen. Gleichzeitig und unter gleichen Bedingungen wird eine Referenzlösung aus einer Mischung von 10 ml Silber-Lösung (5 ppm Ag) *R*, 1 ml Salpetersäure 65 % *R* und 2 ml 1 N-Salzsäure hergestellt. Wenn die zu untersuchende Lösung eine Opaleszenz zeigt, darf diese nicht stärker als diejenige der Referenzlösung sein (25 ppm).

Trocknungsverlust (V.6.22): Höchstens 1,0 Prozent, mit 1,000 g Substanz durch Trocknen im Trockenschrank bei 100 bis 105 °C bestimmt.

Gehaltsbestimmung

0,500 g Substanz werden in 3 ml Salpetersäure 65 % *R* gelöst. Nach dem Verdünnen mit Wasser zu 250 ml wird das Bismut nach „Komplexometrische Titrationen" (V.3.5.4) bestimmt.

1 ml 0,1 M-Natriumedetat-Lösung entspricht 20,90 mg Bi.

Lagerung

Vor Licht geschützt.

Basisches Bismutgallat

Bismuthi subgallas

Basisches Bismutgallat enthält mindestens 48,0 und höchstens 52,0 Prozent Bi (A_r 209,0), berechnet auf die getrocknete Substanz.

Eigenschaften

Feines, gelbes, amorphes, geruchloses Pulver; praktisch unlöslich in Wasser. Die Substanz löst sich in Mineralsäuren und Alkalihydroxid-Lösungen. Alkalische Lösungen färben sich bei Luftzutritt rasch rotbraun.

Prüfung auf Identität

A. Die Substanz gibt die Identitätsreaktionen auf Bismut (V.3.1.1).

B. Die Mischung von 0,1 g Substanz mit 5 ml Wasser und 0,1 ml Phosphorsäure 85 % *R* wird 2 min lang im Sieden gehalten. Nach dem Erkalten wird filtriert. Das Filtrat gibt mit 1,5 ml Eisen(III)-chlorid-Lösung *R* 1 eine blauschwarze Färbung.

Prüfung auf Reinheit

Prüflösung: 2,5 g Substanz werden in einer flachen Porzellanschale von etwa 10 cm Durchmesser unter häufigem Umrühren vorsichtig erhitzt, bis dabei keine Partikel mehr verglimmen. Der Rückstand wird in 5 ml Salpetersäure 65 % *R* gelöst. Die Lösung wird mit etwa 15 ml destilliertem Wasser verdünnt, filtriert und unter Nachwaschen des Filters mit destilliertem Wasser zu 25 ml aufgefüllt.

Aussehen der Lösung: 1,0 g Substanz muß sich in einer Mischung von 7,5 ml Natriumhydroxid-Lösung 8,5 % *R* mit 2,5 ml Wasser klar lösen. Die Lösung ist in dem in der Monographie **Dickflüssiges Paraffin** unter „Verhalten gegen Schwefelsäure" beschriebenen Prüfglas herzustellen, das Prüfglas ist sofort nach Zugabe des Lösungsmittels zu verschließen. Die Beurteilung erfolgt 5 min nach Herstellung der Lösung bei diffusem Tageslicht in horizontaler Durchsicht.

Sauer oder alkalisch reagierende Substanzen: 1,5 g Substanz werden 1 min lang mit 15 ml Isopropylalkohol *R* geschüttelt; die Mischung wird durch ein gehärtetes Filter filtriert. 10 ml des Filtrats müssen sich nach Zusatz von 0,1 ml Phenolphthalein-Lösung *R* 1 und 0,3 ml 0,01 N-Natriumhydroxid-Lösung rot färben und anschließend nach Zusatz von 0,4 ml 0,01 N-Salzsäure entfärben.

Mit Ammoniak nicht fällbare Verunreinigungen: 10 ml Prüflösung werden mit Ammoniak-Lösung 10 % *R* bis zur alkalischen Reaktion versetzt und filtriert. Der Niederschlag wird mehrmals mit Wasser gewaschen, Filtrat und Waschflüssigkeit werden vereinigt und zur Trockne eingedampft. Der Rückstand wird mit 0,3 ml Schwefelsäure 10 % *R* versetzt und geglüht. Der Glührückstand darf höchstens 6 mg betragen.

Chlorid (V.3.2.4.): 2,5 ml Prüflösung, mit Wasser zu 15 ml verdünnt, müssen der Grenzprüfung auf Chlorid entsprechen (200 ppm).

Nitrat: Werden auf einem Uhrglas 10 mg Substanz mit 0,1 ml Wasser und 0,2 ml einer 0,1prozentigen Lösung (*m*/V) von Diphenylamin *R* in Schwefelsäure 96 % *R* verrührt, darf keine Blaufärbung auftreten.

Sulfat (V.3.2.13): 5,0 ml Prüflösung, mit 5 ml Salzsäure 7 % *R* versetzt und mit destilliertem Wasser zu 15 ml verdünnt, müssen der Grenzprüfung auf Sulfat entsprechen (200 ppm). Die Referenzlösung wird mit 10 ml Sulfat-Lösung (10 ppm SO_4) *R* und 5 ml Salzsäure 7 % *R* hergestellt. Der Essigsäurezusatz zur Untersuchungs- und zur Referenzlösung entfällt.

Arsen (V.3.2.2): 0,5 g Substanz werden in einem Destillierkolben mit 5 ml Wasser und 7 ml Schwefelsäure 96 % *R* versetzt und nach dem Erkalten 5 g Reduktionsgemisch *R* und 10 ml Salzsäure 36 % *R* hinzugefügt. Der Inhalt des Kolbens wird während 15 bis 30 min allmählich zum Sieden erhitzt. Anschließend wird die Wärmezufuhr so geregelt, daß die Destillation kontinuierlich erfolgt, bis entweder die Hälfte des Kolbeninhalts verdampft ist oder bis der Luftkühler 5 min lang vollständig mit Dampf gefüllt ist. Die Destillation ist abzubrechen, bevor Schwefeltrioxid-Dämpfe auftreten. Das Destillat wird in einem in Eiswasser getauchten und 15 ml gekühltes Wasser enthaltenden Reagenzglas aufgefangen. Der Kühler wird mit Wasser gewaschen und das Destillat mit dem Waschwasser zu 25 ml verdünnt. Die Lösung muß der Grenzprüfung A auf Arsen entsprechen (5 ppm). Zur Herstellung der Referenzlösung wird eine Mischung von 2,5 ml Arsen-Lösung (1 ppm As) *R* und 22,5 ml Wasser verwendet.

Blei: Höchstens 20 ppm Pb. Der Bleigehalt wird mit Hilfe der Atomabsorptionsspektroskopie (V.6.17, Methode II) bestimmt.

Untersuchungslösung: 12,5 g Substanz werden in 75 ml einer Mischung gleicher Volumteile bleifreier Salpetersäure 65 % *R* und Wasser gelöst. Die Lösung wird 1 min lang zum Sieden erhitzt, abgekühlt und mit Wasser zu 100,0 ml verdünnt.

Referenzlösungen: Die Referenzlösungen werden aus geeigneten Mengen Blei-Lösung (0,1 % Pb) *R* in einer 37prozentigen Lösung (V/V) von bleifreier Salpetersäure 65 % *R* hergestellt. Die Absorption wird bei 283,3 nm unter Verwendung einer Blei-Hohlkathodenlampe als Strahlungsquelle und einer Luft-Acetylen-Flamme gemessen. Apparatespezifisch kann auch bei 217,0 nm gemessen werden.

Kupfer: 2,5 ml Prüflösung werden mit 2 ml Ammoniak-Lösung 17 % *R* versetzt und mit Wasser zu 50 ml verdünnt. Die Lösung wird filtriert. 10 ml Filtrat werden mit 1 ml einer 0,1prozentigen Lösung (*m*/V) von Natriumdiethyldithiocarbamat *R* versetzt. Die Lösung darf nicht stärker gefärbt sein als eine gleichzeitig und unter gleichen Bedingungen hergestellte Referenzlösung, welche an Stelle von 10 ml Filtrat eine Mischung von 0,25 ml Kupfer-Lösung (10 ppm Cu) *R* und 9,75 ml Wasser enthält (50 ppm).

Silber: Die Mischung von 2,5 ml Prüflösung mit 7,5 ml Salpetersäure 12,5 % *R* darf sich nach Zusatz von 0,25 ml Salzsäure 7 % *R* gegenüber einer Mischung von 2,5 ml Prüflösung und 7,5 ml Salpetersäure 12,5 % *R* innerhalb von 5 min nicht verändern.

Trocknungsverlust (V.6.22): Höchstens 6,5 Prozent, mit 1,000 g Substanz durch 4 h langes

Trocknen im Trockenschrank bei 100 bis 105 °C bestimmt.

Gehaltsbestimmung

0,400 g Substanz werden in 15 ml einer Mischung gleicher Volumteile Wasser und Salpetersäure 65 % *R* gelöst, mit 6 ml Wasserstoffperoxid-Lösung 30 % *R* versetzt und 2 min lang zum Sieden erhitzt. Das Bismut wird in der erkalteten Lösung nach ,,Komplexometrische Titrationen" (V.3.5.4) bestimmt.

1 ml 0,1 M-Natriumedetat-Lösung entspricht 20,90 mg Bi.

Lagerung

Vor Licht geschützt.

Blutgerinnungsfaktor VIII vom Menschen (gefriergetrocknet)

Factor VIII coagulationis sanguinis humani cryodesiccatus

Blutgerinnungsfaktor VIII vom Menschen (gefriergetrocknet) wird durch Plasmafraktionierung gewonnen. Das Plasma stammt von mehr als 10 gesunden Spendern, die, soweit das nach klinischer Untersuchung, Laboruntersuchungen des Blutes und der Überprüfung der Anamnese sichergestellt werden kann, frei von Krankheiten sein müssen, die durch Transfusion von Blut oder Blutbestandteilen übertragbar sind. Art und Anzahl der durchzuführenden Untersuchungen und Prüfungen wird je nach Erfordernis festgelegt, insbesondere sind Prüfungen auf Hepatitis-B-Oberflächenantigen (HBs) und HTLV-III/LAV-Antikörper mit geeigneten, empfindlichen Methoden durchzuführen; das Ergebnis muß negativ sein.

Die Herstellungsmethode sollte soweit wie möglich verhindern, daß bekannte Infektionserreger übertragen werden, oder die Methode sollte sie inaktivieren.

Nach der Herstellung wird die den Faktor VIII enthaltende Fraktion in einer geeigneten Flüssigkeit gelöst; die Lösung wird in die Behältnisse abgefüllt und sofort eingefroren. Nach der Gefriertrocknung werden die Behältnisse unter Vakuum oder Stickstoff so verschlossen, daß jegliche Verunreinigung ausgeschlossen ist. Kein Konservierungsmittel darf zugesetzt werden. Dagegen kann eine antivirale Substanz zugesetzt werden, sofern die zugegebene Menge nachweislich die Zubereitung nicht schädigt und keine unerwünschten Wirkungen beim Menschen hervorruft. Der Zubereitung kann Heparin zugesetzt werden.

Es gibt eine Vielzahl von Zubereitungen, die sich hinsichtlich Aktivität und Reinheitsgrad unterscheiden. Die Wirksamkeit der nach den Angaben auf dem Etikett gelösten Zubereitung beträgt mindestens 3 I.E. je Milliliter und mindestens 0,1 I.E. je Milligramm Gesamtprotein.

Eigenschaften

Weißes oder hellgelbes Pulver oder krümelige Masse.

Prüfung auf Identität

A. Unter Verwendung einer geeigneten Auswahl speziesspezifischer Antisera[1)] werden an der Zubereitung, die unmittelbar vor Gebrauch nach den Angaben auf dem Etikett gelöst wurde, Präzipitationstests durchgeführt. Die Zubereitung enthält Proteine menschlichen Ursprungs und gibt negative Ergebnisse mit Antisera gegen Plasmaproteine anderer Spezies.

B. Die ,,Prüfung auf Wirksamkeit" wird zur Identifizierung der Zubereitung herangezogen.

Prüfung auf Reinheit

***p*H-Wert** (V.6.3.1): Der *p*H-Wert der gelösten Zubereitung muß zwischen 6,8 und 7,4 liegen.

Löslichkeit: Dem Inhalt eines Behältnisses wird das auf dem Etikett angegebene Volumen Wasser für Injektionszwecke bei einer Temperatur von 20 bis 25 °C zugesetzt und 30 min leicht geschüttelt. Die Zubereitung löst sich vollständig unter Bildung einer farblosen bis leicht

[1)] Die Prüfung soll mit spezifischen Antisera gegen die Plasmaproteine jeder Haustierspezies durchgeführt werden, die üblicherweise für die Herstellung von Zubereitungen biologischen Ursprungs verwendet werden.

gelblichen, klaren oder leicht trüben Lösung. Innerhalb 3 h nach dem Auflösen werden keine Gerinnungsspuren sichtbar, wenn die Lösung bei 20 bis 25 °C aufbewahrt wird.

Gesamtprotein: Falls erforderlich wird die gelöste Zubereitung mit einer 0,9prozentigen Lösung (*m*/V) von Natriumchlorid *R* so verdünnt, daß die Lösung etwa 15 mg Protein in 2 ml enthält. In einem Zentrifugenglas mit rundem Boden werden 2,0 ml dieser Lösung mit 2 ml einer 7,5prozentigen Lösung (*m*/V) von Natriummolybdat *R* und 2 ml einer Mischung von 1 Volumteil nitratfreier Schwefelsäure 96 % *R* mit 30 Volumteilen Wasser versetzt. Nach Umschütteln und 5 min langem Zentrifugieren wird die überstehende Flüssigkeit dekantiert, dann wird das Röhrchen umgedreht auf Filterpapier abtropfen gelassen. Im Rückstand wird der Stickstoff mit Hilfe der „Kjeldahl-Bestimmung" (V.3.5.2) ermittelt und die Proteinmenge durch Multiplikation mit 6,25 berechnet.

Hepatitis-B-Oberflächenantigen: Die gelöste Zubereitung wird mit einer Methode geeigneter Empfindlichkeit wie beispielsweise dem Radioimmunoassay geprüft. Hepatitis-B-Oberflächenantigen darf nicht nachweisbar sein.

Fibrinogen: Höchstens 80 Prozent des Gesamtproteins. Die gelöste Zubereitung wird 1 zu 10 mit einer 0,9prozentigen Lösung (*m*/V) von Natriumchlorid *R* verdünnt. Einem Volumen der verdünnten Zubereitung, das vermutlich etwa 15 mg Fibrinogen enthält, wird genügend Thrombin *R*[2)] zugesetzt, um das Protein zur Gerinnung zu bringen. Der Ansatz wird 2 h lang stehengelassen. Danach wird das Gerinnsel abgetrennt und mit einer 0,9prozentigen Lösung (*m*/V) von Natriumchlorid *R* gewaschen. Der Stickstoffgehalt wird mit Hilfe der „Kjeldahl-Bestimmung" (V.3.5.2) ermittelt und die Menge Protein (Fibrinogen) durch Multiplikation mit 6,25 berechnet.

Haemagglutinine anti-A und anti-B: Die gelöste Zubereitung wird mit einer 0,9prozentigen Lösung (*m*/V) von Natriumchlorid *R* so verdünnt, daß eine Lösung mit 3 I.E. je Milliliter entsteht. Die Prüfung auf die Haemagglutinine anti-A und anti-B erfolgt mit einer indirekten Methode wie derjenigen in Anhang VIII.5. Die Verdünnung 1 zu 64 zeigt keine Agglutination.

Trocknungsverlust (V.6.22): Höchstens 2 Prozent, bestimmt an 0,500 g Zubereitung durch 24 h langes Trocknen über Phosphor(V)-oxid *R* bei einem Druck von höchstens 3 Pa.

Sterilität (V.2.1.1): Die gelöste Zubereitung muß der Prüfung auf „Sterilität" entsprechen.

Pyrogene (V.2.1.4): Die gelöste Zubereitung muß der Prüfung auf „Pyrogene" entsprechen. Jedem Kaninchen wird je Kilogramm Körpermasse ein Volumen injiziert, das 10 I.E. entspricht.

Anomale Toxizität (V.2.1.5): Die gelöste Zubereitung muß der Prüfung auf „Anomale Toxizität" von Sera und Impfstoffen für Menschen entsprechen. Jeder Maus wird ein 1,5 I.E. entsprechendes Volumen und jedem Meerschweinchen ein 15 I.E. entsprechendes Volumen injiziert.

Prüfung auf Wirksamkeit

Die Wirksamkeit der Zubereitung wird durch Titration des Gerinnungsfaktors VIII mit Hilfe der Zweistufenmethode (V.2.2.5) bestimmt. Eine Einstufenmethode kann angewandt werden, sofern unter Verwendung des Internationalen Standards für den Blutgerinnungsfaktor VIII vom Menschen und unter Berücksichtigung der Präzision beider Methoden nachgewiesen wurde, daß sie keine signifikant abweichenden Ergebnisse liefert.

Die gemessene Wirksamkeit beträgt mindestens 80 und höchstens 125 Prozent der angegebenen Wirksamkeit. Die Vertrauensgrenzen der gemessenen Wirksamkeit (P = 0,95) betragen mindestens 64 und höchstens 156 Prozent der angegebenen Wirksamkeit.

Lagerung

Vor Licht geschützt, unterhalb 8 °C.

Dauer der Verwendbarkeit: 2 Jahre, vom Zeitpunkt der „Prüfung auf Wirksamkeit" berechnet.

[2)] Die erforderliche Menge Thrombin *R* beträgt das Zehnfache der Menge, die erforderlich ist, um 1 ml einer 0,1prozentigen Lösung (*m*/V) von Fibrinogen vom Menschen in einer 0,9prozentigen Lösung (*m*/V) von Natriumchlorid *R* bei *p*H 7,2 bis 7,3 innerhalb 15 s bei 37 °C zur Gerinnung zu bringen.

Blutkonserve

Sanguis humanus

Zur Herstellung der Blutkonserve wird einem gesunden Spender Blut entnommen; der Hämoglobingehalt des Blutes muß mindestens 12,5 Prozent (*m*/V) betragen und es muß, soweit durch medizinische Untersuchung, Blutuntersuchung im Laboratorium und nach der medizinischen Vorgeschichte des Spenders feststellbar, frei von nachweisbaren Substanzen sein, die durch Transfusion von Blut oder Blutkomponenten eine Infektion übertragen können. Art und Anzahl der durchzuführenden Untersuchungen und Prüfungen wird je nach Erfordernis festgelegt. Eine Prüfung auf Hepatitis-B-Oberflächenantigen (HBs) und auf HTLV-III/LAV-Antikörper ist mit einer geeigneten, empfindlichen Methode durchzuführen; das Ergebnis muß negativ sein.

Die Herstellungsmethode sollte soweit wie möglich verhindern, daß bekannte Infektionserreger übertragen werden, oder die Methode sollte sie inaktivieren.

Das Blut wird aseptisch durch ein geschlossenes, steriles System entnommen, das aus einem Schlauch besteht, welcher die Kanüle in der Vene des Spenders mit einem sterilen Kunststoff- oder Glasbehältnis verbindet. In dem Behältnis befindet sich die notwendige Menge einer Stabilisatorlösung für Blutkonserven, die höchstens 22 Prozent des Endvolumens betragen darf und die vor der Sterilisation in das Behältnis gefüllt wurde. Konservierungsmittel dürfen nicht zugesetzt werden. Nach Beendigung der Blutentnahme wird das Behältnis so verschlossen, daß eine mikrobielle Verunreinigung ausgeschlossen ist, und auf 5 ± 3 °C abgekühlt. Die Mischung von Blut und Stabilisatorlösung für Blutkonserven muß mindestens 9,7 Prozent (*m*/V) Hämoglobin enthalten. Jedem Behältnis muß eine Probe des Blutes für die Kompatibilitäts- und etwaige andere Prüfungen beigefügt sein. Die Behältnisse müssen den Anforderungen an Glasbehältnisse für Injektionszubereitungen (VI.2.1) oder Behältnisse für Blut und Blutprodukte (VI.2.2.2) entsprechen.

Eigenschaften

Tiefrote Flüssigkeit, die sich nach Stehenlassen in eine untere Schicht aus sedimentierten roten Blutkörperchen und eine obere gelbe Schicht aus Plasma ohne Anzeichen von Hämolyse auftrennt. Zwischen beiden Schichten kann sich ein weißlicher Film bilden, der aus weißen Blutkörperchen und Blutplättchen besteht.

Eine Blutkonserve, aus der Proben für Analysen entnommen worden sind, darf nicht für Transfusionen verwendet werden. Folglich ist es nicht beabsichtigt, die Prüfung auf Sterilität und die Bestimmung des Hämoglobins am Inhalt jedes Behältnisses durchzuführen. Der für die Blutentnahmen verantwortliche Hersteller muß die notwendigen Maßnahmen treffen, um sicherzustellen, daß die Bedingungen für die Entnahme und Lagerung so beschaffen sind, daß die Blutkonserve den Anforderungen der Monographie entspricht, falls sie den Prüfungen unterzogen wird.

Prüfung auf Reinheit

Blutgruppen: An der beigefügten Probe wird die Blutgruppe des ABO- und Rh-Systems nach den geltenden Vorschriften bestimmt.

Hämolysine: Bei Blutkonserven der Gruppe O, die einem Patienten mit einer anderen Blutgruppe transfundiert werden sollen, ist eine Prüfung auf Hämolysine durchzuführen. Eine geeignete Methode ist im Anhang VIII.12 beschrieben.

Sterilität (V.2.1.1): Muß der „Prüfung auf Sterilität" entsprechen.

Wertbestimmung

Hämoglobin: Der Hämoglobingehalt muß in bezug auf die Internationale Referenzzubereitung für Haemoglobincyanid bestimmt werden.

Lagerung

Bei 2 bis 8 °C. Die Blutkonserve darf nur in der auf dem Etikett angegebenen Zeitspanne verwendet werden.

Bockshornsamen

Foenugraeci semen

Bockshornsamen bestehen aus den reifen, getrockneten Samen von *Trigonella foenum-graecum* L.

Beschreibung

Die Droge hat einen schwachen, eigenartigen Geruch und einen leicht salzigen, beim Kauen etwas schleimigen und schwach bitteren Geschmack. Die sehr harten Samen sind rhombisch vierseitig oder flach rautenförmig bis unregelmäßig gerundet, 3 bis 5 mm lang, 2 bis 3 mm breit und dick, von hellbrauner oder rötlich- bis gelblichgrauer Farbe. Unter der Lupe zeigen die sehr fein punktierten Samen auf der einen langen Schmalseite, etwa in der Mitte, einen hellen Nabel, der etwas vertieft liegt. Von diesem geht eine flache, diagonal verlaufende Furche aus, die den Samen in 2 ungleich große Abschnitte teilt. In dem kleineren Teil befindet sich die Wurzel des Keimlings, und in dem größeren Abschnitt liegen die Keimblätter des gekrümmten Keimlings.

Mikroskopische Merkmale: Charakteristisch ist das Querschnittbild der Samenschale mit radial palisadenartig gestreckten, ungleich hohen Epidermiszellen mit verdickten Außen- und Seitenwänden und flaschenförmigen Lumina. In ihrer äußeren Hälfte ist eine über alle Epidermiszellen verlaufende helle Linie zu erkennen. Unterhalb der Epidermis liegt eine Schicht aus säulenfußartig sich nach außen verjüngenden Zellen mit herablaufenden Verdickungsleisten, die zwischen sich große Interzellularen aussparen. Darauf folgen 2 bis 4 Reihen dünnwandiger, leicht tangential gestreckter Zellen, oft zusammengedrückt. Das Endosperm hat außen eine Reihe mehr oder weniger quadratischer Zellen mit Aleuronkörnern und darunter mehrere Reihen meist radial gestreckter Zellen mit stark verdickten, geschichteten, schleimhaltigen Wänden. Der Keimling besteht aus zartwandigen Zellen mit Öltröpfchen, Aleuronkörnern und gelegentlich mit wenigen, etwa 5 µm großen Stärkekörnern.

Prüfung auf Identität

Die Prüfung erfolgt mit Hilfe der Dünnschichtchromatographie (V.6.20.2) unter Verwendung einer Schicht von Kieselgel GF_{254} *R*.

Untersuchungslösung: 1,0 g pulverisierte Droge (710) wird 5 min lang mit 5,0 ml Methanol *R* auf dem Wasserbad bei 65 °C geschüttelt. Die abgekühlte, filtrierte Lösung dient als Untersuchungslösung.

Referenzlösung: 3,0 mg Trigonellinhydrochlorid *RN* werden in 1,0 ml Methanol *R* gelöst.

Auf die Platte werden getrennt 20 µl Untersuchungslösung und 10 µl Referenzlösung bandförmig (20 mm × 3 mm) aufgetragen. Die Chromatographie erfolgt mit einer Mischung von 30 Volumteilen Wasser und 70 Volumteilen Methanol *R* über eine Laufstrecke von 10 cm. Nach Verdunsten des Fließmittels bei Raumtemperatur werden die Chromatogramme im ultravioletten Licht bei 254 nm ausgewertet. Im Chromatogramm der Referenz- und der Untersuchungslösung erscheint in der unteren Hälfte die stark fluoreszenzmindernde Zone des Trigonellins, in beiden Fällen mit etwa der gleichen Intensität. Im Chromatogramm der Untersuchungslösung sind zusätzlich einige weitere, schwach fluoreszenzmindernde Zonen vorhanden.

Die Chromatogramme werden dann mit etwa 10 ml Dragendorffs Reagenz *RN* (für eine 200-mm×200-mm-Platte) und anschließend mit etwa der gleichen Menge 0,1 N-Schwefelsäure besprüht. In beiden Chromatogrammen färbt sich die Trigonellin-Zone sofort intensiv orangerot an, während der Untergrund eine leicht braungraue Farbe annimmt. Im Chromatogramm der Untersuchungslösung liegt im oberen Bereich eine breite, hell gelbbraune Zone (Triglyceride). Darunter liegen 1 bis 2 gelblichweiße Zonen (Phospholipide), die von der Zone der Triglyceride nicht immer deutlich abgetrennt sind. Zwischen der Trigonellin-Zone und dem schmalen, gelblichen Startband befindet sich im Chromatogramm der Untersuchungslösung meistens eine schwache, orangerote Zone.

Prüfung auf Reinheit

Fremde Bestandteile (V.4.2): Höchstens 4 Prozent.

Trocknungsverlust (V.6.22): Höchstens 10,0 Prozent, mit 1,000 g pulverisierter Droge (355) durch 2 h langes Trocknen im Trockenschrank bei 100 bis 105 °C bestimmt.

Asche (V.3.2.16): Höchstens 5,0 Prozent, mit 1,00 g pulverisierter Droge bestimmt.

Quellungszahl (V.4.4): Mindestens 6, mit pulverisierter Droge (710) bestimmt.

Lagerung

Vor Licht geschützt.

Borsäure

Acidum boricum

H_3BO_3 M_r 61,8

Borsäure enthält mindestens 99,0 und höchstens 100,5 Prozent H_3BO_3.

Eigenschaften

Farblose, glänzende, sich fettig anfühlende Schuppen, weiße Kristalle oder weißes, kristallines Pulver, geruchlos; löslich in Wasser, leicht löslich in siedendem Wasser und Glycerol 85 %, löslich in Ethanol.

Prüfung auf Identität

A. 0,1 g Substanz werden unter leichtem Erwärmen in 5 ml Methanol *R* gelöst. Nach Zusatz von 0,1 ml Schwefelsäure 96 % *R* brennt die angezündete Lösung mit grüngesäumter Flamme.

B. Die Prüflösung (siehe „Prüfung auf Reinheit") ist sauer (V.6.3.2).

Prüfung auf Reinheit

Prüflösung: 3,3 g Substanz werden in 80 ml siedendem destilliertem Wasser gelöst. Nach dem Abkühlen wird mit destilliertem kohlendioxidfreien Wasser *R* zu 100 ml verdünnt.

Aussehen der Lösung: Die Prüflösung muß klar (V.6.1) und farblos (V.6.2, Methode II) sein.

***p*H-Wert** (V.6.3.1): Der *p*H-Wert der Prüflösung muß zwischen 3,8 und 4,8 liegen.

Löslichkeit in Ethanol: 1,0 g Substanz wird in 10 ml siedendem Ethanol 96 % *R* gelöst. Die Lösung darf nicht stärker opaleszieren als die Referenzsuspension II (V.6.1) und muß farblos (V.6.2, Methode II) sein.

Organische Stoffe: Beim Erhitzen bis zur dunklen Rotglut darf sich die Substanz nicht dunkel färben.

Sulfat (V.3.2.13): 10 ml Prüflösung, mit destilliertem Wasser zu 15 ml verdünnt, müssen der Grenzprüfung auf Sulfat entsprechen (450 ppm).

Schwermetalle (V.3.2.8): 12 ml Prüflösung müssen der Grenzprüfung A auf Schwermetalle entsprechen (15 ppm). Zur Herstellung der Referenzlösung wird eine Mischung von 2,5 ml Blei-Lösung (2 ppm Pb) *R* und 7,5 ml Wasser verwendet.

Gehaltsbestimmung

1,000 g Substanz wird unter Erwärmen in einer Lösung von 15 g Mannitol *R* in 100 ml Wasser gelöst. Nach Zusatz von 0,5 ml Phenolphthalein-Lösung *R* wird mit 1 N-Natriumhydroxid-Lösung bis zur Rosafärbung titriert.

1 ml 1 N-Natriumhydroxid-Lösung entspricht 61,8 mg H_3BO_3.

Botulismus-Antitoxin

Immunoserum botulinicum

Botulismus-Antitoxin enthält antitoxische Globuline mit der Eigenschaft, die von *Clostridium botulinum* Typ A, B, E oder jeder Mischung dieser Typen gebildeten Toxine spezifisch zu neutralisieren. Es wird durch Fraktionierung aus dem Serum von Pferden oder anderen Säugetieren gewonnen, die gegen die Toxine von *Cl. botulinum* Typen A, B und E immunisiert wurden.

Prüfung auf Identität

Die Zubereitung neutralisiert spezifisch die Toxine, die von den auf dem Etikett angegebenen Typen von *Cl. botulinum* gebildet werden, und macht sie für empfängliche Tiere unschädlich.

Prüfung auf Reinheit

Die Zubereitung muß den in der Monographie **Immunsera für Menschen (Immunosera ad usum humanum)** vorgeschriebenen Prüfungen entsprechen.

Prüfung auf Wirksamkeit

Die Zubereitung muß mindestens je 500 I.E. Antitoxin je Milliliter der Typen A und B und mindestens 50 I.E. Antitoxin je Milliliter des Typs E enthalten.

Die Wirksamkeit der Zubereitung wird bestimmt, indem die zum Schutz der Mäuse gegen die tödliche Wirkung einer bestimmten Menge Botulismus-Toxin ausreichende Dosis mit der Menge der Standardzubereitung von Botulismus-Antitoxin verglichen wird, die für denselben Schutz notwendig ist. Die Prüfung erfordert eine in Internationalen Einheiten eingestellte Standardzubereitung jeden Typs von Botulismus-Antitoxin und geeignete Botulismus-Toxine als Testtoxine. Die Wirksamkeit jedes Testtoxins wird im Verhältnis zur spezifischen Standardzubereitung ermittelt. Die Wirksamkeit der Zubereitung wird mit derselben Methode im Verhältnis zur Wirksamkeit der Testtoxine bestimmt.

Die Internationalen Einheiten der Zubereitung entsprechen der spezifisch neutralisierenden Wirksamkeit gegenüber den Botulismus-Toxinen der Typen A, B und E. Sie sind in bestimmten Mengen der Internationalen Standards[1] enthalten, die aus getrockneten Sera vom Pferd der Typen A, B und E bestehen.

Auswahl der Tiere: Für die Prüfung werden Mäuse verwendet, bei denen der Unterschied der Körpermasse zwischen leichtestem und schwerstem Tier höchstens 5 g beträgt.

Herstellung der Testtoxine[2]: Toxine der Typen A, B und E werden aus sterilen Filtraten etwa 7 Tage alter Kulturen von *Cl. botulinum* Typ A, Typ B oder Typ E in flüssigem Nährmedium hergestellt. Den Filtraten werden 2 Volumteile Glycerol zugesetzt; falls erforderlich, kann Konzentrierung durch Dialyse gegen Glycerol erfolgen. Testtoxine werden bei oder wenig unter 0 °C gelagert.

Auswahl der Testtoxine: Die Auswahl von Toxinen als Testtoxine für jeden Typ erfolgt anhand der Bestimmung der L+/10-Dosis und der LD_{50} für Mäuse bei einem Beobachtungszeitraum von 96 h. Die Testtoxine enthalten mindestens 1000 LD_{50} in einer L+/10-Dosis.

Bestimmung der Toxin-Testdosen (L+/10-Dosis): Lösungen der Standardzubereitung in einer geeigneten Flüssigkeit werden so hergestellt, daß jede 0,25 I.E. Antitoxin je Milliliter enthält. Der Reihe nach wird mit jeder Lösung die Testdosis des entsprechenden Testtoxins bestimmt.

Mischungen der Lösungen der Standardzubereitung mit dem Testtoxin werden so hergestellt, daß jede Mischung 2,0 ml der Lösung der Standardzubereitung, eines von mehreren abgestuften Volumina des Testtoxins und eine ausreichende Menge einer geeigneten Flüssigkeit enthält, um ein Gesamtvolumen von 5,0 ml zu erhalten. Die Mischungen werden 60 min lang bei Raumtemperatur, vor Licht geschützt, stehengelassen. Von jeder Mischung wird vier Mäusen je 1,0 ml intraperitoneal injiziert. Danach werden die Mäuse 96 h lang beobachtet.

Die Toxin-Testdosis ist diejenige Menge in 1,0 ml der Mischung mit der kleinsten Toxinmenge, die trotz partieller Neutralisation durch die Standardzubereitung den Tod aller vier mit der Mischung behandelten Mäuse innerhalb der Beobachtungszeit verursacht.

Wirksamkeitsprüfung des Antitoxins: Lösungen jeder Standardzubereitung in einer geeigneten Flüssigkeit werden so hergestellt, daß jede 0,25 I.E. Antitoxin je Milliliter enthält.

Lösungen von jedem Testtoxin in einer geeigneten Flüssigkeit werden so hergestellt, daß jede 2,5 Testdosen je Milliliter enthält. Der Reihe nach wird mit jeder Toxin-Lösung und der entsprechenden Standardzubereitung die Wirksamkeit des Antitoxins bestimmt. Mischungen der Testtoxin-Lösung mit dem Antitoxin werden so hergestellt, daß jede 2,0 ml des Testtoxins, eines von mehreren abgestuften Volumina des Antitoxins und eine ausreichende Menge einer geeigneten Flüssigkeit enthält, um ein Gesamtvolumen von 5,0 ml zu erhalten. In gleicher Weise werden Mischungen der Testtoxin-Lösung mit der Lösung der Standardzubereitung so hergestellt, daß jede 2,0 ml des Testtoxins und eines von mehreren abgestuften Volumina der Lösung der Standardzubereitung enthält, wobei das mittlere Volumen der Reihe (2,0 ml) 0,5 I.E. Antitoxin enthält. Mit einer ausreichenden Menge einer geeigneten Flüssigkeit wird auf ein Gesamtvolumen von jeweils 5,0 ml aufgefüllt. Die Mischungen werden 60 min lang bei Raumtemperatur, vor Licht geschützt, stehengelassen. Von jeder Mischung wird vier Mäusen je 1,0 ml intraperitoneal injiziert. Danach werden die Mäuse 96 h lang beobachtet.

Die Mischung mit der größten Antitoxinmenge, welche die Mäuse nicht vor dem Tode schützt, enthält 0,5 I.E. Diese Menge dient zur Berechnung der Wirksamkeit des Botulismus-

[1] Der Wert in Internationalen Einheiten des Internationalen Standards wird von Zeit zu Zeit von der WHO festgelegt.

[2] *Vorsicht!* Botulismus-Toxin ist extrem giftig und muß mit äußerster Vorsicht gehandhabt werden.

Antitoxins in Internationalen Einheiten je Milliliter.

Die Prüfung darf nur ausgewertet werden, wenn alle Mäuse, denen Mischungen mit 2,0 ml oder weniger Lösung der Standardzubereitung injiziert wurden, sterben und alle, denen Mischungen mit mehr als 2,0 ml Standardzubereitung injiziert wurden, überleben.

Lagerung

Lagerung und Dauer der Verwendbarkeit entsprechend **Immunsera für Menschen.**

Botulismus-Impfstoff für Tiere

Vaccinum clostridii botulini ad usum veterinarium

Botulismus-Impfstoff für Tiere wird aus einer Flüssigkultur von *Clostridium botulinum* der Typen C oder D oder einer Mischung dieser Typen hergestellt. Die ganze Kultur, ihr Filtrat oder eine Mischung der beiden wird in einer Weise inaktiviert, daß die Toxizität eliminiert wird, die immunogene Wirksamkeit jedoch erhalten bleibt.

In der Zubereitung kann der Impfstoff adsorbiert, präzipitiert oder konzentriert vorliegen. Die Zubereitung kann mit einem geeigneten Adjuvans versetzt und gefriergetrocknet sein.

Die Prüfungen auf Identität, Reinheit und Wirksamkeit sind am flüssigen Impfstoff und bei der gefriergetrockneten Zubereitung nach Auflösung entsprechend der Beschriftung durchzuführen.

Prüfung auf Identität

Nach Injektion in ein gesundes, empfängliches Tier ruft der Impfstoff die Bildung von Antikörpern gegen den oder die Typen von *Cl. botulinum* hervor, aus denen der Impfstoff gewonnen wurde.

Prüfung auf Reinheit

Unschädlichkeit: Zwei gesunden, empfänglichen Tieren einer Art, für welche der Impfstoff bestimmt ist, wird je die doppelte Höchstdosis entsprechend der Beschriftung auf die empfohlene Weise injiziert. Die Tiere werden 7 Tage lang beobachtet. Lokale oder systemische Reaktionen dürfen nicht auftreten.

Rest-Toxizität: Fünf Mäusen von je 17 bis 22 g Körpermasse werden je 0,5 ml des Impfstoffs subkutan injiziert. Die Tiere werden 7 Tage lang beobachtet. Lokale oder systemische Reaktionen dürfen nicht auftreten.

Sterilität: Der Impfstoff muß der Prüfung auf „Sterilität" der Monographie **Impfstoffe für Tiere (Vaccina ad usum veterinarium)** entsprechen.

Prüfung auf Wirksamkeit

Gesunde, weiße Mäuse von je 18 bis 20 g Körpermasse aus einer einheitlichen Tierhaltung werden benutzt. Als Belastungsdosis wird diejenige Menge eines Toxins von *Cl. botulinum* des gleichen Typs verwendet, der zur Herstellung des Impfstoffs diente und dem 25fachen der paralytischen Dosis 50 Prozent entspricht; eine paralytische Dosis 50 Prozent ist diejenige Toxinmenge, welche nach intraperitonealer Injektion in Mäuse 50 Prozent der Tiere innerhalb einer Beobachtungsdauer von 7 Tagen lähmt. Wenn zwei Typen von *Cl. botulinum* zur Herstellung des Impfstoffs benutzt wurden, ist die Wirksamkeitsbestimmung für jeden Typ durchzuführen.

Der Impfstoff wird 1 zu 8 mit einer 0,9prozentigen Lösung (*m*/V) von Natriumchlorid verdünnt. Je 0,2 ml der Verdünnung werden 20 Mäuse subkutan injiziert. Nach 21 Tagen wird die Belastungsdosis intraperitoneal jeder geimpften Maus und jeder von 10 Kontrollmäusen verabfolgt. Die Mäuse werden 7 Tage lang beobachtet und die Anzahl der Tiere mit Anzeichen von Botulismus registriert. Alle Kontrollmäuse müssen während des Prüfungszeitraums Anzeichen von Botulismus aufweisen. Der Impfstoff entspricht der Prüfung, wenn mindestens 80 Prozent der geimpften Mäuse geschützt sind.

Lagerung

Entsprechend **Impfstoffe für Tiere.**

Dauer der Verwendbarkeit: 2 Jahre.

Infektiöse-Bronchitis-Lebend-Impfstoff für Geflügel (gefriergetrocknet)

Vaccinum bronchitidis infectivae aviariae vivum cryodesiccatum

Infektiöse-Bronchitis-Lebend-Impfstoff für Geflügel (gefriergetrocknet) ist eine Zubereitung, die einen oder mehrere attenuierte Stämme der infektiösen Geflügelbronchitis enthält.

Die Herstellung des Impfstoffs beruht auf einem Saatvirussystem; das Saatvirus wird festgelegt im Hinblick auf die Eigenschaften, die unter „Auswahl der Impfstoffstämme" angegeben sind.

Der Impfstoff wird durch Züchtung jedes Virusstammes in der Allantoishöhle von Bruteiern aus SPF-Beständen oder in geeigneten Zellkulturen gewonnen. Falls die Zellkulturen vom Geflügel stammen, müssen sie aus Beständen sein, die frei von spezifizierten, pathogenen Mikroorganismen sind. Die Virussuspensionen werden geerntet und mit einer geeigneten Stabilisatorlösung verdünnt. Danach wird die Mischung gefriergetrocknet.

Für den in der Beschriftung angegebenen Mindesttiter der Viren muß bewiesen sein, daß er unter den Anwendungsbedingungen der Praxis einen ausreichenden Schutz verleiht.

Auswahl der Impfstoffstämme

Für die Herstellung des Impfstoffs dürfen nur Virusstämme verwendet werden, für die eine befriedigende Immunogenität nachgewiesen ist.

Prüfung auf Identität

Von dem gelösten Impfstoff wird eine Verdünnungsreihe hergestellt, um die in der Beschriftung angegebene Verdünnung für die Anwendung zu erhalten. Der verdünnte Impfstoff ist nach Mischung mit einem monospezifischen Antiserum oder mit monospezifischen Antisera gegen den Impfstoffstamm oder jeden der Impfstoffstämme nicht mehr in der Lage, 9 bis 11 Tage alte empfängliche Bruteier oder empfängliche Zellkulturen zu infizieren, in die er verimpft wird.

Prüfung auf Reinheit

Unschädlichkeit: Mindestens 10 Küken aus einem SPF-Bestand, die das auf der Beschriftung angegebene Mindestalter für die Impfung haben, werden als Augentropfen je 10 Impfstoffdosen verabreicht, nachdem der Impfstoff in einer Konzentration gelöst wurde, die für die Prüfung geeignet ist. Die Küken werden 21 Tage lang beobachtet. Für Impfstoffe, die für die Impfung von Küken im Alter von zwei Wochen oder älter bestimmt sind, werden die Küken aus der Prüfung auf „Fremde Agenzien unter Verwendung von Küken" verwendet. Wenn während der Beobachtungszeit mehr als zwei Küken aus Gründen verenden, die nicht mit dem Impfstoff zusammenhängen, wird die Prüfung wiederholt. Der Impfstoff entspricht der Prüfung, wenn kein Küken schwere klinische Symptome, insbesondere respiratorischer Art, aufweist und kein Küken aus Gründen eingeht, die auf den Impfstoff zurückzuführen sind.

Virus der aviären Enzephalomyelitis (V.2.1.3.2): Wenn der Impfstoff so vorbehandelt wird, daß das Impfstoffvirus inaktiviert wird, ohne das Virus der aviären Enzephalomyelitis zu beeinflussen, muß er der Prüfung auf das letztgenannte Virus entsprechen.

Fremde Agenzien unter Verwendung von Küken (V.2.1.3.5): Der Impfstoff muß der „Prüfung auf fremde Agenzien, unter Verwendung von Küken", entsprechen.

Mykoplasmen (V.2.1.3.6): Der Impfstoff muß der „Prüfung auf Mykoplasmen" entsprechen.

Verunreinigung durch Bakterien und Pilze: In einer quantitativen Prüfung wird die Verunreinigung durch Bakterien und Pilze geprüft. Der Impfstoff darf höchstens einen saprophytischen Mikroorganismus je Dosis enthalten und muß frei von pathogenen Mikroorganismen sein. Impfstoffe, die zur parenteralen Anwendung bestimmt sind sowie die Lösungsmittel, die ihnen beigegeben sind, müssen der Prüfung auf „Sterilität" der Monographie **Impfstoffe für Tiere (Vaccina ad usum veterinarium)** entsprechen.

Virustiter: Der Impfstoff wird auf Zellkulturen oder durch Beimpfen der Allantoishöhle von

Bruteiern im Alter von 9 bis 11 Tagen titriert. Eine Impfstoffdosis muß mindestens die Virusmenge enthalten, die in der Beschriftung als Mindesttiter angegeben ist und die unter den bei ,,Wirksamkeit" beschriebenen Bedingungen Schutz verleiht.

Sofern die Prüfung auf aviäre Leukose und die Prüfungen auf Fremdviren in Zellkulturen und Bruteiern mit befriedigendem Ergebnis an einer repräsentativen Charge des Impfstoffs durchgeführt wurden, können diese Prüfungen als Routinekontrollen für weitere Chargen aus dem gleichen Saatvirus entfallen, wenn die zuständige Behörde dem zustimmt.

Aviäre Leukose-Viren: Der neutralisierte Impfstoff muß der ,,Prüfung auf Leukoseviren" (V.2.1.3.3) entsprechen.

Fremdviren in Zellkulturen (V.2.1.3.4): Der neutralisierte Impfstoff muß der ,,Prüfung auf Fremdviren unter Verwendung von Zellkulturen" entsprechen.

Fremdviren in Bruteiern: Der neutralisierte Impfstoff muß der ,,Prüfung auf Fremdviren unter Verwendung von Bruteiern" (V.2.1.3.1) entsprechen.

Prüfung auf Wirksamkeit

Sofern die Prüfung auf Wirksamkeit mit befriedigendem Ergebnis an einer repräsentativen Charge des Impfstoffs durchgeführt wurde, kann diese Prüfung als Routinekontrolle für weitere Chargen aus dem gleichen Saatvirus entfallen, wenn die zuständige Behörde dem zustimmt.

Die Prüfung auf Wirksamkeit ist für jede der in der Beschriftung angegebenen Anwendungsarten und für jeden Virusstamm des Impfstoffs durchzuführen.

Empfängliche Küken aus demselben Bestand, der frei von spezifizierten pathogenen Mikroorganismen ist, und die das Mindestalter für die Impfung haben, werden verwendet. Jedes von mindestens 20 dieser Küken erhält für die angegebene Anwendungsart ein Volumen des gelösten Impfstoffs, das die Virusmenge enthält, die dem Mindesttiter in der Beschriftung entspricht. Zehn Küken werden als Kontrolle gehalten. Nach mindestens 21 Tagen wird jedes Küken intratracheal mit 10^3 EID_{50} eines virulenten Stammes des aviären, infektiösen Bronchitis-Virus belastet, der den selben Serotyp hat wie der Stamm, für den die Prüfung auf Wirksamkeit durchgeführt wird. Zwischen dem vierten und siebten Tag nach der Belastung werden die Küken getötet und die Mukosa der Trachea abgeschabt. Das abgeschabte Material wird jeweils in ein steriles Röhrchen mit 3 ml Tryptosenährmedium, das ein Antibiotikum enthält, überführt. Von jedem Röhrchen werden 0,2 ml in die Allantoishöhle von je fünf 9 bis 11 Tage alten Bruteiern von Hühnern verimpft. Die in den ersten 24 h gestorbenen Embryos werden als nichtspezifisch eliminiert. Mindestens vier von fünf Embryos müssen diesen Zeitraum überleben. Nach sieben Tagen werden die verbleibenden Embryos untersucht. Wenn ein Embryo aus einer Reihe abstirbt oder charakteristische Läsionen aufweist, muß das Inokulum als virushaltig betrachtet werden. Das Ergebnis der Prüfung ist nur dann endgültig negativ, wenn drei aufeinanderfolgende Passagen erfolgt sind. Der Impfstoff entspricht der Prüfung, wenn das Belastungsvirus von höchstens 20 Prozent der geimpften Tiere reisoliert werden kann, jedoch in mindestens 80 Prozent der Kontrollen.

Lagerung

Entsprechend **Impfstoffe für Tiere.**

Dauer der Verwendbarkeit: Unter den vorgeschriebenen Lagerungsbedingungen im allgemeinen 12 Monate.

Butobarbital

Butobarbitalum

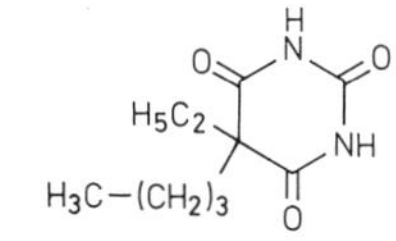

$C_{10}H_{16}N_2O_3$ M_r 212,2

Butobarbital enthält mindestens 99,0 und höchstens 101,0 Prozent 5-Butyl-5-ethylbarbitursäure, berechnet auf die getrocknete Substanz.

Eigenschaften

Farblose Kristalle oder weißes, kristallines Pulver, praktisch geruchlos; schwer löslich in Wasser, leicht löslich in Chloroform und Ethanol, löslich in Ether. Die Substanz bildet wasserlösliche Verbindungen mit Alkalihydroxiden, Alkalicarbonaten und Ammoniak-Lösung.

Prüfung auf Identität

Die Prüfung B kann entfallen, wenn die Prüfungen A, C und D durchgeführt werden. Die Prüfungen C und D können entfallen, wenn die Prüfungen A und B durchgeführt werden.

A. Die Schmelztemperatur (V.6.11.1) der Substanz wird bestimmt. Gleiche Teile Substanz und Butobarbital *CRS* werden gemischt und die Schmelztemperatur der Mischung bestimmt. Die Differenz zwischen beiden Schmelztemperaturen bei etwa 124 °C darf höchstens 2 °C betragen.

B. Das IR-Absorptionsspektrum (V.6.18) der Substanz zeigt im Vergleich mit dem von Butobarbital *CRS* Maxima bei denselben Wellenlängen mit den gleichen relativen Intensitäten.

C. Die Prüfung erfolgt mit Hilfe der Dünnschichtchromatographie (V.6.20.2) unter Verwendung einer Schicht von Kieselgel GF_{254} *R*.

   Untersuchungslösung: 0,1 g Substanz werden in Ethanol 96 % *R* zu 100 ml gelöst.

   Referenzlösung: 0,1 g Butobarbital *CRS* werden in Ethanol 96 % *R* zu 100 ml gelöst.

   Auf die Platte werden getrennt 10 µl jeder Lösung aufgetragen. Die Chromatographie erfolgt mit der unteren Phase einer Mischung von 5 Volumteilen Ammoniak-Lösung 26 % *R*, 15 Volumteilen Ethanol 96 % *R* und 80 Volumteilen Chloroform *R* über eine Laufstrecke von 18 cm. Das Chromatogramm wird sofort im ultravioletten Licht bei 254 nm ausgewertet. Der Hauptfleck im Chromatogramm der Untersuchungslösung entspricht in bezug auf Lage und Größe dem mit der Referenzlösung erhaltenen Hauptfleck.

D. Die Substanz gibt die Identitätsreaktion auf nicht am Stickstoff substituierte Barbiturate (V.3.1.1).

Prüfung auf Reinheit

Aussehen der Lösung: 1,0 g Substanz wird in einer Mischung von 4 ml Natriumhydroxid-Lösung 8,5 % *R* und 6 ml Wasser gelöst. Die Lösung muß klar (V.6.1) und darf nicht stärker gefärbt sein als die Farbvergleichslösung G_6 (V.6.2, Methode II).

Sauer reagierende Substanzen: 1,0 g Substanz wird mit 50 ml Wasser 2 min lang zum Sieden erhitzt. Nach dem Abkühlen wird abfiltriert. 10 ml Filtrat werden mit 0,15 ml Methylrot-Lösung *R* versetzt. Die Lösung muß orangegelb gefärbt sein. Bis zum Farbumschlag ins kräftige Gelb dürfen höchstens 0,1 ml 0,1 N-Natriumhydroxid-Lösung verbraucht werden.

Verwandte Substanzen: Die Prüfung erfolgt mit Hilfe der Dünnschichtchromatographie (V.6.20.2) unter Verwendung einer Schicht von Kieselgel GF_{254} *R*.

Untersuchungslösung: 1,0 g Substanz wird in Ethanol 96 % *R* zu 100 ml gelöst.

Referenzlösung: 2,0 ml Untersuchungslösung werden mit Ethanol 96 % *R* zu 100 ml verdünnt.

Auf die Platte werden getrennt 20 µl Untersuchungslösung sowie 5 und 20 µl Referenzlösung aufgetragen. Die Chromatographie erfolgt mit der unteren Phase einer Mischung von 5 Volumteilen Ammoniak-Lösung 26 % *R*, 15 Volumteilen Ethanol 96 % *R* und 80 Volumteilen Chloroform *R* über eine Laufstrecke von 15 cm. Das Chromatogramm wird sofort im ultravioletten Licht bei 254 nm ausgewertet, mit Diphenylcarbazon-Quecksilber(II)-chlorid-Reagenz *R* besprüht und an der Luft trocknen gelassen. Die Platte wird anschließend mit frisch hergestellter ethanolischer Kaliumhydroxid-Lösung 3 % *R*, die mit aldehydfreiem Ethanol 96 % *R* im Verhältnis 1 zu 5 verdünnt ist, besprüht und 5 min lang bei 100 bis 105 °C erhitzt. Das Chromatogramm wird sofort ausgewertet. Sowohl bei der Auswertung im ultravioletten Licht als auch nach dem Besprühen darf kein im Chromatogramm der Untersuchungslösung auftretender Nebenfleck größer oder stärker gefärbt sein als der mit 20 µl Referenzlösung erhaltene Fleck, und höchstens ein Nebenfleck darf größer oder stärker gefärbt sein als der mit 5 µl Referenzlösung erhaltene Fleck.

Trocknungsverlust (V.6.22): Höchstens 0,5 Prozent, mit 1,000 g Substanz durch Trocknen im Trockenschrank bei 100 bis 105 °C bestimmt.

Sulfatasche (V.3.2.14): Höchstens 0,1 Prozent, mit 1,0 g Substanz bestimmt.

Gehaltsbestimmung

0,100 g Substanz werden in 5 ml Pyridin *R* gelöst. Die Lösung wird mit 0,5 ml Thymolphthalein-Lösung *R* sowie 10 ml Silbernitrat-Pyridin *R* versetzt und mit 0,1 N-ethanolischer-Natriumhydroxid-Lösung bis zur reinen Blaufärbung titriert. Ein Blindversuch wird durchgeführt.

1 ml 0,1 N-ethanolische-Natriumhydroxid-Lösung entspricht 10,61 mg $C_{10}H_{16}N_2O_3$.

Vorsichtig zu lagern!

Butylscopolaminiumbromid

Butylscopolaminii bromidum

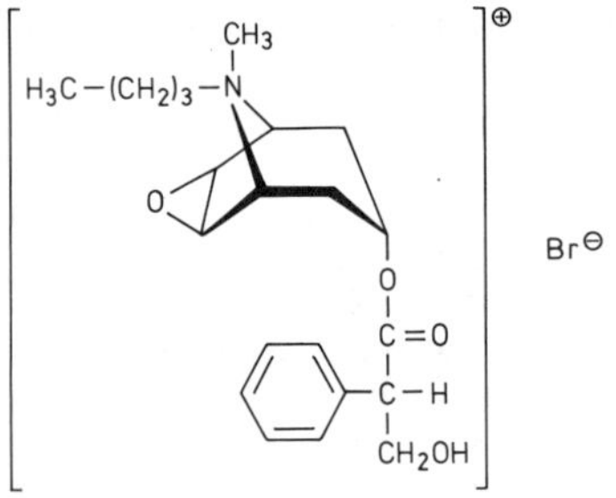

$C_{21}H_{30}BrNO_4$ M_r 440,4

Butylscopolaminiumbromid enthält mindestens 98,0 und höchstens 101,0 Prozent 8-Butyl-6β,7β-epoxy-3α-*(S)*-tropoyloxy-1α*H*,5α*H*-tropanium-bromid, berechnet auf die getrocknete Substanz.

Eigenschaften

Weißes bis fast weißes, kristallines Pulver; leicht löslich in Wasser und Chloroform, wenig löslich in Ethanol.

Prüfung auf Identität

A. Schmelztemperatur (V.6.11.1): 139 bis 141 °C.

B. Wird etwa 1 mg Substanz mit 0,2 ml rauchender Salpetersäure *R* auf dem Wasserbad eingedampft, entsteht ein gelblicher Rückstand. Werden nach dem Erkalten 2 ml Aceton *R* und 0,2 ml einer 3prozentigen Lösung (*m*/V) von Kaliumhydroxid *R* in Methanol *R* zugesetzt, entsteht Violettfärbung.

C. 10 mg Substanz werden in 5 ml Wasser gelöst, mit einer Lösung von 10 mg Dipikrylamin *RN* in 5 ml 1 N-Natriumhydroxid-Lösung und 5 ml Chloroform *R* versetzt und kräftig geschüttelt. Nach Trennung der Schichten ist die Chloroformphase deutlich gelb gefärbt.

D. Die Substanz gibt die Identitätsreaktion auf Alkaloide (V.3.1.1).

E. Die Substanz gibt die Identitätsreaktionen auf Bromid (V.3.1.1).

Prüfung auf Reinheit

Prüflösung: 2,50 g Substanz werden in kohlendioxidfreiem Wasser *R* zu 25,0 ml gelöst.

Aussehen der Lösung: Die Prüflösung muß klar (V.6.1) und farblos (V.6.2, Methode II) sein.

***p*H-Wert** (V.6.3.1): Der *p*H-Wert der Prüflösung muß zwischen 5,5 und 6,5 liegen.

Spezifische Drehung (V.6.6): −18 bis −20°, an der Prüflösung gemessen und auf die getrocknete Substanz berechnet.

Verwandte Substanzen: Die Prüfung erfolgt mit Hilfe der Dünnschichtchromatographie (V.6.20.2) unter Verwendung einer Schicht von Cellulose zur Chromatographie *R* 1.

Untersuchungslösung: 0,20 g Substanz werden in Ethanol 90 % *RN* zu 10,0 ml gelöst.

Referenzlösung a: 2,0 mg Scopolaminhydrobromid *R* werden in Ethanol 90 % *RN* zu 10,0 ml gelöst.

Referenzlösung b: 0,1 ml Untersuchungslösung werden mit Ethanol 90 % *RN* zu 5,0 ml verdünnt.

Auf die Platte werden getrennt je 10 µl Untersuchungslösung und Referenzlösung a und b aufgetragen. Die Chromatographie erfolgt mit der Oberphase einer Mischung von 5 Volumteilen wasserfreier Ameisensäure *R*, 25 Volumteilen Wasser und 50 Volumteilen 1-Butanol *R* über eine Laufstrecke von 10 cm. Nach dem Trocknen wird die Platte mit verdünntem Dragendorffs Reagenz *R* besprüht. Der dem Scopolamin entsprechende Fleck im Chromatogramm der Untersuchungslösung darf nicht größer oder stärker gefärbt sein als der mit der Referenzlösung a erhaltene Fleck. Weitere Nebenflecke im Chromatogramm der Untersuchungslösung dürfen nicht größer oder stärker gefärbt sein als der mit der Referenzlösung b erhaltene Fleck.

Apo-Verbindung: 0,100 g Substanz werden in 100 ml 0,01 N-Salzsäure gelöst und die Absorption (V.6.19) im Bereich von 240 bis 300 nm gemessen. Der Quotient aus den Absorptionen der Absorptionsmaxima bei 257 und 251,5 nm muß größer als 1,17 sein.

Trocknungsverlust (V.6.22): Höchstens 2,5 Prozent, mit 1,000 g Substanz durch Trocknen im Trockenschrank bei 100 bis 105 °C bestimmt.

Sulfatasche (V.3.2.14): Höchstens 0,1 Prozent, mit 1,0 g Substanz bestimmt.

Gehaltsbestimmung

0,500 g Substanz, in einer Mischung von 40 ml wasserfreier Essigsäure *R* und 30 ml Acetanhydrid *R* gelöst, werden nach „Titration in wasserfreiem Medium" (V.3.5.5) mit 0,1 N-Perchlorsäure titriert. Der Endpunkt wird mit Hilfe der „Potentiometrie" (V.6.14) bestimmt.

1 ml 0,1 N-Perchlorsäure entspricht 44,04 mg $C_{21}H_{30}BrNO_4$.

Lagerung

Vor Licht geschützt.

Vorsichtig zu lagern!

Calcitonin vom Lachs

Calcitoninum salmonis

Cys-Ser-Asn-Leu-Ser-Thr-Cys-Val-Leu-Gly-Lys-Leu-Ser-Gln-Glu-Leu-His-Lys-Leu-Gln-Thr-Tyr-Pro-Arg-Thr-Asn-Thr-Gly-Ser-Gly-Thr - Pro - NH_2.

Calcitonin vom Lachs ist ein synthetisches Polypeptid, dessen Struktur der von Salmcalcitonin I entspricht. Die Substanz senkt den Calciumspiegel im Plasma von Säugetieren und fördert die Calciumaufnahme in den Knochen. Die Aktivität beträgt mindestens 4000 I.E. je Milligramm Peptid.

Eigenschaften

Weißes bis fast weißes, leichtes Pulver; leicht löslich in Wasser.

Prüfung auf Identität

A. Die Substanz enthält Aminosäuren in den bei der Prüfung auf „Aminosäuren" (siehe „Prüfung auf Reinheit") vorgeschriebenen Verhältnissen. Sie enthält weder Alanin, Methionin, Phenylalanin, noch Tryptophan.

B. Die Prüfung erfolgt mit Hilfe der Dünnschichtchromatographie (V.6.20.2) unter Verwendung einer Schicht von Cellulose zur Chromatographie *R* 1.

Untersuchungslösung: 4 mg Substanz werden in 2 ml einer Mischung von 2 Volumteilen Essigsäure 30 % *R* und 98 Volumteilen Wasser gelöst. Die Lösung ist frisch herzustellen.

Referenzlösung: 2 mg Calcitonin vom Lachs *CRS* werden in 1 ml einer Mischung von 2 Volumteilen Essigsäure 30 % *R* und 98 Volumteilen Wasser gelöst. Die Lösung ist frisch herzustellen.

Auf die Platte wird getrennt 1 µl jeder Lösung aufgetragen. Die Chromatographie erfolgt mit einer Mischung von 6 Volumteilen Essigsäure 98 % *R*, 20 Volumteilen Pyridin *R*, 24 Volumteilen Wasser und 30 Volumteilen 1-Butanol *R* über eine Laufstrecke von 15 cm. Die Platte wird 1 h lang an der Luft getrocknet, dann 10 min lang auf 110 °C erhitzt und noch heiß mit einer mit Wasser frisch verdünnten Natriumhypochlorit-Lösung *R* mit 0,5 Prozent (*m*/V) aktivem Chlor besprüht.

Die Platte wird im Kaltluftstrom getrocknet, bis sich eine Probe der mit Natriumhypochlorit-Lösung behandelten Celluloseschicht unterhalb des Auftragspunktes mit einem Tropfen Kaliumiodid-Stärke-Lösung *R* praktisch nicht mehr blau färbt. Ein längeres Stehenlassen der Platte im Kaltluftstrom ist zu vermeiden. Anschließend wird mit der Kaliumiodid-Stärke-Lösung *R* besprüht, bis die Flecke deutlich sichtbar sind. Der Hauptfleck im Chromatogramm der Untersuchungslösung entspricht in bezug auf Lage, Farbe und Größe dem Hauptfleck im Chromatogramm der Referenzlösung.

C. Die Substanz erzeugt Hypokalzämie, wenn sie, wie unter „Wertbestimmung" beschrieben, an Ratten verabreicht wird.

Prüfung auf Reinheit

Absorption (V.6.19): 2 mg Substanz werden in 2 ml 0,01 N-Salzsäure gelöst. Die Lösung, zwischen 250 und 280 nm gemessen, zeigt ein Absorptionsmaximum bei 275 nm. Berechnet auf den Peptidgehalt muß die Absorption im Maximum zwischen 0,40 und 0,55 liegen. Das Verhältnis zwischen der Absorption im Maximum und der bei 254 nm muß mindestens 1,6 betragen.

Essigsäure: Höchstens 15 Prozent *(m/m)*. Die Prüfung erfolgt mit Hilfe der Gaschromatographie (V.6.20.3) unter Verwendung von Dioxan *R* als Interner Standard.

Untersuchungslösung a: 1,0prozentige Lösung (*m*/V) der Substanz.

Untersuchungslösung b: Lösung mit 1,0 Prozent (*m*/V) Substanz und 0,1 Prozent (V/V) Dioxan *R*.

Referenzlösung: Lösung mit 0,1 Prozent (*m*/V) Essigsäure 98 % *R* und 0,1 Prozent (V/V) Dioxan *R*.

Die Chromatographie kann durchgeführt werden mit

– einer Glassäule von 2 m Länge und 2 mm innerem Durchmesser, gefüllt mit Ethylvinyl-

benzol-Divinylbenzol-Copolymer *R* (125 bis 180 µm)
- Stickstoff zur Chromatographie *R* als Trägergas
- einem Flammenionisationsdetektor.

Die Temperatur der Säule wird bei 150 °C gehalten.

Aminosäuren: Die Prüfung erfolgt mit Hilfe eines Aminosäureanalysators unter Verwendung von DL-Norleucin *R* als Interner Standard. Das Gerät wird mit Hilfe einer Mischung eingestellt, die äquimolare Mengen Ammoniak, Aminoessigsäure und folgende L-Aminosäuren enthält:

Lysin	Valin
Histidin	Methionin
Arginin	Isoleucin
Asparaginsäure	Leucin
Threonin	Tyrosin
Serin	Phenylalanin
Glutaminsäure	
Prolin	
Alanin	

sowie die halbe äquimolare Menge L-Cystin.

Interner-Standard-Lösung: 0,10 g DL-Norleucin *R* werden in einer Mischung von gleichen Volumteilen Salzsäure 36 % *R* und Wasser zu 200,0 ml gelöst. 1,0 ml dieser Lösung wird mit einer Mischung von gleichen Volumteilen Salzsäure 36 % *R* und Wasser zu 10,0 ml verdünnt.

Untersuchungslösung: 1,0 mg Substanz wird in einer sorgfältig gereinigten Glasampulle von 100 mm Länge und 6 mm innerem Durchmesser mit einem genau gemessenen Volumen Interner-Standard-Lösung versetzt, die eine Menge an DL-Norleucin *R* enthält, die etwa der Hälfte der zu erwartenden Anzahl Molen Substanz entspricht. Die Ampulle wird in eine Kältemischung von −5 °C eingetaucht und evakuiert, bis der Druck höchstens 133 Pa beträgt. Anschließend wird die Ampulle zugeschmolzen. Nach 24 h langem Erhitzen auf 110 bis 115 °C wird abgekühlt, die Ampulle geöffnet und der Inhalt mit Hilfe von fünfmal je 0,2 ml Wasser in einen 10-ml-Kolben überführt. Anschließend wird unter vermindertem Druck über Kaliumhydroxid *R* zur Trockne eingedampft. Der Rückstand wird in einer geeigneten Pufferlösung mit einem *p*H-Wert von 2,2 aufgenommen und mit der Pufferlösung auf ein geeignetes Volumen verdünnt.

Ein geeignetes, genau gemessenes Volumen der Untersuchungslösung wird in den Aminosäureanalysator gebracht. Das Volumen sollte so bemessen sein, daß der Peak der Aminosäure, die in der größten Menge vorhanden ist, den Großteil der Diagrammhöhe einnimmt. Der Gehalt jeder Aminosäure wird in Mol ausgedrückt. Die relativen Verhältnisse der Aminosäuren werden errechnet in der Annahme, daß ein Zwanzigstel der Summe der Mole von Asparaginsäure, Glutaminsäure, Prolin, Aminoessigsäure, Valin, Leucin, Histidin, Arginin und Lysin gleich 1 ist. Die Werte müssen innerhalb folgender Grenzen liegen: Asparaginsäure 1,8 bis 2,2; Glutaminsäure 2,7 bis 3,3; Prolin 1,7 bis 2,3; Aminoessigsäure 2,7 bis 3,3; Valin 0,9 bis 1,1; Leucin 4,5 bis 5,3; Histidin 0,9 bis 1,1; Arginin 0,9 bis 1,1; Lysin 1,8 bis 2,2; Serin 3,2 bis 4,2; Threonin 4,2 bis 5,2; Tyrosin 0,7 bis 1,1; Cystein 1,4 bis 2,1.

Peptidgehalt: Mindestens 80,0 Prozent. Der Gehalt an Peptiden in Prozent wird auf Grund der Ergebnisse bei der Prüfung auf ,,Aminosäuren“ und mit Hilfe nachstehender Formel berechnet

$$\frac{343\,190\,(V \cdot A)}{V_1 \cdot m}$$

A = ein Zwanzigstel der Summe der Anzahl der Mole Asparaginsäure, Glutaminsäure, Prolin, Aminoessigsäure, Valin, Leucin, Histidin, Arginin und Lysin, in der Prüfung auf ,,Aminosäuren“ bestimmt.
m = Einwaage der Substanz im Gramm
V = Volumen der Untersuchungslösung
V_1 = Volumen der in den Analysator gebrachten Untersuchungslösung.

Die Prüfung darf nur ausgewertet werden, wenn die Anzahl der in der Prüfung auf ,,Aminosäuren“ gefundenen Mole Norleucin, unter Berücksichtigung des verwendeten Volumens Untersuchungslösung, höchstens ±5 Prozent von der für die Hydrolyse verwendeten Menge abweicht.

Verwandte Substanzen:

a) Die Prüfung erfolgt mit Hilfe der Dünnschichtchromatographie (V.6.20.2) unter Verwendung einer Schicht von Cellulose zur Chromatographie *R* 1.

Untersuchungslösung: Die bei der Prüfung auf Identität B vorgeschriebene Untersuchungslösung.

Referenzlösung: 1,0 ml Untersuchungslösung wird mit einer Mischung von 2 Volumteilen Essigsäure 30 % *R* und 98 Volumteilen Wasser zu 20,0 ml verdünnt. Die Verdünnung ist frisch herzustellen.

Auf die Platte werden getrennt 10 µl jeder Lösung bandförmig (10 mm lang) aufgetragen. Die Chromatographie erfolgt mit einer Mischung von 4 Volumteilen Essigsäure 98 % *R*, 24 Volumteilen Pyridin *R*, 30 Volumteilen Wasser und 42 Volumteilen 1-Butanol *R* über eine Laufstrecke von 15 cm. Die Platte wird 1 h lang an der Luft getrocknet, dann 10 min lang auf 110 °C erhitzt und noch heiß mit einer frisch mit Wasser verdünnten Natriumhypochlorit-Lösung *R* mit 0,5 Prozent (*m*/V) aktivem Chlor besprüht. Die Platte wird im Kaltluftstrom getrocknet, bis sich eine Probe der mit Natriumhypochlorit-Lösung behandelten Celluloseschicht unterhalb des Auftragspunktes mit einem Tropfen Kaliumiodid-Stärke-Lösung *R* praktisch nicht mehr blau färbt. Ein längeres Stehenlassen der Platte im Kaltluftstrom ist zu vermeiden. Anschließend wird mit der Kaliumiodid-Stärke-Lösung *R* besprüht, bis die Zonen deutlich sichtbar sind. Keine im Chromatogramm der Untersuchungslösung auftretende Nebenzone darf größer oder intensiver sein als die Zone im Chromatogramm der Referenzlösung.

b) Die Prüfung erfolgt mit Hilfe der Zonenelektrophorese (V.6.21) unter Verwendung eines geeigneten Celluloseacetatgels als Trägermaterial und einer Elektrolytlösung, die 40 Prozent (V/V) Formamid *R* und 60 Prozent (V/V) einer Mischung von 1 Volumteil Essigsäure 98 % *R*, 25 Volumteilen Pyridin *R* und 225 Volumteilen Wasser enthält.

Untersuchungslösung: 2 mg Substanz werden in 0,2 ml Wasser gelöst.

Referenzlösung: 2 mg Calcitonin vom Lachs *CRS* werden in 0,2 ml Wasser gelöst.

Auf das Trägermaterial wird 1 µl jeder Lösung aufgetragen. Nach dem Anlegen eines elektrischen Feldes von 17 $V \cdot cm^{-1}$ wird die Elektrophorese 1 h lang bei einer Temperatur von 5 °C fortgesetzt. Das Trägermaterial wird durch Auspressen getrocknet. 1 g Kaliumhexacyanoferrat(III) *R* wird in 50 ml Wasser gelöst und mit 2 ml einer gesättigten Lösung von Eisen(III)-chlorid *R* versetzt. Das Trägermaterialband wird in diese Lösung getaucht. Das Trägermaterial wird mit einer Mischung von 5 Volumteilen Phosphorsäure 85 % *R* und 95 Volumteilen Wasser bis zum größtmöglichen Ausbleichen des Untergrundes und anschließend mit Wasser gewaschen. Keine im Elektropherogramm der Untersuchungslösung auftretende Zone, mit Ausnahme der Hauptzone, darf stärker sein als die Zone im Elektropherogramm der Referenzlösung.

Chlorid (V.3.2.4): 0,7 mg Substanz, in 15 ml Wasser gelöst, müssen der Grenzprüfung auf Chlorid entsprechen (7 Prozent).

Wasser: Höchstens 10 Prozent *(m/m)*. Die Prüfung erfolgt mit Hilfe der Gaschromatographie (V.6.20.3) unter Verwendung von wasserfreiem Methanol *R* als Interner Standard.

Interner-Standard-Lösung: 50 µl wasserfreies Methanol *R* werden mit 100 ml Isopropylalkohol *R* 1 verdünnt.

Untersuchungslösung a: 2 mg Substanz werden in 0,5 ml Isopropylalkohol *R* 1 gelöst.

Untersuchungslösung b: 2 mg Substanz werden in 0,5 ml Interner-Standard-Lösung gelöst.

Referenzlösung: 50 ml Interner-Standard-Lösung werden mit 10 µl Wasser versetzt.

Die Chromatographie kann durchgeführt werden mit
- einer Säule aus rostfreiem Stahl von 1 m Länge und 2 mm innerem Durchmesser, gepackt mit Styrol-Divinylbenzol-Copolymer *R* (180 bis 250 µm)
- Helium zur Chromatographie *R* als Trägergas
- einem Wärmeleitfähigkeitsdetektor.

Die Glasapparatur, die silikonisiert sein kann, muß vollständig trocken sein, auch während der ganzen Durchführung.

Die Temperatur der Säule wird bei 114 °C, die des Detektors bei 150 °C gehalten.

Die gewählte Menge jeder der oben beschriebenen Lösungen wird eingespritzt. Unter Berücksichtigung der gesamten Menge Wasser, die in der Interner-Standard-Lösung nachweisbar wäre, wird der Prozentgehalt Wasser in der Annahme berechnet, daß die relative Dichte (V.6.4) des Wassers 0,9972 g je Milliliter bei 20 °C beträgt.

Essigsäure und Wasser: Höchstens 20 Prozent *(m/m)*, durch Addition des bei den entsprechenden Prüfungen erhaltenen Prozentgehalts Essigsäure und Wasser bestimmt.

Wertbestimmung

Die Aktivität der Substanz wird durch Vergleich der Hypokalzämie, die die Substanz unter bestimmten Bedingungen hervorruft, mit derjenigen des Internationalen Standards oder einer in Internationalen Einheiten eingestellten Standardzubereitung bestimmt.

Die Internationale Einheit entspricht der Aktivität einer bestimmten Menge des Internationalen Standards[1)], welcher aus einem gereinigten, synthetischen, gefriergetrockneten, mit Mannitol eingestellten Calcitonin vom Lachs besteht.

Die ermittelte Aktivität muß mindestens 80 und darf höchstens 125 Prozent der angegebenen Aktivität betragen. Die Vertrauensgrenzen für die ermittelte Aktivität (P = 0,95) müssen mindestens 64 und dürfen höchstens 156 Prozent der angegebenen Aktivität betragen.

Die Wertbestimmung wird nach einer der nachstehenden Methoden durchgeführt.

Wertbestimmung durch intravenöse Injektion: Männliche oder weibliche Ratten (keine gemischten Gruppen) von je 40 bis 140 g Körpermasse werden verwendet. Für eine Versuchsreihe darf die Differenz der Körpermasse des leichtesten zu der des schwersten Tieres höchstens 15 g betragen. In der Nacht vor dem Versuch dürfen die Tiere keine Nahrung, sondern nur destilliertes Wasser erhalten. Am Versuchstag werden die Tiere willkürlich in Gruppen zu je mindestens 5 Ratten aufgeteilt, wobei 3 Gruppen für die Substanz und 3 Gruppen für den Standard eingeteilt werden. 3 Dosen des Standards und 3 Dosen der Substanz werden so gewählt, daß die kleinste Dosis eine gewisse Herabsetzung und die höchste Dosis keine maximale Herabsetzung des Calciumspiegels im Plasma erzeugt. Dies kann verwirklicht werden, wenn die mittlere Dosis und die höhere Dosis dreimal bzw. neunmal größer als die kleinste Dosis sind. Normalerweise sind Dosen von etwa 1, 3 und 9 Millieinheiten je Ratte geeignet. Die Substanzmenge für jede Dosis wird jeweils in 0,4 ml Albuminlösung vom Menschen *R* 1 gelöst.

Die Ratten werden so behandelt, daß jeder Streß vermieden wird. Der Schwanz wird jeweils 20 s lang in Wasser von 48 bis 50 °C getaucht. Jeder Ratte wird die ihrer Gruppe zugewiesene Dosis in eine laterale Schwanzvene injiziert, wobei die Injektionsdauer etwa 5 s betragen soll. Die Tiere werden markiert, um die Reihenfolge der Injektion zu bezeichnen.

[1)] Die Anzahl der Internationalen Einheiten, bezogen auf den Internationalen Standard, wird von der Weltgesundheitsorganisation angegeben.

Das Zeitintervall zwischen den Injektionen (gewöhnlich 90 oder 120 s) darf nicht kleiner sein als die für die nachfolgenden Blutabnahmen nötigen Zeitintervalle.

Genau 1 h nach der Injektion wird jedes Tier mit einem geeigneten, flüchtigen Anästhetikum in einer Konzentration, die zwar rasch zum Bewußtseinsverlust, aber nicht zum Atemstillstand führt, narkotisiert. So rasch wie möglich wird mit einer geeigneten Methode Blut entnommen. Sofort und sorgfältig wird das Plasma von den Zellen abgetrennt und mit Hilfe der Atomabsorptionsspektroskopie (V.6.17) der Calciumgehalt bestimmt. Die Beziehung zwischen der Calciumkonzentration und dem Logarithmus der Dosis wird mit den üblichen Methoden der Statistik berechnet.

Wertbestimmung durch subkutane Injektion: Die Bestimmung wird wie bei den unter ,,Wertbestimmung durch intravenöse Injektion“ beschriebenen Bedingungen durchgeführt, mit folgenden Änderungen:

- Ratten von bis zu 225 g Körpermasse können verwendet werden, die Empfindlichkeit von einem zum anderen Stamm kann stark variieren, für einen Versuch darf der Unterschied der Körpermasse des leichtesten Tieres zu demjenigen des schwersten Tieres höchstens 20 g betragen
- die Dosierungen sind normalerweise in der Größenordnung 1, 3 und 9 Millieinheiten je 100 g Körpermasse. Die Menge der Substanz oder des Standards wird in Albuminlösung vom Menschen *R* 1 so gelöst, daß bei Verabreichung von 0,25 ml je 100 g Körpermasse die Dosis angewandt ist
- die Dosen werden subkutan injiziert.

Lagerung

Dicht verschlossen, vor Licht geschützt, bei 2 bis 8 °C.

Vorsichtig zu lagern!

Calciumbehenat

Calcii behenas

Gemisch von Calciumsalzen höherer Fettsäuren, vorzugsweise der Behensäure (Docosansäure), daneben Arachinsäure (Icosansäure),

Lignocerinsäure (Tetracosansäure), Palmitinsäure (Hexadecansäure), Stearinsäure (Octadecansäure) sowie kleinerer Anteile von Ölsäure (*(Z)*-9-Octadecensäure). Die Substanz enthält mindestens 5,7 und höchstens 6,3 Prozent Ca (A_r 40,08).

Eigenschaften

Weißes, leichtes, schwer benetzbares, praktisch geruchloses Pulver; praktisch unlöslich in Wasser, sehr schwer löslich in wasserfreiem Ethanol und Ether.

Prüfung auf Identität

A. 3 ml Prüflösung (siehe „Prüfung auf Reinheit“) geben auf Zusatz von 2 ml Ammoniumoxalat-Lösung *R* einen weißen Niederschlag, der in Essigsäure 30 % *R* und Ammoniak-Lösung 17 % *R* unlöslich, in Salzsäure 7 % *R* löslich ist.

B. Der bei der Bestimmung der „Säurezahl der Fettsäuren“ (siehe „Prüfung auf Reinheit“) erhaltene, getrocknete Rückstand hat eine Erstarrungstemperatur (V.6.12) von mindestens 60 °C.

Prüfung auf Reinheit

Prüflösung: 5,0 g Substanz werden mit 35 ml Essigsäure 12 % *R* versetzt und unter Schütteln und Vermeiden einer Verkohlung bis zur vollständigen Schmelze oder Lösung erhitzt. Nach dem Abkühlen wird von der oberen, erstarrten Schicht abfiltriert und diese 3mal mit je 5 ml heißem, destilliertem Wasser gewaschen. Filtrat und Waschwasser werden vereinigt und mit destilliertem Wasser zu 50 ml verdünnt.

Der abfiltrierte Rückstand wird für die Bestimmung der „Säurezahl der Fettsäuren“ aufgehoben.

Aussehen der Lösung: Die Prüflösung darf nicht stärker gefärbt sein als die Farbvergleichslösung B_6 (V.6.2, Methode II).

Säurezahl der Fettsäuren: 176 bis 192. Etwa 1 g des Rückstandes unter „Prüflösung“ wird mit 1 g wasserfreiem Natriumsulfat *R* und 50 ml Petroläther *R* versetzt und auf dem Wasserbad unter Rückflußkühlung 10 min lang im Sieden gehalten. Nach 30 min langem Stehenlassen bei Raumtemperatur wird die Lösung vorsichtig von den ungelösten Anteilen dekantiert und dabei in einen 100-ml-Meßkolben filtriert. Der Rückstand wird noch einmal mit 50 ml Petroläther *R* in der beschriebenen Weise behandelt. Die in dem 100-ml-Meßkolben vereinigten Filtrate werden anschließend mit Petroläther *R* zu 100,0 ml aufgefüllt.

25,0 ml der so erhaltenen Lösung werden in einen tarierten Kolben pipettiert und auf dem Wasserbad zur Trockne eingedampft. Der Rückstand wird 30 min lang im Trockenschrank bei 100 bis 105 °C getrocknet, nach Erkalten im Exsikkator wird gewogen und die Masse des Rückstandes (*m*) errechnet. Zur Bestimmung der Säurezahl (V.3.4.1) wird der Rückstand in 25 ml des vorgeschriebenen Lösungsmittelgemisches unter leichtem Erwärmen gelöst.

***p*H-Wert** (V.6.3.1): 1,0 g Substanz wird 1 min lang unter ständigem Umschütteln mit 20 ml kohlendioxidfreiem Wasser *R* im Sieden gehalten. Nach dem Abkühlen und Filtrieren muß der *p*H-Wert des Filtrates zwischen 6,8 und 8,1 liegen.

Chlorid (V.3.2.4): 0,20 ml Prüflösung, mit Wasser zu 15 ml verdünnt, müssen der Grenzprüfung auf Chlorid entsprechen (0,25 Prozent).

Sulfat (V.3.2.13): 0,40 ml Prüflösung, mit destilliertem Wasser zu 15 ml verdünnt, müssen der Grenzprüfung auf Sulfat entsprechen (0,25 Prozent). Zur Herstellung der Referenzlösung werden 10 ml Sulfat-Lösung (10 ppm SO_4) *R* und 5 ml destilliertes Wasser verwendet.

Schwermetalle (V.3.2.8): 10 ml Prüflösung werden mit Wasser zu 20 ml verdünnt. 12 ml dieser Lösung müssen der Grenzprüfung A auf Schwermetalle entsprechen (40 ppm). Zur Herstellung der Referenzlösung wird die Blei-Lösung (2 ppm Pb) *R* verwendet.

Trocknungsverlust (V.6.22): Höchstens 3,0 Prozent, mit 1,000 g Substanz durch Trocknen im Trockenschrank bei 100 bis 105 °C bestimmt.

Gehaltsbestimmung

0,800 g Substanz werden in einem 250-ml-Erlenmeyerkolben mit 25 ml 1-Butanol *R*, 25 ml Ethanol 96 % *R*, 5 ml Ammoniak-Lösung 26 % *R* und 10 ml Ammoniumchlorid-Pufferlösung *p*H 10,0 *R* versetzt. Nach Zugabe von 25,0 ml 0,1 M-Natriumedetat-Lösung wird die Substanz durch Erwärmen in Lösung gebracht. Nach Zugabe von etwa 30 mg Eriochromschwarz-T-Verreibung *R* wird die Lösung mit 0,1 M-Zinksulfat-Lösung bis zum Farbumschlag von Blau nach Violett titriert.

1 ml 0,1 M-Natriumedetat-Lösung entspricht 4,008 mg Ca.

Calciumcarbonat

Calcii carbonas

$CaCO_3$ M_r 100,1

Calciumcarbonat enthält mindestens 98,5 und höchstens 100,5 Prozent $CaCO_3$, berechnet auf die getrocknete Substanz.

Eigenschaften

Weißes, geruchloses Pulver; praktisch unlöslich in Wasser.

Prüfung auf Identität

A. 0,2 ml Prüflösung (siehe ,,Prüfung auf Reinheit") geben die Identitätsreaktionen auf Calcium (V.3.1.1).

B. Die Substanz gibt die Identitätsreaktion auf Carbonat (V.3.1.1).

Prüfung auf Reinheit

Prüflösung: 5,0 g Substanz werden in 80 ml Essigsäure 12 % *R* gelöst. Nach Abklingen der Gasentwicklung wird die Lösung 2 min lang zum Sieden erhitzt. Nach dem Erkalten wird mit Essigsäure 12 % *R* zu 100 ml verdünnt und, falls erforderlich, durch einen Glassintertiegel filtriert.

In Essigsäure unlösliche Stoffe: Höchstens 0,2 Prozent. Ein bei der Herstellung der Prüflösung verbleibender Rückstand wird viermal mit je 5 ml heißem Wasser ausgewaschen und anschließend 1 h lang bei 100 bis 105 °C getrocknet. Der Rückstand darf höchstens 10 mg betragen.

Chlorid (V.3.2.4): 3 ml Prüflösung, mit Wasser zu 15 ml verdünnt, müssen der Grenzprüfung auf Chlorid entsprechen (330 ppm).

Sulfat (V.3.2.13): 1,2 ml Prüflösung, mit destilliertem Wasser zu 15 ml verdünnt, müssen der Grenzprüfung auf Sulfat entsprechen (0,25 Prozent).

Arsen (V.3.2.2): 5 ml Prüflösung müssen der Grenzprüfung A auf Arsen entsprechen (4 ppm).

Barium: 10 ml Prüflösung werden mit 10 ml Calciumsulfat-Lösung *R* versetzt. Falls nach 15 min die Lösung eine Opaleszenz zeigt, darf diese nicht stärker als diejenige einer Mischung aus 10 ml Prüflösung und 10 ml destilliertem Wasser sein.

Eisen (V.3.2.9): 50 mg Substanz werden in 5 ml Salzsäure 7 % *R* gelöst. Die Lösung, mit Wasser zu 10 ml verdünnt, muß der Grenzprüfung auf Eisen entsprechen (200 ppm).

Magnesium, Alkalimetalle: Höchstens 1,5 Prozent. 1,0 g Substanz wird in 10 ml Salzsäure 7 % *R* gelöst. Die Lösung wird 2 min lang zum Sieden erhitzt, mit 20 ml Wasser, 1 g Ammoniumchlorid *R* und 0,1 ml Methylrot-Lösung *R* versetzt. Nach Zusatz von Ammoniak-Lösung 10 % *R* bis zum Farbumschlag und 2 ml im Überschuß wird zum Sieden erhitzt und mit 50 ml heißer Ammoniumoxalat-Lösung *R* versetzt. Nach 4 h langem Stehenlassen wird mit Wasser zu 100 ml ergänzt. Die Lösung wird durch ein geeignetes Filter filtriert. 50 ml Filtrat werden nach Zusatz von 0,25 ml Schwefelsäure 96 % *R* im Wasserbad zur Trockne eingedampft. Der Rückstand wird bei 600 °C bis zur konstanten Masse geglüht und darf höchstens 7,5 mg betragen.

Schwermetalle (V.3.2.8): 12 ml Prüflösung müssen der Grenzprüfung A auf Schwermetalle entsprechen (20 ppm). Zur Herstellung der Referenzlösung wird die Blei-Lösung (1 ppm Pb) *R* verwendet.

Trocknungsverlust (V.6.22): Höchstens 2,0 Prozent, mit 1,000 g Substanz durch Trocknen im Trockenschrank bei 200 °C bestimmt.

Gehaltsbestimmung

0,150 g Substanz werden in einer Mischung von 3 ml Salzsäure 7 % *R* und 20 ml Wasser gelöst. Die Lösung wird 2 min lang gekocht und nach dem Abkühlen mit Wasser zu 50 ml verdünnt. Das Calcium wird nach ,,Komplexometrische Titrationen" (V.3.5.4) bestimmt.

1 ml 0,1 M-Natriumedetat-Lösung entspricht 10,01 mg $CaCO_3$.

Hinweis

Wird Calciumcarbonat in Pulvermischungen verordnet, so muß das Füllvolumen von 50,0 g frisch gesiebter Substanz (710) 100 bis 220 ml betragen.

Calciumchlorid

Calcii chloridum

$CaCl_2 \cdot 2\,H_2O$ M_r 147,0

Calciumchlorid enthält mindestens 97,0 und höchstens 103,0 Prozent $CaCl_2 \cdot 2\,H_2O$.

Eigenschaften

Weißes, kristallines, geruchloses, hygroskopisches Pulver; leicht löslich in Wasser, löslich in Ethanol.

Prüfung auf Identität

A. Die Substanz gibt die Identitätsreaktionen auf Calcium (V.3.1.1).

B. Die Prüflösung (siehe ,,Prüfung auf Reinheit“) gibt die Identitätsreaktion a auf Chlorid (V.3.1.1).

Prüfung auf Reinheit

Prüflösung: 10,0 g Substanz werden in destilliertem, kohlendioxidfreiem Wasser *R* zu 100 ml gelöst.

Aussehen der Lösung: Die Prüflösung muß klar (V.6.1) und darf nicht stärker gefärbt sein als die Farbvergleichslösung G_6 (V.6.2, Methode II).

Sauer oder alkalisch reagierende Substanzen: 10 ml frisch hergestellte Prüflösung werden mit 0,1 ml Phenolphthalein-Lösung *R* versetzt. Ist die Lösung rot gefärbt, dürfen bis zur Entfärbung höchstens 0,2 ml 0,01 N-Salzsäure verbraucht werden; ist die Lösung farblos, dürfen bis zur Rotfärbung höchstens 0,2 ml 0,01 N-Natriumhydroxid-Lösung verbraucht werden.

Sulfat (V.3.2.13): 5 ml Prüflösung, mit destilliertem Wasser zu 15 ml verdünnt, müssen der Grenzprüfung auf Sulfat entsprechen (300 ppm).

Aluminium: 10 ml Prüflösung werden mit 2 ml Ammoniumchlorid-Lösung *R* und 1 ml Ammoniak-Lösung 10 % *R* versetzt. Wird die Lösung zum Sieden erhitzt, darf sich weder eine Trübung noch ein Niederschlag bilden.

Barium: 10 ml Prüflösung werden mit 1 ml Calciumsulfat-Lösung *R* versetzt. Falls nach 15 min die Lösung eine Opaleszenz zeigt, darf diese nicht stärker als diejenige einer Mischung aus 10 ml Prüflösung und 1 ml destilliertem Wasser sein.

Eisen (V.3.2.9): 10 ml Prüflösung müssen der Grenzprüfung auf Eisen entsprechen (10 ppm).

Magnesium, Alkalimetalle: Höchstens 0,5 Prozent. 2 g Ammoniumchlorid *R* werden in einer Mischung von 20 ml Prüflösung und 80 ml Wasser gelöst. Nach Zusatz von 2 ml Ammoniak-Lösung 10 % *R* wird zum Sieden erhitzt. Die siedende Lösung wird mit einer heißen Lösung von 5 g Ammoniumoxalat *R* in 75 ml Wasser versetzt. Nach 4 h langem Stehenlassen wird mit Wasser zu 200 ml ergänzt. Die Lösung wird durch ein geeignetes Filter filtriert. 100 ml Filtrat werden nach Zusatz von 0,5 ml Schwefelsäure 96 % *R* im Wasserbad zur Trockne eingedampft. Der Rückstand wird bei 600 °C bis zur konstanten Masse geglüht und darf höchstens 5 mg betragen.

Schwermetalle (V.3.2.8): 12 ml Prüflösung müssen der Grenzprüfung A auf Schwermetalle entsprechen (20 ppm). Zur Herstellung der Referenzlösung wird die Blei-Lösung (2 ppm Pb) *R* verwendet.

Gehaltsbestimmung

0,280 g Substanz werden in 100 ml Wasser gelöst. Das Calcium wird nach ,,Komplexometrische Titrationen“ (V.3.5.4) bestimmt.

1 ml 0,1 M-Natriumedetat-Lösung entspricht 14,70 mg $CaCl_2 \cdot 2\,H_2O$.

Lagerung

Dicht verschlossen.

Calciumgluconat

Calcii gluconas

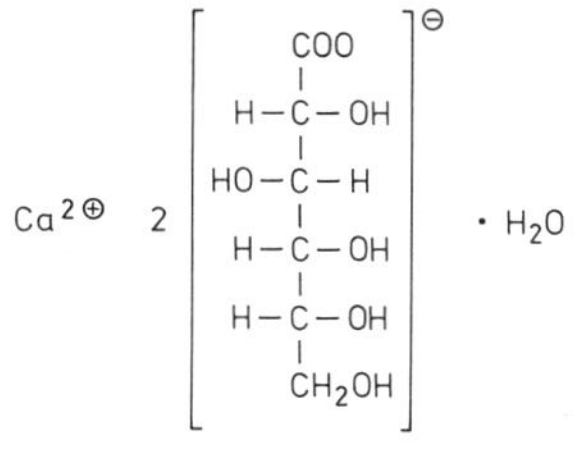

$C_{12}H_{22}CaO_{14} \cdot H_2O$ M_r 448,4

Calciumgluconat enthält mindestens 98,5 und höchstens 102,0 Prozent D-Gluconsäure, Calciumsalz, berechnet auf die getrocknete Substanz.

Eigenschaften

Weißes, kristallines oder körniges Pulver, geruchlos; wenig löslich in Wasser, leicht löslich in siedendem Wasser.

Prüfung auf Identität

A. Die Prüfung erfolgt mit Hilfe der Dünnschichtchromatographie (V.6.20.2) unter Verwendung einer Schicht von Kieselgel G *R*.

Untersuchungslösung: 20 mg Substanz werden in 1 ml Wasser, falls erforderlich unter Erwärmen im Wasserbad bei 60 °C, gelöst.

Referenzlösung: 20 mg Calciumgluconat *CRS* werden in 1 ml Wasser, falls erforderlich unter Erwärmen im Wasserbad bei 60 °C, gelöst.

Auf die Platte werden getrennt 5 µl jeder Lösung aufgetragen. Die Chromatographie erfolgt mit einer Mischung von 10 Volumteilen Ethylacetat *R*, 10 Volumteilen Ammoniak-Lösung 26 % *R*, 30 Volumteilen Wasser und 50 Volumteilen Ethanol 96 % *R* über eine Laufstrecke von 10 cm. Die Platte wird 20 min lang bei 100 °C getrocknet und erkalten gelassen. Anschließend wird mit einer 5prozentigen Lösung (*m*/V) von Kaliumdichromat *R* in einer 40prozentigen Lösung (*m/m*) von Schwefelsäure 96 % *R* besprüht. Nach 5 min entspricht der Hauptfleck im Chromatogramm der Untersuchungslösung in bezug auf Lage, Farbe und Größe dem mit der Referenzlösung erhaltenen Hauptfleck.

B. Die Prüflösung (siehe „Prüfung auf Reinheit") gibt die Identitätsreaktionen auf Calcium (V.3.1.1).

Prüfung auf Reinheit

Prüflösung: 1,0 g Substanz wird in Wasser von 60 °C zu 50 ml gelöst.

Aussehen der Lösung: Die 60 °C warme Prüflösung darf nicht stärker gefärbt sein als die Farbvergleichslösung G_6 (V.6.2, Methode II). Nach dem Abkühlen darf sie nicht stärker opaleszieren als die Referenzsuspension II (V.6.1).

Organische Substanzen und Borsäure: In einer mit Schwefelsäure 96 % *R* gespülten Porzellanschale werden unter Eiskühlung 0,5 g Substanz mit 2 ml Schwefelsäure 96 % *R* gemischt. Weder eine gelbe noch braune Färbung darf auftreten. Nach Zusatz von 1 ml Chromotrop-2B-Lösung *R* entwickelt sich eine Violettfärbung, die nicht in Dunkelblau umschlagen darf. Die Färbung wird mit derjenigen einer Mischung von 1 ml Chromotrop-2B-Lösung R und 2 ml eisgekühlter Schwefelsäure 96 % *R* verglichen.

Saccharose und reduzierende Zucker: 0,5 g Substanz werden in einer Mischung von 2 ml Salzsäure 25 % *R* und 10 ml Wasser gelöst. Die Lösung wird 5 min lang gekocht, nach dem Erkalten mit 10 ml Natriumcarbonat-Lösung *R* versetzt, stehengelassen, mit Wasser zu 25 ml verdünnt und filtriert. 5 ml Filtrat werden mit 2 ml Fehlingscher Lösung *R* versetzt und 1 min lang gekocht. Nach 2 min langem Stehenlassen darf kein roter Niederschlag auftreten.

Chlorid (V.3.2.4): 12,5 ml Prüflösung, mit Wasser zu 15 ml verdünnt, müssen der Grenzprüfung auf Chlorid entsprechen (200 ppm).

Sulfat (V.3.2.13): 10,0 g Substanz werden unter Erwärmen in einer Mischung von 10 ml Essigsäure 30 % *R* und 90 ml destilliertem Wasser gelöst. 15 ml dieser Lösung müssen der Grenzprüfung auf Sulfat entsprechen (100 ppm).

Magnesium und Alkalimetalle: Höchstens 0,4 Prozent. 1,00 g Substanz wird in 100 ml siedendem Wasser gelöst. Die Lösung wird mit 10 ml Ammoniumchlorid-Lösung *R*, 1 ml Ammoniak-Lösung 17 % *R* und tropfenweise mit

50 ml heißer Ammoniumoxalat-Lösung *R* versetzt. Die Lösung wird 4 h lang stehengelassen, mit Wasser zu 200 ml verdünnt und filtriert. 100 ml des Filtrates werden zur Trockne eingedampft und geglüht. Der Rückstand darf höchstens 2 mg betragen.

Schwermetalle (V.3.2.8): 2,0 g Substanz müssen der Grenzprüfung D auf Schwermetalle entsprechen (10 ppm). Die Substanz wird vorsichtig erhitzt, bis die Masse vollständig weiß geworden ist, und dann geglüht. Zur Herstellung der Referenzlösung werden 2 ml Blei-Lösung (10 ppm Pb) *R* verwendet.

Trocknungsverlust (V.6.22): 3,5 bis 4,5 Prozent, mit 0,500 g fein pulverisierter Substanz durch Trocknen bei 110 °C im Vakuum unterhalb 13 Pa bestimmt.

Mikrobielle Verunreinigung:
Keimzahl (V.2.1.8.1): Höchstens 10^3 lebensfähige Mikroorganismen je Gramm Substanz, durch Auszählen auf Agarplatten bestimmt.

Gehaltsbestimmung

0,800 g Substanz werden in 20 ml heißem Wasser gelöst. Nach dem Erkalten wird die Lösung mit Wasser zu 50 ml verdünnt. Das Calcium wird nach „Komplexometrische Titrationen“ (V.3.5.4) bestimmt.

1 ml 0,1 M-Natriumedetat-Lösung entspricht 43,04 mg $C_{12}H_{22}CaO_{14}$.

Calciumhydrogenphosphat

Calcii hydrogenophosphas

$CaHPO_4 \cdot 2\,H_2O$ M_r 172,1

Calciumhydrogenphosphat enthält mindestens 98,0 und höchstens 105,0 Prozent $CaHPO_4 \cdot 2\,H_2O$.

Eigenschaften

Weißes, kristallines, geruchloses Pulver; praktisch unlöslich in kaltem Wasser und Ethanol. Die Substanz löst sich in verdünnten Säuren.

Prüfung auf Identität

A. Die Substanz gibt die Identitätsreaktion b auf Calcium (V.3.1.1).

B. 0,1 g Substanz werden in einer Mischung von 5 ml Salpetersäure 12,5 % *R* und 5 ml Wasser gelöst. Die Lösung gibt die Identitätsreaktion b auf Phosphat (V.3.1.1).

Prüfung auf Reinheit

Prüflösung: 2,5 g Substanz werden in 20 ml Salzsäure 7 % *R* gelöst. Falls erforderlich, wird filtriert. Die klare Lösung wird bis zur Bildung eines Niederschlages mit Ammoniak-Lösung 10 % *R* versetzt. Der Niederschlag wird mit der kleinstmöglichen Menge Salzsäure 7 % *R* gelöst und die Lösung mit destilliertem Wasser zu 50 ml verdünnt.

Calciumdihydrogenphosphat, Calciumphosphat: 2,00 g Substanz werden in 30,0 ml 1 N-Salzsäure gelöst. Nach Zusatz von 20 ml Wasser und 0,05 ml Methylorange-Lösung *R* wird der Überschuß an 1 N-Salzsäure mit 1 N-Natriumhydroxid-Lösung titriert. Der Verbrauch an 1 N-Salzsäure muß mindestens 11,0 und darf höchstens 12,5 ml betragen.

Carbonat: 0,5 g Substanz werden mit 5 ml kohlendioxidfreiem Wasser *R* geschüttelt. Nach Zusatz von 1 ml Salzsäure 36 % *R* darf die Mischung nicht aufbrausen.

Chlorid (V.3.2.4): 0,5 g Substanz werden in einer Mischung von 1 ml Salpetersäure 65 % *R* und 10 ml Wasser gelöst und mit Wasser zu 50 ml verdünnt. 15 ml dieser Lösung müssen der Grenzprüfung auf Chlorid entsprechen (330 ppm).

Fluorid (V.3.2.5): 0,5 g Substanz müssen der Grenzprüfung auf Fluorid entsprechen (100 ppm).

Sulfat (V.3.2.13): 1 ml Prüflösung wird mit destilliertem Wasser zu 25 ml verdünnt. 15 ml dieser Lösung müssen der Grenzprüfung auf Sulfat entsprechen (0,5 Prozent).

Arsen (V.3.2.2): 2 ml Prüflösung müssen der Grenzprüfung A auf Arsen entsprechen (10 ppm).

Barium: 10 ml Prüflösung werden mit 0,5 ml Schwefelsäure 10 % *R* versetzt. Falls nach 15 min die Lösung eine Opaleszenz zeigt, darf diese nicht stärker als diejenige einer Mischung von 10 ml Prüflösung und 0,5 ml destilliertem Wasser sein.

Eisen (V.3.2.9): 0,5 ml Prüflösung, mit Wasser zu 10 ml verdünnt, müssen der Grenzprüfung auf Eisen entsprechen (400 ppm).

Schwermetalle (V.3.2.8): 7,5 ml Prüflösung werden mit Wasser zu 15 ml verdünnt. 12 ml dieser Lösung müssen der Grenzprüfung A auf Schwermetalle entsprechen (40 ppm). Zur Herstellung der Referenzlösung wird die Blei-Lösung (1 ppm Pb) *R* verwendet.

Gehaltsbestimmung

0,300 g Substanz werden in einer Mischung von 1 ml Salzsäure 25 % *R* und 5 ml Wasser gelöst. Die Lösung wird mit 25,0 ml 0,1 M-Natriumedetat-Lösung versetzt und mit Wasser zu 200 ml verdünnt. Nach dem Neutralisieren mit Ammoniak-Lösung 26 % *R* werden 10 ml Ammoniumchlorid-Pufferlösung *p*H 10,0 *R* und etwa 50 mg Eriochromschwarz-T-Verreibung *R* hinzugefügt. Der Überschuß an 0,1 M-Natriumedetat-Lösung wird mit 0,1 M-Zinksulfat-Lösung titriert.

1 ml 0,1 M-Natriumedetat-Lösung entspricht 17,21 mg $CaHPO_4 \cdot 2\,H_2O$.

Lagerung

Dicht verschlossen.

Calciumlactat-Pentahydrat

Calcii lactas pentahydricus

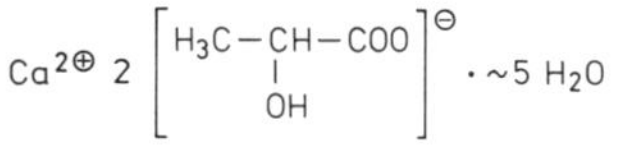

$C_6H_{10}CaO_6 \cdot \sim 5\,H_2O$ M_r 218,2 (wasserfreie Substanz)

Calciumlactat-Pentahydrat enthält mindestens 98,0 und höchstens 102,0 Prozent Calciumsalz der *(RS)*-2-Hydroxypropionsäure oder von Gemischen aus *(R)*, *(S)*- und *(RS)*-2-Hydroxypropionsäure, berechnet auf die getrocknete Substanz. Die Substanz enthält 22,0 bis 27,0 Prozent Wasser, unter „Trocknungsverlust" bestimmt.

Eigenschaften

Weißes bis fast weißes, kristallines oder gekörntes, leicht verwitterndes Pulver; löslich in Wasser, leicht löslich in siedendem Wasser, sehr schwer löslich in Ethanol.

Prüfung auf Identität

A. Die Substanz gibt die Identitätsreaktion b auf Calcium (V.3.1.1).

B. Die Substanz gibt die Identitätsreaktion auf Lactat (V.3.1.1).

C. Die Substanz entspricht der Prüfung „Trocknungsverlust" (siehe „Prüfung auf Reinheit").

Prüfung auf Reinheit

Prüflösung: 5,0 g Substanz werden unter Erwärmen in destilliertem, kohlendioxidfreiem Wasser *R* gelöst und nach dem Abkühlen mit demselben Lösungsmittel zu 100 ml verdünnt.

Aussehen der Lösung: Die Prüflösung darf nicht stärker opaleszieren als die Referenzsuspension II (V.6.1) und nicht stärker gefärbt sein als die Farbvergleichslösung BG_6 (V.6.2, Methode II).

Sauer oder alkalisch reagierende Substanzen: 10 ml Prüflösung werden mit 0,1 ml Phenolphthalein-Lösung *R* und 0,5 ml 0,01 N-Salzsäure versetzt. Die Lösung muß farblos bleiben. Bis zum Farbumschlag nach Rosa dürfen höchstens 2,0 ml 0,01 N-Natriumhydroxid-Lösung verbraucht werden.

Flüchtige Fettsäuren: In einem 100-ml-Erlenmeyerkolben mit Schliffstopfen werden 0,5 g Substanz mit 1 ml Phosphorsäure 85 % *R* geschüttelt. Bei geschlossenem Kolben wird 10 min lang vorsichtig auf 50 °C erwärmt. Unmittelbar nach dem Öffnen darf kein unangenehmer Geruch nach niederen Fettsäuren wahrnehmbar sein.

Chlorid (V.3.2.4): 5 ml Prüflösung, mit Wasser zu 15 ml verdünnt, müssen der Grenzprüfung auf Chlorid entsprechen (200 ppm).

Sulfat (V.3.2.13): 7,5 ml Prüflösung, mit destilliertem Wasser zu 15 ml verdünnt, müssen der Grenzprüfung auf Sulfat entsprechen (400 ppm).

Barium: 10 ml Prüflösung werden mit 1 ml Calciumsulfat-Lösung *R* versetzt. Nach 15 min langem Stehenlassen darf die Lösung nicht stärker opaleszieren als eine Mischung von 1 ml destilliertem Wasser und 10 ml Prüflösung.

Eisen (V.3.2.9): 4 ml Prüflösung, mit Wasser zu 10 ml verdünnt, müssen der Grenzprüfung auf Eisen entsprechen (50 ppm).

Magnesium-, Alkalisalze: Höchstens 1 Prozent. 20 ml Prüflösung werden mit 20 ml Wasser, 2 g Ammoniumchlorid *R* und 2 ml Ammoniak-Lösung 10 % *R* versetzt. Nach dem Erhitzen zum Sieden wird die Lösung rasch mit 40 ml heißer Ammoniumoxalat-Lösung *R* versetzt. Nach 4 h langem Stehenlassen wird die Mischung mit Wasser zu 100,0 ml verdünnt und filtriert. 50,0 ml Filtrat werden nach Zusatz von 0,5 ml Schwefelsäure 96 % *R* zur Trockne eingedampft und bis zur Massekonstanz bei 600 °C geglüht. Der Rückstand darf höchstens 5 mg betragen.

Schwermetalle (V.3.2.8): 12 ml Prüflösung müssen der Grenzprüfung A auf Schwermetalle entsprechen (20 ppm). Zur Herstellung der Referenzlösung wird die Blei-Lösung (1 ppm Pb) *R* verwendet.

Trocknungsverlust (V.6.22): 22,0 bis 27,0 Prozent, mit 0,500 g Substanz durch Trocknen im Trockenschrank bei 125 °C bestimmt.

Gehaltsbestimmung

0,200 g Substanz werden in 300 ml Wasser gelöst. Das Calcium wird nach ,,Komplexometrische Titrationen" (V.3.5.4) bestimmt.

1 ml 0,1 M-Natriumedetat-Lösung entspricht 21,82 mg $C_6H_{10}CaO_6$.

Calciumlactat-Trihydrat

Calcii lactas trihydricus

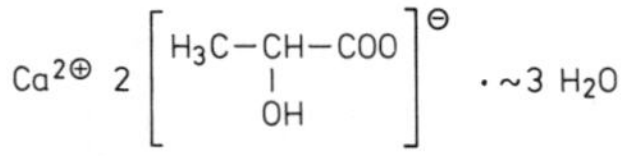

$C_6H_{10}CaO_6 \cdot \sim 3\ H_2O$ M_r 218,2 (wasserfreie Substanz)

Calciumlactat-Trihydrat enthält mindestens 98,0 und höchstens 102,0 Prozent Calciumsalz der *(RS)*-2-Hydroxypropionsäure oder von Gemischen aus *(R)*-, *(S)*- und *(RS)*-2-Hydroxypropionsäure, berechnet auf die getrocknete Substanz. Die Substanz enthält 15,0 bis 20,0 Prozent Wasser, unter ,,Trocknungsverlust" bestimmt.

Eigenschaften

Weißes bis fast weißes, kristallines oder gekörntes, leicht verwitterndes Pulver; löslich in Wasser, leicht löslich in siedendem Wasser, sehr schwer löslich in Ethanol.

Prüfung auf Identität

A. Die Substanz gibt die Identitätsreaktion b auf Calcium (V.3.1.1).

B. Die Substanz gibt die Identitätsreaktion auf Lactat (V.3.1.1).

C. Die Grenzwerte des Trocknungsverlustes (siehe ,,Prüfung auf Reinheit") liegen zwischen 15,0 und 20,0 Prozent.

Prüfung auf Reinheit

Prüflösung: 5,0 g Substanz werden in destilliertem, kohlendioxidfreiem Wasser *R* zu 100 ml gelöst.

Aussehen der Lösung: Die Prüflösung darf nicht stärker opaleszieren als die Referenzsuspension II (V.6.1) und nicht stärker gefärbt sein als die Farbvergleichslösung BG_6 (V.6.2, Methode II).

Sauer oder alkalisch reagierende Substanzen: 10 ml Prüflösung werden mit 0,1 ml Phenolphthalein-Lösung *R* und 0,5 ml 0,01 N-Salzsäure versetzt. Die Lösung muß farblos bleiben. Bis zum Farbumschlag nach Rosa dürfen höchstens 2,0 ml 0,01 N-Natriumhydroxid-Lösung verbraucht werden.

Flüchtige Fettsäuren: In einem 100-ml-Erlenmeyerkolben mit Schliffstopfen werden 0,5 g Substanz mit 1 ml Phosphorsäure 85 % *R* geschüttelt. Bei geschlossenem Kolben wird 10 min lang vorsichtig auf 50 °C erwärmt. Unmittelbar nach dem Öffnen darf kein unangenehmer Geruch nach niederen Fettsäuren wahrnehmbar sein.

Chlorid (V.3.2.4): 5 ml Prüflösung, mit Wasser zu 15 ml verdünnt, müssen der Grenzprüfung auf Chlorid entsprechen (200 ppm).

Sulfat (V.3.2.13): 7,5 ml Prüflösung, mit destilliertem Wasser zu 15 ml verdünnt, müssen der Grenzprüfung auf Sulfat entsprechen (400 ppm).

Barium: 10 ml Prüflösung werden mit 1 ml Calciumsulfat-Lösung *R* versetzt. Nach 15 min langem Stehenlassen darf die Lösung nicht stärker opaleszieren als eine Mischung von 1 ml destilliertem Wasser und 10 ml Prüflösung.

Eisen (V.3.2.9): 4 ml Prüflösung, mit Wasser zu 10 ml verdünnt, müssen der Grenzprüfung auf Eisen entsprechen (50 ppm).

Magnesium-, Alkalisalze: Höchstens 1 Prozent. 20 ml Prüflösung werden mit 20 ml Wasser, 2 g Ammoniumchlorid *R* und 2 ml Ammoniak-Lösung 10 % *R* versetzt. Nach dem Erhitzen zum Sieden wird die Lösung rasch mit 40 ml heißer Ammoniumoxalat-Lösung *R* versetzt. Nach 4 h langem Stehenlassen wird die Mischung in einen Meßkolben überführt, mit Wasser zu 100,0 ml verdünnt und filtriert. 50,0 ml Filtrat werden nach Zusatz von 0,5 ml Schwefelsäure 96 % *R* zur Trockne eingedampft und bis zur Massekonstanz bei 600 °C geglüht. Der Rückstand darf höchstens 5 mg betragen.

Schwermetalle (V.3.2.8): 12 ml Prüflösung müssen der Grenzprüfung A auf Schwermetalle entsprechen (20 ppm). Zur Herstellung der Referenzlösung wird die Blei-Lösung (1 ppm Pb) *R* verwendet.

Trocknungsverlust (V.6.22): 15,0 bis 20,0 Prozent, mit 0,500 g Substanz durch Trocknen im Trockenschrank bei 125 °C bestimmt.

Gehaltsbestimmung

0,200 g Substanz werden in Wasser zu 300 ml gelöst. Das Calcium wird nach „Komplexometrische Titrationen" (V.3.5.4) bestimmt.

1 ml 0,1 M-Natriumedetat-Lösung entspricht 21,82 mg $C_6H_{10}CaO_6$.

Calciumpantothenat

Calcii pantothenas

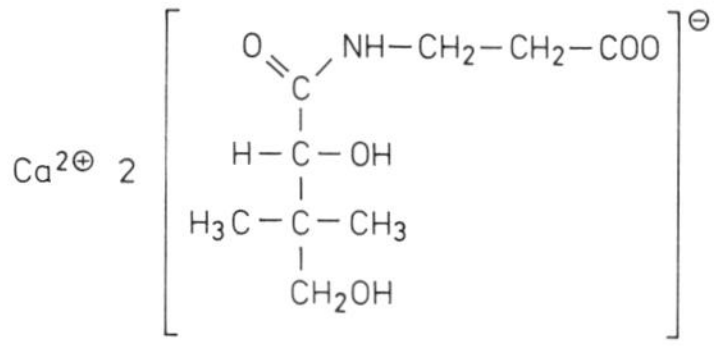

$C_{18}H_{32}CaN_2O_{10}$ M_r 476,5

Calciumpantothenat enthält mindestens 98,0 und höchstens 101,0 Prozent *(R)*-3-(2,4-Dihydroxy-3,3-dimethylbutyramido)propionsäure, Calciumsalz, berechnet auf die getrocknete Substanz.

Eigenschaften

Weißes, schwach hygroskopisches Pulver; leicht löslich in Wasser, schwer löslich in Ethanol, praktisch unlöslich in Ether.

Prüfung auf Identität

A. Die Substanz entspricht der Prüfung „Spezifische Drehung" (siehe „Prüfung auf Reinheit").

B. Die unter „β-Alanin" (siehe „Prüfung auf Reinheit") erhaltenen Chromatogramme werden ausgewertet. Der Hauptfleck im Chromatogramm der Untersuchungslösung b entspricht in bezug auf Lage, Farbe und Größe dem Hauptfleck im Chromatogramm der Referenzlösung a.

C. Die Substanz gibt die Identitätsreaktion a auf Calcium (V.3.1.1).

D. Wird 1 ml Prüflösung (siehe „Prüfung auf Reinheit") mit 1 ml Natriumhydroxid-Lösung 8,5 % *R* und 0,1 ml Kupfer(II)-sulfat-Lösung *R* versetzt, entsteht eine blaue Färbung.

Prüfung auf Reinheit

Prüflösung: 2,50 g Substanz werden in kohlendioxidfreiem Wasser *R* zu 50,0 ml gelöst.

Aussehen der Lösung: Die Prüflösung muß klar (V.6.1) und farblos (V.6.2, Methode II) sein.

***p*H-Wert** (V.6.3.1): Der *p*H-Wert der Prüflösung muß zwischen 6,8 und 8,0 liegen.

Spezifische Drehung (V.6.6): +25,5 bis +27,5°, an der Prüflösung bestimmt und auf die getrocknete Substanz berechnet.

β-Alanin: Die Prüfung erfolgt mit Hilfe der Dünnschichtchromatographie (V.6.20.2) unter Verwendung einer Schicht von Kieselgel G *R*.

Untersuchungslösung a: 0,2 g Substanz werden in Wasser zu 5 ml gelöst.

Untersuchungslösung b: 1 ml Untersuchungslösung a wird mit Wasser zu 10 ml verdünnt.

Referenzlösung a: 20 mg Calciumpantothenat *CRS* werden in Wasser zu 5 ml gelöst.

Referenzlösung b: 10 mg β-Alanin *R* werden in Wasser zu 50 ml gelöst.

Auf die Platte werden getrennt 5 μl jeder Lösung aufgetragen. Die Chromatographie erfolgt mit einer Mischung von 35 Volumteilen Wasser und 65 Volumteilen wasserfreiem Ethanol *R* über eine Laufstrecke von 12 cm. Die Platte wird im Luftstrom getrocknet, mit Ninhydrin-Lösung *R* 1 besprüht und 10 min lang auf 110 °C erhitzt. Ein dem β-Alanin entsprechender Fleck im Chromatogramm der Untersuchungslösung a darf nicht größer oder stärker gefärbt sein als der Fleck im Chromatogramm der Referenzlösung b.

Chlorid (V.3.2.4): 5 ml Prüflösung, mit Wasser zu 15 ml verdünnt, müssen der Grenzprüfung auf Chlorid entsprechen (200 ppm).

Schwermetalle (V.3.2.8): 12 ml Prüflösung müssen der Grenzprüfung A auf Schwermetalle entsprechen (20 ppm). Zur Herstellung der Referenzlösung wird die Blei-Lösung (1 ppm Pb) *R* verwendet.

Trocknungsverlust (V.6.22): Höchstens 3,0 Prozent, mit 1,000 g Substanz durch Trocknen im Trockenschrank bei 100 bis 105 °C bestimmt.

Gehaltsbestimmung

0,180 g Substanz werden in 50 ml Essigsäure 98 % *R* gelöst und mit 0,1 N-Perchlorsäure nach ,,Titration in wasserfreiem Medium" (V.3.5.5) titriert. Der Endpunkt wird mit Hilfe der ,,Potentiometrie" (V.6.14) bestimmt.

1 ml 0,1 N-Perchlorsäure entspricht 23,83 mg $C_{18}H_{32}CaN_2O_{10}$.

Lagerung

Dicht verschlossen.

Calciumsulfat-Hemihydrat

Calcii sulfas hemihydricus

$CaSO_4 \cdot 0{,}5\ H_2O$ M_r 145,1

Die Substanz enthält etwa 7 Prozent Wasser.

Eigenschaften

Feines, weißes bis fast weißes Pulver; löslich in etwa 600 Teilen Wasser.

Prüfung auf Identität

A. 2 ml Prüflösung der Prüfung auf ,,Sauer oder alkalisch reagierende Substanzen" (siehe ,,Prüfung auf Reinheit") geben mit 2 ml Ammoniumoxalat-Lösung *R* einen weißen, in Essigsäure 30 % *R* und in Ammoniak-Lösung 10 % *R* unlöslichen Niederschlag.

B. Die Prüflösung der Prüfung auf ,,Sauer oder alkalisch reagierende Substanzen" gibt die Identitätsreaktion a auf Sulfat (V.3.1.1).

Prüfung auf Reinheit

Sauer oder alkalisch reagierende Substanzen: 5,0 g Substanz werden 5 min lang mit 40 ml kohlendioxidfreiem Wasser *R* geschüttelt. Die Suspension wird filtriert, der Rückstand 2mal mit je 5 ml kohlendioxidfreiem Wasser *R* gewaschen und filtriert. 10 ml der vereinigten Filtrate müssen sich nach Zusatz von 0,1 ml Methylrot-Lösung *R* gelb färben und dürfen höchstens 0,15 ml 0,01 N-Salzsäure bis zum Farbumschlag ins Rötliche verbrauchen.

Teilchengröße: 100 g Substanz werden durch Sieb 250 gesiebt. Die Masse der auf dem Sieb zurückgebliebenen Teilchen darf höchstens 2,0 g betragen.

Erhärtungsvermögen: Die Anreibung von 10 g Substanz mit 5 ml Wasser muß innerhalb von 5 min zu einer nicht mehr formbaren Masse erstarren.

Glühverlust: 4,5 bis 8,0 Prozent, mit 1,000 g Substanz durch Glühen bei 500 ± 50 °C bestimmt.

Campher

Camphora

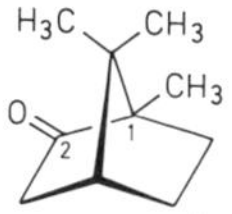

$C_{10}H_{16}O$ M_r 152,2

Campher, natürlicher, synthetischer oder Mischungen beider, enthält mindestens 96,0 und höchstens 104,0 Prozent (1*R*, 4*R*)-2-Bornanon (D-Campher) beziehungsweise (1*RS*/4*RS*)-2-Bornanon (DL-Campher) in der getrockneten Substanz.

Eigenschaften

Kristallines Pulver, kristalline Stücke oder farblose, durchscheinende Kristalle von eigenartigem, durchdringendem Geruch. Die Substanz ist beim Erwärmen vollständig flüchtig, allmählich auch schon bei Raumtemperatur; schwer löslich in Wasser, sehr leicht löslich in Chloroform, Ethanol und Ether, leicht löslich in Erdnußöl und Olivenöl.

Prüfung auf Identität

Die Prüfung B kann entfallen, wenn die Prüfungen A und C durchgeführt werden. Die Prüfung C kann entfallen, wenn die Prüfungen A und B durchgeführt werden.

A. Schmelztemperatur (V.6.11.1): 174 bis 179 °C.

B. Das IR-Absorptionsspektrum (V.6.18) der Substanz zeigt im Vergleich mit dem Spektrum einer dem Arzneibuch entsprechenden Referenzsubstanz bekannter Identität Maxima bei denselben Wellenlängen mit den gleichen relativen Intensitäten. Die Prüfung erfolgt mit Hilfe von Preßlingen unter Verwendung von Kaliumbromid *R*, auf das die in Chloroform *R* gelöste Substanz aufgebracht wurde.

C. Die Lösung von 1,0 g Substanz in 30 ml Methanol *R* wird 2 h lang mit 1,0 g Hydroxylaminhydrochlorid *R* und 1,0 g bei 105 °C frisch getrocknetem Natriumacetat *R* unter Rückfluß erhitzt. Nach dem Erkalten werden 100 ml Wasser zugesetzt. Der Niederschlag wird abgesaugt, mit Wasser gewaschen und aus einer Mischung von 4 Teilen Ethanol 96 % *R* und 6 Teilen Wasser umkristallisiert. Die Kristalle schmelzen nach dem Trocknen im Vakuum zwischen 118 und 121 °C (V.6.11.1).

Prüfung auf Reinheit

Prüflösung: 1,0 g Substanz wird in Isopropylalkohol *R* zu 20,0 ml gelöst.

Aussehen der Lösung: Die Prüflösung muß klar (V.6.1) und farblos (V.6.2, Methode II) sein.

Sauer oder alkalisch reagierende Substanzen: 5,0 ml Prüflösung müssen nach Zusatz von 0,1 ml Phenolphthalein-Lösung *R* 1 farblos bleiben und sich bei nachfolgendem Zusatz von 0,1 ml 0,1 N-Natriumhydroxid-Lösung rot färben.

Halogenverbindungen: 1,0 g Substanz wird in einer Abdampfschale aus Glas in 10 ml Isopropylalkohol *R* gelöst und mit 1,5 ml Natriumhydroxid-Lösung 8,5 % *R* und 50 mg Raney-Nickel *R* versetzt. Die Schale wird so lange auf dem Wasserbad erhitzt, bis der Isopropylalkohol fast vollständig verdampft ist. Nach dem Erkalten wird der erstarrte Rückstand mit 5 ml Wasser versetzt, zu einem gleichmäßigen Brei verrührt und durch ein angefeuchtetes Filter, das zuvor auf Abwesenheit von Chlorid geprüft wurde, in einen 10-ml-Meßzylinder filtriert. Schale und Filter werden mit Wasser nachgewaschen; das klare Filtrat wird mit Wasser zu 10,0 ml ergänzt. 5,0 ml dieser Lösung werden tropfenweise mit so viel Salpetersäure 65 % *R* versetzt, daß sich der anfangs ausgeschiedene Niederschlag wieder klar löst. Diese Lösung, mit Wasser zu 15 ml verdünnt, muß der Grenzprüfung auf Chlorid (V.3.2.4) entsprechen (100 ppm). Zur Herstellung der Referenzlösung werden 10 ml Chlorid-Lösung (5 ppm Cl) *R* mit 1 ml Salpetersäure 65 % *R* versetzt und mit Wasser zu 15 ml verdünnt. Auf Zusatz von je 1,0 ml Silbernitrat-Lösung *R* 2 darf in der Untersuchungslösung nach 5 min keine stärkere Opaleszenz zu erkennen sein als in der Referenzlösung.

Wasser: 1,0 g Substanz muß sich in 10 ml Petroläther *R* 1 klar lösen.

Nichtflüchtige Bestandteile: Höchstens 0,1 Prozent. 2,0 g Substanz werden bei einer 105 °C nicht übersteigenden Temperatur verdampft. Der bei 100 bis 105 °C getrocknete Rückstand darf höchstens 2 mg betragen.

Gehaltsbestimmung

0,250 g der zuvor im Exsikkator getrockneten Substanz werden mit Isopropylalkohol *R* zu 100,0 ml gelöst. Die Absorption (V.6.19) wird im Maximum bei 290 nm gemessen. Der Gehalt an $C_{10}H_{16}O$ wird mit Hilfe der spezifischen Absorption $A_{1cm}^{1\%}$ = 2,12 berechnet.

Campherspiritus

Spiritus camphoratus

Campherspiritus enthält mindestens 9,5 und höchstens 10,5 Prozent *(m/m)* Campher.

Herstellung

Campher	1 Teil
Ethanol 90 % (V/V)	7 Teile
Wasser	2 Teile

Der Campher wird in Ethanol gelöst und das Wasser hinzugefügt.

Eigenschaften

Klare, farblose Flüssigkeit, die stark nach Campher riecht.

Prüfung auf Identität

A. Werden 10 ml Substanz von 20 °C unter Umschwenken in kleinen Anteilen mit etwa 6 ml Wasser von 20 °C versetzt, scheidet sich ein weißer, kristalliner Niederschlag ab, der die in der Monographie **Campher** beschriebene Identitätsreaktion Ç gibt.

B. 0,5 ml des ersten bei der Prüfung auf ,,Höhersiedende Substanzen" (siehe ,,Prüfung auf Reinheit") übergehenden Milliliters Destillat werden in einem Reagenzglas mit einer Mischung von 1 ml Kaliumdichromat-Lösung *R*, 1 ml Wasser und 1 ml Schwefelsäure 96 % *R* versetzt. Die Öffnung des Reagenzglases wird sofort mit Filterpapier bedeckt, das mit einer 2,5prozentigen Lösung (*m*/V) von Natriumpentacyanonitrosylferrat *R* getränkt ist. Nach etwa 10 s langem Erhitzen im Wasserbad und Betupfen des Filterpapiers mit 0,05 ml Piperidin *R* entsteht auf dem Filterpapier ein blaugefärbter Fleck.

Prüfung auf Reinheit

Relative Dichte (V.6.4): 0,880 bis 0,885.

Brechungsindex (V.6.5): 1,372 bis 1,373.

Höhersiedende Substanzen: Bei der Destillation von 10 ml Substanz in einem Destillationskolben mit geeignetem Destillieraufsatz müssen bei Wasserbadtemperatur mindestens 6 ml Flüssigkeit übergehen. Das Destillat wird in 2 Fraktionen, von denen die erste 1 ml beträgt, aufgefangen.

Methanol: 0,25 ml des ersten bei der Prüfung auf ,,Höhersiedende Substanzen" übergehenden Milliliters Destillat werden mit 1 ml Wasser und 5 ml Kaliumpermanganat-Phosphorsäure *R* versetzt und unter gelegentlichem Umschwenken 15 min lang stehengelassen. Die Lösung wird mit 2 ml Oxalsäure-Schwefelsäure-Lösung *R* entfärbt und nach weiteren 15 min zu 20 ml aufgefüllt. 1 ml dieser Lösung wird langsam unter Umschwenken mit einer Mischung von 1 ml Chromotropsäure-Lösung *RN* und 8 ml Schwefelsäure 80 % *(m/m)* versetzt und 10 min lang im Wasserbad von 60 °C erwärmt.

Nach dem Erkalten darf die Lösung nicht stärker gefärbt sein als folgende Referenzlösung: 0,1 ml einer Mischung von 1,0 ml Ethanol 96 % *R* und 4,0 ml einer 0,2prozentigen Mischung (V/V) von Methanol *R* mit Ethanol 70 % *RN* werden in gleicher Weise behandelt, wie es bei der Prüfung des Destillats angegeben ist.

Isopropylalkohol: 5 ml der zweiten bei der Prüfung auf ,,Höhersiedende Substanzen" erhaltenen Fraktion werden mit 20 ml Wasser versetzt und filtriert. 10 ml des Filtrats werden 1 min lang mit 0,3 g Aktivkohle *R* kräftig geschüttelt und filtriert. 2 ml dieses Filtrats werden mit einer Lösung von 20 mg Dimethylaminobenzaldehyd *R* in 2 ml Schwefelsäure 96 % *R* unterschichtet. An der Schichtgrenze der beiden Flüssigkeiten darf innerhalb 15 s keine intensiv rote Färbung auftreten.

Gehaltsbestimmung

0,250 g Substanz werden mit Isopropylalkohol *R* zu 10,0 ml verdünnt. Die Absorption (V.6.19) wird im Maximum bei 290 nm gemessen. Der Gehalt an Campher wird mit Hilfe der spezifischen Absorption $A_{1cm}^{1\%}$ = 2,12 berechnet.

Lagerung

Dicht verschlossen.

Carboxymethylcellulosegel

Carboxymethylcellulosi mucilago

Herstellung

Carboxymethylcellulose-Natrium 600	5 Teile
Glycerol 85 %	10 Teile
Wasser	85 Teile

Carboxymethylcellulose-Natrium wird mit dem Glycerol angerieben, das frisch aufgekochte und wieder abgekühlte Wasser zugegeben, vorsichtig umgerührt und das Gel 1 h lang quellen gelassen. Konservierung kann erfolgen mit 0,1 Prozent Sorbinsäure zusammen mit 0,1 Prozent Kaliumsorbat. Die Konservierungsmittel werden in der gesamten Wassermenge gelöst.

Eigenschaften

Transparentes, leicht opaleszierendes Gel.

Prüfung auf Identität

A. Werden 3,0 ml Prüflösung (siehe „Prüfung auf Reinheit") mit 1,0 ml Kupfer(II)-sulfat-Lösung *R* versetzt, entsteht ein blauer, flokkiger Niederschlag.

B. 2,0 g Gel werden mit 2,0 g Kaliumhydrogensulfat *R* erhitzt. Die dabei entstehenden Dämpfe färben ein mit Neßlers Reagenz *R* getränktes Filterpapier schwarz.

Prüfung auf Reinheit

Prüflösung: 15 g Gel werden mit 45 ml Wasser in Anteilen verrieben, bis eine homogene, klumpenfreie, viskose Lösung erhalten ist.

Aussehen der Lösung: 5 ml Prüflösung, mit 5 ml Wasser verdünnt, müssen farblos (V.6.2, Methode II) sein.

***p*H-Wert** (V.6.3.1): Der *p*H-Wert der Prüflösung muß zwischen 6,0 und 8,0 liegen.

Konservierungsmittel (V.3.3.N1): Folgende Untersuchungslösung wird verwendet:

Untersuchungslösung: 1,0 g Gel wird in einem Weithalserlenmeyerkolben in 50 ml Wasser gelöst. Die Lösung wird mit 1 ml 1 N-Schwefelsäure versetzt und in einem Scheidetrichter 4mal mit je 40 ml Ether *R* extrahiert. Die vereinigten Extrakte werden auf dem Wasserbad eingeengt, bis kein Geruch nach Ether mehr wahrnehmbar ist. Der Rückstand wird mit wenig Methanol *R* aufgenommen und mit Methanol *R* zu 10,0 ml ergänzt.

Wasser (V.6.10): Mindestens 82,0 und höchstens 88,0 Prozent (*V/m*), mit 2,50 g Gel durch Destillation bestimmt. Abweichend von der allgemeinen Methode wird das Gel direkt in den Destillationskolben eingewogen.

Lagerung

Entspricht der Monographie **Salben.**

Beschriftung

Entspricht der Monographie **Salben.**

Hinweis

Unkonserviertes Carboxymethylcellulosegel ist bei Bedarf frisch herzustellen und alsbald zu verbrauchen. – Sofern aus galenischen oder therapeutischen Gründen erforderlich, kann als Konservierungsmittel anstelle von Sorbinsäure und Kaliumsorbat 0,1 Prozent Methyl-4-hydroxybenzoat zusammen mit 0,04 Prozent Propyl-4-hydroxybenzoat verwendet werden.

Carboxymethylcellulose-Natrium

Carboxymethylcellulosum natricum

Carboxymethylcellulose-Natrium ist das Natriumsalz einer partiell *O*-carboxymethylierten Cellulose. Sie enthält mindestens 6,5 und höchstens 10,8 Prozent Natrium (Na), berechnet auf die getrocknete Substanz.

Eigenschaften

Weißes bis fast weißes, körniges Pulver, nach dem Trocknen hygroskopisch, geruchlos; praktisch unlöslich in Aceton, wasserfreiem Ethanol, Ether und Toluol. Die Substanz läßt sich in Wasser leicht dispergieren und gibt kolloidale Lösungen.

Prüfung auf Identität

A. Die Lösung, die für die Prüfung auf „Schwermetalle" (siehe „Prüfung auf Reinheit") verwendet wird, gibt die Identitätsreaktionen auf Natrium (V.3.1.1).

B. Werden 10 ml Prüflösung (siehe „Prüfung auf Reinheit") mit 1 ml Kupfer(II)-sulfat-Lösung *R* versetzt, bildet sich ein blauer, flockiger Niederschlag.

C. Werden 5 ml Prüflösung einige Minuten lang zum Sieden erhitzt, bildet sich kein Niederschlag.

Prüfung auf Reinheit

Prüflösung: Eine 1,0 g getrockneter Substanz entsprechende Menge wird unter kräftigem Rühren in 90 ml 40 bis 50 °C warmem kohlendioxidfreiem Wasser *R* dispergiert und so lange gerührt, bis eine kolloidale Lösung erhalten wird. Nach dem Abkühlen wird mit kohlendioxidfreiem Wasser *R* zu 100 ml verdünnt.

Aussehen der Lösung: Die Prüflösung darf nicht stärker opaleszieren als die Referenzsuspension III (V.6.1) und nicht stärker gefärbt sein als die Farbvergleichslösung G_6 (V.6.2, Methode II).

***p*H-Wert** (V.6.3.1): Der *p*H-Wert der Prüflösung muß zwischen 6,0 und 8,0 liegen.

Viskosität: Eine 2,00 g getrockneter Substanz[1] entsprechende Menge wird unter Rühren in 50 ml 90 °C warmem Wasser dispergiert. Nach dem Abkühlen wird mit Wasser zu 100,0 ml verdünnt und bis zur vollständigen Lösung gerührt. Die Viskosität (V.6.7.2) wird mit Hilfe des Rotationsviskosimeters bei 20 °C und einem Schergefälle von 10 s^{-1} bestimmt. Wenn es nicht möglich ist, ein Schergefälle von genau 10 s^{-1} zu erhalten, wird ein etwas höheres und ein etwas niedrigeres gewählt und anschließend interpoliert.

Die Viskosität muß mindestens 75 und darf höchstens 140 Prozent des auf dem Behältnis angegebenen Wertes betragen.

[1] Um bei Substanzen mit niedriger Viskosität die in der Beschriftung angegebene Konzentration zu erreichen, muß eine entsprechende Menge dispergiert werden.

Natriumglycolat: Höchstens 0,4 Prozent. Eine 0,500 g getrockneter Substanz entsprechende Menge wird in einem Becherglas mit 5 ml Essigsäure 30 % *R* und 5 ml Wasser versetzt. Bis zur Lösung wird etwa 30 min lang gerührt. Nach Zusatz von 80 ml Aceton *R* und 2 g Natriumchlorid *R* wird durch ein großporiges, mit Aceton *R* angefeuchtetes Filter in einen Meßkolben filtriert. Becherglas und Filter werden mit Aceton *R* nachgespült, die vereinigten Filtrate werden mit Aceton *R* zu 100,0 ml verdünnt. Nach 24 h langem Stehenlassen wird die überstehende, klare Flüssigkeit zur Herstellung der Untersuchungslösung verwendet.

0,310 g Glycolsäure *R*, zuvor im Exsikkator über Phosphor(V)-oxid *R* im Vakuum getrocknet, werden in einem Meßkolben in Wasser zu 1000,0 ml gelöst. 5,0 ml dieser Lösung werden in einem Meßkolben mit 5 ml Essigsäure 30 % *R* versetzt und etwa 30 min lang stehengelassen. Nach Zusatz von 80 ml Aceton *R* und 2 g Natriumchlorid *R* wird mit Aceton *R* zu 100,0 ml verdünnt. Diese Lösung dient zur Herstellung der Referenzlösung.

In je einen 25-ml-Meßkolben werden 2,0 ml der beiden Lösungen gegeben. Nach dem Abdampfen des Acetons im Wasserbad wird auf Raumtemperatur abgekühlt und mit je 5,0 ml 2,7-Dihydroxynaphthalin-Lösung *R* versetzt, geschüttelt und nochmals 15,0 ml 2,7-Dihydroxynaphthalin-Lösung *R* zugesetzt. Die Meßkolben werden mit Aluminiumfolie verschlossen und 20 min lang im Wasserbad erhitzt. Nach dem Abkühlen unter fließendem Wasser wird mit Schwefelsäure 96 % *R* zu 25,0 ml verdünnt. Innerhalb 10 min werden 10,0 ml beider Lösungen in Reagenzgläser mit flachem Boden gegeben. Bei vertikaler Durchsicht darf die Untersuchungslösung nicht stärker gefärbt sein als die Referenzlösung.

Chlorid (V.3.2.4): 2 ml Prüflösung, mit Wasser zu 15 ml verdünnt, müssen der Grenzprüfung auf Chlorid entsprechen (0,25 Prozent).

Schwermetalle (V.3.2.8): Der Rückstand aus der Prüfung auf „Sulfatasche" wird mit 1 ml Salzsäure 36 % *R* versetzt. Nach dem Abdampfen auf dem Wasserbad wird der Rückstand in 20 ml Wasser aufgenommen. 12 ml der Lösung müssen der Grenzprüfung A auf Schwermetalle entsprechen (20 ppm). Zur Herstellung der Referenzlösung wird die Blei-Lösung (1 ppm Pb) *R* verwendet.

Trocknungsverlust (V.6.22): Höchstens 10,0 Prozent, mit 1,000 g Substanz durch Trocknen im Trockenschrank bei 100 bis 105 °C bestimmt.

Sulfatasche (V.3.2.14): 20,0 bis 33,3 Prozent, wobei diese Grenzwerte einem Natriumgehalt (Na) von 6,5 bis 10,8 Prozent entsprechen, bestimmt mit 1,0 g Substanz in einer Mischung gleicher Volumteile Schwefelsäure 96 % *R* und Wasser und berechnet auf die getrocknete Substanz.

Lagerung

Dicht verschlossen.

Beschriftung

Auf dem Behältnis ist angegeben:
- die Viskosität einer 2prozentigen Lösung (*m*/V) in Millipascal-Sekunden
- daß die Substanz nicht zur parenteralen Anwendung bestimmt ist.

Carbromal

Carbromalum

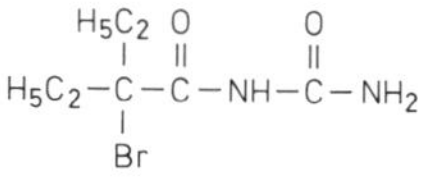

$C_7H_{13}BrN_2O_2$ M_r 237,1

Carbromal enthält mindestens 99,0 und höchstens 101,0 Prozent (2-Brom-2-ethylbutyryl)-harnstoff, berechnet auf die getrocknete Substanz.

Eigenschaften

Weißes, kristallines Pulver oder farblose Kristalle; sehr schwer löslich in Wasser, leicht löslich in Dichlormethan, löslich in Ethanol und Ether.

Prüfung auf Identität

A. Schmelztemperatur (V.6.11.1): 116 bis 120 °C.

B. 0,4 g Substanz werden mit 0,4 g Zinkstaub *R*, 10 ml Ethanol 96 % *R* und 0,4 ml Essigsäure 98 % *R* unter Rückfluß 30 min lang auf dem Wasserbad erhitzt. Aus der heiß filtrierten Lösung fällt beim Abkühlen ein weißer Niederschlag aus, der nach dem Auswaschen mit Wasser und Trocknen bei 100 bis 105 °C zwischen 204 und 209 °C schmilzt (V.6.11.1).

C. 3 ml des Filtrats von B werden mit 2 ml Schwefelsäure 10 % *R* angesäuert, mit 2 ml Dichlormethan *R* und 50 bis 100 mg Chloramin T *R* versetzt. Beim Schütteln färbt sich die Dichlormethanschicht gelblichbraun.

Prüfung auf Reinheit

Prüflösung: 1,25 g Substanz werden mit 25 ml Wasser 5 min lang kräftig geschüttelt und abfiltriert. Das Filtrat wird unter Nachwaschen des Filters zu 25 ml ergänzt.

Aussehen der Lösung: Die Lösung von 1,0 g Substanz in 20 ml Ethanol 96 % *R* muß klar (V.6.1) und farblos (V.6.2, Methode II) sein.

Sauer oder alkalisch reagierende Substanzen: 5 ml Prüflösung dürfen nach Zusatz von 0,1 ml Methylrot-Lösung *R* höchstens 0,1 ml 0,02 N-Natriumhydroxid-Lösung bis zum Farbumschlag nach Gelb verbrauchen. 5 ml Prüflösung dürfen nach Zusatz von 0,1 ml Methylrot-Lösung *R* höchstens 0,1 ml 0,02 N-Salzsäure bis zum Farbumschlag nach Rot verbrauchen.

α-Ethylcrotonylharnstoff, verwandte Substanzen: Die Prüfung erfolgt mit Hilfe der Dünnschichtchromatographie (V.6.20.2) unter Verwendung einer Schicht von Kieselgel GF_{254} *R*.

Untersuchungslösung: 0,25 g Substanz werden in Dichlormethan *R* zu 5,0 ml gelöst.

Referenzlösung: 0,1 ml Untersuchungslösung werden mit Dichlormethan *R* zu 10,0 ml verdünnt.

Auf die Platte werden getrennt 10 µl Untersuchungslösung, 2 µl und 5 µl Referenzlösung aufgetragen. Die Chromatographie erfolgt ohne Kammersättigung mit einer Mischung von 40 Volumteilen Dichlormethan *R* und 60 Volumteilen Ethylacetat *R* über eine Laufstrecke von 15 cm. Nach Verdunsten des Fließmittels wird die Platte 10 min lang in eine Kammer mit Chloratmosphäre gestellt. Die Platte wird anschließend sofort mit o-Tolidin-Lösung *RN* besprüht. Im Chromatogramm der Untersuchungslösung zeigt sich als Hauptfleck ein blauer Fleck mit gelbem Kern bei Rf etwa 0,8. Der dem α-Ethylcrotonylharnstoff entsprechende Fleck bei Rf etwa 0,55 im Chromatogramm der Untersuchungslösung darf nicht größer oder stärker gefärbt sein als der mit 5 µl Referenzlösung erhaltene Fleck. Andere im Chromatogramm der Untersuchungslösung auftretende Nebenflecke dürfen nicht größer oder stärker gefärbt sein als der mit 2 µl Referenzlösung erhaltene Fleck.

Chlorid, Bromid: 2,5 ml Prüflösung, mit Wasser zu 15 ml verdünnt, müssen der Grenzprüfung auf Chlorid (V.3.2.4) entsprechen.

Verhalten gegen Schwefelsäure: 0,5 g Substanz werden in 5 ml Schwefelsäure 96 % *R* gelöst. Nach 5 min darf die Lösung nicht stärker gefärbt sein als die Farbvergleichslösung B_6 (V.6.2, Methode I).

Trocknungsverlust (V.6.22): Höchstens 0,2 Prozent, mit 1,000 g Substanz durch Trocknen im Vakuum bestimmt.

Sulfatasche (V.3.2.14): Höchstens 0,1 Prozent, mit 1,0 g Substanz bestimmt.

Gehaltsbestimmung

0,300 g Substanz werden 15 min lang in einem 250-ml-Kurzhalsstehkolben mit aufgesetztem Trichter mit 15 ml Natriumhydroxid-Lösung 8,5 % *R* auf dem Drahtnetz zum schwachen Sieden erhitzt. Anschließend wird das Gemisch mit 20 ml Wasser, 45 ml Salpetersäure 12,5 % *R* und nach dem Erkalten mit 20,0 ml 0,1 N-Silbernitrat-Lösung versetzt. Nach kräftigem Umschütteln wird nach Zusatz von 10 ml Ammoniumeisen(III)-sulfat-Lösung *R* 2 mit 0,1 N-Ammoniumthiocyanat-Lösung titriert.

1 ml 0,1 N-Silbernitrat-Lösung entspricht 23,71 mg $C_7H_{13}BrN_2O_2$.

Carnaubawachs

Cera carnaubae

Carnaubawachs ist das aus der brasilianischen Wachspalme *Copernicia cerifera* MARTIUS gewonnene und gereinigte Wachs.

Eigenschaften

Pulver, Flocken oder harte Massen, schwach gelb bis gelb, geruchlos oder von schwachem, fadem, aber nicht ranzigem Geruch und ohne Geschmack; praktisch unlöslich in Wasser und Ethanol, unter Erwärmen löslich in Ethylacetat, Toluol und besonders leicht in Chloroform.

Prüfung auf Identität

Die Prüfung erfolgt mit Hilfe der Dünnschichtchromatographie (V.6.20.2) unter Verwendung einer Schicht von Kieselgel G *R*.

Untersuchungslösung: 0,10 g Substanz wird unter Erwärmen in 5 ml Chloroform *R* gelöst. Die noch warme Lösung dient als Untersuchungslösung.

Referenzlösung: 5 µl Menthylacetat *R* und je 5 mg Menthol *R* und Thymol *R* werden in 10 ml Toluol *R* gelöst.

Auf die Platte werden getrennt 30 µl Untersuchungslösung und 10 µl Referenzlösung bandförmig (20 mm × 3 mm) aufgetragen. Die Chromatographie erfolgt mit einer Mischung von 2 Volumteilen Ethylacetat *R* und 98 Volumteilen Chloroform *R* über eine Laufstrecke von 10 cm. Nach vollständigem Verdunsten des Fließmittels bei Raumtemperatur wird die Platte mit etwa 10 ml ethanolischer Molybdatophosphorsäure-Lösung *RN* (für eine 200-mm × 200-mm-Platte) besprüht und 10 bis 15 min lang unter Beobachtung auf 100 bis 105 °C erhitzt. Die Auswertung erfolgt im Tageslicht.

Im Chromatogramm der Referenzlösung erscheint das Menthol als die unterste dunkelblaue Zone. Etwas darüber liegt die sich rötlich anfärbende Thymol-Zone. Im Chromatogramm der Untersuchungslösung befindet sich zwischen diesen beiden Zonen die starke, dunkelblaue Zone von n-Triacontanol (Melissylalkohol). Schwächere, gleichfarbige Zonen liegen im Bereich zwischen der Thymol- und der dunkelblauen Menthylacetat-Zone der Referenzlösung. Oberhalb von Menthylacetat sind im Chromatogramm der Untersuchungslösung 1 bis 2 deutliche Zonen und darüber eine intensiv blaue Zone zu erkennen. Unterhalb von n-Triacontanol können schwächere Zonen auftreten. Die Auftragestelle der Untersuchungslösung ist ebenfalls angefärbt.

Prüfung auf Reinheit

Aussehen der Lösung: 0,10 g Substanz werden in Chloroform *R* zu 10 ml unter Erhitzen gelöst. Die Lösung muß klar (V.6.1) und darf nicht stärker gefärbt (V.6.2, Methode II) sein als das gleiche Volumen einer Lösung von 5,0 mg Kaliumdichromat *R* in 100,0 ml Wasser.

Relative Dichte (V.6.4.N1): 0,940 bis 0,997.

Schmelztemperatur in der offenen Kapillare (V.6.11.2): 80 bis 88 °C. Die Substanz wird auf dem Wasserbad vorsichtig geschmolzen und in etwa 10 mm hoher Schicht in die Glaskapillaren gefüllt. Die gefüllten Glaskapillaren werden 24 h lang bei 10 °C oder niedriger gelagert. Unter Eiskühlung reduziert sich diese Zeit auf 2 h.

Säurezahl: 2 bis 7. 2,000 g Substanz werden in einen mit Rückflußkühler versehenen 250-ml-Schliffkolben gebracht und 40 ml Xylol *R* sowie einige Siedesteine dazugegeben. Durch Erwärmen auf dem Wasserbad wird die Substanz in Lösung gebracht. Nach Zugabe von 20 ml Ethanol 96 % *R* und 1 ml Phenolphthalein-Lösung *R* 1 wird möglichst heiß mit 0,5 N-ethanolischer Kaliumhydroxid-Lösung titriert. Der Endpunkt der Titration ist erreicht, wenn die erste Rosafärbung 10 s lang bestehenbleibt. Unter gleichen Bedingungen wird ein Blindversuch durchgeführt.

$$SZ = \frac{(n_1 - n_2) \cdot 28{,}05}{m}$$

n_1 = Verbrauch an ml 0,5 N-ethanolischer Kaliumhydroxid-Lösung für die Substanz
n_2 = Verbrauch an ml 0,5 N-ethanolischer Kaliumhydroxid-Lösung für den Blindversuch
m = Einwaage der Substanz in g

Verseifungszahl: 78 bis 95. Verwendet wird die titrierte Lösung unter „Säurezahl". Nach Aufzeichnung der für die Säurezahl verbrauchten Milliliter 0,5 N-ethanolische Kaliumhydroxid-Lösung wird zur Bestimmung der Verseifungszahl die 0,5 N-ethanolische Kaliumhydroxid-Lösung weiter in den Schliffkolben fließen gelassen, bis insgesamt 20,0 ml (einschließlich der für die Säurezahl verbrauchten ml) vorgelegt sind. Im Wasserbad wird 3 h lang unter Rückflußkühlung zum Sieden erhitzt. Nach erneuter Zugabe von 1 ml Phenolphthalein-Lösung *R* 1 wird die heiße Lösung sofort mit 0,5 N-Salzsäure titriert, bis die Rotfärbung eben verschwindet. Die Lösung wird nochmals aufgekocht. Wird sie danach wieder rosa, wird weiter titriert. Unter gleichen Bedingungen wird ein Blindversuch durchgeführt.

$$VZ = \frac{(n'_2 - n'_1) \cdot 28{,}05}{m}$$

n'_1 = Gesamtverbrauch an ml 0,5 N-Salzsäure für die Substanz
n'_2 = Verbrauch an ml 0,5 N-Salzsäure für den Blindversuch
m = Einwaage der Substanz in g

Asche (V.3.2.16): Höchstens 0,1 Prozent, mit 2,0 g Substanz bestimmt.

Lagerung

Vor Licht geschützt.

Cascararinde

Rhamni purshiani cortex

Cascararinde besteht aus der getrockneten Rinde von *Rhamnus purshianus* D. C. [*Frangula purshiana* (D. C.) A. Gray ex J. C. Cooper]. Sie enthält mindestens 8,0 Prozent Hydroxyanthracen-Glycoside, von denen mindestens 60 Prozent Cascaroside sind, beide berechnet als Cascarosid A (M_r 581).

Beschreibung

Die Droge hat einen charakteristischen, aber wenig ausgeprägten Geruch und einen Brechreiz erregenden, bitteren und anhaltenden Geschmack.

Die Droge besteht aus eingerollten Röhren, rinnenförmigen oder fast flachen Stücken von 1 bis 5 mm Dicke, die in Länge und Breite stark variieren. Manchmal ist sie zu kleinen, fast einheitlich flachen Fragmenten zerbrochen. Die äußere, fast glatte Oberfläche besteht aus dunkelpurpurbraunem Kork mit Lentizellen und ist meistens mehr oder weniger vollständig bedeckt mit einer Schicht weißlicher Flechten, epiphytischer Moose und beblätterter Lebermoose. Die innere Oberfläche von gelblicher bis rötlichbrauner oder fast schwarzer Farbe zeigt eine Längsstreifung und schwache Querrunzelung. Der Bruch ist im äußeren Teil kurz und körnig, im inneren etwas faserig.

Mikroskopische Merkmale: Der Kork besteht aus einigen Schichten prismatischer, abgeplatteter, dünnwandiger Zellen mit amorphem, braungelblichem Inhalt. Die schmale Rinde besteht aus einigen äußeren collenchymatischen Zellschichten und einer inneren parenchymatösen Zone. Die Rinde und in geringerem Ausmaß das Phloem enthalten eiförmige oder unregelmäßig verteilte Gruppen weniger bis zahlreicher Steinzellen. Das ausgedehnte Phloem setzt sich zusammen aus tangentialen Bändern von

Siebgewebe, die mit Parenchymbändern abwechseln; beide enthalten eine Lage oder eine kleinere Gruppe von bis zu 30 Bastfasern, jede Faser 8 bis 15 µm dick. Die Markstrahlen sind mehrreihig. Steinzellgruppen und Bastfaserbündel sind von Parenchymzellreihen umgeben, deren Zellen meist Calciumoxalatkristalle enthalten. Zahlreiche Zellen des übrigen Parenchyms enthalten 10 bis 25 µm, selten bis zu 45 µm große Calciumoxalatdrusen, andere enthalten etwa 6 µm große Stärkekörner und einen gelben Farbstoff, der sich beim Behandeln mit einer 0,5prozentigen Lösung (*m*/V) von Natriumhydroxid *R* tiefrot färbt. Die junge Rinde trägt eine ausdauernde Epidermis mit meist einzelligen, kegelförmigen, bis zu 200 µm langen Haaren.

Pulverdroge: Das hellgelblichbraune bis bräunlichgrüne Pulver gleicht in Geruch und Geschmack der Ganzdroge; es besteht aus Bündeln schwach verholzter Bastfasern, die von Calciumoxalatprismen führenden Zellreihen begleitet sind, aus Gruppen von Steinzellen, die von kristallführenden Zellreihen umgeben sind, Calciumoxalatdrusen, Korkzellen und öfters Epiphyten, welch letztere entweder ganze Lebermoosblätter oder deren Bruchstücke sein können, mit einzelldicker Lamina ohne Mittelrippe, aus isodiametrischen Zellen bestehend, oder Blätter von Moosen mit einzelldicker Lamina darstellend, die aus gestreckten Zellen und einer mehrere Zellen dicken Mittelrippe bestehen. Einige Parenchymzellen enthalten einen gelben Farbstoff, der sich beim Behandeln mit 0,5prozentiger Lösung (*m*/V) von Natriumhydroxid *R* tiefrot färbt.

Prüfung auf Identität

0,1 g pulverisierte Droge werden mit 50 ml Wasser im Wasserbad 15 min lang erhitzt. Nach dem Abkühlen wird filtriert. 10 ml Filtrat werden mit 20 ml Salzsäure 25 % *R* versetzt und 15 min lang im Wasserbad erhitzt. Nach dem Abkühlen wird die Lösung in einen Scheidetrichter gebracht und dreimal mit je 20 ml Ether *R* ausgeschüttelt. Die wäßrige Schicht (Lösung A) wird aufbewahrt.

A. Die drei Etherausschüttelungen werden vereinigt und mit 10 ml Ammoniak-Lösung 3,5 % *R* ausgeschüttelt. Die wäßrige Schicht färbt sich purpurrot (Hydroxyanthracen-*O*-Glycoside).

B. Die Lösung A wird in einem kleinen Kolben mit 5 g Eisen(III)-chlorid *R* versetzt und im Wasserbad 30 min lang erhitzt. Nach dem Abkühlen wird die Lösung in einen Scheidetrichter gebracht und mit 15 ml Chloroform *R* ausgeschüttelt. Die Chloroformschicht wird mit 10 ml Wasser gewaschen. Das Wasser wird verworfen und die Chloroformschicht mit 5 ml Ammoniak-Lösung 3,5 % *R* ausgeschüttelt. Die wäßrige Schicht färbt sich rot (Hydroxyanthracen-C-Glycoside).

Prüfung auf Reinheit

Chromatographie: Die Prüfung erfolgt mit Hilfe der Dünnschichtchromatographie (V.6.20.2) unter Verwendung einer Schicht von Kieselgel G *R*.

Untersuchungslösung: 0,5 g pulverisierte Droge (180) werden mit 5 ml Ethanol 70 % (V/V) zum Sieden erhitzt. Nach dem Abkühlen und Abzentrifugieren wird die überstehende Flüssigkeit sofort dekantiert. Sie muß innerhalb 30 min für die Chromatographie verwendet werden.

Referenzlösung: 20 mg Aloin *R* werden in Ethanol 70 % (V/V) zu 10 ml gelöst.

Auf die Platte werden getrennt 10 µl jeder Lösung bandförmig (20 mm × 3 mm) aufgetragen. Die Chromatographie erfolgt mit einer Mischung von 13 Volumteilen Wasser, 17 Volumteilen Methanol *R* und 100 Volumteilen Ethylacetat *R* über eine Laufstrecke von 10 cm. Die Platte wird 5 min lang an der Luft getrocknet und mit 10 ml einer frisch hergestellten 0,1prozentigen Lösung (*m*/V) von Nitrosodimethylanilin *R* in Pyridin *R* (für eine 200-mm × 200-mm-Platte) besprüht. Bei sofortiger Prüfung dürfen keine graublauen Zonen sichtbar sein (Anthrone). Anschließend wird mit einer 5prozentigen Lösung (*m*/V) von Kaliumhydroxid *R* in Ethanol 50 % (V/V) besprüht und 15 min lang bei 100 bis 105 °C erhitzt. Sofort nach dem Erhitzen erfolgt die Auswertung. Das Chromatogramm der Referenzlösung zeigt eine rötlichbraune, dem Aloin entsprechende Zone (Rf-Wert etwa 0,4 bis 0,5). Das Chromatogramm der Untersuchungslösung weist mehrere rötlichbraune Zonen verschiedener Intensitäten auf: 4 davon sind schwach sichtbar, 3 derselben befinden sich in der Mitte des Chromatogramms und eine im unteren Drittel, während eine stark gefärbte Zone im oberen Drittel des Chromatogramms lokalisiert ist. Im ultravioletten Licht bei 365 nm zeigt die dem Aloin entsprechende Zone eine intensive, gelbbraune

Fluoreszenz. Das Chromatogramm der Untersuchungslösung weist mehrere Zonen gleicher Fluoreszenz über und besonders unter der des Aloins auf (Cascaroside). Zonen blauer Fluoreszenz dürfen nicht auftreten (andere *Rhamnus*-Arten), ebenso muß eine rotorange fluoreszierende Zone zwischen der des Aloins und derjenigen der Cascaroside *(Rhamnus frangula)* fehlen.

Fremde Bestandteile (V.4.2): Höchstens 1 Prozent.

Sulfatasche (V.3.2.14): Höchstens 6,0 Prozent, mit 1,00 g pulverisierter Droge bestimmt.

Gehaltsbestimmung

1,00 g pulverisierte Droge (180) wird unter Rühren in 100 ml siedendes Wasser gegeben und 5 min lang unter Rühren weiter erhitzt. Nach dem Abkühlen wird mit Wasser zu 100,0 ml ergänzt, gut geschüttelt und filtriert. 10,0 ml Filtrat werden in einem Scheidetrichter mit 0,1 ml 1 N-Salzsäure versetzt und zweimal mit je 20 ml Tetrachlorkohlenstoff *R* ausgeschüttelt. Die vereinigten Tetrachlorkohlenstoffauszüge werden mit 5 ml Wasser gewaschen. Die Tetrachlorkohlenstoffschicht wird verworfen. Die mit dem Waschwasser vereinigte wäßrige Schicht wird viermal mit je 30 ml Ethylacetat *R* ausgeschüttelt, das frisch mit Wasser gesättigt ist.[1] Bei der Schichtentrennung ist jeweils so lange zu warten, bis die organische Schicht klar ist. Die Ethylacetatauszüge werden vereinigt. Die wäßrige Schicht wird zur Gehaltsbestimmung der Cascaroside, die organische Phase zur Gehaltsbestimmung der übrigen Hydroxyanthracen-Glykoside verwendet.

Hydroxyanthracen-Glykoside ohne Cascaroside: Die vereinigten Ethylacetatphasen werden bis fast zur Trockne eingeengt. Der Rückstand wird in 0,3 bis 0,5 ml Methanol *R* gelöst und unter Nachspülen mit warmem Wasser in einen 50-ml-Meßkolben gebracht. Nach dem Abkühlen wird mit Wasser zu 50,0 ml ergänzt. 20,0 ml dieser Lösung werden in einen 100-ml-Rundkolben mit Schliff gegeben, der 2 g Eisen(III)-chlorid *R* und 12 ml Salzsäure 36 % *R* enthält. Der mit einem Rückflußkühler versehene Kolben wird so in ein Wasserbad gestellt, daß die Wasseroberfläche über der der Kolbenflüssigkeit steht, und 4 h lang erhitzt. Nach dem Abkühlen wird die Lösung in einen Scheidetrichter gebracht und der Kolben mit 3 bis 4 ml 1 N-Natriumhydroxid-Lösung und anschließend mit 3 bis 4 ml Wasser gewaschen und die Waschflüssigkeiten dem Inhalt des Scheidetrichters zugefügt. Sein Inhalt wird dreimal mit je 30 ml Tetrachlorkohlenstoff *R* ausgeschüttelt und die vereinigten Tetrachlorkohlenstoffauszüge zweimal mit je 10 ml Wasser gewaschen, das verworfen wird. Die organische Schicht wird mit Tetrachlorkohlenstoff *R* zu 100,0 ml ergänzt. 20,0 ml werden im Wasserbad vorsichtig zur Trockne eingedampft und der Rückstand in 10,0 ml einer 0,5prozentigen Lösung (*m*/V) von Magnesiumacetat *R* in Methanol *R* gelöst. Die Absorption (V.6.19) der Lösung wird bei 515 nm gegen Methanol *R* als Kompensationsflüssigkeit gemessen. Der Prozentgehalt Cascarosid A errechnet sich unter Zugrundelegung einer spezifischen Absorption von 169 nach der Formel

$$\frac{A \cdot 7{,}4}{m}$$

A = gemessene Absorption bei 515 nm
m = Einwaage der Droge in Gramm.

Die Absorption der Untersuchungslösung wird auch bei 440 nm gemessen.

Wenn das Verhältnis der Absorption bei 515 nm zu der bei 440 nm kleiner als 2,6 ist, muß die Gehaltsbestimmung wiederholt werden.

Cascaroside: Die für diese Bestimmung vorgesehene wäßrige Phase wird mit Wasser zu 50,0 ml ergänzt. 20,0 ml der Lösung werden entsprechend den Angaben für die Gehaltsbestimmung der „Hydroxyanthracen-Glycoside ohne Cascaroside" behandelt.

Der Prozentgehalt Cascarosid A errechnet sich unter Zugrundelegung einer spezifischen Absorption von 169 nach der Formel

$$\frac{A \cdot 7{,}4}{m}$$

A = gemessene Absorption bei 515 nm
m = Einwaage der Droge in Gramm.

Wenn das Verhältnis der Absorption bei 515 nm zu der bei 440 nm kleiner als 2,7 ist, muß die Gehaltsbestimmung wiederholt werden.

Lagerung

Vor Licht geschützt.

[1] Zur Sättigung des Ethylacetats mit Wasser werden 150 ml Ethylacetat *R* mit 15 ml Wasser 3 min lang geschüttelt und zum Trennen der Schichten stehengelassen.

Steriles Catgut

Chorda resorbilis sterilis

Steriles Catgut besteht aus Fäden, die aus dem Kollagen der Darmwand von Säugetieren gewonnen werden. Nach der Reinigung werden die Darmschichten in der Längsrichtung in verschieden breite Streifen geschnitten, in kleiner Zahl je nach gewünschtem Durchmesser zusammengelegt und unter Spannen verzwirnt, getrocknet, geglättet, sortiert und sterilisiert. Die Fäden können mit chemischen Mitteln behandelt worden sein, z. B. mit Chromsalzen zur Verzögerung ihrer Resorption und mit Glycerol, um ihre Geschmeidigkeit zu erhöhen, sofern solche Mittel die Gewebeverträglichkeit nicht beeinträchtigen.

Steriles Catgut ist in sterile Einzelbeutel verpackt, die sowohl eine sterile Lagerung als auch eine aseptische Entnahme zum Gebrauch ermöglichen. Steriles Catgut kann entweder trokken aufbewahrt werden oder in einer konservierenden Flüssigkeit, die antimikrobielle Zusätze, nicht aber Antibiotika, enthalten darf.

Steriles Catgut ist zum einmaligen Gebrauch unmittelbar nach Öffnen der sterilen Einzelpackung bestimmt.

Prüfung auf Reinheit

Catgut in einer konservierenden Flüssigkeit wird der sterilen Einzelpackung entnommen und sofort auf Länge, Durchmesser und Reißkraft geprüft. Trocken gelagertes Catgut wird vor der Prüfung 24 h lang in Ethanol 96 % oder Isopropylalkohol 90 % (V/V) eingelegt und dann sofort wie angegeben geprüft.

Länge: Die Längenmessung wird an einzelnen, gerade ausgerichteten Fäden durchgeführt. Zum Ausrichten der Fäden darf das Material nicht gedehnt werden. Die Länge jedes Fadens darf 90 Prozent der angegebenen Länge nicht unterschreiten und darf höchstens 350 cm betragen.

Durchmesser: Die Messung erfolgt an 5 Fäden mit einem Instrument, dessen Meßflächen einen Durchmesser von 10 bis 15 mm besitzen und das eine Meßgenauigkeit von mindestens 0,002 mm gestattet. Der Meßdruck auf den Faden soll 100 ± 10 g betragen. Beim Messen muß der Meßkopf vorsichtig aufgesetzt werden, damit ein Zusammendrücken des Fadens vermie-

Tabelle I. Durchmesser und Reißkraft

Faden-Nummer	Durchmesser [Millimeter]				Reißkraft [Newton]	
	A		B		C	D
	min.	max.	min.	max.		
0,1	0,010	0,019	0,005	0,025	–	–
0,2	0,020	0,029	0,015	0,035	–	–
0,3	0,030	0,039	0,025	0,045	0,20	0,05
0,4	0,040	0,049	0,035	0,060	0,30	0,10
0,5	0,050	0,069	0,045	0,085	0,40	0,20
0,7	0,070	0,099	0,060	0,125	0,70	0,30
1	0,100	0,149	0,085	0,175	1,8	0,40
1,5	0,150	0,199	0,125	0,225	3,8	0,70
2	0,200	0,249	0,175	0,275	7,5	1,8
2,5	0,250	0,299	0,225	0,325	10	3,8
3	0,300	0,349	0,275	0,375	12,5	7,5
3,5	0,350	0,399	0,325	0,450	20	10
4	0,400	0,499	0,375	0,550	27,5	12,5
5	0,500	0,599	0,450	0,650	38,0	20,0
6	0,600	0,699	0,550	0,750	45,0	27,5
7	0,700	0,799	0,650	0,850	60,0	38,0
8	0,800	0,899	0,750	0,950	70,0	45,0

den wird. Der Durchmesser wird in Abständen von je 30 cm über die ganze Fadenlänge gemessen. Bei Fäden unter 90 cm Länge wird der Durchmesser an drei etwa gleich weit voneinander entfernt liegenden Punkten gemessen. Bei der Messung wird der Faden nur so weit gestreckt, bis er gerade ausgerichtet ist. Der Mittelwert aus den durchgeführten Messungen und mindestens zwei Drittel der Einzelwerte müssen innerhalb der für diese Nummer festgelegten Grenzen in Kolonne A von Tabelle I liegen. Kein Wert darf außerhalb der Grenzwerte in Kolonne B in Tabelle I liegen.

Reißkraft: Die Reißkraft wird an einem einfachen Knoten bestimmt, der folgendermaßen erhalten wird: Das Fadenende in der rechten Hand wird über das in der linken Hand gehaltene andere Ende geschoben und ein Ende durch die so gebildete Schlinge gezogen (siehe Abbildung), dann wird der Knoten zusammengezogen.

5 Fäden werden geprüft. An Fäden über 75 cm Länge werden je zwei Bestimmungen, an kürzeren nur eine ausgeführt. Die Reißkraft wird mit einer geeigneten Zugprüfmaschine gemessen. Die Maschine muß mit zwei Klemmvorrichtungen zur Befestigung des Fadens ausgestattet sein, von denen eine mit konstanter Abziehgeschwindigkeit von 30 cm je Minute bewegt werden kann. Die Befestigungsvorrichtungen müssen so gewählt werden, daß ein Nachrutschen des Fadens nicht möglich ist. Zu Beginn der Messung soll der freie Abstand des Fadens zwischen den Klemmen 12,5 bis 20 cm betragen. Der Knoten befindet sich in der Mitte zwischen den beiden Klemmen. Die benötigte Kraft zum Reißen des Fadens wird abgelesen. Wenn der Faden in den Klemmen oder näher als 1 cm von diesen reißt, ist die Messung an einem neuen Faden zu wiederholen. Werte aus mangelhaften Messungen werden nicht berücksichtigt. Das Mittel der abgelesenen Werte muß gleich oder größer als der Wert sein, der in Kolonne C von Tabelle I angegeben ist. Kein Einzelwert darf kleiner sein als der in Kolonne D für den entsprechenden Durchmesser genannte Wert.

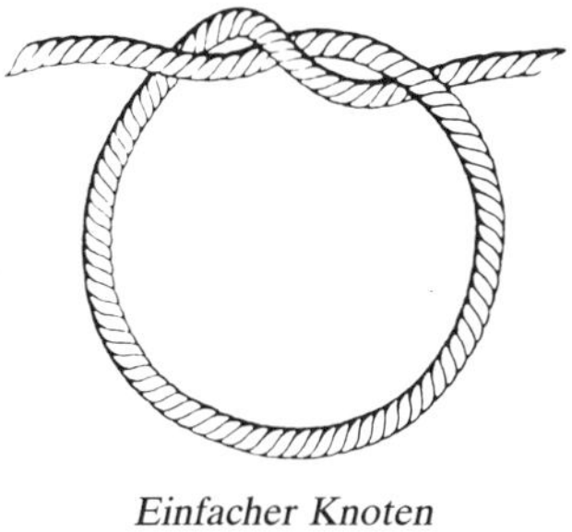

Einfacher Knoten

Lösliche Chromverbindungen: 0,25 g Catgut werden in einem Erlenmeyerkolben mit 1 ml Wasser je 10 mg Catgut übergossen und 24 h lang bei 37 ± 0,5 °C verschlossen stehengelassen. Nach dem Abkühlen werden 5 ml Lösung in ein kleines Reagenzglas dekantiert, 0,1 bis 0,15 ml Silbernitrat-Lösung *R* 2, 0,5 g Kaliumpersulfat *R* und 2 ml Schwefelsäure 10 % *R* zugesetzt. Die Mischung wird 30 min lang auf dem Wasserbad erhitzt, abgekühlt und das verdampfte Wasser ersetzt. Nach Zusatz von 2 ml einer 1prozentigen Lösung (*m*/V) von Diphenylcarbazid *R* in Ethanol 96 % *R* darf die Lösung nicht stärker gefärbt sein als eine gleichzeitig hergestellte Referenzlösung aus 5 ml einer Lösung, die 2,83 µg Kaliumdichromat *R* je Milliliter enthält, 2 ml Schwefelsäure 10 % *R* und 2 ml einer 1prozentigen Lösung (*m*/V) von Diphenylcarbazid *R* in Ethanol 96 % *R* (1 ppm Cr).

Sterilität (V.2.1.1): Steriles Catgut muß der „Prüfung auf Sterilität" für Catgut und anderes chirurgisches Nahtmaterial entsprechen.

Wenn Catgut mit einer nicht abziehbaren Nadel ohne Öhr ausgerüstet ist, muß es folgender Prüfung entsprechen:

Nadelbefestigung: Mit einer Zugprüfmaschine, wie sie bei der Bestimmung der Reißkraft beschrieben ist, wird folgende Prüfung an fünf Fäden ausgeführt. Die Nadel wird so in der feststehenden Klemme befestigt, daß der den Faden tragende Teil der Nadel sich außerhalb der Klemme befindet und in die Zugrichtung zeigt. Der Faden wird ohne Knoten in die be-

Tabelle II. Reißkraft für Nadelbefestigung

Fadennummer	Mittelwert [Newton]	Einzelwert [Newton]
0,5	0,50	0,25
0,7	0,80	0,40
1	1,7	0,80
1,5	2,3	1,1
2	4,5	2,3
2,5	5,6	2,8
3	6,8	3,4
3,5	11,0	4,5
4	15,0	4,5
5	18,0	6,0

wegliche Einspannklemme eingespannt und die Zugkraft bestimmt, die nötig ist, um den Faden aus der Nadel herauszuziehen oder ihn zu zerreißen. Weder die Mittelwerte von 5 Bestimmungen noch die Einzelwerte dieser Zugkraft dürfen kleiner sein als die Werte der Tabelle II für die entsprechende Fadennummer. Wenn nur 1 Einzelwert nicht entspricht, wird die Bestimmung mit 10 weiteren Fäden wiederholt. Die Charge entspricht der Prüfung, wenn keiner dieser 10 Meßwerte den Einzelwert der betreffenden Fadennummer unterschreitet.

Steriles Catgut im Fadenspender

Chorda resorbilis sterilis in receptaculo

Steriles Catgut im Fadenspender entspricht der Monographie **Steriles Catgut**, jedoch kann der einzelne Faden länger als 3,5 m sein. Er wird in einem Behältnis in den Verkehr gebracht, das es erlaubt, ihn anteilweise zu entnehmen.

Prüfung auf Reinheit

Entspricht der Monographie **Steriles Catgut**. Dabei gilt:

Länge: Mindestens 90 Prozent der deklarierten Länge.

Durchmesser: Fäden von mehr als 3,5 m Länge sind an mindestens 12 Punkten zu messen. Dabei darf die Zahl der Meßpunkte bei zusammengeknoteten Fäden je Teilfaden, bei knotenlosen Fäden je Abschnitt von 5 m Länge 3 nicht unterschreiten. Die Meßpunkte sollen gleichmäßig über die Länge der Fäden bzw. der Teilfäden verteilt sein.

Reißkraft: Bei zusammengeknoteten Fäden sind an jedem Teilfaden mindestens 2 Bestimmungen durchzuführen, bei knotenlosen Fäden mindestens 2 Bestimmungen je Abschnitt von 5 m Länge. Knotenlose Fäden von weniger als 5 m Länge sind an mindestens 2 Stellen zu prüfen. Die Meßstellen sollen gleichmäßig über die Länge der Fäden beziehungsweise der Teilfäden verteilt sein.

Sterilität (V.2.1.1): Entspricht der für Catgut und anderes chirurgisches Nahtmaterial vorgeschriebenen „Prüfung auf Sterilität". Der Faden ist über seine gesamte Länge zu prüfen.

Lagerung

Vor Licht geschützt, trocken oder in einer Lagerungsflüssigkeit, die mikrobizide Stoffe enthalten kann.

Durch die Bauart des Behältnisses muß sichergestellt sein, daß bei sachgerechter Handhabung die Sterilität des Fadens bis zuletzt erhalten bleibt.

Cayennepfeffer

Capsici fructus acer

Cayennepfeffer besteht aus den getrockneten, reifen, meist vom Kelch befreiten Früchten von *Capsicum frutescens* L. s. l. Sie enthalten mindestens 0,4 Prozent Capsaicinoide, berechnet als Capsaicin ($C_{18}H_{27}NO_3$; M_r 305,4).

Beschreibung

Die Droge hat einen mäßig starken Geruch und scharfen, brennenden Geschmack. Die gerundet kegelfömige, gerade bis leicht säbelartig gebogene, gelbbraune bis orange, rote bis braunrote Frucht ist etwa 1 bis 7 cm lang und etwa 0,3 bis 2 cm breit. Die Außenseite der pergamentartigen Fruchtwand ist glänzend, die Innenseite matt mit sehr zahlreichen, in der Längsrichtung der Frucht gestreckten, etwa 0,3 bis 1 mm breiten und mehrere Millimeter langen Blasen. Außen am oberen Ende ist oft noch die Narbe des Stielansatzes vorhanden, und vereinzelt weist sie auch kurze, dreieckige Kelchzipfel auf, innen eine Plazenta, die sich eine kurze Strecke in 2 bis 3 Streifen an der Fruchtwand fortsetzt. Die Samen sind größtenteils frei, zum Teil noch an der Plazenta haftend, gelblich scheibenförmig, etwa 2,5 bis 4 mm breit und etwa 1 mm dick.

Mikroskopische Merkmale: In Flächenansicht besteht die äußere Epidermis des Perikarps aus reihenförmig angeordneten, annähernd quadratischen Zellen mit knotig verdickten, derben, geraden oder leicht gebogenen Wänden. Seltener finden sich 3- bis 5eckige Zellen. Unter der Epidermis sind zartwandige, gestreckte bis isodiametrische Zellen mit orangefarbenen Öltropfen und einzelne Leitbündel mit Spiralgefäßen sichtbar. Die Innenseite zeigt sehr zahlreiche, langgestreckte Gruppen von Steinzellen mit etwa 6 bis 16 µm, meistens 12 µm dicker, gewellter, getüpfelter Wand (Rosenkranzzellen). Im Querschnitt weist die äußere Epidermis unter einer sehr dicken, gelben Kutikula derbe Außen- und Radialwände und dünne Innenwände auf. Darauf folgen mehrere Lagen tangential gestreckter, höchstens schwach kollenchymatisch verdickter Zellen und weiter innen ein Gewebe von sehr zartwandigen, isodiametrischen Zellen mit orangefarbenen Tropfen von fettem Öl sowie kleine, kollaterale Leitbündel. Die innere Begrenzung besteht in den blasenartigen Erhebungen aus einer bogenartig vorgewölbten Lage von tangential gestreckten Steinzellen, unter denen große, oft kollabierte Hohlräume liegen.

Die Epidermiszellen der Samenschale haben eine gleichmäßige Außenwand. Die Innenwände und die radialen Seitenwände sind stark verdickt. Diese Verdickungen (im Querschnitt U-förmig) sind etwa 20 bis 50 µm dick, gelblich, verholzt, deutlich geschichtet und getüpfelt. Sie heben sich vielfach wellig empor, so daß in der Aufsicht auffällige, darmartig gewundene Bildungen entstehen (Gekrösezellen). Diese sind an der Flachseite des Samens niedrig, am wulstigen Samenrand nimmt ihre Höhe wesentlich zu. – Unter der Epidermis befindet sich wenig charakteristisches, dünnwandiges Gewebe. Die Zellen des Endosperms sind derbwandig, die des Embryos sehr zart, sie enthalten fettes Öl und Aleuronkörner.

Pulverdroge: Das Pulver ist orange gefärbt und besonders gekennzeichnet durch Flächenansichten der äußeren Fruchtwandepidermis, die zahlreichen orangefarbenen Öltropfen, zum Teil frei, zum Teil noch in den Parenchymzellen eingeschlossen. Ferner durch die nicht sehr häufigen Gruppen von Steinzellen (Rosenkranzzellen) und die häufigen Gruppen von gelblich gefärbten, gestreckten Zellen der Samenschale mit wellig gebogenen Wänden (Gekrösezellen). Selten finden sich sehr kleine Stärkekörner (unreife Früchte).

Prüfung auf Identität

Die Prüfung erfolgt mit Hilfe der Dünnschichtchromatographie (V.6.20.2) unter Verwendung einer Schicht von Kieselgel HF_{254} *R*.

Untersuchungslösung: Die Untersuchungslösung unter ,,Gehaltsbestimmung" wird verwendet.

Referenzlösung: Die Referenzlösung unter ,,Gehaltsbestimmung" wird verwendet.

Auf die Platte werden getrennt 20 µl jeder Lösung bandförmig (20 mm × 3 mm) aufgetragen. Die Chromatographie erfolgt mit Ether *R* über eine Laufstrecke von 12 cm. Nach Verdunsten des Fließmittels bei Raumtemperatur werden im ultravioletten Licht bei 254 nm fluoreszenzmindernde Zonen gekennzeichnet. Anschließend wird die Platte mit etwa 10 ml einer 0,5prozentigen Lösung (*m*/V) von Dichlorchinonchlorimid *R* in Methanol *R* (für eine 200-mm × 200-mm-Platte) besprüht und nach Verdunsten des Methanols vorsichtig Ammoniakdämpfen bis zur Blaufärbung der Zonen ausgesetzt.

Im ultravioletten Licht bei 254 nm ist im mittleren Bereich des Chromatogramms der Untersuchungslösung eine fluoreszenzmindernde Zone sichtbar, die etwa auf der Höhe der fluoreszenzmindernden Zone im Chromatogramm der Referenzlösung liegt. Nach Besprühen mit dem Reagenz und Bedampfen färben sich die Zonen blau (Capsaicinoide).

Prüfung auf Reinheit

Fremde Bestandteile (V.4.2): Höchstens 2 Prozent. Früchte von *Capsicum annuum* L. *var. longum* (DE CANDOLLE) SENDTNER dürfen nicht vorhanden sein. Die Früchte sind etwa 6 bis 12 cm lang und am Grunde bis zu 4 cm breit. Die äußere Epidermis der Fruchtwand weist in Flächenansicht seltener viereckige, in Reihen geordnete Zellen und in Flächenansicht und im Querschnitt unter der äußeren Epidermis ein 2 bis 5 Zellen mächtiges Kollenchym mit dicken, getüpfelten Wänden auf.

Trocknungsverlust (V.6.22): Höchstens 10,0 Prozent, mit 1,000 g pulverisierter Droge (500) durch 2 h langes Trocknen im Trockenschrank bei 100 bis 105 °C bestimmt.

Asche (V.3.2.16): Höchstens 7,0 Prozent, mit 1,00 g pulverisierter Droge bestimmt.

Gehaltsbestimmung

1,000 g pulverisierte Droge (500) wird 30 min lang mit 10,0 ml Dichlormethan *R* ununterbrochen geschüttelt und anschließend abfiltriert (Untersuchungslösung). 5,0 mg Capsaicin *RN* werden in Dichlormethan *R* zu 10,0 ml gelöst (Referenzlösung).

Die Bestimmung erfolgt mit Hilfe der Dünnschichtchromatographie (V.6.20.2) unter Verwendung einer Schicht von Kieselgel HF_{254} *R*. Auf die Platte werden in Abständen von 2 cm bandförmig 3mal je 100 µl Untersuchungslösung (20 mm × 3 mm) abwechselnd mit 2mal je 50 µl Referenzlösung (10 mm × 3 mm) aufgetragen. Mit Ether *R* wird über eine Laufstrecke von 15 cm entwickelt. Nach Verdunsten des Fließmittels bei Raumtemperatur werden im ultravioletten Licht bei 254 nm im Chromatogramm der Untersuchungslösung die fluoreszenzmindernden, in Höhe des Capsaicins im Chromatogramm der Referenzlösung liegenden Zonen der Capsaicinoide gekennzeichnet, von der Platte abgeschabt (25 mm × 25 mm) und in 25-ml-Zentrifugengläser mit Schliffstopfen eingebracht.

Das abgeschabte Kieselgel in den 3 Zentrifugengläsern und ebenso als Blindprobe eine gleichgroße Menge Kieselgel HF_{254} *R* (zur Herstellung der Kompensationsflüssigkeit für die Absorptionsmessung) werden wie folgt behandelt: Jedes Zentrifugenglas wird mit 5,0 ml Dichlorchinonchlorimid-Lösung *RN* 1 versetzt und kräftig geschüttelt. Nach 20 min wird das Kieselgel durch Zentrifugieren abgetrennt. Nach insgesamt 25 min wird die Absorption (V.6.19) jeder der 3 Untersuchungslösungen bei 590 nm gegen die Kompensationsflüssigkeit gemessen. Der Berechnung des Gehaltes an Capsaicinoiden, berechnet als Capsaicin, wird eine spezifische Absorption $A_{1\,cm}^{1\%} = 470$ zugrunde gelegt. Der Prozentgehalt errechnet sich nach folgender Formel

$$\frac{A \cdot 1{,}062}{m}$$

A = Mittelwert der gemessenen Absorptionen der 3 Untersuchungslösungen

m = Einwaage an Droge in g.

Lagerung

Vor Licht geschützt.

Mikrokristalline Cellulose

Cellulosum microcristallinum

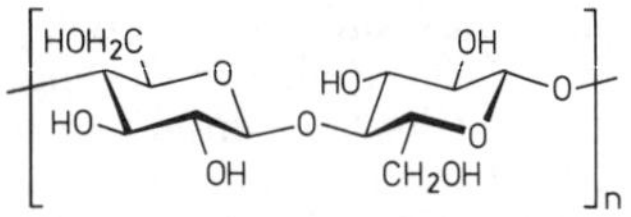

$(C_6H_{10}O_5)_n$

Mikrokristalline Cellulose ist eine teilweise depolymerisierte Cellulose, die aus α-Cellulose gewonnen wird.

Eigenschaften

Weißes bis fast weißes, feines oder körniges Pulver, geruchlos; praktisch unlöslich in Wasser, Aceton, wasserfreiem Ethanol und Toluol. Die Teilchengröße liegt zwischen 20 und 150 µm; je nach Anwendung werden einzelne Teilchengrößenbereiche verwendet.

Prüfung auf Identität

A. Werden etwa 10 mg Substanz auf einem Uhrglas in 2 ml iodhaltiger Zinkchlorid-Lösung *R* dispergiert, färbt sich die Substanz blauviolett.

B. 20 g Substanz werden 5 min lang durch ein Luftstrahlsieb mit einer Maschenweite von 38 µm gesiebt. Wenn mehr als 5 Prozent auf dem Sieb verbleiben, werden 30 g Substanz mit 270 ml Wasser, andernfalls 45 g mit 255 ml Wasser versetzt und anschließend 5 min lang in einem Hochleistungsmischer bei 18 000 Umdrehungen je Minute gemischt. Werden 100 ml der Mischung in einen 100-ml-Meßzylinder überführt und 3 h lang stehengelassen, entsteht eine weiße, undurchsichtige, blasenfreie Dispersion ohne überstehende Flüssigkeit.

Prüfung auf Reinheit

Löslichkeit: 50 mg Substanz werden in 10 ml Kupfer(II)-tetrammin-Reagenz *R* gelöst. Die Substanz muß sich vollständig lösen.

***p*H-Wert** (V.6.3.1): 2,0 g Substanz werden 5 min lang mit 100 ml kohlendioxidfreiem Wasser *R* geschüttelt. Der *p*H-Wert der überstehenden Flüssigkeit muß zwischen 5,0 und 7,5 liegen.

Etherlösliche Substanzen: Höchstens 0,05 Prozent. In einem Glasrohr von etwa 20 mm innerem Durchmesser wird unter Verwendung von 10,0 g Substanz eine Säule hergestellt. Durch die Säule werden 50 ml peroxidfreier Ether *R* durchfließen gelassen. Das Eluat wird zur Trockne eingedampft. Der Rückstand darf höchstens 5 mg betragen.

Organische Verunreinigungen: Werden etwa 10 mg Substanz auf einem Uhrglas mit 0,05 ml einer frisch hergestellten Lösung von 0,1 g Phloroglucin *R* in 5 ml Salzsäure 36 % *R* versetzt, darf keine Rotfärbung auftreten.

Wasserlösliche Substanzen: Höchstens 0,2 Prozent. 5,0 g Substanz werden 10 min lang mit 80 ml Wasser geschüttelt. Anschließend wird in eine tarierte Schale filtriert und das Filtrat zur Trockne eingedampft. Der Rückstand, 1 h lang bei 100 bis 105 °C getrocknet, darf höchstens 10 mg betragen.

Stärke, Dextrin: Werden 0,1 g Substanz mit 5 ml Wasser geschüttelt und anschließend mit 0,2 ml 0,1 N-Iod-Lösung versetzt, darf keine blaue oder rötlichbraune Färbung auftreten.

Schwermetalle (V.3.2.8): 2,0 g Substanz müssen der Grenzprüfung C auf Schwermetalle entsprechen (10 ppm). Zur Herstellung der Referenzlösung werden 2 ml Blei-Lösung (10 ppm Pb) *R* verwendet.

Trocknungsverlust (V.6.22): Höchstens 6,0 Prozent, mit 1,00 g Substanz durch 5 h langes Trocknen im Trockenschrank bei 100 bis 105 °C bestimmt.

Sulfatasche (V.3.2.14): Höchstens 0,1 Prozent, mit 1,0 g Substanz bestimmt.

Celluloseacetat-phthalat

Cellulosi acetas phthalas

Celluloseacetatphthalat ist eine teilweise *O*-acetylierte und *O*-phthalylierte Cellulose und enthält mindestens 30,0 und höchstens 40,0 Prozent Phthalylgruppen ($C_8H_5O_3$ – relative Molekülmasse der Gruppe 149,1) und mindestens 17,0 und höchstens 26,0 Prozent Acetylgruppen (C_2H_3O – relative Molekülmasse der Gruppe 43,05), beides berechnet auf die wasserfreie Substanz.

Eigenschaften

Weißes, leicht fließendes Pulver oder farblose Schuppen, geruchlos oder schwach nach Essigsäure riechend, hygroskopisch; praktisch unlöslich in Wasser, wasserfreiem Ethanol, in chlorierten und nicht chlorierten aliphatischen Kohlenwasserstoffen und in Toluol, leicht löslich in Aceton, löslich in Diethylenglycol und Dioxan. Die Substanz löst sich in verdünnten Alkalihydroxid-Lösungen.

Prüfung auf Identität

A. 1 g Substanz wird in einem Reagenzglas von etwa 160 mm Länge mit 2 g fein pulverisiertem Mangan(II)-sulfat *R* sorgfältig gemischt. In den oberen Teil des Reagenzglases wird ein Filterpapierstreifen 2 cm tief eingeführt, der mit einer frisch hergestellten und mit 1 N-Salzsäure auf einen *p*H-Wert von etwa 9,8 eingestellten Mischung von 1 Volumteil einer 20prozentigen Lösung (V/V) von Diethanolamin *R* und 11 Volumteilen einer 5prozentigen Lösung (*m*/V) von Natriumpentacyanonitrosylferrat *R* imprägniert ist. Das Reagenzglas wird 8 cm tief in ein Bad mit Siliconöl getaucht, das auf 190 bis 200 °C erhitzt ist. Das Filterpapier darf sich innerhalb 10 min nicht blau färben. Ein Blindversuch wird durchgeführt.

B. 0,2 g Substanz werden ohne zu erhitzen vollständig in 15 ml einer 70prozentigen Lösung *(m/m)* von Schwefelsäure 96 % *R* gelöst. Die Lösung wird unter Rühren in 100 ml Eiswasser gegossen und mit Eiswasser zu 250 ml verdünnt. 1 ml der Lösung wird in einem Reagenzglas unter sorgfältigem Mischen und unter Kühlung in Eiswasser tropfenweise mit 8 ml Schwefelsäure 96 % *R* versetzt. Die Mischung wird genau 3 min lang im Wasserbad erhitzt und anschließend unverzüglich in Eiswasser abgekühlt. Unter Kühlung werden vorsichtig 0,6 ml Ninhydrin-Lösung *R* 2 hinzugefügt und sorgfältig gemischt. Beim Stehenlassen bei 25 °C entsteht sofort eine Rosafärbung, die innerhalb 100 min nicht nach Violett umschlagen darf.

C. 0,5 g Substanz werden mit 5 ml Natriumhydroxid-Lösung 8,5 % *R* und 50 ml Wasser 15 min lang bei schwachem Sieden gehalten. Nach dem Erkalten wird filtriert. Das Filtrat wird mit 5 ml Salzsäure 7 % *R* versetzt, die Lösung in einer Porzellanschale auf dem Wasserbad zur Trockne eingedampft und der Rückstand bei 100 bis 105 °C getrocknet. In einem großen, trockenen Reagenzglas werden 0,1 g des Rückstands mit 0,1 g Resorcin *R* und 3 ml Schwefelsäure 96 % *R* versetzt und anschließend vorsichtig über kleiner Flamme, ohne 180 °C zu überschreiten, erhitzt, bis die Flüssigkeit dunkelbraun gefärbt ist. Nach dem Erkalten wird die Mischung in 150 ml Wasser gegossen und mit 20 ml Natriumhydroxid-Lösung 40 % *R* stark alkalisch gemacht, wobei eine gelbe Färbung mit intensiver, grüner Fluoreszenz entsteht.

Prüfung auf Reinheit

Prüflösung: 15,0 g Substanz werden in 85 g Aceton *R*, das 0,4 ± 0,05 Prozent *(m/m)* Wasser enthält, gelöst.

Aussehen der Lösung: Die Prüflösung darf nicht stärker opaleszieren als die Referenzsuspension III (V.6.1) und nicht stärker gefärbt sein als die Farbvergleichslösung G_6 (V.6.2, Methode II).

Aussehen der Substanz als Film: 1 ml Prüflösung wird auf eine Glasplatte aufgebracht und gleichmäßig verteilt. Beim Trocknen muß sich ein dünner, farbloser, transparenter und glänzender Film bilden.

Löslichkeit der Substanz als Film: Die eine Öffnung eines Glasrohres von 150 mm Länge und 15 mm innerem Durchmesser wird mit einem Stück hydrophiler Gaze bedeckt, die mit einem Klebeband befestigt wird. Das mit der Gaze bedeckte Ende des Rohres wird mindestens 3 cm tief in eine Mischung von 50 ml Prüflösung und 1,5 ml Triacetin *R* eingetaucht. Das Glasrohr wird herausgenommen und senkrecht befestigt. Nach dem Abtropfen der Flüssigkeit wird die entstandene Filmschicht bei 20 °C und einer relativen Luftfeuchte von höchstens 60 Prozent getrocknet. Dieser Vorgang wird zweimal wiederholt. Darauf werden in das Glasrohr 2 ml einer 0,15prozentigen Lösung (*m*/V) von Methylenblau *R* gegossen und das Glasrohr 1 cm tief in 0,1 N-Salzsäure von 37 °C eingetaucht. Nach 3 h darf die Salzsäure nicht blau gefärbt sein. Das Glasrohr wird herausgenommen, außen mit Wasser abgespült und in eine auf 37 °C erwärmte Phosphat-Pufferlösung *p*H 6,8 *R* eingetaucht. Nach 20 min muß die Pufferlösung blau gefärbt sein.

Freie Säure: Höchstens 3,0 Prozent, berechnet als Phthalsäure, bezogen auf die wasserfreie Substanz. 1,00 g fein pulverisierte Substanz wird 5 min lang mit 100 ml kohlendioxidfreiem Wasser *R* geschüttelt und abfiltriert. Der Kolben und das Filter werden zweimal mit je 10 ml kohlendioxidfreiem Wasser *R* gewaschen. Filtrat und Waschwasser werden vereinigt und nach Zusatz von 0,1 ml Phenolphthalein-Lösung *R* mit 0,1 N-Natriumhydroxid-Lösung bis zur schwachen Rosafärbung titriert. Ein Blindversuch wird durchgeführt.

1 ml 0,1 N-Natriumhydroxid-Lösung entspricht 8,3 mg freier Säure, berechnet als Phthalsäure.

Schwermetalle (V.3.2.8): 2,0 g Substanz müssen der Grenzprüfung C auf Schwermetalle entsprechen (10 ppm). Zur Herstellung der Referenzlösung werden 2 ml Blei-Lösung (10 ppm Pb) *R* verwendet.

Wasser (V.3.5.6): Höchstens 5,0 Prozent, mit 0,500 g Substanz nach der Karl-Fischer-Methode bestimmt. Die Prüfung wird unter Verwendung von 20 ml einer Mischung von gleichen Volumteilen wasserfreiem Methanol *R* und Chloroform *R* durchgeführt.

Sulfatasche (V.3.2.14): Höchstens 0,1 Prozent, mit 1,0 g Substanz bestimmt.

Gehaltsbestimmung

Phthalylgruppen: 0,400 g Substanz werden in 20 ml Ethylenglycolmonomethylether *R*, der zuvor in Gegenwart von 0,1 ml Phenolphthalein-Lösung *R* neutralisiert worden ist, ohne zu erhitzen gelöst und mit 0,1 N-Natriumhydroxid-Lösung bis zur schwachen Rosafärbung titriert.

Der Prozentgehalt an Phthalylgruppen (*P*) errechnet sich nach der Formel

$$\frac{149\,n}{(100-a)\,m} - 1{,}795\,S$$

a = Prozentgehalt Wasser
m = Einwaage Substanz in Gramm
n = Anzahl verbrauchter Milliliter 0,1 N-Natriumhydroxid-Lösung
S = Prozentgehalt „Freie Säure“ (siehe „Prüfung auf Reinheit“).

Acetylgruppen: 0,100 g Substanz werden mit 25,0 ml 0,1 N-Natriumhydroxid-Lösung versetzt und 30 min lang im Wasserbad unter Rückfluß erhitzt. Nach dem Abkühlen wird nach Zusatz von 0,1 ml Phenolphthalein-Lösung *R* mit 0,1 N-Salzsäure bis zur Entfärbung der Lösung titriert. Ein Blindversuch wird durchgeführt.

Der Prozentgehalt an Acetylgruppen errechnet sich nach der Formel

$$\frac{43\,(n_2 - n_1)}{(100 - a)\,m} - (0{,}578\,P + 0{,}518\,S)$$

a = Prozentgehalt Wasser
m = Einwaage Substanz in Gramm
n_1 = Anzahl verbrauchter Milliliter 0,1 N-Salzsäure
n_2 = Anzahl verbrauchter Milliliter 0,1 N-Salzsäure im Blindversuch
P = Prozentgehalt Phthalylgruppen
S = Prozentgehalt „Freie Säure“ (siehe „Prüfung auf Reinheit“).

Lagerung

Dicht verschlossen, vor Wärme geschützt.

Cellulosepulver

Cellulosi pulvis

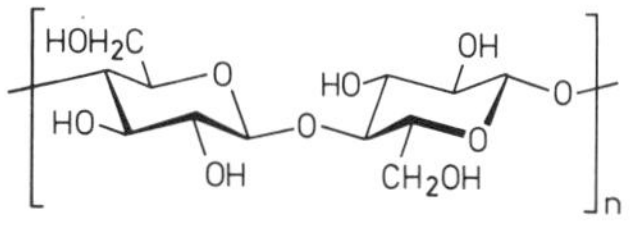

$(C_6H_{10}O_5)_n$

Cellulosepulver ist eine gereinigte und mechanisch pulverisierte Cellulose, die aus α-Cellulose gewonnen wird.

Eigenschaften

Weißes bis fast weißes, feines oder körniges Pulver, geruchlos; praktisch unlöslich in Wasser, Aceton, wasserfreiem Ethanol, Toluol, verdünnten Säuren und den meisten organischen Lösungsmitteln.

Prüfung auf Identität

A. Werden etwa 10 mg Substanz auf einem Uhrglas in 2 ml iodhaltiger Zinkchlorid-Lösung *R* dispergiert, färbt sich die Substanz blauviolett.

B. 30 g Substanz werden 5 min lang mit 270 ml Wasser in einem Hochleistungsmischer bei 18 000 Umdrehungen je Minute gemischt. Werden 100 ml der Mischung in einen 100-ml-Meßzylinder überführt und 3 h lang stehengelassen, entsteht eine weiße, undurchsichtige, blasenfreie Dispersion mit einer überstehenden Flüssigkeit.

Prüfung auf Reinheit

Löslichkeit: 50 mg Substanz werden in 10 ml Kupfer(II)-tetrammin-Reagenz *R* gelöst. Die Substanz muß sich vollständig lösen.

***p*H-Wert** (V.6.3.1): 2,0 g Substanz werden 5 min lang mit 100 ml kohlendioxidfreiem Wasser *R* geschüttelt. Der *p*H-Wert der überstehenden Flüssigkeit muß zwischen 5,0 und 7,5 liegen.

Etherlösliche Substanzen: Höchstens 0,15 Prozent. In einem Glasrohr von etwa 20 mm innerem Durchmesser wird unter Verwendung von 10,0 g Substanz eine Säule hergestellt. Durch die Säule werden 50 ml peroxidfreier Ether *R* durchfließen gelassen. Das Eluat wird zur Trockne eingedampft. Der Rückstand darf höchstens 15 mg betragen.

Organische Verunreinigungen: Werden etwa 10 mg Substanz auf einem Uhrglas mit 0,05 ml einer frisch hergestellten Lösung von 0,1 g Phloroglucin *R* in 5 ml Salzsäure 36 % *R* versetzt, darf keine Rotfärbung auftreten.

Wasserlösliche Substanzen: Höchstens 1,0 Prozent. 5,0 g Substanz werden 10 min lang mit 80 ml Wasser geschüttelt. Anschließend wird in eine tarierte Schale filtriert und das Filtrat im Wasserbad zur Trockne eingedampft. Der Rückstand, 1 h lang bei 100 bis 105 °C getrocknet, darf höchstens 50 mg betragen.

Stärke, Dextrin: Werden 0,1 g Substanz mit 5 ml Wasser geschüttelt und anschließend mit 0,2 ml 0,1 N-Iod-Lösung versetzt, darf keine blaue oder rötlichbraune Färbung auftreten.

Schwermetalle (V.3.2.8): 2,0 g Substanz müssen der Grenzprüfung C auf Schwermetalle entsprechen (10 ppm). Zur Herstellung der Referenzlösung werden 2 ml Blei-Lösung (10 ppm Pb) *R* verwendet.

Trocknungsverlust (V.6.22): Höchstens 6,0 Prozent, mit 1,00 g Substanz durch 2 h langes Trocknen im Trockenschrank bei 100 bis 105 °C bestimmt.

Sulfatasche (V.3.2.14): Höchstens 0,3 Prozent, mit 1,0 g Substanz bestimmt.

Cephaloridin

Cefaloridinum

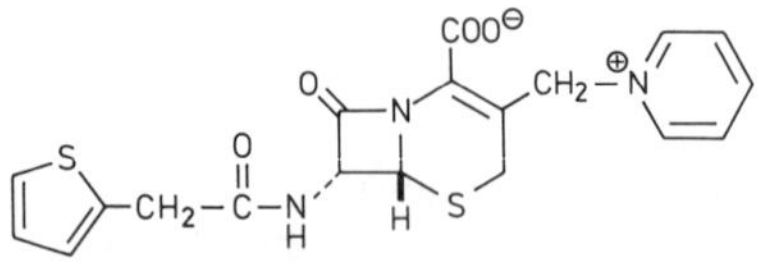

$C_{19}H_{17}N_3O_4S_2$ M_r 415,5

Cephaloridin ist ein Derivat des Cephalosporin C und wird durch Kultur bestimmter Stämme verschiedener *Cephalosporium*-Arten in einem geeigneten Medium oder auf andere Weise erhalten. Es enthält mindestens 96,0 und höchstens 102,0 Prozent (6*R*,7*R*)-8-Oxo-3-(1-pyridiniomethyl)-7-[2-(2-thienyl)acetamido]-5-thia-1-azabicyclo[4.2.0]oct-2-en-2-carboxylat (α-Form oder δ-Form), berechnet auf die wasserfreie Substanz.

Eigenschaften

Weißes bis fast weißes, kristallines Pulver; löslich in Wasser, schwer löslich in Ethanol, praktisch unlöslich in Chloroform und Ether.

Prüfung auf Identität

A. Das IR-Absorptionsspektrum (V.6.18) der Substanz zeigt im Vergleich mit dem von Cephaloridin (α-Form) *CRS* oder Cephaloridin (δ-Form) *CRS* Maxima bei denselben Wellenlängen mit den gleichen relativen Intensitäten. Die Prüfung erfolgt mit Hilfe von Preßlingen.

B. Werden etwa 20 mg Substanz mit 0,25 ml einer Mischung von 1 Volumteil Salpetersäure 65 % *R*, 20 Volumteilen Wasser und 80 Volumteilen Schwefelsäure 96 % *R* versetzt, entsteht eine bläulichgrüne Färbung.

C. Die Substanz gibt die Farbreaktionen von Cephaloridin (V.3.1.5).

Prüfung auf Reinheit

***p*H-Wert** (V.6.3.1): 1,0 g Substanz wird unter Erwärmen auf 30 °C in kohlendioxidfreiem Wasser *R* gelöst. Nach dem Abkühlen auf 20 °C wird mit kohlendioxidfreiem Wasser *R* zu 10 ml verdünnt. Der *p*H-Wert der Lösung muß zwischen 4,0 und 6,0 liegen.

Spezifische Drehung (V.6.6): 0,250 g Substanz werden in Wasser zu 25,0 ml gelöst. Die spezifische Drehung muß zwischen +46 und +50° liegen, berechnet auf die wasserfreie Substanz.

Absorption (V.6.19): 12,0 mg Substanz werden in Wasser zu 100,0 ml gelöst. 10,0 ml dieser Lösung werden mit Wasser zu 100,0 ml verdünnt. Die Lösung zeigt ein Absorptionsmaximum bei 240 nm. Die Absorption, in diesem Maximum gemessen, muß zwischen 0,43 und 0,48 liegen, berechnet auf die wasserfreie Substanz. Das Verhältnis zwischen der im Maximum bei 240 nm und der bei 255 nm gemessenen Absorption darf höchstens 1,10 betragen.

Verwandte Substanzen: Die Prüfung erfolgt mit Hilfe der Zonenelektrophorese (V.6.21) unter Verwendung eines Papierstreifens[1] als Trägermaterial und einer Mischung von 0,5 Volumteilen wasserfreier Ameisensäure *R*, 2,5 Volumteilen Essigsäure 98 % *R*, 3,0 Volumteilen Aceton *R* und 94 Volumteilen Wasser als Elektrolytlösung. Das Papier wird 16 h lang mit einer Mischung von 1 Volumteil Wasser und 2 Volumteilen Aceton *R* eluiert und nach dem Trocknen in Streifen von 230 mm Länge und 170 mm Breite geschnitten. 130 mm von einem Ende des Papiers entfernt wird eine Basislinie gezogen.

Untersuchungslösung: 2,0 g Substanz werden in Wasser zu 10,0 ml gelöst.

Referenzlösung a: 20 mg Cephaloridin (δ-Form) *CRS* werden in Wasser zu 10,0 ml gelöst.

Referenzlösung b: 1,0 ml Referenzlösung a wird mit Wasser zu 10,0 ml verdünnt.

Referenzlösung c: 10 mg Cyanocobalamin *R* werden in Wasser zu 10,0 ml gelöst.

Referenzlösung d: 10 mg Kristallviolett *R* werden in Wasser zu 10,0 ml gelöst.

1 cm vom Rand des Papiers, in Abständen von 2,5 cm, werden getrennt je 5 µl Referenzlösung c, 2 µl Referenzlösung d, 10 µl Referenzlösung a, 10 µl Untersuchungslösung, 10 µl Referenzlösung b, 5 µl Referenzlösung c und 2 µl Referenzlösung d aufgetragen. Die Refe-

[1] Papier mit folgenden Eigenschaften kann verwendet werden: Masse je Flächeneinheit: 185 g/m²; Dicke: 0,33 mm; Wanderungsgeschwindigkeit für Wasser: 130 mm in 30 min.

renzlösungen c und d können auf denselben Startpunkt aufgetragen werden. Das der Basislinie näherliegende Papierende wird in die an die Anode angeschlossene Kammer eingeführt. Das Papier wird mit Hilfe eines Pinsels vom Papierrand bis zur Basislinie mit der Elektrolytlösung befeuchtet, wobei die Startlinie, auf der die Lösungen aufgetragen wurden, nicht befeuchtet werden soll. Nach Anlegen eines elektrischen Feldes von etwa 20 V je Zentimeter wird die Elektrophorese unter Lichtschutz durchgeführt, bis sich der dem Kristallviolett entsprechende Fleck 6 cm von der Startlinie wegbewegt hat. Das Papier wird vor Licht geschützt im Luftstrom getrocknet und im ultravioletten Licht bei 254 nm ausgewertet. Die Prüfung darf nur ausgewertet werden, wenn das Cyanocobalamin höchstens 1,2 cm von der Startlinie weggewandert ist. Die Verschiebung aller Flecke wird unter der Annahme berechnet, daß die Flecke von Cyanocobalamin die tatsächliche Startlinie darstellen. Im Elektropherogramm der Untersuchungslösung darf kein Nebenfleck intensiver sein als der Hauptfleck im Elektropherogramm der Referenzlösung a. Weiter darf kein Fleck, der die 1,2- bis 1,6fache Distanz zur Basislinie aufweist wie der Hauptfleck im Elektropherogramm der Referenzlösung d, intensiver sein als der Hauptfleck im Elektropherogramm der Referenzlösung b. Beide Seiten des Papiers werden mit frisch hergestelltem Iodplatin-Reagenz *R* besprüht. Nach dem Besprühen müssen die Elektropherogramme den oben angeführten Anforderungen entsprechen.

Lösungsmittel: Die Prüfung erfolgt mit Hilfe der Gaschromatographie (V.6.20.3) unter Verwendung von Ethylmethylketon *R* und Dimethylformamid *R* als Interne Standards.

Interner-Standard-Lösung: 2,50 g Ethylmethylketon *R* und 3,75 g Dimethylformamid *R* werden in Wasser zu 1000 ml gelöst.

Untersuchungslösung a: 2,5 g Substanz werden in Wasser zu 10 ml gelöst.

Untersuchungslösung b: 2,5 g Substanz werden in Interner-Standard-Lösung zu 10 ml gelöst.

Referenzlösung: 4,5 g Pyridin *R* werden in Wasser zu 100 ml gelöst.

Die Chromatographie kann durchgeführt werden mit

- einer Säule von 1,5 m Länge und 5 mm innerem Durchmesser, gepackt mit Kieselgur zur Gaschromatographie *R*, imprägniert mit 10 Prozent *(m/m)* Macrogol 1000 *R*
- Stickstoff zur Chromatographie *R* als Trägergas
- einem Flammenionisationsdetektor.

Die Temperatur der Säule wird bei 120 °C, die des Probeneinlasses bei 230 °C gehalten. Geeignete Volumina der Untersuchungslösung a, der Untersuchungslösung b und der Referenzlösung werden eingespritzt. Die Chromatographie wird über den fünffachen Zeitraum, der für das Erscheinen des dem Dimethylformamid entsprechenden Peaks notwendig ist (etwa 9 min), durchgeführt.

Im Chromatogramm der Untersuchungslösung b muß

- die Höhe oder Fläche des dem Ethylmethylketon entsprechenden Peaks, falls erforderlich korrigiert um eventuell auftretende Verunreinigungen mit demselben t_R-Wert, größer sein als die Summe der Höhen oder Flächen aller Peaks mit einem kleineren t_R-Wert als der des Pyridins
- die Höhe oder Fläche des dem Dimethylformamid entsprechenden Peaks, falls erforderlich korrigiert um eventuell auftretende Verunreinigungen mit demselben t_R-Wert, größer sein als die Summe der Höhen oder Flächen aller Peaks mit einem größeren t_R-Wert als der des Pyridins.

Pyridin: 25,0 mg Substanz werden in 10 ml Wasser gelöst (Lösung a; dient zur Herstellung der Untersuchungslösung). Getrennt davon wird eine 0,005prozentige Lösung (*m*/V) von Pyridin *R* hergestellt. 2,5 ml dieser Lösung werden mit Wasser zu 10 ml verdünnt (Lösung b; dient zur Herstellung der Referenzlösung). Lösung a, Lösung b und 10 ml Wasser (dient zur Herstellung der Blindlösung) werden mit 2,5 ml einer 5prozentigen Lösung (*m*/V) von Natriummonohydrogenphosphat *R*, die 1 Prozent (V/V) Anilin *R* enthält und mit Phosphorsäure 85 % *R* auf einen *p*H-Wert von 6,0 eingestellt ist, versetzt. Jede Lösung wird mit 1,25 ml einer mit Kaliumcyanid-Lösung *R* entfärbten 0,5prozentigen Lösung (V/V) von Brom *R* versetzt, geschüttelt, 2 min lang stehengelassen und anschließend mit Wasser zu 25,0 ml verdünnt. Nach 25 min langem Stehenlassen wird die Absorption (V.6.19) der Untersuchungslösung und der Referenzlösung im Maximum bei 462 nm, unter Verwendung der Blindlösung als Kompensationsflüssigkeit, gemessen. Die Absorption der Untersuchungslösung darf nicht größer sein als die der Referenzlösung.

Wasser (V.3.5.6): Höchstens 0,5 Prozent für die α-Form und höchstens 3,0 Prozent für die δ-

Form, mit 0,250 g Substanz nach der Karl-Fischer-Methode bestimmt. Als Lösungsmittel wird eine Mischung von gleichen Volumteilen wasserfreiem Methanol *R* und wasserfreiem Pyridin *R* verwendet.

Gehaltsbestimmung

60,0 mg Substanz werden in Wasser zu 50,0 ml gelöst (Lösung a). 10,0 ml Lösung a werden in einem Schliffkolben mit 5 ml 1 N-Natriumhydroxid-Lösung versetzt und 20 min lang stehengelassen. Die Lösung wird mit 20 ml einer Lösung, die 35,0 Prozent (*m*/V) Natriumacetat *R* und 42,4 Prozent (V/V) Essigsäure 98 % *R* enthält, versetzt. Nach Zusatz von 5 ml 1 N-Salzsäure und 25,0 ml 0,02 N-Iod-Lösung wird der Kolben mit einem angefeuchteten Glasstopfen verschlossen und 3 h lang im Wasserbad bei 30 °C unter Lichtausschluß stehengelassen. Anschließend wird mit 0,02 N-Natriumthiosulfat-Lösung titriert, wobei gegen Ende der Titration 1 ml Stärke-Lösung *R* zugesetzt wird. Weitere 10,0 ml Lösung a werden mit 20 ml einer Lösung, die 35,0 Prozent (*m*/V) Natriumacetat *R* und 42,4 Prozent (V/V) Essigsäure 98 % *R* enthält, versetzt. Nach Zusatz von 25,0 ml 0,02 N-Iod-Lösung wird 3 h lang im Wasserbad bei 30 °C unter Lichtausschluß stehengelassen. Anschließend wird mit 0,02 N-Natriumthiosulfat-Lösung titriert, wobei gegen Ende der Titration 1 ml Stärke-Lösung *R* zugesetzt wird. Die Differenz zwischen den beiden Titrationen ergibt das dem Cephaloridin entsprechende Volumen an 0,02 N-Iod-Lösung. Gleichzeitig wird eine Titration unter Verwendung von Cephaloridin (δ-Form) *CRS* durchgeführt, um das genaue Äquivalent je Milliliter 0,02 N-Iod-Lösung zu bestimmen unter Berücksichtigung des für Cephaloridin (δ-Form) *CRS* angegebenen Gehaltes an $C_{19}H_{17}N_3O_4S_2$.

Cephaloridin zur parenteralen Anwendung muß folgenden zusätzlichen Anforderungen entsprechen:

Sterilität (V.2.1.1): Die Substanz muß der Prüfung auf „Sterilität" entsprechen.

Pyrogene (V.2.1.4): Jedem Kaninchen wird je Kilogramm Körpermasse 1 ml einer Lösung in Wasser für Injektionszwecke injiziert, die 50 mg Substanz je Milliliter enthält.

Lagerung

Dicht verschlossen, vor Licht und Wärme geschützt.

Beschriftung

Auf dem Behältnis muß angegeben sein, ob die α- oder δ-Form vorliegt. Wenn die Substanz zur parenteralen Anwendung bestimmt ist, muß dies angegeben sein.

Vorsichtig zu lagern!

Cetrimid

Cetrimidum

$$\left[H_3C-(CH_2)_n-N(CH_3)_3\right]^{\oplus}\ Br^{\ominus}$$

(n = 11, 13, 15)

Cetrimid besteht aus Trimethyl-tetradecylammonium-bromid, das in geringen Mengen Dodecyl- und Hexadecyl-trimethylammoniumbromid enthalten kann. Die Substanz enthält mindestens 96,0 und höchstens 101,0 Prozent Alkyl-trimethylammonium-bromide, berechnet als $C_{17}H_{38}BrN$ (M_r 336,4) und bezogen auf die getrocknete Substanz.

Eigenschaften

Weißes bis fast weißes, leichtes, frei fließendes Pulver, schwacher, charakteristischer Geruch; leicht löslich in Wasser, Ethanol und Chloroform, praktisch unlöslich in Ether.

Prüfung auf Identität

A. 0,25 g Substanz werden in Ethanol 96 % *R* zu 25,0 ml gelöst. Die Absorption (V.6.19) der Lösung, zwischen 260 und 280 nm gemessen, beträgt höchstens 0,05.

B. Etwa 5 mg Substanz werden in 5 ml Pufferlösung *p*H 8,0 *R* gelöst. In die Lösung wird ein Streifen Methylgrün-Papier *R* eingebracht. Nach 5 min ist die Lösung stärker blaugrün gefärbt als eine gleichzeitig unter gleichen Bedingungen ohne die Substanz hergestellte Referenzlösung.

C. Die Prüflösung (siehe „Prüfung auf Reinheit") bildet beim Schütteln einen kräftigen Schaum.

D. Die Substanz gibt die Identitätsreaktion a auf Bromid (V.3.1.1).

Prüfung auf Reinheit

Prüflösung: 2,0 g Substanz werden in kohlendioxidfreiem Wasser *R* zu 100 ml gelöst.

Aussehen der Lösung: Die Prüflösung muß klar (V.6.1) und farblos (V.6.2, Methode II) sein.

Sauer oder alkalisch reagierende Substanzen: 50 ml Prüflösung werden mit 0,1 ml Bromcresolpurpur-Lösung *R* versetzt. Bis zum Farbumschlag dürfen höchstens 0,1 ml 0,1 N-Salzsäure oder 0,1 N-Natriumhydroxid-Lösung verbraucht werden.

Amine, Aminsalze: 5,0 g Substanz werden in 30 ml einer Mischung von 1 Volumteil 1 N-Salzsäure und 99 Volumteilen Methanol *R* gelöst. Nach Zusatz von 100 ml Isopropylalkohol *R* wird durch die Lösung langsam Stickstoff *R* durchgeleitet. Die Lösung wird langsam mit 15,0 ml 0,1 N-Tetrabutylammoniumhydroxid-Lösung versetzt und die potentiometrische Titrationskurve (V.6.14) aufgezeichnet. Wenn die Kurve zwei Krümmungspunkte zeigt, darf das zwischen den beiden Punkten zugesetzte Volumen Maßlösung höchstens 2,0 ml betragen.

Trocknungsverlust (V.6.22): Höchstens 2,0 Prozent, mit 1,000 g Substanz durch 2 h langes Trocknen im Trockenschrank bei 100 bis 105 °C bestimmt.

Sulfatasche (V.3.2.14): Höchstens 0,5 Prozent, mit 1,0 g Substanz bestimmt.

Gehaltsbestimmung

2,00 g Substanz werden in Wasser zu 100,0 ml gelöst. 25,0 ml der Lösung werden in einem Scheidetrichter mit 25 ml Chloroform *R*, 10 ml 0,1 N-Natriumhydroxid-Lösung und 10,0 ml einer frisch hergestellten, 5,0prozentigen Lösung (*m*/V) von Kaliumiodid *R* versetzt und kräftig geschüttelt. Nach Trennung der Schichten wird die Chloroformschicht verworfen. Die wäßrige Schicht wird dreimal mit je 10 ml Chloroform *R* geschüttelt. Die Chloroformschichten werden verworfen. Die wäßrige Schicht wird mit 40 ml Salzsäure 36 % *R* versetzt und nach dem Abkühlen mit 0,05 M-Kaliumiodat-Lösung titriert, bis die dunkelbraune Färbung fast verschwunden ist. Nach Zusatz von 2 ml Chloroform *R* wird die Titration unter kräftigem Schütteln fortgesetzt, bis sich die Farbe der Chloroformschicht nicht mehr verändert. Mit einer Mischung von 10,0 ml einer frisch hergestellten 5,0prozentigen Lösung (*m*/V) von Kaliumiodid *R*, 20 ml Wasser und 40 ml Salzsäure 36 % *R* wird ein Blindversuch durchgeführt.

1 ml 0,05 M-Kaliumiodat-Lösung entspricht 33,64 mg $C_{17}H_{38}BrN$.

Cetylpalmitat

Cetylii palmitas

Cetylpalmitat ist ein Gemisch von Estern aus gesättigten Fettsäuren und gesättigten Alkoholen und besteht vornehmlich aus Hexadecylhexadecanoat ($C_{32}H_{64}O_2$).

Eigenschaften

Weiße, sich fettig anfühlende Schuppen oder Stücke ohne Geruch und Geschmack; praktisch unlöslich in Wasser und Ethanol von 20 °C, leicht löslich in Benzin und Chloroform, löslich in siedendem Ethanol.

Prüfung auf Reinheit

Prüflösung: 2,0 g Substanz werden in Chloroform *R* zu 10 ml gelöst.

Aussehen der Lösung: Die Prüflösung muß klar (V.6.1) und darf nicht stärker gefärbt sein als die Farbvergleichslösung G_6 (V.6.2, Methode II).

Alkalisch reagierende Substanzen: 10 ml Prüflösung dürfen sich nach Zusatz von 0,1 ml Bromthymolblau-Lösung *R* 1 nicht blau färben.

Brechungsindex (V.6.5): 1,431 bis 1,437, bei 75 °C bestimmt.

Tropfpunkt (V.6.11.4): 46 bis 49 °C.

Säurezahl (V.3.4.1): Höchstens 1,5; 10,00 g Substanz werden in 50 ml des vorgeschriebenen Lösungsmittelgemisches durch 5 min langes Erhitzen unter Rückflußkühlung auf dem Wasserbad gelöst.

Verseifungszahl (V.3.4.6): 114 bis 129, mit 2,00 g Substanz bestimmt. Abweichend von der allgemeinen Methode wird 2 h lang unter Rückflußkühlung erhitzt.

Unverseifbare Anteile (V.3.4.7): 44 bis 55 Prozent, mit 5,00 g Substanz bestimmt.

Paraffine: 0,250 g Substanz müssen sich in 20 ml siedendem Ethanol 96 % *R* klar und ohne Abscheidung geschmolzener Tröpfchen lösen (V.6.1).

Schwermetalle (V.3.2.8): 2,0 g Substanz müssen der Grenzprüfung D auf Schwermetalle entsprechen (20 ppm). Zur Herstellung der Referenzlösung werden 4,0 ml Blei-Lösung (10 ppm Pb) *R* verwendet.

Asche (V.3.2.16): Höchstens 0,05 Prozent, mit 2,000 g Substanz bestimmt.

Verdorbenheit: Die Substanz darf nicht ranzig riechen und die Peroxidzahl (V.3.4.5) darf nicht größer als 5 sein. Die Bestimmung wird durchgeführt mit 5,00 g Substanz, die abweichend von der allgemeinen Methode in 18 ml Chloroform *R* gelöst werden, gegebenenfalls unter leichtem Erwärmen. Die Lösung wird anschließend mit 12 ml Essigsäure 98 % *R* versetzt, wobei eine auftretende Ausfällung durch leichtes Erwärmen wieder in Lösung zu bringen ist.

Lagerung

Vor Licht geschützt.

Cetylpyridinium-chlorid

Cetylpyridinii chloridum

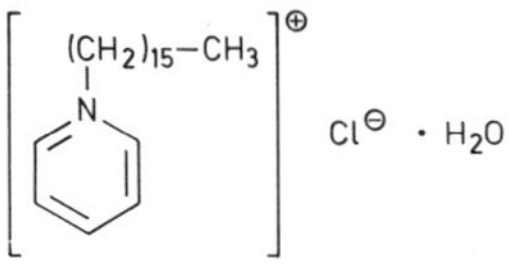

$C_{21}H_{38}ClN \cdot H_2O$ M_r 358,0

Cetylpyridiniumchlorid enthält mindestens 96,0 und höchstens 101,0 Prozent 1-Hexadecylpyridiniumchlorid, berechnet auf die wasserfreie Substanz.

Eigenschaften

Weißes Pulver, schwach seifig anzufühlen; löslich in Wasser, Chloroform und Ethanol, sehr schwer löslich in Ether. Eine wäßrige Lösung schäumt stark beim Schütteln.

Prüfung auf Identität

Die Prüfung B kann entfallen, wenn die Prüfungen A, C und D durchgeführt werden. Die Prüfungen A und C können entfallen, wenn die Prüfungen B und D durchgeführt werden.

A. 0,100 g Substanz werden in Wasser zu 100,0 ml gelöst. 5,0 ml der Lösung werden mit Wasser zu 100,0 ml verdünnt. Die Lösung, zwischen 240 und 300 nm gemessen, zeigt ein Absorptionsmaximum (V.6.19) bei 259 nm und zwei Schultern bei etwa 254 und etwa 265 nm. Die spezifische Absorption im Maximum liegt zwischen 126 und 134, berechnet auf die wasserfreie Substanz.

B. Das IR-Absorptionsspektrum (V.6.18) der Substanz zeigt im Vergleich mit dem von Cetylpyridiniumchlorid *CRS* Maxima bei denselben Wellenlängen mit den gleichen relativen Intensitäten. Die Prüfung erfolgt an der festen Substanz.

C. 5 ml Natriumhydroxid-Lösung 8,5 % *R* werden mit 0,1 ml Bromphenolblau-Lösung *R* 1 und 5 ml Chloroform *R* versetzt. Nach dem Umschütteln bleibt die Chloroformschicht farblos. Nach Zusatz von 0,1 ml Prüflösung (siehe „Prüfung auf Reinheit") und Umschütteln färbt sich die Chloroformschicht blau.

D. Die Prüflösung gibt die Identitätsreaktion a auf Chlorid (V.3.1.1).

Prüfung auf Reinheit

Prüflösung: 1,0 g Substanz wird in kohlendioxidfreiem Wasser *R* zu 100 ml gelöst.

Aussehen der Lösung: Die Prüflösung darf nicht stärker opaleszieren als die Referenzsuspension II (V.6.1) und muß farblos sein (V.6.2, Methode II).

Sauer reagierende Substanzen: 50 ml Prüflösung werden mit 0,1 ml Phenolphthalein-Lösung *R* versetzt. Bis zum Farbumschlag dürfen höchstens 2,5 ml 0,02 N-Natriumhydroxid-Lösung verbraucht werden.

Amine, Aminsalze: 5,0 g Substanz werden unter Erhitzen in 20 ml einer Mischung von 3 Volumteilen 1 N-Salzsäure und 97 Volumteilen Methanol *R* gelöst. Nach Zusatz von 100 ml Isopropylalkohol *R* wird langsam Stickstoff *R* durch die Lösung geleitet. Die Lösung wird nach und nach mit 12,0 ml 0,1 N-Tetrabutylammoniumhydroxid-Lösung versetzt und die potentiometrische Titrationskurve (V.6.14) aufgezeichnet. Zeigt die Kurve zwei Krümmungspunkte, darf das zwischen den beiden Punkten zugesetzte Volumen an Maßlösung höchstens 5,0 ml betragen. Zeigt die Kurve keinen Krümmungspunkt, entspricht die Substanz nicht der Prüfung. Zeigt die Kurve nur einen Krümmungspunkt, wird die Prüfung wiederholt, wobei die Lösung vor der Titration mit 3,0 ml einer 2,50prozentigen Lösung (*m*/V) von Dimethyltetradecylamin *R* in Isopropylalkohol *R* versetzt wird. Zeigt die Titrationskurve nach Zusatz von 12,0 ml Maßlösung nur einen Krümmungspunkt, entspricht die Substanz nicht der Prüfung.

Wasser (V.3.5.6): 4,5 bis 5,5 Prozent, mit 0,300 g Substanz nach der Karl-Fischer-Methode bestimmt.

Sulfatasche (V.3.2.14): Höchstens 0,2 Prozent, mit 1,0 g Substanz bestimmt.

Gehaltsbestimmung

2,00 g Substanz werden in Wasser zu 100,0 ml gelöst. 25,0 ml der Lösung werden in einem Scheidetrichter mit 25 ml Chloroform *R*, 10 ml 0,1 N-Natriumhydroxid-Lösung und 10,0 ml einer frisch hergestellten 5,0prozentigen Lösung (*m*/V) von Kaliumiodid *R* versetzt. Die Mischung wird kräftig geschüttelt, die Schichten getrennt und die Chloroformschicht verworfen. Die wäßrige Schicht wird 3mal mit je 10 ml Chloroform *R* ausgeschüttelt. Die Chloroformschichten werden verworfen. Die wäßrige Schicht wird mit 40 ml Salzsäure 36 % *R* versetzt, die Mischung abgekühlt und anschließend mit 0,05 M-Kaliumiodat-Lösung titriert, bis die dunkelbraune Farbe fast verschwunden ist. Nach Zusatz von 2 ml Chloroform *R* wird die Titration unter kräftigem Schütteln fortgesetzt, bis sich die Farbe der Chloroformschicht nicht mehr ändert. Mit einer Mischung von 10,0 ml einer frisch hergestellten 5,0prozentigen Lösung (*m*/V) von Kaliumiodid *R*, 20 ml Wasser und 40 ml Salzsäure 36 % *R* wird ein Blindversuch durchgeführt.

1 ml 0,05 M-Kaliumiodat-Lösung entspricht 34,0 mg $C_{21}H_{38}ClN$.

Cetylstearylalkohol

Alcohol cetylicus et stearylicus

Gemisch aus
1-Hexadecanol ($C_{16}H_{34}O$; M_r 242,4) und 1-Octadecanol ($C_{18}H_{38}O$; M_r 270,5).

Eigenschaften

Weiße bis schwach gelbliche, wachsartige Masse in Form von Tafeln, Schuppen oder Körnern; schwacher, aber charakteristischer Geruch; leicht löslich in Ether, löslich in Ethanol 90 % und Petroläther, praktisch unlöslich in Wasser, in geschmolzenem Zustand mischbar mit flüssigen Paraffinen, fetten Ölen und Wollwachs.

Prüfung auf Reinheit

Aussehen der Lösung: 0,50 g Substanz werden in 20 ml Ethanol 96 % *R* unter Erwärmen bis zur Siedehitze gelöst. Die Lösung muß klar sein (V.6.1) und darf nicht stärker gefärbt sein als die Farbvergleichslösung B_6 (V.6.2., Methode II).

Schmelztemperatur in der offenen Kapillare (V.6.11.2): 46 bis 52 °C.

Säurezahl (V.3.4.1): Höchstens 1,0; 10,00 g Substanz werden in 50 ml des vorgeschriebenen Lösungsmittelgemisches gelöst.

Hydroxylzahl (V.3.4.3, Methode A): 200 bis 220.

Iodzahl (V.3.4.4): Höchstens 2, mit 2,00 g Substanz bestimmt, in 25 ml Chloroform *R* gelöst.

Verseifungszahl (V.3.4.6): Höchstens 2, mit 5,00 g Substanz bestimmt.

Lagerung

Dicht verschlossen.

Emulgierender Cetylstearylalkohol

Alcohol cetylicus et stearylicus emulsificans

Emulgierender Cetylstearylalkohol enthält mindestens 88,0 Prozent Fettalkohole; mindestens 7,0 Prozent Natriumcetylstearylsulfat, berechnet auf eine mittlere relative Molekülmasse von 358,5.

Eigenschaften

Weiße bis schwach gelbliche, wachsartige Masse in Form von Tafeln, Schuppen oder Körnern; schwacher, aber charakteristischer Geruch und Geschmack.

Prüfung auf Identität

A. Bei kräftigem Schütteln von 50 mg Substanz mit 10 ml warmem Wasser entsteht ein Schaum, der etwa 30 min lang beständig ist.

B. Das Gemisch von 0,3 g Substanz mit 20 ml wasserfreiem Ethanol *R* wird unter Umschütteln im Wasserbad zum Sieden erhitzt und heiß filtriert. Nach dem Verdampfen des Ethanols wird der Rückstand in 7 ml Wasser aufgenommen. 1 ml dieser Lösung wird mit 0,1 ml einer 0,1prozentigen Lösung (*m*/V) von Methylenblau *R*, 2 ml Schwefelsäure 10 % *R* und 2 ml Chloroform *R* versetzt und geschüttelt. Die Chloroformschicht ist blau gefärbt.

Der Rest der wäßrigen Lösung des Rückstandes wird mit 3 ml Salzsäure 7 % *R* versetzt und das Gemisch auf etwa die Hälfte seines Volumens eingedampft. Nach dem Erkalten wird von der erstarrten Fettalkoholschicht abfiltriert. Das Filtrat gibt mit 1 ml Bariumchlorid-Lösung *R* 1 einen weißen, kristallinen, in Salzsäure 25 % *R* unlöslichen Niederschlag.

C. Die Substanz färbt die nichtleuchtende Flamme gelb.

Prüfung auf Reinheit

Sauer oder alkalisch reagierende Substanzen: Eine unter Erwärmen hergestellte Mischung von 0,5 g Substanz und 20 ml Ethanol 90 % *RN* muß nach Zusatz von 0,1 ml Phenolphthalein-Lösung *R* 1 farblos sein und sich nach Zusatz von 0,1 ml 0,1 N-Natriumhydroxid-Lösung rot färben.

Gehaltsbestimmung

Fettalkohol: 2,00 g Substanz werden mit 50 ml einer Mischung gleicher Teile Ether *R* und Petroläther *R* 1 gut geschüttelt. Nach Zusatz einer Mischung von 10 ml Wasser und 15 ml Ethanol 90 % *RN* wird weiter geschüttelt. Die Ether-Petroläther-Schicht wird abgetrennt und die wäßrig-ethanolische Lösung noch 2mal mit je 10 ml der Ether-Petroläther-Mischung ausgeschüttelt. Die vereinigten Ether-Petroläther-Auszüge werden mit 0,1 g pulverisiertem Tragant *RN* entwässert und durch einen Wattebausch unter Nachwaschen in einen Kolben filtriert. Nach dem Abdampfen des Lösungsmittels wird der Rückstand 1 h lang bei 100 bis 105 °C getrocknet und gewogen. Die Berechnung des Prozentgehaltes an Fettalkoholen erfolgt nach folgender Formel

$$\frac{m_2 \cdot 100}{m_1}$$

m_1 = Einwaage der Substanz in g
m_2 = Masse des Rückstandes in g

Natriumcetylstearylsulfat: 0,300 g Substanz werden in 25 ml Chloroform *R* dispergiert. Nach Zusatz von 50 ml Wasser und 10 ml Dimidiumbromid-Sulfanblau-Reagenz *R* wird unter kräftigem Schütteln mit 0,004 M-Benzethoniumchlorid-Lösung titriert, wobei nach jeder Zugabe die Trennung der Schichten abgewartet wird. Der Endpunkt der Titration ist erreicht, wenn die rosa gefärbte Chloroformschicht entfärbt und eine graublaue Färbung entstanden ist.

1 ml 0,004 M-Benzethoniumchlorid-Lösung entspricht 1,434 mg Natriumcetylstearylsulfat.

Lagerung

Dicht verschlossen.

Chinarinde

Cinchonae cortex

Chinarinde besteht aus der getrockneten Rinde von *Cinchona pubescens* Vahl (*Cinchona succi-*

rubra Pavon) oder von deren Varietäten sowie Hybriden. Sie enthält mindestens 6,5 Prozent Gesamtalkaloide, von denen mindestens 30 und höchstens 60 Prozent aus Alkaloiden vom Typ des Chinins bestehen.

Beschreibung

Die Droge hat einen schwachen, charakteristischen Geruch und einen intensiv bitteren, etwas zusammenziehenden Geschmack.

Die Stamm- und Zweigrinde bildet röhrenförmige oder gebogene, bis 30 cm lange, gelegentlich auch längere und etwa 2 bis 6 mm dicke Stücke. Die äußere Oberfläche ist matt, bräunlichgrau oder grau und oft mit Flechten besetzt, meistens rauh mit Querrissen und in Längsrichtung gefurcht oder runzelig und von Rissen durchzogen. Bei einigen Varietäten spaltet die Außenrinde ab. Die innere Oberfläche ist längsgestreift und dunkel rötlich braun. Der Bruch ist außen kurz und innen faserig. Die Wurzelrinde bildet 2 bis 7 cm lange, unregelmäßig rillige, gebogene oder gedrehte Fragmente. Die äußere Oberfläche ist etwas schuppig und die innere Oberfläche mehr oder weniger gestreift. Die Farbe beider Oberflächen entspricht derjenigen der Innenseite der entsprechenden Stammrinde. Der Bruch ist faserig.

Mikroskopische Merkmale: Im Querschnitt finden sich außen mehrere Lagen von verhältnismäßig dünnwandigen Korkzellen mit rötlichbraunem Inhalt; die schmale Außenrinde besteht aus tangential gestreckten, getüpfelten Zellen, die entweder braune Massen oder 6 bis 10 µm große Stärkekörner enthalten. Vereinzelt finden sich Kristallsandzellen. Am Übergang zur Innenrinde kommen tangential gestreckte, 100 bis 350 µm messende Sekretzellen vor. Die Innenrinde enthält enge Siebröhren mit quergestellten Siebplatten und ein Parenchym, das demjenigen der Außenrinde ähnlich ist. In ihm finden sich zahlreiche, einzeln oder in Reihen angeordnete große und charakteristische, 40 bis 70 µm, selten bis 90 µm breite, spindelförmige Fasern mit dicker, deutlich geschichteter Wand, die von trichterartigen Tüpfelkanälen durchbrochen wird. Die 2 bis 3 Zellen breiten Markstrahlen bestehen aus leicht radial gestreckten, dünnwandigen Zellen. Steinzellen sind sehr selten. Die Wurzelrinde weist keine Sekretzellen auf.

Pulverdroge: Das rötlichbraune Pulver besteht aus dünnwandigen Korkzellen mit rotbraunem Inhalt, aus den meist 40 bis 70 µm, selten bis 90 µm breiten und meist 600 bis 700 µm, selten bis 1300 µm langen, spindelförmigen, gelblichen Fasern mit gut sichtbaren Tüpfelkanälen, ferner aus wenigen 6 bis 10 µm großen Stärkekörnern und aus Zellen mit Calciumoxalatsand.

Prüfung auf Identität

A. In einem Reagenzglas werden 0,5 g pulverisierte Droge vorsichtig über offener Flamme erhitzt. An der Wand des Reagenzglases schlagen sich blutrote Tröpfchen nieder. Nach dem Erkalten werden diese in 10 ml Ethanol 70 % (V/V) gelöst. Die Lösung zeigt im ultravioletten Licht bei 365 nm eine blaue Fluoreszenz.

B. 0,1 g pulverisierte Droge werden 1 min lang mit einer Mischung von 2,5 ml einer 20prozentigen Lösung (*m*/V) von Schwefelsäure 96 % *R* und 2,5 ml Wasser geschüttelt und abfiltriert. Wird 1 ml Filtrat mit 0,2 ml Mayers Reagenz *R* versetzt, entsteht ein Niederschlag. Der Rest des Filtrates wird mit Wasser zu 10 ml verdünnt und im ultravioletten Licht bei 365 nm geprüft. Die Lösung zeigt eine blaue Fluoreszenz, die auf Zusatz von Salzsäure 36 % *R* verschwindet.

Prüfung auf Reinheit

Chromatographie: Die Prüfung erfolgt mit Hilfe der Dünnschichtchromatographie (V.6.20.2) unter Verwendung einer Schicht von Kieselgel G*R*.

Untersuchungslösung: 0,10 g pulverisierte Droge (180) werden in einem Reagenzglas mit 0,1 ml Ammoniak-Lösung 26 % *R* und 5 ml Chloroform *R* versetzt. Während 30 min wird einige Male kräftig geschüttelt und abfiltriert. Das Filtrat wird auf dem Wasserbad zur Trockne eingedampft und der Rückstand in 1 ml wasserfreiem Ethanol *R* aufgenommen.

Referenzlösung: 17,5 mg Chinin *R*, 0,5 mg Chinidin *R*, 10 mg Cinchonin *R* und 10 mg Cinchonidin *R* werden in 5 ml wasserfreiem Ethanol *R* gelöst.

Auf die Platte werden in einem Abstand von jeweils 2 cm 1µl und 2 µl jeder Lösung aufgetragen. Die Chromatographie erfolgt mit einer Mischung von 10 Volumteilen Diethylamin *R* und 90 Volumteilen Chloroform *R* über eine Laufstrecke von 15 cm. Die Platte wird bis zum Verschwinden des Geruches von Diethylamin bei 100 bis 105 °C erhitzt (etwa 10 min lang), die erkaltete Platte mit wasserfreier Ameisensäure *R* besprüht und im ultravioletten Licht bei 365 nm ausgewertet. Die dem Chinin und Chinidin entsprechenden Flecke zeigen eine intensive blaue Fluoreszenz. Nach Besprühen mit Iodplatin-Reagenz *R* zeigen die Chromatogramme der Referenzlösung 3 violette, später nach Grauviolett übergehende Flecke, die dem Chinin (Rf-Wert etwa 0,2 bis 0,3), dem Chinidin (Rf-Wert etwa 0,3 bis 0,4) und dem Cinchonin (Rf-Wert etwa 0,4 bis 0,5) entsprechen, sowie einen kräftig blau gefärbten, dem Cinchonidin entsprechenden Fleck, dessen Rf-Wert nur geringfügig kleiner als der des Chinidins ist. Die Chromatogramme der Untersuchungslösung müssen die dem Chinin, Chinidin, Cinchonin und Cinchonidin entsprechenden Flecke zeigen, die in bezug auf Lage, Farbe und Intensität vergleichbar mit den Flecken sein müssen, die im Chromatogramm mit dem gleichen Volumen Referenzlösung erhalten wurden.

Fremde Bestandteile (V.4.2): Höchstens 2 Prozent.

Sulfatasche (V.3.2.14): Höchstens 4,0 Prozent, mit 1,00 g pulverisierter Droge bestimmt.

Gehaltsbestimmung

In einem 200-ml-Rundkolben wird 1,000 g pulverisierte Droge (180) mit 5 ml einer 10prozentigen Lösung (*m*/V) von Natriumhydroxid *R* versetzt. Nach Zusatz von 100 g Benzol *R* wird der Kolben gewogen und 6 h lang im Wasserbad unter Rückfluß schwach erhitzt, wobei der Wasserspiegel oberhalb des Kolbeninhaltes sein soll. Nach dem Abkühlen wird, falls erforderlich, mit Benzol *R* auf die ursprüngliche Masse ergänzt. 50,0 g der Benzollösung werden in einem Scheidetrichter mindestens 6 mal mit je 15 ml 0,1 N-Salzsäure ausgeschüttelt. Mit Hilfe von Mayers Reagenz *R* wird geprüft, ob 2 ml der letzten Extraktionsflüssigkeit keine Alkaloide mehr enthalten. Die Säurefraktionen werden vereinigt und 2 bis 3 min lang zum Sieden erhitzt, um Spuren von Benzol zu entfernen. Nach dem Abkühlen wird mit 0,1 N-Salzsäure zu 1000,0 ml verdünnt. 2 Referenzlösungen werden hergestellt, wobei je 30,0 mg Chinin *R* und 30,0 mg Cinchonin *R* in 0,1 N-Salzsäure zu je 1000,0 ml gelöst werden. Die Absorptionen (V.6.19) der 3 Lösungen werden bei 316 und 348 nm gemessen.

Der Gehalt an Alkaloiden wird mit Hilfe folgender Gleichungen berechnet

$$x = \frac{[A_{316} \cdot A_{348(c)}] - [A_{316(c)} \cdot A_{348}]}{[A_{316(q)} \cdot A_{348(c)}] - [A_{316(c)} \cdot A_{348(q)}]}$$

$$y = \frac{[A_{316} \cdot A_{348(q)}] - [A_{316(q)} \cdot A_{348}]}{[A_{316(c)} \cdot A_{348(q)}] - [A_{316(q)} \cdot A_{348(c)}]}$$

wobei x und y die Alkaloidmengen in Milligramm vom Chinin-Typ (x) und vom Cinchonin-Typ (y) darstellen, bezogen auf 0,500 g Droge; A_{316} und A_{348} die Absorptionen der Untersuchungslösung bei 316 und 348 nm sind; $A_{316(q)}$, $A_{348(q)}$, $A_{316(c)}$ und $A_{348(c)}$ die Absorptionen je Milligramm in 1000 ml der beiden Referenzlösungen sind, gemessen bei den jeweiligen Wellenlängen.

Lagerung

Vor Licht geschützt.

Zusammengesetzte Chinatinktur

Cinchonae tinctura composita

Tinktur aus Chinarinde, Enzianwurzel, Pomeranzenschale und Zimtrinde. Die Tinktur hat einen Bitterwert von mindestens 300.

Herstellung

Zusammengesetzte Chinatinktur wird aus 10 Teilen pulverisierter Chinarinde (710), 4 Teilen pulverisierter Enzianwurzel (710), 4 Teilen frisch pulverisierter Pomeranzenschale (710), 2 Teilen frisch pulverisierter Zimtrinde (710) und 100 Teilen Ethanol 70 % (V/V) nach dem in der Monographie **Tinkturen** beschriebenen Verfahren der Perkolation hergestellt.

Eigenschaften

Rotbraune Flüssigkeit mit schwachem Geruch nach Zimtaldehyd und bitterem, würzigem Geschmack.

Prüfung auf Identität

Die Prüfung erfolgt mit Hilfe der Dünnschichtchromatographie (V.6.20.2) unter Verwendung einer Schicht von Kieselgel G *R*.

Untersuchungslösung: Die Tinktur wird direkt zur Chromatographie verwendet.

Referenzlösung: 1,0 mg Kaffeesäure *R,* je 2,5 mg Chlorogensäure *RN* und Rutosid *R* sowie 10 mg Chinin *R* werden in 10 ml wasserfreiem Ethanol *R* gelöst. Die Lösung ist jeweils frisch herzustellen.

Auf die Platte werden getrennt 10 μl jeder Lösung bandförmig (20 mm × 3 mm) aufgetragen. Die Chromatographie erfolgt mit einer Mischung von 10 Volumteilen Wasser, 10 Volumteilen wasserfreier Ameisensäure *R*, 30 Volumteilen Ethylmethylketon *R* und 50 Volumteilen Ethylacetat *R* über eine Laufstrecke von 15 cm. Nach Entfernen des Fließmittels durch Trocknen bei 80 bis 100 °C wird die noch warme Platte mit etwa 10 ml einer 1prozentigen Lösung (*m*/V) von Diphenylboryloxyethylamin *R* in Methanol *R* (für eine 200-mm × 200-mm-Platte) und anschließend mit etwa 10 ml einer 5prozentigen Lösung (V/V) von Macrogol 400 *R* in Methanol *R* besprüht. Die Auswertung erfolgt nach 30 min im ultravioletten Licht bei 365 nm. Im Chromatogramm der Referenzlösung sind im unteren Bereich das blau fluoreszierende Chinin und unmittelbar darüber das orange fluoreszierende Rutosid zu erkennen. Im mittleren Bereich liegen die hellblau fluoreszierende Chlorogensäure und wenig unterhalb der Fließmittelfront die türkis fluoreszierende Kaffeesäure. Das Chromatogramm der Untersuchungslösung zeigt die dem Chinin (Chinarinde) und Rutosid (Pomeranzenschale) entsprechenden Zonen. Unmittelbar oberhalb der Rutosid-Zone liegt die rot fluoreszierende Zone des Eriocitrins (Pomeranzenschale), die auch im Tageslicht als rot gefärbte Zone sichtbar ist. Auf der Höhe der Chlorogensäure- und der Kaffeesäure-Zone befinden sich im Chromatogramm der Untersuchungslösung intensiv hellblau fluoreszierende Zonen (Chinarinde). Zwischen diesen beiden Zonen sind eine Reihe weiterer grünblau und blau fluoreszierender Zonen (Chinarinde und Pomeranzenschale), sowie eine zitronengelb fluoreszierende Zone an der Fließmittelfront (Enzianwurzel) zu erkennen. Unterhalb der Chinin-Zone liegt im Chromatogramm der Untersuchungslösung eine blau fluoreszierende Zone, die dem Cinchonin beziehungsweise Cinchonidin entspricht (Chinarinde).

Prüfung auf Reinheit

Ethanolgehalt (V.5.3.1): 63,5 bis 68,0 Prozent (V/V).

Isopropylalkohol (V.3.3.N3).

Methanol (V.3.3.N2).

Trockenrückstand (V.6.22.N2): Mindestens 5,0 Prozent.

Gehaltsbestimmung

Bitterwert (V.4.4.N1): Mindestens 300.

Lagerung

Dicht verschlossen, vor Licht geschützt.

Chinidinsulfat

Chinidini sulfas

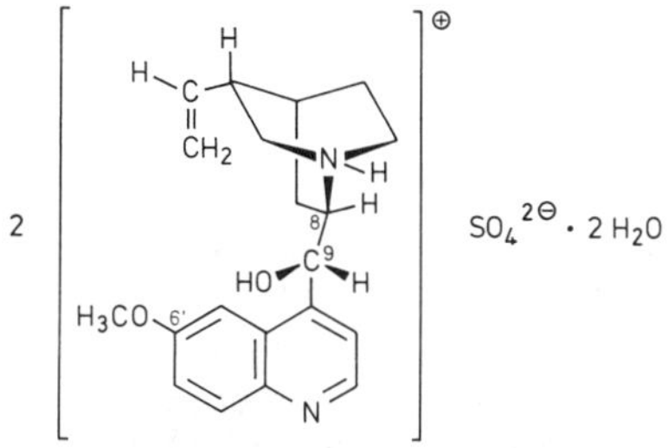

$C_{40}H_{50}N_4O_8S \cdot 2\,H_2O$ M_r 783

Chinidinsulfat enthält mindestens 99,0 und höchstens 101,0 Prozent Alkaloidmonosulfate, berechnet als (8*R*,9*S*)-6′-Methoxy-9-cinchonanol-sulfat und bezogen auf die getrocknete Substanz.

Eigenschaften

Weißes bis fast weißes, kristallines Pulver oder feine, seidenartige, farblose Nadeln, geruchlos; schwer löslich in Wasser, löslich in siedendem Wasser, Chloroform und Ethanol, praktisch unlöslich in Aceton und Ether.

Prüfung auf Identität

A. Das bei der Prüfung auf „Andere China-Alkaloide" (siehe „Prüfung auf Reinheit") erhaltene Chromatogramm der Untersuchungslösung muß einen Hauptfleck zeigen, der in bezug auf Lage, Farbe und Größe dem Hauptfleck im Chromatogramm der Referenzlösung a entspricht.

B. Wird eine Lösung von etwa 5 mg Substanz in 5 ml Wasser mit 0,2 ml Bromwasser *R* und 1 ml Ammoniak-Lösung 3,5 % *R* versetzt, entsteht eine smaragdgrüne Färbung.

C. Eine Lösung von 0,1 g Substanz in 3 ml Schwefelsäure 10 % *R* wird mit Wasser zu 100 ml verdünnt. Die entstandene intensive, blaue Fluoreszenz verschwindet fast vollständig nach Zusatz von 1 ml Salzsäure 36 % *R*.

D. Etwa 50 mg Substanz werden in 5 ml heißem Wasser gelöst. Nach dem Abkühlen wird die Lösung mit 1 ml Silbernitrat-Lösung *R* 1 versetzt und mit einem Glasstab umgerührt. Nach einigen Minuten entsteht ein weißer Niederschlag, der sich auf Zusatz von Salpetersäure 12,5 % *R* wieder löst.

E. Die Substanz gibt die Identitätsreaktion a auf Sulfat (V.3.1.1).

Prüfung auf Reinheit

Prüflösung: 0,500 g Substanz werden in 0,1 N-Salzsäure zu 25,0 ml gelöst.

Aussehen der Lösung: Die Prüflösung muß klar (V.6.1) und darf nicht stärker gefärbt sein als die Farbvergleichslösung GG_6 (V.6.2, Methode II).

***p*H-Wert** (V.6.3.1): 0,1 g Substanz werden in kohlendioxidfreiem Wasser *R* zu 10 ml gelöst. Der *p*H-Wert der Lösung muß zwischen 6,0 und 6,8 liegen.

Spezifische Drehung (V.6.6): +275 bis +290°, an der Prüflösung bestimmt und berechnet auf die getrocknete Substanz.

Andere China-Alkaloide: Die Prüfung erfolgt mit Hilfe der Dünnschichtchromatographie (V.6.20.2) unter Verwendung einer Schicht von Kieselgel G *R*.

Untersuchungslösung: 0,1 g Substanz werden in Methanol *R* zu 10 ml gelöst.

Referenzlösung a: 0,1 g Chinidinsulfat *CRS* werden in Methanol *R* zu 10 ml gelöst.

Referenzlösung b: 5 mg Chinin *R* werden in Methanol *R* zu 20 ml gelöst.

Referenzlösung c: 5 mg Cinchonin *R* werden in Methanol *R* zu 20 ml gelöst.

Referenzlösung d: 50 mg Chinidinsulfat *CRS* werden in 5 ml Referenzlösung c gelöst.

Auf die Platte werden getrennt 4 µl jeder Lösung aufgetragen. Die Chromatographie erfolgt mit einer Mischung von 10 Volumteilen Diethylamin *R*, 24 Volumteilen Ether *R* und 40 Volumteilen Toluol *R* über eine Laufstrecke von 15 cm. Die Platte wird in einem Luftstrom 15 min lang getrocknet und in der gleichen Laufrichtung erneut chromatographiert. Die Platte wird 30 min lang bei 105 °C erhitzt und nach dem Abkühlen mit Iodplatin-Reagenz *R* besprüht. Kein im Chromatogramm der Untersuchungslösung auftretender Nebenfleck darf stärker gefärbt sein als die in den Chromatogrammen der Referenzlösungen b und c erhaltenen Flecke. Ein im Chromatogramm der Untersuchungslösung auftretender Fleck, der dem im Chromatogramm der Referenzlösung a unmittelbar unter dem Hauptfleck auftretenden Fleck entspricht, ist nicht zu berücksichtigen. Die Prüfung darf nur ausgewertet werden, wenn das Chromatogramm der Referenzlösung d, deutlich voneinander getrennt, zwei Flecke zeigt.

Dihydrochinidinsulfat: Höchstens 15,0 Prozent. In einem 500-ml-Kolben mit Glasstopfen wird die Mischung von 0,200 g Substanz und 20 ml Wasser mit 0,5 g Kaliumbromid *R* und 15 ml Salzsäure 7 % *R* versetzt. Nach vollständiger Lösung und Zusatz von 0,1 ml Methylrot-Lösung *R* wird langsam mit 0,1 N-Kaliumbromat-Lösung bis zum Auftreten einer Gelbfärbung titriert. Nach Zusatz einer Lösung von 0,5 g Kaliumiodid *R* in 200 ml Wasser wird der Kolben sofort verschlossen und 5 min lang im Dunkeln stehengelassen. Die Lösung wird mit 0,1 N-Natriumthiosulfat-Lösung unter Zusatz von 5 ml Stärke-Lösung *R*, die gegen Ende der Titration zugesetzt werden, titriert. Ein Blindversuch wird durchgeführt. Das Volumen der 0,1 N-Kaliumbromat-Lösung für die Berechnung ergibt sich aus der Differenz der verbrauchten Milliliter 0,1 N-Kaliumbromat-Lösung und 0,1 N-Natriumthiosulfat-Lösung.

1 ml 0,1 N-Kaliumbromat-Lösung entspricht 18,67 mg $C_{40}H_{50}N_4O_8S$.

Der Gehalt an Dihydrochinidinsulfat errechnet sich aus der Differenz der Ergebnisse der Gehaltsbestimmung und dieser Prüfung, beide berechnet auf die getrocknete Substanz.

Trocknungsverlust (V.6.22): 3,0 bis 5,0 Prozent, mit 1,000 g Substanz durch Trocknen im Trockenschrank bei 130 °C bestimmt.

Sulfatasche (V.3.2.14): Höchstens 0,1 Prozent, mit 1,0 g Substanz bestimmt.

Gehaltsbestimmung

0,300 g Substanz werden in einer Mischung von 10 ml Chloroform *R* und 20 ml Acetanhydrid *R* gelöst. Die Bestimmung wird nach „Titration in wasserfreiem Medium“ (V.3.5.5) mit 0,1 N-Perchlorsäure durchgeführt. Der Endpunkt wird mit Hilfe der „Potentiometrie“ (V.6.14) bestimmt.

1 ml 0,1 N-Perchlorsäure entspricht 24,90 mg $C_{40}H_{50}N_4O_8S$.

Lagerung

Vor Licht geschützt.

Chininhydrochlorid

Chinini hydrochloridum

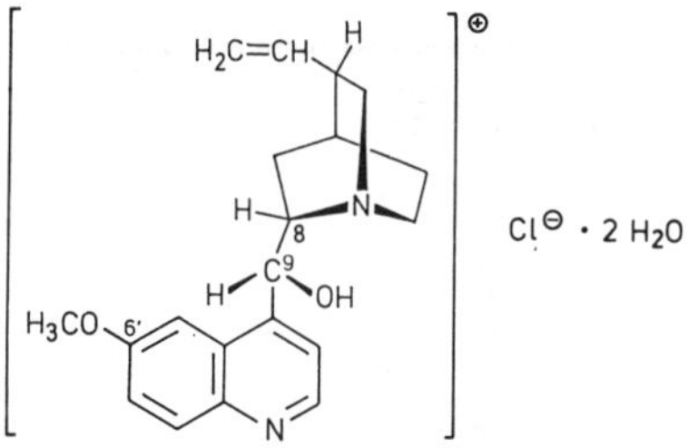

$C_{20}H_{25}ClN_2O_2 \cdot 2\,H_2O$ M_r 396,9

Chininhydrochlorid enthält mindestens 99,0 und höchstens 101,0 Prozent Alkaloidmonohydrochloride, berechnet als (8*S*,9*R*)-6′-Methoxy-9-cinchonanol-hydrochlorid und bezogen auf die getrocknete Substanz.

Eigenschaften

Feine, seidenartige, oft in Büscheln zusammengeballte, farblose Nadeln; löslich in Wasser, leicht löslich in Chloroform und Ethanol, sehr schwer löslich in Ether. Die Lösung in Chloroform kann sich durch Abscheiden von Wassertröpfchen trüben.

Prüfung auf Identität

A. Das bei der Prüfung auf „Andere China-Alkaloide“ (siehe „Prüfung auf Reinheit“) erhaltene Chromatogramm der Untersuchungslösung muß einen Hauptfleck zeigen, der in bezug auf Lage, Farbe und Größe dem Hauptfleck im Chromatogramm der Referenzlösung a entspricht.

B. Etwa 10 mg Substanz werden in Wasser zu 10 ml gelöst. Werden 5 ml der Lösung mit 0,2 ml Bromwasser *R* und 1 ml Ammoniak-Lösung 3,5 % *R* versetzt, entsteht eine smaragdgrüne Färbung.

C. Eine Lösung von 0,1 g Substanz in 3 ml Schwefelsäure 10 % *R* wird mit Wasser zu 100 ml verdünnt. Die entstandene intensive, blaue Fluoreszenz verschwindet fast vollständig nach Zusatz von 1 ml Salzsäure 36 % *R*.

D. Die Substanz gibt die Identitätsreaktionen auf Chlorid (V.3.1.1).

Prüfung auf Reinheit

Prüflösung: 1,0 g Substanz wird in destilliertem, kohlendioxidfreiem Wasser *R* zu 50 ml gelöst.

Aussehen der Lösung: Die Prüflösung muß klar (V.6.1) und darf nicht stärker gefärbt sein als die Farbvergleichslösung G_6 (V.6.2, Methode II).

***p*H-Wert** (V.6.3.1): 10 ml Prüflösung werden mit kohlendioxidfreiem Wasser *R* zu 20 ml verdünnt. Der *p*H-Wert der Lösung muß zwischen 6,0 und 6,8 liegen.

Spezifische Drehung (V.6.6): 0,500 g Substanz werden in 0,1 N-Salzsäure zu 25,0 ml gelöst. Die spezifische Drehung muß zwischen −245 und −258° liegen, berechnet auf die getrocknete Substanz.

Andere China-Alkaloide: Die Prüfung erfolgt mit Hilfe der Dünnschichtchromatographie (V.6.20.2) unter Verwendung einer Schicht von Kieselgel G *R*.

Untersuchungslösung: 0,1 g Substanz werden in Methanol *R* zu 10 ml gelöst.

Referenzlösung a: 0,1 g Chininsulfat *CRS* werden in Methanol *R* zu 10 ml gelöst.

Referenzlösung b: 5 mg Cinchonidin *R* werden in Methanol *R* zu 20 ml gelöst.

Referenzlösung c: 50 mg Chininsulfat *CRS* werden in 5 ml Referenzlösung b gelöst.

Auf die Platte werden getrennt 4 µl jeder Lösung aufgetragen. Die Chromatographie er-

folgt mit einer Mischung von 10 Volumteilen Diethylamin *R*, 24 Volumteilen Ether *R* und 40 Volumteilen Toluol *R* über eine Laufstrecke von 15 cm. Die Platte wird in einem Luftstrom 15 min lang getrocknet und in der gleichen Laufrichtung erneut chromatographiert. Die Platte wird 30 min lang bei 105 °C erhitzt und nach dem Abkühlen mit Iodplatin-Reagenz *R* besprüht. Kein im Chromatogramm der Untersuchungslösung auftretender Nebenfleck darf stärker gefärbt sein als der im Chromatogramm der Referenzlösung b erhaltene Fleck. Ein im Chromatogramm der Untersuchungslösung auftretender Fleck, der dem im Chromatogramm der Referenzlösung a unmittelbar unter dem Hauptfleck auftretenden Fleck entspricht, ist nicht zu berücksichtigen. Die Prüfung darf nur ausgewertet werden, wenn das Chromatogramm der Referenzlösung c deutlich voneinander getrennt zwei Flecke zeigt.

Dihydrochininhydrochlorid: Höchstens 10,0 Prozent. In einem 500-ml-Kolben mit Glasstopfen wird die Mischung von 0,200 g Substanz und 20 ml Wasser mit 0,5 g Kaliumbromid *R* und 15 ml Salzsäure 7 % *R* versetzt. Nach Zusatz von 0,1 ml Methylrot-Lösung *R* wird langsam mit 0,1 N-Kaliumbromat-Lösung bis zum Auftreten einer Gelbfärbung titriert. Nach Zusatz einer Lösung von 0,5 g Kaliumiodid *R* in 200 ml Wasser wird der Kolben sofort verschlossen und 5 min lang im Dunkeln stehengelassen. Die Lösung wird mit 0,1 N-Natriumthiosulfat-Lösung unter Zusatz von 5 ml Stärke-Lösung *R*, die gegen Ende der Titration zugesetzt werden, titriert. Ein Blindversuch wird durchgeführt. Das Volumen der 0,1 N-Kaliumbromat-Lösung für die Berechnung ergibt sich aus der Differenz der verbrauchten Milliliter 0,1 N-Kaliumbromat-Lösung und 0,1 N-Natriumthiosulfat-Lösung.

1 ml 0,1 N-Kaliumbromat-Lösung entspricht 18,04 mg $C_{20}H_{25}ClN_2O_2$.

Der Gehalt an Dihydrochininhydrochlorid errechnet sich aus der Differenz der Ergebnisse der Gehaltsbestimmung und dieser Prüfung, beide berechnet auf die getrocknete Substanz.

Sulfat (V.3.2.13): 15 ml Prüflösung müssen der Grenzprüfung auf Sulfat entsprechen (500 ppm).

Barium: 15 ml Prüflösung werden mit 1 ml Schwefelsäure 10 % *R* versetzt. Nach mindestens 15 min darf die Lösung nicht stärker opaleszierend sein als eine Mischung von 15 ml Prüflösung und 1 ml destilliertem Wasser.

Trocknungsverlust (V.6.22): 6,0 bis 10,0 Prozent, mit 1,000 g Substanz durch Trocknen im Trockenschrank bei 100 bis 105 °C bestimmt.

Sulfatasche (V.3.2.14): Höchstens 0,1 Prozent, mit 1,0 g Substanz bestimmt.

Gehaltsbestimmung

0,300 g Substanz werden in einer Mischung von 50 ml wasserfreier Essigsäure *R* und 20 ml Acetanhydrid *R* gelöst. Nach Zusatz von 5 ml Quecksilber(II)-acetat-Lösung *R* wird die Bestimmung nach ,,Titration in wasserfreiem Medium“ (V.3.5.5) mit 0,1 N-Perchlorsäure durchgeführt. Der Endpunkt wird mit Hilfe der ,,Potentiometrie“ (V.6.14) bestimmt.

1 ml 0,1 N-Perchlorsäure entspricht 18,04 mg $C_{20}H_{25}ClN_2O_2$.

Lagerung

Vor Licht geschützt.

Chininsulfat

Chinini sulfas

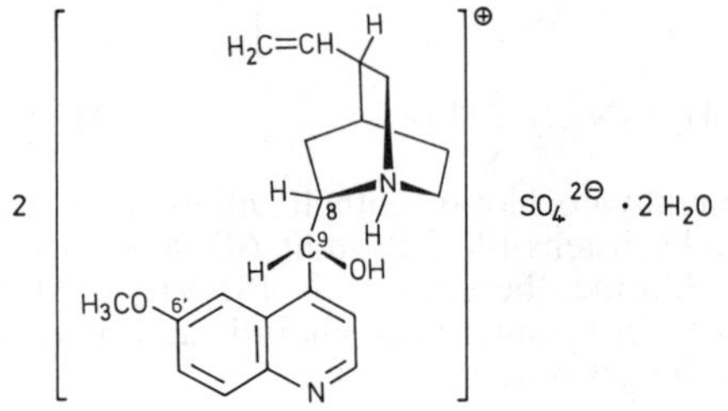

$C_{40}H_{50}N_4O_8S \cdot 2\,H_2O$ M_r 783

Chininsulfat enthält mindestens 99,0 und höchstens 101,0 Prozent Alkaloidmonosulfate, berechnet als (8*S*,9*R*)-6′-Methoxy-9-cinchonanol-sulfat und bezogen auf die getrocknete Substanz.

Eigenschaften

Weißes bis fast weißes, kristallines Pulver oder feine, farblose Nadeln, geruchlos; schwer löslich in Wasser, wenig löslich in siedendem Wasser und Ethanol, sehr schwer löslich in Chloroform, praktisch unlöslich in Ether.

Prüfung auf Identität

A. Das bei der Prüfung auf „Andere China-Alkaloide" (siehe „Prüfung auf Reinheit") erhaltene Chromatogramm der Untersuchungslösung muß einen Hauptfleck zeigen, der in bezug auf Lage, Farbe und Größe dem Hauptfleck im Chromatogramm der Referenzlösung a entspricht.

B. Wird eine Lösung von etwa 5 mg Substanz in 5 ml Wasser mit 0,2 ml Bromwasser *R* und 1 ml Ammoniak-Lösung 3,5 % *R* versetzt, entsteht eine smaragdgrüne Färbung.

C. Eine Lösung von 0,1 g Substanz in 3 ml Schwefelsäure 10 % *R* wird mit Wasser zu 100 ml verdünnt. Die entstandene intensive, blaue Fluoreszenz verschwindet fast vollständig nach Zusatz von 1 ml Salzsäure 36 % *R*.

D. Etwa 45 mg Substanz werden in 5 ml Salzsäure 7 % *R* gelöst. Die Lösung gibt die Identitätsreaktion a auf Sulfat (V.3.1.1).

Prüfung auf Reinheit

Prüflösung: 0,500 g Substanz werden in 0,1 N-Salzsäure zu 25,0 ml gelöst.

Aussehen der Lösung: Die Prüflösung muß klar (V.6.1) und darf nicht stärker gefärbt sein als die Farbvergleichslösung GG_6 (V.6.2, Methode II).

***p*H-Wert** (V.6.3.1): Der *p*H-Wert einer 1prozentigen wäßrigen Suspension (*m*/V) muß zwischen 5,7 und 6,6 liegen.

Spezifische Drehung (V.6.6): −237 bis −245°, an der Prüflösung bestimmt und auf die getrocknete Substanz berechnet.

Andere China-Alkaloide: Die Prüfung erfolgt mit Hilfe der Dünnschichtchromatographie (V.6.20.2) unter Verwendung einer Schicht von Kieselgel G *R*.

Untersuchungslösung: 0,1 g Substanz werden in Methanol *R* zu 10 ml gelöst.

Referenzlösung a: 0,1 g Chininsulfat *CRS* werden in Methanol *R* zu 10 ml gelöst.

Referenzlösung b: 5 mg Cinchonidin *R* werden in Methanol *R* zu 20 ml gelöst.

Referenzlösung c: 50 mg Chininsulfat *CRS* werden in 5 ml Referenzlösung b gelöst.

Auf die Platte werden getrennt 4 µl jeder Lösung aufgetragen. Die Chromatographie erfolgt mit einer Mischung von 10 Volumteilen Diethylamin *R*, 24 Volumteilen Ether *R* und 40 Volumteilen Toluol *R* über eine Laufstrecke von 15 cm. Die Platte wird in einem Luftstrom 15 min lang getrocknet und in der gleichen Laufrichtung erneut chromatographiert. Die Platte wird 30 min lang bei 105 °C erhitzt und nach dem Abkühlen mit Iodplatin-Reagenz *R* besprüht. Keine im Chromatogramm der Untersuchungslösung auftretenden Nebenflecke dürfen stärker gefärbt sein als der im Chromatogramm der Referenzlösung b erhaltene Fleck. Ein im Chromatogramm der Untersuchungslösung auftretender Fleck, der dem im Chromatogramm der Referenzlösung a unmittelbar unter dem Hauptfleck auftretenden Fleck entspricht, ist nicht zu berücksichtigen. Die Prüfung darf nur ausgewertet werden, wenn das Chromatogramm der Referenzlösung c, deutlich voneinander getrennt, zwei Flecke zeigt.

Dihydrochininsulfat: Höchstens 10,0 Prozent. In einem 500-ml-Kolben mit Glasstopfen wird die Mischung von 0,200 g Substanz und 20 ml Wasser mit 0,5 g Kaliumbromid *R* und 15 ml Salzsäure 7 % *R* versetzt. Nach vollständiger Lösung und Zusatz von 0,1 ml Methylrot-Lösung *R* wird langsam mit 0,1 N-Kaliumbromat-Lösung bis zum Auftreten einer Gelbfärbung titriert. Nach Zusatz einer Lösung von 0,5 g Kaliumiodid *R* in 200 ml Wasser wird der Kolben sofort verschlossen und 5 min lang im Dunkeln stehengelassen. Die Lösung wird mit 0,1 N-Natriumthiosulfat-Lösung unter Zusatz von 5 ml Stärke-Lösung *R*, die gegen Ende der Titration zugesetzt werden, titriert. Ein Blindversuch wird durchgeführt. Das Volumen der 0,1 N-Kaliumbromat-Lösung für die Berechnung ergibt sich aus der Differenz der verbrauchten Milliliter 0,1 N-Kaliumbromat-Lösung und 0,1 N-Natriumthiosulfat-Lösung.

1 ml 0,1 N-Kaliumbromat-Lösung entspricht 18,67 mg $C_{40}H_{50}N_4O_8S$.

Der Gehalt an Dihydrochininsulfat errechnet sich aus der Differenz der Ergebnisse der Gehaltsbestimmung und dieser Prüfung, beide berechnet auf die getrocknete Substanz.

Trocknungsverlust (V.6.22): 3,0 bis 5,0 Prozent, mit 1,000 g Substanz durch Trocknen im Trockenschrank bei 100 bis 105 °C bestimmt.

Sulfatasche (V.3.2.14): Höchstens 0,1 Prozent, mit 1,0 g Substanz bestimmt.

Gehaltsbestimmung

0,300 g Substanz werden in einer Mischung von 10 ml Chloroform *R* und 20 ml Acetanhydrid *R* gelöst. Die Bestimmung wird nach „Titration in wasserfreiem Medium" (V.3.5.5) mit 0,1 N-Perchlorsäure durchgeführt. Der Endpunkt wird mit Hilfe der „Potentiometrie" (V.6.14) bestimmt.

1 ml 0,1 N-Perchlorsäure entspricht 24,90 mg $C_{40}H_{50}N_4O_8S$.

Lagerung

Vor Licht geschützt.

Chloralhydrat

Chlorali hydras

$Cl_3C-CH(OH)_2$

$C_2H_3Cl_3O_2$ M_r 165,4

Chloralhydrat enthält mindestens 98,5 und höchstens 101,0 Prozent 2,2,2-Trichlor-1,1-ethandiol.

Eigenschaften

Farblose, durchsichtige Kristalle von durchdringendem Geruch; sehr leicht löslich in Wasser, leicht löslich in Chloroform, Ethanol und Ether.

Prüfung auf Identität

A. Werden 10 ml Prüflösung (siehe „Prüfung auf Reinheit") mit 2 ml Natriumhydroxid-Lösung 8,5 % *R* versetzt, trübt sich die Mischung und riecht beim Erwärmen nach Chloroform.

B. Wird 1 ml Prüflösung mit 2 ml Natriumsulfid-Lösung *R* versetzt, entwickelt sich eine Gelbfärbung, die schnell nach Rötlichbraun umschlägt. Beim Stehenlassen kann sich nach kurzer Zeit ein roter Niederschlag bilden.

Prüfung auf Reinheit

Prüflösung: 2,5 g Substanz werden in kohlendioxidfreiem Wasser *R* zu 25 ml gelöst.

Aussehen der Lösung: Die Prüflösung muß klar (V.6.1) und farblos (V.6.2, Methode II) sein.

***p*H-Wert** (V.6.3.1): Der *p*H-Wert der Prüflösung muß zwischen 3,5 und 5,5 liegen.

Chloral-alkoholat: 1,0 g Substanz wird mit 10 ml Natriumhydroxid-Lösung 8,5 % *R* erhitzt. Die überstehende Flüssigkeit wird filtriert und tropfenweise mit 0,1 N-Iod-Lösung bis zur Gelbfärbung versetzt. Nach 1 h langem Stehenlassen darf sich kein Niederschlag bilden.

Chlorid (V.3.2.4): 5 ml Prüflösung, mit Wasser zu 15 ml verdünnt, müssen der Grenzprüfung auf Chlorid entsprechen (100 ppm).

Schwermetalle (V.3.2.8): 7,5 ml Prüflösung, mit Wasser zu 15 ml verdünnt, müssen der Grenzprüfung A auf Schwermetalle entsprechen (20 ppm). Zur Herstellung der Referenzlösung wird die Blei-Lösung (1 ppm Pb) *R* verwendet.

Verdampfungsrückstand: Höchstens 0,1 Prozent. 2,00 g Substanz werden auf dem Wasserbad eingedampft. Der Rückstand darf höchstens 2 mg betragen.

Gehaltsbestimmung

4,00 g Substanz werden in 10 ml Wasser gelöst. Nach Zusatz von 40,0 ml 1 N-Natriumhydroxid-Lösung wird genau 2 min lang stehengelassen und mit 1 N-Schwefelsäure unter Zusatz von 0,1 ml Phenolphthalein-Lösung *R* titriert. Die neutralisierte Lösung wird unter Zusatz von 0,2 ml Kaliumchromat-Lösung *R* mit 0,1 N-Silbernitrat-Lösung titriert. Die Anzahl der bei der Titration verbrauchten Milliliter 1 N-Natriumhydroxid-Lösung wird errechnet, indem zu der Anzahl Milliliter 1 N-Schwefelsäure bei der ersten Titration $^2\!/_{15}$ des Volumens an verbrauchter 0,1 N-Silbernitrat-Lösung bei der zweiten Titration hinzugezählt und dieser Wert von der Anzahl der zugesetzten Milliliter 1 N-Natriumhydroxid-Lösung abgezogen wird.

1 ml 1 N-Natriumhydroxid-Lösung entspricht 0,1654 g $C_2H_3Cl_3O_2$.

Lagerung

Dicht verschlossen, vor Licht geschützt.

Vorsichtig zu lagern!

Chlorambucil

Chlorambucilum

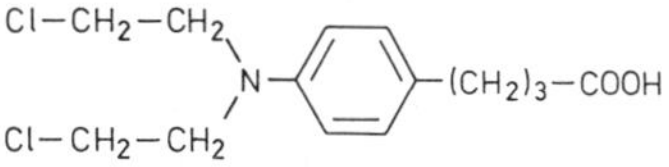

$C_{14}H_{19}Cl_2NO_2$ M_r 304,2

Chlorambucil enthält mindestens 98,5 und höchstens 101,0 Prozent 4-{4-[Bis(2-chlorethyl)amino]phenyl}buttersäure, berechnet auf die wasserfreie Substanz.

Eigenschaften

Weißes, kristallines Pulver; praktisch unlöslich in Wasser, leicht löslich in Aceton, Chloroform und Ethanol.

Prüfung auf Identität

Die Prüfung B kann entfallen, wenn die Prüfungen A, C und D durchgeführt werden. Die Prüfungen C und D können entfallen, wenn die Prüfungen A und B durchgeführt werden.

A. Schmelztemperatur (V.6.11.1): 64 bis 67 °C.

B. Das IR-Absorptionsspektrum (V.6.18) der Substanz zeigt im Vergleich mit dem von Chlorambucil *CRS* Maxima bei denselben Wellenlängen mit den gleichen relativen Intensitäten.

C. 0,4 g Substanz werden mit 10 ml Salzsäure 7 % *R* gemischt. Die Mischung wird 30 min lang unter gelegentlichem Umschütteln stehen gelassen. Danach wird filtriert und der Niederschlag zweimal mit je 10 ml Wasser gewaschen. Filtrat und Waschwasser werden vereinigt und 10 ml davon mit 0,5 ml Mayers Reagenz *R* versetzt. Ein blaßbrauner Niederschlag bildet sich. 10 weitere Milliliter der vereinigten Flüssigkeiten werden mit 0,2 ml Kaliumpermanganat-Lösung *R* versetzt. Die Mischung entfärbt sich sofort.

D. 50 mg Substanz werden in 5 ml Aceton *R* gelöst. Zu der mit Wasser zu 10 ml ergänzten Lösung werden 0,05 ml Salpetersäure 12,5 % *R* und 0,2 ml Silbernitrat-Lösung *R* 2 zugefügt, wobei sich nicht sofort eine Opaleszenz zeigt. Nach dem Erwärmen auf dem Wasserbad erscheint die Opaleszenz.

Prüfung auf Reinheit

Verwandte Substanzen: Die Prüfung erfolgt mit Hilfe der Dünnschichtchromatographie (V.6.20.2) unter Verwendung einer Schicht von Kieselgel GF_{254} *R*.

Alle Operationen sind so schnell wie möglich und unter Lichtschutz durchzuführen. Die Lösungen sind unmittelbar vor Gebrauch herzustellen.

Untersuchungslösung: 0,2 g Substanz werden in Aceton *R* zu 10 ml gelöst.

Referenzlösung a: 1 ml Untersuchungslösung wird mit Aceton *R* zu 50 ml verdünnt.

Referenzlösung b: 25 ml Referenzlösung a werden mit Aceton *R* zu 100 ml verdünnt.

Auf die Platte werden getrennt 5 µl jeder Lösung aufgetragen. Die Chromatographie erfolgt mit einer Mischung von 20 Volumteilen Heptan *R*, 20 Volumteilen Ethylmethylketon *R*, 25 Volumteilen Methanol *R* und 40 Volumteilen Toluol *R* über eine Laufstrecke von 10 cm. Das Chromatogramm wird im ultravioletten Licht bei 254 nm ausgewertet. Keine im Chromatogramm der Untersuchungslösung auftretenden Nebenflecke dürfen größer oder stärker gefärbt sein als der mit Referenzlösung a erhaltene Fleck, und höchstens ein Nebenfleck darf größer sein als der mit Referenzlösung b erhaltene Fleck.

Wasser (V.3.5.6): Höchstens 0,5 Prozent, mit 1,00 g Substanz nach der Karl-Fischer-Methode bestimmt.

Sulfatasche (V.3.2.14): Höchstens 0,1 Prozent, mit 1,0 g Substanz bestimmt.

Gehaltsbestimmung

0,200 g Substanz werden in 10 ml Aceton *R* gelöst. Nach Zusatz von 10 ml Wasser wird mit 0,1 N-Natriumhydroxid-Lösung in Gegenwart von 0,1 ml Phenolphthalein-Lösung *R* titriert.

1 ml 0,1 N-Natriumhydroxid-Lösung entspricht 30,42 mg $C_{14}H_{19}Cl_2NO_2$.

Lagerung

Vor Licht geschützt.

Vorsichtig zu lagern!

Chloramphenicol

Chloramphenicolum

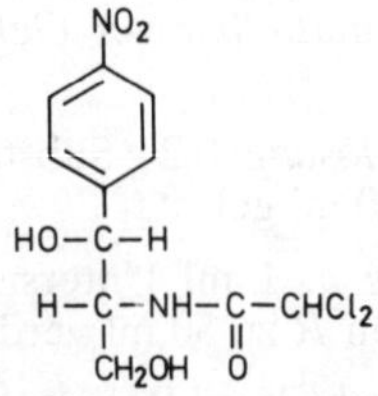

$C_{11}H_{12}Cl_2N_2O_5$ M_r 323,1

Chloramphenicol ist 2,2-Dichlor-*N*-[(α*R*,β*R*)-β-hydroxy-α-hydroxymethyl-4-nitrophenethyl]-acetamid und entsteht beim Wachstum bestimmter Stämme von *Streptomyces venezuelae* in einem geeigneten Nährmedium. Die Substanz wird vorwiegend durch Synthese hergestellt und enthält mindestens 98,0 und höchstens 102,0 Prozent $C_{11}H_{12}Cl_2N_2O_5$, berechnet auf die getrocknete Substanz.

Eigenschaften

Weißes bis grauweißes oder gelblichweißes, feines, kristallines Pulver oder feine, nadelförmige oder länglich flache Kristalle von stark bitterem Geschmack; schwer löslich in Wasser, leicht löslich in Ethanol und Propylenglycol, schwer löslich in Ether.

Die Lösung in Ethanol ist rechtsdrehend, die Lösung in Ethylacetat linksdrehend.

Prüfung auf Identität

Die Prüfung B kann entfallen, wenn die Prüfungen A, C, D und E durchgeführt werden. Die Prüfungen C, D und E können entfallen, wenn die Prüfungen A und B durchgeführt werden.

A. Schmelztemperatur (V.6.11.1): 149 bis 153 °C.

B. Das IR-Absorptionsspektrum (V.6.18) der Substanz zeigt im Vergleich mit dem von Chloramphenicol *CRS* Maxima bei denselben Wellenlängen mit den gleichen relativen Intensitäten.

C. Die Prüfung erfolgt mit Hilfe der Dünnschichtchromatographie wie unter Prüfung auf „Verwandte Substanzen" (siehe „Prüfung auf Reinheit") beschrieben. Der Hauptfleck im Chromatogramm, das mit 1 µl Untersuchungslösung erhalten wurde, entspricht in bezug auf Lage und Größe dem mit der Referenzlösung a erhaltenen Hauptfleck.

D. Etwa 10 mg Substanz werden in 1 ml Ethanol 50 % (V/V) gelöst, mit 3 ml einer 1prozentigen Lösung (*m*/V) von Calciumchlorid *R* sowie 50 mg Zinkstaub *R* versetzt und 10 min lang auf dem Wasserbad erhitzt. Die heiß filtrierte Lösung wird nach dem Erkalten mit 0,1 ml Benzoylchlorid *R* versetzt und 1 min lang geschüttelt. Nach Zusatz von 0,5 ml Eisen(III)-chlorid-Lösung *R* 1 und 2 ml Chloroform *R* wird geschüttelt. Die wäßrige Schicht färbt sich rotviolett bis purpurfarben.

E. 50 mg Substanz werden mit 0,5 g wasserfreiem Natriumcarbonat *R* in einem Porzellantiegel 10 min lang über offener Flamme erhitzt. Nach dem Erkalten wird der Rückstand mit 5 ml Salpetersäure 12,5 % *R* aufgenommen und abfiltriert. Die Mischung von 1 ml des Filtrates mit 1 ml Wasser gibt die Identitätsreaktion a auf Chlorid (V.3.1.1).

Prüfung auf Reinheit

Sauer oder alkalisch reagierende Substanzen: 0,1 g Substanz werden mit 20 ml kohlendioxidfreiem Wasser *R* geschüttelt und mit 0,1 ml Bromthymolblau-Lösung *R* 1 versetzt. Bis zum Farbumschlag dürfen höchstens 0,1 ml 0,02 N-Salzsäure oder 0,02 N-Natriumhydroxid-Lösung verbraucht werden.

Spezifische Drehung (V.6.6): 1,50 g Substanz werden in wasserfreiem Ethanol *R* zu 25,0 ml gelöst. Die spezifische Drehung muß zwischen +18,5 und +20,5° liegen.

Verwandte Substanzen: Die Prüfung erfolgt mit Hilfe der Dünnschichtchromatographie (V.6.20.2) unter Verwendung einer Schicht von Kieselgel GF_{254} *R*.

Untersuchungslösung: 0,1 g Substanz werden in Aceton *R* zu 10 ml gelöst.

Referenzlösung a: 0,1 g Chloramphenicol *CRS* werden in Aceton *R* zu 10 ml gelöst.

Referenzlösung b: 0,5 ml Referenzlösung a werden mit Aceton *R* zu 100 ml verdünnt.

Auf die Platte werden getrennt 1 µl und 20 µl der Untersuchungslösung sowie 1 µl der Referenzlösung a und 20 µl Referenzlösung b aufgetragen. Die Chromatographie erfolgt mit einer Mischung von 1 Volumteil Wasser, 10 Volumteilen Methanol *R* und 90 Volumteilen Chloroform *R* über eine Laufstrecke von 15 cm. Die Platte wird an der Luft getrocknet. Die Auswertung erfolgt im ultravioletten Licht bei 254 nm. Im Chromatogramm, das mit 20 µl Untersuchungslösung erhalten wurde, dürfen Nebenflecke nicht größer sein als der entsprechende Fleck der Referenzlösung b.

Chlorid: 0,25 g Substanz werden mit 50 ml Wasser geschüttelt und abfiltriert. 20 ml des Filtrats werden mit 1 ml Salpetersäure 12,5 % *R* und 0,3 ml Silbernitrat-Lösung *R* 1 versetzt. Eine Opaleszenz der Lösung darf nicht stärker sein als die einer Mischung von 20 ml Filtrat, 1 ml Salpetersäure 12,5 % *R* und 0,3 ml Wasser.

Trocknungsverlust (V.6.22): Höchstens 0,5 Prozent, mit 1,000 g Substanz durch Trocknen im Trockenschrank bei 100 bis 105 °C bestimmt.

Sulfatasche (V.3.2.14): Höchstens 0,1 Prozent, mit 2,0 g Substanz bestimmt.

Gehaltsbestimmung

0,100 g Substanz werden in Wasser zu 500,0 ml gelöst. 10,0 ml dieser Lösung werden mit Wasser zu 100,0 ml verdünnt. Die Absorption (V.6.19) wird im Maximum bei 278 nm gemessen. Der Gehalt an $C_{11}H_{12}Cl_2N_2O_5$ wird mit Hilfe der spezifischen Absorption $A_{1cm}^{1\%}$ = 297 berechnet.

Chloramphenicol zur parenteralen Anwendung muß den folgenden zusätzlichen Anforderungen entsprechen:

Sterilität (V.2.1.1): Die Substanz muß der „Prüfung auf Sterilität" entsprechen.

Pyrogene (V.2.1.4): Je Kilogramm Körpermasse eines Kaninchens werden 2,5 ml einer Lösung injiziert, die 2 mg Substanz je Milliliter enthält.

Anomale Toxizität (V.2.1.5): Je Maus werden 0,5 ml einer Lösung injiziert, die 2 mg Substanz je Milliliter enthält.

Lagerung

Vor Licht geschützt.

Beschriftung

Wenn die Substanz zur parenteralen Anwendung bestimmt ist, muß dies angegeben sein.

Vorsichtig zu lagern!

Chloramphenicolpalmitat

Chloramphenicoli palmitas

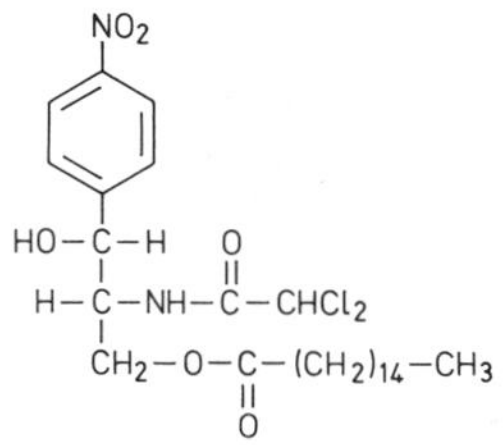

$C_{27}H_{42}Cl_2N_2O_6$ M_r 561,6

Chloramphenicolpalmitat enthält mindestens 98,0 und höchstens 102,0 Prozent [(2 *R*, 3 *R*)-2-(2,2-Dichloracetamido)-3-hydroxy-3-(4-nitrophenyl)propyl]palmitat, berechnet auf die getrocknete Substanz.

Eigenschaften

Weißes bis fast weißes, feines, fettiges Pulver; praktisch unlöslich in Wasser, leicht löslich in Aceton und Chloroform, löslich in Ether, wenig löslich in Ethanol, sehr schwer löslich in Hexan.

Die Substanz schmilzt bei 87 bis 95 °C.

Die Substanz zeigt Polymorphismus. Die thermodynamisch stabile Form besitzt nur geringe Bioverfügbarkeit nach oraler Verabreichung.

Prüfung auf Identität

A. Die Prüfung erfolgt mit Hilfe der Dünnschichtchromatographie (V.6.20.2) unter Verwendung einer Schicht von silanisiertem Kieselgel H *R*.

Untersuchungslösung: 50 mg Substanz werden in einer Mischung von 1 ml 1 N-Natriumhydroxid-Lösung und 5 ml Aceton *R* gelöst. Die Lösung wird 30 min lang stehengelassen und anschließend mit 1,1 ml 1 N-Salzsäure und 3 ml Aceton *R* versetzt.

Referenzlösung a: 10 mg Chloramphenicol *CRS* werden in Aceton *R* zu 5 ml gelöst.

Referenzlösung b: 10 mg Palmitinsäure *R* werden in Aceton *R* zu 5 ml gelöst.

Referenzlösung c: 10 mg Substanz werden in Aceton *R* zu 5 ml gelöst.

Auf die Platte werden getrennt 4 µl jeder Lösung aufgetragen. Die Chromatographie erfolgt mit einer Mischung von 30 Volumteilen einer 10prozentigen Lösung (*m*/V) von Ammoniumacetat *R* und 70 Volumteilen Ethanol 96 % *R* über eine Laufstrecke von 15 cm. Die Platte wird an der Luft getrocknet und mit einer Lösung, die 0,02 Prozent (*m*/V) Dichlorfluorescein *R* und 0,01 Prozent (*m*/V) Rhodamin B *R* in Ethanol 96 % *R* enthält, besprüht. Die Platte wird an der Luft getrocknet und im ultravioletten Licht bei 254 nm ausgewertet. Das Chromatogramm der Untersuchungslösung zeigt 3 Flecke, die in bezug auf ihre Lage den Hauptflecken in den Chromatogrammen der Referenzlösungen a, b und c entsprechen.

B. 0,2 g Substanz werden in 2 ml Pyridin *R* gelöst. Wird nach Zusatz von 2 ml einer 10prozentigen Lösung (*m*/V) von Kaliumhydroxid *R* im Wasserbad erhitzt, entsteht eine rote Färbung.

C. 10 mg Substanz werden in 5 ml Ethanol 96 % *R* gelöst. Nach Zusatz von 4,5 ml Schwefelsäure 10 % *R* und 50 mg Zinkstaub *R* wird 10 min lang stehengelassen. Falls erforderlich, wird die überstehende Flüssigkeit anschließend dekantiert oder filtriert. Die Lösung wird in einer Eis-Wasser-Mischung gekühlt, mit 0,5 ml Natriumnitrit-Lösung *R* versetzt und anschließend 2 min lang stehengelassen. Nach Zusatz von 1 g Harnstoff *R*, 2 ml Natriumhydroxid-Lösung 40 % *R* und 1 ml 2-Naphthol-Lösung *R* entsteht eine rote Färbung.

Prüfung auf Reinheit

Sauer reagierende Substanzen: 1,0 g Substanz wird unter Erwärmen auf 35 °C in 5 ml einer Mischung von gleichen Volumteilen Ethanol 96 % *R* und Ether *R* gelöst und die Lösung mit 0,2 ml Phenolphthalein-Lösung *R* versetzt. Bis zur 30 s lang bestehenbleibenden Rosafärbung dürfen höchstens 0,4 ml 0,1 N-Natriumhydroxid-Lösung verbraucht werden.

Spezifische Drehung (V.6.6): 1,25 g Substanz werden in wasserfreiem Ethanol *R* zu 25,0 ml gelöst. Die spezifische Drehung muß zwischen +22,5 und +25,5° liegen.

Freies Chloramphenicol: Höchstens 450 ppm. 1,0 g Substanz wird unter leichtem Erwärmen in 80 ml Xylol *R* gelöst. Nach dem Abkühlen wird die Lösung dreimal mit je 15 ml Wasser ausgeschüttelt. Die vereinigten wäßrigen Phasen werden mit Wasser zu 50 ml verdünnt und mit 10 ml Tetrachlorkohlenstoff *R* geschüttelt. Die Tetrachlorkohlenstoffphase wird abgetrennt und verworfen. Ein Teil der wäßrigen Phase wird zentrifugiert. Anschließend wird die Absorption (*A*) (V.6.19) im Maximum bei 278 nm gemessen, wobei als Kompensationsflüssigkeit eine Blindlösung mit einer Absorption von höchstens 0,05 verwendet wird.

Der Gehalt an freiem Chloramphenicol errechnet sich nach der Formel

$$\frac{A \cdot 10^4}{5{,}96}$$

Verwandte Substanzen: Die Prüfung erfolgt mit Hilfe der Dünnschichtchromatographie (V.6.20.2) unter Verwendung einer Schicht von Kieselgel GF_{254} *R*.

Untersuchungslösung: 0,1 g Substanz werden in Aceton *R* zu 10 ml gelöst.

Referenzlösung a: 20 mg isomeres Chloramphenicolpalmitat *CRS* werden in Aceton *R* zu 10 ml gelöst. 1 ml der Lösung wird mit Aceton *R* zu 10 ml verdünnt.

Referenzlösung b: 20 mg Chloramphenicoldipalmitat *CRS* werden in Aceton *R* zu 10 ml gelöst. 1 ml der Lösung wird mit Aceton *R* zu 10 ml verdünnt.

Referenzlösung c: 5 mg Chloramphenicol *CRS* werden in Aceton *R* zu 10 ml gelöst. 1,0 ml der Lösung wird mit Aceton *R* zu 10 ml verdünnt.

Auf die Platte werden getrennt 10 µl jeder Lösung aufgetragen. Die Chromatographie erfolgt mit einer Mischung von 10 Volumteilen Methanol *R*, 40 Volumteilen Chloroform *R* und 50 Volumteilen Cyclohexan *R* über eine Laufstrecke von 15 cm. Die Platte wird an der Luft getrocknet und im ultravioletten Licht bei

254 nm ausgewertet. Im Chromatogramm der Untersuchungslösung dürfen dem isomeren Chloramphenicolpalmitat und dem Chloramphenicoldipalmitat entsprechende Flecke nicht intensiver sein als die entsprechenden Flecke in den Chromatogrammen der Referenzlösungen a und b und kein Fleck mit Ausnahme des Hauptfleckes und der dem isomeren Chloramphenicolpalmitat und dem Chloramphenicoldipalmitat entsprechenden Flecke darf intensiver sein als der Fleck im Chromatogramm der Referenzlösung c.

Trocknungsverlust (V.6.22): Höchstens 0,5 Prozent, mit 1,000 g Substanz durch 3 h langes Trocknen über Phosphor(V)-oxid *R* bei 80 °C unterhalb 0,1 kPa bestimmt.

Sulfatasche (V.3.2.14): Höchstens 0,1 Prozent, mit 1,0 g Substanz bestimmt.

Gehaltsbestimmung

90,0 mg Substanz werden in Ethanol 96 % *R* zu 100,0 ml gelöst. 10,0 ml der Lösung werden mit Ethanol 96 % *R* zu 250,0 ml verdünnt. Die Absorption (V.6.19) der Lösung wird im Maximum bei 271 nm gemessen. Der Gehalt an $C_{27}H_{42}Cl_2N_2O_6$ wird mit Hilfe der spezifischen Absorption $A_{1cm}^{1\%}$ = 178 berechnet.

Lagerung

Vor Licht geschützt.

Chlordiazepoxid-hydrochlorid

Chlordiazepoxidi hydrochloridum

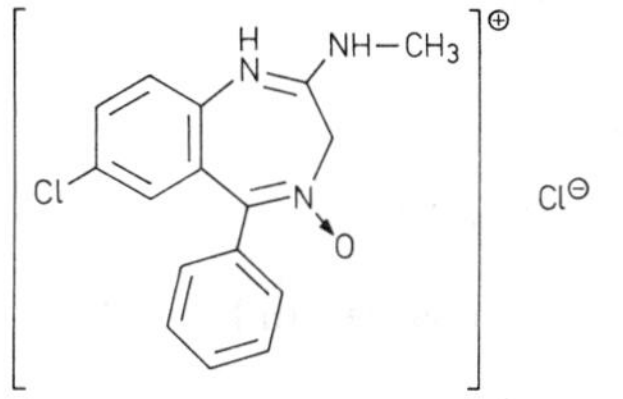

$C_{16}H_{15}Cl_2N_3O$ M_r 336,2

Chlordiazepoxidhydrochlorid enthält mindestens 99,0 und höchstens 101,0 Prozent 7-Chlor-2-methylamino-5-phenyl-3*H*-1,4-benzodiazepin-4-oxid-hydrochlorid, berechnet auf die getrocknete Substanz.

Eigenschaften

Weißes bis schwach gelbliches, kristallines Pulver; löslich in Wasser, wenig löslich in Ethanol, praktisch unlöslich in Chloroform und Ether.

Die Substanz schmilzt bei etwa 216 °C unter Zersetzung.

Prüfung auf Identität

Die Prüfung B kann entfallen, wenn die Prüfungen A, C, D und E durchgeführt werden. Die Prüfungen A, C und D können entfallen, wenn die Prüfungen B und E durchgeführt werden.

A. *Die Lösungen werden unter Ausschluß direkter Lichteinwirkung und unmittelbar vor Gebrauch hergestellt.*

10,0 mg Substanz werden in 0,1 N-Salzsäure zu 200,0 ml gelöst. 10,0 ml der Lösung werden mit 0,1 N-Salzsäure zu 100,0 ml verdünnt. Die Lösung, zwischen 230 und 320 nm gemessen, zeigt Absorptionsmaxima (V.6.19) bei 246 und 309 nm. Die spezifische Absorption im Maximum bei 246 nm liegt zwischen 996 und 1058, die im Maximum bei 309 nm zwischen 280 und 298.

B. Das IR-Absorptionsspektrum (V.6.18) der Substanz zeigt im Vergleich mit dem von Chlordiazepoxidhydrochlorid *CRS* Maxima bei denselben Wellenlängen mit den gleichen relativen Intensitäten. Die Prüfung erfolgt mit Hilfe von Preßlingen.

C. Die unter „Verwandte Substanzen“ (siehe „Prüfung auf Reinheit“) erhaltenen Chromatogramme werden im ultravioletten Licht bei 254 nm ausgewertet. Der Hauptfleck im Chromatogramm der Untersuchungslösung b entspricht in bezug auf Lage und Größe dem Hauptfleck im Chromatogramm der Referenzlösung b.

D. Etwa 20 mg Substanz werden in einer Mischung von 5 ml Salzsäure 36 % *R* und 10 ml Wasser gelöst. Nach 5 min langem Kochen wird abgekühlt, die Lösung mit 2 ml einer 0,1prozentigen Lösung (*m*/V) von Natriumnitrit *R* versetzt und 1 min lang stehengelassen. Nach Zusatz von 1 ml einer 0,5prozentigen Lösung (*m*/V) von Sulfaminsäure *R* wird gemischt und 1 min lang stehengelassen. Wird die Lösung mit 1 ml einer 0,1prozentigen Lösung (*m*/V) von Naphthylethylendiamindihydrochlorid *R* versetzt, entsteht eine violettrote Färbung.

E. 50 mg Substanz werden in 5 ml Wasser gelöst. Nach Zusatz von 1 ml Ammoniak-Lösung 10 % *R* wird gemischt, 5 min lang stehengelassen und anschließend filtriert. Das mit Salpetersäure 12,5 % *R* angesäuerte Filtrat gibt die Identitätsreaktion a auf Chlorid (V.3.1.1).

Prüfung auf Reinheit

Prüflösung: 2,5 g Substanz werden in kohlendioxidfreiem Wasser *R* zu 25 ml gelöst.

Aussehen der Lösung: Die Prüflösung muß klar (V.6.1) und darf nicht stärker gefärbt sein als die Farbvergleichslösung GG_6 (V.6.2, Methode II).

Verwandte Substanzen: *Die Prüfung wird unter Ausschluß direkter Lichteinwirkung durchgeführt. Die Lösungen werden unmittelbar vor Gebrauch hergestellt.*

Die Prüfung erfolgt mit Hilfe der Dünnschichtchromatographie (V.6.20.2) unter Verwendung einer Schicht von Kieselgel GF_{254} *R*.

Untersuchungslösung a: 0,10 g Substanz werden in einer Mischung von 3 Volumteilen Ammoniak-Lösung 10 % *R* und 97 Volumteilen Methanol *R* zu 5 ml gelöst.

Untersuchungslösung b: 1,0 ml Untersuchungslösung a wird mit Methanol *R* zu 10 ml verdünnt.

Referenzlösung a: 10 mg Aminochlorbenzophenon *R* werden in Methanol *R* zu 100 ml gelöst.

Referenzlösung b: 20 mg Chlordiazepoxidhydrochlorid *CRS* werden in einer Mischung von 3 Volumteilen Ammoniak-Lösung 10 % *R* und 97 Volumteilen Methanol *R* zu 10 ml gelöst.

Referenzlösung c: 0,5 ml Untersuchungslösung a werden mit Methanol *R* zu 100 ml verdünnt.

Auf den ersten Startpunkt werden 5 µl Referenzlösung a, auf den zweiten fünfmal je 5 µl Untersuchungslösung a aufgetragen, wobei das Lösungsmittel zwischen jedem Auftragen abdampfen gelassen wird. Auf einen dritten Startpunkt werden 5 µl Referenzlösung c, auf einen vierten 5 µl Untersuchungslösung b und auf einen fünften 5 µl Referenzlösung b aufgetragen. Die Chromatographie erfolgt mit einer Mischung von 1 Volumteil Ammoniak-Lösung 26 % *R*, 14 Volumteilen Methanol *R* und 85 Volumteilen Chloroform *R* über eine Laufstrecke von 15 cm. Die Platte wird an der Luft getrocknet und im ultravioletten Licht bei 254 nm ausgewertet. Kein Nebenfleck im Chromatogramm der Untersuchungslösung a darf größer oder intensiver sein als der Fleck im Chromatogramm der Referenzlösung c. Die Platte wird mit etwa 10 ml einer frisch hergestellten, 1prozentigen Lösung (*m*/V) von Natriumnitrit *R* in 1 N-Salzsäure besprüht, im Kaltluftstrom getrocknet und anschließend mit einer 0,4prozentigen Lösung (*m*/V) von Naphthylethylendiamindihydrochlorid *R* in Ethanol 96 % *R* besprüht. Im Chromatogramm der Untersuchungslösung a darf kein dem Aminochlorbenzophenon entsprechender, violett gefärbter Fleck größer oder stärker gefärbt sein als der Fleck im Chromatogramm der Referenzlösung a.

Schwermetalle (V.3.2.8): 1,0 g Substanz muß der Grenzprüfung C auf Schwermetalle entsprechen (20 ppm). Zur Herstellung der Referenzlösung werden 2 ml Blei-Lösung (10 ppm Pb) *R* verwendet.

Trocknungsverlust (V.6.22): Höchstens 0,5 Prozent, mit 1,000 g Substanz durch 4 h langes Trocknen im Vakuum bei 60 °C bestimmt.

Sulfatasche (V.3.2.14): Höchstens 0,1 Prozent, mit 1,0 g Substanz bestimmt.

Gehaltsbestimmung

0,250 g Substanz werden, falls erforderlich unter Erwärmen, in 80 ml wasserfreier Essigsäure *R* gelöst. Nach dem Abkühlen und nach Zusatz von 10 ml Quecksilber(II)-acetat-Lösung *R* wird nach „Titration in wasserfreiem Medium" (V.3.5.5) mit 0,1 N-Perchlorsäure titriert. Der Endpunkt wird mit Hilfe der „Potentiometrie" (V.6.14) bestimmt.

1 ml 0,1 N-Perchlorsäure entspricht 33,62 mg $C_{16}H_{15}Cl_2N_3O$.

Lagerung

Vor Licht geschützt.

Vorsichtig zu lagern!

Wasserfreies Chlorobutanol

Chlorobutanolum anhydricum

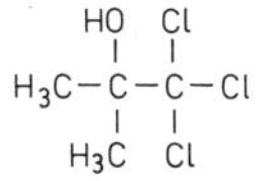

$C_4H_7Cl_3O$ M_r 177,5

Wasserfreies Chlorobutanol enthält mindestens 98,0 und höchstens 101,0 Prozent 1,1,1-Trichlor-2-methyl-2-propanol, berechnet auf die wasserfreie Substanz.

Eigenschaften

Die Substanz entspricht den unter **Chlorobutanol-Hemihydrat (Chlorobutanolum hemihydricum)** angegebenen „Eigenschaften".

Die Substanz schmilzt ohne vorheriges Trocknen bei etwa 95 °C.

Prüfung auf Identität

Die Substanz entspricht der unter **Chlorobutanol-Hemihydrat** angegebenen „Prüfung auf Identität" mit Ausnahme der Prüfung D, die durch folgende Prüfung ersetzt wird:

D. Die Substanz entspricht der Prüfung „Wasser" (siehe „Prüfung auf Reinheit").

Prüfung auf Reinheit

Die Substanz muß der unter **Chlorobutanol-Hemihydrat** angegebenen „Prüfung auf Reinheit" entsprechen, mit folgenden Änderungen:

Chlorid (V.3.2.4): 0,17 g Substanz werden in 5 ml Ethanol 96 % *R* gelöst. Die Lösung, mit Wasser zu 15 ml verdünnt, muß der Grenzprüfung auf Chlorid entsprechen (300 ppm). Zur Herstellung der Referenzlösung werden die 5 ml Wasser durch 5 ml Ethanol 96 % *R* ersetzt.

Wasser (V.3.5.6): Höchstens 1,0 Prozent, mit 2,00 g Substanz nach der Karl-Fischer-Methode bestimmt.

Gehaltsbestimmung

Der Gehalt wird nach der unter **Chlorobutanol-Hemihydrat** angegebenen Methode bestimmt.

1 ml 0,1 N-Silbernitrat-Lösung entspricht 5,92 mg $C_4H_7Cl_3O$.

Lagerung

Dicht verschlossen, vor Wärme geschützt.

Vorsichtig zu lagern!

Chlorobutanol-Hemihydrat

Chlorobutanolum hemihydricum

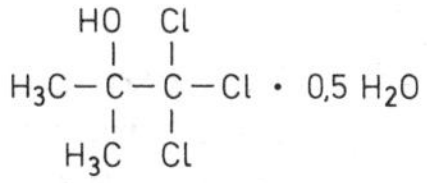

$C_4H_7Cl_3O \cdot 0,5\ H_2O$ M_r 186,5

Chlorobutanol-Hemihydrat enthält mindestens 98,0 und höchstens 101,0 Prozent 1,1,1-Trichlor-2-methyl-2-propanol, berechnet auf die wasserfreie Substanz.

Eigenschaften

Weißes, kristallines Pulver oder farblose Kristalle, leicht sublimierbar; schwer löslich in Wasser, sehr leicht löslich in Ethanol und Ether, leicht löslich in Chloroform, löslich in Glycerol 85 %.

Die Substanz schmilzt ohne vorheriges Trocknen bei etwa 78 °C.

Prüfung auf Identität

A. Etwa 20 mg Substanz werden im Wasserbad mit einer Mischung von 1 ml Pyridin *R* und 2 ml Natriumhydroxid-Lösung 40 % *R* erhitzt. Nach Umschütteln und Stehenlassen färbt sich die Pyridinschicht rot.

B. Werden etwa 20 mg Substanz mit 5 ml ammoniakalischer Silbernitrat-Lösung *R* schwach erwärmt, bildet sich ein schwarzer Niederschlag.

C. Etwa 20 mg Substanz werden unter Schütteln in 3 ml 1 N-Natriumhydroxid-Lösung gelöst. Wird die Lösung mit 5 ml Wasser und langsam mit 2 ml Iod-Lösung *R* versetzt, bildet sich ein gelber Niederschlag von Iodoform, das am Geruch erkennbar ist.

D. Die Substanz entspricht der Prüfung „Wasser" (siehe „Prüfung auf Reinheit").

Prüfung auf Reinheit

Prüflösung: 5 g Substanz werden in Ethanol 96 % *R* zu 10 ml gelöst.

Aussehen der Lösung: Die Prüflösung darf nicht stärker opaleszieren als die Referenzsuspension II (V.6.1) und nicht stärker gefärbt sein als die Farbvergleichslösung BG_5 (V.6.2, Methode II).

Sauer reagierende Substanzen: 4 ml Prüflösung werden mit 15 ml Ethanol 96 % *R* und 0,1 ml Bromthymolblau-Lösung *R* 1 versetzt. Bis zum Farbumschlag nach Blau darf höchstens 1,0 ml 0,01 N-Natriumhydroxid-Lösung verbraucht werden.

Chlorid (V.3.2.4): 1 ml Prüflösung wird mit 4 ml Ethanol 96 % *R* versetzt. Die Lösung, mit Wasser zu 15 ml verdünnt, muß der Grenzprüfung auf Chlorid entsprechen (100 ppm). Zur Herstellung der Referenzlösung werden die 5 ml Wasser durch 5 ml Ethanol 96 % *R* ersetzt.

Wasser (V.3.5.6): 4,5 bis 5,5 Prozent, mit 0,300 g Substanz nach der Karl-Fischer-Methode bestimmt.

Sulfatasche (V.3.2.14): Höchstens 0,1 Prozent, mit 1,0 g Substanz bestimmt.

Gehaltsbestimmung

0,100 g Substanz werden in 20 ml Ethanol 96 % *R* gelöst. Nach Zusatz von 10 ml Natriumhydroxid-Lösung 8,5 % *R* wird 5 min lang auf dem Wasserbad erhitzt. Die Lösung wird abgekühlt, mit 20 ml Salpetersäure 12,5 % *R*, 25,0 ml 0,1 N-Silbernitrat-Lösung und 2 ml Dibutylphthalat *R* versetzt und kräftig geschüttelt. Nach Zusatz von 2 ml Ammoniumeisen(III)-sulfat-Lösung *R* 2 wird mit 0,1 N-Ammoniumthiocyanat-Lösung bis zum Farbumschlag nach Orange titriert.

1 ml 0,1 N-Silbernitrat-Lösung entspricht 5,92 mg $C_4H_7Cl_3O$.

Lagerung

Dicht verschlossen, vor Wärme geschützt.

Vorsichtig zu lagern!

Chlorocresol

Chlorocresolum

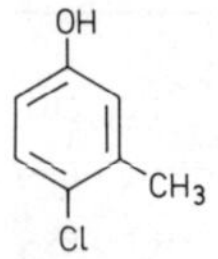

C_7H_7ClO M_r 142,6

Chlorocresol enthält mindestens 98,0 und höchstens 101,0 Prozent 4-Chlor-3-methyl-phenol.

Eigenschaften

Weißes, kristallines Pulver oder farblose bis fast farblose Kristalle, charakteristischer Geruch; schwer löslich in Wasser, sehr leicht löslich in Ethanol, leicht löslich in Ether und fetten Ölen. Die Substanz löst sich in Alkalihydroxid-Lösungen.

Prüfung auf Identität

A. Schmelztemperatur (V.6.11.1): 64 bis 67 °C.

B. 0,1 g Substanz werden mit 0,2 ml Benzoylchlorid *R* und 0,5 ml Natriumhydroxid-Lösung 8,5 % *R* versetzt. Die Mischung wird so lange geschüttelt, bis ein weißer, kristalliner Niederschlag entstanden ist. Nach Zusatz von 5 ml Wasser wird abfiltriert. Der Niederschlag, aus 5 ml Methanol *R* umkristallisiert und bei 70 °C getrocknet, schmilzt (V.6.11.1) zwischen 85 und 88 °C.

C. Werden 5 ml Prüflösung (siehe „Prüfung auf Reinheit") mit 0,1 ml Eisen(III)-chlorid-Lösung *R* 1 versetzt, entsteht eine bläuliche Färbung.

Prüfung auf Reinheit

Prüflösung: 3,0 g fein pulverisierte Substanz werden 2 min lang mit 60 ml kohlendioxidfreiem Wasser *R* geschüttelt; anschließend wird filtriert.

Aussehen der Lösung: 1,25 g Substanz werden in Ethanol 96 % *R* zu 25 ml gelöst. Die Lösung muß klar (V.6.1) und darf nicht stärker gefärbt sein als die Farbvergleichslösung BG_6 (V.6.2, Methode II).

Sauer reagierende Substanzen: 10 ml Prüflösung werden mit 0,1 ml Methylrot-Lösung *R* versetzt. Die Lösung ist orange oder rot gefärbt. Bis zum Farbumschlag nach Reingelb dürfen höchstens 0,2 ml 0,01 N-Natriumhydroxid-Lösung verbraucht werden.

Verwandte Substanzen: Die Prüfung erfolgt mit Hilfe der Gaschromatographie (V.6.20.3).

Untersuchungslösung: 1,0 g Substanz wird in Aceton *R* zu 100 ml gelöst.

Die Chromatographie kann durchgeführt werden mit
- einer Glassäule von 1,80 m Länge und 3 bis 4 mm innerem Durchmesser, gepackt mit silanisiertem Kieselgur zur Gaschromatographie *R*, imprägniert mit 3 bis 5 Prozent *(m/m)* Polymethylphenylsiloxan *R*
- Stickstoff zur Chromatographie *R* als Trägergas mit einer Durchflußrate von 30 ml je Minute
- einem Flammenionisationsdetektor.

Die Temperatur der Säule wird bei 125 °C, die des Probeneinlasses bei 210 °C und die des Detektors bei 230 °C gehalten. Die Chromatographie wird über den dreifachen Zeitraum (etwa 8 min), der für das Erscheinen des dem Chlorocresol entsprechenden Peaks erforderlich ist, durchgeführt. Im erhaltenen Chromatogramm darf die Summe der Flächen der Peaks, ausgenommen die dem Chlorocresol entsprechende, höchstens 1 Prozent der Gesamtpeakfläche betragen. Der Lösungsmittelpeak ist nicht zu berücksichtigen.

Nichtflüchtige Substanzen: Höchstens 0,1 Prozent. 2,0 g Substanz werden auf dem Wasserbad zur Trockne eingedampft. Der bei 100 bis 105 °C getrocknete Rückstand darf höchstens 2 mg betragen.

Gehaltsbestimmung

70,0 mg Substanz werden in einem Erlenmeyerkolben mit Schliffstopfen in 30 ml Essigsäure 98 % *R* gelöst. Die Lösung wird mit 25,0 ml 0,1 N-Kaliumbromat-Lösung, 20 ml einer 15prozentigen Lösung (*m*/V) von Kaliumbromid *R* und 10 ml Salzsäure 36 % *R* versetzt und 15 min lang vor Licht geschützt stehengelassen. Nach Zusatz von 1 g Kaliumiodid *R* und 100 ml Wasser wird mit 0,1 N-Natriumthiosulfat-Lösung unter kräftigem Schütteln titriert, wobei gegen Ende der Titration 1 ml Stärke-Lösung *R* zugesetzt wird. Ein Blindversuch wird durchgeführt.

1 ml 0,1 N-Kaliumbromat-Lösung entspricht 3,565 mg C_7H_7ClO.

Lagerung

Dicht verschlossen, vor Licht geschützt.

Vorsichtig zu lagern!

Chloroform

Chloroformium

$CHCl_3$ M_r 119,4

Chloroform ist Trichlormethan, das 0,6 bis 1,0 Prozent *(m/m)* wasserfreies Ethanol enthält.

Eigenschaften

Klare, farblose, flüchtige Flüssigkeit von eigenartigem Geruch; schwer löslich in Wasser, mischbar mit Ethanol, Ether, Petroläther, fetten und ätherischen Ölen.

Prüfung auf Identität

A. Werden 0,1 ml Substanz in 2 ml einer Lösung von 20 mg Resorcin *R* in Natriumhydroxid-Lösung 8,5 % *R* erhitzt, tritt eine beständige Rotfärbung auf.

B. 0,2 ml Substanz geben beim Kochen mit 1 ml Fehlingscher Lösung *R* einen roten Niederschlag.

C. Die Mischung aus 1,0 ml Kaliumdichromat-Lösung *R*, 1,0 ml Wasser und 1,0 ml Schwefelsäure 96 % *R* wird mit 0,5 ml Substanz versetzt. Die Öffnung des Reagenzglases wird sofort mit Filterpapier bedeckt, das mit einer 2,5prozentigen Lösung (*m*/V) von Natriumpentacyanonitrosylferrat *R* getränkt ist. Nach 10 s langem Erhitzen im Wasserbad und Betupfen des Filterpapiers mit 0,05 ml Piperidin *R* entsteht auf dem Filterpapier ein blaugefärbter Fleck.

Prüfung auf Reinheit

Prüflösung: 40 ml Substanz werden 3 min lang mit 40 ml Wasser geschüttelt; die abgetrennte, wäßrige Phase dient als Prüflösung.

Fremder Geruch: 5 ml Substanz dürfen, langsam auf ein Rundfilter von 8 cm Durchmesser getropft, bei und nach dem Verdunsten keinen fremden Geruch zeigen.

Aussehen der Substanz: 10 ml Substanz müssen klar (V.6.1) und farblos (V.6.2, Methode II) sein.

Sauer oder alkalisch reagierende Substanzen: 25 ml Prüflösung müssen sich nach Zusatz von 0,25 ml Phenolrot-Lösung *R* gelb und nach Zusatz von 0,05 ml 0,01 N-Natriumhydroxid-Lösung rot färben.

Relative Dichte (V.6.4): 1,479 bis 1,484.

Siedetemperatur (V.6.9.N1): 59 bis 62 °C.

Verhalten gegen Schwefelsäure: 20 ml Substanz und 15 ml Schwefelsäure 96 % *R* werden in einem 2 cm weiten, mit Schwefelsäure 96 % *R* gereinigten Glasstopfenglas unter häufigem Umschütteln 1 h lang unter Lichtausschluß stehengelassen. Nach Trennung der Schichten müssen Substanz und Säure im durchfallenden Licht farblos sein.

Chlor: Beim Schütteln von 2 ml Substanz mit einer Mischung von 0,5 ml Zinkiodid-Stärke-Lösung *RN* und 2 ml Wasser darf weder die Zinkiodid-Stärke-Lösung noch die Substanz gefärbt sein.

Chlorid (V.3.2.4): 15 ml Prüflösung müssen der Grenzprüfung auf Chlorid entsprechen (2 ppm *m*/V). Zur Herstellung der Referenzlösung wird eine Mischung von 6 ml Chlorid-Lösung (5 ppm Cl) *R* und 9 ml Wasser verwendet.

Nichtflüchtige Bestandteile: Höchstens 0,002 Prozent (*m*/V). 50 ml Substanz werden verdunstet. Der bei 100 bis 105 °C getrocknete Rückstand darf höchstens 1 mg betragen.

Lagerung

Vor Licht geschützt.

Vorsichtig zu lagern!

Chlorothiazid

Chlorothiazidum

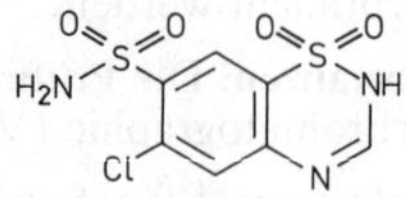

$C_7H_6ClN_3O_4S_2$ M_r 295,7

Chlorothiazid enthält mindestens 98,0 und höchstens 102,0 Prozent 6-Chlor-2*H*-1,2,4-benzothiadiazin-7-sulfonamid-1,1-dioxid, berechnet auf die getrocknete Substanz.

Eigenschaften

Weißes bis fast weißes, kristallines Pulver, geruchlos; sehr schwer löslich in Wasser, wenig löslich in Aceton, schwer löslich in Ethanol. Die Substanz löst sich in verdünnten Alkalihydroxid-Lösungen.

Prüfung auf Identität

Die Prüfung B kann entfallen, wenn die Prüfungen A, C und D durchgeführt werden. Die Prüfungen A und D können entfallen, wenn die Prüfungen B und C durchgeführt werden.

A. 80,0 mg Substanz werden in 100 ml 0,1 N-Natriumhydroxid-Lösung gelöst. Die Lösung wird mit Wasser zu 1000,0 ml verdünnt. 10,0 ml dieser Lösung werden mit 0,01 N-Natriumhydroxid-Lösung zu 100,0 ml verdünnt. Die Lösung, zwischen 220 und 320 nm gemessen, zeigt Absorptionsmaxima (V.6.19) bei 225 und 292 nm und eine Schulter bei etwa 310 nm. Die spezifischen Absorptionen in den Maxima liegen zwischen 725 und 800 und zwischen 425 und 455.

B. Das IR-Absorptionsspektrum (V.6.18) der Substanz zeigt im Vergleich mit dem von Chlorothiazid *CRS* Maxima bei denselben Wellenlängen mit den gleichen relativen Intensitäten.

C. Die Prüfung erfolgt mit Hilfe der Dünnschichtchromatographie (V.6.20.2) unter Verwendung einer Schicht von Kieselgel GF_{254} *R*.

Untersuchungslösung: 25 mg Substanz werden in Aceton *R* zu 5 ml gelöst.

Referenzlösung: 25 mg Chlorothiazid *CRS* werden in Aceton *R* zu 5 ml gelöst.

Auf die Platte werden getrennt 2 µl jeder Lösung aufgetragen. Die Chromatographie erfolgt mit Ethylacetat *R* über eine Laufstrecke von 10 cm. Die Platte wird im Luftstrom getrocknet und im ultravioletten Licht bei 254 nm ausgewertet. Der Hauptfleck im Chromatogramm der Untersuchungslösung entspricht in bezug auf Lage und Größe dem Hauptfleck im Chromatogramm der Referenzlösung.

D. Werden 0,1 g Substanz mit einem Plätzchen Natriumhydroxid *R* versetzt und kräftig erhitzt, entwickeln sich Dämpfe, die rotes Lackmuspapier *R* blau färben. Wird der Rückstand nach dem Abkühlen in 10 ml Salzsäure 7 % *R* aufgenommen, entwickeln sich Dämpfe, die Blei(II)-acetat-Papier *R* schwarz färben.

Prüfung auf Reinheit

Prüflösung: 1,0 g pulverisierte Substanz wird 2 min lang mit 50 ml Wasser geschüttelt und anschließend abfiltriert.

Sauer oder alkalisch reagierende Substanzen: Werden 10 ml Prüflösung mit 0,2 ml 0,01 N-Natriumhydroxid-Lösung und 0,15 ml Methylrot-Lösung *R* versetzt, muß die Lösung gelb sein. Bis zum Farbumschlag nach Rot dürfen höchstens 0,4 ml 0,01 N-Salzsäure verbraucht werden.

Verwandte Substanzen: Die Prüfung erfolgt mit Hilfe der Dünnschichtchromatographie (V.6.20.2) unter Verwendung einer Schicht von Kieselgel G *R*.

Untersuchungslösung: 25 mg Substanz werden in Aceton *R* zu 5 ml gelöst.

Referenzlösung: 1 ml Untersuchungslösung wird mit Aceton *R* zu 100 ml verdünnt.

Auf die Platte werden getrennt 5 µl jeder Lösung aufgetragen. Die Chromatographie erfolgt mit einer Mischung von 15 Volumteilen Isopropylalkohol *R* und 85 Volumteilen Ethylacetat *R* über eine Laufstrecke von 15 cm. Die Platte wird im Luftstrom getrocknet, bis der Geruch nach Lösungsmittel nicht mehr wahrnehmbar ist (etwa 10 min) und anschließend mit einer Mischung von gleichen Volumteilen ethanolischer Schwefelsäure 35 % *R* und Ethanol 96 % *R* besprüht. Für eine 200-mm × 200-mm-Platte werden etwa 10 ml verwendet, wobei in kleinen Anteilen besprüht und das Lösungsmittel zwischen jedem Sprühvorgang verdunsten gelassen wird, um eine übermäßige Befeuchtung der Platte zu vermeiden. Die Platte wird 30 min lang auf 100 bis 105 °C erhitzt und sofort in eine Chromatographiekammer aus Glas, die 10 ml einer gesättigten Lösung von Natriumnitrit *R* enthält, so eingebracht, daß sie nicht in Berührung mit der Lösung kommt. Die Natriumnitrit-Lösung wird vorsichtig mit 0,5 ml Schwefelsäure 96 % *R* versetzt, die Kammer verschlossen und 15 min lang stehengelassen. Die Platte wird aus der Kammer entfernt und in einem Trockenschrank mit Ventilator 15 min lang auf 40 °C erhitzt. Anschließend wird dreimal mit je 5 ml einer frisch hergestellten 0,5prozentigen Lösung (*m*/V) von Naphthylethylendiamindihydrochlorid *R* in Ethanol 96 % *R* besprüht und im durchscheinenden Licht ausgewertet. Kein im Chromatogramm der Untersuchungslösung auftretender Nebenfleck darf größer oder stärker gefärbt sein als der Fleck im Chromatogramm der Referenzlösung.

Chlorid (V.3.2.4): 15 ml Prüflösung müssen der Grenzprüfung auf Chlorid entsprechen (160 ppm).

Schwermetalle (V.3.2.8): 1,0 g Substanz muß der Grenzprüfung C auf Schwermetalle entsprechen (20 ppm). Zur Herstellung der Referenzlösung werden 2 ml Blei-Lösung (10 ppm Pb) *R* verwendet.

Trocknungsverlust (V.6.22): Höchstens 1,0 Prozent, mit 1,000 g Substanz durch Trocknen im Trockenschrank bei 100 bis 105 °C bestimmt.

Sulfatasche (V.3.2.14): Höchstens 0,1 Prozent, mit 1,0 g Substanz bestimmt.

Gehaltsbestimmung

0,250 g Substanz, in 50 ml Dimethylformamid *R* gelöst, werden nach „Titration in wasserfreiem Medium" (V.3.5.5) mit 0,1 N-Tetrabutylammoniumhydroxid-Lösung titriert. Der Endpunkt wird mit Hilfe der „Potentiometrie" (V.6.14) beim ersten Krümmungspunkt bestimmt. Ein Blindversuch wird durchgeführt.

1 ml 0,1 N-Tetrabutylammoniumhydroxid-Lösung entspricht 29,57 mg $C_7H_6ClN_3O_4S_2$.

Vorsichtig zu lagern!

Chlorphenamin-hydrogenmaleat

Chlorphenamini maleas

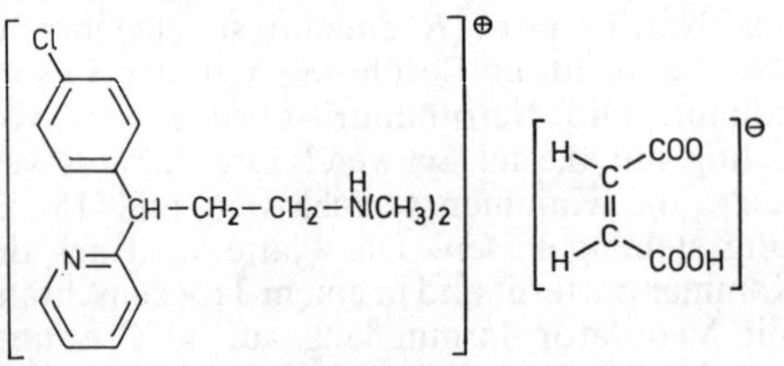

$C_{20}H_{23}ClN_2O_4$ M_r 390,9

Chlorphenaminhydrogenmaleat enthält mindestens 98,0 und höchstens 101,0 Prozent *(RS)*-3-(4-Chlorphenyl)-*N,N*-dimethyl-3-(2-pyridyl)-propylamin-hydrogenmaleat, berechnet auf die getrocknete Substanz.

Eigenschaften

Weißes, kristallines Pulver, geruchlos; leicht löslich in Wasser, löslich in Chloroform und Ethanol, schwer löslich in Ether.

Prüfung auf Identität

Die Prüfung C kann entfallen, wenn die Prüfungen A, B, D und E durchgeführt werden. Die Prüfungen B, D und E können entfallen, wenn die Prüfungen A und C durchgeführt werden.

A. Schmelztemperatur (V.6.11.1): 132 bis 135 °C.

B. 30,0 mg Substanz werden in 0,1 N-Salzsäure zu 100,0 ml gelöst. 10,0 ml der Lösung werden mit 0,1 N-Salzsäure zu 100,0 ml verdünnt. Die Lösung, zwischen 230 und 350 nm gemessen, zeigt ein Absorptionsmaximum (V.6.19) bei 265 nm. Die spezifische Absorption, im Maximum gemessen, liegt zwischen 200 und 220.

C. Das IR-Absorptionsspektrum (V.6.18) der Substanz zeigt im Vergleich mit dem von Chlorphenaminhydrogenmaleat *CRS* Maxima bei denselben Wellenlängen mit den gleichen relativen Intensitäten. Die Prüfung erfolgt mit Hilfe von Preßlingen.

D. 0,1 g Substanz werden in 10 ml Wasser gelöst. Die Lösung wird unter Schütteln tropfenweise mit 25 ml Pikrinsäure-Lösung *R* versetzt. Der Niederschlag wird in einem Glassintertiegel gesammelt, mit 3 ml Ethanol 96 % *R* gewaschen und anschließend aus einer Mischung von gleichen Volumteilen Ethanol 96 % *R* und Wasser umkristallisiert. Der bei 100 bis 105 °C getrocknete Niederschlag schmilzt (V.6.11.1) zwischen 196 und 200 °C.

E. 0,2 g Substanz werden mit 3 ml Wasser und 1 ml Natriumhydroxid-Lösung 40 % *R* versetzt. Die Mischung wird dreimal mit je 5 ml Ether *R* ausgeschüttelt. 0,1 ml der wäßrigen Phase werden mit einer Lösung von 10 mg Resorcin *R* in 3 ml Schwefelsäure 96 % *R* versetzt. Nach 15 min langem Erhitzen im Wasserbad darf sich keine Färbung entwikkeln. Die restliche, wäßrige Phase wird mit 2 ml Brom-Lösung *R* versetzt. Nach 15 min langem Erhitzen im Wasserbad wird zum Sieden erhitzt und anschließend abgekühlt. 0,2 ml dieser Lösung werden mit einer Lösung von 10 mg Resorcin *R* in 3 ml Schwefelsäure 96 % *R* versetzt. Nach 15 min langem Erhitzen im Wasserbad entsteht eine blaue Färbung.

Prüfung auf Reinheit

Prüflösung: 2,0 g Substanz werden in Wasser zu 20 ml gelöst.

Aussehen der Lösung: Die Prüflösung muß klar (V.6.1) und darf nicht stärker gefärbt sein als die Farbvergleichslösung BG_6 (V.6.2, Methode II).

Verwandte Substanzen: Die Prüfung erfolgt mit Hilfe der Dünnschichtchromatographie (V.6.20.2) unter Verwendung einer Schicht von Kieselgel GF_{254} *R*.

Untersuchungslösung: 0,5 g Substanz werden in Chloroform *R* zu 10 ml gelöst.

Referenzlösung: 1 ml Untersuchungslösung wird mit Chloroform *R* zu 50 ml verdünnt. 1 ml dieser Lösung wird mit Chloroform *R* zu 10 ml verdünnt.

Auf die Platte werden getrennt 10 µl jeder Lösung aufgetragen. Die Chromatographie erfolgt mit einer Mischung von 10 Volumteilen Diethylamin *R*, 40 Volumteilen Chloroform *R* und 50 Volumteilen Cyclohexan *R* über eine Laufstrecke von 12 cm. Die Platte wird an der Luft getrocknet und im ultravioletten Licht bei

254 nm ausgewertet. Kein im Chromatogramm der Untersuchungslösung auftretender Nebenfleck darf intensiver sein als der Fleck im Chromatogramm der Referenzlösung. Ein am Startpunkt zurückbleibender Fleck wird nicht berücksichtigt.

Schwermetalle (V.3.2.8): 1,0 g Substanz muß der Grenzprüfung C auf Schwermetalle entsprechen (20 ppm). Zur Herstellung der Referenzlösung werden 2 ml Blei-Lösung (10 ppm Pb) *R* verwendet.

Trocknungsverlust (V.6.22): Höchstens 0,5 Prozent, mit 1,000 g Substanz durch 4 h langes Trocknen im Trockenschrank bei 100 bis 105 °C bestimmt.

Sulfatasche (V.3.2.14): Höchstens 0,1 Prozent, mit 1,0 g Substanz bestimmt.

Gehaltsbestimmung

0,150 g Substanz, in 25 ml wasserfreier Essigsäure *R* gelöst, werden nach „Titration in wasserfreiem Medium" (V.3.5.5) mit 0,1 N-Perchlorsäure titriert. Der Endpunkt wird mit Hilfe der „Potentiometrie" (V.6.14) bestimmt.

1 ml 0,1 N-Perchlorsäure entspricht 19,54 mg $C_{20}H_{23}ClN_2O_4$.

Lagerung

Vor Licht geschützt.

Vorsichtig zu lagern!

Chlorpromazin-hydrochlorid

Chlorpromazini hydrochloridum

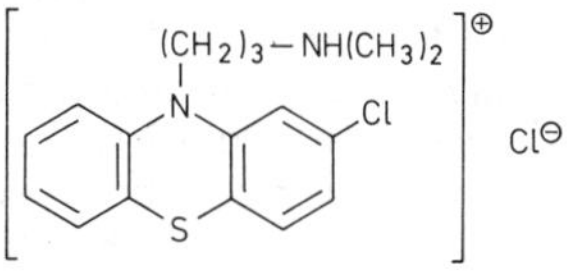

$C_{17}H_{20}Cl_2N_2S$ M_r 355,3

Chlorpromazinhydrochlorid enthält mindestens 99,0 und höchstens 101,0 Prozent 3-(2-Chlor-10-phenothiazinyl)-*N,N*-dimethylpropylaminhydrochlorid, berechnet auf die getrocknete Substanz.

Eigenschaften

Weißes bis fast weißes, kristallines Pulver; sehr leicht löslich in Wasser, leicht löslich in Chloroform und Ethanol, praktisch unlöslich in Ether. Die Substanz zersetzt sich unter Luft- und Lichteinwirkung.

Die Substanz schmilzt bei etwa 196 °C.

Prüfung auf Identität

Die Prüfung B kann entfallen, wenn die Prüfungen A, C und D durchgeführt werden, Die Prüfung A kann entfallen, wenn die Prüfungen B, C und D durchgeführt werden.

A. *Die Lösungen werden unter Ausschluß direkter Lichteinwirkung hergestellt und die Absorptionen sofort gemessen.*

50,0 mg Substanz werden in 0,1 N-Salzsäure zu 500,0 ml gelöst. 5,0 ml der Lösung werden mit 0,1 N-Salzsäure zu 100,0 ml verdünnt. Die Lösung, zwischen 230 und 340 nm gemessen, zeigt Absorptionsmaxima (V.6.19) bei 254 und 306 nm. Die spezifische Absorption im Maximum bei 254 nm liegt zwischen 890 und 960.

B. Das IR-Absorptionsspektrum (V.6.18) der Substanz zeigt im Vergleich mit dem von Chlorpromazinhydrochlorid *CRS* Maxima bei denselben Wellenlängen mit den gleichen relativen Intensitäten. Die Prüfung erfolgt mit Hilfe von 6prozentigen Lösungen (*m*/V) der Substanzen in Dichlormethan *R* in 0,1-mm-Küvetten.

C. Die Substanz entspricht der „Identifizierung von Phenothiazinen durch Dünnschichtchromatographie" (V.3.1.4).

D. Die Substanz gibt die Identitätsreaktion b auf Chlorid (V.3.1.1).

Prüfung auf Reinheit

***p*H-Wert** (V.6.3.1): 1,0 g Substanz wird in kohlendioxidfreiem Wasser *R* zu 10 ml gelöst. Der *p*H-Wert der frisch hergestellten Lösung muß zwischen 3,5 und 4,5 liegen.

Verwandte Substanzen: *Die Prüfung muß unter Ausschluß direkter Lichteinwirkung durchgeführt werden.*

Die Prüfung erfolgt mit Hilfe der Dünnschichtchromatographie (V.6.20.2) unter Verwendung einer Schicht von Kieselgel GF_{254} *R*.

Untersuchungslösung: 0,20 g Substanz werden in einer Mischung von 5 Volumteilen Diethylamin *R* und 95 Volumteilen Methanol *R* zu 10 ml gelöst. Die Lösung ist unmittelbar vor Gebrauch herzustellen.

Referenzlösung: 1,0 ml Untersuchungslösung wird mit einer Mischung von 5 Volumteilen Diethylamin *R* und 95 Volumteilen Methanol *R* zu 200 ml verdünnt.

Auf die Platte werden getrennt 10 µl jeder Lösung aufgetragen. Die Chromatographie erfolgt mit einer Mischung von 10 Volumteilen Aceton *R*, 10 Volumteilen Diethylamin *R* und 80 Volumteilen Cyclohexan *R* über eine Laufstrecke von 15 cm. Die Platte wird an der Luft getrocknet und im ultravioletten Licht bei 254 nm ausgewertet. Kein im Chromatogramm der Untersuchungslösung auftretender Nebenfleck darf größer oder intensiver sein als der Fleck im Chromatogramm der Referenzlösung. Ein am Startpunkt verbleibender Fleck wird nicht berücksichtigt.

Schwermetalle (V.3.2.8): 1,0 g Substanz muß der Grenzprüfung C auf Schwermetalle entsprechen (10 ppm). Zur Herstellung der Referenzlösung wird 1 ml Blei-Lösung (10 ppm Pb) *R* verwendet.

Trocknungsverlust (V.6.22): Höchstens 0,5 Prozent, mit 1,000 g Substanz durch Trocknen im Trockenschrank bei 100 bis 105 °C bestimmt.

Sulfatasche (V.3.2.14): Höchstens 0,1 Prozent, mit 1,0 g Substanz bestimmt.

Gehaltsbestimmung

0,250 g Substanz werden in einer Mischung von 5,0 ml 0,01 N-Salzsäure und 50 ml Ethanol 96 % *R* gelöst. Die Titration erfolgt mit Hilfe der „Potentiometrie" (V.6.14) unter Verwendung von 0,1 N-Natriumhydroxid-Lösung. Das zwischen den beiden Krümmungspunkten zugesetzte Volumen an 0,1 N-Natriumhydroxid-Lösung wird abgelesen.

1 ml 0,1 N-Natriumhydroxid-Lösung entspricht 35,53 mg $C_{17}H_{20}Cl_2N_2S$.

Lagerung

Vor Licht geschützt.

Vorsichtig zu lagern!

Chlortetracyclinhydrochlorid

Chlortetracyclini hydrochloridum

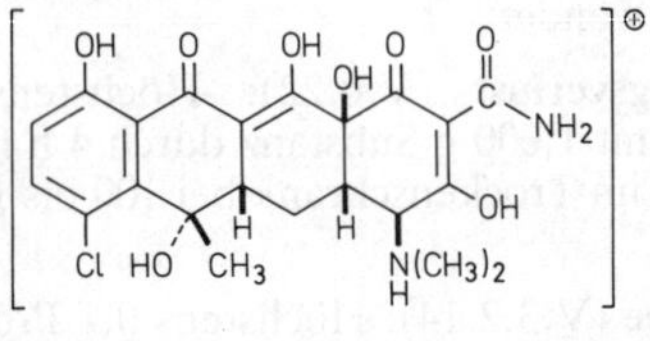

$C_{22}H_{24}Cl_2N_2O_8$ M_r 515,4

Chlortetracyclinhydrochlorid ist (4*S*,4a*S*,5a*S*,6*S*,12a*S*)-7-Chlor-4-dimethylamino-1,4,4a,5,5a,6,11,12a-octahydro-3,6,10,12,12a-pentahydroxy-6-methyl-1,11-dioxo-2-naphthacencarboxamid-hydrochlorid und wird aus bestimmten Stämmen von *Streptomyces aureofaciens* gewonnen oder nach anderen Verfahren hergestellt. Die Wirksamkeit beträgt mindestens 950 I.E. je Milligramm Substanz, berechnet auf die getrocknete Substanz.

Eigenschaften

Gelbe Kristalle, geruchlos; schwer löslich in Wasser und Ethanol.

Prüfung auf Identität

A. Die Prüfung erfolgt mit Hilfe der Dünnschichtchromatographie (V.6.20.2). Die Trennschicht ist 0,4 mm dick und wird wie folgt bereitet: 0,275 g Carbomer *R* werden mit 120 ml Wasser gemischt und 1 h lang unter schwachem Schütteln stehengelassen. Durch allmähliche Zugabe von Natriumhydroxid-Lösung 8,5 % *R* wird unter Schütteln auf einen *p*H-Wert von 7 eingestellt, und 30 g Cellulose zur Chromatographie *R* 1 werden zugegeben. Zum Erhalt der geeigneten Konsistenz wird die notwendige Menge Wasser zugesetzt (60 bis 80 ml).

Die Platte wird bei Raumtemperatur getrocknet. 30 Volumteile einer 7,16prozentigen Lösung (*m*/V) von Natriummonohydrogenphosphat *R* werden mit einer 2,1prozentigen Lösung (*m*/V) von Citronensäure *R* versetzt, bis ein *p*H-Wert von 4,5 erreicht ist (etwa 36 Volumteile). Die Lösung wird gleichförmig auf die Platte gesprüht, bis Feuchtigkeitsspuren auftreten; anschließend wird die Platte 30 min lang bei 50 °C getrocknet.

Die Chromatographie muß unter Ausschluß direkter Lichteinwirkung erfolgen.

Untersuchungslösung: Je 5 mg Substanz, Demeclocyclinhydrochlorid *CRS*, Doxycyclinhyclat *CRS*, Oxytetracyclinhydrochlorid *CRS* und Tetracyclinhydrochlorid *CRS* werden in Methanol *R* zu 10 ml gelöst.

Referenzlösung a: Je 5 mg Demeclocyclinhydrochlorid *CRS*, Doxycyclinhyclat *CRS*, Oxytetracyclinhydrochlorid *CRS* und Tetracyclinhydrochlorid *CRS* werden in Methanol *R* zu 10 ml gelöst.

Referenzlösung b: Je 5 mg Chlortetracyclinhydrochlorid *CRS*, Demeclocyclinhydrochlorid *CRS*, Doxycyclinhyclat *CRS*, Oxytetracyclinhydrochlorid *CRS* und Tetracyclinhydrochlorid *CRS* werden in Methanol *R* zu 10 ml gelöst.

Auf die Platte werden getrennt 1 µl jeder Lösung aufgetragen. Die Platte wird mit einer bei etwa 5 °C hergestellten 5prozentigen Lösung (*m*/V) von Trimethylpyridin *R* gleichmäßig und sehr fein besprüht, bis Feuchtigkeitsspuren sichtbar werden (etwa 8 ml für eine 200-mm × 200-mm-Platte); da unterschiedliche Sprühtechniken angewendet werden, ist die Platte, falls erforderlich, eine geeignete Zeit lang bei Raumtemperatur zu trocknen. Die Platte wird so in eine nicht mit Filterpapier ausgekleidete Chromatographiekammer gebracht, daß sie nicht mit der mobilen Phase in Berührung kommt, die aus einer Mischung von 6 Volumteilen Wasser, 30 Volumteilen Aceton *R* und 60 Volumteilen Ethylacetat *R* besteht. Die Platte wird 1 h lang den Lösungsmitteldämpfen ausgesetzt. Die Chromatographie erfolgt unter Verwendung derselben mobilen Phase über eine Laufstrecke von 15 cm. Die Platte wird an der Luft getrocknet und anschließend Ammoniakdämpfen ausgesetzt. Die Auswertung erfolgt unverzüglich im ultravioletten Licht bei 365 nm[1]. Im Vergleich mit dem Chromatogramm der Referenzlösung a zeigt das Chromatogramm der Untersuchungslösung einen zusätzlichen Fleck, dessen relative Lage, in bezug auf die anderen Flecke des Chromatogramms, identisch ist mit dem zusätzlichen Fleck im Chromatogramm der Referenzlösung b. Die Prüfung darf nur ausgewertet werden, wenn das Chromatogramm der Referenzlösung b, deutlich voneinander getrennt, mindestens 5 Flecke zeigt.

[1] Die Dauer der Einwirkung der Ammoniakdämpfe und die Intensität der UV-Bestrahlung müssen derart sein, daß die den Referenzsubstanzen entsprechenden Flecke sichtbar werden.

B. Etwa 10 mg Substanz werden in 0,1 N-Natriumhydroxid-Lösung zu 10 ml gelöst. Die gelbe Lösung zeigt im ultravioletten Licht bei 365 nm eine blaue Fluoreszenz.

C. Werden etwa 2 mg Substanz mit 5 ml Schwefelsäure 96 % *R* versetzt, entsteht eine tiefblaue Färbung, die nach Bläulichgrün umschlägt. Beim Eingießen der Lösung in 2,5 ml Wasser wird die Lösung bräunlich.

D. Die Substanz gibt die Identitätsreaktion a auf Chlorid (V.3.1.1).

Prüfung auf Reinheit

***p*H-Wert** (V.6.3.1): 0,1 g Substanz werden in kohlendioxidfreiem Wasser *R* unter leichtem Erwärmen zu 10 ml gelöst. Der *p*H-Wert der Lösung muß zwischen 2,3 und 3,3 liegen.

Spezifische Drehung (V.6.6): 0,125 g Substanz werden in Wasser zu 25,0 ml gelöst. Die Lösung wird 30 min lang im Dunkeln stehengelassen und anschließend gemessen. Die spezifische Drehung muß zwischen –235 und –250° liegen, berechnet auf die getrocknete Substanz.

Absorption (V.6.19): 10,0 mg Substanz werden in 0,01 N-Salzsäure zu 100,0 ml gelöst. 10,0 ml dieser Lösung werden mit 0,01 N-Salzsäure zu 100,0 ml verdünnt. Die spezifische Absorption bei 267 und 367 nm gemessen muß zwischen 335 und 365 beziehungsweise 195 und 220 liegen, berechnet auf die getrocknete Substanz.

Schwermetalle (V.3.2.8): 0,5 g Substanz müssen der Grenzprüfung C auf Schwermetalle entsprechen (50 ppm). Zur Herstellung der Referenzlösung werden 2,5 ml Blei-Lösung (10 ppm Pb) *R* verwendet.

Trocknungsverlust (V.6.22): Höchstens 2,0 Prozent, mit 1,000 g Substanz durch 3 h langes Trocknen über Phosphor(V)-oxid *R* bei 60 °C unterhalb 670 Pa bestimmt.

Sulfatasche (V.3.2.14): Höchstens 0,5 Prozent, mit 1,0 g Substanz bestimmt.

Wertbestimmung

Die Ausführung erfolgt nach „Mikrobiologische Wertbestimmung von Antibiotika" (V.2.2.1).

Chlortetracyclinhydrochlorid zur parenteralen Anwendung muß den folgenden zusätzlichen Anforderungen entsprechen:

Sterilität (V.2.1.1): Die Substanz muß der „Prüfung auf Sterilität" entsprechen.

Pyrogene (V.2.1.4): Je Kilogramm Körpermasse eines Kaninchens werden 5 mg Substanz, in 1 ml Wasser für Injektionszwecke gelöst, injiziert.

Lagerung

Dicht verschlossen, vor Licht geschützt.

Beschriftung

Wenn die Substanz zur parenteralen Anwendung bestimmt ist, muß dies angegeben sein.

Vorsichtig zu lagern!

Cholera-Impfstoff

Vaccinum cholerae

Cholera-Impfstoff ist eine homogene Suspension eines geeigneten Stammes oder geeigneter Stämme von *Vibrio cholerae*. Er enthält mindestens 8 Milliarden (8×10^9) Bakterien je Dosis; diese beträgt höchstens 1,0 ml.

Der Impfstoff wird unter Verwendung eines Saatmaterialsystems hergestellt. Er besteht zu gleichen Teilen aus Stämmen der Glattform der beiden serologischen Haupttypen Inaba und Ogawa[1]. Diese können der klassische Biotyp mit oder ohne den Biotyp El-Tor sein. Einer oder mehrere Stämme von jedem Typ können verwendet werden. Alle Stämme müssen zusätzlich zu ihren O-Typ-Antigenen das für Ogawa und Inaba gemeinsame hitzestabile O-Antigen enthalten. Werden mehr als je ein Stamm von Inaba und Ogawa verwendet, so können diese so ausgewählt werden, daß zusätzlich andere O-Antigene enthalten sind. Jeder Stamm wird gesondert gezüchtet. Die Bakterien werden entweder durch Erhitzen der Suspension (z. B. 1 h lang bei 56 °C) oder durch Behandlung mit einem Konservierungsmittel, wie Formaldehyd oder Phenol, oder durch eine Kombination der physikalischen und chemischen Methoden inaktiviert.

[1] Die WHO empfiehlt von Zeit zu Zeit neue Stämme, die, falls erforderlich, in Übereinstimmung mit den in den Unterzeichnerstaaten des Übereinkommens über die Ausarbeitung eines Europäischen Arzneibuches geltenden Bestimmungen verwendet werden können. Um den Anforderungen im internationalen Reiseverkehr zu entsprechen, muß der Impfstoff mindestens 8 Milliarden Organismen des klassischen Biotyps enthalten.

Prüfung auf Identität

Der Impfstoff wird durch spezifische Agglutination identifiziert.

Prüfung auf Reinheit

Phenol (V.3.5.9): Wenn Phenol bei der Herstellung verwendet wurde, darf die Konzentration höchstens 0,5 Prozent (*m*/V) betragen.

Antikörperbildung: Am Meerschweinchen, am Kaninchen oder an der Maus wird die Fähigkeit des Impfstoffs, Antikörper (wie agglutinierende, vibriozide oder hämagglutinierende Antikörper) zu induzieren, geprüft. Der Impfstoff wird einer Gruppe von mindestens 6 Tieren verabreicht. Am Ende des in Vorversuchen ermittelten Zeitraums, der für die maximale Antikörperbildung notwendig ist, werden Seren von den Tieren gewonnen und einzeln mit einer geeigneten Methode der jeweilige Antikörper ermittelt. Der Impfstoff entspricht der Prüfung, wenn jeder Serotyp zu einer signifikanten Antikörperantwort geführt hat.

Sterilität (V.2.1.1): Der Impfstoff muß der Prüfung auf „Sterilität" entsprechen.

Anomale Toxizität (V.2.1.5): Der Impfstoff muß der Prüfung auf „Anomale Toxizität" von Sera und Impfstoffen für Menschen entsprechen. Je Maus werden 0,5 ml und je Meerschweinchen 1,0 ml des Impfstoffs injiziert.

Lagerung

Entsprechend **Impfstoffe für Menschen (Vaccina ad usum humanum).**

Dauer der Verwendbarkeit: 18 Monate ab Herstellungsdatum.

Cholera-Impfstoff (gefriergetrocknet)

Vaccinum cholerae cryodesiccatum

Cholera-Impfstoff (gefriergetrocknet) besteht aus einem geeigneten Stamm oder geeigneten Stämmen von *Vibrio cholerae.* Nach Resuspendieren des Impfstoffs, entsprechend den Angaben in der Beschriftung, entsteht eine homogene Suspension mit mindestens 8 Milliarden (8×10^9) Bakterien je Dosis. Diese beträgt höchstens 1,0 ml des resuspendierten Impfstoffs.

Der Impfstoff wird unter Verwendung eines Saatmaterialsystems hergestellt. Er besteht zu gleichen Teilen aus Stämmen der Glattform der beiden serologischen Haupttypen Inaba und Ogawa[1]. Diese können der klassische Biotyp mit oder ohne den Biotyp El-Tor sein. Entweder einer oder mehrere Stämme von jedem Typ können verwendet werden. Alle Stämme müssen zusätzlich zu ihren O-Typ-Antigenen das für Ogawa und Inaba gemeinsame hitzestabile O-Antigen enthalten. Werden mehr als je ein Stamm von Inaba und Ogawa verwendet, so können diese so ausgewählt werden, daß zusätzlich andere O-Antigene enthalten sind. Jeder Stamm wird gesondert gezüchtet. Die Bakterien werden entweder durch Erhitzen der Suspension (z. B. 1 h lang bei 56 °C) oder durch Behandlung mit Formaldehyd oder durch eine Kombination der physikalischen und chemischen Methoden inaktiviert. Phenol darf bei der Herstellung nicht verwendet werden. Der Impfstoff wird in sterile Behältnisse abgefüllt und bis zu einer Restfeuchte gefriergetrocknet, die für die Stabilität des Impfstoffs günstig ist. Dann werden die Behältnisse so verschlossen, daß eine Verunreinigung ausgeschlossen ist.

[1] Die WHO empfiehlt von Zeit zu Zeit neue Stämme, die, falls erforderlich, in Übereinstimmung mit den in den Unterzeichnerstaaten des Übereinkommens über die Ausarbeitung eines Europäischen Arzneibuches geltenden Bestimmungen verwendet werden können. Um den Anforderungen im internationalen Reiseverkehr zu entsprechen, muß der Impfstoff mindestens 8 Milliarden Organismen des klassischen Biotyps enthalten.

Prüfung auf Identität

Der entsprechend den Angaben in der Beschriftung resuspendierte Impfstoff wird durch spezifische Agglutination identifiziert.

Prüfung auf Reinheit

Der suspendierte Impfstoff muß den in der Monographie **Cholera-Impfstoff (Vaccinum cholerae)** vorgeschriebenen Prüfungen entsprechen.

Lagerung

Entsprechend **Impfstoffe für Menschen (Vaccina ad usum humanum).**

Dauer der Verwendbarkeit: 5 Jahre ab Herstellungsdatum.

Cholinchlorid

Cholinii chloridum

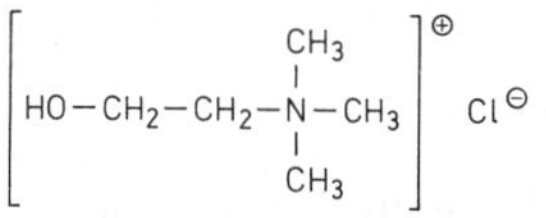

$C_5H_{14}ClNO$ M_r 139,6

Cholinchlorid enthält mindestens 98,0 und höchstens 100,5 Prozent (2-Hydroxyethyl)trimethylammoniumchlorid, berechnet auf die getrocknete Substanz.

Eigenschaften

Farblose, hygroskopische, an der Luft leicht zerfließende Kristalle von schwachem, aminartigem Geruch; sehr leicht löslich in Wasser und Ethanol 90 %, sehr schwer löslich in Aceton und Ether, praktisch unlöslich in Chloroform und Petroläther.

Prüfung auf Identität

A. Aus 3 ml Prüflösung (siehe „Prüfung auf Reinheit“) fallen nach Zusatz von 2 ml Mayers Reagenz *R* nach einiger Zeit gelblichweiße Kristallnadeln aus.

B. 0,5 ml Prüflösung geben nach Zusatz von 1,0 ml Wasser, 0,1 ml einer 1prozentigen Lösung (*m*/V) von Cobalt(II)-chlorid *R* und 0,1 ml einer 5prozentigen Lösung (*m*/V) von Kaliumhexacyanoferrat(II) *R* eine kräftig grüne Färbung.

C. Die Prüflösung gibt die Identitätsreaktion a auf Chlorid (V.3.1.1).

Prüfung auf Reinheit

Prüflösung: 2,5 g Substanz werden in Wasser zu 25 ml gelöst.

Aussehen der Lösung: Die Prüflösung muß klar (V.6.1) und farblos (V.6.2, Methode II) sein.

Sauer oder alkalisch reagierende Substanzen: 1,0 ml Prüflösung darf nach Zusatz von 0,05 ml Methylrot-Lösung *R* höchstens 0,1 ml 0,02 N-Salzsäure bis zum Farbumschlag nach Rot verbrauchen. 1,0 ml Prüflösung darf nach Zusatz von 0,05 ml Methylrot-Lösung *R* höchstens 0,1 ml 0,02 N-Natriumhydroxid-Lösung bis zum Farbumschlag nach Gelb verbrauchen.

Ammonium, flüchtige Amine: 0,50 g Substanz werden in 5 ml Natriumcarbonat-Lösung *R* und 5 ml Wasser gelöst und in ein Reagenzglas gegeben, das mit einem durchbohrten Stopfen verschlossen wird. Durch den Stopfen führt ein etwa 80 mm langes Glasrohr, in dessen unteren Teil ein Wattepfropfen und in dessen oberen Teil angefeuchtetes rotes Lackmuspapier *R* eingeführt ist. Das Reagenzglas wird 10 min lang im Wasserbad bei 60 °C erwärmt. Das Lackmuspapier darf sich nicht blau färben.

Ammonium, primäre Amine: 5 ml Prüflösung werden mit 1,0 ml gegen Phenolphthalein-Lösung *R* neutralisierter Formaldehyd-Lösung *R* versetzt. Nach Zusatz von 0,5 ml Phenolphthalein-Lösung *R* dürfen höchstens 0,5 ml 0,02 N-Natriumhydroxid-Lösung bis zur schwachen Rotfärbung verbraucht werden.

Schwermetalle (V.3.2.8): 12 ml Prüflösung müssen der Grenzprüfung A auf Schwermetalle entsprechen (20 ppm). Zur Herstellung der Referenzlösung wird die Blei-Lösung (2 ppm Pb) *R* verwendet.

Trocknungsverlust (V.6.22): Höchstens 1,5 Prozent, mit 1,000 g Substanz durch Trocknen im Trockenschrank bei 120 °C bestimmt.

Sulfatasche (V.3.2.14): Höchstens 0,1 Prozent, mit 1,0 g Substanz bestimmt.

Gehaltsbestimmung

0,200 g Substanz werden in 25 ml Wasser gelöst. Nach Zusatz von 1,0 ml Kaliumchromat-Lösung *R* wird die Lösung mit 0,1 N-Silbernitrat-Lösung titriert, bis ein rotbrauner Niederschlag entsteht.

1 ml 0,1 N-Silbernitrat-Lösung entspricht 13,96 mg $C_5H_{14}ClNO$.

Lagerung

Vor Feuchtigkeit und Licht geschützt.

Cholinhydrogentartrat

Cholinii tartras

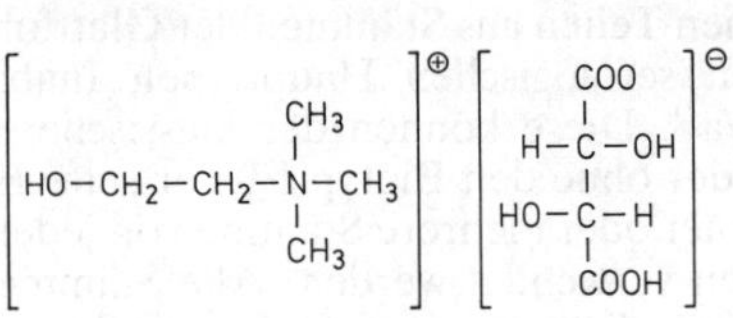

$C_9H_{19}NO_7$ M_r 253,3

Cholinhydrogentartrat enthält mindestens 98,0 und höchstens 101,0 Prozent (2-Hydroxyethyl)-trimethylammonium-(2*R*,3*R*)-hydrogentartrat, berechnet auf die getrocknete Substanz.

Eigenschaften

Farblose, schwach hygroskopische Kristalle; sehr leicht löslich in Wasser, wenig löslich in Ethanol 90 %, sehr schwer löslich in Aceton und Ether, praktisch unlöslich in Chloroform und Petroläther.

Prüfung auf Identität

A. Aus 5 ml Prüflösung (siehe „Prüfung auf Reinheit“) fallen nach Zusatz von 2 ml Mayers Reagenz *R* nach einiger Zeit gelblich-weiße Kristallnadeln aus.

B. 0,5 ml Prüflösung geben nach Zusatz von 1,0 ml Wasser, 0,1 ml einer 1prozentigen Lösung (*m*/V) von Cobalt(II)-chlorid *R* und 0,1 ml einer 5prozentigen Lösung (*m*/V) von Kaliumhexacyanoferrat(II) *R* eine kräftig grüne Färbung.

C. Die Prüflösung gibt die Identitätsreaktion b auf Tartrat (V.3.1.1).

D. Schmelztemperatur (V.6.11.3): 147 bis 152 °C (Sofortschmelzpunkt).

Prüfung auf Reinheit

Prüflösung: 1,5 g Substanz werden in Wasser zu 30 ml gelöst.

Aussehen der Lösung: Die Prüflösung muß klar (V.6.1) und farblos (V.6.2, Methode II) sein.

Sauer oder alkalisch reagierende Substanzen: 2 ml Prüflösung dürfen sich nach Zusatz von 0,05 ml Methylorange-Lösung *R* weder gelb noch rot färben.

Ammonium, flüchtige Amine: 0,50 g Substanz werden in 5 ml Natriumcarbonat-Lösung *R* und 5 ml Wasser gelöst und in ein Reagenzglas gegeben, das mit einem durchbohrten Stopfen verschlossen wird. Durch den Stopfen führt ein etwa 80 mm langes Glasrohr, in dessen unteren Teil ein Wattepfropfen und in dessen oberen Teil angefeuchtetes rotes Lackmuspapier *R* eingeführt ist. Das Reagenzglas wird 10 min lang im Wasserbad bei 60 °C erwärmt. Das Lackmuspapier darf sich nicht blau färben.

Ammonium, primäre Amine: 10 ml Prüflösung werden nach Zusatz von 0,5 ml Phenolphthalein-Lösung *R* mit 1 N-Natriumhydroxid-Lösung bis zur schwachen Rotfärbung versetzt und mit 0,1 N-Salzsäure gerade wieder entfärbt; nach Zusatz von 1,0 ml gegen Phenolphthalein-Lösung *R* neutralisierter Formaldehyd-Lösung *R* dürfen höchstens 0,5 ml 0,02 N-Natriumhydroxid-Lösung bis zur schwachen Rotfärbung verbraucht werden.

Schwermetalle (V.3.2.8): 1,0 g Substanz muß der Grenzprüfung C auf Schwermetalle entsprechen (20 ppm). Zur Herstellung der Referenzlösung werden 2,0 ml der Blei-Lösung (10 ppm Pb) *R* verwendet.

Trocknungsverlust (V.6.22): Höchstens 0,3 Prozent, mit 1,000 g Substanz durch Trocknen im Trockenschrank bei 100 bis 105 °C bestimmt.

Sulfatasche (V.3.2.14): Höchstens 0,1 Prozent, mit 1,0 g Substanz bestimmt.

Gehaltsbestimmung

0,250 g Substanz werden in 20 ml wasserfreier Essigsäure *R* unter Erwärmen auf etwa 50 °C gelöst. Nach dem Abkühlen auf Raumtemperatur und Zusatz von 0,5 ml Naphtholbenzein-Lösung *R* wird nach „Titration in wasserfreiem Medium" (V.3.5.5) mit 0,1 N-Perchlorsäure bis zum Farbumschlag nach Grün titriert.

1 ml 0,1 N-Perchlorsäure entspricht 25,33 mg $C_9H_{19}NO_7$.

Lagerung

Dicht verschlossen, vor Licht geschützt.

Choriongonadotropin

Gonadotropinum chorionicum

Choriongonadotropin ist eine trockene und sterile Zubereitung, die Glycoproteine mit luteinisierenden Eigenschaften der Plazenta enthält. Die Substanz wird durch Extraktion aus dem Urin schwangerer Frauen gewonnen. Sie wird danach der Keimfiltration unterworfen, im Vakuum getrocknet oder gefriergetrocknet.

Die Aktivität der Substanz beträgt mindestens 2500 I.E. je Milligramm.

Eigenschaften

Weißes bis fast weißes, amorphes Pulver; löslich in Wasser.

Prüfung auf Identität

Die Substanz, infantilen Ratten bei den unter „Wertbestimmung" angegebenen Bedingungen verabreicht, bewirkt eine Erhöhung der Masse der Samenblasen und der Prostatadrüsen.

Prüfung auf Reinheit

Wasser: Höchstens 5 Prozent *(m/m)*. Die Prüfung erfolgt mit Hilfe der Gaschromatographie (V.6.20.3) unter Verwendung von wasserfreiem Methanol *R* als Interner Standard.

Interner-Standard-Lösung: 15 µl wasserfreies Methanol *R* werden mit Isopropylalkohol *R* 1 zu 100 ml verdünnt.

Untersuchungslösung a: 4 mg Substanz werden in 0,5 ml Isopropylalkohol *R* 1 gelöst.

Untersuchungslösung b: 4 mg Substanz werden in 0,5 ml Interner-Standard-Lösung gelöst.

Referenzlösung: 10 µl Wasser werden 50 ml Interner-Standard-Lösung zugesetzt.

Die Chromatographie kann durchgeführt werden mit
- einer Säule aus rostfreiem Stahl von 1 m Länge und 2 mm innerem Durchmesser, gepackt mit Styrol-Divinylbenzol-Copolymer *R* (180 bis 250 µm)
- Helium zur Chromatographie *R* als Trägergas
- einem Wärmeleitfähigkeitsdetektor.

Die Glasapparatur, die silikonisiert sein kann, muß vollständig trocken sein, auch während der ganzen Durchführung.

Die Temperatur der Säule wird bei 120 °C, die des Detektors bei 150 °C gehalten.

Die gewählte Menge jeder der oben beschriebenen Lösungen wird eingespritzt. Unter Berücksichtigung der gesamten Menge Wasser, die in der Interner-Standard-Lösung nachweisbar ist, wird der Prozentgehalt Wasser in der Annahme berechnet, daß die relative Dichte (V.6.4) des Wassers bei 20 °C 0,9972 g je Milliliter beträgt.

Wertbestimmung

Die Aktivität der Substanz wird durch Vergleich der Fähigkeit, die Masse der Samenblasen (oder der Prostatadrüse) infantiler Ratten unter bestimmten Bedingungen zu erhöhen, mit derjenigen des Internationalen Standards von Choriongonadotropin oder einer in Internationalen Einheiten eingestellten Referenzzubereitung bestimmt.

Die Internationale Einheit entspricht der Aktivität einer bestimmten Menge des Internationalen Standards[1)], welcher aus einem gefriergetrockneten, mit Lactose eingestellten Extrakt von Choriongonadotropin aus dem Urin schwangerer Frauen besteht.

19 bis 28 Tage alte, infantile männliche Ratten des gleichen Stammes werden verwendet, wobei darauf zu achten ist, daß die Altersdifferenz höchstens 3 Tage beträgt und daß die Körpermasse des schwersten und die des leichtesten Tieres höchstens um 10 g differiert. Die Ratten werden willkürlich in 6 gleiche Gruppen zu mindestens 5 Tieren aufgeteilt. Wenn Würfe von 6 Tieren zur Verfügung stehen, wird eine Ratte eines jeden Wurfs in jede Gruppe gesetzt und gekennzeichnet.

3 Dosen der Referenzzubereitung und 3 Dosen der Substanz werden so gewählt, daß die kleinste Dosis eine positive Reaktion bei einigen der Ratten hervorruft und daß die größte Dosis eine möglichst starke Reaktion bei allen Ratten bewirkt. Die Dosen werden in einer geometrischen Reihe verwendet. Bei einer Vorprüfung werden Gesamtdosen von 4, 8 und 16 I.E. eingesetzt; die Dosen hängen von der Empfindlichkeit der Tiere ab, die sehr verschieden sein kann.

Die Gesamtmengen der Substanz und der Referenzzubereitung werden entsprechend den täglich zu verwendenden Dosen in so viel albuminhaltiger Phosphat-Pufferlösung *p*H 7,2 *R* gelöst, daß die jeweilige Tagesdosis in etwa 0,2 ml Pufferlösung enthalten ist. Ein geeignetes Konservierungsmittel wie Phenol in einer Konzentration von 0,4 Prozent (*m*/V) oder Thiomersal in einer Konzentration von 0,002 Prozent (*m*/V) wird zugesetzt. Die Lösungen werden bei 5 ± 3 °C gelagert.

Jeder Ratte wird während 4 aufeinanderfolgenden Tagen zur selben Stunde die ihrer Gruppe zugeteilte tägliche Dosis subkutan injiziert. Am 5. Tag, etwa 24 h nach der letzten Injektion, werden die Ratten getötet und die Samenblasen (oder die Prostatadrüse) entnommen. Flüssigkeiten und anhängendes fremdes Gewebe werden entfernt und die Samenblasen (oder die Prostatadrüse) sofort gewogen. Die Resultate werden nach den üblichen statistischen Methoden aufgrund der Masse der Samenblasen (oder der Prostatadrüsen) berechnet. Eine genauere Wertbestimmung kann durch Einführen einer geeigneten Korrektur der Masse des in Frage kommenden Organs in bezug auf die Körpermasse des betreffenden Tieres erfolgen; eine Co-Varianzanalyse kann durchgeführt werden.

Die ermittelte Aktivität muß mindestens 80 und darf höchstens 125 Prozent der angegebenen Aktivität betragen. Die Vertrauensgrenzen für die ermittelte Aktivität (P = 0,95) müssen mindestens 64 und dürfen höchstens 156 Prozent der angegebenen Aktivität betragen.

Choriongonadotropin zur parenteralen Anwendung muß zusätzlich folgenden Anforderungen entsprechen.

Sterilität (V.2.1.1): Die Substanz muß der „Prüfung auf Sterilität" entsprechen.

Pyrogene (V.2.1.4): Je Kilogramm Körpermasse eines Kaninchens wird eine 300 I.E. entspre-

1) Die Anzahl der Internationalen Einheiten, bezogen auf den Internationalen Standard, wird von der Weltgesundheitsorganisation angegeben.

chende Menge Substanz verwendet. Die Substanz wird in höchstens 1 ml steriler und pyrogenfreier 0,9prozentiger Lösung (*m*/V) von Natriumchlorid gelöst.

Anomale Toxizität (V.2.1.5): Je Maus wird eine 1000 I.E. entsprechende Menge, gelöst in 0,5 ml einer 0,9prozentigen Lösung (*m*/V) von Natriumchlorid, injiziert.

Lagerung

Im Behältnis mit Sicherheitsverschluß, vor Licht geschützt.

Dauer der Verwendbarkeit: 3 Jahre.

Vorsichtig zu lagern!

[^{51}Cr]Chromedetat-Injektionslösung

Chromii [^{51}Cr] edetatis solutio iniectabilis

[^{51}Cr]Chromedetat-Injektionslösung ist eine sterile Lösung, die Chrom-51 in Form eines Komplexes von Chrom(III) mit einem Überschuß von Ethylendiamintetraessigsäure enthält. Sie kann durch Zusatz von Natriumchlorid isotonisch gemacht sein und kann ein geeignetes Konservierungsmittel, z. B. Benzylalkohol, enthalten. Chrom-51 ist ein Radioisotop des Chroms und kann durch Neutronenbestrahlung von Chrom, entweder in seiner natürlichen Isotopenzusammensetzung oder angereichert mit Chrom-50, hergestellt werden. Die Injektionslösung enthält mindestens 90,0 und höchstens 110,0 Prozent der deklarierten Chrom-51-Radioaktivität zu dem auf der Beschriftung angegebenen Zeitpunkt. Mindestens 95 Prozent der Radioaktivität entsprechen Chrom-51 in Form des Chromedetat. Die Injektionslösung enthält eine wechselnde Menge Chrom (Cr), jedoch höchstens 1 mg je Milliliter.

Eigenschaften

Klare, violette Lösung.

Chrom-51 hat eine Halbwertszeit von 27,7 Tagen und emittiert Gammastrahlen.

Prüfung auf Identität

A. Das Spektrum der Gammastrahlen wird, wie in der Monographie **Radioaktive Arzneimittel (Radiopharmaceutica)** beschrieben, mit einem geeigneten Gerät gemessen. Das Spektrum weicht nicht signifikant von dem einer Chrom-51-Referenzlösung[1)] ab. Das Gammaphoton hat eine Energie von 0,320 MeV.

B. Die bei der Prüfung auf „Radiochemische Reinheit" (siehe „Prüfung auf Reinheit") erhaltenen Elektropherogramme werden geprüft. Die Verteilung der Radioaktivität trägt zur Identifizierung der Injektionslösung bei.

Prüfung auf Reinheit

***p*H-Wert** (V.6.3.1): Der *p*H-Wert der Injektionslösung muß zwischen 3,5 und 6,5 liegen.

Radionukleare Reinheit: Das Spektrum der Gammastrahlen wird, wie in der Monographie **Radioaktive Arzneimittel** beschrieben, mit einem geeigneten Gerät gemessen. Das Spektrum weicht nicht signifikant von dem einer Chrom-51-Referenzlösung ab.

Radiochemische Reinheit: Die Prüfung erfolgt mit Hilfe der Zonenelektrophorese (V.6.21) unter Verwendung eines Papierstreifens[2)] als Träger und einer Lösung, die 0,02 Prozent (*m*/V) Barbital-Natrium *R* und 1,0 Prozent (*m*/V) Natriumnitrat *R* als Elektrolytlösung enthält.

Auf das Papier werden 10 µl Injektionslösung in 10 cm Abstand von der Kathode als 3 mm breite Zone aufgetragen. Ein elektrisches Feld von etwa 30 V je Zentimeter wird 30 min lang angelegt, wobei auf einen gleichmäßigen Stromfluß zu achten ist. [^{51}Cr]Chromedetat wandert etwa 5 cm in Richtung Anode. [^{51}Cr]Chromat wandert etwa 10 cm in Richtung Anode, und [^{51}Cr]Chromionen wandern etwa 7 cm in Richtung Kathode. Die Verteilung der Radioaktivität wird mit Hilfe eines geeigneten Detektors ermittelt. Die Radioaktivität des [^{51}Cr]Chromedetat muß mindestens 95 Prozent der Gesamtradioaktivität betragen.

[1)] Chrom-51-Referenzlösung kann von der Physikalisch-Technischen Bundesanstalt, Bundesallee 100, 3300 Braunschweig, bezogen werden.

[2)] Geeignet ist ein Papier mit folgenden Eigenschaften: Masse je Flächeneinheit 120 g · m^{-2}; Dicke 0,22 mm; Wanderungsgeschwindigkeit des Wassers 105 bis 115 mm in 30 min.

Chrom: Eine Referenzlösung (1 mg Chrom je Milliliter) wird wie folgt hergestellt: 0,96 g Chrom(III)-kaliumsulfat *R* und 2,87 g Natriumedetat *R* werden in 50 ml Wasser gelöst, 10 min lang gekocht, gekühlt, mit Hilfe von Natriumhydroxid-Lösung 8,5 % *R* auf einen *p*H-Wert zwischen 3,5 und 6,5 eingestellt und mit Wasser zu 100,0 ml verdünnt. Die Absorption (V.6.19) der Injektionslösung und der Referenzlösung wird im Absorptionsmaximum bei 560 nm gemessen. Die Absorption der Injektionslösung darf nicht größer sein als die der Referenzlösung.

Sterilität: Die Injektionslösung muß der Prüfung auf „Sterilität" der Monographie **Radioaktive Arzneimittel** entsprechen. Sie kann vor Abschluß der Prüfung angewendet werden.

Radioaktivität

Die Radioaktivität wird, wie in der Monographie **Radioaktive Arzneimittel** beschrieben, mit einem geeigneten Gerät durch Vergleich mit einer Chrom-51-Referenzlösung oder durch Messung mit einem Gerät, das mit Hilfe einer derartigen Lösung eingestellt wurde, bestimmt.

Lagerung

Entsprechend **Radioaktive Arzneimittel.**

Dauer der Verwendbarkeit: 3 Monate nach dem auf der Beschriftung angegebenen Zeitpunkt.

Beschriftung

Entsprechend **Radioaktive Arzneimittel.**

Chymotrypsin

Chymotrypsinum

Chymotrypsin ist ein proteolytisches Enzym, das durch Aktivierung des aus Rinderpankreas (*Bos taurus* L.) extrahierten Chymotrypsinogens gewonnen wird und eine Aktivität von mindestens 5,0 Mikrokatal je Milligramm aufweist. Die maximale Enzymaktivität wird in Lösung bei einem *p*H-Wert von etwa 8 erreicht; bei einem *p*H-Wert von 3 ist die Aktivität reversibel gehemmt; bei diesem *p*H-Wert ist die Substanz am stabilsten. Die Substanz wird unter Bedingungen hergestellt, die eine mikrobielle Verunreinigung weitgehend einschränken.

Eigenschaften

Weißes, kristallines oder amorphes Pulver; wenig löslich in Wasser. Die amorphe Form ist hygroskopisch.

Prüfung auf Identität

A. 1 ml Prüflösung (siehe „Prüfung auf Reinheit") wird mit Wasser zu 10 ml verdünnt. Werden in einer Vertiefung einer weißen Tüpfelplatte 0,05 ml dieser Lösung mit 0,2 ml Substratlösung[1)] gemischt, entsteht eine Purpurfärbung.

B. 0,5 ml Prüflösung werden mit Wasser zu 5 ml verdünnt. Nach Zusatz von 0,10 ml einer 2,0prozentigen Lösung (*m*/V) von Tosylphenylalanylchlormethan *R* in Ethanol 96 % *R* wird der *p*H-Wert auf 7,0 eingestellt und die Mischung 2 h lang geschüttelt. Werden in einer Vertiefung einer weißen Tüpfelplatte 0,05 ml dieser Lösung mit 0,2 ml Substratlösung[1)] gemischt, entsteht innerhalb von 3 min keine Färbung.

Prüfung auf Reinheit

Prüflösung: 0,10 g Substanz werden in kohlendioxidfreiem Wasser *R* zu 10,0 ml gelöst.

Aussehen der Lösung: Die Prüflösung darf nicht stärker opaleszieren als die Referenzsuspension II (V.6.1).

***p*H-Wert** (V.6.3.1): Der *p*H-Wert der Prüflösung muß zwischen 3,0 und 5,0 liegen.

Absorption (V.6.19): 30,0 mg Substanz werden in 0,001 N-Salzsäure zu 100,0 ml gelöst. Die Lösung zeigt ein Absorptionsmaximum bei 281 nm und ein Minimum bei 250 nm. Die spezifische Absorption im Maximum muß zwi-

[1)] *Substratlösung für die Prüfung auf Identität:* 24,0 mg Acetyltyrosinethylester *R* werden mit 0,2 ml Ethanol 96 % *R* versetzt und bis zur vollständigen Lösung geschüttelt. Nach Zusatz von 2,0 ml 0,067 M-Phosphat-Pufferlösung *p*H 7,0 *R* und 1 ml Methylrot-Mischindikator-Lösung *R* wird mit Wasser zu 10,0 ml verdünnt.

schen 18,5 und 22,5 liegen, die im Minimum darf höchstens 8 betragen.

Trypsin: In eine Vertiefung einer weißen Tüpfelplatte werden 0,05 ml Trometamol-Pufferlösung *p*H 8,1 *R* und 0,1 ml Prüflösung gegeben. Die Mischung wird mit 0,2 ml Substratlösung[2)] versetzt (Untersuchungslösung). Gleichzeitig wird mit der Substanz, der höchstens 1 Prozent *(m/m)* Trypsin *BRS* zugesetzt wurde, eine Referenzlösung hergestellt. Mit einer Stoppuhr wird die Zeit gemessen. Bei der Untersuchungslösung darf innerhalb von 3 bis 5 min nach Zusatz der Substratlösung keine Färbung auftreten, während sich die Referenzlösung purpurn färben muß.

Histamin (V.2.1.6): Höchstens 1 µg (berechnet als Histaminbase) je 5 Mikrokatal Chymotrypsinaktivität. Vor der Prüfung wird die Substanzlösung 30 min lang im Wasserbad erhitzt.

Trocknungsverlust (V.6.22): Höchstens 5,0 Prozent, mit 0,100 g Substanz durch 2 h langes Trocknen bei 60 °C unterhalb 0,7 kPa bestimmt.

Wertbestimmung

Die Aktivität wird durch den Vergleich der Geschwindigkeit, mit der die Substanz Acetyltyrosinethylester *R* hydrolysiert, mit der Geschwindigkeit, mit der Chymotrypsin *BRS* das gleiche Substrat unter gleichen Bedingungen hydrolysiert, bestimmt.

Apparatur: Verwendet wird ein etwa 30 ml fassendes Reaktionsgefäß, das versehen ist mit
- einer Vorrichtung, mit der eine Temperatur von 25,0 ± 0,1 °C eingehalten werden kann
- einer Rührvorrichtung, z. B. einem Magnetrührer
- einem Deckel mit Öffnungen zum Anbringen der Elektroden, der Bürettenspitze, einem Einleitrohr für Stickstoff sowie für den Zusatz der Reagenzien.

Eine automatische oder manuell zu bedienende Titrierapparatur kann verwendet werden. Im letzteren Fall muß die Bürette eine Einteilung in 0,005 ml aufweisen und das *p*H-Meter mit einer gedehnten Skala und Glas-Kalomel-Elektroden versehen sein.

Untersuchungslösung: 25,0 mg Substanz werden in 0,001 N-Salzsäure zu 250,0 ml gelöst.

Referenzlösung: 25,0 mg Chymotrypsin *BRS* werden in 0,001 N-Salzsäure zu 250,0 ml gelöst.

Beide Lösungen werden bei einer Temperatur zwischen 0 und 5 °C gelagert. 1 ml jeder Lösung wird während von 15 min auf etwa 25 °C erwärmt, und davon werden jeweils 50 µl, entsprechend etwa 25 Nanokatal, für die Titration verwendet, die unter Stickstoffatmosphäre ausgeführt wird. In das Reaktionsgefäß werden 10,0 ml 0,01 M-Calciumchlorid-Lösung *R* und unter ständigem Rühren 0,35 ml 0,2 M-Acetyltyrosinethylester-Lösung *R* eingebracht. Sobald die Temperatur 25,0 ± 0,1 °C beträgt (nach etwa 5 min), wird der *p*H-Wert mit 0,02 N-Natriumhydroxid-Lösung auf genau 8,0 eingestellt. Nach Zusatz von 50 µl Untersuchungslösung, entsprechend etwa 5 µg Substanz, wird mit der Zeitmessung begonnen. Durch Zusatz von 0,02 N-Natriumhydroxid-Lösung wird der *p*H-Wert bei 8,0 gehalten und das zugesetzte Volumen jeweils nach 30 s abgelesen. Das zwischen 30 und 210 s verbrauchte Volumen je Sekunde an 0,02 N-Natriumhydroxid-Lösung wird berechnet. Die Bestimmung wird in der gleichen Weise mit der Referenzlösung durchgeführt und das je Sekunde verbrauchte Volumen 0,02 N-Natriumhydroxid-Lösung berechnet.

Die Aktivität der Substanz wird in Mikrokatal je Milligramm nach folgender Formel berechnet

$$\frac{m' \cdot V}{m \cdot V'} \cdot A$$

m = Einwaage der Substanz in Milligramm
m' = Einwaage Chymotrypsin *BRS* in Milligramm
V = Je Sekunde verbrauchtes Volumen an 0,02 N-Natriumhydroxid-Lösung bei der Untersuchungslösung
V' = Je Sekunde verbrauchtes Volumen an 0,02 N-Natriumhydroxid-Lösung bei der Referenzlösung
A = Aktivität von Chymotrypsin *BRS* in Mikrokatal je Milligramm.

Lagerung

Dicht verschlossen, vor Licht geschützt, zwischen 2 und 8 °C.

---

2) *Substratlösung für die Prüfung auf Trypsin:* 98,5 mg Tosylargininmethylesterhydrochlorid *R*, das zur Bestimmung von Trypsin geeignet ist, werden mit 5 ml Trometamol-Pufferlösung *p*H 8,1 *R* versetzt. Die Mischung wird bis zur vollständigen Lösung umgeschüttelt und nach Zusatz von 2,5 ml Methylrot-Mischindikator-Lösung *R* mit Wasser zu 25,0 ml verdünnt.

Citronenöl

Limonis aetheroleum

Citronenöl ist das durch Auspressen der frischen Fruchtschalen gewonnene ätherische Öl von *Citrus limon* (L.) BURMAN filius [Synonym: *Citrus medica* L. var. *limonum* (RISSO) WIGHT et ARNOTT]. Es enthält mindestens 3,0 Prozent Carbonylverbindungen, berechnet als Citral ($C_{10}H_{16}O$; M_r 152,2).

Eigenschaften

Klare, hellgelbe bis schwach grünlichgelbe Flüssigkeit von reinem, kräftigem Zitronengeruch und mildem, später bitterem Geschmack, die bei tieferen Temperaturen trübe werden kann; mischbar mit Dichlormethan, wasserfreiem Ethanol, Ether, Toluol und fetten Ölen.

Prüfung auf Identität

Die Prüfung erfolgt mit Hilfe der Dünnschichtchromatographie (V.6.20.2) unter Verwendung einer Schicht von Kieselgel GF_{254} *R*.

Untersuchungslösung: 0,2 ml Öl werden in 1,0 ml Toluol *R* gelöst.

Referenzlösung: 10 µl Citral *R* werden in 1,0 ml Toluol *R* gelöst.

Auf die Platte werden getrennt 10 µl jeder Lösung bandförmig (20 mm × 3 mm) aufgetragen. Die Chromatographie erfolgt mit Dichlormethan *R* über eine Laufstrecke von 10 cm. Nach Verdunsten des Fließmittels bei Raumtemperatur werden im ultravioletten Licht bei 254 nm fluoreszierende und fluoreszenzmindernde Zonen gekennzeichnet. Anschließend wird die Platte mit etwa 10 ml Anisaldehyd-Reagenz *R* (für eine 200-mm×200-mm-Platte) besprüht und 5 bis 10 min lang unter Beobachtung auf 100 bis 105 °C erhitzt. Im unteren Drittel des Chromatogramms der Referenzlösung ist im ultravioletten Licht bei 254 nm die fluoreszenzmindernde Zone des Citrals deutlich erkennbar. Im Chromatogramm der Untersuchungslösung ist etwa bei gleichem Rf-Wert die ebenfalls deutlich fluoreszenzmindernde Zone des Citrals erkennbar. Dicht darunter liegen 2 hellblau fluoreszierende Zonen. Ferner treten 2 schwach fluoreszenzmindernde Zonen im Bereich der Startlinie auf. Weitere, schwach fluoreszenzmindernde Zonen können im Chromatogramm der Untersuchungslösung sichtbar sein. Nach dem Besprühen mit Anisaldehyd-Reagenz *R* und Erhitzen ist im Tageslicht im Chromatogramm der Referenzlösung die grauviolett gefärbte Zone des Citrals erkennbar. Im Chromatogramm der Untersuchungslösung liegt bei etwa gleichem Rf-Wert die grauviolett gefärbte Zone des Citrals; unmittelbar über dem Citral kann eine hellblau gefärbte Zone auftreten. Unterhalb des Citrals sind 2 grauviolett gefärbte Zonen sichtbar. Die intensiv rotviolett gefärbte Zone des Limonens befindet sich im Bereich der Front. Im Chromatogramm der Untersuchungslösung können weitere Zonen vorhanden sein.

Prüfung auf Reinheit

Aussehen der Lösung: 1,0 ml Öl muß sich in 12,0 ml Ethanol 90 % *RN* bis auf eine geringe Ausflockung klar lösen (V.6.1).

Relative Dichte (V.6.4): 0,851 bis 0,858.

Brechungsindex (V.6.5): 1,474 bis 1,478.

Optische Drehung (V.6.6): +56 bis +65°, in einer Schichtdicke von 1 dm gemessen.

Säurezahl (V.3.4.1): Höchstens 1,5; 5,00 g Öl werden in 50 ml des vorgeschriebenen Lösungsmittelgemisches gelöst.

Fremde Ester (V.4.5.2): Das Öl muß der Prüfung auf ,,Fremde Ester“ entsprechen.

Fette Öle, verharzte ätherische Öle (V.4.5.3): Das Öl muß der Prüfung auf ,,Fette Öle, verharzte ätherische Öle“ entsprechen.

Verdampfungsrückstand (V.4.5.5): 1,5 bis 4,5 Prozent, mit 5,00 g Öl durch 5 h langes Erhitzen auf dem Wasserbad bestimmt.

Wasserlösliche Anteile (V.4.5.6. N1): Das Öl muß der Prüfung auf ,,Wasserlösliche Anteile“ entsprechen.

Gehaltsbestimmung

3,000 g Öl werden mit 10 ml Ethanol 90 % *RN* gemischt und mit 10,0 ml Hydroxylaminhydrochlorid-Lösung *R* 2 und 0,4 ml Bromphenolblau-Lösung *R* 2 versetzt. Die Mischung wird langsam mit 0,5 N-ethanolischer Kaliumhydroxid-Lösung bis zum Umschlag nach Olivgrün titriert. Bei Raumtemperatur wird 5 min lang stehengelassen und, falls die Flüssigkeit wieder gelb wird, nochmals bis zum Umschlag nach Olivgrün titriert.

1 ml 0,5 N-ethanolische Kaliumhydroxid-Lösung entspricht 76,1 mg Citral ($C_{10}H_{16}O$).

Lagerung

Vor Licht geschützt, in dicht verschlossenen, dem Verbrauch angemessenen Behältnissen. Öle aus verschiedenen Lieferungen dürfen nicht miteinander gemischt gelagert werden.

Wasserfreie Citronensäure

Acidum citricum anhydricum

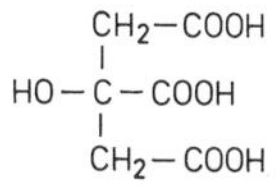

$C_6H_8O_7$ M_r 192,1

Wasserfreie Citronensäure enthält mindestens 99,5 und höchstens 101,0 Prozent 2-Hydroxy-1,2,3-propantricarbonsäure, berechnet auf die wasserfreie Substanz.

Eigenschaften

Weißes, kristallines Pulver oder farblose Kristalle; sehr leicht löslich in Wasser, leicht löslich in Ethanol, wenig löslich in Ether.

Prüfung auf Identität

A. Eine Lösung von 1 g Substanz in 10 ml Wasser ist stark sauer (V.6.3.2).

B. Die Substanz entspricht der Prüfung „Wasser" (siehe „Prüfung auf Reinheit").

C. Die Substanz gibt die Identitätsreaktion auf Citrat (V.3.1.1).

Prüfung auf Reinheit

Prüflösung: 5,0 g Substanz werden in 39 ml Natriumhydroxid-Lösung 8,5 % *R* gelöst, wobei die Substanz in kleinen Mengen zugesetzt wird. Mit destilliertem Wasser wird zu 50 ml verdünnt.

Aussehen der Lösung: 2,0 g Substanz werden in Wasser zu 10,0 ml gelöst. Die Lösung muß klar (V.6.1) und darf nicht stärker gefärbt sein als die Farbvergleichslösung G_7, BG_7 oder GG_7 (V.6.2, Methode II).

Chlorid (V.3.2.4): 10 ml Prüflösung, mit 1 ml Salpetersäure 12,5 % *R* versetzt und mit Wasser zu 15 ml verdünnt, müssen der Grenzprüfung auf Chlorid entsprechen (50 ppm).

Oxalsäure: 0,80 g Substanz werden in 4 ml Wasser gelöst. Nach Zusatz von 3 ml Salzsäure 36 % *R* und 1 g Zink *R* als Granulat wird 1 min lang zum Sieden erhitzt und 2 min lang stehengelassen. Die Lösung wird in ein Reagenzglas dekantiert, das 0,25 ml einer 1prozentigen Lösung (*m*/V) von Phenylhydrazinhydrochlorid *R* enthält. Die Lösung wird zum Sieden erhitzt, rasch abgekühlt, in einen Meßzylinder überführt und mit der gleichen Menge Salzsäure 36 % *R* sowie 0,25 ml einer 5prozentigen Lösung (*m*/V) von Kaliumhexacyanoferrat(III) *R* versetzt. Anschließend wird geschüttelt und 30 min lang stehengelassen. Die Lösung darf nicht stärker rosa gefärbt sein als eine gleichzeitig unter gleichen Bedingungen hergestellte Referenzlösung mit 4 ml einer 0,01prozentigen Lösung (*m*/V) von Oxalsäure *R* (350 ppm, berechnet als wasserfreie Oxalsäure).

Sulfat (V.3.2.13): 1,0 g Substanz, in destilliertem Wasser zu 15 ml gelöst, muß der Grenzprüfung auf Sulfat entsprechen (150 ppm).

Barium: 5 ml Prüflösung werden mit 5 ml Schwefelsäure 10 % *R* versetzt. Wenn die Lösung nach 1 h eine Opaleszenz zeigt, darf diese nicht stärker sein als die einer Mischung von 5 ml Prüflösung und 5 ml destilliertem Wasser.

Calcium (V.3.2.3): 5 ml Prüflösung, mit destilliertem Wasser zu 10 ml verdünnt, müssen der Grenzprüfung auf Calcium entsprechen (200 ppm).

Eisen (V.3.2.9): 2 ml Prüflösung, mit Wasser zu 10 ml verdünnt, müssen der Grenzprüfung auf Eisen entsprechen (50 ppm).

Schwermetalle (V.3.2.8): 12 ml Prüflösung müssen der Grenzprüfung A auf Schwermetalle entsprechen (10 ppm). Zur Herstellung der Referenzlösung wird die Blei-Lösung (1 ppm Pb) *R* verwendet.

Verhalten gegen Schwefelsäure: 0,75 g Substanz werden ohne zu erwärmen in 10 ml Schwefelsäure 96 % *R* gelöst. Die Lösung wird 1 min lang im Wasserbad bei 90 ± 1 °C erhitzt. Anschließend wird rasch umgeschüttelt, erneut ins Wasserbad gestellt, insgesamt 60 min lang erhitzt und darauf sofort rasch abgekühlt. Die Lösung darf nicht stärker gefärbt sein als eine Mischung von 1 ml Stamm-Lösung Rot und 9 ml Stamm-Lösung Gelb (V.6.2, Methode I).

Wasser (V.3.5.6): Höchstens 1,0 Prozent, mit 2,00 g Substanz nach der Karl-Fischer-Methode bestimmt.

Sulfatasche (V.3.2.14): Höchstens 0,1 Prozent, mit 1,0 g Substanz bestimmt.

Gehaltsbestimmung

0,550 g Substanz werden in 50 ml Wasser gelöst. Die Lösung wird nach Zusatz von 0,5 ml Phenolphthalein-Lösung *R* mit 1 N-Natriumhydroxid-Lösung bis zur Rosafärbung titriert.

1 ml 1 N-Natriumhydroxid-Lösung entspricht 64,03 mg $C_6H_8O_7$.

Citronensäure-Monohydrat

Acidum citricum monohydricum

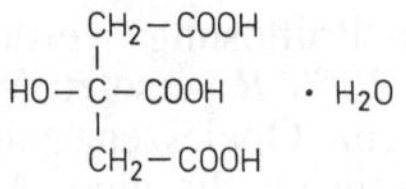

$C_6H_8O_7 \cdot H_2O$ M_r 210,1

Citronensäure-Monohydrat enthält mindestens 99,5 und höchstens 101,0 Prozent 2-Hydroxy-1,2,3-propantricarbonsäure, berechnet auf die wasserfreie Substanz.

Eigenschaften

Weißes, kristallines Pulver oder farblose Kristalle, verwitternd; sehr leicht löslich in Wasser, leicht löslich in Ethanol, wenig löslich in Ether.

Prüfung auf Identität

A. Eine Lösung von 1 g Substanz in 10 ml Wasser ist stark sauer (V.6.3.2).

B. Die Substanz entspricht der Prüfung „Wasser“ (siehe „Prüfung auf Reinheit“).

C. Die Substanz gibt die Identitätsreaktion auf Citrat (V.3.1.1).

Prüfung auf Reinheit

Die Substanz entspricht der „Prüfung auf Reinheit“ der Monographie **Wasserfreie Citronensäure (Acidum citricum anhydricum)** mit folgender Änderung:

Wasser (V.3.5.6): 7,5 bis 9,0 Prozent, mit 0,500 g Substanz nach der Karl-Fischer-Methode bestimmt.

Gehaltsbestimmung

Die Gehaltsbestimmung wird, wie unter **Wasserfreier Citronensäure** angegeben, durchgeführt.

1 ml 1 N-Natriumhydroxid-Lösung entspricht 64,03 mg $C_6H_8O_7$.

Clofibrat

Clofibratum

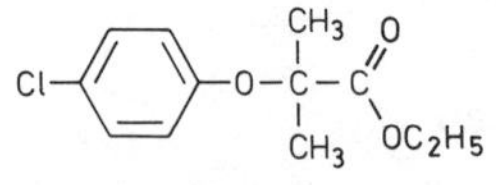

$C_{12}H_{15}ClO_3$ M_r 242,7

Clofibrat ist Ethyl[2-(4-chlorphenoxy)-2-methylpropionat].

Eigenschaften

Klare, fast farblose Flüssigkeit, schwach beißender Geruch; sehr schwer löslich in Wasser, mischbar mit Chloroform, Ethanol und Ether.

Prüfung auf Identität

A. Das IR-Absorptionsspektrum (V.6.18) der Substanz zeigt im Vergleich mit dem von Clofibrat *CRS* Maxima bei denselben Wellenlängen mit den gleichen relativen Intensitäten.

B. 0,10 g Substanz werden in Methanol *R* zu 100,0 ml gelöst. 10,0 ml dieser Lösung werden mit Methanol *R* zu 100,0 ml verdünnt (Lösung a). Die Lösung, zwischen 250 und 350 nm gemessen, zeigt Absorptionsmaxima bei 280 und 288 nm. Die spezifischen Absorptionen (V.6.19), in den Maxima gemessen, betragen etwa 44 und 31. 10,0 ml der Lösung a werden mit Methanol *R* zu 100,0 ml verdünnt. Die Lösung, zwischen 220 und 250 nm gemessen, zeigt ein Absorptionsmaximum bei 226 nm. Die spezifische Absorption, im Maximum gemessen, beträgt etwa 460.

Prüfung auf Reinheit

Brechungsindex (V.6.5): 1,500 bis 1,505.

Relative Dichte (V.6.4): 1,138 bis 1,147.

Sauer reagierende Substanzen: 1,0 g Substanz wird mit 10 ml wasserfreiem Ethanol *R* und 0,1 ml Phenolrot-Lösung *R* versetzt. Bis zum Farbumschlag darf höchstens 1,0 ml 0,01 N-Natriumhydroxid-Lösung verbraucht werden.

Flüchtige, verwandte Substanzen: Die Prüfung erfolgt mit Hilfe der Gaschromatographie (V.6.20.3).

Untersuchungslösung: 10,0 g Substanz werden mit einer Mischung von 10 ml Natriumhydroxid-Lösung 8,5 % *R* und 10 ml Wasser geschüttelt. Die untere organische Schicht wird abgetrennt, mit 5 ml Wasser gewaschen und die Waschflüssigkeit mit der wäßrigen Phase vereinigt. Die organische Phase wird über wasserfreiem Natriumsulfat *R* getrocknet und als Untersuchungslösung verwendet. Die wäßrige Phase dient zur Prüfung auf „4-Chlorphenol".

Referenzlösung a: 0,12 g Substanz werden in Chloroform *R* zu 100,0 ml gelöst. 1,0 ml dieser Lösung wird mit Chloroform *R* zu 10,0 ml verdünnt.

Referenzlösung b: 0,12 g Methylchlorphenoxymethylpropionat *CRS* werden in der Substanz zu 10,0 ml gelöst. 1,0 ml der Lösung wird mit der Substanz zu 10,0 ml verdünnt. 1,0 ml dieser Lösung wird mit der Substanz zu 10,0 ml verdünnt.

Die Chromatographie kann durchgeführt werden mit

- einer Säule von 1,5 m Länge und 4 mm innerem Durchmesser, entweder gepackt mit silanisiertem Kieselgur zur Gaschromatographie *R* (Teilchengröße 250 bis 420 μm), imprägniert mit 30 Prozent *(m/m)* Polydimethylsiloxan *R*, oder mit silanisiertem Kieselgur zur Gaschromatographie *R* (Teilchengröße 150 bis 180 μm), imprägniert mit 10 Prozent *(m/m)* Polydimethylsiloxan *R*
- Stickstoff zur Chromatographie *R* als Trägergas
- einem Flammenionisationsdetektor.

Die Temperatur der Säule soll 185 °C betragen. 2 μl jeder Lösung werden injiziert.

Im Chromatogramm der Untersuchungslösung darf die Summe der Flächen der Peaks, mit Ausnahme des dem Clofibrat entsprechenden Peaks, höchstens das Zehnfache der Fläche des Peaks von Clofibrat im Chromatogramm der Referenzlösung a betragen. Im Chromatogramm der Referenzlösung b wird von der Basislinie ausgehend die Höhe *(A)* des dem Methylchlorphenoxymethylpropionat entsprechenden Peaks und die Höhe *(B)* des niedrigsten Punktes der Kurve zwischen diesem und dem dem Clofibrat entsprechenden Peak gemessen (siehe Abbildung).

Die Prüfung darf nur ausgewertet werden, wenn

- die Höhe *A* mindestens 30 Prozent der Schreiberskala beträgt
- die Differenz $A - B$ mindestens 75 Prozent der Höhe *A* beträgt.

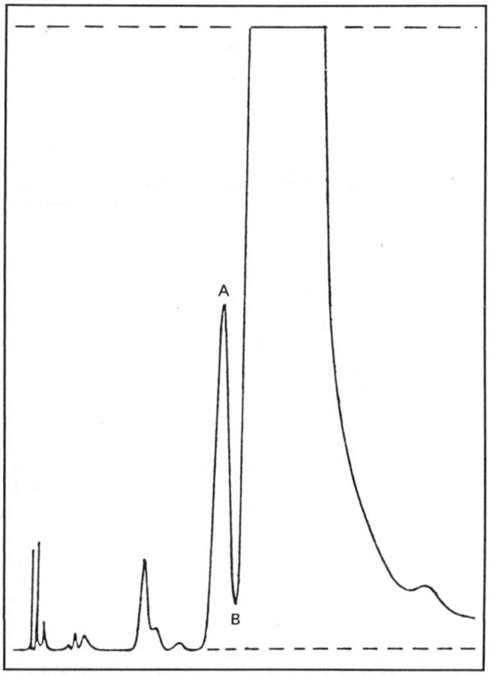

Chromatogramm-Typ.

4-Chlorphenol: Die Prüfung erfolgt mit Hilfe der Gaschromatographie (V.6.20.3).

Untersuchungslösung: Die wäßrige Schicht der Prüfung auf ,,Flüchtige, verwandte Substanzen" wird 2mal mit je 5 ml Chloroform *R* ausgeschüttelt. Die organischen Phasen werden verworfen. Die wäßrige Phase wird durch tropfenweisen Zusatz von Salzsäure 36 % *R* angesäuert und 3mal mit je 3 ml Chloroform *R* ausgeschüttelt. Die organischen Phasen werden vereinigt und mit Chloroform *R* zu 10,0 ml verdünnt.

Referenzlösung: 0,25 g Chlorphenol *R* werden in Chloroform *R* zu 100,0 ml gelöst. 1,0 ml der Lösung wird mit Chloroform *R* zu 100,0 ml verdünnt.

Die Chromatographie wird, wie unter Prüfung auf ,,Flüchtige, verwandte Substanzen" beschrieben, durchgeführt. 2 µl jeder Lösung werden injiziert. Im Chromatogramm der Untersuchungslösung darf die Fläche eines dem 4-Chlorphenol entsprechenden Peaks nicht größer sein als die Fläche des Peaks von 4-Chlorphenol im Chromatogramm der Referenzlösung (25 ppm).

Vorsichtig zu lagern!

Clonidinhydrochlorid

Clonidini hydrochloridum

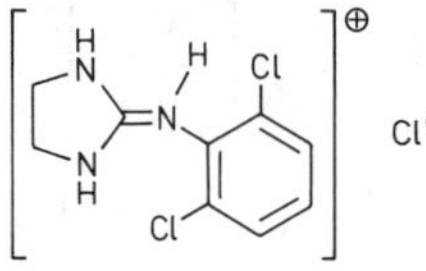

$C_9H_{10}Cl_3N_3$ M_r 266,6

Clonidinhydrochlorid enthält mindestens 98,5 und höchstens 101,0 Prozent 2-[(2,6-Dichlorphenylimino)imidazolidin-hydrochlorid, berechnet auf die getrocknete Substanz.

Eigenschaften

Weißes bis fast weißes, kristallines Pulver; löslich in Wasser und wasserfreiem Ethanol, schwer löslich in Chloroform.

Prüfung auf Identität

Die Prüfung B kann entfallen, wenn die Prüfungen A, C und D durchgeführt werden. Die Prüfungen A und C können entfallen, wenn die Prüfungen B und D durchgeführt werden.

A. 30,0 mg Substanz werden in 0,01 N-Salzsäure zu 100,0 ml gelöst. Die Lösung, zwischen 245 und 350 nm gemessen, zeigt Absorptionsmaxima (V.6.19) bei 272 und 279 nm und eine Schulter bei 265 nm. Die spezifischen Absorptionen in den Maxima betragen etwa 18 und 16.

B. Das IR-Absorptionsspektrum (V.6.18) der Substanz zeigt im Vergleich mit dem von Clonidinhydrochlorid *CRS* Maxima bei denselben Wellenlängen mit den gleichen relativen Intensitäten.

C. Die bei der Prüfung auf ,,Verwandte Substanzen" (siehe ,,Prüfung auf Reinheit") erhaltenen Chromatogramme werden ausgewertet. Der Hauptfleck im Chromatogramm der Untersuchungslösung b entspricht in bezug auf Lage, Farbe und Größe dem Hauptfleck im Chromatogramm der Referenzlösung a.

D. Die Substanz gibt die Identitätsreaktion a auf Chlorid (V.3.1.1).

Prüfung auf Reinheit

Prüflösung: 1,25 g Substanz werden in kohlendioxidfreiem Wasser *R* zu 25 ml gelöst.

Aussehen der Lösung: Die Prüflösung muß klar (V.6.1) und darf nicht stärker gefärbt sein als die Farbvergleichslösung G_7 (V.6.2, Methode II).

***p*H-Wert** (V.6.3.1): Der *p*H-Wert der Prüflösung muß zwischen 4,0 und 5,0 liegen.

Verwandte Substanzen: Die Prüfung erfolgt mit Hilfe der Dünnschichtchromatographie (V.6.20.2) unter Verwendung einer Schicht von Kieselgel G *R*.

Untersuchungslösung a: 0,10 g Substanz werden in Methanol *R* zu 10 ml gelöst.

Untersuchungslösung b: 1,0 ml Untersuchungslösung a wird mit Methanol *R* zu 10 ml verdünnt.

Referenzlösung a: 10 mg Clonidinhydrochlorid *CRS* werden in Methanol *R* zu 10 ml gelöst.

Referenzlösung b: 1,0 ml Untersuchungslösung a wird mit Methanol *R* zu 10 ml verdünnt. 5 ml dieser Lösung werden mit Methanol *R* zu 100 ml verdünnt.

Auf die Platte werden getrennt 10 µl jeder Lösung aufgetragen. Die Chromatographie erfolgt über eine Laufstrecke von 15 cm mit einer wie folgt hergestellten mobilen Phase: Eine Mischung von 10 Volumteilen Essigsäure 98 % *R*, 40 Volumteilen 1-Butanol *R* und 50 Volumteilen Wasser wird geschüttelt. Nach Trennung der Schichten wird die obere Schicht filtriert und das Filtrat als mobile Phase verwendet. Die Platte wird an der Luft getrocknet und mit Dragendorffs Reagenz *R* 2 besprüht. Nach 1 h langem Trocknen an der Luft wird erneut mit Dragendorffs Reagenz *R* 2 und anschließend sofort mit einer 5prozentigen Lösung (*m*/V) von Natriumnitrit *R* besprüht. Kein im Chromatogramm der Untersuchungslösung a auftretender Nebenfleck darf größer oder stärker gefärbt sein als der Fleck im Chromatogramm der Referenzlösung b.

Trocknungsverlust (V.6.22): Höchstens 0,5 Prozent, mit 1,000 g Substanz durch Trocknen im Trockenschrank bei 100 bis 105 °C bestimmt.

Sulfatasche (V.3.2.14): Höchstens 0,1 Prozent, mit 1,0 g Substanz bestimmt.

Gehaltsbestimmung

0,200 g Substanz werden in 70 ml Ethanol 96 % *R* gelöst und mit 0,1 N-ethanolischer Natriumhydroxid-Lösung titriert. Der Endpunkt wird mit Hilfe der „Potentiometrie" (V.6.14) bestimmt.

1 ml 0,1 N-ethanolische Natriumhydroxid-Lösung entspricht 26,66 mg $C_9H_{10}Cl_3N_3$.

Lagerung

Dicht verschlossen.

Vorsichtig zu lagern!

Clostridium-Novyi-Alpha-Antitoxin für Tiere

Immunoserum clostridii novyi alpha ad usum veterinarium

Clostridium-Novyi-Alpha-Antitoxin für Tiere ist eine Zubereitung, die Globuline enthält, welche die Fähigkeit haben, das Alpha-Toxin von *Clostridium novyi (Clostridium oedematiens)* spezifisch zu neutralisieren. Es besteht aus Serum oder einer Zubereitung von Serum, das von Tieren stammt, die gegen das Alpha-Toxin von *Cl. novyi* immunisiert wurden.

Prüfung auf Identität

Die Zubereitung neutralisiert spezifisch das Alpha-Toxin von *Cl. novyi* und macht es für empfängliche Tiere unschädlich.

Prüfung auf Reinheit

Die Zubereitung entspricht den Prüfungen der Monographie **Immunsera für Tiere (Immunosera ad usum veterinarium).**

Prüfung auf Wirksamkeit

Wenn das Rohserum vom Pferd stammt, beträgt seine Wirksamkeit mindestens 750 I. E. je Milliliter, für Rinderserum mindestens 250 I. E. je Milliliter.

Die Wirksamkeit des konzentrierten Serums beträgt für Pferdeserum mindestens 1500 I. E. je Milliliter und für Rinderserum mindestens 500 I. E. je Milliliter.

Die Internationale Einheit ist die spezifische, neutralisierende Aktivität für das Alpha-Toxin von *Cl. novyi*, die in einer festgelegten Menge des Internationalen Standards enthalten ist, der aus getrocknetem Immunserum vom Pferd besteht[1].

Die Wirksamkeit des Clostridium-Novyi-Alpha-Antitoxins wird bestimmt durch Vergleich der für den Schutz von Mäusen oder anderen geeigneten Tieren notwendigen Dosis gegen

[1] Der Gehalt in Internationalen Einheiten wird für den Internationalen Standard von der Weltgesundheitsorganisation festgelegt.

den toxischen Effekt einer festgelegten Dosis *Cl. novyi* Alpha-Toxin mit derjenigen Menge einer Standardzubereitung dieses Antitoxins, eingestellt in Internationalen Einheiten, die für den gleichen Schutz erforderlich ist. Für diesen Vergleich wird eine geeignete Zubereitung von *Cl. novyi* Alpha-Toxin als Prüftoxin benötigt. Die Dosis des Prüftoxins wird in bezug auf die Standardzubereitung bestimmt; die Wirksamkeit des Clostridium-Novyi-Alpha-Antitoxins wird unter Verwendung des Prüftoxins in bezug auf die Standardzubereitung bestimmt.

Herstellung des Prüftoxins: Das Prüftoxin wird hergestellt, indem ein steriles Filtrat einer etwa 5 Tage alten Kultur von *Cl. novyi,* Typ B, in flüssigem Medium in geeigneter Weise getrocknet wird.

Zur Auswahl des Prüftoxins wird für Mäuse die L+/10-Dosis und die LD_{50} bestimmt, wobei die Beobachtungsdauer 72 h beträgt. Ein geeignetes Alpha-Toxin enthält mindestens eine L+/10-Dosis in 0,05 mg und mindestens 10 LD_{50} in jeder L+/10-Dosis.

Bestimmung der Dosis des Prüftoxins: Eine Lösung der Standardzubereitung in einer geeigneten Flüssigkeit wird so hergestellt, daß sie 1 I. E. Antitoxin je Milliliter enthält. Die Lösung des Prüftoxins in einer geeigneten Flüssigkeit wird so hergestellt, daß 1 ml eine genau bekannte Menge wie 1 mg enthält. Mischungen der Lösung der Standardzubereitung und der Lösung des Prüftoxins werden so hergestellt, daß jede Mischung 1,0 ml der Lösung der Standardzubereitung (1 I. E.), eines von einer abgestuften Reihe Volumteile des Prüftoxins und so viel einer geeigneten Flüssigkeit enthält, um das Gesamtvolumen auf 2,0 ml zu bringen. Die Mischungen werden 60 min lang bei Raumtemperatur stehengelassen. Für jede Mischung wird mindestens zwei Mäusen von je 17 bis 22 g Körpermasse eine Dosis von 0,2 ml intramuskulär oder subkutan injiziert. Die Mäuse werden 72 h lang beobachtet. Wenn alle Mäuse verenden, war die Toxinmenge in 0,2 ml der Mischung höher als die Prüfdosis. Wenn keine Maus verendet, war die Toxinmenge in 0,2 ml der Mischung kleiner als die Prüfdosis. Frische Mischungen werden so hergestellt, daß 2,0 ml jeder Mischung 1,0 ml der Lösung der Standardzubereitung (1 I. E.) und eines einer Reihe von abgestuften Volumteilen der Lösung des Prüftoxins enthält, die sich voneinander durch Stufen von höchstens 20 Prozent unterscheiden und den erwarteten Endpunkt umfassen. Die Mischungen werden 60 min lang bei Raumtemperatur stehengelassen. Von jeder Mischung wird mindestens zwei Mäusen eine Dosis von 0,2 ml intramuskulär oder subkutan injiziert. Die Mäuse werden 72 h lang beobachtet. Die Bestimmung wird mindestens einmal wiederholt und die Ergebnisse mit den verschiedenen Prüfungen an Mischungen gleicher Zusammensetzung addiert, so daß eine Reihe von Gesamtergebnissen entsteht, von denen jedes die Mortalität durch eine Mischung einer gegebenen Zusammensetzung darstellt. Die Prüfdosis des Toxins ist die Menge, die in 0,2 ml derjenigen Mischung vorhanden ist, welche die Hälfte aller Mäuse tötet, die damit injiziert wurden.

Bestimmung der Wirksamkeit des Clostridium-Novyi-Alpha-Antitoxins:
Vorprüfung: Das Prüftoxin wird in einer solchen Menge geeigneter Flüssigkeit gelöst, daß 1 ml die zehnfache Menge der Prüfdosis enthält. Mischungen der Lösung des Prüftoxins und des Clostridium-Novyi-Alpha-Antitoxins werden so hergestellt, daß jede Mischung 1,0 ml der Lösung des Prüftoxins, eines von einer abgestuften Reihe Volumteile des Clostridium-Novyi-Alpha-Antitoxins und so viel einer geeigneten Flüssigkeit enthält, um das Gesamtvolumen auf 2,0 ml zu bringen. Die Mischungen werden 60 min lang bei Raumtemperatur stehengelassen. Von jeder Mischung wird mindestens zwei Mäusen eine Dosis von 0,2 ml intramuskulär oder subkutan injiziert. Die Mäuse werden 72 h lang beobachtet. Wenn keine Maus verendet, enthielten die 0,2 ml der Mischung mehr als 0,1 I. E. Wenn alle Mäuse verenden, enthielten die 0,2 ml der Mischung weniger als 0,1 I. E.

Hauptprüfung: Mischungen der Lösung des Prüftoxins und des Clostridium-Novyi-Alpha-Antitoxins werden so hergestellt, daß 2,0 ml jeder Mischung 1,0 ml der Lösung des Prüftoxins und eines von einer abgestuften Reihe Volumteile des Clostridium-Novyi-Alpha-Antitoxins enthalten, die sich voneinander durch Stufen von höchstens 20 Prozent unterscheiden und den aus der Vorprüfung zu erwartenden Endpunkt umfassen. Weitere Mischungen werden so hergestellt, daß 2,0 ml jeder Mischung 1,0 ml der Lösung des Prüftoxins und eines von einer abgestuften Reihe Volumteile der Lösung der Standardzubereitung enthalten, um die Dosis des Prüftoxins zu bestätigen. Die Mischungen werden 60 min lang bei Raumtemperatur stehengelassen. Mit mindestens zwei Mäusen wird für jede Mischung so verfahren, wie für die Vorprüfung beschrieben.

Die Prüfmischung, welche 0,1 I. E. in 0,2 ml enthält, ist diejenige, welche die gleiche oder annähernd gleiche Anzahl Mäuse tötet wie die Standardmischung, die 0,1 I. E. in 0,2 ml enthält. Die Bestimmung wird mindestens einmal wiederholt und der Durchschnitt aller verwertbaren Ergebnisse errechnet. Die Prüfung darf nur ausgewertet werden, wenn die Standardzubereitung ein Resultat ergibt, das innerhalb 20 Prozent vom Erwartungswert liegt.

Für die Vertrauensgrenzen (P = 0,95) gilt:
85 und 114 Prozent für zwei Tiere je Dosis
91,5 und 109 Prozent für vier Tiere
93 und 108 Prozent für sechs Tiere.

Lagerung

Lagerung und Dauer der Verwendbarkeit entsprechend **Immunsera für Tiere.**

Clostridium-Novyi-(Typ B)-Impfstoff für Tiere

Vaccinum clostridii novyi B ad usum veterinarium

Clostridium-Novyi(Typ B)-Impfstoff für Tiere wird aus einer Flüssigkultur eines geeigneten Stammes von *Clostridium novyi (Cl. oedematiens)* (Typ B) hergestellt. Die gesamte Kultur, ihr Filtrat oder eine Mischung der beiden wird in einer Weise inaktiviert, daß die Toxizität eliminiert wird, die immunogene Wirksamkeit jedoch erhalten bleibt.

Toxoide oder inaktivierte Kulturen können mit einem geeigneten Adjuvans versetzt werden, falls erforderlich nach Konzentrierung.

Prüfung auf Identität

Nach Injektion in ein gesundes, empfängliches Tier ruft der Impfstoff die Bildung von Novyi-Alpha-Antitoxin hervor.

Prüfung auf Reinheit

Unschädlichkeit: Zwei Schafen wird je die doppelte Höchstdosis entsprechend der Beschriftung auf die empfohlene Weise injiziert. Die Tiere werden mindestens 7 Tage lang beobachtet. Lokale oder systemische Reaktionen dürfen nicht auftreten.

Resttoxizität: Fünf Mäusen von je 17 bis 22 g Körpermasse werden je 0,5 ml des Impfstoffs subkutan injiziert. Die Tiere werden 7 Tage lang beobachtet. Lokale oder systemische Reaktionen dürfen nicht auftreten.

Sterilität: Der Impfstoff muß der Prüfung auf „Sterilität" der Monographie **Impfstoffe für Tiere (Vaccina ad usum veterinarium)** entsprechen.

Prüfung auf Wirksamkeit

Mindestens 10 gesunden Kaninchen im Alter von 3 bis 6 Monaten wird als erste Dosis eine Menge Impfstoff subkutan injiziert, die höchstens der auf der Beschriftung angegebenen Mindestdosis entspricht. Nach 21 bis 28 Tagen wird den gleichen Tieren als zweite Dosis eine Menge Impfstoff injiziert, die höchstens der auf der Beschriftung angegebenen Mindestdosis entspricht. 10 bis 14 Tage nach der zweiten Injektion wird den Kaninchen Blut entnommen und die Sera gemischt.

Die Wirksamkeit des Mischserums beträgt mindestens 3,5 I. E. je Milliliter.

Die Internationale Einheit ist die spezifisch neutralisierende Wirksamkeit gegen *Cl.-novyi*-Alpha-Toxin, die in einer angegebenen Menge des Internationalen Standards enthalten ist; dieser besteht aus getrocknetem Immunserum vom Pferd.[1]

Die Wirksamkeit des Kaninchen-Mischserums wird bestimmt durch Vergleich derjenigen Menge, welche erforderlich ist, Mäuse oder andere geeignete Tiere gegen die Giftwirkung einer bestimmten Dosis von *Cl.-novyi*-Alpha-Toxin zu schützen, mit der Menge eines in Internationalen Einheiten eingestellten Referenz-Alpha-Antitoxins von *Cl. novyi,* die den gleichen Schutz ergibt. Für diesen Vergleich wird eine geeignete Zubereitung von *Cl.-novyi*-Alpha-Toxin als Prüftoxin benötigt. Die Dosis des Prüftoxins wird in Relation zur Dosis des Referenztoxins festgestellt; die Wirksamkeit des Mischserums wird in Relation zur Standardzubereitung unter Verwendung des Prüftoxins ermittelt.

---

[1] Der Gehalt in Internationalen Einheiten des Internationalen Standards wird von der Weltgesundheitsorganisation festgelegt.

Herstellung des Prüftoxins: Das Prüftoxin wird aus einem sterilen Filtrat einer etwa 5 Tage alten Flüssigkultur von *Cl. novyi* Typ B gewonnen und in geeigneter Weise getrocknet.

Zur Auswahl des Prüftoxins wird für Mäuse die L+/10-Dosis und die LD_{50} bestimmt, wobei die Beobachtungsdauer 72 h beträgt. Ein geeignetes Alpha-Toxin enthält mindestens eine L+/10-Dosis in 0,05 mg und mindestens 10 LD_{50} in jeder L+/10-Dosis.

Bestimmung der Dosis des Prüftoxins: In einer geeigneten Flüssigkeit wird eine Lösung der Standardzubereitung so hergestellt, daß sie 1 I. E. je Milliliter enthält. In einer geeigneten Flüssigkeit wird eine Lösung des Prüftoxins so hergestellt, daß 1 ml eine genau bekannte Menge wie z. B. 1 mg enthält. Mischungen der Lösung der Standardzubereitung und der Lösung des Prüftoxins werden so hergestellt, daß jede Mischung 1,0 ml der Lösung der Standardzubereitung (1 I. E.) enthält, eines einer Reihe abgestufter Volumina der Lösung des Prüftoxins und so viel einer geeigneten Flüssigkeit, um das Gesamtvolumen auf 2,0 ml zu bringen. Die Mischungen werden 60 min lang bei Raumtemperatur stehengelassen. Mindestens zwei Mäusen von je 17 bis 22 g Körpermasse wird eine Dosis von je 0,2 ml der jeweiligen Mischung intramuskulär oder subkutan injiziert. Die Mäuse werden 72 h lang beobachtet. Wenn alle Mäuse eingehen, war die Toxinmenge in 0,2 ml der Mischung größer als die Prüfdosis. Wenn keine Maus eingeht, war die Toxinmenge in 0,2 ml der Mischung kleiner als die Prüfdosis. Frische Mischungen werden so hergestellt, daß 2,0 ml jeder Mischung 1,0 ml der Lösung der Standardzubereitung (1 I. E.) enthält und eines aus einer Reihe abgestufter Volumina der Lösung des Prüftoxins, deren Konzentrationen sich um höchstens 20 Prozent unterscheiden und den erwarteten Endpunkt umfassen. Die Mischungen werden 60 min lang bei Raumtemperatur stehengelassen. Mindestens zwei Mäusen wird eine Dosis von je 0,2 ml der jeweiligen Mischung intramuskulär oder subkutan injiziert. Die Mäuse werden 72 h lang beobachtet. Die Bestimmung wird mindestens einmal wiederholt und die Ergebnisse der getrennten Prüfungen zusammengefaßt für Mischungen gleicher Zusammensetzung, so daß eine Reihe von Gesamtergebnissen anfällt, wobei jedes Gesamtergebnis die Absterberate für eine Mischung der gleichen Zusammensetzung darstellt. Die Prüfdosis des Toxins ist diejenige Menge, welche in 0,2 ml dieser Mischung das Eingehen der Hälfte aller Mäuse verursacht, die damit injiziert wurden.

Bestimmung der Wirksamkeit im Kaninchenserum:

Vorprüfung: In einer geeigneten Flüssigkeit wird eine solche Menge des Prüftoxins so gelöst, daß 1 ml die zehnfache Prüfdosis enthält. Mischungen der Lösung des Prüftoxins und des Kaninchenserums werden so hergestellt, daß jede Mischung 1,0 ml der Lösung des Prüftoxins, eines aus einer Reihe abgestufter Volumteile des Kaninchenserums und so viel von einer geeigneten Flüssigkeit enthält, um das Endvolumen auf 2,0 ml zu bringen. Die Mischungen werden 60 min lang bei Raumtemperatur stehengelassen. Mindestens zwei Mäuse werden für jede Mischung verwendet; jeder Maus wird eine Dosis von 0,2 ml intramuskulär oder subkutan injiziert. Die Mäuse werden 72 h lang beobachtet. Wenn keine Maus eingeht, enthalten 0,2 ml der Mischung mehr als 0,1 I. E. Wenn alle Mäuse eingehen, enthalten 0,2 ml der Mischung weniger als 0,1 I. E.

Hauptprüfung: Mischungen der Lösung des Prüftoxins und des Kaninchenserums werden so hergestellt, daß 2,0 ml jeder Mischung 1,0 ml Lösung des Prüftoxins und eines aus einer Reihe abgestufter Volumteile des Kaninchenserums enthält, deren Konzentrationen sich um höchstens 20 Prozent unterscheiden und die den in der Vorprüfung ermittelten, erwarteten Endpunkt umfassen. Weitere Mischungen werden so hergestellt, daß 2,0 ml jeder Mischung 1,0 ml der Lösung des Prüftoxins und eines einer Reihe abgestufter Volumina der Lösung der Standardzubereitung enthalten, um die Dosis des Prüftoxins zu bestätigen. Die Mischungen werden 60 min lang bei Raumtemperatur stehengelassen. Mindestens zwei Mäuse werden für die Prüfung verwendet, wie sie für die Vorprüfung beschrieben ist. Die Prüfmischung, welche 0,1 I. E. in 0,2 ml enthält, ist diejenige Mischung, welche die gleiche oder annähernd die gleiche Anzahl von Mäusen tötet wie die Standardzubereitung mit 0,1 I. E. in 0,2 ml. Die Bestimmung wird mindestens einmal wiederholt und der Durchschnitt aller gültigen Ergebnisse berechnet. Ergebnisse sind nur gültig, wenn der Wert für die Standardzubereitung innerhalb von 20 Prozent des Erwartungswertes liegt.

Für die Vertrauensgrenzen ($P = 0,95$) gilt:
85 und 114 Prozent für zwei Tiere je Dosis
91,5 und 109 Prozent für vier Tiere
93 und 108 Prozent für sechs Tiere.

Lagerung

Entsprechend **Impfstoffe für Tiere.**

Dauer der Verwendbarkeit: 3 Jahre.

Clostridium-Perfringens-Beta-Antitoxin für Tiere

Immunoserum clostridii perfringentis beta ad usum veterinarium

Clostridium-Perfringens-Beta-Antitoxin für Tiere ist eine Zubereitung, die Globuline enthält, welche das Beta-Toxin von *Clostridium perfringens* Typ B und C spezifisch neutralisieren. Es besteht aus Serum oder einer Zubereitung von Serum, das von Tieren stammt, die gegen das Beta-Toxin von *Cl. perfringens* immunisiert wurden.

Prüfung auf Identität

Die Zubereitung neutralisiert spezifisch das Beta-Toxin von *Cl. perfringens* und macht es für empfängliche Tiere unschädlich.

Prüfung auf Reinheit

Die Zubereitung entspricht den Prüfungen der Monographie **Immunsera für Tiere (Immunosera ad usum veterinarium).**

Prüfung auf Wirksamkeit

Wenn das Rohserum vom Pferd stammt, beträgt seine Wirksamkeit mindestens 1000 I. E. je Milliliter, für Rinderserum mindestens 250 I. E. je Milliliter.

Die Wirksamkeit des konzentrierten Serums beträgt für Pferdeserum mindestens 3000 I. E. je Milliliter und für Rinderserum mindestens 1000 I. E. je Milliliter.

Die Internationale Einheit ist die spezifische, neutralisierende Aktivität für das Beta-Toxin von *Cl. perfringens,* die in einer festgelegten Menge des Internationalen Standards enthalten ist, der aus getrocknetem Immunserum vom Pferd besteht[1)].

[1)] Der Gehalt in Internationalen Einheiten wird für den Internationalen Standard von der Weltgesundheitsorganisation festgelegt.

Die Wirksamkeit des Clostridium-Perfringens-Beta-Antitoxins wird bestimmt durch Vergleich der für den Schutz von Mäusen oder anderen geeigneten Tieren notwendigen Dosis gegen den toxischen Effekt einer festgelegten Dosis *Cl. perfringens* Beta-Toxin mit derjenigen Menge einer Standardzubereitung dieses Antitoxins, eingestellt in Internationalen Einheiten, die für den gleichen Schutz erforderlich ist. Für diesen Vergleich wird eine geeignete Zubereitung von *Cl. perfringens* Beta-Toxin als Prüftoxin benötigt. Die Dosis des Prüftoxins wird in bezug auf die Standardzubereitung bestimmt; die Wirksamkeit des Clostridium-Perfringens-Beta-Antitoxins wird unter Verwendung des Prüftoxins in bezug auf die Standardzubereitung bestimmt.

Herstellung des Prüftoxins: Das Prüftoxin wird hergestellt, indem ein steriles Filtrat einer jungen Kultur von *Cl. perfringens* Typ B oder C in flüssigem Medium in geeigneter Weise getrocknet wird.

Zur Auswahl des Prüftoxins wird für Mäuse die L+-Dosis und die LD_{50} bestimmt, wobei die Beobachtungsdauer 72 h beträgt. Ein geeignetes Beta-Toxin enthält mindestens eine L+-Dosis in 0,2 mg und mindestens 25 LD_{50} in jeder L+-Dosis.

Bestimmung der Dosis des Prüftoxins: Eine Lösung der Standardzubereitung in einer geeigneten Flüssigkeit wird so hergestellt, daß sie 5 I. E. Antitoxin je Milliliter enthält. Die Lösung des Prüftoxins in einer geeigneten Flüssigkeit wird so hergestellt, daß 1 ml eine genau bekannte Menge wie 10 mg enthält. Mischungen der Lösung der Standardzubereitung und der Lösung des Prüftoxins werden so hergestellt, daß jede 2,0 ml der Lösung der Standardzubereitung (10 I. E.), eines von einer abgestuften Reihe Volumteile des Prüftoxins und so viel einer geeigneten Flüssigkeit enthält, um das Gesamtvolumen auf 5,0 ml zu bringen. Die Mischungen werden 30 min lang bei Raumtemperatur stehengelassen. Von jeder Mischung wird mindestens zwei Mäusen von je 17 bis 22 g Körpermasse eine Dosis von 0,5 ml intravenös oder intraperitoneal injiziert. Die Mäuse werden 72 h lang beobachtet. Wenn alle Mäuse verenden, war die Toxinmenge in 0,5 ml der Mischung höher als die Prüfdosis. Wenn keine Maus verendet, war die Toxinmenge in 0,5 ml der Mischung kleiner als die Prüfdosis. Frische Mischungen werden so hergestellt, daß 5 ml jeder Mischung 2,0 ml der Lösung der Standardzubereitung (10 I. E.) und eines einer Reihe von abgestuften Volumteilen der Lösung des

Prüftoxins enthält, die sich voneinander durch Stufen von höchstens 20 Prozent unterscheiden und den erwarteten Endpunkt umfassen. Die Mischungen werden 30 min lang bei Raumtemperatur stehengelassen. Von jeder Mischung wird mindestens zwei Mäusen eine Dosis von 0,5 ml intravenös oder intraperitoneal injiziert. Die Mäuse werden 72 h lang beobachtet. Die Bestimmung wird mindestens einmal wiederholt und die Ergebnisse mit den verschiedenen Prüfungen an Mischungen gleicher Zusammensetzung addiert, so daß eine Reihe von Gesamtergebnissen entsteht, von denen jedes die Mortalität durch eine Mischung einer gegebenen Zusammensetzung darstellt. Die Prüfdosis des Toxins ist die Menge, die in 0,5 ml derjenigen Mischung vorhanden ist, welche die Hälfte aller Mäuse tötet, die damit injiziert wurden.

Bestimmung der Wirksamkeit des Clostridium-Perfringens-Beta-Antitoxins:
Vorprüfung: Das Prüftoxin wird in einer solchen Menge einer geeigneten Flüssigkeit gelöst, daß 2,0 ml die zehnfache Prüfdosis enthalten. Mischungen der Lösung des Prüftoxins und des Clostridium-Perfringens-Beta-Antitoxins werden so hergestellt, daß jede Mischung 2,0 ml der Lösung des Prüftoxins, eines einer Reihe von abgestuften Volumteilen des Clostridium-Perfringens-Beta-Antitoxins und so viel einer geeigneten Flüssigkeit enthält, um das Gesamtvolumen auf 5,0 ml zu bringen. Die Mischungen werden 30 min lang bei Raumtemperatur stehengelassen. Von jeder Mischung wird mindestens zwei Mäusen eine Dosis von 0,5 ml intravenös oder intraperitoneal injiziert. Die Mäuse werden 72 h lang beobachtet. Wenn keine Maus verendet, enthielten die 0,5 ml der Mischung mehr als 1 I. E. Wenn alle Mäuse verenden, enthielten die 0,5 ml der Mischung weniger als 1 I.E.

Hauptprüfung: Mischungen der Lösung des Prüftoxins und des Clostridium-Perfringens-Beta-Antitoxins werden so hergestellt, daß 5,0 ml jeder Mischung 2,0 ml der Lösung des Prüftoxins und eines einer Reihe von abgestuften Volumteilen des Clostridium-Perfringens-Beta-Antitoxins enthalten, die sich voneinander durch Stufen von höchstens 20 Prozent unterscheiden und den aus der Vorprüfung zu erwartenden Endpunkt umfassen. Weitere Mischungen werden so hergestellt, daß 5,0 ml jeder Mischung 2,0 ml der Lösung des Prüftoxins und eines einer Reihe von abgestuften Volumteilen der Lösung der Standardzubereitung enthalten, um die Dosis des Prüftoxins zu bestätigen. Die Mischungen werden 30 min lang bei Raumtemperatur stehengelassen. Mit mindestens zwei Mäusen wird für jede Mischung so verfahren, wie für die Vorprüfung beschrieben.

Die Testmischung, welche 1 I. E. in 0,5 ml enthält, ist diejenige, welche die gleiche oder annähernd gleiche Anzahl Mäuse tötet wie die Standardmischung, die 1 I. E. in 0,5 ml enthält. Die Bestimmung wird mindestens einmal wiederholt und der Durchschnitt aller verwertbaren Ergebnisse errechnet. Die Ergebnisse sind nur dann verwertbar, wenn die Standardzubereitung ein Resultat ergibt, das innerhalb 20 Prozent vom Erwartungswert liegt.

Für die Vertrauensgrenzen ($P = 0,95$) gilt:
85 und 114 Prozent für zwei Tiere je Dosis
91,5 und 109 Prozent für vier Tiere
93 und 108 Prozent für sechs Tiere.

Lagerung

Lagerung und Dauer der Verwendbarkeit entsprechend **Immunsera für Tiere.**

Clostridium-Perfringens-Epsilon-Antitoxin für Tiere

Immunoserum clostridii perfringentis epsilon ad usum veterinarium

Clostridium-Perfringens-Epsilon-Antitoxin für Tiere ist eine Zubereitung, die Globuline enthält, welche das Epsilon-Toxin von *Clostridium perfringens* Typ D spezifisch neutralisieren. Es besteht aus Serum oder einer Zubereitung von Serum, das von Tieren stammt, die gegen das Epsilon-Toxin von *Cl. perfringens* immunisiert wurden.

Prüfung auf Identität

Die Zubereitung neutralisiert spezifisch das Epsilon-Toxin von *Cl. perfringens* Typ D und macht es für empfängliche Tiere unschädlich.

Prüfung auf Reinheit

Die Zubereitung entspricht den Prüfungen der Monographie **Immunsera für Tiere (Immunosera ad usum veterinarium).**

Prüfung auf Wirksamkeit

Wenn das Rohserum vom Pferd stammt, beträgt seine Wirksamkeit mindestens 120 I. E. je Milliliter, für Rinderserum mindestens 100 I. E. je Milliliter.

Die Wirksamkeit des konzentrierten Serums beträgt für Pferdeserum mindestens 300 I. E. je Milliliter und für Rinderserum mindestens 150 I. E. je Milliliter.

Die Internationale Einheit ist die spezifische, neutralisierende Aktivität für das Epsilon-Toxin von *Cl. perfringens*, die in einer festgelegten Menge des Internationalen Standards enthalten ist, der aus getrocknetem Immunserum vom Pferd besteht[1].

Die Wirksamkeit des Antitoxins wird bestimmt, indem die zum Schutz der Mäuse oder anderer geeigneter Tiere gegen die toxische Wirkung von *Cl. perfringens* Epsilon-Toxin ausreichende Dosis mit der Dosis einer Standardzubereitung verglichen wird, die für denselben Schutz notwendig ist. Diese Prüfung erfordert eine in Internationalen Einheiten eingestellte Standardzubereitung von Clostridium-Perfringens-Epsilon-Antitoxin und eine geeignete Lösung von *Cl. perfringens* Epsilon-Toxin als Prüftoxin. Die Wirksamkeit des Prüftoxins wird im Verhältnis zur Standardzubereitung ermittelt. Die Wirksamkeit des zu prüfenden Clostridium-Perfringens-Epsilon-Antitoxins wird mit derselben Methode im Verhältnis zur Wirksamkeit des Prüftoxins bestimmt.

Herstellung des Prüftoxins: Das Prüftoxin wird hergestellt, indem ein steriles Filtrat einer jungen Kultur von *Cl. perfringens* Typ D in flüssigem Medium in geeigneter Weise getrocknet wird.

Zur Auswahl des Prüftoxins wird für Mäuse die L+/10-Dosis und die LD_{50} bestimmt, wobei die Beobachtungsdauer 72 h beträgt. Ein geeignetes Epsilon-Toxin enthält mindestens eine L+/10-Dosis in 0,005 mg und mindestens 20 LD_{50} in jeder L+/10-Dosis.

Bestimmung der Dosis des Prüftoxins: Eine Lösung der Standardzubereitung in einer geeigneten Flüssigkeit wird so hergestellt, daß sie 0,5 I. E. Antitoxin je Milliliter enthält. Die Lösung des Prüftoxins in einer geeigneten Flüssigkeit wird so hergestellt, daß 1 ml eine genau bekannte Menge wie z. B. 1 mg enthält. Mischungen der Lösung der Standardzubereitung und der Lösung des Prüftoxins werden so hergestellt, daß jede 2,0 ml der Lösung der Standardzubereitung (1 I. E.), eines von einer abgestuften Reihe Volumteile des Prüftoxins und so viel einer geeigneten Flüssigkeit enthält, um das Gesamtvolumen auf 5,0 ml zu bringen. Die Mischungen werden 30 min lang bei Raumtemperatur stehengelassen. Von jeder Mischung wird mindestens zwei Mäusen von 17 bis 22 g Körpermasse eine Dosis von 0,5 ml intravenös oder intraperitoneal injiziert. Die Mäuse werden 72 h lang beobachtet. Wenn alle Mäuse verenden, war die Toxinmenge in 0,5 ml der Mischung größer als die Prüfdosis. Wenn keine Maus verendet, war die Toxinmenge in 0,5 ml der Mischung kleiner als die Prüfdosis. Frische Mischungen werden so hergestellt, daß 5,0 ml jeder Mischung 2,0 ml der Lösung der Standardzubereitung (1 I. E.) und eines einer Reihe von abgestuften Volumteilen der Lösung des Prüftoxins enthält, die sich voneinander durch Stufen von höchstens 20 Prozent unterscheiden und den erwarteten Endpunkt umfassen. Die Mischungen werden 30 min lang bei Raumtemperatur stehengelassen. Von jeder Mischung wird mindestens zwei Mäusen eine Dosis von 0,5 ml intravenös oder intraperitoneal injiziert. Die Mäuse werden 72 h lang beobachtet. Die Bestimmung wird mindestens einmal wiederholt und die Ergebnisse mit den verschiedenen Prüfungen an Mischungen gleicher Zusammensetzung addiert, so daß eine Reihe von Gesamtergebnissen entsteht, von denen jedes die Mortalität durch eine Mischung einer gegebenen Zusammensetzung darstellt. Die Prüfdosis des Toxins ist die Menge, die in 0,5 ml derjenigen Mischung vorhanden ist, welche die Hälfte aller Mäuse tötet, die damit injiziert wurden.

Bestimmung der Wirksamkeit des Clostridium-Perfringens-Epsilon-Antitoxins:
Vorprüfung: Das Prüftoxin wird in einer solchen Menge einer geeigneten Flüssigkeit gelöst, daß 2,0 ml die zehnfache Prüfdosis enthalten (Prüftoxin-Lösung). Mischungen der Lösung des Prüftoxins und des Clostridium-Perfringens-Epsilon-Antitoxins werden so hergestellt, daß jede Mischung 2,0 ml der Lösung des Prüftoxins, eines einer abgestuften Reihe Volumteilen des Clostridium-Perfringens-Epsilon-Antitoxins und so viel einer geeigneten Flüssigkeit enthält, um das Gesamtvolumen auf 5,0 ml zu bringen. Die Mischungen werden 30 min lang bei Raumtemperatur stehengelassen. Von jeder Mischung wird mindestens zwei Mäusen eine Dosis von 0,5 ml intravenös oder intraperitoneal injiziert. Die Mäuse werden 72 h lang be-

---

[1] Der Gehalt in Internationalen Einheiten wird für den Internationalen Standard von der Weltgesundheitsorganisation festgelegt.

obachtet. Wenn keine Maus verendet, enthielten die 0,5 ml der Mischung mehr als 0,1 I. E. Wenn alle Mäuse verenden, enthielten die 0,5 ml der Mischung weniger als 0,1 I. E.

Hauptprüfung: Mischungen der Lösung des Prüftoxins und des Clostridium-Perfringens-Epsilon-Antitoxins werden so hergestellt, daß 5,0 ml jeder Mischung 2,0 ml der Lösung des Prüftoxins und eines einer Reihe von abgestuften Volumteilen des Clostridium-Perfringens-Epsilon-Antitoxins enthalten, die sich voneinander durch Stufen von höchstens 20 Prozent unterscheiden und den aus der Vorprüfung zu erwartenden Endpunkt umfassen. Weitere Mischungen werden so hergestellt, daß 5,0 ml jeder Mischung 2,0 ml der Lösung des Prüftoxins und eines einer Reihe von abgestuften Volumteilen der Lösung der Standardzubereitung enthalten, um die Dosis des Prüftoxins zu bestätigen. Die Mischungen werden 30 min lang bei Raumtemperatur stehengelassen. Mit mindestens zwei Mäusen wird für jede Mischung so verfahren, wie für die Vorprüfung beschrieben.

Die Prüfmischung, welche 0,1 I. E. in 0,5 ml enthält, ist diejenige, welche die gleiche oder annähernd gleiche Anzahl Mäuse tötet wie die Standardmischung, die 0,1 I. E. in 0,5 ml enthält. Die Bestimmung wird mindestens einmal wiederholt und der Durchschnitt aller verwertbaren Ergebnisse errechnet. Die Ergebnisse sind nur verwertbar, wenn die Standardzubereitung ein Resultat ergibt, das innerhalb 20 Prozent vom Erwartungswert liegt.

Für die Vertrauensgrenzen (P = 0,95) gilt:
85 und 114 Prozent für zwei Tiere je Dosis
91,5 und 109 Prozent für vier Tiere
93 und 108 Prozent für sechs Tiere.

Lagerung

Lagerung und Dauer der Verwendbarkeit entsprechend **Immunsera für Tiere.**

Clostridium-Perfringens-Impfstoff für Tiere

Vaccinum clostridii perfringentis ad usum veterinarium

Clostridium-Perfringens-Impfstoff für Tiere wird aus einer Flüssigkultur geeigneter Stämme von *Clostridium perfringens* Typ B, *Cl. perfringens* Typ C oder *Cl. perfringens* Typ D oder einer Mischung dieser Typen hergestellt. Die Kultur, ihr Filtrat oder eine Mischung der beiden werden in einer Weise inaktiviert, daß die Toxizität eliminiert wird, die immunogene Wirksamkeit jedoch erhalten bleibt.

Toxoide oder inaktivierte Kulturen können mit einem geeigneten Adjuvans versetzt werden.

Prüfung auf Identität

Typ B. Nach Injektion in ein gesundes, empfängliches Tier ruft der Impfstoff die Bildung von Beta- und Epsilon-Antitoxin hervor.

Typ C. Nach Injektion in ein gesundes, empfängliches Tier ruft der Impfstoff die Bildung von Beta-Antitoxin hervor.

Typ D. Nach Injektion in ein gesundes, empfängliches Tier ruft der Impfstoff die Bildung von Epsilon-Antitoxin hervor.

Prüfung auf Reinheit

Unschädlichkeit: Zwei gesunden, empfänglichen Tieren einer Art, für welche der Impfstoff bestimmt ist, wird je die doppelte Höchstdosis entsprechend der Beschriftung auf die empfohlene Weise injiziert. Die Tiere werden 7 Tage lang beobachtet. Lokale oder systemische Reaktionen dürfen nicht auftreten.

Resttoxizität: Fünf Mäusen von je 17 bis 22 g Körpermasse werden je 0,5 ml des Impfstoffs subkutan injiziert. Die Tiere werden 7 Tage lang beobachtet. Lokale oder systemische Reaktionen dürfen nicht auftreten.

Sterilität: Der Impfstoff muß der Prüfung auf „Sterilität" der Monographie **Impfstoffe für Tiere (Vaccina ad usum veterinarium)** entsprechen.

Prüfung auf Wirksamkeit

Mindestens 10 gesunden Kaninchen im Alter von 3 bis 6 Monaten wird als erste Dosis eine Menge Impfstoff subkutan injiziert, die höchstens der in der Beschriftung angegebenen Mindestdosis entspricht. Nach 21 bis 28 Tagen wird den gleichen Tieren als zweite Dosis eine Menge Impfstoff injiziert, die höchstens der in der Beschriftung angegebenen Mindestdosis entspricht. 10 bis 14 Tage nach der zweiten Injektion wird den Kaninchen Blut entnommen und die Sera gemischt.

Typ B. Die Wirksamkeit dieser Sera beträgt mindestens 10 I. E. für Beta-Antitoxin und mindestens 5 I. E. für Epsilon-Antitoxin je Milliliter.

Typ C. Die Wirksamkeit dieser Sera beträgt mindestens 10 I. E. für Beta-Antitoxin je Milliliter.

Typ D. Die Wirksamkeit dieser Sera beträgt mindestens 5 I. E. für Epsilon-Antitoxin je Milliliter.

Internationaler Standard für Cl.-perfringens-Beta-Antitoxin: Die Internationale Einheit ist die spezifisch neutralisierende Aktivität gegen *Cl.-perfringens*-Beta-Toxin, die in einer festgelegten Menge des Internationalen Standards enthalten ist; dieser besteht aus getrocknetem Immunserum vom Pferd.[1)]

Internationaler Standard für Cl.-perfringens-Epsilon-Antitoxin: Die Internationale Einheit ist die spezifisch neutralisierende Aktivität gegen *Cl.-perfringens*-Epsilon-Toxin, die in einer festgelegten Menge des Internationalen Standards enthalten ist; dieser besteht aus getrocknetem Immunserum vom Pferd.[1)]

Die Wirksamkeit des Kaninchen-Mischserums wird durch Vergleich derjenigen Menge bestimmt, welche erforderlich ist, Mäuse oder andere geeignete Tiere gegen die Giftwirkung einer bestimmten Dosis *Cl.-perfringens*-Beta-Toxin oder *Cl.-perfringens*-Epsilon-Toxin zu schützen, mit der Menge einer Standardzubereitung von *Cl.-perfringens*-Beta-Antitoxin oder *Cl.-perfringens*-Epsilon-Antitoxin, was jeweils zutrifft, die in Internationalen Einheiten eingestellt ist und den gleichen Schutz ergibt. Für diesen Vergleich wird eine geeignete Zubereitung von *Cl.-perfringens*-Beta- oder -Epsilon-Toxin als Prüftoxin benötigt. Die Dosis des Prüftoxins wird in bezug auf die entsprechende Standardzubereitung bestimmt; die Wirksamkeit des Mischserums wird in bezug auf die entsprechende Standardzubereitung unter Verwendung des entsprechenden Prüftoxins ermittelt.

Herstellung des Prüftoxins: Das Prüftoxin wird aus einem sterilen Filtrat einer jungen Flüssigkultur von *Cl. perfringens* Typ B, Typ C oder Typ D, welcher jeweils zutrifft, gewonnen und in geeigneter Weise getrocknet. Das Beta- oder Epsilon-Toxin wird verwendet, wo es angebracht ist.

Die Auswahl des Prüftoxins geschieht durch Bestimmung der L+-Dosis für Mäuse und der LD_{50} für das Beta-Toxin und der L+/10-Dosis und der LD_{50} für das Epsilon-Toxin, wobei die Beobachtungsdauer 72 h beträgt.

Ein geeignetes Beta-Toxin enthält mindestens eine L+-Dosis in 0,2 mg und mindestens 25 LD_{50} in einer L+-Dosis.

Ein geeignetes Epsilon-Toxin enthält mindestens eine L+/10-Dosis in 0,005 mg und mindestens 20 LD_{50} in einer L+/10-Dosis.

Bestimmung der Dosis des Prüftoxins: In einer solchen Menge einer geeigneten Flüssigkeit wird eine Lösung der Standardzubereitung hergestellt, daß sie 5 I. E. je Milliliter *Cl.-perfringens*-Beta-Antitoxin und 0,5 I. E. je Milliliter *Cl.-perfringens*-Epsilon-Antitoxin enthält.

In einer solchen Menge einer geeigneten Flüssigkeit wird eine Lösung des Prüftoxins hergestellt, daß 1 ml eine genau bekannte Menge wie z. B. 10 mg Beta-Toxin und 1 mg Epsilon-Toxin enthält. Mischungen der Lösung der Standardzubereitung und der Lösung des Prüftoxins werden so hergestellt, daß jede Mischung 2,0 ml der Lösung der Standardzubereitung, eines einer Reihe abgestufter Volumina der Lösung des Prüftoxins und so viel einer geeigneten Flüssigkeit enthält, um das Gesamtvolumen auf 5,0 ml zu bringen. Die Mischungen werden 30 min lang bei Raumtemperatur stehengelassen. Mindestens zwei Mäusen von je 17 bis 22 g Körpermasse wird eine Dosis von 0,5 ml der jeweiligen Mischung intravenös oder intraperitoneal injiziert. Die Mäuse werden 72 h lang beobachtet. Wenn alle Mäuse eingehen, war die Toxinmenge in 0,5 ml größer als die Prüfdosis. Wenn keine Maus eingeht, war die Toxinmenge in 0,5 ml der Mischung kleiner als die Prüfdosis. Frische Mischungen werden so hergestellt, daß 5,0 ml jeder Mischung 2,0 ml der Lösung der Standardzubereitung und eines aus einer Reihe abgestufter Volumi-

---

[1)] Der Gehalt in Internationalen Einheiten wird für den Internationalen Standard von der Weltgesundheitsorganisation festgelegt.

na der Lösung des Prüftoxins enthält, die sich voneinander in ihrer Konzentration um höchstens 20 Prozent unterscheiden und den erwarteten Endpunkt erfassen. Die Mischungen werden 30 min lang bei Raumtemperatur stehengelassen. Mindestens zwei Mäusen wird eine Dosis von je 0,5 ml der jeweiligen Mischung intravenös oder intraperitoneal injiziert. Die Mäuse werden 72 h lang beobachtet. Die Bestimmung wird mindestens einmal wiederholt und die Ergebnisse der getrennten Prüfungen zusammengefaßt für Mischungen gleicher Zusammensetzung, so daß eine Reihe von Gesamtergebnissen anfällt, wobei jedes Gesamtergebnis die Absterberate für eine Mischung gleicher Zusammensetzung darstellt. Die Prüfdosis des Toxins ist diejenige Menge, welche in 0,5 ml dieser Mischung das Eingehen der Hälfte aller Mäuse verursacht, die damit injiziert wurden.

Bestimmung der Wirksamkeit im Kaninchenserum:

Vorprüfung: In einer geeigneten Flüssigkeit wird eine Menge des Prüftoxins so gelöst, daß 2,0 ml die zehnfache Prüfdosis (Lösung des Prüftoxins) enthalten. Mischungen der Lösung des Prüftoxins und des Kaninchenserums werden so hergestellt, daß jede Mischung 2,0 ml der Lösung des Prüftoxins, eines aus einer Reihe abgestufter Volumina des Kaninchenserums und so viel von einer geeigneten Flüssigkeit enthält, um das Endvolumen auf 5,0 ml zu bringen. Die Mischungen werden 30 min lang bei Raumtemperatur stehengelassen. Mindestens zwei Mäuse werden für jede Mischung gebraucht; jeder Maus wird eine Dosis von 0,5 ml intravenös oder intraperitoneal injiziert. Die Mäuse werden 72 h lang beobachtet. Wenn keine Maus eingeht, enthalten 0,5 ml der Mischung mehr als 1 I. E. Beta-Antitoxin oder 0,1 I. E. Epsilon-Antitoxin. Wenn alle Mäuse eingehen, enthalten 0,5 ml der Mischung weniger als 1 I. E. Beta-Antitoxin oder 0,1 I. E. Epsilon-Antitoxin.

Hauptprüfung: Mischungen der Lösung des Prüftoxins und des Kaninchenserums werden so hergestellt, daß 5,0 ml jeder Mischung 2,0 ml der Lösung des Prüftoxins enthalten sowie eines einer abgestuften Reihe von Volumina des Kaninchenserums, deren Konzentrationen sich um höchstens 20 Prozent voneinander unterscheiden und die den in der Vorprüfung ermittelten, zu erwartenden Endpunkt umfassen. Weitere Mischungen werden so hergestellt, daß 5,0 ml jeder Mischung 2,0 ml der Lösung des Prüftoxins und eines einer Reihe abgestufter Volumina der Lösung der Standardzubereitung enthalten, um die Prüfdosis des Toxins zu bestätigen. Die Mischungen werden 30 min lang bei Raumtemperatur stehengelassen. Mindestens zwei Mäuse werden für jede Mischung für die Prüfung verwendet, wie sie in der Vorprüfung beschrieben ist.

Beta-Antitoxin. Die Prüfmischung, die 1 I. E. in 0,5 ml enthält, ist diejenige, welche die gleiche oder annähernd gleiche Anzahl von Mäusen tötet wie die Standardzubereitung, die 1 I. E. in 0,5 ml enthält.

Epsilon-Antitoxin. Die Prüfmischung, die 0,1 I. E. in 0,5 ml enthält, ist diejenige, welche die gleiche oder annähernd gleiche Anzahl von Mäusen tötet wie die Standardzubereitung, die 0,1 I. E. in 0,5 ml enthält.

Die Bestimmung wird mindestens einmal wiederholt und der Durchschnitt aller auswertbaren Ergebnisse errechnet. Ergebnisse sind nur auswertbar, wenn der Wert für die Standardzubereitung innerhalb von 20 Prozent des Erwartungswertes liegt.

Für die Vertrauensgrenzen ($P = 0{,}95$) gilt:
85 und 114 Prozent für zwei Tiere je Dosis
91,5 und 109 Prozent für vier Tiere
93 und 108 Prozent für sechs Tiere.

Lagerung

Entsprechend **Impfstoffe für Tiere.**

Dauer der Verwendbarkeit: 3 Jahre.

Cocainhydrochlorid

Cocaini hydrochloridum

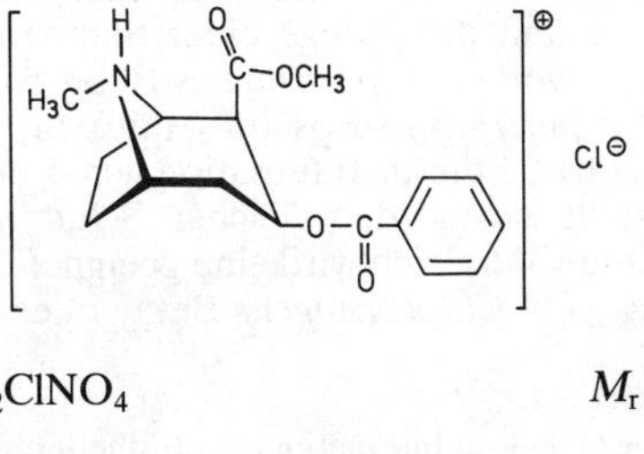

$C_{17}H_{22}ClNO_4$ M_r 339,8

Cocainhydrochlorid enthält mindestens 98,5 und höchstens 101,0 Prozent (−)-Methyl[3βbenzoyloxy-2β(1α*H*,5α*H*)-tropancarboxylat]-hydrochlorid, berechnet auf die getrocknete Substanz.

Eigenschaften

Farblose Kristalle oder weißes, kristallines Pulver, geruchlos, hygroskopisch, bitterer, scharfer Geschmack, gefolgt von einer anästhesierenden Wirkung auf die Zunge; sehr leicht löslich in Wasser, leicht löslich in Ethanol, löslich in Chloroform, praktisch unlöslich in Ether.

Die Substanz schmilzt bei etwa 197 °C unter Zersetzung.

Prüfung auf Identität

A. 20 mg Substanz werden in 0,01 N-Salzsäure zu 10,0 ml gelöst. 1,0 ml der Lösung wird mit 0,01 N-Salzsäure zu 100,0 ml verdünnt. Die Lösung, zwischen 220 und 350 nm gemessen, zeigt Absorptionsmaxima bei 233 und 273 nm. Die spezifischen Absorptionen (V.6.19), in diesen Maxima gemessen, betragen etwa 390 und etwa 31.

B. 0,1 g Substanz werden in 5 ml Wasser gelöst. Nach Zusatz von 1 ml Ammoniak-Lösung 3,5 % *R* entsteht ein weißer Niederschlag. Die Kristallisation wird durch Reiben mit einem Glasstab an der Reagenzglaswand eingeleitet. Die mit Wasser gewaschenen und im Vakuum getrockneten Kristalle schmelzen (V.6.11.1) zwischen 96 und 99 °C.

C. Die Substanz gibt die Identitätsreaktion auf Alkaloide (V.3.1.1).

D. Die Substanz gibt die Identitätsreaktion a auf Chlorid (V.3.1.1).

Prüfung auf Reinheit

Prüflösung: 0,5 g Substanz werden in Wasser zu 25 ml gelöst.

Aussehen der Lösung: Die Prüflösung muß klar (V.6.1) und farblos (V.6.2, Methode II) sein.

Sauer reagierende Substanzen: 10 ml Prüflösung werden mit 0,05 ml Methylrot-Lösung *R* versetzt. Bis zum Farbumschlag dürfen höchstens 0,2 ml 0,02 N-Natriumhydroxid-Lösung verbraucht werden.

Spezifische Drehung (V.6.6): 0,50 g Substanz werden in Wasser zu 20,0 ml gelöst. Die spezifische Drehung muß zwischen −70 und −73° liegen.

Cinnamoylcocain und reduzierende Substanzen: 5 ml Prüflösung werden mit 0,3 ml 1 N-Schwefelsäure und 0,5 ml 0,02 N-Kaliumpermanganat-Lösung versetzt. Die Mischung wird 30 min lang vor Licht geschützt stehengelassen. Die rosa Färbung darf nicht vollständig verschwunden sein.

Truxilline: 7,5 ml Prüflösung werden mit 72,5 ml Wasser und 0,2 ml Ammoniak-Lösung 10 % *R* versetzt. Nach 15 min wird die Kristallisation durch Reiben mit einem Glasstab an der Glaswand eingeleitet. Ein kristalliner Niederschlag setzt sich ab, und die überstehende Flüssigkeit muß klar sein.

Verhalten gegen Schwefelsäure: 0,2 g Substanz werden mit 2 ml Schwefelsäure 96 % *R* versetzt. Nach 15 min darf die Lösung nicht stärker gefärbt sein als die Farbvergleichslösung BG_5 (V.6.2, Methode I).

Trocknungsverlust (V.6.22): Höchstens 0,5 Prozent, mit 1,000 g Substanz durch Trocknen im Trockenschrank bei 100 bis 105 °C bestimmt.

Sulfatasche (V.3.2.14): Höchstens 0,1 Prozent, mit dem Rückstand unter „Trocknungsverlust" bestimmt.

Gehaltsbestimmung

0,300 g Substanz werden in 10 ml wasserfreier Essigsäure *R* gelöst. Nach Zusatz von 20 ml Dioxan *R* und 7 ml Quecksilber(II)-acetat-Lösung *R* wird die Bestimmung nach „Titration in wasserfreiem Medium" (V.3.5.5) unter Zusatz von 0,05 ml Kristallviolett-Lösung *R* durchgeführt. Mit 0,1 N-Perchlorsäure wird bis zum Farbumschlag nach Reinblau titriert.

1 ml 0,1 N-Perchlorsäure entspricht 33,98 mg $C_{17}H_{22}ClNO_4$.

Lagerung

Dicht verschlossen, vor Licht geschützt.

Vorsichtig zu lagern!

Codein

Codeinum

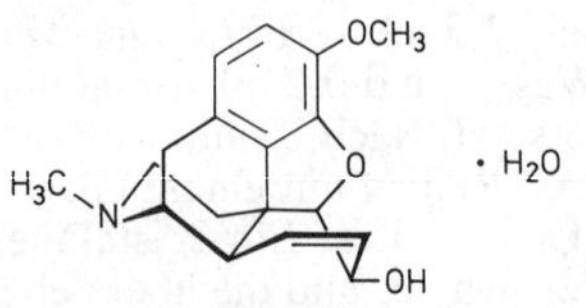

$C_{18}H_{21}NO_3 \cdot H_2O$ M_r 317,4

Codein enthält mindestens 99,0 und höchstens 101,0 Prozent 4,5α-Epoxy-3-methoxy-17-methyl-7-morphinen-6α-ol, berechnet auf die getrocknete Substanz.

Eigenschaften

Farblose Kristalle oder weißes, kristallines Pulver, geruchlos; löslich in siedendem Wasser, leicht löslich in Chloroform und Ethanol, löslich in Ether.

Prüfung auf Identität

Die Prüfung C kann entfallen, wenn die Prüfungen A, B, D und E durchgeführt werden. Die Prüfungen B, D und E können entfallen, wenn die Prüfungen A und C durchgeführt werden.

A. Schmelztemperatur (V.6.11.1): 155 bis 159 °C.

B. 2,0 ml Prüflösung (siehe „Prüfung auf Reinheit“) werden mit 50 ml Wasser und dann mit 10 ml 1 N-Natriumhydroxid-Lösung versetzt und mit Wasser zu 100,0 ml verdünnt. Die Lösung, zwischen 250 und 350 nm gemessen, zeigt nur ein Absorptionsmaximum bei 284 nm. Die spezifische Absorption (V.6.19), im Maximum gemessen, beträgt etwa 50, berechnet auf die getrocknete Substanz.

C. Das IR-Absorptionsspektrum (V.6.18) der Substanz zeigt im Vergleich mit dem Codein-Referenzspektrum Maxima bei denselben Wellenlängen mit den gleichen relativen Intensitäten. Die Prüfung der getrockneten Substanz erfolgt mit Hilfe von Preßlingen unter Verwendung von Kaliumbromid *R*.

D. Etwa 10 mg Substanz werden mit 1 ml Schwefelsäure 96 % *R* und 0,05 ml Eisen(III)-chlorid-Lösung *R* 2 versetzt. Beim Erwärmen im Wasserbad entsteht eine Blaufärbung. Nach Zusatz von 0,05 ml Salpetersäure 65 % *R* schlägt die Farbe nach Rot um.

E. Die Substanz gibt die Identitätsreaktion auf Alkaloide (V.3.1.1).

Prüfung auf Reinheit

Prüflösung: 50 mg Substanz werden in kohlendioxidfreiem Wasser *R* zu 10 ml gelöst.

Aussehen der Lösung: Die Prüflösung muß klar (V.6.1) und farblos (V.6.2., Methode II) sein.

***p*H-Wert** (V.6.3.1): Der *p*H-Wert der Prüflösung muß größer als 9 sein.

Spezifische Drehung (V.6.6): 0,50 g Substanz werden in Ethanol 96 % *R* zu 25,0 ml gelöst. Die spezifische Drehung muß zwischen −142 und −146° liegen, berechnet auf die getrocknete Substanz.

Fremde Alkaloide: Die Prüfung erfolgt mit Hilfe der Dünnschichtchromatographie (V.6.20.2) unter Verwendung einer Schicht von Kieselgel G *R*.

Untersuchungslösung: 0,4 g Substanz werden in wasserfreiem Ethanol *R* zu 10 ml gelöst.

Referenzlösung a: 1,5 ml Untersuchungslösung werden mit wasserfreiem Ethanol *R* zu 100 ml verdünnt.

Referenzlösung b: 1 ml Untersuchungslösung wird mit wasserfreiem Ethanol *R* zu 100 ml verdünnt.

Auf die Platte werden getrennt 10 µl jeder Lösung aufgetragen. Die Chromatographie erfolgt mit einer Mischung von 6 Volumteilen Ammoniak-Lösung 26 % *R*, 30 Volumteilen Cyclohexan *R* und 72 Volumteilen wasserfreiem Ethanol *R* über eine Laufstrecke von 15 cm. Die Platte wird an der Luft trocknen gelassen und mit Dragendorffs Reagenz *R* besprüht. Keine im Chromatogramm der Untersuchungslösung auftretenden Nebenflecke dürfen stärker gefärbt sein als der entsprechende Fleck der Referenzlösung a und höchstens ein Nebenfleck, oberhalb des Hauptflecks, darf stärker gefärbt sein als der mit der Referenzlösung b erhaltene Fleck.

Morphin: Etwa 0,13 Prozent. 0,10 g Substanz werden in 0,1 N-Salzsäure zu 5 ml gelöst. Die

Lösung wird mit 2 ml einer 1prozentigen Lösung (*m*/V) von Natriumnitrit *R* und nach 15 min mit 3 ml Ammoniak-Lösung 10 % *R* versetzt. Die Lösung darf nicht stärker gefärbt sein als die Farbvergleichslösung B_4 (V.6.2., Methode II).

Trocknungsverlust (V.6.22): 5,0 bis 6,0 Prozent, mit 1,000 g Substanz durch Trocknen im Trockenschrank bei 100 bis 105 °C bestimmt.

Sulfatasche (V.3.2.14): Höchstens 0,1 Prozent, mit 1,0 g Substanz bestimmt.

Gehaltsbestimmung

0,250 g Substanz werden in einer Mischung von 10 ml wasserfreier Essigsäure *R* und 20 ml Dioxan *R* gelöst. Nach Zusatz von 0,05 ml Kristallviolett-Lösung *R* wird die Bestimmung nach „Titration in wasserfreiem Medium" (V.3.5.5) mit 0,1 N-Perchlorsäure durchgeführt.

1 ml 0,1 N-Perchlorsäure entspricht 29,94 mg $C_{18}H_{21}NO_3$.

Lagerung

Vor Licht geschützt.

Vorsichtig zu lagern!

Codeinphosphat-Hemihydrat

Codeini phosphas hemihydricus

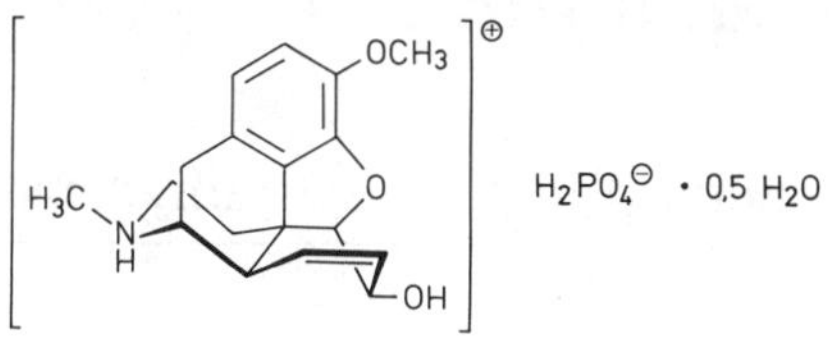

$C_{18}H_{24}NO_7P \cdot 0,5\,H_2O$ M_r 406,4

Codeinphosphat-Hemihydrat enthält mindestens 98,5 und höchstens 101,0 Prozent 4,5α-Epoxy-3-methoxy-17-methyl-7-morphinen-6α-ol-dihydrogenphosphat, berechnet auf die getrocknete Substanz.

Eigenschaften

Kleine, farblose Kristalle oder weißes, kristallines Pulver, geruchlos; leicht löslich in Wasser, schwer löslich in Ethanol, praktisch unlöslich in Chloroform und Ether.

Prüfung auf Identität

Die Prüfung B kann entfallen, wenn die Prüfungen A, C, D, E und F durchgeführt werden. Die Prüfungen A, C, D und E können entfallen, wenn die Prüfungen B und F durchgeführt werden.

A. 1,0 ml Prüflösung (siehe „Prüfung auf Reinheit") wird mit Wasser zu 100,0 ml verdünnt. 25,0 ml der Lösung werden mit 25 ml Wasser und 10 ml 1 N-Natriumhydroxid-Lösung versetzt und mit Wasser zu 100,0 ml verdünnt. Die Lösung, zwischen 250 und 350 nm gemessen, zeigt nur ein Absorptionsmaximum bei 284 nm. Die spezifische Absorption (V.6.19), in diesem Maximum gemessen, beträgt etwa 38, berechnet auf die getrocknete Substanz.

B. 5 ml Prüflösung werden mit 2 ml Natriumhydroxid-Lösung 8,5 % *R* versetzt. Falls erforderlich, wird die Kristallisation durch Reiben mit einem Glasstab an der Glaswand und unter Kühlen in einer Eis-Wasser-Mischung eingeleitet. Der Niederschlag wird gewaschen und bei 100 bis 105 °C getrocknet. Die Prüfung erfolgt mit Hilfe der IR-Absorptionsspektroskopie (V.6.18). Das Spektrum des Niederschlages zeigt im Vergleich mit dem Codein-Referenzspektrum Maxima bei denselben Wellenlängen mit den gleichen relativen Intensitäten. Die Prüfung erfolgt mit Hilfe von Preßlingen, die aus Kaliumbromid *R* und dem getrockneten Niederschlag hergestellt werden.

C. 5 ml Prüflösung werden mit 2 ml Natriumhydroxid-Lösung 8,5 % *R* versetzt. Falls erforderlich, wird die Kristallisation durch Reiben mit einem Glasstab an der Glaswand und unter Kühlen in einer Eis-Wasser-Mischung eingeleitet. Der gewaschene und bei 100 bis 105 °C getrocknete Niederschlag schmilzt (V.6.11.1) zwischen 155 und 159 °C.

D. Etwa 10 mg Substanz werden mit 1 ml Schwefelsäure 96 % *R* und 0,05 ml Eisen(III)-chlorid-Lösung *R* 2 versetzt. Beim Erwärmen im Wasserbad entsteht eine Blaufärbung. Nach Zusatz von 0,05 ml Salpetersäure 65 % *R* schlägt die Farbe nach Rot um.

E. Die Substanz gibt die Identitätsreaktion auf Alkaloide (V.3.1.1).

F. Die Prüflösung gibt die Identitätsreaktion a auf Phosphat (V.3.1.1).

Prüfung auf Reinheit

Prüflösung: 1,00 g Substanz wird in destilliertem, kohlendioxidfreiem Wasser *R* zu 25,0 ml gelöst.

Aussehen der Lösung: Die Prüflösung muß klar (V.6.1) und darf nicht stärker gefärbt sein als die Farbvergleichslösung G_6 (V.6.2, Methode II).

***p*H-Wert** (V.6.3.1): Der *p*H-Wert der Prüflösung muß zwischen 4,0 und 5,0 liegen.

Spezifische Drehung (V.6.6): 5,0 ml Prüflösung werden mit Wasser zu 10,0 ml verdünnt. Die spezifische Drehung muß zwischen −98 und −102° liegen, berechnet auf die getrocknete Substanz.

Fremde Alkaloide: Die Prüfung erfolgt mit Hilfe der Dünnschichtchromatographie (V.6.20.2) unter Verwendung einer Schicht von Kieselgel G *R*.

Untersuchungslösung: 0,5 g Substanz werden in einer Mischung von 4 Volumteilen 0,01 N-Salzsäure und 1 Volumteil wasserfreiem Ethanol *R* zu 10 ml gelöst.

Referenzlösung a: 1,5 ml Untersuchungslösung werden mit einer Mischung von 4 Volumteilen 0,01 N-Salzsäure und 1 Volumteil wasserfreiem Ethanol *R* zu 100 ml verdünnt.

Referenzlösung b: 1 ml Untersuchungslösung wird mit einer Mischung von 4 Volumteilen 0,01 N-Salzsäure und 1 Volumteil wasserfreiem Ethanol *R* zu 100 ml verdünnt.

Auf die Platte werden 10 µl jeder Lösung aufgetragen. Die Chromatographie erfolgt mit einer Mischung von 6 Volumteilen Ammoniak-Lösung 26 % *R*, 30 Volumteilen Cyclohexan *R* und 72 Volumteilen wasserfreiem Ethanol *R* über eine Laufstrecke von 15 cm. Die Platte wird an der Luft trocknen gelassen und mit Dragendorffs Reagenz *R* besprüht. Keine im Chromatogramm der Untersuchungslösung auftretenden Nebenflecke dürfen stärker gefärbt sein als der entsprechende Fleck der Referenzlösung a und höchstens ein Nebenfleck, oberhalb des Hauptflecks, darf stärker gefärbt sein als der mit der Referenzlösung b erhaltene Fleck.

Morphin: Etwa 0,13 Prozent. 0,10 g Substanz werden in 0,1 N-Salzsäure zu 5 ml gelöst. Die Lösung wird mit 2 ml einer 1prozentigen Lösung (*m*/V) von Natriumnitrit *R* und nach 15 min mit 3 ml Ammoniak-Lösung 10 % *R* versetzt. Die Lösung darf nicht stärker gefärbt sein als die Farbvergleichslösung B_4 (V.6.2, Methode II).

Sulfat (V.3.2.13): 5 ml Prüflösung werden mit destilliertem Wasser zu 20 ml verdünnt. 15 ml der Lösung müssen der Grenzprüfung auf Sulfat entsprechen (0,1 Prozent).

Trocknungsverlust (V.6.22): 1,5 bis 3,0 Prozent, mit 1,000 g Substanz durch Trocknen im Trockenschrank bei 100 bis 105 °C bestimmt.

Gehaltsbestimmung

0,350 g Substanz werden in einer Mischung von 10 ml wasserfreier Essigsäure *R* und 20 ml Dioxan *R* gelöst. Nach Zusatz von 0,05 ml Kristallviolett-Lösung *R* wird die Bestimmung nach „Titration in wasserfreiem Medium" (V.3.5.5) mit 0,1 N-Perchlorsäure durchgeführt.

1 ml 0,1 N-Perchlorsäure entspricht 39,74 mg $C_{18}H_{24}NO_7P$.

Lagerung

Vor Licht geschützt.

Vorsichtig zu lagern!

Codeinphosphat-Sesquihydrat

Codeini phosphas sesquihydricus

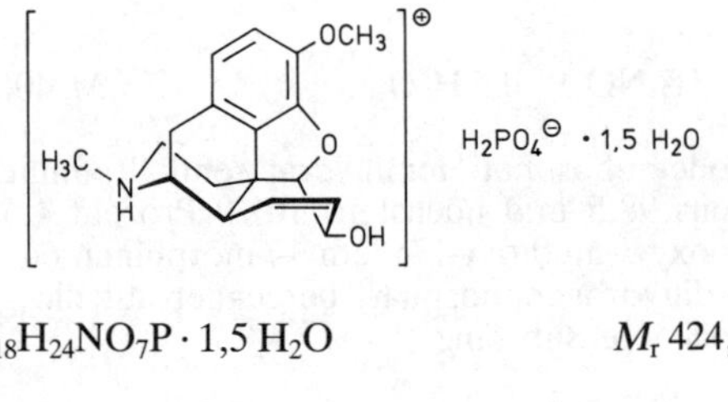

$C_{18}H_{24}NO_7P \cdot 1{,}5\ H_2O$ M_r 424,4

Codeinphosphat-Sesquihydrat enthält mindestens 98,5 und höchstens 101,0 Prozent 4,5α-Epoxy-3-methoxy-17-methyl-7-morphinen-6α-ol-dihydrogenphosphat, berechnet auf die getrocknete Substanz.

Eigenschaften

Die Substanz muß den unter **Codeinphosphat-Hemihydrat (Codeini phosphas hemihydricus)** beschriebenen ,,Eigenschaften" entsprechen.

Prüfung auf Identität

Die Substanz muß der unter **Codeinphosphat-Hemihydrat** beschriebenen ,,Prüfung auf Identität" entsprechen.

Die Prüfung B kann entfallen, wenn die Prüfungen A, C, D, E und F durchgeführt werden. Die Prüfungen A, C, D und E können entfallen, wenn die Prüfungen B und F durchgeführt werden.

Prüfung auf Reinheit

Die Substanz muß der unter **Codeinphosphat-Hemihydrat** beschriebenen ,,Prüfung auf Reinheit" entsprechen, mit Ausnahme der Prüfung auf ,,Trocknungsverlust".

Trocknungsverlust (V.6.22): 5,0 bis 7,5 Prozent, mit 0,500 g Substanz durch Trocknen im Trockenschrank bei 100 bis 105 °C bestimmt.

Gehaltsbestimmung

Die Gehaltsbestimmung wird wie in der Monographie **Codeinphosphat-Hemihydrat** angegeben durchgeführt.

1 ml 0,1 N-Perchlorsäure entspricht 39,74 mg $C_{18}H_{24}NO_7P$.

Lagerung

Vor Licht geschützt.

Vorsichtig zu lagern!

Coffein

Coffeinum

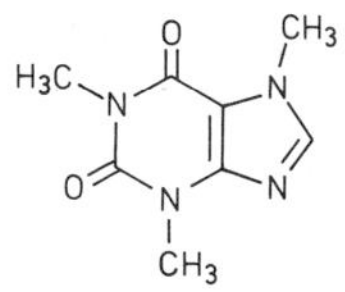

$C_8H_{10}N_4O_2$ M_r 194,2

Coffein enthält mindestens 98,5 und höchstens 101,5 Prozent 1,3,7-Trimethyl-2,6(1*H*,3*H*)-purindion, berechnet auf die getrocknete Substanz.

Eigenschaften

Weißes, kristallines Pulver oder weiße, seidenartige Kristalle, leicht sublimierbar; wenig löslich in Wasser, leicht löslich in siedendem Wasser und Chloroform, schwer löslich in wasserfreiem Ethanol und Ether. Die Substanz löst sich in konzentrierten Lösungen von Alkalibenzoat oder -salicylat.

Prüfung auf Identität

Die Prüfung B kann entfallen, wenn die Prüfungen A, C, D, E und F durchgeführt werden. Die Prüfungen C, D und F können entfallen, wenn die Prüfungen A, B und E durchgeführt werden.

A. Schmelztemperatur (V.6.11.1): 234 bis 239 °C.

B. Das IR-Absorptionsspektrum (V.6.18) der Substanz zeigt im Vergleich mit dem von Coffein *CRS* Maxima bei denselben Wellenlängen mit den gleichen relativen Intensitäten.

C. 2 ml einer gesättigten Lösung der Substanz werden mit 0,05 ml Iod-Lösung *R* versetzt. Die Lösung bleibt klar. Nach Zusatz von 0,1 ml Salzsäure 7 % *R* entsteht ein brauner Niederschlag, der sich nach Neutralisation mit Natriumhydroxid-Lösung 8,5 % *R* wieder löst.

D. In einem Reagenzglas mit Glasstopfen werden etwa 10 mg Substanz in 0,25 ml einer

Mischung von 0,5 ml Acetylaceton *R* und 5 ml Natriumhydroxid-Lösung 8,5 % *R* gelöst. Die Lösung wird 7 min lang im Wasserbad bei 80 °C erhitzt, abgekühlt, mit 0,5 ml Dimethylaminobenzaldehyd-Lösung *R* 2 versetzt und erneut 7 min lang im Wasserbad bei 80 °C erhitzt. Wird die Lösung nach dem Abkühlen mit 10 ml Wasser versetzt, entsteht eine intensive Blaufärbung.

E. Die Substanz entspricht der Prüfung auf „Trocknungsverlust" (siehe „Prüfung auf Reinheit").

F. Die Substanz gibt die Identitätsreaktion auf Xanthine (V.3.1.1).

Prüfung auf Reinheit

Prüflösung: 0,5 g Substanz werden unter Erhitzen in 50 ml destilliertem, kohlendioxidfreiem Wasser *R* gelöst. Die Lösung wird abgekühlt und mit demselben Lösungsmittel zu 50 ml verdünnt.

Aussehen der Lösung: Die Prüflösung muß klar (V.6.1) und farblos (V.6.2, Methode II) sein.

Sauer reagierende Substanzen: Werden 10 ml Prüflösung mit 0,05 ml Bromthymolblau-Lösung *R* 1 versetzt, muß die Lösung grün oder gelb gefärbt sein. Bis zum Farbumschlag nach Blau dürfen höchstens 0,2 ml 0,01 N-Natriumhydroxid-Lösung verbraucht werden.

Verwandte Substanzen: Die Prüfung erfolgt mit Hilfe der Dünnschichtchromatographie (V.6.20.2) unter Verwendung einer Schicht von Kieselgel GF_{254} *R*.

Untersuchungslösung: 0,2 g Substanz werden in einer Mischung von 4 Volumteilen Methanol *R* und 6 Volumteilen Chloroform *R* zu 10 ml gelöst.

Referenzlösung: 0,5 ml Untersuchungslösung werden mit einer Mischung von 4 Volumteilen Methanol *R* und 6 Volumteilen Chloroform *R* zu 100 ml verdünnt.

Auf die Platte werden getrennt 10 µl jeder Lösung aufgetragen. Die Chromatographie erfolgt mit einer Mischung von 10 Volumteilen Ammoniak-Lösung 26 % *R*, 30 Volumteilen Aceton *R*, 30 Volumteilen Chloroform *R* und 40 Volumteilen 1-Butanol *R* über eine Laufstrecke von 15 cm. Die Platte wird an der Luft trocknen gelassen. Die Auswertung erfolgt im ultravioletten Licht bei 254 nm. Kein im Chromatogramm der Untersuchungslösung auftretender Nebenfleck darf größer sein als der mit der Referenzlösung erhaltene Fleck.

Sulfat (V.3.2.13): 15 ml Prüflösung müssen der Grenzprüfung auf Sulfat entsprechen (500 ppm). Zur Herstellung der Referenzlösung wird eine Mischung von 7,5 ml Sulfat-Lösung (10 ppm SO_4) *R* und 7,5 ml destilliertem Wasser verwendet.

Schwermetalle (V.3.2.8): 1,0 g Substanz muß der Grenzprüfung C auf Schwermetalle entsprechen (20 ppm). Zur Herstellung der Referenzlösung werden 2 ml Blei-Lösung (10 ppm Pb) *R* verwendet.

Trocknungsverlust (V.6.22): Höchstens 0,5 Prozent, mit 1,000 g Substanz durch 1 h langes Trocknen im Trockenschrank bei 100 bis 105 °C bestimmt.

Sulfatasche (V.3.2.14): Höchstens 0,1 Prozent, mit 1,0 g Substanz bestimmt.

Gehaltsbestimmung

0,170 g Substanz werden unter Erhitzen in 5 ml wasserfreier Essigsäure *R* gelöst. Nach dem Abkühlen wird die Lösung mit 10 ml Acetanhydrid *R* und 20 ml Toluol *R* versetzt und nach „Titration in wasserfreiem Medium" (V.3.5.5) mit 0,1 N-Perchlorsäure titriert. Der Endpunkt wird mit Hilfe der „Potentiometrie" (V.6.14) bestimmt.

1 ml 0,1 N-Perchlorsäure entspricht 19,42 mg $C_8H_{10}N_4O_2$.

Vorsichtig zu lagern!

Coffein-Monohydrat

Coffeinum monohydricum

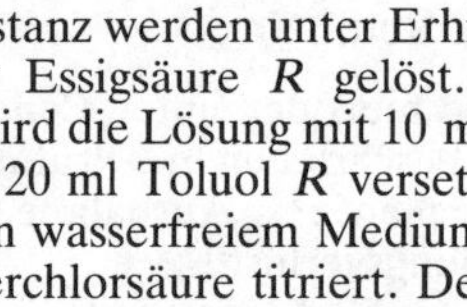

$C_8H_{10}N_4O_2 \cdot H_2O$ M_r 212,2

Coffein-Monohydrat enthält mindestens 98,5 und höchstens 101,5 Prozent 1,3,7-Trimethyl-2,6(1*H*,3*H*)-purindion, berechnet auf die getrocknete Substanz.

Eigenschaften

Die Substanz hat die unter **Coffein (Coffeinum)** beschriebenen Eigenschaften.

Prüfung auf Identität

Die Substanz entspricht der unter **Coffein** beschriebenen „Prüfung auf Identität". Bevor die Prüfungen A und B durchgeführt werden, wird die Substanz bei 100 bis 105 °C getrocknet.

Die Prüfung B kann entfallen, wenn die Prüfungen A, C, D, E und F durchgeführt werden. Die Prüfungen C, D und F können entfallen, wenn die Prüfungen A, B und E durchgeführt werden.

Prüfung auf Reinheit

Die Substanz muß der unter **Coffein** beschriebenen „Prüfung auf Reinheit" entsprechen, mit folgender Änderung:

Trocknungsverlust (V.6.22): 5,0 bis 9,0 Prozent, mit 1,000 g Substanz durch 1 h langes Trocknen im Trockenschrank bei 100 bis 105 °C bestimmt.

Gehaltsbestimmung

Die Gehaltsbestimmung wird wie in der Monographie **Coffein** beschrieben durchgeführt, wobei die Substanz zuvor bei 100 bis 105 °C getrocknet wird.

1 ml 0,1N-Perchlorsäure entspricht 19,42 mg $C_8H_{10}N_4O_2$.

Vorsichtig zu lagern!

Coffein-Natriumbenzoat

Coffeinum-natrii benzoas

Gemisch von Coffein ($C_8H_{10}N_4O_2$; M_r 194,2) und Natriumbenzoat ($C_7H_5NaO_2$; M_r 144,1). Die Substanz enthält mindestens 39,0 und höchstens 42,0 Prozent Coffein sowie mindestens 58,0 und höchstens 61,0 Prozent Natriumbenzoat, berechnet auf die getrocknete Substanz.

Eigenschaften

Weißes Pulver oder Granulat; leicht löslich in Wasser, wenig löslich in Ethanol 90 %.

Prüfung auf Identität

Die Prüfung A kann entfallen, wenn die Prüfungen B, C, D und E durchgeführt werden. Die Prüfung C kann entfallen, wenn die Prüfungen A, B, D und E durchgeführt werden.

A. Das IR-Absorptionsspektrum (V.6.18) des Rückstandes von B zeigt im Vergleich mit dem von Coffein *CRS* Maxima bei denselben Wellenlängen mit den gleichen relativen Intensitäten.

B. 15 ml Prüflösung (siehe ,,Prüfung auf Reinheit") werden nach Zusatz von 1,5 ml Natriumhydroxid-Lösung 8,5 % *R* mit 5 ml Chloroform *R* ausgeschüttelt; die Chloroformschicht wird abgetrennt, über wasserfreiem Natriumsulfat *R* getrocknet, filtriert und auf dem Wasserbad zur Trockne eingedampft. Der Rückstand schmilzt nach dem Trocknen bei 100 bis 105 °C zwischen 234 und 239 °C (V.6.11.3, Sofortschmelzpunkt).

C. Der Rückstand von B gibt die Identitätsreaktion auf Xanthine (V.3.1.1).

D. Die Substanz gibt die Identitätsreaktion a auf Natrium (V.3.1.1).

E. Die Substanz gibt die Identitätsreaktion c auf Benzoat (V.3.1.1).

Prüfung auf Reinheit

Prüflösung: 2,5 g Substanz werden in destilliertem Wasser zu 50 ml gelöst.

Aussehen der Lösung: Die Prüflösung muß klar (V.6.1) und farblos (V.6.2, Methode II) sein.

Sauer oder alkalisch reagierende Substanzen: 1 ml Prüflösung darf sich nach Zusatz von 0,05 ml Methylrot-Lösung *R* nicht rot färben. 1 ml Prüflösung darf sich nach Zusatz von 0,05 ml Thymolphthalein-Lösung *R* nicht blau färben.

Verwandte Substanzen: Die Prüfung erfolgt mit Hilfe der Dünnschichtchromatographie (V.6.20.2) unter Verwendung einer Schicht von Kieselgel GF_{254} *R*.

Untersuchungslösung: 0,10 g Substanz werden in einer Mischung von gleichen Teilen Ethanol 96 % *R* und Wasser zu 10,0 ml gelöst.

Referenzlösung a: 0,5 ml Untersuchungslösung werden mit der Mischung von gleichen Teilen Ethanol 96 % *R* und Wasser zu 100,0 ml verdünnt.

Referenzlösung b: 40 mg Coffein *RN* werden in Chloroform *R* zu 10,0 ml gelöst.

Referenzlösung c: 50 mg Benzoesäure *R* werden in Chloroform *R* zu 10,0 ml gelöst.

Auf die Platte werden getrennt je 10 µl Untersuchungslösung und Referenzlösung a, b und c aufgetragen. Die Chromatographie erfolgt mit einer Mischung von 2 Volumteilen wasserfreier Ameisensäure *R*, 10 Volumteilen Ethanol 96 % *R* und 88 Volumteilen Chloroform *R* über eine Laufstrecke von 15 cm. Die Platte wird an der Luft getrocknet. Die Auswertung erfolgt im ultravioletten Licht bei 254 und 365 nm. Bei 254 nm muß der untere der beiden im Chromatogramm der Untersuchungslösung auftretenden Hauptflecke im Rf-Wert mit dem bei Referenzlösung b erhaltenen Fleck übereinstimmen, der obere mit dem bei Referenzlösung c erhaltenen Fleck. Außerdem darf kein im Chromatogramm der Untersuchungslösung auftretender Nebenfleck größer oder intensiver sein als der mit Referenzlösung a erhaltene Fleck. Die Prüfung darf nur ausgewertet werden, wenn das Chromatogramm der Untersuchungslösung deutlich voneinander getrennt 2 Flecke zeigt. Bei 365 nm darf der obere der beiden im Chromatogramm der Untersuchungslösung erhaltenen Hauptflecke keine blaue Fluoreszenz zeigen.

Verhalten gegen Schwefelsäure: 0,5 g Substanz werden in 5 ml Schwefelsäure 96 % *R* unter Schütteln gelöst. Nach 5 min darf die Lösung nicht stärker gefärbt (V.6.2, Methode I) sein als 5 ml der Farbvergleichslösung BG_6.

Chlorid (V.3.2.4): 5,0 ml Prüflösung, mit Ethanol 96 % *R* zu 15 ml verdünnt, müssen der Grenzprüfung auf Chlorid entsprechen (200 ppm). Zur Herstellung der Referenzlösung wird eine Lösung von 0,824 g Natriumchlorid *R* in Wasser zu 1000 ml im Verhältnis 1 zu 10 verdünnt. 1,0 ml der Verdünnung wird mit Ethanol 96 % *R* zu 15 ml verdünnt.

Sulfat (V.3.2.13): 7,5 ml Prüflösung, mit Ethanol 96 % *R* zu 15 ml verdünnt, müssen der Grenzprüfung auf Sulfat entsprechen (400 ppm).

Schwermetalle (V.3.2.8): 12 ml Prüflösung müssen der Grenzprüfung A auf Schwermetalle entsprechen (20 ppm). Zur Herstellung der Referenzlösung wird die Blei-Lösung (1 ppm Pb) *R* verwendet.

Trocknungsverlust (V.6.22): Höchstens 2,0 Prozent, mit 1,000 g Substanz durch Trocknen im Trockenschrank bei 100 bis 105 °C bestimmt.

Gehaltsbestimmung

Natriumbenzoat: 0,300 g Substanz werden in 30 ml Chloroform *R* suspendiert und nach „Titration in wasserfreiem Medium" (V.3.5.5) unter Zusatz von 0,1 ml Bromphenolblau-Mischindikator-Lösung *RN* mit 0,1 N-Perchlorsäure bis zum Farbumschlag nach Rosa titriert. Eine zu Beginn der Titration auftretende Blaufärbung ist ohne Bedeutung.

1 ml 0,1 N-Perchlorsäure entspricht 14,41 mg $C_7H_5NaO_2$.

Coffein: 50 ml Acetanhydrid *R* werden nach Zugabe von 0,1 ml Kristallviolett-Lösung *R* mit 0,1 N-Perchlorsäure bis zum Farbumschlag nach Gelb neutralisiert. Die austitrierte Lösung der Gehaltsbestimmung von „Natriumbenzoat" wird mit dem neutralisierten Acetanhydrid versetzt und nach „Titration in wasserfreiem Medium" mit 0,1 N-Perchlorsäure bis zum Farbumschlag nach Gelb titriert.

1 ml 0,1 N-Perchlorsäure entspricht 19,42 mg $C_8H_{10}N_4O_2$.

Lagerung

Vor Licht geschützt.

Vorsichtig zu lagern!

Coffein-Natriumsalicylat

Coffeinum-natrii salicylas

Gemisch von Coffein ($C_8H_{10}N_4O_2$; M_r 194,2) und Natriumsalicylat ($C_7H_5NaO_3$; M_r 160,1). Die Substanz enthält mindestens 39,0 und höchstens 42,0 Prozent Coffein sowie mindestens 58,0 und höchstens 61,0 Prozent Natriumsalicylat, berechnet auf die getrocknete Substanz.

Eigenschaften

Weißes Pulver oder Granulat; leicht löslich in Wasser, löslich in Ethanol 90 %.

Prüfung auf Identität

Die Prüfung A kann entfallen, wenn die Prüfungen B, C, D und E durchgeführt werden. Die Prüfung C kann entfallen, wenn die Prüfungen A, B, D und E durchgeführt werden.

A. Das IR-Absorptionsspektrum (V.6.18) des Rückstandes von B zeigt im Vergleich mit dem von Coffein *CRS* Maxima bei denselben Wellenlängen mit den gleichen relativen Intensitäten.

B. 15 ml Prüflösung (siehe „Prüfung auf Reinheit") werden nach Zusatz von 1,5 ml Natriumhydroxid-Lösung 8,5 % *R* mit 5 ml Chloroform *R* ausgeschüttelt; die Chloroformschicht wird abgetrennt, über wasserfreiem Natriumsulfat *R* getrocknet, filtriert und auf dem Wasserbad zur Trockne eingedampft. Der Rückstand schmilzt nach dem Trocknen bei 100 bis 105 °C zwischen 234 und 239 °C (V.6.11.3, Sofortschmelzpunkt).

C. Der Rückstand von B gibt die Identitätsreaktion auf Xanthine (V.3.1.1).

D. Die Substanz gibt die Identitätsreaktion a auf Natrium (V.3.1.1).

E. Die Substanz gibt die Identitätsreaktion a auf Salicylat (V.3.1.1).

Prüfung auf Reinheit

Prüflösung: 2,5 g Substanz werden in destilliertem Wasser zu 50 ml gelöst.

Aussehen der Lösung: Die Prüflösung muß klar (V.6.1) und farblos (V.6.2, Methode II) sein.

Sauer oder alkalisch reagierende Substanzen: 10 ml Prüflösung werden mit 0,1 ml Bromthymolblau-Lösung *R* 1 versetzt. Die Lösung muß grün oder gelb gefärbt sein und darf bis zum Farbumschlag nach Blau höchstens 0,5 ml 0,01 N-Natriumhydroxid-Lösung verbrauchen.

Verwandte Substanzen: Die Prüfung erfolgt mit Hilfe der Dünnschichtchromatographie (V.6.20.2) unter Verwendung einer Schicht von Kieselgel GF_{254} *R*.

Untersuchungslösung: 0,10 g Substanz werden in einer Mischung von gleichen Teilen Ethanol 96 % *R* und Wasser zu 10,0 ml gelöst.

Referenzlösung a: 0,5 ml Untersuchungslösung werden mit der Mischung von gleichen Teilen Ethanol 96 % *R* und Wasser zu 100,0 ml verdünnt.

Referenzlösung b: 40 mg Coffein *RN* werden in Chloroform *R* zu 10,0 ml gelöst.

Referenzlösung c: 50 mg Salicylsäure *R* werden in Chloroform *R* zu 10,0 ml gelöst.

Auf die Platte werden getrennt je 10 µl Untersuchungslösung und Referenzlösung a, b und c aufgetragen. Die Chromatographie erfolgt mit einer Mischung von 2 Volumteilen wasserfreier Ameisensäure *R*, 10 Volumteilen Ethanol 96 % *R* und 88 Volumteilen Chloroform *R* über eine Laufstrecke von 15 cm. Die Platte wird an der Luft getrocknet. Die Auswertung erfolgt im ultravioletten Licht bei 254 und 365 nm. Bei 254 nm muß der untere der beiden im Chromatogramm der Untersuchungslösung auftretenden Hauptflecke im Rf-Wert mit dem bei Referenzlösung b erhaltenen Fleck übereinstimmen, der obere mit dem bei Referenzlösung c erhaltenen Fleck. Außerdem darf kein im Chromatogramm der Untersuchungslösung auftretender Nebenfleck größer oder intensiver sein als der mit Referenzlösung a erhaltene Fleck. Die Prüfung darf nur ausgewertet werden, wenn das Chromatogramm der Untersuchungslösung deutlich voneinander getrennt 2 Flecke zeigt. Bei 365 nm muß der obere der beiden im Chromatogramm der Untersuchungslösung erhaltenen Hauptflecke eine blaue Fluoreszenz zeigen.

Verhalten gegen Schwefelsäure: 0,5 g Substanz werden in 5 ml Schwefelsäure 96 % *R* unter Schütteln gelöst. Nach 5 min darf die Lösung nicht stärker gefärbt (V.6.2, Methode I) sein als 5 ml der Farbvergleichslösung BG_6.

Chlorid (V.3.2.4): 5,0 ml Prüflösung, mit Ethanol 96 % *R* zu 15 ml verdünnt, müssen der Grenzprüfung auf Chlorid entsprechen (200 ppm). Zur Herstellung der Referenzlösung wird eine Lösung von 0,824 g Natriumchlorid *R* in Wasser zu 1000 ml im Verhältnis 1 zu 10 verdünnt. 1,0 ml der Verdünnung wird mit Ethanol 96 % *R* zu 15 ml verdünnt.

Sulfat (V.3.2.13): 7,5 ml Prüflösung, mit 2,5 ml destilliertem Wasser und Ethanol 96 % *R* zu 15 ml verdünnt, müssen der Grenzprüfung auf Sulfat entsprechen (400 ppm).

Schwermetalle (V.3.2.8): 12 ml Prüflösung müssen der Grenzprüfung A auf Schwermetalle entsprechen (20 ppm). Zur Herstellung der Referenzlösung wird die Blei-Lösung (1 ppm Pb) *R* verwendet.

Trocknungsverlust (V.6.22): Höchstens 2,0 Prozent, mit 1,000 g Substanz durch Trocknen im Trockenschrank bei 100 bis 105 °C bestimmt.

Gehaltsbestimmung

Natriumsalicylat: 0,300 g Substanz werden in 30 ml Chloroform *R* suspendiert und nach „Titration in wasserfreiem Medium" (V.3.5.5) unter Zusatz von 0,1 ml Bromphenolblau-Mischindikator-Lösung *RN* mit 0,1 N-Perchlorsäure bis zum Farbumschlag nach Rosa titriert. Eine zu Beginn der Titration auftretende Blaufärbung ist ohne Bedeutung.

1 ml 0,1 N-Perchlorsäure entspricht 16,01 mg $C_7H_5NaO_3$.

Coffein: 50 ml Acetanhydrid *R* werden nach Zugabe von 0,1 ml Kristallviolett-Lösung *R* mit 0,1 N-Perchlorsäure bis zum Farbumschlag nach Gelb neutralisiert. Die austitrierte Lösung der Gehaltsbestimmung von „Natriumsalicylat" wird mit dem neutralisierten Acetanhydrid versetzt und nach „Titration in wasserfreiem Medium" mit 0,1 N-Perchlorsäure bis zum Farbumschlag nach Gelb titriert.

1 ml 0,1 N-Perchlorsäure entspricht 19,42 mg $C_8H_{10}N_4O_2$.

Lagerung

Vor Licht geschützt.

Vorsichtig zu lagern!

Colecalciferol

Cholecalciferolum

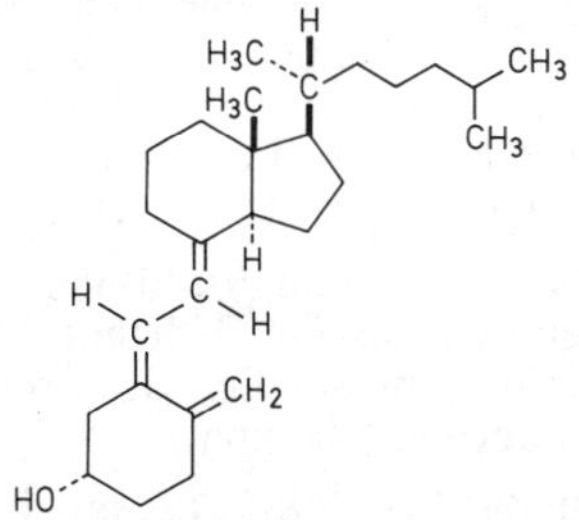

$C_{27}H_{44}O$ M_r 384,6

Colecalciferol (Vitamin D_3) ist 9,10-Seco-5,7,10(19)-cholestatrien-3β-ol.

1 Milligramm Colecalciferol entspricht in seiner antirachitischen Wirksamkeit bei Ratten 40 000 I. E. (Vitamin D).

Eigenschaften

Weiße bis fast weiße Kristalle, geruchlos oder fast geruchlos; praktisch unlöslich in Wasser, leicht löslich in Aceton, Chloroform, Ethanol und Ether, löslich in fetten Ölen; luft-, hitze- und lichtempfindlich.

Lösungen in flüchtigen Lösungsmitteln sind instabil und müssen sofort verwendet werden.

Prüfung auf Identität

A. Schmelztemperatur (V.6.11.1): 82 bis 87 °C, mit der nicht pulverisierten und nicht getrockneten Substanz bestimmt.

B. Das IR-Absorptionsspektrum (V.6.18) der Substanz zeigt im Vergleich mit dem von Colecalciferol *CRS* Maxima bei denselben Wellenlängen mit den gleichen relativen Intensitäten. Die Prüfung erfolgt mit Hilfe von Preßlingen.

C. Etwa 1 mg Substanz wird in 40 ml Dichlorethan *R* gelöst. Nach Zusatz von 4 ml Antimon(III)-chlorid-Lösung *R* 1 zu 1 ml der Lösung entsteht schnell eine orange Färbung, die allmählich nach Rosa übergeht.

Prüfung auf Reinheit

Spezifische Drehung (V.6.6): 0,200 g Substanz werden schnell und ohne Erwärmen in aldehydfreiem Ethanol 96 % *R* zu 25,0 ml gelöst. Die spezifische Drehung muß zwischen +105 und +112° liegen, in einer Schichtdicke von 2 dm und innerhalb von 30 min nach Herstellen der Lösung bestimmt.

Absorption (V.6.19): 50,0 mg Substanz werden schnell und ohne Erwärmen in aldehydfreiem Ethanol 96 % *R* zu 100,0 ml gelöst. 5,0 ml der Lösung werden mit aldehydfreiem Ethanol 96 % *R* zu 250,0 ml verdünnt. Unter gleichen Bedingungen wird eine Referenzlösung unter Verwendung von 50,0 mg Colecalciferol *CRS* hergestellt. Die Absorption der beiden Lösungen wird im Maximum bei 265 nm innerhalb von 30 min nach Herstellen der Lösungen gemessen. Die Absorption der zu untersuchenden Lösung darf höchstens um 3 Prozent von der der Referenzlösung abweichen. Die Prüfung ist nur gültig, wenn die gemessene Absorption zwischen 0,46 und 0,50 liegt.

7-Dehydrocholesterol: Die Prüfung erfolgt mit Hilfe der Dünnschichtchromatographie (V.6.20.2) unter Verwendung einer Schicht von Kieselgel G *R*.

Untersuchungslösung: 0,25 g Substanz werden in Dichlorethan *R*, das 1 Prozent (*m*/V) Squalan *R* und 0,01 Prozent (*m*/V) Butylhydroxytoluol *R* enthält, zu 10 ml gelöst.
Vor Gebrauch frisch herzustellen.

Referenzlösung a: 0,10 g Colecalciferol *CRS* werden in Dichlorethan *R*, das 1 Prozent (*m*/V) Squalan *R* und 0,01 Prozent (*m*/V) Butylhydroxytoluol *R* enthält, zu 4 ml gelöst.
Vor Gebrauch frisch herzustellen.

Referenzlösung b: 5 mg 7-Dehydrocholesterol *CRS* werden in Dichlorethan *R*, das 1 Prozent (*m*/V) Squalan *R* und 0,01 Prozent (*m*/V) Butylhydroxytoluol *R* enthält, zu 100 ml gelöst.
Vor Gebrauch frisch herzustellen.

Referenzlösung c: Vor Gebrauch werden gleiche Volumteile Referenzlösung a und Referenzlösung b gemischt.

Auf die Platte werden getrennt 10 µl Untersuchungslösung, 10 µl Referenzlösung a, 10 µl Referenzlösung b und 20 µl Referenzlösung c aufgetragen. Die Chromatographie erfolgt sofort im Dunkeln mit einer Mischung von gleichen Volumteilen Cyclohexan *R* und peroxidfreiem Ether *R*, die 0,01 Prozent (*m*/V) Butylhydroxytoluol *R* enthält über eine Laufstrecke von 15 cm. Die Platte wird an der Luft trocknen gelassen und dreimal mit Antimon(III)-chlorid-Lösung *R* 1 besprüht. Das Chromatogramm wird 3 bis 4 min nach dem Besprühen ausgewertet. Das Chromatogramm der Untersuchungslösung zeigt einen orangegelben Hauptfleck, der nach Braun umschlägt und der in bezug auf Lage, Farbe und Größe dem mit der Referenzlösung a erhaltenen Fleck entspricht. Ein im Chromatogramm der Untersuchungslösung auftretender violetter Fleck, der dem 7-Dehydrocholesterol entspricht und unmittelbar unter dem Hauptfleck liegt, darf nicht stärker gefärbt sein als der im Chromatogramm der Referenzlösung b erhaltene Fleck. Das Chromatogramm der Untersuchungslösung darf nicht mehr Flecke als die Chromatogramme der Referenzlösungen a und b zeigen. Die Prüfung darf nur ausgewertet werden, wenn das Chromatogramm der Referenzlösung c deutlich voneinander getrennt zwei Flecke zeigt.

Lagerung

Dicht verschlossen, in Stickstoffatmosphäre, vor Licht geschützt, bei 2 bis 8 °C.
Der Inhalt eines geöffneten Behältnisses muß schnell verbraucht werden.

Sehr vorsichtig zu lagern!

Ölige Lösungen von Colecalciferol

Ölige Lösungen von Colecalciferol sind Lösungen von **Colecalciferol (Cholecalciferolum)** in einem geeigneten pflanzlichen Öl.
Der deklarierte Gehalt an Colecalciferol muß mindestens 500 000 I. E. je Gramm betragen. Das Konzentrat muß mindestens 90,0 und darf höchstens 110,0 Prozent des angegebenen Gehaltes und kann geeignete Stabilisatoren, wie z. B. Antioxidantien, enthalten.

Eigenschaften

Klare, gelbe Flüssigkeit von schwachem Geruch; praktisch unlöslich in Wasser, schwer löslich in wasserfreiem Ethanol, mischbar mit fettlösenden Lösungsmitteln. Je nach Temperatur kann eine teilweise Erstarrung auftreten.

Prüfung auf Identität

A. Die Absorption (V.6.19) einer Lösung der Substanz in Cyclohexan *R*, die etwa 400 I. E. je Milliliter enthält, wird zwischen 250 und 300 nm gemessen. Die Lösung zeigt ein Absorptionsmaximum bei 267 nm.

B. Die Prüfung erfolgt mit Hilfe der Dünnschichtchromatographie (V.6.20.2) unter Verwendung einer Schicht von Kieselgel G *R*.

Untersuchungslösung: 100,0 ml Lösung A (siehe „Gehaltsbestimmung") werden in einem geeigneten Kolben auf dem Wasserbad bei 40 °C unter Vakuum zur Trockne eingedampft. Unter fließendem Wasser wird abgekühlt und der Druckausgleich mit Stickstoff hergestellt. Der Rückstand wird sofort in 0,4 ml Dichlorethan *R* gelöst, das 1 Prozent (*m*/V) Squalan *R* und 0,01 Prozent (*m*/V) Butylhydroxytoluol *R* enthält.
Vor Gebrauch frisch herzustellen.

Referenzlösung a: 10 mg Colecalciferol *CRS* werden in Dichlorethan *R*, das 1 Prozent (*m*/V) Squalan *R* und 0,01 Prozent (*m*/V) Butylhydroxytoluol enthält, zu 4 ml gelöst.
Vor Gebrauch frisch herzustellen.

Referenzlösung b: 10 mg Ergocalciferol *CRS* werden in Dichlorethan *R*, das 1 Prozent (*m*/V) Squalan und 0,01 Prozent (*m*/V) Butylhydroxytoluol *R* enthält, zu 4 ml gelöst.
Vor Gebrauch frisch herzustellen.
Auf die Platte werden getrennt 20 µl jeder Lösung aufgetragen. Die Chromatographie

erfolgt sofort im Dunkeln mit einer Mischung von gleichen Volumteilen Cyclohexan *R* und peroxidfreiem Ether *R*, die 0,01 Prozent (*m*/V) Butylhydroxytoluol *R* enthält, über eine Laufstrecke von 15 cm. Die Platte wird an der Luft trocknen gelassen und mit Schwefelsäure 96 % *R* besprüht. Der Hauptfleck im Chromatogramm der Untersuchungslösung wird mit den Hauptflecken in den Chromatogrammen der Referenzlösungen a und b verglichen. Das Chromatogramm der Untersuchungslösung zeigt sofort einen hellgelben Fleck, der schnell nach Orangebraun, dann allmählich nach Grünlichgrau übergeht und 10 min lang bestehenbleibt. Dieser Fleck entspricht in bezug auf Lage, Farbe und Größe dem mit der Referenzlösung a erhaltenen Hauptfleck. Das Chromatogramm der Referenzlösung b zeigt dagegen sofort auf gleicher Höhe einen orangefarbenen Fleck, der allmählich nach Rötlichbraun übergeht und 10 min lang bestehenbleibt.

C. Wird 1 ml einer Lösung der Substanz in Dichlorethan *R*, die etwa 1000 I. E. enthält, mit 4 ml Antimon(III)-chlorid-Lösung *R* 1 versetzt, so entsteht sofort eine Orangefärbung, die allmählich nach Rosa übergeht.

Prüfung auf Reinheit

Bestrahlungsprodukte: Die Prüfung wird sofort nach der ,,Prüfung auf Identität B" durchgeführt. Die Prüfung erfolgt mit Hilfe der Dünnschichtchromatographie (V.6.20.2) unter Verwendung einer Schicht von Kieselgel G *R*.

Untersuchungslösung: Die für die Identitätsprüfung B vorgeschriebene Lösung wird verwendet.

Referenzlösung: Die für die Identitätsprüfung B vorgeschriebene Referenzlösung a wird verwendet.

Auf die Platte werden getrennt 20 µl jeder Lösung aufgetragen. Die Chromatographie erfolgt sofort im Dunkeln mit einer Mischung von gleichen Volumteilen Cyclohexan *R* und peroxidfreiem Ether *R*, die 0,01 Prozent (*m*/V) Butylhydroxytoluol *R* enthält, über eine Laufstrecke von 15 cm. Die Platte wird an der Luft trocknen gelassen und dreimal mit Antimon(III)-chlorid-Lösung *R* 1 besprüht. Der Hauptfleck im Chromatogramm der Untersuchungslösung ist anfänglich orange gefärbt und geht dann in Braun über (Colecalciferol); er entspricht in bezug auf Lage, Farbe und Größe dem mit der Referenzlösung erhaltenen Fleck.

Das Chromatogramm der Untersuchungslösung zeigt zusätzlich unmittelbar über dem Hauptfleck einen anderen Fleck mit gleicher Färbung, der dem Präcolecalciferol entspricht, das – in Lösung – im Gleichgewicht mit Colecalciferol steht. Das Chromatogramm der Untersuchungslösung darf weder am Startpunkt einen graublauen Fleck zeigen noch einen Fleck der gleichen Färbung, der sich gegen den Hauptfleck hinzieht.

Säurezahl (V.3.4.1): Höchstens 2,0, mit 5,0 g Substanz bestimmt, in 25 ml des vorgeschriebenen Lösungsmittelgemisches gelöst.

Peroxidzahl (V.3.4.5): Höchstens 20.

Gehaltsbestimmung

Die Gehaltsbestimmung muß so schnell wie möglich durchgeführt werden, wobei der Einfluß von UV-haltigem Licht und Luft zu vermeiden ist.

In einen Verseifungskolben wird eine etwa 100 000 I. E. entsprechende Menge Substanz mit einer Genauigkeit von 0,1 Prozent eingewogen. Nach Zusatz von 20 ml wasserfreiem Ethanol *R*, 1 ml Natriumascorbat-Lösung *R* und 3 ml einer frisch hergestellten 50prozentigen Lösung *(m/m)* von Kaliumhydroxid *R* wird 30 min lang auf dem Wasserbad unter Rückfluß erhitzt und schnell unter fließendem Wasser abgekühlt. Die Lösung wird zweimal mit je 15 ml Wasser, einmal mit 10 ml Ethanol 96 % *R* und zweimal mit je 50 ml Pentan *R* in einen Scheidetrichter überführt, 30 s lang kräftig geschüttelt und bis zur Trennung in zwei klare Schichten stehengelassen. Die ethanolisch-wäßrige Schicht wird in einem zweiten Scheidetrichter mit einer Mischung von 10 ml Ethanol 96 % *R* und 50 ml Pentan *R* geschüttelt. Nach Trennung der Schichten wird die ethanolisch-wäßrige Schicht in einen dritten Scheidetrichter überführt und die Pentanschicht mit der im ersten Scheidetrichter vereinigt. Der zweite Scheidetrichter wird zweimal mit je 10 ml Pentan *R* ausgeschüttelt und die Pentanphasen in den ersten Scheidetrichter gegeben. Die ethanolisch-wäßrige Phase des dritten Scheidetrichters wird mit 50 ml Pentan *R* ausgeschüttelt. Die Pentanphase wird in den ersten Scheidetrichter gegeben. Die gesammelten Pentanphasen werden kräftig zweimal mit je 50 ml einer frisch hergestellten 3prozentigen Lösung (*m*/V) von Kaliumhydroxid *R* in Ethanol 10 % (V/V) kräftig geschüttelt und mit jeweils 50 ml Wasser bis zur neutralen Reaktion gegen Phenolphthalein gewaschen. Der Pentanextrakt wird in einen 250-ml-Meßkolben gefüllt. Der Scheidetrichter wird mit 10 ml Pentan *R* gespült, das in den Meßkolben eingefüllt wird. Mit Pentan *R* wird zu 250,0 ml verdünnt (Lösung A).

50,0 ml Lösung A werden in einen Kolben mit Schliffstopfen gegeben und auf dem Wasserbad bei 40 °C unter Vakuum zur Trockne eingedampft. Unter fließendem Wasser wird abgekühlt und der Druckausgleich mit Stickstoff hergestellt. Der Rückstand wird sofort in 2,0 ml Maleinsäureanhydrid-Lösung *R* gelöst und die Lösung 30 min lang bei Raumtemperatur und im Dunkeln stehengelassen. Die Lösung wird mit 50 ml Trimethylpentan *R* versetzt, mit Hilfe des gleichen Lösungsmittels in einen Meßkolben gefüllt und mit dem gleichen Lösungsmittel zu 100,0 ml verdünnt (Lösung B).

Kolorimetrische Bestimmung

Wegen der Empfindlichkeit der Antimon(III)-chlorid-Lösung R 1 gegenüber Feuchtigkeit müssen die Küvetten für die Kolorimetrie absolut trocken sein. Wird ein Spektralphotometer verwendet, sind gleiche Küvetten mit einer Schichtdicke von 20 mm zu verwenden; wird ein Kolorimeter verwendet, muß es mit einem Filter von 500 nm versehen sein, unter Verwendung von gleichen Küvetten für die Kolorimetrie von etwa 20 mm Schichtdicke.

Referenzlösung: 25,0 mg Colecalciferol *CRS* werden in 2,0 ml Toluol *R* gelöst. Mit Trimethylpentan *R*, das 0,05 Prozent (*m*/V) Butylhydroxytoluol *R* enthält, wird zu 100,0 ml verdünnt.[1)] 2,0 ml der Lösung werden in einem Meßkolben mit einer 2prozentigen Lösung (V/V) von Toluol *R* in Trimethylpentan *R* zu 100,0 ml verdünnt.

2,0 ml Lösung B werden in eine Küvette für die Kolorimetrie eingefüllt. 2,0 ml Referenzlösung werden in die zweite Küvette eingefüllt. In jede Küvette werden schnell 5,0 ml Antimon(III)-chlorid-Lösung *R* 1 unter Mischen eingefüllt.

Mit Hilfe der Referenzlösung wird zunächst die Zeit bis zur maximalen Farbentwicklung bestimmt; diese kann zwischen 45 und 120 s liegen. Nach der gleichen ermittelten Zeitspanne wird die Absorption (V.6.19) der beiden Lösungen bei 500 nm gemessen, gegen eine Mischung von 2,0 ml einer 2prozentigen Lösung (V/V) von Toluol *R* in Trimethylpentan *R* und 5,0 ml Antimon(III)-chlorid-Lösung *R* 1. Diese Bestimmungen werden zweimal wiederholt, jeweils mit neuen Anteilen der Lösung B und der Referenzlösung. Die Mittelwerte der Absorptionen der Lösung B und der Referenzlösung werden berechnet.

Der Gehalt an Colecalciferol in I. E. je Gramm Konzentrat wird nach der folgenden Formel errechnet

$$C \cdot \frac{V}{m} \cdot \frac{A_1}{A_2}$$

C = Anzahl der I. E. je Milliliter in der Referenzlösung
m = Einwaage der Substanz in Gramm
V = Volumen der Lösung B, entsprechend der Gesamtmenge an Substanz (500 ml)
A_1 = Mittelwert der Absorptionen der Lösung B
A_2 = Mittelwert der Absorptionen der Referenzlösung.

Lagerung

Luftdicht verschlossen, vor Licht geschützt, in möglichst vollständig gefüllten Behältnissen, bei 6 bis 15 °C. Der Inhalt eines geöffneten Behältnisses muß schnell verbraucht werden. Die nicht benötigte Menge Substanz muß durch Inertgasatmosphäre geschützt werden.

Beschriftung

Auf dem Behältnis muß angegeben sein:
- Anzahl der Internationalen Einheiten je Gramm
- Name des oder der Stabilisatoren, die der Zubereitung zugesetzt sind
- wie die Lösung zu homogenisieren ist, wenn teilweise Kristallisation eintritt

Sehr vorsichtig zu lagern!

Colecalciferol-Trockenkonzentrat

Colecalciferol-Trockenkonzentrat wird durch Dispersion einer öligen Lösung von **Colecalciferol (Cholecalciferolum)** in einer geeigneten Gerüstsubstanz wie Gelatine und Kohlenhydrate erhalten.

[1)] Diese Lösung ist bei Lagerung im Dunkeln und bei einer 20 °C nicht überschreitenden Temperatur 1 Monat lang haltbar.

Der deklarierte Gehalt an Colecalciferol muß mindestens 100 000 I. E. je Gramm betragen, und das Konzentrat muß mindestens 90,0 und höchstens 110,0 Prozent des angegebenen Gehaltes enthalten. Das Konzentrat kann geeignete Stabilisatoren, wie z. B. Antioxidantien, enthalten.

Eigenschaften

Fast weiße und fast geruchlose, kleine Teilchen, die je nach Herstellungsart in Wasser praktisch unlöslich sein können, in Wasser quellen oder eine Dispersion bilden.

Prüfung auf Identität

A. Die Absorption (V.6.19) der Lösung A (siehe ,,Gehaltsbestimmung“) wird zwischen 250 und 300 nm gegen Pentan *R* gemessen. Die Lösung zeigt ein Absorptionsmaximum bei 265 nm.

B. Die Prüfung erfolgt mit Hilfe der Dünnschichtchromatographie (V.6.20.2) unter Verwendung einer Schicht von Kieselgel G *R*.

Untersuchungslösung: 100,0 ml Lösung A werden in einem geeigneten Kolben auf dem Wasserbad bei 40 °C unter Vakuum zur Trockne eingedampft. Unter fließendem Wasser wird abgekühlt und der Druckausgleich mit Stickstoff hergestellt. Der Rückstand wird sofort in 0,4 ml Dichlorethan *R* gelöst, das 1 Prozent (*m*/V) Squalan *R* und 0,01 Prozent (*m*/V) Butylhydroxytoluol *R* enthält.

Vor Gebrauch frisch herzustellen.

Referenzlösung a: 10 mg Colecalciferol *CRS* werden in Dichlorethan *R*, das 1 Prozent (*m*/V) Squalan *R* und 0,01 Prozent (*m*/V) Butylhydroxytoluol *R* enthält, zu 4 ml gelöst.

Vor Gebrauch frisch herzustellen.

Referenzlösung b: 10 mg Ergocalciferol *CRS* werden in Dichlorethan *R*, das 1 Prozent (*m*/V) Squalan *R* und 0,01 Prozent (*m*/V) Butylhydroxytoluol *R* enthält, zu 4 ml gelöst.

Vor Gebrauch frisch herzustellen.

Auf die Platte werden getrennt 20 µl jeder Lösung aufgetragen. Die Chromatographie erfolgt sofort im Dunkeln mit einer Mischung von gleichen Volumteilen Cyclohexan *R* und peroxidfreiem Ether *R*, die 0,01 Prozent (*m*/V) Butylhydroxytoluol *R* enthält, über eine Laufstrecke von 15 cm. Die Platte wird an der Luft trocknen gelassen und mit Schwefelsäure 96 % *R* besprüht. Der Hauptfleck im Chromatogramm der Untersuchungslösung wird mit den Hauptflecken in den Chromatogrammen der Referenzlösungen a und b verglichen. Das Chromatogramm der Untersuchungslösung zeigt sofort einen hellgelben Fleck, der schnell nach Orangebraun, dann allmählich nach Grünlichgrau übergeht und 10 min lang bestehenbleibt. Dieser Fleck entspricht in bezug auf Lage, Farbe und Größe dem mit der Referenzlösung a erhaltenen Hauptfleck. Das Chromatogramm der Referenzlösung b zeigt sofort auf gleicher Höhe einen orangefarbenen Fleck, der allmählich nach Rötlichbraun übergeht und 10 min lang bestehenbleibt.

C. Eine etwa 1000 I. E. entsprechende Menge der Lösung A (siehe ,,Gehaltsbestimmung“) wird unter Stickstoff zur Trockne eingedampft, der Rückstand in 1 ml Dichlorethan *R* gelöst. Nach Zusatz von 4 ml Antimon(III)-chlorid-Lösung *R* 1 entsteht sofort eine Orangefärbung, die allmählich in Rosa übergeht.

Prüfung auf Reinheit

Bestrahlungsprodukte: Die Prüfung wird sofort nach ,,Prüfung auf Identität B“ durchgeführt. Die Prüfung erfolgt mit Hilfe der Dünnschichtchromatographie (V.6.20.2) unter Verwendung einer Schicht von Kieselgel G *R*.

Untersuchungslösung: Die für die Identitätsprüfung B vorgeschriebene Lösung wird verwendet.

Referenzlösung: Die für die Identitätsprüfung B vorgeschriebene Referenzlösung a wird verwendet.

Auf die Platte werden getrennt 20 µl jeder Lösung aufgetragen. Die Chromatographie erfolgt sofort im Dunkeln mit einer Mischung von gleichen Volumteilen Cyclohexan *R* und peroxidfreiem Ether *R*, die 0,01 Prozent (*m*/V) Butylhydroxytoluol *R* enthält, über eine Laufstrecke von 15 cm. Die Platte wird an der Luft trocknen gelassen und dreimal mit Antimon(III)-chlorid-Lösung *R* 1 besprüht. Der Hauptfleck im Chromatogramm der Untersuchungslösung ist anfänglich orange gefärbt und geht dann in Braun über (Colecalciferol); er entspricht in bezug auf Lage, Farbe und Größe dem mit der Referenzlösung erhaltenen Fleck.

Das Chromatogramm der Untersuchungslösung zeigt zusätzlich unmittelbar über dem Hauptfleck einen anderen Fleck mit gleicher Färbung, der dem Präcolecalciferol entspricht, das – in Lösung – im Gleichgewicht mit Colecalciferol steht. Das Chromatogramm der Untersuchungslösung darf weder am Startpunkt einen graublauen Fleck zeigen noch einen Fleck der gleichen Färbung, der sich gegen den Hauptfleck hinzieht.

Gehaltsbestimmung

Die Gehaltsbestimmung muß so schnell wie möglich durchgeführt werden, wobei der Einfluß von UV-haltigem Licht und Luft zu vermeiden ist.

In einen Verseifungskolben wird eine etwa 100 000 I.E. entsprechende Menge Substanz mit einer Genauigkeit von 0,1 Prozent eingewogen. Nach Zusatz von 5 ml Wasser, 20 ml wasserfreiem Ethanol *R*, 1 ml Natriumascorbat-Lösung *R* und 3 ml einer frisch hergestellten 50prozentigen Lösung *(m/m)* von Kaliumhydroxid *R* wird 30 min lang auf dem Wasserbad unter Rückfluß erhitzt und schnell unter fließendem Wasser abgekühlt. Die Lösung wird zweimal mit je 15 ml Wasser, einmal mit 10 ml Ethanol 96 % *R* und zweimal mit je 50 ml Pentan *R* in einen Scheidetrichter überführt, 30 s lang kräftig geschüttelt und bis zur Trennung in zwei klare Schichten stehengelassen. Die ethanolisch-wäßrige Schicht wird in einem zweiten Scheidetrichter mit einer Mischung von 10 ml Ethanol 96 % *R* und 50 ml Pentan *R* geschüttelt. Nach Trennung der Schichten wird die ethanolisch-wäßrige Schicht in einen dritten Scheidetrichter überführt und die Pentanschicht mit der im ersten Scheidetrichter vereinigt. Der zweite Scheidetrichter wird zweimal mit je 10 ml Pentan *R* gespült, die in den ersten Scheidetrichter überführt werden. Die ethanolisch-wäßrige Schicht wird mit 50 ml Pentan *R* geschüttelt. Das Pentan wird in den ersten Scheidetrichter überführt. Die vereinigten Pentanextrakte werden zweimal mit je 50 ml einer frisch hergestellten 3prozentigen Lösung (*m*/V) von Kaliumhydroxid *R* in Ethanol 10 % (V/V) kräftig geschüttelt und dann mit jeweils 50 ml Wasser bis zur neutralen Reaktion gegen Phenolphthalein gewaschen. Der Pentanextrakt wird in einen 250-ml-Meßkolben gefüllt. Der Scheidetrichter wird mit 10 ml Pentan *R* gespült, das in den Meßkolben eingefüllt wird. Mit Pentan *R* wird zu 250,0 ml verdünnt (Lösung A).

50,0 ml Lösung A werden in einen Kolben mit Schliffstopfen gegeben und auf dem Wasserbad bei 40 °C unter Vakuum zur Trockne eingedampft. Unter fließendem Wasser wird abgekühlt und der Druckausgleich mit Stickstoff hergestellt. Der Rückstand wird sofort in 2,0 ml Maleinsäureanhydrid-Lösung *R* gelöst und die Lösung 30 min lang bei Raumtemperatur und im Dunkeln stehengelassen. Die Lösung wird mit 50 ml Trimethylpentan *R* versetzt, mit Hilfe des gleichen Lösungsmittels in einen Meßkolben gefüllt und mit dem gleichen Lösungsmittel zu 100,0 ml verdünnt (Lösung B).

Kolorimetrische Bestimmung

Wegen der Empfindlichkeit der Antimon(III)-chlorid-Lösung R 1 gegenüber Feuchtigkeit müssen die Küvetten für die Kolorimetrie absolut trocken sein. Wird ein Spektralphotometer verwendet, sind gleiche Küvetten mit einer Schichtdicke von 20 mm zu verwenden; wird ein Kolorimeter verwendet, muß es mit einem Filter von 500 nm versehen sein, unter Verwendung von gleichen Küvetten für die Kolorimetrie von etwa 20 mm Schichtdicke.

Referenzlösung: 25,0 mg Colecalciferol *CRS* werden in 2,0 ml Toluol *R* gelöst. Mit Trimethylpentan *R*, das 0,05 Prozent (*m*/V) Butylhydroxytoluol *R* enthält, wird zu 100,0 ml verdünnt.[1] 2,0 ml der Lösung werden in einem Meßkolben mit einer 2prozentigen Lösung (V/V) von Toluol *R* in Trimethylpentan *R* zu 100,0 ml verdünnt.

2,0 ml Lösung B werden in eine Küvette eingefüllt. 2,0 ml Referenzlösung werden in die zweite Küvette eingefüllt. In jede Küvette werden schnell 5,0 ml Antimon(III)-chlorid-Lösung *R* 1 unter Mischen eingefüllt.

Mit Hilfe der Referenzlösung wird zunächst die Zeit bis zur maximalen Farbentwicklung bestimmt; diese kann zwischen 45 und 120 s liegen. Nach der gleichen ermittelten Zeitspanne wird die Absorption (V.6.19) der beiden Lösungen bei 500 nm gemessen, gegen eine Mischung von 2,0 ml einer 2prozentigen Lösung (V/V) von Toluol *R* in Trimethylpentan *R* und 5,0 ml Antimon(III)-chlorid-Lösung *R* 1. Diese Bestimmungen werden zweimal wiederholt, jeweils mit neuen Anteilen der Lösung B und der Referenzlösung. Die Mittelwerte der

---

[1] Diese Lösung ist bei Lagerung im Dunkeln und bei einer 20 °C nicht überschreitenden Temperatur 1 Monat lang haltbar.

Absorptionen der Lösung B und der Referenzlösungen werden berechnet.

Der Gehalt an Colecalciferol in I.E. je Gramm Konzentrat wird nach der folgenden Formel errechnet

$$C \cdot \frac{V}{m} \cdot \frac{A_1}{A_2}$$

C = Anzahl der I.E. je Milliliter in der Referenzlösung
m = Einwaage der Substanz in Gramm
V = Volumen der Lösung B, entsprechend der Gesamtmenge an Substanz (500 ml)
A_1 = Mittelwert der Absorptionen der Lösung B
A_2 = Mittelwert der Absorptionen der Referenzlösung.

Lagerung

Luftdicht verschlossen, vor Licht geschützt, in möglichst vollständig gefüllten Behältnissen, bei 6 bis 15 °C. Der Inhalt eines geöffneten Behältnisses muß schnell verbraucht werden. Die nicht benötigte Menge Substanz muß durch Inertgasatmosphäre geschützt werden.

Beschriftung

Auf dem Behältnis muß angegeben sein:
- Anzahl der Internationalen Einheiten je Gramm
- Name des oder der Stabilisatoren, die der Zubereitung zugesetzt sind.

Sehr vorsichtig zu lagern!

Colistimethat-Natrium

Colistimethatum natricum

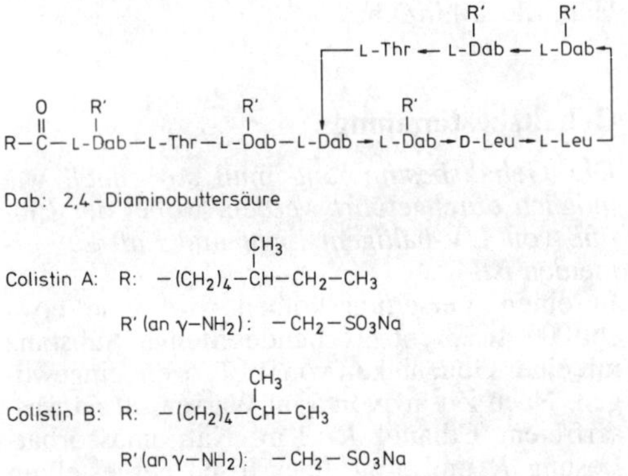

Colistimethat-Natrium wird aus Colistin durch Umsetzen mit Formaldehyd und Natriumhydrogensulfit hergestellt. Die Wirksamkeit beträgt mindestens 11 500 I. E. je Milligramm, berechnet auf die getrocknete Substanz.

Eigenschaften

Weißes bis fast weißes Pulver, praktisch geruchlos, hygroskopisch; sehr leicht löslich in Wasser, schwer löslich in Ethanol, praktisch unlöslich in Aceton, Chloroform und Ether.

Prüfung auf Identität

A. Die Prüfung erfolgt mit Hilfe der Dünnschichtchromatographie (V.6.20.2) unter Verwendung einer Schicht von Kieselgel G *R*.

Untersuchungslösung: 5 mg Substanz werden in 1 ml einer Mischung von gleichen Volumteilen Salzsäure 36 % *R* und Wasser gelöst. Die Lösung wird in einem zugeschmolzenen Röhrchen 5 h lang auf 135 °C erhitzt. Die Lösung wird auf dem Wasserbad zur Trockne eingedampft und bis zum Verschwinden des Geruchs der Salzsäure weiter erhitzt. Der Rückstand wird in 0,5 ml Wasser gelöst.

Referenzlösung a: 20 mg Leucin *R* werden in Wasser zu 10 ml gelöst.

Referenzlösung b: 20 mg Threonin *R* werden in Wasser zu 10 ml gelöst.

Referenzlösung c: 20 mg Phenylalanin *R* werden in Wasser zu 10 ml gelöst.

Referenzlösung d: 20 mg Serin *R* werden in Wasser zu 10 ml gelöst.

Die folgende Prüfung muß unter Ausschluß direkter Lichteinwirkung durchgeführt werden.

Auf die Platte werden getrennt 5 µl jeder Lösung bandförmig (10 mm) aufgetragen. Die Platte wird so in eine Chromatographiekammer gestellt, daß sie nicht in Kontakt mit der mobilen Phase kommt, die aus einer Mischung von 25 Teilen Wasser und 75 Teilen Phenol *R* besteht. Die Platte wird mindestens 12 h lang den Dämpfen der mobilen Phase ausgesetzt. Die Chromatographie erfolgt mit derselben mobilen Phase über eine Laufstrecke von 12 cm. Die Platte wird bei 100 bis 105 °C getrocknet, mit Ninhydrin-Lösung *R* 1 besprüht und 5 min lang auf 110 °C erhitzt. Das Chromatogramm der Untersuchungslösung zeigt Zonen, die den mit den Referenzlösungen a und b erhaltenen Zonen entsprechen, jedoch keine Zonen, die den mit den Referenzlösungen c und d erhaltenen Zonen entsprechen. Das Chromatogramm der Untersuchungslösung weist ferner eine Zone mit sehr kleinem Rf-Wert auf (2,4-Diaminobuttersäure).

B. Die Substanz gibt die Identitätsreaktion a auf Natrium (V.3.1.1).

C. Etwa 5 mg Substanz werden in 3 ml Wasser gelöst und mit 3 ml Natriumhydroxid-Lösung 8,5 % *R* versetzt. Wird die Lösung unter Schütteln mit 0,5 ml einer 1prozentigen Lösung (*m*/V) von Kupfer(II)-sulfat *R* versetzt, entsteht eine Violettfärbung.

D. Etwa 50 mg Substanz werden in 1 ml 1 N-Salzsäure gelöst und mit 0,5 ml 0,02 N-Iod-Lösung versetzt. Die Lösung entfärbt sich und gibt die Identitätsreaktion a auf Sulfat (V.3.1.1).

Prüfung auf Reinheit

Aussehen der Lösung: Eine Lösung von 0,16 g Substanz in 10 ml Wasser muß klar sein (V.6.1).

***p*H-Wert** (V.6.3.1): 0,1 g Substanz werden in kohlendioxidfreiem Wasser *R* zu 10 ml gelöst. Der *p*H-Wert der Lösung muß zwischen 6,2 und 7,7 liegen.

Spezifische Drehung (V.6.6): 1,25 g Substanz werden in Wasser zu 25,0 ml gelöst. Die spezifische Drehung muß zwischen −46 und −51° liegen, berechnet auf die getrocknete Substanz.

Freies Colistin: 80 mg Substanz werden in 3 ml Wasser gelöst und mit 0,1 ml einer 10prozentigen Lösung (*m*/V) von Wolframatokieselsäure *R* versetzt. 10 bis 20 s nach Zusatz des Reagenz darf die Lösung nicht stärker opaleszieren als die Referenzsuspension II (V.6.1).

Gesamtsulfit: *Die Prüfung ist im Abzug durchzuführen.* 0,100 g Substanz werden in 50 ml Wasser gelöst. Nach Zusatz von 5 ml einer 10prozentigen Lösung (*m*/V) von Natriumhydroxid *R* und 0,3 g Kaliumcyanid *R* wird 3 min lang zum schwachen Sieden erhitzt. Nach dem Abkühlen wird mit 1 N-Schwefelsäure unter Zusatz von 0,2 ml Methylorange-Lösung *R* neutralisiert. Nach Zusatz von 0,5 ml Säure im Überschuß und 0,2 g Kaliumiodid *R* wird mit 0,1 N-Iod-Lösung unter Zusatz von 1 ml Stärke-Lösung *R* titriert. Der Verbrauch an 0,1 N-Iod-Lösung muß zwischen 5,5 und 7,0 ml liegen.

Trocknungsverlust (V.6.22): Höchstens 1,5 Prozent, mit 1,000 g Substanz durch 3 h langes Trocknen über Phosphor(V)-oxid *R* bei 60 °C unterhalb 670 Pa bestimmt.

Sulfatasche (V.3.2.14): 16 bis 21 Prozent, mit 0,50 g Substanz bestimmt.

Wertbestimmung

Die Ausführung erfolgt nach „Mikrobiologische Wertbestimmung von Antibiotika" (V.2.2.1).

Colistimethat-Natrium zur parenteralen Anwendung muß den folgenden zusätzlichen Anforderungen entsprechen:

Sterilität (V.2.1.1): Die Substanz muß der „Prüfung auf Sterilität" entsprechen.

Pyrogene (V.2.1.4): Je Kilogramm Körpermasse eines Kaninchens wird 1 ml einer Lösung der Substanz in Wasser für Injektionszwecke, die 2,5 mg je Milliliter enthält, injiziert.

Anomale Toxizität (V.2.1.5): Je Maus werden 5 mg Substanz, gelöst in 0,5 ml einer sterilen, 0,9prozentigen Lösung (*m*/V) von Natriumchlorid *R*, injiziert.

Lagerung

Dicht verschlossen, vor Licht geschützt.

Beschriftung

Wenn die Substanz zur parenteralen Anwendung bestimmt ist, muß dies angegeben sein.

Vorsichtig zu lagern!

Colistinsulfat

Colistini sulfas

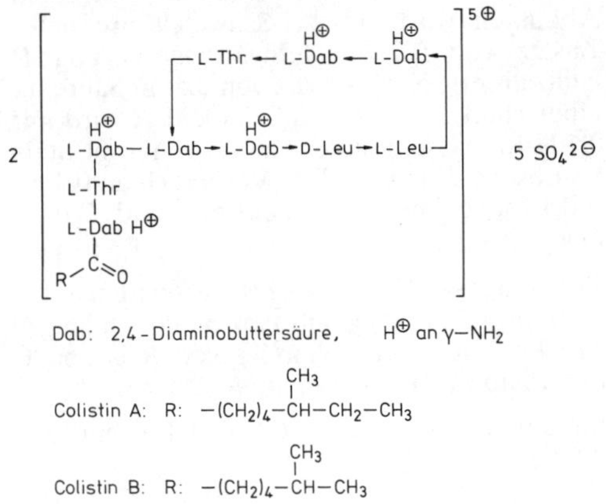

Colistinsulfat ist eine Mischung von Polypeptidsulfaten, die aus bestimmten Stämmen von *Bacillus polymyxa* var. *colistinus* gewonnen oder durch andere Verfahren hergestellt wird. Die Wirksamkeit beträgt mindestens 19000 I. E. je Milligramm, berechnet auf die getrocknete Substanz.

Eigenschaften

Weißes bis fast weißes Pulver, praktisch geruchlos, hygroskopisch; leicht löslich in Wasser, schwer löslich in Ethanol, praktisch unlöslich in Aceton, Chloroform und Ether.

Prüfung auf Identität

A. Die Prüfung erfolgt mit Hilfe der Dünnschichtchromatographie (V.6.20.2) unter Verwendung einer Schicht von Kieselgel G *R*.

Untersuchungslösung: 5 mg Substanz werden in 1 ml einer Mischung von gleichen Volumteilen Salzsäure 36 % *R* und Wasser gelöst. Die Lösung wird in einem zugeschmolzenen Röhrchen 5 h lang auf 135 °C erhitzt. Die Lösung wird auf dem Wasserbad zur Trockne eingedampft und bis zum Verschwinden des Geruchs nach Salzsäure weiter erhitzt. Der Rückstand wird in 0,5 ml Wasser gelöst.

Referenzlösung a: 20 mg Leucin *R* werden in Wasser zu 10 ml gelöst.

Referenzlösung b: 20 mg Threonin *R* werden in Wasser zu 10 ml gelöst.

Referenzlösung c: 20 mg Phenylalanin *R* werden in Wasser zu 10 ml gelöst.

Referenzlösung d: 20 mg Serin *R* werden in Wasser zu 10 ml gelöst.

Die folgende Prüfung muß unter Ausschluß direkter Lichteinwirkung durchgeführt werden.

Auf die Platte werden getrennt 5 µl jeder Lösung bandförmig (10 mm) aufgetragen. Die Platte wird so in eine Chromatographiekammer gestellt, daß sie nicht in Kontakt mit der mobilen Phase kommt, die aus einer Mischung von 25 Teilen Wasser und 75 Teilen Phenol *R* besteht. Die Platte wird mindestens 12 h lang den Dämpfen der mobilen Phase ausgesetzt. Die Chromatographie erfolgt mit derselben mobilen Phase über eine Laufstrecke von 12 cm. Die Platte wird bei 100 bis 105 °C getrocknet, mit Ninhydrin-Lösung *R* 1 besprüht und 5 min lang auf 110 °C erhitzt. Das Chromatogramm der Untersuchungslösung zeigt Zonen, die den mit den Referenzlösungen a und b erhaltenen Zonen entsprechen, jedoch keine Zonen, die den mit den Referenzlösungen c und d erhaltenen Zonen entsprechen. Das Chromatogramm der Untersuchungslösung weist ferner eine Zone mit sehr kleinem Rf-Wert auf (2,4-Diaminobuttersäure).

B. Etwa 5 mg Substanz werden in 3 ml Wasser gelöst und mit 3 ml Natriumhydroxid-Lösung 8,5 % *R* versetzt. Wird die Lösung unter Umschütteln mit 0,5 ml einer 1prozentigen Lösung (*m*/V) von Kupfer(II)-sulfat *R* versetzt, entsteht eine Violettfärbung.

C. Etwa 50 mg Substanz werden in 1 ml 1 N-Salzsäure gelöst. Wird die Lösung mit 0,5 ml 0,02 N-Iod-Lösung versetzt, muß sie gefärbt bleiben.

D. Die Substanz gibt die Identitätsreaktion a auf Sulfat (V.3.1.1).

Prüfung auf Reinheit

***p*H-Wert** (V.6.3.1): 0,1 g Substanz werden in kohlendioxidfreiem Wasser *R* zu 10 ml gelöst. Der *p*H-Wert der Lösung muß zwischen 4,0 und 6,0 liegen.

Spezifische Drehung (V.6.6): 1,25 g Substanz werden in Wasser zu 25,0 ml gelöst. Die spezifische Drehung muß zwischen −63 und −73° liegen, berechnet auf die getrocknete Substanz.

Sulfat: 16,0 bis 18,0 Prozent Sulfat (SO_4), berechnet auf die getrocknete Substanz. 0,250 g Substanz werden in 100 ml Wasser gelöst. Die Lösung wird mit Ammoniak-Lösung 26 % *R* auf einen *p*H-Wert von 11 eingestellt. Nach Zusatz von 10,0 ml 0,1 M-Bariumchlorid-Lösung und etwa 0,5 mg Phthaleinpurpur *R* wird mit 0,1 M-Natriumedetat-Lösung titriert. Beim beginnenden Farbumschlag des Indikators werden 50 ml Ethanol 96 % *R* zugesetzt und die Titration bis zum Verschwinden der blauvioletten Färbung fortgesetzt.

1 ml 0,1 M-Bariumchlorid-Lösung entspricht 9,606 mg Sulfat (SO_4).

Trocknungsverlust (V.6.22): Höchstens 3,5 Prozent, mit 1,000 g Substanz durch 3 h langes Trocknen über Phosphor(V)-oxid *R* bei 60 °C unterhalb 670 Pa bestimmt.

Sulfatasche (V.3.2.14): Höchstens 1,0 Prozent, mit 1,0 g Substanz bestimmt.

Wertbestimmung

Die Ausführung erfolgt nach „Mikrobiologische Wertbestimmung von Antibiotika“ (V.2.2.1).

Lagerung

Dicht verschlossen, vor Licht geschützt.

Vorsichtig zu lagern!

Copolyvidon

Copolyvidonum

$(C_6N_9NO)_n \cdot (C_4H_6O_2)_m$
$n \approx 1{,}2\ m$

Copolyvidon ist ein Copolymerisat aus 1-Vinyl-2-pyrrolidinon und Vinylacetat im Masseverhältnis 6 zu 4 und enthält mindestens 7,0 und höchstens 8,0 Prozent Stickstoff (N, A_r 14,01), berechnet auf die getrocknete Substanz.

Eigenschaften

Weißes bis gelblichweißes, feines bis körniges Pulver, geruchlos oder schwacher, eigenartiger Geruch; sehr leicht löslich in Wasser, Dichlormethan und Ethanol, leicht löslich in Glycerol 85 %, praktisch unlöslich in Ether und Petroläther.

Prüfung auf Identität

A. Wird 1 ml Prüflösung (siehe „Prüfung auf Reinheit“) mit 9 ml Wasser und 0,5 ml 0,1 N-Iod-Lösung versetzt, entsteht eine tiefrote Färbung.

B. Die Mischung von 1,0 ml Prüflösung mit 5 ml Wasser, 1,0 ml Salzsäure 36 % *R* und 2 ml Kaliumdichromat-Lösung *R* gibt eine orangegelbe Fällung.

C. 0,7 g Hydroxylaminhydrochlorid *R* werden in 10 ml Methanol *R* gelöst, mit 20 ml 1 N-Kaliumhydroxid-Lösung versetzt und, falls erforderlich, filtriert. 5 ml der Lösung werden mit 0,10 g Substanz 2 min lang zum Sieden erhitzt. 0,05 ml dieser Lösung werden auf Filterpapier getropft. Nach Auftropfen von 0,1 ml einer Mischung von 1,0 ml Eisen(III)-chlorid-Lösung *R*1, 9 ml Ethanol 96 % *R* und 0,1 ml Salzsäure 36 % *R* entsteht eine violette Färbung.

Prüfung auf Reinheit

Prüflösung: 5,0 g Substanz werden in Wasser zu 50 ml gelöst.

Aussehen der Lösung: Die Prüflösung muß klar (V.6.1) und darf nicht stärker gefärbt sein als die Farbvergleichslösung BG_5 (V.6.2, Methode II).

Sauer oder alkalisch reagierende Substanzen: 10 ml Prüflösung müssen nach Zusatz von 0,2 ml Phenolphthalein-Lösung *R* 1 farblos sein und sich nach Zusatz von 1,5 ml 0,1 N-Natriumhydroxid-Lösung rosa färben.

Viskosität (V.6.7.1): Eine 1,00 g getrockneter Substanz entsprechende Menge nicht erhitzter Substanz wird in Wasser zu 100,0 ml gelöst. Die Durchflußzeit dieser Lösung und die von Wasser wird im Viskosimeter 1 gemessen. Das Verhältnis von Durchflußzeit der Lösung zu der von Wasser muß zwischen 1,18 und 1,31 liegen.

Verseifungszahl (V.3.4.6): 230 bis 270, mit 2,00 g Substanz bestimmt.

Monomerengehalt: Höchstens 0,8 Prozent, berechnet als Vinylpyrrolidon. Die Lösung von 5,00 g Substanz in 15 ml Methanol *R* wird in einem 250-ml-Iodzahlkolben langsam mit 20,0 ml Iodmonobromid-Lösung *R* versetzt. Der Kolben wird 30 min lang unter häufigem Umschütteln im Dunkeln aufbewahrt. Nach Zusatz von 10 ml einer 10prozentigen Lösung (*m*/V) von Kaliumiodid *R* wird das ausgeschiedene Iod unter kräftigem Schütteln mit 0,1 N-Natriumthiosulfat-Lösung bis zur Gelbfärbung titriert. Die Titration wird dann tropfenweise, unter kräftigem Schütteln, bis zum Verschwinden der Gelbfärbung fortgesetzt. Ein Blindversuch ist durchzuführen. Höchstens 7,2 ml 0,1 N-Natriumthiosulfat-Lösung dürfen verbraucht werden.

Schwermetalle (V.3.2.8): 12 ml Prüflösung müssen der Grenzprüfung A auf Schwermetalle entsprechen (20 ppm). Zur Herstellung der Referenzlösung wird die Blei-Lösung (2 ppm Pb) *R* verwendet.

Trocknungsverlust (V.6.22): Höchstens 5,0 Prozent, mit 1,000 g Substanz durch 16 h langes Trocknen bei 100 bis 105 °C bestimmt.

Sulfatasche (V.3.2.14): Höchstens 0,1 Prozent, mit 2,0 g Substanz bestimmt.

Gehaltsbestimmung

Mit 30,0 mg Substanz wird die Kjeldahl-Bestimmung (V.3.5.2) durchgeführt. Zur Zerstörung der organischen Substanz wird der Kolbeninhalt vor dem Erhitzen vorsichtig mit 0,5 ml Wasserstoffperoxid-Lösung 30 % *R* versetzt. Dieser Zusatz ist während des Erhitzens 3- bis 6mal zu wiederholen, bis eine klare, schwach grünlich gefärbte Lösung erhalten wird. Das Erhitzen wird danach weitere 4 h lang fortgesetzt.

Lagerung

Dicht verschlossen.

Corticotrophin zur Injektion

Corticotropinum ad iniectabile

Corticotrophin zur Injektion ist eine trockene, sterile Zubereitung von Corticotrophin in einem hermetisch verschlossenen Glasbehältnis der Glasart I (VI.2.1).

Corticotrophin ist eine aus den Hypophysenvorderlappen von Säugetieren, die der menschlichen Ernährung dienen, gewonnene Substanz, welche den corticotropen Wirkstoff enthält, der die Sekretionsgeschwindigkeit von Corticoidhormonen aus den Nebennieren steigert. Die Aktivität beträgt mindestens 55 I.E. je Milligramm.

Die Zubereitung kann einen geeigneten Puffer, geeignete Stabilisatoren und Konservierungsmittel enthalten. Unmittelbar vor Gebrauch wird die Zubereitung in dem in der Beschriftung angegebenen Volumen Flüssigkeit gelöst, um eine klare, sterile Lösung zur Injektion zu erhalten.

Die Zubereitung entspricht der Monographie **Parenteralia.**

Prüfung auf Reinheit

Die Prüfungen werden unter Verwendung des Inhaltes eines hermetisch verschlossenen Behältnisses, der wie in der Beschriftung angegeben unmittelbar vor Gebrauch gelöst wird, durchgeführt.

***p*H-Wert** (V.6.3.1): Der *p*H-Wert der Zubereitung muß zwischen 3,0 und 5,0 liegen.

Blutdrucksteigernde Wirkung: Höchstens 5 I.E. blutdrucksteigernde Wirkung je 100 I.E. corticotroper Wirkung. Die blutdrucksteigernde Wirkung der Injektionslösung an der Ratte wird durch Vergleich mit der des Internationalen Standards von Arginin-Vasopressin[1] oder

[1] Die Anzahl der Internationalen Einheiten, bezogen auf den Internationalen Standard, wird von der Weltgesundheitsorganisation angegeben.

einer Referenzzubereitung von Vasopressin, die in Internationalen Einheiten eingestellt ist, bestimmt.

In die Schwanzvene einer männlichen Albinoratte von etwa 300 g Körpermasse wird eine Lösung eines geeigneten α-Rezeptorenblockers langsam injiziert, zum Beispiel je Kilogramm Körpermasse 10 ml einer Lösung, die durch Lösen von 5 mg Phenoxybenzaminhydrochlorid *R* in 0,1 ml Ethanol 96 % *R* unter Zusatz von 0,05 ml 1 N-Salzsäure und Verdünnen mit 0,9prozentiger Lösung (*m*/V) von Natriumchlorid zu 5 ml hergestellt wird. Nach 18 h wird die Ratte mit einem Narkosemittel, das einen gleichmäßigen Blutdruck gewährleistet, narkotisiert. Nach 45 bis 60 min wird die Ratte auf dem Rücken liegend auf einem Operationstisch an den Hinterbeinen fixiert. Eine kurze Glas- oder Polyethylenkanüle von 2,5 mm Außendurchmesser wird in die Luftröhre eingeführt und eine Halsschlagader zur Kanülierung präpariert. Die Femoralvene wird nahe dem Leistenband mit einer Kanüle versehen. Durch Spreizen der Bauchmuskulatur kann das Leistenband freigelegt werden. Die äußere Schamvene wird zur Seite gezogen und die Femoralvene nach dem Leistenband hin von der entsprechenden Arterie getrennt. Dabei muß ein in die Femoralvene führender, tiefliegender Ast gesucht und abgebunden werden, um eine Blutung während der Kanülierung zu verhindern. Eine kurze Polyethylenkanüle von etwa 1 mm Außendurchmesser wird mit 2 Ligaturen in die Femoralvene eingebunden und mit einem kurzen flexiblen Schlauchstück an eine 1-ml-Bürette mit Fülltrichter, der eine etwa 37 °C warme, 0,9prozentige Lösung (*m*/V) von Natriumchlorid enthält, angeschlossen. Am Schenkel des Tieres wird ein feuchter Mulltupfer so befestigt, daß er den Einschnitt und die Kanüle bedeckt. Durch diese Kanüle können 200 I.E. Heparin je 100 g Körpermasse, gelöst in einer 0,9prozentigen Lösung (*m*/V) von Natriumchlorid, injiziert werden. In die Halsschlagader wird eine Kanüle von etwa 1 mm Außendurchmesser eingesetzt und mit einem Druckmeßgerät, beispielsweise einem Quecksilbermanometer von 2 bis 3 mm Innendurchmesser, über einen Schlauch verbunden, der eine 0,9prozentige Lösung (*m*/V) von Natriumchlorid, der Heparin zugesetzt ist, enthält. Das zentrale und periphere Nervensystem, einschließlich der Vagi und der zugehörigen sympathischen Nerven, müssen unversehrt bleiben. Künstliche Beatmung ist nicht erforderlich. Alle Lösungen werden durch die Venenkanüle mit Hilfe einer 1-ml-Injektionsspritze mit 0,01-ml-Einteilung injiziert, und nach jeder Injektion wird mit 0,2 ml der 0,9prozentigen Lösung (*m*/V) von Natriumchlorid aus der Bürette nachgespült. Ein Eindringen von Luft in die Vene ist zu vermeiden.

Die Lösung der Referenzzubereitung und die der Zubereitung werden mit einer 0,9prozentigen Lösung (*m*/V) von Natriumchlorid so verdünnt, daß das zu injizierende Volumen zwischen 0,1 und 0,5 ml liegt. Zwei Dosen der Referenzzubereitung werden so gewählt, daß die Blutdruckerhöhung bei der kleineren Dosis etwa 4 kPa und bei der größeren Dosis etwa 6,67 kPa beträgt, stets aber unter dem Maximum liegt. Das Verhältnis zwischen der niedrigeren Dosis zur höheren Dosis, bestimmt durch die Reaktion auf die Injektionen, beträgt gewöhnlich 3 zu 5. In erster Näherung können Dosen von 3 bis 5 Milli-Einheiten versucht werden. Zwei Dosen der Zubereitung, die den Reaktionen der Referenzzubereitung so nahe wie möglich kommen und das gleiche Verhältnis der Dosen haben, werden gewählt. Die Dosen werden in Abständen von 10 bis 15 min injiziert, wobei 2 Dosen der Referenzzubereitung und 2 Dosen der Zubereitung eine Gruppe von 4 Dosen bilden. Die Injektionen der anderen Gruppen erfolgen in zufälliger Reihenfolge bis zu 4 oder 5 Gruppen, d. h. 16 bis 20 Injektionen insgesamt. Das jeder Dosis entsprechende Maximum der Blutdrucksteigerung wird aufgezeichnet. Das Prüfergebnis wird nach den üblichen statistischen Methoden berechnet.

Anomale Toxizität (V.2.1.5): Die Injektionslösung muß der „Prüfung auf anomale Toxizität" entsprechen. Je Maus wird ein 5 I.E. entsprechendes Volumen injiziert. Die Tiere werden 48 h lang beobachtet.

Wertbestimmung

Die Bestimmung wird nach „Wertbestimmung von Corticotrophin" (V.2.2.2) durchgeführt. Die ermittelte Aktivität muß mindestens 80 und darf höchstens 125 Prozent der angegebenen Aktivität betragen. Die Vertrauensgrenzen der ermittelten Aktivität ($P = 0{,}95$) müssen mindestens 64 und dürfen höchstens 156 Prozent der angegebenen Aktivität betragen.

Lagerung

Vor Licht geschützt, unterhalb 25 °C.

Dauer der Verwendbarkeit: 2 Jahre, vom Datum der Herstellung an gerechnet.

Beschriftung

Die Beschriftung auf dem Behältnis gibt insbesondere an
- die Anzahl der Internationalen Einheiten je Behältnis
- die Tierart, von der das Corticotrophin gewonnen wurde
- die Art und Menge der zum Auflösen zugesetzten Flüssigkeit
- daß die Zubereitung unmittelbar nach dem Auflösen verwendet werden muß
- die Art der Verabreichung
- den Namen und die Menge jeder zugesetzten Substanz.

Corticotrophin-Zink-hydroxid-Injektions-suspension

Corticotropini zinci hydroxidi suspensio iniectabilis

Corticotrophin-Zinkhydroxid-Injektionssuspension ist eine sterile, wäßrige Suspension von Corticotrophin und Zinkhydroxid.

Corticotrophin ist eine aus den Hypophysenvorderlappen von Säugetieren, die der menschlichen Ernährung dienen, gewonnene Substanz, welche den corticotropen Wirkstoff enthält, der die Sekretionsgeschwindigkeit von Corticoidhormonen aus den Nebennieren steigert. Die Aktivität des Corticotrophins beträgt mindestens 55 I.E. je Milligramm.

Die Zubereitung kann wie folgt hergestellt werden: Eine sterile, wäßrige Lösung von Corticotrophin und Zinkchlorid wird in solcher Konzentration hergestellt, daß nach dem Mischen mit einer ausreichenden Menge steriler Natriumhydroxid-Lösung zur Einstellung auf einen *p*H-Wert von 8 die erhaltene Suspension die erforderliche Anzahl an Internationalen Einheiten je Milliliter enthält. Die Zubereitung kann durch Zusatz von Natriumchlorid blutisoton gemacht werden und kann einen geeigneten Puffer, geeignete Stabilisatoren und Konservierungsmittel enthalten. Die Zubereitung wird aseptisch in sterile Glasbehältnisse der Glasart I (VI.2.1) abgefüllt, die hermetisch verschlossen werden.

Die Zubereitung entspricht der Monographie **Parenteralia.**

Eigenschaften

Feine, weiße bis fast weiße Suspension.

Prüfung auf Reinheit

***p*H-Wert** (V.6.3.1): Der *p*H-Wert der Zubereitung muß zwischen 7,5 und 8,5 liegen.

Gesamtzink: 1,0 ml der geschüttelten Zubereitung wird mit 2,5 ml einer 5,4prozentigen Lösung (*m*/V) von Ammoniumchlorid *R* in einer Mischung von 30 Volumteilen Wasser und 70 Volumteilen Ammoniak-Lösung 10 % *R* versetzt und bis zur Lösung der suspendierten Teilchen schwach geschüttelt. Nach Zusatz von 15 ml Wasser und 0,15 ml einer frisch hergestellten 0,4prozentigen Lösung (*m*/V) von Eriochromschwarz T *R* in Ethanol 96 % *R* wird mit 0,00167 M-Natriumedetat-Lösung titriert. Ein Blindversuch wird durchgeführt.

1 ml 0,00167 M-Natriumedetat-Lösung entspricht 0,1090 mg Zn.

Aktivität je Milliliter	Zinkgehalt (Zn) in Prozent (*m*/V)
20 I.E.	0,14 bis 0,16
30 I.E.	0,16 bis 0,19
40 I.E.	0,18 bis 0,22
60 I.E.	0,27 bis 0,33

Zink in Lösung: Höchstens 0,1 mg Zn je Milliliter. Die Bestimmung erfolgt, wie unter „Gesamtzink" beschrieben, unter Verwendung von 3,0 ml der durch Zentrifugieren der Zubereitung erhaltenen, klaren, überstehenden Flüssigkeit.

Phosphat: Höchstens 2,75 mg je 100 I.E., berechnet als Na_2HPO_4. Ein 40 I.E. entsprechendes Volumen der geschüttelten Zubereitung wird mit 0,15 ml Schwefelsäure 96 % *R* versetzt und mit Wasser zu 20,0 ml verdünnt und geschüttelt. 5,0 ml dieser Lösung werden mit 60 ml Wasser, 10 ml einer 50prozentigen Lösung (*m*/V) von Schwefelsäure 96 % *R* und 10 ml einer Lösung von 6,4 g Ammoniummolybdat *R* in 40 ml Wasser, die nach Zusatz von 50 ml einer 50prozentigen Lösung (*m*/V) von Schwefelsäure 96 % *R* mit Wasser zu 100 ml verdünnt wird, versetzt. Nach dem Mischen wird mit 10 ml Wasser und 5 ml einer frisch hergestellten 0,2prozentigen Lösung (*m*/V) von

Zinn(II)-chlorid *R* in einer Mischung von 1 Volumteil Salzsäure 36 % *R* und 99 Volumteilen Wasser versetzt, mit Wasser zu 100,0 ml verdünnt und 10 min lang stehengelassen. Die Absorption (V.6.19) der Lösung, bei 675 nm gemessen, darf nicht größer sein als die einer gleichzeitig unter gleichen Bedingungen hergestellten Referenzlösung mit 1,0 ml einer 0,28prozentigen Lösung (*m*/V) von Natriummonohydrogenphosphat *R*.

Verlängerte corticotrope Wirkung: Die Prüfung wird nach „Wertbestimmung von Corticotrophin" (V.2.2.2) mit folgenden Änderungen durchgeführt
- 2 Gruppen von je 8 Ratten werden verwendet
- die Zubereitung wird unverdünnt appliziert
- die Lösung von Corticotrophin *BRS* wird unter Verwendung einer 0,9prozentigen Lösung (*m*/V) von Natriumchlorid hergestellt
- gleiche Dosen der Referenzzubereitung und der Zubereitung, z. B. 2 I.E. je 100 g Körpermasse, sind zu verwenden
- die Nebennieren werden 24 h nach Injektion entnommen.

Die Zubereitung entspricht der Prüfung, wenn die mittlere Konzentration an Ascorbinsäure in den Nebennieren der Tiergruppe, die die Zubereitung erhalten hat, um mindestens 75 mg je 100 g Drüse niedriger ist als bei der Tiergruppe, die Corticotrophin *BRS* erhalten hat, und die Differenz zwischen den mittleren Konzentrationen signifikant ist.

Anomale Toxizität (V.2.1.5): Die Zubereitung muß der „Prüfung auf anomale Toxizität" entsprechen. Je Maus wird eine 5 I.E. entsprechende Menge der gut geschüttelten Zubereitung intraperitoneal injiziert. Die Tiere werden 48 h lang beobachtet.

Wertbestimmung

2,0 ml der geschüttelten Zubereitung werden mit 0,04 ml Salzsäure (15 Prozent (*m*/V) HCl) versetzt, geschüttelt und mit 0,01 N-Salzsäure, die 2,2 Prozent (*m*/V) Glycerol enthält, auf eine geeignete Konzentration verdünnt. Eine Lösung von Corticotrophin *BRS* in 0,01 N-Salzsäure, die 2,2 Prozent (*m*/V) Glycerol und die gleiche Menge Zink in Form von Zinkchlorid wie die Zubereitung enthält, wird hergestellt. Die Bestimmung wird nach „Wertbestimmung von Corticotrophin" (V.2.2.2) durchgeführt.

Die ermittelte Aktivität muß mindestens 80 und darf höchstens 125 Prozent der angegebenen Aktivität betragen. Die Vertrauensgrenzen der ermittelten Aktivität (P = 0,95) müssen mindestens 64 und dürfen höchstens 156 Prozent der angegebenen Aktivität betragen.

Lagerung

Zwischen 2 und 8 °C

Dauer der Verwendbarkeit: 2 Jahre, vom Datum der Herstellung an gerechnet.

Beschriftung

Die Beschriftung auf dem Behältnis gibt insbesondere an
- die Anzahl der Internationalen Einheiten je Milliliter
- die Tierart, von der das Corticotrophin gewonnen wurde
- daß die Zubereitung nur zur subkutanen oder intramuskulären Injektion bestimmt ist
- daß das Behältnis vor Gebrauch schwach zu schütteln ist
- den Namen und die Menge jeder zugesetzten Substanz.

Cortisonacetat

Cortisoni acetas

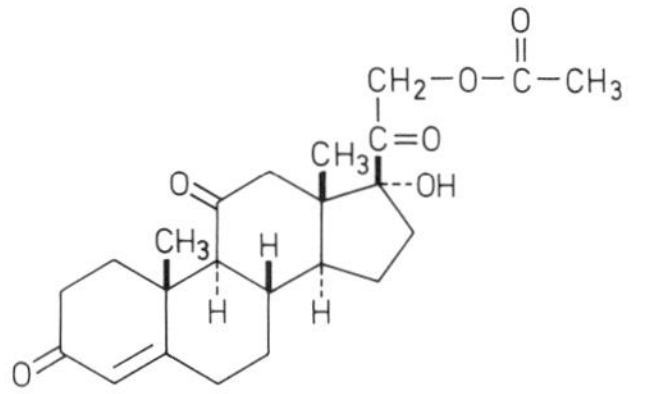

$C_{23}H_{30}O_6$ M_r 402,5

Cortisonacetat enthält mindestens 96,0 und höchstens 104,0 Prozent 17,21-Dihydroxy-4-pregnen-3,11,20-trion-21-acetat, berechnet auf die getrocknete Substanz.

Eigenschaften

Weißes bis fast weißes, kristallines Pulver; praktisch unlöslich in Wasser, leicht löslich in Chloroform, löslich in Dioxan, wenig löslich in Aceton, schwer löslich in Ethanol, Ether und Methanol.

Die Substanz schmilzt bei etwa 240 °C unter Zersetzung.

Prüfung auf Identität

Die Prüfungen A und B können entfallen, wenn die Prüfungen C, D und E durchgeführt werden. Die Prüfungen C, D und E können entfallen, wenn die Prüfungen A und B durchgeführt werden.

A. Das IR-Absorptionsspektrum (V.6.18) der Substanz zeigt im Vergleich mit dem von Cortisonacetat *CRS* Maxima bei denselben Wellenlängen mit den gleichen relativen Intensitäten. Wenn die Spektren der Substanz und der Referenzsubstanz bei der Prüfung in fester Form unterschiedlich sind, werden erneut Spektren mit Hilfe einer 5prozentigen Lösung (*m*/V) in Chloroform *R* hergestellt.

B. Die bei der Prüfung auf „Verwandte Substanzen" (siehe „Prüfung auf Reinheit") erhaltenen Chromatogramme werden im ultravioletten Licht bei 254 nm ausgewertet. Der mit der Untersuchungslösung b erhaltene Hauptfleck entspricht in bezug auf Lage und Größe dem mit der Referenzlösung b erhaltenen Hauptfleck. Die Platte wird mit ethanolischer Schwefelsäure 35 % *R* besprüht und bei 120 °C 10 min lang oder bis zum Auftreten der Flecke erhitzt. Nach dem Abkühlen erfolgt die Auswertung im Tageslicht und im ultravioletten Licht bei 365 nm. Der mit der Untersuchungslösung b erhaltene Hauptfleck entspricht in bezug auf Lage, Farbe im Tageslicht, Fluoreszenz im ultravioletten Licht bei 365 nm und Größe dem mit der Referenzlösung b erhaltenen Hauptfleck.

C. Die Prüfung erfolgt mit Hilfe der Dünnschichtchromatographie (V.6.20.2) unter Verwendung einer geeigneten Kieselgel-Schicht, die einen Fluoreszenzindikator mit intensivster Anregung der Fluoreszenz bei 254 nm enthält.

Untersuchungslösung a: 25 mg Substanz werden unter schwachem Erwärmen in Methanol *R* zu 5 ml gelöst (Stammlösung). 2 ml der Lösung werden mit Chloroform *R* zu 10 ml verdünnt.

Untersuchungslösung b: 2 ml der unter „Untersuchungslösung a" erhaltenen Stammlösung werden in ein 15-ml-Reagenzglas mit Glasschliffstopfen oder einem Stopfen aus Polytetrafluorethylen gegeben. Nach Zusatz von 10 ml methanolischer Kaliumhydrogencarbonat-Lösung *R* wird sofort 5 min lang ein lebhafter Strom von Stickstoff *R* durch die Lösung geleitet. Das Reagenzglas wird verschlossen und 2,5 h lang im Wasserbad bei 45 °C vor Licht geschützt gehalten. Die Lösung wird erkalten gelassen.

Referenzlösung a: 25 mg Cortisonacetat *CRS* werden unter schwachem Erwärmen in Methanol *R* zu 5 ml gelöst (Stammlösung). 2 ml der Lösung werden mit Chloroform *R* zu 10 ml verdünnt.

Referenzlösung b: 2 ml der unter „Referenzlösung a" erhaltenen Stammlösung werden in ein 15-ml-Reagenzglas mit Glasschliffstopfen oder einem Stopfen aus Polytetrafluorethylen gegeben. Nach Zusatz von 10 ml methanolischer Kaliumhydrogencarbonat-Lösung *R* wird sofort 5 min lang ein lebhafter Strom von Stickstoff *R* durch die Lösung geleitet. Das Reagenzglas wird verschlossen und 2,5 h lang im Wasserbad bei 45 °C vor Licht geschützt gehalten. Die Lösung wird erkalten gelassen.

Auf die Platte werden getrennt 5 µl jeder Lösung aufgetragen. Die Chromatographie erfolgt mit einer wie folgt hergestellten Mischung über eine Laufstrecke von 15 cm: Eine Mischung von 15 Volumteilen Ether *R* und 77 Volumteilen Dichlormethan *R* werden mit einer Mischung von 1,2 Volumteilen Wasser und 8 Volumteilen Methanol *R* versetzt. Die Platte wird an der Luft trocknen gelassen. Die Auswertung erfolgt im ultravioletten Licht bei 254 nm. Die mit den Untersuchungslösungen erhaltenen Hauptflecke entsprechen in bezug auf Lage und Größe den mit den entsprechenden Referenzlösungen erhaltenen Hauptflecken. Die Platte wird mit ethanolischer Schwefelsäure 35 % *R* besprüht und bei 120 °C 10 min lang oder bis zum Auftreten der Flecke erhitzt. Nach dem Abkühlen erfolgt die Auswertung im Tageslicht und im ultravioletten Licht bei 365 nm. Die mit den Untersuchungslösungen erhaltenen Hauptflecke entsprechen in bezug auf Lage, Farbe im Tageslicht, Fluoreszenz im ultravioletten Licht bei 365 nm und Größe den mit den entsprechenden Referenzlösungen erhaltenen Hauptflecken. Die mit Untersuchungslösung b und Referenzlösung b erhaltenen Hauptflecke haben einen deutlich kleineren Rf-Wert als die mit Untersuchungslösung a und Referenzlösung a erhaltenen Hauptflecke.

D. Etwa 2 mg Substanz werden unter Schütteln in 2 ml Schwefelsäure 96 % *R* gelöst. Innerhalb 5 min entsteht eine schwache Gelbfärbung. Die Lösung wird in 10 ml Wasser gegeben. Nach Mischen verschwindet die Färbung, und es entsteht eine klare Lösung.

E. Etwa 10 mg Substanz geben die Identitätsreaktion auf Acetyl (V.3.1.1).

Prüfung auf Reinheit

Spezifische Drehung (V.6.6): 0,250 g Substanz werden in Dioxan *R* zu 25,0 ml gelöst. Die spezifische Drehung muß zwischen +211 und +220° liegen, berechnet auf die getrocknete Substanz.

Absorption (V.6.19): 50,0 mg Substanz werden in Ethanol 96% *R* zu 100,0 ml gelöst. 1,0 ml dieser Lösung wird mit Ethanol 96% *R* zu 50,0 ml verdünnt. Die spezifische Absorption, im Maximum bei 240 nm gemessen, muß zwischen 375 und 405 liegen, berechnet auf die getrocknete Substanz.

Verwandte Substanzen: Die Prüfung erfolgt mit Hilfe der Dünnschichtchromatographie (V.6.20.2) unter Verwendung einer Schicht eines geeigneten Kieselgels, das einen Fluoreszenzindikator mit intensivster Anregung der Fluoreszenz bei 254 nm enthält.

Untersuchungslösung a: 0,10 g Substanz werden in einer Mischung von 1 Volumteil Methanol *R* und 9 Volumteilen Chloroform *R* zu 10 ml gelöst.

Untersuchungslösung b: 1,0 ml Untersuchungslösung a wird mit einer Mischung von 1 Volumteil Methanol *R* und 9 Volumteilen Chloroform *R* zu 10 ml verdünnt.

Referenzlösung a: 2 ml Untersuchungslösung a werden mit einer Mischung von 1 Volumteil Methanol *R* und 9 Volumteilen Chloroform *R* zu 100 ml verdünnt.

Referenzlösung b: 10 mg Cortisonacetat *CRS* werden in einer Mischung von 1 Volumteil Methanol *R* und 9 Volumteilen Chloroform *R* zu 10 ml gelöst.

Referenzlösung c: 1 ml Untersuchungslösung a wird mit einer Mischung von 1 Volumteil Methanol *R* und 9 Volumteilen Chloroform *R* zu 100 ml verdünnt.

Referenzlösung d: 10 mg Hydrocortisonacetat *CRS* werden in einer Mischung von 1 Volumteil Methanol *R* und 9 Volumteilen Chloroform *R* gelöst. Nach Zusatz von 1 ml Untersuchungslösung a wird mit demselben Lösungsmittelgemisch zu 10 ml verdünnt.

Auf die Platte werden getrennt 5 µl jeder Lösung aufgetragen. Die Chromatographie erfolgt mit einer wie folgt hergestellten Mischung über eine Laufstrecke von 15 cm: Eine Mischung von 15 Volumteilen Ether *R* und 77 Volumteilen Dichlormethan *R* wird mit einer Mischung von 1,2 Volumteilen Wasser und 8 Volumteilen Methanol *R* versetzt. Die Platte wird an der Luft trocknen gelassen. Die Auswertung erfolgt im ultravioletten Licht bei 254 nm. Keine im Chromatogramm der Untersuchungslösung a auftretenden Nebenflecke dürfen größer oder intensiver sein als der mit der Referenzlösung a erhaltene Fleck, und höchstens ein Nebenfleck darf größer oder intensiver sein als der mit der Referenzlösung c erhaltene Fleck. Die Prüfung darf nur ausgewertet werden, wenn das Chromatogramm der Referenzlösung d, deutlich voneinander getrennt, 2 Flecke zeigt.

Trocknungsverlust (V.6.22): Höchstens 0,5 Prozent, mit 0,500 g Substanz durch 3 h langes Trocknen im Trockenschrank bei 100 bis 105 °C bestimmt.

Gehaltsbestimmung

Die Gehaltsbestimmung muß unter Ausschluß direkter Lichteinwirkung durchgeführt werden.

Eine genau gewogene Menge Substanz wird in aldehydfreiem Ethanol 96% *R* gelöst; die Lösung soll zwischen 340 und 360 µg Substanz in 10,0 ml enthalten. Gleichzeitig, unter gleichen Bedingungen wird eine Referenzlösung der gleichen Konzentration mit Cortisonacetat *CRS* hergestellt. In zwei 25-ml-Meßkolben werden je 10,0 ml der beiden Lösungen eingefüllt und in einen dritten Meßkolben 10 ml aldehydfreies Ethanol 96% *R*. In jeden Kolben werden 2,0 ml Triphenyltetrazoliumchlorid-Lösung *R* gegeben.[1] Der Luftsauerstoff wird aus den Kolben mit sauerstofffreiem Stickstoff *R* verdrängt. Jeder Lösung werden sofort 2,0 ml verdünnter Tetramethylammoniumhydroxid-Lösung *R* zugesetzt. Der Luftsauerstoff wird erneut mit sauerstofffreiem Stickstoff *R* verdrängt, und die Kolben werden verschlossen.

[1] Die farbigen Reaktionsprodukte neigen zur Adsorption an die Glasoberfläche. Um zu niedrige Ergebnisse zu vermeiden, sollten die entsprechenden Glasbehältnisse zuvor mit den Reaktionsprodukten in Berührung kommen. Ein vorbehandeltes Glasbehältnis sollte ausschließlich für die Gehaltsbestimmung verwendet werden und sollte auch nur mit Wasser ausgespült werden.

Der Inhalt wird durch leichtes Schütteln gemischt und die Kolben 1 h lang im Wasserbad bei 30 °C gehalten. Nach raschem Abkühlen wird jeweils mit aldehydfreiem Ethanol 96 % *R* zu 25,0 ml aufgefüllt. Die Absorption (V.6.19) der Untersuchungslösung und der Referenzlösung wird sofort im Maximum bei 485 nm in einer geschlossenen 1-cm-Küvette gegen eine Kompensationsflüssigkeit gemessen, die ausgehend von 10 ml aldehydfreiem Ethanol 96 % *R* hergestellt wurde. Die Untersuchungslösung und die Referenzlösung sind so herzustellen, daß bei beiden der Zeitraum zwischen Zugabe der verdünnten Tetramethylammoniumhydroxid-Lösung *R* und Messen der Absorption gleich ist.

Der Gehalt an $C_{23}H_{30}O_6$ wird mit Hilfe der Absorptionen und der Konzentrationen der Lösungen errechnet.

Lagerung

Dicht verschlossen, vor Licht geschützt.

Vorsichtig zu lagern!

Nichtionische hydrophile Creme

Unguentum emulsificans nonionicum aquosum

Herstellung

Polysorbat 60	5 Teile
Cetylstearylalkohol	10 Teile
Glycerol 85 %	10 Teile
Weißes Vaselin	25 Teile
Wasser	50 Teile

In das auf dem Wasserbad auf etwa 70 °C erwärmte Gemisch von Cetylstearylalkohol und Weißem Vaselin wird die auf gleiche Temperatur erwärmte Lösung der übrigen Bestandteile in Anteilen eingearbeitet. Das für die Herstellung verwendete Wasser soll vor Gebrauch frisch aufgekocht werden. Die Creme wird bis zum Erkalten gerührt und das verdampfte Wasser ersetzt. Die Creme kann mit 0,1 Prozent Sorbinsäure konserviert werden.

Eigenschaften

Weiße, fast geruchlose Creme; mit Wasser von der Haut abwaschbar.

Prüfung auf Identität

A. 50 ml der unter „Unverseifbare Anteile" nach der Extraktion mit Ether erhaltenen wäßrigen Phase werden mit Salzsäure 25 % *R* angesäuert und bei einem Druck zwischen 1,5 und 2,5 kPa auf etwa 20 ml eingeengt. Dabei entsteht ein weißer Niederschlag, der sich nach Zusatz von Ether *R* zur Wasserphase bei kräftigem Schütteln klar löst.

B. 0,20 g Creme werden in 2,0 ml Chloroform *R* gelöst. Beim Schütteln dieser Lösung mit 2,0 ml einer Mischung von gleichen Volumteilen einer 10prozentigen Lösung (*m*/V) von Cobalt(II)-nitrat *R* und Ammoniumthiocyanat-Lösung *R* entsteht eine Blaufärbung der Chloroformschicht.

C. 0,5 g Creme werden mit 0,5 g Kaliumhydrogensulfat *R* in einem Porzellantiegel verrieben. Die Mischung wird in einem Reagenzglas über freier Flamme bis zum Entstehen stechend riechender Dämpfe erhitzt. Die Dämpfe färben ein mit Neßlers Reagenz *R* getränktes Filterpapier schwarz.

Prüfung auf Reinheit

Prüflösung: Die Mischung von 1,0 g Creme mit 50 ml gegen Phenolphthalein-Lösung *R* 1 neutralisiertem wasserfreiem Ethanol *R* wird unter Umschütteln im Wasserbad zum Sieden erhitzt und sofort filtriert.

Sauer oder alkalisch reagierende Substanzen: 20 ml Prüflösung müssen nach Zusatz von 0,1 ml Phenolphthalein-Lösung *R* 1 farblos bleiben und sich nach Zusatz von 0,1 ml 0,1 N-Natriumhydroxid-Lösung rot färben.

Konservierungsmittel (V.3.3.N1): Folgende Untersuchungslösung wird verwendet:

Untersuchungslösung: 1,0 g Creme wird in einem Weithalserlenmeyerkolben in 10,0 ml Chloroform *R* gelöst.

Verseifungszahl (V.3.4.6): 2,2 bis 3,2, mit 3,00 g Creme bestimmt. Anstelle der 0,5 N-ethanolischen Kaliumhydroxid-Lösung und der 0,5 N-Salzsäure ist die Bestimmung mit den jeweiligen 0,1 N-Maßlösungen durchzuführen. Der Faktor 28,05 in der Berechnungsformel ist durch 5,611 zu ersetzen.

Unverseifbare Anteile (V.3.4.7): Mindestens 32 und höchstens 40 Prozent, mit 5,00 g Creme bestimmt. (Die ausgeschüttelte wäßrige, alkalische Phase dient zur Durchführung der „Prüfung auf Identität A".)

Wasser (V.6.10): Mindestens 47 und höchstens 52 Prozent (*V/m*), mit 5,00 g Creme durch Destillation bestimmt.

Asche (V.3.2.16): Höchstens 0,1 Prozent, mit 2,0 g Creme bestimmt.

Lagerung

Entspricht der Monographie **Salben** und folgender zusätzlicher Anforderung: Vor Licht geschützt.

Beschriftung

Entspricht der Monographie **Salben**.

Hinweis

Unkonservierte nichtionische hydrophile Creme ist bei Bedarf frisch herzustellen und alsbald zu verbrauchen. – Sofern aus galenischen oder therapeutischen Gründen erforderlich, kann als Konservierungsmittel anstelle von Sorbinsäure 0,1 Prozent Methyl-4-hydroxybenzoat zusammen mit 0,04 Prozent Propyl-4-hydroxybenzoat verwendet werden.

[57Co]Cyanocobalamin-Lösung

Cyanocobalamini [57Co] solutio

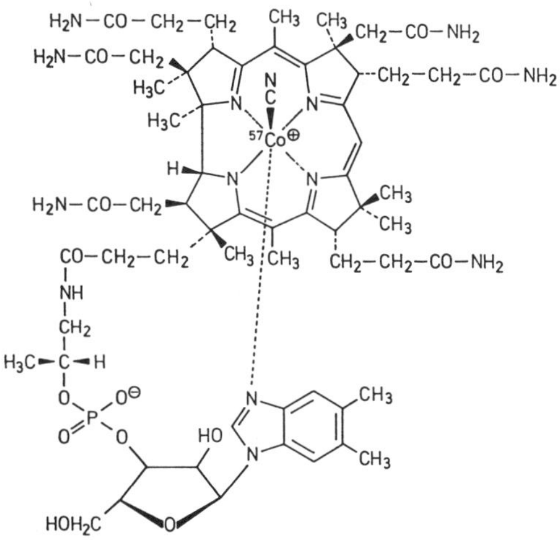

[57Co]Cyanocobalamin-Lösung ist eine Lösung von α-(5,6-Dimethyl-1-benzimidazolyl)[57Co]cyanocobamid und kann einen Stabilisator und ein Konservierungsmittel enthalten. Cobalt-57 ist ein Radioisotop des Cobalts und kann durch Bestrahlung von Nickel mit Protonen geeigneter Energie erhalten werden. [57Co]Cyanocobalamin kann durch geeignete Mikroorganismen, die auf einem [57Co]Cobaltionen enthaltenden Medium wachsen, hergestellt werden. Die Lösung enthält mindestens 85,0 und höchstens 115,0 Prozent der deklarierten Cobalt-57-Radioaktivität zu dem auf der Beschriftung angegebenen Zeitpunkt. Mindestens 90 Prozent des Cobalt-57 liegt in Form von Cyanocobalamin zu dem auf der Beschriftung angegebenen Zeitpunkt vor.

Eigenschaften

Klare, farblose bis schwach rosafarbene Lösung.

Cobalt-57 hat eine Halbwertszeit von 271 Tagen und emittiert Gammastrahlen.

Prüfung auf Identität

A. Das Spektrum der Gammastrahlen wird, wie in der Monographie **Radioaktive Arznei-**

mittel (Radiopharmaceutica) beschrieben, mit einem geeigneten Gerät gemessen. Das Spektrum weicht nicht signifikant von dem einer Cobalt-57-Referenzlösung[1)] ab. Das wichtigste Gammaphoton des Cobalt-57 hat eine Energie von 0,122 MeV.

B. Die Prüfung auf „Radiochemische Reinheit" trägt zur Identifizierung der Lösung bei.

Prüfung auf Reinheit

***p*H-Wert** (V.6.3.1): Der *p*H-Wert der Lösung muß zwischen 4,0 und 6,0 liegen.

Radionukleare Reinheit: Das Spektrum der Gammastrahlen wird, wie in der Monographie **Radioaktive Arzneimittel** beschrieben, mit einem geeigneten Gerät gemessen, das mit Hilfe einer Cobalt-57-und-Cobalt-60-Referenzlösung eingestellt wurde. Das Spektrum weicht nicht signifikant von dem einer Cobalt-57-Referenzlösung ab. Die relativen Mengen des vorhandenen Cobalt-57 und Cobalt-60 werden bestimmt. Cobalt-60 hat eine Halbwertszeit von 5,27 Jahren, und seine Anwesenheit zeigt sich durch Gammaphotonen der Energien 1,173 und 1,332 MeV. Höchstens 1,0 Prozent der Gesamtradioaktivität entsprechen Cobalt-60 und anderen radionuklearen Verunreinigungen zu dem auf der Beschriftung angegebenen Zeitpunkt.

Radiochemische Reinheit: In die Lösung, welche eine 0,5 µCi (18,5 kBq) entsprechende Menge Cobalt-57 zu dem auf der Beschriftung angegebenen Zeitpunkt enthält, werden 8 mg Cyanocobalamin *R* gegeben. Die Lösung wird mit Wasser zu 25 ml verdünnt. 12 ml der Lösung werden bei einer Temperatur zwischen 2 und 10 °C zurückbehalten und vor Licht geschützt gelagert (Lösung a).

Eine Aufschlämmung von Carboxymethylcellulose *R* mit 0,5 N-Salzsäure wird hergestellt und mit Wasser verdünnt. Nach dem Absetzen der Aufschlämmung wird die überstehende Flüssigkeit verworfen und der Rückstand gewaschen, bis er frei von Säure ist. Eine Säule von 10 mm Durchmesser und 40 mm Länge wird mit der Carboxymethylcellulose-Schlämmung vorbereitet. Die verbleibende Cyanocobalamin-Lösung wird auf die Säule gebracht. Mit Wasser wird eluiert und das Eluat zwischen 15 und 20 ml gesammelt. Das Eluat wird mit 2 ml einer Mischung von 1 Volumteil o-Cresol *R* und 2 Volumteilen Tetrachlorkohlenstoff *R* geschüttelt. Der Extrakt wird zweimal mit je 5 ml Wasser gewaschen und durch ein kleines Filterpapier in ein Zentrifugenglas filtriert. Tropfenweise wird eine Mischung aus gleichen Volumteilen Aceton *R* und Ether *R* hinzugegeben, bis ein Niederschlag entsteht. Die Suspension soll etwa 15 min lang stehenbleiben. Nach dem Zentrifugieren wird der Niederschlag zweimal mit je 2 ml einer Mischung von gleichen Volumteilen Aceton *R* und Ether *R* und zweimal mit je 2 ml Aceton *R* gewaschen und in 0,1 ml Wasser gelöst. Die Prüfung der Lösung erfolgt vor Licht geschützt mit Hilfe der absteigenden Papierchromatographie (V.6.20.1), wie in der Monographie **Radioaktive Arzneimittel** beschrieben. Ein geeignetes Papier[2)] von 150 mm Breite wird verwendet. Die Lösung wird in Form eines 90 mm breiten Streifens aufgetragen.

Als stationäre und mobile Phase wird eine Mischung von 0,1 Volumteilen Essigsäure 98 % *R*, 27 Volumteilen Wasser und 75 Volumteilen 2-Butanol *R* verwendet. 18 h lang wird entwickelt und die rosafarbene Zone aus dem Papier ausgeschnitten. Der Papierrand wird entfernt und die Substanz unter Verwendung einer möglichst kleinen Menge Wasser nach Art der absteigenden Papierchromatographie eluiert. Das Eluat wird mit Wasser zu 12 ml verdünnt (Lösung b).

Die Radioaktivität der Lösungen a und b wird mit Hilfe eines geeigneten Zählgerätes ermittelt und der Anteil von Cyanocobalamin in folgender Weise bestimmt: 6 ml jeder Lösung werden mit Wasser zu 50 ml verdünnt und die Absorption (V.6.19) im Absorptionsmaximum bei 361 nm gemessen. Der Gehalt an Cyanocobalamin wird mit Hilfe der spezifischen Absorption von 207 berechnet.

Die Radioaktivität je Milligramm Cyanocobalamin in Lösung b muß mindestens 90 Prozent, bezogen auf den Wert in Lösung a, betragen.

Stabilität: [^{57}Co]Cyanocobalamin zerfällt unter Verminderung der radiochemischen Reinheit. Die Lösung kann zur Anwendung freigegeben werden, wenn unter den beschriebenen Lage-

1) Cobalt-57-und-Cobalt-60-Referenzlösung kann von der Physikalisch-Technischen Bundesanstalt, Bundesallee 100, 3300 Braunschweig, bezogen werden.

2) Geeignet ist ein Papier mit den folgenden Eigenschaften: Flächenmasse 185 g · m^{-2}; Dicke 0,33 mm; Wanderungsgeschwindigkeit des Wassers 130 mm in 30 min.

rungsbedingungen die Zersetzungsgeschwindigkeit, gemessen als radiochemische Reinheit, während eines Zeitraumes von 3 Monaten nach dem auf der Beschriftung angegebenen Zeitpunkt 2 Prozent je Monat nicht übersteigt.

Radioaktivität

Die Radioaktivität wird, wie in der Monographie **Radioaktive Arzneimittel** beschrieben, mit einem geeigneten Gerät durch Vergleich mit einer Cobalt-57-Referenzlösung bestimmt.

Lagerung

Vor Licht geschützt, nicht über 10 °C, entsprechend **Radioaktive Arzneimittel.**

Dauer der Verwendbarkeit: 3 Monate nach dem auf der Beschriftung angegebenen Zeitpunkt. Die radiochemische Reinheit muß zum Verfalldatum mindestens 84 Prozent betragen.

Beschriftung

Entsprechend **Radioaktive Arzneimittel.**

[^{58}Co]Cyanocobalamin-Lösung

Cyanocobalamini [^{58}Co] solutio

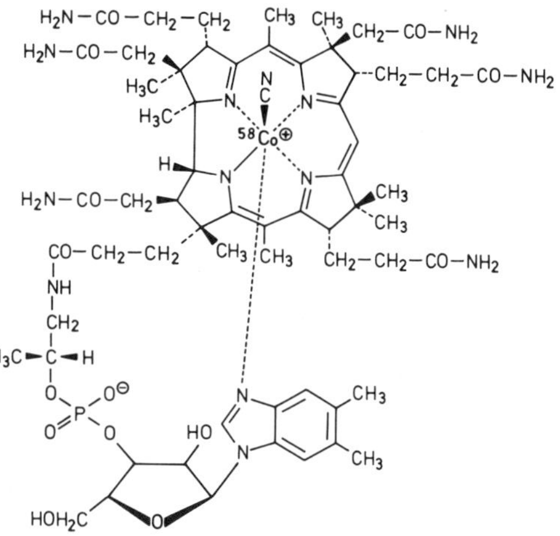

[^{58}Co]Cyanocobalamin-Lösung ist eine Lösung von α-(5,6-Dimethyl-1-benzimidazolyl)[^{58}Co]cyanocobamid und kann einen Stabilisator und ein Konservierungsmittel enthalten. Cobalt-58 ist ein Radioisotop des Cobalts und kann durch Neutronenbestrahlung von Nickel erhalten werden. [^{58}Co]Cyanocobalamin kann durch geeignete Mikroorganismen, die auf einem [^{58}Co]Cobaltionen enthaltenden Medium wachsen, hergestellt werden. Die Lösung enthält mindestens 90,0 und höchstens 110,0 Prozent der deklarierten Cobalt-58-Radioaktivität zu dem auf der Beschriftung angegebenen Zeitpunkt. Mindestens 90 Prozent des Cobalt-58 liegt in Form von Cyanocobalamin zu dem auf der Beschriftung angegebenen Zeitpunkt vor.

Eigenschaften

Klare, farblose bis schwach rosafarbene Lösung.

Cobalt-58 hat eine Halbwertszeit von 70,8 Tagen und emittiert Beta-(β^+)- und Gammastrahlen.

Prüfung auf Identität

A. Das Spektrum der Gammastrahlen wird, wie in der Monographie **Radioaktive Arznei-**

mittel (Radiopharmaceutica) beschrieben, mit einem geeigneten Gerät gemessen. Das Spektrum weicht nicht signifikant von dem einer Cobalt-58-Referenzlösung[1] ab. Die wichtigsten Gammaphotonen des Cobalt-58 haben Energien von 0,511 MeV (Vernichtungsstrahlung) und 0,811 MeV.

B. Die Prüfung auf „Radiochemische Reinheit" (siehe „Prüfung auf Reinheit") trägt zur Identifizierung der Lösung bei.

Prüfung auf Reinheit

***p*H-Wert** (V.6.3.1): Der *p*H-Wert der Lösung muß zwischen 4,0 und 6,0 liegen.

Radionukleare Reinheit: Das Spektrum der Gammastrahlen wird, wie in der Monographie **Radioaktive Arzneimittel** beschrieben, mit einem geeigneten Gerät gemessen, das eine ausreichende Auflösung besitzt und mit Hilfe einer Cobalt-58-und-Cobalt-60-Referenzlösung eingestellt wurde. Das Spektrum weicht nicht signifikant von dem einer Cobalt-58-Referenzlösung ab. Die relativen Mengen des vorhandenen Cobalt-58 und Cobalt-60 werden bestimmt. Cobalt-60 hat eine Halbwertszeit von 5,27 Jahren, und seine Anwesenheit zeigt sich durch Gammaphotonen der Energien 1,173 MeV und 1,332 MeV. Höchstens 1,0 Prozent der Gesamtradioaktivität entsprechen Cobalt-60 und anderen radionuklearen Verunreinigungen zu dem auf der Beschriftung angegebenen Zeitpunkt.

Radiochemische Reinheit: In die Lösung, welche eine 0,5 µCi (18,5 kBq) entsprechende Menge Cobalt-58 zu dem auf der Beschriftung angegebenen Zeitpunkt enthält, werden 8 mg Cyanocobalamin *R* gegeben. Die Lösung wird mit Wasser zu 25 ml verdünnt. 12 ml der Lösung werden bei einer Temperatur zwischen 2 und 10 °C zurückbehalten und vor Licht geschützt gelagert (Lösung a).

Eine Aufschlämmung von Carboxymethylcellulose *R* mit 0,5 N-Salzsäure wird hergestellt und mit Wasser verdünnt. Nach dem Absetzen der Aufschlämmung wird die überstehende Flüssigkeit verworfen und der Rückstand gewaschen, bis er frei von Säure ist. Eine Säule von 10 mm Durchmesser und 40 mm Länge wird mit der Carboxymethylcellulose-Schlämmung vorbereitet, die verbleibende Cyanocobalamin-Lösung wird auf die Säule gebracht. Mit Wasser wird eluiert und das Eluat zwischen 15 und 20 ml gesammelt. Das Eluat wird mit 2 ml einer Mischung von 1 Volumteil o-Cresol *R* und 2 Volumteilen Tetrachlorkohlenstoff *R* geschüttelt. Der Extrakt wird zweimal mit je 5 ml Wasser gewaschen und durch ein kleines Filterpapier in ein Zentrifugenglas filtriert. Tropfenweise wird eine Mischung aus gleichen Volumteilen Aceton *R* und Ether *R* hinzugegeben, bis ein Niederschlag entsteht. Die Suspension soll etwa 15 min lang stehenbleiben. Nach dem Zentrifugieren wird der Niederschlag zweimal mit je 2 ml einer Mischung von gleichen Volumteilen Aceton *R* und Ether *R* und zweimal mit je 2 ml Aceton *R* gewaschen und in 0,1 ml Wasser gelöst. Die Prüfung der Lösung erfolgt vor Licht geschützt mit Hilfe der absteigenden Papierchromatographie (V.6.20.1), wie in der Monographie **Radioaktive Arzneimittel** beschrieben. Ein geeignetes Papier[2] von 150 mm Breite wird verwendet. Die Lösung wird in Form eines 90 mm breiten Streifens aufgetragen.

Als stationäre und mobile Phasen wird eine Mischung von 0,1 Volumteilen Essigsäure 98 % *R*, 27 Volumteilen Wasser und 75 Volumteilen 2-Butanol *R* verwendet. 18 h lang wird entwickelt und die rosafarbene Zone aus dem Papier ausgeschnitten. Der Papierrand wird entfernt und die Substanz unter Verwendung einer möglichst kleinen Menge Wasser nach Art der absteigenden Papierchromatographie eluiert. Das Eluat wird mit Wasser zu 12 ml verdünnt (Lösung b).

Die Radioaktivität der Lösungen a und b wird mit Hilfe eines geeigneten Zählgerätes ermittelt und der Anteil von Cyanocobalamin in folgender Weise bestimmt: 6 ml jeder Lösung werden mit Wasser zu 50 ml verdünnt und die Absorption (V.6.19) im Absorptionsmaximum bei 361 nm gemessen. Der Gehalt an Cyanocobalamin wird mit Hilfe der spezifischen Absorption von 207 berechnet.

Die Radioaktivität je Milligramm Cyanocobalamin in Lösung b muß mindestens 90 Prozent, bezogen auf den Wert in Lösung a, betragen.

Stabilität: [^{58}Co]Cyanocobalamin zerfällt unter Verminderung der radiochemischen Reinheit. Die Lösung kann zur Anwendung freigegeben

[1] Cobalt-58-und-Cobalt-60-Referenzlösung kann von der Physikalisch-Technischen Bundesanstalt, Bundesallee 100, 3300 Braunschweig, bezogen werden.

[2] Geeignet ist ein Papier mit den folgenden Eigenschaften: Flächenmasse 185 g · m^{-2}; Dicke 0,33 mm; Wanderungsgeschwindigkeit des Wassers 130 mm in 30 min.

werden, wenn unter den beschriebenen Lagerungsbedingungen die Zersetzungsgeschwindigkeit, gemessen als radiochemische Reinheit, während eines Zeitraumes von 3 Monaten nach dem auf der Beschriftung angegebenen Zeitpunkt 2 Prozent je Monat nicht übersteigt.

Radioaktivität

Die Radioaktivität wird, wie in der Monographie **Radioaktive Arzneimittel** beschrieben, mit einem geeigneten Gerät durch Vergleich mit einer Cobalt-58-Referenzlösung oder durch Messung mit einem Gerät, das mit Hilfe einer derartigen Lösung eingestellt wurde, bestimmt.

Lagerung

Vor Licht geschützt, nicht über 10 °C, entsprechend **Radioaktive Arzneimittel.**

Dauer der Verwendbarkeit: 3 Monate nach dem auf der Beschriftung angegebenen Zeitpunkt. Die radiochemische Reinheit muß zum Verfalldatum mindestens 84 Prozent betragen.

Beschriftung

Entsprechend **Radioaktive Arzneimittel.**

Cyclobarbital-Calcium

Cyclobarbitalum calcicum

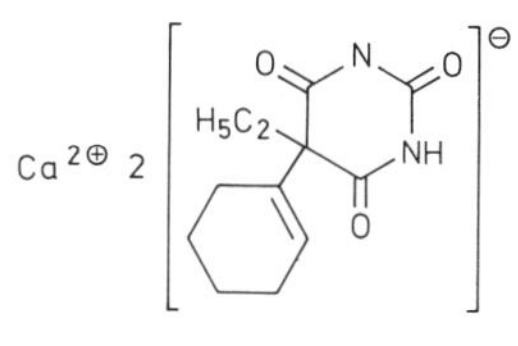

$C_{24}H_{30}CaN_4O_6$ M_r 510,6

Cyclobarbital-Calcium enthält mindestens 98,5 und höchstens 101,0 Prozent 5-(1-Cyclohexenyl)-5-ethylbarbitursäure, Calciumsalz, berechnet auf die getrocknete Substanz.

Eigenschaften

Weißes bis schwach gelbliches, kristallines Pulver; schwer löslich in Wasser, sehr schwer löslich in wasserfreiem Ethanol, praktisch unlöslich in Chloroform und Ether.

Prüfung auf Identität

Die Prüfung B kann entfallen, wenn die Prüfungen A, C, D und E durchgeführt werden. Die Prüfungen C und E können entfallen, wenn die Prüfungen A, B und D durchgeführt werden.

A. 0,1 g Substanz werden in Wasser zu 20 ml gelöst. Die Lösung wird mit Salzsäure 7 % *R* angesäuert und mit 20 ml Ether *R* ausgeschüttelt. Die Etherschicht wird abgetrennt, mit 10 ml Wasser gewaschen, über wasserfreiem Natriumsulfat *R* getrocknet und filtriert. Das Filtrat wird zur Trockne eingedampft und bei 100 bis 105 °C getrocknet (Rückstand). Unter gleichen Bedingungen wird mit 0,1 g Cyclobarbital-Calcium *CRS* der Referenzrückstand hergestellt. Die Schmelztemperatur (V.6.11.1) des Rückstandes wird bestimmt. Gleiche Teile von Rückstand und Referenzrückstand werden gemischt und die Schmelztemperatur der Mischung bestimmt. Die Differenz zwischen den beiden Schmelztemperaturen bei etwa 172 °C darf höchstens 2 °C betragen.

B. Das IR-Absorptionsspektrum (V.6.18) des unter Prüfung A erhaltenen Rückstandes zeigt im Vergleich mit dem von Cyclobarbital-Calcium *CRS* erhaltenen Rückstand Maxima bei denselben Wellenlängen mit den gleichen relativen Intensitäten.

C. Die Prüfung erfolgt mit Hilfe der Dünnschichtchromatographie (V.6.20.2) unter Verwendung einer Schicht von Kieselgel GF_{254} *R*.

Untersuchungslösung: 0,1 g Substanz werden unter Erwärmen auf etwa 60 °C in Wasser zu 100 ml gelöst. Ein geringer Rückstand wird nicht berücksichtigt.

Referenzlösung: 0,1 g Cyclobarbital-Calcium *CRS* werden unter Erwärmen auf etwa 60 °C in Wasser zu 100 ml gelöst. Ein geringer Rückstand wird nicht berücksichtigt.

Auf die Platte werden getrennt 10 µl jeder Lösung aufgetragen. Die Chromatographie erfolgt mit der unteren Phase einer Mischung von 5 Volumteilen Ammoniak-Lösung 26 % *R*, 15 Volumteilen Ethanol 96 % *R* und 80 Volumteilen Chloroform *R* über eine Laufstrecke von 18 cm. Das Chromatogramm wird sofort im ultravioletten Licht bei 254 nm ausgewertet. Der Hauptfleck im Chromatogramm der Untersuchungslösung entspricht in bezug auf Lage und Größe dem mit der Referenzlösung erhaltenen Hauptfleck.

D. Die Substanz gibt die Identitätsreaktion a auf Calcium (V.3.1.1).

E. Etwa 10 mg Substanz werden mit 1,0 ml einer 1prozentigen Lösung (*m*/V) von Vanillin *R* in Ethanol 96 % *R* und 2 ml einer abgekühlten Mischung von 1 Volumteil Wasser und 2 Volumteilen Schwefelsäure 96 % *R* versetzt. Die Mischung wird umgeschüttelt und 5 min lang stehengelassen. Eine grünlichgelbe Färbung entsteht, die nach 10 min langem Erhitzen im Wasserbad nach Dunkelrot umschlägt.

Prüfung auf Reinheit

Verwandte Substanzen: Die Prüfung erfolgt mit Hilfe der Dünnschichtchromatographie (V.6.20.2) unter Verwendung einer Schicht von Kieselgel GF_{254} *R*.

Untersuchungslösung: 0,5 g Substanz werden unter Erwärmen auf etwa 60 °C in Wasser zu 100 ml gelöst. Ein geringer Rückstand wird nicht berücksichtigt.

Referenzlösung: 1,0 ml Untersuchungslösung wird mit Wasser zu 100 ml verdünnt.

Auf die Platte werden getrennt 20 µl jeder Lösung aufgetragen. Die Chromatographie erfolgt mit der unteren Phase einer Mischung von 5 Volumteilen Ammoniak-Lösung 26 % *R*, 15 Volumteilen Ethanol 96 % *R* und 80 Volumteilen Chloroform *R* über eine Laufstrecke von 15 cm. Das Chromatogramm wird sofort im ultravioletten Licht bei 254 nm ausgewertet, mit Diphenylcarbazon-Quecksilber(II)-chlorid-Reagenz *R* besprüht und an der Luft trocknen gelassen. Die Platte wird anschließend mit frisch hergestellter ethanolischer Kaliumhydroxid-Lösung 3 % *R*, die mit aldehydfreiem Ethanol 96 % *R* im Verhältnis 1 zu 5 verdünnt ist, besprüht und 5 min lang bei 100 bis 105 °C erhitzt. Das Chromatogramm wird sofort ausgewertet. Sowohl bei der Auswertung im ultravioletten Licht als auch nach dem Besprühen darf kein im Chromatogramm der Untersuchungslösung auftretender Nebenfleck größer oder stärker gefärbt sein als der mit der Referenzlösung erhaltene Fleck. Ein auf dem Startpunkt verbleibender Fleck wird nicht berücksichtigt.

Oxidationsprodukte: 1,0 g Substanz wird mit 2,5 ml Natriumhydroxid-Lösung 8,5 % *R* und 2,5 ml Wasser versetzt. Innerhalb von 2 min darf keine Färbung auftreten.

Freies Cyclobarbital: Höchstens 3,0 Prozent. 1,0 g Substanz wird nacheinander mit 50 ml, 25 ml und 15 ml Toluol *R* geschüttelt. Das Toluol wird filtriert, zur Trockne eingedampft und der Rückstand bei 100 bis 105 °C getrocknet. Der Rückstand darf höchstens 30 mg betragen.

Trocknungsverlust (V.6.22): Höchstens 1,0 Prozent, mit 1,000 g Substanz durch 2 h langes Trocknen im Trockenschrank bei 100 bis 105° bestimmt.

Gehaltsbestimmung

0,250 g Substanz werden mit 5 ml Pyridin *R* sowie 10 ml Silbernitrat-Pyridin *R* versetzt und 5 min lang auf dem Wasserbad bei 80 °C erhitzt, bis eine klare Lösung erhalten ist. Die Lösung wird abgekühlt, mit 0,5 ml Thymolphthalein-Lösung *R* versetzt und mit 0,1 N-ethanolische-Natriumhydroxid-Lösung bis zur reinen Blaufärbung titriert. Ein Blindversuch wird durchgeführt.

1 ml 0,1 N-ethanolische-Natriumhydroxid-Lösung entspricht 25,53 mg $C_{24}H_{30}CaN_4O_6$.

Lagerung

Dicht verschlossen.

Vorsichtig zu lagern!

Dapson

Dapsonum

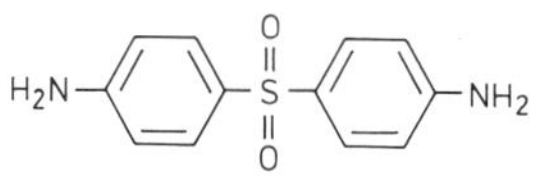

$C_{12}H_{12}N_2O_2S$ M_r 248,3

Dapson enthält mindestens 99,0 und höchstens 101,0 Prozent 4,4′-Sulfonyldianilin, berechnet auf die getrocknete Substanz.

Eigenschaften

Weißes bis gelblichweißes, kristallines Pulver, geruchlos; sehr schwer löslich in Wasser, leicht löslich in Aceton, wenig löslich in Ethanol, leicht löslich in verdünnten Mineralsäuren.

Prüfung auf Identität

A. Schmelztemperatur (V.6.11.1): 175 bis 181 °C.

B. 50 mg Substanz werden in Methanol *R* zu 100,0 ml gelöst. 1,0 ml der Lösung wird mit Methanol *R* zu 100,0 ml verdünnt. Die Lösung, zwischen 230 und 350 nm gemessen, zeigt Absorptionsmaxima (V.6.19) bei 260 und 295 nm. Die spezifischen Absorptionen, in diesen Maxima gemessen, betragen etwa 720 und etwa 1 200.

C. Bei der Prüfung auf „Verwandte Substanzen“ (siehe „Prüfung auf Reinheit“) muß der Hauptfleck im Chromatogramm der Untersuchungslösung b in bezug auf Lage, Farbe und Größe dem Hauptfleck im Chromatogramm der Referenzlösung a entsprechen.

D. Etwa 50 mg Substanz werden in 0,1 N-Salzsäure zu 10 ml gelöst. 1 ml der Lösung wird mit 0,1 N-Salzsäure zu 100 ml verdünnt. 2 ml der Lösung geben die Identitätsreaktion auf primäre aromatische Amine (V.3.1.1).

Prüfung auf Reinheit

Verwandte Substanzen: Die Prüfung erfolgt mit Hilfe der Dünnschichtchromatographie (V.6.20.2) unter Verwendung einer Schicht von Kieselgel G *R*.

Untersuchungslösung a: 0,1 g Substanz werden in Methanol *R* zu 10 ml gelöst.

Untersuchungslösung b: 1 ml Untersuchungslösung a wird mit Methanol *R* zu 10 ml verdünnt.

Referenzlösung a: 0,1 g Dapson *CRS* werden in Methanol *R* zu 100 ml gelöst.

Referenzlösung b: 1 ml Untersuchungslösung a wird mit Methanol *R* zu 100 ml verdünnt.

Referenzlösung c: 0,2 ml Untersuchungslösung a werden mit Methanol *R* zu 100 ml verdünnt.

Auf die Platte werden getrennt 1 µl Untersuchungslösung b, 1 µl Referenzlösung a, 10 µl Untersuchungslösung a, 10 µl Referenzlösung b und 10 µl Referenzlösung c aufgetragen. Die Chromatographie erfolgt mit einer Mischung von 40 Volumteilen Aceton *R* und 80 Volumteilen Toluol *R* über eine Laufstrecke von 15 cm. Die Platte wird an der Luft trocknen gelassen, mit einer 0,5prozentigen Lösung (*m*/V) von Natriumnitrit *R* in 0,1 N-Salzsäure besprüht und, solange sie noch feucht ist, mit einer 0,1prozentigen Lösung (*m*/V) von Naphthylethylendiamindihydrochlorid *R* nachbesprüht. Kein im Chromatogramm der Untersuchungslösung a auftretender Nebenfleck darf stärker gefärbt sein als der entsprechende Fleck der Referenzlösung b, und höchstens zwei Nebenflecke dürfen stärker gefärbt sein als der mit der Referenzlösung c erhaltene Fleck.

Trocknungsverlust (V.6.22): Höchstens 1,5 Prozent, mit 1,000 g Substanz durch Trocknen im Trockenschrank bei 100 bis 105 °C bestimmt.

Sulfatasche (V.3.2.14): Höchstens 0,1 Prozent, mit 1,0 g Substanz bestimmt.

Gehaltsbestimmung

0,200 g Substanz werden in 50 ml Salzsäure 7 % *R* gelöst. Die Bestimmung wird nach „Stickstoff in primären aromatischen Aminen“ (V.3.5.1) durchgeführt.

1 ml 0,1 M-Natriumnitrit-Lösung entspricht 12,42 mg $C_{12}H_{12}N_2O_2S$.

Vorsichtig zu lagern!

Demeclocyclinhydrochlorid

Demeclocyclini hydrochloridum

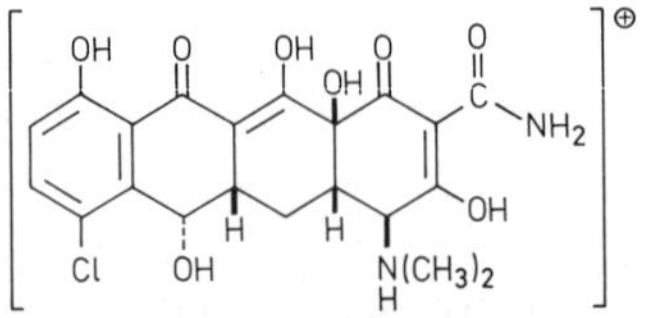

$C_{21}H_{22}Cl_2N_2O_8$ M_r 501,3

Demeclocyclinhydrochlorid ist (4*S*,4a*S*,5a*S*, 6*S*,12a*S*)-7-Chlor-4-dimethylamino-1,4,4a,5, 5a,6,11,12a-octahydro-3,6,10,12,12a-pentahydroxy-1,11-dioxo-2-naphthacencarboxamid-hydrochlorid und wird aus bestimmten Stämmen von *Streptomyces aureofaciens* gewonnen oder durch andere Verfahren hergestellt. Die Wirksamkeit beträgt mindestens 950 I.E. je Milligramm, berechnet auf die getrocknete Substanz.

Eigenschaften

Gelbes, kristallines Pulver, geruchlos; löslich bis wenig löslich in Wasser, schwer löslich in Ethanol, sehr schwer löslich in Aceton und Chloroform, praktisch unlöslich in Ether. Die Substanz löst sich in Alkalihydroxid- und Alkalicarbonat-Lösungen.

Prüfung auf Identität

A. Die Prüfung erfolgt mit Hilfe der Dünnschichtchromatographie (V.6.20.2). Die Trennschicht ist 0,4 mm dick und wird wie folgt bereitet: 0,275 g Carbomer *R* werden mit 120 ml Wasser gemischt und 1 h lang unter schwachem Schütteln stehengelassen. Durch allmähliche Zugabe von Natriumhydroxid-Lösung 8,5 % *R* wird auf einen *p*H-Wert von 7 eingestellt und 30 g Cellulose zur Chromatographie *R* 1 zugegeben. Zum Erhalt der geeigneten Konsistenz wird die notwendige Menge Wasser zugesetzt (60 bis 80 ml).

Die Platte wird bei Raumtemperatur getrocknet. 30 Volumteile einer 7,16prozentigen Lösung (*m*/V) von Natriummonohydrogenphosphat *R* werden mit einer 2,1prozentigen Lösung (*m*/V) von Citronensäure *R* versetzt bis ein *p*H-Wert von 4,5 erreicht ist (etwa 36 Volumteile). Die Lösung wird gleichmäßig auf die Platte gesprüht, bis Feuchtigkeitsspuren auftreten; anschließend wird die Platte 30 min lang bei 50 °C getrocknet.

Die Chromatographie muß unter Ausschluß direkter Lichteinwirkung erfolgen.

Untersuchungslösung: Je 5 mg Substanz, Chlortetracyclinhydrochlorid *CRS*, Doxycyclinhyclat *CRS*, Oxytetracyclinhydrochlorid *CRS* und Tetracyclinhydrochlorid *CRS* werden in Methanol *R* zu 10 ml gelöst.

Referenzlösung a: Je 5 mg Chlortetracyclinhydrochlorid *CRS*, Doxycyclinhyclat *CRS*, Oxytetracyclinhydrochlorid *CRS* und Tetracyclinhydrochlorid *CRS* werden in Methanol *R* zu 10 ml gelöst.

Referenzlösung b: Je 5 mg Chlortetracyclinhydrochlorid *CRS*, Demeclocyclinhydrochlorid *CRS*, Doxycyclinhyclat *CRS*, Oxytetracyclinhydrochlorid *CRS* und Tetracyclinhydrochlorid *CRS* werden in Methanol *R* zu 10 ml gelöst.

Auf die Platte werden getrennt 1 µl jeder Lösung aufgetragen. Die Platte wird mit einer bei etwa 5 °C hergestellten 5prozentigen Lösung (*m*/V) von Trimethylpyridin *R* sehr fein und gleichmäßig besprüht, bis Feuchtigkeitsspuren sichtbar werden (etwa 8 ml für eine 200-mm × 200-mm-Platte); da unterschiedliche Sprühtechniken angewendet werden, ist die Platte, falls erforderlich, eine geeignete Zeit lang bei Raumtemperatur zu trocknen. Die Platte wird so in eine nicht mit Filterpapier ausgekleidete Chromatographiekammer gebracht, daß sie nicht mit der mobilen Phase in Berührung kommt, die aus einer Mischung von 6 Volumteilen Wasser, 30 Volumteilen Aceton *R* und 60 Volumteilen Ethylacetat *R* besteht. Die Platte wird 1 h lang den Lösungsmitteldämpfen ausgesetzt. Die Chromatographie erfolgt unter Verwendung derselben mobilen Phase über eine Laufstrecke von 15 cm. Die Platte wird an der Luft getrocknet und anschließend Ammoniakdämpfen ausgesetzt. Die Auswertung erfolgt unverzüglich im ultravioletten Licht bei 365 nm[1]. Im

[1] Die Dauer der Einwirkung der Ammoniakdämpfe und die Intensität der UV-Strahlung müssen derart sein, daß die den Referenzsubstanzen entsprechenden Flecke sichtbar werden.

Vergleich mit dem Chromatogramm der Referenzlösung a zeigt das Chromatogramm der Untersuchungslösung einen zusätzlichen Fleck, dessen relative Lage, in bezug auf die anderen Flecke des Chromatogramms, identisch ist mit dem zusätzlichen Fleck im Chromatogramm der Referenzlösung b. Die Prüfung darf nur ausgewertet werden, wenn das Chromatogramm der Referenzlösung b, deutlich voneinander getrennt, mindestens 5 Flecke zeigt.

B. Werden etwa 2 mg Substanz mit 5 ml Schwefelsäure 96 % *R* versetzt, entsteht eine violette Färbung. Beim Eingießen der Lösung in 2,5 ml Wasser wird die Lösung gelb.

C. Die Substanz gibt die Identitätsreaktion a auf Chlorid (V.3.1.1).

Prüfung auf Reinheit

***p*H-Wert** (V.6.3.1): 0,1 g Substanz werden in 10 ml kohlendioxidfreiem Wasser *R* gelöst. Der *p*H-Wert der Lösung muß zwischen 2,0 und 3,0 liegen.

Spezifische Drehung (V.6.6): 0,250 g Substanz werden in 0,1 N-Salzsäure zu 25,0 ml gelöst. Die spezifische Drehung muß zwischen –248 und –263° liegen, berechnet auf die getrocknete Substanz.

Absorption (V.6.19): 10,0 mg Substanz werden in 0,001 N-Salzsäure zu 100,0 ml gelöst. 10,0 ml der Lösung werden mit 75 ml Wasser und 12 ml Natriumhydroxid-Lösung 8,5 % *R* versetzt und mit Wasser zu 100,0 ml verdünnt. Die spezifische Absorption, bei 385 nm bestimmt, muß zwischen 340 und 370 liegen, berechnet auf die getrocknete Substanz.

Schwermetalle (V.3.2.8): 0,5 g Substanz müssen der Grenzprüfung C auf Schwermetalle entsprechen (50 ppm). Zur Herstellung der Referenzlösung werden 2,5 ml Blei-Lösung (10 ppm Pb) *R* verwendet.

Trocknungsverlust (V.6.22): Höchstens 2,0 Prozent, mit 1,000 g Substanz durch 3 h langes Trocknen über Phosphor(V)-oxid *R* bei 60 °C unterhalb 670 Pa bestimmt.

Sulfatasche (V.3.2.14): Höchstens 0,5 Prozent, mit 1,0 g Substanz bestimmt.

Wertbestimmung

Die Ausführung erfolgt nach „Mikrobiologische Wertbestimmung von Antibiotika" (V.2.2.1).

Lagerung

Dicht verschlossen, vor Licht geschützt.

Vorsichtig zu lagern!

Dequaliniumchlorid

Dequalinii chloridum

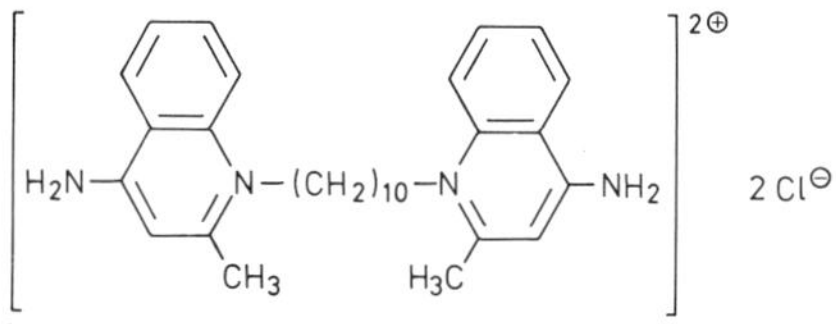

$C_{30}H_{40}Cl_2N_4$ M_r 527,6

Dequaliniumchlorid enthält mindestens 95,0 und höchstens 101,0 Prozent 1,1′-Decamethylenbis(4-amino-2-methylchinoliniumchlorid), berechnet auf die getrocknete Substanz.

Eigenschaften

Weißes bis gelblichweißes Pulver ohne Geruch; schwer löslich in Wasser von 25 °C, wenig löslich in siedendem Wasser, löslich in Methanol, schwer löslich in Ethanol und Propylenglycol.

Prüfung auf Identität

A. Die Absorption (V.6.19) einer 0,0016prozentigen Lösung (*m*/V) der Substanz, zwischen 230 bis 350 nm gemessen, zeigt Maxima bei 240, 326 und 335 nm. Die Absorption bei 240 nm beträgt etwa 1,3, die bei 326 nm etwa 0,75 und die bei 335 nm etwa 0,65.

B. 5 ml Prüflösung (siehe „Prüfung auf Reinheit") geben mit 3 ml Kaliumhexacyanoferrat(III)-Lösung *R* einen gelben Niederschlag.

C. Werden 10 ml Prüflösung mit 1,0 ml Salpetersäure 12,5 % *R* versetzt, so entsteht ein weißer Niederschlag. Der Niederschlag wird abfiltriert, das Filtrat dient zur Prüfung D.

D. Das Filtrat unter Identitätsprüfung C gibt die Identitätsreaktionen auf Chlorid (V.3.1.1).

Prüfung auf Reinheit

Prüflösung: 0,20 g Substanz werden unter Erwärmen zu 100 ml gelöst.

Aussehen der Lösung: Die Prüflösung muß klar (V.6.1) und farblos (V.6.2, Methode II) sein.

Sauer oder alkalisch reagierende Substanzen: 5,0 ml Prüflösung müssen nach Zusatz von 0,1 ml Bromthymolblau-Lösung *R* 1 und 0,2 ml 0,01 N-Salzsäure gelb gefärbt sein. 5,0 ml Prüflösung müssen nach Zusatz von 0,1 ml Bromthymolblau-Lösung *R* 1 und 0,2 ml 0,01 N-Natriumhydroxid-Lösung blau gefärbt sein.

Unvollständig alkylierte Ammoniumverbindungen: Höchstens 1,0 Prozent, berechnet als 4-Aminochinaldin. 1,00 g Substanz wird 5 min lang mit 45,0 ml Wasser und nach Zusatz von 5,0 ml Salpetersäure 12,5 % *R* noch weitere 10 min lang geschüttelt. Die Lösung wird filtriert. 20,0 ml des Filtrats werden nach Zusatz von 10 ml Natriumhydroxid-Lösung 8,5 % *R* 2mal mit je 50,0 ml Ether *R* ausgeschüttelt. Jede der beiden Etherlösungen wird nacheinander mit denselben 5,0 ml Wasser gewaschen. Die zuerst erhaltene Etherlösung wird mit 20,0 ml 1 N-Salzsäure ausgeschüttelt. Mit der abgetrennten salzsauren Phase wird die zweite Etherlösung ausgeschüttelt und die salzsaure, wäßrige Phase abgetrennt. Das Ausschütteln der beiden Etherlösungen wird in gleicher Weise mit weiteren 20,0 ml und danach mit 5,0 ml 1 N-Salzsäure durchgeführt. Die vereinigten salzsauren Phasen werden mit 1 N-Salzsäure zu 50,0 ml aufgefüllt. Die Absorption (V.6.19) der Lösung wird bei 319 und 326 nm gegen 1 N-Salzsäure gemessen. Das Verhältnis der Absorption bei 319 nm zu der Absorption bei 326 nm muß größer als 1,0 sein.

Die Berechnung des Prozentgehalts an unvollständig alkylierten Ammoniumverbindungen, berechnet als 4-Aminochinaldin, erfolgt nach der Formel $0{,}387 \cdot A^{1\%}_{1\,cm,\,319\,nm} - 0{,}306 \cdot A^{1\%}_{1\,cm,\,326\,nm}$.

Schwermetalle (V.3.2.8): 1,00 g Substanz muß der Grenzprüfung C auf Schwermetalle entsprechen (30 ppm). Zur Herstellung der Referenzlösung werden 1,5 ml Blei-Lösung (20 ppm Pb) *R* verwendet.

Verhalten gegen Schwefelsäure: 20 mg Substanz werden in 2,0 ml Schwefelsäure 96 % *R* gelöst. Nach 5 min darf die Lösung nicht stärker als die Farbvergleichslösung BG_4 (V.6.2, Methode I) gefärbt sein.

Trocknungsverlust (V.6.22): Höchstens 6,0 Prozent, mit 1,000 g Substanz durch Trocknen im Vakuum bei 100 bis 105 °C unterhalb 0,7 kPa bestimmt.

Sulfatasche (V.3.2.14): Höchstens 0,1 Prozent, mit 1,0 g Substanz bestimmt.

Gehaltsbestimmung

0,200 g Substanz werden in 5,0 ml wasserfreier Ameisensäure *R* gelöst und nach Zusatz von 50 ml Acetanhydrid *R* nach „Titration in wasserfreiem Medium" (V.3.5.5) unter Zusatz von 0,2 ml Naphtholbenzein-Lösung *R* mit 0,1 N-Perchlorsäure bis zum Farbumschlag von Gelb nach Grün titriert.

1 ml 0,1 N-Perchlorsäure entspricht 26,38 mg $C_{30}H_{40}Cl_2N_4$.

Lagerung

Dicht verschlossen.

Vorsichtig zu lagern!

Desipraminhydrochlorid

Desipramini hydrochloridum

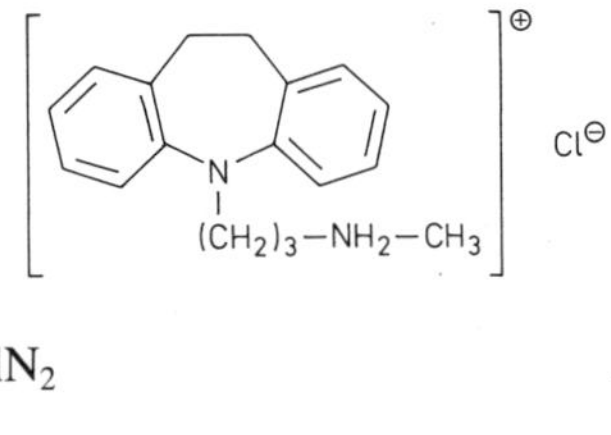

$C_{18}H_{23}ClN_2$ M_r 302,8

Desipraminhydrochlorid enthält mindestens 99,0 und höchstens 101,0 Prozent 3-(10,11-Dihydro-5*H*-dibenz[*b*,*f*]azepin-5-yl)-*N*-methylpropylamin-hydrochlorid, berechnet auf die getrocknete Substanz.

Eigenschaften

Weißes bis fast weißes, kristallines Pulver; löslich in Wasser und Ethanol, leicht löslich in Chloroform, praktisch unlöslich in Ether.

Die Substanz schmilzt bei etwa 214 °C.

Prüfung auf Identität

Die Prüfung B kann entfallen, wenn die Prüfungen A, C, D und E durchgeführt werden. Die Prüfungen A, C und D können entfallen, wenn die Prüfungen B und E durchgeführt werden.

A. 40,0 mg Substanz werden in 0,01 N-Salzsäure zu 100,0 ml gelöst. 5,0 ml der Lösung werden mit 0,01 N-Salzsäure zu 100,0 ml verdünnt. Die Lösung, zwischen 230 und 350 nm gemessen, zeigt ein Absorptionsmaximum (V.6.19) bei 251 nm und eine Schulter bei 270 nm. Die spezifische Absorption im Maximum liegt zwischen 255 und 285.

B. Das IR-Absorptionsspektrum (V.6.18) der Substanz zeigt im Vergleich mit dem von Desipraminhydrochlorid *CRS* Maxima bei denselben Wellenlängen mit den gleichen relativen Intensitäten.

C. Die unter „Verwandte Substanzen“ (siehe „Prüfung auf Reinheit“) erhaltenen Chromatogramme werden ausgewertet. Der Hauptfleck im Chromatogramm der Untersuchungslösung b entspricht in bezug auf Lage, Farbe und Größe dem Hauptfleck im Chromatogramm der Referenzlösung a.

D. Etwa 50 mg Substanz werden in 3 ml Wasser gelöst. Wird die Lösung mit 0,05 ml einer 2,5prozentigen Lösung (*m*/V) von Chinhydron *R* in Methanol *R* versetzt, entsteht innerhalb von etwa 15 min eine intensive Rosafärbung.

E. 0,5 ml Prüflösung (siehe „Prüfung auf Reinheit“) werden mit 1,5 ml Wasser versetzt. Die Lösung gibt die Identitätsreaktion a auf Chlorid (V.3.1.1).

Prüfung auf Reinheit

Prüflösung: 1,25 g Substanz werden in kohlendioxidfreiem Wasser *R*, falls erforderlich unter Erwärmen auf höchstens 30 °C, zu 25 ml gelöst.

Aussehen der Lösung: Die Prüflösung, sofort nach der Herstellung geprüft, darf nicht stärker gefärbt sein als die Farbvergleichslösung BG_6 (V.6.2, Methode II).

***p*H-Wert** (V.6.3.1): Der *p*H-Wert der Prüflösung muß zwischen 4,0 und 5,5 liegen.

Verwandte Substanzen: *Die Prüfung muß unter Ausschluß direkter Lichteinwirkung durchgeführt werden.*

Die Prüfung erfolgt mit Hilfe der Dünnschichtchromatographie (V.6.20.2) unter Verwendung einer Schicht von Kieselgel G *R*.

Untersuchungslösung a: 0,10 g Substanz werden in einer Mischung von gleichen Volumteilen Chloroform *R* und wasserfreiem Ethanol *R* zu 10 ml gelöst. Die Lösung ist unmittelbar vor Gebrauch herzustellen.

Untersuchungslösung b: 1,0 ml Untersuchungslösung a wird mit einer Mischung von gleichen Volumteilen Chloroform *R* und wasserfreiem Ethanol *R* zu 10 ml verdünnt.

Referenzlösung a: 25 mg Desipraminhydrochlorid *CRS* werden in einer Mischung von gleichen Volumteilen Chloroform *R* und wasserfreiem Ethanol *R* zu 25 ml gelöst. Die Lösung ist unmittelbar vor Gebrauch herzustellen.

Referenzlösung b: 1,0 ml Referenzlösung a wird mit einer Mischung von gleichen Volumteilen Chloroform *R* und wasserfreiem Ethanol *R* zu 50 ml verdünnt.

Auf die Platte werden getrennt 5 µl jeder Lösung aufgetragen. Die Chromatographie erfolgt mit einer Mischung von 1 Volumteil Wasser, 10 Volumteilen wasserfreier Essigsäure *R* und 10 Volumteilen Toluol *R* über eine Laufstrecke von 7 cm. Die Platte wird 10 min lang im Luftstrom getrocknet, anschließend mit einer 0,5prozentigen Lösung (*m*/V) von Kaliumdichromat *R* in einer Mischung von 4 Volumteilen Wasser und 1 Volumteil Schwefelsäure 96 % *R* besprüht und sofort ausgewertet. Kein im Chromatogramm der Untersuchungslösung a auftretender Nebenfleck darf größer oder stärker gefärbt sein als der Fleck im Chromatogramm der Referenzlösung b.

Schwermetalle (V.3.2.8): 2,0 g Substanz müssen der Grenzprüfung C auf Schwermetalle entsprechen (20 ppm). Zur Herstellung der Referenzlösung werden 4 ml Blei-Lösung (10 ppm Pb) *R* verwendet.

Trocknungsverlust (V.6.22): Höchstens 0,5 Prozent, mit 1,000 g Substanz durch Trocknen im Trockenschrank bei 100 bis 105 °C bestimmt.

Sulfatasche (V.3.2.14): Höchstens 0,1 Prozent, mit 1,0 g Substanz bestimmt.

Gehaltsbestimmung

0,250 g Substanz werden in einer Mischung von 5 ml 0,01 N-Salzsäure und 50 ml Ethanol 96 % *R* gelöst. Die Titration erfolgt mit Hilfe der „Potentiometrie" (V.6.14) unter Verwendung von 0,1 N-Natriumhydroxid-Lösung. Das zwischen den beiden Krümmungspunkten zugesetzte Volumen Maßlösung wird abgelesen.

1 ml 0,1 N-Natriumhydroxid-Lösung entspricht 30,28 mg $C_{18}H_{23}ClN_2$.

Lagerung

Vor Licht geschützt.

Vorsichtig zu lagern!

Deslanosid

Deslanosidum

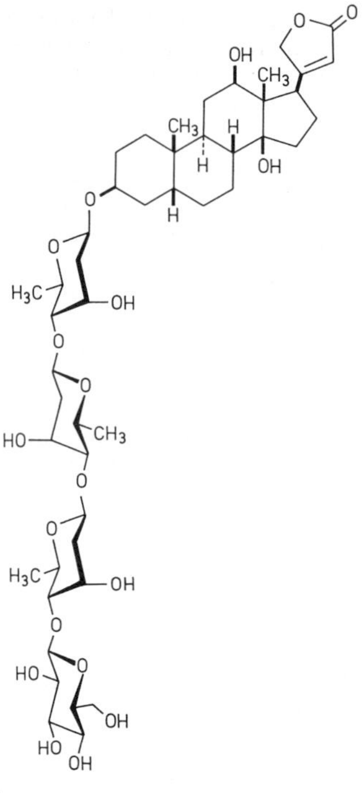

$C_{47}H_{74}O_{19}$ M_r 943

Deslanosid enthält mindestens 95,0 und höchstens 105,0 Prozent 3β-{O^4-[O^4-(O^4-Glucopyranosyl-β-D-digitoxopyranosyl)-β-D-digitoxopyranosyl]-β-D-digitoxopyranosyloxy}-12β,14-dihydroxy-5β,14β-card-20(22)-enolid, berechnet auf die getrocknete Substanz.

Eigenschaften

Weißes, kristallines oder feinkristallines Pulver, hygroskopisch; praktisch unlöslich in Wasser, Chloroform und Ether, sehr schwer löslich in Ethanol.

Bei niedriger relativer Luftfeuchte verliert die Substanz Wasser.

Prüfung auf Identität

Die Prüfung A kann entfallen, wenn die Prüfungen B, C und D durchgeführt werden. Die Prüfungen B, C und D können entfallen, wenn die Prüfung A durchgeführt wird.

A. Das IR-Absorptionsspektrum (V.6.18) der Substanz zeigt im Vergleich mit dem von Deslanosid *CRS* Maxima bei denselben Wellenlängen mit den gleichen relativen Intensitäten. Beim Vergleichen der Spektren ist auf die Abwesenheit eines deutlichen Absorptionsmaximums bei etwa 1260 cm^{-1} und auf die Intensität des Absorptionsmaximums bei etwa 1740 cm^{-1} besonders zu achten.

   Die Prüfung erfolgt mit Hilfe von Preßlingen, die wie folgt hergestellt werden: 1 mg Substanz und 1 mg Referenzsubstanz werden in je 0,3 ml Methanol *R* gelöst und mit je etwa 0,4 g fein pulverisiertem und getrocknetem Kaliumbromid *R* so lange verrieben, bis die Mischung homogen und vollständig trocken ist.

B. Die bei der Prüfung auf „Verwandte Substanzen" (siehe „Prüfung auf Reinheit") erhaltenen Chromatogramme werden ausgewertet. Die Hauptzone im Chromatogramm der Untersuchungslösung b entspricht in bezug auf Lage, Farbe und Größe der Hauptzone im Chromatogramm der Referenzlösung a.

C. Etwa 0,5 mg Substanz werden in 0,2 ml Ethanol 60 % (V/V) suspendiert. Nach Zusatz von 0,1 ml Dinitrobenzoesäure-Lösung *R* und 0,1 ml Natriumhydroxid-Lösung 8,5 % *R* entsteht eine violette Färbung.

D. Etwa 5 mg Substanz werden in 5 ml Essigsäure 98 % *R* gelöst. Die Lösung wird mit 0,05 ml Eisen(III)-chlorid-Lösung *R* 1 versetzt und die Mischung vorsichtig mit 2 ml Schwefelsäure 96 % *R* unterschichtet, ohne die beiden Flüssigkeiten zu mischen. An der Berührungsfläche der beiden Schichten entsteht ein brauner, jedoch nicht rötlicher Ring, aus dem beim Stehenlassen nach und nach eine grünlichgelbe, später bläulichgrüne Färbung in die obere Schicht eindringt.

Prüfung auf Reinheit

Prüflösung: 0,20 g Substanz werden in einer Mischung gleicher Volumteile Chloroform *R* und Methanol *R* zu 10 ml gelöst.

Aussehen der Lösung: Die Prüflösung muß klar (V.6.1) und farblos (V.6.2, Methode II) sein.

Spezifische Drehung (V.6.6): 0,200 g Substanz werden in wasserfreiem Pyridin *R* zu 10,0 ml gelöst. Die spezifische Drehung muß zwischen +6,5 und +8,5° liegen, berechnet auf die getrocknete Substanz.

Verwandte Substanzen: Die Prüfung erfolgt mit Hilfe der Dünnschichtchromatographie (V.6.20.2) unter Verwendung einer Schicht von Kieselgel G *R*.

Untersuchungslösung a: Die Prüflösung.

Untersuchungslösung b: 1 ml Untersuchungslösung a wird mit einer Mischung gleicher Volumteile Chloroform *R* und Methanol *R* zu 10 ml verdünnt.

Referenzlösung a: 20 mg Deslanosid *CRS* werden in einer Mischung gleicher Volumteile Chloroform *R* und Methanol *R* zu 10 ml gelöst.

Referenzlösung b: 2,5 ml Referenzlösung a werden mit einer Mischung gleicher Volumteile Chloroform *R* und Methanol *R* zu 10 ml verdünnt.

Referenzlösung c: 1 ml Referenzlösung a wird mit einer Mischung gleicher Volumteile Chloroform *R* und Methanol *R* zu 10 ml verdünnt.

Auf die Platte werden getrennt 5 µl jeder Lösung bandförmig (10 mm lang) aufgetragen. Die Chromatographie erfolgt sofort mit einer Mischung von 3 Volumteilen Wasser, 36 Volumteilen Methanol *R* und 130 Volumteilen Dichlormethan *R* über eine Laufstrecke von 15 cm. Die Platte wird im Warmluftstrom getrocknet, mit einer Mischung von 5 Volumteilen Schwefelsäure 96 % *R* und 95 Volumteilen Ethanol 96 % *R* besprüht und 15 min lang bei 140 °C erhitzt. Die Auswertung erfolgt im Tageslicht. Keine im Chromatogramm der Untersuchungslösung a auftretende Nebenzone darf größer oder intensiver sein als die Zone im Chromatogramm der Referenzlösung b und höchstens 2 Nebenzonen dürfen größer oder intensiver sein als die Zone im Chromatogramm der Referenzlösung c.

Trocknungsverlust (V.6.22): Höchstens 5,0 Prozent, mit 0,500 g Substanz durch Trocknen im Vakuum bei 100 bis 105 °C bestimmt.

Sulfatasche (V.3.2.14): Höchstens 0,1 Prozent, mit dem bei der Prüfung auf ,,Trocknungsverlust" erhaltenen Rückstand bestimmt.

Gehaltsbestimmung

50,0 mg Substanz werden in Ethanol 96 % *R* zu 50,0 ml gelöst. 5,0 ml dieser Lösung werden mit Ethanol 96 % *R* zu 100,0 ml verdünnt. Gleichzeitig, unter gleichen Bedingungen, wird eine Referenzlösung mit 50,0 mg nicht getrocknetem Deslanosid *CRS* hergestellt. 5,0 ml jeder Lösung werden mit 3,0 ml alkalischer Natriumpikrat-Lösung *R* versetzt und 40 min lang vor Licht geschützt im Wasserbad bei 20 ± 1 °C stehengelassen. Die Absorption (V.6.19) der beiden Lösungen wird im Maximum bei 484 nm gegen eine gleichzeitig hergestellte Kompensationsflüssigkeit gemessen, die aus einer Mischung von 5,0 ml Ethanol 96 % *R* und 3,0 ml alkalischer Natriumpikrat-Lösung *R* besteht.

Der Gehalt an $C_{47}H_{74}O_{19}$ wird mit Hilfe der gemessenen Absorptionen und Konzentrationen der Lösungen berechnet.

Lagerung

Dicht verschlossen, vor Licht geschützt, nicht über 10 °C.

Sehr vorsichtig zu lagern!

Desoxycortonacetat

Desoxycortoni acetas

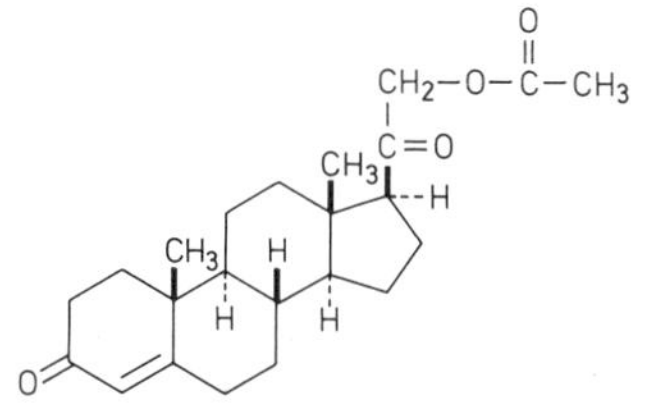

$C_{23}H_{32}O_4$ M_r 372,5

Desoxycortonacetat enthält mindestens 96,0 und höchstens 104,0 Prozent 21-Hydroxy-4-pregnen-3,20-dion-acetat, berechnet auf die getrocknete Substanz.

Eigenschaften

Weißes bis fast weißes, kristallines Pulver oder farblose Kristalle; praktisch unlöslich in Wasser, leicht löslich in Chloroform, löslich in Aceton, wenig löslich in Ethanol, schwer löslich in Propylenglycol und fetten Ölen.

Prüfung auf Identität

Die Prüfung B kann entfallen, wenn die Prüfungen A, C, D und E durchgeführt werden. Die Prüfungen A, D und E können entfallen, wenn die Prüfungen B und C durchgeführt werden.

A. Schmelztemperatur (V.6.11.1): 157 bis 161 °C.

B. Das IR-Absorptionsspektrum (V.6.18) der Substanz zeigt im Vergleich mit dem von Desoxycortonacetat *CRS* Maxima bei denselben Wellenlängen mit den gleichen relativen Intensitäten. Wenn die Spektren der Substanz und der Referenzsubstanz bei der Prüfung in fester Form unterschiedlich sind, werden erneut Spektren mit Hilfe einer 5prozentigen Lösung (*m*/V) in Chloroform *R* hergestellt.

C. Die bei der Prüfung auf „Verwandte Substanzen" (siehe „Prüfung auf Reinheit") erhaltenen Chromatogramme werden im ultravioletten Licht bei 254 nm ausgewertet. Der mit der Untersuchungslösung b erhaltene Hauptfleck entspricht in bezug auf Lage und Größe dem mit der Referenzlösung b erhaltenen Hauptfleck. Die Platte wird mit ethanolischer Schwefelsäure 35 % *R* besprüht und bei 120 °C 10 min lang oder bis zum Auftreten der Flecke erhitzt. Nach dem Abkühlen erfolgt die Auswertung im Tageslicht und im ultravioletten Licht bei 365 nm. Der mit der Untersuchungslösung b erhaltene Hauptfleck entspricht in bezug auf Lage, Farbe im Tageslicht, Fluoreszenz im ultravioletten Licht bei 365 nm und Größe dem mit der Referenzlösung b erhaltenen Hauptfleck.

D. Etwa 2 mg Substanz werden unter Schütteln in 2 ml Schwefelsäure 96 % *R* gelöst. Innerhalb 5 min entsteht eine Gelbfärbung. Die Lösung wird in 2 ml Wasser gegeben. Nach dem Umschütteln zeigt die Lösung Dichroismus: in der Durchsicht zeigt sie eine intensive Blaufärbung sowie eine rote Fluoreszenz, die im ultravioletten Licht bei 365 nm besonders stark ausgeprägt ist.

E. Etwa 10 mg Substanz geben die Identitätsreaktion auf Acetyl (V.3.1.1).

Prüfung auf Reinheit

Spezifische Drehung (V.6.6): 0,250 g Substanz werden in Dioxan *R* zu 25,0 ml gelöst. Die spezifische Drehung muß zwischen +171 und +179° liegen, berechnet auf die getrocknete Substanz.

Absorption (V.6.19): 50,0 mg Substanz werden in Ethanol 96 % *R* zu 100,0 ml gelöst. 1,0 ml dieser Lösung wird mit Ethanol 96 % *R* zu 50,0 ml verdünnt. Die spezifische Absorption, im Maximum bei 240 nm gemessen, muß zwischen 430 und 460 liegen, berechnet auf die getrocknete Substanz.

Verwandte Substanzen: Die Prüfung erfolgt mit Hilfe der Dünnschichtchromatographie (V.6.20.2) unter Verwendung einer Schicht eines geeigneten Kieselgels, das einen Fluoreszenzindikator mit intensivster Anregung der Fluoreszenz bei 254 nm enthält.

Untersuchungslösung a: 0,10 g Substanz werden in einer Mischung von 1 Volumteil Methanol *R* und 9 Volumteilen Chloroform *R* zu 10 ml gelöst.

Untersuchungslösung b: 1,0 ml Untersuchungslösung a wird mit einer Mischung von 1 Volumteil Methanol *R* und 9 Volumteilen Chloroform *R* zu 10 ml verdünnt.

Referenzlösung a: 2 ml Untersuchungslösung a werden mit einer Mischung von 1 Volumteil Methanol *R* und 9 Volumteilen Chloroform *R* zu 100 ml verdünnt.

Referenzlösung b: 10 mg Desoxycortonacetat *CRS* werden in einer Mischung von 1 Volumteil Methanol *R* und 9 Volumteilen Chloroform *R* zu 10 ml gelöst.

Referenzlösung c: 5 ml Referenzlösung a werden mit einer Mischung von 1 Volumteil Methanol *R* und 9 Volumteilen Chloroform *R* zu 10 ml verdünnt.

Referenzlösung d: 10 mg Hydrocortisonacetat *CRS* und 10 mg Cortisonacetat *CRS* werden in einer Mischung von 1 Volumteil Methanol *R* und 9 Volumteilen Chloroform *R* zu 10 ml gelöst.

Auf die Platte werden getrennt 5 µl jeder Lösung aufgetragen. Die Chromatographie erfolgt mit einer wie folgt hergestellten Mischung über eine Laufstrecke von 15 cm: Eine Mischung von 15 Volumteilen Ether *R* und 77 Volumteilen Dichlormethan *R* wird mit einer Mischung von 1,2 Volumteilen Wasser und 8 Volumteilen Methanol *R* versetzt. Die Platte wird an der Luft trocknen gelassen. Die Auswertung erfolgt im ultravioletten Licht bei 254 nm. Kein im Chromatogramm der Untersuchungslösung a auftretender Nebenfleck darf größer oder intensiver sein als der mit der Referenzlösung a erhaltene Fleck, und höchstens ein Nebenfleck darf größer oder intensiver sein als der mit der Referenzlösung c erhaltene Fleck. Die Prüfung darf nur ausgewertet werden, wenn das Chromatogramm der Referenzlösung d deutlich voneinander getrennt 2 Flecke zeigt.

Trocknungsverlust (V.6.22): Höchstens 0,5 Prozent, mit 0,500 g Substanz durch 3 h langes Trocknen im Trockenschrank bei 100 bis 105 °C bestimmt.

Gehaltsbestimmung

Die Gehaltsbestimmung muß unter Ausschluß direkter Lichteinwirkung durchgeführt werden.

Eine genau gewogene Menge Substanz wird in aldehydfreiem Ethanol 96 % *R* gelöst; die Lösung soll zwischen 340 und 360 µg Substanz in 10,0 ml enthalten. Gleichzeitig, unter gleichen Bedingungen, wird eine Referenzlösung der gleichen Konzentration mit Desoxycortonacetat *CRS* hergestellt. In zwei 25-ml-Meßkolben werden je 10,0 ml der beiden Lösungen eingefüllt und in einen dritten Meßkolben 10 ml aldehydfreies Ethanol 96 % *R*. In jeden Kolben werden 2,0 ml Triphenyltetrazoliumchlorid-Lösung *R* gegeben[1]. Der Luftsauerstoff wird aus den Kolben mit sauerstofffreiem Stickstoff *R* verdrängt. Zu jeder Lösung werden sofort 2,0 ml verdünnte Tetramethylammoniumhydroxid-Lösung *R* zugesetzt. Der Luftsauerstoff wird erneut mit sauerstofffreiem Stickstoff *R* verdrängt und die Kolben werden verschlossen. Der Inhalt wird durch leichtes Schütteln gemischt, und die Kolben werden 1 h lang im Wasserbad bei 30 °C gehalten. Nach raschem Abkühlen wird jeweils mit aldehydfreiem Ethanol 96 % *R* zu 25,0 ml aufgefüllt. Die Absorption (V.6.19) der Untersuchungslösung und der Referenzlösung wird im Maximum bei 485 nm in einer geschlossenen 1-cm-Küvette gegen eine Kompensationsflüssigkeit gemessen, die ausgehend von 10 ml aldehydfreiem Ethanol 96 % *R* hergestellt wurde. Die Untersuchungslösung und die Referenzlösung sind so herzustellen, daß bei beiden der Zeitraum zwischen Zugabe der verdünnten Tetramethylammoniumhydroxid-Lösung *R* und Messen der Absorption gleich ist.

Der Gehalt an $C_{23}H_{32}O_4$ wird mit Hilfe der gemessenen Absorptionen und der Konzentrationen der Lösungen errechnet.

[1] Die farbigen Reaktionsprodukte neigen zur Adsorption an die Glasoberfläche. Um zu niedrige Ergebnisse zu vermeiden, sollten die entsprechenden Glasbehältnisse zuvor mit den Reaktionsprodukten in Berührung kommen. Ein vorbehandeltes Glasbehältnis sollte ausschließlich für die Gehaltsbestimmung verwendet werden und sollte auch nur mit Wasser ausgespült werden.

Lagerung

Dicht verschlossen, vor Licht geschützt.

Vorsichtig zu lagern!

Dexamethason

Dexamethasonum

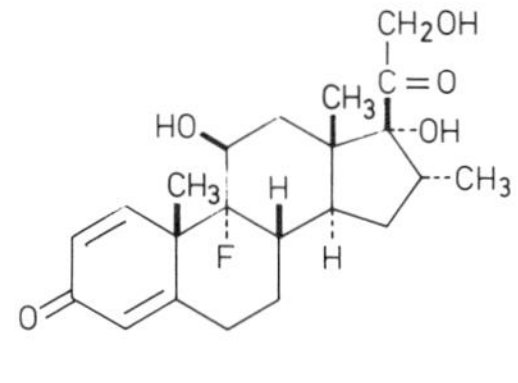

$C_{22}H_{29}FO_5$ M_r 392,5

Dexamethason enthält mindestens 96,0 und höchstens 104,0 Prozent 9-Fluor-11β,17,21-trihydroxy-16α-methyl-1,4-pregnadien-3,20-dion, berechnet auf die getrocknete Substanz.

Eigenschaften

Weißes bis fast weißes, kristallines Pulver; praktisch unlöslich in Wasser, wenig löslich in wasserfreiem Ethanol, schwer löslich in Chloroform.

Die Substanz schmilzt bei etwa 255 °C unter Zersetzung.

Prüfung auf Identität

Die Prüfung B kann entfallen, wenn die Prüfungen A, C, D und E durchgeführt werden. Die Prüfungen A, D und E können entfallen, wenn die Prüfungen B und C durchgeführt werden.

A. 10,0 mg Substanz werden in wasserfreiem Ethanol *R* zu 100,0 ml gelöst. In einem Reagenzglas mit Schliffstopfen werden 2,0 ml dieser Lösung mit 10,0 ml Phenylhydrazin-Schwefelsäure *R* gemischt und 20 min lang im Wasserbad bei 60 °C gehalten. Die sofort abgekühlte Lösung hat ein Absorptionsmaximum (V.6.19) bei 419 nm mit einer Absorption von mindestens 0,4.

B. Das IR-Absorptionsspektrum (V.6.18) der Substanz zeigt im Vergleich mit dem von Dexamethason *CRS* Maxima bei denselben Wellenlängen mit den gleichen relativen Intensitäten. Wenn die Spektren der Substanz und der Referenzsubstanz bei der Prüfung in fester Form unterschiedlich sind, werden die Substanzen in der eben notwendigen Menge Aceton *R* gelöst. Nach Eindampfen der Lösungen auf dem Wasserbad werden aus dem Rückstand Preßlinge unter Verwendung eines Halogensalzes oder Pasten unter Verwendung von flüssigem Paraffin *R* hergestellt und erneut Spektren aufgenommen.

C. Die Prüfung erfolgt mit Hilfe der Dünnschichtchromatographie (V.6.20.2) unter Verwendung einer Schicht eines geeigneten Kieselgels.

Untersuchungslösung: 25 mg Substanz werden in einer Mischung von 1 Volumteil Methanol *R* und 9 Volumteilen Chloroform *R* zu 10 ml gelöst.

Referenzlösung a: 25 mg Dexamethason *CRS* werden in einer Mischung von 1 Volumteil Methanol *R* und 9 Volumteilen Chloroform *R* zu 10 ml gelöst.

Referenzlösung b: 5 ml Referenzlösung a werden mit der Untersuchungslösung zu 10 ml verdünnt.

Referenzlösung c: 25 mg Betamethason *CRS* werden in einer Mischung von 1 Volumteil Methanol *R* und 9 Volumteilen Chloroform *R* zu 10 ml gelöst. 5 ml dieser Lösung werden mit der Untersuchungslösung zu 10 ml verdünnt.

Auf die Platte werden getrennt 2 µl jeder Lösung aufgetragen. Die Chromatographie erfolgt mit einer Mischung von 5 Volumteilen mit Wasser gesättigtem 1-Butanol *R*, 10 Volumteilen Toluol *R* und 85 Volumteilen Ether *R* über eine Laufstrecke von 15 cm. Die Platte wird an der Luft getrocknet und mit ethanolischer Schwefelsäure 35 % *R* besprüht. 10 min lang oder bis zum Erscheinen der Flecke wird bei 120 °C erhitzt und erkalten gelassen. Die Auswertung erfolgt im Tageslicht. Der Hauptfleck im Chromatogramm der Untersuchungslösung entspricht in bezug auf Lage, Farbe und Größe dem mit der Referenzlösung a erhaltenen Hauptfleck. Bei der Auswertung im ultravioletten Licht bei 365 nm entspricht der Hauptfleck im Chromatogramm der Untersuchungslösung in bezug auf Lage, Fluoreszenz und Größe dem mit der Referenzlösung a erhaltenen Hauptfleck. Die Chromatogramme dürfen nur ausgewertet werden, wenn das Chromatogramm der Referenzlösung b nur einen Fleck und dasjenige der Referenzlösung c deutlich voneinander getrennt 2 benachbarte Flecke zeigt.

D. In einem Reagenzglas werden 0,5 ml Chromschwefelsäure *R* auf freier Flamme bis zum Erscheinen weißer Dämpfe im oberen Teil des Reagenzglases erhitzt. Die Lösung benetzt die Wand des Reagenzglases und bildet keine Flecke von öligem Aussehen. Nach Zusatz von etwa 2 mg Substanz wird erneut erhitzt, bis weiße Dämpfe erscheinen. Die Lösung benetzt nicht mehr die Wand des Reagenzglases.

E. Etwa 2 mg Substanz werden mit 2 ml Schwefelsäure 96 % *R* bis zur Lösung geschüttelt. Innerhalb 5 min bildet sich eine schwache braunrote Färbung. Die Lösung wird in 10 ml Wasser gegeben und gemischt, dabei verschwindet die Färbung.

Prüfung auf Reinheit

Spezifische Drehung (V.6.6): 0,250 g Substanz werden in Dioxan *R* zu 25,0 ml gelöst. Die spezifische Drehung muß zwischen +75 und +80° liegen, berechnet auf die getrocknete Substanz.

Absorption (V.6.19): 50,0 mg Substanz werden in Ethanol 96 % *R* zu 100,0 ml gelöst. 1,0 ml dieser Lösung wird mit Ethanol 96 % *R* zu 50,0 ml verdünnt. Die spezifische Absorption im Maximum bei 240 nm muß zwischen 380 und 410 liegen, berechnet auf die getrocknete Substanz.

Verwandte Substanzen: Die Prüfung erfolgt mit Hilfe der Dünnschichtchromatographie (V.6.20.2) unter Verwendung einer Schicht eines geeigneten Kieselgels, das einen Fluoreszenzindikator mit intensivster Anregung der Fluoreszenz bei 254 nm enthält.

Untersuchungslösung: 0,10 g Substanz werden in einer Mischung von 1 Volumteil Methanol *R* und 9 Volumteilen Chloroform *R* zu 10 ml gelöst.

Referenzlösung a: 2 ml Untersuchungslösung werden in einer Mischung von 1 Volumteil Methanol *R* und 9 Volumteilen Chloroform *R* zu 100 ml verdünnt.

Referenzlösung b: 5 ml Referenzlösung a werden in einer Mischung von 1 Volumteil Methanol *R* und 9 Volumteilen Chloroform *R* zu 10 ml verdünnt.

Referenzlösung c: 10 mg Hydrocortison *CRS* und 10 mg Prednisolon *CRS* werden in einer Mischung von 1 Volumteil Methanol *R* und 9 Volumteilen Chloroform *R* zu 10 ml gelöst.

Auf die Platte werden getrennt 5 µl jeder Lösung aufgetragen. Die Chromatographie erfolgt mit einer Mischung von 1,2 Volumteilen Wasser und 8 Volumteilen Methanol *R*, die einer Mischung von 15 Volumteilen Ether *R* und 77 Volumteilen Dichlormethan *R* zugefügt wird, über eine Laufstrecke von 15 cm. Die Platte wird an der Luft getrocknet. Im ultravioletten Licht bei 254 nm darf kein Fleck außer dem Hauptfleck im Chromatogramm der Untersuchungslösung größer und intensiver gefärbt sein als derjenige im Chromatogramm der Referenzlösung a, und ein einziger darf größer und intensiver sein als derjenige im Chromatogramm der Referenzlösung b. Das Chromatogramm darf nur ausgewertet werden, wenn das Chromatogramm der Referenzlösung c deutlich voneinander getrennt 2 Flecke zeigt.

Trocknungsverlust (V.6.22): Höchstens 0,5 Prozent, mit 0,500 g Substanz durch 3 h langes Trocknen bei 100 bis 105 °C unterhalb 670 Pa bestimmt.

Gehaltsbestimmung

Die Gehaltsbestimmung muß unter Ausschluß direkter Lichteinwirkung durchgeführt werden.

Eine genau gewogene Menge Substanz wird in aldehydfreiem Ethanol 96 % *R* gelöst; die Lösung soll zwischen 340 und 360 µg Substanz in 10,0 ml enthalten. Gleichzeitig, unter gleichen Bedingungen, wird eine Referenzlösung der gleichen Konzentration mit Dexamethason *CRS* hergestellt. In zwei 25-ml-Meßkolben werden je 10,0 ml der beiden Lösungen eingefüllt und in einen dritten Meßkolben 10 ml aldehydfreies Ethanol 96 % *R*. In jeden Kolben werden 2,0 ml Triphenyltetrazoliumchlorid-Lösung *R* gegeben[1]. Der Luftsauerstoff wird aus dem Kolben mit sauerstofffreiem Stickstoff *R* verdrängt. Zu jeder Lösung werden sofort 2,0 ml verdünnte Tetramethylammoniumhydroxid-Lösung *R* zugesetzt. Der Luftsauerstoff wird erneut mit sauerstofffreiem Stickstoff *R* verdrängt und die Kolben werden verschlossen. Der Inhalt wird durch leichtes Schütteln gemischt und die Kolben werden 1 h lang im Wasserbad bei 30 °C gehalten. Nach raschem Abkühlen wird jeweils mit aldehydfreiem Ethanol 96 % *R* zu 25,0 ml aufgefüllt. Die Absorption (V.6.19) der Untersuchungslösung und der Referenzlösung wird im Maximum bei 485 nm in einer geschlossenen 1-cm-Küvette gegen eine Kompensationsflüssigkeit gemessen, die ausgehend von 10 ml aldehydfreiem Ethanol 96 % *R* hergestellt wurde. Die Untersuchungslösung und die Referenzlösung sind so herzustellen, daß bei beiden der Zeitraum zwischen Zugabe der verdünnten Tetramethylammoniumhydroxid-Lösung *R* und Messen der Absorption gleich ist.

Mit Hilfe der gemessenen Absorptionen und der Konzentration der Lösungen wird der Gehalt an $C_{22}H_{29}FO_5$ errechnet.

Lagerung

Vor Licht geschützt.

Vorsichtig zu lagern!

---

[1] Die farbigen Reaktionsprodukte neigen zur Adsorption an der Glasoberfläche. Um zu niedrige Ergebnisse zu vermeiden, sollten die entsprechenden Glasbehältnisse zuvor mit den Reaktionsprodukten in Berührung kommen. Ein vorbehandeltes Glasbehältnis sollte ausschließlich für die Gehaltsbestimmung verwendet werden und sollte auch nur mit Wasser ausgespült werden.

Dextrin

Dextrinum

Dextrin ist ein Gemisch von Polysacchariden, das durch Teilhydrolyse von Stärke gewonnen wird.

Eigenschaften

Weißes bis fast weißes, amorphes, schwach hygroskopisches Pulver; teilweise löslich in Wasser, leicht löslich in siedendem Wasser, praktisch unlöslich in Chloroform, Ethanol und Ether.

Prüfung auf Identität

A. Die Verdünnung von 1 ml Prüflösung (siehe „Prüfung auf Reinheit“) mit 20 ml Wasser färbt sich nach Zusatz von 0,05 ml 0,1 N-Iod-Lösung rotviolett bis rotbraun.

B. Beim Erwärmen von 5 ml Prüflösung mit 2 ml Fehlingscher Lösung *R* entsteht nach kurzer Zeit ein roter Niederschlag.

C. Bei mikroskopischer Untersuchung im Glycerol-Präparat zeigt die Substanz die fast unveränderte Form und Struktur von Stärkekörnern mit meist vergrößertem, dunkel erscheinendem Kern. Auf Zusatz von Wasser lösen sich die Körner allmählich auf. Dabei wird eine Schichtung vorübergehend besonders deutlich sichtbar.

Prüfung auf Reinheit

Prüflösung: 1,0 g Substanz wird mit Wasser durch Erwärmen auf dem Wasserbad zu 20 ml gelöst.

Aussehen der Lösung: Die Prüflösung darf nicht stärker opaleszieren als die Referenzsuspension III (V.6.1) und nicht stärker gefärbt sein als die Farbvergleichslösung B_8 (V.6.2, Methode II).

Sauer oder alkalisch reagierende Substanzen: 5 ml Prüflösung dürfen sich nach Zusatz von 0,1 ml Phenolphthalein-Lösung *R* 1 nicht verändern und müssen sich nach Zusatz von 1,5 ml 0,01 N-Natriumhydroxid-Lösung rot färben.

Reduzierende Zucker: 2,0 g Substanz werden 10 min lang mit 100 ml Wasser geschüttelt. Dann wird filtriert, bis das Filtrat klar ist. 50 ml des Filtrates werden mit 50 ml Fehlingscher Lösung *R* versetzt und 3 min lang zum Sieden erhitzt. Der Niederschlag wird über einen gewogenen Glassintertiegel (10) abgesaugt, mit Wasser, Ethanol 96 % *R* und zuletzt mit Ether *R* gewaschen und bei 100 bis 105 °C getrocknet. Der Rückstand darf höchstens 115 mg betragen.

Schwermetalle (V.3.2.8): 1,0 g Substanz muß der Grenzprüfung C auf Schwermetalle entsprechen (20 ppm). Zur Herstellung der Referenzlösung werden 2,0 ml der Blei-Lösung (10 ppm Pb) *R* verwendet.

Trocknungsverlust (V.6.22): Höchstens 14,0 Prozent, mit 1,000 g Substanz durch Trocknen im Trockenschrank bei 100 bis 105 °C bestimmt.

Asche (V.3.2.16): Höchstens 0,5 Prozent, mit 1,0 g Substanz bestimmt.

Dextromethorphanhydrobromid

Dextromethorphani hydrobromidum

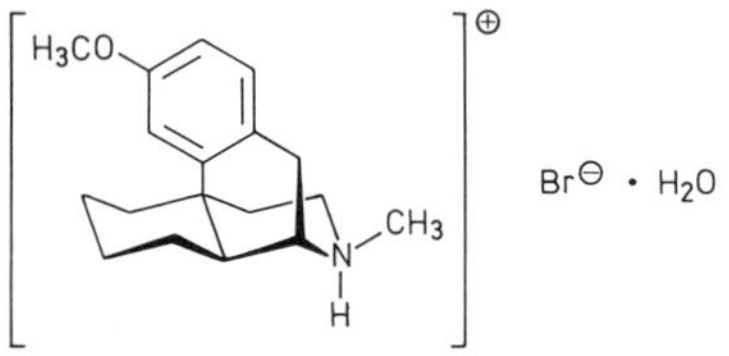

$C_{18}H_{26}BrNO \cdot H_2O$ M_r 370,3

Dextromethorphanhydrobromid enthält mindestens 99,0 und höchstens 101,0 Prozent (9*S*,13*R*,14*S*)-3-Methoxy-17-methylmorphinan-hydrobromid, berechnet auf die getrocknete Substanz.

Eigenschaften

Fast weißes, kristallines Pulver, geruchlos; wenig löslich in Wasser, leicht löslich in Chloroform und Ethanol, praktisch unlöslich in Ether. Die Lösung in Chloroform kann sich durch Abscheiden von Wassertröpfchen trüben.

Die Substanz schmilzt bei etwa 125 °C unter Zersetzung.

Prüfung auf Identität

A. 10 mg Substanz werden in Wasser zu 100,0 ml gelöst. Die Lösung, zwischen 230 und 350 nm gemessen, zeigt nur ein Absorptionsmaximum bei 278 nm. Die spezifische Absorption (V.6.19), im Maximum gemessen, beträgt etwa 54.

B. 10 mg Substanz werden in 0,1 N-Natriumhydroxid-Lösung zu 100,0 ml gelöst. Die Lösung, zwischen 230 und 350 nm gemessen, zeigt ein Absorptionsmaximum bei 280 nm. Die spezifische Absorption (V.6.19), im Maximum gemessen, beträgt etwa 59.

C. Etwa 50 mg Substanz werden in 2 ml Schwefelsäure 10 % *R* gelöst. Tropfenweise und unter Umschütteln wird 1 ml Millons Reagenz *R*, 1 zu 10 verdünnt, zugesetzt. Ein weißer, kristalliner Niederschlag in Form von Plättchen entsteht und die Lösung darf sich nicht sofort rosa färben. Wird sie etwa 10 min lang im Wasserbad erhitzt, entsteht eine Gelb- bis Rosafärbung.

D. Die Substanz gibt die Identitätsreaktionen auf Bromid (V.3.1.1).

Prüfung auf Reinheit

***p*H-Wert** (V.6.3.1): 0,4 g Substanz werden unter schwachem Erwärmen in kohlendioxidfreiem Wasser *R* zu 20 ml gelöst. Nach Abkühlen der Lösung auf 20 °C wird der *p*H-Wert sofort bestimmt. Er muß zwischen 5,2 und 6,5 liegen.

Spezifische Drehung (V.6.6): 0,20 g Substanz werden in 0,1 N-Salzsäure zu 10,0 ml gelöst. Die spezifische Drehung muß zwischen +28 und +30° liegen, berechnet auf die getrocknete Substanz.

Verwandte Substanzen: Die Prüfung erfolgt mit Hilfe der Dünnschichtchromatographie (V.6.20.2) unter Verwendung einer Schicht von Kieselgel G *R*.

Untersuchungslösung: 0,25 g Substanz werden in Methanol *R* zu 5 ml gelöst.

Referenzlösung: 1 ml Untersuchungslösung wird mit Methanol *R* zu 200,0 ml verdünnt.

Auf die Platte werden getrennt 5 μl jeder Lösung aufgetragen. Die Chromatographie erfolgt mit einer Mischung von 2 Volumteilen Ammoniak-Lösung 26 % *R*, 10 Volumteilen Dichlormethan *R*, 13 Volumteilen Methanol *R*, 20 Volumteilen Ethylacetat *R* und 55 Volumteilen Toluol *R* über eine Laufstrecke von 15 cm. Die Platte wird an der Luft trocknen gelassen, mit Dragendorffs Reagenz *R* 2 besprüht, bis die Flecke erscheinen, und sofort mit einer Mischung von 10 Volumteilen Wasserstoffperoxid-Lösung 30 % *R* und 20 Volumteilen Wasser nachbesprüht. Im Chromatogramm der Untersuchungslösung auftretende Nebenflecke dürfen nicht stärker gefärbt sein als der mit der Referenzlösung erhaltene Fleck.

Dimethylanilin: 0,5 g Substanz werden unter Erwärmen in 20 ml Wasser gelöst. Die Lösung wird nach dem Abkühlen mit 2 ml Essigsäure 12 % *R* und 1 ml einer 1prozentigen Lösung (*m*/V) von Natriumnitrit *R* versetzt und mit Wasser zu 25 ml verdünnt. Die Lösung darf nicht stärker gefärbt sein als eine Referenzlösung, die gleichzeitig und unter gleichen Bedingungen mit 5 μg *N,N*-Dimethylanilin *R*, gelöst in 20 ml Wasser, hergestellt ist (10 ppm).

Trocknungsverlust (V.6.22): 4,0 bis 5,5 Prozent, mit 0,500 g Substanz durch 4 h langes Trocknen im Vakuum bei 80 °C bestimmt.

Sulfatasche (V.3.2.14): Höchstens 0,1 Prozent, mit 1,0 g Substanz bestimmt.

Gehaltsbestimmung

0,500 g Substanz werden in 40 ml wasserfreier Essigsäure *R* gelöst. Nach Zusatz von 10 ml Quecksilber(II)-acetat-Lösung *R* wird die Bestimmung nach „Titration in wasserfreiem Medium" (V.3.5.5) unter Zusatz von 0,05 ml Kristallviolett-Lösung *R* mit 0,1 N-Perchlorsäure durchgeführt.

1 ml 0,1 N-Perchlorsäure entspricht 35,23 mg $C_{18}H_{26}BrNO$.

Vorsichtig zu lagern!

Dextromoramid-hydrogentartrat

Dextromoramidi tartras

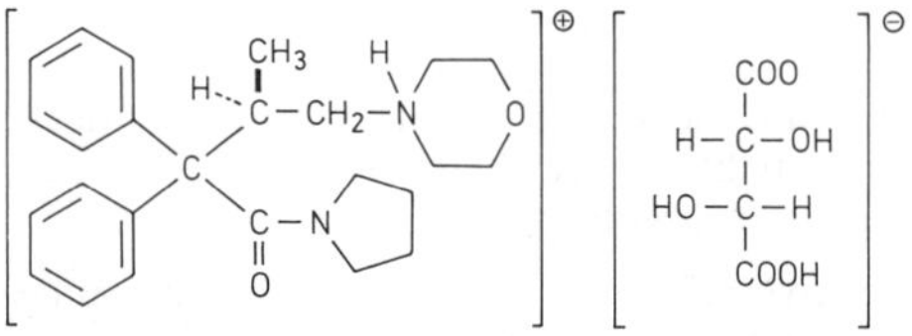

$C_{29}H_{38}N_2O_8$ M_r 542,6

Dextromoramidhydrogentartrat enthält mindestens 98,0 und höchstens 101,0 Prozent (*R*)-3-Methyl-4-morpholino-2,2-diphenyl-1-(1-pyrrolidinyl)-1-butanon-(2*R*,3*R*)-hydrogentartrat, berechnet auf die getrocknete Substanz.

Eigenschaften

Weißes, amorphes oder kristallines Pulver, geruchlos; löslich in Wasser, wenig löslich in Ethanol, schwer löslich in Chloroform, sehr schwer löslich in Ether.

Die Substanz schmilzt bei etwa 190 °C unter leichter Zersetzung.

Prüfung auf Identität

A. 75 mg Substanz werden in 1N-Salzsäure zu 100,0 ml gelöst. Die Lösung, zwischen 230 und 350 nm gemessen, zeigt Absorptionsmaxima (V.6.19) bei 254, 259 und 264 nm. Die spezifischen Absorptionen, in diesen Maxima gemessen, betragen etwa 6,9, 7,7 und 6,5.

B. Etwa 50 mg Substanz werden in Wasser zu 10 ml gelöst. Werden 2 ml der Lösung mit 3 ml ammoniakalischer Silbernitrat-Lösung *R* versetzt und im Wasserbad erhitzt, entsteht ein grauer bis schwarzer Niederschlag.

C. Die Substanz gibt die Identitätsreaktion b auf Tartrat (V.3.1.1).

Prüfung auf Reinheit

***p*H-Wert** (V.6.3.1): 0,2 g Substanz werden in kohlendioxidfreiem Wasser *R* zu 20 ml gelöst. Der *p*H-Wert der Lösung muß zwischen 3,0 und 4,0 liegen.

Spezifische Drehung (V.6.6): 0,50 g Substanz werden in 0,1 N-Salzsäure zu 10,0 ml gelöst. Die spezifische Drehung muß zwischen +21 und +23° liegen.

Verwandte Substanzen: Die Prüfung erfolgt mit Hilfe der Dünnschichtchromatographie (V.6.20.2) unter Verwendung einer Schicht von Kieselgel G *R*.

Untersuchungslösung: 0,2 g Substanz werden in Methanol *R* zu 10 ml gelöst.

Referenzlösung: 1 ml Untersuchungslösung wird mit Methanol *R* zu 100 ml verdünnt.

Auf die Platte werden getrennt 10 µl jeder Lösung aufgetragen. Die Chromatographie erfolgt mit Methanol *R* über eine Laufstrecke von 15 cm. Die Platte wird an der Luft trocknen gelassen und mit verdünntem Dragendorffs Reagenz *R* besprüht. Keine im Chromatogramm der Untersuchungslösung auftretenden Nebenflecke dürfen größer sein als der entsprechende Fleck der Referenzlösung.

Trocknungsverlust (V.6.22): Höchstens 0,5 Prozent, mit 1,000 g Substanz durch Trocknen im Trockenschrank bei 100 bis 105 °C bestimmt.

Sulfatasche (V.3.2.14): Höchstens 0,1 Prozent, mit 1,0 g Substanz bestimmt.

Gehaltsbestimmung

0,250 g Substanz werden in 30 ml wasserfreier Essigsäure *R* gelöst. Die Bestimmung wird nach „Titration in wasserfreiem Medium" (V.3.5.5) unter Zusatz von 0,15 ml Naphtholbenzein-Lösung *R* mit 0,05 N-Perchlorsäure durchgeführt.

1 ml 0,05 N-Perchlorsäure entspricht 27,13 mg $C_{29}H_{38}N_2O_8$.

Vorsichtig zu lagern!

Diazepam

Diazepamum

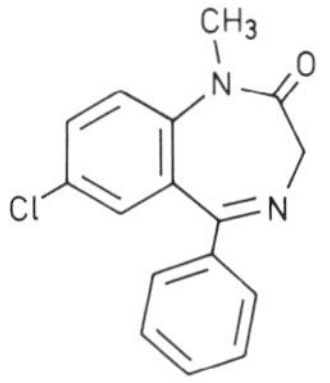

$C_{16}H_{13}ClN_2O$ M_r 284,7

Diazepam enthält mindestens 99,0 und höchstens 101,0 Prozent 7-Chlor-1-methyl-5-phenyl-1*H*-1,4-benzodiazepin-2(3*H*)-on, berechnet auf die getrocknete Substanz.

Eigenschaften

Weißes bis fast weißes, kristallines Pulver, geruchlos oder fast geruchlos; schwer löslich in Wasser, leicht löslich in Chloroform, löslich in Ethanol.

Prüfung auf Identität

A. Schmelztemperatur (V.6.11.1): 131 bis 135 °C.

B. *Die nachfolgend aufgeführten Lösungen sind unter Ausschluß von direkter Lichteinwirkung herzustellen, und die Absorption ist sofort zu messen.*

25 mg Substanz werden in einer 0,5prozentigen Lösung (*m*/V) von Schwefelsäure 96 % *R* in Methanol *R* gelöst und mit dem gleichen Lösungsmittel zu 250,0 ml verdünnt (Lösung A). 5,0 ml der Lösung A werden mit einer 0,5prozentigen Lösung (*m*/V) von Schwefelsäure 96 % *R* in Methanol *R* zu 100,0 ml verdünnt. Zwischen 230 und 330 nm gemessen, zeigt die Lösung bei 242 und 285 nm Absorptionsmaxima (V.6.19). Die spezifische Absorption im Maximum bei 242 beträgt etwa 1020.

25,0 ml der Lösung A werden mit dem angegebenen Lösungsmittel zu 100,0 ml verdünnt. Zwischen 325 und 400 nm gemessen, zeigt diese Lösung ein Absorptionsmaximum bei 366 nm. Die spezifische Absorption in diesem Maximum muß zwischen 140 und 155 liegen.

C. Etwa 10 mg Substanz werden in 3 ml Schwefelsäure 96 % *R* gelöst. Die Lösung zeigt im ultravioletten Licht bei 365 nm eine grünlichgelbe Fluoreszenz.

D. Etwa 20 mg Substanz werden nach der Schöniger-Methode (V.3.5.3) verbrannt, wobei 5 ml Natriumhydroxid-Lösung 8,5 % *R* als Absorptionsmittel verwendet werden. Nach der Verbrennung wird mit Schwefelsäure 10 % *R* angesäuert und die Lösung 2 min lang zum Sieden erhitzt. Sie gibt die Identitätsreaktion a auf Chlorid (V.3.1.1).

Prüfung auf Reinheit

Verwandte Substanzen und Zersetzungsprodukte: *Die Prüfung ist unter Ausschluß direkter Lichteinwirkung durchzuführen.*
Die Prüfung erfolgt mit Hilfe der Dünnschichtchromatographie (V.6.20.2) unter Verwendung einer Schicht von Kieselgel GF_{254} *R*.

Untersuchungslösung: 1,0 g Substanz wird in Aceton *R* zu 10 ml gelöst und ist unmittelbar vor Gebrauch zu bereiten.

Referenzlösung: 1 ml Untersuchungslösung wird mit Aceton *R* zu 100 ml verdünnt. 1 ml dieser Lösung wird mit dem gleichen Lösungsmittel zu 10 ml verdünnt.

Auf die Platte werden getrennt 5 µl jeder Lösung aufgetragen. Die Chromatographie erfolgt mit einer Mischung von gleichen Volumteilen Ethylacetat *R* und Hexan *R* über eine Laufstrecke von 12 cm. Nach dem Trocknen erfolgt die Auswertung im ultravioletten Licht bei 254 nm. Kein im Chromatogramm der Untersuchungslösung auftretender Nebenfleck darf größer oder intensiver sein als der mit der Referenzlösung erhaltene Fleck.

Schwermetalle (V.3.2.8): 2,0 g Substanz müssen der Grenzprüfung C auf Schwermetalle entsprechen (20 ppm). Zur Herstellung der Referenzlösung werden 4 ml Blei-Lösung (10 ppm Pb) *R* verwendet.

Trocknungsverlust (V.6.22): Höchstens 0,5 Prozent, mit 1,000 g Substanz durch 4 h langes Trocknen im Vakuum bei 60 °C bestimmt.

Sulfatasche (V.3.2.14): Höchstens 0,1 Prozent, mit 1,0 g Substanz bestimmt.

Gehaltsbestimmung

0,500 g Substanz, in 50 ml Acetanhydrid *R* gelöst, werden nach „Titration in wasserfreiem

Medium" (V.3.5.5) unter Zusatz von 0,3 ml Nilblau-A-Lösung *R* mit 0,1 N-Perchlorsäure bis zum Farbumschlag nach Gelblichgrün titriert.

1 ml 0,1 N-Perchlorsäure entspricht 28,47 mg $C_{16}H_{13}ClN_2O$.

Lagerung

Vor Licht geschützt.

Vorsichtig zu lagern!

Dichlormethan

Dichlormethanum

CH_2Cl_2 M_r 84,9

Dichlormethan, das etwa 20 ppm Amylen enthält.

Eigenschaften

Farblose, flüchtige Flüssigkeit, chloroformähnlicher Geruch; wenig löslich in Wasser, mischbar mit Aceton, Chloroform, Ethanol 96 %, Ether und Tetrachlorkohlenstoff.

Prüfung auf Identität

A. 2 ml Substanz werden 30 min lang mit 2 g Kaliumhydroxid *R* und 20 ml Ethanol 96 % *R* unter Rückflußkühlung erhitzt. Nach dem Erkalten wird mit 15 ml Schwefelsäure 10 % *R* angesäuert und filtriert. 1 ml Filtrat färbt sich nach Zusatz von 1 ml Chromotropsäure-Lösung *RN*, 2 ml Wasser und 8 ml Schwefelsäure 96 % *R* sofort violett.

B. 2 ml des Filtrates von A geben die Identitätsreaktion a auf Chlorid (V.3.1.1).

Prüfung auf Reinheit

Prüflösung: 19 ml Substanz werden 5 min lang mit 25 ml Wasser geschüttelt; die abgetrennte wäßrige Phase dient als Prüflösung.

Aussehen: Die Substanz muß klar (V.6.1) und farblos (V.6.2, Methode II) sein.

Sauer reagierende Substanzen: 10 ml Prüflösung müssen nach Zusatz von 0,1 ml Phenolphthalein-Lösung *R* 1 und 0,4 ml 0,02 N-Natriumhydroxid-Lösung rot gefärbt sein.

Relative Dichte (V.6.4): 1,324 bis 1,328.

Brechungsindex (V.6.5): 1,423 bis 1,425.

Destillationsbereich (V.6.8): 39 bis 42 °C, der zweite Temperaturwert wird abgelesen, wenn 40 ml destilliert worden sind.

Verwandte Substanzen: Höchstens 0,1 Prozent (V/V). Die Prüfung erfolgt mit Hilfe der Gaschromatographie (V.6.20.3).

Untersuchungslösung: Die Substanz wird direkt zur Chromatographie verwendet.

Referenzlösung: 1 ml Tetrachlorkohlenstoff *R* wird mit Dichlormethan *R* zu 10 ml verdünnt.

Die Chromatographie kann durchgeführt werden mit

- einer Stahlsäule von 5 m Länge und 2 bis 3 mm innerem Durchmesser, gepackt mit Kieselgur zur Gaschromatographie *R*, imprägniert mit 10 Prozent *(m/m)* Polydimethylsiloxan *R*
- Helium zur Chromatographie *R* als Trägergas mit einer Durchflußrate von 30 ml je Minute
- einem Wärmeleitfähigkeitsdetektor.

Die Temperatur der Säule wird auf 70 °C, die des Probeneinlasses auf 100 °C und die des Detektors auf 100 °C gehalten.

Zur Chromatographie werden nacheinander je 5 µl der Referenz- und der Untersuchungslösung eingespritzt und die Chromatogramme jeweils bis zur Elution des Tetrachlorkohlenstoffs registriert (etwa 15 min). Im Chromatogramm der Untersuchungslösung darf die Summe der Flächen aller Peaks mit Ausnahme des Peaks von Dichlormethan höchstens 0,1 Prozent der Gesamtpeakfläche betragen. Der Luftpeak ist nicht zu berücksichtigen.

Chlor: Beim Schütteln von 20 ml Substanz mit 5 ml Zinkiodid-Stärke-Lösung *RN* darf weder die Zinkiodid-Stärke-Lösung noch die Substanz gefärbt werden.

Chlorid (V.3.2.4): 10 ml Prüflösung, mit Wasser zu 15 ml verdünnt, müssen der Grenzprüfung auf Chlorid entsprechen (3 ppm). Zur Herstellung der Referenzlösung wird eine Mischung von 6 ml Chlorid-Lösung (5 ppm Cl) *R* und 9 ml Wasser verwendet.

Schwermetalle (V.3.2.8): Der Rückstand unter „Nichtflüchtige Bestandteile“ wird in 1,0 ml 1 N-Salzsäure gelöst und mit Wasser zu 100 ml verdünnt. 12 ml dieser Lösung müssen der Grenzprüfung A auf Schwermetalle entsprechen (2 ppm). Zur Herstellung der Referenzlösung wird die Blei-Lösung (2 ppm Pb) *R* verwendet.

Verhalten gegen Schwefelsäure: 10 ml Substanz werden 5 min lang mit 10 ml Schwefelsäure 96 % *R* geschüttelt. Innerhalb dieser Zeit darf sich die Schwefelsäureschicht nicht verfärben.

Wasser (V.3.5.6): Höchstens 0,05 Prozent (*m*/V), mit 10,0 ml Substanz nach der Karl-Fischer-Methode bestimmt.

Nichtflüchtige Bestandteile: Höchstens 0,002 Prozent *(m/m)*. 100 g (76 ml) Substanz werden verdunstet. Der bei 100 bis 105 °C getrocknete Rückstand darf höchstens 2 mg betragen.

Lagerung

Dicht verschlossen.

Dienestrol

Dienestrolum

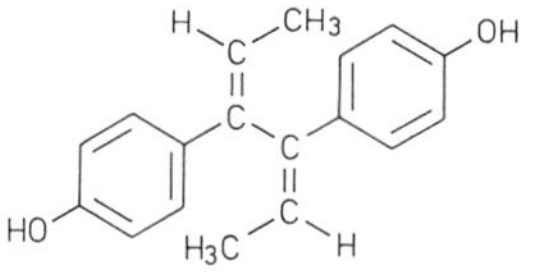

$C_{18}H_{18}O_2$ M_r 266,3

Dienestrol enthält mindestens 98,5 und höchstens 101,5 Prozent *(E,E)*-4,4′-(1,2-Diethylidenethylen)diphenol, berechnet auf die getrocknete Substanz.

Eigenschaften

Weißes bis fast weißes, kristallines Pulver; praktisch unlöslich in Wasser, leicht löslich in Aceton und Ethanol, löslich in Ether. Die Substanz löst sich in verdünnten Alkalihydroxid-Lösungen.

Prüfung auf Identität

Die Prüfung A kann entfallen, wenn die Prüfungen B, C und D durchgeführt werden. Die Prüfungen B und C können entfallen, wenn die Prüfungen A und D durchgeführt werden.

A. Das IR-Absorptionsspektrum (V.6.18) der Substanz zeigt im Vergleich mit dem von Dienestrol *CRS* Maxima bei denselben Wellenlängen mit den gleichen relativen Intensitäten. Die Prüfung erfolgt mit Hilfe von Preßlingen.

B. Das bei der Prüfung auf „Verwandte Substanzen“ (siehe „Prüfung auf Reinheit“) erhaltene Chromatogramm zeigt einen Hauptfleck der Untersuchungslösung b in bezug auf Lage, Farbe und Größe ähnlich demjenigen im Chromatogramm der Referenzlösung a.

C. Etwa 1 mg Substanz wird in 5 ml Essigsäure 98 % *R* gelöst, mit 1 ml einer 1prozentigen Lösung (V/V) von Brom *R* in Essigsäure 98 % *R* versetzt und 2 min lang im Wasserbad erhitzt. Werden 0,5 ml dieser Lösung in ein trockenes Reagenzglas gegeben, mit 0,5 ml wasserfreiem Ethanol *R* versetzt, gemischt und mit 10 ml Wasser versetzt, entsteht eine rötlichviolette Färbung. Werden 5 ml Chloroform *R* zugesetzt, kräftig geschüttelt und bis zur Trennung der Schichten stehengelassen, entwickelt sich eine rote Färbung der Chloroformschicht, während die wäßrige Schicht praktisch farblos bleibt.

D. Werden etwa 0,5 mg Substanz in 0,2 ml Essigsäure 98 % *R* gelöst, mit 1 ml Phosphorsäure 85 % *R* versetzt und 3 min lang im Wasserbad erhitzt, entsteht eine violettrote Farbe.

Prüfung auf Reinheit

Schmelztemperatur (V.6.11.1): 227 bis 234 °C. Das Temperaturintervall zwischen der Bildung eines Meniskus in der geschmolzenen Masse und dem Verschwinden des letzten Teilchens der Substanz darf 3 °C nicht überschreiten.

Verwandte Substanzen: Die Prüfung erfolgt mit Hilfe der Dünnschichtchromatographie (V.6.20.2) unter Verwendung einer Schicht von Kieselgel G *R*.

Untersuchungslösung a: 0,20 g Substanz werden in 2 ml Ethanol 96 % *R* gelöst.

Untersuchungslösung b: 1 ml Untersuchungslösung a wird mit Ethanol 96 % *R* zu 20 ml verdünnt.

Referenzlösung a: 25 mg Dienestrol *CRS* werden in Ethanol 96 % *R* zu 5 ml gelöst.

Referenzlösung b: 1,0 ml Referenzlösung a wird mit Ethanol 96 % *R* zu 10 ml verdünnt.

Referenzlösung c: 10 mg Diethylstilbestrol *CRS* werden in 2 ml Ethanol 96 % *R* gelöst. 1 ml dieser Lösung wird mit 1,0 ml Referenzlösung a versetzt.

Auf die Platte wird getrennt 1 µl jeder Lösung aufgetragen. Die Chromatographie erfolgt mit einer Mischung von 10 Volumteilen Diethylamin *R* und 90 Volumteilen Toluol *R* über eine Laufstrecke von 15 cm. Die Platte wird an der Luft getrocknet, mit ethanolischer Schwefelsäure 35 % *R* besprüht und 10 min lang bei 120 °C erhitzt. Kein im Chromatogramm der Untersuchungslösung a auftretender Nebenfleck darf größer oder stärker gefärbt sein als der Fleck im Chromatogramm der Referenzlösung b. Die Prüfung darf nur ausgewertet werden, wenn das Chromatogramm der Referenzlösung c deutlich voneinander getrennt mindestens 2 Flecke von etwa gleicher Größe zeigt.

Trocknungsverlust (V.6.22): Höchstens 0,5 Prozent, mit 1,000 g Substanz durch Trocknen im Trockenschrank bei 100 bis 105 °C bestimmt.

Sulfatasche (V.3.2.14): Höchstens 0,1 Prozent, mit 1,0 g Substanz bestimmt.

Gehaltsbestimmung

25,0 mg Substanz werden in wasserfreiem Ethanol *R* zu 100,0 ml gelöst. 5,0 ml dieser Lösung werden mit 10 ml wasserfreiem Ethanol *R* versetzt und mit 0,1 N-Natriumhydroxid-Lösung zu 250,0 ml verdünnt. Unter gleichen Bedingungen wird eine Referenzlösung mit 25,0 mg Dienestrol *CRS* hergestellt. Die Absorption (V.6.19) beider Lösungen wird im Maximum bei 245 nm gemessen.

Der Gehalt an $C_{18}H_{18}O_2$ wird mit Hilfe der gemessenen Absorptionen und der Konzentrationen der Lösungen errechnet.

Lagerung

Vor Licht geschützt.

Vorsichtig zu lagern!

Diethylcarbamazin-dihydrogencitrat

Diethylcarbamazini citras

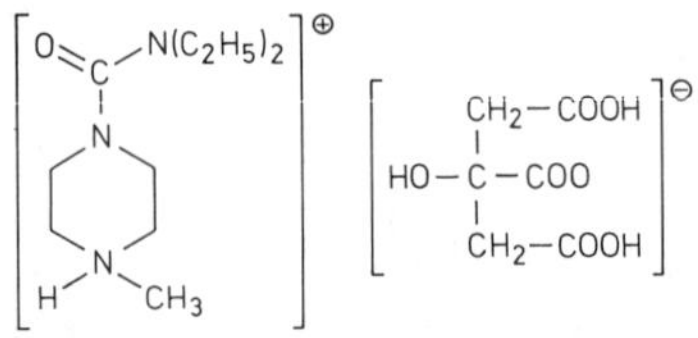

$C_{16}H_{29}N_3O_8$ M_r 391,4

Diethylcarbamazindihydrogencitrat enthält mindestens 98,0 und höchstens 101,0 Prozent *N,N*-Diethyl-4-methyl-1-piperazincarboxamid-dihydrogencitrat, berechnet auf die getrocknete Substanz.

Eigenschaften

Weißes, kristallines, schwach hygroskopisches Pulver, geruchlos; sehr leicht löslich in Wasser, löslich in Ethanol, praktisch unlöslich in Aceton, Chloroform und Ether.

Die Substanz schmilzt bei etwa 138 °C unter Zersetzung.

Prüfung auf Identität

Die Prüfung A kann entfallen, wenn die Prüfungen B und C durchgeführt werden. Die Prüfung B kann entfallen, wenn die Prüfungen A und C durchgeführt werden.

A. Das IR-Absorptionsspektrum (V.6.18) der Substanz zeigt im Vergleich mit dem von Diethylcarbamazindihydrogencitrat *CRS* Maxima bei denselben Wellenlängen mit den gleichen relativen Intensitäten.

B. Die bei der Prüfung auf „Methylpiperazin, Dimethylpiperazin" (siehe „Prüfung auf Reinheit") erhaltenen Chromatogramme werden ausgewertet. Der Hauptfleck im Chromatogramm der Untersuchungslösung entspricht in bezug auf Lage, Farbe und Größe dem Hauptfleck im Chromatogramm der Referenzlösung a.

C. 0,1 g Substanz werden in 5 ml Wasser gelöst. Die Lösung gibt die Identitätsreaktion auf Citrat (V.3.1.1).

Prüfung auf Reinheit

Prüflösung: 2,5 g Substanz werden unter Umschütteln in Wasser zu 25 ml gelöst.

Aussehen der Lösung: Die Prüflösung darf nicht stärker opaleszieren als die Referenzsuspension II (V.6.1) und nicht stärker gefärbt sein als die Farbvergleichslösung BG_6 (V.6.2, Methode II).

Methylpiperazin, Dimethylpiperazin: Die Prüfung erfolgt mit Hilfe der Dünnschichtchromatographie (V.6.20.2) unter Verwendung einer Schicht von Kieselgel G *R*.

Untersuchungslösung: 0,5 g Substanz werden in Methanol *R* zu 10 ml gelöst.

Referenzlösung a: 0,1 g Diethylcarbamazindihydrogencitrat *CRS* werden in Methanol *R* zu 2,0 ml gelöst.

Referenzlösung b: 10 mg Methylpiperazin *R* werden in Methanol *R* zu 100 ml gelöst.

Referenzlösung c: 10 mg Dimethylpiperazin *R* werden in Methanol *R* zu 100 ml gelöst.

Auf die Platte werden getrennt 10 µl jeder Lösung aufgetragen. Die Chromatographie erfolgt mit einer Mischung von 5 Volumteilen Ammoniak-Lösung 26 % *R*, 30 Volumteilen Ethylmethylketon *R* und 65 Volumteilen Methanol *R* über eine Laufstrecke von 12 cm. Die Platte wird bei 100 bis 105 °C getrocknet und anschließend 30 min lang Ioddämpfen ausgesetzt. Ein dem Methylpiperazin entsprechender Fleck und ein dem Dimethylpiperazin entsprechender Fleck im Chromatogramm der Untersuchungslösung darf nicht größer oder stärker gefärbt sein als die entsprechenden Flecke in den Chromatogrammen der Referenzlösungen b und c.

Schwermetalle (V.3.2.8): 12 ml Prüflösung müssen der Grenzprüfung A auf Schwermetalle entsprechen (20 ppm). Zur Herstellung der Referenzlösung werden 10 ml Blei-Lösung (2 ppm Pb) *R* verwendet.

Trocknungsverlust (V.6.22): Höchstens 0,5 Prozent, mit 1,000 g Substanz durch 4 h langes Trocknen im Vakuum bei 60 °C bestimmt.

Sulfatasche (V.3.2.14): Höchstens 0,1 Prozent, mit 1,0 g Substanz bestimmt.

Gehaltsbestimmung

0,350 g Substanz werden in 25 ml wasserfreier Essigsäure *R* gelöst. Nach Zusatz von 25 ml Acetanhydrid *R* wird nach „Titration in wasserfreiem Medium“ (V.3.5.5) mit 0,1 N-Perchlorsäure unter Zusatz von 0,2 ml Kristallviolett-Lösung *R* bis zur grünblauen Färbung titriert.

1 ml 0,1 N-Perchlorsäure entspricht 39,14 mg $C_{16}H_{29}N_3O_8$.

Lagerung

Dicht verschlossen.

Vorsichtig zu lagern!

Diethylstilbestrol

Diethylstilbestrolum

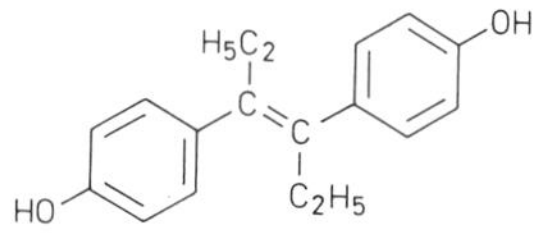

$C_{18}H_{20}O_2$ M_r 268,4

Diethylstilbestrol enthält mindestens 97,0 und höchstens 101,0 Prozent *(E)*-α,β-Diethyl-4,4′-stilbendiol, berechnet auf die getrocknete Substanz.

Eigenschaften

Weißes bis fast weißes, kristallines Pulver; praktisch unlöslich in Wasser, leicht löslich in Ethanol und Ether, schwer löslich in Chloroform. Die Substanz löst sich in Alkalihydroxid-Lösungen.

Die Substanz schmilzt bei etwa 172 °C.

Prüfung auf Identität

Die Prüfung B kann entfallen, wenn die Prüfungen A, C und D durchgeführt werden. Die Prüfungen A und C können entfallen, wenn die Prüfungen B und D durchgeführt werden.

A. Die bei der Gehaltsbestimmung nach Bestrahlung erhaltene Lösung zeigt, zwischen 230 und 450 nm gemessen, Absorptionsmaxima (V.6.19) bei 292 und 418 nm.

B. Das IR-Absorptionsspektrum (V.6.18) der Substanz zeigt im Vergleich mit dem von

Diethylstilbestrol *CRS* Maxima bei denselben Wellenlängen mit den gleichen relativen Intensitäten. Die Prüfung erfolgt mit Hilfe von Preßlingen.

C. Das unter „Mono- und Dimethylether" (siehe „Prüfung auf Reinheit") erhaltene Chromatogramm zeigt einen Hauptfleck der Untersuchungslösung b in bezug auf Lage, Farbe und Größe ähnlich demjenigen im Chromatogramm der Referenzlösung a.

D. Werden etwa 0,5 mg Substanz in 0,2 ml Essigsäure 98 % *R* gelöst, mit 1 ml Phosphorsäure 85 % *R* versetzt und 3 min lang im Wasserbad erhitzt, entsteht eine intensive, gelbe Färbung.

Prüfung auf Reinheit

4,4′-Dihydroxystilben, verwandte Ether: 0,100 g Substanz werden in wasserfreiem Ethanol *R* zu 10,0 ml gelöst. Die Absorption (V.6.19) der Lösung, bei 325 nm gemessen, darf höchstens 0,50 betragen.

Mono-, Dimethylether: Die Prüfung erfolgt mit Hilfe der Dünnschichtchromatographie (V.6.20.2) unter Verwendung einer Schicht von Kieselgel G *R*.

Untersuchungslösung a: 0,20 g Substanz werden in 2 ml Ethanol 96 % *R* gelöst.

Untersuchungslösung b: 1 ml Untersuchungslösung a wird mit Ethanol 96 % *R* zu 20 ml verdünnt.

Referenzlösung a: 10 mg Diethylstilbestrol *CRS* werden in 2 ml Ethanol 96 % *R* gelöst.

Referenzlösung b: 5 mg Diethylstilbestrolmonomethylether *CRS* werden in Ethanol 96 % *R* zu 10 ml gelöst.

Referenzlösung c: 5 mg Diethylstilbestroldimethylether *CRS* werden in Ethanol 96 % *R* zu 10 ml gelöst.

Referenzlösung d: 10 mg Dienestrol *CRS* werden in 2,0 ml Ethanol 96 % *R* gelöst. 1 ml dieser Lösung wird mit 1 ml Referenzlösung a versetzt.

Auf die Platte wird getrennt 1 µl jeder Lösung aufgetragen. Die Chromatographie erfolgt mit einer Mischung von 10 Volumteilen Diethylamin *R* und 90 Volumteilen Toluol *R* über eine Laufstrecke von 15 cm. Die Platte wird an der Luft getrocknet, mit ethanolischer Schwefelsäure 35 % *R* besprüht und 10 min lang bei 120 °C erhitzt. Dem Monomethylether und dem Dimethylether des Diethylstilbestrol entsprechende Flecke im Chromatogramm der Untersuchungslösung a dürfen nicht größer oder stärker gefärbt sein als die entsprechenden Flecke in den Chromatogrammen der Referenzlösungen b und c. Diethylstilbestrol selbst gibt einen oder manchmal 2 Flecke im Chromatogramm. Die Prüfung darf nur ausgewertet werden, wenn das Chromatogramm der Referenzlösung d, deutlich voneinander getrennt, mindestens 2 Flecke von etwa gleicher Größe zeigt.

Trocknungsverlust (V.6.22): Höchstens 0,5 Prozent, mit 1,000 g Substanz durch Trocknen im Trockenschrank bei 100 bis 105 °C bestimmt.

Sulfatasche (V.3.2.14): Höchstens 0,1 Prozent, mit 1,0 g Substanz bestimmt.

Gehaltsbestimmung

20,0 mg Substanz werden in wasserfreiem Ethanol *R* zu 100,0 ml gelöst. 10,0 ml der Lösung werden mit wasserfreiem Ethanol *R* zu 100,0 ml verdünnt. 25,0 ml dieser Lösung werden mit 25,0 ml einer Lösung versetzt, die 1 g Kaliummonohydrogenphosphat *R* in 55 ml Wasser enthält. Unter gleichen Bedingungen wird eine Referenzlösung mit 20,0 mg Diethylstilbestrol *CRS* hergestellt.

Gleiche Volumina jeder Lösung werden getrennt in eine 1-cm-Quarzküvette eingefüllt, die Küvetten werden verschlossen und in einem Abstand von etwa 5 cm etwa 5 min lang mit einer kurzwelligen Quecksilber-Niederdrucklampe von 2 bis 20 W bestrahlt. Die Absorption (V.6.19) der bestrahlten Lösungen wird im Maximum bei 418 nm unter Verwendung von Wasser als Kompensationsflüssigkeit gemessen. Die Bestrahlung wird in aufeinanderfolgenden Intervallen von 3 bis 15 min je nach Leuchtstärke der Lampe fortgesetzt und die Absorption bei 418 nm gemessen, bis die Absorption den Maximalwert (etwa 0,7) erreicht hat. Falls erforderlich, wird die Geometrie des Bestrahlungsgerätes so verändert, daß eine maximale und reproduzierbare Absorption bei 418 nm erreicht wird.

Der Gehalt an $C_{18}H_{20}O_2$ wird mit Hilfe der gemessenen Absorptionen und der Konzentrationen der Lösungen errechnet.

Lagerung

Vor Licht geschützt.

Vorsichtig zu lagern!

Digitalis-lanata-Blätter

Digitalis lanatae folium

Digitalis-lanata-Blätter bestehen aus den getrockneten Laubblättern von *Digitalis lanata* EHRHART.

Beschreibung

Die Droge ist fast geruchlos und schmeckt stark bitter. Die Blätter sind 10 bis 20 cm lang und 1 bis 2,5 cm, zuweilen bis zu 3,5 cm breit. Die Spreite ist lanzettlich bis lineal lanzettlich, tiefgrün und fast kahl. Der Hauptnerv und zwei bogenläufige Seitennerven treten deutlich hervor. Der Rand ist glatt, gegen die Spitze zu manchmal schwach gezähnt.

Mikroskopische Merkmale: In der Flächenansicht bestehen beide Epidermen aus etwa 10 bis 30 µm breiten und 20 bis 60 µm langen Zellen mit welligbuchtigen Seitenwänden, die charakteristische, knötchenartige Verdickungen aufweisen. Spaltöffnungen vom anomocytischen Typ (V.4.3) kommen beiderseits vor. Sehr selten sind Gliederhaare (am Blattrand), selten Köpfchenhaare mit einzelligem Stiel und 1- bis 2zelligem Köpfchen mit einer kleinen, mehr oder weniger deutlichen Vorstülpung an jeder Köpfchenzelle, zumeist in Leitbündelnähe. Das Mesophyll besteht aus 2 bis 3 Lagen Palisadenzellen und einem ziemlich festgefügten Schwammparenchym. Calciumoxalatkristalle fehlen.

Pulverdroge: Das Pulver ist grün bis graugrün und enthält zahlreiche Blattfragmente mit welligbuchtigen Epidermiszellen, deren Seitenwände knötchenartig verdickt und getüpfelt sind. In der Epidermis befinden sich Spaltöffnungen vom anomocytischen Typ (V.4.3), selten Köpfchenhaare mit einzelligem Stiel und 1- bis 2zelligem Köpfchen, sehr vereinzelt Gliederhaare. Calciumoxalatkristalle fehlen, ebenso sklerenchymatische Elemente.

Prüfung auf Identität

Prüflösung: 3,0 g pulverisierte Droge (355) werden 5 min lang mit 30 ml Ethanol 70 % *RN* unter Rückflußkühlung gekocht. Nach dem Abkühlen wird mit 40 ml Wasser und 30 ml Blei(II)-acetat-Lösung *R* versetzt, gemischt und zentrifugiert. Die Lösung wird 2mal mit je 20 ml Chloroform *R* ausgeschüttelt. Die vereinigten Chloroformphasen werden über etwa 2 g wasserfreiem Natriumsulfat *R* getrocknet und anschließend filtriert.

A. 5 ml Prüflösung werden im Wasserbad zur Trockne eingedampft. Der Rückstand wird in 2 ml Dinitrobenzoesäure-Lösung *R* gelöst und mit 1 ml 1 N-Natriumhydroxid-Lösung versetzt. Die Lösung färbt sich rasch violett.

B. 5 ml Prüflösung werden im Wasserbad zur Trockne eingedampft. Wird der Rückstand mit 3 ml Xanthydrol-Lösung *R* versetzt und 3 min lang im Wasserbad erwärmt, entsteht eine Rotfärbung.

C. Die Prüfung erfolgt mit Hilfe der Dünnschichtchromatographie (V.6.20.2) unter Verwendung einer Schicht von Kieselgel G *R*.

Untersuchungslösung: 20 ml Prüflösung werden im Wasserbad zur Trockne eingedampft. Der Rückstand wird in 1,0 ml einer Mischung von gleichen Volumteilen Chloroform *R* und Methanol *R* gelöst.

Referenzlösung: Je 5 mg Digitoxin *R* und Lanatosid C *RN* werden in 1,0 ml einer Mischung von gleichen Volumteilen Chloroform *R* und Methanol *R* gelöst.

Auf die Platte werden getrennt 20 µl Untersuchungslösung und 10 µl Referenzlösung bandförmig (20 mm × 3 mm) aufgetragen. Die Chromatographie erfolgt mit einer Mischung von 2 Volumteilen Wasser, 18 Volumteilen Methanol *R* und 80 Volumteilen Chloroform *R* über eine Laufstrecke von 10 cm. Nach Verdunsten des Fließmittels bei Raumtemperatur werden die Chromatogramme mit etwa 20 ml einer Mischung von 2 Volumteilen einer frisch bereiteten, 3prozentigen Lösung (*m*/V) von Chloramin T *R* und 8 Volumteilen einer 25prozentigen Lösung (*m*/V) von Trichloressigsäure *R* in Ethanol 96 % *R* (für eine 200-mm × 200-mm-Platte) besprüht. Anschließend wird 5 bis 10 min lang unter Beobachtung auf 100 bis 105 °C erhitzt und umgehend im ultravioletten Licht bei 365 nm ausgewertet.

Das Chromatogramm der Referenzlösung zeigt im mittleren Rf-Bereich die gelbgrün fluoreszierende Zone des Digitoxins, im unteren Drittel des Rf-Bereichs die blau fluoreszierende Zone des Lanatosids C. Im Chromatogramm der Untersuchungslösung liegt in Höhe der Lanatosid-C-Zone der Referenzlösung eine ebenfalls blau fluoreszierende Zone. Direkt darüber sind 2 gelbgrün fluoreszierende Zonen zu erkennen; die untere fluoresziert nur schwach (Lanatosid B), die darüberliegende entspricht dem Lanatosid A. Weitere 7 bis 8 grüngelb fluoreszierende Zonen befinden sich über und unter diesen Zonen. Im oberen Rf-Bereich können eine blau und eine braunorange fluoreszierende Zone vorhanden sein.

Prüfung auf Reinheit

Fremde Bestandteile (V.4.2).

Trocknungsverlust (V.6.22): Höchstens 6,0 Prozent, mit 1,000 g pulverisierter Droge (355) durch 2 h langes Trocknen im Trockenschrank bei 100 bis 105 °C bestimmt.

Asche (V.3.2.16): Höchstens 12,0 Prozent, mit 1,000 g pulverisierter Droge bestimmt.

Lagerung

Vor Licht geschützt.

Hinweis

Werden Digitalis-lanata-Blätter verordnet, so ist, wenn aus der Verordnung nichts anderes hervorgeht, „Eingestelltes Digitalis-lanata-Pulver“ zu verwenden.

Vorsichtig zu lagern!

Eingestelltes Digitalis-lanata-Pulver

Digitalis lanatae pulvis normatus

Eingestelltes Digitalis-lanata-Pulver besteht aus pulverisierten Digitalis-lanata-Blättern (250), deren Wirkwert am Meerschweinchen einem Gehalt von 0,5 Prozent Digoxin entspricht. Erforderlichenfalls wird durch Verschneiden mit Digitalis-lanata-Blättern von niedrigerem oder höherem Wirkwert eingestellt.

Beschreibung

Das grüne bis graugrüne Pulver ist fast geruchlos, hat einen stark bitteren Geschmack und zeigt die in der Monographie **Digitalis-lanata-Blätter** unter „Beschreibung“ aufgeführten Merkmale.

Prüfung auf Identität

Die Droge muß der in der Monographie **Digitalis-lanata-Blätter** beschriebenen „Prüfung auf Identität“ entsprechen.

Prüfung auf Reinheit

Die Droge muß den in der Monographie **Digitalis-lanata-Blätter** beschriebenen Prüfungen auf „Fremde Bestandteile“, „Trocknungsverlust“ und „Asche“ entsprechen.

Wirkwertbestimmung

Die Wirkwertbestimmung erfolgt nach der „Bestimmung des Wirkwertes von Drogen mit herzwirksamen Glykosiden“ (V.2.2.5.N1). Als Referenzglykosid dient Digoxin *RN*. Der für das Wirkungsäquivalent errechnete Wert W muß zwischen 4,17 und 6,00 mg je Gramm Droge liegen, und der Wert für a darf 0,08 (= lg 1,2) nicht überschreiten.

Lagerung

Dicht verschlossen, vor Licht geschützt.

Vorsichtig zu lagern!

Digitalis-purpurea-Blätter

Digitalis purpureae folium

Digitalis-purpurea-Blätter (Fingerhutblätter) bestehen aus den getrockneten Blättern von *Digitalis purpurea* L. Sie enthalten mindestens 0,3 Prozent Gesamt-Cardenolidglykoside, bezogen auf Digitoxin (M_r 765) und berechnet auf die getrocknete Droge.

Beschreibung

Die Droge hat einen sehr schwachen, charakteristischen Geruch und einen bitteren Geschmack.

Die Blätter sind einfach, spröde und vielfach gebrochen, oberseits grün, unterseits graugrün, etwa 10 bis 40 cm lang und 4 bis 15 cm breit. Die Spreite ist eiförmig bis gestreckt eiförmig, an der Spitze leicht gerundet, am Rand unregelmäßig gekerbt oder sägeartig gezähnt, am Grund herablaufend, der geflügelte Blattstiel kann ein Viertel bis ganz so lang sein wie die Blattspreite. Die Nervatur ist fiedrig, wobei die Seitennerven an der Blattunterseite besonders hervortreten, zum Mittelnerv einen Winkel von etwa 45° bilden und in Randnähe miteinander anastomosieren. Ein schwacher Nerv endigt in jedem Zahn des Randes, die unteren Nerven verlaufen in den geflügelten Blattstiel. Die obere Blattfläche ist uneben und behaart, die untere weist ein Netz kleiner, vorspringender Nerven auf und ist dicht behaart.

Mikroskopische Merkmale: In Flächenansicht bestehen beide Epidermen aus 30 bis 75 µm langen Zellen, die in der oberen Epidermis gerade bis schwach wellige Antiklinalwände aufweisen, in der unteren Epidermis ausgesprochen wellig sind. Beide Epidermen sind stark behaart und haben zweierlei Haararten:

1. Meist 3- bis 5zellige, einreihige, oft rechtwinklig abgebogene Deckhaare mit glatter, meist aber mit feinwarziger bis schwach längsstreifiger Kutikula;
2. Köpfchenhaare mit einzelligem, seltener mehrzellig-einreihigem Fuß und einem ein- bis zweizelligen Köpfchen.

Anomocytische Spaltöffnungen sind auf der oberen Epidermis selten, auf der unteren Epidermis häufig. Das Mesophyll ist dorsiventral mit einer, selten zwei Schichten kurzer Palisadenzellen versehen.

Im dorsiventralen Querschnitt sind die Palisaden kurz, gelegentlich wenig differenziert, eine bis selten zwei Lagen umfassend; unterhalb folgt Schwammparenchym. Der auf der Unterseite weit herausragende Mittelnerv führt einen Bogen von strahlig angeordnetem Xylem, ein schmales Phloem und ein schmales Collenchymband. Das Ganze ist umgeben von einer schmalen Endodermis mit vereinzelten Stärkekörnern. Oxalatkristalle und sklerenchymatische Gewebe fehlen.

Pulverdroge: Das grüne bis graugrüne Pulver ist durch folgende Elemente charakterisiert: zahlreiche ganze oder zerbrochene Haare; Blattfragmente mit Haarnarben; Epidermiszellen mit geraden oder welligen Antiklinalwänden, glatter Kutikula und anomocytischen Spaltöffnungen und Haarnarben. Vollständige oder partielle Querschnitte weisen kurze Palisadenzellen, nicht differenziertes Mesophyllgewebe und einige englumige Spiralgefäße auf. Weitere, von gestrecktzelligem Parenchym begleitete Gefäße stammen aus dem Mittelnerv und den Hauptseitennerven. Calciumoxalatkristalle und Sklerenchymfragmente fehlen.

Prüfung auf Identität

A. 5 ml Prüflösung (siehe „Prüfung auf Reinheit“) werden im Wasserbad zur Trockne eingedampft. Der Rückstand wird mit 2 ml Dinitrobenzoesäure-Lösung *R* und 1 ml 1 N-Natriumhydroxid-Lösung versetzt. Innerhalb von 5 min entsteht eine rotviolette Färbung.

B. 5 ml Prüflösung werden im Wasserbad zur Trockne eingedampft. Wird der Rückstand mit 3 ml Xanthydrol-Lösung *R* versetzt und 3 min lang im Wasserbad erwärmt, entsteht eine Rotfärbung.

Prüfung auf Reinheit

Prüflösung: 1,0 g pulverisierte Droge (180) wird 2 min lang mit einer Mischung von 20 ml Ethanol 50 % (V/V) und 10 ml Blei(II)-acetat-Lösung *R* im Sieden gehalten. Nach dem Abkühlen wird zentrifugiert. Die überstehende Flüssigkeit wird zweimal mit je 15 ml Chloroform *R* ausgeschüttelt. Falls erforderlich, werden die Schichten durch Zentrifugieren getrennt. Die Chloroformschicht wird über wasserfreiem Natriumsulfat *R* getrocknet und filtriert.

Chromatographie: Die Prüfung erfolgt mit Hilfe der Dünnschichtchromatographie (V.6.20.2) unter Verwendung einer Schicht von Kieselgel G *R*.

Untersuchungslösung: 10 ml Prüflösung werden im Wasserbad zur Trockne eingeengt. Der Rückstand wird in 1 ml einer Mischung von gleichen Volumteilen Chloroform *R* und Methanol *R* gelöst.

Referenzlösung: 5 mg Purpureaglykosid A *CRS*, 2 mg Purpureaglykosid B *CRS*, 5 mg Digitoxin *R* und 2 mg Gitoxin *R* werden in einer Mischung von gleichen Volumteilen Chloroform *R* und Methanol *R* zu 10 ml gelöst.

Auf die Platte werden getrennt 20 µl jeder Lösung bandförmig (20 mm × 3 mm) aufgetragen. Die Chromatographie erfolgt mit einer Mischung von 7,5 Volumteilen Wasser, 10 Volumteilen Methanol *R* und 75 Volumteilen Ethylacetat *R* über eine Laufstrecke von 10 cm. Nach Verdunsten der mobilen Phase wird die Platte mit einer Mischung von 2 Volumteilen einer 1prozentigen Lösung (*m*/V) von Chloramin T *R* und 8 Volumteilen einer 25prozentigen Lösung (*m*/V) von Trichloressigsäure *R* in Ethanol 96 % *R* besprüht und 10 min lang bei 100 bis 105 °C erhitzt. Die Auswertung erfolgt im ultravioletten Licht bei 365 nm. Das Chromatogramm der Referenzlösung zeigt eine hellblau fluoreszierende, dem Purpureaglykosid B entsprechende Zone (Rf-Wert etwa 0,2), eine bräunlichgelb fluoreszierende, dem Purpureaglykosid A entsprechende Zone (Rf-Wert etwa 0,25), eine hellblau fluoreszierende, dem Gitoxin entsprechende Zone (Rf-Wert etwa 0,5) und eine bräunlichgelb fluoreszierende, dem Digitoxin entsprechende Zone (Rf-Wert etwa 0,6). Die im Chromatogramm der Untersuchungslösung auftretenden Zonen müssen denen der Referenzlösung ähnlich sein in bezug auf Rf-Werte, ihre ungefähre Größe und Fluoreszenz. Weitere fluoreszierende Zonen im Chromatogramm der Untersuchungslösung können sichtbar sein.

Fremde Bestandteile (V.4.2): Die Droge darf keine unbehaarten oder schwach behaarten Blätter enthalten, deren beide Epidermen in Flächenansicht rosenkranzartig getüpfelte Wände aufweisen *(Digitalis lanata)*.

Trocknungsverlust (V.6.22): Höchstens 6,0 Prozent, mit 1,00 g pulverisierter Droge durch Trocknen im Trockenschrank bei 100 bis 105 °C bestimmt.

Salzsäureunlösliche Asche (V.4.1): Höchstens 5,0 Prozent, mit 1,00 g pulverisierter Droge bestimmt.

Gehaltsbestimmung

0,250 g pulverisierte Droge (180) werden 1 h lang mit 50,0 ml Wasser geschüttelt. Nach Zusatz von 5,0 ml einer 15prozentigen Lösung (*m*/V) von Blei(II)-acetat *R* wird erneut geschüttelt. Nach einigen Minuten wird mit 7,5 ml einer 4prozentigen Lösung (*m*/V) von Natriummonohydrogenphosphat *R* versetzt und durch ein Faltenfilter filtriert. 50,0 ml Filtrat werden 1 h lang unter Rückfluß auf dem Wasserbad mit 5 ml Salzsäure 15 % (*m*/V) HCl erhitzt. Die Flüssigkeit wird in einen Scheidetrichter überführt und der Kolben zweimal mit je 5 ml Wasser ausgespült, das in den Scheidetrichter gegeben wird. Es wird dreimal mit je 25 ml Chloroform *R* ausgeschüttelt. Die Chloroformauszüge werden vereinigt, über wasserfreiem Natriumsulfat *R* getrocknet und in einem Meßkolben mit Chloroform *R* zu 100,0 ml verdünnt. 40,0 ml dieser Lösung werden zur Trockne eingedampft. Der Rückstand wird mit 7 ml Ethanol 50 % (V/V), 2 ml Dinitrobenzoesäure-Lösung *R* und 1 ml 1 N-Natriumhydroxid-Lösung versetzt. Unter gleichen Bedingungen wird eine Referenzlösung mit 50,0 mg Digitoxin *CRS*, in Ethanol 96 % *R* zu 50,0 ml gelöst, hergestellt. 5,0 ml der Lösung werden in Ethanol 96 % *R* zu 50,0 ml verdünnt. 5,0 ml dieser Lösung werden mit 25 ml Wasser und 3 ml Salzsäure 15 % (*m*/V) HCl versetzt und 1 h lang unter Rückfluß auf dem Wasserbad erhitzt. Mit der Flüssigkeit wird wie oben angegeben verfahren. Die Absorptionen (V.6.19) der beiden Lösungen werden mehrmals innerhalb von 12 min bei 540 nm gemessen, bis das Maximum erreicht ist. Als Kompensationsflüssigkeit wird eine Mischung von 7 ml Ethanol 50% (V/V), 2 ml Dinitrobenzoesäure-Lösung *R* und 1 ml 1 N-Natriumhydroxid-Lösung verwendet.

Aus den gemessenen Absorptionen und den Konzentrationen der Lösungen wird der Gesamtgehalt an Cardenolidglykosiden, ausgedrückt als Digitoxin, berechnet.

Lagerung

Vor Licht geschützt.

Hinweis

Werden Digitalis-purpurea-Blätter (Digitalisblätter) verordnet, so ist, wenn aus der Verordnung nichts anderes hervorgeht, **Eingestelltes Digitalis-purpurea-Pulver (Digitalis purpurea pulvis normatus)** zu verwenden. Werden Digitalis-purpurea-Blätter in einem anderen Feinheitsgrad verordnet, müssen sie denselben Wirkwert wie **Eingestelltes Digitalis-purpurea-Pulver** aufweisen.

Vorsichtig zu lagern!

Eingestelltes Digitalis-purpurea-Pulver

Digitalis purpureae pulvis normatus

Eingestelltes Digitalis-purpurea-Pulver besteht aus pulverisierten Digitalis-purpurea-Blättern (250), deren Wirkwert am Meerschweinchen einem Gehalt von 1 Prozent Digitoxin entspricht. Erforderlichenfalls wird durch Verschneiden mit Digitalis-purpurea-Blättern von niedrigerem oder höherem Wirkwert eingestellt.

Beschreibung

Das grüne bis gräulichgrüne Pulver hat einen sehr schwachen, charakteristischen Geruch, einen bitteren Geschmack und zeigt die in der Monographie **Digitalis-purpurea-Blätter** unter „Beschreibung" aufgeführten Merkmale.

Prüfung auf Identität

Die Droge muß der in der Monographie **Digitalis-purpurea-Blätter** beschriebenen „Prüfung auf Identität" entsprechen.

Prüfung auf Reinheit

Die Droge muß den in der Monographie **Digitalis-purpurea-Blätter** beschriebenen Prüfungen auf „Fremde Bestandteile", „Trocknungsverlust" und „Salzsäureunlösliche Asche" entsprechen.

Wirkwertbestimmung

Die Wirkwertbestimmung erfolgt nach der „Bestimmung des Wirkwertes von Drogen mit herzwirksamen Glykosiden" (V.2.2.5.N1). Als Referenzglykosid dient Digitoxin *R*. Die konstante Injektionsgeschwindigkeit kann auf 0,1 ml je Minute erhöht werden. Der für das Wirkungsäquivalent errechnete Wert W muß zwischen 7,50 und 13,33 mg je Gramm Droge liegen, und der Wert für a darf 0,125 (= lg 1,33) nicht überschreiten.

Lagerung

Dicht verschlossen, vor Licht geschützt.

Vorsichtig zu lagern!

Digitoxin

Digitoxinum

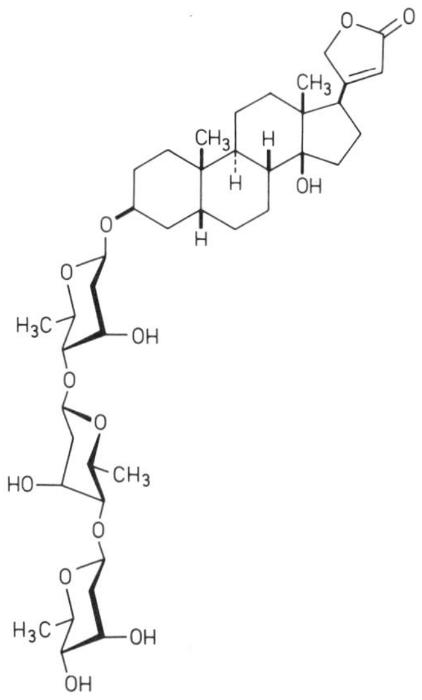

$C_{41}H_{64}O_{13}$ M_r 765

Digitoxin enthält mindestens 95,0 und höchstens 103,0 Prozent 3β-[O^4-(O^4-β-D-Digitoxopyranosyl-β-D-digitoxopyranosyl)-β-D-digitoxopyranosyloxy]-14-hydroxy-5β,14β-card-20(22)-enolid, berechnet auf die getrocknete Substanz.

Eigenschaften

Weißes bis fast weißes Pulver; praktisch unlöslich in Wasser, leicht löslich in einer Mischung von gleichen Volumteilen Chloroform und Methanol, wenig löslich in Chloroform, schwer löslich in Ethanol und Methanol.

Prüfung auf Identität

Die Prüfung A kann entfallen, wenn die Prüfungen B, C und D durchgeführt werden. Die Prüfungen B, C und D können entfallen, wenn die Prüfung A durchgeführt wird.

A. Das IR-Absorptionsspektrum (V.6.18) der Substanz zeigt im Vergleich mit dem von Digitoxin *CRS* Maxima bei denselben Wellenlängen mit den gleichen relativen Intensitäten.

B. Das bei der Prüfung auf ,,Verwandte Substanzen“ (siehe ,,Prüfung auf Reinheit“) erhaltene Chromatogramm der Untersuchungslösung muß einen Hauptfleck zeigen, der in bezug auf Lage, Farbe und Größe dem mit der Referenzlösung a erhaltenen Hauptfleck entspricht.

C. Etwa 0,5 mg Substanz werden in 0,2 ml Ethanol 60 % (V/V) suspendiert. Nach Zusatz von 0,1 ml Dinitrobenzoesäure-Lösung *R* und 0,1 ml Natriumhydroxid-Lösung 8,5 % *R* entsteht eine violette Färbung.

D. Etwa 0,5 mg Substanz werden unter leichtem Erwärmen in 1 ml Essigsäure 98 % *R* gelöst. Die erkaltete Lösung wird mit 0,05 ml Eisen(III)-chlorid-Lösung *R* 1 versetzt und die Mischung vorsichtig mit 1 ml Schwefelsäure 96 % *R*, ohne die beiden Flüssigkeiten zu mischen, unterschichtet. An der Berührungsfläche der beiden Schichten entsteht ein brauner Ring. Beim Stehenlassen tritt eine grüne, später blaue Färbung in der oberen Schicht ein.

Prüfung auf Reinheit

Aussehen der Lösung: 50 mg Substanz werden in einer Mischung von gleichen Volumteilen Chloroform *R* und Methanol *R* zu 10 ml gelöst. Die Lösung muß klar (V.6.1) und farblos (V.6.2, Methode I) sein.

Spezifische Drehung (V.6.6): 0,25 g Substanz werden in Chloroform *R* zu 10,0 ml gelöst. Die spezifische Drehung muß zwischen +16,0 und +18,5° liegen.

Verwandte Substanzen: Die Prüfung erfolgt mit Hilfe der Dünnschichtchromatographie (V.6.20.2) unter Verwendung einer Schicht von Kieselgel G *R*.

Untersuchungslösung: 20 mg Substanz werden in einer Mischung von gleichen Volumteilen Chloroform *R* und Methanol *R* zu 2 ml gelöst.

Referenzlösung a: 20 mg Digitoxin *CRS* werden in einer Mischung von gleichen Volumteilen Chloroform *R* und Methanol *R* zu 2 ml gelöst.

Referenzlösung b: 0,5 ml Referenzlösung a werden mit einer Mischung von gleichen Volumteilen Chloroform *R* und Methanol *R* zu 50 ml verdünnt.

Referenzlösung c: 10 mg Gitoxin *CRS* werden unter Umrühren in einer Mischung von gleichen Volumteilen Chloroform *R* und Methanol *R* zu 50 ml gelöst.

Referenzlösung d: 1 ml Referenzlösung b wird mit einer Mischung von gleichen Volumteilen Chloroform *R* und Methanol *R* zu 2 ml verdünnt.

Referenzlösung e: 1 ml Referenzlösung a wird mit 1 ml Referenzlösung c gemischt.

Auf die Platte werden getrennt 5 µl jeder Lösung aufgetragen. Die Chromatographie erfolgt sofort mit einer Mischung von 15 Volumteilen Methanol *R*, 40 Volumteilen Cyclohexan *R* und 90 Volumteilen Chloroform *R* über eine Laufstrecke von 15 cm. Die Platte wird 5 min lang in einem kalten Luftstrom getrocknet und erneut in der gleichen Laufrichtung chromatographiert. Die Platte wird erneut 5 min lang in einem kalten Luftstrom getrocknet, mit einer Mischung von 1 Volumteil Schwefelsäure 96 % *R* und 9 Volumteilen Ethanol 96 % *R* besprüht und 15 min lang bei 130 °C erhitzt. Die Auswertung erfolgt im Tageslicht.

Gitoxin: Der dem Gitoxin entsprechende Fleck im Chromatogramm der Untersuchungslösung darf nicht stärker gefärbt sein als der mit Referenzlösung c erhaltene Fleck.

Andere Glykoside: Im Chromatogramm der Untersuchungslösung auftretende Nebenflecke, mit Ausnahme des Hauptflecks und des dem Gitoxin entsprechenden Flecks, dürfen nicht stärker gefärbt sein als der mit Referenzlösung b erhaltene Fleck.

Die Prüfung darf nur ausgewertet werden, wenn das Chromatogramm der Referenzlösung e deutlich voneinander getrennte Flecke von Digitoxin, Gitoxin und anderen Glykosiden zeigt und wenn der mit Referenzlösung d erhaltene Fleck deutlich sichtbar ist.

Trocknungsverlust (V.6.22): Höchstens 1,5 Prozent, mit 0,500 g Substanz durch 2 h langes Trocknen im Trockenschrank bei 100 bis 105 °C bestimmt.

Sulfatasche (V.3.2.14): Höchstens 0,1 Prozent, mit dem bei der Prüfung auf ,,Trocknungsverlust“ erhaltenen Rückstand bestimmt.

Gehaltsbestimmung

40,0 mg Substanz werden in Ethanol 96 % *R* zu 50,0 ml gelöst. 5,0 ml der Lösung werden mit Ethanol 96 % *R* zu 100,0 ml verdünnt. Gleichzeitig, unter gleichen Bedingungen, wird eine Referenzlösung mit 40,0 mg Digitoxin *CRS* hergestellt. Je 5,0 ml beider Lösungen werden mit 3,0 ml alkalischer Natriumpikrat-Lösung *R* versetzt und 30 min lang vor Lichteinfluß geschützt aufbewahrt. Die Absorption (V.6.19) der beiden Lösungen wird im Maximum bei 495 nm gegen eine gleichzeitig hergestellte Kompensationsflüssigkeit gemessen, die aus einer Mischung von 5,0 ml Ethanol 96 % *R* und 3,0 ml alkalischer Natriumpikrat-Lösung *R* besteht.

Der Gehalt an $C_{41}H_{64}O_{13}$ wird mit Hilfe der gemessenen Absorptionen und der Konzentrationen der Lösungen berechnet.

Lagerung

Dicht verschlossen, vor Licht geschützt.

Sehr vorsichtig zu lagern!

Digoxin

Digoxinum

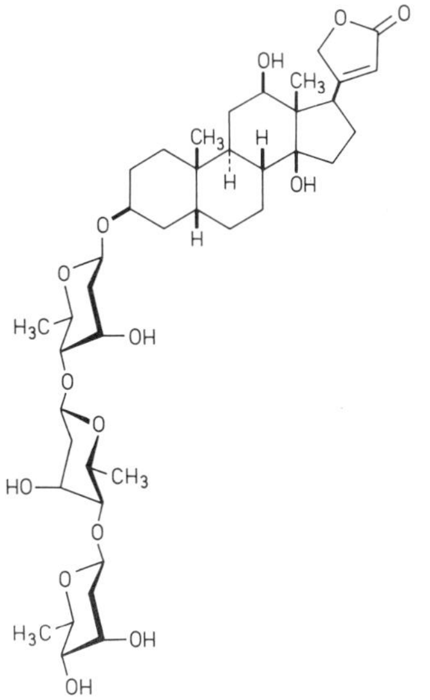

$C_{41}H_{64}O_{14}$ M_r 781

Digoxin enthält mindestens 95,0 und höchstens 103,0 Prozent 3β-[*O*⁴-(*O*⁴-β-D-Digitoxopyranosyl-β-D-digitoxopyranosyl)-β-D-digitoxopyranosyloxy]-12β,14-dihydroxy-5β,14β-card-20(22)-enolid, berechnet auf die getrocknete Substanz.

Eigenschaften

Weißes bis fast weißes Pulver oder farblose Kristalle; praktisch unlöslich in Wasser, leicht löslich in einer Mischung von gleichen Volumteilen Chloroform und Methanol, schwer löslich in Chloroform und Ethanol.

Prüfung auf Identität

Die Prüfung A kann entfallen, wenn die Prüfungen B, C und D durchgeführt werden. Die Prüfungen B, C und D können entfallen, wenn die Prüfung A durchgeführt wird.

A. Das IR-Absorptionsspektrum (V.6.18) der Substanz zeigt im Vergleich mit dem von Digoxin *CRS* Maxima bei denselben Wellenlängen mit den gleichen relativen Intensitäten.

B. Das bei der Prüfung auf „Verwandte Substanzen" (siehe „Prüfung auf Reinheit") erhaltene Chromatogramm der Untersuchungslösung muß einen Hauptfleck zeigen, der in bezug auf Lage, Farbe und Größe dem mit der Referenzlösung a erhaltenen Hauptfleck entspricht.

C. Etwa 0,5 mg Substanz werden in 0,2 ml Ethanol 60 % (V/V) suspendiert. Nach Zusatz von 0,1 ml Dinitrobenzoesäure-Lösung *R* und 0,1 ml Natriumhydroxid-Lösung 8,5 % *R* entsteht eine violette Färbung.

D. Etwa 0,5 mg Substanz werden unter leichtem Erwärmen in 1 ml Essigsäure 98 % *R* gelöst. Die erkaltete Lösung wird mit 0,05 ml Eisen(III)-chlorid-Lösung *R* 1 versetzt und die Mischung vorsichtig mit 1 ml Schwefelsäure 96 % *R*, ohne die beiden Flüssigkeiten zu mischen, unterschichtet. An der Berührungsfläche der beiden Schichten entsteht ein brauner Ring. Beim Stehenlassen färbt sich die obere Schicht grün, später blau.

Prüfung auf Reinheit

Aussehen der Lösung: 50 mg Substanz werden in einer Mischung von gleichen Volumteilen Chloroform *R* und Methanol *R* zu 10 ml gelöst. Die Lösung muß klar (V.6.1) und farblos (V.6.2, Methode I) sein.

Spezifische Drehung (V.6.6): 0,20 g Substanz werden in wasserfreiem Pyridin *R* zu 10,0 ml gelöst. Die spezifische Drehung muß zwischen

+10,0 und +13,0° liegen, berechnet auf die getrocknete Substanz.

Verwandte Substanzen: Die Prüfung erfolgt mit Hilfe der Dünnschichtchromatographie (V.6.20.2) unter Verwendung einer Schicht von Kieselgur G *R*. Zur Imprägnierung wird die Platte in eine geschlossene Chromatographie-Kammer gestellt, die soviel einer Mischung von 10 Volumteilen Formamid *R* und 90 Volumteilen Aceton *R* enthält, daß die Platte etwa 5 mm in die Flüssigkeit eintaucht. Wenn die Lösungsmittelfront des Imprägnierungsgemisches mindestens 15 cm hoch gestiegen ist, wird die Platte aus der Chromatographiekammer herausgenommen und zum Verdunsten des Lösungsmittels 30 min lang stehengelassen. Die Platte ist anschließend sofort zu verwenden.

Untersuchungslösung: 50 mg Substanz werden in einer Mischung von gleichen Volumteilen Chloroform *R* und Methanol *R* zu 5 ml gelöst.

Referenzlösung a: 20 mg Digoxin *CRS* werden in einer Mischung von gleichen Volumteilen Chloroform *R* und Methanol *R* zu 2 ml gelöst.

Referenzlösung b: 1 ml Referenzlösung a wird mit einer Mischung von gleichen Volumteilen Chloroform *R* und Methanol *R* zu 50 ml verdünnt.

Referenzlösung c: 2 ml Referenzlösung b werden mit einer Mischung von gleichen Volumteilen Chloroform *R* und Methanol *R* zu 4 ml verdünnt.

Referenzlösung d: 5 mg Digitoxin *CRS* werden in einer Mischung von gleichen Volumteilen Chloroform *R* und Methanol *R* zu 50 ml gelöst.

Referenzlösung e: 5 mg Gitoxin *CRS* werden in einer Mischung von gleichen Volumteilen Chloroform *R* und Methanol *R* zu 25 ml gelöst.

Auf die Platte werden getrennt 2 µl jeder Lösung aufgetragen. Die Chromatographie erfolgt mit einer Mischung von 4 Volumteilen Formamid *R*, 50 Volumteilen Ethylmethylketon *R* und 50 Volumteilen Xylol *R* über eine Laufstrecke von 12 cm. Die Platte wird so lange in einem kalten Luftstrom getrocknet, bis nur noch am unteren Plattenrand eben noch Feuchtigkeit wahrnehmbar ist und erneut in der gleichen Laufrichtung chromatographiert. Die Platte wird 20 min lang bei 115 °C getrocknet. Nach dem Abkühlen wird sie mit einer Mischung von 1 Volumteil einer frisch hergestellten 3prozentigen Lösung (*m*/V) von Chloramin T *R* und 15 Volumteilen einer 25prozentigen Lösung (*m*/V) von Trichloressigsäure *R* in Ethanol 96 % *R* besprüht und 5 min lang bei 115 °C erhitzt. Die Auswertung erfolgt im ultravioletten Licht bei 365 nm.

Digitoxin: Der dem Digitoxin entsprechende Fleck im Chromatogramm der Untersuchungslösung darf nicht größer oder stärker gefärbt sein als der mit Referenzlösung d erhaltene Fleck.

Gitoxin: Der dem Gitoxin entsprechende Fleck im Chromatogramm der Untersuchungslösung darf nicht größer oder stärker gefärbt sein als der mit der Referenzlösung e erhaltene Fleck.

Andere Glykoside: Im Chromatogramm der Untersuchungslösung auftretende Nebenflekke, mit Ausnahme der dem Digitoxin und Gitoxin entsprechenden Flecke, dürfen nicht größer oder stärker gefärbt sein als der mit Referenzlösung b erhaltene Fleck, und höchstens ein Nebenfleck darf größer oder stärker gefärbt sein als der mit der Referenzlösung c erhaltene Fleck.

Trocknungsverlust (V.6.22): Höchstens 1,0 Prozent, mit 0,500 g Substanz durch Trocknen im Vakuum bestimmt.

Sulfatasche (V.3.2.14): Höchstens 0,1 Prozent, mit dem bei der Prüfung auf „Trocknungsverlust" erhaltenen Rückstand bestimmt.

Gehaltsbestimmung

40,0 mg Substanz werden, falls erforderlich unter Erwärmen, in Ethanol 96 % *R* zu 50,0 ml gelöst. 5,0 ml der Lösung werden mit Ethanol 96 % *R* zu 100,0 ml verdünnt. Gleichzeitig, unter gleichen Bedingungen, wird eine Referenzlösung mit 40,0 mg Digoxin *CRS* hergestellt. Je 5,0 ml beider Lösungen werden mit 3,0 ml alkalischer Natriumpikrat-Lösung *R* versetzt und 30 min lang vor direktem Lichteinfluß geschützt aufbewahrt. Die Absorption (V.6.19) der beiden Lösungen wird im Maximum bei 495 nm gegen eine gleichzeitig hergestellte Kompensationsflüssigkeit gemessen, die aus einer Mischung von 5,0 ml Ethanol 96 % *R* und 3,0 ml alkalischer Natriumpikrat-Lösung *R* besteht.

Der Gehalt an $C_{41}H_{64}O_{14}$ wird mit Hilfe der gemessenen Absorptionen und der Konzentrationen der Lösungen berechnet.

Lagerung

Dicht verschlossen, vor Licht geschützt.

Sehr vorsichtig zu lagern!

Dihydralazinsulfat

Dihydralazini sulfas

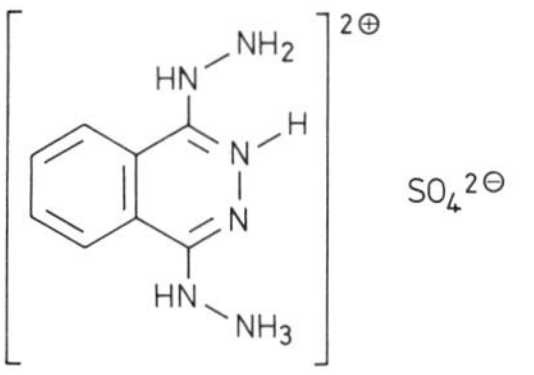

$C_8H_{12}N_6O_4S$ M_r 288,3

Dihydralazinsulfat enthält mindestens 98,0 und höchstens 102,0 Prozent 1,4-Phthalazindiylhydrazin-sulfat, berechnet auf die getrocknete Substanz.

Eigenschaften

Gelbliches, feinkristallines Pulver, ohne Geruch; schwer löslich in Wasser, löslich in Mineralsäuren, praktisch unlöslich in Ethanol.

Prüfung auf Identität

A. Die Lösung von 3 mg Substanz in 3 ml Wasser gibt nach Zusatz von 0,2 ml einer frisch hergestellten, 0,5prozentigen Lösung (*m*/V) von Eisen(III)-chlorid *R* eine blaue Färbung, die innerhalb 5 min in eine violette übergeht.

B. 20 mg Substanz werden in einem Reagenzglas in 2 ml Wasser gelöst und mit 0,1 ml Schwefelsäure 96 % *R* versetzt. Nach Zusatz von 0,2 ml Benzaldehyd *R* und kräftigem Schütteln fällt innerhalb weniger Sekunden ein dicker, gelber Niederschlag aus.

C. Die Lösung von 50 mg Substanz in 5 ml Salzsäure 7 % *R* gibt die Identitätsreaktionen auf Sulfat (V.3.1.1).

Prüfung auf Reinheit

Aussehen der Lösung: Die Lösung von 0,20 g Substanz in 10,0 ml Salpetersäure 12,5 % *R* muß klar (V.6.1) und darf nicht stärker gefärbt sein als die Farbvergleichslösung BG_6 (V.6.2, Methode II).

Hydrazin: 0,400 g Substanz werden 10 min lang mit 5,0 ml Wasser geschüttelt. Die Mischung wird durch einen Glassintertiegel (40) filtriert. 1,0 ml des klaren Filtrates wird mit Wasser zu 10,0 ml verdünnt (Lösung a).

Der auf dem Glassintertiegel verbliebene Rückstand wird mit 1 ml Wasser gewaschen und nach Verwerfen des Waschwassers erneut 10 min lang mit 5,0 ml Wasser geschüttelt. Die Mischung wird ebenfalls durch einen Glassintertiegel (40) filtriert. 1,0 ml des klaren Filtrates wird mit 1,0 ml einer frisch hergestellten Lösung von 4,06 mg Hydrazinsulfat *R* (entsprechend 1 mg Hydrazin) in 100,0 ml Wasser versetzt und mit Wasser zu 10,0 ml aufgefüllt (Lösung b).

Je 1,0 ml der Lösungen a und b werden getrennt jeweils mit 2,0 ml Dimethylaminobenzaldehyd-Lösung *R* 2 und 2,0 ml Wasser versetzt. Nach 5 min darf die mit Lösung a hergestellte Mischung nicht stärker gefärbt sein als die mit Lösung b hergestellte (125 ppm).

Eisen (V.3.2.9): Der Rückstand unter „Sulfatasche" wird mit 0,2 ml Schwefelsäure 96 % *R* vorsichtig erhitzt, bis die Hauptmenge der Säure abgeraucht ist. Nach dem Abkühlen wird der Rückstand in 5,5 ml Salzsäure 25 % *R* unter Erwärmen gelöst. Die Lösung wird noch heiß durch ein 3mal mit Salzsäure 7 % *R* zuvor gewaschenes Filter filtriert. Tiegel und Filter werden mit 5 ml Wasser nachgewaschen. Das Filtrat wird mit etwa 3,5 ml Natriumhydroxid-Lösung 40 % *R* annähernd neutralisiert; anschließend wird mit Essigsäure 30 % *R* ein *p*H-Wert zwischen 3 und 4 eingestellt und nach Überführen der Lösung in einen Meßkolben mit Wasser zu 25,0 ml aufgefüllt. 5,0 ml dieser Lösung, mit 5,0 ml Wasser verdünnt, müssen der Grenzprüfung auf Eisen entsprechen (20 ppm). Zur Herstellung der Referenzlösung sind 6,0 ml Eisen-Lösung (2 ppm Fe) *R* und 4,0 ml Wasser zu verwenden.

Schwermetalle (V.3.2.8): 1,0 g Substanz muß der Grenzprüfung C auf Schwermetalle entsprechen (10 ppm). Zur Herstellung der Referenzlösung wird 1,0 ml der Blei-Lösung (10 ppm Pb) *R* verwendet.

Trocknungsverlust (V.6.22): Höchstens 1,0 Prozent, mit 1,000 g Substanz durch 12 h langes Trocknen im Vakuum bei 100 bis 105 °C bestimmt.

Sulfatasche (V.3.2.14): Höchstens 0,1 Prozent, mit 1,0 g Substanz bestimmt.

Gehaltsbestimmung

50,0 mg Substanz werden in einem Iodzahlkolben in einer Mischung von 10 ml Wasser und

10 ml Salzsäure 25 % *R* unter Erwärmen gelöst. Nach dem Erkalten wird die Lösung mit 2 g Kaliumbromid *R* und 20,0 ml 0,1 N-Kaliumbromat-Lösung versetzt, der Kolben sofort verschlossen und unter mehrmaligem Umschütteln 15 min lang vor Licht geschützt stehengelassen. 1 g Kaliumiodid *R* wird zugegeben und der Kolben verschlossen. Nach 1 min wird mit 0,1 N-Natriumthiosulfat-Lösung titriert unter Zusatz von 1 ml Stärke-Lösung *R* gegen Ende der Titration.

1 ml 0,1 N-Kaliumbromat-Lösung entspricht 3,604 mg $C_8H_{12}N_6O_4S$.

Vorsichtig zu lagern!

Dihydralazinsulfat-Hydrat

Dihydralazini sulfas hydricus

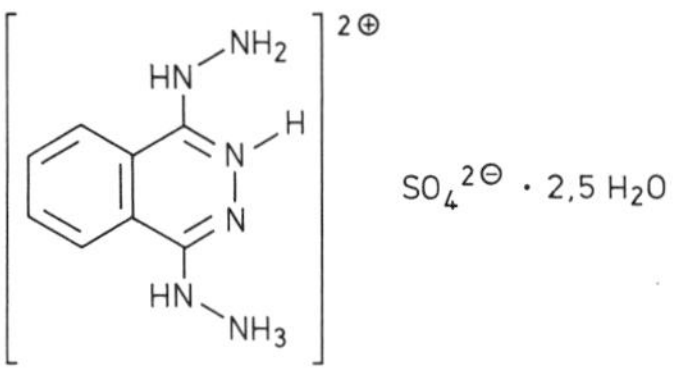

$C_8H_{12}N_6O_4S \cdot 2,5\ H_2O$ M_r 333,3

Dihydralazinsulfat-Hydrat enthält mindestens 98,0 und höchstens 102,0 Prozent 1,4-Phthalazindiylhydrazin-sulfat, berechnet auf die getrocknete Substanz.

Eigenschaften

Die Substanz muß den in der Monographie **Dihydralazinsulfat** beschriebenen ,,Eigenschaften" entsprechen.

Prüfung auf Identität

Die Substanz muß der in der Monographie **Dihydralazinsulfat** beschriebenen ,,Prüfung auf Identität" entsprechen.

Prüfung auf Reinheit

Die Substanz muß der in der Monographie **Dihydralazinsulfat** beschriebenen ,,Prüfung auf Reinheit" entsprechen, mit Ausnahme des Trocknungsverlustes und der Sulfatasche.

Trocknungsverlust (V.6.22): Mindestens 13,0 und höchstens 15,0 Prozent, mit 1,000 g Substanz durch 12 h langes Trocknen im Vakuum bei 100 bis 105 °C bestimmt.

Sulfatasche (V.3.2.14): Höchstens 0,1 Prozent, mit 1,0 g Substanz bestimmt.

Gehaltsbestimmung

Wie in der Monographie **Dihydralazinsulfat** angegeben.

1 ml 0,1 N-Kaliumbromat-Lösung entspricht 3,604 mg $C_8H_{12}N_6O_4S$.

Vorsichtig zu lagern!

Dihydrocodeinhydrogen-tartrat

Dihydrocodeini tartras

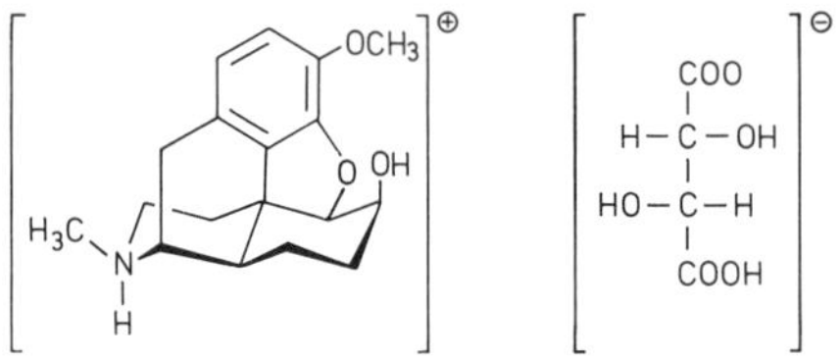

$C_{22}H_{29}NO_9$ M_r 451,5

Dihydrocodeinhydrogentartrat enthält mindestens 99,0 und höchstens 101,0 Prozent 4,5α-Epoxy-3-methoxy-17-methyl-6-morphinanol-(2*R*,3*R*)-hydrogentartrat, berechnet auf die getrocknete Substanz.

Eigenschaften

Weißes, kristallines Pulver; leicht löslich in Wasser, wenig löslich in Ethanol 90 %.

Prüfung auf Identität

Die Prüfung A kann entfallen, wenn die Prüfungen B, C und D durchgeführt werden. Die Prüfungen B und C können entfallen, wenn die Prüfungen A und D durchgeführt werden.

A. Das IR-Absorptionsspektrum (V.6.18) der Substanz zeigt im Vergleich mit dem Spektrum einer dem Arzneibuch entsprechenden Referenzsubstanz bekannter Identität Maxima bei denselben Wellenlängen mit den gleichen relativen Intensitäten.

B. 3 bis 5 mg Substanz geben nach dem Lösen in 3 ml eisgekühlter Formaldehyd-Schwefelsäure *R* eine Rotfärbung, die allmählich in Violett übergeht.

C. 2 ml Prüflösung (siehe ,,Prüfung auf Reinheit“) werden mit 5 ml Pikrinsäure-Lösung *R* versetzt und im Wasserbad bis zu einer klaren Lösung erhitzt. Die nach dem Erkalten ausgeschiedenen Kristalle werden abfiltriert und mit 5 ml Wasser gewaschen. Das Pikrat schmilzt nach dem Trocknen bei 100 bis 105 °C zwischen 220 und 223 °C (V.6.11.3, Sofortschmelzpunkt).

D. Das Filtrat von C gibt die Identitätsreaktion b auf Tartrat (V.3.1.1).

Prüfung auf Reinheit

Prüflösung: 1,250 g Substanz werden in Wasser zu 25,0 ml gelöst.

Aussehen der Lösung: Die Prüflösung muß klar (V.6.1) und farblos (V.6.2, Methode II) sein.

Sauer oder alkalisch reagierende Substanzen: 2 ml Prüflösung dürfen sich nach Zusatz von 0,05 ml Bromphenolblau-Lösung *R* weder gelb noch blauviolett färben.

Spezifische Drehung (V.6.6): −70 bis −73°, an der Prüflösung gemessen und auf die getrocknete Substanz berechnet.

Morphin und Morphinabkömmlinge mit freier phenolischer Hydroxylgruppe: Die Mischung von 2 ml Prüflösung mit 8 ml Wasser und 0,25 ml Kaliumiodat-Lösung *RN* darf nach Zusatz von 0,4 ml Salzsäure 7 % *R* nach 15 min nicht stärker gefärbt sein als das gleiche Volumen der Farbvergleichslösung G_6 (V.6.2, Methode II).

Morphinabkömmlinge mit Ketogruppe: Die Verdünnung von 0,4 ml Prüflösung mit 1,5 ml Wasser darf sich nach Zusatz von 3 ml Dinitrobenzol-Lösung *R* und 0,45 ml Natriumhydroxid-Lösung 8,5 % *R* innerhalb 3 min nicht rosa färben.

Morphin und nichthydrierte Morphinabkömmlinge: Die Lösung unter ,,Verhalten gegen Schwefelsäure“ darf sich nach Zusatz von 0,2 ml Eisen(III)-chlorid-Lösung *R* 2, im Wasserbad 1 min lang erhitzt, nicht grünlich oder bläulich färben.

Verhalten gegen Schwefelsäure: 20 mg Substanz werden in 5 ml Schwefelsäure 96 % *R* gelöst. Nach 5 min darf die Lösung nicht stärker gefärbt sein als die Farbvergleichslösung BG_6 (V.6.2, Methode I).

Trocknungsverlust (V.6.22): Höchstens 1,0 Prozent, mit 1,000 g Substanz durch Trocknen im Trockenschrank bei 100 bis 105 °C bestimmt.

Sulfatasche (V.3.2.14): Höchstens 0,1 Prozent, mit 0,10 g Substanz bestimmt.

Gehaltsbestimmung

0,200 g Substanz werden in 30 ml Ethanol 70 % *RN* gelöst. Nach Zusatz von 0,1 ml Phenolphthalein-Lösung *R* 1 wird mit 0,1 N-Natriumhydroxid-Lösung bis zum Farbumschlag nach schwach Rosa titriert.

1 ml 0,1 N-Natriumhydroxid-Lösung entspricht 22,57 mg $C_{22}H_{29}NO_9$.

Lagerung

Vor Licht geschützt.

Vorsichtig zu lagern!

Dihydrostreptomycinsulfat

Dihydrostreptomycini sulfas

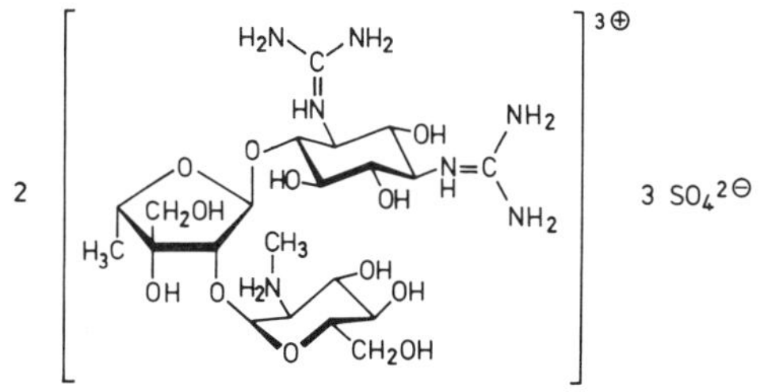

$C_{42}H_{88}N_{14}O_{36}S_3$ M_r 1461

Dihydrostreptomycinsulfat ist Bis{*N,N'*-diamidino-4-*O*-[5-desoxy-2-*O*-(2-desoxy-2-methylamino-α-L-glucopyranosyl)-3-*C*-hydroxymethyl-α-L-lyxofuranosyl]-D-streptamin}-tris(sulfat).

Dihydrostreptomycinsulfat wird durch katalytische Hydrierung von Streptomycin oder auf anderem Wege gewonnen. Stabilisatoren können zugesetzt sein. Die Wirksamkeit der Substanz beträgt mindestens 730 I.E. je Milligramm, berechnet auf die getrocknete Substanz.

Eigenschaften

Weißes bis fast weißes Pulver; leicht löslich in Wasser, praktisch unlöslich in Aceton, Chloroform, Ethanol und Methanol. Die Substanz kann hygroskopisch sein.

Prüfung auf Identität

A. Die Prüfung erfolgt mit Hilfe der Dünnschichtchromatographie (V.6.20.2). Die Trennschicht ist 0,75 mm dick und wird wie folgt bereitet: 0,3 g Carbomer *R* werden mit 240 ml Wasser gemischt und 1 h lang unter schwachem Schütteln stehengelassen. Ohne das Schütteln zu unterbrechen wird durch allmählichen Zusatz von Natriumhydroxid-Lösung 8,5 % *R* auf einen *p*H-Wert von 7 eingestellt und dann 30 g Kieselgel H *R* zugegeben. Die Platte wird 1 h lang bei 110 °C getrocknet und nach dem Erkalten sofort verwendet.

   Untersuchungslösung: 10 mg Substanz werden in Wasser zu 10 ml gelöst.

   Referenzlösung a: 10 mg Dihydrostreptomycinsulfat *CRS* werden in Wasser zu 10 ml gelöst.

   Referenzlösung b: 10 mg Dihydrostreptomycinsulfat *CRS*, 10 mg Kanamycinmonosulfat *CRS* und 10 mg Neomycinsulfat *CRS* werden in Wasser zu 10 ml gelöst.

   Auf die Platte werden getrennt 10 µl jeder Lösung aufgetragen. Die Chromatographie erfolgt mit einer 7prozentigen Lösung (*m*/V) von Kaliumdihydrogenphosphat *R* über eine Laufstrecke von 15 cm. Die Platte wird im Warmluftstrom getrocknet und mit einer Mischung von gleichen Volumteilen einer 0,2prozentigen Lösung (*m*/V) von Dihydroxynaphthalin *R* in Ethanol 96 % *R* und einer 46prozentigen Lösung (*m*/V) von Schwefelsäure 96 % *R* besprüht. Die Platte wird 5 bis 10 min lang auf 150 °C erhitzt. Der Hauptfleck im Chromatogramm der Untersuchungslösung entspricht in bezug auf Lage, Farbe und Größe dem mit der Referenzlösung a erhaltenen Hauptfleck. Das Chromatogramm der Untersuchungslösung darf nur ausgewertet werden, wenn das Chromatogramm der Referenzlösung b, deutlich voneinander getrennt, 3 Flecke zeigt.

B. Werden 0,1 g Substanz in 2 ml Wasser gelöst und mit 1 ml 1-Naphthol-Lösung *R* sowie 2 ml einer Mischung gleicher Volumteile von Natriumhypochlorit-Lösung *R* und Wasser versetzt, entsteht eine rote Färbung.

C. 10 mg Substanz werden in 5 ml Wasser gelöst. Nach Zusatz von 1 ml 1 N-Salzsäure wird 2 min lang im Wasserbad erhitzt. Nach Zusatz von 2 ml einer 0,5prozentigen Lösung (*m*/V) von 1-Naphthol *R* in 1 N-Natriumhydroxid-Lösung und 1 min langem Erhitzen im Wasserbad entsteht eine violettrosa Färbung.

D. Die Substanz gibt die Identitätsreaktion a auf Sulfat (V.3.1.1).

Prüfung auf Reinheit

Prüflösung: 2,5 g Substanz werden in kohlendioxidfreiem Wasser *R* zu 10 ml gelöst.

Aussehen der Lösung: Die Prüflösung darf nicht stärker gefärbt sein (V.6.2, Methode II) als eine dem Intensitätsgrad 5 entsprechende Farbvergleichslösung. Die Lösung wird 24 h lang vor Licht geschützt bei etwa 20 °C stehengelassen. Die Prüflösung darf nicht stärker opaleszieren als die Referenzsuspension II (V.6.1).

***p*H-Wert** (V.6.3.1): Der *p*H-Wert der Prüflösung muß zwischen 5,0 und 7,0 liegen.

Spezifische Drehung (V.6.6): 0,200 g Substanz werden in Wasser zu 10,0 ml gelöst. Die spezifische Drehung muß zwischen −83 und −91° liegen, berechnet auf die getrocknete Substanz.

Methanol: Die Prüfung erfolgt mit Hilfe der Gaschromatographie (V.6.20.3):

Untersuchungslösung: 1,00 g Substanz wird in Wasser zu 25,0 ml gelöst.

Referenzlösung: 8,0 mg Methanol *R* werden mit Wasser zu 100 ml gemischt.

Die Chromatographie kann durchgeführt werden mit

– einer Säule von 1,5 bis 2 m Länge und 2 bis 4 mm innerem Durchmesser, gepackt mit

Ethylvinylbenzol-Divinylbenzol-Copolymer *R* (150 bis 180 μm)
- Stickstoff zur Chromatographie *R* als Trägergas mit einer konstanten Durchflußrate von 30 bis 40 ml je Minute
- einem Flammenionisationsdetektor.

Die Säule wird bei einer konstanten Temperatur zwischen 120 und 140 °C gehalten; die Temperatur des Injektors und Detektors muß mindestens 50 °C darüber liegen.

Im Chromatogramm der Untersuchungslösung darf die Fläche des dem Methanol entsprechenden Peaks nicht größer sein als die des Peaks im Chromatogramm der Referenzlösung (0,2 Prozent).

Streptomycin: Höchstens 1 Prozent. 0,100 g Substanz werden in Wasser zu 5,0 ml gelöst. Nach Zusatz von 5,0 ml 0,2 N-Natriumhydroxid-Lösung wird genau 10 min lang im Wasserbad erhitzt. Die Lösung wird genau 5 min lang in einer Eis-Wasser-Mischung abgekühlt, mit 3 ml einer 1,5prozentigen Lösung (*m*/V) von Ammoniumeisen(III)-sulfat *R* in 0,5 N-Schwefelsäure versetzt, mit Wasser zu 25,0 ml verdünnt und gemischt (Untersuchungslösung). Zur gleichen Zeit und auf die gleiche Weise wird eine Referenzlösung mit 10 mg Streptomycinsulfat *CRS* in 50 ml Wasser hergestellt. 5,0 ml dieser Lösung werden, wie bei der Untersuchungslösung oben angegeben, behandelt. Genau 20 min nach Zusatz der Ammoniumeisen(III)-sulfat-Lösung wird die Absorption (V.6.19) der beiden Lösungen im Maximum bei 525 nm in einer Schichtdicke von 2 cm gegen eine Kompensationsflüssigkeit gemessen, welche gleichzeitig unter denselben Bedingungen ohne Zusatz der Substanz hergestellt wird. Die Absorption der Untersuchungslösung darf nicht größer sein als die der Referenzlösung.

Schwermetalle (V.3.2.8): 1,0 g Substanz muß der Grenzprüfung C auf Schwermetalle entsprechen (20 ppm). Zur Herstellung der Referenzlösung werden 2 ml Blei-Lösung (10 ppm Pb) *R* verwendet.

Sulfat: Mindestens 18,0 und höchstens 21,5 Prozent Sulfat (SO_4), berechnet auf die getrocknete Substanz. 0,250 g Substanz werden in 100 ml Wasser gelöst und die Lösung mit Ammoniak-Lösung 26 % *R* auf einen *p*H-Wert von 11 eingestellt. Nach Zusatz von 10,0 ml 0,1 M-Bariumchlorid-Lösung und etwa 0,5 mg Phthaleinpurpur *R* wird mit 0,1 M-Natriumedetat-Lösung titriert. Wenn die Farbe der Lösung umzuschlagen beginnt, werden 50 ml Ethanol 96 % *R* zugesetzt und die Titration bis zum Verschwinden der violettblauen Farbe fortgesetzt.

1 ml 0,1 M-Bariumchlorid-Lösung entspricht 9,606 mg Sulfat (SO_4).

Trocknungsverlust (V.6.22): Höchstens 5,0 Prozent, mit 1,000 g Substanz durch 4 h langes Trocknen über Phosphor(V)-oxid *R* bei 60 °C unterhalb 0,1 kPa bestimmt.

Sulfatasche (V.3.2.14): Höchstens 1,0 Prozent, mit 1,0 g Substanz bestimmt.

Wertbestimmung

Die Ausführung erfolgt nach „Mikrobiologische Wertbestimmung von Antibiotika“ (V.2.2.1).

Dihydrostreptomycinsulfat zur parenteralen Anwendung muß folgenden zusätzlichen Anforderungen entsprechen:

Sterilität (V.2.1.1): Die Substanz muß der „Prüfung auf Sterilität“ entsprechen.

Pyrogene (V.2.1.4): Je Kilogramm Körpermasse eines Kaninchens werden 2,5 ml einer Lösung, die 5 mg Substanz je Milliliter in Wasser für Injektionszwecke enthält, injiziert.

Anomale Toxizität (V.2.1.5): Je Maus werden 0,5 ml einer Lösung, die 1 mg Substanz je Milliliter in Wasser für Injektionszwecke enthält, injiziert.

Lagerung

Dicht verschlossen, vor Licht geschützt, nicht über 30 °C.

Beschriftung

In der Beschriftung des Behältnisses und der Verpackung ist angegeben:
- Name des eventuell zugesetzten Stabilisators
- ob die Substanz zur parenteralen Anwendung bestimmt ist oder nicht.

Vorsichtig zu lagern!

Dimercaprol

Dimercaprolum

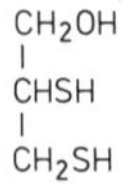

$C_3H_8OS_2$ M_r 124,2

Dimercaprol enthält mindestens 98,5 und höchstens 101,5 Prozent *(RS)*-2,3-Dimercapto-1-propanol.

Eigenschaften

Klare, farblose bis schwach gelbe Flüssigkeit, knoblauchartiger Geruch; löslich in Wasser und Erdnußöl, mischbar mit Benzylbenzoat und Ethanol.

Prüfung auf Identität

A. 0,05 ml Substanz werden in 2 ml Wasser gelöst und mit 1 ml 0,1 N-Iod-Lösung versetzt. Die Farbe des Iods verschwindet sofort.

B. Werden 0,1 ml Substanz in 5 ml Wasser gelöst und mit 2 ml Kupfer(II)-sulfat-Lösung *R* versetzt, entsteht ein bläulichschwarzer Niederschlag, der rasch dunkelgrau wird.

C. 0,6 g Natriumbismutat *R*, die zuvor 2 h lang auf 200 °C erhitzt wurden, werden in einem Reagenzglas mit Schliffstopfen in einer Mischung von 2,8 ml Phosphorsäure 10 % *R* und 6 ml Wasser suspendiert. Nach Zusatz von 0,2 ml Substanz wird gemischt und unter häufigem Umschütteln 10 min lang stehengelassen. 1 ml der überstehenden Flüssigkeit wird mit 5 ml einer 0,4prozentigen Lösung (*m*/V) von Chromotropsäure *R* in Schwefelsäure 96 % *R* versetzt und gemischt. Nach 15 min langem Erhitzen im Wasserbad entsteht eine violettrote Färbung.

Prüfung auf Reinheit

Aussehen der Substanz: Die Substanz muß klar (V.6.1) und darf nicht stärker gefärbt sein als die Farbvergleichslösung B_6 oder BG_6 (V.6.2, Methode II).

Sauer oder alkalisch reagierende Substanzen: 0,2 g Substanz werden in kohlendioxidfreiem Wasser *R* zu 10 ml gelöst. Nach Zusatz von 0,25 ml Bromcresolgrün-Lösung *R* und 0,3 ml 0,01 N-Salzsäure muß die Lösung gelb gefärbt sein. Bis zum Farbumschlag nach Blau dürfen höchstens 0,5 ml 0,01 N-Natriumhydroxid-Lösung verbraucht werden.

Brechungsindex (V.6.5): 1,568 bis 1,574.

Halogenide: 2,0 g Substanz werden 2 h lang mit 25 ml ethanolischer Kaliumhydroxid-Lösung 3 % *R* unter Rückfluß erhitzt. Das Ethanol wird im Heißluftstrom abgedampft, der Rückstand mit 20 ml Wasser versetzt und die Mischung abgekühlt. Nach Zusatz von 40 ml Wasser und 10 ml Wasserstoffperoxid-Lösung 30 % *R* wird 10 min lang zum schwachen Sieden erhitzt, anschließend abgekühlt und rasch filtriert. Nach Zusatz von 10 ml Salpetersäure 12,5 % *R* und 5,0 ml 0,1 N-Silbernitrat-Lösung wird unter Zusatz von 2 ml Ammoniumeisen(III)-sulfat-Lösung *R* 2 als Indikator mit 0,1 N-Ammoniumthiocyanat-Lösung bis zur rötlichgelben Färbung titriert. Ein Blindversuch wird durchgeführt.

Die Differenz zwischen den beiden Titrationen darf höchstens 1,0 ml betragen.

Gehaltsbestimmung

0,100 g Substanz werden in 40 ml Methanol *R* gelöst. Nach Zusatz von 20 ml 0,1 N-Salzsäure und 50,0 ml 0,1 N-Iod-Lösung wird 10 min lang stehengelassen und anschließend mit 0,1 N-Natriumthiosulfat-Lösung titriert. Ein Blindversuch wird durchgeführt.

1 ml 0,1 N-Iod-Lösung entspricht 6,21 mg $C_3H_8OS_2$.

Lagerung

In möglichst ganz gefüllten Behältnissen, dicht verschlossen, vor Licht geschützt, zwischen 2 und 8 °C.

Vorsichtig zu lagern!

Dimeticon

Dimeticonum

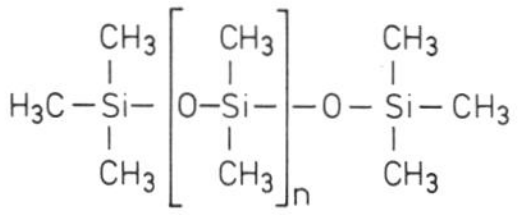

Dimeticon ist ein durch Hydrolyse und Polykondensation von Dichlordimethylsilan und Chlortrimethylsilan erhaltenes Polydimethylsiloxan. Die verschiedenen Typen unterscheiden sich durch die nominelle Viskosität, welche durch die Nummer beim Substanznamen ausgedrückt wird.

Der Polymerisationsgrad (n = 20 bis 400) ist so, daß die kinematische Viskosität von 20 bis 1000 $mm^2 \cdot s^{-1}$ (20 bis 1000 cSt) reicht.

Eigenschaften

Klare, farblose, geruchlose Flüssigkeiten verschiedener Viskosität; praktisch unlöslich in Wasser und Methanol, mischbar mit Chloroform, Ether, Ethylacetat, Ethylmethylketon, Tetrachlorkohlenstoff und Toluol, sehr schwer löslich in wasserfreiem Ethanol.

Prüfung auf Identität

A. Die Identität der Substanz wird durch die kinematische Viskosität bei 25 °C nachgewiesen (siehe „Prüfung auf Reinheit").

B. Das IR-Absorptionsspektrum (V.6.18) der Substanz zeigt im Vergleich mit dem von Dimeticon *CRS* Maxima bei denselben Wellenlängen mit den gleichen relativen Intensitäten. Das Spektrum zwischen 850 und 750 cm^{-1} wird nicht berücksichtigt, da sich je nach Polymerisationsgrad leichte Unterschiede zeigen können.

C. 0,5 g Substanz werden in einem Reagenzglas auf kleiner Flamme bis zum Erscheinen weißer Dämpfe erhitzt. Das Reagenzglas wird so über ein zweites Reagenzglas, welches 1 ml einer 0,1prozentigen Lösung (*m*/V) von Chromotropsäure *R* in Schwefelsäure 96 % *R* enthält, gehalten, daß die Dämpfe die Lösung erreichen. Das zweite Reagenzglas wird etwa 10 s lang geschüttelt und 5 min lang im Wasserbad erwärmt. Die Lösung färbt sich violett.

D. Die Sulfatasche (V.3.2.14), mit 50 mg Substanz in einem Platintiegel hergestellt, ist ein weißes Pulver und gibt die Identitätsreaktion auf Silicate (V.3.1.1).

Prüfung auf Reinheit

Sauer reagierende Substanzen: 2,0 g Substanz werden mit 25 ml einer Mischung gleicher Volumteile wasserfreiem Ethanol *R* und Ether *R* sowie 0,2 ml Bromthymolblau-Lösung *R* 1 versetzt. Nach Schütteln dürfen bis zum Umschlag nach Blau höchstens 0,15 ml 0,01 N-Natriumhydroxid-Lösung verbraucht werden.

Viskosität (V.6.7.1): Bei 25 °C wird die kinematische Viskosität bestimmt. Für Dimeticon mit einer nominalen Viskosität von mehr als 50 $mm^2 \cdot s^{-1}$ (50 cSt) muß die gemessene Viskosität mindestens 95 und darf höchstens 105 Prozent der in der Beschriftung angegebenen Viskosität betragen. Für Dimeticon mit einer nominalen Viskosität von 50 $mm^2 \cdot s^{-1}$ (50 cSt) und weniger muß die gemessene Viskosität mindestens 90 und darf höchstens 110 Prozent der in der Beschriftung angegebenen Viskosität betragen.

Mineralöle: 2 ml Substanz werden in einem Reagenzglas im ultravioletten Licht bei 365 nm geprüft. Die Fluoreszenz darf nicht stärker als die einer unter gleichen Bedingungen geprüften Lösung sein, die 0,1 ppm Chininsulfat *R* in 0,01 N-Schwefelsäure enthält.

Phenylierte Verbindungen: 5,0 g Substanz werden unter Schütteln in 10 ml Cyclohexan *R* gelöst. Die Absorption (V.6.19), zwischen 250 und 270 nm gemessen, darf höchstens 0,2 betragen.

Schwermetalle: 1,0 g Substanz wird mit Chloroform *R* gemischt und zu 20 ml verdünnt. 1,0 ml einer frisch hergestellten 0,002prozentigen Lösung (*m*/V) von Dithizon *R* in Chloroform *R*, 0,5 ml Wasser und 0,5 ml einer Mischung aus 1 Volumteil Ammoniak-Lösung 3,5 % *R* und 9 Volumteilen einer 0,2prozentigen Lösung (*m*/V) von Hydroxylaminhydrochlorid *R* werden zugesetzt. Gleichzeitig wird folgende Referenzlösung hergestellt: 20 ml Chloroform *R* werden mit 1,0 ml einer frisch hergestellten 0,002prozentigen Lösung (*m*/V) von Dithizon *R* in Chloroform *R*, 0,5 ml Blei-Lösung (10 ppm Pb) *R* und 0,5 ml einer Mischung aus 1 Volumteil Ammoniak-Lösung 3,5 % *R* und 9 Volumteilen einer 0,2prozentigen Lösung (*m*/V) von Hydroxylaminhydrochlorid *R* versetzt. Jede Lösung wird sofort 1 min lang kräftig geschüttelt. Die in der zu untersuchenden Lösung auftretende Rotfärbung darf nicht stärker als diejenige der Referenzlösung sein (5 ppm).

Dimeticon mit einer nominalen Viskosität von mehr als 50 $mm^2 \cdot s^{-1}$ (50 cSt) muß folgender zusätzlicher Prüfung entsprechen[1]:

Flüchtige Bestandteile: Höchstens 0,3 Prozent, mit 1,00 g Substanz durch 2 h langes Erhitzen in einer Schale von 60 mm Durchmesser und 10 mm Höhe im Trockenschrank bei 150 °C bestimmt.

Beschriftung

Dem Namen der Substanz muß die Viskosität als Zahl angefügt werden.

Diphenhydramin-hydrochlorid

Diphenhydramini hydrochloridum

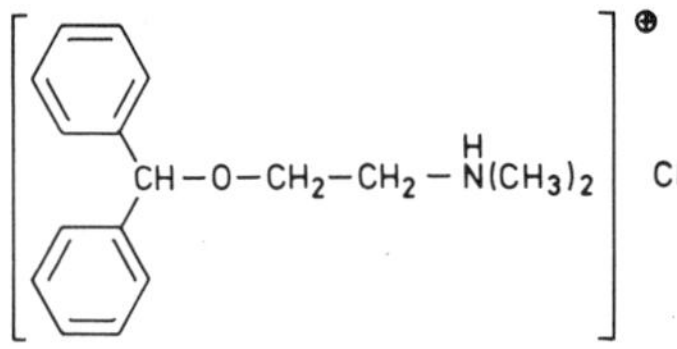

$C_{17}H_{22}ClNO$ M_r 291,8

Diphenhydraminhydrochlorid enthält mindestens 99,0 und höchstens 101,0 Prozent 2-Benzhydryloxy-*N,N*-dimethylethylamin-hydrochlorid, berechnet auf die getrocknete Substanz.

Eigenschaften

Weißes bis fast weißes, kristallines Pulver, geruchlos oder fast geruchlos; sehr leicht löslich in Wasser, leicht löslich in Chloroform und Ethanol, praktisch unlöslich in Ether.

Prüfung auf Identität

Die Prüfung C kann entfallen, wenn die Prüfungen A, B, D und E durchgeführt werden. Die Prüfungen B und D können entfallen, wenn die Prüfungen A, C und E durchgeführt werden.

A. Schmelztemperatur (V.6.11.1): 168 bis 172 °C.

B. 50 mg Substanz werden in Ethanol 96 % *R* zu 100,0 ml gelöst. Die Lösung, zwischen 230 und 350 nm gemessen, zeigt Absorptionsmaxima (V.6.19) bei 253, 258 und 264 nm. Die spezifischen Absorptionen betragen etwa 12, 15 und 12.

C. Das IR-Absorptionsspektrum (V.6.18) der Substanz zeigt im Vergleich mit dem von Diphenhydraminhydrochlorid *CRS* Maxima bei denselben Wellenlängen mit den gleichen relativen Intensitäten. Die Prüfung erfolgt mit Hilfe von Preßlingen unter Verwendung von Kaliumchlorid *R*.

D. Werden 0,05 ml Prüflösung (siehe „Prüfung auf Reinheit") mit 2 ml Schwefelsäure 96 % *R* versetzt, entwickelt sich eine intensiv gelbe Färbung, die auf Zugabe von 0,5 ml Salpetersäure 65 % *R* in Rot übergeht. Werden 15 ml Wasser zugefügt, gekühlt, 5 ml Chloroform *R* zugegeben und geschüttelt, färbt sich die Chloroformschicht intensiv violett.

E. Die Substanz gibt die Identitätsreaktionen auf Chlorid (V.3.1.1).

Prüfung auf Reinheit

Prüflösung: 1,0 g Substanz wird in kohlendioxidfreiem Wasser *R* zu 20 ml gelöst.

Aussehen der Lösung: Die Prüflösung und eine Verdünnung 1 zu 5 der Prüflösung müssen klar sein (V.6.1). Die Prüflösung darf nicht stärker gefärbt sein als die Farbvergleichslösung BG_6 (V.6.2, Methode II).

***p*H-Wert** (V.6.3.1): Der *p*H-Wert der Prüflösung muß zwischen 4,0 und 6,0 liegen.

Verwandte Substanzen: Die Prüfung erfolgt mit Hilfe der Dünnschichtchromatographie (V.6.20.2) unter Verwendung einer Schicht von Kieselgel H *R*.

Untersuchungslösung: 0,2 g Substanz werden in Methanol *R* zu 10 ml gelöst. Die Lösung ist unmittelbar vor Gebrauch herzustellen.

---

[1] Dimeticon mit einer nominalen Viskosität von 50 $mm^2 \cdot s^{-1}$ und weniger ist nur zur äußerlichen Anwendung bestimmt.

Referenzlösung: 1 ml der Untersuchungslösung wird mit Methanol *R* zu 100 ml verdünnt.

Auf die Platte werden getrennt 5 µl jeder Lösung aufgetragen. Die Chromatographie erfolgt mit einer Mischung von 1 Volumteil Diethylamin *R*, 20 Volumteilen Methanol *R* und 80 Volumteilen Chloroform *R* über eine Laufstrecke von 10 cm. Die Platte wird 5 min lang an der Luft getrocknet, mit Schwefelsäure 96 % *R* besprüht und 10 min lang oder bis zum Erscheinen der Flecke bei 120 °C erhitzt. Im Chromatogramm der Untersuchungslösung auftretende Nebenflecke dürfen nicht größer oder stärker gefärbt sein als der mit der Referenzlösung erhaltene Fleck.

Trocknungsverlust (V.6.22): Höchstens 0,5 Prozent, mit 1,00 g Substanz durch Trocknen im Trockenschrank bei 100 bis 105 °C bestimmt.

Sulfatasche (V.3.2.14): Höchstens 0,1 Prozent, mit 1,0 g Substanz bestimmt.

Gehaltsbestimmung

0,250 g Substanz, in 20 ml wasserfreier Essigsäure *R* gelöst und mit 10 ml Quecksilber(II)-acetat-Lösung *R* versetzt, werden nach „Titration in wasserfreiem Medium" (V.3.5.5) unter Zusatz von 0,05 ml Kristallviolett-Lösung *R* mit 0,1 N-Perchlorsäure titriert.

1 ml 0,1 N-Perchlorsäure entspricht 29,18 mg $C_{17}H_{22}ClNO$.

Lagerung

Vor Licht geschützt.

Vorsichtig zu lagern!

Diphtherie-Adsorbat-Impfstoff

Vaccinum diphtheriae adsorbatum

Diphtherie-Adsorbat-Impfstoff ist eine Zubereitung von Diphtherie-Formoltoxoid, das an einen mineralischen Träger adsorbiert ist. Das Formoltoxoid wird aus dem Toxin gewonnen, das beim Wachstum des *Corynebacterium diphtheriae* in einem geeigneten Nährmedium gebildet wird, und das nach einer Methode behandelt wird, welche die Reversion des Toxoids zum Toxin, besonders durch Wärmeeinwirkung, verhindert.

Der Impfstoff wird durch Zusatz von Diphtherie-Toxoid mit mindestens 1500 Flockungseinheiten (1500 Lf) je Milligramm Proteinstickstoff zu einer Suspension von hydratisiertem Aluminiumphosphat, Aluminiumhydroxid oder Calciumphosphat in einer 0,9prozentigen Lösung (*m*/V) von Natriumchlorid oder einer anderen geeigneten blutisotonischen Lösung hergestellt. Bestimmte Konservierungsmittel, insbesondere Phenol und Phenolderivate, beeinflussen die antigene Wirksamkeit des Impfstoffs nachteilig; diese dürfen dem Impfstoff nicht zugesetzt werden.

Prüfung auf Identität

Der Impfstoff wird mit so viel Natriumcitrat *R* versetzt, daß eine 10prozentige Lösung (*m*/V) erhalten wird, und etwa 16 h lang bei 37 °C gehalten. Anschließend wird zentrifugiert. Die klare, überstehende Flüssigkeit gibt mit einem geeigneten Diphtherie-Antitoxin einen Niederschlag.

Prüfung auf Reinheit

Spezifische Toxizität: 5 gesunden Meerschweinchen von je 250 bis 350 g Körpermasse, die zuvor keinerlei die Prüfung störende Behandlung erhalten haben, werden jeweils das Fünffache der in der Beschriftung angegebenen Einzeldosis subkutan injiziert. Wenn innerhalb von 42 Tagen nach der Injektion irgendein Tier Symptome einer Vergiftung mit Diphtherie-Toxin zeigt oder daran stirbt, entspricht der Impfstoff nicht der Prüfung. Stirbt mehr als ein Tier aus Gründen, die nicht mit dem Impfstoff in Zusammenhang stehen, ist die Prüfung zu wiederholen. Stirbt auch bei der Wiederholungsprüfung ein Tier, so entspricht der Impfstoff nicht der Prüfung.

Aluminium: Wenn Aluminiumhydroxid oder hydratisiertes Aluminiumphosphat als Adsorbens verwendet wird, muß der Impfstoff der in der Monographie **Impfstoffe für Menschen (Vaccina ad usum humanum)** vorgeschriebenen Prüfung entsprechen.

Calcium: Wenn Calciumphosphat als Adsorbens verwendet wird, muß der Impfstoff der in der Monographie **Impfstoffe für Menschen** vorgeschriebenen Prüfung entsprechen.

Freier Formaldehyd: Der Impfstoff muß der in der Monographie **Impfstoffe für Menschen** vorgeschriebenen Prüfung entsprechen.

Sterilität (V.2.1.1): Der Impfstoff muß der „Prüfung auf Sterilität" entsprechen.

Anomale Toxizität (V.2.1.5): Der Impfstoff muß der Prüfung auf „Anomale Toxizität" von Sera und Impfstoffen für Menschen entsprechen.

Prüfung auf Wirksamkeit

Die Wirksamkeit des Impfstoffs wird nach einer der vorgeschriebenen Methoden bestimmt (V.2.2.7).

Die untere Vertrauensgrenze (P = 0,95) der ermittelten Wirksamkeit muß mindestens 30 I.E. je Einzeldosis betragen.

Lagerung

Entsprechend **Impfstoffe für Menschen.**

Dauer der Verwendbarkeit: Unter den vorgeschriebenen Lagerungsbedingungen im allgemeinen 5 Jahre.

Diphtherie-Antitoxin

Immunoserum diphthericum

Diphtherie-Antitoxin enthält antitoxische Globuline mit der Eigenschaft, das von *Corynebacterium diphtheriae* gebildete Toxin spezifisch zu neutralisieren. Es wird durch Fraktionierung aus dem Serum von Pferden oder anderen Säugetieren gewonnen, die gegen Diphtherie-Toxin immunisiert wurden.

Prüfung auf Identität

Die Zubereitung neutralisiert spezifisch das von *C. diphtheriae* gebildete Toxin und macht es für empfängliche Tiere unschädlich.

Prüfung auf Reinheit

Die Zubereitung muß den in der Monographie **Immunsera für Menschen (Immunosera ad usum humanum)** vorgeschriebenen Prüfungen entsprechen.

Prüfung auf Wirksamkeit

Die Zubereitung muß mindestens 1000 I.E. Antitoxin je Milliliter enthalten, wenn sie aus Pferdeserum gewonnen wurde. Sie muß mindestens 500 I.E. je Milliliter enthalten, wenn sie aus Serum anderer Säugetierarten gewonnen wurde.

Die Wirksamkeit der Zubereitung wird bestimmt, indem die zum Schutz der Meerschweinchen oder Kaninchen gegen die Wirkung einer bestimmten Menge Diphtherie-Toxin ausreichende Dosis mit der Menge der Standardzubereitung für Diphtherie-Antitoxin verglichen wird, die für denselben Schutz notwendig ist. Für diesen Vergleich sind eine in Internationalen Einheiten eingestellte Standardzubereitung von Diphtherie-Antitoxin und ein geeignetes Diphtherie-Toxin als Testtoxin erforderlich. Die Wirksamkeit des Testtoxins wird im Verhältnis zur Standardzubereitung bestimmt; die Wirksamkeit des Antitoxins wird mit derselben Methode im Verhältnis zur Wirksamkeit des Testtoxins ermittelt.

Die Internationale Einheit Antitoxin entspricht der spezifisch neutralisierenden Wirksamkeit gegenüber Diphtherie-Toxin, die in einer bestimmten Menge des Internationalen Standards[1] enthalten ist, welcher aus getrocknetem Immunserum vom Pferd besteht.

Herstellung des Testtoxins: Die Zubereitung wird aus Kulturen von *C. diphtheriae* in flüssigem Nährmedium hergestellt. Durch Filtration wird daraus ein steriles toxisches Filtrat gewonnen, welches bei 4 °C gelagert wird.

Auswahl des Testtoxins: Die Auswahl eines Toxins als Testtoxin erfolgt anhand der Bestimmung der Lr/100-Dosis und der minimalen Reaktionsdosis für Meerschweinchen oder Kaninchen bei einem Beobachtungszeitraum von 48 h. Das Testtoxin enthält mindestens 200 minimale Reaktionsdosen in einer Lr/100-Dosis.

Minimale Reaktionsdosis: Dies ist die kleinste Menge Toxin, welche nach intrakutaner Injektion bei Meerschweinchen oder Kaninchen innerhalb 48 h eine kleine, charakteristische Reaktion an der Injektionsstelle bewirkt.

Das Testtoxin wird einige Monate lang gelagert, bevor es für die Auswertung von Antitoxin verwendet werden kann. Während dieser Zeit nimmt seine Toxizität ab, und die Lr/100-Dosis kann zunehmen. Die minimale Reak-

[1] Der Wert in Internationalen Einheiten des Internationalen Standards wird von Zeit zu Zeit von der WHO festgelegt.

tionsdosis und die Lr/100-Dosis werden in kurzen Zeitabständen bestimmt. Sobald die Prüfung zeigt, daß die Lr/100-Dosis konstant ist, ist das Testtoxin gebrauchsfertig und kann über einen langen Zeitraum verwendet werden. Das Testtoxin wird im Dunkeln bei 0 bis 5 °C gelagert. Seine Sterilität wird gewahrt durch Zugabe von Toluol oder einem anderen Konservierungsmittel, das keinen schnellen Abfall der spezifischen Toxizität hervorruft.

Bestimmung der Toxin-Testdosis (lr/100-Dosis): Eine Lösung der Standardzubereitung in einer geeigneten Flüssigkeit wird so hergestellt, daß sie 0,1 I.E. Antitoxin je Milliliter enthält.

Mischungen der Lösung der Standardzubereitung mit dem Testtoxin werden so hergestellt, daß jede Mischung 1,0 ml der Lösung der Standardzubereitung, eines von mehreren abgestuften Volumina des Testtoxins und eine ausreichende Menge einer geeigneten Flüssigkeit enthält, um ein Gesamtvolumen von 2,0 ml zu erhalten. Die Mischungen werden 15 bis 60 min lang bei Raumtemperatur, vor Licht geschützt, stehengelassen. Von jeder Mischung werden zwei Tieren je 0,2 ml in die rasierte oder enthaarte Haut der Flanken injiziert. Danach werden die Tiere 48 h lang beobachtet.

Die Toxin-Testdosis ist diejenige Menge in 0,2 ml der Mischung mit der kleinsten Toxinmenge, die trotz partieller Neutralisation durch die Standardzubereitung eine kleine, aber charakteristische, Hautrötung an der Injektionsstelle verursacht.

Wirksamkeitsprüfung des Antitoxins: Eine Lösung der Standardzubereitung in einer geeigneten Flüssigkeit wird so hergestellt, daß sie 0,125 I.E. Antitoxin je Milliliter enthält.

Eine Lösung des Testtoxins in einer geeigneten Flüssigkeit wird so hergestellt, daß sie 12,5 Testdosen je Milliliter enthält.

Mischungen der Testtoxin-Lösung mit dem Antitoxin werden so hergestellt, daß jede 0,8 ml der Testtoxin-Lösung, eines von mehreren abgestuften Volumina des Antitoxins und eine ausreichende Menge einer geeigneten Flüssigkeit enthält, um ein Gesamtvolumen von 2,0 ml zu erhalten. In gleicher Weise werden Mischungen der Testtoxin-Lösung mit der Lösung der Standardzubereitung so hergestellt, daß jede 0,8 ml der Testtoxin-Lösung und eines von mehreren abgestuften Volumina der Lösung der Standardzubereitung enthält, wobei das mittlere Volumen der Reihe (0,8 ml) 0,1 I.E. Antitoxin enthält. Mit einer ausreichenden Menge einer geeigneten Flüssigkeit wird auf ein Gesamtvolumen von jeweils 2,0 ml aufgefüllt. Die Mischungen werden 15 bis 60 min lang bei Raumtemperatur, vor Licht geschützt, stehengelassen. Von jeder Mischung werden zwei Tieren je 0,2 ml in die rasierte oder enthaarte Haut der Flanken injiziert. Danach werden die Tiere 48 h lang beobachtet.

Die Mischung mit der größten Antitoxinmenge, welche die Tiere nicht vor den Hautrötungen durch das Toxin schützt, enthält 0,1 I.E. Diese Menge dient zur Berechnung der Wirksamkeit des Diphtherie-Antitoxins in Internationalen Einheiten je Milliliter.

Die Prüfung darf nur ausgewertet werden, wenn an allen Stellen, in die Mischungen mit 0,8 ml oder weniger Lösung der Standardzubereitung injiziert wurden, Hautrötungen auftreten und diese an allen Stellen fehlen, in die Mischungen mit mehr als 0,8 ml Standardzubereitung injiziert wurden.

Lagerung

Lagerung und Dauer der Verwendbarkeit siehe **Immunsera für Menschen.**

Diphtherie-Pertussis-Tetanus-Adsorbat-Impfstoff

Vaccinum diphtheriae, tetani et pertussis adsorbatum

Diphtherie-Pertussis-Tetanus-Adsorbat-Impfstoff ist eine Zubereitung von Diphtherie-Formoltoxoid und Tetanus-Formoltoxoid, die an einen mineralischen Träger adsorbiert sind, und einer Suspension inaktivierter *Bordetella pertussis.* Die Formoltoxoide werden von den Toxinen gewonnen, die beim Wachstum von *Corynebacterium diphtheriae* und *Clostridium tetani* in einem geeigneten Nährmedium gebildet werden, und die nach einer Methode behandelt werden, welche die Reversion des Toxoids zum Toxin, besonders durch Wärmeeinwirkung, verhindert. Die Suspension von inaktivierten *B. pertussis* wird so hergestellt, wie in der Monographie **Pertussis-Impfstoff (Vaccinum pertussis)** beschrieben ist.

Der Impfstoff wird durch Zusatz von Diphtherie-Toxoid mit mindestens 1500 Flockungseinheiten (1500 Lf) je Milligramm Proteinstickstoff und von Tetanus-Toxoid mit mindestens 1000 Flockungseinheiten (1000 Lf) je Milligramm Proteinstickstoff zu einer Suspension von hydratisiertem Aluminiumphosphat, Aluminiumhydroxid oder Calciumphosphat in einer 0,9prozentigen Lösung (*m*/V) von Natriumchlorid oder einer anderen geeigneten blutisotonischen Lösung und schließlich Zusatz einer Suspension inaktivierter *Bordetella-pertussis*-Bakterien hergestellt. Bestimmte Konservierungsmittel, insbesondere Phenol und Phenolderivate sowie quartäre Ammoniumsalze, beeinflussen die antigene Wirksamkeit des Impfstoffs nachteilig; diese dürfen dem Impfstoff nicht zugesetzt werden.

Prüfung auf Identität

A. Der Impfstoff wird mit soviel Natriumcitrat *R* versetzt, daß eine 10prozentige Lösung (*m*/V) erhalten wird, und etwa 16 h lang bei 37 °C gehalten. Anschließend wird zentrifugiert. Die klare, überstehende Flüssigkeit gibt mit einem geeigneten Diphtherie-Antitoxin einen Niederschlag.

B. Die klare, überstehende Flüssigkeit der Prüfung auf Identität A gibt mit einem geeigneten Tetanus-Antitoxin einen Niederschlag.

C. Wird der Impfstoff mit einem geeigneten *B.-pertussis*-Antiserum versetzt, so agglutiniert die Pertussis-Komponente.

Prüfung auf Reinheit

Spezifische Toxizität: 5 gesunden Meerschweinchen von je 250 bis 350 g Körpermasse, die zuvor keinerlei die Prüfung störende Behandlung erhalten haben, werden jeweils das Fünffache der in der Beschriftung angegebenen Einzeldosis subkutan injiziert. Wenn innerhalb von 42 Tagen nach der Injektion irgendein Tier Symptome einer Vergiftung mit Diphtherie- oder Tetanus-Toxin zeigt oder daran stirbt, entspricht der Impfstoff nicht der Prüfung. Stirbt mehr als ein Tier aus Gründen, die nicht mit dem Impfstoff in Zusammenhang stehen, ist die Prüfung zu wiederholen. Stirbt auch bei der Wiederholungsprüfung ein Tier, entspricht der Impfstoff nicht der Prüfung.

Aluminium: Wenn Aluminiumhydroxid oder hydratisiertes Aluminiumphosphat als Adsorbens verwendet wird, muß der Impfstoff der in der Monographie **Impfstoffe für Menschen (Vaccina ad usum humanum)** vorgeschriebenen Prüfung entsprechen.

Calcium: Wenn Calciumphosphat als Adsorbens verwendet wird, muß der Impfstoff der in der Monographie **Impfstoffe für Menschen** vorgeschriebenen Prüfung entsprechen.

Freier Formaldehyd: Der Impfstoff muß der in der Monographie **Impfstoffe für Menschen** vorgeschriebenen Prüfung entsprechen.

Sterilität (V.2.1.1): Der Impfstoff muß der „Prüfung auf Sterilität" entsprechen.

Anomale Toxizität (V.2.1.5): Der Impfstoff muß der Prüfung auf „Anomale Toxizität" von Sera und Impfstoffen für Menschen entsprechen.

Prüfung auf Wirksamkeit

Diphtherie-Komponente: Die Bestimmung der Wirksamkeit (V.2.2.7) erfolgt nach einer der für **Diphtherie-Adsorbat-Impfstoff (Vaccinum diphtheriae adsorbatum)** vorgeschriebenen Methoden.

Die untere Vertrauensgrenze (P = 0,95) der ermittelten Wirksamkeit muß mindestens 30 I.E. je Einzeldosis betragen.

Tetanus-Komponente: Die Bestimmung der Wirksamkeit (V.2.2.9) erfolgt nach einer der für **Tetanus-Adsorbat-Impfstoff (Vaccinum tetani adsorbatum)** vorgeschriebenen Methoden.

Wenn die Prüfung an Meerschweinchen erfolgt, muß die untere Vertrauensgrenze (P = 0,95) der ermittelten Wirksamkeit mindestens 40 I.E. je Einzeldosis betragen; wenn die Prüfung an Mäusen erfolgt, muß die untere Vertrauensgrenze der ermittelten Wirksamkeit mindestens 60 I.E. je Einzeldosis betragen.

Pertussis-Komponente: Die Bestimmung der Wirksamkeit erfolgt nach den Angaben für Pertussis-Impfstoff (V.2.2.8).

Die ermittelte Wirksamkeit muß mindestens 4 I.E. und die untere Vertrauensgrenze (P = 0,95) der ermittelten Wirksamkeit mindestens 2 I.E. je Einzeldosis betragen.

Lagerung

Entsprechend **Impfstoffe für Menschen.**

Dauer der Verwendbarkeit: Unter den vorgeschriebenen Lagerungsbedingungen im allgemeinen 2 Jahre.

Diphtherie-Tetanus-Adsorbat-Impfstoff

Vaccinum diphtheriae et tetani adsorbatum

Diphtherie-Tetanus-Adsorbat-Impfstoff ist eine Zubereitung von Diphtherie-Formoltoxoid und Tetanus-Formoltoxoid, die an einen mineralischen Träger adsorbiert sind. Die Formoltoxoide werden aus den Toxinen gewonnen, die beim Wachstum des *Corynebacterium diphtheriae* und des *Clostridium tetani* in einem geeigneten Nährmedium gebildet werden und die nach einer Methode behandelt werden, welche die Reversion des Toxoids zum Toxin, besonders durch Wärmeeinwirkung, verhindert.

Der Impfstoff wird durch Zusatz von Diphtherie-Toxoid mit mindestens 1500 Flockungseinheiten (1500 Lf) je Milligramm Proteinstickstoff und von Tetanus-Toxoid mit mindestens 1000 Flockungseinheiten (1000 Lf) je Milligramm Proteinstickstoff zu einer Suspension von hydratisiertem Aluminiumphosphat, Aluminiumhydroxid oder Calciumphosphat in einer 0,9prozentigen Lösung (*m*/V) von Natriumchlorid oder einer anderen, geeigneten blutisotonischen Lösung hergestellt. Bestimmte Konservierungsmittel, insbesondere Phenol und Phenolderivate, beeinflussen die antigene Wirksamkeit des Impfstoffs nachteilig; diese dürfen dem Impfstoff nicht zugesetzt werden.

Prüfung auf Identität

A. Der Impfstoff wird mit soviel Natriumcitrat *R* versetzt, daß eine 10prozentige Lösung (*m*/V) erhalten wird, und etwa 16 h lang bei 37 °C gehalten. Anschließend wird zentrifugiert. Die klare, überstehende Flüssigkeit gibt mit einem geeigneten Diphtherie-Antitoxin einen Niederschlag.

B. Die klare, überstehende Flüssigkeit der Prüfung auf Identität A gibt mit einem geeigneten Tetanus-Antitoxin einen Niederschlag.

Prüfung auf Reinheit

Spezifische Toxizität: 5 gesunden Meerschweinchen von je 250 bis 350 g Körpermasse, die zuvor keinerlei die Prüfung störende Behandlung erhalten haben, werden jeweils das Fünffache der in der Beschriftung angegebenen Einzeldosis subkutan injiziert. Wenn innerhalb von 42 Tagen nach der Injektion irgendein Tier Symptome einer Vergiftung mit Diphtherie- oder Tetanus-Toxin zeigt oder daran stirbt, entspricht der Impfstoff nicht der Prüfung. Stirbt mehr als ein Tier aus Gründen, die nicht mit dem Impfstoff in Zusammenhang stehen, ist die Prüfung zu wiederholen. Stirbt auch bei der Wiederholungsprüfung ein Tier, entspricht der Impfstoff nicht der Prüfung.

Aluminium: Wenn Aluminiumhydroxid oder hydratisiertes Aluminiumphosphat als Adsorbens verwendet wird, muß der Impfstoff der in der Monographie **Impfstoffe für Menschen (Vaccina ad usum humanum)** vorgeschriebenen Prüfung entsprechen.

Calcium: Wenn Calciumphosphat als Adsorbens verwendet wird, muß der Impfstoff der in der Monographie **Impfstoffe für Menschen** vorgeschriebenen Prüfung entsprechen.

Freier Formaldehyd: Der Impfstoff muß der in der Monographie **Impfstoffe für Menschen** vorgeschriebenen Prüfung entsprechen.

Sterilität (V.2.1.1): Der Impfstoff muß der „Prüfung auf Sterilität“ entsprechen.

Anomale Toxizität (V.2.1.5): Der Impfstoff muß der Prüfung auf „Anomale Toxizität“ von Sera und Impfstoffen für Menschen entsprechen.

Prüfung auf Wirksamkeit

Diphtherie-Komponente: Die Bestimmung der Wirksamkeit (V.2.2.7) erfolgt nach einer der für **Diphtherie-Adsorbat-Impfstoff (Vaccinum diphtheriae adsorbatum)** vorgeschriebenen Methoden.

Die untere Vertrauensgrenze ($P = 0{,}95$) der ermittelten Wirksamkeit muß mindestens 30 I.E. je Einzeldosis betragen.

Tetanus-Komponente: Die Bestimmung der Wirksamkeit (V.2.2.9) erfolgt nach einer der für **Tetanus-Adsorbat-Impfstoff (Vaccinium tetani adsorbatum)** vorgeschriebenen Methoden.

Die untere Vertrauensgrenze ($P = 0{,}95$) der ermittelten Wirksamkeit muß mindestens 40 I.E. je Einzeldosis betragen.

Lagerung

Entsprechend **Impfstoffe für Menschen.**

Dauer der Verwendbarkeit: Unter den vorgeschriebenen Lagerungsbedingungen im allgemeinen 5 Jahre.

Diprophyllin

Diprophyllinum

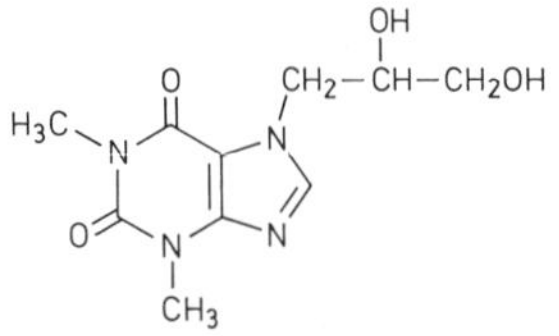

$C_{10}H_{14}N_4O_4$ M_r 254,2

Diprophyllin enthält mindestens 98,5 und höchstens 101,0 Prozent *(RS)*-7-(2,3-Dihydroxypropyl)-1,3-dimethyl-2,6(1*H*,3*H*)purindion, berechnet auf die getrocknete Substanz.

Eigenschaften

Weißes, kristallines Pulver; leicht löslich in Wasser, schwer löslich in Chloroform und Ethanol, praktisch unlöslich in Ether.

Prüfung auf Identität

Die Prüfung B kann entfallen, wenn die Prüfungen A, C und D durchgeführt werden. Die Prüfungen A und D können entfallen, wenn die Prüfungen B und C durchgeführt werden.

A. Schmelztemperatur (V.6.11.1): 160 bis 165 °C.

B. Das IR-Absorptionsspektrum (V.6.18) der Substanz zeigt im Vergleich mit dem von Diprophyllin *CRS* Maxima bei denselben Wellenlängen mit den gleichen relativen Intensitäten. Die Prüfung erfolgt mit Hilfe von Preßlingen unter Verwendung von 0,5 bis 1,0 mg Substanz und 0,3 g Kaliumbromid *R*.

C. 1 g Substanz wird in 5 ml Acetanhydrid *R* gelöst. Die Lösung wird 15 min lang unter Rückfluß erhitzt und anschließend abgekühlt. Nach Zusatz von 100 ml einer Mischung von 20 Volumteilen Ether *R* und 80 Volumteilen Petroläther *R* wird unter gelegentlichem Umschütteln mindestens 20 min lang in einer Eis-Wasser-Mischung gekühlt. Der Niederschlag wird abfiltriert, mit einer Mischung von 20 Volumteilen Ether *R* und 80 Volumteilen Petroläther *R* gewaschen und aus Ethanol 96 % *R* umkristallisiert. Nach dem Trocknen im Vakuum schmelzen (V.6.11.1) die Kristalle zwischen 142 und 148 °C.

D. Die Substanz gibt die Identitätsreaktion auf Xanthine (V.3.1.1).

Prüfung auf Reinheit

Prüflösung: 2,5 g Substanz werden in kohlendioxidfreiem Wasser *R* zu 50 ml gelöst.

Aussehen der Lösung: Die Prüflösung muß klar (V.6.1) und farblos (V.6.2, Methode II) sein.

Sauer oder alkalisch reagierende Substanzen: 10 ml Prüflösung werden mit 0,25 ml Bromthymolblau-Lösung *R* 1 versetzt. Die Lösung muß gelb oder grün gefärbt sein. Bis zum Farbumschlag nach Blau dürfen höchstens 0,4 ml 0,01 N-Natriumhydroxid-Lösung verbraucht werden.

Verwandte Substanzen: Die Prüfung erfolgt mit Hilfe der Dünnschichtchromatographie (V.6.20.2) unter Verwendung einer Schicht von Kieselgel HF_{254} *R*.

Untersuchungslösung: 0,30 g Substanz werden in einer Mischung von 20 Volumteilen Wasser und 30 Volumteilen Methanol *R* zu 10 ml gelöst. Die Lösung ist unmittelbar vor Gebrauch herzustellen.

Referenzlösung a: 1,0 ml Untersuchungslösung wird mit Methanol *R* zu 100 ml verdünnt.

Referenzlösung b: 0,2 ml Untersuchungslösung werden mit Methanol *R* zu 100 ml verdünnt.

Referenzlösung c: 10 mg Theophyllin *R* werden in Methanol *R* gelöst. Die Lösung wird mit 0,3 ml Untersuchungslösung versetzt und mit Methanol *R* zu 10 ml verdünnt.

Auf die Platte werden getrennt 10 µl jeder Lösung aufgetragen. Die Chromatographie erfolgt mit einer Mischung von 1 Volumteil Ammoniak-Lösung 26 % *R*, 10 Volumteilen wasserfreiem Ethanol *R* und 90 Volumteilen Chloroform *R* über eine Laufstrecke von 15 cm. Die Platte wird an der Luft getrocknet und im ultravioletten Licht bei 254 nm ausgewertet. Kein im Chromatogramm der Untersuchungslösung auftretender Nebenfleck darf größer oder intensiver sein als der Fleck im Chromatogramm der Referenzlösung a, und höchstens ein Fleck darf größer oder intensiver sein als der Fleck im Chromatogramm der Referenzlösung b. Die Prüfung darf nur ausgewertet werden, wenn das Chromatogramm der Referenzlösung c deutlich voneinander getrennt 2 Flecke zeigt.

Chlorid (V.3.2.4): 2,5 ml Prüflösung, mit Wasser zu 15 ml verdünnt, müssen der Grenzprüfung auf Chlorid entsprechen (400 ppm).

Schwermetalle (V.3.2.8): 12 ml Prüflösung müssen der Grenzprüfung A auf Schwermetalle entsprechen (20 ppm). Zur Herstellung der Referenzlösung wird die Blei-Lösung (1 ppm Pb) *R* verwendet.

Trocknungsverlust (V.6.22): Höchstens 0,5 Prozent, mit 1,000 g Substanz durch Trocknen im Trockenschrank bei 100 bis 105 °C bestimmt.

Sulfatasche (V.3.2.14): Höchstens 0,1 Prozent, mit 1,0 g Substanz bestimmt.

Gehaltsbestimmung

0,200 g Substanz werden in 3,0 ml wasserfreier Ameisensäure *R* gelöst. Nach Zusatz von 50,0 ml Acetanhydrid *R* wird nach „Titration in wasserfreiem Medium" (V.3.5.5) mit 0,1 N-Perchlorsäure titriert. Der Endpunkt wird mit Hilfe der „Potentiometrie" (V.6.14) bestimmt.

1 ml 0,1 N-Perchlorsäure entspricht 25,42 mg $C_{10}H_{14}N_4O_4$.

Lagerung

Vor Licht geschützt.

Vorsichtig zu lagern!

Distickstoffmonoxid

Nitrogenii oxidum

N_2O M_r 44,01

Distickstoffmonoxid enthält mindestens 98,0 Prozent (V/V) N_2O in der Gasphase.

Eigenschaften

Farb- und geruchloses Gas. Bei einer Temperatur von 20 °C und einem Druck von 101,3 kPa löst sich 1 Volumteil Gas in etwa 1,5 Volumteilen Wasser.

Prüfung auf Identität

A. Das IR-Absorptionsspektrum (V.6.18) zeigt im Vergleich mit dem Distickstoffmonoxid-Referenzspektrum Maxima bei denselben Wellenlängen mit den gleichen relativen Intensitäten.

B. Ein glühender Holzspan flammt in Gegenwart des Gases auf.

C. Das Gas wird mit einer alkalischen Pyrogallol-Lösung *R* geschüttelt. Das Gas wird weder absorbiert noch entwickelt sich eine Braunfärbung.

Prüfung auf Reinheit

Die Prüfungen sind mit einer vollen Flasche, aus der noch kein Gas entommen wurde, durchzuführen. Vor Ausführung der Prüfungen wird die Gasflasche mindestens 6 h lang bei Raumtemperatur gelagert. Bei allen Prüfungen wird die Flasche senkrecht gestellt. Wenn nichts anderes angegeben ist, wird der Gasstrom auf 4 l je Stunde eingestellt.

Kohlenmonoxid (V.3.3.2): Die Prüfung wird mit der ersten Fraktion des aus der Flasche strömenden Gases ausgeführt. Für die Prüfung werden 5,0 l Gas und für den Blindwert 5,0 l Argon *R* verwendet. Die Differenz der bei beiden Titrationen verbrauchten Milliliter 0,002 N-Natriumthiosulfat-Lösung darf höchstens 0,5 ml betragen (10 ppm (V/V)).

Für die folgenden 4 Prüfungen wird das Gas in ein geeignetes Reagenz geleitet. Dazu wird eine zylindrische, hermetisch verschließbare und mit flachem Boden versehene Gaswaschflasche verwendet, die so groß ist, daß 50 ml Flüssigkeit eine Höhe von 12 bis 14 cm ergeben, und die

a) mit einem Eintrittsrohr, das als Kapillare von 1 mm innerem Durchmesser in das Reagenz bis 2 mm über dem Boden taucht, und

b) mit einem Austrittsrohr versehen ist.

Die Referenzlösungen werden in gleichen Gaswaschflaschen hergestellt.

Sauer oder alkalisch reagierende Substanzen:

Untersuchungslösung: 2,0 l Gas werden durch eine Mischung von 0,1 ml 0,01 N-Salzsäure und 50 ml kohlendioxidfreiem Wasser *R* geleitet.

Referenzlösung a: 50 ml kohlendioxidfreies Wasser *R*.

Referenzlösung b: 0,2 ml 0,01 N-Salzsäure werden mit 50 ml kohlendioxidfreiem Wasser *R* verdünnt.

Jede Lösung wird mit 0,1 ml einer 0,02prozentigen Lösung (*m*/V) von Methylrot *R* in Ethanol 70 % (V/V) versetzt. Die Farbintensität der Untersuchungslösung muß zwischen derjenigen der Referenzlösung a und der Referenzlösung b liegen.

Kohlendioxid: 1,0 l Gas wird durch 50 ml Bariumhydroxid-Lösung *R*, welche klar sein muß, geleitet. Eine auftretende Trübung darf nicht stärker sein als die einer gleichzeitig folgendermaßen hergestellten Referenzlösung: 1 ml einer 0,11prozentigen Lösung (*m*/V) von Natriumhydrogencarbonat *R* in kohlendioxidfreiem Wasser *R* wird zu 50 ml Bariumhydroxid-Lösung *R* gegeben (300 ppm (V/V)).

Stickstoffmonoxid, -dioxid: Die Prüfung wird durchgeführt, nachdem die 5,0 l des für die Prüfung auf „Kohlenmonoxid" verwendeten Gases der Flasche entnommen wurden. Das Gas wird durch zwei, wie oben beschrieben, hintereinander geschaltete Gaswaschflaschen geleitet.

Getrennt werden Proben aus der Gasphase und den flüssigen Phasen geprüft. Um die flüssige Phase zu entnehmen, wird die Flasche umgedreht; das flüssige Gas verflüchtigt sich nach der Öffnung des Hahns. In die erste Gaswaschflasche werden 15 ml einer Lösung, die 2,5 Prozent (*m*/V) Kaliumpermanganat *R* und 1,2 Prozent (V/V) Schwefelsäure 96 % *R* enthält, gegeben, in die zweite Flasche 20 ml Nitrit-Reagenz *R*. Das Austrittsrohr der ersten Gaswaschflasche wird mit dem Eintrittsrohr der zweiten Gaswaschflasche verbunden.

2,5 l Gas werden mit einer Durchflußrate von 15,0 l je Stunde durch die Reagenzien geleitet. Als Referenzlösung dienen 20 ml Nitrit-Reagenz *R*, welchen 0,25 ml einer 0,00616prozentigen Lösung (*m*/V) von Natriumnitrit *R* zugesetzt werden. Untersuchungs- und Referenzlösung werden 10 min lang stehengelassen. Die Untersuchungslösung darf nicht stärker rot gefärbt sein als die Referenzlösung (2 ppm (V/V) NO + NO_2) für die flüssige und gasförmige Phase.

Halogene, Schwefelwasserstoff: 20,0 l Gas werden durch eine Mischung von 1 ml Silbernitrat-Lösung *R* 1 und 49 ml Wasser mit einer Durchflußrate von höchstens 15 l je Stunde geleitet. Verglichen mit einer Blindprobe darf sich die Lösung nicht braun färben. Wenn die Lösung eine Opaleszenz zeigt, darf sie nicht stärker sein als die der folgendermaßen hergestellten Referenzlösung: 1 ml Silbernitrat-Lösung *R* 1 wird mit 40 ml Chlorid-Lösung (5 ppm Cl) *R* und 0,15 ml Salpetersäure 12,5 % *R* versetzt und mit Wasser zu 50 ml verdünnt. Die Mischung wird 5 min lang vor Licht geschützt stehengelassen. Beide Mischungen werden bei einer Schichtdicke von 100 mm unter den in V.6.1 angegebenen Bedingungen miteinander verglichen (10 ppm Cl (*m*/V)).

Wasser: Der Wassergehalt wird mit Hilfe eines Taupunkthygrometers, wie unten beschrieben (siehe Abb. 1), bestimmt. Das Gerät besteht aus einem kreisrunden Metallsockel *(B)*, in den sich ein Glaszylinder *(A)* von 120 mm Durchmesser und etwa 250 mm Höhe einfügt. Der obere Teil des Zylinders trägt einen Metalldeckel *(C)*, der in der Mitte eine kreisrunde Öffnung von 80 mm Durchmesser hat. Ein zylindrisches metallisches Behältnis *(D)* mit einem

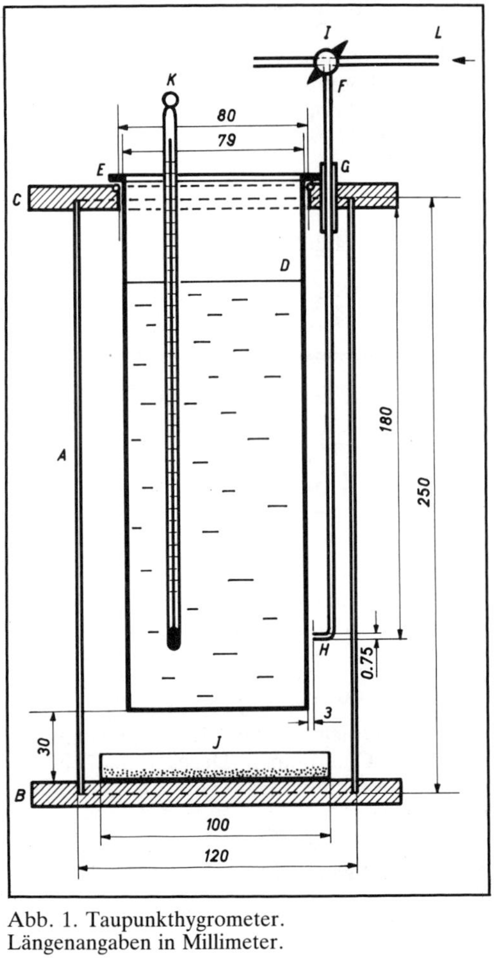

Abb. 1. Taupunkthygrometer. Längenangaben in Millimeter.

äußeren Durchmesser von 79 mm wird durch die Öffnung so weit eingeführt, daß der Boden 30 mm über dem Metallsockel *(B)* steht. Das Metallbehältnis wird mit Hilfe eines Metallringes *(E)* festgehalten, welcher mit einem ringsherum laufenden Stahlwulst in einer Rille ruht. Ein Metallrohr *(F)* wird senkrecht durch eine runde Öffnung im Deckel eingeführt und mit Hilfe von Führungen *(G)* im Raum zwischen Glaszylinder und Metallbehältnis festgehalten. Das Metallrohr reicht mit einer Länge von 180 mm unter den Deckel und ist am Ende rechtwinkling umgebogen und zu einer Düse *(H)* mit einem inneren Durchmesser von 0,75 mm verengt. Die Öffnung der Düse befindet sich 3 mm von der Wand des Metallbehältnisses entfernt. Der obere Teil des Metallrohrs ist mit einem Dreiwegehahn *(I)* versehen, der ermöglicht, das Gas entweder in die Atmosphäre oder in den unteren Teil des Rohres zu leiten. Die äußere Oberfläche des Metallbehältnisses muß dort, wo das Gas auftrifft, glatt und poliert sein. Der Raum zwischen Glaszylinder und Metallbehältnis muß vollkommen trokken sein. Zu diesem Zweck wird auf den Sockel eine flache Schale *(J)* von etwa 100 mm Durchmesser mit einer genügenden Menge Phosphor(V)-oxid *R* in möglichst gleichmäßiger Schicht gestellt. Das Trocknungsmittel muß 24 h vor der Prüfung in das Hygrometer eingebracht werden und während der ganzen Dauer der Prüfung dort verbleiben. Das Gerät ist mit einem geeigneten Thermometer *(K)*, eingeteilt von 0 bis −50 °C, versehen. Das Metallrohr *(L)*, welches das Hygrometer mit der Gasflasche verbindet, muß möglichst aus rostfreiem Stahl sein.

Ausführung: Der Dreiwegehahn wird so gedreht, daß das Gas in die Atmosphäre entweicht. Mindestens 1,0 l Gas wird so durchgeleitet, um das Gleichgewicht mit dem Wassergehalt des Gases in den Verbindungsrohren herzustellen. Dann wird der Dreiwegehahn so gedreht, daß das Gas durch die Düse geleitet wird. Etwa 500 ml Aceton *R* werden in das Metallbehältnis gefüllt und unter Umschütteln in kleinen Portionen festes Kohlendioxid zugesetzt. Bei langsamem Abkühlen auf −40 °C darf sich an der polierten Metallfläche kein Reif bilden (120 ppm (V/V)).

Gehaltsbestimmung

Eine Gasflasche wird verwendet, der mindestens 1 Prozent (m/m) Gas entnommen worden ist.

Eine Gasbürette von 100 ml (siehe Abb. 2) wird verwendet, deren oberes Ende mit einem Zweiwegehahn versehen ist, der mit einer Einfüllkapillare *(A)*, durch welche das Gas in die Apparatur eingeleitet wird, und mit einer Kapillare *(B)*, die zu einem Kondensationsgefäß *(C)* und einem Manometer *(M)* führt, verbunden ist. Das untere Ende der Gasbürette ist mit einem Einwegehahn versehen, der durch einen Vakuumschlauch mit einem Quecksilbergefäß verbunden ist. Im oberen Teil ist die Gasbürette bis zum Zweiwegehahn mit einer Einteilung in Zehntelmilliliter von 0 bis 5 ml eingeteilt und im unteren Teil mit einer Einteilung derselben Genauigkeit von 99,5 bis 100,5 ml versehen. Die Kapillare *(B)* führt zur Vierweg-Verzweigung. Der absteigende Arm der Verzweigung ist mit einem Kondensationsgefäß *(C)* von etwa 60 ml Inhalt verbunden. Der rechte Arm der Verzweigung ist verbunden mit einem Quecksilbermanometer. Die senkrechte Abzweigung hat einen Hahn *(D)*, der zur Entlüftung dient.

Die drei Hähne werden geschlossen und das Kondensationsgefäß derart in flüssigen Stickstoff getaucht, daß das Niveau direkt über dem oberen Teil des Kondensationsgefäßes liegt. Mit Hilfe des Zweiwegehahns und des beweglichen Quecksilbergefäßes wird der Druck auf einen Wert von p_0 zwischen 6,7 und 8 kPa, genau gemessen, eingestellt. Dieser Druck sollte 10 min lang konstant bleiben, um die Dichtigkeit der Apparatur zu prüfen. Nach dem Öffnen des Zweiwegehahns zur Einfüllkapillare *(A)* werden diese und die Gasbürette vollständig mit Quecksilber gefüllt und der Zweiwegehahn geschlossen. Ein Gummischlauch wird an das Ventil der Gasflasche mit einem geeigneten Manometer angeschlossen. Darauf strömt das Gas 1 min lang aus. Während des Ausströmens wird der Gummischlauch an die Einfüllkapillare *(A)* angeschlossen und der Zweiwegehahn nach *A* unmittelbar geöffnet. 100 ml Gas werden in die Gasbürette geleitet, wobei das Quecksilbergefäß gesenkt wird. Nach Entfernen des Gummischlauchs wird das Gas von der Bürette entfernt durch langsames Anheben des Quecksilbergefäßes über die Einfüllkapillare. 100 ml Gas werden unter Absenken des Quecksilbergefäßes in die Bürette eingeleitet, wobei darauf zu achten ist, daß der Gasdruck in der Bürette gleich dem äußeren Luftdruck ist. Der Zweiwegehahn wird geschlossen.

Das Quecksilbergefäß wird leicht über die Einfüllkapillare (A) gehoben und der flüssige Stickstoff bis auf die Mitte des Kondensationsgefäßes gesenkt. Der Zweiwegehahn der Gasbürette wird zur Verbindung mit dem Konden-

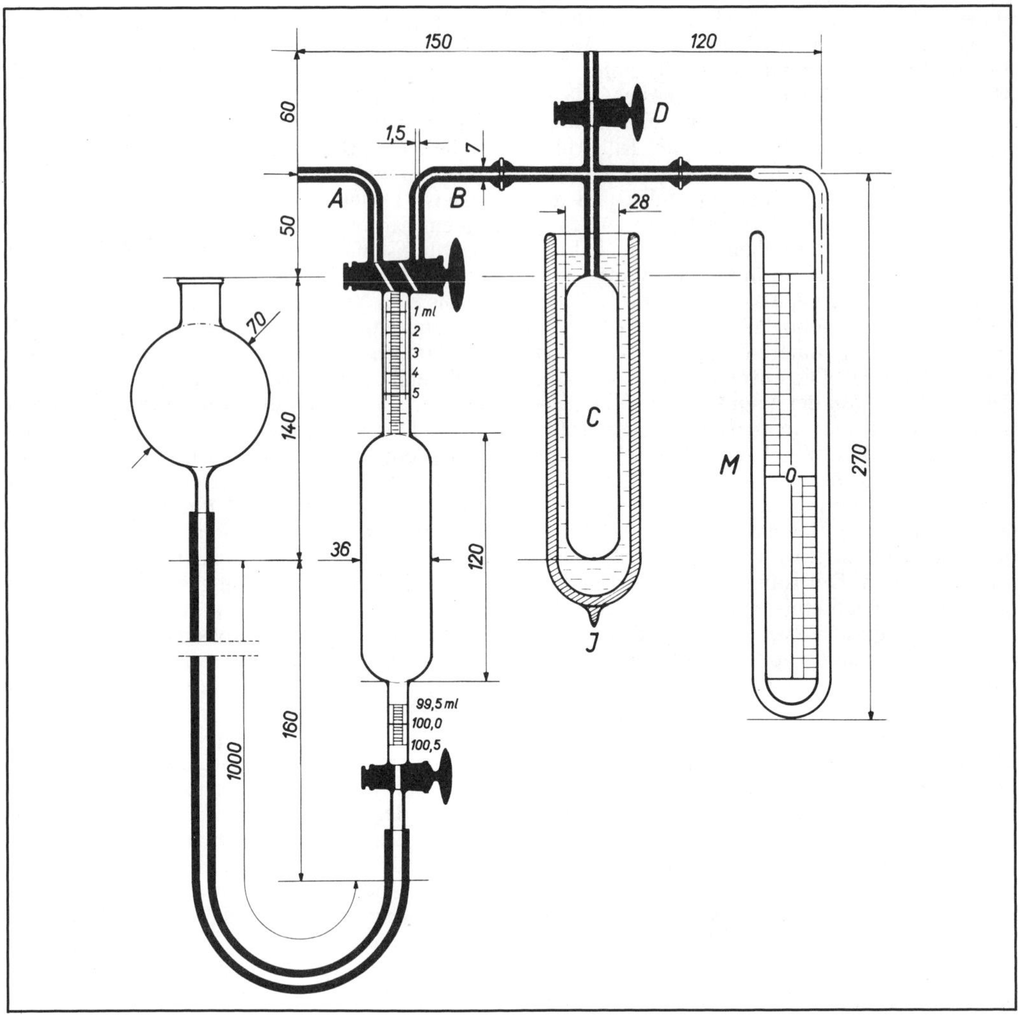

Abb. 2. Apparatur zur Gehaltsbestimmung von Distickstoffmonoxid. Längenangaben in Millimeter.

sationsgefäß vorsichtig geöffnet und das Quecksilber in die Gasbürette bis zum Erreichen des Zweiwegehahns eingefüllt. Der Zweiwegehahn wird geschlossen. Das Niveau des flüssigen Stickstoffs wird gehoben, bis das Kondensationsgefäß vollständig eintaucht. Nun wird gewartet, bis der Druck 2 min lang konstant bleibt.

Das Quecksilbergefäß wird in eine tiefere Stellung gebracht. Der Zweiwegehahn wird zur Verbindung mit dem Kondensationsgefäß geöffnet. Das Quecksilbergefäß wird in der Stellung so verändert, daß der angezeigte Manometerdruck gleich dem ursprünglich gewählten Druck p_0 ist. Der Zweiwegehahn wird geschlossen. Mit Hilfe des Quecksilbergefäßes wird der Druck in der Gasbürette dem äußeren Luftdruck angeglichen. Die Anzahl Milliliter Gas entspricht dem nicht kondensierbaren Volumen in 100 ml Distickstoffmonoxid.

Jeweils nach 10 Bestimmungen wird atmosphärische Luft durch Öffnen des Hahnes *(D)* hineingelassen. Der flüssige Stickstoff wird entfernt, damit sich das Kondensationsgefäß auf Raumtemperatur erwärmt.

Lagerung

Unter Druck in besonderen Metallflaschen. Die Sicherheitsvorschriften sind zu beachten.

Doxycyclinhyclat

Doxycyclini hyclas

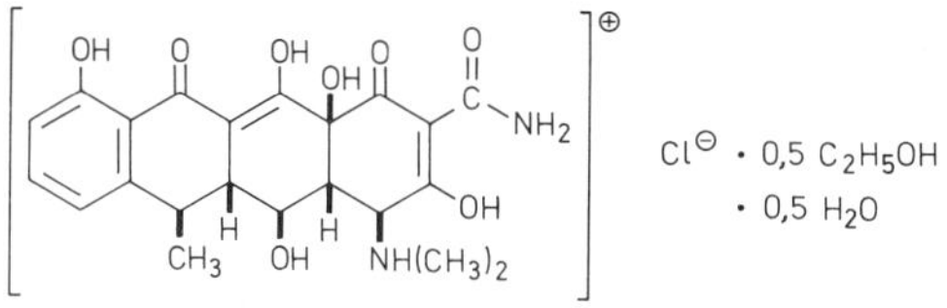

$C_{22}H_{25}ClN_2O_8 \cdot 0{,}5\,C_2H_6O \cdot 0{,}5\,H_2O$ M_r 512,9

Doxycyclinhyclat ist (4*S*,4a*R*,5*S*,5a*R*,6*R*,12a*S*)-4-Dimethylamino-1,4,4a,5,5a,6,11,12a-octahydro-3,5,10,12,12a-pentahydroxy-6-methyl-1,11-dioxo-2-naphthacen - carboxamid - hydrochlorid, Hemiethanol, Hemihydrat, eine antimikrobiell wirksame Substanz, die aus Oxytetracyclin oder Metacyclin gewonnen oder durch andere Verfahren hergestellt wird. Die Wirksamkeit beträgt mindestens 880 I.E. je Milligramm, berechnet auf die wasser- und lösungsmittelfreie Substanz.

Eigenschaften

Gelbes, kristallines Pulver, hygroskopisch; leicht löslich in Wasser und Methanol, wenig löslich in Ethanol, praktisch unlöslich in Chloroform und Ether. Die Substanz löst sich in Alkalihydroxid- und Alkalicarbonat-Lösungen.

Prüfung auf Identität

A. Die Prüfung erfolgt mit Hilfe der Dünnschichtchromatographie (V.6.20.2). Die Trennschicht von 0,4 mm Dicke wird wie folgt bereitet: 0,275 g Carbomer *R* werden mit 120 ml Wasser gemischt und 1 h lang unter schwachem Schütteln stehengelassen. Durch allmähliche Zugabe von Natriumhydroxid-Lösung 8,5 % *R* wird auf einen *p*H-Wert von 7 eingestellt und sodann 30 g Cellulose zur Chromatographie *R*1 zugegeben. Zum Erhalt der geeigneten Konsistenz wird die notwendige Menge Wasser zugesetzt (60 bis 80 ml).

Die Platte wird bei Raumtemperatur getrocknet. 30 Volumteile einer 7,16prozentigen Lösung (*m*/V) von Natriummonohydrogenphosphat *R* werden mit einer 2,1prozentigen Lösung (*m*/V) von Citronensäure *R* versetzt, bis ein *p*H-Wert von 4,5 erreicht ist (etwa 36 Volumteile). Die Lösung wird gleichmäßig auf die Platte gesprüht, bis Feuchtigkeitsspuren auftreten; anschließend wird die Platte 30 min lang bei 50 °C getrocknet.

Die Chromatographie muß unter Ausschluß direkter Lichteinwirkung erfolgen.

Untersuchungslösung: Je 5 mg Substanz, Chlortetracyclinhydrochlorid *CRS*, Demeclocyclinhydrochlorid *CRS*, Oxytetracyclinhydrochlorid *CRS* und Tetracyclinhydrochlorid *CRS* werden in Methanol *R* zu 10 ml gelöst.

Referenzlösung a: Je 5 mg Chlortetracyclinhydrochlorid *CRS*, Demeclocyclinhydrochlorid *CRS*, Oxytetracyclinhydrochlorid *CRS* und Tetracyclinhydrochlorid *CRS* werden in Methanol *R* zu 10 ml gelöst.

Referenzlösung b: Je 5 mg Chlortetracyclinhydrochlorid *CRS*, Demeclocyclinhydrochlorid *CRS*, Doxycyclinhyclat *CRS*, Oxytetracyclinhydrochlorid *CRS* und Tetracyclinhydrochlorid *CRS* werden in Methanol *R* zu 10 ml gelöst.

Auf die Platte wird getrennt 1 µl jeder Lösung aufgetragen. Die Platte wird mit einer bei etwa 5 °C hergestellten, 5prozentigen Lösung (*m*/V) von Trimethylpyridin *R* sehr fein und gleichmäßig besprüht, bis Feuchtigkeitsspuren sichtbar werden (etwa 8 ml für eine 200-mm × 200-mm-Platte); aufgrund unterschiedlicher Sprühtechniken wird die Platte, falls erforderlich, einige Zeit lang bei Raumtemperatur trocknen gelassen. Die Platte wird so in eine nicht mit Filterpapier ausgekleidete Chromatographiekammer gebracht, daß sie nicht mit der mobilen Phase in Berührung kommt, die aus einer Mischung von 6 Volumteilen Wasser, 30 Volumteilen Aceton *R* und 60 Volumteilen Ethylacetat *R* besteht. Die Platte wird 1 h lang den Lösungsmitteldämpfen ausgesetzt. Die Chromatographie erfolgt unter Verwendung derselben mobilen Phase über eine Laufstrecke von 15 cm. Die Platte wird an der Luft getrocknet und anschließend Ammoniakdämpfen ausgesetzt. Die Auswertung erfolgt sofort im ultravioletten Licht bei 365 nm[1]. Im Vergleich mit dem

[1] Die Dauer der Einwirkung der Ammoniakdämpfe und die Intensität der Ultraviolettlampe muß derart sein, daß die den Referenzsubstanzen entsprechenden Flecke sichtbar sind.

Chromatogramm der Referenzlösung a zeigt das Chromatogramm der Untersuchungslösung einen zusätzlichen Fleck, dessen Lage, in bezug auf die anderen Flecke des Chromatogrammes, identisch ist mit dem zusätzlichen Fleck im Chromatogramm der Referenzlösung b. Die Prüfung darf nur ausgewertet werden, wenn das Chromatogramm der Referenzlösung b, deutlich voneinander getrennt, mindestens 5 Flecke zeigt.

B. Werden etwa 2 mg Substanz mit 5 ml Schwefelsäure 96 % *R* versetzt, entsteht eine gelbe Färbung.

C. Die Substanz gibt die Identitätsreaktion a auf Chlorid (V.3.1.1).

Prüfung auf Reinheit

***p*H-Wert** (V.6.3.1): 0,1 g Substanz werden in kohlendioxidfreiem Wasser *R* zu 10 ml gelöst. Der *p*H-Wert der Lösung muß zwischen 2,0 und 3,0 liegen.

Spezifische Drehung (V.6.6): 0,250 g Substanz werden in einer Mischung von 1 Volumteil 1 N-Salzsäure und 99 Volumteilen Methanol *R* zu 25,0 ml gelöst. Die spezifische Drehung muß zwischen –105 und –120° liegen, berechnet auf die wasser- und lösungsmittelfreie Substanz. Die Messung muß innerhalb 5 min nach Herstellung der Lösung durchgeführt werden.

Absorption (V.6.19): 25,0 mg Substanz werden in einer Mischung von 1 Volumteil 1 N-Salzsäure und 99 Volumteilen Methanol *R* zu 25,0 ml gelöst. 1,0 ml dieser Lösung wird mit demselben Lösungsmittelgemisch zu 100,0 ml verdünnt. Die spezifische Absorption, im Maximum bei 349 nm bestimmt, muß zwischen 300 und 335 liegen, berechnet auf die wasser- und lösungsmittelfreie Substanz. Die Messung muß innerhalb 1 h nach Herstellung der Lösung durchgeführt werden.

Lichtabsorbierende Verunreinigungen: 0,10 g Substanz werden in einer Mischung von 1 Volumteil 1 N-Salzsäure und 99 Volumteilen Methanol *R* zu 10,0 ml gelöst. Die Absorption (V.6.19) der Lösung, bei 490 nm bestimmt, darf höchstens 0,07 betragen, berechnet auf die wasser- und lösungsmittelfreie Substanz. Die Messung muß innerhalb 1 h nach Herstellung der Lösung durchgeführt werden.

Verwandte Substanzen: Die Prüfung erfolgt mit Hilfe der Dünnschichtchromatographie (V.6.20.2). Die Herstellung der Trennschicht erfolgt wie unter „Prüfung auf Identität A" beschrieben.

Die Platte wird bei Raumtemperatur getrocknet und anschließend mit 0,1 M-Natriumedetat-Lösung, die zuvor mit Natriumhydroxid-Lösung 8,5 % *R* auf einen *p*H-Wert von 7,0 eingestellt wird, gleichmäßig besprüht, bis Feuchtigkeitsspuren auftreten. Die Platte wird 30 min lang bei 50 °C getrocknet.

Die Chromatographie muß unter Ausschluß direkter Lichteinwirkung erfolgen.

Untersuchungslösung: 0,1 g Substanz werden in Methanol *R* zu 10 ml gelöst.

Referenzlösung a: 10 mg Oxytetracyclinhydrochlorid *CRS* werden in Methanol *R* zu 25 ml gelöst *(Referenzlösung a')*. 2 ml dieser Lösung werden mit Methanol *R* zu 8 ml verdünnt.

Referenzlösung b: 20 mg 6-Epidoxycyclinhydrochlorid *CRS* werden in Methanol *R* zu 25 ml gelöst *(Referenzlösung b')*. 2 ml dieser Lösung werden mit Methanol *R* zu 8 ml verdünnt.

Referenzlösung c: 20 mg Metacyclinhydrochlorid *CRS* werden in Methanol *R* zu 25 ml gelöst *(Referenzlösung c')*. 2 ml dieser Lösung werden mit Methanol *R* zu 8 ml verdünnt.

Referenzlösung d: 50 mg Doxycyclinhyclat *CRS* werden in Methanol *R* zu 25 ml gelöst.

Referenzlösung e: Je 0,5 ml der Referenzlösungen a', b', c' und d werden gemischt.

Auf die Platte werden getrennt je 1 µl der Untersuchungslösung und der Referenzlösungen a, b, c und e aufgetragen. Die Platte wird mit einer bei etwa 5 °C hergestellten, 5prozentigen Lösung (*m*/V) von Trimethylpyridin *R* sehr fein und gleichmäßig besprüht, bis Feuchtigkeitsspuren sichtbar werden (etwa 8 ml für eine 200-mm × 200-mm-Platte); aufgrund unterschiedlicher Sprühtechniken wird die Platte, falls erforderlich, einige Zeit bei Raumtemperatur trocknen gelassen. Die Chromatographie erfolgt mit einer Mischung von 6 Volumteilen Wasser, 30 Volumteilen Aceton *R* und 60 Volumteilen Ethylacetat *R* über eine Laufstrecke von 15 cm. Die Platte wird an der Luft getrocknet und Ammoniakdämpfen ausgesetzt. Die Auswertung erfolgt sofort im ultravioletten Licht bei 365 nm[1)]. Kein im Chromatogramm der Untersuchungslösung auftretender, dem Oxytetracyclinhydrochlorid, dem 6-Epidoxycyclinhydrochlorid und dem Metacyclinhydrochlorid entsprechender Nebenfleck darf größer sein als die entsprechenden Flecke in den Chromatogrammen der Referenzlösungen a, b und

c. Die Prüfung darf nur ausgewertet werden, wenn das Chromatogramm der Referenzlösung e, deutlich voneinander getrennt, 4 Flecke zeigt.

Ethanol: 4,3 bis 6,0 Prozent *(m/m)*. Die Prüfung erfolgt mit Hilfe der Gaschromatographie (V.6.20.3), unter Verwendung von 1-Propanol *R* als Internem Standard.

Interner-Standard-Lösung: 0,5 ml 1-Propanol *R* werden mit Wasser zu 1000,0 ml verdünnt.

Untersuchungslösung a: 0,1 g Substanz werden in Wasser zu 10,0 ml gelöst.

Untersuchungslösung b: 0,1 g Substanz werden in der Interner-Standard-Lösung zu 10,0 ml gelöst.

Referenzlösung: 0,5 ml wasserfreies Ethanol *R* werden mit der Interner-Standard-Lösung zu 100,0 ml verdünnt. 1,0 ml dieser Lösung wird mit Interner-Standard-Lösung zu 10,0 ml verdünnt.

Die Chromatographie kann durchgeführt werden mit

- einer Säule von 1,5 m Länge und 4 mm innerem Durchmesser, gepackt mit Ethylvinylbenzol-Divinylbenzol-Copolymer *R* (150 bis 180 µm)
- Stickstoff zur Chromatographie *R* als Trägergas
- einem Flammenionisationsdetektor.

Die Temperatur der Säule wird auf 135 °C gehalten.

Geeignete Volumina der Untersuchungslösungen und der Referenzlösung werden injiziert. Der Gehalt an Ethanol wird unter Zugrundelegung einer Dichte (V.6.4) von 0,790 g je Milliliter bei 20 °C errechnet.

Fluorid: Die Prüfung wird mit Hilfe der Schöniger-Methode (V.3.5.3) an 3 Substanzproben zu je 0,10 g durchgeführt. Für jede Verbrennung wird ein 1-l-Kolben, der 20 ml Wasser enthält, verwendet. Nach vollständiger Verbrennung wird der Kolben etwa 15 min lang kräftig geschüttelt. Die von jeder Verbrennung erhaltenen Lösungen werden in einem 100-ml-Meßzylinder vereinigt, mit 5 ml Alizarin-S-Reagenz *R* versetzt und mit Wasser zu 100 ml verdünnt. Gleichzeitig wird in derselben Weise eine Referenzlösung hergestellt, die durch die Vereinigung der Verbrennungsprodukte von 3 Filterpapieren ohne Substanzzusatz erhalten wird. Die vereinigten Flüssigkeiten und Waschflüssigkeiten werden mit 3,0 ml Fluorid-Lösung (10 ppm F) *R* und 5 ml Alizarin-S-Reagenz *R* versetzt; anschließend wird mit Wasser zu 100 ml verdünnt. Die Untersuchungslösung und die Referenzlösung werden 1 h lang stehengelassen. Die Untersuchungslösung muß stärker gefärbt sein als die Referenzlösung (100 ppm).

Schwefel: Höchstens 0,1 Prozent S. Die Prüfung erfolgt mit Hilfe der Schöniger-Methode (V.3.5.3) unter Verwendung von 50,0 mg Substanz. Die Verbrennung erfolgt in einem 1-l-Kolben, der eine Mischung von 0,25 ml Wasserstoffperoxid-Lösung 30 % *R* und 10 ml destilliertem Wasser enthält. Nach vollständiger Verbrennung wird der Kolben etwa 15 min lang kräftig geschüttelt und darauf der Inhalt in ein Becherglas überführt. Kolben und Substanzträger werden mit destilliertem Wasser gewaschen und die Waschflüssigkeiten in das Becherglas überführt; anschließend wird mit destilliertem Wasser zu 15 ml verdünnt. Die Lösung muß der Grenzprüfung auf Sulfat (V.3.2.13) entsprechen.

Schwermetalle (V.3.2.8): 0,5 g Substanz müssen der Grenzprüfung C auf Schwermetalle entsprechen (50 ppm). Zur Herstellung der Referenzlösung werden 2,5 ml Blei-Lösung (10 ppm Pb) *R* verwendet.

Wasser (V.3.5.6): 1,4 bis 2,8 Prozent, mit 1,20 g Substanz nach der Karl-Fischer-Methode bestimmt.

Sulfatasche (V.3.2.14): Höchstens 0,4 Prozent, mit 1,0 g Substanz bestimmt.

Wertbestimmung

Die Ausführung erfolgt nach „Mikrobiologische Wertbestimmung von Antibiotika" (V.2.2.1).

Doxycyclinhyclat zur parenteralen Anwendung muß folgenden zusätzlichen Anforderungen entsprechen:

Sterilität (V.2.1.1): Die Substanz muß der Prüfung auf „Sterilität" entsprechen.

Pyrogene (V.2.1.4): Je Kilogramm Körpermasse eines Kaninchens wird 1 ml einer Lösung der Substanz in Wasser für Injektionszwecke, die 7,5 mg je Milliliter enthält, injiziert.

Lagerung

Dicht verschlossen, vor Licht geschützt.

Beschriftung

Wenn die Substanz zur parenteralen Anwendung bestimmt ist, muß dies angegeben sein.

Vorsichtig zu lagern!

Eibischwurzel

Althaeae radix

Eibischwurzel besteht aus den getrockneten, ungeschälten oder geschälten Wurzeln von *Althaea officinalis* L.

Beschreibung

Die Droge hat einen schwachen, eigenartigen Geruch und einen faden, schleimigen Geschmack.

Die ungeschälte Droge besteht aus meist 20 cm langen, bis 2 cm dicken, zylindrischen, oft etwas gedrehten und deutlich längsfurchigen Stücken. Die graubräunliche Oberfläche läßt zahlreiche kleine Narben der Nebenwurzeln erkennen. Der Bruch ist außen faserig, innen uneben und körnig. Der Querschnitt läßt deutlich eine bräunliche Kambialzone, eine weißliche, mehr oder weniger breite, im aufgeweichten Zustand deutlich geschichtete Rinde mit bräunlichem Periderm und einen weißen Holzkörper mit undeutlicher Radialstreifung erkennen.

Die Oberfläche geschälter Droge ist feinfaserig. Kork und äußere Rindenteile fehlen.

Mikroskopische Merkmale: Die ungeschälte Droge wird außen begrenzt von dünnwandigen, tafelförmigen Korkzellen, die in Aufsicht polygonal bis abgerundet erscheinen. Das Parenchym besteht aus rundlichen bis tangential gestreckten Zellen, die etwa 3 bis 25 µm große, runde, ovale, nierenförmige oder unregelmäßige, bisweilen mit einem Längsspalt versehene Stärkekörner enthalten. Außerdem finden sich zahlreiche große Schleimzellen. Ihr Inhalt ist mitunter klumpig eingetrocknet, quillt aber in Wasser wieder auf. Zellen mit einer etwa 20 bis 35 µm, meistens 25 bis 30 µm großen Calciumoxalatdruse finden sich über den gesamten Querschnitt verteilt, besonders häufig jedoch in der sekundären Rinde. In Rinde und Holzkörper wird das Parenchym von 1, selten bis 3 Zellen breiten Markstrahlen durchzogen, deren Zellen meist radial gestreckt sind und ebenfalls reichlich Stärke führen. In der Rinde finden sich, besonders in Kambiumnähe, farblose, getüpfelte Fasern, die zu weniggliedrigen, anastomosierenden Bündeln vereinigt und meist unverholzt sind; im Längsschnitt sind sie gewellt, an den Enden zugespitzt oder gegabelt; der Faserquerschnitt erscheint abgerundet. Zusammengedrückte Siebelemente finden sich zwischen den Faserbündeln besonders in den älteren Teilen der Rinde. Die Kambiumzone besteht aus etwa 10 Reihen dünnwandiger, tafelförmiger Zellen. Die zu kleinen, weniggliedrigen Gruppen vereinigten, relativ spärlichen Gefäße sind mit netz-, leisten- oder treppenförmigen Wandverdickungen versehen und bisweilen von dickwandigen, fusiformen Parenchymzellen (Ersatzfasern) umgeben. Die meist unverholzten Holzfasern zeigen den gleichen Bau wie die Fasern der Rinde. Sie liegen verstreut als kleine Gruppen im Parenchym oder begleiten die Gefäße.

Pulverdroge: Das Pulver ist graubräunlich (ungeschälte Droge) oder weißlich (geschälte Droge) und enthält zahlreiche, rundliche, ovale oder nierenförmige Stärkekörner mit bisweilen deutlichem Längsspalt; Bruchstücke der farblosen, meist unverholzten, knorrigen Fasern mit spitzen oder gegabelten Enden; Gefäßfragmente; Calciumoxalatdrusen; Schleimzellen; Korkfragmente im Pulver der ungeschälten Droge.

Prüfung auf Reinheit

Fremde Bestandteile (V.4.2): Höchstens 2 Prozent bräunlich verfärbte oder der mikroskopischen Beschreibung nicht entsprechende Stükke. Bei geschälter Droge dürfen Stücke mit einer Korkschicht höchstens bis zu 2 Prozent vorhanden sein.

Trocknungsverlust (V.6.22): Höchstens 10,0 Prozent, mit 1,000 g pulverisierter Droge (710) durch 2 h langes Trocknen im Trockenschrank bei 100 bis 105 °C bestimmt.

Asche (V.3.2.16): Höchstens 6,0 Prozent bei geschälter Droge und höchstens 8,0 Prozent bei ungeschälter Droge, mit 1,00 g pulverisierter Droge bestimmt.

Quellungszahl (V.4.4): Mindestens 10, mit pulverisierter Droge (710) bestimmt.

Lagerung

Vor Licht geschützt.

Eisen(II)-gluconat

Ferrosi gluconas

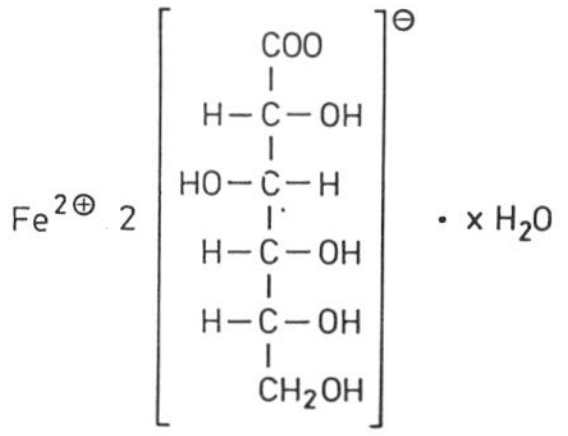

$C_{12}H_{22}FeO_{14} \cdot x\,H_2O$ M_r 446,1 wasserfreie Substanz

Eisen(II)-gluconat ist D-Gluconsäure, Eisen(II)-salz und enthält mindestens 11,8 und höchstens 12,5 Prozent zweiwertiges Eisen, berechnet auf die getrocknete Substanz.

Eigenschaften

Pulver oder Granulat, grünlichgelb bis grau, schwacher Geruch nach karamelisiertem Zukker; leicht, aber langsam löslich in Wasser mit grünlichbrauner Farbe, schneller löslich in heißem Wasser, praktisch unlöslich in Ethanol.

Prüfung auf Identität

A. 1 ml Prüflösung (siehe „Prüfung auf Reinheit“) gibt die Identitätsreaktion a auf Eisen (V.3.1.1).

B. Die Prüfung erfolgt mit Hilfe der Dünnschichtchromatographie (V.6.20.2) unter Verwendung einer Schicht von Kieselgel G *R*.

Untersuchungslösung: 20 mg Substanz werden in 2,0 ml Wasser, falls erforderlich unter Erwärmen im Wasserbad von 60 °C, gelöst.

Referenzlösung: 20 mg Eisen(II)-gluconat *CRS* werden in 2,0 ml Wasser, falls erforderlich unter Erwärmen im Wasserbad von 60 °C, gelöst.

Auf die Platte werden getrennt 5 µl jeder Lösung aufgetragen. Die Chromatographie erfolgt mit einer Mischung von 10 Volumteilen Ethylacetat *R*, 10 Volumteilen Ammoniak-Lösung 26 % *R*, 30 Volumteilen Wasser und 50 Volumteilen Ethanol 96 % *R* über eine Laufstrecke von 10 cm. Die Platte wird 20 min lang bei 100 bis 105 °C getrocknet. Nach dem Erkaltenlassen wird mit einer 5prozentigen Lösung (*m*/V) von Kaliumdichromat *R* in einer 40prozentigen Lösung (*m/m*) von Schwefelsäure 96 % *R* besprüht. Nach 5 min entspricht der Hauptfleck im Chromatogramm der Untersuchungslösung in bezug auf Lage, Farbe und Größe dem Hauptfleck im Chromatogramm der Referenzlösung.

Prüfung auf Reinheit

Prüflösung: 5,0 g Substanz werden unter Erwärmen auf etwa 60 °C in destilliertem, kohlendioxidfreiem Wasser *R* gelöst. Nach dem Erkaltenlassen wird mit destilliertem, kohlendioxidfreiem Wasser *R* zu 50 ml verdünnt.

Aussehen der Lösung: 2 ml Prüflösung, mit Wasser zu 10 ml verdünnt, müssen in der Durchsicht klar sein (V.6.1).

***p*H-Wert** (V.6.3.1): 3 bis 4 h nach der Herstellung muß der *p*H-Wert der Prüflösung zwischen 4,0 und 5,5 liegen.

Saccharose, reduzierende Zucker: 0,5 g Substanz werden in 10 ml heißem Wasser, dem 1 ml Ammoniak-Lösung 10 % *R* zugesetzt wurde, gelöst. Nach dem Durchleiten von Schwefelwasserstoff *R* wird die Lösung 30 min lang stehengelassen. Nach Abfiltrieren und zweimaligem Waschen des Niederschlags mit je 5 ml Wasser werden Filtrat und Waschwässer vereinigt, mit Salzsäure 7 % *R* bis zum Umschlag von blauem Lackmuspapier *R* angesäuert und mit 2 ml Salzsäure 7 % *R* im Überschuß versetzt. Die Lösung wird zum Sieden erhitzt, bis die Dämpfe Blei(II)-acetat-Papier *R* nicht mehr schwärzen. Das Sieden wird, falls erforderlich, fortgesetzt, bis sich das Volumen auf etwa 10 ml verringert hat. Nach dem Erkaltenlassen werden 15 ml Natriumcarbonat-Lösung *R* zugesetzt. Nach 5 min langem Stehenlassen wird filtriert und mit Wasser zu 100 ml verdünnt. Werden 5 ml dieser Lösung mit 2 ml Fehlingscher Lösung *R* versetzt und 1 min lang zum Sieden erhitzt, darf nach 1 min langem Stehenlassen kein roter Niederschlag entstehen.

Chlorid (V.3.2.4): 0,8 ml Prüflösung, mit Wasser zu 15 ml verdünnt, müssen der Grenzprüfung auf Chlorid entsprechen (0,06 Prozent).

Oxalat: 5,0 g Substanz werden in einer Mischung von 10 ml Schwefelsäure 10 % *R* und 40 ml Wasser gelöst. Diese Lösung wird 5 min lang in einem Scheidetrichter mit 50 ml Ether *R* geschüttelt. Die wäßrige Phase wird abgetrennt und 5 min lang mit 20 ml Ether *R* ausgeschüttelt. Die Etherphasen werden vereinigt. Der Ether wird abgedampft und der Rückstand in 15 ml Wasser aufgenommen. Nach dem Filtrieren wird das Filtrat zum Sieden erhitzt und auf 5 ml eingeengt. Nach Zusatz von 1 ml Essigsäure 12 % *R* und 1,5 ml Calciumchlorid-Lösung *R* darf sich nach 30 min kein Niederschlag gebildet haben.

Sulfat (V.3.2.13): 3,0 ml Prüflösung, mit 3 ml Essigsäure 30 % *R* versetzt und mit destilliertem Wasser zu 15 ml verdünnt, müssen in der Durchsicht der Grenzprüfung auf Sulfat entsprechen (500 ppm).

Arsen (V.3.2.2): 0,5 g Substanz müssen der Grenzprüfung A auf Arsen entsprechen (2 ppm).

Barium: 10 ml Prüflösung werden mit destilliertem Wasser zu 50 ml verdünnt und mit 5 ml Schwefelsäure 10 % *R* versetzt. Nach 5 min langem Stehenlassen darf die Lösung in der Durchsicht nicht stärker opaleszieren als eine Mischung von 10 ml Prüflösung mit 45 ml destilliertem Wasser.

Eisen(III)-Ionen: Höchstens 1,0 Prozent. 5,00 g Substanz werden in einem Erlenmeyerkolben mit Schliffstopfen in einer Mischung von 10 ml Salzsäure 36 % *R* und 100 ml kohlendioxidfreiem Wasser *R* gelöst. Nach Zusatz von 3 g Kaliumiodid *R* wird der Kolben verschlossen und 5 min lang im Dunkeln stehengelassen. Mit 0,1 N-Natriumthiosulfat-Lösung wird titriert, wobei gegen Ende der Titration 0,5 ml Stärke-Lösung *R* zugesetzt werden. Ein Blindversuch wird durchgeführt. Der Verbrauch an 0,1 N-Natriumthiosulfat-Lösung darf höchstens 9,0 ml betragen.

Schwermetalle (V.3.2.8): In einem Quarztiegel werden 2,5 g Substanz mit 0,5 g Magnesiumoxid *R* 1 innig vermischt. Bei dunkler Rotglut wird bis zum Entstehen einer homogenen Masse erhitzt. Bei 800 °C wird 1 h lang geglüht. Nach dem Erkaltenlassen wird in 20 ml heißer Salzsäure 36 % *R* aufgenommen und erkalten gelassen. Die Flüssigkeit wird in einen Scheidetrichter überführt und dreimal jeweils 3 min lang mit je 20 ml mit Salzsäure gesättigtem Isobutylmethylketon (hergestellt durch Schütteln von 100 ml frisch destilliertem Isobutylmethylketon *R* mit 1 ml Salzsäure 36 % *R*) ausgeschüttelt. Nach dem Stehenlassen wird die wäßrige Schicht abgetrennt, durch Erhitzen zum Sieden auf das halbe Volumen eingeengt, abgekühlt und mit Wasser zu 25 ml verdünnt. 7,5 ml werden mit Ammoniak-Lösung 10 % *R* gegen rotes Lackmuspapier *R* neutralisiert und mit Wasser zu 15 ml verdünnt. 12 ml dieser Lösung müssen der Grenzprüfung A auf Schwermetalle entsprechen (20 ppm). Zur Herstellung der Referenzlösung wird die Blei-Lösung (1 ppm Pb) *R* verwendet.

Trocknungsverlust (V.6.22): 7,0 bis 10,5 Prozent, mit 0,500 g Substanz durch 5 h langes Trocknen im Trockenschrank bei 100 bis 105 °C bestimmt.

Mikrobielle Verunreinigung:
Keimzahl (V.2.1.8.1): Höchstens 10^2 lebensfähige Mikroorganismen je Gramm Substanz, durch Auszählen auf Agarplatten bestimmt.

Gehaltsbestimmung

0,5 g Natriumhydrogencarbonat *R* werden in einer Mischung von 30 ml Schwefelsäure 10 % *R* und 70 ml Wasser gelöst. Sobald die Gasentwicklung beendet ist, wird 1,00 g Substanz unter vorsichtigem Umschütteln in dieser Lösung gelöst. Mit 0,1 N-Ammoniumcer(IV)-nitrat-Lösung wird nach Zusatz von 0,1 ml Ferroin-Lösung *R* bis zum Verschwinden der Rotfärbung titriert.

1 ml 0,1 N-Ammoniumcer(IV)-nitrat-Lösung entspricht 5,585 mg zweiwertigem Eisen.

Lagerung

Dicht verschlossen, vor Licht geschützt.

Eisen(II)-sulfat

Ferrosi sulfas

$FeSO_4 \cdot 7\,H_2O$ M_r 278,0

Eisen(II)-sulfat enthält mindestens 98,0 und höchstens 105,0 Prozent $FeSO_4 \cdot 7\,H_2O$.

Eigenschaften

Kristallines, hellgrünes Pulver oder bläulichgrüne Kristalle, an der Luft verwitternd, geruchlos; leicht löslich in Wasser, sehr leicht löslich in siedendem Wasser, praktisch unlöslich in Ethanol.

Die Substanz färbt sich durch Oxidation in feuchter Luft braun.

Prüfung auf Identität

A. Die Substanz gibt die Identitätsreaktion a auf Eisen (V.3.1.1).

B. Die Substanz gibt die Identitätsreaktionen auf Sulfat (V.3.1.1).

Prüfung auf Reinheit

Prüflösung: 2,5 g Substanz werden in kohlendioxidfreiem Wasser *R* gelöst. Nach Zugabe von 0,5 ml Schwefelsäure 10 % *R* wird die Lösung mit Wasser zu 50 ml verdünnt.

Aussehen der Lösung: Die Prüflösung darf nicht stärker opaleszieren als die Referenzsuspension II (V.6.1).

***p*H-Wert** (V.6.3.1): 0,5 g Substanz werden in kohlendioxidfreiem Wasser *R* zu 10 ml gelöst. Der *p*H-Wert der Lösung muß zwischen 3,0 und 4,0 liegen.

Chlorid (V.3.2.4): 3,3 ml Prüflösung werden mit Wasser zu 10 ml verdünnt. Nach Zusatz von 5 ml Salpetersäure 12,5 % *R* muß die Lösung der Grenzprüfung auf Chlorid entsprechen (300 ppm). Unter gleichen Bedingungen wird als Referenzlösung eine Mischung aus 10 ml Chlorid-Lösung (5 ppm Cl) *R* und 5 ml Salpetersäure 12,5 % *R* hergestellt. Für diese Prüfung werden 0,15 ml Silbernitrat-Lösung *R* 2 verwendet.

Eisen(III)-ionen: 0,5 Prozent. In einem Erlenmeyerkolben mit Schliffstopfen werden 5,00 g Substanz in einer Mischung von 10 ml Salzsäure 36 % *R* und 100 ml kohlendioxidfreiem Wasser *R* gelöst. Nach Zusatz von 3 g Kaliumiodid *R* wird der Kolben verschlossen und 5 min lang im Dunkeln stehengelassen. Das freigesetzte Iod wird mit 0,1 N-Natriumthiosulfat-Lösung unter Zusatz von 0,5 ml Stärke-Lösung *R* gegen Ende der Titration titriert. Unter gleichen Bedingungen wird ein Blindversuch durchgeführt. Bei der Titration dürfen höchstens 4,5 ml 0,1 N-Natriumthiosulfat verbraucht werden unter Berücksichtigung des Blindversuchs.

Mangan: 0,1 Prozent. 1,0 g Substanz wird in 40 ml Wasser gelöst und nach Zusatz von 10 ml Salpetersäure 65 % *R* bis zum Entweichen von roten Dämpfen gekocht. Nach Zusatz von 0,5 g Ammoniumpersulfat *R* wird 10 min lang gekocht. Durch tropfenweises Zufügen einer 5prozentigen Lösung (*m*/V) von Natriumsulfit *R* werden eine eventuelle Rosafärbung und durch Kochen der Geruch nach Schwefeldioxid entfernt. Nach Zugabe von 10 ml Wasser, 5 ml Phosphorsäure 85 % *R* und 0,5 g Natriumperiodat *R* wird 1 min lang gekocht und abgekühlt. Die Lösung darf nicht stärker gefärbt sein als eine gleichzeitig unter gleichen Bedingungen mit 1,0 ml 0,1 N-Kaliumpermanganat-Lösung unter Zusatz der gleichen Mengen Reagenzien hergestellte Referenzlösung.

Schwermetalle (V.3.2.8): 1,0 g Substanz wird in 10 ml Salzsäure 25 % *R* gelöst. Nach Zusatz von 2 ml Wasserstoffperoxid-Lösung 30 % *R* wird die Lösung auf 5 ml eingedampft, nach dem Erkalten mit Salzsäure 25 % *R* zu 20 ml verdünnt und in einen Scheidetrichter überführt. Die Lösung wird dreimal jeweils 3 min lang mit je 20 ml mit Salzsäure gesättigtem Isobutylmethylketon *R* (100 ml frisch destilliertes Isobutylmethylketon *R* mit 1 ml Salzsäure 25 % *R* schütteln) ausgeschüttelt. Nach dem Stehenlassen wird die wäßrige Phase abgetrennt und bis auf die Hälfte des Volumens eingedampft. Nach dem Erkalten wird mit Wasser zu 25 ml verdünnt (Lösung a). 7,5 ml der Lösung a werden mit Ammoniak-Lösung 10 % *R* gegen Lackmus neutralisiert und mit Wasser zu 15 ml verdünnt. 12 ml dieser Lösung müssen der Grenzprüfung A auf Schwermetalle entsprechen (50 ppm). Zur Herstellung der Referenzlösung wird die Blei-Lösung (1 ppm Pb) *R* verwendet.

Zink: Zu 5 ml Lösung a (siehe „Schwermetalle") wird 1 ml Kaliumhexacyanoferrat(II)-Lösung *R* hinzugefügt und mit Wasser zu 13 ml verdünnt. Nach 5 min darf eine eventuell entstandene Trübung nicht stärker als diejenige einer Referenzlösung sein, welche gleichzeitig durch Mischen von 10 ml Zink-Lösung (10 ppm Zn) *R*, 2 ml Salzsäure 25 % *R* und 1 ml Kaliumhexacyanoferrat(II)-Lösung *R* hergestellt wird (500 ppm).

Gehaltsbestimmung

2,5 g Natriumhydrogencarbonat *R* werden in einer Mischung von 150 ml Wasser und 10 ml Schwefelsäure 96 % *R* gelöst. Nach Beendigung der Gasentwicklung werden 0,500 g Substanz hinzugefügt und unter vorsichtigem Schütteln gelöst. Nach Zusatz von 0,1 ml Ferroin-Lösung *R* wird mit 0,1 N-Ammoniumcer(IV)-nitrat-Lösung bis zum Verschwinden der Rotfärbung titriert.

1 ml 0,1 N-Ammoniumcer(IV)-nitrat-Lösung entspricht 27,80 mg $FeSO_4 \cdot 7\ H_2O$.

Lagerung

Dicht verschlossen.

Emetindihydrochlorid-Heptahydrat

Emetini hydrochloridum heptahydricum

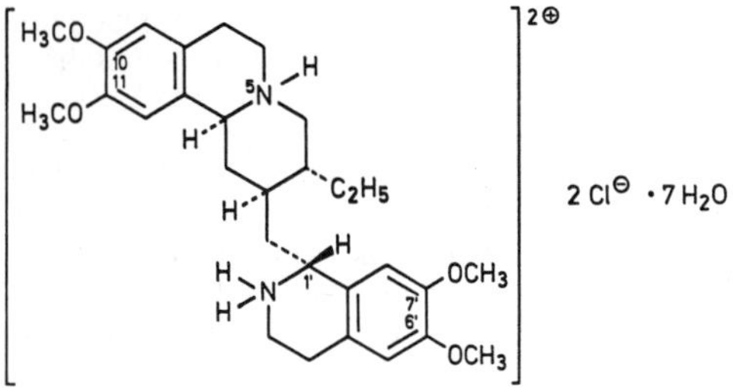

$C_{29}H_{42}Cl_2N_2O_4 \cdot 7\ H_2O$ M_r 679,7

Emetindihydrochlorid-Heptahydrat enthält mindestens 98,0 und höchstens 102,0 Prozent 6′,7′,10,11-Tetramethoxyemetan-dihydrochlorid, berechnet auf die getrocknete Substanz.

Eigenschaften

Weißes bis schwach gelbliches, kristallines Pulver, geruchlos; leicht löslich in Wasser, Chloroform und Ethanol.

Prüfung auf Identität

Die Prüfung A kann entfallen, wenn die Prüfungen B, C, D und E durchgeführt werden. Die Prüfungen B, C und D können entfallen, wenn die Prüfungen A und E durchgeführt werden.

A. Das IR-Absorptionsspektrum (V.6.18) der Substanz zeigt im Vergleich mit dem von Emetindihydrochlorid *CRS* Maxima bei denselben Wellenlängen mit den gleichen relativen Intensitäten.

B. Die bei der Prüfung auf „Verwandte Substanzen“ (siehe „Prüfung auf Reinheit“) erhaltenen Chromatogramme werden im ultravioletten Licht bei 365 nm ausgewertet. Der Hauptfleck im Chromatogramm der Untersuchungslösung entspricht in bezug auf Lage, Fluoreszenz und Größe dem mit der Referenzlösung a erhaltenen Hauptfleck.

C. Etwa 10 mg Substanz werden in 2 ml Wasserstoffperoxid-Lösung 3 % *R* gelöst. Nach Zusatz von 1 ml Salzsäure 36 % *R* und Erhitzen entsteht eine Orangefärbung.

D. Werden etwa 5 mg Substanz auf die Oberfläche von 1 ml Molybdänschwefelsäure *R*2 gestreut, entsteht eine leuchtend grüne Färbung.

E. Die Substanz gibt die Identitätsreaktion a auf Chlorid (V.3.1.1).

Prüfung auf Reinheit

Prüflösung: 1,25 g Substanz werden in kohlendioxidfreiem Wasser *R* zu 25 ml gelöst.

Aussehen der Lösung: Die Prüflösung muß klar (V.6.1) und darf nicht stärker gefärbt sein als die Farbvergleichslösung G_5 oder BG_5 (V.6.2, Methode II).

***p*H-Wert** (V.6.3.1): 4 ml Prüflösung werden mit kohlendioxidfreiem Wasser *R* zu 10 ml verdünnt. Der *p*H-Wert der Lösung muß zwischen 4,0 und 6,0 liegen.

Spezifische Drehung (V.6.6): Eine 1,250 g getrockneter Substanz entsprechende Menge wird in Wasser zu 25,0 ml gelöst. Die spezifische Drehung muß zwischen +16 und +19° liegen, berechnet auf die getrocknete Substanz.

Verwandte Substanzen: Die Prüfung erfolgt mit Hilfe der Dünnschichtchromatographie (V.6.20.2) unter Verwendung einer Schicht von Kieselgel G*R*.

Untersuchungslösung: 50 mg Substanz werden in Methanol *R*, das 1 Prozent (V/V) Ammoniak-Lösung 3,5 % *R* enthält, zu 100 ml gelöst.

Referenzlösung a: 50 mg Emetindihydrochlorid *CRS* werden in Methanol *R*, das 1 Prozent (V/V) Ammoniak-Lösung 3,5 % *R* enthält, zu 100 ml gelöst.

Referenzlösung b: 10 mg Isoemetindihydrobromid *CRS* werden in Methanol *R*, das 1 Prozent (V/V) Ammoniak-Lösung 3,5 % *R* enthält, zu 100 ml gelöst. 5 ml der Lösung werden mit Methanol *R*, das 1 Prozent (V/V) Ammoniak-Lösung 3,5 % *R* enthält, zu 50 ml verdünnt.

Referenzlösung c: 10 mg Cephaelindihydrochlorid *CRS* werden in Methanol *R*, das 1 Prozent (V/V) Ammoniak-Lösung 3,5 % *R* enthält, zu 100 ml gelöst. 5 ml der Lösung werden mit Methanol *R*, das 1 Prozent (V/V) Ammoniak-Lösung 3,5 % *R* enthält, zu 50 ml verdünnt.

Referenzlösung d: 1 ml Referenzlösung a wird mit Methanol *R*, das 1 Prozent (V/V) Ammoniak-Lösung 3,5 % *R* enthält, zu 100 ml verdünnt.

Referenzlösung e: 1 ml Referenzlösung a wird mit 1 ml Referenzlösung b und 1 ml Referenzlösung c gemischt.

Alle Lösungen sind bei Bedarf frisch herzustellen.

Auf die Platte werden getrennt je 10 µl der Untersuchungslösung und der Referenzlösungen a, b, c und d und 30 µl der Referenzlösung e aufgetragen. Die Chromatographie erfolgt mit einer Mischung von 0,5 Volumteilen Diethylamin *R*, 2 Volumteilen Wasser, 5 Volumteilen Methanol *R*, 20 Volumteilen Ethylenglycolmonomethylether *R* und 100 Volumteilen Chloroform *R* über eine Laufstrecke von 15 cm. Die Platte wird an der Luft trocknen gelassen, bis der Geruch nach Lösungsmittel nicht mehr wahrnehmbar ist, in einem gut ziehenden Abzug mit Iod-Chloroform *R* besprüht und 15 min lang bei 60 °C erhitzt. Die Auswertung erfolgt im ultravioletten Licht bei 365 nm. Im Chromatogramm der Untersuchungslösung auftretende Flecke, die dem Isoemetin und dem Cephaelin entsprechen, dürfen nicht stärker gefärbt sein als die mit den Referenzlösungen b und c erhaltenen Flecke. Keine weiteren im Chromatogramm der Untersuchungslösung auftretenden Nebenflecke dürfen stärker gefärbt sein als der mit der Referenzlösung d erhaltene Fleck. Die Prüfung darf nur ausgewertet werden, wenn das Chromatogramm der Referenzlösung e deutlich voneinander getrennt drei Flecke zeigt.

Trocknungsverlust (V.6.22): 15,0 bis 19,0 Prozent, mit 1,00 g Substanz durch 3 h langes Trocknen im Trockenschrank bei 100 bis 105 °C bestimmt.

Sulfatasche (V.3.2.14): Höchstens 0,1 Prozent, mit 1,0 g Substanz bestimmt.

Gehaltsbestimmung

0,200 g Substanz werden in 20 ml wasserfreier Essigsäure *R* gelöst. Nach Zusatz von 7 ml Quecksilber(II)-acetat-Lösung *R* wird die Bestimmung nach ,,Titration in wasserfreiem Medium" (V.3.5.5) unter Zusatz von 0,05 ml Kristallviolett-Lösung *R* mit 0,1 N-Perchlorsäure durchgeführt.

1 ml 0,1 N-Perchlorsäure entspricht 27,68 mg $C_{29}H_{42}Cl_2N_2O_4$.

Lagerung

Vor Licht geschützt.

Vorsichtig zu lagern!

Emetindihydrochlorid-Pentahydrat

Emetini hydrochloridum pentahydricum

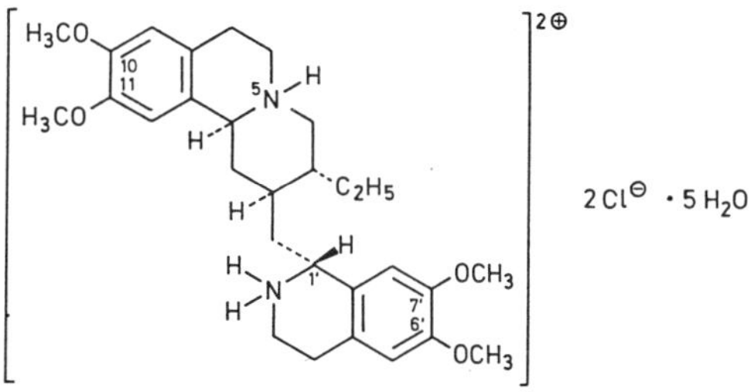

$C_{29}H_{42}Cl_2N_2O_4 \cdot 5\,H_2O$ M_r 643,6

Emetindihydrochlorid-Pentahydrat enthält mindestens 98,0 und höchstens 102,0 Prozent 6′,7′,10,11-Tetramethoxyemetan-dihydrochlorid, berechnet auf die getrocknete Substanz.

Eigenschaften

Die Substanz muß den unter **Emetindihydrochlorid-Heptahydrat (Emetini hydrochloridum heptahydricum)** beschriebenen ,,Eigenschaften" entsprechen.

Prüfung auf Identität

Die Substanz muß der unter **Emetindihydrochlorid-Heptahydrat** beschriebenen ,,Prüfung auf Identität" entsprechen.

Die Prüfung A kann entfallen, wenn die Prüfungen B, C, D und E durchgeführt werden. Die Prüfungen B, C und D können entfallen, wenn die Prüfungen A und E durchgeführt werden.

Prüfung auf Reinheit

Die Substanz muß der unter **Emetindihydrochlorid-Heptahydrat** beschriebenen ,,Prüfung auf Reinheit" entsprechen, mit Ausnahme der Prüfung auf ,,Trocknungsverlust".

Trocknungsverlust (V.6.22): 11,0 bis 15,0 Prozent, mit 1,000 g Substanz durch 3 h langes Trocknen im Trockenschrank bei 100 bis 105 °C bestimmt.

Gehaltsbestimmung

Die Gehaltsbestimmung wird wie in der Monographie **Emetindihydrochlorid-Heptahydrat** angegeben durchgeführt.

1 ml 0,1 N-Perchlorsäure entspricht 27,68 mg $C_{29}H_{42}Cl_2N_2O_4$.

Lagerung

Vor Licht geschützt.

Vorsichtig zu lagern!

Enziantinktur

Gentianae tinctura

Tinktur aus Enzianwurzel. Die Tinktur hat einen Bitterwert von mindestens 1000.

Herstellung

Enziantinktur wird aus 1 Teil pulverisierter Enzianwurzel (710) und 5 Teilen Ethanol 70 % (V/V) nach dem in der Monographie **Tinkturen** beschriebenen Verfahren der Perkolation hergestellt.

Eigenschaften

Gelbbraune bis rötlichbraune Flüssigkeit mit dumpfem Geruch und etwas würzigem, stark bitterem Geschmack.

Prüfung auf Identität

Die Prüfung erfolgt mit Hilfe der Dünnschichtchromatographie (V.6.20.2) unter Verwendung einer Schicht von Kieselgel GF_{254} *R*.

Untersuchungslösung: 5 ml Tinktur werden zur Trockne eingedampft. Der Rückstand wird mit 5 ml 1 N-Schwefelsäure versetzt und 10 min lang auf dem Wasserbad erwärmt. Nach dem Abkühlen wird mit Ammoniak-Lösung 10 % *R* bis zur alkalischen Reaktion versetzt und dann 3mal mit je 10 ml Chloroform *R* ausgeschüttelt. Die vereinigten Chloroformphasen werden über wasserfreiem Natriumsulfat *R* getrocknet und filtriert. Das Filtrat wird zur Trockne eingedampft und der Rückstand in 0,5 ml Dichlormethan *R* aufgenommen.

Referenzlösung: Je 10 mg Noscapinhydrochlorid *RN* und Papaverinhydrochlorid *RN* werden in 10 ml Methanol *R* gelöst.

Auf die Platte werden getrennt 20 µl Untersuchungslösung und 10 µl Referenzlösung bandförmig (20 mm × 3 mm) aufgetragen. Die Chromatographie erfolgt mit einer Mischung von 2 Volumteilen Ammoniak-Lösung 26 % *R*, 40 Volumteilen Aceton *R* und 60 Volumteilen Dichlormethan *R* über eine Laufstrecke von 10 cm. Nach Verdunsten des Fließmittels wird im ultravioletten Licht bei 254 nm ausgewertet. Im Chromatogramm der Referenzlösung liegen im mittleren Bereich die fluoreszenzmindernde Zone des Papaverins und oberhalb davon die des Noscapins. Etwa in der Mitte zwischen Papaverin und Noscapin befindet sich im Chromatogramm der Untersuchungslösung die fluoreszenzmindernde Zone des Gentianins. Oberhalb und unterhalb der Gentianin-Zone treten weitere fluoreszenzmindernde Zonen auf. Nach Besprühen mit etwa 10 ml Dragendorffs Reagenz *R* 2 (für eine 200-mm × 200-mm-Platte) werden Papaverin, Noscapin und Gentianin als orangefarbene Zonen auf gelbem Untergrund sichtbar.

Nachdem das Chromatogramm 30 min lang getrocknet wurde, wird es mit Natriumnitrit-Lösung *R* bis zur Transparenz der Schicht besprüht und nach 15 min im Tageslicht ausgewertet. Die Farbe der Papaverin-, Noscapin- und Gentianin-Zone hat sich von Orange nach Rotbraun verändert. Die gelbe Farbe des Untergrunds verschwindet bei dieser Nachbehandlung.

Prüfung auf Reinheit

Ethanolgehalt (V.5.3.1): 62,0 bis 67,0 Prozent (V/V).

Isopropylalkohol (V.3.3.N3).

Methanol (V.3.3.N2).

Trockenrückstand (V.6.22.N2): Mindestens 5,0 Prozent.

Gehaltsbestimmung

Bitterwert (V.4.4.N1): Mindestens 1000.

Lagerung

Dicht verschlossen, vor Licht geschützt.

Enzianwurzel

Gentianae radix

Enzianwurzel besteht aus den getrockneten, unterirdischen Organen von *Gentiana lutea* L.; Extraktgehalt mindestens 33 Prozent.

Beschreibung

Enzianwurzel riecht charakteristisch und schmeckt anhaltend stark bitter.

Die Droge besteht aus einfachen oder verzweigten, annähernd zylindrischen Stücken. Diese sind bis 200 mm lang, gelegentlich auch länger und in der Regel 10 bis 40 mm dick. Im Bereich des Rhizomkopfes können die Stücke mitunter bis 80 mm dick sein. Außen ist die Droge graubraun, der Bruch gelblich bis rötlichgelb, jedoch nicht bräunlichrot. Das Rhizom trägt häufig Knospen sowie kreisförmig und sehr eng angeordnete Blattnarben. Die Wurzel ist längs gerunzelt und zeigt gelegentlich Narben von Wurzelfasern. Beim Trocknen werden Rhizom und Wurzel spröde und brechen mit glattem Bruch. Sie absorbieren auch leicht Feuchtigkeit, wobei sie biegsam werden. Am glatten Querschnitt ist außen ein Rindenanteil erkennbar, der etwa ein Drittel des Radius einnimmt und durch ein deutlich sichtbares Kambium vom undeutlich gestreiften parenchymatösen Holzkörper getrennt ist.

Mikroskopische Merkmale: Ein Querschnitt zeigt von außen nach innen vier bis sechs Reihen dünnwandiger, gelblichbrauner Korkzellen, auf die ein mehrschichtiges Phelloderm folgt. Dieses besteht im äußeren Bereich aus Collenchymzellen, im Inneren aus tangential gestreckten Parenchymzellen. Im Parenchym des Phloems eingebettet finden sich kleine Gruppen von Siebröhrenbündeln. Der hauptsächlich aus Parenchymzellen bestehende Holzteil enthält verstreut einzeln oder in Gruppen angeordnet Netz-, Spiral- oder Ringgefäße sowie kleine Gruppen intraxyläres Phloem. Die Wurzel zeigt einen dreistrahligen primären Holzteil, das Rhizom ein parenchymatöses Mark. Das Parenchym enthält Öltröpfchen sowie Calciumoxalat in Form kleinster Nadeln oder schmaler Prismen, Stärke fehlt jedoch fast vollständig.

Pulverdroge: Das hell- bis gelblichbraune Pulver enthält folgende charakteristische Bestandteile: Parenchymzellen mit mäßig dicken Zellwänden; in den Zellen Öltröpfchen und kleinste, nadelartige Calciumoxalatkristalle, aber fast keine Stärke; einige wenige Gefäße mit netz-, spiral- oder ringförmigen Verdickungen; Fasern und Steinzellen fehlen.

Prüfung auf Identität

Chromatographie: Die Prüfung erfolgt mit Hilfe der Dünnschichtchromatographie (V.6.20.2) unter Verwendung einer geeigneten Schicht von Kieselgel, welches einen Fluoreszenzindikator mit einem Fluoreszenzoptimum bei 254 nm enthält.

Untersuchungslösung: 2,00 g pulverisierte Droge (250) werden mit 50,0 ml Methanol *R* versetzt und 20 min lang mechanisch gerührt. Anschließend wird unter Vermeidung von Verdunstungsverlusten filtriert. 25,0 ml Filtrat werden im Vakuum zur Trockne eingedampft, wobei die Temperatur 50 °C nicht überschreiten darf. Der Rückstand wird in kleinen Mengen Methanol *R* aufgenommen, so daß insgesamt 5,0 ml Lösung erhalten werden. Ein Bodensatz kann vorhanden sein.

Referenzlösung: 50 mg Phenazon *R* werden in Methanol *R* zu 10,0 ml gelöst.

Auf die Platte werden getrennt 50 µl Untersuchungslösung und 10 µl Referenzlösung bandförmig (30 mm × 8 mm) aufgetragen. Die Chromatographie erfolgt mit einer Mischung von 2 Volumteilen Wasser, 30 Volumteilen Chloroform *R* und 70 Volumteilen Aceton *R* über eine Laufstrecke von 15 cm. Die Platte wird an der Luft getrocknet und im ultravioletten Licht bei 254 nm ausgewertet. Das Chromatogramm der Untersuchungslösung zeigt fluoreszenzmindernde Zonen im unteren und gewöhnlich auch im oberen Teil. Die Zone des Amarogentins befindet sich in der Mitte des Chromatogramms etwa in gleicher Höhe wie die fluoreszenzmindernde Zone des Phenazons im Chromatogramm der Referenzlösung. Die dem Phenazon entsprechende Zone wird markiert, das Chromatogramm mit einer frisch hergestellten 0,2prozentigen Lösung (*m*/V) von Echtrotsalz B *R* besprüht und 10 min lang stehengelassen. Die Zone des Amarogentins färbt sich dabei orange. Ammoniakdämpfen ausgesetzt wird die Amarogentinzone rot. Sowohl im oberen als auch im unteren Teil des Chromatogramms der Untersuchungslösung werden auch andere Zonen sichtbar. Insbesondere kann im oberen Teil eine gewöhnlich sehr intensive, gleiche Färbung wie in der Zone des Amarogentins auftreten.

Prüfung auf Reinheit

Chromatographie: Die Chromatogramme unter „Prüfung auf Identität" werden ausgewertet. Nach der Behandlung mit Ammoniakdämpfen darf das Chromatogramm der Untersuchungslösung unmittelbar über der Zone des Amarogentins keine violetten Zonen zeigen (andere *Gentiana*-Arten).

Bestimmung des Bitterwerts: Mindestens 10 000. Der Bitterwert wird durch Vergleich mit Chininhydrochlorid bestimmt, dessen Bitterwert auf 200 000 festgesetzt ist. Der Bitterwert ist definiert als der reziproke Wert jener Verdünnung, die gerade noch bitter schmeckt.

Chininhydrochlorid-Stammlösung: 0,100 g Chininhydrochlorid *R* werden in Wasser zu 100,0 ml gelöst; 1,0 ml dieser Lösung wird mit Wasser zu 100,0 verdünnt.

Untersuchungslösung: 1,00 g pulverisierte Droge (710) wird mit 1000 ml siedendem Wasser übergossen und unter fortgesetztem Rühren 30 min lang im Wasserbad erhitzt. Nach dem Abkühlen wird mit Wasser zu 1000 ml verdünnt. Nach kräftigem Schütteln wird filtriert, wobei die ersten 20 ml des Filtrats verworfen werden.

Beginnend mit 4,2 ml wird in Reagenzgläsern ausgehend von der Chininhydrochlorid-Stammlösung eine Reihe von Referenzlösungen in der Weise hergestellt, daß jede nachfolgende Referenzlösung um 0,2 ml Chininhydrochlorid-Stammlösung mehr enthält als die vorhergehende, wobei die Reihe bei einer Menge von 5,8 ml Chininhydrochlorid-Stammlösung im letzten Glas endet. Der Inhalt eines jeden Glases wird mit Wasser zu 10,0 ml ergänzt.

Um zu ermitteln, welche der bereiteten Referenzlösungen gerade noch bitter schmeckt, wird wie folgt vorgegangen. 10,0 ml der schwächsten Referenzlösung werden in den Mund genommen und 30 s lang so hin und her bewegt, daß die Zungenoberseite damit in Berührung kommt. Wenn die Referenzlösung nicht als bitter schmeckend empfunden wird, wird sie ausgespuckt. Nach einer Minute wird der Mund mit Wasser gespült. 10 min später wird die Prüfung mit der nächst stärkeren Referenzlösung wiederholt.

Der Korrekturfaktor *k* wird nach folgender Formel berechnet:

$$\frac{5,00}{n}$$

n: Anzahl der Milliliter Chininhydrochlorid-Stammlösung in jener Referenzlösung der geringsten Konzentration, die noch als bitter schmeckend empfunden wird.

10/k ml Untersuchungslösung werden mit Wasser zu 100,0 ml verdünnt. 10,0 ml dieser Lösung müssen bitter schmecken.

Sulfatasche (V.3.2.14): Höchstens 5,0 Prozent, mit 1,00 g pulverisierter Droge bestimmt.

Extraktgehalt: Mindestens 33 Prozent. 5,0 g pulverisierte Droge (710) werden mit 200 ml siedendem Wasser versetzt und 10 min lang unter gelegentlichem Umschütteln stehengelassen. Nach dem Erkalten wird mit Wasser zu 200,0 ml verdünnt und filtriert. 20,0 ml Filtrat werden auf dem Wasserbad zur Trockne eingedampft. Der bei 100 bis 105 °C getrocknete Rückstand muß mindestens 0,165 g betragen.

Lagerung

Vor Licht geschützt.

Wasserfreies Ephedrin

Ephedrinum anhydricum

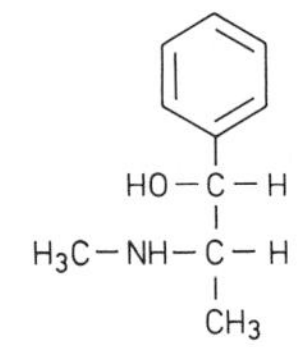

$C_{10}H_{15}NO$ M_r 165,2

Wasserfreies Ephedrin enthält mindestens 99,0 und höchstens 101,0 Prozent (1*R*, 2*S*)-2-Methylamino-1-phenyl-1-propanol, berechnet auf die wasserfreie Substanz.

Eigenschaften

Weißes, kristallines Pulver oder farblose Kristalle; löslich in Wasser, sehr leicht löslich in Ethanol, leicht löslich in Ether.

Die Substanz schmilzt bei etwa 36 °C.

Prüfung auf Identität

Die Prüfung B kann entfallen, wenn die Prüfungen A, C, D und E durchgeführt werden. Die Prüfungen A, C und E können entfallen, wenn die Prüfungen B und D durchgeführt werden.

A. Die Substanz entspricht der Prüfung „Spezifische Drehung" (siehe „Prüfung auf Reinheit").

B. Das IR-Absorptionsspektrum (V.6.18) der Substanz zeigt im Vergleich mit dem der von Ephedrinhydrochlorid *CRS* isolierten Base Maxima bei denselben Wellenlängen mit den gleichen relativen Intensitäten. Die Prüfung erfolgt mit Hilfe von Preßlingen, die wie folgt hergestellt werden: Etwa 40 mg Substanz werden in 1 ml Wasser gelöst. Die Lösung wird mit 1 ml Natriumhydroxid-Lösung 8,5 % *R* und 4 ml Chloroform *R* versetzt und geschüttelt. Die organische Schicht wird über 0,2 g wasserfreiem Natriumsulfat *R* getrocknet. Mit etwa 0,3 g Kaliumbromid *R* wird ein Preßling hergestellt. Auf den Preßling werden tropfenweise 0,1 ml der organischen Schicht aufgebracht, wobei das Lösungsmittel zwischen jedem Auftropfen verdampfen gelassen wird. Anschließend wird der Preßling 2 min lang bei 50 °C getrocknet. Mit 50 mg Ephedrinhydrochlorid *CRS* wird in gleicher Weise verfahren.

C. Die bei der Prüfung auf „Verwandte Substanzen" (siehe „Prüfung auf Reinheit") erhaltenen Chromatogramme werden ausgewertet. Der Hauptfleck im Chromatogramm der Untersuchungslösung b entspricht in bezug auf Lage, Farbe und Größe dem Hauptfleck im Chromatogramm der Referenzlösung a.

D. Etwa 10 mg Substanz werden in 1 ml Wasser gelöst. Wird die Lösung mit 0,2 ml Natriumhydroxid-Lösung 40 % *R* und 0,2 ml Kupfer(II)-sulfat-Lösung *R* versetzt, entsteht eine Violettfärbung. Wird die Lösung mit 2 ml Ether *R* versetzt und geschüttelt, färbt sich die Etherschicht purpur und die wäßrige Schicht blau.

E. Die Substanz entspricht der Prüfung auf „Wasser" (siehe „Prüfung auf Reinheit".)

Prüfung auf Reinheit

Aussehen der Lösung: 0,25 g Substanz werden in Wasser zu 10 ml gelöst. Die Lösung muß klar (V.6.1) und farblos sein (V.6.2, Methode II).

Spezifische Drehung (V.6.6): 2,25 g Substanz werden in 15 ml Salzsäure 7 % *R* gelöst. Die Lösung wird mit Wasser zu 50,0 ml verdünnt. Die spezifische Drehung muß zwischen −41 und −43° liegen, berechnet auf die wasserfreie Substanz.

Verwandte Substanzen: Die Prüfung erfolgt mit Hilfe der Dünnschichtchromatographie (V.6.20.2) unter Verwendung einer Schicht von Kieselgel G *R*.

Untersuchungslösung a: 0,2 g Substanz werden in Methanol *R* zu 10 ml gelöst.

Untersuchungslösung b: 1,0 ml Untersuchungslösung a wird mit Methanol *R* zu 10 ml verdünnt.

Referenzlösung a: 25 mg Ephedrinhydrochlorid *CRS* werden in Methanol *R* zu 10 ml gelöst.

Referenzlösung b: 1,0 ml Untersuchungslösung a wird mit Methanol *R* zu 200 ml verdünnt.

Auf die Platte werden getrennt 10 µl jeder Lösung aufgetragen. Die Chromatographie erfolgt mit einer Mischung von 5 Volumteilen Chloroform *R*, 15 Volumteilen Ammoniak-Lösung 26 % *R* und 80 Volumteilen Isopropylalkohol *R* über eine Laufstrecke von 15 cm. Die Platte wird an der Luft getrocknet, mit Ninhydrin-Lösung *R* besprüht und 5 min lang auf 110 °C erhitzt. Kein im Chromatogramm der Untersuchungslösung a auftretender Nebenfleck darf größer oder stärker gefärbt sein als der Fleck im Chromatogramm der Referenzlösung b. Ein Fleck mit schwächerer Färbung als der Untergrund wird nicht berücksichtigt.

Chlorid: 0,17 g Substanz werden in Wasser zu 10 ml gelöst. Die Lösung wird mit 5 ml Salpetersäure 12,5 % *R* und 0,5 ml Silbernitrat-Lösung *R* 1 versetzt und 2 min lang unter Ausschluß direkter Lichteinwirkung stehengelassen. Die Lösung darf nicht stärker opaleszieren als eine gleichzeitig unter den gleichen Bedingungen mit 10 ml Chlorid-Lösung (5 ppm Cl) *R*, 5 ml Salpetersäure 12,5 % *R* und 0,5 ml Silbernitrat-Lösung *R* 1 hergestellte Referenzlösung (290 ppm).

Wasser (V.3.5.6): Höchstens 0,5 Prozent, mit 2,000 g Substanz nach der Karl-Fischer-Methode bestimmt.

Sulfatasche (V.3.2.14): Höchstens 0,1 Prozent, mit 1,0 g Substanz bestimmt.

Gehaltsbestimmung

0,200 g Substanz werden in 5 ml Ethanol 96 % *R* gelöst. Nach Zusatz von 20,0 ml 0,1 N-Salzsäure wird unter Verwendung von 0,05 ml Methylrot-Lösung *R* mit 0,1 N-Natriumhydroxid-Lösung bis zum Farbumschlag von Rot nach Gelb titriert.

1 ml 0,1 N-Salzsäure entspricht 16,52 mg $C_{10}H_{15}NO$.

Lagerung

Vor Licht geschützt.

Vorsichtig zu lagern!

Ephedrin-Hemihydrat

Ephedrinum hemihydricum

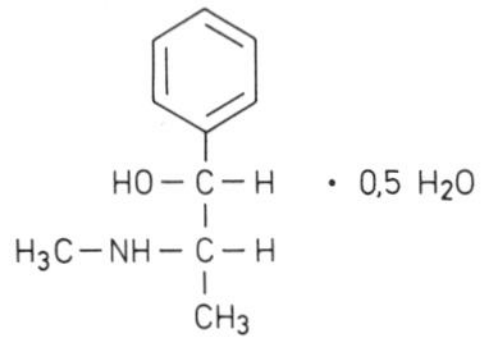

$C_{10}H_{15}NO \cdot 0{,}5\ H_2O$ M_r 174,2

Ephedrin-Hemihydrat enthält mindestens 99,0 und höchstens 101,0 Prozent (1*R*, 2*S*)-2-Methylamino-1-phenyl-1-propanol, berechnet auf die wasserfreie Substanz.

Eigenschaften

Weißes, kristallines Pulver oder farblose Kristalle; löslich in Wasser, sehr leicht löslich in Ethanol, leicht löslich in Ether.

Die nicht vorgetrocknete Substanz schmilzt bei etwa 42 °C.

Prüfung auf Identität

Die Substanz entspricht der ,,Prüfung auf Identität" der Monographie **Wasserfreies Ephedrin (Ephedrinum anhydricum)** mit folgender Änderung:

E. Die Substanz entspricht der Prüfung auf ,,Wasser" (siehe ,,Prüfung auf Reinheit").

Prüfung auf Reinheit

Die Substanz entspricht der ,,Prüfung auf Reinheit" der Monographie **Wasserfreies Ephedrin** mit folgenden Änderungen:

Chlorid: 0,18 g Substanz werden in Wasser zu 10 ml gelöst. Die Lösung wird mit 5 ml Salpetersäure 12,5 % *R* und 0,5 ml Silbernitrat-Lösung *R* 1 versetzt und 2 min lang unter Ausschluß direkter Lichteinwirkung stehengelassen. Die Lösung darf nicht stärker opaleszieren als eine gleichzeitig, unter den gleichen Bedingungen mit 10 ml Chlorid-Lösung (5 ppm Cl) *R*, 5 ml Salpetersäure 12,5 % *R* und 0,5 ml Silbernitrat-Lösung *R* 1 hergestellte Referenzlösung (280 ppm).

Wasser: (V.3.5.6): 4,5 bis 5,5 Prozent, mit 0,300 g Substanz nach der Karl-Fischer-Methode bestimmt.

Gehaltsbestimmung

Die Gehaltsbestimmung wird, wie unter **Wasserfreies Ephedrin** angegeben, durchgeführt.

1 ml 0,1 N-Salzsäure entspricht 16,52 mg $C_{10}H_{15}NO$.

Lagerung

Vor Licht geschützt.

Vorsichtig zu lagern!

Ephedrinhydrochlorid

Ephedrini hydrochloridum

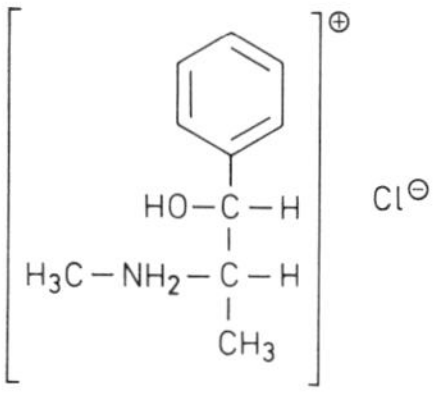

$C_{10}H_{16}ClNO$ M_r 201,7

Ephedrinhydrochlorid enthält mindestens 99,0 und höchstens 101,0 Prozent (1*R*,2*S*)-2-Methylamino-1-phenyl-1-propanol-hydrochlorid, berechnet auf die getrocknete Substanz.

Eigenschaften

Weißes, kristallines Pulver oder farblose Kristalle; leicht löslich in Wasser, löslich in Ethanol, praktisch unlöslich in Ether.

Die Substanz schmilzt bei etwa 219 °C.

Prüfung auf Identität

Die Prüfung B kann entfallen, wenn die Prüfungen A, C, D und E durchgeführt werden. Die Prüfungen A, C und D können entfallen, wenn die Prüfungen B und E durchgeführt werden.

A. Die Substanz entspricht der Prüfung ,,Spezifische Drehung“ (siehe ,,Prüfung auf Reinheit“).

B. Das IR-Absorptionsspektrum (V.6.18) der Substanz zeigt im Vergleich mit dem von Ephedrinhydrochlorid *CRS* Maxima bei denselben Wellenlängen mit den gleichen relativen Intensitäten.

C. Die bei der Prüfung auf ,,Verwandte Substanzen“ (siehe ,,Prüfung auf Reinheit“) erhaltenen Chromatogramme werden ausgewertet. Der Hauptfleck im Chromatogramm der Untersuchungslösung b entspricht in bezug auf Lage, Farbe und Größe dem Hauptfleck im Chromatogramm der Referenzlösung a.

D. Werden 0,1 ml Prüflösung (siehe ,,Prüfung auf Reinheit“) mit 1 ml Wasser, 0,2 ml Kupfer(II)-sulfat-Lösung *R* und 1 ml Natriumhydroxid-Lösung 40 % *R* versetzt, entsteht eine Violettfärbung. Wird die Lösung mit 2 ml Ether *R* versetzt und geschüttelt, färbt sich die Etherschicht purpur und die wäßrige Schicht blau.

E. 5 ml Prüflösung werden mit 5 ml Wasser versetzt. Die Lösung gibt die Identitätsreaktion a auf Chlorid (V.3.1.1).

Prüfung auf Reinheit

Prüflösung: 5,00 g Substanz werden in destilliertem Wasser zu 50,0 ml gelöst.

Aussehen der Lösung: Die Prüflösung muß klar (V.6.1) und farblos sein (V.6.2, Methode II).

Sauer oder alkalisch reagierende Sustanzen: Werden 10 ml Prüflösung mit 0,1 ml Methylrot-Lösung *R* und 0,2 ml 0,01 N-Natriumhydroxid-Lösung versetzt, muß die Lösung gelb gefärbt sein. Nach Zusatz von 0,4 ml 0,01 N-Salzsäure muß die Lösung rot gefärbt sein.

Spezifische Drehung (V.6.6): 12,5 ml Prüflösung werden mit Wasser zu 25,0 ml verdünnt. Die spezifische Drehung muß zwischen −33,5 und −35,5° liegen, berechnet auf die getrocknete Substanz.

Verwandte Substanzen: Die Prüfung erfolgt mit Hilfe der Dünnschichtchromatographie (V.6.20.2) unter Verwendung einer Schicht von Kieselgel G *R*.

Untersuchungslösung a: 0,2 g Substanz werden in Methanol *R* zu 10 ml gelöst.

Untersuchungslösung b: 1,0 ml Untersuchungslösung a wird mit Methanol *R* zu 10 ml verdünnt.

Referenzlösung a: 20 mg Ephedrinhydrochlorid *CRS* werden in Methanol *R* zu 10 ml gelöst.

Referenzlösung b: 1,0 ml Untersuchungslösung a wird mit Methanol *R* zu 200 ml verdünnt.

Auf die Platte werden getrennt 10 µl jeder Lösung aufgetragen. Die Chromatographie erfolgt mit einer Mischung von 5 Volumteilen Chloroform *R*, 15 Volumteilen Ammoniak-Lösung 26 % *R* und 80 Volumteilen Isopropylalkohol *R* über eine Laufstrecke von 15 cm. Die Platte wird an der Luft getrocknet, mit Ninhydrin-Lösung *R* besprüht und 5 min lang auf 110 °C erhitzt. Kein im Chromatogramm der Untersuchungslösung a auftretender Nebenfleck darf größer oder stärker gefärbt sein als der Fleck im Chromatogramm der Referenzlösung b. Ein Fleck mit schwächerer Färbung als der Untergrund wird nicht berücksichtigt.

Sulfat (V.3.2.13): 15 ml Prüflösung müssen der Grenzprüfung auf Sulfat entsprechen (100 ppm).

Trocknungsverlust (V.6.22): Höchstens 0,5 Prozent, mit 1,000 g Substanz durch Trocknen im Trockenschrank bei 100 bis 105 °C bestimmt.

Sulfatasche (V.3.2.14): Höchstens 0,1 Prozent, mit 1,0 g Substanz bestimmt.

Gehaltsbestimmung

0,170 g Substanz werden in 10 ml Quecksilber(II)-acetat-Lösung *R* unter schwachem Erwärmen gelöst. Nach Zusatz von 50 ml Aceton *R* wird nach „Titration in wasserfreiem Medium" (V.3.5.5) mit 0,1 N-Perchlorsäure unter Zusatz von 1 ml einer gesättigten Lösung von Methylorange *R* in Aceton *R* bis zum Farbumschlag von Gelb nach Rot titriert.

1 ml 0,1 N-Perchlorsäure entspricht 20,17 mg $C_{10}H_{16}ClNO$.

Lagerung

Vor Licht geschützt.

Vorsichtig zu lagern!

Epinephrinhydrogentartrat

Adrenalini tartras

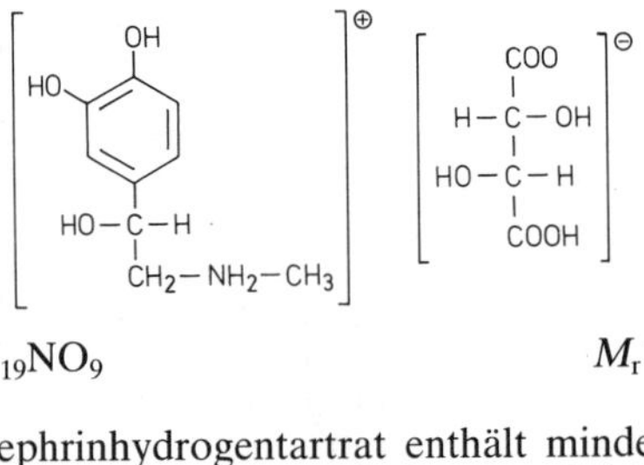

$C_{13}H_{19}NO_9$ M_r 333,3

Epinephrinhydrogentartrat enthält mindestens 98,5 und höchstens 101,0 Prozent *(R)*-1-(3,4-Dihydroxyphenyl)-2-(methylamino)ethanol-(2*R*, 3*R*)-hydrogentartrat, berechnet auf die getrocknete Substanz.

Eigenschaften

Weißes bis grauweißes, kristallines, geruchloses Pulver; leicht löslich in Wasser, schwer löslich in Ethanol, praktisch unlöslich in Chloroform und Ether.

Prüfung auf Identität

Die Prüfung C kann entfallen, wenn die Prüfungen A, B, D, E und F durchgeführt werden. Die Prüfungen B, D und E können entfallen, wenn die Prüfungen A, C und F durchgeführt werden.

A. 2 g Substanz werden in 20 ml einer 0,5prozentigen Lösung (*m*/V) von Natriumdisulfit *R* gelöst. Nach Zusatz von Ammoniak-Lösung 17 % *R* bis zur alkalischen Reaktion wird die Lösung 1 h lang in Eiswasser stehengelassen und filtriert. Das Filtrat wird für die Identitätsprüfung F beiseite gestellt. Der Niederschlag wird dreimal mit je 2 ml Wasser, dann mit 5 ml Ethanol 96 % *R* und schließlich mit 5 ml Ether *R* gewaschen. Im Vakuum wird 3 h lang getrocknet. Die spezifische Drehung (V.6.6) des Rückstands (Epinephrinbase), an einer 2,00prozentigen Lösung (*m*/V) in 0,5 N-Salzsäure bestimmt, liegt zwischen −50 und −54°.

B. 50,0 mg Substanz werden in 0,01 N-Salzsäure zu 100,0 ml gelöst. 10,0 ml dieser Lösung werden mit 0,01 N-Salzsäure zu 100,0 ml verdünnt. Die Lösung zeigt zwischen 250 und 300 nm ein Absorptionsmaximum (V.6.19) bei 279 nm mit einer spezifischen Absorption von 79 bis 85.

C. Das IR-Absorptionsspektrum (V.6.18) der wie unter A hergestellten Epinephrinbase zeigt im Vergleich zu dem einer in gleicher Weise aus einer geeigneten Menge Epinephrinhydrogentartrat *CRS* hergestellten Base Maxima bei denselben Wellenlängen mit den gleichen relativen Intensitäten. Die Prüfung erfolgt mit Hilfe von Preßlingen.

D. Etwa 5 mg Substanz werden in 5 ml Wasser gelöst. 1 ml dieser Lösung wird mit 10 ml Pufferlösung *p*H 3,6 *R* und 1 ml 0,1 N-Iod-Lösung versetzt. Werden nach 5 min 2 ml 0,1 N-Natriumthiosulfat-Lösung zugesetzt, entsteht eine intensive, rotviolette Färbung.

E. 1 ml der unter Identitätsprüfung D hergestellten Lösung wird mit 1 ml einer 1prozentigen Lösung (V/V) von Diethoxytetrahydrofuran *R* in Essigsäure 98 % *R* versetzt. 2 min lang wird auf 80 °C erhitzt, in Eiswasser abgekühlt und 3 ml einer 2prozentigen Lösung (*m*/V) von Dimethylaminobenzaldehyd *R* in einer Mischung von 1 Volumteil Salzsäure 36 % *R* und 19 Volumteilen Essigsäure 98 % *R* zugesetzt. Nach Mischen und 2 min langem Stehenlassen zeigt die Lösung eine einer Blindlösung ähnliche Gelbfärbung.

F. 0,2 ml des bei der Identitätsprüfung A erhaltenen Filtrates geben die Identitätsreaktion b auf Tartrat (V.3.1.1).

Prüfung auf Reinheit

Aussehen der Lösung: 0,5 g Substanz werden in Wasser zu 10 ml gelöst. Bei sofortiger Prüfung darf die Lösung nicht stärker opaleszieren als die Referenzsuspension II (V.6.1) und nicht stärker gefärbt sein als die Farbvergleichslösung BG_5 (V.6.2, Methode II).

Adrenalon: 50,0 mg Substanz werden in 0,01 N-Salzsäure zu 25,0 ml gelöst. Die Absorption (V.6.19) der Lösung, bei 310 nm gemessen, darf höchstens 0,10 betragen.

Norepinephrin: Die Prüfung erfolgt mit Hilfe der Dünnschichtchromatographie (V.6.20.2) unter Verwendung einer Schicht von Kieselgel G*R*.

Untersuchungslösung: 0,25 g Substanz werden in Wasser zu 10 ml gelöst. Die Lösung ist frisch herzustellen.

Referenzlösung a: 12,5 mg Norepinephrinhydrogentartrat *CRS* werden in Wasser zu 10 ml gelöst. Die Lösung ist frisch herzustellen.

Referenzlösung b: 2 ml Referenzlösung a werden mit Wasser zu 10 ml verdünnt.

Referenzlösung c: 2 ml Untersuchungslösung und 2 ml Referenzlösung b werden gemischt.

Auf die Platte werden getrennt bandförmig (20 mm × 2 mm) 6 µl Untersuchungslösung, 6 µl Referenzlösung a, 6 µl Referenzlösung b und 12 µl Referenzlösung c aufgetragen. Nach dem Trocknenlassen an der Luft wird mit einer gesättigten Lösung von Natriumhydrogencarbonat *R* besprüht und erneut an der Luft getrocknet. Mit Acetanhydrid *R* wird zweimal besprüht, wobei nach dem ersten Aufsprühen getrocknet wird. Dann wird die Platte 90 min lang auf 50 °C erhitzt. Die Chromatographie erfolgt mit einer Mischung von 0,5 Volumteilen wasserfreier Ameisensäure *R*, 50 Volumteilen Aceton *R* und 50 Volumteilen Dichlormethan *R* über eine Laufstrecke von 15 cm. Nach dem Trocknenlassen an der Luft wird mit einer frisch hergestellten Mischung von 2 Volumteilen einer 0,5prozentigen Lösung (*m*/V) von Kaliumhexacyanoferrat(III) *R*, 2 Volumteilen Ethylendiamin *R* und 8 Volumteilen Methanol *R* besprüht. Die Platte wird 10 min lang bei 60 °C getrocknet. Die Auswertung erfolgt im ultravioletten Licht bei 254 und 365 nm. Wenn eine Zone zwischen den beiden intensivsten Zonen im Chromatogramm der Untersuchungslösung erscheint, darf sie höchstens so intensiv sein wie die entsprechende Zone im Chromatogramm der Referenzlösung b. Die Prüfung darf nur ausgewertet werden, wenn das Chromatogramm der Referenzlösung c zwischen den beiden intensivsten Zonen eine deutlich getrennte Zone, entsprechend der intensivsten Zone im Chromatogramm der Referenzlösung a, zeigt.

Trocknungsverlust (V.6.22): Höchstens 0,5 Prozent, mit 1,000 g Substanz durch 18 h langes Trocknen im Vakuum bestimmt.

Sulfatasche (V.3.2.14): Höchstens 0,1 Prozent, mit 1,0 g Substanz bestimmt.

Gehaltsbestimmung

0,300 g Substanz, in 50 ml wasserfreier Essigsäure *R*, falls erforderlich unter schwachem Erwärmen, gelöst, werden nach „Titration in wasserfreiem Medium“ (V.3.5.5) unter Zusatz von 0,1 ml Kristallviolett-Lösung *R* mit 0,1 N-Perchlorsäure bis zum Farbumschlag nach Blaugrün titriert.

1 ml 0,1 N-Perchlorsäure entspricht 33,33 mg $C_{13}H_{19}NO_9$.

Lagerung

Vor Licht geschützt, in evakuierten oder mit einem indifferenten Gas gefüllten, zugeschmolzenen Glasröhrchen oder luftdicht verschlossenen Behältnissen.

Sehr vorsichtig zu lagern!

Erdnußöl

Arachidis oleum

Erdnußöl ist das aus den geschälten Samen von *Arachis hypogaea* L. gewonnene, raffinierte, fette Öl.

Eigenschaften

Klare, gelbliche, viskose, geruchlose Flüssigkeit; sehr schwer löslich in Ethanol, mischbar mit Chloroform, Ether und Petroläther.

Erstarrungstemperatur etwa 2 °C.

Prüfung auf Identität

Die Prüfung erfolgt mit Hilfe der ,,Identifizierung fetter Öle durch Dünnschichtchromatographie" (V.3.1.3). Das erhaltene Chromatogramm muß dem Chromatogramm-Typ für Erdnußöl entsprechen.

Prüfung auf Reinheit

Relative Dichte (V.6.4): 0,912 bis 0,918.

Säurezahl (V.3.4.1): Höchstens 0,6.

Peroxidzahl (V.3.4.5): Höchstens 5,0.

Unverseifbare Anteile (V.3.4.7): Höchstens 1,0 Prozent *(m/m)*, mit 5,0 g Substanz bestimmt.

Alkalisch reagierende Substanzen (V.3.3.3): Die Substanz muß der Prüfung auf „Alkalisch reagierende Substanzen in fetten Ölen" entsprechen.

Fremde fette Öle: Die „Prüfung fetter Öle auf fremde Öle durch Gaschromatographie" (V.3.3.6) wird durchgeführt. Die Fettsäurefraktion des Öles muß folgende Zusammensetzung haben:

- Gesättigte Fettsäuren mit einer Kettenlänge kleiner als C_{16}: Höchstens 0,4 Prozent
- Palmitinsäure: 7,0 bis 16,0 Prozent
- Stearinsäure: 1,3 bis 6,5 Prozent
- Ölsäure: 35,0 bis 72,0 Prozent
- Linolsäure (äquivalente Kettenlänge auf Macrogoladipat 18,9): 13,0 bis 43,0 Prozent
- Linolensäure (äquivalente Kettenlänge auf Macrogoladipat 19,7): Höchstens 0,6 Prozent
- Arachinsäure: 1,0 bis 3,0 Prozent
- Gadolinsäure: (äquivalente Kettenlänge auf Macrogoladipat 20,3): 0,5 bis 2,1 Prozent
- Behensäure: 1,0 bis 5,0 Prozent
- Erucasäure (äquivalente Kettenlänge auf Macrogoladipat 22,3): Höchstens 0,5 Prozent
- Lignocerinsäure: 0,5 bis 3,0 Prozent.

Das Verhältnis Linolsäure zu Behensäure darf höchstens 13 betragen.

Halbtrocknende Öle: 1,0 g Substanz wird 5 min lang mit 5 ml einer Mischung von 1 Volumteil Ethanol 96 % *R* und 3 Volumteilen 2 N-ethanolischer Kaliumhydroxid-Lösung *R* unter Rückfluß erhitzt. Nach Zusatz von 1,5 ml Essigsäure 30 % *R* und 50 ml Ethanol 70 % (V/V) wird so lange erhitzt, bis die Lösung klar ist. Anschließend wird ein Thermometer in die Flüssigkeit eingebracht und sehr langsam abgekühlt. Die Temperatur, bei der sich die Flüssigkeit zu trüben beginnt, darf nicht unterhalb von 36 °C liegen.

Sesamöl: 10 ml Substanz werden in einem Meßzylinder mit Schliffstopfen etwa 1 min lang mit 5 ml einer Mischung von 0,5 Volumteilen einer 0,35prozentigen Lösung (V/V) von Furfural *R* in Acetanhydrid *R* und 4,5 Volumteilen Acetanhydrid *R* geschüttelt und anschließend durch ein mit Acetanhydrid *R* befeuchtetes Filter filtriert. Wird das Filtrat mit 0,2 ml Schwefelsäure 96 % *R* versetzt, darf keine bläulichgrüne Farbe entstehen.

Erdnußöl zur parenteralen Anwendung muß den Anforderungen der Monographie mit folgenden Änderungen entsprechen.

Säurezahl (V.3.4.1): Höchstens 0,5.

Wasser (V.3.5.6): Höchstens 0,3 Prozent, mit 3,00 g Substanz nach der Karl-Fischer-Methode bestimmt.

Lagerung

Vor Licht geschützt, in dicht verschlossenen, dem Verbrauch angemessenen, möglichst vollständig gefüllten Behältnissen. Das Standgefäß in der Offizin darf Öl im Anbruch enthalten, Öle aus verschiedenen Lieferungen dürfen nicht miteinander gemischt gelagert werden.

Ergocalciferol

Ergocalciferolum

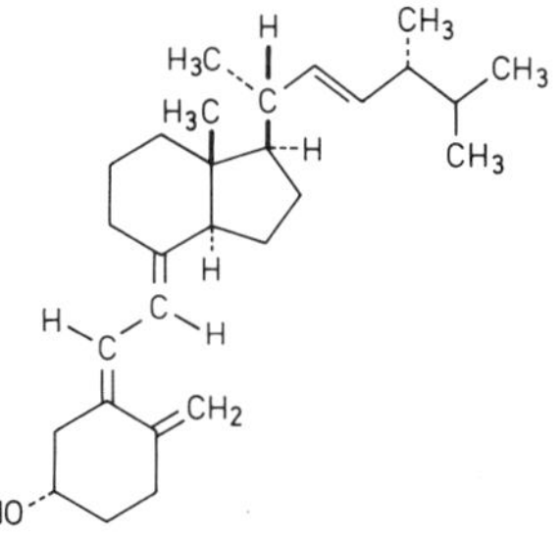

$C_{28}H_{44}O$ M_r 396,7

Ergocalciferol ist 9,10-Seco-5,7,10(19),22-ergostatetraen-3β-ol.

1 Milligramm Ergocalciferol entspricht in seiner antirachitischen Wirksamkeit bei Ratten 40 000 I.E. Vitamin D.

Eigenschaften

Weißes bis schwach gelbliches, kristallines Pulver oder weiße bis fast weiße Kristalle, geruchlos oder fast geruchlos; praktisch unlöslich in Wasser, leicht löslich in Aceton, Chloroform, Ethanol und Ether, löslich in fetten Ölen; luft-, hitze- und lichtempfindlich.

Lösungen in flüchtigen Lösungsmitteln sind instabil und müssen sofort verwendet werden.

Prüfung auf Identität

A. Schmelztemperatur (V.6.11.1): 112 bis 117 °C, an der nicht pulverisierten und nicht getrockneten Substanz bestimmt.

B. Das IR-Absorptionsspektrum (V.6.18) der Substanz zeigt im Vergleich mit dem von Ergocalciferol *CRS* Maxima bei denselben Wellenlängen mit den gleichen relativen Intensitäten. Die Prüfung erfolgt mit Hilfe von Preßlingen.

C. Etwa 1 mg Substanz wird in 40 ml Dichlorethan *R* gelöst. Nach Zusatz von 4 ml Antimon(III)-chlorid-Lösung *R* 1 zu 1 ml der Lösung entsteht schnell eine orange Färbung, die allmählich nach Rosa übergeht.

Prüfung auf Reinheit

Spezifische Drehung (V.6.6): 0,200 g Substanz werden schnell und ohne Erwärmen in aldehydfreiem Ethanol 96 % *R* zu 25,0 ml gelöst. Die spezifische Drehung muß zwischen +103 und +107° liegen, in einer Schichtdicke von 2 dm und innerhalb von 30 min nach Herstellen der Lösung bestimmt.

Absorption (V.6.19): 50,0 mg Substanz werden schnell und ohne Erwärmen in aldehydfreiem Ethanol 96 % *R* zu 100,0 ml gelöst. 5,0 ml der Lösung werden mit aldehydfreiem Ethanol 96 % *R* zu 250,0 ml verdünnt. Unter gleichen Bedingungen wird eine Referenzlösung unter Verwendung von 50,0 mg Ergocalciferol *CRS* hergestellt. Die Absorption der beiden Lösungen wird im Maximum bei 265 nm innerhalb von 30 min nach Herstellung der Lösungen gemessen. Die Absorption der zu untersuchenden Lösung darf um höchstens 3 Prozent von der der Referenzlösung abweichen. Die Prüfung ist nur gültig, wenn die gemessene Absorption zwischen 0,45 und 0,50 liegt.

Reduzierende Substanzen: 0,1 g Substanz werden in aldehydfreiem Ethanol 96 % *R* zu 10,0 ml gelöst. Die Lösung wird mit 0,5 ml einer 0,5prozentigen Lösung (*m*/V) von Tetrazolblau *R* in aldehydfreiem Ethanol 96 % *R* und 0,5 ml verdünnter Tetramethylammoniumhydroxid-Lösung *R* versetzt. Nach genau 5 min wird die Lösung mit 1,0 ml Essigsäure 98 % *R* versetzt. Gleichzeitig und unter gleichen Bedingungen werden 10,0 ml einer Referenzlösung, die 0,2 µg Hydrochinon *R* je Milliliter enthält, gelöst in aldehydfreiem Ethanol 96 % *R*, hergestellt. Die Absorption (V.6.19) der beiden Lösungen wird bei 525 nm gegen 10,0 ml aldehydfreies Ethanol 96 % *R* als Kompensationsflüssigkeit gemessen, das unter den gleichen Bedingungen behandelt wird. Die Absorption der zu untersuchenden Lösung darf nicht größer als die der Referenzlösung sein.

Ergosterol: Die Prüfung erfolgt mit Hilfe der Dünnschichtchromatographie (V.6.20.2) unter Verwendung einer Schicht von Kieselgel G *R*.

Untersuchungslösung: 0,25 g Substanz werden in Dichlorethan *R*, das 1 Prozent (*m*/V) Squalan *R* und 0,01 Prozent (*m*/V) Butylhydroxytoluol *R* enthält, zu 5 ml gelöst.

Vor Gebrauch frisch herzustellen.

Referenzlösung a: 0,10 g Ergocalciferol *CRS* werden in Dichlorethan *R*, das 1 Prozent (*m*/V) Squalan *R* und 0,01 Prozent (*m*/V) Butylhydroxytoluol *R* enthält, zu 2 ml gelöst.

Vor Gebrauch frisch herzustellen.

Referenzlösung b: 5 mg Ergosterol *CRS* werden in Dichlorethan *R*, das 1 Prozent (*m*/V) Squalan *R* und 0,01 Prozent (*m*/V) Butylhydroxytoluol *R* enthält, zu 50 ml gelöst.
Vor Gebrauch frisch herzustellen.

Referenzlösung c: Vor Gebrauch werden gleiche Volumteile Referenzlösung a und Referenzlösung b gemischt.

Auf die Platte werden getrennt je 10 µl der Untersuchungslösung, der Referenzlösungen a und b und 20 µl Referenzlösung c aufgetragen. Die Chromatographie erfolgt sofort im Dunkeln mit einer Mischung von gleichen Volumteilen Cyclohexan *R* und peroxidfreiem Ether *R*, die 0,01 Prozent (*m*/V) Butylhydroxytoluol *R* enthält, über eine Laufstrecke von 15 cm. Die Platte wird an der Luft trocknengelassen und dreimal mit Antimon(III)-chlorid-Lösung *R* 1 besprüht. Die Chromatogramme werden 3 bis 4 min nach dem Besprühen ausgewertet. Das mit der Untersuchungslösung erhaltene Chromatogramm zeigt einen orangegelben Fleck, der nach Braun umschlägt und der in bezug auf Lage, Farbe und Größe dem mit der Referenzlösung a erhaltenen Fleck entspricht. Ein im Chromatogramm der Untersuchungslösung auftretender violetter Fleck, der dem Ergosterol entspricht, unmittelbar unter dem Hauptfleck liegt und langsam erscheint, darf nicht stärker gefärbt sein als der im Chromatogramm der Referenzlösung b erhaltene Fleck. Das Chromatogramm der Untersuchungslösung darf nicht mehr Flecke als die Chromatogramme der Referenzlösungen a und b zeigen. Die Prüfung darf nur ausgewertet werden, wenn das Chromatogramm der Referenzlösung c, deutlich voneinander getrennt, 2 Flecke zeigt.

Lagerung

In zugeschmolzenen Behältnissen, unter Stickstoff, vor Licht geschützt, zwischen 2 und 8 °C. Der Inhalt eines geöffneten Behältnisses sollte so schnell wie möglich verbraucht werden.

Sehr vorsichtig zu lagern!

Ergometrin-hydrogenmaleat

Ergometrini maleas

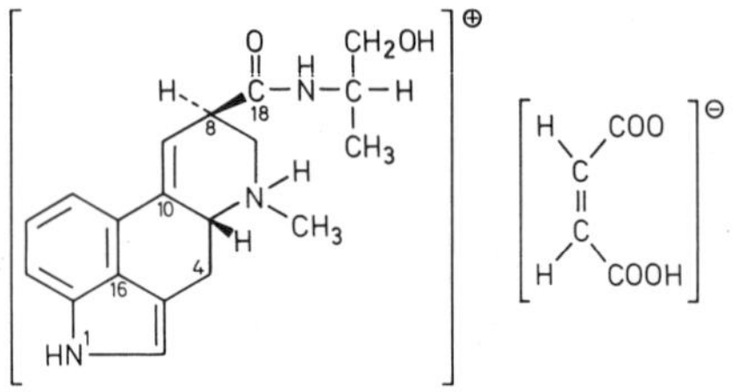

$C_{23}H_{27}N_3O_6$ M_r 441,5

Ergometrinhydrogenmaleat enthält mindestens 98,0 und höchstens 101,0 Prozent (8*R*)-9,10-Didehydro-*N*-[(*S*)-2-hydroxy-1-methylethyl]-6-methyl-8-ergolincarboxamid-hydrogenmaleat, berechnet auf die getrocknete Substanz.

Eigenschaften

Weißes bis schwach gefärbtes, kristallines Pulver; wenig löslich in Wasser, schwer löslich in Ethanol, praktisch unlöslich in Chloroform und Ether.

Prüfung auf Identität

Die Prüfung B kann entfallen, wenn die Prüfungen A, C, D und E durchgeführt werden. Die Prüfungen A, D und E können entfallen, wenn die Prüfungen B und C durchgeführt werden.

A. 30 mg Substanz werden in 0,01 N-Salzsäure zu 100,0 ml gelöst. 10,0 ml dieser Lösung werden mit 0,01 N-Salzsäure zu 100,0 ml verdünnt. Die Lösung, zwischen 250 und 360 nm gemessen, zeigt ein Absorptionsmaximum (V.6.19) bei 311 nm und ein Absorptionsminimum zwischen 265 und 272 nm. Die spezifische Absorption, im Maximum gemessen, liegt zwischen 175 und 195.

B. Das IR-Absorptionsspektrum (V.6.18) der Substanz zeigt im Vergleich mit dem von Ergometrinhydrogenmaleat *CRS* Maxima bei denselben Wellenlängen mit den gleichen relativen Intensitäten. Die Prüfung erfolgt mit Hilfe von Preßlingen.

C. Die Prüfung erfolgt mit Hilfe der Dünnschichtchromatographie wie unter „Verwandte Substanzen" (siehe „Prüfung auf Reinheit") beschrieben. Der Hauptfleck im Chromatogramm der Untersuchungslösung b entspricht in bezug auf Lage, Größe und Farbe dem mit der Referenzlösung a erhaltenen Hauptfleck.

D. 0,1 ml Prüflösung (siehe „Prüfung auf Reinheit") werden mit 1 ml Essigsäure 98 % *R*, 0,05 ml Eisen(III)-chlorid-Lösung *R* 1 und 1 ml Phosphorsäure 85 % *R* gemischt. Nach 10 min langem Erhitzen im Wasserbad bei 80 °C entwickelt sich eine blaue oder violette Färbung, die sich beim Stehenlassen vertieft.

E. 0,1 g Substanz werden in einer Mischung von 0,5 ml Schwefelsäure 10 % *R* und 2,5 ml Wasser gelöst. Nach Zusatz von 5 ml Ether *R* und 1 ml Natriumhydroxid-Lösung 40 % *R* wird geschüttelt. Die wäßrige Phase wird abgetrennt und zweimal mit je 5 ml Ether *R* ausgeschüttelt. 0,1 ml der wäßrigen Phase werden mit einer Lösung von 10 mg Resorcin *R* in 3 ml Schwefelsäure 96 % *R* versetzt. Nach 15 min langem Erhitzen auf dem Wasserbad darf sich keine Färbung entwickeln. Die restliche wäßrige Phase wird mit 1 ml Bromwasser *R* versetzt. Nach 10 min langem Erwärmen auf dem Wasserbad wird bis zum Sieden erhitzt und abgekühlt. 0,2 ml dieser Lösung werden mit einer Lösung von 10 mg Resorcin *R* in 3 ml Schwefelsäure 96 % *R* versetzt. Nach 15 min langem Erhitzen auf dem Wasserbad entwickelt sich eine rosarotviolette Färbung.

Prüfung auf Reinheit

Prüflösung: 0,100 g Substanz werden ohne Erwärmen und vor Licht geschützt in kohlendioxidfreiem Wasser *R* zu 10,0 ml gelöst.

Aussehen der Lösung: Die Prüflösung muß klar (V.6.1) und darf nicht stärker gefärbt sein als die Farbvergleichslösung G_5 oder BG_5 (V.6.2, Methode II).

***p*H-Wert** (V.6.3.1): Der *p*H-Wert der Prüflösung muß zwischen 3,6 und 4,4 liegen.

Spezifische Drehung (V.6.6): Die spezifische Drehung muß zwischen +50 und +56° liegen, an der Prüflösung bestimmt und auf die getrocknete Substanz berechnet.

Verwandte Substanzen: Die Prüfung erfolgt mit Hilfe der Dünnschichtchromatographie (V.6.20.2) unter Verwendung einer Schicht von Kieselgel G*R*.

Alle Prüfungen müssen möglichst rasch und vor Licht geschützt durchgeführt werden. Die Untersuchungs- und Referenzlösungen müssen unmittelbar vor Verwendung hergestellt werden.

Untersuchungslösung a: 50 mg Substanz werden in einer Mischung von 1 Volumteil Ammoniak-Lösung 26 % *R* und 9 Volumteilen Ethanol 80 % (V/V) zu 5,0 ml gelöst.

Untersuchungslösung b: 1,0 ml Untersuchungslösung a wird mit einer Mischung von 1 Volumteil Ammoniak-Lösung 26 % *R* und 9 Volumteilen Ethanol 80 % (V/V) zu 10,0 ml verdünnt.

Referenzlösung a: 10 mg Ergometrinhydrogenmaleat *CRS* werden in einer Mischung von 1 Volumteil Ammoniak-Lösung 26 % *R* und 9 Volumteilen Ethanol 80 % (V/V) zu 10,0 ml gelöst.

Referenzlösung b: 5,0 ml Referenzlösung a werden mit einer Mischung von 1 Volumteilen Ammoniak-Lösung 26 % *R* und 9 Volumteilen Ethanol 80 % (V/V) zu 50,0 ml verdünnt.

Referenzlösung c: 2,0 ml Referenzlösung b werden mit 2,0 ml einer Mischung von 1 Volumteil Ammoniak-Lösung 26 % *R* und 9 Volumteilen Ethanol 80 % (V/V) versetzt.

Auf die Platte werden getrennt 5 µl jeder Lösung aufgetragen. Die Chromatographie erfolgt sofort mit einer Mischung von 3 Volumteilen Wasser, 25 Volumteilen Methanol *R* und 75 Volumteilen Chloroform *R* über eine Laufstrecke von 14 cm. Die Platte wird im Kaltluftstrom getrocknet. Nach Besprühen mit Dimethylaminobenzaldehyd-Lösung *R* 7 wird die Platte im Heißluftstrom etwa 2 min lang getrocknet. Kein im Chromatogramm der Untersuchungslösung a auftretender Nebenfleck darf stärker gefärbt sein als der mit der Referenzlösung b enthaltene Fleck, und höchstens ein Nebenfleck darf stärker gefärbt sein als der mit der Referenzlösung c erhaltene Fleck.

Trocknungsverlust (V.6.22): Höchstens 2,0 Prozent, mit 0,200 g Substanz durch 2 h langes Trocknen bei 80 °C im Vakuum unterhalb 2,7 kPa über Phosphor(V)-oxid *R* bestimmt.

Gehaltsbestimmung

0,150 g Substanz werden in 40 ml wasserfreier Essigsäure *R* gelöst. Die Bestimmung wird nach „Titration in wasserfreiem Medium" (V.3.5.5) mit 0,05 N-Perchlorsäure durchgeführt. Der Endpunkt wird mit Hilfe der „Potentiometrie“ (V.6.14) bestimmt.

1 ml 0,05 N-Perchlorsäure entspricht 22,07 mg $C_{23}H_{27}N_3O_6$.

Lagerung

Dicht verschlossen, vor Licht geschützt, zwischen 2 und 8 °C.

Sehr vorsichtig zu lagern!

Ergotamintartrat

Ergotamini tartras

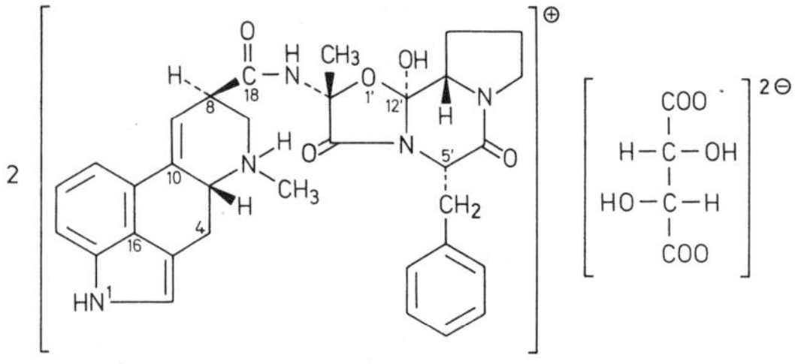

$C_{70}H_{76}N_{10}O_{16}$ M_r 1313

Ergotamintartrat enthält mindestens 98,0 und höchstens 101,0 Prozent (5′*S*)-5′-Benzyl-12′-hydroxy-2′-methyl-3′,6′,18-ergotamantrion-(2*R*,3*R*)-tartrat, berechnet auf die getrocknete Substanz. Die Substanz kann 2 Mol Kristallmethanol enthalten.

Eigenschaften

Weißes bis fast weißes, kristallines Pulver oder farblose Kristalle, schwach hygroskopisch; schwer löslich in Ethanol und Chloroform, praktisch unlöslich in Ether. Wäßrige Lösungen trüben sich allmählich durch Hydrolyse, was durch Zusatz von Weinsäure verhindert werden kann.

Prüfung auf Identität

Die Prüfung B kann entfallen, wenn die Prüfungen A, C, D und E durchgeführt werden. Die Prüfungen A, D und E können entfallen, wenn die Prüfungen B und C durchgeführt werden.

A. 50 mg Substanz werden in 0,01 N-Salzsäure zu 100,0 ml gelöst. 10,0 ml dieser Lösung werden mit 0,01 N-Salzsäure zu 100,0 ml verdünnt. Die Lösung, zwischen 250 und 360 nm gemessen, zeigt ein Absorptionsmaximum (V.6.19) zwischen 311 und 321 nm und ein Absorptionsminimum zwischen 265 und 275 nm. Die spezifische Absorption, im Maximum gemessen, liegt zwischen 118 und 128, berechnet auf die getrocknete Substanz.

B. Das IR-Absorptionsspektrum (V.6.18) der Substanz zeigt im Vergleich mit dem von Ergotamintartrat *CRS* Maxima bei denselben Wellenlängen mit den gleichen relativen Intensitäten. Die Prüfung erfolgt mit Hilfe von wie folgt hergestellten Preßlingen: Die Substanz bzw. die Referenzsubstanz werden jeweils zunächst mit 0,2 ml Methanol *R*, dann mit Kaliumbromid *R* nach der allgemeinen Methode verrieben.

C. Die Prüfung erfolgt mit Hilfe der Dünnschichtchromatographie wie unter „Verwandte Substanzen“ (siehe „Prüfung auf Reinheit“) beschrieben. Die Chromatogramme werden höchstens 1 min lang im ultravioletten Licht bei 365 nm geprüft. Der Hauptfleck im Chromatogramm der Untersuchungslösung b entspricht in bezug auf Lage und Fluoreszenz dem mit der Referenzlösung a erhaltenen Hauptfleck. Nach Besprühen mit Dimethylaminobenzaldehyd-Lösung *R* 7 wird im Tageslicht ausgewertet. Der Hauptfleck im Chromatogramm der Untersuchungslösung b entspricht in bezug auf Lage, Farbe und Größe dem mit der Referenzlösung a erhaltenen Hauptfleck.

D. Eine Mischung von 0,1 ml Prüflösung (siehe „Prüfung auf Reinheit“) mit 1 ml Essigsäure 98 % *R*, 0,05 ml Eisen(III)-chlorid-Lösung *R* 1 und 1 ml Phosphorsäure 85 % *R* wird im Wasserbad bei 80 °C erhitzt. Nach etwa 10 min entwickelt sich eine blaue oder violette Färbung, die sich beim Stehenlassen vertieft.

E. Etwa 10 mg Substanz werden in 1,0 ml 0,1 N-Natriumhydroxid-Lösung gelöst. In einem Scheidetrichter wird mit 5 ml Chloroform *R* ausgeschüttelt. Nach Verwerfen der organischen Phase wird die wäßrige Phase mit einigen Tropfen Salzsäure 7 % *R* neutralisiert. 0,1 ml dieser Lösung gibt die Identitätsreaktion b auf Tartrat (V.3.1.1). Wird die Mischung in 1 ml Wasser gegossen, so ist eine Farbänderung nach Rot oder Rotbraun zu beobachten.

Prüfung auf Reinheit

Alle Prüfungen sind so rasch wie möglich und unter Lichtschutz durchzuführen.

Prüflösung: 30 mg Substanz werden mit etwa 15 mg Weinsäure *R* fein verrieben und unter Umschütteln in 6 ml Wasser gelöst.

Aussehen der Lösung: Die Prüflösung muß klar (V.6.1) und darf nicht stärker gefärbt sein als die Farbvergleichslösung G_6 (V.6.2, Methode II).

***p*H-Wert** (V.6.3.1): 10 mg feinpulverisierte Substanz werden mit 4 ml kohlendioxidfreiem Wasser *R* geschüttelt. Der *p*H-Wert der Suspension muß zwischen 4,0 und 5,5 liegen.

Spezifische Drehung (V.6.6): 0,40 g Substanz werden in 40 ml einer 1prozentigen Lösung (*m*/V) von Weinsäure *R* gelöst. 0,5 g Natriumhydrogencarbonat *R* werden vorsichtig portionsweise zugesetzt. Viermal wird mit 10 ml zuvor 5mal mit je 50 ml Wasser für 100 ml Reagenz gewaschenem Chloroform *R* ausgeschüttelt. Die organischen Phasen werden vereinigt und durch ein kleines, zuvor mit wie oben gewaschenem Chloroform *R* befeuchtetes Filter filtriert. Das Filtrat wird mit gewaschenem Chloroform *R* zu 50,0 ml verdünnt und der Drehwinkel bestimmt.

Die Ergotaminkonzentration der Chloroformlösung wird wie folgt bestimmt: 25,0 ml dieser Lösung werden mit 50 ml wasserfreier Essigsäure *R* versetzt. Die Bestimmung wird nach „Titration in wasserfreiem Medium" (V.3.5.5) mit 0,05 N-Perchlorsäure durchgeführt. Der Endpunkt wird mit Hilfe der „Potentiometrie" (V.6.14) bestimmt.

1 ml 0,05 N-Perchlorsäure entspricht 29,08 mg $C_{33}H_{35}N_5O_5$.

Die spezifische Drehung muß zwischen −154 und −165° liegen, berechnet unter Zugrundelegung des Drehwinkels und der Konzentration an Ergotaminbase.

Verwandte Substanzen: Die Prüfung erfolgt mit Hilfe der Dünnschichtchromatographie (V.6.20.2) unter Verwendung einer Schicht von Kieselgel G *R*.

Die Referenz- und Untersuchungslösungen müssen unmittelbar vor Verwendung und in der angegebenen Reihenfolge hergestellt werden.

Referenzlösung a: 10 mg Ergotamintartrat *CRS* werden in einer Mischung von 1 Volumteil Methanol *R* und 9 Volumteilen Chloroform *R* zu 10,0 ml gelöst.

Referenzlösung b: 7,5 ml Referenzlösung a werden mit einer Mischung von 1 Volumteil Methanol *R* und 9 Volumteilen Chloroform *R* zu 50,0 ml verdünnt.

Referenzlösung c: 2,0 ml Referenzlösung b werden mit 4,0 ml einer Mischung von 1 Volumteil Methanol *R* und 9 Volumteilen Chloroform *R* versetzt.

Untersuchungslösung a: 50 mg Substanz werden in einer Mischung von 1 Volumteil Methanol *R* und 9 Volumteilen Chloroform *R* zu 5,0 ml gelöst.

Untersuchungslösung b: 1,0 ml Untersuchungslösung a wird mit einer Mischung von 1 Volumteil Methanol *R* und 9 Volumteilen Chloroform *R* zu 10,0 ml verdünnt.

Auf die Platte werden rasch und getrennt 5 µl jeder Referenzlösung, dann 5 µl jeder Untersuchungslösung aufgetragen. Sofort werden die Startflecke genau 20 s lang Ammoniakdämpfen ausgesetzt, indem die Startlinie über ein Becherglas von 55 mm Höhe und 45 mm Durchmesser mit etwa 20 ml Ammoniak-Lösung 26 % *R* hin- und herbewegt wird. Die Startlinie wird genau 20 s lang im Kaltluftstrom getrocknet. Die Chromatographie erfolgt sofort mit einer Mischung von 5 Volumteilen wasserfreiem Ethanol *R*, 10 Volumteilen Chloroform *R*, 15 Volumteilen Dimethylformamid *R* und 70 Volumteilen Ether *R* über eine Laufstrecke von 17 cm. Die Platte wird im Kaltluftstrom etwa 2 min lang getrocknet. Die Chromatogramme werden höchstens 1 min lang im ultravioletten Licht bei 365 nm geprüft. Anschließend wird die Platte ausgiebig mit Dimethylaminobenzaldehyd-Lösung *R* 7 besprüht und etwa 2 min lang im Heißluftstrom getrocknet. Keine im Chromatogramm der Untersuchungslösung a auftretenden Nebenflecke dürfen größer oder stärker gefärbt sein als der Fleck der Referenzlösung b, und höchstens ein Nebenfleck darf stärker gefärbt sein als der mit der Referenzlösung c erhaltene Fleck.

Trocknungsverlust (V.6.22): Höchstens 6,0 Prozent, mit 0,100 g Substanz durch 6 h langes Trocknen bei 95 °C im Vakuum bestimmt.

Gehaltsbestimmung

0,200 g Substanz werden in 40 ml wasserfreier Essigsäure *R* gelöst. Die Bestimmung wird nach „Titration in wasserfreiem Medium" (V.3.5.5) mit 0,05 N-Perchlorsäure durchgeführt. Der Endpunkt wird mit Hilfe der „Potentiometrie" (V.6.14) bestimmt.

1 ml 0,05 N-Perchlorsäure entspricht 32,84 mg $C_{70}H_{76}N_{10}O_{16}$.

Lagerung

Dicht verschlossen, vor Licht geschützt, zwischen 2 und 8 °C.

Sehr vorsichtig zu lagern!

Erythromycin

Erythromycinum

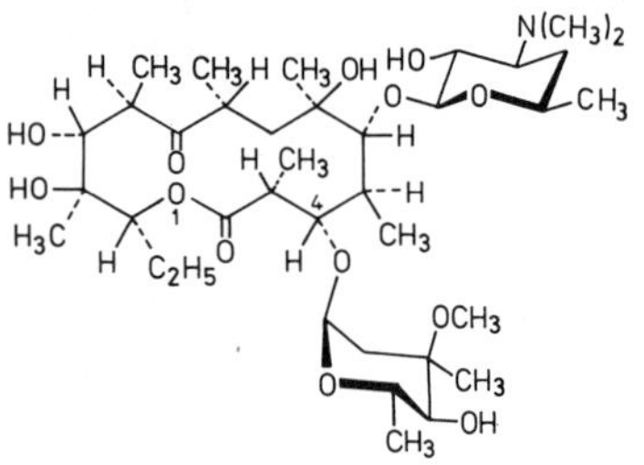

$C_{37}H_{67}NO_{13}$ M_r 734

Erythromycin ist eine Mischung von Makrolid-Antibiotika, die aus bestimmten Stämmen von *Streptomyces erythreus* gewonnen wird. Die Hauptkomponente der Mischung ist (3*R*,4*S*,5*S*,6*R*,7*R*,9*R*,11*R*,12*R*,13*S*,14*R*)-4-(2,6-Didesoxy-3-*C*,3-*O*-dimethyl-α-L-*ribo*-hexopyranosyloxy)-14-ethyl-7,12,13-trihydroxy-3,5,7,9,11,13-hexamethyl-6-(3,4,6-tridesoxy-3-dimethylamino-β-D-*xylo*-hexopyranosyloxy)oxacyclotetradecan-2,10-dion.

Die Wirksamkeit beträgt mindestens 920 I.E. je Milligramm Substanz, berechnet auf die wasserfreie Substanz.

Eigenschaften

Weißes bis schwach gelbes Pulver oder farblose bis schwach gelbe Kristalle, geruchlos, schwach hygroskopisch; schwer löslich in Wasser (geringere Löslichkeit mit steigender Temperatur), leicht löslich in Ethanol, löslich in Chloroform und Methanol; die Substanz löst sich in verdünnter Salzsäure.

Prüfung auf Identität

Die Prüfung A kann entfallen, wenn die Prüfungen B, C und D durchgeführt werden. Die Prüfungen B und D können entfallen, wenn die Prüfungen A und C durchgeführt werden.

A. Das IR-Absorptionsspektrum (V.6.18) der Substanz zeigt im Vergleich mit dem von Erythromycin *CRS* Maxima bei denselben Wellenlängen mit den gleichen relativen Intensitäten. Die Prüfung erfolgt an einer 5prozentigen Lösung (*m*/V) in Chloroform *R*.

B. Die Prüfung erfolgt mit Hilfe der Dünnschichtchromatographie (V.6.20.2) unter Verwendung einer Schicht von Kieselgel G*R*.

Untersuchungslösung: 10 mg Substanz werden in Methanol *R* zu 10 ml gelöst.

Referenzlösung a: 10 mg Erythromycin *CRS* werden in Methanol *R* zu 10 ml gelöst.

Referenzlösung b: 20 mg Spiramycin *CRS* werden in Methanol *R* zu 10 ml gelöst.

Auf die Platte werden getrennt 10 µl jeder Lösung aufgetragen. Die Chromatographie erfolgt mit der Oberphase einer Mischung von 4 Volumteilen Isopropylakohol *R*, 9 Volumteilen Ethylacetat *R* und 8 Volumteilen einer zuvor mit Ammoniak-Lösung 17 % *R* auf einen *p*H-Wert von 9,6 eingestellten 15prozentigen Lösung (*m*/V) von Ammoniumacetat *R* über eine Laufstrecke von 15 cm. Die Platte wird an der Luft getrocknet, mit Anisaldehyd-Reagenz *R*1 besprüht und anschließend 5 min lang auf 110 °C erhitzt. Der Hauptfleck im Chromatogramm der Untersuchungslösung entspricht in bezug auf Farbe, Größe und Rf-Wert dem mit der Referenzlösung a erhaltenen Fleck; er unterscheidet sich in bezug auf Farbe und Rf-Wert von den mit der Referenzlösung b erhaltenen Flecken.

C. Werden etwa 3 mg Substanz in 2 ml Aceton *R* gelöst und zur Lösung 2 ml Salzsäure 36 % *R* hinzugefügt, entsteht eine orange Färbung, die nach Rot und nach tief Violettrot umschlägt. Wird mit 2 ml Chloroform *R* ausgeschüttelt, so färbt sich die Chloroformschicht violettrot.

D. Etwa 5 mg Substanz werden mit 5 ml einer 0,02prozentigen Lösung (*m*/V) von Xanthydrol *R* in einer Mischung von 1 Volumteil Salzsäure 36 % *R* und 99 Volumteilen Essigsäure 30 % *R* versetzt. Beim Erhitzen der Lösung auf dem Wasserbad entsteht eine Rotfärbung.

Prüfung auf Reinheit

***p*H-Wert** (V.6.3.1): 0,1 g Substanz werden in kohlendioxidfreiem Wasser *R* zu 150 ml gelöst. Der *p*H-Wert der Lösung muß zwischen 8,0 und 10,5 liegen.

Spezifische Drehung (V.6.6): 1,00 g Substanz wird in wasserfreiem Ethanol *R* zu 50,0 ml gelöst. Die spezifische Drehung, mindestens 30 min nach Herstellung der Lösung gemessen, muß zwischen −71 und −78° liegen, berechnet auf die wasserfreie Substanz.

Verwandte Substanzen: Die Prüfung erfolgt mit Hilfe der Dünnschichtchromatographie (V.6.20.2), unter Verwendung einer Schicht von silanisiertem Kieselgel H*R*.

Untersuchungslösung: 20 mg Substanz werden in Methanol *R* zu 10 ml gelöst.

Referenzlösung a: 20 mg Erythromycin *CRS* werden in Methanol *R* zu 10 ml gelöst.

Referenzlösung b: 0,5 ml Referenzlösung a werden mit Methanol *R* zu 10 ml verdünnt.

Auf die Platte werden getrennt 10 µl jeder Lösung aufgetragen. Die Chromatographie erfolgt mit einer Mischung von 30 Volumteilen einer 5prozentigen Lösung (*m*/V) von Ammoniumacetat *R* und 50 Volumteilen Methanol *R* über eine Laufstrecke von 15 cm. Die Platte wird an der Luft getrocknet, mit Anisaldehyd-Reagenz *R* besprüht, 5 min lang auf 110 °C erhitzt und anschließend abkühlen gelassen. Kein im Chromatogramm der Untersuchungslösung auftretender Fleck mit einem kleineren Rf-Wert als der Hauptfleck darf größer oder stärker gefärbt sein als der entsprechende, mit Referenzlösung a erhaltene Fleck, und kein Fleck mit einem größeren Rf-Wert als der Hauptfleck darf größer oder stärker gefärbt sein als der Hauptfleck im Chromatogramm der Referenzlösung b.

Wasser (V.3.5.6): Höchstens 6,5 Prozent, mit 0,20 g Substanz nach der Karl-Fischer-Methode bestimmt.

Sulfatasche (V.3.2.14): Höchstens 0,2 Prozent, mit 1,0 g Substanz bestimmt.

Wertbestimmung

Die Ausführung erfolgt nach „Mikrobiologische Wertbestimmung von Antibiotika" (V.2.2.1).

Lagerung

Dicht verschlossen, vor Licht geschützt, nicht über 30 °C.

Vorsichtig zu lagern!

Erythromycin-ethylsuccinat

Erythromycini ethylsuccinas

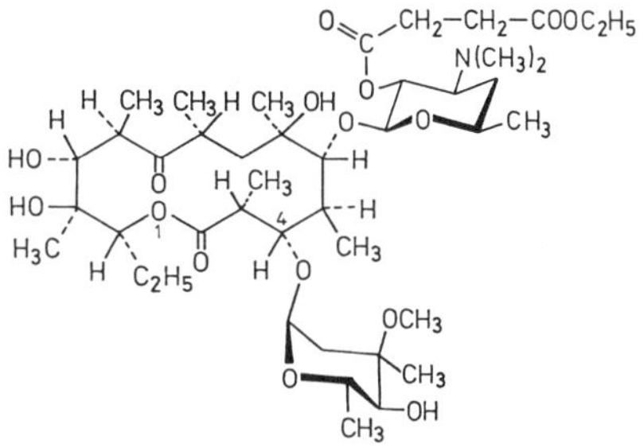

$C_{43}H_{75}NO_{16}$ M_r 862

Erythromycinethylsuccinat ist (3*R*,4*S*,5*S*,6*R*,7*R*,9*R*,11*R*,12*R*,13*S*,14*R*)-4-(2,6-Didesoxy-3-*C*,3-*O*-dimethyl-α-L-*ribo*-hexopyranosyloxy)-14-ethyl-7,12,13-trihydroxy-3,5,7,9,11,13-hexamethyl-6-(3,4,6-tridesoxy-3-dimethylamino-2-*O*-[3-(ethoxycarbonyl)propionyl]-β-D-*xylo*-hexopyranosyloxy)-oxacyclotetradecan-2,10-dion. Die Wirksamkeit beträgt mindestens 780 I.E. je Milligramm Substanz, berechnet auf die wasserfreie Substanz.

Eigenschaften

Weißes, kristallines Pulver, hygroskopisch; praktisch unlöslich in Wasser, leicht löslich in Aceton, Chloroform, wasserfreiem Ethanol und Methanol.

Prüfung auf Identität

Die Prüfung A kann entfallen, wenn die Prüfungen B, C und D durchgeführt werden. Die Prüfungen B, C und D können entfallen, wenn die Prüfung A durchgeführt wird.

A. Das IR-Absorptionsspektrum (V.6.18) der Substanz zeigt im Vergleich mit dem von

Erythromycinethylsuccinat *CRS* Maxima bei denselben Wellenlängen mit den gleichen relativen Intensitäten.

B. Die bei der Prüfung auf ,,Verwandte Substanzen" (siehe „Prüfung auf Reinheit") erhaltenen Chromatogramme werden ausgewertet. Der Hauptfleck im Chromatogramm der Untersuchungslösung b muß in bezug auf Lage und Farbe dem Hauptfleck im Chromatogramm der Referenzlösung a entsprechen. Die Prüfung darf nur ausgewertet werden, wenn das Chromatogramm der Referenzlösung b deutlich voneinander getrennt zwei Flecke zeigt.

C. Werden etwa 3 mg Substanz in 2 ml Aceton *R* gelöst und zur Lösung 2 ml Salzsäure 36 % *R* hinzugefügt, entsteht eine orange Färbung, die nach Rot und dann nach Violettrot umschlägt. Wird mit 2 ml Chloroform *R* ausgeschüttelt, färbt sich die Chloroformschicht violett.

D. Etwa 5 mg Substanz werden mit 5 ml einer 0,02prozentigen Lösung (*m*/V) von Xanthydrol *R* in einer Mischung von 1 Volumteil Salzsäure 36 % *R* und 99 Volumteilen Essigsäure 30 % *R* versetzt. Beim Erhitzen der Lösung auf dem Wasserbad entsteht eine rote Färbung.

Prüfung auf Reinheit

Aussehen der Lösung: 1,0 g Substanz wird in 10 ml wasserfreiem Ethanol *R* gelöst. Die Lösung muß klar (V.6.1) und darf nicht stärker gefärbt sein als die Farbvergleichslösung B_6 (V.6.2, Methode II).

***p*H-Wert** (V.6.3.1): 1,0 g Substanz wird in 100 ml kohlendioxidfreiem Wasser *R* suspendiert. Der *p*H-Wert der Suspension muß zwischen 6,0 und 8,5 liegen.

Spezifische Drehung (V.6.6): 0,100 g Substanz werden in Aceton *R* zu 10,0 ml gelöst. Die spezifische Drehung, 30 min nach Herstellung der Lösung gemessen, muß zwischen –70 und –82° liegen, berechnet auf die wasserfreie Substanz.

Verwandte Substanzen: Die Prüfung erfolgt mit Hilfe der Dünnschichtchromatographie (V.6.20.2) unter Verwendung einer Schicht von Kieselgel G *R*.

Untersuchungslösung a: 40 mg Substanz werden in Aceton *R* zu 10 ml verdünnt.

Untersuchungslösung b: 2,5 ml Untersuchungslösung a werden mit Aceton *R* zu 10 ml verdünnt.

Referenzlösung a: 10 mg Erythromycinethylsuccinat *CRS* werden in Aceton *R* zu 10 ml gelöst.

Referenzlösung b: 10 mg Erythromycinethylsuccinat *CRS* und 10 mg Erythromycinestolat *CRS* werden in Aceton *R* zu 10 ml gelöst.

Referenzlösung c: 10 mg Erythromycin *CRS* werden in Aceton *R* zu 50 ml gelöst.

Auf die Platte werden getrennt 10 µl jeder Lösung aufgetragen. Die Chromatographie erfolgt mit einer Mischung von 1 Volumteil einer auf *p*H-Wert 7,0 eingestellten 15prozentigen Lösung (*m*/V) von Ammoniumacetat *R*, 15 Volumteilen Ethanol 96 % *R* und 85 Volumteilen Chloroform *R* über eine Laufstrecke von 15 cm. Die Platte wird an der Luft getrocknet, mit Anisaldehyd-Reagenz *R* besprüht, 5 min lang auf 110 °C erhitzt und anschließend abkühlen gelassen. Kein im Chromatogramm der Untersuchungslösung a auftretender Nebenfleck darf größer oder stärker gefärbt sein als der mit der Referenzlösung c erhaltene Fleck.

Wasser (V.3.5.6): Höchstens 3,0 Prozent, mit 0,300 g Substanz nach der Karl-Fischer-Methode bestimmt.

Sulfatasche (V.3.2.14): Höchstens 0,3 Prozent, mit 1,0 g Substanz bestimmt.

Wertbestimmung

0,100 g Substanz werden in 40 ml Methanol *R* gelöst, mit Pufferlösung *p*H 8,0 *R* zu 100,0 ml verdünnt und 2 h lang bei Raumtemperatur stehengelassen. Die Ausführung erfolgt nach ,,Mikrobiologische Wertbestimmung von Antibiotika" (V.2.2.1) unter Verwendung von Erythromycin *CRS* als Referenzsubstanz.

Lagerung

Dicht verschlossen, vor Licht geschützt, nicht über 30 °C.

Vorsichtig zu lagern!

Erythromycinstearat

Erythromycini stearas

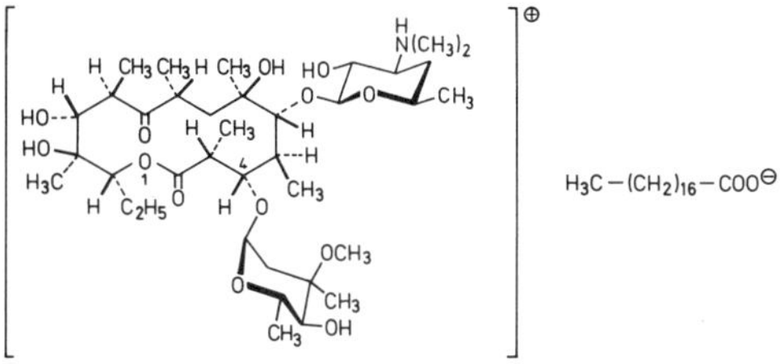

$C_{55}H_{103}NO_{15}$ M_r 1018

Erythromycinstearat ist (3*R*,4*S*,5*S*,6*R*,7*R*,9*R*, 11*R*,12*R*,13*S*,14*R*)-4-(2,6-Didesoxy-3-*C*,3-*O*-dimethyl-α-L-*ribo*-hexopyranosyloxy)-14-ethyl-7,12,13-trihydroxy-3,5,7,9,11,13-hexamethyl-6-(3,4,6-tridesoxy-3-dimethylamino-β-D-*xylo*-hexopyranosyloxy)oxacyclotetradecan-2,10-dion-stearat. Die Substanz wird durch bestimmte Stämme von *Streptomyces erythreus* oder durch andere Verfahren hergestellt und enthält einen Überschuß an Stearinsäure. Die Wirksamkeit beträgt mindestens 600 I.E. je Milligramm, berechnet auf die wasserfreie Substanz.

Eigenschaften

Weißes, kristallines Pulver; praktisch unlöslich in Wasser, löslich in Aceton, Chloroform, wasserfreiem Ethanol und Methanol. Lösungen in diesen vier Lösungsmitteln können opaleszieren.

Prüfung auf Identität

A. Die Prüfung erfolgt mit Hilfe der Dünnschichtchromatographie (V.6.20.2) unter Verwendung einer Schicht von Kieselgel G *R*.

Untersuchungslösung: 28 mg Substanz werden in Methanol *R* zu 10 ml gelöst.

Referenzlösung a: 20 mg Erythromycin *CRS* werden in Methanol *R* zu 10 ml gelöst.

Referenzlösung b: 10 mg Stearinsäure *R* werden in Methanol *R* zu 10 ml gelöst.

Auf die Platte werden getrennt 5 µl jeder Lösung aufgetragen. Die Chromatographie erfolgt mit der Oberphase einer Mischung von 4 Volumteilen Isopropylalkohol *R*, 8 Volumteilen einer 15prozentigen Lösung (*m*/V) von Ammoniumacetat *R*, die zuvor mit Ammoniak-Lösung 17 % *R* auf einen *p*H-Wert von 9,6 eingestellt wurde, und 9 Volumteilen Ethylacetat *R* über eine Laufstrecke von 15 cm. Die Platte wird an der Luft getrocknet und mit einer Lösung, die 0,02 Prozent (*m*/V) Dichlorfluorescein *R* und 0,01 Prozent (*m*/V) Rhodamin B *R* in Ethanol 96 % *R* enthält, besprüht. Die Platte wird einige Sekunden lang in die Dämpfe über einem Wasserbad gehalten und anschließend im ultravioletten Licht bei 365 nm ausgewertet. Das Chromatogramm der Untersuchungslösung zeigt 2 Flecke, von denen einer in bezug auf seine Lage dem Hauptfleck im Chromatogramm der Referenzlösung a und der andere dem Hauptfleck im Chromatogramm der Referenzlösung b entspricht. Die Platte wird mit Anisaldehyd-Reagenz *R* 1 besprüht, 5 min lang bei 110 °C erhitzt und im Tageslicht ausgewertet. Der gefärbte Fleck im Chromatogramm der Untersuchungslösung entspricht in bezug auf Lage, Farbe und Größe dem Hauptfleck im Chromatogramm der Referenzlösung a.

B. Werden etwa 3 mg Substanz in 2 ml Aceton *R* gelöst und zur Lösung 2 ml Salzsäure 36 % *R* hinzugefügt, entsteht eine orange Färbung, die nach Rot und dann nach Tiefviolettrot umschlägt. Wird mit 2 ml Chloroform *R* ausgeschüttelt, färbt sich die Chloroformschicht violett.

C. Etwa 5 mg Substanz werden mit 5 ml einer 0,02prozentigen Lösung (*m*/V) von Xanthydrol *R* in einer Mischung von 1 Volumteil Salzsäure 36 % *R* und 99 Volumteilen Essigsäure 30 % *R* versetzt. Beim Erhitzen der Lösung im Wasserbad entsteht eine Rotfärbung.

Prüfung auf Reinheit

***p*H-Wert** (V.6.3.1): 1,0 g Substanz wird in 100 ml kohlendioxidfreiem Wasser *R* suspendiert. Der *p*H-Wert der Suspension muß zwischen 7,0 und 10,5 liegen.

Verwandte Substanzen: Die Prüfung erfolgt mit Hilfe der Dünnschichtchromatographie (V.6.20.2) unter Verwendung einer Schicht von silanisiertem Kieselgel H *R*.

Untersuchungslösung: 28 mg Substanz werden in Methanol *R* zu 10 ml gelöst.

Referenzlösung a: 20 mg Erythromycin *CRS* werden in Methanol *R* zu 10 ml gelöst.

Referenzlösung b: 0,5 ml Referenzlösung a werden mit Methanol *R* zu 10 ml verdünnt.

Auf die Platte werden getrennt 10 µl jeder Lösung aufgetragen. Die Chromatographie erfolgt mit einer Mischung von 30 Volumteilen einer 15prozentigen Lösung (*m*/V) von Ammoniumacetat *R* und 50 Volumteilen Methanol *R* über eine Laufstrecke von 15 cm. Die Platte wird an der Luft getrocknet, mit Anisaldehyd-Reagenz *R* besprüht, 5 min lang auf 110 °C erhitzt und anschließend abkühlen gelassen. Im Chromatogramm der Untersuchungslösung darf kein Fleck mit einem kleineren Rf-Wert als der Hauptfleck größer oder stärker gefärbt sein als der entsprechende Fleck im Chromatogramm der Referenzlösung a, und kein Fleck mit einem größeren Rf-Wert als der Hauptfleck darf größer oder stärker gefärbt sein als der Hauptfleck im Chromatogramm der Referenzlösung b.

Erythromycinstearat: Mindestens 84,0 Prozent $C_{55}H_{103}NO_{15}$, berechnet auf die wasserfreie Substanz. 0,500 g Substanz werden in 30 ml Chloroform *R* gelöst. Opaleszíert die Lösung, wird filtriert und der Rückstand dreimal mit je 25 ml Chloroform *R* geschüttelt. Falls erforderlich wird filtriert und das Filter mit Chloroform *R* gewaschen. Das Volumen der vereinigten Filtrate und Waschflüssigkeiten wird im Wasserbad auf 30 ml eingeengt. Nach Zusatz von 50 ml Essigsäure 98 % *R* wird mit 0,1 N-Perchlorsäure titriert. Der Endpunkt wird mit Hilfe der „Potentiometrie" (V.6.14) bestimmt.

1 ml 0,1 N-Perchlorsäure entspricht 0,1018 g $C_{55}H_{103}NO_{15}$.

Freie Stearinsäure: Höchstens 14,0 Prozent $C_{18}H_{36}O_2$, berechnet auf die wasserfreie Substanz. 0,400 g Substanz werden in 50 ml Methanol *R* gelöst und mit 0,1 N-Natriumhydroxid-Lösung titriert. Der Endpunkt wird mit Hilfe der „Potentiometrie" (V.6.14) bestimmt. Das je Gramm Substanz erforderliche Volumen an 0,1 N-Natriumhydroxid-Lösung wird berechnet (n_1 ml) und das je Gramm erforderliche Volumen an 0,1 N-Perchlorsäure bei der Prüfung auf „Erythromycinstearat" (n_2 ml) subtrahiert.

Der Prozentgehalt an $C_{18}H_{36}O_2$ errechnet sich nach der Formel:

$$2{,}845\ (n_1 - n_2)$$

Erythromycinstearat und freie Stearinsäure: 98,0 bis 103,0 Prozent, berechnet durch Addition der in den Prüfungen „Erythromycinstearat" und „Freie Stearinsäure" erhaltenen Werte und bezogen auf die wasserfreie Substanz.

Wasser (V.3.5.6): Höchstens 4,0 Prozent, mit 0,300 g Substanz nach der Karl-Fischer-Methode bestimmt.

Sulfatasche (V.3.2.14): Höchstens 0,5 Prozent, mit 1,0 g Substanz bestimmt.

Wertbestimmung

50,0 mg Substanz werden in 100,0 ml Methanol *R* gelöst. Die Ausführung erfolgt nach „Mikrobiologische Wertbestimmung von Antibiotika" (V.2.2.1), unter Verwendung von Erythromycin *CRS* als Referenzsubstanz.

Lagerung

Dicht verschlossen, vor Licht geschützt, nicht über 30 °C.

Vorsichtig zu lagern!

Essigsäure 99 %

Acidum aceticum glaciale

$H_3C-COOH$

$C_2H_4O_2$ M_r 60,1

Essigsäure 99 % enthält mindestens 99,0 und höchstens 100,5 Prozent *(m/m)* Essigsäure.

Eigenschaften

Klare, farblose, flüchtige, ätzende Flüssigkeit mit charakteristischem, stechendem Geruch; Erstarrungstemperatur etwa 14,8 °C; mischbar mit Wasser, Chloroform, Ethanol und Ether. Die Dämpfe sind brennbar.

Prüfung auf Identität

A. Werden 0,1 ml Substanz, 1 ml Wasser, 1 ml Ethanol 96 % *R* und 1 ml Schwefelsäure 96 % *R* zum Sieden erhitzt und in eine Schale mit 5 ml Wasser gegossen, so entsteht der Geruch von Ethylacetat.

B. Eine 0,5prozentige Lösung (*m*/V) der Substanz, mit Ammoniak-Lösung 10 % *R* neutralisiert, gibt die Identitätsreaktion b auf Acetat (V.3.1.1).

Prüfung auf Reinheit

Aussehen der Substanz: Die Substanz muß klar (V.6.1) und farblos (V.6.2, Methode II) sein.

Siedetemperatur (V.6.9.N1): 117 bis 119 °C.

Fremder Geruch: 0,2 ml Substanz werden mit 5 ml Natriumhydroxid-Lösung 8,5 % *R* geschüttelt. Die Lösung muß geruchlos sein.

Reduzierende Substanzen: 5,0 ml Substanz werden mit 6 ml Schwefelsäure 96 % *R* gemischt und nach dem Abkühlen auf Raumtemperatur mit 2,0 ml 0,1 N-Kaliumdichromat-Lösung versetzt. Nach 1 min wird mit 25 ml Wasser verdünnt, 1 ml einer frisch hergestellten 10prozentigen Lösung (*m*/V) von Kaliumiodid *R* zugegeben und mit 0,1 N-Natriumthiosulfat-Lösung unter Zusatz von Stärke-Lösung *R* titriert. Für die Titration muß mindestens 1,0 ml 0,1 N-Natriumthiosulfat-Lösung verbraucht werden.

Chlorid (V.3.2.4): 2,0 ml Substanz, mit Wasser zu 15 ml verdünnt, müssen der Grenzprüfung auf Chlorid entsprechen (25 ppm *m*/V).

Sulfat (V.3.2.13): 3,0 ml Substanz, mit destilliertem Wasser zu 15 ml verdünnt, müssen der Grenzprüfung auf Sulfat entsprechen (50 ppm *m*/V).

Eisen (V.3.2.9): 5,0 ml der unter „Schwermetalle" hergestellten Lösung, mit Wasser zu 10,0 ml verdünnt, müssen der Grenzprüfung auf Eisen entsprechen (5 ppm).

Schwermetalle (V.3.2.8): Der unter „Verdampfungsrückstand" erhaltene Rückstand wird durch zweimaliges Erwärmen mit je 15 ml Wasser gelöst und die Lösung zu 50,0 ml aufgefüllt. 10,0 ml dieser Lösung werden mit Wasser zu 20 ml verdünnt. 12 ml der Verdünnung müssen der Grenzprüfung A auf Schwermetalle entsprechen (10 ppm). Zur Herstellung der Referenzlösung wird die Blei-Lösung (2 ppm Pb) *R* verwendet.

Verdampfungsrückstand: Höchstens 0,01 Prozent. 20 g Substanz werden auf dem Wasserbad eingedampft. Der bei 100 bis 105 °C getrocknete Rückstand darf höchstens 2 mg betragen.

Gehaltsbestimmung

Ein Erlenmeyerkolben mit Schliffstopfen, der 25 ml Wasser enthält, wird genau gewogen. Nach Zusatz von 1,2 ml Substanz wird erneut genau gewogen und nach Zusatz von 0,5 ml Phenolphthalein-Lösung *R* mit 1 N-Natriumhydroxid-Lösung titriert.

1 ml 1 N-Natriumhydroxid-Lösung entspricht 60,1 mg $C_2H_4O_2$.

Estradiolbenzoat

Estradioli benzoas

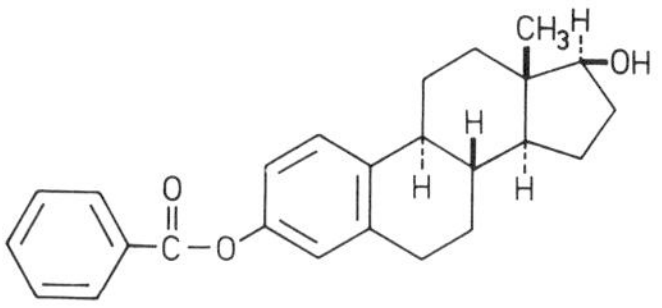

$C_{25}H_{28}O_3$ M_r 376,5

Estradiolbenzoat enthält mindestens 97,0 und höchstens 103,0 Prozent 1,3,5(10)-Estratrien-3,17β-diol-3-benzoat, berechnet auf die getrocknete Substanz.

Eigenschaften

Fast weißes, kristallines Pulver oder farblose Kristalle; praktisch unlöslich in Wasser, wenig löslich in Aceton, schwer löslich in Ethanol und fetten Ölen.

Prüfung auf Identität

Die Prüfung B kann entfallen, wenn die Prüfungen A, C und D durchgeführt werden. Die Prüfungen A und D können entfallen, wenn die Prüfungen B und C durchgeführt werden.

A. Schmelztemperatur (V.6.11.1): 191 bis 198 °C.

B. Das IR-Absorptionsspektrum (V.6.18) der Substanz zeigt im Vergleich mit dem von Estradiolbenzoat *CRS* Maxima bei denselben Wellenlängen mit den gleichen relativen Intensitäten. Wenn die Spektren der Substanz und der Referenzsubstanz bei der Prüfung in fester Form nicht gleich sind, werden neue Spektren mit Hilfe von 5prozentigen Lösungen (*m*/V) in Chloroform *R* aufgenommen.

C. Die unter „Verwandte Substanzen" (siehe „Prüfung auf Reinheit") erhaltenen Chromatogramme werden im Tageslicht und ultravioletten Licht bei 365 nm ausgewertet. Der mit der Untersuchungslösung b erhaltene Hauptfleck entspricht in bezug auf Lage, Farbe, Fluoreszenz und Größe dem mit der Referenzlösung a erhaltenen Fleck.

D. Wird etwa 1 mg Substanz mit 0,5 ml Molybdänschwefelsäure *R* 2 versetzt, so entsteht eine gelblichgrüne Färbung mit intensiver, grüner Fluoreszenz im ultravioletten Licht bei 365 nm. Auf Zusatz von 1 ml Schwefelsäure 96 % *R* und 9 ml Wasser entsteht eine Rosafärbung mit gelblicher Fluoreszenz.

Prüfung auf Reinheit

Spezifische Drehung (V.6.6): 0,250 g Substanz werden in Dioxan *R* zu 25,0 ml gelöst. Die spezifische Drehung muß zwischen +57 und +63° liegen, berechnet auf die getrocknete Substanz.

Verwandte Substanzen: Die Prüfung erfolgt mit Hilfe der Dünnschichtchromatographie (V.6.20.2) unter Verwendung einer Schicht von Kieselgel G *R*:

Untersuchungslösung a: 0,2 g Substanz werden in einer Mischung von 1 Volumteil Methanol *R* und 9 Volumteilen Chloroform *R* zu 10 ml gelöst.

Untersuchungslösung b: 2,5 ml Untersuchungslösung a werden mit einer Mischung von 1 Volumteil Methanol *R* und 9 Volumteilen Chloroform *R* zu 50 ml verdünnt.

Referenzlösung a: 25 mg Estradiolbenzoat *CRS* werden in einer Mischung von 1 Volumteil Methanol *R* und 9 Volumteilen Chloroform *R* zu 25 ml gelöst.

Referenzlösung b: 2 ml Untersuchungslösung b werden mit einer Mischung von 1 Volumteil Methanol *R* und 9 Volumteilen Chloroform *R* zu 10 ml verdünnt.

Auf die Platte werden getrennt 5 µl jeder Lösung aufgetragen. Die Chromatographie erfolgt mit einer Mischung von 10 Volumteilen Ethanol 96 % *R* und 90 Volumteilen Toluol *R* über eine Laufstrecke von 15 cm. Die Platte wird an der Luft bis zum Verschwinden des Lösungsmittelgeruchs und dann 10 min lang bei 110 °C getrocknet. Die heiße Platte wird mit ethanolischer Schwefelsäure 35 % *R* besprüht und nochmals 10 min lang bei 110 °C getrocknet. Die Auswertung erfolgt im ultravioletten Licht bei 365 nm. Wenn andere Flecke als der Hauptfleck im Chromatogramm der Untersuchungslösung a erscheinen, darf keiner dieser Flecke stärker gefärbt sein als derjenige der Referenzlösung b.

Trocknungsverlust (V.6.22): Höchstens 0,5 Prozent, mit 0,500 g Substanz durch 3 h langes Trocknen im Trockenschrank bei 100 bis 105 °C bestimmt.

Sulfatasche (V.3.2.14): Höchstens 0,2 Prozent, mit 0,5 g Substanz bestimmt.

Gehaltsbestimmung

25,0 mg Substanz werden in Ethanol 96 % *R* zu 250,0 ml gelöst. 10,0 ml dieser Lösung werden mit Ethanol 96 % *R* zu 100,0 ml verdünnt. Die Absorption (V.6.19) wird im Maximum bei 231 nm unter Verwendung von Ethanol 96 % *R* als Kompensationsflüssigkeit gemessen.

Der Gehalt an $C_{25}H_{28}O_3$ wird mit Hilfe der spezifischen Absorption $A_{1cm}^{1\%}$ = 500 berechnet.

Lagerung

Dicht verschlossen, vor Licht geschützt.

Vorsichtig zu lagern!

Etacrynsäure

Acidum etacrynicum

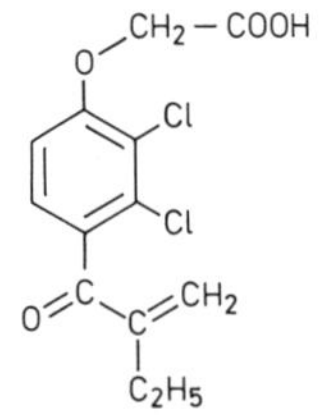

$C_{13}H_{12}Cl_2O_4$ M_r 303,1

Etacrynsäure enthält mindestens 98,0 und höchstens 102,0 Prozent [2,3-Dichlor-4-(2-ethylacryloyl)phenoxy]essigsäure, berechnet auf die getrocknete Substanz.

Eigenschaften

Weißes bis fast weißes, kristallines Pulver; sehr schwer löslich in Wasser, leicht löslich in Chloroform, Ethanol und Ether. Die Substanz löst sich in Ammoniak- und verdünnten Alkalihydroxid- und Alkalicarbonat-Lösungen.

Prüfung auf Identität

Die Prüfung C kann entfallen, wenn die Prüfungen A, B, D und E durchgeführt werden. Die Prüfungen B, D und E können entfallen, wenn die Prüfungen A und C durchgeführt werden.

A. Schmelztemperatur (V.6.11.1): 121 bis 124 °C.

B. 50,0 mg Substanz werden in einer Mischung von 1 Volumteil 1 N-Salzsäure und 99 Volumteilen Methanol *R* zu 100,0 ml gelöst. 10,0 ml dieser Lösung werden mit einer Mischung von 1 Volumteil 1 N-Salzsäure und 99 Volumteilen Methanol *R* zu 100,0 ml verdünnt. Die Lösung, zwischen 230 und 350 nm gemessen, zeigt ein Absorptionsmaximum (V.6.19) bei 270 nm und eine Schulter bei etwa 285 nm. Die spezifische Absorption im Maximum liegt zwischen 110 und 120.

C. Das IR-Absorptionsspektrum (V.6.18) der Substanz zeigt im Vergleich mit dem von Etacrynsäure *CRS* Maxima bei denselben Wellenlängen mit den gleichen relativen Intensitäten. Die Prüfung erfolgt mit Hilfe von Preßlingen.

D. Etwa 30 mg Substanz werden in 2 ml aldehydfreiem Ethanol 96 % *R* gelöst. 70 mg Hydroxylaminhydrochlorid *R* werden getrennt in 0,1 ml Wasser gelöst. Nach Zusatz von 7 ml ethanolischer Kaliumhydroxid-Lösung 3 % *R* wird mit aldehydfreiem Ethanol 96 % *R* zu 10 ml verdünnt und stehengelassen. 1 ml der überstehenden Flüssigkeit wird entnommen und der Substanzlösung zugesetzt. Nach 3 min langem Erhitzen im Wasserbad und Abkühlen werden 3 ml Wasser und 0,15 ml Salzsäure 36 % *R* zugesetzt. Im ultravioletten Licht bei 254 nm zeigt die Mischung eine intensive, blaue Fluoreszenz.

E. Eine Lösung von etwa 25 mg Substanz in 2 ml 1 N-Natriumhydroxid-Lösung wird 5 min lang im Wasserbad erhitzt. Nach dem Abkühlen werden 0,25 ml einer Mischung gleicher Volumteile Wasser und Schwefelsäure 96 % *R*, 0,5 ml einer 10prozentigen Lösung (*m*/V) von Chromotropsäure *R* und vorsichtig 2 ml Schwefelsäure 96 % *R* zugesetzt, wobei eine starke Violettfärbung entsteht.

Prüfung auf Reinheit

Verwandte Substanzen: Die Prüfung erfolgt mit Hilfe der Dünnschichtchromatographie (V.6.20.2) unter Verwendung einer Schicht von Kieselgel GF_{254} *R*.

Untersuchungslösung: 0,2 g Substanz werden in Ethanol 96 % *R* zu 10 ml gelöst.

Referenzlösung a: 1,5 ml Untersuchungslösung werden mit Ethanol 96 % *R* zu 100 ml verdünnt.

Referenzlösung b: 0,5 ml Untersuchungslösung werden mit Ethanol 96 % *R* zu 100 ml verdünnt.

Auf die Platte werden getrennt 10 µl jeder Lösung aufgetragen. Die Chromatographie erfolgt mit einer Mischung von 20 Volumteilen Essigsäure 98 % *R*, 50 Volumteilen Ethylacetat *R* und 60 Volumteilen Chloroform *R* über eine Laufstrecke von 15 cm. Die Platte wird an der Luft trocknen gelassen. Die Auswertung erfolgt im ultravioletten Licht bei 254 nm. Kein im Chromatogramm der Untersuchungslösung auftretender Nebenfleck darf größer oder intensiver sein als der mit der Referenzlösung a erhaltene Fleck, und höchstens ein Nebenfleck darf größer oder intensiver sein als der mit der Referenzlösung b erhaltene Fleck.

Schwermetalle (V.3.2.8): 1,0 g Substanz muß der Grenzprüfung C auf Schwermetalle entsprechen (20 ppm). Zur Herstellung der Referenzlösung werden 2 ml Blei-Lösung (10 ppm Pb) *R* verwendet.

Trocknungsverlust (V.6.22): Höchstens 0,5 Prozent, mit 2,000 g Substanz durch Trocknen bei 60 °C über Phosphor(V)-oxid *R* zwischen 0,1 und 0,5 kPa bestimmt.

Sulfatasche (V.3.2.14): Höchstens 0,1 Prozent, mit 1,0 g Substanz bestimmt.

Gehaltsbestimmung

0,250 g Substanz werden in 100 ml Methanol *R* gelöst. Nach Zusatz von 5 ml Wasser wird mit 0,1 N-Natriumhydroxid-Lösung titriert. Der Endpunkt wird mit Hilfe der „Potentiometrie" (V.6.14) bestimmt.

1 ml 0,1 N-Natriumhydroxid-Lösung entspricht 30,31 mg $C_{13}H_{12}Cl_2O_4$.

Vorsichtig zu lagern!

Ethacridinlactat

Ethacridini lactas

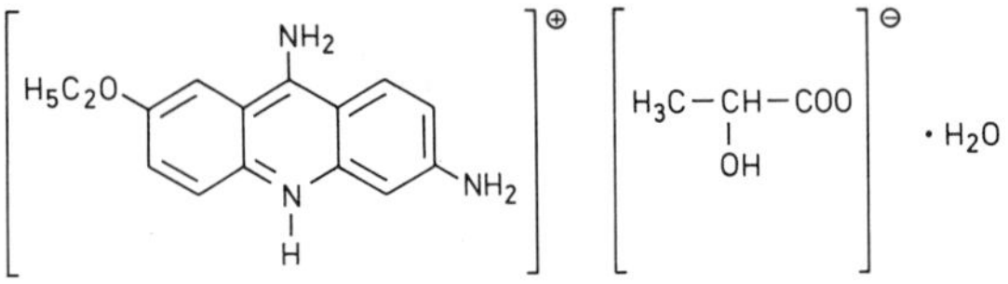

$C_{18}H_{21}N_3O_4 \cdot H_2O$ M_r 361,4

Ethacridinlactat enthält mindestens 98,5 Prozent und höchstens 100,5 Prozent 7-Ethoxy-3,9-acridindiamin-*(RS)*-lactat (M_r 343,4), berechnet auf die getrocknete Substanz.

Eigenschaften

Gelbes, feinkristallines Pulver; löslich in Wasser, schwer löslich in Ethanol 90 %.

Prüfung auf Identität

Die Prüfung A kann entfallen, wenn die Prüfungen B, C, D und E durchgeführt werden. Die Prüfungen B, C und D können entfallen, wenn die Prüfungen A und E durchgeführt werden.

A. Das IR-Absorptionsspektrum (V.6.18) der Substanz zeigt im Vergleich mit dem Spektrum einer dem Arzneibuch entsprechenden Referenzsubstanz bekannter Identität Maxima bei denselben Wellenlängen mit den gleichen relativen Intensitäten.

B. Die Verdünnung von 0,1 ml Prüflösung (siehe ,,Prüfung auf Reinheit") mit 100 ml Wasser ist grünlichgelb und fluoresziert im ultravioletten Licht bei 365 nm intensiv grün. Nach Zusatz von 5 ml 1 N-Salzsäure bleibt die Fluoreszenz bestehen.

C. 0,5 ml Prüflösung geben nach Zusatz von 1,0 ml Wasser, 0,1 ml einer 1prozentigen Lösung (*m*/V) von Cobalt(II)-chlorid *R* und 0,1 ml einer 5prozentigen Lösung (*m*/V) von Kaliumhexacyanoferrat(II) *R* eine kräftig grüne Färbung.

D. 5 ml Prüflösung geben mit 10 ml Schwefelsäure 10 % *R* einen gelben, kristallinen Niederschlag.

E. 5 ml Prüflösung des unter Chlorid (siehe „Prüfung auf Reinheit") erhaltenen Filtrats geben die Identitätsreaktion auf Lactat (V.3.1.1).

Prüfung auf Reinheit

Prüflösung: 1,5 g Substanz werden in destilliertem Wasser zu 75 ml gelöst.

Aussehen der Lösung: Die Prüflösung muß klar (V.6.1) und rein gelb sein.

***p*H-Wert** (V.6.3.1): Der *p*H-Wert der Prüflösung muß zwischen 5,5 und 7,0 liegen.

Chlorid (V.3.2.4): 50 ml Prüflösung werden mit 10 ml Natriumhydroxid-Lösung 8,5 % *R* versetzt. Der Niederschlag wird abfiltriert. 12,5 ml des klaren Filtrats, mit Salpetersäure 65 % *R* zu 15 ml verdünnt, müssen der Grenzprüfung auf Chlorid entsprechen (240 ppm). Zur Referenzlösung wird statt 5 ml Wasser eine Mischung von 2,5 ml Wasser und 2,5 ml Salpetersäure 65 % *R* gegeben.

Sulfat (V.3.2.13): 15 ml des Filtrats unter ,,Chlorid" werden mit 3 ml Salzsäure 7 % *R* versetzt. 15 ml dieser Lösung müssen der Grenzprüfung auf Sulfat entsprechen (720 ppm).

Ammonium: 0,10 g Substanz werden in einem Uhrglas von etwa 60 mm Durchmesser mit 0,5 g Calciumhydroxid *R* und 0,5 ml Wasser gemischt. Auf dieses Uhrglas wird ein zweites, gleichgroßes Kante auf Kante gesetzt. An der inneren Fläche des oberen Uhrglases wird ein mit einigen Tropfen Wasser befeuchtetes rotes Lackmuspapier *R* (etwa 5 mm × 5 mm) angebracht. Das Lackmuspapier darf sich innerhalb von 15 min nicht blau färben.

Schwermetalle (V.3.2.8): 0,20 g Substanz müssen der Grenzprüfung C auf Schwermetalle entsprechen (100 ppm). Zur Herstellung der Referenzlösung werden 2,0 ml der Blei-Lösung (10 ppm Pb) *R* verwendet.

Trocknungsverlust (V.6.22): 4,5 bis 5,5 Prozent, mit 1,000 g Substanz durch Trocknen im Vakuum bei 100 bis 105 °C bestimmt.

Sulfatasche (V.3.2.14): Höchstens 0,2 Prozent, mit 1,0 g Substanz bestimmt.

Gehaltsbestimmung

0,200 g Substanz werden in 5 ml wasserfreier Ameisensäure *R* gelöst. Unmittelbar nach Zusatz von 60 ml Acetanhydrid *R* und 0,3 ml Kristallviolett-Lösung *R* wird nach „Titration in wasserfreiem Medium" (V.3.5.5) mit 0,1 N-Perchlorsäure titriert, wobei nach einem allmählichen Farbwechsel von fluoreszierendem Weinrot über Dunkelgrün nach Hellgrün der Farbumschlag von Hellgrün nach Gelbgrün erfolgt.

1 ml 0,1 N-Perchlorsäure entspricht 34,34 mg $C_{18}H_{21}N_3O_4$.

Lagerung

Vor Licht geschützt.

Ethanol 96 %

Ethanolum 96 per centum

C_2H_5OH

C_2H_6O M_r 46,07

Ethanol enthält mindestens 96,4 und höchstens 97,2 Prozent (V/V) Ethylalkohol (C_2H_6O), entsprechend mindestens 94,5 und höchstens 95,6 Prozent *(m/m)*.

Eigenschaften

Klare, farblose, flüchtige, leicht entzündbare Flüssigkeit, die mit schwach bläulicher, nicht rußender Flamme brennt; mischbar mit Wasser, Dichlormethan und Ether.

Prüfung auf Identität

A. Die erkaltete Mischung von 2,5 ml Kaliumdichromat-Lösung *R*, 2,5 ml Wasser und 3 ml Schwefelsäure 96 % *R* in einem Reagenzglas wird mit 0,5 ml Substanz versetzt und die Öffnung des Reagenzglases sofort mit einem mit einer 2,5prozentigen Lösung (*m*/V) von Natriumpentacyanonitrosylferrat *R* getränkten Filterpapierstreifen bedeckt. Beim Betupfen der Papierfläche über der Öffnung mit Piperidin *R* entsteht eine blaue Färbung, die auf Zusatz von Natriumhydroxid-Lösung 8,5 % *R* nach Rosa umschlägt.

B. 1,0 ml Substanz und 0,10 g 3,5-Dinitrobenzoylchlorid *RN* werden nach Zusatz von 0,05 ml Schwefelsäure 96 % *R* 30 min lang unter Rückfluß im Wasserbad erhitzt. Anschließend wird der Überschuß an Ethanol auf dem Wasserbad verdampft, der Rückstand mit 5 ml Heptan *R* versetzt und zum Sieden erhitzt. Die Lösung wird heiß filtriert. Die nach Abkühlung im Filtrat gebildeten Kristalle werden mit Heptan *R* gewaschen und im Exsikkator getrocknet. Die weißen Kristalle des 3,5-Dinitrobenzoesäureethylesters schmelzen zwischen 90 und 94 °C (V.6.11.1).

Prüfung auf Reinheit

Aussehen: Die Substanz muß klar (V.6.1) und farblos (V.6.2, Methode II) sein.

Alkalisch reagierende Substanzen: Eine Mischung von 15 ml Substanz und 15 ml Wasser darf nach Zusatz von 0,1 ml Bromcresolgrün-Lösung *R* höchstens 0,1 ml 0,01 N-Salzsäure bis zum Farbumschlag nach Gelb verbrauchen.

Relative Dichte (V.6.4): 0,804 bis 0,807.

Siedetemperatur (V.6.9.N1): 78,0 bis 79,0 °C.

Absorption (V.6.19): Die Substanz, zwischen 220 und 270 nm gegen Hexan zur Spektroskopie *RN* als Kompensationsflüssigkeit gemessen, darf keine Absorptionsmaxima zeigen. Sie darf höchstens folgende Absorptionen aufweisen: bei 220 nm höchstens 0,30; bei 230 nm höchstens 0,18; bei 240 nm höchstens 0,08; bei 270 nm höchstens 0,02.

Gesamtsäure: 50 ml Substanz werden im Wasserbad unter Rückfluß kurz zum Sieden erhitzt und nach dem Abkühlen mit 0,1 ml Indigocarmin-Phenolrot-Lösung *RN* versetzt. Bis zum Farbumschlag nach Violett dürfen höchstens 0,4 ml 0,01 N-Natriumhydroxid-Lösung verbraucht werden.

Reduzierende Substanzen: 10 ml Substanz werden unter Ausschluß direkter Lichteinwirkung in einem Reagenzglas von etwa 20 mm Durchmesser im Wasserbad auf 20 ± 1 °C temperiert und mit 1,0 ml einer frisch hergestellten 0,016prozentigen Lösung (*m*/V) von Kaliumpermanganat *R* versetzt. Die bei 20 ± 1 °C gehaltene Mischung verfärbt sich langsam von Violett nach Lachsfarben und darf dabei den Farbton von 10 ml einer Referenzlösung aus 5,5 ml Stamm-Lösung Gelb, 13,0 ml Stamm-Lösung Rot und 81,5 ml Wasser frühestens nach 18 min erreichen.

Fuselöl, Aldehyde: Die Mischung von 4,0 ml Substanz und 0,4 ml einer frisch hergestellten 2prozentigen Lösung (*m*/V) von 3-Nitrobenzaldehyd *RN* in Referenzethanol *RN* wird in dem in der Monographie **Dickflüssiges Paraffin** unter „Verhalten gegen Schwefelsäure" beschriebenen Prüfglas mit 8 ml Schwefelsäure 96 % *R* in möglichst kurzer Zeit vorsichtig unterschichtet. Nach vorsichtigem Mischen, wobei vorübergehend eine starke Erwärmung auftritt, wird das Prüfglas 10 min lang bei Raumtemperatur stehengelassen und anschließend 20 min lang in ein Wasserbad von 20 ± 1 °C gestellt. Gleichzeitig, unter gleichen Bedingungen, werden eine Referenzlösung a mit 4,0 ml Referenzethanol *RN*, dem je 4 µg Acetaldehyd *RN* und 2-Methyl-1-propanol *RN* je Milliliter zugesetzt wurden, und eine Referenzlösung b mit 4,0 ml Referenzethanol *RN*, dem 4 µg Acetaldehyd *RN* je Milliliter zugesetzt wurden, angesetzt. Die Prüflösung darf nicht stärker gefärbt sein als die Referenzlösung a. Weiterhin ist zu prüfen, ob die Prüflösung farblos oder nicht stärker gefärbt ist als Referenzlösung b. Nach der Auswertung werden die Lösungen 20 min lang in einem Wasserbad von 50 ± 1 °C erwärmt. War die Prüflösung bei der ersten Auswertung stärker gefärbt als Referenzlösung b, so darf sie jetzt nicht stärker gefärbt sein als Referenzlösung a. War die Prüflösung bei der ersten Auswertung farblos oder nicht stärker gefärbt als Referenzlösung b, so darf sie jetzt nicht stärker gefärbt sein als Referenzlösung b.

Furfural: Die Mischung von 10 ml Substanz, 0,5 ml Anilin *R* und 2 ml Essigsäure 98 % *R* darf nach 20 min langem Stehen bei Raumtemperatur keine rötliche Färbung zeigen.

Methanol: 0,2 ml Substanz werden mit 5,0 ml Kaliumpermanganat-Phosphorsäure *RN* versetzt, gemischt und genau 15 min lang in ein Wasserbad von 20 ± 1 °C gestellt. Mit 2,0 ml Oxalsäure-Schwefelsäure-Lösung *R* wird entfärbt, unmittelbar nach Entfärbung mit 5,0 ml Schiffs Reagenz *RN* versetzt, gemischt und 2 h lang bei 20 ± 1 °C stehengelassen. Gleichzeitig, unter gleichen Bedingungen, werden eine Blindlösung mit 0,2 ml wasserfreiem Ethanol *R* 1 und eine Referenzlösung mit 0,2 ml einer 0,05prozentigen Lösung (*m*/V) von Methanol *R* in wasserfreiem Ethanol *R* 1 angesetzt. Die Prüflösung darf nicht stärker gefärbt sein als die Referenzlösung (500 ppm, *m*/V). Die Prüfung darf nur ausgewertet werden, wenn die Blindlösung farblos ist.

Schwermetalle, Zink (V.3.2.8): Der Rückstand unter „Nichtflüchtige Bestandteile" wird in 1 ml 1 N-Salzsäure aufgenommen und die Lösung mit Wasser zu 100 ml verdünnt. 12 ml dieser Verdünnung müssen der Grenzprüfung A auf Schwermetalle entsprechen (2 ppm, *m*/V). Zur Herstellung der Referenzlösung wird die Blei-Lösung (2 ppm Pb) *R* verwendet.

Die bei der Grenzprüfung auf Schwermetalle erhaltene Lösung darf nicht stärker getrübt sein als folgende Referenzlösung: 1,5 ml Chlorid-Lösung (5 ppm Cl) *R* werden zu 12 ml verdünnt, mit 0,5 ml Salpetersäure 12,5 % *R* und 1,0 ml 0,1 N-Silbernitrat-Lösung versetzt.

Eisen (V.3.2.9): 10 ml der Verdünnung unter „Schwermetalle, Zink" müssen der Grenzprüfung auf Eisen entsprechen (1 ppm (*m*/V)).

Nichtflüchtige Bestandteile: Höchstens 0,0015 Prozent (*m*/V). 100,0 ml Substanz werden auf dem Wasserbad eingedampft. Der im Trockenschrank bei 100 bis 105 °C getrocknete Rückstand darf höchstens 1,5 mg betragen.

Lagerung

Dicht verschlossen.

Ethanol-Wasser-Gemische

Ethanol 90 % (V/V), entsprechend 85,7 Prozent *(m/m)*.

Grenzkonzentrationen: 89,5 bis 90,7 Prozent (V/V); 85,0 bis 86,6 Prozent *(m/m)*.

Relative Dichte (V.6.4): 0,828 bis 0,832.

Herstellung: 90,50 g Ethanol 96 % werden zu 100,0 g verdünnt.

Ethanol 80 % (V/V), entsprechend 73,5 Prozent *(m/m)*.

Grenzkonzentrationen: 79,7 bis 80,5 Prozent (V/V); 73,1 bis 74,1 Prozent *(m/m)*.

Relative Dichte (V.6.4): 0,859 bis 0,862.

Herstellung: 77,60 g Ethanol 96 % werden zu 100,0 g verdünnt.

Ethanol 70 % (V/V), entsprechend 62,4 Prozent *(m/m)*.

Grenzkonzentrationen: 69,4 bis 70,2 Prozent (V/V); 61,8 bis 62,6 Prozent *(m/m)*.

Relative Dichte (V.6.4): 0,887 bis 0,889.

Herstellung: 65,90 g Ethanol 96 % werden zu 100,0 g verdünnt.

Ethanol 60 % (V/V), entsprechend 52,1 Prozent *(m/m)*.

Grenzkonzentrationen: 59,6 bis 60,4 Prozent (V/V); 51,7 bis 52,5 Prozent *(m/m)*.

Relative Dichte (V.6.4): 0,910 bis 0,912.

Herstellung: 55,00 g Ethanol 96 % werden zu 100,0 g verdünnt.

Ethanol 50 % (V/V), entsprechend 42,4 Prozent *(m/m)*.

Grenzkonzentrationen: 49,7 bis 50,3 Prozent (V/V); 42,2 bis 42,7 Prozent *(m/m)*.

Relative Dichte (V.6.4): 0,931 bis 0,932.

Herstellung: 44,80 g Ethanol 96 % werden zu 100,0 g verdünnt.

Ethanol 45 % (V/V), entsprechend 37,8 Prozent *(m/m)*.

Grenzkonzentrationen: 44,8 bis 45,4 Prozent (V/V); 37,6 bis 38,1 Prozent *(m/m)*.

Relative Dichte (V.6.4): 0,941 bis 0,942.

Herstellung: 39,90 g Ethanol 96 % werden zu 100,0 g verdünnt.

Ether zur Narkose

Aether anaestheticus

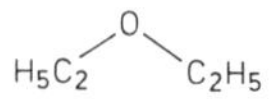

$C_4H_{10}O$ M_r 74,1

Ether zur Narkose ist Diethylether, der ein geeignetes, nicht flüchtiges Antioxidans in geeigneter Konzentration enthalten kann.

Eigenschaften

Klare, farblose, flüchtige, sehr leicht bewegliche, leicht entflammbare Flüssigkeit; löslich in 15 Teilen Wasser, mischbar mit Chloroform, Ethanol und fetten Ölen.

Prüfung auf Identität

A. Die Substanz entspricht der Prüfung auf „Relative Dichte" (siehe „Prüfung auf Reinheit").

B. Die Substanz entspricht der Prüfung „Destillationsbereich" (siehe „Prüfung auf Reinheit").

Prüfung auf Reinheit

Relative Dichte (V.6.4): 0,714 bis 0,716.

Destillationsbereich (V.6.8): *Die Prüfung darf nur durchgeführt werden, wenn die Substanz der Prüfung auf „Peroxide" entspricht.*

Die Substanz muß zwischen 34,0 und 35,0 °C vollständig destillieren. Die Prüfung wird unter Verwendung einer geeigneten Heizquelle durchgeführt. Während der Destillation ist darauf zu achten, daß der Destillationskolben oberhalb des Flüssigkeitsspiegels nicht direkt erhitzt wird.

Sauer reagierende Substanzen: 20 ml Ethanol 96 % *R* werden mit 0,25 ml Bromthymolblau-Lösung *R* 1 und tropfenweise mit 0,02 N-Natriumhydroxid-Lösung bis zur 30 s lang bestehenbleibenden Blaufärbung versetzt. Nach Zusatz von 25 ml Substanz wird geschüttelt und erneut tropfenweise mit 0,02 N-Natriumhydroxid-Lösung bis zum Wiederauftreten der Blaufärbung versetzt, die 30 s lang bestehenbleiben soll. Höchstens 0,4 ml 0,02 N-Natriumhydroxid-Lösung dürfen verbraucht werden.

Aceton, Aldehyde: 10,0 ml Substanz werden 10 s lang in einem Glasstopfenzylinder mit 1 ml Neßlers Reagenz *R* geschüttelt. Beim Stehenlassen unter Lichtausschluß darf die untere Phase nach 5 min höchstens eine schwache Opaleszenz zeigen.

Entspricht die Substanz nicht dieser Prüfung, werden 40 ml *nach Feststellen, daß sie der Prüfung auf Peroxide entsprechen,* bis auf 5 ml destilliert. Mit 10,0 ml in einem in Eis-Wasser-Mischung gekühlten Kolben aufgefangenen Destillat wird die Prüfung wiederholt.

Peroxide: In einen 12-ml-Glasstopfenzylinder von etwa 15 mm Durchmesser werden 8 ml Kaliumiodid-Stärke-Lösung *R* eingefüllt. Mit der Substanz wird bis zum Rand aufgefüllt, kräftig geschüttelt und 30 min lang unter Lichtausschluß stehengelassen. Dabei darf keine Färbung auftreten.

Nichtflüchtige Bestandteile: Höchstens 0,002 Prozent (*m*/V). 50 ml Substanz werden *nach*

Feststellen, daß sie der Prüfung auf Peroxide entsprechen, auf dem Wasserbad zur Trockne eingedampft. Der Rückstand, im Trockenschrank bei 100 bis 105 °C getrocknet, darf höchstens 1 mg betragen.

Fremder Geruch: Ein Filterpapier von 80 mm Durchmesser wird mit 5 ml Substanz befeuchtet. Nach dem Verdunsten darf kein anderer Geruch als derjenige der Substanz unmittelbar nach der Verflüchtigung der Flüssigkeit wahrnehmbar sein.

Wasser (V.3.5.6): Höchstens 0,2 Prozent (*m*/V), mit 20 ml Substanz nach der Karl-Fischer-Methode bestimmt.

Lagerung

Dicht verschlossen, vor Licht und Wärme geschützt.

Beschriftung

Die Bezeichnung des Antioxidans ist anzugeben.

Hinweis

Ether zur Narkose darf nicht in angebrochenen Packungen vorrätig gehalten oder abgegeben werden.

Ethinylestradiol

Ethinylestradiolum

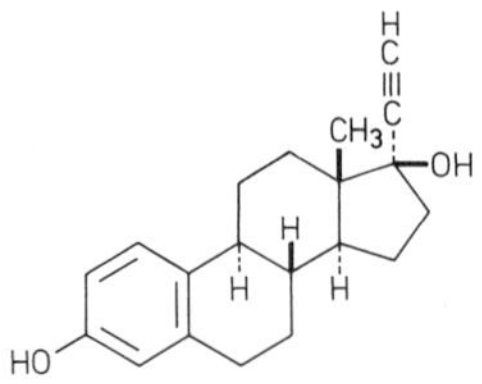

$C_{20}H_{24}O_2$ M_r 296,4

Ethinylestradiol enthält mindestens 97,0 und höchstens 102,0 Prozent 19-Nor-17α-pregna-1,3,5(10)-trien-20-in-3,17-diol, berechnet auf die getrocknete Substanz.

Eigenschaften

Weißes oder schwach gelblichweißes, kristallines Pulver; praktisch unlöslich in Wasser, leicht löslich in Ethanol und Ether, wenig löslich in Chloroform. Die Substanz löst sich in verdünnten Alkalihydroxid-Lösungen.

Prüfung auf Identität

Die Prüfung B kann entfallen, wenn die Prüfungen A, C, und D durchgeführt werden. Die Prüfungen A und D können entfallen, wenn die Prüfungen B und C durchgeführt werden.

A. Schmelztemperatur (V.6.11.1): 181 bis 185 °C.

B. Das IR-Absorptionsspektrum (V.6.18) der Substanz zeigt im Vergleich mit dem von Ethinylestradiol *CRS* Maxima bei denselben Wellenlängen mit den gleichen relativen Intensitäten. Wenn die Spektren der Substanz und der Referenzsubstanz bei der Prüfung in fester Form nicht gleich sind, werden neue Spektren mit Hilfe von 3prozentigen Lösungen (*m*/V) in Chloroform *R* aufgenommen.

C. Die unter ,,Verwandte Substanzen" (siehe ,,Prüfung auf Reinheit") erhaltenen Chromatogramme werden im Tageslicht und ultravioletten Licht bei 365 nm ausgewertet. Der mit der Untersuchungslösung b erhaltene Hauptfleck entspricht in bezug auf Lage, Farbe, Fluoreszenz und Größe dem mit der Referenzlösung a erhaltenen Hauptfleck.

D. Wird etwa 1 mg Substanz in 1 ml Schwefelsäure 96 % *R* gelöst, so entsteht eine orangerote Färbung mit grünlicher Fluoreszenz im ultravioletten Licht bei 365 nm. Wird die Lösung in 10 ml Wasser gegeben, schlägt die Farbe in Violett um, und ein violetter Niederschlag bildet sich.

Prüfung auf Reinheit

Aussehen der Lösung: 0,50 g Substanz werden in 10 ml wasserfreiem Ethanol *R* gelöst. Die Lösung muß klar (V.6.1) und darf nicht stärker gefärbt sein als die Farbvergleichslösung BG_6 (V.6.2, Methode I).

Spezifische Drehung (V.6.6): 1,25 g Substanz werden in Pyridin *R* zu 25,0 ml gelöst. Die spezifische Drehung muß zwischen −27 und −30° liegen, berechnet auf die getrocknete Substanz.

Absorption (V.6.19): 0,10 g Substanz werden in Ethanol 96 % *R* zu 100,0 ml gelöst. 10,0 ml dieser Lösung werden mit Ethanol 96 % *R* zu 100,0 ml verdünnt. Die Lösung zeigt ein Absorptionsmaximum bei 281 nm. Die spezifische Absorption, im Maximum gemessen, muß zwischen 69 und 73 liegen.

Verwandte Substanzen: Die Prüfung erfolgt mit Hilfe der Dünnschichtchromatographie (V.6.20.2) unter Verwendung einer Schicht von Kieselgel G *R*.

Untersuchungslösung a: 0,2 g Substanz werden in einer Mischung von 1 Volumteil Methanol R und 9 Volumteilen Chloroform *R* zu 10 ml gelöst.

Untersuchungslösung b: 2,5 ml Untersuchungslösung a werden mit einer Mischung von 1 Volumteil Methanol *R* und 9 Volumteilen Chloroform *R* zu 50 ml verdünnt.

Referenzlösung a: 25 mg Ethinylestradiol *CRS* werden in einer Mischung von 1 Volumteil Methanol *R* und 9 Volumteilen Chloroform *R* zu 25 ml gelöst.

Referenzlösung b: 10 mg Estron *CRS* werden in einer Mischung von 1 Volumteil Methanol *R* und 9 Volumteilen Chloroform *R* zu 10 ml gelöst. 2 ml dieser Lösung werden mit einer Mischung von 1 Volumteil Methanol *R* und 9 Volumteilen Chloroform *R* zu 10 ml verdünnt.

Referenzlösung c: 1 ml Untersuchungslösung b wird mit einer Mischung von 1 Volumteil Methanol *R* und 9 Volumteilen Chloroform *R* zu 5 ml verdünnt.

Auf die Platte werden getrennt 5 µl jeder Lösung aufgetragen. Die Chromatographie erfolgt mit einer Mischung von 10 Volumteilen Ethanol 96 % *R* und 90 Volumteilen Toluol *R* über eine Laufstrecke von 15 cm. Die Platte wird an der Luft bis zum Verschwinden des Lösungsmittelgeruchs und dann 10 min lang bei 110 °C getrocknet. Die heiße Platte wird mit ethanolischer Schwefelsäure 35 % *R* besprüht. Dann wird nochmals 10 min lang bei 110 °C getrocknet. Die Auswertung erfolgt im ultravioletten Licht bei 365 nm. Wenn ein Fleck entsprechend dem Estron in dem mit der Untersuchungslösung a erhaltenen Chromatogramm erscheint, darf er nicht größer sein als der Fleck im Chromatogramm der Referenzlösung b. Wenn andere Flecke als der Hauptfleck und der dem Estron entsprechende Fleck im Chromatogramm der Untersuchungslösung a erscheinen, darf keiner dieser Flecke stärker gefärbt sein als derjenige im Chromatogramm der Referenzlösung c.

Trocknungsverlust (V.6.22): Höchstens 1,0 Prozent, mit 0,500 g Substanz durch 3 h langes Trocknen im Trockenschrank bei 100 bis 105 °C bestimmt.

Gehaltsbestimmung

0,200 g Substanz werden in 40 ml Tetrahydrofuran *R* gelöst. Nach Zusatz von 5 ml einer 10prozentigen Lösung (*m*/V) von Silbernitrat *R* wird mit 0,1 N-Natriumhydroxid-Lösung titriert. Der Endpunkt wird mit Hilfe der „Potentiometrie" (V.6.14) bestimmt. Ein Blindversuch wird durchgeführt.

1 ml 0,1 N-Natriumhydroxid-Lösung entspricht 29,64 mg $C_{20}H_{24}O_2$.

Lagerung

Dicht verschlossen, vor Licht geschützt.

Vorsichtig zu lagern!

Ethionamid

Ethionamidum

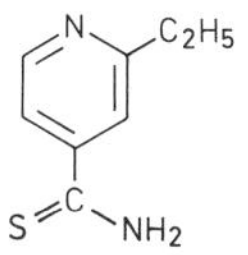

$C_8H_{10}N_2S$ M_r 166,2

Ethionamid enthält mindestens 98,5 und höchstens 101,0 Prozent 2-Ethylisonicotinthioamid, berechnet auf die getrocknete Substanz.

Eigenschaften

Gelbes, kristallines Pulver oder kleine, gelbe Kristalle, schwacher Geruch; praktisch unlöslich in Wasser, löslich in Methanol, wenig löslich in Ethanol, schwer löslich in Chloroform und Ether.

Prüfung auf Identität

Die Prüfung C kann entfallen, wenn die Prüfungen A, B und D durchgeführt werden. Die Prüfungen B und D können entfallen, wenn die Prüfungen A und C durchgeführt werden.

A. Schmelztemperatur (V.6.11.1): 158 bis 164 °C.

B. 10,0 mg Substanz werden in Methanol *R* zu 100,0 ml gelöst. 10,0 ml dieser Lösung werden mit Methanol *R* zu 100,0 ml verdünnt. Die Lösung, zwischen 230 und 350 nm gemessen, zeigt ein Absorptionsmaximum bei 290 nm. Die spezifische Absorption (V.6.19), im Maximum gemessen, liegt zwischen 380 und 440.

C. Das IR-Absorptionsspektrum (V.6.18) der Substanz zeigt im Vergleich mit dem von Ethionamid *CRS* Maxima bei denselben Wellenlängen mit den gleichen relativen Intensitäten.

D. Etwa 10 mg Substanz werden in 5 ml Methanol *R* gelöst. Nach Zusatz von 5 ml Silbernitrat-Lösung *R* 2 bildet sich ein braunschwarzer Niederschlag.

Prüfung auf Reinheit

Aussehen der Lösung: 0,5 g Substanz werden in 10 ml Methanol *R* durch Erwärmen auf 50 °C gelöst. Die auf Raumtemperatur abgekühlte Lösung darf nicht stärker opaleszieren als die Referenzsuspension II (V.6.1).

Sauer reagierende Substanzen: 2,0 g Substanz werden in 20 ml Methanol *R* durch Erwärmen auf 50 °C gelöst. Nach Zusatz von 20 ml Wasser wird unter Schütteln bis zum Eintreten der Kristallisation langsam abgekühlt und bis zur Raumtemperatur erkalten gelassen. 60 ml Wasser und 0,2 ml Cresolrot-Lösung *R* werden zugesetzt. Bis zum Farbumschlag nach Rot dürfen höchstens 0,2 ml 0,1 N-Natriumhydroxid-Lösung verbraucht werden.

Verwandte Substanzen: Die Prüfung erfolgt mit Hilfe der Dünnschichtchromatographie (V.6.20.2) unter Verwendung einer Schicht von Kieselgel GF_{254} *R*.

Untersuchungslösung: 0,2 g Substanz werden in Aceton *R* zu 10 ml gelöst.

Referenzlösung a: 0,5 ml Untersuchungslösung werden mit Aceton *R* zu 100 ml verdünnt.

Referenzlösung b: 0,2 ml Untersuchungslösung werden mit Aceton *R* zu 100 ml verdünnt.

Auf die Platte werden getrennt 10 µl jeder Lösung aufgetragen. Die Chromatographie erfolgt mit einer Mischung von 10 Volumteilen Methanol *R* und 90 Volumteilen Chloroform *R* über eine Laufstrecke von 15 cm. Die Platte wird an der Luft getrocknet. Die Auswertung erfolgt im ultravioletten Licht bei 254 nm. Wenn andere Flecke als der Hauptfleck der Untersuchungslösung erscheinen, darf keiner dieser Flecke größer oder intensiver sein als derjenige der Referenzlösung a und höchstens ein einziger darf größer oder intensiver sein als derjenige der Referenzlösung b.

Schwermetalle (V.3.2.8): 1,0 g Substanz muß der Grenzprüfung D auf Schwermetalle entsprechen (20 ppm). Zur Herstellung der Referenzlösung werden 2 ml Blei-Lösung (10 ppm Pb) *R* verwendet.

Trocknungsverlust (V.6.22): Höchstens 0,5 Prozent, mit 1,000 g Substanz durch 3 h langes Trocknen im Trockenschrank bei 100 bis 105 °C bestimmt.

Sulfatasche (V.3.2.14): Höchstens 0,1 Prozent, mit 1,0 g Substanz bestimmt.

Gehaltsbestimmung

0,150 g Substanz werden in 50 ml wasserfreier Essigsäure *R* gelöst und mit 0,1 N-Perchlorsäure nach „Titration in wasserfreiem Medium" (V.3.5.5) titriert. Der Endpunkt wird mit Hilfe der „Potentiometrie" (V.6.14) bestimmt.

1 ml 0,1 N-Perchlorsäure entspricht 16,62 mg $C_8H_{10}N_2S$.

Vorsichtig zu lagern!

Ethisteron

Ethisteronum

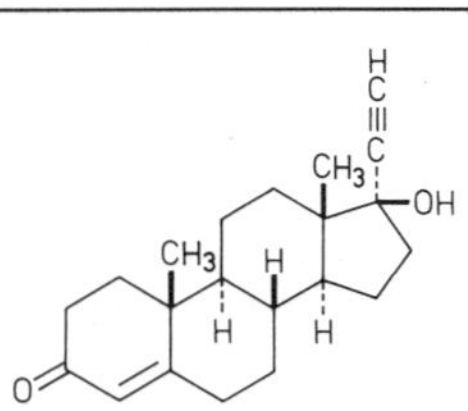

$C_{21}H_{28}O_2$ M_r 312,5

Ethisteron enthält mindestens 98,0 und höchstens 102,0 Prozent 17-Hydroxy-17α-pregn-4-en-20-in-3-on, berechnet auf die getrocknete Substanz.

Eigenschaften

Weißes bis fast weißes, kristallines Pulver, geruchlos bis fast geruchlos; praktisch unlöslich in Wasser, wenig löslich in Pyridin, schwer löslich in Chloroform, sehr schwer löslich in Ethanol.

Die Substanz schmilzt bei etwa 274 °C unter Zersetzung.

Prüfung auf Identität

Die Prüfung A kann entfallen, wenn die Prüfungen B, C, D und E durchgeführt werden. Die Prüfungen C und D können entfallen, wenn die Prüfungen A, B und E durchgeführt werden.

A. Das IR-Absorptionsspektrum (V.6.18) der Substanz zeigt im Vergleich mit dem von Ethisteron *CRS* Maxima bei denselben Wellenlängen mit den gleichen relativen Intensitäten. Die Prüfung erfolgt mit Hilfe von Preßlingen. Wenn die Spektren der Substanz und der Referenzsubstanz bei der Prüfung in fester Form nicht gleich sind, werden die beiden Substanzen jeweils in Chloroform *R* gelöst. Nach dem Abdampfen zur Trockne auf dem Wasserbad werden erneut Preßlinge hergestellt und die Spektren aufgenommen.

B. Die Substanz wird mit Hilfe der Dünnschichtchromatographie (V.6.20.2) identifiziert unter Verwendung einer Schicht von Kieselgur G *R*. Die Platte wird in der Chromatographie-Kammer mit einer Mischung von 10 Volumteilen Formamid *R* und 90 Volumteilen Aceton *R* imprägniert, indem die Platte etwa 5 mm in die Flüssigkeit eintaucht. Wenn die Frontlinie der Imprägnierung um mindestens 1 cm weiter als die vorgesehene Frontlinie der Chromatographie gelaufen ist, wird die Platte herausgenommen und bei Raumtemperatur getrocknet, bis das Lösungsmittel vollständig verdunstet ist (etwa 2 bis 5 min). Die imprägnierte Platte muß innerhalb von 2 h verwendet werden, wobei die Chromatographie in derselben Richtung wie die Imprägnierung durchgeführt wird.

Untersuchungslösung: 10 mg Substanz werden in einer Mischung von 1 Volumteil wasserfreiem Ethanol *R* und 3 Volumteilen Chloroform *R* zu 10 ml gelöst.

Referenzlösung: 10 mg Ethisteron *CRS* werden in einer Mischung von 1 Volumteil wasserfreiem Ethanol *R* und 3 Volumteilen Chloroform *R* zu 10 ml gelöst.

Auf die Platte werden getrennt 2 µl jeder Lösung aufgetragen. Die Chromatographie erfolgt mit einer Mischung von 20 Volumteilen Dioxan *R* und 80 Volumteilen Hexan *R* über eine Laufstrecke von 15 cm. Die Platte wird 15 min lang auf 120 °C erhitzt. Nach dem Besprühen mit ethanolischer Schwefelsäure 35 % *R* wird 10 bis 15 min lang oder bis zum Erscheinen der Flecke auf 120 °C erhitzt. Nach dem Erkalten erfolgt die Auswertung im Tageslicht und im ultravioletten Licht bei 365 nm. Der Hauptfleck im Chromatogramm der Untersuchungslösung entspricht in bezug auf Lage, Farbe, Fluoreszenz und Größe dem mit der Referenzlösung erhaltenen Hauptfleck.

C. Etwa 2 mg Substanz werden in 2 ml Ethanol 96 % *R* gelöst. Nach Zusatz von 1 ml ammoniakalischer Silbernitrat-Lösung *R* wird auf dem Wasserbad erhitzt. Die Lösung trübt sich, ein weißer Niederschlag entsteht, der beim Erhitzen grau wird. Dabei bildet sich an der Glaswand ein Silberspiegel.

D. Etwa 2 mg Substanz werden in einer abgekühlten Mischung von 2 ml wasserfreiem Ethanol *R* und 2 ml Schwefelsäure 96 % *R* gelöst. Nach dem Erhitzen auf 70 °C bildet sich eine in der Durchsicht blauviolette und im Auflicht rot schillernde Färbung. Im ultravioletten Licht bei 365 nm zeigt die Lösung eine intensive, leuchtend rote Fluoreszenz.

E. Etwa 2 mg Substanz werden in 2 ml Ethanol 96 % *R* gelöst. Nach Zusatz von 1 ml einer 1prozentigen Lösung (*m*/V) von Butylhydroxytoluol *R* in Ethanol 96 % *R* und 2 ml 1 N-Natriumhydroxid-Lösung wird 30 min lang im Wasserbad auf 80 °C erwärmt. Nach dem Abkühlen auf Raumtemperatur bildet sich eine intensive Blaufärbung.

Prüfung auf Reinheit

Spezifische Drehung (V.6.6): 0,250 g Substanz werden in Pyridin *R* zu 25,0 ml gelöst. Die spezifische Drehung muß zwischen +29 und +33° betragen, berechnet auf die getrocknete Substanz.

Absorption (V.6.19): 10,0 mg Substanz werden in wasserfreiem Ethanol *R* zu 100,0 ml gelöst. 10,0 ml dieser Lösung werden mit wasserfreiem Ethanol *R* zu 100,0 ml verdünnt. Die Lösung zeigt ein Absorptionsmaximum bei 240 nm. Die spezifische Absorption, im Maximum gemessen, muß zwischen 500 und 540 liegen, berechnet auf die getrocknete Substanz.

Verwandte Substanzen: Die Prüfung erfolgt mit Hilfe der Dünnschichtchromatographie (V.6.20.2) unter Verwendung einer Schicht von Kieselgel H *R*.

Untersuchungslösung: 0,1 g Substanz werden in einer Mischung von 1 Volumteil wasserfreiem Ethanol *R* und 3 Volumteilen Chloroform *R* zu 10 ml gelöst.

Referenzlösung: 0,1 ml Untersuchungslösung werden mit einer Mischung von 1 Volumteil wasserfreiem Ethanol *R* und 3 Volumteilen Chloroform *R* zu 20 ml verdünnt.

Auf die Platte werden getrennt 10 µl jeder Lösung in 2 Portionen zu 5 µl aufgetragen. Die Chromatographie erfolgt mit einer Mischung von 5 Volumteilen Methanol *R* und 95 Volumteilen Chloroform *R* über eine Laufstrecke von 15 cm. Die Platte wird an der Luft trocknen gelassen. Nach dem Besprühen mit ethanolischer Schwefelsäure 35 % *R* wird die Platte 15 min lang auf 120 °C erhitzt. Die Auswertung erfolgt im Tageslicht und im ultravioletten Licht bei 365 nm. Wenn andere Flecke als der Hauptfleck im Chromatogramm der Untersuchungslösung erscheinen, darf keiner dieser Flecke stärker gefärbt sein als derjenige der Referenzlösung.

Trocknungsverlust (V.6.22): Höchstens 0,5 Prozent, mit 1,000 g Substanz durch Trocknen im Trockenschrank bei 100 bis 105 °C bestimmt.

Gehaltsbestimmung

0,200 g Substanz werden in 40 ml Tetrahydrofuran *R* gelöst. Nach Zusatz von 10 ml einer 10prozentigen Lösung (*m*/V) von Silbernitrat *R* wird in Gegenwart von 2 ml Bromcresolgrün-Lösung *R* mit 0,1 N-Natriumhydroxid-Lösung bis zur violetten Färbung titriert. Ein Blindversuch wird durchgeführt.

1 ml 0,1 N-Natriumhydroxid-Lösung entspricht 31,25 mg $C_{21}H_{28}O_2$.

Lagerung

Dicht verschlossen, vor Licht geschützt.

Vorsichtig zu lagern!

Ethosuximid

Ethosuximidum

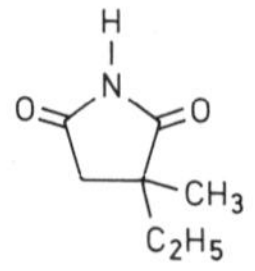

$C_7H_{11}NO_2$ M_r 141,2

Ethosuximid enthält mindestens 98,0 und höchstens 101,0 Prozent *(RS)*-3-Ethyl-3-methyl-2,5-pyrrolidindion, berechnet auf die wasserfreie Substanz.

Eigenschaften

Weiße bis fast weiße, wachsartige Masse oder mikrokristallines Pulver, schwacher, eigenartiger Geruch; löslich in Wasser, leicht löslich in Chloroform, Ethanol und Ether.

Prüfung auf Identität

Die Prüfung B kann entfallen, wenn die Prüfungen A, C und D durchgeführt werden. Die Prüfungen C und D können entfallen, wenn die Prüfungen A und B durchgeführt werden.

A. Schmelztemperatur (V.6.11.1): 45 bis 50 °C.

B. Das IR-Absorptionsspektrum (V.6.18) der Substanz zeigt im Vergleich mit dem Spektrum einer dem Arzneibuch entsprechenden Referenzsubstanz bekannter Identität Maxima bei denselben Wellenlängen mit den gleichen relativen Intensitäten.

C. 10 mg Substanz werden in 2 ml einer 2prozentigen Lösung (*m*/V) von Cobalt(II)-nitrat *R* gelöst. Nach Zusatz von 0,05 ml Ammoniak-Lösung 10 % *R* tritt eine violette Färbung auf.

D. 5 mg Substanz werden mit 5 mg Resorcin *R* und 0,2 ml Schwefelsäure 96 % *R* versetzt und vorsichtig bis zum Auftreten schwerer, weißer Nebel erhitzt. Nach dem Erkalten werden 5,0 ml Wasser und 2,0 ml Ammoniak-Lösung 32 % *R* zugefügt. Die Mischung zeigt eine bräunliche Färbung und beim Eingießen in etwa 100 ml Wasser eine grüne Fluoreszenz.

Prüfung auf Reinheit

Prüflösung: 5,0 g Substanz werden in kohlendioxidfreiem Wasser *R* zu 50 ml gelöst.

Aussehen der Lösung: Die Prüflösung muß klar (V.6.1) und farblos (V.6.2, Methode II) sein.

Sauer reagierende Substanzen: 15,0 ml Prüflösung werden mit 0,1 ml Bromcresolgrün-Lösung *R* versetzt. Bis zum Farbumschlag nach Blau dürfen höchstens 0,4 ml 0,05 N-Natriumhydroxid-Lösung verbraucht werden.

Cyanid: 1,0 g Substanz wird in 10,0 ml Ethanol 96 % *R* gelöst und nach Zusatz von 0,5 ml Eisen(II)-sulfat-Lösung *RN*, 1 ml Natriumhydroxid-Lösung 8,5 % *R* und 0,1 ml Eisen(III)-chlorid-Lösung *R* 1 zum Sieden erhitzt. Nach dem Abkühlen wird die Lösung mit Schwefelsäure 10 % *R* angesäuert. Innerhalb von 15 min darf weder eine blaue Färbung noch ein blauer Niederschlag auftreten.

Ammonium: 50 mg Substanz müssen der Grenzprüfung auf Ammonium (V.3.2.1) entsprechen (200 ppm).

Verhalten gegen Schwefelsäure: 40 mg Substanz werden in 2 ml Schwefelsäure 96 % *R* gelöst. Nach 5 min darf die Lösung nicht stärker gefärbt sein als die Farbvergleichslösung B_6 (V.6.2, Methode I).

Wasser (V.3.5.6): Höchstens 0,5 Prozent, mit 5,00 g Substanz nach der Karl-Fischer-Methode bestimmt.

Sulfatasche (V.3.2.14): Höchstens 0,1 Prozent, mit 1,0 g Substanz bestimmt.

Gehaltsbestimmung

0,120 g Substanz, in 20 ml Dimethylformamid *R* gelöst, werden nach ,,Titration in wasserfreiem Medium" (V.3.5.5) unter Zusatz von 0,2 ml Thymolphthalein-Lösung *RN* 2 mit 0,1 N-Tetrabutylammoniumhydroxid-Lösung bis zum Farbumschlag nach rein Blau (ein grüner Farbton darf nicht mehr vorhanden sein) titriert.

1 ml 0,1 N-Tetrabutylammoniumhydroxid-Lösung entspricht 14,12 mg $C_7H_{11}NO_2$.

Lagerung

Vor Licht geschützt.

Vorsichtig zu lagern!

Ethylendiamin

Ethylendiaminum

$$H_2N-CH_2-CH_2-NH_2$$

$C_2H_8N_2$ M_r 60,1

Ethylendiamin enthält mindestens 98,0 und höchstens 101,0 Prozent 1,2-Ethandiamin.

Eigenschaften

Klare, farblose bis schwach gelbliche Flüssigkeit von aminartigem Geruch. Die Substanz ist hygroskopisch und entwickelt an der Luft weiße Nebel. Die Substanz ist beim Erhitzen vollständig flüchtig; mischbar mit Wasser und Ethanol, schwer löslich in Chloroform und Ether.

Prüfung auf Identität

A. Relative Dichte (V.6.4): 0,895 bis 0,905.

B. Siedetemperatur (V.6.9.N1): 116 bis 118 °C.

C. Die Mischung von 1 ml Prüflösung (siehe ,,Prüfung auf Reinheit") und 3 ml Wasser gibt mit 0,1 ml Kupfer(II)-sulfat-Lösung *R* eine violette Färbung.

D. 0,2 ml Substanz werden vorsichtig mit 0,5 ml Acetanhydrid *R* zum Sieden erhitzt. Nach dem Erkalten bildet sich eine kristalline Masse. Diese wird unter Erwärmen in 5 ml Isopropylalkohol *R* gelöst, abgekühlt und mit 5 ml Ether *R* vermischt. Die Kristallisation wird, falls erforderlich, durch Reiben mit einem Glasstab an der Wand des Reagenzglases eingeleitet. Die abgeschiedenen Kristalle werden über einen Glassintertiegel (16) abgesaugt, mehrmals mit kleinen Mengen Ether *R* gewaschen und bei 105 °C im Trockenschrank getrocknet. Sie schmelzen (V.6.11.1) bei etwa 175 °C.

Prüfung auf Reinheit

Prüflösung: 10 g Substanz werden mit Wasser zu 100 ml verdünnt.

Aussehen: Die Substanz muß klar (V.6.1) und darf nicht stärker gefärbt sein als die Farbvergleichslösung BG_6 (V.6.2, Methode I).

Carbonat: Die Mischung von 4 ml Prüflösung mit 6 ml Calciumhydroxid-Lösung *R* darf nicht stärker opaleszieren als die Referenzsuspension II (V.6.1).

Chlorid (V.3.2.4): Die Mischung von 5 ml Prüflösung und 5 ml Salpetersäure 12,5 % *R*, mit Wasser zu 15 ml verdünnt, muß der Grenzprüfung auf Chlorid entsprechen (100 ppm).

Ammonium: 1,0 ml Prüflösung wird mit 2,0 ml Neßlers Reagenz *R* gemischt. Der entstandene Niederschlag darf nicht stärker gefärbt sein als der unter folgenden Bedingungen erhaltene Niederschlag: 0,5 ml Prüflösung werden mit 0,5 ml einer 0,1prozentigen Lösung (*m*/V) von Ammoniumchlorid *R* und 2,0 ml Neßlers Reagenz *R* gemischt.

Eisen (V.3.2.9): 10 ml Prüflösung müssen der Grenzprüfung auf Eisen entsprechen (10 ppm).

Schwermetalle (V.3.2.8): 12 ml Prüflösung müssen der Grenzprüfung A auf Schwermetalle entsprechen (10 ppm). Zur Herstellung der Referenzlösung wird die Blei-Lösung (1 ppm Pb) *R* verwendet.

Verdampfungsrückstand: Höchstens 0,3 Prozent *(m/m)*. 5,00 g Substanz werden auf dem Wasserbad eingedampft. Der bei 100 bis 105 °C im Trockenschrank getrocknete Rückstand darf höchstens 15 mg betragen.

Gehaltsbestimmung

0,600 g Substanz werden in einen Erlenmeyerkolben mit Schliffstopfen, der 25,0 ml 1 N-Salzsäure und 0,2 ml Methylrot-Mischindikator-Lösung *R* enthält, eingewogen. Der Überschuß an 1 N-Salzsäure wird mit 1 N-Natriumhydroxid-Lösung titriert.

1 ml 1 N-Salzsäure entspricht 30,05 mg $C_2H_8N_2$.

Lagerung

Dicht verschlossen, vor Licht geschützt.

Vorsichtig zu lagern!

Ethyl-4-hydroxybenzoat

Ethylis parahydroxybenzoas

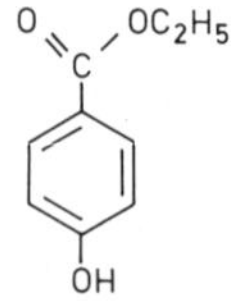

$C_9H_{10}O_3$ M_r 166,2

Ethyl-4-hydroxybenzoat (Synonym: Hydroxybenzoesäureethylester) enthält mindestens 99,0 und höchstens 101,0 Prozent Ethyl-4-hydroxybenzoat, berechnet auf die getrocknete Substanz.

Eigenschaften

Weißes, kristallines Pulver oder farblose Kristalle, geruchlos oder fast geruchlos; sehr schwer löslich in Wasser, leicht löslich in Aceton, Ethanol und Ether.

Prüfung auf Identität

A. Schmelztemperatur (V.6.11.1): 115 bis 118 °C.

B. 25 mg Substanz werden in Ethanol 96 % *R* zu 50,0 ml gelöst. 1,0 ml dieser Lösung wird mit Ethanol 96 % *R* zu 100,0 ml verdünnt. Die Lösung, zwischen 220 und 350 nm gemessen (V.6.19), hat ein Absorptionsmaximum bei 258 nm. Nach der Messung wird die Lösung mit 0,05 ml ethanolischer Kaliumhydroxid-Lösung 3 % *R* versetzt und erneut zwischen 220 und 350 nm gemessen. Das Absorptionsmaximum tritt jetzt bei 299 nm auf.

C. Werden 0,10 g Substanz in 2 ml Ethanol 96 % *R* gelöst, zum Sieden erhitzt und mit 0,5 ml Millons Reagenz *R* versetzt, entsteht ein Niederschlag und die überstehende Flüssigkeit färbt sich rot.

Prüfung auf Reinheit

Sauer reagierende Substanzen: 0,20 g Substanz werden in 10 ml zuvor gegen Bromcresolgrün-

Lösung *R* neutralisiertem Ethanol 50 % *RN* gelöst. Bis zum Farbumschlag dürfen höchstens 0,1 ml 0,1 N-Natriumhydroxid-Lösung verbraucht werden.

Verwandte Substanzen: Die Prüfung erfolgt mit Hilfe der Dünnschichtchromatographie (V.6.20.2) unter Verwendung einer Schicht von Kieselgel GF_{254} *R*.

Untersuchungslösung: 0,50 g Substanz werden in Aceton *R* zu 10,0 ml gelöst.

Referenzlösung: 15 mg Substanz werden in Aceton *R* zu 100 ml gelöst.

Auf die Platte werden getrennt 5 µl jeder Lösung aufgetragen. Die Chromatographie erfolgt mit einer Mischung von 0,5 Volumteilen Essigsäure 98 % *R*, 10 Volumteilen Ethylacetat *R* und 90 Volumteilen Dichlormethan *R* über eine Laufstrecke von 15 cm. Die Platte wird 15 min lang an der Luft getrocknet. Die Auswertung erfolgt im ultravioletten Licht bei 254 nm. Im Chromatogramm der Untersuchungslösung auftretende Nebenflecke dürfen nicht größer oder intensiver sein als der mit der Referenzlösung erhaltene Fleck. Insgesamt dürfen höchstens 3 Nebenflecke sichtbar sein.

Trocknungsverlust (V.6.22): Höchstens 0,5 Prozent, mit 1,000 g Substanz im Vakuum bei 80 °C bestimmt.

Sulfatasche (V.3.2.14): Höchstens 0,05 Prozent, mit 1,0 g Substanz bestimmt.

Gehaltsbestimmung

80,0 mg Substanz werden in einem Erlenmeyerkolben mit Schliffstopfen mit 25 ml Natriumhydroxid-Lösung 8,5 % *R* versetzt und 30 min lang bei schwachem Sieden unter Rückfluß erhitzt. Nach dem Abkühlen wird mit 25,0 ml 0,2 N-Kaliumbromat-Lösung, 5,0 ml einer 12,5prozentigen Lösung (*m*/V) von Kaliumbromid *R*, 40 ml Essigsäure 98 % *R* und 10 ml Salzsäure 36 % *R* versetzt. Der Kolben wird sofort verschlossen und 15 min lang stehengelassen. Nach Zusatz von 15 ml Kaliumiodid-Lösung *R* wird der Kolben erneut verschlossen und kräftig geschüttelt. Das ausgeschiedene Iod wird mit 0,1 N-Natriumthiosulfat-Lösung unter Zusatz von 2 ml Stärke-Lösung *R* titriert, die gegen Ende der Titration zugesetzt werden. Ein Blindversuch ist durchzuführen.

1 ml 0,2 N-Kaliumbromat-Lösung entspricht 5,540 mg $C_9H_{10}O_3$.

Ethylmorphinhydrochlorid

Ethylmorphini hydrochloridum

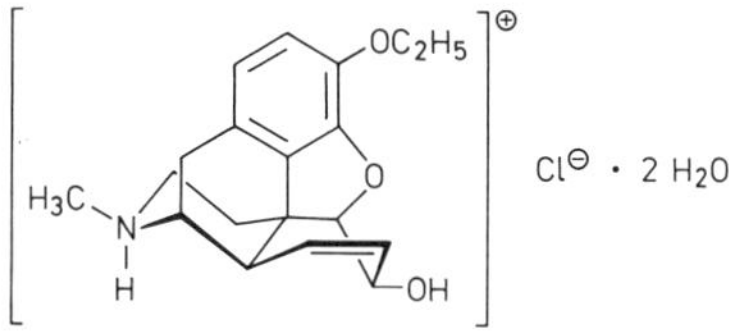

$C_{19}H_{24}ClNO_3 \cdot 2\,H_2O$ M_r 385,9

Ethylmorphinhydrochlorid enthält mindestens 99,0 und höchstens 100,5 Prozent 4,5α-Epoxy-3-ethoxy-17-methyl-7-morphinen-6α-ol-hydrochlorid, berechnet auf die wasserfreie Substanz.

Eigenschaften

Weißes bis fast weißes, kristallines Pulver; löslich in Wasser und Ethanol, praktisch unlöslich in Ether.

Prüfung auf Identität

Die Prüfung A kann entfallen, wenn die Prüfungen B, C und D durchgeführt werden. Die Prüfungen B und C können entfallen, wenn die Prüfungen A und D durchgeführt werden.

A. Das IR-Absorptionsspektrum (V.6.18) der Substanz zeigt im Vergleich mit dem Ethylmorphinhydrochlorid-Referenzspektrum Maxima bei denselben Wellenlängen mit den gleichen relativen Intensitäten.

B. 0,5 g Substanz werden in einem Reagenzglas in 6 ml Wasser gelöst. Nach Zusatz von 15 ml 0,1 N-Natriumhydroxid-Lösung entsteht beim Reiben mit einem Glasstab ein weißer, kristalliner Niederschlag. Der Niederschlag wird gesammelt, gewaschen und in 20 ml auf 80 °C erhitztem Wasser gelöst. Nach dem Filtrieren wird in Eis-Wasser-Mischung gekühlt. Die Schmelztemperatur (V.6.11.1) der Kristalle beträgt nach 12 h langem Trocknen im Vakuum 85 bis 89 °C.

C. Etwa 10 mg Substanz werden mit 1 ml Schwefelsäure 96 % *R* und 0,05 ml Eisen(III)-chlorid-Lösung *R* 2 versetzt. Beim Erhitzen im Wasserbad entsteht eine

Blaufärbung, die nach Zusatz von 0,05 ml Salpetersäure 65 % *R* nach Rot umschlägt.

D. Die Prüflösung (siehe „Prüfung auf Reinheit“) gibt die Identitätsreaktion a auf Chlorid (V.3.1.1).

Prüfung auf Reinheit

Prüflösung: 0,500 g Substanz werden in kohlendioxidfreiem Wasser *R* zu 25,0 ml gelöst.

Aussehen der Lösung: Die Prüflösung muß klar (V.6.1) und darf nicht stärker gefärbt sein als die Farbvergleichslösung BG_6 (V.6.2, Methode II).

***p*H-Wert** (V.6.3.1): Der *p*H-Wert der Prüflösung muß zwischen 4,3 und 5,7 liegen.

Spezifische Drehung (V.6.6): −102 bis −105°, an der Prüflösung bestimmt und auf die wasserfreie Substanz berechnet.

Verwandte Substanzen: Die Prüfung erfolgt mit Hilfe der Dünnschichtchromatographie (V.6.20.2) unter Verwendung einer Schicht von Kieselgel G *R*.

Untersuchungslösung: 0,25 g Substanz werden in einer Mischung von gleichen Volumteilen Ethanol 96 % *R* und Wasser zu 10 ml gelöst.

Referenzlösung: 0,5 ml Untersuchungslösung werden mit einer Mischung von gleichen Volumteilen Ethanol 96 % *R* und Wasser zu 100 ml verdünnt.

Auf die Platte werden getrennt 10 µl jeder Lösung aufgetragen. Die Chromatographie erfolgt mit einer Mischung von 2,5 Volumteilen Ammoniak-Lösung 26 % *R*, 32,5 Volumteilen Aceton *R*, 35 Volumteilen Ethanol 96 % *R* und 35 Volumteilen Toluol *R* über eine Laufstrecke von 15 cm. Die Platte wird im Luftstrom getrocknet und mit verdünntem Dragendorffs Reagenz *R* besprüht. Kein im Chromatogramm der Untersuchungslösung auftretender Nebenfleck darf größer oder stärker gefärbt sein als der Fleck im Chromatogramm der Referenzlösung.

Wasser (V.3.5.6): 8,0 bis 10,0 Prozent, mit 0,250 g Substanz nach der Karl-Fischer-Methode bestimmt.

Sulfatasche (V.3.2.14): Höchstens 0,1 Prozent, mit 1,0 g Substanz bestimmt.

Gehaltsbestimmung

0,300 g Substanz werden in 30 ml wasserfreier Essigsäure *R* gelöst. Nach Zusatz von 20 ml Acetanhydrid *R* und 5 ml Quecksilber(II)-acetat-Lösung *R* wird die „Titration in wasserfreiem Medium“ (V.3.5.5) mit 0,1 N-Perchlorsäure durchgeführt. Der Endpunkt wird mit Hilfe der „Potentiometrie“ (V.6.14) bestimmt.

1 ml 0,1 N-Perchlorsäure entspricht 34,99 mg $C_{19}H_{24}ClNO_3$.

Lagerung

Dicht verschlossen, vor Licht geschützt.

Vorsichtig zu lagern!

Etofyllin

Etofyllinum

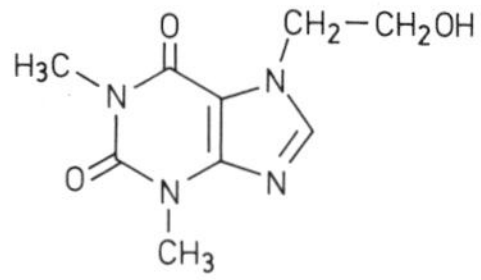

$C_9H_{12}N_4O_3$ M_r 224,2

Etofyllin enthält mindestens 98,5 und höchstens 101,0 Prozent 7-(2-Hydroxyethyl)-1,3-dimethyl-2,6(1*H*,3*H*)-purindion, berechnet auf die getrocknete Substanz.

Eigenschaften

Weißes, kristallines Pulver; löslich in Wasser, wenig löslich in Chloroform, schwer löslich in Ethanol, praktisch unlöslich in Ether.

Prüfung auf Identität

Die Prüfung B kann entfallen, wenn die Prüfungen A, C und D durchgeführt werden. Die Prüfungen A und D können entfallen, wenn die Prüfungen B und C durchgeführt werden.

A. Schmelztemperatur (V.6.11.1): 161 bis 166 °C.

B. Das IR-Absorptionsspektrum (V.6.18) der Substanz zeigt im Vergleich mit dem von Etofyllin *CRS* Maxima bei denselben Wellenlängen mit den gleichen relativen Intensitäten. Die Prüfung erfolgt mit Hilfe von Preßlingen unter Verwendung von 0,5 bis 1,0 mg Substanz und 0,3 g Kaliumbromid *R*.

C. 1 g Substanz wird in 5 ml Acetanhydrid *R* gelöst. Die Lösung wird 15 min lang unter Rückfluß erhitzt und anschließend abgekühlt. Nach Zusatz von 100 ml einer Mischung von 20 Volumteilen Ether *R* und 80 Volumteilen Petroläther *R* wird unter gelegentlichem Umschütteln mindestens 20 min lang in einer Eis-Wasser-Mischung gekühlt. Der Niederschlag wird abfiltriert, mit einer Mischung von 20 Volumteilen Ether *R* und 80 Volumteilen Petroläther *R* gewaschen und aus Ethanol 96 % *R* umkristallisiert. Nach dem Trocknen im Vakuum schmelzen (V.6.11.1) die Kristalle zwischen 101 und 105 °C.

D. Die Substanz gibt die Identitätsreaktion auf Xanthine (V.3.1.1).

Prüfung auf Reinheit

Prüflösung: 2,5 g Substanz werden in kohlendioxidfreiem Wasser *R* zu 50 ml gelöst.

Aussehen der Lösung: Die Prüflösung muß klar (V.6.1) und farblos (V.6.2, Methode II) sein.

Sauer oder alkalisch reagierende Substanzen: 10 ml Prüflösung werden mit 0,25 ml Bromthymolblau-Lösung *R* 1 versetzt. Die Lösung muß gelb oder grün gefärbt sein. Bis zum Farbumschlag nach Blau dürfen höchstens 0,4 ml 0,01 N-Natriumhydroxid-Lösung verbraucht werden.

Verwandte Substanzen: Die Prüfung erfolgt mit Hilfe der Dünnschichtchromatographie (V.6.20.2) unter Verwendung einer Schicht von Kieselgel HF_{254} *R*.

Untersuchungslösung: 0,30 g Substanz werden in einer Mischung von 20 Volumteilen Wasser und 30 Volumteilen Methanol *R* zu 10 ml gelöst. Die Lösung ist unmittelbar vor Gebrauch herzustellen.

Referenzlösung a: 1,0 ml Untersuchungslösung wird mit Methanol *R* zu 100 ml verdünnt.

Referenzlösung b: 0,2 ml Untersuchungslösung werden mit Methanol *R* zu 100 ml verdünnt.

Referenzlösung c: 10 mg Theophyllin *R* werden in Methanol *R* gelöst. Die Lösung wird mit 0,3 ml Untersuchungslösung versetzt und mit Methanol *R* zu 10 ml verdünnt.

Auf die Platte werden getrennt 10 µl jeder Lösung aufgetragen. Die Chromatographie erfolgt mit einer Mischung von 1 Volumteil Ammoniak-Lösung 26 % *R*, 10 Volumteilen wasserfreiem Ethanol *R* und 90 Volumteilen Chloroform *R* über eine Laufstrecke von 15 cm. Die Platte wird an der Luft getrocknet und im ultravioletten Licht bei 254 nm ausgewertet. Kein im Chromatogramm der Untersuchungslösung auftretender Nebenfleck darf größer oder intensiver sein als der Fleck im Chromatogramm der Referenzlösung a, und höchstens ein Fleck darf größer oder intensiver sein als der Fleck im Chromatogramm der Referenzlösung b. Die Prüfung darf nur ausgewertet werden, wenn das Chromatogramm der Referenzlösung c, deutlich voneinander getrennt, 2 Flecke zeigt.

Chlorid (V.3.2.4): 2,5 ml Prüflösung, mit Wasser zu 15 ml verdünnt, müssen der Grenzprüfung auf Chlorid entsprechen (400 ppm).

Schwermetalle (V.3.2.8): 12 ml Prüflösung müssen der Grenzprüfung A auf Schwermetalle entsprechen (20 ppm). Zur Herstellung der Referenzlösung wird die Blei-Lösung (1 ppm Pb) *R* verwendet.

Trocknungsverlust (V.6.22): Höchstens 0,5 Prozent, mit 1,000 g Substanz durch Trocknen im Trockenschrank bei 100 bis 105 °C bestimmt.

Sulfatasche (V.3.2.14): Höchstens 0,1 Prozent, mit 1,0 g Substanz bestimmt.

Gehaltsbestimmung

0,200 g Substanz werden in 3,0 ml wasserfreier Ameisensäure *R* gelöst. Nach Zusatz von 50,0 ml Acetanhydrid *R* wird nach „Titration in wasserfreiem Medium“ (V.3.5.5) mit 0,1 N-Perchlorsäure titriert. Der Endpunkt wird mit Hilfe der „Potentiometrie“ (V.6.14) bestimmt.

1 ml 0,1 N-Perchlorsäure entspricht 22,42 mg $C_9H_{12}N_4O_3$.

Lagerung

Vor Licht geschützt.

Vorsichtig zu lagern!

Eucalyptusblätter

Eucalypti folium

Eucalyptusblätter bestehen aus den getrockneten Laubblättern (Folgeblätter) von älteren Bäumen von *Eucalyptus globulus* LABILLARDIÈRE, die mindestens 2,0 Prozent (V/*m*) ätherisches Öl enthalten, das überwiegend aus 1,8-Cineol (Eucalyptol) besteht.

Beschreibung

Die Droge hat einen besonders beim Zerreiben stark würzig-aromatischen Cineol-Geruch und einen erst würzigen, dann leicht zusammenziehenden, schwach bitteren Geschmack. Die meist graugrünen, relativ dicken Blätter sind länglich-elliptisch und schwach sichelförmig, zumeist bis 25 cm, seltener bis 40 cm lang und bis 5 cm breit. Sie laufen allmählich zu einer langen Spitze aus und sind am Grunde meist schief, abgerundet und etwas in den 2 bis 3 cm, selten 5 cm langen, in sich gedrehten und stark gerunzelten Blattstiel zusammengezogen. Die ledrigen, steifen Blätter sind ganzrandig und kahl, mit einem besonders auf der Unterseite deutlich hervortretenden gelblichgrünen Mittelnerv. Vom Hauptnerv zweigen zarte, parallele Sekundärnerven ab und vereinigen sich an jeder Seite zu einem deutlichen Randnerv. Der Blattrand ist glatt, mitunter gewellt und knorpelig verdickt. Auf beiden Blattseiten befinden sich punktförmige, kleine, dunkelbraune, verkorkte Epidermiszellen (,,Korkwarzen") ungleichmäßig verstreut sowie farblose Ölbehälter, die im durchscheinenden Licht unter der Lupe als helle Punkte zu erkennen sind.

Mikroskopische Merkmale: Ein wichtiges Merkmal ist der im Querschnitt erkennbare äquifaziale Blattaufbau. Unter der sehr dicken Kutikula ist die meist 2- bis 3reihige Palisadenschicht der beiden Blattseiten zu sehen. In der Mitte befindet sich ein mehrschichtiges Schwammparenchym, dessen Zellen in gleicher Richtung mit den Palisadenzellen verlaufen. Die großen, ovalen bis kugeligen Ölbehälter des Mesophylls sowie die in diesem Gewebe befindlichen Calciumoxalatdrusen und Einzelkristalle stellen weitere Merkmale dar. Die braunen ,,Korkwarzen" bestehen aus 10 oder mehr Zellagen, und diese Zellen zeigen im Flächenschnitt eine radiale Form. Auffallend sind die kleinen, polyedrischen, dickwandigen Epidermiszellen und die zahlreichen, großen Spaltöffnungen, deren Vorhöfe Wachskörnchen enthalten. Eingerollte Kutikularstreifen können vorhanden sein.

Dickwandige Fasern und Stücke von spaltöffnungsfreier Epidermis dürfen nur vereinzelt vorkommen (Stengelbeimischung). Die ungestielten, dünneren, herz- oder eiförmigen, im durchscheinenden Licht stark drüsig punktierten und bifazial aufgebauten Jugendblätter dürfen nicht vorhanden sein.

Prüfung auf Identität

Die Prüfung erfolgt mit Hilfe der Dünnschichtchromatographie (V.6.20.2) unter Verwendung einer Schicht von Kieselgel G *R*.

Untersuchungslösung: 0,5 g frisch pulverisierte Droge (355) werden 2 bis 3 min lang mit 5 ml Dichlormethan *R* geschüttelt und über etwa 2 g wasserfreies Natriumsulfat *R* abfiltriert. Das Filtrat dient als Untersuchungslösung.

Referenzlösung: 10 µl Cineol *R* und 4 mg Guajazulen *R* werden in 10 ml Dichlormethan *R* gelöst.

Auf die Platte werden getrennt 20 µl jeder Lösung bandförmig (20 mm × 3 mm) aufgetragen. Die Chromatographie erfolgt mit einer Mischung von 7 Volumteilen Ethylacetat *R* und 93 Volumteilen Hexan *R*, wobei 2mal mit dem gleichen Fließmittel über eine Laufstrecke von 10 cm entwickelt wird. Nach Verdunsten des Fließmittels bei Raumtemperatur wird die Platte mit etwa 10 ml Anisaldehyd-Reagenz *R* (für eine 200-mm × 200-mm-Platte) besprüht, anschließend 5 bis 10 min lang unter Beobachtung auf 100 bis 105 °C erhitzt und im Tageslicht ausgewertet. Im Chromatogramm der Referenzlösung erscheint etwa in der Mitte die starke, braungraue bis dunkelblaue Zone des Cineols. Im Chromatogramm der Untersuchungslösung befindet sich die entsprechende Cineol-Zone, die etwa die gleiche Größe und Intensität haben muß wie die Cineol-Zone der Referenzlösung. Nahe an der Fließmittelfront, wenig oberhalb der orangeroten Zone des Guajazulens im Chromatogramm der Referenzlösung, liegt im Chromatogramm der Untersuchungslösung eine starke, violette Zone (Kohlenwasserstoffe), die an Intensität die Guajazulen-Zone häufig etwas übertrifft. Meistens liegt eine schwache, violette Zone dicht darunter. Im unteren Drittel des Chromatogramms der Untersuchungslösung befinden sich einige, meist rot- oder blauviolette, weniger intensive Zonen. In diesem Bereich darf keine starke, gelb- bis orangefarbene Zone zu sehen sein (Piperiton).

Prüfung auf Reinheit

Fremde Bestandteile (V.4.2): Höchstens 2 Prozent Eucalyptusblüten, -früchte oder -zweige, höchstens 3 Prozent dunkle und braune Blätter und höchstens 5 Prozent Stengelanteile. Die Bestimmung wird mit 30 g Droge durchgeführt.

Trocknungsverlust (V.6.22): Höchstens 10,0 Prozent, mit 1,000 g pulverisierter Droge (355) durch 2 h langes Trocknen im Trockenschrank bei 100 bis 105 °C bestimmt.

Asche (V.3.2.16): Höchstens 6,0 Prozent, mit 1,00 g pulverisierter Droge bestimmt.

Gehaltsbestimmung

Ätherisches Öl (V.4.5.8): Bestimmung mit 10,0 g unmittelbar vor der Bestimmung pulverisierter Droge (710) und 200 ml Wasser als Destillationsflüssigkeit in einem 500-ml-Rundkolben; Destillation 2 h lang bei 2 bis 3 ml in der Minute; 0,5 ml Xylol *R* als Vorlage.

Lagerung

Vor Licht geschützt.

Eucalyptusöl

Eucalypti aetheroleum

Eucalyptusöl wird durch Wasserdampfdestillation und anschließende Rektifikation aus den frischen Blättern oder frischen Zweigspitzen verschiedener cineolreicher Eucalyptusarten erhalten, wie *Eucalyptus globulus* LABILLARDIÈRE, *Eucalyptus fructicetorum* F. VON MUELLER (syn. *Eucalyptus polybractea* R. T. BAKER) und *Eucalyptus smithii* R. T. BAKER. Das ätherische Öl muß mindestens 70,0 Prozent *(m/m)* 1,8-Cineol (Eucalyptol) enthalten.

Eigenschaften

Farblose oder schwach gelb gefärbte Flüssigkeit, aromatischer und campherartiger Geruch, brennender und campherartiger, dann kühlender Geschmack.

Prüfung auf Identität

Die Prüfung erfolgt mit Hilfe der Dünnschichtchromatographie (V.6.20.2) unter Verwendung einer Schicht von Kieselgel G *R*.

Untersuchungslösung: 0,1 g Öl werden in Toluol *R* zu 10 ml gelöst.

Referenzlösung: 0,1 g Cineol *R* werden in Toluol *R* zu 10 ml gelöst.

Auf die Platte werden getrennt 2 µl jeder Lösung aufgetragen. Die Chromatographie erfolgt mit einer Mischung von 10 Volumteilen Ethylacetat *R* und 90 Volumteilen Toluol *R* über eine Laufstrecke von 15 cm. Die Platte wird an der Luft getrocknet, mit 10 ml Anisaldehyd-Reagenz *R* besprüht und 10 min lang auf 100 bis 105 °C erhitzt. Das Chromatogramm der Referenzlösung zeigt beim Auswerten im Tageslicht einen dunkelbraunen, dem Cineol entsprechenden Fleck in der Mitte des Chromatogramms, der im ultravioletten Licht bei 365 nm eine braune Fluoreszenz zeigt. Der Hauptfleck im Chromatogramm der Untersuchungslösung entspricht dem Cineol. Das Chromatogramm der Untersuchungslösung darf im oberen Drittel keinen karminbraunen Fleck mit grünlichbrauner Fluoreszenz zeigen (Citronellal). Das Chromatogramm der Untersuchungslösung kann im unteren und im oberen Drittel weitere Flecke zeigen.

Prüfung auf Reinheit

Relative Dichte (V.6.4): 0,906 bis 0,925.

Brechungsindex (V.6.5): 1,458 bis 1,470.

Optische Drehung (V.6.6): Zwischen 0 und +10°.

Löslichkeit in Ethanol (V.4.5.6): Das Öl muß sich in 5 Volumteilen Ethanol 70 % (V/V) lösen.

Aldehyde: In einem Reagenzglas von 150 mm Länge und 25 mm Durchmesser mit Schliffstopfen werden 10 ml Öl mit 5 ml Toluol *R* und 4 ml ethanolischer Hydroxylaminhydrochlorid-Lösung *R* kräftig geschüttelt. Mit 0,5 N-Kaliumhydroxid-Lösung in Ethanol 60 % (V/V) wird sofort bis zum Farbumschlag von Rot nach Gelb titriert. Ohne das Schütteln zu unterbrechen wird bis zur rein gelben Färbung des Indikators titriert. 2 min lang wird geschüttelt und dann stehengelassen. Der Endpunkt ist erreicht, wenn die rein gelbe Färbung in der unteren Schicht bestehenbleibt. Die Reaktion ist nach etwa 15 min beendet. Die Bestimmung wird mit weiteren 10 ml Öl wiederholt, wobei als Referenzlösung für den Umschlagspunkt die Flüssigkeit der ersten Titration, nach Zusatz von 0,5 ml 0,5 N-Kaliumhydroxid-Lösung in Ethanol 60 % (V/V), verwendet wird. Bei der zweiten Bestimmung dürfen höchstens 2,0 ml 0,5 N-Kaliumhydroxid-Lösung in Ethanol 60 % (V/V) verbraucht werden.

Phellandren: 1 ml Öl wird mit 2 ml Essigsäure 98 % *R* und 5 ml Petroläther *R* 1 gemischt. Nach Zusatz von 2 ml einer gesättigten Lösung von Natriumnitrit *R* wird vorsichtig umgeschüttelt. In der oberen Schicht darf sich innerhalb 1 h kein kristalliner Niederschlag bilden.

Gehaltsbestimmung

Die Bestimmung wird nach „Gehaltsbestimmung von 1,8-Cineol" (V.4.5.7) durchgeführt.

Lagerung

Vor Licht geschützt, in dicht verschlossenen, dem Verbrauch angemessenen Behältnissen. Öle aus verschiedenen Lieferungen dürfen nicht miteinander gemischt gelagert werden.

Extrakte

Extracta

Extrakte sind konzentrierte, gegebenenfalls auf einen bestimmten Wirkstoffgehalt eingestellte Zubereitungen aus Drogen. Nach der Beschaffenheit werden unterschieden:
Trockenextrakte (Extracta sicca)
Fluidextrakte (Extracta fluida)
Zähflüssige Extrakte, Dickextrakte (Extracta spissa).

Fluidextrakte werden mit Ethanol oder mit Mischungen von Ethanol und Wasser, gegebenenfalls mit bestimmten Zusätzen, so hergestellt, daß aus 1 Teil Droge höchstens 2 Teile Fluidextrakt gewonnen werden, wenn in der einzelnen Monographie nicht anders angegeben. Art und Konzentration der verwendeten Extraktionsflüssigkeit sind anzugeben.

Sämtliche Herstellungsvorgänge sind mit Apparaturen aus indifferentem Material durchzuführen, das gegen das Lösungsmittel und die Drogeninhaltsstoffe beständig ist.

Die Herstellung der Extrakte erfolgt entweder durch Mazeration oder durch Perkolation.

Herstellung von Extrakten durch Mazeration: Die Mazeration erfolgt in Anlehnung an die in der Monographie **Tinkturen** angegebene Vorschrift.

Herstellung von Extrakten durch Perkolation: Als Perkolatoren sind Gefäße zu verwenden, deren ausgenutzte Höhe (Länge des Drogendochtes) mindestens das 5fache des mittleren Durchmessers beträgt.

Die vorschriftsmäßig zerkleinerte Droge wird, falls nichts anderes angegeben ist, mit der Menge der vorgeschriebenen Flüssigkeit, die 30 Prozent der Drogenmasse entspricht, gleichmäßig durchfeuchtet und bleibt mindestens 2 h lang bedeckt stehen. Dann wird gesiebt (2800) und die Droge unter schwachem Druck in den unten mit einer Watteschicht verschlossenen Perkolator bei geöffnetem Abflußhahn eingefüllt. Die Drogenoberfläche wird so abgedeckt (zum Beispiel durch Filterpapier oder Glaskugeln), daß beim Nachgießen der Flüssigkeit keine Drogenteile aufgewirbelt werden. Langsam wird so viel Extraktionsflüssigkeit zugegeben, bis die Extraktlösung abzutropfen beginnt, und bei geschlossenem Hahn so viel nachgefüllt, daß die Oberfläche der Droge mit Flüssigkeit bedeckt ist. Der Perkolator wird bedeckt und bleibt 24 h lang stehen. Danach wird die Flüssigkeit so abfließen gelassen, daß für je 100 g Droge 4 bis 6 Tropfen in der Minute abtropfen. Die Extraktionsflüssigkeit wird so nachgegossen, daß die Drogenoberfläche stets bedeckt bleibt. Wenn nach Beendigung der Zugabe die im Perkolator noch vorhandene Extraktionsflüssigkeit abgetropft ist, wird der Drogenrückstand ausgepreßt, die Preßflüssigkeit mit dem Perkolat vereinigt und die Mischung filtriert.

Bei der Herstellung von Trockenextrakten ist die Perkolation im allgemeinen beendet, wenn von 1 Teil Droge etwa 3 bis 4 Teile Perkolat abgetropft sind oder die vorgeschriebene Menge Extraktionsflüssigkeit verbraucht ist. Das Entfernen des Lösungsmittels erfolgt, wenn nichts anderes angegeben ist, bei vermindertem Druck im Wasserbad bei einer 70 °C nicht übersteigenden Temperatur. Die Temperatur der Extraktlösung darf nicht größer als 50 °C sein. Der Trockenextrakt wird gepulvert und gegebenenfalls im Exsikkator nachgetrocknet. Falls erforderlich, wird der Gehalt bestimmt und der

Extrakt gegebenenfalls durch Verreiben mit Lactose oder Dextrin auf den geforderten Wirkstoffgehalt eingestellt.

Bei der Herstellung von Fluidextrakten ist, falls nichts anderes angegeben ist, die Zugabe der Extraktionsflüssigkeit zu beenden, wenn die der einfachen Drogenmasse entsprechende Menge Perkolat abgetropft ist. Dann wird der Hahn geschlossen. Nach 2tägigem Stehenlassen wird der Drogenrückstand ausgepreßt und die Preßflüssigkeit mit dem Perkolat vereinigt. Der Fluidextrakt wird 5 Tage lang unterhalb 15 °C aufbewahrt und filtriert. Verdunstungsverluste sind bei der Herstellung zu vermeiden.

Andere Herstellungsverfahren sind zugelassen. Werden Extrakte des Arzneibuches anders als durch Mazeration oder durch Perkolation hergestellt, so müssen diese in ihren Kennzahlen mit den durch Mazeration oder durch Perkolation hergestellten Extrakten übereinstimmen und diesen auch in den sonstigen Eigenschaften gleichwertig sein.

Lagerung

Trockenextrakte: Vor Feuchtigkeit und Licht geschützt.

Fluidextrakte: Dicht verschlossen, vor Licht geschützt.

Hinweis

Lösungen von Trockenextrakten dürfen nicht vorrätig gehalten werden.

Sterile, nicht resorbierbare Fäden

Fila non resorbilia sterilia

Die Vorschriften dieser Monographie finden Anwendung als Ergänzung der einzelnen Monographien über nicht resorbierbares, steriles Nahtmaterial des Arzneibuches und betreffen nicht notwendigerweise sterile, nicht resorbierbare Fäden, die nicht Gegenstand einer Monographie sind.

Sterile, nicht resorbierbare Fäden sind Fäden, welche im lebenden Organismus nicht abgebaut werden. Die Fäden bestehen aus tierischem, pflanzlichem oder synthetischem Material und kommen als zylindrische Monofilamente oder Multifilamente in den Handel. Die Multifilamente sind aus Elementfasern aufgebaut, die zu einem Faden gedreht, gezwirnt oder geflochten sind. Eventuell sind sie ummantelt und können behandelt sein, um eine geschlossene Oberfläche zu erreichen. Sie können auch mit einem zugelassenen Farbstoff oder Pigment gefärbt sein. Die Fäden sind sterilisiert.

Sterile, nicht resorbierbare Fäden werden in sterile Einzelbeutel verpackt, die sowohl eine sterile Lagerung als auch eine aseptische Entnahme zum Gebrauch ermöglichen.

Die Fäden können entweder trocken gelagert werden oder in einer konservierenden Flüssigkeit, die antimikrobielle Zusätze, nicht aber Antibiotika, enthalten darf.

Sterile, nicht resorbierbare Fäden sind zum einmaligen Gebrauch unmittelbar nach Öffnen der sterilen Einzelpackung bestimmt.

Prüfung auf Reinheit

Die Fäden werden der sterilen Einzelpackung entnommen und sofort auf Länge, Durchmesser und Reißkraft geprüft.

Länge: Die Länge des Fadens wird in dem Zustand gemessen, in dem er vorliegt. Der Faden darf nicht mehr gespannt sein, als notwendig ist, um ihn gerade auszurichten. Die Länge darf 95 Prozent der angegebenen Länge nicht unterschreiten und höchstens 350 cm betragen.

Durchmesser: Falls nichts anderes vorgeschrieben ist, wird der Faden im vorliegenden Zustand wie folgt gemessen:

Die Messung erfolgt mechanisch an 5 Fäden mit einem Instrument, dessen Meßflächen einen Durchmesser von 10 bis 15 mm besitzen und das eine Meßgenauigkeit von mindestens 0,002 mm gestattet. Der Meßdruck auf den Faden soll 100 ± 10 g betragen. Beim Messen muß der Meßkopf vorsichtig aufgesetzt werden, damit ein Zusammendrücken des Fadens vermieden wird. Der Durchmesser wird in Abständen von je 30 cm über die ganze Fadenlänge gemessen. Bei Fäden unter 90 cm Länge wird der Durchmesser an drei etwa gleich weit voneinander entfernt liegenden Punkten gemessen.

Bei der Messung wird der Monofilamentfaden nur so weit gestreckt, bis er gerade ausgerichtet ist. Multifilamentfäden werden einer Spannung von höchstens einem Fünftel der in Kolonne C von Tabelle I für die zugehörige Fadennummer und das entsprechende Material angegebenen Reißkraft oder 10 N unterworfen, je nachdem, welcher Wert der niedrigere ist. Multifilamente mit Fadennummern über 1,5 werden an jedem Punkt doppelt gemessen. Die zweite Messung erfolgt nach Drehung der Fadenachse um 90°. Der Durchmesser an diesem Punkt ist der Mittelwert der beiden Messungen. Der Mittelwert aus den durchgeführten Messungen und mindestens zwei Drittel der Einzelwerte müssen innerhalb der für diese Nummer festgelegten Grenzen in Kolonne A von Tabelle I liegen. Kein Wert darf die entsprechenden Grenzwerte in Kolonne B überschreiten.

Reißkraft: Wenn nichts anderes vorgeschrieben ist, wird der Faden in dem Zustand gemessen, wie er der Packung entnommen wird. Die Reißkraft wird an einem einfachen Knoten bestimmt, der folgendermaßen erhalten wird: Das Fadenende in der rechten Hand wird über das in der linken Hand gehaltene andere Ende geschoben und ein Ende durch die so gebildete Schlinge gezogen (siehe Abbildung), dann wird der Knoten zusammengezogen.

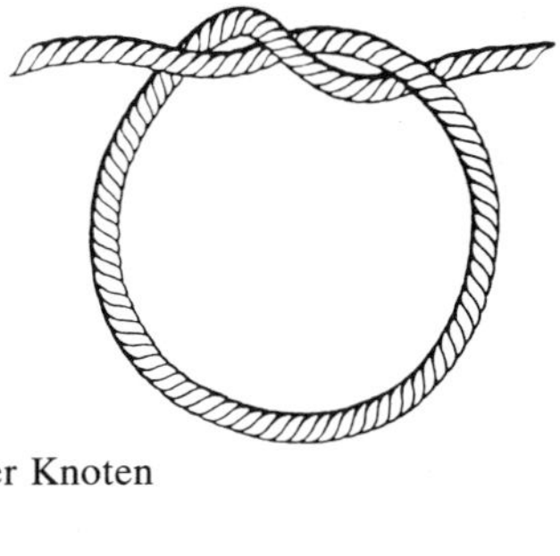

Einfacher Knoten

Tabelle I. Durchmesser und Reißkraft

Faden-Nummer	Durchmesser [Millimeter]				Reißkraft [Newton]			
	A		B		Leinen		Alle anderen nicht resorbierbaren Fäden	
	min.	max.	min.	max.	C	D	C	D
0,05	0,005	0,009	0,003	0,012	–	–	0,01	–
0,1	0,010	0,019	0,005	0,025	–	–	0,03	–
0,15	0,015	0,019	0,012	0,025	–	–	0,06	0,01
0,2	0,020	0,029	0,015	0,035	–	–	0,1	–
0,3	0,030	0,039	0,025	0,045	–	–	0,35	0,06
0,4	0,040	0,049	0,035	0,060	–	–	0,60	0,15
0,5	0,050	0,069	0,045	0,085	–	–	1,0	0,35
0,7	0,070	0,099	0,060	0,125	1,0	0,3	1,5	0,60
1	0,100	0,149	0,085	0,175	2,5	0,6	3,0	1,0
1,5	0,150	0,199	0,125	0,225	5,0	1,0	5,0	1,5
2	0,200	0,249	0,175	0,275	8,0	2,5	9,0	3,0
2,5	0,250	0,299	0,225	0,325	9,0	5,0	13,0	5,0
3	0,300	0,349	0,275	0,375	11,0	8,0	15,0	9,0
3,5	0,350	0,399	0,325	0,450	15,0	9,0	22,0	13,0
4	0,400	0,499	0,375	0,550	18,0	11,0	27,0	15,0
5	0,500	0,599	0,450	0,650	26,0	15,0	35,0	22,0
6	0,600	0,699	0,550	0,750	37,0	18,0	50,0	27,0
7	0,700	0,799	0,650	0,850	50,0	26,0	62,0	35,0
8	0,800	0,899	0,750	0,950	65,0	37,0	73,0	50,0

5 Fäden werden geprüft. An Fäden über 75 cm Länge werden zwei Bestimmungen, an kürzeren wird nur eine ausgeführt. Die Reißkraft wird mit einer geeigneten Zugprüfmaschine gemessen. Die Maschine muß mit zwei Klemmvorrichtungen zur Befestigung des Fadens ausgestattet sein, von denen eine mit konstanter Abziehgeschwindigkeit von 30 cm je Minute bewegt werden kann. Die Befestigungsvorrichtungen müssen so gewählt werden, daß ein Nachrutschen des Fadens nicht möglich ist. Zu Beginn der Messung soll der freie Abstand des Fadens zwischen den Klemmen 12,5 bis 20 cm betragen. Der Knoten befindet sich in der Mitte zwischen den beiden Klemmen. Die benötigte Kraft zum Reißen des Fadens wird abgelesen. Wenn der Faden in den Klemmen oder näher als 1 cm von diesen reißt, ist die Messung an einem neuen Faden zu wiederholen. Werte aus mangelhaften Messungen werden nicht berücksichtigt.

Das Mittel der abgelesenen Werte muß gleich oder größer als der Wert sein, der in Kolonne C von Tabelle I angegeben ist. Kein Einzelwert darf kleiner sein als der in Kolonne D für den entsprechenden Durchmesser und das entsprechende Material genannte Wert.

Sterilität (V.2.1.1): Die Fäden müssen der „Prüfung auf Sterilität" für Catgut und anderes chirurgisches Nahtmaterial entsprechen.

Tabelle II. Reißkraft für Nadelbefestigung

Fadennummer	Mittelwert [Newton]	Einzelwert [Newton]
0,4	0,50	0,25
0,5	0,80	0,40
0,7	1,7	0,80
1	2,3	1,1
1,5	4,5	2,3
2	6,8	3,4
2,5	9,0	4,5
3	11,0	4,5
3,5	15,0	4,5
4	18,0	6,0
5	18,0	7,0

Tabelle III. Farbvergleichslösungen

Farbe des Fadens	Zusammensetzung der Farbvergleichslösung (Volumteile)			
	Stammlösung Rot	Stammlösung Gelb	Stammlösung Blau	Wasser
Gelbbraun	0,2	1,2	–	8,6
Rosarot	1,0	–	–	9,0
Grünblau	–	–	2,0	8,0
Violett	1,6	–	8,4	–

Wenn der Faden mit einer nicht abziehbaren Nadel ohne Öhr ausgerüstet ist, muß er folgender Prüfung entsprechen:

Nadelbefestigung: Mit einer Zugprüfmaschine, wie sie bei der Bestimmung der Reißkraft beschrieben ist, wird folgende Prüfung an fünf Fäden ausgeführt. Die Nadel wird so in der feststehenden Klemme befestigt, daß der den Faden tragende Teil der Nadel sich außerhalb der Klemme befindet und in die Zugrichtung zeigt. Der Faden wird ohne Knoten in die bewegliche Einspannklemme eingespannt und die Zugkraft bestimmt, die nötig ist, um den Faden aus der Nadel herauszuziehen oder ihn zu zerreißen. Weder die Mittelwerte von 5 Bestimmungen noch die Einzelwerte dieser Zugkraft dürfen kleiner sein als die Werte der Tabelle II für die entsprechende Fadennummer. Wenn nur 1 Einzelwert nicht entspricht, so wird die Bestimmung mit 10 weiteren Fäden wiederholt. Die Charge entspricht der Prüfung, wenn keiner dieser 10 Meßwerte den Einzelwert der betreffenden Fadennummer unterschreitet.

Gefärbte Fäden, die bei der Anwendung ihre Farbe behalten sollen, müssen zusätzlich folgender Prüfung entsprechen.

Extrahierbare Farbstoffe: 0,25 g Fäden werden in einen Erlenmeyerkolben gegeben und 25,0 ml Wasser zugefügt. In den Kolbenhals wird ein kurzer Trichter gesteckt. Der Kolben wird 15 min lang bei Siedetemperatur gehalten, dann abgekühlt und das verdampfte Wasser bis zum ursprünglichen Volumen ersetzt. Abhängig von der Farbe des Fadens wird unter Verwendung der Farb-Stammlösungen eine geeignete Farbvergleichslösung, wie in der Tabelle III beschrieben, hergestellt (V.6.2).

Die zu prüfende Lösung darf nicht stärker gefärbt sein als die entsprechende Farbvergleichslösung.

Faulbaumrinde

Frangulae cortex

Faulbaumrinde besteht aus der getrockneten Rinde der Stämme und Zweige von *Rhamnus frangula* L. (Syn. *Frangula alnus* Miller) und enthält mindestens 6,0 Prozent Glucofranguline, berechnet als Glucofrangulin A (M_r 578,5).

Beschreibung

Faulbaumrinde hat einen schwachen Geruch und einen leicht bitteren und zusammenziehenden Geschmack.

Die Rinde besteht aus gebogenen oder fast flachen Fragmenten, aus einfachen oder doppelt gefalteten Stücken von 0,5 bis 2 mm Dicke und verschiedener Länge und Breite. Die graubraune äußere Oberfläche ist längsgerunzelt und mit zahlreichen, grauen, querverlaufenden Lentizellen bedeckt. Die orangebraune bis braunrote innere Oberfläche, die sich beim Behandeln mit Alkalien rot färbt, ist glatt und mit feinen Längsstreifen versehen. Der Bruch ist im äußeren Teil kurz, im inneren Teil faserig.

Mikroskopische Merkmale: Der braunrote Kork zeigt mehrere Schichten abgeplatteter Zellen, die von Lentizellen durchbrochen sind. Die Rinde besteht aus einigen Schichten collenchymatischer Zellen und mehreren Lagen Parenchym, das aus runden oder ovalen, getüpfelten Zellen besteht. In jungen Rinden sind große Schleiminterzellularen, etwa 15 µm große Calciumoxalatdrusen und vereinzelt Stärkekörner mit einem Durchmesser von etwa 5 µm vorhanden; Phloem mit zahlreichen Gruppen von 12 bis 25 µm dicken Bastfasern, die in tangentialen Bändern angeordnet und von Zellreihen begleitet sind, deren jede Zelle einen Calciumoxalat-Einzelkristall enthält.

Im Parenchym Calciumoxalatdrusen und vereinzelt Stärkekörner. Die 1 bis 3 Zellen breiten Markstrahlen färben sich bei der Behandlung mit einer 0,5prozentigen Lösung (*m*/V) von Kaliumhydroxid *R* intensiv rot.

Pulverdroge: Das gelblichbraune Pulver besteht aus sehr zahlreichen Faserbündeln, die von Calciumoxalatprismen führenden Zellreihen begleitet sind, ferner braunroten Korkfragmenten, Parenchymfragmenten mit Calciumoxalatdrusen und einigen kleinen Stärkekörnern; das Pulver färbt sich mit Alkalihydroxid-Lösung rot; Steinzellen fehlen.

Prüfung auf Identität

Etwa 50 mg pulverisierte Droge werden mit 25 ml Salzsäure 7 % *R* im Wasserbad 15 min lang erhitzt. Nach dem Abkühlen wird die Lösung in einem Scheidetrichter mit 20 ml Ether *R* ausgeschüttelt. Die wäßrige Phase wird verworfen. Die Etherschicht wird mit 10 ml Ammoniak-Lösung 10 % *R* versetzt und ausgeschüttelt. Die wäßrige Schicht färbt sich purpurrot.

Prüfung auf Reinheit

Chromatographie: Die Prüfung erfolgt mit Hilfe der Dünnschichtchromatographie (V.6.20.2) unter Verwendung einer Schicht von Kieselgel G *R*.

Untersuchungslösung: 0,5 g pulverisierte Droge (180) werden mit 5 ml Ethanol 70 % (V/V) zum Sieden erhitzt. Nach dem Abkühlen und Abzentrifugieren wird die überstehende Flüssigkeit sofort dekantiert. Diese Flüssigkeit muß innerhalb 30 min für die Chromatographie verwendet werden.

Referenzlösung: 20 mg Aloin *R* werden in Ethanol 70 % (V/V) zu 10 ml gelöst.

Auf die Platte werden getrennt 10 µl jeder Lösung bandförmig (20 mm × 3 mm) aufgetragen. Die Chromatographie erfolgt mit einer Mischung von 13 Volumteilen Wasser, 17 Volumteilen Methanol *R* und 100 Volumteilen Ethylacetat *R* über eine Laufstrecke von 10 cm. Nach Verdunsten der mobilen Phase innerhalb 5 min wird sofort mit etwa 10 ml einer frisch hergestellten 0,1prozentigen Lösung (*m*/V) von Nitrosodimethylanilin *R* in Pyridin *R* besprüht (für eine 200-mm × 200-mm Platte). Dabei dürfen keine graublauen Zonen (Anthrone) erscheinen. Dann wird mit einer 5prozentigen Lösung (*m*/V) von Kaliumhydroxid *R* in Ethanol 50 % (V/V) besprüht und 15 min lang bei 100 bis 105 °C erhitzt. Das Chromatogramm wird sofort nach dem Erhitzen ausgewertet. Das Chromatogramm der Referenzlösung zeigt eine rotbraune, dem Aloin entsprechende Zone (Rf-Wert 0,4 bis 0,5). Das Chromatogramm der Untersuchungslösung muß mehrere rote Zonen zeigen, von denen die Zonen der Glucofranguline (Rf-Wert von 0,25 bis 0,35) die wichtigsten sind. Eine rote Zone (Rf-Wert von 0,1 bis 0,15) darf nicht erscheinen. Im ultravioletten Licht bei 365 nm darf das Chromatogramm der Untersuchungslösung keine intensiv gelben oder blauen Fluoreszenzzonen zeigen (andere *Rhamnus*-Arten).

Fremde Bestandteile (V.4.2): Höchstens 1 Prozent.

Sulfatasche (V.3.2.14): Höchstens 6,0 Prozent, mit 1,00 g pulverisierter Droge bestimmt.

Gehaltsbestimmung

0,250 g pulverisierte Droge (180) werden in einen Schliffrundkolben eingewogen und mit 25,0 ml Methanol 70 % (V/V) gemischt. Der Kolben wird erneut gewogen und 15 min lang im Wasserbad unter Rückfluß erhitzt. Nach dem Abkühlen wird gewogen, mit Methanol 70 % (V/V) auf die ursprüngliche Masse ergänzt und filtriert. 5,0 ml Filtrat werden in einem Scheidetrichter mit 50 ml Wasser und 0,1 ml Salzsäure 36 % *R* versetzt und dreimal mit je 20 ml Ether *R* ausgeschüttelt. Nach dem Trennen der Schichten wird die wäßrige Phase in einen 100-ml-Meßkolben gegeben. Die vereinigten Etherphasen werden zweimal mit je 15 ml Wasser nachgewaschen. Das Wasser wird zum Spülen des Scheidetrichters verwendet und zur wäßrigen Lösung im Meßkolben gegeben. Nach Zugabe von 5 ml einer 5prozentigen Lösung (*m*/V) von Natriumcarbonat *R* wird mit Wasser zu 100,0 ml ergänzt. Die Etherphase wird verworfen. 40,0 ml der wäßrigen Schicht werden in einen 200-ml-Schliffrundkolben gebracht. Nach Zusatz von 20 ml einer 20prozentigen Lösung (*m*/V) von Eisen(III)-chlorid *R* wird 20 min lang im Wasserbad, dessen Wasserspiegel oberhalb der Flüssigkeit im Kolben liegen soll, unter Rückfluß erhitzt. 2 ml Salzsäure 36 % *R* werden zugefügt und erneut 20 min lang unter häufigem Schütteln erhitzt, bis der Niederschlag gelöst ist. Nach dem Abkühlen wird die Mischung in einem Scheidetrichter dreimal mit je 25 ml Ether *R* ausgeschüttelt, wobei zuvor der Kolben mit dem Ether ausgespült wird. Die Etherauszüge werden vereinigt, zweimal mit je 15 ml Wasser gewaschen und mit Ether *R* zu 100,0 ml verdünnt. 20,0 ml der Lösung werden vorsichtig zur Trockne eingedampft. Der Rückstand wird in 10,0 ml einer 0,5prozentigen Lösung (*m*/V) von Magnesiumacetat *R* in Methanol *R* gelöst.

Die Absorption der Lösung wird bei 515 nm gegen Methanol *R* als Kompensationsflüssigkeit gemessen (V.6.19). Der Prozentgehalt an Glucofrangulin A errechnet sich nach folgender Formel:

$$\frac{A \cdot 3{,}25}{m}$$

wobei eine spezifische Absorption des Glucofrangulins A von 192 zugrunde gelegt wird.

A = Gemessene Absorption bei 515 nm
m = Einwaage der Droge in Gramm.

Lagerung

Vor Licht geschützt.

Fenchel

Foeniculi fructus

Fenchel besteht aus den getrockneten reifen Früchten von *Foeniculum vulgare* MILLER var. *vulgare*. Sie enthalten mindestens 4,0 Prozent (V/*m*) ätherisches Öl.

Beschreibung

Die Droge hat einen würzigen Geruch und einen würzigen, etwas süßlichen, später fast brennenden Geschmack.

Die Früchte sind häufig in ihre Teilfrüchte zerfallen. Die ganzen Früchte sind fast zylindrisch, unten breit abgerundet, oben etwas verschmälert, gelblichgrün bis gelbbraun, etwa 3 bis 12 mm lang, bis etwa 4 mm breit; Griffelpolster mit 2 zurückgebogenen, häufig abgebrochenen Griffelresten; Teilfrüchte mit ebener Fugenfläche und konvexer Rückenfläche mit 5 primären Rippen, 2 davon dorsal, 3 lateral; Rippen deutlich hervortretend, gerade, heller gefärbt, dazwischen 4 dunklere, flache Tälchen.

Mikroskopische Merkmale: Exokarp aus gerade- und derbwandigen Zellen mit glatter Kutikula, auf der Rückenseite mit spärlichen runden, etwa 25 µm langen Spaltöffnungen vom anomocytischen Typ (V.4.3). Mesokarp aus dünnwandigen, rundlichen Parenchymzellen, auf der Rückenseite mit 4, auf der Fugenseite mit meist 2, etwa 100 bis 250 µm breiten, im Querschnitt elliptischen Exkretgängen. Endokarp aus dünnwandigen, gestreckten Zellen in parkettartiger Anordnung. In den Rippen kleine Leitbündel mit Spiralgefäßen und verholzten Sklerenchymfasern sowie Mesokarpzellen mit netzförmig verdickten, verholzten Wänden; Samenschale mit einer Schicht polygonaler Zellen und mehreren obliterierten, gelben bis bräunlichen Zellagen. Das nicht eingefaltete Endosperm besteht aus derbwandigen Zellen, welche zahlreiche Tröpfchen von fettem Öl und Aleuronkörner mit sehr kleinen, bis etwa 4 µm großen, kugeligen Oxalatrosetten enthalten.

Pulverdroge: Das Pulver ist grünlich- bis graubraun gefärbt. Es ist gekennzeichnet durch Fragmente des derbwandigen Exokarps mit spärlichen Spaltöffnungen vom anomocytischen Typ (V.4.3); Fragmente der Exkretgänge mit dünnwandigen, gelblichbraunen bis braunen Teilen des Epithelgewebes; Endokarp mit schmalen, parkettartig angeordneten Zellen; Fragmente der Leitbündel mit verholzten Sklerenchymfasern; netzförmig verdickte, verholzte Parenchymzellen des Mesokarps; Fragmente des Endosperms mit dickwandigen Zellen, welche Aleuronkörner, zahlreiche Tröpfchen von fettem Öl und Oxalatrosetten enthalten. Über 10 µm weite Gefäße sowie Stärkekörner fehlen.

Prüfung auf Identität

Die Prüfung erfolgt mit Hilfe der Dünnschichtchromatographie (V.6.20.2) unter Verwendung einer Schicht von Kieselgel GF_{254} *R*.

Untersuchungslösung: 0,30 g frisch pulverisierte Droge (355) werden 2 bis 3 min lang mit 5,0 ml Dichlormethan *R* geschüttelt und über etwa 2 g wasserfreies Natriumsulfat *R* abfiltriert. Das Filtrat dient als Untersuchungslösung.

Referenzlösung: 3 µl Anethol *R* und je 5 µl Anisaldehyd *R* und Olivenöl *R* werden in 1,0 ml Dichlormethan *R* gelöst.

Auf die Platte werden getrennt 20 µl Untersuchungslösung und 10 µl Referenzlösung bandförmig (20 mm × 3 mm) aufgetragen. Die Chromatographie erfolgt mit Dichlormethan *R* über eine Laufstrecke von 10 cm. Nach Verdunsten des Fließmittels bei Raumtemperatur werden im ultravioletten Licht bei 254 nm die fluoreszenzmindernden Zonen gekennzeichnet. Die Chromatogramme werden anschließend mit etwa 10 ml ethanolischer Molybdatophosphorsäure-Lösung *RN* (für eine 200-mm × 200-mm-Platte) besprüht und 5 bis 10 min lang unter Beobachtung auf 100 bis 105 °C erhitzt. Die noch warme Schicht wird anschließend mit etwa 10 ml einer frisch und vorsichtig hergestellten Lösung von 0,5 g Kaliumpermanganat *R* in 15 ml Schwefelsäure 96 % *R* besprüht. Unter Beobachtung wird nochmals etwa 5 bis 10 min lang auf 100 bis 105 °C erhitzt. Nach dem ersten Besprühen färben sich im Chromatogramm der Referenzlösung die vor dem Besprühen fluoreszenzmindernden Zonen des Anethols und des Anisaldehyds schwach blaugrau beziehungsweise braungelb an. Beim Erhitzen wird die sich in der oberen Hälfte des Chromatogramms befindliche Anethol-Zone schnell dunkelblau. Zwischen der Anethol- und der Anisaldehyd-Zone liegt die dunkelblaue Zone der Triglyceride.

Im Chromatogramm der Untersuchungslösung befinden sich die mit den 2 dunkelblauen Zonen der Referenzlösung in Lage, Größe und Farbintensität gleichen Zonen. Weitere schwach blaue Zonen sind im Chromatogramm der Untersuchungslösung vorhanden. Nach dem Besprühen mit Kaliumpermanganat-Schwefelsäure erscheint im Chromatogramm der Untersuchungslösung, direkt oberhalb der Zone des Anisaldehyds, die zunächst helle Zone des Fenchons, die sich beim Erhitzen schnell dunkelblau färbt.

Prüfung auf Reinheit

Fremde Bestandteile (V.4.2): Höchstens 1,5 Prozent Doldenstiele und höchstens 1,5 Prozent sonstige fremde Bestandteile.

Trocknungsverlust (V.6.22): Höchstens 13,0 Prozent, mit 1,000 g pulverisierter Droge (710) durch 2 h langes Trocknen im Trockenschrank bei 100 bis 105 °C bestimmt.

Asche (V.3.2.16): Höchstens 8,0 Prozent, mit 1,00 g pulverisierter Droge bestimmt.

Gehaltsbestimmung

Ätherisches Öl (V.4.5.8): Bestimmung mit 10,0 g der unmittelbar vorher grob zerkleinerten Droge (1400) und 200 ml Wasser als Destillationsflüssigkeit in einem 500-ml-Rundkolben; Destillation 2 h lang bei 2 bis 3 ml in der Minute; 0,5 ml Xylol *R* als Vorlage.

Lagerung

Vor Licht geschützt.

Fenchelöl

Foeniculi aetheroleum

Fenchelöl ist das ätherische Öl aus den reifen Früchten von *Foeniculum vulgare* MILLER var. *vulgare*.

Eigenschaften

Klare, farblose bis schwach gelbliche Flüssigkeit von würzigem Geruch und zuerst süßem, dann bitterem, campherartigem Geschmack. Fenchelöl enthält etwa 50 bis 60 Prozent trans-Anethol; mischbar mit Dichlormethan, Ethanol 90 %, Ether, Petroläther, Toluol, fetten Ölen und flüssigen Paraffinen.

Prüfung auf Identität

Die Prüfung erfolgt mit Hilfe der Dünnschichtchromatographie nach der in der Monographie **Anisöl** unter ,,Prüfung auf Identität" angegebenen Vorschrift.

Außer den angegebenen Zonen erscheint in der unteren Hälfte des Chromatogramms, oberhalb des Anisaldehyds, die blaugefärbte Zone des Fenchons.

Prüfung auf Reinheit

Aussehen der Lösung: 2,0 ml Öl müssen sich in 1,0 ml Ethanol 90 % *RN* klar lösen (V.6.1).

Relative Dichte (V.6.4): 0,961 bis 0,972.

Brechungsindex (V.6.5): 1,528 bis 1,539.

Optische Drehung (V.6.6): +10 bis +24°, in einer Schichtdicke von 1 dm gemessen.

Erstarrungstemperatur (V.6.12): Mindestens +5 °C.

Säurezahl (V.3.4.1): Höchstens 1,0; 5,00 g Öl werden in 50 ml des vorgeschriebenen Lösungsmittelgemisches gelöst.

Fremde Ester (V.4.5.2): Das Öl muß der Prüfung auf „Fremde Ester" entsprechen.

Fette Öle, verharzte ätherische Öle (V.4.5.3): Das Öl muß der Prüfung auf „Fette Öle, verharzte ätherische Öle" entsprechen.

Wasserlösliche Anteile (V.4.5.6.N1): Das Öl muß der Prüfung auf „Wasserlösliche Anteile" entsprechen.

Lagerung

Vor Licht geschützt, in dicht verschlossenen, dem Verbrauch angemessenen Behältnissen. Öle aus verschiedenen Lieferungen dürfen nicht miteinander gemischt gelagert werden.

Fibrinogen vom Menschen (gefriergetrocknet)

Fibrinogenum humanum cryodesiccatum

Fibrinogen vom Menschen (gefriergetrocknet)[1] enthält denjenigen löslichen Bestandteil menschlichen Plasmas, der durch den Zusatz von Thrombin in Fibrin überführt wird.

Fibrinogen vom Menschen wird aus flüssigem menschlichem Plasma hergestellt. Die Plasmaspender müssen folgende Anforderungen erfüllen:

Ihr Blut muß, soweit durch medizinische Untersuchung, Blutuntersuchung im Laboratorium und nach der medizinischen Vorgeschichte des Spenders feststellbar, frei von nachweisbaren Substanzen sein, die durch Transfusion von Blut oder Blutkomponenten eine Infektion übertragen können. Art und Anzahl der durchzuführenden Untersuchungen und Prüfungen wird je nach Erfordernis festgelegt. Eine Prüfung auf Hepatitis-B-Oberflächenantigen (HBs) und auf HTLV-III/LAV-Antikörper ist mit einer geeigneten, empfindlichen Methode durchzuführen; das Ergebnis muß negativ sein.

Fibrinogen wird aus flüssigem menschlichem Plasma durch geeignete Fällungsmethoden unter kontrolliertem *p*H-Wert, kontrollierter Ionenstärke und kontrollierten Temperaturbedingungen gewonnen. Der Niederschlag wird in einer geeigneten Elektrolytlösung mit oder ohne Zusatz von Glucose aufgelöst. Die sterile Lösung wird in sterile Behältnisse aus Glas abgefüllt und gefriergetrocknet, und danach werden die Behältnisse so verschlossen, daß Luft, Feuchtigkeit und mikrobielle Verunreinigungen ausgeschlossen werden. Ein Konservierungsmittel darf nicht zugesetzt werden.

Nach Auflösung in dem in der Beschriftung genannten Volumen Wasser für Injektionszwecke enthält die Lösung mindestens 1,0 Prozent (*m*/V) Fibrinogen. Der Fibrinogengehalt beträgt mindestens 60 Prozent des Gesamtproteingehaltes.

Eigenschaften

Weißes bis hellgelbes Pulver oder krümelige Masse.

Prüfung auf Identität

A. Präzipitationsreaktionen mit speziesspezifischen Antisera zeigen, daß die Zubereitung ausschließlich aus Plasmaproteinen menschlicher Herkunft besteht.

B. Die nach den Angaben in der Beschriftung gelöste Zubereitung gerinnt nach der Zugabe von Thrombin *R*.

Prüfung auf Reinheit

***p*H-Wert** (V.6.3.1): Der *p*H-Wert der gelösten Zubereitung muß zwischen 6,5 und 7,5 liegen.

Löslichkeit: Die Zubereitung muß sich innerhalb 15 min in dem in der Beschriftung angegebenen Volumen Wasser für Injektionszwecke bei 20 bis 25 °C zu einer fast farblosen, leicht

[1] Diese Monographie definiert Fibrinogen vom Menschen aus einem Plasmapool von mehr als 10 Spendern. Gefriergetrocknetes Fibrinogen vom Menschen aus Plasmapools von nicht mehr als 10 Spendern unterliegt der diesbezüglichen Gesetzgebung.

Die Anzahl von Spendern in dem Plasmapool, aus dem die Zubereitung hergestellt wird, wird von der zuständigen Behörde bestimmt. Kriterium für die Entscheidung ist das Risiko einer Kontamination mit HB_S-Antigen in dem Land, in dem das Fibrinogen hergestellt wird, und in dem Land oder den Ländern, in dem oder in denen das Blut gesammelt wird.

getrübten Lösung lösen. Innerhalb 60 min nach dem Lösen darf keine Gelbildung eintreten.

Hepatitis-B-Antigen: Eine geeignete Radioimmunprüfung zeigt die Abwesenheit von Hepatitis-B-Antigen.

Trocknungsverlust (V.6.22): Höchstens 1,5 Prozent, bestimmt mit 1,000 g Zubereitung durch 24 h langes Trocknen bei einem Druck von höchstens 3 Pa.

Sterilität (V.2.1.1): Die gelöste Zubereitung muß der ,,Prüfung auf Sterilität" entsprechen.

Pyrogene (V.2.1.4): Die gelöste Zubereitung muß der ,,Prüfung auf Pyrogene" entsprechen. Je Kilogramm Körpermasse eines Kaninchens ist ein Volumen der gelösten Zubereitung zu injizieren, das mindestens 30 mg Fibrinogen entspricht, berechnet nach der Mengenangabe in der Beschriftung.

Anomale Toxizität (V.2.1.5): Die gelöste Zubereitung muß der ,,Prüfung auf anomale Toxizität" von Sera und Impfstoffen für Menschen entsprechen. Je Maus werden 0,5 ml und je Meerschweinchen 5,0 ml der gelösten Zubereitung injiziert.

Prüfung auf Wirksamkeit

Fibrinogen: Der Stickstoffgehalt der gelösten Zubereitung wird mit Hilfe der ,,Kjeldahl-Bestimmung" (V.3.5.2) ermittelt und der Gehalt an Gesamtprotein errechnet, indem das Ergebnis mit 6,25 multipliziert wird. 1,0 ml der gelösten Zubereitung wird mit einer 0,9prozentigen Lösung (*m*/V) von Natriumchlorid *R* zu 10,0 ml verdünnt. Anschließend wird genügend Thrombin *R*[2)] zugesetzt, um das Protein zur Gerinnung zu bringen; dann wird der Ansatz 2 h lang stehengelassen. Danach wird das Gerinnsel mit einer 0,9prozentigen Lösung (*m*/V) von Natriumchlorid *R* gewaschen und der Protein-Gehalt wie oben beschrieben bestimmt.

Lagerung

Vor Licht geschützt, bei einer Temperatur zwischen 2 und 8 °C, in sterilen Behältnissen, die so verschlossen sind, daß eine Kontamination durch Mikroorganismen und Feuchtigkeit ausgeschlossen ist, unter Vakuum oder in Stickstoff-Atmosphäre.

Dauer der Verwendbarkeit: 5 Jahre, vom Datum der Herstellung an gerechnet.

2) Die erforderliche Menge Thrombin *R* ist das Zehnfache der Menge, die benötigt wird, um 1 ml einer 0,1prozentigen Lösung (*m*/V) von Fibrinogen vom Menschen in einer 0,9prozentigen Lösung (*m*/V) von Natriumchlorid bei *p*H 7,2 bis 7,3 in 15 s bei 37 °C zur Gerinnung zu bringen.

Fichtennadelöl

Piceae aetheroleum

Fichtennadelöl ist das aus den Nadeln, Zweigspitzen oder Ästen von *Picea abies* (L.) KARSTEN (Synonym: *Picea excelsa* [LAMARCK] LINK) und von *Abies sibirica* LEDEBOUR oder anderen Arten der Gattungen *Abies* und *Picea* gewonnene ätherische Öl.

Eigenschaften

Klare, farblose bis schwach gelbe Flüssigkeit von angenehmem, aromatisch-erfrischendem Geruch und leicht bitterem, etwas kratzendem Geschmack; mischbar mit Ethanol.

Prüfung auf Identität

Die Prüfung erfolgt mit Hilfe der Dünnschichtchromatographie (V.6.20.2) unter Verwendung einer Schicht von Kieselgel G *R*.

Untersuchungslösung: 30 µl Öl werden in 1,0 ml Toluol *R* gelöst.

Referenzlösung: 40 µl Bornylacetat *R* und 5 mg Borneol *R* werden in 10 ml Toluol *R* gelöst.

Auf die Platte werden getrennt 10 µl jeder Lösung bandförmig (20 mm × 3 mm) aufgetragen. Die Chromatographie erfolgt mit Dichlormethan *R*, wobei 2mal mit demselben Fließmittel über eine Laufstrecke von je 10 cm entwikkelt wird. Nach Verdunsten des Fließmittels bei Raumtemperatur wird die Platte mit etwa 10 ml Anisaldehyd-Reagenz *R* (für eine 200-mm × 200-mm-Platte) besprüht und 10 bis 15 min lang unter Beobachtung auf 100 bis 105 °C erhitzt. Die Auswertung erfolgt im Tageslicht. Im Chromatogramm der Referenzlösung erscheint als unterste Zone das braungraue Borneol und weiter oben die gleichfarbige Bornylacetat-Zone. Im Chromatogramm der Untersuchungslösung ist Bornylacetat die Hauptzone. Weniger ausgeprägt ist die nahe an der Fließmittelfront befindliche violette Zone der Terpenkohlenwasserstoffe. Etwa in der Mitte des Chromatogramms der Untersuchungslösung liegt eine mehr oder weniger starke rosa Zone. Etwas weiter unten befinden sich die gut erkennbare Zone des Borneols sowie schwächere braungraue und blauviolette Zonen.

Prüfung auf Reinheit

Relative Dichte (V.6.4): 0,870 bis 0,910.

Brechungsindex (V.6.5): 1,468 bis 1,478.

Optische Drehung (V.6.6): –20,0 bis –45,0°, in einer Schichtdicke von 1 dm gemessen.

Säurezahl (V.3.4.1): Höchstens 1,0.

Lagerung

Kühl, vor Licht geschützt, in dicht verschlossenen, dem Verbrauch angemessenen Gefäßen. Öle aus verschiedenen Lieferungen dürfen nur dann gemischt werden, wenn sie den Anforderungen der Monographie entsprechen. Öle, die 1 Jahr gelagert sind, sollen überprüft werden und danach alle 6 Monate.

Flohsamen

Psyllii semen

Flohsamen bestehen aus den reifen Samen von *Plantago psyllium* L. und *Plantago indica* L. (Synonym: *Plantago arenaria* WALDSTEIN et KITAIBEL) mit einer Quellungszahl von mindestens 10.

Beschreibung

Die Droge ist geruchlos, hat einen faden Geschmack und wird beim Kauen schleimig. Sie besteht aus etwa 2 bis 3 mm langen und bis zu 1,5 mm breiten Samen, die eine länglich-elliptische bis länglich-eiförmige Form haben. Am Rücken sind sie gewölbt und zeigen auf der konkaven Bauchseite eine der Länge nach durchgehende Furche mit einer in der Mitte liegenden, kreisrunden, helleren Anheftungsstelle. An beiden Seiten und am Rücken sind die Samen dunkel rotbraun mit glänzend durchsichtig erscheinender Oberfläche. Wenn die Samen in Wasser eingeweicht werden, sind sie in kurzer Zeit von einer Schicht aus farblosem, durchscheinendem Schleim umgeben.

Mikroskopische Merkmale: An Querschnitten von Samen, die in Ethanol einige Zeit gekocht wurden, besteht die Epidermis der vorgewölbten Teile des Samens aus Membranschleimzellen in konvexer Schichtung. Nach Zugabe von Methylenblau-Lösung *RN* quellen die Zellen über das Sechsfache ihrer ursprünglichen Höhe auf. Die Epidermiszellen der Furchengegend quellen nicht. Die tangential gestreckten Zellen der innersten Schicht der Samenschale sind schmal und enthalten einen braunen Farbstoff. Die dickwandigen Zellen des Endosperms besitzen grob getüpfelte Wandungen. Die Embryozellen sind dünnwandig. In beiden Geweben kommen runde Aleuronkörner und einzelne Fetttropfen vor, Stärke fehlt.

Pulverdroge: Das Pulver ist bräunlich und zeigt die in Aufsicht aus vieleckigen Zellen bestehenden Stücke der Samenschalenepidermis. Querschnittsfragmente lassen eine durch eine dünne Kutikula begrenzte Schleimepidermis, wenige farblose, dünnwandige Zellen und innen eine Zellschicht mit braunen Farbstoffeinlagerungen erkennen; Bruchstücke des Endosperms mit dicken, getüpfelten Zellwänden; wenige Fetttropfen; im Wasserpräparat runde Aleuronkörner; Stärke fehlt.

Prüfung auf Reinheit

Fremde Bestandteile (V.4.2).

Trocknungsverlust (V.6.22): Höchstens 10,0 Prozent, mit 1,000 g pulverisierter Droge (355) durch 2 h langes Trocknen im Trockenschrank bei 100 bis 105 °C bestimmt.

Asche (V.3.2.16): Höchstens 4,0 Prozent, mit 1,00 g pulverisierter Droge bestimmt.

Gehaltsbestimmung

Quellungszahl (V.4.4): Mindestens 10, mit der unzerkleinerten Droge bestimmt.

Lagerung

Vor Licht geschützt. Als zerkleinerte Droge höchstens 24 h lagern.

Indische Flohsamen

Plantaginis ovatae semen

Indische Flohsamen bestehen aus den reifen Samen von *Plantago ovata* FORSSKAL (Synonym: *Plantago ispaghula* ROXBURGH) mit einer Quellungszahl von mindestens 9.

Beschreibung

Die Droge ist fast geruchlos, hat einen faden Geschmack und wird beim Kauen schleimig. Sie besteht aus etwa 1,5 bis 3,5 mm langen und 1,0 bis 1,75 mm breiten, harten Samen von ovaler, schiffchenähnlicher Gestalt. Ihre Oberfläche ist stumpf und blaßrosa bis rötlichgelb gefärbt. Im Scheitelpunkt der konvex gekrümmten Seite befindet sich ein größerer, ovaler, rötlichbrauner Fleck. Gelegentlich sind die Samen auch einheitlich rotbraun gefärbt. Im Mittelpunkt der Furche erscheint der Nabel, der mehr oder weniger mit einer weißlichen Haut bedeckt ist.

Der Embryo ist gerade, fast so lang wie der Samen und liegt an dessen Kielseite. Die Epidermis der Samenschale ist schleimhaltig. In Wasser eingebrachte Samen sind innerhalb von 5 min von einer farblosen, durchscheinenden Schleimhülle umgeben, deren Ausdehnung nahezu der Samenbreite entspricht.

Mikroskopische Merkmale: Querschnitte von Samen, die kurze Zeit mit siedendem Ethanol 70 % *RN* behandelt wurden, zeigen in Methylenblau-Lösung *RN* eingebracht Epidermiszellen mit dicken Schichten von Membranschleim an den Außen- und Seitenwänden. An den Samenrändern sind die Epidermiszellen stark, im mittleren, vorgewölbten Teil des Samens nur mäßig gequollen. Unter der Schleimepidermis liegt eine schmale Zone farbloser, obliterierter Zellen, durch deren geringe Festigkeit sich die Epidermis leicht vom übrigen Samen ablöst. Im Bereich der Samenfurche fehlen diese Elemente, hier sind nur Reste von zerrissenem Gewebe vorhanden. Die innerste Schicht der Samenschale besteht aus einer kräftig gelbbraun gefärbten, häufig obliterierten Zellschicht, die dem Endosperm dicht aufliegt. Die mit fettem Öl und Aleuronkörnern angefüllten, durchschnittlich 15 bis 45 µm großen Zellen des gelbbraun gefärbten Endosperms haben etwa 10 µm dicke, cellulosehaltige Wände, die Tüpfelkanäle aufweisen. Das Gewebe des Embryos besteht aus kleinen zartwandigen, vieleckigen Zellen, die fettes Öl und Aleuronkörner enthalten.

In verdünnte Iod-Lösung eingebrachte Querschnitte des Samens zeigen vor allem in den Epidermiszellen der Samenränder einzeln oder in Gruppen auftretende, einfache und 2- bis 4fach zusammengesetzte, 3 bis 25 µm große Stärkekörner. In den übrigen Teilen des Samens fehlt die Stärke. Die Epidermis ist leicht ablösbar vom Samen. In der Aufsicht zeigt die in Ethanol 70 % *RN* eingelegte Epidermis polygonal-prismatische Zellen von unterschiedlicher Größe. Zellen von der Samenspitze und aus dem Bereich des rötlichbraunen Flecks sind 25 bis 60 µm, von den Rändern 45 bis 70 µm und vom übrigen Teil 25 bis 100 µm lang. Nicht selten kommen im engen Lumen der Zellen die beschriebenen Stärkekörner vor. Durch Zugabe von Wasser quellen die äußeren Schleimschichten der Zellen schnell und sprengen die Zellwände. Die inneren quellen langsamer. Sie schwellen zu Papillen von unterschiedlicher Größe an.

Pulverdroge: Das blaßbraune Pulver besteht aus Fragmenten der vieleckigen, mit Schleim gefüllten Epidermiszellen sowie zahlreichen Bruchstücken der dickwandigen Endosperm- und dünnwandigen Embryozellen.

Prüfung auf Reinheit

Fremde Bestandteile (V.4.2): Höchstens 3 Prozent.

Trocknungsverlust (V.6.22): Höchstens 10,0 Prozent, mit 1,000 g pulverisierter Droge (355) durch 2 h langes Trocknen im Trockenschrank bei 100 bis 105 °C bestimmt.

Asche (V.3.2.16): Höchstens 4,0 Prozent, mit 1,00 g pulverisierter Droge bestimmt.

Gehaltsbestimmung

Quellungszahl (V.4.4): Mindestens 9, mit der unzerkleinerten Droge bestimmt.

Lagerung

Vor Licht geschützt. Als zerkleinerte Droge höchstens 24 h lagern.

Fluocinolonacetonid

Fluocinoloni acetonidum

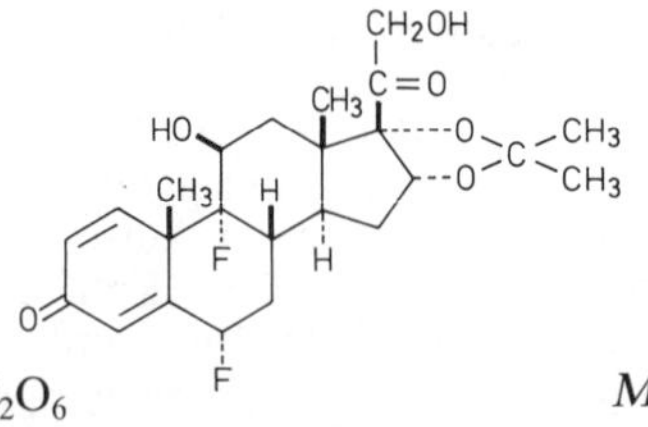

$C_{24}H_{30}F_2O_6$ M_r 452,5

Fluocinolonacetonid enthält mindestens 96,0 und höchstens 104,0 Prozent 6α,9-Difluor-11β,21-dihydroxy-16α,17-isopropylidendioxy-1,4-pregnadien-3,20-dion, berechnet auf die getrocknete Substanz.

Eigenschaften

Weißes bis fast weißes, kristallines Pulver; praktisch unlöslich in Wasser und Petroläther, löslich in Aceton, Chloroform und wasserfreiem Ethanol.

Prüfung auf Identität

Die Prüfung A kann entfallen, wenn die Prüfungen B, C und D durchgeführt werden. Die Prüfungen C und D können entfallen, wenn die Prüfungen A und B durchgeführt werden.

A. Das IR-Absorptionsspektrum (V.6.18) der Substanz zeigt im Vergleich mit dem von Fluocinolonacetonid *CRS* Maxima bei denselben Wellenlängen mit den gleichen relativen Intensitäten.

B. Die Prüfung erfolgt mit Hilfe der Dünnschichtchromatographie (V.6.20.2) unter Verwendung einer Schicht von Kieselgur G *R*. Die Platte wird durch Einstellen in eine Chromatographiekammer, die so viel einer Mischung von 10 Volumteilen Formamid *R* und 90 Volumteilen Aceton *R* enthält, daß die Platte etwa 5 mm in die Flüssigkeit eintaucht, imprägniert. Wenn die Front des Imprägnierungsgemisches mindestens 1 cm über der für die mobile Phase vorgesehenen Höhe ist, wird die Platte aus der Kammer genommen und bis zum vollständigen Verdunsten des Lösungsmittels etwa 2 bis 5 min lang stehengelassen. Die Platte muß innerhalb 2 h verwendet werden. Die Chromatographie erfolgt in derselben Richtung wie die Imprägnierung.

Untersuchungslösung: 25 mg Substanz werden in einer Mischung von 1 Volumteil Methanol *R* und 9 Volumteilen Chloroform *R* zu 10 ml gelöst.

Referenzlösung: 25 mg Fluocinolonacetonid *CRS* werden in einer Mischung von 1 Volumteil Methanol *R* und 9 Volumteilen Chloroform *R* zu 10 ml gelöst.

Auf die Platte werden getrennt 5 μl jeder Lösung aufgetragen. Die Chromatographie erfolgt mit einer Mischung von 14,5 Volumteilen Toluol *R*, 28,0 Volumteilen Chloroform *R* und 57,5 Volumteilen Cyclohexan *R* über eine Laufstrecke von 15 cm. Die Platte wird 15 min lang bei 120 °C erhitzt, anschließend mit ethanolischer Schwefelsäure 35 % *R* besprüht und erneut 15 min lang, oder bis Flecke erscheinen, bei 120 °C erhitzt. Nach dem Abkühlen wird im Tageslicht ausgewertet. Der Hauptfleck im Chromatogramm der Untersuchungslösung entspricht in bezug auf Lage, Farbe und Größe dem Hauptfleck im Chromatogramm der Referenzlösung. Bei der Auswertung im ultravioletten Licht bei 365 nm entspricht der Hauptfleck im Chromatogramm der Untersuchungslösung in bezug auf Lage, Fluoreszenz und Größe dem Hauptfleck im Chromatogramm der Referenzlösung.

C. Die Prüfung erfolgt mit Hilfe der Dünnschichtchromatographie (V.6.20.2) unter Verwendung einer Schicht von Kieselgur G *R*. Die Platte wird wie unter Prüfung auf Identität B beschrieben imprägniert und muß innerhalb 2 h verwendet werden. Die Chromatographie erfolgt in derselben Richtung wie die Imprägnierung.

Untersuchungslösung: 10 mg Substanz werden in einem Scheidetrichter in 1,5 ml Essigsäure 98 % *R* gelöst. Die Lösung wird mit 0,5 ml einer 2prozentigen Lösung (*m*/V) von Chrom(VI)-oxid *R* versetzt und 30 min lang stehengelassen. Nach Zusatz von 5 ml Wasser und 2 ml Dichlormethan *R* wird 2 min lang kräftig geschüttelt und nach Trennung der Schichten die untere Schicht verwendet.

Referenzlösung: 10 mg Fluocinolonacetonid *CRS* werden in einem Scheidetrichter in 1,5 ml Essigsäure 98 % *R* gelöst. Die Lösung wird mit 0,5 ml einer 2prozentigen Lösung (*m*/V) von Chrom(VI)-oxid *R* versetzt und 30 min lang stehengelassen. Nach Zusatz von 5 ml Wasser und 2 ml Dichlormethan *R* wird 2 min lang kräftig geschüttelt und nach Trennung der Schichten die untere Schicht verwendet.

Auf die Platte werden getrennt 5 µl jeder Lösung aufgetragen. Die Chromatographie erfolgt mit einer Mischung von 14,5 Volumteilen Toluol *R*, 28,0 Volumteilen Chloroform *R* und 57,5 Volumteilen Cyclohexan *R* über eine Laufstrecke von 15 cm. Die Platte wird 15 min lang bei 120 °C erhitzt, anschließend mit ethanolischer Schwefelsäure 35 % *R* besprüht und erneut 15 min lang, oder bis Flecke erscheinen, bei 120 °C erhitzt. Nach dem Abkühlen wird im Tageslicht ausgewertet. Der Hauptfleck im Chromatogramm der Untersuchungslösung entspricht in bezug auf Lage, Farbe und Größe dem Hauptfleck im Chromatogramm der Referenzlösung. Bei der Auswertung im ultravioletten Licht bei 365 nm entspricht der Hauptfleck im Chromatogramm der Untersuchungslösung in bezug auf Lage, Fluoreszenz und Größe dem Hauptfleck im Chromatogramm der Referenzlösung.

D. In einem Reagenzglas werden 0,5 ml Chromschwefelsäure *R* über freier Flamme so lange erhitzt, bis am oberen Teil des Reagenzglases weiße Dämpfe auftreten. Die Lösung benetzt die Wand des Reagenzglases; fettartige Tröpfchen dürfen nicht auftreten. Nach Zusatz von etwa 2 mg Substanz wird erneut über freier Flamme bis zum Auftreten weißer Dämpfe erhitzt. Die Lösung benetzt die Wand des Reagenzglases nicht mehr und fließt nicht leicht aus.

Prüfung auf Reinheit

Spezifische Drehung (V.6.6): 0,100 g Substanz werden in Dioxan *R* zu 10,0 ml gelöst. Die spezifische Drehung muß zwischen +92 und +96° liegen, berechnet auf die getrocknete Substanz.

Absorption (V.6.19): 15,0 mg Substanz werden in wasserfreiem Ethanol *R* zu 100,0 ml gelöst. 10,0 ml der Lösung werden mit wasserfreiem Ethanol *R* zu 100,0 ml verdünnt. Die Lösung, zwischen 225 und 320 nm gemessen, zeigt ein Absorptionsmaximum bei 239 nm. Die spezifische Absorption im Maximum muß zwischen 345 und 375 liegen, berechnet auf die getrocknete Substanz.

Verwandte Substanzen: Die Prüfung erfolgt mit Hilfe der Dünnschichtchromatographie (V.6.20.2) unter Verwendung einer Schicht von Kieselgel GF_{254} *R*.

Untersuchungslösung: 50 mg Subtanz werden in Chloroform *R* zu 5 ml gelöst. Vor Gebrauch frisch herzustellen.

Referenzlösung a: 1 ml Untersuchungslösung wird mit Chloroform *R* zu 50 ml verdünnt.

Referenzlösung b: 5 ml Referenzlösung a werden mit Chloroform *R* zu 10 ml verdünnt.

Auf die Platte werden getrennt 5 µl jeder Lösung aufgetragen. Die Chromatographie erfolgt über eine Laufstrecke von 15 cm mit einer wie folgt hergestellten mobilen Phase: eine Mischung von 15 Volumteilen Ether *R* und 77 Volumteilen Dichlormethan *R* wird mit einer Mischung von 1,2 Volumteilen Wasser und 8 Volumteilen Methanol *R* versetzt. Die Platte wird an der Luft trocknen gelassen. Die Auswertung erfolgt im ultravioletten Licht bei 254 nm. Kein im Chromatogramm der Untersuchungslösung auftretender Nebenfleck darf größer oder intensiver sein als der Fleck im Chromatogramm der Referenzlösung a und höchstens ein Nebenfleck darf größer oder intensiver sein als der Fleck im Chromatogramm der Referenzlösung b.

Trocknungsverlust (V.6.22): Höchstens 1,0 Prozent, mit 1,000 g Substanz durch 3 h langes Trocknen im Trockenschrank bei 100 bis 105 °C bestimmt.

Gehaltsbestimmung

Die Gehaltsbestimmung muß unter Ausschluß direkter Lichteinwirkung durchgeführt werden.

Eine genau gewogene Menge Substanz wird in aldehydfreiem Ethanol 96 % *R* gelöst; die Lösung soll 300 bis 350 µg Substanz in 10,0 ml enthalten. Gleichzeitig unter gleichen Bedingungen wird eine Referenzlösung mit Fluocinolonacetonid *CRS* gleicher Konzentration hergestellt. In zwei 25-ml-Meßkolben werden je 10,0 ml der beiden Lösungen eingefüllt und in einen dritten Meßkolben 10 ml aldehydfreies Ethanol 96 % *R*. In jeden Kolben werden 2,0 ml Triphenyltetrazoliumchlorid-Lösung *R* gegeben[1]. Der Luftsauerstoff wird aus dem

---

[1] Die farbigen Reaktionsprodukte neigen zur Adsorption an der Glasoberfläche. Um zu niedrige Ergebnisse zu vermeiden, sollten die entsprechenden Glasbehältnisse zuvor mit den Reaktionsprodukten in Berührung kommen. Ein solches vorbehandeltes Glasbehältnis sollte ausschließlich für die Gehaltsbestimmung verwendet werden und sollte zwischen 2 Bestimmungen nur mit Wasser ausgewaschen werden.

Kolben mit sauerstofffreiem Stickstoff *R* verdrängt. Jede Lösung wird sofort mit 2,0 ml verdünnter Tetramethylammoniumhydroxid-Lösung *R* versetzt und der Luftsauerstoff erneut mit sauerstofffreiem Stickstoff *R* verdrängt. Die Kolben werden verschlossen, zur Mischung des Inhaltes schwach geschüttelt und 1 h lang im Wasserbad bei 30 °C gehalten. Anschließend wird rasch abgekühlt und mit aldehydfreiem Ethanol 96 % *R* zu 25,0 ml verdünnt. Unter Verwendung einer geschlossenen 1-cm-Küvette wird sofort die Absorption (V.6.19) der beiden Lösungen im Maximum bei 485 nm gemessen, wobei als Kompensationsflüssigkeit die aus 10 ml aldehydfreiem Ethanol 96 % *R* hergestellte Lösung verwendet wird. Die Untersuchungslösung und die Referenzlösung sind so herzustellen, daß bei beiden der Zeitraum zwischen dem Zusatz der verdünnten Tetramethylammoniumhydroxid-Lösung *R* und dem Messen der Absorption für jede Lösung gleich ist.

Der Gehalt an $C_{24}H_{30}F_2O_6$ wird mit Hilfe der gemessenen Absorptionen und der Konzentrationen der Lösungen berechnet.

Lagerung

Vor Licht geschützt.

Vorsichtig zu lagern!

Folsäure

Acidum folicum

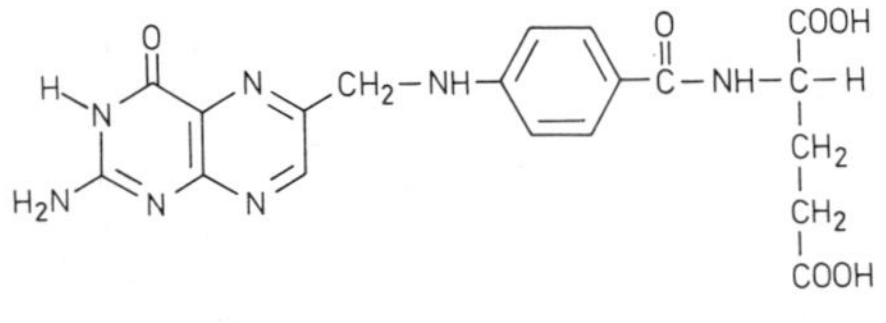

$C_{19}H_{19}N_7O_6$ M_r 441,4

Folsäure enthält mindestens 96,0 und höchstens 102,0 Prozent *N*-{4-[(2-Amino-3,4-dihydro-4-oxo-6-pteridinylmethyl)amino]benzoyl}-L-glutaminsäure, berechnet auf die getrocknete Substanz.

Eigenschaften

Gelbliches bis orangefarbenes, kristallines Pulver, geruchlos oder fast geruchlos; praktisch unlöslich in Wasser und den meisten organischen Lösungsmitteln. Die Substanz löst sich in verdünnten Säuren und Alkalihydroxid-Lösungen.

Prüfung auf Identität

A. 0,25 g Substanz werden in 0,1 N-Natriumhydroxid-Lösung zu 25,0 ml gelöst. Die spezifische Drehung (V.6.6) beträgt etwa +20°, berechnet auf die getrocknete Substanz.

B. 10 mg Substanz werden in 0,1 N-Natriumhydroxid-Lösung zu 100,0 ml gelöst und 5,0 ml dieser Lösung mit 0,1 N-Natriumhydroxid-Lösung zu 50,0 ml verdünnt. Die Lösung, zwischen 230 und 380 nm gemessen, zeigt Absorptionsmaxima bei 256, 283 und 365 nm. Die spezifischen Absorptionen (V.6.19) bei diesen Maxima betragen etwa 590, 575 und 206, berechnet auf die getrocknete Substanz. Das Verhältnis der spezifischen Absorptionen bei 256 und 365 nm liegt zwischen 2,8 und 3,0.

C. Die Prüfung erfolgt mit Hilfe der Dünnschichtchromatographie (V.6.20.2) unter Verwendung einer Schicht von Kieselgel G *R*.

Untersuchungslösung: 50 mg Substanz werden in einer Mischung von 2 Volumteilen Ammoniak-Lösung 26 % *R* und 9 Volumteilen Methanol *R* zu 100 ml gelöst.

Referenzlösung: 50 mg Folsäure *CRS* werden in einer Mischung von 2 Volumteilen Ammoniak-Lösung 26 % *R* und 9 Volumteilen Methanol *R* zu 100 ml gelöst.

Auf die Platte werden getrennt 2 µl jeder Lösung aufgetragen. Die Chromatographie erfolgt mit einer Mischung von 20 Volumteilen Ammoniak-Lösung 26 % *R*, 20 Volumteilen 1-Propanol *R* und 60 Volumteilen Ethanol 96 % *R* über eine Laufstrecke von 15 cm. Die Platte wird an der Luft getrocknet. Die Chromatogramme werden im ultravioletten Licht bei 365 nm ausgewertet. Der

Hauptfleck im Chromatogramm der Untersuchungslösung entspricht in bezug auf Lage, Fluoreszenz und Größe dem mit der Referenzlösung erhaltenen Hauptfleck.

Prüfung auf Reinheit

Freie Amine: Die Prüfung erfolgt entsprechend den Angaben unter „Gehaltsbestimmung“. Die Absorption A_2 darf höchstens ein Sechstel der Absorption A_1 betragen.

Trocknungsverlust (V.6.22): 5,0 bis 8,5 Prozent, mit 1,000 g Substanz durch 3 h langes Trocknen im Vakuum unterhalb 670 Pa bei 100 bis 105 °C bestimmt.

Sulfatasche (V.3.2.14): Höchstens 0,2 Prozent, mit 1,0 g Substanz bestimmt.

Gehaltsbestimmung

50,0 mg Substanz werden in 50 ml 0,1 N-Natriumhydroxid-Lösung gelöst. Die Lösung wird mit demselben Lösungsmittel zu 100,0 ml verdünnt (Lösung a).

1) 3,0 ml Lösung a werden mit 20 ml Salzsäure 7 % *R* versetzt und mit Wasser zu 100,0 ml verdünnt. 50,0 ml dieser Lösung werden mit 0,5 g Zinkstaub *R* versetzt, unter häufigem Schütteln 20 min lang vor Licht geschützt stehengelassen und filtriert. Die ersten 10 ml Filtrat werden verworfen, 10,0 ml Filtrat werden mit Wasser zu 25,0 ml verdünnt. Nach Zusatz von 5 ml Salzsäure 7 % *R* und 5 ml einer 0,1prozentigen Lösung (*m*/V) von Natriumnitrit *R* wird gemischt und 2 min lang stehengelassen. Nun werden 5 ml einer 0,5prozentigen Lösung (*m*/V) von Ammoniumsulfamat *R* zugefügt und gemischt. Nach 2 min wird mit 5 ml einer 0,1prozentigen Lösung (*m*/V) von Naphthylethylendiamindihydrochlorid *R* versetzt, gemischt und 10 min lang stehengelassen. Mit Wasser wird zu 50,0 ml verdünnt und die Absorption (A_1) dieser reduzierten Lösung (V.6.19) im Maximum bei 550 nm gemessen. Als Kompensationsflüssigkeit wird eine auf die gleiche Weise behandelte Mischung von 25,0 ml Wasser, 5 ml Salzsäure 7 % *R* und 5 ml einer 0,1prozentigen Lösung (*m*/V) von Natriumnitrit *R* verwendet.

2) 30,0 ml Lösung a werden mit 20 ml Salzsäure 7 % *R* versetzt und mit Wasser zu 100,0 ml verdünnt. 10,0 ml dieser Lösung werden mit Wasser zu 25,0 ml verdünnt und nach Zugabe von 5 ml Salzsäure 7 % *R* und 5 ml einer 0,1prozentigen Lösung (*m*/V) von Natriumnitrit *R* auf die oben beschriebene Weise behandelt. Die Absorption (A_2) dieser nichtreduzierten Lösung wird wie beschrieben gemessen.

Auf die gleiche Weise wird unter Verwendung von Folsäure *CRS* vorgegangen, die Absorption der reduzierten Lösung wird mit A_3, die der nichtreduzierten Lösung wird mit A_4 bezeichnet.

Der Gehalt an $C_{19}H_{19}N_7O_6$ errechnet sich nach der Formel:

$$\frac{A_1 - 0{,}1\ A_2}{A_3 - 0{,}1\ A_4} \cdot C$$

C = deklarierter Gehalt an $C_{19}H_{19}N_7O_6$ in Folsäure *CRS*.

Lagerung

Vor Licht geschützt.

Vorsichtig zu lagern!

Formaldehyd-Lösung

Formaldehydi solutio

Formaldehyd-Lösung enthält mindestens 35,0 und höchstens 37,0 Prozent *(m/m)* CH_2O (M_r 30,03) als Hydrate und etwa 10 Prozent Methanol.

Eigenschaften

Klare, farblose Flüssigkeit mit charakteristischem, stechendem Geruch, die sich beim Aufbewahren trüben kann; mischbar mit Wasser und Ethanol.

Prüfung auf Identität

0,05 ml der 1 zu 10 verdünnten Prüflösung (siehe „Prüfung auf Reinheit“) färben sich auf Zusatz von 1 ml Chromotropsäure-Lösung *RN*, 2 ml Wasser und 8 ml Schwefelsäure 96 % *R* innerhalb von 5 min blau- oder rotviolett.

Prüfung auf Reinheit

Prüflösung: 10 ml der gegebenenfalls filtrierten Substanz werden mit destilliertem Wasser zu 50 ml verdünnt.

Aussehen der Lösung: 10 ml Prüflösung müssen farblos (V.6.2, Methode II) sein.

Sauer reagierende Substanzen: 10 ml Prüflösung müssen sich auf Zusatz von 1 ml Phenolphthalein-Lösung *R* und 0,4 ml 0,1 N-Natriumhydroxid-Lösung rot färben.

Relative Dichte (V.6.4): 1,077 bis 1,088.

Chlorid (V.3.2.4): 12,5 ml Prüflösung, mit Wasser zu 15 ml verdünnt, müssen der Grenzprüfung auf Chlorid entsprechen (20 ppm *m*/V).

Sulfat (V.3.2.13): 15 ml Prüflösung müssen der Grenzprüfung auf Sulfat entsprechen (50 ppm *m*/V).

Schwermetalle (V.3.2.8): 3,0 ml Substanz werden mit Ethanol 90 % *RN* zu 15 ml verdünnt (Untersuchungslösung). 12 ml dieser Lösung werden mit 2 ml Essigsäure 30 % *R* sowie 1,2 ml Thioacetamid-Reagenz *R* versetzt und sofort gemischt. Nach 2 min darf die Lösung nicht stärker braun gefärbt sein (10 ppm *m*/V) als die folgende, gleichzeitig hergestellte Referenzlösung: 2,0 ml Blei-Lösung (10 ppm Pb) *R* werden mit 8 ml Ethanol 90 % *RN*, 2 ml Untersuchungslösung, 2 ml Essigsäure 30 % *R* sowie 1,2 ml Thioacetamid-Reagenz *R* versetzt und sofort gemischt.

Sulfatasche (V.3.2.14): Höchstens 0,1 Prozent, mit 1,0 g Substanz bestimmt.

Gehaltsbestimmung

1,00 g filtrierte Substanz wird in einen 100-ml-Meßkolben, der 2,5 ml Wasser und 1,5 ml 1 N-Natriumhydroxid-Lösung enthält, eingewogen und nach dem Umschütteln zu 100,0 ml mit Wasser verdünnt. 10,0 ml dieser Lösung werden mit 50,0 ml 0,1 N-Iod-Lösung und, nach Mischen, mit 20 ml 1 N-Natriumhydroxid-Lösung versetzt. Nach 15 min wird mit 25 ml Schwefelsäure 10 % *R* angesäuert und unter Zusatz von 2 ml Stärke-Lösung *R* mit 0,1 N-Natriumthiosulfat-Lösung titriert.

1 ml 0,1 N-Iod-Lösung entspricht 1,501 mg CH_2O.

Lagerung

Vor Licht geschützt, nicht unterhalb 9 °C.

Vorsichtig zu lagern!

Framycetinsulfat

Framycetini sulfas

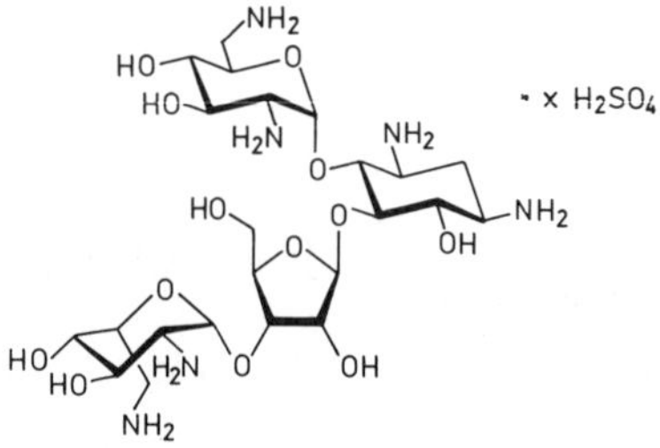

$C_{23}H_{46}N_6O_{13} \cdot x\ H_2SO_4$ M_r 614,6 (Base)

Framycetinsulfat ist *O*-2,6-Diamino-2,6-didesoxy-α-D-glucopyranosyl-(1→4)-*O*-[*O*-2,6-diamino-2,6-didesoxy-β-L-idopyranosyl-(1→3)-β-D-ribofuranosyl-(1→5)]-2-desoxy-D-streptamin-sulfat (Neomycin B-sulfat), das aus bestimmten ausgewählten Stämmen von *Streptomyces fradiae* oder *Streptomyces decaris* gewonnen oder durch andere Verfahren hergestellt wird. Die Wirksamkeit beträgt mindestens 630 I.E. Neomycin B je Milligramm Substanz, berechnet auf die getrocknete Substanz.

Eigenschaften

Weißes oder gelblichweißes, hygroskopisches Pulver, geruchlos oder fast geruchlos; leicht löslich in Wasser, sehr schwer löslich in Ethanol, praktisch unlöslich in Aceton, Chloroform und Ether.

Prüfung auf Identität

A. Die Prüfung erfolgt mit Hilfe der Dünnschichtchromatographie (V.6.20.2). Die Trennschicht ist 0,75 mm dick und wird wie folgt bereitet: 0,3 g Carbomer *R* werden mit 240 ml Wasser gemischt und 1 h lang unter schwachem Schütteln stehengelassen. Durch allmähliche Zugabe von Natriumhydroxid-Lösung 8,5 % *R* wird unter Schütteln auf einen *p*H-Wert von 7 eingestellt und 30 g Kieselgel H *R* werden zugegeben.

Die Platte wird 1 h lang auf 110 °C erhitzt und nach dem Abkühlen sofort verwendet.

Untersuchungslösung: 10 mg Substanz werden in Wasser zu 10 ml gelöst.

Referenzlösung a: 10 mg Framycetinsulfat *CRS* werden in Wasser zu 10 ml gelöst.

Referenzlösung b: 10 mg Framycetinsulfat *CRS*, 10 mg Kanamycinmonosulfat *CRS* und 10 mg Streptomycinsulfat *CRS* werden in Wasser zu 10 ml gelöst.

Auf die Platte werden getrennt 10 µl jeder Lösung aufgetragen. Die Chromatographie erfolgt mit einer 10prozentigen Lösung (*m*/V) von Kaliumdihydrogenphosphat *R* über eine Laufstrecke von 15 cm. Bei Verwendung von Fertigplatten muß, falls erforderlich, so lange chromatographiert werden, bis die Lösungsmittelfront den Plattenrand erreicht. Die Platte wird in einem warmen Luftstrom getrocknet und mit einer Mischung von gleichen Volumteilen einer 0,2prozentigen Lösung (*m*/V) von Dihydroxynaphthalin *R* in Ethanol 96 % *R* und einer 46prozentigen Lösung (*m*/V) von Schwefelsäure 96 % *R* besprüht. Anschließend wird 5 bis 10 min lang auf 150 °C erhitzt. Der Hauptfleck im Chromatogramm der Untersuchungslösung entspricht in bezug auf Farbe, Größe und Rf-Wert dem mit der Referenzlösung a erhaltenen Hauptfleck. Die Prüfung darf nur ausgewertet werden, wenn das Chromatogramm der Referenzlösung b deutlich voneinander getrennt 3 Flecke zeigt.

B. Etwa 10 mg Substanz werden in 5 ml Wasser gelöst. Nach Zusatz von 0,1 ml Pyridin *R* und 2 ml einer 0,1prozentigen Lösung (*m*/V) von Ninhydrin *R* wird die Lösung 10 min lang im Wasserbad auf 65 bis 70 °C erwärmt. Dabei entsteht eine intensive Violettfärbung.

C. Die Substanz gibt die Identitätsreaktion a auf Sulfat (V.3.1.1).

Prüfung auf Reinheit

***p*H-Wert** (V.6.3.1): 0,1 g Substanz werden in kohlendioxidfreiem Wasser *R* zu 10 ml gelöst. Der *p*H-Wert der Lösung muß zwischen 6,0 und 7,0 liegen.

Spezifische Drehung (V.6.6): 1,00 g Substanz wird in Wasser zu 10,0 ml gelöst. Die spezifische Drehung muß zwischen +52,5 und +55,5° liegen, berechnet auf die getrocknete Substanz.

Gehalt an Alkoholen: Höchstens 2 Prozent, berechnet als Methanol. 0,200 g Substanz (*m* g) werden in einer kleinen Destillationsapparatur in 5 ml Wasser gelöst und mit 0,05 ml 0,1 N-Schwefelsäure versetzt. Anschließend wird destilliert und etwa 2,5 ml Destillat in einem 10-ml-Meßzylinder aufgefangen. Das Destillat wird unter zweimaligem Waschen des Meßzylinders mit je 1 ml Wasser in einen Erlenmeyerkolben überführt. Nach Zusatz von 25,0 ml 0,1 N-Kaliumdichromat-Lösung, welche 40 Prozent (V/V) Schwefelsäure 96 % *R* enthält, wird 30 min lang im Wasserbad erhitzt. Nach dem Abkühlen wird in einen 750-ml-Erlenmeyerkolben überführt und mit Wasser zu 500 ml verdünnt. Nach Zusatz von 10 ml einer 10prozentigen Lösung (*m*/V) von Kaliumiodid *R* wird 5 min lang stehengelassen. Anschließend wird mit 0,1 N-Natriumthiosulfat-Lösung unter Verwendung von Stärke-Lösung *R*, die gegen Ende der Titration zugesetzt wird, bis zum Farbumschlag von Dunkelblau nach Blaßgrün titriert (n_1 Milliliter verbrauchter 0,1 N-Natriumthiosulfat-Lösung). Ein Blindversuch wird durchgeführt unter Verwendung von 5 ml Wasser (n_2 Milliliter verbrauchter 0,1 N-Natriumthiosulfat-Lösung).

Der Prozentgehalt an Alkoholen, ausgedrückt als Methanol, errechnet sich nach der Formel:

$$0{,}0534\ \frac{(n_2 - n_1)}{m}$$

Neamin: Die Prüfung erfolgt mit Hilfe der Dünnschichtchromatographie (V.6.20.2). Die Herstellung der Trennschicht erfolgt wie unter ,,Prüfung auf Identität A“ beschrieben.
Die Platte wird 1 h lang auf 110 °C erhitzt und nach dem Abkühlen sofort verwendet.

Untersuchungslösung: 50 mg Substanz werden in Wasser zu 10 ml gelöst.

Referenzlösung: 0,5 mg Neamin[1] *CRS* werden in Wasser zu 10 ml gelöst.

Auf die Platte werden getrennt 10 µl jeder Lösung aufgetragen. Die Chromatographie erfolgt mit einer 10prozentigen Lösung (*m*/V) von Kaliumdihydrogenphosphat *R* über eine Laufstrecke von 15 cm. Bei Verwendung von Fertig-

[1] Entsprechend dem Inhalt der Ampulle.

platten muß, falls erforderlich, so lange chromatographiert werden, bis die Lösungsmittelfront den Plattenrand erreicht. Die Platte wird in einem warmen Luftstrom getrocknet. Nach dem Besprühen mit Ninhydrin-Reagenz *R* wird die Platte 15 min lang auf 110 °C erhitzt. Kein dem Neamin entsprechender Fleck im Chromatogramm der Untersuchungslösung darf größer oder stärker gefärbt sein als der im Chromatogramm der Referenzlösung erhaltene Fleck.

Neomycin C: Die Prüfung erfolgt mit Hilfe einer Säule von 400 mm Länge und 6 mm innerem Durchmesser, die mit einem Mantel ausgestattet ist, der das Einhalten einer konstanten Temperatur (± 1 °C) zwischen 10 und 20 °C gewährleistet. Die Säule ist mit einer Vorrichtung versehen, die eine konstante Durchflußrate ermöglicht. In die Säule wird portionsweise eine Suspension von Anionenaustauscher *R* (35 bis 75 μm) in Wasser bis 1 cm unter dem oberen Rand eingebracht. Vor Verwendung wird die Säule 90 min lang mit Wasser gewaschen.

0,25 g Substanz werden in Wasser zu 25 ml gelöst. 0,1 ml dieser Lösung werden auf den Anionenaustauscher aufgebracht. Die Elution erfolgt mit Wasser, das mit 0,01 N-Natriumhydroxid-Lösung auf einen *p*H-Wert von 7,5 eingestellt ist, mit einer konstanten Durchflußrate von etwa 1 ml je Minute. Das Eluat wird in Glasröhrchen in Fraktionen zu je 1 ml aufgefangen. Jedes Röhrchen wird mit 2 ml Ninhydrin-Reagenz *R* 1 versetzt und im Wasserbad 15 min lang erhitzt. Nach dem Abkühlen wird die Absorption (V.6.19) im Maximum bei 570 nm gemessen. Als Kompensationsflüssigkeit wird eine unter gleichen Bedingungen hergestellte Lösung verwendet, die anstelle von 1 ml Eluat 1 ml Wasser enthält. Ist die Absorption größer als 0,6, wird der Inhalt des Röhrchens mit 6 ml einer Mischung von gleichen Volumteilen Ethanol 96 % *R* und Wasser verdünnt und die Absorption erneut gemessen. Die gemessenen Absorptionen werden, falls erforderlich unter Berücksichtigung der Verdünnung, als Funktion des gesammelten Volumens graphisch dargestellt. Der zweite Peak entspricht dem Neomycin C, der dritte dem Neomycin B. Der erste Peak in der Graphik kann ein teilweise getrennter Doppelpeak sein. Die Flächen des zweiten und dritten Peaks werden berechnet. Die Fläche des dem Neomycin C entsprechenden Peaks darf höchstens 3,0 Prozent betragen, bezogen auf die Summe der Flächen der dem Neomycin B und Neomycin C entsprechenden Peaks. Die Prüfung darf nur ausgewertet werden, wenn die Auflösung (siehe V.6.20.3) der dem Neomycin B und Neomycin C entsprechenden Peaks größer als 1,4 ist.

Sulfat: Mindestens 27,0 und höchstens 31,0 Prozent Sulfat (SO_4), berechnet auf die getrocknete Substanz. 0,250 g Substanz werden in 100 ml Wasser gelöst. Die Lösung wird mit Ammoniak-Lösung 26 % *R* auf einen *p*H-Wert von 11 eingestellt. Nach Zusatz von 10,0 ml 0,1 M-Bariumchlorid-Lösung und etwa 0,5 mg Phthaleinpurpur *R* wird mit 0,1 M-Natriumedetat-Lösung titriert. Beim beginnenden Farbumschlag des Indikators werden 50 ml Ethanol 96 % *R* zugesetzt. Die Titration wird bis zum Verschwinden der blauvioletten Färbung fortgesetzt.

1 ml 0,1 M-Bariumchlorid-Lösung entspricht 9,606 mg Sulfat (SO_4).

Trocknungsverlust (V.6.22): Höchstens 8,0 Prozent, mit 1,000 g Substanz durch 3 h langes Trocknen über Phosphor(V)-oxid *R* bei 60 °C und unterhalb 670 Pa bestimmt.

Sulfatasche (V.3.2.14): Höchstens 1,0 Prozent, mit 1,0 g Substanz bestimmt.

Wertbestimmung

Die Ausführung erfolgt nach „Mikrobiologische Wertbestimmung von Antibiotika“ (V.2.2.1). Als Referenzsubstanz wird der Internationale Standard von Neomycin B verwendet.

Framycetinsulfat, das zur Einbringung in Körperhöhlen bestimmt ist, muß folgenden zusätzlichen Anforderungen entsprechen:

Sterilität (V.2.1.1): Die Substanz muß der „Prüfung auf Sterilität“ entsprechen.

Pyrogene (V.2.1.4): Je Kilogramm Körpermasse eines Kaninchens werden 16 mg Substanz, gelöst in 5 ml Wasser für Injektionszwecke, injiziert.

Anomale Toxizität (V.2.1.5): Je Maus werden 0,5 ml einer Lösung, die je Milliliter eine 200 I. E. entsprechende Menge Substanz enthält, injiziert.

Blutdrucksenkende Substanzen (V.2.1.7): Je Kilogramm Körpermasse einer Katze wird 1 ml einer Lösung, die 5 mg Substanz je Milliliter enthält, injiziert.

Lagerung

Dicht verschlossen, vor Licht geschützt, nicht über 30 °C.

Beschriftung

Wenn die Substanz zur Einbringung in Körperhöhlen bestimmt ist, muß dies angegeben sein.

Vorsichtig zu lagern!

Fructose

Fructosum (Laevulosum)

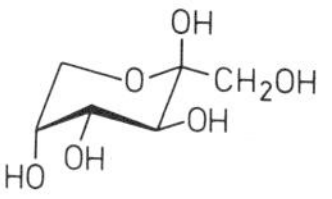

$C_6H_{12}O_6$ M_r 180,2

Fructose ist β-D-Fructopyranose.

Eigenschaften

Weißes, kristallines, geruchloses Pulver von stark süßem Geschmack; sehr leicht löslich in Wasser, löslich in Ethanol.

Prüfung auf Identität

A. Die Prüfung erfolgt mit Hilfe der Dünnschichtchromatographie (V.6.20.2) unter Verwendung einer Schicht von Kieselgel G *R*.

Untersuchungslösung: 10 mg Substanz werden in einer Mischung von 2 Volumteilen Wasser und 3 Volumteilen Methanol *R* zu 20 ml gelöst.

Referenzlösung a: 10 mg Fructose *CRS* werden in einer Mischung von 2 Volumteilen Wasser und 3 Volumteilen Methanol *R* zu 20 ml gelöst.

Referenzlösung b: Je 10 mg Fructose *CRS*, Glucose *CRS*, Lactose *CRS* und Saccharose *CRS* werden in einer Mischung von 2 Volumteilen Wasser und 3 Volumteilen Methanol *R* zu 20 ml gelöst.

Auf die Platte werden getrennt 2 µl jeder Lösung aufgetragen. Nach sorgfältigem Trocknen erfolgt die Chromatographie mit einer Mischung[1] von 10 Volumteilen Wasser, 15 Volumteilen Methanol *R*, 25 Volumteilen wasserfreier Essigsäure *R* und 50 Volumteilen Dichlorethan *R* über eine Laufstrecke von 15 cm. Die Platte wird im Warmluftstrom getrocknet. Die Chromatographie wird sofort unter Erneuerung der mobilen Phase wiederholt. Die Platte wird im Warmluftstrom getrocknet. Mit einer Lösung von 0,5 g Thymol *R* in einer Mischung von 5 ml Schwefelsäure 96 % *R* und 95 ml Ethanol 96 % *R* wird gleichmäßig besprüht. Bei 130 °C wird 10 min lang erhitzt. Der Hauptfleck im Chromatogramm der Untersuchungslösung entspricht in bezug auf Farbe, Größe und Lage dem mit der Referenzlösung a erhaltenen Hauptfleck. Die Prüfung darf nur ausgewertet werden, wenn das Chromatogramm der Referenzlösung b deutlich voneinander getrennt 4 Flecke zeigt.

B. 0,1 g Substanz werden in 10 ml Wasser gelöst. Nach Zusatz von 3 ml Fehlingscher Lösung *R* und Erhitzen bildet sich ein roter Niederschlag.

C. 1 ml Prüflösung (siehe ,,Prüfung auf Reinheit“) wird mit 9 ml Wasser verdünnt. 1 ml dieser Lösung wird mit 5 ml Salzsäure 36 % *R* versetzt und auf 70 °C erwärmt. Dabei entwickelt sich eine braune Färbung.

D. 5 g Substanz werden in Wasser zu 10 ml gelöst. 0,5 ml dieser Lösung werden mit 0,2 g Resorcin *R* und 9 ml Salzsäure 7 % *R* versetzt. Nach 2 min langem Erhitzen auf dem Wasserbad bildet sich eine rote Färbung.

Prüfung auf Reinheit

Prüflösung: 10,0 g Substanz werden in destilliertem Wasser zu 100 ml gelöst.

Aussehen der Lösung: 5,0 g Substanz werden in Wasser zu 10 ml gelöst. Die Lösung muß klar (V.6.1) sein. Nach Zusatz von 10 ml Wasser muß die Lösung farblos (V.6.2, Methode II) sein.

Sauer oder alkalisch reagierende Substanzen: 6,0 g Substanz werden in 25 ml kohlendioxidfreiem Wasser *R* gelöst. Nach Zusatz von 0,3 ml Phenolphthalein-Lösung *R* muß die Lösung farblos bleiben. Bis zum Farbumschlag nach Rosa dürfen höchstens 0,15 ml 0,1N-Natriumhydroxid-Lösung verbraucht werden.

---

[1] Die Lösungsmittel müssen genau abgemessen werden, denn ein geringer Überschuß von Wasser kann die Mischung trüben.

Spezifische Drehung (V.6.6): 10,0 g Substanz werden in 80 ml Wasser gelöst. Nach Zusatz von 0,2 ml Ammoniak-Lösung 10 % *R* wird 30 min lang stehengelassen und mit Wasser zu 100,0 ml verdünnt. Die spezifische Drehung muß zwischen −91,0 und −93,5° liegen, berechnet auf die wasserfreie Substanz.

Fremde Zucker: 5,0 g Substanz werden in Wasser zu 10 ml gelöst. 1 ml dieser Lösung wird mit 9 ml Ethanol 96 % *R* versetzt. Wenn sich eine Opaleszenz zeigt, darf sie höchstens so stark sein wie die einer Mischung von 1 ml Anfangslösung und 9 ml Wasser.

5-Hydroxymethylfurfural und verwandte Substanzen: 5 ml Prüflösung werden mit 5 ml Wasser verdünnt. Die Absorption (V.6.19), bei 284 nm gemessen, darf höchstens 0,32 betragen.

Barium: 10 ml Prüflösung werden mit 1 ml Schwefelsäure 10 % *R* versetzt. Zeigt die Lösung sofort oder nach 1 h eine Opaleszenz, darf sie höchstens so stark sein wie die einer Mischung von 1 ml destilliertem Wasser und 10 ml Prüflösung.

Blei (V.3.2.10): Die Substanz muß der Grenzprüfung unter „Blei in Zuckern" entsprechen (0,5 ppm).

Wasser (V.3.5.6): Höchstens 0,5 Prozent, mit 1,00 g Substanz nach der Karl-Fischer-Methode bestimmt.

Sulfatasche: Höchstens 0,1 Prozent. 5,0 g Substanz werden in 10 ml Wasser gelöst. Nach Zusatz von 2 ml Schwefelsäure 96 % *R* wird auf dem Wasserbad zur Trockne eingedampft und bis zur Massekonstanz geglüht.

Hinweis

Die in der Monographie beschriebene Substanzqualität ist nicht notwendigerweise für eine parenterale Verwendung geeignet.

Furosemid

Furosemidum

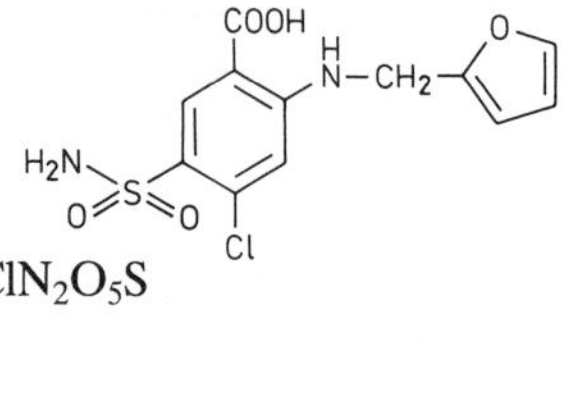

$C_{12}H_{11}ClN_2O_5S$ M_r 330,7

Furosemid enthält mindestens 98,5 und höchstens 101,0 Prozent 4-Chlor-*N*-furfuryl-5-sulfamoylanthranilsäure, berechnet auf die getrocknete Substanz.

Eigenschaften

Weißes bis fast weißes, kristallines Pulver; praktisch unlöslich in Wasser und Chloroform, löslich in Aceton, wenig löslich in Ethanol, schwer löslich in Ether. Die Substanz löst sich in verdünnten Alkalihydroxid-Lösungen.

Die Substanz schmilzt bei etwa 210 °C unter Zersetzung.

Prüfung auf Identität

Die Prüfung B kann entfallen, wenn die Prüfungen A und C durchgeführt werden. Die Prüfungen A und C können entfallen, wenn die Prüfung B durchgeführt wird.

A. 50 mg Substanz werden in 0,1 N-Natriumhydroxid-Lösung zu 100 ml gelöst. 1,0 ml dieser Lösung wird mit 0,1 N-Natriumhydroxid-Lösung zu 100 ml verdünnt. Die Lösung, zwischen 220 und 350 nm gemessen, zeigt Absorptionsmaxima (V.6.19) bei 228, 270 und 333 nm. Das Verhältnis der Absorption im Maximum bei 270 nm zu der im Maximum bei 228 nm beträgt 0,52 bis 0,57.

B. Das IR-Absorptionsspektrum (V.6.18) der Substanz zeigt im Vergleich mit dem von Furosemid *CRS* Maxima bei denselben Wellenlängen mit den gleichen relativen Intensitäten.

C. Etwa 25 mg Substanz werden in 10 ml Ethanol 96 % *R* gelöst. 5 ml der Lösung werden mit 10 ml Wasser versetzt. 0,2 ml dieser Lösung werden 15 min lang mit 10 ml Salzsäure 7 % *R* unter Rückfluß erhitzt. Nach dem Abkühlen wird mit 18 ml 1 N-Natriumhydroxid-Lösung und 1 ml einer 0,5prozentigen Lösung (*m*/V) von Natriumnitrit *R* versetzt. Die Lösung wird 3 min lang stehengelassen, mit 2 ml einer 2,5prozentigen Lösung (*m*/V) von Sulfaminsäure *R* versetzt und gemischt. Nach Zusatz von 1 ml einer 0,5prozentigen Lösung (*m*/V) von Naphthylethylendiamindihydrochlorid *R* entsteht eine rotviolette Färbung.

Prüfung auf Reinheit

Primäre aromatische Amine: 0,1 g Substanz werden in 25 ml Methanol *R* gelöst. 1 ml dieser

Lösung wird mit 3 ml Dimethylformamid *R*, 12 ml Wasser und 1 ml 1 N-Salzsäure versetzt. Die Mischung wird abgekühlt, mit 1 ml einer 0,5prozentigen Lösung (*m*/V) von Natriumnitrit *R* versetzt, umgeschüttelt und 5 min lang stehengelassen. Nach Zusatz von 1 ml einer 2,5prozentigen Lösung (*m*/V) von Sulfaminsäure *R* wird umgeschüttelt und 3 min lang stehengelassen. Nach Zusatz von 1 ml einer 0,5prozentigen Lösung (*m*/V) von Naphthylethylendiamindihydrochlorid *R* wird mit Wasser zu 25 ml verdünnt. Die Absorption (V.6.19) der Lösung, bei 530 nm gemessen, darf höchstens 0,12 betragen. Als Kompensationsflüssigkeit wird eine unter gleichen Bedingungen hergestellte Lösung verwendet, wobei von 1 ml Methanol *R* ausgegangen wird.

Chlorid (V.3.2.4): 0,5 g Substanz werden 5 min lang mit einer Mischung von 0,2 ml Salpetersäure 65 % *R* und 30 ml Wasser geschüttelt. Nach 15 min langem Stehenlassen wird filtriert. 15 ml Filtrat müssen der Grenzprüfung auf Chlorid entsprechen (200 ppm).

Sulfat (V.3.2.13): 1,0 g Substanz wird 5 min lang mit einer Mischung von 0,2 ml Essigsäure 30 % *R* und 30 ml destilliertem Wasser geschüttelt. Nach 15 min langem Stehenlassen wird filtriert. 15 ml Filtrat müssen der Grenzprüfung auf Sulfat entsprechen (300 ppm).

Schwermetalle (V.3.2.8): 1,0 g Substanz muß der Grenzprüfung C auf Schwermetalle entsprechen (20 ppm). Zur Herstellung der Referenzlösung werden 2 ml Blei-Lösung (10 ppm Pb) *R* verwendet.

Trocknungsverlust (V.6.22): Höchstens 0,5 Prozent, mit 1,000 g Substanz durch Trocknen im Trockenschrank bei 100 bis 105 °C bestimmt.

Sulfatasche (V.3.2.14): Höchstens 0,1 Prozent, mit 1,0 g Substanz bestimmt.

Gehaltsbestimmung

0,250 g Substanz werden in 20 ml Dimethylformamid *R* gelöst. Nach Zusatz von 0,2 ml Bromthymolblau-Lösung *R* 2 wird mit 0,1 N-Natriumhydroxid-Lösung bis zum Farbumschlag von Gelb nach Blau titriert. Ein Blindversuch wird durchgeführt.

1 ml 0,1 N-Natriumhydroxid-Lösung entspricht 33,07 mg $C_{12}H_{11}ClN_2O_5S$.

Lagerung

Vor Licht geschützt.

Vorsichtig zu lagern!

Gallamintriethiodid

Gallamini triethiodidum

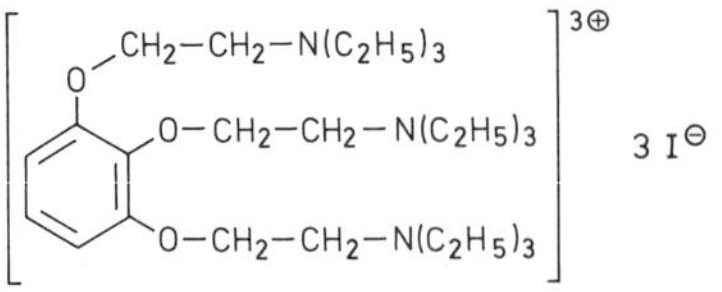

$C_{30}H_{60}I_3N_3O_3$ M_r 892

Gallamintriethiodid enthält mindestens 98,0 und höchstens 101,0 Prozent *N,N',N''*-(1,2,3-Benzoltriyltrioxytriethylen)tris(triethylammonium)triiodid, berechnet auf die getrocknete Substanz.

Eigenschaften

Weißes bis fast weißes, hygroskopisches Pulver, geruchlos; sehr leicht löslich in Wasser, schwer löslich in Ethanol, sehr schwer löslich in Chloroform, praktisch unlöslich in Ether.

Prüfung auf Identität

Die Prüfung B kann entfallen, wenn die Prüfungen A, C und D durchgeführt werden. Die Prüfungen A und C können entfallen, wenn die Prüfungen B und D durchgeführt werden.

A. 50 mg Substanz werden in 0,01 N-Salzsäure zu 50,0 ml gelöst. 1,0 ml dieser Lösung wird mit 0,01 N-Salzsäure zu 100,0 ml verdünnt. Die Lösung, zwischen 220 und 350 nm gemessen, hat ein Absorptionsmaximum bei 225 nm. Die spezifische Absorption (V.6.19) im Maximum gemessen, liegt zwischen 500 und 550.

B. Das IR-Absorptionsspektrum (V.6.18) der Substanz zeigt im Vergleich mit dem von Gallamintriethiodid *CRS* Maxima bei denselben Wellenlängen mit den gleichen relativen Intensitäten.

C. Werden 5 ml Prüflösung (siehe „Prüfung auf Reinheit") mit 1 ml Mayers Reagenz *R* versetzt, entsteht ein gelber Niederschlag.

D. 0,5 ml Prüflösung werden mit 2 ml Wasser und 0,2 ml Salpetersäure 12,5 % *R* versetzt. Die Lösung gibt die Identitätsreaktion a auf Iodid (V.3.1.1).

Prüfung auf Reinheit

Prüflösung: 0,6 g Substanz werden in Wasser zu 30 ml gelöst.

Aussehen der Lösung: Die Prüflösung muß klar sein (V.6.1) und darf sofort nach der Herstellung nicht stärker gefärbt sein als die Farbvergleichslösung G_7 (V.6.2, Methode II).

Sauer oder alkalisch reagierende Substanzen: 50 ml Wasser werden mit 0,2 ml Methylrot-Lösung *R* versetzt. Die Mischung wird mit 0,02 N-Schwefelsäure oder 0,02 N-Natriumhydroxid-Lösung auf einen *p*H-Wert von etwa 6 eingestellt (orangegelbe Färbung). 1,0 g Substanz wird in dieser Mischung unter Schütteln gelöst. Bis zum Farbumschlag ins ursprüngliche Orangegelb dürfen höchstens 0,2 ml 0,02 N-Schwefelsäure oder 0,02 N-Natriumhydroxid-Lösung verbraucht werden.

Verwandte Substanzen: Die Prüfung erfolgt mit Hilfe der Dünnschichtchromatographie (V.6.20.2) unter Verwendung einer Schicht von Cellulose zur Chromatographie *R* 1.

Untersuchungslösung: 50 mg Substanz werden in Ethanol 96 % *R* zu 10 ml gelöst.

Referenzlösung: 1 ml der Untersuchungslösung wird mit Ethanol 96 % *R* zu 100 ml verdünnt.

Auf die Platte werden getrennt 10 µl jeder Lösung aufgetragen. Die Chromatographie erfolgt mit einer Mischung von 17 Volumteilen Essigsäure 98 % *R*, 17 Volumteilen Wasser und 66 Volumteilen 1-Butanol *R* über eine Laufstrecke von 10 cm. Die Platte wird im warmen Luftstrom getrocknet und mit Iodplatin-Reagenz *R* besprüht. Das Chromatogramm der Untersuchungslösung zeigt einen länglichen blauen Fleck, der aufgespalten sein kann. Kein im Chromatogramm der Untersuchungslösung oberhalb des Hauptfleckes auftretender Fleck darf größer oder stärker gefärbt sein als der Hauptfleck im Chromatogramm der Referenzlösung.

Trocknungsverlust (V.6.22): Höchstens 1,5 Prozent, mit 1,000 g Substanz durch Trocknen im Trockenschrank bei 100 bis 105 °C bestimmt.

Sulfatasche (V.3.2.14): Höchstens 0,1 Prozent, mit 1,0 g Substanz bestimmt.

Gehaltsbestimmung

0,270 g Substanz, in einer Mischung von 15 ml Quecksilber(II)-acetat-Lösung *R* und 40 ml Aceton *R* gelöst, werden nach „Titration in wasserfreiem Medium" (V.3.5.5) mit 0,1 N-Perchlorsäure titriert. Der Endpunkt wird mit Hilfe der „Potentiometrie" (V.6.14) bestimmt.

1 ml 0,1 N-Perchlorsäure entspricht 29,72 mg $C_{30}H_{60}I_3N_3O_3$.

Lagerung

Dicht verschlossen, vor Licht geschützt.

Vorsichtig zu lagern!

Gasbrand-Antitoxin (Novyi)

Immunoserum gangraenicum (Clostridium novyi)

Gasbrand-Antitoxin (Novyi) enthält antitoxische Globuline mit der Eigenschaft, das von *Clostridium novyi*[1] gebildete Alpha-Toxin spezifisch zu neutralisieren. Es wird durch Fraktionierung aus dem Serum von Pferden oder anderen Säugetieren gewonnen, die gegen das Alpha-Toxin von *Cl. novyi* immunisiert wurden.

Prüfung auf Identität

Die Zubereitung neutralisiert spezifisch das von *Cl. novyi* gebildete Alpha-Toxin und macht es für empfängliche Tiere unschädlich.

Prüfung auf Reinheit

Die Zubereitung muß den in der Monographie **Immunsera für Menschen (Immunosera ad usum humanum)** vorgeschriebenen Prüfungen entsprechen.

Prüfung auf Wirksamkeit

Die Zubereitung muß mindestens 3750 I.E. Antitoxin je Milliliter enthalten.

Die Wirksamkeit von Gasbrand-Antitoxin (Novyi) wird bestimmt, indem die zum Schutz von Mäusen oder anderen geeigneten Tieren gegen die letale Wirkung einer gegebenen Dosis von *Cl. novyi*-Toxin nötige Dosis mit der Menge der Standardzubereitung für Gasbrand-Antitoxin (Novyi) verglichen wird, die für denselben Schutz notwendig ist. Dieser Vergleich erfordert eine in Internationalen Einheiten eingestellte Standardzubereitung von Gasbrand-Antitoxin (Novyi) und ein geeignetes *Cl. novyi*-Toxin als Testtoxin. Die Wirksamkeit des Testtoxins wird im Verhältnis zur Standardzubereitung bestimmt; die Wirksamkeit des Gasbrand-Antitoxins (Novyi) wird mit derselben Methode im Verhältnis zur Wirksamkeit des Testtoxins bestimmt.

Die Internationale Einheit Antitoxin entspricht der spezifisch neutralisierenden Wirksamkeit gegenüber *Cl. novyi*-Toxin, die in einer bestimmten Menge des Internationalen Standards enthalten ist, welcher aus getrocknetem Immunserum vom Pferd besteht.[2]

Auswahl der Tiere: Für die Prüfung werden Mäuse verwendet, bei denen der Unterschied der Körpermasse zwischen leichtestem und schwerstem Tier höchstens 5 g beträgt.

Herstellung des Testtoxins: Die Zubereitung wird aus einem sterilen Filtrat einer etwa 5 Tage alten Kultur von *Cl. novyi* in flüssigem Nährmedium hergestellt. Nach der Behandlung des Filtrates mit Ammoniumsulfat wird der toxinhaltige Niederschlag gewonnen, im Vakuum über Phosphor(V)-oxid *R* getrocknet, pulverisiert und trocken gelagert.

Auswahl des Testtoxins: Die Auswahl eines Toxins als Testtoxin erfolgt anhand der Bestimmung der L+-Dosis und der LD_{50} für Mäuse bei einem Beobachtungszeitraum von 72 h. Das Testtoxin muß mindestens 25 LD_{50} in einer L+-Dosis von höchstens 0,5 mg enthalten.

Bestimmung der Toxin-Testdosis (L+-Dosis): Eine Lösung der Standardzubereitung in einer geeigneten Flüssigkeit wird so hergestellt, daß sie 12,5 I.E. Antitoxin je Milliliter enthält.

Eine Lösung des Testtoxins in einer geeigneten Flüssigkeit wird so hergestellt, daß 1 ml eine genau bekannte Menge, z. B. 10 mg, enthält.

Mischungen der Lösung der Standardzubereitung mit der Testtoxin-Lösung werden so hergestellt, daß jede 0,8 ml der Lösung der Standardzubereitung, eines von mehreren abgestuften Volumina der Testtoxin-Lösung und eine ausreichende Menge einer geeigneten Flüssigkeit enthält, um das Gesamtvolumen auf

---

[1] Frühere Nomenklatur: *Clostridium oedematiens.*

[2] Der Wert in Internationalen Einheiten des Internationalen Standards wird von Zeit zu Zeit von der WHO festgelegt.

2,0 ml zu bringen. Die Mischungen werden 60 min lang bei Raumtemperatur, vor Licht geschützt, stehengelassen. Von jeder Mischung werden sechs Mäusen je 0,2 ml intramuskulär injiziert. Danach werden die Mäuse 72 h lang beobachtet.

Die Toxin-Testdosis ist diejenige Menge in 0,2 ml der Mischung mit der kleinsten Toxinmenge, die trotz partieller Neutralisation durch die Standardzubereitung den Tod aller sechs mit der Mischung behandelten Mäuse innerhalb der Beobachtungszeit verursacht.

Wirksamkeitsprüfung des Antitoxins: Eine Lösung der Standardzubereitung in einer geeigneten Flüssigkeit wird so hergestellt, daß sie 12,5 I.E. Antitoxin je Milliliter enthält.

Eine Lösung des Testtoxins in einer geeigneten Flüssigkeit wird so hergestellt, daß sie 12,5 Testdosen je Milliliter enthält.

Mischungen der Testtoxin-Lösung mit dem Antitoxin werden so hergestellt, daß jede 0,8 ml der Testtoxin-Lösung, eines von mehreren abgestuften Volumina des Antitoxins und eine ausreichende Menge einer geeigneten Flüssigkeit enthält, um ein Gesamtvolumen von 2,0 ml zu erhalten. In gleicher Weise werden Mischungen der Testtoxin-Lösung mit der Lösung der Standardzubereitung so hergestellt, daß jede 0,8 ml der Testtoxin-Lösung und eines von mehreren abgestuften Volumina der Lösung der Standardzubereitung enthält, wobei das mittlere Volumen der Reihe (0,8 ml) 10 I.E. Antitoxin enthält. Mit einer ausreichenden Menge einer geeigneten Flüssigkeit wird auf ein Gesamtvolumen von jeweils 2,0 ml aufgefüllt. Die Mischungen werden 60 min lang bei Raumtemperatur, vor Licht geschützt, stehengelassen. Von jeder Mischung werden sechs Mäusen je 0,2 ml intramuskulär injiziert. Danach werden die Mäuse 72 h lang beobachtet.

Die Mischung mit der größten Antitoxinmenge, welche die Mäuse nicht vor dem Tode schützt, enthält 10 I.E. Diese Menge dient zur Berechnung der Wirksamkeit des Gasbrand-Antitoxins in Internationalen Einheiten je Milliliter.

Die Prüfung darf nur ausgewertet werden, wenn alle Mäuse, denen Mischungen mit 0,8 ml oder weniger Lösung der Standardzubereitung injiziert wurden, sterben und alle, denen Mischungen mit mehr als 0,8 ml Lösung der Standardzubereitung injiziert wurden, überleben.

Lagerung

Lagerung und Dauer der Verwendbarkeit entsprechend **Immunsera für Menschen**.

Gasbrand-Antitoxin (Perfringens)

Immunoserum gangraenicum (Clostridium perfringens)

Gasbrand-Antitoxin (Perfringens) enthält antitoxische Globuline mit der Eigenschaft, das von *Clostridium perfringens* gebildete Alpha-Toxin spezifisch zu neutralisieren. Es wird durch Fraktionierung aus dem Serum von Pferden oder anderen Säugetieren gewonnen, die gegen das Alpha-Toxin von *Cl. perfringens* immunisiert wurden.

Prüfung auf Identität

Die Zubereitung neutralisiert spezifisch das von *Cl. perfringens* gebildete Alpha-Toxin und macht es für empfängliche Tiere unschädlich.

Prüfung auf Reinheit

Die Zubereitung muß den in der Monographie **Immunsera für Menschen (Immunosera ad usum humanum)** vorgeschriebenen Prüfungen entsprechen.

Prüfung auf Wirksamkeit

Die Zubereitung muß mindestens 1500 I.E. Antitoxin je Milliliter enthalten.

Die Wirksamkeit von Gasbrand-Antitoxin (Perfringens) wird bestimmt, indem die zum Schutz von Mäusen oder anderen geeigneten Tieren gegen die letale Wirkung einer gegebenen Dosis von *Cl. perfringens*-Toxin nötige Dosis mit der Menge der Standardzubereitung für Gasbrand-Antitoxin (Perfringens) verglichen wird, die für denselben Schutz notwendig ist. Dieser Vergleich erfordert eine in Internationalen Einheiten eingestellte Standardzubereitung von Gasbrand-Antitoxin (Perfringens) und ein geeignetes *Cl. perfringens*-Toxin als Testtoxin. Die Wirksamkeit des Testtoxins wird im Verhältnis zur Standardzubereitung bestimmt; die Wirksamkeit des Gasbrand-Antitoxins (Perfringens) wird mit derselben Methode im Verhältnis zur Wirksamkeit des Testtoxins bestimmt.

Die Internationale Einheit Antitoxin entspricht der spezifisch neutralisierenden Wirksamkeit gegenüber *Cl. perfringens*-Toxin, die in einer bestimmten Menge des Internationalen Standards enthalten ist, welcher aus getrocknetem Immunserum vom Pferd besteht.[1)]

Auswahl der Tiere: Für die Prüfung werden Mäuse verwendet, bei denen der Unterschied der Körpermasse zwischen leichtestem und schwerstem Tier höchstens 5 g beträgt.

Herstellung des Testtoxins: Die Zubereitung wird aus einem sterilen Filtrat einer etwa 5 Tage alten Kultur von *Cl. perfringens* in flüssigem Nährmedium hergestellt. Nach der Behandlung des Filtrates mit Ammoniumsulfat wird der toxinhaltige Niederschlag gewonnen, im Vakuum über Phosphor(V)-oxid *R* getrocknet, pulverisiert und trocken gelagert.

Auswahl des Testtoxins: Die Auswahl eines Toxins als Testtoxin erfolgt anhand der Bestimmung der L+-Dosis und der LD_{50} für Mäuse bei einem Beobachtungszeitraum von 48 h. Das Testtoxin hat eine L+-Dosis von höchstens 4 mg und enthält mindestens 20 LD_{50} in einer L+-Dosis.

Bestimmung der Toxin-Testdosis (L+-Dosis): Eine Lösung der Standardzubereitung in einer geeigneten Flüssigkeit wird so hergestellt, daß sie 5 I.E. Antitoxin je Milliliter enthält.

Eine Lösung des Testtoxins in einer geeigneten Flüssigkeit wird so hergestellt, daß 1 ml eine genau bekannte Menge, z. B. 10 mg, enthält.

Mischungen der Lösung der Standardzubereitung mit der Testtoxin-Lösung werden so hergestellt, daß jede 2,0 ml der Lösung der Standardzubereitung, eines von mehreren abgestuften Volumina der Testtoxin-Lösung und eine ausreichende Menge einer geeigneten Flüssigkeit enthält, um ein Gesamtvolumen von 5,0 ml zu erhalten. Die Mischungen werden 60 min lang bei Raumtemperatur, vor Licht geschützt, stehengelassen. Von jeder Mischung werden sechs Mäusen je 0,5 ml intravenös injiziert. Danach werden die Mäuse 48 h lang beobachtet.

Die Toxin-Testdosis ist diejenige Menge in 0,5 ml der Mischung mit der kleinsten Toxinmenge, die trotz partieller Neutralisation durch die Standardzubereitung den Tod aller sechs mit der Mischung behandelten Mäuse innerhalb der Beobachtungszeit verursacht.

[1)] Der Wert in Internationalen Einheiten des Internationalen Standards wird von Zeit zu Zeit von der WHO festgelegt.

Wirksamkeitsprüfung des Antitoxins: Eine Lösung der Standardzubereitung in einer geeigneten Flüssigkeit wird so hergestellt, daß sie 5 I.E. Antitoxin je Milliliter enthält.

Eine Lösung des Testtoxins in einer geeigneten Flüssigkeit wird so hergestellt, daß sie 5 Testdosen je Milliliter enthält.

Mischungen der Testtoxin-Lösung mit dem Antitoxin werden so hergestellt, daß jede 2,0 ml der Testtoxin-Lösung, eines von mehreren abgestuften Volumina des Antitoxins und eine ausreichende Menge einer geeigneten Flüssigkeit enthält, um ein Gesamtvolumen von 5,0 ml zu erhalten. In gleicher Weise werden Mischungen der Testtoxin-Lösung mit der Lösung der Standardzubereitung so hergestellt, daß jede 2,0 ml der Testtoxin-Lösung und eines von mehreren abgestuften Volumina der Lösung der Standardzubereitung enthält, wobei das mittlere Volumen der Reihe (2,0 ml) 10 I.E. Antitoxin enthält. Mit einer ausreichenden Menge einer geeigneten Flüssigkeit wird auf ein Gesamtvolumen von jeweils 5,0 ml aufgefüllt. Die Mischungen werden 60 min lang bei Raumtemperatur, vor Licht geschützt, stehengelassen. Von jeder Mischung werden sechs Mäusen je 0,5 ml intravenös injiziert. Danach werden die Mäuse 48 h lang beobachtet.

Die Mischung mit der größten Antitoxinmenge, welche die Mäuse nicht vor dem Tode schützt, enthält 10 I.E. Diese Menge dient zur Berechnung der Wirksamkeit des Gasbrand-Antitoxins in Internationalen Einheiten je Milliliter.

Die Prüfung darf nur ausgewertet werden, wenn alle Mäuse, denen Mischungen mit 2,0 ml oder weniger Lösung der Standardzubereitung injiziert wurden, sterben und alle, denen Mischungen mit mehr als 2,0 ml Lösung der Standardzubereitung injiziert wurden, überleben.

Lagerung

Lagerung und Dauer der Verwendbarkeit entsprechend **Immunsera für Menschen**.

Gasbrand-Antitoxin (polyvalent)

Immunoserum gangraenicum mixtum

Gasbrand-Antitoxin (polyvalent) wird durch Mischen geeigneter Mengen Gasbrand-Antitoxin (Novyi), Gasbrand-Antitoxin (Perfringens) und Gasbrand-Antitoxin (Septicum) hergestellt.

Prüfung auf Identität

Gasbrand-Antitoxin (polyvalent) neutralisiert spezifisch die von *Clostridium Novyi*[1], *Cl. perfringens* und *Cl. septicum* gebildeten Alpha-Toxine und macht sie für empfängliche Tiere unschädlich.

Prüfung auf Reinheit

Gasbrand-Antitoxin (polyvalent) entspricht den in der Monographie **Immunsera für Menschen (Immunosera ad usum humanum)** vorgeschriebenen Prüfungen.

Prüfung auf Wirksamkeit

Gasbrand-Antitoxin (polyvalent) enthält:
Gasbrand-Antitoxin (Perfringens) mindestens 1000 I.E. je Milliliter
Gasbrand-Antitoxin (Novyi) mindestens 1000 I.E. je Milliliter
Gasbrand-Antitoxin (Septicum) mindestens 500 I.E. je Milliliter.
Zur Prüfung auf Wirksamkeit wird die biologische Wertbestimmung für jede Komponente durchgeführt, wie in den Monographien **Gasbrand-Antitoxin (Novyi) (Immunoserum gangraenicum (Clostridium novyi))**, **Gasbrand-Antitoxin (Perfringens) (Immunoserum gangraenicum (Clostridium perfringens))**, und **Gasbrand-Antitoxin (Septicum) (Immunoserum gangraenicum (Clostridium septicum))** angegeben.

Lagerung

Lagerung und Dauer der Verwendbarkeit entsprechend **Immunsera für Menschen.**

[1] Frühere Nomenklatur: *Clostridium oedematiens.*

Gasbrand-Antitoxin (Septicum)

Immunoserum gangraenicum (Clostridium septicum)

Gasbrand-Antitoxin (Septicum) enthält antitoxische Globuline mit der Eigenschaft, das von *Clostridium septicum* gebildete Alpha-Toxin spezifisch zu neutralisieren. Es wird durch Fraktionierung aus dem Serum von Pferden oder anderen Säugetieren gewonnen, die gegen das Alpha-Toxin von *Cl. septicum* immunisiert wurden.

Prüfung auf Identität

Die Zubereitung neutralisiert spezifisch das von *Cl. septicum* gebildete Alpha-Toxin und macht es für empfängliche Tiere unschädlich.

Prüfung auf Reinheit

Die Zubereitung muß den in der Monographie **Immunsera für Menschen (Immunosera ad usum humanum)** vorgeschriebenen Prüfungen entsprechen.

Prüfung auf Wirksamkeit

Die Zubereitung muß mindestens 1500 I.E. Antitoxin je Milliliter enthalten.

Die Wirksamkeit von Gasbrand-Antitoxin (Septicum) wird bestimmt, indem die zum Schutz von Mäusen oder anderen geeigneten Tieren gegen die letale Wirkung einer gegebenen Dosis von *Cl. septicum*-Toxin nötige Dosis mit der Menge der Standardzubereitung für Gasbrand-Antitoxin (Septicum) verglichen wird, die für denselben Schutz notwendig ist. Dieser Vergleich erfordert eine in Internationalen Einheiten eingestellte Standardzubereitung von Gasbrand-Antitoxin (Septicum) und ein geeignetes *Cl. septicum*-Toxin als Testtoxin. Die Wirksamkeit des Testtoxins wird im Verhältnis zur Standardzubereitung bestimmt; die Wirksamkeit des Gasbrand-Antitoxins (Septicum) wird mit derselben Methode im Verhältnis zur Wirksamkeit des Testtoxins bestimmt.

Die Internationale Einheit Antitoxin entspricht der spezifisch neutralisierenden Wirksamkeit gegenüber *Cl. septicum*-Toxin, die in einer bestimmten Menge des Internationalen Standards enthalten ist, welcher aus getrocknetem Immunserum vom Pferd besteht.[1)]

Auswahl der Tiere: Für die Prüfung werden Mäuse verwendet, bei denen der Unterschied der Körpermasse zwischen leichtestem und schwerstem Tier höchstens 5 g beträgt.

Herstellung des Testtoxins: Die Zubereitung wird aus einem sterilen Filtrat einer etwa 5 Tage alten Kultur von *Cl. septicum* in flüssigem Nährmedium hergestellt. Nach der Behandlung des Filtrates mit Ammoniumsulfat wird der toxinhaltige Niederschlag gewonnen, im Vakuum über Phosphor(V)-oxid *R* getrocknet, pulverisiert und trocken gelagert.

Auswahl des Testtoxins: Die Auswahl eines Toxins als Testtoxin erfolgt anhand der Bestimmung der L+-Dosis und der LD_{50} für Mäuse bei einem Beobachtungszeitraum von 72 h. Das Testtoxin hat eine L+-Dosis von höchstens 0,5 mg und enthält mindestens 25 LD_{50} in einer L+-Dosis.

Bestimmung der Toxin-Testdosis (L+-Dosis): Eine Lösung der Standardzubereitung in einer geeigneten Flüssigkeit wird so hergestellt, daß sie 5 I. E. Antitoxin je Milliliter enthält.

Eine Lösung des Testtoxins in einer geeigneten Flüssigkeit wird so hergestellt, daß 1 ml eine genau bekannte Menge, z. B. 20 mg, enthält.

Mischungen der Lösung der Standardzubereitung mit der Testtoxin-Lösung werden so hergestellt, daß jede 2,0 ml der Lösung der Standardzubereitung, eines von mehreren abgestuften Volumina der Testtoxin-Lösung und eine ausreichende Menge einer geeigneten Flüssigkeit enthält, um ein Gesamtvolumen von 5,0 ml zu erhalten. Die Mischungen werden 60 min lang bei Raumtemperatur, vor Licht geschützt, stehengelassen. Von jeder Mischung werden sechs Mäusen je 0,5 ml intravenös injiziert. Danach werden die Mäuse 72 h lang beobachtet.

Die Toxin-Testdosis ist diejenige Menge in 0,5 ml der Mischung mit der kleinsten Toxinmenge, die trotz partieller Neutralisation durch die Standardzubereitung den Tod aller sechs mit der Mischung behandelten Mäuse innerhalb der Beobachtungszeit verursacht.

Wirksamkeitsprüfung des Antitoxins: Eine Lösung der Standardzubereitung in einer geeigneten Flüssigkeit wird so hergestellt, daß sie 5 I.E. Antitoxin je Milliliter enthält.

Eine Lösung des Testtoxins in einer geeigneten Flüssigkeit wird so hergestellt, daß sie 5 Testdosen je Milliliter enthält.

Mischungen der Testtoxin-Lösung mit dem Antitoxin werden so hergestellt, daß jede 2,0 ml der Testtoxin-Lösung, eines von mehreren abgestuften Volumina des Antitoxins und eine ausreichende Menge einer geeigneten Flüssigkeit enthält, um ein Gesamtvolumen von 5,0 ml zu erhalten. In gleicher Weise werden Mischungen der Testtoxin-Lösung mit der Lösung der Standardzubereitung so hergestellt, daß jede 2,0 ml der Testtoxin-Lösung und eines von mehreren abgestuften Volumina der Lösung der Standardzubereitung enthält, wobei das mittlere Volumen der Reihe (2,0 ml) 10 I.E. Antitoxin enthält. Mit einer ausreichenden Menge einer geeigneten Flüssigkeit wird auf ein Gesamtvolumen von jeweils 5,0 ml aufgefüllt. Die Mischungen werden 60 min lang bei Raumtemperatur, vor Licht geschützt, stehengelassen. Von jeder Mischung werden sechs Mäusen je 0,5 ml intravenös injiziert. Danach werden die Mäuse 72 h lang beobachtet.

Die Mischung mit der größten Antitoxinmenge, welche die Mäuse nicht vor dem Tode schützt, enthält 10 I.E. Diese Menge dient zur Berechnung der Wirksamkeit des Gasbrand-Antitoxins in Internationalen Einheiten je Milliliter.

Die Prüfung darf nur ausgewertet werden, wenn alle Mäuse, denen Mischungen mit 2,0 ml oder weniger Lösung der Standardzubereitung injiziert wurden, sterben und alle, denen Mischungen mit mehr als 2,0 ml Standardzubereitung injiziert wurden, überleben.

Lagerung

Lagerung und Dauer der Verwendbarkeit entsprechend **Immunsera für Menschen**.

Gelatine

Gelatina

Gelatine ist ein gereinigtes Protein, das entweder durch partielle saure (Typ A) oder alkalische Hydrolyse (Typ B) von tierischem Kollagen gewonnen wird. Die Substanz kann auch aus einer Mischung der beiden Typen bestehen.

---

1) Der Wert in Internationalen Einheiten des Internationalen Standards wird von Zeit zu Zeit von der WHO festgelegt.

Eigenschaften

Schwach gelbliche bis hell bernsteinfarbene, feste Substanz, praktisch ohne Geruch und Geschmack, gewöhnlich in Form von durchscheinenden Blättchen, Tafeln, Körnern oder Pulver; praktisch unlöslich in den üblichen organischen Lösungsmitteln. Die Substanz quillt in kaltem Wasser und gibt beim Erwärmen eine kolloidale Lösung, die beim Abkühlen ein mehr oder weniger festes Gel bildet. Der isoelektrische Punkt von Gelatine Typ A liegt zwischen *p*H 6,3 und 9,2, der von Gelatine Typ B zwischen *p*H 4,7 und 5,2.

Prüfung auf Identität

A. 2 ml Prüflösung (siehe „Prüfung auf Reinheit") werden mit 0,05 ml Kupfer(II)-sulfat-Lösung *R* versetzt. Werden nach dem Mischen 0,5 ml Natriumhydroxid-Lösung 8,5 % *R* zugesetzt, entsteht eine violette Färbung.

B. 0,5 g Substanz werden in einem Reagenzglas mit 10 ml Wasser versetzt, 10 min lang stehengelassen und anschließend 15 min lang auf 60 °C erwärmt. Wird darauf das Reagenzglas 6 h lang in vertikaler Lage bei 0 °C stehengelassen, darf beim Umdrehen der Inhalt nicht sofort ausfließen.

Prüfung auf Reinheit

Prüflösung: 1 g Substanz wird in etwa 55 °C warmem, kohlendioxidfreiem Wasser *R* zu 100 ml gelöst. Die Lösung wird zur Durchführung der Prüfungen bei dieser Temperatur gehalten.

Aussehen der Lösung: Die Prüflösung darf nicht stärker gefärbt sein als die Farbvergleichslösung G_4 (V.6.2, Methode II). Eine aus Gelatine Typ A oder B hergestellte Prüflösung darf nicht stärker opaleszieren als die Referenzsuspension IV (V.6.1).

Mischungen von Gelatine vom Typ A und B können stärker opaleszierende Lösungen durch Bildung von Koazervaten über einen weiten *p*H-Bereich, abhängig von der Konzentration, geben.

***p*H-Wert** (V.6.3.1): Der *p*H-Wert der Prüflösung muß zwischen 3,8 und 7,6 liegen.

Phenolische Konservierungsmittel: Die Prüfung erfolgt mit Hilfe der Dünnschichtchromatographie (V.6.20.2) unter Verwendung einer Schicht von Kieselgel GF_{254} *R*.

Untersuchungslösung: 1 g Substanz wird mit 20 ml Methanol *R* und 2 ml Ammoniak-Lösung 17 % *R* versetzt und 20 h lang stehengelassen. Die klare Lösung wird abgetrennt, zur Trockne eingedampft und der Rückstand in 0,5 ml Methanol *R* gelöst.

Referenzlösung: Je 2 mg Ethyl-4-hydroxybenzoat *R*, Methyl-4-hydroxybenzoat *R* oder Propyl-4-hydroxybenzoat *R* und 2 mg 1-Naphthylamin *R* werden in 10 ml Methanol *R* gelöst.

Auf die Platte werden getrennt 10 µl jeder Lösung bandförmig (20 mm × 3 mm) aufgetragen. Auf jede trockene Startzone werden 10 µl einer 0,1prozentigen Lösung (*m*/V) von Dansylchlorid *R* in Aceton *R* aufgetragen. Getrennt davon werden 10 µl Dansylchlorid-Lösung bandförmig (20 mm × 3 mm) aufgetragen. Die Startzonen werden mit einer 5prozentigen Lösung (*m*/V) von Natriumtetraborat *R* besprüht. Anschließend wird die Platte 15 min lang bei 60 °C getrocknet. Die Chromatographie erfolgt unter Ausschluß direkter Lichteinwirkung mit einer Mischung von 8 Volumteilen wasserfreiem Ethanol *R* und 92 Volumteilen Toluol *R* über eine Laufstrecke von 12 cm. Die Platte wird an der Luft getrocknet und sofort im ultravioletten Licht bei 365 nm ausgewertet. Das Chromatogramm der Referenzlösung zeigt eine intensiv gelb fluoreszierende Zone mit einem Rf-Wert von 0,4 bis 0,6 (Dansylchlorid-Derivat). Das mit 10 µl Dansylchlorid-Lösung erhaltene Chromatogramm zeigt eine blau fluoreszierende Zone am Startpunkt und eine nahe der Laufmittelfront. Das Chromatogramm der Untersuchungslösung darf weder eine gelb bis orange oder blau fluoreszierende Zone in der Mitte des Chromatogramms, noch blau fluoreszierende Zonen mit höherem Rf-Wert zeigen (Aminosäure-Derivate). Im ultravioletten Licht bei 254 nm zeigt das Chromatogramm der Referenzlösung fluoreszenzmindernde Zonen mit einem Rf-Wert von 0,3 bis 0,5 (Hydroxybenzoesäureester). Im Chromatogramm der Untersuchungslösung dürfen im Bereich dieser Rf-Werte keine fluoreszenzmindernden Zonen auftreten (Hydroxybenzoesäureester oder Pentachlorphenol).

Schwefeldioxid: Höchstens 200 ppm. In den Kolben *(A)* (siehe Abbildung) werden 150 ml Wasser gegeben. Anschließend wird durch die Apparatur 15 min lang Kohlendioxid *R* mit einer Durchflußrate von 100 ml je Minute geleitet. In das Reagenzglas *(D)* werden 10 ml Wasserstoffperoxid-Lösung 3 % *R*, die zuvor gegen eine 0,1prozentige Lösung (*m*/V) von Brom-

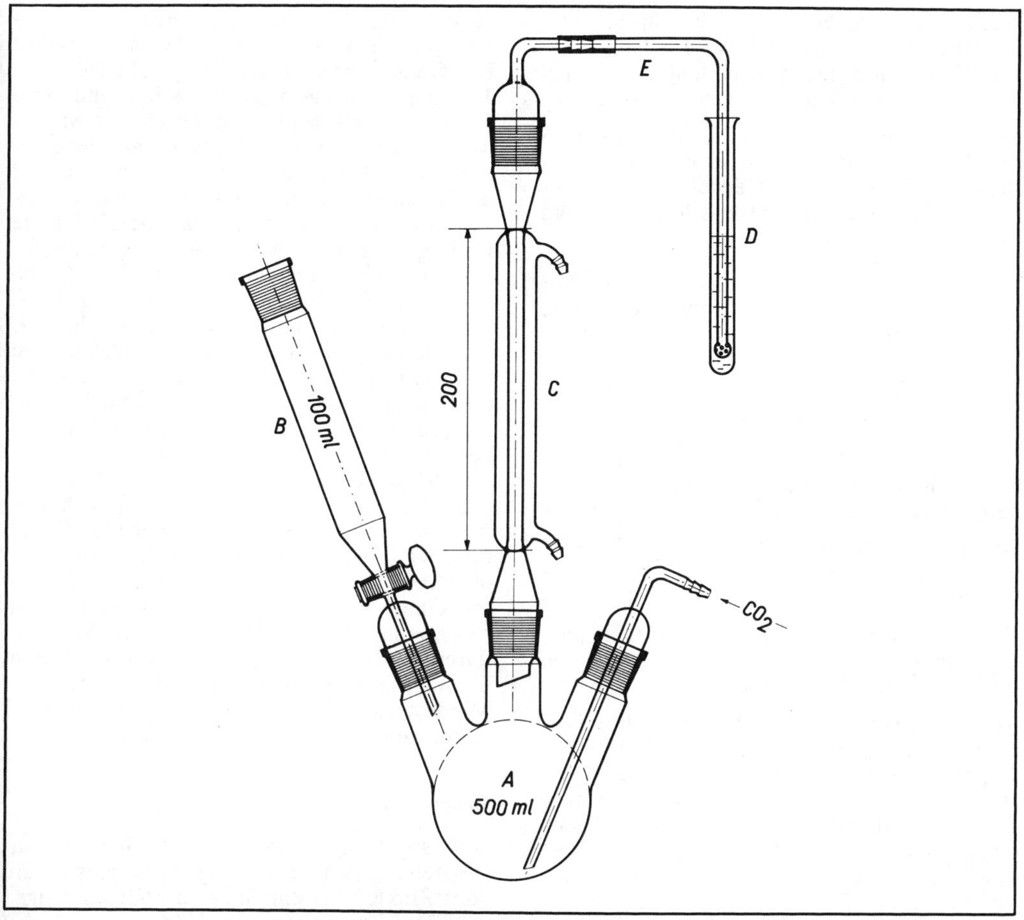

Abb. Apparat zur Bestimmung von Schwefeldioxid. Längenangaben in Millimeter

phenolblau *R* in Ethanol 20 % (V/V) neutralisiert wurde, eingebracht. Ohne den Kohlendioxidstrom zu unterbrechen, wird der Tropftrichter *(B)* entfernt. 25,0 g Substanz werden mit Hilfe von 100 ml Wasser durch die Öffnung in den Kolben *(A)* eingebracht. Durch den Tropftrichter werden 80 ml Salzsäure 7 % *R* zugesetzt. Die Mischung wird 1 h lang zum Sieden erhitzt. Anschließend wird der Hahn des Trichters geöffnet und der Kohlendioxidstrom sowie die Heizung und die Kühlung abgestellt. Der Inhalt des Reagenzglases wird mit Hilfe von wenig Wasser in einen 200-ml-Weithals-Erlenmeyerkolben überführt und 15 min lang im Wasserbad erhitzt. Nach dem Abkühlen wird unter Zusatz von 0,1 ml einer 0,1prozentigen Lösung (*m*/V) von Bromphenolblau *R* in Ethanol 20 % (V/V) mit 0,1 N-Natriumhydroxid-Lösung von Gelb nach Blauviolett titriert.

Der Gehalt an Schwefeldioxid in ppm errechnet sich nach der Formel:

$$128\,a$$

a = Anzahl verbrauchte Milliliter 0,1 N-Natriumhydroxid-Lösung.

Peroxide: 1,0 g Substanz wird unter Erwärmen in 10 ml Wasser gelöst und die Lösung mit 2 ml Vanadinschwefelsäure *R* versetzt. Eine auftretende orangegelbe Färbung darf nicht stärker sein als die einer unter gleichen Bedingungen hergestellten Referenzlösung unter Verwendung einer Mischung von 1,0 ml einer 0,01prozentigen Lösung (*m*/V H_2O_2) von Wasserstoffperoxid und 9,0 ml Wasser (100 ppm H_2O_2).

Arsen (V.3.2.2): 1,0 g Substanz wird mit einer Mischung von 10 ml Wasser, 2,5 ml Schwefelsäure 96 % *R*, 2,5 ml Salpetersäure 65 % *R* und einem geringen Überschuß an Bromwasser *R* versetzt. Die Mischung wird 30 min lang stehengelassen und anschließend 1 h lang unter Rückfluß erhitzt. Die Lösung muß der Grenzprüfung A auf Arsen entsprechen (1 ppm).

Schwermetalle (V.3.2.8): 2,0 g Substanz müssen der Grenzprüfung C auf Schwermetalle entsprechen (50 ppm). Zur Herstellung der Referenzlösung werden 10 ml Blei-Lösung (10 ppm Pb) *R* verwendet.

Trocknungsverlust (V.6.22): Höchstens 15 Prozent, mit 1,000 g Substanz durch Trocknen im Trockenschrank bei 100 bis 105 °C bestimmt.

Asche (V.3.2.16): Höchstens 2,0 Prozent.

Mikrobielle Verunreinigung:

Keimzahl (V.2.1.8.1): Höchstens 10^3 lebensfähige Mikroorganismen je Gramm Substanz, durch Auszählen auf Agarplatten bestimmt.

Spezifische Mikroorganismen (V.2.1.8.2): *Escherichia coli* und *Salmonellen* dürfen nicht vorhanden sein.

Gelatine zur Herstellung von Vaginalkugeln, Suppositorien und Zinkleim muß folgender zusätzlicher Anforderung entsprechen:

Gelbildungsvermögen: 150 bis 250 g. Das Gelbildungsvermögen ist, ausgedrückt als Masse in Gramm, diejenige Kraft, die notwendig ist, mit Hilfe eines Stempels von 12,7 mm Durchmesser, bei einem bei 10 °C gealtertem Gel, dessen Gelatinekonzentration 6,67 Prozent *(m/m)* beträgt, eine 4 mm tiefe Verformung hervorzurufen.

Gerät: Das Gelometer besteht aus:
- einem zylindrischen Stempel von 12,7 ± 0,1 mm Durchmesser mit einer ebenen Preßfläche mit abgerundeter Kante (0,5 mm Radius)
- einer Vorrichtung zur Einstellung der Höhe des Gefäßes, das das Gel enthält, so daß die Oberfläche des Gels mit dem Stempel in Kontakt kommen kann, ohne Druck auszuüben
- einer Vorrichtung, durch die der Druck des Stempels konstant um 40 g je Sekunde erhöht werden kann
- einer Vorrichtung, durch die innerhalb von höchstens 0,025 s die vertikale Bewegung des Stempels nach einer Strecke von 4 ± 0,1 mm angehalten wird
- einer Meßvorrichtung (Waage), mit der der Enddruck auf ± 0,5 g genau gemessen werden kann
- einem Gefäß von 59 ± 1 mm innerem Durchmesser und 85 mm Höhe.

Ausführung: 7,5 g Substanz werden in das Gefäß gebracht und mit 105 ml Wasser versetzt. Das Gefäß wird mit einem Uhrglas bedeckt und 3 h lang stehengelassen. Anschließend wird 15 min lang im Wasserbad auf 65 °C erwärmt, wobei mit Hilfe eines Glasstabes vorsichtig gerührt wird. Dabei muß sichergestellt sein, daß die Lösung homogen ist und daß das Kondenswasser an den Innenwänden des Gefäßes in die Lösung eingebracht wird. Nach 15 min langem Abkühlen bei Raumtemperatur wird das Gefäß in ein thermostatisiertes Bad von 10,0 ± 0,1 °C gestellt, das mit einer Vorrichtung versehen ist, die eine Kontrolle der genau horizontalen Lage der Plattform, auf welcher das Gefäß steht, ermöglicht. Das Gefäß wird mit einem Gummistopfen verschlossen und 16 bis 18 h lang stehengelassen. Das Gefäß wird anschließend unverzüglich in das Gelometer gebracht und so eingestellt, daß der Stempel, ohne Druck auszuüben, gerade in Kontakt mit der Oberfläche des Gels kommt. Darauf wird der Druck auf den Stempel um 40 g je Sekunde erhöht bis zu einer vertikalen Lageveränderung von 4 ± 0,1 mm. Der Druck, der in diesem Moment durch den Stempel ausgeübt wird, gemessen in Gramm, entspricht dem Gelbildungsvermögen. Mindestens drei Bestimmungen werden durchgeführt und der Mittelwert errechnet.

Beschriftung

Auf dem Behältnis muß, wenn die Substanz zur Herstellung von Vaginalkugeln, Suppositorien oder Zinkleim bestimmt ist, das Gelbindungsvermögen angegeben sein.

Hinweis

Die in der Monographie beschriebene Substanz muß nicht notwendigerweise für Zubereitungen zur parenteralen Anwendung oder für andere spezielle Anwendungsgebiete geeignet sein.

Gelbfieber-Lebend-Impfstoff

Vaccinum febris flavae vivum

Gelbfieber-Lebend-Impfstoff ist eine gefriergetrocknete Zubereitung des 17D-Stammes des Gelbfiebervirus, das in befruchteten Hühnereiern gezüchtet wurde. Der Beschriftung entsprechend wird der Impfstoff unmittelbar vor Gebrauch wieder resuspendiert.

Der Impfstoff wird unter Verwendung eines Saatvirussystems[1)] hergestellt. Der fertige Impfstoff stellt nicht mehr als drei Subkulturen des Originalimpfstoffs dar, an dem die Laboratoriums- und klinischen Prüfungen durchgeführt wurden, welche den Stamm mit Genehmigung der zuständigen nationalen Behörde als geeignet erwiesen haben. Das Virus wird in befruchteten Hühnereiern gezüchtet, die aus einem SPF-Bestand stammen. Nach der Bebrütung wird das Virus aus der wäßrigen Phase extrahiert und geklärt. Geeignete Antibiotika können zugesetzt werden. Die geklärten Suspensionen werden auf Identität, Sterilität und Freisein von Fremdviren geprüft. Virusernten, die diesen Prüfungen entsprechen, werden vereinigt, mit einem geeigneten Stabilisator gemischt, aseptisch in sterile Behältnisse gefüllt und bis zu einer Restfeuchte gefriergetrocknet, von der erwiesen ist, daß sie günstig für die Stabilität des Impfstoffs ist. Die Behältnisse werden dann so verschlossen, daß jede Verunreinigung und Feuchtigkeit ausgeschlossen sind.

An dem gefriergetrockneten Impfstoff wird durch 7 Tage langes Erwärmen auf 37 °C eine Prüfung auf Wärmebeständigkeit durchgeführt. Der Virustiter ist nach dieser Zeit höchstens 1 $\log_{10}$ niedriger als der Ausgangswert und entspricht mindestens der Anzahl von plaquebildenden Einheiten für 1×10^3 Maus LD_{50}.

Prüfung auf Identität

Wenn der Impfstoff nach Resuspension, entsprechend der Beschriftung, mit einem spezifischen Gelbfieber-Antiserum gemischt wird, kommt es zu einer signifikanten Verringerung seiner Fähigkeit, empfängliche Zellkulturen zu infizieren.

Prüfung auf Reinheit

Protein-Stickstoff: Höchstens 0,25 mg je Dosis, bestimmt am wiedergelösten Impfstoff.

Fremde Mikroorganismen: Der gelöste Impfstoff muß der „Prüfung auf Sterilität" (V.2.1.1) entsprechen.

Anomale Toxizität (V.2.1.5): Der gelöste Impfstoff muß der Prüfung auf „Anomale Toxizität" von Sera und Impfstoffen für Menschen entsprechen. Jedes Meerschweinchen erhält zehn Dosen und wird 21 Tage lang beobachtet. Jede Maus erhält eine Dosis und wird 7 Tage lang beobachtet.

Virustiter

Der resuspendierte Impfstoff wird 20 min lang bei 20 bis 30 °C stehengelassen. Die Viruskonzentration wird mit einem Plaque-Test in geeigneten Zellkulturen bestimmt, wobei Vierer-Verdünnungsstufen des Impfstoffs in einem geeigneten, stabilisierenden Verdünnungsmittel benutzt werden. Der Impfstoff enthält je Dosis mindestens die Anzahl plaquebildender Einheiten, die 1×10^3 LD_{50} an der Maus entspricht. Die Relation zwischen plaquebildenden Einheiten und Maus LD_{50} wird in vorhergehenden Experimenten bestimmt; sie wird von der zuständigen nationalen Behörde genehmigt.

Lagerung

Entsprechend **Impfstoffe für Menschen (Vaccina ad usum humanum)**.

Dauer der Verwendbarkeit: 2 Jahre.

Javanische Gelbwurz

Curcumae xanthorrhizae rhizoma

Javanische Gelbwurz besteht aus den in Scheiben geschnittenen, getrockneten, knolligen Wurzelstöcken von *Curcuma xanthorrhiza*

1) WHO Biol. Subst. Nr. 3

ROXBURGH (Synonym: *Curcuma xanthorrhiza* D. DIETRICH). Sie enthalten mindestens 5,0 Prozent (V/*m*) ätherisches Öl und mindestens 1,0 Prozent Dicinnamoylmethan-Derivate, berechnet als Curcumin ($C_{21}H_{20}O_6$; M_r 368,4).

Beschreibung

Die Droge riecht aromatisch und schmeckt leicht bitter; beim Kauen färbt sie den Speichel gelb. Die Droge besteht aus orangegelben bis gelbbraunen oder graubraunen, etwa 1,5 bis 6 mm dicken, meist geschälten, etwas verzogenen Scheiben von etwa 1,5 bis 5 cm, zuweilen bis zu 7 cm Durchmesser. Stellenweise ist der bräunlichgraue Kork noch erhalten. Der Querschnitt ist gelb und zeigt im etwas helleren Zentrum dunkle Flecke. Der Querbruch ist glatt und feinkörnig.

Mikroskopische Merkmale: An ungeschälten Stellen befindet sich mehrschichtiger Kork, über dem gelegentlich polygonale Epidermiszellen mit kleinen Calciumoxalatkristallen erhalten sind. Reste dickwandiger, meist abgebrochener, spitzer, einzelliger Haare können vorhanden sein. Die Endodermiszellen sind verkorkt, unverdickt und frei von Stärke. Im Parenchym befinden sich zahlreiche orangegelbe bis gelbbraune Exkretzellen, die Harze, ätherisches Öl und Curcumin enthalten. Die reichlich vorkommenden exzentrisch geschichteten Stärkekörner sind flach, oval bis eiförmig, etwa 30 bis 50 µm lang und etwa 10 bis 30 µm breit.

Pulverdroge: Das Pulver ist gelb bis gelbbraun. Es enthält zahlreiche flache, exzentrische Stärkekörner; Fragmente des farblosen Parenchyms mit orangegelben bis gelbbraunen Exkretzellen; Bruchstücke breiter Netz- und anderer Gefäße; seltener Fragmente von Kork und Epidermis sowie Reste dickwandiger, einzelliger, spitzer Haare. Sklerenchymfasern fehlen.

Prüfung auf Identität

A. 10 mg pulverisierte Droge (500) werden mit 2 ml Acetanhydrid-Schwefelsäure-Reagenz *RN* versetzt und geschüttelt. Im ultravioletten Licht bei 365 nm ist eine schwach graue bis gelbliche Fluoreszenz sichtbar. Eine rote Fluoreszenz weist auf *Curcuma domestica* VALETON (Synonym: *Curcuma longa* L.) hin.

B. Die Prüfung erfolgt mit Hilfe der Dünnschichtchromatographie (V.6.20.2) unter Verwendung einer Schicht von Kieselgel G *R*.

Untersuchungslösung: 0,5 g pulverisierte Droge (500) werden 30 min lang mit 5 ml Methanol *R* unter Schütteln extrahiert; das Filtrat dient als Untersuchungslösung.

Referenzlösung: 5 mg Fluorescein *RN* und je 10 mg Curcumin *RN* und Thymol *R* werden in 10 ml Methanol *R* gelöst.

Auf die Platte werden getrennt 10 µl jeder Lösung bandförmig (20 mm × 3 mm) aufgetragen. Die Chromatographie erfolgt mit einer Mischung von 1 Volumteil Essigsäure 98 % *R*, 5 Volumteilen Ethanol 96 % *R* und 94 Volumteilen Chloroform *R* über eine Laufstrecke von 10 cm. Nach Verdunsten des Fließmittels bei Raumtemperatur werden die Chromatogramme zunächst im Tageslicht und anschließend im ultravioletten Licht bei 365 nm ausgewertet. Im Tageslicht sind im Chromatogramm der Referenzlösung im unteren Drittel die gelbe Zone des Fluoresceins und etwa in der Mitte die ebenfalls gelbe Zone des Curcumins sichtbar. Im Chromatogramm der Untersuchungslösung tritt die Curcuminzone am stärksten hervor, darunter ist die gleichfarbige, wesentlich schwächer ausgeprägte Zone des Desmethoxycurcumins. Im ultravioletten Licht bei 365 nm zeigen die beiden Curcumafarbstoffe eine intensive gelbgrünliche Fluoreszenz. Unter dem Desmethoxycurcumin kann noch eine weitere, schwach fluoreszierende Zone vorhanden sein.

Anschließend wird die Platte mit etwa 10 ml Dichlorchinonchlorimid-Lösung *RN* (für eine 200-mm × 200-mm-Platte) besprüht und danach vorsichtig mit Ammoniak-Lösung 26 % *R* bedampft. Im Chromatogramm der Untersuchungslösung färben sich die beiden Curcumafarbstoffe gelbbraun bis braun. Etwa in Höhe des violett gefärbten Thymols der Referenzlösung tritt in der Untersuchungslösung die blaue Zone des Xanthorrhizols deutlich hervor.

Prüfung auf Reinheit

Fremde Bestandteile (V.4.2): Höchstens 2 Prozent. Stücke des Rhizoms von *Curcuma domestica* VALETON (Synonym: *Curcuma longa* L.) dürfen nicht vorhanden sein.

Das Rhizom von *Curcuma domestica* besteht aus bis etwa 1,5 cm dicken, walzenförmigen oder leicht zusammengedrückten (fingerförmigen), geraden oder etwas gekrümmten und außen mit Narben der Seitenzweige versehenen Stücken oder aus bis zu 4 cm langen, bis zu 3 cm dicken, eiförmigen, quergeringelten Stücken, die oft der Länge nach durchschnitten vorliegen. Letztere bilden bis etwa 4 cm lange, dichte, harte, fast hornartige, spröde Gebilde. Die Außenseite ist höckerig, graubraun bis schmutziggelblich, mehr oder weniger gerunzelt, quergeringelt und zeigt Reste kurzer Seitenzweige.

Das Pulver von *Curcuma domestica* ist besonders gekennzeichnet durch Parenchymfetzen mit gelbgefärbter, verkleisterter Stärke; zahlreiche freiliegende, verkleisterte Stärkeballen; sowie durch einzelne, unverkleisterte, farblose, scheibenartige, sack- bis ei- oder birnenförmige, meist etwa 15 bis 30 µm (selten bis etwa 42 µm) lange Stärkekörner mit exzentrischer Schichtung.

Trocknungsverlust (V.6.22): Höchstens 18,0 Prozent, mit 1,000 g pulverisierter Droge (355) durch 2 h langes Trocknen im Trockenschrank bei 100 bis 105 °C bestimmt.

Asche (V.3.2.16): Höchstens 8,0 Prozent, mit 1,00 g pulverisierter Droge bestimmt.

Gehaltsbestimmung

Ätherisches Öl (V.4.5.8): Bestimmung mit 5,0 g pulverisierter Droge (500) und 100 ml Wasser als Destillationsflüssigkeit in einem 250-ml-Rundkolben; Destillation 3 h lang bei 3 bis 4 ml in der Minute; 0,5 ml Xylol *R* als Vorlage.

Dicinnamoylmethan-Derivate: 0,100 g pulverisierte Droge (180) werden mit 60 ml Essigsäure 98 % *R* versetzt und 1 h lang im Wasserbad von 90 °C erwärmt. Nach Zusatz von 2,0 g Borsäure *R* und 2,0 g Oxalsäure *R* wird weitere 10 min im Wasserbad von 90 °C erwärmt. Nach dem Abkühlen auf Raumtemperatur wird mit Essigsäure 98 % *R* zu 100,0 ml verdünnt und gemischt. 5,0 ml der überstehenden, klaren Lösung werden mit Essigsäure 98 % *R* zu 50,0 ml verdünnt. Die Absorption (V.6.19) der Lösung wird bei 530 nm gegen Essigsäure 98 % *R* gemessen.

Der Berechnung des Gehaltes an Dicinnamoylmethan-Derivaten, berechnet als Curcumin, wird eine spezifische Absorption $A_{1cm}^{1\%}$ = 2350 zugrunde gelegt.

Lagerung

Vor Licht geschützt.

Gentamicinsulfat

Gentamicini sulfas

Gentamicinsulfat ist ein Gemisch von Sulfaten antimikrobiell wirksamer Substanzen, die aus *Micromonospora purpurea* gewonnen werden. Die Wirksamkeit beträgt mindestens 590 I.E. je Milligramm, berechnet auf die wasserfreie Substanz.

Eigenschaften

Weißes bis fast weißes Pulver; leicht löslich in Wasser, praktisch unlöslich in Chloroform, Ethanol und Ether.

Prüfung auf Identität

Die Prüfung B kann entfallen, wenn die Prüfungen A, C und D durchgeführt werden. Die Prüfungen A und C können entfallen, wenn die Prüfungen B und D durchgeführt werden.

A. 10 mg Substanz werden in 1 ml Wasser gelöst, mit 5 ml einer 40prozentigen Lösung (*m*/V) von Schwefelsäure 96 % *R* versetzt und 100 min lang im Wasserbad erhitzt. Nach dem Abkühlen wird mit Wasser zu 25 ml verdünnt. Die Lösung, zwischen 240 und 330 nm gemessen (V.6.19), darf kein Absorptionsmaximum zeigen.

B. Das Kernresonanzspektrum (siehe „Prüfung auf Reinheit“) einer 20prozentigen Lösung (*m*/V) der Substanz in [D_2]Wasser *R* steht im Einklang mit dem einer Lösung von Gentamicinsulfat *CRS* gleicher Konzentration. (Aufgrund eines verschiedenen Verhältnisses der Einzelkomponenten können Unterschiede bei den Integrationen der Signale bei etwa δ 1,25, 1,35, 2,75 und 2,95 auftreten.)

C. Die Prüfung erfolgt mit Hilfe der Dünnschichtchromatographie (V.6.20.2) unter Verwendung einer Schicht von Kieselgel G*R*.

Untersuchungslösung: 25 mg Substanz werden in Wasser zu 5 ml gelöst.

Referenzlösung: 25 mg Gentamicinsulfat *CRS* werden in Wasser zu 5 ml gelöst.

Auf die Platte werden getrennt 10 µl jeder Lösung aufgetragen. Die Chromatographie erfolgt mit der Unterphase einer Mischung von gleichen Volumteilen Chloroform *R*, Methanol *R* und Ammoniak-Lösung 26 % *R* über eine Laufstrecke von 15 cm. Nach dem Trocknen der Platte an der Luft wird mit Ninhydrin-Lösung *R*1 besprüht und 5 min lang auf 110 °C erhitzt. Die drei Hauptflecke im Chromatogramm der Untersuchungslösung entsprechen in bezug auf Lage, Farbe und Größe den mit der Referenzlösung erhaltenen drei Hauptflecken.

D. Die Substanz gibt die Identitätsreaktion a auf Sulfat (V.3.1.1).

Prüfung auf Reinheit

Prüflösung: 0,8 g Substanz werden in kohlendioxidfreiem Wasser *R* zu 20 ml gelöst.

Aussehen der Lösung: Die Prüflösung muß klar (V.6.1) und darf nicht stärker gefärbt sein als Grad 6 der Skala der entsprechenden Farbvergleichslösung (V.6.2, Methode II).

***p*H-Wert** (V.6.3.1): Der *p*H-Wert der Prüflösung muß zwischen 3,5 und 5,5 liegen.

Spezifische Drehung (V.6.6): 2,5 g Substanz werden in Wasser zu 25,0 ml gelöst. Die spezifische Drehung muß zwischen +107 und +121° liegen, berechnet auf die wasserfreie Substanz.

Methanol: Höchstens 1,0 Prozent *(m/m)*. Die Prüfung erfolgt mit Hilfe der Gaschromatographie (V.6.20.3) unter Verwendung von 1-Propanol *R* als Internem Standard.

Interner-Standard-Lösung: 2,5 ml 1-Propanol *R* werden mit Wasser zu 500,0 ml verdünnt.

Untersuchungslösung a: 0,50 g Substanz werden in Wasser zu 2,0 ml gelöst.

Untersuchungslösung b: 0,50 g Substanz werden in 1,0 ml Interner-Standard-Lösung gelöst und mit 1,0 ml Wasser versetzt.

Referenzlösung: 1,25 ml Methanol *R* und 1,25 ml 1-Propanol *R* werden gemischt und mit Wasser zu 500,0 ml verdünnt.

Die Chromatographie kann durchgeführt werden mit Hilfe von

- einer Säule von 1,5 m bis 2 m Länge und 2 bis 4 mm innerem Durchmesser, gepackt mit Ethylvinylbenzol-Divinylbenzol-Copolymer *R* (150 bis 180 µm)
- Stickstoff zur Chromatographie *R* als Trägergas, mit einer Durchflußrate von 30 bis 40 ml je Minute
- einem Flammenionisationsdetektor.

Die Temperatur der Säule wird bei einer konstanten Temperatur zwischen 120 und 140 °C, die der Injektionskammer und des Detektors mindestens 50 °C darüber gehalten. Geeignete Volumina der Untersuchungslösungen und der Referenzlösung werden injiziert. Der Gehalt an Methanol wird unter Zugrundelegung einer Dichte von 0,792 g je Milliliter bei 20 °C errechnet.

Kernmagnetisches Resonanzspektrum: Die Prüfung erfolgt mit Hilfe der Kernresonanzspektroskopie (V.6.23) unter Verwendung eines 60-MHz-Spektrometers.

Das Spektrometer wird wie folgt eingestellt: Mit Hilfe des Signals bei etwa δ 4,75, das mit einer 10prozentigen Lösung (*m*/V) von Magnesiumsulfat *R* in $[D_2]$Wasser *R* erhalten wird, wird die Phasenkontrolle so eingestellt, daß das Gerät in reiner Absorption arbeitet. Die übrigen Einstellungen erfolgen unter Verwendung einer 20prozentigen Lösung (*m*/V) von Gentamicinsulfat *CRS* in $[D_2]$Wasser *R* als Referenzlösung. Die Lösung wird vorher in ein Kernresonanzröhrchen filtriert und der Sauerstoff durch langsames Durchleiten von Stickstoff *R* entfernt. Die Scangeschwindigkeit wird auf etwa 1 Hz je Sekunde eingestellt und die Höhen der Signale bei etwa δ 2,95 werden bei aufeinanderfolgenden Radiofrequenzeinstellungen aufgezeichnet. Die höchste Einstellung, bei der das Signal nicht gesättigt ist, wird verwendet. Eine weitere Einstellung der Phasenkontrolle kann notwendig sein. Die Empfindlichkeit wird so eingestellt, daß das Signal bei etwa δ 2,95 den maximal möglichen Ausschlag zeigt. Das Protonenresonanzspektrum wird unter Verwendung einer 20prozentigen Lösung (*m*/V) der Substanz in $[D_2]$Wasser *R* aufgezeichnet. Die Lösung wird zuvor in ein Kernresonanzröhrchen filtriert und durch langsames Durchleiten von Stickstoff *R* von Sauerstoff befreit. Das Spektrum wird 3mal auf getrennte Papiere unter den oben angegebenen Bedingungen aufgezeichnet. Falls erforderlich, wird eine erneute Einstellung der Phase und der Empfindlichkeit vorgenommen. Das Verhältnis der Höhe des Signals bei etwa δ 2,75 zu der des Signals bei etwa δ 2,95 muß zwischen 0,260 und 0,440 liegen. Das Verhältnis der Höhe des Signals bei δ etwa 1,25 zu der des Signals bei δ etwa 1,35 muß zwischen 0,200 und 0,260 liegen. Die Messung der Signalhöhen erfolgt von einer Linie aus, die zwischen der mittleren Basislinie zwischen δ 0 und δ 0,5 und der zwischen δ 6,1 und δ 6,6 gezogen wird. Die Verhältnisse sind das arithmetische Mittel der von jedem Spektrum erhaltenen Werte.

Sulfat: 32,0 bis 35,0 Prozent Sulfat (SO_4), berechnet auf die wasserfreie Substanz. 0,250 g Substanz werden in 100 ml Wasser gelöst. Der *p*H-Wert der Lösung wird mit Ammoniak-Lösung 26 % *R* auf 11 eingestellt. Nach Zusatz von 10,0 ml 0,1M-Bariumchlorid-Lösung und etwa 0,5 mg Phthaleinpurpur *R* wird mit 0,1M-Natriumedetat-Lösung titriert. Bei beginnendem Farbumschlag der Lösung werden 50 ml Ethanol 96 % *R* zugesetzt; anschließend wird die Titration fortgesetzt, bis die violettblaue Farbe verschwindet.

1 ml 0,1M-Bariumchlorid-Lösung entspricht 9,606 mg Sulfat (SO_4).

Wasser (V.3.5.6): Höchstens 15,0 Prozent, mit 0,300 g Substanz nach der Karl-Fischer-Methode bestimmt.

Sulfatasche (V.3.2.14): Höchstens 1,0 Prozent, mit 0,50 g Substanz bestimmt.

Wertbestimmung

Die Ausführung erfolgt nach „Mikrobiologische Wertbestimmung von Antibiotika" (V.2.2.1).

Gentamicinsulfat zur parenteralen Anwendung muß folgenden zusätzlichen Anforderungen entsprechen:

Pyrogene (V.2.1.4): Je Kilogramm Körpermasse eines Kaninchens werden 2,5 ml einer Lösung der Substanz in Wasser für Injektionszwecke, die 8 mg je Milliliter enthält, injiziert.

Anomale Toxizität (V.2.1.5): Je Maus wird 1 mg Substanz, in 0,5 ml einer sterilen, 0,9prozentigen Lösung (*m*/V) von Natriumchlorid *R* gelöst, injiziert.

Gentamicinsulfat zur parenteralen Anwendung oder zur Herstellung von Augentropfen, ohne weitere Sterilisation, muß folgender zusätzlichen Anforderung entsprechen:

Sterilität (V.2.1.1): Die Substanz muß der „Prüfung auf Sterilität" entsprechen.

Lagerung

Dicht verschlossen.

Beschriftung

Wenn die Substanz zur parenteralen Anwendung oder zur Herstellung von Augentropfen bestimmt ist oder steril ist, muß dies angegeben sein.

Vorsichtig zu lagern!

Gewürznelken

Caryophylli flos

Gewürznelken bestehen aus den Blütenknospen von *Syzygium aromaticum* (L.) MERRIL et L. M. PERRY (*Eugenia caryophyllus* (C. SPRENG.) BULL. et HARR.), die so lange getrocknet wurden, bis sie rötlichbraun geworden sind. Sie enthalten mindestens 15,0 Prozent (V/*m*) ätherisches Öl.

Beschreibung

Gewürznelken riechen charakteristisch, schmecken aromatisch und scharf.

Die rötlichbraune Blütenknospe besteht aus dem vierkantigen, stengelartigen, 10 bis 12 mm langen und 2 bis 3 mm breiten Unterkelch, der von 4 auseinandergehenden Kelchzipfeln, die ein kugelförmiges, im Durchmesser 4 bis 6 mm betragendes Köpfchen umgeben, gekrönt ist. Im oberen Teil des Unterkelches befindet sich ein zweifächeriger Fruchtknoten, der zahlreiche Samenanlagen enthält. Das kugelförmige bzw. kuppelartige Köpfchen besteht aus 4 übereinandergreifenden Kronblättern, die zahlreiche, nach innen geneigte Staubblätter und einen kurzen, aufgerichteten Griffel, mit scheibenförmigem Nectarium an der Basis, einschließen. Beim Eindrücken mit dem Fingernagel sondert der Unterkelch ätherisches Öl ab.

Mikroskopische Merkmale: Die Epidermis des Unterkelchs zeigt kleine, polygonale Zellen mit stark kutinisierter Außenwand und kreisrunden anomocytischen Spaltöffnungen. Das darunterliegende Parenchym besteht aus Zellen mit schwach verdickten Wänden und enthält zahlreiche große, ovale Ölräume mit ätherischem Öl. Weiter gegen die Mitte zu findet sich unterhalb des Fruchtknotens ein Bereich mit zahlreichen, verstreut auftretenden Gefäßbündeln. Diese Zone ist von der Zentralregion, die ebenfalls Gefäßbündel führt, durch ein breites, lockeres, von zahlreichen Interzellularräumen durchzogenes Aerenchym getrennt. In den Parenchymzellen sind überall Oxalatdrusen vorhanden. Ölräume finden sich auch in den Blütenblättern, ein einzelner großer Ölraum ist ferner in der Spitze eines jeden Staubblattes enthalten.

Pulverdroge: Das dunkelbraune Pulver riecht und schmeckt wie die unzerkleinerte Droge. Folgende Bestandteile sind auffindbar: Bruchstücke des Unterkelchs mit Epidermis und darunterliegendem, Ölräume führendem Parenchym; kurze Fasern, isoliert oder in kleinen Bündeln vorkommend, mit verdickten, verholzten Wänden sowie einige Steinzellen; reichlich Parenchymzellen mit Oxalatdrusen; zahlreiche dreieckige Pollenkörner mit einem Durchmesser von etwa 15 µm und Öffnungen an den Ecken. Stärkekörner fehlen. Eisen(III)-chlorid-Lösung färbt das Pulver schwarzblau.

Prüfung auf Reinheit

Chromatographie: Die Prüfung erfolgt mit Hilfe der Dünnschichtchromatographie (V.6.20.2) unter Verwendung einer Schicht von Kieselgel GF_{254} *R*.

Untersuchungslösung: 0,1 g pulverisierte Droge (500) werden 15 min lang mit 2 ml Dichlormethan *R* geschüttelt. Nach dem Abfiltrieren wird das Filtrat auf dem Wasserbad sorgfältig zur Trockne eingedampft und der Rückstand in 2 ml Toluol *R* gelöst.

Referenzlösung: 20 µl Eugenol *R* werden in 2 ml Toluol *R* gelöst.

Auf die Platte werden getrennt 20 µl Untersuchungslösung und 10 µl Referenzlösung bandförmig (20 mm × 3 mm) aufgetragen. Die Chromatographie erfolgt ohne Kammersättigung mit Toluol *R* über eine Laufstrecke von 10 cm. Die Platte wird 5 min lang stehengelassen, anschließend erneut auf die gleiche Weise chromatographiert. Nach dem Trocknen an der Luft wird im ultravioletten Licht bei 254 nm ausgewertet und die fluoreszenzmindernden Zonen markiert. Das Chromatogramm der Untersuchungslösung zeigt im mittleren Teil eine floureszenzmindernde Zone (Eugenol), die in bezug auf ihre Lage der fluoreszenzmindernden Zone im Chromatogramm der Referenzlösung entspricht, und kann knapp unterhalb der dem Eugenol entsprechenden eine weitere, schwach fluoreszenzmindernde Zone (Acetyleugenol) aufweisen. Die Platte wird mit etwa 10 ml Anisaldehyd-Reagenz *R* besprüht, 5 bis 10 min lang bei 100 bis 105 °C erhitzt und anschließend im Tageslicht ausgewertet. Die dem Eugenol entsprechenden Zonen in den Chromatogrammen von Untersuchungs- und Referenzlösung sind intensiv braunviolett, die dem Acetyleugenol entsprechende Zone im Chromatogramm der Untersuchungslösung ist schwach violettblau gefärbt. Das Chromatogramm der Untersuchungslösung enthält noch weitere gefärbte Zonen, insbesondere eine schwach rote Zone im unteren und eine rotviolette Zone (Caryophyllen) im oberen Teil.

Fremde Bestandteile (V.4.2): Höchstens 4 Prozent aufgeblühte Knospen, Blütenstiele und Früchte; höchstens 2 Prozent fermentierte Knospen und höchstens 0,5 Prozent andere fremde Bestandteile.

Sulfatasche (V.3.2.14): Höchstens 8,0 Prozent, mit 1,0 g pulverisierter Droge bestimmt.

Gehaltsbestimmung

Ätherisches Öl (V.4.5.8): Benutzt wird ein 250-ml-Rundkolben mit 100 ml Wasser als Destillationsflüssigkeit; 0,50 ml Xylol *R* als Vorlage. 5,0 g Droge werden mit 5,0 g Kieselgur *R* zu einem feinen, homogenen Pulver verrieben. 4,0 g dieser Mischung werden sofort zur Bestimmung verwendet. Die Destillationsrate soll 2,5 bis 3,5 ml je Minute, die Destillationszeit 2 h betragen.

Lagerung

Vor Licht geschützt.

Ginsengwurzel

Ginseng radix

Ginsengwurzel besteht aus den getrockneten Wurzeln von *Panax ginseng* C. A. MEYER. Sie enthält mindestens 1,5 Prozent Ginsenoside, berechnet als Ginsenosid Rg_1.

Beschreibung

Die Droge hat einen schwachen, eigenartigen Geruch. Der Geschmack ist schwach würzig, anfangs leicht bitter, dann süßlich und etwas schleimig.

Die spindelförmigen Wurzeln sind zumeist 3,5 bis 20 cm lang, oben 0,5 bis 2,5 cm dick, nach unten verschmälert und häufig gegen die Spitze hin gekrümmt. Der untere Teil hat zuweilen 2 oder mehrere Verzweigungen. Oben befindet sich ein kopfartig abgesetzter Sproßrest mit ringförmigen Narben. Die bis 3 mm starke Rinde ist hellbräunlich gelb bis gelblichweiß. Die Oberfläche der Wurzel ist von längs verlaufenden Runzeln bedeckt und im oberen Teil mehr oder weniger deutlich quer geringelt. Die hart und spröde, nicht faserig brechende Wurzel zeigt auf dem mehligen, weißgelblichen Querschnitt einen bräunlichgelben Kambiumring.

Mikroskopische Merkmale: Im Querschnitt der Wurzel folgt auf einen mehrschichtigen, dünnwandigen Kork ein Phelloderm aus wenigen Lagen schmaler, tangential gestreckter, dickwandiger Zellen. Das anschließende lockere Rindengewebe führt große, mehr oder weniger radial gestreckte Interzellularräume und zahlreiche, vom umgebenden Gewebe sich abhebende, zerstreut angeordnete Exkretgänge mit gelbbräunlichem Inhalt, deren Durchmesser von außen nach innen abnimmt. Die dünnwandigen Parenchymzellen der Rinde sind in der Nähe des Kambiums rundlich-polygonal und werden nach außen zunehmend schmaler und tangential gestreckt. Innerhalb des Kambiums unterscheiden sich die breiten Markstrahlen deutlich vom Gefäßteil. Im Zentrum findet sich primäres Holz. Auf dem ganzen Querschnitt fehlen Sklerenchymfasern und Steinzellen. Die Gefäße sind die einzigen verholzten Elemente. In der inneren Rinde bilden die englumigen, zerdrückten Siebröhrengruppen schmale radiale Strahlen. Im Xylem sind die etwa 15 bis 45 µm weiten Gefäße strahlig angeordnet. Die dazwischen liegenden keilförmigen, unterschiedlich weiten Markstrahlen bestehen aus dünnwandigen, polygonalen, gleichförmigen Zellen. Rinde und Holz enthalten zahlreiche Calciumoxalatdrusen, zuweilen auch kleine Einzelkristalle. Besonders viele große Drusen befinden sich in der äußeren Rinde. Das gesamte Parenchym der Wurzel ist dicht gefüllt mit Stärke. Diese besteht aus 4 bis 10 µm großen rundlichen, seltener eckigen Einzelkörnern, die vereinzelt zusammengesetzt sind.

Pulverdroge: Das gelbliche Pulver besteht überwiegend aus dünnwandigem, farblosem Parenchym und enthält sehr viel Stärke, hauptsächlich als rundliche und eckige Körner mit einem Durchmesser von 4 bis 10 µm, die vereinzelt zusammengesetzt sind. Zumeist 40 bis 50 µm große Calciumoxalatdrusen und Längsansichten der Sekretgänge mit gelbbraunen Sekretklumpen kennzeichnen weiterhin das Pulver. Außerdem sind Bruchstücke der 15 bis 45 µm weiten Netz-, Treppen- und Spiralgefäße, dünnwandige Korkfetzen und wenig dickwandiges, farbloses Phelloderm enthalten. Sklerenchymfasern fehlen.

Prüfung auf Identität

A. Die Prüfung erfolgt mit Hilfe der Dünnschichtchromatographie (V.6.20.2) unter Verwendung einer Schicht von Kieselgel G *R*.

Untersuchungslösung: 1,0 g pulverisierte Droge (500) wird 15 min lang mit 10 ml einer 70prozentigen Lösung (V/V) von Methanol *R* unter Rückflußkühlung gekocht und nach dem Abkühlen abfiltriert. Das Filtrat dient als Untersuchungslösung.

Referenzlösung: Je 5 mg Aescin *R*, Amygdalin *RN* und Arbutin *RN* werden in 1,0 ml Methanol *R* gelöst.

Auf die Platte werden getrennt 20 µl jeder Lösung bandförmig (20 mm × 3 mm) aufgetragen. Die Startzonen werden im Kaltluftstrom getrocknet. Die Chromatographie erfolgt ohne Kammersättigung mit der Oberphase einer Mischung von 25 Volumteilen Ethylacetat *R*, 50 Volumteilen Wasser und 100 Volumteilen 1-Butanol *R* über eine Laufstrecke von 10 cm. Nach Verdunsten des Fließmittels bei Raumtemperatur wird die Platte mit etwa 10 ml Anisaldehyd-Reagenz *R* (für eine 200-mm × 200-mm-Platte) besprüht und anschließend 5 bis 10 min lang unter Beobachtung auf 105 bis 110 °C erhitzt. Die Auswertung erfolgt im Tageslicht.

Das Chromatogramm der Referenzlösung zeigt im oberen Drittel die braune Zone des Arbutins und etwa in der Mitte die braune Zone des Amygdalins. Dazwischen liegen in der Untersuchungslösung die grauviolett angefärbten Ginsenoside Rg_1 (oben) und Re (unten). Das ebenfalls grauviolett angefärbte Ginsenosid Rb_1 befindet sich etwa auf gleicher Höhe wie die graue Aescinzone der Referenzlösung.

Zwischen den Zonen der Ginsenoside Rb_1 und Re liegen weitere, schwächer hervortretende Zonen; die unterste entspricht dem Ginsenosid Rc. Im unteren Drittel des

Chromatogramms sind weitere Zonen erkennbar.

B. 5 mg pulverisierte Droge (500) werden in einem Uhrglas mit 0,1 ml Schwefelsäure 96 % *R* gemischt. Nach 1 bis 2 min erscheint eine rotbraune Färbung, die sich in 15 bis 20 min nach Rotviolett ändert.

Prüfung auf Reinheit

Fremde Bestandteile (V.4.2)

Trocknungsverlust (V.6.22): Höchstens 12,0 Prozent, mit 1,000 g pulverisierter Droge (355) durch 2 h langes Trocknen im Trockenschrank bei 100 bis 105 °C bestimmt.

Asche (V.3.2.16): Höchstens 8,0 Prozent, mit 1,00 g pulverisierter Droge bestimmt.

Salzsäureunlösliche Asche (V.4.1): Höchstens 1,0 Prozent.

Gehaltsbestimmung

1,00 g pulverisierte Droge (500) wird in einem 250-ml-Kolben mit 70,0 g einer 50prozentigen Lösung (V/V) von Methanol *R* versetzt. 0,1 ml Polydimethylsiloxan *R* und einige Siedesteine werden dazugegeben und der Kolben mit Inhalt auf 0,1 g genau gewogen. Anschließend wird 1 h lang im Wasserbad unter Rückfluß gekocht.

Nach dem Abkühlen wird mit einer 50prozentigen Lösung (V/V) von Methanol *R* auf die ursprüngliche Masse ergänzt. Der Rückstand wird durch Zentrifugieren abgetrennt, die dekantierte Lösung auf 0,1 g genau gewogen und bei einem Druck zwischen 1,5 und 2,5 kPa bei höchstens 60 °C zur Trockne eingeengt. Der Rückstand wird in 20,0 ml 0,1 N-Salzsäure gelöst, in einen 250-ml-Scheidetrichter überführt und der Kolben 2mal mit je 5,0 ml 0,1 N-Salzsäure nachgespült. Die vereinigten salzsauren Lösungen werden 3mal mit je 70,0 ml der Oberphase einer Mischung von 30 ml Chloroform *R*, 90 ml 0,1 N-Salzsäure und 180 ml 1-Butanol *R* ausgeschüttelt. Nach jeder Ausschüttelung muß die Absetzzeit mindestens 15 min betragen. Die salzsäurehaltige Unterphase wird nach der dritten Ausschüttelung verworfen. Die vereinigten organischen Phasen werden 2mal mit je 30,0 ml der Unterphase der Mischung von 30 ml Chloroform *R*, 90 ml 0,1 N-Salzsäure und 180 ml 1-Butanol *R* ausgeschüttelt, wobei wiederum eine Absetzzeit von mindestens 15 min eingehalten werden muß. Die Unterphase wird anschließend verworfen und die organische Phase bei einem Druck zwischen 1,5 und 2,5 kPa bei höchstens 60 °C zur Trockne eingeengt. Der Rückstand wird in 50,0 ml Essigsäure 98 % *R* gelöst und die Lösung filtriert. Die ersten 20 ml des Filtrates werden verworfen.

1,0 ml des essigsauren Filtrates (Gesamtsaponinlösung) wird in ein Reagenzglas mit Schliffstopfen gebracht und 4,0 ml Säure-Reagenz *RN* dazugegeben. Als Kompensationsflüssigkeit wird 1,0 ml Essigsäure 98 % *R* mit 4,0 ml Säure-Reagenz *RN* versetzt. Die Gläser werden gut geschüttelt und 25 min lang in einem Wasserbad von 60 ± 1 °C erwärmt. Nach Abkühlen unter fließendem Wasser auf Raumtemperatur wird sofort die Rotfärbung der Untersuchungslösung bei 520 nm gegen die Kompensationsflüssigkeit gemessen (V.6.19).

Der Prozentgehalt an Ginsenosiden, berechnet als Ginsenosid Rg_1, errechnet sich nach folgender Formel:

$$\frac{301{,}7 \cdot A}{m_1 \cdot m_2}$$

A = gemessene Absorption
m_1 = Masse des Zentrifugates in g
m_2 = Gesamteinwaage pulverisierter Droge in g.

Lagerung

Vor Licht geschützt.

Wasserfreie Glucose

Glucosum anhydricum

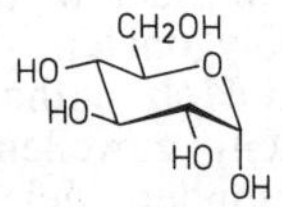

$C_6H_{12}O_6$ M_r 180,2

Wasserfreie Glucose ist α-D-Glucopyranose.

Eigenschaften

Weißes, kristallines, geruchloses Pulver, von süßem Geschmack; leicht löslich in Wasser, wenig löslich in Ethanol.

Prüfung auf Identität

A. Die spezifische Drehung (siehe „Prüfung auf Reinheit") der Substanz liegt zwischen + 52,5 und + 53,3°.

B. Die Prüfung erfolgt mit Hilfe der Dünnschichtchromatographie (V.6.20.2) unter Verwendung einer Schicht von Kieselgel G *R*.

Untersuchungslösung: 10 mg Substanz werden in einer Mischung von 2 Volumteilen Wasser und 3 Volumteilen Methanol *R* zu 20 ml gelöst.

Referenzlösung a: 10 mg Glucose *CRS* werden in einer Mischung von 2 Volumteilen Wasser und 3 Volumteilen Methanol *R* zu 20 ml gelöst.

Referenzlösung b: Je 10 mg Glucose *CRS*, Fructose *CRS*, Lactose *CRS* und Saccharose *CRS* werden in einer Mischung von 2 Volumteilen Wasser und 3 Volumteilen Methanol *R* zu 20 ml gelöst.

Auf die Platte werden getrennt 2 µl jeder Lösung aufgetragen. Nach sorgfältigem Trocknen erfolgt die Chromatographie mit einer Mischung[1] von 10 Volumteilen Wasser, 15 Volumteilen Methanol *R*, 25 Volumteilen wasserfreie Essigsäure *R* und 50 Volumteilen Dichlorethan *R* über eine Laufstrecke von 15 cm. Die Platte wird im Warmluftstrom getrocknet. Die Chromatographie wird sofort unter Erneuerung der mobilen Phase wiederholt. Die Platte wird im Warmluftstrom getrocknet. Mit einer Lösung von 0,5 g Thymol *R* in einer Mischung von 5 ml Schwefelsäure 96 % *R* und 95 ml Ethanol 96 % *R* wird gleichmäßig besprüht. Bei 130 °C wird 10 min lang erhitzt. Der Hauptfleck im Chromatogramm der Untersuchungslösung entspricht in bezug auf Lage, Farbe und Größe dem mit der Referenzlösung a erhaltenen Hauptfleck. Die Prüfung darf nur ausgewertet werden, wenn das Chromatogramm der Referenzlösung b deutlich voneinander getrennt 4 Flecke zeigt.

C. 0,1 g Substanz werden in 10 ml Wasser gelöst. Nach Zusatz von 3 ml Fehlingscher Lösung *R* und Erhitzen bildet sich ein roter Niederschlag.

[1] Die Lösungsmittel müssen genau abgemessen werden, denn ein geringer Überschuß von Wasser kann die Mischung trüben.

Prüfung auf Reinheit

Prüflösung: 10,0 g Substanz werden in destilliertem Wasser zu 100 ml gelöst.

Aussehen der Lösung: 10,0 g Substanz werden in 15 ml Wasser gelöst. Die Lösung muß klar (V.6.1) und geruchlos und darf nicht stärker gefärbt sein als die Farbvergleichslösung BG_7 (V.6.2, Methode II).

Sauer oder alkalisch reagierende Substanzen: 6,0 g Substanz werden in 25 ml kohlendioxidfreiem Wasser *R* gelöst. Die Lösung muß nach Zusatz von 0,3 ml Phenolphthalein-Lösung *R* farblos sein. Bis zum Farbumschlag nach Rosa dürfen höchstens 0,15 ml 0,1 N-Natriumhydroxid-Lösung verbraucht werden.

Spezifische Drehung (V.6.6): 10,0 g Substanz werden in 80 ml Wasser gelöst. Nach Zusatz von 0,2 ml Ammoniak-Lösung 10 % *R* wird 30 min lang stehengelassen und mit Wasser zu 100,0 ml verdünnt. Die spezifische Drehung muß zwischen + 52,5 und + 53,3° liegen, berechnet auf die wasserfreie Substanz.

Fremde Zucker, lösliche Stärke, Dextrine: 1,0 g Substanz wird in 30 ml Ethanol 90 % (V/V) unter Erhitzen zum Sieden gelöst. Das Aussehen der Lösung darf nach dem Erkalten nicht verändert sein.

Sulfit: 5,0 g Substanz werden in 40 ml Wasser gelöst. Nach Zusatz von 2,0 ml 0,1 N-Natriumhydroxid-Lösung wird mit Wasser zu 50,0 ml verdünnt. 10,0 ml dieser Lösung werden mit 1 ml einer 31prozentigen Lösung (*m*/V) von Salzsäure 36 % *R*, 2,0 ml Schiffs Reagenz *R* 1 und 2,0 ml einer 0,5prozentigen Lösung (V/V) von Formaldehyd-Lösung *R* versetzt. Nach 30 min wird die Absorption (V.6.19) im Maximum bei 583 nm gemessen. Als Referenzlösung dient folgende, gleichzeitig hergestellte Lösung: 76 mg Natriumdisulfit *R* werden in Wasser zu 50,0 ml gelöst. 5,0 ml dieser Lösung werden mit Wasser zu 100,0 ml verdünnt. 3,0 ml dieser verdünnten Lösung werden nach Zusatz von 4,0 ml 0,1 N-Natriumhydroxid-Lösung mit Wasser zu 100,0 ml verdünnt. 10,0 ml dieser Lösung werden sofort mit 1 ml einer 31prozentigen Lösung (*m*/V) von Salzsäure 36 % *R*, 2,0 ml Schiffs Reagenz *R* 1 und 2,0 ml einer 0,5prozentigen Lösung (V/V) von Formaldehyd-Lösung *R* versetzt. Nach 30 min wird die Absorption im Maximum bei 583 nm gemessen. Bei beiden Messungen wird als Kompensationsflüssigkeit eine unter gleichen Bedingungen hergestellte Lösung ausgehend von 10,0 ml Wasser verwendet. Die Absorption der

Untersuchungslösung darf nicht größer als die der Referenzlösung sein (15 ppm, berechnet als SO_2).

Chlorid (V.3.2.4): 4 ml Prüflösung, mit Wasser zu 15 ml verdünnt, müssen der Grenzprüfung auf Chlorid entsprechen (125 ppm).

Sulfat (V.3.2.13): 7,5 ml Prüflösung, mit destilliertem Wasser zu 15 ml verdünnt, müssen der Grenzprüfung auf Sulfat entsprechen (200 ppm).

Arsen (V.3.2.2): 1,0 g Substanz muß der Grenzprüfung A auf Arsen entsprechen (1 ppm).

Barium: 10 ml Prüflösung werden mit 1 ml Schwefelsäure 10 % *R* versetzt. Wenn die Lösung sofort oder nach 1 h eine Opaleszenz zeigt, darf sie höchstens so stark sein wie diejenige einer Mischung von 1 ml destilliertem Wasser und 10 ml Prüflösung.

Blei (V.3.2.10): Die Substanz muß der Grenzprüfung auf „Blei in Zuckern" entsprechen (0,5 ppm).

Calcium (V.3.2.3): 5 ml Prüflösung, mit destilliertem Wasser zu 15 ml verdünnt, müssen der Grenzprüfung auf Calcium entsprechen (200 ppm).

Wasser (V.3.5.6): Höchstens 1,0 Prozent, mit 0,500 g Substanz nach der Karl-Fischer-Methode bestimmt.

Sulfatasche: Höchstens 0,1 Prozent. 5,0 g Substanz werden in 5 ml Wasser gelöst. Nach Zusatz von 2 ml Schwefelsäure 96 % *R* wird die Lösung auf dem Wasserbad zur Trockne eingedampft und der Rückstand bis zur Massekonstanz geglüht. Falls erforderlich, wird das Glühen unter erneutem Zusatz von Schwefelsäure 96 % *R* wiederholt.

Lagerung

Dicht verschlossen.

Glucose-Monohydrat

Glucosum monohydricum

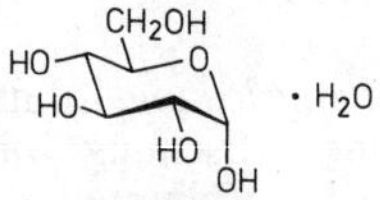

$C_6H_{12}O_6 \cdot H_2O$ M_r 198,2

Glucose-Monohydrat ist α-D-Glucopyranose, Monohydrat.

Eigenschaften

Die Substanz muß den in der Monographie **Wasserfreie Glucose (Glucosum anhydricum)** beschriebenen Eigenschaften entsprechen.

Prüfung auf Identität

Die Substanz muß den Prüfungen auf Identität unter **Wasserfreie Glucose** entsprechen.

Prüfung auf Reinheit

Die Substanz muß den Prüfungen auf Reinheit unter **Wasserfreie Glucose** mit Ausnahme der Prüfung „Wasser" entsprechen.

Wasser (V.3.5.6): 7,0 bis 9,5 Prozent, mit 0,500 g Substanz nach der Karl-Fischer-Methode bestimmt.

Lagerung

Dicht verschlossen.

Glucosesirup

Amyli hydrolysati sirupus

Glucosesirup wird aus Stärke durch Teilhydrolyse gewonnen. Er besteht im wesentlichen aus Glucose, Dextrinen, Maltose und Wasser.

Eigenschaften

Klare, viskose, farblose bis gelbliche Flüssigkeit von süßem Geschmack; mischbar mit Wasser, schwer löslich in Ethanol.

Prüfung auf Identität

A. Die Substanz bläht sich beim Erhitzen unter Schwarzfärbung und Entwicklung von Karamelgeruch auf.

B. 0,2 ml Prüflösung (siehe „Prüfung auf Reinheit"), mit 2,5 ml Wasser verdünnt, geben nach Zusatz von 2,5 ml Fehlingscher Lösung *R* beim Erhitzen einen roten Niederschlag.

C. 0,2 ml Prüflösung, mit 20 ml Wasser verdünnt, färben sich auf Zusatz von 0,05 ml 0,1 N-Iod-Lösung rotviolett bis rotbraun.

Prüfung auf Reinheit

Prüflösung: 25,0 g Substanz werden mit Wasser zu 50 ml verdünnt.

***p*H-Wert** (V.6.3.1): Der *p*H-Wert der Prüflösung muß zwischen 4,5 und 5,5 liegen.

Brechungsindex (V.6.5): Mindestens 1,490.

Stärke: 10 ml Prüflösung werden mit 40 ml Wasser gemischt und 1 min lang zum Sieden erhitzt. Werden nach dem Abkühlen 0,2 ml 0,1 N-Iod-Lösung zugesetzt, darf keine Blaufärbung auftreten.

Sulfit: 4,0 ml Prüflösung werden zu 10 ml verdünnt. Nach Zusatz von 0,25 ml 0,01 N-Iod-Lösung darf die Mischung nicht heller und nicht anders gefärbt sein als eine Mischung von 10 ml Wasser und 0,25 ml 0,01 N-Iod-Lösung.

Schwermetalle (V.3.2.8): 6 ml Prüflösung werden mit Wasser zu 15 ml verdünnt. 12 ml dieser Verdünnung müssen der Grenzprüfung A auf Schwermetalle entsprechen (10 ppm). Zur Herstellung der Referenzlösung wird die Blei-Lösung (2 ppm Pb) *R* verwendet.

Trocknungsverlust (V.6.22): Höchstens 25,0 Prozent, mit 1,000 g Substanz durch 2 h langes Trocknen im Vakuum bei 80 °C bestimmt.

Sulfatasche (V.3.2.14): Höchstens 0,5 Prozent, mit 1,0 g Substanz bestimmt.

Lagerung

In dem Verbrauch angemessenen Behältnissen.

Glycerol

Glycerolum

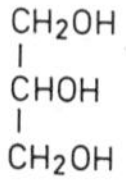

$C_3H_8O_3$ M_r 92,1

Glycerol enthält mindestens 98,0 und höchstens 101,0 Prozent 1,2,3-Propantriol, berechnet auf die wasserfreie Substanz.

Eigenschaften

Klare, farblose bis fast farblose, sirupartige, sich fettig anfühlende, stark hygroskopische Flüssigkeit; mischbar mit Wasser und Ethanol, schwer löslich in Aceton, praktisch unlöslich in Ether, fetten und ätherischen Ölen.

Prüfung auf Identität

Die Prüfung B kann entfallen, wenn die Prüfungen A, C und D durchgeführt werden. Die Prüfungen C und D können entfallen, wenn die Prüfungen A und B durchgeführt werden.

A. Die Substanz entspricht der Prüfung „Brechungsindex" (siehe „Prüfung auf Reinheit").

B. 5 ml Substanz werden mit 1 ml Wasser sorgfältig gemischt. Das IR-Absorptionsspektrum (V.6.18) der Lösung zeigt im Vergleich mit dem Glycerol-85 %-Referenzspektrum Maxima bei denselben Wellenlängen mit den gleichen relativen Intensitäten.

C. 1 ml Substanz wird mit 0,5 ml Salpetersäure 65 % *R* gemischt. Die Mischung wird mit 0,5 ml Kaliumdichromat-Lösung *R* überschichtet. An der Grenzschicht der beiden Flüssigkeiten entsteht ein blauer Ring, der 10 min lang bestehenbleibt, ohne daß die Farbe in die untere Schicht diffundiert.

D. Wird 1 ml Substanz in einer Abdampfschale mit 2 g Kaliumhydrogensulfat *R* erhitzt, entstehen stechend riechende und tränenreizende Dämpfe, die ein mit Neßlers Reagenz *R* getränktes Filterpapier schwärzen.

Prüfung auf Reinheit

Prüflösung: 50,0 g Substanz werden mit kohlendioxidfreiem Wasser *R* zu 100,0 ml verdünnt.

Aussehen der Lösung: Die Prüflösung muß klar sein (V.6.1). 10 ml Prüflösung werden mit Wasser zu 25 ml verdünnt. Die Lösung muß farblos sein (V.6.2, Methode II).

Brechungsindex (V.6.5): 1,470 bis 1,475.

Sauer oder alkalisch reagierende Substanzen: 50 ml Prüflösung werden mit 0,5 ml Phenolphthalein-Lösung *R* versetzt. Die Lösung muß farblos bleiben. Bis zum Farbumschlag nach Rosa dürfen höchstens 0,2 ml 0,1 N-Natriumhydroxid-Lösung verbraucht werden.

Ester: Die bei der Prüfung auf „Sauer oder alkalisch reagierende Substanzen" erhaltene Lösung wird mit 0,1 N-Natriumhydroxid-Lösung versetzt, bis insgesamt 10,0 ml zugesetzt sind, und 5 min lang unter Rückfluß erhitzt. Nach Abkühlen und Zusatz von 0,5 ml Phenolphthalein-Lösung *R* wird mit 0,1 N-Salzsäure titriert. Bis zum Farbumschlag müssen mindestens 8,0 ml 0,1 N-Salzsäure verbraucht werden.

Halogenverbindungen: 10 ml Prüflösung werden mit 1 ml Natriumhydroxid-Lösung 8,5 % *R*, 5 ml Wasser und 50 mg Raney-Nickel *R* versetzt und 10 min lang auf dem Wasserbad erhitzt. Nach dem Abkühlen wird filtriert. Kolben und Filter werden mit Wasser gewaschen, bis 25 ml Filtrat erhalten sind. 5 ml Filtrat werden mit 4 ml Ethanol 96 % *R*, 2,5 ml Wasser, 0,5 ml Salpetersäure 65 % *R* und 0,05 ml Silbernitrat-Lösung *R* 2 versetzt und gemischt. Nach 2 min darf die Lösung nicht stärker opaleszieren als eine gleichzeitig und unter gleichen Bedingungen hergestellte Referenzlösung aus 7,0 ml Chlorid-Lösung (5 ppm Cl) *R*, 4 ml Ethanol 96 % *R*, 0,5 ml Wasser, 0,5 ml Salpetersäure 65 % *R* und 0,05 ml Silbernitrat-Lösung *R* 2 (35 ppm).

Zucker: 10 ml Prüflösung werden 5 min lang mit 1 ml Schwefelsäure 10 % *R* im Wasserbad erhitzt. Nach Zusatz von 3 ml carbonatfreier Natriumhydroxid-Lösung 8,5 % *R*[1)] wird gemischt und tropfenweise 1 ml frisch hergestellte Kupfer(II)-sulfat-Lösung *R* zugesetzt. Die Lösung muß klar und blau sein. Nach 5 min langem Erhitzen im Wasserbad bleibt die Lösung blau und kein Niederschlag darf entstehen.

[1)] Hergestellt nach der für 1 N-Natriumhydroxid-Lösung beschriebenen Methode (VII.2.2).

Aldehyde, reduzierende Substanzen: 7,5 ml Prüflösung werden in einem Erlenmeyerkolben mit Schliffstopfen mit 7,5 ml Wasser und 1,0 ml Pararosaniliniumchlorid-Reagenz *R* versetzt. Nach dem Verschließen des Kolbens wird 1 h lang stehengelassen. Die Lösung darf nicht stärker gefärbt sein als eine gleichzeitig unter gleichen Bedingungen hergestellte Referenzlösung mit 7,5 ml Formaldehyd-Lösung (5 ppm CH_2O) *R* und 7,5 ml Wasser. Die Prüfung darf nur ausgewertet werden, wenn die Referenzlösung rosa gefärbt ist.

Chlorid (V.3.2.4): 1 ml Prüflösung, mit Wasser zu 15 ml verdünnt, muß der Grenzprüfung auf Chlorid entsprechen (10 ppm). Zur Herstellung der Referenzlösung wird 1 ml Chlorid-Lösung (5 ppm Cl) *R* mit Wasser zu 15 ml verdünnt.

Schwermetalle (V.3.2.8): 6 ml Prüflösung werden mit Wasser zu 15 ml verdünnt. 12 ml dieser Lösung müssen der Grenzprüfung A auf Schwermetalle entsprechen (5 ppm). Zur Herstellung der Referenzlösung wird die Blei-Lösung (1 ppm Pb) *R* verwendet.

Wasser (V.3.5.6): Höchstens 2,0 Prozent, mit 1,500 g Substanz nach der Karl-Fischer-Methode bestimmt.

Sulfatasche (V.3.2.14): Höchstens 0,01 Prozent. 5,0 g Substanz werden zum Sieden erhitzt und verbrannt.

Gehaltsbestimmung

0,100 g Substanz werden sorgfältig mit 45 ml Wasser gemischt, mit 25,0 ml einer 2,14prozentigen Lösung (*m*/V) von Natriumperiodat *R* und 1,0 ml Schwefelsäure 10 % *R* versetzt und 15 min lang stehengelassen. Nach Zusatz von 5,0 ml einer 50prozentigen Lösung (*m*/V) von Ethylenglycol *R* wird mit 0,1 N-Natriumhydroxid-Lösung unter Zusatz von 0,5 ml Phenolphthalein-Lösung *R* titriert. Ein Blindversuch wird durchgeführt.

1 ml 0,1 N-Natriumhydroxid-Lösung entspricht 9,21 mg $C_3H_8O_3$.

Lagerung

Dicht verschlossen.

Hinweis

Wird steriles Glycerol 85 Prozent (Glycerin) verordnet, so ist nach dem Heißluftverfahren sterilisiertes **Glycerol** (wasserfreies Glycerin) zu verwenden.

Glycerol 85 %

Glycerolum (85 per centum)

Glycerol 85 % ist eine wäßrige Lösung, die mindestens 83,5 und höchstens 88,5 Prozent *(m/m)* 1,2,3-Propantriol ($C_3H_8O_3$; M_r 92,1) enthält.

Eigenschaften

Klare, farblose bis fast farblose, sirupartige, sich fettig anfühlende, stark hygroskopische Flüssigkeit; mischbar mit Wasser und Ethanol, schwer löslich in Aceton, praktisch unlöslich in Ether, fetten und ätherischen Ölen.

Prüfung auf Identität

Die Prüfung B kann entfallen, wenn die Prüfungen A, C und D durchgeführt werden. Die Prüfungen C und D können entfallen, wenn die Prüfungen A und B durchgeführt werden.

A. Die Substanz entspricht der Prüfung „Brechungsindex" (siehe „Prüfung auf Reinheit").

B. Das IR-Absorptionsspektrum (V.6.18) der Substanz zeigt im Vergleich mit dem Glycerol-85%-Referenzspektrum Maxima bei denselben Wellenlängen mit den gleichen relativen Intensitäten.

C. 1 ml Substanz wird mit 0,5 ml Salpetersäure 65 % *R* gemischt. Die Mischung wird mit 0,5 ml Kaliumdichromat-Lösung *R* überschichtet. An der Grenzschicht der beiden Flüssigkeiten entsteht ein blauer Ring, der 10 min lang bestehenbleibt, ohne daß die Farbe in die untere Schicht diffundiert.

D. Wird 1 ml Substanz in einer Abdampfschale mit 2 g Kaliumhydrogensulfat *R* erhitzt, entstehen stechend riechende und tränenreizende Dämpfe, die ein mit Neßlers Reagenz *R* getränktes Filterpapier schwärzen.

Prüfung auf Reinheit

Prüflösung: 58,0 g Substanz werden mit kohlendioxidfreiem Wasser *R* zu 100,0 ml verdünnt.

Aussehen der Lösung: Die Prüflösung muß klar sein (V.6.1). 10 ml Prüflösung werden mit Wasser zu 25 ml verdünnt. Die Lösung muß farblos sein (V.6.2, Methode II).

Brechungsindex (V.6.5): 1,449 bis 1,455.

Sauer oder alkalisch reagierende Substanzen: 50 ml Prüflösung werden mit 0,5 ml Phenolphthalein-Lösung *R* versetzt. Die Lösung muß farblos bleiben. Bis zum Farbumschlag nach Rosa dürfen höchstens 0,2 ml 0,1 N-Natriumhydroxid-Lösung verbraucht werden.

Ester: Die bei der Prüfung auf „Sauer oder alkalisch reagierende Substanzen" erhaltene Lösung wird mit 0,1 N-Natriumhydroxid-Lösung versetzt, bis insgesamt 10,0 ml zugesetzt sind, und 5 min lang unter Rückfluß erhitzt. Nach Abkühlen und Zusatz von 0,5 ml Phenolphthalein-Lösung *R* wird mit 0,1 N-Salzsäure titriert. Bis zum Farbumschlag müssen mindestens 8,0 ml 0,1 N-Salzsäure verbraucht werden.

Halogenverbindungen: 10 ml Prüflösung werden mit 1 ml Natriumhydroxid-Lösung 8,5 % *R*, 5 ml Wasser und 50 mg Raney-Nickel *R* versetzt und 10 min lang auf dem Wasserbad erhitzt. Nach dem Abkühlen wird filtriert. Kolben und Filter werden mit Wasser gewaschen, bis 25 ml Filtrat erhalten sind. 5 ml Filtrat werden mit 4 ml Ethanol 96 % *R*, 2,5 ml Wasser, 0,5 ml Salpetersäure 65 % *R* und 0,05 ml Silbernitrat-Lösung *R* 2 versetzt und gemischt. Nach 2 min darf die Lösung nicht stärker opaleszieren als eine gleichzeitig und unter gleichen Bedingungen hergestellte Referenzlösung aus 7,0 ml Chlorid-Lösung (5 ppm Cl) *R*, 4 ml Ethanol 96 % *R*, 0,5 ml Wasser, 0,5 ml Salpetersäure 65 % *R* und 0,05 ml Silbernitrat-Lösung *R* 2 (30 ppm).

Zucker: 10 ml Prüflösung werden 5 min lang mit 1 ml Schwefelsäure 10 % *R* im Wasserbad erhitzt. Nach Zusatz von 3 ml carbonatfreier Natriumhydroxid-Lösung 8,5 % *R*[1)] wird gemischt und tropfenweise 1 ml frisch hergestellte Kupfer(II)-sulfat-Lösung *R* zugesetzt. Die Lösung muß klar und blau sein. Nach 5 min langem Erhitzen im Wasserbad bleibt die Lösung blau und kein Niederschlag darf entstehen.

Aldehyde, reduzierende Substanzen: 7,5 ml Prüflösung werden in einem Erlenmeyerkolben mit Schliffstopfen mit 7,5 ml Wasser und 1,0 ml Pararosaniliniumchlorid-Reagenz *R* versetzt. Nach dem Verschließen des Kolbens wird 1 h lang stehengelassen. Die Lösung darf nicht stärker gefärbt sein als eine gleichzeitig unter gleichen Bedingungen hergestellte Referenzlösung mit 7,5 ml Formaldehyd-Lösung (5 ppm

[1)] Hergestellt nach der für 1 N-Natriumhydroxid-Lösung beschriebenen Methode (VII.2.2).

CH_2O) *R* und 7,5 ml Wasser. Die Prüfung darf nur ausgewertet werden, wenn die Referenzlösung rosa gefärbt ist.

Chlorid (V.3.2.4): 1 ml Prüflösung, mit Wasser zu 15 ml verdünnt, muß der Grenzprüfung auf Chlorid entsprechen (10 ppm). Zur Herstellung der Referenzlösung wird 1 ml Chlorid-Lösung (5 ppm Cl) *R* mit Wasser zu 15 ml verdünnt.

Schwermetalle (V.3.2.8): 6 ml Prüflösung werden mit Wasser zu 15 ml verdünnt. 12 ml dieser Lösung müssen der Grenzprüfung A auf Schwermetalle entsprechen (5 ppm). Zur Herstellung der Referenzlösung wird die Blei-Lösung (1 ppm Pb) *R* verwendet.

Wasser (V.3.5.6): 12,0 bis 16,0 Prozent, mit 0,200 g Substanz nach der Karl-Fischer-Methode bestimmt.

Sulfatasche (V.3.2.14): Höchstens 0,01 Prozent. 5,0 g Substanz werden zum Sieden erhitzt und verbrannt.

Gehaltsbestimmung

0,100 g Substanz werden sorgfältig mit 45 ml Wasser gemischt, mit 25,0 ml einer 2,14prozentigen Lösung (*m*/V) von Natriumperiodat *R* und 1,0 ml Schwefelsäure 10 % *R* versetzt und 15 min lang stehengelassen. Nach Zusatz von 5,0 ml einer 50prozentigen Lösung (*m*/V) von Ethylenglycol *R* wird mit 0,1 N-Natriumhydroxid-Lösung unter Zusatz von 0,5 ml Phenolphthalein-Lösung *R* titriert. Ein Blindversuch wird durchgeführt.

1 ml 0,1 N-Natriumhydroxid-Lösung entspricht 9,21 mg $C_3H_8O_3$.

Lagerung

Dicht verschlossen.

Hinweis

Wird steriles Glycerol 85 Prozent (Glycerin) verordnet, so ist nach dem Heißluftverfahren sterilisiertes **Glycerol** (wasserfreies Glycerin) zu verwenden.

Glycerolmonostearat 40–50 %

Glyceroli monostearas 40–50

Glycerolmonostearat 40–50 % ist ein Gemisch von Monofettsäureestern des Glycerols, hauptsächlich der Stearin- und Palmitinsäure, mit wechselnden Mengen Di- und Trifettsäureestern des Glycerols und enthält mindestens 40,0 und höchstens 50,0 Prozent Glycerol-1-(palmitat, stearat), berechnet als 2,3-Dihydroxypropyloctadecanoat ($C_{21}H_{42}O_4$).

Eigenschaften

Feste, wachsartige Masse, Pulver oder Flocken, sich fettig anfühlend, weiß bis fast weiß; praktisch unlöslich in Wasser, löslich in Ethanol bei 60 °C und Ether.

Prüfung auf Identität

A. Die zuvor geschmolzene Substanz wird in ein Kapillarröhrchen gebracht und 24 h lang in einem verschlossenen Behältnis stehengelassen. Der Steigschmelzpunkt (V.6.11.2) liegt zwischen 54 und 64 °C.

B. Wird 1 g Substanz mit 2 g Kaliumhydrogensulfat *R* in einer Abdampfschale erhitzt, entstehen stechend riechende und tränenreizende Dämpfe, die ein mit Neßlers Reagenz *R* imprägniertes Filterpapier schwärzen.

C. 2,5 g Substanz werden 30 min lang mit 40 ml ethanolischer Kaliumhydroxid-Lösung 3 % *R* unter Rückfluß im Wasserbad erhitzt. Nach Zusatz von 30 ml Wasser wird das Ethanol abgedampft. Die noch heiße Lösung wird mit 15 ml Salzsäure 7 % *R* versetzt, abgekühlt und mit 50 ml Ether *R* ausgeschüttelt. Die Etherschicht wird dreimal mit je 10 ml Natriumchlorid-Lösung *R* gewaschen, über wasserfreiem Natriumsulfat *R* getrocknet und filtriert. Das Lösungsmittel wird abgedampft, der Rückstand im Vakuum getrocknet, geschmolzen, in Kapillarröhrchen gebracht und 24 h lang in einem verschlossenen Behältnis stehengelassen. Der Steigschmelzpunkt (V.6.11.2) beträgt mindestens 53 °C.

Prüfung auf Reinheit

Säurezahl (V.3.4.1): Höchstens 3,0, mit 1,0 g Substanz bestimmt.

Iodzahl (V.3.4.4): Höchstens 3,0.

Verseifungszahl (V.3.4.6): 158 bis 177, mit 2,0 g Substanz bestimmt.

Freies Glycerol: Höchstens 6,0 Prozent. In einen 500-ml-Erlenmeyerkolben mit Schliffstopfen werden 50,0 ml der bei der Gehaltsbestimmung erhaltenen wäßrigen Lösung gegeben. Nach Zusatz von 25,0 ml Periodat-Essigsäure-Reagenz *R* unter vorsichtigem Umschütteln wird 30 min lang bei 25 bis 30 °C stehengelassen. Danach werden 100 ml Wasser und 12 ml Kaliumiodid-Lösung *R* zugesetzt. Das ausgeschiedene Iod wird mit 0,1 N-Natriumthiosulfat-Lösung unter Zusatz von 1 ml Stärke-Lösung *R* titriert. Ein Blindversuch mit 50 ml Wasser wird durchgeführt.

1 ml 0,1 N-Natriumthiosulfat-Lösung entspricht 2,3 mg Glycerol.

Wasser (V.3.5.6): Höchstens 2,0 Prozent, mit 0,500 g Substanz nach der Karl-Fischer-Methode bestimmt, wobei als Lösungsmittel eine Mischung gleicher Volumteile von Chloroform *R* und wasserfreiem Methanol *R* verwendet wird.

Sulfatasche (V.3.2.14): Höchstens 0,1 Prozent, mit 1,0 g Substanz bestimmt, wobei Schwefelsäure 96 % *R* verwendet wird.

Gehaltsbestimmung

0,400 g Substanz werden in einem Scheidetrichter mit Schliffstopfen in 50 ml Dichlormethan *R* gelöst. Falls erforderlich, wird abgekühlt. Die Lösung wird mit 25 ml Wasser versetzt, 1 min lang kräftig geschüttelt und bis zur vollständigen Trennung in 2 Schichten stehengelassen. Wenn sich eine Emulsion bildet, werden einige Tropfen Essigsäure 98 % *R* zugesetzt. Die Ausschüttelung wird mit 25, 20 und 20 ml Wasser wiederholt. Die wäßrigen Schichten werden durch ein mit Wasser befeuchtetes Filter filtriert. Das Filter wird zweimal mit je 5 ml Wasser gewaschen. Die vereinigten Filtrate und Waschwässer werden mit Wasser zu 100,0 ml verdünnt. Diese Lösung dient zur Prüfung auf Reinheit „Freies Glycerol". Die organische Schicht wird durch einen Wattebausch filtriert. Scheidetrichter und Filter werden dreimal mit je 5 ml Dichlormethan *R* gewaschen. Filtrat und Waschflüssigkeiten werden in einem Meßkolben mit Dichlormethan *R* zu 100,0 ml verdünnt und gemischt. 50,0 ml dieser Lösung werden in einem 500-ml-Erlenmeyerkolben mit Schliffstopfen unter vorsichtigem Umschütteln mit 25,0 ml Periodat-Essigsäure-Reagenz *R* versetzt. Nach 30 min langem Stehenlassen bei 25 bis 30 °C werden 100 ml Wasser und 12 ml Kaliumiodid-Lösung *R* zugesetzt. Das ausgeschiedene Iod wird mit 0,1 N-Natriumthiosulfat-Lösung unter Zusatz von 1 ml Stärke-Lösung *R* titriert. Ein Blindversuch wird mit 50 ml Dichlormethan *R* durchgeführt.

Der Verbrauch an 0,1 N-Natriumthiosulfat-Lösung muß mindestens 85 Prozent des Volumens betragen, das im Blindversuch verbraucht wurde.

1 ml 0,1 N-Natriumthiosulfat-Lösung entspricht 17,9 mg $C_{21}H_{42}O_4$.

Lagerung

Dicht verschlossen, vor Licht geschützt.

Kolloidale [^{198}Au]Gold-Injektionslösung

Auri [^{198}Au] colloidalis solutio iniectabilis

Kolloidale [^{198}Au]Gold-Injektionslösung ist eine sterile, pyrogenfreie, kolloidale Dispersion von Gold-198, die mit Gelatine stabilisiert ist und reduzierende Substanzen wie Glucose und Ascorbinsäure enthält. Gold-198 ist ein Radioisotop des Goldes und kann durch Neutronenbestrahlung von Gold erhalten werden. Die Injektionslösung enthält mindestens 90,0 und höchstens 110,0 Prozent der deklarierten Gold-198-Radioaktivität zu dem auf der Beschriftung angegebenen Zeitpunkt. Mindestens 98 Prozent der Radioaktivität entsprechen dem Gold in der kolloidalen Dispersion. Verschiedene Arten der Lösung sind erhältlich, die sich in ihrer Teilchengröße unterscheiden. Etwa 80 Prozent der Radioaktivität ist im Bereich der Teilchengröße, der auf der Beschriftung angegeben ist, enthalten. Typische Teilchengrößenbereiche liegen zwischen 5 und 50 nm, 5 und 10 nm sowie 20 und 40 nm.

Eigenschaften

Dunkelrote Flüssigkeit, aus der sich kein Metall ablagert.

Gold-198 hat eine Halbwertszeit von 2,70 Tagen und emittiert Beta- und Gammastrahlen.

Prüfung auf Identität

A. Das Spektrum der Gammastrahlen wird, wie in der Monographie **Radioaktive Arzneimittel (Radiopharmaceutica)** beschrieben, mit einem geeigneten Gerät gemessen. Das Spektrum weicht nicht signifikant von dem einer Gold-198-Referenzlösung[1] ab, abgesehen von einigen Unterschieden, die dem Vorhandensein von Gold-199 zuzuschreiben sind. Das wichtigste Gammaphoton des Gold-198 hat eine Energie von 0,412 MeV.

B. Die unter Prüfung auf „Radiochemische Reinheit" (siehe „Prüfung auf Reinheit") erhaltenen Chromatogramme werden ausgewertet. Die Verteilung der Radioaktivität trägt zur Identifizierung der Injektionslösung bei.

Prüfung auf Reinheit

***p*H-Wert** (V.6.3.1): Der *p*H-Wert der Injektionslösung muß zwischen 4,0 und 8,0 liegen.

Radionukleare Reinheit: Das Spektrum der Gammastrahlen wird mit einem geeigneten Gerät gemessen, wie in der Monographie **Radioaktive Arzneimittel** beschrieben. Das Spektrum darf nicht signifikant von dem einer Gold-198-Referenzlösung abweichen, es sei denn, daß Gold-199 mit einem maximalen Anteil von 10 Prozent der Gesamtradioaktivität zu dem auf der Beschriftung angegebenen Zeitpunkt enthalten ist. Gold-199 hat eine Halbwertszeit von 3,14 Tagen, und sein Vorhandensein wird durch sein wichtigstes Gammaphoton angezeigt, das eine Energie von 0,158 MeV besitzt. Eine Einstellung des Meßinstrumentes mit einer Gold-199-Referenzlösung kann erforderlich sein.

Radiochemische Reinheit: Die Prüfung erfolgt mit Hilfe der aufsteigenden Papierchromatographie (V.6.20.1), wie in der Monographie **Radioaktive Arzneimittel** beschrieben.

Auf das Papier werden 10 µl der Injektionslösung aufgetragen. Mit einer Mischung von 10 Volumteilen Salzsäure 36 % *R*, 20 Volumteilen Wasser und 70 Volumteilen Aceton *R* wird 1 h lang entwickelt. Anschließend wird das Papier an der Luft getrocknet. Die Verteilung der Radioaktivität wird mit Hilfe eines geeigneten Detektors ermittelt. Gold in kolloidaler Verteilung bleibt am Startpunkt zurück, und alles gelöste Gold wandert mit der Lösungsmittelfront. Durch Besprühen mit einer Mischung von 2 Volumteilen einer 10prozentigen Lösung (m/V) von Kaliumiodid *R*, 10 Volumteilen Zinn(II)-chlorid-Lösung *R* und 88 Volumteilen Wasser entsteht Schwarzfärbung des gelösten Goldes. Die Radioaktivität des dem Gold in kolloidaler Verteilung entsprechenden Flecks muß mindestens 98 Prozent der Gesamtradioaktivität des Chromatogramms betragen.

Sterilität: Die Injektionslösung muß der Prüfung auf „Sterilität" der Monographie **Radioaktive Arzneimittel** entsprechen. Die Injektionslösung kann vor Abschluß der Prüfung angewendet werden.

Pyrogene: Die Injektionslösung muß der Prüfung auf „Pyrogene" der Monographie **Radioaktive Arzneimittel** entsprechen. Je Kilogramm Körpermasse eines Kaninchens werden mindestens 0,1 ml injiziert. Falls nötig, ist die Radioaktivität der Injektionslösung so lange abklingen zu lassen, bis die injizierte Gesamtradioaktivität je Kilogramm Körpermasse eines Kaninchens höchstens 100 µCi (3,7 MBq) beträgt. Die Injektionslösung kann vor Abschluß der Prüfung angewendet werden.

Radioaktivität

Die Radioaktivität wird, wie in der Monographie **Radioaktive Arzneimittel** beschrieben, mit einem geeigneten Gerät durch Vergleich mit einer Gold-198-Referenzlösung oder durch Messung mit einem Gerät, das mit Hilfe einer derartigen Lösung eingestellt wurde, bestimmt.

Lagerung

Entsprechend **Radioaktive Arzneimittel.**

Beschriftung

Entsprechend **Radioaktive Arzneimittel.** Die Beschriftung gibt die Teilchengröße des Goldes an.

Granulate

Granulata

Granulate sind Zubereitungen, die aus festen und trockenen Körnern bestehen, wobei jedes Korn ein Agglomerat aus Pulverpartikeln mit genügender Festigkeit darstellt, um verschiedene Handhabungen zuzulassen. Granulate sind

---

[1] Gold-198- und Gold-199-Referenzlösung können von der Physikalisch-Technischen Bundesanstalt, Bundesallee 100, 3300 Braunschweig, bezogen werden.

zur peroralen Anwendung bestimmt. Bestimmte Granulate werden geschluckt, andere werden gekaut oder vor der Einnahme in Wasser oder anderen geeigneten Flüssigkeiten gelöst oder zerfallen gelassen. Sie enthalten einen oder mehrere Wirkstoffe mit oder ohne Hilfsstoffe und, falls erforderlich, zugelassene Farb- und Aromastoffe.

Granulate sind in Form von Einzeldosis- oder Mehrdosenzubereitungen im Handel. Mehrdosenzubereitungen erfordern die Verwendung eines Meßgefäßes, das die vorgeschriebene Menge abzumessen gestattet. Bei Einzeldosiszubereitungen ist jede Dosis in einem Einzelbehwältnis, zum Beispiel einem Beutelchen (Sachet), einem Papiersack oder einem Fläschchen, abgepackt.

Verschiedene Arten von Granulaten können unterschieden werden:
- nicht überzogene Granulate
- Brausegranulate
- Granulate, die zur Herstellung von Flüssigkeiten zur peroralen Anwendung bestimmt sind
- überzogene Granulate
- magensaftresistent-überzogene Granulate
- Granulate mit modifizierter Wirkstofffreisetzung

In begründeten und zugelassenen Fällen gelten die Anforderungen dieser Monographie nicht für Granulate zur Anwendung am Tier.

Prüfung auf Reinheit

Gleichförmigkeit des Gehaltes (V.5.2.2): Falls nichts anderes vorgeschrieben ist oder bei begründeten und genehmigten Ausnahmen müssen Granulate im Einzeldosisbehältnis mit weniger als 2 mg oder weniger als 2 Prozent Wirkstoff, bezogen auf die Gesamtmasse, der Prüfung auf ,,Gleichförmigkeit des Gehaltes" entsprechen. Enthält die Zubereitung mehrere Wirkstoffe, bezieht sich die Prüfung nur auf solche Wirkstoffe, die den oben angeführten Bedingungen entsprechen. Die Prüfung ist für Multivitaminzubereitungen und Zubereitungen aus Spurenelementen nicht erforderlich. Wenn die Prüfung auf Gleichförmigkeit des Gehaltes für alle Wirkstoffe vorgeschrieben ist, ist die Prüfung auf Gleichförmigkeit der Masse nicht erforderlich.

Gleichförmigkeit der Masse (V.5.2.1): Granulate im Einzeldosisbehältnis (ausgenommen überzogene Granulate) müssen der Prüfung auf ,,Gleichförmigkeit der Masse" entsprechen.

Lagerung

Dicht verschlossen.

Zusätzliche Anforderungen, zum Beispiel die Prüfung auf ,,Wirkstofffreisetzung aus festen oralen Arzneiformen" (V.5.4), können für Zubereitungen, die nicht im Arzneibuch beschrieben sind, vorgeschrieben werden. Wenn die Wirkstofffreisetzung aus festen oralen Arzneiformen vorgeschrieben ist, wird die ,,Zerfallszeit" nicht bestimmt.

Brausegranulate

Brausegranulate sind nicht überzogene Granulate, die saure Substanzen und Carbonate oder Hydrogencarbonate enthalten, die im Wasser rasch Kohlendioxid freisetzen. Sie werden vor der Einnahme in Wasser gelöst oder dispergiert.

Prüfung auf Reinheit

Zerfallszeit: Eine Dosis Granulat wird in ein 250-ml-Becherglas, welches 100 ml Wasser von 15 bis 25 °C enthält, gegeben; zahlreiche Gasblasen entweichen. Wenn die Entwicklung von Gasblasen in der Umgebung der einzelnen Granulatkörner beendet ist, sind diese zerfallen, d. h. im Wasser gelöst oder dispergiert. Die Prüfung wird mit 5 weiteren Dosen wiederholt. Die Zubereitung entspricht der Prüfung, wenn jede der 6 Dosen innerhalb 5 min zerfallen ist.

Überzogene Granulate

Überzogene Granulate sind im allgemeinen Zubereitungen in Mehrdosenbehältnissen, die aus Granulatkörnern mit einer oder mehreren Schichten aus Mischungen verschiedener Substanzen bestehen. Die für den Überzug verwendeten Substanzen werden im allgemeinen in Form einer Lösung oder Suspension unter Bedingungen, die das Verdunsten der Flüssigkeit begünstigen, aufgetragen.

Magensaftresistent-überzogene Granulate

Magensaftresistent-überzogene Granulate sind Granulate, die mit einer oder mehreren Schichten überzogen sind. Diese Schichten sind im Magensaft beständig und zerfallen erst im Darm. Um dies zu erreichen, werden Substanzen wie Celluloseacetatphthalat sowie anionische Copolymere der Methacrylsäure und deren Ester verwendet.

Eine geeignete Prüfung kann durchgeführt werden, um die gewünschte Freigabe des oder der Wirkstoffe aufzuzeigen.

Granulate mit modifizierter Wirkstofffreisetzung

Granulate mit modifizierter Wirkstofffreisetzung sind überzogen oder nicht überzogen. Sie werden unter Einsatz von speziellen Hilfsstoffen oder besonderen Verfahren oder von beidem hergestellt, um Geschwindigkeit oder Ort der Freisetzung des oder der Wirkstoffe gezielt zu verändern.

Griseofulvin

Griseofulvinum

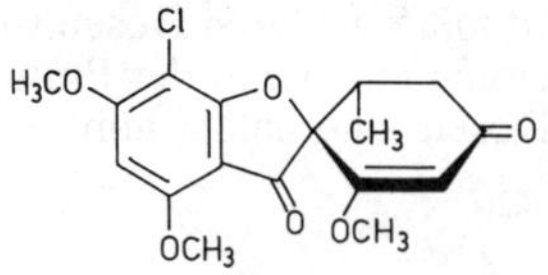

$C_{17}H_{17}ClO_6$ M_r 352,8

Griseofulvin ist (1′*S*,6′*R*)-7-Chlor-2′,4,6-trimethoxy-6′-methylspiro[benzofuran-2(3*H*),1′-[2]cyclohexen]-3,4′-dion, das aus bestimmten Stämmen von *Penicillium griseofulvum* gewonnen oder durch andere Verfahren hergestellt wird. Die Substanz enthält mindestens 97,0 und höchstens 102,0 Prozent $C_{17}H_{17}ClO_6$, berechnet auf die getrocknete Substanz.

Eigenschaften

Weißes bis schwach gelbliches, sehr feines Pulver, im allgemeinen eine Teilchengröße von höchstens 5 µm, gelegentlich jedoch über 30 µm, fast geruchlos, ohne Geschmack; praktisch unlöslich in Wasser, leicht löslich in Dimethylformamid und Tetrachlorethan, löslich in Chloroform, schwer löslich in wasserfreiem Ethanol und Methanol.

Die Substanz schmilzt bei etwa 220 °C.

Prüfung auf Identität

A. Das IR-Absorptionsspektrum (V.6.18) der Substanz zeigt im Vergleich mit dem von Griseofulvin *CRS* Maxima bei denselben Wellenlängen mit den gleichen relativen Intensitäten.

B. Werden etwa 5 mg Substanz in 1 ml Schwefelsäure 96 % *R* gelöst und mit etwa 5 mg pulverisiertem Kaliumdichromat *R* versetzt, entsteht eine weinrote Färbung.

Prüfung auf Reinheit

Aussehen der Lösung: 0,75 g Substanz werden in Dimethylformamid *R* zu 10 ml gelöst. Die Lösung muß klar (V.6.1) und darf nicht stärker gefärbt sein als die Farbvergleichslösung G_4 (V.6.2, Methode II).

Sauer reagierende Substanzen: 0,25 g Substanz werden in 20 ml Ethanol 96 % *R* suspendiert und mit 0,1 ml Phenolphthalein-Lösung *R* versetzt. Bis zum Farbumschlag darf höchstens 1,0 ml 0,02 N-Natriumhydroxid-Lösung verbraucht werden.

Spezifische Drehung (V.6.6): 0,250 g Substanz werden in Dimethylformamid *R* zu 25,0 ml gelöst. Die spezifische Drehung muß zwischen +354 und +364° liegen, berechnet auf die getrocknete Substanz.

Verwandte Substanzen: Die Prüfung erfolgt mit Hilfe der Gaschromatographie (V.6.20.3), unter Verwendung von Diphenylanthracen *R* als Interner Standard.

Interner-Standard-Lösung: 0,2 g Diphenylanthracen *R* werden in Aceton *R* zu 100,0 ml gelöst.

Untersuchungslösung a: 0,10 g Substanz werden in Aceton *R* zu 10,0 ml gelöst.

Untersuchungslösung b: 0,10 g Substanz werden in Aceton *R* gelöst, mit 1,0 ml Interner-Standard-Lösung versetzt und mit Aceton *R* zu 10,0 ml verdünnt.

Referenzlösung: 5,0 mg Griseofulvin *CRS* werden in Aceton *R* gelöst, mit 1,0 ml Interner-Standard-Lösung versetzt und mit Aceton *R* zu 10,0 ml verdünnt.

Die Chromatographie kann durchgeführt werden mit:

- einer Glassäule von 1 m Länge und 4 mm innerem Durchmesser, gepackt mit Kieselgur zur Gaschromatographie *R*, imprägniert mit 1 Prozent (*m/m*) Poly(cyanopropylmethylphenylmethyl)siloxan *R*,
- Stickstoff zur Chromatographie *R* als Trägergas, mit einer Durchflußrate von 50 bis 60 ml je Minute,
- einem Flammenionisationsdetektor.

Die Temperatur der Säule wird auf 250 °C, die des Probeneinlasses auf 270 °C und die des Detektors auf 300 °C gehalten. Die Chromatographie wird 3mal hintereinander durchgeführt, wobei die Retentionszeit des dem Griseofulvin entsprechenden Peaks etwa 11 min beträgt. Im Chromatogramm der Referenzlösung wird das Verhältnis der Fläche des dem Griseofulvin entsprechenden Peaks zu der des Internen Standards bestimmt. Im Chromatogramm der Untersuchungslösung b wird das Verhältnis der Fläche des dem Deschlorgriseofulvin entsprechenden Peaks (Retentionszeit in bezug auf Griseofulvin etwa 0,6) zu der des Internen Standards bestimmt; ebenso wird das Verhältnis der Fläche des dem Deshydrogriseofulvin entsprechenden Peaks (Retentionszeit in bezug auf Griseofulvin etwa 1,4) zu der des Internen Standards bestimmt.

Die Verhältnisse, berechnet vom Chromatogramm der Untersuchungslösung b, geteilt durch das Verhältnis, berechnet vom Chromatogramm der Referenzlösung, dürfen höchstens 0,6 für Deschlorgriseofulvin und höchstens 0,15 für Deshydrogriseofulvin betragen.

In Petroläther lösliche Stoffe: Höchstens 0,2 Prozent. 1,0 g Substanz wird mit 20 ml Petroläther *R* geschüttelt und 10 min lang unter Rückfluß erhitzt. Nach dem Abkühlen wird filtriert und der Rückstand 3mal mit je 15 ml Petroläther *R* gewaschen. Filtrat und Waschflüssigkeiten werden vereinigt und auf dem Wasserbad zur Trockne eingedampft. Der Rückstand wird anschließend 1 h lang bei 100 bis 105 °C getrocknet und darf höchstens 2 mg betragen.

Trocknungsverlust (V.6.22): Höchstens 1,0 Prozent, mit 1,000 g Substanz durch Trocknen im Trockenschrank bei 100 bis 105 °C bestimmt.

Sulfatasche (V.3.2.14): Höchstens 0,2 Prozent, mit 1,0 g Substanz bestimmt.

Anormale Toxizität: 5 gesunde Mäuse mit einer Masse zwischen 17 und 22 g je Tier werden verwendet. Jeder Maus wird oral eine Suspension von 0,1 g Substanz in 0,5 bis 1 ml Wasser verabreicht. Keine Maus darf innerhalb von 48 h nach Verabreichung der Suspension sterben.

Gehaltsbestimmung

80,0 mg Substanz werden in wasserfreiem Ethanol *R* zu 200,0 ml gelöst. 2,0 ml dieser Lösung werden mit wasserfreiem Ethanol *R* zu 100,0 ml verdünnt. Die Absorption (V.6.19) wird im Maximum bei 291 nm gemessen. Der Gehalt an $C_{17}H_{17}ClO_6$ wird mit Hilfe der spezifischen Absorption, $A_{1\,\%}^{1\,cm}$ = 686, berechnet.

Lagerung

Dicht verschlossen.

Vorsichtig zu lagern!

Guanethidinmonosulfat

Guanethidini monosulfas

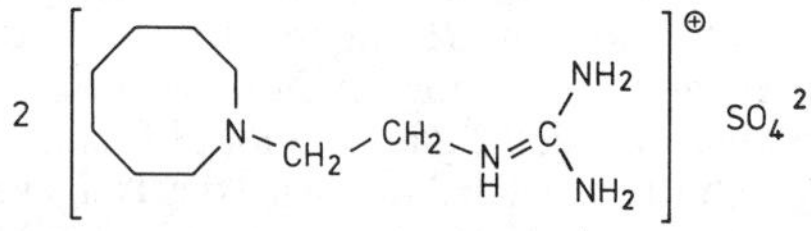

$C_{10}H_{24}N_4O_4S$ M_r 296,4

Guanethidinmonosulfat enthält mindestens 99,0 und höchstens 101,0 Prozent [2-(Perhydro-1-azocinyl)ethyl]guanidin-sulfat, berechnet auf die getrocknete Substanz.

Eigenschaften

Farbloses, geruchloses, kristallines Pulver; leicht löslich in Wasser, praktisch unlöslich in Chloroform, Ethanol und Ether.

Die Substanz schmilzt bei etwa 250 °C unter Zersetzung.

Prüfung auf Identität

A. Etwa 25 mg Substanz werden in 25 ml Wasser gelöst, mit 20 ml Pikrinsäure-Lösung *R* versetzt und filtriert. Der Niederschlag wird mit Wasser gewaschen und bei 100 bis 105 °C getrocknet. Er schmilzt (V.6.11.1) bei etwa 154 °C.

B. Etwa 25 mg Substanz werden in 5 ml Wasser gelöst und mit 1 ml Natriumhydroxid-Lösung 40 % *R*, 1 ml 1-Naphthol-Lösung *R* sowie tropfenweise und unter Schütteln mit 0,5 ml Natriumhypochlorit-Lösung *R* versetzt. Dabei bildet sich ein hellrosa gefärbter Niederschlag, der beim Stehen violettrot wird.

C. Die Substanz gibt die Identitätsreaktionen auf Sulfat (V.3.1.1).

Prüfung auf Reinheit

Prüflösung: 0,4 g Substanz werden in kohlendioxidfreiem Wasser *R* zu 20 ml gelöst.

Aussehen der Lösung: Die Prüflösung darf nicht stärker gefärbt sein als die Farbvergleichslösung GG_6 (V.6.2, Methode II).

***p*H-Wert** (V.6.3.1): Der *p*H-Wert der Prüflösung muß zwischen 4,7 und 5,5 liegen.

Oxidierbare Substanzen: In einem Erlenmeyerkolben mit Schliffstopfen wird 1,0 g Substanz in 25 ml Wasser gelöst und mit 25 ml Natriumhydroxid-Lösung 8,5 % *R* versetzt. Nach 10 min werden 1 g Kaliumbromid *R* und 1 ml 0,05 N-Kaliumbromat-Lösung zugegeben und mit 30 ml Salzsäure 7 % *R* angesäuert. Nach dem Mischen wird 5 min lang im Dunkeln stehengelassen. Nun werden 2 g Kaliumiodid *R* zugefügt und geschüttelt. Nach 2 min wird das freigesetzte Iod mit 0,05 N-Natriumthiosulfat-Lösung unter Verwendung von Stärke-Lösung *R* als Indikator titriert. Dabei müssen mindestens 0,3 ml 0,05 N-Natriumthiosulfat-Lösung verbraucht werden.

Schwermetalle (V.3.2.8): 2,0 g Substanz müssen der Grenzprüfung C auf Schwermetalle entsprechen (10 ppm). Zur Herstellung der Referenzlösung werden 2 ml Blei-Lösung (10 ppm Pb) *R* verwendet.

Trocknungsverlust (V.6.22): Höchstens 0,5 Prozent, mit 1,000 g Substanz durch Trocknen im Trockenschrank bei 100 bis 105 °C bestimmt.

Sulfatasche (V.3.2.14): Höchstens 0,1 Prozent, mit 1,0 g Substanz bestimmt.

Gehaltsbestimmung

0,250 g Substanz werden, falls erforderlich unter Erwärmen, in 30 ml wasserfreier Essigsäure *R* gelöst, mit 15 ml Acetanhydrid *R* versetzt und nach „Titration in wasserfreiem Medium" (V.3.5.5) unter Zusatz von 0,1 ml Malachitgrün-Lösung *R* mit 0,1 N-Perchlorsäure bis zum Farbumschlag nach Gelblichgrün titriert.

1 ml 0,1 N-Perchlorsäure entspricht 29,64 mg $C_{10}H_{24}N_4O_4S$.

Lagerung

Vor Licht geschützt.

Vorsichtig zu lagern!

Arabisches Gummi

Acaciae gummi

Arabisches Gummi ist eine an der Luft erhärtete gummiartige Ausscheidung, die auf natürliche Weise oder nach Einschneiden des Stammes und der Zweige von *Acacia senegal* L. WILLDENOW oder anderer afrikanischer *Acacia*-Arten austritt.

Eigenschaften

Die Droge ist ohne Geruch und Geschmack und klebt an der Zunge; das Pulver ist weiß bis gelblichweiß. Die Droge ist fast vollständig, aber sehr langsam in der doppelten Menge Wasser löslich, wobei nur ein geringer Rückstand an pflanzlichen Teilchen zurückbleibt. Die erhaltene schleimige Flüssigkeit ist farblos bis gelblich, zähflüssig, klebrig, durchscheinend und reagiert schwach sauer gegenüber blauem Lackmuspapier. Die Droge ist praktisch unlöslich in Ethanol und Ether.

Beschreibung

Die Droge besteht aus kugeligen, ovalen oder nierenförmigen Stücken („Tränen") von 1 bis 3 cm Durchmesser; sie ist gelblichweiß, gelb oder schwach bernsteinfarben, manchmal mit einem rötlichen Schimmer; zerbrechlich, opak, häufig mit rissiger Oberfläche; sie zerbricht leicht in eckige, unregelmäßige, weißliche bis schwach gelbliche, glasglänzende, durchsichtige Stücke mit muscheligem Bruch. Die ganzen „Tränen" zeigen häufig in der Mitte eine kleine Höhlung.

Mikroskopische Merkmale: Die pulverisierte Droge besteht aus eckigen, unregelmäßigen, farblosen, glänzenden Stücken; Stärke und pflanzliches Gewebe sind nur in Spuren sichtbar; geschichtete Membranen sind nicht vorhanden.

Prüfung auf Identität

A. Eine 10prozentige Lösung (*m*/V) der Droge ist linksdrehend.

B. Die Püfung erfolgt mit Hilfe der Dünnschichtchromatographie (V.6.20.2) unter Verwendung einer Schicht von Kieselgur G *R*. Zur Herstellung der Aufschlämmung wird eine 1,6prozentige Lösung (*m*/V) von Natriumdihydrogenphosphat *R* anstelle von Wasser verwendet.

Untersuchungslösung: 1 g pulverisierte Droge wird mit 25 ml einer 4prozentigen Lösung (*m*/V) von Schwefelsäure 96 % *R* versetzt und 90 min lang im Wasserbad unter Rückfluß erhitzt. 10 ml dieser Lösung werden mit etwa 2 g Bariumcarbonat *R* etwa 90 min lang geschüttelt und dadurch neutralisiert. Anschließend wird filtriert. 1 ml Filtrat wird mit 9 ml Methanol *R* versetzt und die Mischung zentrifugiert.

Referenzlösung: 10 mg Arabinose *R*, 10 mg Glucose *R*, 10 mg Galactose *R* und 10 mg Rhamnose *R* werden in 1 ml Wasser gelöst und mit Methanol *R* zu 10 ml verdünnt.

Auf die Platte werden getrennt 10 µl jeder Lösung bandförmig (20 mm × 3 mm) aufgetragen. Die Chromatographie erfolgt mit einer Mischung von 10 Volumteilen einer 1,6prozentigen Lösung (*m*/V) von Natriumdihydrogenphosphat *R*, 40 Volumteilen 1-Butanol *R* und 50 Volumteilen Aceton *R* über eine Laufstrecke von 10 cm. Die Platte wird einige Minuten lang in einem warmen Luftstrom getrocknet und erneut mit derselben mobilen Phase über eine Laufstrecke von 15 cm entwickelt. Die Platte wird 10 min lang bei 110 °C getrocknet, mit Aminohippursäure-Reagenz *R* besprüht und erneut 10 min lang auf 110 °C erhitzt. Das Chromatogramm der Referenzlösung zeigt, deutlich voneinander getrennt, vier gefärbte Zonen, die nach steigendem Rf-Wert geordnet der Galactose (gelblichbraun), Glucose (gelblichbraun), Arabinose (rötlichbraun) und Rhamnose (gelb) entsprechen. Das Chromatogramm der Untersuchungslösung zeigt der Galactose, Arabinose und Rhamnose entsprechende Zonen. Eine der Glucose entsprechende Zone fehlt. Andere Zonen, besonders im oberen Teil des Chromatogramms, dürfen nicht sichtbar sein.

C. 1 g pulverisierte Droge wird in 2 ml Wasser gelöst und mit 2 ml Ethanol 96 % *R* versetzt. Beim Schütteln entsteht ein weißes, dickes Gel. Nach Zusatz von 10 ml Wasser wird die Mischung wieder flüssig.

D. 5 ml Prüflösung (siehe „Prüfung auf Reinheit") werden nach und nach unter Schütteln mit 10 ml Ethanol 96 % *R* versetzt; die Flüssigkeit trübt sich. Nach Zusatz von 0,5 ml Essigsäure 30 % *R* entsteht ein weißer Niederschlag. Der Niederschlag wird abfiltriert. Das klare Filtrat wird auf Zusatz einiger Milliliter Ammoniumoxalat-Lösung *R* trüb.

E. 0,25 g pulverisierte Droge werden unter Schütteln in 5 ml kohlendioxidfreiem Wasser *R* gelöst. Die Lösung wird mit 0,5 ml Wasserstoffperoxid-Lösung 3 % *R* und 0,5 ml Guajak-Tinktur *R* versetzt. Nach dem Umschütteln entsteht innerhalb einiger Minuten eine tiefblaue oder bläulichgrüne Färbung.

F. Eine Lösung der Droge wird mit einigen Millilitern basischer Blei(II)-acetat-Lösung *R* versetzt. Nach einigen Minuten entsteht ein Niederschlag, selbst in einer starken Verdünnung (1 zu 10 000).

Prüfung auf Reinheit

Prüflösung: 3,0 g pulverisierte Droge werden in Wasser zu 30 ml gelöst.

Unlösliche Substanzen: Höchstens 0,5 Prozent. 5,0 g pulverisierte Droge werden mit 100 ml Wasser und 14 ml Salzsäure 7 % *R* versetzt. Die Mischung wird unter häufigem Umschütteln 15 min lang zum schwachen Sieden erhitzt. Die heiße Lösung wird durch einen zuvor tarierten Glassintertiegel filtriert. Der Niederschlag wird mit heißem Wasser gewaschen und bei 100 bis 105 °C getrocknet. Der Rückstand darf höchstens 25 mg betragen.

Agar, Tragant: 2 ml Prüflösung werden mit 8 ml Wasser und 0,2 ml Blei(II)-acetat-Lösung *R* versetzt. Beim Schütteln darf keine Trübung auftreten.

Werden 0,1 g pulverisierte Droge mit 1 ml 0,02 N-Iod-Lösung versetzt, darf keine rote oder olivgrüne Färbung auftreten.

Agar, Sterculia-Gummi: 50 mg pulverisierte Droge werden mit 0,2 ml frisch hergestellter Rutheniumrot-Lösung *R* versetzt und unter dem Mikroskop geprüft. Die Teilchen dürfen nicht rot gefärbt sein.

Stärke, Dextrin: Werden 10 ml aufgekochte und wieder abgekühlte Prüflösung mit 0,1 ml 0,1 N-Iod-Lösung versetzt, darf keine blaue oder rötlichbraune Färbung auftreten.

Saccharose, Fructose: Wird 1 ml Prüflösung mit 4 ml Wasser, 0,1 g Resorcin *R* und 2 ml Salzsäure 36 % *R* versetzt und 1 min lang im Wasserbad erhitzt, darf keine gelbe oder rosa Färbung entstehen.

Tannin: Werden 10 ml Prüflösung mit 0,1 ml Eisen(III)-chlorid-Lösung *R* 1 versetzt, entsteht ein gallertartiger Niederschlag. Weder der Niederschlag noch die Flüssigkeit dürfen tiefblau gefärbt sein.

Trocknungsverlust (V.6.22): Höchstens 15,0 Prozent, mit 1,000 g pulverisierter Droge durch Trocknen im Trockenschrank bei 100 bis 105 °C bestimmt.

Sulfatasche (V.3.2.14): Höchstens 5,0 Prozent, mit 1,0 g pulverisierter Droge bestimmt.

Mikrobielle Verunreinigung:
Keimzahl (V.2.1.8.1): Höchstens 10^4 lebensfähige Mikroorganismen je Gramm Droge, durch Auszählen auf Agarplatten bestimmt.
Spezifische Mikroorganismen (V.2.1.8.2): *Escherichia coli* darf nicht vorhanden sein.

Lagerung

Dicht verschlossen.

Sprühgetrocknetes Arabisches Gummi

Acaciae gummi dispersione desiccatum

Sprühgetrocknetes Arabisches Gummi wird aus einer Lösung von Arabischem Gummi erhalten.

Eigenschaften

Die Droge besitzt die Eigenschaften, wie in der Monographie **Arabisches Gummi (Acaciae gummi)** beschrieben, mit Ausnahme der Löslichkeit in Wasser. Die Droge löst sich vollständig und rasch in der doppelten Menge Wasser.

Beschreibung

Mikroskopische Merkmale: Das Pulver, in Ethanol 96 % *R* suspendiert, besteht hauptsächlich aus kugeligen Teilchen mit einem Durchmesser von etwa 4 bis 40 µm, mit einer zentralen Höhlung mit einer oder mehreren Luftblasen, einige kleine flache Fragmente sind sichtbar. Im polarisierten Licht betrachtet, darf kein Kreuz sichtbar sein. Pflanzliches Gewebe darf nicht vorhanden sein.

Prüfung auf Identität

Die Droge entspricht den in der Monographie **Arabisches Gummi** beschriebenen Prüfungen auf Identität A, B, C, D und F.

Prüfung auf Reinheit

Mit Ausnahme der Prüfung auf „Unlösliche Substanzen" muß die Droge den in der Monographie **Arabisches Gummi** beschriebenen Prüfungen mit folgenden Änderungen entsprechen:

Trocknungsverlust (V.6.22): Höchstens 10,0 Prozent, mit 1,000 g Droge durch Trocknen im Trockenschrank bei 100 bis 105 °C bestimmt.

Sulfatasche (V.3.2.14): Höchstens 5,5 Prozent, mit 1,0 g pulverisierter Droge bestimmt.

Lagerung

Dicht verschlossen.

Hämodialyselösungen

Solutiones ad haemodialysim

Hämodialyselösungen sind Elektrolytlösungen mit einer Konzentration, die ungefähr der Elektrolytzusammensetzung der normalen extrazellulären Körperflüssigkeit entspricht. Die Lösungen können zusätzlich Glucose enthalten.

Die zur Anwendung in Hämodialysatoren bestimmten Lösungen werden für ein Blutreinigungsverfahren durch Zirkulation außerhalb des Körpers von unterschiedlicher Dauer benutzt. Das Blut des Patienten fließt an einer Membran geeigneter Permeabilität vorbei, welche mit der Hämodialyselösung in Berührung ist.

Wegen der großen verwendeten Mengen werden Hämodialyselösungen im allgemeinen durch Verdünnen konzentrierter Lösungen mit Wasser geeigneter Qualität z. B. mittels automatischer Dosiergeräte hergestellt.

Die Herstellung konzentrierter Hämodialyselösungen erfolgt mit Ausgangssubstanzen und einer Technik, welche Lösungen mit möglichst geringer mikrobieller Verunreinigung gewährleistet. Sie werden unter Bedingungen gelagert, welche diesen geringen Grad der Kontamination erhalten. Unter gewissen klinischen Voraussetzungen sind sterile und pyrogenfreie Lösungen zu verwenden.

Bei der Verdünnung und der Verwendung von Hämodialyselösungen sind Vorsichtsmaßnahmen zu treffen, um eine mikrobielle Verunreinigung zu vermeiden. Verdünnte Lösungen sind unmittelbar nach ihrer Herstellung zu verwenden.

Konzentrierte Hämodialyselösungen werden in Behältnissen aus Glas (VI.2.1), Kunststoff (VI.2.2) oder aus einem anderen geeigneten Material mit hermetischem Verschluß angeboten.

Konzentrierte Hämodialyselösungen

Eine größere Zahl konzentrierter Lösungen verschiedener Zusammensetzung, welche in unterschiedlichen Verhältnissen verdünnt werden müssen, werden verwendet. Die in den konzentrierten Hämodialyselösungen vorhandenen Salzmengen sind so bemessen, daß, auf das angegebene Volumen verdünnt, die Ionenkonzentration im Liter in der Regel in folgenden Grenzen liegt:

Natrium	130 bis 140 mmol
Kalium	0 bis 3,0 mmol
Calcium	1,0 bis 2,0 mmol
Magnesium	0,25 bis 1,0 mmol
Acetat oder Lactat in Äquivalenten Hydrogencarbonat ausgedrückt.	32 bis 40 mmol
Chlorid	95 bis 110 mmol

Andere Zusammensetzungen können nach den Bedürfnissen des Patienten verwendet werden.

Prüfung auf Identität

Je nach Zusammensetzung gibt die Lösung folgende Identitätsreaktionen (V.3.1.1):

- Kalium Identitätsreaktion b
- Calcium Identitätsreaktion a
- Natrium Identitätsreaktion b
- Chlorid Identitätsreaktion a
- Acetat Identitätsreaktion b
- Magnesium 0,1 ml Titangelb-Lösung *R* werden mit 10 ml Wasser, 2 ml Hämodialyselösung und 1 ml 1 N-Natriumhydroxid-Lösung versetzt. Die Lösung färbt sich rosa.

Beispiel einer konzentrierten Lösung, welche mit 34 Volumteilen Wasser zu verdünnen ist:

Zusammensetzung der konzentrierten Lösung		Stoffmenge im Liter der verdünnten Lösung	
Kaliumchlorid	3,92 g	1,5 mmol K^+	
Magnesiumchlorid	5,32 g	0,75 mmol Mg^{2+}	106,5 mmol
Calciumchlorid	9,00 g	1,75 mmol Ca^{2+}	gesamt Cl^-
Natriumchlorid	204,75 g	100 mmol Na^+	135 mmol
Natriumacetat	166,60 g	35,0 mmol Na^+	gesamt Na^+
Gereinigtes Wasser	ad 1000 ml		

Klare, farblose Lösung.
Relative Dichte etwa 1,18.

Prüfung auf Reinheit

Entnehmbares Volumen: Wenn die konzentrierte Hämodialyselösung in ein Behältnis abgefüllt ist, dessen gesamter Inhalt für eine Anwendung verdünnt werden soll, ist folgende Prüfung durchzuführen: Die abgefüllte Einheit wird gewogen, der Inhalt sorgfältig entleert und dessen relative Dichte (V.6.4) bestimmt, das leere Behältnis gewogen und das Volumen der Lösung errechnet, wobei relative Dichte und Temperatur berücksichtigt werden. Das Behältnis muß mindestens das auf dem Etikett deklarierte Volumen und darf höchstens 104 Prozent dieses Volumens enthalten.

Wenn auf dem Etikett angegeben ist, daß die konzentrierte Hämodialyselösung steril und/ oder pyrogenfrei ist, muß diese den nachstehenden Prüfungen entsprechen:

Sterilität (V.2.1.1): Die Prüfung wird nach der Membranfilter-Methode durchgeführt.

Pyrogene (V.2.1.4): Die konzentrierte Lösung wird mit „Wasser für Injektionszwecke" auf die Gebrauchskonzentration verdünnt. Je Kilogramm Körpermasse eines jeden Kaninchens werden 10 ml injiziert.

Gehaltsbestimmung

Natrium: Mindestens 97,5 und höchstens 102,5 Prozent Natrium (Na) des auf dem Etikett angegebenen Gehaltes. Der Natriumgehalt wird mit Hilfe der Atomabsorptionsspektroskopie (V.6.17, Methode II) bestimmt.

Untersuchungslösung: Eine genau gewogene Menge konzentrierte Lösung wird mit Wasser auf eine dem verwendeten Gerät angepaßte Verdünnung gebracht.

Referenzlösungen: Die Referenzlösungen werden aus der Natrium-Lösung (200 ppm Na) *R* hergestellt.

Die Absorption wird bei 589,0 nm bestimmt unter Verwendung einer Natrium-Hohlkathodenlampe als Strahlungsquelle und einer Luft-Propan- oder Luft-Acetylen-Flamme. Die relative Dichte (V.6.4) der konzentrierten Lösung wird bestimmt und der Natriumgehalt (Na) in Gramm je Liter berechnet.

Kalium: Mindestens 95,0 und höchstens 105,0 Prozent Kalium (K) des auf dem Etikett angegebenen Gehaltes. Der Kaliumgehalt wird mit Hilfe der Atomabsorptionsspektroskopie (V.6.17, Methode I) bestimmt.

Untersuchungslösung: Eine genau gewogene Menge konzentrierte Lösung wird mit Wasser auf eine dem verwendeten Gerät angepaßte Verdünnung gebracht. 100 ml verdünnte Lösung werden mit 10 ml einer 2,2prozentigen Lösung (*m*/V) von Natriumchlorid *R* versetzt.

Referenzlösungen: Die Referenzlösungen werden aus der Kalium-Lösung (100 ppm K) *R* hergestellt. 100 ml der Referenzlösungen werden mit 10 ml einer 2,2prozentigen Lösung (*m*/V) von Natriumchlorid *R* versetzt.

Die Absorption wird bei 766,5 nm bestimmt unter Verwendung einer Kalium-Hohlkathodenlampe als Strahlungsquelle und einer Luft-Propan- oder Luft-Acetylen-Flamme. Die relative Dichte (V.6.4) der konzentrierten Lösung wird bestimmt und der Kaliumgehalt (K) in Gramm je Liter berechnet.

Calcium: Mindestens 95,0 und höchstens 105,0 Prozent Calcium (Ca) des auf dem Etikett angegebenen Gehaltes. Der Calciumgehalt wird mit Hilfe der Atomabsorptionsspektroskopie (V.6.17, Methode I) bestimmt.

Untersuchungslösung: Eine genau gewogene Menge konzentrierte Lösung wird mit Wasser auf eine dem verwendeten Gerät angepaßte Verdünnung gebracht.

Referenzlösungen: Die Referenzlösungen werden aus der Calcium-Lösung (400 ppm Ca) *R* hergestellt.

Die Absorption wird bei 422,7 nm bestimmt unter Verwendung einer Calcium-Hohlkathodenlampe als Strahlungsquelle und einer Luft-Propan- oder Luft-Acetylen-Flamme. Die relative Dichte (V.6.4) der konzentrierten Lösung wird bestimmt und der Calciumgehalt (Ca) in Gramm je Liter berechnet.

Magnesium: Mindestens 95,0 und höchstens 105,0 Prozent Magnesium (Mg) des auf dem Etikett angegebenen Gehaltes. Der Magnesiumgehalt wird mit Hilfe der Atomabsorptionsspektroskopie (V.6.17, Methode I) bestimmt.

Untersuchungslösung: Eine genau gewogene Menge konzentrierte Lösung wird mit Wasser auf eine dem verwendeten Gerät angepaßte Verdünnung gebracht.

Referenzlösungen: Die Referenzlösungen werden aus der Magnesium-Lösung (100 ppm Mg) *R* hergestellt.

Die Absorption wird bei 285,2 nm bestimmt unter Verwendung einer Magnesium-Hohlkathodenlampe als Strahlungsquelle und einer Luft-Propan- oder Luft-Acetylen-Flamme. Die relative Dichte (V.6.4) der konzentrierten Lösung wird bestimmt und der Magnesiumgehalt (Mg) in Gramm je Liter berechnet.

Chlorid: Mindestens 95,0 und höchstens 105,0 Prozent Chlorid (Cl) des auf dem Etikett angegebenen Gehaltes. Eine genau gewogene Menge konzentrierte Lösung, entsprechend etwa 60 mg Chlorid, wird mit Wasser zu 50 ml verdünnt. Nach Zusatz von 5 ml Salpetersäure 12,5 % *R*, 25,0 ml 0,1 N-Silbernitrat-Lösung und 2 ml Dibutylphthalat *R* wird geschüttelt und mit 0,1 N-Ammoniumthiocyanat-Lösung unter Zusatz von 2 ml Ammoniumeisen(III)-sulfat-Lösung *R* 2 bis zur rötlichen Gelbfärbung titriert.

1 ml 0,1 N-Silbernitrat-Lösung entspricht 3,545 mg Cl.

Die relative Dichte (V.6.4) der konzentrierten Lösung wird bestimmt und der Chloridgehalt (Cl) in Gramm je Liter berechnet.

Glucose: Mindestens 95,0 und höchstens 105,0 Prozent Glucose des auf dem Etikett angegebenen Gehaltes. Eine genau gewogene Menge der konzentrierten Lösung wird soweit verdünnt, daß das zu titrierende Volumen 15 bis 50 ml beträgt.

Vortitration: 10,0 ml Fehlingsche Lösung *R* 1 werden in einen 300-ml-Erlenmeyerkolben, welcher auf eine hitzebeständige Platte gestellt ist, gebracht. Mit Hilfe einer Bürette werden 15,0 ml der wie oben verdünnten Lösung zugesetzt und zum Sieden erhitzt. In Abständen von 15 s werden weitere genügend große Mengen der verdünnten Lösung zugesetzt, bis die Färbung der Lösung eine fast vollständige Reduktion anzeigt. 2 min lang wird zum Sieden erhitzt. Nach Zusatz von 0,2 ml einer 1prozentigen Lösung (*m*/V) von Methylenblau *R* wird die Titration bis zum Verschwinden der Blaufärbung fortgesetzt.

Endtitration: Die Titration wird durch Wiederholen des oben beschriebenen Verfahrens durchgeführt, wobei jedoch vor dem Erhitzen fast die gesamte zur Reduktion des Kupfers notwendige Menge der verdünnten Lösung zugesetzt wird. Vom Beginn des Siedens an wird 2 min lang bei mäßigem Sieden gehalten. Ohne die Flamme wegzunehmen, wird nach Zusatz von 0,2 ml einer 1prozentigen Lösung (*m*/V) von Methylenblau *R* die Titration bis zum Verschwinden der Blaufärbung fortgesetzt, wobei die Lösung orange gefärbt bleibt. Die Titration muß nach einer Siededauer von genau 3 min beendet sein. Die Wärmezufuhr darf während der gesamten Titration nicht unterbrochen werden.

Der Gehalt an reduzierenden Zuckern in der verdünnten Lösung wird mit Hilfe nachstehender Tabelle ermittelt, berechnet auf wasserfreie Glucose und in Prozent (*m*/V) ausgedrückt.

Verbrauchte Menge verdünnte Lösung in Milliliter	Gramm wasserfreie Glucose je 100 ml
15	0,327
16	0,307
17	0,289
18	0,274
19	0,260
20	0,2474
21	0,2358
22	0,2255
23	0,2161
24	0,2074
25	0,1993
26	0,1918
27	0,1849
28	0,1785
29	0,1725
30	0,1670
31	0,1618
32	0,1569
33	0,1524
34	0,1480
35	0,1439
36	0,1400
37	0,1364
38	0,1329
39	0,1296
40	0,1265
41	0,1236
42	0,1208
43	0,1181
44	0,1155
45	0,1130
46	0,1106
47	0,1084
48	0,1062
49	0,1041
50	0,1022

Umrechnungsfaktor wasserfreie Glucose in Glucose-Monohydrat = 1,100

Lagerung

Bei einer Temperatur, bei der die Ausfällung von Kristallen vermieden wird.

Wasser zum Verdünnen konzentrierter Hämodialyselösungen

Wasser zum Verdünnen konzentrierter Hämodialyselösungen muß von geeigneter Qualität sein (siehe VIII.9).

Hagebuttenschalen

Rosae pseudofructus

Hagebuttenschalen bestehen aus den reifen, geöffneten, von Früchten und auf dem Blütenboden aufsitzenden Haaren weitgehend befreiten und getrockneten Achsenbechern der Scheinfrucht verschiedener Arten der Gattung *Rosa* L. Sie enthalten mindestens 0,3 Prozent Ascorbinsäure ($C_6H_8O_6$; M_r 176,1).

Beschreibung

Die Droge riecht fruchtig und schmeckt süßlich-sauer. Die Achsenbecher sind rot bis orangefarben und durch das Trocknen leicht eingerollt. Ihre äußere, oft runzelige oder grubig eingefallene Oberfläche besitzt meist stärkeren Glanz als die innere, die mitunter noch einzelne Haare trägt. An einem Ende können Reste des Stengels, am anderen dürfen höchstens Reste der dunkel gefärbten Kelchblätter vorhanden sein.

Mikroskopische Merkmale: Im Querschnitt besteht die äußere Epidermis aus Zellen mit quadratischem oder gestrecktem Lumen, mit sehr dicker Außenwand und mit Radialwänden, die nach innen oft dünner werden. Darauf folgen 1 bis 3 Lagen tangential getreckter, derbwandiger Zellen, die bald in ein lockeres, derbwandiges Parenchym übergehen, in dem zarte Leitbündel verlaufen. Die Zellen enthalten entweder orangefarbene Chromatophoren, eine große Oxalatdruse oder einen Oxalateinzelkristall. Die innere Epidermis besitzt ebenfalls eine dikke Außenwand. Vereinzelt finden sich Spaltöffnungen. Viele Zellen dieser Schicht sind steinzellartig getüpfelt und können ein 1 bis 3 mm langes, sehr dickwandiges, gegen die Basis zu verjüngtes Haar tragen, das mitunter eine typische Kutikularstreifung aufweist. In der Flächenansicht zeigt die äußere Epidermis gerundet polygonale, dickwandige Zellen, die durch zusätzliche dünne Wände unterteilt sein können.

Prüfung auf Identität

Die Prüfung erfolgt mit Hilfe der Dünnschichtchromatographie (V.6.20.2) unter Verwendung einer Schicht von Kieselgel G *R*.

Untersuchungslösung: 5 g pulverisierte Droge (710) werden 5 min lang mit 20 ml Methanol *R* im Wasserbad extrahiert. Nach dem Erkalten wird filtriert und das Filtrat im Vakuum auf etwa 3 ml eingeengt.

Referenzlösung: 1 mg Sudanrot G *R* wird in 2,0 ml Dichlormethan *R* gelöst.

Auf die Platte werden getrennt 20 µl Untersuchungslösung und 10 µl Referenzlösung bandförmig (20 mm × 3 mm) aufgetragen. Die Chromatographie erfolgt mit einer Mischung von 50 Volumteilen Ethylacetat *R* und 50 Volumteilen Hexan *R* über eine Laufstrecke von 10 cm. Nach Verdunsten des Fließmittels bei Raumtemperatur wird im Tageslicht ausgewertet. Im Chromatogramm der Referenzlösung erscheint eine rote Zone. Im Chromatogramm der Untersuchungslösung finden sich mehrere gelbe Zonen, wobei der oberste Bereich am stärksten ausgeprägt ist. Nach Besprühen mit etwa 10 ml Anisaldehyd-Reagenz *R* (für eine 200-mm × 200-mm-Platte) wird 5 bis 10 min lang unter Beobachtung auf 100 bis 105 °C erhitzt. Der oberste Bereich im Chromatogramm der Untersuchungslösung färbt sich stark violett, und weitere gefärbte Zonen werden sichtbar. Knapp unterhalb der Zone der Referenzlösung sind im Chromatogramm der Untersuchungslösung 4 unmittelbar beieinanderliegende Zonen zu erkennen, wovon die zweite von oben rotviolett, die übrigen blauviolett bis bräunlich gefärbt sind. Die beiden äußeren Zonen sind blasser als die beiden mittleren. Zwischen diesen 4 Zonen und der stark gefärbten Zone an der Fließmittelfront dürfen, ebenso wie im unteren Teil des Chromatogramms, nur schwach gefärbte Zonen liegen.

Prüfung auf Reinheit

Fremde Bestandteile (V.4.2): Höchstens 3 Prozent Früchte und höchstens 1 Prozent sonstige fremde Bestandteile, mit 20 g Droge bestimmt.

Die Startzone vom Chromatogramm der Untersuchungslösung unter „Prüfung auf Identität“ darf vor dem Besprühen nur gelb, keinesfalls rotstichig oder gar rot gefärbt sein (Hibiscusblüten).

Trocknungsverlust (V.6.22): Höchstens 9,0 Prozent, mit 1,000 g pulverisierter Droge (710) durch 2 h langes Trocknen im Trockenschrank bei 100 bis 105 °C bestimmt.

Asche (V.3.2.16): Höchstens 7,0 Prozent, mit 1,00 g pulverisierter Droge bestimmt.

Gehaltsbestimmung

Untersuchungslösung: 0,500 g frisch pulverisierte Droge (710) werden in einem Rundkolben mit 50,0 ml Methanol *R*, in dem zuvor 1,0 g Oxalsäure *R* gelöst wurde, versetzt. Die Mischung wird unter Rückflußkühlung 10 min lang im Sieden gehalten, danach in Eiswasser auf 15 bis 20 °C abgekühlt und filtriert. 2,0 ml des Filtrates werden in einem 50-ml-Erlenmeyerkolben mit 2,0 ml Dichlorphenolindophenol-Lösung *R* und nach genau 60 s mit 0,5 ml einer 10prozentigen Lösung (*m*/V) von Thioharnstoff *R* in Ethanol 50 % *RN* sowie 0,7 ml Dinitrophenylhydrazin-Schwefelsäure-Lösung *RN* 1 versetzt, wobei jeweils leicht umzuschwenken ist. Die Lösung wird 75 min lang bei 50 °C unter Rückflußkühlung und anschließend 5 min lang in Eiswasser aufbewahrt. Danach wird sie tropfenweise mit 5,0 ml einer Mischung von 12 ml Wasser und 50 ml Schwefelsäure 96 % *R* versetzt. Das Zutropfen muß mindestens 90 s und darf höchstens 120 s dauern. Während der Dauer des Zutropfens muß die Lösung im Eiswasser bleiben und kräftig umgeschwenkt werden. Nach 30 min bei Raumtemperatur wird die Absorption der Lösung bei 520 nm gegen die Kompensationsflüssigkeit a gemessen.

Kompensationsflüssigkeit a: 2,0 ml des Filtrates der Untersuchungslösung werden wie vorstehend angegeben behandelt, wobei jedoch die Dinitrophenylhydrazin-Schwefelsäure-Lösung *RN* 1 erst unmittelbar vor der Messung zugegeben wird.

Referenzlösung: 40,0 mg Ascorbinsäure *R* werden in einer frisch hergestellten 2prozentigen Lösung (*m*/V) von Oxalsäure *R* in Methanol *R* zu 100,0 ml gelöst. 5,0 ml der Lösung werden mit der methanolischen Oxalsäure-Lösung zu 100,0 ml verdünnt. 2,0 ml dieser Referenzlösung werden wie die 2,0 ml des Filtrates behandelt. Die Absorption wird bei 520 nm gegen die Kompensationsflüssigkeit b gemessen.

Kompensationsflüssigkeit b: 2,0 ml der Referenzlösung werden wie Kompensationsflüssigkeit a behandelt.

Die Berechnung des Prozentgehaltes an Ascorbinsäure erfolgt nach folgender Formel:

$$\frac{2{,}5 \cdot A_1 \cdot m_2}{A_2 \cdot m_1}$$

A_1 = Absorption der Untersuchungslösung
A_2 = Absorption der Referenzlösung
m_1 = Einwaage der Droge in g
m_2 = Einwaage der Ascorbinsäure in g

Lagerung

Vor Licht geschützt.

Haloperidol

Haloperidolum

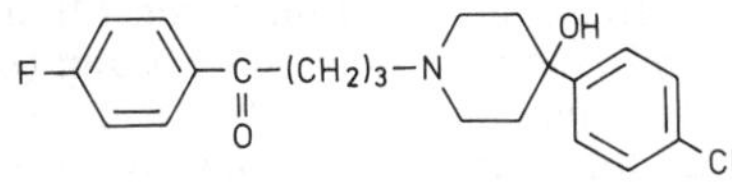

$C_{21}H_{23}ClFNO_2$ M_r 375,9

Haloperidol enthält mindestens 98,0 und höchstens 101,0 Prozent 4-[4-(4-Chlorphenyl)-4-hydroxypiperidino]-4′-fluorbutyrophenon, berechnet auf die getrocknete Substanz.

Eigenschaften

Weißes bis schwach gelbliches, amorphes oder kristallines, geruchloses Pulver; praktisch unlöslich in Wasser, löslich in Chloroform, wenig löslich in Ethanol, schwer löslich in Ether.

Prüfung auf Identität

Die Prüfungen B und C können entfallen, wenn die Prüfungen A, D, E und F durchgeführt werden. Die Prüfungen D, E und F können entfallen, wenn die Prüfungen A, B und C durchgeführt werden.

A. Schmelztemperatur (V.6.11.1): 149 bis 153 °C.

B. Eine 0,0015prozentige Lösung (*m*/V) der Substanz in Methanol *R*, zwischen 210 und 350 nm gemessen, zeigt Absorptionsmaxima (V.6.19) bei 221 und 245 nm sowie eine Schulter bei 225 nm. Die spezifische Absorption, im Maximum bei 245 nm gemessen, beträgt 325 bis 355.

C. Das IR-Absorptionsspektrum (V.6.18) der Substanz zeigt im Vergleich mit dem Spektrum einer dem Arzneibuch entsprechenden Referenzsubstanz bekannter Identität Maxima bei denselben Wellenlängen mit den gleichen relativen Intensitäten.

Die Prüfung erfolgt mit Hilfe von Preßlingen unter Verwendung von Kaliumbromid *R*.

D. 0,20 g Substanz werden in einer Mischung von 5 ml Schwefelsäure 10 % *R* und 95 ml Wasser gelöst. Nach Zusatz von 10 ml Dinitrophenylhydrazin-Schwefelsäure-Lösung *RN* 2 entsteht ein gelboranger Niederschlag.

E. 20 mg Substanz und 50 mg Natrium *R* werden im Reagenzglas zunächst vorsichtig erhitzt, dann geglüht. Nach dem Abkühlen werden 0,5 ml Methanol *R* und 5 ml Wasser zugesetzt und zum Sieden erhitzt. Die Lösung wird filtriert und mit Salpetersäure 12,5 % *R* angesäuert. 2 ml der sauren Lösung werden mit 0,05 ml einer Mischung von 5 ml einer 4prozentigen Lösung (*m*/V) von Zirconiumnitrat *R* in Salzsäure 7 % *R* und 25 ml Alizarin-S-Lösung *R* versetzt. Die Lösung färbt sich schwach gelb.

F. 2 ml der unter Identitätsprüfung E erhaltenen salpetersauren Lösung geben die Identitätsreaktion a auf Chlorid (V.3.1.1).

Prüfung auf Reinheit

Aussehen der Lösung: Die Lösung von 0,15 g Substanz in 10 ml Dichlormethan *R* muß klar (V.6.1) und darf nicht stärker gefärbt sein als die Farbvergleichslösung B_9 (V.6.2, Methode II).

Verwandte Substanzen: Die Prüfung erfolgt mit Hilfe der Dünnschichtchromatographie (V.6.20.2) unter Verwendung einer Schicht von Kieselgel G *R*.

Untersuchungslösung: 10 mg Substanz werden in Chloroform *R* zu 1,0 ml gelöst.

Referenzlösung a: 0,1 ml Untersuchungslösung werden mit Chloroform *R* zu 10 ml verdünnt.

Referenzlösung b: 0,1 ml Untersuchungslösung werden mit Chloroform *R* zu 20 ml verdünnt.

Auf die Platte werden getrennt 10 µl jeder Lösung aufgetragen. Die Chromatographie erfolgt mit einer Mischung von 10 Volumteilen Essigsäure 98 % *R*, 10 Volumteilen Methanol *R* und 80 Volumteilen Chloroform *R* über eine Laufstrecke von 15 cm. Nach Verdunsten des Fließmittels bei Raumtemperatur wird die Platte mit verdünntem Dragendorffs Reagenz *R* besprüht. Das mit der Untersuchungslösung erhaltene Chromatogramm darf nur einen Hauptfleck zeigen. Alle im Chromatogramm der Untersuchungslösung auftretenden Nebenflecke dürfen nicht größer oder stärker gefärbt sein als der Hauptfleck der Referenzlösung a, und höchstens ein Nebenfleck darf größer oder stärker gefärbt sein als der mit der Referenzlösung b erhaltene Hauptfleck.

Schwermetalle (V.3.2.8): 1,0 g Substanz muß der Grenzprüfung C auf Schwermetalle entsprechen (20 ppm). Zur Herstellung der Referenzlösung werden 2,0 ml Blei-Lösung (10 ppm Pb) *R* verwendet. Die Veraschung wird in einem Platintiegel durchgeführt.

Trocknungsverlust (V.6.22): Höchstens 0,5 Prozent, mit 1,000 g Substanz durch Trocknen im Vakuum bei 60 °C unterhalb 0,7 kPa bestimmt.

Sulfatasche (V.3.2.14): Höchstens 0,1 Prozent, mit 1,0 g Substanz in einem Platintiegel bestimmt.

Gehaltsbestimmung

0,300 g Substanz, in 40 ml wasserfreier Essigsäure *R* gelöst, werden nach „Titration in wasserfreiem Medium" (V.3.5.5) unter Zusatz von 0,1 ml Kristallviolett-Lösung *R* mit 0,1 N-Perchlorsäure bis zum Farbumschlag nach Grün titriert.

1 ml 0,1 N-Perchlorsäure entspricht 37,59 mg $C_{21}H_{23}ClFNO_2$.

Lagerung

Dicht verschlossen, vor Licht geschützt.

Vorsichtig zu lagern!

Halothan

Halothanum

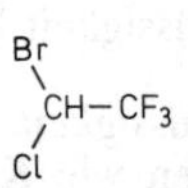

$C_2HBrClF_3$ M_r 197,4

Halothan ist *(RS)*-2-Brom-2-chlor-1,1,1-trifluorethan, dem 0,01 Prozent *(m/m)* Thymol zugesetzt sind.

Eigenschaften

Klare, farblose, bewegliche, schwere, nicht entflammbare Flüssigkeit; schwer löslich in Wasser, mischbar mit Chloroform, wasserfreiem Ethanol, Ether und Trichlorethylen.

Prüfung auf Identität

Die Prüfung B kann entfallen, wenn die Prüfungen A und C durchgeführt werden. Die Prüfungen A und C können entfallen, wenn die Prüfung B durchgeführt wird.

A. Die Substanz entspricht der Prüfung „Destillationsbereich" (siehe „Prüfung auf Reinheit").

B. Das IR-Absorptionsspektrum (V.6.18) der Substanz in Gasform zeigt im Vergleich mit dem Halothan-Referenzspektrum Maxima bei denselben Wellenlängen mit den gleichen relativen Intensitäten.

C. In einem Reagenzglas werden 2 ml *tert* Butanol *R* mit 0,1 ml Substanz, 1 ml Kupferedetat-Lösung *R*, 0,5 ml Ammoniak-Lösung 26 % *R* und einer Mischung von 0,4 ml Wasserstoffperoxid-Lösung 30 % *R* und 1,6 ml Wasser versetzt (Lösung a). Gleichzeitig wird eine Blindprobe hergestellt (Lösung b). Beide Reagenzgläser werden 15 min lang in einem Wasserbad auf 50 °C erwärmt. Nach dem Abkühlen wird jede Lösung mit 0,3 ml Essigsäure 98 % *R* versetzt. Je 1 ml Lösung a und b werden mit je 0,5 ml einer Mischung von gleichen Volumteilen einer frisch hergestellten Alizarin-S-Lösung *R* und Zirconiumnitrat-Lösung *R* versetzt. Die Lösung a ist gelb, die Lösung b rot gefärbt.

Je 1 ml Lösung a und b werden mit je 1 ml Pufferlösung *p*H 5,2 *R*, 1 ml der mit Wasser 1 zu 10 verdünnten Phenolrot-Lösung *R* und 0,1 ml Chloramin-T-Lösung *R* versetzt. Die Lösung a ist purpurbläulich, die Lösung b gelb gefärbt.

Je 2 ml Lösung a und b werden mit 0,5 ml einer Mischung von 25 Volumteilen Schwefelsäure 96 % *R* und 75 Volumteilen Wasser, 0,5 ml Aceton *R* und 0,2 ml einer 5prozentigen Lösung (*m*/V) von Kaliumbromat *R* versetzt und umgeschüttelt. Nach 2 min langem Erwärmen im Wasserbad bei 50 °C wird abgekühlt. 0,5 ml einer Mischung gleicher Volumteile Salpetersäure 65 % *R* und Wasser und 0,5 ml Silbernitrat-Lösung *R* 2 werden zugesetzt. Die Lösung a ist trüb, nach einigen Minuten bildet sich ein weißer Niederschlag. Die Lösung b bleibt klar.

Prüfung auf Reinheit

Sauer oder alkalisch reagierende Substanzen: 20 ml Substanz werden 3 min lang mit 20 ml kohlendioxidfreiem Wasser *R* geschüttelt und stehengelassen. Die wäßrige Schicht wird abgetrennt und mit 0,2 ml Bromcresolpurpur-Lösung *R* versetzt. Bis zum Farbumschlag dürfen höchstens 0,1 ml 0,01 N-Natriumhydroxid-Lösung oder 0,6 ml 0,01 N-Salzsäure verbraucht werden.

Relative Dichte (V.6.4): 1,872 bis 1,877.

Destillationsbereich (V.6.8): Die Substanz muß zwischen 49,0 und 51,0 °C vollständig destillieren. 95 Prozent der Substanz müssen innerhalb eines Bereichs von 1,0 °C destillieren.

Verwandte, flüchtige Substanzen: Die Prüfung erfolgt mit Hilfe der Gaschromatographie (V.6.20.3) unter Verwendung von Trichlortrifluorethan *R* als interner Standard.

Untersuchungslösung a: Die Substanz wird als Untersuchungslösung verwendet.

Untersuchungslösung b: 5,0 ml Trichlortrifluorethan *R* werden in der Substanz zu 100,0 ml gelöst. 1,0 ml dieser Lösung wird mit der Substanz zu 100,0 ml verdünnt. 1,0 ml dieser Lösung wird mit der Substanz zu 10,0 ml verdünnt.

Die Chromatographie kann durchgeführt werden mit

- einer Säule von 2,75 m Länge und 5 mm innerem Durchmesser, gepackt mit Schamotte (180 bis 250 µm), wobei die ersten 1,8 m mit 30 Prozent *(m/m)* Macrogol 400 *R* und der restliche Teil mit 30 Prozent Dinonylphthalat *R* imprägniert sind
- Stickstoff zur Chromatographie *R* als Trägergas
- einem Flammenionisationsdetektor.

Die Temperatur der Säule wird auf 50 °C gehalten. Das gewählte Volumen Untersuchungslösung a und b wird eingespritzt.

Wenn im Chromatogramm der Untersuchungslösung b andere Peaks als diejenigen auftreten, die dem Hauptpeak des Halothans und dem Peak des internen Standards entsprechen, darf die Summe ihrer Flächen nicht größer als diejenige des Peaks sein, der dem internen Standard entspricht, falls erforderlich korrigiert hinsichtlich eventueller Verunreinigungen mit dem gleichen t_R-Wert wie der dem internen Standard entsprechende Peak.

Bromid, Chlorid: 10 ml Substanz werden 3 min lang mit 20 ml kohlendioxidfreiem Wasser *R* geschüttelt. 5 ml der wäßrigen Schicht werden mit 5 ml Wasser, 0,05 ml Salpetersäure 65 % *R* und 0,2 ml Silbernitrat-Lösung *R* 1 versetzt. Die Lösung darf nicht stärker opaleszieren als eine Mischung von 5 ml wäßriger Schicht und 5 ml Wasser.

Brom, Chlor: Werden 10 ml der in der Prüfung „Bromid, Chlorid" erhaltenen wäßrigen Schicht mit 1 ml Kaliumiodid-Stärke-Lösung *R* versetzt, darf keine Blaufärbung entstehen.

Thymol: 0,008 bis 0,012 Prozent *(m/m)*. 3 trokkene 25-ml-Glaszylinder mit Schliffstopfen werden verwendet. In den ersten werden 0,5 ml Substanz, in den zweiten 0,5 ml einer 0,0225prozentigen Lösung (*m*/V) von Thymol *R* in Tetrachlorkohlenstoff *R* (Lösung a) und in den dritten Zylinder 0,5 ml einer 0,015prozentigen Lösung (*m*/V) von Thymol *R* in Tetrachlorkohlenstoff *R* (Lösung b) gegeben. In jeden Zylinder werden 5 ml Tetrachlorkohlenstoff *R* und 5,0 ml Titan(IV)-sulfat-Lösung *R* gegeben. Nach 30 s langem kräftigem Schütteln wird bis zur Trennung der Schichten stehengelassen. Die Intensität der gelblichbraunen Färbung der unteren Schicht im Zylinder, der die Substanz enthält, muß zwischen den Intensitäten der unteren Schichten der Lösungen b und a liegen.

Nichtflüchtige Substanzen: Höchstens 0,002 Prozent (*m*/V). 50 ml Substanz werden auf dem Wasserbad zur Trockne eingedampft. Der Rückstand, 2 h lang im Trockenschrank bei 100 bis 105 °C getrocknet, darf höchstens 1 mg betragen.

Lagerung

Dicht verschlossen, vor Licht und Wärme geschützt, zwischen 8 und 15 °C. Das Material, aus dem das Behältnis hergestellt ist, muß unter Berücksichtigung der Reaktionsbereitschaft der Substanz gegenüber bestimmten Metallen ausgewählt werden.

Vorsichtig zu lagern!

Hartfett

Adeps solidus

Hartfett besteht aus einem Gemisch von Mono-, Di- und Triglyceriden der gesättigten Fettsäuren $C_{10}H_{20}O_2$ bis $C_{18}H_{36}O_2$.

Eigenschaften

Weiße, spröde, fast geruchlose, sich fettig anfühlende Masse; praktisch unlöslich in Wasser, schwer löslich in wasserfreiem Ethanol, leicht löslich in Ether. Beim Erwärmen schmilzt die Masse zu einer farblosen oder schwach gelblichen Flüssigkeit; geschmolzen bildet sie mit dem gleichen Volumen heißen Wassers bei kräftigem Schütteln eine weiße Emulsion.

Prüfung auf Reinheit

Geruch: Die Substanz darf nicht ranzig riechen.

Steigschmelzpunkt (V.6.11.2): Die geschmolzene Substanz wird in ein Kapillarröhrchen gegeben und vor der Bestimmung 24 h lang unterhalb 10 °C stehengelassen. Die Substanz schmilzt zwischen 33 und 36 °C.

Säurezahl (V.3.4.1): Höchstens 0,5, mit 5,0 g Substanz, in 50 ml des vorgeschriebenen Lösungsmittelgemisches gelöst, bestimmt.

Hydroxylzahl (V.3.4.3): Höchstens 50, nach der Methode A bestimmt.

Iodzahl (V.3.4.4): Höchstens 3.

Peroxidzahl (V.3.4.5): Höchstens 6.

Verseifungszahl (V.3.4.6): 225 bis 245, mit 2,0 g Substanz bestimmt.

Unverseifbare Anteile (V.3.4.7): Höchstens 0,5 Prozent, mit 5,0 g Substanz bestimmt.

Alkalisch reagierende Substanzen: 2,00 g Substanz werden in einer Mischung von 1,5 ml Ethanol 96 % *R* und 3,0 ml Ether *R* gelöst. Nach Zusatz von 0,05 ml Bromphenolblau-Lösung *R* dürfen bis zum Farbumschlag nach Gelb höchstens 0,15 ml 0,01 N-Salzsäure verbraucht werden.

Zersetzungsprodukte: 1,00 g Substanz wird zuerst 1 min lang mit 1 ml Salzsäure 36 % *R* und dann 5 s lang mit 1 ml Resorcin-Lösung *R* geschüttelt. Nach 5 min darf die wäßrige Schicht nicht stärker gefärbt sein als 1 ml einer Mischung von 0,4 ml 0,01 N-Kaliumpermanganat-Lösung und 9,6 ml Wasser.

Asche: Höchstens 0,05 Prozent, mit 2,00 g Substanz ohne Zusatz von Schwefelsäure bestimmt.

Lagerung

Vor Licht geschützt.

Hartparaffin

Paraffinum solidum

Gemisch fester, gereinigter, gesättigter Kohlenwasserstoffe.

Eigenschaften

Farblose bis weiße, auf frischem Bruch fast geruchlose Masse; praktisch unlöslich in Wasser und Ethanol 90 %, löslich in Ether, schwer löslich in wasserfreiem Ethanol.

Prüfung auf Reinheit

Sauer oder alkalisch reagierende Substanzen: 5 ml auf dem Wasserbad geschmolzene Substanz werden 1 min lang mit 5 ml Wasser von 90 bis 95 °C geschüttelt. Die abgetrennte wäßrige Schicht darf sich nach Zusatz von 0,1 ml Phenolphthalein-Lösung *R* 1 nicht rot färben und darf höchstens 0,1 ml 0,1 N-Natriumhydroxid-Lösung bis zum Umschlag nach Rot verbrauchen.

Erstarrungstemperatur am rotierenden Thermometer (V.6.12.N1): 50 bis 62 °C.

Aromatische, polycyclische Kohlenwasserstoffe: 0,50 g Substanz, in 25 ml Hexan *R* zur Spektroskopie[1] gelöst, werden in einem 100-ml-Scheidetrichter, dessen Schliffteile (Stopfen, Hahn) nicht eingefettet sind, 1 min lang mit 5,0 ml Dimethylsulfoxid *R* zur Spektroskopie kräftig geschüttelt. Bis zur Bildung von 2 klaren Phasen wird stehengelassen, dann wird die untere Phase in einen zweiten Scheidetrichter gebracht. Nach Zusatz von 2 ml Hexan *R* zur Spektroskopie und kräftigem Schütteln wird bis zur Bildung von 2 klaren Phasen stehengelassen. Die Absorption (V.6.19) der unteren Phase wird zwischen 260 und 420 nm gemessen unter Verwendung der klaren unteren Phase, die durch kräftiges, 1 min langes Ausschütteln von 5,0 ml Dimethylsulfoxid *R* zur Spektroskopie mit 25 ml Hexan *R* zur Spektroskopie erhalten wurde, als Kompensationsflüssigkeit. Als Referenzlösung dient eine Lösung, die 7,0 mg Naphthalin *R* je Liter Trimethylpentan *R* zur Spektroskopie enthält. Die Absorption dieser Lösung wird im Maximum bei 275 nm gegen Trimethylpentan *R* zur Spektroskopie als Kompensationsflüssigkeit gemessen. Bei keiner Wellenlänge zwischen 260 und 420 nm darf die Absorption der Untersuchungslösung größer sein als ein Drittel der Absorption der Referenzlösung bei 275 nm.

Verhalten gegen Schwefelsäure: 5 ml auf dem Wasserbad geschmolzene Substanz und 5 ml nitratfreie Schwefelsäure 96 % *R* [mit 95,0 bis 95,5 Prozent (*m/m*) H_2SO_4] werden in dem in der Monographie **Dickflüssiges Paraffin** unter „Verhalten gegen Schwefelsäure" beschriebenen Prüfglas 10 min lang im Wasserbad bei 70 ± 1 °C erhitzt. Nach 5, 6 und 8 min wird das Prüfglas jeweils für höchstens 3 s aus dem Wasserbad genommen und 3mal kräftig nach unten geschlagen. Spätestens 5 min nach Beendigung des Erhitzens muß eine so weitgehende Trennung der Paraffin- und Schwefelsäureschicht erfolgt sein, daß ein Farbvergleich durchgeführt werden kann. Die Schwefelsäureschicht darf im durchfallenden Licht nicht stärker gefärbt (V.6.2, Methode I) sein als eine Mischung von 0,5 ml Stamm-Lösung Blau, 1,5 ml Stamm-Lösung Rot und 3 ml Stamm-Lösung Gelb.

Asche (V.3.2.16): Höchstens 0,05 Prozent, mit 2,0 g Substanz bestimmt.

Lagerung

Vor Licht geschützt.

[1] Hexan *R* wird vor der Verwendung durch zweimaliges Ausschütteln mit einem Fünftel seines Volumens Dimethylsulfoxid *R* zur Spektroskopie gewaschen.

Heftpflaster

Emplastra adhaesiva

Heftpflaster[1] enthalten keine Wirkstoffe und sind dazu bestimmt, Verbandmaterial auf der Haut zu fixieren. Heftpflaster bestehen aus einer Klebemasse, die in gleichmäßiger Schicht auf einen geeigneten Träger kontinuierlich oder unterbrochen aufgetragen ist. Sie können perforiert sein.

Das Trägermaterial kann aus Gewebe, Vliesstoff oder Kunststoffolie bestehen. Es kann gefärbt sein. Heftpflaster können starr, dehnbar oder elastisch sein. Sie können folgende Eigenschaften aufweisen:
- wasserdicht
- wasserdicht, jedoch dampfdurchlässig
- wasser-, dampf- und luftdurchlässig.

Die Klebemasse ist so beschaffen, daß sie auf der trockenen Haut fest klebt, jedoch ohne nennenswerte Schädigung entfernt werden kann. Sie soll die Haut nicht irritieren.

Heftpflaster in unterschiedlicher Breite können auf einem Kern aus Metall oder anderem geeignetem Material aufgerollt sein. Sie können auch in geschnittenen Formaten von unterschiedlicher Größe hergestellt werden, deren klebende Oberfläche mit einer leicht entfernbaren Schutzfolie abgedeckt ist. Auch die Klebeschicht des aufgerollten Heftpflasters kann mit einer solchen Schutzfolie versehen sein. Heftpflaster sind in geeigneter Schutzhülle verpackt.

Prüfung auf Reinheit

In den nachstehend vorgeschriebenen Prüfungen wird unter dem Begriff „Standardklima" eine Temperatur von 20 ± 2 °C und eine relative Luftfeuchtigkeit von 65 ± 5 Prozent verstanden.

Klebkraft: Die Klebkraft wird mit den folgenden zwei Methoden unter Verwendung derselben Apparatur bestimmt.

Apparatur

Platte aus rostfreiem Stahl: Eine vollkommen ebene Platte von 200 mm Länge, 50 mm Breite und 2 mm Dicke aus poliertem rostfreiem Stahl mit einer Brinell-Härte von 130 bis 200 und höchstens 0,12 Prozent Kohlenstoff, mindestens 8 Prozent Nickel und mindestens 17 Prozent Chrom enthaltend, wird verwendet. Die mechanisch polierte Fläche der Platte wird mit einem sehr feinen Schleifpapier in der Längsrichtung der Platte aufgerauht. Auf jeder Längsseite der Platte sind in Abständen von 30 mm Markierungen eingeritzt, wobei die erste und letzte Markierung 25 mm von den Schmalseiten der Platte entfernt sind (siehe Abbildung 1).

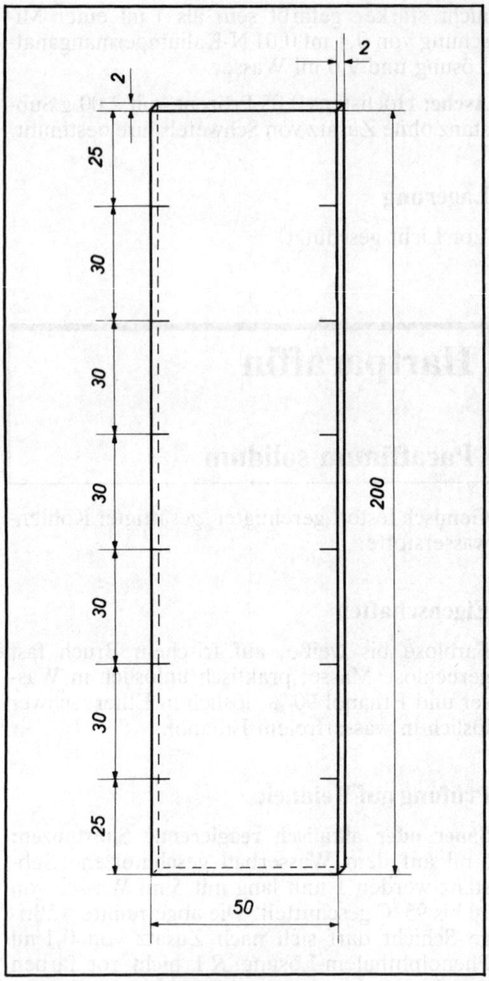

Abbildung 1. Platte aus rostfreiem Stahl
Längenangaben in Millimeter

In 5 Messungen, die in einer Zone zwischen zwei 10 mm von der Längsachse der Platte ent-

[1] Diese Monographie findet keine Anwendung bei elastischen selbstklebenden Stützbinden und bei Schnellverbänden.

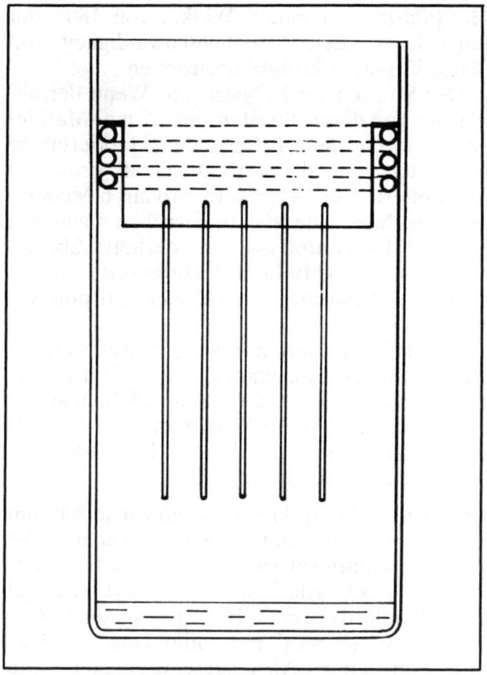

Abbildung 2. Toluolbad

fernten Linien quer hindurchgehen, wird geprüft, ob die Beschaffenheit der nach dem Aufrauhen erhaltenen Oberfläche[2)] den folgenden Bedingungen genügt:

- mittlere arithmetische Abweichung von der Profilhöhe: zwischen 0,05 und 0,40 µm
- maximale Höhe der Unregelmäßigkeiten: höchstens 4 µm
- Basislänge: 0,80 mm
- Untersuchungslänge: 5mal die Basislänge.

Zwischen den Prüfungen wird die Platte so gelagert, daß jede Beschädigung der aufgerauhten Oberfläche vermieden wird.

Die Platte wird mit Watte, die mit schwefelfreiem Toluol *R* befeuchtet ist, gereinigt. In einem geeigneten Behältnis (siehe Abbildung 2) wird schwefelfreies Toluol *R* zum Sieden erhitzt und die Platte so hineingehängt, daß sie nicht in direkte Berührung mit der Flüssigkeit kommt. Wenn die Dämpfe den oberen Rand der Platte erreicht haben, wird diese Bedingung 5 min lang aufrechterhalten. Danach wird die Platte herausgenommen und etwa 30 min lang im Standardklima erkalten gelassen.

[2)] ISO-Empfehlung 468 (Rauheit der Oberfläche).

Anpreßwalze: Ein polierter Metallzylinder von mindestens 50 mm Durchmesser wird verwendet. Seine Masse kann durch zusätzliche Gewichte so verändert werden, daß der Druck 20 N (2 kg) je Zentimeter Breite des zu prüfenden Heftpflasters beträgt.

Ausführungen

A. Schermethode

Heftpflaster sind vor der Prüfung 24 h lang im Standardklima zu halten. Die Fläche mit dem Klebstoff darf nicht verunreinigt werden.

Wenn das Heftpflaster als Rolle vorliegt, wird es unmittelbar vor der Prüfung mit einer Geschwindigkeit von etwa 30 cm je Sekunde abgerollt und ein Streifen von 60 mm Länge abgeschnitten. Bei Heftpflastern mit einer Breite bis 25 mm wird die ganze Breite verwendet; bei Breiten über 25 mm wird das Heftpflaster in Streifen von 25 mm geschnitten. Der Schutzfilm wird unmittelbar vor der Prüfung entfernt. Ein Streifen von 60 mm Länge und 25 mm Breite wird abgeschnitten.

Die klebstoffbeschichtete Seite des zu prüfenden Heftpflasters wird in der Weise auf die gereinigte Platte gebracht, daß die volle Breite des Streifens auf der Platte klebt über eine Entfernung von 25 mm, gemessen von einem Ende des Heftpflasters, auf der Platte liegend, wobei die Längsseiten des Streifens parallel zur Längsseite der Platte verlaufen. Beim Aufkleben des Heftpflasters ist darauf zu achten, daß sich keine Luftblasen zwischen Heftpflaster und Platte bilden. Der Heftpflasterstreifen wird mit der Anpreßwalze auf die Platte gedrückt. Dazu wird die Anpreßwalze viermal in Längsrichtung über den Streifen mit einer Geschwindigkeit von etwa 60 cm je Minute geführt.

Das Heftpflaster wird 10 min lang im Standardklima belassen. Am oberen Rand des Heftpflasters wird auf der Platte eine Linie gezogen. Eine Masse, entsprechend 80 g je Zentimeter Breite des Heftpflasterstreifens, wird am freihängenden Ende des Heftpflasters mit einer Klammer befestigt, die den Zug gleichmäßig auf die ganze Breite des Streifens verteilt. Die Platte wird 30 min lang in eine Kammer gehängt, in welcher mittels Luftumwälzung eine Temperatur von 36 bis 38 °C gewährleistet ist.

Die Platte muß in einem Winkel von 2° zur Senkrechten hängen, um ein Ablösen des Heftpflasters von der Platte zu verhindern, jedoch ein freies Hängen der Masse zu gestatten. Dieses Vorgehen wird mit 4 anderen Heftpflasterstreifen wiederholt.

Bei Heftpflaster auf Kunststoffolie mit sehr großer Dehnbarkeit wird auf den Streifen ein nicht dehnbarer gleicher Breite geklebt, bevor der Zug angewendet wird.

Bei gewobenen, in Längsrichtung dehnbaren Heftpflastern wird die Prüfung so durchgeführt, daß die elastischen Garne parallel zur Schmalseite der Platte liegen. Die Masse muß in der Richtung der nicht dehnbaren Garne angebracht werden. Unter diesen Bedingungen kann die Prüfung nur bei Heftpflastern mit einer Mindestbreite von 25 mm durchgeführt werden. Bei einer Breite des Heftpflasters von genau 25 mm wird ein nichtdehnbarer Heftpflasterstreifen von etwa 60 mm Länge und einer Breite, die dem zu prüfenden Heftpflaster entspricht, auf das Trägermaterial geklebt. Dabei ragt das freie Ende des Streifens über die Platte hinaus. Die angebrachte Klammer überträgt die Masse auf das freie Ende des Heftpflasterstreifens so, daß der Zug gleichmäßig auf die Länge des zu prüfenden Streifens verteilt ist.

Das obere Ende des Heftpflasters, das auf der Platte klebt, darf höchstens um 2,5 mm während des Verbleibens in der Kammer verrutschen.

B. Abziehmethode (Peelmethode)

Heftpflaster sind vor der Prüfung 24 h lang im Standardklima zu halten. Die Fläche mit dem Klebstoff darf nicht verunreinigt werden.

Wenn das Heftpflaster als Rolle vorliegt, wird es unmittelbar vor der Prüfung mit einer Geschwindigkeit von etwa 30 cm je Sekunde abgerollt und in Streifen von etwa 400 mm Länge abgeschnitten. Bei Heftpflastern mit einer Breite bis 25 mm wird die ganze Breite verwendet; bei Breiten über 25 mm wird das Heftpflaster in Streifen von 25 mm geschnitten. Der Schutzfilm wird unmittelbar vor der Prüfung entfernt. Ein Streifen von 400 mm Länge und 25 mm Breite wird abgeschnitten.

Das Heftpflaster wird mit der beschichteten Seite auf die Mitte der gereinigten Fläche der Platte geklebt, die Ränder des Streifens parallel zur Längskante der Platte. Beim Aufkleben des Heftpflasters ist darauf zu achten, daß sich keine Luftblasen zwischen Heftpflaster und Platte bilden. Das Heftpflaster wird mit der Anpreßwalze auf die Platte gedrückt. Dazu wird die Walze in Längsrichtung viermal über den Streifen mit einer Geschwindigkeit von 60 cm je Minute geführt. Das Heftpflaster wird 10 min lang im Standardklima belassen.

Mit einer geeigneten Apparatur wird die Kraft gemessen, die erforderlich ist, um das Heftpflaster bei einem Winkel von 180° mit einer konstanten Abziehgeschwindigkeit von 300 ± 30 mm je Minute abzuziehen.

Der Streifen wird abgezogen. Wenn der abgelöste Teil dieses Streifens die 25-mm-Markierung und die danach folgenden Markierungen erreicht hat, wird jeweils die Kraft gemessen und notiert. Der Mittelwert wird aus 6 Messungen errechnet. Die Messung wird an 4 anderen Streifen des Heftpflasters wiederholt. Als Resultat gilt das Mittel der 5 Mittelwerte, ausgedrückt in Newton je Zentimeter Heftpflasterbreite.

Die Prüfung darf nur ausgewertet werden, wenn sich jede Einzelmessung zwischen 15 und 85 Prozent der Skalenbreite der Meßapparatur befindet. Die mittlere Kraft zum Abziehen des Heftpflasters muß mindestens 1 N (100 g) je Zentimeter Breite betragen.

Reißkraft: 5 Heftpflasterstreifen von je 200 mm Länge werden, unmittelbar nachdem der Schutzfilm entfernt worden ist, so aufgehängt, daß beide Oberflächen vor der Prüfung frei dem Standardklima 24 h lang ausgesetzt sind. Die Reißkraft wird mit Hilfe eines Gerätes mit konstanter Abziehgeschwindigkeit von 300 ± 30 mm je Minute gemessen. Das Gerät ist so beschaffen, daß die Reißkraft zwischen 15 und 85 Prozent Skalenbreite des Gerätes liegt.

5 Streifen definierter Breite von höchstens 25 mm werden geprüft. Ist das Heftpflaster breiter als 25 mm, wird es der Länge nach in Streifen der geforderten Breite geschnitten. Das eine Ende des Musters wird in die stehende Klemme das andere so in die bewegliche Klemme gelegt, daß der Abstand zwischen den Klemmen 100 mm beträgt. Wenn ein Muster in der Klemme verrutscht oder weniger als 10 mm davon entfernt reißt, muß es durch ein anderes ersetzt werden und darf nicht zur Ermittlung des Resultates verwendet werden.

Als Ergebnis gilt das Mittel der Reißkraftwerte aus den 5 Proben. Die Reißkraft darf nicht kleiner sein, als für die Art des zu prüfenden Heftpflasters vorgeschrieben.

Wasserundurchlässigkeit: Wird ein Heftpflaster als wasserdicht bezeichnet, darf es an der nicht klebebeschichteten Seite des Trägermaterials 5 min lang kein Wasser unter dem Druck, entsprechend einer 500 mm hohen Wassersäule, durchlassen. Der Wasserdruck wird auf einer kreisrunden Fläche mit einem den Dimensionen des Heftpflasters entsprechenden Durchmesser, jedoch höchstens 50 mm, ausgeübt. Ein entsprechendes Gerät ist im Anhang VIII.8 beschrieben. Jedes andere Gerät darf verwendet werden, wenn unter den angegebenen Bedingungen geprüft werden kann.

Der Schutzfilm wird unmittelbar vor der Prüfung entfernt. Geprüft wird an 6 Streifen, wobei Falten und eine Beeinflussung des Prüfkörpers durch das Hantieren vermieden werden müssen. Das Heftpflaster entspricht der Prüfung, wenn mindestens bei 5 von 6 Streifen das Wasser in der vorgeschriebenen Zeit nicht durchdringt.

Wasserdampfdurchlässigkeit: Wird ein Heftpflaster als wasserdampfdurchlässig bezeichnet, muß es folgender Prüfung entsprechen.

Apparatur: Sie besteht aus einem Gefäß aus nicht rostendem, für Wasser und Wasserdampf undurchlässigem Material, außen etwa 95 mm lang, 25 mm breit und 20 mm tief, mit einer Leermasse von höchstens 60 g und einer rechteckigen Öffnung von 80 mm × 10 mm auf der oberen Seite.

Ausführung: Eine Schale mit etwa 1 kg wasserfreiem Calciumchlorid *R* wird in einen auf 36 bis 38 °C elektrisch beheizten Trockenschrank gelegt, der mit einer wirkungsvollen Luftumwälzungs-Einrichtung versehen ist. In 5 Gefäße werden je etwa 2 g Watte und etwa 20 ml Wasser gegeben. Ein vorhandener Schutzfilm des Heftpflasters wird entfernt. Dieses Heftpflaster wird sofort mit entsprechendem Druck über die Öffnung des Gefäßes geklebt. Es darf nicht gestreckt werden und soll die Öffnung vollständig bedecken. Die Innenfläche des Heftpflasters darf dabei nicht mit der feuchten Watte in Berührung kommen. Die Abmessungen des Heftpflasters müssen mindestens 5 mm größer als diejenigen der Öffnung sein. Die verschlossenen Gefäße werden auf das Milligramm genau gewogen. Sie werden im Trockenschrank etwa 18 h lang, auf 15 min genau gemessen, gelagert und die Lagerungszeit genau notiert. Die Gefäße werden dann herausgenommen, im Standardklima 1 h lang erkalten gelassen und auf 1 Milligramm genau gewogen. Auf Basis des mittleren Masseverlustes und der Fläche der Gefäßöffnung wird die Wasserdampfdurchlässigkeit in Gramm je Quadratmeter und 24 h errechnet. Als Resultat gilt das Mittel der an den 5 Heftpflastern gefundenen Werte.

Die Wasserdampfdurchlässigkeit muß mindestens 500 g je Quadratmeter in 24 h betragen.

Liegen die Heftpflaster als Rolle vor, müssen sie auch folgenden Anforderungen entsprechen:

Verbindungsstellen: Heftpflaster von weniger als 3 m Länge dürfen nicht aus Teilstücken zusammengesetzt sein. Heftpflaster von 3 und mehr Metern Länge dürfen höchstens eine Verbindungsstelle haben.

Breite: Die Breite des Heftpflasters darf höchstens 1,5 mm von der deklarierten Breite abweichen, wenn diese kleiner oder gleich 50 mm ist, und höchstens 2,5 mm, wenn sie größer als 50 mm ist.

Lagerung

Vor Licht geschützt, nicht über 25 °C.

Beschriftung

Die Beschriftung der Verpackung gibt an:
- Eigenschaften des Heftpflasters
- Art des Trägers
- Länge
- Breite.

Heftpflaster mit gewebtem Trägermaterial

Heftpflaster mit gewebtem Trägermaterial enthalten eine Klebemasse, die auf einem Gewebe aus natürlichem oder synthetischem Material oder einer Kombination beider aufgestrichen ist.

Prüfung auf Reinheit

Wenn Heftpflaster auf Gewebebasis nicht als elastisch deklariert sind, müssen sie den unter **Heftpflaster (Emplastra adhaesiva)** *vorgeschriebenen Prüfungen unter Berücksichtigung folgender Kennzahlen entsprechen:*

Reißkraft: Die Reißfestigkeit muß mindestens 40 N (4,0 kg) je Zentimeter der angegebenen oder geschnittenen Breite betragen. Sind die Heftpflaster perforiert, muß die Reißfestigkeit mindestens 20 N (2,0 kg) je Zentimeter der Nennbreite betragen.

Wenn Heftpflaster auf Gewebebasis als elastisch deklariert sind, müssen sie den unter **Heftpflaster** *vorgeschriebenen Prüfungen entsprechen, ausgenommen der „Reißkraft", die nicht geprüft wird. Zusätzlich müssen sie folgender Prüfung entsprechen:*

Elastizität: Die Länge nach Dehnung beträgt höchstens 80 Prozent der voll gedehnten Länge, gemessen in folgender Prüfung: Ein vorhandener Schutzfilm wird unmittelbar vor der Prüfung entfernt. Ein Ende des Musters wird an der festen Klemme des Dynamometers oder einer anderen geeigneten Einrichtung befestigt. Das andere Ende wird in der beweglichen Klemme so angebracht, daß das Heftpflaster in seiner Dehnungsrichtung gestreckt werden kann. Es ist zu prüfen, daß die Enden des Heftpflasters gut befestigt sind, zum Beispiel mit Nadelklemmbacken, um ein Verrutschen beim Dehnen zu vermeiden. Das Heftpflaster zwischen den Klemmen wird mit 2 Markierungen in einem Abstand von etwa 50 cm versehen. Die bewegliche Klemme wird auf 10 N (1,0 kg) je Zentimeter Breite des Musters eingestellt. Die volle Belastung wird innerhalb 5 s ab Beginn der Belastung erreicht. Der Abstand der Markierungen wird auf den Zentimeter genau gemessen, sobald die volle Belastung erreicht wird (gestreckte Länge l_1). Die Belastung wird 60 ± 5 s lang ohne Veränderung gehalten. Nach möglichst rascher Entlastung, wobei Verschlingungen des Streifens zu vermeiden sind, wird das Heftpflaster längsseits zusammengefaltet, so daß die klebende Seite innen ist. Dann wird das Heftpflaster aus den Klemmen genommen, in einem Zickzack von 15 bis 20 cm Faltenbreite zusammengefaltet und 5 min ± 15 s lang ab Beendigung der Belastung ruhen gelassen. Nach Entfaltung wird die Länge zwischen den Markierungen auf den Zentimeter genau gemessen (Länge nach Dehnung l_2).

Die Länge nach Dehnung wird nach folgender Formel in Prozent der gedehnten Länge errechnet:

$$\frac{100 \cdot l_2}{l_1}$$

2 Versuche werden durchgeführt. Als Resultat wird das Mittel aus beiden Versuchen genommen.

Die Länge nach Dehnung beträgt höchstens 80 Prozent der gestreckten Länge.

Heftpflaster mit Vliesstoffträger

Heftpflaster mit Vliesstoffträgermaterial enthalten eine Klebemasse, die auf einem verfestigten Vliesstoff aus Fasermaterial, einschließlich Zellstoff geeigneter Qualität, aufgetragen ist.

Prüfung auf Reinheit

Heftpflaster mit Vliesstoff als Trägermaterial müssen den in der Monographie **Heftpflaster (Emplastra adhaesiva)** vorgeschriebenen Prüfungen unter Berücksichtigung folgender Prüfung entsprechen:

Reißkraft: Mindestens 8 N (0,8 kg) je Zentimeter angegebene oder geschnittene Breite, je nach Fall.

Heftpflaster mit Kunststoffolie als Trägermaterial

Heftpflaster auf Kunststoffolie bestehen aus einer Kunststoffolie, die mit einer Klebmasse beschichtet ist.

Prüfung auf Reinheit

Heftpflaster mit Kunststoffolie müssen den in der Monographie **Heftpflaster (Emplastra adhaesiva)** vorgeschriebenen Prüfungen, ausgenommen der „Reißkraft", entsprechen.

Wenn die Heftpflaster auf Kunststoffilm als dehnbar bezeichnet sind, müssen sie zusätzlich folgender Prüfung entsprechen:

Dehnbarkeit: Der Schutzfilm wird unmittelbar vor der Prüfung entfernt. Auf einer Maschine mit konstanter Abziehgeschwindigkeit werden 6 Heftpflaster von mindestens 100 mm Länge geprüft. Gemessen wird die notwendige Kraft, mit der eine Dehnung des Heftpflasters um 20 Prozent bei einer Abziehgeschwindigkeit von 300 ± 30 mm Dehnung je Minute erreicht wird. Das Ergebnis wird aus dem Mittel der 6 durchgeführten Messungen errechnet. Die Kraft darf höchstens 14 N (1,4 kg) je Zentimeter der angegebenen oder geschnittenen Breite, je nach Fall, betragen. Nach der Dehnung wird das Muster 60 ± 5 s lang gedehnt hängengelassen. Dann wird das Heftpflaster 5 min ± 15 s spannungsfrei aufgehängt, und anschließend wird die Länge gemessen. Die Länge des Heftpflasters nach eingetretener bleibender Dehnung ist höchstens 5 Prozent größer als die ungedehnte Länge.

Heparin-Calcium

Heparinum calcicum

Heparin-Calcium ist das Calciumsalz eines sulfatierten Glucosaminoglycans, das in tierischem Gewebe vorkommt. Bei der vollständigen Hydrolyse werden D-Glucosamin, D-Glucuronsäure, L-Iduronsäure, Essigsäure und Schwefelsäure freigesetzt. Die Substanz hat die charakteristische Eigenschaft, die Gerinnung von Frischblut zu verzögern. Die Substanz kann aus den Lungen von Rindern oder aus den Intestinalschleimhäuten von Rindern, Schweinen oder Schafen gewonnen werden. Die Wirksamkeit von Heparin-Calcium zur parenteralen Anwendung muß mindestens 150 I.E. je Milligramm betragen, berechnet auf die getrocknete Substanz. Die Wirksamkeit von Heparin-Calcium, das nicht zur parenteralen Anwendung dient, muß mindestens 120 I.E. je Milligramm betragen, berechnet auf die getrocknete Substanz. Die Substanz wird unter Bedingungen hergestellt, die eine mikrobielle Kontamination auf ein Mindestmaß einschränken.

Eigenschaften

Weißes bis fast weißes, schwach hygroskopisches Pulver; leicht löslich in Wasser.

Prüfung auf Identität

A. Die Substanz verzögert die Gerinnung von Frischblut.

B. 0,40 g Substanz werden in Wasser zu 10,0 ml gelöst. Die spezifische Drehung (V.6.6) muß mindestens +35° betragen.

C. Die Substanz gibt die Identitätsreaktionen auf Calcium (V.3.1.1).

D. Die Prüfung erfolgt mit Hilfe der Elektrophorese (V.6.21) unter Verwendung von Agarose zur Elektrophorese *R* als Trägermaterial. Zur Äquilibrierung der Agarose und als Elektrolytlösung wird eine Mischung von 50 ml Essigsäure 98 % *R* und 800 ml Wasser, die durch Zusatz von Lithiumhydroxid *R* auf einen *p*H-Wert von 3 eingestellt und mit Wasser zu 1000,0 ml verdünnt wird, verwendet.

Untersuchungslösung: 25 mg Substanz werden in Wasser zu 10 ml gelöst.

Referenzlösung: Heparin-Natrium *BRS* wird mit dem gleichen Volumen Wasser verdünnt.

Auf den Streifen werden getrennt 2 bis 3 µl jeder Lösung aufgetragen. Anschließend wird etwa 10 min lang ein Strom von 1 bis 2 mA je Zentimeter Streifenbreite mit einer Spannung von 300 V durchgeleitet. Der Streifen wird mit einer 0,1prozentigen Lösung (*m*/V) von Toluidinblau *R* gefärbt und der Reagenzüberschuß durch Auswaschen entfernt. Das Verhältnis zwischen der Beweglichkeit der Hauptzone oder der Zonen im Elektropherogramm der Untersuchungslösung und der Beweglichkeit der Zone im Elektropherogramm der Referenzlösung muß 0,9 bis 1,1 betragen.

Prüfung auf Reinheit

Prüflösung: 0,1 g Substanz werden in kohlendioxidfreiem Wasser *R* zu 10 ml gelöst.

Aussehen der Lösung: Eine 50 000 I.E. entsprechende Menge Substanz wird in Wasser zu 10 ml gelöst. Die Lösung muß klar (V.6.1) und darf nicht stärker gefärbt sein als Farbstärke 5 der entsprechenden Farbvergleichslösung (V.6.2, Methode II).

***p*H-Wert** (V.6.3.1): Der *p*H-Wert der Prüflösung muß zwischen 5,5 und 8,0 liegen.

Protein: Wird 1 ml Prüflösung mit 0,25 ml einer 20prozentigen Lösung (*m*/V) von Trichloressigsäure *R* versetzt, darf weder ein Niederschlag noch eine Trübung auftreten.

Schwermetalle (V.3.2.8): 0,5 g Substanz müssen der Grenzprüfung C auf Schwermetalle entsprechen (30 ppm). Zur Herstellung der Referenzlösung werden 1,5 ml Blei-Lösung (10 ppm Pb) *R* verwendet.

Stickstoff: Höchstens 2,5 Prozent, berechnet auf die getrocknete Substanz. Die Bestimmung erfolgt mit Hilfe der ,,Kjeldahl-Bestimmung" (V.3.5.2) unter Verwendung von 0,100 g Substanz.

Calcium: 9,5 bis 11,5 Prozent Ca, berechnet auf die getrocknete Substanz. Das Calcium wird nach ,,Komplexometrische Titrationen" (V.3.5.4) unter Verwendung von 0,200 g Substanz bestimmt.

Schwefel: Mindestens 10,0 Prozent, berechnet auf die getrocknete Substanz. Die Bestimmung erfolgt mit 25,0 mg Substanz in einem 1-l-Kolben nach der Schöniger-Methode (V.3.5.3). Die Verbrennungsprodukte werden in einer Mischung von 0,1 ml Wasserstoffperoxid-Lösung 30 % *R* und 10 ml Wasser absorbiert. Nach etwa 15 min langem Kühlen in Eiswasser wird der Kolben geöffnet, der Stopfen mit 2 ml Wasser gewaschen und der Inhalt 2 min lang vorsichtig zum Sieden erhitzt. Nach dem Abkühlen wird mit 50 ml Pufferlösung *p*H 3,7 *R* und 0,3 ml Alizarin-S-Lösung *R* versetzt und mit 0,05 M-Bariumperchlorat-Lösung bis zur orangerosa Färbung titriert.

1 ml 0,05 M-Bariumperchlorat-Lösung entspricht 1,603 mg S.

Trocknungsverlust (V.6.22): Höchstens 8,0 Prozent, mit 1,000 g Substanz durch 3 h langes Trocknen über Phosphor(V)-oxid *R* bei 60 °C unterhalb 670 Pa bestimmt.

Sulfatasche (V.3.2.14): 32 bis 40 Prozent, mit 0,20 g Substanz bestimmt und auf die getrocknete Substanz berechnet.

Wertbestimmung

Die Ausführung erfolgt nach „Wertbestimmung von Heparin“ (V.2.2.6). Die gemessene Wirksamkeit muß mindestens 90 und darf höchstens 111 Prozent der angegebenen Wirksamkeit betragen. Die Vertrauensgrenzen (P = 0,95) der gemessenen Wirksamkeit müssen mindestens 80 und dürfen höchstens 125 Prozent der angegebenen Wirksamkeit betragen.

Heparin-Calcium zur parenteralen Anwendung muß den folgenden zusätzlichen Anforderungen entsprechen.

Anomale Toxizität (V.2.1.5): Je Maus wird eine 200 I.E. entsprechende Menge Substanz injiziert.

Blutdrucksenkende Substanzen (V.2.1.7): Je Kilogramm Körpermasse einer Katze wird 1,0 ml einer Lösung, die eine 5000 I.E. entsprechende Menge Substanz je Milliliter enthält, injiziert.

Lagerung

Dicht verschlossen.

Vorsichtig zu lagern!

Heparin-Natrium

Heparinum natricum

Heparin-Natrium ist das Natriumsalz eines sulfatierten Glucosaminoglycans, das in tierischem Gewebe vorkommt. Bei der vollständigen Hydrolyse werden D-Glucosamin, D-Glucuronsäure, L-Iduronsäure, Essigsäure und Schwefelsäure freigesetzt. Die Substanz hat die charakteristische Eigenschaft, die Gerinnung von Frischblut zu verzögern. Die Substanz kann aus den Lungen von Rindern oder aus den Intestinalschleimhäuten von Rindern, Schweinen oder Schafen gewonnen werden. Die Wirksamkeit von Heparin-Natrium zur parenteralen Anwendung muß mindestens 150 I.E. je Milligramm betragen, berechnet auf die getrocknete Substanz. Die Wirksamkeit von Heparin-Natrium, das nicht zur parenteralen Anwendung dient, muß mindestens 120 I.E. je Milligramm betragen, berechnet auf die getrocknete Substanz. Die Substanz wird unter Bedingungen hergestellt, die eine mikrobielle Kontamination auf ein Mindestmaß einschränken.

Eigenschaften

Weißes bis fast weißes, schwach hygroskopisches Pulver; leicht löslich in Wasser.

Prüfung auf Identität

A. Die Substanz verzögert die Gerinnung von Frischblut.

B. 0,40 g Substanz werden in Wasser zu 10,0 ml gelöst. Die spezifische Drehung (V.6.6) muß mindestens +35° betragen.

C. Die Sulfatasche (siehe „Prüfung auf Reinheit“) gibt die Identitätsreaktion a auf Natrium (V.3.1.1).

D. Die Prüfung erfolgt mit Hilfe der Elektrophorese (V.6.21) unter Verwendung von Agarose zur Elektrophorese *R* als Trägermaterial. Zur Äquilibrierung der Agarose und als Elektrolytlösung wird eine Mischung von 50 ml Essigsäure 98 % *R* und 800 ml Wasser, die durch Zusatz von Lithiumhydroxid *R* auf einen *p*H-Wert von 3 eingestellt und mit Wasser zu 1000,0 ml verdünnt wird, verwendet.

Untersuchungslösung: 25 mg Substanz werden in Wasser zu 10 ml gelöst.

Referenzlösung: Heparin-Natrium *BRS* wird mit dem gleichen Volumen Wasser verdünnt.

Auf den Streifen werden getrennt 2 bis 3 µl jeder Lösung aufgetragen. Anschließend wird etwa 10 min lang ein Strom von 1 bis 2 mA je Zentimeter Streifenbreite mit einer Spannung von 300 V durchgeleitet. Der Streifen wird mit einer 0,1prozentigen Lösung (*m*/V) von Toluidinblau *R* gefärbt und der Reagenzüberschuß durch Auswaschen entfernt. Das Verhältnis zwischen der Beweglichkeit der Hauptzone oder der Zonen im Elektropherogramm der Untersuchungslösung und der Beweglichkeit der Zone im Elektropherogramm der Referenzlösung muß 0,9 bis 1,1 betragen.

Prüfung auf Reinheit

Prüflösung: 0,1 g Substanz werden in kohlendioxidfreiem Wasser *R* zu 10 ml gelöst.

Aussehen der Lösung: Eine 50 000 I.E. entsprechende Menge Substanz wird in Wasser zu 10,0 ml gelöst. Die Lösung muß klar (V.6.1) und darf nicht stärker gefärbt sein als die Farbstärke 5 der entsprechenden Farbvergleichslösung (V.6.2, Methode II).

***p*H-Wert** (V.6.3.1): Der *p*H-Wert der Prüflösung muß zwischen 5,5 und 8,0 liegen.

Protein: Wird 1 ml Prüflösung mit 0,25 ml einer 20prozentigen Lösung (*m*/V) von Trichloressigsäure *R* versetzt, darf weder ein Niederschlag noch eine Trübung auftreten.

Schwermetalle (V.3.2.8): 0,5 g Substanz müssen der Grenzprüfung C auf Schwermetalle entsprechen (30 ppm). Zur Herstellung der Referenzlösung werden 1,5 ml Blei-Lösung (10 ppm Pb) *R* verwendet.

Stickstoff: Höchstens 2,5 Prozent, berechnet auf die getrocknete Substanz. Die Bestimmung erfolgt mit Hilfe der „Kjeldahl-Bestimmung" (V.3.5.2) unter Verwendung von 0,100 g Substanz.

Natrium: 9,5 bis 12,5 Prozent Na, berechnet auf die getrocknete Substanz. Der Natriumgehalt wird mit Hilfe der Atomabsorptionsspektroskopie bestimmt (V.6.17, Methode I).

Untersuchungslösung: 50 mg Substanz werden in 0,1 N-Salzsäure, die 1,27 mg Caesiumchlorid *R* je Milliliter enthält, zu 100,0 ml gelöst.

Referenzlösungen: Durch Verdünnen der Natrium-Lösung (200 ppm Na) *R* mit 0,1 N-Salzsäure, die 1,27 mg Caesiumchlorid *R* je Milliliter enthält, werden Referenzlösungen hergestellt, die 25, 50 und 75 ppm Na enthalten.

Die Absorption wird bei 330,3 nm bestimmt, unter Verwendung einer Natrium-Hohlkathodenlampe als Strahlungsquelle und einer Flamme geeigneter Zusammensetzung (zum Beispiel 11 l Luft und 2 l Acetylen je Minute).

Schwefel: Mindestens 10,0 Prozent, berechnet auf die getrocknete Substanz. Die Bestimmung erfolgt mit 25,0 mg Substanz in einem 1-l-Kolben nach der Schöniger-Methode (V.3.5.3). Die Verbrennungsprodukte werden in einer Mischung von 0,1 ml Wasserstoffperoxid-Lösung 30 % *R* und 10 ml Wasser absorbiert. Nach etwa 15 min langem Kühlen in Eiswasser, wird der Kolben geöffnet, der Stopfen mit 2 ml Wasser gewaschen und der Inhalt 2 min lang vorsichtig zum Sieden erhitzt. Nach dem Abkühlen werden 50 ml Pufferlösung *p*H 3,7 *R* und 0,3 ml Alizarin-S-Lösung *R* hinzugefügt und mit 0,05 M-Bariumperchlorat-Lösung bis zur orangerosa Färbung titriert.

1 ml 0,05 M-Bariumperchlorat-Lösung entspricht 1,603 mg S.

Trocknungsverlust (V.6.22): Höchstens 8,0 Prozent, mit 1,000 g Substanz durch 3 h langes Trocknen über Phosphor(V)-oxid *R* bei 60 °C unterhalb 670 Pa bestimmt.

Sulfatasche (V.3.2.14): 30 bis 43 Prozent, mit 0,20 g Substanz bestimmt und auf die getrocknete Substanz berechnet.

Wertbestimmung

Die Ausführung erfolgt nach „Wertbestimmung von Heparin" (V.2.2.6). Die gemessene Wirksamkeit muß mindestens 90 und darf höchstens 111 Prozent der angegebenen Wirksamkeit betragen. Die Vertrauensgrenzen (P = 0,95) der gemessenen Wirksamkeit müssen mindestens 80 und dürfen höchstens 125 Prozent der angegebenen Wirksamkeit betragen.

Heparin-Natrium zur parenteralen Anwendung muß den folgenden zusätzlichen Anforderungen entsprechen.

Anomale Toxizität (V.2.1.5): Je Maus wird eine 200 I.E. entsprechende Menge Substanz injiziert.

Blutdrucksenkende Substanzen (V.2.1.7): Je Kilogramm Körpermasse einer Katze wird

1,0 ml einer Lösung, die eine 5000 I.E. entsprechende Menge Substanz je Milliliter enthält, injiziert.

Lagerung

Dicht verschlossen.

Vorsichtig zu lagern!

Infektiöse-Hepatitis-Lebend-Impfstoff für Hunde (gefriergetrocknet)

Vaccinum hepatitidis contagiosae caninae vivum cryodesiccatum

Infektiöse-Hepatitis-Lebend-Impfstoff für Hunde (gefriergetrocknet) ist eine Zubereitung aus einem oder mehreren attenuierten Stämmen des Hunde-Adenovirus. Die Herstellung des Impfstoffs beruht auf einem Saatvirussystem; das Saatvirus wird festgelegt im Hinblick auf die Eigenschaften, die unter „Auswahl des Impfstoffstammes" angegeben sind. Der attenuierte Stamm wird in geeigneten Zellkulturen gezüchtet.

Auswahl des Impfstoffstammes

Für die Herstellung des Impfstoffs darf nur ein Virusstamm verwendet werden, für den nachgewiesen ist, daß er frei von fremden Mikroorganismen ist und im Hinblick auf Attenuierung und Immunogenität befriedigt. Die Eignung des Stammes auf Grund dieser Eigenschaften kann mit den nachfolgend beschriebenen Methoden nachgewiesen werden.

Verunreinigende Mikroorganismen: Der Stamm muß der Prüfung auf „Sterilität" der Monographie **Impfstoffe für Tiere (Vaccina ad usum veterinarium)** entsprechen und frei von Mykoplasmen und Fremdviren sein.

Attenuierung: Einem 8 bis 16 Wochen alten empfänglichen Welpen wird eine Menge der Virussuspension intravenös injiziert, die einer Impfstoffdosis entspricht. Sie darf keine Krankheitszeichen hervorrufen; das Tier muß innerhalb von 21 Tagen spezifisch neutralisierende Antikörper bilden.

Immunogenität: Die unter „Wirksamkeit" beschriebene Prüfung ist geeignet, die Immunogenität des Stammes nachzuweisen.

Prüfung auf Identität

Der nach den Angaben der Beschriftung gelöste Impfstoff ist nach Neutralisation durch ein oder mehrere spezifische Antisera nicht mehr in der Lage, einen zytopathischen Effekt in empfänglichen Zellkulturen auszulösen.

Prüfung auf Reinheit

Alle folgenden Prüfungen werden mit gelöstem Impfstoff durchgeführt.

Unschädlichkeit: Zwei empfänglichen Welpen im Alter von 8 bis 16 Wochen, die frei von spezifischen, neutralisierenden Antikörpern sind, wird jeweils die doppelte Impfstoffdosis, entsprechend den Angaben der Beschriftung, injiziert. Die Tiere müssen nach der Impfung 21 Tage lang gesund bleiben und dürfen keine Anzeichen von Keratitis aufweisen.

Fremdviren

a) Nach Mischen mit einem monospezifischen Antiserum ist der Impfstoff nicht mehr in der Lage, einen zytopathischen Effekt in empfänglichen Zellkulturen hervorzurufen. Er gibt keinen Hinweis auf hämagglutinierende oder hämadsorbierende Substanzen.
b) Die Prüfung wird an Mäusen von je 11 bis 15 g Körpermasse ausgeführt. Jeder Maus werden 0,03 ml des gelösten Impfstoffs intrazerebral injiziert. Mindestens 10 Mäuse, in jedem Fall jedoch so viele, daß insgesamt 3/10 einer Impfstoffdosis injiziert werden kann, müssen verwendet werden. Die Tiere werden 21 Tage lang beobachtet. Wenn mehr als zwei Mäuse innerhalb der ersten 48 h verenden, ist die Prüfung zu wiederholen. Vom 3. bis zum 21. Tage dürfen die Tiere keine Anomalitäten zeigen.

Verunreinigung durch Bakterien und Pilze: Der gelöste Impfstoff muß der Prüfung auf „Sterilität" der Monographie **Impfstoffe für Tiere** entsprechen und frei von Mykoplasmen sein.

Virustiter: Der gelöste Impfstoff wird in geeigneten Zellkulturen titriert. Eine Impfstoffdosis muß mindestens die Virusmenge enthalten, welche dem Mindesttiter in der Beschriftung entspricht, für die eine Schutzwirkung unter den bei „Wirksamkeit" beschriebenen Bedingungen nachgewiesen ist.

Prüfung auf Wirksamkeit

Sofern die Prüfung auf Wirksamkeit mit befriedigendem Ergebnis an einer repräsentativen Charge des Impfstoffs durchgeführt wurde, kann diese Prüfung als Routinekontrolle für weitere Chargen aus demselben Saatvirus entfallen, wenn die zuständige Behörde dem zustimmt.

Sieben empfängliche Welpen im Alter von 8 bis 16 Wochen, deren Serum frei von Hunde-Adenovirus-Antikörpern ist, werden verwendet. 5 dieser Tiere erhalten nach der in der Beschriftung angegebenen Applikationsart eine Virusmenge, die dem Mindesttiter der Beschriftung entspricht. Die beiden anderen Tiere dienen als Kontrolle. Alle Tiere werden 21 Tage lang beobachtet. Danach wird jedem Tier ein virulenter Stamm des Hundehepatitisvirus in einer Konzentration intravenös injiziert, die ausreicht, einen empfänglichen Hund zu töten oder typische Krankheitssymptome hervorzurufen. Die Tiere werden weitere 21 Tage lang beobachtet. Die geimpften Tiere müssen gesund bleiben und die Kontrolltiere an Hepatitis verenden oder typische Symptome einer schweren Infektion aufweisen. Wenn ein Kontrolltier keine Krankheitszeichen aufweist, muß die Prüfung wiederholt werden.

Lagerung

Entsprechend **Impfstoffe für Tiere.**

Dauer der Verwendbarkeit: Mindestens 18 Monate.

Hexetidin

Hexetidinum

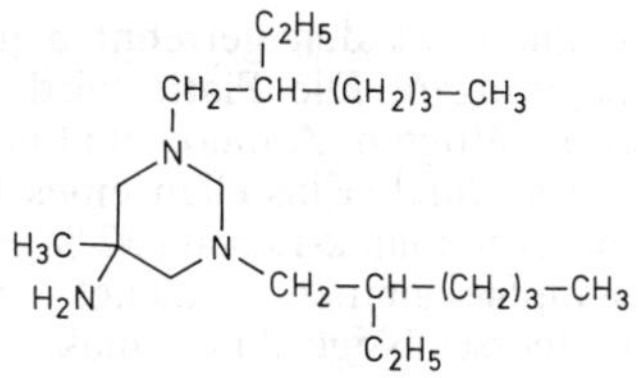

$C_{21}H_{45}N_3$ M_r 339,6

Hexetidin enthält mindestens 98,0 und höchstens 102,0 Prozent 1,3-Bis(2-ethylhexyl)hexahydro-5-methyl-5-pyrimidinylamin, berechnet auf die wasserfreie Substanz.

Eigenschaften

Farblose bis schwach gelbliche, klare Flüssigkeit, schwach aminartiger Geruch; sehr schwer löslich in Wasser, leicht löslich in Chloroform, Ethanol und Hexan. Die Substanz siedet im Vakuum (40 Pa) bei etwa 140 °C.

Prüfung auf Identität

A. Relative Dichte (V.6.4): 0,864 bis 0,870.

B. Brechungsindex (V.6.5): 1,463 bis 1,467.

C. Die Mischung von 2 ml Schwefelsäure 96 % *R*, 2 mg Chromotropsäure *R* und 0,2 ml Substanz gibt beim Erwärmen im Wasserbad auf etwa 60 °C eine tiefviolette Färbung.

D. Die Mischung von 1 ml Substanz, 9 ml Wasser und 1 ml Salzsäure 36 % *R* wird nach Zusatz von 50 mg Natriumnitrit *R* mit 3 ml Ethylacetat *R* ausgeschüttelt. Nach der Trennung der Phasen ist die Ethylacetatschicht gelb gefärbt.

Prüfung auf Reinheit

Aussehen: Die Substanz muß klar (V.6.1) und darf nicht stärker gefärbt (V.6.2, Methode II) sein als die Farbvergleichslösung G_6.

Verwandte Substanzen: Die Prüfung erfolgt mit Hilfe der Dünnschichtchromatographie (V.6.20.2) unter Verwendung einer Schicht von Kieselgel H *R*. Die Platten werden vor der

Chromatographie durch 30 min langes Erhitzen bei 110 bis 115 °C aktiviert.

Untersuchungslösung: 0,10 g Substanz werden in Hexan *R* zu 2,0 ml gelöst.

Referenzlösung: 1,0 ml Untersuchungslösung wird mit Hexan *R* zu 100,0 ml verdünnt.

Auf die Platte werden getrennt 5 µl jeder Lösung aufgetragen. Die Platte wird 10 min lang einer gesättigten Ammoniakatmosphäre ausgesetzt, die durch Einstellen eines kleinen Gefäßes mit Ammoniak-Lösung 32 % *R* in die Chromatographiekammer erzeugt werden kann. Das überschüssige Ammoniak wird mit einem Luftstrom entfernt. Die Chromatographie erfolgt mit einer Mischung von 20 Volumteilen Methanol *R* und 80 Volumteilen Toluol *R* über eine Laufstrecke von 15 cm. Nach dem Trocknen der Platte an der Luft werden die Chromatogramme in gesättigtem Ioddampf entwickelt. Im Chromatogramm der Untersuchungslösung auftretende Nebenflecke dürfen nicht größer oder stärker gefärbt sein als der mit der Referenzlösung erhaltene Fleck.

Wasser (V.3.5.6): Höchstens 0,5 Prozent, mit 0,500 g Substanz nach der Karl-Fischer-Methode bestimmt.

Sulfatasche (V.3.2.14): Höchstens 0,1 Prozent, mit 1,0 g Substanz bestimmt.

Gehaltsbestimmung

0,150 g Substanz, in 50 ml wasserfreier Essigsäure *R* gelöst, werden nach „Titration in wasserfreiem Medium" (V.3.5.5) unter Zusatz von 0,1 ml Kristallviolett-Lösung *R* mit 0,1 N-Perchlorsäure bis zum Farbumschlag titriert.

1 ml 0,1 N-Perchlorsäure entspricht 16,98 mg $C_{21}H_{45}N_3$.

Lagerung

Dicht verschlossen, vor Licht geschützt, nicht über 6 °C.

Vorsichtig zu lagern!

Hexobarbital

Hexobarbitalum

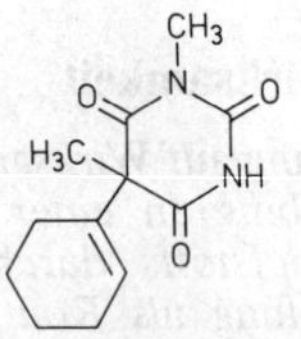

$C_{12}H_{16}N_2O_3$ M_r 236,3

Hexobarbital enthält mindestens 99,0 und höchstens 101,0 Prozent *(RS)*-5-(1-Cyclohexenyl)-1,5-dimethylbarbitursäure, berechnet auf die getrocknete Substanz.

Eigenschaften

Weißes, kristallines Pulver, geruchlos; sehr schwer löslich in Wasser, leicht löslich in Chloroform, wenig löslich in Ethanol und Ether. Die Substanz gibt wasserlösliche Verbindungen mit Alkalihydroxiden, Alkalicarbonaten und Ammoniak-Lösung.

Prüfung auf Identität

Die Prüfung B kann entfallen, wenn die Prüfungen A, C und D durchgeführt werden, die Prüfungen C und D können entfallen, wenn die Prüfungen A und B durchgeführt werden.

A. Die Schmelztemperatur (V.6.11.1) der Substanz wird bestimmt. Gleiche Teile Substanz und Hexobarbital *CRS* werden gemischt und die Schmelztemperatur der Mischung bestimmt. Die Differenz zwischen beiden Schmelztemperaturen bei etwa 146 °C darf höchstens 2 °C betragen.

B. Das IR-Absorptionsspektrum (V.6.18) der Substanz zeigt im Vergleich mit dem von Hexobarbital *CRS* Maxima bei denselben Wellenlängen mit den gleichen relativen Intensitäten.

C. Die Prüfung erfolgt mit Hilfe der Dünnschichtchromatographie (V.6.20.2) unter Verwendung einer Schicht von Kieselgel GF_{254} *R*.

Untersuchungslösung: 0,1 g Substanz werden in Chloroform *R* zu 100 ml gelöst.

Referenzlösung: 0,1 g Hexobarbital *CRS* werden in Chloroform *R* zu 100 ml gelöst.

Auf die Platte werden getrennt 10 µl jeder Lösung aufgetragen. Die Chromatographie erfolgt mit der unteren Phase einer Mischung von 5 Volumteilen Ammoniak-Lösung 26 % *R*, 15 Volumteilen Ethanol 96 % *R* und 80 Volumteilen Chloroform *R* über eine Laufstrecke von 18 cm. Das Chromatogramm wird sofort im ultravioletten Licht bei 254 nm ausgewertet. Der Hauptfleck im Chromatogramm der Untersuchungslösung entspricht in bezug auf Lage und Größe dem mit der Referenzlösung erhaltenen Hauptfleck.

D. Etwa 10 mg Substanz werden mit 1,0 ml einer 1prozentigen Lösung (*m*/V) von Vanillin *R* in Ethanol 96 % *R* und 2 ml einer abgekühlten Mischung von 2 Volumteilen Schwefelsäure 96 % *R* und 1 Volumteil Wasser versetzt. Die Mischung wird umgeschüttelt und 5 min lang stehengelassen. Eine grünlichgelbe Färbung entsteht, die bei 10 min langem Erhitzen im Wasserbad nach Dunkelrot umschlägt.

Prüfung auf Reinheit

Aussehen der Lösung: 1,0 g Substanz wird in einer Mischung von 4 ml Natriumhydroxid-Lösung 8,5 % *R* und 6 ml Wasser gelöst. Die Lösung muß klar (V.6.1) und darf nicht stärker gefärbt sein als die Farbvergleichslösung G_6 (V.6.2, Methode II).

Sauer reagierende Substanzen: 1,0 g Substanz wird mit 50 ml Wasser 2 min lang zum Sieden erhitzt. Nach dem Abkühlen wird filtriert. 10 ml Filtrat werden mit 0,15 ml Methylrot-Lösung *R* versetzt. Die Lösung muß orangegelb gefärbt sein. Bis zum Farbumschlag ins reine Gelb dürfen höchstens 0,1 ml 0,1 N-Natriumhydroxid-Lösung verbraucht werden.

Verwandte Substanzen: Die Prüfung erfolgt mit Hilfe der Dünnschichtchromatographie (V.6.20.2) unter Verwendung einer Schicht von Kieselgel GF_{254} *R*.

Untersuchungslösung: 1,0 g Substanz wird in Chloroform *R* zu 100 ml gelöst.

Referenzlösung: 0,5 ml Untersuchungslösung werden mit Chloroform *R* zu 100 ml verdünnt.

Auf die Platte werden getrennt 20 µl jeder Lösung aufgetragen. Die Chromatographie erfolgt mit der unteren Phase einer Mischung von 5 Volumteilen Ammoniak-Lösung 26 % *R*, 15 Volumteilen Ethanol 96 % *R* und 80 Volumteilen Chloroform *R* über eine Laufstrecke von 15 cm. Das Chromatogramm wird sofort im ultravioletten Licht bei 254 nm ausgewertet. Kein im Chromatogramm der Untersuchungslösung auftretender Nebenfleck darf größer oder intensiver sein als der mit der Referenzlösung erhaltene Fleck.

Trocknungsverlust (V.6.22): Höchstens 0,5 Prozent, mit 1,000 g Substanz durch Trocknen im Trockenschrank bei 100 bis 105 °C bestimmt.

Sulfatasche (V.3.2.14): Höchstens 0,1 Prozent, mit 1,0 g Substanz bestimmt.

Gehaltsbestimmung

0,200 g Substanz werden in 5 ml Pyridin *R* gelöst. Die Lösung wird mit 0,5 ml Thymolphthalein-Lösung *R* sowie 10 ml Silbernitrat-Pyridin *R* versetzt und mit 0,1 N-ethanolischer-Natriumhydroxid-Lösung bis zur reinen Blaufärbung titriert. Ein Blindversuch wird durchgeführt.

1 ml 0,1 N-ethanolische-Natriumhydroxid-Lösung entspricht 23,63 mg $C_{12}H_{16}N_2O_3$.

Vorsichtig zu lagern!

Hibiscusblüten

Hibisci flos

Hibiscusblüten bestehen aus den zur Fruchtzeit geernteten, getrockneten Kelchen und Außenkelchen von *Hibiscus sabdariffa* L. Sie enthalten mindestens 13,5 Prozent Säuren, berechnet als Citronensäure ($C_6H_8O_7$; M_r 192,1) und bezogen auf die getrocknete Droge.

Beschreibung

Die Droge hat einen schwachen, eigenartigen Geruch und einen erfrischend säuerlichen Geschmack. Ihr Kelch ist meist etwa 2 bis 3,5 cm lang, bis zur Mitte krugförmig verwachsen, darüber in 5 lang zugespitzte, oben zusammengeneigte Zipfel geteilt. Diese werden von einem starken, etwas hervortretenden Mittelnerv durchzogen, über dem sich oberhalb der Kelchmitte eine dickliche, etwa 1 mm große dunkle Nektardrüse befindet. Der Außenkelch besteht aus 8 bis 12 schmalen, am Grunde verbreiterten, etwa 6 bis 15 mm langen Blättchen, die fest mit der Basis des Kelches verwachsen sind. Kelch und Außenkelch sind fleischig, trocken, leicht brüchig und leuchtend hellrot bis dunkelviolett gefärbt, nur an der Basis der Innenseite heller.

Mikroskopische Merkmale: Die Gewebe von Kelch und Außenkelch sind einander ähnlich gebaut. Die Epidermis beider Seiten besteht aus polygonalen Zellen mit stark verdickten Außen- und Innenwänden und dünneren Seitenwänden; dazwischen kleinere, regelmäßig isodiametrische, dünnwandige Epidermiszellen mit je einer Calciumoxalatdruse; Kutikula deutlich gestreift; rundlich-ovale Spaltöffnungen vom anisocytischen Typ (V.4.3) nur auf der Kelchaußenseite und am Außenkelch; Epidermis der Kelchinnenseite aus großen Zellen mit knotig verdickten Seitenwänden.

Die Behaarung von Kelch und Außenkelch ist im ganzen spärlich. Deckhaare verschiedener Form und Größe, stets einzellig, derbwandig, teils gerade, teils gekrümmt oder gewunden; manchmal zu zweien, selten zu dreien zusammengesetzt, meist etwa 300 bis 650 µm lang und etwa 10 bis 30 µm breit; einzelne sehr dickwandige Haare, zuweilen ein wenig breiter, bis über 1000 µm lang, starr gerade und immer einfach. Drüsenhaare etwa 50 bis 70 µm lang, meist mit 1- bis 2zelligem Stiel und ovalem, etwa 40 µm weitem Köpfchen aus 3 bis 5 Stockwerken von je 2 bis 4 Zellen; seltener ohne deutlich abgesetzten Stiel aus nur einer Reihe von 4 bis 7, etwa 30 µm weiten Zellen. Auf der Innenseite der Kelchbasis kleine Gruppen längerer, schmaler, häufig kollabierter Drüsenhaare (etwa 150 µm lang und 30 µm breit) aus 8 bis 11 Stockwerken von je 1 bis 2, selten 3 Zellen.

Mesophyll aus rundlich-polygonalen Zellen mit zahlreichen etwa 10 bis 35 µm (meist 20 bis 30 µm) großen Calciumoxalatdrusen, besonders in der Nähe der Leitbündel und der Epidermis; verschieden große, rundliche oder ovale, oft auch vertikal gestreckte Schleimhöhlen: im Kelch hauptsächlich in der Nähe der Leitbündel, im Außenkelch überwiegend an der Peripherie; kollaterale Leitbündel innen und außen von kleinen Sklerenchymfaserbündeln begleitet, die sich spitzenwärts verschmälern. In der Nähe der Nektardrüse ist das Leitbündel von Gruppen kleinerer, im Längsschnitt rechteckiger, regelmäßig getüpfelter Parenchymzellen mit schwach verholzten Wänden begleitet.

Pulverdroge: Das Pulver ist rot bis violettrot. Es enthält überwiegend rot gefärbte Fragmente des Mesophylls mit zahlreichen Calciumoxalatdrusen und einzelnen Schleimhöhlen, zuweilen in Verbindung mit polygonalen Epidermiszellen und Spaltöffnungen vom anisocytischen Typ (V.4.3), zahlreiche Leitbündelfragmente mit engen Netz- und Spiralgefäßen, weitlumigen Sklerenchymfasern und selten rechteckigen, getüpfelten Parenchymzellen; Bruchstücke der verschiedenen Deckhaare und spärliche Drüsenhaare.

Prüfung auf Identität

Die Prüfung erfolgt mit Hilfe der Dünnschichtchromatographie (V.6.20.2) unter Verwendung einer Schicht von Cellulose zur Chromatographie *R* 1.

Untersuchungslösung: 1,0 g pulverisierte Droge (355) wird 15 min lang mit 6 ml einer Mischung von 10 Volumteilen Salzsäure 25 % *R* und 90 Volumteilen Methanol *R* unter Schütteln extrahiert. Das Filtrat dient als Untersuchungslösung.

Referenzlösung: 5 mg Methylenblau *R* werden in 10 ml Methanol *R* gelöst.

Auf die Platte werden getrennt 20 µl Untersuchungslösung und 10 µl Referenzlösung bandförmig (20 mm × 3 mm) aufgetragen. Die Chromatographie erfolgt ohne Kammersättigung mit einer Mischung von 6 Volumteilen Wasser, 12 Volumteilen wasserfreie Ameisensäure *R*, 12 Volumteilen Salzsäure 25 % *R* und 70 Volumteilen 1-Butanol *R* über eine Laufstrecke von 15 cm. Nach dem Entfernen des Fließmittels im diffusen Tageslicht werden die Zonen im Tageslicht gekennzeichnet.
Im Tageslicht ist im Chromatogramm der Referenzlösung die blaugefärbte Zone des Methylenblaus sichtbar; im Chromatogramm der Untersuchungslösung liegt etwa in der Mitte zwischen Start und der Zone des Methylenblaus eine intensiv gefärbte rotviolette Zone, unmittelbar darüber eine zweite, schwächere, rot gefärbte Zone; oberhalb des Methylenblaus sind 1 bis 2 ebenfalls rötlich gefärbte Zonen sichtbar, in der Nähe des Startbandes kann eine ebenfalls rote Zone auftreten.

Prüfung auf Reinheit

Fremde Bestandteile (V.4.2): Höchstens 2 Prozent Fruchtbestandteile; rote Fruchtstiele und Teile der 5fächerigen gelblichgrauen Fruchtkapseln, deren dünne Wände aus mehreren Schichten in verschiedener Richtung verlaufender Faserverbände bestehen, sowie abgeflacht nierenförmige Samen mit punktierter Oberfläche.

Trocknungsverlust (V.6.22): Höchstens 10,0 Prozent, mit 1,000 g pulverisierter Droge (355) durch 2 h langes Trocknen im Trockenschrank bei 100 bis 105 °C bestimmt.

Asche (V.3.2.16): Höchstens 10,0 Prozent, mit 1,00 g pulverisierter Droge bestimmt.

Färbevermögen: 0,40 g pulverisierte Droge (355) werden mit 100 ml Wasser 15 min lang im Wasserbad unter gelegentlichem Rühren extrahiert und anschließend abfiltriert. Das Filtrat darf nicht schwächer gefärbt (V.6.2, Methode II) sein als die Stammlösung Rot.

Gehaltsbestimmung

1,000 g pulverisierte Droge (355) wird mit 100 ml kohlendioxidfreiem Wasser *R* versetzt und unter Schütteln 15 min lang extrahiert. 50,0 ml des Filtrats werden mit 100 ml kohlendioxidfreiem Wasser *R* versetzt und mit 0,1 N-Natriumhydroxid-Lösung bis *p*H 7,0 potentiometrisch titriert (V.6.14).

1 ml 0,1 N-Natriumhydroxid-Lösung entspricht 6,40 mg $C_6H_8O_7$.

Lagerung

Vor Licht geschützt.

Histamindihydrochlorid

Histamini dihydrochloridum

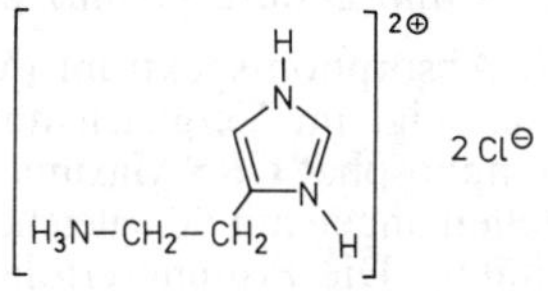

$C_5H_{11}Cl_2N_3$ M_r 184,1

Histamindihydrochlorid enthält mindestens 98,5 und höchstens 101,0 Prozent 2-(4-Imidazolyl)-ethylamin-dihydrochlorid, berechnet auf die getrocknete Substanz.

Eigenschaften

Weißes, kristallines Pulver oder farblose Kristalle, geruchlos, hygroskopisch; sehr leicht löslich in Wasser, löslich in Ethanol, praktisch unlöslich in Chloroform und Ether.

Prüfung auf Identität

Die Prüfung A kann entfallen, wenn die Prüfungen B, C und D durchgeführt werden. Die Prüfungen B und C können entfallen, wenn die Prüfungen A und D durchgeführt werden.

A. Das IR-Absorptionsspektrum (V.6.18) der Substanz zeigt im Vergleich mit dem von Histamindihydrochlorid *CRS* Maxima bei denselben Wellenlängen mit den gleichen relativen Intensitäten. Die Prüfung erfolgt mit Hilfe von Preßlingen unter Verwendung von 1 mg Substanz.

B. Der Hauptfleck im Chromatogramm der Untersuchungslösung b bei der Prüfung auf „Histidin" (siehe „Prüfung auf Reinheit") entspricht in bezug auf Lage, Farbe und ungefähre Größe dem mit der Referenzlösung a erhaltenen Hauptfleck.

C. 0,1 g Substanz werden in 7 ml Wasser gelöst und mit 3 ml einer 20prozentigen Lösung (*m*/V) von Natriumhydroxid *R* versetzt. Sodann werden in einer Mischung von 0,1 ml Salzsäure 36 % *R* und 10 ml Wasser 50 mg Sulfanilsäure *R* gelöst und 0,1 ml Natriumnitrit-Lösung *R* zugesetzt. Wird die zweite Lösung zur ersten gegeben und gemischt, so entsteht eine rote Färbung.

D. Die Substanz gibt die Identitätsreaktion a auf Chlorid (V.3.1.1).

Prüfung auf Reinheit

Prüflösung: 0,5 g Substanz werden in destilliertem, kohlendioxidfreiem Wasser *R* zu 10 ml gelöst.

Aussehen der Lösung: Die Prüflösung muß klar (V.6.1) und darf nicht stärker gefärbt sein als die Farbvergleichslösung G_7 (V.6.2, Methode II).

***p*H-Wert** (V.6.3.1): Der *p*H-Wert der Prüflösung muß zwischen 2,85 und 3,60 liegen.

Histidin: Die Prüfung erfolgt mit Hilfe der Dünnschichtchromatographie (V.6.20.2) unter Verwendung einer Schicht von Kieselgel G *R*.

Untersuchungslösung a: 0,5 g Substanz werden in Wasser zu 10 ml gelöst.

Untersuchungslösung b: 2 ml Untersuchungslösung a werden mit Wasser zu 10 ml verdünnt.
Referenzlösung a: 0,1 g Histamindihydrochlorid *CRS* werden in Wasser zu 10 ml gelöst.

Referenzlösung b: 50 mg Histidinmonohydrochlorid *R* werden in Wasser zu 100 ml gelöst.

Referenzlösung c: 1 ml Untersuchungslösung a und 1 ml Referenzlösung b werden gemischt.

Auf die Platte werden getrennt 1 µl Untersuchungslösung a, 1 µl Untersuchungslösung b, 1 µl Referenzlösung a, 1 µl Referenzlösung b und 2 µl Referenzlösung c aufgetragen. Die Chromatographie erfolgt mit einer Mischung von 5 Volumteilen Ammoniak-Lösung 26 % *R*, 20 Volumteilen Wasser und 75 Volumteilen Acetonitril *R* über eine Laufstrecke von 15 cm. Die Platte wird in einem Luftstrom getrocknet, sodann neuerlich in der gleichen Richtung entwickelt, auf die gleiche Weise getrocknet, mit Ninhydrin-Lösung *R* 1 besprüht und 10 min lang bei 110 °C erhitzt. Ein dem Histidin entsprechender Fleck im Chromatogramm der Untersuchungslösung a darf nicht größer oder stärker gefärbt sein als der mit der Referenzlösung b erhaltene Fleck. Die Prüfung darf nur ausgewertet werden, wenn das Chromatogramm der Referenzlösung c, deutlich voneinander getrennt, 2 Flecke zeigt.

Sulfat (V.3.2.13): 3 ml Prüflösung, mit destilliertem Wasser zu 15 ml verdünnt, müssen der Grenzprüfung auf Sulfat entsprechen (0,1 Prozent).

Trocknungsverlust (V.6.22): Höchstens 0,5 Prozent, mit 0,200 g Substanz durch Trocknen im Trockenschrank bei 100 bis 105 °C bestimmt.

Sulfatasche (V.3.2.14): Höchstens 0,1 Prozent, mit 0,5 g Substanz bestimmt.

Gehaltsbestimmung

80,0 mg Substanz, in 5 ml wasserfreier Ameisensäure *R* gelöst, werden nach „Titration in wasserfreiem Medium" (V.3.5.5) unter Zusatz von 20 ml wasserfreier Essigsäure *R* und 6 ml Quecksilber(II)-acetat-Lösung *R* mit 0,1 N-Perchlorsäure titriert. Der Endpunkt wird mit Hilfe der „Potentiometrie" (V.6.14) bestimmt. Ein Blindversuch ist durchzuführen.

1 ml 0,1 N-Perchlorsäure entspricht 9,203 mg $C_5H_{11}Cl_2N_3$.

Lagerung

Dicht verschlossen, vor Licht geschützt.

Vorsichtig zu lagern!

Histaminphosphat

Histamini phosphas

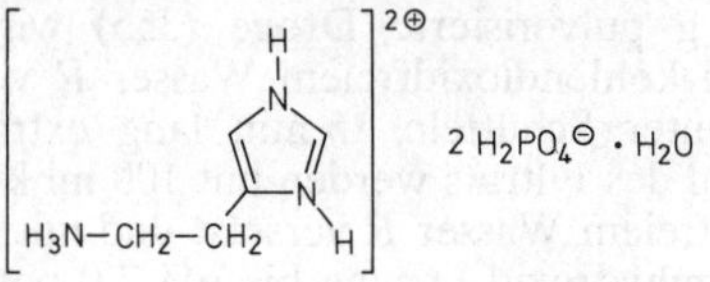

$C_5H_{15}N_3O_8P_2 \cdot H_2O$ M_r 325,2

Histaminphosphat enthält mindestens 98,0 und höchstens 101,0 Prozent 2-(4-Imidazolyl)ethylamin-bis(dihydrogenphosphat), berechnet auf die wasserfreie Substanz.

Eigenschaften

Farblose, länglich-prismatische Kristalle, geruchlos; leicht löslich in Wasser, schwer löslich in Ethanol.

Prüfung auf Identität

Die Prüfung A kann entfallen, wenn die Prüfungen B, C und D durchgeführt werden. Die Prüfungen B und C können entfallen, wenn die Prüfungen A und D durchgeführt werden.

A. Das IR-Absorptionsspektrum (V.6.18) der Substanz zeigt im Vergleich mit dem von Histaminphosphat *CRS* Maxima bei denselben Wellenlängen mit den gleichen relativen Intensitäten. Die Prüfung erfolgt mit Hilfe von Preßlingen unter Verwendung von 1 mg Substanz.

B. Der Hauptfleck im Chromatogramm der Untersuchungslösung b bei der Prüfung auf

„Histidin" (siehe „Prüfung auf Reinheit") entspricht in bezug auf Lage, Farbe und ungefähre Größe dem mit der Referenzlösung a erhaltenen Hauptfleck.

C. 0,1 g Substanz werden in 7 ml Wasser gelöst und mit 3 ml einer 20prozentigen Lösung (*m*/V) von Natriumhydroxid *R* versetzt. Sodann werden in einer Mischung von 0,1 ml Salzsäure 36 % *R* und 10 ml Wasser 50 mg Sulfanilsäure *R* gelöst und 0,1 ml Natriumnitrit-Lösung *R* zugesetzt. Wird die zweite Lösung zur ersten gegeben und gemischt, so entsteht eine rote Färbung.

D. Die Substanz gibt die Identitätsreaktion a auf Phosphat (V.3.1.1).

Prüfung auf Reinheit

Prüflösung: 0,5 g Substanz werden in destilliertem kohlendioxidfreiem Wasser *R* zu 10 ml gelöst.

Aussehen der Lösung: Die Prüflösung muß klar (V.6.1) und darf nicht stärker gefärbt sein als die Farbvergleichslösung BG_7 (V.6.2, Methode II).

***p*H-Wert** (V.6.3.1): Der *p*H-Wert der Prüflösung muß zwischen 3,75 und 3,95 liegen.

Histidin: Die Prüfung erfolgt mit Hilfe der Dünnschichtchromatographie (V.6.20.2) unter Verwendung einer Schicht von Kieselgel G *R*.

Untersuchungslösung a: 0,5 g Substanz werden in Wasser zu 10 ml gelöst.

Untersuchungslösung b: 2 ml Untersuchungslösung a werden mit Wasser zu 10 ml verdünnt.

Referenzlösung a: 0,1 g Histaminphosphat *CRS* werden in Wasser zu 10 ml gelöst.

Referenzlösung b: 50 mg Histidinmonohydrochlorid *R* werden in Wasser zu 100 ml gelöst.

Referenzlösung c: 1 ml Untersuchungslösung a und 1 ml Referenzlösung b werden gemischt.

Auf die Platte werden getrennt 1 µl Untersuchungslösung a, 1 µl Untersuchungslösung b, 1 µl Referenzlösung a, 1 µl Referenzlösung b und 2 µl Referenzlösung c aufgetragen. Die Chromatographie erfolgt mit einer Mischung von 5 Volumteilen Ammoniak-Lösung 26 % *R*, 20 Volumteilen Wasser und 75 Volumteilen Acetonitril *R* über eine Laufstrecke von 15 cm. Die Platte wird in einem Luftstrom getrocknet, sodann neuerlich in der gleichen Richtung entwickelt, auf die gleiche Weise getrocknet, mit Ninhydrin-Lösung *R* 1 besprüht und 10 min lang bei 110 °C erhitzt. Ein dem Histidin entsprechender Fleck im Chromatogramm der Untersuchungslösung a darf nicht größer oder stärker gefärbt sein als der mit der Referenzlösung b erhaltene Fleck. Die Prüfung darf nur ausgewertet werden, wenn das Chromatogramm der Referenzlösung c, deutlich voneinander getrennt, 2 Flecke zeigt.

Sulfat (V.3.2.13): 3 ml Prüflösung, mit destilliertem Wasser zu 15 ml verdünnt, müssen der Grenzprüfung auf Sulfat entsprechen (0,1 Prozent).

Wasser (V.3.5.6): 5,0 bis 6,2 Prozent, mit 0,300 g Substanz nach der Karl-Fischer-Methode bestimmt.

Gehaltsbestimmung

0,140 g Substanz, in 5 ml wasserfreier Ameisensäure *R* gelöst, werden nach „Titration in wasserfreiem Medium" (V.3.5.5) unter Zusatz von 20 ml wasserfreier Essigsäure *R* mit 0,1 N-Perchlorsäure titriert. Der Endpunkt wird mit Hilfe der „Potentiometrie" (V.6.14) bestimmt. Ein Blindversuch ist durchzuführen.

1 ml 0,1 N-Perchlorsäure entspricht 15,36 mg $C_5H_{15}N_3O_8P_2$.

Lagerung

Dicht verschlossen, vor Licht geschützt.

Vorsichtig zu lagern!

Homatropinhydrobromid

Homatropini hydrobromidum

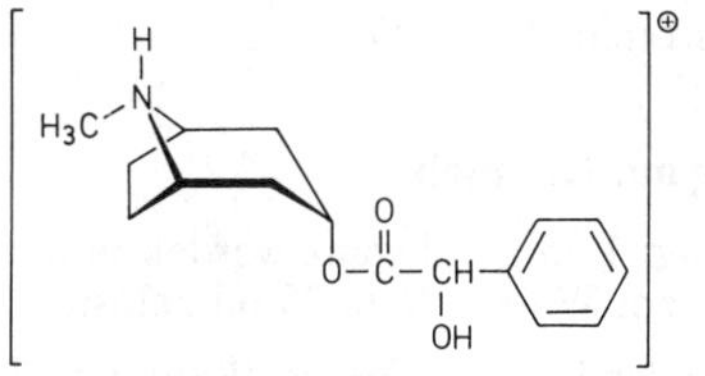

$C_{16}H_{22}BrNO_3$ M_r 356,3

Homatropinhydrobromid enthält mindestens 99,0 und höchstens 101,0 Prozent 1α*H*,5α*H*-Tropan-3α-yl-*(RS)*-mandelat-hydrobromid, berechnet auf die getrocknete Substanz.

Eigenschaften

Weißes, kristallines Pulver oder farblose Kristalle; leicht löslich in Wasser, wenig löslich in Ethanol, sehr schwer löslich in Ether.

Die Substanz schmilzt bei etwa 215 °C unter Zersetzung.

Prüfung auf Identität

Die Prüfung A kann entfallen, wenn die Prüfungen B, C und D durchgeführt werden. Die Prüfungen B und C können entfallen, wenn die Prüfungen A und D durchgeführt werden.

A. Das IR-Absorptionsspektrum (V.6.18) der Substanz zeigt im Vergleich mit dem von Homatropinhydrobromid *CRS* Maxima bei denselben Wellenlängen mit den gleichen relativen Intensitäten.

B. 50 mg Substanz werden in 1 ml Wasser gelöst. Die Lösung wird nach Zusatz von 2 ml Essigsäure 12 % *R* erhitzt, mit 4 ml Pikrinsäure-Lösung *R* versetzt und anschließend unter gelegentlichem Umschütteln abkühlen gelassen. Die Kristalle werden gesammelt, zweimal mit je 3 ml Eiswasser gewaschen und bei 100 bis 105 °C getrocknet. Die Schmelztemperatur (V.6.11.1) der Kristalle beträgt 182 bis 186 °C.

C. Etwa 10 mg Substanz werden in 1 ml Wasser gelöst. Die Lösung wird mit einem geringen Überschuß an Ammoniak-Lösung 17 % *R* versetzt und mit 5 ml Chloroform *R* ausgeschüttelt. Wird die Chloroformschicht auf dem Wasserbad zur Trockne eingedampft und der Rückstand mit 1,5 ml einer 2prozentigen Lösung (*m*/V) von Quecksilber(II)-chlorid *R* in Ethanol 60 % (V/V) versetzt, entsteht eine Gelbfärbung, die beim Erwärmen nach Rot umschlägt.

D. Die Substanz gibt die Identitätsreaktion a auf Bromid (V.3.1.1).

Prüfung auf Reinheit

Prüflösung: 1,25 g Substanz werden in kohlendioxidfreiem Wasser *R* zu 25 ml gelöst.

Aussehen der Lösung: Die Prüflösung muß klar (V.6.1) und darf nicht stärker gefärbt sein als die Farbvergleichslösung B_9 (V.6.2, Methode II).

***p*H-Wert** (V.6.3.1): Der *p*H-Wert der Prüflösung muß zwischen 5,0 und 6,5 liegen.

Verwandte Substanzen: Die Prüfung erfolgt mit Hilfe der Dünnschichtchromatographie (V.6.20.2) unter Verwendung einer Schicht von Kieselgel G *R*.

Untersuchungslösung: 0,2 g Substanz werden in einer Mischung von 1 Volumteil Wasser und 9 Volumteilen Methanol *R* zu 5 ml gelöst.

Referenzlösung: 0,5 ml Untersuchungslösung werden mit einer Mischung von 1 Volumteil Wasser und 9 Volumteilen Methanol *R* zu 100 ml verdünnt.

Auf die Platte werden getrennt 5 µl jeder Lösung aufgetragen. Die Chromatographie erfolgt mit einer Mischung von 16,5 Volumteilen wasserfreier Ameisensäure *R*, 16,5 Volumteilen Wasser und 67 Volumteilen Ethylacetat *R* über eine Laufstrecke von 15 cm. Die Platte wird bei 100 bis 105 °C getrocknet, bis der Geruch nach Lösungsmittel nicht mehr wahrnehmbar ist, abkühlen gelassen und anschließend so lange mit verdünntem Dragendorffs Reagenz *R* besprüht, bis die Flecke erscheinen. Kein im Chromatogramm der Untersuchungslösung auftretender Nebenfleck darf größer oder stärker gefärbt sein als der Fleck im Chromatogramm der Referenzlösung.

Trocknungsverlust (V.6.22): Höchstens 0,5 Prozent, mit 0,500 g Substanz durch Trocknen im Trockenschrank bei 100 bis 105 °C bestimmt.

Sulfatasche (V.3.2.14): Höchstens 0,1 Prozent, mit 0,5 g Substanz bestimmt.

Gehaltsbestimmung

0,300 g Substanz werden in 20 ml wasserfreier Essigsäure *R* gelöst. Nach Zusatz von 7 ml Quecksilber(II)-acetat-Lösung *R* wird nach „Titration in wasserfreiem Medium" (V.3.5.5) mit 0,1 N-Perchlorsäure titriert. Der Endpunkt wird mit Hilfe der „Potentiometrie" (V.6.14) bestimmt.

1 ml 0,1 N-Perchlorsäure entspricht 35,63 mg $C_{16}H_{22}BrNO_3$.

Sehr vorsichtig zu lagern!

Lagerung

Vor Licht geschützt.

Honig

Mel

Honig, der zur Herstellung von Arzneizubereitungen verwendet wird, entspricht der Definition für Honig im Sinne der gültigen deutschen Honigverordnung.
Zur Herstellung von Arzneizubereitungen verwendeter Honig muß die Qualitätsanforderungen der gültigen deutschen Honigverordnung erfüllen.

Lagerung

Nicht über 25 °C.

Huflattichblätter

Farfarae folium

Huflattichblätter bestehen aus den getrockneten Laubblättern von *Tussilago farfara* L.

Beschreibung

Die Droge hat einen schwach honigartigen Geruch und einen schleimigsüßlichen Geschmack. Ihre Spreite mit einem Durchmesser bis zu 20 cm ist rundlich, breit, ei- bis herzförmig mit stumpfer Grundbucht, derb und brüchig; obere Stielanteile sind vorhanden. Nur die jungen Blätter sind oberseits behaart. Die älteren Blätter sind oberseits kahl, gelblich bis dunkelgrün, bisweilen matt glänzend. Alle Blätter sind unterseits, einschließlich der Nerven, dicht wolligweiß-filzig. Der Blattrand ist mehr oder weniger eckig ausgeschweift, in den Buchten mit dunklen, knorpeligen Zähnchen versehen. Die Nervatur ist handförmig, grobmaschig, unterseits mehr oder weniger stark hervortretend. Rand und Nerven des Blattes sind häufig rotviolett überlaufen.

Mikroskopische Merkmale: Die Epidermiszellen der Oberseite sind in der Aufsicht etwa 40 bis 60 µm groß, polygonal bis schwach welligbuchtig, dünnwandig, im Querschnitt flach rechteckig, die der Unterseite kleiner und stark wellig-buchtig. Die Kutikula der Oberseite zeigt eine deutliche, über mehrere Epidermiszellen verlaufende, um die Haaransatzstellen und die Spaltöffnungen radiäre Streifung, die der Unterseite eine nur auf die Breitseite der Spaltöffnungen zulaufende Streifung. Die Spaltöffnungen vom anomocytischen Typ (V.4.3) sind unterseits zahlreicher als oberseits; sie sind bis etwa 45 µm lang und bis etwa 35 µm breit und liegen in der Epidermisebene. Das Palisadenparenchym besteht aus 3 oder 4 Zelllagen. Die Zellen der obersten Lage sind in der Regel kurz und dicht gelagert, diejenigen der übrigen Lagen mehr oder weniger gestreckt und durch Interzellularen getrennt. Das Schwammparenchym wird aus mehreren Lagen polyedrischer Zellen gebildet, die besonders in der Nähe der unteren Epidermis große Lufträume umschließen. Die Haare der Unterseite sind etwa 100 bis 250 µm lang und etwa 10 bis 12 µm breit; sie bestehen aus bis zu 6 kurzen, dünnwandigen, oft kollabierten Fußzellen und einer langen, am Grunde unverdickten, an der Spitze abgerundeten, unregelmäßig verschlungenen Endzelle, deren glatte Kutikula bisweilen eine feine, schraubenförmig verlaufende Rißlinie aufweist. Auf der Blattoberseite sind meist nur noch die Haaransatzstellen vorhanden. In den meisten Mesophyllzellen liegen Klumpen oder strahlige Kristallaggregate von Inulin; Calciumoxalat fehlt.

Pulverdroge: Das Pulver ist gelblich bis graugrün. Es ist gekennzeichnet durch Epidermisfragmente der Blattoberseite mit dünnwandigen, polygonalen Zellen und einer deutlichen, um die Haaransatzstellen und Spaltöffnungen strahligen Kutikularstreifung; häufig Inulin führende Fragmente des Mesophylls mit 3 oder 4 Lagen Palisadenzellen und einem große Luftlücken umschließenden Schwammparenchym; Haare mit langer, stark verschlungener, am Grunde unverdickter Endzelle und bisweilen schraubig gerissener Kutikula und deren Bruchstücke.

Prüfung auf Identität

A. Aus der pulverisierten Droge (500) wird im Verhältnis 1 zu 10 eine Abkochung hergestellt, indem die vorschriftsmäßig pulverisierte Droge in Wasser von über 90 °C geschüttet, der Ansatz in ein Wasserbad eingehängt und unter wiederholtem Umrühren 30 min lang bei dieser Temperatur gehalten wird. Danach wird heiß koliert. Ist nach schwachem Auspressen des Drogenrückstandes die vorgeschriebene Menge der Abkochung nicht erreicht, so wird der Drogenrückstand mit der erforderlichen Menge siedenden Wassers übergossen und schwach ausgepreßt. Mit diesem Auszug wird bis zur vorgeschriebenen Menge aufgefüllt.

Die Abkochung ist schwach hellbraun gefärbt. 10 ml der Abkochung werden mit 10 ml Ethanol 96 % *R* versetzt. Der Niederschlag wird abfiltriert und der gesamte Rückstand in 10 ml heißem Wasser aufgenommen. Eine Trübung wird durch nochmaliges Filtrieren beseitigt. Nach Zusatz von 10 ml Ethanol 96 % *R* zur klaren Lösung erfolgt eine kräftige, weiße Trübung.

B. Die Prüfung erfolgt mit Hilfe der Dünnschichtchromatographie (V.6.20.2) unter Verwendung einer Schicht von Kieselgel G *R*.

Untersuchungslösung: 0,5 g pulverisierte Droge (500) werden 5 min lang mit 10 ml Methanol *R* auf dem Wasserbad bei 65 °C geschüttelt. Die abgekühlte, filtrierte Lösung dient als Untersuchungslösung.

Referenzlösung: 1,0 mg Kaffeesäure *R* und je 2,5 mg Hyperosid *RN* und Rutosid *R* werden in 10 ml Methanol *R* gelöst.

Auf die Platte werden getrennt 30 µl Untersuchungslösung und 10 µl Referenzlösung bandförmig (20 mm × 3 mm) aufgetragen. Die Chromatographie erfolgt mit einer Mischung von 10 Volumteilen wasserfreier Ameisensäure *R*, 10 Volumteilen Wasser, 30 Volumteilen Ethylmethylketon *R* und 50 Volumteilen Ethylacetat *R* über eine Laufstrecke von 15 cm. Nach dem Trocknen bei 100 bis 105 °C wird die noch warme Platte mit etwa 10 ml einer 1prozentigen Lösung (*m*/V) von Diphenylboryloxyethylamin *R* in Methanol *R* (für eine 200-mm × 200-mm-Platte) und anschließend mit etwa 10 ml einer 5prozentigen Lösung (V/V) von Macrogol 400 *R* in Methanol *R* besprüht. Die Auswertung erfolgt nach etwa 30 min im ultravioletten Licht bei 365 nm. Im Chromatogramm der Referenzlösung werden mit steigendem Rf-Wert die gelborange bis orangebraun fluoreszierenden Zonen des Rutosids und des Hyperosids sowie die grünlichblau fluoreszierende Zone der Kaffeesäure sichtbar.

Im Chromatogramm der Untersuchungslösung liegen im Rf-Bereich zwischen Kaffeesäure und Hyperosid mindestens 4 gelbgrün bis orangebraun fluoreszierende Zonen, wobei die zweite von oben die Hauptzone darstellt. Sie hebt sich auch im Tageslicht als Hauptzone von den übrigen Zonen ab. Im Rf-Bereich zwischen Hyperosid und Rutosid sind 1 bis 2 blau fluoreszierende Zonen sichtbar.

Prüfung auf Reinheit

Fremde Bestandteile (V.4.2): Höchstens 10 Prozent Blattstiele, höchstens 2 Prozent von Rostpilz befallene Blattspreiten und höchstens 2 Prozent sonstige fremde Bestandteile, an 50 g Droge bestimmt.

Blattstücke, deren Palisadenparenchym nur aus 1 bis 2 Zellagen besteht, oder solche, deren Schwammparenchym nur kleine Lufträume aufweist, dürfen nicht vorhanden sein. Ebenso müssen solche Blattstücke fehlen, die kurze, breite Gliederhaare, bestehend aus 4 bis 8 sehr kurzen tonnenförmigen Zellen und einer meist abgebrochenen peitschenförmigen Endzelle, tragen. Desgleichen dürfen Blattstücke, deren Nerven letzter Ordnung im aufgehellten Präparat deutlich sichtbar sind und deren obere Epidermis aus welligbuchtigen, relativ derbwandigen und deutlich getüpfelten Zellen ohne Kutikularstreifung besteht, nicht vorhanden sein (*Petasites*- und *Arctium*-Arten).

Dünnschichtchromatographie: In dem bei der „Prüfung auf Identität" erhaltenen Chromatogramm der Untersuchungslösung darf beim Betrachten im ultravioletten Licht bei 365 nm keine Zone in Höhe des Rutosids sichtbar sein.

Die Droge muß außerdem der nachstehend beschriebenen Dünnschichtchromatographie (V.6.20.2) entsprechen. Die Prüfung erfolgt unter Verwendung einer Schicht von Kieselgel GF_{254} *R*.

Untersuchungslösung: 0,5 g pulverisierte Droge (500) werden 15 min lang mit 40 ml Petroläther *R* im Wasserbad bei etwa 70 °C unter Rückflußkühlung extrahiert. Nach Filtration wird der Drogenrückstand mit einigen Millilitern Petroläther *R* nachgewaschen. Die vereinigten Filtrate werden eingeengt und mit Petroläther *R* zu 1,0 ml aufgefüllt.

Referenzlösung: Je 5 µl Eugenol *R* und Linalool *RN* werden in 10 ml Petroläther *R* gelöst.

Auf die Platte werden getrennt 20 µl jeder Lösung bandförmig (20 mm × 3 mm) aufgetragen. Die Chromatographie erfolgt mit Chloroform *R* über eine Laufstrecke von 10 cm. Nach Verdunsten des Fließmittels ist im Chromatogramm der Referenzlösung im mittleren Rf-Bereich im ultravioletten Licht bei 254 nm die fluoreszenzmindernde Zone des Eugenols sichtbar. Im Chromatogramm der Untersuchungslösung darf in Höhe des Eugenols und im darunter liegenden Rf-Bereich im ultravioletten Licht bei 365 nm keine blau oder violett fluoreszierende Zone sichtbar sein.

Die Platte wird mit etwa 10 ml Anisaldehyd-Reagenz *R* (für eine 200-mm × 200-mm-Platte) besprüht und 5 bis 10 min lang unter Beobachtung auf 100 bis 105 °C erhitzt. Im Chromatogramm der Referenzlösung sind im Tageslicht mit steigendem Rf-Wert die graurote Zone des Linalools und die graue Zone des Eugenols sichtbar. Im Chromatogramm der Untersuchungslösung darf in Höhe des Linalools keine rotviolette Zone sichtbar sein. Ebensowenig darf im Rf-Bereich zwischen Eugenol und der obersten rotvioletten Zone eine blaue oder rotviolette Zone auftreten. Im ultravioletten Licht bei 365 nm fluoreszieren die Zonen der Referenzsubstanzen rot (Linalool) und gelbgrün (Eugenol). Im Chromatogramm der Untersuchungslösung dürfen im Rf-Bereich der beiden Referenzsubstanzen und im dazwischenliegenden Bereich außer blaßroten keine fluoreszierenden Zonen sichtbar sein.

Trocknungsverlust (V.6.22): Höchstens 10,0 Prozent, mit 1,000 g pulverisierter Droge (500) durch 2 h langes Trocknen im Trockenschrank bei 100 bis 105 °C bestimmt.

Asche (V.3.2.16): Höchstens 23,0 Prozent, mit 1,000 g pulverisierter Droge bestimmt.

Quellungszahl (V.4.4): Mindestens 9, mit pulverisierter Droge (500) bestimmt.

Lagerung

Vor Licht geschützt.

Hydrochlorothiazid

Hydrochlorothiazidum

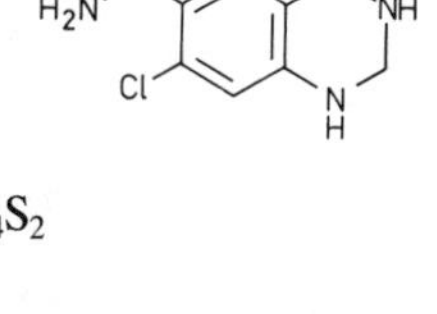

$C_7H_8ClN_3O_4S_2$ M_r 297,7

Hydrochlorothiazid enthält mindestens 98,0 und höchstens 102,0 Prozent 6-Chlor-3,4-dihydro-2*H*-1,2,4-benzothiadiazin-7-sulfonamid-1,1-dioxid, berechnet auf die getrocknete Substanz.

Eigenschaften

Weißes bis fast weißes, kristallines Pulver, geruchlos; sehr schwer löslich in Wasser, löslich in Aceton, wenig löslich in Ethanol. Die Substanz löst sich in verdünnten Alkalihydroxid-Lösungen.

Prüfung auf Identität

Die Prüfung B kann entfallen, wenn die Prüfungen A, C und D durchgeführt werden. Die Prüfungen A und D können entfallen, wenn die Prüfungen B und C durchgeführt werden.

A. 50,0 mg Substanz werden in 10 ml 0,1 N-Natriumhydroxid-Lösung gelöst. Die Lösung wird mit Wasser zu 100,0 ml verdünnt (Lösung a). 2,0 ml Lösung a werden mit 0,01 N-Natriumhydroxid-Lösung zu 100,0 ml verdünnt. Die Lösung, zwischen 250 und 300 nm gemessen, zeigt ein Absorptionsmaximum (V.6.19) bei 273 nm. Die spezifische Absorption im Maximum liegt zwischen 500 und 540. 10,0 ml Lösung a werden mit 0,01 N-Natriumhydroxid-Lösung zu 100,0 ml verdünnt. Die Lösung, zwischen 300 und 350 nm gemessen, zeigt ein Absorptionsmaximum bei 323 nm. Die spezifische Absorption im Maximum liegt zwischen 89 und 96.

B. Das IR-Absorptionsspektrum (V.6.18) der Substanz zeigt im Vergleich mit dem von Hydrochlorothiazid *CRS* Maxima bei denselben Wellenlängen mit den gleichen relativen Intensitäten.

C. Die Prüfung erfolgt mit Hilfe der Dünnschichtchromatographie (V.6.20.2) unter Verwendung einer Schicht von Kieselgel GF_{254} *R*.

   Untersuchungslösung: 25 mg Substanz werden in Aceton *R* zu 5 ml gelöst.

   Referenzlösung: 25 mg Hydrochlorothiazid *CRS* werden in Aceton *R* zu 5 ml gelöst.

   Auf die Platte werden getrennt 4 µl jeder Lösung aufgetragen. Die Chromatographie erfolgt mit Ethylacetat *R* über eine Laufstrecke von 10 cm. Die Platte wird im Luftstrom getrocknet und im ultravioletten Licht bei 254 nm ausgewertet. Der Hauptfleck im Chromatogramm der Untersuchungslösung entspricht in bezug auf Lage und Größe dem Hauptfleck im Chromatogramm der Referenzlösung.

D. Wird etwa 1 mg Substanz mit 2 ml einer frisch hergestellten 0,05prozentigen Lösung (*m*/V) von Chromotropsäure *R* in einer abgekühlten Mischung von 35 Volumteilen Wasser und 65 Volumteilen Schwefelsäure 96 % *R* vorsichtig erwärmt, entsteht eine violette Färbung.

Prüfung auf Reinheit

Sauer oder alkalisch reagierende Substanzen: 0,5 g pulverisierte Substanz werden 2 min lang mit 25 ml Wasser geschüttelt und anschließend abfiltriert. Werden 10 ml Filtrat mit 0,2 ml 0,01 N-Natriumhydroxid-Lösung und 0,15 ml Methylrot-Lösung *R* versetzt, muß die Lösung gelb gefärbt sein. Bis zum Farbumschlag nach Rot dürfen höchstens 0,4 ml 0,01 N-Salzsäure verbraucht werden.

Verwandte Substanzen: Die Prüfung erfolgt mit Hilfe der Dünnschichtchromatographie (V.6.20.2) unter Verwendung einer Schicht von Kieselgel G *R*.

Untersuchungslösung: 0,1 g Substanz werden in Aceton *R* zu 5 ml gelöst.

Referenzlösung: 0,5 ml Untersuchungslösung werden mit Aceton *R* zu 100 ml verdünnt.

Auf die Platte werden getrennt 5 µl jeder Lösung aufgetragen. Die Chromatographie erfolgt mit einer Mischung von 15 Volumteilen Isopropylalkohol *R* und 85 Volumteilen Ethylacetat *R* über eine Laufstrecke von 10 cm. Die Platte wird im Luftstrom getrocknet, bis der Geruch nach Lösungsmittel nicht mehr wahrnehmbar ist (etwa 10 min) und anschließend mit einer Mischung von gleichen Volumteilen ethanolischer Schwefelsäure 35 % *R* und Ethanol 96 % *R* besprüht. Für eine 200-mm × 200-mm-Platte werden etwa 10 ml verwendet, wobei in kleinen Anteilen besprüht und das Lösungsmittel zwischen jedem Sprühvorgang verdunsten gelassen wird, um eine übermäßige Befeuchtung der Platte zu vermeiden. Die Platte wird 30 min lang auf 100 bis 105 °C erhitzt und sofort in eine Chromatographiekammer aus Glas, die 10 ml einer gesättigten Lösung von Natriumnitrit *R* enthält, so eingebracht, daß sie nicht in Berührung mit der Lösung kommt. Die Natriumnitrit-Lösung wird vorsichtig mit 0,5 ml Schwefelsäure 96 % *R* versetzt, die Kammer verschlossen und 15 min lang stehengelassen. Die Platte wird aus der Kammer entfernt und in einem Trockenschrank mit Ventilator 15 min lang auf 40 °C erhitzt. Anschließend wird dreimal mit je 5 ml einer frisch hergestellten 0,5prozentigen Lösung (*m*/V) von Naphthylethylendiamindihydrochlorid *R* in Ethanol 96 % *R* besprüht und im durchscheinenden Licht ausgewertet. Kein im Chromatogramm der Untersuchungslösung auftretender Nebenfleck darf größer oder stärker gefärbt sein als der Fleck im Chromatogramm der Referenzlösung.

Chlorid (V.3.2.4): 1,0 g Substanz wird in 25 ml Aceton *R* gelöst und die Lösung mit Wasser zu 30 ml verdünnt. 15 ml dieser Lösung müssen der Grenzprüfung auf Chlorid entsprechen (100 ppm). Zur Herstellung der Referenzlösung werden 10 ml Chlorid-Lösung (5 ppm Cl) *R* und 5 ml Aceton *R*, das 15 Prozent (V/V) Wasser enthält, verwendet.

Trocknungsverlust (V.6.22): Höchstens 0,5 Prozent, mit 1,000 g Substanz durch Trocknen im Trockenschrank bei 100 bis 105 °C bestimmt.

Sulfatasche (V.3.2.14): Höchstens 0,1 Prozent, mit 1,0 g Substanz bestimmt.

Gehaltsbestimmung

0,120 g Substanz, in 50 ml wasserfreiem Pyridin *R* gelöst, werden nach „Titration in wasserfreiem Medium" (V.3.5.5) mit 0,1 N-Tetrabutylammoniumhydroxid-Lösung titriert. Der Endpunkt wird mit Hilfe der „Potentiometrie" (V.6.14) beim zweiten Krümmungspunkt bestimmt. Ein Blindversuch wird durchgeführt.

1 ml 0,1 N-Tetrabutylammoniumhydroxid-Lösung entspricht 14,88 mg $C_7H_8ClN_3O_4S_2$.

Vorsichtig zu lagern!

Hydrocodonhydrogen-tartrat

Hydrocodoni tartras

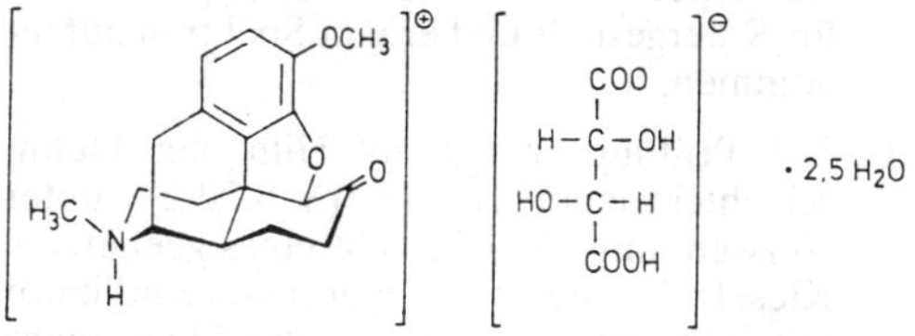

$C_{22}H_{27}NO_9 \cdot 2{,}5\ H_2O$ M_r 494,5

Hydrocodonhydrogentartrat enthält mindestens 99,0 und höchstens 101,0 Prozent 4,5α-Epoxy-3-methoxy-17-methyl-6-morphinanon-(2*R*,3*R*)-hydrogentartrat, berechnet auf die getrocknete Substanz.

Eigenschaften

Weißes, kristallines Pulver; löslich in etwa 10 Teilen Wasser, schwer löslich in Ethanol 90 %.

Prüfung auf Identität

Die Prüfung A kann entfallen, wenn die Prüfungen B, C, D und E durchgeführt werden. Die Prüfungen B und C können entfallen, wenn die Prüfungen A, D und E durchgeführt werden.

A. Das IR-Absorptionsspektrum (V.6.18) des Niederschlags von D zeigt im Vergleich mit dem Spektrum einer dem Arzneibuch entsprechenden Referenzsubstanz bekannter Identität Maxima bei denselben Wellenlängen mit den gleichen relativen Intensitäten.

B. 3 bis 5 mg Substanz geben nach dem Lösen in 3 ml eisgekühlter Formaldehyd-Schwefelsäure *R* eine Gelbfärbung, die allmählich in Violett übergeht.

C. 0,1 ml Prüflösung (siehe „Prüfung auf Reinheit") geben nach Zusatz von 1 ml Wasser, 3 ml Dinitrobenzol-Lösung *R* und 0,5 ml Natriumhydroxid-Lösung 8,5 % *R* eine sich allmählich verstärkende rotviolette Färbung.

D. Nach Zusatz von 1 ml Ammoniak-Lösung 10 % *R* zu 3 ml Prüflösung fällt beim Reiben mit einem Glasstab nach einiger Zeit die Base als weißes, kristallines Pulver aus. Der mit Wasser gewaschene und bei 100 bis 105 °C getrocknete Niederschlag schmilzt zwischen 195 und 200 °C (V.6.11.3, Sofortschmelzpunkt).

E. Das Filtrat von D gibt die Identitätsreaktion b auf Tartrat (V.3.1.1).

Prüfung auf Reinheit

Prüflösung: 1,250 g Substanz werden in Wasser zu 25,0 ml gelöst.

Aussehen der Lösung: Die Prüflösung muß klar (V.6.1) und farblos (V.6.2, Methode II) sein.

Sauer oder alkalisch reagierende Substanzen: 2 ml Prüflösung dürfen sich nach Zusatz von 0,05 ml Bromphenolblau-Lösung *R* weder gelb noch blauviolett färben.

Spezifische Drehung (V.6.6): −87 bis −91°, an der Prüflösung gemessen und auf die getrocknete Substanz berechnet.

Morphin und Morphinabkömmlinge mit freier phenolischer Hydroxylgruppe: Die Mischung von 2 ml Prüflösung mit 8 ml Wasser und 0,25 ml Kaliumiodat-Lösung *RN* darf nach Zusatz von 0,4 ml Salzsäure 7 % *R* nicht stärker gefärbt sein als das gleiche Volumen der Farbvergleichslösung G_6 (V.6.2, Methode II).

Morphin und nichthydrierte Morphinderivate: Die Lösung unter „Verhalten gegen Schwefelsäure" darf sich nach Zusatz von 0,2 ml Eisen(III)-chlorid-Lösung *R* 2, im Wasserbad 1 min lang erhitzt, nicht grünlich oder bläulich färben.

Verhalten gegen Schwefelsäure: 20 mg Substanz werden in 5 ml Schwefelsäure 96 % *R* gelöst. Nach 5 min darf die Lösung nicht stärker gefärbt sein als die Farbvergleichslösung BG_6 (V.6.2, Methode I).

Trocknungsverlust (V.6.22): 8,0 bis 9,5 Prozent, mit 1,000 g Substanz durch Trocknen im Trockenschrank bei 100 bis 105 °C bestimmt.

Sulfatasche (V.3.2.14): Höchstens 0,1 Prozent, mit 0,10 g Substanz bestimmt.

Gehaltsbestimmung

0,200 g Substanz, in 20 ml Dimethylformamid *R* gelöst, werden nach „Titration in wasserfreiem Medium" (V.3.5.5) unter Zusatz von 0,2 ml Thymolphthalein-Lösung *RN* 2 mit 0,1 N-Tetrabutylammoniumhydroxid-Lösung bis zum Farbumschlag nach schwach Blau titriert.

1 ml 0,1 N-Tetrabutylammoniumhydroxid-Lösung entspricht 22,47 mg $C_{22}H_{27}NO_9$.

Lagerung

Vor Licht geschützt.

Vorsichtig zu lagern!

Hydrocortison

Hydrocortisonum

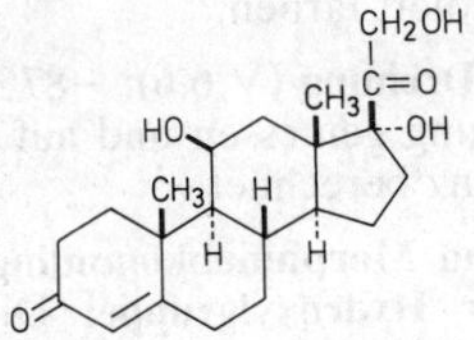

$C_{21}H_{30}O_5$ M_r 362,5

Hydrocortison enthält mindestens 96,0 und höchstens 104,0 Prozent 11β,17,21-Trihydroxy-4-pregnen-3,20-dion, berechnet auf die getrocknete Substanz.

Eigenschaften

Weißes bis fast weißes, kristallines Pulver; praktisch unlöslich in Wasser, wenig löslich in Aceton und wasserfreiem Ethanol, schwer löslich in Chloroform, sehr schwer löslich in Ether.

Die Substanz schmilzt bei etwa 214 °C unter Zersetzung.

Prüfung auf Identität

Die Prüfungen A und B können entfallen, wenn die Prüfungen C und D durchgeführt werden. Die Prüfungen C und D können entfallen, wenn die Prüfungen A und B durchgeführt werden.

A. Das IR-Absorptionsspektrum (V.6.18) der Substanz zeigt im Vergleich mit dem von Hydrocortison *CRS* Maxima bei denselben Wellenlängen mit den gleichen relativen Intensitäten. Wenn die Spektren der Substanz und der Referenzsubstanz bei der Prüfung in fester Form unterschiedlich sind, werden die Substanzen getrennt in der eben notwendigen Menge Aceton *R* gelöst. Nach Eindampfen der Lösungen auf dem Wasserbad werden aus dem Rückstand Preßlinge unter Verwendung eines Halogensalzes oder Pasten unter Verwendung von flüssigem Paraffin *R* hergestellt und erneut Spektren aufgenommen.

B. Die Prüfung erfolgt mit Hilfe der Dünnschichtchromatographie (V.6.20.2) unter Verwendung einer Schicht eines geeigneten Kieselgels, die einen Fluoreszenzindikator mit intensivster Anregung der Fluoreszenz bei 254 nm enthält.

Untersuchungslösung: 25 mg Substanz werden in einer Mischung von 1 Volumteil Methanol *R* und 9 Volumteilen Chloroform *R* zu 10 ml gelöst.

Referenzlösung: 25 mg Hydrocortison *CRS* werden in einer Mischung von 1 Volumteil Methanol *R* und 9 Volumteilen Chloroform *R* zu 10 ml gelöst.

Auf die Platte werden getrennt 2 µl jeder Lösung aufgetragen. Die Chromatographie erfolgt mit einer wie folgt hergestellten Mischung über eine Laufstrecke von 15 cm: Eine Mischung von 15 Volumteilen Ether *R* und 77 Volumteilen Dichlormethan *R* wird mit einer Mischung von 1,2 Volumteilen Wasser und 8 Volumteilen Methanol *R* versetzt (erste mobile Phase). Erneut wird über eine Laufstrecke von 15 cm mit einer Mischung von 5 Volumteilen wassergesättigtem 1-Butanol *R*, 15 Volumteilen Toluol *R* und 80 Volumteilen Ether *R* chromatographiert (zweite mobile Phase). Die Platte wird an der Luft trocknengelassen und im ultravioletten Licht bei 254 nm ausgewertet. Der mit der Untersuchungslösung erhaltene Hauptfleck entspricht in bezug auf Lage und Größe dem mit der Referenzlösung erhaltenen Hauptfleck. Die Platte wird mit ethanolischer Schwefelsäure 35 % *R* besprüht und bei 120 °C 10 min lang oder bis zum Auftreten der Flecke erhitzt. Nach dem Abkühlen erfolgt die Auswertung im Tageslicht und im ultravioletten Licht bei 365 nm. Der mit der Untersuchungslösung erhaltene Hauptfleck entspricht in bezug auf Lage, Farbe im Tageslicht, Fluoreszenz im ultravioletten Licht bei 365 nm und Größe dem mit der Referenzlösung erhaltenen Hauptfleck.

C. Die Prüfung erfolgt mit Hilfe der Dünnschichtchromatographie (V.6.20.2) unter Verwendung einer Schicht eines geeigneten Kieselgels, das einen Fluoreszenzindikator mit intensivster Anregung der Fluoreszenz bei 254 nm enthält.

Untersuchungslösung a: 25 mg Substanz werden in Methanol *R* zu 5 ml gelöst (Stammlösung). 2 ml der Lösung werden mit Chloroform *R* zu 10 ml verdünnt.

Untersuchungslösung b: 0,4 ml der unter „Untersuchungslösung a" erhaltenen Stammlösung werden in ein 100 mm langes Reagenzglas von 20 mm Durchmesser mit Glasschliffstopfen oder einem Stopfen aus Polytetrafluorethylen gegeben. Das Lösungsmittel wird unter schwachem Erwärmen in einem Strom von Stickstoff *R* verdampft und der Rückstand mit 2 ml einer 15prozentigen Lösung (V/V) von Essigsäure 98 % *R* und 50 mg Natriumbismutat *R* versetzt. Das Reagenzglas wird verschlossen und die Suspension 1 h lang vor Licht geschützt mit Hilfe eines Schüttelgerätes geschüttelt. Nach Zusatz von 2 ml einer 15prozentigen Lösung (V/V) von Essigsäure 98 % *R* wird in einen 50-ml-Scheidetrichter filtriert, wobei das Filter zweimal mit je 5 ml Wasser nachgewaschen wird. Das klare Filtrat wird mit 10 ml Dichlormethan *R* geschüttelt. Die organische Phase wird mit 5 ml 1N-Natriumhydroxid-Lösung und zweimal mit je 5 ml Wasser gewaschen und anschließend über wasserfreiem Natriumsulfat *R* getrocknet.

Referenzlösung a: 25 mg Hydrocortison *CRS* werden in Methanol *R* zu 5 ml gelöst (Stammlösung). 2 ml der Lösung werden mit Chloroform *R* zu 10 ml verdünnt.

Referenzlösung b: 0,4 ml der unter „Referenzlösung a" erhaltenen Stammlösung werden in ein 100 mm langes Reagenzglas von 20 mm Durchmesser mit Glasschliffstopfen oder einem Stopfen aus Polytetrafluorethylen gegeben. Das Lösungsmittel wird unter schwachem Erwärmen in einem Strom von Stickstoff *R* verdampft und der Rückstand mit 2 ml einer 15prozentigen Lösung (V/V) von Essigsäure 98 % *R* und 50 mg Natriumbismutat *R* versetzt. Das Reagenzglas wird verschlossen und die Suspension 1 h lang vor Licht geschützt mit Hilfe eines Schüttelgerätes geschüttelt. Nach Zusatz von 2 ml einer 15prozentigen Lösung (V/V) von Essigsäure 98 % *R* wird in einen 50-ml-Scheidetrichter filtriert, wobei das Filter zweimal mit je 5 ml Wasser nachgewaschen wird. Das klare Filtrat wird mit 10 ml Dichlormethan *R* geschüttelt. Die organische Phase wird mit 5 ml 1N-Natriumhydroxid-Lösung und zweimal mit je 5 ml Wasser gewaschen und anschließend über wasserfreiem Natriumsulfat *R* getrocknet.

Auf die Platte werden getrennt 5 µl Untersuchungslösung a, 5 µl Referenzlösung a, 25 µl Untersuchungslösung b und 25 µl Referenzlösung b aufgetragen, wobei die beiden letzten Lösungen in kleinen Anteilen aufgetragen werden, um kleine Flecke am Startpunkt zu erhalten. Die Chromatographie erfolgt mit einer wie folgt hergestellten Mischung über eine Laufstrecke von 15 cm: Eine Mischung von 15 Volumteilen Ether *R* und 77 Volumteilen Dichlormethan *R* wird mit einer Mischung von 1,2 Volumteilen Wasser und 8 Volumteilen Methanol *R* versetzt (erste mobile Phase). Erneut wird über eine Laufstrecke von 15 cm mit einer Mischung von 5 Volumteilen wassergesättigtem 1-Butanol *R*, 15 Volumteilen Toluol *R* und 80 Volumteilen Ether *R* chromatographiert (zweite mobile Phase). Die Platte wird an der Luft trocknen gelassen. Die Auswertung erfolgt im ultravioletten Licht bei 254 nm. Die mit den Untersuchungslösungen erhaltenen Hauptflecke entsprechen in bezug auf Lage und Größe den mit den entsprechenden Referenzlösungen erhaltenen Hauptflecken. Die Platte wird mit ethanolischer Schwefelsäure 35 % *R* besprüht und bei 120 °C 10 min lang oder bis zum Auftreten der Flecke erhitzt. Nach dem Abkühlen erfolgt die Auswertung im Tageslicht und im ultravioletten Licht bei 365 nm. Die mit den Untersuchungslösungen erhaltenen Hauptflecke entsprechen in bezug auf Lage, Farbe im Tageslicht, Fluoreszenz im ultravioletten Licht bei 365 nm und Größe den mit den entsprechenden Referenzlösungen erhaltenen Hauptflecken. Die mit Untersuchungslösung b und Referenzlösung b erhaltenen Hauptflecke haben einen deutlich größeren Rf-Wert als die mit Untersuchungslösung a und Referenzlösung a erhaltenen Hauptflecke.

D. Etwa 2 mg Substanz werden in 2 ml Ethanol 96 % *R* gelöst. Nach Zusatz von 2 ml Schwefelsäure 96 % *R* wird gemischt. Eine Gelbfärbung mit grüner Fluoreszenz entsteht, die im ultravioletten Licht bei 365 nm besonders stark ausgeprägt ist. Die Lösung wird unter Mischen in 10 ml Wasser gegeben; die Fluoreszenz im ultravioletten Licht verschwindet dabei nicht.

Prüfung auf Reinheit

Spezifische Drehung (V.6.6): 0,250 g Substanz werden in Dioxan *R* zu 25,0 ml gelöst. Die spezifische Drehung muß zwischen +150 und +156° liegen, berechnet auf die getrocknete Substanz.

Absorption (V.6.19): 50,0 mg Substanz werden in Ethanol 96 % *R* zu 100,0 ml gelöst. 1,0 ml dieser Lösung wird mit Ethanol 96 % *R* zu 50,0 ml verdünnt. Die spezifische Absorption, im Maximum bei 240 nm gemessen, muß zwischen 430 und 460 liegen, berechnet auf die getrocknete Substanz.

Verwandte Substanzen: Die Prüfung erfolgt mit Hilfe der Dünnschichtchromatographie (V.6.20.2) unter Verwendung einer Schicht eines geeigneten Kieselgels, das einen Fluoreszenzindikator mit intensivster Anregung der Fluoreszenz bei 254 nm enthält.

Untersuchungslösung: 0,10 g Substanz werden in einer Mischung von 1 Volumteil Methanol *R* und 9 Volumteilen Chloroform *R* zu 10 ml gelöst.

Referenzlösung a: 2 ml Untersuchungslösung werden mit einer Mischung von 1 Volumteil Methanol *R* und 9 Volumteilen Chloroform *R* zu 100 ml verdünnt.

Referenzlösung b: 5 ml Referenzlösung a werden mit einer Mischung von 1 Volumteil Methanol *R* und 9 Volumteilen Chloroform *R* zu 10 ml verdünnt.

Referenzlösung c: 10 mg Prednisolon *CRS* werden in einer Mischung von 1 Volumteil Methanol *R* und 9 Volumteilen Chloroform *R* gelöst. Nach Zusatz von 1 ml Untersuchungslösung wird mit demselben Lösungsmittelgemisch zu 10 ml verdünnt.

Auf die Platte werden getrennt 5 µl jeder Lösung aufgetragen. Die Chromatographie erfolgt mit einer wie folgt hergestellten Mischung über eine Laufstrecke von 15 cm: Eine Mischung von 15 Volumteilen Ether *R* und 77 Volumteilen Dichlormethan *R* wird mit einer Mischung von 1,2 Volumteilen Wasser und 8 Volumteilen Methanol *R* versetzt. Die Platte wird an der Luft trocknen gelassen. Die Auswertung erfolgt im ultravioletten Licht bei 254 nm. Keine im Chromatogramm der Untersuchungslösung auftretenden Nebenflecke dürfen größer oder intensiver sein als der mit der Referenzlösung a erhaltene Fleck, und höchstens ein Nebenfleck darf größer oder intensiver sein als der mit der Referenzlösung b erhaltene Fleck. Die Prüfung darf nur ausgewertet werden, wenn das Chromatogramm der Referenzlösung c deutlich voneinander getrennt 2 Flecke zeigt.

Trocknungsverlust (V.6.22): Höchstens 1,0 Prozent, mit 0,500 g Substanz durch 3 h langes Trocknen im Trockenschrank bei 100 bis 105 °C bestimmt.

Gehaltsbestimmung

Die Gehaltsbestimmung muß unter Ausschluß direkter Lichteinwirkung durchgeführt werden.

Eine genau gewogene Menge Substanz wird in aldehydfreiem Ethanol 96 % *R* gelöst; die Lösung soll zwischen 340 und 360 µg Substanz in 10,0 ml enthalten. Gleichzeitig, unter gleichen Bedingungen, wird eine Referenzlösung der gleichen Konzentration mit Hydrocortison *CRS* hergestellt. In zwei 25-ml-Meßkolben werden je 10,0 ml der beiden Lösungen eingefüllt und in einen dritten Meßkolben 10 ml aldehydfreies Ethanol 96 % *R*. In jeden Kolben werden 2,0 ml Triphenyltetrazoliumchlorid-Lösung *R* gegeben.[1] Der Luftsauerstoff wird aus dem Kolben mit sauerstofffreiem Stickstoff *R* verdrängt. Zu jeder Lösung werden sofort 2,0 ml verdünnte Tetramethylammoniumhydroxid-Lösung *R* zugesetzt. Der Luftsauerstoff wird erneut mit sauerstofffreiem Stickstoff *R* verdrängt und die Kolben werden verschlossen. Der Inhalt wird durch leichtes Schütteln gemischt und die Kolben werden 1 h lang im Wasserbad bei 30 °C gehalten. Nach raschem Abkühlen wird jeweils mit aldehydfreiem Ethanol 96 % *R* zu 25,0 ml aufgefüllt. Die Absorption (V.6.19) der Untersuchungslösung und der Referenzlösung wird sofort im Maximum bei 485 nm in einer geschlossenen 1-cm-Küvette gegen eine Kompensationsflüssigkeit gemessen, die ausgehend von 10 ml aldehydfreiem Ethanol 96 % *R*

[1] Die farbigen Reaktionsprodukte neigen zur Adsorption an die Glasoberfläche. Um zu niedrige Ergebnisse zu vermeiden, sollten die entsprechenden Glasbehältnisse zuvor mit den Reaktionsprodukten in Berührung kommen. Ein vorbehandeltes Glasbehältnis sollte ausschließlich für die Gehaltsbestimmung verwendet werden und sollte auch nur mit Wasser ausgespült werden.

hergestellt wurde. Die Untersuchungslösung und die Referenzlösung sind so herzustellen, daß bei beiden der Zeitraum zwischen Zugabe der verdünnten Tetramethylammoniumhydroxid-Lösung *R* und Messen der Absorption gleich ist.

Der Gehalt an $C_{21}H_{30}O_5$ wird mit Hilfe der Absorptionen und der Konzentrationen der Lösungen errechnet.

Lagerung

Dicht verschlossen, vor Licht geschützt.

Vorsichtig zu lagern!

Hydrocortisonacetat

Hydrocortisoni acetas

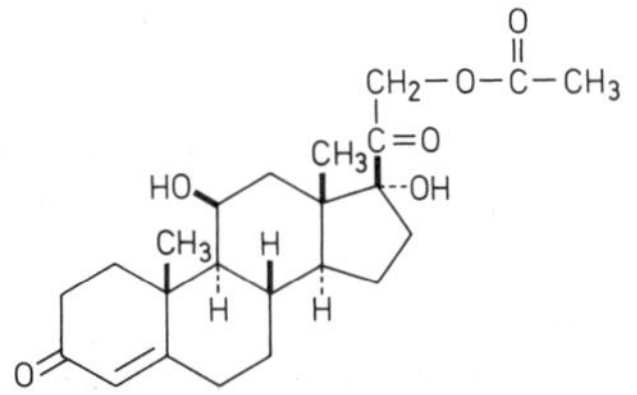

$C_{23}H_{32}O_6$ M_r 404,5

Hydrocortisonacetat enthält mindestens 96,0 und höchstens 104,0 Prozent 11β,17,21-Trihydroxy-4-pregnen-3,20-dion-21-acetat, berechnet auf die getrocknete Substanz.

Eigenschaften

Weißes bis fast weißes, kristallines Pulver; praktisch unlöslich in Wasser, schwer löslich in Chloroform und wasserfreiem Ethanol.

Die Substanz schmilzt bei etwa 220 °C unter Zersetzung.

Prüfung auf Identität

Die Prüfungen A und B können entfallen, wenn die Prüfungen C, D und E durchgeführt werden. Die Prüfungen C, D und E können entfallen, wenn die Prüfungen A und B durchgeführt werden.

A. Das IR-Absorptionsspektrum (V.6.18) der Substanz zeigt im Vergleich mit dem von Hydrocortisonacetat *CRS* Maxima bei denselben Wellenlängen mit den gleichen relativen Intensitäten.

B. Die bei der Prüfung auf „Verwandte Substanzen“ (siehe „Prüfung auf Reinheit“) erhaltenen Chromatogramme werden im ultravioletten Licht bei 254 nm ausgewertet. Der mit der Untersuchungslösung b erhaltene Hauptfleck entspricht in bezug auf Lage und Größe dem mit der Referenzlösung b erhaltenen Hauptfleck. Die Platte wird mit ethanolischer Schwefelsäure 35 % *R* besprüht und bei 120 °C 10 min lang oder bis zum Auftreten der Flecke erhitzt. Nach dem Abkühlen erfolgt die Auswertung im Tageslicht und im ultravioletten Licht bei 365 nm. Der mit der Untersuchungslösung b erhaltene Hauptfleck entspricht in bezug auf Lage, Farbe im Tageslicht, Fluoreszenz im ultravioletten Licht bei 365 nm und Größe dem mit der Referenzlösung b erhaltenen Hauptfleck.

C. Die Prüfung erfolgt mit Hilfe der Dünnschichtchromatographie (V.6.20.2) unter Verwendung einer Schicht eines geeigneten Kieselgels, das einen Fluoreszenzindikator mit intensivster Anregung der Fluoreszenz bei 254 nm enthält.

Untersuchungslösung a: 25 mg Substanz werden in Methanol *R* zu 5 ml gelöst (Stammlösung). 2 ml der Lösung werden mit Chloroform *R* zu 10 ml verdünnt.

Untersuchungslösung b: 2 ml der unter „Untersuchungslösung a“ erhaltenen Stammlösung werden in ein 15-ml-Reagenzglas mit Glasschliffstopfen oder einem Stopfen aus Polytetrafluorethylen gegeben. Nach Zusatz von 10 ml methanolischer Kaliumhydrogencarbonat-Lösung *R* wird sofort 5 min lang ein lebhafter Strom von Stickstoff *R* durch die Lösung geleitet. Das Reagenzglas wird verschlossen und 2,5 h lang im Wasserbad bei 45 °C vor Licht geschützt gehalten. Die Lösung wird erkalten gelassen.

Referenzlösung a: 25 mg Hydrocortisonacetat *CRS* werden in Methanol *R* zu 5 ml gelöst (Stammlösung). 2 ml der Lösung werden mit Chloroform *R* zu 10 ml verdünnt.

Referenzlösung b: 2 ml der unter „Referenzlösung a“ erhaltenen Stammlösung werden in ein 15-ml-Reagenzglas mit Glasschliffstopfen oder einem Stopfen aus Polytetrafluorethylen gegeben. Nach Zusatz von 10 ml methanolischer Kaliumhydrogencarbonat-Lösung *R* wird sofort 5 min lang ein lebhafter Strom von Stickstoff durch die Lösung geleitet. Das Reagenzglas wird verschlossen und 2,5 h lang im Wasserbad bei 45 °C vor Licht geschützt gehalten. Die Lösung wird erkalten gelassen.

Auf die Platte werden getrennt 5 µl jeder Lösung aufgetragen. Die Chromatographie erfolgt mit einer wie folgt hergestellten Mischung über eine Laufstrecke von 15 cm. Eine Mischung von 15 Volumteilen Ether *R* und 77 Volumteilen Dichlormethan *R* wird mit einer Mischung von 1,2 Volumteilen Wasser und 8 Volumteilen Methanol *R* versetzt. Die Platte wird an der Luft trocknen gelassen. Die Auswertung erfolgt im ultravioletten Licht bei 254 nm. Die mit den Untersuchungslösungen erhaltenen Hauptflecke entsprechen in bezug auf Lage und Größe den mit den entsprechenden Referenzlösungen erhaltenen Hauptflecken. Die Platte wird mit ethanolischer Schwefelsäure 35 % *R* besprüht und bei 120 °C 10 min lang oder bis zum Auftreten der Flecke erhitzt. Nach dem Abkühlen erfolgt die Auswertung im Tageslicht und im ultravioletten Licht bei 365 nm. Die mit den Untersuchungslösungen erhaltenen Hauptflecke entsprechen in bezug auf Lage, Farbe im Tageslicht, Fluoreszenz im ultravioletten Licht bei 365 nm und Größe den mit den entsprechenden Referenzlösungen erhaltenen Hauptflecken. Die mit der Untersuchungslösung b und Referenzlösung b erhaltenen Hauptflecke haben einen deutlich kleineren Rf-Wert als die mit Untersuchungslösung a und Referenzlösung a erhaltenen Hauptflecke.

D. Etwa 2 mg Substanz werden in 2 ml Ethanol 96 % *R* gelöst. Nach Zusatz von 2 ml Schwefelsäure 96 % *R* wird gemischt. Eine Orangefärbung mit grüner Fluoreszenz entsteht, die im ultravioletten Licht bei 365 nm besonders ausgeprägt ist. Die Lösung wird unter Mischen in 10 ml Wasser gegeben; die Fluoreszenz im ultravioletten Licht verschwindet dabei nicht.

E. Etwa 10 mg Substanz geben die Identitätsreaktion auf Acetyl (V.3.1.1).

Prüfung auf Reinheit

Spezifische Drehung (V.6.6): 0,250 g Substanz werden in Dioxan *R* zu 25,0 ml gelöst. Die spezifische Drehung muß zwischen +158 und +167° liegen, berechnet auf die getrocknete Substanz.

Absorption (V.6.19): 50,0 mg Substanz werden in Ethanol 96 % *R* zu 100,0 ml gelöst. 1,0 ml dieser Lösung wird mit Ethanol 96 % *R* zu 50,0 ml verdünnt. Die spezifische Absorption, im Maximum bei 240 nm gemessen, muß zwischen 385 und 415 liegen, berechnet auf die getrocknete Substanz.

Verwandte Substanzen: Die Prüfung erfolgt mit Hilfe der Dünnschichtchromatographie (V.6.20.2) unter Verwendung einer Schicht eines geeigneten Kieselgels, das einen Fluoreszenzindikator mit intensivster Anregung der Fluoreszenz bei 254 nm enthält.

Untersuchungslösung a: 0,10 g Substanz werden in einer Mischung von 1 Volumteil Methanol *R* und 9 Volumteilen Chloroform *R* zu 10 ml gelöst.

Untersuchungslösung b: 1,0 ml Untersuchungslösung a wird mit einer Mischung von 1 Volumteil Methanol *R* und 9 Volumteilen Chloroform *R* zu 10 ml verdünnt.

Referenzlösung a: 2 ml Untersuchungslösung a werden mit einer Mischung von 1 Volumteil Methanol *R* und 9 Volumteilen Chloroform *R* zu 100 ml verdünnt.

Referenzlösung b: 10 mg Hydrocortisonacetat *CRS* werden in einer Mischung von 1 Volumteil Methanol *R* und 9 Volumteilen Chloroform *R* zu 10 ml gelöst.

Referenzlösung c: 5 ml Referenzlösung a werden mit einer Mischung von 1 Volumteil Methanol *R* und 9 Volumteilen Chloroform *R* zu 10 ml verdünnt.

Referenzlösung d: 10 mg Cortisonacetat *CRS* werden in einer Mischung von 1 Volumteil Methanol *R* und 9 Volumteilen Chloroform *R* gelöst. Nach Zusatz von 1 ml Untersuchungslösung a wird mit demselben Lösungsmittelgemisch zu 10 ml verdünnt.

Auf die Platte werden getrennt 5 µl jeder Lösung aufgetragen. Die Chromatographie erfolgt mit einer wie folgt hergestellten Mischung über eine Laufstrecke von 15 cm: Eine Mischung von 15 Volumteilen Ether *R* und 77 Volumteilen Dichlormethan *R* wird mit einer Mischung von 1,2 Volumteilen Wasser und 8 Volumteilen Methanol *R* versetzt. Die Platte wird an der Luft trocknen gelassen. Die Auswertung erfolgt im ultravioletten Licht bei 254 nm. Keine im Chromatogramm der Untersuchungslösung a auftretenden Nebenflecke dürfen größer oder intensiver sein als der mit der Referenzlösung a erhaltene Fleck, und höchstens ein Nebenfleck darf größer oder intensiver sein als der mit der Referenzlösung c erhaltene Fleck. Die Prüfung darf nur ausgewertet werden, wenn das Chromatogramm der Referenzlösung d deutlich voneinander getrennt 2 Flecke zeigt.

Trocknungsverlust (V.6.22): Höchstens 0,5 Prozent, mit 0,500 g Substanz durch 3 h langes Trocknen im Trockenschrank bei 100 bis 105 °C bestimmt.

Gehaltsbestimmung

Die Gehaltsbestimmung muß unter Ausschluß direkter Lichteinwirkung durchgeführt werden.

Eine genau gewogene Menge Substanz wird in aldehydfreiem Ethanol 96 % *R* gelöst; die Lösung soll zwischen 340 und 360 µg Substanz in 10,0 ml enthalten. Gleichzeitig, unter gleichen Bedingungen, wird eine Referenzlösung der gleichen Konzentration mit Hydrocortisonacetat *CRS* hergestellt. In zwei 25-ml-Meßkolben werden je 10,0 ml der beiden Lösungen eingefüllt und in einen dritten Meßkolben 10 ml aldehydfreies Ethanol 96 % *R*. In jeden Kolben werden 2,0 ml Triphenyltetrazoliumchlorid-Lösung *R* gegeben.[1] Der Luftsauerstoff wird aus den Kolben mit sauerstofffreiem Stickstoff *R* verdrängt. Zu jeder Lösung werden sofort 2,0 ml verdünnte Tetramethylammoniumhydroxid-Lösung *R* zugesetzt. Der Luftsauerstoff wird erneut mit sauerstofffreiem Stickstoff *R* verdrängt, und die Kolben werden verschlossen. Der Inhalt wird durch leichtes Schütteln gemischt, und die Kolben werden 1 h lang im Wasserbad bei 30 °C gehalten. Nach raschem Abkühlen wird jeweils mit aldehydfreiem Ethanol 96 % *R* zu 25,0 ml aufgefüllt. Die Absorption (V.6.19) der Untersuchungslösung und der Referenzlösung wird sofort im Maximum bei 485 nm in einer geschlossenen 1-cm-Küvette gegen eine Kompensationsflüssigkeit gemessen, die ausgehend von 10 ml aldehydfreiem Ethanol 96 % *R* hergestellt wurde.

[1] Die farbigen Reaktionsprodukte neigen zur Adsorption an die Glasoberfläche. Um zu niedrige Ergebnisse zu vermeiden, sollten die entsprechenden Glasbehältnisse zuvor mit den Reaktionsprodukten in Berührung kommen. Ein vorbehandeltes Glasbehältnis sollte ausschließlich für die Gehaltsbestimmung verwendet werden und sollte auch nur mit Wasser ausgespült werden.

Die Untersuchungslösung und die Referenzlösung sind so herzustellen, daß bei beiden der Zeitraum zwischen Zugabe der verdünnten Tetramethylammoniumhydroxid-Lösung *R* und Messen der Absorption gleich ist.

Der Gehalt an $C_{23}H_{32}O_6$ wird mit Hilfe der Absorptionen und der Konzentrationen der Lösungen errechnet.

Lagerung

Dicht verschlossen, vor Licht geschützt.

Vorsichtig zu lagern!

Hydromorphonhydrochlorid

Hydromorphoni hydrochloridum

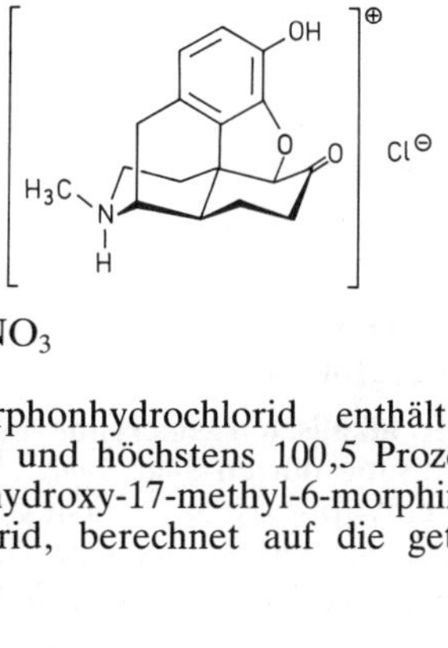

$C_{17}H_{20}ClNO_3$ M_r 321,8

Hydromorphonhydrochlorid enthält mindestens 99,0 und höchstens 100,5 Prozent 4,5α-Epoxy-3-hydroxy-17-methyl-6-morphinanon-hydrochlorid, berechnet auf die getrocknete Substanz.

Eigenschaften

Weißes, kristallines Pulver; leicht löslich in Wasser, löslich in etwa 30 Teilen Ethanol 90 %, sehr schwer löslich in Chloroform.

Prüfung auf Identität

Die Prüfung A kann entfallen, wenn die Prüfungen B, C, D und E durchgeführt werden. Die Prüfungen B und C können entfallen, wenn die Prüfungen A, D und E durchgeführt werden.

A. Das IR-Absorptionsspektrum (V.6.18) des Niederschlags von D zeigt im Vergleich mit dem Spektrum einer dem Arzneibuch entsprechenden Referenzsubstanz bekannter Identität Maxima bei denselben Wellenlängen mit den gleichen relativen Intensitäten.

B. 2 bis 3 mg Substanz geben nach dem Lösen in 3 ml eisgekühlter Formaldehyd-Schwefelsäure *R* eine Gelbfärbung, die allmählich in Violett übergeht.

C. 1 ml Prüflösung (siehe „Prüfung auf Reinheit") wird zu 25 ml verdünnt. 5 ml der Verdünnung geben nach Zusatz von 0,3 ml Kaliumiodat-Lösung *RN* und 0,4 ml Salzsäure 7 % *R* rasch eine gelbe Färbung, die sich nach Zusatz von 0,5 ml Ammoniak-Lösung 10 % *R* vertieft.

D. Nach Zusatz von 1 ml Ammoniak-Lösung 10 % *R* zu 3 ml Prüflösung fällt beim Reiben mit einem Glasstab nach einiger Zeit die Base als weißes, kristallines Pulver aus. Der mit Wasser gewaschene und bei 100 bis 105 °C getrocknete Niederschlag schmilzt zwischen 263 und 268 °C unter Zersetzung (V.6.11.3, Sofortschmelzpunkt).

E. Das Filtrat von D gibt die Identitätsreaktion a auf Chlorid (V.3.1.1).

Prüfung auf Reinheit

Prüflösung: 1,250 g Substanz werden in Wasser zu 25,0 ml gelöst.

Aussehen der Lösung: Die Prüflösung muß klar (V.6.1) und farblos (V.6.2, Methode II) sein.

Sauer oder alkalisch reagierende Substanzen: 2 ml Prüflösung dürfen sich nach Zusatz von 0,05 ml Methylrot-Lösung *R* nicht gelb färben. 2 ml Prüflösung dürfen sich nach Zusatz von 0,05 ml Bromcresolgrün-Lösung *R* nicht gelb färben.

Spezifische Drehung (V.6.6): −136,5 bis −138,5°, an der Prüflösung gemessen und auf die getrocknete Substanz berechnet.

Alkaloide ohne phenolische Hydroxylgruppe: 1,0 ml Prüflösung darf sich nach dem Verdünnen mit 1,2 ml Wasser auf tropfenweisen Zusatz von 1,2 ml Natriumhydroxid-Lösung 8,5 % *R* nicht trüben.

Morphin und nichthydrierte Morphinabkömmlinge: Die Lösung unter „Verhalten gegen Schwefelsäure" darf sich nach Zusatz von 0,2 ml Eisen(III)-chlorid-Lösung *R* 2, im Wasserbad 1 min lang erhitzt, nicht grünlich oder bläulich färben.

Verhalten gegen Schwefelsäure: 20 mg Substanz werden in 5 ml Schwefelsäure 96 % *R* gelöst. Nach 5 min darf die Lösung nicht stärker gefärbt sein als die Farbvergleichslösung BG_6 (V.6.2, Methode I).

Trocknungsverlust (V.6.22): Höchstens 0,5 Prozent, mit 1,000 g Substanz durch Trocknen im Trockenschrank bei 100 bis 105 °C bestimmt.

Sulfatasche (V.3.2.14): Höchstens 0,1 Prozent, mit 0,10 g Substanz bestimmt.

Gehaltsbestimmung

0,200 g Substanz, in einer Mischung von 5 ml Wasser, 30 ml wasserfreiem Ethanol *R* und 10 ml Chloroform *R* gelöst, werden nach Zusatz von 0,5 ml Bromthymolblau-Lösung *R* 1 unter kräftigem Umschütteln mit 0,1 N-Natriumhydroxid-Lösung bis zum Farbumschlag nach Hellgrün titriert.

1 ml 0,1 N-Natriumhydroxid-Lösung entspricht 32,18 mg $C_{17}H_{20}ClNO_3$.

Lagerung

Vor Licht geschützt.

Vorsichtig zu lagern!

Hydroxyethylcellulose

Hydroxyethylcellulosum

Hydroxyethylcellulose ist eine partiell hydroxyethylierte Cellulose.

Eigenschaften

Weißes, gelblichweißes oder grauweißes Pulver oder Körner, praktisch geruchlos, in getrocknetem Zustand hygroskopisch; löslich in heißem und kaltem Wasser unter Bildung einer kolloidalen Lösung, praktisch unlöslich in Aceton, wasserfreiem Ethanol, Ether und Toluol.

Prüfung auf Identität

A. Werden 10 ml Prüflösung (siehe „Prüfung auf Reinheit") unter Rühren im Wasserbad erhitzt, darf sich oberhalb von 50 °C weder eine Trübung noch ein Niederschlag bilden.

B. Werden 10 ml Prüflösung mit 0,3 ml Essigsäure 12 % *R* und 2,5 ml einer 10prozentigen Lösung (*m*/V) von Tannin *R* versetzt, entsteht ein gelblichweißer, flockiger Niederschlag, der sich in Ammoniak-Lösung 10 % *R* löst.

C. 1 g Substanz wird in einem Reagenzglas von etwa 160 mm Länge mit 2 g fein pulverisiertem Mangan(II)-sulfat *R* sorgfältig vermischt. In den oberen Teil des Reagenzglases wird ein Filterpapierstreifen 2 cm tief eingeführt, der mit einer frisch hergestellten und mit 1 N-Salzsäure auf einen *p*H-Wert von etwa 9,8 eingestellten Mischung von 1 Volumteil einer 20prozentigen Lösung (V/V) von Diethanolamin *R* und 11 Volumteilen einer 5prozentigen Lösung (*m*/V) von Natriumpentacyanonitrosylferrat *R* imprägniert ist. Das Reagenzglas wird 8 cm tief in ein Bad mit Siliconöl getaucht, das auf 190 bis 200 °C erhitzt wird. Das Filterpapier muß sich innerhalb 10 min blau färben. Ein Blindversuch wird durchgeführt.

D. 0,2 g Substanz werden ohne zu Erhitzen vollständig in 15 ml einer 70prozentigen Lösung (*m/m*) von Schwefelsäure 96 % *R* gelöst. Die Lösung wird unter Rühren in 100 ml Eiswasser gegossen und mit Eiswasser zu 250 ml verdünnt. 1 ml der Lösung wird in einem Reagenzglas unter sorgfältigem Mischen und unter Kühlung in Eiswasser tropfenweise mit 8 ml Schwefelsäure 96 % *R* versetzt. Die Lösung wird genau 3 min lang im Wasserbad erhitzt und anschließend unverzüglich in Eiswasser abgekühlt. Unter Kühlung werden vorsichtig 0,6 ml Ninhydrin-Lösung *R* 2 hinzugefügt und sorgfältig gemischt. Beim Stehenlassen bei 25 °C entsteht sofort eine Rosafärbung, die innerhalb von 100 min nicht nach Violett umschlagen darf.

E. Wird 1 ml Prüflösung auf eine Glasplatte aufgebracht, bildet sich nach dem Verdunsten des Wassers ein dünner Film.

Prüfung auf Reinheit

Prüflösung: Eine 1,0 g getrockneter Substanz entsprechende Menge wird in 50 ml kohlendioxidfreiem Wasser *R* dispergiert. Nach 10 min wird mit kohlendioxidfreiem Wasser *R* zu 100 ml verdünnt und bis zur vollständigen Lösung gerührt.

Aussehen der Lösung: Die Prüflösung darf nicht stärker opaleszieren als die Referenzsuspension III (V.6.1) und nicht stärker gefärbt sein als die Farbvergleichslösung G_6 (V.6.2, Methode II).

***p*H-Wert** (V.6.3.1): Der *p*H-Wert der Prüflösung muß zwischen 5,5 und 8,5 liegen.

Viskosität: Eine 2,00 g getrockneter Substanz entsprechende Menge wird unter Rühren in 50 ml Wasser dispergiert. Anschließend wird mit Wasser zu 100,0 ml verdünnt und bis zur vollständigen Lösung gerührt. Die Viskosität (V.6.7.2) wird mit Hilfe eines Rotationsviskosimeters bei 20 °C und einem Schergefälle von 10 s^{-1} bestimmt. Wenn es nicht möglich ist, ein Schergefälle von genau 10 s^{-1} zu erhalten, wird ein etwas höheres und ein etwas niedrigeres gewählt und anschließend interpoliert. Die Viskosität beträgt mindestens 75 und höchstens 140 Prozent des auf dem Behältnis angegebenen Wertes.

Chlorid (V.3.2.4): 1 ml Prüflösung wird mit Wasser zu 30 ml verdünnt. 15 ml der Lösung müssen der Grenzprüfung auf Chlorid entsprechen (1,0 Prozent).

Nitrat: 1 ml Prüflösung wird mit 19 ml Wasser, 2 ml Ammoniak-Lösung 26 % *R*, 0,5 ml einer 1prozentigen Lösung (*m*/V) von Mangan(II)-sulfat *R* und 1 ml einer 1prozentigen Lösung (*m*/V) von Sulfanilamid *R* versetzt. Nach Zusatz von 0,1 g Zink *R* als Granulat wird 30 min lang unter gelegentlichem Umschütteln in Eiswasser stehengelassen und anschließend unter Druck durch einen Glassintertiegel (40) filtriert. 10 ml Filtrat werden in einem Reagenzglas mit 2,5 ml Salzsäure 36 % *R* angesäuert, mit 0,5 ml einer 1prozentigen Lösung (*m*/V) von Naphthylethylendiamindihydrochlorid *R* versetzt und 15 min lang stehengelassen. Eine auftretende Rotviolettfärbung der Lösung darf nicht stärker sein als die einer gleichzeitig, unter gleichen Bedingungen hergestellten Referenzlösung unter Verwendung einer Mischung von 1 ml Nitrat-Lösung (10 ppm NO_3) *R* und 19 ml Wasser (0,1 Prozent).

Schwermetalle (V.3.2.8): 1,0 g Substanz muß der Grenzprüfung C auf Schwermetalle entsprechen (20 ppm). Zur Herstellung der Referenzlösung werden 2 ml Blei-Lösung (10 ppm Pb) *R* verwendet.

Trocknungsverlust (V.6.22): Höchstens 10 Prozent, mit 1,00 g Substanz durch Trocknen im Trockenschrank bei 100 bis 105 °C bestimmt.

Sulfatasche (V.3.2.14): Höchstens 4 Prozent, mit 1,0 g Substanz bestimmt.

Lagerung

Dicht verschlossen.

Beschriftung

Auf dem Behältnis muß die Viskosität einer 2prozentigen Lösung (*m*/V) in Millipascal-Sekunden angegeben sein.

Hydroxyethylcellulosegel

Hydroxyethylcellulosi mucilago

Herstellung

Hydroxyethylcellulose 30 000	2,5 Teile
Glycerol 85 %	10,0 Teile
Wasser	87,5 Teile

Die Hydroxyethylcellulose wird mit dem Glycerol angerieben, das frisch aufgekochte und wieder abgekühlte Wasser zugegeben, vorsichtig umgerührt und das Gel 1 h lang quellen gelassen. Konservierung kann erfolgen mit 0,1 Prozent Sorbinsäure zusammen mit 0,1 Prozent Kaliumsorbat. Die Konservierungsmittel werden in der gesamten Wassermenge gelöst.

Eigenschaften

Transparentes, fast geruchloses Gel.

Prüfung auf Identität

A. Werden 10 g Gel auf dem Wasserbad unter Rühren erwärmt, treten keine Trübungen oder Ausfällungen bei Temperaturen über 50 °C auf.

B. Werden zu 10 g Gel 0,3 ml Essigsäure 12 % *R* und 2,5 ml einer 10prozentigen Lösung (*m*/V) von Tannin *R* gegeben, entsteht ein weißer bis gelblichweißer, flockiger Niederschlag. Der Niederschlag wird abfiltriert. Er ist in Ammoniak-Lösung 10 % *R* unter Gelbildung löslich.

C. 1,0 ml des Filtrates von B wird mit 2,0 g Kaliumhydrogensulfat *R* erhitzt. Die dabei entstehenden Dämpfe färben ein mit Neßlers Reagenz *R* getränktes Filterpapier schwarz.

D. 5 g Gel geben mit 5 ml Natriumchlorid-Lösung *R* eine klare Mischung, aus der sich auch nach längerem Stehenlassen kein flokkiger Niederschlag abscheidet.

Prüfung auf Reinheit

Prüflösung: 15 g Gel werden mit 45 ml Wasser in Anteilen verrieben, bis eine homogene, klumpenfreie, viskose Lösung erhalten ist.

Aussehen der Lösung: 5 ml Prüflösung, mit 5 ml Wasser verdünnt, müssen farblos (V.6.2, Methode II) sein.

***p*H-Wert** (V.6.3.1): Der *p*H-Wert der Prüflösung muß zwischen 5,5 und 8,5 liegen.

Konservierungsmittel (V.3.3.N1): Folgende Untersuchungslösung wird verwendet:

Untersuchungslösung: 1,0 g Gel wird in einem Weithalserlenmeyerkolben in 50 ml Wasser gelöst. Die Lösung wird mit 1 ml 1 N-Schwefelsäure versetzt und dann in einem Scheidetrichter 4mal mit je 40 ml Ether *R* extrahiert. Die vereinigten Extrakte werden auf dem Wasserbad eingeengt, bis kein Geruch nach Ether mehr wahrnehmbar ist. Der Rückstand wird mit wenig Methanol *R* aufgenommen und mit Methanol *R* zu 10,0 ml ergänzt.

Wasser (V.6.10): Mindestens 86,0 und höchstens 92,0 Prozent (V/*m*), mit 2,50 g Gel durch Destillation bestimmt. Abweichend von der allgemeinen Methode wird das Gel direkt in den Destillationskolben eingewogen.

Lagerung

Entspricht der Monographie **Salben.**

Beschriftung

Entspricht der Monographie **Salben.**

Hinweis

Unkonserviertes Hydroxyethylcellulosegel ist bei Bedarf frisch herzustellen und alsbald zu verbrauchen. – Sofern aus galenischen oder therapeutischen Gründen erforderlich, kann als Konservierungsmittel anstelle von Sorbinsäure und Kaliumsorbat 0,1 Prozent Methyl-4-hydroxybenzoat zusammen mit 0,04 Prozent Propyl-4-hydroxybenzoat verwendet werden.

Hydroxypropyl-cellulose

Hydroxypropylcellulosum

Hydroxypropylcellulose ist eine partiell hydroxypropylierte Cellulose.

Eigenschaften

Weißes bis gelblichweißes Pulver, praktisch geruchlos, in getrocknetem Zustand hygroskopisch; löslich in kaltem Wasser, Chloroform, wasserfreiem Ethanol, Methanol und Propylenglycol unter Bildung von kolloidalen Lösungen. Wenig löslich oder schwer löslich in Aceton, je nach Substitutionsgrad, sehr schwer löslich in Toluol, praktisch unlöslich in heißem Wasser und in Ethylenglycol. Die Substanz löst sich in Essigsäure 98 % unter Bildung einer kolloidalen Lösung.

Prüfung auf Identität

A. Werden 10 ml Prüflösung (siehe „Prüfung auf Reinheit") unter Rühren im Wasserbad erhitzt, bildet sich oberhalb von 40 °C eine Trübung oder ein flockiger Niederschlag. Beim Abkühlen wird die Lösung wieder klar.

B. Werden 10 ml Prüflösung mit 0,3 ml Essigsäure 12 % *R* und 2,5 ml einer 10prozentigen Lösung (*m*/V) von Tannin *R* versetzt, entsteht ein gelblichweißer, flockiger Niederschlag, der sich in Ammoniak-Lösung 10 % *R* löst.

C. 1 g Substanz wird in einem Reagenzglas von etwa 160 mm Länge mit 2 g fein pulverisiertem Mangan(II)-sulfat *R* sorgfältig vermischt. In den oberen Teil des Reagenzglases wird ein Filterpapierstreifen 2 cm tief eingeführt, der mit einer frisch hergestellten und mit 1 N-Salzsäure auf einen *p*H-Wert von etwa 9,8 eingestellten Mischung von 1 Volumteil einer 20prozentigen Lösung *(V/V)* von Diethanolamin *R* und 11 Volumteilen einer 5prozentigen Lösung (*m*/V) von Natriumpentacyanonitrosylferrat *R* imprägniert ist. Das Reagenzglas wird 8 cm tief in ein Bad mit Siliconöl getaucht, das auf 190 bis 200 °C erhitzt wird. Das Filterpapier muß sich innerhalb 10 min blau färben. Ein Blindversuch wird durchgeführt.

D. 0,2 g Substanz werden ohne zu Erhitzen vollständig in 15 ml einer 70prozentigen Lösung *(m/m)* von Schwefelsäure 96 % *R* gelöst. Die Lösung wird unter Rühren in 100 ml Eiswasser gegossen und mit Eiswasser zu 250 ml verdünnt. 1 ml der Lösung wird in einem Reagenzglas unter sorgfältigem Mischen und unter Kühlung in Eiswasser tropfenweise mit 8 ml Schwefelsäure 96 % *R* versetzt. Die Lösung wird genau 3 min lang im Wasserbad erhitzt und anschließend unverzüglich in Eiswasser abgekühlt. Unter Kühlung werden vorsichtig 0,6 ml Ninhydrin-Lösung *R* 2 hinzugefügt und sorgfältig gemischt. Beim Stehenlassen bei 25 °C entsteht sofort eine Rosafärbung, die innerhalb von 100 min nach Violett umschlägt.

E. Wird 1 ml Prüflösung auf eine Glasplatte aufgebracht, bildet sich nach dem Verdunsten des Wassers ein dünner Film.

F. 0,2 g Substanz dürfen sich nicht in 10 ml Toluol *R*, müssen sich aber in 10 ml wasserfreiem Ethanol *R* vollständig lösen.

Prüfung auf Reinheit

Prüflösung: Eine 1,0 g getrockneter Substanz entsprechende Menge wird unter Rühren in 50 ml auf 90 °C erwärmtes, kohlendioxidfreies Wasser *R* eingebracht. Nach dem Abkühlen wird mit kohlendioxidfreiem Wasser *R* zu 100 ml verdünnt und bis zur vollständigen Lösung gerührt.

Aussehen der Lösung: Die Prüflösung darf nicht stärker opaleszieren als die Referenzsuspension II (V.6.1) und nicht stärker gefärbt sein als die Farbvergleichslösung G_6 (V.6.2, Methode II).

***p*H-Wert** (V.6.3.1): Der *p*H-Wert der Prüflösung muß zwischen 5,0 und 8,5 liegen.

Viskosität: Eine 2,00 g getrockneter Substanz entsprechende Menge[1)] wird unter Rühren in 50 ml auf 90 °C erwärmtes Wasser eingebracht. Nach dem Abkühlen wird mit Wasser zu 100,0 ml verdünnt und bis zur vollständigen Lösung gerührt. Die Viskosität (V.6.7.2) wird mit Hilfe eines Rotationsviskosimeters bei 20 °C

---

1) Für eine Substanz mit geringerer Viskosität wird, falls erforderlich, eine geeignete Menge Substanz verwendet, um die auf dem Etikett angegebene Konzentration zu erhalten.

und einem Schergefälle von 10 s^{-1} bestimmt. Wenn es nicht möglich ist, ein Schergefälle von genau 10 s^{-1} zu erhalten, wird ein etwas höheres und ein etwas niedrigeres gewählt und anschließend interpoliert. Die Viskosität beträgt mindestens 75 und höchstens 140 Prozent des auf dem Behältnis angegebenen Wertes.

Chlorid (V.3.2.4): 1 ml Prüflösung, mit Wasser zu 15 ml verdünnt, muß der Grenzprüfung auf Chlorid entsprechen (0,5 Prozent).

Schwermetalle (V.3.2.8): 1,0 g Substanz muß der Grenzprüfung C auf Schwermetalle entsprechen (20 ppm). Zur Herstellung der Referenzlösung werden 2 ml Blei-Lösung (10 ppm Pb) *R* verwendet.

Trocknungsverlust (V.6.22): Höchstens 7,0 Prozent, mit 1,000 g Substanz durch Trocknen im Trockenschrank bei 100 bis 105 °C bestimmt.

Sulfatasche (V.3.2.14): Höchstens 0,5 Prozent, mit 1,0 g Substanz bestimmt.

Lagerung

Dicht verschlossen.

Beschriftung

Auf dem Behältnis muß die Viskosität einer 2prozentigen Lösung (*m*/V) in Millipascal-Sekunden angegeben sein. Hat die Substanz eine niedrigere Viskosität, muß auch die Konzentration der zu prüfenden Lösung angegeben sein.

Hyoscyaminsulfat

Hyoscyamini sulfas

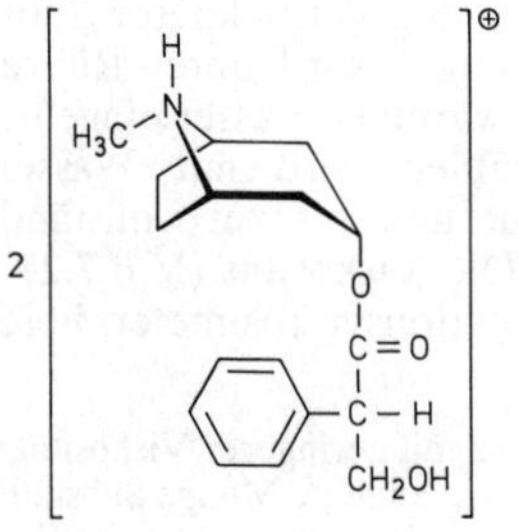

$C_{34}H_{48}N_2O_{10}S \cdot 2\,H_2O$ M_r 713

Hyoscyaminsulfat enthält mindestens 98,0 und höchstens 100,5 Prozent 1α*H*,5α*H*-Tropan-3α-yl-*(S)*-tropat-sulfat (2:1), berechnet auf die wasserfreie Substanz.

Eigenschaften

Weißes, kristallines Pulver oder farblose Nadeln; sehr leicht löslich in Wasser, wenig löslich bis löslich in Ethanol, praktisch unlöslich in Ether.

Die Substanz schmilzt bei etwa 203 °C unter Zersetzung.

Prüfung auf Identität

Die Prüfungen A und B können entfallen, wenn die Prüfungen C, D und E durchgeführt werden. Die Prüfungen C und D können entfallen, wenn die Prüfungen A, B und E durchgeführt werden.

A. Die Substanz entspricht der Prüfung „Spezifische Drehung" (siehe „Prüfung auf Reinheit").

B. Das IR-Absorptionsspektrum (V.6.18) der Substanz zeigt im Vergleich mit dem von Hyoscyaminsulfat *CRS* Maxima bei denselben Wellenlängen mit den gleichen relativen Intensitäten.

C. 0,5 ml Prüflösung (siehe „Prüfung auf Reinheit") werden mit 2 ml Essigsäure 12 % *R* erhitzt. Die heiße Lösung wird mit 4 ml Pikrinsäure-Lösung *R* versetzt und unter gelegentlichem Umschütteln erkalten gelassen. Die Kristalle werden gesammelt, zweimal mit je 3 ml Eiswasser gewaschen und bei 100 bis 105 °C getrocknet. Die Schmelztemperatur (V.6.11.1) der Kristalle beträgt 164 bis 168 °C.

D. Etwa 1 mg Substanz wird mit 0,2 ml rauchender Salpetersäure *R* auf dem Wasserbad zur Trockne eingedampft. Wird der Rückstand in 2 ml Aceton *R* gelöst und die Lösung mit 0,2 ml einer 3prozentigen Lösung (*m*/V) von Kaliumhydroxid *R* in Methanol *R* versetzt, entsteht eine Violettfärbung.

E. Die Substanz gibt die Identitätsreaktion a auf Sulfat (V.3.1.1).

Prüfung auf Reinheit

Prüflösung: 2,50 g Substanz werden in Wasser zu 50,0 ml gelöst.

Aussehen der Lösung: Die Prüflösung darf nicht stärker gefärbt sein als die Farbvergleichslösung BG_6 (V.6.2, Methode II).

***p*H-Wert** (V.6.3.1): 0,5 g Substanz werden in kohlendioxidfreiem Wasser *R* zu 25 ml gelöst. Der *p*H-Wert der Lösung muß zwischen 4,5 und 6,2 liegen.

Spezifische Drehung (V.6.6): −24 bis −29°, an der Prüflösung bestimmt und auf die wasserfreie Substanz berechnet.

Verwandte Substanzen: Die Prüfung erfolgt mit Hilfe der Dünnschichtchromatographie (V.6.20.2) unter Verwendung einer Schicht von Kieselgel G *R*.

Untersuchungslösung: 0,2 g Substanz werden in 2 ml Methanol *R* gelöst.

Referenzlösung: 0,5 ml Untersuchungslösung werden mit Methanol *R* zu 100 ml verdünnt.

Auf die Platte werden getrennt 2 µl jeder Lösung aufgetragen. Auf den Boden der Chromatographiekammer wird eine Schale gestellt, die 10 ml Ammoniak-Lösung 26 % *R* enthält. Getrennt davon wird die mobile Phase, die aus einer Mischung von 15 Volumteilen Methanol *R* und 85 Volumteilen Chloroform *R* besteht, eingebracht. Nach Kammersättigung erfolgt die Chromatographie über eine Laufstrecke von 15 cm. Die Platte wird 15 min lang bei 100 bis 105 °C getrocknet und anschließend abkühlen gelassen. Mit verdünntem Dragendorffs Reagenz *R* wird so lange besprüht, bis die Flecke erscheinen. Kein im Chromatogramm der Untersuchungslösung auftretender Nebenfleck darf größer oder stärker gefärbt sein als der Fleck im Chromatogramm der Referenzlösung.

Apoatropin: 0,100 g Substanz werden in 0,01 N-Salzsäure zu 100,0 ml gelöst. Die Absorption (V.6.19) der Lösung wird bei 245 nm bestimmt. Die spezifische Absorption darf höchstens 4,0 betragen, berechnet auf die wasserfreie Substanz (etwa 0,5 Prozent Apoatropin).

Wasser (V.3.5.6): 2,0 bis 5,5 Prozent, mit 0,500 g Substanz nach der Karl-Fischer-Methode bestimmt.

Sulfatasche (V.3.2.14): Höchstens 0,1 Prozent, mit 1,0 g Substanz bestimmt.

Gehaltsbestimmung

0,500 g Substanz, in 25 ml wasserfreier Essigsäure *R* gelöst, werden nach „Titration in wasserfreiem Medium" (V.3.5.5) mit 0,1 N-Perchlorsäure titriert. Der Endpunkt wird mit Hilfe der „Potentiometrie" (V.6.14) bestimmt.

1 ml 0,1 N-Perchlorsäure entspricht 67,7 mg $C_{34}H_{48}N_2O_{10}S$.

Lagerung

Vor Licht geschützt.

Sehr vorsichtig zu lagern!

Hyoscyamusblätter

Hyoscyami folium

Hyoscyamusblätter bestehen aus den getrockneten Blättern oder aus den getrockneten Blättern mit blühenden Zweigspitzen und gelegentlich Früchten von *Hyoscyamus niger* L. Die Droge enthält mindestens 0,05 Prozent Gesamtalkaloide, berechnet als Hyoscyamin (M_r 289,4), bezogen auf die bei 100 bis 105 °C getrocknete Droge. Die Alkaloide bestehen aus der Hyoscyamin-Atropingruppe, begleitet von wechselnden Mengen Scopolamin.

Beschreibung

Die Droge hat einen widerlichen, unangenehmen Geruch, einen zunächst schalen, dann bitteren und etwas scharfen Geschmack.

Die Blätter sind gelblichgrün, mürbe und oft zerbrochen. Die Blattspreite ist bis zu 25 cm lang, eiförmig langgestreckt bis dreieckig-eiförmig, mit scharfer Blattspitze. Die Basis der grundständigen Blätter ist herzförmig, die der stengelständigen spitz. Der Blattrand ist unregelmäßig gezähnt, die Lappen breit und dreieckig. Die Blätter sind stark behaart und auf beiden Seiten klebrig, besonders entlang der Mittel- und Hauptnerven. Der Mittelnerv ist breit und deutlich entwickelt. Die Hauptseitennerven bilden einen weiten Winkel mit dem Mittelnerv und enden in den Spitzen der Lappen. Die blühenden Zweigspitzen sind dicht behaart und bilden flache kompakte Massen. Die Blüten sind eng zusammengedrängt und entspringen den Blattachseln der großen Deckblätter. Die Stengel sind hohl und abgeflacht zylindrisch. Die Blüten haben einen gamosepalen, breiten, glockenförmigen Kelch mit fünf dreieckigen zugespitzten Zipfeln. Die Krone ist kurz-trichterförmig, fünfzipfelig und gelblich. Die Frucht ist eine Deckelkapsel, im reifen Zustand etwa 1,5 cm lang, die in dem ausdauernden Kelch eingeschlossen ist und zahlreiche graubraune Samen mit wellig-netzartiger Schale enthält.

Mikroskopische Merkmale: Die Epidermis des Blattes besteht aus Zellen mit welligen Wänden und glatter Kutikula; zahlreiche Deck- und Drüsenhaare besonders an den Hauptnerven. Die Deckhaare sind mehrzellig, einreihig, dünnwandig und glatt; Drüsenhaare entweder mit kurzem einzelligem oder mit mehrzelligem, verlängertem Stiel und einem zweizelligen oder mehrzelligen, keulenförmigen Köpfchen; Spaltöffnungen vom anisocytischen Typ, zahlreicher an der Unterseite. Der Mittelnerv ist charakterisiert durch einen offenen Bogen aus Leitbündeln mit isolierten Gruppen von Siebgewebe. Das bifaziale Mesophyll besitzt eine Lage von Palisadenzellen, unter der sich eine Reihe von Zellen mit je ein bis zwei 5 bis 20 µm langen Oxalatprismen oder manchmal Kristalldrusen befinden. Epidermiszellen der Blütenkrone mit antiklinalen, welligen Wänden und gut erkennbaren Einfaltungen.

Pulverdroge: Das gelbgrüne bis graugrüne Pulver hat den Geruch und Geschmack der unzerkleinerten Droge und besteht aus den folgenden Elementen: Epidermisbruchstücke mit wellig gebogenen Zellwänden und zahlreichen Spaltöffnungen von anisocytischem Typ; zahlreiche Bruchstücke von glattwandigen Drüsenhaaren und eine geringere Anzahl von Deckhaaren; Parenchymfragmente mit Zellen, die Einzel- oder Zwillingskristalle aus Calciumoxalat enthalten; manchmal netzartig verdickte Gefäße des Stengels; Epidermis der Blütenkrone mit gewellten und gefalteten Wänden; annähernd kugelige Pollenkörner, mit einem Durchmesser von 35 bis 55 µm; zahlreiche freie Calciumoxalatprismen; vereinzelt Drusen und Kristallsandzellen.

Prüfung auf Identität

1 g pulverisierte Droge wird 2 min lang mit 10 ml 0,1 N-Schwefelsäure geschüttelt und anschließend abfiltriert. Das Filtrat wird mit 1 ml Ammoniak-Lösung 26 % *R* sowie 5 ml Wasser versetzt und vorsichtig mit 15 ml Chloroform *R* ausgeschüttelt; eine Emulsionsbildung ist zu vermeiden. Die Chloroformphase wird über wasserfreiem Natriumsulfat *R* getrocknet und filtriert. Das Chloroform wird in einer Abdampfschale abgedampft, der Rückstand mit 0,5 ml rauchender Salpetersäure *R* versetzt und im Wasserbad zur Trockne eingedampft. Wird der Rückstand mit 10 ml Aceton *R* und tropfenweise mit einer 3prozentigen Lösung (*m*/V) von Kaliumhydroxid *R* in Ethanol 96 % *R* versetzt, entsteht eine Violettfärbung.

Prüfung auf Reinheit

Chromatographie: Die Prüfung erfolgt mit Hilfe der Dünnschichtchromatographie (V.6.20.2) unter Verwendung einer Schicht von Kieselgel G *R*.

Untersuchungslösung: 2,0 g pulverisierte Droge (180) werden mit 20 ml 0,1 N-Schwefelsäure 15 min lang geschüttelt und anschließend abfiltriert. Das Filter wird mit soviel 0,1 N-Schwefelsäure gewaschen, bis 25 ml Filtrat erhalten worden sind. Das Filtrat wird mit 1 ml Ammoniak-Lösung 26 % *R* versetzt und zweimal mit je 10 ml peroxidfreiem Ether *R* ausgeschüttelt. Falls erforderlich wird zentrifugiert. Die vereinigten Etherphasen werden über wasserfreiem Natriumsulfat *R* getrocknet, filtriert und auf dem Wasserbad zur Trockne eingedampft. Der Rückstand wird in 0,5 ml Methanol *R* gelöst.

Referenzlösung: 50 mg Hyoscyaminsulfat *R* werden in 9 ml Methanol *R* gelöst. 15 mg Scopolaminhydrobromid *R* werden in 10 ml Methanol *R* gelöst. 3,8 ml der Lösung von Hyoscyaminsulfat werden mit 4,2 ml der Lösung von Scopolaminhydrobromid versetzt. Die Mischung wird mit Methanol *R* zu 10 ml verdünnt.

Auf eine Platte (200 mm × 200 mm) werden in Abständen von 1 cm je 10 und 20 µl jeder Lösung bandförmig (20 mm × 3 mm) aufgetragen. Die Chromatographie erfolgt mit einer Mischung von 3 Volumteilen Ammoniak-Lösung 26 % *R*, 7 Volumteilen Wasser und 90 Volumteilen Aceton *R* über eine Laufstrecke von 10 cm. Die Platte wird 15 min lang bei 100 bis 105 °C getrocknet. Nach dem Abkühlen wird mit etwa 10 ml Dragendorffs Reagenz *R* 2 bis zum Erscheinen von orangen oder braunen Zonen auf gelbem Untergrund besprüht. Die Zonen im Chromatogramm der Untersuchungslösung müssen hinsichtlich ihres Rf-Wertes (Hyoscyamin im unteren Drittel und Scopolamin im oberen Drittel des Chromatogramms) und ihrer Färbung den Zonen im Chromatogramm der Referenzlösung entsprechen. Die Zonen im Chromatogramm der Untersuchungslösung dürfen nicht kleiner sein als die mit demselben Volumen Referenzlösung erhaltenen Zonen. In dem Chromatogramm der Untersuchungslösung können zusätzliche schwache Zonen sichtbar sein; insbesondere eine Zone in der Mitte des Chromatogrammes mit 20 µl Untersuchungslösung oder eine nahe der Startlinie im Chromatogramm mit 10 µl Untersuchungslösung.

Die Platte wird mit Natriumnitrit-Lösung *R* besprüht, bis die Schicht durchscheinend wird, und nach 15 min ausgewertet. Die dem Hyoscyamin entsprechenden Zonen in den Chromatogrammen der Untersuchungslösung und der Referenzlösung ändern ihre Färbung von Braun nach Rotbraun, nicht aber nach Graublau (Atropin); zusätzliche Zonen sind nicht mehr sichtbar.

Fremde Bestandteile (V.4.2): Höchstens 2,5 Prozent Stengel mit einem Durchmesser von mehr als 7 mm.

Salzsäureunlösliche Asche (V.4.1): Höchstens 12,0 Prozent.

Gehaltsbestimmung

Etwa 100 g gut gemischte Droge werden ohne Siebrückstand pulverisiert (180). Mit dem Pulver werden der Trocknungsverlust und der Gesamtalkaloidgehalt bestimmt.

a) Der „Trocknungsverlust" (V.6.22) wird mit 2,000 g pulverisierter Droge durch Trocknen im Trockenschrank bei 100 bis 105 °C bestimmt.

b) 40,0 g pulverisierte Droge werden mit einer Mischung von 8 ml Ammoniak-Lösung 17 % *R*, 10 ml Ethanol 96 % *R* und 30 ml peroxidfreiem Ether *R* befeuchtet und sorgfältig gemischt.

Die Mischung wird, falls erforderlich, mit Hilfe des Lösungsmittelgemisches für die Extraktion in einen geeigneten Perkolator überführt. 4 h lang wird mazeriert und anschließend mit einer Mischung von 1 Volumteil Chloroform *R* und 3 Volumteilen peroxidfreiem Ether *R* so lange perkoliert, bis die Alkaloide vollständig extrahiert sind. Dies wird geprüft, indem einige Milliliter des Perkolates zur Trockne eingedampft werden, der Rückstand wird in 0,5 N-Schwefelsäure gelöst und die Alkaloidfreiheit mit Hilfe von Mayers Reagenz *R* geprüft. Das Perkolat wird durch Destillation auf dem Wasserbad auf etwa 50 ml eingeengt und unter Nachspülen mit peroxidfreiem Ether *R* in einen Scheidetrichter überführt. Peroxidfreier Ether *R* wird hinzugegeben (mindestens das 2,1fache Volumen des Perkolates), so daß eine Lösung entsteht, deren Dichte eindeutig kleiner als die des Wassers ist. Die Lösung wird mindestens dreimal mit je 20 ml 0,5 N-Schwefelsäure ausgeschüttelt; die beiden Phasen werden, falls erforderlich, durch Zentrifugieren getrennt. Die Säurefraktionen werden in einem zweiten Scheidetrichter vereinigt, mit Ammoniak-Lösung 17 % *R* bis zur alkalischen Reaktion versetzt und dreimal mit je 30 ml Chloroform *R* ausgeschüttelt. Die vereinigten Chloroformphasen werden mit 4 g wasserfreiem Natriumsulfat *R* versetzt und unter gelegentlichem Umschütteln 30 min lang stehengelassen. Das Chloroform wird dekantiert und das Natriumsulfat dreimal mit je 10 ml Chloroform *R* gewaschen. Die vereinigten Chloroformphasen werden auf dem Wasserbad zur Trockne eingedampft und anschließend 15 min lang im Trockenschrank auf 100 bis 105 °C erhitzt. Der Rückstand wird in einigen Millilitern Chloroform *R* gelöst, mit 20,0 ml 0,02 N-Schwefelsäure versetzt und das Chloroform auf dem Wasserbad abgedampft. Nach Zusatz von Methylrot-Mischindikator-Lösung *R* wird der Säureüberschuß mit 0,02 N-Natriumhydroxid-Lösung titriert.

Der Gehalt an Gesamtalkaloiden in Prozent, ausgedrückt als Hyoscyamin, errechnet sich nach der Formel:

$$\frac{57{,}88\,(20 - n)}{(100 - d)\,m}$$

d = Trocknungsverlust in Prozent
n = Milliliter verbrauchte 0,02 N-Natriumhydroxid-Lösung
m = Einwaage in Gramm.

Lagerung

Vor Licht geschützt.

Hinweis

Werden gepulverte Hyoscyamusblätter verordnet, so ist **Eingestelltes Hyoscyamuspulver** zu verwenden.

Vorsichtig zu lagern!

Eingestelltes Hyoscyamuspulver

Hyoscyami pulvis normatus

Eingestelltes Hyoscyamuspulver wird aus pulverisierten Hyoscyamusblättern (180) erhalten, die, falls erforderlich, auf einen Gesamtalkaloidgehalt von 0,05 bis 0,07 Prozent mit Hilfe pulverisierter Lactose oder pulverisierten Hyoscyamusblättern mit geringerem Alkaloidgehalt eingestellt werden. Der Gesamtalkaloidgehalt wird als Hyoscyamin (M_r 289,4) berechnet und auf die getrocknete Droge bezogen.

Beschreibung

Die Droge zeigt die Eigenschaften des unter **Hyoscyamusblätter (Hyoscyami folium)** beschriebenen Pulvers; im Glycerol-85 % *R*-Präparat können Lactosekristalle sichtbar sein.

Prüfung auf Identität

Die Droge gibt die unter **Hyoscyamusblätter** beschriebene Prüfung auf Identität.

Prüfung auf Reinheit

Die Droge muß den unter **Hyoscyamusblätter** beschriebenen Prüfungen auf Reinheit „Chromatographie", „Salzsäureunlösliche Asche" und folgender zusätzlicher Prüfung entsprechen:

Trocknungsverlust (V.6.22): Höchstens 5,0 Prozent, mit 1,00 g Droge durch Trocknen im Trockenschrank bei 100 bis 105 °C bestimmt.

Gehaltsbestimmung

Die Gehaltsbestimmung wird, wie unter **Hyoscyamusblätter** beschrieben, durchgeführt.

Der Gehalt an Gesamtalkaloiden in Prozent, ausgedrückt als Hyoscyamin, errechnet sich nach der Formel:

$$\frac{57{,}88\,(20 - n)}{(100 - d)\,m}$$

d = Trocknungsverlust in Prozent
n = Milliliter verbrauchte 0,02 N-Natriumhydroxid-Lösung
m = Einwaage in Gramm.

Lagerung

Dicht verschlossen, vor Licht geschützt.

Vorsichtig zu lagern!

Imipraminhydrochlorid

Imipramini hydrochloridum

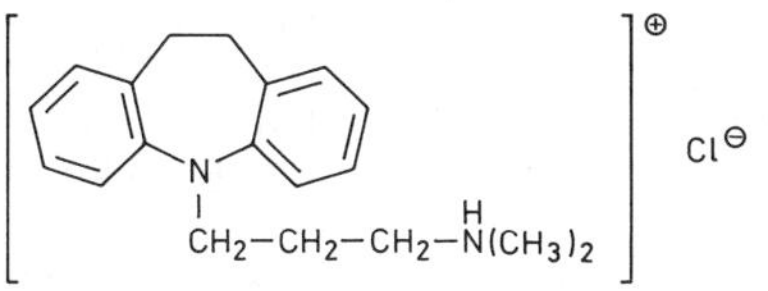

$C_{19}H_{25}ClN_2$ M_r 316,9

Imipraminhydrochlorid enthält mindestens 98,5 und höchstens 101,0 Prozent 3-(10,11-Dihydro-5*H*-dibenz[*b,f*]azepin-5-yl)-*N,N*-dimethylpropylamin-hydrochlorid, berechnet auf die getrocknete Substanz.

Eigenschaften

Weißes bis schwach gelbliches, fast geruchloses, kristallines Pulver; leicht löslich in Wasser, Chloroform und Ethanol, praktisch unlöslich in Ether.

Prüfung auf Identität

Die Prüfung C kann entfallen, wenn die Prüfungen A, B, D, E und F durchgeführt werden. Die Prüfungen B, D und E können entfallen, wenn die Prüfungen A, C und F durchgeführt werden.

A. Schmelztemperatur (V.6.11.1): 170 bis 174 °C.

B. 20 mg Substanz werden in 0,01 N-Salzsäure zu 100,0 ml gelöst. 1,0 ml dieser Lösung wird mit 0,01 N-Salzsäure zu 10,0 ml verdünnt. Zwischen 230 und 350 nm gemessen, zeigt die Lösung nur ein Absorptionsmaximum (V.6.19) bei 251 nm und eine Schulter bei 270 nm. Die spezifische Absorption im Maximum beträgt etwa 260.

C. Das IR-Absorptionsspektrum (V.6.18) der Substanz zeigt im Vergleich mit dem von Imipraminhydrochlorid *CRS* Maxima bei denselben Wellenlängen mit den gleichen relativen Intensitäten. Die Prüfung erfolgt mit Hilfe von Preßlingen.

D. Werden etwa 5 mg Substanz in 2 ml Salpetersäure 65 % *R* gelöst, entsteht eine intensive Blaufärbung.

E. Etwa 50 mg Substanz werden in 3 ml Wasser gelöst. Nach Zusatz von 0,05 ml einer 2,5prozentigen Lösung (*m*/V) von Chinhydron *R* in Methanol *R* darf innerhalb von 15 min keine Rotfärbung entstehen.

F. Etwa 20 mg Substanz geben die Identitätsreaktion a auf Chlorid (V.3.1.1).

Prüfung auf Reinheit

Prüflösung: 3,0 g Substanz werden mit 20 ml kohlendioxidfreiem Wasser *R* versetzt, rasch durch Schütteln und Zerstoßen mit einem Glasstab gelöst und mit dem gleichen Lösungsmittel zu 30 ml verdünnt.

Aussehen der Lösung: Die Prüflösung muß klar (V.6.1) sein. Sofort nach der Herstellung wird die Prüflösung mit dem gleichen Volumen Wasser verdünnt. Diese Lösung darf nicht stärker gefärbt sein als die Farbvergleichslösung BG_6 (V.6.2, Methode II).

***p*H-Wert** (V.6.3.1): Der *p*H-Wert der Prüflösung muß unmittelbar nach der Herstellung zwischen 3,6 und 5,0 liegen.

Verwandte Substanzen: Die Prüfung erfolgt mit Hilfe der Dünnschichtchromatographie (V.6.20.2) unter Verwendung einer Schicht von Kieselgel G *R*.

Untersuchungslösung: 0,25 g Substanz werden in Methanol *R* zu 10 ml gelöst. Die Lösung ist unmittelbar vor Gebrauch herzustellen.

Referenzlösung a: 1 ml Untersuchungslösung wird mit Methanol *R* zu 10 ml verdünnt. 1 ml dieser Lösung wird mit Methanol *R* zu 50 ml verdünnt.

Referenzlösung b: 5 mg Iminobibenzyl *R* werden in Methanol *R* zu 100 ml gelöst. Die Lösung ist unmittelbar vor Gebrauch herzustellen.

Auf die Platte werden getrennt 10 µl jeder Lösung aufgetragen. Die Chromatographie erfolgt mit einer Mischung von 5 Volumteilen Wasser, 5 Volumteilen Salzsäure 36 % *R*, 35 Volumteilen Essigsäure 98 % *R* und 55 Volumteilen Ethylacetat *R* über eine Laufstrecke von 12 cm. Die Platte wird 5 min lang an der Luft getrocknet, anschließend mit einer 0,5prozentigen Lösung (*m*/V) von Kaliumdichromat *R* in einer Mischung von 4 Volumteilen Wasser und 1 Volumteil Schwefelsäure 96 % *R* besprüht und das Chromatogramm sofort ausgewertet. Das mit der Untersuchungslösung erhaltene

Chromatogramm darf nur einen blauen Hauptfleck zeigen. Der Nebenfleck im Chromatogramm der Untersuchungslösung, der dem Iminobibenzyl entspricht, darf nicht größer sein als der mit der Referenzlösung b erhaltene Fleck. Kein Nebenfleck im Chromatogramm der Untersuchungslösung, abgesehen vom Hauptfleck und jenem, dem Iminobibenzyl entsprechenden Nebenfleck, darf größer sein als der mit der Referenzlösung a erhaltene Fleck.

Schwermetalle (V.3.2.8.): 2,0 g Substanz müssen der Grenzprüfung C auf Schwermetalle entsprechen (20 ppm). Zur Herstellung der Referenzlösung werden 4 ml Blei-Lösung (10 ppm Pb) *R* verwendet.

Trocknungsverlust (V.6.22): Höchstens 0,5 Prozent, mit 1,000 g Substanz durch Trocknen im Trockenschrank bei 100 bis 105 °C bestimmt.

Sulfatasche (V.3.2.14): Höchstens 0,1 Prozent, mit 1,0 g Substanz bestimmt.

Gehaltsbestimmung

0,300 g Substanz werden in 50 ml Chloroform *R* gelöst und nach Zusatz von 10 ml Quecksilber(II)-acetat-Lösung *R* nach „Titration in wasserfreiem Medium" (V.3.5.5) mit 0,1 N-Perchlorsäure unter Zusatz von 0,5 ml Metanilgelb-Lösung *R* titriert.

1 ml 0,1 N-Perchlorsäure entspricht 31,69 mg $C_{19}H_{25}ClN_2$.

Lagerung

Vor Licht geschützt.

Vorsichtig zu lagern!

Immunglobulin vom Menschen

Immunoglobulinum humanum normale

Immunglobulin vom Menschen ist eine flüssige oder gefriergetrocknete Zubereitung, die vorwiegend Immunglobulin G (IgG) enthält. Andere Proteine können vorhanden sein. Die Zubereitung ist zur intramuskulären Injektion bestimmt. Die Zubereitung wird aus Plasma, Serum oder Plazenten gewonnen. Die Plazenten werden unmittelbar nach dem Sammeln eingefroren. Plasma, Serum oder Plazenten stammen von gesunden Spendern, die, soweit durch medizinische Untersuchung, Blutuntersuchung im Laboratorium und nach der medizinischen Vorgeschichte des Spenders feststellbar, frei von Infektionserregern sein müssen, die durch Transfusion von Blut oder Blutkomponenten übertragbar sind. Art und Anzahl der durchzuführenden Untersuchungen und Prüfungen wird je nach Erfordernis festgelegt, insbesondere sind Prüfungen auf Hepatitis-B-Oberflächenantigen (HBs) und auf HTLV-III/LAV-Antikörper mit geeigneten, empfindlichen Methoden durchzuführen; das Ergebnis muß negativ sein.

Plasma, Seren oder Plazenten von Spendern, die nicht allen genannten Anforderungen entsprechen, dürfen als Ausgangsmaterial verwendet werden, sofern nachgewiesen werden kann, daß das Fraktionierungsverfahren alle erfaßbaren Erreger entfernt, welche die Gesundheit beeinträchtigen können. Antibiotika oder antivirale Substanzen dürfen dem verwendeten Plasma, Serum oder den Plazenten nicht zugesetzt werden.

Immunglobulin enthält die IgG-Antikörper von normalen Spendern. Die Herstellung erfolgt aus dem gesammelten Material von mindestens 1000 Spendern durch eine Methode, von der bekannt ist, daß sie zu einer Zubereitung führt, die

- eine Infektion nicht überträgt
- bei einer Proteinkonzentration von 16 Prozent (*m*/V) Antikörper enthält, bei denen für mindestens zwei (ein viraler und ein bakterieller) ein Internationaler Standard oder eine Standardzubereitung vorliegen. Die Konzentration dieser Antikörper in der Zubereitung beträgt mindestens das Zehnfache derjenigen im gemischten Ausgangsmaterial.

Die Zubereitung wird als stabilisierte Lösung hergestellt, zum Beispiel in einer 0,9prozentigen Lösung (*m*/V) von Natriumchlorid oder einer 2,25prozentigen Lösung (*m*/V) von Aminoessigsäure; die Zubereitung wird durch ein bakterienzurückhaltendes Filter filtriert. Ein antimikrobielles Konservierungsmittel kann zugesetzt werden, außer wenn die Zubereitung gefriergetrocknet werden soll. Für jedes antimikrobielle Konservierungsmittel und für jeden Stabilisator muß nachgewiesen sein, daß die Endzubereitung in der verwendeten Konzentration nicht geschädigt wird und daß keine Nebenwirkungen beim Menschen hervorgerufen werden.

An der Endzubereitung ist eine Stabilitätsprüfung bei erhöhter Temperatur durchzuführen, bei der 4 Wochen lang bei 37 °C erhitzt und mit Hilfe der Ausschlußchromatographie (V.6.20.5) geprüft wird. Der Unterschied zwischen den Prozentsätzen Protein, das in den Fraktionen nach dem Hauptpeak vor und nach Erhitzen eluiert wird, darf höchstens 5 Prozentpunkte betragen.

Eigenschaften

Die flüssige Zubereitung ist klar und schwach gelb bis hellbraun; bei der Lagerung kann sich eine leichte Trübung bilden oder geringe Mengen kleinster Teilchen können ausfallen. Die gefriergetrocknete Zubereitung ist ein weißes bis schwach gelbliches Pulver oder eine feste, leicht brüchige Masse.

Die gefriergetrocknete Zubereitung wird, wie auf der Beschriftung angegeben, unmittelbar vor der „Prüfung auf Identität" und der „Prüfung auf Reinheit" gelöst, ausgenommen die Prüfungen auf „Löslichkeit" und „Trocknungsverlust".

Prüfung auf Identität

A. Unter Verwendung einer geeigneten Reihe artspezifischer Antisera[1)] wird das Präzipitationsverhalten der Zubereitung geprüft. Für das Immunglobulin ist nachzuweisen, daß es Proteine vom Menschen enthält und negative Reaktionen mit spezifischen Antisera gegen Plasmaproteine anderer Arten ergibt.

B. Die Prüfung erfolgt mit Hilfe einer geeigneten Immunelektrophorese-Methode. Mit Hilfe eines Antiserums gegen Serum vom Menschen werden normales Serum vom Menschen und die Zubereitung, die auf eine Konzentration von 1 Prozent (*m*/V) Protein verdünnt ist, verglichen. Der Hauptanteil der Zubereitung entspricht dem IgG-Anteil von Serum vom Menschen. Die Lösung kann geringe Mengen anderer Plasmaproteine enthalten.

Prüfung auf Reinheit

***p*H-Wert** (V.6.3.1): Die Zubereitung wird mit einer 0,9prozentigen Lösung (*m*/V) von Natriumchlorid *R* auf eine Proteinkonzentration von 1 Prozent (*m*/V) verdünnt. Der *p*H-Wert der Lösung muß zwischen 6,4 und 7,2 liegen.

Gesamtprotein: Die Zubereitung wird mit einer 0,9prozentigen Lösung (*m*/V) von Natriumchlorid *R* zu einer Lösung verdünnt, die etwa 15 mg Protein in 2 ml enthält. In ein Zentrifugenröhrchen mit rundem Boden werden zu 2,0 ml dieser Lösung 2 ml einer 7,5prozentigen Lösung (*m*/V) von Natriummolybdat *R* und 2 ml einer Mischung von 1 Volumteil nitratfreier Schwefelsäure 96 % *R* und 30 Volumteilen Wasser zugesetzt. Nach dem Schütteln wird 5 min lang zentrifugiert, die überstehende Flüssigkeit abgegossen und das umgedrehte Röhrchen auf Filterpapier getrocknet. Der Stickstoffgehalt im Rückstand des Zentrifugats wird mit Hilfe der „Kjeldahl-Bestimmung", Halbmikro-Methode (V.3.5.2) ermittelt und der Proteingehalt durch Multiplikation mit 6,25 errechnet. Die Zubereitung muß mindestens 10 und höchstens 18 Prozent (*m*/V) Protein und mindestens 90 und höchstens 110 Prozent der in der Beschriftung angegebenen Menge Protein enthalten.

Proteinzusammensetzung: Die Prüfung erfolgt mit Hilfe der Zonenelektrophorese (V.6.21) unter Verwendung von Celluloseacetatgel-Streifen als Trägermaterial und Barbital-Pufferlösung *p*H 8,6 *R* 1 als Elektrolytlösung.

Untersuchungslösung: Die Zubereitung wird mit einer 0,9prozentigen Lösung (*m*/V) von Natriumchlorid *R* auf eine Proteinkonzentration von 5 Prozent (*m*/V) verdünnt.

Referenzlösung: Immunglobulin vom Menschen *BRS* wird aufgelöst und mit einer 0,9prozentigen Lösung (*m*/V) von Natriumchlorid *R* auf eine Proteinkonzentration von 5 Prozent (*m*/V) verdünnt.

Auf jeden von zehn Streifen werden 2,5 µl der Untersuchungslösung als 10 mm langes Band aufgetragen oder, wenn schmalere Streifen verwendet werden, 0,25 µl je Millimeter. Auf jeden von zehn anderen Streifen wird in gleicher Weise die Referenzlösung aufgebracht. Ein geeignetes elektrisches Feld wird so angelegt, daß die Zone des Albumins von Serum vom Menschen, das auf einen Kontrollstreifen aufgetragen ist, mindestens 30 mm wandert. Die Streifen werden 5 min lang mit Amidoschwarz-10B-Lösung *R* gefärbt. Mit einer Mischung aus 10 Volumteilen Essigsäure 30 % *R* und 90 Volumteilen Methanol *R* wird so weit entfärbt, daß der Untergrund fast frei von Far-

---

[1)] Die Prüfung soll unter Verwendung von spezifischen Antiseren durchgeführt werden, die gegen Plasmaproteine aller Arten von Haustieren gerichtet sind, welche für die Herstellung von Substanzen biologischer Herkunft in dem betreffenden Land verwendet werden.

be ist. Die Streifen werden durch eine Mischung von 19 Volumteilen Essigsäure 30 % *R* und 81 Volumteilen Methanol *R* transparent gemacht. Die Absorption der Zonen wird bei 600 nm mit einem Gerät gemessen, das mindestens den Absorptionsbereich von 0 bis 3 linear erfaßt. Das Ergebnis wird als Mittel aus drei Messungen an jedem der zehn Streifen errechnet. Im Elektropherogramm der Untersuchungslösung dürfen höchstens 10 Prozent des Proteins eine Beweglichkeit aufweisen, die von der Hauptzone verschieden ist. Die Prüfung darf nur ausgewertet werden, wenn im Elektropherogramm der Referenzsubstanz der Proteinanteil in der Hauptzone innerhalb der Grenzen liegt, die im Beipackzettel für die Biologische Referenzsubstanz *(BRS)* angegeben sind.

Verteilung der Molekülgröße: Die Prüfung erfolgt mit Hilfe der Ausschlußchromatographie (V.6.20.5) unter Verwendung eines Gels aus Agarose-Polyacrylamid *R*.

Das Gel wird in eine Säule von 2,5 cm Durchmesser und 1 m Länge gefüllt. Die Zubereitung wird mit Pufferlösung *p*H 7,0 *R* auf eine Proteinkonzentration von 4,0 bis 5,0 Prozent (*m*/V) verdünnt. Von dieser Verdünnung werden 2 ml auf die Säule gegeben und bei Raumtemperatur mit Pufferlösung *p*H 7,0 *R* bei einer Durchflußrate von 20 ml je Stunde ($4\ ml \cdot cm^{-2} \cdot h^{-1}$) eluiert. Das Eluat wird in Fraktionen zu 4 ml gesammelt und die Absorption (V.6.19) bei 280 nm gemessen. Die Summe der Peakflächen, die IgG-Monomere und -Dimere, Albumin und andere Proteine ähnlicher Molekülgröße enthalten (Fläche B), stellt mindestens 85 Prozent der gesamten Fläche des Chromatogramms dar. Höchstens 10 Prozent der gesamten Fläche des Chromatogramms dürfen Proteinen entsprechen, die vor dem IgG-Dimer eluiert werden (Fläche A). Wenn die Fläche A in zwei verschiedene Flächen geteilt werden kann, darf die Fläche, die den größeren Proteinen entspricht, höchstens 5 Prozent der gesamten Fläche des Chromatogramms betragen. Höchstens 5 Prozent der Gesamtfläche des Chromatogramms dürfen aus Proteinen bestehen, die nach IgG-Monomer und Albumin eluiert werden (Fläche C) (siehe Abbildung).

Löslichkeit: Der gefriergetrockneten Zubereitung wird das Flüssigkeitsvolumen zugesetzt, welches in der Beschriftung angegeben ist. Die Zubereitung muß sich innerhalb 15 min bei 20 bis 25 °C vollständig lösen.

Trocknungsverlust (V.6.22): Höchstens 2 Prozent für die gefriergetrocknete Zubereitung. Die Bestimmung erfolgt mit 0,50 g Zubereitung durch 24 h langes Trocknen im Exsikkator bei einem Druck unterhalb 3 Pa (0,02 Torr).

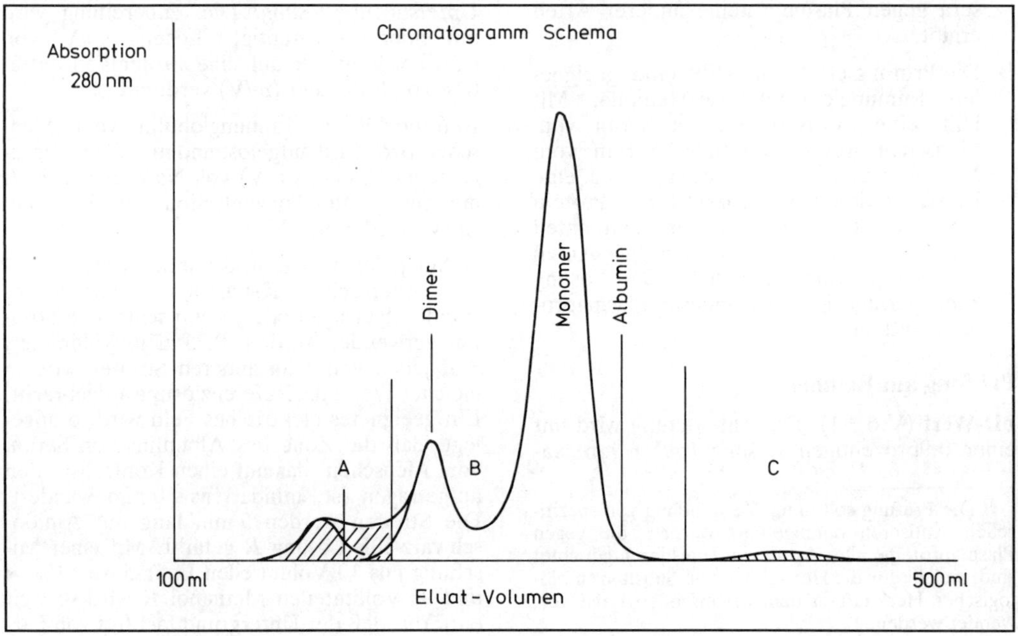

Sterilität (V.2.1.1): Die Zubereitung muß der „Prüfung auf Sterilität" entsprechen.

Pyrogene (V.2.1.4): Die Zubereitung muß der „Prüfung auf Pyrogene" entsprechen. Jedem Kaninchen wird 1 ml der Zubereitung je Kilogramm Körpermasse injiziert.

Anomale Toxizität (V.2.1.5): Die Zubereitung muß der Prüfung auf „Anomale Toxizität" für Sera und Impfstoffe für Menschen entsprechen. Jeder Maus werden 0,5 ml der Zubereitung und jedem Meerschweinchen 5 ml der Zubereitung injiziert.

Lagerung

Die flüssige Zubereitung wird in einem zugeschmolzenen, farblosen Glasbehältnis, vor Licht geschützt, bei 2 bis 8 °C gelagert. Die gefriergetrocknete Zubereitung wird in einem zugeschmolzenen, farblosen Glasbehältnis, unter Vakuum oder einem Inertgas, vor Licht geschützt, bei einer Temperatur unter 25 °C gelagert.

Dauer der Verwendbarkeit: Bei Lagerung unter den vorgeschriebenen Bedingungen beträgt die Dauer der Verwendbarkeit gewöhnlich 3 Jahre für die flüssige und 5 Jahre für die gefriergetrocknete Zubereitung.

Immunsera für Menschen

Immunosera ad usum humanum

Die Bestimmungen dieser Monographie gelten in Verbindung mit den Monographien über Immunsera für Menschen im Arzneibuch. Die Anforderungen betreffen nicht notwendigerweise Immunsera, die nicht Gegenstand solcher Monographien sind.

Immunsera für Menschen sind gereinigte Zubereitungen, die Immunglobuline aus dem Serum immunisierter Tiere enthalten. Die Immunglobuline haben die Fähigkeit, tierische Gifte oder von Bakterien gebildete Toxine spezifisch zu neutralisieren oder sich an Bakterien, Viren oder andere Antigene spezifisch zu binden.

Immunsera werden von gesunden, durch Injektion entsprechender Toxine oder Toxoide, Gifte, Suspensionen von Mikroorganismen oder anderer Antigene immunisierten Tieren gewonnen. Während der Immunisierung dürfen die Tiere nicht mit Penicillin behandelt werden. Die Globuline, welche die Antikörper enthalten, können aus dem Serum durch Enzymbehandlung und fraktionierte Fällung oder mittels anderer chemischer oder physikalischer Methoden gewonnen werden.

Geeignete Konservierungsmittel dürfen zugesetzt werden. Dieser Zusatz ist zwingend notwendig, wenn die Zubereitung in Mehrdosenbehältnissen in den Handel gelangt. Die sterilen Zubereitungen werden aseptisch in sterile Behältnisse abgefüllt, die so verschlossen werden, daß eine Verunreinigung ausgeschlossen ist.

Die Zubereitungen können durch ein Verfahren, das den Wassergehalt auf höchstens 1,0 Prozent *(m/m)* reduziert, gefriergetrocknet werden.

Immunsera, die durch Enzymbehandlung und fraktionierte Fällung hergestellt werden, sind bei etwa *p*H 6 am stabilsten. Die Herstellungsmethode von Immunsera gewährleistet eine Zubereitung, die bei diesem *p*H-Wert jährlich höchstens 5 Prozent ihrer Aktivität verliert, wenn sie bei 20 °C gelagert, und höchstens 20 Prozent jährlich, wenn sie bei 37 °C gelagert wird. Immunsera sind klare, fast farblose oder blaßgelbliche Flüssigkeiten, fast geruchlos, außer dem Geruch nach einem eventuell zugesetzten Konservierungsmittel. Gefriergetrocknete Immunsera bestehen aus weißen oder blaßgelben Krusten oder Pulvern. Sie lösen sich leicht in Wasser zu farblosen oder blaßgelblichen Lösungen mit denselben Eigenschaften wie die entsprechenden flüssigen Zubereitungen.

Prüfung auf Reinheit

Die folgenden Anforderungen gelten für flüssige Immunsera und die resuspendierten, gefriergetrockneten Zubereitungen.

***p*H-Wert** (V.6.3.1): Der *p*H-Wert muß zwischen 6,0 und 7,0 liegen.

Fremdprotein: Durch Präzipitationsreaktionen mit spezifischen Antisera wird nachgewiesen, daß Immunsera ausschließlich Protein der deklarierten Tierart enthalten.

Gesamtprotein: Höchstens 17 Prozent (*m*/V). Der Stickstoff wird mit Hilfe der „Kjeldahl-Bestimmung" (V.3.5.2) ermittelt und die Proteinmenge durch Multiplikation mit 6,25 berechnet.

Albumine: Falls in der Monographie nichts anderes vorgeschrieben ist, zeigen Immunsera bei der Elektrophorese höchstens Spuren von Albuminen.

Phenol (V.3.5.9): Wenn die Immunsera Phenol enthalten, darf die Konzentration höchstens 0,25 Prozent (*m*/V) betragen.

Sterilität (V.2.1.1): Immunsera müssen der Prüfung auf ,,Sterilität" entsprechen.

Anomale Toxizität (V.2.1.5): Immunsera müssen der Prüfung auf ,,Anomale Toxizität" von Sera und Impfstoffen für Menschen entsprechen.

Prüfung auf Wirksamkeit

Eine biologische Wertbestimmung wird, wie in der Monographie angegeben, durchgeführt und das Ergebnis, wo möglich, in Internationalen Einheiten je Milliliter angegeben.

Lagerung

Bei einer Temperatur zwischen 2 und 8 °C. Flüssige Immunsera dürfen nicht eingefroren werden.

Dauer der Verwendbarkeit: Die Dauer der Verwendbarkeit wird von der zuständigen Behörde auf Grund experimenteller Befunde bestimmt. Wenn das Serum unter den vorgeschriebenen Bedingungen gelagert wird, kann erwartet werden, daß es seine Wirksamkeit mindestens für die in den Monographien angegebene Dauer behält. Die Dauer der Verwendbarkeit beträgt im allgemeinen 3 Jahre für flüssige und 5 Jahre für gefriergetrocknete Zubereitungen, falls nichts anderes angegeben ist.

Immunsera für Tiere

Immunosera ad usum veterinarium

Die Bestimmungen dieser Monographie beziehen sich auf die Monographien über Immunsera für Tiere im Arzneibuch und betreffen nicht notwendigerweise Immunsera für Tiere, die nicht Gegenstand solcher Monographien sind.

Immunsera für Tiere sind Zubereitungen, die Immunglobuline mit der Eigenschaft enthalten, die für ihre Herstellung verwendeten Antigene spezifisch zu binden oder Toxine spezifisch zu neutralisieren. Die nativen oder gereinigten Immunsera werden aus dem Serum gesunder Tiere gewonnen, die durch Injektion von Toxinen oder Toxoiden, Viren, Suspensionen von Mikroorganismen oder anderen geeigneten Antigenen immunisiert wurden. Wird ein Tier während der Immunisierung mit Penicillin behandelt, so darf vor Ablauf von acht Tagen nach der letzten Anwendung des Antibiotikums keine Blutentnahme erfolgen.

Geeignete Konservierungsmittel dürfen zugesetzt werden. Dieser Zusatz ist zwingend notwendig, wenn die Zubereitung in Mehrdosenbehältnissen in den Handel gelangt.

Immunsera sind Flüssigkeiten, deren Färbung je nach Herstellungsverfahren variiert. Sie werden aseptisch in sterile Behältnisse abgefüllt, die verschlossen werden. In gefriergetrockneter Form stellen sie wasserlösliche, krümelige Massen oder Pulver dar.

Bei gereinigten Immunsera können die Globuline, welche die Antikörper enthalten, aus dem nativen Immunserum durch Enzymbehandlung und fraktionierte Fällung oder mittels anderer chemischer oder physikalischer Methoden gewonnen werden. Gereinigte Immunsera sind bei etwa *p*H 6 am stabilsten.

Prüfung auf Reinheit

Die folgenden Anforderungen gelten für flüssige Immunsera und die resuspendierten gefriergetrockneten Zubereitungen.

***p*H-Wert** (V.6.3.1): Der *p*H-Wert nativer Immunsera muß zwischen 7,0 und 8,0, derjenige gereinigter Immunsera zwischen 6,0 und 7,0 liegen.

Fremdprotein: Durch Präzipitationsreaktionen mit spezifischen Antisera wird nachgewiesen, daß die Immunsera ausschließlich Proteine der deklarierten Tierart enthalten, von der sie gewonnen wurden.

Gesamtprotein: Höchstens 17 Prozent (*m*/V). Der Stickstoff wird mit Hilfe der ,,Kjeldahl-Bestimmung" (V.3.5.2) ermittelt und die Proteinmengen durch Multiplikation mit 6,25 berechnet.

Phenol (V.3.5.9): Wenn das Immunserum Phenol enthält, darf die Konzentration höchstens 0,5 Prozent (*m*/V) betragen.

Sterilität (V.2.1.1): Immunsera müssen der Prüfung auf „Sterilität" entsprechen. Ist das Flüssigkeitsvolumen in einem Behältnis größer als 100 ml, sollte möglichst die Methode der Membranfiltration angewandt werden. Bei Anwendung dieser Methode sind die Nährmedien mindestens 14 Tage lang zu bebrüten. Kann die Methode der Membranfiltration nicht angewandt werden, so wird die Methode der Direktabimpfung benutzt.

Beträgt das Flüssigkeitsvolumen in jedem Behältnis 20 ml oder mehr, so werden mindestens 10 Prozent des Inhalts, höchstens aber 5 ml, auf jedes Nährmedium abgeimpft.

Mindestens 1 Prozent der Behältnisse (VIII.3.1) jeder Charge, jedoch mindestens 4 und höchstens 10 Behältnisse sind zu prüfen.

Anomale Toxizität (V.2.1.5): Immunsera müssen der Prüfung auf „Anomale Toxizität" von Sera und Impfstoffen für Tiere entsprechen.

Gereinigte Immunsera müssen zusätzlich folgender Prüfung entsprechen:

Albumin: Falls in der Monographie nichts anderes vorgeschrieben ist, zeigen gereinigte Immunsera bei der Elektrophorese höchstens eine Spur von Albumin.

Prüfung auf Wirksamkeit

Die in der Monographie vorgeschriebene biologische Wertbestimmung wird durchgeführt und das Ergebnis, wo möglich, in Internationalen Einheiten je Milliliter angegeben.

Lagerung

Bei einer Temperatur zwischen 2 und 8 °C. Flüssige Immunsera dürfen nicht eingefroren werden.

Dauer der Verwendbarkeit: Die Dauer der Verwendbarkeit wird von der zuständigen Behörde auf Grund experimenteller Befunde bestimmt. Wenn das Serum unter den vorgeschriebenen Bedingungen gelagert wird, kann erwartet werden, daß es seine Wirksamkeit mindestens für die in den Monographien angegebene Dauer behält. Die Dauer der Verwendbarkeit beträgt im allgemeinen 2 Jahre für flüssige native, 3 Jahre für flüssige gereinigte und 5 Jahre für gefriergetrocknete Zubereitungen, falls nichts anderes angegeben ist.

Impfstoffe für Menschen

Vaccina ad usum humanum

Die Bestimmungen dieser Monographie gelten im Zusammenhang mit den Monographien über Impfstoffe für Menschen im Arzneibuch. Die Anforderungen betreffen nicht notwendigerweise Impfstoffe, die nicht Gegenstand solcher Monographien sind.

Impfstoffe für Menschen enthalten antigene Stoffe mit der Fähigkeit, eine spezifische, aktive Immunität gegen das infizierende Agens oder das von ihm gebildete Toxin oder Antigen zu induzieren. Ihre Wirksamkeit beim Menschen muß nachgewiesen sein.

Impfstoffe für Menschen können entweder aus den inaktivierten pathogenen Organismen oder aus lebenden Organismen bestehen, die, falls erforderlich, in geeigneter Weise zur Abschwächung ihrer Virulenz ohne Zerstörung ihrer antigenen Wirksamkeit behandelt worden sind, oder sie können aus antigenen Fraktionen oder Stoffen bestehen, die von denselben pathogenen Organismen gebildet wurden und unschädlich gemacht wurden, während ihre antigenen Eigenschaften erhalten bleiben.

Die Herstellungsmethoden sind je nach Art des Impfstoffs unterschiedlich und werden weiter unten oder in den einzelnen Monographien beschrieben. Sie sind dazu bestimmt, die geeigneten antigenen Eigenschaften zu erhalten und so weit wie möglich eine Verunreinigung mit fremden Stoffen auszuschließen.

Während der Herstellung können geeignete Hilfsstoffe einschließlich Adjuvantien zugesetzt werden, jedoch darf Penicillin in keinem Stadium der Herstellung verwendet oder dem Impfstoff zugesetzt werden. Ohne ausdrückliche Vorschrift in der Monographie darf Streptomycin bei der Herstellung von Impfstoffen nicht verwendet werden; wenn sein Zusatz zu Zellkulturen bei der Herstellung von Virusimpfstoffen erlaubt ist, darf Streptomycin nicht nachweisbar sein, wenn die Kulturen mit dem Virus beimpft werden.

Ein geeignetes Konservierungsmittel darf sterilen und inaktivierten Impfstoffen zugesetzt werden; ein solcher Zusatz ist zwingend notwendig, wenn diese Zubereitungen in Mehrdosenbehältnissen in den Handel gebracht werden, sofern in der Monographie nichts anderes vorgeschrieben ist. Der Impfstoff wird aseptisch in sterile Behältnisse mit Sicherheitsverschluß abgefüllt, die so verschlossen werden, daß eine Verunreinigung ausgeschlossen ist.

Die in den Impfstoffen enthaltenen Antigene können adsorbiert sein an Aluminiumhydroxid, Aluminiumphosphat, Calciumphosphat oder andere Adsorbentien, die in der Monographie vorgeschrieben sind. Die Adsorbentien werden unter besonderen Bedingungen hergestellt, die ihnen die geeignete physikalische Form und adsorptiven Eigenschaften verleihen. Die adsorbierten Zubereitungen enthalten höchstens 1,25 mg Aluminium (Al) (V.3.5.7) oder höchstens 1,3 mg Calcium (Ca) (V.3.5.8) je Einzeldosis, falls in der Monographie nichts anderes vorgeschrieben ist.

Bei gefriergetrockneten Impfstoffen ist die Gefriertrocknung so durchzuführen, daß sie den Wassergehalt des Impfstoffs auf höchstens 2,0 Prozent *(m/m)* reduziert, falls in der Monographie nichts anderes vorgeschrieben ist.

Wenn Phenol bei der Herstellung des Impfstoffs verwendet wurde, darf seine Konzentration im Impfstoff höchstens 0,25 Prozent (*m*/V) betragen (V.3.5.9), falls in der Monographie nichts anderes vorgeschrieben ist.

Wenn Formaldehyd bei der Herstellung des Impfstoffs verwendet wurde, darf die Konzentration von freiem Formaldehyd im Impfstoff höchstens 0,02 Prozent (*m*/V) (V.3.3.1) betragen.

Bakterielle Impfstoffe

Bakterielle Impfstoffe werden aus Kulturen geeigneter Stämme hergestellt, die auf festen oder flüssigen Nährmedien gezüchtet wurden und inaktivierte oder lebende Bakterien oder deren antigene Bestandteile enthalten. Sie sind Suspensionen unterschiedlicher Trübung in farblosen bis fast farblosen Flüssigkeiten, oder sie können gefriergetrocknet sein.

Bei der Herstellung des Impfstoffs können die ganze Kultur, die Mikroorganismen oder Fraktionen davon verwendet werden. Bakterielle Impfstoffe, die inaktivierte Organismen enthalten, können durch Abtötung der Organismen mit chemischen oder physikalischen Verfahren hergestellt werden, jedoch ohne dabei die immunisierende Eigenschaft zu zerstören. Bakterielle Impfstoffe, die lebende Bakterien enthalten, werden aus attenuierten Stämmen hergestellt, welche in der Lage sind, die Bildung einer Immunität gegen die pathogenen Stämme derselben oder einer antigenverwandten Art hervorzurufen.

Die Konzentrationen der lebenden oder inaktivierten Bakterien wird in Internationalen Trübungseinheiten ausgedrückt oder wird, soweit möglich, durch direkte Zellzählung oder, bei lebenden Bakterien, durch Lebendkeimzählung bestimmt.

Bakterielle Toxoide

Bakterielle Toxoide werden aus Toxinen hergestellt; dabei wird ihre Toxizität durch physikalische oder chemische Verfahren auf ein nicht nachweisbares Niveau verringert oder vollständig beseitigt, ohne ihre immunisierende Eigenschaft zu zerstören. Das Herstellungsverfahren gewährleistet, daß sich das Toxoid nicht zum Toxin zurückbildet.

Die Toxine werden von ausgewählten Stämmen spezifischer Mikroorganismen durch Wachstum in Nährmedien gewonnen, die soweit wie möglich frei von Bestandteilen sind, die bekanntermaßen toxische, allergische oder andere unerwünschte Reaktionen beim Menschen verursachen.

Die Toxoide können gelöst oder gefriergetrocknet sein. Sie können gereinigt und adsorbiert sein.

Adsorbierte Toxoide sind Suspensionen weißer oder grauer Teilchen in farblosen oder hellgelben Flüssigkeiten; sie können in dem Behältnis einen Bodensatz bilden.

Virusimpfstoffe

Virusimpfstoffe werden unter Verwendung eines Saatvirussystems aus in Tieren, Geflügelembryonen, geeigneten Zellkulturen oder geeigneten Geweben gezüchteten Viren hergestellt. Virusimpfstoffe bestehen aus Suspensionen lebender oder inaktivierter Viren oder Fraktionen davon. Lebendimpfstoffe werden in der Regel unter Verwendung attenuierter Stämme hergestellt. Inaktivierte Impfstoffe können durch geeignete chemische oder physikalische Verfahren hergestellt werden.

Virusimpfstoffe können je nach Art der Herstellung in der Trübung unterschiedlich sein. Sie können gefärbt sein, wenn sie einen *p*H-Indikator wie Phenolrot enthalten.

Lagerung

Vor Licht geschützt, bei 2 bis 8 °C, falls in der Monographie nichts anderes vorgeschrieben ist.

Flüssige und adsorbierte Impfstoffe dürfen nicht eingefroren werden.

Dauer der Verwendbarkeit: Die Dauer der Verwendbarkeit wird von der zuständigen Behörde auf Grund experimenteller Befunde bestimmt. Wenn der Impfstoff unter den vorgeschriebenen Bedingungen gelagert wird, kann erwartet werden, daß er seine Wirksamkeit mindestens für die in den Monographien angegebene Dauer behält.

Impfstoffe für Tiere

Vaccina ad usum veterinarium

Die Bestimmungen dieser Monographie gelten im Zusammenhang mit den Monographien des Arzneibuches über Impfstoffe für Tiere. Die Anforderungen betreffen nicht notwendigerweise Impfstoffe für Tiere, die nicht Gegenstand solcher Monographien sind.

Impfstoffe für Tiere enthalten antigene Stoffe; sie werden zum Zwecke der Bildung einer spezifischen, aktiven Immunität gegen Krankheiten verabreicht, die durch Bakterien, Toxine, Viren oder Parasiten hervorgerufen werden. Impfstoffe können Mikroorganismen, lebend oder inaktiviert, Parasiten oder antigene Fraktionen oder Stoffe enthalten, die von denselben Organismen gebildet werden und unschädlich gemacht wurden, während ihre antigenen Eigenschaften ganz oder teilweise erhalten blieben.

Die Herstellungsmethoden, die je nach Art des Impfstoffs unterschiedlich sind, erhalten die Identität des Antigens und schließen die Verunreinigung mit fremden Stoffen aus. Lebendimpfstoffe werden üblicherweise aus natürlich oder künstlich attenuierten Stämmen hergestellt. Inaktivierte Impfstoffe werden mit geeigneten chemischen oder physikalischen Verfahren hergestellt, die die antigene Wirksamkeit der darin enthaltenen Organismen erhalten. Die antigene Wirksamkeit wird im allgemeinen durch den Zusatz von Hilfsstoffen einschließlich Adjuvantien verstärkt.

Inaktivierte oder lebende Impfstoffe haben die Eigenschaft, eine aktive Immunität gegen die darin enthaltenen Stoffe hervorzurufen, gelegentlich auch gegen Antigene in verwandten Organismen.

Geeignete Stoffe können während der Impfstoffherstellung zugesetzt werden; handelt es sich dabei um Penicillin oder Streptomycin, so sind diese Stoffe, mittels einer hinreichend empfindlichen Methode geprüft, im Endprodukt nicht nachweisbar, sofern dieses parenteral oder als Aerosol verabreicht wird. Ein oder mehrere geeignete Konservierungsmittel können sterilen oder inaktivierten Impfstoffen zugesetzt werden; ein solcher Zusatz ist zwingend notwendig, wenn die Zubereitung in Mehrdosenbehältnissen in den Verkehr gebracht wird. Falls in der Monographie nichts anderes vorgeschrieben ist, wird der Impfstoff aseptisch in sterile Behältnisse abgefüllt, die verschlossen werden. Der Impfstoff kann gefriergetrocknet sein. Das Verfahren der Gefriertrocknung wird durch eine geeignete Bestimmung der Restfeuchte und, im Falle von Lebendimpfstoffen, durch eine geeignete Prüfung auf Hitzestabilität überwacht.

Prüfung auf Reinheit

Phenol (V.3.5.9): Wenn der Impfstoff Phenol enthält, darf seine Konzentration höchstens 0,5 Prozent (*m*/V) betragen.

Sterilität (V.2.1.1): Falls in der Monographie vorgeschrieben, müssen Impfstoffe der ,,Prüfung auf Sterilität" entsprechen. Ist das Flüssigkeitsvolumen in einem Behältnis größer als 100 ml, sollte möglichst die Methode der Membranfiltration angewandt werden. Bei Anwendung dieser Methode sind die Nährmedien mindestens 14 Tage lang zu bebrüten. Kann die Methode der Membranfiltration nicht angewandt werden, wird die Methode der Direktbeimpfung benutzt.

Beträgt das Flüssigkeitsvolumen in jedem Behältnis 20 ml oder mehr, so sind mindestens 10 Prozent des Inhalts, höchstens aber 5 ml, auf jedes Nährmedium zu verimpfen.

Die Anzahl der zu prüfenden Behältnisse (VIII.3.1) beträgt 1 Prozent der Charge, jedoch mindestens 4 und höchstens 10.

Anomale Toxizität (V.2.1.5): Impfstoffe müssen der Prüfung auf „Anomale Toxizität" von Impfstoffen für Tiere entsprechen. Auf die Durchführung der Prüfung kann verzichtet werden, wenn die Prüfung auf Unschädlichkeit an Tieren der Art vorgenommen wird, für die der Impfstoff bestimmt ist.

Bakterielle Impfstoffe

Bakterielle Impfstoffe werden aus Kulturen hergestellt, die auf geeigneten festen oder flüssigen Nährmedien gezüchtet wurden. Sie enthalten inaktivierte oder lebende Bakterien oder deren antigene Bestandteile. Die Identität, antigene Wirksamkeit und Reinheit jeder verwendeten Bakterienkultur werden sorgfältig kontrolliert. Bakterielle Impfstoffe sind flüssige Zubereitungen mit unterschiedlicher Trübung, oder sie können gefriergetrocknet sein.

Die Konzentration an lebenden oder inaktivierten Bakterien wird in Internationalen Trübungseinheiten angegeben oder, sofern möglich, durch die Bestimmung der Lebendkeimzahl, der Gesamtkeimzahl oder durch andere geeignete Methoden ermittelt. Bei adjuvanshaltigen Impfstoffen erfolgt die Keimzahlbestimmung während des Herstellungsganges vor dem Adjuvanszusatz.

Bakterielle Toxoide

Bakterielle Toxoide werden aus Toxinen hergestellt, indem deren Toxizität mit physikalischen oder chemischen Verfahren auf ein sehr niedriges Niveau verringert oder vollständig beseitigt wird, ohne ihre immunisierende Wirkung zu zerstören. Bei der Herstellung unter Verwendung von Formaldehyd dürfen in der Zubereitung höchstens 0,02 Prozent (*m*/V) freier Formaldehyd verbleiben (V.3.3.1).

Die Toxine werden von ausgewählten Stämmen spezifischer Mikroorganismen durch Wachstum in geeigneten Nährmedien gewonnen.

Die Toxoide können flüssig sein, mit Aluminiumkaliumsulfat oder einer anderen geeigneten Substanz gefällt, durch Adsorption gereinigt oder an Aluminiumsulfat, Aluminiumhydroxid, Calciumphosphat oder an ein anderes, in der Monographie vorgeschriebenes Adjuvans adsorbiert sein.

Bakterielle Toxoide sind klare oder schwach opaleszierende Flüssigkeiten. Zubereitungen mit adsorbierten Toxoiden sind Suspensionen oder Emulsionen. Bestimmte Toxoide können gefriergetrocknet sein.

Virusimpfstoffe

Lebende oder inaktivierte Virusimpfstoffe sind Suspensionen von in geeigneten Zellkulturen, Geweben, Geflügelembryonen oder anderen lebenden Tieren gezüchteten Viren oder Suspensionen der Antigenbestandteile solcher Viren. Virus-Lebendimpfstoffe werden unter Verwendung eines Saatvirussystems hergestellt. Wenn in der Monographie nichts anderes vorgeschrieben ist, darf der Impfstoff höchstens fünf Subkulturen von der Saatviruscharge entfernt sein, an der alle notwendigen Prüfungen durchgeführt wurden, die zeigten, daß der Stamm geeignet ist.

Lagerung

Vor Licht geschützt, bei 2 bis 8 °C, falls in der Monographie nichts anderes vorgeschrieben ist. Flüssige Zubereitungen dürfen nicht eingefroren werden, sofern in der Monographie nichts anderes vorgeschrieben ist.

Dauer der Verwendbarkeit: Die Dauer der Verwendbarkeit wird von der zuständigen Behörde auf Grund experimenteller Befunde bestimmt. Wenn der Impfstoff unter den vorgeschriebenen Bedingungen gelagert wird, kann erwartet werden, daß er seine Wirksamkeit mindestens für die in den Monographien angegebene Dauer behält.

Indometacin

Indometacinum

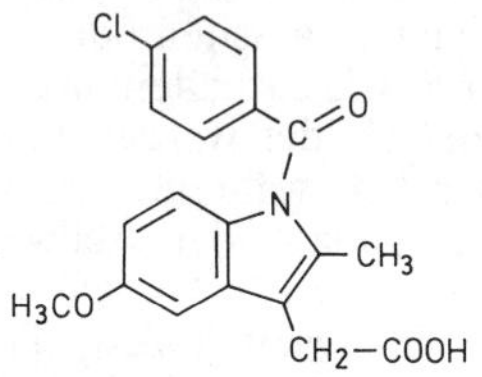

$C_{19}H_{16}ClNO_4$ M_r 357,8

Indometacin enthält mindestens 98,5 und höchstens 100,5 Prozent [1-(4-Chlorbenzoyl)-5-methoxy-2-methyl-3-indolyl]essigsäure, berechnet auf die getrocknete Substanz.

Eigenschaften

Weißes bis gelbes, kristallines Pulver, geruchlos oder fast geruchlos; praktisch unlöslich in Wasser, löslich in Chloroform, wenig löslich in Ethanol und Ether.

Prüfung auf Identität

Die Prüfung C kann entfallen, wenn die Prüfungen A, B, D und E durchgeführt werden. Die Prüfungen B, D und E können entfallen, wenn die Prüfungen A und C durchgeführt werden.

A. Schmelztemperatur (V.6.11.1): 158 bis 162 °C.

B. 25 mg Substanz werden in einer Mischung von 1 Volumteil 1 N-Salzsäure und 9 Volumteilen Methanol *R* zu 100,0 ml gelöst. 10,0 ml der Lösung werden mit dem gleichen Lösungsmittelgemisch zu 100,0 ml verdünnt. Die Lösung, zwischen 300 und 350 nm gemessen, hat nur ein Absorptionsmaximum bei 318 nm. Die spezifische Absorption (V.6.19), in diesem Maximum gemessen, liegt zwischen 170 und 190.

C. Das IR-Absorptionsspektrum (V.6.18) der Substanz zeigt im Vergleich mit dem von Indometacin *CRS* Maxima bei denselben Wellenlängen mit den gleichen relativen Intensitäten. Die Prüfung erfolgt mit Hilfe von Preßlingen ohne vorherige Umkristallisation der Substanzen.

D. 0,1 g Substanz werden, falls erforderlich unter leichtem Erwärmen, in 10 ml Ethanol 96 % *R* gelöst. 0,1 ml der Lösung werden mit 2 ml einer frisch hergestellten Mischung von 1 Volumteil einer 25prozentigen Lösung (*m*/V) von Hydroxylaminhydrochlorid *R* und 3 Volumteilen Natriumhydroxid-Lösung 8,5 % *R* versetzt. Wird die Mischung mit 2 ml Salzsäure 7 % *R* und 1 ml Eisen(III)-chlorid-Lösung *R* 2 versetzt, entsteht eine violettrosa Färbung.

E. Werden 0,5 ml der ethanolischen Lösung für Prüfung auf Identität D mit 0,5 ml Dimethylaminobenzaldehyd-Lösung *R* 2 versetzt, entsteht ein Niederschlag, der sich beim Schütteln wieder löst. Wird die Lösung im Wasserbad erhitzt, entsteht eine bläulichgrüne Färbung. Die Lösung wird weitere 5 min lang erhitzt und 2 min lang in einer Eis-Wasser-Mischung abgekühlt. Dabei entsteht ein Niederschlag, und die Farbe schlägt nach Graugrün um. Auf Zusatz von 3 ml Ethanol 96 % *R* entsteht eine klare, violettrosa gefärbte Lösung.

Prüfung auf Reinheit

Verwandte Substanzen: Die Prüfung erfolgt mit Hilfe der Dünnschichtchromatographie (V.6.20.2) unter Verwendung einer Schicht von Kieselgel HF_{254} *R* und einer 4,68prozentigen Lösung (*m*/V) von Natriumdihydrogenphosphat *R* anstelle von Wasser zur Herstellung der Suspension.

Untersuchungslösung: 0,2 g Substanz werden in Methanol *R* zu 10 ml gelöst. Vor Gebrauch frisch herzustellen.

Referenzlösung: 1 ml Untersuchungslösung wird mit Methanol *R* zu 200 ml verdünnt.

Auf die Platte werden getrennt 10 µl jeder Lösung aufgetragen. Die Chromatographie erfolgt mit einer Mischung von 30 Volumteilen Petroläther *R* und 70 Volumteilen Ether *R* über eine Laufstrecke von 15 cm. Die Platte wird an der Luft trocknengelassen und im ultravioletten Licht bei 254 nm ausgewertet. Keine im Chromatogramm der Untersuchungslösung auftretenden Nebenflecke dürfen größer oder intensiver sein als der Fleck der Referenzlösung.

Schwermetalle (V.3.2.8): 2,0 g Substanz müssen der Grenzprüfung C auf Schwermetalle entsprechen (20 ppm). Zur Herstellung der Referenzlösung werden 4 ml Blei-Lösung (10 ppm Pb) *R* verwendet.

Trocknungsverlust (V.6.22): Höchstens 0,5 Prozent, mit 1,000 g Substanz durch Trocknen im Trockenschrank bei 100 bis 105 °C bestimmt.

Sulfatasche (V.3.2.14): Höchstens 0,1 Prozent, mit 1,0 g Substanz bestimmt.

Gehaltsbestimmung

0,450 g Substanz werden in 75 ml Aceton *R* gelöst. Unter Stickstoffatmosphäre wird mit carbonatfreier 0,1 N-Natriumhydroxid-Lösung unter Zusatz von 0,2 ml Phenolphthalein-Lösung *R* titriert. Ein Blindversuch wird durchgeführt.

1 ml 0,1 N-Natriumhydroxid-Lösung entspricht 35,78 mg $C_{19}H_{16}ClNO_4$.

Lagerung

Vor Licht geschützt.

Vorsichtig zu lagern!

Influenza-Impfstoff

Vaccinum influenzae inactivatum

Influenza-Impfstoff ist eine sterile, wäßrige Suspension eines oder mehrerer Stämme der Typen A oder B[1] des Influenza-Virus oder eine Mischung von Stämmen beider Typen, die so inaktiviert sind, daß ihre antigenen Eigenschaften erhalten bleiben. Geeignete Stämme enthalten sowohl Haemagglutinin als auch Neuraminidase. Der Impfstoff enthält eine von der nationalen Behörde genehmigte Menge Haemagglutinin. Der Impfstoff ist eine schwach opaleszierende Flüssigkeit oder, falls ein Adjuvans verwendet wurde, eine opaleszierende Flüssigkeit.

Das Virus jedes Stammes wird in der Allantoishöhle 10 bis 13 Tage alter Bruteier von Hühnern aus einem gesunden Bestand gezüchtet. Die Allantoisflüssigkeit lebender Eier wird nach 2- bis 3tägiger Bebrütung bei einer Temperatur, die für die optimale Vermehrung des verwendeten Influenzavirus-Stammes geeignet ist, geerntet. Die Virussuspensionen jedes Stammes werden gesondert gewonnen, vereinigt und nach einem Verfahren behandelt, das nachweislich nicht nur Influenzavirus inaktiviert, ohne seine Antigenität zu zerstören, sondern auch jedes verunreinigende Fremdvirus. Das Virus wird durch Zentrifugieren oder andere geeignete Mittel gereinigt und schließlich in einer Pufferlösung suspendiert, die ein geeignetes antimikrobielles Konservierungsmittel enthalten kann. Ein geeignetes Adjuvans kann verwendet werden.

Prüfung auf Identität

A. Die Antigenspezifität wird durch Immunodiffusions-Methoden bestätigt, wobei spezifische, gegen die Virusbestandteile gerichtete Immunsera verwendet werden (monovalente und polyvalente Impfstoffe), oder durch eine Haemagglutinations-Hemmungsprüfung (monovalente Impfstoffe)[2].

B. Nach Injektion in Mäuse, Hühner oder andere geeignete Tiere induziert der Impfstoff die Bildung von Antikörpern gegen die Haemagglutinine der zur Herstellung des Impfstoffs verwendeten Influenza-Viren.

Prüfung auf Reinheit

Virusinaktivierung[2]: Eine Dosis des Impfstoffs wird in die Allantoishöhle jedes von mindestens 10 Bruteiern von Hühnern, die 10 bis 13 Tage alt sind, injiziert, und diese werden 3 Tage lang bei 33 bis 37 °C bebrütet. Mindestens 80 Prozent der Eier müssen überleben. Gleiche Volumina von etwa 1 ml der Allantoisflüssigkeit jedes überlebenden Eies werden geerntet und vereinigt. 0,1 ml dieser Mischflüssigkeit werden jedem von 10 Bruteiern injiziert und diese dann 3 Tage lang bei 33 bis 37 °C bebrütet. Bei der zweiten Gruppe von Eiern darf keine Virusvermehrung durch Haemagglutination nachweisbar sein.

Gesamtprotein: Der Gehalt an Gesamtprotein darf höchstens das Sechsfache des in der „Prüfung auf Haemagglutiningehalt" bestimmten Haemagglutiningehaltes, keinesfalls jedoch mehr als 100 µg Protein je Virusstamm in einer Dosis und insgesamt 300 µg Protein in einer Dosis betragen.

Ovalbumin[2]: Der Gehalt an Ovalbumin beträgt höchstens 5 µg in einer Dosis, nachgewiesen mit einer geeigneten Immunodiffusions-Methode unter Verwendung einer geeigneten Referenzzubereitung für Ovalbumin.

Haemagglutiningehalt[2]: Der Impfstoff wird mit Hilfe einer geeigneten Immunodiffusions-Methode unter Verwendung von spezifischem Antiserum gegen gereinigtes Haemagglutinin geprüft und mit dem Influenzavirus-Referenzhaemagglutinin der WHO verglichen. Falls von der nationalen Behörde nichts anderes vorgeschrieben ist, enthält der Impfstoff in einer Dosis 7 bis 20 µg Haemagglutinin jedes für die Herstellung verwendeten Stammes und mindestens 80 und höchstens 120 Prozent der in der Beschriftung angegebenen Antigenmenge in Mikrogramm Haemagglutinin.

---

[1] Die WHO erstellt jährlich einen Überblick über die epidemiologische Situation in der Welt und empfiehlt, falls nötig, neue Stämme entsprechend der vorherrschenden epidemiologischen Situation. Derartige Stämme können in Übereinstimmung mit den geltenden Vorschriften in den Unterzeichnerstaaten des Übereinkommens über die Ausarbeitung eines Europäischen Arzneibuches verwendet werden.

[2] Bei adjuvanshaltigen Impfstoffen wird die Prüfung am Impfstoff vor dem Zusatz des Adjuvans durchgeführt.

Sterilität (V.2.1.1): Der Impfstoff muß der Prüfung auf „Sterilität" entsprechen.

Anomale Toxizität (V.2.1.5): Der Impfstoff muß der Prüfung auf „Anomale Toxizität" von Sera und Impfstoffen für Menschen entsprechen.

Lagerung

Entsprechend **Impfstoffe für Menschen (Vaccina ad usum humanum).**

Dauer der Verwendbarkeit: 2 Jahre, sofern der Virusstamm weiterhin geeignet ist (siehe Fußnote[1]).

Influenza-Spaltimpfstoff

Vaccinum influenzae ex virorum fragmentis praeparatum

Influenza-Spaltimpfstoff ist eine sterile, wäßrige Suspension eines oder mehrerer Stämme der Typen A oder B des Influenza-Virus oder einer Mischung von Stämmen beider Typen[1], in der die Virusteilchen gespalten sind. Geeignete Stämme enthalten sowohl Haemagglutinin als auch Neuraminidase. Der Impfstoff enthält eine von der nationalen Behörde genehmigte Menge Haemagglutinin. Der Impfstoff ist eine schwach opaleszierende Flüssigkeit oder, falls ein Adjuvans verwendet wurde, eine opaleszierende Flüssigkeit.

Das Virus jedes Stammes wird in der Allantoishöhle 10 bis 13 Tage alter Bruteier von Hühnern aus einem gesunden Bestand gezüchtet. Die Allantoisflüssigkeit lebender Eier wird nach 2- bis 3tägiger Bebrütung bei einer Temperatur, die für die optimale Vermehrung des verwendeten Influenzavirus-Stammes geeignet ist, geerntet. Die Virussuspensionen jedes Stammes werden gesondert gewonnen, vereinigt und nach einem Verfahren behandelt, das nachweislich nicht nur das Influenzavirus inaktiviert, ohne seine Antigenität zu zerstören, sondern auch jedes verunreinigende Fremdvirus. Das Virus wird durch Zentrifugieren oder andere geeignete Mittel gereinigt, und die Virusteilchen werden durch geeignete oberflächenaktive Substanzen gespalten. Die gespaltenen Teilchen werden in einer Pufferlösung suspendiert, die ein geeignetes antimikrobielles Konservierungsmittel enthalten kann. Ein geeignetes Adjuvans kann verwendet werden.

Prüfung auf Identität

A. Die Antigenspezifität wird durch Immunodiffusionsmethoden bestätigt, wobei spezifische gegen die Virusbestandteile gerichtete Immunsera verwendet werden[2].

B. Nach Injektion in Mäuse, Hühner oder andere geeignete Tiere induziert der Impfstoff die Bildung von Antikörpern gegen die Haemagglutinine der zur Herstellung des Impfstoffs verwendeten Influenza-Viren.

Prüfung auf Reinheit

Virusinaktivierung[2]: Eine Dosis des Impfstoffs wird in die Allantoishöhle jedes von mindestens 10 Bruteiern von Hühnern, die 10 bis 13 Tage alt sind, injiziert, und diese werden 3 Tage lang bei 33 bis 37 °C bebrütet. Mindestens 80 Prozent der Eier müssen überleben. Gleiche Volumina von etwa 1 ml der Allantoisflüssigkeit jedes überlebenden Eies werden geerntet und vereinigt. 0,1 ml dieser Mischflüssigkeit werden jedem von 10 Bruteiern injiziert und diese dann 3 Tage lang bei 33 bis 37 °C bebrütet. Bei der zweiten Gruppe von Eiern darf keine Virusvermehrung durch Haemagglutination nachweisbar sein.

Gesamtprotein: Der Gehalt an Gesamtprotein darf höchstens das Sechsfache des in der Prüfung auf „Haemagglutiningehalt" bestimmten Haemagglutiningehaltes, keinesfalls jedoch mehr als 100 µg Protein je Virusstamm in einer Dosis und insgesamt 300 µg Protein in einer Dosis betragen.

---

[1] Die WHO erstellt jährlich einen Überblick über die epidemiologische Situation in der Welt und empfiehlt, falls nötig, neue Stämme entsprechend der vorherrschenden epidemiologischen Situation. Derartige Stämme können in Übereinstimmung mit den geltenden Vorschriften in den Unterzeichnerstaaten des Übereinkommens über die Ausarbeitung eines Europäischen Arzneibuches verwendet werden.

[2] Bei adjuvanshaltigen Impfstoffen wird die Prüfung am Impfstoff vor dem Zusatz des Adjuvans durchgeführt.

Ovalbumin[2]: Der Gehalt an Ovalbumin beträgt höchstens 5 µg in einer Dosis, nachgewiesen mit einer geeigneten Immundiffusions-Methode unter Verwendung einer geeigneten Referenzzubereitung für Ovalbumin.

Haemagglutiningehalt[2]: Der Impfstoff wird mit Hilfe einer geeigneten Immundiffusions-Methode unter Verwendung von spezifischem Antiserum gegen gereinigtes Haemagglutinin geprüft und mit dem Influenzavirus-Referenzhaemagglutinin der WHO verglichen. Falls von der nationalen Behörde nichts anderes vorgeschrieben ist, enthält der Impfstoff in einer Dosis 7 bis 20 µg Haemagglutinin jedes für die Herstellung verwendeten Stammes und mindestens 80 und höchstens 120 Prozent der in der Beschriftung angegebenen Antigenmenge in Mikrogramm Haemagglutinin.

Sterilität (V.2.1.1): Der Impfstoff muß der Prüfung auf ,,Sterilität" entsprechen.

Anomale Toxizität (V.2.1.5): Der Impfstoff muß der Prüfung auf ,,Anomale Toxizität" von Sera und Impfstoffen für Menschen entsprechen.

Lagerung

Entsprechend **Impfstoffe für Menschen (Vaccina ad usum humanum).**

Dauer der Verwendbarkeit: 2 Jahre, sofern der Virusstamm weiterhin geeignet ist (siehe Fußnote[1]).

Insulin

Insulinum

Insulin ist die gereinigte, natürliche, antidiabetische Substanz aus Rinder- oder Schweinepankreas mit antidiabetischer Wirkung. Die Aktivität beträgt mindestens 26 I.E. je Milligramm, berechnet auf die getrocknete Substanz. Insulin wird unter Bedingungen hergestellt, die eine möglichst geringe mikrobielle Kontamination gewährleisten.

Eigenschaften

Weißes bis fast weißes Pulver; praktisch unlöslich in Wasser, Chloroform, wasserfreiem Ethanol und Ether, löslich in verdünnten Mineralsäuren.

Prüfung auf Identität

A. Wird die Substanz Versuchstieren, wie unter ,,Wertbestimmung" angegeben, injiziert, verursacht sie eine Senkung der Blutglucosekonzentration.

B. In den Elektropherogrammen der Prüfung auf ,,Verwandte Proteine" stimmt die Hauptzone der Untersuchungslösung b mit der Hauptzone der Referenzlösung a in der Lage überein.

C. Die Prüfung erfolgt mit Hilfe der Flüssigchromatographie (V.6.20.4).

Untersuchungslösung: 25 mg Substanz werden in 0,05 N-Salzsäure zu 50,0 ml gelöst.

Referenzlösung: 25 mg Insulin *BRS* werden in 0,05 N-Salzsäure zu 50,0 ml gelöst.

Die Chromatographie kann durchgeführt werden mit Hilfe
- einer Edelstahlsäule von 250 mm Länge und 4,6 mm Innendurchmesser, mit octadecylsilyliertem Kieselgel zur Chromatographie *R* (5 µm) gefüllt
- einer Mischung aus 23,96 g Acetonitril *R* (Dichte: 0,7857 g/ml) und 69,99 g einer 1,56prozentigen Lösung (*m*/V) von Natriumdihydrogenphosphat *R* (Dichte: 1,007 g/ml), die mit Phosphorsäure 85 % *R* auf einen *p*H-Wert von 2,0 eingestellt ist, als mobile Phase mit einer Durchflußrate von 1 ml je Minute
- eines Spektralphotometers, bei einer Wellenlänge von 280 nm.

Von jeder Lösung werden 50 µl eingespritzt.

Die Temperatur der Säule wird bei 45 °C gehalten.

Art und Herkunft der Substanz werden ermittelt durch einen Vergleich der Retentionszeiten t_R der beiden Hauptpeaks des Chromatogramms, das mit der Referenzlösung erhalten wurde, mit der des Hauptpeaks des Chromatogramms, das mit der Untersuchungslösung erhalten wurde. Die Retentionszeit t_R des Peaks vom Schweineinsulin ist größer als die des Peaks vom Rinderinsulin.

Die Prüfung darf nur ausgewertet werden, wenn die Leistung der Säule unter den Versuchsbedingungen so ist, daß die Symmetriefaktoren der Peaks zwischen 0,8 und 2,0 liegen und die theoretische Bodenzahl, berechnet für den Hauptpeak des mit der Referenzlösung erhaltenen Chromatogramms, mindestens 1000 beträgt.

Prüfung auf Reinheit

Absorption (V.6.19): 5 mg Substanz werden in 0,01 N-Salzsäure zu 10,0 ml gelöst. Die spezifische Absorption im Maximum bei 276 nm muß zwischen 9,6 bis 11,2 liegen, berechnet auf die getrocknete Substanz.

Verunreinigungen mit Molekülmassen größer als die von Insulin: Die Prüfung erfolgt mit Hilfe der Ausschlußchromatographie (V.6.20.5).

Untersuchungslösung: 50 mg Substanz werden in 1,0 ml einer Mischung aus gleichen Volumteilen Essigsäure 12 % *R* und Wasser unter Zugabe von 0,2 ml Essigsäure 98 % *R* gelöst. Die Lösung wird unmittelbar vor Gebrauch frisch hergestellt.

Die Chromatographie kann durchgeführt werden mit Hilfe von

- einer Säule von mindestens 600 mm Länge und 9 mm Innendurchmesser, mit quervernetztem Dextran zur Chromatographie *R* 2 gefüllt
- einer mobilen Phase aus einer Mischung von gleichen Volumteilen Essigsäure 12 % *R* und Wasser mit einer Durchflußrate von 7 ml je Stunde und Quadratzentimeter Säulenquerschnitt.

Die Säule wird mit einer Mischung aus gleichen Volumteilen Essigsäure 12 % *R* und Wasser equilibriert. 0,4 ml Untersuchungslösung werden je Quadratzentimeter Säulenquerschnitt aufgetragen und eluiert. Das Eluat wird in Fraktionen zu 2 ml gesammelt. Die Absorption (V.6.19) wird im Maximum bei 276 nm gemessen. Die Summe der Peakflächen vor dem Hauptpeak darf höchstens 1 Prozent der Gesamtpeakfläche des Chromatogramms betragen.

Verwandte Proteine: Die Prüfung erfolgt mittels Polyacrylamidgel-Elektrophorese (V.6.21).

Die Apparatur besteht aus zwei Vorratsbehältern für Pufferlösungen, die aus einem geeigneten Material, z. B. Polymethylmethacrylat, bestehen und jeweils mit einer Platinelektrode versehen sind. Einer der Vorratsbehälter ist vertikal über dem anderen in einem verstellbaren Abstand angeordnet. Der obere Vorratsbehälter ist an seiner Basis mit Gummihalterungen versehen, die jeweils die gleiche Entfernung zur Elektrode haben. Die Elektrode des oberen Vorratsbehälters ist die Kathode, die des unteren die Anode.

Zur Herstellung des Gels werden 1 Volumteil einer Lösung, die in 100 ml 36,6 g Trometamol *R*, 0,23 ml Tetramethylethylendiamin *R* und 48,0 ml 1 N-Salzsäure enthält und 2 Volumteile einer Lösung, die in 100 ml 0,735 g Methylenbisacrylamid *R* und 30,0 g Acrylamid *R* enthält, gemischt. Soviel Harnstoff *R* wird zugesetzt, daß ein Gehalt von 48,0 Prozent (*m*/V) in der fertigen Lösung resultiert und mit Wasser auf 7 Volumteile verdünnt. Gegebenenfalls wird zur Lösung des Harnstoffs auf höchstens 40 °C erwärmt.

Die Lösung wird entgast und mit 1 Volumteil einer 0,56prozentigen Lösung (*m*/V) von Ammoniumpersulfat *R* versetzt. Die Herstellung erfolgt unmittelbar vor Gebrauch. Die Lösung wird in saubere Glasröhrchen von 75 mm Länge und 5 mm Innendurchmesser, die am Boden verschlossen sind, gegossen; die Höhe der Flüssigkeitsspiegel sollte gleich und etwa 1 cm vom oberen Ende entfernt sein. Die Bildung von Luftblasen am Boden der Röhrchen sollte vermieden werden. Die Säule wird zum Absetzen unter Luftausschluß mit Wasser bedeckt. Die Gelbildung dauert etwa 30 min und ist beendet, wenn sich eine scharfe Trennlinie zwischen Gel und Wasser gebildet hat. Das Wasser wird entfernt.

Der untere Vorratsbehälter wird mit Trometamol-Aminoessigsäure-Pufferlösung *p*H 8,3 *R* gefüllt. Die Stopfen werden von den Röhrchen entfernt. Die Röhrchen werden an den Gummihalterungen des oberen Vorratsbehälters befestigt und so justiert, daß sie mit den Böden in die Pufferlösung des unteren Vorratsbehälters eintauchen.

Untersuchungslösung a: 50 mg Substanz werden in Trometamol-Reagenz *R* zu 10 ml gelöst.

Untersuchungslösung b: 2 ml Untersuchungslösung a werden mit Trometamol-Reagenz *R* zu 10 ml verdünnt.

Referenzlösung a: 10 mg Insulin *BRS* werden in Trometamol-Reagenz *R* zu 10 ml gelöst.

Referenzlösung b: 1 ml Referenzlösung a wird mit Trometamol-Reagenz *R* zu 20 ml verdünnt.

Referenzlösung c: 3 ml Referenzlösung a werden mit Trometamol-Reagenz *R* zu 100 ml verdünnt.

Referenzlösung d: 1 ml Referenzlösung a wird mit Trometamol-Reagenz *R* zu 100 ml verdünnt.

Referenzlösung e: 5 ml Referenzlösung d werden mit Trometamol-Reagenz *R* zu 10 ml verdünnt.

100 µl jeder Lösung werden auf die Gel-Oberfläche verschiedener Röhrchen aufgebracht. Die Röhrchen und der obere Vorratsbehälter werden vorsichtig mit Trometamol-Aminoessigsäure-Pufferlösung *p*H 8,3 *R* gefüllt und 0,2 ml Bromphenolblau-Lösung *R* zugesetzt. Die Elektrophorese wird mit einem konstanten Strom von 1 mA je Röhrchen, der nach 30 min auf 3 mA erhöht wird, durchgeführt. Die Stromzufuhr wird unterbrochen, wenn die Bromphenolblau-Banden durch das Gel fast in den unteren Vorratsbehälter gewandert sind. Die Röhrchen werden aus der Apparatur genommen und das Gel unter fließendem Wasser mit einem feinen Edelstahldraht oder durch Injektion von Wasser zwischen Gel und Röhrchenwand mit der feinen Nadel einer Hypodermalspritze gelockert und mit einem Pipettensauger aus dem Röhrchen herausgelöst.

Das Gel wird mindestens 1 h lang in einer 12,5prozentigen Lösung (*m*/V) von Trichloressigsäure *R* belassen. Zu jeweils 10 ml eingesetzter Trichloressigsäure-Lösung werden 0,5 ml einer 0,25prozentigen Lösung (*m*/V) von Säureblau 90 *R* gegeben und 12 h lang stehengelassen. Die Beizlösung wird entfernt und das Gel zweimal mit einer Mischung aus 1 Volumteil Essigsäure 30 % *R* und 4 Volumteilen Wasser gewaschen. Die Waschlösung wird verworfen und das Gel in der Essigsäure-Wasser-Mischung aufbewahrt.

Die Elektropherogramme werden unter einer Kaltlichtquelle untersucht. In dem Elektropherogramm, das mit der Referenzlösung a erhalten wurde, gibt es 2 Zonen mit geringerer Geschwindigkeit als die Hauptzone: Die langsamere dieser beiden Zonen entspricht Proinsulin, die schnellere Argininsulin und Insulinethylester. In dem Elektropherogramm der Untersuchungslösung a darf die Proinsulinzone nicht intensiver als die Hauptzone im Elektropherogramm der Referenzlösung e sein. Im Elektropherogramm der Untersuchungslösung b dürfen die Zonen von Argininsulin und Insulinethylester nicht intensiver als die Hauptzone im Elektropherogramm der Referenzlösung c sein. Die Prüfung darf nur ausgewertet werden, wenn eine Zone im Elektropherogramm der Referenzlösung e und ein Intensitätsgradient in den Elektropherogrammen der Referenzlösungen b bis e sichtbar sind.

Stickstoff: 14,5 bis 16,5 Prozent, mit 12 bis 20 mg Substanz nach der „Kjeldahl-Bestimmung" (V.3.5.2) bestimmt und auf die getrocknete Substanz berechnet.

Zink: Höchstens 0,6 Prozent Zn, mit Hilfe der Atomabsorptionsspektrophotometrie (V.6.17, Methode I) bestimmt.

Untersuchungslösung: 50,0 mg Substanz werden in 0,01 N-Salzsäure zu 25,0 ml gelöst. Gegebenenfalls wird mit 0,01 N-Salzsäure auf eine geeignete Konzentration verdünnt (z. B.: 0,4 bis 1,6 µg Zn je Milliliter).

Referenzlösung: Als Referenzlösungen werden Verdünnungen von 0,10, 0,40, 0,80, 1,00, 1,20 und 1,60 µg Zn je Milliliter verwendet, die aus Zink-Lösung (5 mg Zn/ml) *R* mit 0,01 N-Salzsäure kurz vor Gebrauch hergestellt sind.

Die Absorption wird bei 213,9 nm mit einer Zink-Hohlkathodenlampe als Strahlungsquelle und einer Luft-Acetylen-Flamme mit geeignetem Volumenverhältnis der Gasmischung (z. B.: 11 Liter Luft und 2 Liter Acetylen je Minute) gemessen.

Trocknungsverlust (V.6.22): Höchstens 10,0 Prozent, mit 0,200 g Substanz durch 24 h langes Trocknen im Vakuum bei 105 °C bestimmt.

Sulfatasche (V.3.2.14): Höchstens 2,0 Prozent, mit 0,20 g Substanz bestimmt und auf die getrocknete Substanz berechnet.

Wertbestimmung

Die Bestimmung wird nach „Wertbestimmung von Insulin" (V.2.2.3) durchgeführt. Die gemessene Aktivität muß mindestens 90 und höchstens 111 Prozent der angegebenen Aktivität betragen. Die Vertrauensgrenzen (P = 0,95) der gemessenen Aktivität müssen mindestens 80 und höchstens 125 Prozent der angegebenen Aktivität betragen.

Lagerung

Luftdicht verschlossen, vor Licht geschützt.

Beschriftung

Auf dem Behältnis ist die Tierart angegeben, von der die Substanz gewonnen wurde.

Vorsichtig zu lagern!

Iod

Iodum

I_2 M_r 253,8

Iod enthält mindestens 99,5 und höchstens 100,5 Prozent I.

Eigenschaften

Spröde Plättchen oder kleine Kristalle, grauviolett, mit metallischem Glanz, Schleimhaut reizender Geruch; sehr schwer löslich in Wasser, löslich in Chloroform und Ethanol, schwer löslich in Glycerol, sehr leicht löslich in konzentrierten Lösungen von Iodiden.

Iod verflüchtigt sich langsam bei Raumtemperatur.

Prüfung auf Identität

A. Wird die Substanz in einem Reagenzglas erhitzt, entweichen violette Dämpfe, die ein blauschwarzes, kristallines Sublimat bilden.

B. Eine gesättigte Lösung gibt mit Stärke-Lösung *R* eine Blaufärbung. Wird die Lösung einige Minuten lang zum Sieden erhitzt, entfärbt sie sich. Die Blaufärbung tritt beim Erkalten wieder auf.

Prüfung auf Reinheit

Prüflösung: 3,0 g Substanz werden mit 20 ml Wasser verrieben. Anschließend wird filtriert, das Filter mit Wasser nachgewaschen und das Filtrat mit Wasser zu 30 ml verdünnt. Das Filtrat wird mit 1 g Zinkstaub *R* entfärbt, erneut filtriert und unter Nachwaschen des Filters mit Wasser zu 40 ml verdünnt.

Bromid, Chlorid: 10 ml Prüflösung werden mit 3 ml Ammoniak-Lösung 17 % *R* und 6 ml Silbernitrat-Lösung *R* 2 versetzt. Anschließend wird filtriert und unter Nachwaschen des Filters mit Wasser zu 20 ml verdünnt. 10 ml Filtrat werden mit 1,5 ml Salpetersäure 65 % *R* versetzt. Nach 1 min darf die Trübung der Untersuchungslösung nicht stärker sein als die einer gleichzeitig hergestellten Referenzlösung, die durch Mischen von 10,75 ml Wasser, 0,25 ml 0,01 N-Salzsäure, 0,2 ml Salpetersäure 12,5 % *R* und 0,3 ml Silbernitrat-Lösung *R* 2 hergestellt wird (250 ppm).

Nichtflüchtige Substanzen: Höchstens 0,1 Prozent. 1,00 g Substanz wird in einer Porzellanschale auf dem Wasserbad bis zur Verflüchtigung des Iods erhitzt. Der bei 100 bis 105 °C im Trockenschrank getrocknete Rückstand darf höchstens 1 mg betragen.

Gehaltsbestimmung

0,200 g Substanz werden in einen Erlenmeyerkolben, welcher 1 g Kaliumiodid *R* und 2 ml Wasser enthält, eingewogen. Nach Zusatz von 1 ml Essigsäure 12 % *R* und vollständiger Lösung wird mit 50 ml Wasser verdünnt und mit 0,1 N-Natriumthiosulfat-Lösung in Gegenwart von Stärke-Lösung *R* titriert.

1 ml 0,1 N-Natriumthiosulfat-Lösung entspricht 12,69 mg I.

Lagerung

Dicht verschlossen.

Vorsichtig zu lagern!

Ethanolhaltige Iod-Lösung

Iodi solutio ethanolica

Ethanolhaltige Iod-Lösung enthält mindestens 2,4 und höchstens 2,7 Prozent *(m/m)* I (A_r 126,9), mindestens 2,4 und höchstens 2,7 Prozent *(m/m)* KI (M_r 166,0).

Herstellung

Iod	2,5 Teile
Kaliumiodid	2,5 Teile
Wasser	28,5 Teile
Ethanol 90 % (V/V)	66,5 Teile

Iod und Kaliumiodid werden in 5 Teilen Wasser gelöst und nach vollständiger Lösung mit dem restlichen Wasser und dem Ethanol 90 % (V/V) gemischt.

Eigenschaften

Klare, braunrote Flüssigkeit, die nach Iod und Ethanol riecht.

Prüfung auf Identität

A. Beim Eindampfen von 2 ml Substanz auf dem Wasserbad zur Trockne bleibt ein schwarzbrauner Rückstand zurück, der bei stärkerem Erhitzen violette Dämpfe abgibt und weiß wird. Der Rückstand löst sich in 5 ml Wasser zu einer farblosen Flüssigkeit.

B. Die Lösung von A gibt die Identitätsreaktion b auf Kalium (V.3.1.1).

C. Die Lösung von A gibt die Identitätsreaktion a auf Iodid (V.3.1.1).

Prüfung auf Reinheit

Relative Dichte (V.6.4): 0,926 bis 0,931.

Ethanolgehalt (V.5.3.1): 63,0 bis 66,5 Prozent (V/V). Die Destillation wird mit einer Mischung von 25,0 ml Substanz, 1,0 g Zinkstaub *R* und 150 ml Wasser durchgeführt.

Isopropylalkohol (V.3.3.N3).

Methanol (V.3.3.N2).

Gehaltsbestimmung

Iod: 10,00 g Substanz werden mit 20 ml Wasser versetzt und mit 0,1 N-Natriumthiosulfat-Lösung unter Zusatz von Stärke-Lösung *R* titriert (Titration a).

1 ml 0,1 N-Natriumthiosulfat-Lösung entspricht 12,69 mg Iod.

Kaliumiodid: Die titrierte Lösung der Gehaltsbestimmung von ,,Iod“ wird in einem Meßkolben mit Wasser zu 100,0 ml aufgefüllt. 10,0 ml dieser Verdünnung werden nach Zusatz von 15 ml einer 27,2prozentigen Lösung (*m*/V) von Natriumacetat *R* mit einem Überschuß an Bromwasser *R* (etwa 10 bis 15 ml) versetzt, bis eine klare und rötlichgelbe Lösung entsteht. Nach 1 min wird tropfenweise eine Mischung von 1 Volumteil wasserfreier Ameisensäure *R* und 3 Volumteilen Wasser bis zur Entfärbung hinzugegeben. Nach Zusatz von 10 mg Natriumsalicylat *R* wird umgeschüttelt und die Lösung mit 1,0 g Kaliumiodid *R* und 5 ml Salzsäure 25 % *R* versetzt. Mit 0,1 N-Natriumthiosulfat-Lösung wird unter Zusatz von Stärke-Lösung *R* titriert (Titration b). Der Gehalt an Kaliumiodid wird wie folgt berechnet:

$$G = \frac{(b - 0{,}6\,a) \cdot 2{,}767}{m}$$

G = Gehalt in Prozent
a = Verbrauch an ml 0,1 N-Natriumthiosulfat-Lösung bei Titration a.
b = Verbrauch an ml 0,1 N-Natriumthiosulfat-Lösung bei Titration b.
m = Einwaage der Substanz in g bei Titration a.

Lagerung

Dicht verschlossen, vor Licht geschützt.

Vorsichtig zu lagern!

Ipecacuanhaextrakt

Ipecacuanhae extractum

Ipecacuanhaextrakt enthält mindestens 1,90 und höchstens 2,10 Prozent Alkaloide, berechnet als Emetin ($C_{29}H_{40}N_2O_4$; M_r 480,7) und bezogen auf die getrocknete Substanz.

Herstellung

Ipecacuanhaextrakt wird aus pulverisierter Ipecacuanhawurzel (710) und Ethanol 70 % (V/V) nach dem für Trockenextrakte in der Monographie **Extrakte** beschriebenen Verfahren der Perkolation hergestellt. Die Beendigung der Perkolation wird auf folgende Weise festgestellt: 5,0 ml des ablaufenden Perkolats werden mit 0,2 ml Salzsäure 7 % *R* auf dem Wasserbad zur Trockne eingedampft. Der Rückstand wird in 5,0 ml Wasser gelöst und die Lösung mit 1,0 ml Mayers Reagenz *R* versetzt. Die Mischung darf nicht stärker getrübt sein als eine Referenzlösung aus 5,0 ml Chlorid-Lösung (8 ppm Cl) *R* und 1,0 ml 0,1 N-Silbernitrat-Lösung. Nach beendeter Perkolation werden Preßflüssigkeit und Perkolat vereinigt, nach 24 h langem Stehenlassen durch Watte filtriert und zur Trockne eingedampft. Der Extrakt wird pulverisiert und im Exsikkator nachgetrocknet. Der Alkaloidgehalt wird bestimmt und der Extrakt gegebenenfalls durch Verreiben mit Lactose oder Dextrin auf den geforderten Alkaloidgehalt eingestellt nach der Gleichung:

$$m_1 = \frac{m_2 \cdot (a - 2)}{2}$$

m_1 = Gramm Lactose oder Dextrin
m_2 = Gramm des einzustellenden Extraktes
a = Alkaloidgehalt des Extraktes in Prozent

Eigenschaften

Hellbraunes, fast geruchloses Pulver von süßlichem und bitterem Geschmack.

Prüfung auf Identität

Die Prüfung erfolgt mit Hilfe der Dünnschichtchromatographie (V.6.20.2) unter Verwendung einer Schicht von Kieselgel G *R*.

Untersuchungslösung: 0,20 g Extrakt werden mit 5 ml Wasser unter leichtem Erwärmen 5 min lang geschüttelt und abfiltriert. Das Filtrat wird mit 0,1 ml Ammoniak-Lösung 26 % *R* versetzt und mit 10 ml Chloroform *R* ausgeschüttelt. Die Chloroformphase wird über etwa 2 g wasserfreiem Natriumsulfat *R* getrocknet und anschließend filtriert.

Referenzlösung: 5 mg Emetindihydrochlorid *R* und 6 mg Cephaelindihydrochlorid *R* werden in 20 ml Methanol *R* gelöst.

Auf die Platte werden getrennt 10 µl jeder Lösung bandförmig (20 mm × 3 mm) aufgetragen. Die Chromatographie erfolgt mit einer Mischung von 0,5 Volumteilen Ammoniak-Lösung 17 % *R*, 6,5 Volumteilen Methanol *R* und 93 Volumteilen Chloroform *R* über eine Laufstrecke von 10 cm. Nach Verdunsten des Fließmittels bei Raumtemperatur wird die Platte mit etwa 10 ml Iod-Chloroform *R* (für eine 200-mm × 200-mm-Platte) besprüht und 10 min lang auf 60 °C erhitzt. Im Chromatogramm der Referenz- und der Untersuchungslösung liegt etwa im mittleren Bereich eine zitronengelbe Zone, die dem Emetin entspricht. Etwas unterhalb davon befindet sich eine hellbraune Zone, die dem Cephaelin entspricht. Im ultravioletten Licht bei 365 nm zeigt die dem Emetin entsprechende Zone eine intensiv gelbe Fluoreszenz und die dem Cephaelin entsprechende Zone eine hellblaue Fluoreszenz. Im Chromatogramm der Untersuchungslösung erscheinen im oberen Bereich mehrere blau fluoreszierende Zonen.

Liegt ein Extrakt aus Wurzeln von *Cephaelis acuminata* vor, so sind die mit der Untersuchungslösung erhaltenen Emetin- beziehungsweise Cephaelin-Zonen ähnlich denen, die mit der Referenzlösung erhalten wurden, und zwar in bezug auf ihre Lage, Größe und Fluoreszenz. Liegt ein Extrakt aus Wurzeln von *Cephaelis ipecacuanha* vor, so ist die Emetin-Zone deutlich stärker ausgeprägt als die Cephaelin-Zone.

Prüfung auf Reinheit

Trocknungsverlust (V.6.22.N1): Höchstens 5,0 Prozent.

Gehaltsbestimmung

In ein senkrecht befestigtes Glasrohr von 15 mm lichter Weite und etwa 200 mm Länge, das am unteren Ende zu einer Spitze von 2 bis 3 mm lichter Weite ausgezogen ist, die mit einem mit Hilfe eines Glasstabes leicht eingedrückten Wattebausch verschlossen wurde, werden 8 g Aluminiumoxid zur Chromatographie *RN* locker eingeschüttet. Das Rohr wird sodann 3mal aus etwa 2 cm Höhe senkrecht auf eine hölzerne Unterlage fallengelassen. 1,000 g Extrakt werden unter leichtem Erwärmen in 10 ml Ethanol 70 % *RN* gelöst und nach dem Abkühlen unter Zuhilfenahme eines Glasstabes auf die Säule gebracht. Nach dem Einsickern in die Schicht werden Kolben, Glasstab und Wand des Glasrohrs 3mal mit je 2 ml Ethanol 70 % *RN* nachgespült. Dann wird mit 40 ml Ethanol 70 % *RN* portionsweise eluiert. Dabei ist ein Aufwirbeln des Adsorptionsmittels oder ein Trockenwerden der Säulenoberfläche zu vermeiden. Das Eluat wird in einem 100-ml-Kolben aufgefangen und auf dem Wasserbad auf etwa 10 ml eingeengt. Nach dem Erkalten werden 10,0 ml 0,02 N-Salzsäure und 20 ml kohlendioxidfreies Wasser *R* zugesetzt. Der Überschuß an Salzsäure wird mit 0,02 N-Natriumhydroxid-Lösung nach Zusatz von 0,15 ml Methylrot-Mischindikator-Lösung *R* titriert.

1 ml 0,02 N-Salzsäure entspricht 4,807 mg Alkaloiden, berechnet als Emetin.

Lagerung

Dicht verschlossen, vor Licht geschützt.

Vorsichtig zu lagern!

Eingestelltes Ipecacuanhapulver

Ipecacuanhae pulvis normatus

Eingestelltes Ipecacuanhapulver wird aus pulverisierter Ipecacuanhawurzel (180) erhalten, die, falls erforderlich, auf einen Gesamtalkaloidgehalt von 1,9 bis 2,1 Prozent mit Hilfe pulverisierter Lactose, extrahierter pulverisierter Ipecacuanhawurzel oder pulverisierter Ipecacuanhawurzel mit geringerem Alkaloidgehalt eingestellt ist. Der Gesamtalkaloidgehalt wird als Emetin (M_r 480,7) berechnet und auf die getrocknete Droge bezogen.

Beschreibung

Das hellgraue bis gelblichbraune Pulver hat einen schwachen Geruch und einen bitteren, Brechreiz erregenden und scharfen Geschmack.

Das Pulver zeigt die in der Monographie **Ipecacuanhawurzel (Ipecacuanhae radix)** für Pulver angegebenen Eigenschaften; im Präparat, das mit Glycerol 85 % *R* hergestellt ist, können Lactose-Kristalle sichtbar sein.

Prüfung auf Identität

Das Pulver muß der in der Monographie **Ipecacuanhawurzel** beschriebenen „Prüfung auf Identität" entsprechen.

Prüfung auf Reinheit

Das Pulver muß den in der Monographie **Ipecacuanhawurzel** beschriebenen Prüfungen „Chromatographie", „Sulfatasche", „Salzsäureunlösliche Asche" und folgender zusätzlicher Prüfung entsprechen:

Trocknungsverlust (V.6.22): Höchstens 5,0 Prozent, mit 1,000 g Substanz durch Trocknen im Trockenschrank bei 100 bis 105 °C bestimmt.

Gehaltsbestimmung

Die Gehaltsbestimmung wird wie in der Monographie **Ipecacuanhawurzel** beschrieben durchgeführt.

1 ml 0,1 N-Salzsäure entspricht 24,03 mg Gesamtalkaloiden, berechnet als Emetin.

Lagerung

Dicht verschlossen, vor Licht geschützt.

Vorsichtig zu lagern!

Ipecacuanhatinktur

Ipecacuanhae tinctura

Ipecacuanhatinktur enthält mindestens 0,19 und höchstens 0,21 Prozent Alkaloide, berechnet als Emetin ($C_{29}H_{40}N_2O_4$; M_r 480,7).

Herstellung

Ipecacuanhatinktur wird aus 1 Teil pulverisierter Ipecacuanhawurzel (710) und 8 bis 12 Teilen Ethanol 70 % (V/V) nach dem in der Monographie **Tinkturen** beschriebenen Verfahren der Perkolation so hergestellt, daß eine Tinktur mit dem geforderten Alkaloidgehalt erhalten wird.

Eigenschaften

Gelbbraune Flüssigkeit mit zuerst etwas süßlichem, dann schwach bitterem Geschmack.

Prüfung auf Identität

Die Prüfung erfolgt mit Hilfe der Dünnschichtchromatographie (V.6.20.2) unter Verwendung einer Schicht von Kieselgel G *R*.

Untersuchungslösung: 2,0 ml Tinktur werden mit 2 ml Wasser und 0,1 ml Ammoniak-Lösung 26 % *R* versetzt und mit 10 ml Chloroform *R* ausgeschüttelt. Die Chloroformphase wird über etwa 2 g wasserfreiem Natriumsulfat *R* getrocknet und anschließend filtriert.

Referenzlösung: 5 mg Emetindihydrochlorid *R* und 6 mg Cephaelindihydrochlorid *R* werden in 20 ml Methanol *R* gelöst.

Auf die Platte werden getrennt 10 µl jeder Lösung bandförmig (20 mm × 3 mm) aufgetragen. Die Chromatographie erfolgt mit einer Mischung von 0,5 Volumteilen Ammoniak-Lösung 17 % *R*, 6,5 Volumteilen Methanol *R* und 93 Volumteilen Chloroform *R* über eine Laufstrecke von 10 cm. Nach Verdunsten des Fließmittels bei Raumtemperatur wird die Platte mit etwa 10 ml Iod-Chloroform *R* (für eine 200-mm × 200-mm-Platte) besprüht und 10 min lang auf 60 °C erhitzt. Im Chromatogramm der Referenz- und der Untersuchungslösung liegt etwa im mittleren Bereich eine zitronengelbe Zone, die dem Emetin entspricht. Etwas unterhalb davon befindet sich eine hellbraune Zone, die dem Cephaelin entspricht. Im ultravioletten Licht bei 365 nm zeigt die dem Emetin entsprechende Zone eine intensiv gelbe Fluoreszenz und die dem Cephaelin entsprechende Zone eine hellblaue Fluoreszenz. Im Chromatogramm der Untersuchungslösung erscheinen im oberen Bereich mehrere blau fluoreszierende Zonen.

Liegt eine Tinktur aus Wurzeln von *Cephaelis acuminata* vor, so sind die mit der Untersuchungslösung erhaltenen Emetin- beziehungsweise Cephaelin-Zonen ähnlich denen, die mit der Referenzlösung erhalten wurden, und zwar in bezug auf ihre Lage, ihre ungefähre Größe und ihre Fluoreszenz. Liegt eine Tinktur aus Wurzeln von *Cephaelis ipecacuanha* vor, so ist die Emetin-Zone deutlich stärker ausgeprägt als die Cephaelin-Zone.

Prüfung auf Reinheit

Ethanolgehalt (V.5.3.1): 63,5 bis 69,0 Prozent (V/V).

Isopropylalkohol (V.3.3.N3).

Methanol (V.3.3.N2).

Trockenrückstand (V.6.22.N2): Mindestens 1,5 Prozent.

Gehaltsbestimmung

In ein senkrecht befestigtes Glasrohr von 15 mm lichter Weite und etwa 200 mm Länge, das am unteren Ende zu einer Spitze von 2 bis 3 mm lichter Weite ausgezogen ist, die mit einem mit Hilfe eines Glasstabes leicht eingedrückten Wattebausch verschlossen wurde, werden 8 g Aluminiumoxid zur Chromatographie *RN* locker eingeschüttet. Das Rohr wird sodann 3mal aus etwa 2 cm Höhe senkrecht auf eine hölzerne Unterlage fallengelassen. 10,00 g Tinktur werden unter Zuhilfenahme eines Glasstabes auf die Säule gebracht. Nach dem Einsickern in die Schicht werden Kolben, Glasstab und Wand des Glasrohrs 3mal mit je 2 ml Ethanol 70 % *RN* nachgespült. Dann wird mit 40 ml Ethanol 70 % *RN* portionsweise eluiert. Dabei ist ein Aufwirbeln des Adsorptionsmittels oder ein Trockenwerden der Säulenoberfläche zu vermeiden. Das Eluat wird in einem 100-ml-Kolben aufgefangen und auf dem Wasserbad auf etwa 10 ml eingeengt. Nach dem Erkalten werden 10,0 ml 0,02 N-Salzsäure und 20 ml kohlendioxidfreies Wasser *R* zugesetzt. Der Überschuß an Salzsäure wird mit 0,02 N-Natriumhydroxid-Lösung nach Zusatz von 0,15 ml Methylrot-Mischindikator-Lösung *R* titriert.

1 ml 0,02 N-Salzsäure entspricht 4,807 mg Alkaloiden, berechnet als Emetin.

Lagerung

Dicht verschlossen, vor Licht geschützt.

Vorsichtig zu lagern!

Ipecacuanhawurzel

Ipecacuanhae radix

Ipecacuanhawurzel besteht aus den unterirdischen Organen von *Cephaelis ipecacuanha* (Brot.) A. Rich., bekannt als Matto-Grosso-Ipecacuanha, oder von *Cephaelis acuminata* KARSTEN, bekannt als Cartagena-, Nicaragua- oder Panama-Ipecacuanha (Costa-Rica-Ipecacuanha), oder aus einer Mischung beider Arten. Sie enthält mindestens 2,0 Prozent Gesamtalkaloide, berechnet als Emetin (M_r 480,7) und bezogen auf die bei 100 bis 105 °C getrocknete Droge. Die Hauptalkaloide sind Emetin, Cephaelin und Psychotrin.

Beschreibung

Die Droge hat einen schwachen Geruch und einen bitteren, Brechreiz erregenden und scharfen Geschmack.

Cephaelis ipecacuanha: Die Droge enthält dunkelziegelrote bis tiefdunkelbraune etwas gewundene Wurzelstücke, selten mehr als 15 cm lang und 6 mm dick, mit dicht stehenden, ringförmigen Wülsten und um die ganze Wurzel reichenden Einschnürungen. Der Bruch ist in der Rinde glatt, im Holz splitternd. Der Querschnitt zeigt eine breite, graue Rinde und einen schmalen, einheitlich dichten Holzkörper.

Das zylindrische, bis 2 mm dicke Rhizom liegt in Form kurzer, fein längsgerunzelter Bruchstücke vor, die normalerweise mit der Wurzel verbunden sind. Das Mark nimmt etwa ein Sechstel des Gesamtdurchmessers ein.

Mikroskopische Merkmale: Die Wurzel zeigt im Querschnitt eine Rinde mit schmaler, brauner Korkschicht aus polyedrischen, dünnwandigen, tafelförmigen Zellen; ein breites, parenchymatisches Phelloderm und ein schmales, unverholztes Phloem. Der dichte Holzkörper besteht zur Hauptsache aus schmalen Tracheiden und einer kleinen Anzahl von Gefäßen mit einfacher, runder Perforierung, beide mit zahlreichen Hoftüpfeln in den Seitenwänden. Phellodermzellen und Markstrahlen enthalten reichlich einfache oder zu 2 bis 8 zusammengesetzte Stärkekörner. Die einzelnen Körner sind oval, kugelig oder halbkugelig, und ihr Durchmesser ist selten größer als 15 µm. Im Parenchymgewebe befinden sich Kristallzellen mit je einem Raphidenbündel von 30 bis 80 µm Länge.

Das Rhizom zeigt im Querschnitt durch ein Internodium mehrere Lagen dünnwandiger Korkzellen, ein Perizykel mit Gruppen großer, deutlich getüpfelter Steinzellen, eine Rinde mit mehreren collenchymatisch verdickten Zellen, einen schmalen Phloemring und einen breiten Xylemring, der das aus dünnwandigen, getüpfelten Parenchymzellen bestehende Mark umgibt.

Cephaelis acuminata: Im allgemeinen ähnelt die Droge der Wurzel von *Cephaelis ipecacuanha,* weist aber folgende Unterschiede auf: Die Dicke erreicht oft 9 mm, die graubraune bis braunrote Oberfläche zeigt querverlaufende Einschnürungen in Abständen von 1 bis 3 mm; die 0,5 bis 1 mm breiten Einschnürungen nehmen nur etwa die Hälfte des Umfangs ein und verschwinden an den Enden; die Stärkekörner sind bis zu 22 µm groß.

Pulverdroge: Das hellgrüne bis gelblichbraune Pulver zeigt folgende charakteristische Merkmale: Korkzellen; Parenchymzellen mit einfachen oder zu 2 bis 8 zusammengesetzten Stärkekörnern, wobei die einfachen Körner im Durchmesser bei *C. ipecacuanha* bis 15 µm und bei *C. acuminata* bis 22 µm groß sind; bis zu 80 µm lange Calciumoxalatraphiden in Bündeln oder einzeln verstreut; Bruchstücke von Tracheiden und Gefäßen (10 bis 20 µm groß) mit Hoftüpfeln; größere Gefäße und Sklerenchymzellen aus dem Rhizom.

Prüfung auf Identität

Ausgewertet wird das Chromatogramm, das bei der Prüfung „Chromatographie" (siehe „Prüfung auf Reinheit") erhalten wird. Die mit den Untersuchungslösungen und der Referenzlösung erhaltenen Chromatogramme müssen im Tageslicht etwa in der Mitte eine dem Emetin entsprechende gelbe Zone und darunter eine dem Cephaelin entsprechende hellbraune Zone zeigen. Im ultravioletten Licht bei 365 nm muß die dem Emetin entsprechende Zone eine intensiv gelbe Fluoreszenz und die dem Cephaelin entsprechende Zone einc hellblaue Fluoreszenz zeigen. Das mit der Untersuchungslösung a erhaltene Chromatogramm zeigt auch einige schwache Zonen, die Nebenalkaloiden entsprechen.

Liegt *C. acuminata* vor, müssen die im Chromatogramm der Untersuchungslösung a erhaltenen Hauptzonen in bezug auf Lage, Fluoreszenz und Größe den im Chromatogramm der Referenzlösung auftretenden Zonen ähnlich sein.

Liegt *C. ipecacuanha* vor, besteht der einzige Unterschied darin, daß die dem Cephaelin entsprechende Zone im Chromatogramm der Untersuchungslösung a viel schmaler ist als die entsprechende Zone im Chromatogramm der Referenzlösung.

Prüfung auf Reinheit

Chromatographie: Die Prüfung erfolgt mit Hilfe der Dünnschichtchromatographie (V.6.20.2) unter Verwendung einer Schicht von Kieselgel G *R*.

Untersuchungslösung a: 0,1 g pulverisierte Droge (180) werden in einem kleinen Reagenzglas mit 0,05 ml Ammoniak-Lösung 26 % *R* und 5 ml Chloroform *R* versetzt. Die Mischung wird mit einem Glasstab kräftig umgerührt und nach 30 min filtriert.

Untersuchungslösung b: 1 ml Untersuchungslösung a wird mit Chloroform *R* zu 25 ml verdünnt.

Referenzlösung: 5 mg Emetindihydrochlorid *R* und 6 mg Cephaelindihydrochlorid *R* werden in Methanol *R* zu 20,0 ml gelöst.

Auf die Platte werden getrennt 10 µl jeder Lösung bandförmig (20 mm × 3 mm) aufgetragen. Die Chromatographie erfolgt mit einer Mischung von 0,5 Volumteilen Ammoniak-Lösung 26 % *R*, 6,5 Volumteilen Methanol *R* und

93 Volumteilen Chloroform *R* über eine Laufstrecke von 10 cm. Die Platte wird an der Luft getrocknet, bis der Lösungsmittelgeruch verschwunden ist. Sie wird mit 10 ml Iod-Chloroform *R* (für eine Platte von 200 mm × 200 mm) besprüht und 10 min lang auf 60 °C erhitzt. Die Auswertung erfolgt dann im ultravioletten Licht bei 365 nm. Das mit der Untersuchungslösung b erhaltene Chromatogramm darf nur 2 Zonen zeigen, die denen im Chromatogramm der Referenzlösung entsprechen.

Fremde Bestandteile (V.4.2): Höchstens 1,0 Prozent.

Sulfatasche (V.3.2.14): Höchstens 6,0 Prozent, mit 1,00 g pulverisierter Droge bestimmt.

Salzsäureunlösliche Asche (V.4.1): Höchstens 3,0 Prozent.

Gehaltsbestimmung

7,50 g pulverisierte Droge (180) werden in einen trockenen Kolben gegeben. Nach Zusatz von 100 ml Ether *R* wird 5 min lang geschüttelt. 5 ml Ammoniak-Lösung 10 % *R* werden hinzugegeben und der Kolben 1 h lang geschüttelt. Nach Zusatz von 5 ml Wasser wird erneut kräftig geschüttelt und die Etherphase durch einen Wattebausch filtriert. Der Rückstand im Kolben wird mit 2 Portionen zu je 25 ml Ether *R* gewaschen und die Etherlösung durch den Wattebausch filtriert. Die Etherlösungen werden vereinigt, der Ether abdestilliert. Die letzten Milliliter werden durch leichtes Erwärmen und durch Einleiten eines Luftstromes in den Kolben entfernt. Der Rückstand wird in 2 ml Ethanol 90 % (V/V) gelöst, das Ethanol abgedampft und der Rückstand 5 min lang auf 100 °C erhitzt. Der Rückstand wird in 5 ml vorher neutralisiertem Ethanol 90 % (V/V) durch Erhitzen auf dem Wasserbad gelöst, mit 15,0 ml 0,1 N-Salzsäure versetzt und der Überschuß nach Zusatz von 0,5 ml Methylrot-Mischindikator-Lösung *R* mit 0,1 N-Natriumhydroxid-Lösung titriert.

1 ml 0,1 N-Salzsäure entspricht 24,03 mg Gesamtalkaloiden, berechnet als Emetin.

Lagerung

Vor Licht geschützt.

Hinweis

Wird gepulverte Ipecacuanhawurzel verordnet, so ist **Eingestelltes Ipecacuanhapulver** zu verwenden.

Vorsichtig zu lagern!

Isoniazid

Isoniazidum

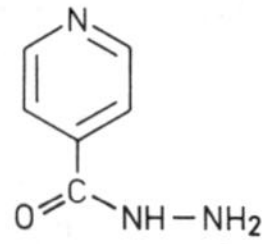

$C_6H_7N_3O$ M_r 137,1

Isoniazid enthält mindestens 99,0 und höchstens 101,0 Prozent Isonicotinohydrazid, berechnet auf die getrocknete Substanz.

Eigenschaften

Weißes, kristallines Pulver oder farblose Kristalle, geruchlos; leicht löslich in Wasser, wenig löslich in Ethanol, schwer löslich in Chloroform, sehr schwer löslich in Ether.

Prüfung auf Identität

Die Prüfung B kann entfallen, wenn die Prüfungen A und C durchgeführt werden. Die Prüfung C kann entfallen, wenn die Prüfungen A und B durchgeführt werden.

A. Schmelztemperatur (V.6.11.1): 170 bis 174 °C.

B. Das IR-Absorptionsspektrum (V.6.18) der Substanz zeigt im Vergleich mit dem von Isoniazid *CRS* Maxima bei denselben Wellenlängen mit den gleichen relativen Intensitäten.

C. 0,1 g Substanz werden in 2 ml Wasser gelöst, mit 10 ml einer warmen, 1prozentigen Lösung (*m*/V) von Vanillin *R* versetzt und stehengelassen. Wird an der Wand des Reagenzglases mit einem Glasstab gerieben, so entsteht ein gelber Niederschlag, der nach dem Umkristallisieren aus 5 ml Ethanol

70 % (V/V) und Trocknen bei 100 bis 105 °C bei 226 bis 231 °C schmilzt (V.6.11.1).

Prüfung auf Reinheit

Prüflösung: 2,5 g Substanz werden in kohlendioxidfreiem Wasser *R* zu 50 ml gelöst.

Aussehen der Lösung: Die Prüflösung muß klar (V.6.1) und darf nicht stärker gefärbt sein als die Farbvergleichslösung BG_7 (V.6.2, Methode II).

***p*H-Wert** (V.6.3.1): Der *p*H-Wert der Prüflösung muß zwischen 6,0 und 8,0 liegen.

Hydrazin und verwandte Substanzen: Die Prüfung erfolgt mit Hilfe der Dünnschichtchromatographie (V.6.20.2) unter Verwendung einer Schicht von Kieselgel GF_{254} *R*.

Untersuchungslösung: 1,0 g Substanz wird in einer Mischung von gleichen Volumteilen Aceton *R* und Wasser zu 10,0 ml gelöst.

Referenzlösung: 50,0 mg Hydrazinsulfat *R* werden in 50 ml Wasser gelöst und mit Aceton *R* zu 100,0 ml verdünnt. 10,0 ml dieser Lösung werden mit 0,2 ml Untersuchungslösung versetzt und mit einer Mischung von gleichen Volumteilen Aceton *R* und Wasser zu 100,0 ml verdünnt.

Auf die Platte werden getrennt 5 µl jeder Lösung aufgetragen. Die Chromatographie erfolgt mit einer Mischung von 10 Volumteilen Wasser, 20 Volumteilen Methanol *R*, 20 Volumteilen Aceton *R* und 50 Volumteilen Ethylacetat *R* über eine Laufstrecke von 15 cm. Die Platte wird an der Luft getrocknet. Die Auswertung erfolgt im ultravioletten Licht bei 254 nm. Im Chromatogramm der Untersuchungslösung auftretende Nebenflecke dürfen nicht größer oder intensiver sein als der mit der Referenzlösung erhaltene Fleck. Wird die Platte mit Dimethylaminobenzaldehyd-Lösung *R* 1 besprüht und im Tageslicht ausgewertet, so findet sich im Chromatogramm der Referenzlösung ein zusätzlicher, dem Hydrazin entsprechender Fleck. Ein im Chromatogramm der Untersuchungslösung auftretender, dem Hydrazin entsprechender Fleck darf nicht größer oder stärker gefärbt sein als der mit der Referenzlösung erhaltene Fleck.

Schwermetalle (V.3.2.8): 2,0 g Substanz müssen der Grenzprüfung C auf Schwermetalle entsprechen (10 ppm). Zur Herstellung der Referenzlösung werden 2 ml Blei-Lösung (10 ppm Pb) *R* verwendet.

Trocknungsverlust (V.6.22): Höchstens 0,5 Prozent, mit 1,000 g Substanz durch Trocknen im Trockenschrank bei 100 bis 105 °C bestimmt.

Sulfatasche (V.3.2.14): Höchstens 0,1 Prozent, mit 1,0 g Substanz bestimmt.

Gehaltsbestimmung

0,250 g Substanz werden in Wasser zu 100,0 ml gelöst. 20,0 ml dieser Lösung werden mit 100 ml Wasser, 20 ml Salzsäure 36 % *R*, 0,2 g Kaliumbromid *R* und 0,05 ml Methylrot-Lösung *R* versetzt. Unter fortgesetztem Schütteln wird tropfenweise mit 0,1 N-Kaliumbromat-Lösung titriert, bis die rote Färbung verschwindet.

1 ml 0,1 N-Kaliumbromat-Lösung entspricht 3,429 mg $C_6H_7N_3O$.

Lagerung

Vor Licht geschützt.

Vorsichtig zu lagern!

Isoprenalinsulfat

Isoprenalini sulfas

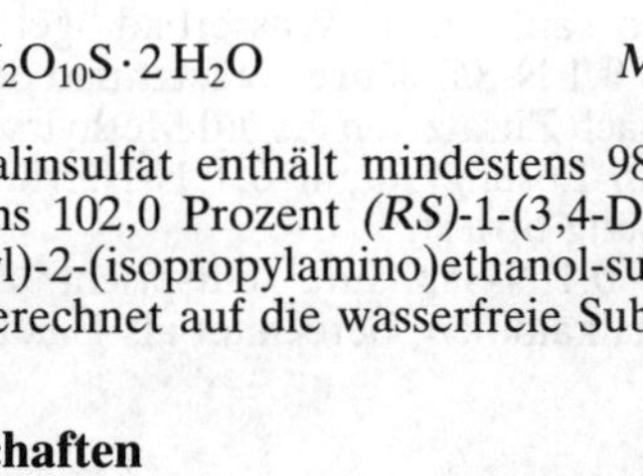

$C_{22}H_{36}N_2O_{10}S \cdot 2\,H_2O$ M_r 556,6

Isoprenalinsulfat enthält mindestens 98,0 und höchstens 102,0 Prozent *(RS)*-1-(3,4-Dihydroxyphenyl)-2-(isopropylamino)ethanol-sulfat (2:1), berechnet auf die wasserfreie Substanz.

Eigenschaften

Weißes bis fast weißes, kristallines Pulver; leicht löslich in Wasser, sehr schwer löslich in Ethanol.

Die Substanz schmilzt bei etwa 128 °C unter Zersetzung.

Prüfung auf Identität

Die Prüfung A kann entfallen, wenn die Prüfungen B, C und D durchgeführt werden. Die Prüfungen B und C können entfallen, wenn die Prüfungen A und D durchgeführt werden.

A. 0,5 g Substanz werden in 1,5 ml Wasser gelöst und mit 3,5 ml Isopropylalkohol *R* versetzt. An der Reagenzglaswand wird mit einem Glasstab gerieben, bis Kristalle ausfallen. Die gesammelten Kristalle werden im Vakuum bei 60 °C über Phosphor(V)-oxid *R* getrocknet. In gleicher Weise wird Isoprenalinsulfat *CRS* umkristallisiert. Das IR-Absorptionsspektrum (V.6.18) der umkristallisierten Substanz zeigt im Vergleich mit dem des umkristallisierten Isoprenalinsulfats *CRS* Maxima bei denselben Wellenlängen mit den gleichen relativen Intensitäten.

B. Werden 0,1 ml Prüflösung (siehe ,,Prüfung auf Reinheit") mit 0,9 ml Wasser und 0,05 ml Eisen(III)-chlorid-Lösung *R* 1 versetzt, entsteht eine grüne Färbung, die auf tropfenweisen Zusatz von Natriumhydrogencarbonat-Lösung *R* in Blau, dann in Rot umschlägt.

C. Wird 1 ml Prüflösung mit Wasser zu 10 ml verdünnt und mit 0,25 ml Silbernitrat-Lösung *R* 1 versetzt, bildet sich innerhalb von 10 min ein feiner, glänzender, grauer Niederschlag, und die Lösung färbt sich rosa.

D. Die Prüflösung gibt die Identitätsreaktion a auf Sulfat (V.3.1.1).

Prüfung auf Reinheit

Prüflösung: 5,0 g Substanz werden in kohlendioxidfreiem Wasser *R* zu 50 ml gelöst. Die Lösung ist innerhalb von 2 h nach Herstellung zu verwenden.

Aussehen der Lösung: Die Prüflösung muß klar (V.6.1) und darf nicht stärker gefärbt sein als die Farbvergleichslösung G_6 (V.6.2, Methode II).

***p*H-Wert** (V.6.3.1): 5 ml Prüflösung werden mit kohlendioxidfreiem Wasser *R* zu 10 ml verdünnt. Der *p*H-Wert der Lösung muß zwischen 4,3 und 5,5 liegen.

Isoprenalon: 0,20 g Substanz werden in 0,01 N-Schwefelsäure zu 100,0 ml gelöst. Die Absorption (V.6.19), bei 310 nm gemessen, darf höchstens 0,20 betragen.

Wasser (V.3.5.6): 5,0 bis 7,5 Prozent, mit 0,200 g Substanz nach der Karl-Fischer-Methode bestimmt.

Sulfatasche (V.3.2.14): Höchstens 0,1 Prozent, mit 1,0 g Substanz bestimmt.

Gehaltsbestimmung

0,400 g Substanz werden in 20 ml wasserfreier Essigsäure *R*, falls erforderlich unter leichtem Erwärmen, gelöst. Die Lösung wird mit 20 ml Isobutylmethylketon *R* versetzt und nach ,,Titration in wasserfreiem Medium" (V.3.5.5) mit 0,1 N-Perchlorsäure titriert. Der Endpunkt wird mit Hilfe der ,,Potentiometrie" (V.6.14) bestimmt.

1 ml 0,1 N-Perchlorsäure entspricht 52,06 mg $C_{22}H_{36}N_2O_{10}S$.

Lagerung

Vor Licht geschützt.

Vorsichtig zu lagern!

Isopropylmyristat

Isopropylis myristas

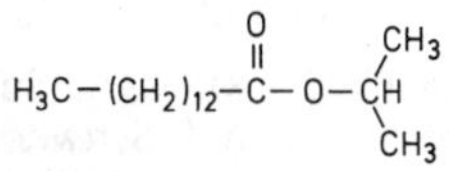

$C_{17}H_{34}O_2$ M_r 270,5

Isopropylmyristat enthält hauptsächlich Isopropyltetradecanoat neben wechselnden Mengen anderer Fettsäureisopropylester. Isopropylmyristat für parenterale Anwendung darf keine Zusätze zur Stabilisierung und Konservierung enthalten.

Eigenschaften

Klare, farblose bis schwach gelbliche, ölige Flüssigkeit, praktisch geruchlos; mischbar mit organischen Lösungsmitteln, nicht mischbar mit Wasser.

Prüfung auf Identität

A. 2 ml einer 0,1prozentigen Lösung (*m*/V) der Substanz in Ethanol 96 % *R* werden mit einer frisch hergestellten Lösung von 20 mg Dimethylaminobenzaldehyd *R* in 2 ml Schwefelsäure 96 % *R* unterschichtet. Nach 2 min ist an der Grenzfläche ein gelbroter Ring zu erkennen, dessen Farbe sich allmählich nach Rot vertieft.

B. Die Substanz gibt die Identitätsreaktion auf Ester (V.3.1.1). Nach dem Erhitzen wird abweichend von der Vorschrift mit 3 ml Ethanol 96 % *R* versetzt, anschließend mit 1 ml Salzsäure 7 % *R* angesäuert.

Prüfung auf Reinheit

Prüflösung: 2,0 g Substanz werden in Methanol *R* zu 20 ml gelöst.

Aussehen der Lösung: Die Prüflösung muß klar (V.6.1) und darf nicht stärker gefärbt sein als die Farbvergleichslösung G_6 (V.6.2, Methode II).

Erstarrungstemperatur (V.6.12): 4 bis 6 °C.

Relative Dichte (V.6.4): 0,850 bis 0,857.

Brechungsindex (V.6.5): 1,432 bis 1,436.

Viskosität (V.6.7.1): 5 bis 6 mPa · s.

Säurezahl (V.3.4.1): Höchstens 1,0.

Iodzahl (V.3.4.4): Höchstens 1,0.

Verseifungszahl (V.3.4.6): 202 bis 212, mit 2,00 g Substanz bestimmt.

Schwermetalle (V.3.2.8): 1,0 g Substanz muß der Grenzprüfung C auf Schwermetalle entsprechen (20 ppm). Zur Herstellung der Referenzlösung werden 2,0 ml Blei-Lösung (10 ppm Pb) *R* verwendet.

Wasser (V.3.5.6): Höchstens 0,5 Prozent, mit 5,0 g Substanz nach der Karl-Fischer-Methode bestimmt.

Sulfatasche (V.3.2.14): Höchstens 0,1 Prozent, mit 1,0 g Substanz bestimmt.

Lagerung

Vor Licht geschützt.

Beschriftung

Zusätze zur Stabilisierung und Konservierung sind anzugeben.

Isopropylpalmitat

Isopropylis palmitas

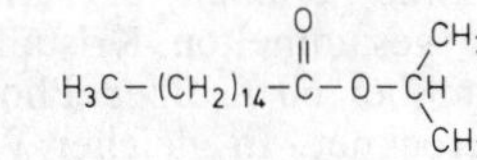

$C_{19}H_{38}O_2$ M_r 298,5

Isopropylpalmitat enthält hauptsächlich Isopropylhexadecanoat neben wechselnden Mengen anderer Fettsäureisopropylester. Isopropylpalmitat für parenterale Anwendung darf keine Zusätze zur Stabilisierung und Konservierung enthalten.

Eigenschaften

Klare, farblose bis schwach gelbliche, ölige Flüssigkeit, praktisch geruchlos; mischbar mit organischen Lösungsmitteln, nicht mischbar mit Wasser.

Prüfung auf Identität

A. 2 ml einer 0,1prozentigen Lösung (*m*/V) der Substanz in Ethanol 96 % *R* werden mit einer frisch hergestellten Lösung von 20 mg Dimethylaminobenzaldehyd *R* in 2 ml Schwefelsäure 96 % *R* unterschichtet. Nach 2 min ist an der Grenzfläche ein gelbroter Ring zu erkennen, dessen Farbe sich allmählich nach Rot vertieft.

B. Die Substanz gibt die Identitätsreaktion auf Ester (V.3.1.1). Nach dem Erhitzen wird abweichend von der Vorschrift mit 3 ml Ethanol 96 % *R* versetzt, anschließend mit 1 ml Salzsäure 7 % *R* angesäuert.

Prüfung auf Reinheit

Prüflösung: 2,0 g Substanz werden in Methanol *R* zu 20 ml gelöst.

Aussehen der Lösung: Die Prüflösung muß klar (V.6.1) und darf nicht stärker gefärbt sein als die Farbvergleichslösung G_6 (V.6.2, Methode II).

Relative Dichte (V.6.4): 0,852 bis 0,854.

Brechungsindex (V.6.5): 1,436 bis 1,439.

Viskosität (V.6.7.1): 7 bis 8 mPa · s.

Säurezahl (V.3.4.1): Höchstens 1,0.

Iodzahl (V.3.4.4): Höchstens 1,0.

Verseifungszahl (V.3.4.6): 184 bis 192, mit 2,00 g Substanz bestimmt.

Schwermetalle (V.3.2.8): 1,0 g Substanz muß der Grenzprüfung C auf Schwermetalle entsprechen (20 ppm). Zur Herstellung der Referenzlösung werden 2,0 ml Blei-Lösung (10 ppm Pb) *R* verwendet.

Wasser (V.3.5.6): Höchstens 0,5 Prozent, mit 5,0 g Substanz nach der Karl-Fischer-Methode bestimmt.

Sulfatasche (V.3.2.14): Höchstens 0,1 Prozent, mit 1,0 g Substanz bestimmt.

Lagerung

Vor Licht geschützt.

Beschriftung

Zusätze zur Stabilisierung und Konservierung sind anzugeben.

Kakaobutter

Cacao oleum

Kakaobutter ist das durch Abpressen gewonnene, filtrierte oder zentrifugierte Fett aus Kakaokernen oder Kakaomasse von Samen von *Theobroma cacao* L.

Eigenschaften

Blaßgelbliche, feste, bei Raumtemperatur spröde Tafeln oder Stücke, auch durch Raspeln zerkleinert; schwacher, angenehmer, kakaoartiger Geruch und milder, eigenartiger Geschmack; im ultravioletten Licht keine oder nur schwache Fluoreszenz; sehr leicht löslich in Chloroform, Ether und Petroläther, schwer löslich in wasserfreiem Ethanol.

Prüfung auf Identität

Die Prüfung erfolgt mit Hilfe der „Identifizierung fetter Öle durch Dünnschichtchromatographie" (V.3.1.3) und folgender Modifikation: Zusätzlich werden 5 µl einer Lösung von 0,10 g Substanz in 4 ml Chloroform *R* punktförmig aufgetragen. Nach der Entwicklung und Erkalten der 10 min lang auf 110 °C erhitzten Platte wird das Chromatogramm mit einer 0,05prozentigen Lösung (*m*/V) von Rhodamin B *R* in Methanol *R* besprüht. Nach einigen Minuten wird mit einer 40prozentigen Lösung (*m*/V) von Kaliumhydroxid *R* besprüht. Sofort oder nach einiger Zeit erscheinen deutlich sichtbare Flekke auf rötlichem Untergrund. Die Schicht wird im warmen Luftstrom getrocknet und erneut mit einer 40prozentigen Lösung (*m*/V) von Kaliumhydroxid *R* besprüht. Das Chromatogramm der 0,5prozentigen Lösung der Substanz zeigt 3 Flecke, die dem Schema entsprechen. Das Chromatogramm der 2,5prozentigen Lösung der Substanz zeigt keine Flecke zwischen G und L.

Prüfung auf Reinheit

Aussehen der Lösung: Die Lösung von 3,0 g Substanz in 9 ml Ether *R* muß klar sein (V.6.1).

Brechungsindex (V.6.5): 1,456 bis 1,459, bei 40 °C bestimmt.

Schmelztemperatur in der offenen Kapillare: 31 bis 35 °C. Etwa 50 g Substanz werden in einem niedrigen Becherglas bei 50 bis 60 °C geschmolzen und in einem Wasserbad von 25 °C unter ständigem Rühren, möglichst ohne Einrühren von Luftblasen, so lange abgekühlt, bis eine pastenförmige Masse entstanden ist. Dann wird das Becherglas in ein Wasserbad von 32 bis 33 °C gebracht und mit dem Rühren so lange fortgefahren (etwa 30 min), bis die Substanz die Badtemperatur erreicht hat. Ein Teil der milchigtrüben, dickflüssigen Schmelze wird in Zäpfchenformen, die auf 20 bis 22 °C vorgewärmt sind, ausgegossen und mindestens 2 h lang bei dieser Temperatur erstarren gelassen.

Von der erstarrten Substanz wird die Schmelztemperatur in der offenen Kapillare (V.6.11.2) bestimmt, wobei die Temperatur zwischen 20 und 30 °C um höchstens 1 °C in der Minute und von 30 °C an nur noch um höchstens 0,2 °C in der Minute steigen darf.

Absorption (V.6.19): Die Absorption einer 1prozentigen Lösung (*m*/V) der Substanz in Cyclohexan *R*, nach Waschen mit Alkalihydroxid-Lösung im Maximum bei 270 nm gemessen, darf höchstens 0,18 betragen.

2,0 g Substanz werden in einem Becherglas unter schwachem Erwärmen geschmolzen und in 5 ml Cyclohexan *R* gelöst. Die Lösung wird in einen 100-ml-Scheidetrichter gebracht und das Becherglas mit 5 ml Cyclohexan *R* ausgespült. Nach Zusatz von 3 ml 4 N-Natriumhydroxid-Lösung *RN* wird 2 bis 3 min lang schwach geschüttelt. Die wäßrige Phase wird verworfen und die organische Phase 7mal mit je 3 ml Wasser gewaschen. Zur organischen Phase werden 5 ml Cyclohexan *R* zugegeben; über wasserfreiem Natriumsulfat *R* wird getrocknet, abfiltriert und die organische Phase auf dem Wasserbad zur Trockne eingedampft. 0,100 g des Rückstandes werden in Cyclohexan *R* zu 10,0 ml gelöst. Die Absorption der Lösung wird bei 270 nm gemessen.

Säurezahl (V.3.4.1): Höchstens 3,0; 10,00 g Substanz werden unter Erwärmen auf dem Wasserbad am Rückflußkühler in 50 ml des vorgeschriebenen Lösungsmittelgemisches gelöst.

Iodzahl (V.3.4.4): 33 bis 42.

Verseifungszahl (V.3.4.6): 192 bis 198, mit 2,00 g Substanz bestimmt.

Unverseifbare Anteile (V.3.4.7): Höchstens 0,4 Prozent, mit 5,00 g Substanz bestimmt.

Verdorbenheit: Die Substanz darf nicht ranzig riechen und schmecken, und die Peroxidzahl (V.3.4.5) darf nicht größer als 3 sein.

1,00 g Substanz wird 1 min lang mit 1 ml Salzsäure 36 % *R* und anschließend 5 s lang mit 1 ml Resorcin-Lösung *R* geschüttelt. Nach 5 min darf die wäßrige Schicht nicht stärker gefärbt sein als 1 ml einer Mischung von 0,05 ml 0,01 N-Kaliumpermanganat-Lösung mit 9,95 ml Wasser.

Lagerung

Vor Licht geschützt.

Kaliumbromid

Kalii bromidum

KBr M_r 119,0

Kaliumbromid enthält mindestens 98,0 und höchstens 100,5 Prozent KBr, berechnet auf die getrocknete Substanz.

Eigenschaften

Farblose Kristalle oder weißes, kristallines Pulver, geruchlos; leicht löslich in Wasser und Glycerol, schwer löslich in Ethanol.

Prüfung auf Identität

A. Die Prüflösung (siehe „Prüfung auf Reinheit") gibt die Identitätsreaktionen auf Kalium (V.3.1.1).

B. Die Substanz gibt die Identitätsreaktionen auf Bromid (V.3.1.1).

Prüfung auf Reinheit

Prüflösung: 10,0 g Substanz werden in destilliertem, kohlendioxidfreiem Wasser *R* zu 100 ml gelöst.

Aussehen der Lösung: Die Prüflösung muß klar (V.6.1) und farblos (V.6.2, Methode II) sein.

Sauer oder alkalisch reagierende Substanzen: 10 ml Prüflösung werden mit 0,1 ml Bromthymolblau-Lösung *R* 1 versetzt. Bis zum Farbumschlag dürfen höchstens 0,5 ml 0,01 N-Salzsäure oder 0,01 N-Natriumhydroxid-Lösung verbraucht werden.

Bromat: 10 ml Prüflösung werden mit 1 ml Stärke-Lösung *R*, 0,1 ml einer 10prozentigen Lösung (*m*/V) von Kaliumiodid *R* und 0,25 ml 1 N-Schwefelsäure versetzt und 5 min lang vor Licht geschützt stehengelassen. Weder eine blaue noch violette Färbung darf entstehen.

Chlorid: Höchstens 0,6 Prozent. 1,000 g Substanz wird in einem Erlenmeyerkolben in 20 ml Salpetersäure 12,5 % *R* gelöst. Nach Zusatz von 5 ml Wasserstoffperoxid-Lösung 30 % *R* wird die Lösung auf dem Wasserbad bis zur vollständigen Entfärbung erwärmt. Die Wände des Kolbens werden mit wenig Wasser abgespült. Nach 15 min langem Erwärmen auf dem Wasserbad wird erkalten gelassen, mit Wasser zu 50 ml verdünnt, 5,0 ml 0,1 N-Silbernitrat-Lösung und 1 ml Dibutylphthalat *R* zugesetzt und geschüttelt. Mit 0,1 N-Ammoniumthiocyanat-Lösung wird unter Zusatz von 5 ml Ammoniumeisen(III)-sulfat-Lösung *R* 2 titriert. Höchstens 1,7 ml 0,1 N-Silbernitrat-Lösung dürfen verbraucht werden. Die verbrauchte Menge 0,1 N-Silbernitrat-Lösung wird für die „Gehaltsbestimmung" notiert.

Iodid: 5 ml Prüflösung werden mit 0,15 ml Eisen(III)-chlorid-Lösung *R* 1 und 2 ml Chloroform *R* versetzt und geschüttelt. Nach Trennung der Phasen muß die Chloroformschicht farblos sein (V.6.2, Methode I).

Sulfat (V.3.2.13): 15 ml Prüflösung müssen der Grenzprüfung auf Sulfat entsprechen (100 ppm).

Barium: 5 ml Prüflösung werden mit 5 ml destilliertem Wasser und 1 ml Schwefelsäure 10 % *R* versetzt. Nach 15 min darf eine Opaleszenz höchstens so stark sein wie diejenige einer Mischung von 5 ml Prüflösung und 6 ml destilliertem Wasser.

Eisen (V.3.2.9): 5 ml Prüflösung, mit Wasser zu 10 ml verdünnt, müssen der Grenzprüfung auf Eisen entsprechen (20 ppm).

Magnesium, Erdalkalimetalle (V.3.2.7): 10,0 g Substanz müssen der Grenzprüfung auf Magnesium, Erdalkalimetalle entsprechen. Der Verbrauch an 0,01 M-Natriumedetat-Lösung darf höchstens 5,0 ml betragen (200 ppm, berechnet als Ca).

Schwermetalle (V.3.2.8): 12 ml Prüflösung müssen der Grenzprüfung A auf Schwermetalle entsprechen (10 ppm). Zur Herstellung der Referenzlösung wird die Blei-Lösung (1 ppm Pb) *R* verwendet.

Trocknungsverlust (V.6.22): Höchstens 1,0 Prozent, mit 1,000 g Substanz durch 3 h langes Trocknen im Trockenschrank bei 100 bis 105 °C bestimmt.

Gehaltsbestimmung

2,000 g Substanz werden in Wasser zu 100,0 ml gelöst. 10,0 ml dieser Lösung werden mit 50 ml Wasser, 5 ml Salpetersäure 12,5 % *R*, 25,0 ml 0,1 N-Silbernitrat-Lösung und 2 ml Dibutylphthalat *R* versetzt. Nach kräftigem Schütteln wird unter Zusatz von 2 ml Ammoniumeisen(III)-sulfat-Lösung *R* 2 mit 0,1 N-Ammoniumthiocyanat-Lösung titriert. In der Nähe des Umschlagspunktes wird kräftig geschüttelt. Das Resultat wird unter Berücksichtigung des Chloridgehaltes (siehe „Prüfung auf Chlorid") korrigiert.

1 ml 0,1 N-Silbernitrat-Lösung entspricht 11,90 mg KBr.

Kaliumchlorid

Kalii chloridum

KCl M_r 74,6

Kaliumchlorid enthält mindestens 99,0 und höchstens 100,5 Prozent KCl, berechnet auf die getrocknete Substanz.

Eigenschaften

Farblose Kristalle oder weißes, kristallines Pulver, geruchlos; leicht löslich in Wasser, praktisch unlöslich in wasserfreiem Ethanol.

Prüfung auf Identität

A. Die Prüflösung (siehe „Prüfung auf Reinheit") gibt die Identitätsreaktionen auf Kalium (V.3.1.1).

B. Die Substanz gibt die Identitätsreaktionen auf Chlorid (V.3.1.1).

Prüfung auf Reinheit

Prüflösung: 10,0 g Substanz werden in destilliertem, kohlendioxidfreiem Wasser *R* zu 100 ml gelöst.

Aussehen der Lösung: Die Prüflösung muß klar (V.6.1) und farblos (V.6.2, Methode II) sein.

Sauer oder alkalisch reagierende Substanzen: 50 ml Prüflösung werden mit 0,1 ml Bromthymolblau-Lösung *R* 1 versetzt. Bis zum Farbumschlag dürfen höchstens 0,5 ml 0,01 N-Salzsäure oder 0,01 N-Natriumhydroxid-Lösung verbraucht werden.

Bromid: Höchstens 0,1 Prozent. 1,0 g Substanz wird in Wasser zu 100 ml gelöst. 0,5 ml dieser Lösung werden mit 9 ml Wasser, 1 ml Phenolrot-Lösung *R* 1 und 0,05 ml Chloramin-T-Lösung *R* versetzt. Nach 15 s langem Schütteln werden 0,15 ml 0,1 N-Natriumthiosulfat-Lösung zugesetzt. Eine Violettfärbung darf höchstens so stark sein wie die einer gleichzeitig und unter gleichen Bedingungen hergestellten Referenzlösung mit 0,5 ml einer 0,0015prozentigen Lösung (*m*/V) von Kaliumbromid *R* und 9 ml Wasser.

Iodid: 5 g Substanz werden tropfenweise mit einer frisch hergestellten Mischung von 0,15 ml Natriumnitrit-Lösung *R*, 2 ml 1 N-Schwefelsäure, 25 ml iodidfreier Stärke-Lösung *R* und 25 ml Wasser befeuchtet. Nach 5 min darf im Tageslicht die Substanz keine Blaufärbung zeigen.

Sulfat (V.3.2.13): 5 ml Prüflösung, mit destilliertem Wasser zu 15 ml verdünnt, müssen der Grenzprüfung auf Sulfat entsprechen (300 ppm).

Barium: 5 ml Prüflösung werden mit 5 ml destilliertem Wasser und 1 ml Schwefelsäure 10 % *R* versetzt. Nach 15 min darf eine Opaleszenz höchstens so stark wie die einer Mischung von 5 ml Prüflösung und 6 ml destilliertem Wasser sein.

Eisen (V.3.2.9): 5 ml Prüflösung, mit Wasser zu 10 ml verdünnt, müssen der Grenzprüfung auf Eisen entsprechen (20 ppm).

Magnesium, Erdalkalimetalle (V.3.2.7): 10,0 g Substanz müssen der Grenzprüfung auf Magnesium, Erdalkalimetalle entsprechen. Der Verbrauch an 0,01 M-Natriumedetat-Lösung darf höchstens 5,0 ml betragen (200 ppm, berechnet als Ca).

Schwermetalle (V.3.2.8): 12 ml Prüflösung müssen der Grenzprüfung A auf Schwermetalle entsprechen (10 ppm). Zur Herstellung der Referenzlösung wird die Blei-Lösung (1 ppm Pb) *R* verwendet.

Trocknungsverlust (V.6.22): Höchstens 1,0 Prozent, mit 1,000 g Substanz durch 3 h langes Trocknen im Trockenschrank bei 100 bis 105 °C bestimmt.

Gehaltsbestimmung

1,300 g Substanz werden in Wasser zu 100,0 ml gelöst. 10,0 ml dieser Lösung werden mit 50 ml Wasser, 5 ml Salpetersäure 12,5 % *R*, 25,0 ml 0,1 N-Silbernitrat-Lösung und 2 ml Dibutylphthalat *R* versetzt und geschüttelt. Mit 0,1 N-Ammoniumthiocyanat-Lösung wird unter Zusatz von 2 ml Ammoniumeisen(III)-sulfat-Lösung *R* 2 titriert; in der Nähe des Umschlagspunktes wird kräftig geschüttelt.

1 ml 0,1 N-Silbernitrat-Lösung entspricht 7,46 mg KCl.

Ist die Substanz zur parenteralen Anwendung oder zur Herstellung von Hämodialyselösungen bestimmt, muß sie zusätzlich folgender Prüfung entsprechen:

Natrium: Höchstens 0,1 Prozent Na. Der Gehalt an Natrium wird mit Hilfe der Flammenphotometrie (V.6.16, Methode I) bestimmt.

Untersuchungslösung: 1,00 g Substanz wird in Wasser zu 100,0 ml gelöst.

Referenzlösungen: 0,5084 g zuvor 3 h lang bei 100 bis 105 °C getrocknetes Natriumchlorid *R* werden in Wasser zu 1000,0 ml gelöst (200 µg Na je Milliliter). Diese Lösung ist entsprechend zu verdünnen.

Die Emissionsintensität wird bei 589 nm gemessen.

Kaliumcitrat

Kalii citras

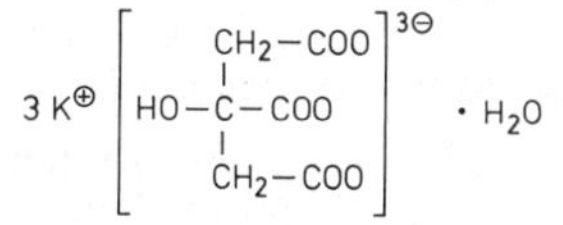

$C_6H_5K_3O_7 \cdot H_2O$ M_r 324,4

Kaliumcitrat enthält mindestens 99,0 und höchstens 101,0 Prozent 2-Hydroxy-1,2,3-propantricarbonsäure, Trikaliumsalz, berechnet auf die wasserfreie Substanz.

Eigenschaften

Weißes, körniges Pulver oder durchscheinende Kristalle, hygroskopisch; sehr leicht löslich in Wasser, praktisch unlöslich in Ethanol.

Prüfung auf Identität

A. 0,5 ml Prüflösung (siehe ,,Prüfung auf Reinheit“) geben die Identitätsreaktion b auf Kalium (V.3.1.1).

B. 1 ml Prüflösung, mit 4 ml Wasser verdünnt, gibt die Identitätsreaktion auf Citrat (V.3.1.1).

Prüfung auf Reinheit

Prüflösung: 10,0 g Substanz werden in destilliertem, kohlendioxidfreiem Wasser *R* zu 100 ml gelöst.

Aussehen der Lösung: Die Prüflösung muß klar (V.6.1) und farblos (V.6.2, Methode II) sein.

Sauer oder alkalisch reagierende Substanzen: 10 ml Prüflösung werden mit 0,1 ml Phenolphthalein-Lösung *R* versetzt. Bis zum Farbumschlag dürfen höchstens 0,2 ml 0,1 N-Salzsäure oder 0,1 N-Natriumhydroxid-Lösung verbraucht werden.

Chlorid (V.3.2.4): 10 ml Prüflösung, mit Wasser zu 15 ml verdünnt, müssen der Grenzprüfung auf Chlorid entsprechen (50 ppm).

Oxalat: 0,50 g Substanz werden in 4 ml Wasser gelöst, mit 3 ml Salzsäure 36 % *R* sowie 1 g Zink *R* als Granulat, versetzt und 1 min lang im Wasserbad erhitzt. Nach 2 min langem Stehenlassen wird die Lösung in ein Reagenzglas dekantiert, das 0,25 ml einer 1prozentigen Lösung (*m*/V) von Phenylhydrazinhydrochlorid *R* enthält. Die Lösung wird zum Sieden erhitzt, rasch abgekühlt, in einen Meßzylinder überführt und mit der gleichen Menge Salzsäure 36 % *R* sowie 0,25 ml Kaliumhexacyanoferrat(III)-Lösung *R* versetzt. Anschließend wird geschüttelt und 30 min lang stehengelassen. Die Lösung darf nicht stärker rosa gefärbt sein als eine gleichzeitig unter gleichen Bedingungen hergestellte Referenzlösung mit 4 ml einer 0,005prozentigen Lösung (*m*/V) von Oxalsäure *R* (300 ppm).

Sulfat (V.3.2.13): 10 ml Prüflösung werden mit 2 ml Salzsäure 25 % *R* versetzt und mit destilliertem Wasser zu 15 ml verdünnt. Die Lösung muß der Grenzprüfung auf Sulfat entsprechen (150 ppm).

Natrium: Höchstens 0,3 Prozent Na. Der Gehalt an Natrium wird mit Hilfe der Flammenphotometrie (V.6.16, Methode II) bestimmt.

Untersuchungslösung: 10 ml Prüflösung werden mit 1 ml Salzsäure 7 % *R* versetzt und mit destilliertem Wasser zu 100 ml verdünnt.

Referenzlösungen: Die Referenzlösungen werden aus einer Lösung von Natriumchlorid *R*, die 1 mg Na je Milliliter enthält, durch Verdünnen mit destilliertem Wasser hergestellt.

Die Emissionsintensität wird bei 589 nm gemessen.

Schwermetalle (V.3.2.8): 12 ml Prüflösung müssen der Grenzprüfung A auf Schwermetalle entsprechen (10 ppm). Zur Herstellung der Referenzlösung wird die Blei-Lösung (1 ppm Pb) *R* verwendet.

Verhalten gegen Schwefelsäure: 0,20 g pulverisierte Substanz werden mit 10 ml Schwefelsäure 96 % *R* versetzt und 60 min lang im Wasserbad bei 90 ± 1 °C erhitzt. Nach raschem Abkühlen darf die Lösung nicht stärker gefärbt sein als die Farbvergleichslösung G_2 oder GG_2 (V.6.2, Methode II).

Wasser (V.3.5.6): 4,0 bis 7,0 Prozent, mit 0,500 g Substanz nach der Karl-Fischer-Methode bestimmt. Nach Einbringen der Substanz in die Apparatur wird 15 min lang gerührt und mit Karl-Fischer-Lösung *R* titriert.

Gehaltsbestimmung

0,150 g Substanz werden unter Erwärmen auf etwa 50 °C in 20 ml wasserfreier Essigsäure *R* gelöst. Nach dem Abkühlen wird nach „Titration in wasserfreiem Medium" (V.3.5.5) mit 0,1 N-Perchlorsäure unter Zusatz von 0,25 ml Naphtholbenzein-Lösung *R* bis zum Farbumschlag nach Grün titriert.

1 ml 0,1 N-Perchlorsäure entspricht 10,21 mg $C_6H_5K_3O_7$.

Lagerung

Dicht verschlossen.

Kaliumdihydrogenphosphat

Kalii dihydrogenophosphas

KH_2PO_4 M_r 136,1

Kaliumdihydrogenphosphat enthält mindestens 98,0 und höchstens 101,0 Prozent KH_2PO_4, berechnet auf die getrocknete Substanz.

Eigenschaften

Weißes, kristallines Pulver oder farblose Kristalle, schwach hygroskopisch; leicht löslich in Wasser, praktisch unlöslich in Ethanol.

Prüfung auf Identität

A. Die Prüflösung (siehe „Prüfung auf Reinheit") reagiert schwach sauer (V.6.3.2).

B. Die mit Natriumhydroxid-Lösung 8,5 % *R* neutralisierte Prüflösung gibt die Identitätsreaktion a auf Kalium (V.3.1.1).

C. Die Prüflösung gibt die Identitätsreaktionen auf Phosphat (V.3.1.1).

Prüfung auf Reinheit

Prüflösung: 10,0 g Substanz werden in destilliertem, kohlendioxidfreiem Wasser *R* zu 100 ml gelöst.

Aussehen der Lösung: Die Prüflösung muß klar (V.6.1) und farblos (V.6.2, Methode II) sein.

***p*H-Wert** (V.6.3.1): Der *p*H-Wert der Prüflösung muß zwischen 4,1 und 4,6 liegen.

Reduzierende Substanzen: Eine Mischung von 5 ml Prüflösung, 5 ml Schwefelsäure 10 % *R* und 0,25 ml 0,1 N-Kaliumpermanganat-Lösung wird 5 min lang im Wasserbad erhitzt. Die Mischung muß schwach rosa gefärbt bleiben.

Chlorid (V.3.2.4): 2,5 ml Prüflösung, mit Wasser zu 15 ml verdünnt, müssen der Grenzprüfung auf Chlorid entsprechen (200 ppm).

Sulfat (V.3.2.13): 1,5 ml Prüflösung, mit destilliertem Wasser zu 15 ml verdünnt, müssen der Grenzprüfung auf Sulfat entsprechen (0,1 Prozent).

Arsen (V.3.2.2): 10 ml Prüflösung werden mit Wasser zu 15 ml verdünnt. 5 ml dieser Lösung müssen der Grenzprüfung A auf Arsen entsprechen (3 ppm).

Eisen (V.3.2.9): 5 ml Prüflösung, mit Wasser zu 10 ml verdünnt, müssen der Grenzprüfung auf Eisen entsprechen (20 ppm).

Schwermetalle (V.3.2.8): 12 ml Prüflösung müssen der Grenzprüfung A auf Schwermetalle entsprechen (10 ppm). Zur Herstellung der Referenzlösung wird die Blei-Lösung (1 ppm Pb) *R* verwendet.

Trocknungsverlust (V.6.22): Höchstens 2,0 Prozent, mit 1,000 g Substanz durch Trocknen im Trockenschrank bei 125 bis 130 °C bestimmt.

Kaliumdihydrogenphosphat zur parenteralen Anwendung muß folgender zusätzlicher Prüfung entsprechen:

Natrium: Höchstens 0,1 Prozent Na. Der Natrium-Gehalt wird mit Hilfe der Flammenphotometrie (V.6.16, Methode I) unter Verwendung der Prüflösung bestimmt.

Gehaltsbestimmung

0,250 g Substanz, in 40 ml kohlendioxidfreiem Wasser *R* gelöst, werden mit 0,1 N-Natriumhydroxid-Lösung titriert. Der Endpunkt wird mit Hilfe der „Potentiometrie" (V.6.14) bestimmt.

1 ml 0,1 N-Natriumhydroxid-Lösung entspricht 13,61 mg KH_2PO_4.

Lagerung

Dicht verschlossen.

Kaliumhydrogencarbonat

Kalii hydrogenocarbonas

$KHCO_3$ M_r 100,1

Kaliumhydrogencarbonat enthält mindestens 99,0 und höchstens 101,0 Prozent $KHCO_3$ in der getrockneten Substanz.

Eigenschaften

Weißes, kristallines Pulver oder farblose Kristalle; leicht löslich in Wasser, sehr schwer löslich in Ethanol 90 %.

Prüfung auf Identität

A. Die Substanz gibt die Identitätsreaktion b auf Kalium (V.3.1.1).

B. 0,10 g Substanz werden in 4 ml Wasser gelöst und mit 1,0 ml einer 10prozentigen Lösung (*m*/V) von Magnesiumsulfat *R* versetzt. Die Mischung bleibt in der Kälte klar, beim Kochen bildet sich ein weißer Niederschlag.

Prüfung auf Reinheit

Prüflösung: 5,0 g Substanz werden portionsweise in 30 ml Salzsäure 7 % *R* gegeben. Die Lösung wird aufgekocht, nach dem Erkalten mit Kaliumhydroxid-Lösung 20 % *RN* neutralisiert und mit destilliertem Wasser zu 50 ml aufgefüllt.

Aussehen der Lösung: Die Lösung von 2,0 g Substanz in 8 ml Wasser von 14 bis 15 °C muß klar (V.6.1) und farblos (V.6.2, Methode II) sein.

***p*H-Wert** (V.6.3.1): 0,5 g Substanz werden in kohlendioxidfreiem Wasser *R* zu 10 ml gelöst. Der *p*H-Wert wird sofort gemessen und muß in der frisch hergestellten Lösung zwischen 8,0 und 8,6 liegen.

Chlorid (V.3.2.4): 0,50 g Substanz werden in 5 ml Wasser gelöst, mit 2,5 ml Salpetersäure 65 % *R* versetzt und mit Wasser zu 15 ml verdünnt. Diese Lösung muß der Grenzprüfung auf Chlorid entsprechen (100 ppm). Zur Referenzlösung wird statt 5 ml Wasser eine Mischung von 2,5 ml Wasser und 2,5 ml Salpetersäure 65 % *R* gegeben.

Sulfat (V.3.2.13): 7,5 ml Prüflösung, mit destilliertem Wasser zu 15 ml verdünnt, müssen der Grenzprüfung auf Sulfat entsprechen (200 ppm).

Calcium (V.3.2.3): 10 ml Prüflösung, mit destilliertem Wasser zu 15 ml verdünnt, müssen der Grenzprüfung auf Calcium entsprechen (100 ppm).

Eisen (V.3.2.9): 5,0 ml Prüflösung, mit Wasser zu 10 ml verdünnt, müssen der Grenzprüfung auf Eisen entsprechen (20 ppm).

Natrium: 3,0 ml Prüflösung werden mit 2,0 ml Ethanol 90 % *RN*, 2,5 ml Wasser, 0,15 ml Kaliumhydroxid-Lösung 20 % *RN* und 0,75 ml Kaliumhexahydroxoantimonat(V)-Lösung *R* versetzt und 10 s lang kräftig geschüttelt. Innerhalb 15 min darf sich kein weißer, kristalliner Niederschlag bilden.

Schwermetalle (V.3.2.8): 12 ml Prüflösung müssen der Grenzprüfung A auf Schwermetalle entsprechen (20 ppm). Zur Herstellung der Referenzlösung wird die Blei-Lösung (2 ppm Pb) *R* verwendet.

Gehaltsbestimmung

2,00 g der im Exsikkator getrockneten Substanz werden in 50 ml Wasser gelöst. Nach Zusatz von 0,15 ml Methylorange-Mischindikator-Lösung *R* wird mit 1 N-Salzsäure bis zum beginnenden Farbumschlag titriert. Die titrierte Lösung wird 2 min lang zum Sieden erhitzt und nach dem Abkühlen erneut bis zum Farbumschlag titriert.

1 ml 1 N-Salzsäure entspricht 100,1 mg $KHCO_3$.

Kaliumiodid

Kalii iodidum

KI M_r 166,0

Kaliumiodid enthält mindestens 99,0 und höchstens 100,5 Prozent KI, berechnet auf die getrocknete Substanz.

Eigenschaften

Farblose Kristalle oder weißes Pulver, geruchlos; sehr leicht löslich in Wasser, leicht löslich in Glycerol, löslich in Ethanol.

Prüfung auf Identität

A. Die Prüflösung (siehe ,,Prüfung auf Reinheit") gibt die Identitätsreaktionen auf Kalium (V.3.1.1).

B. Die Prüflösung gibt die Identitätsreaktionen auf Iodid (V.3.1.1).

Prüfung auf Reinheit

Prüflösung: 10,0 g Substanz werden in destilliertem, kohlendioxidfreiem Wasser *R* zu 100 ml gelöst.

Aussehen der Lösung: Die Prüflösung muß klar (V.6.1) und farblos (V.6.2, Methode II) sein.

Alkalisch reagierende Substanzen: 12,5 ml Prüflösung werden mit 0,1 ml Bromthymolblau-Lösung *R* 1 versetzt. Bis zum Farbumschlag dürfen höchstens 0,5 ml 0,01 N-Salzsäure verbraucht werden.

Iodat: Werden 10 ml Prüflösung mit 0,25 ml iodidfreier Stärke-Lösung *R* und 0,2 ml Schwefelsäure 10 % *R* versetzt und 2 min lang im Dunkeln stehengelassen, darf keine Blaufärbung auftreten.

Sulfat (V.3.2.13): 10 ml Prüflösung, mit destilliertem Wasser zu 15 ml verdünnt, müssen der Grenzprüfung auf Sulfat entsprechen (150 ppm).

Thiosulfat: Werden 10 ml Prüflösung mit 0,1 ml Stärke-Lösung *R* und 0,1 ml 0,01 N-Iod-Lösung versetzt, muß eine Blaufärbung auftreten.

Eisen (V.3.2.9): 5 ml Prüflösung, mit Wasser zu 10 ml verdünnt, müssen der Grenzprüfung auf Eisen entsprechen (20 ppm).

Schwermetalle (V.3.2.8): 12 ml Prüflösung müssen der Grenzprüfung A auf Schwermetalle entsprechen (10 ppm). Zur Herstellung der Referenzlösung wird die Blei-Lösung (1 ppm Pb) *R* verwendet.

Trocknungsverlust (V.6.22): Höchstens 1,0 Prozent, mit 1,000 g pulverisierter Substanz durch 3 h langes Trocknen im Trockenschrank bei 100 bis 105 °C bestimmt.

Gehaltsbestimmung

1,500 g Substanz werden in Wasser zu 100,0 ml gelöst. 20,0 ml dieser Lösung werden mit 40 ml Salzsäure 36 % *R* versetzt und mit 0,05 M-Kaliumiodat-Lösung bis zum Farbumschlag von Rot nach Gelb titriert. Nach Zusatz von 5 ml Chloroform *R* wird unter kräftigem Schütteln bis zur Entfärbung der Chloroformschicht weiter titriert.

1 ml 0,05 M-Kaliumiodat-Lösung entspricht 16,60 mg KI.

Lagerung

Vor Licht geschützt.

Vorsichtig zu lagern!

Kaliumlactat-Lösung

Kalii lactatis solutio

Kaliumlactat-Lösung enthält mindestens 49,0 und höchstens 51,0 Prozent *(m/m)* Milchsäure, Kaliumsalz ($C_3H_5KO_3$; M_r 128,2).

Eigenschaften

Klare, farblose bis fast farblose Flüssigkeit mit einem Brechungsindex von 1,402 bis 1,405.

Prüfung auf Identität

A. Die Prüflösung (siehe ,,Prüfung auf Reinheit") gibt die Identitätsreaktionen auf Kalium (V.3.1.1).

B. 0,1 ml Substanz werden mit 10 ml Wasser verdünnt. 5 ml dieser Lösung geben die Identitätsreaktion auf Lactat (V.3.1.1).

Prüfung auf Reinheit

Prüflösung: 10,0 g Substanz werden mit destilliertem Wasser zu 50 ml verdünnt.

Aussehen der Substanz: Die Substanz muß klar (V.6.1) und darf nicht stärker gefärbt sein als die Farbvergleichslösung GG_6 (V.6.2, Methode II).

***p*H-Wert** (V.6.3.1): Der *p*H-Wert der Prüflösung muß zwischen 5,0 und 7,0 liegen.

Relative Dichte (V.6.4): 1,270 bis 1,282.

Reduzierende Substanzen: 1,5 ml Prüflösung werden 1 min lang mit 3 ml Schwefelsäure 10 % *R* zum schwachen Sieden erhitzt und nach dem Abkühlen mit 3 ml Natriumhydroxid-Lösung 8,5 % *R* und 2 ml Fehlingscher Lösung *R* versetzt. Nach erneutem Aufkochen und 1 h langem Stehenlassen darf keine rote oder grüne Fällung auftreten.

Chlorid (V.3.2.4): 5,0 ml Prüflösung, mit Wasser zu 15 ml verdünnt, müssen der Grenzprüfung auf Chlorid entsprechen (50 ppm). Die Beurteilung erfolgt 1 min nach Herstellung der Lösungen.

Sulfat (V.3.2.13): 7,5 ml Prüflösung, mit destilliertem Wasser zu 15 ml verdünnt, müssen der Grenzprüfung auf Sulfat entsprechen (100 ppm).

Calcium (V.3.2.3): 5,0 ml Prüflösung, mit einer Mischung aus gleichen Volumteilen Ethanol 96 % *R* und destilliertem Wasser zu 15 ml verdünnt, müssen der Grenzprüfung auf Calcium entsprechen (100 ppm).

Eisen (V.3.2.9): 10 ml Prüflösung müssen der Grenzprüfung auf Eisen entsprechen (5 ppm).

Schwermetalle (V.3.2.8): 4,0 g Substanz müssen der Grenzprüfung D auf Schwermetalle entsprechen (5 ppm). Vor dem Glühen wird die mit dem Magnesiumoxid *R* versetzte Substanz im Trockenschrank bei 100 bis 105 °C bis fast zur Trockne eingedampft. Zur Herstellung der Referenzlösung werden 2,0 ml Blei-Lösung (10 ppm Pb) *R* verwendet.

Gehaltsbestimmung

0,300 g Substanz werden in einer Mischung von 10 ml wasserfreier Essigsäure *R* und 20 ml Acetanhydrid *R* gelöst. Nach 20 min wird nach ,,Titration in wasserfreiem Medium" (V.3.5.5) unter Zusatz von 1,0 ml Naphtholbenzein-Lösung *R* mit 0,1 N-Perchlorsäure bis zum Farbumschlag nach Grün titriert.

1 ml 0,1 N-Perchlorsäure entspricht 12,82 mg $C_3H_5KO_3$.

Kaliummonohydrogenphosphat

Dikalii phosphas

K_2HPO_4 M_r 174,2

Kaliummonodydrogenphosphat enthält mindestens 98,0 und höchstens 101,0 Prozent K_2HPO_4, berechnet auf die getrocknete Substanz.

Eigenschaften

Weißes Pulver oder farblose Kristalle, hygroskopisch; sehr leicht löslich in Wasser, sehr schwer löslich in Ethanol.

Prüfung auf Identität

A. Die Prüflösung (siehe ,,Prüfung auf Reinheit") reagiert schwach alkalisch (V.6.3.2).

B. Die Prüflösung gibt die Identitätsreaktion a auf Kalium (V.3.1.1).

C. Die Prüflösung gibt die Identitätsreaktionen auf Phosphat (V.3.1.1).

Prüfung auf Reinheit

Prüflösung: 5,0 g Substanz werden in destilliertem Wasser zu 50 ml gelöst.

Aussehen der Lösung: Die Prüflösung muß klar (V.6.1) und farblos (V.6.2, Methode II) sein.

Reduzierende Substanzen: Eine Mischung von 5 ml Prüflösung, 5 ml Schwefelsäure 10 % *R* und 0,25 ml 0,1 N-Kaliumpermanganat-Lösung wird 5 min lang im Wasserbad erhitzt. Die Mischung muß schwach rosa gefärbt bleiben.

Kaliumdihydrogenphosphat: Das Verhältnis $\frac{n_2 - 25}{25 - n_1}$ von 1 N-Salzsäure (25 ml) und 0,1 N-Natriumhydroxid-Lösung (n_1 ml und n_2 ml), die bei der ,,Gehaltsbestimmung" verbraucht werden, darf höchstens 0,05 betragen.

Chlorid (V.3.2.4): 2,5 ml Prüflösung, mit 10 ml Salpetersäure 12,5 % *R* versetzt und mit Wasser zu 15 ml verdünnt, müssen der Grenzprüfung auf Chlorid entsprechen (200 ppm).

Sulfat (V.3.2.13): 1,5 ml Prüflösung werden mit 2 ml Salzsäure 7 % *R* versetzt und mit destilliertem Wasser zu 15 ml verdünnt. Die Lösung muß der Grenzprüfung auf Sulfat entsprechen (0,1 Prozent).

Arsen (V.3.2.2): 10 ml Prüflösung werden mit Wasser zu 15 ml verdünnt. 5 ml dieser Lösung müssen der Grenzprüfung A auf Arsen entsprechen (3 ppm).

Eisen (V.3.2.9): 5 ml Prüflösung, mit Wasser zu 10 ml verdünnt, müssen der Grenzprüfung auf Eisen entsprechen (20 ppm).

Schwermetalle (V.3.2.8): 1,50 g Substanz, in 8 ml Wasser gelöst, werden durch Zugabe von etwa 4,5 ml Salzsäure 7 % *R* auf einen *p*H-Wert zwischen 3 und 4 eingestellt und mit Wasser zu 15 ml verdünnt. 12 ml dieser Lösung müssen der Grenzprüfung A auf Schwermetalle entsprechen (10 ppm). Zur Herstellung der Referenzlösung wird die Blei-Lösung (1 ppm Pb) *R* verwendet.

Trocknungsverlust (V.6.22): Höchstens 4,0 Prozent, mit 1,000 g Substanz durch Trocknen im Trockenschrank bei 125 bis 130 °C bestimmt.

Kaliummonohydrogenphosphat zur parenteralen Anwendung muß folgender zusätzlicher Prüfung entsprechen:

Natrium: Höchstens 0,2 Prozent Na. Der Natrium-Gehalt wird mit Hilfe der Flammenphotometrie (V.6.16, Methode I) unter Verwendung der Prüflösung bestimmt.

Gehaltsbestimmung

2,000 g Substanz (*m* g) werden in 25,0 ml 1 N-Salzsäure gelöst und mit kohlendioxidfreiem Wasser *R* zu 100,0 ml verdünnt. 10,0 ml dieser Lösung werden mit Hilfe der ,,Potentiometrie" (V.6.14) mit 0,1 N-Natriumhydroxid-Lösung (n_1 ml) bis zum ersten Endpunkt titriert. Anschließend wird mit 0,1 N-Natriumhydroxid-Lösung bis zum zweiten Endpunkt weitertitriert (n_2 ml, entspricht dem Gesamtverbrauch an 0,1 N-Natriumhydroxid-Lösung).

Der Prozentgehalt an K_2HPO_4 wird nach folgender Formel berechnet:

$$\frac{1742\,(25 - n_1)}{m\,(100 - d)}$$

d = Trocknungsverlust in Prozent.

Lagerung

Dicht verschlossen.

Kaliumpermanganat

Kalii permanganas

$KMnO_4$ M_r 158,0

Kaliumpermanganat enthält mindestens 99,0 und höchstens 100,5 Prozent $KMnO_4$.

Eigenschaften

Dunkelviolette bis fast schwarze, metallisch glänzende Kristalle oder dunkelviolettes bis bräunlichschwarzes, körniges Pulver; löslich in kaltem Wasser, leicht löslich in siedendem Wasser. Die Substanz zersetzt sich bei der Berührung mit bestimmten organischen Stoffen.

Prüfung auf Identität

A. Die Mischung unter „Prüfung auf Identität B" wird filtriert. Das Filtrat gibt die Identitätsreaktion b auf Kalium (V.3.1.1).

B. Etwa 50 mg Substanz werden in 5 ml Wasser gelöst. Nach Zusatz von 1 ml Ethanol 96 % *R* und 0,3 ml Natriumhydroxid-Lösung 8,5 % *R* entsteht eine grüne Färbung. Wird die Lösung zum Sieden erhitzt, bildet sich ein dunkelbrauner Niederschlag.

Prüfung auf Reinheit

Prüflösung: 0,75 g Substanz werden in 25 ml destilliertem Wasser gelöst. Nach Zusatz von 3 ml Ethanol 96 % *R* wird 2 bis 3 min lang gekocht. Nach dem Erkalten wird mit destilliertem Wasser zu 30 ml verdünnt und anschließend filtriert.

Aussehen der Lösung: Die Prüflösung muß farblos (V.6.2, Methode II) sein.

Wasserunlösliche Substanzen: Höchstens 1,0 Prozent. 0,5 g Substanz werden in 50 ml Wasser gelöst und zum Sieden erhitzt. Die Lösung wird durch einen gewogenen Glassintertiegel (16) filtriert und der Tiegel mit Wasser nachgewaschen, bis das Filtrat farblos ist. Der auf dem Filter verbleibende Rückstand wird im Trokkenschrank bei 100 bis 105 °C getrocknet und darf höchstens 5 mg betragen.

Chlorid (V.3.2.4): 10 ml Prüflösung, mit Wasser zu 15 ml verdünnt, müssen der Grenzprüfung auf Chlorid entsprechen (200 ppm).

Sulfat (V.3.2.13): 12 ml Prüflösung, mit destilliertem Wasser zu 15 ml verdünnt, müssen der Grenzprüfung auf Sulfat entsprechen (500 ppm).

Gehaltsbestimmung

0,300 g Substanz werden in Wasser zu 100,0 ml gelöst. Zu 20,0 ml dieser Lösung werden 20 ml Wasser, 1 g Kaliumiodid *R* und 10 ml Salzsäure 7 % *R* hinzugefügt. Das ausgeschiedene Iod wird in Gegenwart von 1 ml Stärke-Lösung *R* mit 0,1 N-Natriumthiosulfat-Lösung titriert.

1 ml 0,1 N-Natriumthiosulfat-Lösung entspricht 3,160 mg $KMnO_4$.

Kaliumsorbat

Kalii sorbas

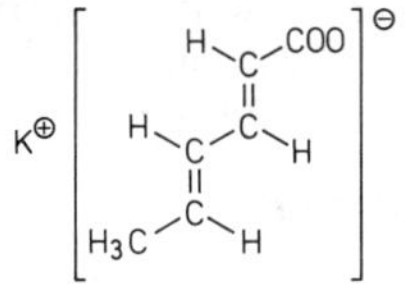

$C_6H_7KO_2$ M_r 150,2

Kaliumsorbat enthält mindestens 99,0 und höchstens 101,0 Prozent *(E,E)*-2,4-Hexadiensäure, Kaliumsalz, berechnet auf die getrocknete Substanz.

Eigenschaften

Weißes bis fast weißes Pulver oder Granulat; leicht löslich in Wasser und Propylenglycol, wenig löslich in Ethanol, sehr schwer löslich in fetten Ölen, praktisch unlöslich in Dichlormethan und Ether.

Prüfung auf Identität

Die Prüfung A kann entfallen, wenn die Prüfungen B, C, D und E durchgeführt werden. Die Prüfungen B, D und E können entfallen, wenn die Prüfungen A und C durchgeführt werden.

A. Das IR-Absorptionsspektrum (V.6.18) der Substanz zeigt im Vergleich mit dem Spektrum einer dem Arzneibuch entsprechenden Referenzsubstanz bekannter Identität Maxima bei denselben Wellenlängen mit den gleichen relativen Intensitäten.

B. Der bei der Prüfung auf „Aldehyde" (siehe „Prüfung auf Reinheit") anfallende Niederschlag hat eine Schmelztemperatur (V.6.11.1) von 132 bis 135 °C.

C. Das bei der Prüfung auf „Aldehyde" (siehe „Prüfung auf Reinheit") anfallende Filtrat gibt die Identitätsreaktionen auf Kalium (V.3.1.1).

D. 5,0 ml Prüflösung (siehe „Prüfung auf Reinheit") werden mit 0,5 ml Bromwasser *R* versetzt. Nach kurzer Zeit ist die Mischung farblos.

E. 4,0 ml Prüflösung (siehe „Prüfung auf Reinheit") werden mit 2 ml Wasser, 0,5 ml Schwefelsäure 10 % *R* und 0,2 ml Kaliumdichromatlösung *R* 1 auf dem Wasserbad 5 min lang erhitzt. Nach Zugabe von 2,0 ml Thiobarbitursäure-Lösung *RN* färbt sich die Mischung beim Erwärmen auf dem Wasserbad innerhalb von 5 min rot.

Prüfung auf Reinheit

Prüflösung: 1,0 g Substanz wird in Wasser zu 100 ml gelöst.

Aussehen der Lösung: Die Prüflösung muß klar (V.6.1) und darf nicht stärker gefärbt sein als die Farbvergleichslösung BG_6 (V.6.2, Methode II).

Sauer oder alkalisch reagierende Substanzen: 10 ml Prüflösung werden mit 0,1 ml Phenolphthalein-Lösung *R* 1 versetzt. Bis zum Farbumschlag dürfen höchstens 1,0 ml 0,01 N-Natriumhydroxid-Lösung oder 0,7 ml 0,01 N-Salzsäure verbraucht werden.

Absorption (V.6.19): 0,100 g Substanz werden in Wasser zu 500,0 ml gelöst, 5,0 ml dieser Lösung werden mit Wasser zu 500,0 ml verdünnt. Die spezifische Absorption, im Maximum bei 255 nm gemessen, muß zwischen 1575 und 1745 liegen, berechnet auf die getrocknete Substanz.

Aldehyde: 1,00 g Substanz wird in 40 ml Wasser gelöst, die Lösung mit 3 ml Salpetersäure 12,5 % *R* versetzt und mit Wasser zu 50,0 ml aufgefüllt. Nach Mischen wird der entstandene Niederschlag abfiltriert, mit Wasser gewaschen und 1 h lang im Vakuum bei einem Druck zwischen 1,5 und 2,5 kPa über Phosphor(V)-oxid *R* getrocknet. Er wird zur „Prüfung auf Identität, B" verwendet.

8,0 ml des unverdünnten Filtrates werden mit 4,0 ml Schiffs Reagenz *R* versetzt und 15 min lang bei Raumtemperatur stehengelassen. Die Mischung darf danach nicht stärker gefärbt sein als 8,0 ml einer gleichzeitig hergestellten und entsprechend behandelten Referenzlösung mit 20 µg Formaldehyd je Milliliter. Der Vergleich der Lösungen erfolgt in vertikaler Durchsicht (0,1 %, berechnet als Formaldehyd).

Arsen (V.3.2.2): 335 mg Substanz werden in 20 ml Wasser gelöst, mit 1 ml Salzsäure 7 % *R* versetzt, mit Wasser zu 25,0 ml aufgefüllt und filtriert. Das Filtrat muß der Grenzprüfung A auf Arsen entsprechen (3 ppm).

Schwermetalle (V.3.2.8): 1,0 g Substanz muß der Grenzprüfung C auf Schwermetalle entsprechen (10 ppm). Zur Herstellung der Referenzlösung wird 1,0 ml Blei-Lösung (10 ppm Pb) *R* verwendet.

Trocknungsverlust (V.6.22): Höchstens 1,0 Prozent, mit 1,000 g Substanz durch Trocknen im Trockenschrank bei 100 bis 105 °C bestimmt.

Gehaltsbestimmung

0,120 g Substanz, in 15 ml wasserfreier Essigsäure *R* gelöst, werden nach „Titration in wasserfreiem Medium" (V.3.5.5) unter Zusatz von 0,05 ml Kristallviolett-Lösung *R* mit 0,1 N-Perchlorsäure bis zum Farbumschlag nach Blaugrün titriert.

1 ml 0,1 N-Perchlorsäure entspricht 15,02 mg $C_6H_7KO_2$.

Lagerung

Vor Licht geschützt.

Römische Kamille

Chamomillae romanae flos

Römische Kamille besteht aus den getrockneten Blütenköpfchen der kultivierten, gefülltblütigen Varietät von *Chamaemelum nobile* (L.) ALL. (*Anthemis nobilis* L.) und enthält mindestens 0,7 Prozent (V/*m*) ätherisches Öl.

Beschreibung

Die Droge weist einen starken, angenehmen, charakteristischen Geruch und einen bitteren, aromatischen Geschmack auf.

Die weiße bis gelblichgraue Droge besteht aus halbkugeligen, einzeln stehenden Blütenköpfchen mit einem Durchmesser von 8 bis 20 mm. Auf dem kegelförmigen, massiven Blütenboden stehen die Einzelblüten sowie kleine, durchscheinende Spreublätter. Die Basis des Blütenbodens ist von einem Hüllkelch aus 2 bis 3 Reihen von dicht dachziegelartig angeordneten Hüllblättern mit hautartigem Rand umgeben. Die meisten Einzelblüten sind zungenförmig, und nur einige zentralstehende, blaßgelbe

Blüten sind röhrenförmig. Die Zungenblüten sind mattweiß, lanzettlich und umgebogen; sie besitzen einen unterständigen, dunkelbraunen Fruchtknoten, einen fadenförmigen Griffel und eine zweilappige Narbe. Die Röhrenblüten besitzen eine fünfzähnige Korolle; das Androeceum trägt 5 epipetale Staubblätter; das Gynoeceum ist vergleichbar mit dem der Zungenblüten.

Prüfung auf Identität

Die Prüfung erfolgt mit Hilfe der Dünnschichtchromatographie (V.6.20.2) unter Verwendung einer Schicht von Kieselgel G *R*.

Untersuchungslösung: 0,5 g pulverisierte Droge (710) werden 5 min lang mit 10 ml Methanol *R* unter Schütteln im Wasserbad bei 60 °C erhitzt. Anschließend wird abgekühlt und filtriert.

Referenzlösung: 1 mg Kaffeesäure *R* und 2,5 mg Rutosid *R* werden in 10 ml Methanol *R* gelöst. Die Lösung ist unmittelbar vor Gebrauch herzustellen.

Auf die Platte werden getrennt 10 µl jeder Lösung bandförmig (20 mm × 3 mm) aufgetragen. Die Chromatographie erfolgt mit einer Mischung von 17 Volumteilen Wasser, 17 Volumteilen Essigsäure 98 % *R* und 66 Volumteilen 1-Butanol *R* über eine Laufstrecke von 10 cm. Die Platte wird 5 min lang bei 80 bis 100 °C getrocknet und im noch warmen Zustand mit einer 1prozentigen Lösung (*m*/V) von Diphenylboryloxyethylamin *R* in Methanol *R* besprüht (etwa 10 ml für eine 200-mm × 200-mm-Platte). Die Platte wird anschließend mit demselben Volumen einer 5prozentigen Lösung (*m*/V) von Macrogol 400 *R* in Methanol *R* besprüht, 30 min lang stehengelassen und im ultravioletten Licht bei 365 nm ausgewertet. Das Chromatogramm der Referenzlösung zeigt im oberen Teil eine hellblau fluoreszierende Zone (Kaffeesäure) und in der Mitte eine bräunlichgelb fluoreszierende Zone (Rutosid). Das Chromatogramm der Untersuchungslösung zeigt beim größten Rf-Wert eine gelblichgrün fluoreszierende Zone (Apigenin), unterhalb dieser eine schwache, hellblau fluoreszierende Zone, die in bezug auf Lage und Fluoreszenz der Zone der Kaffeesäure im Chromatogramm der Referenzlösung entspricht; unmittelbar unter der Zone der Kaffeesäure eine bräunlich fluoreszierende Zone (Luteolin); bei einem etwas größeren Rf-Wert als der des Rutosids im Chromatogramm der Referenzlösung eine hellbraun fluoreszierende Zone (Apiin); unmittelbar über der Zone des Apiin eine gelblich fluoreszierende Zone (Apigenin-7-glucosid) und unmittelbar unter der Zone des Apiin eine hellblau fluoreszierende Zone; bei einem kleineren Rf-Wert als der des Rutosids eine hellblau fluoreszierende Zone; weitere Zonen mit schwacher, bläulicher Fluoreszenz können vorhanden sein.

Prüfung auf Reinheit

Durchmesser der Blütenköpfchen: Höchstens 3 Prozent Blütenköpfchen mit einem Durchmesser von weniger als 8 mm.

Beschaffenheit der Droge: Braune oder dunkel gefärbte Blütenköpfchen dürfen nicht anwesend sein.

Wasser (V.6.10): Höchstens 10,0 Prozent, mit 20,0 g Droge durch Destillation bestimmt.

Sulfatasche (V.3.2.14): Höchstens 12,0 Prozent, mit 1,00 g Droge bestimmt.

Gehaltsbestimmung

Die Bestimmung erfolgt nach ,,Gehaltsbestimmung des ätherischen Öles in Drogen" (V.4.5.8) unter Verwendung von 20 g nicht zerkleinerter Droge, einem 500-ml-Rundkolben, 250 ml Wasser als Destillationsflüssigkeit und 0,50 ml Xylol *R* als Vorlage. 3 h lang wird mit einer Destillationsgeschwindigkeit von 3 bis 3,5 ml je Minute destilliert.

Lagerung

Vor Licht geschützt.

Kamillenblüten

Matricariae flos

Kamillenblüten bestehen aus den getrockneten Blütenköpfchen von *Matricaria recutita* L. (*Chamomilla recutita* (L.) RAUSCHERT) und enthalten mindestens 0,4 Prozent (V/*m*) blaues, ätherisches Öl.

Beschreibung

Die Droge hat einen aromatischen, angenehmen, charakteristischen Geruch und einen schwach bitteren Geschmack.

Die offenen Blütenköpfchen haben einen Durchmesser von 10 bis 17 mm. Sie bestehen aus einem Blütenboden, einem Hüllkelch, 12 bis 20 am Rande stehenden Zungenblüten und zahlreichen, zentralen Röhrenblüten; manchmal finden sich 10 bis 20 mm lange Stielreste. Der Blütenboden ist 6 bis 8 mm breit, halbkugelig bis kegelförmig, hohl und ohne Spreublättchen. Der Hüllkelch besteht aus 12 bis 17 verkehrt eiförmigen bis lanzettlichen, in ein bis drei Reihen angeordneten, etwa 2 mm langen und 0,5 mm breiten Hüllblättchen mit häutigem, bräunlichgrauem Rand. Die Zungenblüten sind weiß, bis zu 10 mm lang und 2 mm breit. Die Krone besteht aus einem basalen, etwa 1,5 mm langen, hellgelben, röhrigen Teil, der in eine weiße, gestreckt-eiförmige Zunge ohne ausgeprägten, seitlichen Rand übergeht; die vier Nerven konvergieren paarweise gegen die drei Zähne des oberen Endes. Die etwa 2,5 mm langen Röhrenblüten besitzen eine gelbe Krone, die sich nach oben erweitert und in 5 Zipfeln ausläuft. Die Staubfäden sind am unteren Teil der Krone inseriert, und die Antheren sind zu einer Röhre verwachsen. Am Grunde der Zungenblüten und Röhrenblüten befindet sich ein dunkelbrauner, ovaler bis kugeliger Fruchtknoten.

Mikroskopische Merkmale: In der Flächenansicht sind die Epidermiszellen des Blütenbodens polygonal oder rechteckig; um die Ansatzstellen der Fruchtknoten sind sie radialstrahlig angeordnet. Das darunter liegende Schwammparenchym führt radial verlaufende, kollaterale Leitbündel, die gelegentlich von Fasern begleitet sind, sowie einige schizogene Exkretgänge. Die Hüllkelchblätter zeigen in der Flächenansicht einen hautartigen Rand aus einer Lage von radial gestreckten Zellen und eine zentrale Zone von chlorophyllführendem Gewebe; über dieser liegen die Epidermen mit längsgestreckten Zellen mit welligen Seitenwänden und mit Spaltöffnungen und Compositendrüsenhaaren. In der Gegend der Leitbündel befinden sich zahlreiche gestreckte, getüpfelte, weitlumige Steinzellen. Die Krone der Zungenblüten und der Röhrenblüten weist in der Flächenansicht isodiametrische bis gestreckte Zellen und vereinzelte Compositendrüsenhaare auf. Die obere Epidermis der Zungenblüten besteht aus papillösen Zellen, deren Kutikula von der Spitze der Papille aus radialstrahlig gestreift ist. Im Mesophyll finden sich gelegentlich sehr kleine Oxalatdrusen. Die Konnektivzipfel der Staubgefäße besitzen derbe und getüpfelte Zellwände. Die etwa 30 µm messenden Pollenkörner sind gerundet-dreieckig, kurz und derbstachelig und führen drei Austrittsporen. Die Fruchtknoten beider Blütenarten weisen an der Basis einen Steinzellenkranz mit einer einzigen Reihe von Steinzellen auf. In der Epidermis der Fruchtknoten wechseln längsgestreckte, wellig begrenzte Zellen, zwischen denen in Längsreihen angeordnete Compositendrüsenhaare inseriert sind, mit leiterartig unterteilten, langgestreckten Gruppen von Schleimzellen, die leicht platzen und den Schleim herausquellen lassen. Der Fruchtknoten enthält zahlreiche, sehr kleine Oxalatdrusen.

Prüfung auf Identität

In einem Reagenzglas werden 0,1 ml Untersuchungslösung (siehe „Prüfung auf Reinheit, Chromatographie") mit 2,5 ml einer Lösung versetzt, die 0,25 g Dimethylaminobenzaldehyd *R* in einer Mischung von 5 ml Phosphorsäure 85 % *R*, 45 ml Essigsäure 30 % *R* und 45 ml Wasser enthält. Die Lösung wird 5 min lang im Wasserbad erhitzt und anschließend abgekühlt. Wird nach Zusatz von 5 ml Petroläther *R* geschüttelt, färbt sich die wäßrige Phase deutlich bläulichgrün bis blau.

Prüfung auf Reinheit

Chromatographie: Die Prüfung erfolgt mit Hilfe der Dünnschichtchromatographie (V.6.20.2) unter Verwendung einer Schicht von Kieselgel GF_{254} *R*.

Untersuchungslösung: In einem Porzellanmörser wird 1,0 g Droge grob zerstoßen und in eine Chromatographiesäule von 15 cm Länge und 1,5 cm innerem Durchmesser eingefüllt, wobei mit einem Glasstab leicht nachgestampft wird. Mörser und Pistill werden zweimal mit je 10 ml Dichlormethan *R* gewaschen und die Waschflüssigkeiten in die Säule gegeben. Das Perkolat wird in einem Kolben mit langem, engem Hals aufgefangen, das Lösungsmittel auf dem Wasserbad abgedampft und der Rückstand in 0,5 ml Toluol *R* aufgenommen.

Referenzlösung: 10 mg Borneol *R*, 20 mg Bornylacetat *R* und 4 mg Guajazulen *R* werden in Toluol *R* zu 10 ml gelöst.

Auf die Platte werden getrennt 10 µl jeder Lösung bandförmig (20 mm × 3 mm) aufgetragen. Die Chromatographie erfolgt mit Chloroform *R* über eine Laufstrecke von 10 cm. Die Platte wird an der Luft getrocknet und im ultravioletten Licht bei 254 nm ausgewertet. Das Chromatogramm der Untersuchungslösung muß eine Reihe von fluoreszenzlöschenden Zonen zeigen. Die breiteste Zone (En-In-Dicycloether) befindet sich auf derselben Höhe wie die Zone des Bornylacetats im Chromatogramm der Referenzlösung; eine weitere Zone ist nahe der Startzone sichtbar (Matricin). Die Platte wird mit Anisaldehyd-Reagenz *R* (10 ml für eine 200-mm × 200-mm-Platte) besprüht und unter Beobachtung im Tageslicht 5 bis 10 min lang auf 100 bis 105 °C erhitzt. Das Chromatogramm der Referenzlösung zeigt im unteren Drittel eine gelbbraune Zone (Borneol), die nach einigen Stunden grauviolett wird, in der Mitte eine braungelbe bis graue Zone (Bornylacetat) und im oberen Drittel eine blaue Zone (Guajazulen). Das Chromatogramm der Untersuchungslösung muß nahe der Startzone eine blaue Zone (Matricin), mehrere rotviolette Zonen (eine davon entspricht dem Bisabolol) mit Rf-Werten zwischen denen von Borneol und Bornylacetat, eine bräunliche Zone (En-In-Dicycloether) mit einem Rf-Wert, der dem von Bornylacetat entspricht, und rote Zonen (Terpene) mit Rf-Werten, die denen von Guajazulen entsprechen, zeigen. In der Mitte und im unteren Teil des Chromatogramms sind noch weitere Zonen sichtbar.

Äußere Beschaffenheit: Höchstens 25 Prozent durch Sieb 710 abtrennbare Bestandteile.

Sulfatasche (V.3.2.14): Höchstens 13,0 Prozent, mit 1,00 g Droge bestimmt.

Gehaltsbestimmung

Die Bestimmung erfolgt nach ,,Gehaltsbestimmung des ätherischen Öles in Drogen" (V.4.5.8) unter Verwendung von 30 g Droge, einem 1000-ml-Rundkolben, 300 ml Wasser als Destillationsflüssigkeit und 0,50 ml Xylol *R* als Vorlage. 4 h lang wird mit einer Destillationsgeschwindigkeit von 3 bis 4 ml je Minute destilliert.

Lagerung

Vor Licht geschützt.

Kanamycin-monosulfat

Kanamycini monosulfas

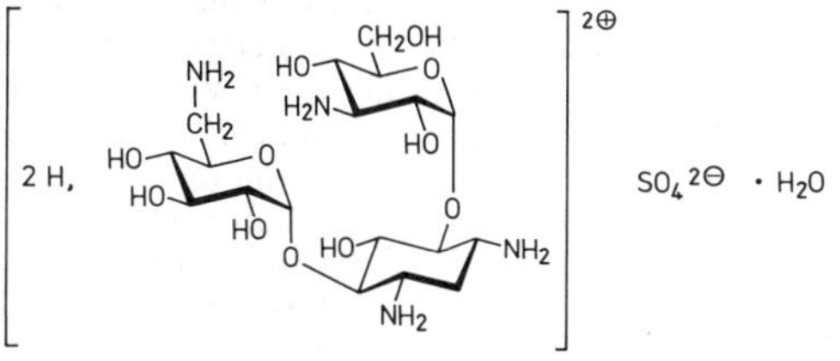

$C_{18}H_{38}N_4O_{15}S \cdot H_2O$ M_r 601

Kanamycinmonosulfat ist das Monohydrat des 6-*O*-(3-Amino-3-desoxy-α-D-glucopyranosyl)-4-*O*-(6-amino-6-desoxy-α-D-glucopyranosyl)-2-desoxy-D-streptamin-monosulfats, eine antimikrobiell wirksame Substanz, die beim Wachstum bestimmter Stämme von *Streptomyces kanamyceticus* gebildet wird. Die Wirksamkeit beträgt mindestens 750 I.E. je Milligramm, berechnet auf die getrocknete Substanz.

Eigenschaften

Weißes bis fast weißes, kristallines Pulver, geruchlos oder fast geruchlos; löslich in etwa 8 Teilen Wasser, praktisch unlöslich in Aceton, Chloroform, Ethanol und Ether.

Prüfung auf Identität

A. Die Prüfung erfolgt mit Hilfe der Dünnschichtchromatographie (V.6.20.2). Die Trennschicht von 0,75 mm Dicke wird wie folgt bereitet: 0,3 g Carbomer *R* werden mit 240 ml Wasser gemischt und 1 h lang unter schwachem Schütteln stehengelassen. Durch allmähliche Zugabe von Natriumhydroxid-Lösung 8,5 % *R* wird auf einen *p*H-Wert von 7 eingestellt und sodann 30 g Kieselgel H*R* zugegeben.

Die Platte wird 1 h lang auf 110 °C erhitzt und nach dem Abkühlen sofort verwendet.

Untersuchungslösung: 10 mg Substanz werden in Wasser zu 10 ml gelöst.

Referenzlösung a: 10 mg Kanamycinmonosulfat *CRS* werden in Wasser zu 10 ml gelöst.

Referenzlösung b: 10 mg Kanamycinmonosulfat *CRS*, 10 mg Neomycinsulfat *CRS* und 10 mg Streptomycinsulfat *CRS* werden in Wasser zu 10 ml gelöst.

Auf die Platte werden getrennt 10 µl jeder Lösung aufgetragen. Die Chromatographie erfolgt mit einer 7prozentigen Lösung (*m*/V) von Kaliumdihydrogenphosphat *R* über eine Laufstrecke von 12 cm. Die Platte wird in einem Strom warmer Luft getrocknet, mit einer Mischung von gleichen Volumteilen einer 0,2prozentigen Lösung (*m*/V) von Dihydroxynaphthalin *R* in Ethanol 96 % *R* und einer 46prozentigen Lösung (*m*/V) von Schwefelsäure 96 % *R* besprüht und 5 bis 10 min lang bei 150 °C erhitzt. Der Hauptfleck im Chromatogramm der Untersuchungslösung entspricht in bezug auf Farbe, Größe und Lage dem mit der Referenzlösung a erhaltenen Fleck. Die Prüfung darf nur ausgewertet werden, wenn das mit der Referenzlösung b erhaltene Chromatogramm, deutlich voneinander getrennt, 3 Flecke zeigt.

B. 0,5 g Substanz werden in 10 ml Wasser gelöst und mit 10 ml Pikrinsäure-Lösung *R* versetzt. Falls nötig wird die Kristallisation durch Reiben an der Reagenzglaswand mit einem Glasstab eingeleitet und das Reagenzglas stehengelassen. Die Kristalle werden abfiltriert, mit 20 ml Wasser gewaschen und bei 100 °C getrocknet. Die Kristalle schmelzen (V.6.11.1) bei etwa 235 °C unter Zersetzung.

C. Etwa 50 mg Substanz werden in 2 ml Wasser gelöst, mit 1 ml einer 1prozentigen Lösung (*m*/V) von Ninhydrin *R* versetzt und einige Minuten lang im Wasserbad erhitzt. Dabei entwickelt sich eine violette Farbe.

D. Die Substanz gibt die Identitätsreaktionen auf Sulfat (V.3.1.1).

Prüfung auf Reinheit

Prüflösung: 0,20 g Substanz werden in kohlendioxidfreiem Wasser *R* zu 20,0 ml gelöst.

***p*H-Wert** (V.6.3.1): Der *p*H-Wert der Prüflösung muß zwischen 6,5 und 8,5 liegen.

Spezifische Drehung (V.6.6): Die an der Prüflösung bestimmte spezifische Drehung muß zwischen +112 und +123° liegen, berechnet auf die getrocknete Substanz.

Kanamycin B: Die Prüfung erfolgt mit Hilfe der Dünnschichtchromatographie (V.6.20.2) unter Verwendung einer Schicht, die wie unter ,,Prüfung auf Identität A" beschrieben hergestellt wird.

Die Platte wird 1 h lang auf 110 °C erhitzt und nach dem Erkalten sofort verwendet.

Untersuchungslösung: 0,1 g Substanz werden in Wasser zu 20 ml gelöst.

Referenzlösung: 4 mg Kanamycin-B-sulfat *CRS* werden in Wasser zu 20 ml gelöst.

Auf die Platte werden getrennt 4 µl jeder Lösung aufgetragen. Die Chromatographie erfolgt mit einer 7prozentigen Lösung (*m*/V) von Kaliumdihydrogenphosphat *R* über eine Laufstrecke von 12 cm. Die Platte wird in einem warmen Luftstrom getrocknet, mit Ninhydrin-Reagenz *R* besprüht und 15 min lang auf 110 °C erhitzt. Der dem Kanamycin B entsprechende Fleck im Chromatogramm der Untersuchungslösung darf nicht größer oder stärker gefärbt sein als der mit der Referenzlösung erhaltene Fleck.

Sulfat: 15,0 bis 17,0 Prozent SO_4, berechnet auf die getrocknete Substanz. 0,250 g Substanz werden in 100 ml Wasser gelöst. Die Lösung wird mit Ammoniak-Lösung 26 % *R* auf einen *p*H-Wert von 11 eingestellt. Nach Zugabe von 10,0 ml 0,1 M-Bariumchlorid-Lösung und etwa 0,5 mg Phthaleinpurpur *R* wird mit 0,1 M-Natriumedetat-Lösung titriert. Wenn die Farbe der Lösung umzuschlagen beginnt, werden 50 ml Ethanol 96% *R* zugegeben. Die Titration wird bis zum Verschwinden der violetten Farbe fortgesetzt.

1 ml 0,1 M-Bariumchlorid-Lösung entspricht 9,606 mg Sulfat (SO_4).

Trocknungsverlust (V.6.22): Höchstens 1,5 Prozent, mit 1,000 g Substanz durch 3 h langes Trocknen im Vakuum unterhalb 670 Pa bei 60 °C bestimmt.

Sulfatasche (V.3.2.14): Höchstens 0,5 Prozent, mit 1,0 g Substanz bestimmt.

Wertbestimmung

Die Ausführung erfolgt nach ,,Mikrobiologische Wertbestimmung von Antibiotika" (V.2.2.1).

Kanamycinmonosulfat zur parenteralen Anwendung muß den folgenden zusätzlichen Anforderungen entsprechen:

Sterilität (V.2.1.1): Die Substanz muß der ,,Prüfung auf Sterilität" entsprechen.

Pyrogene (V.2.1.4): Je Kilogramm Körpermasse eines Kaninchens werden 10 mg Substanz, in 1 ml Wasser für Injektionszwecke gelöst, injiziert.

Anomale Toxizität (V.2.1.5): Je Maus werden 0,5 ml einer Lösung von 2 mg Substanz je Milliliter injiziert.

Blutdrucksenkende Substanzen (V.2.1.7): Je Kilogramm Körpermasse einer Katze wird 1 ml einer Lösung von 4 mg Substanz je Milliliter injiziert.

Beschriftung

Wenn die Substanz zur parenteralen Anwendung bestimmt ist, muß dies angegeben sein.

Vorsichtig zu lagern!

Saures Kanamycinsulfat

Kanamycini sulfas acidus

Saures Kanamycinsulfat ist eine Form von Kanamycinsulfat, die durch Zugabe von Schwefelsäure zu einer Kanamycinmonosulfat-Lösung hergestellt und auf geeignete Weise getrocknet wird. Die Wirksamkeit beträgt mindestens 670 I.E. je Milligramm, berechnet auf die getrocknete Substanz.

Eigenschaften

Weißes bis fast weißes Pulver, geruchlos oder fast geruchlos, hygroskopisch; löslich in etwa 1 Teil Wasser, praktisch unlöslich in Aceton, Chloroform, Ethanol und Ether.

Prüfung auf Identität

A. Die Prüfung erfolgt mit Hilfe der Dünnschichtchromatographie (V.6.20.2). Die Trennschicht von 0,75 mm Dicke wird wie folgt bereitet: 0,3 g Carbomer *R* werden mit 240 ml Wasser gemischt und 1 h lang unter schwachem Schütteln stehengelassen. Durch allmähliche Zugabe von Natriumhydroxid-Lösung 8,5 % *R* wird unter fortgesetztem Schütteln auf einen *p*H-Wert von 7 eingestellt und sodann 30 g Kieselgel H *R* zugegeben.

   Die Platte wird 1 h lang auf 110 °C erhitzt und nach dem Abkühlen sofort verwendet.

   Untersuchungslösung: 10 mg Substanz werden in Wasser zu 10 ml gelöst.

   Referenzlösung a: 10 mg Kanamycinmonosulfat *CRS* werden in Wasser zu 10 ml gelöst.

   Referenzlösung b: 10 mg Kanamycinmonosulfat *CRS*, 10 mg Neomycinsulfat *CRS* und 10 mg Streptomycinsulfat *CRS* werden in Wasser zu 10 ml gelöst.

   Auf die Platte werden getrennt 10 µl jeder Lösung aufgetragen. Die Chromatographie erfolgt mit einer 7prozentigen Lösung (*m*/V) von Kaliumdihydrogenphosphat *R* über eine Laufstrecke von 12 cm. Die Platte wird in einem Strom warmer Luft getrocknet, mit einer Mischung von gleichen Volumteilen einer 0,2prozentigen Lösung (*m*/V) von Dihydroxynaphthalin *R* in Ethanol 96 % *R* und einer 46prozentigen Lösung (*m*/V) von Schwefelsäure 96 % *R* besprüht und 5 bis 10 min lang bei 150 °C erhitzt. Der Hauptfleck im Chromatogramm der Untersuchungslösung entspricht in bezug auf Farbe, Größe und Lage dem mit der Referenzlösung a erhaltenen Fleck. Die Prüfung darf nur ausgewertet werden, wenn das mit der Referenzlösung b erhaltene Chromatogramm, deutlich voneinander getrennt, 3 Flecke zeigt.

B. 0,5 g Substanz werden in 10 ml Wasser gelöst und mit 10 ml Pikrinsäure-Lösung *R* versetzt. Falls nötig, wird die Kristallisation durch Reiben an der Reagenzglaswand mit einem Glasstab eingeleitet und das Reagenzglas stehengelassen. Die Kristalle werden abfiltriert, mit 20 ml Wasser gewaschen und bei 100 °C getrocknet. Die Kristalle schmelzen (V.6.11.1) bei etwa 235 °C unter Zersetzung.

C. Etwa 50 mg Substanz werden in 2 ml Wasser gelöst, mit 1 ml einer 1prozentigen Lösung (*m*/V) von Ninhydrin *R* versetzt und einige Minuten lang im Wasserbad erhitzt. Dabei entwickelt sich eine violette Farbe.

D. Die Substanz gibt die Identitätsreaktionen auf Sulfat (V.3.1.1).

Prüfung auf Reinheit

Prüflösung: 0,20 g Substanz werden in kohlendioxidfreiem Wasser *R* zu 20,0 ml gelöst.

***p*H-Wert** (V.6.3.1): Der *p*H-Wert der Prüflösung muß zwischen 5,5 und 7,5 liegen.

Spezifische Drehung (V.6.6): Die mit der Prüflösung bestimmte spezifische Drehung muß zwischen +103 und +115° liegen, berechnet auf die getrocknete Substanz.

Kanamycin B: Die Prüfung erfolgt mit Hilfe der Dünnschichtchromatographie (V.6.20.2) unter Verwendung einer Schicht, die, wie unter „Prüfung auf Identität A" beschrieben worden ist, hergestellt wird.

Die Platte wird 1 h lang auf 110 °C erhitzt und nach dem Erkalten sofort verwendet.

Untersuchungslösung: 0,11 g Substanz werden in Wasser zu 20 ml gelöst.

Referenzlösung: 4 mg Kanamycin-B-sulfat *CRS* werden in Wasser zu 20 ml gelöst.

Auf die Platte werden getrennt 4 µl jeder Lösung aufgetragen. Die Chromatographie erfolgt mit einer 7prozentigen Lösung (*m*/V) von Kaliumdihydrogenphosphat *R* über eine Laufstrecke von 12 cm. Die Platte wird in einem warmen Luftstrom getrocknet, mit Ninhydrin-Reagenz *R* besprüht und 15 min lang auf 110 °C erhitzt. Der dem Kanamycin B entsprechende Fleck im Chromatogramm der Untersuchungslösung darf nicht größer oder stärker gefärbt sein als der mit der Referenzlösung erhaltene Fleck.

Sulfat: 23,0 bis 26,0 Prozent Sulfat (SO_4), berechnet auf die getrocknete Substanz. 0,175 g Substanz werden in 100 ml Wasser gelöst und die Lösung mit Ammoniak-Lösung 26 % *R* auf einen *p*H-Wert von 11 eingestellt. Nach Zugabe von 10,0 ml 0,1 M-Bariumchlorid-Lösung und etwa 0,5 mg Phthaleinpurpur *R* wird mit 0,1 M-Natriumedetat-Lösung titriert. Wenn die Farbe der Lösung umzuschlagen beginnt, werden 50 ml Ethanol 96 % *R* zugegeben und die Titration bis zum Verschwinden der violettblauen Farbe fortgesetzt.

1 ml 0,1 M-Bariumchlorid-Lösung entspricht 9,606 mg Sulfat (SO_4).

Trocknungsverlust (V.6.22): Höchstens 5,0 Prozent, mit 1,000 g Substanz durch 3 h langes Trocknen bei 60 °C unterhalb 670 Pa bestimmt.

Sulfatasche (V.3.2.14): Höchstens 0,5 Prozent, mit 1,0 g Substanz bestimmt.

Wertbestimmung

Die Ausführung erfolgt nach „Mikrobiologische Wertbestimmung von Antibiotika" (V.2.2.1), wobei als Referenzsubstanz Kanamycinmonosulfat *CRS* verwendet wird.

Saures Kanamycinsulfat zur parenteralen Anwendung muß den folgenden zusätzlichen Anforderungen entsprechen:

Sterilität (V.2.1.1): Die Substanz muß der „Prüfung auf Sterilität" entsprechen.

Pyrogene (V.2.1.4): Je Kilogramm Körpermasse eines Kaninchens werden 10 mg Substanz, in 1 ml Wasser für Injektionszwecke gelöst, injiziert.

Anomale Toxizität (V.2.1.5): Je Maus werden 0,5 ml einer Lösung von 2 mg Substanz je Milliliter injiziert.

Blutdrucksenkende Substanzen (V.2.1.7): Je Kilogramm Körpermasse einer Katze wird 1 ml einer Lösung von 4 mg Substanz je Milliliter injiziert.

Beschriftung

Wenn die Substanz zur parenteralen Anwendung bestimmt ist, muß dies angegeben sein.

Vorsichtig zu lagern!

Kapseln

Capsulae

Kapseln sind feste Arzneiformen mit einer harten oder weichen Hülle von unterschiedlicher Form und Größe. Üblicherweise enthalten sie eine Einzeldosis eines Wirkstoffs. Normalerweise werden Kapseln peroral eingenommen[1].

[1] Die Arzneiform „Kapsel" wird auch auf andere Weise angewendet, z. B. vaginal oder rektal. Solche Kapseln können eine andere Zusammensetzung, Herstellungsmethode und ein anderes Aussehen erfordern, dem gewünschten Verwendungszweck entsprechend. Sie müssen deshalb nicht unbedingt der Monographie entsprechen.

Stärkekapseln (Cachets) sind in dieser Monographie nicht beschrieben.

Die Kapselhüllen bestehen aus Gelatine oder anderen Substanzen, deren Konsistenz durch Zusatz von Substanzen wie Glycerol oder Sorbitol eingestellt werden kann. Hilfsstoffe, wie z. B. oberflächenaktive Substanzen, Lichtundurchlässigkeit vermittelnde Füllstoffe, Konservierungsmittel, Süßstoffe, zugelassene Farbstoffe und, soweit erforderlich, Aromastoffe, können zugesetzt werden. Die Kapseln können auf ihrer Oberfläche bedruckt sein.

Der Inhalt der Kapseln kann fest, flüssig oder pastös sein. Er kann aus einem oder mehreren Wirkstoffen mit oder ohne Hilfsstoffe, wie Lösungs-, Füll-, Gleit- und Sprengmittel bestehen. Der Inhalt der Kapsel darf die Hülle nicht angreifen. Andererseits wird die Kapselwand durch die Verdauungssäfte angegriffen, um eine Freisetzung des Inhalts zu erzielen.

Aufgrund ihrer Zusammensetzung, der Herstellungsmethode und ihrer beabsichtigten Verwendung können Kapseln zur peroralen Anwendung besondere Eigenschaften aufweisen.

Daher werden verschiedene Kapselarten unterschieden:
- Hartkapseln
- Weichkapseln
- magensaftresistente Kapseln
- Kapseln mit modifizierter Wirkstofffreisetzung

Prüfung auf Reinheit

Gleichförmigkeit des Gehaltes (V.5.2.2): Falls nichts anderes vorgeschrieben ist oder abgesehen von begründeten und genehmigten Ausnahmen müssen Kapseln von weniger als 2 mg oder weniger als 2 Prozent Wirkstoff, bezogen auf die Gesamtmasse, der Prüfung auf „Gleichförmigkeit des Gehaltes" entsprechen. Enthält die Zubereitung mehrere Wirkstoffe, bezieht sich die Prüfung nur auf solche Wirkstoffe, die den oben angeführten Bedingungen entsprechen. Wenn die Prüfung auf Gleichförmigkeit des Gehaltes für alle Wirkstoffe vorgeschrieben ist, wird die Prüfung auf Gleichförmigkeit der Masse nicht verlangt. Die Prüfung ist für Multivitaminzubereitungen und Zubereitungen aus Spurenelementen nicht erforderlich.

Gleichförmigkeit der Masse (V.5.2.1): Kapseln müssen der Prüfung auf „Gleichförmigkeit der Masse" entsprechen.

Lagerung

Dicht verschlossen, nicht über 30 °C.

Zusätzliche Anforderungen, zum Beispiel die Wirkstofffreisetzung aus festen oralen Arzneiformen (V.5.4), können für Zubereitungen, die nicht im Arzneibuch beschrieben sind, vorgeschrieben werden. Wenn die Wirkstofffreisetzung aus festen oralen Arzneiformen vorgeschrieben ist, wird die Zerfallszeit nicht bestimmt.

Hinweise für die rezepturmäßige Herstellung von Kapseln

Als Füllmittel für Hartgelatinesteckkapseln wird vorzugsweise eine Mischung von 99,5 Teilen Mannitol und 0,5 Teilen hochdispersem Siliciumdioxid verwendet, falls nichts anderes vorgeschrieben ist. Bei Herstellungsschwierigkeiten kann ein anderes geeignetes Füllmittel verwendet werden.

Falls nichts anderes angegeben ist, sind bei Hartgelatinesteckkapseln weißopak eingefärbte Kapseln zu verwenden.

Hartkapseln

Die Hülle der Hartkapseln besteht aus zwei vorgefertigten, zylindrischen Teilen. Diese sind jeweils an einem Ende mit einem halbkugeligen Boden abgeschlossen, während das andere Ende offen ist. Der oder die Wirkstoffe, die üblicherweise in fester Form (Pulver oder Granulat) vorliegen, werden in einen der beiden Teile gefüllt, der mit dem anderen Teil verschlossen wird.

Die Zuverlässigkeit des Verschlusses kann durch geeignete Mittel erhöht werden.

Prüfung auf Reinheit

Zerfallszeit (V.5.1.1): Hartkapseln müssen der Prüfung auf „Zerfallszeit, Tabletten und Kapseln" entsprechen. Als Flüssigkeit[2] wird Wasser verwendet. Wenn die Kapsel auf dem Wasser schwimmt, kann die Scheibe aufgesetzt werden. Die Apparatur wird 30 min lang in Betrieb gehalten, außer in begründeten und zugelasse-

[2] In begründeten und zugelassenen Fällen kann 0,1 N-Salzsäure verwendet werden.

nen Ausnahmen; danach wird der Zustand der Kapsel geprüft.

Weichkapseln

Die Hüllen von Weichkapseln sind dicker als diejenigen der Hartkapseln. Sie bestehen nur aus einem Teil und können verschiedene Formen haben. Im allgemeinen werden Weichkapseln in einem Arbeitsgang geformt, gefüllt und verschlossen. Auch die Kapselhülle kann einen Wirkstoff enthalten.

Zur Einzelherstellung können die Hüllen vorgefertigt sein. Flüssigkeiten können direkt abgefüllt werden; feste Substanzen werden normalerweise in einer geeigneten Trägermasse gelöst oder dispergiert, die dem Füllgut eine mehr oder weniger pastöse Konsistenz vermittelt. In Abhängigkeit von der Art der Wirk- und Hilfsstoffe und von der Kontaktfläche zwischen Kapselinhalt und Kapselwand kann eine teilweise Wanderung von Inhaltsstoffen in die Kapselwand und umgekehrt erfolgen.

Prüfung auf Reinheit

Zerfallszeit (V.5.1.1): Weichkapseln müssen der Prüfung auf „Zerfallszeit, Tabletten und Kapseln" entsprechen. Als Flüssigkeit wird Wasser verwendet[2]. In jedes Prüfröhrchen wird eine Scheibe gelegt. Flüssige Arzneistoffe in Weichkapseln können die Scheibe angreifen. Unter diesen Bedingungen und in zugelassenen Ausnahmefällen kann die Apparatur ohne Scheibe verwendet werden. Die Apparatur wird 30 min lang in Betrieb gehalten, außer in begründeten und zugelassenen Ausnahmen, und danach der Zustand der Kapsel geprüft. Wenn die Kapseln der Prüfung nicht entsprechen, weil sie an der Scheibe ankleben, wird die Prüfung mit weiteren 6 Kapseln ohne Scheibe durchgeführt. Die Kapseln entsprechen der Prüfung, wenn alle 6 zerfallen sind.

[3] Die Widerstandsdauer in saurem Milieu ist je nach Kapselzusammensetzung unterschiedlich lang; normalerweise beträgt sie 3 h, sie darf jedoch, auch in begründeten und zugelassenen Fällen, nicht unter 1 h liegen.

Magensaftresistente Kapseln

Magensaftresistente Hart- oder Weichkapseln werden so hergestellt, daß die Kapselhülle im Magensaft beständig ist, im Darm jedoch zerfällt und ihren Inhalt freigibt.

Prüfung auf Reinheit

Zerfallszeit (V.5.1.1): Magensaftresistente Kapseln müssen der Prüfung auf „Zerfallszeit, Tabletten und Kapseln" entsprechen. Als Flüssigkeit wird 0,1 N-Salzsäure verwendet. Die Apparatur wird ohne Scheiben 2 h[3] lang in Betrieb gehalten. Danach wird der Zustand der Kapseln geprüft. Keine der Kapseln darf Zeichen eines Zerfalls oder Risse aufweisen, die zu einer Freigabe des Inhalts führen könnten. Die Säure wird durch Phosphat-Pufferlösung *p*H 6,8 *R*[4] ersetzt und in jedes Röhrchen eine Scheibe gelegt. Die Apparatur wird 60 min lang in Betrieb gehalten, danach der Zustand der Kapseln geprüft. Wenn die Kapseln der Prüfung nicht entsprechen, weil sie an der Scheibe ankleben, wird die Prüfung mit weiteren 6 Kapseln ohne Scheibe durchgeführt. Die Kapseln entsprechen der Prüfung, wenn alle 6 zerfallen sind.

Kapseln mit modifizierter Wirkstofffreisetzung

Kapseln mit modifizierter Wirkstofffreisetzung sind Hart- oder Weichkapseln, bei denen Umfang, Geschwindigkeit oder Ort der Wirkstofffreisetzung verändert sind. Dies wird dadurch erreicht, daß dem Kapselinhalt oder der Kapselhülle oder beiden gemeinsam Stoffe zugesetzt werden, die die Wirkstofffreisetzung modifizieren. Darüber hinaus kann auch die Kapsel selbst nach einem speziellen Verfahren hergestellt werden.

[4] Wenn begründet und zugelassen, kann eine Pufferlösung *p*H 6,8 unter Zusatz von Pankreaspulver (z. B. 0,35 g Pankreaspulver je 100 ml Pufferlösung) verwendet werden.

Kartoffelstärke

Solani amylum

Kartoffelstärke wird aus den Knollen von *Solanum turberosum* L. gewonnen.

Eigenschaften

Sehr feines, weißes Pulver, das beim Reiben zwischen den Fingern knirscht, ohne Geruch und Geschmack; praktisch unlöslich in kaltem Wasser und Ethanol.

Körner mit Rissen oder Unregelmäßigkeiten an den Rändern dürfen nur selten vorkommen.

Beschreibung

Mikroskopische Merkmale: Die Droge zeigt unregelmäßig-eiförmige oder birnenförmige Körner von 30 bis 100 µm Durchmesser oder rundliche Körner von 10 bis 35 µm Durchmesser und gelegentlich zusammengesetzte 2- bis 4teilige Körner. Die Körner haben einen exzentrischen Spalt; die konzentrische Schichtung ist deutlich erkennbar. Im polarisierten Licht erscheint über dem Spalt ein ausgeprägtes Kreuz.

Prüfung auf Identität

A. Wird 1 g Droge in 50 ml Wasser 1 min lang zum Sieden erhitzt und anschließend abgekühlt, bildet sich ein dicker, opaleszierender Kleister.

B. Wird 1 ml des unter Prüfung A erhaltenen Kleisters mit 0,05 ml Iod-Lösung *R* 1 versetzt, entsteht eine tiefblaue Färbung, die beim Erhitzen verschwindet und beim Abkühlen wieder auftritt.

Prüfung auf Reinheit

Sauer reagierende Substanzen: 100 ml Ethanol 70 % (V/V) werden unter Zusatz von 0,5 ml Phenolphthalein-Lösung *R* neutralisiert. Nach Zusatz von 10 g Droge wird 1 h lang geschüttelt und anschließend abfiltriert. 50 ml Filtrat dürfen bis zum Farbumschlag höchstens 2,0 ml 0,1 N-Natriumhydroxid-Lösung verbrauchen.

Fremde Bestandteile: Zellwand- und Protoplasmafragmente dürfen nur in geringen Mengen vorhanden sein.

Eisen (V.3.2.9): 1,5 g Droge werden mit 15 ml Salzsäure 7 % *R* geschüttelt und anschließend abfiltriert. Das Filtrat muß der Grenzprüfung auf Eisen entsprechen (10 ppm).

Trocknungsverlust (V.6.22): Höchstens 20,0 Prozent, mit 1,000 g Droge durch Trocknen im Trockenschrank bei 100 bis 105 °C bestimmt.

Sulfatasche (V.3.2.14): Höchstens 0,6 Prozent, mit 1,0 g Droge bestimmt.

Mikrobielle Verunreinigung:
Keimzahl (V.2.1.8.1): Höchstens 10^3 lebensfähige Bakterien und höchstens 10^2 Pilze je Gramm Droge, durch Auszählen auf Agarplatten bestimmt.
Spezifische Mikroorganismen (V.2.1.8.2): *Escherichia coli* darf nicht vorhanden sein.

Kiefernnadelöl

Pini aetheroleum

Kiefernnadelöl ist das aus den frischen Nadeln, Zweigspitzen oder frischen Ästen mit Nadeln und Zweigspitzen von *Pinus silvestris* L. oder anderen Arten der Gattung *Pinus* gewonnene ätherische Öl.

Eigenschaften

Klare, farblose bis schwach gelbe Flüssigkeit von terpenartigem, angenehmem, aromatischem Geruch und leicht bitterem, etwas öligseifigem Geschmack; mischbar mit Ethanol.

Prüfung auf Identität

Die Prüfung erfolgt mit Hilfe der Dünnschichtchromatographie (V.6.20.2) unter Verwendung einer Schicht von Kieselgel G *R*.

Untersuchungslösung: 30 µl Öl werden in 1,0 ml Toluol *R* gelöst.

Referenzlösung: 40 µl Bornylacetat *R* und 5 mg Borneol *R* werden in 10 ml Toluol *R* gelöst.

Auf die Platte werden getrennt 20 µl Untersuchungslösung und 10 µl Referenzlösung bandförmig (20 mm × 3 mm) aufgetragen. Die

Chromatographie erfolgt mit Dichlormethan *R*, wobei 2mal mit demselben Fließmittel über eine Laufstrecke von je 10 cm entwickelt wird. Nach Verdunsten des Fließmittels bei Raumtemperatur wird die Platte mit etwa 10 ml Anisaldehyd-Reagenz *R* (für eine 200-mm × 200-mm-Platte) besprüht und 10 bis 15 min lang unter Beobachtung auf 100 bis 105 °C erhitzt. Die Auswertung erfolgt im Tageslicht. Im Chromatogramm der Referenzlösung erscheint als unterste Zone das braungraue Borneol und weiter oben die gleichfarbige Bornylacetat-Zone. Das Chromatogramm der Untersuchungslösung zeigt wenig unterhalb der Fließmittelfront eine starke, violett gefärbte Hauptzone der Terpenkohlenwasserstoffe. Die weniger ausgeprägte Zone des Bornylacetats ist deutlich schwächer als diejenige der Referenzlösung. In der unteren Hälfte des Chromatogramms der Untersuchungslösung liegen 3 bis 4 blauviolette mittelstarke bis starke Zonen. Eine rosarote Zone, die sich etwa in der Mitte des Chromatogramms der Untersuchungslösung befindet, ist je nach dem Alter des Öls mehr oder weniger stark ausgeprägt. Eine Borneol-Zone ist nicht erkennbar.

Prüfung auf Reinheit

Relative Dichte (V.6.4): 0,855 bis 0,885.

Brechungsindex (V.6.5): 1,470 bis 1,485.

Optische Drehung (V.6.6): –20,0 bis +10,0°, in einer Schichtdicke von 1 dm gemessen.

Säurezahl (V.3.4.1): Höchstens 1,0.

Lagerung

Kühl, vor Licht geschützt, in dicht verschlossenen, dem Verbrauch angemessenen Gefäßen. Öle aus verschiedenen Lieferungen dürfen nur dann gemischt werden, wenn sie den Anforderungen der Monographie entsprechen. Öle, die 1 Jahr gelagert sind, sollen überprüft werden und danach alle 6 Monate.

Medizinische Kohle

Carbo activatus

Medizinische Kohle wird aus pflanzlichen Materialien durch geeignete Verkohlungsverfahren gewonnen, welche der Substanz ein erhöhtes Adsorptionsvermögen verleihen.

Eigenschaften

Schwarzes, leichtes, geruchloses Pulver, frei von körnigen Teilchen; praktisch unlöslich in allen gebräuchlichen Lösungsmitteln.

Prüfung auf Identität

A. Zur Rotglut erhitzt, verbrennt die Substanz langsam ohne Flamme.

B. Die Substanz entspricht der Prüfung auf „Adsorptionsvermögen“ (siehe „Prüfung auf Reinheit“).

Prüfung auf Reinheit

Prüflösung: 2,0 g Substanz werden in einem Erlenmeyerkolben mit Schliff mit 50 ml Salzsäure 7 % *R* versetzt und vorsichtig 1 h lang unter Rückfluß zum Sieden erhitzt. Anschließend wird abfiltriert und das Filter mit Salzsäure 7 % *R* gewaschen. Das Filtrat wird mit der Waschflüssigkeit vereinigt und im Wasserbad zur Trockne eingedampft. Der Rückstand wird in 0,1 N-Salzsäure zu 50,0 ml gelöst.

Sauer oder alkalisch reagierende Substanzen: 2,0 g Substanz werden mit 40 ml Wasser versetzt und 5 min lang gekocht. Nach dem Abkühlen wird mit kohlendioxidfreiem Wasser *R* auf die ursprüngliche Menge ergänzt und filtriert. Die ersten 20 ml Filtrat werden verworfen. 10 ml Filtrat sind nach Zusatz von 0,25 ml Bromthymolblau-Lösung *R* 1 und 0,25 ml 0,02 N-Natriumhydroxid-Lösung blau gefärbt. Bis zum Farbumschlag nach Gelb dürfen höchstens 0,75 ml 0,02 N-Salzsäure verbraucht werden.

Säurelösliche Substanzen: Höchstens 3 Prozent. 1,0 g Substanz wird mit 25 ml Salpetersäure 12,5 % *R* versetzt und 5 min lang gekocht. Die heiße Mischung wird durch einen Glassintertiegel (10) filtriert, der mit 10 ml heißem Wasser gewaschen wird. Waschwasser und Filtrat werden vereinigt und im Wasserbad zur Trockne eingedampft. Nach Aufnehmen des Rückstandes in 1 ml Salzsäure 36 % *R* wird erneut im Wasserbad zur Trockne eingedampft. Der bei 100 bis 105 °C bis zur Massekonstanz getrocknete Rückstand darf höchstens 30 mg betragen.

Alkalilösliche, gefärbte Substanzen: 0,25 g Substanz werden mit 10 ml Natriumhydroxid-Lösung 8,5 % *R* versetzt und 1 min lang gekocht. Nach dem Abkühlen wird filtriert und das Filtrat mit Wasser zu 10 ml verdünnt. Die Lösung darf nicht stärker gefärbt sein als die Farbvergleichslösung GG_4 (V.6.2, Methode II).

Ethanollösliche Substanzen: Höchstens 0,5 Prozent. 2,0 g Substanz werden mit 50 ml Ethanol 96 % *R* versetzt und 10 min lang unter Rückfluß gekocht. Danach wird sofort abfiltriert, abgekühlt und mit Ethanol 96 % *R* zu 50 ml ergänzt. Das Filtrat darf nicht stärker gefärbt sein als die Farbvergleichslösung G_6 oder BG_6 (V.6.2, Methode II). 40 ml des Filtrats werden zur Trockne eingedampft und der Rückstand bei 100 bis 105 °C bis zur Massekonstanz getrocknet. Der Rückstand darf höchstens 8 mg betragen.

Fluoreszierende Substanzen: 10,0 g Substanz werden 2 h lang in einem Extraktionsapparat nach Soxhlet mit 100 ml Cyclohexan *R* 1 extrahiert. Der Auszug wird mit Cyclohexan *R* 1 zu 100 ml verdünnt und im ultravioletten Licht bei 365 nm geprüft. Die Fluoreszenz der Lösung darf nicht stärker sein als die einer unter denselben Bedingungen geprüften Lösung von 83 µg Chinin *R* in 1000 ml 0,01 N-Schwefelsäure.

Sulfid: 1,0 g Substanz wird in einem Erlenmeyerkolben mit 5 ml Salzsäure 25 % *R* und 20 ml Wasser versetzt und zum Sieden erhitzt. Die entweichenden Dämpfe dürfen Blei(II)-acetat-Papier *R* nicht bräunen.

Blei: Höchstens 10 ppm Pb. Der Bleigehalt wird mit Hilfe der Atomabsorptionsspektroskopie (V.6.17, Methode I) bestimmt.

Untersuchungslösung: Die Prüflösung wird verwendet.

Referenzlösungen: Die Referenzlösungen werden aus der Blei-Lösung (100 ppm Pb) *R* durch Verdünnen mit 0,1 N-Salzsäure hergestellt.

Die Absorption wird bei 283,3 nm unter Verwendung einer Blei-Hohlkathodenlampe als Strahlungsquelle und einer Luft-Acetylen-Flamme bestimmt. Abhängig vom verwendeten Gerät kann auch bei 217,0 nm gemessen werden.

Kupfer: Höchstens 25 ppm Cu. Der Kupfergehalt wird mit Hilfe der Atomabsorptionsspektroskopie (V.6.17, Methode I) bestimmt.

Untersuchungslösung: Die Prüflösung wird verwendet.

Referenzlösungen: Die Referenzlösungen werden aus der Kupfer-Lösung (0,1 Prozent Cu) *R* durch Verdünnen mit 0,1 N-Salzsäure hergestellt.

Die Absorption wird bei 325,0 nm unter Verwendung einer Kupfer-Hohlkathodenlampe als Strahlungsquelle und einer Luft-Acetylen-Flamme bestimmt.

Zink: Höchstens 25 ppm Zn. Der Zinkgehalt wird mit Hilfe der Atomabsorptionsspektroskopie (V.6.17, Methode I) bestimmt.

Untersuchungslösung: Die Prüflösung wird verwendet.

Referenzlösungen: Die Referenzlösungen werden aus der Zink-Lösung (100 ppm Zn) *R* durch Verdünnen mit 0,1 N-Salzsäure hergestellt.

Die Absorption wird bei 214,0 nm unter Verwendung einer Zink-Hohlkathodenlampe als Strahlungsquelle und einer Luft-Acetylen-Flamme bestimmt.

Trocknungsverlust (V.6.22): Höchstens 15 Prozent, mit 1,000 g Substanz durch 4 h langes Trocknen im Trockenschrank bei 120 °C bestimmt.

Sulfatasche (V.3.2.14): Höchstens 5,0 Prozent, mit 1,0 g Substanz bestimmt.

Adsorptionsvermögen: 0,300 g Substanz werden in einem 100-ml-Erlenmeyerkolben mit Schliffstopfen mit 25,0 ml einer frisch hergestellten Lösung von 0,5 g Phenazon *R* in 50 ml Wasser versetzt, 15 min lang kräftig geschüttelt und abfiltriert, wobei die ersten 5 ml des Filtrats verworfen werden. 10,0 ml des Filtrats werden mit 1,0 g Kaliumbromid *R* und 20 ml Salzsäure 7 % *R* versetzt und mit 0,1 N-Kaliumbromat-Lösung in Gegenwart von 0,1 ml Ethoxychrysoidinhydrochlorid-Lösung *R* bis zum Farbumschlag von Rosarot nach Gelbrosa titriert. Gegen Ende der Titration wird langsam, 1 Tropfen alle 15 s, titriert. Ein Blindversuch mit 10,0 ml Phenazon-Lösung wird durchgeführt.

Die von 100 g Substanz adsorbierte Menge Phenazon errechnet sich nach der Formel:

$$\frac{2{,}353\,(a - b)}{m}$$

a = Anzahl verbrauchter Milliliter 0,1 N-Kaliumbromat-Lösung im Blindversuch
b = Anzahl verbrauchter Milliliter 0,1 N-Kaliumbromat-Lösung im Hauptversuch
m = Einwaage Substanz in Gramm

100 g Substanz, berechnet auf die getrocknete Substanz, müssen mindestens 40 g Phenazon adsorbieren.

Kohlendioxid

Carbonei dioxidum

CO_2 M_r 44,01

Kohlendioxid enthält mindestens 99,0 Prozent (V/V) CO_2.

Eigenschaften

Farb- und geruchloses Gas. Bei einer Temperatur von 20 °C und einem Druck von 101,3 kPa ist 1 Volumteil Kohlendioxid in etwa 1 Volumteil Wasser löslich.

Prüfung auf Identität

A. Wird eine Flamme in eine Kohlendioxid-Atmosphäre eingeführt, so erlischt sie.

B. Beim Einleiten von Kohlendioxid in Bariumhydroxid-Lösung *R* entsteht ein weißer Niederschlag, der sich in Essigsäure 12 % *R* unter Aufbrausen löst.

Prüfung auf Reinheit

Vor der Prüfung auf Reinheit wird die Kohlendioxid-Flasche mindestens 6 h lang bei Raumtemperatur gehalten. Während der Prüfung auf Reinheit wird die Flasche senkrecht gestellt und ein Gasstrom von 4 Litern je Stunde, sofern nichts anderes vorgeschrieben ist, eingestellt.

Kohlenmonoxid (V.3.3.2): Die Prüfung wird mit 5,0 l Kohlendioxid, das mit dem gleichen Volumen Argon *R* vermischt wird, durchgeführt. Gleichzeitig wird ein Blindversuch mit 10,0 l Argon *R* ausgeführt. Die Differenz der bei beiden Titrationen verbrauchten Milliliter 0,002 N-Natriumthiosulfat-Lösung darf höchstens 0,5 ml betragen (10 ppm (V/V)).

Die 2 folgenden Prüfungen werden durchgeführt, indem das Gas direkt in ein geeignetes Reagenz geleitet wird. Zu diesem Zweck wird eine hermetisch verschließbare Gaswaschflasche mit flachem Boden verwendet. Die Gaswaschflasche soll so groß sein, daß 50 ml Flüssigkeit eine Säule von 12 bis 14 cm Höhe bilden. Ferner ist sie a) mit einem bis auf 2 mm über dem Gefäßboden führenden und in das Reagenz tauchenden Gaseinleitungsrohr mit einem inneren Durchmesser von 1 mm und b) mit einem Gasaustrittsrohr versehen.

Die Referenzlösungen werden in identischen Gaswaschflaschen hergestellt.

Sauer reagierende Substanzen:
Untersuchungslösung: 5,0 l Kohlendioxid werden durch 50 ml kohlendioxidfreies Wasser *R*, dem 0,1 ml einer 1prozentigen Lösung (*m*/V H_2O_2) von Wasserstoffperoxid zugesetzt wurden, geleitet. Danach werden 5 l Stickstoff *R* mit einer Durchflußrate von 15 bis 20 l je Stunde durchgeleitet.

Referenzlösung: 50 ml kohlendioxidfreies Wasser *R* werden mit 0,1 ml einer 1prozentigen Lösung (*m*/V H_2O_2) von Wasserstoffperoxid und 0,5 ml 0,01 N-Salzsäure versetzt.

Jeder Lösung werden 0,1 ml Methylorange-Mischindikator-Lösung *R* zugesetzt. Die Untersuchungslösung darf nicht stärker gelborange gefärbt sein als die Referenzlösung (20 ppm (V/V), berechnet als HCl).

Phosphorwasserstoff, Schwefelwasserstoff und organische reduzierende Substanzen: 1,0 l Kohlendioxid wird durch eine Mischung von 5 ml Ammoniak-Lösung 26 % *R*, 15 ml Wasser und 20 ml ammoniakalische Silbernitrat-Lösung *R* geleitet. Verglichen mit einer gleichzeitig und unter gleichen Bedingungen hergestellten Referenzlösung, jedoch ohne Durchleiten des Gases, darf die Untersuchungslösung keine Bräunung zeigen.

Gehaltsbestimmung

Eine 25-ml-Gasbürette (siehe Abbildung) wird verwendet, die im oberen Teil aus einem zwischen 95 und 100 in 0,2 Hundertstel graduiertem Meßrohr besteht und an beiden Enden durch konische Schliffhähne abgeschlossen ist. Der untere Hahn dient der Gaszufuhr. Der Rohransatz ist mit einer Olive versehen. Ein zylindrisches Behältnis oberhalb des oberen Hahnes dient zur Aufnahme der in der Gehaltsbestimmung verwendeten Absorptionslösung. Die Bürette wird mit Wasser gewaschen und

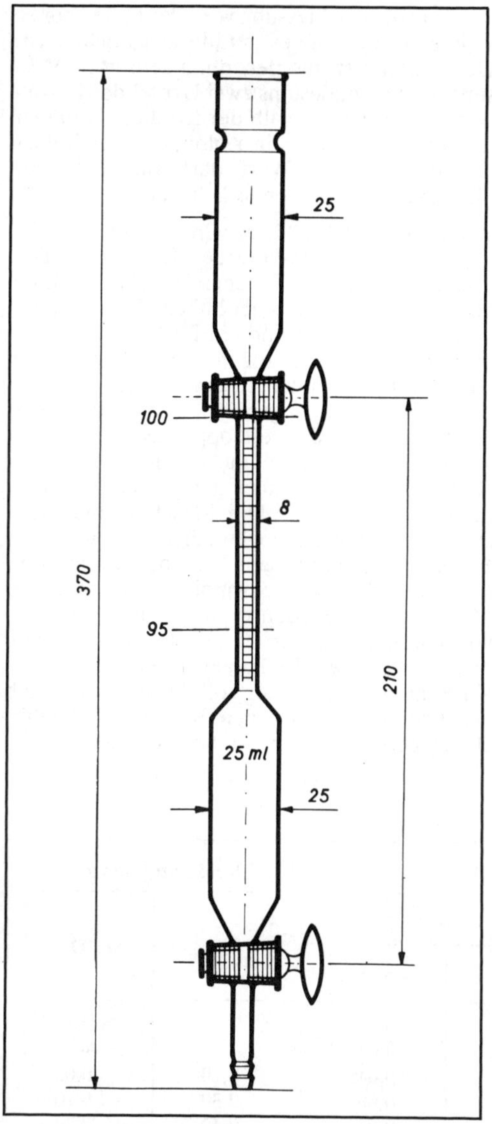

Bürette zur Gehaltsbestimmung von Kohlendioxid
Längenangaben in Millimetern

getrocknet. Beide Hähne der Bürette werden geöffnet. Der Rohransatz wird mit der Quelle des Kohlendioxids verbunden. Der Durchfluß wird auf 1 Liter je Minute eingestellt. Das Kohlendioxid wird 1 min lang durch die Bürette geleitet, um sie zu reinigen. Der obere Hahn der Bürette wird verschlossen, sofort danach der untere Hahn, und die Bürette von der Kohlendioxidquelle getrennt. Der obere Hahn wird durch eine halbe Drehung kurz geöffnet, um einen eventuellen Drucküberschuß in der Bürette zu entfernen. Die Bürette wird senkrecht befestigt. Das Behältnis wird mit einer 40prozentigen Lösung (*m*/V) von Kaliumhydroxid *R* gefüllt. Nach dem Öffnen des oberen Hahns absorbiert die Lösung das Kohlendioxid und fließt in die Bürette. Ohne Schütteln wird 10 min lang stehengelassen. Im graduierten Teil der Bürette wird die durch die Lösung erreichte Höhe, unter Berücksichtigung des Meniskus, abgelesen. Der abgelesene Wert entspricht dem Gehalt an CO_2 im Gas, ausgedrückt in Prozent (V/V).

Lagerung

Unter Druck in speziellen Metallflaschen. Die Sicherheitsvorschriften sind zu beachten.

Sterile, resorbierbare Kollagenfäden

Fila collagenis resorbilia sterilia

Sterile, resorbierbare Kollagenfäden werden aus Kollagen, welches vorwiegend von Muskelsehnen gesunder Säugetiere stammt, durch Extrahieren und Wiederverfestigen in Form von Fäden hergestellt und sterilisiert. Die Fäden können mit chemischen Mitteln behandelt worden sein, z. B. mit Chromsalzen zur Verzögerung ihrer Resorption und mit Glycerol, um ihre Geschmeidigkeit zu erhöhen, sofern solche Mittel die Gewebeverträglichkeit nicht beeinträchtigen.

Sterile, resorbierbare Kollagenfäden werden in sterile Einzelbeutel verpackt, die sowohl eine sterile Lagerung als auch eine aseptische Entnahme zum Gebrauch ermöglichen. Die Fäden können entweder trocken gelagert werden oder in einer konservierenden Flüssigkeit, die antimikrobielle Zusätze, nicht aber Antibiotika, enthalten darf.

Sterile, resorbierbare Kollagenfäden sind zum einmaligen Gebrauch unmittelbar nach Öffnen der sterilen Einzelpackung bestimmt.

Prüfung auf Reinheit

Sterile, resorbierbare Kollagenfäden in einer konservierenden Flüssigkeit werden der sterilen Einzelpackung entnommen und sofort auf Länge, Durchmesser und Reißkraft geprüft. Trocken gelagerte, sterile, resorbierbare Kollagenfäden werden vor der Prüfung 24 h lang in Ethanol 96 % oder Isopropylalkohol 90 % (V/V) eingelegt und dann ebenfalls sofort wie oben angegeben geprüft.

Länge: Die Länge wird an jedem einzelnen gerade ausgerichteten, aber nicht gespannten Faden gemessen. Die Länge darf 90 Prozent der angegebenen Länge nicht unterschreiten und darf höchstens 350 cm betragen.

Durchmesser: Die Messung erfolgt mechanisch an 5 Fäden mit einem Instrument, dessen Meßflächen einen Durchmesser von 10 bis 15 mm besitzen und das eine Meßgenauigkeit von mindestens 0,002 mm gestattet. Der Meßdruck auf den Faden soll 100 ± 10 g betragen. Beim Messen muß der Meßkopf vorsichtig aufgesetzt werden, damit ein Zusammendrücken des Fadens vermieden wird. Der Durchmesser wird in Abständen von je 30 cm über die ganze Fadenlänge gemessen. Bei Fäden unter 90 cm Länge wird der Durchmesser an drei etwa gleich weit voneinander entfernt liegenden Punkten gemessen. Bei der Messung wird der Faden nur so weit gestreckt, bis er gerade ausgerichtet ist. Der Mittelwert aus den durchgeführten Messungen und mindestens zwei Drittel der Einzelwerte müssen innerhalb der für diese Nummer festgelegten Grenzen in Kolonne A von Tabelle I liegen. Kein Wert darf außerhalb der Grenzwerte der Kolonne B liegen.

Reißkraft: Die Reißkraft wird an einem einfachen Knoten bestimmt, der folgendermaßen erhalten wird: Das Fadenende in der rechten Hand wird über das in der linken Hand gehaltene Ende geschoben und ein Ende durch die so gebildete Schlinge gezogen (siehe Abbildung), dann wird der Knoten zusammengezogen.

5 Fäden werden geprüft. An Fäden über 75 cm Länge wird eine Doppelbestimmung, an kürzeren nur eine einfache ausgeführt. Die Reißkraft wird mit einer geeigneten Zugprüfmaschine gemessen. Die Maschine muß mit zwei Klemmvorrichtungen zur Befestigung des Fadens ausgestattet sein, von denen eine mit konstanter Abziehgeschwindigkeit von 30 cm je Minute bewegt werden kann. Die Befestigungsvorrichtungen müssen so gewählt werden, daß ein Nachrutschen des Fadens nicht möglich ist. Zu Beginn der Messung soll der freie Abstand des Fadens zwischen den Klemmen 12,5 bis 20 cm betragen. Der Knoten befindet sich in

Tabelle I: Durchmesser und Reißkraft

Fadennummer	Durchmesser [Millimeter]				Reißkraft [Newton]	
	A		B		C	D
	min.	max.	min.	max.		
0,1	0,010	0,019	0,005	0,025	–	–
0,2	0,020	0,029	0,015	0,035	–	–
0,3	0,030	0,039	0,025	0,045	0,20	0,05
0,4	0,040	0,049	0,035	0,060	0,30	0,10
0,5	0,050	0,069	0,045	0,085	0,40	0,20
0,7	0,070	0,099	0,060	0,125	0,70	0,30
1	0,100	0,149	0,085	0,175	1,8	0,40
1,5	0,150	0,199	0,125	0,225	3,8	0,70
2	0,200	0,249	0,175	0,275	7,5	1,8
2,5	0,250	0,299	0,225	0,325	10	3,8
3	0,300	0,349	0,275	0,375	12,5	7,5
3,5	0,350	0,399	0,325	0,450	20	10
4	0,400	0,499	0,375	0,550	27,5	12,5
5	0,500	0,599	0,450	0,650	38,0	20,0
6	0,600	0,699	0,550	0,750	45,0	27,5
7	0,700	0,799	0,650	0,850	60,0	38,0
8	0,800	0,899	0,750	0,950	70,0	45,0

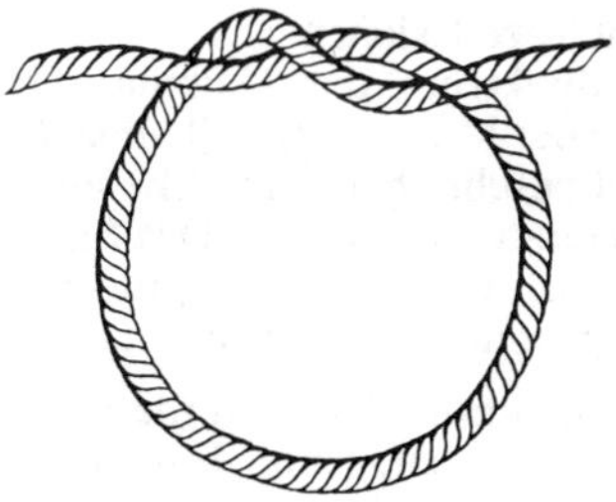

Einfacher Knoten

der Mitte zwischen den beiden Klemmen. Die benötigte Kraft zum Reißen des Fadens wird abgelesen. Wenn der Faden in den Klemmen oder näher als 1 cm von diesen reißt, so ist die Messung an einem neuen Faden zu wiederholen. Werte aus mangelhaften Messungen werden nicht berücksichtigt. Das Mittel der abgelesenen Werte muß gleich oder größer als der Wert sein, der in Kolonne C von Tabelle I angegeben ist. Kein Einzelwert darf kleiner sein als der in Kolonne D für die entsprechende Fadennummer genannte Wert.

Lösliche Chromverbindungen: 0,25 g Kollagenfäden werden in einem Erlenmeyerkolben mit 1 ml Wasser je 10 mg Kollagenfäden übergossen und 24 h lang bei 37 ± 0,5 °C verschlossen stehengelassen. Nach dem Abkühlen werden 5 ml Lösung in ein kleines Reagenzglas dekantiert, 0,10 bis 0,15 ml Silbernitrat-Lösung *R* 2, 0,5 g Kaliumpersulfat *R* und 2 ml Schwefelsäure 10 % *R* zugesetzt. Die Mischung wird 30 min lang auf dem Wasserbad erhitzt, abgekühlt und das verdampfte Wasser ersetzt. Nach Zusatz von 2 ml einer 1prozentigen Lösung (*m*/V) von Diphenylcarbazid *R* in Ethanol 96 % *R* darf die Lösung nicht stärker gefärbt sein als eine gleichzeitig hergestellte Mischung aus 5 ml einer Lösung, die 2,83 µg Kaliumdichromat *R* je Milliliter enthält, 2 ml Schwefelsäure 10 % *R* und 2 ml einer 1prozentigen Lösung (*m*/V) von Diphenylcarbazid *R* in Ethanol 96 % *R* (1 ppm Cr).

Sterilität (V.2.1.1): Sterile, resorbierbare Kollagenfäden müssen der „Prüfung auf Sterilität" für Catgut und anderes chirurgisches Nahtmaterial entsprechen.

Anomale Toxizität: In die Rückenhaut von 5 Meerschweinchen wird je ein 1 cm langes Stück steriler, resorbierbarer Kollagenfaden eingebracht. Nach 15 Tagen dürfen die Tiere nur die normale Gewebereaktion und keine histologischen Schädigungen oder Toxizitätsreaktionen aufweisen.

Wenn mehr als ein Tier anomale Reaktionen zeigt, ist die Prüfung nicht bestanden. Wenn ein einziges Tier anomale Reaktionen zeigt, ist die Prüfung zu wiederholen. Wenn in der zweiten Prüfung irgendein Tier anomale Reaktionen zeigt, ist die Prüfung nicht bestanden.

Wenn der Faden mit einer nicht abziehbaren Nadel ausgerüstet ist, muß sie folgender Prüfung entsprechen:

Nadelbefestigung: Mit einer Zugprüfmaschine, wie sie bei der Bestimmung der Reißkraft beschrieben ist, wird folgende Prüfung an fünf Fäden ausgeführt. Die Nadel wird so in der feststehenden Klemme befestigt, daß der den Faden tragende Teil der Nadel sich außerhalb der Klemme befindet und in die Zugrichtung zeigt. Der Faden wird ohne Knoten in die bewegliche Einspannklemme eingespannt und die Zugkraft bestimmt, die nötig ist, um den Faden aus der Nadel herauszuziehen oder ihn zu zerreißen. Weder die Mittelwerte von 5 Bestimmungen noch die Einzelwerte dieser Zugkraft dürfen kleiner sein als die Werte der Tabelle II für die entsprechende Fadennummer. Wenn nur 1 Einzelwert nicht entspricht, wird die Bestimmung mit 10 weiteren Fäden wiederholt. Der Faden entspricht der Prüfung, wenn keiner dieser 10 Meßwerte die entsprechenden Werte in Tabelle II für die betreffende Fadennummer unterschreitet.

Tabelle II
Reißkraft für Nadelbefestigung

Fadennummer	Mittelwert [Newton]	Einzelwert [Newton]
0,5	0,50	0,25
0,7	0,80	0,40
1	1,7	0,80
1,5	2,3	1,1
2	4,5	2,3
2,5	5,6	2,8
3	6,8	3,4
3,5	11,0	4,5
4	15,0	4,5
5	18,0	6,0

[85Kr]Krypton-Injektionslösung

Kryptoni [85Kr] solutio iniectabilis

[85Kr]Krypton-Injektionslösung ist eine sterile Lösung von Krypton-85. Sie kann durch Zusatz von Natriumchlorid isotonisch gemacht sein. Krypton-85 ist ein Radioisotop des Kryptons und kann durch Abtrennung von den anderen Produkten der Uranspaltung erhalten werden. Die Injektionslösung enthält mindestens 80 und höchstens 130 Prozent der deklarierten Krypton-85-Radioaktivität zu dem auf der Beschriftung angegebenen Zeitpunkt.

Die Injektionslösung wird in einem Behältnis gelagert, das erlaubt, den Inhalt ohne Einführung von Luftblasen zu entnehmen. Das Behältnis ist soweit wie möglich gefüllt. Irgendwelche vorhandenen Gasblasen dürfen höchstens 1 Prozent des Volumens der Injektionslösung einnehmen. Dies ist durch einen geeigneten visuellen Vergleich sicherzustellen.

Eigenschaften

Klare, farblose Lösung.

Krypton-85 hat eine Halbwertszeit von 10,7 Jahren und emittiert Beta- und Gammastrahlen.

Prüfung auf Identität

Das Spektrum der Gammastrahlen wird, wie in der Monographie **Radioaktive Arzneimittel (Radiopharmaceutica)** beschrieben, mit einem geeigneten Gerät gemessen. Das Spektrum weicht nicht signifikant von dem einer Krypton-85-Referenzlösung[1)] ab. Die Energie der Gammaphotonen beträgt 0,514 MeV.

Prüfung auf Reinheit

***p*H-Wert** (V.6.3.1): Der *p*H-Wert der Injektionslösung muß zwischen 5,0 und 8,0 liegen.

Radionukleare Reinheit

a) Das Spektrum der Gammastrahlen wird, wie in der Monographie **Radioaktive Arzneimittel** beschrieben, mit Hilfe eines geeigneten Gerätes gemessen. Das Spektrum darf nicht von dem einer Krypton-85-Referenzlösung signifikant abweichen.

b) 2 ml Injektionslösung werden in ein offenes Gefäß gebracht. Unter Einhaltung geeigneter Vorsichtsmaßnahmen zur Verhinderung einer radioaktiven Kontamination der Umgebung wird 30 min lang Luft durch die Lösung geleitet. Die restliche Beta- und Gammaaktivität der Lösung wird gemessen. Die Aktivität darf nicht signifikant von der mit Hilfe des Gerätes gemessenen Untergrundaktivität abweichen.

Sterilität: Die Injektionslösung muß der Prüfung auf „Sterilität" der Monographie **Radioaktive Arzneimittel** entsprechen.

Radioaktivität

Das Behältnis wird mit seinem Inhalt gewogen. Die Gesamtradioaktivität wird mit einem geeigneten Gerät durch Vergleich mit einer Krypton-85-Referenzlösung oder durch Messung mit einem Gerät, das mit Hilfe einer derartigen Lösung eingestellt wurde, bestimmt, wobei unter den gleichen Bedingungen gearbeitet werden muß. Mindestens die Hälfte des Inhalts wird entfernt und das Behältnis erneut gewogen. Die Gesamtradioaktivität des Behältnisses und des zurückbleibenden Inhalts wird wie oben beschrieben gemessen. Aus den Messungen wird die radioaktive Konzentration des Krypton-85 in der Injektionslösung berechnet.

Lagerung

Entsprechend **Radioaktive Arzneimittel.**

Beschriftung

Entsprechend **Radioaktive Arzneimittel.**

Warnhinweis

Wesentliche Mengen des Krypton-85 können am Verschluß und an den Wänden des Behältnisses haften. Dies muß bei der Anwendung der entsprechenden Transport- und Lagervorschriften für radioaktive Stoffe und bei der Beseitigung benutzter Behältnisse berücksichtigt werden.

---

1) Wenn Krypton-85-Referenzlösung nicht fertig erhältlich ist, können geeignete, normierte Ionisationskammern von der Physikalisch-Technischen Bundesanstalt, Bundesallee 100, 3300 Braunschweig, bezogen werden.

Kühlsalbe

Unguentum leniens

Herstellung

Gelbes Wachs	7 Teile
Cetylpalmitat	8 Teile
Erdnußöl	60 Teile
Wasser	25 Teile

In das auf etwa 60 °C erwärmte Gemisch von Wachs, Cetylpalmitat und Erdnußöl, dem ein geeignetes Antioxidans zugesetzt werden kann, wird das auf gleiche Temperatur abgekühlte, frisch aufgekochte Wasser eingearbeitet. Die Salbe wird bis zum Erkalten gerührt.

Eigenschaften

Gelblichweiße, bei Raumtemperatur weiche Salbe von schwachem Geruch nach Bienenwachs. Beim Auftragen auf die Haut gibt die Salbe Wasser frei und verursacht eine Kühlwirkung.

Prüfung auf Reinheit

Säurezahl (V.3.4.1): Höchstens 2,4; 10,00 g Salbe werden durch Erwärmen unter Rückflußkühlung auf dem Wasserbad in 100 ml einer Mischung von 1 Volumteil Ethanol 96 % *R* und 3 Volumteilen Ether *R* gelöst.

Verseifungszahl (V.3.4.6): 120 bis 143, mit 2,00 g Salbe bestimmt.

Wasser (V.6.10): Mindestens 20,0 und höchstens 26,0 Prozent (V/*m*), mit 10,00 g Salbe durch Destillation bestimmt.

Verdorbenheit: Die Salbe darf nicht ranzig riechen und die Peroxidzahl (V.3.4.5) darf nicht größer als 6 sein.

Lagerung

Entspricht der Monographie **Salben** und folgenden zusätzlichen Anforderungen:

Vor Licht, Wärme und Wasserverlust geschützt. Nach Möglichkeit frisch herzustellen. Wenn kein Antioxidans zugesetzt wird, höchstens 3 Monate lagerfähig.

Beschriftung

Entspricht der Monographie **Salben.**

Kümmel

Carvi fructus

Kümmel besteht aus den getrockneten, reifen Früchten von *Carum carvi* L. Sie enthalten mindestens 4,0 Prozent (V/*m*) ätherisches Öl.

Beschreibung

Die Droge hat einen aromatischen Geruch und würzigen Geschmack.

Die Spaltfrucht ist fast stets in ihre Teilfrüchte zerfallen. Diese sind graubraun, kahl, meist sichelförmig gekrümmt, beiderseits zugespitzt, etwa 3 bis 6 mm, meist etwa 5 mm lang, in der Mitte etwa 1 mm dick; sie zeigen auf der wenig gewölbten Rückenfläche je 3, am Rande der schwach vorgewölbten Fugenseite je 2 gerade, schmale, hervortretende, heller gefärbte Rippen; am oberen Ende sind die Griffel auf dem rundlichen Polster häufig noch erhalten. Der Querschnitt hat etwa die Form eines regelmäßigen Fünfecks. Es läßt die 5 gleichstarken Rippen, die breiten, in der Mitte etwas vorgewölbten, braunen Tälchen sowie das graue Endosperm erkennen.

Mikroskopische Merkmale: Das Exokarp besteht aus derbwandigen, polygonalen bis gestreckten Zellen und wird von einer dicken, längsstreifigen Kutikula bedeckt. Selten kommen rundlich-ovale Spaltöffnungen vom anomocytischen Typ (V.4.3) vor. Jedes Tälchen enthält 1 Exkretgang, die Fugenseite 2 Exkretgänge. Diese sind im Querschnitt elliptisch, mit dünnwandigen, gelblichbraunen bis braunen Epithelzellen ausgekleidet, meist etwa 170 bis 200 µm, zuweilen bis etwa 300 µm breit.

Ein kleiner, etwa 18 µm weiter Exkretgang findet sich in der Spitze jeder Rippe. Die Rippen führen Leitbündel mit wenigen Spiralgefäßen, die von derbwandigen, getüpfelten, verholzten Sklerenchymfasern begleitet werden. Das Endokarp besteht aus dünnwandigen, schmal rechteckigen, etwa 10 bis 20 µm breiten, quer zur Längsausdehnung der Frucht gestreckten Zellen (Querzellen). Diese sind im Längsschnitt parallel angeordnet und verlaufen etwa rechtwinklig zu den Ölgängen. Die dünne, aus wenigen Lagen gelbbrauner, meist zusammengedrückter Zellen bestehende Samenschale ist mit dem Endokarp verwachsen. Nur an der Fugenfläche sind beide Schichten durch die Raphe getrennt.

Das Endosperm besteht aus farblosen, derbwandigen, gerundet-polygonalen Zellen, die zahlreiche, winzige Calciumoxalatdrusen enthalten und, ebenso wie die zartwandigen Gewebe des Embryos, reichlich fettes Öl und Aleuronkörner führen.

Pulverdroge: Das Pulver ist gelbbraun gefärbt. Es ist gekennzeichnet durch Bruchstücke der Epidermis aus derbwandigen Zellen mit parallelstreifiger Kutikula und wenigen Spaltöffnungen; Fragmente von Exkretgängen mit gelblichbraunen bis braunen, dünnwandigen, polygonalen Zellen des Epithels, oft mit anliegenden Querzellen; Fragmente der gelblichen Samenschale; Bruchstücke des Endosperms, dessen Zellen fettes Öl und Aleuronkörner mit kleinen Calciumoxalatrosetten enthalten; wenige Sklerenchymfasern. Stärke fehlt.

Prüfung auf Identität

Die Prüfung erfolgt mit Hilfe der Dünnschichtchromatographie (V.6.20.2) unter Verwendung einer Schicht von Kieselgel GF_{254} *R*.

Untersuchungslösung: 0,5 g frisch pulverisierte Droge (355) werden 2 bis 3 min lang mit 5,0 ml Dichlormethan *R* geschüttelt und über etwa 2 g wasserfreies Natriumsulfat *R* abfiltriert. Das Filtrat dient als Untersuchungslösung.

Referenzlösung: 2 µl Carvon *RN* und 5 µl Olivenöl *R* werden in 1,0 ml Dichlormethan *R* gelöst.

Auf die Platte werden getrennt 20 µl Untersuchungslösung und 10 µl Referenzlösung bandförmig (20 mm × 3 mm) aufgetragen. Die Chromatographie erfolgt mit Dichlormethan *R*, wobei 2mal mit dem gleichen Fließmittel über eine Laufstrecke von 10 cm entwickelt wird. Nach Verdunsten des Fließmittels bei Raumtemperatur werden im ultravioletten Licht bei 254 nm die fluoreszenzmindernden Zonen gekennzeichnet. Die Chromatogramme werden anschließend mit etwa 10 ml Anisaldehyd-Reagenz *R* (für eine 200-mm × 200-mm-Platte) besprüht, 5 bis 10 min lang unter Beobachtung auf 100 bis 105 °C erhitzt und im Tageslicht ausgewertet. Im Chromatogramm der Referenzlösung liegt etwa in der Mitte die starke, orangebraune, vor dem Besprühen fluoreszenzmindernde Zone des Carvons und etwas darüber die violett angefärbte Zone der Triglyceride. Im Chromatogramm der Untersuchungslösung befinden sich die in Lage, Größe und Farbintensität gleichen Zonen. Nahe der Fließmittelfront ist die wenig ausgeprägte violette Zone der Terpenkohlenwasserstoffe zu erkennen. Im unteren Teil des Chromatogramms der Untersuchungslösung sind einige schwache, meist violettgraue und bräunliche Zonen vorhanden.

Prüfung auf Reinheit

Fremde Bestandteile (V.4.2).

Trocknungsverlust (V.6.22): Höchstens 12,0 Prozent, mit 1,000 g pulverisierter Droge (710) durch 2 h langes Trocknen im Trockenschrank bei 100 bis 105 °C bestimmt.

Asche (V.3.2.16): Höchstens 7,0 Prozent, mit 1,00 g pulverisierter Droge bestimmt.

Gehaltsbestimmung

Ätherisches Öl (V.4.5.8): Bestimmung mit 10,0 g der unmittelbar vorher pulverisierten Droge (710) und 200 ml Wasser als Destillationsflüssigkeit in einem 500-ml-Rundkolben; Destillation 90 min lang bei 2 bis 3 ml in der Minute; 0,5 ml Xylol *R* als Vorlage.

Lagerung

Vor Licht geschützt.

Kümmelöl

Carvi aetheroleum

Kümmelöl ist das aus den reifen Früchten von *Carum carvi* L. gewonnene ätherische Öl. Es enthält mindestens 50,0 und höchstens 65,0 Prozent D-Carvon ($C_{10}H_{14}O$; M_r 150,2).

Eigenschaften

Klare, farblose, allmählich gelb werdende Flüssigkeit von würzigem Geruch und Geschmack; mischbar mit Dichlormethan, Ethanol 90 %, Ether, Petroläther, Toluol, fetten Ölen und flüssigen Paraffinen.

Prüfung auf Identität

Die Prüfung erfolgt mit Hilfe der Dünnschichtchromatographie (V.6.20.2) unter Verwendung einer Schicht von Kieselgel GF_{254} *R*.

Untersuchungslösung: 20 µl Öl werden in 1,0 ml Toluol *R* gelöst.

Referenzlösung: 10 µl Carvon *RN* werden in 1,0 ml Toluol *R* gelöst.

Auf die Platte werden getrennt 10 µl jeder Lösung bandförmig (20 mm × 3 mm) aufgetragen. Die Chromatographie erfolgt mit Dichlormethan *R* über eine Laufstrecke von 10 cm. Nach Verdunsten des Fließmittels bei Raumtemperatur werden im ultravioletten Licht bei 254 nm die fluoreszenzmindernden Zonen gekennzeichnet. Anschließend wird die Platte mit etwa 10 ml Anisaldehyd-Reagenz *R* (für eine 200-mm × 200-mm-Platte) besprüht und 5 bis 10 min lang unter Beobachtung auf 100 bis 105 °C erhitzt. Im ultravioletten Licht bei 254 nm ist im Chromatogramm der Untersuchungslösung und der Referenzlösung in der unteren Hälfte die fluoreszenzmindernde Zone des Carvons sichtbar; sie färbt sich nach dem Besprühen und Erhitzen orange bis rotbraun. Außerdem treten im Chromatogramm der Untersuchungslösung noch 3 bis 4 weitere rötlichviolett gefärbte Zonen auf.

Prüfung auf Reinheit

Aussehen der Lösung: 1,0 ml Öl muß sich in 1,0 ml Ethanol 90 % *RN* klar lösen (V.6.1).

Relative Dichte (V.6.4): 0,904 bis 0,917.

Brechungsindex (V.6.5): 1,484 bis 1,488.

Optische Drehung (V.6.6): +70 bis +81°, in einer Schichtdicke von 1 dm gemessen.

Säurezahl (V.3.4.1): Höchstens 1,0; 5,00 g Öl werden in 50 ml des vorgeschriebenen Lösungsmittelgemisches gelöst.

Fremde Ester (V.4.5.2): Das Öl muß der Prüfung auf „Fremde Ester" entsprechen.

Fette Öle, verharzte ätherische Öle (V.4.5.3): Das Öl muß der Prüfung auf „Fette Öle, verharzte ätherische Öle" entsprechen.

Wasserlösliche Anteile (V.4.5.6.N1): Das Öl muß der Prüfung auf „Wasserlösliche Anteile" entsprechen.

Gehaltsbestimmung

1,000 g Öl wird in einem 100-ml-Kolben mit 20,0 ml Hydroxylaminhydrochlorid-Lösung *R* 2 unter Zusatz von 0,7 ml Bromphenolblau-Lösung *R* 2 mit 0,5 N-ethanolischer Kaliumhydroxid-Lösung im Wasserbad 15 min lang unter Rückfluß erhitzt. Nach dem Erkalten wird mit 0,5 N-ethanolischer Kaliumhydroxid-Lösung bis zum Umschlag nach Olivgrün titriert, das Gemisch erneut 15 min lang unter Rückfluß erwärmt und nach dem Abkühlen wiederum bis zum Umschlag nach Olivgrün titriert. Aus dem Gesamtverbrauch an 0,5 N-ethanolischer Kaliumhydroxid-Lösung wird der Gehalt berechnet.

1 ml 0,5 N-ethanolische Kaliumhydroxid-Lösung entspricht 75,1 mg Carvon ($C_{10}H_{14}O$).

Lagerung

Vor Licht geschützt, in dicht verschlossenen, dem Verbrauch angemessenen Behältnissen. Öle aus verschiedenen Lieferungen dürfen nicht miteinander gemischt gelagert werden.

Lactose

Lactosum

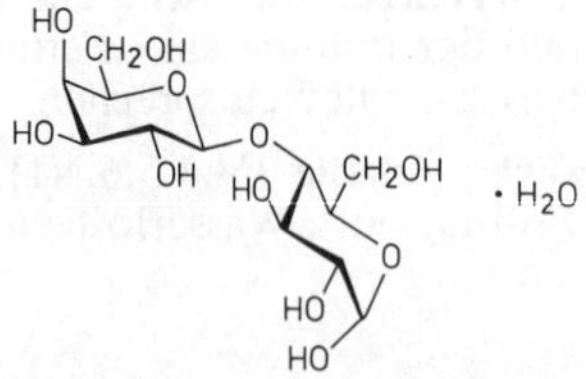

$C_{12}H_{22}O_{11} \cdot H_2O$ M_r 360,3

Lactose ist 4-*O*-β-D-Galactopyranosyl-α-D-glucopyranose, Monohydrat.

Eigenschaften

Weißes bis fast weißes, kristallines, geruchloses Pulver; leicht, jedoch langsam löslich in Wasser, praktisch unlöslich in Ethanol.

Prüfung auf Identität

A. Die Prüfung erfolgt mit Hilfe der Dünnschichtchromatographie (V.6.20.2) unter Verwendung einer Schicht von Kieselgel G *R*.

Untersuchungslösung: 10 mg Substanz werden in einer Mischung von 2 Volumteilen Wasser und 3 Volumteilen Methanol *R* zu 20 ml gelöst.

Referenzlösung a: 10 mg Lactose *CRS* werden in einer Mischung von 2 Volumteilen Wasser und 3 Volumteilen Methanol *R* zu 20 ml gelöst.

Referenzlösung b: Je 10 mg Fructose *CRS*, Glucose *CRS*, Lactose *CRS* und Saccharose *CRS* werden in einer Mischung von 2 Volumteilen Wasser und 3 Volumteilen Methanol *R* zu 20 ml gelöst.

Auf die Platte werden getrennt 2 μl jeder Lösung aufgetragen. Nach sorgfältigem Trocknen erfolgt die Chromatographie mit einer Mischung[1] von 10 Volumteilen Wasser, 15 Volumteilen Methanol *R*, 25 Volumteilen wasserfreier Essigsäure *R* und 50 Volumteilen Dichlorethan *R* über eine Laufstrecke von 15 cm. Die Platte wird im Warmluftstrom getrocknet. Die Chromatographie wird sofort unter Erneuerung der mobilen Phase wiederholt. Die Platte wird im Warmluftstrom getrocknet. Mit einer Lösung von 0,5 g Thymol *R* in einer Mischung von 5 ml Schwefelsäure 96 % *R* und 95 ml Ethanol 96 % *R* wird gleichmäßig besprüht. Bei 130 °C wird 10 min lang erhitzt. Der Hauptfleck im Chromatogramm der Untersuchungslösung entspricht in bezug auf Farbe, Größe und Lage dem mit der Referenzlösung a erhaltenen Hauptfleck. Die Prüfung darf nur ausgewertet werden, wenn das Chromatogramm der Referenzlösung b, deutlich voneinander getrennt, 4 Flecke zeigt.

B. 0,1 g Substanz werden in 10 ml Wasser gelöst. Nach Zusatz von 3 ml Fehlingscher Lösung *R* und Erhitzen bildet sich ein roter Niederschlag.

C. 0,25 g Substanz werden in 5 ml Wasser gelöst. Nach Zusatz von 5 ml Ammoniak-Lösung 17 % *R* und 10 min langem Erhitzen bei 80 °C im Wasserbad bildet sich eine rote Färbung.

Prüfung auf Reinheit

Aussehen der Lösung: 1,0 g Substanz wird in Wasser durch Erwärmen auf 50 °C gelöst und zu 10 ml verdünnt. Nach dem Erkalten muß die Lösung klar (V.6.1) und geruchlos sein. Sie darf nicht stärker gefärbt sein als die Farbvergleichslösung BG_7 (V.6.2, Methode II).

Sauer oder alkalisch reagierende Substanzen: 6,0 g Substanz werden in 25 ml siedendem, kohlendioxidfreiem Wasser *R* gelöst. Nach dem Erkalten werden 0,3 ml Phenolphthalein-Lösung *R* zugesetzt. Die Lösung muß farblos bleiben und darf bis zum Farbumschlag nach Rosa höchstens 0,4 ml 0,1 N-Natriumhydroxid-Lösung verbrauchen.

Spezifische Drehung (V.6.6): 10,0 g Substanz werden unter Erwärmen auf 50 °C in 80 ml Wasser gelöst. Nach dem Erkalten werden 0,2 ml Ammoniak-Lösung 10 % *R* zugesetzt. Nach 30 min langem Stehenlassen wird mit Wasser zu 100,0 ml verdünnt. Die spezifische Drehung muß zwischen +54,4 und +55,9° liegen, berechnet auf die wasserfreie Substanz.

Proteine und Licht-absorbierende Substanzen: 1,0 g Substanz wird in Wasser zu 100,0 ml gelöst. Die Absorption (V.6.19) wird zwischen 210 und 300 nm gemessen. Die Absorption zwischen 210 und 220 nm darf höchstens 0,25,

[1] Die Lösungsmittel müssen genau abgemessen werden, denn ein geringer Überschuß von Wasser kann die Mischung trüben.

diejenige zwischen 270 und 300 nm höchstens 0,07 betragen.

Blei (V.3.2.10): Die Substanz entspricht der Grenzprüfung auf Blei in Zuckern (0,5 ppm). Die Probe wird in der Essigsäure 12 % *R*-Wasser-Mischung zu 200,0 ml gelöst.

Wasser (V.3.5.6): 4,5 bis 5,5 Prozent, mit 0,500 g Substanz nach der Karl-Fischer-Methode bestimmt.

Sulfatasche: Höchstens 0,1 Prozent. 1,0 g Substanz wird mit 1 ml Schwefelsäure 96 % *R* versetzt. Nach dem Eindampfen auf dem Wasserbad wird bis zur Massekonstanz geglüht.

Mikrobielle Verunreinigung:
Keimzahl (V.2.1.8.1): Höchstens 10^2 lebensfähige Mikroorganismen je Gramm Droge, durch Auszählen auf Agarplatten bestimmt.
Spezifische Mikroorganismen (V.2.1.8.2): *Escherichia coli* darf nicht vorhanden sein.

Lanatosid C

Lanatosidum C

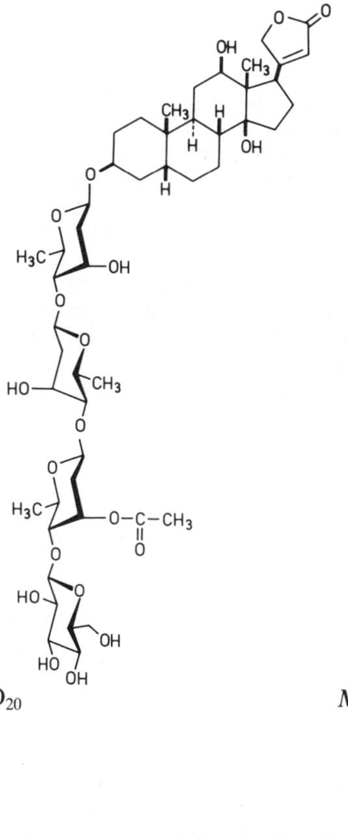

$C_{49}H_{76}O_{20}$ M_r 985

Lanatosid C enthält mindestens 97,0 und höchstens 103,0 Prozent 3β-{O^4-[O^4-(O^3-Acetyl-O^4-glucopyranosyl-β-D-digitoxopyranosyl)-β-D-digitoxopyranosyl]-β-D-digitoxopyranosyloxy}-12β,14-dihydroxy-5β,14β-card-20(22)-enolid, berechnet auf die getrocknete Substanz.

Eigenschaften

Weißes bis schwach gelbliches, kristallines bis feinkristallines Pulver, hygroskopisch; praktisch unlöslich in Wasser, Chloroform und Ether, löslich in Methanol.

Bei niedriger relativer Luftfeuchtigkeit verliert die Substanz Wasser.

Prüfung auf Identität

Die Prüfung A kann entfallen, wenn die Prüfungen B, C und D durchgeführt werden. Die Prüfungen B, C und D können entfallen, wenn die Prüfung A durchgeführt wird.

A. Das IR-Absorptionsspektrum (V.6.18) der Substanz zeigt im Vergleich mit dem von Lanatosid C *CRS* Maxima bei denselben Wellenlängen mit den gleichen relativen Intensitäten. Beim Vergleich der Spektren ist auf die Anwesenheit eines deutlichen Absorptionsmaximums bei etwa 1260 cm^{-1} und auf die Intensität des Absorptionsmaximums bei etwa 1740 cm^{-1} besonders zu achten.

   Die Prüfung erfolgt mit Hilfe von Preßlingen, die wie folgt hergestellt werden: 1 mg Substanz und 1 mg Referenzsubstanz werden in je 0,3 ml Methanol *R* gelöst und mit je etwa 0,4 g fein pulverisiertem und getrocknetem Kaliumbromid *R* so lange verrieben, bis die Mischung vollständig homogen und trocken ist.

B. Die bei der Prüfung auf „Verwandte Substanzen" (siehe „Prüfung auf Reinheit") erhaltenen Chromatogramme werden ausgewertet. Die Hauptzone im Chromatogramm der Untersuchungslösung b entspricht in bezug auf Lage, Farbe und Größe der Hauptzone im Chromatogramm der Referenzlösung a.

C. Etwa 0,5 mg Substanz werden in 0,2 ml Ethanol 60 % (V/V) suspendiert. Nach Zusatz von 0,1 ml Dinitrobenzoesäure-Lösung *R* und 0,1 ml Natriumhydroxid-Lösung 8,5 % *R* entsteht eine violette Färbung.

D. Etwa 5 mg Substanz werden in 5 ml Essigsäure 98 % *R* gelöst. Die Lösung wird mit 0,05 ml Eisen(III)-chlorid-Lösung *R* 1 versetzt und die Mischung vorsichtig mit 2 ml Schwefelsäure 96 % *R* unterschichtet, ohne die beiden Flüssigkeiten zu mischen. An der Berührungsfläche der beiden Schichten entsteht ein brauner, jedoch nicht rötlicher Ring, aus dem beim Stehenlassen nach und nach eine grünlichgelbe, später bläulichgrüne Färbung in die obere Schicht eindringt.

Prüfung auf Reinheit

Prüflösung: 0,500 g Substanz werden in Methanol *R* zu 25,0 ml gelöst.

Aussehen der Lösung: Die Prüflösung muß klar (V.6.1) und darf nicht stärker gefärbt sein als die Farbvergleichslösung G_7 oder BG_7 (V.6.2, Methode II).

Spezifische Drehung (V.6.6): Die spezifische Drehung muß zwischen +32,0 und +35,5° liegen, an der Prüflösung bestimmt und auf die getrocknete Substanz berechnet.

Verwandte Substanzen: Die Prüfung erfolgt mit Hilfe der Dünnschichtchromatographie (V.6.20.2) unter Verwendung einer Schicht von Kieselgel G *R*.

Untersuchungslösung a: Die Prüflösung.

Untersuchungslösung b: 1 ml Untersuchungslösung a wird mit Methanol *R* zu 10 ml verdünnt.

Referenzlösung a: 20 mg Lanatosid C *CRS* werden in Methanol *R* zu 10 ml gelöst.

Referenzlösung b: 1,5 ml Referenzlösung a werden mit Methanol *R* zu 10 ml verdünnt.

Referenzlösung c: 1 ml Referenzlösung a wird mit Methanol *R* zu 10 ml verdünnt.

Referenzlösung d: 2 ml Referenzlösung c werden mit 2 ml Methanol *R* verdünnt.

Auf die Platte werden getrennt 5 µl jeder Lösung bandförmig (10 mm lang) aufgetragen. Die Chromatographie erfolgt sofort mit einer Mischung von 1 Volumteil Wasser, 20 Volumteilen Dichlormethan *R*, 30 Volumteilen Ethanol 96 % *R* und 60 Volumteilen Toluol *R* über eine Laufstrecke von 15 cm. Die Platte wird 5 min lang im Kaltluftstrom getrocknet und erneut in gleicher Laufrichtung unter gleichen Bedingungen chromatographiert. Die Platte wird erneut 5 min lang im Kaltluftstrom getrocknet, mit einer Mischung von 5 Volumteilen Schwefelsäure 96 % *R* und 95 Volumteilen Ethanol 96 % *R* besprüht und 15 min lang auf 140 °C erhitzt. Die Auswertung erfolgt im Tageslicht. Keine im Chromatogramm der Untersuchungslösung a auftretende Nebenzone darf größer oder stärker gefärbt sein als die mit der Referenzlösung b erhaltene Zone, und höchstens 3 Nebenzonen dürfen größer oder stärker gefärbt sein als die mit der Referenzlösung d erhaltene Zone; unter diesen darf höchstens eine größer oder intensiver sein als die mit der Referenzlösung c erhaltene Zone.

Trocknungsverlust (V.6.22): Höchstens 7,5 Prozent, mit 0,500 g Substanz durch Trocknen im Vakuum bei 100 bis 105 °C bestimmt.

Sulfatasche (V.3.2.14): Höchstens 0,1 Prozent, mit dem bei der Prüfung auf ,,Trocknungsverlust" erhaltenen Rückstand bestimmt.

Gehaltsbestimmung

50,0 mg Substanz werden in Ethanol 96 % *R* zu 50,0 ml gelöst. 5,0 ml der Lösung werden mit Ethanol 96 % *R* zu 100,0 ml verdünnt. Gleichzeitig, unter gleichen Bedingungen, wird eine Referenzlösung mit 50,0 mg nicht getrocknetem Lanatosid C *CRS* hergestellt. 5,0 ml jeder Lösung werden mit 3,0 ml alkalischer Natriumpikrat-Lösung *R* versetzt und 40 min lang vor Licht geschützt im Wasserbad bei 20 ± 1 °C stehengelassen. Die Absorption (V.6.19) der beiden Lösungen wird im Maximum bei 484 nm gegen eine gleichzeitig hergestellte Kompensationsflüssigkeit gemessen, die aus einer Mischung von 5,0 ml Ethanol 96 % *R* und 3,0 ml alkalischer Natriumpikrat-Lösung *R* besteht.

Der Gehalt an $C_{49}H_{76}O_{20}$ wird mit Hilfe der Absorptionen und der Konzentrationen der Lösungen berechnet.

Lagerung

Dicht verschlossen, vor Licht geschützt, in möglichst voll gefüllten Behältnissen, nicht über 10 °C.

Sehr vorsichtig zu lagern!

Lanolin

Lanolinum

Herstellung

Dickflüssiges Paraffin	15 Teile
Wasser	20 Teile
Wollwachs	65 Teile

In das auf etwa 60 °C erwärmte Gemisch von Wollwachs und dickflüssigem Paraffin wird das auf gleiche Temperatur abgekühlte, frisch aufgekochte Wasser eingearbeitet. Die Mischung wird bis zum Erkalten gerührt. Nach 24 h wird nochmals durchgerührt.

Eigenschaften

Gelblichweiße, salbenartige Masse von schwachem, charakteristischem Geruch.

Prüfung auf Identität

Die Lösung von 0,10 g Substanz in 5 ml Chloroform *R* und 1 ml Acetanhydrid *R* färbt sich auf Zusatz von 0,2 ml Schwefelsäure 96 % *R* und nach Mischen innerhalb weniger Sekunden dunkelgrün.

Prüfung auf Reinheit

Prüflösung: Als Prüflösung wird die unter „Seife" erhaltene wäßrige Lösung verwendet. Wenn sie durch kolloid gelöste Wachsanteile schwach getrübt ist, wird sie mit 10 ml Petroläther *R* ausgeschüttelt.

Sauer oder alkalisch reagierende, wasserlösliche Substanzen: 7,5 g Substanz werden nach der in der Monographie **Wollwachs** angegebenen Vorschrift geprüft.

Verseifungszahl (V.3.4.6): 58 bis 69, mit 2,00 g Substanz durch 4 h langes Erhitzen unter Rückflußkühlung bestimmt.

Seife: 12,0 g Substanz werden im Wasserbad geschmolzen und 1 min lang mit 60 ml destilliertem Wasser von 80 °C kräftig durchgerührt. Das Wachs muß sich während des Erkaltens rasch und vollständig vom Wasser trennen. 10 ml der wäßrigen Schicht dürfen nicht stärker getrübt (V.6.1) sein als eine Mischung von 1,6 ml Kaliumsulfat-Lösung *RN*, 4,4 ml destilliertem Wasser, 1,2 ml 1 N-Salzsäure und 2,8 ml Bariumchlorid-Lösung *R* 2.

Wasserlösliche, oxidierbare Substanzen: 10 ml des unter „Sauer oder alkalisch reagierende, wasserlösliche Substanzen" erhaltenen Filtrates werden mit 1 ml Schwefelsäure 10 % *R* und 0,1 ml 0,1 N-Kaliumpermanganat-Lösung versetzt. Nach 10 min darf die Mischung nicht vollständig entfärbt sein.

Wasserlösliche Substanzen: Höchstens 0,1 Prozent. 5,0 ml Prüflösung werden auf dem Wasserbad eingedampft. Der bei 100 bis 105 °C getrocknete Rückstand darf höchstens 1 mg betragen.

Chlorid (V.3.2.4): 2,5 ml Prüflösung, mit Wasser zu 15 ml verdünnt, müssen der Grenzprüfung auf Chlorid entsprechen (100 ppm).

Wasser (V.3.5.6): 18 bis 21 Prozent, mit 0,50 g Substanz in einer Mischung von 2 Volumteilen wasserfreiem Methanol *R* und 3 Volumteilen Chloroform *R* nach der Karl-Fischer-Methode bestimmt.

Verdorbenheit: Die Substanz darf nicht ranzig oder stechend riechen, und die Peroxidzahl (V.3.4.5) darf nicht größer als 15 sein.

Wasseraufnahmevermögen

15,0 g Substanz werden in einer Reibschale mit insgesamt 17 ml Wasser in mehreren Anteilen verrieben. Aus der fast weißen, salbenartigen Emulsion darf sich innerhalb von 12 h kein Wasser abscheiden.

Lagerung

Entspricht der Monographie **Salben** und folgender zusätzlicher Anforderung:
Vor Licht geschützt.

Beschriftung

Entspricht der Monographie **Salben.**

Lavendelöl

Lavandulae aetheroleum

Lavendelöl ist das durch Destillation mit Wasserdampf gewonnene ätherische Öl aus den frischen Blüten und/oder Blütenständen von *Lavandula angustifolia* MILLER (Synonym: *Lavandula officinalis* CHAIX). Es enthält mindestens 35,0 Prozent Ester, berechnet als Linalylacetat ($C_{12}H_{20}O_2$; M_r 196,3).

Eigenschaften

Klare, farblose bis schwach gelbliche, leicht bewegliche Flüssigkeit von charakteristischem Geruch und aromatischem, brennendem und schwach bitterem Geschmack; mischbar mit Dichlormethan, Ethanol 90 %, Ether, Toluol und fetten Ölen.

Prüfung auf Identität

Die Prüfung erfolgt mit Hilfe der Dünnschichtchromatographie (V.6.20.2) unter Verwendung einer Schicht von Kieselgel G*R*.

Untersuchungslösung: 20 µl Öl werden in 1,0 ml Toluol *R* gelöst.

Referenzlösung: Je 10 µl Linalool *RN* und Linalylacetat *RN* werden in 1,0 ml Toluol *R* gelöst.

Auf die Platte werden getrennt 10 µl jeder Lösung bandförmig (20 mm × 3 mm) aufgetragen. Die Chromatographie erfolgt mit Dichlormethan *R*, wobei 2mal über eine Laufstrecke von 10 cm bei 5 min langer Zwischentrocknung entwickelt wird. Nach Verdunsten des Fließmittels bei Raumtemperatur wird die Platte mit etwa 10 ml Anisaldehyd-Reagenz *R* (für eine 200-mm×200-mm-Platte) besprüht und 5 bis 10 min lang unter Beobachtung auf 100 bis 105 °C erhitzt. Die Auswertung erfolgt im Tageslicht. Im Chromatogramm der Referenzlösung erscheinen die violett gefärbten Zonen des Linalools in der unteren Hälfte und des Linalylacetats etwas oberhalb der Mitte. Im Chromatogramm der Untersuchungslösung erscheinen Zonen in etwa gleicher Höhe von ähnlicher Farbe und Farbintensität; unterhalb der Zone des Linalools treten noch 2, in der Regel 4 bis 5 weitere grünbraun oder rotviolett gefärbte Zonen auf, von denen eine grünbraun gefärbte Zone direkt unter der Zone des Linalools am stärksten gefärbt ist; über der Zone des Linalools sowie im Frontbereich sind noch weitere rotviolett gefärbte Zonen sichtbar. Die zwischen der Zone des Linalools und der darüber liegenden, rot gefärbten Zone des Caryophyllenepoxids gelegentlich auftretende braunviolette Zone des Cineols darf nur schwach sichtbar werden (Lavandinöl).

Prüfung auf Reinheit

Aussehen der Lösung: 1,0 ml Öl muß sich in 3,0 ml Ethanol 70 % *RN* klar lösen (V.6.1).

Relative Dichte (V.6.4): 0,876 bis 0,894.

Brechungsindex (V.6.5): 1,457 bis 1,464.

Optische Drehung (V.6.6): −3 bis −11°, in einer Schichtdicke von 1 dm gemessen.

Säurezahl (V.3.4.1): Höchstens 2,0; 5,00 g Öl werden in 50 ml des vorgeschriebenen Lösungsmittelgemisches gelöst.

Fremde Ester (V.4.5.2): Das Öl muß der Prüfung auf ,,Fremde Ester" entsprechen.

Fette Öle, verharzte ätherische Öle (V. 4.5.3): Das Öl muß der Prüfung auf ,,Fette Öle, verharzte ätherische Öle" entsprechen.

Wasserlösliche Anteile (V.4.5.6.N1): Das Öl muß der Prüfung auf ,,Wasserlösliche Anteile" entsprechen.

Gehaltsbestimmung

1,000 g Substanz wird mit 3,0 ml Ethanol 90 % *RN* und 0,2 ml Phenolphthalein-Lösung *R*1 versetzt und mit 0,5 N-ethanolischer Kaliumhydroxid-Lösung bis zur schwachen Rotfärbung titriert. Nach Zusatz von 10,0 ml 0,5 N-ethanolischer Kaliumhydroxid-Lösung wird 1 h lang unter Rückfluß im Wasserbad erhitzt. Nach dem Erkalten und Zusatz von 1 ml Phenolphthalein-Lösung *R*1 wird mit 0,5 N-Salzsäure titriert. Aus dem Verbrauch an 0,5 N-ethanolischer Kaliumhydroxid-Lösung bei der zweiten Titration wird der Gehalt berechnet.

1 ml 0,5 N-ethanolische Kaliumhydroxid-Lösung entspricht 98,1 mg Linalylacetat ($C_{12}H_{20}O_2$).

Lagerung

Vor Licht geschützt, in dicht verschlossenen, dem Verbrauch angemessenen Behältnissen. Öle aus verschiedenen Lieferungen dürfen nicht miteinander gemischt gelagert werden.

Steriler Leinenfaden

Filum lini sterile

Steriler Leinenfaden besteht aus perizyklischen Fasern des Pericykel von *Linum usitatissimum* L. Die Fasern von 2,5 bis 5 cm Länge werden zu Bündeln von 30 bis 80 cm zusammengefaßt, darauf zu kontinuierlichen Fäden bis zum gewünschten Durchmesser gesponnen.

Der Leinenfaden ist im allgemeinen cremeweiß oder kann mit zugelassenen Farbstoffen gefärbt sein. Anschließend wird er sterilisiert.

Prüfung auf Identität

A. Das Ende eines Leinenfadens wird mit Hilfe einer Nadel oder einer Pinzette ausgefasert, um einige einzelne Fasern zu erhalten. Unter dem Mikroskop lassen die Fasern eine Breite zwischen 12 und 31 µm und im größeren Teil ihrer Länge dicke Wände erkennen. Sie sind manchmal in der Längsachse fein gestrichelt und haben einen schmalen Hohlraum. Die Fasern sind zum Ende hin zugespitzt. Manchmal zeigen sie einseitige Ausbuchtungen mit transversalen Linien.

B. Nach Zusatz iodhaltiger Zinkchlorid-Lösung *R* färben sich die isolierten Fasern blauviolett.

Prüfung auf Reinheit

Der Leinenfaden muß den unter **Sterile, nicht resorbierbare Fäden (Fila non resorbilia sterilia)** angegebenen Prüfungen entsprechen.

Wenn der Faden trocken gelagert worden ist, wird er unmittelbar vor der Messung des Durchmessers 4 h lang einer relativen Feuchtigkeit von 65 ± 5 Prozent und einer Temperatur von 20 ± 2 °C ausgesetzt. Für die Prüfung auf ,,Reißkraft" wird der Faden vorher 30 min lang bei Raumtemperatur ins Wasser gelegt und anschließend sofort gemessen.

Steriler Leinenfaden im Fadenspender

Filum lini sterile in receptaculo

Steriler Leinenfaden im Fadenspender entspricht der Monographie **Steriler Leinenfaden**, jedoch kann der einzelne Faden länger als 3,5 m sein. Er wird in einem Behältnis in den Verkehr gebracht, das es erlaubt, ihn anteilweise zu entnehmen.

Prüfung auf Identität

Entspricht der Monographie **Steriler Leinenfaden.**

Prüfung auf Reinheit

Entspricht der Monographie **Steriler Leinenfaden**. Dabei gilt:

Länge: Mindestens 95 Prozent der deklarierten Länge.

Durchmesser: Fäden von mehr als 3,5 m Länge sind an mindestens 12 Punkten zu messen. Dabei darf die Zahl der Meßpunkte je Abschnitt von 5 m Länge 3 nicht unterschreiten. Die Meßpunkte sollen gleichmäßig über die Länge der Fäden verteilt sein.

Reißkraft: Der Faden ist je Abschnitt von 5 m Länge an mindestens 2 Stellen zu prüfen, ein Faden von weniger als 5 m Länge an mindestens 2 Stellen. Die Meßstellen sollen gleichmäßig über die Länge der Fäden verteilt sein.

Sterilität (V.2.1.1): Entspricht der für Catgut und anderes chirurgisches Nahtmaterial vorgeschriebenen ,,Prüfung auf Sterilität". Der Faden ist über seine gesamte Länge zu prüfen.

Lagerung

Entspricht der Monographie **Steriles Catgut im Fadenspender.**

Leinsamen

Lini semen

Leinsamen bestehen aus den getrockneten, reifen Samen von *Linum usitatissimum* L.

Beschreibung

Die Samen sind von flacher, länglich eiförmiger Gestalt, 4 bis 6 mm lang, 2 bis 3 mm breit und 1,5 bis 2 mm dick. Das eine Ende ist abgerundet, das andere bildet eine schräge Spitze, neben welcher der Nabel als schwache Einbuchtung sichtbar ist. Die Samenschale ist dunkel rötlichbraun, glatt und glänzend, unter der Lupe erscheint die Oberfläche jedoch feingrubig. Das Innere der Samenschale zeigt ein schmales, weißliches Endosperm und einen Keimling, der aus zwei großen, flachen, gelblichen und öligen Keimblättern besteht. Das Würzelchen zeigt gegen den Nabel.

Mikroskopische Merkmale: Die Epidermis der Samenschale besteht aus isodiametrischen Zellen mit verschleimten äußeren und korkführenden inneren Zellwänden. Darunter befindet sich ein Bereich collenchymatischer Zellen, auf die eine einfache Schicht der Länge nach gestreckter Steinzellen folgt. Die Steinzellen sind 120 bis 190 µm lang, 12 bis 15 µm breit und mit dickwandigen, getüpfelten Zellwänden versehen. In der Samenschale folgt nach innen eine durchsichtige Schicht aus dünnwandigen Parenchymzellen und danach die aus einer Lage flacher, polygonaler Zellen bestehende innere Epidermis mit orangebraunem Zellinhalt (Pigmentzellen). Endosperm und Keimblätter bestehen aus polygonalen Parenchymzellen mit schwach verdickten Wänden. Diese Zellen enthalten Aleuronkörner mit einem Durchmesser bis zu 20 µm sowie Tröpfchen aus fettem Öl. Stärke fehlt.

Pulverdroge: Das Pulver fühlt sich fettig an und ist gelblichbraun, von schwachem, charakteristischem Geruch und schleimigem, fettartigem Geschmack. Folgende Bestandteile sind zu erkennen: Fragmente der äußeren Schleimepidermis der Samenschale; Teile der subepidermalen Collenchymschicht, von der Samenoberfläche her gesehen als runde Zellen mit deutlich dreieckigen Interzellularräumen, häufig in Verbindung mit Gruppen länglicher Steinzellen, deren Wände getüpfelt sind; dünnwandige, getüpfelte Zellen der durchsichtigen Schicht, häufig ebenfalls mit den länglichen Steinzellen verhaftet, die mit ihnen einen annähernd rechten Winkel bilden; Pigmentzellen der inneren Epidermis der Samenschale; Parenchymzellen von Endosperm und Keimling mit Aleuronkörnern und fettem Öl. Stärkekörner fehlen.

Prüfung auf Reinheit

Geruch und Geschmack: Die Droge darf nicht ranzig riechen oder schmecken.

Fremde Bestandteile (V.4.2): Höchstens 1,5 Prozent.

Quellungszahl (V.4.4): Mindestens 4 für die Ganzdroge und mindestens 4,5 für die Pulverdroge (710).

Sulfatasche (V.3.2.14): Höchstens 6,0 Prozent, mit 1,00 g pulverisierter Droge bestimmt.

Lagerung

Vor Licht geschützt. Als zerkleinerte Droge höchstens 24 h lagern.

Leptospirose-Impfstoff für Tiere

Vaccinum leptospirosis ad usum veterinarium

Leptospirose-Impfstoff für Tiere besteht aus einer inaktivierten Suspension eines oder mehrerer Stämme von *Leptospira interrogans*, Serovar *canicola* oder Serovar *icterohaemorrhagiae* oder aus beiden.

Die Leptospiren werden auf geeigneten Nährmedien gezüchtet, die Serum enthalten können; letzteres muß aus der Endzubereitung entfernt werden. Nach Beendigung des Wachstums werden die Bakterien durch physikalische oder chemische Methoden oder durch Anwendung beider Methoden vollständig inaktiviert; Adjuvantien können zugesetzt werden. Der Impfstoff kann gefriergetrocknet sein.

Die folgenden Anforderungen gelten für die flüssige Zubereitung und für die gefriergetrocknete nach Wiederauflösen entsprechend der Beschriftung.

Prüfung auf Identität

Der Impfstoff bewirkt bei Laboratoriumstieren die Produktion agglutinierender Antikörper gegen den oder die im Impfstoff vorhandenen Serovaren.

Prüfung auf Reinheit

Unschädlichkeit: Zwei gesunden Tieren der Art, für die der Impfstoff bestimmt ist und die gegenüber dem zur Impfstoffherstellung verwendeten Serovar empfänglich sind und deren Serum frei von agglutinierenden Antikörpern gegen diesen Serovar ist, werden jeweils die doppelten Impfstoffdosen für Hunde in der der Beschriftung entsprechenden Weise injiziert. Während der mindestens 14 Tage langen Beobachtungszeit dürfen keine nennenswerten lokalen oder systemischen Reaktionen auftreten.

Inaktivierung: Eine Prüfung auf Freisein von Leptospiren erfolgt durch Verimpfen von 1 ml des Impfstoffs in 100 ml eines spezifischen Nährmediums. Nach 14 Tage langer Bebrütung bei 30 °C wird eine Subkultur im neuen Nährmedium angelegt. Die Bebrütungszeit beider beträgt ebenfalls 14 Tage bei einer Temperatur von 30 °C. In keinem der Nährmedien darf Wachstum sichtbar werden. Gleichzeitig wird eine Kontrollprüfung durchgeführt, bei der der Impfstoff in eine weitere Nährlösung verimpft wird, in welche eine Leptospirenkultur eingeimpft wird; Bebrütung bei 30 °C. Leptospirenwachstum muß innerhalb 14 Tagen erfolgen.

Serum: Wenn im Verlauf der Herstellung des Impfstoffs ein Serum verwendet wurde, ist durch eine Serumpräzipitationsreaktion nachzuweisen, daß die Zubereitung serumfrei ist.

Sterilität: Der Impfstoff muß der Prüfung auf „Sterilität" der Monographie **Impfstoffe für Tiere (Vaccina ad usum veterinarium)** entsprechen.

Prüfung auf Wirksamkeit

Mindestens 5 gesunden Hamstern, die höchstens 3 Monate alt sind und aus derselben Zucht stammen, wird jeweils 1/10 der in der Beschriftung angegebenen Impfstoffdosis für Hunde subkutan injiziert. Nach 15 bis 20 Tagen wird jedem der geimpften Tiere und einer gleich großen Anzahl nicht geimpfter Kontrolltiere aus derselben Zucht eine geeignete Dosis einer virulenten Leptospirenkultur oder einer Suspension von Leber- oder Nierengewebe von Tieren intraperitoneal injiziert, die mit dem für die Herstellung des Impfstoffs verwendeten Leptospiren-Serovar infiziert waren.

Wenn sowohl *L. interrogans*, Serovar *canicola* und Serovar *icterohaemorrhagiae* für die Herstellung des Impfstoffs verwendet wurden, wird die Wirksamkeit für beide gesondert bestimmt.

Mindestens 4 der 5 ungeimpften Kontrolltiere sterben innerhalb von 14 Tagen nach der Belastungsinfektion mit den typischen Anzeichen einer Leptospireninfektion; mindestens 4 der 5 geimpften Tiere bleiben nach dem Tod der Kontrolltiere mindestens 14 Tage lang gesund.

Lagerung

Entsprechend **Impfstoffe für Tiere.**

Dauer der Verwendbarkeit: Mindestens 2 Jahre.

Levodopa

Levodopum

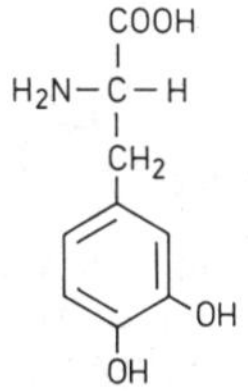

$C_9H_{11}NO_4$ M_r 197,2

Levodopa enthält mindestens 99,0 und höchstens 101,0 Prozent *(S)*-2-Amino-3-(3,4-dihydroxyphenyl)propionsäure, berechnet auf die getrocknete Substanz.

Eigenschaften

Weißes bis schwach cremefarbenes, geruchloses, kristallines Pulver; schwer löslich in Wasser, praktisch unlöslich in Chloroform, Ethanol und Ether, leicht löslich in 1 N-Salzsäure und wenig löslich in 0,1 N-Salzsäure.

Prüfung auf Identität

Die Prüfung A kann entfallen, wenn die Prüfungen B, C und D durchgeführt werden. Die Prüfungen B, C und D können entfallen, wenn die Prüfung A durchgeführt wird.

A. Das IR-Absorptionsspektrum (V.6.18) der Substanz zeigt im Vergleich mit dem von Levodopa *CRS* Maxima bei denselben Wellenlängen mit den gleichen relativen Intensitäten.

B. Etwa 2 mg Substanz werden in 2 ml Wasser gelöst und mit 0,2 ml Eisen(III)-chlorid-Lösung *R* 2 versetzt. Dabei entsteht eine grüne Farbe, die auf Zusatz von 0,1 g Methenamin *R* nach Bläulichviolett umschlägt.

C. Etwa 5 mg Substanz werden in einer Mischung von 5 ml 1 N-Salzsäure und 5 ml Wasser gelöst. Nach Zusatz von 0,1 ml Natriumnitrit-Lösung *R*, die 10 Prozent (*m*/V) Ammoniummolybdat *R* enthält, entsteht eine gelbe Farbe, die auf Zusatz von Natriumhydroxid-Lösung 40 % *R* nach Rot umschlägt.

D. Etwa 5 mg Substanz werden mit 1 ml Wasser, 1 ml Pyridin *R* und etwa 5 mg Nitrobenzoylchlorid *R* versetzt, gemischt und 3 min lang stehengelassen. Dabei entsteht eine violette Farbe, die beim Kochen der Mischung nach Fahlgelb umschlägt. Werden unter Umschütteln 0,2 ml Natriumcarbonat-Lösung *R* hinzugefügt, so erscheint die violette Farbe wieder.

Prüfung auf Reinheit

Aussehen der Lösung: 1,0 g Substanz wird in 1 N-Salzsäure zu 25 ml gelöst. Die Lösung darf nicht stärker gefärbt sein als die Farbvergleichslösung BG_6 (V.6.2, Methode II).

***p*H-Wert** (V.6.3.1): 0,10 g Substanz werden 15 min lang mit 10 ml kohlendioxidfreiem Wasser *R* geschüttelt. Der *p*H-Wert der Suspension muß zwischen 4,5 und 7,0 liegen.

Optische Drehung (V.6.6): Eine Substanzmenge, die 0,200 g getrockneter Substanz entspricht, wird mit 5 g Methenamin *R* in 10 ml 1 N-Salzsäure gelöst und mit der gleichen Säure zu 25,0 ml verdünnt. Die Lösung wird 3 h lang vor Licht geschützt stehengelassen. Der Drehwinkel muß zwischen −1,27 und −1,34° liegen.

Absorption (V.6.19): 30,0 mg Substanz werden in 0,1 N-Salzsäure zu 100,0 ml gelöst. 10,0 ml dieser Lösung werden mit 0,1 N-Salzsäure zu 100,0 ml verdünnt. Die Lösung, zwischen 230 und 350 nm gemessen, muß ein Maximum bei 280 nm zeigen. Die spezifische Absorption, im Maximum gemessen, muß zwischen 137 und 147 liegen, berechnet auf die getrocknete Substanz.

Verwandte Substanzen: Die Prüfung erfolgt mit Hilfe der Dünnschichtchromatographie (V.6.20.2) unter Verwendung einer Schicht von Cellulose zur Chromatographie *R*.

Untersuchungslösung: 0,1 g Substanz werden in 5 ml wasserfreier Ameisensäure *R* gelöst und die Lösung mit Methanol *R* zu 10 ml verdünnt.
Vor Gebrauch frisch herzustellen.

Referenzlösung a: 0,5 ml der Untersuchungslösung werden mit Methanol *R* zu 100 ml verdünnt.

Referenzlösung b: 30 mg Tyrosin *R* werden in 1 ml wasserfreier Ameisensäure *R* gelöst und die Lösung mit Methanol *R* zu 100 ml verdünnt. 1 ml dieser Lösung wird mit 1 ml Untersuchungslösung gemischt.

Auf die Platte werden getrennt 10 µl Untersuchungslösung, 10 µl Referenzlösung a und 20 µl Referenzlösung b bandförmig (20 mm lang) aufgetragen. Im Luftstrom wird getrocknet. Die Chromatographie erfolgt mit einer Mischung von 25 Volumteilen Wasser, 25 Volumteilen Essigsäure 98 % *R* und 50 Volumteilen 1-Butanol *R* über eine Laufstrecke von 15 cm. Die Platte wird in einem warmen Luftstrom getrocknet und mit einer frisch bereiteten Mischung von gleichen Volumteilen einer 10prozentigen Lösung (*m*/V) von Eisen(III)-chlorid *R* und einer 5prozentigen Lösung (*m*/V) von Kaliumhexacyanoferrat(III) *R* besprüht. Die Chromatogramme werden sofort ausgewertet. Im Chromatogramm der Untersuchungslösung auftretende Nebenflecke dürfen nicht größer oder stärker gefärbt sein als der mit der Referenzlösung a erhaltene Fleck. Die Prüfung darf nur ausgewertet werden, wenn im Chromatogramm der Referenzlösung b der oberhalb des Hauptflecks liegende Nebenfleck deutlich getrennt und stärker gefärbt ist als der mit der Referenzlösung a erhaltene Fleck.

Schwermetalle (V.3.2.8): 2,0 g Substanz müssen der Grenzprüfung C auf Schwermetalle entsprechen (10 ppm). Zur Herstellung der Referenzlösung werden 2 ml Blei-Lösung (10 ppm Pb) *R* verwendet.

Trocknungsverlust (V.6.22): Höchstens 1,0 Prozent, mit 0,50 g Substanz durch Trocknen im Trockenschrank bei 100 bis 105 °C bestimmt.

Sulfatasche (V.3.2.14): Höchstens 0,1 Prozent, mit 1,0 g Substanz bestimmt.

Gehaltsbestimmung

0,180 g Substanz werden, falls erforderlich unter Erwärmen, in 5 ml wasserfreier Ameisensäure *R* gelöst, mit 25 ml wasserfreier Essigsäure *R* und 25 ml Dioxan *R* versetzt und nach ,,Titration in wasserfreiem Medium" (V.3.5.5) unter Zusatz von 0,1 ml Kristallviolett-Lösung *R* mit 0,1 N-Perchlorsäure bis zum Farbumschlag nach Grün titriert.

1 ml 0,1 N-Perchlorsäure entspricht 19,72 mg $C_9H_{11}NO_4$.

Lagerung

Vor Licht geschützt.

Levomepromazinhydrochlorid

Levomepromazini hydrochloridum

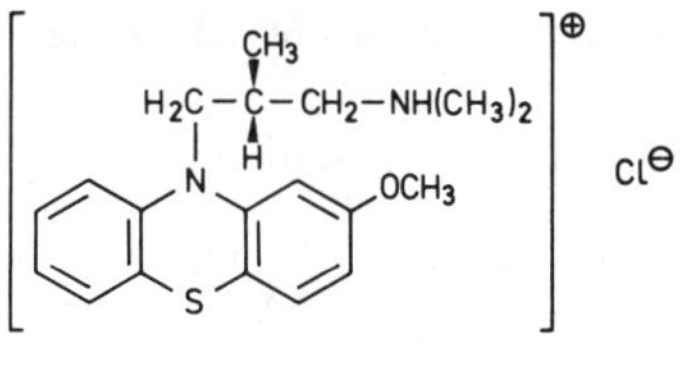

$C_{19}H_{25}ClN_2OS$ M_r 364,9

Levomepromazinhydrochlorid enthält mindestens 98,5 und höchstens 101,0 Prozent (*R*)-3-(2-Methoxy-10-phenothiazinyl)-*N*,*N*,2-trimethylpropylamin-hydrochlorid, berechnet auf die getrocknete Substanz.

Eigenschaften

Weißes bis sehr schwach gelbliches, kristallines Pulver, schwach hygroskopisch; leicht löslich in Wasser, Chloroform und Ethanol, praktisch unlöslich in Ether. Die Substanz zersetzt sich bei Luft- und Lichteinwirkung. Die Substanz tritt in zwei Formen auf, wobei die eine bei etwa 142, die andere bei etwa 162 °C schmilzt.

Prüfung auf Identität

A. *Die Lösungen sind unter Ausschluß direkter Lichteinwirkung herzustellen und die Messungen sofort durchzuführen.*
50,0 mg Substanz werden in Wasser zu 500,0 ml gelöst. 10,0 ml dieser Lösung werden mit Wasser zu 100,0 ml verdünnt. Die Lösung, zwischen 230 und 340 nm gemessen, zeigt Absorptionsmaxima (V.6.19) bei 250 und 302 nm. Die spezifische Absorption im Maximum bei 250 nm liegt zwischen 640 und 700.

B. Die Substanz entspricht der Prüfung ,,Identifizierung von Phenothiazinen durch Dünnschichtchromatographie" (V.3.1.4).

C. 0,2 g Substanz werden in einem 100-ml-Scheidetrichter mit 5 ml Wasser und 0,5 ml Natriumhydroxid-Lösung 40 % *R* versetzt und zweimal mit je 10 ml Ether *R* kräftig geschüttelt. Die vereinigten Etherschichten werden über wasserfreiem Natriumsulfat *R* getrocknet und anschließend zur Trockne eingedampft. Der Rückstand wird 15 min lang auf 100 bis 105 °C erhitzt, anschließend in einer Eis-Wasser-Mischung gekühlt, wobei, falls erforderlich, zur Einleitung der Kristallisation mit einem Glasstab an der Gefäßwand gerieben wird. Die 2 h lang bei 60 °C getrockneten Kristalle schmelzen (V.6.11.1) bei 122 bis 128 °C.

D. Die Substanz gibt die Identitätsreaktion b auf Chlorid (V.3.1.1).

Prüfung auf Reinheit

Prüflösung: 2,50 g Substanz werden in kohlendioxidfreiem Wasser *R* zu 25,0 ml gelöst.

Sauer oder alkalisch reagierende Substanzen: 10 ml Prüflösung werden mit 0,1 ml Bromcresolgrün-Lösung *R* versetzt. Bis zum Farbumschlag dürfen höchstens 0,5 ml 0,01 N-Natriumhydroxid-Lösung oder 1,0 ml 0,01 N-Salzsäure verbraucht werden.

Spezifische Drehung (V.6.6): Die spezifische Drehung muß zwischen +9,5 und +11,5° liegen, an der Prüflösung bestimmt und auf die getrocknete Substanz berechnet.

Verwandte Substanzen: *Die Prüfung muß unter Ausschluß direkter Lichteinwirkung durchgeführt werden.* Die Prüfung erfolgt mit Hilfe der Dünnschichtchromatographie (V.6.20.2) unter Verwendung einer Schicht von Kieselgel GF_{254} *R*.

Untersuchungslösung: 0,2 g Substanz werden in einer Mischung von 5 Volumteilen Diethylamin *R* und 95 Volumteilen Methanol *R* zu 10 ml gelöst. Vor Gebrauch frisch herzustellen.

Referenzlösung: 0,5 ml Untersuchungslösung werden mit einer Mischung von 5 Volumteilen Diethylamin *R* und 95 Volumteilen Methanol *R* zu 100 ml verdünnt.

Auf die Platte werden getrennt 10 µl jeder Lösung aufgetragen. Die Chromatographie erfolgt mit einer Mischung von 10 Volumteilen Aceton *R*, 10 Volumteilen Diethylamin *R* und 80 Volumteilen Cyclohexan *R* über eine Laufstrecke von 15 cm. Die Platte wird an der Luft getrocknet und im ultravioletten Licht bei 254 nm ausgewertet. Kein im Chromatogramm der Untersuchungslösung auftretender Nebenfleck darf größer oder intensiver sein als der Fleck im Chromatogramm der Referenzlösung.

Trocknungsverlust (V.6.22): Höchstens 1,0 Prozent, mit 1,000 g Substanz durch 3 h langes Trocknen im Trockenschrank bei 100 bis 105 °C bestimmt.

Sulfatasche (V.3.2.14): Höchstens 0,1 Prozent, mit 1,0 g Substanz bestimmt.

Gehaltsbestimmung

0,300 g Substanz werden in 5 ml Wasser gelöst. Nach Zusatz von 50 ml Isopropylalkohol *R* wird mit 0,1 N-Natriumhydroxid-Lösung titriert. Der Endpunkt wird mit Hilfe der „Potentiometrie" (V.6.14) bestimmt.

1 ml 0,1 N-Natriumhydroxid-Lösung entspricht 36,49 mg $C_{19}H_{25}ClN_2OS$.

Lagerung

Dicht verschlossen, vor Licht geschützt.

Vorsichtig zu lagern!

Levothyroxin-Natrium

Levothyroxinum natricum

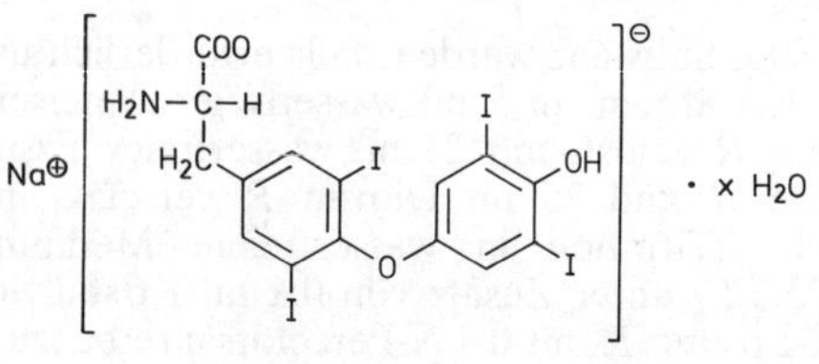

$C_{15}H_{10}I_4NNaO_4 \cdot x\,H_2O$ M_r 799 (wasserfreie Substanz)

Levothyroxin-Natrium enthält mindestens 97,0 und höchstens 101,0 Prozent *(S)*-2-Amino-3-[4-(4-hydroxy-3,5-diiodphenoxy)-3,5-diiodphenyl]propionsäure, Natriumsalz, berechnet auf die getrocknete Substanz. Die Substanz enthält wechselnde Mengen Kristallwasser.

Eigenschaften

Fast weißes bis schwach bräunlichgelbes Pulver oder feines, schwach gefärbtes, kristallines Pulver; sehr schwer löslich in Wasser, schwer löslich in Ethanol, praktisch unlöslich in Ether. Die Substanz löst sich in Alkalihydroxid-Lösungen.

Prüfung auf Identität

A. Die Substanz entspricht der Prüfung „Spezifische Drehung" (siehe „Prüfung auf Reinheit").

B. 10,0 mg Substanz werden in 0,1 N-Natriumhydroxid-Lösung zu 100,0 ml gelöst. Die Lösung, zwischen 230 und 350 nm gemessen, zeigt ein Absorptionsmaximum (V.6.19) bei 325 nm. Die spezifische Absorption im Maximum liegt zwischen 73 und 79, berechnet auf die getrocknete Substanz.

C. Unter Verwendung von 0,2 g Substanz wird die Sulfatasche (V.3.2.14) hergestellt und der Rückstand in 2 ml Wasser gelöst. Die Lösung gibt die Identitätsreaktion a auf Natrium (V.3.1.1).

D. Die bei der Prüfung auf „Liothyronin" (siehe „Prüfung auf Reinheit") erhaltenen Chromatogramme werden ausgewertet. Der Hauptfleck im Chromatogramm der Untersuchungslösung entspricht in bezug und Lage, Farbe und Größe dem Hauptfleck im Chromatogramm der Referenzlösung a.

Prüfung auf Reinheit

Prüflösung: 0,50 g Substanz werden in 23 ml einer schwach siedenden Mischung von 1 Volumteil 1 N-Salzsäure und 4 Volumteilen Ethanol 96 % *R* gelöst. Nach dem Abkühlen wird mit dem gleichen Lösungsmittelgemisch zu 25,0 ml verdünnt.

Aussehen der Lösung: Die frisch hergestellte Prüflösung darf nicht stärker gefärbt sein als die Farbvergleichslösung BG_3 (V.6.2, Methode II).

Spezifische Drehung (V.6.6): Die spezifische Drehung muß zwischen +16,0 und +20,0° liegen, an der Prüflösung bestimmt und berechnet auf die getrocknete Substanz.

Liothyronin: Die Prüfung erfolgt mit Hilfe der Dünnschichtchromatographie (V.6.20.2) unter Verwendung einer Platte, die mit einer Mischung von 30 g Kieselgel H *R* und 60 ml einer 0,75prozentigen Lösung (*m*/V) von löslicher Stärke *R* beschichtet ist. Die Platte darf vor der Verwendung nicht erhitzt werden.

Untersuchungslösung: 0,1 g Substanz werden in einer Mischung von 5 Volumteilen Ammoniak-Lösung 26 % *R* und 70 Volumteilen Methanol *R* zu 5 ml gelöst (Lösung 1). 1 ml Lösung 1 wird mit 1 ml einer Mischung von 5 Volumteilen Ammoniak-Lösung 26 % *R* und 70 Volumteilen Methanol *R* versetzt.

Referenzlösung a: 50 mg Levothyroxin-Natrium *CRS* werden in einer Mischung von 5 Volumteilen Ammoniak-Lösung 26 % *R* und 70 Volumteilen Methanol *R* zu 5 ml gelöst.

Referenzlösung b: 5 mg Liothyronin *CRS* werden in einer Mischung von 5 Volumteilen Ammoniak-Lösung 26 % *R* und 70 Volumteilen Methanol *R* zu 25 ml gelöst (Lösung 2). 1 ml Lösung 2 wird mit 1 ml einer Mischung von 5 Volumteilen Ammoniak-Lösung 26 % *R* und 70 Volumteilen Methanol *R* versetzt.

Referenzlösung c: 1 ml Lösung 1 und 1 ml Lösung 2 werden gemischt.

Auf die Platte werden getrennt 5 µl Untersuchungslösung und je 5 µl der Referenzlösungen a, b und c aufgetragen. Die Chromatographie erfolgt mit einer Mischung von 20 Volumteilen Ammoniak-Lösung 26 % *R*, 35 Volumteilen Isopropylalkohol *R* und 55 Volumteilen Ethylacetat *R* über eine Laufstrecke von 15 cm. Die Platte wird an der Luft getrocknet und anschließend leicht mit Sprühreagenz A *R* besprüht. Ein dem Liothyronin entsprechender Fleck im Chromatogramm der Untersuchungslösung darf nicht größer oder stärker gefärbt sein als der Fleck im Chromatogramm der Referenzlösung b. Die Prüfung darf nur ausgewertet werden, wenn das Chromatogramm der Referenzlösung c, deutlich voneinander getrennt, 2 Flekke zeigt.

Trocknungsverlust (V.6.22): 6,0 bis 12,0 Prozent, mit 0,100 g Substanz durch Trocknen im Trockenschrank bei 100 bis 105 °C bestimmt.

Gehaltsbestimmung

Die Bestimmung erfolgt mit Hilfe der „Schöniger-Methode" (V.3.5.3) unter Verwendung von 25,0 mg Substanz. Die Verbrennungsprodukte werden in 5 ml 1 N-Natriumhydroxid-Lösung absorbiert. Der Hals des Erlenmeyerkolbens wird mit 10 ml Wasser abgespült, die Lösung mit 20 ml Natriumhypobromit-Lösung *R* versetzt und nach Zusatz von 3 bis 4 Siedesteinchen 5 min lang zum schwachen Sieden erhitzt. Die Lösung wird mit 170 ml Wasser und 5 g Kaliumhydrogenphthalat *R* versetzt, schnell zum Sieden erhitzt und nach dem Entfärben der Lösung noch 1 min lang gekocht. Der *p*H-Wert (V.6.3.1) der Lösung muß zwischen 4 und 5 liegen. Ist das nicht der Fall, werden 0,5 g Kaliumhydrogenphthalat *R* zugesetzt. Die Lösung darf Kaliumiodid-Stärke-Papier *R* nicht blau färben. Färbt sich das Papier blau, wird erneut zum Sieden erhitzt. Der Hals des Erlenmeyerkolbens wird mit Filterpapier getrocknet. Die Lösung wird in einer Eis-Wasser-Mischung gekühlt und mit 20 ml Kaliumiodid-Lösung *R* und 5 ml Schwefelsäure 10 % *R* versetzt. Der Kolben wird verschlossen und 30 min lang vor Licht geschützt stehengelassen. Die Lösung wird mit 0,1 N-Natriumthiosulfat-Lösung unter Verwendung von 1 ml Stärke-Lösung *R*, die gegen Ende der Titration zugesetzt wird, titriert. Ein Blindversuch wird durchgeführt.

1 ml 0,1 N-Natriumthiosulfat-Lösung entspricht 3,329 mg $C_{15}H_{10}I_4NNaO_4$.

Lagerung

Dicht verschlossen, vor Licht geschützt.

Vorsichtig zu lagern!

Lidocainhydrochlorid

Lidocaini hydrochloridum

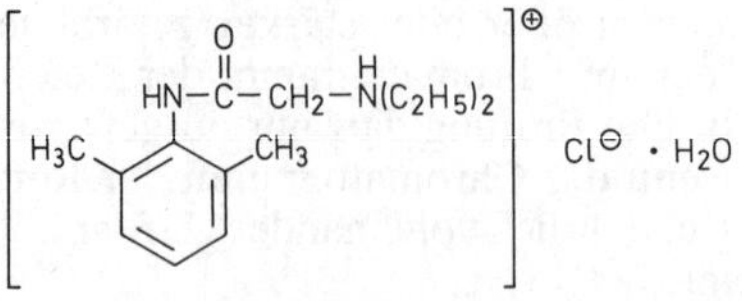

$C_{14}H_{23}ClN_2O \cdot H_2O$ M_r 288,8

Lidocainhydrochlorid enthält mindestens 99,0 und höchstens 101,0 Prozent 2-Diethylamino-2′,6′-dimethylacetanilid-hydrochlorid, berechnet auf die wasserfreie Substanz.

Eigenschaften

Weißes, kristallines Pulver, geruchlos oder fast geruchlos; sehr leicht löslich in Wasser, leicht löslich in Chloroform und Ethanol, praktisch unlöslich in Ether.

Prüfung auf Identität

Die Prüfung B kann entfallen, wenn die Prüfungen A, C, D, E und F durchgeführt werden. Die Prüfungen C, D und E können entfallen, wenn die Prüfungen A, B und F durchgeführt werden.

A. Schmelztemperatur (V.6.11.1): 74 bis 79 °C, an der Substanz ohne vorheriges Trocknen bestimmt.

B. Das IR-Absorptionsspektrum (V.6.18) der Substanz zeigt im Vergleich mit dem von Lidocainhydrochlorid *CRS* Maxima bei denselben Wellenlängen mit den gleichen relativen Intensitäten.

C. 0,2 g Substanz werden in 10 ml Wasser gelöst und mit 10 ml Pikrinsäure-Lösung *R* versetzt. Der mit Wasser gewaschene und getrocknete Niederschlag schmilzt (V.6.11.1) bei etwa 230 °C.

D. Etwa 5 mg Substanz werden mit 0,5 ml rauchender Salpetersäure *R* versetzt. Auf dem Wasserbad wird zur Trockne eingedampft, abgekühlt und der Rückstand in 5 ml Aceton *R* gelöst. Nach Zusatz von 0,2 ml ethanolischer Kaliumhydroxid-Lösung 3 % *R* entsteht eine Grünfärbung.

E. 5 ml Prüflösung (siehe „Prüfung auf Reinheit“) werden nach Zusatz von 5 ml Wasser mit Natriumhydroxid-Lösung 8,5 % *R* alkalisiert. Der Niederschlag wird auf einem Filter gesammelt und mit Wasser ausgewaschen. Die Hälfte des Niederschlages wird in 1 ml Ethanol 96 % *R* gelöst. Auf Zusatz von 0,5 ml einer 10prozentigen Lösung (*m*/V) von Cobalt(II)-nitrat *R* entsteht ein blaugrüner Niederschlag.

F. Die Substanz gibt die Identitätsreaktion a auf Chlorid (V.3.1.1).

Prüfung auf Reinheit

Prüflösung: 1,0 g Substanz wird in kohlendioxidfreiem Wasser *R* zu 20 ml gelöst.

Aussehen der Lösung: Die Prüflösung muß klar (V.6.1) und farblos (V.6.2, Methode II) sein.

***p*H-Wert** (V.6.3.1): 1 ml Prüflösung wird mit kohlendioxidfreiem Wasser *R* zu 10 ml verdünnt. Der *p*H-Wert der Lösung muß zwischen 4,0 und 5,5 liegen.

2,6-Dimethylanilin:
Lösung a: 0,25 g Substanz werden in Methanol *R* zu 10 ml gelöst. Die Lösung dient zur Herstellung der Untersuchungslösung.

Lösung b: 50 mg 2,6-Dimethylanilin *R* werden in Methanol *R* zu 100 ml gelöst. 1 ml der Lösung wird mit Methanol *R* zu 100 ml verdünnt. Die Lösung dient zur Herstellung der Referenzlösung.

In 3 Neßler-Zylinder werden eingefüllt: in den ersten 2 ml Lösung a, in den zweiten 1 ml Lösung b und 1 ml Methanol *R*, in den dritten für die Blindlösung 2 ml Methanol *R*. In jeden Neßler-Zylinder werden 1 ml einer frisch hergestellten 1prozentigen Lösung (*m*/V) von Dimethylaminobenzaldehyd *R* in Methanol *R* und 2 ml Essigsäure 98 % *R* eingefüllt. Nach 10 min langem Stehenlassen bei Raumtemperatur muß die Intensität der Gelbfärbung der Untersuchungslösung zwischen der der Blindlösung und der der Referenzlösung liegen (100 ppm).

Schwermetalle (V.3.2.8): 1,0 g Substanz wird in Wasser zu 25 ml gelöst. Die Lösung wird filtriert. 10 ml Filtrat müssen der Grenzprüfung E auf Schwermetalle entsprechen (5 ppm). Zur Herstellung der Referenzlösung werden 2 ml Blei-Lösung (1 ppm Pb) *R* verwendet.

Wasser (V.3.5.6): 5,5 bis 7,0 Prozent, mit 0,250 g Substanz nach der Karl-Fischer-Methode bestimmt.

Sulfatasche (V.3.2.14): Höchstens 0,1 Prozent, mit 1,0 g Substanz bestimmt.

Gehaltsbestimmung

0,250 g Substanz werden in 30 ml wasserfreier Essigsäure *R* gelöst. Nach Zusatz von 6 ml Quecksilber(II)-acetat-Lösung *R* wird die Lösung nach „Titrationen in wasserfreiem Medium" (V.3.5.5) unter Zusatz von 0,05 ml Kristallviolett-Lösung *R* mit 0,1 N-Perchlorsäure titriert.

1 ml 0,1 N-Perchlorsäure entspricht 27,08 mg $C_{14}H_{23}ClN_2O$.

Lagerung

Vor Licht geschützt.

Vorsichtig zu lagern!

Likörwein

Vinum liquorosum

Likörwein, der zur Herstellung von Arzneizubereitungen verwendet wird, entspricht der Definition für Likörwein gemäß den Verordnungen (EWG) Nr. 337/79 des Rates über die gemeinsame Marktorganisation für Wein vom 5. Februar 1979, Anhang II, Ziffer 12 und (EWG) Nr. 339/79 des Rates zur Definition bestimmter aus Drittländern stammender Erzeugnisse der Nummern 20.07, 22.04 und 22.05 des gemeinsamen Zolltarifs vom 5. Februar 1979 in ihren jeweils geltenden Fassungen.

Likörwein muß der EG-Weinmarktordnung, dem Weingesetz und den auf Grund des Weingesetzes ergangenen Verordnungen entsprechen.

Lagerung

In möglichst vollständig gefüllten Behältnissen.

Beschriftung

Auf dem Behältnis ist der Ethanolgehalt in Volumprozenten anzugeben.

Lindenblüten

Tiliae flos

Lindenblüten bestehen aus den getrockneten Blütenständen von *Tilia cordata* MILLER und *Tilia platyphyllos* SCOPOLI.

Beschreibung

Die Droge riecht schwach aromatisch und schmeckt leicht süß und schleimig. Die Hauptachse des gelbgrünen Blütenstandes ist bis etwa zur Hälfte mit einem zungenförmigen, häutigen, gelblichgrünen, fast kahlen Hochblatt (Vorblatt) verwachsen. Der Blütenstand besteht bei *Tilia platyphyllos* aus meistens 3 bis 7, bei *Tilia cordata* aus 3 bis 5, gelegentlich bis 16 Einzelblüten. Die leicht abfallenden, bis etwa 6 mm langen Kelchblätter sind auf der Außenseite meist kahl, an den Rändern und der Innenseite dicht behaart. Die 5 spatelförmigen, bis etwa 8 mm langen, dünnen Kronblätter sind gelblichweiß mit feinen Nerven, höchstens am Rande vereinzelt behaart. Die 30 bis 40 freien Staubgefäße sind meist in 5 Gruppen angeordnet. Der oberständige Fruchtknoten trägt einen Griffel mit undeutlich 5lappiger Narbe.

Mikroskopische Merkmale: Die obere Epidermis des kahlen Hochblattes ist geradwandig bis schwach wellig, die untere welligbuchtig mit gestreifter Kutikula. Auf ihr finden sich Spaltöffnungen vom anomocytischen Typ (V.4.3). Im Querschnitt ist ein lockeres Mesophyll mit nur undeutlich ausgebildetem Palisadenparenchym erkennbar. Einzelne Zellen enthalten kleine Calciumoxalatdrusen. Das Parenchym der Kelchblätter führt besonders in der Nähe der Nerven zahlreiche Schleimzellen und Zellen mit kleinen Calciumoxalatdrusen. Besonders die innere Epidermis trägt dickwandige, einzellige, gebogene Haare, die allein stehen oder zu 2- bis 5strahligen Büscheln vereinigt sind. Die Epidermiszellen der Kronblätter sind meistens geradwandig mit gestreifter Kutikula ohne Spaltöffnungen. Im Mesophyll finden sich kleine Calciumoxalatdrusen und besonders an der Spitze Schleimzellen.

Die Pollenkörner sind etwa 30 bis 40 µm (meistens 35 bis 40 µm) groß, rundlich oval bis schwach dreieckig; sie besitzen 3 Keimporen und eine fein granulierte Exine. Der Fruchtknoten ist kahl oder dicht besetzt mit einzelligen, oft stark gekrümmten Haaren, die einzeln oder zu 2 bis 4 gebüschelt sind. Er enthält zahlreiche Calciumoxalatdrusen und verschieden große Schleimzellen. Die Narbenzipfel sind geschlitzt.

Prüfung auf Identität

A. 0,5 g geschnittene Droge (4000) werden mit 10 ml Methanol *R* zum Sieden erhitzt. Etwa 3 ml des Filtrats werden mit etwa 0,2 g pulverförmigem Magnesium *R* und tropfenweise mit Salzsäure 36 % *R* versetzt; sofort nach Zugabe der ersten Tropfen Salzsäure entsteht eine länger anhaltende Rotfärbung.

B. Die Prüfung erfolgt mit Hilfe der Dünnschichtchromatographie (V.6.20.2) unter Verwendung einer Schicht von Kieselgel G *R*.

Untersuchungslösung: 1,0 g pulverisierte Droge (710) wird 5 min lang mit 10 ml Methanol *R* auf dem Wasserbad bei 65 °C geschüttelt. Die abgekühlte, filtrierte Lösung dient als Untersuchungslösung.

Referenzlösung: 2,0 mg Kaffeesäure *R* und je 5 mg Hyperosid *RN* und Rutosid *R* werden in 10 ml Methanol *R* gelöst.

Auf die Platte werden getrennt 10 µl jeder Lösung bandförmig (20 mm × 3 mm) aufgetragen. Die Chromatographie erfolgt mit einer Mischung von 10 Volumteilen Wasser, 10 Volumteilen wasserfreier Ameisensäure *R*, 30 Volumteilen Ethylmethylketon *R* und 50 Volumteilen Ethylacetat *R* über eine Laufstrecke von 15 cm. Nach dem Trocknen bei 100 bis 105 °C wird die noch warme Platte mit etwa 10 ml einer 1prozentigen Lösung (*m*/V) von Diphenylboryloxyethylamin *R* in Methanol *R* (für eine 200-mm × 200-mm-Platte) und anschließend mit etwa 10 ml einer 5prozentigen Lösung (V/V) von Macrogol 400 *R* in Methanol *R* besprüht. Die Auswertung erfolgt nach etwa 30 min im ultravioletten Licht bei 365 nm. Im Chromatogramm der Referenzlösung werden mit steigendem Rf-Wert die gelborange bis orangebraun fluoreszierenden Zonen des Rutosids und des Hyperosids sowie die grünlichblau fluoreszierende Zone der Kaffeesäure sichtbar. Im Chromatogramm der Untersuchungslösung liegt die gelbbraun bis orange fluoreszierende Hauptzone geringfügig höher als die Zone des Hyperosids. Sie hebt sich auch im Tageslicht als Hauptzone von den übrigen Zonen ab. Im Rf-Bereich des Rutosids tritt ebenfalls eine gelbbraun fluoreszierende Zone auf, darunter können sich noch 2 weitere gelb fluoreszierende Zonen befinden. Im Rf-Bereich zwischen Rutosid und Hyperosid sind orange und gelb fluoreszierende Zonen sichtbar, im Rf-Bereich zwischen Hyperosid und Kaffeesäure treten bis zu 5 weitere gelb bis orangefarben fluoreszierende Zonen auf. Geringfügig niedriger als die Zone der Kaffeesäure findet sich eine blau fluoreszierende Zone.

Prüfung auf Reinheit

Fremde Bestandteile (V.4.2): Höchstens 2 Prozent, mit 30 g Droge bestimmt.

Blütenstände, deren Hochblatt an der Unterseite sternförmige, 5- bis 8strahlige Büschelhaare trägt, sowie Blüten, deren Krone durch Umwandlung von 5 Staubgefäßen in kronblattartige Staminodien doppelt erscheint und deren Narbe nicht gelappt oder geschlitzt ist, dürfen nicht vorhanden sein. 6zählige Blüten dürfen höchstens vereinzelt auftreten.

Trocknungsverlust (V.6.22): Höchstens 12,0 Prozent, mit 1,000 g pulverisierter Droge (355) durch 2 h langes Trocknen im Trockenschrank bei 100 bis 105 °C bestimmt.

Asche (V.3.2.16): Höchstens 7,0 Prozent, mit 1,00 g pulverisierter Droge bestimmt.

Quellungszahl (V.4.4): Mindestens 32, mit 0,4 g pulverisierter Droge (355) bestimmt. Der erhaltene Wert wird mit 2,5 multipliziert.

Lagerung

Vor Licht geschützt.

Lithiumcarbonat

Lithii carbonas

Li_2CO_3 M_r 73,9

Lithiumcarbonat enthält mindestens 98,5 und höchstens 100,5 Prozent Li_2CO_3.

Eigenschaften

Weißes Pulver; schwer löslich in Wasser, praktisch unlöslich in Ethanol.

Prüfung auf Identität

A. Die mit Salzsäure 36 % *R* befeuchtete Substanz färbt eine nicht leuchtende Flamme rot.

B. Die Lösung von 0,2 g Substanz in 1 ml Salzsäure 36 % *R* wird im Wasserbad zur Trockne eingedampft. Der Rückstand ist in 3 ml Ethanol 96 % *R* löslich.

C. Die Substanz gibt die Identitätsreaktion auf Carbonat (V.3.1.1).

Prüfung auf Reinheit

Prüflösung: 10,0 g Substanz werden in 30 ml destilliertem Wasser aufgeschwemmt und durch Zusatz von 22 ml Salpetersäure 65 % *R* gelöst. Die Lösung wird mit Natriumhydroxid-Lösung 8,5 % *R* neutralisiert und mit destilliertem Wasser zu 100 ml verdünnt.

Aussehen der Lösung: Die Prüflösung muß klar (V.6.1) und farblos (V.6.2, Methode II) sein.

Chlorid (V.3.2.4): 2,5 ml Prüflösung, mit Wasser zu 15 ml verdünnt, müssen der Grenzprüfung auf Chlorid entsprechen (200 ppm).

Sulfat (V.3.2.13): 1,25 g Substanz werden in 5 ml destilliertem Wasser aufgeschwemmt und durch Zusatz von 5 ml Salzsäure 25 % *R* gelöst. Diese Lösung wird 2 min lang zum Sieden erhitzt, abgekühlt, mit Natriumhydroxid-Lösung 8,5 % *R* neutralisiert und mit destilliertem Wasser zu 25 ml verdünnt. Die Lösung muß der Grenzprüfung auf Sulfat entsprechen (200 ppm).

Arsen (V.3.2.2): 0,5 g Substanz müssen der Grenzprüfung A auf Arsen entsprechen (2 ppm).

Calcium (V.3.2.3): 5 ml Prüflösung, mit destilliertem Wasser zu 15 ml verdünnt, müssen der Grenzprüfung auf Calcium entsprechen (200 ppm).

Eisen (V.3.2.9): 5 ml Prüflösung, mit Wasser zu 10 ml verdünnt, müssen der Grenzprüfung auf Eisen entsprechen (20 ppm).

Kalium: Höchstens 300 ppm K. Der Kaliumgehalt wird mit Hilfe der Flammenphotometrie (V.6.16, Methode I) bestimmt.

Untersuchungslösung: 1,0 g Substanz wird in 10 ml Salzsäure 25 % *R* gelöst. Die Lösung wird mit Wasser zu 50,0 ml verdünnt.

Referenzlösung: Die Referenzlösungen werden, ausgehend von einer Lösung von Kaliumchlorid *R*, die 500 µg K je Milliliter enthält, durch entsprechendes Verdünnen hergestellt.

Die Emissionsintensität wird bei 766,5 nm bestimmt.

Magnesium (V.3.2.6): 1 ml Prüflösung wird mit Wasser zu 10 ml verdünnt. 6,7 ml dieser Lösung, mit Wasser zu 10 ml verdünnt, müssen der Grenzprüfung auf Magnesium entsprechen (150 ppm).

Natrium: Höchstens 300 ppm Na. Der Natriumgehalt wird mit Hilfe der Flammenphotometrie (V.6.16, Methode I) bestimmt.

Untersuchungslösung: 1,0 g Substanz wird in 10 ml Salzsäure 25 % *R* gelöst. Die Lösung wird mit Wasser zu 50,0 ml verdünnt.

Referenzlösung: Die Referenzlösungen werden, ausgehend von einer Lösung von Natriumchlorid *R*, die 500 µg Na je Milliliter enthält, durch entsprechendes Verdünnen hergestellt.

Die Emissionsintensität wird bei 589 nm bestimmt.

Schwermetalle (V.3.2.8): 12 ml Prüflösung müssen der Grenzprüfung A auf Schwermetalle entsprechen (20 ppm). Als Referenzlösung wird die Blei-Lösung (2 ppm Pb) *R* verwendet.

Gehaltsbestimmung

0,500 g Substanz werden in 25,0 ml 1 N-Salzsäure gelöst. Die Lösung wird in Gegenwart von Methylorange-Lösung *R* mit 1 N-Natriumhydroxid-Lösung titriert.

1 ml 1 N-Salzsäure entspricht 36,95 mg Li_2CO_3.

Vorsichtig zu lagern!

Lypressin-Injektionslösung

Lypressini solutio iniectabilis

Lypressin-Injektionslösung ist eine sterile Lösung des cyclischen Nonapeptids

Cys-Tyr-Phe-Gln-Asn-Cys-Pro-Lys-Gly-NH_2

in Wasser für Injektionszwecke. Die Lösung kann einen geeigneten Puffer und ein geeignetes Konservierungsmittel enthalten. Durch Zusatz von Natriumchlorid kann die Lösung blutisotonisch gemacht werden. Sie wird aseptisch in sterile Glasbehältnisse der Glasart I (VI.2.1) abgefüllt, die sodann hermetisch verschlossen werden.

Die Injektionslösung entspricht der Monographie **Parenteralia.**

Eigenschaften

Klare, farblose Flüssigkeit.

Prüfung auf Identität

A. Die Injektionslösung bewirkt bei einer narkotisierten Ratte, wie für die ,,Wertbestimmung" vorgeschrieben, nach intravenöser Injektion einen Anstieg des arteriellen Blutdrucks.

B. Die Injektionslösung verzögert nach subkutaner Injektion in ein Säugetier, bei gleichzeitiger oraler Verabreichung von Wasser, die Wasserausscheidung.

Prüfung auf Reinheit

***p*H-Wert** (V.6.3.1): Der *p*H-Wert der Injektionslösung muß zwischen 3,7 und 4,3 liegen.

Aminosäuren: Die Prüfung erfolgt mit Hilfe eines Aminosäurenanalysators unter Verwendung von DL-Norleucin *R* als Interner Standard. Das Gerät wird mit Hilfe einer Mischung eingestellt, die äquimolare Mengen Ammoniak, Aminoessigsäure und folgende L-Aminosäuren enthält:

Lysin	Threonin
Histidin	Serin
Arginin	Glutaminsäure
Asparaginsäure	Prolin
Alanin	Leucin
Valin	Tyrosin
Methionin	Phenylalanin
Isoleucin	

sowie die halbe äquimolare Menge an L-Cystin.

Interner-Standard-Lösung: 0,25 g DL-Norleucin *R* werden in einer Mischung von gleichen Volumteilen Salzsäure 36 % *R* und Wasser zu 100,0 ml gelöst.

Untersuchungslösung: 5 ml schwach saurer Kationenaustauscher *R*, der sich in einer Säule von etwa 10 mm Durchmesser befindet, wird zuerst mit einer 50prozentigen Lösung (*m*/V) von Essigsäure 98 % *R* behandelt und anschließend mit Wasser so lange gewaschen, bis das Eluat gegen Methylrot neutral reagiert. Auf die Säule wird eine 1000 I.E. entsprechende Menge der Injektionslösung gegeben. Anschließend werden die nichtpeptidischen Bestandteile durch sechsmaliges Aufgeben von je 5 ml einer 0,1prozentigen Lösung (*m*/V) von Essigsäure 98 % *R* eluiert. Das Lypressin wird durch zehnmaliges Aufgeben von je 5 ml einer 50prozentigen Lösung (*m*/V) von Essigsäure 98 % *R* eluiert. Diese Eluate werden vereinigt und im Vakuum bei 30 °C zur Trockne eingedampft. Der Rückstand wird mit einem genau gemessenen Volumen Interner-Standard-Lösung, das eine Menge an DL-Norleucin *R* enthält, die etwa der zu erwartenden Anzahl an Molen Lypressin entspricht, versetzt. Die Lösung wird mit Hilfe von viermal je 0,3 ml einer Mischung von gleichen Volumteilen Salzsäure 36 % *R* und Wasser in eine sorgfältig gereinigte Ampulle aus widerstandsfähigem Glas von 100 mm Länge und 6 mm innerem Durchmesser überführt. Die Ampulle wird in eine Kältemischung von −5 °C eingetaucht und evakuiert, bis der Druck höchstens 133 Pa beträgt. Anschließend wird die Ampulle zugeschmolzen. Nach 16 h langem Erhitzen auf 110 bis 115 °C wird abgekühlt, die Ampulle geöffnet und der Inhalt mit Hilfe von fünfmal 0,2 ml Wasser in einen 10-ml-Kolben überführt. Anschließend wird unter vermindertem Druck über Kaliumhydroxid *R* zur Trockne eingedampft. Der Rückstand wird in einer geeigneten Pufferlösung vom *p*H-Wert 2,2 aufgenommen und mit derselben Pufferlösung auf ein geeignetes Volumen verdünnt.

In den Aminosäurenanalysator wird ein geeignetes, genau gemessenes Volumen der Untersuchungslösung eingebracht, so daß der Peak der Aminosäure, die in der größten Menge vorhanden ist, den Großteil der Diagrammhöhe einnimmt. Der Anteil jeder Aminosäure wird in Mol ausgedrückt. Die relativen Verhältnisse der Aminosäuren werden unter der Annahme, daß ein Sechstel der Summe der Mole von Asparaginsäure, Glutaminsäure, Prolin, Aminoessigsäure, Phenylalanin und Lysin gleich 1 ist, berechnet. Die Werte müssen innerhalb folgender Grenzen liegen: Asparaginsäure 0,95 bis 1,05; Glutaminsäure 0,95 bis 1,05; Prolin 0,95 bis 1,05; Aminoessigsäure 0,95 bis 1,05; Lysin 0,95 bis 1,05; Phenylalanin 0,95 bis 1,05; Tyrosin 0,7 bis 1,05; Cystein 1,4 bis 2,1. Arginin, Isoleucin und Leucin dürfen nicht, andere Aminosäuren höchstens in Spuren vorhanden sein.

Peptidgehalt: Der bei der Prüfung auf „Aminosäuren" unter den beschriebenen Bedingungen gefundene Gehalt an Aminosäuren muß einem Gehalt an Lypressin von $3,7 \pm 0,4$ µg je Internationaler Einheit gefundener, blutdrucksteigernder Wirkung entsprechen.

Die Prüfung darf nur ausgewertet werden, wenn die Anzahl der Mole Norleucin höchstens 5 Prozent von der Menge abweicht, die der Substanz zugesetzt wurde, unter Berücksichtigung des Volumens der verwendeten Untersuchungslösung.

Wertbestimmung

Die Aktivität der Injektionslösung wird an der Ratte durch Vergleich der blutdrucksteigernden Wirkung mit derjenigen des Internationalen Standards für Lysin-Vasopressin oder einer Referenzzubereitung von Lysin-Vasopressin, die in Internationalen Einheiten eingestellt ist, bestimmt.

Die Internationale Einheit ist die vasopressorische Aktivität einer bestimmten Menge des Internationalen Standards, der aus synthetischem Lysin-Vasopressin[1)], Albumin und Citronensäure besteht.

Die ermittelte Aktivität muß mindestens 90 und darf höchstens 111 Prozent der angegebenen Aktivität betragen. Die Vertrauensgrenzen für die ermittelte Aktivität ($P = 0,95$) müssen mindestens 80 und dürfen höchstens 125 Prozent der angegebenen Aktivität betragen.

In die Schwanzvene einer männlichen Albinoratte von etwa 300 g Körpermasse wird eine Lösung eines geeigneten α-Rezeptorenblockers langsam injiziert, zum Beispiel je Kilogramm Körpermasse 10 ml einer Lösung, die durch Lösen von 5 mg Phenoxybenzaminhydrochlorid *R* in 0,1 ml Ethanol 96 % *R* unter Zusatz von 0,05 ml 1 N-Salzsäure und Verdünnen mit 0,9prozentiger Lösung (*m*/V) von Natriumchlorid zu 5 ml hergestellt wird. Nach 18 h wird die Ratte mit einem Narkosemittel, das einen gleichmäßigen Blutdruck gewährleistet, narkotisiert. Nach 45 bis 60 min wird die Ratte auf dem Rücken liegend auf einem Operationstisch an den Hinterbeinen fixiert. Eine kurze Glas- oder Polyethylenkanüle von 2,5 mm Außendurchmesser wird in die Luftröhre eingeführt und eine Halsschlagader zur Kanülierung präpariert. Die Femoralvene wird nahe dem Leistenband mit einer Kanüle versehen. Durch Spreizen der Bauchmuskulatur kann das Leistenband freigelegt werden. Die äußere Schamvene wird zur Seite gezogen und die Femoralvene nach dem Leistenband hin von der entsprechenden Arterie getrennt. Dabei muß ein in die Femoralvene führender, tiefliegender Ast gesucht und abgebunden werden, um eine Blutung während der Kanülierung zu verhindern. Eine kurze Polyethylenkanüle von etwa 1 mm Außendurchmesser wird mit 2 Ligaturen in die Femoralvene eingebunden und mit einem kurzen flexiblen Schlauchstück an eine 1-ml-Bürette mit Fülltrichter, der eine etwa 37 °C warme, 0,9prozentige Lösung (*m*/V) von Natriumchlorid enthält, angeschlossen. Am Schenkel des Tieres wird ein feuchter Mulltupfer so befestigt, daß er den Einschnitt und die Kanüle bedeckt. Durch diese Kanüle können 200 I.E. Heparin je 100 g Körpermasse, gelöst in einer 0,9prozentigen Lösung (*m*/V) von Natriumchlorid injiziert werden. In die Halsschlagader wird eine Kanüle von etwa 1 mm Außendurchmesser eingesetzt und mit einem Druckmeßgerät, beispielsweise einem Quecksilbermanometer von 2 bis 3 mm Innendurchmesser, über einen Schlauch verbunden, der eine 0,9prozentige Lösung (*m*/V) von Natriumchlorid, der Heparin zugesetzt ist, enthält. Das zentrale und periphere Nervensystem, einschließlich der Vagi und der zugehörigen sympathischen Nerven, müssen unversehrt bleiben. Künstliche Beatmung ist nicht erforderlich.

Alle Lösungen werden durch die Venenkanüle mit Hilfe einer 1-ml-Injektionsspritze mit 0,01-ml-Einteilung injiziert und nach jeder Injektion wird mit 0,2 ml der 0,9prozentigen Lösung (*m*/V) von Natriumchlorid aus der Bürette nachgespült. Ein Eindringen von Luft in die Vene ist zu vermeiden.

Die Lösung der Referenzzubereitung und die der Zubereitung werden mit einer 0,9prozentigen Lösung (*m*/V) von Natriumchlorid so verdünnt, daß das zu injizierende Volumen zwi-

---

[1)] Die Anzahl der Internationalen Einheiten, bezogen auf den Internationalen Standard, wird von der Weltgesundheitsorganisation angegeben.

schen 0,1 und 0,5 ml liegt. Zwei Dosen der Referenzzubereitung werden so gewählt, daß die Blutdruckerhöhung bei der kleineren Dosis etwa 4 kPa und bei der größeren Dosis etwa 6,67 kPa beträgt, stets aber unter dem Maximum liegt. Das Verhältnis zwischen der niedrigeren Dosis zur höheren Dosis, bestimmt durch die Reaktion auf die Injektion, beträgt gewöhnlich 3 zu 5. In erster Näherung können Dosen von 3 und 5 Millieinheiten versucht werden. Zwei Dosen der Zubereitung, die den Reaktionen der Referenzzubereitung so nahe wie möglich kommen und das gleiche Dosenverhältnis haben, werden gewählt. Die Dosen werden in Abständen von 10 bis 15 min injiziert, wobei 2 Dosen der Referenzzubereitung und 2 Dosen der Zubereitung eine Gruppe von 4 Dosen bilden. Die Injektionen der anderen Gruppen erfolgen in zufälliger Reihenfolge bis zu 4 oder 5 Gruppen, d. h. 16 bis 20 Injektionen insgesamt. Das jeder Dosis entsprechende Maximum der Blutdrucksteigerung wird aufgezeichnet. Das Prüfergebnis wird nach den üblichen statischen Methoden berechnet.

Lagerung

Bei 2 bis 15 °C.

Vorsichtig zu lagern!

Macrogolstearat 400

Macrogoli 400 stearas

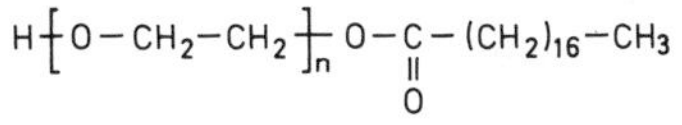

Macrogolstearat 400 ist α-Hydro-ω-stearoyloxy-poly(oxyethylen)-n (n ≈ 8).

Eigenschaften

Gelblichweiße, in Wasser leicht dispergierbare Masse von salbenartiger Konsistenz und schwachem Geruch; praktisch unlöslich in Wasser, leicht löslich in Chloroform, Ethanol 90 % und Ether.

Prüfung auf Identität

2,0 g Substanz werden in einem Reagenzglas, das mit durchbohrtem Stopfen und gebogenem Auslaßrohr versehen ist, mit 0,2 ml Schwefelsäure 96 % *R* erhitzt, bis sich weiße Dämpfe entwickeln. Die Dämpfe werden durch das gebogene Rohr in 1 ml Quecksilber(II)-chlorid-Lösung *R* geleitet. Dabei entsteht ein weißer Niederschlag. Die Dämpfe schwärzen mit Neßlers Reagenz *R* getränktes Filterpapier.

Prüfung auf Reinheit

Prüflösung: 2,0 g Substanz werden in Ethanol 90 % *RN* zu 20 ml gelöst.

Aussehen der Lösung: Die Prüflösung muß klar (V.6.1) und darf nicht stärker gefärbt sein als die Farbvergleichslösung GG_6 (V.6.2, Methode II).

Sauer oder alkalisch reagierende Substanzen: 2 ml Prüflösung dürfen durch 0,05 ml Phenolrot-Lösung *R* nicht rot gefärbt werden. 2 ml Prüflösung dürfen durch 0,1 ml Methylrot-Lösung *R* nicht rot gefärbt werden.

Tropfpunkt (V.6.11.4): 26 bis 31 °C.

Säurezahl (V.3.4.1): Höchstens 2.

Hydroxylzahl (V.3.4.3, Methode A): 80 bis 105.

Verseifungszahl (V.3.4.6): 88 bis 98, mit 2,00 g Substanz bestimmt.

Fremde Fettsäuren: 2,5 g Substanz werden mit 40 ml ethanolischer Kaliumhydroxid-Lösung 3 % *R* unter Rückflußkühlung auf dem Wasserbad 30 min lang zum Sieden erhitzt. Nach Zusatz von 30 ml Wasser wird das Ethanol verdampft, das noch warme Gemisch mit einer Lösung aus 5 ml Salzsäure 25 % *R* und 5 ml Wasser angesäuert und nach dem Erkalten mit 50 ml Ether *R* ausgeschüttelt. Der Etherauszug wird 2mal mit je 10 ml einer 10prozentigen Lösung (*m*/V) von Natriumchlorid *R* gewaschen, mit wasserfreiem Natriumsulfat *R* entwässert und filtriert. Das Lösungsmittel wird verdampft und der Rückstand bei einem Druck zwischen 1,5 und 2,5 kPa getrocknet. Die Fettsäure muß zwischen 53 und 69 °C schmelzen (V.6.11.2).

Asche (V.3.2.16): Höchstens 0,2 Prozent, mit 1,0 g Substanz bestimmt.

Lagerung

Vor Licht geschützt.

Macrogol-Glycerolhydroxystearat

Macrogolglyceroli hydroxystearas

Umsetzungsprodukt von 1 mol hydriertem Rizinusöl mit 40 bis 45 mol Ethylenoxid.

Eigenschaften

Weiße bis gelbliche Paste von geringem Geruch und Geschmack, die bei Raumtemperatur teilweise zu einer fast farblosen Flüssigkeit geschmolzen sein kann; löslich in Wasser, Chloroform und Ethanol 90 %, wenig löslich in heißem Wasser.

Prüfung auf Identität

A. 2,0 g Substanz werden in einem Reagenzglas, das mit durchbohrtem Stopfen und gebogenem Auslaßrohr versehen ist, mit 0,2 ml Schwefelsäure 96 % *R* erhitzt, bis sich weiße Dämpfe entwickeln. Die Dämpfe werden durch das gebogene Rohr in 1 ml

Quecksilber(II)-chlorid-Lösung *R* geleitet. Dabei entsteht ein weißer Niederschlag. Die Dämpfe schwärzen mit Neßlers Reagenz *R* getränktes Filterpapier.

B. 0,10 g Substanz werden mit 10 ml ethanolischer Kaliumhydroxid-Lösung 3 % *R* etwa 3 min lang gekocht und anschließend eingedampft. Der Rückstand gibt mit 5 ml Wasser eine klare Lösung. Nach Ansäuern mit Essigsäure 98 % *R* entsteht eine weiße Fällung.

Prüfung auf Reinheit

Prüflösung: 2,0 g Substanz werden in Wasser zu 20 ml gelöst.

Aussehen der Lösung: Die Prüflösung muß klar (V.6.1) und darf nicht stärker gefärbt (V.6.2, Methode II) sein als die Farbvergleichslösung G_6.

Sauer oder alkalisch reagierende Substanzen: 2 ml Prüflösung dürfen durch 0,05 ml Methylrot-Lösung *R* orange, aber nicht rot gefärbt werden. 2 ml Prüflösung dürfen durch 0,5 ml Bromthymolblau-Lösung *R* 1 nicht blau gefärbt werden.

Erstarrungstemperatur (V.6.12): 20 bis 30 °C.

Säurezahl (V.3.4.1): Höchstens 2; 5,00 g Substanz werden in 50 ml des vorgeschriebenen Lösungsmittelgemisches gelöst.

Hydroxylzahl (V.3.4.3, Methode A): 55 bis 75.

Iodzahl (V.3.4.4): Höchstens 2.

Verseifungszahl (V.3.4.6): 45 bis 65, mit 2,00 g Substanz bestimmt.

Reduzierende Substanzen: Eine Mischung von 1,0 ml Prüflösung und 9 ml 0,1 N-Natriumhydroxid-Lösung wird nach Zusatz von 0,5 ml Triphenyltetrazoliumchlorid-Lösung *RN* im Wasserbad auf 70 °C erhitzt. Nach 5 min darf die Mischung nicht stärker gefärbt (V.6.2, Methode II) sein als eine Mischung von 0,15 ml Stamm-Lösung Gelb, 0,9 ml Stamm-Lösung Rot und 8,95 ml Salzsäure 1 % *RN*.

Schwermetalle (V.3.2.8): 2,0 g Substanz werden in Aceton *R*, das 15 Prozent (V/V) Wasser enthält, zu 20,0 ml gelöst. 12 ml dieser Lösung müssen der Grenzprüfung B auf Schwermetalle entsprechen (10 ppm). Zur Herstellung der Referenzlösung wird die Blei-Lösung (1 ppm Pb) verwendet, die durch Verdünnen der Blei-Lösung (100 ppm Pb) *R* mit einer Mischung von 15 Volumteilen Wasser und 85 Volumteilen Aceton *R* erhalten wird.

Wasser (V.3.5.6): Höchstens 2 Prozent, mit 1,00 g Substanz nach der Karl-Fischer-Methode bestimmt.

Asche (V.3.2.16): Höchstens 0,25 Prozent, mit 1,0 g Substanz bestimmt.

Lagerung

Vor Licht geschützt.

Macrosalb-[^{99m}Tc]Technetium-Injektionslösung

Technetii [^{99m}Tc] macrosalbi suspensio iniectabilis

Macrosalb-[^{99m}Tc]Technetium-Injektionslösung ist eine sterile, pyrogenfreie Suspension von Humanalbumin in Form unregelmäßiger unlöslicher Teilchen, die durch Denaturierung von Humanalbumin in wäßriger Lösung erhalten werden; die Teilchen sind mit Technetium-99m markiert. Die Injektionslösung enthält reduzierende Substanzen, z. B. Zinnsalze, in einer Menge von höchstens 3 mg Sn je Milliliter. Die Injektionslösung kann einen geeigneten Puffer, z. B. einen Acetat-, Citrat- oder Phosphat-Puffer enthalten, auch nicht denaturiertes Humanalbumin und ein Konservierungsmittel, wie Benzylalkohol. Das verwendete Humanalbumin muß den Forderungen der Monographie **Albuminlösung vom Menschen (Albumini humani solutio)** entsprechen. Die Injektionslösung enthält mindestens 90,0 und höchstens 110,0 Prozent der deklarierten Technetium-99m-Radioaktivität zu dem auf der Beschriftung angegebenen Zeitpunkt. Mindestens 90 Prozent des Technetium-99m muß an die Teilchen der Suspension gebunden sein; dies kann durch Bestimmung der „Radioaktivität der nichtfiltrierbaren Teilchen" ermittelt werden. Die Teilchen haben einen Durchmesser zwischen 10 und 100 µm. Die spezifische Radioaktivität beträgt mindestens 1,0 mCi (37 MBq) Technetium-99m je Milligramm Albuminteilchen, bezogen auf den Zeitpunkt der Anwendung.

Die Injektionslösung wird aus **Natrium-[^{99m}Tc]pertechnetat-Injektionslösung aus Kernspaltprodukten (Natrii pertechnetatis [^{99m}Tc]**

fissione formati solutio iniectabilis) oder aus **Natrium[^{99m}Tc]pertechnetat-Injektionslösung nicht aus Kernspaltprodukten (Natrii pertechnetatis [^{99m}Tc] sine fissione formati solutio iniectabilis)** unter Verwendung geeigneter steriler, pyrogenfreier Substanzen hergestellt. Der Anteil radionuklearer Verunreinigungen ist auf den Zeitpunkt der Anwendung zu beziehen.

Eigenschaften

Weiße Suspension, die sich beim Stehenlassen trennen kann.

Technetium-99m hat eine Halbwertszeit von 6,02 h und emittiert Gammastrahlen.

Prüfung auf Identität

A. Das Spektrum der Gammastrahlen wird, wie in der Monographie **Radioaktive Arzneimittel (Radiopharmaceutica)** beschrieben, mit einem geeigneten Gerät gemessen. Das Spektrum weicht nicht signifikant von dem einer Technetium-99m-Referenzlösung[1)] ab, entweder durch direkten Vergleich oder durch Messung mit einem Gerät bestimmt, das mit Hilfe einer derartigen Lösung eingestellt wurde. Das wichtigste Gammaphoton des Technetium-99m hat eine Energie von 0,140 MeV.

B. Die Prüfungen auf ,,Radioaktivität der nichtfiltrierbaren Teilchen" und ,,Teilchengröße" (siehe ,,Prüfung auf Reinheit") tragen zur Identifizierung der Injektionslösung bei.

C. 1 ml Injektionslösung wird 5 bis 10 min lang in einem Zentrifugenglas bei 2500 *g* zentrifugiert. Die überstehende Flüssigkeit wird dekantiert, 5 ml Fehlingsche Lösung *R*2 werden zugegeben, gemischt und 10 min lang stehengelassen. Falls erforderlich, wird erhitzt, um die Teilchen aufzulösen, und die Lösung abgekühlt. Werden 0,5 ml verdünntes Molybdat-Wolframat-Reagenz *R* schnell hinzugegeben und die Lösung sofort gemischt, entwickelt sich eine blaue Farbe.

Prüfung auf Reinheit

***p*H-Wert** (V.6.3.1): Der *p*H-Wert der Injektionslösung muß zwischen 5,0 und 7,0 liegen.

Radioaktivität der nichtfiltrierbaren Teilchen: Ein Polycarbonat-Membranfilter von 13 bis 25 mm Durchmesser, 10 µm Dicke und mit runden Poren von 3 µm Durchmesser wird verwendet. Die Membrane wird in einem geeigneten Filtriergerät befestigt. 0,2 ml Injektionslösung werden auf die Membrane gebracht und unter kontinuierlichem Zusatz von 20 ml einer 0,9prozentigen Lösung (*m*/V) von Natriumchlorid *R* filtriert. Die auf der Membrane zurückbleibende Radioaktivität muß mindestens 90 Prozent der Gesamtradioaktivität der Injektionslösung betragen.

Teilchengröße: Die Prüfung erfolgt unter Verwendung eines Mikroskopes. Die Injektionslösung wird, falls notwendig, so weit verdünnt, daß eine Unterscheidung individueller Teilchen gerade möglich ist. Unter Verwendung einer Spritze, die mit einer Nadel von mindestens 0,35 mm Durchmesser versehen ist, wird ein geeignetes Volumen in eine geeignete Zählkammer, z. B. eine Haemocytometerzelle, gebracht, wobei darauf zu achten ist, daß die Kammer nicht überfüllt wird. Anschließend wird die Suspension 1 min lang stehengelassen. Ein Deckglas wird aufgelegt, ohne die Untersuchungsprobe zu zerdrücken. Eine Fläche mit mindestens 5000 Teilchen wird geprüft. Höchstens 10 Teilchen haben einen größeren Durchmesser als 100 µm. Keines der vorhandenen Teilchen darf einen Durchmesser von mehr als 150 µm haben.

Albuminteilchen:

Untersuchungslösung: Ein Teil der Injektionslösung mit etwa 1 mg aggregiertem Albumin wird 5 bis 10 min lang in einem Zentrifugenglas bei etwa 2500 *g* zentrifugiert. Die überstehende Flüssigkeit wird dekantiert. Der Rückstand wird in 2,0 ml einer 0,9prozentigen Lösung (*m*/V) von Natriumchlorid *R* resuspendiert und 5 bis 10 min lang bei 2500 *g* zentrifugiert. Die überstehende Flüssigkeit wird dekantiert. Der Rückstand wird in 5,0 ml Natriumcarbonat-Lösung *R*1 suspendiert. In einem Wasserbad von 80 bis 90 °C wird erhitzt, um die Albuminteilchen aufzulösen. Nach dem Abkühlen wird die Lösung in einen Meßkolben gegeben und mit Natriumcarbonat-Lösung *R*1 zu 10,0 ml verdünnt.

Referenzlösungen: Eine Reihe von Referenzlösungen wird hergestellt, die 0,05 bis 0,2 mg Humanalbumin je Milliliter Natriumcarbonat-Lösung *R*1 enthalten.

[1)] Technetium-99m- und Molybdän-99-Referenzlösungen können von der Physikalisch-Technischen Bundesanstalt, Bundesallee 100, 3300 Braunschweig, bezogen werden.

3,0 ml jeder Lösung werden getrennt in 25-ml-Kolben gegeben. In jeden Kolben werden 15,0 ml Fehlingsche Lösung *R* 2 gegeben, gemischt und 10 min lang stehengelassen. 1,5 ml verdünntes Molybdat-Wolframat-Reagenz *R* werden schnell zugegeben und die Lösung sofort gemischt. 30 min lang wird stehengelassen und unter Verwendung von Natriumcarbonat-Lösung *R* 1 als Kompensationsflüssigkeit die Absorption (V.6.19) bei 750 nm gemessen. Aus den erhaltenen Absorptionen der Referenzlösungen wird eine Eichkurve erstellt und der Anteil der Albuminteilchen in der Injektionslösung berechnet.

Zinn:

Untersuchungslösung: 1,0 ml Injektionslösung wird mit 1,0 ml 2 N-Salzsäure versetzt. 30 min lang wird im Wasserbad erhitzt, gekühlt und 10 min lang bei 300 *g* zentrifugiert. 1,0 ml der überstehenden Flüssigkeit wird mit 1 N-Salzsäure zu 25,0 ml verdünnt.

Referenzlösung: 0,115 g Zinn(II)-chlorid *R* werden in 1 N-Salzsäure gelöst und mit derselben Säure zu 1000,0 ml verdünnt.

Zu 1,0 ml jeder Lösung werden 0,4 ml einer 2prozentigen Lösung (*m*/V) von Natriumdodecylsulfat *R*, 0,05 ml Thioglycolsäure *R*, 0,1 ml Dithiol-Reagenz *R* und 3,0 ml 0,2 N-Salzsäure gegeben und gemischt. Unter Verwendung von 0,2 N-Salzsäure als Kompensationsflüssigkeit wird die Absorption (V.6.19) jeder Lösung bei 540 nm gemessen. Die Absorption der Untersuchungslösung darf nicht größer sein als die der Referenzlösung (3 mg Sn je Milliliter).

Physiologische Verteilung: In die Schwanzvene von 3 Ratten mit je einer Körpermasse zwischen 150 und 250 g werden höchstens 0,2 ml Injektionslösung injiziert. Die Ratten werden 15 min nach der Injektion getötet. Leber, Milz und Lunge werden entnommen. Die Radioaktivität der Organe wird mit einem geeigneten Gerät, wie in der Monographie **Radioaktive Arzneimittel** beschrieben, gemessen. Nach Entfernung des Schwanzes wird die Radioaktivität des Restkörpers, einschließlich des Blutes, gemessen.

Der Prozentanteil der Radioaktivität in Leber, Milz und Lunge wird mit Hilfe folgender Formel ermittelt:

$$\frac{A}{B} \cdot 100$$

A = Radioaktivität des betreffenden Organs
B = Gesamtradioaktivität in Leber, Milz, Lunge und im übrigen Körper.

Bei mindestens 2 der 3 verwendeten Ratten muß mindestens 80 Prozent der Radioaktivität in der Lunge gefunden werden und höchstens 5 Prozent in Leber und Milz. Die Injektionslösung kann vor Abschluß der Prüfung angewendet werden.

Sterilität: Die Injektionslösung muß der Prüfung auf „Sterilität" der Monographie **Radioaktive Arzneimittel** entsprechen. Sie kann vor Abschluß der Prüfung angewendet werden.

Pyrogene: Die Injektionslösung muß der Prüfung auf „Pyrogene" der Monographie **Radioaktive Arzneimittel** entsprechen. Je Kilogramm Körpermasse eines Kaninchens werden mindestens 0,1 ml injiziert. Die Injektionslösung kann vor Abschluß der Prüfung angewendet werden.

Radioaktivität

Die Radioaktivität wird, wie in der Monographie **Radioaktive Arzneimittel** beschrieben, mit einem geeigneten Gerät durch Vergleich mit einer Technetium-99m-Referenzlösung oder durch Messung mit einem Gerät, das mit Hilfe einer derartigen Lösung eingestellt wurde, bestimmt.

Lagerung

Entsprechend **Radioaktive Arzneimittel.**

Beschriftung

Entsprechend **Radioaktive Arzneimittel.** Zusätzlich wird auf dem Behältnis darauf hingewiesen, daß die Injektionslösung vor Anwendung zu schütteln ist.

Die Beschriftung auf der Verpackung gibt an:

- falls vorhanden, die Menge an Zinn je Milliliter
- daß die Injektionslösung nicht verwendet werden sollte, wenn die Suspension nach dem Schütteln nicht homogen erscheint.

Leichtes basisches Magnesiumcarbonat

Magnesii subcarbonas levis

Leichtes basisches Magnesiumcarbonat ist ein kristallwasserhaltiges basisches Magnesiumcarbonat, das mindestens 40,0 und höchstens 45,0 Prozent Erdalkalioxid, berechnet als MgO (M_r 40,30) enthält.

Eigenschaften

Weißes, geruchloses Pulver; praktisch unlöslich in Wasser, löslich in verdünnten Säuren unter starkem Aufbrausen.

Füllvolumen: 15 g Substanz nehmen etwa 180 ml ein.

Prüfung auf Identität

A. Etwa 15 mg Substanz werden in 2 ml Salpetersäure 12,5 % *R* gelöst. Die mit Natriumhydroxid-Lösung 8,5 % *R* neutralisierte Lösung gibt die Identitätsreaktion auf Magnesium (V.3.1.1).

B. Die Substanz gibt die Identitätsreaktion auf Carbonat (V.3.1.1).

Prüfung auf Reinheit

Prüflösung: 5,0 g Substanz werden in 100 ml Essigsäure 12 % *R* gelöst. Nach Abklingen der Gasentwicklung wird die Lösung 2 min lang zum Sieden erhitzt, nach dem Abkühlen mit Essigsäure 12 % *R* zu 100 ml verdünnt und, falls erforderlich, durch einen vorher geglühten und gewogenen Quarz- oder Porzellan-Filtertiegel geeigneter Porosität filtriert, um ein klares Filtrat zu erhalten.

Aussehen der Lösung: Die Prüflösung darf nicht stärker gefärbt sein als die Farbvergleichslösung B_4 (V.6.2, Methode II).

Lösliche Stoffe: Höchstens 1,0 Prozent. 2,00 g Substanz werden 5 min lang mit 100 ml Wasser zum Sieden erhitzt. Die noch heiße Flüssigkeit wird durch einen Glassintertiegel (40) filtriert und nach dem Abkühlen das Filtrat mit Wasser zu 100 ml verdünnt. 50 ml Filtrat werden in einer Abdampfschale zur Trockne eingedampft. Der Rückstand wird bei 100 bis 105 °C getrocknet und darf höchstens 10 mg betragen.

In Essigsäure unlösliche Stoffe: Höchstens 0,05 Prozent. Ein bei der Herstellung der Prüflösung erhaltener Rückstand wird ausgewaschen, getrocknet und bei 600 °C geglüht. Der Rückstand darf höchstens 2,5 mg betragen.

Chlorid (V.3.2.4): 1,5 ml Prüflösung, mit Wasser zu 15 ml verdünnt, müssen der Grenzprüfung auf Chlorid entsprechen (0,07 Prozent).

Sulfat (V.3.2.13): 1 ml Prüflösung, mit destilliertem Wasser zu 15 ml verdünnt, muß der Grenzprüfung auf Sulfat entsprechen (0,3 Prozent).

Arsen (V.3.2.2): 10 ml Prüflösung müssen der Grenzprüfung A auf Arsen entsprechen (2 ppm).

Calcium (V.3.2.3): 2,6 ml Prüflösung werden mit destilliertem Wasser zu 150 ml verdünnt. 15 ml dieser Lösung müssen der Grenzprüfung auf Calcium entsprechen (0,75 Prozent).

Eisen (V.3.2.9): 0,1 g Substanz werden in 3 ml Salzsäure 7 % *R* gelöst und mit Wasser zu 10 ml verdünnt. 2,5 ml dieser Lösung, mit Wasser zu 10 ml verdünnt, müssen der Grenzprüfung auf Eisen entsprechen (400 ppm).

Schwermetalle (V.3.2.8): 20 ml Prüflösung werden mit 15 ml Salzsäure 25 % *R* versetzt und 2 min lang mit 25 ml Isobutylmethylketon *R* geschüttelt. Nach dem Stehenlassen wird die wäßrige Schicht abgetrennt und zur Trockne eingedampft. Der Rückstand wird in 1 ml Essigsäure 30 % *R* gelöst und die Lösung mit Wasser zu 20 ml verdünnt. 12 ml dieser Lösung müssen der Grenzprüfung A auf Schwermetalle entsprechen (20 ppm). Zur Herstellung der Referenzlösung wird die Blei-Lösung (1 ppm Pb) *R* verwendet.

Gehaltsbestimmung

0,150 g Substanz werden in einer Mischung von 20 ml Wasser und 2 ml Salzsäure 7 % *R* gelöst. Das Magnesium wird nach „Komplexometrische Titrationen“ (V.3.5.4) bestimmt.

1 ml 0,1 M-Natriumedetat-Lösung entspricht 4,030 mg MgO.

Hinweis

Wird basisches Magnesiumcarbonat für Pulvermischungen verordnet, ist **Schweres basisches Magnesiumcarbonat** zu verwenden.

Schweres basisches Magnesiumcarbonat

Magnesii subcarbonas ponderosus

Schweres basisches Magnesiumcarbonat ist ein kristallwasserhaltiges basisches Magnesiumcarbonat, das mindestens 40,0 und höchstens 45,0 Prozent Erdalkalioxid, berechnet als MgO (M_r 40,30) enthält.

Eigenschaften

Weißes, geruchloses Pulver; praktisch unlöslich in Wasser, löslich in verdünnten Säuren unter starkem Aufbrausen.

Füllvolumen: 15 g Substanz nehmen etwa 30 ml ein.

Prüfung auf Identität

A. Etwa 15 mg Substanz werden in 2 ml Salpetersäure 12,5 % *R* gelöst. Die mit Natriumhydroxid-Lösung 8,5 % *R* neutralisierte Lösung gibt die Identitätsreaktion auf Magnesium (V.3.1.1).

B. Die Substanz gibt die Identitätsreaktion auf Carbonat (V.3.1.1).

Prüfung auf Reinheit

Prüflösung: 5,0 g Substanz werden in 100 ml Essigsäure 12 % *R* gelöst. Nach Abklingen der Gasentwicklung wird die Lösung 2 min lang zum Sieden erhitzt, nach dem Abkühlen mit Essigsäure 12 % *R* zu 100 ml verdünnt und, falls erforderlich, durch einen vorher geglühten und gewogenen Quarz- oder Porzellan-Filtertiegel geeigneter Porosität filtriert, um ein klares Filtrat zu erhalten.

Aussehen der Lösung: Die Prüflösung darf nicht stärker gefärbt sein als die Farbvergleichslösung B_4 (V.6.2, Methode II).

Lösliche Stoffe: Höchstens 1,0 Prozent. 2,00 g Substanz werden 5 min lang mit 100 ml Wasser zum Sieden erhitzt. Die noch heiße Lösung wird durch einen Glassintertiegel (40) filtriert und nach dem Abkühlen das Filtrat mit Wasser zu 100 ml verdünnt. 50 ml Filtrat werden in einer Abdampfschale zur Trockne eingedampft. Der Rückstand wird bei 100 bis 105 °C getrocknet und darf höchstens 10 mg betragen.

In Essigsäure unlösliche Stoffe: Höchstens 0,05 Prozent. Ein bei der Herstellung der Prüflösung erhaltener Rückstand wird ausgewaschen, getrocknet und bei 600 °C geglüht. Der Rückstand darf höchstens 2,5 mg betragen.

Chlorid (V.3.2.4): 1,5 ml Prüflösung, mit Wasser zu 15 ml verdünnt, müssen der Grenzprüfung auf Chlorid entsprechen (0,07 Prozent).

Sulfat (V.3.2.13): 0,5 ml Prüflösung, mit destilliertem Wasser zu 15 ml verdünnt, müssen der Grenzprüfung auf Sulfat entsprechen (0,6 Prozent).

Arsen (V.3.2.2): 10 ml Prüflösung müssen der Grenzprüfung A auf Arsen entsprechen (2 ppm).

Calcium (V.3.2.3): 2,6 ml Prüflösung werden mit destilliertem Wasser zu 150 ml verdünnt. 15 ml dieser Lösung müssen der Grenzprüfung auf Calcium entsprechen (0,75 Prozent).

Eisen (V.3.2.9): 0,1 g Substanz werden in 3 ml Salzsäure 7 % *R* gelöst. Die Lösung wird mit Wasser zu 10 ml verdünnt. 2,5 ml dieser Lösung, mit Wasser zu 10 ml verdünnt, müssen der Grenzprüfung auf Eisen entsprechen (400 ppm).

Schwermetalle (V.3.2.8): 20 ml Prüflösung werden mit 15 ml Salzsäure 25 % *R* versetzt und 2 min lang mit 25 ml Isobutylmethylketon *R* geschüttelt. Nach dem Stehenlassen wird die wäßrige Schicht abgetrennt und zur Trockne eingedampft. Der Rückstand wird in 1 ml Essigsäure 30 % *R* gelöst und die Lösung mit Wasser zu 20 ml verdünnt. 12 ml dieser Lösung müssen der Grenzprüfung A auf Schwermetalle entsprechen (20 ppm). Zur Herstellung der Referenzlösung wird die Blei-Lösung (1 ppm Pb) *R* verwendet.

Gehaltsbestimmung

0,150 g Substanz werden in einer Mischung von 20 ml Wasser und 2 ml Salzsäure 7 % *R* gelöst. Das Magnesium wird nach „Komplexometrische Titrationen“ (V.3.5.4) bestimmt.

1 ml 0,1 M-Natriumedetat-Lösung entspricht 4,030 mg MgO.

Magnesiumchlorid

Magnesii chloridum

$MgCl_2 \cdot 6H_2O$ M_r 203,3

Magnesiumchlorid[1)] enthält mindestens 98,0 und höchstens 101,0 Prozent $MgCl_2 \cdot 6\,H_2O$.

Eigenschaften

Farblose Kristalle, hygroskopisch; sehr leicht löslich in Wasser, leicht löslich in Ethanol.

Prüfung auf Identität

A. Die Substanz gibt die Identitätsreaktion auf Magnesium (V.3.1.1).

B. Die Substanz gibt die Identitätsreaktion a auf Chlorid (V.3.1.1).

Prüfung auf Reinheit

Prüflösung: 10,0 g Substanz werden in destilliertem, kohlendioxidfreiem Wasser *R* zu 100 ml gelöst.

Aussehen der Lösung: Die Prüflösung muß klar (V.6.1) und farblos (V.6.2, Methode II) sein.

Sauer oder alkalisch reagierende Substanzen: 5 ml Prüflösung werden mit 0,05 ml Phenolrot-Lösung *R* versetzt. Bis zum Farbumschlag dürfen höchstens 0,3 ml 0,01 N-Salzsäure oder 0,01 N-Natriumhydroxid-Lösung verbraucht werden.

Sulfat (V.3.2.13): 15 ml Prüflösung müssen der Grenzprüfung auf Sulfat entsprechen (100 ppm).

Arsen (V.3.2.2): 0,5 g Substanz müssen der Grenzprüfung A auf Arsen entsprechen (2 ppm).

Calcium (V.3.2.3): 1 ml Prüflösung, mit destilliertem Wasser zu 15 ml verdünnt, muß der Grenzprüfung auf Calcium entsprechen (0,1 Prozent).

Eisen (V.3.2.9): 10 ml Prüflösung müssen der Grenzprüfung auf Eisen entsprechen (10 ppm).

Schwermetalle (V.3.2.8): 12 ml Prüflösung müssen der Grenzprüfung A auf Schwermetalle entsprechen (10 ppm). Zur Herstellung der Referenzlösung wird die Blei-Lösung (1 ppm Pb) *R* verwendet.

Gehaltsbestimmung

0,300 g Substanz werden in 50 ml Wasser gelöst. Das Magnesium wird nach „Komplexometrische Titrationen" (V.3.5.4) bestimmt.

1 ml 0,1 M-Natriumedetat-Lösung entspricht 20,33 mg $MgCl_2 \cdot 6H_2O$.

Lagerung

Dicht verschlossen.

[1)] Diese Monographie gilt nicht notwendigerweise für Magnesiumchlorid zur Herstellung von Hämodialyselösungen.

Magnesiumhydroxid

Magnesii hydroxidum

$Mg(OH)_2$ M_r 58,32

Magnesiumhydroxid enthält mindestens 95,0 und höchstens 100,5 Prozent Erdalkalihydroxid, berechnet als $Mg(OH)_2$.

Eigenschaften

Feines, weißes, amorphes, geruchloses Pulver; praktisch unlöslich in Wasser, löslich in verdünnten Säuren. Die wäßrige Suspension zeigt eine alkalische Reaktion gegen Phenolphthalein.

Prüfung auf Identität

Etwa 15 mg Substanz werden in 2 ml Salpetersäure 12,5 % *R* gelöst. Die mit Natriumhydroxid-Lösung 8,5 % *R* neutralisierte Lösung gibt die Identitätsreaktion auf Magnesium (V.3.1.1).

Prüfung auf Reinheit

Prüflösung: 5,0 g Substanz werden in einer Mischung von 50 ml Essigsäure 30 % *R* und 50 ml destilliertem Wasser gelöst. Ein nennenswertes Aufbrausen darf sich nicht zeigen. Die Lösung wird 2 min lang zum Sieden erhitzt und nach dem Abkühlen mit Essigsäure 12 % *R* zu 100 ml verdünnt und, falls erforderlich, durch einen vorher geglühten und gewogenen Quarz- oder Porzellan-Filtertiegel geeigneter Porosität filtriert, um ein klares Filtrat zu erhalten.

Aussehen der Lösung: Die Prüflösung darf nicht stärker gefärbt sein als Farbvergleichslösung B_3 (V.6.2, Methode II).

Lösliche Stoffe: Höchstens 2,0 Prozent. 2,00 g Substanz werden mit 100 ml Wasser 5 min lang zum Sieden erhitzt. Die noch heiße Flüssigkeit wird durch einen Glassintertiegel (40) filtriert und nach dem Abkühlen das Filtrat mit Wasser zu 100 ml verdünnt. 50 ml Filtrat werden in einer Abdampfschale zur Trockne eingedampft. Der im Trockenschrank bei 100 bis 105 °C getrocknete Rückstand darf höchstens 20 mg betragen.

In Essigsäure unlösliche Stoffe: Höchstens 0,1 Prozent. Ein bei der Herstellung der Prüflösung erhaltener Rückstand wird ausgewaschen, getrocknet und bei 600 °C geglüht. Der Rückstand darf höchstens 5 mg betragen.

Chlorid (V.3.2.4): 1 ml Prüflösung, mit Wasser zu 15 ml verdünnt, muß der Grenzprüfung auf Chlorid entsprechen (0,1 Prozent).

Sulfat (V.3.2.13): 0,6 ml Prüflösung, mit destilliertem Wasser zu 15 ml verdünnt, müssen der Grenzprüfung auf Sulfat entsprechen (0,5 Prozent).

Arsen (V.3.2.2): 5 ml Prüflösung müssen der Grenzprüfung A auf Arsen entsprechen (4 ppm).

Calcium (V.3.2.3): 1,3 ml Prüflösung werden mit destilliertem Wasser zu 150 ml verdünnt. 15 ml dieser Lösung müssen der Grenzprüfung auf Calcium entsprechen (1,5 Prozent).

Eisen (V.3.2.9): 0,15 g Substanz werden in 5 ml Salzsäure 7 % *R* gelöst. Die Lösung wird mit Wasser zu 10 ml verdünnt. 1 ml dieser Lösung, mit Wasser zu 10 ml verdünnt, muß der Grenzprüfung auf Eisen entsprechen (0,07 Prozent).

Schwermetalle (V.3.2.8): 1,0 g Substanz wird in 15 ml Salzsäure 25 % *R* gelöst. Die Lösung wird 2 min lang mit 25 ml Isobutylmethylketon *R* geschüttelt. Nach dem Stehenlassen wird die wäßrige Schicht abgetrennt und zur Trockne eingedampft. Der Rückstand wird in 15 ml Wasser gelöst. 12 ml dieser Lösung müssen der Grenzprüfung A auf Schwermetalle entsprechen (30 ppm). Zur Herstellung der Referenzlösung wird die Blei-Lösung (2 ppm Pb) *R* verwendet.

Glühverlust: 30,0 bis 32,5 Prozent. 0,50 g Substanz werden allmählich auf 900 °C erhitzt und bis zur Massekonstanz geglüht.

Gehaltsbestimmung

0,100 g Substanz werden in 2 ml Salzsäure 7 % *R* gelöst. Das Magnesium wird nach „Komplexometrische Titrationen" (V.3.5.4) bestimmt.

1 ml 0,1 M-Natriumedetat-Lösung entspricht 5,832 mg $Mg(OH)_2$.

Leichtes Magnesiumoxid

Magnesii oxidum leve

MgO M_r 40,30

Leichtes Magnesiumoxid enthält mindestens 98,0 und höchstens 100,5 Prozent Erdalkalioxid, berechnet als MgO und auf die geglühte Substanz.

Eigenschaften

Weißes, feines, amorphes, geruchloses Pulver; praktisch unlöslich in Wasser, löslich in verdünnten Säuren unter höchstens leichtem Aufbrausen. Die wäßrige Suspension zeigt alkalische Reaktion gegen Phenolphthalein.

Füllvolumen: 15 g Substanz nehmen etwa 150 ml ein.

Prüfung auf Identität

Etwa 15 mg Substanz werden in 2 ml Salpetersäure 12,5 % *R* gelöst. Die mit Natriumhydroxid-Lösung 8,5 % *R* neutralisierte Lösung gibt die Identitätsreaktion auf Magnesium (V.3.1.1).

Prüfung auf Reinheit

Prüflösung: 5,0 g Substanz werden in einer Mischung von 70 ml Essigsäure 30 % *R* und 30 ml destilliertem Wasser gelöst. Die Lösung wird

2 min lang zum Sieden erhitzt, nach dem Abkühlen mit Essigsäure 12 % *R* zu 100 ml verdünnt und, falls erforderlich, durch einen vorher geglühten und gewogenen Quarz- oder Porzellanfiltertiegel geeigneter Porosität filtriert, um ein klares Filtrat zu erhalten.

Aussehen der Lösung: Die Prüflösung darf nicht stärker gefärbt sein als die Farbvergleichslösung B_2 (V.6.2, Methode II).

Lösliche Stoffe: Höchstens 2,0 Prozent. 2,00 g Substanz werden mit 100 ml Wasser 5 min lang zum Sieden erhitzt. Die noch heiße Flüssigkeit wird durch einen Glassintertiegel (40) filtriert und nach dem Abkühlen das Filtrat mit Wasser zu 100 ml verdünnt. 50 ml Filtrat werden in einer Abdampfschale zur Trockne eingedampft. Der Rückstand wird bei 100 bis 105 °C getrocknet und darf höchstens 20 mg betragen.

In Essigsäure unlösliche Stoffe: Höchstens 0,1 Prozent. Ein bei der Herstellung der Prüflösung erhaltener Rückstand wird ausgewaschen, getrocknet und bei 600 °C geglüht. Der Rückstand darf höchstens 5 mg betragen.

Chlorid (V.3.2.4): 0,7 ml Prüflösung, mit Wasser zu 15 ml verdünnt, müssen der Grenzprüfung auf Chlorid entsprechen (0,15 Prozent).

Sulfat (V.3.2.13): 0,3 ml Prüflösung, mit destilliertem Wasser zu 15 ml verdünnt, müssen der Grenzprüfung auf Sulfat entsprechen (1,0 Prozent).

Arsen (V.3.2.2): 5 ml Prüflösung müssen der Grenzprüfung A auf Arsen entsprechen (4 ppm).

Calcium (V.3.2.3): 1,3 ml Prüflösung werden mit destilliertem Wasser zu 150 ml verdünnt. 15 ml dieser Lösung müssen der Grenzprüfung auf Calcium entsprechen (1,5 Prozent).

Eisen (V.3.2.9): 50 mg Substanz werden in 5 ml Salzsäure 7 % *R* gelöst. Die Lösung wird mit Wasser zu 10 ml verdünnt. 2 ml dieser Lösung, mit Wasser zu 10 ml verdünnt, müssen der Grenzprüfung auf Eisen entsprechen (0,1 Prozent).

Schwermetalle (V.3.2.8): 20 ml Prüflösung werden mit 15 ml Salzsäure 25 % *R* versetzt und 2 min lang mit 25 ml Isobutylmethylketon *R* geschüttelt. Nach dem Stehenlassen wird die wäßrige Schicht abgetrennt und zur Trockne eingedampft. Der Rückstand wird in 1,5 ml Essigsäure 30 % *R* gelöst und die Lösung mit Wasser zu 30 ml verdünnt. 12 ml dieser Lösung müssen der Grenzprüfung A auf Schwermetalle entsprechen (30 ppm). Zur Herstellung der Referenzlösung wird die Blei-Lösung (1 ppm Pb) *R* verwendet.

Glühverlust: Höchstens 8,0 Prozent, mit 1,000 g Substanz durch Glühen bei 900 °C bestimmt.

Gehaltsbestimmung

0,700 g Substanz werden in 20 ml Salzsäure 7 % *R* gelöst und die Lösung mit Wasser zu 100,0 ml verdünnt. In 10,0 ml dieser Lösung wird das Magnesium nach „Komplexometrische Titrationen" (V.3.5.4) bestimmt.

1 ml 0,1 M-Natriumedetat-Lösung entspricht 4,030 mg MgO.

Hinweis

Wird Magnesiumoxid für Pulvermischungen verordnet, ist **Schweres Magnesiumoxid** zu verwenden.

Schweres Magnesiumoxid

Magnesii oxidum ponderosum

MgO M_r 40,30

Schweres Magnesiumoxid enthält mindestens 98,0 und höchstens 100,5 Prozent Erdalkalioxid, berechnet als MgO und auf die geglühte Substanz.

Eigenschaften

Weißes, feines, geruchloses Pulver; praktisch unlöslich in Wasser, löslich in verdünnten Säuren unter höchstens schwachem Aufbrausen. Die wäßrige Suspension zeigt alkalische Reaktion gegen Phenolphthalein.

Füllvolumen: 15 g Substanz nehmen ein Volumen von etwa 30 ml ein.

Prüfung auf Identität

Etwa 15 mg Substanz werden in 2 ml Salpetersäure 12,5 % *R* gelöst. Die mit Natriumhydroxid-Lösung 8,5 % *R* neutralisierte Lösung gibt die Identitätsreaktion auf Magnesium (V.3.1.1).

Prüfung auf Reinheit

Prüflösung: 5,0 g Substanz werden in einer Mischung von 70 ml Essigsäure 30 % *R* und 30 ml destilliertem Wasser gelöst. Die Lösung wird 2 min lang zum Sieden erhitzt, nach dem Abkühlen mit Essigsäure 12 % *R* zu 100 ml verdünnt und, falls erforderlich, durch einen vorher geglühten und gewogenen Quarz- oder Porzellan-Filtertiegel geeigneter Porosität filtriert, um ein klares Filtrat zu erhalten.

Aussehen der Lösung: Die Prüflösung darf nicht stärker gefärbt sein als die Farbvergleichslösung B_3 (V.6.2, Methode II).

Lösliche Stoffe: Höchstens 2,0 Prozent. 2,00 g Substanz werden mit 100 ml Wasser 5 min lang zum Sieden erhitzt. Die noch heiße Flüssigkeit wird durch einen Glassintertiegel (40) filtriert und nach dem Abkühlen das Filtrat mit Wasser zu 100 ml verdünnt. 50 ml Filtrat werden in einer Abdampfschale zur Trockne eingedampft. Der Rückstand wird bei 100 bis 105 °C getrocknet und darf höchstens 20 mg betragen.

In Essigsäure unlösliche Stoffe: Höchstens 0,1 Prozent. Ein bei der Herstellung der Prüflösung erhaltener Rückstand wird ausgewaschen, getrocknet und bei 600 °C geglüht. Der Rückstand darf höchstens 5 mg betragen.

Chlorid (V.3.2.4): 1 ml Prüflösung, mit Wasser zu 15 ml verdünnt, muß der Grenzprüfung auf Chlorid entsprechen (0,1 Prozent).

Sulfat (V.3.2.13): 0,3 ml Prüflösung, mit destilliertem Wasser zu 15 ml verdünnt, müssen der Grenzprüfung auf Sulfat entsprechen (1,0 Prozent).

Arsen (V.3.2.2): 5 ml Prüflösung müssen der Grenzprüfung A auf Arsen entsprechen (4 ppm).

Calcium (V.3.2.3): 1,3 ml Prüflösung werden mit destilliertem Wasser zu 150 ml verdünnt. 15 ml dieser Lösung müssen der Grenzprüfung auf Calcium entsprechen (1,5 Prozent).

Eisen (V.3.2.9): 0,15 g Substanz werden in 5 ml Salzsäure 7 % *R* gelöst. Die Lösung wird mit Wasser zu 10 ml verdünnt. 1 ml dieser Lösung, mit Wasser zu 10 ml verdünnt, muß der Grenzprüfung auf Eisen entsprechen (0,07 Prozent).

Schwermetalle (V.3.2.8): 20 ml Prüflösung werden mit 15 ml Salzsäure 25 % *R* versetzt und 2 min lang mit 25 ml Isobutylmethylketon *R* geschüttelt. Nach dem Stehenlassen wird die wäßrige Schicht abgetrennt und zur Trockne eingedampft. Der Rückstand wird in 1 ml Essigsäure 30 % *R* gelöst und die Lösung mit Wasser zu 30 ml verdünnt. 12 ml dieser Lösung müssen der Grenzprüfung A auf Schwermetalle entsprechen (30 ppm). Zur Herstellung der Referenzlösung wird die Blei-Lösung (1 ppm Pb) *R* verwendet.

Glühverlust: Höchstens 8,0 Prozent, mit 1,000 g Substanz durch Glühen bei 900 °C bestimmt.

Gehaltsbestimmung

0,700 g Substanz werden in 20 ml Salzsäure 7 % *R* gelöst und die Lösung mit Wasser zu 100,0 ml verdünnt. In 10,0 ml dieser Lösung wird das Magnesium nach „Komplexometrische Titrationen" (V.3.5.4) bestimmt.

1 ml 0,1 M-Natriumedetat-Lösung entspricht 4,030 mg MgO.

Magnesiumperoxid

Magnesii peroxidum

Gemisch von Magnesiumperoxid (MgO_2; M_r 56,30) mit Magnesiumoxid (MgO; M_r 40,30). Die Substanz enthält mindestens 24,0 und höchstens 28,0 Prozent MgO_2.

Eigenschaften

Leichtes, weißes Pulver; praktisch unlöslich in Wasser, unter Zersetzung löslich in verdünnten Säuren.

Prüfung auf Identität

A. Beim Schütteln von 1,0 ml einer Lösung aus 0,10 g Substanz, 2 ml Schwefelsäure 10 % *R* und 8 ml Wasser mit 5 ml Ether *R* und 0,5 ml Kaliumdichromat-Lösung *R* 1 färbt sich der Ether tiefblau.

B. Die Prüflösung II (siehe „Prüfung auf Reinheit") gibt die Identitätsreaktion auf Magnesium (V.3.1.1).

Prüfung auf Reinheit

Prüflösung I: 5,0 g Substanz werden in 40 ml Salzsäure 25 % *R* gelöst. Die Lösung wird auf dem Wasserbad zur Trockne eingedampft und der Rückstand in destilliertem Wasser zu 50 ml gelöst.

Prüflösung II: 10 ml Prüflösung I werden mit destilliertem Wasser zu 100 ml verdünnt und, falls erforderlich, filtriert.

Aussehen der Lösung: Die Prüflösung I darf nicht stärker opaleszieren als die Referenzsuspension IV (V.6.1) und nicht stärker gefärbt sein als die Farbvergleichslösung G_4 (V.6.2, Methode II).

Alkalisch reagierende Substanzen: 5,0 g Substanz werden mit 100 ml Wasser 1 min lang zum schwachen Sieden erhitzt; das Gemisch wird heiß filtriert. Nach dem Erkalten wird mit kohlendioxidfreiem Wasser *R* zu 100 ml ergänzt. 20 ml Filtrat dürfen nach Zusatz von 0,15 ml Methylrot-Mischindikator-Lösung *R* höchstens 0,6 ml 0,1 N-Salzsäure bis zum Farbumschlag nach Violett verbrauchen.

Chlorid (V.3.2.4): 0,50 g Substanz werden in 15 ml Salpetersäure 12,5 % *R* gelöst und mit Wasser zu 30 ml verdünnt. 15 ml des Filtrats müssen der Grenzprüfung auf Chlorid entsprechen (200 ppm).

Sulfat (V.3.2.13): 7,5 ml Prüflösung II, mit destilliertem Wasser zu 15 ml verdünnt, müssen der Grenzprüfung auf Sulfat entsprechen (0,2 Prozent).

Calcium (V.3.2.3): 1,0 ml Prüflösung II, mit destilliertem Wasser zu 15 ml verdünnt, muß der Grenzprüfung auf Calcium entsprechen (1 Prozent).

Eisen (V.3.2.9): 2,0 ml Prüflösung II, mit Wasser zu 10 ml verdünnt, müssen der Grenzprüfung auf Eisen entsprechen (500 ppm).

Schwermetalle (V.3.2.8): 15 ml Prüflösung I werden mit Ammoniak-Lösung 10 % *R* unter Tüpfeln gegen Metanilgelb-Lösung *R* neutralisiert, filtriert und mit Wasser zu 30 ml verdünnt. Eine etwaige Gelbfärbung des Filtrats wird durch Zusatz einiger Tropfen einer 1prozentigen Lösung (*m*/V) von Hydroxylaminhydrochlorid *R* unter schwachem Erwärmen beseitigt. Nach dem Abkühlen müssen 12 ml Filtrat der Grenzprüfung A auf Schwermetalle entsprechen (40 ppm). Zur Herstellung der Referenzlösung wird die Blei-Lösung (2 ppm Pb) *R* verwendet.

Wasserlösliche Salze: Höchstens 1,0 Prozent. 20 ml des Filtrats unter ,,Alkalisch reagierende Substanzen" werden eingedampft. Der bei 100 bis 105 °C getrocknete Rückstand darf höchstens 10 mg betragen.

Gehaltsbestimmung

0,200 g Substanz werden in einem Iodzahlkolben mit 10 ml Wasser angeschüttelt. Nach Zusatz von 5 ml Salzsäure 25 % *R*, 6 ml Kaliumiodid-Lösung *R*, 5 ml Wasser und 0,05 ml Ammoniummolybdat-Lösung *R* wird der Kolben sofort verschlossen. Unter häufigem Umschütteln wird die Lösung 3 min lang stehengelassen und mit 0,1 N-Natriumthiosulfat-Lösung unter Zusatz von iodidfreier Stärke-Lösung *R* titriert.

1 ml 0,1 N-Natriumthiosulfat-Lösung entspricht 2,815 mg MgO_2.

Lagerung

Vor Licht geschützt.

Magnesiumstearat

Magnesii stearas

Magnesiumstearat [$(C_{17}H_{35}COO)_2Mg$; M_r 591,3] kann in wechselnden Mengen Magnesiumpalmitat [$(C_{15}H_{31}COO)_2Mg$; M_r 535,1] und Magnesiumoleat [$(C_{17}H_{33}COO)_2Mg$; M_r 587,2] enthalten; die Substanz enthält mindestens 3,8 und höchstens 5,0 Prozent Mg, berechnet auf die getrocknete Substanz.

Eigenschaften

Weißes, sehr feines, leichtes, sich fettig anfühlendes Pulver, geruchlos oder sehr schwacher Geruch nach Stearinsäure; praktisch unlöslich in Wasser, wasserfreiem Ethanol und Ether.

Prüfung auf Identität

A. 1 ml Prüflösung (siehe ,,Prüfung auf Reinheit") gibt die Identitätsreaktion auf Magnesium (V.3.1.1).

B. Der Rückstand aus der Herstellung der Prüflösung (siehe ,,Prüfung auf Reinheit") hat eine Erstarrungstemperatur (V.6.12) von mindestens 53 °C.

Prüfung auf Reinheit

Prüflösung: 5,0 g Substanz werden mit 50 ml Ether *R*, 20 ml Salpetersäure 12,5 % *R* und 20 ml destilliertem Wasser versetzt. Am Rückfluß wird bis zur vollständigen Lösung erhitzt. Nach dem Abkühlen wird im Scheidetrichter die wäßrige Phase abgetrennt. Die etherische Phase wird zweimal mit je 4 ml destilliertem Wasser ausgeschüttelt. Die wäßrigen Phasen werden vereinigt, mit 15 ml Ether *R* gewaschen und mit destilliertem Wasser zu 50 ml verdünnt (Prüflösung). Die organische Phase wird zur Trockne eingedampft. Der Rückstand wird bei 100 bis 105 °C getrocknet.

Aussehen der Lösung: Die Prüflösung darf nicht stärker gefärbt sein als die Farbvergleichslösung G_6 (V.6.2, Methode II).

Aussehen der Fettsäurelösung: 0,5 g des bei der Herstellung der Prüflösung erhaltenen Rückstandes werden in 10 ml Chloroform *R* gelöst. Die Lösung muß klar (V.6.1) und darf nicht stärker gefärbt sein als die Farbvergleichslösung G_5 (V.6.2, Methode II).

Sauer oder alkalisch reagierende Substanzen: 1,0 g Substanz wird 1 min lang mit 20 ml kohlendioxidfreiem Wasser *R* unter ständigem Umschütteln zum Sieden erhitzt. Nach Abkühlen und Filtrieren werden 10 ml Filtrat mit 0,05 ml Bromthymolblau-Lösung *R* 1 versetzt. Bis zum Farbumschlag dürfen höchstens 0,05 ml 0,1 N-Salzsäure oder 0,1 N-Natriumhydroxid-Lösung verbraucht werden.

Säurezahl (V.3.4.1): 195 bis 210. 0,200 g des bei der Herstellung der Prüflösung erhaltenen Rückstandes werden in 25 ml des vorgeschriebenen Lösungsmittelgemisches gelöst.

Chlorid (V.3.2.4): 2 ml Prüflösung, mit Wasser zu 15 ml verdünnt, müssen der Grenzprüfung auf Chlorid entsprechen (250 ppm).

Sulfat (V.3.2.13): 0,3 ml Prüflösung, mit destilliertem Wasser zu 15 ml verdünnt, müssen der Grenzprüfung auf Sulfat entsprechen (0,5 Prozent).

Schwermetalle (V.3.2.8): 1,0 g Substanz muß der Grenzprüfung D auf Schwermetalle entsprechen (20 ppm). Zur Herstellung der Referenzlösung werden 2 ml Blei-Lösung (10 ppm Pb) *R* verwendet.

Trocknungsverlust (V.6.22): Höchstens 6,0 Prozent, mit 1,000 g Substanz durch Trocknen im Trockenschrank bei 100 bis 105 °C bestimmt.

Gehaltsbestimmung

0,750 g Substanz werden in einem 250-ml-Erlenmeyerkolben mit 50 ml einer Mischung von gleichen Volumteilen 1-Butanol *R* und wasserfreiem Ethanol *R*, 5 ml Ammoniak-Lösung 26 % *R*, 3 ml Ammoniumchlorid-Pufferlösung *p*H 10,0 *R*, 30,0 ml 0,1 M-Natriumedetat-Lösung und 15 mg Eriochromschwarz-T-Verreibung *R* versetzt. Nach Erhitzen auf 45 bis 50 °C wird mit 0,1 M-Zinksulfat-Lösung bis zum Farbumschlag von Blau nach Violett titriert. Ein Blindversuch wird durchgeführt.

1 ml 0,1 M-Natriumedetat-Lösung entspricht 2,431 mg Mg.

Magnesiumsulfat

Magnesii sulfas

$MgSO_4 \cdot 7\,H_2O$ M_r 246,5

Magnesiumsulfat enthält mindestens 99,0 und höchstens 100,5 Prozent $MgSO_4$, berechnet auf die getrocknete Substanz.

Eigenschaften

Glänzende, farblose Kristalle oder weißes, kristallines Pulver, geruchlos; leicht löslich in Wasser, sehr leicht löslich in siedendem Wasser, praktisch unlöslich in Ethanol.

Prüfung auf Identität

A. Die Substanz gibt die Identitätsreaktion auf Magnesium (V.3.1.1).

B. Die Substanz gibt die Identitätsreaktionen auf Sulfat (V.3.1.1).

Prüfung auf Reinheit

Prüflösung: 5,0 g Substanz werden in Wasser zu 50 ml gelöst.

Aussehen der Lösung: Die Prüflösung muß klar (V.6.1) und farblos (V.6.2, Methode II) sein.

Sauer oder alkalisch reagierende Substanzen: 10 ml Prüflösung werden mit 0,05 ml Phenolrot-Lösung *R* versetzt. Bis zum Farbumschlag dürfen höchstens 0,2 ml 0,01 N-Salzsäure oder 0,01 N-Natriumhydroxid-Lösung verbraucht werden.

Chlorid (V.3.2.4): 1,7 ml Prüflösung, mit Wasser zu 15 ml verdünnt, müssen der Grenzprüfung auf Chlorid entsprechen (300 ppm).

Arsen (V.3.2.2): 0,5 g Substanz müssen der Grenzprüfung A auf Arsen entsprechen (2 ppm).

Eisen (V.3.2.9): 5 ml Prüflösung, mit Wasser zu 10 ml verdünnt, müssen der Grenzprüfung auf Eisen entsprechen (20 ppm).

Schwermetalle (V.3.2.8): 12 ml Prüflösung müssen der Grenzprüfung A auf Schwermetalle entsprechen (10 ppm). Zur Herstellung der Referenzlösung wird die Blei-Lösung (1 ppm Pb) *R* verwendet.

Trocknungsverlust (V.6.22): 48,0 bis 52,0 Prozent. 0,500 g Substanz werden 1 h lang im Trockenschrank bei 110 bis 120 °C und anschließend bei 400 °C bis zur Massekonstanz getrocknet.

Gehaltsbestimmung

0,450 g Substanz werden in 100 ml Wasser gelöst. Das Magnesium wird nach „Komplexometrische Titrationen" (V.3.5.4) bestimmt.

1 ml 0,1 M-Natriumedetat-Lösung entspricht 12,04 mg $MgSO_4$.

Magnesiumtrisilicat

Magnesii trisilicas

Magnesiumtrisilicat hat eine wechselnde Zusammensetzung, entspricht etwa $Mg_2Si_3O_8 \cdot x\,H_2O$ und enthält mindestens 29,0 Prozent Magnesiumoxid (MgO; M_r 40,30) und mindestens 65,0 Prozent Siliciumdioxid (SiO_2; M_r 60,1), beides berechnet auf die geglühte Substanz.

Eigenschaften

Weißes Pulver; praktisch unlöslich in Wasser und Ethanol.

Prüfung auf Identität

A. 1 ml der mit Natriumhydroxid-Lösung 8,5 % *R* neutralisierten Prüflösung (siehe „Prüfung auf Reinheit") gibt die Identitätsreaktion auf Magnesium (V.3.1.1).

B. 0,25 g Substanz geben die Identitätsreaktion auf Silicat (V.3.1.1).

Prüfung auf Reinheit

Prüflösung: 2,0 g Substanz werden mit einer Mischung von 4 ml Salpetersäure 65 % *R* und 4 ml destilliertem Wasser unter häufigem Schütteln zum Sieden erhitzt. Nach Zusatz von 12 ml destilliertem Wasser wird erkalten gelassen, filtriert oder zentrifugiert, um eine klare Lösung zu erhalten, und mit destilliertem Wasser zu 20 ml ergänzt.

Alkalisch reagierende Substanzen: 10,0 g Substanz werden in einem 200-ml-Erlenmeyerkolben mit 100,0 g Wasser versetzt. Nach 30 min langem Erwärmen auf dem Wasserbad wird abgekühlt und mit Wasser auf die ursprüngliche Masse gebracht. Die Suspension wird stehengelassen, filtriert oder zentrifugiert, bis eine klare Flüssigkeit erhalten wird. 10,0 ml dieser Flüssigkeit dürfen nach Zusatz von 0,1 ml Phenolphthalein-Lösung *R* bis zum Farbumschlag höchstens 1,0 ml 0,1 N-Salzsäure verbrauchen.

Wasserlösliche Salze: Höchstens 1,5 Prozent. 20,0 ml der in der Prüfung „Alkalisch reagierende Substanzen" erhaltenen Flüssigkeit werden in einem Platingefäß auf dem Wasserbad zur Trockne eingedampft und bei 900 °C bis zur Massekonstanz geglüht. Der Rückstand darf höchstens 30 mg betragen.

Chlorid (V.3.2.4): 0,5 ml Prüflösung, mit destilliertem Wasser zu 15 ml verdünnt, müssen der Grenzprüfung auf Chlorid entsprechen (500 ppm). Zur Herstellung der Referenzlösung werden 5 ml Chlorid-Lösung (5 ppm Cl) *R*, mit 10 ml Wasser verdünnt, verwendet.

Sulfat (V.3.2.13): 0,3 ml Prüflösung, mit destilliertem Wasser zu 15 ml verdünnt, müssen der Grenzprüfung auf Sulfat entsprechen (0,5 Prozent).

Arsen (V.3.2.2): 2,5 ml Prüflösung müssen der Grenzprüfung A auf Arsen entsprechen (4 ppm).

Schwermetalle (V.3.2.8): 7,5 ml Prüflösung werden mit Ammoniak-Lösung 10 % *R* gegen Metanilgelb-Lösung *R* als externem Indikator neutralisiert und mit Wasser zu 15 ml verdünnt. Falls erforderlich, wird filtriert. 12 ml der Lösung müssen der Grenzprüfung A auf Schwermetalle entsprechen (40 ppm). Zur Herstellung der Referenzlösung wird die Blei-Lösung (2 ppm Pb) *R* verwendet.

Glühverlust: 17 bis 34 Prozent, mit 0,5 g Substanz durch Glühen in einem Platintiegel bei 900 °C bestimmt.

Säurebindungsvermögen: Das Säurebindungsvermögen muß mindestens 100,0 ml 0,1 N-Salzsäure je Gramm Substanz betragen. 0,25 g Substanz werden in einem Meßkolben in 0,1 N-Salzsäure suspendiert. Nach dem Auffüllen mit 0,1 N-Salzsäure zu 100,0 ml wird die Suspension 2 h lang unter häufigem Schütteln im Wasserbad bei 37 ± 0,5 °C gehalten. Nach dem Erkalten werden 20,0 ml der überstehenden Flüssigkeit mit 0,1 ml Bromphenolblau-Lösung *R* versetzt und mit 0,1 N-Natriumhydroxid-Lösung bis zur Blaufärbung titriert.

Gehaltsbestimmung

Magnesiumoxid: 1,000 g Substanz wird in einem 200-ml-Erlenmeyerkolben mit 35 ml Salzsäure 36 % *R* und 60 ml Wasser versetzt. Nach 15 min langem Erwärmen im Wasserbad wird erkalten gelassen, unter Nachwaschen des Erlenmeyerkolbens und des Rückstands mit Wasser in einen Meßkolben filtriert und mit Wasser zu 250,0 ml aufgefüllt. 50,0 ml Lösung werden mit etwa 8 ml Natriumhydroxid-Lösung 40 % *R* neutralisiert. Der Gehalt an Magnesium wird nach ,,Komplexometrische Titrationen“ (V.3.5.4) bestimmt.

1 ml 0,1 M-Natriumedetat-Lösung entspricht 4,030 mg MgO.

Siliciumdioxid: 0,700 g Substanz werden mit 10 ml Schwefelsäure 10 % *R* und 10 ml Wasser versetzt. Auf dem Wasserbad wird 1,5 h lang unter häufigem Schütteln und Ersatz des verdampften Wassers erwärmt. Nach dem Erkalten wird auf ein aschefreies Filter von 7 cm Durchmesser dekantiert. Der Niederschlag wird unter Dekantieren 3mal mit je 5 ml heißem Wasser gewaschen, dann auf das Filter gespült und mit heißem Wasser ausgewaschen, bis 1 ml Filtrat nach Zusatz von 2 ml Bariumchlorid-Lösung *R* 1 und 0,05 ml Salzsäure 7 % *R* klar bleibt. Filter und Filterrückstand werden in einem tarierten Platintiegel verascht und der Rückstand (SiO_2) bei 900 °C bis zur Massekonstanz geglüht.

Maiglöckchenkraut

Convallariae herba

Maiglöckchenkraut besteht aus den getrockneten, während der Blütezeit (Mai bis Juni) gesammelten, oberirdischen Teilen von *Convallaria majalis* L. oder nahestehender Arten.

Beschreibung

Die Droge ist fast geruchlos, schmeckt süßlich bitter und etwas scharf. Die Blätter sind bis zu 20 cm lang und bis zu 4 cm breit, spitzelliptisch, ganzrandig, kahl, unten in den Stiel verschmälert. Auf der Unterseite treten die parallelen Nerven hervor. Der Blütenschaft ist halbstielrund, bis zu 15 cm lang und trägt in einer einseitswendigen Traube kurzgestielte Blüten. Diese haben ein weißes, glockenförmiges Perigon mit 6 auswärts gebogenen Zipfeln, 6 kurze Staubblätter und einen oberständigen, 3karpeligen Fruchtknoten mit kurzem Griffel.

Mikroskopische Merkmale: Der Blattquerschnitt zeigt ein homogenes Mesophyll ohne abgesetztes Palisadenparenchym, oben mit kleineren, unten mit größeren Interzellularen. In der Aufsicht erkennt man parallele, längliche, wenig gebuchtete Zellen, die senkrecht zur Blattlängsachse angeordnet sind. Im Mesophyll befinden sich Schleimzellen mit Oxalatraphiden oder mit 1 bis 4 längeren Oxalatspießen, in der Flächenansicht spitzwinklig zur Epidermis angeordnet. Beide Epidermen sind gleich; in der Flächenansicht bestehen sie aus länglichen, mehr oder weniger rechteckigen, parallel angeordneten, oft schwach verdickten und getüpfelten Zellen mit kleinen, rundlichen Spaltöffnungen, die in parallelen Längsreihen zwischen jeweils 1 bis 2 längsgestreckten Epidermiszellen angeordnet sind. Das Perigon enthält ein Schwammparenchym mit Raphidenbündeln. Am Rande der Perigonzipfel befinden sich stumpfkegelige und keulenförmige Papillen. Die Epidermiszellen sind in der Flächenansicht polygonal mit körnig-runzeliger Kutikula. Die Pollenkörner sind rundlich-oval, glatt, mit dünner Exine, bis zu 35 μm groß.

Pulverdroge: Das Pulver ist hellgrün. Es enthält zahlreiche Blattfragmente mit Raphiden und Oxalatspießen sowie Epidermiszellen mit Spaltöffnungen. In geringerer Menge finden sich Epidermisfragmente der Blütenteile und Pollenkörner.

Prüfung auf Identität

Prüflösung: 3,0 g pulverisierte Droge (355) werden 5 min lang mit 30 ml Ethanol 70 % *RN* unter Rückflußkühlung gekocht. Nach dem Abkühlen wird mit 40 ml Wasser und 30 ml Blei(II)-acetat-Lösung *R* versetzt, gemischt und zentrifugiert. Die Lösung wird 2mal mit je

20 ml Chloroform *R* ausgeschüttelt. Die vereinigten Chloroformphasen werden über etwa 2 g wasserfreiem Natriumsulfat *R* getrocknet und anschließend filtriert.

A. 5 ml Prüflösung werden im Wasserbad zur Trockne eingedampft. Der Rückstand wird in 2 ml Dinitrobenzoesäure-Lösung *R* gelöst und mit 1 ml 1 N-Natriumhydroxid-Lösung versetzt. Die Lösung färbt sich rasch violett.

B. Die Prüfung erfolgt mit Hilfe der Dünnschichtchromatographie (V.6.20.2) unter Verwendung einer Schicht von Kieselgel G *R*.

Untersuchungslösung: 30 ml Prüflösung werden im Wasserbad zur Trockne eingedampft. Der Rückstand wird in 0,5 ml einer Mischung von gleichen Volumteilen Chloroform *R* und Methanol *R* gelöst.

Referenzlösung: 5 mg Convallatoxin *RN* werden in 1,0 ml einer Mischung von gleichen Volumteilen Chloroform *R* und Methanol *R* gelöst.

Auf die Platte werden getrennt 20 µl Untersuchungslösung und 10 µl Referenzlösung bandförmig (20 mm × 3 mm) aufgetragen. Die Chromatographie erfolgt mit einer Mischung von 2 Volumteilen Wasser, 18 Volumteilen Methanol *R* und 80 Volumteilen Chloroform *R* über eine Laufstrecke von 10 cm. Nach Verdunsten des Fließmittels bei Raumtemperatur werden die Chromatogramme mit etwa 10 ml Anisaldehyd-Reagenz *R* (für eine 200-mm × 200-mm-Platte) besprüht, anschließend 5 bis 10 min lang unter Beobachtung auf 100 bis 105 °C erhitzt und umgehend im Tageslicht ausgewertet.

Das Chromatogramm der Referenzlösung zeigt im mittleren Rf-Bereich die grüne Zone des Convallatoxins. Im Chromatogramm der Untersuchungslösung liegt auf gleicher Höhe eine ebenfalls grüne Zone, die dem Convallatoxin entspricht. Weiter zeigt das Chromatogramm der Untersuchungslösung im unteren und mittleren Bereich mehrere grüne, graugrüne oder grauviolette Zonen; im oberen Rf-Bereich können auch graugrüne Zonen sichtbar sein.

Prüfung auf Reinheit

Fremde Bestandteile (V.4.2).

Trocknungsverlust (V.6.22): Höchstens 10,0 Prozent, mit 1,000 g pulverisierter Droge (355) durch 2 h langes Trocknen im Trockenschrank bei 100 bis 105 °C bestimmt.

Asche (V.3.2.16): Höchstens 10,0 Prozent, mit 1,000 g pulverisierter Droge bestimmt.

Lagerung

Vor Licht geschützt.

Hinweis

Wird Maiglöckchenkraut verordnet, so ist, wenn aus der Verordnung nichts anderes hervorgeht, „Eingestelltes Maiglöckchenpulver" zu verwenden.

Vorsichtig zu lagern!

Eingestelltes Maiglöckchenpulver

Convallariae pulvis normatus

Eingestelltes Maiglöckchenpulver besteht aus pulverisiertem Maiglöckchenkraut (250), dessen Wirkwert am Meerschweinchen einem Gehalt von 0,2 Prozent Convallatoxin entspricht. Erforderlichenfalls wird durch Verschneiden mit Maiglöckchenkraut von niedrigerem oder höherem Wirkwert eingestellt.

Beschreibung

Das hellgrüne Pulver ist fast geruchlos, hat einen süßlich bitteren, etwas scharfen Geschmack und zeigt die in der Monographie **Maiglöckchenkraut** unter „Beschreibung" aufgeführten Merkmale.

Prüfung auf Identität

Die Droge muß der in der Monographie **Maiglöckchenkraut** beschriebenen „Prüfung auf Identität" entsprechen.

Prüfung auf Reinheit

Die Droge muß den in der Monographie **Maiglöckchenkraut** beschriebenen Prüfungen auf „Fremde Bestandteile", „Trocknungsverlust" und „Asche" entsprechen.

Wirkwertbestimmung

Die Wirkwertbestimmung erfolgt nach der „Bestimmung des Wirkwertes von Drogen mit herzwirksamen Glykosiden“ (V.2.2.5.N1). Als Referenzglykosid dient Convallatoxin *RN*. Der für das Wirkungsäquivalent errechnete Wert W muß zwischen 1,50 und 2,67 mg je Gramm Droge liegen, und der Wert für a darf 0,125 (= lg 1,33) nicht überschreiten.

Lagerung

Dicht verschlossen, vor Licht geschützt.

Vorsichtig zu lagern!

Maisstärke

Maydis amylum

Maisstärke wird aus den Früchten von *Zea mays* L. gewonnen.

Eigenschaften

Mattweißes bis schwach gelbliches, sehr feines Pulver, das beim Reiben zwischen den Fingern knirscht, ohne Geruch und Geschmack; praktisch unlöslich in kaltem Wasser und Ethanol.

Körner mit Rissen oder Unregelmäßigkeiten an den Rändern dürfen nur selten vorkommen.

Beschreibung

Mikroskopische Merkmale: Die Droge zeigt eckige, polyedrische Körner von 2 bis 23 µm Durchmesser und abgerundete Körner von 25 bis 32 µm Durchmesser. Sie besitzen einen zentralen Spalt, der durch eine deutliche Höhlung oder durch 2 bis 5 Risse, die sternförmig angeordnet sind, gebildet wird, und zeigen keine konzentrische Schichtung. Im polarisierten Licht erscheint über dem Spalt ein ausgeprägtes Kreuz.

Prüfung auf Identität

A. Wird 1 g Droge in 50 ml Wasser 1 min lang zum Sieden erhitzt und anschließend abgekühlt, bildet sich ein trüber, flüssiger Kleister.

B. Wird 1 ml des unter Prüfung A erhaltenen Kleisters mit 0,05 ml Iod-Lösung *R* 1 versetzt, entsteht eine tiefblaue Färbung, die beim Erhitzen verschwindet und beim Abkühlen wieder auftritt.

Prüfung auf Reinheit

Sauer reagierende Substanzen: 100 ml Ethanol 70 % (V/V) werden unter Zusatz von 0,5 ml Phenolphthalein-Lösung *R* neutralisiert. Nach Zusatz von 10 g Droge wird 1 h lang geschüttelt und anschließend abfiltriert. 50 ml Filtrat dürfen bis zum Farbumschlag höchstens 2,0 ml 0,1 N-Natriumhydroxid-Lösung verbrauchen.

Fremde Bestandteile: Zellwand- und Protoplasmafragmente dürfen nur in geringen Mengen vorhanden sein.

Trocknungsverlust (V.6.22): Höchstens 15,0 Prozent, mit 1,000 g Droge durch Trocknen im Trockenschrank bei 100 bis 105 °C bestimmt.

Sulfatasche (V.3.2.14): Höchstens 0,6 Prozent, mit 1,0 g Droge bestimmt.

Mikrobielle Verunreinigung:
Keimzahl (V.2.1.8.1): Höchstens 10^3 lebensfähige Bakterien und höchstens 10^2 Pilze je Gramm Droge, durch Auszählen auf Agarplatten bestimmt.
Spezifische Mikroorganismen (V.2.1.8.2): *Escherichia coli* darf nicht vorhanden sein.

Maleinsäure

Acidum maleicum

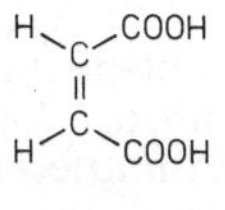

$C_4H_4O_4$ M_r 116,1

Maleinsäure enthält mindestens 99,0 und höchstens 101,0 Prozent (Z)-Butendisäure, berechnet auf die wasserfreie Substanz.

Eigenschaften

Weißes, kristallines Pulver, geruchlos; leicht löslich in Wasser und Ethanol, wenig löslich in Ether.

Prüfung auf Identität

A. 5 ml Prüflösung (siehe „Prüfung auf Reinheit") werden mit Wasser zu 10 ml verdünnt. Der *p*H-Wert der Lösung beträgt weniger als 2.

B. Die Prüfung erfolgt mit Hilfe der Dünnschichtchromatographie wie unter „Fumarsäure" (siehe „Prüfung auf Reinheit") beschrieben. Der Hauptfleck im Chromatogramm der Untersuchungslösung b entspricht in bezug auf Lage und Größe dem mit der Referenzlösung a erhaltenen Hauptfleck.

C. 0,1 g Substanz werden in 10 ml Wasser gelöst (Lösung a). 0,3 ml Lösung a werden mit einer Lösung von 10 mg Resorcin *R* in 3 ml Schwefelsäure 96 % *R* versetzt. Nach 15 min langem Erwärmen im Wasserbad entwickelt sich keine Färbung. 3 ml Lösung a werden mit 1 ml Bromwasser *R* versetzt. Auf dem Wasserbad wird bis zum Verschwinden des Broms erhitzt (15 min). Dann wird zum Sieden erhitzt und abgekühlt. Werden 0,2 ml dieser Lösung mit einer Lösung von 10 mg Resorcin *R* in 3 ml Schwefelsäure 96 % *R* versetzt und 15 min lang im Wasserbad erhitzt, entwickelt sich eine rötlichviolette Färbung.

Prüfung auf Reinheit

Prüflösung: 5,0 g Substanz werden in Wasser zu 50 ml gelöst.

Aussehen der Lösung: Die Prüflösung muß klar (V.6.1) und darf nicht stärker gefärbt sein als die Farbvergleichslösung G_7 (V.6.2, Methode II).

Fumarsäure: Die Prüfung erfolgt mit Hilfe der Dünnschichtchromatographie (V.6.20.2) unter Verwendung einer Schicht von Kieselgel GF_{254} *R*.

Untersuchungslösung a: 0,5 g Substanz werden in Aceton *R* zu 5 ml gelöst.

Untersuchungslösung b: 1 ml Untersuchungslösung a wird mit Aceton *R* zu 50 ml verdünnt.

Referenzlösung a: 20 mg Maleinsäure *CRS* werden in Aceton *R* zu 10 ml gelöst.

Referenzlösung b: 15 mg Fumarsäure *CRS* werden in Aceton *R* zu 10 ml gelöst.

Referenzlösung c: Je 5 ml Referenzlösung a und Referenzlösung b werden gemischt.

Auf die Platte werden getrennt je 5 µl der Untersuchungslösungen a und b, je 5 µl der Referenzlösungen a und b und 10 µl Referenzlösung c aufgetragen. Die Chromatographie erfolgt ohne Kammersättigung mit einer Mischung von 12 Volumteilen wasserfreier Ameisensäure *R*, 16 Volumteilen Chloroform *R*, 32 Volumteilen 1-Butanol *R* und 44 Volumteilen Heptan *R* über eine Laufstrecke von 10 cm. Die Platte wird 15 min lang bei 100 °C getrocknet. Die Auswertung erfolgt im ultravioletten Licht bei 254 nm. Ein der Fumarsäure entsprechender Fleck im Chromatogramm der Untersuchungslösung a darf nicht intensiver sein als der mit der Referenzlösung b erhaltene Fleck. Die Prüfung darf nur ausgewertet werden, wenn das Chromatogramm der Referenzlösung c deutlich voneinander getrennt 2 Flecke zeigt.

Eisen: 10 ml Prüflösung werden mit 2 ml Salzsäure 7 % *R* und 0,05 ml Bromwasser *R* versetzt. Nach 5 min wird der Überschuß an Brom mit einem Luftstrom entfernt. Nach Zusatz von 3 ml Kaliumthiocyanat-Lösung *R* wird umgeschüttelt. Gleichzeitig und unter gleichen Bedingungen wird eine Referenzlösung unter Verwendung einer Mischung von 5 ml Eisen-Lösung (1 ppm Fe) *R*, 1 ml Salzsäure 7 % *R*, 6 ml Wasser und 0,05 ml Bromwasser *R* hergestellt. Beide Lösungen werden 5 min lang stehengelassen. Die Untersuchungslösung darf nicht stärker rot gefärbt sein als die Referenzlösung (5 ppm).

Schwermetalle (V.3.2.8): 1,0 g Substanz muß der Grenzprüfung D auf Schwermetalle entsprechen (10 ppm). Zur Herstellung der Referenzlösung wird 1 ml Blei-Lösung (10 ppm Pb) *R* verwendet.

Wasser (V.3.5.6): Höchstens 2,0 Prozent, mit 1,000 g Substanz nach der Karl-Fischer-Methode bestimmt.

Sulfatasche (V.3.2.14): Höchstens 0,1 Prozent, mit 1,0 g Substanz bestimmt.

Gehaltsbestimmung

0,500 g Substanz werden in 50 ml Wasser gelöst und unter Zusatz von 0,5 ml Phenolphthalein-Lösung *R* mit 1 N-Natriumhydroxid-Lösung titriert.

1 ml 1 N-Natriumhydroxid-Lösung entspricht 58,04 mg $C_4H_4O_4$.

Lagerung

Dicht verschlossen, vor Licht geschützt.

Mandelöl

Amygdalae oleum

Mandelöl ist das kaltgepreßte, fette Öl aus den reifen Samen von *Prunus dulcis* (Miller) D. A. Webb var. *dulcis* oder *Prunus dulcis* (Miller) D. A. Webb var. *amara* (D. C.) Buchheim oder aus einer Mischung von beiden.

Eigenschaften

Hellgelbe, klare, durchscheinende Flüssigkeit mit schwachem, charakteristischem Geruch und charakteristischem, süßlichem Geschmack; schwer löslich in Ethanol, mischbar mit Chloroform, Ether und Petroläther.

Erstarrungstemperatur etwa −18 °C.

Prüfung auf Identität

Die Prüfung erfolgt mit Hilfe der „Identifizierung fetter Öle durch Dünnschichtchromatographie" (V.3.1.3). Das erhaltene Chromatogramm muß dem charakteristischen Chromatogramm für Mandelöl entsprechen.

Prüfung auf Reinheit

Relative Dichte (V.6.4): 0,911 bis 0,918.

Säurezahl (V.3.4.1): Höchstens 1,5, mit 5,0 g Substanz in 50 ml des vorgeschriebenen Lösungsmittelgemisches gelöst, bestimmt.

Peroxidzahl (V.3.4.5): Höchstens 12.

Unverseifbare Anteile (V.3.4.7): Höchstens 0,7 Prozent *(m/m)*, mit 5,0 g Substanz bestimmt.

Alkalisch reagierende Substanzen (V.3.3.3): Die Substanz muß der Prüfung auf „Alkalisch reagierende Substanzen in fetten Ölen" entsprechen.

Fremde fette Öle: Die „Prüfung fetter Öle auf fremde Öle durch Gaschromatographie" (V.3.3.6) wird durchgeführt.

Die Fettsäurefraktion des Öles muß folgende Zusammensetzung haben:

- Gesättigte Fettsäuren mit einer Kettenlänge kleiner als C_{16}: Höchstens 0,1 Prozent
- Palmitinsäure: 4,0 bis 9,0 Prozent
- Stearinsäure: 0,9 bis 2,0 Prozent
- Ölsäure: 67,0 bis 86,0 Prozent
- Linolsäure (äquivalente Kettenlänge 18,9, auf Macrogoladipat bestimmt): 7,0 bis 25,0 Prozent
- Linolensäure (äquivalente Kettenlänge 19,7, auf Macrogoladipat bestimmt): Höchstens 0,1 Prozent
- Arachinsäure: Höchstens 0,1 Prozent
- Gadoleinsäure (äquivalente Kettenlänge 20,3, auf Macrogoladipat bestimmt): Höchstens 0,1 Prozent
- Behensäure: Höchstens 0,1 Prozent
- Erucasäure (äquivalente Kettenlänge 22,3, auf Macrogoladipat bestimmt): Höchstens 0,1 Prozent.

Aprikosen- oder Pfirsichkernöl: 2 ml Substanz werden mit einer Mischung von 1 ml rauchender Salpetersäure *R* und 1 ml Wasser 5 min lang geschüttelt. Nach Trennung der Schichten darf in keiner der beiden eine Rosa- oder Braunfärbung entstehen.

Sesamöl: 10 ml Substanz werden in einem Meßzylinder mit Schliffstopfen etwa 1 min lang mit 5 ml einer Mischung von 0,5 Volumteilen einer 0,35prozentigen Lösung (V/V) von Furfural *R* in Acetanhydrid *R* und 4,5 Volumteilen Acetanhydrid *R* geschüttelt und anschließend durch ein mit Acetanhydrid *R* befeuchtetes Filter filtriert. Wird das Filtrat mit 0,2 ml Schwefelsäure 96 % *R* versetzt, darf keine bläulichgrüne Farbe entstehen.

Mandelöl zur parenteralen Anwendung muß den Anforderungen der Monographie mit folgenden Änderungen entsprechen:

Säurezahl (V.3.4.1): Höchstens 0,5.

Peroxidzahl (V.3.4.5): Höchstens 5,0.

Wasser (V.3.5.6): Höchstens 0,3 Prozent, mit 3,000 g Substanz nach der Karl-Fischer-Methode bestimmt.

Lagerung

Vor Licht geschützt, in dicht verschlossenen, dem Verbrauch angemessenen, möglichst vollständig gefüllten Behältnissen. Das Standgefäß in der Offizin darf Öl im Anbruch enthalten. Öle aus verschiedenen Lieferungen dürfen nicht miteinander gemischt gelagert werden.

Mannitol

Mannitolum

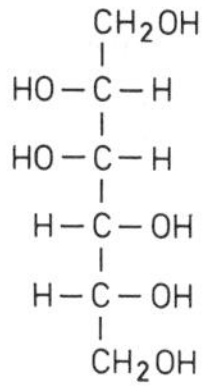

$C_6H_{14}O_6$ M_r 182,2

Mannitol enthält mindestens 98,0 und höchstens 101,5 Prozent D-Mannitol, berechnet auf die getrocknete Substanz.

Eigenschaften

Weißes, kristallines Pulver; leicht löslich in Wasser, sehr schwer löslich in Ethanol, praktisch unlöslich in Chloroform und Ether.

Prüfung auf Identität

A. Schmelztemperatur (V.6.11.1): 165 bis 170 °C.

B. Die Prüfung erfolgt mit Hilfe der Dünnschichtchromatographie (V.6.20.2) unter Verwendung einer Schicht von Kieselgel G*R*.

Untersuchungslösung: 25 mg Substanz werden in Wasser zu 10 ml gelöst.

Referenzlösung: 25 mg Mannitol *R* werden in Wasser zu 10 ml gelöst.

Auf die Platte werden getrennt 2 µl jeder Lösung aufgetragen. Die Chromatographie erfolgt mit einer Mischung von 10 Volumteilen Wasser, 20 Volumteilen Ethylacetat *R* und 70 Volumteilen 1-Propanol *R* über eine Laufstrecke von 17 cm. Die Platte wird an der Luft getrocknet und mit einer 0,2prozentigen Lösung (*m*/V) von Natriumperiodat *R* besprüht. Die Platte wird 15 min lang an der Luft getrocknet und mit einer 2prozentigen Lösung (*m*/V) von Methylenbisdimethylanilin *R* in einer Mischung von 20 Volumteilen Essigsäure 98 % *R* und 80 Volumteilen Aceton *R* besprüht. Der Hauptfleck im Chromatogramm der Untersuchungslösung entspricht in bezug auf Lage, Farbe und Größe dem mit der Referenzlösung erhaltenen Hauptfleck.

C. 3 ml einer frisch hergestellten 10prozentigen Lösung (*m*/V) von Brenzcatechin *R* werden unter Kühlen in Eiswasser mit 6 ml Schwefelsäure 96 % *R* versetzt. 3 ml der gekühlten Mischung werden mit 0,3 ml Prüflösung (siehe „Prüfung auf Reinheit") versetzt und 30 s lang vorsichtig über offener Flamme erhitzt. Eine rosa Färbung entsteht.

Prüfung auf Reinheit

Prüflösung: 5,0 g Substanz werden in destilliertem, kohlendioxidfreiem Wasser *R* zu 50 ml gelöst.

Aussehen der Lösung: Die Prüflösung muß klar (V.6.1) und farblos (V.6.2, Methode II) sein.

Sauer oder alkalisch reagierende Substanzen: 10 ml Prüflösung werden mit 10 ml kohlendioxidfreiem Wasser *R* versetzt. 10 ml der verdünnten Prüflösung werden mit 0,05 ml Phenolphthalein-Lösung *R* versetzt. Bis zum Farbumschlag nach Rosa dürfen höchstens 0,2 ml 0,01 N-Natriumhydroxid-Lösung verbraucht werden. Weitere 10 ml der verdünnten Prüflösung werden mit 0,05 ml Methylrot-Lösung *R* versetzt. Bis zum Farbumschlag nach Rot dürfen höchstens 0,3 ml 0,01 N-Salzsäure verbraucht werden.

Spezifische Drehung (V.6.6): 2,00 g Substanz und 2,6 g Natriumtetraborat *R* werden in etwa 20 ml Wasser, das vorher auf etwa 30 °C erwärmt worden ist, gelöst und 15 bis 30 min lang ohne weiteres Erwärmen kontinuierlich geschüttelt. Die klare Lösung wird mit Wasser zu 25,0 ml aufgefüllt. Die spezifische Drehung muß zwischen +23° und +25° liegen, berechnet auf die getrocknete Substanz.

Reduzierende Zucker: 5,0 g Substanz werden unter schwachem Erwärmen in 25 ml Wasser gelöst. Nach dem Abkühlen werden 20 ml Kupfer(II)-citrat-Lösung *R* und einige Siedesteine zugesetzt und so erhitzt, daß die Lösung nach 4 min zu sieden beginnt. Die Lösung wird 3 min lang im Sieden gehalten und schnell abgekühlt. Dann werden 100 ml einer 2,4prozentigen Lösung (V/V) von Essigsäure 98 % *R* und 20 ml 0,05 N-Iod-Lösung zugegeben. Unter ständigem Schütteln werden 25 ml einer Mischung von 6 Volumteilen Salzsäure 36 % *R* und 94 Volumteilen Wasser zugesetzt und nach dem Lösen des Niederschlags der Iodüberschuß mit

0,05 N-Natriumthiosulfat-Lösung titriert, wobei gegen Ende der Titration 1 ml Stärke-Lösung *R* als Indikator zugesetzt wird.

Der Verbrauch an 0,05 N-Natriumthiosulfat-Lösung muß mindestens 12,8 ml betragen.

Sorbitol: Die Prüfung erfolgt mit Hilfe der Dünnschichtchromatographie (V.6.20.2). Die Trennschicht von 0,75 mm Dicke wird aus folgender Mischung bereitet: 0,100 g Carbomer *R* werden mit 110 ml Wasser gemischt und 1 h lang unter schwachem Schütteln stehengelassen. Durch allmähliche Zugabe von Natriumhydroxid-Lösung 8,5 % *R* unter ständigem Schütteln wird auf einen *p*H-Wert von 7 eingestellt und 30 g Kieselgel H *R* zugegeben. Die Platte wird 1 h lang auf 110 °C erhitzt und nach dem Abkühlen sofort verwendet.

Untersuchungslösung: 0,5 g fein pulverisierte Substanz werden in einem Erlenmeyerkolben mit Glasschliffstopfen mit 10 ml Ethanol 96 % *R* versetzt, 30 min lang geschüttelt und filtriert.

Referenzlösung: 25 mg Sorbitol *R* werden in Ethanol 96 % *R* zu 25 ml gelöst.

Auf die Platte werden getrennt 2 µl jeder Lösung aufgetragen. Die Chromatographie erfolgt 5 h lang mit einer Mischung von 15 Volumteilen einer 0,2prozentigen Lösung (*m*/V) von Borsäure *R* und 85 Volumteilen Isopropylalkohol *R*. Die Platte wird 15 min lang bei 100 bis 105 °C getrocknet. Nach Abkühlen wird mit einer 0,5prozentigen Lösung (*m*/V) von Kaliumpermanganat *R* in 1 N-Natriumhydroxid-Lösung besprüht und 2 min lang auf 100 bis 105 °C erhitzt.

Der dem Sorbitol entsprechende Fleck im Chromatogramm der Untersuchungslösung darf nicht intensiver sein als der mit der Referenzlösung erhaltene Fleck.

Chlorid (V.3.2.4): 10 ml Prüflösung, mit Wasser zu 15 ml verdünnt, müssen der Grenzprüfung auf Chlorid entsprechen (50 ppm).

Sulfat (V.3.2.13): 15 ml Prüflösung müssen der Grenzprüfung auf Sulfat entsprechen (100 ppm).

Blei (V.3.2.10): Die Substanz muß der Prüfung „Blei in Zuckern" entsprechen (0,5 ppm). Die Substanz wird in 150,0 ml des vorgeschriebenen Lösungsmittelgemisches gelöst.

Nickel (V.3.2.15): Die Substanz muß der Prüfung „Nickel in Polyolen" entsprechen (1 ppm). Die Substanz wird in 150,0 ml des vorgeschriebenen Lösungsmittelgemisches gelöst.

Trocknungsverlust (V.6.22): Höchstens 0,5 Prozent, mit 1,000 g Substanz durch Trocknen im Trockenschrank bei 100 bis 105 °C bestimmt.

Sulfatasche (V.3.2.14): Höchstens 0,1 Prozent, mit 2,0 g Substanz bestimmt.

Gehaltsbestimmung

0,400 g Substanz werden in Wasser zu 100,0 ml gelöst. 10,0 ml der Lösung werden in einem Iodzahlkolben mit 20,0 ml einer 2,14prozentigen (*m*/V) Lösung von Natriumperiodat *R* und 2,0 ml Schwefelsäure 10 % *R* versetzt und auf dem Wasserbad genau 15 min lang erhitzt. Die Lösung wird abgekühlt, mit 3 g Natriumhydrogencarbonat *R* in kleinen Anteilen sowie mit 25,0 ml 0,2 N-Natriumarsenit-Lösung versetzt und umgeschüttelt. Nach Zusatz von 5 ml einer 20prozentigen Lösung (*m*/V) von Kaliumiodid *R* wird 15 min lang stehengelassen und anschließend mit 0,1 N-Iod-Lösung bis zum Auftreten einer schwachen Gelbfärbung titriert. Ein Blindversuch ist durchzuführen.

1 ml 0,1 N-Iod-Lösung entspricht 1,822 mg $C_6H_{14}O_6$.

Lagerung

Dicht verschlossen.

Mariendistelfrüchte

Cardui mariae fructus

Mariendistelfrüchte bestehen aus den reifen, vom Pappus befreiten Früchten von *Silybum marianum* GAERTNER. Sie enthalten mindestens 1,0 Prozent Silymarin, berechnet als Silybin ($C_{25}H_{22}O_{10}$; M_r 482,4) und bezogen auf die getrocknete Droge.

Beschreibung

Die Droge ist nahezu ohne Geruch; die Fruchtschale besitzt einen bitteren, der Samen einen öligen Geschmack. Die schief eiförmig-länglichen, etwas flachgedrückten, etwa 6 bis 7 mm langen, bis etwa 3 mm breiten und etwa 1,5 mm dicken Früchte (Achänen) sind oberseits mit einem vorspringenden, knorpeligen, glänzend gelblichen Rand und an der Basis mit einem rinnenförmigen Nabel versehen. Die Fruchtschale ist glänzend braunschwarz oder matt graubraun, dunkel- oder weißgrau gestrichelt und umschließt den geraden Embryo mit den 2 dicken, abgeflachten Kotyledonen, die fettes Öl und Aleuronkörner enthalten.

Mikroskopische Merkmale: Die Fruchtwandepidermis besteht aus fast farblosen, senkrecht zur Oberfläche der Frucht palisadenartig gestreckten Zellen mit stark verdickten Außenwänden, in die sich das Lumen schlitzförmig ein Stück nach außen fortsetzt. In Aufsicht zeigen die Zellen bei Hocheinstellung nur ein schlitzförmiges Lumen. Sie tragen Verdickungsleisten, die in Aufsicht als knotige Zellwandverdickungen erscheinen. Die subepidermale Schicht der Fruchtwand besteht aus unverholzten, dünnwandigen Parenchymzellen und ist als Pigmentschicht ausgebildet. Farblose Zellen und Zellgruppen alternieren mit Pigmentzellen, deren Anzahl variabel ist, wodurch das oft gemusterte Aussehen der Fruchtwand zustande kommt. Darauf folgt das etwa 8 Zellreihen breite Fruchtwandgewebe mit in Längsrichtung der Frucht gestreckten, getüpfelten Parenchymzellen. Die innerste Schicht der Fruchtwand kann kollabiert sein und enthält große „zigarrenförmige" oder monokline Calciumoxalatprismen. Die Samenschalenepidermis wird von großen, zitronengelben, palisadenartig gestreckten Zellen gebildet. Die Zellen besitzen ein schmales Lumen, das sich nur an den Zellenden etwas erweitert, die Zellwände eine auffallend hervortretende Schichtung. Die subepidermalen Schichten der Samenschale bestehen aus eigenartig getüpfelten Zellen, deren verholzte Zellmembranen mit eng beieinander stehenden, starken Verdickungsleisten („Netzzellen") versehen sind. Daran schließt sich eine einreihige Zellschicht an mit derben, etwas „verquollenen" Wänden und lipophilem Zellinhalt (Endospermrest). Der Keimling besteht aus zartwandigen Zellen, die neben kleinen Drusen zahlreiche klumpige Kristalle und Fetttropfen enthalten.

Pulverdroge: Das Pulver ist braungelb gefärbt. Es ist gekennzeichnet durch Fragmente der farblosen, bis etwa 75 µm langen und etwa 8 µm breiten, palisadenförmigen Epidermiszellen der Fruchtwand mit anhaftender Pigmentschicht, die sich im Chloralhydrat-Präparat rot anfärbt; in Aufsicht graue Stücke mit den durch die starke Wandverdickung freigelassenen, schlitzförmigen Lumen oder den durch die Verdikkungsleisten gebildeten Zellwandknoten; Fragmente der Pigmentschicht in Aufsicht, im Chloralhydrat-Präparat rot auslaufend, Pigmentzellen alternierend mit farblosen Parenchymzellen; stark getüpfelte, farblose Zellen mit durchscheinenden Pigmentzellen in Aufsicht; „zigarrenförmige" oder monokline Calciumoxalatprismen, frei oder im Zellverband; zahlreiche Bruchstücke der zitronengelben, palisadenartig angeordneten, bis etwa 150 µm langen, sehr englumigen Zellen der Samenschale, in Aufsicht sehr stark getüpfelt; schwach gelblich gefärbte Fragmente aus der „Netzzellenschicht" sowie Bruchstücke des Keimlings aus zartwandigen Zellen mit kleinen Drusen und lipophilen Substanzen.

Prüfung auf Identität

Die Prüfung erfolgt mit Hilfe der Dünnschichtchromatographie (V.6.20.2) unter Verwendung einer Schicht von Kieselgel G *R*.

Untersuchungslösung: 1,0 g pulverisierte Droge (710) wird 5 min lang mit 10 ml Methanol *R* auf dem Wasserbad bei 65 °C geschüttelt. Die abgekühlte Lösung wird filtriert, schonend zur Trockne eingeengt und mit 1,0 ml Methanol *R* aufgenommen.

Referenzlösung: 1,0 mg Kaffeesäure *R* wird in 10 ml Methanol *R* gelöst.

Auf die Platte werden getrennt 30 µl Untersuchungslösung und 10 µl Referenzlösung bandförmig (20 mm × 3 mm) aufgetragen. Die Chromatographie erfolgt mit einer Mischung von 8,5 Volumteilen wasserfreier Ameisensäure *R*, 16,5 Volumteilen Aceton *R* und 75 Volumteilen Chloroform *R*, wobei 2mal mit dem gleichen Fließmittel über eine Laufstrecke von 10 cm entwickelt wird. Nach dem Trocknen bei 100 bis 105 °C wird die noch warme Platte mit etwa 10 ml einer 1prozentigen Lösung (*m*/V) von Diphenylboryloxyethylamin *R* in Methanol *R* (für eine 200-m × 200-mm-Platte) und anschließend mit etwa 10 ml einer 5prozentigen Lösung (V/V) von Macrogol 400 *R* in Methanol *R* besprüht. Die Auswertung erfolgt nach etwa 30 min im ultravioletten Licht bei 365 nm.

Etwa in der Mitte des Chromatogramms liegt die intensivste Zone der Untersuchungslösung, das gelbgrün fluoreszierende Silybin. Die hellblau fluoreszierende Kaffeesäure der Referenzlösung liegt auf gleicher Höhe. Oberhalb der Silybin-Zone befinden sich mehrere schwächer fluoreszierende, und unterhalb bis zum Startband liegen weitere, deutlich fluoreszierende Zonen (Silydianin, Silychristin, Taxifolin und andere). Das Taxifolin zeigt eine braungelbe

Fluoreszenz. Die erste Zone unterhalb von Silybin kann auch stärker als die Zone des Silybins sein.

Prüfung auf Reinheit

Verdorbenheit: Die Droge darf weder ranzig riechen noch schmecken.

Fremde Bestandteile (V.4.2).

Trocknungsverlust (V.6.22): Höchstens 8,0 Prozent, mit 1,000 g pulverisierter Droge (500) durch 2 h langes Trocknen im Trockenschrank bei 100 bis 105 °C bestimmt.

Asche (V.3.2.16): Höchstens 8,0 Prozent, mit 1,00 g pulverisierter Droge bestimmt.

Gehaltsbestimmung

5,00 g pulverisierte Droge (500) werden 4 h lang mit Petroläther *R* 1 und nach dem Trocknen an der Luft 5 h lang mit Methanol *R* in einem Extraktionsapparat nach Soxhlet extrahiert. Der Methanolauszug wird bei einem Druck zwischen 1,5 und 2,5 kPa auf etwa 25 bis 30 ml eingeengt, die Lösung in einen 50-ml-Meßkolben filtriert und unter Waschen des Filters mit Methanol *R* zu 50,0 ml verdünnt (Untersuchungslösung). 1,0 ml Untersuchungslösung wird in einem 10-ml-Meßkolben mit 2 ml Dinitrophenylhydrazin-Schwefelsäure-Reagenz *RN* versetzt und nach Verschließen des Meßkolbens 50 min lang bei 50 °C erwärmt. Nach dem Abkühlen wird mit methanolischer Kaliumhydroxid-Lösung *RN* zu 10,0 ml verdünnt. Nach gutem Durchmischen wird nach 120 s vom Zeitpunkt des Auffüllens an 1,0 ml der Lösung in einem Zentrifugenglas mit 20 ml Methanol *R* verdünnt und zentrifugiert. Die überstehende, gefärbte Lösung wird in einen 50-ml-Meßkolben abgegossen, der Rückstand in 20 ml Methanol *R* verteilt und erneut zentrifugiert. Die überstehende Lösung wird in den Meßkolben abgegossen und anschließend mit Methanol *R* zu 50,0 ml verdünnt.

Die Absorption (V.6.19) der Lösung wird bei 490 nm gegen eine Kompensationsflüssigkeit gemessen, die mit 1,0 ml Methanol *R* statt der Untersuchungslösung hergestellt worden ist.

Der Berechnung des Gehalts an Silymarin, berechnet als Silybin, wird eine spezifische Absorption $A_{1cm}^{1\%} = 585$ zugrunde gelegt.

Lagerung

Vor Licht geschützt.

Masern-Immunglobulin vom Menschen

Immunoglobulinum humanum morbillicum

Masern-Immunglobulin vom Menschen ist eine flüssige oder gefriergetrocknete Zubereitung, die vorwiegend Immunglobulin G enthält. Die Zubereitung wird aus Plasma oder Serum gewonnen, das spezifische Antikörper gegen Masernvirus enthält. Immunglobulin vom Menschen kann zugesetzt werden.

Masern-Immunglobulin vom Menschen entspricht der Monographie **Immunglobulin vom Menschen (Immunoglobulinum humanum normale)** mit Ausnahme der Mindestzahl an Spendern.

Prüfung auf Wirksamkeit

Die Wirksamkeit der flüssigen und der entsprechend der Beschriftung wieder aufgelösten, gefriergetrockneten Zubereitung muß mindestens 50 I. E. je Milliliter neutralisierender Antikörper gegen Masernvirus betragen.

Die Wirksamkeit wird durch Vergleich des Antikörpertiters des Masern-Immunglobulins vom Menschen mit dem einer Standardzubereitung, eingestellt in Internationalen Einheiten, bestimmt; hierzu wird eine Belastungsdosis Masernvirus in einem geeigneten Zellkultursystem benutzt[1)].

Die Internationale Einheit ist die spezifische, neutralisierende Aktivität gegen Masernvirus, die in einer festgelegten Menge der Internationalen Standardzubereitung von Anti-Masern-Serum vom Menschen enthalten ist[2)].

Vom Masern-Immunglobulin vom Menschen und von der Standardzubereitung werden

[1)] Eine Methode gleicher Empfindlichkeit und Genauigkeit kann benutzt werden, vorausgesetzt, daß die Nationale Kontrollbehörde sich von der Korrelation der neutralisierenden Wirksamkeit gegen Masernvirus im Vergleich mit der Standardzubereitung überzeugt hat.

[2)] Der Gehalt in Internationalen Einheiten wird für die Internationale Standardzubereitung von der Weltgesundheitsorganisation festgelegt.

Zweier-Verdünnungsreihen angelegt. Jede Verdünnung wird mit dem gleichen Volumen einer Masernvirussuspension gemischt, die etwa 100 $ZKID_{50}$ in 0,1 ml enthält; die Mischungen werden, vor Licht geschützt, 2 h lang bei 37 °C bebrütet. Von jeder Mischung werden je 0,2 ml in mindestens 6 Zellkulturen verimpft, die für die jeweilige Mischung vorgesehen sind; die Kulturen werden mindestens 10 Tage lang bebrütet. Die Virusaktivität in den Zellkulturen wird ermittelt und die Verdünnung mit der geringsten Konzentration Masern-Immunglobulin, welche das Virus neutralisiert, wird mit derjenigen einer entsprechenden Verdünnung der Standardzubereitung verglichen.

Die Wirksamkeit der Zubereitung wird in Internationalen Einheiten je Milliliter als neutralisierende Masern-Antikörper errechnet.

Lagerung

Entsprechend **Immunglobulin vom Menschen.**

Masern-Lebend-Impfstoff

Vaccinum morbillorum vivum

Masern-Lebend-Impfstoff ist eine gefriergetrocknete Zubereitung aus einem lebenden, attenuierten Stamm des Masern-Virus, der in Hühnerembryo-Zellkulturen oder anderen geeigneten Zellen gezüchtet wird. Der Impfstoff wird unmittelbar vor der Anwendung entsprechend den Angaben der Beschriftung suspendiert. Er enthält keinerlei Konservierungsmittel.

Der Impfstoff wird unter Verwendung eines Saatvirus hergestellt, das bekanntermaßen frei von Neurovirulenz ist. Der Impfstoff darf höchstens 10 Subkulturen von dem Impfstoff entfernt sein, an dem die Laboratoriumsversuche und klinischen Prüfungen durchgeführt wurden, die zeigten, daß der Stamm geeignet ist.

Der Impfstoff kann nach der folgenden Methode hergestellt werden:

Das Virus wird unter den notwendigen aseptischen Bedingungen in primären Kulturen von Hühnerembryo-Zellen oder anderen geeigneten Zellen gezüchtet. Wenn Hühnerembryo-Zellen verwendet werden, so stammen die Hühnerembryonen aus einem gesunden, leukosefreien Bestand, und die Zellkulturen enthalten nachweislich keine fremden Mikroorganismen. Das Medium für die Erhaltung des Zellwachstums enthält, im Unterschied zu dem für das Auswachsen der Zellen, kein Serum, kann aber einen geeigneten *p*H-Indikator wie Phenolrot und geeignete Antibiotika in der geringsten wirksamen Konzentration enthalten. Die Bebrütungstemperatur wird während des Viruswachstums sorgfältig kontrolliert. Die Virussuspensionen werden zu einem für den verwendeten Virusstamm geeigneten Zeitpunkt geerntet und auf Identität, Sterilität und Freisein von Fremdviren geprüft. Virusernten, die diesen Prüfungen entsprechen, werden vereinigt und geklärt, um Zellen zu entfernen.

Ein geeigneter Stabilisator wird dem geklärten Impfstoff zugesetzt, der dann in sterile Behältnisse abgefüllt und bis zu einer Restfeuchte gefriergetrocknet wird, für die nachgewiesen ist, daß sie die Stabilität des Impfstoffs günstig beeinflußt. Dann werden die Behältnisse so verschlossen, daß eine Verunreinigung ausgeschlossen ist.

Wärmebeständigkeit: Eine beschleunigte Wärmebeständigkeitsprüfung wird am gefriergetrockneten Impfstoff durch 7 Tage langes Erhitzen auf 37 °C ausgeführt. Nach dieser Zeit ist die Viruskonzentration höchstens 1 $\log_{10}$ niedriger als der Ausgangswert und muß in jedem Fall mindestens 1000 $ZKID_{50}$ je Dosis betragen.

Prüfung auf Identität

Der entsprechend den Angaben in der Beschriftung suspendierte Impfstoff ist nach Neutralisation mit einem spezifischen Masern-Antiserum nicht mehr in der Lage, empfängliche Zellkulturen zu infizieren.

Prüfung auf Reinheit

Verunreinigende Mikroorganismen: Der suspendierte Impfstoff muß der Prüfung auf „Sterilität" entsprechen (V.2.1.1).

Anomale Toxizität (V.2.1.5): Der suspendierte Impfstoff muß der Prüfung auf „Anomale Toxizität" von Sera und Impfstoffen für Menschen entsprechen.

Virustiter

Das infektiöse Virus wird in Zellkulturen titriert, indem 5 Röhrchen für jede Verdünnung

(Verdünnungsfaktor 0,5 log_{10}) verwendet werden oder eine Methode gleicher Empfindlichkeit benutzt wird. Die so bestimmte Viruskonzentration ist mindestens die in der Beschriftung angegebene; sie muß mindestens 1000 $ZKID_{50}$ betragen.

Lagerung

Entsprechend **Impfstoffe für Menschen (Vaccina ad usum humanum).**

Dauer der Verwendbarkeit: 12 Monate.

Maul- und Klauenseuche-Impfstoff für Wiederkäuer

Vaccinum aphtharum epizooticarum inactivatum pro ruminantibus

Maul- und Klauenseuche-Impfstoff für Wiederkäuer ist eine flüssige Zubereitung aus einem oder mehreren Typen oder Subtypen des Maul- und Klauenseuche-Virus, die inaktiviert wurden, ohne ihre Immunogenität zu beeinträchtigen. Der Impfstoff wird aus Virus hergestellt, das entweder in Suspensionen von Rinderzungen-Epithel, unmittelbar nach der Schlachtung gesunder Tiere gewonnen, oder in Zellkulturen vermehrt wird. Das Virus wird von den Zellbestandteilen abgetrennt und unter geeigneten Bedingungen inaktiviert. Der Impfstoff kann konzentriert und gereinigt sein und ein oder mehrere Adjuvantien enthalten. Jede Charge von inaktiviertem Antigen wird auf Abwesenheit von infektiösem Virus geprüft, gegebenenfalls durch Elution, durch Konzentration und durch Beimpfung von Zellkulturen. Eine geeignete Methode einschließlich eines Verfahrens zur Elution von an Aluminiumhydroxidgel adsorbiertem Antigen ist in Anhang VIII.7 angegeben.

Prüfung auf Identität

Das Serum eines Tieres, das mit dem Impfstoff immunisiert wurde, neutralisiert die Typen oder Subtypen des Virus, aus denen der Impfstoff hergestellt wurde.

Prüfung auf Reinheit

Unschädlichkeit: Für die Prüfung werden drei ungeimpfte, mindestens 6 Monate alte Rinder verwendet, deren Serum frei von Antikörpern gegen Maul- und Klauenseuche ist und die aus Gebieten kommen, die frei von Maul- und Klauenseuche sind. Jedem Tier werden an mindestens 20 Stellen der Zunge je 0,1 ml des Impfstoffes intradermal injiziert. Danach werden die Tiere mindestens 4 Tage lang beobachtet. Für Maul- und Klauenseuche charakteristische Läsionen dürfen nicht auftreten. Am Ende der Beobachtungszeit wird jedem der Tiere das Dreifache der in der Beschriftung angegebenen Dosis in der vorgeschriebenen Applikationsart injiziert. Nach dieser Impfung werden die Tiere 6 Tage lang beobachtet. An den Klauen oder an der Zunge treten keine Läsionen, und an der Injektionsstelle treten allenfalls geringe Reaktionen auf.

Sterilität: Der Impfstoff muß der Prüfung auf „Sterilität“, wie in der Monographie **Impfstoffe für Tiere (Vaccina ad usum veterinarium)** angegeben, entsprechen.

Prüfung auf Wirksamkeit

Die Wirksamkeit[1] des Impfstoffs wird als Anzahl der 50 Prozent schützenden Dosen für Rinder (PD_{50}) je in der Beschriftung angegebener Dosis ausgedrückt. Die PD_{50} wird an Tieren nach Erstimpfung bestimmt, die nachfolgend einer Belastungsinfektion mit 10 000 ID_{50} eines virulenten Rindervirus desselben Typs oder Subtyps, der für die Herstellung des Impfstoffs verwendet wurde, unter den unten beschriebenen Bedingungen ausgesetzt werden. Der Impfstoff enthält mindestens 3 PD_{50} je Rinderdosis.

Für die Prüfung werden 18 bis 30 Monate alte Rinder verwendet, die aus Maul-und-Klauenseuche-freien Gebieten stammen, die zuvor

[1] Andere Methoden der Prüfung auf Wirksamkeit können angewandt werden, sofern eine statistische Analyse eine ausreichende Korrelation zwischen den Ergebnissen der angewandten Methode und der Arzneibuch-Methode sichergestellt hat. Ein Beispiel dafür ist die K-Index-Methode in Anhang VIII.6.

nicht gegen Maul- und Klauenseuche geimpft worden sind und die frei von Antikörpern sind, welche die verschiedenen Typen des Maul- und Klauenseuche-Virus neutralisieren. Mit Hilfe einer geeigneten Pufferlösung ohne Adjuvans werden Serienverdünnungen des Impfstoffs mit höchstens fünffachen Verdünnungsschritten in dem Volumen angelegt, das in der Beschriftung als die Dosis angegeben ist. Mit je einer der Verdünnungsstufen wird jeweils eine Gruppe von mindestens 5 Rindern in der in der Beschriftung angegebenen Applikationsart geimpft. 3 Wochen nach der Impfung werden die geimpften Tiere und eine Kontrollgruppe aus zwei ungeimpften Tieren mit einem hochvirulenten Rindervirus desselben Typs oder Subtyps, der für die Herstellung des Impfstoffs verwendet wurde, belastet. Dafür werden jedem Tier 10 000 ID_{50} an zwei Stellen (jeweils 0,1 ml) auf der Oberseite der Zunge intradermal injiziert. Die Tiere werden 8 Tage lang beobachtet und dann geschlachtet. Ungeschützte Tiere zeigen Läsionen an anderen Stellen als der Zunge. Die Kontrolltiere weisen Läsionen an mindestens drei Füßen auf. Geschützte Tiere können Zungenläsionen zeigen. Aus der Anzahl der geschützten Tiere in jeder Gruppe wird der PD_{50}-Gehalt des Impfstoffes berechnet.

Lagerung

Entsprechend der Monographie **Impfstoffe für Tiere.** Der Impfstoff darf nicht gefrieren.

Dauer der Verwendbarkeit: 12 Monate.

Meerzwiebel

Scillae bulbus

Meerzwiebel besteht aus den in Quer- oder Längsstreifen geschnittenen, getrockneten, mittleren, fleischigen Zwiebelschuppen der nach der Blütezeit gesammelten Zwiebel der weißzwiebeligen Rasse von *Urginea maritima* (L.) BAKER.

Beschreibung

Die Droge ist fast geruchlos, schmeckt schleimig und sehr bitter. Die einzelnen Stücke sind bis zu 5 cm lang und bis zu 5 mm dick. Sie sind gelblichweiß, oft durchscheinend, hornartig hart, mehrkantig, gerade oder gebogen. An der Luft zieht die Droge leicht Feuchtigkeit an.

Mikroskopische Merkmale: Die Epidermis beider Seiten besteht aus längsgestreckten, gerade- und dünnwandigen Zellen. Die Spaltöffnungen vom anomocytischen Typ (V.4.3) sind fast rund und finden sich nur vereinzelt. Das Mesophyll besteht aus großen, dünnwandigen, vielfach fast kugeligen Parenchymzellen und aus langgestreckten Zellen, die in einer Schleimhülle Raphidenbündel sehr unterschiedlicher Länge von 40 µm bis über 600 µm (zuweilen bis zu 1000 µm) enthalten. Es ist von geschlossenen kollateralen Leitbündeln durchzogen; die Gefäße sind überwiegend verholzte Spiralgefäße. Stärke findet sich nur spärlich in Form von kleinen, etwa 10 µm großen Körnchen in dem die Gefäßbündel umgebenden Parenchym.

Pulverdroge: Das Pulver ist weiß bis gelblichweiß und besonders gekennzeichnet durch die Raphidenbündel verschiedener Länge und durch einzelne Kristallnadeln aus diesen Bündeln oder deren Bruchstücke. Ferner finden sich Bruchstücke der Epidermis mit fast kreisrunden Spaltöffnungen und Spiralgefäßfragmente. Das Pulver darf Stärkekörner über 20 µm überhaupt nicht, sehr kleine (etwa 10 µm) nur in Spuren enthalten. Sklerenchymatische Elemente müssen fehlen.

Prüfung auf Identität

Die Prüfung erfolgt mit Hilfe der Dünnschichtchromatographie (V.6.20.2) unter Verwendung einer Schicht von Kieselgel G *R*.

Untersuchungslösung: 1,0 g pulverisierte Droge (355) wird 2 min lang mit 20 ml Ethanol 50 % *RN* und 10 ml Blei(II)-acetat-Lösung *R* gekocht. Nach dem Abkühlen wird vom Niederschlag abzentrifugiert. Die Lösung wird 2mal mit je 15 ml Chloroform *R* ausgeschüttelt. Bei Emulsionsbildung wird zentrifugiert. Die vereinigten Chloroformphasen werden über etwa 2 g wasserfreies Natriumsulfat *R* filtriert. Das Filtrat wird im Wasserbad zur Trockne eingedampft und der Rückstand in 1,0 ml einer Mischung von gleichen Volumteilen Chloroform *R* und Methanol *R* gelöst.

Referenzlösung: Je 5 mg Digitoxin *R*, Lanatosid C *RN* und Proscillaridin *RN* werden in 1,0 ml einer Mischung von gleichen Volumteilen Chloroform *R* und Methanol *R* gelöst.

Auf die Platte werden getrennt 30 µl Untersuchungslösung und 10 µl Referenzlösung bandförmig (20 mm × 3 mm) aufgetragen. Die Chromatographie erfolgt mit einer Mischung von 2 Volumteilen Wasser, 18 Volumteilen Methanol *R* und 80 Volumteilen Chloroform *R* über eine Laufstrecke von 10 cm. Nach Verdunsten des Fließmittels bei Raumtemperatur werden die Chromatogramme mit etwa 10 ml Anisaldehyd-Reagenz *R* (für eine 200-mm × 200-mm-Platte) besprüht. Anschließend wird 5 bis 10 min lang unter Beobachtung auf 100 bis 105 °C erhitzt und umgehend im Tageslicht und im ultravioletten Licht bei 365 nm ausgewertet. Das Chromatogramm der Referenzlösung zeigt knapp oberhalb der Mitte die blaue, dunkelblau fluoreszierende Zone des Digitoxins, darunter die grüne, gelbgrün fluoreszierende Zone des Proscillaridins und im unteren Drittel die grauviolette, blau fluoreszierende Zone des Lanatosids C. Im Chromatogramm der Untersuchungslösung sind 2 deutlich grüne, gelbgrün fluoreszierende Zonen zu erkennen, von denen die obere dem Proscillaridin entspricht (sie liegt auf gleicher Höhe wie die Referenzsubstanz), während die untere, zwischen der Startzone und der Lanatosid-C-Zone der Referenzlösung liegende Zone dem Scillaren A entspricht. Weiter zeigt das Chromatogramm der Untersuchungslösung noch mehrere graugrüne, blaue und violette, nur schwach grünlichgelb fluoreszierende Zonen.

Prüfung auf Reinheit

Fremde Bestandteile (V.4.2).

Trocknungsverlust (V.6.22): Höchstens 10,0 Prozent, mit 1,000 g pulverisierter Droge (355) durch 2 h langes Trocknen im Trockenschrank bei 100 bis 105 °C bestimmt.

Asche (V.3.2.16): Höchstens 7,0 Prozent, mit 1,00 g pulverisierter Droge bestimmt.

Lagerung

Vor Licht geschützt.

Hinweis

Wird Meerzwiebel verordnet, so ist, wenn aus der Verordnung nichts anderes hervorgeht, **Eingestelltes Meerzwiebelpulver** zu verwenden.

Vorsichtig zu lagern!

Eingestelltes Meerzwiebelpulver

Scillae pulvis normatus

Eingestelltes Meerzwiebelpulver besteht aus pulverisierter Meerzwiebel (250), deren Wirkwert am Meerschweinchen einem Gehalt von 0,2 Prozent Proscillaridin entspricht. Erforderlichenfalls wird durch Verschneiden mit Meerzwiebel von niedrigerem oder höherem Wirkwert eingestellt.

Beschreibung

Das weiße bis gelblichweiße Pulver ist fast geruchlos, hat einen sehr bitteren, schleimigen Geschmack und zeigt die in der Monographie **Meerzwiebel** unter ,,Beschreibung" aufgeführten Merkmale.

Prüfung auf Identität

Die Droge muß der in der Monographie **Meerzwiebel** beschriebenen ,,Prüfung auf Identität" entsprechen.

Prüfung auf Reinheit

Die Droge muß den in der Monographie **Meerzwiebel** beschriebenen Prüfungen auf ,,Fremde Bestandteile" und ,,Asche" entsprechen.

Trocknungsverlust (V.6.22): Höchstens 6,5 Prozent, mit 1,000 g pulverisierter Droge durch 2 h langes Trocknen im Trockenschrank bei 100 bis 105 °C bestimmt.

Wirkwertbestimmung

Die Wirkwertbestimmung erfolgt nach der ,,Bestimmung des Wirkwertes von Drogen mit herzwirksamen Glykosiden" (V.2.2.5.N1). Als Referenzglykosid dient Proscillaridin *RN*. Der für das Wirkungsäquivalent errechnete Wert W muß zwischen 1,74 und 2,30 mg je Gramm Droge liegen, und der Wert für a darf 0,06 (= lg 1,15) nicht überschreiten.

Lagerung

Dicht verschlossen, vor Licht geschützt.

Vorsichtig zu lagern!

Melissenblätter

Melissae folium

Melissenblätter bestehen aus den getrockneten Laubblättern von *Melissa officinalis* L. Sie enthalten ätherisches Öl mit Citral.

Beschreibung

Die Droge hat einen aromatischen und schwach würzigen, zitronenartigen Geruch und Geschmack. Die Spreiten der mehr oder weniger langgestielten Blätter sind bis etwa 8 cm lang und bis etwa 4 cm breit, breit-eiförmig, am Grund abgestutzt oder fast herzförmig. Die Blattspreite ist dünn, etwas zerknittert, oberseits dunkelgrün, unterseits heller grün. Der Blattrand ist unregelmäßig gekerbt oder gesägt. Die Oberseite ist schwach behaart; auf der Unterseite finden sich höchstens an den stark hervortretenden Nerven Haare.

Mikroskopische Merkmale: Die Epidermiszellen der Ober- und Unterseite der Laubblätter haben welligbuchtige Seitenwände; beide Blattseiten tragen zahlreiche kleine 1- bis 2zellige kegel- oder eckzahnförmige Haare mit glatter bis fein warziger Kutikula. Außerdem kommen mehrzellige, derbwandige, lange Gliederhaare mit spitzer Endzelle und fein strichförmig warziger Kutikula vor. Verstreut liegen kleine Drüsenhaare mit 1- bis 3zelligem Stiel und 1- bis 2zelligem Köpfchen; Drüsenhaare vom Typ B (V.4.N3). Spaltöffnungen vom diacytischen Typ (V.4.3) finden sich hauptsächlich auf der Blattunterseite.

Pulverdroge: Das Pulver ist grün. Es enthält Blattfragmente mit welligbuchtigen Epidermiszellen, Spaltöffnungen vom diacytischen Typ (V.4.3) und zahlreichen kegel- oder eckzahnförmigen Haaren in Flächenansicht; wenige derbwandige, 3- bis 5zellige Gliederhaare mit warziger oder gestrichelter Kutikula oder Bruchstücke davon; kleine Drüsenhaare mit 1-, selten 3zelligem Stiel und meist 1zelligem Köpfchen; Drüsenhaare vom Typ B (V.4.N3). Calciumoxalatkristalle fehlen.

Prüfung auf Identität

Die Prüfung erfolgt mit Hilfe der Dünnschichtchromatographie (V.6.20.2) unter Verwendung einer Schicht von Kieselgel G *R*.

Untersuchungslösung: 0,30 g frisch pulverisierte Droge (355) werden 2 bis 3 min lang mit 5 ml Dichlormethan *R* geschüttelt und über etwa 2 g wasserfreies Natriumsulfat *R* abfiltriert. Kolben und Filter werden mit 2 ml Dichlormethan *R* nachgewaschen. Die vereinigten Filtrate werden schonend zur Trockne eingedampft und der Rückstand in 0,2 ml Ethylacetat *R* aufgenommen.

Referenzlösung: 5 µl Citral *R* und 4,0 mg Guajazulen *R* werden in 10 ml Toluol *R* gelöst.

Auf die Platte werden getrennt 20 µl Untersuchungslösung und 10 µl Referenzlösung bandförmig (20 mm × 3 mm) aufgetragen. Die Chromatographie erfolgt mit einer Mischung von 10 Volumteilen Ethylacetat *R* und 90 Volumteilen Hexan *R*, wobei 2mal mit dem gleichen Fließmittel über eine Laufstrecke von 10 cm entwickelt wird. Nach Verdunsten des Fließmittels bei Raumtemperatur sind wenig oberhalb des Starts 2 grüngraue Zonen zu sehen, die im ultravioletten Licht bei 365 nm stark rot fluoreszieren (Chlorophyll). Eine gelbe Zone befindet sich etwas unterhalb der Fließmittelfront.

Die Platte wird mit etwa 10 ml Anisaldehyd-Reagenz *R* (für eine 200-mm × 200-mm-Platte) besprüht, 5 bis 10 min lang unter Beobachtung auf 100 bis 105 °C erhitzt und im Tageslicht ausgewertet. In den Chromatogrammen der Referenz- und der Untersuchungslösung erscheint etwa in der Mitte das Citral als schwache, grauviolette Zone. Etwas darüber liegt im Chromatogramm der Untersuchungslösung die rosarote Zone des Caryophyllenepoxids, die auch fehlen kann. Im oberen Drittel des Chromatogramms der Untersuchungslösung befindet sich wenig unterhalb der orangebraunen Zone des Guajazulens der Referenzlösung die schwache, grauviolette Zone des Citronellals. Die violette Hauptzone des Chromatogramms der Untersuchungslösung (Caryophyllen und andere Kohlenwasserstoffe) liegt nahe an der Fließmittelfront, etwas oberhalb des Guajazulens. In der unteren Hälfte des Chromatogramms der Untersuchungslösung sind weitere, meist schwache, grauviolette oder rötliche Zonen vorhanden (unter anderem Citronellol, Geraniol).

Prüfung auf Reinheit

Fremde Bestandteile (V.4.2): Höchstens 3 Prozent.

Trocknungsverlust (V.6.22): Höchstens 12,0 Prozent, mit 1,000 g pulverisierter Droge (355) durch 2 h langes Trocknen im Trockenschrank bei 100 bis 105 °C bestimmt.

Asche (V.3.2.16): Höchstens 12,0 Prozent, mit 1,000 g pulverisierter Droge bestimmt.

Lagerung

Vor Licht geschützt.

Menadion

Menadionum

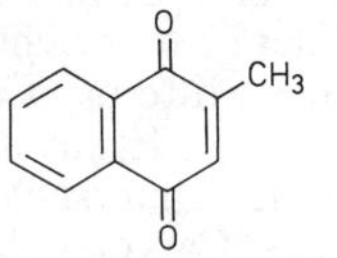

$C_{11}H_8O_2$ M_r 172,2

Menadion enthält mindestens 98,5 und höchstens 101,0 Prozent 2-Methyl-1,4-naphthochinon, berechnet auf die getrocknete Substanz.

Eigenschaften

Blaßgelbes, kristallines Pulver; praktisch unlöslich in Wasser, leicht löslich in Chloroform und Toluol, löslich in Ether, wenig löslich in Ethanol und Methanol. Die Substanz zersetzt sich unter Lichteinfluß.

Prüfung auf Identität

Die Prüfung B kann entfallen, wenn die Prüfungen A, C und D durchgeführt werden. Die Prüfungen C und D können entfallen, wenn die Prüfungen A und B durchgeführt werden.

A. Schmelztemperatur (V.6.11.1): 105 bis 108 °C.

B. Das IR-Absorptionsspektrum (V.6.18) der Substanz zeigt im Vergleich mit dem von Menadion *CRS* Maxima bei denselben Wellenlängen mit den gleichen relativen Intensitäten.

C. Etwa 1 mg Substanz wird in 5 ml Ethanol 96 % *R* gelöst. Wird die Lösung mit 2 ml Ammoniak-Lösung 17 % *R* und 0,2 ml Cyanessigsäureethylester *R* versetzt, entsteht eine intensive, blauviolette Färbung, die nach Zusatz von 2 ml Salzsäure 36 % *R* verschwindet.

D. Etwa 10 mg Substanz werden in 1 ml Ethanol 96 % *R* gelöst. Wird die Lösung mit 1 ml Salzsäure 36 % *R* versetzt und im Wasserbad erhitzt, entsteht eine Rotfärbung.

Prüfung auf Reinheit

Verwandte Substanzen: *Die Prüfung muß unter Ausschluß direkter Lichteinwirkung durchgeführt werden.* Die Prüfung erfolgt mit Hilfe der Dünnschichtchromatographie (V.6.20.2) unter Verwendung einer Schicht von Kieselgel GF_{254} *R*.

Untersuchungslösung: 0,20 g Substanz werden in Aceton *R* zu 10 ml gelöst.

Referenzlösung: 0,5 ml Untersuchungslösung werden mit Aceton *R* zu 100 ml verdünnt.

Auf die Platte werden getrennt 5 µl jeder Lösung aufgetragen. Die Chromatographie erfolgt mit einer Mischung von 1 Volumteil Nitromethan *R*, 2 Volumteilen Aceton *R*, 5 Volumteilen Dichlorethan *R* und 90 Volumteilen Cyclohexan *R* über eine Laufstrecke von 15 cm. Die Platte wird im heißen Luftstrom getrocknet und die Chromatographie sowie das Trocknen noch zweimal wiederholt. Die Auswertung erfolgt im ultravioletten Licht bei 254 nm. Kein im Chromatogramm der Untersuchungslösung auftretender Nebenfleck darf größer oder intensiver sein als der Fleck im Chromatogramm der Referenzlösung.

Trocknungsverlust (V.6.22): Höchstens 0,5 Prozent, mit 1,000 g Substanz durch 4 h langes Trocknen über Phosphor(V)-oxid *R* bei 2 bis 3 kPa bestimmt.

Sulfatasche (V.3.2.14): Höchstens 0,1 Prozent, mit 1,0 g Substanz bestimmt.

Gehaltsbestimmung

0,150 g Substanz werden in einem Kolben, der mit einem Bunsenventil versehen ist, in 15 ml Essigsäure 98 % *R* gelöst. Nach Zusatz von 15 ml Salzsäure 7 % *R* und 1 g Zinkstaub *R* wird der Kolben verschlossen und unter gelegentlichem Umschütteln 60 min lang vor Licht geschützt stehengelassen. Die Lösung wird durch Watte filtriert und die Watte dreimal mit je 10 ml kohlendioxidfreiem Wasser *R* gewaschen. Nach Zusatz von 0,1 ml Ferroin-Lösung *R* wird das Gesamtfiltrat sofort mit 0,1 N-Ammoniumcer(IV)-nitrat-Lösung titriert.

1 ml 0,1 N-Ammoniumcer(IV)-nitrat-Lösung entspricht 8,61 mg $C_{11}H_8O_2$.

Lagerung

Vor Licht geschützt.

Meningokokken-Polysaccharid-Impfstoff

Vaccinum meningitidis cerebrospinalis

Meningokokken-Polysaccharid-Impfstoff besteht aus einem oder mehreren gereinigten Polysacchariden, die aus geeigneten Stämmen von *Neisseria meningitidis* der Gruppen A, C, Y und W135 gewonnen werden. Von diesen ist erwiesen, daß sie in der Lage sind, Polysaccharide zu bilden, die unschädlich und in der Lage sind, beim Menschen die Bildung genügend hoher Antikörperspiegel hervorzurufen. Der Impfstoff ist stabilisiert. Er kann einen einzelnen Typ eines Polysaccharides oder eine Mischung mehrerer Typen enthalten.

N.-meningitidis-Gruppe-A-Polysaccharid besteht aus teilweise *O*-acetylierten, sich wiederholenden Einheiten von *N*-Acetylmannosamin über 1α→6 Phosphordiesterbindungen.

N.-meningitidis-Gruppe-C-Polysaccharid besteht aus teilweise *O*-acetylierten, sich wiederholenden Einheiten von Sialinsäure über 2α→9 Glycosidbindungen.

N.-meningitidis-Gruppe-Y-Polysaccharid besteht aus teilweise *O*-acetylierten alternierenden Einheiten von Sialinsäure und D-Glucose über 2α→6 und 1α→4 Glycosidbindungen.

N.-meningitidis-Gruppe-W135-Polysaccharid besteht aus teilweise *O*-acetylierten, alternierenden Einheiten von Sialinsäure und D-Galactose über 2α→6 und 1α→4 Glycosidbindungen.

Der oder die Polysaccharidanteile, die in der Beschriftung angegeben sind, sowie Calciumionen und Restfeuchte machen über 90 Prozent der Masse der Zubereitung aus.

Die Herstellung des Impfstoffs beruht auf einem Saatansatz[1]. Jeder Saatansatz wird einer mikrobiologischen Untersuchung durch Kultur in geeigneten Medien und einer mikroskopischen Untersuchung von gramgefärbten Ausstrichen unterzogen. Wenn sich das Polysaccharid frei von Bakterien erwiesen hat, wird es durch Zusatz von Cetrimoniumbromid gefällt und dann gereinigt.

Jedes Polysaccharid wird unter aseptischen Bedingungen in eine sterile Lösung gebracht, die Lactose oder ein anderes geeignetes Stabilisierungsmittel für die Gefriertrocknung enthält. Die Lösung wird, falls erforderlich, mit Lösungen der Polysaccharide der anderen Gruppen gemischt und durch ein bakterienzurückhaltendes Filter filtriert. Das Filtrat wird in sterile Behältnisse abgefüllt und bis zu einer Restfeuchte gefriergetrocknet, die nachweislich für die Stabilität des Impfstoffs günstig ist. Die Behältnisse werden so verschlossen, daß jegliche Verunreinigung verhindert wird.

Eigenschaften

Weißes Pulver oder amorphe Masse; leicht löslich in Wasser.

Prüfung auf Identität

Der Impfstoff wird mit Hilfe einer geeigneten immunchemischen Methode identifiziert.

Prüfung auf Reinheit

Molekulargröße: Die Prüfung erfolgt mit Hilfe der Ausschlußchromatographie (V.6.20.5), unter Verwendung von Agarose zur Chromatographie *R* oder quervernetzter Agarose zur Chromatographie *R*.

---

1) WHO Biol. Subst. No. 23

Eine Säule von etwa 900 mm Länge und 16 mm innerem Durchmesser wird mit einem Lösungsmittel der Ionenstärke 0,2 mol je Kilogramm und einem *p*H-Wert von 7,0 bis 7,5 eingestellt. Auf die Säule wird eine Menge des Impfstoffs, die etwa 2,5 mg von jedem Polysaccharid in einem Volumen von etwa 1,5 ml enthält, aufgebracht und mit einer Durchflußrate von etwa 20 ml je Stunde eluiert. Fraktionen von etwa 3 ml werden aufgefangen und der Gehalt an jedem Polysaccharid mit einer geeigneten Methode bestimmt. Mindestens 65 Prozent des Polysaccharids der Gruppe A, 75 Prozent des Polysaccharids der Gruppe C, 80 Prozent des Polysaccharids der Gruppe Y und 80 Prozent des Polysaccharids der Gruppe W135 sind eluiert, bevor ein Verteilungskoeffizient (K_D) von 0,50 erreicht ist. Dem Impfstoff können in geeigneter Menge Eichsubstanzen zugesetzt werden, z. B. Dextranblau 2000 *R* zur Bestimmung von V_o und Natriumazid *R* zur Bestimmung von V_t, die durch ihre UV-Absorption (V.6.19) leicht zu erkennen sind.

Trocknungsverlust (V.6.22): Höchstens 3 Prozent, mit 10 mg Impfstoff durch Trocknen über Phosphor(V)-oxid *R* bei 56 °C bei einem Druck von 1 bis 4 Pa bis zur Massekonstanz bestimmt. Der Mittelwert von drei Bestimmungen wird berechnet.

Sterilität (V.2.1.1): Der Impfstoff muß der Prüfung auf „Sterilität" entsprechen.

Pyrogene (V.2.1.4): Der Impfstoff muß der Prüfung auf „Pyrogene" entsprechen. Je Kilogramm Körpermasse eines Kaninchens wird eine Menge des Impfstoffs injiziert, die 0,025 µg von jedem Polysaccharid in 1 ml entspricht.

Anomale Toxizität (V.2.1.5): Der Impfstoff muß der Prüfung auf „Anomale Toxizität" für Sera und Impfstoffe für Menschen mit folgender Änderung entsprechen:

Je Meerschweinchen wird eine Menge Impfstoff injiziert, die 10 Dosen für den Menschen entspricht. Je Maus wird eine Menge Impfstoff injiziert, die 2 Dosen für den Menschen entspricht.

Wertbestimmung

Monospezifischer Impfstoff

Für einen Gruppe-A-Impfstoff wird der Gehalt an Phosphor je Behältnis bestimmt. Für Gruppe-C-, -Y- und -W135-Impfstoffe wird der Gehalt an Sialinsäure je Behältnis, berechnet als *N*-Acetylneuraminsäure, bestimmt.

Phosphor:

Untersuchungslösung: Der Inhalt eines oder mehrerer Behältnisse wird vollständig in einen Meßkolben mit geeignetem Volumen überführt, so daß nach Verdünnen mit Wasser eine Lösung bekannter Konzentration von etwa 80 µg Polysaccharid der Gruppe A je Milliliter erhalten wird. 1,0 ml der Lösung wird in ein 10-ml-Glühröhrchen überführt.

Referenzlösungen: 0,2194 g Kaliumdihydrogenphosphat *R* werden in 500 ml Wasser gelöst, so daß eine Lösung erhalten wird, die 0,1 mg Phosphor je ml enthält. 5,0 ml der Lösung werden mit Wasser zu 100,0 ml verdünnt. 0,5 ml, 1,0 ml und 2,0 ml dieser Lösung werden in drei Glühröhrchen überführt.

Als Blindlösung werden 2,0 ml Wasser in ein Glühröhrchen gegeben. Jedes Röhrchen wird mit 0,2 ml Schwefelsäure 96 % *R* versetzt, in einem Ölbad zunächst 1 h lang auf 120 °C erhitzt und anschließend so lange auf 160 °C erhitzt, bis weißer Dampf auftritt (etwa 1 h). Nach Zusatz von 0,1 ml Perchlorsäure *R* wird bei 160 °C bis zur vollständigen Entfärbung erhitzt (etwa 90 min). Nach dem Abkühlen wird jedes Röhrchen mit 4 ml Wasser und 4 ml Ammoniummolybdat-Reagenz *R* versetzt und im Wasserbad 90 min lang auf 37 °C erhitzt. Nach dem Abkühlen wird mit Wasser auf 10,0 ml ergänzt. Die blaue Farbe muß über mehrere Stunden beständig sein.

Die Absorption (V.6.19) jeder Lösung wird bei 820 nm, unter Verwendung der Blindlösung als Kompensationsflüssigkeit, gemessen. Mit Hilfe der Absorptionen der drei Referenzlösungen als Funktion des jeweiligen Phosphorgehaltes wird eine Eichkurve erstellt, mit der der Phosphorgehalt der Untersuchungslösung ermittelt wird. Der Impfstoff muß mindestens 75 mg Phosphor je Gramm Gruppe-A-Polysaccharid entsprechend der Beschriftung, enthalten.

Sialinsäure:

Untersuchungslösung: Der Inhalt eines oder mehrerer Behältnisse wird vollständig in einen Meßkolben mit geeignetem Volumen überführt, so daß nach Verdünnen mit Wasser eine Lösung bekannter Konzentration von etwa 250 µg der Gruppe-C-, -Y- und -W135-Polysaccharide je Milliliter erhalten wird. 4,0 ml dieser Lösung werden mit Hilfe einer Spritze in eine 10-ml-Ultrafiltrationszelle, die für Moleküle mit einer relativen Molekülmasse unterhalb

50 000 durchlässig ist, gegeben. Die Spritze wird zweimal mit Wasser gewaschen und die Waschflüssigkeit in die Ultrafiltrationszelle überführt. Die Ultrafiltration wird unter ständigem Rühren unter Stickstoff *R* bei einem Druck von etwa 150 kPa durchgeführt. Die Zelle wird jedesmal mit Wasser aufgefüllt, wenn das Flüssigkeitsvolumen auf 1 ml abgefallen ist; dies wird so lange wiederholt, bis 200 ml Filtrat vorliegen und das verbleibende Volumen in der Zelle etwa 2 ml beträgt. Die Restflüssigkeit wird mit Hilfe einer Spritze in einen 10-ml-Meßkolben überführt, die Zelle dreimal mit je 2 ml Wasser gewaschen, die Waschflüssigkeit in den Kolben gegeben und die Lösung mit Wasser zu 10,0 ml verdünnt (Untersuchungslösung). Jeweils 2,0 ml der Untersuchungslösung werden in zwei Reagenzgläser gegeben.

Referenzlösungen: Für Impfstoffe der Gruppe C wird eine 0,015prozentige Lösung (*m*/V) von *N*-Acetylneuraminsäure *R* verwendet.

Für Impfstoffe der Gruppe Y wird eine Lösung, die 0,0095 Prozent (*m*/V) N-Acetylneuraminsäure *R* und 0,0055 Prozent (*m*/V) Glucose *R* enthält, verwendet.

Für Impfstoffe der Gruppe W 135 wird eine Lösung, die 0,0095 Prozent (*m*/V) N-Acetylneuraminsäure *R* und 0,0055 Prozent (*m*/V) Galactose *R* enthält, verwendet.

Zwei Reihen von jeweils drei Reagenzgläsern werden angelegt. In die Reagenzgläser jeder Reihe werden jeweils 0,5, 1,0 und 1,5 ml jener Referenzlösung gefüllt, die dem Typ des zu untersuchenden Impfstoffs entspricht. Anschließend wird der Inhalt jedes Reagenzglases mit Wasser auf 2,0 ml ergänzt.

Als Blindlösungen werden jeweils 2,0 ml Wasser in zwei Reagenzgläsern verwendet. Alle Reagenzgläser werden mit 5,0 ml Resorcin-Reagenz *R* versetzt, 15 min lang in einem Ölbad auf 105 °C erhitzt und nach dem Abkühlen mit kaltem Wasser in ein Eiswasserbad gestellt. Jedes Reagenzglas wird unter sorgfältigem Schütteln mit 5 ml Isoamylalkohol *R* versetzt und 15 min lang in einem Eiswasserbad stehengelassen. Die Reagenzgläser werden zentrifugiert und anschließend bis zur Messung der UV-Absorption (V.6.19) im Eiswasserbad aufbewahrt. Die Absorption jeder überstehenden Lösung wird bei 580 und 450 nm unter Verwendung von Isoamylalkohol *R* als Kompensationsflüssigkeit gemessen. Für jede Wellenlänge wird die Absorption als Mittel der Werte von zwei identischen Lösungen berechnet.

Der Mittelwert der Blindlösung wird von den Mittelwerten der anderen Lösungen abgezogen.

Mit Hilfe der Differenz der Absorptionen der Referenzlösungen bei 580 und 450 nm als Funktion des Gehaltes an *N*-Acetylneuraminsäure wird eine Eichkurve erstellt, mit der der Gehalt an *N*-Acetylneuraminsäure (Sialinsäure) der Untersuchungslösung ermittelt wird. Der Gehalt an Sialinsäure je Gramm Polysaccharid, entsprechend der Beschriftung, muß mindestens 750 mg für einen Gruppe-C-Impfstoff und mindestens 520 mg für Gruppe-Y- und -W135-Impfstoffe betragen.

Polyvalente Impfstoffe

Die Menge jeder Polysaccharidkomponente wird durch eine geeignete, quantitative immunchemische Methode bestimmt, wobei als Referenz gereinigte Polysaccharide der im Impfstoff enthaltenen Gruppen verwendet werden. Der Impfstoff enthält mindestens 70 und höchstens 130 Prozent der in der Beschriftung für jedes Polysaccharid angegebenen Menge.

Lagerung

Entsprechend **Impfstoffe für Menschen (Vaccina ad usum humanum).**

Dauer der Verwendbarkeit: 2 Jahre, vom Datum der Gefriertrocknung an.

Menotropin

Menotropinum

Menotropin ist eine trockene und sterile Zubereitung, die Glycoprotein-Gonadotropine hypophysärer Herkunft enthält und aus dem Urin von Frauen im Klimakterium gewonnen wird. Die Substanz besitzt follikelstimulierende und luteinisierende Aktivität. Menotropin kann durch ein geeignetes Fraktionierungsverfahren mit nachfolgender Ionenaustausch-Chromatographie hergestellt werden. Die gereinigte Substanz wird einer Keimfiltration unterzogen und im Vakuum getrocknet.

Die Aktivität der Substanz beträgt mindestens 40 I.E. follikelstimulierendes Hormon (FSH) je Milligramm. Das Verhältnis zwischen der Anzahl Einheiten an luteinisierenden (Interstitialzellen-stimulierendem) Hormon (LH bzw. ICSH) und der Anzahl Einheiten an follikelstimulierendem Hormon (FSH) beträgt etwa 1.

Eigenschaften

Fast weißes bis schwach gelbliches Pulver; löslich in Wasser.

Prüfung auf Identität

Die bei den unter „Wertbestimmung“ angegebenen Bedingungen verabreichte Substanz bewirkt eine Hypertrophie der Ovarien von infantilen weiblichen Ratten und eine Erhöhung der Masse der Samenblasen sowie der Prostatadrüse von infantilen männlichen Ratten.

Prüfung auf Reinheit

Wasser: Höchstens 5 Prozent *(m/m)*. Die Prüfung erfolgt mit Hilfe der Gaschromatographie (V.6.20.3) unter Verwendung von wasserfreiem Methanol *R* als Interner Standard.

Interner-Standard-Lösung: 15 µl wasserfreies Methanol *R* werden mit Isopropylalkohol *R* 1 zu 100 ml verdünnt.

Untersuchungslösung a: 4 mg Substanz werden in 0,5 ml Isopropylalkohol *R* 1 gelöst.

Untersuchungslösung b: 4 mg Substanz werden in 0,5 ml Interner-Standard-Lösung gelöst.

Referenzlösung: 10 µl Wasser werden 50 ml Interner-Standard-Lösung zugesetzt.

Die Chromatographie kann durchgeführt werden mit

- einer Säule aus rostfreiem Stahl von 1 m Länge und 2 mm innerem Durchmesser, gepackt mit Styrol-Divinylbenzol-Copolymer *R* (180 bis 250 µm)
- Helium zur Chromatographie *R* als Trägergas
- einem Wärmeleitfähigkeitsdetektor.

Die Glasapparatur, die silikonisiert sein kann, muß vollständig trocken sein, auch während der ganzen Durchführung.

Die Temperatur der Säule wird bei 120 °C und diejenige des Detektors bei 150 °C gehalten. Die gewählte Menge jeder Lösung wird eingespritzt. Unter Berücksichtigung der gesamten Menge Wasser, die in der Interner-Standard-Lösung nachweisbar wäre, wird der Prozentgehalt Wasser in der Annahme berechnet, daß die relative Dichte (V.6.4) des Wassers 0,9972 g je Milliliter bei 20 °C beträgt.

Wertbestimmung

Die follikelstimulierende Aktivität der Substanz wird unter bestimmten Bedingungen durch Vergleich der Fähigkeit, die Ovarien von mit Choriongonadotropin behandelten infantilen Ratten zu hypertrophieren, mit derjenigen des Internationalen Standards von follikelstimulierendem Humanhormon und von luteinisierendem Humanhormon aus Urin oder einer in Internationale Einheiten eingestellten Referenzzubereitung bestimmt.

Die luteinisierende Aktivität der Substanz wird durch eine Wertbestimmung ermittelt, die unter bestimmten Bedingungen einen Vergleich der Fähigkeit, die Masse der Samenblasen (oder der Prostatadrüse) infantiler Ratten zu erhöhen, mit derjenigen einer entsprechenden Referenzzubereitung ermöglicht.

Die Internationalen Einheiten entsprechen den Aktivitäten einer bestimmten Menge Internationalem Standard[1)] von follikelstimulierendem Humanhormon und von luteinisierendem, Interstitialzellen-stimulierendem Humanhormon, der aus einer Mischung von gefriergetrocknetem Extrakt aus Urin von Frauen im Klimakterium und Lactose besteht.

Follikelstimulierende Aktivität

19 bis 28 Tage alte infantile weibliche Ratten des gleichen Stammes werden verwendet, wobei darauf zu achten ist, daß die Altersdifferenz höchstens 3 Tage beträgt und daß die Körpermasse des schwersten und die des leichtesten Tieres höchstens um 10 g differiert. Die Ratten werden willkürlich in 6 gleiche Gruppen zu je mindestens 5 Tieren aufgeteilt. Wenn Würfe von 6 Ratten zur Verfügung stehen, wird eine Ratte eines jeden Wurfs in jede Gruppe gesetzt und die Herkunft des Tieres markiert.

3 Dosen der Referenzzubereitung und 3 Dosen der Substanz werden so gewählt, daß die

1) Die Anzahl der Internationalen Einheiten, bezogen auf den Internationalen Standard, wird von der Weltgesundheitsorganisation angegeben.

kleinste Dosis eine positive Reaktion bei einigen der Ratten hervorruft und daß die größte Dosis eine möglichst starke, aber keine maximale Reaktion bei allen Ratten bewirkt. Die Dosen werden in einer geometrischen Reihe verwendet. Bei einem Vorversuch werden Gesamtdosen von 1,5, 3,0 und 6,0 I.E. eingesetzt; die Dosen hängen von der Empfindlichkeit der Tiere ab, die sehr verschieden sein kann.

Die Gesamtmengen der Substanz und der Referenzzubereitung werden entsprechend der täglich zu verwendenden Dosen in so viel albuminhaltiger Phosphat-Pufferlösung *p*H 7,2 *R* gelöst, daß die jeweilige Tagesdosis in etwa 0,2 ml Pufferlösung enthalten ist. Die Pufferlösung muß mindestens 14 I.E. Choriongonadotropin in der Tagesdosis enthalten, um eine vollständige luteinisierende Reaktion der Ovarien sicherzustellen. Ein geeignetes Konservierungsmittel wie Phenol in einer Konzentration von 0,4 Prozent (*m*/V) oder Thiomersal in einer Konzentration von 0,002 Prozent (*m*/V) wird zugesetzt. Die Lösungen werden bei 5 ± 3 °C gelagert.

Jeder Ratte wird die ihrer Gruppe zugeteilte tägliche Dosis subkutan injiziert. Die Injektion wird nach 24 und nach 48 h wiederholt. Etwa 24 h nach der letzten Injektion werden die Ratten getötet, die Ovarien entnommen, die Flüssigkeiten und anhängende fremde Gewebe entfernt, die Ovarien sofort gewogen und die Gesamtmasse beider Ovarien für jedes Tier registriert. Die Resultate werden nach den üblichen statistischen Methoden auf Grund der Masse der Ovarien berechnet. Eine genauere Wertbestimmung kann durch Einführen einer geeigneten Korrektur der Masse des in Frage kommenden Organes in bezug auf die Körpermasse des betreffenden Tieres erfolgen; eine Co-Varianzanalyse kann durchgeführt werden.

Luteinisierende Aktivität

19 bis 28 Tage alte infantile männliche Ratten des gleichen Stammes werden verwendet, wobei darauf zu achten ist, daß die Altersdifferenz höchstens 3 Tage beträgt und die Körpermasse des schwersten und die des leichtesten Tieres höchstens um 10 g differiert. Die Ratten werden in 6 gleiche Gruppen zu je mindestens 5 Tieren aufgeteilt. Wenn Würfe von 6 Tieren zur Verfügung stehen, wird eine Ratte eines jeden Wurfs in jede Gruppe gesetzt und gekennzeichnet.

3 Dosen der Referenzzubereitung und 3 Dosen der Substanz werden so gewählt, daß die kleinste Dosis eine positive Reaktion bei einigen der Ratten hervorruft und daß die größte Dosis eine möglichst starke, aber keine maximale Reaktion bei allen Ratten bewirkt. Die Dosen werden in einer geometrischen Reihe verwendet. Bei einer Vorprüfung werden Gesamtdosen von 7, 14 und 28 I.E. eingesetzt; die Dosen hängen von der Empfindlichkeit der Tiere ab, die sehr verschieden sein kann.

Die Gesamtmengen der Substanz und der Referenzzubereitung werden entsprechend den täglich zu verwendenden Dosen in so viel albuminhaltiger Phosphat-Pufferlösung *p*H 7,2 *R* gelöst, daß die jeweilige Tagesdosis in etwa 0,2 ml Pufferlösung enthalten ist. Ein geeignetes Konservierungsmittel wie Phenol in einer Konzentration von 0,4 Prozent (*m*/V) oder Thiomersal in einer Konzentration von 0,002 Prozent (*m*/V) wird zugesetzt. Die Lösungen werden bei 5 ± 3 °C gelagert.

Jeder Ratte wird während 4 aufeinanderfolgenden Tagen zur selben Zeit die ihrer Gruppe zugeteilte tägliche Dosis subkutan injiziert. Am 5. Tag, etwa 24 h nach der letzten Injektion, werden die Ratten getötet und die Samenblasen (oder die Prostatadrüse) entnommen. Flüssigkeiten und anhängende fremde Gewebe werden entfernt und die Samenblasen (oder die Prostatadrüse) sofort gewogen. Die Resultate werden nach den üblichen statistischen Methoden auf Grund der Masse der Samenblasen (oder der Prostatadrüse) berechnet. Eine genauere Wertbestimmung kann durch Einführen einer geeigneten Korrektur der Masse des in Frage kommenden Organs in bezug auf die Körpermasse des betreffenden Tieres erfolgen; eine Co-Varianzanalyse kann durchgeführt werden.

Die ermittelte follikelstimulierende und luteinisierende Aktivität muß jeweils mindestens 80 und darf höchstens 125 Prozent der angegebenen Aktivität betragen.

Die Vertrauensgrenzen für die ermittelte Aktivität (P = 0,95) müssen mindestens 64 und dürfen höchstens 156 Prozent der angegebenen Aktivität betragen.

Menotropin zur parenteralen Anwendung muß zusätzlich folgenden Anforderungen entsprechen.

Sterilität (V.2.1.1): Muß der „Prüfung auf Sterilität" entsprechen.

Pyrogene (V.2.1.4): Je Kilogramm Körpermasse eines Kaninchens wird eine mindestens 5 I.E. follikelstimulierendem Hormon entsprechende Menge Substanz verwendet. Die Substanz wird in höchstens 1 ml steriler und pyrogenfreier 0,9prozentiger Lösung (*m*/V) von Natriumchlorid gelöst.

Anomale Toxizität (V.2.1.5): Je Maus wird eine 50 I.E. follikelstimulierendem Hormon entsprechende Menge, gelöst in 0,5 ml einer sterilen und pyrogenfreien 0,9prozentigen Lösung (*m*/V) von Natriumchlorid, injiziert. Die Dauer der Injektion darf 60 s nicht überschreiten.

Lagerung

Dicht verschlossen, mit Sicherheitsverschluß, vor Licht geschützt.

Dauer der Verwendbarkeit: 3 Jahre.

Vorsichtig zu lagern!

Menthol

Mentholum

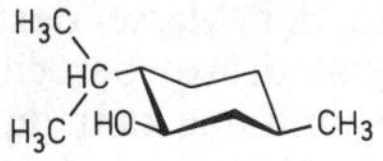

$C_{10}H_{20}O$ M_r 156,3

Menthol enthält mindestens 97,5 und höchstens 100,5 Prozent (1*R*,3*R*,4*S*)-3-*p*-Menthanol, mit der im Exsikkator getrockneten Substanz bestimmt.

Eigenschaften

Weißes, kristallines Pulver, farblose, trockene, spröde Kristalle oder eine kristallin erstarrte Schmelze, von pfefferminzartigem, erfrischendem Geruch; schwer löslich in Wasser, sehr leicht löslich in Chloroform, Ethanol und Ether, leicht löslich in flüssigen Paraffinen und fetten Ölen.

Prüfung auf Identität

A. Schmelztemperatur (V.6.11.1): 41 bis 44 °C.

B. Die Lösung von 0,20 g Substanz in 0,5 ml wasserfreiem Pyridin *R* wird mit einer warmen Lösung von 0,50 g 3,5-Dinitrobenzoylchlorid *RN* in 3,0 ml wasserfreiem Pyridin *R* versetzt und auf dem Wasserbad 10 min lang erhitzt. Anschließend werden unter Umschwenken 7,0 ml Wasser zugesetzt. Die Mischung wird 30 min lang auf 0 °C abgekühlt. Der Niederschlag wird abgesaugt, 2mal mit Eiswasser gewaschen und aus 10 ml Aceton *R* umkristallisiert. Die mit wenig eiskaltem Aceton *R* gewaschenen Kristalle werden 30 min lang im Vakuum unterhalb 2,5 kPa bei 75 °C getrocknet. Die Kristalle schmelzen zwischen 154 und 157 °C (V.6.11.1).

C. Der Fleck im Chromatogramm der Untersuchungslösung b unter Prüfung auf „Verwandte Substanzen" (siehe „Prüfung auf Reinheit") entspricht in bezug auf Lage, Farbe und Größe dem mit der Referenzlösung a erhaltenen Fleck.

Prüfung auf Reinheit

Prüflösung: Als Prüflösung wird die unter „Spezifische Drehung" angegebene Lösung verwendet.

Aussehen der Lösung: Die Prüflösung muß klar (V.6.1) und farblos (V.6.2, Methode II) sein.

Spezifische Drehung (V.6.6): 2,500 g Substanz werden in Ethanol 90 % *RN* zu 25,0 ml gelöst. Die spezifische Drehung muß zwischen −47 und −51° liegen.

Sauer oder alkalisch reagierende Substanzen: 10 ml Prüflösung müssen nach Zusatz von 0,1 ml Phenolphthalein-Lösung *R* 1 farblos bleiben und sich nach Zusatz von 0,25 ml 0,02 N-Natriumhydroxid-Lösung rot färben.

Verwandte Substanzen: Die Prüfung erfolgt mit Hilfe der Dünnschichtchromatographie (V.6.20.2) unter Verwendung einer Schicht von Kieselgel G *R*.

Untersuchungslösung a: Die Prüflösung dient als Untersuchungslösung a.

Untersuchungslösung b: 1,0 ml Untersuchungslösung a wird mit Ethanol 96 % *R* zu 10 ml verdünnt.

Referenzlösung a: 10 mg Menthol *R* werden in Ethanol 96 % *R* zu 1,0 ml gelöst.

Referenzlösung b: 0,5 ml Untersuchungslösung a werden mit Ethanol 96 % *R* zu 100 ml verdünnt.

Auf die Platte werden getrennt 5 µl jeder Lösung aufgetragen. Die Chromatographie er-

folgt mit einer Mischung von 5 Volumteilen Ethylacetat *R* und 95 Volumteilen Toluol *R* über eine Laufstrecke von 10 cm. Die Platte wird unter einem Luftstrom getrocknet, mit einer 1prozentigen Lösung (*m*/V) von Vanillin *R* in Schwefelsäure 96 % *R* besprüht und bis zum Erscheinen violettblauer Flecke auf 110 °C erhitzt. Im Chromatogramm der Untersuchungslösung a auftretende Nebenflecke dürfen nicht größer oder stärker gefärbt sein als der mit der Referenzlösung b erhaltene Fleck.

Reduzierende Substanzen, Pfefferminzöl: Werden 3 ml Prüflösung mit 0,5 ml 0,01 N-Kaliumpermanganat-Lösung versetzt, muß die Mischung bei ruhigem Stehenlassen nach 5 min noch rot gefärbt sein.

Phenole: 5 ml Prüflösung müssen nach Zusatz von 0,5 ml Eisen(III)-chlorid-Lösung *R* 2 die gleiche Färbung zeigen wie eine Referenzlösung aus 0,5 ml Eisen(III)-chlorid-Lösung *R* 2 und 5 ml Ethanol 90 % *RN*.

Nichtflüchtige Bestandteile: Höchstens 0,1 Prozent. 1,0 g Substanz wird auf dem Wasserbad sublimiert. Der bei 100 bis 105 °C getrocknete Rückstand darf höchstens 1 mg betragen.

Gehaltsbestimmung

Zur Gehaltsbestimmung wird wie unter „Hydroxylzahl" (V.3.4.3, Methode A) beschrieben verfahren. Für 0,500 g der im Exsikkator getrockneten Substanz werden 5,00 g Acetylierungsgemisch *R* 1 verwendet.

$$\text{Prozent } C_{10}H_{20}O = \frac{(n_2 - n_1) \cdot 7{,}816}{m}$$

n_1 = Verbrauch an ml 0,5 N-ethanolischer Kaliumhydroxid-Lösung im Hauptversuch

n_2 = Verbrauch an ml 0,5 N-ethanolischer Kaliumhydroxid-Lösung im Blindversuch

m = Einwaage der Substanz in g.

Wenn die Mengen an Acetylierungsgemisch *R* 1 im Haupt- und im Blindversuch um mehr als 5 mg voneinander abweichen, wird in der Formel n_2 durch

$$n_2 \cdot \frac{b}{a} \text{ ersetzt, wobei}$$

b = Einwaage des Acetylierungsgemisches in g im Hauptversuch

a = Einwaage des Acetylierungsgemisches in g im Blindversuch

entsprechen.

Racemisches Menthol

Mentholum racemicum

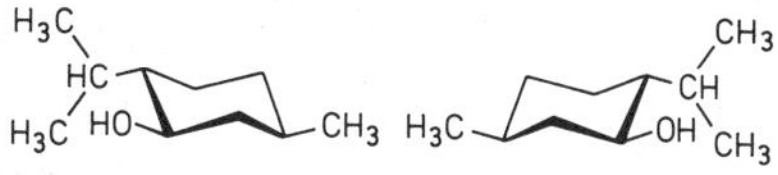

$C_{10}H_{20}O$ M_r 156,3

Racemisches Menthol besteht aus (1*R*,3*R*,4*S* und 1*S*,3*S*,4*R*)-3-*p*-Menthanol.

Eigenschaften

Weißes, kristallines Pulver, farblose, trockene, spröde Kristalle oder eine kristallin erstarrte Schmelze von pfefferminzartigem, erfrischendem Geruch; schwer löslich in Wasser, sehr leicht löslich in Chloroform, Ethanol und Ether, leicht löslich in flüssigen Paraffinen und fetten Ölen.

Prüfung auf Identität

A. Schmelztemperatur (V.6.11.1): 33 bis 37 °C.

B. Die Lösung von 0,20 g Substanz in 0,5 ml wasserfreiem Pyridin *R* wird mit einer warmen Lösung von 0,50 g 3,5-Dinitrobenzoylchlorid *RN* in 3,0 ml wasserfreiem Pyridin *R* versetzt und auf dem Wasserbad 10 min lang erhitzt. Anschließend werden unter Umschwenken 7,0 ml Wasser zugesetzt. Die Mischung wird 30 min lang auf 0 °C abgekühlt. Der Niederschlag wird abgesaugt, 2mal mit Eiswasser gewaschen und aus 10 ml Aceton *R* umkristallisiert. Die mit wenig eiskaltem Aceton *R* gewaschenen Kristalle werden 30 min lang im Vakuum unterhalb 2,5 kPa bei 75 °C getrocknet. Die Kristalle schmelzen zwischen 129 und 132 °C (V.6.11.1).

Prüfung auf Reinheit

Prüflösung: Als Prüflösung wird die unter „Spezifische Drehung" angegebene Lösung verwendet.

Aussehen der Lösung: Die Prüflösung muß klar (V.6.1) und farblos (V.6.2, Methode II) sein.

Spezifische Drehung (V.6.6): 2,500 g Substanz werden in Ethanol 90 % *RN* zu 25,0 ml gelöst. Die spezifische Drehung muß zwischen −2 und +2° liegen.

Sauer oder alkalisch reagierende Substanzen: 10 ml Prüflösung müssen nach Zusatz von 0,1 ml Phenolphthalein-Lösung *R* 1 farblos bleiben und sich nach Zusatz von 0,25 ml 0,02 N-Natriumhydroxid-Lösung rot färben.

Hydroxylzahl (V.3.4.3, Methode A): 350 bis 360, mit 0,500 g Substanz und 5,0 ml Acetylierungsgemisch *R* 1 bestimmt.

Isomere Menthole: 10 g der 24 h lang im Exsikkator im Vakuum unterhalb 2,5 kPa getrockneten Substanz werden in dem unter „Erstarrungstemperatur" (V.6.12) angegebenen Gerät bei etwa 40 °C geschmolzen. Die Schmelze wird im Wasserbad von 23 bis 25 °C unter ständigem Rühren abgekühlt. Die erste Erstarrungstemperatur muß zwischen 27,0 und 28,0 °C liegen. Nach weiterem Rühren der größtenteils erstarrten Masse muß die zweite Erstarrungstemperatur zwischen 30,5 und 32,0 °C liegen.

Reduzierende Substanzen, Pfefferminzöl: Werden 3 ml Prüflösung mit 0,5 ml 0,01 N-Kaliumpermanganat-Lösung versetzt, muß die Mischung bei ruhigem Stehenlassen nach 5 min noch rot gefärbt sein.

Phenole: 5 ml Prüflösung müssen nach Zusatz von 0,5 ml Eisen(III)-chlorid-Lösung *R* 2 die gleiche Färbung zeigen wie eine Referenzlösung aus 0,5 ml Eisen(III)-chlorid-Lösung *R* 2 und 5 ml Ethanol 90 % *RN*.

Nichtflüchtige Bestandteile: Höchstens 0,1 Prozent. 1,0 g Substanz wird auf dem Wasserbad sublimiert. Der bei 100 bis 105 °C getrocknete Rückstand darf höchstens 1 mg betragen.

Meprobamat

Meprobamatum

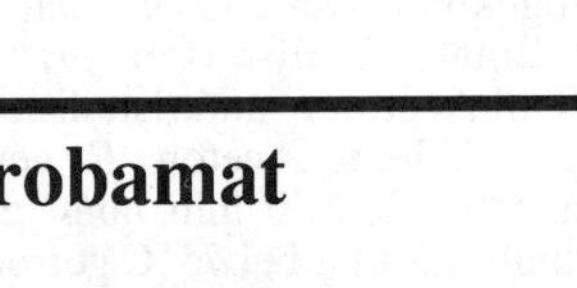

$C_9H_{18}N_2O_4$ M_r 218,3

Meprobamat enthält mindestens 97,0 und höchstens 100,5 Prozent 2-Methyl-2-propyl-1,3-propandiyldicarbamat, berechnet auf die getrocknete Substanz.

Eigenschaften

Amorphes oder kristallines, weißes bis fast weißes Pulver; schwer löslich in Wasser und Ether, leicht löslich in Ethanol.

Prüfung auf Identität

Die Prüfung B kann entfallen, wenn die Prüfungen A, C und D durchgeführt werden. Die Prüfungen C und D können entfallen, wenn die Prüfungen A und B durchgeführt werden.

A. Schmelztemperatur (V.6.11.1): 104 bis 108 °C.

B. Das IR-Absorptionsspektrum (V.6.18) der Substanz zeigt im Vergleich mit dem von Meprobamat *CRS* Maxima bei denselben Wellenlängen mit den gleichen relativen Intensitäten.

C. 0,5 g Substanz werden mit 1 ml Acetanhydrid *R* und 0,05 ml Schwefelsäure 96 % *R* versetzt. Nach dem Mischen wird 30 min lang unter häufigem Umschütteln stehengelassen. Die Lösung wird tropfenweise in 50 ml Wasser gegossen, gemischt und stehengelassen. Die Kristallisation wird durch Reiben mit einem Glasstab an der Wand des Gefäßes eingeleitet. Der Niederschlag wird abfiltriert, gewaschen und bei 60 °C getrocknet. Die Schmelztemperatur (V.6.11.1) des Niederschlages beträgt 124 bis 128 °C.

D. 0,2 g Substanz werden in 15 ml 0,5 N-ethanolischer Kaliumhydroxid-Lösung gelöst und 15 min lang unter Rückfluß erhitzt. Nach Zusatz von 0,5 ml Essigsäure 98 % *R* und 1 ml einer 5prozentigen Lösung (*m*/V) von Cobalt(II)-nitrat *R* in wasserfreiem Ethanol *R* entsteht eine intensive Blaufärbung.

Prüfung auf Reinheit

Aussehen der Lösung: 1,0 g Substanz wird in 20 ml wasserfreiem Ethanol *R* gelöst. Die Lösung muß klar (V.6.1) und farblos sein (V.6.2, Methode II).

Verwandte Substanzen: Die Prüfung erfolgt mit Hilfe der Dünnschichtchromatographie

(V.6.20.2) unter Verwendung einer Schicht von Kieselgel G *R*.

Untersuchungslösung: 0,2 g Substanz werden in Ethanol 96 % *R* zu 10 ml gelöst.

Referenzlösung: 0,1 ml Untersuchungslösung werden mit Ethanol 96 % *R* zu 10 ml verdünnt.

Auf die Platte werden getrennt 5 µl jeder Lösung aufgetragen. Die Chromatographie erfolgt mit einer Mischung von 10 Volumteilen Pyridin *R*, 30 Volumteilen Aceton *R* und 70 Volumteilen Hexan *R* über eine Laufstrecke von 15 cm. Die Platte wird 30 min lang bei 120 °C getrocknet. Nach dem Abkühlen wird die Platte mit einer Lösung von 0,25 g Vanillin *R* in einer abgekühlten Mischung von 10 ml Ethanol 96 % *R* und 40 ml Schwefelsäure 96 % *R* besprüht und 30 min lang bei 100 bis 105 °C erhitzt. Kein im Chromatogramm der Untersuchungslösung auftretender Nebenfleck darf größer oder stärker gefärbt sein als der Fleck im Chromatogramm der Referenzlösung.

Schwermetalle (V.3.2.8): 2,0 g Substanz werden in einer Mischung von 15 Volumteilen Wasser und 85 Volumteilen Aceton *R* zu 20 ml gelöst. 12 ml dieser Lösung müssen der Grenzprüfung B auf Schwermetalle entsprechen (10 ppm). Zur Herstellung der Referenzlösung wird die Blei-Lösung (1 ppm Pb) verwendet, die durch Verdünnen der Blei-Lösung (100 ppm Pb) *R* mit der Mischung von Wasser und Aceton *R* erhalten wird.

Trocknungsverlust (V.6.22): Höchstens 0,5 Prozent, mit 1,000 g Substanz durch Trocknen im Vakuum bei 60 °C bestimmt.

Sulfatasche (V.3.2.14): Höchstens 0,1 Prozent, mit 1,0 g Substanz bestimmt.

Gehaltsbestimmung

0,300 g Substanz werden in 15 ml einer Mischung von 25 Volumteilen Schwefelsäure 96 % *R* und 75 Volumteilen Wasser gelöst und 3 h lang unter Rückfluß erhitzt. Nach dem Abkühlen wird eine Mischung von 30 ml Natriumhydroxid-Lösung 40 % *R* und 30 ml Wasser zugesetzt. Anschließend wird so lange in eine Vorlage von 40 ml einer 4prozentigen Lösung (*m*/V) von Borsäure *R* destilliert, bis das Gesamtvolumen etwa 110 ml beträgt. Nach Zusatz von 0,25 ml Methylrot-Mischindikator-Lösung *R* wird mit 0,1 N-Salzsäure titriert. Ein Blindversuch wird durchgeführt.

1 ml 0,1 N-Salzsäure entspricht 10,91 mg $C_9H_{18}N_2O_4$.

Vorsichtig zu lagern!

Mepyraminhydrogenmaleat

Mepyramini maleas

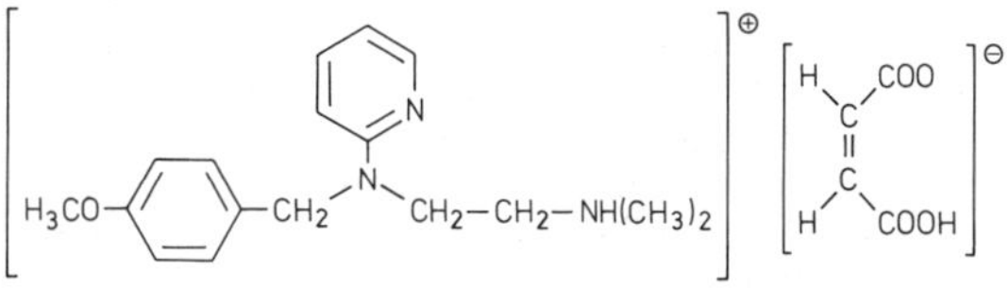

$C_{21}H_{27}N_3O_5$ M_r 401,5

Mepyraminhydrogenmaleat enthält mindestens 99,0 und höchstens 101,0 Prozent *N*-(4-Methoxybenzyl)-*N'*,*N'*-dimethyl-*N*-(2-pyridyl)ethylendiamin-hydrogenmaleat, berechnet auf die getrocknete Substanz.

Eigenschaften

Weißes bis schwach gelbliches, kristallines Pulver, geruchlos oder fast geruchlos; sehr leicht löslich in Wasser, leicht löslich in Chloroform und Ethanol, sehr schwer löslich in Ether.

Prüfung auf Identität

Die Prüfung B kann entfallen, wenn die Prüfungen A, C, D und E durchgeführt werden. Die Prüfungen C, D und E können entfallen, wenn die Prüfungen A und B durchgeführt werden.

A. Schmelztemperatur (V.6.11.1): 99 bis 103 °C.

B. Das IR-Absorptionsspektrum (V.6.18) der Substanz zeigt im Vergleich mit dem von Mepyraminhydrogenmaleat *CRS* Maxima bei denselben Wellenlängen mit den gleichen relativen Intensitäten. Die Prüfung erfolgt mit einer 5prozentigen Lösung (*m*/V) der Substanz in Dichlormethan *R* in einer Schichtdicke von 0,1 mm.

C. 0,100 g Substanz werden in 0,01 N-Salzsäure zu 100,0 ml gelöst. 1,0 ml dieser Lösung wird mit 0,01 N-Salzsäure zu 100,0 ml verdünnt. Zwischen 220 und 350 nm gemessen, zeigt die Lösung Absorptionsmaxima bei 239 und 316 nm. Die spezifischen Absorptionen (V.6.19) bei diesen Maxima liegen zwischen 431 und 477 bzw. 196 und 220.

D. Die bei der Prüfung auf „Verwandte Substanzen" (siehe „Prüfung auf Reinheit") erhaltenen Chromatogramme werden ausgewertet. Der Hauptfleck im Chromatogramm der Untersuchungslösung b entspricht in bezug auf Lage und Größe dem Hauptfleck im Chromatogramm der Referenzlösung b.

E. 0,1 g Substanz werden mit 3 ml Wasser und 1 ml Natriumhydroxid-Lösung 40 % *R* angerieben. Dreimal wird mit je 5 ml Ether *R* ausgeschüttelt. 0,1 ml der wäßrigen Phase werden mit einer Lösung von 10 mg Resorcin *R* in 3 ml Schwefelsäure 96 % *R* versetzt. Nach 15 min langem Erhitzen auf dem Wasserbad entwickelt sich keine Färbung. Der Rest der wäßrigen Phase wird mit 1 ml Bromwasser *R* versetzt und ebenfalls 15 min lang auf dem Wasserbad erhitzt. Anschließend wird zum Sieden erhitzt und abgekühlt. 0,2 ml dieser Lösung werden mit einer Lösung von 10 mg Resorcin *R* in 3 ml Schwefelsäure 96 % *R* versetzt. Nach 15 min langem Erhitzen auf dem Wasserbad entwickelt sich eine Rosaviolettfärbung.

Prüfung auf Reinheit

Prüflösung: 5,0 g Substanz werden in kohlendioxidfreiem Wasser *R* zu 25 ml gelöst.

Aussehen der Lösung: 5 ml Prüflösung werden mit kohlendioxidfreiem Wasser *R* zu 25 ml verdünnt. Die Lösung muß klar (V.6.1) und darf nicht stärker gefärbt sein als die Farbvergleichslösung G_6 (V.6.2, Methode II).

***p*H-Wert** (V.6.3.1): 1 ml Prüflösung wird mit kohlendioxidfreiem Wasser *R* zu 10 ml verdünnt. Der *p*H-Wert dieser Lösung muß zwischen 4,9 und 5,2 liegen.

Verwandte Substanzen: Die Prüfung erfolgt mit Hilfe der Dünnschichtchromatographie (V.6.20.2) unter Verwendung einer Schicht von Kieselgel GF_{254} *R*.

Untersuchungslösung a: 0,4 g Substanz werden in Chloroform *R* zu 10 ml gelöst. Die Lösung ist unmittelbar vor Verwendung herzustellen.

Untersuchungslösung b: 1 ml Untersuchungslösung a wird mit Chloroform *R* zu 10 ml verdünnt.

Referenzlösung a: 0,4 g Mepyraminhydrogenmaleat *CRS* werden in Chloroform *R* zu 10 ml gelöst. Die Lösung ist unmittelbar vor Verwendung herzustellen.

Referenzlösung b: 1 ml Referenzlösung a wird mit Chloroform *R* zu 10 ml verdünnt.

Referenzlösung c: 0,1 ml Referenzlösung a werden mit Chloroform *R* zu 50 ml verdünnt.

Referenzlösung d: 2 ml Referenzlösung c werden mit 2 ml Chloroform *R* versetzt.

Auf die Platte werden getrennt 5 µl jeder Lösung aufgetragen. Die Chromatographie erfolgt mit einer Mischung von 2 Volumteilen Diethylamin *R* und 100 Volumteilen Ethylacetat *R* über eine Laufstrecke von 15 cm. Die Platte wird an der Luft getrocknet und im ultravioletten Licht bei 254 nm ausgewertet. Keine im Chromatogramm der Untersuchungslösung a erscheinenden Flecke außer dem Hauptfleck dürfen eine stärkere Fluoreszenzabschwächung zeigen als der mit Referenzlösung c erhaltene Fleck. Die Prüfung darf nur ausgewertet werden, wenn die Hauptflecke der Chromatogramme der Untersuchungslösung a und der Referenzlösung a einen Rf-Wert von mindestens 0,2 haben und wenn der im Chromatogramm der Referenzlösung d erscheinende Fleck deutlich sichtbar ist. Ein auf dem Startpunkt bleibender Fleck (Maleinsäure) ist nicht zu beachten.

Chlorid (V.3.2.4): 2,5 ml Prüflösung, mit Wasser zu 15 ml verdünnt, müssen der Grenzprüfung auf Chlorid entsprechen (100 ppm).

Schwermetalle (V.3.2.8): 1,0 g Substanz muß der Grenzprüfung D auf Schwermetalle entsprechen (20 ppm). Zur Herstellung der Referenzlösung werden 2 ml Blei-Lösung (10 ppm Pb) *R* verwendet.

Trocknungsverlust (V.6.22): Höchstens 0,25 Prozent, mit 1,000 g Substanz durch Trocknen im Trockenschrank bei 80 °C bestimmt.

Sulfatasche (V.3.2.14): Höchstens 0,1 Prozent, mit dem Rückstand unter „Trocknungsverlust" bestimmt.

Gehaltsbestimmung

0,150 g Substanz, in 40 ml wasserfreier Essigsäure *R* gelöst, werden nach „Titration in wasserfreiem Medium" (V.3.5.5) mit 0,1 N-Perchlorsäure titriert. Der Endpunkt wird mit Hilfe der „Potentiometrie“ (V.6.14) bestimmt.

1 ml 0,1 N-Perchlorsäure entspricht 20,07 mg $C_{21}H_{27}N_3O_5$.

Lagerung

Dicht verschlossen, vor Licht geschützt.

Vorsichtig zu lagern!

Mercaptopurin

Mercaptopurinum

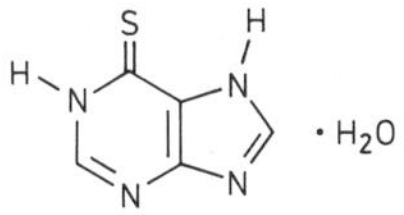

$C_5H_4N_4S \cdot H_2O$ M_r 170,2

Mercaptopurin enthält mindestens 98,5 und höchstens 101,0 Prozent 6(1*H*)-Purinthion, berechnet auf die wasserfreie Substanz.

Eigenschaften

Gelbes, kristallines Pulver, geruchlos; praktisch unlöslich in Wasser und Ether, schwer löslich in Ethanol, löslich in Alkalihydroxid-Lösungen.

Prüfung auf Identität

A. 20 mg Substanz werden in 5 ml Dimethylsulfoxid *R* gelöst. Die Lösung wird mit 0,1 N-Salzsäure zu 100 ml verdünnt. 5 ml dieser Lösung werden mit 0,1 N-Salzsäure zu 200 ml verdünnt. Die Lösung, zwischen 230 und 350 nm gemessen (V.6.19), zeigt nur ein Absorptionsmaximum bei 325 nm.

B. Werden etwa 20 mg Substanz in 20 ml auf 60 °C erwärmtem Ethanol 96 % *R* gelöst und mit 1 ml einer gesättigten Lösung von Quecksilber(II)-acetat *R* in Ethanol 96 % *R* versetzt, so entsteht ein weißer Niederschlag.

C. Werden etwa 20 mg Substanz in 20 ml auf 60 °C erwärmtem Ethanol 96 % *R* gelöst und mit 1 ml einer 1prozentigen Lösung (*m*/V) von Blei(II)-acetat *R* in Ethanol 96 % *R* versetzt, so entsteht ein gelber Niederschlag.

Prüfung auf Reinheit

Hypoxanthin: Die Prüfung erfolgt mit Hilfe der Dünnschichtchromatographie (V.6.20.2), unter Verwendung einer Schicht von Kieselgel GF_{254} *R*.

Untersuchungslösung: 50 mg Substanz werden in 1 ml Dimethylsulfoxid *R* gelöst und mit Methanol *R* zu 10 ml verdünnt.

Referenzlösung: 10 mg Hypoxanthin *R* werden in 10 ml Dimethylsulfoxid *R* gelöst und mit Methanol *R* zu 100 ml verdünnt.

Auf die Platte werden getrennt 5 µl jeder Lösung aufgetragen. Die Chromatographie erfolgt mit einer Mischung von 3 Volumteilen Ammoniak-Lösung 26 % *R*, 7 Volumteilen Wasser und 90 Volumteilen Aceton *R* über eine Laufstrecke von 10 cm. Die Platte wird an der Luft getrocknet und im ultravioletten Licht bei 254 nm ausgewertet. Der dem Hypoxanthin entsprechende Fleck im Chromatogramm der Untersuchungslösung darf nicht größer oder intensiver sein als der mit der Referenzlösung erhaltene Fleck.

Wasser (V.3.5.6): 10,0 bis 12,0 Prozent, mit 0,250 g Substanz nach der Karl-Fischer-Methode bestimmt.

Sulfatasche (V.3.2.14): Höchstens 0,1 Prozent, mit 1,0 g Substanz bestimmt.

Gehaltsbestimmung

0,100 g Substanz, in 50 ml Dimethylformamid *R* gelöst, werden nach „Titration in wasserfreiem Medium“ (V.3.5.5) mit 0,1 N-Tetrabutylammoniumhydroxid-Lösung titriert. Der Endpunkt wird mit Hilfe der „Potentiometrie“ (V.6.14) bestimmt.

1 ml 0,1 N-Tetrabutylammoniumhydroxid-Lösung entspricht 15,22 mg $C_5H_4N_4S$.

Lagerung

Vor Licht geschützt.

Vorsichtig zu lagern!

Mestranol

Mestranolum

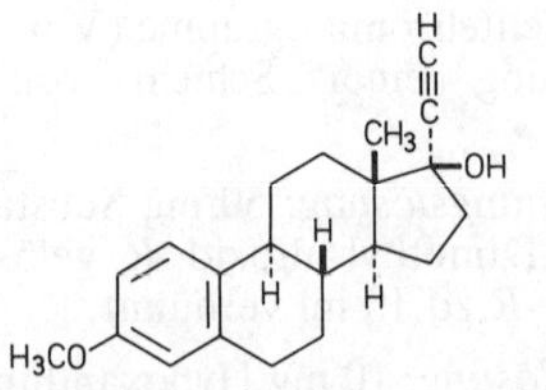

$C_{21}H_{26}O_2$ M_r 310,4

Mestranol enthält mindestens 98,0 und höchstens 102,0 Prozent 3-Methoxy-19-nor-17α-pregna-1,3,5(10)-trien-20-in-17-ol, berechnet auf die getrocknete Substanz.

Eigenschaften

Weißes bis fast weißes, kristallines Pulver; praktisch unlöslich in Wasser, leicht löslich in Chloroform, löslich in Ether, wenig löslich in Ethanol.

Prüfung auf Identität

Die Prüfung B kann entfallen, wenn die Prüfungen A, C und D durchgeführt werden. Die Prüfungen A, C und D können entfallen, wenn die Prüfung B durchgeführt wird.

A. Schmelztemperatur (V.6.11.1): 150 bis 154 °C.

B. Das IR-Absorptionsspektrum (V.6.18) der Substanz zeigt im Vergleich mit dem von Mestranol *CRS* Maxima bei denselben Wellenlängen mit den gleichen relativen Intensitäten.

C. Die bei der Prüfung auf „Verwandte Substanzen" (siehe „Prüfung auf Reinheit") erhaltenen Chromatogramme werden im Tageslicht und im ultravioletten Licht bei 365 nm ausgewertet. Der Hauptfleck im Chromatogramm der Untersuchungslösung b entspricht in bezug auf Lage, Farbe, Fluoreszenz und Größe dem Hauptfleck im Chromatogramm der Referenzlösung a.

D. Werden etwa 5 mg Substanz in 1 ml Schwefelsäure 96 % *R* gelöst, entsteht eine rote Färbung, die im ultravioletten Licht bei 365 nm grünlichgelb fluoresziert. Wird die Lösung in 10 ml Wasser gegeben und gemischt, schlägt die Färbung nach Rosa um. Beim Stehenlassen bildet sich ein rosa bis violetter Niederschlag.

Prüfung auf Reinheit

Spezifische Drehung (V.6.6): 0,100 g Substanz werden in wasserfreiem Pyridin *R* zu 10,0 ml gelöst. Die spezifische Drehung muß zwischen −20 bis −24° liegen, berechnet auf die getrocknete Substanz.

Absorption (V.6.19): 25,0 mg Substanz werden in Ethanol 96 % *R* zu 25,0 ml gelöst. 10,0 ml dieser Lösung werden mit Ethanol 96 % *R* zu 100,0 ml verdünnt. Die Lösung, zwischen 260 und 310 nm gemessen, zeigt Absorptionsmaxima bei 279 und 288 nm und ein Minimum bei 268 nm. Die spezifischen Absorptionen, gemessen in diesen Maxima, müssen zwischen 62 und 68 bzw. 59 und 64 liegen.

Verwandte Substanzen: Die Prüfung erfolgt mit Hilfe der Dünnschichtchromatographie (V.6.20.2) unter Verwendung einer Schicht von Kieselgel G *R*.

Untersuchungslösung a: 0,10 g Substanz werden in Chloroform *R* zu 10 ml gelöst.

Untersuchungslösung b: 1,0 ml Untersuchungslösung a wird mit Chloroform *R* zu 10 ml verdünnt.

Referenzlösung a: 10 mg Mestranol *CRS* werden in Chloroform *R* zu 10 ml gelöst.

Referenzlösung b: 1,0 ml Untersuchungslösung b wird mit Chloroform *R* zu 10 ml verdünnt.

Referenzlösung c: 5 ml Referenzlösung b werden mit Chloroform *R* zu 10 ml verdünnt.

Auf die Platte werden getrennt 5 µl jeder Lösung aufgetragen. Die Chromatographie erfolgt mit einer Mischung von 10 Volumteilen Ethanol 96 % *R* und 90 Volumteilen Toluol *R* über eine Laufstrecke von 15 cm. Die Platte wird an der Luft trocknen gelassen, bis der Geruch nach Lösungsmitteln nicht mehr wahrnehmbar ist. Die Platte wird 10 min lang auf 110 °C erhitzt, sofort mit ethanolischer Schwefelsäure 35 % *R* besprüht und erneut 10 min lang auf 110 °C erhitzt. Die Auswertung erfolgt im Tageslicht und im ultravioletten Licht bei 365 nm. Kein im Chromatogramm der Untersuchungslösung a auftretender Nebenfleck darf größer oder intensiver sein als der Fleck im Chromatogramm der Referenzlösung b, und nur ein Nebenfleck darf größer oder intensiver sein als der Fleck im Chromatogramm der Referenzlösung c.

Trocknungsverlust (V.6.22): Höchstens 1,0 Prozent, mit 0,500 g Substanz durch 3 h langes Trocknen im Trockenschrank bei 100 bis 105 °C bestimmt.

Gehaltsbestimmung

0,200 g Substanz werden in 40 ml Tetrahydrofuran *R* gelöst. Nach Zusatz von 5 ml einer 10prozentigen Lösung (*m*/V) von Silbernitrat *R* wird mit 0,1 N-Natriumhydroxid-Lösung titriert. Der Endpunkt wird mit Hilfe der „Potentiometrie" (V.6.14) bestimmt. Ein Blindversuch wird durchgeführt.

1 ml 0,1 N-Natriumhydroxid-Lösung entspricht 31,04 mg $C_{21}H_{26}O_2$.

Lagerung

Vor Licht geschützt.

Vorsichtig zu lagern!

Metamfetaminhydrochlorid

Methamphetamini hydrochloridum

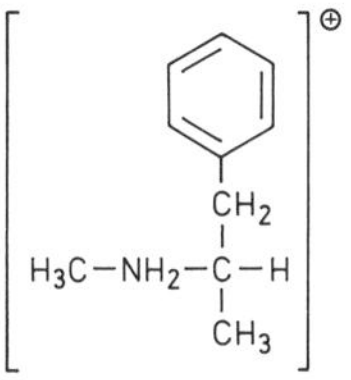

$C_{10}H_{16}ClN$ M_r 185,7

Metamfetaminhydrochlorid enthält mindestens 99,0 und höchstens 101,0 Prozent *(S)-N*, α-Dimethylphenethylamin-hydrochlorid, berechnet auf die getrocknete Substanz.

Eigenschaften

Weißes, bis fast weißes, kristallines Pulver; löslich in etwa 1 Teil Wasser, leicht löslich in Chloroform und Ethanol 90 %.

Prüfung auf Identität

Die Prüfung B kann entfallen, wenn die Prüfungen A, C und D durchgeführt werden. Die Prüfung C kann entfallen, wenn die Prüfungen A, B und D durchgeführt werden.

A. Schmelztemperatur (V.6.11.1): 171 bis 175 °C.

B. Das IR-Absorptionsspektrum (V.6.18) der Substanz zeigt im Vergleich mit dem Spektrum einer dem Arzneibuch entsprechenden Referenzsubstanz bekannter Identität Maxima bei denselben Wellenlängen mit den gleichen relativen Intensitäten.

C. 2 ml Prüflösung (siehe „Prüfung auf Reinheit") geben nach Zusatz von 10 ml Pikrinsäure-Lösung *R* einen gelben, kristallinen Niederschlag. Die mit wenig Wasser ausgewaschenen Kristalle des Pikrats schmelzen nach dem Trocknen bei 100 bis 105 °C zwischen 144 und 146 °C (V.6.11.1).

D. Die Verdünnung von 0,5 ml Prüflösung (siehe „Prüfung auf Reinheit") mit 2 ml Wasser gibt die Identitätsreaktion a auf Chlorid (V.3.1.1).

Prüfung auf Reinheit

Prüflösung: 1,250 g Substanz werden in Wasser zu 25,0 ml gelöst.

Aussehen der Lösung: Die Prüflösung muß klar (V.6.1) und farblos (V.6.2, Methode II) sein.

Sauer oder alkalisch reagierende Substanzen: 5,0 ml Prüflösung dürfen nach Zusatz von 0,1 ml Methylrot-Lösung *R* höchstens 0,1 ml 0,02 N-Salzsäure bis zum Farbumschlag nach Rot verbrauchen. 5,0 ml Prüflösung dürfen nach Zusatz von 0,1 ml Methylrot-Lösung *R* höchstens 0,1 ml 0,02 N-Natriumhydroxid-Lösung bis zum Farbumschlag nach Gelb verbrauchen.

Spezifische Drehung (V.6.6): +16 bis +18°, an der Prüflösung bestimmt und auf die getrocknete Substanz berechnet.

Verwandte Substanzen (Ephedrin): Die Prüfung erfolgt mit Hilfe der Dünnschichtchromatographie (V.6.20.2) unter Verwendung einer Schicht von Kieselgel G *R*.

Untersuchungslösung: 0,10 g Substanz werden in Ethanol 96 % *R* zu 10,0 ml gelöst.

Referenzlösung: 0,10 g Ephedrinhydrochlorid *RN* werden in Ethanol 96 % *R* zu 10,0 ml gelöst. 0,5 ml der Lösung werden mit Ethanol 96 % *R* zu 100,0 ml verdünnt.

Auf die Platte werden getrennt 10 µl jeder Lösung aufgetragen. Die Chromatographie erfolgt mit einer Mischung von 1 Volumteil Ammoniak-Lösung 26 % *R*, 14 Volumteilen Methanol *R* und 80 Volumteilen Chloroform *R* über eine Laufstrecke von 15 cm. Die Platte wird an der Luft getrocknet, mit etwa 10 ml Ninhydrin-Lösung *R* (für eine 200-mm × 200-mm-Platte) besprüht und 15 min lang bei 100 bis 105 °C erhitzt. Im Chromatogramm der Untersuchungslösung darf höchstens ein Nebenfleck auftreten. Er darf nicht größer oder stärker gefärbt sein als der mit der Referenzlösung erhaltene Fleck.

Verhalten gegen Schwefelsäure: 0,10 g Substanz werden in 5 ml Schwefelsäure 96 % *R* gelöst. Nach 5 min darf die Lösung nicht stärker gefärbt sein als die Farbvergleichslösung BG_6 (V.6.2, Methode I).

Trocknungsverlust (V.6.22): Höchstens 0,5 Prozent, mit 1,000 g Substanz durch Trocknen im Trockenschrank bei 100 bis 105 °C bestimmt.

Sulfatasche (V.3.2.14): Höchstens 0,1 Prozent, mit 1,0 g Substanz bestimmt.

Gehaltsbestimmung

0,150 g Substanz, in 20 ml Dimethylformamid *R* gelöst, werden nach „Titration in wasserfreiem Medium“ (V.3.5.5) unter Zusatz von 0,2 ml Thymolphthalein-Lösung *RN* 2 mit 0,1 N-Tetrabutylammoniumhydroxid-Lösung bis zum Farbumschlag nach schwach Blau titriert.

1 ml 0,1 N-Tetrabutylammoniumhydroxid-Lösung entspricht 18,57 mg $C_{10}H_{16}ClN$.

Vorsichtig zu lagern!

Metamizol-Natrium

Metamizolum natricum

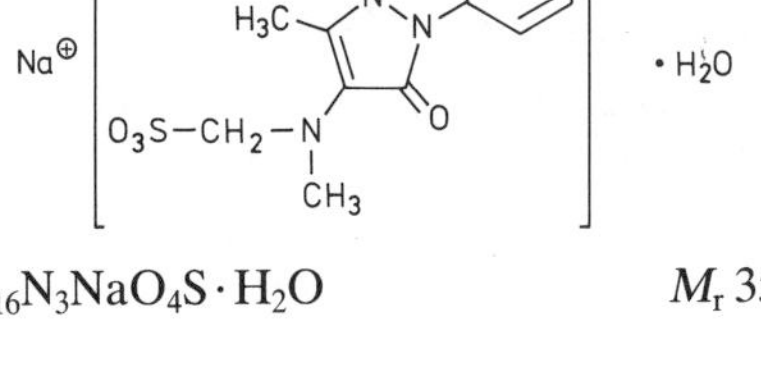

$C_{13}H_{16}N_3NaO_4S \cdot H_2O$ M_r 351,4

Metamizol-Natrium enthält mindestens 98,0 und höchstens 101,0 Prozent [*N*-(2,3-Dihydro-1,5-dimethyl-3-oxo-2-phenyl-4-pyrazolyl)-*N*-methylamino]methansulfonsäure, Natriumsalz, berechnet auf die getrocknete Substanz.

Eigenschaften

Fast weißes, kristallines Pulver; sehr leicht löslich in Wasser, löslich in Ethanol 90 %.

Prüfung auf Identität

A. Die Lösung von 50 mg Substanz in 1 ml Wasserstoffperoxid-Lösung 30 % *R* färbt sich zunächst blau und nach schnellem Verblassen innerhalb weniger Minuten intensiv rot.

B. 2 ml Prüflösung (siehe „Prüfung auf Reinheit“) geben mit 0,6 ml Salpetersäure 12,5 % *R* und 0,1 ml einer Lösung von 0,1 g Natriumnitrit *R* in 100 ml Wasser eine schnell verblassende Blaufärbung. Nach Zusatz von 0,25 ml Silbernitrat-Lösung *R* 1 zu der farblos werdenden Lösung entsteht schnell eine Trübung unter erneuter Blaufärbung, die langsam über Grün nach Gelb umschlägt, während sich allmählich metallisches Silber abscheidet.

C. 0,10 g Substanz werden in einem Reagenzglas mit wenigen Glasperlen in 1,5 ml Wasser gelöst. Nach Zugabe von 1,5 ml Salzsäure 7 % *R* wird die Öffnung des Reagenzglases mit einem Filterpapier bedeckt, welches mit einer Lösung von 20 mg Kaliumiodat *R* in 2 ml Stärke-Lösung *R* getränkt wurde. Bei schwachem Erwärmen färbt sich das Papier durch entweichendes Schwefeldioxid blau. Danach wird 1 min lang vorsichtig weiter erhitzt. Nach Entfernen der Flamme wird über die Öffnung des Reagenzglases am Ende eines Glasstabes ein Tropfen Chromotropsäure-Lösung *RN* gebracht. Der Tropfen färbt sich in höchstens 10 min blauviolett.

D. Die Substanz gibt die Identitätsreaktion a auf Natrium (V.3.1.1).

Prüfung auf Reinheit

Prüflösung: 2,0 g Substanz werden in destilliertem Wasser zu 40 ml gelöst.

Aussehen der Lösung: Die Prüflösung muß klar (V.6.1) und darf unmittelbar nach der Herstellung nicht stärker gefärbt sein als die Farbvergleichslösung BG_6 (V.6.2, Methode I).

Sauer oder alkalisch reagierende Substanzen: 5,0 ml Prüflösung dürfen nach Zusatz von 0,1 ml Phenolphthalein-Lösung *R* 1 ihre Färbung nicht verändern und müssen sich bei nachfolgendem Zusatz von 0,1 ml 0,02 N-Natriumhydroxid-Lösung rosa färben.

Fremde Substanzen: Die Prüfung erfolgt mit Hilfe der Dünnschichtchromatographie (V.6.20.2) unter Verwendung einer Schicht von Kieselgel GF_{254} *R*.

Untersuchungslösung: 0,50 g Substanz werden in Methanol *R* zu 10,0 ml gelöst.

Referenzlösung: 50 mg Substanz werden in Methanol *R* zu 100,0 ml gelöst.

Auf die Platte werden getrennt 5 µl jeder Lösung aufgetragen. Die Chromatographie erfolgt mit einer Mischung von 1 Volumteil Ammoniak-Lösung 10 % *R*, 9 Volumteilen Wasser, 30 Volumteilen 1-Butanol *R*, 40 Volumteilen Aceton *R* und 50 Volumteilen Butylacetat *R* über eine Laufstrecke von 15 cm. Die Platte wird rasch unter einem kalten Luftstrom getrocknet. Die Auswertung erfolgt im ultravioletten Licht bei 254 nm. Im Chromatogramm der Untersuchungslösung auftretende Nebenflecke dürfen nicht größer oder intensiver sein als der mit der Referenzlösung erhaltene Hauptfleck.

Sulfat (V.3.2.13): 3,0 ml der frisch hergestellten Prüflösung, mit destilliertem Wasser zu 15 ml verdünnt, müssen der Grenzprüfung auf Sulfat entsprechen (0,1 Prozent).

Schwermetalle (V.3.2.8): 1,0 g Substanz muß der Grenzprüfung C auf Schwermetalle entsprechen (40 ppm). Zur Herstellung der Referenzlösung werden 4,0 ml Blei-Lösung (10 ppm Pb) *R* verwendet.

Trocknungsverlust (V.6.22): 4,9 bis 5,3 Prozent, mit 1,000 g Substanz durch Trocknen im Trockenschrank bei 100 bis 105 °C bestimmt.

Gehaltsbestimmung

0,200 g Substanz werden in 5 ml Wasser gelöst. Nach Zusatz von 5 ml 0,02 N-Salzsäure wird die Lösung sofort tropfenweise mit 0,1 N-Iod-Lösung titriert. Vor jeder weiteren Zugabe ist die entstehende Fällung durch Umschwenken zu lösen. Gegen Ende der Bestimmung wird Stärke-Lösung *R* zugesetzt und bis zur mindestens 2 min lang anhaltenden Blaufärbung titriert. Bei der Titration ist jede höhere Temperatur als 20 °C zu vermeiden.

1 ml 0,1 N-Iod-Lösung entspricht 16,67 mg $C_{13}H_{16}N_3NaO_4S$.

Lagerung

Vor Licht geschützt.

Vorsichtig zu lagern!

Methadonhydrochlorid

Methadoni hydrochloridum

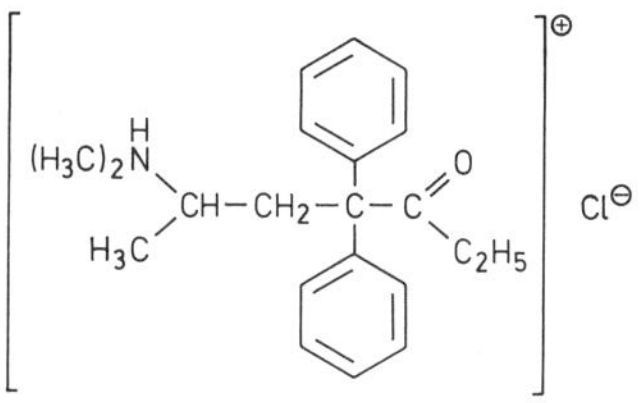

$C_{21}H_{28}ClNO$ M_r 345,9

Methadonhydrochlorid enthält mindestens 99,0 und höchstens 101,0 Prozent *(RS)*-6-Dimethylamino-4,4-diphenyl-3-heptanon-hydrochlorid, berechnet auf die getrocknete Substanz.

Eigenschaften

Weißes, kristallines Pulver; löslich in Wasser, leicht löslich in Ethanol und Chloroform, praktisch unlöslich in Ether.

Prüfung auf Identität

Die Prüfung C kann entfallen, wenn die Prüfungen A, B, D und E durchgeführt werden. Die Prüfungen B und D können entfallen, wenn die Prüfungen A, C und E durchgeführt werden.

A. Der Drehwinkel (V.6.6) der Prüflösung (siehe „Prüfung auf Reinheit") liegt zwischen −0,05 und +0,05°, in einer Schichtdicke von 2 dm gemessen.

B. Schmelztemperatur (V.6.11.1): 233 bis 236 °C.

C. Das IR-Absorptionsspektrum (V.6.18) der Substanz zeigt im Vergleich mit dem Methadonhydrochlorid-Referenzspektrum Maxima bei denselben Wellenlängen mit den gleichen relativen Intensitäten.

D. Werden 2,0 ml Prüflösung mit 1 ml 0,1 N-Salzsäure und 6 ml Ammoniumthiocyanat-Lösung *R* versetzt, entsteht ein weißer Niederschlag, der nach einige Minuten langem Rühren kristallin wird. Der kristalline Niederschlag, bei 100 bis 105 °C getrocknet, schmilzt (V.6.11.1) zwischen 143 und 148 °C.

E. 1 ml Prüflösung wird mit 5 ml Wasser verdünnt und mit 1 ml Ammoniak-Lösung 10 % *R* versetzt. Nach dem Mischen wird 5 min lang stehengelassen und anschließend filtriert. Das Filtrat gibt die Identitätsreaktion a auf Chlorid (V.3.1.1).

Prüfung auf Reinheit

Prüflösung: 2,50 g Substanz werden in kohlendioxidfreiem Wasser *R* zu 50,0 ml gelöst.

Aussehen der Lösung: Die Prüflösung muß klar (V.6.1) und farblos sein (V.6.2, Methode II).

Sauer oder alkalisch reagierende Substanzen: 10 ml Prüflösung werden mit kohlendioxidfreiem Wasser *R* zu 25 ml verdünnt. 10 ml der Lösung müssen nach Zusatz von 0,2 ml Methylrot-Lösung *R* und 0,2 ml 0,01 N-Natriumhydroxid-Lösung gelb gefärbt sein. Nach Zusatz von 0,4 ml 0,01 N-Salzsäure muß die Lösung rot gefärbt sein.

Verwandte Substanzen: Die Prüfung erfolgt mit Hilfe der Dünnschichtchromatographie (V.6.20.2) unter Verwendung einer Schicht von Kieselgel G *R*.

Untersuchungslösung: 0,5 g Substanz werden in Ethanol 96 % *R* zu 10 ml gelöst.

Referenzlösung: 1,0 ml Untersuchungslösung wird mit Ethanol 96 % *R* zu 10 ml verdünnt. 1,0 ml dieser Lösung wird mit Ethanol 96 % *R* zu 100 ml verdünnt.

Auf die Platte werden getrennt 10 µl jeder Lösung aufgetragen. Die Chromatographie erfolgt mit einer Mischung von 10 Volumteilen Wasser, 30 Volumteilen Essigsäure 98 % *R* und 60 Volumteilen Ethanol 96 % *R* über eine Laufstrecke von 15 cm. Die Platte wird an der Luft getrocknet und mit verdünntem Dragendorffs Reagenz *R* besprüht. Kein im Chromatogramm der Untersuchungslösung auftretender Nebenfleck darf größer oder stärker gefärbt sein als der Fleck im Chromatogramm der Referenzlösung.

Trocknungsverlust (V.6.22): Höchstens 0,5 Prozent, mit 1,000 g Substanz durch Trocknen im Trockenschrank bei 100 bis 105 °C bestimmt.

Sulfatasche (V.3.2.14): Höchstens 0,1 Prozent, mit 1,0 g Substanz bestimmt.

Gehaltsbestimmung

0,300 g Substanz werden in 50 ml wasserfreier Essigsäure *R* gelöst. Nach Zusatz von 5 ml Quecksilber(II)-acetat-Lösung *R* wird nach „Titration in wasserfreiem Medium" (V.3.5.5) unter Verwendung von 0,1 ml Kristallviolett-Lösung *R* mit 0,1 N-Perchlorsäure bis zum Farbumschlag von Blauviolett nach Grün titriert.

1 ml 0,1 N-Perchlorsäure entspricht 34,59 mg $C_{21}H_{28}ClNO$.

Lagerung

Vor Licht geschützt.

Vorsichtig zu lagern!

Methanol

Methanolum

CH_3OH

CH_4O M_r 32,04

Methanol enthält mindestens 99,5 Prozent *(m/m)* Methylalkohol.

Eigenschaften

Klare, farblose, leicht entzündbare Flüssigkeit von charakteristischem Geruch; mischbar mit

Wasser, Aceton, Chloroform, Dichlormethan, Ethanol und Ether.

Prüfung auf Identität

A. 5 ml Substanz werden mit 1 ml einer 5prozentigen Lösung (*m*/V) von Natriumtetraborat *R* und 0,1 ml Schwefelsäure 96 % *R* erhitzt. Die entstehenden Dämpfe brennen mit grüngesäumter Flamme.

B. 1,0 ml Substanz und 0,10 g 3,5-Dinitrobenzoylchlorid *RN* werden nach Zusatz von 0,05 ml Wasser und 0,05 ml Schwefelsäure 96 % *R* 30 min lang unter Rückfluß erhitzt. Nach Einengen auf dem Wasserbad wird der Rückstand mit 5 ml Heptan *R* zum Sieden erhitzt. Die Lösung wird heiß filtriert. Die nach Abkühlung im Filtrat gebildeten Kristalle werden mit wenig Heptan *R* gewaschen und im Exsikkator getrocknet. Die weißen Kristalle des 3,5-Dinitrobenzoesäuremethylesters schmelzen zwischen 105 und 110 °C (V.6.11.1).

Prüfung auf Reinheit

Aussehen: Die Substanz muß klar (V.6.1) und farblos (V.6.2, Methode II) sein.

Sauer reagierende Substanzen: Eine Mischung von 15 ml Substanz und 15 ml Wasser muß nach Zusatz von 0,1 ml Bromcresolgrün-Lösung *R* und 1,3 ml 0,01 N-Natriumhydroxid-Lösung blau gefärbt sein.

Relative Dichte (V.6.4): 0,791 bis 0,793.

Brechungsindex (V.6.5): 1,328 bis 1,330.

Destillationsbereich (V.6.8): 64 bis 65 °C, die zweite Temperatur wird abgelesen, wenn 40 ml destilliert worden sind.

Reduzierende Substanzen: 10 ml Substanz werden mit 1,0 ml 0,01 N-Kaliumpermanganat-Lösung versetzt und in ein Wasserbad von 20 ± 1 °C gestellt. Die Mischung verfärbt sich langsam von Violett nach Lachsfarben und darf dabei den Farbton einer Mischung von 1,1 ml Stamm-Lösung Gelb, 2,6 ml Stamm-Lösung Rot und 6,3 ml Salzsäure 1 % *RN* frühestens nach 10 min erreichen.

Aceton: Die Mischung von 5,0 ml Neßlers Reagenz *R*, 1,25 ml Substanz und 4,0 ml Wasser darf nicht stärker getrübt sein als eine in gleicher Weise hergestellte Referenzlösung mit 0,001 Prozent *(m/m)* Aceton.

Schwermetalle, Zink (V.3.2.8): Der Rückstand unter „Nichtflüchtige Bestandteile" wird in 1 ml 1 N-Salzsäure aufgenommen und die Lösung mit Wasser zu 100 ml verdünnt. 12 ml dieser Verdünnung müssen der Grenzprüfung A auf Schwermetalle entsprechen (2 ppm). Zur Herstellung der Referenzlösung wird die Blei-Lösung (2 ppm Pb) *R* verwendet.

Die bei der Grenzprüfung auf Schwermetalle erhaltene Lösung darf nicht stärker getrübt sein als folgende Referenzlösung: 1,5 ml Chlorid-Lösung (5 ppm Cl) *R* wird zu 12 ml verdünnt, mit 0,5 ml Salpetersäure 12,5 % *R* und 1 ml 0,1 N-Silbernitrat-Lösung versetzt.

Eisen (V.3.2.9): 10 ml der Verdünnung unter „Schwermetalle, Zink" müssen der Grenzprüfung auf Eisen entsprechen (1 ppm).

Verhalten gegen Schwefelsäure: 5 ml Substanz werden unter Kühlen vorsichtig mit 5 ml Schwefelsäure 96 % *R* versetzt. Innerhalb 1 min darf sich die Lösung nicht verfärben.

Wasser (V.3.5.6): Höchstens 0,1 Prozent (*m*/V), mit 10,0 ml Substanz nach der Karl-Fischer-Methode bestimmt.

Nichtflüchtige Bestandteile: Höchstens 0,001 Prozent *(m/m)*. 100 g Substanz werden eingedampft. Der im Trockenschrank bei 100 bis 105 °C getrocknete Rückstand darf höchstens 1 mg betragen.

Lagerung

Dicht verschlossen.

Vorsichtig zu lagern!

Methaqualon

Methaqualonum

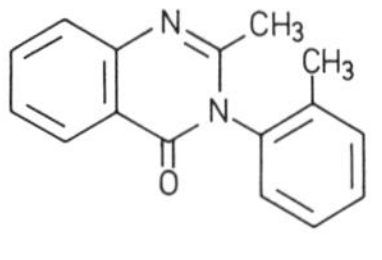

$C_{16}H_{14}N_2O$ M_r 250,3

Methaqualon enthält mindestens 99,0 und höchstens 101,0 Prozent 2-Methyl-3-*o*-tolyl-4(3*H*)-chinazolinon, berechnet auf die getrocknete Substanz.

Eigenschaften

Weißes bis fast weißes, kristallines Pulver, geruchlos; sehr schwer löslich in Wasser, leicht löslich in Chloroform, löslich in Ethanol, wenig löslich in Ether. Die Substanz löst sich in Schwefelsäure 10 % *R*.

Prüfung auf Identität

Die Prüfung C kann entfallen, wenn die Prüfungen A, B und D durchgeführt werden. Die Prüfungen B und D können entfallen, wenn die Prüfungen A und C durchgeführt werden.

A. Schmelztemperatur (V.6.11.1): 114 bis 117 °C.

B. 50,0 mg Substanz werden, falls erforderlich unter Erwärmen, in 0,1 N-Salzsäure zu 100,0 ml gelöst. 1,0 ml dieser Lösung wird mit 0,1 N-Salzsäure zu 100,0 ml verdünnt. Die Lösung, zwischen 220 und 300 nm gemessen, zeigt Absorptionsmaxima (V.6.19) bei 235 und 270 nm. Die spezifischen Absorptionen in den Maxima liegen zwischen 1270 und 1390 bzw. zwischen 315 und 345.

C. Das IR-Absorptionsspektrum (V.6.18) der Substanz zeigt im Vergleich mit dem Methaqualon-Referenzspektrum Maxima bei denselben Wellenlängen mit den gleichen relativen Intensitäten.

D. Etwa 10 mg Substanz werden in 2 ml Ethanol 96 % *R* gelöst. Nach Zusatz von 1 ml Dimethylaminobenzaldehyd-Lösung *R* 1 und 5 min langem Erhitzen im Wasserbad entsteht eine orangerote Färbung.

Prüfung auf Reinheit

Aussehen der Lösung: 1,0 g Substanz wird in Methanol *R* zu 25 ml gelöst. Die Lösung muß klar (V.6.1) und darf nicht stärker gefärbt sein als die Farbvergleichslösung BG_7 (V.6.2, Methode II).

Sauer reagierende Substanzen: 0,6 g Substanz werden 5 min lang mit 30 ml kohlendioxidfreiem Wasser *R* geschüttelt. Anschließend wird filtriert. 10 ml Filtrat werden mit 0,1 ml Phenolphthalein-Lösung *R* versetzt. Bis zum Farbumschlag dürfen höchstens 0,2 ml 0,01 N-Natriumhydroxid-Lösung verbraucht werden.

Anthranilsäure: 1,00 g Substanz wird in einer Mischung von 1 Volumteil Wasser und 3 Volumteilen Ethanol 96 % *R* zu 50,0 ml gelöst (Untersuchungslösung). Die Referenzlösung wird wie folgt hergestellt: 40 mg Anthranilsäure *R* werden in einer Mischung von 1 Volumteil Wasser und 3 Volumteilen Ethanol 96 % *R* zu 100,0 ml gelöst. 10,0 ml dieser Lösung werden mit einer Mischung von 1 Volumteil Wasser und 3 Volumteilen Ethanol 96 % *R* zu 100,0 ml verdünnt. 0,5 ml dieser Lösung werden mit einer Mischung von 1 Volumteil Wasser und 3 Volumteilen Ethanol 96 % *R* zu 50,0 ml verdünnt (Referenzlösung). Die Untersuchungslösung und die Referenzlösung werden mit je 5 ml Salzsäure 7 % *R* versetzt und 5 min lang in Eis-Wasser-Mischung gekühlt. Nach Zusatz von 0,1 ml Natriumnitrit-Lösung *R* wird erneut 5 min lang in einer Eis-Wasser-Mischung gekühlt. Anschließend wird die Lösung mit 1,5 ml einer frisch hergestellten 1,0prozentigen Lösung (*m*/V) von Sulfaminsäure *R* versetzt und bis zum Verschwinden der Färbung geschüttelt. Nach Zusatz von 2,5 ml einer frisch hergestellten 0,2prozentigen Lösung (*m*/V) von Naphthylethylendiamindihydrochlorid *R* wird 2 h 30 min lang stehengelassen. Die Beurteilung der Lösungen erfolgt nach den Angaben von V.6.2, Methode II. Die Untersuchungslösung darf nicht stärker gefärbt sein als die Referenzlösung (20 ppm).

o-Toluidin: 0,50 g Substanz werden in Aceton *R* zu 10,0 ml gelöst (Untersuchungslösung). Die Referenzlösung wird wie folgt hergestellt: 50 mg frisch destilliertes *o*-Toluidin *R* werden in 5 ml Aceton *R* gelöst. Die Lösung wird mit Salzsäure 7 % *R* zu 100,0 ml verdünnt. 10,0 ml dieser Lösung werden mit Salzsäure 7 % *R* zu 100,0 ml verdünnt. 0,1 ml dieser Lösung werden mit Aceton *R* zu 10,0 ml verdünnt (Referenzlösung). Die Untersuchungslösung und die Referenzlösung werden mit je 5 ml Wasser versetzt und 5 min lang in einer Eis-Wasser-Mischung gekühlt. Nach Zusatz von 0,1 ml Natriumnitrit-Lösung *R* wird die Lösung erneut 5 min lang in der Eis-Wasser-Mischung gekühlt und anschließend mit 10 ml einer frisch hergestellten 0,2prozentigen Lösung (*m*/V) von 2-Naphthol *R* in der Natriumhydroxid-Lösung 8,5 % *R* versetzt. Die Beurteilung der Lösungen erfolgt nach den Angaben von V.6.2, Methode II. Die Untersuchungslösung darf nicht stärker gefärbt sein als die Referenzlösung (10 ppm).

Schwermetalle (V.3.2.8): 1,0 g Substanz muß der Grenzprüfung C auf Schwermetalle entsprechen (20 ppm). Zur Herstellung der Referenzlösung werden 2 ml Blei-Lösung (10 ppm Pb) *R* verwendet.

Trocknungsverlust (V.6.22): Höchstens 1,0 Prozent, mit 1,000 g Substanz durch Trocknen im Trockenschrank bei 100 bis 105 °C bestimmt.

Sulfatasche (V.3.2.14): Höchstens 0,1 Prozent, mit 1,0 g Substanz bestimmt.

Gehaltsbestimmung

0,200 g Substanz, in 30 ml wasserfreier Essigsäure *R* gelöst, werden nach „Titration in wasserfreiem Medium" (V.3.5.5) mit 0,1 N-Perchlorsäure titriert. Der Endpunkt wird mit Hilfe der „Potentiometrie" (V.6.14) bestimmt.

1 ml 0,1 N-Perchlorsäure entspricht 25,03 mg $C_{16}H_{14}N_2O$.

Lagerung

Vor Licht geschützt.

Vorsichtig zu lagern!

Methenamin

Methenaminum

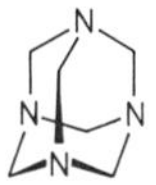

$C_6H_{12}N_4$ M_r 140,2

Methenamin enthält mindestens 99,0 und höchstens 100,5 Prozent 1,3,5,7-Tetraazaadamantan, berechnet auf die getrocknete Substanz.

Eigenschaften

Weißes, kristallines Pulver oder farblose Kristalle; leicht löslich in Chloroform, löslich in Ethanol 90 %, schwer löslich in Ether. Die Substanz verflüchtigt sich bei etwa 260 °C, ohne zu schmelzen.

Prüfung auf Identität

A. 1 ml Prüflösung (siehe „Prüfung auf Reinheit") wird mit 1 ml Schwefelsäure 10 % *R* schnell zum Sieden erhitzt. 1 ml der erkalteten Lösung, mit 4 ml Wasser und 5 ml Acetylaceton-Lösung *R* 1 versetzt, gibt nach 3 min langem Erwärmen auf dem Wasserbad eine intensive Gelbfärbung.

B. 1 ml der erkalteten Lösung von A gibt die Identitätsreaktion auf Ammoniumsalze und Salze flüchtiger Basen (V.3.1.1).

C. 10 mg Substanz werden in 5 ml Wasser gelöst und bis zum Auftreten einer sauren Reaktion (V.6.3.2) mit Salzsäure 7 % *R* versetzt. Nach Zusatz von 1 ml Dragendorffs Reagenz *R* entsteht sofort ein orangefarbener Niederschlag.

Prüfung auf Reinheit

Prüflösung: 2,5 g Substanz werden in destilliertem Wasser zu 50 ml gelöst.

Aussehen der Lösung: Die Prüflösung muß klar (V.6.1) und farblos (V.6.2, Methode II) sein.

Sauer oder alkalisch reagierende Substanzen: 5,0 ml Prüflösung müssen nach Zusatz von 0,1 ml Phenolphthalein-Lösung *R* 1 durch höchstens 0,1 ml 0,1 N-Salzsäure entfärbt werden. 5,0 ml Prüflösung müssen nach Zusatz von 0,1 ml Phenolphthalein-Lösung *R* 1 durch höchstens 0,1 ml 0,1 N-Natriumhydroxid-Lösung rot gefärbt werden.

Chlorid (V.3.2.4): 10 ml Prüflösung, mit Wasser zu 15 ml verdünnt, müssen der Grenzprüfung auf Chlorid entsprechen (100 ppm).

Sulfat (V.3.2.13): 15 ml Prüflösung müssen der Grenzprüfung auf Sulfat entsprechen (200 ppm).

Ammonium (V.3.2.1), **Formaldehyd:** 4,0 ml Prüflösung müssen der Grenzprüfung auf Ammonium entsprechen (50 ppm). Die Probe darf auch nach 5 min nicht getrübt sein.

Schwermetalle (V.3.2.8): 12 ml Prüflösung müssen der Grenzprüfung A auf Schwermetalle entsprechen (40 ppm). Zur Herstellung der Referenzlösung wird die Blei-Lösung (2 ppm Pb) *R* verwendet.

Trocknungsverlust (V.6.22): Höchstens 2,0 Prozent, mit 1,000 g Substanz durch Trocknen im Exsikkator bestimmt.

Sulfatasche (V.3.2.14): Höchstens 0,05 Prozent, mit 2,0 g Substanz bestimmt.

Gehaltsbestimmung

0,100 g Substanz, in 20 ml Chloroform *R* gelöst, werden nach „Titration in wasserfreiem Medium“ (V.3.5.5) unter Zusatz von 0,2 ml Kristallviolett-Lösung *R* mit 0,1 N-Perchlorsäure zügig bis zum Farbumschlag nach Blau titriert.

1 ml 0,1 N-Perchlorsäure entspricht 14,02 mg $C_6H_{12}N_4$.

Racemisches Methionin

Methioninum racemicum

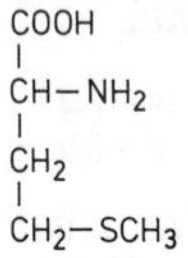

$C_5H_{11}NO_2S$ M_r 149,2

Racemisches Methionin enthält mindestens 99,0 und höchstens 101,0 Prozent *(RS)*-2-Amino-4-(methylthio)buttersäure, berechnet auf die getrocknete Substanz.

Eigenschaften

Fast weißes, kristallines Pulver oder schuppenförmige Blättchen, schwach würziger Geruch; löslich in Wasser von 20 °C, leicht löslich in siedendem Wasser, schwer löslich in Ethanol 90 %, praktisch unlöslich in Ether, unter Salzbildung löslich in verdünnten Alkalihydroxid-Lösungen oder Säuren. Die Substanz schmilzt bei raschem Erhitzen bei etwa 270 °C unter Zersetzung.

Prüfung auf Identität

A. 2 ml Prüflösung (siehe „Prüfung auf Reinheit“) werden mit 0,3 ml einer 0,25prozentigen Lösung (*m*/V) von Ninhydrin *R* versetzt und 5 min lang im Wasserbad auf 60 °C erhitzt. Dabei entsteht eine intensive blauviolette Färbung.

B. Die Lösung von 0,10 g Substanz in 4,5 ml Natriumhydroxid-Lösung 8,5 % *R* wird mit 1 ml einer 2,5prozentigen Lösung (*m*/V) von Natriumpentacyanonitrosylferrat *R* versetzt und 10 min lang auf etwa 40 °C erwärmt. Nach dem Erkalten entsteht auf Zusatz von 2 ml einer Mischung von 9 Volumteilen Salzsäure 36 % *R* und 1 Volumteil Phosphorsäure 85 % *R* eine tiefrote Färbung.

Prüfung auf Reinheit

Prüflösung: 1,5 g Substanz werden unter Erwärmen in destilliertem Wasser zu 60 ml gelöst.

Aussehen der Lösung: Die Prüflösung muß klar (V.6.1) und farblos (V.6.2, Methode II) sein.

Sauer oder alkalisch reagierende Substanzen: 5,0 ml Prüflösung dürfen nach Zusatz von 0,05 ml Methylrot-Lösung *R* höchstens 0,1 ml 0,1 N-Salzsäure bis zum Farbumschlag nach Rot verbrauchen. 5,0 ml Prüflösung dürfen nach Zusatz von 0,05 ml Methylrot-Lösung *R* höchstens 0,1 ml 0,1 N-Natriumhydroxid-Lösung bis zum Farbumschlag nach Gelb verbrauchen.

Verwandte Substanzen: Die Prüfung erfolgt mit Hilfe der Dünnschichtchromatographie (V.6.20.2) unter Verwendung einer Schicht von Kieselgel G *R*.

Untersuchungslösung: 0,10 g Substanz werden in Wasser zu 10 ml gelöst.

Referenzlösung: 0,5 ml Untersuchungslösung werden mit Wasser zu 100 ml verdünnt.

Auf die Platte werden getrennt 1 µl jeder Lösung aufgetragen. Die Chromatographie erfolgt mit einer Mischung von 15 Volumteilen Wasser, 15 Volumteilen Essigsäure 98 % *R* und 70 Volumteilen 1-Butanol *R* über eine Laufstrecke von 10 cm. Die Platte wird an der Luft getrocknet, mit etwa 10 ml Ninhydrin-Lösung *R* (für eine 200-mm × 200-mm-Platte) besprüht und 15 min lang bei 100 bis 105 °C erhitzt. Im Chromatogramm der Untersuchungslösung darf höchstens ein Nebenfleck auftreten. Er darf nicht größer oder stärker gefärbt sein als der mit der Referenzlösung erhaltene Fleck.

Chlorid (V.3.2.4): 10 ml Prüflösung, mit Wasser zu 15 ml verdünnt, müssen der Grenzprüfung auf Chlorid entsprechen (200 ppm).

Sulfat (V.3.2.13): 15 ml Prüflösung müssen der Grenzprüfung auf Sulfat entsprechen (400 ppm).

Schwermetalle (V.3.2.8): 12 ml Prüflösung müssen der Grenzprüfung A auf Schwermetalle entsprechen (40 ppm). Zur Herstellung der Referenzlösung wird die Blei-Lösung (1 ppm Pb) *R* verwendet.

Trocknungsverlust (V.6.22): Höchstens 0,5 Prozent, mit 1,000 g Substanz durch Trocknen im Trockenschrank bei 100 bis 105 °C bestimmt.

Sulfatasche (V.3.2.14): Höchstens 0,2 Prozent, mit 1,0 g Substanz bestimmt.

Gehaltsbestimmung

0,140 g Substanz, in 30 ml wasserfreier Essigsäure *R* unter Erwärmen gelöst, werden nach ,,Titration in wasserfreiem Medium" (V.3.5.5) unter Zusatz von 0,1 ml Kristallviolett-Lösung *R* mit 0,1 N-Perchlorsäure bis zur ersten reinen Grünfärbung titriert.

1 ml 0,1 N-Perchlorsäure entspricht 14,92 mg $C_5H_{11}NO_2S$.

Lagerung

Vor Licht geschützt.

Methylatropinium-bromid

Methylatropini bromidum

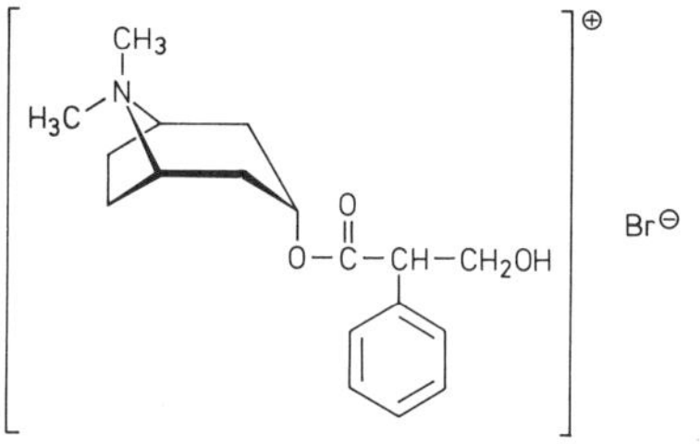

$C_{18}H_{26}BrNO_3$ M_r 384,3

Methylatropiniumbromid enthält mindestens 99,0 und höchstens 101,0 Prozent 8-Methyl-3α-*(RS)*-tropoyloxy-1α*H*,5α*H*-tropanium-bromid, berechnet auf die getrocknete Substanz.

Eigenschaften

Weißes, kristallines Pulver oder farblose Kristalle; leicht löslich in Wasser, wenig löslich in Ethanol, praktisch unlöslich in Ether.

Die Substanz schmilzt bei etwa 219 °C unter Zersetzung.

Prüfung auf Identität

Die Prüfung B kann entfallen, wenn die Prüfungen A, C, D und E durchgeführt werden. Die Prüfungen A, C und D können entfallen, wenn die Prüfungen B und E durchgeführt werden.

A. Die Substanz entspricht der Prüfung ,,Optische Drehung" (siehe ,,Prüfung auf Reinheit").

B. Das IR-Absorptionsspektrum (V.6.18) der Substanz zeigt im Vergleich mit dem von Methylatropiniumbromid *CRS* Maxima bei denselben Wellenlängen mit den gleichen relativen Intensitäten.

C. Werden 5 ml Prüflösung (siehe ,,Prüfung auf Reinheit") mit 2 ml Natriumhydroxid-Lösung 8,5 % *R* versetzt, entsteht kein Niederschlag.

D. Etwa 1 mg Substanz wird mit 0,2 ml rauchender Salpetersäure *R* auf dem Wasserbad zur Trockne eingedampft. Wird der Rückstand in 2 ml Aceton *R* gelöst und die Lösung mit 0,1 ml einer 3prozentigen Lösung (*m*/V) von Kaliumhydroxid *R* in Methanol *R* versetzt, entsteht eine Violettfärbung.

E. Die Substanz gibt die Identitätsreaktion a auf Bromid (V.3.1.1).

Prüfung auf Reinheit

Prüflösung: 1,25 g Substanz werden in kohlendioxidfreiem Wasser *R* zu 25 ml gelöst.

Aussehen der Lösung: Die Prüflösung muß klar (V.6.1) und darf nicht stärker gefärbt sein als die Farbvergleichslösung B_9 (V.6.2, Methode II).

Sauer oder alkalisch reagierende Substanzen: Werden 10 ml Prüflösung mit 0,1 ml Phenolphthalein-Lösung *R* versetzt, muß die Lösung farblos bleiben. Nach Zusatz von 0,5 ml 0,01 N-Natriumhydroxid-Lösung muß die Lösung rot gefärbt sein.

Optische Drehung (V.6.6): 2,50 g Substanz werden in Wasser zu 25,0 ml gelöst. Der Drehwinkel muß zwischen −0,25 und +0,05° liegen, in einer Schichtdicke von 2 dm gemessen.

Verwandte Substanzen: Die Prüfung erfolgt mit Hilfe der Dünnschichtchromatographie (V.6.20.2) unter Verwendung einer Schicht von Kieselgel G *R*.

Untersuchungslösung: 0,2 g Substanz werden in einer Mischung von 1 Volumteil Wasser und 9 Volumteilen Methanol *R* zu 5 ml gelöst.

Referenzlösung: 0,5 ml Untersuchungslösung werden mit einer Mischung von 1 Volumteil Wasser und 9 Volumteilen Methanol *R* zu 100 ml verdünnt.

Auf die Platte werden getrennt 5 µl jeder Lösung aufgetragen. Die Chromatographie erfolgt mit einer Mischung von 10 Volumteilen Methanol *R*, 15 Volumteilen wasserfreier Ameisensäure *R*, 15 Volumteilen Wasser und 60 Volumteilen Ethylacetat *R* über eine Laufstrecke von 15 cm. Die Platte wird bei 100 bis 105 °C getrocknet, bis der Geruch nach Lösungsmittel nicht mehr wahrnehmbar ist, anschließend abkühlen gelassen und so lange mit verdünntem Dragendorffs Reagenz *R* besprüht, bis die Flecke erscheinen. Kein im Chromatogramm der Untersuchungslösung auftretender Nebenfleck darf größer oder stärker gefärbt sein als der Fleck im Chromatogramm der Referenzlösung.

Apomethylatropin: 0,10 g Substanz werden in 0,01 N-Salzsäure zu 100,0 ml gelöst. Die Absorption (V.6.19) der Lösung wird in den Maxima bei 252 und 257 nm gemessen. Das Verhältnis der Absorption bei 257 nm zu der bei 252 nm muß mindestens 1,19 betragen.

Trocknungsverlust (V.6.22): Höchstens 0,5 Prozent, mit 0,500 g Substanz durch Trocknen im Trockenschrank bei 100 bis 105 °C bestimmt.

Sulfatasche (V.3.2.14): Höchstens 0,1 Prozent, mit dem Rückstand unter ,,Trocknungsverlust" bestimmt.

Gehaltsbestimmung

0,300 g Substanz werden, falls erforderlich unter schwachem Erwärmen, in 50 ml wasserfreier Essigsäure *R* gelöst. Nach Zusatz von 5 ml Quecksilber(II)-acetat-Lösung *R* wird nach ,,Titration in wasserfreiem Medium" (V.3.5.5) mit 0,1 N-Perchlorsäure titriert. Der Endpunkt wird mit Hilfe der ,,Potentiometrie" (V.6.14) bestimmt.

1 ml 0,1 N-Perchlorsäure entspricht 38,43 mg $C_{18}H_{26}BrNO_3$.

Lagerung

Vor Licht geschützt.

Sehr vorsichtig zu lagern!

Methylatropinium-nitrat

Methylatropini nitras

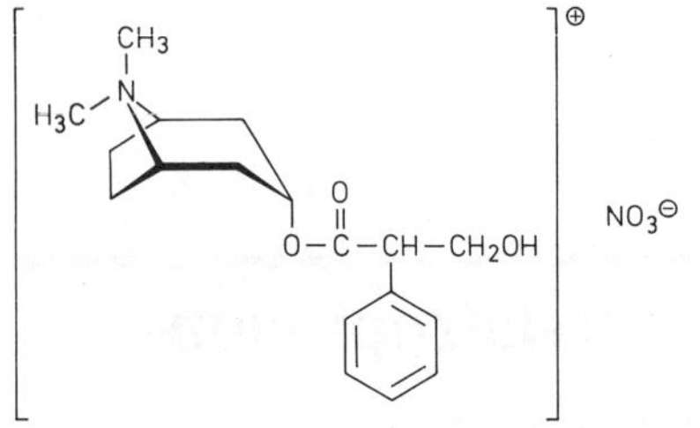

$C_{18}H_{26}N_2O_6$ M_r 366,4

Methylatropiniumnitrat enthält mindestens 99,0 und höchstens 101,0 Prozent 8-Methyl-3α-*(RS)*-tropoyloxy-1α*H*,5α*H*-tropanium-nitrat, berechnet auf die getrocknete Substanz.

Eigenschaften

Weißes, kristallines Pulver oder farblose Kristalle; leicht löslich in Wasser, löslich in Ethanol, praktisch unlöslich in Ether.

Die Substanz schmilzt bei etwa 167 °C.

Prüfung auf Identität

Die Prüfung B kann entfallen, wenn die Prüfungen A, C, D und E durchgeführt werden. Die Prüfungen A, C und D können entfallen, wenn die Prüfungen B und E durchgeführt werden.

A. Die Substanz entspricht der Prüfung ,,Optische Drehung" (siehe ,,Prüfung auf Reinheit").

B. Das IR-Absorptionsspektrum (V.6.18) der Substanz zeigt im Vergleich mit dem von Methylatropiniumnitrat *CRS* Maxima bei denselben Wellenlängen mit den gleichen relativen Intensitäten.

C. Wird eine Mischung von 2,5 ml Prüflösung (siehe ,,Prüfung auf Reinheit") und 2,5 ml Wasser mit 2 ml Natriumhydroxid-Lösung 8,5 % *R* versetzt, entsteht kein Niederschlag.

D. Etwa 1 mg Substanz wird mit 0,2 ml rauchender Salpetersäure *R* auf dem Wasserbad zur Trockne eingedampft. Wird der Rückstand in 2 ml Aceton *R* gelöst und die Lösung mit 0,25 ml einer 3prozentigen Lösung (*m*/V) von Kaliumhydroxid *R* in Methanol *R* versetzt, entsteht eine Violettfärbung.

E. Werden 0,05 ml Diphenylamin-Lösung *R* mit 0,05 ml der 1 zu 10 verdünnten Prüflösung versetzt, entsteht eine intensive Blaufärbung.

Prüfung auf Reinheit

Prüflösung: 1,25 g Substanz werden in kohlendioxidfreiem Wasser *R* zu 25 ml gelöst.

Aussehen der Lösung: Die Prüflösung muß klar (V.6.1) und darf nicht stärker gefärbt sein als die Farbvergleichslösung B_9 (V.6.2, Methode II).

Sauer oder alkalisch reagierende Substanzen: Werden 10 ml Prüflösung mit 0,1 ml Phenolphthalein-Lösung *R* versetzt, muß die Lösung farblos bleiben. Nach Zusatz von 0,5 ml 0,01 N-Natriumhydroxid-Lösung muß die Lösung rot gefärbt sein.

Optische Drehung (V.6.6): 2,50 g Substanz werden in Wasser zu 25,0 ml gelöst. Der Drehwinkel muß zwischen −0,25 und +0,05° liegen, in einer Schichtdicke von 2 dm gemessen.

Verwandte Substanzen: Die Prüfung erfolgt mit Hilfe der Dünnschichtchromatographie (V.6.20.2) unter Verwendung einer Schicht von Kieselgel G *R*.

Untersuchungslösung: 0,2 g Substanz werden in einer Mischung von 1 Volumteil Wasser und 9 Volumteilen Methanol *R* zu 5 ml gelöst.

Referenzlösung: 0,5 ml Untersuchungslösung werden mit einer Mischung von 1 Volumteil Wasser und 9 Volumteilen Methanol *R* zu 100 ml verdünnt.

Auf die Platte werden getrennt 5 µl jeder Lösung aufgetragen. Die Chromatographie erfolgt mit einer Mischung von 10 Volumteilen Methanol *R*, 15 Volumteilen wasserfreier Ameisensäure *R*, 15 Volumteilen Wasser und 60 Volumteilen Ethylacetat *R* über eine Laufstrecke von 15 cm. Die Platte wird bei 100 bis 105 °C getrocknet, bis der Geruch nach Lösungsmittel nicht mehr wahrnehmbar ist, anschließend abkühlen gelassen und so lange mit verdünntem Dragendorffs Reagenz *R* besprüht, bis die Flecke erscheinen. Kein im Chromatogramm der Untersuchungslösung auftretender Nebenfleck darf größer oder stärker gefärbt sein als der Fleck im Chromatogramm der Referenzlösung.

Apomethylatropin: 0,10 g Substanz werden in 0,01 N-Salzsäure zu 100,0 ml gelöst. Die Absorption (V.6.19) der Lösung wird in den Maxima bei 252 und 257 nm gemessen. Das Verhältnis der Absorption bei 257 nm zu der bei 252 nm muß mindestens 1,17 betragen.

Halogene: 15 ml Prüflösung müssen der Grenzprüfung auf Chlorid (V.3.2.4) entsprechen (10 ppm). Zur Herstellung der Referenzlösung werden 1,5 ml Chlorid-Lösung (5 ppm Cl) *R* verwendet.

Silber: 1,0 g Substanz wird in 10 ml Wasser gelöst. Die Lösung wird mit 0,1 ml Natriumsulfid-Lösung *R* versetzt und 2 min lang stehengelassen. Die Lösung darf nicht stärker gefärbt sein als die Farbvergleichslösung B_8 (V.6.2, Methode II) (10 ppm).

Trocknungsverlust (V.6.22): Höchstens 0,5 Prozent, mit 0,500 g Substanz durch Trocknen im Trockenschrank bei 100 bis 105 °C bestimmt.

Sulfatasche (V.3.2.14): Höchstens 0,1 Prozent, mit dem Rückstand unter „Trocknungsverlust" bestimmt.

Gehaltsbestimmung

0,300 g Substanz, in 50 ml wasserfreier Essigsäure *R* gelöst, werden nach „Titration in wasserfreiem Medium" (V.3.5.5) mit 0,1 N-Perchlorsäure titriert. Der Endpunkt wird mit Hilfe der „Potentiometrie" (V.6.14) bestimmt.

1 ml 0,1 N-Perchlorsäure entspricht 36,64 mg $C_{18}H_{26}N_2O_6$.

Lagerung

Vor Licht geschützt.

Sehr vorsichtig zu lagern!

Methylcellulose

Methylcellulosum

Methylcellulose ist eine partiell methylierte Cellulose.

Eigenschaften

Weißes, gelblichweißes oder grauweißes Pulver oder Körner, praktisch geruchlos, in getrocknetem Zustand hygroskopisch; praktisch unlöslich in heißem Wasser, Aceton, wasserfreiem Ethanol, Ether und Toluol. Die Substanz löst sich in kaltem Wasser unter Bildung einer kolloidalen Lösung.

Prüfung auf Identität

A. Werden 10 ml Prüflösung (siehe „Prüfung auf Reinheit“) unter Rühren im Wasserbad erhitzt, bildet sich oberhalb von 50 °C eine Trübung oder ein flockiger Niederschlag. Beim Abkühlen wird die Lösung wieder klar.

B. Werden 10 ml Prüflösung mit 0,3 ml Essigsäure 12 % *R* und 2,5 ml einer 10prozentigen Lösung (*m*/V) von Tannin *R* versetzt, entsteht ein gelblichweißer, flockiger Niederschlag, der sich in Ammoniak-Lösung 10 % *R* löst.

C. 1 g Substanz wird in einem Reagenzglas von etwa 160 mm Länge mit 2 g fein pulverisiertem Mangan(II)-sulfat *R* sorgfältig vermischt. In den oberen Teil des Reagenzglases wird ein Filterpapierstreifen 2 cm tief eingeführt, der mit einer frisch hergestellten und mit 1 N-Salzsäure auf einen *p*H-Wert von etwa 9,8 eingestellten Mischung von 1 Volumteil einer 20prozentigen Lösung (V/V) von Diethanolamin *R* und 11 Volumteilen einer 5prozentigen Lösung (*m*/V) von Natriumpentacyanonitrosylferrat *R* imprägniert ist. Das Reagenzglas wird 8 cm tief in ein Bad mit Siliconöl getaucht, das auf 190 bis 200 °C erhitzt wird. Das Filterpapier darf sich innerhalb 10 min nicht blau färben. Ein Blindversuch wird durchgeführt.

D. 0,2 g Substanz werden ohne zu erhitzen vollständig in 15 ml einer 70prozentigen Lösung *(m/m)* von Schwefelsäure 96 % *R* gelöst. Die Lösung wird unter Rühren in 100 ml Eiswasser gegossen und mit Eiswasser zu 250 ml verdünnt. 1 ml der Lösung wird in einem Reagenzglas unter sorgfältigem Mischen und unter Kühlung in Eiswasser tropfenweise mit 8 ml Schwefelsäure 96 % *R* versetzt. Die Lösung wird genau 3 min lang im Wasserbad erhitzt und anschließend unverzüglich in Eiswasser abgekühlt. Unter Kühlung werden vorsichtig 0,6 ml Ninhydrin-Lösung *R* 2 hinzugefügt und sorgfältig gemischt. Beim Stehenlassen bei 25 °C entsteht sofort eine Rosafärbung, die innerhalb von 100 min nicht nach Violett umschlagen darf.

E. Wird 1 ml Prüflösung auf eine Glasplatte aufgebracht, bildet sich nach dem Verdunsten des Wassers ein dünner Film.

Prüfung auf Reinheit

Prüflösung: Eine 1,0 g getrockneter Substanz entsprechende Menge wird unter Rühren in 50 ml auf 90 °C erwärmtes, kohlendioxidfreies Wasser *R* eingebracht. Nach dem Abkühlen wird mit kohlendioxidfreiem Wasser *R* zu 100 ml verdünnt und bis zur vollständigen Lösung gerührt.

Aussehen der Lösung: Die Prüflösung darf nicht stärker opaleszieren als die Referenzsuspension II (V.6.1) und nicht stärker gefärbt sein als die Farbvergleichslösung G_6 (V.6.2, Methode II).

***p*H-Wert** (V.6.3.1): Der *p*H-Wert der Prüflösung muß zwischen 5,5 und 8,0 liegen.

Viskosität: Eine 2,00 g getrockneter Substanz entsprechende Menge wird unter Rühren in 50 ml auf 90 °C erwärmtes Wasser eingebracht. Nach dem Abkühlen wird mit Wasser zu 100,0 ml verdünnt und bis zur vollständigen Lösung gerührt. Die Viskosität (V.6.7.2) wird mit Hilfe eines Rotationsviskosimeters bei 20 °C und einem Schergefälle von 10 s^{-1} bestimmt. Wenn es nicht möglich ist, ein Schergefälle von genau 10 s^{-1} zu erhalten, wird ein etwas höheres und ein etwas tieferes gewählt und anschließend interpoliert. Die Viskosität beträgt mindestens 75 und höchstens 140 Prozent des auf dem Behältnis angegebenen Wertes.

Chlorid (V.3.2.4): 1 ml Prüflösung, mit Wasser zu 15 ml verdünnt, muß der Grenzprüfung auf Chlorid entsprechen (0,5 Prozent).

Schwermetalle (V.3.2.8): 1,0 g Substanz muß der Grenzprüfung C auf Schwermetalle entsprechen (20 ppm). Zur Herstellung der Referenzlösung werden 2 ml Blei-Lösung (10 ppm Pb) *R* verwendet.

Trocknungsverlust (V.6.22): Höchstens 10,0 Prozent, mit 1,00 g Substanz durch Trocknen im Trockenschrank bei 100 bis 105 °C bestimmt.

Sulfatasche (V.3.2.14): Höchstens 1,0 Prozent, mit 1,0 g Substanz bestimmt.

Lagerung

Dicht verschlossen.

Beschriftung

Auf dem Behältnis muß die Viskosität einer 2prozentigen Lösung (*m*/V) in Millipascal-Sekunden angegeben sein.

Methyldopa

Methyldopum

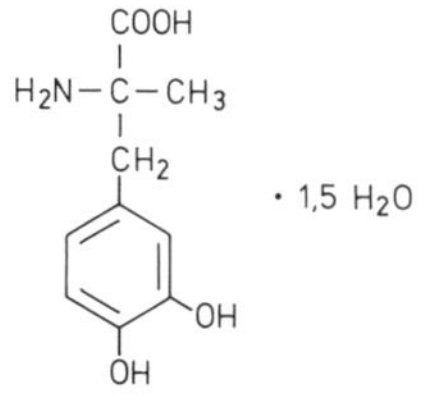

$C_{10}H_{13}NO_4 \cdot 1{,}5\ H_2O$ M_r 238,2

Methyldopa enthält mindestens 98,5 und höchstens 101,0 Prozent *(S)*-2-Amino-3-(3,4-dihydroxyphenyl)-2-methylpropionsäure, berechnet auf die wasserfreie Substanz.

Eigenschaften

Weißes bis gelblichweißes, kristallines Pulver oder farblose bis fast farblose Kristalle; schwer löslich in Wasser, sehr schwer löslich in Ethanol, praktisch unlöslich in Chloroform und Ether, leicht löslich in verdünnten Mineralsäuren.

Prüfung auf Identität

Die Prüfung A kann entfallen, wenn die Prüfungen B, C und D ausgeführt werden. Die Prüfungen B, C und D können entfallen, wenn die Prüfung A ausgeführt wird.

A. Das IR-Absorptionsspektrum (V.6.18) der Substanz zeigt im Vergleich mit dem von Methyldopa *CRS* Maxima bei denselben Wellenlängen mit den gleichen relativen Intensitäten.

B. Werden etwa 2 mg Substanz in 2 ml Wasser gelöst und mit 0,2 ml Eisen(III)-chlorid-Lösung *R* 2 versetzt, so entsteht eine grüne Farbe, die nach Zugabe von 0,1 g Methenamin *R* in Bläulichviolett übergeht.

C. Etwa 5 mg Substanz werden in einer Mischung von 5 ml 1 N-Salzsäure und 5 ml Wasser gelöst. Nach Zugabe von 0,1 ml einer Natriumnitrit-Lösung *R*, die 10 Prozent (*m*/V) Ammoniummolybdat *R* enthält, entsteht eine gelbe Farbe, die auf Zusatz von Natriumhydroxid-Lösung 40 % *R* nach Bräunlichrot umschlägt.

D. Etwa 5 mg Substanz werden mit 1 ml Wasser, 1 ml Pyridin *R* und etwa 5 mg Nitrobenzoylchlorid *R* versetzt und zum Sieden erhitzt. Werden unter Schütteln 0,2 ml Natriumcarbonat-Lösung *R* hinzugefügt, so entsteht eine orange oder bernsteinfarbene Lösung.

Prüfung auf Reinheit

Aussehen der Lösung: 1,0 g Substanz wird in 1 N-Salzsäure zu 25 ml gelöst. Die Lösung darf nicht stärker gefärbt sein als die Farbvergleichslösung BG_6 oder B_6 (V.6.2, Methode II).

Sauer reagierende Substanzen: 1,0 g Substanz wird unter Erhitzen in 100 ml kohlendioxidfreiem Wasser *R* gelöst und mit 0,1 ml Methylrot-Lösung *R* versetzt. Die Lösung darf höchstens 0,5 ml 0,1 N-Natriumhydroxid-Lösung bis zum Umschlag nach rein Gelb verbrauchen.

Optische Drehung (V.6.6): Eine Substanzmenge, die 2,20 g wasserfreier Substanz entspricht, wird in Aluminiumchlorid-Lösung *R* zu 50,0 ml gelöst. Der Drehwinkel muß zwischen −1,10 und −1,23° liegen.

Absorption (V.6.19): 40,0 mg Substanz werden in 0,1 N-Salzsäure zu 100,0 ml gelöst. 10,0 ml dieser Lösung werden mit 0,1 N-Salzsäure zu 100,0 ml verdünnt. Die Lösung, zwischen 230 und 350 nm gemessen, muß ein Maximum bei 280 nm zeigen. Die spezifische Absorption, im Maximum gemessen, muß zwischen 122 und 137 liegen, berechnet auf die wasserfreie Substanz.

Methoxymethyldopa und verwandte Substanzen: Die Prüfung erfolgt mit Hilfe der Dünnschichtchromatographie (V.6.20.2) unter Verwendung einer Schicht von Cellulose zur Chromatographie *R*.

Untersuchungslösung: 0,1 g Substanz werden in einer Mischung von 0,4 ml Salzsäure 25 % *R* und 9,6 ml Methanol *R* gelöst.

Referenzlösung a: 5 mg Methoxymethyldopa *CRS* werden in 100 ml Methanol *R* gelöst.

Referenzlösung b: 1 ml Untersuchungslösung wird mit 1 ml Referenzlösung a gemischt.

Auf die Platte werden getrennt 10 µl Untersuchungslösung, 10 µl Referenzlösung a und 20 µl Referenzlösung b aufgetragen. Die Chromatographie erfolgt mit einer Mischung von 15 Volumteilen Essigsäure 98 % *R*, 25 Volumteilen Wasser und 65 Volumteilen 1-Butanol *R* über eine Laufstrecke von 10 cm. Die Platte wird sofort in einem warmen Luftstrom getrocknet und mit einer Mischung von 5 Volumteilen einer 5prozentigen Lösung (*m*/V) von Natriumnitrit *R* und 45 Volumteilen einer 0,3prozentigen Lösung (*m*/V) von Nitranilin *R* in einem Gemisch von 80 Volumteilen Salzsäure 36 % *R* und 20 Volumteilen Wasser besprüht. Die Platte wird sofort in einem warmen Luftstrom getrocknet und mit einer 20prozentigen Lösung (*m*/V) von Natriumcarbonat *R* besprüht. Die Chromatogramme werden sofort ausgewertet. Im Chromatogramm der Untersuchungslösung auftretende Nebenflecke dürfen nicht größer oder stärker gefärbt sein als der mit der Referenzlösung a erhaltene Fleck. Die Prüfung darf nur ausgewertet werden, wenn das Chromatogramm der Referenzlösung b deutlich voneinander getrennt zwei Flecke zeigt.

Schwermetalle (V.3.2.8): 1,0 g Substanz muß der Grenzprüfung C auf Schwermetalle entsprechen (20 ppm). Zur Herstellung der Referenzlösung werden 2 ml der Blei-Lösung (10 ppm Pb) *R* verwendet.

Wasser (V.3.5.6): 10,0 bis 13,0 Prozent, mit 0,20 g Substanz nach der Karl-Fischer-Methode bestimmt.

Sulfatasche (V.3.2.14): Höchstens 0,1 Prozent, mit 1,0 g Substanz bestimmt.

Gehaltsbestimmung

0,200 g Substanz, in einer Mischung von 15 ml wasserfreier Ameisensäure *R*, 30 ml wasserfreier Essigsäure *R* und 30 ml Dioxan *R* gelöst, werden nach „Titration in wasserfreiem Medium" (V.3.5.5) unter Zusatz von 0,1 ml Kristallviolett-Lösung *R* mit 0,1 N-Perchlorsäure bis zum Farbumschlag nach Grün titriert.

1 ml 0,1 N-Perchlorsäure entspricht 21,12 mg $C_{10}H_{13}NO_4$.

Lagerung

Vor Licht geschützt.

Vorsichtig zu lagern!

Methyl-4-hydroxybenzoat

Methylis parahydroxybenzoas

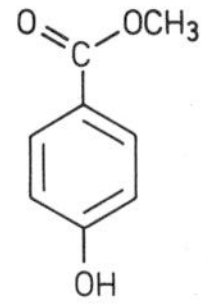

$C_8H_8O_3$ M_r 152,1

Methyl-4-hydroxybenzoat (Synonym: p-Hydroxybenzoesäuremethylester) enthält mindestens 99,0 und höchstens 101,0 Prozent $C_8H_8O_3$, berechnet auf die getrocknete Substanz.

Eigenschaften

Weißes, kristallines Pulver oder farblose Kristalle; sehr schwer löslich in Wasser, leicht löslich in Ethanol, Ether und Methanol.

Prüfung auf Identität

A. Schmelztemperatur (V.6.11.1): 125 bis 128 °C.

B. 50 mg Substanz werden in Ethanol 96 % *R* zu 100,0 ml gelöst. 1,0 ml der Lösung wird mit Ethanol 96 % *R* zu 100,0 ml verdünnt. Die Lösung, zwischen 230 und 280 nm gemessen, zeigt ein Absorptionsmaximum (V.6.19) bei 258 nm.

C. 0,1 g Substanz werden in 2 ml Ethanol 96 % *R* gelöst. Wird die Lösung zum Sieden erhitzt und mit 0,5 ml Millons Reagenz *R* versetzt, entsteht ein Niederschlag, und die überstehende Flüssigkeit färbt sich rot.

Prüfung auf Reinheit

Prüflösung: 1,0 g Substanz wird in Ethanol 96 % *R* zu 10 ml gelöst.

Aussehen der Lösung: Die Prüflösung muß klar (V.6.1) und darf nicht stärker gefärbt sein als die Farbvergleichslösung BG_6 (V.6.2, Methode II).

Sauer reagierende Substanzen: 2 ml Prüflösung werden mit 3 ml Ethanol 96 % *R*, 5 ml kohlendioxidfreiem Wasser *R* und 0,1 ml Bromcresolgrün-Lösung *R* versetzt. Bis zum Farbumschlag dürfen höchstens 0,1 ml 0,1 N-Natriumhydroxid-Lösung verbraucht werden.

Trocknungsverlust (V.6.22): Höchstens 0,5 Prozent, mit 1,000 g Substanz durch 2 h langes Trocknen im Vakuum bei 80 °C bestimmt.

Sulfatasche (V.3.2.14): Höchstens 0,1 Prozent, mit 1,0 g Substanz bestimmt.

Gehaltsbestimmung

80,0 mg Substanz werden 30 min lang in einem Erlenmeyerkolben mit Schliffstopfen in 25 ml Natriumhydroxid-Lösung 8,5 % *R* bei schwachem Sieden unter Rückfluß erhitzt. Nach dem Abkühlen werden 25,0 ml 0,2 N-Kaliumbromat-Lösung, 5,0 ml einer 12,5prozentigen Lösung (*m*/V) von Kaliumbromid *R* und 40 ml Essigsäure 98 % *R* zugesetzt. Unter Kühlen in Eiswasser wird mit 10 ml Salzsäure 36 % *R* versetzt, der Kolben sofort verschlossen und 15 min lang stehengelassen. Nach Zusatz von 15 ml Kaliumiodid-Lösung *R* wird der Kolben erneut verschlossen und geschüttelt. Anschließend wird mit 0,1 N-Natriumthiosulfat-Lösung unter Verwendung von 2 ml Stärke-Lösung *R*, die gegen Ende der Titration zugesetzt werden, titriert. Ein Blindversuch wird durchgeführt.

1 ml 0,2 N-Kaliumbromat-Lösung entspricht 5,072 mg $C_8H_8O_3$.

Methylhydroxyethylcellulose

Methylhydroxyethylcellulosum

Methylhydroxyethylcellulose ist eine partiell methylierte und hydroxyethylierte Cellulose.

Eigenschaften

Weißes, gelblichweißes oder grauweißes Pulver oder Körner, praktisch geruchlos, in getrocknetem Zustand hygroskopisch; praktisch unlöslich in heißem Wasser, Aceton, wasserfreiem Ethanol, Ether und Toluol. Die Substanz löst sich in kaltem Wasser unter Bildung einer kolloidalen Lösung.

Prüfung auf Identität

A. Werden 10 ml Prüflösung (siehe ,,Prüfung auf Reinheit“) unter Rühren im Wasserbad erhitzt, bildet sich oberhalb von 50 °C eine Trübung oder ein flockiger Niederschlag. Beim Abkühlen wird die Lösung wieder klar.

B. Werden 10 ml Prüflösung mit 0,3 ml Essigsäure 12 % *R* und 2,5 ml einer 10prozentigen Lösung (*m*/V) von Tannin *R* versetzt, entsteht ein gelblichweißer, flockiger Niederschlag, der sich in Ammoniak-Lösung 10 % *R* löst.

C. 1 g Substanz wird in einem Reagenzglas von etwa 160 mm Länge mit 2 g fein pulverisiertem Mangan(II)-sulfat *R* sorgfältig vermischt. In den oberen Teil des Reagenzglases wird ein Filterpapierstreifen 2 cm tief eingeführt, der mit einer frisch hergestellten und mit 1 N-Salzsäure auf einen *p*H-Wert von etwa 9,8 eingestellten Mischung von 1 Volumteil einer 20prozentigen Lösung (V/V) von Diethanolamin *R* und 11 Volumteilen einer 5prozentigen Lösung (*m*/V) von Natriumpentacyanonitrosylferrat *R* imprägniert ist. Das Reagenzglas wird 8 cm tief in ein Bad mit Siliconöl getaucht, das auf 190 bis 200 °C erhitzt wird. Das Filterpapier muß sich innerhalb 10 min blau färben. Ein Blindversuch wird durchgeführt.

D. 0,2 g Substanz werden ohne zu erhitzen vollständig in 15 ml einer 70prozentigen Lösung *(m/m)* von Schwefelsäure 96 % *R* gelöst. Die Lösung wird unter Rühren in 100 ml Eiswasser gegossen und mit Eiswasser zu 250 ml verdünnt. 1 ml der Lösung wird in einem Reagenzglas unter sorgfältigem Mischen und unter Kühlung in Eiswasser tropfenweise mit 8 ml Schwefelsäure 96 % *R* versetzt. Die Lösung wird genau 3 min lang im Wasserbad erhitzt und anschließend unverzüglich in Eiswasser abgekühlt. Unter Kühlung werden vorsichtig 0,6 ml Ninhydrin-Lösung *R* 2 hinzugefügt und sorgfältig gemischt. Beim Stehenlassen bei 25 °C entsteht sofort eine Rosafärbung, die innerhalb von 100 min nicht nach Violett umschlagen darf.

E. Wird 1 ml Prüflösung auf eine Glasplatte aufgebracht, bildet sich nach dem Verdunsten des Wassers ein dünner Film.

Prüfung auf Reinheit

Prüflösung: Eine 1,0 g getrockneter Substanz entsprechende Menge wird unter Rühren in 50 ml auf 90 °C erwärmtes, kohlendioxidfreies Wasser *R* eingebracht. Nach dem Abkühlen wird mit kohlendioxidfreiem Wasser *R* zu 100 ml verdünnt und bis zur vollständigen Lösung gerührt.

Aussehen der Lösung: Die Prüflösung darf nicht stärker opaleszieren als die Referenzsuspension II (V.6.1) und nicht stärker gefärbt sein als die Farbvergleichslösung G_6 (V.6.2, Methode II).

***p*H-Wert** (V.6.3.1): Der *p*H-Wert der Prüflösung muß zwischen 5,5 und 8,0 liegen.

Viskosität: Eine 2,00 g getrockneter Substanz entsprechende Menge wird unter Rühren in 50 ml auf 90 °C erwärmtes Wasser eingebracht. Nach dem Abkühlen wird mit Wasser zu 100,0 ml verdünnt und bis zur vollständigen Lösung gerührt. Die Viskosität (V.6.7.2) wird mit Hilfe eines Rotationsviskosimeters bei 20 °C und einem Schergefälle von 10 s^{-1} bestimmt. Wenn es nicht möglich ist, ein Schergefälle von genau 10 s^{-1} zu erhalten, wird ein etwas höheres und ein etwas tieferes gewählt und anschließend interpoliert. Die Viskosität beträgt mindestens 75 und höchstens 140 Prozent des auf dem Behältnis angegebenen Wertes.

Chlorid (V.3.2.4): 1 ml Prüflösung, mit Wasser zu 15 ml verdünnt, muß der Grenzprüfung auf Chlorid entsprechen (0,5 Prozent).

Schwermetalle (V.3.2.8): 1,0 g Substanz muß der Grenzprüfung C auf Schwermetalle entsprechen (20 ppm). Zur Herstellung der Referenzlösung werden 2 ml Blei-Lösung (10 ppm Pb) *R* verwendet.

Trocknungsverlust (V.6.22): Höchstens 10,0 Prozent, mit 1,000 g Substanz durch Trocknen im Trockenschrank bei 100 bis 105 °C bestimmt.

Sulfatasche (V.3.2.14): Höchstens 1,0 Prozent, mit 1,0 g Substanz bestimmt.

Lagerung

Dicht verschlossen.

Beschriftung

Auf dem Behältnis muß die Viskosität einer 2prozentigen Lösung (*m*/V) in Millipascal-Sekunden angegeben sein.

Methylhydroxypropylcellulose

Methylhydroxypropylcellulosum

Methylhydroxypropylcellulose ist eine partiell methylierte und hydroxypropylierte Cellulose.

Eigenschaften

Weißes, gelblichweißes oder grauweißes Pulver oder Körner, praktisch geruchlos, in getrocknetem Zustand hygroskopisch; praktisch unlöslich in heißem Wasser, Aceton, wasserfreiem Ethanol, Ether und Toluol. Die Substanz löst sich in kaltem Wasser unter Bildung einer kolloidalen Lösung.

Prüfung auf Identität

A. Werden 10 ml Prüflösung (siehe ,,Prüfung auf Reinheit“) unter Rühren im Wasserbad erhitzt, bildet sich oberhalb von 50 °C eine Trübung oder ein flockiger Niederschlag. Beim Abkühlen wird die Lösung wieder klar.

B. Werden 10 ml Prüflösung mit 0,3 ml Essigsäure 12 % *R* und 2,5 ml einer 10prozentigen Lösung (*m*/V) von Tannin *R* versetzt, entsteht ein gelblichweißer, flockiger Niederschlag, der sich in Ammoniak-Lösung 10 % *R* löst.

C. 1 g Substanz wird in einem Reagenzglas von etwa 160 mm Länge mit 2 g fein pulverisiertem Mangan(II)-sulfat *R* sorgfältig vermischt. In den oberen Teil des Reagenzglases wird ein Filterpapierstreifen 2 cm tief eingeführt, der mit einer frisch hergestellten und mit 1 N-Salzsäure auf einen *p*H-Wert von etwa 9,8 eingestellten Mischung von 1 Volumteil einer 20prozentigen Lösung (V/V) von Diethanolamin *R* und 11 Volumteilen einer 5prozentigen Lösung (*m*/V) von Natriumpentacyanonitrosylferrat *R* imprägniert ist. Das Reagenzglas wird 8 cm tief in ein Bad mit Siliconöl getaucht, das auf 190 bis 200 °C erhitzt wird. Das Filterpapier muß sich innerhalb 10 min blau färben. Ein Blindversuch wird durchgeführt.

D. 0,2 g Substanz werden ohne zu erhitzen vollständig in 15 ml einer 70prozentigen Lösung *(m/m)* von Schwefelsäure 96 % *R* gelöst. Die Lösung wird unter Rühren in 100 ml Eiswasser gegossen und mit Eiswasser zu 250 ml verdünnt. 1 ml der Lösung wird in einem Reagenzglas unter sorgfältigem Mischen und unter Kühlung in Eiswasser tropfenweise mit 8 ml Schwefelsäure 96 % *R* versetzt. Die Lösung wird genau 3 min lang im Wasserbad erhitzt und anschließend unverzüglich in Eiswasser abgekühlt. Unter Kühlung werden vorsichtig 0,6 ml Ninhydrin-Lösung *R* 2 hinzugefügt und sorgfältig gemischt. Beim Stehenlassen bei 25 °C entsteht sofort eine Rosafärbung, die innerhalb von 100 min nach Violett umschlägt.

E. Wird 1 ml Prüflösung auf eine Glasplatte aufgebracht, bildet sich nach dem Verdunsten des Wassers ein dünner Film.

Prüfung auf Reinheit

Prüflösung: Eine 1,0 g getrockneter Substanz entsprechende Menge wird unter Rühren in 50 ml auf 90 °C erwärmtes, kohlendioxidfreies Wasser *R* eingebracht. Nach dem Abkühlen wird mit kohlendioxidfreiem Wasser *R* zu 100 ml verdünnt und bis zur vollständigen Lösung gerührt.

Aussehen der Lösung: Die Prüflösung darf nicht stärker opaleszieren als die Referenzsuspension II (V.6.1) und nicht stärker gefärbt sein als die Farbvergleichslösung G_6 (V.6.2, Methode II).

***p*H-Wert** (V.6.3.1): Der *p*H-Wert der Prüflösung muß zwischen 5,5 und 8,0 liegen.

Viskosität: Eine 2,00 g getrockneter Substanz entsprechende Menge wird unter Rühren in 50 ml auf 90 °C erwärmtes Wasser eingebracht. Nach dem Abkühlen wird mit Wasser zu 100,0 ml verdünnt und bis zur vollständigen Lösung gerührt. Die Viskosität (V.6.7.2) wird mit Hilfe eines Rotationsviskosimeters bei 20 °C und einem Schergefälle von 10 s^{-1} bestimmt. Wenn es nicht möglich ist, ein Schergefälle von genau 10 s^{-1} zu erhalten, wird ein etwas höheres und ein etwas tieferes gewählt und anschließend interpoliert. Die Viskosität beträgt mindestens 75 und höchstens 140 Prozent des auf dem Behältnis angegebenen Wertes.

Chlorid (V.3.2.4): 1 ml Prüflösung, mit Wasser zu 15 ml verdünnt, muß der Grenzprüfung auf Chlorid entsprechen (0,5 Prozent).

Schwermetalle (V.3.2.8): 1,0 g Substanz muß der Grenzprüfung C auf Schwermetalle entsprechen (20 ppm). Zur Herstellung der Referenzlösung werden 2 ml Blei-Lösung (10 ppm Pb) *R* verwendet.

Trocknungsverlust (V.6.22): Höchstens 10,0 Prozent, mit 1,000 g Substanz durch Trocknen im Trockenschrank bei 100 bis 105 °C bestimmt.

Sulfatasche (V.3.2.14): Höchstens 1,0 Prozent, mit 1,0 g Substanz bestimmt.

Lagerung

Dicht verschlossen.

Beschriftung

Auf dem Behältnis muß die Viskosität einer 2prozentigen Lösung (*m*/V) in Millipascal-Sekunden angegeben sein.

Methylhydroxypropylcellulosephthalat

Methylhydroxypropylcellulosi phthalas

Methylhydroxypropylcellulosephthalat ist eine partiell methylierte, hydroxypropylierte und phthalylierte Cellulose und enthält mindestens 20,0 und höchstens 35,0 Prozent Phthalylgruppen ($C_8H_5O_3$; relative Molekülmasse der Gruppe 149,1), berechnet auf die getrocknete Substanz.

Eigenschaften

Weißes bis fast weißes Pulver, leicht fließende Schuppen oder körniges Pulver, geruchlos oder schwach saurer Geruch; praktisch unlöslich in Wasser und wasserfreiem Ethanol, sehr schwer löslich in Aceton und Toluol, löslich in einer Mischung von gleichen Volumteilen Aceton und Methanol und in einer Mischung von gleichen Volumteilen Dichlormethan und Methanol.

Prüfung auf Identität

A. 1 g Substanz wird in einem Reagenzglas von etwa 160 mm Länge mit 2 g fein pulverisiertem Mangan(II)-sulfat *R* sorgfältig vermischt. In den oberen Teil des Reagenzglases wird ein Filterpapierstreifen 2 cm tief eingeführt, der mit einer frisch hergestellten und mit 1 N-Salzsäure auf einen *p*H-Wert von etwa 9,8 eingestellten Mischung von 1 Volumteil einer 20prozentigen Lösung (V/V) von Diethanolamin *R* und 11 Volumteilen einer 5prozentigen Lösung (*m*/V) von Natriumpentacyanonitrosylferrat *R* imprägniert ist. Das Reagenzglas wird 8 cm tief in ein Bad mit Siliconöl getaucht, das auf 190 bis 200 °C erhitzt wird. Das Filterpapier muß sich innerhalb 10 min blau färben. Ein Blindversuch wird durchgeführt.

B. 0,2 g Substanz werden ohne zu erhitzen vollständig in 15 ml einer 70prozentigen Lösung *(m/m)* von Schwefelsäure 96 % *R* gelöst. Die Lösung wird unter Rühren in 100 ml Eiswasser gegossen und mit Eiswasser zu 250 ml verdünnt. 1 ml der Lösung wird in einem Reagenzglas unter sorgfältigem Mischen und unter Kühlung in Eiswasser tropfenweise mit 8 ml Schwefelsäure 96 % *R* versetzt. Die Mischung wird genau 3 min lang im Wasserbad erhitzt und anschließend unverzüglich in Eiswasser abgekühlt. Unter Kühlung werden vorsichtig 0,6 ml Ninhydrin-Lösung *R* 2 hinzugefügt und sorgfältig gemischt. Beim Stehenlassen bei 25 °C entsteht sofort eine Rosafärbung, die innerhalb von 100 min nach Violett umschlägt.

C. 0,5 g Substanz werden mit 5 ml Natriumhydroxid-Lösung 8,5 % *R* und 50 ml Wasser 15 min lang bei schwachem Sieden gehalten. Nach dem Erkalten wird filtriert. Das Filtrat wird mit 5 ml Salzsäure 7 % *R* versetzt, die Lösung in einer Porzellanschale auf dem Wasserbad zur Trockne eingedampft und der Rückstand bei 100 bis 105 °C getrocknet. In einem großen, trockenen Reagenzglas werden 0,1 g des Rückstands mit 0,1 g Resorcin *R* und 3 ml Schwefelsäure 96 % *R* versetzt und anschließend vorsichtig über kleiner Flamme, ohne 180 °C zu überschreiten, erhitzt, bis die Flüssigkeit dunkelbraun gefärbt ist. Nach dem Erkalten wird die Mischung in 150 ml Wasser gegossen und mit 20 ml Natriumhydroxid-Lösung 40 % *R* stark alkalisch gemacht, wobei eine gelbe Färbung mit intensiver, grüner Fluoreszenz entsteht.

Prüfung auf Reinheit

Prüflösung: 15,0 g Substanz werden in einer Mischung gleicher Volumteile Dichlormethan *R* und Methanol *R* zu 100 ml gelöst.

Aussehen der Lösung: Die Prüflösung darf nicht stärker opaleszieren als die Referenzsuspension II (V.6.1) und nicht stärker gefärbt sein als die Farbvergleichslösung G_5 (V.6.2, Methode II).

Aussehen der Substanz als Film: 1 ml Prüflösung wird auf eine Glasplatte aufgebracht und gleichmäßig verteilt. Beim Trocknen muß sich ein dünner, farbloser, transparenter und glänzender Film bilden.

Löslichkeit der Substanz als Film: Die eine Öffnung eines Glasrohres von 150 mm Länge und 15 mm innerem Durchmesser wird mit einem Stück hydrophiler Gaze bedeckt, die mit einem Klebeband befestigt wird. Das mit der Gaze bedeckte Ende des Rohres wird mindestens 3 cm tief in die Prüflösung eingetaucht. Das

Glasrohr wird herausgenommen und senkrecht befestigt. Nach dem Abtropfen der Flüssigkeit wird die entstandene Filmschicht bei 20 °C und einer relativen Luftfeuchtigkeit von höchstens 60 Prozent getrocknet. Dieser Vorgang wird zweimal wiederholt. Darauf werden in das Glasrohr 2 ml einer 0,15prozentigen Lösung (*m*/V) von Methylenblau *R* gegossen und das Glasrohr 1 cm tief in 0,1 N-Salzsäure von 37 °C eingetaucht. Nach 3 h darf die Salzsäure nicht blau gefärbt sein. Das Glasrohr wird herausgenommen, außen mit Wasser abgespült und in eine auf 37 °C erwärmte Phosphat-Pufferlösung *p*H 6,8 *R* eingetaucht. Nach 20 min muß die Pufferlösung blau gefärbt sein.

Freie Säure: Höchstens 2,0 Prozent, berechnet als Phthalsäure, bezogen auf die getrocknete Substanz. 1,50 g fein pulverisierte Substanz werden in einem Scheidetrichter mit 50 ml einer Mischung von 2 Volumteilen Dichlormethan *R* und 3 Volumteilen wasserfreiem Ethanol *R* versetzt. Nach dem Lösen wird mit 75 ml Wasser versetzt und sorgfältig durchgemischt. Nach Zusatz von 100 ml Hexan *R* wird kräftig geschüttelt und anschließend bis zur Schichtentrennung stehengelassen. Nach Abtrennen der wäßrigen Phase werden in den Scheidetrichter 50 ml Wasser gegeben. Nach dem Schütteln wird bis zur Schichtentrennung stehengelassen und die wäßrige Phase erneut abgetrennt. Die vereinigten wäßrigen Phasen werden nach Zusatz von 0,1 ml Phenolphthalein-Lösung *R* mit 0,1 N-Natriumhydroxid-Lösung bis zur schwachen Rosafärbung titriert. Ein Blindversuch wird durchgeführt.

1 ml 0,1 N-Natriumhydroxid-Lösung entspricht 8,3 mg freier Säure, berechnet als Phthalsäure.

Schwermetalle (V.3.2.8): 2,0 g Substanz müssen der Grenzprüfung C auf Schwermetalle entsprechen (10 ppm). Zur Herstellung der Referenzlösung werden 2 ml Blei-Lösung (10 ppm Pb) *R* verwendet.

Trocknungsverlust (V.6.22): Höchstens 5,0 Prozent, mit 1,000 g Substanz durch 2 h langes Trocknen im Trockenschrank bei 100 bis 105 °C bestimmt.

Sulfatasche (V.3.2.14): Höchstens 0,1 Prozent, mit 1,0 g Substanz bestimmt.

Gehaltsbestimmung

1,000 g Substanz wird in 50 ml einer Mischung von 1 Volumteil Wasser, 2 Volumteilen Aceton *R* und 2 Volumteilen wasserfreiem Ethanol *R* gelöst. Nach Zusatz von 0,1 ml Phenolphthalein-Lösung *R* wird mit 0,1 N-Natriumhydroxid-Lösung bis zur schwachen Rosafärbung titriert. Ein Blindversuch wird durchgeführt.

Der Prozentgehalt an Phthalylgruppen errechnet sich nach der Formel:

$$\frac{149\,n}{(100 - d)m} - 1{,}795\,S$$

d = Prozent Trocknungsverlust
m = Einwaage der Substanz in Gramm
n = Anzahl verbrauchter Milliliter 0,1 N-Natriumhydroxid-Lösung
S = Prozentgehalt ,,Freie Säure" (siehe ,,Prüfung auf Reinheit").

Methylphenobarbital

Methylphenobarbitalum

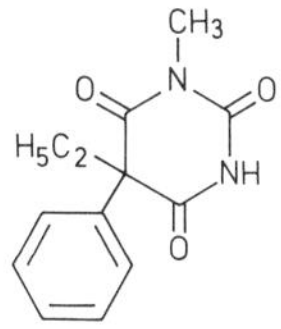

$C_{13}H_{14}N_2O_3$ M_r 246,3

Methylphenobarbital enthält mindestens 99,0 und höchstens 102,0 Prozent (*RS*)-5-Ethyl-1-methyl-5-phenylbarbitursäure, berechnet auf die getrocknete Substanz.

Eigenschaften

Farblose Kristalle oder weißes, kristallines Pulver, geruchlos; praktisch unlöslich in Wasser, schwer löslich in Chloroform und Ether, sehr schwer löslich in wasserfreiem Ethanol. Die Substanz gibt wasserlösliche Verbindungen mit Alkalihydroxiden, Alkalicarbonaten und Ammoniak-Lösung.

Prüfung auf Identität

Die Prüfung B kann entfallen, wenn die Prüfungen A, C und D durchgeführt werden. Die Prüfungen C und D können entfallen, wenn die Prüfungen A und B durchgeführt werden.

A. Die Schmelztemperatur (V.6.11.1) der Substanz wird bestimmt. Gleiche Teile Substanz und Methylphenobarbital *CRS* werden gemischt und die Schmelztemperatur der Mischung bestimmt. Die Differenz zwischen beiden Schmelztemperaturen bei etwa 178 °C darf höchstens 2 °C betragen.

B. Das IR-Absorptionsspektrum (V.6.18) der Substanz zeigt im Vergleich mit dem von Methylphenobarbital *CRS* Maxima bei denselben Wellenlängen mit den gleichen relativen Intensitäten.

C. Die Prüfung erfolgt mit Hilfe der Dünnschichtchromatographie (V.6.20.2) unter Verwendung einer Schicht von Kieselgel GF_{254} *R*.

   Untersuchungslösung: 0,1 g Substanz werden in Chloroform *R* zu 100 ml gelöst.

   Referenzlösung: 0,1 g Methylphenobarbital *CRS* werden in Chloroform *R* zu 100 ml gelöst.

   Auf die Platte werden getrennt 10 µl jeder Lösung aufgetragen. Die Chromatographie erfolgt mit der unteren Phase einer Mischung von 5 Volumteilen Ammoniak-Lösung 26 % *R*, 15 Volumteilen Ethanol 96 % *R* und 80 Volumteilen Chloroform *R* über eine Laufstrecke von 18 cm. Das Chromatogramm wird sofort im ultravioletten Licht bei 254 nm ausgewertet. Der Hauptfleck im Chromatogramm der Untersuchungslösung entspricht in bezug auf Lage und Größe dem mit der Referenzlösung erhaltenen Hauptfleck.

D. Etwa 10 mg Substanz werden mit 0,2 ml Schwefelsäure 96 % *R* und 0,1 ml Salpetersäure 65 % *R* versetzt. Die Mischung wird 10 min lang im Wasserbad erhitzt, in einer Eis-Wasser-Mischung abgekühlt und mit 5 ml Wasser und 5 ml Natriumhydroxid-Lösung 40 % *R* versetzt. Nach Zusatz von 5 ml Aceton *R* wird umgeschüttelt und stehengelassen. In der oberen Schicht entsteht eine dunkelrote Färbung.

Prüfung auf Reinheit

Aussehen der Lösung: 1,0 g Substanz wird unter schwachem Erwärmen in einer Mischung von 4 ml Natriumhydroxid-Lösung 8,5 % *R* und 6 ml Wasser gelöst. Die Lösung muß klar (V.6.1) und darf nicht stärker gefärbt sein als die Farbvergleichslösung G_6 (V.6.2, Methode II).

Sauer reagierende Substanzen: 1,0 g Substanz wird mit 50 ml Wasser 2 min lang zum Sieden erhitzt. Nach dem Abkühlen wird abfiltriert. 10 ml Filtrat werden mit 0,15 ml Methylrot-Lösung *R* versetzt. Die Lösung muß orangegelb gefärbt sein. Bis zum Farbumschlag ins reine Gelb dürfen höchstens 0,1 ml 0,1 N-Natriumhydroxid-Lösung verbraucht werden.

Verwandte Substanzen: Die Prüfung erfolgt mit Hilfe der Dünnschichtchromatographie (V.6.20.2) unter Verwendung einer Schicht von Kieselgel GF_{254} *R*.

Untersuchungslösung: 1,0 g Substanz wird in Chloroform *R* zu 100 ml gelöst.

Referenzlösung: 0,1 g Phenobarbital *CRS* werden in Chloroform *R* zu 100 ml gelöst. 10 ml der Lösung werden mit Chloroform *R* zu 100 ml verdünnt.

Auf die Platte werden getrennt 20 µl jeder Lösung aufgetragen. Die Chromatographie erfolgt mit der unteren Phase einer Mischung von 5 Volumteilen Ammoniak-Lösung 26 % *R*, 15 Volumteilen Ethanol 96 % *R* und 80 Volumteilen Chloroform *R* über eine Laufstrecke von 15 cm. Das Chromatogramm wird sofort im ultravioletten Licht bei 254 nm ausgewertet, mit Diphenylcarbazon-Quecksilber(II)-chlorid-Reagenz *R* besprüht und an der Luft trocknen gelassen. Die Platte wird anschließend mit frisch hergestellter ethanolischer Kaliumhydroxid-Lösung 3 % *R*, die mit aldehydfreiem Ethanol 96 % *R* im Verhältnis 1 zu 5 verdünnt ist, besprüht und 5 min lang bei 100 bis 105 °C erhitzt. Das Chromatogramm wird sofort ausgewertet. Sowohl bei der Auswertung im ultravioletten Licht als auch nach dem Besprühen darf kein im Chromatogramm der Untersuchungslösung auftretender Nebenfleck größer oder stärker gefärbt sein als der mit der Referenzlösung erhaltene Fleck.

Trocknungsverlust (V.6.22): Höchstens 0,5 Prozent, mit 1,000 g Substanz durch Trocknen im Trockenschrank bei 100 bis 105 °C bestimmt.

Sulfatasche (V.3.2.14): Höchstens 0,1 Prozent, mit 1,0 g Substanz bestimmt.

Gehaltsbestimmung

0,200 g Substanz werden in 5 ml Pyridin *R* gelöst. Die Lösung wird mit 0,5 ml Thymolphthalein-Lösung *R* sowie 10 ml Silbernitrat-Pyridin *R* versetzt und mit 0,1 N-ethanolischer-Natriumhydroxid-Lösung bis zur reinen Blaufärbung titriert. Ein Blindversuch wird durchgeführt.

1 ml 0,1 N-ethanolische-Natriumhydroxid-Lösung entspricht 24,63 mg $C_{13}H_{14}N_2O_3$.

Vorsichtig zu lagern!

Methylsalicylat

Methylis salicylas

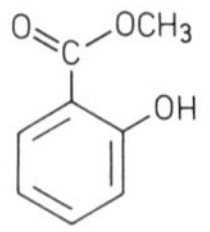

$C_8H_8O_3$ M_r 152,1

Methylsalicylat enthält mindestens 99,0 und höchstens 100,5 Prozent (*m/m*) Methyl-2-hydroxybenzoat.

Eigenschaften

Farblose bis schwach gelb gefärbte Flüssigkeit, von charakteristischem und anhaltendem, starkem, aromatischem Geruch; sehr schwer löslich in Wasser, mischbar mit Ethanol, Chloroform, fetten und ätherischen Ölen.

Prüfung auf Identität

A. 0,25 ml Substanz werden 5 min lang mit 2 ml Natriumhydroxid-Lösung 8,5 % *R* auf dem Wasserbad erwärmt. Nach Zusatz von 3 ml Schwefelsäure 10 % *R* entsteht ein kristalliner Niederschlag, der, mit Wasser gewaschen und nach Trocknen bei 100 bis 105 °C, zwischen 156 und 161 °C schmilzt (V.6.11.1).

B. Werden 10 ml einer gesättigten Lösung der Substanz mit 0,05 ml Eisen(III)-chlorid-Lösung *R* 1 versetzt, entsteht eine Violettfärbung.

Prüfung auf Reinheit

Aussehen der Lösung: 2 ml Substanz werden mit 10 ml Ethanol 96 % *R* versetzt. Die Mischung muß klar (V.6.1) und darf nicht stärker gefärbt sein als die Farbvergleichslösung G_7 (V.6.2, Methode II).

Sauer reagierende Substanzen: 5,0 g Substanz werden in einer Mischung von 0,2 ml Bromcresolgrün-Lösung *R* und 50 ml Ethanol 96 % *R* gelöst, die zuvor durch Zusatz von 0,1 N-Natriumhydroxid-Lösung bis zur Blaufärbung neutralisiert wurde. Bis zum erneuten Farbumschlag nach Blau dürfen höchstens 0,4 ml 0,1 N-Natriumhydroxid-Lösung verbraucht werden.

Brechungsindex (V.6.5): 1,535 bis 1,538.

Relative Dichte (V.6.4): 1,180 bis 1,186.

Gehaltsbestimmung

0,500 g Substanz werden in 25 ml Ethanol 96 % *R* gelöst. Nach Zusatz von 0,05 ml Phenolrot-Lösung *R* wird mit 0,1 N-Natriumhydroxid-Lösung neutralisiert. Die neutralisierte Lösung wird mit 50,0 ml 0,1 N-Natriumhydroxid-Lösung versetzt und 30 min lang unter Rückfluß auf dem Wasserbad erhitzt. Die Lösung wird abgekühlt, mit 0,1 N-Salzsäure titriert und die zur Verseifung benötigte Menge 0,1 N-Natriumhydroxid-Lösung errechnet. Ein Blindversuch wird durchgeführt.

1 ml 0,1 N-Natriumhydroxid-Lösung entspricht 15,21 mg $C_8H_8O_3$.

Lagerung

Dicht verschlossen, vor Licht geschützt.

Methyltestosteron

Methyltestosteronum

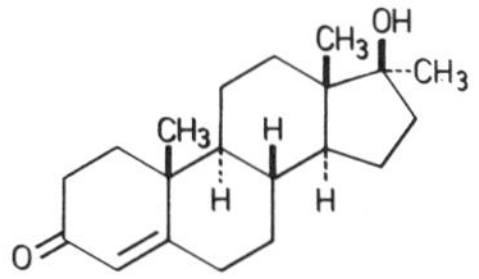

$C_{20}H_{30}O_2$ M_r 302,5

Methyltestosteron enthält mindestens 97,0 und höchstens 103,0 Prozent 17β-Hydroxy-17-methyl-4-androsten-3-on, berechnet auf die getrocknete Substanz.

Eigenschaften

Weißes bis schwach gelblichweißes, kristallines Pulver; praktisch unlöslich in Wasser, leicht löslich in Chloroform und Ethanol, schwer löslich in Ether.

Prüfung auf Identität

Die Prüfung B kann entfallen, wenn die Prüfungen A und C durchgeführt werden. Die Prüfungen A und C können entfallen, wenn die Prüfung B durchgeführt wird.

A. Schmelztemperatur (V.6.11.1): 162 bis 168 °C.

B. Das IR-Absorptionsspektrum (V.6.18) der Substanz zeigt im Vergleich mit dem von Methyltestosteron *CRS* Maxima bei denselben Wellenlängen mit den gleichen relativen Intensitäten.

C. Nach der Auswertung der unter der Prüfung auf „Verwandte Substanzen" (siehe „Prüfung auf Reinheit") erhaltenen Chromatogramme wird die Platte mit einer gesättigten Lösung von Kaliumdichromat *R* in einer Mischung von 30 Volumteilen Wasser und 70 Volumteilen Schwefelsäure 96 % *R* besprüht. Die Platte wird sofort bei Tageslicht ausgewertet. Der Hauptfleck im Chromatogramm der Untersuchungslösung entspricht in bezug auf Lage, Farbe und Größe dem Hauptfleck im Chromatogramm der Referenzlösung a.

Prüfung auf Reinheit

Spezifische Drehung (V.6.6): 0,250 g Substanz werden in Ethanol 96 % *R* zu 25,0 ml gelöst. Die spezifische Drehung muß zwischen +79 und +85° liegen, berechnet auf die getrocknete Substanz.

Verwandte Substanzen: Die Prüfung erfolgt mit Hilfe der Dünnschichtchromatographie (V.6.20.2) unter Verwendung einer Schicht eines geeigneten Kieselgels, das einen Fluoreszenzindikator mit intensivster Anregung der Fluoreszenz bei 254 nm enthält.

Untersuchungslösung: 0,2 g Substanz werden in einer Mischung von 1 Volumteil Methanol *R* und 9 Volumteilen Chloroform *R* zu 10 ml gelöst.

Referenzlösung a: 20 mg Methyltestosteron *CRS* werden in 1 ml einer Mischung von 1 Volumteil Methanol *R* und 9 Volumteilen Chloroform *R* gelöst.

Referenzlösung b: 1 ml Untersuchungslösung wird mit einer Mischung von 1 Volumteil Methanol *R* und 9 Volumteilen Chloroform *R* zu 100 ml verdünnt.

Referenzlösung c: 5 ml Referenzlösung b werden mit einer Mischung von 1 Volumteil Methanol *R* und 9 Volumteilen Chloroform *R* zu 10 ml verdünnt.

Referenzlösung d: 10 mg Testosteron *CRS* werden in 0,5 ml Referenzlösung a gelöst und mit einer Mischung von 1 Volumteil Methanol *R* und 9 Volumteilen Chloroform *R* zu 10 ml verdünnt.

Auf die Platte werden getrennt 5 µl jeder Lösung aufgetragen. Die Chromatographie erfolgt mit einer Mischung von 1 Volumteil wasserfreier Essigsäure *R*, 30 Volumteilen Petroläther *R* und 70 Volumteilen Butylacetat *R* über eine Laufstrecke von 15 cm. Die Platte wird an der Luft trocknen gelassen. Die Auswertung erfolgt im ultravioletten Licht bei 254 nm. Kein im Chromatogramm der Untersuchungslösung auftretender Fleck mit Ausnahme des Hauptflecks darf intensiver sein als der mit der Referenzlösung b erhaltene Fleck, und nur ein Fleck darf intensiver sein als der mit der Referenzlösung c erhaltene Fleck. Die Prüfung darf nur ausgewertet werden, wenn das Chromatogramm der Referenzlösung d deutlich voneinander getrennt 2 Flecke zeigt.

Trocknungsverlust (V.6.22): Höchstens 2,0 Prozent, mit 0,500 g Substanz durch 2 h langes Trocknen im Trockenschrank bei 100 bis 105 °C bestimmt.

Gehaltsbestimmung

50,0 mg Substanz werden in Ethanol 96 % *R* zu 50,0 ml gelöst. 10,0 ml der Lösung werden mit Ethanol 96 % *R* zu 100,0 ml verdünnt. 10,0 ml dieser Lösung werden mit Ethanol 96 % *R* zu 100,0 ml verdünnt. Die Absorption (V.6.19) wird im Maximum bei 241 nm gemessen.

Der Gehalt an $C_{20}H_{30}O_2$ wird mit Hilfe der spezifischen Absorption $A_{1cm}^{1\%} = 540$ berechnet.

Lagerung

Dicht verschlossen, vor Licht geschützt.

Vorsichtig zu lagern!

Metrifonat

Metrifonatum

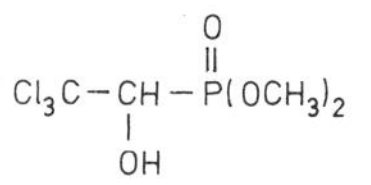

$C_4H_8Cl_3O_4P$ M_r 257,4

Metrifonat enthält mindestens 98,0 und höchstens 100,5 Prozent Dimethyl[(2,2,2-trichlor-1-hydroxyethyl)phosphonat], berechnet auf die wasserfreie Substanz.

Eigenschaften

Weiße, kristalline Substanz; löslich in Wasser, leicht löslich in Chloroform, löslich in Ethanol.

Prüfung auf Identität

Die Prüfungen C und D können entfallen, wenn die Prüfungen A und B durchgeführt werden. Die Prüfung B kann entfallen, wenn die Prüfungen A, C und D durchgeführt werden.

A. Schmelztemperatur (V.6.11.1): 77 bis 81 °C.

B. Das IR-Absorptionsspektrum (V.6.18) der Substanz zeigt im Vergleich mit dem Spektrum einer dem Arzneibuch entsprechenden Referenzsubstanz bekannter Identität Maxima bei denselben Wellenlängen mit den gleichen relativen Intensitäten.

C. In 2 Reagenzgläsern werden je 0,1 g Substanz mit 5 ml Wasser gelöst. Eine der beiden Lösungen wird mit 0,5 ml Aminoethanol *R* versetzt und kräftig geschüttelt (Lösung a). Dann werden beide Lösungen mit 4 ml Salpetersäure 12,5 % *R* und 1 ml Silbernitrat-Lösung *R* 2 versetzt und umgeschüttelt. Lösung a bildet sofort einen weißen starken Niederschlag, während die zweite Lösung höchstens eine Opaleszenz zeigt.

D. 0,1 g Substanz werden mit 0,5 ml Salpetersäure 65 % *R*, 0,5 ml einer 50prozentigen Lösung (*m*/V) von Ammoniumnitrat *RN* und 0,1 ml Wasserstoffperoxid-Lösung 30 % *R* versetzt und 10 min lang auf dem Wasserbad erhitzt. Die Lösung wird kurz zum Sieden erhitzt und mit 1 ml Ammoniummolybdat-Lösung *R* versetzt. Dabei bildet sich ein gelber Niederschlag.

Prüfung auf Reinheit

Aussehen der Lösung: 2,5 g Substanz werden in Methanol *R* zu 10,0 ml gelöst. Die Lösung muß klar (V.6.1) und darf nicht stärker gefärbt sein als die Farbvergleichslösung G_7 (V.6.2, Methode II).

Sauer reagierende Substanzen: 2,5 g Substanz werden in kohlendioxidfreiem Wasser *R* zu 50 ml gelöst. Bei der potentiometrischen Titration (V.6.14) mit 0,1 N-Natriumhydroxid-Lösung darf höchstens 1,0 ml 0,1 N-Natriumhydroxid-Lösung verbraucht werden.

Chlorid: Höchstens 500 ppm Cl. 5,00 g Substanz werden in 30 ml Ethanol 96 % *R* gelöst und mit einer Mischung von 100 ml Wasser und 15 ml Salpetersäure 65 % *R* versetzt. Sofort wird mit 0,1 N-Silbernitrat-Lösung unter Verwendung einer Silberelektrode potentiometrisch (V.6.14) titriert.

1 ml 0,1 N-Silbernitrat-Lösung entspricht 3,546 mg Chlorid.

Schwermetalle (V.3.2.8): 1,5 g Substanz werden in Wasser zu 15 ml gelöst. 12 ml der Lösung müssen der Grenzprüfung A auf Schwermetalle entsprechen (10 ppm). Zur Herstellung der Referenzlösung wird die Blei-Lösung (1 ppm Pb) *R* verwendet.

Wasser (V.3.5.6): Höchstens 0,3 Prozent, mit 3,00 g Substanz nach der Karl-Fischer-Methode bestimmt.

Gehaltsbestimmung

0,300 g Substanz werden in 30 ml Ethanol 96 % *R* gelöst. Die Lösung wird mit 10 ml Aminoethanol *R* versetzt und 1 h lang bei 20 bis 22 °C verschlossen aufbewahrt. Die Lösung wird mit einer Mischung von 100 ml Wasser und 15 ml Salpetersäure 65 % *R* versetzt, schnell auf 20 bis 22 °C abgekühlt und mit 0,1 N-Silbernitrat-Lösung unter Verwendung einer Silberelektrode potentiometrisch (V.6.14) titriert. Der Gehalt wird unter Berücksichtigung des Gehaltes an Chlorid wie folgt berechnet:

$$G = \left(\frac{ml_p}{m_p} - \frac{ml_{Cl}}{m_{Cl}}\right) \cdot 2{,}574$$

G = Gehalt in Prozent
ml_p = Verbrauch an ml 0,1 N-Silbernitrat-Lösung für die Substanz
ml_{Cl} = Verbrauch an ml 0,1 N-Silbernitrat-Lösung bei der Chlorid-Bestimmung
m_p = Einwaage der Substanz in g
m_{Cl} = Einwaage der Substanz in g bei der Chlorid-Bestimmung.

Lagerung

Dicht verschlossen, nicht über 25 °C.

Vorsichtig zu lagern!

Metronidazol

Metronidazolum

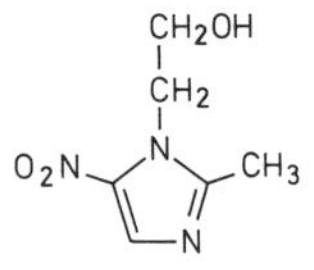

$C_6H_9N_3O_3$ M_r 171,2

Metronidazol enthält mindestens 99,0 und höchstens 101,0 Prozent 2-(2-Methyl-5-nitro-1-imidazolyl)ethanol, berechnet auf die getrocknete Substanz.

Eigenschaften

Weißes bis schwach gelbliches, kristallines Pulver; wenig löslich in Wasser, schwer löslich in Chloroform, Ethanol und Ether.

Prüfung auf Identität

Die Prüfung B kann entfallen, wenn die Prüfungen A, C und D durchgeführt werden. Die Prüfungen C und D können entfallen, wenn die Prüfungen A und B durchgeführt werden.

A. Schmelztemperatur (V.6.11.1): 159 bis 163 °C.

B. Das IR-Absorptionsspektrum (V.6.18) der Substanz zeigt im Vergleich mit dem Spektrum einer dem Arzneibuch entsprechenden Referenzsubstanz bekannter Identität Maxima bei denselben Wellenlängen mit den gleichen relativen Intensitäten.

C. 10 mg Substanz werden 5 min lang mit 10 mg Zinkstaub *R* und 1,5 ml Salzsäure 7 % *R* auf dem Wasserbad erwärmt. Nach dem Abkühlen im Eisbad werden 1 ml 0,1 M-Natriumnitrit-Lösung und 10 ml Wasser zugefügt. Wird 1 ml der erhaltenen Lösung mit 2 ml 2-Naphthol-Lösung *R* versetzt, entsteht eine Rotfärbung.

D. 0,15 g Substanz werden in 10 ml einer 0,3prozentigen Lösung (V/V) von Schwefelsäure 96 % *R* gelöst, mit 10 ml Pikrinsäure-Lösung *R* versetzt und 30 min lang stehengelassen. Der Niederschlag wird abfiltriert, mehrmals mit wenig kaltem Wasser gewaschen und 1 h lang bei 100 bis 105 °C getrocknet. Das Pikrat schmilzt zwischen 148 und 152 °C (V.6.11.1).

Prüfung auf Reinheit

Verwandte Substanzen: Die Prüfung erfolgt mit Hilfe der Dünnschichtchromatographie (V.6.20.2) unter Verwendung einer Schicht von Kieselgel G *R*.

Untersuchungslösung: 0,10 g Substanz werden mit Aceton *R* zu 10,0 ml gelöst.

Referenzlösung: 0,3 ml Untersuchungslösung werden mit Aceton *R* zu 100,0 ml verdünnt.

Auf die Platte werden getrennt 20 µl jeder Lösung aufgetragen. Die Chromatographie erfolgt mit einer Mischung von 1 Volumteil Wasser, 10 Volumteilen Diethylamin *R*, 10 Volumteilen wasserfreiem Ethanol *R* und 80 Volumteilen Chloroform *R* über eine Laufstrecke von 15 cm. Nach Verdunsten des Fließmittels wird die Platte mit etwa 10 ml Titan(III)-chlorid-Lösung *RN* (für eine 200-mm × 200-mm-Platte) besprüht und unter Beobachtung bei 110 °C erhitzt, bis die blaugraue Färbung der Schicht schwächer wird. Die erkaltete Platte wird danach mit einer 1prozentigen Lösung (*m*/V) von Echtblausalz B *RN* besprüht. Nach 3 min wird die Platte mit einer Mischung von 2 Volumteilen Ammoniak-Lösung 26 % *R*, 3 Volumteilen Wasser und 5 Volumteilen Ethanol 96 % *R* besprüht und im Tageslicht ausgewertet. Im Chromatogramm der Untersuchungslösung auftretende Nebenflecke dürfen nicht größer oder stärker gefärbt sein als der mit der Referenzlösung erhaltene Fleck.

Trocknungsverlust (V.6.22): Höchstens 0,5 Prozent, mit 1,000 g Substanz durch Trocknen im Trockenschrank bei 100 bis 105 °C bestimmt.

Sulfatasche (V.3.2.14): Höchstens 0,1 Prozent, mit 1,0 g Substanz bestimmt.

Gehaltsbestimmung

0,350 g Substanz, in 50 ml wasserfreier Essigsäure *R* gelöst, werden nach „Titration in wasserfreiem Medium" (V.3.5.5) unter Zusatz von 0,3 ml Naphtholbenzein-Lösung *R* mit 0,1 N-Perchlorsäure bis zum Farbumschlag von Gelb nach Grün titiert.

1 ml 0,1 N-Perchlorsäure entspricht 17,12 mg $C_6H_9N_3O_3$.

Lagerung

Vor Licht geschützt.

Vorsichtig zu lagern!

Miconazolnitrat

Miconazoli nitras

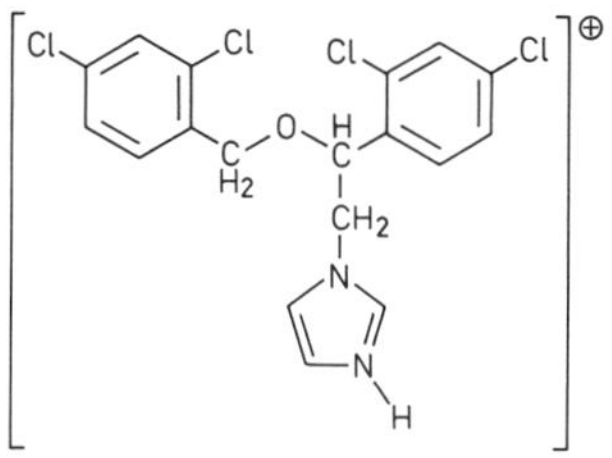

$C_{18}H_{15}Cl_4N_3O_4$ M_r 479,1

Miconazolnitrat enthält mindestens 98,5 und höchstens 101,5 Prozent (*RS*)-1-[2,4-Dichlor-β-(2,4-dichlorbenzyloxy)phenethyl]imidazol-nitrat, berechnet auf die getrocknete Substanz.

Eigenschaften

Weißes bis fast weißes, kristallines oder mikrokristallines Pulver; sehr schwer löslich in Wasser und Ether, schwer löslich in Chloroform und Ethanol.

Prüfung auf Identität

Die Prüfung C kann entfallen, wenn die Prüfungen A, B, D und E durchgeführt werden. Die Prüfungen B, D und E können entfallen, wenn die Prüfungen A und C durchgeführt werden.

A. Schmelztemperatur (V.6.11.1): 178 bis 184 °C.

B. 40,0 mg Substanz werden in einer Mischung von 10 ml 0,1 N-Salzsäure und 50 ml Isopropylalkohol *R* gelöst. Die Lösung wird mit Isopropylalkohol *R* zu 100,0 ml verdünnt. Die Lösung, zwischen 250 und 300 nm gemessen, zeigt Absorptionsmaxima (V.6.19) bei 264, 272 und 280 nm. Das Verhältnis der im Maximum bei 272 nm zu der im Maximum bei 280 nm gemessenen Absorption liegt zwischen 1,18 und 1,22.

C. Das IR-Absorptionsspektrum (V.6.18) der Substanz zeigt im Vergleich mit dem von Miconazolnitrat *CRS* Maxima bei denselben Wellenlängen mit den gleichen relativen Intensitäten. Die Prüfung erfolgt mit Hilfe von Preßlingen unter Verwendung von Kaliumbromid *R*.

D. Die bei der Prüfung auf „Verwandte Substanzen" (siehe „Prüfung auf Reinheit") erhaltenen Chromatogramme werden im ultravioletten Licht bei 254 nm ausgewertet, bevor die Platte den Ioddämpfen ausgesetzt wird. Der Hauptfleck im Chromatogramm der Untersuchungslösung b entspricht in bezug auf Lage und Größe dem Hauptfleck im Chromatogramm der Referenzlösung a.

E. Die Substanz gibt die Identitätsreaktion auf Nitrat (V.3.1.1).

Prüfung auf Reinheit

Aussehen der Lösung: 0,1 g Substanz werden in Methanol *R* zu 10 ml gelöst. Die Lösung muß klar (V.6.1) und darf nicht stärker gefärbt sein als die Farbvergleichslösung G_7 (V.6.2, Methode II).

Verwandte Substanzen: Die Prüfung erfolgt mit Hilfe der Dünnschichtchromatographie (V.6.20.2) unter Verwendung einer Schicht von Kieselgel GF_{254} *R*.

Untersuchungslösung a: 0,25 g Substanz werden in einer Mischung von 1 Volumteil Ammoniak-Lösung 26 % *R* und 9 Volumteilen Methanol *R* zu 5 ml gelöst.

Untersuchungslösung b: 1,0 ml Untersuchungslösung a wird mit einer Mischung von 1 Volumteil Ammoniak-Lösung 26 % *R* und 9 Volumteilen Methanol *R* zu 10 ml verdünnt.

Referenzlösung a: 25 mg Miconazolnitrat *CRS* werden in einer Mischung von 1 Volumteil Ammoniak-Lösung 26 % *R* und 9 Volumteilen Methanol *R* zu 5 ml gelöst.

Referenzlösung b: 2,5 ml Referenzlösung a werden mit einer Mischung von 1 Volumteil Ammoniak-Lösung 26 % *R* und 9 Volumteilen Methanol *R* zu 100 ml verdünnt.

Auf die Platte werden getrennt 10 µl jeder Lösung aufgetragen. Die Chromatographie erfolgt mit einer Mischung von 1 Volumteil Ammoniak-Lösung 26 % *R*, 10 Volumteilen Methanol *R*, 30 Volumteilen Chloroform *R* und 60 Volumteilen Hexan *R* über eine Laufstrecke von 15 cm. Die Platte wird 15 min lang im Luftstrom getrocknet und im ultravioletten Licht bei 254 nm ausgewertet. Kein im Chromatogramm der Untersuchungslösung a auftretender Nebenfleck darf größer oder intensiver sein als der Fleck im Chromatogramm der Referenzlösung b. Die Platte wird anschließend so lange Iod-Dämpfen ausgesetzt, bis im Chromatogramm der Referenzlösung b ein brauner Fleck erscheint, und sofort im Tageslicht ausgewertet. Kein im Chromatogramm der Untersuchungslösung a auftretender Nebenfleck darf größer oder stärker gefärbt sein als der Fleck im Chromatogramm der Referenzlösung b.

Trocknungsverlust (V.6.22): Höchstens 0,5 Prozent, mit 1,000 g Substanz durch 2 h langes Trocknen im Trockenschrank bei 100 bis 105 °C bestimmt.

Sulfatasche (V.3.2.14): Höchstens 0,1 Prozent, mit 1,0 g Substanz bestimmt.

Gehaltsbestimmung

0,350 g Substanz, in 75 ml wasserfreier Essigsäure *R*, falls erforderlich unter schwachem Erwärmen, gelöst, werden nach „Titration in wasserfreiem Medium" (V.3.5.5) mit 0,1 N-Perchlorsäure titriert. Der Endpunkt wird mit Hilfe der „Potentiometrie" (V.6.14) bestimmt. Ein Blindversuch wird durchgeführt.

1 ml 0,1 N-Perchlorsäure entspricht 47,91 mg $C_{18}H_{15}Cl_4N_3O_4$.

Lagerung

Vor Licht geschützt.

Vorsichtig zu lagern!

Milchsäure

Acidum lacticum

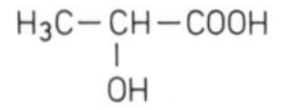

$C_3H_6O_3$ M_r 90,1

Milchsäure besteht aus einem Gemisch von 2-Hydroxypropionsäure, ihren Kondensationsprodukten, wie Lactylmilchsäure und Polymilchsäuren, und Wasser. Das Gleichgewicht zwischen 2-Hydroxypropionsäure und ihren Kondensationsprodukten hängt von der Konzentration und der Temperatur ab.

Meist liegt die Milchsäure als *(RS)*-2-Hydroxypropionsäure vor; gelegentlich überwiegt das *(S)*-Isomer. Milchsäure enthält mindestens 88,0 und höchstens 92,0 Prozent *(m/m)* $C_3H_6O_3$.

Eigenschaften

Sirupartige, farblose bis schwach gelbliche Flüssigkeit; mischbar mit Wasser, Ethanol und Ether.

Prüfung auf Identität

A. Eine Lösung von 1 g Substanz in 10 ml Wasser ist stark sauer (V.6.3.2).

B. Relative Dichte (V.6.4): 1,20 bis 1,21.

C. Die Substanz gibt die Identitätsreaktion auf Lactat (V.3.1.1).

Prüfung auf Reinheit

Prüflösung: 5,0 g Substanz werden in 42 ml 1 N-Natriumhydroxid-Lösung gelöst. Die Lösung wird mit destilliertem Wasser zu 50 ml verdünnt.

Aussehen der Substanz: Die Substanz darf nicht stärker gefärbt sein als die Farbvergleichslösung G_6 (V.6.2, Methode II).

Citronen-, Oxal- und Phosphorsäure: 5 ml Prüflösung werden mit Ammoniak-Lösung 10 % *R* bis zur schwach alkalischen Reaktion (V.6.3.2) versetzt. Nach Zusatz von 1 ml Calciumchlorid-Lösung *R* wird 5 min lang im Wasserbad erhitzt. Wenn vor und nach dem Erhitzen eine Trübung auftritt, darf sie nicht stärker sein als die einer Mischung von 1 ml Wasser und 5 ml Prüflösung.

Methanol, Methylester: In einem Rundkolben mit Schliff werden 2,0 g Substanz sowie 10 ml Wasser gegeben und unter Kühlen in einer Eis-Wasser-Mischung vorsichtig mit 30 ml einer 30prozentigen Lösung (*m*/V) von Kaliumhydroxid *R* versetzt. Der Kolben wird noch 10 bis 15 min lang in der Eis-Wasser-Mischung gelassen. Auf den Kolben wird ein Kühler gesetzt und eine Wasserdampfdestillation durchgeführt. Das Destillat wird in einem 10-ml-Meßkolben, der 1 ml wasserfreies Ethanol *R* enthält, aufgefangen. Bis zu einem Volumen von mindestens 9,5 ml wird destilliert und mit Wasser zu 10,0 ml verdünnt. 1,0 ml Destillat wird in ein Reagenzglas gegeben, mit 5 ml Kaliumpermanganat-Phosphorsäure *R* versetzt und gemischt. Nach 15 min langem Stehenlassen werden 2 ml Oxalsäure-Schwefelsäure-Lösung *R* hinzugefügt. Mit einem Glasstab wird gerührt, bis die Lösung farblos ist. Dann werden 5 ml Schiffs Reagenz *R* zugesetzt. Nach 2 h darf die Lösung nicht stärker gefärbt sein als 1,0 ml einer gleichzeitig unter gleichen Bedingungen hergestellten Referenzlösung, die 100 µg Methanol *R* und 0,1 ml wasserfreies Ethanol *R* je Milliliter enthält (500 ppm Methanol).

Sulfat (V.3.2.13): 7,5 ml Prüflösung, mit destilliertem Wasser zu 15 ml verdünnt, müssen der Grenzprüfung auf Sulfat entsprechen (200 ppm).

Calcium (V.3.2.3): 5 ml Prüflösung, mit destilliertem Wasser zu 15 ml verdünnt, müssen der Grenzprüfung auf Calcium entsprechen (200 ppm).

Schwermetalle (V.3.2.8): 12 ml Prüflösung müssen der Grenzprüfung A auf Schwermetalle entsprechen (10 ppm). Zur Herstellung der Referenzlösung wird die Blei-Lösung (1 ppm Pb) *R* verwendet.

Flüchtige Fettsäuren: In einem mit Schliffstopfen verschlossenen 100-ml-Erlenmeyerkolben werden 5,0 g Substanz vorsichtig 10 min lang auf 50 °C erwärmt. Unmittelbar nach dem Entfernen des Stopfens darf kein unangenehmer Geruch ähnlich dem von niederen Fettsäuren wahrnehmbar sein.

Zucker und andere reduzierende Substanzen: 1 ml Prüflösung wird mit 1 ml 1 N-Salzsäure versetzt, zum Sieden erhitzt und nach dem Erkalten mit 1,5 ml 1 N-Natriumhydroxid-Lösung und 2 ml Fehlingscher Lösung *R* versetzt. Nach erneutem Erhitzen zum Sieden darf weder ein roter noch ein grünlicher Niederschlag entstehen.

Etherunlösliche Substanzen: 1,0 g Substanz wird in 25 ml Ether *R* gelöst. Die Lösung darf nicht stärker opaleszieren als der verwendete Ether.

Sulfatasche (V.3.2.14): Höchstens 0,1 Prozent, mit 1,0 g Substanz bestimmt.

Gehaltsbestimmung

1,000 g Substanz wird in einem Erlenmeyerkolben mit Schliffstopfen mit 10 ml Wasser und 20,0 ml 1 N-Natriumhydroxid-Lösung versetzt. Nach dem Schließen des Kolbens wird 30 min lang stehengelassen. Nach Zusatz von 0,5 ml Phenolphthalein-Lösung *R* wird mit 1 N-Salzsäure bis zum Verschwinden der Rosafärbung titriert.

1 ml 1 N-Natriumhydroxid-Lösung entspricht 90,1 mg $C_3H_6O_3$.

Vorsichtig zu lagern!

Milzbrandsporen-Lebend-Impfstoff für Tiere

Vaccinum anthracis vivum ad usum veterinarium

Milzbrandsporen-Lebend-Impfstoff für Tiere besteht aus einer Suspension vermehrungsfähiger Sporen eines attenuierten, nicht kapselbildenden Stammes von *Bacillus anthracis*. Die verwendeten Stämme können

- nicht letal für das Meerschweinchen und die Maus, oder
- letal für das Meerschweinchen, aber nicht für das Kaninchen, oder
- partiell letal für das Kaninchen sein.

Bacillus anthracis wird auf einem geeigneten Nährmedium gezüchtet. Nach Beendigung des Wachstums werden die Sporen in einer Stabilisatorlösung suspendiert und gezählt. Der Zubereitung können Adjuvantien zugesetzt werden.

Prüfung auf Identität

Im Impfstoff wird *Bacillus anthracis* durch morphologische und serologische Prüfungen, durch Züchtung und biochemische Untersuchungen identifiziert.

Prüfung auf Reinheit

Unschädlichkeit: Die Prüfung wird an einer Tierart durchgeführt, für welche der Impfstoff bestimmt ist. Bei einem Impfstoff, der für mehrere Tierarten, einschließlich Ziegen, bestimmt ist, wird die Prüfung an Ziegen vorgenommen. Zwei gesunden, empfänglichen Tieren wird jeweils das Doppelte der in der Beschriftung für die betreffende Tierart angegebenen Dosis subkutan oder intradermal injiziert. Während der 14 Tage langen Beobachtungszeit dürfen keine anomalen Allgemeinreaktionen auftreten. Eine lokale Reaktion an der Injektionsstelle, deren Intensität vom verwendeten Sporenstamm und vom verwendeten Adjuvans abhängt, ist zulässig, doch darf in keinem Fall eine Nekrose auftreten.

Bestimmung der Sporenzahl: Die nach einer Plattenzählmethode bestimmte Anzahl vermehrungsfähiger Sporen muß mindestens 80 Prozent des in der Beschriftung angegebenen Wertes betragen.

Verunreinigung durch Bakterien und Pilze: Die Prüfung erfolgt durch mikroskopische Untersuchung und Beimpfung geeigneter Nährmedien. Der Impfstoff darf keinerlei fremde Bakterien oder Pilze enthalten.

Prüfung auf Wirksamkeit

Bei Stämmen von *Bacillus anthracis*, die nicht letal für das Meerschweinchen und die Maus sind, wird die Prüfung am Meerschweinchen durchgeführt. Bei Stämmen, die letal für das Meerschweinchen, aber nicht für das Kaninchen sind, wird die Prüfung am Kaninchen durchgeführt. Bei Stämmen, die partiell letal für das Kaninchen sind, wird die Prüfung am Schaf durchgeführt.

Wenn die Prüfung am Meerschweinchen oder Kaninchen durchgeführt wird, werden 10 gesunde Tiere verwendet (Gruppe a). Jedem der Tiere wird subkutan oder intradermal 1/10 der kleinsten für das Schaf in der Beschriftung angegebenen Dosis injiziert. Die Tiere werden 21 Tage lang beobachtet. Wenn mehr als 2 Tiere aus unspezifischen Gründen verenden, muß die Prüfung wiederholt werden. Als Kontrollen werden drei Tiere derselben Art und Herkunft eingesetzt.

Wenn die Prüfung am Schaf erfolgt, werden 5 gesunde Tiere verwendet (Gruppe b). Jedem Tier werden subkutan oder intradermal 1/10 der kleinsten in der Beschriftung für das Schaf angegebenen Dosis injiziert. Die Tiere werden 21 Tage lang beobachtet. Drei Schafe derselben Herkunft dienen als Kontrollen. Jedem Tier der Gruppen a und b werden danach subkutan mindestens 100 DLM und jedem der Kontrolltiere 10 DLM eines Stammes von *B. anthracis* injiziert, der pathogen für die in der Prüfung eingesetzten Tierart ist. Danach werden die Tiere 10 Tage lang beobachtet. Alle geimpften Tiere müssen überleben und alle ungeimpften Tiere während dieser Zeit an Milzbrand sterben. Stirbt ein geimpftes Tier, ist die Prüfung zu wiederholen. Wenn auch in der Wiederholungsprüfung ein geimpftes Tier nach der Belastungsinfektion stirbt, entspricht der Impfstoff nicht der Prüfung.

Lagerung

Entsprechend **Impfstoffe für Tiere (Vaccina ad usum veterinarium).**

Dauer der Verwendbarkeit: 6 Monate bis 2 Jahre, je nach Art des Impfstoffs.

Minzöl

Menthae arvensis aetheroleum

Minzöl ist das nach Wasserdampfdestillation durch anschließende, teilweise Abtrennung des Menthols und Rektifizierung erhaltene ätherische Öl aus dem frischen, blühenden Kraut von *Mentha arvensis* L. var. *piperascens* HOLMES ex CHRISTY. Es enthält mindestens 3,0 und höchstens 17,0 Prozent Ester, berechnet als Menthylacetat ($C_{12}H_{22}O_2$; M_r 198,3), mindestens 42,0 Prozent freie Alkohole, berechnet als Menthol ($C_{10}H_{20}O$; M_r 156,3) und mindestens 25,0 und höchstens 40,0 Prozent Ketone, berechnet als Menthon ($C_{10}H_{18}O$; M_r 154,3).

Eigenschaften

Farblose, schwach gelbe bis grüngelbe Flüssigkeit von charakteristischem Geruch und Geschmack mit nachfolgender, kühlender Wirkung; mischbar mit Chloroform, Ethanol 90 %, Ether, Petroläther, flüssigen Paraffinen und fetten Ölen.

Prüfung auf Identität

Die Prüfung erfolgt mit Hilfe der Dünnschichtchromatographie (V.6.20.2) unter Verwendung einer Schicht von Kieselgel GF_{254} *R*.

Untersuchungslösung: 0,10 g Öl werden in 10 ml Toluol *R* gelöst.

Referenzlösung: 10 µl Menthylacetat *R*, 20 µl Cineol *R*, 10 mg Thymol *R* und 50 mg Menthol *R* werden in 10 ml Toluol *R* gelöst.

Auf die Platte werden getrennt 20 µl Untersuchungslösung und 10 µl Referenzlösung bandförmig (20 mm × 3 mm) aufgetragen. Die Chromatographie erfolgt mit einer Mischung von 5 Volumteilen Ethylacetat *R* und 95 Volumteilen Toluol *R* über eine Laufstrecke von 15 cm. Nach Verdunsten des Fließmittels bei Raumtemperatur wird die Platte im ultravioletten Licht bei 254 nm ausgewertet. Das Chromatogramm der Untersuchungslösung zeigt unterhalb der schwach fluoreszenzmindernden Zone des Thymols der Referenzlösung 2 fluoreszenzmindernde Zonen, von denen die obere stärker hervortritt. Weiter tritt im oberen Bereich des Chromatogramms eine schwach fluoreszenzmindernde Zone auf.

Anschließend wird die Platte mit etwa 10 ml Anisaldehyd-Reagenz *R* (für eine 200-mm × 200-mm-Platte) besprüht und 5 bis 10 min lang unter Beobachtung auf 100 bis 105 °C erhitzt. Das Chromatogramm der Referenzlösung zeigt im unteren Teil die stark hervortretende blaue bis violette Zone des Menthols. Darüber liegt die braune Zone des Cineols. Das darüber liegende Thymol färbt sich rosarot an. Die oberste sich blauviolett anfärbende Zone entspricht dem Menthylacetat. Im Chromatogramm der Untersuchungslösung tritt die Zone des Menthols am deutlichsten hervor. Eine Cineol-Zone muß fehlen. Zwischen der Cineol- und Menthol-Zone der Referenzlösung tritt im Chromatogramm der Untersuchungslösung eine deutliche, braune Zone auf. Zwischen der Cineol- und Thymol-Zone der Referenzlösung tritt im Chromatogramm der Untersuchungslösung eine deutliche, rosarote Zone auf, deren Lage etwa der Lage der mittleren fluoreszenzmindernden Zone entspricht. An diese rosarote Zone schließt sich direkt nach oben eine schwache, bräunliche, schnell verblassende Zone an (Isomenthon).

Eine graugrüne Zone zwischen der Cineol- und Thymol-Zone der Referenzlösung darf in der Untersuchungslösung nicht sichtbar sein (Pulegon). Die blauviolette Zone des Menthylacetats tritt in der Untersuchungslösung deutlich hervor; etwas darunter liegt die zum Teil nur schwer erkennbare, grünlich angefärbte Zone des Menthons.

Die Kohlenwasserstoffe im oberen Teil des Chromatogramms färben sich rotviolett an. Eine darunter liegende gelblich-bräunlich angefärbte Zone muß fehlen (Menthofuran).

Prüfung auf Reinheit

Relative Dichte (V.6.4): 0,893 bis 0,910.

Brechungsindex (V.6.5): 1,458 bis 1,470.

Optische Drehung (V.6.6): −16,0 bis −34,0°, in einer Schichtdicke von 1 dm gemessen.

Löslichkeit (V.4.5.6): 2,0 ml Öl müssen sich in 8,0 ml Ethanol 70 % *RN* lösen; die Lösung kann opaleszieren.

Sauer reagierende Substanzen: 2,00 g Öl dürfen bei der Gehaltsbestimmung der Ester bis zur ersten Neutralisation höchstens 0,1 ml 0,5 N-ethanolische Kaliumhydroxid-Lösung verbrauchen.

Fette Öle, verharzte ätherische Öle (V.4.5.3): Das Öl muß der Prüfung auf „Fette Öle, verharzte ätherische Öle" entsprechen.

Dimethylsulfid: Aus 25 ml Öl wird 1,0 ml abdestilliert. Das Destillat wird in einem Reagenzglas sorgfältig über 5 ml einer 6,5prozentigen Lösung (*m*/V) von Quecksilber(II)-chlorid *R* geschichtet. An der Grenzfläche darf sich innerhalb von 1 min kein weißer Film bilden.

Menthofuran: 0,1 ml Öl wird mit 2 ml einer 12prozentigen Lösung (*m*/V) von Trichloressigsäure *R* in Chloroform *R* versetzt. Nach 1 h langem Stehenlassen bei Raumtemperatur darf im Tageslicht keine violettblaue Färbung und im ultravioletten Licht bei 365 nm keine rote Fluoreszenz sichtbar sein.

Gehaltsbestimmung

Die Gehaltsbestimmungen werden, wie in der Monographie **Pfefferminzöl** beschrieben, durchgeführt.

Lagerung

Vor Licht geschützt, in dicht verschlossenen, dem Verbrauch angemessenen Behältnissen. Öle aus verschiedenen Lieferungen dürfen nicht miteinander gemischt gelagert werden.

Isländisches Moos

Lichen islandicus

Isländisches Moos besteht aus dem getrockneten Thallus von *Cetraria islandica* (L.) ACHARIUS *sensu latiore.*

Beschreibung

Die Droge hat einen schwachen Geruch und einen leicht bitteren, etwas schleimigen Geschmack. Der bis 15 cm lange Thallus ist unregelmäßig gabelig verzweigt, mit 0,3 bis 1,5 cm breiten, kahlen, rinnenförmigen oder fast flachen, steifen, brüchigen, etwa 0,5 mm dicken Bändern, die mitunter gekraust und am Rande ausgefranst erscheinen (Pyknidien). Die Oberseite ist grünlich bis olivbraun, die Unterseite grauweiß bis hellbräunlich, mit weißlichen, vertieften Flecken (sogenannte Atemöffnungen). Sehr selten kommen braune, scheibenförmige Apothecien vor.

Mikroskopische Merkmale: Im Querschnitt sind zwei helle Randschichten und eine grüne Markschicht zu erkennen. Die obere Rindenschicht ist meistens etwas dicker als die untere. Die Randschichten bestehen außen aus 3 bis 4 Lagen englumigem und dickwandigem, fast isodiametrischem, reich verflochtenem Hyphengeflecht, das nach innen weitlumiger wird (Scheinparenchym). Die dazwischen liegende Markschicht besteht aus locker verschlungenen Hyphen, zwischen denen 10 bis 15 µm große, kuglige, olivgrüne bis braune Algenzellen (Gonidien) eingebettet sind. An den weißgefleckten Stellen der Unterseite fehlen die Randschichten, und die Markschicht ist hier breiter entwickelt.

Pulverdroge: Im graubraunen Pulver sind nach Aufhellung zahlreiche Stücke aus dem Scheinparenchym sowie lockeres Hyphengeflecht und Gonidien zu erkennen. Nach Zusatz von 0,1 N-Iod-Lösung färben sich die Gonidien gelbbraun und die Hyphenwände, besonders in der Mittelschicht, nach dem Auswaschen mit Wasser blau (Isolichenin).

Prüfung auf Identität

A. 1,0 g pulverisierte Droge (355) wird mit 10 ml Wasser übergossen und 2 bis 3 min lang aufgekocht. Die bitter schmeckende, graubraune Lösung erstarrt nach dem Erkalten gallertartig.

B. Die Prüfung erfolgt mit Hilfe der Dünnschichtchromatographie (V.6.20.2) unter Verwendung einer Schicht von Kieselgel GF_{254} *R*.

Untersuchungslösung: 0,10 g pulverisierte Droge (355) werden 2 bis 3 min lang mit 2,0 ml Aceton *R* auf etwa 50 °C erwärmt und nach Abkühlen filtriert.

Referenzlösung: 5 mg Kaffeesäure *R* werden in 2,0 ml Methanol *R* gelöst.

Auf die Platte werden getrennt 20 µl Untersuchungslösung und 10 µl Referenzlösung bandförmig (20 mm × 3 mm) aufgetragen. Die Startzonen werden im Kaltluftstrom 5 min lang getrocknet. Die Chromatographie erfolgt mit einer Mischung von 10 Volumteilen Essigsäure 98 % *R*, 10 Volumteilen Methanol *R* und 80 Volumteilen Chloroform *R* über eine Laufstrecke von 10 cm. Nach Verdunsten des Fließmittels bei Raumtemperatur wird die Platte im ultravioletten Licht bei 254 nm ausgewertet. Im Chromatogramm der Untersuchungslösung ist im unteren Drittel die relativ große, fluoreszenzmindernde Zone der Fumarprotocetrarsäure zu erkennen. Sie liegt etwa in der Höhe der ebenfalls fluoreszenzmindernden Zone der Kaffeesäure im Chromatogramm der Referenzlösung. Die Chromatogramme werden mit etwa 10 ml einer 0,1prozentigen Lösung (*m*/V) von p-Phenylendiamin *RN* in Ethanol 96 % *R* (für eine 200-mm × 200-mm-Platte) besprüht. Die Fumarprotocetrarsäure-Zone färbt sich ockergelb und zeigt im ultravioletten Licht bei 365 nm eine intensive, gleichfarbige Fluoreszenz. Die Kaffeesäure im Chromatogramm der Referenzlösung fluoresziert bereits auf der unbesprühten Platte blau. Im Chromatogramm der Untersuchungslösung sind weitere, schwach fluoreszierende Zonen erkennbar.

Prüfung auf Reinheit

Fremde Bestandteile (V.4.2): Höchstens 5 Prozent.

Trocknungsverlust (V.6.22): Höchstens 12,0 Prozent, mit 1,000 g pulverisierter Droge (355) durch 2 h langes Trocknen im Trockenschrank bei 100 bis 105 °C bestimmt.

Asche (V.3.2.16): Höchstens 3,0 Prozent, mit 1,00 g pulverisierter Droge bestimmt.

Quellungszahl (V.4.4): Mindestens 4,5, mit pulverisierter Droge (355) bestimmt.

Lagerung

Vor Licht geschützt.

Morphinhydrochlorid

Morphini hydrochloridum

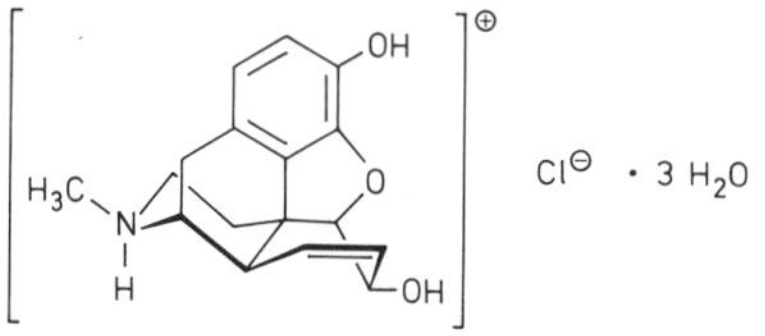

$C_{17}H_{20}ClNO_3 \cdot 3\,H_2O$ M_r 375,8

Morphinhydrochlorid enthält mindestens 98,0 und höchstens 101,0 Prozent 4,5α-Epoxy-17-methyl-7-morphinen-3,6α-diol-hydrochlorid, berechnet auf die getrocknete Substanz.

Eigenschaften

Weißes bis fast weißes, kristallines Pulver, farblose, seidenartige Nadeln oder würfelförmige Massen, verwitternd bei geringer Luftfeuchtigkeit; löslich in Wasser und Glycerol, wenig löslich in Ethanol, praktisch unlöslich in Chloroform und Ether.

Prüfung auf Identität

A. 10 mg Substanz werden in Wasser zu 100,0 ml gelöst. Die Lösung, zwischen 250 und 350 nm gemessen, zeigt nur ein Absorptionsmaximum bei 285 nm. Die spezifische Absorption (V.6.19), im Maximum gemessen, beträgt etwa 41.

B. 10 mg Substanz werden in 0,1 N-Natriumhydroxid-Lösung zu 100,0 ml gelöst. Die Lösung, zwischen 265 und 350 nm gemessen, zeigt nur ein Absorptionsmaximum bei 298 nm. Die spezifische Absorption (V.6.19), im Maximum gemessen, beträgt etwa 70.

C. Etwa 1 mg pulverisierte Substanz wird in einer Porzellanschale mit 0,5 ml Schwefelsäure 96 % *R* und 0,05 ml Formaldehyd-Lösung *R* versetzt, wobei sich eine Purpurfärbung entwickelt, die nach Violett umschlägt.

D. Etwa 5 mg Substanz werden in 5 ml Wasser gelöst. Nach Zusatz von 0,15 ml einer frisch bereiteten 1prozentigen Lösung (*m*/V) von Kaliumhexacyanoferrat(III) *R* und 0,05 ml Eisen(III)-chlorid-Lösung *R* 1 entsteht sofort eine blaue Färbung.

E. Etwa 5 mg Substanz werden in 5 ml Wasser gelöst. Nach Zusatz von 1 ml Wasserstoffperoxid-Lösung 3 % *R*, 1 ml Ammoniak-Lösung 10 % *R* und 0,05 ml einer 4prozentigen Lösung (*m*/V) von Kupfer(II)-sulfat *R* entsteht eine Rotfärbung.

F. Die Substanz gibt die Identitätsreaktion auf Alkaloide (V.3.1.1).

G. Die Substanz gibt die Identitätsreaktion a auf Chlorid (V.3.1.1).

Prüfung auf Reinheit

Prüflösung: 0,50 g Substanz werden in Wasser zu 25,0 ml gelöst.

Aussehen der Lösung: Die Prüflösung muß klar (V.6.1) und darf nicht stärker gefärbt sein als die Farbvergleichslösung G_6 oder BG_6 (V.6.2, Methode II).

Sauer oder alkalisch reagierende Substanzen: 10 ml Prüflösung werden mit 0,05 ml Methylrot-Lösung *R* versetzt. Bis zum Farbumschlag dürfen höchstens 0,2 ml 0,02 N-Natriumhydroxid-Lösung oder 0,2 ml 0,02 N-Salzsäure verbraucht werden.

Spezifische Drehung (V.6.6): Die spezifische Drehung, bestimmt an der Prüflösung, muß zwischen −110 und −115 ° liegen, berechnet auf die getrocknete Substanz.

Verwandte Substanzen: Die Prüfung erfolgt mit Hilfe der Dünnschichtchromatographie (V.6.20.2), unter Verwendung einer Schicht von Kieselgel G *R*.

Untersuchungslösung: 0,1 g Substanz werden in einer Mischung von gleichen Volumteilen Ethanol 96 % *R* und Wasser zu 10 ml gelöst.

Referenzlösung: 50 mg Codeinphosphat *R* werden in 5 ml der Untersuchungslösung gelöst. 0,1 ml dieser Lösung werden mit einer Mischung von gleichen Volumteilen Ethanol 96 % *R* und Wasser zu 10 ml verdünnt.

Auf die Platte werden getrennt 10 µl jeder Lösung aufgetragen. Die Chromatographie erfolgt mit einer Mischung von 2,5 Volumteilen Ammoniak-Lösung 26 % *R*, 32,5 Volumteilen Aceton *R*, 35 Volumteilen Ethanol 70 % (V/V) und 35 Volumteilen Toluol *R* über eine Laufstrecke von 15 cm. Nach Verdunsten des Fließmittels im Luftstrom wird mit Dragendorffs Reagenz *R* besprüht, 15 min lang im Luftstrom getrocknet und mit Wasserstoffperoxid-Lösung 3 % *R* besprüht. Der dem Codein entsprechende Fleck im Chromatogramm der Referenzlösung ist graublau, der dem Morphin entsprechende hellrosa. Ein dem Codein entsprechender Fleck im Chromatogramm der Untersuchungslösung darf nicht größer oder stärker gefärbt sein als der mit der Referenzlösung erhaltene Fleck. Im Chromatogramm der Untersuchungslösung auftretende Nebenflecke, mit Ausnahme des dem Codein entsprechenden Fleckes, dürfen nicht größer oder stärker gefärbt sein als der dem Morphin entsprechende Fleck der Referenzlösung. Die Prüfung darf nur ausgewertet werden, wenn das Chromatogramm der Referenzlösung, deutlich voneinander getrennt, 2 Flecke zeigt.

Meconat: 0,2 Prozent. 10 ml Prüflösung werden mit 1 ml Salzsäure 36 % *R* und 0,1 ml Eisen(III)-chlorid-Lösung *R* 1 versetzt. Die Absorption (V.6.19) der Lösung bei 480 nm darf nicht größer als 0,05 sein. Als Kompensationsflüssigkeit wird eine gleichzeitig unter gleichen Bedingungen hergestellte Lösung, ausgehend von 10 ml Wasser, verwendet.

Trocknungsverlust (V.6.22): 12,0 bis 15,0 Prozent, mit 0,500 g Substanz durch Trocknen im Trockenschrank bei 130 °C bestimmt.

Sulfatasche (V.3.2.14): Höchstens 0,1 Prozent, mit dem Rückstand unter „Trocknungsverlust" bestimmt.

Gehaltsbestimmung

0,350 g Substanz werden in 30 ml wasserfreier Essigsäure *R*, falls erforderlich unter Erwärmen, gelöst und nach „Titration in wasserfreiem Medium" (V.3.5.5) unter Zusatz von 6 ml Quecksilber(II)-acetat-Lösung *R* und 0,1 ml Kristallviolett-Lösung *R* mit 0,1 N-Perchlorsäure titriert.

1 ml 0,1 N-Perchlorsäure entspricht 32,18 mg $C_{17}H_{20}ClNO_3$.

Lagerung

Dicht verschlossen, vor Licht geschützt.

Vorsichtig zu lagern!

Mumps-Lebend-Impfstoff

Vaccinum parotitidis vivum

Mumps-Lebend-Impfstoff ist eine gefriergetrocknete Zubereitung aus einem geeigneten, lebenden, attenuierten Stamm des Mumpsvirus *(Paramyxovirus parotitidis)*, das in Kulturen von Hühnerembryozellen oder anderen geeigneten Zellen gezüchtet ist. Entsprechend den Angaben der Beschriftung wird der Impfstoff unmittelbar vor Gebrauch resuspendiert. Der Impfstoff enthält kein antimikrobielles Konservierungsmittel.

Der Impfstoff wird unter Verwendung eines Saatvirussystems hergestellt. Das Virus im fertigen Impfstoff ist höchstens 3 Subkulturen von demjenigen Impfstoff entfernt, an dem die Laboratoriums- und klinischen Prüfungen durchgeführt wurden, welche den Stamm als geeignet erwiesen haben. Das Virus wird unter den erforderlichen aseptischen Vorkehrungen in Hühnerembryozellen oder anderen geeigneten Zellen gezüchtet, für die nachgewiesen ist, daß sie frei von fremden Mikroorganismen sind. Wenn Hühnerembryozellen verwendet werden, stammen die Embryonen aus gesunden SPF-Beständen. Tierserum kann im Medium für das anfängliche Zellwachstum verwendet werden, das Medium zur Zellkulturerhaltung während der Virusvermehrung enthält jedoch kein Protein. Die Serumkonzentration, die in den Impfstoff gelangt, darf höchstens 1 ppm betragen. Das Zellkulturmedium kann einen *p*H-Indikator wie Phenolrot enthalten sowie geeignete Antibiotika in der geringsten, wirksamen Konzentration. Die Virussuspensionen werden zu einer dem Virusstamm entsprechenden Zeit geerntet und auf Identität, Sterilität sowie Freisein von Fremdviren geprüft. Virusernten, die diesen Prüfungen entsprechen, werden vereinigt und geklärt, um Zellen zu entfernen. Ein geeigneter Stabilisator wird zugesetzt. Der fertige Impfstoff wird aseptisch in sterile Behältnisse abgefüllt und bis zu einer Restfeuchte gefriergetrocknet, von der erwiesen ist, daß sie für die Stabilität des Impfstoffs günstig ist. Anschließend werden die Behältnisse so verschlossen, daß jede Kontamination und das Eindringen von Feuchtigkeit ausgeschlossen ist.

Prüfung auf Identität

Wenn der Impfstoff nach Suspendierung, entsprechend der Beschriftung, mit einem spezifischen Mumps-Antiserum gemischt wird, kommt es zu einer signifikanten Verringerung seiner Fähigkeit, empfängliche Zellkulturen zu infizieren.

Prüfung auf Reinheit

Verunreinigende Mikroorganismen: Der suspendierte Impfstoff muß der Prüfung auf ,,Sterilität" (V.2.1.1) entsprechen.

Anomale Toxizität (V.2.1.5): Der suspendierte Impfstoff muß der Prüfung auf ,,Anomale Toxizität" von Sera und Impfstoffen für Menschen entsprechen.

Viruskonzentration

Das infektiöse Virus wird mit einer Methode bestimmt, bei der mindestens fünf Zellkulturen für jede Verdünnung von 0,5 $\log_{10}$ benutzt werden oder durch ein Verfahren gleicher Empfindlichkeit. Die Viruskonzentration beträgt mindestens 5×10^3 $ZKID_{50}$ je Dosis.

Lagerung

Entsprechend **Impfstoffe für Menschen (Vaccina ad usum humanum).**

Dauer der Verwendbarkeit: 2 Jahre.

Myrrhe

Myrrha

Myrrhe besteht aus dem aus der Rinde von *Commiphora molmol* ENGLER ausgetretenen und an der Luft getrockneten Gummiharz. Es kann auch von anderen *Commiphora*-Arten stammen, soweit es in der chemischen Zusammensetzung vergleichbar ist.

Beschreibung

Die Droge hat einen schwach aromatischen Geruch; sie schmeckt anhaltend bitter, aromatisch und kratzend und klebt beim Kauen an den Zähnen.

Unregelmäßig gerundete Körner oder löcherige Klumpen verschiedener Größe von hell- bis dunkelorangebrauner Farbe und gelbe sowie farblose bis hellgelbe Anteile. Die Oberfläche ist zumeist grau bis gelbbraun bestäubt; muscheliger Bruch, dünne Splitter, durchscheinend.

Mikroskopische Merkmale, Pulverdroge: Das Pulver ist gekennzeichnet durch gelbliche Splitter oder Kügelchen von wechselnder Größe sowie feinkörnige, in Wasser aufquellende Massen. Im Chloralhydrat-Präparat finden sich nur wenige Gewebefragmente der Stammpflanzen: rotbraune Korkfragmente, einzelne und zusammenhängende, polyedrische bis längliche Steinzellen mit teilweise stark verdickter, getüpfelter und verholzter Wand und bräunlichem Inhalt; Fragmente von dünnwandigem Parenchym und Sklerenchymfasern, etwa 10 bis 25 µm große, unregelmäßig prismatische bis polyedrische Calciumoxalatkristalle. Das Pulver ist bräunlichgelb.

Prüfung auf Identität

Die Prüfung erfolgt mit Hilfe der Dünnschichtchromatographie (V.6.20.2) unter Verwendung einer Schicht von Kieselgel G *R* oder Kieselgel H *R*.

Untersuchungslösung: 0,10 g pulverisierte Droge (355) werden 2 bis 3 min lang mit 1,0 ml Ethanol 96 % *R* auf dem Wasserbad erwärmt.

Referenzlösung: Je 5 mg Dimethylgelb *R*, Indophenolblau *R* und Sudanrot G *R* werden in 10 ml Dichlormethan *R* gelöst.

Auf die Platte werden getrennt 10 µl jeder Lösung bandförmig (20 mm × 3 mm) aufgetragen. Die Chromatographie erfolgt mit Dichlormethan *R* über eine Laufstrecke von 10 cm. Nach Verdunsten des Fließmittels bei Raumtemperatur wird die Platte mit etwa 10 ml Anisaldehyd-Reagenz *R* (für eine 200-mm × 200-mm-Platte) besprüht und anschließend 10 min lang auf 100 bis 105 °C erhitzt. Die oberste Zone (Furanoeudesma-1,3-dien) färbt sich rotviolett und übertrifft an Größe und Farbintensität die tieferliegenden. Direkt darunter kann sich eine gleichfarbige, schwächere Zone befinden. Etwa in Höhe der Referenzsubstanz Sudanrot G befinden sich im Chromatogramm der Untersuchungslösung 2 weitere, intensiv rotviolett gefärbte Zonen. Die obere entspricht dem Curzerenon und die darunterliegende dem 2-Methoxyfuranodien. Über der obersten Zone liegt zumeist eine kleinere, bläulich gefärbte. Im unteren (Indophenolblau) und oberen (Dimethylgelb) Bereich können weitere, weniger deutlich ausgeprägte Zonen auftreten. Im unteren Bereich dürfen keine intensiv blauen Zonen vorhanden sein.

Prüfung auf Reinheit

Fremde Bestandteile (V.4.2.).

Unlösliche Bestandteile (V.4.4.N2): Höchstens 65 Prozent. 1,000 g pulverisierte Droge (355) wird mit 100 ml Ethanol 96 % *R* bei 50 bis 80 Tropfen in der Minute 3 h lang extrahiert.

Trocknungsverlust (V.6.22): Höchstens 15,0 Prozent, mit 1,000 g pulverisierter Droge (355) durch 2 h langes Trocknen im Trockenschrank bei 100 bis 105 °C bestimmt.

Asche (V.3.2.16): Höchstens 7,0 Prozent, mit 1,00 g pulverisierter Droge bestimmt.

Lagerung

Vor Licht geschützt.

Myrrhentinktur

Myrrhae tinctura

Tinktur aus Myrrhe. Die Tinktur hat einen Trockenrückstand von mindestens 4,0 Prozent.

Herstellung

Myrrhentinktur wird aus 1 Teil pulverisierter Myrrhe (710) und 5 Teilen Ethanol 90 % (V/V) nach dem in der Monographie **Tinkturen** beschriebenen Verfahren der Mazeration hergestellt.

Eigenschaften

Gelbrote bis braune Flüssigkeit von charakteristischem Geruch und anhaltend bitterem Geschmack. Beim Hinzufügen des gleichen Volumens Wasser entsteht eine milchigtrübe, gelblich gefärbte Suspension.

Prüfung auf Identität

Die Prüfung erfolgt mit Hilfe der Dünnschichtchromatographie (V.6.20.2) unter Verwendung einer Schicht von Kieselgel G *R*.

Untersuchungslösung: 1,0 ml Tinktur wird mit 1,0 ml Ethanol 90 % *RN* verdünnt.

Referenzlösung: Je 5 mg Dimethylgelb *R*, Indophenolblau *R* und Sudanrot G *R* werden in 10 ml Dichlormethan *R* gelöst.

Auf die Platte werden getrennt 10 µl jeder Lösung bandförmig (20 mm × 3 mm) aufgetragen. Die Chromatographie erfolgt mit Dichlormethan *R* über eine Laufstrecke von 10 cm. Nach Verdunsten des Fließmittels bei Raumtemperatur wird die Platte mit etwa 10 ml Anisaldehyd-Reagenz *R* (für eine 200-mm × 200-mm-Platte) besprüht und anschließend etwa 10 min lang unter Beobachtung auf 100 bis 105 °C erhitzt. Die Auswertung erfolgt im Tageslicht. Die oberste Zone (Furanoeudesma-1,3-dien) färbt sich rotviolett und übertrifft an Größe und Farbintensität die tieferliegenden Zonen. Unmittelbar darunter kann sich eine gleichfarbige, schwächere Zone befinden. Etwa in Höhe der Referenzsubstanz Sudanrot G befinden sich im Chromatogramm der Untersuchungslösung 2 weitere, intensiv rotviolett gefärbte Zonen, deren obere dem Curzerenon und die darunterliegende dem 2-Methoxyfuranodien entspricht. Über der obersten Zone liegt zumeist eine kleinere, bläulich gefärbte Zone. Im unteren (Indophenolblau) und oberen (Dimethylgelb) Bereich können weitere, weniger deutlich ausgeprägte Zonen auftreten. Im unteren Bereich dürfen keine intensiv blauen Zonen vorhanden sein.

Prüfung auf Reinheit

Ethanolgehalt (V.5.3.1): 82,0 bis 88,0 Prozent (V/V).

Isopropylalkohol (V.3.3.N3).

Methanol (V.3.3.N2).

Trockenrückstand (V.6.22.N2): Mindestens 4,0 Prozent.

Lagerung

Dicht verschlossen, vor Licht geschützt.

Naphazolinnitrat

Naphazolini nitras

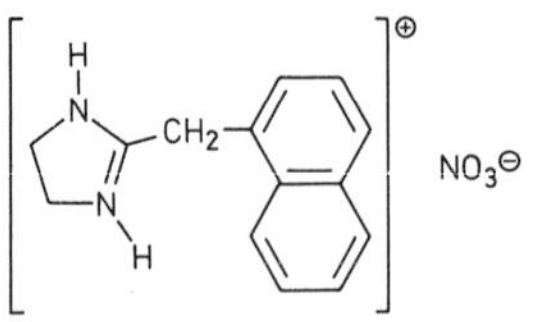

$C_{14}H_{15}N_3O_3$ M_r 273,3

Naphazolinnitrat enthält mindestens 99,0 und höchstens 101,0 Prozent 2-(1-Naphthylmethyl)-2-imidazolin-nitrat, berechnet auf die getrocknete Substanz.

Eigenschaften

Weißes bis fast weißes, kristallines Pulver, geruchlos oder fast geruchlos; wenig löslich in Wasser, löslich in Ethanol, sehr schwer löslich in Chloroform, praktisch unlöslich in Ether.

Prüfung auf Identität

Die Prüfung C kann entfallen, wenn die Prüfungen A, B, D und E durchgeführt werden. Die Prüfungen B und D können entfallen, wenn die Prüfungen A, C und E durchgeführt werden.

A. Schmelztemperatur (V.6.11.1): 167 bis 170 °C.

B. 50 mg Substanz werden in 0,01 N-Salzsäure zu 250,0 ml gelöst. 10,0 ml der Lösung werden mit 0,01 N-Salzsäure zu 100,0 ml verdünnt. Die Lösung, zwischen 230 und 350 nm gemessen, zeigt Absorptionsmaxima bei 270, 280, 287 und 291 nm. Die spezifischen Absorptionen (V.6.19), in den Maxima gemessen, betragen etwa 215, 250, 175 und 170.

C. Das IR-Absorptionsspektrum (V.6.18) der Substanz zeigt im Vergleich mit dem von Naphazolinnitrat *CRS* Maxima bei denselben Wellenlängen mit den gleichen relativen Intensitäten.

D. Etwa 0,5 mg Substanz werden in 1 ml Methanol *R* gelöst und mit 0,5 ml einer frisch bereiteten 5prozentigen Lösung (*m*/V) von Natriumpentacyanonitrosylferrat *R* sowie mit 0,5 ml einer 2prozentigen Lösung (*m*/V) von Natriumhydroxid *R* versetzt. Wird nach 10 min 1 ml einer 8prozentigen Lösung (*m*/V) von Natriumhydrogencarbonat *R* zugefügt, entsteht eine violette Färbung.

E. Etwa 10 mg Substanz, in 5 ml Wasser gelöst, werden mit 0,2 g Magnesiumoxid *R* versetzt und 30 min lang mechanisch geschüttelt. Nach Zugabe von 10 ml Chloroform *R* wird kräftig geschüttelt. Nach der Schichtentrennung wird filtriert und die wäßrige Schicht zur Trockne eingedampft. Der Rückstand gibt die Identitätsreaktion auf Nitrat (V.3.1.1).

Prüfung auf Reinheit

Prüflösung: 0,5 g Substanz werden in kohlendioxidfreiem Wasser *R* unter schwachem Erwärmen zu 50 ml gelöst.

Aussehen der Lösung: Die Prüflösung muß klar (V.6.1) und farblos (V.6.2, Methode II) sein.

***p*H-Wert** (V.6.3.1): Der *p*H-Wert der Prüflösung muß zwischen 5,0 und 6,5 liegen.

Naphthylacetylethylendiamin: Die Prüfung erfolgt mit Hilfe der Dünnschichtchromatographie (V.6.20.2) unter Verwendung einer Schicht von Kieselgel G *R*.

Untersuchungslösung: 40 mg Substanz werden in Methanol *R* zu 2 ml gelöst.

Referenzlösung: 40 mg Naphazolinnitrat *CRS* werden in Methanol *R* zu 1 ml gelöst (Lösung a). Getrennt davon werden 2 mg Naphthylacetylethylendiaminhydrochlorid *CRS* in Methanol *R* zu 10 ml gelöst (Lösung b). 0,5 ml Lösung a werden mit 0,5 ml Lösung b gemischt.

Auf die Platte werden getrennt 10 µl jeder Lösung aufgetragen. Die Chromatographie erfolgt mit einer Mischung von 1,5 Volumteilen Ammoniak-Lösung 26 % *R* und 100 Volumteilen Methanol *R* über eine Laufstrecke von 15 cm. Die Platte wird 5 min lang bei 100 bis 105 °C getrocknet, mit einer 0,5prozentigen Lösung (*m*/V) von Ninhydrin *R* in Methanol *R* besprüht und nochmals 10 min lang bei 100 bis 105 °C erhitzt. Ein dem Naphthylacetylethylendiaminhydrochlorid entsprechender Fleck im Chromatogramm der Untersuchungslösung darf nicht größer oder stärker gefärbt sein als der mit der Referenzlösung erhaltene Fleck.

Die Prüfung darf nur ausgewertet werden, wenn das Chromatogramm der Referenzlösung, deutlich voneinander getrennt, 2 Flecke zeigt.

Chlorid (V.3.2.4): 15 ml Prüflösung müssen der Grenzprüfung auf Chlorid entsprechen (330 ppm).

Trocknungsverlust (V.6.22): Höchstens 0,5 Prozent, mit 1,000 g Substanz durch Trocknen im Trockenschrank bei 100 bis 105 °C bestimmt.

Sulfatasche (V.3.2.14): Höchstens 0,1 Prozent, mit 1,0 g Substanz bestimmt.

Gehaltsbestimmung

0,200 g Substanz, in 30 ml wasserfreier Essigsäure *R* gelöst, werden nach „Titration in wasserfreiem Medium" (V.3.5.5) mit 0,1 N-Perchlorsäure titriert. Der Endpunkt wird mit Hilfe der „Potentiometrie" (V.6.14) bestimmt.

1 ml 0,1 N-Perchlorsäure entspricht 27,33 mg $C_{14}H_{15}N_3O_3$.

Lagerung

Vor Licht geschützt.

Vorsichtig zu lagern!

Nasentropfen

Rhinoguttae

Nasentropfen sind wäßrige oder ölige Lösungen, Suspensionen oder Emulsionen eines oder mehrerer Arzneistoffe, die zur Anwendung durch Eintropfen oder Versprühen in die Nase bestimmt sind.

Suspensionen müssen leicht aufschüttelbar sein, um eine genaue Dosierung zu ermöglichen.

Wäßrige Nasentropfen sollen annähernd isotonisch und euhydrisch sein. Wäßrige Nasentropfen in Mehrdosenbehältnissen müssen in geeigneter Weise vor mikrobieller Kontamination geschützt werden.

Nasentropfen können weitere Hilfsstoffe enthalten, sofern diese physiologisch unbedenklich sind und die Wirksamkeit nicht nachteilig beeinflussen.

Nasentropfen müssen in Behältnissen abgegeben werden, die ein einwandfreies Tropfen oder Versprühen des Inhalts ermöglichen. Die Behältnisse dürfen keine Wertminderung durch Abgabe fremder Substanzen in die Zubereitung oder durch Diffusion von Inhaltsstoffen in die Behältniswand ermöglichen.

Lagerung

Falls erforderlich, vor Licht geschützt.

Beschriftung

Auf den Behältnissen müssen zugesetzte Konservierungsmittel angegeben werden. Suspensionen müssen die Aufschrift „Vor Gebrauch schütteln" tragen. Nasentropfen, die Paraffinkohlenwasserstoffe enthalten, müssen den Hinweis „Nicht über längere Zeit anwenden" tragen.

Natriumacetat

Natrii acetas

$$Na^{\oplus} \left[H_3C-COO \right]^{\ominus} \cdot 3\ H_2O$$

$C_2H_3NaO_2 \cdot 3\ H_2O$ M_r 136,1

Natriumacetat[1] enthält mindestens 99,0 und höchstens 101,0 Prozent $C_2H_3NaO_2$, berechnet auf die getrocknete Substanz.

Eigenschaften

Farblose Kristalle; sehr leicht löslich in Wasser, löslich in Ethanol.

Prüfung auf Identität

A. 1 ml Prüflösung (siehe „Prüfung auf Reinheit") gibt die Identitätsreaktion a auf Natrium (V.3.1.1).

[1] Diese Monographie ist nicht notwendigerweise anwendbar auf Natriumacetat zur Herstellung von Dialyselösungen.

B. 1 ml Prüflösung gibt die Identitätsreaktion b auf Acetat (V.3.1.1).

Prüfung auf Reinheit

Prüflösung: 10,0 g Substanz werden in destilliertem, kohlendioxidfreiem Wasser *R* zu 100 ml gelöst.

Aussehen der Lösung: Die Prüflösung muß klar (V.6.1) und farblos (V.6.2, Methode II) sein.

***p*H-Wert** (V.6.3.1): 5 ml Prüflösung werden mit kohlendioxidfreiem Wasser *R* zu 10 ml verdünnt. Der *p*H-Wert dieser Lösung muß zwischen 7,5 und 9,0 liegen.

Reduzierende Substanzen: 1,0 g Substanz wird in 100 ml siedendem Wasser gelöst. Nach Zusatz von 5 ml Schwefelsäure 10 % *R* und 0,5 ml 0,01 N-Kaliumpermanganat-Lösung wird gemischt und 5 min lang vorsichtig zum Sieden erhitzt. Die Lösung muß rosa gefärbt bleiben.

Chlorid (V.3.2.4): 2,5 ml Prüflösung, mit Wasser zu 15 ml verdünnt, müssen der Grenzprüfung auf Chlorid entsprechen (200 ppm).

Sulfat (V.3.2.13): 7,5 ml Prüflösung, mit destilliertem Wasser zu 15 ml verdünnt, müssen der Grenzprüfung auf Sulfat entsprechen (200 ppm).

Arsen (V.3.2.2): 0,5 g Substanz müssen der Grenzprüfung A auf Arsen entsprechen (2 ppm).

Calcium, Magnesium: Höchstens 50 ppm, berechnet als Ca. 200 ml Wasser werden mit 10 ml Ammoniumchlorid-Pufferlösung *p*H 10,0 *R*, 0,1 g Eriochromschwarz-T-Verreibung *R* und 2,0 ml 0,05 M-Zinkchlorid-Lösung versetzt. Tropfenweise, bis zum Farbumschlag von Violett nach Blau, wird 0,02 M-Natriumedetat-Lösung zugesetzt. Nach Zusatz von 10,0 g Substanz wird bis zur Lösung umgeschüttelt. Bis zur ursprünglichen Blaufärbung wird 0,02 M-Natriumedetat-Lösung zugesetzt, wobei höchstens 0,65 ml bis zum Farbumschlag verbraucht werden dürfen.

Eisen (V.3.2.9): 10 ml Prüflösung müssen der Grenzprüfung auf Eisen entsprechen (10 ppm).

Schwermetalle (V.3.2.8): 12 ml Prüflösung müssen der Grenzprüfung A auf Schwermetalle entsprechen (10 ppm). Zur Herstellung der Referenzlösung wird die Blei-Lösung (1 ppm Pb) *R* verwendet.

Trocknungsverlust (V.6.22): 39,0 bis 40,5 Prozent, mit 1,000 g Substanz durch Trocknen im Trockenschrank bei 130 °C bestimmt. Dabei wird die Substanz in den Trockenschrank bei Raumtemperatur gestellt und auf 130 °C erhitzt.

Gehaltsbestimmung

0,250 g Substanz werden in 50 ml wasserfreier Essigsäure *R* gelöst. Nach Zusatz von 5 ml Acetanhydrid *R* wird die Lösung gemischt, 30 min lang stehengelassen und nach „Titration in wasserfreiem Medium" (V.3.5.5) mit 0,1 N-Perchlorsäure unter Zusatz von 0,3 ml Naphtholbenzein-Lösung *R* bis zum Farbumschlag nach Grün titriert.

1 ml 0,1 N-Perchlorsäure entspricht 8,20 mg $C_2H_3NaO_2$.

Lagerung

Dicht verschlossen.

Natriumbenzoat

Natrii benzoas

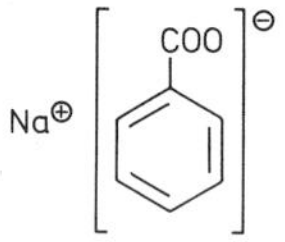

$C_7H_5NaO_2$ M_r 144,1

Natriumbenzoat enthält mindestens 99,0 und höchstens 100,5 Prozent Natriumbenzoat, berechnet auf die getrocknete Substanz.

Eigenschaften

Weißes kristallines oder granuliertes Pulver oder Blättchen, schwach hygroskopisch; leicht löslich in Wasser, wenig löslich in Ethanol 90 % (V/V).

Prüfung auf Identität

A. Die Substanz gibt die Identitätsreaktionen auf Natrium (V.3.1.1).

B. Die Substanz gibt die Identitätsreaktionen b und c auf Benzoat (V.3.1.1).

Prüfung auf Reinheit

Prüflösung: 10,0 g Substanz werden in kohlendioxidfreiem Wasser *R* zu 100 ml gelöst.

Aussehen der Lösung: Die Prüflösung muß klar sein (V.6.1) und darf nicht stärker gefärbt sein als die Farbvergleichslösung G_6 (V.6.2, Methode II).

Sauer oder alkalisch reagierende Substanzen: 10 ml Prüflösung werden mit 10 ml kohlendioxidfreiem Wasser *R* und 0,2 ml Phenolphthalein-Lösung *R* versetzt. Bis zum Farbumschlag dürfen höchstens 0,2 ml 0,1 N-Natriumhydroxid-Lösung oder 0,1 N-Salzsäure verbraucht werden.

Halogenierte Verbindungen[1]: 20,0 ml Prüflösung werden mit 5 ml Wasser versetzt und mit Ethanol 96 % *R* zu 50,0 ml verdünnt (Untersuchungslösung).

Chlorid: Die folgenden Lösungen werden in drei 25-ml-Meßkolben bereitet:

Lösung a: 4,0 ml Untersuchungslösung werden mit 3 ml Natriumhydroxid-Lösung 8,5 % *R* und 3 ml Ethanol 96 % *R* versetzt. Die Lösung dient zur Herstellung der Lösung A.

Lösung b: 3 ml Natriumhydroxid-Lösung 8,5 % *R* werden mit 2 ml Wasser und 5 ml Ethanol 96 % *R* versetzt. Die Lösung dient zur Herstellung der Lösung B.

Lösung c: 4,0 ml Chlorid-Lösung (8 ppm Cl) *R* werden mit 6,0 ml Wasser versetzt. Die Lösung dient zur Herstellung der Lösung C.

In jeden dieser Meßkolben sowie in einen vierten 25-ml-Meßkolben, der 10 ml Wasser enthält, werden 5 ml Ammoniumeisen(III)-sulfat-Lösung *R* 5 und tropfenweise unter Schütteln 2 ml Salpetersäure 65 % *R* sowie 5 ml Quecksilber(II)-thiocyanat-Lösung *R* gegeben. Die umgeschüttelten Lösungen werden mit Wasser zu 25,0 ml verdünnt und 15 min lang in ein Wasserbad von 20 °C gestellt. Die Absorptionen werden unter Verwendung von 2-cm-Küvetten bei 460 nm gemessen (V.6.19). Die Lösung A wird gegen die Lösung B als Kompensationsflüssigkeit gemessen. Die Lösung C wird gegen die mit 10 ml Wasser bereitete Lösung gemessen. Die Absorption der Lösung A darf nicht größer sein als die der Lösung C (200 ppm).

Gesamtchlor:

Lösung a: 10,0 ml Untersuchungslösung werden mit 7,5 ml Natriumhydroxid-Lösung 8,5 % *R* und 0,125 g Raney-Nickel *R* versetzt und 10 min lang auf dem Wasserbad erhitzt. Nach dem Erkalten auf Raumtemperatur wird in einen 25-ml-Meßkolben filtriert und das Filter dreimal mit je 2 ml Ethanol 96 % *R* nachgewaschen, wobei sich ein geringer Niederschlag bilden kann, der beim Ansäuern verschwindet. Filtrat und Waschflüssigkeit werden mit Wasser zu 25,0 ml verdünnt. Die Lösung dient zur Herstellung der Lösung A.

Lösung b: Auf die gleiche Weise, jedoch unter Verwendung einer Mischung von 5 ml Ethanol 96 % *R* und 5 ml Wasser anstelle der Untersuchungslösung, wird eine Lösung bereitet, die zur Herstellung der Lösung B dient.

Lösung c: 6,0 ml Chlorid-Lösung (8 ppm Cl) *R* werden mit 4,0 ml Wasser versetzt. Die Lösung dient zur Herstellung der Lösung C.

In vier 25-ml-Meßkolben werden getrennt 10 ml der Lösung a, 10 ml der Lösung b, 10 ml der Lösung c und 10 ml Wasser gebracht. Jede Lösung wird mit 5 ml Ammoniumeisen(III)-sulfat-Lösung *R* 5 versetzt, gemischt und tropfenweise unter Schütteln mit 2 ml Salpetersäure 65 % *R* sowie 5 ml Quecksilber(II)-thiocyanat-Lösung *R* versetzt. Die umgeschüttelten Lösungen werden mit Wasser zu 25,0 ml verdünnt und 15 min lang in ein Wasserbad von 20 °C gestellt. Die Absorptionen werden unter Verwendung von 2-cm-Küvetten bei 460 nm gemessen (V.6.19). Die Lösung A wird gegen die Lösung B als Kompensationsflüssigkeit gemessen. Die Lösung C wird gegen die mit 10 ml Wasser bereitete Lösung gemessen. Die Absorption der Lösung A darf nicht größer sein als die der Lösung C (300 ppm).

Schwermetalle (V.3.2.8): 2,0 g Substanz müssen der Grenzprüfung C auf Schwermetalle entsprechen (10 ppm). Zur Herstellung der Referenzlösung werden 2 ml Blei-Lösung (10 ppm Pb) *R* verwendet.

Trocknungsverlust (V.6.22): Höchstens 2,0 Prozent, mit 1,000 g Substanz durch Trocknen im Trockenschrank bei 100 bis 105 °C bestimmt.

Gehaltsbestimmung

0,250 g Substanz werden, falls erforderlich unter Erwärmen auf 50 °C, in 20 ml wasserfreier

---

[1] Die verwendeten Glasgefäße müssen chloridfrei sein. Sie werden z. B. über Nacht in einer 50prozentigen Lösung (*m*/V) von Salpetersäure 65 % *R* stehengelassen, mit Wasser gespült und mit Wasser gefüllt aufbewahrt. Diese Glasgefäße sollten nur für diese Prüfung benützt werden.

Essigsäure *R* gelöst. Die abgekühlte Lösung wird nach „Titration in wasserfreiem Medium" (V.3.5.5) unter Zusatz von 0,05 ml Naphtholbenzein-Lösung *R* mit 0,1 N-Perchlorsäure bis zum Farbumschlag nach Grün titriert.

1 ml 0,1 N-Perchlorsäure entspricht 14,41 mg $C_7H_5NaO_2$.

Natriumbromid

Natrii bromidum

NaBr M_r 102,9

Natriumbromid enthält mindestens 98,0 und höchstens 100,5 Prozent NaBr, berechnet auf die getrocknete Substanz.

Eigenschaften

Weißes, körniges Pulver oder kleine, farblose, durchsichtige oder durchscheinende Kristalle, geruchlos, schwach hygroskopisch; leicht löslich in Wasser, löslich in Ethanol.

Prüfung auf Identität

A. Die Prüflösung (siehe „Prüfung auf Reinheit") gibt die Identitätsreaktionen auf Natrium (V.3.1.1).

B. Die Substanz gibt die Identitätsreaktionen auf Bromid (V.3.1.1).

Prüfung auf Reinheit

Prüflösung: 10,0 g Substanz werden in destilliertem, kohlendioxidfreiem Wasser *R* zu 100 ml gelöst.

Aussehen der Lösung: Die Prüflösung muß klar (V.6.1) und farblos (V.6.2, Methode II) sein.

Sauer oder alkalisch reagierende Substanzen: 10 ml Prüflösung werden mit 0,1 ml Bromthymolblau-Lösung *R* 1 versetzt. Bis zum Farbumschlag dürfen höchstens 0,5 ml 0,01 N-Salzsäure oder 0,01 N-Natriumhydroxid-Lösung verbraucht werden.

Bromat: 10 ml Prüflösung werden mit 1 ml Stärke-Lösung *R*, 0,1 ml einer 10prozentigen Lösung (*m*/V) von Kaliumiodid *R* und 0,25 ml 1 N-Schwefelsäure versetzt und 5 min lang im Dunkeln stehengelassen. Weder eine blaue noch violette Färbung darf sich entwickeln.

Chlorid: Höchstens 0,6 Prozent. 1,000 g Substanz wird in einem Erlenmeyerkolben in 20 ml Salpetersäure 12,5 % *R* gelöst. Nach Zusatz von 5 ml Wasserstoffperoxid-Lösung 30 % *R* wird auf dem Wasserbad bis zur vollständigen Entfärbung der Lösung erhitzt. Die Kolbenwände werden mit wenig Wasser abgespült. Nach 15 min langem Erhitzen auf dem Wasserbad wird die Lösung abgekühlt, mit Wasser auf 50 ml ergänzt, mit 5,0 ml 0,1 N-Silbernitrat-Lösung und 1 ml Dibutylphthalat *R* versetzt. Nach kräftigem Umschütteln wird die Lösung unter Zusatz von 5 ml Ammoniumeisen(III)-sulfat-Lösung *R* 2 mit 0,1 N-Ammoniumthiocyanat-Lösung titriert. Höchstens 1,7 ml 0,1 N-Silbernitrat-Lösung dürfen verbraucht werden. Die verbrauchte Menge 0,1 N-Silbernitrat-Lösung wird für die „Gehaltsbestimmung" notiert.

Iodid: 5 ml Prüflösung werden mit 0,15 ml Eisen(III)-chlorid-Lösung *R* 1 und 2 ml Chloroform *R* versetzt und geschüttelt. Nach Trennung der Phasen muß die Chloroformschicht farblos (V.6.2, Methode I) sein.

Sulfat (V.3.2.13): 15 ml Prüflösung müssen der Grenzprüfung auf Sulfat entsprechen (100 ppm).

Barium: 5 ml Prüflösung werden mit 5 ml destilliertem Wasser und 1 ml Schwefelsäure 10 % *R* versetzt. Wenn sich nach 15 min eine Opaleszenz zeigt, darf sie höchstens so stark sein wie die einer Mischung von 5 ml Prüflösung und 6 ml destilliertem Wasser.

Eisen (V.3.2.9): 5 ml Prüflösung, mit Wasser zu 10 ml verdünnt, müssen der Grenzprüfung auf Eisen entsprechen (20 ppm).

Magnesium, Erdalkalimetalle (V.3.2.7): 10,0 g Substanz müssen der Grenzprüfung auf Magnesium, Erdalkalimetalle entsprechen. Die verbrauchte Menge 0,01 M-Natriumedetat-Lösung darf höchstens 5,0 ml betragen (200 ppm, berechnet als Ca).

Schwermetalle (V.3.2.8): 12 ml Prüflösung müssen der Grenzprüfung A auf Schwermetalle entsprechen (10 ppm). Zur Herstellung der Referenzlösung wird die Blei-Lösung (1 ppm Pb) *R* verwendet.

Trocknungsverlust (V.6.22): Höchstens 3,0 Prozent, mit 1,000 g Substanz durch 3 h langes Trocknen im Trockenschrank bei 100 bis 105 °C bestimmt.

Gehaltsbestimmung

2,000 g Substanz werden in Wasser zu 100,0 ml gelöst. 10,0 ml dieser Lösung werden mit 50 ml Wasser, 5 ml Salpetersäure 12,5 % *R*, 25,0 ml 0,1 N-Silbernitrat-Lösung und 2 ml Dibutylphthalat *R* versetzt. Nach kräftigem Schütteln wird unter Zusatz von 2 ml Ammoniumeisen(III)-sulfat-Lösung *R* 2 mit 0,1 N-Ammoniumthiocyanat-Lösung titriert. In der Nähe des Umschlagspunktes wird kräftig geschüttelt. Das Resultat wird unter Berücksichtigung des Chloridgehaltes (siehe ,,Prüfung auf Reinheit") korrigiert.

1 ml 0,1 N-Silbernitrat-Lösung entspricht 10,29 mg NaBr.

Lagerung

Dicht verschlossen.

Natriumcalciumedetat

Natrii calcii edetas

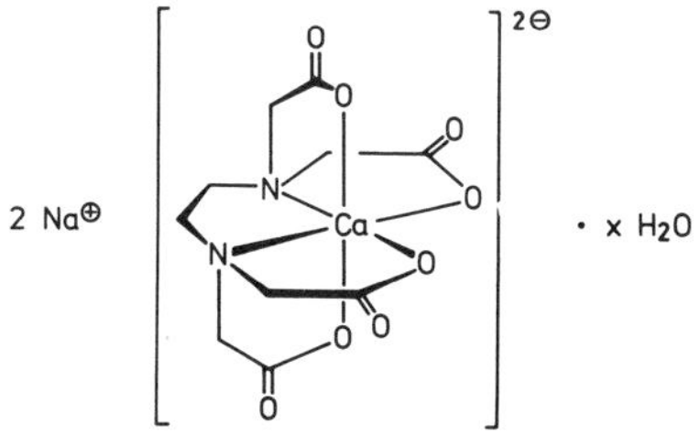

$C_{10}H_{12}CaN_2Na_2O_8 \cdot x\,H_2O$ M_r 374,3 (wasserfreie Substanz)

Natriumcalciumedetat enthält mindestens 98,0 und höchstens 102,0 Prozent Ethylendiamintetraessigsäure, Calcium-Dinatriumsalz (Dinatrium-[(ethylendinitrilo)-tetraacetato]-calciat(2-)), berechnet auf die wasserfreie Substanz. Die Substanz enthält wechselnde Mengen Kristallwasser.

Eigenschaften

Weißes bis fast weißes, geruchloses Pulver, hygroskopisch; leicht löslich in Wasser, praktisch unlöslich in Ethanol, Chloroform und Ether.

Prüfung auf Identität

A. Das IR-Absorptionsspektrum (V.6.18) der Substanz zeigt im Vergleich zu dem von Natriumcalciumedetat *CRS* Maxima bei denselben Wellenlängen mit den gleichen relativen Intensitäten. Die Prüfung erfolgt mit Hilfe von Preßlingen.

B. 2 g Substanz werden in 10 ml Wasser gelöst. Nach Zusatz von 6 ml Blei(II)-nitrat-Lösung *R* wird geschüttelt. Nach Zusatz von 3 ml Kaliumiodid-Lösung *R* darf sich kein gelber Niederschlag bilden. Wird die Lösung mittels rotem Lackmuspapier *R* mit Ammoniak-Lösung 3,5 % *R* alkalisch gemacht und mit 3 ml Ammoniumoxalat-Lösung *R* versetzt, bildet sich ein weißer Niederschlag.

C. 0,5 g Substanz werden in 10 ml Wasser gelöst. Wird die Lösung mittels rotem Lackmuspapier *R* mit Ammoniak-Lösung 3,5 % *R* alkalisch gemacht und mit 3 ml Ammoniumoxalat-Lösung *R* versetzt, darf sich höchstens ein leichter Niederschlag bilden.

D. Die Substanz wird geglüht. Der Rückstand gibt die Identitätsreaktionen auf Calcium (V.3.1.1).

E. Der unter D erhaltene Rückstand gibt die Identitätsreaktionen auf Natrium (V.3.1.1).

Prüfung auf Reinheit

Prüflösung: 5,0 g Substanz werden in Wasser zu 100 ml gelöst.

Aussehen der Lösung: Die Prüflösung muß klar (V.6.1) und farblos (V.6.2, Methode II) sein.

***p*H-Wert** (V.6.3.1): 5,0 g Substanz werden in kohlendioxidfreiem Wasser *R* zu 25 ml gelöst. Der *p*H-Wert der Lösung muß zwischen 6,5 und 8,0 liegen.

Chlorid (V.3.2.4): 20 ml Prüflösung werden mit 30 ml Salpetersäure 12,5 % *R* versetzt. Nach 30 min langem Stehenlassen wird filtriert. 2,5 ml Filtrat, mit Wasser zu 15 ml verdünnt, müssen der Grenzprüfung auf Chlorid entsprechen (0,1 Prozent).

Dinatriumedetat: 5,0 g Substanz werden in 250 ml Wasser gelöst. 10 ml Ammoniumchlorid-Pufferlösung *p*H 10,0 *R* und etwa 50 mg Eriochromschwarz-T-Verreibung *R* werden zugesetzt. Bis zum Farbumschlag nach Violett dürfen höchstens 1,5 ml 0,1 M-Magnesiumchlorid-Lösung verbraucht werden (1,0 Prozent).

Eisen (V.3.2.9): 2,5 ml Prüflösung, mit Wasser zu 10 ml verdünnt, müssen der Grenzprüfung auf Eisen entsprechen (80 ppm). Der zu prüfenden Lösung und der Referenzlösung werden 0,25 g Calciumchlorid *R* vor dem Zusatz der Thioglycolsäure *R* zugefügt.

Schwermetalle (V.3.2.8): 1,0 g Substanz muß der Grenzprüfung D auf Schwermetalle entsprechen (20 ppm). Zur Herstellung der Referenzlösung werden 2 ml Blei-Lösung (10 ppm Pb) *R* verwendet.

Wasser (V.3.5.6): 5,0 bis 13,0 Prozent, mit 0,100 g Substanz nach der Karl-Fischer-Methode (Methode B) bestimmt.

Gehaltsbestimmung

0,500 g Substanz werden in Wasser zu 300 ml gelöst. Nach Zusatz von 2 g Methenamin *R* und 2 ml Salzsäure 7 % *R* wird mit 0,1 M-Blei(II)-nitrat-Lösung in Gegenwart von etwa 50 mg Xylenolorange-Verreibung *R* titriert.

1 ml 0,1 M-Blei(II)-nitrat-Lösung entspricht 37,43 mg $C_{10}H_{12}CaN_2Na_2O_8$.

Lagerung

Dicht verschlossen.

Natriumcarbonat-Decahydrat

Natrii carbonas decahydricus

$Na_2CO_3 \cdot 10\,H_2O$ M_r 286,1

Natriumcarbonat-Decahydrat enthält mindestens 36,7 und höchstens 40,0 Prozent Na_2CO_3.

Eigenschaften

Farblose, durchsichtige Kristalle oder weißes, kristallines Pulver, geruchlos, an der Luft verwitternd; leicht löslich in Wasser, praktisch unlöslich in Ethanol.

Prüfung auf Identität

A. 1 g Substanz wird in Wasser zu 10 ml gelöst. Die Lösung ist stark alkalisch (V.6.3.2).

B. Die unter A hergestellte Lösung gibt die Identitätsreaktionen auf Natrium (V.3.1.1).

C. Die unter A hergestellte Lösung gibt die Identitätsreaktion auf Carbonat, Hydrogencarbonat (V.3.1.1).

Prüfung auf Reinheit

Prüflösung: 5,0 g Substanz werden portionsweise in einer Mischung von 5 ml Salzsäure 36 % *R* und 25 ml destilliertem Wasser gelöst. Nach Aufkochen wird abgekühlt, mit Natriumhydroxid-Lösung 8,5 % *R* neutralisiert und mit destilliertem Wasser zu 50 ml verdünnt.

Aussehen der Lösung: 4,0 g Substanz werden in 10 ml Wasser gelöst. Die Lösung muß klar (V.6.1) und darf nicht stärker gefärbt sein als die Farbvergleichslösung G_6 (V.6.2, Methode I).

Alkalihydroxide und -hydrogencarbonate: 1,0 g Substanz wird in 20 ml Wasser gelöst. Die Lösung wird mit 20 ml Bariumchlorid-Lösung *R* 1 versetzt und filtriert. 10 ml Filtrat dürfen sich nach Zusatz von 0,1 ml Phenolphthalein-Lösung *R* nicht rot färben. Der Rest des Filtrates wird 2 min lang gekocht. Die Lösung muß klar (V.6.1) bleiben.

Chlorid (V.3.2.4): 1,0 g Substanz wird in Wasser gelöst. Nach Zusatz von 4 ml Salpetersäure 12,5 % *R* wird mit Wasser zu 15 ml verdünnt. Die Lösung muß der Grenzprüfung auf Chlorid entsprechen (50 ppm).

Sulfat (V.3.2.13): 15 ml Prüflösung müssen der Grenzprüfung auf Sulfat entsprechen (100 ppm).

Arsen (V.3.2.2): 5 ml Prüflösung müssen der Grenzprüfung A auf Arsen entsprechen (2 ppm).

Eisen (V.3.2.9): 5 ml Prüflösung, mit Wasser zu 10 ml verdünnt, müssen der Grenzprüfung auf Eisen entsprechen (20 ppm).

Schwermetalle (V.3.2.8): 12 ml Prüflösung müssen der Grenzprüfung A auf Schwermetalle entsprechen (20 ppm). Zur Herstellung der Referenzlösung wird die Blei-Lösung (2 ppm Pb) *R* verwendet.

Gehaltsbestimmung

2,000 g Substanz werden in 25 ml Wasser gelöst. Unter Zusatz von 0,2 ml Methylorange-Lösung *R* wird mit 1 N-Salzsäure titriert.

1 ml 1 N-Salzsäure entspricht 52,99 mg Na_2CO_3.

Lagerung

Dicht verschlossen.

Natriumcarbonat-Monohydrat

Natrii carbonas monohydricus

$Na_2CO_3 \cdot H_2O$ M_r 124,0

Natriumcarbonat-Monohydrat enthält mindestens 83,0 und höchstens 87,5 Prozent Na_2CO_3.

Eigenschaften

Farblose Kristalle oder weißes kristallines Pulver, geruchlos; leicht löslich in Wasser, praktisch unlöslich in Ethanol.

Prüfung auf Identität

A. 1 g Substanz wird in Wasser zu 10 ml gelöst. Die Lösung ist stark alkalisch (V.6.3.2).

B. Die unter A hergestellte Lösung gibt die Identitätsreaktionen auf Natrium (V.3.1.1).

C. Die unter A hergestellte Lösung gibt die Identitätsreaktion auf Carbonat, Hydrogencarbonat (V.3.1.1).

Prüfung auf Reinheit

Prüflösung: 2,0 g Substanz werden portionsweise in einer Mischung von 5 ml Salzsäure 36 % *R* und 25 ml destilliertem Wasser gelöst. Nach Aufkochen wird abgekühlt, mit Natriumhydroxid-Lösung 8,5 % *R* neutralisiert und mit destilliertem Wasser zu 50 ml verdünnt.

Aussehen der Lösung: 2,0 g Substanz werden in 10 ml Wasser gelöst. Die Lösung muß klar (V.6.1) und darf nicht stärker gefärbt sein als die Farbvergleichslösung G_6 (V.6.2, Methode I).

Alkalihydroxide und -hydrogencarbonate: 0,4 g Substanz werden in 20 ml Wasser gelöst. Die Lösung wird mit 20 ml Bariumchlorid-Lösung *R* 1 versetzt und filtriert. 10 ml Filtrat dürfen sich nach Zusatz von 0,1 ml Phenolphthalein-Lösung *R* nicht rot färben. Der Rest des Filtrates wird 2 min lang gekocht. Die Lösung muß klar (V.6.1) bleiben.

Chlorid (V.3.2.4): 0,4 g Substanz werden in Wasser gelöst. Nach Zusatz von 4 ml Salpetersäure 12,5 % *R* wird mit Wasser zu 15 ml verdünnt. Die Lösung muß der Grenzprüfung auf Chlorid entsprechen (125 ppm).

Sulfat (V.3.2.13): 15 ml Prüflösung müssen der Grenzprüfung auf Sulfat entsprechen (250 ppm).

Arsen (V.3.2.2): 5 ml Prüflösung müssen der Grenzprüfung A auf Arsen entsprechen (5 ppm).

Eisen (V.3.2.9): 5 ml Prüflösung, mit Wasser zu 10 ml verdünnt, müssen der Grenzprüfung auf Eisen entsprechen (50 ppm).

Schwermetalle (V.3.2.8): 12 ml Prüflösung müssen der Grenzprüfung A auf Schwermetalle entsprechen (50 ppm). Zur Herstellung der Referenzlösung wird die Blei-Lösung (2 ppm Pb) *R* verwendet.

Gehaltsbestimmung

1,000 g Substanz wird in 25 ml Wasser gelöst. Unter Zusatz von 0,2 ml Methylorange-Lösung *R* wird mit 1 N-Salzsäure titriert.

1 ml 1 N-Salzsäure entspricht 52,99 mg Na_2CO_3.

Lagerung

Dicht verschlossen.

Natriumcetylstearylsulfat

Natrii cetylo- et stearylosulfas

Gemisch aus etwa gleichen Teilen Hexadecylhydrogensulfat, Natriumsalz ($C_{16}H_{33}NaO_4S$; M_r 344,5) und Octadecylhydrogensulfat, Natriumsalz ($C_{18}H_{37}NaO_4S$; M_r 372,5). Die Substanz enthält mindestens 80,0 Prozent Natriumcetylstearylsulfat, berechnet auf eine mittlere relative Molekülmasse von 358,5.

Eigenschaften

Weißes bis schwach gelbes, amorphes oder kristallines Pulver von schwachem Geruch und charakteristischem Geschmack.

Prüfung auf Identität

A. 50 mg Substanz, in 10 ml warmem Wasser gelöst, geben bei kräftigem Schütteln einen Schaum, der etwa 30 min lang beständig ist.

B. Das Gemisch von 0,1 g Substanz mit 10 ml wasserfreiem Ethanol *R* wird unter Umschütteln im Wasserbad zum Sieden erhitzt und heiß filtriert. Nach dem Verdampfen des Ethanols wird der Rückstand in 7 ml Wasser aufgenommen, mit 3 ml Salzsäure 7 % *R* versetzt und das Gemisch auf etwa die Hälfte seines Volumens eingedampft. Nach dem Erkalten wird von der erstarrten Fettalkoholschicht abfiltriert. Das Filtrat gibt mit 1 ml Bariumchlorid-Lösung *R* 1 einen weißen, kristallinen, in Salzsäure 25 % *R* unlöslichen Niederschlag.

C. 0,2 ml der Lösung von A werden mit 0,1 ml einer 0,1prozentigen Lösung (*m*/V) von Methylenblau *R*, 2 ml Schwefelsäure 10 % *R* und 2 ml Chloroform *R* versetzt und geschüttelt. Die Chloroformschicht ist blau gefärbt.

D. Die Substanz färbt die nichtleuchtende Flamme gelb.

Prüfung auf Reinheit

Sauer oder alkalisch reagierende Substanzen: Eine unter Erwärmen hergestellte Lösung von 0,5 g Substanz in einer Mischung von 10 ml Wasser und 15 ml Ethanol 90 % *RN* muß nach Zusatz von 0,1 ml Phenolphthalein-Lösung *R* farblos bleiben und sich nach Zusatz von 0,1 ml 0,1 N-Natriumhydroxid-Lösung rot färben.

Fettalkohole: Höchstens 11,0 Prozent. 2,00 g Substanz werden in einem Scheidetrichter in einer Mischung von 40 ml Wasser und 60 ml Ethanol 90 % *RN* gelöst und 3mal mit je 30 ml einer Mischung gleicher Volumteile Ether *R* und Petroläther *R* 1 ausgeschüttelt. Die vereinigten Ether-Petroläther-Auszüge werden mit 0,5 g wasserfreiem Natriumsulfat *R* getrocknet und unter Nachwaschen in einen Kolben filtriert. Nach dem Abdampfen des Lösungsmittels wird der Rückstand 1 h lang bei 100 bis 105 °C getrocknet.

Sulfatasche (V.3.2.14): Höchstens 27,0 Prozent, mit 1,000 g Substanz bestimmt.

Gehaltsbestimmung

0,350 g Substanz werden unter Erwärmen in Wasser zu 250,0 ml gelöst. 20,0 ml der Lösung werden mit 15 ml Chloroform *R* und 10 ml Dimidiumbromid-Sulfanblau-Reagenz *R* versetzt. Unter kräftigem Schütteln wird mit 0,004 M-Benzethoniumchlorid-Lösung titriert, wobei nach jeder Zugabe die Trennung der Schichten abgewartet wird. Der Endpunkt der Titration ist erreicht, wenn die rosa gefärbte Chloroformschicht entfärbt und eine graublaue Färbung entstanden ist.

1 ml 0,004 M-Benzethoniumchlorid-Lösung entspricht 1,434 mg Natriumcetylstearylsulfat.

Lagerung

Dicht verschlossen.

Natriumchlorid

Natrii chloridum

NaCl M_r 58,44

Natriumchlorid enthält mindestens 99,0 und höchstens 100,5 Prozent NaCl, berechnet auf die getrocknete Substanz.

Eigenschaften

Farblose Kristalle oder weißes, kristallines Pulver, geruchlos; leicht löslich in Wasser, löslich in Glycerol, praktisch unlöslich in wasserfreiem Ethanol.

Prüfung auf Identität

A. Die Prüflösung (siehe „Prüfung auf Reinheit") gibt die Identitätsreaktionen auf Natrium (V.3.1.1).

B. Die Substanz gibt die Identitätsreaktionen auf Chlorid (V.3.1.1).

Prüfung auf Reinheit

Prüflösung: 20,0 g Substanz werden in destilliertem, kohlendioxidfreiem Wasser *R* zu 100 ml gelöst.

Aussehen der Lösung: Die Prüflösung muß klar (V.6.1) und farblos (V.6.2, Methode II) sein.

Sauer oder alkalisch reagierende Substanzen: 20 ml Prüflösung werden mit 0,1 ml Bromthymolblau-Lösung *R* 1 versetzt. Bis zum Farbumschlag dürfen höchstens 0,5 ml 0,01 N-Salzsäure oder 0,5 ml 0,01 N-Natriumhydroxid-Lösung verbraucht werden.

Bromid: 1,0 g Substanz wird in Wasser zu 100 ml gelöst. 10 ml dieser Lösung werden mit 1 ml Phenolrot-Lösung *R* 1 und 0,05 ml Chloramin-T-Lösung *R* versetzt. 15 s lang wird geschüttelt und 0,15 ml 0,1 N-Natriumthiosulfat-Lösung zugesetzt. Wenn sich eine violette Färbung entwickelt, darf sie nicht stärker sein als die einer Referenzlösung, die gleichzeitig und unter gleichen Bedingungen mit 0,5 ml einer 0,0015prozentigen Lösung (*m*/V) von Kaliumbromid *R* und 9,5 ml Wasser hergestellt wird (50 ppm).

Ferrocyanid: 2,0 g Substanz werden in 6 ml Wasser gelöst. Die Lösung wird mit 0,5 ml einer Mischung von 5 ml einer 1prozentigen Lösung (*m*/V) von Ammoniumeisen(III)-sulfat *R* in einer 0,25prozentigen Lösung (*m*/V) von Schwefelsäure 96 % *R* und 95 ml einer 1prozentigen Lösung (*m*/V) von Eisen(II)-sulfat *R* versetzt. Innerhalb 10 min darf sich keine Blaufärbung entwickeln.

Iodid: 5 g Substanz werden tropfenweise mit einer frisch hergestellten Mischung von 0,15 ml Natriumnitrit-Lösung *R*, 2 ml 1 N-Schwefelsäure, 25 ml iodidfreier Stärke-Lösung *R* und 25 ml Wasser befeuchtet. Innerhalb von 5 min darf sich, im Tageslicht betrachtet, keine Blaufärbung zeigen.

Phosphat (V.3.2.11): 2 ml Prüflösung, mit Wasser zu 100 ml verdünnt, müssen der Grenzprüfung auf Phosphat entsprechen (25 ppm).

Sulfat (V.3.2.13): 3 ml Prüflösung, mit destilliertem Wasser zu 15 ml verdünnt, müssen der Grenzprüfung auf Sulfat entsprechen (250 ppm).

Arsen (V.3.2.2): 5 ml Prüflösung müssen der Grenzprüfung A auf Arsen entsprechen (1 ppm).

Barium: 2,5 ml Prüflösung werden mit 7,5 ml destilliertem Wasser und 1 ml Schwefelsäure 10 % *R* versetzt. Nach 15 min darf eine auftretende Opaleszenz höchstens so stark sein wie diejenige einer Mischung von 2,5 ml Prüflösung und 8,5 ml destilliertem Wasser.

Eisen (V.3.2.9): 2,5 ml Prüflösung, mit Wasser zu 10 ml verdünnt, müssen der Grenzprüfung auf Eisen entsprechen (20 ppm).

Magnesium und Erdalkalimetalle (V.3.2.7): 10,0 g Substanz müssen der Grenzprüfung auf Magnesium und Erdalkalimetalle entsprechen. Die verbrauchte Menge 0,01 M-Natriumedetat-Lösung darf höchstens 2,5 ml betragen (100 ppm, berechnet als Ca).

Schwermetalle (V.3.2.8): 10 ml Prüflösung werden mit Wasser zu 20 ml verdünnt. 12 ml dieser Lösung müssen der Grenzprüfung A auf Schwermetalle entsprechen (10 ppm). Zur Herstellung der Referenzlösung wird die Blei-Lösung (1 ppm Pb) *R* verwendet.

Trocknungsverlust (V.6.22): Höchstens 1,0 Prozent, mit 1,000 g Substanz durch 3 h langes Trocknen im Trockenschrank bei 100 bis 105 °C bestimmt.

Gehaltsbestimmung

1,000 g Substanz wird in Wasser zu 100,0 ml gelöst. 10,0 ml dieser Lösung werden mit 50 ml Wasser, 5 ml Salpetersäure 12,5 % *R*, 25,0 ml 0,1 N-Silbernitrat-Lösung und 2 ml Dibutylphthalat *R* versetzt. Nach kräftigem Umschütteln wird mit 0,1 N-Ammoniumthiocyanat-Lösung unter Zusatz von 2 ml Ammoniumeisen(III)-sulfat-Lösung *R* 2 titriert, wobei vor dem Umschlagspunkt kräftig geschüttelt wird.

1 ml 0,1 N-Silbernitrat-Lösung entspricht 5,844 mg NaCl.

Ist die Substanz zur parenteralen Anwendung oder zur Herstellung von Hämodialyselösungen bestimmt, muß sie zusätzlich folgender Prüfung entsprechen:

Kalium: Höchstens 500 ppm. Der Gehalt an Kalium wird mit Hilfe der Flammenphotometrie (V.6.16, Methode I) bestimmt.

Untersuchungslösung: 1,00 g Substanz wird in Wasser zu 100,0 ml gelöst.

Referenzlösung: 1,144 g zuvor 3 h lang bei 100 bis 105 °C getrocknetes Kaliumchlorid *R* werden in Wasser zu 1000,0 ml gelöst (600 µg K je

Milliliter). Diese Lösung ist entsprechend zu verdünnen.

Die Emissionsintensität wird bei 768 nm gemessen.

Sterile Natrium-[^{51}Cr]chromat-Lösung

Natrii chromatis [^{51}Cr] solutio sterilis

Sterile Natrium[^{51}Cr]chromat-Lösung ist eine sterile Lösung von Natrium[^{51}Cr]chromat, die durch Zusatz von Natriumchlorid isotonisch gemacht ist. Chrom-51 ist ein Radioisotop des Chroms und kann durch Neutronenbestrahlung von Chrom entweder in seiner natürlichen Isotopenzusammensetzung oder angereichert mit Chrom-50 hergestellt werden. Die Lösung enthält mindestens 90,0 und höchstens 110,0 Prozent der deklarierten Chrom-51-Radioaktivität zu dem auf der Beschriftung angegebenen Zeitpunkt. Mindestens 90 Prozent der Radioaktivität entsprechen Chrom-51 in Form des Chromat-Ions. Die spezifische Radioaktivität beträgt mindestens 10 mCi (370 MBq) Chrom-51 je Milligramm Chromat-Ionen.

Eigenschaften

Klare, farblose bis schwach gelbe Lösung.

Chrom-51 hat eine Halbwertszeit von 27,7 Tagen und emittiert Gammastrahlen.

Prüfung auf Identität

A. Das Spektrum der Gammastrahlen wird, wie in der Monographie **Radioaktive Arzneimittel (Radiopharmaceutica)** beschrieben, mit einem geeigneten Gerät gemessen. Das Spektrum weicht nicht signifikant von dem einer Chrom-51-Referenzlösung[1] ab. Das Gammaphoton hat eine Energie von 0,320 MeV.

B. Das bei der Prüfung auf „Radiochemische Reinheit" (siehe „Prüfung auf Reinheit") erhaltene Chromatogramm wird ausgewertet. Die Verteilung der Radioaktivität trägt zur Identifizierung der Lösung bei.

Prüfung auf Reinheit

***p*H-Wert** (V.6.3.1): Der *p*H-Wert der Lösung muß zwischen 6,0 und 8,5 liegen.

Radionukleare Reinheit: Das Spektrum der Gammastrahlen wird, wie in der Monographie **Radioaktive Arzneimittel** beschrieben, mit einem geeigneten Gerät gemessen. Das Spektrum weicht nicht signifikant von dem einer Chrom-51-Referenzlösung ab.

Radiochemische Reinheit: Die Prüfung erfolgt mit Hilfe der aufsteigenden Papierchromatographie (V.6.20.1), wie in der Monographie **Radioaktive Arzneimittel** beschrieben.

Auf das Papier wird eine für die Nachweismethode ausreichende Menge der Lösung aufgetragen. Mit der chromatographischen Trennung wird sofort begonnen und 2,5 h lang unter Verwendung einer Mischung von 25 Volumteilen Ammoniak-Lösung 17 % *R*, 50 Volumteilen Ethanol 96 % *R* und 125 Volumteilen Wasser entwickelt. Chrom-Ionen bleiben am Startpunkt zurück. Die Verteilung der Radioaktivität wird mit Hilfe eines geeigneten Detektors ermittelt. Die Radioaktivität des dem Natriumchromat entsprechenden Flecks, welcher einen Rf-Wert von etwa 0,9 hat, muß mindestens 90 Prozent der Gesamtradioaktivität des Chromatogramms betragen.

Gesamtchromat: Höchstens 100 µg Chromat-Ionen (CrO_4^{2-}) je Millicurie (2,7 µg je Megabecquerel). Die Absorption der Lösung (V.6.19) wird im Absorptionsmaximum bei 370 nm gemessen. Der Chromatgehalt wird durch Vergleich mit der Absorption einer 0,00017prozentigen Referenzlösung (*m*/V) von Kaliumchromat *R* bestimmt. Falls erforderlich, wird der *p*H-Wert der Untersuchungslösung und der Referenzlösung durch Zusatz von Natriumhydrogencarbonat-Lösung *R* auf 8,0 eingestellt.

Sterilität: Die Lösung muß der „Prüfung auf Sterilität" der Monographie **Radioaktive Arzneimittel** entsprechen. Die Lösung kann vor Abschluß der Prüfung angewendet werden.

Radioaktivität

Die Radioaktivität wird, wie in der Monographie **Radioaktive Arzneimittel** beschrieben, mit

[1] Chrom-51-Referenzlösung kann von der Physikalisch-Technischen Bundesanstalt, Bundesallee 100, 3300 Braunschweig, bezogen werden.

einem geeigneten Gerät durch Vergleich mit einer Chrom-51-Referenzlösung oder durch Messung mit einem Gerät, das mit Hilfe einer derartigen Lösung eingestellt wurde, bestimmt.

Lagerung

Entsprechend **Radioaktive Arzneimittel.**

Dauer der Verwendbarkeit: 3 Monate, ausgehend von dem in der Beschriftung angegebenen Datum.

Beschriftung

Entsprechend **Radioaktive Arzneimittel.**

Natriumcitrat

Natrii citras

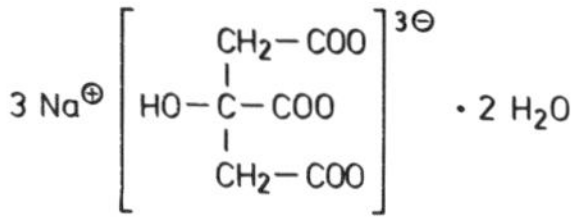

$C_6H_5Na_3O_7 \cdot 2\,H_2O$ M_r 294,1

Natriumcitrat enthält mindestens 99,0 und höchstens 101,0 Prozent 2-Hydroxy-1,2,3-propantricarbonsäure, Trinatriumsalz, berechnet auf die wasserfreie Substanz.

Eigenschaften

Weißes, kristallines Pulver oder weiße, gekörnte Kristalle, leicht zerfließend bei größerer Luftfeuchte; leicht löslich in Wasser, praktisch unlöslich in Ethanol.

Prüfung auf Identität

A. 1 ml Prüflösung (siehe „Prüfung auf Reinheit") gibt die Identitätsreaktion a auf Natrium (V.3.1.1).

B. 1 ml Prüflösung, mit 4 ml Wasser verdünnt, gibt die Identitätsreaktion auf Citrat (V.3.1.1).

Prüfung auf Reinheit

Prüflösung: 10,0 g Substanz werden in destilliertem, kohlendioxidfreiem Wasser *R* zu 100 ml gelöst.

Aussehen der Lösung: Die Prüflösung muß klar (V.6.1) und farblos (V.6.2, Methode II) sein.

Sauer oder alkalisch reagierende Substanzen: 10 ml Prüflösung werden mit 0,1 ml Phenolphthalein-Lösung *R* versetzt. Bis zum Farbumschlag dürfen höchstens 0,2 ml 0,1 N-Salzsäure oder 0,1 N-Natriumhydroxid-Lösung verbraucht werden.

Chlorid (V.3.2.4): 10 ml Prüflösung, mit Wasser zu 15 ml verdünnt, müssen der Grenzprüfung auf Chlorid entsprechen (50 ppm).

Oxalat: 0,50 g Substanz werden in 4 ml Wasser gelöst, mit 3 ml Salzsäure 36 % *R* sowie 1 g Zink *R*, als Granulat, versetzt und 1 min lang im Wasserbad erhitzt. Nach 2 min langem Stehenlassen wird die Lösung in ein Reagenzglas dekantiert, das 0,25 ml einer 1prozentigen Lösung (*m*/V) von Phenylhydrazinhydrochlorid *R* enthält. Die Lösung wird zum Sieden erhitzt, rasch abgekühlt, in einen Meßzylinder überführt und mit der gleichen Menge Salzsäure 36 % *R* sowie 0,25 ml Kaliumhexacyanoferrat(III)-Lösung *R* versetzt. Anschließend wird geschüttelt und 30 min lang stehengelassen. Die Lösung darf nicht stärker rosa gefärbt sein als eine gleichzeitig unter gleichen Bedingungen hergestellte Referenzlösung mit 4 ml einer 0,005prozentigen Lösung (*m*/V) von Oxalsäure *R* (300 ppm).

Sulfat (V.3.2.13): 10 ml Prüflösung werden mit 2 ml Salzsäure 25 % *R* versetzt und mit destilliertem Wasser zu 15 ml verdünnt. Die Lösung muß der Grenzprüfung auf Sulfat entsprechen (150 ppm).

Schwermetalle (V.3.2.8): 12 ml Prüflösung müssen der Grenzprüfung A auf Schwermetalle entsprechen (10 ppm). Zur Herstellung der Referenzlösung wird die Blei-Lösung (1 ppm Pb) *R* verwendet.

Verhalten gegen Schwefelsäure: 0,20 g pulverisierte Substanz werden mit 10 ml Schwefelsäure 96 % *R* versetzt und 60 min lang im Wasserbad bei 90 ± 1 °C erhitzt. Nach raschem Abkühlen darf die Lösung nicht stärker gefärbt sein als die Farbvergleichslösung G_2 oder GG_2 (V.6.2, Methode II).

Wasser (V.3.5.6): 11,0 bis 13,0 Prozent, mit 0,300 g Substanz nach der Karl-Fischer-Methode bestimmt. Nach Einbringen der Substanz in die Apparatur wird 15 min lang gerührt und mit Karl-Fischer-Lösung *R* titriert.

Gehaltsbestimmung

0,150 g Substanz werden unter Erwärmen auf etwa 50 °C in 20 ml wasserfreier Essigsäure *R* gelöst. Nach dem Abkühlen wird nach „Titration in wasserfreiem Medium" (V.3.5.5) mit 0,1 N-Perchlorsäure unter Zusatz von 0,25 ml Naphtholbenzein-Lösung *R* bis zum Farbumschlag nach Grün titriert.

1 ml 0,1 N-Perchlorsäure entspricht 8,602 mg $C_6H_5Na_3O_7$.

Lagerung

Dicht verschlossen.

Natriumdihydrogenphosphat-Dihydrat

Natrii dihydrogenophosphas dihydricus

$NaH_2PO_4 \cdot 2\,H_2O$ M_r 156,0

Natriumdihydrogenphosphat-Dihydrat enthält mindestens 98,0 und höchstens 100,5 Prozent NaH_2PO_4, berechnet auf die getrocknete Substanz.

Eigenschaften

Farblose Kristalle oder weißes Pulver, geruchlos; sehr leicht löslich in Wasser, sehr schwer löslich in Ethanol.

Prüfung auf Identität

A. Die Prüflösung (siehe „Prüfung auf Reinheit") reagiert schwach sauer (V.6.3.2).

B. Die zuvor mit einer 10prozentigen Lösung (*m/V*) von Kaliumhydroxid *R* neutralisierte Prüflösung gibt die Identitätsreaktion a auf Natrium (V.3.1.1).

C. Die Prüflösung gibt die Identitätsreaktionen auf Phosphat (V.3.1.1).

Prüfung auf Reinheit

Prüflösung: 10,0 g Substanz werden in destilliertem, kohlendioxidfreiem Wasser *R* zu 100 ml gelöst.

Aussehen der Lösung: Die Prüflösung muß klar (V.6.1) und farblos (V.6.2, Methode II) sein.

***p*H-Wert** (V.6.3.1): 5 ml Prüflösung werden mit 5 ml kohlendioxidfreiem Wasser *R* verdünnt. Der *p*H-Wert dieser Lösung muß zwischen 4,2 und 4,5 liegen.

Reduzierende Substanzen: Eine Mischung von 0,25 ml 0,1 N-Kaliumpermanganat-Lösung, 5 ml Prüflösung und 5 ml Schwefelsäure 10 % *R* wird 5 min lang im Wasserbad erhitzt. Die Lösung muß schwach rötlich gefärbt bleiben.

Chlorid (V.3.2.4): 2,5 ml Prüflösung, mit Wasser zu 15 ml verdünnt, müssen der Grenzprüfung auf Chlorid entsprechen (200 ppm).

Sulfat (V.3.2.13): 5 ml Prüflösung, mit destilliertem Wasser zu 15 ml verdünnt, müssen der Grenzprüfung auf Sulfat entsprechen (300 ppm).

Arsen (V.3.2.2): 0,5 g Substanz müssen der Grenzprüfung A auf Arsen entsprechen (2 ppm).

Eisen (V.3.2.9): 10 ml Prüflösung müssen der Grenzprüfung auf Eisen entsprechen (10 ppm).

Schwermetalle (V.3.2.8): 12 ml Prüflösung müssen der Grenzprüfung A auf Schwermetalle entsprechen (10 ppm). Zur Herstellung der Referenzlösung wird die Blei-Lösung (1 ppm Pb) *R* verwendet.

Trocknungsverlust (V.6.22): 21,5 bis 24,0 Prozent, mit 0,500 g Substanz durch Trocknen im Trockenschrank bei 130 °C bestimmt.

Gehaltsbestimmung

2,500 g Substanz werden in 40 ml Wasser gelöst. Die Lösung wird mit 1 N-carbonatfreier Natriumhydroxid-Lösung titriert. Der Endpunkt wird mit Hilfe der „Potentiometrie" (V.6.14) bestimmt.

1 ml 1 N-carbonatfreie Natriumhydroxid-Lösung entspricht 0,120 g NaH_2PO_4.

Natriumdodecylsulfat

Natrii laurilsulfas

Natriumdodecylsulfat ist ein Gemisch von Natriumalkylsulfaten, das hauptsächlich aus Dodecylsulfat, Natriumsalz ($C_{12}H_{25}NaO_4S$; M_r 288,4) besteht.

Die Substanz enthält mindestens 85,0 Prozent Natriumalkylsulfat, berechnet als $C_{12}H_{25}NaO_4S$.

Eigenschaften

Pulver oder Kristalle, weiß bis fahlgelb, von schwachem, charakteristischem Geruch; leicht löslich in Wasser unter Bildung einer opaleszierenden Lösung, teilweise löslich in Ethanol.

Prüfung auf Identität

A. Die Substanz gibt die Identitätsreaktion b auf Natrium (V.3.1.1).

B. 0,1 g Substanz bilden beim Schütteln mit 10 ml Wasser reichlich Schaum.

C. 0,1 ml der Lösung von B werden mit 0,1 ml einer 0,1prozentigen Lösung (*m*/V) von Methylenblau *R* und 2 ml Schwefelsäure 10 % *R* versetzt. Nach Zugabe von 2 ml Chloroform *R* wird geschüttelt. Die Chloroformschicht färbt sich intensiv blau.

D. Etwa 10 mg Substanz werden mit 10 ml wasserfreiem Ethanol *R* unter häufigem Schütteln auf dem Wasserbad zum Sieden erhitzt. Die Lösung wird noch heiß filtriert und das Ethanol abgedampft. Der Rückstand wird in 8 ml Wasser gelöst, mit 3 ml Salzsäure 7 % *R* versetzt, die Lösung auf die Hälfte ihres Volumens eingedampft und erkalten gelassen. Die erstarrten Fettalkohole werden abfiltriert. Wird das Filtrat mit 1 ml Bariumchlorid-Lösung *R* 1 versetzt, so bildet sich ein weißer, kristalliner Niederschlag.

Prüfung auf Reinheit

Alkalisch reagierende Verunreinigungen: 1,0 g Substanz wird in 100 ml kohlendioxidfreiem Wasser *R* gelöst und mit 0,1 ml Phenolrot-Lösung *R* versetzt. Bis zum Farbumschlag dürfen höchstens 0,5 ml 0,1 N-Salzsäure verbraucht werden.

Unveresterte Alkohole: Höchstens 4 Prozent. 10 g Substanz werden in 100 ml Wasser gelöst, mit 100 ml Ethanol 96 % *R* versetzt und die Lösung dreimal mit je 50 ml Pentan *R* ausgeschüttelt, falls erforderlich unter Zugabe von Natriumchlorid *R* zur Beschleunigung der Schichtentrennung. Die vereinigten organischen Schichten werden dreimal mit je 50 ml Wasser gewaschen, über wasserfreiem Natriumsulfalt *R* getrocknet, filtriert und auf dem Wasserbad so lange eingedampft, bis kein Lösungsmittelgeruch mehr wahrnehmbar ist. Der Rückstand wird 15 min lang bei 105 °C erhitzt und gekühlt. Er darf höchstens 0,4 g betragen.

Natriumchlorid und Natriumsulfat: Höchstens 8,0 Prozent NaCl und Na_2SO_4 insgesamt.

Natriumchlorid: 5,00 g Substanz werden in 50 ml Wasser gelöst und tropfenweise mit Salpetersäure 12,5 % *R* gegen blaues Lackmuspapier *R* neutralisiert. Nach Zusatz von 2 ml Kaliumchromat-Lösung *R* wird mit 0,1 N-Silbernitrat-Lösung titriert.

1 ml 0,1 N-Silbernitrat-Lösung entspricht 5,844 mg NaCl.

Natriumsulfat: 0,100 g Substanz werden in 40 ml einer Mischung von 2 Volumteilen Wasser und 8 Volumteilen Isopropylalkohol *R* gelöst. Die Lösung wird mit Perchlorsäure-Lösung *R* auf einen *p*H-Wert zwischen 2,5 bis 4,0 eingestellt. Nach Zusatz von 0,1 ml einer 0,2prozentigen Lösung (*m*/V) von Naphtharson *R* und 0,1 ml einer 0,0125prozentigen Lösung (*m*/V) von Methylenblau *R* wird mit 0,025 M-Bariumperchlorat-Lösung bis zum Farbumschlag von Grünlichgelb nach Rosagelb titriert.

1 ml 0,025 M-Bariumperchlorat-Lösung entspricht 3,551 mg Na_2SO_4.

Gehaltsbestimmung

1,15 g Substanz werden, falls erforderlich unter Erwärmen, in Wasser zu 1 000,0 ml gelöst. 20,0 ml dieser Lösung werden mit 15 ml Chloroform *R* und 10 ml Dimidiumbromid-Sulfanblau-Reagenz *R* versetzt. Unter starkem Schütteln wird mit 0,004 M-Benzethoniumchlorid-Lösung titriert, wobei vor jeder neuerlichen Zugabe die Schichtentrennung abgewartet wird. Der Endpunkt ist erreicht, wenn die Rosafärbung der Chloroformschicht vollständig verschwunden und eine graublaue Farbe entstanden ist.

1 ml 0,004 M-Benzethoniumchlorid-Lösung entspricht 1,154 mg Natriumalkylsulfat, berechnet als $C_{12}N_{25}NaO_4S$.

Natriumedetat

Natrii edetas

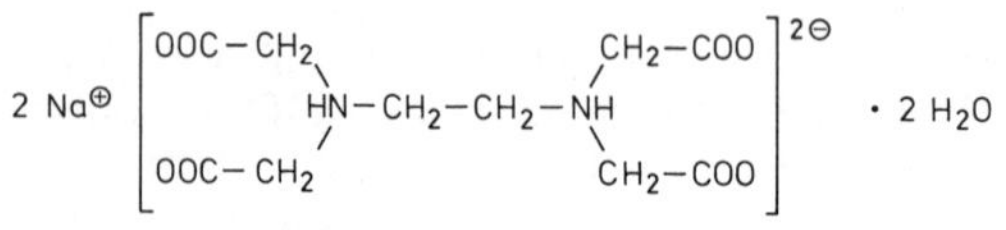

$C_{10}H_{14}N_2Na_2O_8 \cdot 2\,H_2O$ M_r 372,2

Natriumedetat enthält mindestens 98,5 und höchstens 101,0 Prozent Ethylendiamintetraessigsäure, Dinatriumsalz, Dihydrat.

Eigenschaften

Weißes, kristallines, geruchloses Pulver; löslich in Wasser, wenig löslich in Ethanol, praktisch unlöslich in Chloroform und Ether.

Prüfung auf Identität

A. Das IR-Absorptionsspektrum (V.6.18) der Substanz zeigt im Vergleich mit dem von Natriumedetat *CRS* Maxima bei denselben Wellenlängen mit den gleichen relativen Intensitäten. Die Prüfung erfolgt mit Hilfe von Preßlingen.

B. 2 g Substanz werden in 25 ml Wasser gelöst. Nach Zusatz von 6 ml Blei(II)-nitrat-Lösung *R* wird geschüttelt. Nach Zusatz von 3 ml Kaliumiodid-Lösung *R* darf sich kein gelber Niederschlag bilden. Wird die Lösung gegen rotes Lackmuspapier *R* mit Ammoniak-Lösung 3,5 % *R* alkalisch gemacht und mit 3 ml Ammoniumoxalat-Lösung *R* versetzt, darf sich kein Niederschlag bilden.

C. 0,5 g Substanz werden in 10 ml Wasser gelöst. Wird nach Zusatz von 0,5 ml Calciumchlorid-Lösung *R* die Lösung gegen rotes Lackmuspapier *R* mit Ammoniak-Lösung 3,5 % *R* alkalisch gemacht und mit 3 ml Ammoniumoxalat-Lösung *R* versetzt, darf sich kein Niederschlag bilden.

D. Die Substanz gibt die Identitätsreaktionen auf Natrium (V.3.1.1).

Prüfung auf Reinheit

Prüflösung: 5,0 g Substanz werden in kohlendioxidfreiem Wasser *R* zu 100 ml gelöst.

Aussehen der Lösung: Die Prüflösung muß klar (V.6.1) und farblos (V.6.2, Methode II) sein.

***p*H-Wert** (V.6.3.1): Der *p*H-Wert der Prüflösung muß zwischen 4,0 und 5,5 liegen.

Eisen (V.3.2.9): 2,5 ml Prüflösung, mit Wasser zu 10 ml verdünnt, müssen der Grenzprüfung auf Eisen entsprechen (80 ppm). Der zu untersuchenden Lösung und der Referenzlösung werden 0,25 g Calciumchlorid *R* vor dem Zusatz der Thioglycolsäure *R* zugefügt.

Schwermetalle (V.3.2.8): 1,0 g Substanz muß der Grenzprüfung D auf Schwermetalle entsprechen (20 ppm). Zur Herstellung der Referenzlösung werden 2 ml Blei-Lösung (10 ppm Pb) *R* verwendet.

Gehaltsbestimmung

0,500 g Substanz werden in Wasser zu 300 ml gelöst. Nach Zusatz von 2 g Methenamin *R* und 2 ml Salzsäure 7 % *R* wird mit 0,1 M-Blei(II)-nitrat-Lösung in Gegenwart von etwa 50 mg Xylenolorange-Verreibung *R* titriert.

1 ml 0,1 M-Blei(II)-nitrat-Lösung entspricht 37,22 mg $C_{10}H_{14}N_2Na_2O_8 \cdot 2\,H_2O$.

Natriumfluorid

Natrii fluoridum

NaF M_r 41,99

Natriumfluorid enthält mindestens 98,5 und höchstens 100,5 Prozent NaF, berechnet auf die getrocknete Substanz.

Eigenschaften

Weißes Pulver oder farblose Kristalle; löslich in Wasser, praktisch unlöslich in Ethanol.

Prüfung auf Identität

A. Die Prüflösung (siehe „Prüfung auf Reinheit") gibt die Identitätsreaktion a auf Natrium (V.3.1.1).

B. Etwa 4 mg Substanz werden mit einer Mischung von 0,1 ml Alizarin-S-Lösung *R* und 0,1 ml Zirconiumnitrat-Lösung *R* versetzt. Nach dem Schütteln schlägt die Färbung von Rot nach Gelb um.

C. Werden 2 ml Prüflösung mit 0,5 ml Calciumchlorid-Lösung *R* versetzt, entsteht ein weißer, gelatinöser Niederschlag, der sich auf Zusatz von 5 ml Eisen(III)-chlorid-Lösung *R* 1 löst.

Prüfung auf Reinheit

Prüflösung: 2,5 g Substanz werden, ohne zu erwärmen, in kohlendioxidfreiem Wasser *R* zu 100 ml gelöst.

Aussehen der Lösung: Die Prüflösung muß klar (V.6.1) und farblos (V.6.2, Methode II) sein.

Sauer oder alkalisch reagierende Substanzen: 2,5 g Kaliumnitrat *R* werden in 40 ml Prüflösung gelöst und mit kohlendioxidfreiem Wasser *R* zu 50 ml verdünnt. Nach dem Abkühlen auf 0 °C werden 0,2 ml Phenolphthalein-Lösung *R* zugesetzt. Wenn die Lösung farblos ist, darf höchstens 1,0 ml 0,1 N-Natriumhydroxid-Lösung bis zum Farbumschlag nach Rot, das mindestens 15 s lang bestehenbleiben muß, verbraucht werden. Wenn die Lösung rot gefärbt ist, muß der Farbumschlag nach Zusatz von höchstens 0,25 ml 0,1 N-Salzsäure erfolgen.

Chlorid (V.3.2.4): 10 ml Prüflösung, mit Wasser zu 15 ml verdünnt, müssen der Grenzprüfung auf Chlorid entsprechen (200 ppm).

Fluorosilicat: Die bei der Prüfung auf „Sauer oder alkalisch reagierende Substanzen" neutralisierte Lösung wird zum Sieden erhitzt und heiß titriert. Bis zum Farbumschlag nach Rot dürfen höchstens 0,75 ml 0,1 N-Natriumhydroxid-Lösung verbraucht werden.

Sulfat (V.3.2.13): 0,25 g Substanz werden in 10 ml einer gesättigten Lösung von Borsäure *R* in destilliertem Wasser gelöst. Nach Zusatz von 5 ml destilliertem Wasser und 0,6 ml Salzsäure 25 % *R* muß die Lösung der Grenzprüfung auf Sulfat entsprechen (200 ppm). Zur Herstellung der Referenzlösung wird eine Mischung von 0,6 ml Salzsäure 25 % *R*, 5 ml Sulfat-Lösung (10 ppm SO_4) *R* und 10 ml einer gesättigten Lösung von Borsäure *R* in destilliertem Wasser verwendet.

Trocknungsverlust (V.6.22): Höchstens 0,5 Prozent, mit 1,000 g Substanz durch 3 h langes Trocknen im Trockenschrank bei 130 °C bestimmt.

Gehaltsbestimmung

80,0 mg Substanz werden in einer Mischung von 5 ml Acetanhydrid *R* und 20 ml wasserfreier Essigsäure *R* unter Erwärmen gelöst. Nach dem Erkaltenlassen werden 20 ml Dioxan *R* zugesetzt. Die Bestimmung erfolgt nach „Titration in wasserfreiem Medium" (V.3.5.5) mit 0,1 N-Perchlorsäure unter Zusatz von 0,1 ml Kristallviolett-Lösung *R* bis zum Farbumschlag nach Grün. Ein Blindversuch wird durchgeführt.

1 ml 0,1 N-Perchlorsäure entspricht 4,199 mg NaF.

Lagerung

Dicht verschlossen.

Natriumhydrogencarbonat

Natrii hydrogenocarbonas

$NaHCO_3$ M_r 84,0

Natriumhydrogencarbonat enthält mindestens 99,0 und höchstens 101,0 Prozent $NaHCO_3$.

Eigenschaften

Weißes, kristallines Pulver, geruchlos; löslich in Wasser, praktisch unlöslich in Ethanol. Beim Erhitzen der Substanz oder der Substanzlösung entsteht allmählich Natriumcarbonat.

Prüfung auf Identität

A. Werden 5 ml Prüflösung (siehe „Prüfung auf Reinheit") mit 0,1 ml Phenolphthalein-Lösung *R* versetzt, entsteht eine schwache Rosafärbung. Beim Erhitzen entweicht Gas, und die Lösung färbt sich rot.

B. Die Prüflösung gibt die Identitätsreaktionen auf Natrium (V.3.1.1).

C. Die Substanz gibt die Identitätsreaktion auf Carbonat und Hydrogencarbonat (V.3.1.1).

Prüfung auf Reinheit

Prüflösung: 5,0 g Substanz werden in kohlendioxidfreiem Wasser *R* zu 100,0 ml gelöst.

Aussehen der Lösung: Die Prüflösung muß klar (V.6.1) und farblos (V.6.2, Methode II) sein.

Carbonat: Der *p*H-Wert (V.6.3.1) der frisch hergestellten Prüflösung darf höchstens 8,6 betragen.

Chlorid (V.3.2.4): 7 ml Prüflösung werden mit 2 ml Salpetersäure 65 % *R* versetzt und mit Wasser zu 15 ml verdünnt. Die Lösung muß der Grenzprüfung auf Chlorid entsprechen (150 ppm).

Sulfat (V.3.2.13): Eine Suspension von 1,0 g Substanz in 10 ml destilliertem Wasser wird mit Salzsäure 36 % *R* bis zur neutralen Reaktion (V.6.3.2) versetzt und mit destilliertem Wasser zu 15 ml verdünnt. Die Lösung muß der Grenzprüfung auf Sulfat entsprechen (150 ppm).

Ammonium (V.3.2.1): 10 ml Prüflösung werden mit Wasser zu 15 ml verdünnt. Die Lösung muß der Grenzprüfung auf Ammonium entsprechen (20 ppm). Zur Herstellung der Referenzlösung wird eine Mischung von 5 ml Wasser und 10 ml Ammonium-Lösung (1 ppm NH_4) *R* verwendet.

Arsen (V.3.2.2): 0,5 g Substanz müssen der Grenzprüfung A auf Arsen entsprechen (2 ppm).

Calcium (V.3.2.3): Eine Suspension von 1,0 g Substanz in 10 ml destilliertem Wasser wird mit Salzsäure 36 % *R* bis zur neutralen Reaktion (V.6.3.2) versetzt und mit destilliertem Wasser zu 15 ml verdünnt. Die Lösung muß der Grenzprüfung auf Calcium entsprechen (100 ppm).

Eisen (V.3.2.9): 0,5 g Substanz werden in 5 ml Salzsäure 7 % *R* gelöst. Die mit Wasser zu 10 ml verdünnte Lösung muß der Grenzprüfung auf Eisen entsprechen (20 ppm).

Schwermetalle (V.3.2.8): 2,0 g Substanz werden in einer Mischung von 2 ml Salzsäure 36 % *R* und 18 ml Wasser gelöst. 12 ml dieser Lösung müssen der Grenzprüfung A auf Schwermetalle entsprechen (10 ppm). Zur Herstellung der Referenzlösung wird die Blei-Lösung (1 ppm Pb) *R* verwendet.

Gehaltsbestimmung

1,500 g Substanz werden in 50 ml kohlendioxidfreiem Wasser *R* gelöst. Nach Zusatz von 0,2 ml Methylorange-Lösung *R* wird mit 1 N-Salzsäure titriert.

1 ml 1 N-Salzsäure entspricht 84,0 mg $NaHCO_3$.

Natriumiodid

Natrii iodidum

NaI M_r 149,9

Natriumiodid enthält mindestens 99,0 und höchstens 100,5 Prozent NaI, berechnet auf die getrocknete Substanz.

Eigenschaften

Farblose Kristalle oder weißes, kristallines Pulver, geruchlos, hygroskopisch; sehr leicht löslich in Wasser, leicht löslich in Ethanol.

Prüfung auf Identität

A. Die Prüflösung (siehe „Prüfung auf Reinheit") gibt die Identitätsreaktionen auf Natrium (V.3.1.1).

B. Die Prüflösung gibt die Identitätsreaktionen auf Iodid (V.3.1.1).

Prüfung auf Reinheit

Prüflösung: 10,0 g Substanz werden in destilliertem, kohlendioxidfreiem Wasser *R* zu 100 ml gelöst.

Aussehen der Lösung: Die Prüflösung muß klar (V.6.1) und farblos (V.6.2, Methode II) sein.

Alkalisch reagierende Substanzen: 12,5 ml Prüflösung werden mit 0,1 ml Bromthymolblau-Lösung *R* 1 versetzt. Bis zum Farbumschlag dürfen höchstens 0,7 ml 0,01 N-Salzsäure verbraucht werden.

Iodat: Werden 10 ml Prüflösung mit 0,25 ml iodidfreier Stärke-Lösung *R* und 0,2 ml Schwefelsäure 10 % *R* versetzt und 2 min lang im Dunkeln stehengelassen, darf keine Blaufärbung auftreten.

Sulfat (V.3.2.13): 10 ml Prüflösung, mit destilliertem Wasser zu 15 ml verdünnt, müssen der Grenzprüfung auf Sulfat entsprechen (150 ppm).

Thiosulfat: 10 ml Prüflösung werden mit 0,1 ml Stärke-Lösung *R* und 0,1 ml 0,01 N-Iod-Lösung versetzt. Die Lösung muß sich blau färben.

Eisen (V.3.2.9): 5 ml Prüflösung, mit Wasser zu 10 ml verdünnt, müssen der Grenzprüfung auf Eisen entsprechen (20 ppm).

Schwermetalle (V.3.2.8): 12 ml Prüflösung müssen der Grenzprüfung A auf Schwermetalle entsprechen (10 ppm). Zur Herstellung der Referenzlösung wird die Blei-Lösung (1 ppm Pb) *R* verwendet.

Trocknungsverlust (V.6.22): Höchstens 3,0 Prozent, mit 1,000 g Substanz durch 3 h langes Trocknen im Trockenschrank bei 100 bis 105 °C bestimmt.

Gehaltsbestimmung

1,300 g Substanz werden in Wasser zu 100,0 ml gelöst. 20,0 ml dieser Lösung werden mit 40 ml Salzsäure 36 % *R* versetzt und mit 0,05 M-Kaliumiodat-Lösung bis zum Farbumschlag von Rot nach Gelb titriert. Nach Zusatz von 5 ml Chloroform *R* und kräftigem Schütteln wird bis zur Entfärbung der Chloroformschicht weitertitriert.

1 ml 0,05 M-Kaliumiodat-Lösung entspricht 14,99 mg NaI.

Lagerung

Vor Feuchtigkeit und Licht geschützt.

Vorsichtig zu lagern!

Natrium[^{125}I]iodid-Lösung

Natrii iodidi [^{125}I] solutio

Natrium[^{125}I]iodid-Lösung ist eine Lösung zur oralen Anwendung, die Iod-125 in Form von Natriumiodid enthält; sie enthält auch Natriumthiosulfat oder ein anderes geeignetes Reduktionsmittel und kann einen geeigneten Puffer enthalten. Iod-125 ist ein Radioisotop des Iods, das durch Neutronenbestrahlung von Xenon erhalten wird. Die Lösung enthält mindestens 85,0 und höchstens 115,0 Prozent der deklarierten Iod-125-Radioaktivität zu dem auf der Beschriftung angegebenen Zeitpunkt. Mindestens 95 Prozent der Radioaktivität entsprechen Iod-125 in Form von Iodid. Die Lösung ist so herzustellen, daß die spezifische Radioaktivität mindestens 2 Ci (74 GBq) Iod-125 je Milligramm Iod zu dem auf der Beschriftung angegebenen Zeitpunkt beträgt. Höchstens 1,0 Prozent der Gesamtradioaktivität entspricht Iod-126.

Eigenschaften

Klare, farblose Lösung.

Iod-125 hat eine Halbwertszeit von 60,1 Tagen und emittiert Gamma- und Röntgenstrahlen.

Prüfung auf Identität

A. Das Spektrum der Gamma- und Röntgenstrahlen wird, wie in der Monographie **Radioaktive Arzneimittel (Radiopharmaceutica)** beschrieben, mit einem geeigneten Gerät gemessen. Das Spektrum weicht nicht signifikant von dem einer Iod-125-Referenzlösung[1] ab, abgesehen von einigen Unterschieden, die dem Vorhandensein von Iod-126 zuzuschreiben sind. Das wichtigste Gammaphoton des Iod-125 hat eine Energie von 0,027 MeV, entsprechend der Röntgenstrahlung von Tellur. Iod-126 hat eine Halbwertszeit von 13,0 Tagen; seine Anwesen-

[1] Iod-125- und Cäsium-137-Referenzlösung können von der Physikalisch-Technischen Bundesanstalt, Bundesallee 100, 3300 Braunschweig, bezogen werden.

heit zeigt sich durch seine wichtigsten Gammaphotonen mit Energien von 0,388 MeV und 0,666 MeV.

B. Das bei der Prüfung auf „Radiochemische Reinheit" (siehe „Prüfung auf Reinheit") erhaltene Chromatogramm wird ausgewertet. Die Verteilung der Radioaktivität trägt zur Identifizierung der Lösung bei.

Prüfung auf Reinheit

***p*H-Wert** (V.6.3.1): Der *p*H-Wert der Lösung muß zwischen 7,0 und 10,0 liegen.

Iod-126: Das Spektrum der Gamma- und Röntgenstrahlen wird, wie in der Monographie **Radioaktive Arzneimittel** beschrieben, mit einem geeigneten Gerät und durch Vergleich mit Iod-125 und Cäsium-137-Referenzlösungen gemessen. Die relativen Anteile des vorhandenen Iod-125 und Iod-126 werden unter der Annahme, daß das 0,666-MeV-Gammaphoton des Iod-126 bei 33 Prozent der Zerfälle und das 0,661-MeV-Gammaphoton des Cäsium-137 bei 85,4 Prozent der Zerfälle emittiert wird, bestimmt.

Radiochemische Reinheit: Die Prüfung erfolgt mit Hilfe der aufsteigenden Papierchromatographie (V.6.20.1), wie in der Monographie **Radioaktive Arzneimittel** beschrieben.

Untersuchungslösung: Die Lösung wird mit Wasser bis zu einer Zählrate, die etwa 20 000 Impulsen je Minute in 10 µl entspricht, verdünnt. Ein gleiches Volumen einer Lösung, die 0,1 Prozent (*m*/V) Kaliumiodid *R*, 0,2 Prozent (*m*/V) Kaliumiodat *R* und 1 Prozent (*m*/V) Natriumhydrogencarbonat *R* enthält, wird hinzugegeben und gemischt.

Referenzlösung a: 0,1 g Kaliumiodid *R* werden in Wasser gelöst und zu 10 ml verdünnt.

Referenzlösung b: 0,2 g Kaliumiodat *R* werden in Wasser gelöst und zu 10 ml verdünnt.

Auf einen Streifen geeigneten Papiers von 250 mm Länge werden getrennt 20 µl Untersuchungslösung, 10 µl Referenzlösung a und 10 µl Referenzlösung b aufgetragen. Die Chromatographie erfolgt mit einer Mischung von 10 Volumteilen Wasser und 30 Volumteilen Methanol *R* über eine Laufstrecke von 20 cm. Die Entwicklungszeit beträgt etwa 2 h. Das Papier wird an der Luft getrocknet, und die Lage des inaktiven Kaliumiodids und des Kaliumiodats mit Hilfe von Filterpapieren, die mit Essigsäure 30 % *R* und Kaliumiodat *R* bzw. Essigsäure 30 % *R* und Kaliumiodid *R* imprägniert sind, bestimmt. Die Verteilung der Radioaktivität wird mit Hilfe eines geeigneten Detektors ermittelt. In dem mit der Untersuchungslösung erhaltenen Chromatogramm muß die Radioaktivität des dem Iodid entsprechenden Flecks mindestens 95 Prozent der Gesamtradioaktivität betragen, und der Rf-Wert des Flecks darf sich höchstens 5 Prozent vom Rf-Wert des dem inaktiven Iodid im Chromatogramm der Referenzlösung a entsprechenden Flecks unterscheiden.

Radioaktivität

Die Radioaktivität wird, wie in der Monographie **Radioaktive Arzneimittel** beschrieben, mit einem geeigneten Gerät durch Vergleich mit einer Iod-125-Referenzlösung oder durch Messung mit einem Gerät, das mit Hilfe einer derartigen Lösung eingestellt wurde, bestimmt. Ein Gerät mit einem Szintillationsdetektor, wie z. B. einem dünnen Natriumiodidkristall, wird so eingestellt, daß die Messung der dem Iod-126 entsprechenden Radioaktivität weitgehend vermieden wird.

Lagerung

Entsprechend **Radioaktive Arzneimittel.**

Beschriftung

Entsprechend **Radioaktive Arzneimittel.**

Natrium[^{131}I]iodid-Lösung

Natrii iodidi [^{131}I] solutio

Natrium[^{131}I]iodid-Lösung ist eine Lösung zur oralen Anwendung, die Iod-131 in Form von Natriumiodid enthält. Sie enthält auch Natriumthiosulfat oder ein anderes geeignetes Reduktionsmittel und kann einen geeigneten Puffer enthalten. Iod-131 ist ein Radioisotop des Iods, das durch Neutronenbestrahlung von Tellur erhalten wird. Die Lösung enthält mindestens 90,0 und höchstens 110,0 Prozent der deklarierten Iod-131-Radioaktivität zu dem auf der Beschriftung angegebenen Zeitpunkt. Mindestens 95 Prozent der Radioaktivität entsprechen Iod-131 in Form von Iodid. Die Lösung ist so herzustellen, daß die spezifische Radioaktivität mindestens 5 Ci (185 GBq) Iod-131 je Milligramm Iod zu dem auf der Beschriftung angegebenen Zeitpunkt beträgt.

Eigenschaften

Klare, farblose Lösung.

Iod-131 hat eine Halbwertszeit von 8,04 Tagen und emittiert Beta- und Gammastrahlen.

Prüfung auf Identität

A. Das Spektrum der Gammastrahlen wird, wie in der Monographie **Radioaktive Arzneimittel (Radiopharmaceutica)** beschrieben, mit einem geeigneten Gerät gemessen. Das Spektrum weicht nicht signifikant von dem einer Iod-131-Referenzlösung[1)] ab. Das wichtigste Gammaphoton des Iod-131 hat eine Energie von 0,365 MeV.

B. Die bei der Prüfung auf ,,Radiochemische Reinheit" (siehe ,,Prüfung auf Reinheit") erhaltenen Chromatogramme werden ausgewertet. Die Verteilung der Radioaktivität trägt zur Identifizierung der Lösung bei.

Prüfung auf Reinheit

***p*H-Wert** (V.6.3.1): Der *p*H-Wert der Lösung muß zwischen 7,0 und 10,0 liegen.

Radionukleare Reinheit: Das Spektrum der Gammastrahlen wird, wie in der Monographie **Radioaktive Arzneimittel** beschrieben, mit einem geeigneten Gerät gemessen. Das Spektrum weicht nicht signifikant von dem einer Iod-131-Referenzlösung ab.

Radiochemische Reinheit: Die Prüfung erfolgt mit Hilfe der aufsteigenden Papierchromatographie (V.6.20.1), wie in der Monographie **Radioaktive Arzneimittel** beschrieben.

Untersuchungslösung: Die Lösung wird mit Wasser bis zu einer Zählrate, die etwa 20000 Impulsen je Minute in 10 µl entspricht, verdünnt. Ein gleiches Volumen einer Lösung, die 0,1 Prozent (*m*/V) Kaliumiodid *R*, 0,2 Prozent (*m*/V) Kaliumiodat *R* und 1 Prozent(*m*/V) Natriumhydrogencarbonat *R* enthält, wird hinzugegeben und gemischt.

Referenzlösung a: 0,1 g Kaliumiodid *R* werden in Wasser gelöst und zu 10 ml verdünnt.

Referenzlösung b: 0,2 g Kaliumiodat *R* werden in Wasser gelöst und zu 10 ml verdünnt.

Auf einen Streifen geeigneten Papiers von 250 mm Länge werden getrennt 20 µl Untersuchungslösung, 10 µl Referenzlösung a und 10 µl Referenzlösung b aufgetragen. Die Chromatographie erfolgt mit einer Mischung von 10 Volumteilen Wasser und 30 Volumteilen Methanol *R* über eine Laufstrecke von 20 cm. Die Entwicklungszeit beträgt etwa 2 h. Das Papier wird an der Luft getrocknet, und die Lage des inaktiven Kaliumiodids und des Kaliumiodats mit Hilfe von Filterpapieren, die mit Essigsäure 30 % *R* und Kaliumiodat *R* bzw. Essigsäure 30 % *R* und Kaliumiodid *R* imprägniert sind, bestimmt. Die Verteilung der Radioaktivität wird mit Hilfe eines geeigneten Detektors ermittelt. In dem mit der Untersuchungslösung erhaltenen Chromatogramm muß die Radioaktivität des dem Iodid entsprechenden Flecks mindestens 95 Prozent der Gesamtradioaktivität betragen, und der Rf-Wert des Flecks darf sich höchstens 5 Prozent vom Rf-Wert des dem inaktiven Iodid im Chromatogramm der Referenzlösung a entsprechenden Flecks unterscheiden.

Radioaktivität

Die Radioaktivität wird, wie in der Monographie **Radioaktive Arzneimittel** beschrieben, mit einem geeigneten Gerät durch Vergleich mit einer Iod-131-Referenzlösung oder durch Messung mit einem Gerät, das mit Hilfe einer derartigen Lösung eingestellt wurde, bestimmt.

Lagerung

Entsprechend **Radioaktive Arzneimittel.**

Beschriftung

Entsprechend **Radioaktive Arzneimittel.**

[1)] Iod-131-Referenzlösung kann von der Physikalisch-Technischen Bundesanstalt, Bundesallee 100, 3300 Braunschweig, bezogen werden.

Natrium[^{131}I]iodhippurat-Injektionslösung

Natrii iodohippurati [^{131}I] solutio iniectabilis

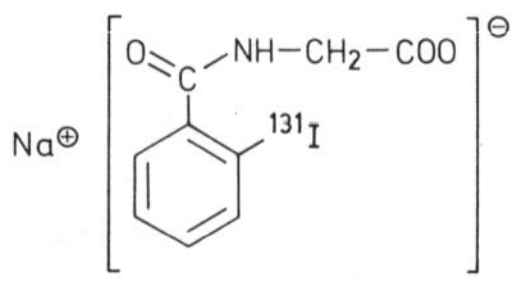

Natrium[^{131}I]iodhippurat-Injektionslösung ist eine sterile Lösung von (2-[^{131}I]Iodbenzamido)essigsäure, Natriumsalz. Sie kann einen geeigneten Puffer und ein geeignetes Konservierungsmittel wie Benzylalkohol enthalten. Iod-131 ist ein Radioisotop des Iods. Die Injektionslösung enthält mindestens 90,0 und höchstens 110,0 Prozent der deklarierten Iod-131-Radioaktivität zu dem auf der Beschriftung angegebenen Zeitpunkt. Mindestens 96 Prozent des Iod-131 liegen in Form von 2-Iodhippursäure, Natriumsalz vor. Die spezifische Radioaktivität liegt zwischen 20 und 200 mCi (0,74 und 7,4 GBq) Iod-131 je Gramm 2-Iodhippursäure, Natriumsalz.

Eigenschaften

Klare, farblose Lösung.

Iod-131 hat eine Halbwertszeit von 8,04 Tagen und emittiert Beta- und Gammastrahlen.

Prüfung auf Identität

A. Das Spektrum der Gammastrahlen wird, wie in der Monographie **Radioaktive Arzneimittel (Radiopharmaceutica)** beschrieben, mit einem geeigneten Gerät gemessen. Das Spektrum weicht nicht signifikant von dem einer Iod-131-Referenzlösung[1] ab. Das wichtigste Gammaphoton des Iod-131 hat eine Energie von 0,365 MeV.

B. Die bei der Prüfung auf „Radiochemische Reinheit" (siehe „Prüfung auf Reinheit") erhaltenen Chromatogramme werden ausgewertet. Der Hauptpeak der Radioaktivität hat eine ähnliche Lage wie der entsprechende Fleck der 2-Iodhippursäure im Chromatogramm der Referenzlösung.

Prüfung auf Reinheit

***p*H-Wert** (V.6.3.1): Der *p*H-Wert der Injektionslösung muß zwischen 6,0 und 8,5 liegen.

Radionukleare Reinheit: Das Spektrum der Gammastrahlen wird, wie in der Monographie **Radioaktive Arzneimittel** beschrieben, mit einem geeigneten Gerät gemessen. Das Spektrum darf nicht signifikant von dem einer Iod-131-Referenzlösung abweichen.

Radiochemische Reinheit: Die Prüfung erfolgt mit Hilfe der Dünnschichtchromatographie (V.6.20.2), wie in der Monographie **Radioaktive Arzneimittel** beschrieben, unter Verwendung einer Schicht von Kieselgel GF_{254} *R*.

Untersuchungslösung: 1 g Kaliumiodid *R* wird in 10 ml Wasser gelöst; 1 Volumteil dieser Lösung wird zu 10 Volumteilen der Injektionslösung gegeben. Die Mischung ist innerhalb von 10 min zu verwenden. Falls erforderlich, wird mit der Referenzlösung (Träger) verdünnt, so daß eine für die Nachweismethode ausreichende Konzentration an Radioaktivität, z. B. 100 µCi (3,7 MBq) je Milliliter, erhalten wird.

Referenzlösung (Träger): 40 mg 2-Iodhippursäure *R* und 40 mg 2-Iodbenzoesäure *R* werden in 4 ml 0,1 N-Natriumhydroxid-Lösung gelöst. Nach Zusatz von 10 mg Kaliumiodid *R* wird die Lösung mit Wasser zu 10 ml verdünnt.

Auf die Platte werden getrennt 10 µl jeder Lösung aufgetragen. Die Chromatographie erfolgt mit einer Mischung von 1 Volumteil Wasser, 4 Volumteilen Essigsäure 98 % *R*, 20 Volumteilen 1-Butanol *R* und 80 Volumteilen Toluol *R* über eine Laufstrecke von 12 cm (etwa 75 min). Anschließend wird die Platte an der Luft getrocknet und im ultravioletten Licht bei 254 nm ausgewertet. Das mit der Referenzlösung erhaltene Chromatogramm zeigt einen der 2-Iodhippursäure entsprechenden Fleck und näher an der Lösungsmittelfront einen der 2-Iodbenzoesäure entsprechenden Fleck. Iodid-Ionen verbleiben nahe dem Startpunkt. Die Verteilung der Radioaktivität wird mit Hilfe eines geeigneten Detektors bestimmt. Mindestens 96 Prozent der Gesamtradioaktivität in dem mit der Untersuchungslösung erhaltenen Chromatogramm müssen in dem der 2-Iodhippursäure entsprechenden Fleck gefunden werden; höchstens je 2 Prozent der Gesamtradio-

[1] Iod-131-Referenzlösung kann von der Physikalisch-Technischen Bundesanstalt, Bundesallee 100, 3300 Braunschweig, bezogen werden.

aktivität dürfen in dem der 2-Iodbenzoesäure bzw. dem Iodid-Ion entsprechenden Fleck gefunden werden.

Sterilität: Die Injektionslösung muß der „Prüfung auf Sterilität" der Monographie **Radioaktive Arzneimittel** entsprechen. Die Lösung kann vor Abschluß der Prüfung angewendet werden.

Radioaktivität

Die Radioaktivität wird, wie in der Monographie **Radioaktive Arzneimittel** beschrieben, mit einem geeigneten Gerät durch Vergleich mit einer Iod-131-Referenzlösung oder durch Messung mit einem Gerät, das mit Hilfe einer derartigen Lösung eingestellt wurde, bestimmt.

Lagerung

Vor Licht geschützt, kühl, entsprechend **Radioaktive Arzneimittel.**

Beschriftung

Entsprechend **Radioaktive Arzneimittel**.
Die Beschriftung auf dem Behältnis oder auf der Verpackung weist darauf hin, ob die Injektionslösung für die Untersuchung des renalen Plasmaflusses geeignet ist oder nicht.

Natriumlactat-Lösung

Natrii lactatis solutio

Natriumlactat-Lösung enthält mindestens 49,0 und höchstens 51,0 Prozent *(m/m)* Milchsäure, Natriumsalz ($C_3H_5NaO_3$; M_r 112,1).

Eigenschaften

Klare, farblose bis fast farblose Flüssigkeit mit einem Brechungsindex von 1,408 bis 1,412.

Prüfung auf Identität

A. Die Substanz gibt die Identitätsreaktion a auf Natrium (V.3.1.1).

B. 0,1 ml Substanz werden mit 10 ml Wasser verdünnt. 5 ml dieser Lösung geben die Identitätsreaktion auf Lactat (V.3.1.1).

Prüfung auf Reinheit

Prüflösung: 10,0 g Substanz werden mit destilliertem Wasser zu 50 ml verdünnt.

Aussehen der Substanz: Die Substanz muß klar (V.6.1) und darf nicht stärker gefärbt sein als die Farbvergleichslösung GG_6 (V.6.2, Methode II).

***p*H-Wert** (V.6.3.1): Der *p*H-Wert der Prüflösung muß zwischen 5,0 und 7,0 liegen.

Relative Dichte (V.6.4): 1,267 bis 1,277.

Reduzierende Substanzen: 1,5 ml Prüflösung werden 1 min lang mit 3 ml Schwefelsäure 10 % *R* zum schwachen Sieden erhitzt und nach dem Abkühlen mit 3 ml Natriumhydroxid-Lösung 8,5 % *R* und 2 ml Fehlingscher Lösung *R* versetzt. Nach erneutem Aufkochen und 1 h langem Stehenlassen darf keine rote oder grüne Fällung auftreten.

Chlorid (V.3.2.4): 5,0 ml Prüflösung, mit Wasser zu 15 ml verdünnt, müssen der Grenzprüfung auf Chlorid entsprechen (50 ppm). Die Beurteilung erfolgt 1 min nach Herstellung der Lösungen.

Sulfat (V.3.2.13): 7,5 ml Prüflösung, mit destilliertem Wasser zu 15 ml verdünnt, müssen der Grenzprüfung auf Sulfat entsprechen (100 ppm).

Calcium (V.3.2.3): 5,0 ml Prüflösung, mit destilliertem Wasser zu 15 ml verdünnt, müssen der Grenzprüfung auf Calcium entsprechen (100 ppm).

Eisen (V.3.2.9): 10 ml Prüflösung müssen der Grenzprüfung auf Eisen entsprechen (5 ppm).

Schwermetalle (V.3.2.8): 4,0 g Substanz müssen der Grenzprüfung D auf Schwermetalle entsprechen (5 ppm). Vor dem Glühen wird die mit dem Magnesiumoxid *R* versetzte Substanz im Trockenschrank bei 100 bis 105 °C bis fast zur Trockne eingedampft. Zur Herstellung der Referenzlösung werden 2,0 ml der Blei-Lösung (10 ppm Pb) *R* verwendet.

Gehaltsbestimmung

0,300 g Substanz werden in einer Mischung von 10 ml wasserfreier Essigsäure *R* und 20 ml Acetanhydrid *R* gelöst. Nach 20 min wird nach „Titration in wasserfreiem Medium" (V.3.5.5) unter Zusatz von 1,0 ml Naphtholbenzein-Lösung *R* mit 0,1 N-Perchlorsäure bis zum Farbumschlag nach Grün titriert.

1 ml 0,1 N-Perchlorsäure entspricht 11,21 mg $C_3H_5NaO_3$.

Natriummono-hydrogenphosphat-Dodecahydrat

Dinatrii phosphas dodeca-hydricus

$Na_2HPO_4 \cdot 12\,H_2O$ M_r 358,1

Natriummonohydrogenphosphat-Dodecahydrat enthält mindestens 98,0 und höchstens 101,0 Prozent Na_2HPO_4, berechnet auf die wasserfreie Substanz.

Eigenschaften

Farblose, durchsichtige Kristalle, stark verwitternd; sehr leicht löslich in Wasser, praktisch unlöslich in Ethanol.

Prüfung auf Identität

A. Die Prüflösung (siehe „Prüfung auf Reinheit") gibt die Identitätsreaktionen auf Natrium (V.3.1.1).

B. Die Prüflösung gibt die Identitätsreaktionen auf Phosphat (V.3.1.1).

Prüfung auf Reinheit

Prüflösung: 5,0 g Substanz werden in destilliertem Wasser zu 50 ml gelöst.

Aussehen der Lösung: Die Prüflösung muß klar (V.6.1) und farblos (V.6.2, Methode II) sein.

Reduzierende Substanzen: Im Wasserbad wird 5 min lang eine Mischung von 5 ml Prüflösung, 5 ml Schwefelsäure 10 % *R* und 0,25 ml 0,1 N-Kaliumpermanganat-Lösung erwärmt. Die Lösung muß schwach rot gefärbt bleiben.

Natriumdihydrogenphosphat: Bezogen auf die Menge 1 N-Salzsäure (25 ml) und 1 N-Natriumhydroxid-Lösung (n_1 ml und n_2 ml), welche bei der Gehaltsbestimmung verbraucht wurden,

darf das Verhältnis $\frac{n_2-25}{25-n_1}$ höchstens 0,025 betragen.

Chlorid (V.3.2.4): 2,5 ml Prüflösung werden mit 10 ml Salpetersäure 12,5 % *R* versetzt und mit Wasser zu 15 ml verdünnt. Die Lösung muß der Grenzprüfung auf Chlorid entsprechen (200 ppm).

Sulfat (V.3.2.13): 3 ml Prüflösung werden mit 2 ml Salzsäure 7 % *R* versetzt und mit destilliertem Wasser zu 15 ml verdünnt. Die Lösung muß der Grenzprüfung auf Sulfat entsprechen (500 ppm).

Arsen (V.3.2.2): 5 ml Prüflösung müssen der Grenzprüfung A auf Arsen entsprechen (2 ppm).

Eisen (V.3.2.9): 5 ml Prüflösung, mit Wasser zu 10 ml verdünnt, müssen der Grenzprüfung auf Eisen entsprechen (20 ppm).

Schwermetalle (V.3.2.8): 12 ml Prüflösung müssen der Grenzprüfung A auf Schwermetalle entsprechen (10 ppm). Zur Herstellung der Referenzlösung wird die Blei-Lösung (1 ppm Pb) *R* verwendet.

Wasser (V.3.5.6): 57,0 bis 61,0 Prozent, mit 0,100 g Substanz nach der Karl-Fischer-Methode bestimmt unter Verwendung einer Mischung von 10 Volumteilen Methanol *R* und 40 Volumteilen Dimethylformamid *R*.

Gehaltsbestimmung

4,00 g Substanz (m g) werden in 25 ml Wasser gelöst. Nach Zusatz von 25,0 ml 1 N-Salzsäure wird mit Hilfe der „Potentiometrie" (V.6.14) mit 1 N-Natriumhydroxid-Lösung (n_1 ml) bis zum ersten Endpunkt titriert. Anschließend wird mit 1 N-Natriumhydroxid-Lösung bis zum zweiten Endpunkt weiter titriert (n_2 ml entspricht dem Gesamtverbrauch an 1 N-Natriumhydroxid-Lösung).

Der Prozentgehalt an Na_2HPO_4 wird nach folgender Formel berechnet:

$$\frac{1420\,(25-n_1)}{m\,(100-d)}$$

d = Wassergehalt in Prozent.

Natrium[^{99m}Tc]pertechnetat-Injektionslösung aus Kernspaltprodukten

Natrii pertechnetatis [^{99m}Tc] fissione formati solutio iniectabilis

Natrium[^{99m}Tc]pertechnetat-Injektionslösung aus Kernspaltprodukten ist eine sterile Lösung, die Technetium-99m in Form des Pertechnetat-Ions enthält und durch Zusatz von Natriumchlorid isotonisch gemacht ist. Technetium-99m ist ein Radionuklid, das beim Zerfall von Molybdän-99 gebildet wird. Molybdän-99 ist ein Radioisotop des Molybdäns, das aus Uranspaltprodukten abgetrennt sein kann. Die Injektionslösung enthält mindestens 90,0 und höchstens 110,0 Prozent der deklarierten Technetium-99m-Radioaktivität zu dem auf der Beschriftung angegebenen Zeitpunkt. Mindestens 95 Prozent der Radioaktivität entsprechen Technetium-99m in Form des Pertechnetat-Ions.

Die Radioaktivität von anderen Radionukliden als Technetium-99m darf höchstens die unten angegebenen Werte erreichen. Die Radioaktivität des Technetium-99, welche aus dem Zerfall des Technetium-99m resultiert, ist nicht zu berücksichtigen. Die Werte sind als prozentualer Anteil der Gesamtradioaktivität ausgedrückt und bezogen auf den Zeitpunkt der Anwendung.

Molybdän-99	0,1 Prozent
Iod-131	$5 \cdot 10^{-3}$ Prozent
Ruthenium-103	$5 \cdot 10^{-3}$ Prozent
Strontium-89	$6 \cdot 10^{-5}$ Prozent
Strontium-90	$6 \cdot 10^{-6}$ Prozent
Alphastrahler	$1 \cdot 10^{-7}$ Prozent
Andere Gammastrahler	0,01 Prozent

Die Injektionslösung kann aus einer sterilen Molybdän-99-Zubereitung unter aseptischen Bedingungen hergestellt werden.

Eigenschaften

Klare, farblose Lösung.

Technetium-99m hat eine Halbwertszeit von 6,02 h und emittiert Gammastrahlen.

Prüfung auf Identität

Das Spektrum der Gammastrahlen wird, wie in der Monographie **Radioaktive Arzneimittel (Radiopharmaceutica)** beschrieben, mit einem geeigneten Gerät gemessen. Das Spektrum weicht nicht signifikant von dem einer Technetium-99m-Referenzlösung[1)] ab, entweder durch direkten Vergleich oder durch Messung mit einem Gerät bestimmt, das mit Hilfe einer derartigen Lösung eingestellt wurde. Das wichtigste Gammaphoton des Technetium-99m hat eine Energie von 0,140 MeV.

Prüfung auf Reinheit

***p*H-Wert** (V.6.3.1): Der *p*H-Wert der Injektionslösung muß zwischen 4,0 und 8,0 liegen.

Radionukleare Reinheit: Prüfung wie in der Monographie **Radioaktive Arzneimittel** beschrieben.

Vorprüfung: Um vor der Anwendung der Injektionslösung einen Schätzwert zu erhalten, wird an einem 1 mCi (37 MBq) entsprechenden Volumteil das Spektrum der Gammastrahlen bestimmt. Hierzu wird ein Natriumiodiddetektor mit einem 6 mm dicken Bleiblech zwischen Probe und Detektor verwendet. Die Auflösung im Bereich, der dem 0,740-MeV-Photon des Molybdän-99 zugeordnet ist, darf, wenn unter gleichen Bedingungen gemessen wird, die einer Molybdän-99-Referenzlösung von 1 µCi (37 kBq) nicht übertreffen. Alle Meßwerte sind auf den Zeitpunkt der Anwendung bezogen.

Hauptprüfung: Eine Probe der Injektionslösung wird genügend lange Zeit gelagert, bis die Technetium-99m-Radioaktivität auf einen so niedrigen Wert abgeklungen ist, daß eine Messung der radionuklearen Verunreinigungen möglich wird. Alle Messungen der Radioaktivität werden auf den Zeitpunkt der Anwendung bezogen.

Molybdän-99: Das Gammaspektrum der abgeklungenen Injektionslösung wird mit einem geeigneten Gerät gemessen, das mit Hilfe einer Molybdän-99-Referenzlösung eingestellt wurde. Die wichtigsten Photonen haben Energien von 0,181, 0,740 und 0,778 MeV. Molybdän-99 hat eine Halbwertszeit von 66,0 h. Höchstens

---

1) Technetium-99m-, Molybdän-99-, Iod-131-, Ruthenium-103-, Strontium-89- und Strontium/Yttrium-90-Referenzlösungen können von der Physikalisch-Technischen Bundesanstalt, Bundesallee 100, 3300 Braunschweig, bezogen werden.

0,1 Prozent der Gesamtradioaktivität darf vom Molybdän-99 herrühren.

Iod-131: Das Gammaspektrum der abgeklungenen Injektionslösung wird mit einem geeigneten Gerät gemessen, das mit Hilfe einer Iod-131-Referenzlösung eingestellt wurde. Das wichtigste Photon hat eine Energie von 0,365 MeV. Iod-131 hat eine Halbwertszeit von 8,04 Tagen. Höchstens $5 \cdot 10^{-3}$ Prozent der Gesamtradioaktivität darf von Iod-131 herrühren.

Ruthenium-103: Das Gammaspektrum der abgeklungenen Injektionslösung wird mit einem geeigneten Gerät gemessen, das mit Hilfe einer Ruthenium-103-Referenzlösung eingestellt wurde. Das wichtigste Photon hat eine Energie von 0,497 MeV. Ruthenium-103 hat eine Halbwertszeit von 39,3 Tagen. Höchstens $5 \cdot 10^{-3}$ Prozent der Gesamtradioaktivität darf von Ruthenium-103 herrühren.

Strontium-89: Die Anwesenheit von Strontium-89 in der abgeklungenen Injektionslösung wird mit einem zur Messung von Betastrahlen geeigneten Gerät durch Vergleich mit einer Strontium-89-Referenzlösung bestimmt. Dazu muß für gewöhnlich zuerst eine chemische Abtrennung des Strontiums durchgeführt werden, so daß die Referenzlösung und die Probe in der gleichen physikalischen und chemischen Form verglichen werden können. Strontium-89 zerfällt durch Emission von Betastrahlen mit einer Maximalenergie von 1,492 MeV und hat eine Halbwertszeit von 50,5 Tagen. Höchstens $6 \cdot 10^{-5}$ Prozent der Gesamtradioaktivität darf von Strontium-89 herrühren.

Strontium-90: Die Anwesenheit von Strontium-90 in der abgeklungenen Injektionslösung wird mit einem zur Messung von Betastrahlen geeigneten Gerät bestimmt. Um Strontium-90 von Strontium-89 zu unterscheiden, wird die Radioaktivität von Yttrium-90, dem Tochternuklid von Strontium-90, mit einer Yttrium-90-Referenzlösung nach der chemischen Abtrennung des Yttriums verglichen. Wenn eine vorhergehende chemische Abtrennung des Strontiums notwendig war, muß sichergestellt sein, daß radioaktives Gleichgewicht herrscht. Die Yttrium-90-Referenzlösung und die Probe müssen in der gleichen physikalischen und chemischen Form verglichen werden. Strontium-90 und Yttrium-90 zerfallen durch Emission von Betastrahlen mit 0,546 bzw. 2,284 MeV Maximalenergie und Halbwertszeiten von 29,1 Jahren bzw. 64,0 h. Höchstens $6 \cdot 10^{-6}$ Prozent der Gesamtradioaktivität darf vom Strontium-90 herrühren.

Andere Gammastrahler: Das Gammaspektrum der abgeklungenen Injektionslösung wird auf die Anwesenheit anderer radionuklearer Verunreinigungen geprüft, welche, wenn möglich, identifiziert und quantifiziert werden sollten. Die von diesen Verunreinigungen herrührende gesamte Gammaradioaktivität darf höchstens 0,01 Prozent der Gesamtradioaktivität betragen.

Alphastrahler: Die Alpharadioaktivität der abgeklungenen Injektionslösung wird gemessen, um Verunreinigungen mit Alphastrahlen nachzuweisen. Diese sollten, wenn möglich, identifiziert und quantifiziert werden. Die von diesen Verunreinigungen herrührende gesamte Alpharadioaktivität darf höchstens $1 \cdot 10^{-7}$ Prozent der Gesamtradioaktivität betragen.

Radiochemische Reinheit: Die Prüfung erfolgt mit Hilfe der absteigenden Papierchromatographie (V.6.20.1), wie in der Monographie **Radioaktive Arzneimittel** beschrieben.

Untersuchungslösung: Die Injektionslösung wird mit Wasser auf eine geeignete radioaktive Konzentration verdünnt.

Auf das Papier werden 5 µl der Untersuchungslösung aufgetragen. Mit einer Mischung von 20 Volumteilen Wasser und 80 Volumteilen Methanol *R* wird 2 h lang entwickelt. Anschließend wird das Papier an der Luft getrocknet. Die Verteilung der Radioaktivität wird mit Hilfe eines geeigneten Detektors ermittelt. Die Radioaktivität des dem Pertechnetat-Ion entsprechenden Flecks, welcher einen Rf-Wert von etwa 0,6 hat, muß mindestens 95 Prozent der Gesamtradioaktivität betragen.

Aluminium: In einem Reagenzglas von etwa 12 mm innerem Durchmesser werden 1 ml einer Acetat-Pufferlösung *p*H 4,6 *R* und 2 ml der 1 zu 10 mit Wasser verdünnten Injektionslösung gegeben. 0,05 ml einer 1prozentigen Lösung (*m*/V) von Chromazurol S *R* werden hinzugegeben. Nach 3 min darf die Farbe der Lösung nicht intensiver als jene einer Referenzlösung sein, die in der gleichen Weise mit 2 ml Aluminium-Lösung (2 ppm Al) *R* hergestellt wurde (20 ppm).

Sterilität: Die Injektionslösung muß der „Prüfung auf Sterilität" der Monographie **Radioaktive Arzneimittel** entsprechen. Die Lösung kann vor Abschluß der Prüfung angewendet werden.

Radioaktivität

Die Radioaktivität wird, wie in der Monographie **Radioaktive Arzneimittel** beschrieben, mit einem geeigneten Gerät durch Vergleich mit einer Technetium-99m-Referenzlösung oder durch Messung mit einem Gerät, das mit Hilfe einer derartigen Lösung eingestellt wurde, bestimmt.

Lagerung

Entsprechend **Radioaktive Arzneimittel.**

Beschriftung

Entsprechend **Radioaktive Arzneimittel.**

Natrium[^{99m}Tc]pertechnetat-Injektionslösung nicht aus Kernspaltprodukten

Natrii pertechnetatis [^{99m}Tc] sine fissione formati solutio iniectabilis

Natrium[^{99m}Tc]pertechnetat-Injektionslösung nicht aus Kernspaltprodukten ist eine sterile Lösung, die Technetium-99m in Form des Pertechnetat-Ions enthält und durch Zusatz von Natriumchlorid isotonisch gemacht ist. Technetium-99m ist ein Radionuklid, das beim Zerfall von Molybdän-99 gebildet wird. Molybdän-99 ist ein Radioisotop des Molybdäns, das durch Neutronenbestrahlung von Molybdän hergestellt wird. Die Injektionslösung enthält mindestens 90,0 und höchstens 110,0 Prozent der deklarierten Technetium-99m-Radioaktivität zu dem auf der Beschriftung angegebenen Zeitpunkt. Mindestens 95 Prozent der Radioaktivität entsprechen Technetium-99m in Form des Pertechnetat-Ions.

Die Radioaktivität von anderen Radionukliden als dem Technetium-99m darf höchstens die unten angegebenen Werte erreichen. Die Radioaktivität des Technetium-99, welche aus dem Zerfall des Technetium-99m resultiert, ist nicht zu berücksichtigen. Die Werte sind als prozentualer Anteil der Gesamtradioaktivität ausgedrückt und bezogen auf den Zeitpunkt der Anwendung.

Molybdän-99	0,1 Prozent
Andere radionukleare Verunreinigungen	0,01 Prozent.

Die Injektionslösung kann aus einer sterilen Molybdän-99-Zubereitung unter aseptischen Bedingungen hergestellt werden.

Eigenschaften

Klare, farblose Lösung.

Technetium-99m hat eine Halbwertszeit von 6,02 h und emittiert Gammastrahlen.

Prüfung auf Identität

A. Das Spektrum der Gammastrahlen wird, wie in der Monographie **Radioaktive Arzneimittel (Radiopharmaceutica)** beschrieben, mit einem geeigneten Gerät gemessen. Das Spektrum weicht nicht signifikant von dem einer Technetium-99m-Referenzlösung[1)] ab. Die Prüfung erfolgt entweder durch direkten Vergleich oder durch Messung mit einem Gerät, das mit Hilfe einer derartigen Lösung eingestellt wurde. Das wichtigste Gammaphoton des Technetium-99m hat eine Energie von 0,140 MeV.

B. Das bei der Prüfung auf ,,Radiochemische Reinheit" (siehe ,,Prüfung auf Reinheit") erhaltene Chromatogramm wird ausgewertet. Die Verteilung der Radioaktivität trägt zur Identifizierung der Injektionslösung bei.

Prüfung auf Reinheit

***p*H-Wert** (V.6.3.1): Der *p*H-Wert der Injektionslösung muß zwischen 4,0 und 8,0 liegen.

Radionukleare Reinheit: Prüfung wie in der Monographie **Radioaktive Arzneimittel** beschrieben.

Vorprüfung: Um vor Anwendung der Injektionslösung einen Schätzwert zu erhalten, wird an einem 1 mCi (37 MBq) entsprechenden Volumteil das Spektrum der Gammastrahlen bestimmt. Hierzu wird ein Natriumioddiddetektor mit einem 6 mm dicken Bleiblech zwischen Probe und Detektor verwendet. Die Auflösung im Bereich, der dem 0,740-MeV-Photon des Molybdän-99 zugeordnet ist, darf, wenn unter

---

1) Technetium-99m- und Molybdän-99-Referenzlösungen können von der Physikalisch-Technischen Bundesanstalt, Bundesallee 100, 3300 Braunschweig, bezogen werden.

gleichen Bedingungen gemessen wird, die einer Molybdän-99-Referenzlösung von 1 µCi (37 kBq) nicht übertreffen. Alle Meßwerte sind auf den Zeitpunkt der Anwendung bezogen.

Hauptprüfung: Eine Probe der Injektionslösung wird genügend lange Zeit gelagert, bis die Technetium-99m-Radioaktivität auf einen so niedrigen Wert abgeklungen ist, daß eine Messung der radionuklearen Verunreinigungen möglich ist. Alle Messungen der Radioaktivität werden auf den Zeitpunkt der Anwendung bezogen.

Molybdän-99: Das Gammaspektrum der abgeklungenen Injektionslösung wird mit einem geeigneten Gerät gemessen, das mit Hilfe einer Molybdän-99-Referenzlösung eingestellt wurde. Die wichtigsten Photonen haben Energien von 0,181, 0,740 und 0,778 MeV. Molybdän-99 hat eine Halbwertszeit von 66,0 h. Höchstens 0,1 Prozent der Gesamtradioaktivität darf vom Molybdän-99 herrühren.

Andere Gammastrahler: Das Gammaspektrum der abgeklungenen Injektionslösung wird auf die Anwesenheit anderer radionuklearer Verunreinigungen geprüft, welche, wenn möglich, identifiziert und quantifiziert werden sollten. Die von diesen Verunreinigungen herrührende gesamte Gammaradioaktivität darf höchstens 0,01 Prozent der Gesamtradioaktivität betragen.

Radiochemische Reinheit: Die Prüfung erfolgt mit Hilfe der absteigenden Papierchromatographie (V.6.20.1), wie in der Monographie **Radioaktive Arzneimittel** beschrieben.

Untersuchungslösung: Die Injektionslösung wird mit Wasser auf eine geeignete radioaktive Konzentration verdünnt.

Auf das Papier werden 5 µl Untersuchungslösung aufgetragen. Mit einer Mischung von 20 Volumteilen Wasser und 80 Volumteilen Methanol *R* wird 2 h lang entwickelt. Anschließend wird das Papier an der Luft getrocknet. Die Verteilung der Radioaktivität wird mit Hilfe eines geeigneten Detektors ermittelt. Die Radioaktivität des dem Pertechnetat-Ion entsprechenden Flecks, welcher einen Rf-Wert von etwa 0,6 hat, muß mindestens 95 Prozent der Gesamtradioaktivität betragen.

Aluminium: In einem Reagenzglas von etwa 12 mm innerem Durchmesser werden 1 ml Acetat-Pufferlösung *p*H 4,6 *R* und 2 ml der 1 zu 10 mit Wasser verdünnten Injektionslösung gegeben. 0,05 ml einer 1prozentigen Lösung (*m*/V) von Chromazurol S *R* werden hinzugegeben. Nach 3 min darf die Farbe der Lösung nicht intensiver als die einer Referenzlösung sein, die zur gleichen Zeit und in gleicher Weise mit 2 ml Aluminium-Lösung (2 ppm Al) *R* hergestellt wurde (20 ppm).

Sterilität: Die Injektionslösung muß der Prüfung auf „Sterilität" der Monographie **Radioaktive Arzneimittel** entsprechen. Sie kann vor Abschluß der Prüfung angewendet werden.

Radioaktivität

Die Radioaktivität wird, wie in der Monographie **Radioaktive Arzneimittel** beschrieben, mit einem geeigneten Gerät durch Vergleich mit einer Technetium-99m-Referenzlösung oder durch Messung mit einem Gerät, das mit Hilfe einer derartigen Lösung eingestellt wurde, bestimmt.

Lagerung

Entsprechend **Radioaktive Arzneimittel.**

Beschriftung

Entsprechend **Radioaktive Arzneimittel.**

Natrium[^{32}P]phosphat-Injektionslösung

Natrii phosphatis [^{32}P] solutio iniectabilis

Natrium[^{32}P]phosphat-Injektionslösung ist eine sterile Lösung von Natriummono- und Natriumdihydrogen[^{32}P]phosphat, die durch Zusatz von Natriumchlorid isotonisch gemacht ist. Phosphor-32 ist ein Radioisotop des Phosphors und kann durch Neutronenbestrahlung von Schwefel hergestellt werden. Die Injektionslösung enthält mindestens 90,0 und höchstens 110,0 Prozent der deklarierten Phosphor-32-Radioaktivität zu dem auf der Beschriftung angegebenen Zeitpunkt. Mindestens 95 Prozent der Radioaktivität entsprechen Phosphor-32 in Form von Orthophosphat-Ionen. Die spezifische Radioaktivität beträgt mindestens 0,3 mCi

(11,1 MBq) Phosphor-32 je Milligramm Phosphat-Ionen.

Eigenschaften

Klare, farblose Lösung.

Phosphor-32 hat eine Halbwertszeit von 14,3 Tagen und emittiert Betastrahlen.

Prüfung auf Identität

A. Das Spektrum der Betastrahlen oder die Absorptionskurve der Betastrahlen wird, wie in der Monographie **Radioaktive Arzneimittel (Radiopharmaceutica)** beschrieben, mit einem geeigneten Gerät gemessen. Das Spektrum oder die Absorptionskurve weicht nicht signifikant von den Werten einer unter den gleichen Bedingungen gemessenen Phosphor-32-Referenzlösung[1] ab. Die Maximalenergie der Betastrahlung beträgt 1,71 MeV.

B. Das bei der Prüfung auf „Radiochemische Reinheit" (siehe „Prüfung auf Reinheit") erhaltene Chromatogramm wird ausgewertet. Die Verteilung der Radioaktivität trägt zur Identifizierung der Injektionslösung bei.

Prüfung auf Reinheit

***p*H-Wert** (V.6.3.1): Der *p*H-Wert der Injektionslösung muß zwischen 6,0 und 8,0 liegen.

Radionukleare Reinheit: Das Spektrum der Betastrahlen oder die Absorptionskurve der Betastrahlen wird, wie in der Monographie **Radioaktive Arzneimittel** beschrieben, mit einem geeigneten Gerät gemessen. Das Spektrum oder die Absorptionskurve darf nicht signifikant von den Werten einer unter den gleichen Bedingungen gemessenen Phosphor-32-Referenzlösung abweichen.

Radiochemische Reinheit: Die Prüfung erfolgt mit Hilfe der aufsteigenden Papierchromatographie (V.6.20.1), wie in der Monographie **Radioaktive Arzneimittel** beschrieben.

Untersuchungslösung: Die Injektionslösung wird mit Wasser bis zu einer Zählrate entsprechend 10000 bis 20000 Impulsen je Minute in 10 µl verdünnt.

[1] Phosphor-32-Referenzlösung kann von der Physikalisch-Technischen Bundesanstalt, Bundesallee 100, 3300 Braunschweig, bezogen werden.

Referenzlösung: Eine Lösung von Phosphorsäure 85% *R*, die 2 mg Phosphor je Milliliter enthält, wird hergestellt.

10 µl der Referenzlösung werden auf einen Papierstreifen von 25 mm Breite und etwa 300 mm Länge aufgetragen. Auf denselben Startpunkt werden 10 µl Untersuchungslösung aufgetragen. Mit einer Mischung von 0,3 ml Ammoniak-Lösung 17% *R*, 5 g Trichloressigsäure *R*, 25 ml Wasser und 75 ml Isopropylalkohol *R* wird 16 h lang entwickelt. Anschließend wird das Papier an der Luft getrocknet. Die Lage der inaktiven Phosphorsäure wird durch Besprühen mit einer 5prozentigen Lösung (*m*/V) von Perchlorsäure *R* und dann mit einer 1prozentigen Lösung (*m*/V) von Ammoniummolybdat *R* bestimmt. Wird das Papier mit Schwefelwasserstoff *R* begast, entwickelt sich eine blaue Farbe. Die Lage des radioaktiven Flecks wird durch Autoradiographie oder durch Messung der Radioaktivität über die gesamte Länge des Chromatogramms ermittelt. Die Radioaktivität des der Phosphorsäure entsprechenden Flecks muß mindestens 95 Prozent der Gesamtradioaktivität des Chromatogramms betragen.

Phosphate: Die Injektionslösung wird mit Wasser bis zu einer radioaktiven Konzentration von 10 µCi (370 kBq) Phosphor-32 je Milliliter verdünnt. 1,0 ml der Lösung wird in einem Meßkolben mit einer Mischung von 0,5 ml einer 0,25prozentigen Lösung (*m*/V) von Ammoniumvanadat *R*, 0,5 ml Ammoniummolybdat-Lösung *R* und 1 ml Perchlorsäure *R* unter Schütteln gemischt und mit Wasser zu 5,0 ml verdünnt. Nach 30 min darf die Farbe der Lösung nicht intensiver als die einer Referenzlösung (1,0 ml einer Lösung von 33 mg Orthophosphat-Ionen je Liter) sein, die zur gleichen Zeit unter den gleichen Bedingungen hergestellt wurde.

Sterilität: Die Injektionslösung muß der „Prüfung auf Sterilität" der Monographie **Radioaktive Arzneimittel** entsprechen. Die Lösung kann vor Abschluß der Prüfung angewendet werden.

Radioaktivität

Die Radioaktivität wird, wie in der Monographie **Radioaktive Arzneimittel** beschrieben, mit einem geeigneten Gerät durch Vergleich mit einer Phosphor-32-Referenzlösung oder durch Messung mit einem Gerät, das mit Hilfe einer derartigen Lösung eingestellt wurde, bestimmt.

Lagerung

Entsprechend **Radioaktive Arzneimittel.**

Beschriftung

Entsprechend **Radioaktive Arzneimittel.**

Natriumsalicylat

Natrii salicylas

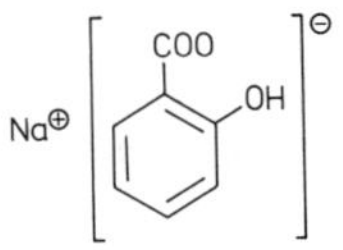

$C_7H_5NaO_3$ M_r 160,1

Natriumsalicylat enthält mindestens 99,0 und höchstens 101,0 Prozent 2-Hydroxybenzoesäure, Natriumsalz, berechnet auf die getrocknete Substanz.

Eigenschaften

Kleine, farblose Kristalle, glänzende Kristallschuppen oder weißes, kristallines Pulver; leicht löslich in Wasser und Ethanol, praktisch unlöslich in Ether.

Prüfung auf Identität

Die Prüfung A kann entfallen, wenn die Prüfungen B und C durchgeführt werden. Die Prüfung C kann entfallen, wenn die Prüfungen A und B durchgeführt werden.

A. Das IR-Absorptionsspektrum (V.6.18) der Substanz zeigt im Vergleich mit dem von Natriumsalicylat *CRS* Maxima bei denselben Wellenlängen mit den gleichen relativen Intensitäten.

B. Die Substanz gibt die Identitätsreaktion b auf Natrium (V.3.1.1).

C. Die Prüflösung (siehe „Prüfung auf Reinheit") gibt die Identitätsreaktionen auf Salicylat (V.3.1.1).

Prüfung auf Reinheit

Prüflösung: 5,0 g Substanz werden in destilliertem, kohlendioxidfreiem Wasser *R* zu 50 ml gelöst.

Aussehen der Lösung: Die Prüflösung muß klar (V.6.1) und darf nicht stärker gefärbt sein als die Farbvergleichslösung BG_6 (V.6.2, Methode II).

Sauer reagierende Substanzen: 20 ml Prüflösung werden mit 0,1 ml Phenolrot-Lösung *R* versetzt. Die Lösung muß gelb gefärbt sein. Bis zum Farbumschlag nach Rötlichviolett dürfen höchstens 2,0 ml 0,01 N-Natriumhydroxid-Lösung verbraucht werden.

Chlorid (V.3.2.4): 5 ml Prüflösung werden mit 5 ml Wasser und 10 ml Salpetersäure 12,5 % *R* versetzt und filtriert. 10 ml Filtrat, mit Wasser zu 15 ml verdünnt, müssen der Grenzprüfung auf Chlorid entsprechen (200 ppm).

Sulfat (V.3.2.13): 2,5 ml Prüflösung, mit destilliertem Wasser zu 15 ml verdünnt, müssen der Grenzprüfung auf Sulfat entsprechen (600 ppm).

Schwermetalle (V.3.2.8): 1,5 g Substanz werden in 15 ml einer Mischung von 5 Volumteilen Wasser und 10 Volumteilen Ethanol 96 % *R* gelöst. 12 ml dieser Lösung müssen der Grenzprüfung B auf Schwermetalle entsprechen (20 ppm). Zur Herstellung der Referenzlösung wird die Blei-Lösung (2 ppm Pb), die durch Verdünnen der Blei-Lösung (100 ppm Pb) *R* mit einer Mischung von 5 Volumteilen Wasser und 10 Volumteilen Ethanol 96 % *R* erhalten wird, verwendet.

Trocknungsverlust (V.6.22): Höchstens 0,5 Prozent, mit 1,000 g Substanz durch Trocknen im Trockenschrank bei 100 bis 105 °C bestimmt.

Gehaltsbestimmung

0,130 g Substanz werden in 30 ml wasserfreier Essigsäure *R* gelöst und nach „Titration in wasserfreiem Medium" (V.3.5.5) mit 0,1 N-Perchlorsäure titriert. Der Endpunkt wird mit Hilfe der „Potentiometrie" (V.6.14) bestimmt.

1 ml 0,1 N-Perchlorsäure entspricht 16,01 mg $C_7H_5NaO_3$.

Lagerung

Vor Licht geschützt.

Wasserfreies Natriumsulfat

Natrii sulfas anhydricus

Na_2SO_4 M_r 142,0

Wasserfreies Natriumsulfat enthält mindestens 99,0 und höchstens 100,5 Prozent Na_2SO_4, berechnet auf die getrocknete Substanz.

Eigenschaften

Weißes Pulver, geruchlos, hygroskopisch; leicht löslich in Wasser.

Prüfung auf Identität

A. Die Substanz gibt die Identitätsreaktionen auf Natrium (V.3.1.1).

B. Die Substanz gibt die Identitätsreaktionen auf Sulfat (V.3.1.1).

Prüfung auf Reinheit

Prüflösung: 2,2 g Substanz werden in destilliertem Wasser zu 100 ml gelöst.

Aussehen der Lösung: Die Prüflösung muß klar (V.6.1) und farblos (V.6.2, Methode II) sein.

Sauer oder alkalisch reagierende Substanzen: 10 ml Prüflösung werden mit 0,1 ml Bromthymolblau-Lösung *R* 1 versetzt. Bis zum Farbumschlag dürfen höchstens 0,5 ml 0,01 N-Salzsäure oder 0,01 N-Natriumhydroxid-Lösung verbraucht werden.

Chlorid (V.3.2.4): 5 ml Prüflösung, mit Wasser zu 15 ml verdünnt, müssen der Grenzprüfung auf Chlorid entsprechen (450 ppm).

Arsen (V.3.2.2): 10 ml Prüflösung müssen der Grenzprüfung A auf Arsen entsprechen (5 ppm).

Calcium (V.3.2.3): 10 ml Prüflösung, mit destilliertem Wasser zu 15 ml verdünnt, müssen der Grenzprüfung auf Calcium entsprechen (450 ppm).

Eisen (V.3.2.9): 5 ml Prüflösung, mit Wasser zu 10 ml verdünnt, müssen der Grenzprüfung auf Eisen entsprechen (90 ppm).

Magnesium: 10 ml Prüflösung werden mit 1 ml Glycerol 85 % *R*, 0,15 ml Titangelb-Lösung *R*, 0,25 ml Ammoniumoxalat-Lösung *R* und 5 ml Natriumhydroxid-Lösung 8,5 % *R* versetzt und umgeschüttelt. Die Lösung darf nicht stärker rosa gefärbt sein als eine gleichzeitig unter gleichen Bedingungen hergestellte Referenzlösung mit einer Mischung von 5 ml Magnesium-Lösung (10 ppm Mg) *R* und 5 ml Wasser (200 ppm).

Schwermetalle (V.3.2.8): 12 ml Prüflösung müssen der Grenzprüfung A auf Schwermetalle entsprechen (45 ppm). Zur Herstellung der Referenzlösung wird die Blei-Lösung (1 ppm Pb) *R* verwendet.

Trocknungsverlust (V.6.22): Höchstens 5,0 Prozent, mit 1,000 g Substanz durch Trocknen im Trockenschrank bei 130 °C bestimmt.

Gehaltsbestimmung

1,30 g Substanz werden in 50 ml Wasser gelöst. Die Lösung wird durch einen stark sauren Kationenaustauscher *R* mit einer Geschwindigkeit von etwa 4 ml je Minute geschickt. Mit Wasser (etwa 300 ml) wird gewaschen, bis zur Neutralisation von 50 ml Wasser höchstens 0,05 ml 0,1 N-Natriumhydroxid-Lösung erforderlich sind. Das Eluat wird mit 1 N-Natriumhydroxid-Lösung in Gegenwart von 0,1 ml Methylorange-Lösung *R* titriert.

1 ml 1 N-Natriumhydroxid-Lösung entspricht 71,0 mg Na_2SO_4.

Natriumsulfat-Decahydrat

Natrii sulfas decahydricus

$Na_2SO_4 \cdot 10\,H_2O$ M_r 322,2

Natriumsulfat-Decahydrat enthält mindestens 99,0 und höchstens 100,5 Prozent Na_2SO_4, berechnet auf die getrocknete Substanz.

Eigenschaften

Weißes, kristallines Pulver oder farblose, durchscheinende Kristalle, geruchlos; leicht löslich in Wasser, praktisch unlöslich in Ethanol. Die Substanz verflüssigt sich bei etwa 33 °C in ihrem Kristallwasser.

Prüfung auf Identität

A. Die Substanz gibt die Identitätsreaktionen auf Natrium (V.3.1.1).

B. Die Substanz gibt die Identitätsreaktionen auf Sulfat (V.3.1.1).

Prüfung auf Reinheit

Prüflösung: 5,0 g Substanz werden in destilliertem Wasser zu 100 ml gelöst.

Aussehen der Lösung: Die Prüflösung muß klar (V.6.1) und farblos (V.6.2, Methode II) sein.

Sauer oder alkalisch reagierende Substanzen: 10 ml Prüflösung werden mit 0,1 ml Bromthymolblau-Lösung *R* 1 versetzt. Bis zum Farbumschlag dürfen höchstens 0,5 ml 0,01 N-Salzsäure oder 0,01 N-Natriumhydroxid-Lösung verbraucht werden.

Chlorid (V.3.2.4): 5 ml Prüflösung, mit Wasser zu 15 ml verdünnt, müssen der Grenzprüfung auf Chlorid entsprechen (200 ppm).

Arsen (V.3.2.2): 10 ml Prüflösung müssen der Grenzprüfung A auf Arsen entsprechen (2 ppm).

Calcium (V.3.2.3): 10 ml Prüflösung, mit destilliertem Wasser zu 15 ml verdünnt, müssen der Grenzprüfung auf Calcium entsprechen (200 ppm).

Eisen (V.3.2.9): 5 ml Prüflösung, mit Wasser zu 10 ml verdünnt, müssen der Grenzprüfung auf Eisen entsprechen (40 ppm).

Magnesium: 10 ml Prüflösung werden mit 1 ml Glycerol 85 % *R*, 0,15 ml Titangelb-Lösung *R*, 0,25 ml Ammoniumoxalat-Lösung *R* und 5 ml Natriumhydroxid-Lösung 8,5 % *R* versetzt und umgeschüttelt. Die Lösung darf nicht stärker rosa gefärbt sein als eine gleichzeitig unter gleichen Bedingungen hergestellte Referenzlösung mit einer Mischung von 5 ml Magnesium-Lösung (10 ppm Mg) *R* und 5 ml Wasser (100 ppm).

Schwermetalle (V.3.2.8): 12 ml Prüflösung müssen der Grenzprüfung A auf Schwermetalle entsprechen (20 ppm). Zur Herstellung der Referenzlösung wird die Blei-Lösung (1 ppm Pb) *R* verwendet.

Trocknungsverlust (V.6.22): 52,0 bis 57,0 Prozent. 1,00 g Substanz wird 1 h lang bei 30 °C und anschließend bei 130 °C bis zur Massekonstanz getrocknet.

Gehaltsbestimmung

3,00 g Substanz werden in 50 ml Wasser gelöst. Die Lösung wird durch einen stark sauren Kationenaustauscher *R* mit einer Geschwindigkeit von etwa 4 ml je Minute geschickt. Mit Wasser (etwa 300 ml) wird gewaschen, bis zur Neutralisation von 50 ml Wasser höchstens 0,05 ml 0,1 N-Natriumhydroxid-Lösung erforderlich sind. Das Eluat wird mit 1 N-Natriumhydroxid-Lösung in Gegenwart von 0,1 ml Methylorange-Lösung *R* titriert.

1 ml 1 N-Natriumhydroxid-Lösung entspricht 71,0 mg Na_2SO_4.

Hinweis

Wird Natriumsulfat in Pulvermischungen verordnet, ist **Wasserfreies Natriumsulfat** zu verwenden.

Natriumtetraborat

Borax

$Na_2B_4O_7 \cdot 10\,H_2O$ M_r 381,4

Natriumtetraborat enthält mindestens 99,0 und höchstens 103,0 Prozent $Na_2B_4O_7 \cdot 10\,H_2O$.

Eigenschaften

Farblose Kristalle, kristalline Masse oder weißes, kristallines Pulver, verwitternd, geruchlos; löslich in Wasser, sehr leicht löslich in siedendem Wasser, leicht löslich in Glycerol.

Prüfung auf Identität

A. 1 ml Prüflösung (siehe „Prüfung auf Reinheit") wird mit 0,1 ml Schwefelsäure 96 % *R* und 5 ml Methanol *R* versetzt. Die angezündete Lösung brennt mit grüngesäumter Flamme.

B. Die Prüflösung gibt die Identitätsreaktionen auf Natrium (V.3.1.1).

C. 5 ml Prüflösung geben mit 0,1 ml Phenolphthalein-Lösung *R* eine Rotfärbung, die auf Zusatz von 5 ml Glycerol 85 % *R* verschwindet.

Prüfung auf Reinheit

Prüflösung: 4,0 g Substanz werden in destilliertem, kohlendioxidfreiem Wasser *R* zu 100 ml gelöst.

Aussehen der Lösung: Die Prüflösung muß klar (V.6.1) und farblos (V.6.2, Methode II) sein.

***p*H-Wert** (V.6.3.1): Der *p*H-Wert der Prüflösung muß zwischen 9,0 und 9,6 liegen.

Sulfat (V.3.2.13): 15 ml Prüflösung müssen der Grenzprüfung auf Sulfat entsprechen (50 ppm). Zur Herstellung der Referenzlösung wird eine Mischung von 3 ml Sulfat-Lösung (10 ppm SO_4) *R* und 12 ml destilliertem Wasser verwendet.

Ammonium (V.3.2.1): 6 ml Prüflösung, mit Wasser zu 14 ml verdünnt, müssen der Grenzprüfung auf Ammonium entsprechen (10 ppm). Zur Herstellung der Referenzlösung wird eine Mischung von 2,5 ml Ammonium-Lösung (1 ppm NH_4) *R* und 7,5 ml Wasser verwendet.

Arsen (V.3.2.2): 5 ml Prüflösung müssen der Grenzprüfung A auf Arsen entsprechen (5 ppm).

Calcium (V.3.2.3): 15 ml Prüflösung müssen der Grenzprüfung auf Calcium entsprechen (100 ppm). Zur Herstellung der Referenzlösung wird eine Mischung von 6 ml Calcium-Lösung (10 ppm Ca) *R* und 9 ml destilliertem Wasser verwendet.

Schwermetalle (V.3.2.8): 12 ml Prüflösung müssen der Grenzprüfung A auf Schwermetalle entsprechen (25 ppm). Zur Herstellung der Referenzlösung wird die Blei-Lösung (1 ppm Pb) *R* verwendet.

Gehaltsbestimmung

20 g Mannitol *R* werden, falls erforderlich unter Erwärmen, in 100 ml Wasser gelöst. Nach dem Abkühlen werden 0,5 ml Phenolphthalein-Lösung *R* zugesetzt. Mit 0,1 N-Natriumhydroxid-Lösung wird bis zur Rosafärbung neutralisiert. 3,00 g Substanz werden zugefügt. Nach dem Erwärmen bis zur vollständigen Lösung wird abgekühlt und mit 1 N-Natriumhydroxid-Lösung bis zur erneuten Rosafärbung titriert.

1 ml 1 N-Natriumhydroxid-Lösung entspricht 0,1907 g $Na_2B_4O_7 \cdot 10\ H_2O$.

Natriumthiosulfat

Natrii thiosulfas

$Na_2S_2O_3 \cdot 5\,H_2O$ M_r 248,2

Natriumthiosulfat enthält mindestens 99,0 und höchstens 101,0 Prozent $Na_2S_2O_3 \cdot 5\ H_2O$.

Eigenschaften

Durchsichtige, farblose Kristalle, an trockener Luft verwitternd; sehr leicht löslich in Wasser, praktisch unlöslich in Ethanol. Die Substanz löst sich im Kristallwasser bei etwa 49 °C.

Prüfung auf Identität

A. 1 ml Prüflösung (siehe ,,Prüfung auf Reinheit") gibt die Identitätsreaktion a auf Natrium (V.3.1.1).

B. Die Substanz entfärbt Iod-Lösung *R*.

C. Werden 0,5 ml Prüflösung mit 0,5 ml Wasser und 2 ml Silbernitrat-Lösung *R* 2 versetzt, bildet sich ein weißer Niederschlag, der rasch gelblich, dann schwarz wird.

D. Werden 2,5 ml Prüflösung mit 2,5 ml Wasser und 1 ml Salzsäure 36 % *R* versetzt, bildet sich ein Niederschlag von Schwefel und entwickelt sich ein Gas, welches Kaliumiodat-Stärke-Papier *R* blau färbt.

Prüfung auf Reinheit

Prüflösung: 10,0 g Substanz werden in destilliertem, kohlendioxidfreiem Wasser *R* zu 100 ml gelöst.

Aussehen der Lösung: Die Prüflösung muß klar (V.6.1) und farblos (V.6.2, Methode II) sein.

***p*H-Wert** (V.6.3.1): Der *p*H-Wert der Prüflösung muß zwischen 6,0 und 8,4 liegen.

Chlorid (V.3.2.4): 5 ml Prüflösung werden 3 bis 4 min lang mit 15 ml Salpetersäure 12,5 % *R* zum schwachen Sieden erhitzt. Nach dem Abkühlen wird filtriert und das Filtrat mit Wasser zu 25 ml verdünnt. 12,5 ml dieser Lösung, mit Wasser zu 15 ml verdünnt, müssen der Grenzprüfung auf Chlorid entsprechen (200 ppm).

Sulfat, Sulfit: 2,5 ml Prüflösung werden mit destilliertem Wasser zu 10 ml verdünnt. 3 ml dieser Lösung werden zuerst mit 2 ml Iod-Lösung *R*, dann tropfenweise mit diesem Reagenz bis zur bleibenden, sehr schwachen Gelbfärbung versetzt. Diese Lösung, mit destilliertem Wasser zu 15 ml verdünnt, muß der Grenzprüfung auf Sulfat (V.3.2.13) entsprechen (0,2 Prozent).

Sulfid: 10 ml Prüflösung werden mit 0,05 ml einer frisch hergestellten 5prozentigen Lösung (*m*/V) von Natriumpentacyanonitrosylferrat *R* versetzt. Die Lösung darf sich nicht violett färben.

Schwermetalle: 10 ml Prüflösung werden mit 0,05 ml Natriumsulfid-Lösung *R* versetzt. Unter den gleichen Bedingungen wird eine Referenzlösung mit 10 ml Blei-Lösung (1 ppm Pb) *R* hergestellt. Nach 2 min darf eine Braunfärbung der zu prüfenden Lösung nicht stärker sein als diejenige der Referenzlösung (10 ppm).

Gehaltsbestimmung

0,500 g Substanz werden in 20 ml Wasser gelöst und mit 0,1 N-Iod-Lösung titriert, wobei gegen Ende der Titration 1 ml Stärke-Lösung *R* zugesetzt wird.

1 ml 0,1 N-Iod-Lösung entspricht 24,82 mg $Na_2S_2O_3 \cdot 5\,H_2O$.

Nelkenöl

Caryophylli aetheroleum

Nelkenöl ist das durch Wasserdampfdestillation aus den ganzen oder zerkleinerten Blütenknospen, Blütenstielen und Laubblättern von *Syzygium aromaticum* (L.) MERRIL et L. M. PERRY (Synonym: *Eugenia caryophyllata* THUNBERG) gewonnene ätherische Öl. Es enthält mindestens 80,0 Prozent (V/V) Phenole und Acetyleugenol.

Eigenschaften

Klare, farblose bis gelbe, an der Luft sich bräunende Flüssigkeit von würzigem Geruch und brennendem Geschmack; mischbar mit Dichlormethan, Ether, Toluol und fetten Ölen.

Prüfung auf Identität

Die Prüfung erfolgt mit Hilfe der Dünnschichtchromatographie (V.6.20.2) unter Verwendung einer Schicht von Kieselgel GF_{254} *R*.

Untersuchungslösung: 10 µl Öl werden in 1,0 ml Toluol *R* gelöst.

Referenzlösung: 5 µl Eugenol *R* werden in 1,0 ml Toluol *R* gelöst.

Auf die Platte werden getrennt 10 µl jeder Lösung bandförmig (20 mm × 3 mm) aufgetragen. Die Chromatographie erfolgt mit einer Mischung von 0,5 Volumteilen Isopropylalkohol *R*, 5 Volumteilen Aceton *R*, 15 Volumteilen Chloroform *R* und 80 Volumteilen Hexan *R* über eine Laufstrecke von 10 cm. Nach Verdunsten des Fließmittels bei Raumtemperatur werden im ultravioletten Licht bei 254 nm die fluoreszenzmindernden Zonen gekennzeichnet. Anschließend wird die Platte mit etwa 10 ml Anisaldehyd-Reagenz *R* (für eine 200-mm-× 200-mm-Platte) besprüht und 5 bis 10 min lang unter Beobachtung auf 100 bis 105 °C erhitzt. Die Auswertung erfolgt im Tageslicht. In der unteren Hälfte der Chromatogramme der Referenz- und der Untersuchungslösung liegt die violettgraue Hauptzone des Eugenols. Wenig darüber befindet sich im Chromatogramm der Untersuchungslösung die schwächere gleichfarbige Zone des Aceteugenols. Etwa die gleiche Intensität wie die Aceteugenol-Zone besitzt die sich nach oben anschließende rosarote Zone von Caryophyllenepoxid. Nahe an der Fließmittelfront ist die starke, rote bis violette, hauptsächlich aus Caryophyllen bestehende Kohlenwasserstoff-Zone zu sehen. Schwächere, meist rötliche Zonen sind im Chromatogramm der Untersuchungslösung vorhanden.

Prüfung auf Reinheit

Aussehen der Lösung: 1,0 ml Öl muß sich in 2,0 ml Ethanol 70 % *RN* klar lösen (V.6.1).

Sauer oder alkalisch reagierende Substanzen: 0,5 ml Öl werden mit 10 ml Wasser von 50 °C geschüttelt, nach dem Erkalten wird filtriert. 2,0 ml des Filtrats müssen sich auf Zusatz von 0,1 ml Bromphenolblau-Lösung *R* 1 blau bis grün färben und dürfen nicht gelb gefärbt sein.

Relative Dichte (V.6.4): 1,030 bis 1,055.

Brechungsindex (V.6.5): 1,528 bis 1,537.

Optische Drehung (V.6.6): 0 bis −2,0°, in einer Schichtdicke von 1 dm gemessen.

Fette Öle, verharzte ätherische Öle (V.4.5.3): Das Öl muß der Prüfung auf ,,Fette Öle, verharzte ätherische Öle" entsprechen.

Fremde Ester: 1,0 ml Öl wird 2 min lang mit 3,0 ml einer frisch hergestellten 10,0prozentigen Lösung *(m/V)* von Kaliumhydroxid *R* in Ethanol 96 % *R* im Wasserbad erwärmt. Nach dem Abkühlen darf innerhalb 30 min keine kristalline Ausscheidung entstehen, die sich beim erneuten Erhitzen zum Sieden nicht wieder löst.

Fremde Phenole: 0,5 ml Öl werden mit 10 ml Wasser von 50°C geschüttelt; 2,0 ml des Filtrats dürfen sich nach Zusatz von 0,2 ml Eisen(III)-chlorid-Lösung *R* 2 höchstens vorübergehend graugrünlich, aber nicht blauviolett färben.

Wasserlösliche Anteile (V.4.5.6.N1): Das Öl muß der Prüfung auf ,,Wasserlösliche Anteile" entsprechen.

Halogenhaltige Verunreinigungen (V.4.5.6.N2): Das Öl muß der Prüfung auf ,,Halogenhaltige Verunreinigungen" entsprechen.

Gehaltsbestimmung

5,0 ml Öl werden im Cassiakolben mit 70 ml einer Mischung von 1,5 Volumteilen Natriumhydroxid-Lösung 8,5 % *R* und 2,5 Volumteilen Wasser versetzt und unter häufigem, kräftigem Schütteln 15 min lang im Wasserbad erhitzt. Durch Zugabe gesättigter Natriumchlorid-Lösung *RN* und durch leichtes Klopfen und Drehen des Kolbens wird der nichtgebundene Ölanteil in den Hals des Kolbens getrieben. Der Kolben wird so lange stehengelassen, bis sich das Öl von der wäßrigen Flüssigkeit vollständig getrennt hat. Die Menge des nichtgebundenen Ölanteils darf nach dem Erkalten höchstens 1,0 ml betragen.

Lagerung

Vor Licht geschützt, in dicht verschlossenen, dem Verbrauch angemessenen Behältnissen. Öle aus verschiedenen Lieferungen dürfen nicht miteinander gemischt gelagert werden.

Neomycinsulfat

Neomycini sulfas

Neomycinsulfat ist ein Gemisch von Sulfaten verschiedener Substanzen, die aus bestimmten ausgewählten Stämmen von *Streptomyces fradiae* gewonnen werden. Die Wirksamkeit beträgt mindestens 680 I. E. je Milligramm Substanz, berechnet auf die getrocknete Substanz.

Eigenschaften

Weißes bis gelblichweißes, hygroskopisches Pulver, fast geruchlos; sehr leicht löslich in Wasser, sehr schwer löslich in Ethanol, praktisch unlöslich in Aceton, Chloroform und Ether.

Prüfung auf Identität

A. Die Prüfung erfolgt mit Hilfe der Dünnschichtchromatographie (V.6.20.2). Die Trennschicht ist 0,75 mm dick und wird wie folgt bereitet: 0,3 g Carbomer *R* werden mit 240 ml Wasser gemischt und 1 h lang unter schwachem Schütteln stehengelassen. Durch allmähliche Zugabe von Natriumhydroxid-Lösung 8,5 % *R* wird auf einen *p*H-Wert von 7 eingestellt und 30 g Kieselgel H *R* zugegeben.

Die Platte wird 1 h lang auf 110 °C erhitzt und nach dem Abkühlen sofort verwendet.

Untersuchungslösung: 10 mg Substanz werden in Wasser zu 10 ml gelöst.

Referenzlösung a: 10 mg Neomycinsulfat *CRS* werden in Wasser zu 10 ml gelöst.

Referenzlösung b: 10 mg Kanamycin-Monosulfat *CRS*, 10 mg Neomycinsulfat *CRS* und 10 mg Streptomycinsulfat *CRS* werden in Wasser zu 10 ml gelöst.

Auf die Platte werden getrennt 10 µl jeder Lösung aufgetragen. Die Chromatographie erfolgt mit einer 10prozentigen Lösung *(m/V)* von Kaliumdihydrogenphosphat *R* über eine Laufstrecke von 15 cm. Bei Verwendung von Fertigplatten muß, falls erforderlich, so lange chromatographiert werden, bis die Lösungsmittelfront den Plattenrand erreicht. Die Platte wird in einem warmen

Luftstrom getrocknet. Nach dem Besprühen mit einer Mischung von gleichen Volumteilen einer 0,2prozentigen Lösung (*m*/V) von Dihydroxynaphthalin *R* in Ethanol 96 % *R* und einer 46prozentigen Lösung (*m*/V) von Schwefelsäure 96 % *R*, wird die Platte 5 bis 10 min lang auf 150 °C erhitzt. Der Hauptfleck im Chromatogramm der Untersuchungslösung entspricht in bezug auf Farbe, Größe und Rf-Wert dem im Chromatogramm der Referenzlösung a erhaltenen Hauptfleck. Die Prüfung darf nur ausgewertet werden, wenn das Chromatogramm der Referenzlösung b deutlich voneinander getrennt 3 Flecke zeigt.

B. Etwa 10 mg Substanz werden in 5 ml Wasser gelöst. Nach Zusatz von 0,1 ml Pyridin *R* und 2 ml einer 0,1prozentigen Lösung (*m*/V) von Ninhydrin *R* wird im Wasserbad 10 min lang auf 65 bis 70 °C erhitzt, wobei eine intensive Violettfärbung entsteht.

C. Die Substanz gibt die Identitätsreaktion a auf Sulfat (V.3.1.1).

Prüfung auf Reinheit

***p*H-Wert** (V.6.3.1): 0,1 g Substanz werden in kohlendioxidfreiem Wasser *R* zu 10 ml gelöst. Der *p*H-Wert der Lösung muß zwischen 5,0 und 7,5 liegen.

Spezifische Drehung (V.6.6): 1,00 g Substanz wird in Wasser zu 10,0 ml gelöst. Die spezifische Drehung muß zwischen +53,5 und +59,0° liegen, berechnet auf die getrocknete Substanz.

Neamin: Die Prüfung erfolgt mit Hilfe der Dünnschichtchromatographie (V.6.20.2). Die Herstellung der Trennschicht erfolgt wie unter „Prüfung auf Identität A" beschrieben.

Die Platte wird 1 h lang auf 110 °C erhitzt und nach dem Abkühlen sofort verwendet.

Untersuchungslösung: 25 mg Substanz werden in Wasser zu 10 ml gelöst.

Referenzlösung: 0,5 mg Neamin *CRS*[1] werden in Wasser zu 10 ml gelöst.

Auf die Platte werden getrennt 10 µl jeder Lösung aufgetragen. Die Chromatographie erfolgt mit einer 10prozentigen Lösung (*m*/V) von Kaliumdihydrogenphosphat *R* über eine Laufstrecke von 15 cm. Bei Verwendung von Fertigplatten muß, falls erforderlich, so lange chromatographiert werden, bis die Lösungsmittelfront den Plattenrand erreicht. Die Platte wird in einem warmen Luftstrom getrocknet. Nach dem Besprühen mit Ninhydrin-Reagenz *R* wird die Platte 15 min lang auf 110 °C erhitzt. Ein dem Neamin entsprechender Fleck im Chromatogramm der Untersuchungslösung darf nicht größer oder stärker gefärbt sein als der im Chromatogramm der Referenzlösung erhaltene Fleck.

Neomycin C: Die Prüfung erfolgt mit Hilfe einer Säule von 400 mm Länge und 6 mm innerem Durchmesser, die mit einem Mantel ausgestattet ist, der das Einhalten einer konstanten Temperatur (± 1 °C) zwischen 10 und 20 °C gewährleistet. Die Säule ist mit einer Vorrichtung versehen, die eine konstante Durchflußrate ermöglicht. In die Säule wird portionsweise eine Suspension von Anionenaustauscher *R* (35 bis 75 µm) in Wasser bis 1 cm unter dem oberen Rand eingebracht. Vor der Verwendung wird die Säule 90 min lang mit Wasser gewaschen.

0,25 g Substanz werden in Wasser zu 25 ml gelöst. 0,1 ml dieser Lösung werden auf den Anionenaustauscher aufgebracht. Die Elution erfolgt mit Wasser, das mit 0,01 N-Natriumhydroxid-Lösung auf einen *p*H-Wert von 7,5 eingestellt ist, mit einer konstanten Durchflußrate von etwa 1 ml je Minute. Das Eluat wird in Glasröhrchen in Fraktionen von je 1 ml aufgefangen. Jedes Glasröhrchen wird mit 2 ml Ninhydrin-Reagenz *R* 1 versetzt und im Wasserbad 15 min lang erhitzt. Nach dem Abkühlen wird die Absorption (V.6.19) im Maximum bei 570 nm gemessen. Als Kompensationsflüssigkeit wird eine in derselben Weise hergestellte Lösung verwendet, die anstelle von 1 ml Eluat 1 ml Wasser enthält. Ist die Absorption größer als 0,6, wird der Inhalt jedes Glasröhrchens mit 6 ml einer Mischung von gleichen Volumteilen Ethanol 96 % *R* und Wasser verdünnt und die Absorption erneut gemessen. Die gemessenen Absorptionen werden, falls erforderlich, unter Berücksichtigung der Verdünnung als Funktion des gesammelten Volumens graphisch dargestellt. Der zweite Peak entspricht dem Neomycin C, der dritte dem Neomycin B. Der erste Peak in der Graphik kann ein teilweise getrennter Doppelpeak sein. Die Flächen des zweiten und dritten Peaks werden berechnet. Die Fläche des dem Neomycin C entsprechenden Peaks muß zwischen 3 und 15 Prozent betragen, bezogen auf die Summe der Flächen der dem Neomycin B und Neomycin C entsprechenden Peaks. Die Prüfung darf nur ausgewertet werden, wenn die Auflösung (siehe V.6.20.3) der

[1] Entsprechend dem Inhalt der Ampulle.

dem Neomycin B und Neomycin C entsprechenden Peaks größer als 1,4 ist.

Sulfat: Mindestens 27,0 und höchstens 31,0 Prozent Sulfat (SO_4), berechnet auf die getrocknete Substanz. 0,250 g Substanz werden in 100 ml Wasser gelöst. Die Lösung wird mit Ammoniak-Lösung 26 % *R* auf einen *p*H-Wert von 11 eingestellt. Nach Zusatz von 10,0 ml 0,1 M-Bariumchlorid-Lösung und etwa 0,5 mg Phthaleinpurpur *R* wird mit 0,1 M-Natriumedetat-Lösung titriert. Beim beginnenden Farbumschlag des Indikators werden 50 ml Ethanol 96 % *R* zugesetzt. Die Titration wird bis zum Verschwinden der blauvioletten Färbung fortgesetzt.

1 ml 0,1 M-Bariumchlorid-Lösung entspricht 9,606 mg Sulfat (SO_4).

Trocknungsverlust (V.6.22): Höchstens 8,0 Prozent, mit 1,000 g Substanz durch 3 h langes Trocknen über Phosphor(V)-oxid *R* bei 60 °C unterhalb 670 Pa bestimmt.

Sulfatasche (V.3.2.14): Höchstens 1,0 Prozent, mit 1,0 g Substanz bestimmt.

Wertbestimmung

Die Ausführung erfolgt nach „Mikrobiologische Wertbestimmung von Antibiotika" (V.2.2.1).

Lagerung

Vor Licht geschützt.

Vorsichtig zu lagern!

Neostigminbromid

Neostigmini bromidum

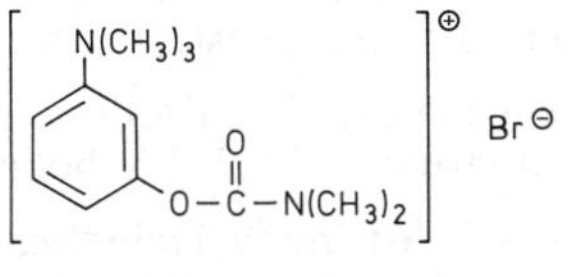

$C_{12}H_{19}BrN_2O_2$ M_r 303,2

Neostigminbromid enthält mindestens 98,5 und höchstens 101,0 Prozent 3-Dimethylcarbamoyloxy-*N,N,N*-trimethylanilinium-bromid, berechnet auf die getrocknete Substanz.

Eigenschaften

Weißes, kristallines Pulver oder farblose Kristalle, hygroskopisch, geruchlos; sehr leicht löslich in Wasser, leicht löslich in Chloroform und Ethanol, praktisch unlöslich in Ether.

Prüfung auf Identität

Die Prüfung B kann entfallen, wenn die Prüfungen A, C, D und E durchgeführt werden. Die Prüfungen A, C und D können entfallen, wenn die Prüfungen B und E durchgeführt werden.

A. 20 mg Substanz werden in 1 N-Schwefelsäure zu 100 ml gelöst. Die Lösung, zwischen 230 und 350 nm gemessen, zeigt Absorptionsmaxima (V.6.19) bei 260 und 266 nm. Die spezifischen Absorptionen betragen bei diesen Maxima etwa 16 und 14.

B. Das IR-Absorptionsspektrum (V.6.18) der Substanz zeigt im Vergleich mit dem von Neostigminbromid *CRS* Maxima bei denselben Wellenlängen mit den gleichen relativen Intensitäten.

C. Etwa 50 mg Substanz werden mit 1 ml Natriumhydroxid-Lösung 8,5 % *R* erwärmt. Dabei entwickelt sich langsam der Geruch von Dimethylamin.

D. Etwa 50 mg Substanz werden 3 min lang auf dem Wasserbad mit einer Mischung von 0,4 g Kaliumhydroxid *R* und 2 ml Ethanol 96 % *R* erwärmt, wobei das verdampfte Ethanol ersetzt wird. Werden nach dem Abkühlen 2 ml Wasser und 2 ml Diazobenzolsulfonsäure-Lösung *R* 1 zugesetzt, entsteht eine orangerote Färbung.

E. Die Substanz gibt die Identitätsreaktionen auf Bromid (V.3.1.1).

Prüfung auf Reinheit

Prüflösung: 2,5 g Substanz werden in destilliertem Wasser zu 50 ml gelöst.

Aussehen der Lösung: Die Prüflösung muß klar (V.6.1) und farblos (V.6.2, Methode II) sein.

3-Hydroxyphenyltrimethylammoniumbromid: 50 mg Substanz werden in einer Mischung von 1 ml Natriumcarbonat-Lösung *R* und 9 ml Wasser gelöst. Die Absorption (V.6.19) der

Lösung, sofort bei 294 nm gemessen, darf höchstens 0,25 betragen.

Sulfat (V.3.2.13): 15 ml Prüflösung müssen der Grenzprüfung auf Sulfat entsprechen (200 ppm).

Trocknungsverlust (V.6.22): Höchstens 1,0 Prozent, mit 1,000 g Substanz durch Trocknen im Trockenschrank bei 100 bis 105 °C bestimmt.

Sulfatasche (V.3.2.14): Höchstens 0,1 Prozent, mit 1,0 g Substanz bestimmt.

Gehaltsbestimmung

0,250 g Substanz werden in 10 ml wasserfreier Essigsäure *R* gelöst und nach Zusatz von 5 ml Acetanhydrid *R* und 7 ml Quecksilber(II)-acetat-Lösung *R* nach „Titration in wasserfreiem Medium" (V.3.5.5) mit 0,1 N-Perchlorsäure unter Zusatz von 0,05 ml Kristallviolett-Lösung *R* titriert.

1 ml 0,1 N-Perchlorsäure entspricht 30,32 mg $C_{12}H_{19}BrN_2O_2$.

Lagerung

Dicht verschlossen, vor Licht geschützt.

Sehr vorsichtig zu lagern!

Neostigminmetilsulfat

Neostigmini methylsulfas

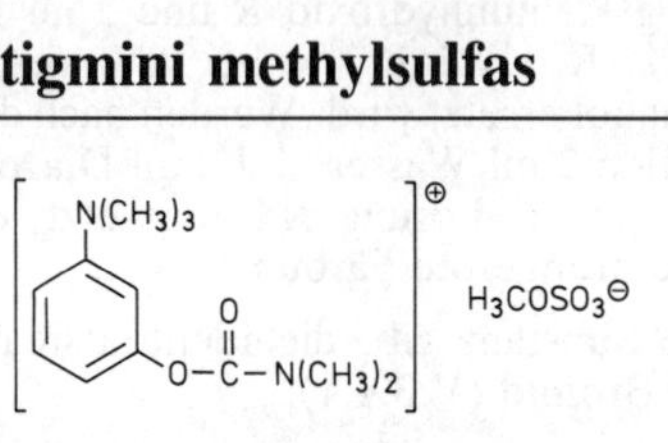

$C_{13}H_{22}N_2O_6S$ M_r 334,4

Neostigminmetilsulfat enthält mindestens 98,5 und höchstens 100,5 Prozent 3-Dimethylcarbamoyloxy-*N,N,N*-trimethylanilinium-methylsulfat, berechnet auf die getrocknete Substanz.

Eigenschaften

Weißes, kristallines Pulver oder farblose Kristalle, hygroskopisch, von schwachem Geruch; sehr leicht löslich in Wasser, leicht löslich in Chloroform und Ethanol, praktisch unlöslich in Ether.

Prüfung auf Identität

Die Prüfung C kann entfallen, wenn die Prüfungen A, B, D und E durchgeführt werden. Die Prüfungen B und D können entfallen, wenn die Prüfungen A, C und E durchgeführt werden.

A. Schmelztemperatur (V.6.11.1): 144 bis 149 °C.

B. 50 mg Substanz werden in 1 N-Schwefelsäure zu 100,0 ml gelöst. Die Lösung, zwischen 230 und 350 nm gemessen, zeigt Absorptionsmaxima (V.6.19) bei 260 und 266 nm und eine Schulter bei 256 nm.

C. Das IR-Absorptionsspektrum (V.6.18) der Substanz zeigt im Vergleich mit dem Spektrum einer dem Arzneibuch entsprechenden Referenzsubstanz bekannter Identität Maxima bei denselben Wellenlängen mit den gleichen relativen Intensitäten.

D. Etwa 50 mg Substanz werden 3 min lang auf dem Wasserbad mit einer Mischung von 0,4 g Kaliumhydroxid *R* und 2 ml Ethanol 96 % *R* erwärmt, wobei das verdampfte Ethanol ersetzt wird. Nach dem Abkühlen werden 2 ml Wasser und 2 ml Diazobenzolsulfonsäure-Lösung *R* 1 zugegeben. Dabei entsteht eine orangerote Färbung.

E. 0,10 g Substanz werden in 5 ml Wasser gelöst und mit 1 ml Bariumchlorid-Lösung *R* 1 versetzt. Die Mischung bleibt klar. Nach Zusatz von 2 ml Salzsäure 36 % *R* wird 10 min lang im Wasserbad erhitzt. Ein feiner, weißer, kristalliner Niederschlag entsteht.

Prüfung auf Reinheit

Prüflösung: 2,5 g Substanz werden in destilliertem Wasser zu 50 ml gelöst.

Aussehen der Lösung: Die Prüflösung muß klar (V.6.1) und farblos (V.6.2, Methode II) sein.

3-Hydroxy-*N,N,N*-trimethylaniliniummethylsulfat: 50 mg Substanz werden in einer Mischung von 1 ml Natriumcarbonat-Lösung *R* und 9 ml Wasser gelöst. Die Absorption (V.6.19) der Lösung, sofort bei 294 nm gemessen, darf höchstens 0,25 betragen.

Sulfat (V.3.2.13): 15 ml Prüflösung müssen der Grenzprüfung auf Sulfat entsprechen (200 ppm).

Trocknungsverlust (V.6.22): Höchstens 0,5 Prozent, mit 1,000 g Substanz durch Trocknen im Trockenschrank bei 100 bis 105 °C bestimmt.

Sulfatasche (V.3.2.14): Höchstens 0,1 Prozent, mit 1,0 g Substanz bestimmt.

Gehaltsbestimmung

In einem Glasrohr (10 mm lichte Weite, etwa 300 mm Länge), das unten mit einem Hahn verschließbar und darüber mit Glaswolle abgedichtet ist, werden 5 g Anionenaustauscher *R* mit kohlendioxidfreiem Wasser *R* bedeckt. Nach 5 min wird bis zur neutralen Reaktion gegen rotes Lackmuspapier *R* gewaschen. 0,200 g Substanz werden in 10 ml Wasser gelöst. Die Lösung wird auf den Austauscher gegeben, die Durchlaufgeschwindigkeit auf etwa 2 bis 3 ml in der Minute eingestellt und die abtropfende Flüssigkeit in einer Vorlage, die 10,0 ml 0,1 N-Salzsäure enthält, aufgefangen. Der gerade noch mit Flüssigkeit bedeckte Austauscher wird mit 10 ml Wasser bei unveränderter Durchlaufgeschwindigkeit und anschließend mit 50 ml Wasser bei völlig geöffnetem Hahn nachgewaschen. Der Säureüberschuß der in der Vorlage gesammelten Flüssigkeit wird nach Zusatz von 0,15 ml Methylrot-Mischindikator-Lösung *R* mit 0,1 N-Natriumhydroxid-Lösung titriert.

1 ml 0,1 N-Salzsäure entspricht 33,44 mg $C_{13}H_{22}N_2O_6S$.

Lagerung

Vor Licht geschützt.

Sehr vorsichtig zu lagern!

Newcastle-Krankheit-Lebend-Impfstoff (gefriergetrocknet)

Vaccinum pseudopestis aviariae vivum cryodesiccatum

Newcastle-Krankheit-Lebend-Impfstoff (gefriergetrocknet) ist eine Zubereitung, die einen lentogenen Stamm des Virus dieser Krankheit enthält.

Die Herstellung des Impfstoffs beruht auf einem Saatvirussystem; das Saatvirus wird festgelegt im Hinblick auf die Eigenschaften, die unter „Auswahl des Impfstoffstammes" angegeben sind.

Der Impfstoff wird durch Züchtung jedes Virusstammes in der Allantoishöhle von Bruteiern aus SPF-Beständen oder in geeigneten Zellkulturen gewonnen. Falls die Zellkulturen vom Geflügel stammen, müssen sie aus SPF-Beständen sein. Die Virussuspensionen werden geerntet und mit einer geeigneten Stabilisatorlösung verdünnt. Danach wird die Mischung gefriergetrocknet.

Für den in der Beschriftung angegebenen Mindesttiter der Viren muß bewiesen sein, daß er einen ausreichenden Schutz unter den Bedingungen der praktischen Anwendung verleiht.

Auswahl des Impfstoffstammes

Für die Herstellung des Impfstoffs darf nur ein Virusstamm verwendet werden, für den eine befriedigende Immunogenität und seine lentogenen Eigenschaften nachgewiesen sind. Die lentogene Eigenschaft des Stammes kann mit der nachfolgend beschriebenen Prüfung erwiesen werden.

Lentogene Eigenschaft: Das Saatvirus wird mit steriler, antibiotikahaltiger und auf einen *p*H-Wert von 7 eingestellter Flüssigkeit so verdünnt, daß in 0,05 ml $10^{5,7}$ EID_{50} enthalten sind. Mindestens 10 empfänglichen, einen Tag alten Küken werden jeweils 0,05 ml dieser Verdünnung intrazerebral injiziert; danach werden die Küken 8 Tage lang beobachtet. Täglich werden während dieser Zeitdauer die gesunden, die kranken und die gestorbenen Tiere registriert. Die Summe jeder Gruppe wird berechnet. Die Summe der gesunden Tiere wird mit 0, die der kranken mit 1 und die der gestorbenen mit 2 multipliziert. Die Summe der drei Produkte wird durch die Summe der gesunden, kranken und gestorbenen Tiere dividiert. Der so errechnete neuropathische Index darf höchstens 0,25 betragen.

Prüfung auf Identität

Von dem gelösten Impfstoff wird eine Verdünnungsreihe angelegt, um die in der Beschriftung angegebene Gebrauchsverdünnung zu erlangen. Der verdünnte Impfstoff ist nach Mischung mit einem monospezifischen Antiserum nicht mehr in der Lage, Hühnererythrozyten in geeigneter Konzentration zu agglutinieren oder 9 bis 11 Tage alte Bruteier oder empfängliche Zellkulturen zu infizieren, in die er verimpft wird.

Prüfung auf Reinheit

Unschädlichkeit: Mindestens 10 Küken aus einem SPF-Bestand, die das auf der Beschriftung angegebene Mindestalter für die Impfung haben, werden als Augentropfen je 10 Impfstoffdosen verabreicht, nachdem der Impfstoff zu einer Konzentration aufgelöst wurde, die für die Prüfung geeignet ist. Die Küken werden 21 Tage lang beobachtet. Für Impfstoffe, die für die Impfung von Küken im Alter von zwei Wochen oder älter bestimmt sind, werden die Küken aus der Prüfung auf „Fremde Agenzien unter Verwendung von Küken" benutzt. Wenn während der Beobachtungszeit mehr als 2 Küken aus Gründen verenden, die nicht mit dem Impfstoff zusammenhängen, wird die Prüfung wiederholt. Der Impfstoff entspricht der Prüfung, wenn kein Küken schwere klinische Symptome, insbesondere respiratorischer Art aufweist und kein Küken aus Gründen eingeht, die auf den Impfstoff zurückzuführen sind.

Aviäre Enzephalomyelitis-Virus (V.2.1.3.2): Wenn der Impfstoff so vorbehandelt wird, daß das Impfstoffvirus inaktiviert ist, ohne das Virus der aviären Enzephalomyelitis zu beeinflussen, muß er der Prüfung auf das letztgenannte Virus entsprechen.

Fremde Agenzien unter Verwendung von Küken (V.2.1.3.5): Der Impfstoff muß der Prüfung auf „Fremde Agenzien unter Verwendung von Küken" entsprechen.

Mykoplasmen (V.2.1.3.6): Der Impfstoff muß der Prüfung auf Mykoplasmen entsprechen.

Verunreinigung durch Bakterien und Pilze: In einer quantitativen Prüfung wird die Verunreinigung durch Bakterien und Pilze überprüft. Der Impfstoff darf höchstens einen saprophytischen Mikroorganismus je Dosis enthalten und muß frei von pathogenen Mikroorganismen sein. Impfstoffe, die zur parenteralen Anwendung bestimmt sind, sowie die Lösungsmittel, die ihnen beigegeben sind, müssen der Prüfung auf „Sterilität" der Monographie **Impfstoffe für Tiere (Vaccina ad usum veterinarium)** entsprechen.

Virustiter: Der Impfstoff wird auf Zellkulturen oder durch Beimpfen der Allantoishöhle von Bruteiern im Alter von 9 bis 11 Tagen titriert. Eine Impfstoffdosis muß mindestens die Virusmenge enthalten, die in der Beschriftung als Mindesttiter angegeben ist und die unter den für „Wirksamkeit" beschriebenen Bedingungen Schutz verleiht.

Sofern die Prüfung auf aviäre Leukose und die Prüfung auf Fremdviren in Zellkulturen und Bruteiern mit befriedigendem Ergebnis an einer repräsentativen Charge des Impfstoffs durchgeführt wurden, können diese Prüfungen als Routinekontrollen für weitere Chargen aus demselben Saatvirus entfallen, wenn die zuständige Behörde dem zustimmt.

Aviäre Leukose-Viren (V.2.1.3.3): Der neutralisierte Impfstoff muß der „Prüfung auf Leukoseviren" entsprechen.

Fremdviren in Zellkulturen (V.2.1.3.4): Der neutralisierte Impfstoff muß der „Prüfung auf Fremdviren unter Verwendung von Zellkulturen" entsprechen.

Fremdviren in Bruteiern (V.2.1.3.1): Der neutralisierte Impfstoff muß der „Prüfung auf Fremdviren unter Verwendung von Bruteiern" entsprechen.

Prüfung auf Wirksamkeit

Sofern die Prüfung auf Wirksamkeit mit befriedigendem Ergebnis an einer repräsentativen Charge des Impfstoffs durchgeführt wurde, kann diese Prüfung als Routinekontrolle für weitere Chargen aus demselben Saatvirus entfallen, wenn die zuständige Behörde dem zustimmt.

Die Prüfung auf Wirksamkeit ist für jede der in der Beschriftung angegebenen Anwendungs-

arten und für jeden Virusstamm des Impfstoffs durchzuführen.

Empfängliche Küken aus demselben Bestand, der frei von spezifizierten Pathogenen ist, und die das Mindestalter für die Impfung haben, werden verwendet. Jedes von mindestens 20 dieser Küken erhält für die angegebene Anwendungsart ein Volumen des gelösten Impfstoffs, das die Virusmenge enthält, die dem Mindesttiter in der Beschriftung entspricht. Zehn Küken werden als Kontrolle gehalten. Nach 14 bis 21 Tagen wird jedes Küken intramuskulär mit 10^5 LD_{50} eines virulenten Stammes des Newcastle Virus belastet. Die Tiere werden 10 Tage lang beobachtet. Der Impfstoff entspricht der Prüfung, wenn am Ende der Beobachtungszeit mindestens 90 Prozent der geimpften Küken überleben und keine Krankheitszeichen aufweisen und alle Kontrollen innerhalb von 6 Tagen nach Belastung mit dem virulenten Stamm verenden.

Lagerung

Entsprechend **Impfstoffe für Tiere.**

Dauer der Verwendbarkeit: Mindestens 12 Monate.

Nicethamid

Nicethamidum

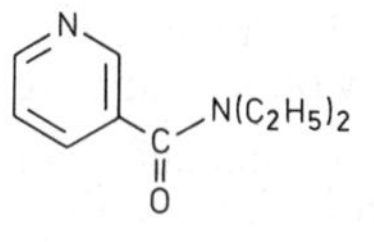

$C_{10}H_{14}N_2O$ M_r 178,2

Nicethamid enthält mindestens 99,0 und höchstens 101,0 Prozent *N,N*-Diethyl-3-pyridincarboxamid, berechnet auf die wasserfreie Substanz.

Eigenschaften

Ölige Flüssigkeit oder kristalline Masse, farblos bis schwach gelblich, schwacher, charakteristischer Geruch; mischbar mit Wasser, Chloroform, Ethanol und Ether.

Prüfung auf Identität

Die Prüfung B kann entfallen, wenn die Prüfungen A, C und D durchgeführt werden. Die Prüfungen C und D können entfallen, wenn die Prüfungen A und B durchgeführt werden.

A. 0,15 g Substanz werden in 0,01 N-Salzsäure zu 100,0 ml gelöst. 1,0 ml der Lösung wird mit 0,01 N-Salzsäure zu 100,0 ml verdünnt. Die Lösung, in einer Schichtdicke von 2 cm zwischen 230 und 350 nm gemessen, hat nur ein Absorptionsmaximum (V.6.19) bei 263 nm. Die spezifische Absorption, im Maximum gemessen, beträgt etwa 285.

B. Das IR-Absorptionsspektrum (V.6.18) der Substanz zeigt im Vergleich mit dem von Nicethamid *CRS* Maxima bei denselben Wellenlängen mit den gleichen relativen Intensitäten.

C. 0,1 g Substanz werden mit 1 ml Natriumhydroxid-Lösung 8,5 % *R* erhitzt. Dabei entwickelt sich allmählich Diethylamin, das durch seinen charakteristischen Geruch und durch Bläuen von rotem Lackmuspapier *R* erkannt werden kann.

D. 1 ml Prüflösung (siehe ,,Prüfung auf Reinheit“) wird mit Wasser zu 250 ml verdünnt. Werden 2 ml der Lösung mit 2 ml Bromcyan-Lösung *R* und 3 ml einer 2,5prozentigen Lösung (*m*/V) von Anilin *R* versetzt und umgeschüttelt, entsteht eine Gelbfärbung.

Prüfung auf Reinheit

Prüflösung: 2,5 g Substanz werden in kohlendioxidfreiem Wasser *R* zu 10 ml gelöst.

Aussehen der Substanz: Die flüssige oder durch schwaches Erwärmen verflüssigte Substanz muß klar (V.6.1) und darf nicht stärker gefärbt sein als die Farbvergleichslösung G_5 (V.6.2, Methode II).

***p*H-Wert** (V.6.3.1): Der *p*H-Wert der Prüflösung muß zwischen 6,0 und 7,8 liegen.

Brechungsindex (V.6.5): 1,524 bis 1,526.

Verwandte Substanzen: Die Prüfung erfolgt mit Hilfe der Dünnschichtchromatographie (V.6.20.2) unter Verwendung einer Schicht von Kieselgel GF_{254} *R*.

Untersuchungslösung: 0,4 g Substanz werden in Methanol *R* zu 10 ml gelöst.

Referenzlösung a: 40 mg Ethylnicotinamid *CRS* werden in Methanol *R* zu 100 ml gelöst.

Referenzlösung b: 1 ml Referenzlösung a wird mit Methanol *R* zu 10 ml verdünnt.

Auf die Platte werden getrennt 10 µl jeder Lösung aufgetragen. Die Chromatographie erfolgt mit Hilfe einer Mischung von 25 Volumteilen 1-Propanol *R* und 75 Volumteilen Chloroform *R* über eine Laufstrecke von 15 cm. Die Platte wird an der Luft trocknen gelassen und im ultravioletten Licht bei 254 nm ausgewertet. Kein im Chromatogramm der Untersuchungslösung auftretender, dem Ethylnicotinamid entsprechender Nebenfleck darf stärker sein als der mit der Referenzlösung a erhaltene Fleck. Keine weiteren Nebenflecke, bis auf den Nebenfleck, der dem Ethylnicotinamid entspricht, dürfen stärker sein als der mit der Referenzlösung b erhaltene Fleck.

Schwermetalle (V.3.2.8): 10 ml Prüflösung werden mit Wasser zur 25 ml verdünnt. 12 ml der Lösung müssen der Grenzprüfung A auf Schwermetalle entsprechen (10 ppm). Zur Herstellung der Referenzlösung wird die Blei-Lösung (1 ppm Pb) *R* verwendet.

Wasser (V.3.5.6): Höchstens 0,3 Prozent, mit 2,00 g Substanz nach der Karl-Fischer-Methode bestimmt.

Sulfatasche (V.3.2.14): Höchstens 0,1 Prozent, mit 1,0 g Substanz bestimmt.

Gehaltsbestimmung

0,150 g Substanz, in einer Mischung von 5 ml Acetanhydrid *R* und 20 ml wasserfreier Essigsäure *R* gelöst, werden nach ,,Titrationen in wasserfreiem Medium" (V.3.5.5) mit 0,1 N-Perchlorsäure titriert. Der Endpunkt wird mit Hilfe der ,,Potentiometrie" (V.6.14) bestimmt.

1 ml 0,1 N-Perchlorsäure entspricht 17,82 mg $C_{10}H_{14}N_2O$.

Niclosamid

Niclosamidum

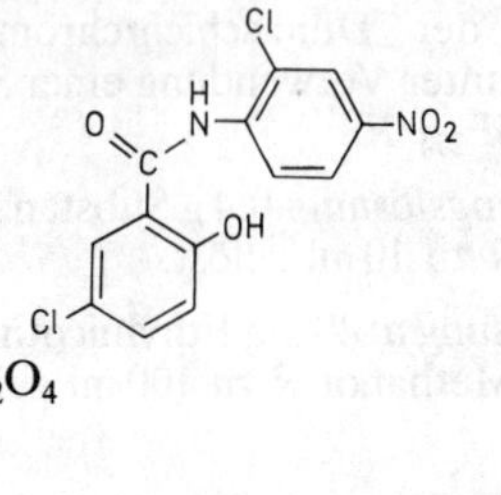

$C_{13}H_8Cl_2N_2O_4$ M_r 327,1

Niclosamid enthält mindestens 98,0 und höchstens 100,5 Prozent 2′,5-Dichlor-2-hydroxy-4′-nitrobenzanilid, berechnet auf die getrocknete Substanz.

Eigenschaften

Gelbliche Substanz; praktisch unlöslich in Wasser, wenig löslich in Aceton, schwer löslich in Chloroform, Ether und Methanol.

Prüfung auf Identität

Die Prüfung B kann entfallen, wenn die Prüfungen A, C und D durchgeführt werden. Die Prüfungen C und D können entfallen, wenn die Prüfungen A und B durchgeführt werden.

A. Schmelztemperatur (V.6.11.1): 227 bis 232 °C.

B. Das IR-Absorptionsspektrum (V.6.18) der Substanz zeigt im Vergleich mit dem Spektrum einer dem Arzneibuch entsprechenden Referenzsubstanz bekannter Identität Maxima bei denselben Wellenlängen mit den gleichen relativen Intensitäten.

C. 50 mg Substanz werden mit 5 ml 1 N-Salzsäure und 0,10 g Zinkstaub *R* im Wasserbad 10 min lang erhitzt. Nach dem Erkalten wird die Lösung filtriert. Das Filtrat wird mit 0,5 ml einer 1prozentigen Lösung (*m*/V) von Natriumnitrit *R* versetzt und umgeschüttelt. Nach 10 min werden 2 ml einer 2prozentigen Lösung (*m*/V) von Sulfaminsäure *R* zugegeben, umgeschüttelt, und nach weiteren 10 min wird mit 2 ml einer 0,5prozentigen Lösung (*m*/V) von Naphthylethylendiamindihydrochlorid *R* versetzt. Eine violette Färbung entsteht.

D. Wird die Substanz auf einem vorher ausgeglühten Kupferdraht in die nicht leuchtende Flamme gebracht, tritt eine Grünfärbung der Flamme auf.

Prüfung auf Reinheit

Chlorsalicylsäure: 1,0 g Substanz wird mit 20 ml Wasser 2 min lang zum Sieden erhitzt. Nach dem Abkühlen wird die Lösung filtriert. Das Filter wird nachgewaschen und das Filtrat zu 20 ml ergänzt. Werden 10 ml des Filtrates mit 0,1 ml Eisen(III)-chlorid-Lösung *R* 2 versetzt, so darf weder eine Rot- noch eine Violettfärbung auftreten.

Chlornitroanilin: *Prüflösung:* 0,250 g Substanz werden mit 5 ml Methanol *R* kurz zum Sieden erhitzt. Anschließend wird mit 45 ml 1 N-Salzsäure versetzt, erneut zum Sieden erhitzt und nach dem Abkühlen filtriert.

Referenzlösung: 50 mg 2-Chlor-4-nitroanilin *RN* werden in Methanol *R* zu 100,0 ml gelöst. 1,0 ml der Lösung wird mit Methanol *R* zu 100,0 ml verdünnt. 1,0 ml dieser Verdünnung wird mit 9 ml 1 N-Salzsäure versetzt.

Je 10 ml Prüf- und Referenzlösung werden mit 0,5 ml einer 0,5prozentigen Lösung (*m*/V) von Natriumnitrit *R* versetzt. Nach 3 min wird 1 ml einer 2prozentigen Lösung (*m*/V) von Ammoniumsulfamat *R* zugesetzt, umgeschüttelt, und nach weiteren 3 min wird 1 ml einer 0,5prozentigen Lösung (*m*/V) von Naphthylethylendiamindihydrochlorid *R* zugegeben. Die auftretende rosaviolette Färbung darf bei der Prüflösung nicht stärker als bei der Referenzlösung sein.

Chlorid (V.3.2.4): 2,0 g Substanz werden 1 min lang mit einer Mischung von 40 ml Wasser und 1,2 ml Essigsäure 30 % *R* zum Sieden erhitzt. Nach dem Abkühlen wird die Lösung filtriert. 2,0 ml dieser Lösung, mit Wasser zu 15 ml verdünnt, müssen der Grenzprüfung auf Chlorid entsprechen (500 ppm).

Schwermetalle (V.3.2.8): 12 ml des Filtrats unter ,,Chlorid" müssen der Grenzprüfung A auf Schwermetalle entsprechen (20 ppm). Zur Herstellung der Referenzlösung wird die Blei-Lösung (1ppm Pb) *R* verwendet.

Trocknungsverlust (V.6.22): Höchstens 0,5 Prozent, mit 1,000 g Substanz durch Trocknen im Trockenschrank bei 100 bis 105 °C bestimmt.

Sulfatasche (V.3.2.14): Höchstens 0,1 Prozent, mit 1,0 g Substanz bestimmt.

Gehaltsbestimmung

0,300 g Substanz werden in 60 ml Dimethylformamid *R* unter Erwärmen auf 60 bis 70 °C gelöst. Nach dem Abkühlen auf 20 °C wird die Lösung nach ,,Titration in wasserfreiem Medium" (V.3.5.5) mit 0,1 N-Tetrabutylammoniumhydroxid-Lösung titriert. Der Endpunkt wird mit Hilfe der ,,Potentiometrie" (V.6.14) bestimmt.

1 ml 0,1 N-Tetrabutylammoniumhydroxid-Lösung entspricht 32,71 mg $C_{13}H_8Cl_2N_2O_4$.

Lagerung

Dicht verschlossen, vor Licht geschützt.

Nicotinamid

Nicotinamidum

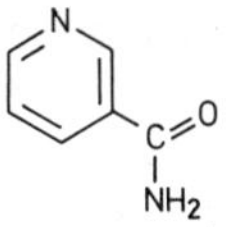

$C_6H_6N_2O$ M_r 122,1

Nicotinamid enthält mindestens 99,0 und höchstens 101,0 Prozent 3-Pyridincarboxamid, berechnet auf die getrocknete Substanz.

Eigenschaften

Weißes, kristallines Pulver oder farblose Kristalle, schwacher, charakteristischer Geruch; leicht löslich in Wasser und wasserfreiem Ethanol, schwer löslich in Chloroform und Ether.

Prüfung auf Identität

Die Prüfung B kann entfallen, wenn die Prüfungen A, C und D durchgeführt werden. Die Prüfungen C und D können entfallen, wenn die Prüfungen A und B durchgeführt werden.

A. Schmelztemperatur (V.6.11.1): 128 bis 131 °C.

B. Das IR-Absorptionsspektrum (V.6.18) der Substanz zeigt im Vergleich mit dem von Nicotinamid *CRS* Maxima bei denselben Wellenlängen mit den gleichen relativen Intensitäten.

C. Werden 0,1 g Substanz mit 1 ml Natriumhydroxid-Lösung 8,5 % *R* zum Sieden erhitzt, entwickelt sich der Geruch von Ammoniak.

D. 2 ml Prüflösung (siehe ,,Prüfung auf Reinheit") werden mit Wasser zu 100 ml verdünnt. Werden 2 ml dieser Lösung mit 2 ml Bromcyan-Lösung *R* sowie 3 ml einer 2,5prozentigen Lösung (*m*/V) von Anilin *R* versetzt und geschüttelt, entsteht eine gelbe Färbung.

Prüfung auf Reinheit

Prüflösung: 2,5 g Substanz werden in kohlendioxidfreiem Wasser *R* zu 50 ml gelöst.

Aussehen der Lösung: Die Prüflösung muß klar (V.6.1) und darf nicht stärker gefärbt sein als die Farbvergleichslösung BG_7 (V.6.2, Methode II).

***p*H-Wert** (V.6.3.1): Der *p*H-Wert der Prüflösung muß zwischen 6,0 und 7,5 liegen.

Verwandte Substanzen: Die Prüfung erfolgt mit Hilfe der Dünnschichtchromatographie (V.6.20.2) unter Verwendung einer Schicht von Kieselgel GF_{254} *R*.

Untersuchungslösung: 0,4 g Substanz werden in einer Mischung von gleichen Volumteilen Ethanol 96 % *R* und Wasser zu 5,0 ml gelöst.

Referenzlösung: 0,5 ml Untersuchungslösung werden mit einer Mischung von gleichen Volumteilen Ethanol 96 % *R* und Wasser zu 200 ml verdünnt.

Auf die Platte werden getrennt 5 µl jeder Lösung aufgetragen. Die Chromatographie erfolgt mit einer Mischung von 4 Volumteilen Wasser, 45 Volumteilen wasserfreiem Ethanol *R* und 48 Volumteilen Chloroform *R* über eine Laufstrecke von 10 cm. Die Platte wird an der Luft getrocknet und im ultravioletten Licht bei 254 nm ausgewertet. Im Chromatogramm der Untersuchungslösung auftretende Nebenflecke dürfen nicht größer sein als der mit der Referenzlösung erhaltene Fleck.

Schwermetalle (V.3.2.8): 10 ml Prüflösung werden mit Wasser zu 15 ml verdünnt. 12 ml der Lösung müssen der Grenzprüfung A auf Schwermetalle entsprechen (30 ppm). Zur Herstellung der Referenzlösung wird die Blei-Lösung (1 ppm Pb) *R* verwendet.

Trocknungsverlust (V.6.22): Höchstens 0,5 Prozent, mit 1,000 g Substanz durch 18 h langes Trocknen im Vakuum bestimmt.

Sulfatasche (V.3.2.14): Höchstens 0,1 Prozent, mit 1,0 g Substanz bestimmt.

Gehaltsbestimmung

0,250 g Substanz werden, falls erforderlich unter leichtem Erwärmen, in 20 ml wasserfreier Essigsäure *R* gelöst, mit 5 ml Acetanhydrid *R* versetzt und nach „Titration in wasserfreiem Medium" (V.3.5.5) mit 0,1 N-Perchlorsäure unter Zusatz von Kristallviolett-Lösung *R* bis zum Farbumschlag nach Grünlichblau titriert.

1 ml 0,1 N-Perchlorsäure entspricht 12,21 mg $C_6H_6N_2O$.

Nicotinsäure

Acidum nicotinicum

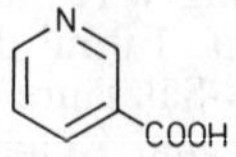

$C_6H_5NO_2$ M_r 123,1

Nicotinsäure enthält mindestens 99,5 und höchstens 100,5 Prozent 3-Pyridincarbonsäure, berechnet auf die getrocknete Substanz.

Eigenschaften

Weißes, kristallines Pulver; löslich in siedendem Wasser und siedendem Ethanol, wenig löslich in Wasser, sehr schwer löslich in Chloroform, praktisch unlöslich in Ether. Die Substanz löst sich in verdünnten Alkalihydroxid- und Alkalicarbonat-Lösungen.

Prüfung auf Identität

Die Prüfung B kann entfallen, wenn die Prüfungen A und C durchgeführt werden. Die Prüfung C kann entfallen, wenn die Prüfungen A und B durchgeführt werden.

A. Schmelztemperatur (V.6.11.1): 234 bis 240 °C.

B. Das IR-Absorptionsspektrum (V.6.18) der Substanz zeigt im Vergleich mit dem von Nicotinsäure *CRS* Maxima bei denselben Wellenlängen mit den gleichen relativen Intensitäten.

C. Etwa 10 mg Substanz werden in 10 ml Wasser gelöst. Werden 2 ml dieser Lösung mit 2 ml Bromcyan-Lösung *R* und 3 ml einer 2,5prozentigen Lösung (*m*/V) von Anilin *R* versetzt und geschüttelt, entsteht eine Gelbfärbung.

Prüfung auf Reinheit

Verwandte Substanzen: Die Prüfung erfolgt mit Hilfe der Dünnschichtchromatographie (V.6.20.2) unter Verwendung einer Schicht von Kieselgel GF_{254} *R*.

Untersuchungslösung: 0,5 g Substanz werden, falls erforderlich unter leichtem Erwärmen, in Wasser zu 25 ml gelöst.

Referenzlösung: 0,5 ml Untersuchungslösung werden mit Wasser zu 100 ml verdünnt.

Auf die Platte werden getrennt 5 µl jeder Lösung aufgetragen. Die Chromatographie erfolgt mit einer Mischung von 5 Volumteilen Wasser, 10 Volumteilen wasserfreier Ameisensäure *R* und 85 Volumteilen 1-Propanol *R* über eine Laufstrecke von 15 cm. Die Platte wird 10 min lang bei 100 bis 105 °C getrocknet und im ultravioletten Licht bei 254 nm ausgewertet. Kein im Chromatogramm der Untersuchungslösung auftretender Nebenfleck darf größer oder intensiver sein als der Fleck im Chromatogramm der Referenzlösung.

Chlorid (V.3.2.4): 0,25 g Substanz werden unter Erwärmen im Wasserbad in Wasser gelöst. Die Lösung, mit Wasser zu 15 ml verdünnt, muß der Grenzprüfung auf Chlorid entsprechen (200 ppm).

Schwermetalle (V.3.2.8): 1,0 g Substanz muß der Grenzprüfung C auf Schwermetalle entsprechen (20 ppm). Zur Herstellung der Referenzlösung werden 2 ml Blei-Lösung (10 ppm Pb) *R* verwendet.

Trocknungsverlust (V.6.22): Höchstens 1,0 Prozent, mit 1,000 g Substanz durch 1 h langes Trocknen im Trockenschrank bei 100 bis 105 °C bestimmt.

Sulfatasche (V.3.2.14): Höchstens 0,1 Prozent, mit 1,0 g Substanz bestimmt.

Gehaltsbestimmung

0,250 g Substanz werden in 50 ml Wasser gelöst. Nach Zusatz von 0,25 ml Phenolphthalein-Lösung *R* wird mit 0,1 N-Natriumhydroxid-Lösung bis zur Rosafärbung titriert. Ein Blindversuch wird durchgeführt.

1 ml 0,1 N-Natriumhydroxid-Lösung entspricht 12,31 mg $C_6H_5NO_2$.

Lagerung

Vor Licht geschützt.

Nitrazepam

Nitrazepamum

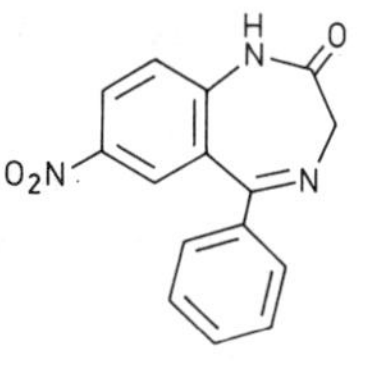

$C_{15}H_{11}N_3O_3$ M_r 281,3

Nitrazepam enthält mindestens 99,0 und höchstens 101,0 Prozent 7-Nitro-5-phenyl-1*H*-1,4-benzodiazepin-2(3*H*)-on, berechnet auf die getrocknete Substanz.

Eigenschaften

Gelbes, kristallines Pulver; praktisch unlöslich in Wasser, wenig löslich in Chloroform, schwer löslich in Ethanol und Ether.

Prüfung auf Identität

Die Prüfung C kann entfallen, wenn die Prüfungen A, B, D und E durchgeführt werden. Die Prüfungen B, D und E können entfallen, wenn die Prüfungen A und C durchgeführt werden.

A. Schmelztemperatur (V.6.11.1): 226 bis 230 °C.

B. *Die Lösungen müssen vor Licht geschützt und die Absorptionen sofort gemessen werden.*

25,0 mg Substanz werden in einer 0,5prozentigen Lösung (*m*/V) von Schwefelsäure 96 % *R* in Methanol *R* zu 250,0 ml gelöst. 5,0 ml dieser Lösung werden mit dem gleichen Gemisch zu 100,0 ml verdünnt. Die Lösung, zwischen 230 und 350 nm gemessen, zeigt ein Absorptionsmaximum (V.6.19) bei 280 nm. Die spezifische Absorption im Maximum liegt zwischen 890 und 950.

C. Das IR-Absorptionsspektrum (V.6.18) der Substanz zeigt im Vergleich mit dem von Nitrazepam *CRS* Maxima bei denselben

Wellenlängen mit den gleichen relativen Intensitäten.

D. Etwa 20 mg Substanz werden in einer Mischung von 5 ml Salzsäure 36 % *R* und 10 ml Wasser gelöst. Die Lösung wird 5 min lang gekocht, anschließend abgekühlt und mit 2 ml einer 0,1prozentigen Lösung (*m*/V) von Natriumnitrit *R* versetzt. Nach 1 min wird 1 ml einer 0,5prozentigen Lösung (*m*/V) von Sulfaminsäure *R* zugesetzt und gemischt. Wird nach 1 min 1 ml einer 0,1prozentigen Lösung (*m*/V) von Naphthylethylendiamindihydrochlorid *R* zugesetzt, entsteht eine Rotfärbung.

E. Etwa 10 mg Substanz werden, falls erforderlich unter Erwärmen, in 1 ml Methanol *R* gelöst. Nach Zusatz von 0,05 ml Natriumhydroxid-Lösung 8,5 % *R* entsteht eine intensive Gelbfärbung.

Prüfung auf Reinheit

Verwandte Substanzen: *Die Prüfung muß vor Licht geschützt durchgeführt werden.* Die Prüfung erfolgt mit Hilfe der Dünnschichtchromatographie (V.6.20.2) unter Verwendung einer Schicht von Kieselgel GF_{254} *R*.

Untersuchungslösung: 0,2 g Substanz werden in Aceton *R* zu 10 ml gelöst. Vor Gebrauch frisch herzustellen.

Referenzlösung a: 10 mg Aminonitrobenzophenon *R* werden in Aceton *R* zu 100 ml gelöst. 10 ml der Lösung werden mit Aceton *R* zu 50 ml verdünnt.

Referenzlösung b: 10 mg Aminonitrophenylchinolon *CRS* werden in Aceton *R* zu 100 ml gelöst. 10 ml der Lösung werden mit Aceton *R* zu 50 ml verdünnt.

Referenzlösung c: 1,0 ml Untersuchungslösung wird mit Aceton *R* zu 20 ml verdünnt. 1,0 ml der Lösung wird mit Aceton *R* zu 50 ml verdünnt.

Auf die Platte werden getrennt 10 µl jeder Lösung aufgetragen. Die Chromatographie erfolgt mit einer Mischung von 15 Volumteilen Ethylacetat *R* und 85 Volumteilen Nitromethan *R* über eine Laufstrecke von 12 cm. Die Platte wird an der Luft getrocknet und im ultravioletten Licht bei 254 nm ausgewertet. Im Chromatogramm der Untersuchungslösung darf ein dem Aminonitrobenzophenon entsprechender Fleck nicht intensiver sein als der Fleck im Chromatogramm der Referenzlösung a und ein dem Aminonitrophenylchinolon entsprechender Fleck nicht intensiver sein als der Fleck im Chromatogramm der Referenzlösung b. Kein Fleck im Chromatogramm der Untersuchungslösung mit Ausnahme des Hauptflecks und der dem Aminonitrobenzophenon und dem Aminitrophenylchinolon entsprechenden Flecke darf intensiver sein als der Fleck im Chromatogramm der Referenzlösung c.

Schwermetalle (V.3.2.8): 1,0 g Substanz muß der Grenzprüfung D auf Schwermetalle entsprechen (20 ppm). Zur Herstellung der Referenzlösung werden 2 ml Blei-Lösung (10 ppm Pb) *R* verwendet.

Trocknungsverlust (V.6.22): Höchstens 0,5 Prozent, mit 1,000 g Substanz durch 4 h langes Trocknen im Trockenschrank bei 100 bis 105 °C bestimmt.

Sulfatasche (V.3.2.14): Höchstens 0,1 Prozent, mit 1,0 g Substanz bestimmt.

Gehaltsbestimmung

0,250 g Substanz, in 25 ml Acetanhydrid *R* gelöst, werden nach „Titration in wasserfreiem Medium" (V.3.5.5) mit 0,1 N-Perchlorsäure titriert. Der Endpunkt wird mit Hilfe der „Potentiometrie" (V.6.14) bestimmt.

1 ml 0,1 N-Perchlorsäure entspricht 28,13 mg $C_{15}H_{11}N_3O_3$.

Lagerung

Vor Licht geschützt.

Vorsichtig zu lagern!

Nitrofurantoin

Nitrofurantoinum

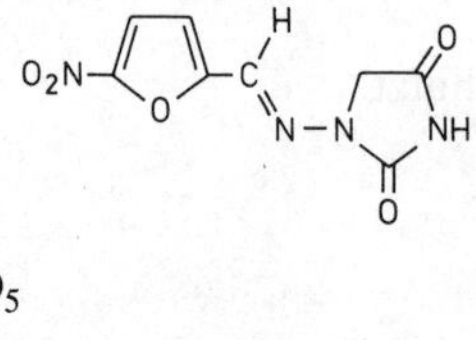

$C_8H_6N_4O_5$ M_r 238,2

Nitrofurantoin enthält mindestens 98,0 und höchstens 102,0 Prozent 1-(5-Nitrofurfurylidenamino)-2,4-imidazolidindion, berechnet auf die getrocknete Substanz.

Eigenschaften

Gelbes, kristallines Pulver oder gelbe Kristalle, geruchlos oder fast geruchlos; sehr schwer löslich in Wasser und Ethanol, löslich in Dimethylformamid.

Prüfung auf Identität

A. *Die Prüfung muß unter Ausschluß direkter Lichteinwirkung ausgeführt werden.* Verwendet wird die zur „Gehaltsbestimmung" bereitete Lösung. Die Lösung, zwischen 220 und 400 nm gemessen, zeigt Absorptionsmaxima (V.6.19) bei 266 und 367 nm. Das Verhältnis der Absorptionen in den Maxima bei 367 und 266 nm liegt zwischen 1,36 und 1,42.

B. Etwa 10 mg Substanz werden in 10 ml Dimethylformamid *R* gelöst. Wird 1 ml der Lösung mit 0,1 ml ethanolischer 0,5 N-Kaliumhydroxid-Lösung versetzt, so entsteht eine braune Färbung.

Prüfung auf Reinheit

Verwandte Substanzen: Die Prüfung erfolgt mit Hilfe der Dünnschichtchromatographie (V.6.20.2) unter Verwendung einer Schicht von Kieselgel HF_{254} *R*.

Untersuchungslösung: 0,25 g Substanz werden in einer möglichst kleinen Menge Dimethylformamid *R* gelöst und mit Aceton *R* zu 10 ml verdünnt.

Referenzlösung: 1 ml Untersuchungslösung wird mit Aceton *R* zu 100 ml verdünnt.

Auf die Platte werden getrennt 10 µl jeder Lösung aufgetragen. Die Chromatographie erfolgt mit einer Mischung von 10 Volumteilen Methanol *R* und 90 Volumteilen Nitromethan *R* über eine Laufstrecke von 15 cm. Die Platte wird an der Luft getrocknet und 5 min lang im Trockenschrank bei 100 bis 105 °C erhitzt. Die Auswertung erfolgt zunächst im ultravioletten Licht bei 254 nm. Anschließend wird mit Phenylhydrazinhydrochlorid-Lösung *R* besprüht und weitere 10 min lang bei 100 bis 105 °C erhitzt. Sowohl im ultravioletten Licht als auch nach dem Besprühen dürfen im Chromatogramm der Untersuchungslösung auftretende Nebenflecke nicht größer oder stärker gefärbt sein als der mit der Referenzlösung erhaltene Fleck.

Trocknungsverlust (V.6.22): Höchstens 1,0 Prozent, mit 1,000 g Substanz durch Trocknen im Trockenschrank bei 100 bis 105 °C bestimmt.

Sulfatasche (V.3.2.14): Höchstens 0,1 Prozent, mit 1,0 g Substanz bestimmt.

Gehaltsbestimmung

Die Bestimmung muß unter Ausschluß direkter Lichteinwirkung durchgeführt werden. 0,120 g Substanz werden in 50 ml Dimethylformamid *R* gelöst und mit Wasser zu 1 000,0 ml verdünnt. 5,0 ml dieser Lösung werden mit einer Lösung, die 1,8 Prozent (*m*/V) Natriumacetat *R* und 0,14 Prozent (V/V) Essigsäure 98 % *R* enthält, zu 100,0 ml verdünnt. Die Absorption (V.6.19) wird im Maximum bei 367 nm gegen die beschriebene Natriumacetat-Lösung als Kompensationsflüssigkeit gemessen.

Der Gehalt an $C_8H_6N_4O_5$ wird mit Hilfe der spezifischen Absorption von 765 bestimmt.

Lagerung

Vor Licht geschützt, nicht über 25 °C.

Vorsichtig zu lagern!

Norepinephrinhydrochlorid

Noradrenalini hydrochloridum

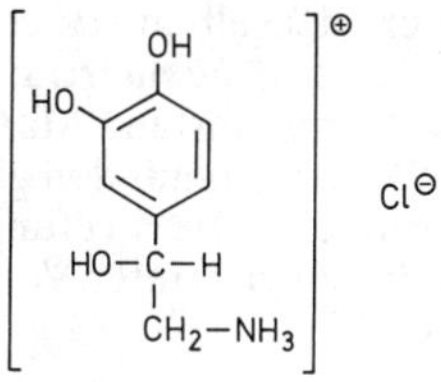

$C_8H_{12}ClNO_3$ M_r 205,6

Norepinephrinhydrochlorid enthält mindestens 95,0 und höchstens 100,5 Prozent *(R)*-2-Amino-1-(3,4-dihydroxyphenyl)ethanol-hydrochlorid, berechnet auf die wasserfreie Substanz.

Eigenschaften

Weißes bis bräunlichweißes, kristallines Pulver, das sich unter Licht- und Lufteinwirkung langsam verfärbt; sehr leicht löslich in Wasser, löslich in Ethanol 90 %.

Prüfung auf Identität

Die Prüfung D kann entfallen, wenn die Prüfungen A, B, C, E und F durchgeführt werden. Die Prüfungen B, C und E können entfallen, wenn die Prüfungen A, D und F durchgeführt werden.

A. Die Substanz muß der ,,Spezifischen Drehung" (siehe ,,Prüfung auf Reinheit") entsprechen.

B. Schmelztemperatur (V.6.11.3): 177 bis 179 °C (Sofortschmelzpunkt).

C. 50 mg Substanz werden in 0,01 N-Salzsäure zu 100,0 ml gelöst. 10,0 ml der Lösung werden mit 0,01 N-Salzsäure zu 100,0 ml verdünnt. Die Verdünnung, zwischen 250 und 300 nm gemessen, zeigt ein Absorptionsmaximum (V.6.19) bei 279 nm. Die spezifische Absorption beträgt bei diesem Maximum etwa 132.

D. 2 g Substanz werden in 20 ml einer 0,5prozentigen Lösung (*m*/V) von Natriumdisulfit *R* gelöst und mit Ammoniak-Lösung 26 % *R* bis zur alkalischen Reaktion versetzt. Die Mischung wird 1 h lang mit Eiswasser gekühlt, die ausgefallenen Kristalle werden abfiltriert, 3mal mit je 2 ml Wasser, mit 5 ml Ethanol 96 % *R* und mit 5 ml Ether *R* gewaschen und dann bei Raumtemperatur 3 h lang im Vakuum bei einem Druck zwischen 1,5 und 2,5 kPa über Phosphor(V)-oxid *R* getrocknet. Das IR-Absorptionsspektrum (V.6.18) der erhaltenen Norepinephrin-Base zeigt im Vergleich mit dem Spektrum einer unter denselben Bedingungen aus Norepinephrinhydrogentartrat *CRS* hergestellten Referenzsubstanz Maxima bei denselben Wellenlängen mit den gleichen relativen Intensitäten. Die Prüfung erfolgt mit Hilfe von Preßlingen unter Verwendung von Kaliumbromid *R*.

E. Zu 1 ml einer 0,1prozentigen Lösung (*m*/V) der Substanz wird 1 ml einer 1prozentigen Lösung (V/V) von Diethoxytetrahydrofuran *R* in Essigsäure 98 % *R* gegeben. Die Mischung wird 2 min lang auf 80 °C erhitzt, vorsichtig mit Eiswasser gekühlt und mit 3 ml einer 2prozentigen Lösung (*m*/V) von Dimethylaminobenzaldehyd *R* in einer Mischung von 1 Volumteil Salzsäure 36 % *R* und 19 Volumteilen Essigsäure 98 % *R* versetzt. Nach dem Mischen entwickelt sich nach spätestens 2 min eine intensive Rosafärbung.

F. 0,2 ml Prüflösung (siehe ,,Prüfung auf Reinheit") geben die Identitätsreaktion a auf Chlorid (V.3.1.1).

Prüfung auf Reinheit

Prüflösung: 0,500 g Substanz werden in kohlendioxidfreiem Wasser *R* zu 25,0 ml gelöst.

Aussehen der Lösung: 10 ml der frisch hergestellten Prüflösung müssen klar sein (V.6.1) und dürfen nicht stärker gefärbt (V.6.2, Methode II) sein als eine Mischung von 0,2 ml Stamm-Lösung Blau, 0,4 ml Stamm-Lösung Gelb, 0,4 ml Stamm-Lösung Rot und 9 ml Salzsäure 1 % *RN*.

***p*H-Wert** (V.6.3.1): Der *p*H-Wert der Prüflösung muß zwischen 3,5 und 4,5 liegen.

Spezifische Drehung (V.6.6): −37 bis −41°, an der Prüflösung gemessen und auf die wasserfreie Substanz berechnet.

Noradrenalon: 30,0 mg Substanz werden in 0,01 N-Salzsäure zu 25,0 ml gelöst. Die Absorption (V.6.19) der Lösung, bei 310 nm gemessen, darf höchstens 0,20 betragen.

Epinephrin: Die Prüfung erfolgt mit Hilfe der Dünnschichtchromatographie (V.6.20.2) unter Verwendung einer Schicht von Kieselgel G *R*.

Untersuchungslösung: Unmittelbar vor Durchführung der Prüfung werden 0,150 g Substanz in Wasser zu 10 ml gelöst.

Referenzlösung a: Unmittelbar vor Durchführung der Prüfung werden 12,5 mg Epinephrinhydrogentartrat *CRS* in Wasser zu 10 ml gelöst.

Referenzlösung b: 2,0 ml Referenzlösung a werden mit Wasser zu 10 ml verdünnt.

Referenzlösung c: 2,0 ml Untersuchungslösung werden mit 2,0 ml Referenzlösung b gemischt.

Auf die Platte werden getrennt je 6 µl Untersuchungslösung und Referenzlösung a und b und 12 µl Referenzlösung c bandförmig (20 mm × 2 mm) aufgetragen. Nach dem Trocknen an der Luft werden die Zonen mit einer gesättigten Lösung von Natriumhydrogencarbonat *R* besprüht. Erneut wird an der Luft trocknen gelassen und dann 2mal mit

Acetanhydrid *R* besprüht, wobei die Platte nach dem ersten Besprühen wieder getrocknet wird. Nach dem zweiten Besprühen wird die Platte 90 min lang auf 50 °C erwärmt. Die Chromatographie erfolgt mit einer Mischung von 0,5 Volumteilen wasserfreier Ameisensäure *R*, 50 Volumteilen Aceton *R* und 50 Volumteilen Dichlormethan *R* über eine Laufstrecke von 15 cm. Nach dem Trocknen an der Luft wird die Platte mit einer frisch hergestellten Mischung von 2 Volumteilen Ethylendiamin *R* und 8 Volumteilen Methanol *R* unter Zusatz von 2 Volumteilen einer 0,5prozentigen Lösung (*m*/V) von Kaliumhexacyanoferrat(III) *R* besprüht, 10 min lang bei 60 °C getrocknet und im ultravioletten Licht bei 254 und 365 nm ausgewertet. Eine im Chromatogramm der Untersuchungslösung auftretende Nebenzone in Höhe der Hauptzone der Referenzlösung a darf nicht intensiver sein als die mit der Referenzlösung b erhaltene Zone. Die Prüfung darf nur ausgewertet werden, wenn in dem mit Referenzlösung c erhaltenen Chromatogramm die Hauptzone deutlich von der Zone getrennt ist, die im Rf-Wert der Hauptzone der Referenzlösung a entspricht.

Wasser (V.3.5.6): Höchstens 0,5 Prozent, mit 1,000 g Substanz nach der Karl-Fischer-Methode bestimmt.

Sulfatasche (V.3.2.14): Höchstens 0,2 Prozent, mit 0,10 g Substanz bestimmt.

Gehaltsbestimmung

0,180 g Substanz, unter schwachem Erwärmen in 50 ml wasserfreier Essigsäure *R* gelöst, werden nach „Titration in wasserfreiem Medium" (V.3.5.5) unter Zusatz von 12 ml Quecksilber(II)-acetat-Lösung *R* und 0,1 ml Kristallviolett-Lösung *R* mit 0,1 N-Perchlorsäure bis zum Farbumschlag nach Blaugrün titriert.

1 ml 0,1 N-Perchlorsäure entspricht 20,56 mg $C_8H_{12}ClNO_3$.

Lagerung

Dicht verschlossen, vorzugsweise in zugeschmolzenem Behältnis unter Vakuum oder Inertgas, vor Licht geschützt.

Sehr vorsichtig zu lagern!

Norepinephrinhydrogentartrat

Noradrenalini tartras

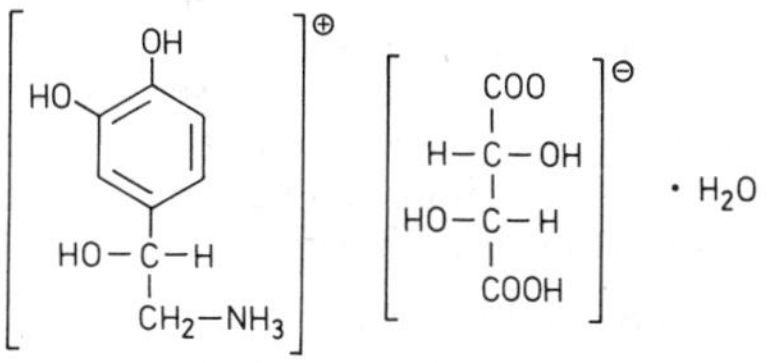

$C_{12}H_{17}NO_9 \cdot H_2O$ M_r 337,3

Norepinephrinhydrogentartrat enthält mindestens 98,5 und höchstens 101,0 Prozent (*R*)-2-Amino-1-(3,4-dihydroxyphenyl)ethanol-(2*R*,3*R*)-hydrogentartrat, berechnet auf die wasserfreie Substanz.

Eigenschaften

Weißes bis fast weißes, kristallines, geruchloses Pulver; leicht löslich in Wasser, schwer löslich in Ethanol, praktisch unlöslich in Chloroform und Ether.

Prüfung auf Identität

Die Prüfung C kann entfallen, wenn die Prüfungen A, B, D, E und F durchgeführt werden. Die Prüfungen B, D und E können entfallen, wenn die Prüfungen A, C und F durchgeführt werden.

A. 2 g Substanz werden in 20 ml einer 0,5prozentigen Lösung (*m*/V) von Natriumdisulfit *R* gelöst und mit Ammoniak-Lösung 17 % *R* bis zur alkalischen Reaktion versetzt. Nach 1 h langem Stehenlassen in Eiswasser wird filtriert. Das Filtrat wird für die Prüfung F beiseite gestellt. Der Niederschlag wird dreimal mit je 2 ml Wasser, dann mit 5 ml Ethanol 96 % *R* und schließlich mit 5 ml Ether *R* gewaschen. Der Rückstand wird 3 h lang im Vakuum getrocknet. Die spezifische Drehung (V.6.6) des Rückstands (Norepinephrinbase), an einer 2,00prozentigen Lösung (*m*/V) in 0,5 N-Salzsäure bestimmt, liegt zwischen −44 und −48°.

B. 50,0 mg Substanz werden in 0,01 N-Salzsäure zu 100,0 ml gelöst. 10,0 ml dieser Lösung werden mit 0,01 N-Salzsäure zu 100,0 ml verdünnt. Die Lösung zeigt, zwischen 250 und 300 nm gemessen, ein Absorptionsmaximum (V.6.19) bei 279 nm mit einer spezifischen Absorption von 79 bis 85.

C. Das IR-Absorptionsspektrum (V.6.18) der wie unter Prüfung A hergestellten Norepinephrinbase zeigt im Vergleich zu der entsprechenden aus Norepinephrinhydrogentartrat *CRS* hergestellten Base Maxima bei denselben Wellenlängen mit den gleichen relativen Intensitäten. Die Prüfung erfolgt mit Hilfe von Preßlingen.

D. Etwa 5 mg Substanz werden in 5 ml Wasser gelöst. 1 ml dieser Lösung wird mit 10 ml Pufferlösung *p*H 3,6 *R* und 1 ml 0,1 N-Iod-Lösung versetzt. Werden nach 5 min langem Stehenlassen 2 ml 0,1 N-Natriumthiosulfat-Lösung zugesetzt, entsteht eine schwache Rotfärbung.

E. 1 ml der unter Prüfung D hergestellten Lösung wird mit 1 ml einer 1prozentigen Lösung (V/V) von Diethoxytetrahydrofuran *R* in Essigsäure 98 % *R* versetzt und 2 min lang auf 80 °C erhitzt. Nach dem Abkühlen in Eiswasser werden 3 ml einer 2prozentigen Lösung (*m*/V) von Dimethylaminobenzaldehyd *R* in einer Mischung von 1 Volumteil Salzsäure 36 % *R* und 19 Volumteilen Essigsäure 98 % *R* zugesetzt. Nach Mischen und 2 min langem Stehenlassen entwickelt sich eine intensive Rosafärbung.

F. 0,2 ml des bei der Prüfung A erhaltenen Filtrates geben die Identitätsreaktion b auf Tartrat (V.3.1.1).

Prüfung auf Reinheit

Aussehen der Lösung: 0,2 g Substanz werden in Wasser zu 10 ml gelöst. Bei sofortiger Prüfung muß die Lösung klar (V.6.1) und darf nicht stärker gefärbt sein als die Farbvergleichslösung BG_5 (V.6.2, Methode II).

Noradrenalon: 50,0 mg Substanz werden in 0,01 N-Salzsäure zu 25,0 ml gelöst. Die Absorption (V.6.19), bei 310 nm gemessen, darf höchstens 0,20 betragen.

Epinephrin: Die Prüfung erfolgt mit Hilfe der Dünnschichtchromatographie (V.6.20.2) unter Verwendung einer Schicht von Kieselgel G *R*.

Untersuchungslösung: 0,25 g Substanz werden in Wasser zu 10 ml gelöst. Die Lösung ist frisch herzustellen.

Referenzlösung a: 12,5 mg Epinephrinhydrogentartrat *CRS* werden in Wasser zu 10 ml gelöst. Die Lösung ist frisch herzustellen.

Referenzlösung b: 2 ml Referenzlösung a werden mit Wasser zu 10 ml verdünnt.

Referenzlösung c: 2 ml Untersuchungslösung und 2 ml Referenzlösung b werden gemischt.

Auf die Platte werden getrennt bandförmig (20 mm × 2 mm) 6 µl Untersuchungslösung, 6 µl Referenzlösung a, 6 µl Referenzlösung b und 12 µl Referenzlösung c aufgetragen. Nach dem Trocknenlassen an der Luft wird mit einer gesättigten Lösung von Natriumhydrogencarbonat *R* besprüht und erneut an der Luft getrocknet. Mit Acetanhydrid *R* wird zweimal besprüht, wobei nach dem ersten Aufsprühen getrocknet wird. Dann wird die Platte 90 min lang auf 50 °C erhitzt. Die Chromatographie erfolgt mit einer Mischung von 0,5 Volumteilen wasserfreier Ameisensäure *R*, 50 Volumteilen Aceton *R* und 50 Volumteilen Dichlormethan *R* über eine Laufstrecke von 15 cm. Nach dem Trocknenlassen an der Luft wird mit einer frisch hergestellten Mischung von 2 Volumteilen einer 0,5prozentigen Lösung (*m*/V) von Kaliumhexacyanoferrat(III) *R*, 2 Volumteilen Ethylendiamin *R* und 8 Volumteilen Methanol *R* besprüht. Die Platte wird 10 min lang bei 60 °C getrocknet. Die Auswertung erfolgt im ultravioletten Licht bei 254 und 365 nm. Wenn eine Zone unmittelbar über der intensivsten Zone im Chromatogramm der Untersuchungslösung erscheint, darf sie höchstens so intensiv sein wie die entsprechende Zone im Chromatogramm der Referenzlösung b. Die Prüfung darf nur ausgewertet werden, wenn das Chromatogramm der Referenzlösung c oberhalb der intensivsten Zonen eine deutlich getrennte Zone entsprechend der intensivsten Zone im Chromatogramm der Referenzlösung a zeigt.

Wasser (V.3.5.6): 4,5 bis 5,8 Prozent, mit 0,500 g Substanz nach der Karl-Fischer-Methode bestimmt.

Sulfatasche (V.3.2.14): Höchstens 0,1 Prozent, mit 0,5 g Substanz bestimmt.

Gehaltsbestimmung

0,300 g Substanz, in 50 ml wasserfreier Essigsäure *R*, falls erforderlich unter schwachem Erwärmen, gelöst, werden nach ,,Titration in wasserfreiem Medium" (V.3.5.5) unter Zusatz von 0,1 ml Kristallviolett-Lösung *R* mit 0,1 N-Perchlorsäure bis zum Farbumschlag nach Blaugrün titriert.

1 ml 0,1 N-Perchlorsäure entspricht 31,93 mg $C_{12}H_{17}NO_9$.

Lagerung

Dicht verschlossen oder vorzugsweise in zugeschmolzenem Behältnis unter Vakuum oder Inertgas, vor Licht geschützt.

Sehr vorsichtig zu lagern!

Norethisteron

Norethisteronum

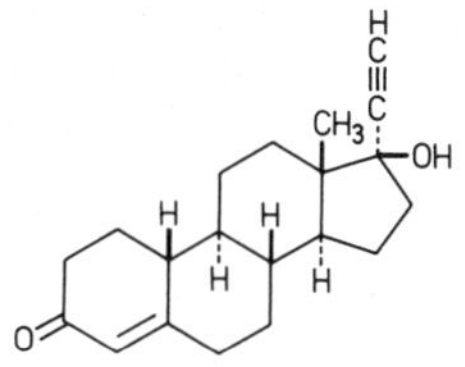

$C_{20}H_{26}O_2$ M_r 298,4

Norethisteron enthält mindestens 98,0 und höchstens 102,0 Prozent 17-Hydroxy-19-nor-17α-pregn-4-en-20-in-3-on, berechnet auf die getrocknete Substanz.

Eigenschaften

Weißes bis gelblichweißes, kristallines Pulver; praktisch unlöslich in Wasser, löslich in Chloroform, schwer löslich in Ethanol. Die Substanz schmilzt unter Zersetzung bei etwa 206 °C.

Prüfung auf Identität

Die Prüfung A kann entfallen, wenn die Prüfungen B, C, D und E durchgeführt werden. Die Prüfungen C und D können entfallen, wenn die Prüfungen A, B und E durchgeführt werden.

A. Das IR-Absorptionsspektrum (V.6.18) der Substanz zeigt im Vergleich mit dem von Norethisteron *CRS* Maxima bei denselben Wellenlängen mit den gleichen relativen Intensitäten. Die Prüfung erfolgt mit Hilfe von Preßlingen. Sind die Spektren der Substanz und der Referenzsubstanz nicht gleich, werden die Substanzen in Chloroform *R* gelöst. Nach dem Abdampfen zur Trockne auf dem Wasserbad werden erneut Spektren aufgenommen.

B. Die Prüfung erfolgt mit Hilfe der Dünnschichtchromatographie (V.6.20.2) unter Verwendung einer Schicht von Kieselgur G *R*.

Zur Imprägnierung wird die Platte in eine Chromatographiekammer gestellt, die so viel einer Mischung von 10 Volumteilen Formamid *R* und 90 Volumteilen Aceton *R* enthält, daß die Platte etwa 5 mm in die Flüssigkeit eintaucht. Wenn die Laufmittelfront des Imprägnierungsgemisches mindestens 1 cm höher als die zur Chromatographie vorgeschriebene Laufstrecke aufgestiegen ist, wird die Platte aus der Kammer herausgenommen und bei Raumtemperatur bis zum vollständigen Verdunsten des Lösungsmittels stehengelassen (etwa 2 bis 5 min). Die Platte ist innerhalb von 2 h nach Imprägnierung zu verwenden. Die Chromatographie erfolgt in derselben Richtung wie die Imprägnierung.

Untersuchungslösung: 10 mg Substanz werden in Chloroform *R* zu 10 ml gelöst.

Referenzlösung: 10 mg Norethisteron *CRS* werden in Chloroform *R* zu 10 ml gelöst.

Auf die Platte werden getrennt 2 µl jeder Lösung aufgetragen. Die Chromatographie erfolgt mit einer Mischung von 20 Volumteilen Dioxan *R* und 80 Volumteilen Hexan *R* über eine Laufstrecke von 15 cm. Die Platte wird 15 min lang auf 120 °C erhitzt, mit ethanolischer Schwefelsäure 35 % *R* besprüht und 10 bis 15 min lang oder bis zum Erscheinen der Flecke auf 120 °C erhitzt. Nach dem Abkühlenlassen erfolgt die Auswertung im Tageslicht und im ultravioletten Licht bei 365 nm. Der Hauptfleck im Chromatogramm der Untersuchungslösung entspricht in bezug auf Lage, Farbe, Fluoreszenz und Größe dem mit der Referenzlösung erhaltenen Hauptfleck.

C. Etwa 2 mg Substanz werden in 2 ml Ethanol 96 % *R* gelöst. Nach Zusatz von 1 ml ammoniakalischer Silbernitrat-Lösung *R* wird auf dem Wasserbad erhitzt. Die Lösung wird trübe, ein weißer Niederschlag entsteht, der beim Erhitzen grau wird. An den Reagenzglaswänden bildet sich ein Silberspiegel.

D. Etwa 2 mg Substanz werden in einer abgekühlten Mischung von 2 ml wasserfreiem Ethanol *R* und 2 ml Schwefelsäure 96 % *R* gelöst. Nach dem Erwärmen auf 70 °C bildet sich eine in Durchsicht blauviolette und im Auflicht rot schillernde Lösung. Im ultravioletten Licht bei 365 nm zeigt die Lösung eine intensive, rote Fluoreszenz.

E. Etwa 2 mg Substanz werden in 2 ml Ethanol 96 % *R* gelöst. Nach Zusatz von 1 ml einer 1prozentigen Lösung (*m*/V) von Butylhydroxytoluol *R* in Ethanol 96 % *R* und 2 ml 1 N-Natriumhydroxid-Lösung wird die Lösung 30 min lang auf dem Wasserbad bei 80 °C erwärmt. Beim Abkühlen auf Raumtemperatur entsteht eine Gelbrosafärbung.

Prüfung auf Reinheit

Prüflösung: 0,200 g Substanz werden in Dioxan *R* zu 10,0 ml gelöst.

Aussehen der Lösung: Die Prüflösung muß klar (V.6.1) und darf nicht stärker gefärbt sein als die Farbvergleichslösung G_6 (V.6.2., Methode II).

Spezifische Drehung (V.6.6): 5,0 ml Prüflösung werden mit Dioxan *R* zu 10,0 ml verdünnt. Die spezifische Drehung muß zwischen −33 und −37° liegen, berechnet auf die getrocknete Substanz.

Absorption (V.6.19): 10,0 mg Substanz werden in Ethanol 96 % *R* zu 100,0 ml gelöst. 10,0 ml der Lösung werden mit Ethanol 96 % *R* zu 100,0 ml verdünnt. Die Lösung muß ein Absorptionsmaximum bei 240 nm haben. Die spezifische Absorption, im Maximum gemessen, muß zwischen 550 und 590 liegen, berechnet auf die getrocknete Substanz.

Verwandte Substanzen: Die Prüfung erfolgt mit Hilfe der Dünnschichtchromatographie (V.6.20.2) unter Verwendung einer Schicht eines geeigneten Kieselgels.

Untersuchungslösung: 50 mg Substanz werden in einer Mischung von 1 Volumteil Methanol *R* und 9 Volumteilen Chloroform *R* zu 10 ml gelöst.

Referenzlösung a: 1,0 ml Untersuchungslösung wird mit einer Mischung von 1 Volumteil Methanol *R* und 9 Volumteilen Chloroform *R* zu 200 ml verdünnt.

Referenzlösung b: 25 mg Ethisteron *CRS* werden in einer Mischung von 1 Volumteil Methanol *R* und 9 Volumteilen Chloroform *R* gelöst. Nach Zusatz von 5 ml Untersuchungslösung wird mit dem gleichen Lösungsmittelgemisch zu 100 ml verdünnt.

Auf die Platte werden getrennt 10 µl jeder Lösung, in 2 Portionen zu je 5 µl, aufgetragen. Die Chromatographie erfolgt mit einer Mischung von 10 Volumteilen Aceton *R* und 90 Volumteilen Chloroform *R* über eine Laufstrecke von 15 cm. Die Platte wird an der Luft trocknen gelassen, mit ethanolischer Schwefelsäure 35 % *R* besprüht und 5 min lang auf 100 bis 105 °C erhitzt. Die Auswertung erfolgt im ultravioletten Licht bei 365 nm. Kein im Chromatogramm der Untersuchungslösung auftretender Nebenfleck darf größer sein als der mit Referenzlösung a erhaltene Fleck. Die Prüfung darf nur ausgewertet werden, wenn das Chromatogramm der Referenzlösung b deutlich voneinander getrennt 2 Flecke mit etwa gleich großer Intensität zeigt.

Trocknungsverlust (V.6.22): Höchstens 0,5 Prozent, mit 1,000 g Substanz durch 3 h langes Trocknen im Trockenschrank bei 100 bis 105 °C bestimmt.

Gehaltsbestimmung

0,200 g Substanz werden in 40 ml Tetrahydrofuran *R* gelöst. Nach Zusatz von 10 ml einer 10prozentigen Lösung (*m*/V) von Silbernitrat *R* und 2 ml Bromcresolgrün-Lösung *R* wird mit 0,1 N-Natriumhydroxid-Lösung bis zur Violettfärbung titriert. Ein Blindversuch wird durchgeführt.

1 ml 0,1 N-Natriumhydroxid-Lösung entspricht 29,84 mg $C_{20}H_{26}O_2$.

Lagerung

Vor Licht geschützt.

Vorsichtig zu lagern!

Noscapin

Noscapinum

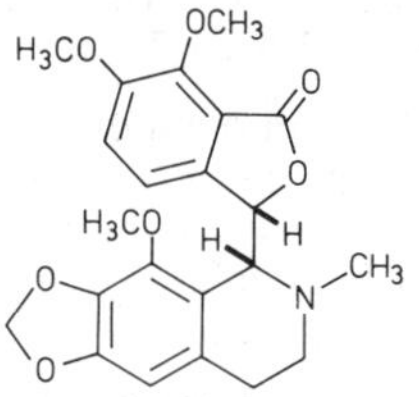

$C_{22}H_{23}NO_7$ M_r 413,4

Noscapin enthält mindestens 98,5 und höchstens 100,5 Prozent (3*S*)-6,7-Dimethoxy-3-[(1*R*)-1,2,3,4-tetrahydro-8-methoxy-2-methyl-6,7-methylendioxy-1-isochinolyl]phthalid, berechnet auf die getrocknete Substanz.

Eigenschaften

Weißes kristallines Pulver oder farblose Kristalle; praktisch unlöslich in Wasser von 20 °C, sehr schwer löslich in Wasser von 100 °C, löslich in Aceton, schwer löslich in Ethanol und Ether. Die Substanz löst sich in starken Säuren; Verdünnen der sauren Lösungen mit Wasser kann eine Fällung der Base bewirken.

Prüfung auf Identität

Die Prüfung D kann entfallen, wenn die Prüfungen A, B und C durchgeführt werden. Die Prüfungen A, B und C können entfallen, wenn die Prüfung D durchgeführt wird.

A. Die Substanz entspricht der Prüfung „Spezifische Drehung" (siehe „Prüfung auf Reinheit").

B. Schmelztemperatur (V.6.11.1): 174 bis 177 °C.

C. 50 mg Substanz werden in Methanol *R* zu 100,0 ml gelöst. 1,0 ml dieser Lösung wird mit Methanol *R* zu 10,0 ml verdünnt. Die Lösung, zwischen 250 und 350 nm gemessen, zeigt Absorptionsmaxima (V.6.19) bei 291 und 310 nm. Das Verhältnis zwischen der im Maximum bei 310 und der bei 291 nm gemessenen Absorption beträgt 1,2 bis 1,3.

D. Das IR-Absorptionsspektrum (V.6.18) der Substanz zeigt im Vergleich mit dem von Noscapin *CRS* Maxima bei denselben Wellenlängen mit den gleichen relativen Intensitäten.

Prüfung auf Reinheit

Aussehen der Lösung: 0,2 g Substanz werden in Aceton *R* zu 10 ml gelöst. Unmittelbar nach Herstellung muß die Lösung klar (V.6.1) und darf nicht stärker gefärbt sein als die Farbvergleichslösung G_6 (V.6.2, Methode II).

Spezifische Drehung (V.6.6): 0,500 g Substanz werden in 0,1 N-Salzsäure zu 25,0 ml gelöst. Die spezifische Drehung muß zwischen +42 und +48° liegen, berechnet auf die getrocknete Substanz.

Verwandte Substanzen: Die Prüfung erfolgt mit Hilfe der Dünnschichtchromatographie (V.6.20.2) unter Verwendung einer Schicht von Kieselgel G *R*.

Untersuchungslösung: 0,25 g Substanz werden in Aceton *R* zu 10 ml gelöst.

Referenzlösung: 0,5 ml Untersuchungslösung werden mit Aceton *R* zu 100 ml verdünnt.

Auf die Platte werden getrennt 10 µl jeder Lösung aufgetragen. Die Chromatographie erfolgt mit einer Mischung von 1 Volumteil Ammoniak-Lösung 26 % *R*, 3 Volumteilen Ethanol 96 % *R*, 20 Volumteilen Aceton *R* und 20 Volumteilen Toluol *R* über eine Laufstrecke von 15 cm. Die Platte wird im Luftstrom getrocknet und mit Dragendorffs Reagenz *R* besprüht. Kein im Chromatogramm der Untersuchungslösung auftretender Nebenfleck darf größer oder stärker gefärbt sein als der Fleck im Chromatogramm der Referenzlösung.

Trocknungsverlust (V.6.22): Höchstens 1,0 Prozent, mit 0,500 g Substanz durch Trocknen im Trockenschrank bei 100 bis 105 °C bestimmt.

Sulfatasche (V.3.2.14): Höchstens 0,1 Prozent, mit 1,0 g Substanz bestimmt.

Gehaltsbestimmung

0,350 g Substanz werden in 40 ml wasserfreier Essigsäure *R* unter schwachem Erwärmen gelöst und nach „Titration in wasserfreiem Medium" (V.3.5.5) mit 0,1 N-Perchlorsäure titriert. Der Endpunkt wird mit Hilfe der „Potentiometrie" (V.6.14) bestimmt.

1 ml 0,1 N-Perchlorsäure entspricht 41,34 mg $C_{22}H_{23}NO_7$.

Lagerung

Vor Licht geschützt.

Vorsichtig zu lagern!

Noscapinhydrochlorid

Noscapini hydrochloridum

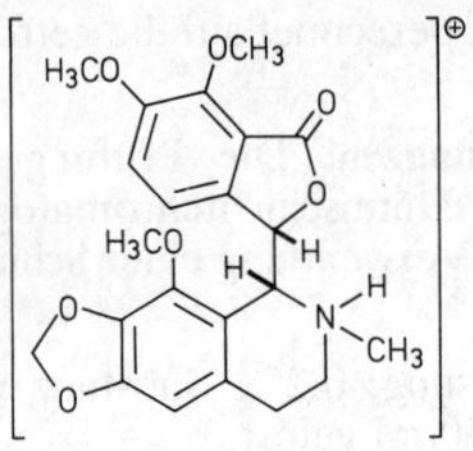

$C_{22}H_{24}ClNO_7 \cdot H_2O$ M_r 467,9

Noscapinhydrochlorid enthält mindestens 98,5 und höchstens 100,5 Prozent (3*S*)-6,7-Dimethoxy-3-[(1*R*)-1,2,3,4-tetrahydro-8-methoxy-2-methyl-6,7-methylendioxy-1-isochinolyl]phthalid-hydrochlorid, berechnet auf die getrocknete Substanz.

Eigenschaften

Weißes, kristallines Pulver oder farblose Kristalle, hygroskopisch; leicht löslich in Wasser und Ethanol, praktisch unlöslich in Ether. Wäßrige Lösungen reagieren schwach sauer; beim Stehenlassen kann die Base mehr oder weniger schnell ausfallen.

Die Substanz schmilzt bei etwa 200 °C unter Zersetzung.

Prüfung auf Identität

Die Prüfung C kann entfallen, wenn die Prüfungen A, B, D und E durchgeführt werden. Die Prüfungen A, B und D können entfallen, wenn die Prüfungen C und E durchgeführt werden.

A. Die Substanz entspricht der Prüfung „Spezifische Drehung" (siehe „Prüfung auf Reinheit").

B. 50 mg Substanz werden in Methanol *R*, das 17 ppm NH_3 enthält, zu 100,0 ml gelöst. 1,0 ml dieser Lösung wird mit Methanol *R*, das 17 ppm NH_3 enthält, zu 10,0 ml verdünnt. Die Lösung, zwischen 250 und 350 nm gemessen, zeigt Absorptionsmaxima (V.6.19) bei 291 und 310 nm. Das Verhältnis zwischen der im Maximum bei 310 nm gemessenen Absorption und der bei 291 nm beträgt 1,2 bis 1,3.

C. Das IR-Absorptionsspektrum (V.6.18) des Niederschlags unter E zeigt im Vergleich mit dem von Noscapin *CRS* Maxima bei denselben Wellenlängen mit den gleichen relativen Intensitäten.

D. Der unter E erhaltene Niederschlag schmilzt (V.6.11.1) bei 174 bis 177 °C.

E. Etwa 40 mg Substanz werden in einer Mischung von 2 ml Wasser und 3 ml Ethanol 96 % *R* gelöst. Die Lösung wird mit 1 ml Ammoniak-Lösung 3,5 % *R* versetzt und bis zur vollständigen Lösung erwärmt. Nach dem Abkühlen wird mit einem Glasstab an der Reagenzglaswand gerieben. Das Filtrat gibt die Identitätsreaktion a auf Chlorid (V.3.1.1).

Der Niederschlag wird mit Wasser gewaschen, bei 100 bis 105 °C getrocknet und für die Identitätsreaktionen C und D verwendet.

Prüfung auf Reinheit

Aussehen der Lösung: 0,5 g Substanz werden in Wasser gelöst, mit 0,3 ml 0,1 N-Salzsäure versetzt und mit Wasser zu 25 ml verdünnt. Die Lösung muß klar (V.6.1) und darf nicht stärker gefärbt sein als Farbvergleichslösung G_6 oder BG_6 (V.6.2, Methode II).

***p*H-Wert** (V.6.3.1): 0,2 g Substanz werden in 10 ml kohlendioxidfreiem Wasser *R* gelöst. Der *p*H-Wert der Lösung darf nicht kleiner als 3,0 sein.

Spezifische Drehung (V.6.6): 0,500 g Substanz werden in 0,01 N-Salzsäure zu 25,0 ml gelöst. Die spezifische Drehung muß zwischen +38,5 und +44,0° liegen, berechnet auf die getrocknete Substanz.

Verwandte Substanzen: Die Prüfung erfolgt mit Hilfe der Dünnschichtchromatographie (V.6.20.2) unter Verwendung einer Schicht von Kieselgel G *R*.

Untersuchungslösung: 0,25 g Substanz werden in Ethanol 96 % *R* zu 10 ml gelöst.

Referenzlösung: 0,5 ml Untersuchungslösung werden mit Ethanol 96 % *R* zu 100 ml verdünnt.

Auf die Platte werden getrennt 10 µl jeder Lösung aufgetragen. Die Chromatographie erfolgt mit einer Mischung von 1 Volumteil Ammoniak-Lösung 26 % *R*, 3 Volumteilen Ethanol 96 % *R*, 20 Volumteilen Aceton *R* und 20 Volumteilen Toluol *R* über eine Laufstrecke von 15 cm. Die Platte wird im Luftstrom getrocknet und mit Dragendorffs Reagenz *R* besprüht. Kein im Chromatogramm der Untersuchungslösung auftretender Nebenfleck darf größer oder stärker gefärbt sein als der Fleck im Chromatogramm der Referenzlösung.

Trocknungsverlust (V.6.22): 3,5 bis 6,5 Prozent, mit 0,200 g Substanz durch Trocknen im Trockenschrank bei 100 bis 105 °C bestimmt.

Sulfatasche (V.3.2.14): Höchstens 0,1 Prozent, mit 1,0 g Substanz bestimmt.

Gehaltsbestimmung

0,400 g Substanz werden unter Erwärmen in 30 ml wasserfreier Essigsäure *R* gelöst. Nach Abkühlen und Zusatz von 6 ml Quecksilber(II)-acetat-Lösung *R* wird nach „Titration in wasserfreiem Medium“ (V.3.5.5) mit 0,1 N-Perchlorsäure titriert. Der Endpunkt wird mit Hilfe der „Potentiometrie“ (V.6.14) bestimmt.

1 ml 0,1 N-Perchlorsäure entspricht 44,99 mg $C_{22}H_{24}ClNO_7$.

Lagerung

Vor Licht geschützt.

Vorsichtig zu lagern!

Nystatin

Nystatinum

Nystatin ist eine fungizid wirkende Substanz, die aus bestimmten Stämmen von *Streptomyces noursei* gewonnen wird. Sie besteht zum größten Teil aus Tetraenen, deren Hauptbestandteil Nystatin A 1 ist. Die Aktivität der Substanz beträgt mindestens 4400 I.E. je Milligramm, berechnet auf die getrocknete Substanz.

Eigenschaften

Gelbes bis leicht bräunliches Pulver, hygroskopisch; sehr schwer löslich in Wasser, leicht löslich in Dimethylformamid, schwer löslich in Methanol, praktisch unlöslich in Chloroform, Ethanol und Ether.

Prüfung auf Identität

A. Die bei der Prüfung auf „Absorption“ (siehe „Prüfung auf Reinheit“) hergestellte Lösung, zwischen 220 und 350 nm gemessen, zeigt Absorptionsmaxima (V.6.19) bei 230, 291, 305 und 319 nm und eine Schulter bei 280 nm. Das Verhältnis zwischen der Absorption im Maximum bei 291 nm und der im Maximum bei 305 nm liegt zwischen 0,61 und 0,73. Das Verhältnis zwischen der Absorption im Maximum bei 319 nm und der im Maximum bei 305 nm liegt zwischen 0,83 und 0,96. Das Verhältnis zwischen der Absorption im Maximum bei 230 nm und der bei der Schulter bei 280 nm liegt zwischen 0,83 und 1,25.

B. Werden etwa 2 mg Substanz mit 0,1 ml Salzsäure 36 % *R* versetzt, entsteht eine braune Färbung.

C. Werden etwa 2 mg Substanz mit 0,1 ml Schwefelsäure 96 % *R* versetzt, entsteht eine braune Färbung, die bald nach Violett umschlägt.

Prüfung auf Reinheit

Absorption (V.6.19): 0,10 g Substanz werden in einer Mischung von 5,0 ml Essigsäure 98 % *R* und 50 ml Methanol *R* gelöst. Nach Verdünnen mit Methanol *R* zu 100,0 ml wird 1,0 ml dieser

Lösung mit Methanol *R* zu 100,0 ml verdünnt. Innerhalb 30 min nach Herstellung der Lösung muß die Absorption, im Maximum bei 305 nm gemessen, mindestens 0,60 betragen.

Schwermetalle (V.3.2.8): 1,0 g Substanz muß der Grenzprüfung C auf Schwermetalle entsprechen (20 ppm). Zur Herstellung der Referenzlösung werden 2 ml Blei-Lösung (10 ppm Pb) *R* verwendet.

Trocknungsverlust (V.6.22): Höchstens 5,0 Prozent, mit 1,000 g Substanz durch 3 h langes Trocknen über Phosphor(V)-oxid *R* bei 60 °C unterhalb 0,1 kPa bestimmt.

Sulfatasche (V.3.2.14): Höchstens 3,5 Prozent, mit 1,0 g Substanz bestimmt.

Wertbestimmung

Während der ganzen Bestimmung sind die Lösungen vor Licht zu schützen.

Die Ausführung erfolgt nach „Mikrobiologische Wertbestimmung von Antibiotika" (V.2.2.1). Substanz und Nystatin *CRS* werden in Dimethylformamid *R* gelöst und mit einer Mischung von 5 Volumteilen Dimethylformamid *R* und 95 Volumteilen Pufferlösung *p*H 6,0 (VIII.4) verdünnt.

Nystatin zur oralen Anwendung muß folgender zusätzlicher Anforderung entsprechen:

Anomale Toxizität (V.2.1.5): Je Maus wird eine mindestens 600 I.E. entsprechende Menge der Substanz, suspendiert in 0,5 ml einer 0,5prozentigen Lösung (*m*/V) von arabischem Gummi *R*, intraperitoneal injiziert.

Lagerung

Dicht verschlossen, vor Licht geschützt, bei 2 bis 8 °C.

Beschriftung

Wenn die Substanz zur oralen Anwendung bestimmt ist, muß dies angegeben sein.

Vorsichtig zu lagern!

Ohrentropfen

Otoguttae

Ohrentropfen sind Lösungen, Suspensionen oder Emulsionen eines oder mehrerer Arzneistoffe, die zur Anwendung am Ohr bestimmt sind.

Suspensionen müssen leicht aufschüttelbar sein, um eine genaue Dosierung zu ermöglichen.

Die Tonizität wäßriger Ohrentropfen muß ihrem vorgesehenen Verwendungszweck angepaßt sein. Wäßrige Ohrentropfen in Mehrdosenbehältnissen müssen in geeigneter Weise vor mikrobieller Kontamination geschützt werden.

Ohrentropfen können weitere Hilfsstoffe enthalten, sofern diese physiologisch unbedenklich sind und die Wirksamkeit nicht nachteilig beeinflussen.

Die Behältnisse dürfen keine Wertminderung durch Abgabe fremder Substanzen in die Zubereitung oder durch Diffusion von Inhaltsstoffen in die Behältniswand ermöglichen.

Lagerung

Falls erforderlich, vor Licht geschützt.

Beschriftung

Auf den Behältnissen müssen zugesetzte Konservierungsmittel angegeben werden. Suspensionen müssen die Aufschrift „Vor Gebrauch schütteln" tragen.

Oleanderblätter

Oleandri folium

Oleanderblätter bestehen aus den getrockneten Laubblättern von *Nerium oleander* L.

Beschreibung

Die Droge ist geruchlos und schmeckt unangenehm bitter. Die hellgraugrünen Blätter sind lederig, lanzettlich, spitz, kurzgestielt, zum Blattstiel verschmälert, 9 bis 14 cm lang und 1,5 bis 2,5 cm breit. Die Blattoberseite zeigt das feine, eingesunkene Fiedernetz der Nervatur. Unterseits treten der Mittelnerv stark und die Sekundärnerven schwach hervor. Die Sekundärnerven stehen in stumpfem Winkel zum Hauptnerv. Sie liegen dicht beieinander und verlaufen parallel zueinander. Die Unterseite ist feingerunzelt und erscheint durch die Ausbildung annähernd kugelförmiger, in das Mesophyll eingesenkter Hohlräume hell oder dunkel punktiert.

Mikroskopische Merkmale: Die Epidermiszellen sind beiderseits polygonal. Auf der Oberseite finden sich selten einzellige Haare. Der Querschnitt zeigt beiderseits ein Hypoderm aus 2 bis 3 Lagen farbloser polygonaler Zellen. Das Palisadenparenchym ist 2- bis 3schichtig. Die Blattunterseite weist zahlreiche tiefe, zu annähernd kugelförmigen Hohlräumen gestaltete Einstülpungen auf. Die Epidermis der Hohlräume ist dicht mit einzelligen, gekrümmten, glatten Haaren besetzt. Spaltöffnungen befinden sich fast ausschließlich innerhalb der Hohlräume. Das Mesophyll enthält zahlreiche, bis 35 µm große Calciumoxalatdrusen; entlang den Hauptnerven Kristallzellreihen.

Pulverdroge: Das graugrüne Pulver ist charakterisiert durch Fragmente der Blattunterseite mit ihren zu annähernd kugelförmigen Hohlräumen gestalteten Einstülpungen, deren Epidermis mit einzelligen, glatten Haaren besetzt ist und Spaltöffnungen enthält, außerdem durch zahlreiche, bis 35 µm große Calciumoxalatdrusen und gelegentlich Kristallzellreihen.

Prüfung auf Identität

Die Prüfung erfolgt mit Hilfe der Dünnschichtchromatographie (V.6.20.2) unter Verwendung einer Schicht von Kieselgel G *R*.

Untersuchungslösung: 1,0 g pulverisierte Droge (355) wird einige Minuten lang mit 10 ml Ethanol 50 % *RN* aufgekocht, nach Abkühlen filtriert und das Filtrat mit Ethanol 50 % *RN* zu 10,0 ml aufgefüllt.

Referenzlösung: 1,0 mg Methylrot *R* und 5 mg Arbutin *RN* werden in 2,0 ml Methanol *R* gelöst.

Auf die Platte werden getrennt 10 µl jeder Lösung bandförmig (20 mm × 3 mm) aufgetragen. Die Startzonen werden im Kaltluftstrom 10 min lang getrocknet. Die Chromatographie erfolgt mit einer Mischung von 8 Volumteilen Wasser, 11 Volumteilen Methanol *R* und 81 Volumteilen Ethylacetat *R* über eine Laufstrecke von 10 cm. Nach Verdunsten des Fließmittels bei Raumtemperatur wird die Platte mit etwa 10 ml Anisaldehyd-Reagenz *R* (für eine 200-mm × 200-mm-Platte) besprüht, anschließend 5 bis 10 min lang unter Beobachtung auf 100 bis 105 °C erhitzt und sofort im Tageslicht ausgewertet. Das Chromatogramm der Untersuchungslösung zeigt im oberen Drittel die sich über Grau nach Blau anfärbende Zone des Oleandrins. Sie liegt etwa in gleicher Höhe wie das Methylrot der Referenzlösung. Darunter können weitere sich schwach blau anfärbende Zonen sichtbar sein. In der Höhe des Arbutins im Chromatogramm der Referenzlösung befindet sich im Chromatogramm der Untersuchungslösung eine weitere blaue, deutlich sichtbare Zone. Darunter sind bräunliche und bläuliche Zonen erkennbar.

Prüfung auf Reinheit

Fremde Bestandteile (V.4.2).

Trocknungsverlust (V.6.22): Höchstens 8,0 Prozent, mit 1,000 g pulverisierter Droge (355) durch 2 h langes Trocknen im Trockenschrank bei 100 bis 105 °C bestimmt.

Asche (V.3.2.16): Höchstens 10,0 Prozent, mit 1,000 g pulverisierter Droge bestimmt.

Lagerung

Vor Licht geschützt.

Hinweis

Werden Oleanderblätter verordnet, so ist, wenn aus der Verordnung nichts anderes hervorgeht, ,,Eingestelltes Oleanderpulver" zu verwenden.

Vorsichtig zu lagern!

Eingestelltes Oleanderpulver

Oleandri pulvis normatus

Eingestelltes Oleanderpulver besteht aus pulverisierten Oleanderblättern (250), deren Wirkwert am Meerschweinchen einem Gehalt von 0,5 Prozent Oleandrin entspricht. Erforderlichenfalls wird durch Verschneiden mit Oleanderblättern von niedrigerem oder höherem Wirkwert eingestellt.

Beschreibung

Das graugrüne Pulver ist geruchlos, hat einen unangenehm bitteren Geschmack und zeigt die in der Monographie **Oleanderblätter** unter ,,Beschreibung" aufgeführten Merkmale.

Prüfung auf Identität

Die Droge muß der in der Monographie **Oleanderblätter** beschriebenen ,,Prüfung auf Identität" entsprechen.

Prüfung auf Reinheit

Die Droge muß den in der Monographie **Oleanderblätter** beschriebenen Prüfungen auf ,,Fremde Bestandteile", ,,Trocknungsverlust" und ,,Asche" entsprechen.

Wirkwertbestimmung

Die Wirkwertbestimmung erfolgt nach der ,,Bestimmung des Wirkwertes von Drogen mit herzwirksamen Glykosiden" (V.2.2.5.N1). Als Referenzglykosid dient Oleandrin *RN.* Der für das Wirkungsäquivalent errechnete Wert W muß zwischen 4,17 und 6,00 mg je Gramm Droge liegen, und der Wert für a darf 0,08 (= lg 1,2) nicht überschreiten.

Lagerung

Dicht verschlossen, vor Licht geschützt.

Vorsichtig zu lagern!

Oleyloleat

Oleylis oleas

Oleyloleat besteht aus Estern der *(Z)*-9-Octadecensäure mit dem aus Naturprodukten gewonnenen Gemisch einfach ungesättigter Fettalkohole, vorwiegend *(Z)*-9-Octadecenylalkohol. Der Zusatz von geeigneten Stabilisatoren ist gestattet.

Eigenschaften

Schwach gelbliches, klares Öl von charakteristischem Geruch und Geschmack. Die Substanz trübt sich beim Abkühlen unterhalb 10 °C und erstarrt unterhalb 5 °C zu einer salbenartigen Masse; praktisch unlöslich in Wasser, sehr leicht löslich in Ether, Petroläther, fetten Ölen und flüssigen Paraffinen, sehr schwer löslich in Ethanol 90 %.

Prüfung auf Reinheit

Relative Dichte (V.6.4): 0,861 bis 0,882.

Brechungsindex (V.6.5): 1,464 bis 1,466.

Säurezahl (V.3.4.1): Höchstens 2; 10,00 g Substanz werden in 50 ml des vorgeschriebenen Lösungsmittelgemisches gelöst, falls erforderlich wird dabei auf dem Wasserbad am Rückflußkühler unter Umschwenken erwärmt.

Hydroxylzahl (V.3.4.3, Methode A): Höchstens 15.

Iodzahl (V.3.4.4): 75 bis 97.

Verseifungszahl (V.3.4.6): 100 bis 115, mit 2,00 g Substanz bestimmt.

Lagerung

Vor Licht geschützt, in dicht verschlossenen, dem Verbrauch angemessenen Behältnissen.

Olivenöl

Olivae oleum

Olivenöl ist das aus den reifen Steinfrüchten von *Olea europaea* L. durch Kaltpressung oder durch andere geeignete mechanische Verfahren gewonnene, fette Öl.

Eigenschaften

Klare, gelbe bis grünlichgelbe, durchscheinende Flüssigkeit, charakteristischer Geruch und Geschmack; mischbar mit Chloroform, Ether und Petroläther, praktisch unlöslich in Ethanol.

Beim Abkühlen trübt sich die Substanz bei 10 °C und wird bei etwa 0 °C zu einer weichen Masse.

Prüfung auf Identität

Die Prüfung erfolgt nach „Identifizierung fetter Öle durch Dünnschichtchromatographie" (V.3.1.3). Das erhaltene Chromatogramm muß dem Chromatogrammtyp für Olivenöl entsprechen. Bei bestimmten Olivenöl-Arten ist der Größenunterschied der Flecke E und F weniger ausgeprägt als in der Abbildung.

Prüfung auf Reinheit

Relative Dichte (V.6.4): 0,910 bis 0,916.

Absorption (V.6.19): 1,00 g Substanz wird in Cyclohexan *R* zu 100,0 ml gelöst. Die Absorption der Lösung, im Maximum bei 270 nm gemessen, darf höchstens 0,20 betragen. Das Verhältnis der Absorption bei 232 nm zu der bei 270 nm muß mindestens 8 betragen.

Säurezahl (V.3.4.1): Höchstens 2,0, mit 5,0 g Substanz, gelöst in 50 ml des vorgeschriebenen Lösungsmittelgemisches, bestimmt.

Peroxidzahl (V.3.4.5): Höchstens 15.

Unverseifbare Anteile: Höchstens 1,5 Prozent *(m/m)*. In einem 150-ml-Kolben mit Rückflußkühler werden 5,0 g Substanz (*m* g) mit 50 ml 2 N-ethanolischer Kaliumhydroxid-Lösung *R* unter häufigem Umschütteln 1 h lang im Wasserbad erhitzt. Anschließend wird durch den Kühler mit 50 ml Wasser versetzt, umgeschüttelt, abgekühlt und der Inhalt des Kolbens in einen Scheidetrichter überführt. Der Kolben wird mehrmals mit insgesamt 50 ml Petroläther *R* 1 gewaschen, wobei die Waschflüssigkeiten in den Scheidetrichter gegeben werden. Anschließend wird 1 min lang kräftig geschüttelt und nach Trennung der Schichten die wäßrige Schicht in einen zweiten Scheidetrichter überführt. Bildet sich eine Emulsion, werden kleine Anteile Ethanol 96 % *R* oder einer konzentrierten Lösung von Kaliumhydroxid *R* zugesetzt. Die wäßrige Schicht wird zweimal mit je 50 ml Petroläther *R* 1 geschüttelt. Die vereinigten Petroläther-Schichten werden in einen dritten Scheidetrichter überführt und dreimal mit je 50 ml Ethanol 50 % (V/V) gewaschen. Die Petroläther-Schicht wird in einen tarierten 250-ml-Kolben überführt, der Scheidetrichter mit wenig Petroläther *R* 1 gewaschen und die Waschflüssigkeit in den Kolben gegeben. Der Petroläther wird auf dem Wasserbad abgedampft und der Rückstand bei horizontaler Lage des Kolbens 15 min lang bei 100 bis 105 °C getrocknet. Nach dem Abkühlen im Exsikkator wird gewogen (*a* g). Das Trocknen wird für jeweils 15 min wiederholt, bis die Massedifferenz zwischen zwei aufeinanderfolgenden Wägungen höchstens 0,1 Prozent beträgt. Der Rückstand wird in 20 ml zuvor unter Zusatz von 0,1 ml Bromphenolblau-Lösung *R* neutralisiertem Ethanol 96 % *R* gelöst. Falls erforderlich, wird die Lösung mit 0,1 N-Salzsäure titriert (*b* ml).

Der Prozentgehalt an unverseifbaren Anteilen errechnet sich nach der Formel:

$$\frac{100\,(a - 0{,}032\,b)}{m}$$

Wenn 0,032 *b* größer als 5 Prozent von *a* ist, darf die Prüfung nicht ausgewertet und muß wiederholt werden.

Fremde fette Öle: Die „Prüfung fetter Öle durch Gaschromatographie" (V.3.3.6) wird durchgeführt. Die Fettsäurefraktion muß folgende Zusammensetzung haben:

- Gesättigte Fettsäuren mit einer Kettenlänge kleiner als C_{16}: Höchstens 0,1 Prozent,
- Palmitinsäure: 7,5 bis 20,0 Prozent,
- Palmitoleinsäure (äquivalente Kettenlänge 16,3, auf Macrogoladipat bestimmt): Höchstens 3,5 Prozent,
- Stearinsäure: 0,5 bis 3,5 Prozent,
- Ölsäure (äquivalente Kettenlänge 18,3, auf Macrogoladipat bestimmt): 56,0 bis 85,0 Prozent,
- Linolsäure (äquivalente Kettenlänge 18,9, auf Macrogoladipat bestimmt): 3,5 bis 20,0 Prozent,
- Linolensäure (äquivalente Kettenlänge 19,7, auf Macrogoladipat bestimmt): Höchstens 1,5 Prozent,
- Arachinsäure: Höchstens 0,5 Prozent,
- Gadolinsäure (äquivalente Kettenlänge 20,3, auf Macrogoladipat bestimmt): Höchstens 0,2 Prozent,
- Behensäure: Höchstens 0,2 Prozent,
- Erucasäure (äquivalente Kettenlänge 22,3, auf Macrogoladipat bestimmt): Höchstens 0,1 Prozent.

Sterole:

Abtrennung der Sterolfraktion: Die Abtrennung der Sterolfraktion erfolgt mit Hilfe der Dünnschichtchromatographie (V.6.20.2) unter Verwendung einer 0,5 mm dicken Schicht von Kieselgel G *R*.

Untersuchungslösung a: Die unverseifbaren Anteile der Substanz werden, wie bei der Prüfung auf „Unverseifbare Anteile" beschrieben, hergestellt, wobei die Endtitration entfällt. Der Rückstand wird mit Chloroform *R* zu einer 5prozentigen Lösung (*m*/V) gelöst.

Untersuchungslösung b: Die unverseifbaren Anteile von Rapsöl *R* werden, wie für die Substanz beschrieben, hergestellt, wobei die Endtitration entfällt. Der Rückstand wird mit Chloroform *R* zu einer 5prozentigen Lösung (*m*/V) gelöst.

Untersuchungslösung c: Die unverseifbaren Anteile von Sonnenblumenöl *R* werden, wie für die Substanz beschrieben, hergestellt, wobei die Endtitration entfällt. Der Rückstand wird mit Chloroform *R* zu einer 5prozentigen Lösung (*m*/V) gelöst.

Referenzlösung: 50 mg Cholesterol *R* werden in 1 ml Chloroform *R* gelöst.

Für jede Untersuchungslösung wird eine eigene Platte verwendet, die in zwei gleiche Teile unterteilt wird. Auf die eine Hälfte der Platte werden bandförmig (10 mm × 3 mm) 5 µl Referenzlösung und bandförmig (40 mm × 3 mm) 0,1 ml der Untersuchungslösung a, der Untersuchungslösung b oder der Untersuchungslösung c aufgetragen (Chromatogramme A). Auf die andere Hälfte der Platte werden bandförmig (40 mm × 3 mm) 0,1 ml der Untersuchungslösung aufgetragen, die auf die erste Hälfte der Platte aufgetragen wurde (Chromatogramme B). Die Chromatographie erfolgt mit einer Mischung von 15 Volumteilen Aceton *R* und 85 Volumteilen Heptan *R* über eine Laufstrecke von 18 cm. Anschließend werden die Platten in einem Strom von Stickstoff *R* getrocknet und die Chromatogramme B mit einer Glasplatte abgedeckt. Die Chromatogramme A werden mit einer 5prozentigen Lösung (*m*/V) von Kaliumpermanganat *R* besprüht. Die mit der Referenzlösung erhaltenen Chromatogramme zeigen eine dem Cholesterol entsprechende Zone. Die mit den Untersuchungslösungen erhaltenen Chromatogramme A zeigen eine Zone mit einem den Sterolen entsprechenden Rf-Wert. Von jedem Chromatogramm B wird eine Fläche der Schicht entnommen, die der Zone der Sterole entspricht, die mit derselben Untersuchungslösung im Chromatogramm A erhalten wurde und getrennt in drei 50-ml-Erlenmeyerkolben gegeben. Jeder Kolben wird mit 15 ml heißem Chloroform *R* versetzt und geschüttelt. Jede Lösung wird durch einen Glassintertiegel (40) filtriert und jeder Tiegel wird dreimal mit je 15 ml Chloroform *R* gewaschen. Filtrat und Waschflüssigkeiten von jedem Tiegel werden vereinigt und getrennt in 3 tarierte Kolben gegeben. Anschließend wird unter einem Strom von Stickstoff *R* zur Trockne eingedampft und gewogen.

Bestimmung der Sterole: Die Prüfung erfolgt mit Hilfe der Gaschromatographie (V.6.20.3). *Die Bestimmung muß unter Feuchtigkeitsausschluß durchgeführt werden. Die Lösungen sind unmittelbar vor Gebrauch herzustellen.*

Untersuchungslösung: Die Sterole, die durch Dünnschichtchromatographie der Substanz erhalten wurden, werden je Milligramm Rückstand mit 0,02 ml einer frisch hergestellten Mischung von 1 Volumteil Chlortrimethylsilan *R*, 3 Volumteilen Hexamethyldisilazan *R* und 9 Volumteilen wasserfreiem Pyridin *R* versetzt. Nach 30 min langem Stehenlassen im Exsikkator über Phosphor(V)-oxid *R* wird zentrifugiert und die überstehende Flüssigkeit verwendet.

Referenzlösung a: 9 Teile der Sterole, die durch Dünnschichtchromatographie von Rapsöl *R* erhalten wurden, werden mit 1 Teil Cholesterol *R* versetzt. Die Mischung wird je Milligramm Rückstand mit 0,02 ml einer frisch hergestellten Mischung von 1 Volumteil Chlortrimethylsilan *R*, 3 Volumteilen Hexamethyldisilazan *R* und 9 Volumteilen wasserfreiem Pyridin *R* versetzt. Nach 30 min langem Stehenlassen im Exsikkator über Phosphor(V)-oxid *R* wird zentrifugiert und die überstehende Flüssigkeit verwendet.

Referenzlösung b: Die Sterole, die durch Dünnschichtchromatographie von Sonnenblumenöl *R* erhalten wurden, werden je Milligramm Rückstand mit 0,02 ml einer frisch hergestellten Mischung von 1 Volumteil Chlortrimethylsilan *R*, 3 Volumteilen Hexamethyldisilazan *R* und 9 Volumteilen wasserfreiem Pyridin *R* versetzt. Nach 30 min langem Stehenlassen im Exsikkator über Phosphor(V)-oxid *R* wird zentrifugiert und die überstehende Flüssigkeit verwendet.

Die Chromatographie kann durchgeführt werden mit

- einer Glassäule von 1 bis 2 m Länge und 3 bis 4 mm innerem Durchmesser, gepackt mit Kieselgur zur Gaschromatographie *R*, imprägniert mit 2 bis 4 Prozent *(m/m)* Polydimethylsiloxan *R*
- Stickstoff zur Chromatographie *R* als Trägergas
- einem Flammenionisationsdetektor.

Die Temperatur der Säule wird bei 275 °C, die des Injektors und Detektors bei 285 °C gehalten.

Das Chromatogramm der Referenzlösung a zeigt 4 Hauptpeaks, die dem Cholesterol, Brassicasterol, Campesterol und β-Sitosterol entsprechen bei t_R-Werten, bezogen auf Cholesterol, von etwa 1,0, 1,1, 1,3 und 1,6. Weitere Peaks können vorhanden sein.

Das Chromatogramm der Referenzlösung b zeigt 4 Hauptpeaks, die dem Campesterol, Stigmasterol, β-Sitosterol und Δ7-Stigmasterol entsprechen bei t_R-Werten, bezogen auf Cholesterol, von etwa 1,3, 1,4, 1,6 und 1,8. Weitere Peaks können vorhanden sein.

Im Chromatogramm der Untersuchungslösung werden diejenigen Peaks ermittelt, die dem Brassicasterol, β-Sitosterol, Cholesterol, Δ7-Stigmasterol, Campestrol und Stigmasterol entsprechen. Der Prozentgehalt jedes der letzten 5 Sterole in der Sterolfraktion der Substanz errechnet sich nach der Formel:

$$\frac{A}{S} \cdot 100$$

A = Fläche des Peaks der zu bestimmenden Komponente

S = Summe der Flächen der Peaks aller 6 Komponenten.

Die Sterolfraktion der Substanz muß enthalten:

- β-Sitosterol[1]: Mindestens 93 Prozent
- Cholesterol: Höchstens 0,5 Prozent

[1] Andere bei gleichem t_R-Wert wie β-Sitosterol auftretende Sterole werden als β-Sitosterol berechnet.

– Δ7-Stigmasterol[2]: Höchstens 0,5 Prozent
– Campesterol: Höchstens 4 Prozent

Der Gehalt an Δ7-Stigmasterol muß kleiner sein als der von Campesterol.

Sesamöl: 10 ml Substanz werden in einem Meßzylinder mit Schliffstopfen etwa 1 min lang mit einer Mischung von 0,5 ml einer 0,35prozentigen Lösung (V/V) von Furfural *R* in Acetanhydrid *R* und 4,5 ml Acetanhydrid *R* geschüttelt und anschließend durch ein mit Acetanhydrid *R* befeuchtetes Filter filtriert. Wird das Filtrat mit 0,2 ml Schwefelsäure 96 % *R* versetzt, darf keine bläulichgrüne Farbe entstehen.

Olivenöl zur parenteralen Anwendung muß den Anforderungen der Monographie mit folgenden Änderungen und einer zusätzlichen Prüfung auf Wasser entsprechen.

Säurezahl (V.3.4.1): Höchstens 0,5.

Peroxidzahl (V.3.4.5): Höchstens 5,0.

Wasser (V.3.5.6): Höchstens 0,1 Prozent, mit 10,0 g Substanz nach der Karl-Fischer-Methode bestimmt. Als Lösungsmittel wird eine Mischung von gleichen Volumteilen Chloroform *R* und wasserfreiem Methanol *R* verwendet.

Lagerung

Vor Licht geschützt, in dicht verschlossenen, dem Verbrauch angemessenen, möglichst vollständig gefüllten Behältnissen. Das Standgefäß in der Offizin darf Öl im Anbruch enthalten. Öle aus verschiedenen Lieferungen dürfen nicht miteinander gemischt gelagert werden.

Opium

Opium

Opium ist der aus angeschnittenen, unreifen Früchten von *Papaver somniferum* L. gewonnene, an der Luft getrocknete Milchsaft. Es enthält mindestens 10,0 Prozent Morphin ($C_{17}H_{19}NO_3$; M_r 285,3), mindestens 2 Prozent Codein ($C_{18}H_{21}NO_3$; M_r 299,4) und höchstens 3 Prozent Thebain ($C_{19}H_{21}NO_3$; M_r 311,4), berechnet auf die getrocknete Droge.

[2] Andere bei gleichem t_R-Wert wie Δ7-Stigmasterol auftretende Sterole werden als Δ7-Stigmasterol berechnet.

Beschreibung

Die Droge hat einen eigenartigen Geruch. Sie besteht aus verschieden großen Stücken von rundlicher, zylindrischer, plattenförmiger oder abgerundet-würfeliger Gestalt. Die Außenfläche kann durch anhaftende Fragmente von Mohnblättern, gelegentlich auch durch Früchte einer *Rumex*-Art, hell gefärbt sein; das Innere ist dunkelbraun, bisweilen mit helleren Flecken oder Körnern durchsetzt. Die Stücke sind in frischem Zustand zähplastisch; durch Austrocknen werden sie hart und spröde mit körnigem Bruch. Das Pulver ist dunkelbraun.

Prüfung auf Identität

Zur Prüfung ist die Droge gegebenenfalls von ihrer Umhüllung zu befreien, in schmale Streifen zu schneiden, bei einer 60 °C nicht übersteigenden Temperatur zu trocknen und zu pulverisieren (500).

A. Das Pulver besteht im mikroskopischen Bild überwiegend aus strukturlosen, gelblich- bis dunkelbraunen Massen, die sich in Chloralhydrat-Lösung *RN* 1 zum größten Teil, nicht aber in Wasser lösen. Bisweilen sind Fragmente der Fruchtkapsel zu finden; sie sind gekennzeichnet durch die 5- bis 6eckigen, derbwandigen, getüpfelten Zellen der äußeren Epidermis mit spärlichen Spaltöffnungen, Bruchstücke der Leitbündel mit meist schraubig verdickten Gefäßen und dünnwandige Mesokarpzellen. Seltener treten Fragmente der Mohnblätter auf mit oberseits polygonalen, dünnwandigen, unterseits schwach welligen Epidermiszellen und zahlreichen eingesenkten, rundlichen Spaltöffnungen vom anomocytischen Typ (V.4.3), die etwa 40 µm lang und etwa 36 µm breit sind. Zuweilen sind auch etwa 40 µm große Pollenkörner mit feingrubiger Exine und 3 Keimspalten zu finden.

B. 0,5 g pulverisierte Droge werden 5 min lang mit 5 ml Wasser extrahiert und abfiltriert. Nach Zusatz von 0,25 ml Eisen(III)-chlorid-Lösung *R* 2 zum Filtrat entsteht unter Bildung eines Niederschlags eine rote Färbung, die weder nach Zusatz von 0,25 ml Quecksilber(II)-chlorid-Lösung *R* noch nach Zusatz von 0,4 ml Salzsäure 7 % *R* verschwindet.

C. Die Prüfung erfolgt mit Hilfe der Dünnschichtchromatographie (V.6.20.2) unter Verwendung einer Schicht von Kieselgel GF_{254} *R*.

Untersuchungslösung: 0,10 g pulverisierte Droge werden mit 5 ml Ethanol 70 % *RN* verrieben, nach Zusatz von weiteren 3 ml Ethanol 70 % *RN* in einen 25-ml-Kolben gebracht und im Wasserbad bei 50 bis 60 °C unter Umschwenken 30 min lang erwärmt. Nach dem Abkühlen wird in einen 10-ml-Meßkolben filtriert und unter Nachspülen des Filters mit Ethanol 70 % *RN* zu 10 ml verdünnt.

Referenzlösung: 2,0 mg Papaverinhydrochlorid *RN*, 12 mg Codeinphosphat *R*, 12 mg Noscapinhydrochlorid *RN* und 25 mg Morphinhydrochlorid *R* werden mit Ethanol 70 % *RN* zu 25 ml gelöst.

Auf die Platte werden getrennt 20 µl jeder Lösung bandförmig (20 mm × 3 mm) aufgetragen. Die Chromatographie erfolgt mit einer frisch hergestellten Mischung von 3 Volumteilen Ammoniak-Lösung 26 % *R*, 7 Volumteilen Ethanol 96 % *R*, 45 Volumteilen Aceton *R* und 45 Volumteilen Toluol *R* über eine Laufstrecke von 15 cm. Das Chromatogramm wird 15 min lang bei 100 bis 105 °C getrocknet und im ultravioletten Licht bei 254 nm ausgewertet. Alle Alkaloid-Zonen der Referenz- und der Untersuchungslösung zeigen Fluoreszenzminderung. Anschließend wird mit einer unter Erwärmen hergestellten 1prozentigen Lösung (*m*/V) von Ammoniumvanadat *R* in Schwefelsäure 96 % *R* besprüht. Die Alkaloide färben sich sofort an. Unter Beobachtung wird etwa 10 min lang auf 100 bis 105 °C erhitzt, bis sich die gelbe Färbung der Schicht aufhellt. Dann wird im Tageslicht ausgewertet. Im unteren Bereich des Chromatogramms der Referenzlösung ist die dunkelpurpurfarbene Zone des Morphins zu sehen, darüber die dunkelblaugraue Zone des Codeins. Im oberen Bereich liegen die gelbbraune Zone des Papaverins und darüber die rote Zone des Noscapins. Im Chromatogramm der Untersuchungslösung finden sich die gleichen Zonen in etwa der gleichen Größe. Zusätzlich kann zwischen dem Codein und dem Papaverin eine dunkelrotbraune Zone auftreten (Thebain). Im Startbereich kann eine braune Zone sichtbar sein (Narcein).

Prüfung auf Reinheit

Trocknungsverlust (V.6.22): Höchstens 5,0 Prozent, mit 1,000 g pulverisierter Droge (355) durch 2 h langes Trocknen im Trockenschrank bei 100 bis 105 °C bestimmt.

Asche (V.3.2.16): Höchstens 6,0 Prozent, mit 1,00 g pulverisierter Droge bestimmt.

Gehaltsbestimmung

Die Bestimmung erfolgt mit Hilfe der Flüssigchromatographie (V.6.20.4).

Untersuchungslösung: 1,000 g pulverisierte Droge (500) wird in einem 100-ml-Meßkolben mit 50 ml Ethanol 50 % (V/V), hergestellt aus Ethanol 96 % *R* durch Verdünnen mit bidestilliertem Wasser, versetzt. Nach Durchmischen mit Hilfe von Ultraschall wird mit dem gleichen Lösungsmittel zu 100,0 ml verdünnt. Von der überstehenden Lösung werden 10,0 ml in einem 25-ml-Meßkolben mit 5 ml Ammoniumchlorid-Pufferlösung *p*H 9,5 *RN* versetzt und mit bidestilliertem Wasser zu 25,0 ml verdünnt. Von der gut gemischten Lösung werden 20,0 ml auf ein Chromatographierohr von etwa 150 mm Länge und etwa 30 mm Durchmesser gebracht, das mit 15 g Kieselgur-Filtrierhilfsmittel *RN* gefüllt ist. Nach 15 min wird 2mal mit je 40 ml einer Mischung von 15 Volumteilen Isopropylalkohol *R* und 85 Volumteilen Dichlormethan *R* eluiert. Das Eluat wird unter vermindertem Druck bei 50 °C auf etwa 5 ml eingeengt und in einen 25-ml-Meßkolben überführt. Zum Nachwaschen und zum Auffüllen auf 25,0 ml wird eine Mischung von 2 Volumteilen 0,5 N-Salzsäure und 8 Volumteilen Acetonitril *R* verwendet. Die aufgefüllte, gemischte Lösung dient als Untersuchungslösung.

Referenzlösung: 25,0 mg Codein *R*, 30,0 mg Thebain *RN* und 70,0 mg Morphinhydrochlorid *R* werden in einem 25-ml-Meßkolben in einer Mischung von 20 Volumteilen bidestilliertem Wasser und 80 Volumteilen Acetonitril *R* zu 25,0 ml gelöst. 4,0 ml der Lösung werden mit dem gleichen Lösungsmittel zu 25,0 ml verdünnt. Diese Lösung dient als Referenzlösung.

Die Chromatographie kann durchgeführt werden mit einer Säule von 250 mm Länge und 4,6 mm innerem Durchmesser, gefüllt mit octylsilyliertem Kieselgel zur Chromatographie *R* mit einer Korngröße von 10 µm. Als Fließmittel wird die Mischung einer Lösung von 1,0 g Natriumheptansulfonat *RN* in 390 ml bidestilliertem Wasser, die mit 0,05 M-Phosphorsäure auf *p*H 3,2 eingestellt wurde, und 210 ml Acetonitril *R* verwendet. Die Durchflußrate beträgt 1,7 ml je Minute. Bei Raumtemperatur werden je 10 µl beider Lösungen getrennt eingespritzt. Die Detektion erfolgt spektralphotometrisch bei 280 nm mit entsprechender Empfindlichkeitseinstellung. Die Geschwindigkeit des Papiervorschubs beträgt 5 mm je Minute. (Nettoretentionszeiten: Morphin etwa 2,5 min, Codein etwa 3,5 min, Thebain etwa 8 min.)

Bei der Berechnung ist zu berücksichtigen, daß 1 mg Morphinhydrochlorid ($3\,H_2O$) 0,759 mg wasserfreiem Morphin und 1 mg Codein ($1\,H_2O$) 0,943 mg wasserfreiem Codein entsprechen.

Der Prozentgehalt der einzelnen wasserfreien Alkaloide errechnet sich nach folgender Formel:

$$\frac{F_1 \cdot m_2 \cdot 200}{F_2 \cdot m_1}$$

F_1 = Fläche des Alkaloidpeaks im Chromatogramm der Untersuchungslösung
F_2 = Fläche des Alkaloidpeaks im Chromatogramm der Referenzlösung
m_1 = Einwaage der Droge in g
m_2 = Einwaage des wasserfreien Alkaloids in g für die Referenzlösung.

Lagerung

Vor Licht geschützt.

Hinweis

Unter Opium in Verschreibungen ist **Eingestelltes Opium** zu verstehen.

Vorsichtig zu lagern!

Eingestelltes Opium

Opii pulvis normatus

Eingestelltes Opium besteht aus pulverisiertem Opium (355), das mit Lactose auf einen Gehalt von 10 Prozent Morphin eingestellt ist. Es enthält mindestens 9,8 und höchstens 10,2 Prozent Morphin ($C_{17}H_{19}NO_3$; M_r 285,3), mindestens 2 Prozent Codein ($C_{18}H_{21}NO_3$; M_r 299,4) und höchstens 3 Prozent Thebain ($C_{19}H_{21}NO_3$; M_r 311,4), berechnet auf die getrocknete Droge.

Eigenschaften

Gelbbraunes bis rotbraunes Pulver von eigenartigem Geruch.

Prüfung auf Identität

Die Droge muß der in der Monographie **Opium** beschriebenen „Prüfung auf Identität" entsprechen.

Prüfung auf Reinheit

Die Droge muß der in der Monographie **Opium** beschriebenen „Prüfung auf Reinheit" entsprechen.

Gehaltsbestimmung

Wie in der Monographie **Opium** angegeben. Folgende Untersuchungslösung wird verwendet:

Untersuchungslösung: 1,000 g Droge wird in einem 100-ml-Meßkolben mit 50 ml Ethanol 50 % (V/V), hergestellt aus Ethanol 96 % *R* durch Verdünnen mit bidestilliertem Wasser, versetzt. Nach Durchmischen mit Hilfe von Ultraschall wird mit dem gleichen Lösungsmittel zu 100,0 ml verdünnt. Von der überstehenden Lösung werden 10,0 ml in einem 25-ml-Meßkolben mit 5 ml Ammoniumchlorid-Pufferlösung *p*H 9,5 *RN* versetzt und mit bidestilliertem Wasser zu 25,0 ml verdünnt. Von der gut gemischten Lösung werden 20,0 ml auf ein Chromatographierohr von etwa 150 mm Länge und etwa 30 mm Durchmesser gebracht, das mit 15 g Kieselgur-Filtrierhilfsmittel *RN* gefüllt ist. Nach 15 min wird 2mal mit je 40 ml einer Mischung von 15 Volumteilen Isopropylalkohol *R* und 85 Volumteilen Dichlormethan *R* eluiert. Das Eluat wird unter vermindertem Druck bei 50 °C auf etwa 5 ml eingeengt und in einen 25-ml-Meßkolben überführt. Zum Nachwaschen und zum Auffüllen auf 25,0 ml wird eine Mischung von 2 Volumteilen 0,5 N-Salzsäure und 8 Volumteilen Acetonitril *R* verwendet. Die aufgefüllte, gemischte Lösung dient als Untersuchungslösung.

Lagerung

Vor Licht geschützt.

Vorsichtig zu lagern!

Opiumtinktur

Opii tinctura

Opiumtinktur enthält mindestens 0,95 und höchstens 1,05 Prozent Morphin ($C_{17}H_{19}NO_3$; M_r 285,3), mindestens 0,2 Prozent Codein ($C_{18}H_{21}NO_3$; M_r 299,4) und höchstens 0,3 Prozent Thebain ($C_{19}H_{21}NO_3$; M_r 311,4).

Herstellung

Opiumtinktur wird aus 1 Teil Opium und einer Mischung von gleichen Volumteilen Ethanol 70 % (V/V) und Wasser nach dem in der Monographie **Tinkturen** beschriebenen Verfahren der Mazeration so hergestellt, daß aus 1 Teil Droge etwa 8 bis 10 Teile Tinktur erhalten werden. Im Mazerat wird nach dem Filtrieren der Alkaloidgehalt bestimmt und die Tinktur gegebenenfalls mit der oben angegebenen Ethanol-Wasser-Mischung auf den geforderten Morphingehalt eingestellt nach der Gleichung:

$$m_1 = m_2\,(a - 1)$$

m_1 = Gramm Ethanol-Wasser-Mischung
m_2 = Gramm der einzustellenden Tinktur
a = Morphingehalt der Tinktur in Prozent

Eigenschaften

Rotbraune Flüssigkeit von charakteristischem Geruch.

Prüfung auf Identität

Die Prüfung erfolgt mit Hilfe der Dünnschichtchromatographie nach der in der Monographie **Opium** unter ,,Prüfung auf Identität, C" angegebenen Vorschrift. Folgende Untersuchungslösung wird verwendet:

Untersuchungslösung: 1,0 ml Tinktur wird mit Ethanol 70 % *RN* zu 10 ml verdünnt.

Prüfung auf Reinheit

Ethanolgehalt (V.5.3.1): 31,5 bis 34,0 Prozent (V/V).

Isopropylalkohol (V.3.3.N3).

Methanol (V.3.3.N2).

Trockenrückstand (V.6.22.N2): Mindestens 4,0 Prozent.

Gehaltsbestimmung

Wie in der Monographie **Opium** angegeben. Folgende Untersuchungslösung wird verwendet:

Untersuchungslösung: 2,000 g Tinktur werden in einem 25-ml-Meßkolben mit Ethanol 50 % (V/V), hergestellt aus Ethanol 96 % *R* durch Verdünnen mit bidestilliertem Wasser, zu 25,0 ml verdünnt. 10,0 ml dieser Lösung werden in einem 25-ml-Meßkolben mit 5 ml Ammoniumchlorid-Pufferlösung *p*H 9,5 *RN* versetzt und mit bidestilliertem Wasser zu 25,0 ml verdünnt. Von der gut gemischten Lösung werden 20,0 ml auf ein Chromatographierohr von etwa 150 mm Länge und etwa 30 mm Durchmesser gebracht, das mit 15 g Kieselgur-Filtrierhilfsmittel *RN* gefüllt ist. Nach 15 min wird 2mal mit je 40 ml einer Mischung von 15 Volumteilen Isopropylalkohol *R* und 85 Volumteilen Dichlormethan *R* eluiert. Das Eluat wird unter vermindertem Druck bei 50 °C auf etwa 5 ml eingeengt und in einen 25-ml-Meßkolben überführt. Zum Nachwaschen und Auffüllen auf 25,0 ml wird eine Mischung von 2 Volumteilen 0,5 N-Salzsäure und 8 Volumteilen Acetonitril *R* verwendet. Die aufgefüllte, gemischte Lösung dient als Untersuchungslösung.

Bei der *Berechnung* ist zu berücksichtigen, daß 1 mg Morphinhydrochlorid (3 H_2O) 0,759 mg wasserfreiem Morphin und 1 mg Codein (1 H_2O) 0,943 mg wasserfreiem Codein entsprechen.

Der Prozentgehalt der einzelnen wasserfreien Alkaloide errechnet sich nach folgender Formel:

$$\frac{F_1 \cdot m_2 \cdot 50}{F_2 \cdot m_1}$$

F_1 = Fläche des Alkaloidpeaks im Chromatogramm der Untersuchungslösung
F_2 = Fläche des Alkaloidpeaks im Chromatogramm der Referenzlösung
m_1 = Einwaage der Tinktur in g
m_2 = Einwaage des wasserfreien Alkaloids in g für die Referenzlösung.

Lagerung

Dicht verschlossen, vor Licht geschützt.

Vorsichtig zu lagern!

Orthosiphonblätter

Orthosiphonis folium

Orthosiphonblätter bestehen aus den kurz vor der Blütezeit geernteten, getrockneten Laubblättern und Stengelspitzen von *Orthosiphon aristatus* (BLUME) MIQUEL (Synonym: *Orthosiphon spicatus* (THUNBERG) BACKER, BAKHUIZEN fil. et VAN STEENIS; *Orthosiphon stamineus* BENTHAM).

Beschreibung

Die Droge hat einen schwach aromatischen Geruch und einen etwas salzigen, schwach bitteren und adstringierenden Geschmack. Die einfachen, kurzgestielten Blätter sind bis etwa 7,5 cm lang und bis etwa 2 cm breit, sind brüchig und zeigen unterseits eine hell graugrüne, oberseits eine dunkler grüne bis bräunlichgrüne Farbe. Die Blätter sind eiförmig lanzettlich, lang zugespitzt, an der Basis keilförmig, fiedernervig mit wenigen Seitennerven. Der Rand ist unregelmäßig grob gesägt, bisweilen gekerbt und wenig nach unten gebogen. Die Blattstiele sind mehr oder weniger 4kantig, etwa 4 bis 8 mm lang und wie die Hauptnerven mehr oder weniger bräunlichviolett. In der Droge finden sich vereinzelt traubige Blütenstände mit bläulichweißen, noch nicht geöffneten Blüten.

Mikroskopische Merkmale: Die Blätter zeigen etwa 70 µm große Drüsenhaare vom Typ B (V.4.N3), die zumeist aus 4 Zellen und einem 1- bis 2zelligen Stiel bestehen; daneben kleine 1- bis 2zellige Drüsenhaare und kegelförmige, kurze, dickwandige Haare, deren eingesenkte Basalzelle oft eigenartig verdickt ist, ferner sind 1- bis 5zellige Borstenhaare mit einer Länge bis etwa 450 µm vorhanden. Spaltöffnungen vom diacytischen Typ (V.4.3) finden sich auf beiden Blattseiten, auf der Unterseite stehen sie sehr dicht.

Prüfung auf Identität

Die Prüfung erfolgt mit Hilfe der Dünnschichtchromatographie (V.6.20.2) unter Verwendung einer Schicht von Kieselgel G *R*.

Untersuchungslösung: 1,0 g pulverisierte Droge (710) wird 15 min lang mit 10 ml Dichlormethan *R* unter Schütteln extrahiert und anschließend abfiltriert. Das Filtrat dient als Untersuchungslösung.

Referenzlösung: 0,5 mg Scopoletin *RN* werden in 10 ml Methanol *R* gelöst.

Auf die Platte werden getrennt 30 µl Untersuchungslösung und 10 µl Referenzlösung bandförmig (20 mm × 3 mm) aufgetragen. Die Chromatographie erfolgt mit einer Mischung von 40 Volumteilen Ethylacetat *R* und 60 Volumteilen Chloroform *R*, wobei 2mal mit dem gleichen Fließmittel über eine Laufstrecke von 10 cm entwickelt wird. Nach Verdunsten des Fließmittels bei Raumtemperatur wird die Platte im ultravioletten Licht bei 365 nm ausgewertet.

Im Chromatogramm der Untersuchungslösung sind 4 blau fluoreszierende Flavonoid-Zonen in der unteren Hälfte zu erkennen. Das intensiv hellblau fluoreszierende Sinensetin liegt etwa auf der Höhe des gleichfarbig fluoreszierenden Scopoletins der Referenzlösung. In der Untersuchungslösung befindet sich die blauviolett fluoreszierende Zone des Scutellareintetramethylethers knapp oberhalb des Sinensetins. Etwas unterhalb liegt das Eupatorin mit einer weiteren blau fluoreszierenden Zone. Im Bereich des Starts und der Fließmittelfront sind rot fluoreszierende Zonen erkennbar.

Prüfung auf Reinheit

Fremde Bestandteile (V.4.2): Höchstens 2 Prozent und höchstens 5 Prozent Stengel mit einem Durchmesser über 1 mm.

Trocknungsverlust (V.6.22): Höchstens 11,0 Prozent, mit 1,000 g pulverisierter Droge (355) durch 2 h langes Trocknen im Trockenschrank bei 100 bis 105 °C bestimmt.

Asche (V.3.2.16): Höchstens 12,5 Prozent, mit 1,000 g pulverisierter Droge bestimmt.

Lagerung

Vor Licht geschützt.

Ouabain

Ouabainum

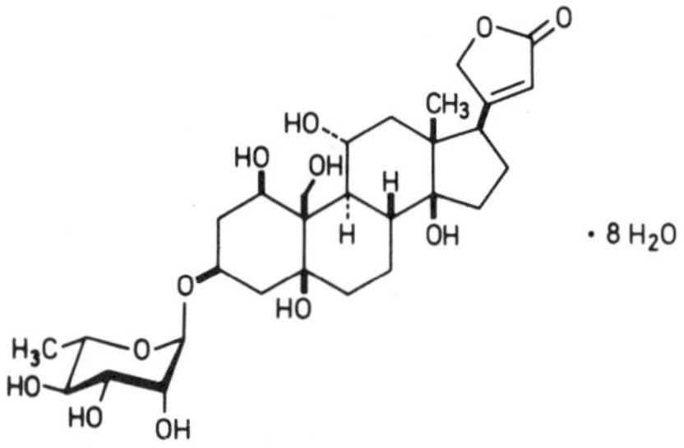

$C_{29}H_{44}O_{12} \cdot 8\ H_2O$ M_r 729

Ouabain enthält mindestens 96,0 und höchstens 104,0 Prozent 1β,5,11α,14,19-Pentahydroxy-3β-(α-L-rhamnopyranosyloxy)-5β,14β-card-20(22)-enolid, berechnet auf die wasserfreie Substanz.

Eigenschaften

Weißes, kristallines Pulver oder farblose Kristalle, geruchlos; wenig löslich in Wasser und wasserfreiem Ethanol, praktisch unlöslich in Chloroform, Ether und Ethylacetat.

Prüfung auf Identität

A. Die Prüfung erfolgt mit Hilfe der Dünnschichtchromatographie, wie unter Prüfung auf „Verwandte Substanzen“ (siehe „Prüfung auf Reinheit“) angegeben. Der Hauptfleck im Chromatogramm der Untersuchungslösung entspricht in bezug auf Lage, Farbe und Größe dem mit der Referenzlösung a erhaltenen Hauptfleck.

B. Werden 2 bis 3 mg Substanz in 2 ml Schwefelsäure 96 % *R* gelöst, entwickelt sich eine rosa Färbung, die rasch in Rot übergeht. Im ultravioletten Licht zeigt die Lösung eine grüne Fluoreszenz.

C. Wird etwa 1 mg Substanz in 1 ml Dinitrobenzol-Lösung *R* gelöst und die Lösung mit 0,2 ml Natriumhydroxid-Lösung 8,5 % *R* versetzt, entsteht eine intensive blaue Farbe.

D. 0,1 g Substanz werden in 5 ml einer 15prozentigen Lösung (*m*/V) von Schwefelsäure 96 % *R* gelöst und einige Minuten lang gekocht. Die Lösung wird gelb und trüb. Wird anschließend filtriert und das Filtrat nach Filtration mit 5 ml einer 12prozentigen Lösung (*m*/V) von Natriumhydroxid *R* und 3 ml Fehlingsche Lösung *R* versetzt und erhitzt, entsteht ein roter Niederschlag.

Prüfung auf Reinheit

Prüflösung: 0,20 g Substanz werden durch Erhitzen auf dem Wasserbad in 15 ml Wasser gelöst. Nach dem Erkalten wird mit dem gleichen Lösungsmittel zu 20,0 ml verdünnt.

Aussehen der Lösung: Die Prüflösung muß klar (V.6.1) und farblos (V.6.2, Methode II) sein.

Spezifische Drehung (V.6.6): Die spezifische Drehung muß zwischen −30 und −33 ° liegen, an der Prüflösung bestimmt und auf die wasserfreie Substanz berechnet.

Verwandte Substanzen: Die Prüfung erfolgt mit Hilfe der Dünnschichtchromatographie (V.6.20.2) unter Verwendung einer Schicht von Kieselgel G *R*.

Untersuchungslösung: Eine Substanzmenge, die 20 mg wasserfreier Substanz entspricht, wird in 1,0 ml einer Mischung von 100 Volumteilen Chloroform *R*, 100 Volumteilen Methanol *R* und 32 Volumteilen Wasser gelöst.

Referenzlösung a: Eine Menge Ouabain *CRS*[1)], die 20 mg wasserfreier Substanz entspricht, wird in 1,0 ml einer Mischung von 100 Volumteilen Chloroform *R*, 100 Volumteilen Methanol *R* und 32 Volumteilen Wasser gelöst.

Referenzlösung b: Eine Menge Ouabain *CRS*[1)], die 10 mg wasserfreier Substanz entspricht, wird in einer Mischung von 100 Volumteilen Chloroform *R*, 100 Volumteilen Methanol *R* und 32 Volumteilen Wasser zu 25 ml gelöst.

Referenzlösung c: 2,5 ml Referenzlösung b werden mit einer Mischung von 100 Volumteilen Chloroform *R*, 100 Volumteilen Methanol *R* und 32 Volumteilen Wasser zu 10 ml verdünnt.

Auf die Platte werden getrennt 5 µl jeder Lösung aufgetragen. Die Chromatographie er-

1) Ouabain *CRS:* 25 mg Ouabain *CRS* entsprechen 20 mg wasserfreier Substanz.

folgt mit einer homogenen Mischung von 4 Volumteilen Wasser, 15 Volumteilen Dimethylsulfoxid *R*, 15 Volumteilen Methanol *R* und 70 Volumteilen Chloroform *R* über eine Laufstrecke von 13 cm. Die Platte wird sofort 30 min lang in einem mit Ventilator versehenen Trockenschrank bei 140 °C getrocknet, nach dem Erkalten mit ethanolischer Schwefelsäure 35 % *R* besprüht und erneut 15 min lang auf 140 °C erhitzt. Im Chromatogramm der Untersuchungslösung auftretende Nebenflecke dürfen nicht größer oder stärker gefärbt sein als der mit der Referenzlösung b erhaltene Fleck. Die Prüfung darf nur ausgewertet werden, wenn der Hauptfleck im Chromatogramm der Referenzlösung a und der Hauptfleck im Chromatogramm der Untersuchungslösung über eine so große Strecke gewandert sind, daß eine eindeutige Trennung der Nebenflecke erfolgt und der Fleck im Chromatogramm der Referenzlösung c deutlich sichtbar ist.

Alkaloide und k-Strophanthin: Werden 5,0 ml Prüflösung mit 0,5 ml einer 10prozentigen Lösung (*m*/V) von Tannin *R* versetzt, so darf kein Niederschlag auftreten.

Wasser (V.3.5.6): 18,0 bis 22,0 Prozent, mit 0,100 g Substanz nach der Karl-Fischer-Methode bestimmt.

Sulfatasche (V.3.2.14): Höchstens 0,1 Prozent, mit 1,0 g Substanz bestimmt.

Gehaltsbestimmung

40,0 mg Substanz werden in Ethanol 96 % *R* zu 50,0 ml gelöst. 5,0 ml dieser Lösung werden mit Ethanol 96 % *R* zu 100,0 ml verdünnt. Eine Referenzlösung wird mit 40,0 mg Ouabain *CRS* auf die gleiche Weise hergestellt. Je 5,0 ml jeder Lösung werden mit 3,0 ml alkalischer Natriumpikrat-Lösung *R* versetzt, 30 min lang vor Licht geschützt stehengelassen und die Absorption (V.6.19) jeder Lösung im Maximum bei 495 nm gegen eine gleichzeitig bereitete Kompensationsflüssigkeit, bestehend aus einer Mischung von 5,0 ml Ethanol 96 % *R* und 3,0 ml alkalischer Natriumpikrat-Lösung *R*, gemessen.

Der Gehalt an $C_{29}H_{44}O_{12}$ wird aus den gemessenen Absorptionen und Konzentrationen der verwendeten Lösungen berechnet.

Lagerung

Vor Licht geschützt.

Sehr vorsichtig zu lagern!

Oxycodonhydrochlorid

Oxycodoni hydrochloridum

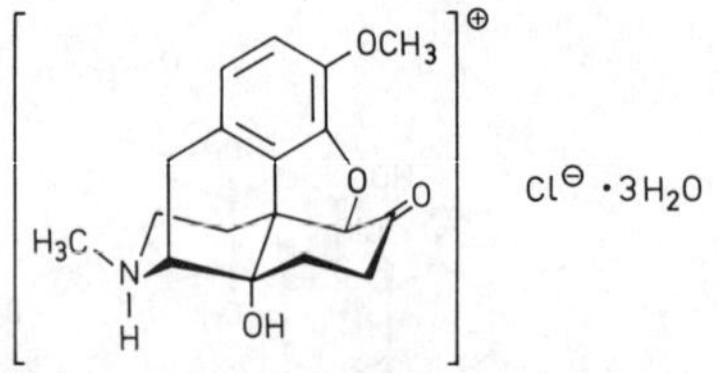

$C_{18}H_{22}ClNO_4 \cdot 3\,H_2O$ M_r 405,9

Oxycodonhydrochlorid enthält mindestens 98,5 und höchstens 101,0 Prozent 4,5α-Epoxy-14-hydroxy-3-methoxy-17-methyl-6-morphinanon-hydrochlorid, berechnet auf die getrocknete Substanz.

Eigenschaften

Weißes, kristallines Pulver; leicht löslich in Wasser, wenig löslich in Ethanol 90 %.

Prüfung auf Identität

Die Prüfung A kann entfallen, wenn die Prüfungen B, C, D und E durchgeführt werden. Die Prüfungen B und C können entfallen, wenn die Prüfungen A, D und E durchgeführt werden.

A. Das IR-Absorptionsspektrum (V.6.18) des Niederschlags von D zeigt im Vergleich mit dem Spektrum einer dem Arzneibuch entsprechenden Referenzsubstanz bekannter Identität Maxima bei denselben Wellenlängen mit den gleichen relativen Intensitäten.

B. 2 bis 3 mg Substanz geben nach dem Lösen in 3 ml eisgekühlter Formaldehyd-Schwefelsäure *R* eine Gelbfärbung, die allmählich in Violett übergeht.

C. 0,3 ml Prüflösung (siehe „Prüfung auf Reinheit") geben nach Zusatz von 0,8 ml Wasser, 3 ml Dinitrobenzol-Lösung *R* und 0,5 ml Natriumhydroxid-Lösung 8,5 % *R* eine sich allmählich verstärkende rotviolette Färbung.

D. Nach Zusatz von 0,5 ml Ammoniak-Lösung 10 % *R* zu 5 ml Prüflösung fällt beim Reiben mit einem Glasstab nach einiger Zeit die Base kristallin aus. Der mit Wasser gewaschene und bei 100 bis 105 °C getrocknete Niederschlag schmilzt zwischen 220 und 233 °C unter Zersetzung (V.6.11.3, Sofortschmelzpunkt).

E. Das Filtrat von D gibt die Identitätsreaktion a auf Chlorid (V.3.1.1).

Prüfung auf Reinheit

Prüflösung: 0,500 g Substanz werden in Wasser zu 25,0 ml gelöst.

Aussehen der Lösung: Die Prüflösung muß klar (V.6.1) und farblos (V.6.2, Methode II) sein.

Sauer oder alkalisch reagierende Substanzen: 10 ml Prüflösung müssen sich nach Zusatz von 0,1 ml Methylrot-Lösung *R* rot färben und dürfen höchstens 0,2 ml 0,02 N-Natriumhydroxid-Lösung bis zum Farbumschlag nach Gelb verbrauchen.

Spezifische Drehung (V.6.6): −142 bis −145°, an der Prüflösung gemessen und auf die getrocknete Substanz berechnet.

Fremde Alkaloide: Die Lösung unter „Verhalten gegen Schwefelsäure" darf sich nach Zusatz von 0,2 ml Eisen(III)-chlorid-Lösung *R* 2, im Wasserbad 1 min lang erhitzt, nicht grünlich oder bläulich färben.

Verhalten gegen Schwefelsäure: 20 mg Substanz werden in 5 ml Schwefelsäure 96 % *R* gelöst. Die Lösung darf nach 5 min nicht stärker gefärbt sein als die Farbvergleichslösung R_6 (V.6.2, Methode I).

Trocknungsverlust (V.6.22): 11,0 bis 14,0 Prozent, mit 1,000 g Substanz durch Trocknen im Trockenschrank bei 100 bis 105 °C bestimmt.

Sulfatasche (V.3.2.14): Höchstens 0,1 Prozent, mit 1,0 g Substanz bestimmt.

Gehaltsbestimmung

0,250 g Substanz werden in einer Mischung von 10 ml Chloroform *R* und 25 ml Ethanol 96 % *R* unter Erwärmen gelöst. Nach Erkalten und Zusatz von 0,3 ml Phenolphthalein-Lösung *R* 1 wird mit 0,1 N-Natriumhydroxid-Lösung unter kräftigem Schütteln bis zur Rosafärbung titriert.

1 ml 0,1 N-Natriumhydroxid-Lösung entspricht 35,18 mg $C_{18}H_{22}ClNO_4$.

Lagerung

Vor Licht geschützt.

Vorsichtig zu lagern!

Oxyphenbutazon

Oxyphenbutazonum

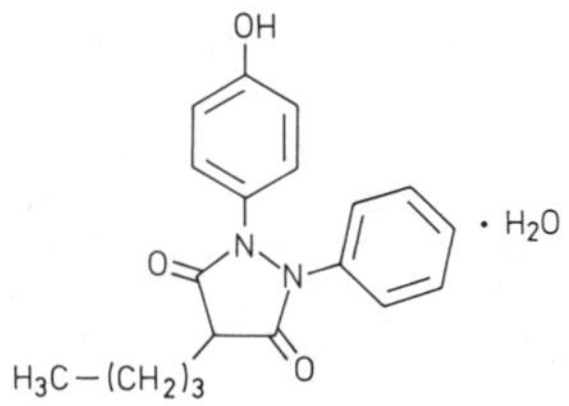

$C_{19}H_{20}N_2O_3 \cdot H_2O$ M_r 342,4

Oxyphenbutazon enthält mindestens 99,0 und höchstens 101,0 Prozent *(RS)*-4-Butyl-1-(4-hydroxyphenyl)-2-phenyl-3,5-pyrazolidindion, berechnet auf die wasserfreie Substanz.

Eigenschaften

Weißes, kristallines Pulver; praktisch unlöslich in Wasser, leicht löslich in Ethanol, löslich in Chloroform und Ether. Die Substanz löst sich in verdünnten Alkalihydroxid-Lösungen.

Prüfung auf Identität

Die Prüfung B kann entfallen, wenn die Prüfungen A, C und D durchgeführt werden. Die Prüfungen A und D können entfallen, wenn die Prüfungen B und C durchgeführt werden.

A. 10,0 mg Substanz werden in 0,01 N-Natriumhydroxid-Lösung zu 100,0 ml gelöst. 10,0 ml dieser Lösung werden mit 0,01 N-Natriumhydroxid-Lösung zu 100,0 ml verdünnt. Die Lösung, zwischen 230 und 350 nm gemessen, zeigt ein Absorptionsmaximum (V.6.19) bei 254 nm. Die spezifische Absorption im Maximum beträgt 710 bis 770.

B. Das IR-Absorptionsspektrum (V.6.18) der Substanz zeigt im Vergleich mit dem von

Oxyphenbutazon *CRS* Maxima bei denselben Wellenlängen mit den gleichen relativen Intensitäten. Die Substanzen werden als 6prozentige Lösungen (*m*/V) in Dichlormethan *R* gemessen.

C. Etwa 20 mg Substanz werden in 2 ml Ethanol 96 % *R* gelöst. Werden 2 ml einer 0,1prozentigen Lösung (*m*/V) von Dichlorchinonchlorimid *R* in Ethanol 96 % *R* und 1 ml Natriumcarbonat-Lösung *R* zugesetzt, färbt sich die Lösung intensiv grün.

D. 0,1 g Substanz werden 30 min lang mit 1 ml Essigsäure 98 % *R* und 2 ml Salzsäure 36 % *R* am Rückfluß erhitzt. Nach dem Abkühlen und nach Zusatz von 10 ml Wasser wird filtriert. Wird das Filtrat mit 3 ml einer 0,7prozentigen Lösung (*m*/V) von Natriumnitrit *R* versetzt, färbt sich die Lösung gelb. Wird 1 ml dieser Lösung mit einer Lösung von 10 mg 2-Naphthol *R* in 5 ml Natriumcarbonat-Lösung *R* versetzt, bildet sich ein orange bis orangerot gefärbter Niederschlag.

Prüfung auf Reinheit

Prüflösung: 0,50 g Substanz werden mit einer Mischung von 8 ml einer 7,5prozentigen Lösung (*m*/V) von Aminoessigsäure *R* und 12 ml 1 N-Natriumhydroxid-Lösung 1 min lang geschüttelt. Die Lösung wird genau 60 min lang bei 25 °C gehalten und sofort verwendet.

Aussehen der Lösung: Die Prüflösung muß klar (V.6.1) sein.

Absorption (V.6.19): Höchstens 0,40, an der Prüflösung bei 420 nm in einer Schichtdicke von 4 cm gemessen.

Verwandte Substanzen: Die Prüfung erfolgt mit Hilfe der Dünnschichtchromatographie (V.6.20.2) unter Verwendung einer Schicht von Kieselgel HF_{254} *R*.

Untersuchungslösung: 0,1 g Substanz werden in einer 0,02prozentigen Lösung (*m*/V) von Butylhydroxytoluol *R* in wasserfreiem Ethanol *R* zu 5 ml gelöst. Die Lösung ist vor Gebrauch frisch herzustellen.

Referenzlösung: 1,0 ml Untersuchungslösung wird mit einer 0,02prozentigen Lösung (*m*/V) von Butylhydroxytoluol *R* in wasserfreiem Ethanol *R* zu 200 ml verdünnt. Die Lösung ist vor Gebrauch frisch herzustellen.

Die Platte wird in die Chromatographiekammer mit der mobilen Phase gestellt, die aus einer 0,02prozentigen Lösung (*m*/V) von Butylhydroxytoluol *R* in einer Mischung von 20 Volumteilen Essigsäure 98 % *R* und 80 Volumteilen Chloroform *R* besteht. Das Fließmittel wird über eine Strecke von etwa 4 cm laufen gelassen. Die Platte wird herausgenommen und 1 min lang im Kaltluftstrom getrocknet. Auf die Platte werden sofort und getrennt 5 µl jeder Lösung unter Begasung mit Stickstoff *R* aufgetragen. Die Chromatographie erfolgt sofort mit dem oben beschriebenen Fließmittel über eine Laufstrecke von 10 cm. Die Platte wird 15 min lang im Kaltluftstrom getrocknet. Die Auswertung erfolgt im ultravioletten Licht bei 254 nm. Keine im Chromatogramm der Untersuchungslösung auftretenden Flecke mit Ausnahme des Hauptflecks dürfen intensiver sein als der im Chromatogramm der Referenzlösung auftretende Fleck.

Schwermetalle (V.3.2.8): 1,0 g Substanz muß der Grenzprüfung C auf Schwermetalle entsprechen (20 ppm). Zur Herstellung der Referenzlösung werden 2 ml Blei-Lösung (10 ppm Pb) *R* verwendet.

Wasser (V.3.5.6): 5,0 bis 6,0 Prozent, mit 0,500 g Substanz nach der Karl-Fischer-Methode bestimmt.

Sulfatasche (V.3.2.14): Höchstens 0,1 Prozent, mit 1,0 g Substanz bestimmt.

Gehaltsbestimmung

0,300 g Substanz werden in 25 ml Aceton *R* gelöst. Nach Zusatz von 0,1 ml Bromthymolblau-Lösung *R* 1 wird mit 0,1 N-Natriumhydroxid-Lösung bis zur 15 s lang bestehenbleibenden Blaufärbung titriert. Ein Blindversuch wird durchgeführt.

1 ml 0,1 N-Natriumhydroxid-Lösung entspricht 32,44 mg $C_{19}H_{20}N_2O_3$.

Lagerung

Vor Licht geschützt.

Vorsichtig zu lagern!

Oxytetracyclin

Oxytetracyclinum

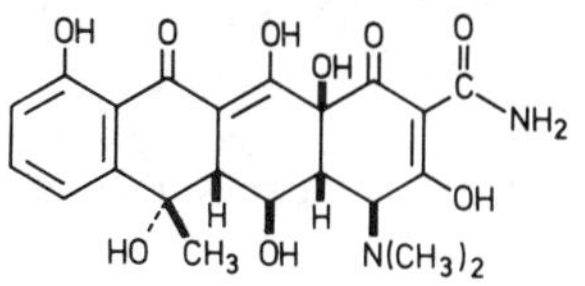

$C_{22}H_{24}N_2O_9$ M_r 460,5

Oxytetracyclin ist (4*S*,4a*R*,5*S*,5a*R*,6*S*,12a*S*)-4-Dimethylamino-1,4,4a,5,5a,6,11,12a-octahydro-3,5,6,10,12,12a-hexahydroxy-6-methyl-1,11-dioxo-2-naphthacencarboxamid, das aus bestimmten Stämmen von *Streptomyces rimosus* gewonnen oder durch andere Verfahren hergestellt wird. Die Substanz enthält wechselnde Mengen Wasser. Die Wirksamkeit beträgt mindestens 930 I.E. je Milligramm, berechnet auf die wasserfreie Substanz.

Eigenschaften

Gelbes, kristallines Pulver, geruchlos; sehr schwer löslich in Wasser. Die Substanz löst sich in verdünnten Säuren und Basen.

Prüfung auf Identität

A. Die Prüfung erfolgt mit Hilfe der Dünnschichtchromatographie (V.6.20.2). Die Trennschicht ist 0,4 mm dick und wird wie folgt bereitet: 0,275 g Carbomer *R* werden mit 120 ml Wasser gemischt und 1 h lang unter schwachem Schütteln stehengelassen. Durch allmähliche Zugabe von Natriumhydroxid-Lösung 8,5 % *R* wird auf einen *p*H-Wert von 7 eingestellt und 30 g Cellulose zur Chromatographie *R* 1 zugegeben. Zum Erreichen der geeigneten Konsistenz wird die notwendige Menge Wasser zugesetzt (60 bis 80 ml).

Die Platte wird bei Raumtemperatur getrocknet. 30 Volumteile einer 7,16prozentigen Lösung (*m*/V) von Natriummonohydrogenphosphat *R* werden mit einer 2,1prozentigen Lösung (*m*/V) von Citronensäure *R* versetzt, bis ein *p*H-Wert von 4,5 erreicht wird (etwa 36 Volumteile). Die Lösung wird gleichmäßig auf die Platte aufgesprüht, bis Feuchtigkeitsspuren auftreten; anschließend wird die Platte 30 min lang bei 50 °C getrocknet.

Die Chromatographie muß unter Ausschluß direkter Lichteinwirkung erfolgen.

Untersuchungslösung: Je 5 mg Substanz, Chlortetracyclinhydrochlorid *CRS*, Demeclocyclinhydrochlorid *CRS*, Doxycyclinhyclat *CRS* und Tetracyclinhydrochlorid *CRS* werden in Methanol *R* zu 10 ml gelöst.

Referenzlösung a: Je 5 mg Chlortetracyclinhydrochlorid *CRS*, Demeclocyclinhydrochlorid *CRS*, Doxycyclinhyclat *CRS* und Tetracyclinhydrochlorid *CRS* werden in Methanol *R* zu 10 ml gelöst.

Referenzlösung b: Je 5 mg Chlortetracyclinhydrochlorid *CRS*, Demeclocyclinhydrochlorid *CRS*, Doxycyclinhyclat *CRS*, Oxytetracyclin *CRS* und Tetracyclinhydrochlorid *CRS* werden in Methanol *R* zu 10 ml gelöst.

Auf die Platte werden getrennt 1 µl jeder Lösung aufgetragen. Die Platte wird mit einer bei etwa 5 °C hergestellten 5prozentigen Lösung (*m*/V) von Trimethylpyridin *R* sehr fein und gleichmäßig besprüht, bis Feuchtigkeitsspuren auftreten (etwa 8 ml für eine 200-mm × 200-mm-Platte); da unterschiedliche Sprühtechniken angewendet werden, ist die Platte, falls erforderlich, eine geeignete Zeit lang bei Raumtemperatur zu trocknen. Die Platte wird so in eine nicht mit Filterpapier ausgekleidete Chromatographiekammer gebracht, daß sie nicht mit der mobilen Phase in Berührung kommt, die aus einer Mischung von 6 Volumteilen Wasser, 30 Volumteilen Aceton *R* und 60 Volumteilen Ethylacetat *R* besteht. Die Platte wird 1 h lang den Lösungsmitteldämpfen ausgesetzt. Die Chromatographie erfolgt unter Verwendung derselben mobilen Phase über eine Laufstrecke von 15 cm. Die Platte wird an der Luft getrocknet und anschließend Ammoniakdämpfen ausgesetzt. Die Auswertung erfolgt unverzüglich im ultravioletten Licht bei 365 nm[1]. Im Vergleich mit dem Chromatogramm der Referenzlösung a zeigt das Chromatogramm der Untersuchungslösung einen zusätzlichen Fleck, dessen relative Lage in bezug auf die ande-

[1] Die Dauer der Einwirkung der Ammoniakdämpfe und die Intensität der UV-Strahlung müssen derart sein, daß die den Referenzsubstanzen entsprechenden Flecke sichtbar werden.

ren Flecke des Chromatogramms identisch ist mit dem zusätzlichen Fleck im Chromatogramm der Referenzlösung b. Die Prüfung darf nur ausgewertet werden, wenn das Chromatogramm der Referenzlösung b, deutlich voneinander getrennt, mindestens 5 Flecke zeigt.

B. Etwa 2 mg Substanz werden in 10 ml Salzsäure 36 % *R* gelöst. Die gelbe Lösung zeigt im ultravioletten Licht bei 365 nm eine grüne Fluoreszenz.

C. Werden etwa 2 mg Substanz mit 5 ml Schwefelsäure 96 % *R* versetzt, entsteht eine tiefrote Färbung. Beim Eingießen der Lösung in 2,5 ml Wasser wird die Lösung gelb.

D. 10 mg Substanz werden in einer Mischung von 1 ml Salpetersäure 12,5 % *R* und 5 ml Wasser gelöst. Eine nach Zusatz von 1 ml Silbernitrat-Lösung *R* 2 auftretende Opaleszenz darf nicht stärker sein als die einer Mischung von 1 ml Salpetersäure 12,5 % *R*, 5 ml Wasser und 1 ml Silbernitrat-Lösung *R* 2.

Prüfung auf Reinheit

***p*H-Wert** (V.6.3.1): 0,1 g Substanz werden in 10 ml kohlendioxidfreiem Wasser *R* suspendiert. Der *p*H-Wert der Suspension muß zwischen 4,5 und 7,5 liegen.

Spezifische Drehung (V.6.6): 0,250 g Substanz werden in 0,1 N-Salzsäure zu 25,0 ml gelöst. Die Lösung wird 30 min lang vor Licht geschützt stehengelassen. Die spezifische Drehung muß zwischen −203 und −216° liegen, berechnet auf die wasserfreie Substanz.

Absorption (V.6.19): 20,0 mg Substanz werden in Pufferlösung *p*H 2,0 *R* zu 100,0 ml gelöst. 10,0 ml dieser Lösung werden mit Pufferlösung *p*H 2,0 *R* zu 100,0 ml verdünnt. Die spezifische Absorption, bei 353 nm bestimmt, muß zwischen 290 und 310 liegen, berechnet auf die wasserfreie Substanz.

Lichtabsorbierende Verunreinigungen: 20,0 mg Substanz werden in einer Mischung von 1 Volumteil 1 N-Salzsäure und 99 Volumteilen Methanol *R* zu 10,0 ml gelöst. Die Absorption der Lösung (V.6.19), bei 430 nm bestimmt, darf höchstens 0,25 betragen, berechnet auf die wasserfreie Substanz.

0,10 g Substanz werden in einer Mischung von 1 Volumteil 1 N-Salzsäure und 99 Volumteilen Methanol *R* zu 10,0 ml gelöst. Die Absorption der Lösung, bei 490 nm bestimmt, darf höchstens 0,20 betragen, berechnet auf die wasserfreie Substanz.

Die Messungen sind innerhalb 1 h nach Herstellung der Lösungen durchzuführen.

Schwermetalle (V.3.2.8): 0,5 g Substanz müssen der Grenzprüfung C auf Schwermetalle entsprechen (50 ppm). Zur Herstellung der Referenzlösung werden 2,5 ml Blei-Lösung (10 ppm Pb) *R* verwendet.

Wasser (V.3.5.6): 4,0 bis 8,0 Prozent, mit 0,250 g Substanz nach der Karl-Fischer-Methode bestimmt.

Sulfatasche (V.3.2.14): Höchstens 0,5 Prozent, mit 1,0 g Substanz bestimmt.

Wertbestimmung

Die Ausführung erfolgt nach ,,Mikrobiologische Wertbestimmung von Antibiotika" (V.2.2.1).

Lagerung

Dicht verschlossen, vor Licht geschützt.

Vorsichtig zu lagern!

Oxytetracyclin-hydrochlorid

Oxytetracyclini hydrochloridum

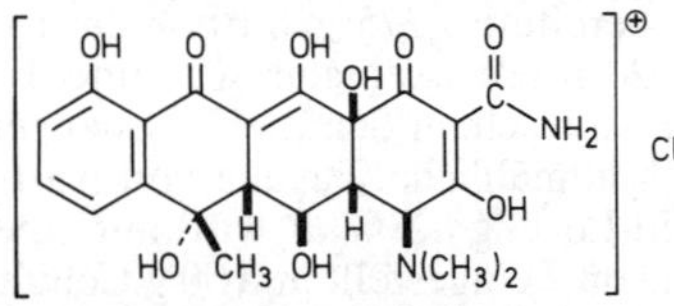

$C_{22}H_{25}ClN_2O_9$ M_r 496,9

Oxytetracyclinhydrochlorid ist (4*S*,4a*R*,5*S*,5a*R*,6*S*,12a*S*)-4-Dimethylamino-1,4,4a,5,5a,6,11,12a-octahydro-3,5,6,10,12,12a-hexahydroxy-6-methyl-1,11-dioxo-2-naphthacencarboxamid-hydrochlorid, das aus bestimmten Stämmen von *Streptomyces rimosus* gewonnen oder durch andere Verfahren hergestellt wird. Die Wirksamkeit beträgt mindestens 860 I.E. je

Milligramm Substanz, berechnet auf die wasserfreie Substanz.

Eigenschaften

Gelbes, kristallines, hygroskopisches Pulver, geruchlos; leicht löslich in Wasser, wenig löslich in Ethanol. Beim Stehenlassen werden wäßrige Lösungen durch Abscheiden von Oxytetracyclin trübe.

Prüfung auf Identität

A. Die Prüfung erfolgt mit Hilfe der Dünnschichtchromatographie (V.6.20.2). Die Trennschicht ist 0,4 mm dick und wird wie folgt bereitet: 0,275 g Carbomer *R* werden mit 120 ml Wasser gemischt und 1 h lang unter schwachem Schütteln stehengelassen. Durch allmähliche Zugabe von Natriumhydroxid-Lösung 8,5 % *R* wird auf einen *p*H-Wert von 7 eingestellt und 30 g Cellulose zur Chromatographie *R* 1 zugegeben. Zum Erreichen der geeigneten Konsistenz wird die notwendige Menge Wasser zugesetzt (60 bis 80 ml).

Die Platte wird bei Raumtemperatur getrocknet. 30 Volumteile einer 7,16prozentigen Lösung (*m*/V) von Natriummonohydrogenphosphat *R* werden mit einer 2,1prozentigen Lösung (*m*/V) von Citronensäure *R* versetzt, bis ein *p*H-Wert von 4,5 erreicht ist (etwa 36 Volumteile). Die Lösung wird gleichmäßig auf die Platte gesprüht, bis Feuchtigkeitsspuren auftreten; anschließend wird die Platte 30 min lang bei 50 °C getrocknet.

Die Chromatographie muß unter Ausschluß direkter Lichteinwirkung erfolgen.

Untersuchungslösung: Je 5 mg Substanz, Chlortetracyclinhydrochlorid *CRS*, Demeclocyclinhydrochlorid *CRS*, Doxycyclinhyclat *CRS* und Tetracyclinhydrochlorid *CRS* werden in Methanol *R* zu 10 ml gelöst.

Referenzlösung a: Je 5 mg Chlortetracyclinhydrochlorid *CRS*, Demeclocyclinhydrochlorid *CRS*, Doxycyclinhyclat *CRS* und Tetracyclinhydrochlorid *CRS* werden in Methanol *R* zu 10 ml gelöst.

Referenzlösung b: Je 5 mg Chlortetracyclinhydrochlorid *CRS*, Demeclocyclinhydrochlorid *CRS*, Doxycyclinhyclat *CRS*, Oxytetracyclinhydrochlorid *CRS* und Tetracyclinhydrochlorid *CRS* werden in Methanol *R* zu 10 ml gelöst.

Auf die Platte werden getrennt 1 µl jeder Lösung aufgetragen. Die Platte wird mit einer bei etwa 5 °C hergestellten 5prozentigen Lösung (*m*/V) von Trimethylpyridin *R* sehr fein und gleichmäßig besprüht, bis Feuchtigkeitsspuren auftreten (etwa 8 ml für eine 200-mm × 200-mm-Platte); da unterschiedliche Sprühtechniken angewendet werden, ist die Platte, falls erforderlich, eine geeignete Zeit lang bei Raumtemperatur zu trocknen. Die Platte wird so in eine nicht mit Filterpapier ausgekleidete Chromatographiekammer gebracht, daß sie nicht mit der mobilen Phase in Berührung kommt, die aus einer Mischung von 6 Volumteilen Wasser, 30 Volumteilen Aceton *R* und 60 Volumteilen Ethylacetat *R* besteht. Die Platte wird 1 h lang den Lösungsmitteldämpfen ausgesetzt. Die Chromatographie erfolgt unter Verwendung derselben mobilen Phase über eine Laufstrecke von 15 cm. Die Platte wird an der Luft getrocknet und anschließend Ammoniakdämpfen ausgesetzt. Die Auswertung erfolgt unverzüglich im ultravioletten Licht bei 365 nm[1)]. Im Vergleich mit dem Chromatogramm der Referenzlösung a zeigt das Chromatogramm der Untersuchungslösung einen zusätzlichen Fleck, dessen relative Lage in bezug auf die anderen Flecke des Chromatogramms, identisch ist mit dem zusätzlichen Fleck im Chromatogramm der Referenzlösung b. Die Prüfung darf nur ausgewertet werden, wenn das Chromatogramm der Referenzlösung b, deutlich voneinander getrennt, mindestens 5 Flecke zeigt.

B. Etwa 2 mg Substanz werden in 10 ml Salzsäure 36 % *R* gelöst. Die gelbe Lösung zeigt im ultravioletten Licht bei 365 nm eine grünlichgelbe Fluoreszenz.

C. Werden etwa 2 mg Substanz mit 5 ml Schwefelsäure 96 % *R* versetzt, entsteht eine tiefrote Färbung. Beim Eingießen der Lösung in 2,5 ml Wasser wird die Lösung gelb.

D. Die Substanz gibt die Identitätsreaktion a auf Chlorid (V.3.1.1).

Prüfung auf Reinheit

***p*H-Wert** (V.6.3.1): 0,1 g Substanz werden in kohlendioxidfreiem Wasser *R* zu 10 ml gelöst.

[1)] Die Dauer der Einwirkung der Ammoniakdämpfe und die Intensität der UV-Strahlung müssen derart sein, daß die den Referenzsubstanzen entsprechenden Flecke sichtbar werden.

Der *p*H-Wert der Lösung muß zwischen 2,3 und 2,9 liegen.

Spezifische Drehung (V.6.6): 0,250 g Substanz werden in 0,1 N-Salzsäure zu 25,0 ml gelöst. Die Lösung wird 30 min lang vor Licht geschützt stehengelassen. Die spezifische Drehung muß zwischen –188 und –200° liegen, berechnet auf die wasserfreie Substanz.

Absorption (V.6.19): 20,0 mg Substanz werden in Pufferlösung *p*H 2,0 *R* zu 100,0 ml gelöst. 10,0 ml dieser Lösung werden mit Pufferlösung *p*H 2,0 *R* zu 100,0 ml verdünnt. Die spezifische Absorption, bei 353 nm bestimmt, muß zwischen 270 und 290 liegen, berechnet auf die wasserfreie Substanz.

Lichtabsorbierende Verunreinigungen: 20,0 mg Substanz werden in einer Mischung von 1 Volumteil 1 N-Salzsäure und 99 Volumteilen Methanol *R* zu 10,0 ml gelöst. Die Absorption der Lösung (V.6.19), bei 430 nm bestimmt, darf höchstens 0,50 betragen, berechnet auf die wasserfreie Substanz.

0,10 g Substanz werden in einer Mischung von 1 Volumteil 1 N-Salzsäure und 99 Volumteilen Methanol *R* zu 10,0 ml gelöst. Die Absorption der Lösung, bei 490 nm bestimmt, darf höchstens 0,20 betragen, berechnet auf die wasserfreie Substanz.

Die Messungen sind innerhalb 1 h nach Herstellung der Lösungen durchzuführen.

Schwermetalle (V.3.2.8): 0,5 g Substanz müssen der Grenzprüfung C auf Schwermetalle entsprechen (50 ppm). Zur Herstellung der Referenzlösung werden 2,5 ml Blei-Lösung (10 ppm Pb) *R* verwendet.

Wasser (V.3.5.6): Höchstens 2,0 Prozent, mit 0,500 g Substanz nach der Karl-Fischer-Methode bestimmt.

Sulfatasche (V.3.2.14): Höchstens 0,5 Prozent, mit 1,0 g Substanz bestimmt.

Wertbestimmung

Die Ausführung erfolgt nach ,,Mikrobiologische Wertbestimmung von Antibiotika" (V.2.2.1), unter Verwendung von Oxytetracyclin *CRS* als Referenzsubstanz.

Oxytetracyclinhydrochlorid zur parenteralen Anwendung muß den folgenden zusätzlichen Anforderungen entsprechen:

Sterilität (V.2.1.1): Die Substanz muß der ,,Prüfung auf Sterilität" entsprechen.

Pyrogene (V.2.1.4): Je Kilogramm Körpermasse eines Kaninchens werden 5 mg Substanz, in 1 ml Wasser für Injektionszwecke gelöst, injiziert.

Lagerung

Dicht verschlossen, vor Licht geschützt.

Beschriftung

Wenn die Substanz zur parenteralen Anwendung bestimmt ist, muß dies angegeben sein.

Vorsichtig zu lagern!

Oxytocin-Injektionslösung

Oxytocini solutio iniectabilis

Oxytocin-Injektionslösung ist eine sterile Lösung des cyclischen Nonapeptides

Cys-Tyr-Ile-Gln-Asn-Cys-Pro-Leu-Gly-NH_2

in Wasser für Injektionszwecke, die einen geeigneten Puffer und ein geeignetes Konservierungsmittel enthalten und durch Zusatz von Natriumchlorid blutisotonisch gemacht werden kann. Die Lösung wird aseptisch in sterile Glasbehältnisse der Glasart I (VI.2.1) abgefüllt, die hermetisch verschlossen werden.

Oxytocin-Injektionslösung entspricht der Monographie **Parenteralia.**

Eigenschaften

Klare, farblose Flüssigkeit.

Prüfung auf Identität

A. Wird nach den Angaben einer der unter ,,Wertbestimmung" angegebenen Methoden verfahren, zeigt die Injektionslösung die entsprechende Wirkung.

B. Die Prüfung erfolgt mit Hilfe der Flüssigchromatographie (V.6.20.4).

Untersuchungslösung: Die Injektionslösung oder, falls erforderlich, eine Verdünnung mit einer 0,9prozentigen Lösung (*m*/V) von Natriumchlorid *R* wird verwendet.

Referenzlösung: Oxytocin *BRS* wird mit einer 0,9prozentigen Lösung (*m*/V) von Natriumchlorid *R* so verdünnt, daß eine Lösung mit derselben Aktivität erhalten wird, wie die von der Untersuchungslösung zu erwartende.

Die Chromatographie kann durchgeführt werden mit
- einer Säule aus rostfreiem Stahl von 25 cm Länge und 4,6 mm innerem Durchmesser, gepackt mit octylsilyliertem Kieselgel zur Chromatographie *R* (10 µm)
- einer mobilen Phase mit einer Durchflußrate von 2 ml je Minute, die wie folgt frisch hergestellt wird: 15,6 g Natriumdihydrogenphosphat *R* werden in 820 ml Wasser gelöst, und die Lösung wird mit Acetonitril *R* zu 1000 ml verdünnt
- einem auf 220 nm eingestellten Spektrophotometer als Detektor.

50 µl jeder Lösung werden getrennt injiziert. Durch Vergleich der erhaltenen Chromatogramme wird ermittelt, ob die Untersuchungslösung andere Substanzen mit einem ähnlichen t_R-Wert wie Oxytocin enthält. Falls erforderlich, wird das Verhältnis von Natriumdihydrogenphosphat zu Acetonitril in der mobilen Phase so eingestellt, daß eine Abtrennung der anderen Substanzen erzielt wird. Das Chromatogramm der Untersuchungslösung zeigt einen Peak mit einem t_R-Wert, der dem des Peaks im Chromatogramm der Referenzlösung entspricht.

Prüfung auf Reinheit

***p*H-Wert** (V.6.3.1): Der *p*H-Wert der Lösung muß zwischen 3,5 und 4,5 liegen.

Oxytocin-Injektionslösung, die Oxytocin natürlichen Ursprungs enthält, das durch Extraktion und Reinigung gewonnen wird, muß folgender zusätzlicher Prüfung entsprechen:

Blutdrucksteigernde Wirkung: Höchstens 0,5 I.E. blutdrucksteigernde Wirkung je 20 I.E. Oxytocin-Aktivität. Die blutdrucksteigernde Wirkung der Injektionslösung an der Ratte wird durch Vergleich mit der des Internationalen Standards von Oxytocin[1] oder einer Referenzzubereitung von Vasopressin, die in Internationalen Einheiten eingestellt ist, bestimmt.

In die Schwanzvene einer männlichen Albinoratte von etwa 300 g Körpermasse wird eine Lösung eines geeigneten α-Rezeptorenblockers langsam injiziert, zum Beispiel je Kilogramm Körpermasse 10 ml einer Lösung, die durch Lösen von 5 mg Phenoxybenzaminhydrochlorid *R* in 0,1 ml Ethanol 96 % *R* unter Zusatz von 0,05 ml 1 N-Salzsäure und Verdünnen mit 0,9prozentiger Lösung (*m*/V) von Natriumchlorid zu 5 ml hergestellt wird. Nach 18 h wird die Ratte mit einem Narkosemittel, das einen gleichmäßigen Blutdruck gewährleistet, narkotisiert. Nach 45 bis 60 min wird die Ratte auf dem Rücken liegend auf einem Operationstisch an den Hinterbeinen fixiert. Eine kurze Glas- oder Polyethylenkanüle von 2,5 mm äußerem Durchmesser wird in die Luftröhre eingeführt und eine Halsschlagader zur Kanülierung präpariert. Die Femoralvene wird nahe dem Leistenband mit einer Kanüle versehen. Durch Spreizen der Bauchmuskulatur kann das Leistenband freigelegt werden. Die äußere Schamvene wird zur Seite gezogen und die Femoralvene nach dem Leistenband hin von der entsprechenden Arterie getrennt. Dabei muß ein in die Femoralvene führender, tiefliegender Ast gesucht und abgebunden werden, um eine Blutung während der Kanülierung zu verhindern. Eine kurze Polyethylenkanüle von etwa 1 mm Außendurchmesser wird mit 2 Ligaturen in die Femoralvene eingebunden und mit einem kurzen flexiblen Schlauchstück an eine 1-ml-Bürette mit Fülltrichter, der eine etwa 37 °C warme, 0,9prozentige Lösung (*m*/V) von Natriumchlorid enthält, angeschlossen. Am Schenkel des Tieres wird ein feuchter Mulltupfer so befestigt, daß er den Einschnitt und die Kanüle bedeckt. Durch diese Kanüle können 200 I.E. Heparin je 100 g Körpermasse, gelöst in einer 0,9prozentigen Lösung (*m*/V) von Natriumchlorid, injiziert werden. In die Halsschlagader wird eine Kanüle von etwa 1 mm äußerem Durchmesser eingesetzt und mit einem Druckmeßgerät, beispielsweise einem Quecksilbermanometer von 2 bis 3 mm Innendurchmesser, über einen Schlauch verbunden, der eine 0,9prozentige Lösung (*m*/V) von Natriumchlorid, der Heparin zugesetzt ist, enthält. Das zentrale und periphere Nervensystem, einschließlich der Vagi und der zugehörigen sympathischen Nerven, müssen unversehrt bleiben. Künstliche Beatmung ist nicht erforderlich. Alle Lösungen werden durch die Venenkanüle mit Hilfe einer 1-ml-Injektionsspritze mit 0,01-ml-Einteilung

[1] Die Anzahl der Internationalen Einheiten, bezogen auf den Internationalen Standard, wird von der Weltgesundheitsorganisation angegeben.

injiziert und nach jeder Injektion wird mit 0,2 ml der 0,9prozentigen Lösung (*m*/V) von Natriumchlorid aus der Bürette nachgespült. Ein Eindringen von Luft in die Vene ist zu vermeiden.

Die Lösung der Referenzzubereitung und die Injektionslösung werden mit einer 0,9prozentigen Lösung (*m*/V) von Natriumchlorid so verdünnt, daß das zu injizierende Volumen zwischen 0,1 und 0,5 ml liegt. Zwei Dosen der Referenzzubereitung werden so gewählt, daß die Blutdruckerhöhung bei der kleineren Dosis etwa 4 kPa und bei der größeren Dosis etwa 6,67 kPa beträgt, stets aber unter dem Maximum liegt. Das Verhältnis zwischen der niedrigeren Dosis zur höheren Dosis, bestimmt durch die Reaktion auf die Injektionen, beträgt gewöhnlich 3 zu 5. In erster Näherung können Dosen von 3 und 5 Milli-Einheiten versucht werden. Zwei Dosen der Zubereitung, die den Reaktionen der Referenzzubereitung so nahe wie möglich kommen und das gleiche Verhältnis der Dosen haben, werden gewählt. Die Dosen werden in Abständen von 10 bis 15 min injiziert, wobei 2 Dosen der Referenzzubereitung und 2 Dosen der Zubereitung eine Gruppe von 4 Dosen bilden. Die Injektionen der anderen Gruppen erfolgen in willkürlicher Reihenfolge bis zu 4 oder 5 Gruppen, d. h. 16 bis 20 Injektionen insgesamt. Das jeder Dosis entsprechende Maximum der Blutdrucksteigerung wird aufgezeichnet. Das Prüfergebnis wird nach den üblichen statistischen Methoden berechnet.

Wertbestimmung

Die Aktivität der Injektionslösung wird durch Vergleich mit der des Internationalen Standards oder einer in Internationalen Einheiten eingestellten Referenzzubereitung bestimmt.

Eine Internationale Einheit ist die oxytocische Aktivität einer bestimmten Menge des Internationalen Standards, der aus getrocknetem, synthetischem Oxytocin-Peptid und Albumin von Menschen besteht.

Die ermittelte Aktivität muß mindestens 90 und darf höchstens 111 Prozent der angegebenen Aktivität betragen. Die Vertrauensgrenzen ($P = 0,95$) der ermittelten Aktivität müssen mindestens 80 und dürfen höchstens 125 Prozent der angegebenen Aktivität betragen.

Die Wertbestimmung wird nach Methode A, B oder C durchgeführt.

A. Blutdrucksenkung bei Hühnern

Ein junger, gesunder, ausgewachsener Hahn von 1,2 bis 2,3 kg Körpermasse wird mit einem Narkosemittel, das einen über einen genügend langen Zeitraum konstant bleibenden hohen Blutdruck bewirkt, narkotisiert. Der Glutaeus primus wird an einem Schenkel freigelegt, abgetrennt und zurückgezogen, um die Poplitealarterie und die Cruralvene sichtbar zu machen. Die Popliteralarterie wird kanüliert und der Blutdruck mit einem geeigneten Gerät, das für die Verwendung über einen linearen Bereich geeicht ist, gemessen. In die Crural- oder Brachialvene wird eine Kanüle eingebunden. Danach werden die Verdünnungen der Referenzzubereitung und der Zubereitung rasch injiziert.

Die Referenzzubereitung und die Zubereitung werden unmittelbar vor Gebrauch mit einer 0,9prozentigen Lösung (*m*/V) von Natriumchlorid so verdünnt, daß das zu injizierende Volumen 0,1 bis 0,5 ml beträgt. Zwei Dosen der Referenzzubereitung werden gewählt, die nach der Injektion deutlich unterscheidbare, steile, submaximale Blutdrucksenkungen hervorrufen. Normalerweise liegen diese Dosen zwischen 20 und 100 Milli-Einheiten. Zwei Dosen der Zubereitung, die den Reaktionen der Referenzzubereitung so nahe wie möglich kommen und das gleiche Verhältnis der Dosen haben, werden gewählt. Dieses Verhältnis soll während der gesamten Prüfung konstant bleiben.

Die 2 Dosen der Referenzzubereitung und die 2 Dosen der Zubereitung werden in willkürlicher Reihenfolge oder nach dem Muster eines Lateinischen Quadrates injiziert, bis mindestens 6 bis 8 vollständige Reihen von 4 Punkten erhalten werden. Der Zeitraum zwischen den Injektionen soll konstant sein und zwischen 3 bis 10 min liegen, abhängig von der Geschwindigkeit der Normalisierung des Blutdruckes. Wird das Tier gegenüber den wiederholten Injektionen der Lösungen schnell unempfindlich, ist es für die Prüfung ungeeignet und durch ein anderes Tier zu ersetzen. Die Reaktionen werden gemessen und das Ergebnis nach den üblichen statistischen Methoden berechnet.

B. Kontraktion des Rattenuterus

Einer weiblichen Ratte von 120 bis 200 g Körpermasse werden 18 bis 24 h vor der Prüfung 100 µg Estradiolbenzoat intramuskulär injiziert. Unmittelbar vor der Prüfung wird durch einen Vaginalabstrich geprüft, ob das Tier im Oestrus oder Präoestrus ist. Die Ratte wird getötet und eines der Uterushörner in ein Bad eingehängt, das eine Lösung folgender Zusammensetzung enthält:

	g/l	mmol/l
Natriumchlorid	6,62	113,3
Kaliumchlorid	0,45	6,1
Calciumchlorid	0,07	0,5
Magnesiumchlorid	0,10	0,5
Natriumhydrogencarbonat	2,56	30,5
Natriummonohydrogen-phosphat-Dodecahydrat	0,29	0,8
Natriumdihydrogen-phosphat-Dihydrat	0,03	0,2
Wasserfreie Glucose	0,5	2,8

Die Temperatur des Bades wird auf 32 °C oder einer anderen geeigneten Temperatur gehalten, bei der keine spontanen Kontraktionen des Uterus auftreten und das Organpräparat seine Empfindlichkeit behält. Die Lösung wird durch Einleiten eines Gemisches von 5 Prozent Kohlendioxid und 95 Prozent Sauerstoff mit Sauerstoff versorgt. Die Muskelkontraktionen werden mit Hilfe eines geeigneten Gerätes, beispielsweise eines Hebels mit konstantem Druck, dessen Gegenmasse höchstens 2 g beträgt, mit linearem Ausschlag aufgezeichnet.

Die Referenzzubereitung und die Zubereitung werden wie erforderlich mit einer Lösung, die dieselbe Zusammensetzung wie die Lösung für das Bad hat, verdünnt. Von der Referenzzubereitung werden 2 Dosen gewählt, die deutlich unterscheidbare, submaximale Kontraktionen hervorrufen. Normalerweise liegen diese Dosen zwischen 10 und 50 Micro-Einheiten je Milliliter Badflüssigkeit. Zwei Dosen der Zubereitung, die den Reaktionen der Referenzzubereitung so nahe wie möglich kommen und das gleiche Verhältnis der Dosen haben, werden gewählt. Dieses Verhältnis soll während der gesamten Prüfung konstant bleiben.

Die 2 Dosen der Referenzzubereitung und die 2 Dosen der Zubereitung werden in willkürlicher Reihenfolge oder nach dem Muster eines Lateinischen Quadrates der Badflüssigkeit hinzugefügt, bis mindestens 6 bis 8 vollständige Reihen von 4 Punkten erhalten werden. Der Zeitraum zwischen den Zugaben soll konstant sein und zwischen 3 bis 5 min liegen, abhängig von der Geschwindigkeit der Dekontraktion des Muskels. Wenn jede Kontraktion ihr Maximum erreicht hat, wird die Badflüssigkeit erneuert.

Die Kontraktionen werden gemessen und das Ergebnis nach den üblichen statistischen Methoden berechnet.

C. Erhöhung des Druckes der Milchabgabe bei der säugenden Ratte

Eine säugende Ratte von etwa 300 g Körpermasse wird zwischen dem 3. und 21. Tag nach dem Werfen von ihrem Wurf getrennt und 30 bis 60 min später durch intraperitoneale Injektion einer Lösung von Pentobarbital-Natrium narkotisiert. Die Ratte wird auf einem Operationstisch, der auf 37 °C gehalten wird, an den Hinterbeinen fixiert; die Vorderbeine bleiben frei. In die Luftröhre wird eine kurze Polyethylenkanüle mit einem inneren Durchmesser von etwa 1,5 mm, die freien Luftdurchgang gewährleistet, eingeführt. Künstliche Beatmung wird nur im Bedarfsfall angewendet. In eine äußere Jugular- oder Femoralvene wird eine Polyethylenkanüle von etwa 0,4 mm innerem Durchmesser eingeführt, die mit einer 0,9prozentigen Lösung (*m*/V) von Natriumchlorid gefüllt und mit einer Nadel verschlossen ist. Das Fell rund um die Inguinal- und Abdominalzitzen wird abrasiert und die Spitze einer Zitze, vorzugsweise einer unteren Inguinalzitze, herausgeschnitten. Eine an der Oberfläche des Schnittes mündende Polyethylenkanüle mit einem inneren Durchmesser von etwa 0,3 mm und einem äußeren Durchmesser von etwa 0,6 mm wird genügend tief in den Drüsengang eingeführt (3 bis 10 mm), um geeignete Druckmeßwerte zu erhalten, und mit der Ligatur fest fixiert. Die Kanüle wird mit einem geeigneten Gerät, wie es auch bei der Aufzeichnung des arteriellen Blutdruckes bei der Ratte verwendet wird, verbunden und das ganze System mit einer 3,8prozentigen Lösung (*m*/V) von Natriumcitrat oder einer 0,9prozentigen Lösung (*m*/V) von Natriumchlorid gefüllt, die, um eine Gerinnung der Milch zu vermeiden, eine 50 I.E. entsprechende Menge Heparin je Milliliter enthält. Nach der Kanülierung wird ein kleines Volumen dieser Lösung (0,05 bis 0,2 ml) durch das Gerät in den Drüsengang injiziert, um die Milch aus der Spitze der Kanüle zu entfernen. Dieser Vorgang kann bei einer Verstopfung der Kanüle durch die ausgestoßene Milch während der ganzen Bestimmung wiederholt werden. Die Kanüle wird so eingerichtet, daß ein leichter Zug auf die Zitze ausgeübt wird und ihre natürliche Ausrichtung erhalten bleibt. Der Schreiber wird so eingestellt, daß er bei einem Anwachsen des Milch-Ausstoßdruckes auf etwa 5,5 kPa über die ganze Skala ausschlägt. Die

Lösungen werden durch die Venenkanüle mit Hilfe einer 1-ml-Injektionsspritze mit 0,01-ml-Einteilung injiziert. Nach jeder Injektion werden 0,2 ml einer 0,9prozentigen Lösung (*m*/V) von Natriumchlorid injiziert.

Die Referenzzubereitung und die Zubereitung werden mit einer 0,9prozentigen Lösung (*m*/V) von Natriumchlorid so verdünnt, daß das zu injizierende Volumen zwischen 0,1 und 0,4 ml liegt. Zwei Dosen der Referenzzubereitung werden so gewählt, daß der Anstieg des Milch-Ausstoßdruckes bei der kleineren Dosis etwa 1,35 kPa und bei der größeren Dosis etwa 2,7 kPa beträgt. In erster Näherung kann eine kleinere Dosis, die zwischen 0,1 und 0,4 Milli-Einheiten liegt, und eine größere Dosis, die das 1½- bis 2fache dieser Menge beträgt, versucht werden. Zwei Dosen der Zubereitung, die den Reaktionen der Referenzzubereitung so nahe wie möglich kommen und das gleiche Verhältnis der Dosen haben, werden gewählt. Das Verhältnis zwischen den 2 Dosen der Zubereitung soll während der gesamten Prüfung konstant bleiben.

Die 2 Dosen der Referenzzubereitung und die 2 Dosen der Zubereitung werden in willkürlicher Reihenfolge oder nach dem Muster eines Lateinischen Quadrates injiziert, bis mindestens 4 oder 5 vollständige Reihen von 4 Punkten erhalten werden. Der Zeitraum zwischen den Injektionen soll konstant sein und zwischen 3 und 5 min liegen. Die Reaktionen werden gemessen und das Ergebnis nach den üblichen statistischen Methoden berechnet.

Lagerung

Bei 2 bis 15 °C.

Vorsichtig zu lagern!

Pankreas-Pulver

Pancreatis pulvis

Pankreas-Pulver wird aus der frischen oder gefrorenen Pankreas von Säugetieren gewonnen. Die Substanz enthält Enzyme mit proteolytischer, lipolytischer und amylolytischer Aktivität.

1 Milligramm Substanz enthält mindestens 1,0 Ph. Eur.-Einheit (Ph.Eur.E) an proteolytischer Gesamtaktivität, 15 Ph.Eur.E. lipolytischer Aktivität und 12 Ph.Eur.E. amylolytischer Aktivität.

Die Substanz wird unter Bedingungen hergestellt, die eine mikrobielle Kontamination weitgehend einschränken.

Eigenschaften

Schwach braunes, amorphes Pulver mit schwachem, charakteristischem Geruch; teilweise löslich in Wasser, praktisch unlöslich in Ethanol und Ether.

Prüfung auf Identität

A. 0,5 g Substanz werden mit 10 ml Wasser verrieben. Nach Zusatz von 0,1 ml Cresolrot-Lösung *R* wird mit 0,1 N-Natriumhydroxid-Lösung auf einen *p*H-Wert von 8 eingestellt und die Suspension in zwei gleiche Teile geteilt (Suspension a und Suspension b). Die Suspension a wird zum Sieden erhitzt. Jede der beiden Suspensionen wird mit einigen Stücken Kongorot-Fibrin *R* versetzt und 1 h lang auf 38 bis 40 °C erwärmt. Die Suspension a ist farblos bis schwach rosa, während Suspension b deutlich stärker rot gefärbt ist.

B. 0,25 g Substanz werden mit 10 ml Wasser verrieben. Nach Zusatz von 0,1 ml Cresolrot-Lösung *R* wird mit 0,1 N-Natriumhydroxid-Lösung auf einen *p*H-Wert von 8 eingestellt und die Suspension in zwei gleiche Teile geteilt (Suspension a und Suspension b). Die Suspension a wird zum Sieden erhitzt. 0,1 g lösliche Stärke *R* werden in 100 ml siedendem Wasser gelöst. Die Lösung wird 2 min lang gekocht und nach dem Abkühlen mit Wasser zu 150 ml verdünnt. 75 ml der Stärkelösung werden mit Suspension a und die verbleibenden 75 ml mit Suspension b versetzt. Anschließend werden beide Mischungen 5 min lang auf 38 bis 40 °C erwärmt. 1 ml jeder Mischung wird mit 10 ml Iod-Lösung *R* 2 versetzt. Die Mischung mit Suspension a ist intensiv blauviolett gefärbt, während die Mischung mit Suspension b die Farbe der Iod-Lösung aufweist.

Prüfung auf Reinheit

Fettgehalt: Höchstens 5,0 Prozent. 1,0 g Substanz wird in einer Soxhlet-Apparatur 3 h lang mit Petroläther *R* 1 extrahiert. Das Lösungsmittel wird abgedampft und der Rückstand 2 h lang bei 100 bis 105 °C getrocknet. Der Rückstand darf höchstens 50 mg betragen.

Trocknungsverlust (V.6.22): Höchstens 5,0 Prozent, mit 0,500 g Substanz durch 4 h langes Trocknen bei 60 °C unterhalb 670 Pa bestimmt.

Mikrobielle Verunreinigung:
Keimzahl (V.2.1.8.1): Höchstens 10^4 lebensfähige Mikroorganismen je Gramm Substanz, durch Auszählen auf Agarplatten bestimmt.

Spezifische Mikroorganismen (V.2.1.8.2): *Escherichia coli* und Salmonellen dürfen nicht vorhanden sein.

Wertbestimmung

Proteolytische Gesamtaktivität: Die proteolytische Gesamtaktivität der Substanz wird bestimmt durch den Vergleich der Menge der mit einer 5prozentigen Lösung (*m*/V) von Trichloressigsäure *R* nicht fällbaren Proteine, die je Minute aus einer Casein-Lösung *R* als Substrat freigesetzt werden, mit der Menge der Proteine die aus demselben Substrat unter den gleichen Bedingungen durch Pankreas-Pulver (Protease) *BRS* freigesetzt werden.

Die Untersuchungs- und Referenzsuspension sowie deren Verdünnungen werden bei 0 bis 4 °C hergestellt.

Untersuchungssuspension: 0,100 g Substanz werden 5 min lang unter allmählicher Zugabe von 25 ml 0,02 M-Calciumchlorid-Lösung *R* verrieben. Die Suspension wird quantitativ in einen Meßkolben überführt und mit 0,02 M-Calciumchlorid-Lösung *R* zu 100,0 ml verdünnt. 10,0 ml dieser Suspension werden mit 10,0 ml Enterokinase-Lösung *R* versetzt und 15 min lang im Wasserbad auf 35 ± 0,5 °C erwärmt. Nach dem Abkühlen wird mit einer auf 5 ± 3 °C abgekühlten Borat-Pufferlösung *p*H 7,5 *R* so verdünnt, daß die Endkonzentration etwa 0,065 Ph.Eur.E. an proteolytischer Gesamtaktivität je Milliliter beträgt, unter Zugrundelegung der angegebenen Aktivität berechnet.

Referenzsuspension: Unter denselben Bedingungen, wie für die Untersuchungssuspension beschrieben, wird eine Suspension von Pankreas-Pulver (Protease) *BRS* ohne Zusatz von Enterokinase-Lösung *R* so hergestellt, daß eine bekannte Endkonzentration von etwa 0,065 Ph.Eur.E. je Milliliter erhalten wird, unter Zugrundelegung der angegebenen Aktivität berechnet.

Eine Reihe von Reagenzgläsern, T, T_b, S_1, S_{1b}, S_2, S_{2b}, S_3 und S_{3b}, jeweils 2 für jede Suspension, wird verwendet. Ein Reagenzglas B wird hinzugefügt.

In die Reagenzgläser wird Borat-Pufferlösung *p*H 7,5 *R* wie folgt zugesetzt:

B:	3,0 ml
S_1 und S_{1b}:	2,0 ml
S_2, S_{2b}, T und T_b:	1,0 ml

Anschließend wird in die Reagenzgläser die Referenzsuspension wie folgt zugesetzt:

S_1 und S_{1b}:	1,0 ml
S_2 und S_{2b}:	2,0 ml
S_3 und S_{3b}:	3,0 ml

In die Reagenzgläser T und T_b werden jeweils 2,0 ml Untersuchungssuspension zugesetzt.

Die Reagenzgläser B, S_{1b}, S_{2b}, S_{3b} und T_b werden mit 5,0 ml einer 5,0prozentigen Lösung (*m*/V) von Trichloressigsäure *R* versetzt und geschüttelt.

Die Reagenzgläser und der Kolben mit der Casein-Lösung werden in ein Wasserbad von 35 ± 0,5 °C gebracht, wobei jedes Reagenzglas mit einem Glasstab versehen wird. Nach der Temperaturangleichung werden die Reagenzgläser B, S_{1b}, S_{2b}, S_{3b} und T_b mit jeweils 2,0 ml Casein-Lösung *R* versetzt und der Inhalt gemischt. Zum Zeitpunkt Null werden 2,0 ml Casein-Lösung *R* in das Reagenzglas S_1 zugesetzt und anschließend in 30 s Intervallen in die Reagenzgläser S_2, S_3 und T, wobei sofort nach der Zugabe gemischt wird.

Jedes der Reagenzgläser S_1, S_2, S_3 und T wird genau 30 min nach Zugabe der Casein-Lösung mit 5,0 ml einer 5,0prozentigen Lösung (*m*/V) von Trichloressigsäure *R* versetzt, wobei jedesmal sofort gemischt wird. Die Reagenzgläser werden aus dem Wasserbad entfernt und 20 min lang bei Raumtemperatur stehengelassen.

Der Inhalt jedes der Reagenzgläser wird 2mal durch dasselbe geeignete Filterpapier[1)] filtriert, das zuvor mit einer 5,0prozentigen Lösung (*m*/V) von Trichloressigsäure *R*, anschließend mit Wasser gewaschen und getrocknet wird.

Eine schematische Darstellung der beschriebenen Vorgänge zeigt die Tabelle:

	Reagenzgläser								
	S_1	S_{1b}	S_2	S_{2b}	S_3	S_{3b}	T	T_b	B
Pufferlösung	2	2	1	1			1	1	3
Referenzsuspension	1	1	2	2	3	3			
Untersuchungssuspension							2	2	
Trichloressigsäure-Lösung		5		5		5		5	5
Mischen		+		+		+		+	+
Wasserbad, 35 °C	+	+	+	+	+	+	+	+	+
Casein-Lösung		2		2		2		2	2
Mischen		+		+		+		+	+
Casein-Lösung	2		2		2		2		
Mischen	+		+		+		+		
Wasserbad 35 °C, 30 min	+	+	+	+	+	+	+	+	+
Trichloressigsäure-Lösung	5		5		5		5		
Mischen	+		+		+		+		
Raumtemperatur, 20 min	+	+	+	+	+	+	+	+	+
Filtrieren	+	+	+	+	+	+	+	+	+

[1)] Ein geeignetes Filterpapier muß folgender Prüfung entsprechen: 5 ml einer 5,0prozentigen Lösung (*m*/V) von Trichloressigsäure *R* werden durch ein weißes Filterpapier von 7 cm Durchmesser filtriert. Die Absorption (V.6.19) des Filtrats bei 275 nm darf höchstens 0,04 betragen. Als Kompensationsflüssigkeit wird die unfiltrierte Trichloressigsäure-Lösung verwendet.

Die Absorptionen (V.6.19) der Filtrate werden bei 275 nm, unter Verwendung des Filtrates von Reagenzglas B als Kompensationsflüssigkeit, gemessen.

Der Mittelwert der Absorptionen der Filtrate der Reagenzgläser S_1, S_2 und S_3 wird durch Subtraktion des Mittelwertes der Absorptionen der Filtrate der Reagenzgläser S_{1b}, S_{2b} und S_{3b} korrigiert. Ausgehend von den korrigierten Werten wird in Funktion zum Volumen der verwendeten Referenzsuspension eine Eichkurve aufgestellt. Die Aktivität der Substanz wird durch Auftragen des korrigierten Absorptionswertes der Untersuchungssuspension ($T-T_b$) auf die Eichkurve bestimmt, wobei die verschiedenen Verdünnungsfaktoren zu berücksichtigen sind.

Die Prüfung darf nur ausgewertet werden, wenn die korrigierten Absorptionen zwischen 0,15 und 0,60 liegen.

Lipolytische Aktivität: Die lipolytische Aktivität der Substanz wird durch den Vergleich der Geschwindigkeit, mit der eine Suspension der Substanz eine als Substrat dienende Olivenöl-Emulsion *R* hydrolysiert, mit der Geschwindigkeit, mit der eine Suspension von Pankreas-Pulver (Amylase und Lipase) *BRS* dasselbe Substrat unter denselben Bedingungen hydrolysiert.

Die Prüfung wird unter Stickstoff durchgeführt.

Apparatur: Verwendet wird ein etwa 50 ml fassendes Reaktionsgefäß, das versehen ist mit:

- einer Vorrichtung, die die Einhaltung einer Temperatur von 37 ± 0,5 °C gewährleistet
- einem Magnetrührer
- einem Deckel mit Öffnungen zum Anbringen der Elektroden, der Bürettenspitze, eines Rohres zum Einleiten von Stickstoff und zum Einbringen der Reagenzien.

Ein automatisches oder manuelles Titrationsgerät kann verwendet werden. Im letzteren Fall muß die Bürette in 0,005 ml geteilt und das *p*H-Meter mit einer weiten Ableseskala und Glas-Kalomelelektrode versehen sein. Nach jeder Bestimmung wird das Reaktionsgefäß durch Absaugen entleert und mehrmals mit Wasser gewaschen, wobei das Waschwasser jeweils durch Absaugen entfernt wird.

Untersuchungssuspension: In einer kleinen, auf 0 bis 4 °C abgekühlten Reibschale wird eine etwa 2500 Ph.Eur.E. lipolytischer Aktivität entsprechende Menge Substanz vorsichtig mit 1 ml gekühlter Maleat-Pufferlösung *p*H 7,0 *R* (Lipase-Lösungsmittel) so verrieben, daß eine sehr feine Suspension entsteht. Die Suspension wird mit kalter Maleat-Pufferlösung *p*H 7,0 *R* verdünnt, quantitativ in einen Meßkolben überführt und mit der kalten Pufferlösung zu 100,0 ml verdünnt.

Der Meßkolben mit der Untersuchungssuspension muß während der Dauer der Bestimmung in Eiswasser gekühlt werden.

Referenzsuspension: Um eine Absorption von Kondenswasser zu vermeiden, sollte die Referenzzubereitung Raumtemperatur erreicht haben, bevor das Gefäß geöffnet wird.

Eine Suspension von Pankreas-Pulver (Amylase und Lipase) *BRS* wird, wie für die Untersuchungssuspension beschrieben, hergestellt unter Verwendung einer etwa 2500 Ph. Eur. E. entsprechenden Menge.

Die Titrationen müssen unmittelbar nach Herstellung der Untersuchungs- und Referenzsuspension durchgeführt werden. 29,5 ml Olivenöl-Emulsion *R* werden in das auf 37 ± 0,5 °C temperierte Reaktionsgefäß gegeben. Das Gefäß wird mit den Elektroden, einem Rührer und der Bürette versehen, deren Spitze in die Olivenöl-Emulsion eintauchen muß.

Der Deckel wird aufgesetzt und die Apparatur eingeschaltet. Durch vorsichtigen Zusatz von 0,1 N-Natriumhydroxid-Lösung wird unter Rühren der *p*H-Wert auf 9,2 eingestellt. Unter Verwendung einer schnell auslaufenden Pipette wird ein bekanntes Volumen von etwa 0,5 ml der zuvor homogenisierten Referenzsuspension zugefügt. Die Zeitmessung wird eingeschaltet und durch kontinuierliche Zugabe von 0,1 N-Natriumhydroxid-Lösung der *p*H-Wert auf 9,0 gehalten. Nach genau 1 min wird das verbrauchte Volumen an 0,1 N-Natriumhydroxid-Lösung notiert. Die Messung wird viermal wiederholt. Unter Außerachtlassung der ersten Ablesung wird der Mittelwert aus den vier anderen gebildet (S_1). Zwei weitere Bestimmungen werden durchgeführt (S_2 und S_3) und der Mittelwert von S_1, S_2 und S_3 errechnet. Das verbrauchte Volumen 0,1 N-Natriumhydroxid-Lösung soll im Mittel 0,12 ml je Minute betragen mit Grenzwerten von 0,08 bis 0,16 ml.

Unter denselben Bedingungen werden drei Bestimmungen mit der Untersuchungssuspension durchgeführt (T_1, T_2 und T_3). Wenn das Volumen an verbrauchter 0,1 N-Natriumhydroxid-Lösung außerhalb der Grenzen von 0,08 bis 0,16 ml je Minute liegt, muß die Bestimmung mit einer geeigneteren Menge Untersuchungssuspension, die jedoch zwischen 0,4 und 0,6 ml liegen muß, wiederholt werden. Anderenfalls muß die Substanzmenge den Versuchsbedingungen angepaßt werden. Der Mittelwert von

T_1, T_2 und T_3 wird errechnet. Die lipolytische Aktivität der Substanz, ausgedrückt in Ph.Eur.E. je Milligramm, errechnet sich nach der Formel:

$$\frac{n \cdot m_1}{n_1 \cdot m} \cdot A$$

n = mittleres Volumen 0,1 N-Natriumhydroxid-Lösung, das je Minute bei der Titration der Untersuchungssuspension verbraucht wird
n_1 = mittleres Volumen 0,1 N-Natriumhydroxid-Lösung, das je Minute bei der Titration der Referenzsuspension verbraucht wird
m = Masse der Substanz in Milligramm
m_1 = Masse der Referenzzubereitung in Milligramm
A = Aktivität von Pankreas-Pulver (Amylase und Lipase) *BRS* in Ph.Eur.E. je Milligramm.

Amylolytische Aktivität: Die amylolytische Aktivität der Substanz wird bestimmt durch den Vergleich der Geschwindigkeit, mit der eine Suspension der Substanz eine als Substrat dienende Stärke-Lösung *R* 2 hydrolysiert, mit der Geschwindigkeit, mit der eine Suspension von Pankreas-Pulver (Amylase und Lipase) *BRS* dasselbe Substrat unter denselben Bedingungen hydrolysiert.

Untersuchungssuspension: Eine etwa 1500 Ph.Eur.E. amylolytischer Aktivität entsprechende Menge Substanz wird 15 min lang mit 60 ml Phosphat-Pufferlösung *p*H 6,8 *R* 1 verrieben. Die Mischung wird quantitativ in einen Meßkolben überführt und mit Phosphat-Pufferlösung *p*H 6,8 *R* 1 zu 100,0 ml verdünnt.

Referenzsuspension: Unter Verwendung einer etwa 1500 Ph.Eur.E. entsprechenden Menge von Pankreas-Pulver (Amylase und Lipase) *BRS* wird, wie für die Untersuchungssuspension beschrieben, eine Suspension hergestellt.

In ein Reagenzglas mit Schliffstopfen von 200 mm Länge und 22 mm innerem Durchmesser werden 25,0 ml Stärke-Lösung *R* 2, die als Substrat dienen, 10,0 ml Phosphat-Pufferlösung *p*H 6,8 *R* 1 und 1,0 ml einer 1,17prozentigen Lösung (*m*/V) von Natriumchlorid *R* gegeben. Das Reagenzglas wird verschlossen, geschüttelt und anschließend in ein Wasserbad von 25,0 ± 0,1 °C gestellt. Nach Temperaturangleichung wird 1,0 ml der Untersuchungssuspension hinzugefügt und die Zeitmessung eingeschaltet. Nach dem Mischen wird das Reagenzglas in das Wasserbad gestellt. Nach genau 10 min werden 2 ml 1 N-Salzsäure hinzugefügt. Anschließend wird die Mischung quantitativ in einen 300-ml-Erlenmeyerkolben mit Schliffstopfen überführt. Unter fortdauerndem Umschütteln werden 10,0 ml 0,1 N-Iod-Lösung und unmittelbar danach 45 ml 0,1 N-Natriumhydroxid-Lösung zugesetzt. Die Mischung wird 15 min lang im Dunkeln bei einer Temperatur zwischen 15 und 25 °C stehengelassen. Nach Zusatz von 4 ml einer Mischung von 4 Volumteilen Wasser und 1 Volumteil Schwefelsäure 96 % *R* wird der Iodüberschuß mit 0,1 N-Natriumthiosulfat-Lösung unter Verwendung einer Mikrobürette zurücktitriert. Ein Blindversuch wird durchgeführt, wobei die 2 ml 1 N-Salzsäure vor der Zugabe der Untersuchungssuspension zugefügt werden. Die Titration der Referenzsuspension wird in derselben Weise durchgeführt.

Die amylolytische Aktivität, ausgedrückt in Ph.Eur.E. je Milligramm, errechnet sich nach der Formel:

$$\frac{(n' - n)\, m_1}{(n'_1 - n_1)\, m} \cdot A$$

n = Anzahl verbrauchter Milliliter 0,1 N-Natriumthiosulfat-Lösung bei der Titration der Untersuchungssuspension
n_1 = Anzahl verbrauchter Milliliter 0,1 N-Natriumthiosulfat-Lösung bei der Titration der Referenzsuspension
n' = Anzahl verbrauchter Milliliter 0,1 N-Natriumthiosulfat-Lösung beim Blindversuch mit der Untersuchungssuspension
n'_1 = Anzahl verbrauchter Milliliter 0,1 N-Natriumthiosulfat-Lösung beim Blindversuch mit der Referenzsuspension
m = Masse der Substanz in Milligramm
m_1 = Masse der Referenzzubereitung in Milligramm
A = Aktivität von Pankreas-Pulver (Amylase und Lipase) *BRS* in Ph.Eur.E. je Milligramm.

Lagerung

Dicht verschlossen, vor Wärme geschützt.

Panleukopenie-Lebend-Impfstoff für Katzen (gefriergetrocknet)

Vaccinum vivum panleucopeniae felinae infectivae cryodesiccatum

Panleukopenie-Lebend-Impfstoff für Katzen (gefriergetrocknet) ist eine Zubereitung von attenuiertem Katzen-Panleukopenie-Virus.

Die Herstellung beruht auf dem Saatvirussystem, dem die Charakteristika zugrundeliegen, welche unter „Auswahl des Impfstoffstammes" angegeben sind. Das Virus wird in geeigneten Zellkulturen von gesunden Tieren gezüchtet. Die Virussuspension wird geerntet, titriert, mit einer geeigneten Stabilisator-Lösung verdünnt und gefriergetrocknet.

Auswahl des Impfstoffstammes

Für die Herstellung des Impfstoffs darf nur ein Virusstamm benutzt werden, der sich als zufriedenstellend im Hinblick auf Unschädlichkeit und Immunogenität erwiesen hat. Die Eignung des Stammes im Hinblick auf diese Eigenschaften kann wie folgt nachgewiesen werden.

Unschädlichkeit: Fünf gesunde, empfängliche Katzen im Alter von 2 bis 4 Monaten, die frei von spezifischen neutralisierenden Antikörpern sind, werden subkutan mit je 0,5 ml einer Virussuspension geimpft, die 3 Dosen des Impfstoffs enthält. Die Tiere werden 21 Tage lang beobachtet. Blutbilder werden am 4., 6., 8. und 10. Tag nach der Impfung ausgezählt. Das Saatvirus entspricht der Prüfung, wenn klinische oder haematologische Abnormitäten nicht auftreten. Die Verringerung in der Anzahl der Leukozyten bei jedem Tier und jedem Blutbild darf höchstens 50 Prozent derjenigen Anzahl betragen, welche in den Blutbildern 8 bzw. 4 Tage vor der Impfung ermittelt wurde.

Immunogenität: Die unter „Prüfung auf Wirksamkeit" beschriebene Prüfung ist für den Nachweis der Immunogenität geeignet.

Prüfung auf Identität

Der entsprechend der Beschriftung gelöste Impfstoff verursacht in empfänglichen Zellkulturen einen zytopathischen Effekt. Das Vorhandensein von Viren kann mit der Immunfluoreszenz festgestellt werden. Der neutralisierte Impfstoff ruft keinen zytopathischen Effekt mehr hervor.

Prüfung auf Reinheit

Unschädlichkeit: Eine doppelte Dosis des gelösten Impfstoffs wird auf die empfohlene Weise jeder von 2 gesunden, empfänglichen Katzen appliziert, deren Alter mit dem in der Beschriftung angegebenen übereinstimmt. Die Tiere werden 14 Tage lang beobachtet. Abnorme lokale oder systemische Reaktionen dürfen nicht auftreten.

Fremdviren: In jede von 8 Mäusen von je 14 bis 16 g Körpermasse werden je 0,03 ml des gelösten Impfstoffs intrazerebral injiziert. Die Tiere werden 21 Tage lang beobachtet. Ein pathogener Effekt darf nicht auftreten. Der Tod eines Tieres innerhalb 24 h nach der Injektion wird als unspezifische Mortalität betrachtet und das Tier nicht berücksichtigt. Wenn ein Tier 24 h oder später nach der Injektion eingeht, ist die Prüfung zu wiederholen. Wenn ein Tier bei der zweiten Prüfung eingeht, entspricht der Impfstoff der Prüfung nicht.

Mit einem monospezifischen Antiserum wird der Impfstoff neutralisiert; er ruft dann keinen zytopathischen Effekt auf empfänglichen Zellkulturen hervor.

Verunreinigung durch Bakterien und Pilze: Der gelöste Impfstoff muß der Prüfung auf „Sterilität" der Monographie **Impfstoffe für Tiere (Vaccina ad usum veterinarium)** entsprechen.

Virustiter: Der Impfstoff wird in Katzenzellkulturen titriert. Er enthält mindestens 10^3 $ZKID_{50}$ je Dosis.

Prüfung auf Wirksamkeit

Sofern die Prüfung auf Wirksamkeit mit befriedigendem Ergebnis an einer repräsentativen Charge des Impfstoffs durchgeführt wurde, kann diese Prüfung als Routinekontrolle für weitere Chargen aus dem gleichen Saatvirus entfallen, wenn die nationale Kontrollbehörde dem zustimmt.

Fünf gesunden, empfänglichen Katzen im Alter von 2 bis 4 Monaten wird je eine Dosis des

Impfstoffs subkutan injiziert. Nach 20 bis 22 Tagen werden diese Katzen zusammen mit 5 gesunden, empfänglichen Kontrollkatzen durch intraperitoneale Injektion von 0,5 ml einer Suspension von pathogenem Katzen-Panleukopenie-Virus belastet. Die Katzen werden 14 Tage lang beobachtet. Zählungen der Leukozyten werden am 4., 6., 8. und 10. Tag nach der Belastung durchgeführt. Alle 5 Kontrollkatzen müssen eine Verringerung der Leukozytenzahl aufweisen, die mindestens 75 Prozent des Ausgangswertes entspricht, der in 2 Zellzählungen 8 bzw. 4 Tage vor der Injektion der Virussuspension ermittelt wurde; diese Tiere können an Leukopenie verenden. Die 5 geimpften Katzen weisen keine Anzeichen von Leukopenie auf, d. h. die Verringerung der Leukozytenzahl beträgt in allen 4 Zählungen höchstens 50 Prozent des mittleren Ausgangswertes. Diese Katzen bleiben gesund.

Lagerung

Entsprechend **Impfstoffe für Tiere.**

Dauer der Verwendbarkeit: 12 Monate.

Papaverinhydrochlorid

Papaverini hydrochloridum

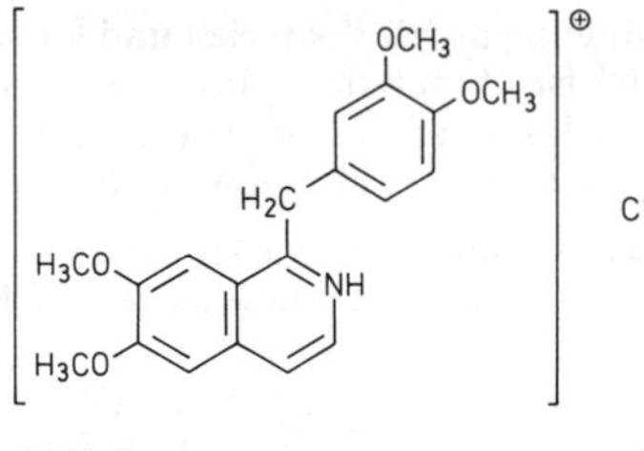

$C_{20}H_{22}ClNO_4$ M_r 375,9

Papaverinhydrochlorid enthält mindestens 99,0 und höchstens 101,0 Prozent 1-(3,4-Dimethoxybenzyl)-6,7-dimethoxyisochinolin-hydrochlorid, berechnet auf die getrocknete Substanz.

Eigenschaften

Weißes bis fast weißes, kristallines Pulver oder weiße bis fast weiße Kristalle, geruchlos; wenig löslich in Wasser, löslich in Chloroform, schwer löslich in Ethanol, praktisch unlöslich in Ether.

Prüfung auf Identität

A. 25 mg Substanz werden in 0,01 N-Salzsäure zu 100,0 ml gelöst. 5,0 ml dieser Lösung werden mit 0,01 N-Salzsäure zu 250,0 ml verdünnt. Die Lösung, zwischen 230 und 270 nm gemessen, zeigt ein Absorptionsmaximum bei 250 nm. Die spezifische Absorption (V.6.19), im Maximum gemessen, liegt zwischen 1 590 und 1 670. 10,0 ml der ersten Lösung werden mit 0,01 N-Salzsäure zu 100,0 ml verdünnt. Die Lösung, zwischen 270 und 350 nm gemessen, zeigt zwei Absorptionsmaxima, bei 280 bis 290 nm und bei 303 bis 313 nm. Die spezifischen Absorptionen, in den beiden Maxima gemessen, liegen zwischen 140 bis 200 und 200 bis 250.

B. 10 ml Prüflösung (siehe „Prüfung auf Reinheit") werden tropfenweise mit Ammoniak-Lösung 17 % *R* versetzt und einige Zeit lang stehengelassen. Der mit Wasser gewaschene und anschließend getrocknete Niederschlag schmilzt (V.6.11.1) zwischen 146 bis 149 °C.

C. Etwa 10 mg Substanz werden mit 3 ml Acetanhydrid *R* versetzt. Nach vorsichtigem Zufügen von 0,15 ml Schwefelsäure 96 % *R* wird 3 bis 4 min lang im Wasserbad erhitzt. Es tritt eine Gelbfärbung mit grüner Fluoreszenz auf.

D. Die Substanz gibt die Identitätsreaktion auf Alkaloide (V.3.1.1).

E. Die Substanz gibt die Identitätsreaktion a auf Chlorid (V.3.1.1).

Prüfung auf Reinheit

Prüflösung: 0,4 g Substanz werden, falls erforderlich unter leichtem Erwärmen, in kohlendioxidfreiem Wasser *R* zu 20 ml gelöst.

Aussehen der Lösung: Die Prüflösung muß klar (V.6.1) und darf nicht stärker gefärbt sein als die Farbvergleichslösung GG_6 (V.6.2, Methode II).

***p*H-Wert** (V.6.3.1): Der *p*H-Wert der Prüflösung muß zwischen 3,0 und 4,0 liegen.

Fremde Alkaloide: Die Prüfung erfolgt mit Hilfe der Dünnschichtchromatographie (V.6.20.2) unter Verwendung einer Schicht von Kieselgel GF_{254} *R*.

Untersuchungslösung: 0,5 g Substanz werden in Chloroform *R* zu 10 ml gelöst.

Referenzlösung: 50 mg Codein *R* werden in Chloroform *R* zu 100 ml gelöst.

Auf die Platte werden getrennt 10 µl jeder Lösung aufgetragen. Die Chromatographie erfolgt mit einer Mischung von 10 Volumteilen Diethylamin *R*, 20 Volumteilen Ethylacetat *R* und 70 Volumteilen Toluol *R* über eine Laufstrecke von 15 cm. Die Platte wird so lange unter Erwärmen getrocknet, bis der Geruch nach Diethylamin nicht mehr wahrnehmbar ist. Die Auswertung erfolgt im ultravioletten Licht bei 254 nm. Kein im Chromatogramm der Untersuchungslösung auftretender Fleck, mit Ausnahme des Hauptfleckes, darf größer sein als der mit der Referenzlösung erhaltene Fleck. Ein Fleck kann am Startpunkt sichtbar sein.

Verhalten gegen Schwefelsäure: 50 mg Substanz werden mit 5 ml Schwefelsäure 96 % *R* versetzt. Nach 15 min darf die Lösung nicht stärker gefärbt sein als die Farbvergleichslösung R_4 oder G_4 (V.6.2, Methode I).

Trocknungsverlust (V.6.22): Höchstens 1,0 Prozent, mit 1,000 g Substanz durch Trocknen im Trockenschrank bei 100 bis 105 °C bestimmt.

Sulfatasche (V.3.2.14): Höchstens 0,1 Prozent, mit dem Rückstand unter Prüfung ,,Trocknungsverlust" bestimmt.

Gehaltsbestimmung

0,300 g Substanz, in 30 ml wasserfreier Essigsäure *R* gelöst, werden nach ,,Titration in wasserfreiem Medium" (V.3.5.5) unter Zusatz von 6 ml Quecksilber(II)-acetat-Lösung *R* und 0,05 ml Kristallviolett-Lösung *R* mit 0,1 N-Perchlorsäure titriert.

1 ml 0,1 N-Perchlorsäure entspricht 37,59 mg $C_{20}H_{22}ClNO_4$.

Lagerung

Vor Licht geschützt.

Vorsichtig zu lagern!

Paracetamol

Paracetamolum

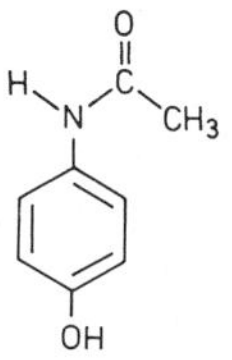

$C_8H_9NO_2$ M_r 151,2

Paracetamol enthält mindestens 99,0 und höchstens 101,0 Prozent 4′-Hydroxyacetanilid, berechnet auf die getrocknete Substanz.

Eigenschaften

Weißes, kristallines, geruchloses Pulver; wenig löslich in Wasser, leicht löslich in Ethanol, sehr schwer löslich in Chloroform und Ether.

Prüfung auf Identität

Die Prüfung C kann entfallen, wenn die Prüfungen A, B, D und E durchgeführt werden; die Prüfungen B, D und E können entfallen, wenn die Prüfungen A und C durchgeführt werden.

A. Schmelztemperatur (V.6.11.1): 168 bis 172 °C.

B. 50 mg Substanz werden in Methanol *R* zu 100,0 ml gelöst. 1,0 ml dieser Lösung wird mit 0,5 ml 0,1 N-Salzsäure versetzt und mit Methanol *R* zu 100,0 ml verdünnt. Die Lösung wird vor Licht geschützt und die Absorption (V.6.19) sofort im Absorptionsmaximum bei 249 nm gemessen. Die spezifische Absorption, im Maximum gemessen, beträgt etwa 880.

C. Das IR-Absorptionsspektrum (V.6.18) der Substanz zeigt im Vergleich mit dem von Paracetamol *CRS* Maxima bei denselben Wellenlängen mit den gleichen relativen Intensitäten. Die Prüfung erfolgt mit Hilfe von Preßlingen.

D. 0,1 g Substanz werden 3 min lang mit 1 ml Salzsäure 36 % *R* zum Sieden erhitzt. Nach

Zusatz von 10 ml Wasser wird gekühlt, dabei darf kein Niederschlag entstehen. Nach Zugabe von 0,05 ml 0,1 N-Kaliumdichromat-Lösung entsteht eine Violettfärbung, die nicht nach Rot umschlägt.

E. Die Substanz gibt die Identitätsreaktion auf Acetyl (V.3.1.1), wobei über der offenen Flamme zum Sieden erhitzt werden muß.

Prüfung auf Reinheit

Verwandte Substanzen: Die Prüfung erfolgt mit Hilfe der Dünnschichtchromatographie (V.6.20.2) unter Verwendung einer Schicht von Kieselgel GF_{254} *R*.

Untersuchungslösung a: In einem 15-ml-Zentrifugenglas mit eingeschliffenem Glasstopfen wird 1,0 g fein pulverisierte Substanz mit 5,0 ml peroxidfreiem Ether *R* versetzt. 30 min lang wird mechanisch geschüttelt und anschließend so lange mit 1 000 Umdrehungen je Minute zentrifugiert (etwa 15 min lang), bis eine klare Trennung erfolgt ist.

Untersuchungslösung b: 1,0 ml der klaren Untersuchungslösung a wird mit Ethanol 96 % *R* zu 10 ml verdünnt.

Referenzlösung a: 50 mg Chloracetanilid *R* werden in Ethanol 96 % *R* zu 10 ml gelöst. 1 ml dieser Lösung wird mit Ethanol 96 % *R* zu 100 ml verdünnt.

Referenzlösung b: 0,25 g Chloracetanilid *R* und 0,1 g Substanz werden in Ethanol 96 % *R* zu 100 ml gelöst.

Auf die Platte werden getrennt 200 µl Untersuchungslösung a sowie je 40 µl Untersuchungslösung b, Referenzlösung a und Referenzlösung b aufgetragen. Die Chromatographie erfolgt ohne Kammersättigung mit einer Mischung von 10 Volumteilen Toluol *R*, 25 Volumteilen Aceton *R* und 65 Volumteilen Chloroform *R* über eine Laufstrecke von 14 cm. Die Platte wird mit Hilfe eines Warmluftstromes getrocknet und im ultravioletten Licht bei 254 nm ausgewertet. Ein dem Chloracetanilid entsprechender, mit Untersuchungslösung a erhaltener Fleck darf nicht größer sein als der mit Referenzlösung a erhaltene Fleck. Andere, mit Untersuchungslösung b erhaltener Nebenflecke dürfen ebenfalls nicht größer sein als der mit Referenzlösung a erhaltene Fleck. Die Prüfung darf nur ausgewertet werden, wenn im Chromatogramm der Referenzlösung b Chloracetanilid deutlich vom Paracetamol getrennt ist, wobei Paracetamol den kleineren Rf-Wert hat.

4-Aminophenol: 0,50 g Substanz werden in einer Mischung von gleichen Volumteilen Methanol *R* und Wasser zu 10,0 ml gelöst. Nach Zusatz von 0,2 ml einer frisch hergestellten Lösung, die 1 Prozent (*m*/V) Natriumpentacyanonitrosylferrat *R* und 1 Prozent (*m*/V) wasserfreies Natriumcarbonat *R* enthält, wird gemischt und 30 min lang stehengelassen. Die Lösung darf nicht stärker blau gefärbt sein als folgende, gleichzeitig unter gleichen Bedingungen hergestellte Referenzlösung: 0,50 g 4-Aminophenolfreies Paracetamol *R* werden in einer Mischung von gleichen Volumteilen Methanol *R* und Wasser gelöst. Die Lösung wird mit 0,5 ml einer 0,005prozentigen Lösung (*m*/V) von 4-Aminophenol *R* in einer Mischung von gleichen Volumteilen Methanol *R* und Wasser versetzt und mit dem gleichen Lösungsmittelgemisch zu 10,0 ml verdünnt.

Schwermetalle (V.3.2.8): 1,0 g Substanz wird in einer Mischung von 85 Volumteilen Aceton *R* und 15 Volumteilen Wasser zu 20 ml gelöst. 12 ml dieser Lösung müssen der Grenzprüfung B auf Schwermetalle entsprechen (20 ppm). Die Referenzlösung wird mit der Blei-Lösung (1 ppm Pb) hergestellt, die durch Verdünnen der Blei-Lösung (100 ppm Pb) *R* mit einer Mischung aus Aceton *R* und Wasser erhalten wird.

Trocknungsverlust (V.6.22): Höchstens 0,5 Prozent, mit 1,000 g Substanz durch Trocknen im Trockenschrank bei 100 bis 105 °C bestimmt.

Sulfatasche (V.3.2.14): Höchstens 0,1 Prozent, mit 1,0 g Substanz bestimmt.

Gehaltsbestimmung

0,300 g Substanz werden 1 h lang mit einer Mischung von 10 ml Wasser und 30 ml Schwefelsäure 10 % *R* unter Rückfluß erhitzt. Nach dem Abkühlen wird mit Wasser zu 100,0 ml verdünnt. 20,0 ml dieser Lösung werden mit 40 ml Wasser, 40 g Eis, 15 ml Salzsäure 7 % *R* und 0,1 ml Ferroin-Lösung *R* versetzt und mit 0,1 N-Ammoniumcer(IV)-sulfat-Lösung bis zum Farbumschlag nach Gelb titriert. Ein Blindversuch wird durchgeführt.

1 ml 0,1 N-Ammoniumcer(IV)-sulfat-Lösung entspricht 7,56 mg $C_8H_9NO_2$.

Lagerung

Dicht verschlossen, vor Licht geschützt.

Vorsichtig zu lagern!

Dickflüssiges Paraffin

Paraffinum liquidum

Dickflüssiges Paraffin ist eine gereinigte Mischung flüssiger, gesättigter Kohlenwasserstoffe aus Erdöl.

Eigenschaften

Farblose, klare, ölige, am Tageslicht nicht fluoreszierende Flüssigkeit, geruchlos bis fast geruchlos, nur nach Erhitzen schwacher Geruch, praktisch geschmacklos; praktisch unlöslich in Wasser, löslich in Chloroform, Ether und Kohlenwasserstoffen, schwer löslich in Ethanol.

Prüfung auf Reinheit

Sauer oder alkalisch reagierende Substanzen: 10 ml Substanz werden mit 20 ml siedendem Wasser versetzt und 1 min lang kräftig geschüttelt. Die wäßrige Schicht wird abgetrennt und filtriert. 10 ml Filtrat werden mit 0,1 ml Phenolphthalein-Lösung *R* versetzt. Die Lösung muß farblos sein. Bis zum Farbumschlag nach Rosa dürfen höchstens 0,1 ml 0,1 N-Natriumhydroxid-Lösung verbraucht werden.

Relative Dichte (V.6.4): 0,827 bis 0,890.

Viskosität (V.6.7.1): 110 bis 230 mPa · s (110 bis 230 cP).

Aromatische, polycyclische Kohlenwasserstoffe: 25,0 ml Substanz und 25 ml Hexan *R* zur Spektroskopie[1] werden in einen 125-ml-Scheidetrichter, dessen Schliffteile (Stopfen, Hahn) nicht eingefettet sind, gebracht. Nach Durchmischen werden 5,0 ml Dimethylsulfoxid *R* zur Spektroskopie zugesetzt. 1 min lang wird kräftig geschüttelt. Bis zur Bildung von 2 klaren Phasen wird stehengelassen, dann wird die untere Phase in einen zweiten Scheidetrichter gebracht. Nach Zusatz von 2 ml Hexan *R* zur Spektroskopie und kräftigem Schütteln wird bis zur Bildung von 2 klaren Phasen stehengelassen. Die Absorption (V.6.19) der unteren Phase wird zwischen 260 und 420 nm gemessen, wobei die klare untere Phase, die durch kräftiges 1 min langes Ausschütteln von 5,0 ml Dimethylsulfoxid *R* zur Spektroskopie mit 25 ml Hexan *R* zur Spektroskopie erhalten wurde, als Kompensationsflüssigkeit verwendet wird. Als Referenzlösung dient eine Lösung von 7,0 mg Naphthalin *R* je Liter Trimethylpentan *R* zur Spektroskopie. Die Absorption dieser Lösung wird im Maximum bei 275 nm gegen Trimethylpentan *R* zur Spektroskopie als Kompensationsflüssigkeit gemessen. Bei keiner Wellenlänge zwischen 260 und 420 nm darf die Absorption der Untersuchungslösung größer als ein Drittel der Absorption der Referenzlösung bei 275 nm sein.

[1] Hexan *R* wird vor der Verwendung durch zweimaliges Ausschütteln mit einem Fünftel seines Volumens von Dimethylsulfoxid *R* zur Spektroskopie gewaschen.

Verhalten gegen Schwefelsäure: Ein Reagenzglas von etwa 125 mm Länge und etwa 18 mm innerem Durchmesser mit 2 Graduierungsmarken bei 5 und 10 ml und eingeschliffenem Glasstopfen wird mit Chromschwefelsäure *R* gewaschen, mit Wasser ausgespült und getrocknet. In dieses Reagenzglas werden 5 ml Substanz, dann 5 ml nitratfreie Schwefelsäure 96 % *R* (mit 95,0 bis 95,5 Prozent (*m*/*m*) H_2SO_4) gebracht. Das Reagenzglas wird verschlossen und in der Längsachse so kräftig wie möglich 5 s lang geschüttelt. Das geöffnete Reagenzglas wird sofort in ein Wasserbad gestellt, wobei ein Berühren des Bodens und der Wände des Wasserbades mit dem Reagenzglas zu vermeiden ist. 10 min lang wird erhitzt, wobei nach 2, 4, 6 und 8 min das Reagenzglas herausgenommen und in der Längsachse 5 s lang kräftig geschüttelt wird. Nach 10 min langem Erhitzen wird das Reagenzglas herausgenommen und 10 min lang stehengelassen. Die ölige Phase kann eine Opaleszenz, darf aber keine Farbveränderung zeigen; die untere Phase darf nicht stärker gefärbt sein als eine Mischung von 0,5 ml Stammlösung Blau, 1,5 ml Stammlösung Rot und 3,0 ml Stammlösung Gelb (V.6.2, Methode I) und 2 ml einer Lösung von Salzsäure 1 % (*m*/V HCl).

Feste Paraffine: Eine geeignete Menge Substanz wird 2 h lang bei 100 °C getrocknet und im Exsikkator über Schwefelsäure 96 % *R* abkühlen gelassen. Die Substanz wird in ein Reagenzglas von etwa 25 mm innerem Durchmesser gebracht. Dieses wird verschlossen und in Eiswasser getaucht. Nach 4 h muß die Substanz noch so durchsichtig sein, daß ein auf weißes

Papier aufgetragener, 0,5 mm breiter, waagerechter schwarzer Strich in der Durchsicht deutlich erkennbar ist. Das Papier ist unmittelbar hinter das Reagenzglas zu halten.

Lagerung

Vor Licht geschützt.

Dünnflüssiges Paraffin

Paraffinum perliquidum

Dünnflüssiges Paraffin ist eine gereinigte Mischung flüssiger, gesättigter Kohlenwasserstoffe aus Erdöl.

Eigenschaften

Die Substanz zeigt die in der Monographie **Dickflüssiges Paraffin (Paraffinum liquidum)** beschriebenen Eigenschaften.

Prüfung auf Reinheit

Die Substanz muß der in der Monographie **Dickflüssiges Paraffin** beschriebenen „Prüfung auf Reinheit" mit folgenden Änderungen entsprechen:

Relative Dichte (V.6.4): 0,810 bis 0,875.

Viskosität (V.6.7.1): 25 bis 80 mPa · s (25 bis 80 cP).

Lagerung

Vor Licht geschützt.

Paraldehyd

Paraldehydum

$C_6H_{12}O_3$ M_r 132,2

Paraldehyd ist 2,4,6-Trimethyl-1,3,5-trioxan, ein cyclisches Trimer des Acetaldehyds. Die Substanz kann eine geeignete Menge eines Antioxidans enthalten.

Eigenschaften

Farblose bis schwach gelbe, transparente Flüssigkeit mit starkem, charakteristischem Geruch, bei niederer Temperatur zu einer kristallinen Masse erstarrend; löslich in Wasser, weniger gut löslich in siedendem Wasser, mischbar mit Chloroform, Ethanol, Ether und ätherischen Ölen.

Prüfung auf Identität

A. Die Prüflösung (siehe „Prüfung auf Reinheit") ist klar (V.6.1); beim Erwärmen tritt Trübung ein.

B. Werden 5 ml Substanz mit 0,1 ml Schwefelsäure 10 % *R* versetzt und erhitzt, tritt der Geruch von Acetaldehyd auf.

C. Werden in einem Reagenzglas 5 ml Prüflösung mit 5 ml ammoniakalischer Silbernitrat-Lösung *R* im Wasserbad erhitzt, bildet sich an der Reagenzglaswand ein Silberspiegel.

Prüfung auf Reinheit

Prüflösung: 20,0 ml Substanz werden in kohlendioxidfreiem Wasser *R* zu 200,0 ml gelöst.

Sauer reagierende Substanzen: 50,0 ml Prüflösung werden mit 0,05 ml Phenolphthalein-Lösung *R* versetzt. Bis zum Farbumschlag dürfen höchstens 1,5 ml 0,1 N-Natriumhydroxid-Lösung verbraucht werden.

Brechungsindex (V.6.5): 1,403 bis 1,406.

Relative Dichte (V.6.4): 0,991 bis 0,996.

Destillationsbereich (V.6.8): Höchstens 10 Prozent dürfen unterhalb von 123 °C und mindestens 95 Prozent müssen unterhalb von 126 °C destillieren.

Erstarrungstemperatur (V.6.12): 10 bis 13 °C.

Acetaldehyd: 5,0 ml Substanz werden mit einer Mischung von 0,2 ml Methylorange-Lösung *R*, 5 ml Ethanol 60 % (V/V) und 5 ml ethanolischer Hydroxylaminhydrochlorid-Lösung *R* versetzt und geschüttelt. Bis zum Farbumschlag nach Gelb dürfen höchstens 0,8 ml 0,5 N-Natriumhydroxid-Lösung verbraucht werden.

Peroxide: 50,0 ml Prüflösung werden in einem Erlenmeyerkolben mit Schliffstopfen mit 5 ml Schwefelsäure 10 % *R* und 10 ml Kaliumiodid-Lösung *R* versetzt. Der Kolben wird verschlossen und 15 min lang vor Licht geschützt stehengelassen. Nach Zusatz von 1 ml Stärke-Lösung *R* wird mit 0,1 N-Natriumthiosulfat-Lösung titriert, weitere 5 min lang stehengelassen und, falls erforderlich, die Titration beendet. Höchstens 2,0 ml 0,1 N-Natriumthiosulfat-Lösung dürfen verbraucht werden.

Nichtflüchtige Anteile: Höchstens 0,06 Prozent (*m*/V). 5,0 ml Substanz werden in einer tarierten Abdampfschale im Wasserbad erhitzt; anschließend wird 1 h lang bei 105 °C getrocknet. Der Rückstand darf höchstens 3 mg betragen.

Lagerung

Dicht verschlossen, vor Licht geschützt, kühl, in kleinen, möglichst vollständig gefüllten Behältnissen. Ist die Substanz erstarrt, muß der Behältnisinhalt vor Gebrauch vollständig verflüssigt werden.

Beschriftung

Auf dem Behältnis muß die Art des zugesetzten Antioxidans angegeben sein.

Vorsichtig zu lagern!

Pararauschbrand-Impfstoff für Tiere

Vaccinum clostridii septici ad usum veterinarium

Pararauschbrand-Impfstoff für Tiere wird aus einer Flüssigkultur eines geeigneten Stammes von *Clostridium septicum* hergestellt. Die Kultur, ihr Filtrat oder eine Mischung der beiden werden in einer Weise inaktiviert, daß die Toxizität eliminiert wird, die immunogene Wirksamkeit jedoch erhalten bleibt.

Das Toxoid oder die inaktivierte Kultur kann mit einem geeigneten Adjuvans versetzt werden.

Prüfung auf Identität

Nach Injektion in ein gesundes, empfängliches Tier ruft der Impfstoff die Bildung von *Cl.-septicum*-Antitoxin hervor.

Prüfung auf Reinheit

Unschädlichkeit: Zwei gesunden, empfänglichen Tieren einer Art, für welche der Impfstoff bestimmt ist, wird je die doppelte Höchstdosis entsprechend der Beschriftung auf die empfohlene Weise injiziert. Die Tiere werden 7 Tage lang beobachtet. Lokale oder systemische Reaktionen dürfen nicht auftreten.

Rest-Toxizität: Fünf Mäusen von je 17 bis 22 g Körpermasse werden je 0,5 ml des Impfstoffs subkutan injiziert. Die Tiere werden 7 Tage lang beobachtet. Lokale oder systemische Reaktionen dürfen nicht auftreten.

Sterilität: Der Impfstoff muß der „Prüfung auf Sterilität" der Monographie **Impfstoffe für Tiere (Vaccina ad usum veterinarium)** entsprechen.

Prüfung auf Wirksamkeit

Mindestens 10 gesunden Kaninchen im Alter von 3 bis 6 Monaten wird als erste Dosis eine Menge Impfstoff injiziert, die höchstens der in der Beschriftung angegebenen Mindestdosis entspricht. Nach 21 bis 28 Tagen wird denselben Tieren als zweite Dosis eine Menge Impfstoff injiziert, die höchstens der in der Beschriftung angegebenen Mindestdosis entspricht. 10 bis 14 Tage nach der zweiten Injektion wird den Kaninchen Blut entnommen und die Sera gemischt.

Die Wirksamkeit des Mischserums beträgt mindestens 2,5 I. E. je Milliliter.

Die Internationale Einheit ist die spezifisch neutralisierende Wirksamkeit gegen *Cl. septicum*, die in einer festgelegten Menge des Internationalen Standards enthalten ist; dieser besteht aus getrocknetem Immunserum vom Pferd.[1)]

Die Wirksamkeit des Kaninchen-Mischserums wird bestimmt durch Vergleich derjenigen Menge, welche erforderlich ist, Mäuse oder andere geeignete Tiere gegen die Giftwirkung einer bestimmten Dosis von *Cl.-septicum*-To-

[1)] Der Gehalt in Internationalen Einheiten wird für den Internationalen Standard von der Weltgesundheitsorganisation festgelegt.

xin zu schützen, mit der Menge eines in Internationalen Einheiten eingestellten Referenz-Antitoxins von *Cl. septicum*, das den gleichen Schutz ergibt. Für diesen Vergleich wird eine geeignete Zubereitung von *Cl.-septicum*-Toxin als Prüftoxin benötigt. Die Dosis des Prüftoxins wird in bezug auf das entsprechende Referenztoxin festgestellt; die Wirksamkeit des Mischserums wird in bezug auf die entsprechende Standardzubereitung unter Verwendung des Prüftoxins ermittelt.

Herstellung des Prüftoxins: Das Prüftoxin wird aus einem sterilen Filtrat einer 1 bis 3 Tage alten Flüssigkultur von *Cl. septicum* gewonnen und in geeigneter Weise getrocknet.

Die Auswahl des Prüftoxins geschieht durch Bestimmung der L+/5-Dosis und der LD_{50} bei einer Beobachtungsdauer von 72 h. Ein geeignetes Prüftoxin enthält mindestens eine L+/5-Dosis in 1,0 mg und mindestens 10 LD_{50} in jeder L+/5-Dosis.

Bestimmung der Dosis des Prüftoxins: In einer geeigneten Flüssigkeit wird eine Lösung der Standardzubereitung so hergestellt, daß sie 1,0 I. E. je Milliliter enthält. In einer geeigneten Flüssigkeit wird eine Lösung des Prüftoxins so hergestellt, daß 1 ml eine genau bekannte Menge wie 4 mg enthält. Mischungen der Lösung der Standardzubereitung und der Lösung des Prüftoxins werden so hergestellt, daß jede Mischung 2,0 ml der Lösung der Standardzubereitung (2 I. E.) enthält, eines einer Reihe abgestufter Volumina der Lösung des Prüftoxins und so viel einer geeigneten Flüssigkeit, um das Gesamtvolumen auf 5,0 ml zu bringen. Die Mischungen werden 60 min lang bei Raumtemperatur stehengelassen. Mindestens zwei Mäusen von je 17 bis 22 g Körpermasse wird eine Dosis von je 0,5 ml der jeweiligen Mischung intravenös oder intraperitoneal injiziert. Die Mäuse werden 72 h lang beobachtet. Wenn alle Mäuse eingehen, war die Toxinmenge in 0,5 ml der Mischung größer als die Prüfdosis. Wenn keine Maus eingeht, war die Toxinmenge in 0,5 ml der Mischung kleiner als die Prüfdosis. Frische Mischungen werden so hergestellt, daß 5,0 ml jeder Mischung 2,0 ml der Lösung der Standardzubereitung (2 I. E.) enthält und eines aus einer Reihe abgestufter Volumina der Lösung des Prüftoxins, deren Konzentrationen sich um höchstens 20 Prozent unterscheiden und den erwarteten Endpunkt umfassen. Die Mischungen werden 60 min lang bei Raumtemperatur stehengelassen. Mindestens zwei Mäusen wird eine Dosis von je 0,5 ml der jeweiligen Mischung intravenös oder intraperitoneal injiziert. Die Mäuse werden 72 h lang beobachtet. Die Bestimmung wird mindestens einmal wiederholt und die Ergebnisse der getrennten Prüfungen zusammengefaßt für Mischungen gleicher Zusammensetzung, so daß eine Reihe von Gesamtergebnissen anfällt, wobei jedes Gesamtergebnis die Absterberate für eine Mischung der gleichen Zusammensetzung darstellt. Die Dosis des Prüftoxins ist diejenige Menge, welche in 0,5 ml der Mischung enthalten ist, die ein Absterben der Hälfte der hiermit behandelten Tiere verursacht.

Bestimmung der Wirksamkeit im Kaninchenserum:

Vorprüfung: In einer geeigneten Flüssigkeit wird eine solche Menge des Prüftoxins gelöst, daß 2,0 ml die zehnfache Prüfdosis (Lösung des Prüftoxins) enthalten. Mischungen der Lösung des Prüftoxins und des Kaninchenserums werden so hergestellt, daß jede Mischung 2,0 ml der Lösung des Prüftoxins, eines aus einer Reihe abgestufter Volumina des Kaninchenserums und so viel von einer geeigneten Flüssigkeit enthält, um das Endvolumen auf 5,0 ml zu bringen. Die Mischungen werden 60 min lang bei Raumtemperatur stehengelassen. Mindestens pro Mischung zwei Mäusen wird eine Dosis von jeweils 0,5 ml intravenös oder intraperitoneal injiziert. Die Mäuse werden 72 h lang beobachtet. Wenn keine Maus stirbt, enthalten 0,5 ml der Mischung mehr als 0,2 I. E. Wenn alle Mäuse sterben, enthalten 0,5 ml der Mischung weniger als 0,2 I. E.

Hauptprüfung: Mischungen der Lösung des Prüftoxins und des Kaninchenserums werden so hergestellt, daß 5,0 ml jeder Mischung 2,0 ml Lösung des Prüftoxins und eines einer abgestuften Reihe von Volumina des Kaninchenserums enthalten, deren Konzentrationen sich um höchstens 20 Prozent unterscheiden und die den in der Vorprüfung ermittelten, zu erwartenden Endpunkt umfassen. Weitere Mischungen werden so hergestellt, daß 5,0 ml jeder Mischung 2,0 ml der Lösung des Prüftoxins und eines einer Reihe abgestufter Volumina der Lösung der Standardzubereitung enthalten, um die Dosis des Prüftoxins zu bestätigen. Die Mischungen werden 60 min lang bei Raumtemperatur stehengelassen. Mindestens zwei Mäuse werden für die Prüfung jeder Mischung verwendet, wie sie für die Vorprüfung beschrieben ist. Als Prüfmischung, welche 0,2 I. E. je 0,5 ml enthält, ist die ermittelt, welche die gleiche oder annähernd die gleiche Anzahl von Mäusen tötet wie die Standardzubereitung mit 0,2 I. E.

in 0,5 ml. Die Bestimmung wird mindestens einmal wiederholt und der Durchschnitt aller auswertbaren Ergebnisse berechnet. Ergebnisse sind nur auswertbar, wenn der Wert für die Standardzubereitung innerhalb von 20 Prozent des zu erwartenden Wertes liegt.

Für die Vertrauensgrenzen (P = 0,95) gilt:
85 und 114 Prozent für zwei Tiere je Dosis
91,5 und 109 Prozent für vier Tiere
93 und 108 Prozent für sechs Tiere.

Lagerung

Entsprechend **Impfstoffe für Tiere.**

Dauer der Verwendbarkeit: 3 Jahre.

Parenteralia

Parenteralia

Parenteralia sind sterile Zubereitungen, die zur Injektion, Infusion oder Implantation in den menschlichen oder tierischen Körper bestimmt sind. Bei diesen Zubereitungen sind zu unterscheiden: *Injektionslösungen, Infusionslösungen, Konzentrate zur Bereitung von Parenteralia, Pulver zur Bereitung von Parenteralia, Implantate (Iniectabilia, Infundibilia, Parenteralia diluenda, Pulveres parenterales* und *Implantanda).*

Die Anforderungen der Monographie gelten nicht notwendigerweise für die Blutkonserve und für Blutprodukte, für immunologische und radioaktive Arzneimittel und für Prothesen zur Implantation. Außerdem kann jede individuelle Zubereitung zur parenteralen Anwendung in besonders begründeten Fällen von der Verpflichtung, allen Anforderungen der Monographie zu entsprechen, ausgenommen sein, zum Beispiel bestimmte Zubereitungen zur Anwendung am Tier.

Parenteralia werden so hergestellt, daß ihre Sterilität gewährleistet ist und eine mikrobielle Kontamination, die Anwesenheit von Pyrogenen sowie Wachstum von Mikroorganismen vermieden werden.

Für Wasser für Injektionszwecke und bestimmte Substanzen zur Herstellung von Parenteralia sind spezielle Anforderungen vorgeschrieben.

Zahlreiche Parenteralia erfordern den Zusatz von Hilfsstoffen, zum Beispiel um die Zubereitung blutisoton zu machen, den *p*H-Wert einzustellen, die Löslichkeit zu erhöhen, die Zersetzung der Wirkstoffe zu verhindern oder um ausreichende antimikrobielle Eigenschaften zu gewährleisten. Diese Hilfsstoffe dürfen weder einen nachteiligen Effekt auf die beabsichtigte Wirkung der Zubereitung haben, noch in der angewandten Konzentration toxische Symptome oder nennenswerte lokale Reizungen hervorrufen.

Behältnisse für Zubereitungen zur parenteralen Anwendung werden, soweit wie möglich, aus Materialien hergestellt, die
- genügend durchsichtig sind, um eine visuelle Prüfung des Inhaltes zu ermöglichen, ausgenommen für Implantate oder in anderen begründeten Fällen
- möglichst inaktiv gegenüber der Zubereitung sind, mit der sie in Kontakt kommen
- so beschaffen sind, daß weder Diffusion in oder durch das Behältnis auftritt, noch fremde Substanzen in die Zubereitung gelangen.

Als Behältnisse für Parenteralia dienen Ampullen oder Glasflaschen (VI.2.1) oder andere Behältnisse wie Flaschen und Beutel aus Kunststoff (VI.2.2) und Spritzen, deren Dichtheit in geeigneter Weise geprüft wurde. Die Verschlüsse müssen ausreichend dicht sein, um ein Eindringen von Mikroorganismen und jeder anderen verunreinigenden Substanz zu verhindern und die Entnahme eines Teils oder des ganzen Inhaltes des Behältnisses, üblicherweise ohne Entfernen des Verschlusses, zu ermöglichen. Die Kunststoffe oder die Elastomeren, aus denen der Verschluß besteht, müssen ausreichend widerstandsfähig und elastisch sein, um das Durchstechen mit der Nadel ohne nennenswertes Ausstanzen von Teilchen zu ermöglichen. Die Verschlüsse für Mehrdosenbehältnisse müssen ausreichend elastisch sein, um einen Wiederverschluß der Einstichstelle nach Herausziehen der Nadel zu gewährleisten.

Prüfung auf Reinheit

Sterilität (V.2.1.1): Parenteralia müssen der ,,Prüfung auf Sterilität" entsprechen.

Zusätzliche Anforderungen zu den in dieser Monographie beschriebenen können in besonderen Fällen, die nicht im Arzneibuch aufgeführt sind, verlangt werden.

Injektionslösungen
Iniectabilia

Injektionslösungen sind sterile Lösungen, Emulsionen oder Suspensionen. Sie werden durch Auflösen, Emulgieren oder Suspendieren der Wirkstoffe und der möglicherweise zugesetzten Hilfsstoffe in Wasser für Injektionszwecke, in einer geeigneten, nichtwäßrigen Flüssigkeit oder in einer Mischung beider Flüssigkeiten hergestellt.

Lösungen zur Injektion müssen, unter geeigneten Bedingungen geprüft, klar und praktisch frei von Teilchen sein.

Emulsionen zur Injektion sollen keine Anzeichen einer Phasentrennung zeigen. Der Durchmesser der dispergierten Teilchen von Emulsionen zur intravenösen Anwendung muß, unter Berücksichtigung der Anwendung der Zubereitung, geprüft werden.

Suspensionen zur Injektion können ein Sediment zeigen, das durch Schütteln leicht dispergierbar sein muß. Die Suspension muß genügend stabil bleiben, um die Entnahme gleichmäßiger Anteile zu ermöglichen.

Zubereitungen in Einzeldosisbehältnissen: Das Volumen der Zubereitung in einem Einzeldosisbehältnis muß genügend groß sein, um die Entnahme und Verabreichung der Nominaldosis unter Verwendung einer üblichen Technik zu gewährleisten.

Zubereitungen in Mehrdosenbehältnissen: Wäßrige Zubereitungen in Mehrdosenbehältnissen müssen, falls die Zubereitung selbst keine entsprechenden antimikrobiellen Eigenschaften hat, ein geeignetes Konservierungsmittel in entsprechender Konzentration enthalten. Wenn es erforderlich ist, Parenteralia in einem Mehrdosenbehältnis abzugeben, müssen die bei der Anwendung und ganz besonders die für die Lagerung zwischen den einzelnen Entnahmen zu treffenden Vorsichtsmaßnahmen angegeben werden.

Konservierungsmittel: Wäßrige Zubereitungen, die unter aseptischen Bedingungen hergestellt werden und die nicht im Endbehältnis sterilisiert werden können, können ein geeignetes Konservierungsmittel in entsprechender Konzentration enthalten.

Konservierungsmittel dürfen nicht zugesetzt werden, wenn

- das Volumen der Einzeldosis 15 ml überschreitet, ausgenommen in begründeten Fällen
- die Zubereitung für eine Anwendung bestimmt ist, bei der aus medizinischen Gründen der Zusatz eines Konservierungsmittels unzulässig ist, wie die intrazisternale Verabreichung oder jeder andere Weg in die Zerebrospinal-Flüssigkeit, sowie intra- oder retrookuläre Verabreichung.

Solche Zubereitungen müssen in Einzeldosisbehältnisse abgefüllt werden.

Prüfung auf Reinheit

Gleichförmigkeit des Gehaltes (V.5.2.2): Abgesehen von begründeten Ausnahmen, müssen Suspensionen in Einzeldosisbehältnissen zur Injektion mit einem Wirkstoffgehalt von weniger als 2 mg oder weniger als 2 Prozent der Gesamtmasse der Prüfung auf ,,Gleichförmigkeit des Gehaltes" entsprechen. Enthält die Zubereitung mehrere Wirkstoffe, bezieht sich die Prüfung nur auf die, die den oben angeführten Bedingungen entsprechen. Die Prüfung wird nicht gefordert für Zubereitungen mit mehreren Vitaminen oder Spurenelementen.

Pyrogene (V.2.1.4): Wenn die Einzeldosis 15 ml oder mehr beträgt, muß die Zubereitung, abgesehen von begründeten Ausnahmen, der ,,Prüfung auf Pyrogene" entsprechen. Wenn die Einzeldosis weniger als 15 ml beträgt und die Beschriftung die Bezeichnung ,,Pyrogenfrei" trägt, muß die Zubereitung der ,,Prüfung auf Pyrogene" entsprechen. Zur Durchführung der Prüfung wird ein geeignetes Volumen der Zubereitung injiziert. Bei Zubereitungen zur Anwendung am Tier können spezielle Anforderungen je nach Tierart vorgeschrieben sein.

Infusionslösungen
Infundibilia

Infusionslösungen sind sterile, wäßrige Lösungen oder Öl-in-Wasser-Emulsionen. Sie sind frei von Pyrogenen, normalerweise blutisotonisch und grundsätzlich dazu bestimmt, in großen Mengen verabreicht zu werden. Infusionslösungen dürfen keine Konservierungsmittel enthalten.

Lösungen müssen, unter geeigneten visuellen Bedingungen geprüft, klar und praktisch frei von Teilchen sein.

Öl-in-Wasser-Emulsionen zur intravenösen Infusion sollten keine Anzeichen einer Phasentrennung zeigen. Der Durchmesser der dispergierten Teilchen von Emulsionen zur intravenösen Infusion muß, unter Berücksichtigung der Anwendung der Zubereitung, geprüft werden.

Prüfung auf Reinheit

Pyrogene (V.2.1.4): Infusionslösungen müssen, abgesehen von begründeten Ausnahmen, der

„Prüfung auf Pyrogene" entsprechen. Falls nicht anders vorgeschrieben, werden 10 ml je Kilogramm Körpermasse eines Kaninchens injiziert. Für Zubereitungen zur Anwendung am Tier können spezielle Anforderungen je nach Tierart vorgeschrieben sein.

Konzentrate zur Bereitung von Parenteralia
Parenteralia diluenda

Konzentrate zur Bereitung von Parenteralia sind konzentrierte, sterile Lösungen, die nach Verdünnen zur Injektion oder Infusion bestimmt sind. Sie werden vor der Anwendung mit einer geeigneten Flüssigkeit verdünnt. Nach Verdünnen müssen sie den Anforderungen für „Injektionslösungen" oder „Infusionslösungen" entsprechen.

Prüfung auf Reinheit

Pyrogene (V.2.1.4): Nach geeigneter Verdünnung müssen die Zubereitungen, abgesehen von begründeten Ausnahmen, der „Prüfung auf Pyrogene", wie für „Injektionslösungen" oder „Infusionslösungen" vorgeschrieben, entsprechen.

Pulver zur Bereitung von Parenteralia
Pulveres parenterales

Pulver zur Bereitung von Parenteralia sind feste, sterile Substanzen, die sich in ihren Endbehältnissen befinden. Nach Schütteln mit dem vorgeschriebenen Volumen einer geeigneten, sterilen Flüssigkeit muß sich entweder rasch eine klare Lösung, die praktisch frei von Teilchen ist, oder eine gleichmäßige Suspension bilden. Gefriergetrocknete Substanzen zur Bereitung von Parenteralia gelten als Pulver zur Bereitung von Parenteralia. Nach Lösen oder Suspendieren muß die Zubereitung den Anforderungen für „Injektionslösungen" oder „Infusionslösungen" entsprechen.

Prüfung auf Reinheit

Gleichförmigkeit des Gehaltes (V.5.2.2): Abgesehen von begründeten Ausnahmen, müssen Zubereitungen mit einem Wirkstoffgehalt von weniger als 2 mg oder weniger als 2 Prozent der Gesamtmasse oder, wenn die Masse der Zubereitung gleich oder kleiner als 40 mg ist, der Prüfung auf „Gleichförmigkeit des Gehaltes" einzeldosierter Arzneiformen entsprechen. Enthält die Zubereitung mehr als einen Wirkstoff, beziehen sich die Anforderungen nur auf die, die den oben angeführten Bedingungen entsprechen. Die Prüfung wird nicht gefordert für Zubereitungen mit mehreren Vitaminen oder Spurenelementen. Ist die Prüfung auf Gleichförmigkeit des Gehaltes für alle Wirkstoffe vorgeschrieben, ist die Prüfung auf „Gleichförmigkeit der Masse" nicht erforderlich.

Gleichförmigkeit der Masse (V.5.2.1): Die Zubereitungen müssen der „Prüfung auf Gleichförmigkeit der Masse" entsprechen.

Pyrogene (V.2.1.4): Nach Lösen oder Suspendieren in einem geeigneten Volumen Flüssigkeit muß die Zubereitung der „Prüfung auf Pyrogene" unter denselben Bedingungen, wie sie für „Injektionen" oder „Infusionen" vorgeschrieben sind, entsprechen.

Implantate
Implantanda

Implantate sind feste, sterile Zubereitungen geeigneter Größe und Form zur parenteralen Implantation, die eine Freigabe ihrer Wirkstoffe über einen längeren Zeitraum gewährleisten.

Implantate werden einzeln in sterile Behältnisse abgefüllt.

Pentobarbital

Pentobarbitalum

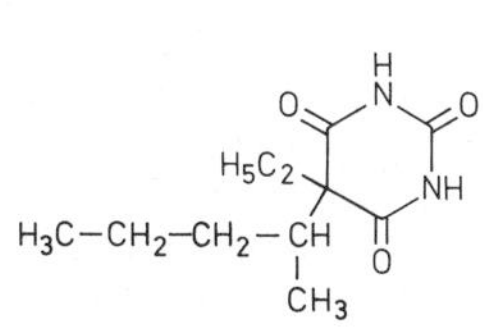

$C_{11}H_{18}N_2O_3$ M_r 226,3

Pentobarbital enthält mindestens 99,0 und höchstens 101,0 Prozent *(RS)*-5-Ethyl-5-(1-methylbutyl)barbitursäure, berechnet auf die getrocknete Substanz.

Eigenschaften

Farblose Kristalle oder weißes, kristallines Pulver, geruchlos; sehr schwer löslich in Wasser, leicht löslich in Chloroform, wasserfreiem Ethanol und Ether. Die Substanz gibt wasserlösliche Verbindungen mit Alkalicarbonaten, Alkalihydroxiden und Ammoniak-Lösung.

Prüfung auf Identität

A. Die Schmelztemperatur (V.6.11.1) der Substanz wird bestimmt. Gleiche Teile Substanz und Pentobarbital *CRS* werden gemischt und die Schmelztemperatur der Mischung bestimmt. Die Differenz zwischen den beiden Schmelztemperaturen bei etwa 133 °C darf höchstens 2 °C betragen.

B. Die Prüfung erfolgt mit Hilfe der Dünnschichtchromatographie (V.6.20.2) unter Verwendung einer Schicht von Kieselgel GF_{254} *R*.

   Untersuchungslösung: 0,1 g Substanz werden in Ethanol 96 % *R* zu 100 ml gelöst.

   Referenzlösung: 0,1 g Pentobarbital *CRS* werden in Ethanol 96 % *R* zu 100 ml gelöst.

   Auf die Platte werden getrennt 10 µl jeder Lösung aufgetragen. Die Chromatographie erfolgt mit der unteren Phase einer Mischung von 5 Volumteilen Ammoniak-Lösung 26 % *R*, 15 Volumteilen Ethanol 96 % *R* und 80 Volumteilen Chloroform *R* über eine Laufstrecke von 18 cm. Das Chromatogramm wird sofort im ultravioletten Licht bei 254 nm ausgewertet. Der Hauptfleck im Chromatogramm der Untersuchungslösung entspricht in bezug auf Lage und Größe dem mit der Referenzlösung erhaltenen Hauptfleck.

C. Etwa 10 mg Substanz werden mit etwa 10 mg Vanillin *R* und 2 ml Schwefelsäure 96 % *R* gemischt und 2 min lang im Wasserbad erhitzt. Eine rötlichbraune Färbung entsteht. Die Mischung wird abgekühlt und vorsichtig mit 5 ml wasserfreiem Ethanol *R* versetzt. Die Färbung schlägt nach Violett, später nach Blau um.

Prüfung auf Reinheit

Aussehen der Lösung: 1,0 g Substanz wird in einer Mischung von 4 ml Natriumhydroxid-Lösung 8,5 % *R* und 6 ml Wasser gelöst. Die Lösung muß klar sein (V.6.1) und darf nicht stärker gefärbt sein als die Farbvergleichslösung G_6 (V.6.2., Methode II).

Sauer reagierende Substanzen: 1,0 g Substanz wird mit 50 ml Wasser 2 min lang zum Sieden erhitzt. Nach dem Abkühlen wird abfiltriert. 10 ml Filtrat werden mit 0,15 ml Methylrot-Lösung *R* versetzt. Die Lösung muß orangegelb gefärbt sein. Bis zum Farbumschlag ins kräftige Gelb dürfen höchstens 0,1 ml 0,1 N-Natriumhydroxid-Lösung verbraucht werden.

Verwandte Substanzen: Die Prüfung erfolgt mit Hilfe der Dünnschichtchromatographie (V.6.20.2) unter Verwendung einer Schicht von Kieselgel GF_{254} *R*.

Untersuchungslösung: 1,0 g Substanz wird in Ethanol 96 % *R* zu 100 ml gelöst.

Referenzlösung: 0,5 ml Untersuchungslösung werden mit Ethanol 96 % *R* zu 100 ml verdünnt.

Auf die Platte werden getrennt 20 µl jeder Lösung aufgetragen. Die Chromatographie erfolgt mit der unteren Phase einer Mischung von 5 Volumteilen Ammoniak-Lösung 26 % *R*, 15 Volumteilen Ethanol 96 % *R* und 80 Volumteilen Chloroform *R* über eine Laufstrecke von 15 cm. Das Chromatogramm wird sofort im ultravioletten Licht bei 254 nm ausgewertet, mit Diphenylcarbazon-Quecksilber(II)-chlorid-Reagenz *R* besprüht und an der Luft trocknen gelassen. Die Platte wird anschließend mit frisch hergestellter ethanolischer Kaliumhydroxid-Lösung 3 % *R*, die mit aldehydfreiem Ethanol 96 % *R* im Verhältnis 1 zu 5 verdünnt ist, besprüht und 5 min lang auf 100 bis 105 °C erhitzt. Das Chromatogramm wird sofort ausgewertet. Sowohl bei der Auswertung im ultravioletten Licht als auch nach dem Besprühen darf kein im Chromatogramm der Untersuchungslösung auftretenden Nebenfleck größer oder stärker gefärbt sein als der mit der Referenzlösung erhaltene Fleck.

Isomere: 0,3 g Substanz werden in 5 ml einer 5prozentigen Lösung (*m*/V) von wasserfreiem Natriumcarbonat *R*, falls erforderlich unter schwachem Erwärmen, gelöst. Nach Zusatz einer Lösung von 0,3 g Nitrobenzylchlorid *R* in 10 ml Ethanol 96 % *R* wird 30 min lang unter Rückfluß erhitzt. Nach dem Abkühlen auf 25 °C wird filtriert und der Niederschlag fünfmal mit je 5 ml Wasser gewaschen. Der Niederschlag wird in einem kleinen Kolben mit 25 ml Ethanol 96 % *R* unter Rückfluß erhitzt, bis er gelöst ist (etwa 10 min). Nach dem Abkühlen auf 25 °C wird, falls erforderlich, die Kristallisation durch Reiben mit einem Glasstab eingeleitet. Der Niederschlag wird abfiltriert, zweimal mit je 5 ml Wasser gewaschen und 30 min lang bei 100 bis 105 °C getrocknet. Die Schmelztemperatur (V.6.11.1) muß zwischen 136 und 148 °C liegen.

Trocknungsverlust (V.6.22): Höchstens 0,5 Prozent, mit 1,000 g Substanz durch Trocknen im Trockenschrank bei 100 bis 105 °C bestimmt.

Sulfatasche (V.3.2.14): Höchstens 0,1 Prozent, mit 1,0 g Substanz bestimmt.

Gehaltsbestimmung

0,100 g Substanz werden in 5 ml Pyridin *R* gelöst. Die Lösung wird mit 0,5 ml Thymolphthalein-Lösung *R* sowie 10 ml Silbernitrat-Pyridin *R* versetzt und mit 0,1 N-ethanolischer-Natriumhydroxid-Lösung bis zur reinen Blaufärbung titriert. Ein Blindversuch wird durchgeführt.

1 ml 0,1 N-ethanolische-Natriumhydroxid-Lösung entspricht 11,31 mg $C_{11}H_{18}N_2O_3$.

Vorsichtig zu lagern!

Pentobarbital-Natrium

Pentobarbitalum natricum

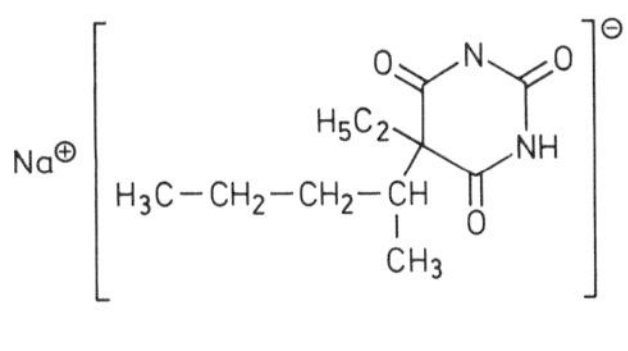

$C_{11}H_{17}N_2NaO_3$ M_r 248,3

Pentobarbital-Natrium enthält mindestens 99,0 und höchstens 101,5 Prozent *(RS)*-5-Ethyl-5-(1-methylbutyl)barbitursäure, Natriumsalz, berechnet auf die getrocknete Substanz.

Eigenschaften

Weißes, kristallines Pulver, hygroskopisch; sehr leicht löslich in Wasser, praktisch unlöslich in Ether.

Prüfung auf Identität

A. 1 g Substanz wird in 10 ml Wasser gelöst. Nach Zusatz von 5 ml Essigsäure 12 % *R* entsteht ein weißer, kristalliner Niederschlag, der abfiltriert, mit Wasser gewaschen und bei 100 bis 105 °C getrocknet wird. Die Schmelztemperatur (V.6.11.1) des Niederschlages wird bestimmt. Gleiche Teile Niederschlag und Pentobarbital *CRS* werden gemischt und die Schmelztemperatur der Mischung bestimmt. Die Differenz zwischen den beiden Schmelztemperaturen bei etwa 131 °C beträgt höchstens 2 °C.

B. Die Prüfung erfolgt mit Hilfe der Dünnschichtchromatographie (V.6.20.2) unter Verwendung einer Schicht von Kieselgel GF_{254} *R*.

Untersuchungslösung: 25 mg des bei der Prüfung A erhaltenen Niederschlages werden in Ethanol 96 % *R* zu 25 ml gelöst.

Referenzlösung: 25 mg Pentobarbital *CRS* werden in Ethanol 96 % *R* zu 25 ml gelöst.

Auf die Platte werden getrennt 10 µl jeder Lösung aufgetragen. Die Chromatographie erfolgt mit der unteren Phase einer Mischung von 5 Volumteilen Ammoniak-Lösung 26 % *R*, 15 Volumteilen Ethanol 96 % *R* und 80 Volumteilen Chloroform *R* über eine Laufstrecke von 18 cm. Das Chromatogramm wird sofort im ultravioletten Licht bei 254 nm ausgewertet. Der Hauptfleck im Chromatogramm der Untersuchungslösung entspricht in bezug auf Lage und Größe dem Hauptfleck im Chromatogramm der Referenzlösung.

C. Etwa 10 mg Substanz werden mit etwa 10 mg Vanillin *R* und 2 ml Schwefelsäure 96 % *R* versetzt. Wird nach dem Mischen 2 min lang im Wasserbad erwärmt, entsteht eine rötlichbraune Färbung. Werden nach dem Abkühlen vorsichtig 5 ml wasserfreies Ethanol *R* zugesetzt, schlägt die Farbe nach Violett und dann nach Blau um.

D. 1 g Substanz wird verascht. Der Rückstand gibt die Identitätsreaktion a auf Natrium (V.3.1.1).

Prüfung auf Reinheit

***p*H-Wert** (V.6.3.1): 1,0 g Substanz wird in kohlendioxidfreiem Wasser *R* zu 10,0 ml gelöst. Der *p*H-Wert, unmittelbar nach Herstellung der Lösung gemessen, muß zwischen 9,6 und 11,0 liegen.

Verwandte Substanzen: Die Prüfung erfolgt mit Hilfe der Dünnschichtchromatographie (V.6.20.2) unter Verwendung einer Schicht von Kieselgel GF_{254} *R*.

Untersuchungslösung: 0,2 g Substanz werden in Ethanol 96 % *R* zu 10 ml gelöst.

Referenzlösung: 0,5 ml Untersuchungslösung werden mit Ethanol 96 % *R* zu 100 ml verdünnt.

Auf die Platte werden getrennt 10 µl jeder Lösung aufgetragen. Die Chromatographie erfolgt mit der unteren Phase einer Mischung von 5 Volumteilen Ammoniak-Lösung 26 % *R*, 15 Volumteilen Ethanol 96 % *R* und 80 Volumteilen Chloroform *R* über eine Laufstrecke von 15 cm. Das Chromatogramm wird sofort im ultravioletten Licht bei 254 nm ausgewertet. Die Platte wird mit Diphenylcarbazon-Quecksilber(II)-chlorid-Reagenz *R* besprüht und an der Luft trocknengelassen. Die Platte wird anschließend mit frisch hergestellter ethanolischer Kaliumhydroxid-Lösung 3 % *R*, die mit aldehydfreiem Ethanol 96 % *R* im Verhältnis 1 zu 5 verdünnt ist, besprüht und 5 min lang bei 100 bis 105 °C erhitzt. Das Chromatogramm wird sofort im Tageslicht ausgewertet. Sowohl bei der Auswertung im ultravioletten Licht als auch nach dem Besprühen darf kein im Chromatogramm der Untersuchungslösung auftretender Nebenfleck intensiver sein als der mit der Referenzlösung erhaltene Fleck.

Freies Pentobarbital: Höchstens 3,5 Prozent. 2,00 g Substanz werden, falls erforderlich unter schwachem Erwärmen, in 75 ml Dimethylformamid *R* gelöst. Nach Zusatz von 0,25 ml einer 1prozentigen Lösung (*m*/V) von Thymolblau *R* in Dimethylformamid *R* wird mit 0,1 N-Natriummethanolat-Lösung bis zum Farbumschlag von Olivgrün nach Blau titriert. Ein Blindversuch wird durchgeführt.

1 ml 0,1 N-Natriummethanolat-Lösung entspricht 22,63 mg Pentobarbital.

Isomere: 0,3 g Substanz werden in 5 ml einer 5prozentigen Lösung (*m*/V) von wasserfreiem Natriumcarbonat *R* gelöst. Nach Zusatz einer Lösung von 0,3 g Nitrobenzylchlorid *R* in 10 ml Ethanol 96 % *R* wird 30 min lang unter Rückfluß erhitzt. Nach dem Abkühlen auf 25 °C wird, falls erforderlich, die Kristallisation durch Reiben mit einem Glasstab an der Wand des Gefäßes eingeleitet. Der Niederschlag wird abfiltriert und fünfmal mit je 5 ml Wasser gewaschen. Der Niederschlag wird in einem kleinen Kolben mit 25 ml Ethanol 96 % *R* unter Rückfluß erhitzt, bis er gelöst ist (etwa 10 min). Nach dem Abkühlen auf 25 °C wird, falls erforderlich, die Kristallisation durch Reiben mit einem Glasstab an der Gefäßwand eingeleitet. Der Niederschlag wird abfiltriert, zweimal mit je 5 ml Wasser gewaschen und 30 min lang bei 100 bis 105 °C getrocknet. Die Schmelztemperatur (V.6.11.1) muß zwischen 136 und 148 °C liegen.

Schwermetalle (V.3.2.8): 1,0 g Substanz wird in Wasser zu 10 ml gelöst. 7,5 ml der Lösung werden mit 2,5 ml Essigsäure 12 % *R* und 2,5 ml Pufferlösung *p*H 3,5 *R* versetzt. Anschließend wird filtriert und das Filtrat mit Wasser zu 15 ml verdünnt. 12 ml dieser Lösung müssen der Grenzprüfung A auf Schwermetalle entsprechen (20 ppm). Bei der Herstellung der Untersuchungslösung wird anstelle der Pufferlösung Wasser verwendet. Zur Herstellung der Referenzlösung wird die Blei-Lösung (1 ppm Pb) *R* verwendet.

Trocknungsverlust (V.6.22): Höchstens 3,0 Prozent, mit 1,000 g Substanz durch Trocknen im Trockenschrank bei 100 bis 105 °C bestimmt.

Gehaltsbestimmung

0,200 g Substanz werden in 15 ml einer 12,75prozentigen Lösung (*m*/V) von Silbernitrat *R* in Pyridin *R* gelöst. Die Lösung wird mit 0,5 ml Thymolphthalein-Lösung *R* versetzt und mit 0,1 N-ethanolischer Natriumhydroxid-Lösung bis zur reinen Blaufärbung titriert. Ein Blindversuch wird durchgeführt.

1 ml 0,1 N-ethanolische Natriumhydroxid-Lösung entspricht 24,83 mg $C_{11}H_{17}N_2NaO_3$.

Lagerung

Dicht verschlossen.

Vorsichtig zu lagern!

Pepsin

Pepsinum

Proteolytische Enzymzubereitung, die aus der Magenschleimhaut von Schweinen, Schafen oder Kälbern gewonnen und mit Lactose auf den vorgeschriebenen Wirkwert eingestellt ist. Die Einstellung des Wirkwertes kann auch mit Saccharose oder Glucose erfolgen; die Art des Zuckers ist dann anzugeben.

Wirkwert: Pepsin muß auf eine proteolytische Wirksamkeit von mindestens 630 Proteaseeinheiten (PE) je Gramm eingestellt sein.

Eine Proteaseeinheit ist definiert als die Aktivität derjenigen Enzymmenge, die Hämoglobin unter den angegebenen Bedingungen mit einer solchen Geschwindigkeit abbaut, daß die je Minute entstehenden, in Trichloressigsäure-Lösung löslichen Spaltprodukte mit Folins Reagenz die gleiche Absorption geben wie 1 µmol Tyrosin.

Eigenschaften

Weißes bis gelbliches Pulver, durchscheinende Körner oder Schuppen, schwach eigenartiger Geruch; praktisch unlöslich in Chloroform, Ethanol und Ether.

Prüfung auf Reinheit

Prüflösung: 0,100 g Substanz werden in Wasser zu 25,0 ml gelöst.

Aussehen der Lösung: Die Prüflösung darf nicht stärker getrübt (V.6.1) und nicht stärker gefärbt (V.6.2, Methode II) sein als folgende Referenzlösung: 1,5 ml Sulfat-Lösung (10 ppm SO_4) *R* werden nacheinander und unter stetem Umschütteln mit 0,75 ml Ethanol 96 % *R*, 0,5 ml Bariumchlorid-Lösung *R* 1 und 0,25 ml Essigsäure 30 % *R* versetzt und weitere 30 s lang umgeschüttelt. Eine Mischung aus 5 ml Sulfat-Lösung (10 ppm SO_4) *R*, 0,2 ml Stammlösung Gelb, 0,1 ml einer 5prozentigen Lösung (*m*/V) von Kupfer(II)-nitrat *R* und 9,7 ml destilliertem Wasser wird hinzugefügt.

Geruch (V.3.1.6): Die Substanz darf nicht faulig riechen.

Sauer oder alkalisch reagierende Substanzen: 5 ml Prüflösung müssen sich auf Zusatz von 0,1 ml Methylrot-Lösung *R* orange bis rot färben. 5 ml Prüflösung müssen sich auf Zusatz von 0,05 ml Bromphenolblau-Lösung *R* blauviolett färben.

Trocknungsverlust (V.6.22): Höchstens 5,0 Prozent, mit 1,000 g Substanz durch Trocknen im Trockenschrank bei 100 bis 105 °C bestimmt.

Sulfatasche (V.3.2.14): Höchstens 5,0 Prozent, mit 1,00 g Substanz bestimmt.

Wirkwertbestimmung

35,0 mg Substanz werden in einer Mischung von 4 Volumteilen Wasser und 6 Volumteilen 0,1 N-Salzsäure zu 50,0 ml gelöst. Der *p*H-Wert der Lösung muß zwischen 1,5 und 1,7 liegen. Ist dies nicht der Fall, so ist die Lösung vor dem Auffüllen mit 1 N-Salzsäure auf den Wert einzustellen. Geeignete Mengen Hämoglobin-Lösung *RN* und der Substanzlösung werden auf 25 ± 0,2 °C temperiert. In Reagenzgläsern werden je 5,0 ml Hämoglobin-Lösung *RN* und 1,0 ml Substanzlösung gemischt. Die Ansätze werden bei 25 ± 0,2 °C stehengelassen. Genau 10 min (Stoppuhr) nach Mischen der beiden Lösungen werden rasch 10,0 ml einer 4prozentigen Lösung (*m*/V) von Trichloressigsäure *R* zugesetzt. Nach sofortigem Umschütteln wird filtriert.

Ein Blindansatz wird, wie oben angegeben, hergestellt, jedoch wird die Substanzlösung nach dem Zusatz der Trichloressigsäure-Lösung hinzugegeben. Je 3,0 ml Filtrat werden mit 20 ml Wasser und 1,0 ml einer 15,4prozentigen Lösung (*m*/V) von Natriumhydroxid *R* versetzt. Unter Umschütteln wird 1,0 ml Folins Reagenz *RN* hinzugefügt. Mindestens 15 min nach der Zugabe des Folins Reagenz *RN* werden die Absorptionen *(A)* der Ansätze bei 540 nm gegen den Blindansatz bestimmt (V.6.19). Die Absorptionen der Lösungen sollten zwischen 0,30 und 0,40 liegen. Bei höheren Meßwerten ist die Substanzlösung entsprechend mit 0,06 N-Salzsäure zu verdünnen und die Wirkwertbestimmung zu wiederholen.

Zur Bestimmung der Absorption der Tyrosin-Lösung als Vergleich werden 3,0 ml Tyrosin-Lösung *RN* mit 20 ml Wasser und 1,0 ml einer 15,4prozentigen Lösung (*m*/V) von Natriumhydroxid *R* versetzt. Unter Umschütteln wird 1,0 ml Folins Reagenz *RN* hinzugefügt. Mindestens 15 min nach der Zugabe des Folins Reagenz wird die Absorption *(B)* des Vergleichs bei 540 nm gegen eine Kompensationsflüssigkeit bestimmt, die aus 23 ml Wasser,

1,0 ml einer 15,4prozentigen Lösung (m/V) von Natriumhydroxid *R* und 1,0 ml Folins Reagenz *RN* hergestellt ist.

$$\text{Proteaseeinheiten je Gramm} = \frac{80000 \cdot A}{3 \cdot B \cdot m}$$

m = Einwaage in Milligramm, berechnet auf die getrocknete Substanz.

Mindestens 3 Bestimmungen sind parallel durchzuführen und der Mittelwert zu bilden.

Lagerung

Vor Licht geschützt.

Beschriftung

Der Wirkwert muß auf dem Etikett in Proteaseeinheiten angegeben werden.

Hinweis

Zur Herstellung von pepsinhaltigen Arzneimitteln können stärker wirksame Pepsine verwendet werden. Die Pepsinmenge ist in Proteaseeinheiten zu deklarieren.

Pertussis-Adsorbat-Impfstoff

Vaccinum pertussis adsorbatum

Pertussis-Adsorbat-Impfstoff ist eine sterile Suspension inaktivierter *Bordetella-pertussis*-Bakterien oder Fraktionen davon in einer 0,9prozentigen Lösung (m/V) von Natriumchlorid oder einer anderen isotonischen Lösung, der Aluminiumhydroxid, Aluminiumphosphat oder Calciumphosphat zugesetzt wurde. Die Bakteriensuspension wird in gleicher Weise hergestellt wie diejenige, die für die Herstellung von **Pertussis-Impfstoff (Vaccinum pertussis)** verwendet wird; sie wird in einer Konzentration verwendet, mit der der Adsorbatimpfstoff der in der Monographie **Pertussis-Impfstoff** vorgeschriebenen ,,Prüfung auf Wirksamkeit" zu entsprechen vermag. Der Impfstoff darf keine lebenden *B.-pertussis*-Bakterien enthalten.

Prüfung auf Identität

Der Impfstoff wird durch die ,,Prüfung auf Wirksamkeit" identifiziert.

Prüfung auf Reinheit

Der Impfstoff muß den in der Monographie **Pertussis-Impfstoff** vorgeschriebenen Prüfungen und den folgenden zusätzlichen Prüfungen entsprechen:

Aluminium (V.3.5.7): Wenn Aluminiumhydroxid oder Aluminiumphosphat als Adsorbens verwendet wird, darf jede Dosis höchstens 1,25 mg Al enthalten.

Calcium (V.3.5.8): Wenn Calciumphosphat als Adsorbens verwendet wird, darf jede Dosis höchstens 1,3 mg Ca enthalten.

Prüfung auf Wirksamkeit

Der Impfstoff muß der in der Monographie **Pertussis-Impfstoff** vorgeschriebenen ,,Prüfung auf Wirksamkeit" entsprechen.

Lagerung

Entsprechend **Impfstoffe für Menschen (Vaccina ad usum humanum).**

Dauer der Verwendbarkeit: 2 Jahre.

Pertussis-Impfstoff

Vaccinum pertussis

Pertussis-Impfstoff ist eine sterile Suspension inaktivierter *Bordetella-pertussis*-Bakterien oder Fraktionen davon in einer 0,9prozentigen Lösung (m/V) von Natriumchlorid oder einer anderen geeigneten isotonischen Lösung.

Der Impfstoff kann nach der folgenden Methode hergestellt werden: Ein oder mehrere Stämme von *B. pertussis* werden in einem flüssigen oder auf einem festen Nährmedium, das kein Blut enthält, 24 bis 72 h lang gezüchtet. Die Bakterien werden geerntet und in einer 0,9prozentigen Lösung (m/V) von Natriumchlorid oder einer anderen geeigneten isotonischen Lösung suspendiert; die Trübung der so erhaltenen Suspension wird gemessen. Die so bestimmte Trübung dient als Berechnungsgrundlage für alle nachfolgenden Schritte bei der Herstellung des Impfstoffs. Die Bakterien werden durch ein geeignetes chemisches Mittel oder durch Erhitzen auf 56 °C inaktiviert, und die Suspension wird bis zu 3 Monate bei 5 ± 3 °C gelagert, um ihre Toxizität herabzusetzen. Dann wird sie mit einer 0,9prozentigen Lösung (*m*/V) von Natriumchlorid oder einer anderen geeigneten isotonischen Lösung verdünnt, die ein geeignetes Konservierungsmittel enthält. Am Impfstoff wird mit einer spezifischen Prüfung die Abwesenheit lebender *B. pertussis* nachgewiesen; außerdem werden geeignete Toxizitätsprüfungen durchgeführt.

Prüfung auf Identität

Der Impfstoff wird durch Agglutination der Bakterien durch ein spezifisches Antiserum gegen *B. pertussis* identifiziert.

Prüfung auf Reinheit

Sterilität (V.2.1.1): Der Impfstoff muß der ,,Prüfung auf Sterilität" entsprechen.

Anomale Toxizität (V.2.1.5): Der Impfstoff muß der ,,Prüfung auf Anomale Toxizität" von Sera und Impfstoffen für Menschen entsprechen. Bei der Prüfung an Mäusen wird jedem Tier 1,0 ml des Impfstoffs subkutan injiziert.

Prüfung auf Wirksamkeit

Die Wirksamkeit des Impfstoffs wird nach der ,,Wirksamkeitsbestimmung von Pertussis-Impfstoff" (V.2.2.8) bestimmt.

Der Impfstoff entspricht der Prüfung, wenn die ermittelte Wirksamkeit mindestens 4 I.E. und die untere Vertrauensgrenze (P = 0,95) der ermittelten Wirksamkeit mindestens 2 I.E. in höchstens 1 ml Impfstoff beträgt. Die Prüfung darf wiederholt werden, aber wenn mehr als eine Prüfung durchgeführt wird, müssen die Ergebnisse aller gültigen Prüfungen bei der Ermittlung der Wirksamkeit und ihrer unteren Vertrauensgrenze vereinigt werden.

Lagerung

Entsprechend **Impfstoffe für Menschen (Vaccina ad usum humanum).**

Dauer der Verwendbarkeit: 2 Jahre.

Perubalsam

Balsamum peruvianum

Perubalsam ist der aus geschwelten Stämmen von *Myroxylon balsamum* (L.) HARMS var. *pereira* (ROYLE) HARMS erhaltene Balsam. Er enthält 50,0 bis 70,0 Prozent eines Estergemisches, hauptsächlich von Benzylestern der Benzoe- und Zimtsäure.

Eigenschaften

Zähflüssige, dunkelbraune, in dünner Schicht gelbbraune, durchscheinende Flüssigkeit, die nicht klebrig oder fadenziehend ist und an der Luft nicht eintrocknet. Eigenartig balsamischer, an Vanille und Benzoe erinnernder Geruch und schwach bitterer, zunächst milder, dann kratzender Geschmack. Leicht löslich in Chloroform und wasserfreiem Ethanol, nicht mischbar mit fetten Ölen, ausgenommen Rizinusöl.

Prüfung auf Identität

A. 1 g Substanz wird mit 20 ml Wasser zum Sieden erhitzt und heiß filtriert. Nach Zugabe von 2 ml Kaliumpermanganat-Lösung *R* zu dem erkalteten Filtrat tritt der Geruch von Benzaldehyd auf.

B. Die Lösung von 0,20 g Substanz in 10 ml Ethanol 96 % *R* färbt sich nach Zusatz von 0,2 ml Eisen(III)-chlorid-Lösung *R* 2 grün bis olivgrün.

C. Die Prüfung erfolgt mit Hilfe der Dünnschichtchromatographie (V.6.20.2) unter Verwendung einer Schicht von Kieselgel GF_{254} *R*.

Untersuchungslösung: 0,5 g Substanz werden in 10 ml Ethylacetat *R* gelöst.

Referenzlösung: 2,0 mg Thymol *R*, 15 mg Benzylcinnamat *RN* und 40 µl Benzylbenzoat *RN* werden in 5 ml Ethylacetat *R* gelöst.

Auf die Platte werden getrennt 10 µl jeder Lösung bandförmig (20 mm × 3 mm) aufgetragen. Die Chromatographie erfolgt mit einer Mischung von 0,5 Volumteilen Essigsäure 98 % *R*, 10 Volumteilen Ethylacetat *R* und 90 Volumteilen Hexan *R,* wobei 2mal mit dem gleichen Fließmittel über eine Laufstrecke von 10 cm entwickelt wird. Nach Verdunsten des Fließmittels bei Raumtemperatur werden im ultravioletten Licht bei 254 nm die fluoreszenzmindernden Zonen gekennzeichnet. Die Chromatogramme werden anschließend mit etwa 10 ml ethanolischer Molybdatophosphorsäure-Lösung *RN* (für eine 200-mm × 200-mm-Platte) besprüht und 5 bis 10 min lang unter Beobachtung auf 100 bis 105 °C erhitzt. Im Chromatogramm der Referenzlösung liegen in der oberen Hälfte die 2 blauen, vor dem Besprühen fluoreszenzmindernden Zonen der Ester. Die obere, stark hervortretende Zone entspricht dem Benzylbenzoat, wenig darunter liegt die schwächer gefärbte Zone des Benzylcinnamats. Im Chromatogramm der Untersuchungslösung befinden sich die in Lage, Größe und Farbintensität gleichen Zonen. Im Chromatogramm der Referenzlösung liegt etwas unterhalb der Mitte das sich violettgrau anfärbende Thymol. Direkt unterhalb der Thymol-Zone liegt im Chromatogramm der Untersuchungslösung die annähernd gleich große blaugefärbte Zone des Nerolidols. Kurz unterhalb der Zone des Nerolidols darf keine mehr oder weniger starke blaue Zone erscheinen, die vor dem Besprühen Fluoreszenzminderung zeigte (Kolophonium). Im unteren und oberen Chromatogrammbereich können einige weitere, jedoch nur schwach sichtbare Zonen auftreten.

Prüfung auf Reinheit

Relative Dichte (V.6.4): 1,14 bis 1,17.

Verseifungszahl (V.3.4.6): 235 bis 255, mit dem unter „Gehaltsbestimmung" erhaltenen Rückstand bestimmt.

Künstliche Balsame: Beim Schütteln von 0,20 g Substanz mit 6 ml Petroläther *R* 1 müssen sich die unlöslichen Teile des Balsams als klebrige Masse an der Glaswand festsetzen und dürfen nicht ganz oder teilweise pulvrig zu Boden sinken. Die Petrolätherlösung muß klar und farblos sein.

Fette Öle: 1,0 g Substanz muß sich in 3,0 ml Chloralhydrat-Lösung *RN* klar lösen.

Terpentinöl: Der Abdampfrückstand von 4 ml der Petrolätherlösung aus der Prüfung auf „Künstliche Balsame" darf nicht nach Terpentinöl riechen.

Gehaltsbestimmung

2,50 g Substanz werden mit 7,5 ml Natriumhydroxid-Lösung 8,5 % *R* und 40 ml Ether *R* in einem 100-ml-Scheidetricher 10 min lang kräftig geschüttelt. Die Etherphase wird abgetrennt und die alkalische Lösung noch 3mal mit je 15 ml Ether *R* ausgeschüttelt. Die vereinigten Etherausschüttelungen werden mit 10 g wasserfreiem Natriumsulfat *R* getrocknet und filtriert; das Natriumsulfat wird 2mal mit je 10 ml Ether *R* nachgewaschen. Der gesamte Etherauszug wird eingedampft und der Rückstand 30 min lang bei 100 bis 105 °C getrocknet und gewogen.

Lagerung

Vor Licht geschützt.

Pethidinhydrochlorid

Pethidini hydrochloridum

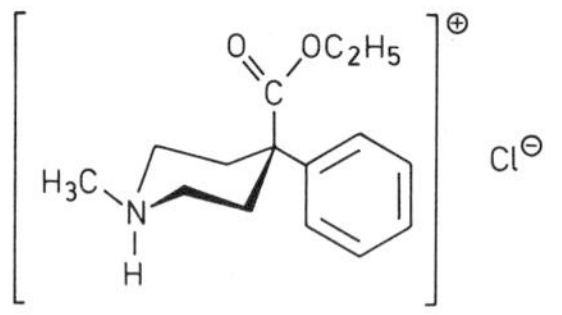

$C_{15}H_{22}ClNO_2$ M_r 283,8

Pethidinhydrochlorid enthält mindestens 99,0 und höchstens 101,0 Prozent Ethyl(1-methyl-4-phenyl-4-piperidincarboxylat)-hydrochlorid, berechnet auf die getrocknete Substanz.

Eigenschaften

Weißes, kristallines Pulver; sehr leicht löslich in Wasser, leicht löslich in Chloroform und Ethanol, praktisch unlöslich in Ether.

Prüfung auf Identität

Die Prüfung B kann entfallen, wenn die Prüfungen A, C und D durchgeführt werden. Die Prüfungen A und C können entfallen, wenn die Prüfungen B und D durchgeführt werden.

A. Schmelztemperatur (V.6.11.1): 187 bis 190 °C.

B. Das IR-Absorptionsspektrum (V.6.18) der Substanz zeigt im Vergleich mit dem Pethidinhydrochlorid-Referenzspektrum Maxima bei denselben Wellenlängen mit den gleichen relativen Intensitäten.

C. 0,1 g Substanz werden in 10 ml wasserfreiem Ethanol *R* gelöst. Nach Zusatz von 10 ml Pikrinsäure-Lösung *R* entsteht ein kristalliner Niederschlag, der nach Waschen mit Wasser und Trocknen bei 100 bis 105 °C eine Schmelztemperatur (V.6.11.1) von 186 bis 193 °C hat. Gleiche Mengen Niederschlag und Substanz werden gemischt. Die Schmelztemperatur der Mischung ist mindestens 20 °C niedriger als die des Niederschlages.

D. 5 ml Prüflösung (siehe „Prüfung auf Reinheit") werden mit 5 ml Wasser versetzt. Die Lösung gibt die Identitätsreaktion a auf Chlorid (V.3.1.1).

Prüfung auf Reinheit

Prüflösung: 0,5 g Substanz werden in kohlendioxidfreiem Wasser *R* zu 25 ml gelöst.

Aussehen der Lösung: Die Prüflösung muß klar (V.6.1) und farblos sein (V.6.2, Methode II).

Sauer oder alkalisch reagierende Substanzen: Werden 10 ml Prüflösung mit 0,2 ml Methylrot-Lösung *R* und 0,2 ml 0,01 N-Natriumhydroxid-Lösung versetzt, muß die Lösung gelb gefärbt sein. Nach Zusatz von 0,3 ml 0,01 N-Salzsäure muß die Lösung rot gefärbt sein.

Verwandte Substanzen: Die Prüfung erfolgt mit Hilfe der Dünnschichtchromatographie (V.6.20.2) unter Verwendung einer Schicht von Kieselgur G *R*. Zur Imprägnierung wird die Platte in eine geschlossene Chromatographiekammer gestellt, die so viel einer Mischung von 10 Volumteilen Phenoxyethanol *R* und 90 Volumteilen Aceton *R* enthält, daß die Platte etwa 5 mm in die Flüssigkeit eintaucht. Wenn das Imprägnierungsgemisch mindestens 15 cm hoch gestiegen ist, wird die Platte aus der Kammer herausgenommen, im Luftstrom getrocknet und sofort verwendet. Die Chromatographie erfolgt in derselben Richtung wie die Imprägnierung.

Untersuchungslösung: 0,1 g Substanz werden in 5 ml Wasser gelöst. Die Lösung wird mit 0,5 ml Natriumhydroxid-Lösung 40 % *R* und 2 ml Ether *R* versetzt und geschüttelt. Nach Trennen der Schichten wird die obere Phase als Untersuchungslösung verwendet.

Referenzlösung: 0,5 ml Untersuchungslösung werden mit Ether *R* zu 50 ml verdünnt.

Auf die Platte werden getrennt 5 µl jeder Lösung aufgetragen. Die Chromatographie erfolgt mit der oberen Phase einer Mischung von 1 Volumteil Diethylamin *R*, 8 Volumteilen Phenoxyethanol *R* und 100 Volumteilen Petroläther *R* über eine Laufstrecke von 12 cm. Die Platte wird 10 min lang an der Luft trocknen gelassen, die Chromatographie wiederholt, und die Platte erneut 10 min lang an der Luft trocknen gelassen. Die Platte wird mit einer 0,2prozentigen Lösung (*m*/V) von Dichlorfluorescein *R* in Methanol *R* besprüht, 5 min lang stehengelassen und anschließend mit Wasser besprüht, bis der Untergrund weiß bis blaßgelb ist. Bei der Auswertung im Tageslicht zeigen die Chromatogramme rote bis orangefarbene Flecke. Kein im Chromatogramm der Untersuchungslösung auftretender Nebenfleck darf größer oder stärker gefärbt sein als der Fleck im Chromatogramm der Referenzlösung. Bei der unmittelbar anschließenden Auswertung im ultravioletten Licht bei 365 nm zeigen die Chromatogramme intensiv gelb fluoreszierende Flecke. Kein im Chromatogramm der Untersuchungslösung auftretender Nebenfleck darf intensiver sein als der mit der Referenzlösung erhaltene Fleck.

Trocknungsverlust (V.6.22): Höchstens 0,5 Prozent, mit 1,000 g Substanz durch Trocknen im Trockenschrank bei 100 bis 105 °C bestimmt.

Sulfatasche (V.3.2.14): Höchstens 0,1 Prozent, mit 1,0 g Substanz bestimmt.

Gehaltsbestimmung

0,200 g Substanz werden in 30 ml wasserfreier Essigsäure *R* gelöst. Nach Zusatz von 5 ml Quecksilber(II)-acetat-Lösung *R* wird nach „Titration in wasserfreiem Medium" (V.3.5.5) unter Verwendung von 0,1 ml Kristallviolett-Lösung *R* mit 0,1 N-Perchlorsäure bis zum Farbumschlag von Blauviolett nach Grün titriert.

1 ml 0,1 N-Perchlorsäure entspricht 28,38 mg $C_{15}H_{22}ClNO_2$.

Lagerung

Vor Licht geschützt.

Pfefferminzblätter

Menthae piperitae folium

Pfefferminzblätter bestehen aus den getrockneten Blättern von *Mentha* × *piperita* L. und enthalten mindestens 1,2 Prozent (*V/m*) ätherisches Öl.

Beschreibung

Die Droge hat einen charakteristischen, durchdringenden Geruch und einen charakteristischen, aromatischen Geschmack.

Die ganzen oder zerbrochenen, dünnen, brüchigen, oft runzeligen Blätter sind grün bis bräunlichgrün und weisen bei einigen Varietäten braunviolette Nerven auf. Die 3 bis 9 cm langen und 1 bis 3 cm breiten Spreiten sind eiförmig oder lanzettlich, oben zugespitzt, am Rande scharf gesägt und an der Basis asymmetrisch. Die fiederig angeordneten Nerven weisen zwischen Mittelnerv und Seitennerven einen Winkel von etwa 45° auf und ragen über die Blattunterseite vor. Die Unterseite ist leicht behaart. Die Drüsenhaare erscheinen unter der Lupe (6×) als gelbe Punkte. Der gerillte Blattstiel ist 0,5 bis 1 cm lang.

Mikroskopische Merkmale: In der Flächenansicht weist die untere Epidermis isodiametrische Zellen mit welligen und getüpfelten Wänden auf. Die Kutikula ist über den Nerven gestreift. Diacytische Spaltöffnungen sind an der Unterseite häufig, auf der Oberseite sehr selten bis fehlend. Die Deckhaare sind teils kurz, kegelförmig und ein- bis zweizellig oder lang, einreihig und drei- bis achtzellig, beide Typen mit gestreifter Kutikula. Zwei Arten von Drüsenhaaren sind vorhanden: a) mit einzelligem Fuß und einzelligem, gerundetem, 15 bis 25 µm großen Köpfchen; b) mit einzelligem Fuß und 55 bis 70 µm großem, ovalem Köpfchen, das 8strahlig angeordnete Zellen umfaßt. Die obere Epidermis zeigt Zellen mit welligen und getüpfelten Wänden. Das Blatt ist bifazial, mit einer einzigen Lage Palisadenzellen und 4 bis 6 Lagen Schwammparenchym. Im Mittelnerv finden sich kollaterale Leitbündel, schmale Markstrahlen und subepidermales Kollenchym. Calciumoxalat-Kristalle dürfen nicht vorhanden sein.

Prüfung auf Reinheit

Chromatographie: Die Prüfung erfolgt mit Hilfe der Dünnschichtchromatographie (V.6.20.2) unter Verwendung einer Schicht von Kieselgel GF_{254} *R*.

Untersuchungslösung: 0,2 g frisch zerstoßene Droge werden einige Minuten lang mit 2 ml Dichlormethan *R* geschüttelt und anschließend abfiltriert. Das Filtrat wird bei etwa 40 °C zur Trockne eingedampft und der Rückstand in 0,1 ml Toluol *R* gelöst.

Referenzlösung: 50 mg Menthol *R*, 20 µl Cineol *R*, 10 mg Thymol *R* und 10 µl Menthylacetat *R* werden in Toluol *R* zu 10 ml gelöst.

Auf die Platte werden getrennt 20 µl Untersuchungslösung und 10 µl Referenzlösung bandförmig (20 mm × 3 mm) aufgetragen. Die Chromatographie erfolgt mit einer Mischung von 5 Volumteilen Ethylacetat *R* und 95 Volumteilen Toluol *R* über eine Laufstrecke von 15 cm. Die Platte wird an der Luft getrocknet, bis der Geruch nach Lösungsmittel nicht mehr wahrnehmbar ist, und anschließend im ultravioletten Licht bei 254 nm ausgewertet. Im Chromatogramm der Untersuchungslösung darf keine fluoreszenzmindernde Zone unmittelbar unter der schwachen Zone des Thymols im Chromatogramm der Referenzlösung auftreten (Carvon und Pulegon). Die Platte wird mit Anisaldehyd-Reagenz *R* besprüht und unter Beobachtung im Tageslicht 5 bis 10 min lang auf 100 bis 105 °C erhitzt. Nach steigenden Rf-Werten geordnet, zeigt das Chromatogramm der Referenzlösung im unteren Drittel eine dunkelblaue bis violette Zone (Menthol); eine blauviolette bis braune Zone (Cineol); eine rosa Zone (Thymol) und eine bläulichviolette Zone (Menthylacetat). Das Chromatogramm der Untersuchungslösung zeigt eine dem Menthol entsprechende Zone (intensivste Zone); eine schwache, dem Cineol entsprechende Zone; in der Mitte des Chromatogramms eine blauviolette Zone (Menthylacetat) und unmittelbar darunter eine grünliche Zone (Menthon). Eine intensive, graugrüne oder schwach blaugraue Zone zwischen den Rf-Werten der Zonen von Cineol und Thymol im Chromatogramm der Referenzlösung darf nicht vorhanden sein (Carvon, Pulegon, Isomenthon). Nahe der Lösungsmittelfront ist eine intensive, rotviolette Zone (Kohlenwasserstoffe) und darunter eine bräunlichgelbe Zone (Menthofuran) sichtbar. Weitere, weniger stark gefärbte Zonen können vorhanden sein.

Fremde Bestandteile (V.4.2): Die Bestimmung wird mit 10 g Droge durchgeführt.

Fremde Pflanzenteile: Höchstens 5 Prozent Stengelanteile. Der Durchmesser der Stengel darf höchstens 1 mm betragen.

Andere, fremde Bestandteile: Höchstens 2 Prozent.

Höchstens 10 Prozent braun gefleckte Blätter von *Puccinia menthae.*

Wasser (V.6.10): Höchstens 11,0 Prozent, mit 20,0 g Droge durch Destillation bestimmt.

Salzsäureunlösliche Asche (V.4.1): Höchstens 1,5 Prozent, mit 1,00 g pulverisierter Droge bestimmt.

Gehaltsbestimmung

Die Bestimmung erfolgt nach ,,Gehaltsbestimmung des ätherischen Öles in Drogen" (V.4.5.8) unter Verwendung von 20 g Droge, einem 500-ml-Rundkolben, 200 ml Wasser als Destillationsflüssigkeit und 0,50 ml Xylol *R* als Vorlage. 2 h lang wird mit einer Destillationsgeschwindigkeit von 3 bis 4 ml je Minute destilliert.

Lagerung

Vor Licht geschützt.

Pfefferminzöl

Menthae piperitae aetheroleum

Pfefferminzöl ist das aus den blühenden, oberirdischen Teilen von *Mentha × piperita* L. durch Wasserdampfdestillation gewonnene ätherische Öl. Es enthält mindestens 4,5 und höchstens 10,0 Prozent *(m/m)* Ester, berechnet als Menthylacetat ($C_{12}H_{22}O_2$; M_r 198,3), mindestens 44,0 Prozent *(m/m)* freie Alkohole, berechnet als Menthol ($C_{10}H_{20}O$; M_r 156,3) und mindestens 15,0 und höchstens 32,0 Prozent *(m/m)* Ketone, berechnet als Menthon ($C_{10}H_{18}O$; M_r 154,3).

Eigenschaften

Farblose, schwach gelbliche oder schwach grünlichgelbe Flüssigkeit mit charakteristischem Geruch und Geschmack, gefolgt von einer kühlenden Empfindung.

Prüfung auf Identität

Die Prüfung erfolgt mit Hilfe der Dünnschichtchromatographie (V.6.20.2) unter Verwendung einer Schicht von Kieselgel GF_{254} *R*.

Untersuchungslösung: 0,1 g Substanz werden in Toluol *R* zu 10 ml gelöst.

Referenzlösung: 50 mg Menthol *R*, 20 µl Cineol *R*, 10 mg Thymol *R* und 10 µl Menthylacetat *R* werden in Toluol *R* zu 10 ml gelöst.

Auf die Platte werden getrennt 20 µl Untersuchungslösung und 10 µl Referenzlösung bandförmig (20 mm × 3 mm) aufgetragen. Die Chromatographie erfolgt mit einer Mischung von 5 Volumteilen Ethylacetat *R* und 95 Volumteilen Toluol *R* über eine Laufstrecke von 15 cm. Die Platte wird an der Luft getrocknet, bis der Geruch nach Lösungsmittel nicht mehr wahrnehmbar ist, und anschließend im ultravioletten Licht bei 254 nm ausgewertet. Im Chromatogramm der Untersuchungslösung darf keine fluoreszenzmindernde Zone unmittelbar unter der schwachen Zone des Thymols im Chromatogramm der Referenzlösung auftreten (Carvon und Pulegon). Die Platte wird mit Anisaldehyd-Reagenz *R* besprüht und unter Beobachtung im Tageslicht 5 bis 10 min lang auf 100 bis 105 °C erhitzt. Nach steigenden Rf-Werten geordnet, zeigt das Chromatogramm der Referenzlösung im unteren Drittel eine dunkelblaue bis violette Zone (Menthol); eine blauviolette bis braune Zone (Cineol); eine rosa Zone (Thymol) und eine blauviolette Zone (Menthylacetat). Das Chromatogramm der Untersuchungslösung zeigt eine dem Menthol entsprechende Zone (intensivste Zone); eine dem Cineol entsprechende Zone; in der Mitte des Chromatogramms eine blauviolette Zone (Menthylacetat) und unmittelbar darunter eine grünliche Zone (Menthon). Eine intensive, graugrüne oder schwach blaugraue Zone bei einem Rf-Wert zwischen den Rf-Werten der Zonen von Cineol und Thymol im Chromatogramm der Referenzlösung darf nicht vorhanden sein (Carvon, Pulegon, Isomenthon). Nahe der Lösungsmittelfront ist eine intensive, rotviolette Zone (Kohlenwasserstoffe) und darunter eine bräunlichgelbe Zone (Menthofuran) sichtbar. Weitere, weniger stark gefärbte Zonen können vorhanden sein.

Prüfung auf Reinheit

Sauer reagierende Substanzen: 2,00 g Substanz werden mit 0,25 ml Phenolphthalein-Lösung *R* versetzt. Bis zum Farbumschlag dürfen höchstens 0,1 ml 0,5 N-ethanolische Kaliumhydroxid-Lösung verbraucht werden.

Optische Drehung (V.6.6): −16 bis −30°.

Brechungsindex (V.6.5): 1,460 bis 1,467.

Relative Dichte (V.6.4): 0,900 bis 0,912.

Löslichkeit in Ethanol (V.4.5.6): Die Substanz muß sich in 4 Volumteilen Ethanol 70 % (V/V) lösen. Die Lösung kann opaleszierend sein.

Fette Öle, verharzte ätherische Öle (V.4.5.3): Die Substanz muß der Prüfung auf ,,Fette Öle, verharzte ätherische Öle" entsprechen.

Dimethylsulfid: 25 ml Substanz werden destilliert. Der erste Milliliter Destillat wird aufgefangen und vorsichtig über 5 ml einer 6,5prozentigen Lösung (*m*/V) von Quecksilber(II)-chlorid *R* geschichtet. An der Berührungszone darf innerhalb von 1 min kein weißer Film auftreten.

Gehaltsbestimmung

Ester: 2,000 g Substanz (*m* g) werden in einem 200-ml-Rundkolben aus Borosilicatglas, der mit einem Rückflußkühler versehen ist, mit 2 ml Ethanol 90 % (V/V) und 0,25 ml Phenolphthalein-Lösung *R* versetzt und mit 0,5 N-ethanolischer Kaliumhydroxid-Lösung neutralisiert. Nach Zusatz von 25,0 ml 0,5 N-ethanolischer Kaliumhydroxid-Lösung und einigen Siedesteinchen wird 30 min lang im Wasserbad unter Rückfluß erhitzt. Nach Zusatz von 1 ml Phenolphthalein-Lösung *R* wird sofort mit 0,5 N-Salzsäure titriert (n_1 ml). Ein Blindversuch wird durchgeführt (n_2 ml).

Der Prozentgehalt *(m/m)* Ester, berechnet als Menthylacetat, errechnet sich nach der Formel:

$$\frac{9{,}915\ (n_2 - n_1)}{m}$$

Freie Alkohole: 1,000 g Substanz (*m* g) wird in einem trockenen 125- bis 150-ml-Acetylierungskolben mit 3,0 ml einer Mischung von 1 Volumteil Acetanhydrid *R* und 3 Volumteilen Pyridin *R* versetzt. Die Masse der Reagenzlösung wird auf ein Milligramm genau bestimmt. Während des Abwiegens muß der Kolben verschlossen bleiben. Der Kolben wird mit einem trockenen Rückflußkühler versehen. Anschließend wird 3 h lang im Wasserbad unter Rückfluß erhitzt, wobei der Flüssigkeitsspiegel des Wasserbades 2 bis 3 cm über dem der Flüssigkeit im Kolben sein soll. Durch den Kühler werden 50 ml Wasser zugesetzt, der Kühler wird entfernt und die Kolbenwände werden mit 10 ml Wasser gewaschen. Nach 15 min langem Stehenlassen wird nach Zusatz von 1 ml Phenolphthalein-Lösung *R* mit 0,5 N-Natriumhydroxid-Lösung titriert (n_1 ml). Ein Blindversuch wird durchgeführt (n_2 ml).

Der Prozentgehalt *(m/m)* an freien Alkoholen, berechnet als Menthol, errechnet sich nach der Formel:

$$\frac{7{,}815\ (n_2 - n_1)}{m}$$

Wenn die Mengen Acetanhydrid-Pyridin-Lösung bei der Bestimmung und im Blindversuch um mehr als 5 mg voneinander abweichen, wird in der Formel n_2 durch $n_2 \cdot \frac{a}{b}$ ersetzt.

a = Masse der Acetanhydrid-Pyridin-Lösung in Gramm bei der Bestimmung.
b = Masse der Acetanhydrid-Pyridin-Lösung in Gramm im Blindversuch.

Ketone: 2,000 g Substanz werden 1 h lang mit 25,0 ml einer 5,0prozentigen Lösung (*m*/V) von Hydroxylaminhydrochlorid *R* in Ethanol 96 % *R* im Wasserbad erhitzt. Nach Abkühlen und Zusatz von etwa 1 mg Methylorange *R* ist die Lösung rot gefärbt. Mit 0,5 N-ethanolischer Kaliumhydroxid-Lösung wird bis zur orangegelben Färbung titriert und anschließend im Wasserbad erhitzt. Die Lösung wird wieder rot. Erneut wird bis zur orangegelben Färbung titriert. Das Erhitzen, Abkühlen und Titrieren wird so lange wiederholt, bis zum Farbumschlag höchstens 0,1 ml 0,5 N-ethanolische Kaliumhydroxid-Lösung verbraucht werden.

1 ml 0,5 N-ethanolischer Kaliumhydroxid-Lösung entspricht 77,1 mg Carbonylverbindungen, berechnet als Menthon.

Lagerung

Vor Licht geschützt, in dicht verschlossenen, dem Verbrauch angemessenen Behältnissen. Öle aus verschiedenen Lieferungen dürfen nicht miteinander gemischt gelagert werden.

Pferdeinfluenza-Impfstoff

Vaccinum influenzae equi inactivatum

Pferdeinfluenza-Impfstoff ist eine Suspension eines oder mehrerer Stämme von Pferdeinfluenza-Virus, die inaktiviert sind ohne ihre Immunogenität zu beeinträchtigen.

Die Herstellung beruht auf dem Saatvirussystem, dem die Charakteristika zugrunde liegen, welche unter ,,Auswahl des Impfstoffstammes" angegeben sind. Jeder Virusstamm wird getrennt in die Allantoishöhle von 9 bis 11 Tage alten Bruteiern von Hühnern eines gesunden Bestandes verimpft. Die Eier werden bei geeigneter Temperatur 2 bis 3 Tage lang bebrütet, danach wird die Allantoisflüssigkeit gesammelt. Die Virussuspensionen jedes Stammes werden getrennt gesammelt und inaktiviert. Falls erforderlich, können sie gereinigt werden. Geeignete Adjuvantien und antimikrobielle Konservierungsmittel können zugesetzt werden. Der Impfstoff kann gefriergetrocknet werden.

Auswahl des Impfstoffstammes

Für die Herstellung des Impfstoffs darf nur ein Virusstamm benutzt werden, der sich nach Inaktivierung als zufriedenstellend im Hinblick auf Immunogenität erwiesen hat. Die Eignung des Stammes im Hinblick auf diese Eigenschaft läßt sich wie unter ,,Prüfung auf Wirksamkeit am Pferd" beschrieben nachweisen.

Prüfung auf Identität

Der Impfstoff ruft in empfänglichen Tieren die Bildung von spezifischen Antikörpern hervor, die sich in der Haemagglutinations-Hemmung nachweisen lassen.

Prüfung auf Reinheit

Unschädlichkeit: Mindestens zwei Pferden wird an zwei verschiedenen Stellen je die in der Beschriftung angegebene Dosis injiziert und die Injektion nach 4 Wochen wiederholt. Die Tiere bleiben nach der zweiten Injektion 10 Tage lang unter Beobachtung. Anomale lokale oder systemische Reaktionen dürfen nicht auftreten.

Inaktivierung: In die Allantoishöhle von zehn 9 bis 11 Tage alten Bruteiern von Hühnern werden je 0,2 ml des Impfstoffs verimpft. Bei geeigneter Temperatur werden die Eier 3 Tage lang bebrütet. Das Absterben eines Embryos innerhalb von 24 h nach der Beimpfung wird als unspezifische Mortalität betrachtet und das Ei verworfen. Die Allantoisflüssigkeiten der Eier werden gewonnen und vermischt; sodann wird eine zweite Passage in Bruteiern in der gleichen Weise ausgeführt. Nach 4tägiger Bebrütung darf die Allantoisflüssigkeit dieser Eier keine haemagglutinierende Aktivität aufweisen.

Sterilität: Der Impfstoff muß der Prüfung auf ,,Sterilität" der Monographie **Impfstoffe für Tiere (Vaccina ad usum veterinarium)** entsprechen.

Prüfung auf Wirksamkeit

a) Prüfung am Pferd

Sofern die Prüfung auf Wirksamkeit am Pferd mit befriedigendem Ergebnis an einer repräsentativen Charge des Impfstoffs durchgeführt wurde, kann die Prüfung als Routinekontrolle für weitere Chargen aus dem gleichen Saatvirus entfallen, wenn die nationale Kontrollbehörde dem zustimmt.

Fünf empfänglichen, seronegativen Pferden wird je ein Volumen, das einer Dosis des Impfstoffs entspricht, auf die empfohlene Weise injiziert. Nach der in der Beschriftung angegebenen Dauer zwischen erster und zweiter Injektion wird ein Volumen injiziert, das der zweiten Impfdosis entspricht. Von jedem Tier werden zwei Blutproben entnommen, die erste 1 Woche nach der ersten Impfung, die zweite 2 Wochen nach der zweiten Impfung. Von jeder Probe wird das Serum gewonnen. Jedes Serum wird durch 30 min langes Erhitzen auf 56 °C inaktiviert. Zu 1 Volumteil jedes Serums werden 3 Volumteile natriumchloridhaltige Phosphat-Pufferlösung *p*H 7,4 *R* und 4 Volumteile einer 25prozentigen Suspension (*m/V*) von leichtem Kaolin *R* in der gleichen Pufferlösung zugesetzt. Jede Mischung wird bei Raumtemperatur 10 min lang geschüttelt und danach zentrifugiert. Die überstehende Flüssigkeit wird mit einer konzentrierten Suspension von Hühnererythrozyten vermischt. Die Mischung wird 60 min lang bei 37 °C stehengelassen. Anschließend wird zentrifugiert. Die Verdünnung des so gewonnenen Serums ist 1 zu 8. An jedem Serum werden Prüfungen durchgeführt, für die das Antigen bzw. die Antigene der Stämme verwendet werden, aus denen der Impfstoff hergestellt wurde. Aus jedem verdünnten Serum wird eine Zweier-Verdünnungsreihe angelegt. Zu 0,025 ml jeder Verdünnung werden 0,025 ml der betreffenden Antigensuspension zugesetzt, die mit Ether *R* behandelt wurde und 4 haemagglutinierende Einheiten enthält. Die Mischungen werden 30 min lang bei Raumtemperatur stehengelassen, dann werden 0,05 ml einer 0,5prozentigen Suspension von Hühnererythrozyten zugesetzt. Nach 1 h langem Stehenlassen bei Raumtemperatur wird die letzte Serumverdünnung abgelesen, welche die Haemagglutination noch vollständig hemmt.

Der Antikörpertiter jedes Serums nach der zweiten Impfung beträgt in jeder Prüfung vor Mischung mit der Suspension von Antigen und Erythrozyten mindestens 1 zu 64. Falls der Titer eines Tieres nach der ersten Impfung eine anamnestische Reaktion erkennen läßt, wird dieses Ergebnis nicht berücksichtigt. In diesem Fall ist eine zusätzliche Prüfung wie oben beschrieben auszuführen, in welcher die Anzahl der Tiere mit anamnestischer Reaktion verwendet wird.

b) Prüfung am Meerschweinchen

Zehn Meerschweinchen, die frei von spezifischen Antikörpern sind, erhalten sukutan je eine Dosis nach Angabe der Beschriftung. Nach 21 Tagen werden Blutproben entnommen und das Serum abgetrennt. Jedes Serum wird durch 30 min langes Erhitzen auf 56 °C inaktiviert. Zu 1 Volumteil jedes Serums werden 3 Volumteile natriumchloridhaltige Phosphat-Pufferlösung *p*H 7,4 *R* und 4 Volumteile einer 25prozentigen Suspension (*m*/V) von leichtem Kaolin *R* in der gleichen Pufferlösung zugesetzt. Jede Mischung wird bei Raumtemperatur 10 min lang geschüttelt und danach zentrifugiert. Die überstehende Flüssigkeit wird mit einer konzentrierten Suspension von Hühnererythrozyten vermischt. Die Mischung wird 60 min lang bei 37 °C stehengelassen. Anschließend wird zentrifugiert. Die Verdünnung des so gewonnenen Serums ist 1 zu 8. An jedem Serum werden Prüfungen durchgeführt, für die das Antigen bzw. die Antigene der Stämme verwendet werden, aus denen der Impfstoff hergestellt wurde. Aus jedem verdünnten Serum wird eine Zweier-Verdünnungsreihe angelegt. Zu 0,025 ml jeder Verdünnung werden 0,025 ml der betreffenden Antigensuspension zugesetzt, die mit Ether *R* behandelt wurde und 4 haemagglutinierende Einheiten enthält. Die Mischungen werden 30 min lang bei Raumtemperatur stehengelassen, dann werden 0,05 ml einer 0,5prozentigen Suspension von Hühnererythrozyten zugesetzt. Nach 1 h langem Stehenlassen bei Raumtemperatur wird die letzte Serumverdünnung abgelesen, welche die Haemagglutination noch vollständig hemmt. Der Antikörpertiter jedes Serums beträgt in jeder Prüfung vor Mischung mit der Suspension von Antigen und Erythrozyten mindestens 1 zu 16.

Lagerung

Entsprechend **Impfstoffe für Tiere.**

Dauer der Verwendbarkeit: 2 Jahre.

Phenacetin

Phenacetinum

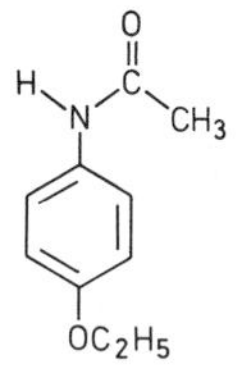

$C_{10}H_{13}NO_2$ M_r 179,2

Phenacetin enthält mindestens 98,0 und höchstens 101,0 Prozent 4′-Ethoxyacetanilid, berechnet auf die getrocknete Substanz.

Eigenschaften

Feines, weißes, kristallines Pulver oder glänzende, kristalline Schuppen; sehr schwer löslich in Wasser, löslich in Chloroform und Ethanol, schwer löslich in Ether.

Prüfung auf Identität

Die Prüfung B kann entfallen, wenn die Prüfungen A, C und D durchgeführt werden. Die Prüfungen C und D können entfallen, wenn die Prüfungen A und B durchgeführt werden.

A. Schmelztemperatur (V.6.11.1): 134 bis 137 °C.

B. Das IR-Absorptionsspektrum (V.6.18) der Substanz zeigt im Vergleich mit dem von Phenacetin *CRS* Maxima bei denselben Wellenlängen mit den gleichen relativen Intensitäten.

C. Etwa 50 mg Substanz werden mit 1 ml Salpetersäure 12,5 % *R* und 1 ml Wasser 30 s lang zum Sieden erhitzt. Nach raschem Abkühlen wird abfiltriert, der Niederschlag mit Wasser gewaschen und aus Ethanol 96 % *R* umkristallisiert. Die gelben Kristalle schmelzen (V.6.11.1) bei 100 bis 103 °C.

D. 0,1 g Substanz werden mit 1 ml Salzsäure 7 % *R* versetzt und 1 min lang zum Sieden erhitzt. Nach Zusatz von 10 ml Wasser wird gekühlt und abfiltriert. Wird das Filtrat mit 0,1 ml Kaliumdichromat-Lösung *R* versetzt, entsteht eine Violettfärbung, die rasch nach Rubinrot umschlägt.

Prüfung auf Reinheit

Chloracetanilid: Die Prüfung erfolgt mit Hilfe der Dünnschichtchromatographie (V.6.20.2) unter Verwendung einer Schicht von Kieselgel G *R*.

Untersuchungslösung: 2,5 g Substanz werden mit 15 ml einer 40prozentigen Lösung (*m*/V) von Salzsäure 36 % *R* versetzt und bis zur vollständigen Lösung unter Rückfluß erhitzt (30 min). Nach dem Abkühlen auf etwa 40 °C werden durch den Kühler 15 ml Methanol *R* zugesetzt und auf etwa 20 °C erkalten gelassen. Nach Entfernen des Kühlers werden unter Kühlung 15 ml Ammoniak-Lösung 10 % *R* zugesetzt und mit Methanol *R* zu 50 ml verdünnt.

Referenzlösung: 38 mg Chloranilin *R* werden in Methanol *R* zu 100,0 ml gelöst. 1,0 ml dieser Lösung wird mit Methanol *R* zu 100,0 ml verdünnt.

Auf die Platte werden getrennt 10 µl jeder Lösung aufgetragen. Die Chromatographie erfolgt mit Dichlormethan *R* über eine Laufstrekke von 15 cm. Die Platte wird in einem Warmluftstrom getrocknet und 15 min lang in einer geschlossenen Kammer Stickoxiddämpfen ausgesetzt. Die Dämpfe werden erzeugt, indem in einem Erlenmeyerkolben in der Kammer 10 ml einer Lösung, die 10 Prozent (*m*/V) Natriumnitrit *R* und 3 Prozent (*m*/V) Kaliumiodid *R* enthält mit 2 ml einer 50prozentigen Lösung (*m*/V) von Schwefelsäure 96 % *R* versetzt werden. Die Stickoxiddämpfe werden von der Platte mit Hilfe eines Warmluftstromes entfernt. Die Platte wird mit einer 0,5prozentigen Lösung (*m*/V) von Naphthylethylendiamindihydrochlorid *R* in Ethanol 96 % *R* besprüht und nach dem Trocknen erneut besprüht. Wenn im Chromatogramm der Referenzlösung kein Fleck sichtbar ist, wird das Besprühen wiederholt. Ein dem Chloracetanilid entsprechender Fleck im Chromatogramm der Untersuchungslösung darf nicht größer oder stärker gefärbt sein als der mit der Referenzlösung erhaltene Fleck.

***p*-Phenetidin:** 0,3 g Substanz werden in 1 ml Ethanol 96 % *R* gelöst. Nach Zusatz von 3 ml Wasser und 0,05 ml 0,1 N-Iod-Lösung wird zum Sieden erhitzt. Dabei darf keine Rotfärbung entstehen.

Schwermetalle (V.3.2.8): 1,0 g Substanz muß der Grenzprüfung C auf Schwermetalle entsprechen (20 ppm). Zur Herstellung der Referenzlösung werden 2 ml Blei-Lösung (10 ppm Pb) *R* verwendet.

Trocknungsverlust (V.6.22): Höchstens 0,5 Prozent, mit 1,000 g Substanz durch 1 h langes Trocknen im Trockenschrank bei 60 °C bestimmt.

Sulfatasche (V.3.2.14): Höchstens 0,1 Prozent, mit 1,0 g Substanz bestimmt.

Gehaltsbestimmung

0,350 g Substanz werden mit 17,5 ml Salzsäure 25 % *R* und 12,5 ml Wasser versetzt und 30 min lang unter Rückfluß gekocht. Nach dem Abkühlen werden 15 ml Salzsäure 36 % *R* und 40 ml Wasser zugesetzt. Die Lösung wird in einem Bad mit Eiswasser mit 1 ml einer 1prozentigen Lösung (*m*/V) von Ferrocyphen *R* in Schwefelsäure 96 % *R* versetzt und langsam mit 0,1 M-Natriumnitrit-Lösung bis zum Farbumschlag von Gelb nach Reinviolett titriert. Die Titration wird unter Stickstoff und unter Rühren mit einem Magnetrührer durchgeführt.

1 ml 0,1 M-Natriumnitrit-Lösung entspricht 17,92 mg $C_{10}H_{13}NO_2$.

Vorsichtig zu lagern!

Phenazon

Phenazonum

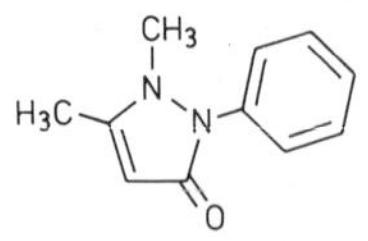

$C_{11}H_{12}N_2O$ M_r 188,2

Phenazon enthält mindestens 99,0 und höchstens 100,5 Prozent 1,5-Dimethyl-2-phenyl-3(2*H*)-pyrazolon, berechnet auf die getrocknete Substanz.

Eigenschaften

Weißes, kristallines Pulver oder farblose Kristalle; sehr leicht löslich in Wasser, Chloroform und Ethanol, wenig löslich in Ether.

Prüfung auf Identität

Die Prüfung B kann entfallen, wenn die Prüfungen A, C und D durchgeführt werden. Die Prüfungen C und D können entfallen, wenn die Prüfungen A und B durchgeführt werden.

A. Schmelztemperatur (V.6.11.1): 109 bis 113 °C.

B. Das IR-Absorptionsspektrum (V.6.18) der Substanz zeigt im Vergleich mit dem von Phenazon *CRS* Maxima bei denselben Wellenlängen mit den gleichen relativen Intensitäten. Die Prüfung erfolgt mit Hilfe von Preßlingen unter Verwendung von Kaliumbromid *R*.

C. 1 ml Prüflösung (siehe „Prüfung auf Reinheit“) wird mit 4 ml Wasser und 0,25 ml Schwefelsäure 10 % *R* versetzt. Auf Zusatz von 1 ml Natriumnitrit-Lösung *R* entsteht eine Grünfärbung.

D. Wird 1 ml Prüflösung mit 4 ml Wasser und 0,5 ml Eisen(III)-chlorid-Lösung *R* 2 versetzt, entsteht eine Rotfärbung, die auf Zusatz von Schwefelsäure 10 % *R* verschwindet.

Prüfung auf Reinheit

Prüflösung: 2,5 g Substanz werden in kohlendioxidfreiem Wasser *R* zu 50 ml gelöst.

Aussehen der Lösung: Die Prüflösung muß klar (V.6.1) und farblos sein (V.6.2, Methode II).

Sauer oder alkalisch reagierende Substanzen: Werden 10 ml Prüflösung mit 0,1 ml Phenolphthalein-Lösung *R* versetzt, muß die Lösung farblos sein. Nach Zusatz von 0,2 ml 0,01 N-Natriumhydroxid-Lösung muß sich die Lösung rot färben. Nach Zusatz von 0,25 ml Methylrot-Lösung *R* und 0,4 ml 0,01 N-Salzsäure muß die Lösung rot oder gelblichrot gefärbt sein.

Chlorid (V.3.2.4): 10 ml Prüflösung, mit Wasser zu 15 ml verdünnt, müssen der Grenzprüfung auf Chlorid entsprechen (100 ppm).

Sulfat (V.3.2.13): 1,5 g Substanz, in destilliertem Wasser zu 15 ml gelöst, müssen der Grenzprüfung auf Sulfat entsprechen (100 ppm).

Schwermetalle (V.3.2.8): 12 ml Prüflösung müssen der Grenzprüfung A auf Schwermetalle entsprechen (20 ppm). Zur Herstellung der Referenzlösung wird die Blei-Lösung (1 ppm Pb) *R* verwendet.

Trocknungsverlust (V.6.22): Höchstens 1,0 Prozent, mit 1,000 g Substanz durch 6 h langes Trocknen im Vakuum bei 60 °C bestimmt.

Sulfatasche (V.3.2.14): Höchstens 0,1 Prozent, mit 1,0 g Substanz bestimmt.

Gehaltsbestimmung

0,150 g Substanz werden in 20 ml Wasser gelöst. Nach Zusatz von 2 g Natriumacetat *R* und 25,0 ml 0,1 N-Iod-Lösung wird 30 min lang vor Licht geschützt stehengelassen. Nach Zusatz von 25 ml Ethanol 96 % *R* wird bis zur Lösung des Niederschlages geschüttelt und mit 0,1 N-Natriumthiosulfat-Lösung, unter Verwendung von 1 ml Stärke-Lösung *R*, die gegen Ende der Titration zugesetzt wird, titriert. Ein Blindversuch wird durchgeführt.

1 ml 0,1 N-Iod-Lösung entspricht 9,41 mg $C_{11}H_{12}N_2O$.

Lagerung

Vor Licht geschützt.

Vorsichtig zu lagern!

Phenobarbital

Phenobarbitalum

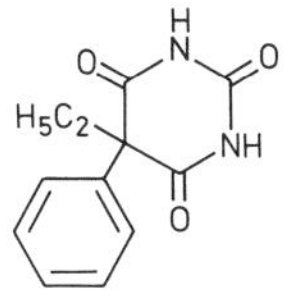

$C_{12}H_{12}N_2O_3$ M_r 232,2

Phenobarbital enthält mindestens 99,0 und höchstens 101,0 Prozent 5-Ethyl-5-phenylbarbitursäure, berechnet auf die getrocknete Substanz.

Eigenschaften

Farblose Kristalle oder weißes, kristallines Pulver, geruchlos; sehr schwer löslich in Wasser, leicht löslich in Ethanol, löslich in Ether, wenig löslich in Chloroform. Die Substanz gibt wasserlösliche Verbindungen mit Alkalicarbonaten, Alkalihydroxiden und Ammoniak-Lösung.

Prüfung auf Identität

Die Prüfung B kann entfallen, wenn die Prüfungen A, C und D durchgeführt werden. Die Prüfungen C und D können entfallen, wenn die Prüfungen A und B durchgeführt werden.

A. Die Schmelztemperatur (V.6.11.1) der Substanz wird bestimmt. Gleiche Teile Substanz und Phenobarbital *CRS* werden gemischt und die Schmelztemperatur der Mischung bestimmt. Die Differenz zwischen beiden Schmelztemperaturen bei etwa 176 °C darf höchstens 2 °C betragen.

B. Das IR-Absorptionsspektrum (V.6.18) der Substanz zeigt im Vergleich mit dem von Phenobarbital *CRS* Maxima bei denselben Wellenlängen mit den gleichen relativen Intensitäten.

C. Die Prüfung erfolgt mit Hilfe der Dünnschichtchromatographie (V.6.20.2) unter Verwendung einer Schicht von Kieselgel GF_{254} *R*.

Untersuchungslösung: 0,1 g Substanz werden in Ethanol 96 % *R* zu 100 ml gelöst.

Referenzlösung: 0,1 g Phenobarbital *CRS* werden in Ethanol 96 % *R* zu 100 ml gelöst.

Auf die Platte werden getrennt 10 µl jeder Lösung aufgetragen. Die Chromatographie erfolgt mit der unteren Phase einer Mischung von 5 Volumteilen Ammoniak-Lösung 26 % *R*, 15 Volumteilen Ethanol 96 % *R* und 80 Volumteilen Chloroform *R* über eine Laufstrecke von 18 cm. Das Chromatogramm wird sofort im ultravioletten Licht bei 254 nm ausgewertet. Der Hauptfleck im Chromatogramm der Untersuchungslösung entspricht in bezug auf Lage und Größe dem mit der Referenzlösung erhaltenen Hauptfleck.

D. Die Substanz gibt die Identitätsreaktion auf nicht am Stickstoff substituierte Barbiturate (V.3.1.1).

Prüfung auf Reinheit

Aussehen der Lösung: 1,0 g Substanz wird in einer Mischung von 4 ml Natriumhydroxid-Lösung 8,5 % *R* und 6 ml Wasser gelöst. Die Lösung muß klar (V.6.1) und darf nicht stärker gefärbt sein als die Farbvergleichslösung G_6 (V.6.2, Methode II).

Sauer reagierende Substanzen: 1,0 g Substanz wird mit 50 ml Wasser 2 min lang zum Sieden erhitzt. Nach dem Abkühlen wird abfiltriert. 10 ml Filtrat werden mit 0,15 ml Methylrot-Lösung *R* versetzt. Die Lösung muß orangegelb gefärbt sein. Bis zum Farbumschlag ins kräftige Gelb dürfen höchstens 0,1 ml 0,1 N-Natriumhydroxid-Lösung verbraucht werden.

Verwandte Substanzen: Die Prüfung erfolgt mit Hilfe der Dünnschichtchromatographie (V.6.20.2) unter Verwendung einer Schicht von Kieselgel GF_{254} *R*.

Untersuchungslösung: 1,0 g Substanz wird in Ethanol 96 % *R* zu 100 ml gelöst.

Referenzlösung: 0,5 ml Untersuchungslösung werden mit Ethanol 96 % *R* zu 100 ml verdünnt.

Auf die Platte werden getrennt 20 µl jeder Lösung aufgetragen. Die Chromatographie erfolgt mit der unteren Phase einer Mischung von 5 Volumteilen Ammoniak-Lösung 26 % *R*, 15 Volumteilen Ethanol 96 % *R* und 80 Volumteilen Chloroform *R* über eine Laufstrecke von 15 cm. Das Chromatogramm wird sofort im ultravioletten Licht bei 254 nm ausgewertet, mit Diphenylcarbazon-Quecksilber(II)-chlorid-

Reagenz *R* besprüht und an der Luft trocknen gelassen. Die Platte wird anschließend mit frisch hergestellter ethanolischer Kaliumhydroxid-Lösung 3 % *R*, die mit aldehydfreiem Ethanol 96 % *R* im Verhältnis 1 zu 5 verdünnt ist, besprüht und 5 min lang bei 100 bis 105°C erhitzt. Das Chromatogramm wird sofort ausgewertet. Sowohl bei der Auswertung im ultravioletten Licht als auch nach dem Besprühen darf kein im Chromatogramm der Untersuchungslösung auftretender Nebenfleck größer oder stärker gefärbt sein als der mit der Referenzlösung erhaltene Fleck.

Trocknungsverlust (V.6.22): Höchstens 0,5 Prozent, mit 1,000 g Substanz durch Trocknen im Trockenschrank bei 100 bis 105 °C bestimmt.

Sulfatasche (V.3.2.14): Höchstens 0,1 Prozent, mit 1,0 g Substanz bestimmt.

Gehaltsbestimmung

0,100 g Substanz werden in 5 ml Pyridin *R* gelöst. Die Lösung wird mit 0,5 ml Thymolphthalein-Lösung *R* sowie 10 ml Silbernitrat-Pyridin *R* versetzt und mit 0,1 N-ethanolischer-Natriumhydroxid-Lösung bis zur reinen Blaufärbung titriert. Ein Blindversuch wird durchgeführt.

1 ml 0,1 N-ethanolische-Natriumhydroxid-Lösung entspricht 11,61 mg $C_{12}H_{12}N_2O_3$.

Vorsichtig zu lagern!

Phenobarbital-Natrium

Phenobarbitalum natricum

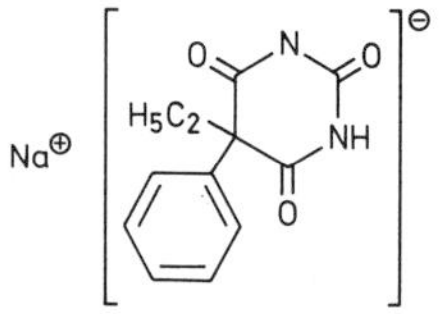

$C_{12}H_{11}N_2NaO_3$ M_r 254,2

Phenobarbital-Natrium enthält mindestens 98,5 und höchstens 102,0 Prozent 5-Ethyl-5-phenylbarbitursäure, Natriumsalz, berechnet auf die getrocknete Substanz.

Eigenschaften

Weißes, kristallines Pulver oder farblose Kristalle, hygroskopisch; leicht löslich in Wasser und Ethanol, praktisch unlöslich in Chloroform und Ether.

Prüfung auf Identität

Die Prüfung B kann entfallen, wenn die Prüfungen A, C, D und E durchgeführt werden. Die Prüfungen C und E können entfallen, wenn die Prüfungen A, B und D durchgeführt werden.

A. Werden 0,5 g Substanz in 5 ml Wasser gelöst und mit 15 ml Schwefelsäure 10 % *R* versetzt, entsteht ein weißer, kristalliner Niederschlag. Der Niederschlag wird abgesaugt, mit Wasser gewaschen, bei 100 bis 105 °C getrocknet und die Schmelztemperatur (V.6.11.1) bestimmt. Dann werden gleiche Teile des Niederschlags mit Phenobarbital *CRS* gemischt und die Schmelztemperatur der Mischung bestimmt. Die Differenz zwischen beiden Schmelztemperaturen, die bei etwa 176 °C liegen, darf höchstens 2 °C betragen.

B. Das IR-Absorptionsspektrum (V.6.18) des getrockneten Niederschlags von A zeigt im Vergleich mit dem von Phenobarbital *CRS* Maxima bei denselben Wellenlängen mit den gleichen relativen Intensitäten. Wenn die Spektren nicht gleich sind, werden die Substanzen aus Ether *R* umkristallisiert und nach dem Trocknen der Kristalle erneut Spektren hergestellt.

C. Die Prüfung erfolgt mit Hilfe der Dünnschichtchromatographie (V.6.20.2) unter Verwendung einer Schicht von Kieselgel GF_{254} *R*.

Untersuchungslösung: 0,10 g Substanz werden in Ethanol 96 % *R* zu 100 ml gelöst.

Referenzlösung: 90 mg Phenobarbital *CRS* werden in Ethanol 96 % *R* zu 100 ml gelöst.

Auf die Platte werden getrennt 10 µl jeder Lösung aufgetragen. Die Chromatographie erfolgt mit der unteren Phase einer Mischung von 5 Volumteilen Ammoniak-Lösung 26 % *R*, 15 Volumteilen Ethanol 96 % *R* und 80 Volumteilen Dichlormethan *R* über eine Laufstrecke von 18 cm. Das Chromatogramm wird sofort im ultravioletten Licht bei 254 nm ausgewertet. Der Hauptfleck im Chromatogramm der Untersuchungslösung entspricht in bezug auf Lage und Größe dem mit der Referenzlösung erhaltenen Hauptfleck.

D. Die Substanz gibt die Identitätsreaktion a auf Natrium (V.3.1.1).

E. Die Substanz gibt die Identitätsreaktion auf nicht am Stickstoff substituierte Barbiturate (V.3.1.1).

Prüfung auf Reinheit

Aussehen der Lösung: 1,0 g Substanz wird in 10 ml kohlendioxidfreiem Wasser *R* gelöst. Die Lösung muß klar (V.6.1) und darf nicht stärker gefärbt sein als die Farbvergleichslösung G_6 (V.6.2., Methode II).

Sauer oder alkalisch reagierende Substanzen: Die Lösung von 40 mg Substanz in 10,0 ml Wasser darf sich nach Zusatz von 0,15 ml Thymolphthalein-Lösung *R* höchstens schwach blau, muß sich jedoch nach Zusatz von 0,5 ml 0,1 N-Natriumhydroxid-Lösung deutlich blau färben.

Verwandte Substanzen: Die Prüfung erfolgt mit Hilfe der Dünnschichtchromatographie (V.6.20.2) unter Verwendung einer Schicht von Kieselgel GF_{254} *R*.

Untersuchungslösung: 0,10 g Substanz werden in Ethanol 96 % *R* zu 10,0 ml gelöst.

Referenzlösung: 0,5 ml Untersuchungslösung werden mit Ethanol 96 % *R* zu 100 ml verdünnt.

Auf die Platte werden getrennt 20 µl jeder Lösung aufgetragen. Die Chromatographie erfolgt mit der unteren Phase einer Mischung von 5 Volumteilen Ammoniak-Lösung 26 % *R*, 15 Volumteilen Ethanol 96 % *R* und 80 Volumteilen Dichlormethan *R* über eine Laufstrecke von 15 cm. Das Chromatogramm wird sofort im ultravioletten Licht bei 254 nm ausgewertet, mit Diphenylcarbazon-Quecksilber(II)-chlorid-Reagenz *R* besprüht und an der Luft trocknen gelassen. Die Platte wird anschließend mit frisch hergestellter ethanolischer Kaliumhydroxid-Lösung 3 % *R*, die mit aldehydfreiem Ethanol 96 % *R* im Verhältnis 1 zu 5 verdünnt ist, besprüht und 5 min lang auf 100 bis 105 °C erhitzt. Das Chromatogramm wird sofort ausgewertet. Sowohl bei der Auswertung im ultravioletten Licht als auch nach dem Besprühen darf kein im Chromatogramm der Untersuchungslösung auftretender Nebenfleck intensiver sein als der mit der Referenzlösung erhaltene Fleck. Ein am Startpunkt auftretender Fleck kann vernachlässigt werden.

Schwermetalle (V.3.2.8): 0,75 g Substanz werden mit 10 ml Wasser und 0,4 ml Essigsäure 30 % *R* zum Sieden erhitzt. Die Mischung wird nach dem Erkalten mit 2,5 ml Pufferlösung *p*H 3,5 *R* versetzt und filtriert. Das Filtrat wird mit Wasser zu 15 ml verdünnt. 12 ml dieser Lösung müssen der Grenzprüfung A auf Schwermetalle entsprechen (40 ppm). Zur Herstellung der Referenzlösung wird die Blei-Lösung (2 ppm Pb) *R* verwendet. Der erneute Zusatz von Pufferlösung zur Untersuchungslösung entfällt, statt dessen wird das entsprechende Volumen Wasser zugesetzt.

Verhalten gegen Schwefelsäure: 0,5 g Substanz werden in 5 ml Schwefelsäure 96 % *R* unter vorsichtigem Schütteln gelöst. Nach 5 min darf die Lösung nicht stärker gefärbt sein (V.6.2, Methode I) als 5 ml Schwefelsäure 96 % *R*.

Trocknungsverlust (V.6.22): Höchstens 5,0 Prozent, mit 1,000 g Substanz durch Trocknen im Trockenschrank bei 130 °C bestimmt.

Gehaltsbestimmung

0,200 g Substanz werden in 10 ml Pyridin *R* gelöst. Die Lösung wird mit 0,5 ml Thymolphthalein-Lösung *R* sowie 20 ml Silbernitrat-Pyridin *R* versetzt und mit 0,1 N-ethanolischer Natriumhydroxid-Lösung bis zur reinen Blaufärbung titriert. Ein Blindversuch wird durchgeführt.

1 ml 0,1 N-ethanolische Natriumhydroxid-Lösung entspricht 25,42 mg $C_{12}H_{11}N_2NaO_3$.

Lagerung

Dicht verschlossen.

Vorsichtig zu lagern!

Phenol

Phenolum

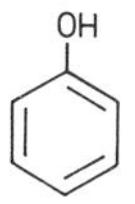

C_6H_6O M_r 94,1

Phenol enthält mindestens 98,5 und höchstens 100,5 Prozent C_6H_6O, berechnet auf die wasserfreie Substanz.

Eigenschaften

Farblose, schwach rosa oder schwach gelbliche Kristalle von charakteristischem Geruch. Die Substanz färbt sich an der Luft allmählich stärker rosa oder gelblich; löslich in Wasser, sehr leicht löslich in Chloroform und Ethanol, leicht löslich in Glycerol, löslich unter Phenolatbildung in Alkalihydroxid-Lösungen.

Prüfung auf Identität

A. Siedetemperatur (V.6.9.N1): 180 bis 182 °C.

B. Wird 1 ml Prüflösung (siehe „Prüfung auf Reinheit“) mit 10 ml Wasser verdünnt und mit 0,1 ml Eisen(III)-chlorid-Lösung *R* 1 versetzt, so entsteht eine violette Färbung, die nach Zusatz von 5 ml Isopropylalkohol *R* verschwindet.

C. Wird 1 ml Prüflösung mit 10 ml Wasser verdünnt und mit 1 ml Bromwasser *R* versetzt, so entsteht ein gelblichweißer Niederschlag.

Prüfung auf Reinheit

Prüflösung: 1,0 g Substanz wird in Wasser zu 15 ml gelöst.

Aussehen der Lösung: Die Prüflösung muß 30 min lang klar (V.6.1) bleiben und darf nicht stärker gefärbt sein als die Farbvergleichslösung B_7 (V.6.2, Methode II).

Sauer reagierende Substanzen: 2 ml Prüflösung müssen durch 0,05 ml Methylorange-Lösung *R* gelb gefärbt werden.

Wasser (V.3.5.6): Höchstens 0,5 Prozent, mit 2,00 g Substanz nach der Karl-Fischer-Methode bestimmt.

Verdampfungsrückstand: Höchstens 0,05 Prozent. 5,0 g Substanz werden auf dem Wasserbad verdampft. Der bei 100 bis 105 °C getrocknete Rückstand darf höchstens 2,5 mg betragen.

Gehaltsbestimmung

1,500 g Substanz werden in Wasser zu 1000,0 ml gelöst. 25,0 ml dieser Lösung werden in einem Iodzahlkolben nach Zusatz von 0,5 g Kaliumbromid *R* und 15 ml Salzsäure 7 % *R* unter Umschwenken mit 30,0 ml 0,1 N-Kaliumbromat-Lösung versetzt. Die unter Lichtausschluß aufbewahrte Mischung wird während 15 min wiederholt kräftig umgeschüttelt. Anschließend wird mit 0,5 g Kaliumiodid *R*, nach dessen Auflösen mit 5 ml Chloroform *R* versetzt und mit 0,1 N-Natriumthiosulfat-Lösung titriert. Wenn Chloroform- und Wasserphase nahezu farblos sind, wird 1 ml Stärke-Lösung *R* zugegeben und unter kräftigem Umschütteln bis zur Entfärbung titriert.

1 ml 0,1 N-Kaliumbromat-Lösung entspricht 1,569 mg C_6H_6O.

Lagerung

Dicht verschlossen, vor Licht geschützt.

Vorsichtig zu lagern!

Phenolsulfonphthalein

Phenolsulfonphthaleinum

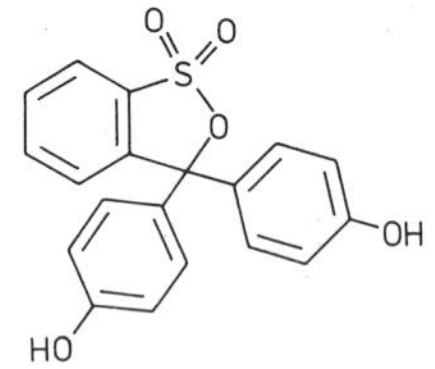

$C_{19}H_{14}O_5S$ M_r 354,4

Phenolsulfonphthalein (Phenolrot) enthält mindestens 98,0 und höchstens 102,0 Prozent 4,4′-(3*H*-2,1-Benzoxathiol-3-yliden)bisphenol-*S*,*S*-dioxid, berechnet auf die getrocknete Substanz.

Eigenschaften

Leuchtend rotes bis dunkelrotes, kristallines Pulver, geruchlos; sehr schwer löslich in Wasser, schwer löslich in Ethanol.

Prüfung auf Identität

A. 10 mg Substanz werden in einer 1prozentigen Lösung (*m*/V) von Natriumcarbonat *R* zu 200,0 ml gelöst. 5,0 ml dieser Lösung werden mit einer 1prozentigen Lösung (*m*/V) von Natriumcarbonat *R* zu 100,0 ml verdünnt. Die Lösung, zwischen 400 und 630 nm gemessen, hat ein Absorptionsmaximum (V.6.19) bei 558 nm. Die spezifische Absorption, im Maximum gemessen, muß zwischen 1900 und 2100 liegen.

B. Etwa 10 mg Substanz werden in 1 ml Natriumhydroxid-Lösung 8,5 % *R* gelöst und mit 9 ml Wasser versetzt. Die Lösung ist tiefrot gefärbt. 5 ml dieser Lösung werden mit einem geringen Überschuß von Schwefelsäure 10 % *R* versetzt. Die Färbung wechselt nach Orange.

C. 5 ml der für die Identitätsreaktion B bereiteten Lösung werden mit 1 ml 0,1 N-Bromid-Bromat-Lösung und 1 ml Salzsäure 7 % *R* versetzt, geschüttelt und 15 min lang stehengelassen. Nach Zusatz von Natriumhydroxid-Lösung 8,5 % *R* bis zur alkalischen Reaktion, entwickelt sich eine intensive, blauviolette Färbung.

Prüfung auf Reinheit

Verwandte Substanzen: Die Prüfung erfolgt mit Hilfe der Dünnschichtchromatographie (V.6.20.2) unter Verwendung einer Schicht von Kieselgel GF_{254} *R*.

Untersuchungslösung: 0,1 g Substanz werden in 0,1 N-Natriumhydroxid-Lösung zu 5 ml gelöst.

Referenzlösung: 0,5 ml Untersuchungslösung werden mit 0,1 N-Natriumhydroxid-Lösung zu 100 ml verdünnt.

Auf die Platte werden getrennt 10 µl jeder Lösung aufgetragen. Die Chromatographie erfolgt mit einer Mischung von 25 Volumteilen Essigsäure 98 % *R*, 25 Volumteilen Wasser und 100 Volumteilen *tert.* Amylalkohol *R* über eine Laufstrecke von 15 cm. Die Platte wird so lange an der Luft getrocknet, bis der Geruch nach Lösungsmittel nicht mehr wahrnehmbar ist, und anschließend den Dämpfen von Ammoniak-Lösung 26 % *R* ausgesetzt. Die Auswertung erfolgt im ultravioletten Licht bei 254 nm. Kein im Chromatogramm der Untersuchungslösung auftretender, vom Hauptfleck getrennter Nebenfleck darf größer oder stärker gefärbt sein als der mit der Referenzlösung erhaltene Hauptfleck.

Unlösliche Substanzen: Höchstens 0,5 Prozent. 1,0 g fein pulverisierte Substanz wird mit 12 ml Natriumhydrogencarbonat-Lösung *R* versetzt, 1 h lang unter häufigem Umschütteln stehengelassen, mit Wasser zu 100 ml verdünnt und 15 h lang stehengelassen. Anschließend wird 30 min lang mit 2000 bis 3000 *g* zentrifugiert, die überstehende Flüssigkeit abgegossen und der Rückstand mit 25 ml einer 1prozentigen Lösung (*m*/V) von Natriumhydrogencarbonat *R* und anschließend mit 25 ml Wasser gewaschen. Der Rückstand darf nach dem Trocknen bei 100 bis 105 °C höchstens 5 mg betragen.

Trocknungsverlust (V.6.22): Höchstens 1,0 Prozent, mit 1,000 g pulverisierter Substanz, durch Trocknen im Trockenschrank bei 100 bis 105 °C bestimmt.

Sulfatasche (V.3.2.14): Höchstens 0,2 Prozent, mit 0,5 g Substanz bestimmt.

Gehaltsbestimmung

0,900 g Substanz werden in 15 ml 1 N-Natriumhydroxid-Lösung gelöst und mit Wasser zu 250,0 ml verdünnt. 10,0 ml dieser Lösung werden in einem Erlenmeyerkolben mit Glasstopfen mit 25 ml Essigsäure 98 % *R*, 20,0 ml 0,1 N-Kaliumbromat-Lösung, 5 ml einer 10prozentigen Lösung (*m*/V) von Kaliumbromid *R* und 5 ml Salzsäure 36 % *R* versetzt und 15 min lang vor Licht geschützt stehengelassen. Nach Zusatz von 10 ml einer 10prozentigen Lösung (*m*/V) von Kaliumiodid *R* wird unverzüglich mit 0,1 N-Natriumthiosulfat-Lösung unter Verwendung von 0,1 ml Stärke-Lösung *R* titriert.

1 ml 0,1 N-Kaliumbromat-Lösung entspricht 4,43 mg $C_{19}H_{14}O_5S$.

Vorsichtig zu lagern!

Phenoxymethylpenicillin

Phenoxymethylpenicillinum

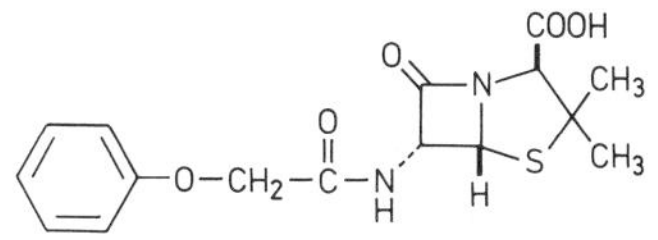

$C_{16}H_{18}N_2O_5S$ M_r 350,4

Phenoxymethylpenicillin ist (6*R*)-6-(2-Phenoxyacetamido)penicillansäure, die aus bestimmten Stämmen von *Penicillium notatum* oder verwandten Organismen in einem Kulturmedium mit geeigneten Zusätzen als Vorstufe gewonnen oder durch andere Verfahren hergestellt wird. Die Substanz enthält mindestens 95,0 und höchstens 100,5 Prozent Penicillin, berechnet als $C_{16}H_{18}N_2O_5S$, bezogen auf die wasserfreie Substanz.

Eigenschaften

Weißes, kristallines Pulver, geruchlos oder schwacher, charakteristischer Geruch; sehr schwer löslich in Wasser, leicht löslich in Ethanol, praktisch unlöslich in fetten Ölen und flüssigen Paraffinen.

Prüfung auf Identität

Die Prüfung B kann entfallen, wenn die Prüfungen A, C und D durchgeführt werden. Die Prüfungen A, C und D können entfallen, wenn die Prüfung B durchgeführt wird.

A. 50 mg Substanz werden in 10 ml kohlendioxidfreiem Wasser *R* suspendiert. Der *p*H-Wert (V.6.3.1) der Suspension muß zwischen 2,4 und 4,0 liegen.

B. Das IR-Absorptionsspektrum (V.6.18) der Substanz zeigt im Vergleich mit dem von Phenoxymethylpenicillin *CRS* Maxima bei denselben Wellenlängen mit den gleichen relativen Intensitäten.

C. 0,1 g Substanz werden in einer mit kohlendioxidfreiem Wasser *R* im Verhältnis 1 zu 10 verdünnten 0,067 M-Phosphat-Pufferlösung *p*H 7,0 *R* zu 100 ml gelöst. 10 ml dieser Lösung werden mit dem gleichen Lösungsmittel zu 100 ml verdünnt (Lösung a). 10 ml Lösung a werden mit 0,5 ml einer im Verhältnis 1 zu 10 verdünnten Penicillinase-Lösung *R* versetzt und 10 min lang bei 30 °C stehengelassen (Lösung b).

   5 ml der Lösung a und 5 ml der Lösung b werden mit je 10 ml Acetat-Pufferlösung *p*H 4,6 *R* und je 5 ml Iod-Lösung *R* 2 versetzt und gemischt. Nach Zusatz von 0,1 ml Stärke-Lösung *R* ist die Lösung a blau gefärbt; die Lösung b bleibt farblos.

D. Die Substanz gibt die Farbreaktionen von Phenoxymethylpenicillin (V.3.1.5).

Prüfung auf Reinheit

***p*H-Wert** (V.6.3.1): 50 mg Substanz werden in 10 ml kohlendioxidfreiem Wasser *R* suspendiert. Der *p*H-Wert der Suspension muß zwischen 2,4 und 4,0 liegen.

Spezifische Drehung (V.6.6): 0,250 g Substanz werden in 1-Butanol *R* zu 25,0 ml gelöst. Die spezifische Drehung muß zwischen +186 und +200 ° liegen, bezogen auf die wasserfreie Substanz.

Absorption (V.6.19): 0,100 g Substanz werden in 0,1 N-Natriumhydroxid-Lösung zu 100,0 ml gelöst. Die Absorption, bei 306 nm gemessen, darf nicht größer sein als 0,36. 20,0 ml der Lösung werden mit 0,1 N-Natriumhydroxid-Lösung zu 100,0 ml verdünnt. Die Absorption, im Maximum bei 274 nm gemessen, muß mindestens 0,56 betragen.

Phenoxyessigsäure: Die Prüfung erfolgt mit Hilfe der Dünnschichtchromatographie (V.6.20.2) unter Verwendung einer Schicht von Kieselgel G *R*.

Untersuchungslösung: 0,2 g Substanz werden in Methanol *R* zu 10 ml gelöst.

Referenzlösung: 10 mg Phenoxyessigsäure *R* werden in Pufferlösung *p*H 6,6 *R* zu 100 ml gelöst.

Auf die Platte werden getrennt 10 µl jeder Lösung aufgetragen. Die Chromatographie erfolgt mit einer Mischung von 5 Volumteilen Methanol *R*, 15 Volumteilen wasserfreier Ameisensäure *R* und 80 Volumteilen Chloroform *R* über eine Laufstrecke von 15 cm. Die Platte wird im warmen Luftstrom getrocknet und mit einer 0,15prozentigen Lösung (*m*/V) von Kaliumpermanganat *R* in einer 5prozentigen Lösung (V/V) von Schwefelsäure 96 % *R* besprüht. Ein der Phenoxyessigsäure entsprechender Fleck im Chromatogramm der Untersuchungslösung darf nicht größer oder stärker gefärbt sein als der mit der Referenzlösung erhaltene Fleck.

Wasser (V.3.5.6): Höchstens 0,5 Prozent, mit 1,000 g Substanz nach der Karl-Fischer-Methode bestimmt.

Gehaltsbestimmung

Abbauprodukte: 0,250 g Substanz werden mit 25 ml Wasser und 25 ml Acetat-Pufferlösung *p*H 4,6 *R* versetzt, bis zur vollständigen Lösung geschüttelt und unverzüglich mit 0,02 M-Quecksilber(II)-nitrat-Lösung bei Raumtemperatur titriert. Der Endpunkt wird mit Hilfe der „Potentiometrie" (V.6.14), unter Verwendung einer Quecksilbersulfat-Bezugselektrode und einer Platin- oder Quecksilber-Meßelektrode bestimmt.

Der Prozentgehalt Abbauprodukte *(D)*, berechnet als $C_{16}H_{18}N_2O_5S$, errechnet sich nach der Formel:

$$\frac{0{,}7008\, n}{m}$$

m = Einwaage der Substanz in Gramm
n = Verbrauch Milliliter 0,02 M-Quecksilber(II)-nitrat-Lösung.

Penicillin: 50,0 mg Substanz werden in 5,0 ml 1 N-Natriumhydroxid-Lösung gelöst, mit 5 ml Wasser versetzt und 15 min lang stehengelassen. Nach Zusatz von 5,0 ml 1 N-Salpetersäure, 20 ml Acetat-Pufferlösung *p*H 4,6 *R* und 20 ml Wasser wird mit 0,02 M-Quecksilber(II)-nitrat-Lösung bei 35 bis 40 °C titriert. Der Endpunkt wird mit Hilfe der „Potentiometrie" (V.6.14), unter Verwendung einer Quecksilbersulfat-Bezugselektrode und einer Platin- oder Quecksilber-Meßelektrode, bestimmt. Die Titration muß langsam, über einen Zeitraum von etwa 15 min, durchgeführt werden. Eine auftretende erste Krümmung der Titrationskurve ist nicht zu beachten.

Der Prozentgehalt Penicillin, berechnet als $C_{16}H_{18}N_2O_5S$, errechnet sich nach der Formel:

$$\frac{0{,}7008\, n_1}{m_1} - D$$

m_1 = Einwaage der Substanz in Gramm
n_1 = Verbrauch Milliliter 0,02 M-Quecksilber(II)-nitrat-Lösung
D = Prozentgehalt Abbauprodukte.

Lagerung

Dicht verschlossen.

Vorsichtig zu lagern!

Phenoxymethylpenicillin-Kalium

Phenoxymethylpenicillinum kalicum

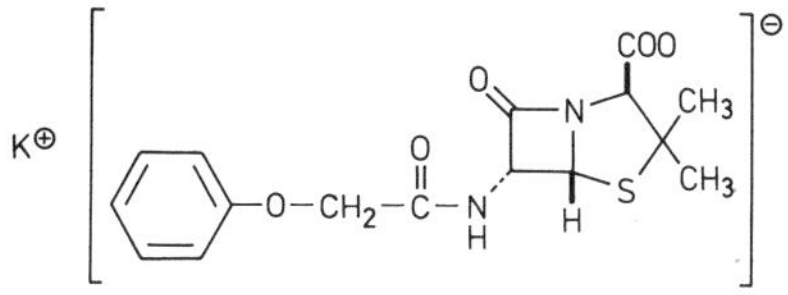

$C_{16}H_{17}KN_2O_5S$ M_r 388,5

Phenoxymethylpenicillin-Kalium ist das Kaliumsalz der (6*R*)-6-(2-Phenoxyacetamido)penicillansäure, die aus bestimmten Stämmen von *Penicillium notatum* oder verwandten Organismen in einem Kulturmedium mit geeigneten Zusätzen als Vorstufe gewonnen oder durch andere Verfahren hergestellt wird. Die Substanz enthält mindestens 95,0 und höchstens 100,5 Prozent Penicillin, berechnet als $C_{16}H_{17}KN_2O_5S$, bezogen auf die wasserfreie Substanz.

Eigenschaften

Weißes, kristallines Pulver, geruchlos oder schwacher charakteristischer Geruch; leicht löslich in Wasser, praktisch unlöslich in Chloroform, Ether, fetten Ölen und flüssigem Paraffin.

Prüfung auf Identität

Die Prüfung A kann entfallen, wenn die Prüfungen B, C und D durchgeführt werden. Die Prüfungen B und C können entfallen, wenn die Prüfungen A und D durchgeführt werden.

A. Das IR-Absorptionsspektrum (V.6.18) der Substanz zeigt im Vergleich mit dem von Phenoxymethylpenicillin-Kalium *CRS* Maxima bei denselben Wellenlängen mit den gleichen relativen Intensitäten.

B. 0,1 g Substanz werden in einer 1 zu 10 mit kohlendioxidfreiem Wasser *R* verdünnten 0,067 M-Phosphat-Pufferlösung *p*H 7,0 *R* zu 100 ml gelöst. 10 ml dieser Lösung werden mit derselben verdünnten Pufferlösung zu 100 ml verdünnt (Lösung a). 10 ml Lösung a werden mit 0,5 ml einer 1 zu 10 verdünnten Penicillinase-Lösung *R* versetzt und 10 min lang bei 30 °C stehengelassen (Lösung b). 5 ml der Lösung a und 5 ml der Lösung b werden mit je 10 ml Acetat-Pufferlösung *p*H 4,6 *R* und je 5 ml Iod-Lösung *R* 2 versetzt und gemischt. Nach Zusatz von 0,1 ml Stärke-Lösung *R* ist die Lösung a blau gefärbt; die Lösung b bleibt farblos.

C. Die Substanz gibt die Farbreaktionen von Phenoxymethylpenicillin-Kalium (V.3.1.5).

D. Die Substanz gibt die Identitätsreaktion a auf Kalium (V.3.1.1).

Prüfung auf Reinheit

***p*H-Wert** (V.6.3.1): 50 mg Substanz werden in kohlendioxidfreiem Wasser *R* zu 10 ml gelöst. Der *p*H-Wert der Lösung muß zwischen 5,5 und 7,5 liegen.

Spezifische Drehung (V.6.6): 0,250 g Substanz werden in kohlendioxidfreiem Wasser *R* zu 25,0 ml gelöst. Die spezifische Drehung muß zwischen +215 und +230° liegen, berechnet auf die wasserfreie Substanz.

Absorption (V.6.19): 0,100 g Substanz werden in 0,1 N-Natriumhydroxid-Lösung zu 100,0 ml gelöst. Die Absorption, bei 306 nm gemessen, darf höchstens 0,33 betragen. 20,0 ml der Lösung werden mit 0,1 N-Natriumhydroxid-Lösung zu 100,0 ml verdünnt. Die Absorption, im Maximum bei 274 nm gemessen, muß mindestens 0,50 betragen.

Phenoxyessigsäure: Die Prüfung erfolgt mit Hilfe der Dünnschichtchromatographie (V.6.20.2), unter Verwendung einer Schicht von Kieselgel G *R*.

Untersuchungslösung: 0,2 g Substanz werden in Pufferlösung *p*H 6,6 *R* zu 10 ml gelöst.

Referenzlösung: 10 mg Phenoxyessigsäure *R* werden in Pufferlösung *p*H 6,6 *R* zu 100 ml gelöst.

Auf die Platte werden getrennt 10 µl jeder Lösung aufgetragen. Die Chromatographie erfolgt mit einer Mischung von 5 Volumteilen Methanol *R*, 15 Volumteilen wasserfreier Ameisensäure *R* und 80 Volumteilen Chloroform *R* über eine Laufstrecke von 15 cm. Die Platte wird im warmen Luftstrom getrocknet und mit einer 0,15prozentigen Lösung (*m*/V) von Kaliumpermanganat *R* in einer 5prozentigen Lösung (V/V) von Schwefelsäure 96 % *R* besprüht. Ein der Phenoxyessigsäure entsprechender Fleck im Chromatogramm der Untersuchungslösung darf nicht größer oder stärker gefärbt sein als der mit der Referenzlösung erhaltene Fleck.

Wasser (V.3.5.6): Höchstens 1,0 Prozent, mit 1,00 g Substanz nach der Karl-Fischer-Methode bestimmt.

Gehaltsbestimmung

Abbauprodukte: 0,250 g Substanz werden mit 25 ml Wasser und 25 ml Acetat-Pufferlösung *p*H 4,6 *R* versetzt, bis zur vollständigen Lösung geschüttelt und unverzüglich mit 0,02 M-Quecksilber(II)-nitrat-Lösung bei Raumtemperatur titriert. Der Endpunkt wird mit Hilfe der „Potentiometrie" (V.6.14), unter Verwendung einer Quecksilbersulfat-Bezugselektrode und einer Platin- oder Quecksilber-Meßelektrode, bestimmt.

Der Prozentgehalt Abbauprodukte (*D*), berechnet als $C_{16}H_{17}KN_2O_5S$, errechnet sich nach der Formel

$$\frac{0{,}777\, n}{m}$$

m = Einwaage der Substanz in Gramm
n = Verbrauch Milliliter 0,02 M-Quecksilber(II)-nitrat-Lösung.

Penicillin: 50,0 mg Substanz werden in 5,0 ml 1 N-Natriumhydroxid-Lösung gelöst, mit 5 ml Wasser versetzt und 15 min lang stehengelassen. Nach Zusatz von 5,0 ml 1 N-Salpetersäure, 20 ml Acetat-Pufferlösung *p*H 4,6 *R* und 20 ml Wasser wird mit 0,02 M-Quecksilber(II)-nitrat-Lösung bei 35 bis 40 °C titriert. Der Endpunkt wird mit Hilfe der „Potentiometrie" (V.6.14), unter Verwendung einer Quecksilbersulfat-Bezugselektrode und einer Platin- oder Quecksilber-Meßelektrode, bestimmt. Die Titration muß langsam, über einen Zeitraum von etwa 15 min, durchgeführt werden. Eine auftretende erste Krümmung der Titrationskurve ist nicht zu beachten.

Der Prozentgehalt Penicillin, berechnet als $C_{16}H_{17}KN_2O_5S$, errechnet sich nach der Formel

$$\frac{0{,}777\, n_1}{m_1} - D$$

m_1 = Einwaage der Substanz in Gramm
n_1 = Verbrauch Milliliter 0,02 M-Quecksilber(II)-nitrat-Lösung
D = Prozentgehalt Abbauprodukte.

Lagerung

Dicht verschlossen.

Vorsichtig zu lagern!

Phenylbutazon

Phenylbutazonum

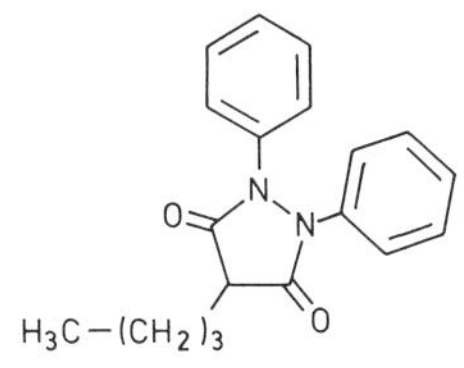

$C_{19}H_{20}N_2O_2$ M_r 308,4

Phenylbutazon enthält mindestens 99,0 und höchstens 101,0 Prozent 4-Butyl-1,2-diphenyl-3,5-pyrazolidindion, berechnet auf die getrocknete Substanz.

Eigenschaften

Weißes bis fast weißes, kristallines Pulver, praktisch geruchlos; praktisch unlöslich in Wasser, leicht löslich in Chloroform, löslich in Ether, wenig löslich in Ethanol. Die Substanz löst sich in alkalischen Lösungen.

Prüfung auf Identität

Die Prüfung C kann entfallen, wenn die Prüfungen A, B und D durchgeführt werden. Die Prüfungen B und D können entfallen, wenn die Prüfungen A und C durchgeführt werden.

A. Schmelztemperatur (V.6.11.1): 104 bis 107 °C.

B. 30,0 mg Substanz werden in 25 ml Methanol *R* gelöst. Nach Zusatz von 50 ml 1 N-Natriumhydroxid-Lösung wird mit Wasser zu 100,0 ml verdünnt. 5,0 ml dieser Lösung werden mit Wasser zu 250,0 ml verdünnt. Die Lösung, zwischen 240 und 350 nm gemessen, zeigt ein Absorptionsmaximum (V.6.19) bei 264 nm. Die spezifische Absorption, im Maximum gemessen, liegt zwischen 650 und 700. Als Kompensationsflüssigkeit wird eine Mischung von 0,5 ml Methanol *R*, 1,0 ml 1 N-Natriumhydroxid-Lösung und 98,5 ml Wasser verwendet.

C. Das IR-Absorptionsspektrum (V.6.18) der Substanz zeigt im Vergleich mit dem von Phenylbutazon *CRS* Maxima bei denselben Wellenlängen mit den gleichen relativen Intensitäten.

D. 0,1 g Substanz werden mit 1 ml Essigsäure 98 % *R* und 2 ml Salzsäure 36 % *R* versetzt und 30 min lang unter Rückfluß erhitzt. Nach dem Abkühlen wird mit 10 ml Wasser versetzt und filtriert. Wird das Filtrat mit 3 ml einer 0,7prozentigen Lösung (*m*/V) von Natriumnitrit *R* versetzt, entsteht eine Gelbfärbung. Wird 1 ml dieser Lösung mit einer Lösung von 10 mg 2-Naphthol *R* in 5 ml Natriumcarbonat-Lösung *R* versetzt, entsteht ein rötlichbrauner bis rötlichvioletter Niederschlag.

Prüfung auf Reinheit

Prüflösung: 1,0 g Substanz wird unter Schütteln in 20 ml Natriumhydroxid-Lösung 8,5 % *R* gelöst und die Lösung 3 h lang bei 25 °C gehalten.

Aussehen der Lösung: Die Prüflösung muß klar sein (V.6.1).

Sauer oder alkalisch reagierende Substanzen: 1,0 g Substanz wird in 50 ml Wasser zum Sieden erhitzt. Die Mischung wird in einem verschlossenen Kolben unter Schütteln abgekühlt und filtriert. 25 ml Filtrat werden mit 0,5 ml Phenolphthalein-Lösung *R* versetzt. Die Lösung muß farblos sein. Bis zum Farbumschlag dürfen höchstens 0,5 ml 0,01 N-Natriumhydroxid-Lösung verbraucht werden. Nach Zusatz von 0,6 ml 0,01 N-Salzsäure und 0,1 ml Methylrot-Lösung *R* muß die Lösung rot oder orange gefärbt sein.

Absorption (V.6.19): Die Absorption der Prüflösung, in einer 4-cm-Küvette bei 420 nm gemessen, darf höchstens 0,20 betragen.

Verwandte Substanzen: Die Prüfung erfolgt mit Hilfe der Dünnschichtchromatographie (V.6.20.2) unter Verwendung einer Schicht von Kieselgel GF_{254} *R*. Die Platte wird gleichmäßig mit einer 2prozentigen Lösung (*m*/V) von Natriumdisulfit *R* besprüht, bis sie vollkommen befeuchtet ist, 15 min lang an der Luft trocknen gelassen und anschließend 30 min lang bei 120 °C erhitzt. Vor der Verwendung wird die Platte abkühlen gelassen.

Untersuchungslösung: 0,2 g Substanz werden in einer Mischung von gleichen Volumteilen Chloroform *R* und wasserfreiem Ethanol *R*, die 0,02 Prozent (*m*/V) Butylhydroxytoluol *R* enthält, zu 5 ml gelöst. Vor Gebrauch frisch herzustellen.

Referenzlösung: 1 ml der Untersuchungslösung wird mit einer Mischung von gleichen Volumteilen Chloroform *R* und wasserfreiem Ethanol *R*, die 0,02 Prozent (*m*/V) Butylhydroxytoluol *R* enthält, zu 200 ml verdünnt. Vor Gebrauch frisch herzustellen.

Auf die Platte werden getrennt sofort 5 µl jeder Lösung aufgetragen. Die Chromatographie erfolgt sofort mit einer Mischung von 10 Volumteilen Essigsäure 98 % *R*, 40 Volumteilen Cyclohexan *R* und 50 Volumteilen Chloroform *R* über eine Laufstrecke von 10 cm. Die Platte wird 10 min lang im warmen Luftstrom getrocknet. Die Auswertung erfolgt im ultravioletten Licht bei 254 nm. Kein im Chromatogramm der Untersuchungslösung auftretender Nebenfleck darf intensiver sein als der mit der Referenzlösung erhaltene Fleck.

Schwermetalle (V.3.2.8): 1,0 g Substanz muß der Grenzprüfung C auf Schwermetalle entsprechen (20 ppm). Zur Herstellung der Referenzlösung werden 2 ml Blei-Lösung (10 ppm Pb) *R* verwendet.

Trocknungsverlust (V.6.22): Höchstens 0,2 Prozent, mit 1,000 g Substanz durch 4 h langes Trocknen im Vakuum bei 80 °C bestimmt.

Sulfatasche (V.3.2.14): Höchstens 0,1 Prozent, mit 1,0 g Substanz bestimmt.

Gehaltsbestimmung

0,500 g Substanz werden in 25 ml Aceton *R* gelöst. Nach Zusatz von 0,5 ml Bromthymolblau-Lösung *R* 1 wird mit 0,1 N-Natriumhydroxid-Lösung bis zur 15 s lang bestehenbleibenden Blaufärbung titriert. Ein Blindversuch wird durchgeführt.

1 ml 0,1 N-Natriumhydroxid-Lösung entspricht 30,84 mg $C_{19}H_{20}N_2O_2$.

Lagerung

Vor Licht geschützt.

Vorsichtig zu lagern!

Phenylmercuriborat

Phenylhydrargyri boras

Phenylmercuriborat besteht aus einem Gemisch aus äquimolaren Mengen von Phenylquecksilber(II)-dihydrogenborat ($C_6H_7BHgO_3$, M_r 338,5) und Phenylquecksilber(II)-hydroxid (C_6H_6HgO, M_r 294,7), oder der dehydratisierten Form (Metaborat, $C_{12}H_{11}BHg_2O_3$, M_r 615) oder einer Mischung der beiden Substanzen.

Die Substanz enthält mindestens 64,5 und höchstens 66,0 Prozent Quecksilber und mindestens 9,8 und höchstens 10,3 Prozent Borat, berechnet als H_3BO_3, beides bezogen auf die getrocknete Substanz.

Eigenschaften

Weißes bis schwach gelbliches, kristallines Pulver oder farblose, glänzende Kristalle, geruchlos oder fast geruchlos; schwer löslich in Wasser und Ethanol.

Prüfung auf Identität

A. Werden 2 ml Prüflösung (siehe „Prüfung auf Reinheit“) mit 8 ml Wasser und 0,1 ml Natriumsulfid-Lösung *R* versetzt, so entsteht ein weißer Niederschlag, der beim Erhitzen langsam schwarz wird.

B. 0,1 g Substanz werden in einem Reagenzglas mit 0,5 ml Salpetersäure 65 % *R* versetzt und so lange erhitzt, bis die Lösung dunkelbraun geworden ist. Wird die Lösung, mit 20 ml Wasser verdünnt, in ein 50-ml-Becherglas gegossen, ist der Geruch von Nitrobenzol wahrzunehmen.

C. Werden etwa 20 mg Substanz in 2 ml Methanol *R* gelöst, so entsteht eine klare und farblose Lösung. Angezündet brennt sie mit grün gesäumter Flamme.

Prüfung auf Reinheit

Prüflösung: 0,25 g Substanz werden durch Aufstreuen auf die Oberfläche von 25 ml siedendem Wasser gelöst. Die Lösung wird abgekühlt und mit Wasser zu 25 ml verdünnt.

Aussehen der Lösung: Die Prüflösung muß klar (V.6.1) und farblos (V.6.2, Methode II) sein.

Quecksilber-Ionen: 10 ml Prüflösung werden mit 2 ml Kaliumiodid-Lösung *R* sowie 3 ml Salzsäure 7 % *R* versetzt und filtriert. Das Filtrat muß farblos sein. Der Niederschlag wird mit 3 ml Wasser gewaschen, Filtrat und Waschflüssigkeit werden vereinigt, mit 2 ml Natriumhydroxid-Lösung 8,5 % *R* versetzt und mit Wasser zu 20 ml verdünnt. 12 ml dieser Lösung müssen der Grenzprüfung A auf Schwermetalle entsprechen (V.3.2.8). Zur Herstellung der Referenzlösung wird eine Mischung von 2,5 ml Blei-Lösung (2 ppm Pb) *R* und 7,5 ml Wasser verwendet.

Trocknungsverlust (V.6.22): Höchstens 3,5 Prozent, mit 0,500 g Substanz durch 15 ± 0,5 h langes Trocknen im Trockenschrank bei 45 °C bestimmt.

Gehaltsbestimmung

Quecksilber: 0,300 g Substanz werden in 100 ml Wasser gelöst und mit 3 ml Salpetersäure 65 % *R* versetzt. Nach Zusatz von 2 ml Ammoniumeisen(III)-sulfat-Lösung *R* 2 wird mit 0,1 N-Ammoniumthiocyanat-Lösung bis zum Auftreten einer beständigen, rötlichgelben Färbung titriert.

1 ml 0,1 N-Ammoniumthiocyanat-Lösung entspricht 20,06 mg Hg.

Borat: 0,600 g Substanz werden durch Erhitzen in 25 ml Wasser gelöst. Zur heißen Lösung werden 10 g Sorbitol *R* zugesetzt und die Lösung abgekühlt. Unter Verwendung von 0,5 ml Phenolphthalein-Lösung *R* wird mit 0,1 N-Natriumhydroxid-Lösung bis zum Auftreten einer beständigen Rosafärbung titriert. Ein Blindversuch ist durchzuführen.

1 ml 0,1 N-Natriumhydroxid-Lösung entspricht 6,18 mg H_3BO_3.

Lagerung

Vor Licht geschützt.

Vorsichtig zu lagern!

Phenytoin

Phenytoinum

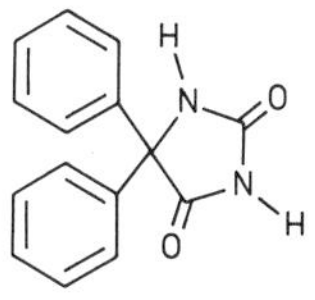

$C_{15}H_{12}N_2O_2$ M_r 252,3

Phenytoin enthält mindestens 99,0 und höchstens 100,5 Prozent 5,5-Diphenyl-2,4-imidazolidindion, berechnet auf die getrocknete Substanz.

Eigenschaften

Weißes, feinkristallines Pulver; praktisch unlöslich in Wasser, wenig löslich in Ethanol 90 %, schwer löslich in Chloroform und Ether, unter Salzbildung löslich in verdünnten Alkalihydroxid-Lösungen. Die Substanz schmilzt bei etwa 295 °C.

Prüfung auf Identität

Die Prüfung A kann entfallen, wenn die Prüfungen B, C und D durchgeführt werden. Die Prüfungen B, C und D können entfallen, wenn die Prüfung A durchgeführt wird.

A. Das IR-Absorptionsspektrum (V.6.18) der Substanz zeigt im Vergleich mit dem Spektrum einer dem Arzneibuch entsprechenden Referenzsubstanz bekannter Identität Maxima bei denselben Wellenlängen mit den gleichen relativen Intensitäten.

B. 10 mg Substanz werden mit 1 ml Wasser und 0,5 ml Ammoniak-Lösung 17 % *R* zum Sieden erhitzt. Nach Zusatz von 0,05 ml einer 5prozentigen Lösung (*m*/V) von Kupfer(II)-sulfat *R* in Ammoniak-Lösung 10 % *R* wird umgeschüttelt, wobei ein rosaroter, kristalliner Niederschlag entsteht.

C. Die Lösung von 0,10 g Substanz in 5 ml Ammoniak-Lösung 10 % *R* gibt mit 0,5 ml Silbernitrat-Lösung *R* 1 einen weißen Niederschlag.

D. 0,5 g Substanz werden mit 5 ml Natriumcarbonat-Lösung *R* sowie 2,7 ml Nitrobenzylchlorid-Lösung *R* versetzt und 30 min lang unter Rückfluß zum Sieden erhitzt. Nach dem Abkühlen wird abgesaugt und der Niederschlag nacheinander mit 10 ml Natriumhydroxid-Lösung 8,5 % *R* und 50 ml Wasser gewaschen. Danach wird aus Ethanol 96 % *R* umkristallisiert und bei 100 bis 105 °C getrocknet. Die Kristalle haben eine Schmelztemperatur (V.6.11.1) von 188 bis 190 °C.

Prüfung auf Reinheit

Prüflösung: 1,0 g Substanz wird mit 50 ml destilliertem Wasser 2 min lang zum Sieden erhitzt und das nach dem Erkalten erhaltene Filtrat unter Nachwaschen des Filters mit destilliertem Wasser zu 50 ml ergänzt.

Sauer oder alkalisch reagierende Substanzen: 10 ml Prüflösung dürfen nach Zusatz von 0,15 ml Methylrot-Lösung *R* höchstens 0,25 ml 0,02 N-Salzsäure bis zum Farbumschlag nach Rot verbrauchen. 10 ml Prüflösung dürfen nach Zusatz von 0,15 ml Bromthymolblau-Lösung *R* 1 höchstens 0,25 ml 0,02 N-Natriumhydroxid-Lösung bis zum Farbumschlag nach Blau verbrauchen.

Verwandte Substanzen: Die Prüfung erfolgt mit Hilfe der Dünnschichtchromatographie (V.6.20.2) unter Verwendung einer Schicht von Kieselgel GF_{254} *R*.

Untersuchungslösung: 0,20 g Substanz werden in Aceton *R* zu 10,0 ml gelöst.

Referenzlösung: 0,5 ml Untersuchungslösung werden mit Aceton *R* zu 100,0 ml verdünnt.

Auf die Platte werden getrennt 10 µl jeder Lösung aufgetragen. Die Chromatographie erfolgt mit einer Mischung von 10 Volumteilen Ammoniak-Lösung 26 % *R*, 45 Volumteilen Isopropylalkohol *R* und 45 Volumteilen Chloroform *R* über eine Laufstrecke von 15 cm. Die Platte wird an der Luft getrocknet. Die Auswertung erfolgt im ultravioletten Licht bei 254 nm. Im Chromatogramm der Untersuchungslösung auftretende Nebenflecke dürfen nicht größer oder stärker fluoreszenzmindernd sein als der mit der Referenzlösung erhaltene Fleck.

Chlorid (V.3.2.4): 12,5 ml Prüflösung, mit Wasser zu 15 ml verdünnt, müssen der Grenzprüfung auf Chlorid entsprechen (200 ppm).

Sulfat (V.3.2.13): 15 ml Prüflösung müssen der Grenzprüfung auf Sulfat entsprechen (500 ppm).

Schwermetalle (V.3.2.8): 0,75 g Substanz werden mit 10 ml Wasser und 0,4 ml Essigsäure 30 % *R* zum Sieden erhitzt. Die Mischung wird nach dem Erkalten mit 2,5 ml Pufferlösung *p*H 3,5 *R* versetzt und filtriert. Das Filtrat wird mit Wasser zu 15 ml ergänzt. 12 ml des Filtrats müssen der Grenzprüfung A auf Schwermetalle entsprechen (20 ppm). Der Zusatz von Pufferlösung zur Untersuchungslösung entfällt. Zur Herstellung der Referenzlösung wird die Blei-Lösung (1 ppm Pb) *R* verwendet.

Trocknungsverlust (V.6.22): Höchstens 0,5 Prozent, mit 1,000 g Substanz durch Trocknen im Trockenschrank bei 100 bis 105 °C bestimmt.

Sulfatasche (V.3.2.14): Höchstens 0,1 Prozent, mit 1,0 g Substanz bestimmt.

Gehaltsbestimmung

0,150 g Substanz werden in 20 ml Dimethylformamid *R*, das vorher unter Zusatz von 0,5 ml Thymolphthalein-Lösung *RN* 2 mit 0,1 N-Tetrabutylammoniumhydroxid-Lösung neutralisiert wurde, gelöst und nach „Titration in wasserfreiem Medium" (V.3.5.5) unter Zusatz von 0,2 ml Thymolphthalein-Lösung *RN* 2 mit 0,1 N-Tetrabutylammoniumhydroxid-Lösung bis zum Farbumschlag nach schwach Blau titriert.

1 ml 0,1 N-Tetrabutylammoniumhydroxid-Lösung entspricht 25,23 mg $C_{15}H_{12}N_2O_2$.

Vorsichtig zu lagern!

Phenytoin-Natrium

Phenytoinum natricum

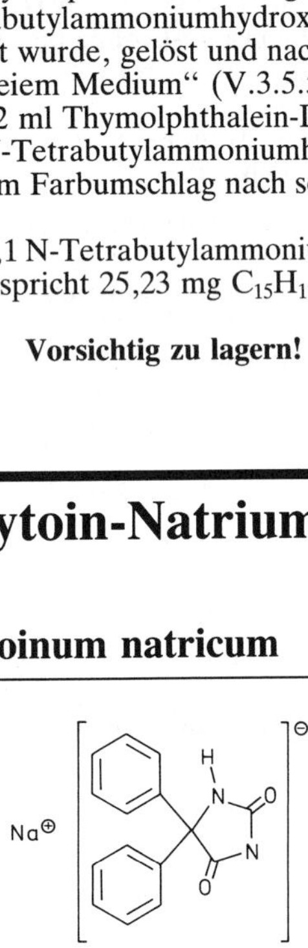

$C_{15}H_{11}N_2NaO_2$ M_r 274,3

Phenytoin-Natrium enthält mindestens 98,5 und höchstens 100,5 Prozent 5,5-Diphenyl-2,4-imidazolidindion, Natriumsalz, berechnet auf die wasserfreie Substanz.

Eigenschaften

Weißes, kristallines Pulver, schwach hygroskopisch; löslich in Wasser und Ethanol, praktisch unlöslich in Chloroform und Ether.

Prüfung auf Identität

Die Prüfung A kann entfallen, wenn die Prüfungen B und C durchgeführt werden. Die Prüfung B kann entfallen, wenn die Prüfungen A und C durchgeführt werden.

A. 0,10 g Substanz werden in 20 ml Wasser gelöst. Die Lösung wird mit Salzsäure 7 % *R* angesäuert und dreimal mit je 30 ml Chloroform *R* ausgeschüttelt. Die vereinigten Chloroformphasen werden mit Wasser gewaschen und zur Trockne eingedampft. Der Rückstand wird bei 100 bis 105 °C getrocknet (Prüfrückstand). Mit 0,10 g Phenytoin-Natrium *CRS* wird in der gleichen Weise verfahren (Referenzrückstand). Das IR-Absorptionsspektrum (V.6.18) des Prüfrückstandes zeigt im Vergleich mit dem des Referenzrückstandes Maxima bei denselben Wellenlängen mit den gleichen relativen Intensitäten. Die Prüfung erfolgt mit Hilfe von Preßlingen unter Verwendung von Kaliumbromid *R*.

B. Etwa 10 mg Substanz werden mit 1 ml Wasser und 0,05 ml Ammoniak-Lösung 17 % *R* bis zum beginnenden Sieden erhitzt. Wird die Mischung mit 0,05 ml einer 5prozentigen Lösung (*m*/V) von Kupfer(II)-sulfat *R* in Ammoniak-Lösung 3,5 % *R* versetzt und geschüttelt, entsteht ein rosafarbener, kristalliner Niederschlag.

C. 1 g Substanz wird geglüht. Nach dem Abkühlen wird der Rückstand mit 2 ml Wasser versetzt und die Lösung mit Salzsäure 36 % *R* neutralisiert. Anschließend wird filtriert und das Filtrat mit Wasser zu 4 ml verdünnt. 0,1 ml der Lösung geben die Identitätsreaktion b auf Natrium (V.3.1.1).

Prüfung auf Reinheit

Aussehen der Lösung: 1,0 g Substanz wird in 5 ml Wasser suspendiert. Die Mischung wird mit 0,1 N-Natriumhydroxid-Lösung zu 20 ml verdünnt. Die Lösung muß klar (V.6.1) und darf nicht stärker gefärbt sein als die Farbvergleichslösung BG_6 (V.6.2, Methode II).

Verwandte Substanzen: Die Prüfung erfolgt mit Hilfe der Dünnschichtchromatographie (V.6.20.2) unter Verwendung einer Schicht eines geeigneten Kieselgels, das einen Fluoreszenzindikator mit intensivster Anregung der Fluoreszenz bei 254 nm enthält.

Untersuchungslösung: 0,40 g Substanz werden in Methanol *R* zu 10 ml gelöst.

Referenzlösung a: 1,0 ml Untersuchungslösung wird mit Methanol *R* zu 100 ml verdünnt.

Referenzlösung b: 20 mg Benzophenon *R* werden in Methanol *R* zu 100 ml gelöst.

Referenzlösung c: 20 mg Benzil *R* werden in Methanol *R* zu 100 ml gelöst.

Auf die Platte werden getrennt 10 µl jeder Lösung aufgetragen. Die Platte wird 2 min lang im Kaltluftstrom getrocknet. Die Chromatographie erfolgt mit einer Mischung von 10 Volumteilen Ammoniak-Lösung 26 % *R*, 45 Volumteilen Chloroform *R* und 45 Volumteilen Isopropylalkohol *R* über eine Laufstrecke von 15 cm. Die Platte wird 5 min lang bei 80 °C getrocknet und anschließend im ultravioletten Licht bei 254 nm ausgewertet. Im Chromatogramm der Untersuchungslösung darf ein dem Benzophenon entsprechender Fleck nicht größer oder intensiver sein als der Fleck im Chromatogramm der Referenzlösung b; ein dem Benzil entsprechender Fleck darf nicht größer oder intensiver sein als der Fleck im Chromatogramm der Referenzlösung c, und kein Fleck, mit Ausnahme des Hauptflecks und der dem Benzophenon und Benzil ensprechenden Flecke, darf größer oder intensiver sein als der Fleck im Chromatogramm der Referenzlösung a.

Freies Phenytoin: 0,30 g Substanz werden in 10 ml einer Mischung von gleichen Volumteilen Pyridin *R* und Wasser gelöst. Nach Zusatz von 0,5 ml Phenolphthalein-Lösung *R* und 3 ml Silbernitrat-Pyridin *R* darf bis zum Farbumschlag nach Rosa höchstens 1,0 ml 0,1 N-Natriumhydroxid-Lösung verbraucht werden.

Schwermetalle (V.3.2.8): 2,0 g Substanz müssen der Grenzprüfung C auf Schwermetalle entsprechen (10 ppm). Zur Herstellung der Referenzlösung werden 2 ml Blei-Lösung (10 ppm Pb) *R* verwendet.

Wasser (V.3.5.6): Höchstens 3,0 Prozent, mit 1,000 g Substanz nach der Karl-Fischer-Methode bestimmt.

Gehaltsbestimmung

0,180 g Substanz werden in 2 ml Wasser suspendiert. Die Lösung wird mit 8,0 ml 0,1 N-Schwefelsäure versetzt, 1 min lang schwach erhitzt und nach Zusatz von 30 ml Methanol *R* abgekühlt. Die Titration erfolgt mit Hilfe der „Potentiometrie" (V.6.14), unter Verwendung von 0,1 N-Natriumhydroxid-Lösung. Nach Überschreiten des ersten Krümmungspunktes wird der Zusatz der 0,1 N-Natriumhydroxid-Lösung unterbrochen, die Lösung mit 5 ml Silbernitrat-Pyridin *R* versetzt, gemischt und die Titration fortgesetzt. Das zwischen den beiden Krümmungspunkten zugesetzte Volumen 0,1 N-Natriumhydroxid-Lösung wird abgelesen.

1 ml 0,1 N-Natriumhydroxid-Lösung entspricht 27,43 mg $C_{15}H_{11}N_2NaO_2$.

Lagerung

Dicht verschlossen.

Vorsichtig zu lagern!

Pholcodin

Pholcodinum

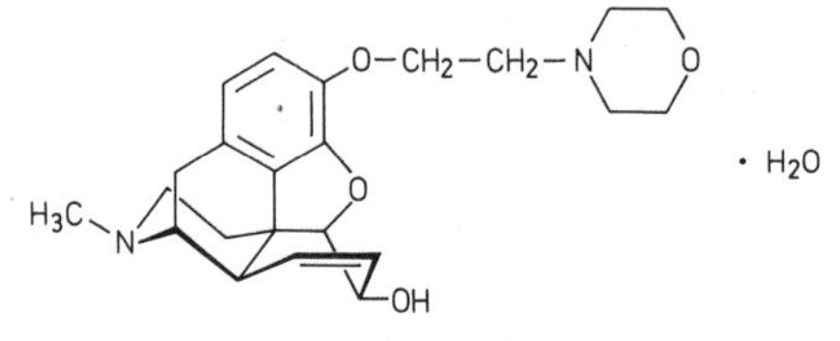

$C_{23}H_{30}N_2O_4 \cdot H_2O$ M_r 416,5

Pholcodin enthält mindestens 98,5 und höchstens 100,5 Prozent 4,5α-Epoxy-17-methyl-3-(2-morpholinoethoxy)-7-morphinen-6α-ol, berechnet auf die getrocknete Substanz.

Eigenschaften

Weißes bis fast weißes, kristallines Pulver oder farblose Kristalle; wenig löslich in Wasser, leicht löslich in Aceton und Ethanol, schwer löslich in Ether. Die Substanz löst sich in verdünnten Mineralsäuren.

Prüfung auf Identität

Die Prüfung A kann entfallen, wenn die Prüfungen B und C durchgeführt werden. Die Prüfungen B und C können entfallen, wenn die Prüfung A durchgeführt wird.

A. Das IR-Absorptionsspektrum (V.6.18) der Substanz zeigt im Vergleich mit dem Pholcodin-Referenzspektrum Maxima bei denselben Wellenlängen mit den gleichen relativen Intensitäten.

B. 0,100 g Substanz werden in Wasser zu 100,0 ml gelöst. 10,0 ml dieser Lösung werden mit 75 ml Wasser und 10 ml 1 N-Natriumhydroxid-Lösung versetzt und mit Wasser zu 100,0 ml verdünnt. Die Lösung, zwischen 230 und 350 nm gemessen, zeigt ein Absorptionsmaximum (V.6.19) bei 284 nm. Die spezifische Absorption im Maximum liegt zwischen 36 und 38.

C. 50 mg Substanz werden in 1 ml Schwefelsäure 96 % *R* gelöst. Nach Zusatz von 0,05 ml Ammoniummolybdat-Lösung *R* entsteht eine blaßblaue Färbung, die beim schwachen Erwärmen in Dunkelblau übergeht. Nach Zusatz von 0,05 ml Salpetersäure 12,5 % *R* schlägt die Färbung nach Bräunlichrot um.

Prüfung auf Reinheit

Spezifische Drehung (V.6.6): 1,000 g Substanz wird in Ethanol 96 % *R* zu 50,0 ml gelöst. Die spezifische Drehung muß zwischen −94 und −98° liegen, berechnet auf die getrocknete Substanz.

Verwandte Substanzen: Die Prüfung erfolgt mit Hilfe der Dünnschichtchromatographie (V.6.20.2) unter Verwendung einer Schicht von Kieselgel G *R*.

Untersuchungslösung: 0,25 g Substanz werden in Chloroform *R* zu 10 ml gelöst.

Referenzlösung a: 0,5 ml Untersuchungslösung werden mit Chloroform *R* zu 50 ml verdünnt.

Referenzlösung b: 5 ml Referenzlösung a werden mit Chloroform *R* zu 10 ml verdünnt.

Auf die Platte werden getrennt 10 µl jeder Lösung aufgetragen. Die Chromatographie er-

folgt mit einer Mischung von 2,5 Volumteilen Ammoniak-Lösung 26 % *R*, 32,5 Volumteilen Aceton *R*, 35 Volumteilen Ethanol 96 % *R* und 35 Volumteilen Toluol *R* über eine Laufstrecke von 15 cm. Die Platte wird im Luftstrom getrocknet und mit verdünntem Dragendorffs Reagenz *R* besprüht. Kein Nebenfleck im Chromatogramm der Untersuchungslösung darf größer oder stärker gefärbt sein als der Fleck im Chromatogramm der Referenzlösung a und nur ein Fleck (oberhalb vom Hauptfleck) darf größer oder stärker gefärbt sein als der Fleck im Chromatogramm der Referenzlösung b.

Morphin: 0,10 g Substanz werden in 0,1 N-Salzsäure zu 5 ml gelöst. Die Lösung wird mit 2 ml einer 1prozentigen Lösung (*m*/V) von Natriumnitrit *R* versetzt und 15 min lang stehengelassen. Nach Zusatz von 3 ml Ammoniak-Lösung 10 % *R* darf die Lösung nicht stärker gefärbt sein als die Farbvergleichslösung B_4 (V.6.2, Methode II) (etwa 0,13 Prozent Morphin).

Trocknungsverlust (V.6.22): 3,9 bis 4,5 Prozent, mit 0,500 g Substanz durch Trocknen im Trockenschrank bei 100 bis 105 °C bestimmt.

Sulfatasche (V.3.2.14): Höchstens 0,1 Prozent, mit 1,0 g Substanz bestimmt.

Gehaltsbestimmung

0,180 g Substanz werden unter schwachem Erwärmen in 50 ml wasserfreier Essigsäure *R* gelöst und nach „Titration in wasserfreiem Medium" (V.3.5.5) mit 0,1 N-Perchlorsäure titriert. Der Endpunkt wird mit Hilfe der „Potentiometrie" (V.6.14) beim zweiten Krümmungspunkt bestimmt.

1 ml 0,1 N-Perchlorsäure entspricht 19,93 mg $C_{23}H_{30}N_2O_4$.

Lagerung

Vor Licht geschützt.

Vorsichtig zu lagern!

Phosphorsäure 85 %

Acidum phosphoricum concentratum

H_3PO_4 M_r 98,0

Phosphorsäure 85 % enthält mindestens 84,0 und höchstens 90,0 Prozent *(m/m)* H_3PO_4.

Eigenschaften

Sirupartige, klare, farblose, ätzende Flüssigkeit; mischbar mit Wasser und Ethanol. Phosphorsäure 85 % kann bei niedriger Temperatur zu einer farblosen Kristallmasse erstarren, die über 28 °C schmilzt.

Die Substanz hat eine relative Dichte von etwa 1,7.

Prüfung auf Identität

A. Die mit Wasser verdünnte Substanz reagiert stark sauer (V.6.3.2).

B. Die mit Natriumhydroxid-Lösung 8,5 % *R* neutralisierte Prüflösung (siehe „Prüfung auf Reinheit") gibt die Identitätsreaktionen auf Phosphat (V.3.1.1).

Prüfung auf Reinheit

Prüflösung: 10,0 g Substanz werden mit Wasser zu 150 ml verdünnt.

Aussehen der Lösung: Die Prüflösung muß klar (V.6.1) und farblos (V.6.2, Methode II) sein.

Durch Ammoniak fällbare Substanzen: 10 ml Prüflösung werden mit 8 ml Ammoniak-Lösung 10 % *R* versetzt. Falls die Lösung eine Opaleszenz zeigt, darf diese nicht stärker als diejenige einer Mischung von 10 ml Prüflösung und 8 ml Wasser sein.

Hypophosphit, Phosphit: 5 ml Prüflösung werden mit 2 ml Silbernitrat-Lösung *R* 2 versetzt und im Wasserbad 5 min lang erhitzt. Die Lösung darf sich nicht verändern.

Chlorid (V.3.2.4): 15 ml Prüflösung müssen der Grenzprüfung auf Chlorid entsprechen (50 ppm).

Sulfat (V.3.2.13): 1,5 g Substanz, mit destilliertem Wasser zu 15 ml verdünnt, müssen der Grenzprüfung auf Sulfat entsprechen (100 ppm).

Arsen (V.3.2.2): 7,5 ml Prüflösung müssen der Grenzprüfung A auf Arsen entsprechen (2 ppm).

Eisen (V.3.2.9): 3 ml Prüflösung, mit Wasser zu 10 ml verdünnt, müssen der Grenzprüfung auf Eisen entsprechen (50 ppm).

Schwermetalle (V.3.2.8): 2,5 g Substanz werden mit 4 ml Ammoniak-Lösung 10 % *R* versetzt und mit Wasser zu 25 ml verdünnt. 12 ml dieser Lösung müssen der Grenzprüfung A auf Schwermetalle entsprechen (10 ppm). Zur Herstellung der Referenzlösung wird die Blei-Lösung (1 ppm Pb) *R* verwendet.

Gehaltsbestimmung

Zu 1,000 g Substanz wird eine Lösung von 10 g Natriumchlorid *R* in 30 ml Wasser hinzugefügt. Nach Zusatz von Phenolphthalein-Lösung *R* wird mit 1 N-Natriumhydroxid-Lösung titriert.

1 ml 1 N-Natriumhydroxid-Lösung entspricht 49,00 mg H_3PO_4.

Lagerung

Dicht verschlossen.

Hinweis

Wird Phosphorsäure verordnet, so ist **Phosphorsäure 10 %** abzugeben.

Vorsichtig zu lagern!

Phosphorsäure 10 %

Acidum phosphoricum dilutum

H_3PO_4 M_r 98,0

Phosphorsäure 10 % enthält mindestens 9,5 und höchstens 10,5 Prozent (*m/m*) H_3PO_4.

Herstellung

115 g **Phosphorsäure 85 %** werden mit 885 g Wasser gemischt.

Prüfung auf Identität

A. Die Substanz reagiert stark sauer (V.6.3.2).

B. Die mit Natriumhydroxid-Lösung 8,5 % *R* neutralisierte Prüflösung (siehe „Prüfung auf Reinheit“) gibt die Identitätsreaktionen auf Phosphat (V.3.1.1).

Prüfung auf Reinheit

Prüflösung: 86 g Substanz werden mit Wasser zu 150 ml verdünnt.

Aussehen der Lösung: Die Prüflösung muß klar (V.6.1) und farblos (V.6.2, Methode II) sein.

Durch Ammoniak fällbare Substanzen: 10 ml Prüflösung werden mit 8 ml Ammoniak-Lösung 10 % *R* versetzt. Falls die Lösung eine Opaleszenz zeigt, darf diese nicht stärker als diejenige einer Mischung von 10 ml Prüflösung und 8 ml Wasser sein.

Hypophosphit, Phosphit: 5 ml Prüflösung werden mit 2 ml Silbernitrat-Lösung *R* 2 versetzt und im Wasserbad 5 min lang erhitzt. Die Lösung darf sich nicht verändern.

Chlorid (V.3.2.4): 15 ml Prüflösung müssen der Grenzprüfung auf Chlorid entsprechen (6 ppm).

Sulfat (V.3.2.13): 15 ml Substanz müssen der Grenzprüfung auf Sulfat entsprechen (10 ppm).

Arsen (V.3.2.2): 7,5 ml Prüflösung müssen der Grenzprüfung A auf Arsen entsprechen (0,2 ppm).

Eisen (V.3.2.9): 3 ml Prüflösung, mit Wasser zu 10 ml verdünnt, müssen der Grenzprüfung auf Eisen entsprechen (6 ppm).

Schwermetalle (V.3.2.8): 20 g Substanz werden mit 4 ml Ammoniak-Lösung 10 % *R* versetzt und mit Wasser zu 25 ml verdünnt. 12 ml dieser Lösung müssen der Grenzprüfung A auf Schwermetalle entsprechen (1 ppm). Zur Herstellung der Referenzlösung wird eine Mischung von 8 ml Blei-Lösung (1 ppm Pb) *R* und 2 ml Wasser verwendet.

Gehaltsbestimmung

Zu 8,60 g Substanz wird eine Lösung von 10 g Natriumchlorid *R* in 30 ml Wasser hinzugefügt. Nach Zusatz von Phenolphthalein-Lösung *R* wird mit 1 N-Natriumhydroxid-Lösung titriert.

1 ml 1 N-Natriumhydroxid-Lösung entspricht 49,00 mg H_3PO_4.

Phthalylsulfathiazol

Phthalylsulfathiazolum

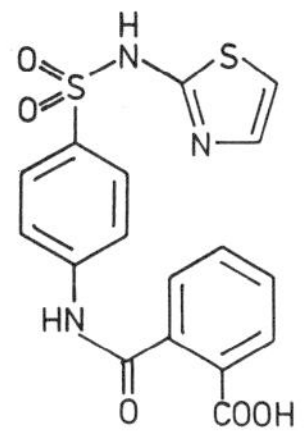

$C_{17}H_{13}N_3O_5S_2$ M_r 403,4

Phthalylsulfathiazol enthält mindestens 98,5 und höchstens 101,5 Prozent *N*-[4-(2-Thiazolylsulfamoyl)phenyl]phthalamidsäure, berechnet auf die getrocknete Substanz.

Eigenschaften

Weißes bis gelblichweißes, kristallines Pulver, geruchlos; praktisch unlöslich in Wasser, Chloroform und Ether, leicht löslich in Dimethylformamid, schwer löslich in Aceton und Ethanol.

Prüfung auf Identität

Die Prüfung A kann entfallen, wenn die Prüfungen B, C, D und E durchgeführt werden. Die Prüfungen C und D können entfallen, wenn die Prüfungen A, B und E durchgeführt werden.

A. Das IR-Absorptionsspektrum (V.6.18) der Substanz zeigt im Vergleich mit dem von Phthalylsulfathiazol *CRS* Maxima bei denselben Wellenlängen mit den gleichen relativen Intensitäten.

B. 1 g Substanz wird mit 8,5 ml Natriumhydroxid-Lösung 8,5 % *R* versetzt und 30 min lang unter Rückfluß erhitzt. Nach dem Abkühlen wird mit 17,5 ml Salzsäure 7 % *R* versetzt, kräftig geschüttelt und filtriert. Das Filtrat wird mit Natriumhydroxid-Lösung 8,5 % *R* neutralisiert, der Niederschlag abfiltriert und mit Wasser gewaschen. Die Kristalle, aus Wasser umkristallisiert und bei 100 bis 105 °C getrocknet, schmelzen (V.6.11.1) zwischen 200 und 203 °C.

C. Werden 0,1 g Substanz in einem Reagenzglas mit 3 ml Schwefelsäure 10 % *R* und 0,5 g Zinkstaub *R* versetzt, entwickeln sich Dämpfe, die Blei(II)-acetat-Papier *R* schwärzen.

D. 0,1 g Substanz werden mit 0,5 g Resorcin *R* und 0,3 ml Schwefelsäure 96 % *R* versetzt und im Wasserbad erhitzt, bis eine homogene Mischung erhalten wird. Nach dem Abkühlen wird mit 5 ml Natriumhydroxid-Lösung 8,5 % *R* versetzt. Werden 0,1 ml der bräunlichroten Mischung mit Wasser zu 25 ml verdünnt, erscheint eine intensive, grüne Fluoreszenz, die beim Ansäuern verschwindet.

E. Etwa 10 mg der unter B erhaltenen Kristalle werden in 200 ml 0,1 N-Salzsäure gelöst. 2 ml dieser Lösung geben die Identitätsreaktion auf primäre aromatische Amine (V.3.1.1) unter Bildung eines orangefarbenen Niederschlags.

Prüfung auf Reinheit

Aussehen der Lösung: 1,0 g Substanz wird in 1 N-Natriumhydroxid-Lösung zu 20 ml gelöst. Die Lösung muß klar (V.6.1) und darf nicht stärker gefärbt sein als die Farbvergleichslösung BG_5 (V.6.2, Methode II).

Sauer reagierende Substanzen: 2,0 g Substanz werden 30 min lang mit 20 ml Wasser geschüttelt und abfiltriert. 10 ml Filtrat dürfen nach Zusatz von 0,1 ml Phenolphthalein-Lösung *R* bis zum Farbumschlag höchstens 0,2 ml 0,1 N-Natriumhydroxid-Lösung verbrauchen.

Sulfathiazol, andere primäre aromatische Amine: 5 mg Substanz werden in einer auf 15 °C gekühlten Mischung von 3,5 ml Wasser, 6 ml Salzsäure 7 % *R* und 25 ml Ethanol 96 % *R* gelöst. Die Lösung wird unverzüglich in Eiswasser gekühlt, mit 1 ml einer 0,25prozentigen Lösung (*m*/V) von Natriumnitrit *R* versetzt und 3 min lang stehengelassen. Anschließend werden 2,5 ml einer 4prozentigen Lösung (*m*/V) von Sulfaminsäure *R* hinzugefügt und weitere 5 min lang stehengelassen. Nach Zusatz von 1 ml einer 0,4prozentigen Lösung (*m*/V) von Naphthylethylendiamindihydrochlorid *R* wird mit Wasser zu 50 ml verdünnt. Die Absorption (V.6.19) der Lösung, bei 550 nm gemessen, darf nicht größer sein als die einer gleichzeitig, unter den gleichen Bedingungen hergestellten Referenzlösung, ausgehend von einer Mischung von 1 ml einer Lösung, die 10 mg Sulfathiazol *R* und 0,5 ml Salzsäure 36 % *R* in 100 ml enthält, 2,5 ml Wasser, 6 ml Salzsäure 7 % *R* und 25 ml Ethanol 96 % *R*.

Schwermetalle (V.3.2.8): 1,0 g Substanz muß der Grenzprüfung C auf Schwermetalle entsprechen (20 ppm). Zur Herstellung der Referenzlösung werden 2 ml Blei-Lösung (10 ppm Pb) *R* verwendet.

Trocknungsverlust (V.6.22): Höchstens 2 Prozent, mit 1,00 g Substanz durch Trocknen im Trockenschrank bei 100 bis 105 °C bestimmt.

Sulfatasche (V.3.2.14): Höchstens 0,1 Prozent, mit 1,0 g Substanz bestimmt.

Gehaltsbestimmung

0,300 g Substanz werden in 40 ml Dimethylformamid *R* gelöst und nach Zusatz von 0,2 ml Thymolphthalein-Lösung *R* mit 0,1 N-Natriumhydroxid-Lösung bis zur Blaufärbung titriert. Ein Blindversuch wird durchgeführt.

1 ml 0,1 N-Natriumhydroxid-Lösung entspricht 20,17 mg $C_{17}H_{13}N_3O_5S_2$.

Lagerung

Vor Licht geschützt.

Vorsichtig zu lagern!

Physostigminsalicylat

Physostigmini salicylas

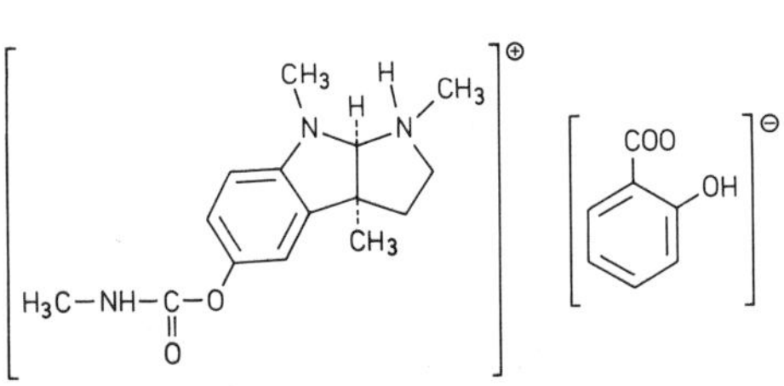

$C_{22}H_{27}N_3O_5$ M_r 413,5

Physostigminsalicylat enthält mindestens 98,5 und höchstens 101,0 Prozent (3a*S*,8a*R*)-1,2,3,3a,8,8a-Hexahydro-1,3a,8-trimethylpyrrolo[2,3-*b*]indol-5-yl(methylcarbamat)-salicylat, berechnet auf die getrocknete Substanz.

Eigenschaften

Farblose bis fast farblose Kristalle; wenig löslich in Wasser, löslich in Chloroform und Ethanol, sehr schwer löslich in Ether. Unter Luft- und Lichteinfluß färben sich die Kristalle allmählich und bei Anwesenheit von Feuchtigkeit schneller rot. Wäßrige Lösungen sind unbeständig.

Die Substanz schmilzt bei etwa 182 °C unter Zersetzung.

Prüfung auf Identität

Die Prüfung A kann entfallen, wenn die Prüfungen B, C und D durchgeführt werden. Die Prüfungen C und D können entfallen, wenn die Prüfungen A und B durchgeführt werden.

A. Das IR-Absorptionsspektrum (V.6.18) der Substanz zeigt im Vergleich mit dem von Physostigminsalicylat *CRS* Maxima bei denselben Wellenlängen mit den gleichen relativen Intensitäten.

B. Die bei der Prüfung auf „Verwandte Substanzen" (siehe „Prüfung auf Reinheit") erhaltenen Chromatogramme werden ausgewertet. Der Hauptfleck im Chromatogramm der Untersuchungslösung b entspricht in bezug auf Lage, Farbe und Größe dem Hauptfleck im Chromatogramm der Referenzlösung a.

C. Werden in einer Porzellanschale etwa 10 mg Substanz mit einigen Tropfen Ammoniak-Lösung 10 % *R* erhitzt, entsteht eine Orangefärbung. Der beim Eindampfen der Lösung verbleibende Rückstand löst sich in Ethanol 96 % *R* unter Blaufärbung. Nach Zusatz von 0,1 ml Essigsäure 98 % *R* schlägt die Farbe nach Violett um, und nach Verdünnen mit Wasser entsteht eine intensive, rote Fluoreszenz.

D. Die Prüflösung (siehe „Prüfung auf Reinheit") gibt die Identitätsreaktion a auf Salicylate (V.3.1.1).

Prüfung auf Reinheit

Prüflösung: 0,900 g Substanz werden ohne Erwärmen in 95 ml destilliertem, kohlendioxidfreiem Wasser *R* gelöst und mit destilliertem, kohlendioxidfreiem Wasser *R* zu 100,0 ml ergänzt. Die Lösung wird unmittelbar vor Gebrauch hergestellt.

Aussehen der Lösung: Die Prüflösung muß klar (V.6.1) und farblos (V.6.2, Methode II) sein.

***p*H-Wert** (V.6.3.1): Der *p*H-Wert der Prüflösung muß zwischen 5,1 und 5,9 liegen.

Spezifische Drehung (V.6.6): −90 bis −94°, an der Prüflösung bestimmt und auf die getrocknete Substanz berechnet.

Verwandte Substanzen: Die Prüfung erfolgt mit Hilfe der Dünnschichtchromatographie (V.6.20.2) unter Verwendung einer Schicht von Kieselgel G*R*.

Untersuchungslösung a: 0,2 g Substanz werden in Ethanol 96 % *R* zu 10 ml gelöst.

Untersuchungslösung b: 2,5 ml Untersuchungslösung a werden mit Ethanol 96 % *R* zu 50 ml verdünnt.

Referenzlösung a: 10 mg Physostigminsalicylat *CRS* werden in Ethanol 96 % *R* zu 10 ml gelöst.

Referenzlösung b: 2 ml Referenzlösung a werden mit Ethanol 96 % *R* zu 20 ml verdünnt.

Auf die Platte werden getrennt 20 µl jeder Lösung aufgetragen. Die Chromatographie erfolgt mit einer Mischung von 2 Volumteilen Ammoniak-Lösung 26 % *R*, 23 Volumteilen Isopropylalkohol *R* und 100 Volumteilen Cyclohexan *R* über eine Laufstrecke von 15 cm. Nach dem Trocknen im Kaltluftstrom wird ein zweites Mal in derselben Richtung entwickelt. Die Platte wird an der Luft getrocknet, mit frisch hergestelltem Dragendorffs Reagenz *R* und mit Wasserstoffperoxid-Lösung 3 % *R* besprüht. Die Auswertung erfolgt innerhalb 2 min nach dem Besprühen. Wenn andere Flecke als der Hauptfleck im Chromatogramm der Untersuchungslösung a erscheinen, darf keiner größer oder stärker gefärbt sein als der mit der Referenzlösung b erhaltene Fleck.

Eseridin: 5 ml Prüflösung werden mit einigen Kristallen Kaliumiodat *R*, 0,05 ml Salzsäure 7 % *R* und 2 ml Chloroform *R* versetzt. Nach Umschütteln darf sich die Chloroformschicht innerhalb 1 min nicht violett färben.

Sulfat (V.3.2.13): 15 ml Prüflösung müssen der Grenzprüfung auf Sulfat entsprechen (0,1 Prozent).

Trocknungsverlust (V.6.22): Höchstens 1,0 Prozent, mit 1,000 g Substanz durch Trocknen im Trockenschrank bei 100 bis 105 °C bestimmt.

Sulfatasche (V.3.2.14): Höchstens 0,1 Prozent, mit dem Rückstand unter „Trocknungsverlust" bestimmt.

Gehaltsbestimmung

0,350 g Substanz werden in 50 ml einer Mischung gleicher Volumteile wasserfreier Essigsäure *R* und Chloroform *R* gelöst und nach „Titration in wasserfreiem Medium" (V.3.5.5) mit 0,1 N-Perchlorsäure titriert. Der Endpunkt wird mit Hilfe der „Potentiometrie" (V.6.14) bestimmt.

1 ml 0,1 N-Perchlorsäure entspricht 41,35 mg $C_{22}H_{27}N_3O_5$.

Lagerung

Dicht verschlossen, vor Licht geschützt.

Hinweis

Lösungen von Physostigminsalicylat dürfen nicht erhitzt werden.

Sehr vorsichtig zu lagern!

Pilocarpinnitrat

Pilocarpini nitras

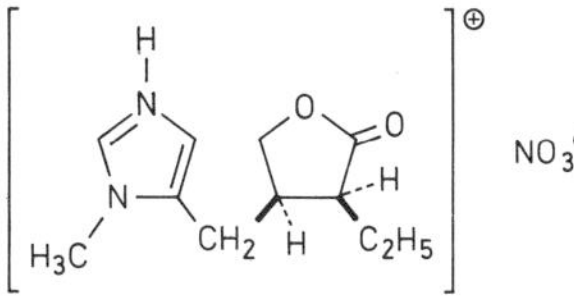

$C_{11}H_{17}N_3O_5$ M_r 271,3

Pilocarpinnitrat enthält mindestens 98,5 und höchstens 101,0 Prozent (3*S*,4*R*)-3-Ethyl-4,5-dihydro-4-(1-methyl-5-imidazolylmethyl)-2(3*H*)-furanon-nitrat, berechnet auf die getrocknete Substanz.

Eigenschaften

Weißes, kristallines Pulver oder farblose Kristalle, geruchlos, lichtempfindlich; leicht löslich in Wasser, wenig löslich in Ethanol, praktisch unlöslich in Chloroform und Ether.

Die Substanz schmilzt unter Zersetzung bei etwa 174 °C.

Prüfung auf Identität

Die Prüfung B kann entfallen, wenn die Prüfungen A, C, D und E durchgeführt werden. Die Prüfungen C und D können entfallen, wenn die Prüfungen A, B und E durchgeführt werden.

A. Die spezifische Drehung der Substanz (siehe „Prüfung auf Reinheit") muß zwischen +80 und +83 ° liegen.

B. Das IR-Absorptionsspektrum (V.6.18) der Substanz zeigt im Vergleich mit dem von Pilocarpinnitrat *CRS* Maxima bei denselben Wellenlängen mit den gleichen relativen Intensitäten.

C. Die Prüfung erfolgt mit Hilfe der Dünnschichtchromatographie wie unter der Prüfung auf „Verwandte Substanzen" (siehe „Prüfung auf Reinheit") beschrieben. Der Hauptfleck im Chromatogramm der Untersuchungslösung b entspricht in bezug auf Lage, Farbe und Größe dem mit der Referenzlösung a erhaltenen Fleck.

D. 0,2 ml Prüflösung (siehe „Prüfung auf Reinheit") werden mit Wasser zu 2 ml verdünnt. Nach Zusatz von 0,05 ml einer 5prozentigen Lösung (*m*/V) von Kaliumdichromat *R*, 1 ml Wasserstoffperoxid-Lösung 3 % *R* und 2 ml Chloroform *R* wird geschüttelt. Die Chloroformphase ist violett gefärbt.

E. Die Substanz gibt die Identitätsreaktion auf Nitrat (V.3.1.1).

Prüfung auf Reinheit

Prüflösung: 2,50 g Substanz werden in kohlendioxidfreiem Wasser *R* zu 50,0 ml gelöst.

Vor Gebrauch frisch herzustellen.

Aussehen der Lösung: Die Prüflösung muß klar (V.6.1) und darf nicht stärker gefärbt sein als die Farbvergleichslösung G_6 (V.6.2, Methode II).

***p*H-Wert** (V.6.3.1): Der *p*H-Wert der Prüflösung muß zwischen 3,5 und 4,5 liegen.

Spezifische Drehung (V.6.6): Die spezifische Drehung muß zwischen +80,0 und +83,0 ° liegen, an der Prüflösung bestimmt und auf die getrocknete Substanz berechnet.

Verwandte Substanzen: Die Prüfung erfolgt mit Hilfe der Dünnschichtchromatographie (V.6.20.2) unter Verwendung einer Schicht von Kieselgel G *R*.

Untersuchungslösung a: 0,3 g Substanz werden in Wasser zu 10 ml gelöst.

Untersuchungslösung b: 0,5 ml der Untersuchungslösung a werden mit Wasser zu 15 ml verdünnt.

Referenzlösung a: 10 mg Pilocarpinnitrat *CRS* werden in Wasser zu 10 ml gelöst.

Referenzlösung b: 3 ml der Referenzlösung a werden mit Wasser zu 10 ml verdünnt.

Auf die Platte werden getrennt 10 µl jeder Lösung aufgetragen. Die Chromatographie erfolgt mit einer Mischung von 1 Volumteil Ammoniak-Lösung 26 % *R*, 14 Volumteilen Methanol *R* und 85 Volumteilen Chloroform *R* über eine Laufstrecke von 15 cm. Die Platte wird 10 min lang im Trockenschrank bei 100 bis 105 °C getrocknet. Nach dem Erkalten wird die Platte mit Dragendorffs Reagenz *R* besprüht. Im Chromatogramm der Untersuchungslösung a auftretende Nebenflecke dürfen nicht größer oder stärker gefärbt sein als der mit der Referenzlösung b erhaltene Fleck.

Chlorid (V.3.2.4): 15 ml der Prüflösung müssen der Grenzprüfung auf Chlorid entsprechen (70 ppm).

Eisen (V.3.2.9): 10 ml der Prüflösung müssen der Grenzprüfung auf Eisen entsprechen (10 ppm). Als Referenzlösung wird eine Mischung von 5 ml Eisen-Lösung (1 ppm Fe) *R* und 5 ml Wasser verwendet.

Trocknungsverlust (V.6.22): Höchstens 0,5 Prozent, mit 0,100 g Substanz durch Trocknen im Trockenschrank bei 100 bis 105 °C bestimmt.

Sulfatasche (V.3.2.14): Höchstens 0,1 Prozent, mit 0,5 g Substanz bestimmt.

Gehaltsbestimmung

0,250 g Substanz, in 30 ml wasserfreier Essigsäure *R* gelöst, werden nach „Titration in wasserfreiem Medium" (V.3.5.5) mit 0,1 N-Perchlorsäure titriert. Der Endpunkt wird mit Hilfe der „Potentiometrie" (V.6.14) bestimmt.

1 ml 0,1 N-Perchlorsäure entspricht 27,13 mg $C_{11}H_{17}N_3O_5$.

Lagerung

Dicht verschlossen, vor Licht geschützt.

Vorsichtig zu lagern!

Piperazinadipat

Piperazini adipas

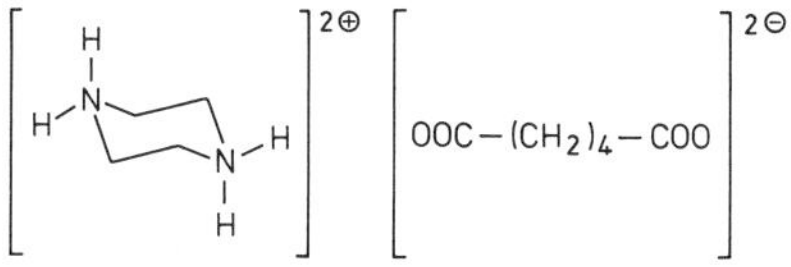

$C_{10}H_{20}N_2O_4$ M_r 232,3

Piperazinadipat enthält mindestens 98,0 und höchstens 101,0 Prozent $C_{10}H_{20}N_2O_4$, berechnet auf die wasserfreie Substanz.

Eigenschaften

Weißes, kristallines Pulver; löslich in Wasser, praktisch unlöslich in Ethanol.

Die Substanz schmilzt bei etwa 250 °C unter Zersetzung.

Prüfung auf Identität

Die Prüfung A kann entfallen, wenn die Prüfungen B und C durchgeführt werden. Die Prüfungen B und C können entfallen, wenn die Prüfung A durchgeführt wird.

A. Das IR-Absorptionsspektrum (V.6.18) der Substanz zeigt im Vergleich mit dem von Piperazinadipat *CRS* Maxima bei denselben Wellenlängen mit den gleichen relativen Intensitäten. Die Prüfung erfolgt mit Hilfe von Preßlingen.

B. Die unter Prüfung auf ,,Verwandte Substanzen" (siehe ,,Prüfung auf Reinheit") nach dem Besprühen mit den Ninhydrin-Lösungen erhaltenen Chromatogramme werden ausgewertet. Der Hauptfleck im Chromatogramm der Untersuchungslösung b entspricht in bezug auf Lage, Farbe und Größe dem Hauptfleck im Chromatogramm der Referenzlösung a.

C. 10 ml Prüflösung (siehe ,,Prüfung auf Reinheit") werden mit 5 ml Salzsäure 36 % *R* versetzt und dreimal mit je 10 ml Ether *R* ausgeschüttelt. Die vereinigten Etherphasen werden zur Trockne eingedampft. Der Rückstand, mit 5 ml Wasser gewaschen und bei 100 bis 105 °C getrocknet, hat eine Schmelztemperatur (V.6.11.1) zwischen 150 und 154 °C.

Prüfung auf Reinheit

Prüflösung: 2,5 g Substanz werden in Wasser zu 50 ml gelöst.

Aussehen der Lösung: Die Prüflösung muß klar (V.6.1) und darf nicht stärker gefärbt sein als die Farbvergleichslösung B_8 (V.6.2, Methode II).

Verwandte Substanzen: Die Prüfung erfolgt mit Hilfe der Dünnschichtchromatographie (V.6.20.2) unter Verwendung einer geeigneten Schicht von Kieselgel.

Untersuchungslösung a: 1,0 g Substanz wird in 6 ml Ammoniak-Lösung 26 % *R* gelöst. Die Lösung wird mit wasserfreiem Ethanol *R* zu 10 ml verdünnt.

Untersuchungslösung b: 1,0 ml Untersuchungslösung a wird mit einer Mischung von 2 Volumteilen wasserfreiem Ethanol *R* und 3 Volumteilen Ammoniak-Lösung 26 % *R* zu 10 ml verdünnt.

Referenzlösung a: 0,10 g Piperazinadipat *CRS* werden in einer Mischung von 2 Volumteilen wasserfreiem Ethanol *R* und 3 Volumteilen Ammoniak-Lösung 26 % *R* zu 10 ml gelöst.

Referenzlösung b: 25 mg Ethylendiamin *R* werden in einer Mischung von 2 Volumteilen wasserfreiem Ethanol *R* und 3 Volumteilen Ammoniak-Lösung 26 % *R* zu 100 ml gelöst.

Referenzlösung c: 25 mg Triethylendiamin *R* werden in einer Mischung von 2 Volumteilen wasserfreiem Ethanol *R* und 3 Volumteilen Ammoniak-Lösung 26 % *R* zu 100 ml gelöst.

Referenzlösung d: 12,5 mg Triethylendiamin *R* werden in 5,0 ml Untersuchungslösung a gelöst. Die Lösung wird mit einer Mischung von 2 Volumteilen wasserfreiem Ethanol *R* und 3 Volumteilen Ammoniak-Lösung 26 % *R* zu 50 ml verdünnt.

Auf die Platte werden getrennt 5 µl jeder Lösung aufgetragen. Die Chromatographie erfolgt mit einer frisch hergestellten Mischung von 20 Volumteilen Ammoniak-Lösung 26 % *R* und 80 Volumteilen Aceton *R* über eine Laufstrecke von 15 cm. Die Platte wird bei 105 °C getrocknet und anschließend zuerst mit einer 0,3prozentigen Lösung (*m*/V) von Ninhydrin *R* in einer Mischung von 3 Volumteilen wasserfreier Essigsäure *R* und 100 Volumteilen 1-Butanol *R* und darauf mit einer 0,15prozentigen Lösung (*m*/V) von Ninhydrin *R* in wasserfreiem Ethanol *R* besprüht. Die Platte wird 10 min lang bei 105 °C getrocknet. Kein im Chromatogramm der Untersuchungslösung a auftretender Nebenfleck darf größer oder stärker gefärbt sein als der Fleck im Chromatogramm der Referenzlösung b. Die Platte wird mit 0,1 N-Iod-Lösung besprüht und etwa 10 min lang stehengelassen. Ein dem Triethylendiamin entsprechender Fleck im Chromatogramm der Untersuchungslösung a darf nicht größer oder stärker gefärbt sein als der Fleck im Chromatogramm der Referenzlösung c. Die Prüfung darf nur ausgewertet werden, wenn das Chromatogramm der Referenzlösung d deutlich voneinander getrennt 2 Flecke zeigt. An der Startlinie zurückbleibende Flecke sind nicht zu beachten.

Schwermetalle (V.3.2.8): 12 ml Prüflösung müssen der Grenzprüfung A auf Schwermetalle entsprechen (20 ppm). Zur Herstellung der Referenzlösung wird die Blei-Lösung (1 ppm Pb) *R* verwendet.

Wasser (V.3.5.6): Höchstens 0,5 Prozent, mit 1,000 g Substanz nach der Karl-Fischer-Methode bestimmt.

Sulfatasche (V.3.2.14): Höchstens 0,1 Prozent, mit 1,0 g Substanz bestimmt.

Gehaltsbestimmung

0,100 g Substanz werden in 10 ml wasserfreier Essigsäure *R* unter schwachem Erwärmen gelöst. Die Lösung wird mit derselben Säure zu 70 ml verdünnt und nach „Titration in wasserfreiem Medium" (V.3.5.5) unter Verwendung von 0,25 ml Naphtholbenzein-Lösung *R* mit 0,1 N-Perchlorsäure bis zum Farbumschlag von Bräunlichgelb nach Grün titriert.

1 ml 0,1 N-Perchlorsäure entspricht 11,61 mg $C_{10}H_{20}N_2O_4$.

Lagerung

Dicht verschlossen.

Vorsichtig zu lagern!

Piperazincitrat

Piperazini citras

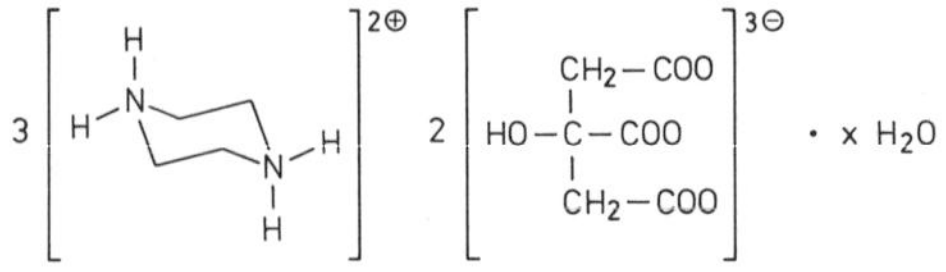

$C_{24}H_{46}N_6O_{14} \cdot x\,H_2O$ M_r 643 (wasserfreie Substanz)

Piperazincitrat enthält mindestens 98,0 und höchstens 101,0 Prozent Piperazin-2-hydroxy-1,2,3-propantricarboxylat (3:2), berechnet auf die wasserfreie Substanz. Die Substanz enthält unterschiedliche Mengen Wasser.

Eigenschaften

Weißes, körniges Pulver; leicht löslich in Wasser, praktisch unlöslich in Ethanol und Ether.

Die bei 100 bis 105 °C getrocknete Substanz schmilzt bei etwa 190 °C.

Prüfung auf Identität

Die Prüfung A kann entfallen, wenn die Prüfungen B und C durchgeführt werden. Die Prüfungen B und C können entfallen, wenn die Prüfung A durchgeführt wird.

A. Das IR-Absorptionsspektrum (V.6.18) der Substanz zeigt im Vergleich mit dem von Piperazincitrat *CRS* Maxima bei denselben Wellenlängen mit den gleichen relativen Intensitäten. Die Substanz und die Referenzsubstanz werden 5 h lang bei 120 °C getrocknet und anschließend unter Vermeidung jeglicher Aufnahme von Feuchtigkeit pulverisiert. Die Spektren werden sofort nach Herstellen der Preßlinge aufgenommen.

B. Die unter Prüfung auf „Verwandte Substanzen" (siehe „Prüfung auf Reinheit") nach dem Besprühen mit den Ninhydrin-Lösungen erhaltenen Chromatogramme werden ausgewertet. Der Hauptfleck im Chromatogramm der Untersuchungslösung b entspricht in bezug auf Lage, Farbe und Größe dem Hauptfleck im Chromatogramm der Referenzlösung a.

C. 0,5 g Substanz werden in Wasser zu 5 ml gelöst. Die Lösung gibt die Identitätsreaktion auf Citrat (V.3.1.1).

Prüfung auf Reinheit

Prüflösung: 1,25 g Substanz werden in Wasser zu 25 ml gelöst.

Aussehen der Lösung: Die Prüflösung muß klar (V.6.1) und darf nicht stärker gefärbt sein als die Farbvergleichslösung B_8 (V.6.2, Methode II).

Verwandte Substanzen: Die Prüfung erfolgt mit Hilfe der Dünnschichtchromatographie (V.6.20.2) unter Verwendung einer geeigneten Schicht von Kieselgel.

Untersuchungslösung a: 1,0 g Substanz wird in 6 ml Ammoniak-Lösung 26 % *R* gelöst. Die Lösung wird mit wasserfreiem Ethanol *R* zu 10 ml verdünnt.

Untersuchungslösung b: 1,0 ml Untersuchungslösung a wird mit einer Mischung von 2 Volumteilen wasserfreiem Ethanol *R* und 3 Volumteilen Ammoniak-Lösung 26 % *R* zu 10 ml verdünnt.

Referenzlösung a: 0,10 g Piperazincitrat *CRS* werden in einer Mischung von 2 Volumteilen wasserfreiem Ethanol *R* und 3 Volumteilen Ammoniak-Lösung 26 % *R* zu 10 ml gelöst.

Referenzlösung b: 25 mg Ethylendiamin *R* werden in einer Mischung von 2 Volumteilen wasserfreiem Ethanol *R* und 3 Volumteilen Ammoniak-Lösung 26 % *R* zu 100 ml gelöst.

Referenzlösung c: 25 mg Triethylendiamin *R* werden in einer Mischung von 2 Volumteilen wasserfreiem Ethanol *R* und 3 Volumteilen Ammoniaklösung 26 % *R* zu 100 ml gelöst.

Referenzlösung d: 12,5 mg Triethylendiamin *R* werden in 5,0 ml Untersuchungslösung a gelöst. Die Lösung wird mit einer Mischung von 2 Volumteilen wasserfreiem Ethanol *R* und 3 Volumteilen Ammoniak-Lösung 26 % *R* zu 50 ml verdünnt.

Auf die Platte werden getrennt 5 µl jeder Lösung aufgetragen. Die Chromatographie erfolgt mit einer frisch hergestellten Mischung von 20 Volumteilen Ammoniak-Lösung 26 % *R* und 80 Volumteilen Aceton *R* über eine Laufstrecke von 15 cm. Die Platte wird bei 105 °C getrocknet und anschließend zuerst mit einer 0,3prozentigen Lösung (*m*/V) von Ninhydrin *R* in einer Mischung von 3 Volumteilen wasserfreier Essigsäure *R* und 100 Volumteilen 1-Butanol *R* und darauf mit einer 0,15prozentigen Lösung *(m/V)* von Ninhydrin *R* in wasserfreiem Ethanol *R* besprüht. Die Platte wird 10 min lang bei 105 °C getrocknet. Kein im Chromatogramm der Untersuchungslösung a auftretender Nebenfleck darf größer oder stärker gefärbt sein als der Fleck im Chromatogramm der Referenzlösung b. Die Platte wird mit 0,1 N-Iod-Lösung besprüht und etwa 10 min lang stehengelassen. Ein dem Triethylendiamin entsprechender Fleck im Chromatogramm der Untersuchungslösung a darf nicht größer oder stärker gefärbt sein als der Fleck im Chromatogramm der Referenzlösung c. Die Prüfung darf nur ausgewertet werden, wenn das Chromatogramm der Referenzlösung d deutlich voneinander getrennt 2 Flecke zeigt. An der Startlinie zurückbleibende Flecke sind nicht zu beachten.

Schwermetalle (V.3.2.8): 12 ml Prüflösung müssen der Grenzprüfung A auf Schwermetalle entsprechen (20 ppm). Zur Herstellung der Referenzlösung wird die Blei-Lösung (1 ppm Pb) *R* verwendet.

Wasser (V.3.5.6): 10,0 bis 14,0 Prozent, mit 0,300 g Substanz nach der Karl-Fischer-Methode bestimmt.

Sulfatasche (V.3.2.14): Höchstens 0,1 Prozent, mit 1,0 g Substanz bestimmt.

Gehaltsbestimmung

0,100 g Substanz werden in 10 ml wasserfreier Essigsäure *R* unter schwachem Erwärmen gelöst. Die Lösung wird mit derselben Säure zu 70 ml verdünnt und nach ,,Titration in wasserfreiem Medium" (V.3.5.5) unter Verwendung von 0,25 ml Naphtholbenzein-Lösung *R* mit 0,1 N-Perchlorsäure bis zum Farbumschlag von Bräunlichgelb nach Grün titriert.

1 ml 0,1 N-Perchlorsäure entspricht 10,71 mg $C_{24}H_{46}N_6O_{14}$.

Lagerung

Dicht verschlossen.

Vorsichtig zu lagern!

Piperazin-Hexahydrat

Piperazinum hydricum

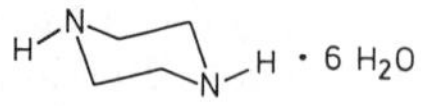

$C_4H_{10}N_2 \cdot 6\,H_2O$ M_r 194,2

Piperazin-Hexahydrat enthält mindestens 98,0 und höchstens 101,0 Prozent $C_4H_{10}N_2 \cdot 6\,H_2O$.

Eigenschaften

Farblose, zerfließende Kristalle; leicht löslich in Wasser und Ethanol, sehr schwer löslich in Ether.

Die Substanz schmilzt bei etwa 43 °C.

Prüfung auf Identität

Die Prüfung A kann entfallen, wenn die Prüfungen B und C durchgeführt werden. Die Prüfungen B und C können entfallen, wenn die Prüfung A durchgeführt wird.

A. Das IR-Absorptionsspektrum (V.6.18) der Substanz zeigt im Vergleich mit dem von Piperazin-Hexahydrat *CRS* Maxima bei denselben Wellenlängen mit den gleichen relativen Intensitäten. Die Substanz und die Referenzsubstanz werden 48 h lang im Vakuum über Phosphor(V)-oxid *R* getrocknet und anschließend unter Vermeidung jeglicher Aufnahme von Feuchtigkeit pulverisiert. Die Spektren werden sofort nach Herstellen der Preßlinge aufgenommen.

B. Die unter Prüfung auf „Verwandte Substanzen" (siehe „Prüfung auf Reinheit") nach dem Besprühen mit den Ninhydrin-Lösungen erhaltenen Chromatogramme werden ausgewertet. Der Hauptfleck im Chromatogramm der Untersuchungslösung b entspricht in bezug auf Lage, Farbe und Größe dem Hauptfleck im Chromatogramm der Referenzlösung a.

C. 0,5 g Substanz werden in 5 ml Natriumhydroxid-Lösung 8,5 % *R* gelöst. Nach Zusatz von 0,2 ml Benzoylchlorid *R* wird gemischt. Anschließend wird so lange Benzoylchlorid *R* in Anteilen von 0,2 ml zugesetzt, bis kein Niederschlag mehr entsteht. Der Niederschlag wird abfiltriert und in kleinen Anteilen mit insgesamt 10 ml Wasser gewaschen. Der Niederschlag wird in 2 ml heißem Ethanol 96 % *R* gelöst und die Lösung in 5 ml Wasser gegossen. Nach 4 h langem Stehenlassen wird abfiltriert. Die Kristalle, mit Wasser gewaschen und bei 100 bis 105 °C getrocknet, haben eine Schmelztemperatur (V.6.11.1) zwischen 191 und 196 °C.

Prüfung auf Reinheit

Prüflösung: 1,0 g Substanz wird in kohlendioxidfreiem Wasser *R* zu 20 ml gelöst.

Aussehen der Lösung: Die Prüflösung muß klar (V.6.1) und darf nicht stärker gefärbt sein als die Farbvergleichslösung B_8 (V.6.2, Methode II).

***p*H-Wert** (V.6.3.1): Der *p*H-Wert der Prüflösung muß zwischen 10,5 und 12,0 liegen.

Verwandte Substanzen: Die Prüfung erfolgt mit Hilfe der Dünnschichtchromatographie (V.6.20.2) unter Verwendung einer geeigneten Schicht von Kieselgel.

Untersuchungslösung a: 1,0 g Substanz wird in 6 ml Ammoniak-Lösung 26 % *R* gelöst. Die Lösung wird mit wasserfreiem Ethanol *R* zu 10 ml verdünnt.

Untersuchungslösung b: 1,0 ml Untersuchungslösung a wird mit einer Mischung von 2 Volumteilen wasserfreiem Ethanol *R* und 3 Volumteilen Ammoniak-Lösung 26 % *R* zu 10 ml verdünnt.

Referenzlösung a: 0,10 g Piperazin-Hexahydrat *CRS* werden in einer Mischung von 2 Volumteilen wasserfreiem Ethanol *R* und 3 Volumteilen Ammoniak-Lösung 26 % *R* zu 10 ml gelöst.

Referenzlösung b: 25 mg Ethylendiamin *R* werden in einer Mischung von 2 Volumteilen wasserfreiem Ethanol *R* und 3 Volumteilen Ammoniak-Lösung 26 % *R* zu 100 ml gelöst.

Referenzlösung c: 25 mg Triethylendiamin *R* werden in einer Mischung von 2 Volumteilen wasserfreiem Ethanol *R* und 3 Volumteilen Ammoniak-Lösung 26 % *R* zu 100 ml gelöst.

Referenzlösung d: 12,5 mg Triethylendiamin *R* werden in 5,0 ml Untersuchungslösung a gelöst. Die Lösung wird mit einer Mischung von 2 Volumteilen wasserfreiem Ethanol *R* und 3 Volumteilen Ammoniak-Lösung 26 % *R* zu 50 ml verdünnt.

Auf die Platte werden getrennt 5 µl jeder Lösung aufgetragen. Die Chromatographie erfolgt mit einer frisch hergestellten Mischung von 20 Volumteilen Ammoniak-Lösung 26 % *R* und 80 Volumteilen Aceton *R* über eine Laufstrecke von 15 cm. Die Platte wird bei 105 °C getrocknet und anschließend zuerst mit einer 0,3prozentigen Lösung (*m*/V) von Ninhydrin *R* in einer Mischung von 3 Volumteilen wasserfreier Essigsäure *R* und 100 Volumteilen 1-Butanol *R* und darauf mit einer 0,15prozentigen Lösung (*m*/V) von Ninhydrin *R* in wasserfreiem Ethanol *R* besprüht. Die Platte wird 10 min lang bei 105 °C getrocknet. Kein im Chromatogramm der Untersuchungslösung a auftretender Nebenfleck darf größer oder stärker gefärbt sein als der Fleck im Chromatogramm der Referenzlösung b. Die Platte wird mit 0,1 N-Iod-Lösung besprüht und etwa 10 min lang stehengelassen. Kein dem Triethylendiamin entsprechender Fleck im Chromatogramm der Untersuchungslösung a darf größer oder stärker gefärbt sein als der Fleck im Chromatogramm der Referenzlösung c. Die Prüfung darf nur ausgewertet werden, wenn das Chromatogramm der Referenzlösung d deutlich voneinander getrennt 2 Flecke zeigt.

Schwermetalle (V.3.2.8): 12 ml Prüflösung müssen der Grenzprüfung A auf Schwermetalle entsprechen (20 ppm). Zur Herstellung der Referenzlösung wird die Blei-Lösung (1 ppm Pb) *R* verwendet.

Sulfatasche (V.3.2.14): Höchstens 0,1 Prozent, mit 1,0 g Substanz bestimmt.

Gehaltsbestimmung

80,0 mg Substanz werden in 10 ml wasserfreier Essigsäure *R* unter schwachem Erwärmen gelöst. Die Lösung wird mit derselben Säure zu 70 ml verdünnt und nach „Titration in wasserfreiem Medium" (V.3.5.5) unter Verwendung von 0,25 ml Naphtholbenzein-Lösung *R* mit 0,1 N-Perchlorsäure bis zum Farbumschlag von Bräunlichgelb nach Grün titriert.

1 ml 0,1 N-Perchlorsäure entspricht 9,705 mg $C_4H_{10}N_2 \cdot 6\,H_2O$.

Lagerung

Dichter verschlossen, vor Licht geschützt.

Vorsichtig zu lagern!

Plasmaproteinlösung vom Menschen

Proteinorum plasmatis humani solutio

Plasmaproteinlösung vom Menschen ist eine isotonische wäßrige Lösung der Proteine aus Plasma oder Serum vom Menschen. Sie enthält Albumin und Globuline, die so stabilisiert sind, daß sie nach dem unten beschriebenen Erhitzen ihre Löslichkeit behalten. Das Plasma oder Serum stammt von gesunden Spendern, die, soweit durch medizinische Untersuchung, Blutuntersuchung im Laboratorium und nach der medizinischen Vorgeschichte des Spenders feststellbar, frei von Infektionserregern sein müssen, die durch Transfusion von Blut oder Blutkomponenten übertragbar sind. Art und Anzahl der durchzuführenden Untersuchungen und Prüfungen wird je nach Erfordernis festgelegt, insbesondere sind Prüfungen auf Hepatitis-B-Oberflächenantigen (HBs) und auf HTLV-III/LAV-Antikörper mit geeigneten, empfindlichen Methoden durchzuführen; das Ergebnis muß negativ sein.

Plasma oder Serum von Spendern, die nicht allen genannten Anforderungen entsprechen, dürfen als Ausgangsmaterial verwendet werden, sofern nachgewiesen werden kann, daß das Fraktionierungsverfahren alle erfaßbaren Erreger entfernt, welche die Gesundheit beeinträchtigen können.

Die Abtrennung der Proteine erfolgt unter kontrollierten Bedingungen, insbesondere hinsichtlich des *p*H-Wertes, der Ionenstärke und der Temperatur, so daß in der Zubereitung mindestens 85 Prozent des Gesamtproteins aus Albumin bestehen.

Plasmaproteinlösung vom Menschen wird als Lösung mit 4,0 bis 5,0 Prozent (*m*/V) Gesamtprotein hergestellt. Ein geeigneter Stabilisator gegen den Einfluß von Wärme, z. B. Natriumcaprylat, kann in geeigneter Konzentration zugesetzt werden; in keiner Stufe des Herstellungsverfahrens darf jedoch ein Konservierungsmittel zugesetzt werden. Die Lösung wird durch ein bakterienzurückhaltendes Filter gegeben und aseptisch in sterile Behältnisse abgefüllt, die so verschlossen werden, daß jegliche Verunreinigung ausgeschlossen ist. Die Lösung wird im Endbehältnis auf 60 ± 0,5 °C erhitzt und 10 h lang bei dieser Temperatur belassen. Die Behältnisse werden danach mindestens 14 Tage lang bei 30 bis 32 °C oder mindestens 4 Wochen bei 20 bis 25 °C bebrütet und anschließend visuell auf mikrobielle Verunreinigungen untersucht.

Eigenschaften

Klare, schwach gelbliche Flüssigkeit. Während der Lagerung kann sich ein staubartiger Niederschlag bilden, der beim Schütteln verschwindet.

Prüfung auf Identität

A. Unter Verwendung einer geeigneten Auswahl artspezifischer Antisera[1)] wird das Präzipitationsverhalten der Zubereitung geprüft. Die Zubereitung enthält Proteine vom Menschen und gibt negative Ergebnisse mit Antisera gegen Plasmaproteine anderer Spezies.

B. Die Zubereitung wird mittels einer geeigneten Immunelektrophorese-Technik untersucht. Unter Verwendung von Antiserum gegen Normalserum vom Menschen wird Normalserum vom Menschen mit der Zubereitung, beide auf 1 Prozent (*m*/V) Protein verdünnt, verglichen. Der Hauptbestandteil der Zubereitung entspricht dem Hauptbestandteil des Normalserums vom Menschen. Die verdünnte Lösung kann die Anwesenheit geringer Mengen anderer Plasmaproteine zeigen.

C. Das bei der „Prüfung auf Proteinzusammensetzung" (siehe „Prüfung auf Reinheit") erhaltene Elektropherogramm unterscheidet die Plasmaproteinlösung von der Albuminlösung vom Menschen.

Prüfung auf Reinheit

***p*H-Wert** (V.6.3.1): Die Zubereitung wird mit einer 0,9prozentigen Lösung (*m*/V) von Natriumchlorid *R* so verdünnt, daß die Lösung 1 Prozent (*m*/V) Protein enthält. Der *p*H-Wert dieser Lösung liegt zwischen 6,7 und 7,3.

Gesamtprotein: Mindestens 95 und höchstens 105 Prozent der auf dem Etikett angegebenen Proteinmenge. Die Zubereitung wird mit einer 0,9prozentigen Lösung (*m*/V) von Natriumchlorid *R* so verdünnt, daß die Lösung etwa 15 mg Protein in 2 ml enthält. In einem Zentrifugenglas mit rundem Boden werden 2,0 ml dieser Lösung mit 2 ml einer 7,5prozentigen Lösung (*m*/V) von Natriummolybdat *R* und 2 ml einer Mischung von 1 Volumteil nitratfreier Schwefelsäure 96 % *R* mit 30 Volumteilen Wasser versetzt. Nach Umschütteln und Zentrifugieren während 5 min wird die überstehende Flüssigkeit dekantiert; dann läßt man das Röhrchen umgekehrt auf Filterpapier abtrocknen. Im Rückstand wird der Stickstoff mit Hilfe der „Kjeldahl-Bestimmung" (V.3.5.2) ermittelt und die Proteinmenge durch Multiplikation mit 6,25 berechnet.

Proteinzusammensetzung: Die Prüfung erfolgt mit Hilfe der „Zonenelektrophorese" (V.6.21) unter Verwendung geeigneter Celluloseacetatgel-Streifen als Trägermaterial und Barbital-Pufferlösung *p*H 8,6 *R* 1 als Elektrolytlösung.

Untersuchungslösung: Die Zubereitung wird mit einer 0,9prozentigen Lösung (*m*/V) von Natriumchlorid *R* so verdünnt, daß die Lösung 2 Prozent (*m*/V) Protein enthält.

Referenzlösung: Plasmaproteinlösung vom Menschen *BRS* wird mit einer 0,9prozentigen Lösung (*m*/V) von Natriumchlorid *R* so verdünnt, daß die Lösung 2 Prozent (*m*/V) Protein enthält.

Auf jeden von 10 Celluloseacetatgel-Streifen werden 2,5 µl der Untersuchungslösung bandförmig (10 mm lang) oder, falls schmalere Streifen verwendet werden, 0,25 µl je Millimeter aufgetragen. Auf jeden von 10 weiteren Streifen wird in gleicher Weise das gleiche Volumen der Referenzlösung aufgetragen. Ein geeignetes elektrisches Feld wird angelegt, so daß die schnellste Bande mindestens 30 mm weit wandert. Die Streifen werden 5 min lang mit Amidoschwarz-10-B-Lösung *R* behandelt und anschließend mit einer Mischung von 10 Volumteilen Essigsäure 30 % *R* und 90 Volumteilen Methanol *R* entfärbt, so daß der Hintergrund gerade frei von Farbstoff ist. Die Transparenz der Trägerstreifen wird mit einer Mischung von 19 Volumteilen Essigsäure 30 % *R* und 81 Volumteilen Methanol *R* entwickelt. Die Absorption der Banden wird bei 600 nm mit einem Instrument gemessen, das bei dieser Wellenlänge eine lineare Reaktion im Bereich von mindestens 0 bis 3 hat. Das Ergebnis wird als Mittelwert von 3 Messungen an jedem der 10 Streifen berechnet. In den mit der Untersuchungslösung

---

[1)] Die Prüfung soll mit spezifischen Antisera gegen die Plasmaproteine jeder Haustierspezies durchgeführt werden, die üblicherweise für die Herstellung von Produkten biologischen Ursprungs verwendet werden.

ermittelten Elektropherogrammen haben höchstens 15 Prozent des Proteins eine andere Beweglichkeit als die Hauptbande. Die Prüfung darf nur ausgewertet werden, wenn in den mit der Referenzlösung ermittelten Elektropherogrammen der Proteinanteil in der Hauptbande innerhalb der in der Packungsbeilage für die Referenzzubereitung genannten Grenzen liegt.

Polymere und Aggregate: Die Prüfung erfolgt mit Hilfe der Ausschlußchromatographie (V.6.20.5) unter Verwendung eines Gels aus quervernetztem Dextran zur Chromatographie *R* 1.

Aus dem Gel wird eine 1 m lange Säule mit 25 mm Durchmesser hergestellt. 2 ml der Zubereitung werden auf die Säule aufgetragen. Die Elution erfolgt bei Raumtemperatur mit Pufferlösung *p*H 7,0 *R* bei einer Durchflußrate von etwa 20 ml je Stunde ($4\ ml \cdot cm^{-2} \cdot h^{-1}$). Das Eluat wird in Fraktionen von etwa 4 ml gesammelt und die Absorption bei 280 nm gemessen. Die jedem Peak entsprechenden Fraktionen werden vereinigt.

Der Stickstoffgehalt wird mit Hilfe der ,,Kjeldahl-Bestimmung" (V.3.5.2) ermittelt. Höchstens 10 Prozent des Gesamtstickstoffs liegen in den Eluatfraktionen vor, die die nicht zurückgehaltenen Proteine enthalten.

Haem: Die Zubereitung wird mit einer 0,9prozentigen Lösung (*m*/V) von Natriumchlorid *R* so verdünnt, daß eine Proteinkonzentration von 1 Prozent (*m*/V) entsteht. Die Absorption (V.6.19) wird gegen Wasser als Kompensationsflüssigkeit bei 403 nm gemessen und darf höchstens 0,15 betragen.

Alkalische Phosphatase: Höchstens 0,1 Einheiten je Gramm Protein. Unter Verwendung eines Thermostaten wird zu einer Mischung von 0,5 ml der Zubereitung und 0,5 ml Diethanolamin-Pufferlösung *p*H 10,0 *R*, die sich in einer Küvette bei 37,0 ± 0,2 °C befinden, 0,1 ml Nitrophenylphosphat-Lösung *R* gegeben. Unter Verwendung eines Spektralphotometers wird die Absorption (V.6.19) der Lösung bei 405 nm über einen Zeitraum von mindestens 30 s nach Zugabe der Nitrophenylphosphat-Lösung *R* gemessen und aufgezeichnet. Aus der Rate der Absorptionszunahme je Minute ($\Delta A \cdot min^{-1}$) wird die Aktivität der alkalischen Phosphatase bei 37 °C in Einheiten je Gramm Protein mit Hilfe der Formel

$$\frac{118{,}3\ (\Delta A \cdot min^{-1})}{p}$$

berechnet, wobei *p* die Proteinkonzentration in Gramm je Liter bedeutet, bestimmt in der Prüfung auf ,,Gesamtprotein".

Kalium: Der Kaliumgehalt wird flammenphotometrisch (V.6.16, Methode I) durch Messung der Emissionsintensität bei 766 nm bestimmt; er darf höchstens 0,05 mmol K je Gramm Protein betragen.

Natrium: Mindestens 95 und höchstens 105 Prozent des auf dem Etikett angegebenen Natriumgehaltes und höchstens 160 mmol Na je Liter. Der Gehalt an Natrium wird mit der Flammenphotometrie (V.6.16, Methode I) ermittelt. Die Emissionsintensität wird bei 589 nm gemessen.

Sterilität (V.2.1.1): Die Zubereitung muß der ,,Prüfung auf Sterilität" entsprechen.

Pyrogene (V.2.1.4): Die Zubereitung muß der ,,Prüfung auf Pyrogene" entsprechen. Jedem Kaninchen werden 3 ml der Zubereitung je Kilogramm Körpermasse injiziert.

Anomale Toxizität (V.2.1.5): Die Zubereitung muß der ,,Prüfung auf anomale Toxizität" von Sera und Impfstoffen für Menschen entsprechen. Jeder Maus werden 0,5 ml und jedem Meerschweinchen 5 ml injiziert.

Lagerung

Vor Licht geschützt, bei 2 bis 25 °C.

Dauer der Verwendbarkeit: Die Dauer der Verwendbarkeit wird vom 10 h langen Erhitzen auf 60 °C an gerechnet. 5 Jahre, wenn die Zubereitung bei 2 bis 8 °C gelagert wird, und 3 Jahre, wenn sie bei Raumtemperatur gelagert wird.

Pocken-Lebend-Impfstoff (gefriergetrocknet)

Vaccinum variolae cryodesiccatum dermicum

Pocken-Lebend-Impfstoff (gefriergetrocknet) ist eine Zubereitung aus lebendem Vaccinia-Virus eines Stammes, welche Menschen gegen Pocken zu schützen vermag.

Das Virus wird in der Haut gesunder Tiere wie beispielsweise junger Rinder oder Schafe gezüchtet. Nach geeigneter Behandlung wird die Suspension gefriergetrocknet und in verschlossenen Ampullen unter Vakuum oder einem inerten Gas gelagert. Der Impfstoff ist ein fast weißes Pulver, das keine Antibiotika enthält.

Prüfung auf Identität

Der entsprechend den Angaben in der Beschriftung suspendierte Impfstoff wird in die skarifizierte Haut eines Kaninchens, auf die Chorioallantoismembran bebrüteter Hühnereier oder in Zellkulturen verimpft. Er bewirkt die Bildung charakteristischer Läsionen. Nach Neutralisation des Virus mit einem spezifischen Antiserum hoher Wirksamkeit bewirkt die Zubereitung keine Bildung von Läsionen mehr.

Prüfung auf Reinheit

Verunreinigende Mikroorganismen: Der suspendierte Impfstoff wird mikroskopisch mit geeigneten Züchtungs-Methoden auf *Escherichia coli* und menschenpathogene Mikroorganismen, insbesondere haemolytische Streptokokken, Staphylokokken, *Bacillus anthracis*, und auf anaerobe Sporenbildner, besonders *Clostridium tetani*, untersucht. Der Impfstoff muß frei von solchen Verunreinigungen sein. Die Gesamtzahl nichtpathogener Bakterien darf höchstens 50 je Milliliter betragen.

Wärmebeständigkeit: Der Impfstoff wird mindestens 4 Wochen lang bei einer Temperatur von 37 °C gelagert. Nach dieser Behandlung wird der Impfstoff suspendiert. Er behält mindestens 1/10 seiner ursprünglichen Wirksamkeit und enthält mindestens 1×10^8 pockenbildende Einheiten je Milliliter.

Anomale Toxizität (V.2.1.5): Der suspendierte Impfstoff muß der Prüfung auf ,,Anomale Toxizität" von Sera und Impfstoffen für Menschen entsprechen. Jeder Maus werden 0,2 ml und jedem Meerschweinchen 0,5 ml der Suspension injiziert.

Virustiter

Der suspendierte Impfstoff wird durch Verimpfung auf die Chorioallantoismembran bebrüteter Hühnereier im Vergleich mit der Internationalen Standardzubereitung für Pockenimpfstoff titriert. Er enthält mindestens 1×10^8 pockenbildende Einheiten je Milliliter.

Lagerung

Der Impfstoff kann unmittelbar nach der Herstellung 3 Jahre lang bei einer konstanten Temperatur nicht über 5 °C gelagert werden.

Dauer der Verwendbarkeit: Die Dauer der Verwendbarkeit beginnt mit dem Zeitpunkt der Auslieferung des Impfstoffs durch den Hersteller. Wenn die Lagerung bei der oben angegebenen Temperatur erfolgt, beträgt die Dauer der Verwendbarkeit 12 Monate. Der suspendierte Impfstoff kann zwischen 2 und 8 °C eine Woche lang gelagert werden.

Poliomyelitis-Impfstoff

Vaccinum poliomyelitidis inactivatum

Poliomyelitis-Impfstoff ist eine wäßrige Suspension geeigneter Stämme des Poliomyelitisvirus Typ 1, 2 und 3, gezüchtet in geeigneten Zellkulturen und inaktiviert durch ein geeignetes Verfahren. Der Impfstoff ist eine klare Flüssigkeit.

Der Impfstoff wird unter Verwendung von Saatvirusansätzen[1] hergestellt; das Virus im Endprodukt stellt nicht mehr als zehn Subkulturen von denjenigen Saatvirusansätzen dar, welche für die Herstellung des Impfstoffs benutzt wurden, an dem die Laboratoriums- und klinischen Prüfungen durchgeführt wurden, die die Stämme als geeignet erwiesen haben. Tierserum kann für das Nährmedium für anfängliches Zellwachstum benutzt werden, das Zellerhaltungsmedium während der Virusvermehrung enthält aber kein Protein. Die Serumkonzentration, die im Impfstoff vorliegt, soll höchstens 1 ppm betragen. Das Zellerhaltungsmedium kann einen geeigneten *p*H-Indikator, wie Phenolrot, sowie geeignete Antibiotika in der geringsten wirksamen Konzentration enthalten. Jede Virussuspension wird auf Identität, bakterielle Sterilität und nach Neutralisierung mit spezifischem Antiserum auf Freisein von Fremdviren geprüft. Die Virussuspension wird durch ein geeignetes Filter gegeben, sie kann konzentriert und gereinigt werden. Die Suspension sollte mindestens 1×10^7 $ZKID_{50}$ je Milliliter für jeden Virustyp enthalten. Innerhalb eines geeigneten Zeitraums nach der letzten Fil-

[1] WHO Biol. Subst. No. 2

tration, vorzugsweise innerhalb 24 h, werden geeignete Substanzen zugesetzt, die das Virus inaktivieren, ohne seine Antigenität zu zerstören. Während der Inaktivierung wird eine geeignete Filtration durchgeführt. Falls notwendig, wird das Inaktivierungsmittel später neutralisiert. In angemessenen Prüfungen auf Zellkulturen wird für jede monovalente Suspension nachgewiesen, daß sie frei von infektiösem Poliomyelitisvirus und anderen menschen- und affenpathogenen Viren ist. Der trivalente Impfstoff wird durch Mischen von Suspensionen jeden Typs hergestellt. Vor Zusatz von Konservierungsmitteln ist für die trivalente Suspension nachzuweisen, daß sie frei von infektiösem Poliomyelitisvirus sowie anderen menschen- und affenpathogenen Viren ist.

Prüfung auf Identität

Nach Injektion in empfängliche Tiere ruft der Impfstoff die Bildung neutralisierender Antikörper gegen Poliomyelitisvirus Typ 1, 2 und 3 hervor.

Prüfung auf Reinheit

Sterilität (V.2.1.1): Die Zubereitung muß der „Prüfung auf Sterilität" entsprechen.

Anomale Toxizität (V.2.1.5): Die Zubereitung muß der „Prüfung auf anomale Toxizität" von Sera und Impfstoffen für Menschen entsprechen.

Prüfung auf Wirksamkeit

In einer geeigneten, gepufferten Salzlösung wird der Impfstoff 1:20, 1:100 und 1:500 verdünnt. 0,5 ml der Verdünnung werden intramuskulär injiziert in Gruppen von zehn Dreiwochenküken oder Gruppen von zehn Meerschweinchen mit einer Körpermasse von je 250 bis 350 g, wobei je eine Gruppe für jede Impfstoffverdünnung benutzt wird. Die Tiere werden am 5. oder 6. Tag nach der Injektion entblutet und die Sera getrennt gehalten. Die Sera werden zur Prüfung auf das Vorhandensein von neutralisierenden Antikörpern auf das Vierfache verdünnt gegen jeden Poliomyelitisvirus-Typ 1, -Typ 2 und -Typ 3 geprüft. Hierzu werden 100 $ZKID_{50}$ des Virus mit der Serumverdünnung gemischt und 4½ bis 6 h lang bei 37 °C bebrütet. Anschließend wird 12 bis 18 h lang bei 5 ± 3 °C stehengelassen. Die Mischungen werden in Zellkulturen verimpft, um nichtneutralisiertes Virus festzustellen; die Ergebnisse werden bis zu 7 Tagen nach Beimpfung abgelesen. Für jede Tiergruppe wird die Anzahl der Sera mit neutralisierenden Antikörpern ermittelt und die Verdünnung des Impfstoffs errechnet, die bei 50 Prozent der Tiere zu einer Antikörperbildung geführt hat.

Die Zubereitung entspricht der Prüfung, wenn eine Verdünnung von 1:100 oder mehr eine Antikörperbildung bei 50 Prozent der Tiere für jeden der drei Virustypen hervorruft.

Lagerung

Entsprechend **Impfstoffe für Menschen (Vaccina ad usum humanum)**.

Dauer der Verwendbarkeit: 18 Monate.

Poliomyelitis-Lebend-Impfstoff

Vaccinum poliomyelitidis perorale

Poliomyelitis-Lebend-Impfstoff ist eine wäßrige Suspension geeigneter, lebender, attenuierter Stämme des Poliomyelitisvirus Typ 1, 2 oder 3, die mit Genehmigung der nationalen Behörde in geeigneten Zellkulturen gezüchtet sind. Er kann jeden der drei Virustypen oder eine Mischung von zwei oder drei dieser Typen enthalten. Der Impfstoff ist eine klare Flüssigkeit. Die Stabilität des Impfstoffs ist nachzuweisen.

Der Impfstoff wird unter Verwendung von Saatvirusansätzen[1] hergestellt. Der fertige Impfstoff ist höchstens drei Subkulturen von demjenigen Impfstoff entfernt, an dem die Laboratoriums- und klinischen Prüfungen durchgeführt wurden, welche die Stämme als geeignet erwiesen haben. Das Virus jeden Typs wird in Zellkulturen gezüchtet, für die nachgewiesen ist, daß sie frei von fremden Mikroorganismen sind. Das Nährmedium zur Erhaltung des Zellwachstums ist verschieden von demjenigen der Anwachsphase, es enthält kein Serum, kann aber einen geeigneten *p*H-Indikator, wie Phenolrot, sowie geeignete Antibiotika in der ge-

[1] WHO Biol. Subst. No. 7

ringsten wirksamen Konzentration enthalten. Die Virussuspensionen werden von den Zellkulturen geerntet und auf Identität sowie Freisein von fremden Mikroorganismen geprüft. Virusernten, welche diesen Prüfungen entsprechen, werden vereinigt und durch ein bakterienzurückhaltendes Filter filtriert. Die filtrierte Virusernte wird in Zellkulturen auf Identität, Vermehrungsfähigkeit bei verschiedenen Temperaturen und Viruskonzentrationen geprüft. Ein Neurovirulenz-Test wird durch intraspinale Injektion an Affen der Species *Macaca fascicularis* (Cynomolgus) oder gleich empfänglichen Tieren durchgeführt. Der Impfstoff und ein Standardimpfstoff gleichen Typs werden gleichzeitig an Affen derselben Quarantänegruppe untersucht.

Prüfung auf Identität

Nach Neutralisation mit spezifischem Poliomyelitis-Antiserum kann der Impfstoff empfängliche Zellkulturen nicht mehr infizieren.

Prüfung auf Reinheit

Fremde Mikroorganismen: Die Zubereitung muß der ,,Prüfung auf Sterilität" (V.2.1.1) entsprechen.

Anomale Toxizität (V.2.1.5): Die Zubereitung muß der ,,Prüfung auf anomale Toxizität" von Sera und Impfstoffen für Menschen an Meerschweinchen entsprechen.

Virustiter

Das infektiöse Virus wird in Zellkulturen titriert, wobei fünf Röhrchen für jede 0,5 $\log_{10}$-Verdünnung oder eine andere Methode gleicher Empfindlichkeit benutzt werden. Bei Verwendung des Impfstoffs für Erstimpfungen beträgt der ermittelte Virustiter mindestens 3×10^5 $ZKID_{50}$ für Typ 1 und Typ 3 und mindestens 1×10^5 $ZKID_{50}$ für Typ 2 je Dosis.

Lagerung

In gefrorenem Zustand bei der auf der Beschriftung angegebenen Temperatur (z. B. −25 °C), welche die Art des im Impfstoff verwendeten Stabilisators berücksichtigt. Nach dem Auftauen wird der Impfstoff zwischen 2 und 8 °C gelagert und ist innerhalb von 6 Monaten zu verwenden; wenn der Impfstoff einer Temperatur von 18 bis 20 °C ausgesetzt wird, ist er innerhalb weniger Stunden zu verwenden.

Isopropylalkoholhaltiges Polyacrylatgel

Polyacrylati mucilago cum isopropanolo

Herstellung

Polyacrylsäure	0,5 Teile
Natriumhydroxid-Lösung 5 %	1,0 Teile
Isopropylalkohol	25,0 Teile
Wasser	73,5 Teile

Die Polyacrylsäure wird mit einer kleinen Menge des frisch aufgekochten und wieder abgekühlten Wassers angerieben, das restliche Wasser in Anteilen zugegeben und so lange gerührt, bis eine klumpenfreie Dispersion entstanden ist. Unter Rühren wird mit dem Isopropylalkohol verdünnt, dann wird die Natriumhydroxid-Lösung zugesetzt und der Ansatz unter gelegentlichem, vorsichtigem Umrühren kurz quellen gelassen.

Eigenschaften

Klares Gel, das nach Isopropylalkohol riecht.

Prüfung auf Identität

Werden 3,0 ml Prüflösung (siehe ,,Prüfung auf Reinheit") mit 1,0 ml Calciumchlorid-Lösung *R* versetzt, entsteht eine feine, weiße Ausfällung.

Prüfung auf Reinheit

Prüflösung: 5 g Gel werden mit 95 ml Wasser in Anteilen verrieben, bis eine homogene, viskose Lösung erhalten ist.

Aussehen der Lösung: Die Prüflösung muß farblos (V.6.2, Methode II) sein.

Sauer oder alkalisch reagierende Substanzen: 10 ml Prüflösung müssen sich nach Zusatz von 0,1 ml Cresolrot-Lösung *R* gelb färben. Nach Zusatz von 0,1 ml 0,1 N-Natriumhydroxid-Lösung darf sich die Farbe nur nach Orange ändern. Nach Zusatz von weiteren 0,1 ml 0,1 N-Natriumhydroxid-Lösung muß die Farbe nach Rotviolett umschlagen.

Trockenrückstand (V.6.22.N2): Mindestens 0,4 und höchstens 0,7 Prozent *(m/m)*, mit 2,00 g Gel durch 2 h langes Trocknen im Trockenschrank bei 100 bis 105 °C bestimmt.

Lagerung

Entspricht der Monographie **Salben** und folgender zusätzlicher Anforderung:
Vor Wärme geschützt.

Beschriftung

Entspricht der Monographie **Salben.**

Hinweis

Sofern aus galenischen oder therapeutischen Gründen erforderlich, kann bei der Herstellung des Gels Isopropylalkohol durch die gleiche Menge Ethanol 96 % ausgetauscht werden.

Wasserhaltiges Polyacrylatgel

Polyacrylati mucilago aquosa

Herstellung

Polyacrylsäure	0,5 Teile
Natriumhydroxid-Lösung 5 %	3,0 Teile
Wasser	96,5 Teile

Die Polyacrylsäure wird mit einer kleinen Menge des frisch aufgekochten und wieder abgekühlten Wassers angerieben, das restliche Wasser in Anteilen zugegeben und so lange gerührt, bis eine klumpenfreie Dispersion entstanden ist. Nach Zusatz der Natriumhydroxid-Lösung wird unter gelegentlichem, vorsichtigem Umrühren kurz quellen gelassen. Konservierung kann erfolgen mit 0,1 Prozent Sorbinsäure zusammen mit 0,1 Prozent Kaliumsorbat. Die Konservierungsmittel werden in der gesamten Wassermenge gelöst.

Eigenschaften

Klares, geruchloses Gel.

Prüfung auf Identität

Werden 3,0 ml Prüflösung (siehe ,,Prüfung auf Reinheit") mit 1,0 ml Calciumchlorid-Lösung *R* versetzt, entsteht eine feine, weiße Ausfällung.

Prüfung auf Reinheit

Prüflösung: 15 g Gel werden mit 85 ml Wasser in Anteilen verrieben, bis eine homogene, klumpenfreie, viskose Lösung erhalten ist.

Aussehen der Lösung: Die Prüflösung muß farblos (V.6.2, Methode II) sein.

Sauer oder alkalisch reagierende Substanzen: 10 ml Prüflösung müssen nach Zusatz von 0,1 ml Phenolphthalein-Lösung *R* 1 farblos bleiben und sich nach Zusatz von 0,8 ml 0,1 N-Natriumhydroxid-Lösung rot färben.

Konservierungsmittel (V.3.3.N1): Folgende Untersuchungslösung wird verwendet:

Untersuchungslösung: 1,0 g Gel wird in einem Weithalserlenmeyerkolben in 10,0 ml Methanol *R* gelöst.

Trockenrückstand (V.6.22.N2): Mindestens 0,5 und höchstens 0,8 Prozent *(m/m)*, mit 2,00 g Gel durch 2 h langes Trocknen im Trockenschrank bei 100 bis 105 °C bestimmt.

Lagerung

Entspricht der Monographie **Salben.**

Beschriftung

Entspricht der Monographie **Salben.**

Hinweis

Unkonserviertes wäßriges Polyacrylatgel ist bei Bedarf frisch herzustellen und alsbald zu verbrauchen. – Sofern aus galenischen oder therapeutischen Gründen erforderlich, kann als Konservierungsmittel anstelle von Sorbinsäure und Kaliumsorbat 0,07 Prozent Methyl-4-hydroxybenzoat zusammen mit 0,03 Prozent Propyl-4-hydroxybenzoat verwendet werden.

Polyacrylsäure

Acidum polyacrylicum

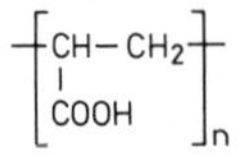

Polyacrylsäure, Poly(1-carboxyethylen), ist ein gering vernetztes Polymerisationsprodukt der Acrylsäure mit einer ungefähren Molekülmasse von 4 000 000 und enthält mindestens 56,0 und höchstens 68,0 Prozent Carboxylgruppen (–COOH, M_r 45,02), berechnet auf die getrocknete Substanz.

Eigenschaften

Weißes, leichtes, hygroskopisches Pulver von schwachem, charakteristischem Geruch; nach Dispergieren in Wasser und Neutralisation mit Natriumhydroxid-Lösung unter Gelbildung klar löslich.

Prüfung auf Identität

A. 10 ml einer 1prozentigen Dispersion (*m*/V) der Substanz in Wasser färben sich nach Zusatz von 3 ml Thymolblau-Lösung *R* orange. 10 ml einer 1prozentigen Dispersion (*m*/V) der Substanz in Wasser färben sich nach Zusatz von 3 ml Cresolrot-Lösung *R* gelborange.

B. 10 ml einer 1prozentigen Dispersion (*m*/V) der Substanz in Wasser bilden nach Zusatz von 3 ml 0,1 N-Natriumhydroxid-Lösung ein festes, transparentes Gel. Nach Zusatz von 3 ml Calciumchlorid-Lösung *R* zu dem Gel nimmt dessen Viskosität stark ab, und eine weiße, feindisperse Fällung entsteht.

Prüfung auf Reinheit

***p*H-Wert** (V.6.3.1): Der *p*H-Wert einer 1prozentigen Dispersion (*m*/V) der Substanz in Wasser muß zwischen 2,5 und 3,2 liegen.

Viskosität (V.6.7.2): 40 000 bis 60 000 mPa · s, bestimmt bei einer Winkelgeschwindigkeit ω von $2/3\ \pi \cdot s^{-1}$.

2,50 g Substanz werden innerhalb von 45 bis 90 s in einem 1000-ml-Becherglas in 500 ml Wasser eingerührt. Der dabei zu verwendende Propellerrührer taucht in einem Winkel von 60° in die Dispersion ein, der Propeller befindet sich seitlich möglichst nahe am Boden des Becherglases. Die Umdrehungsgeschwindigkeit des Rührers beträgt 1000 ± 10 Umdrehungen je Minute. Bei der Zugabe der Substanz ist darauf zu achten, daß lose Agglomerate zerstört werden.

Die Zubereitung wird 15 min lang mit 1000 ± 10 Umdrehungen je Minute gerührt und anschließend 30 min lang im Wasserbad bei 25 ± 0,2 °C temperiert. Danach werden unter Rühren mit einem Blattrührer, der senkrecht eintaucht, wobei darauf zu achten ist, daß keine Luft in die Zubereitung gerührt wird, bei 300 ± 10 Umdrehungen je Minute 0,2 ml Phenolphthalein-Lösung *R* und 0,6 ml Bromthymolblau-Lösung *R* 1 zugesetzt. Nach Zugabe von 5,5 ml einer 18prozentigen Lösung (*m*/V) von Natriumhydroxid *R* unter die Oberfläche wird 2 bis 3 min lang bis zur gleichmäßigen Durchmischung, erkennbar an einer einheitlichen hellblauen Färbung, gerührt. Der *p*H-Wert muß zwischen 7,3 und 7,8 liegen. Sollte er kleiner sein, wird mehr Natriumhydroxid-Lösung zugesetzt, sollte er zu groß sein, ist die Zubereitung zu verwerfen.

Das Gel wird 1 h lang bei 25 ± 0,2 °C temperiert. Nachdem der *p*H-Wert nochmals überprüft wurde, wird innerhalb von 15 min die Viskosität des Gels in dem 1000-ml-Becherglas mit Hilfe eines Rotationsviskosimeters für mittlere Viskositätswerte nach dem Meßprinzip einer rotierenden Spindel bei 25 °C mit 20 Umdrehungen je Minute bestimmt. Der Zylinder der Spindel ist an einem Schaft mit einem Durchmesser von 3,2 mm befestigt und hat eine Höhe von 50,37 mm und einen Durchmesser von 3,2 mm. Der Vollausschlag des Geräts entspricht einem Drehmoment der Torsionsfeder von $7{,}187 \cdot 10^{-4}$ Nm.

Benzol: Höchstens 0,2 Prozent *(m/m)*. 5,00 g Substanz werden mit 60 g Trimethylpentan *R* und 8,0 g Methanol *R* versetzt, wobei Verklumpung eintritt. Nach 15 min langem Schütteln wird mit Trimethylpentan *R* zu 100,0 g ergänzt und weitere 15 min lang geschüttelt. Die Absorption (V.6.19) der überstehenden Lösung, im Maximum bei 261 nm gegen Trimethylpentan *R* als Kompensationsflüssigkeit gemessen, darf nicht größer sein als die Absorption einer 0,01prozentigen Lösung *(m/m)* von Benzol *R* in Trimethylpentan *R*. Für beide Messungen muß das gleiche Trimethylpentan *R* verwendet werden.

Schwermetalle (V.3.2.8): 1,0 g Substanz muß der Grenzprüfung C auf Schwermetalle entsprechen (20 ppm). Zur Herstellung der Referenzlösung werden 2,0 ml Blei-Lösung (10 ppm Pb) *R* verwendet.

Trocknungsverlust (V.6.22): Höchstens 2,0 Prozent, mit 1,000 g Substanz durch 1 h langes Trocknen im Trockenschrank bei 80 °C bestimmt.

Asche (V.3.2.16): Höchstens 0,15 Prozent, mit 1,0 g Substanz bestimmt.

Gehaltsbestimmung

0,400 g Substanz werden unter Rühren in 400 ml Wasser vorsichtig eingestreut und dispergiert. Anschließend wird mit 0,2 N-Natriumhydroxid-Lösung titriert. Der Endpunkt wird mit Hilfe der „Potentiometrie" (V.6.14) bestimmt. Nach jeder Zugabe von 0,2 N-Natriumhydroxid-Lösung muß mindestens 1 min lang kräftig gerührt oder geschüttelt werden, bevor der *p*H-Wert registriert wird.

1 ml 0,2 N-Natriumhydroxid-Lösung entspricht 9,00 mg Carboxylgruppen (−COOH).

Lagerung

Dicht verschlossen.

Hinweis

Die Monographie beschreibt nur Polyacrylsäure zur äußerlichen Anwendung.

Steriler Polyamid-6-Faden

Filum polyamidicum-6 sterile

Steriler Polyamid-6-Faden besteht aus gesponnenem Kunststoff, der durch Polymerisation von ε-Caprolactam hergestellt wird. Er besteht aus zylindrischen glatten Monofilamenten, geflochtenen Multifilamenten oder einem leicht verdrehten, mit demselben Material überzogenen Faden. Er kann mit den zugelassenen Farbstoffen oder Pigmenten gefärbt sein und wird anschließend sterilisiert.

Er ist praktisch unlöslich in den üblichen organischen Lösungsmitteln und wird nicht angegriffen von verdünnten Alkalihydroxid-Lösungen (z. B. 10prozentige Lösung (*m*/V) von Natriumhydroxid), jedoch von verdünnten Mineralsäuren (z. B. 2prozentige Lösung (*m*/V) von Schwefelsäure 96 %) und in der Wärme von Essigsäure 98 % und von Ameisensäure 70 % *(m/m).*

Prüfung auf Identität

A. Etwa 50 mg Faden und 0,5 ml Salzsäure 25 % *R* werden in einem zugeschmolzenen Glasrohr 18 h lang bei 110 °C erhitzt. Auch nach 6 h langem Stehenlassen dürfen sich keine Kristalle bilden.

B. Etwa 50 mg Faden werden mit 10 ml Salzsäure 25 % *R* versetzt. Der Faden zerfällt in der Kälte und löst sich in einigen Minuten vollständig auf.

C. Der Faden löst sich in einer 70prozentigen Lösung *(m/m)* von wasserfreier Ameisensäure *R*.

Prüfung auf Reinheit

Der Faden muß den unter **Sterile, nicht resorbierbare Fäden (Fila non resorbilia sterilia)** vorgeschriebenen Prüfungen und zusätzlich der folgenden Prüfung entsprechen:

Monomere und Oligomere: Höchstens 2 Prozent. 1,00 g Faden wird im Soxhlet-Apparat mit 30 ml Methanol *R* versetzt und auf dem Wasserbad 7 h lang, mit mindestens drei Überläufen je Stunde extrahiert. Das Methanol wird auf dem Wasserbad eingedampft. Der Kolben wird 10 min lang bei 110 °C getrocknet, in einem Exsikkator erkalten gelassen und gewogen. Der Rückstand darf höchstens 20 mg betragen.

Steriler Polyamid-6-Faden im Fadenspender

Filum polyamidicum-6 sterile in receptaculo

Steriler Polyamid-6-Faden im Fadenspender entspricht der Monographie **Steriler Polyamid-**

6-Faden, jedoch kann der einzelne Faden länger als 3,5 m sein. Er wird in einem Behältnis in den Verkehr gebracht, das es erlaubt, ihn anteilweise zu entnehmen.

Prüfung auf Identität

Entspricht der Monographie **Steriler Polyamid-6-Faden.**

Prüfung auf Reinheit

Entspricht der Monographie **Steriler Polyamid-6-Faden**. Dabei gilt:

Länge: Mindestens 95 Prozent der deklarierten Länge.

Durchmesser: Fäden von mehr als 3,5 m Länge sind an mindestens 12 Punkten zu messen. Dabei darf die Zahl der Meßpunkte je Abschnitt von 5 m Länge 3 nicht unterschreiten. Die Meßpunkte sollen gleichmäßig über die Länge der Fäden verteilt sein.

Reißkraft: Der Faden ist je Abschnitt von 5 m Länge an mindestens 2 Stellen zu prüfen, ein Faden von weniger als 5 m Länge an mindestens 2 Stellen. Die Meßstellen sollen gleichmäßig über die Länge der Fäden verteilt sein.

Sterilität (V.2.1.1): Entspricht der für Catgut und anderes chirurgisches Nahtmaterial vorgeschriebenen „Prüfung auf Sterilität“. Der Faden ist über seine gesamte Länge zu prüfen.

Lagerung

Entspricht der Monographie **Steriles Catgut im Fadenspender.**

Steriler Polyamid-6/6-Faden

Filum polyamidicum-6/6 sterile

Steriler Polyamid-6/6-Faden besteht aus gesponnenem Kunststoff, welcher durch Polykondensation von Hexamethylendiamin und Adipinsäure hergestellt wird. Er besteht aus zylindrischen glatten Monofilamenten, geflochtenen Multifilamenten oder einem leicht verdrehten, mit demselben Material überzogenen Faden. Er kann mit den zugelassenen Farbstoffen oder Pigmenten gefärbt sein und wird anschließend sterilisiert.

Er ist praktisch unlöslich in den üblichen organischen Lösungsmitteln und wird nicht angegriffen von verdünnten Alkalihydroxid-Lösungen (z. B. 10prozentige Lösung (*m*/V) von Natriumhydroxid), jedoch von verdünnten Mineralsäuren (z. B. 2prozentige Lösung (*m*/V) von Schwefelsäure 96 %) und in der Wärme von Essigsäure 98 % und von Ameisensäure 80 % *(m/m)*.

Prüfung auf Identität

A. In der Flamme schmilzt der Faden und verbrennt unter Bildung einer harten Perle und Verbreiten eines charakteristischen, sellerieähnlichen Geruches.

B. Etwa 50 mg Faden werden in ein senkrecht gehaltenes Glühröhrchen gegeben und bis zur Entwicklung von dichten Rauchschwaden vorsichtig erhitzt. Sobald diese aus dem Rohr austreten, wird die Heizquelle entfernt. Ein in das Glühröhrchen eingeführter Streifen Nitrobenzaldehyd-Papier *R* wird durch die Dämpfe langsam violettbraun gefärbt. Die Farbe verblaßt langsam an der Luft und verschwindet sofort beim Waschen mit Schwefelsäure 10 % *R*.

C. Etwa 50 mg Faden werden mit 10 ml Salzsäure 25 % *R* versetzt. Der Faden zerfällt in der Kälte und löst sich in einigen Minuten auf.

D. Der Faden löst sich in einer 70prozentigen Lösung *(m/m)* von wasserfreier Ameisensäure *R* nicht auf, wohl aber in einer 80prozentigen Lösung.

Prüfung auf Reinheit

Der Faden muß den unter **Sterile, nicht resorbierbare Fäden (Fila non resorbilia sterilia)** vorgeschriebenen Prüfungen entsprechen.

Steriler Polyamid-6/6-Faden im Fadenspender

Filum polyamidicum-6/6 sterile in receptaculo

Steriler Polyamid-6/6-Faden im Fadenspender entspricht der Monographie **Steriler Polyamid-6/6-Faden**, jedoch kann der einzelne Faden länger als 3,5 m sein. Er wird in einem Behältnis in den Verkehr gebracht, das es erlaubt, ihn anteilweise zu entnehmen.

Prüfung auf Identität

Entspricht der Monographie **Steriler Polyamid-6/6-Faden.**

Prüfung auf Reinheit

Entspricht der Monographie **Steriler Polyamid-6/6-Faden**. Dabei gilt:

Länge: Mindestens 95 Prozent der deklarierten Länge.

Durchmesser: Fäden von mehr als 3,5 m Länge sind an mindestens 12 Punkten zu messen. Dabei darf die Zahl der Meßpunkte je Abschnitt von 5 m Länge 3 nicht unterschreiten. Die Meßpunkte sollen gleichmäßig über die Länge der Fäden verteilt sein.

Reißkraft: Der Faden ist je Abschnitt von 5 m Länge an mindestens 2 Stellen zu prüfen, ein Faden von weniger als 5 m Länge an mindestens 2 Stellen. Die Meßstellen sollen gleichmäßig über die Länge der Fäden verteilt sein.

Sterilität (V.2.1.1): Entspricht der für Catgut und anderes chirurgisches Nahtmaterial vorgeschriebenen ,,Prüfung auf Sterilität“. Der Faden ist über seine gesamte Länge zu prüfen.

Lagerung

Entspricht der Monographie **Steriles Catgut im Fadenspender.**

Steriler Polyesterfaden

Filum polyestericum sterile

Steriler Polyesterfaden besteht aus gesponnenem Polyethylenterephthalat. Der Faden wird durch Flechten von sehr feinen Fäden in einer dem gewünschten Durchmesser entsprechenden Anzahl hergestellt. Der Polyesterfaden ist weißlich und kann mit zugelassenen Farbstoffen oder Pigmenten gefärbt sein und ist sterilisiert.

Er ist praktisch unlöslich in den meisten gebräuchlichen organischen Lösungsmitteln, wird aber angegriffen von konzentrierten Alkalihydroxid-Lösungen und ist unbeständig gegenüber Phenolen.

Prüfung auf Identität

A. Der Faden löst sich nur schwer beim Erwärmen in Dimethylformamid *R* und Dichlorbenzol *R*.

B. Etwa 50 mg Faden werden mit 10 ml Salzsäure 25 % *R* versetzt. Der Faden zeigt auch nach 6 h langer Einwirkung keine Veränderung.

Prüfung auf Reinheit

Der Faden muß den unter **Sterile, nicht resorbierbare Fäden (Fila non resorbilia sterilia)** vorgeschriebenen Prüfungen entsprechen.

Steriler Polyesterfaden im Fadenspender

Filum polyestericum sterile in receptaculo

Steriler Polyesterfaden im Fadenspender entspricht der Monographie **Steriler Polyesterfaden**, jedoch kann der einzelne Faden länger als 3,5 m sein. Er wird in einem Behältnis in den

Verkehr gebracht, das es erlaubt, ihn anteilweise zu entnehmen.

Prüfung auf Identität

Entspricht der Monographie **Steriler Polyesterfaden.**

Prüfung auf Reinheit

Entspricht der Monographie **Steriler Polyesterfaden**. Dabei gilt:

Länge: Mindestens 95 Prozent der deklarierten Länge.

Durchmesser: Fäden von mehr als 3,5 m Länge sind an mindestens 12 Punkten zu messen. Dabei darf die Zahl der Meßpunkte je Abschnitt von 5 m Länge 3 nicht unterschreiten. Die Meßpunkte sollen gleichmäßig über die Länge der Fäden verteilt sein.

Reißkraft: Der Faden ist je Abschnitt von 5 m Länge an mindestens 2 Stellen zu prüfen, ein Faden von weniger als 5 m Länge an mindestens 2 Stellen. Die Meßstellen sollen gleichmäßig über die Länge der Fäden verteilt sein.

Sterilität (V.2.1.1): Entspricht der für Catgut und anderes chirurgisches Nahtmaterial vorgeschriebenen „Prüfung auf Sterilität". Der Faden ist über seine gesamte Länge zu prüfen.

Lagerung

Entspricht der Monographie **Steriles Catgut im Fadenspender.**

Polymyxin-B-sulfat

Polymyxini B sulfas

Polymyxin-B-sulfat ist ein Gemisch von Polypeptidsulfaten, die aus bestimmten Stämmen von *Bacillus polymyxa* gewonnen oder durch andere Verfahren hergestellt werden. Die Wirksamkeit beträgt mindestens 6500 I. E. je Milligramm Substanz, berechnet auf die getrocknete Substanz.

Eigenschaften

Weißes bis fast weißes, hygroskopisches Pulver, fast geruchlos; löslich in Wasser, schwer löslich in Ethanol.

Prüfung auf Identität

A. Die Prüfung erfolgt mit Hilfe der Dünnschichtchromatographie (V.6.20.2) unter Verwendung einer Schicht von Kieselgel G *R*.

Untersuchungslösung: 5 mg Substanz werden in 1 ml einer Mischung von gleichen Volumteilen Salzsäure 36 % *R* und Wasser gelöst. Die Lösung wird in einem zugeschmolzenen Röhrchen 5 h lang auf 135 °C erhitzt. Die Lösung wird auf dem Wasserbad zur Trockne eingedampft. Bis zum Verschwinden des Geruches der Salzsäure wird erhitzt, und der Rückstand wird in 0,5 ml Wasser gelöst.

Referenzlösung a: 20 mg Leucin *R* werden in Wasser zu 10 ml gelöst.

Referenzlösung b: 20 mg Threonin *R* werden in Wasser zu 10 ml gelöst.

Referenzlösung c: 20 mg Phenylalanin *R* werden in Wasser zu 10 ml gelöst.

Referenzlösung d: 20 mg Serin *R* werden in Wasser zu 10 ml gelöst.

Die Prüfung wird vor Licht geschützt durchgeführt.

Auf die Platte werden getrennt 5 µl jeder Lösung bandförmig (10 mm) aufgetragen. Die Platte wird so in eine Chromatographiekammer gebracht, daß sie nicht in Kontakt mit dem Fließmittel kommt, das aus einer Mischung von 25 Teilen Wasser und 75 Teilen Phenol *R* besteht. Die Platte wird 12 h lang den Fließmitteldämpfen ausgesetzt. Die Chromatographie erfolgt mit demselben Fließmittel über eine Laufstrecke von 12 cm. Die Platte wird bei 100 bis 105 °C getrocknet, mit Ninhydrin-Lösung *R* 1 besprüht und anschließend 5 min lang auf 110 °C erhitzt. Das Chromatogramm der Untersuchungslösung zeigt Zonen, die den in den Chromatogrammen der Referenzlösungen a, b und c erhaltenen Zonen entsprechen, jedoch keine Zone, die der im Chromatogramm der Referenzlösung d erhaltenen entspricht. Das Chromatogramm der Untersuchungslösung weist ferner eine

Zone mit einem sehr kleinen Rf-Wert auf (2,4-Diaminobuttersäure).

B. Etwa 2 mg Substanz werden in 5 ml Wasser gelöst und mit 5 ml einer 10prozentigen Lösung (*m*/V) von Natriumhydroxid *R* versetzt. Werden unter Umschütteln tropfenweise 0,25 ml einer 1prozentigen Lösung (*m*/V) von Kupfer(II)-sulfat *R* zugesetzt, entwickelt sich eine rotviolette Färbung.

C. Die Substanz gibt die Identitätsreaktion a auf Sulfat (V.3.1.1).

Prüfung auf Reinheit

***p*H-Wert** (V.3.6.1): 0,2 g Substanz werden in kohlendioxidfreiem Wasser *R* zu 10 ml gelöst. Der *p*H-Wert der Lösung muß zwischen 5,0 und 7,0 liegen.

Spezifische Drehung (V.6.6): 0,50 g Substanz werden in Wasser zu 25,0 ml gelöst. Die spezifische Drehung muß zwischen −78 und −90° liegen, berechnet auf die getrocknete Substanz.

Phenylalanin: Mindestens 9 und höchstens 12 Prozent, berechnet auf die getrocknete Substanz. 0,375 g Substanz (*m* g) werden in 0,1 N-Salzsäure zu 100,0 ml gelöst. Die Absorption (V.6.19) der Lösung wird in den Maxima bei 264 nm (A_{264}), 258 nm (A_{258}) und 252 nm (A_{252}) sowie bei 300 nm (A_{300}) und 280 nm (A_{280}) gemessen. Der Gehalt an Phenylalanin in Prozent wird nach der folgenden Formel errechnet:

$$\frac{9{,}4787}{m}(A_{258} - 0{,}5\,A_{252} + 0{,}5\,A_{264} - 1{,}8\,A_{280} + 0{,}8\,A_{300})$$

Sulfat: Mindestens 15,5 und höchstens 17,5 Prozent Sulfat (SO_4), berechnet auf die getrocknete Substanz. 0,250 g Substanz werden in 100 ml Wasser gelöst. Die Lösung wird mit Ammoniak-Lösung 26 % *R* auf einen *p*H-Wert von 11 eingestellt. Nach Zusatz von 10,0 ml 0,1 M-Bariumchlorid-Lösung und etwa 0,5 mg Phthaleinpurpur *R* wird mit 0,1 M-Natriumedetat-Lösung titriert. Beim beginnenden Farbumschlag des Indikators werden 50 ml Ethanol 96 % *R* zugesetzt. Die Titration wird bis zum Verschwinden der blauvioletten Färbung fortgesetzt.

1 ml 0,1 M-Bariumchlorid-Lösung entspricht 9,606 mg Sulfat (SO_4).

Trocknungsverlust (V.6.22): Höchstens 6,0 Prozent, mit 1,000 g Substanz durch 3 h langes Trocknen über Phosphor(V)-oxid *R* bei 60 °C unterhalb 670 Pa bestimmt.

Sulfatasche (V.3.2.14): Höchstens 0,75 Prozent, mit 1,0 g Substanz bestimmt.

Wertbestimmung

Die Ausführung erfolgt nach „Mikrobiologische Wertbestimmung von Antibiotika" (V.2.2.1).

Polymyxin-B-sulfat zur parenteralen Anwendung muß folgenden zusätzlichen Anforderungen entsprechen:

Sterilität (V.2.1.1): Die Substanz muß der Prüfung auf „Sterilität" entsprechen.

Pyrogene (V.2.1.4): Je Kilogramm Körpermasse eines Kaninchens werden 1,5 mg Substanz, gelöst in 1 ml Wasser für Injektionszwecke, injiziert.

Anomale Toxizität (V.2.1.5): Je Maus werden 0,1 mg Substanz, gelöst in 0,5 ml einer sterilen 0,9prozentigen Lösung (*m*/V) von Natriumchlorid *R*, injiziert. Die intravenöse Injektion darf höchstens 60 s lang dauern. Die Tiere werden 48 h lang beobachtet.

Lagerung

Dicht verschlossen, vor Licht geschützt.

Beschriftung

Wenn die Substanz zur parenteralen Anwendung bestimmt ist, muß dies vermerkt sein.

Vorsichtig zu lagern!

Polysorbat 20

Polysorbatum 20

Polysorbat 20 ist ein Gemisch von Partialestern des Sorbitols und seiner Anhydride mit Laurinsäure, copolymerisiert mit etwa 20 Mol Ethylenoxid für jedes Mol Sorbitol und Sorbitolanhydrid. Die zur Veresterung verwendete Laurinsäure kann andere Fettsäuren enthalten.

Eigenschaften

Klare bis schwach opaleszierende, gelbliche bis bräunlichgelbe, ölige Flüssigkeit; mischbar mit Wasser, wasserfreiem Ethanol, Ethylacetat und Methanol, praktisch unlöslich in fetten Ölen und in flüssigem Paraffin.

Die relative Dichte beträgt etwa 1,10.

Prüfung auf Identität

A. 0,5 g Substanz werden in Wasser von etwa 50 °C zu 10 ml gelöst. Beim Schütteln entsteht ein kräftiger Schaum. Nach Zusatz von 0,5 g Natriumchlorid *R* wird zum Sieden erhitzt. Die auftretende Trübung verschwindet beim Abkühlen auf etwa 50 °C.

B. 4 g Substanz werden 30 min lang auf dem Wasserbad mit 40 ml einer 5prozentigen Lösung (*m*/V) von Kaliumhydroxid *R* unter Rückfluß erhitzt. Nach dem Abkühlen auf etwa 80 °C wird mit 20 ml Salpetersäure 12,5 % *R* angesäuert und erneut etwa 10 min lang unter Rückfluß erhitzt, um die Emulsion zu zerstören. Die Fettsäure scheidet sich an der Oberfläche als ölige Flüssigkeit ab. Nach dem Abkühlen auf Raumtemperatur wird die Fettsäure in 50 ml Petroläther *R* gelöst, wobei kräftiges Schütteln zu vermeiden ist. Die organische Schicht wird in einem Scheidetrichter dreimal mit je 5 ml Wasser gewaschen und auf dem Wasserbad zur Trockne eingedampft. Die Säurezahl (V.3.4.1), mit 0,300 g Rückstand bestimmt, liegt zwischen 245 und 300.

C. 0,1 g Substanz werden in 5 ml Chloroform *R* gelöst. Werden dieser Lösung 0,1 g Kaliumthiocyanat *R* und 0,1 g Cobalt(II)-nitrat *R* zugesetzt, entsteht nach Umrühren mit einem Glasstab eine blaue Färbung.

Prüfung auf Reinheit

Säurezahl (V.3.4.1): Höchstens 2,0, mit 5,0 g Substanz, gelöst in 50 ml des vorgeschriebenen Lösungsmittelgemisches, bestimmt.

Hydroxylzahl (V.3.4.3, Methode A): 96 bis 108, mit 2,0 g Substanz bestimmt.

Iodzahl (V.3.4.4): Höchstens 5,0.

Verseifungszahl (V.3.4.6): 40 bis 50. Zur Verseifung von 2,0 g Substanz werden 15,0 ml 0,5 N-ethanolische Kaliumhydroxid-Lösung verwendet. Vor der Titration wird die Lösung mit 50 ml Ethanol 96 % *R* versetzt.

Schwermetalle (V.3.2.8): 2,0 g Substanz müssen der Grenzprüfung C auf Schwermetalle entsprechen (10 ppm). Zur Herstellung der Referenzlösung werden 2 ml Blei-Lösung (10 ppm Pb) *R* verwendet.

Reduzierende Substanzen: 2,00 g Substanz werden in 25 ml heißem Wasser gelöst. Die Lösung wird mit 25 ml Schwefelsäure 10 % *R* und 0,1 ml Ferroin-Lösung *R* versetzt und unter dauerndem Schütteln mit 0,01 N-Ammoniumcer(IV)-nitrat-Lösung bis zum Farbumschlag von Rot nach Grünlichblau titriert. Die grünlichblaue Farbe muß 30 s lang bestehenbleiben. Ein Blindversuch wird durchgeführt. Höchstens 2,0 ml 0,01 N-Ammoniumcer(IV)-nitrat-Lösung dürfen verbraucht werden.

Wasser (V.3.5.6): Höchstens 3,0 Prozent, mit 1,000 g Substanz nach der Karl-Fischer-Methode bestimmt.

Sulfatasche: Höchstens 0,2 Prozent. In einem Quarz- oder Platintiegel werden 2,00 g Substanz mit 0,5 ml Schwefelsäure 96 % *R* versetzt und auf dem Wasserbad 2 h lang erhitzt. Bei niederer Temperatur wird sorgfältig so lange geglüht, bis die Verkohlung beendet ist. Nach Zusatz von 2 ml Salpetersäure 65 % *R* und 0,25 ml Schwefelsäure 96 % *R* wird sorgfältig so lange erhitzt, bis weiße Dämpfe entweichen. Bei 600 °C wird bis zum vollständigen Verschwinden aller Kohleteilchen geglüht. Nach dem Erkaltenlassen wird gewogen. Das Glühen wird bis zur Massekonstanz jeweils 15 min lang wiederholt.

Lagerung

Vor Licht geschützt.

Polysorbat 60

Polysorbatum 60

Polysorbat 60 ist ein Gemisch von Partialestern des Sorbitols und seiner Anhydride mit Stearinsäure, copolymerisiert mit etwa 20 Mol Ethylenoxid für jedes Mol Sorbitol und Sorbitolanhydrid. Die zur Veresterung verwendete Stearinsäure kann unterschiedliche Mengen anderer Fettsäuren, insbesondere Palmitinsäure, enthalten.

Eigenschaften

Gelblichbraune, gelartige Masse, die bei über 25 °C flüssig und klar wird; mischbar mit Wasser, wasserfreiem Ethanol, Ethylacetat und Methanol, praktisch unlöslich in fetten Ölen und flüssigem Paraffin.

Die relative Dichte beträgt etwa 1,10.

Prüfung auf Identität

A. 0,5 g Substanz werden in Wasser von etwa 50 °C zu 10 ml gelöst. Beim Schütteln entsteht ein kräftiger Schaum. Nach Zusatz von 0,5 g Natriumchlorid *R* wird zum Sieden erhitzt. Die auftretende Trübung verschwindet beim Abkühlen auf etwa 50 °C.

B. 4 g Substanz werden 30 min lang auf dem Wasserbad mit 40 ml einer 5prozentigen Lösung (*m*/V) von Kaliumhydroxid *R* unter Rückfluß erhitzt. Nach dem Abkühlen auf etwa 80 °C wird mit 20 ml Salpetersäure 12,5 % *R* angesäuert und erneut etwa 10 min lang unter Rückfluß erhitzt, um die Emulsion zu zerstören. Die Fettsäure scheidet sich an der Oberfläche als ölige Flüssigkeit ab. Nach dem Abkühlen auf Raumtemperatur wird die Fettsäure in 50 ml Petroläther *R* gelöst, wobei kräftiges Schütteln zu vermeiden ist. Die organische Schicht wird in einem Scheidetrichter dreimal mit je 5 ml Wasser gewaschen und auf dem Wasserbad zur Trockne eingedampft. Die Säurezahl (V.3.4.1), mit 0,500 g Rückstand bestimmt, liegt zwischen 190 und 220.

C. 0,1 g Substanz werden in 5 ml Chloroform *R* gelöst. Werden dieser Lösung 0,1 g Kaliumthiocyanat *R* und 0,1 g Cobalt(II)-nitrat *R* zugesetzt, entsteht nach Umrühren mit einem Glasstab eine blaue Färbung.

Prüfung auf Reinheit

Säurezahl (V.3.4.1): Höchstens 2,0, mit 5,0 g Substanz, gelöst in 50 ml des vorgeschriebenen Lösungsmittelgemisches, bestimmt.

Hydroxylzahl (V.3.4.3, Methode A): 81 bis 96, mit 2,0 g Substanz bestimmt.

Iodzahl (V.3.4.4): Höchstens 5,0.

Verseifungszahl (V.3.4.6): 45 bis 55. Zur Verseifung von 2,0 g Substanz werden 15,0 ml 0,5 N-ethanolische Kaliumhydroxid-Lösung verwendet. Vor der Titration wird die Lösung mit 50 ml Ethanol 96 % *R* versetzt.

Schwermetalle (V.3.2.8): 2,0 g Substanz müssen der Grenzprüfung C auf Schwermetalle entsprechen (10 ppm). Zur Herstellung der Referenzlösung werden 2 ml Blei-Lösung (10 ppm Pb) *R* verwendet.

Reduzierende Substanzen: 2,00 g Substanz werden in 25 ml heißen Wasser gelöst. Die Lösung wird mit 25 ml Schwefelsäure 10 % *R* und 0,1 ml Ferroin-Lösung *R* versetzt und unter dauerndem Schütteln mit 0,01 N-Ammoniumcer(IV)-nitrat-Lösung bis zum Farbumschlag von Rot nach Grünlichblau titriert. Die grünlichblaue Farbe muß 30 s lang bestehenbleiben. Ein Blindversuch wird durchgeführt. Höchstens 2,0 ml 0,01 N-Ammoniumcer(IV)-nitrat-Lösung dürfen verbraucht werden.

Wasser (V.3.5.6): Höchstens 3,0 Prozent, mit 1,000 g Substanz nach der Karl-Fischer-Methode bestimmt.

Sulfatasche: Höchstens 0,2 Prozent. In einem Quarz- oder Platintiegel werden 2,00 g Substanz mit 0,5 ml Schwefelsäure 96 % *R* versetzt und auf dem Wasserbad 2 h lang erhitzt. Bei niederer Temperatur wird sorgfältig so lange geglüht, bis die Verkohlung beendet ist. Nach Zusatz von 2 ml Salpetersäure 65 % *R* und 0,25 ml Schwefelsäure 96 % *R* wird sorgfältig so lange erhitzt, bis weiße Dämpfe entweichen. Bei 600 °C wird bis zum vollständigen Verschwinden aller Kohleteilchen geglüht. Nach dem Erkaltenlassen wird gewogen. Das Glühen wird bis zur Massekonstanz jeweils 15 min lang wiederholt.

Lagerung

Vor Licht geschützt.

Polysorbat 80

Polysorbatum 80

Polysorbat 80 ist ein Gemisch von Partialestern des Sorbitols und seiner Anhydride mit Ölsäure, copolymerisiert mit etwa 20 Mol Ethylenoxid für jedes Mol Sorbitol und Sorbitolanhydrid.

Eigenschaften

Klare, gelbliche bis bräunlichgelbe, ölige Flüssigkeit; mischbar mit Wasser, wasserfreiem Ethanol, Ethylacetat und Methanol, praktisch unlöslich in fetten Ölen und flüssigem Paraffin.

Die relative Dichte beträgt etwa 1,08.

Die Viskosität beträgt etwa 400 mPa · s (etwa 400 cP), bei 25 °C bestimmt.

Prüfung auf Identität

A. 0,5 g Substanz werden in Wasser von etwa 50 °C zu 10 ml gelöst. Beim Schütteln entsteht ein kräftiger Schaum. Nach Zusatz von 0,5 g Natriumchlorid *R* wird zum Sieden erhitzt. Die auftretende Trübung verschwindet beim Abkühlen auf etwa 50 °C.

B. 4 g Substanz werden 30 min lang auf dem Wasserbad mit 40 ml einer 5prozentigen Lösung (*m*/V) von Kaliumhydroxid *R* unter Rückfluß erhitzt. Nach dem Abkühlen auf etwa 80 °C wird mit 20 ml Salpetersäure 12,5 % *R* angesäuert und erneut etwa 10 min lang unter Rückfluß erhitzt, um die Emulsion zu zerstören. Wird auf 50 °C abgekühlt und zentrifugiert, scheidet sich die Fettsäure an der Oberfläche als ölige Flüssigkeit ab. Nach dem Abkühlen auf Raumtemperatur wird die Fettsäure in 50 ml Petroläther *R* gelöst, wobei kräftiges Schütteln zu vermeiden ist. Die organische Schicht wird in einem Scheidetrichter dreimal mit je 5 ml Wasser gewaschen und auf dem Wasserbad zur Trockne eingedampft. Der Rückstand wird mit einer Mischung von 2 ml Salpetersäure 65 % *R* und 3 ml Wasser überschichtet. Vorsichtig und in kleinen Anteilen werden 0,5 g Natriumnitrit *R* zugesetzt. Bei Raumtemperatur stehengelassen, wird die Fettsäureschicht innerhalb von 4 h fest.

C. 2 ml einer 5prozentigen Lösung (*m*/V) der Substanz werden mit 0,5 ml Bromwasser *R* versetzt. Die Lösung entfärbt sich.

D. 0,1 g Substanz werden in 5 ml Chloroform *R* gelöst. Werden dieser Lösung 0,1 g Kaliumthiocyanat *R* und 0,1 g Cobalt(II)-nitrat *R* zugesetzt, entsteht nach Umrühren mit einem Glasstab eine blaue Färbung.

Prüfung auf Reinheit

Säurezahl (V.3.4.1): Höchstens 2,0, mit 5,0 g Substanz, gelöst in 50 ml des vorgeschriebenen Lösungsmittelgemisches, bestimmt.

Hydroxylzahl (V.3.4.3, Methode A): 65 bis 80, mit 2,0 g Substanz bestimmt.

Iodzahl (V.3.4.4): 18 bis 24.

Verseifungszahl (V.3.4.6): 45 bis 55. Zur Verseifung von 2,0 g Substanz werden 15,0 ml 0,5 N-ethanolische Kaliumhydroxid-Lösung verwendet. Vor der Titration wird die Lösung mit 50 ml Ethanol 96 % *R* versetzt.

Schwermetalle (V.3.2.8): 2,0 g Substanz müssen der Grenzprüfung C auf Schwermetalle entsprechen (10 ppm). Zur Herstellung der Referenzlösung werden 2 ml Blei-Lösung (10 ppm Pb) *R* verwendet.

Reduzierende Substanzen: 2,00 g Substanz werden in 25 ml heißem Wasser gelöst. Die Lösung wird mit 25 ml Schwefelsäure 10 % *R* und 0,1 ml Ferroin-Lösung *R* versetzt und unter dauerndem Schütteln mit 0,01 N-Ammoniumcer(IV)-nitrat-Lösung bis zum Farbumschlag von Rot nach Grünlichblau titriert. Die grünlichblaue Farbe muß 30 s lang bestehenbleiben. Ein Blindversuch wird durchgeführt. Höchstens 5,0 ml 0,01 N-Ammoniumcer(IV)-nitrat-Lösung dürfen verbraucht werden.

Wasser (V.3.5.6): Höchstens 3,0 Prozent, mit 1,000 g Substanz nach der Karl-Fischer-Methode bestimmt.

Sulfatasche: Höchstens 0,2 Prozent. In einem Quarz- oder Platintiegel werden 2,00 g Substanz mit 0,5 ml Schwefelsäure 96 % *R* benetzt und auf dem Wasserbad 2 h lang erhitzt. Bei niederer Temperatur wird sorgfältig so lange geglüht, bis die Verkohlung beendet ist. Nach Zusatz von 2 ml Salpetersäure 65 % *R* und 0,25 ml Schwefelsäure 96 % *R* wird sorgfältig so lange erhitzt, bis weiße Dämpfe entweichen. Bei 600 °C wird bis zum vollständigen Verschwinden aller Kohleteilchen geglüht. Nach dem Erkaltenlassen wird gewogen. Das Glühen wird bis zur Massekonstanz jeweils 15 min lang wiederholt.

Lagerung

Vor Licht geschützt.

Pomeranzenschale

Aurantii pericarpium

Pomeranzenschale besteht aus der von der reifen Frucht von *Citrus aurantium* L. *subspecies aurantium* (Synonym: *Citrus aurantium* L. ssp. *amara* ENGLER) durch Abschälen gewonnenen und vom schwammigen, weißen Gewebe befreiten und getrockneten, äußeren Schicht der Fruchtwand. Sie enthält mindestens 1,0 Prozent ((V/*m*) ätherisches Öl und hat einen Bitterwert von mindestens 600.

Beschreibung

Die Droge hat einen aromatischen Geruch und einen würzigen, bitteren Geschmack. Sie besteht aus etwa 5 bis 8 cm langen, etwa 3 bis 5 cm breiten und etwa 1,5 mm dicken, elliptischen, beiderseits zugespitzten, mehr oder weniger gebogenen oder bauchig gewölbten Stücken. Die äußere Oberfläche ist gelblich- bis rötlichbraun und deutlich grubig-höckerig, die innere weißlichgelb bis bräunlich und durch angeschnittene oder durchscheinende Ölbehälter grob punktiert.

Mikroskopische Merkmale: Die Epidermis der Fruchtwand besteht aus kleinen, polygonalen Zellen mit nur schwach verdickten Seitenwänden. In der Epidermisebene finden sich vereinzelt rundliche, etwa 26 bis 30 µm große Spaltöffnungen vom anomocytischen Typ (V.4.3). Im Querschnitt erscheinen die Epidermiszellen quadratisch bis rechteckig. Ihre Außenwände sind verdickt und von einer dicken Kutikula bedeckt. Die rundlichen Zellen des darunterliegenden Parenchyms nehmen von außen nach innen an Größe zu. Ihre Wände sind meist kollenchymatisch verdickt. Die mehr oder weniger sternförmigen Parenchymzellen der innersten Lagen umschließen große Interzellularen. Das Parenchym wird durchzogen von unregelmäßig verlaufenden Leitbündeln, deren zarte Gefäße mit schraubigen oder netzigen Wandverdickungen versehen sind; sie werden bisweilen von kristallführenden Zellreihen mit Einzelkristallen begleitet. Peripher liegen, meist in 2 Lagen übereinander, bis zu 1000 µm große, ellipsoide bis kugelige Ölbehälter, die von tangential gestreckten Parenchymzellen umgeben sind. Zwischen die derbwandigen Parenchymzellen sind zahlreiche Gruppen aus meist 2 bis 6 sehr kleinen, dünnwandigen Zellen mit je einem oft rautenförmigen Calciumoxalatkristall eingestreut. Die Zellen der Epidermis und der äußeren Parenchymschichten sind mit Chromatophoren angefüllt. In den Parenchymzellen finden sich unregelmäßige Sphärite, die sich in Kaliumhydroxid-Lösung 20 % *RN* mit gelber Farbe lösen. Darin quellen die Zellwände ebenso wie in Chloralhydrat-Lösung *RN* 1 stark auf.

Pulverdroge: Das Pulver ist hellbraun. Es wird gekennzeichnet durch Fragmente der Fruchtwandepidermis in Aufsicht mit geradwandigen, kleinen, Chromatophoren führenden Zellen und vereinzelten, rundlichen Spaltöffnungen vom anomocytischen Typ (V.4.3) sowie kleine Gruppen oft rautenförmiger Einzelkristalle von Calciumoxalat aus den darunterliegenden Parenchymschichten; Bruchstücke des Parenchyms mit mehr oder weniger unregelmäßig rundlichen, meist dickwandigen Zellen; Bruchstücke der Leitbündel, bisweilen mit anhaftenden kristallführenden Zellreihen; Sphärite, die sich in Kaliumhydroxid-Lösung 20 % *RN* mit gelber Farbe lösen.

Prüfung auf Identität

Die Prüfung erfolgt mit Hilfe der Dünnschichtchromatographie (V.6.20.2) unter Verwendung einer Schicht von Kieselgel G *R*.

Untersuchungslösung: 1,0 g pulverisierte Droge (710) wird 5 min lang mit 10 ml Methanol *R* auf dem Wasserbad bei 65 °C geschüttelt. Die abgekühlte, filtrierte Lösung dient als Untersuchungslösung.

Referenzlösung: Je 1,0 mg Chlorogensäure *RN* und Kaffeesäure *R* und je 2,5 mg Hyperosid *RN* und Rutosid *R* werden in 10 ml Methanol *R* gelöst.

Auf die Platte werden getrennt 30 µl Untersuchungslösung und 10 µl Referenzlösung bandförmig (20 mm × 3 mm) aufgetragen. Die Chromatographie erfolgt mit einer Mischung von 10 Volumteilen Wasser, 10 Volumteilen wasserfreier Ameisensäure *R*, 30 Volumteilen Ethylmethylketon *R* und 50 Volumteilen Ethylacetat *R* über eine Laufstrecke von 15 cm. Nach dem Trocknen bei 100 bis 105 °C wird die noch warme Platte mit etwa 10 ml einer 1prozentigen Lösung (*m*/V) von Diphenylboryloxyethylamin *R* in Methanol *R* (für eine 200-mm × 200-mm-Platte) und anschließend mit etwa 10 ml einer 5prozentigen Lösung (V/V) von Macrogol 400 *R* in Methanol *R* besprüht. Die Auswertung erfolgt nach etwa 30 min im ultravioletten Licht bei 365 nm. In der Referenzlösung und der Untersuchungslösung tritt die gelbbraun fluoreszierende Rutosid-Zone deutlich hervor. Kurz oberhalb der Rutosid-Zone ist in der Untersuchungslösung die auffällig rot fluoreszierende Eriocitrin-Zone zu erkennen. Nach oben schließt sich die grünlich fluoreszierende Hesperidin-Zone an und angrenzend die gleichfarbig fluoreszierende Naringin-Zone, die etwas unterhalb der hellblau fluoreszierenden Zone der Chlorogensäure der Referenzlösung liegt. Zwischen der Chlorogensäure und dem gelbbraun fluoreszierenden Hyperosid der Referenzlösung befindet sich in der Untersuchungslösung eine ausgeprägte, dunkelblau fluoreszierende Zone. In der Nähe der Fließmittelfront liegen 4 auffällig blau fluoreszierende Zonen, die oberste davon befindet sich etwa auf der gleichen Höhe wie die hellblau fluoreszierende Kaffeesäure der Referenzlösung. Weitere schwächere gelbbräunliche bis grünliche und blaue Zonen sind im Chromatogramm vorhanden.

Prüfung auf Reinheit

Fremde Bestandteile (V.4.2).

Trocknungsverlust (V.6.22): Höchstens 10,0 Prozent, mit 1,000 g pulverisierter Droge (355) durch 2 h langes Trocknen im Trockenschrank bei 100 bis 105 °C bestimmt.

Asche (V.3.2.16): Höchstens 7,0 Prozent, mit 1,00 g pulverisierter Droge bestimmt.

Gehaltsbestimmung

Ätherisches Öl (V.4.5.8): Bestimmung mit 20,0 g unmittelbar vor der Bestimmung pulverisierter Droge (710) und 250 ml Wasser als Destillationsflüssigkeit in einem 500-ml-Rundkolben; Destillation 90 min lang bei 2 bis 3 ml je Minute; 0,5 ml Xylol *R* als Vorlage.

Bitterwert (V.4.4.N1): Mindestens 600, für die Extraktion sind 2,00 g pulverisierte Droge (710) zu verwenden.

Lagerung

Vor Licht geschützt.

Pomeranzentinktur

Aurantii tinctura

Tinktur aus Pomeranzenschale. Die Tinktur hat einen Bitterwert von mindestens 200.

Herstellung

Pomeranzentinktur wird aus 1 Teil frisch pulverisierter Pomeranzenschale (710) und 5 Teilen Ethanol 70 % (V/V) nach dem in der Monographie **Tinkturen** beschriebenen Verfahren der Perkolation hergestellt.

Eigenschaften

Gelb- bis rötlichbraune Flüssigkeit von aromatischem Geruch nach Pomeranzen und würzig bitterem Geschmack.

Prüfung auf Identität

Die Prüfung erfolgt mit Hilfe der Dünnschichtchromatographie (V.6.20.2) unter Verwendung einer Schicht von Kieselgel G *R*.

Untersuchungslösung: Die Tinktur wird direkt zur Chromatographie verwendet.

Referenzlösung: 1,0 mg Kaffeesäure *R* und je 2,5 mg Chlorogensäure *RN*, Hyperosid *RN* und Rutosid *R* werden in 10 ml Methanol *R* gelöst. Die Lösung ist jeweils frisch herzustellen.

Auf die Platte werden getrennt 10 µl jeder Lösung bandförmig (20 mm × 3 mm) aufgetragen. Die Chromatographie erfolgt mit einer Mischung von 10 Volumteilen Wasser, 10 Volumteilen wasserfreier Ameisensäure *R*, 30 Volumteilen Ethylmethylketon *R* und 50 Volumteilen Ethylacetat *R* über eine Laufstrecke von 15 cm. Nach Entfernen des Fließmittels durch Trocknen bei 80 bis 100 °C werden die Chromatogramme im ultravioletten Licht bei 365 nm ausgewertet.

Im Chromatogramm der Untersuchungs- und der Referenzlösung liegt im mittleren Bereich eine dunkle Zone, die dem Rutosid entspricht. Oberhalb der Rutosid-Zone liegen im Chromatogramm der Untersuchungslösung 2 grüngelb fluoreszierende Zonen, von denen die untere dem Hesperidin und die obere dem Naringin zuzuordnen ist. Darauf folgt eine türkisfarben fluoreszierende Zone, in deren Rf-Bereich die hellblau fluoreszierende Zone der Chlorogensäure im Chromatogramm der Referenzlösung liegt. Zwischen der orange bis braun fluoreszierenden Hyperosid-Zone und der hellblau fluoreszierenden Kaffeesäure-Zone erscheinen im Chromatogramm der Untersuchungslösung mehrere blau bis grünblau fluoreszierende Zonen.

Die Chromatogramme werden dann mit etwa 10 ml einer 1prozentigen Lösung (*m*/V) von Diphenylboryloxyethylamin *R* in Methanol *R* (für eine 200-mm×200-mm-Platte) und anschließend mit etwa 10 ml einer 5prozentigen Lösung (V/V) von Macrogol 400 *R* in Methanol *R* besprüht und nach 30 min erneut im ultravioletten Licht bei 365 nm ausgewertet. Die zuvor dunkle Rutosid-Zone fluoresziert nun intensiv gelborange. Im Chromatogramm der Untersuchungslösung ist zwischen der Hesperidin- und der Rutosid-Zone die rot fluoreszierende Zone von Eriocitrin zu erkennen, die auch im Tageslicht als rotgefärbte Zone sichtbar ist.

Prüfung auf Reinheit

Ethanolgehalt (V.5.3.1): 63,5 bis 67,0 Prozent (V/V).

Isopropylalkohol (V.3.3.N3).

Methanol (V.3.3.N2).

Trockenrückstand (V.6.22.N2): Mindestens 6,0 Prozent.

Gehaltsbestimmung

Bitterwert (V.4.4.N1): Mindestens 200.

Lagerung

Dicht verschlossen, vor Licht geschützt.

Prednisolon

Prednisolonum

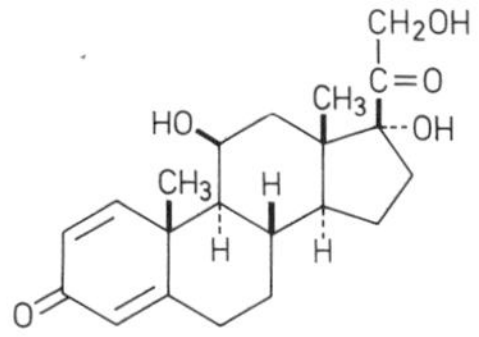

$C_{21}H_{28}O_5$ M_r 360,4

Prednisolon enthält mindestens 96,0 und höchstens 104,0 Prozent 11β,17,21-Trihydroxy-1,4-pregnadien-3,20-dion, berechnet auf die getrocknete Substanz.

Eigenschaften

Weißes bis fast weißes, kristallines Pulver, hygroskopisch; sehr schwer löslich in Wasser, löslich in Ethanol und Methanol, wenig löslich in Aceton, schwer löslich in Chloroform.

Die Substanz schmilzt bei etwa 230 °C unter Zersetzung.

Prüfung auf Identität

Die Prüfungen A und B können entfallen, wenn die Prüfungen C und D durchgeführt werden. Die Prüfungen C und D können entfallen, wenn die Prüfungen A und B durchgeführt werden.

A. Das IR-Absorptionsspektrum (V.6.18) der Substanz zeigt im Vergleich mit dem von Prednisolon *CRS* Maxima bei denselben Wellenlängen mit den gleichen relativen Intensitäten. Wenn die Spektren der Substanz und der Referenzsubstanz bei der Prüfung in fester Form unterschiedlich sind, werden die Substanzen getrennt in der eben notwendigen Menge Aceton *R* gelöst. Nach Eindampfen der Lösungen auf dem Wasserbad werden aus dem Rückstand Preßlinge unter Verwendung eines Halogensalzes oder Pasten unter Verwendung von flüssigem Paraffin *R* hergestellt und erneut Spektren aufgenommen.

B. Die Prüfung erfolgt mit Hilfe der Dünnschichtchromatographie (V.6.20.2) unter Verwendung einer Schicht eines geeigneten Kieselgels, das einen Fluoreszenzindikator mit intensivster Anregung der Fluoreszenz bei 254 nm enthält.

Untersuchungslösung: 25 mg Substanz werden in einer Mischung von 1 Volumteil Methanol *R* und 9 Volumteilen Chloroform *R* zu 10 ml gelöst.

Referenzlösung: 25 mg Prednisolon *CRS* werden in einer Mischung von 1 Volumteil Methanol *R* und 9 Volumteilen Chloroform *R* zu 10 ml gelöst.

Auf die Platte werden getrennt 2 µl jeder Lösung aufgetragen. Die Chromatographie erfolgt mit einer wie folgt hergestellten Mischung über eine Laufstrecke von 15 cm: Eine Mischung von 15 Volumteilen Ether *R* und 77 Volumteilen Dichlormethan *R* wird mit einer Mischung von 1,2 Volumteilen Wasser und 8 Volumteilen Methanol *R* versetzt (erste mobile Phase). Erneut wird über eine Laufstrecke von 15 cm mit einer Mischung von 5 Volumteilen wassergesättigtem 1-Butanol *R*, 15 Volumteilen Toluol *R* und 80 Volumteilen Ether *R* chromatographiert (zweite mobile Phase). Die Platte wird an der Luft trocknen gelassen und im ultravioletten Licht bei 254 nm ausgewertet. Der mit der Untersuchungslösung erhaltene Hauptfleck entspricht in bezug auf Lage und Größe dem mit der Referenzlösung erhaltenen Hauptfleck. Die Platte wird mit ethanolischer Schwefelsäure 35 % *R* besprüht und bei 120 °C 10 min lang oder bis zum Auftreten der Flecke erhitzt. Nach dem Abkühlen erfolgt die Auswertung im Tageslicht und im ultravioletten Licht bei 365 nm. Der mit der Untersuchungslösung erhaltene Hauptfleck entspricht in bezug auf Lage, Farbe im Tageslicht, Fluoreszenz im ultravioletten Licht bei 365 nm und Größe dem mit der Referenzlösung erhaltenen Hauptfleck.

C. Die Prüfung erfolgt mit Hilfe der Dünnschichtchromatographie (V.6.20.2) unter Verwendung einer geeigneten Kieselgel-Schicht, die einen Fluoreszenzindikator mit intensivster Anregung der Fluoreszenz bei 254 nm enthält.

Untersuchungslösung a: 25 mg Substanz werden in Methanol *R* zu 5 ml gelöst (Stammlösung). 2 ml der Lösung werden mit Chloroform *R* zu 10 ml verdünnt.

Untersuchungslösung b: 0,4 ml der unter „Untersuchungslösung a" erhaltenen Stammlösung werden in ein 100 mm langes Reagenzglas von 20 mm Durchmesser mit Glasschliffstopfen oder einem Stopfen aus Polytetrafluorethylen gegeben. Das Lösungsmittel wird unter schwachem Erwärmen in einem Strom von Stickstoff *R* verdampft und der Rückstand mit 2 ml einer 15prozentigen Lösung (V/V) von Essigsäure 98 % *R* und 50 mg Natriumbismutat *R* versetzt. Das Reagenzglas wird verschlossen und die Suspension 1 h lang vor Licht geschützt mit Hilfe eines Schüttelgerätes geschüttelt. Nach Zusatz von 2 ml einer 15prozentigen Lösung (V/V) von Essigsäure 98 % *R* wird in einen 50-ml-Scheidetrichter filtriert, wobei der Filter zweimal mit je 5 ml Wasser nachgewaschen wird. Das klare Filtrat wird mit 10 ml Dichlormethan *R* geschüttelt. Die organische Phase wird mit 5 ml 1 N-Natriumhydroxid-Lösung, zweimal mit je 5 ml Wasser gewaschen und anschließend über wasserfreiem Natriumsulfat *R* getrocknet.

Referenzlösung a: 25 mg Prednisolon *CRS* werden in Methanol *R* zu 5 ml gelöst (Stammlösung). 2 ml der Lösung werden mit Chloroform *R* zu 10 ml verdünnt.

Referenzlösung b: 0,4 ml der unter „Referenzlösung a" erhaltenen Stammlösung werden in ein 100 mm langes Reagenzglas von 20 mm Durchmesser mit Glasschliffstopfen oder einem Stopfen aus Polytetrafluorethylen gegeben. Das Lösungsmittel wird unter schwachem Erwärmen in einem Strom von Stickstoff *R* verdampft und der Rückstand mit 2 ml einer 15prozentigen Lösung (V/V) von Essigsäure 98 % *R* und 50 mg Natriumbismutat *R* versetzt. Das Reagenzglas wird verschlossen und die Suspension 1 h lang vor Licht geschützt mit Hilfe eines Schüttelgerätes geschüttelt. Nach Zusatz von 2 ml einer 15prozentigen Lösung (V/V) von Essigsäure 98 % *R* wird in einen 50-ml-Scheidetrichter filtriert, wobei das Filter zweimal mit je 5 ml Wasser nachgewaschen wird. Das klare Filtrat wird mit 10 ml Dichlormethan *R* geschüttelt. Die organische Phase wird mit 5 ml 1 N-Natriumhydroxid-Lösung, zweimal mit je 5 ml Wasser gewaschen und anschließend über wasserfreiem Natriumsulfat *R* getrocknet.

Auf die Platte werden getrennt 5 µl Untersuchungslösung a, 5 µl Referenzlösung a, 10 µl Untersuchungslösung b und 10 µl Referenzlösung b aufgetragen, wobei die beiden letzten Lösungen in kleinen Anteilen aufgetragen werden, um kleine Flecke am Startpunkt zu erhalten. Die Chromatographie erfolgt mit Hilfe einer wie folgt hergestellten Mischung über eine Laufstrecke von 15 cm: Eine Mischung von 15 Volumteilen Ether *R* und 77 Volumteilen Dichlormethan *R* wird mit einer Mischung von 1,2 Volumteilen Wasser und 8 Volumteilen Methanol *R* versetzt (erste mobile Phase). Erneut wird über eine Laufstrecke von 15 cm mit einer Mischung von 5 Volumteilen wassergesättigtem 1-Butanol *R*, 15 Volumteilen Toluol *R* und 80 Volumteilen Ether *R* chromatographiert (zweite mobile Phase). Die Platte wird an der Luft trocknen gelassen. Die Auswertung erfolgt im ultravioletten Licht bei 254 nm. Die mit den Untersuchungslösungen erhaltenen Hauptflecke entsprechen in bezug auf Lage und Größe den mit den entsprechenden Referenzlösungen erhaltenen Hauptflecken. Die Platte wird mit ethanolischer Schwefelsäure 35 % *R* besprüht und bei 120 °C 10 min lang oder bis zum Auftreten der Flecke erhitzt. Nach dem Abkühlen erfolgt die Auswertung im Tageslicht und im ultravioletten Licht bei 365 nm. Die mit den Untersuchungslösungen erhaltenen Hauptflecke entsprechen in bezug auf Lage, Farbe im Tageslicht, Fluoreszenz im ultravioletten Licht bei 365 nm und Größe den mit den entsprechenden Referenzlösungen erhaltenen Hauptflecken. Die mit Untersuchungslösung b und Referenzlösung b erhaltenen Hauptflecke haben einen deutlich größeren Rf-Wert als die mit Untersuchungslösung a und Referenzlösung a erhaltenen Hauptflecke.

D. Etwa 2 mg Substanz werden unter Schütteln in 2 ml Schwefelsäure 96 % *R* gelöst. Innerhalb 5 min entsteht eine intensive Rotfärbung. Die Lösung zeigt im ultravioletten Licht bei 365 nm eine rötlichbraune Fluoreszenz. Die Lösung wird in 10 ml Wasser gegeben. Nach dem Mischen verschwindet die Färbung, und die Lösung zeigt im ultravioletten Licht bei 365 nm eine gelbe Fluoreszenz.

Prüfung auf Reinheit

Spezifische Drehung (V.6.6): 0,250 g Substanz werden in Dioxan *R* zu 25,0 ml gelöst. Die spezifische Drehung muß zwischen +96 und +102° liegen, berechnet auf die getrocknete Substanz.

Absorption (V.6.19): 50,0 mg Substanz werden in Ethanol 96 % *R* zu 100,0 ml gelöst. 1,0 ml dieser Lösung wird mit Ethanol 96 % *R* zu 50,0 ml verdünnt. Die spezifische Absorption, im Maximum bei 240 nm gemessen, muß zwischen 400 und 430 liegen, berechnet auf die getrocknete Substanz.

Verwandte Substanzen: Die Prüfung erfolgt mit Hilfe der Dünnschichtchromatographie (V.6.20.2) unter Verwendung einer Schicht eines geeigneten Kieselgels, das einen Fluoreszenzindikator mit intensivster Anregung der Fluoreszenz bei 254 nm enthält.

Untersuchungslösung: 0,10 g Substanz werden in einer Mischung von 1 Volumteil Methanol *R* und 9 Volumteilen Chloroform *R* zu 10 ml gelöst.

Referenzlösung a: 2 ml Untersuchungslösung werden mit einer Mischung von 1 Volumteil Methanol *R* und 9 Volumteilen Chloroform *R* zu 100 ml verdünnt.

Referenzlösung b: 5 ml Referenzlösung a werden mit einer Mischung von 1 Volumteil Methanol *R* und 9 Volumteilen Chloroform *R* zu 10 ml verdünnt.

Referenzlösung c: 10 mg Hydrocortison *CRS* werden in einer Mischung von 1 Volumteil Methanol *R* und 9 Volumteilen Chloroform *R* gelöst. Nach Zusatz von 1 ml Untersuchungslösung wird mit dem gleichen Lösungsmittelgemisch zu 10 ml verdünnt.

Auf die Platte werden getrennt 5 µl jeder Lösung aufgetragen. Die Chromatographie erfolgt mit einer wie folgt hergestellten Mischung über eine Laufstrecke von 15 cm: Eine Mischung von 15 Volumteilen Ether *R* und 77 Volumteilen Dichlormethan *R* wird mit einer Mischung von 1,2 Volumteilen Wasser und 8 Volumteilen Methanol *R* versetzt. Die Platte wird an der Luft trocknen gelassen. Die Auswertung erfolgt im ultravioletten Licht bei 254 nm. Keine im Chromatogramm der Untersuchungslösung auftretenden Nebenflecke dürfen größer oder intensiver sein als der mit der Referenzlösung a erhaltene Fleck, und höchstens ein Nebenfleck darf größer oder intensiver sein als der mit der Referenzlösung b erhaltene Fleck. Die Prüfung darf nur ausgewertet werden, wenn das Chromatogramm der Referenzlösung c, deutlich voneinander getrennt, 2 Flecke zeigt.

Trocknungsverlust (V.6.22): Höchstens 1,0 Prozent, mit 0,500 g Substanz durch 3 h langes Trocknen im Trockenschrank bei 100 bis 105 °C bestimmt.

Gehaltsbestimmung

Die Gehaltsbestimmung muß unter Ausschluß direkter Lichteinwirkung durchgeführt werden.

Eine genau gewogene Menge Substanz wird in aldehydfreiem Ethanol 96 % *R* gelöst; die Lösung soll zwischen 340 und 360 µg Substanz in 10,0 ml enthalten. Gleichzeitig, unter gleichen Bedingungen, wird eine Referenzlösung der gleichen Konzentration mit Prednisolon *CRS* hergestellt. In zwei 25-ml-Meßkolben werden je 10,0 ml der beiden Lösungen eingefüllt und in einen dritten Meßkolben 10 ml aldehydfreies Ethanol 96 % *R*. In jeden Kolben werden 2,0 ml Triphenyltetrazoliumchlorid-Lösung *R* gegeben.[1)] Der Luftsauerstoff wird aus den Kolben mit sauerstofffreiem Stickstoff *R* verdrängt. Zu jeder Lösung werden sofort 2,0 ml verdünnte Tetramethylammoniumhydroxid-Lösung *R* zugesetzt. Der Luftsauerstoff

[1)] Die farbigen Reaktionsprodukte neigen zur Adsorption an die Glasoberfläche. Um zu niedrige Ergebnisse zu vermeiden, sollten die entsprechenden Glasbehältnisse zuvor mit den Reaktionsprodukten in Berührung kommen. Ein vorbehandeltes Glasbehältnis sollte ausschließlich für die Gehaltsbestimmung verwendet werden und sollte auch nur mit Wasser ausgespült werden.

wird erneut mit sauerstofffreiem Stickstoff *R* verdrängt und die Kolben werden verschlossen. Der Inhalt wird durch leichtes Schütteln gemischt und die Kolben werden 1 h lang im Wasserbad bei 30 °C gehalten. Nach schnellem Abkühlen wird jeweils mit aldehydfreiem Ethanol 96 % *R* zu 25,0 ml aufgefüllt. Die Absorption (V.6.19) der Untersuchungslösung und der Referenzlösung wird im Maximum bei 485 nm in einer geschlossenen 1-cm-Küvette gegen eine Kompensationsflüssigkeit gemessen, die ausgehend von 10 ml aldehydfreiem Ethanol 96 % *R* hergestellt wurde. Die Untersuchungslösung und die Referenzlösung sind so herzustellen, daß bei beiden der Zeitraum zwischen Zugabe der verdünnten Tetramethylammoniumhydroxid-Lösung *R* und Messen der Absorption gleich ist.

Der Gehalt an $C_{21}H_{28}O_5$ wird mit Hilfe der Absorptionen und der Konzentrationen der Lösungen errechnet.

Lagerung

Vor Licht geschützt.

Vorsichtig zu lagern!

Prednison

Prednisonum

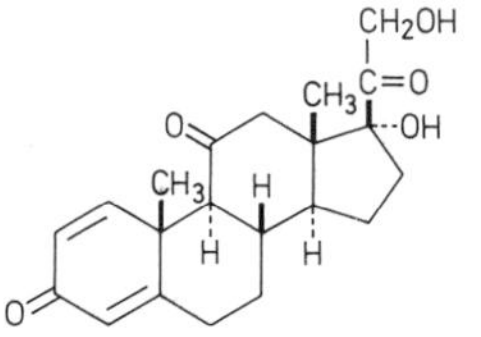

$C_{21}H_{26}O_5$ M_r 358,4

Prednison enthält mindestens 96,0 und höchstens 104,0 Prozent 17,21-Dihydroxy-1,4-pregnadien-3,11,20-trion, berechnet auf die getrocknete Substanz.

Eigenschaften

Weißes bis fast weißes, kristallines Pulver; praktisch unlöslich in Wasser, schwer löslich in Chloroform und Ethanol.

Die Substanz schmilzt bei etwa 230 °C unter Zersetzung.

Prüfung auf Identität

Die Prüfungen A und B können entfallen, wenn die Prüfungen C und D durchgeführt werden. Die Prüfungen C und D können entfallen, wenn die Prüfungen A und B durchgeführt werden.

A. Das IR-Absorptionsspektrum (V.6.18) der Substanz zeigt im Vergleich mit dem von Prednison *CRS* Maxima bei denselben Wellenlängen mit den gleichen relativen Intensitäten. Wenn die Spektren der Substanz und der Referenzsubstanz bei der Prüfung in fester Form unterschiedlich sind, werden die Substanzen getrennt in der eben notwendigen Menge Aceton *R* gelöst. Nach Eindampfen der Lösungen auf dem Wasserbad werden aus dem Rückstand Preßlinge unter Verwendung eines Halogensalzes oder Pasten unter Verwendung von flüssigem Paraffin *R* hergestellt und erneut Spektren aufgenommen.

B. Die bei der Prüfung auf „Verwandte Substanzen“ (siehe „Prüfung auf Reinheit“) erhaltenen Chromatogramme werden im ultravioletten Licht bei 254 nm ausgewertet. Der mit der Untersuchungslösung b erhaltene Hauptfleck entspricht in bezug auf Lage und Größe dem mit der Referenzlösung b erhaltenen Hauptfleck. Die Platte wird mit ethanolischer Schwefelsäure 35 % *R* besprüht und bei 120 °C 10 min lang oder bis zum Auftreten der Flecke erhitzt. Nach dem Abkühlen erfolgt die Auswertung im Tageslicht und im ultravioletten Licht bei 365 nm. Der mit der Untersuchungslösung b erhaltene Hauptfleck entspricht in bezug auf Lage, Farbe im Tageslicht, Fluoreszenz im ultravioletten Licht bei 365 nm und Größe dem mit der Referenzlösung b erhaltenen Hauptfleck.

C. Die Prüfung erfolgt mit Hilfe der Dünnschichtchromatographie (V.6.20.2) unter Verwendung einer geeigneten Kieselgel-Schicht, die einen Fluoreszenzindikator mit intensivster Anregung der Fluoreszenz bei 254 nm enthält.

Untersuchungslösung a: 25 mg Substanz werden in Methanol *R* zu 5 ml gelöst (Stammlösung). 2 ml der Lösung werden mit Chloroform *R* zu 10 ml verdünnt.

Untersuchungslösung b: 0,4 ml der unter „Untersuchungslösung a" erhaltenen Stammlösung werden in ein 100 mm langes Reagenzglas von 20 mm Durchmesser mit Glasschliffstopfen oder einem Stopfen aus Polytetrafluorethylen gegeben. Das Lösungsmittel wird unter schwachem Erwärmen in einem Strom von Stickstoff *R* verdampft und der Rückstand mit 2 ml einer 15prozentigen Lösung (V/V) von Essigsäure 98 % *R* und 50 mg Natriumbismutat *R* versetzt. Das Reagenzglas wird verschlossen und die Suspension 1 h lang vor Licht geschützt mit Hilfe eines Schüttelgerätes geschüttelt. Nach Zusatz von 2 ml einer 15prozentigen Lösung (V/V) von Essigsäure 98 % *R* wird in einen 50-ml-Scheidetrichter filtriert, wobei das Filter zweimal mit je 5 ml Wasser nachgewaschen wird. Das klare Filtrat wird mit 10 ml Dichlormethan *R* geschüttelt. Die organische Phase wird mit 5 ml 1 N-Natriumhydroxid-Lösung, zweimal mit je 5 ml Wasser gewaschen und anschließend über wasserfreiem Natriumsulfat *R* getrocknet.

Referenzlösung a: 25 mg Prednison *CRS* werden in Methanol *R* zu 5 ml gelöst (Stammlösung). 2 ml der Lösung werden mit Chloroform *R* zu 10 ml verdünnt.

Referenzlösung b: 0,4 ml der unter „Referenzlösung a" erhaltenen Stammlösung werden in ein 100 mm langes Reagenzglas von 20 mm Durchmesser mit Glasschliffstopfen oder einem Stopfen aus Polytetrafluorethylen gegeben. Das Lösungsmittel wird unter schwachem Erwärmen in einem Strom von Stickstoff *R* verdampft und der Rückstand mit 2 ml einer 15prozentigen Lösung (V/V) von Essigsäure 98 % *R* und 50 mg Natriumbismutat *R* versetzt. Das Reagenzglas wird verschlossen und die Suspension 1 h lang vor Licht geschützt mit Hilfe eines Schüttelgerätes geschüttelt. Nach Zusatz von 2 ml einer 15prozentigen Lösung (V/V) von Essigsäure 98 % *R* wird in einen 50-ml-Scheidetrichter filtriert, wobei das Filter zweimal mit je 5 ml Wasser nachgewaschen wird. Das klare Filtrat wird mit 10 ml Dichlormethan *R* geschüttelt. Die organische Phase wird mit 5 ml 1 N-Natriumhydroxid-Lösung, zweimal mit je 5 ml Wasser gewaschen und anschließend über wasserfreiem Natriumsulfat *R* getrocknet.

Auf die Platte werden getrennt 5 µl Untersuchungslösung a, 5 µl Referenzlösung a, 50 µl Untersuchungslösung b und 50 µl Referenzlösung b aufgetragen, wobei die beiden letzten Lösungen in kleinen Anteilen aufgetragen werden, um kleine Flecke am Startpunkt zu erhalten. Die Chromatographie erfolgt mit einer wie folgt hergestellten Mischung über eine Laufstrecke von 15 cm: Eine Mischung von 15 Volumteilen Ether *R* und 77 Volumteilen Dichlormethan *R* wird mit einer Mischung von 1,2 Volumteilen Wasser und 8 Volumteilen Methanol *R* versetzt. Die Platte wird an der Luft trocknen gelassen. Die Auswertung erfolgt im ultravioletten Licht bei 254 nm. Die mit den Untersuchungslösungen erhaltenen Hauptflecke entsprechen in bezug auf Lage und Größe den mit den entsprechenden Referenzlösungen erhaltenen Hauptflecken. Die Platte wird mit ethanolischer Schwefelsäure 35 % *R* besprüht und bei 120 °C 10 min lang oder bis zum Auftreten der Flecke erhitzt. Nach dem Abkühlen erfolgt die Auswertung im Tageslicht und im ultravioletten Licht bei 365 nm. Die mit den Untersuchungslösungen erhaltenen Hauptflecke entsprechen in bezug auf Lage, Farbe im Tageslicht, Fluoreszenz im ultravioletten Licht bei 365 nm und Größe den mit den entsprechenden Referenzlösungen erhaltenen Hauptflecken. Die mit Untersuchungslösung b und Referenzlösung b erhaltenen Hauptflecke haben einen deutlich größeren Rf-Wert als die mit Untersuchungslösung a und Referenzlösung a erhaltenen Hauptflecke.

D. Etwa 2 mg Substanz werden unter Schütteln in 2 ml Schwefelsäure 96 % *R* gelöst. Innerhalb 5 min entsteht eine Gelbfärbung und die Lösung zeigt eine blaue Fluoreszenz im ultravioletten Licht bei 365 nm. Die Lösung wird in 10 ml Wasser gegeben. Die Färbung der Lösung verblaßt, aber die blaue Fluoreszenz im ultravioletten Licht verschwindet nicht.

Prüfung auf Reinheit

Spezifische Drehung (V.6.6): 0,250 g Substanz werden in Dioxan *R* zu 25,0 ml gelöst. Die spezifische Drehung muß zwischen +167 und +175° liegen, berechnet auf die getrocknete Substanz.

Absorption (V.6.19): 50,0 mg Substanz werden in Ethanol 96 % *R* zu 100,0 ml gelöst. 1,0 ml dieser Lösung wird mit Ethanol 96 % *R* zu 50,0 ml verdünnt. Die spezifische Absorption, im Maximum bei 240 nm gemessen, muß zwischen 405 und 435 liegen, berechnet auf die getrocknete Substanz.

Verwandte Substanzen: Die Prüfung erfolgt mit Hilfe der Dünnschichtchromatographie (V.6.20.2) unter Verwendung einer Schicht eines geeigneten Kieselgels, das einen Fluoreszenzindikator mit intensivster Anregung der Fluoreszenz bei 254 nm enthält.

Untersuchungslösung a: 0,10 g Substanz werden in einer Mischung von 1 Volumteil Methanol *R* und 9 Volumteilen Chloroform *R* zu 10 ml gelöst.

Untersuchungslösung b: 1,0 ml Untersuchungslösung a wird mit einer Mischung von 1 Volumteil Methanol *R* und 9 Volumteilen Chloroform *R* zu 10 ml verdünnt.

Referenzlösung a: 2,0 ml Untersuchungslösung a werden mit einer Mischung von 1 Volumteil Methanol *R* und 9 Volumteilen Chloroform *R* zu 100 ml verdünnt.

Referenzlösung b: 10 mg Prednison *CRS* werden in einer Mischung von 1 Volumteil Methanol *R* und 9 Volumteilen Chloroform *R* zu 10 ml gelöst.

Referenzlösung c: 5 ml Referenzlösung a werden mit einer Mischung von 1 Volumteil Methanol *R* und 9 Volumteilen Chloroform *R* zu 10 ml verdünnt.

Referenzlösung d: 10 mg Betamethason *CRS* werden in einer Mischung von 1 Volumteil Methanol *R* und 9 Volumteilen Chloroform *R* gelöst. Nach Zusatz von 1,0 ml Untersuchungslösung a wird mit demselben Lösungsmittelgemisch zu 10 ml verdünnt.

Auf die Platte werden getrennt 5 µl jeder Lösung aufgetragen. Die Chromatographie erfolgt mit einer wie folgt hergestellten Mischung über eine Laufstrecke von 15 cm: Eine Mischung von 15 Volumteilen Ether *R* und 77 Volumteilen Dichlormethan *R* wird mit einer Mischung von 1,2 Volumteilen Wasser und 8 Volumteilen Methanol *R* versetzt. Die Platte wird an der Luft trocknen gelassen. Die Auswertung erfolgt im ultravioletten Licht bei 254 nm. Keine im Chromatogramm der Untersuchungslösung a auftretenden Nebenflecke dürfen größer oder intensiver sein als der mit der Referenzlösung a erhaltene Fleck, und höchstens ein Nebenfleck darf größer oder intensiver sein als der mit der Referenzlösung c erhaltene Fleck. Die Prüfung darf nur ausgewertet werden, wenn das Chromatogramm der Referenzlösung d deutlich voneinander getrennt 2 Flecke zeigt.

Trocknungsverlust (V.6.22): Höchstens 1,0 Prozent, mit 0,500 g Substanz durch 3 h langes Trocknen im Trockenschrank bei 100 bis 105 °C bestimmt.

Gehaltsbestimmung

Die Gehaltsbestimmung muß unter Ausschluß direkter Lichteinwirkung durchgeführt werden.

Eine genau gewogene Menge Substanz wird in aldehydfreiem Ethanol 96 % *R* gelöst; die Lösung soll zwischen 340 und 360 µg Substanz in 10,0 ml enthalten. Gleichzeitig, unter gleichen Bedingungen, wird eine Referenzlösung der gleichen Konzentration mit Prednison *CRS* hergestellt. In zwei 25-ml-Meßkolben werden je 10,0 ml der beiden Lösungen eingefüllt und in einen dritten Meßkolben 10 ml aldehydfreies Ethanol 96 % *R*. In jeden Kolben werden 2,0 ml Triphenyltetrazoliumchlorid-Lösung *R* gegeben.[1] Der Luftsauerstoff wird aus den Kolben mit sauerstofffreiem Stickstoff *R* verdrängt. Zu jeder Lösung werden sofort 2,0 ml verdünnte Tetramethylammoniumhydroxid-Lösung *R* zugesetzt. Der Luftsauerstoff wird erneut mit sauerstofffreiem Stickstoff *R* verdrängt und die Kolben werden verschlossen. Der Inhalt wird durch leichtes Schütteln gemischt und die Kolben werden 1 h lang im Wasserbad bei 30 °C gehalten. Nach raschem Abkühlen wird jeweils mit aldehydfreiem Ethanol 96 % *R* zu 25,0 ml aufgefüllt. Die Absorption (V.6.19) der Untersuchungslösung und der Referenzlösung wird im Maximum bei 485 nm in einer geschlossenen 1-cm-Küvette gegen eine Kompensationsflüssigkeit gemessen, die ausgehend von 10 ml aldehydfreiem Ethanol 96 % *R* hergestellt wurde. Die Untersuchungslösung und die Referenzlösung sind so herzustellen, daß bei beiden der Zeitraum zwischen Zugabe der verdünnten Tetramethylammoniumhydroxid-Lösung *R* und Messen der Absorption gleich ist.

Der Gehalt an $C_{21}H_{26}O_5$ wird mit Hilfe der Absorptionen und der Konzentrationen der Lösungen errechnet.

---

[1] Die farbigen Reaktionsprodukte neigen zur Adsorption an die Glasoberfläche. Um zu niedrige Ergebnisse zu vermeiden, sollten die entsprechenden Glasbehältnisse zuvor mit den Reaktionsprodukten in Berührung kommen. Ein vorbehandeltes Glasbehältnis sollte ausschließlich für die Gehaltsbestimmung verwendet werden und sollte auch nur mit Wasser ausgespült werden.

Lagerung

Vor Licht geschützt.

Vorsichtig zu lagern!

Primelwurzel

Primulae radix

Primelwurzel besteht aus dem getrockneten Wurzelstock mit den Wurzeln von *Primula veris* L. und/oder *Primula elatior* (L.) HILL.

Beschreibung

Die Droge hat einen schwachen Geruch und stark kratzenden Geschmack. Der Wurzelstock ist etwa 1 bis 5 cm lang und etwa 2 bis 4 mm dick, gerade oder etwas gebogen, graubraun, grobhöckerig. Am oberen Teil finden sich oft Stengel- und Blattreste. Die aus dem Wurzelstock nach allen Seiten zahlreich entspringenden Wurzeln sind brüchig, etwa 1 mm dick und bis etwa 10 cm, meist 6 bis 8 cm lang, bei *Primula elatior* bräunlich, bei *Primula veris* gelblichweiß. Der Bruch ist glatt und hornartig.

Mikroskopische Merkmale: Der Wurzelstock ist von einer Rhizodermis mit braunen Außenwänden umgeben. Das Parenchym von Rinde und Mark besteht aus rundlichen, dickwandigen, getüpfelten Zellen. Die Leitbündel sind kollateral, mit Netzgefäßen, Übergängen zu Tüpfelgefäßen und selten Spiralgefäßen.

Bei *Primula elatior* befinden sich im Mark Steinzellennester aus gelbgrünen Steinzellen mit dicker, geschichteter und getüpfelter Wand. Einzelne Steinzellen sind mitunter auch in der Rinde in der Nähe der Rhizodermis zu finden. Bei *Primula veris* sind keine Steinzellen vorhanden. Im Parenchym der Rinde und im Mark von Wurzelstock und Wurzel finden sich zahlreiche Stärkekörner. Sie sind kugelig, eiförmig oder keulenförmig, einzeln oder zu wenigen zusammengesetzt, meist etwa 5 bis 15 µm, selten bis 30 µm groß. Die Rhizodermiszellen der Wurzeln sind gelblichbraun, vorgewölbt oder zu Wurzelhaaren ausgewachsen. Die einreihige Hypodermis enthält meist keine Stärke. Die Wurzelrinde besteht wie die des Rhizoms aus rundlichen, dickwandigen, getüpfelten Parenchymzellen mit zahlreichen, kleinen Interzellularen.

Pulverdroge: Das Pulver ist graubraun. Es ist gekennzeichnet durch Parenchymfragmente der Wurzelrinde sowie Mark und Rinde des Wurzelstockes aus rundlichen, dickwandigen und getüpfelten Zellen, bräunliche Rhizodermisfragmente mit Wurzelhaaren; netzartig verdickte Gefäße, einfache oder aus wenig Körnern zusammengesetzte Stärke von wechselnder Größe und Gestalt. Bei Anwesenheit von *Primula elatior* gelbgrüne, stark getüpfelte Steinzellennester. Sklerenchymfasern und Calciumoxalatkristalle fehlen.

Prüfung auf Identität

Die Prüfung erfolgt mit Hilfe der Dünnschichtchromatographie (V.6.20.2) unter Verwendung einer Schicht von Kieselgel GF_{254} *R.*

Untersuchungslösung: 1,0 g pulverisierte Droge (500) wird 15 min lang mit 10 ml Ethanol 70 % *RN* unter Rückflußkühlung zum Sieden erhitzt; das Filtrat dient als Untersuchungslösung.

Referenzlösung a: 10 mg Saponin *RN* werden in 1,0 ml Ethanol 70 % *RN* gelöst.

Referenzlösung b: 2,0 mg Aescin *R* werden in 0,2 ml Ethanol 70 % *RN* gelöst.

Auf die Platte werden getrennt 20 µl jeder Lösung bandförmig (20 mm × 3 mm) aufgetragen. Die Chromatographie erfolgt mit der Oberphase einer Mischung von 10 Volumteilen Essigsäure 98 % *R*, 40 Volumteilen Wasser und 50 Volumteilen 1-Butanol *R* über eine Laufstrecke von 12 cm. Nach dem Trocknen bei 100 bis 105 °C werden im ultravioletten Licht bei 254 nm fluoreszenzmindernde Zonen und im ultravioletten Licht bei 365 nm fluoreszierende Zonen gekennzeichnet. Anschließend werden die Chromatogramme mit etwa 10 ml Anisaldehyd-Reagenz *R* (für eine 200-mm × 200-mm-Platte) besprüht und 5 bis 10 min lang unter Beobachtung auf 100 bis 105 °C erhitzt. Im ultravioletten Licht bei 254 nm sind in den Chromatogrammen der Referenzlösungen a und b Zonen der Fluoreszenzminderung erkennbar; im Chromatogramm der Untersuchungslösung liegen dicht unterhalb der Fließmittelfront, etwa auf der Höhe des Aescins sowie etwas darüber, fluoreszenzmindernde Zonen. Im ultravioletten Licht bei 365 nm dürfen im Chromatogramm der Untersuchungslösung im Bereich des Saponins keine hellblau bis grünlich fluoreszierenden Zonen sichtbar sein (Beimengungen von *Cynanchum-vincetoxicum*-Wurzeln). Im Tageslicht ist auf dem besprühten Chromatogramm der Referenzlösung b das Aescin als blauviolette Zone, auf dem Chromatogramm der Referenzlösung a das Saponin als 3 braune bis bräunliche Zonen erkennbar. Im Chromatogramm der Untersuchungslösung erscheint etwa im Bereich des Aescins eine deutlich ausgeprägte, dunkelviolette Zone; darunter, etwa im Bereich der Zonen der Fluoreszenzminderung des Saponins, liegt eine weitere, etwa gleich gefärbte Zone. Im Chromatogramm der Untersuchungslösung können noch weitere, schwach violette, gelbliche und braungrüne Zonen erkennbar sein.

Prüfung auf Reinheit

Fremde Bestandteile (V.4.2)

Trocknungsverlust (V.6.22): Höchstens 10,0 Prozent, mit 1,000 g pulverisierter Droge (355) durch 2 h langes Trocknen im Trockenschrank bei 100 bis 105 °C bestimmt.

Asche (V.3.2.16): Höchstens 11,0 Prozent, mit 1,000 g pulverisierter Droge bestimmt.

Lagerung

Vor Licht geschützt.

Probenecid

Probenecidum

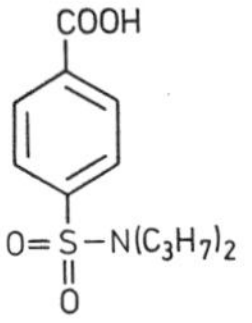

$C_{13}H_{19}NO_4S$ M_r 285,4

Probenecid enthält mindestens 99,0 und höchstens 101,0 Prozent 4-(Dipropylsulfamoyl)benzoesäure, berechnet auf die getrocknete Substanz.

Eigenschaften

Kleine Kristalle oder weißes bis fast weißes, kristallines Pulver, geruchlos; praktisch unlöslich in Wasser, löslich in Aceton, wenig löslich in Chloroform und wasserfreiem Ethanol, schwer löslich in Ether.

Prüfung auf Identität

Die Prüfung C kann entfallen, wenn die Prüfungen A, B und D durchgeführt werden. Die Prüfungen B und D können entfallen, wenn die Prüfungen A und C durchgeführt werden.

A. Schmelztemperatur (V.6.11.1): 197 bis 202 °C.

B. 20 mg Substanz werden in einer Mischung von 1 Volumteil 0,1 N-Salzsäure und 9 Volumteilen Ethanol 96 % *R* zu 100,0 ml gelöst. 5,0 ml der Lösung werden mit demselben Lösungsmittelgemisch zu 100,0 ml verdünnt. Die Lösung, zwischen 220 und 350 nm gemessen, hat Absorptionsmaxima (V.6.19) bei 223 und 248 nm. Die spezifische Absorption, im Maximum bei 248 nm gemessen, liegt zwischen 310 und 350.

C. Das IR-Absorptionspektrum (V.6.18) der Substanz zeigt im Vergleich mit dem von Probenecid *CRS* Maxima bei denselben Wellenlängen mit den gleichen relativen Intensitäten.

D. 0,2 g Substanz werden in dem gerade notwendigen Volumen Ammoniak-Lösung 3,5 % *R* gelöst (etwa 0,6 ml). Nach Zusatz von 3 ml Silbernitrat-Lösung *R* 2 entsteht ein weißer Niederschlag, der sich in einem Überschuß an Ammoniak-Lösung wieder löst.

Prüfung auf Reinheit

Aussehen der Lösung: 1,0 g Substanz wird in 1 N-Natriumhydroxid-Lösung zu 10 ml gelöst. Die Lösung muß klar (V.6.1) und darf nicht stärker gefärbt sein als die Farbvergleichslösung G_6 (V.6.2., Methode II).

Sauer reagierende Substanzen: 2,0 g Substanz werden mit 100 ml Wasser versetzt und 30 min lang auf dem Wasserbad erhitzt. Nach Verdünnen mit Wasser zum Ausgangsvolumen wird auf Raumtemperatur abkühlen gelassen und abfiltriert. 50 ml Filtrat werden mit 0,1 ml Phenolphthalein-Lösung *R* versetzt. Bis zum Farbumschlag dürfen höchstens 0,5 ml 0,1 N-Natriumhydroxid-Lösung verbraucht werden.

Verwandte Substanzen: Die Prüfung erfolgt mit Hilfe der Dünnschichtchromatographie (V.6.20.2) unter Verwendung einer Schicht von Kieselgel GF_{254} *R*.

Untersuchungslösung: 0,1 g Substanz werden in Aceton *R* zu 10 ml gelöst.

Referenzlösung: 0,5 ml Untersuchungslösung werden mit Aceton *R* zu 100 ml verdünnt.

Auf die Platte werden getrennt 20 µl jeder Lösung aufgetragen. Die Chromatographie erfolgt mit einer Mischung von 10 Volumteilen Essigsäure 98 % *R*, 15 Volumteilen Chloroform *R*, 20 Volumteilen Diisopropylether *R* und 55 Volumteilen Toluol *R* über eine Laufstrecke von 15 cm. Die Platte wird an der Luft trocknen gelassen und im ultravioletten Licht bei 254 nm ausgewertet. Kein im Chromatogramm der Untersuchungslösung auftretender Nebenfleck darf größer sein als der mit der Referenzlösung erhaltene Fleck.

Schwermetalle (V.3.2.8): 1,0 g Substanz muß der Grenzprüfung C auf Schwermetalle entsprechen (20 ppm). Zur Herstellung der Referenzlösung werden 2 ml Blei-Lösung (10 ppm Pb) *R* verwendet.

Trocknungsverlust (V.6.22): Höchstens 0,5 Prozent, mit 1,000 g Substanz durch Trocknen im Trockenschrank bei 100 bis 105 °C bestimmt.

Sulfatasche (V.3.2.14): Höchstens 0,1 Prozent, mit 1,0 g Substanz bestimmt.

Gehaltsbestimmung

0,250 g Substanz werden, falls erforderlich unter Schütteln und schwachem Erwärmen, in 50 ml Ethanol 96 % *R* gelöst. Die Lösung wird mit 0,1 N-Natriumhydroxid-Lösung titriert. Der Endpunkt wird mit Hilfe der ,,Potentiometrie" (V.6.14) bestimmt.

1 ml 0,1 N-Natriumhydroxid-Lösung entspricht 28,54 mg $C_{13}H_{19}NO_4S$.

Vorsichtig zu lagern!

Procainhydrochlorid

Procaini hydrochloridum

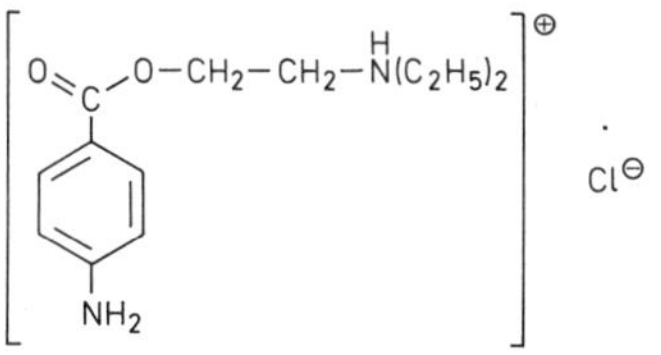

$C_{13}H_{21}ClN_2O_2$ M_r 272,8

Procainhydrochlorid enthält mindestens 99,0 und höchstens 101,0 Prozent 2-Diethylaminoethyl-(4-aminobenzoat)-monohydrochlorid, berechnet auf die getrocknete Substanz.

Eigenschaften

Farblose Kristalle oder weißes, kristallines Pulver, geruchlos; sehr leicht löslich in Wasser, löslich in Ethanol, schwer löslich in Chloroform, praktisch unlöslich in Ether.

Prüfung auf Identität

Die Prüfung B kann entfallen, wenn die Prüfungen A, C, D, E und F durchgeführt werden. Die Prüfungen C, D und E können entfallen, wenn die Prüfungen A, B und F durchgeführt werden.

A. Schmelztemperatur (V.6.11.1): 154 bis 158 °C.

B. Das IR-Absorptionsspektrum (V.6.18) der Substanz zeigt im Vergleich mit dem von Procainhydrochlorid *CRS* Maxima bei denselben Wellenlängen mit den gleichen relativen Intensitäten.

C. Etwa 5 mg Substanz werden mit 0,5 ml rauchender Salpetersäure *R* versetzt und auf dem Wasserbad zur Trockne eingedampft. Wird der Rückstand nach dem Erkalten in 5 ml Aceton *R* gelöst und mit 1 ml 0,1 N-ethanolischer Kaliumhydroxid-Lösung versetzt, entwickelt sich nur eine bräunlichrote Färbung.

D. 0,2 ml Prüflösung (siehe ,,Prüfung auf Reinheit") werden mit 2 ml Wasser und 0,5 ml Schwefelsäure 10 % *R* versetzt und umgeschüttelt. Nach Zusatz von 1 ml einer 0,1prozentigen Lösung (*m*/V) von Kaliumpermanganat *R* wird die Mischung sofort entfärbt.

E. 1 ml Prüflösung wird mit Wasser zu 100 ml verdünnt. 2 ml dieser Lösung geben die Identitätsreaktion auf primäre aromatische Amine (V.3.1.1).

F. Die Substanz gibt die Identitätsreaktion a auf Chlorid (V.3.1.1).

Prüfung auf Reinheit

Prüflösung: 2,5 g Substanz werden in kohlendioxidfreiem Wasser *R* zu 50 ml gelöst.

Aussehen der Lösung: Die Prüflösung muß klar (V.6.1) und farblos (V.6.2, Methode II) sein.

***p*H-Wert** (V.6.3.1): 4 ml Prüflösung werden mit kohlendioxidfreiem Wasser *R* zu 10 ml verdünnt. Der *p*H-Wert der Lösung muß zwischen 5,0 und 6,5 liegen.

Verwandte Substanzen: Die Prüfung erfolgt mit Hilfe der Dünnschichtchromatographie (V.6.20.2) unter Verwendung einer Schicht von Kieselgel GF_{254} *R*.

Untersuchungslösung: 1,0 g Substanz wird in Wasser zu 10 ml gelöst.

Referenzlösung: 50 mg Aminobenzoesäure *R* werden in Wasser zu 100 ml gelöst. 1 ml dieser Lösung wird mit Wasser zu 10 ml verdünnt.

Auf die Platte werden getrennt 5 µl jeder Lösung aufgetragen. Die Chromatographie erfolgt mit einer Mischung von 4 Volumteilen Essigsäure 98 % *R*, 16 Volumteilen Hexan *R* und 80 Volumteilen Dibutylether *R* über eine Laufstrecke von 10 cm. Die Platte wird 10 min lang bei 100 bis 105 °C getrocknet und im ultravioletten Licht bei 254 nm ausgewertet. Kein im Chromatogramm der Untersuchungslösung auftretender Nebenfleck darf größer sein als der mit der Referenzlösung erhaltene Fleck. Der Hauptfleck im Chromatogramm der Untersuchungslösung verbleibt am Startpunkt.

Schwermetalle (V.3.2.8): 1,0 g Substanz wird in Wasser zu 25,0 ml gelöst und die Vorfiltration durchgeführt. 10 ml des Vorfiltrats müssen der Grenzprüfung E auf Schwermetalle entsprechen (5 ppm). Zur Herstellung der Referenzlösung werden 2 ml der Blei-Lösung (1 ppm Pb) *R* verwendet.

Trocknungsverlust (V.6.22): Höchstens 0,5 Prozent, mit 1,000 g Substanz durch Trocknen im Trockenschrank bei 100 bis 105 °C bestimmt.

Sulfatasche (V.3.2.14): Höchstens 0,1 Prozent, mit 1,0 g Substanz bestimmt.

Gehaltsbestimmung

0,400 g Substanz werden in 50 ml Salzsäure 7 % *R* gelöst und die Bestimmung nach „Stickstoff in primären aromatischen Aminen“ (V.3.5.1) durchgeführt.

1 ml 0,1 M-Natriumnitrit-Lösung entspricht 27,28 mg $C_{13}H_{21}ClN_2O_2$.

Lagerung

Vor Licht geschützt.

Vorsichtig zu lagern!

Prochlorperazin-hydrogenmaleat

Prochlorperazini maleas

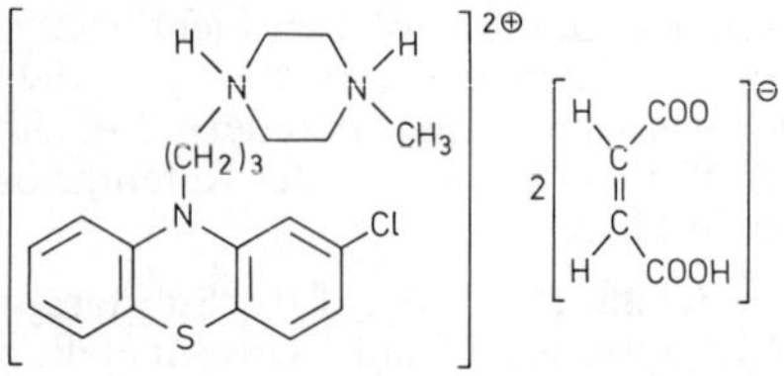

$C_{28}H_{32}ClN_3O_8S$ M_r 606

Prochlorperazinhydrogenmaleat enthält mindestens 98,0 und höchstens 101,0 Prozent 2-Chlor-10-[3-(4-methyl-1-piperazinyl)propyl]phenothiazin-bis(hydrogenmaleat), berechnet auf die getrocknete Substanz.

Eigenschaften

Weißes bis schwach gelbliches, kristallines Pulver, praktisch geruchlos; sehr schwer löslich in Wasser und Ethanol, praktisch unlöslich in Chloroform und Ether.

Prüfung auf Identität

Die Prüfung B kann entfallen, wenn die Prüfungen A, C und D durchgeführt werden. Die Prüfung A kann entfallen, wenn die Prüfungen B, C und D durchgeführt werden.

A. *Die Prüfung wird vor Licht geschützt durchgeführt.* 50 mg Substanz werden in 0,1 N-Salzsäure zu 500,0 ml gelöst. Die Lösung, sofort zwischen 280 und 350 nm gemessen, zeigt ein Absorptionsmaximum (V.6.19) bei 305 nm. 10,0 ml der Lösung werden mit 0,1 N-Salzsäure zu 100,0 ml verdünnt. Die Lösung, sofort zwischen 230 und 280 nm gemessen, hat ein Absorptionsmaximum (V.6.19) bei 255 nm. Die spezifische Absorption, in diesem Maximum gemessen, liegt zwischen 525 und 575.

B. Das IR-Absorptionsspektrum (V.6.18) der Substanz zeigt im Vergleich mit dem von Prochlorperazinhydrogenmaleat *CRS* Maxima bei denselben Wellenlängen mit den gleichen relativen Intensitäten.

C. Die Substanz entspricht der Prüfung „Identifizierung von Phenothiazinen durch Dünnschichtchromatographie" (V.3.1.4), mit folgenden Änderungen:

Untersuchungslösung: 20 mg Substanz werden in einer Mischung von gleichen Volumteilen Chloroform *R* und Methanol *R* zu 20 ml gelöst.

Referenzlösung: 20 mg Prochlorperazinhydrogenmaleat *CRS* werden in einer Mischung von gleichen Volumteilen Chloroform *R* und Methanol *R* zu 20 ml gelöst.

Auf die Platte werden getrennt 4 µl jeder Lösung aufgetragen.

D. 0,2 g Substanz werden mit einer Mischung von 1 ml Natriumhydroxid-Lösung 40 % *R* und 3 ml Wasser versetzt und dreimal mit je 5 ml Ether *R* ausgeschüttelt. 0,1 ml der wäßrigen Phase werden mit einer Lösung von 10 mg Resorcin *R* in 3 ml Schwefelsäure 96 % *R* versetzt und 15 min lang im Wasserbad erhitzt. Dabei tritt keine Färbung auf. Der Rest der wäßrigen Phase wird mit 2 ml Brom-Lösung *R* versetzt, 15 min lang im Wasserbad und dann zum Sieden erhitzt. 0,1 ml der abgekühlten Lösung werden mit einer Lösung von 10 mg Resorcin *R* in 3 ml Schwefelsäure 96 % *R* versetzt und 15 min lang im Wasserbad erhitzt. Dabei tritt eine Blaufärbung auf.

Prüfung auf Reinheit

***p*H-Wert** (V.6.3.1): Der *p*H-Wert einer frisch hergestellten, gesättigten Lösung in kohlendioxidfreiem Wasser *R* muß zwischen 3,0 und 4,0 liegen.

Verwandte Substanzen: *Die Prüfung ist vor Licht geschützt durchzuführen.*
Die Prüfung erfolgt mit Hilfe der Dünnschichtchromatographie (V.6.20.2) unter Verwendung einer Schicht von Kieselgel GF_{254} *R*.

Untersuchungslösung: 0,2 g Substanz werden in einer Mischung von 5 Volumteilen Diethylamin *R* und 95 Volumteilen Methanol *R* zu 10 ml gelöst. Die Lösung wird unmittelbar vor Gebrauch hergestellt.

Referenzlösung: 1 ml Untersuchungslösung wird mit einer Mischung von 5 Volumteilen Diethylamin *R* und 95 Volumteilen Methanol *R* zu 200 ml verdünnt.

Auf die Platte werden getrennt 10 µl jeder Lösung aufgetragen. Die Chromatographie erfolgt mit einer Mischung von 10 Volumteilen Aceton *R*, 10 Volumteilen Diethylamin *R* und 80 Volumteilen Cyclohexan *R* über eine Laufstrecke von 12 cm. Die Platte wird an der Luft trocknen gelassen und im ultravioletten Licht bei 254 nm ausgewertet. Kein im Chromatogramm der Untersuchungslösung auftretender Nebenflecke darf größer sein als der mit der Referenzlösung erhaltene Fleck. Am Startpunkt verbleibende Flecke werden nicht berücksichtigt.

Trocknungsverlust (V.6.22): Höchstens 1,0 Prozent, mit 1,000 g Substanz durch Trocknen im Trockenschrank bei 100 bis 105 °C bestimmt.

Sulfatasche (V.3.2.14): Höchstens 0,1 Prozent, mit 1,0 g Substanz bestimmt.

Gehaltsbestimmung

0,200 g pulverisierte Substanz werden unter Erwärmen auf dem Wasserbad in 50 ml wasserfreier Essigsäure *R* gelöst. Nach dem Abkühlen auf Raumtemperatur wird die Lösung nach „Titration in wasserfreiem Medium" (V.3.5.5) mit 0,1 N-Perchlorsäure titriert. Der Endpunkt wird mit Hilfe der „Potentiometrie" (V.6.14) bestimmt.

1 ml 0,1 N-Perchlorsäure entspricht 30,31 mg $C_{28}H_{32}ClN_3O_8S$.

Lagerung

Vor Licht geschützt.

Vorsichtig zu lagern!

Progesteron

Progesteronum

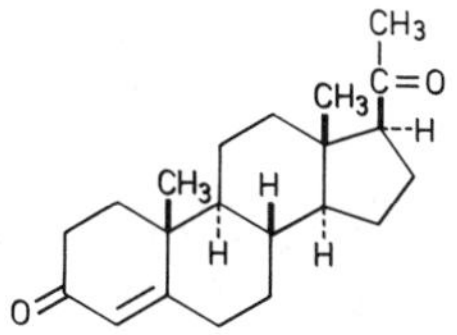

$C_{21}H_{30}O_2$ M_r 314,5

Progesteron enthält mindestens 97,0 und höchstens 103,0 Prozent 4-Pregnen-3,20-dion, berechnet auf die getrocknete Substanz.

Eigenschaften

Weißes bis fast weißes, kristallines Pulver oder farblose Kristalle; praktisch unlöslich in Wasser, sehr leicht löslich in Chloroform, leicht löslich in wasserfreiem Ethanol, wenig löslich in Aceton, Ether und fetten Ölen.

Prüfung auf Identität

A. Schmelztemperatur (V.6.11.1): 128 bis 132 °C.

B. Das IR-Absorptionsspektrum (V.6.18) der Substanz zeigt im Vergleich mit dem von Progesteron *CRS* Maxima bei denselben Wellenlängen mit den gleichen relativen Intensitäten. Wenn die Spektren der Substanz und der Referenzsubstanz bei der Prüfung in fester Form nicht gleich sind, werden neue Spektren mit Hilfe von 5prozentigen Lösungen (*m*/V) in Chloroform *R* aufgenommen.

C. Die Prüfung erfolgt mit Hilfe der Dünnschichtchromatographie (V.6.20.2) unter Verwendung einer Schicht eines geeigneten Kieselgels, das einen Fluoreszenzindikator mit intensivster Anregung der Fluoreszenz bei 254 nm enthält.

Untersuchungslösung: 10 mg Substanz werden in einer Mischung von 1 Volumteil Methanol *R* und 9 Volumteilen Chloroform *R* zu 10 ml gelöst.

Referenzlösung: 10 mg Progesteron *CRS* werden in einer Mischung von 1 Volumteil Methanol *R* und 9 Volumteilen Chloroform *R* zu 10 ml gelöst.

Auf die Platte werden getrennt 5 µl jeder Lösung aufgetragen. Die Chromatographie erfolgt mit einer Mischung von 33 Volumteilen Ethylacetat *R* und 66 Volumteilen Chloroform *R* über eine Laufstrecke von 15 cm. Die Platte wird an der Luft trocknen gelassen. Die Auswertung erfolgt im ultravioletten Licht bei 254 nm. Der Hauptfleck im Chromatogramm der Untersuchungslösung entspricht in bezug auf Lage und Größe dem Hauptfleck im Chromatogramm der Referenzlösung. Die Platte wird mit ethanolischer Schwefelsäure 35 % *R* besprüht, 15 min lang auf 120 °C erhitzt und erkalten gelassen. Die Auswertung erfolgt bei Tageslicht und im ultravioletten Licht bei 365 nm. Der Hauptfleck im Chromatogramm der Untersuchungslösung entspricht in bezug auf Lage, Farbe im Tageslicht, Fluoreszenz im ultravioletten Licht bei 365 nm und Größe dem im Chromatogramm der Referenzlösung erhaltenen Hauptfleck.

Prüfung auf Reinheit

Spezifische Drehung (V.6.6): 0,250 g Substanz werden in wasserfreiem Ethanol *R* zu 25,0 ml gelöst. Die spezifische Drehung muß zwischen +186 und +194° liegen, berechnet auf die getrocknete Substanz.

Verwandte Substanzen: Die Prüfung erfolgt mit Hilfe der Dünnschichtchromatographie (V.6.20.2) unter Verwendung einer Schicht von Kieselgel G *R*.

Untersuchungslösung: 0,1 g Substanz werden in einer Mischung von 1 Volumteil Methanol *R* und 9 Volumteilen Chloroform *R* zu 10 ml gelöst.

Referenzlösung: 1 ml Untersuchungslösung wird mit einer Mischung von 1 Volumteil Methanol *R* und 9 Volumteilen Chloroform *R* zu 100 ml verdünnt.

Auf die Platte werden getrennt 5 µl jeder Lösung aufgetragen. Die Chromatographie erfolgt mit einer Mischung von 33 Volumteilen Ethylacetat *R* und 66 Volumteilen Chloroform *R* über eine Laufstrecke von 15 cm. Die Platte wird an der Luft trocknen gelassen und mit einer Mischung von 30 Volumteilen Wasser und 70 Volumteilen Schwefelsäure 96 % *R*, die mit Kaliumdichromat *R* gesättigt ist, besprüht. 30 min lang wird auf 130 °C erhitzt und erkalten gelassen. Kein im Chromatogramm der Untersuchungslösung auftretender Nebenfleck darf intensiver sein als der Fleck im Chromatogramm der Referenzlösung.

Trocknungsverlust (V.6.22): Höchstens 0,5 Prozent, mit 0,500 g Substanz durch 2 h langes Trocknen im Trockenschrank bei 100 bis 105 °C bestimmt.

Gehaltsbestimmung

25,0 mg Substanz werden in Ethanol 96 % *R* zu 250,0 ml gelöst. 5,0 ml dieser Lösung werden mit Ethanol 96 % *R* zu 50,0 ml verdünnt. Die Absorption (V.6.19) wird im Maximum bei 241 nm gemessen.

Der Gehalt an $C_{21}H_{30}O_2$ wird mit Hilfe der spezifischen Absorption = 535 berechnet.

Lagerung

Vor Licht geschützt.

Vorsichtig zu lagern!

Promethazinhydrochlorid

Promethazini hydrochloridum

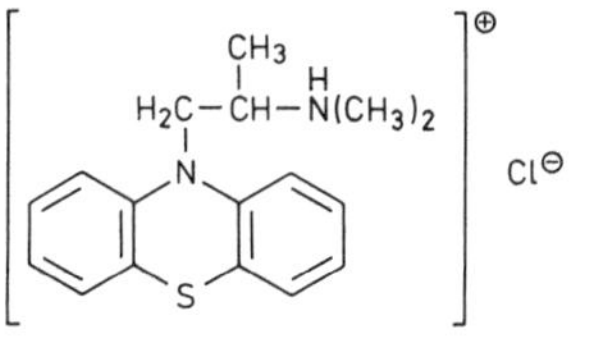

$C_{17}H_{21}ClN_2S$ M_r 320,9

Promethazinhydrochlorid enthält mindestens 99,0 und höchstens 101,0 Prozent *(RS)*-1,*N*,*N*-Trimethyl-2-(10-phenothiazinyl)ethylaminhydrochlorid, berechnet auf die getrocknete Substanz.

Eigenschaften

Weißes bis schwach gelbliches, kristallines Pulver; sehr leicht löslich in Wasser, leicht löslich in Chloroform und Ethanol, praktisch unlöslich in Ether.

Die Substanz schmilzt bei etwa 222 °C unter Zersetzung.

Prüfung auf Identität

Die Prüfung A kann entfallen, wenn die Prüfungen B, C und D durchgeführt werden. Die Prüfung C kann entfallen, wenn die Prüfungen A, B und D durchgeführt werden.

A. Das IR-Absorptionsspektrum (V.6.18) der Substanz zeigt im Vergleich mit dem von Promethazinhydrochlorid *CRS* Maxima bei denselben Wellenlängen mit den gleichen relativen Intensitäten.

B. Die Substanz entspricht der Prüfung „Identifizierung von Phenothiazinen durch Dünnschichtchromatographie" (V.3.1.4).

C. 0,25 g Substanz werden in 25 ml Wasser gelöst. Die Lösung wird unter Rühren langsam mit 25 ml Pikrinsäure-Lösung *R* versetzt und 10 min lang stehengelassen. Der Niederschlag wird gesammelt, mit wenig Wasser gewaschen, aus Ethanol 96 % *R* umkristallisiert und anschließend getrocknet. Die Kristalle schmelzen (V.6.11.1) bei etwa 160 °C unter Zersetzung.

D. 50 mg Substanz werden in 5 ml Wasser gelöst. Die Lösung gibt die Identitätsreaktion b auf Chlorid (V.3.1.1).

Prüfung auf Reinheit

pH-Wert (V.6.3.1): 1,0 g Substanz wird in kohlendioxidfreiem Wasser *R* zu 10 ml gelöst. Der *p*H-Wert der Lösung, sofort nach Herstellung der Lösung gemessen, muß zwischen 4,0 und 5,0 liegen.

Verwandte Substanzen: *Die Prüfung ist unter Ausschluß direkter Lichteinwirkung durchzuführen. Die Lösungen sind unmittelbar vor Gebrauch herzustellen.*

Die Prüfung erfolgt mit Hilfe der Dünnschichtchromatographie (V.6.20.2) unter Verwendung einer Schicht von Kieselgel GF_{254} *R*.

Untersuchungslösung: 0,2 g Substanz werden in einer Mischung von 5 Volumteilen Diethylamin *R* und 95 Volumteilen Methanol *R* zu 10 ml gelöst.

Referenzlösung a: 20 mg Isopromethazinhydrochlorid *CRS* werden in einer Mischung von 5 Volumteilen Diethylamin *R* und 95 Volumteilen Methanol *R* zu 100 ml gelöst.

Referenzlösung b: 0,5 ml Untersuchungslösung werden mit einer Mischung von 5 Volumteilen Diethylamin *R* und 95 Volumteilen Methanol *R* zu 100 ml verdünnt.

Auf die Platte werden getrennt 10 µl jeder Lösung aufgetragen. Die Chromatographie erfolgt mit einer Mischung von 5 Volumteilen Diethylamin *R*, 10 Volumteilen Aceton *R* und 85 Volumteilen Hexan *R* über eine Laufstrecke von 12 cm. Die Platte wird an der Luft getrocknet und im ultravioletten Licht bei 254 nm ausgewertet. Ein am Startpunkt verbleibender Fleck wird nicht berücksichtigt. Im Chromatogramm der Untersuchungslösung darf ein dem Isopromethazinhydrochlorid entsprechender

Fleck nicht größer oder intensiver sein als der Fleck im Chromatogramm der Referenzlösung a. Andere Nebenflecke dürfen nicht größer oder intensiver sein als der Fleck im Chromatogramm der Referenzlösung b.

Trocknungsverlust (V.6.22): Höchstens 0,5 Prozent, mit 1,000 g Substanz durch Trocknen im Trockenschrank bei 100 bis 105 °C bestimmt.

Sulfatasche (V.3.2.14): Höchstens 0,1 Prozent, mit 1,0 g Substanz bestimmt.

Gehaltsbestimmung

0,250 g Substanz werden in einer Mischung von 5,0 ml 0,01 N-Salzsäure und 50 ml Ethanol 96 % *R* gelöst. Die Bestimmung erfolgt mit Hilfe der ,,Potentiometrie" (V.6.14) unter Verwendung von 0,1 N-Natriumhydroxid-Lösung. Das zwischen den beiden Krümmungspunkten zugesetzte Volumen wird abgelesen.

1 ml 0,1 N-Natriumhydroxid-Lösung entspricht 32,09 mg $C_{17}H_{21}ClN_2S$.

Lagerung

Vor Licht geschützt.

Vorsichtig zu lagern!

Propylenglycol

Propylenglycolum

CH_2OH
|
CHOH
|
CH_3

$C_3H_8O_2$ M_r 76,1

Propylenglycol ist *(RS)*-1,2-Propandiol.

Eigenschaften

Klare, farblose, viskose Flüssigkeit, hygroskopisch; mischbar mit Wasser, Chloroform und Ethanol.

Prüfung auf Identität

A. Die Substanz entspricht der Prüfung ,,Relative Dichte" (siehe ,,Prüfung auf Reinheit").

B. Die Substanz entspricht der Prüfung ,,Brechungsindex" (siehe ,,Prüfung auf Reinheit").

C. Siedetemperatur (V.6.9): 184 bis 189 °C.

D. 0,5 ml Substanz werden mit 5 ml Pyridin *R* und 2 g fein pulverisiertem Nitrobenzoylchlorid *R* versetzt. Die Mischung wird 1 min lang zum Sieden erhitzt und anschließend unter Schütteln in 15 ml kaltes Wasser gegossen. Der Niederschlag wird abfiltriert, mit 20 ml einer gesättigten Lösung von Natriumhydrogencarbonat *R* und mit Wasser gewaschen und getrocknet. Der Niederschlag wird in siedendem Ethanol 80 % (V/V) gelöst und die heiße Lösung filtriert. Die beim Abkühlen ausfallenden Kristalle haben nach dem Trocknen bei 100 bis 105 °C eine Schmelztemperatur (V.6.11.1) von 123 bis 128 °C.

Prüfung auf Reinheit

Aussehen der Substanz: Die Substanz muß klar (V.6.1) und farblos (V.6.2, Methode II) sein.

Relative Dichte (V.6.4): 1,035 bis 1,040.

Brechungsindex (V.6.5): 1,431 bis 1,433.

Sauer reagierende Substanzen: 10 ml Substanz werden mit 40 ml Wasser und 0,1 ml Bromthymolblau-Lösung *R* 1 versetzt. Die Lösung muß grünlichgelb gefärbt sein. Bis zum Farbumschlag nach Blau dürfen höchstens 0,05 ml 0,1 N-Natriumhydroxid-Lösung verbraucht werden.

Oxidierende Substanzen: 10 ml Substanz werden in einem Kolben mit Schliffstopfen mit 5 ml Wasser, 2 ml Kaliumiodid-Lösung *R* und 2 ml Schwefelsäure 10 % *R* versetzt und 15 min lang vor Licht geschützt stehengelassen. Nach Zusatz von 1 ml Stärke-Lösung *R* wird mit 0,05 N-Natriumthiosulfat-Lösung *R* titriert. Höchstens 0,2 ml 0,05 N-Natriumthiosulfat-Lösung dürfen verbraucht werden.

Reduzierende Substanzen: 1 ml Substanz wird mit 1 ml Ammoniak-Lösung 10 % *R* versetzt. Nach 5 min langem Erwärmen im Wasserbad bei 60 °C darf die Lösung nicht gelb gefärbt sein. Werden sofort 0,15 ml 0,1 N-Silbernitrat-Lösung zugesetzt, darf sich das Aussehen der

Lösung nach 5 min langem Stehenlassen nicht ändern.

Schwermetalle (V.3.2.8): 3 ml Substanz werden mit 12 ml Wasser gemischt. 12 ml der Lösung müssen der Grenzprüfung A auf Schwermetalle entsprechen (5 ppm (*m*/V)). Zur Herstellung der Referenzlösung wird die Blei-Lösung (1 ppm Pb) *R* verwendet.

Wasser (V.3.5.6): Höchstens 0,2 Prozent, mit 5,00 g Substanz nach der Karl-Fischer-Methode bestimmt.

Sulfatasche: Höchstens 0,01 Prozent. 50 g Substanz werden erhitzt, verbrannt und geglüht. Nach dem Abkühlen wird der Rückstand mit Schwefelsäure 96 % *R* benetzt und geglüht; der Vorgang wird wiederholt. Der Rückstand darf höchstens 5 mg betragen.

Propyl-4-hydroxybenzoat

Propylis parahydroxybenzoas

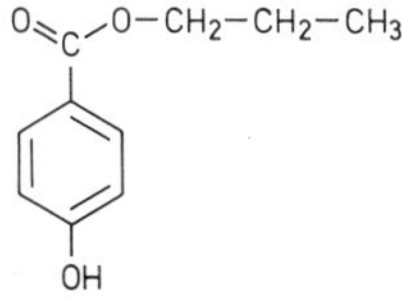

$C_{10}H_{12}O_3$ M_r 180,2

Propyl-4-hydroxybenzoat (Synonym: p-Hydroxybenzoesäurepropylester) enthält mindestens 99,0 und höchstens 101,0 Prozent $C_{10}H_{12}O_3$, berechnet auf die getrocknete Substanz.

Eigenschaften

Weißes, kristallines Pulver; sehr schwer löslich in Wasser, leicht löslich in Ethanol, Ether und Methanol.

Prüfung auf Identität

A. Schmelztemperatur (V.6.11.1): 96 bis 99 °C.

B. 50 mg Substanz werden in Ethanol 96 % *R* zu 100,0 ml gelöst. 1,0 ml der Lösung wird mit Ethanol 96 % *R* zu 100,0 ml verdünnt. Die Lösung, zwischen 230 und 280 nm gemessen, zeigt ein Absorptionsmaximum (V.6.19) bei 258 nm.

C. 0,1 g Substanz werden in 2 ml Ethanol 96 % *R* gelöst. Wird die Lösung zum Sieden erhitzt und mit 0,5 ml Millons Reagenz *R* versetzt, entsteht ein Niederschlag, und die überstehende Flüssigkeit färbt sich rot.

Prüfung auf Reinheit

Prüflösung: 1,0 g Substanz wird in Ethanol 96 % *R* zu 10 ml gelöst.

Aussehen der Lösung: Die Prüflösung muß klar (V.6.1) und darf nicht stärker gefärbt sein als die Farbvergleichslösung BG_6 (V.6.2, Methode II).

Sauer reagierende Substanzen: 2 ml Prüflösung werden mit 3 ml Ethanol 96 % *R*, 5 ml kohlendioxidfreiem Wasser *R* und 0,1 ml Bromcresolgrün-Lösung *R* versetzt. Bis zum Farbumschlag dürfen höchstens 0,1 ml 0,1 N-Natriumhydroxid-Lösung verbraucht werden.

Trocknungsverlust (V.6.22): Höchstens 0,5 Prozent, mit 1,000 g Substanz durch 2 h langes Trocknen im Vakuum bei 80 °C bestimmt.

Sulfatasche (V.3.2.14): Höchstens 0,1 Prozent, mit 1,0 g Substanz bestimmt.

Gehaltsbestimmung

80,0 mg Substanz werden 30 min lang in einem Erlenmeyerkolben mit Schliffstopfen in 25 ml Natriumhydroxid-Lösung 8,5 % *R* bei schwachem Sieden unter Rückfluß erhitzt. Nach dem Abkühlen werden 25,0 ml 0,2 N-Kaliumbromat-Lösung, 5,0 ml einer 12,5prozentigen Lösung (*m*/V) von Kaliumbromid *R* und 40 ml Essigsäure 98 % *R* zugesetzt. Unter Kühlen in Eiswasser wird mit 10 ml Salzsäure 36 % *R* versetzt, der Kolben sofort verschlossen und 15 min lang stehengelassen. Nach Zusatz von 15 ml Kaliumiodid-Lösung *R* wird der Kolben erneut verschlossen und geschüttelt. Anschließend wird mit 0,1 N-Natriumthiosulfat-Lösung unter Verwendung von 2 ml Stärke-Lösung *R*, die gegen Ende der Titration zugesetzt werden, titriert. Ein Blindversuch wird durchgeführt.

1 ml 0,2 N-Kaliumbromat-Lösung entspricht 6,007 mg $C_{10}H_{12}O_3$.

Propylthiouracil

Propylthiouracilum

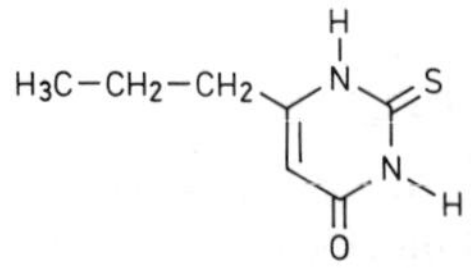

$C_7H_{10}N_2OS$ M_r 170,2

Propylthiouracil enthält mindestens 98,0 und höchstens 100,5 Prozent 2,3-Dihydro-6-propyl-2-thioxo-4(1*H*)-pyrimidinon, berechnet auf die getrocknete Substanz.

Eigenschaften

Weißes bis fast weißes, kristallines Pulver oder Kristalle; sehr schwer löslich in Wasser, wenig löslich in Ethanol, sehr schwer löslich in Ether. Die Substanz löst sich in Alkalihydroxid-Lösungen.

Prüfung auf Identität

Die Prüfung B kann entfallen, wenn die Prüfungen A, C und D durchgeführt werden. Die Prüfungen C und D können entfallen, wenn die Prüfungen A und B durchgeführt werden.

A. Schmelztemperatur (V.6.11.1): 217 bis 221 °C.

B. Das IR-Absorptionsspektrum (V.6.18) der Substanz zeigt im Vergleich mit dem von Propylthiouracil *CRS* Maxima bei denselben Wellenlängen mit den gleichen relativen Intensitäten. Die Prüfung erfolgt mit Hilfe von Preßlingen unter Verwendung von 1 mg Substanz und 0,30 g Kaliumbromid *R*.

C. Die bei der Prüfung auf „Thioharnstoff, verwandte Substanzen" (siehe „Prüfung auf Reinheit") erhaltenen Chromatogramme werden im ultravioletten Licht bei 254 nm ausgewertet, bevor die Platte Iod-Dämpfen ausgesetzt wird. Der Hauptfleck im Chromatogramm der Untersuchungslösung b entspricht in bezug auf Lage und Größe dem Hauptfleck im Chromatogramm der Referenzlösung a.

D. Etwa 20 mg Substanz werden mit 8 ml Bromwasser *R* versetzt. Die Mischung wird einige Minuten lang geschüttelt, bis zur Entfärbung gekocht, abgekühlt und filtriert. Wird das Filtrat mit 2 ml Bariumchlorid-Lösung *R* 1 versetzt, entsteht ein weißer Niederschlag, der sich auf Zusatz von 5 ml Natriumhydroxid-Lösung 8,5 % *R* nicht violett färbt.

Prüfung auf Reinheit

Thioharnstoff, verwandte Substanzen: Die Prüfung erfolgt mit Hilfe der Dünnschichtchromatographie (V.6.20.2) unter Verwendung einer Schicht von Kieselgel GF_{254} *R*.

Untersuchungslösung a: 0,10 g Substanz werden in Methanol *R* zu 10 ml gelöst.

Untersuchungslösung b: 1,0 ml Untersuchungslösung a wird mit Methanol *R* zu 10 ml verdünnt.

Referenzlösung a: 10 mg Propylthiouracil *CRS* werden in Methanol *R* zu 10 ml gelöst.

Referenzlösung b: 50 mg Thioharnstoff *R* werden in Methanol *R* zu 100 ml gelöst. 1,0 ml dieser Lösung wird mit Methanol *R* zu 100 ml verdünnt.

Referenzlösung c: 1,0 ml Untersuchungslösung a wird mit Methanol *R* zu 100 ml verdünnt.

Auf die Platte werden getrennt 10 µl jeder Lösung aufgetragen. Die Chromatographie erfolgt mit einer Mischung von 0,1 Volumteilen Essigsäure 98 % *R*, 6 Volumteilen Isopropylalkohol *R* und 50 Volumteilen Chloroform *R* über eine Laufstrecke von 15 cm. Die Platte wird an der Luft getrocknet, im ultravioletten Licht bei 254 nm ausgewertet und anschließend 10 min lang Iod-Dämpfen ausgesetzt. Ein dem Thioharnstoff entsprechender Fleck im Chromatogramm der Untersuchungslösung a darf nicht größer oder intensiver sein als der Fleck im Chromatogramm der Referenzlösung b. Kein im Chromatogramm der Untersuchungslösung a auftretender Nebenfleck, mit Ausnahme des dem Thioharnstoff entsprechenden Flecks, darf größer oder intensiver sein als der Fleck im Chromatogramm der Referenzlösung c.

Schwermetalle (V.3.2.8): 1,0 g Substanz wird in möglichst wenig Ammoniak-Lösung 10 % *R* gelöst und die Lösung mit Wasser zu 20 ml verdünnt. 12 ml der Lösung müssen der Grenzprüfung A auf Schwermetalle entsprechen

(20 ppm). Zur Herstellung der Referenzlösung wird die Blei-Lösung (1 ppm Pb) *R* verwendet.

Trocknungsverlust (V.6.22): Höchstens 0,5 Prozent, mit 1,000 g Substanz durch Trocknen im Trockenschrank bei 100 bis 105 °C bestimmt.

Sulfatasche (V.3.2.14): Höchstens 0,1 Prozent, mit 1,0 g Substanz bestimmt.

Gehaltsbestimmung

0,300 g Substanz werden mit 30 ml Wasser und 30,0 ml 0,1 N-Natriumhydroxid-Lösung versetzt und unter Umschütteln bis zur vollständigen Lösung zum Sieden erhitzt. Die Lösung wird unter Rühren mit 50 ml 0,1 N-Silbernitrat-Lösung versetzt, 5 min lang zum schwachen Sieden erhitzt, anschließend abgekühlt und mit 0,1 N-Natriumhydroxid-Lösung titriert. Der Endpunkt wird mit Hilfe der ,,Potentiometrie" (V.6.14) bestimmt. Das Volumen an verbrauchter 0,1 N-Natriumhydroxid-Lösung ist gleich der Summe des anfangs zugesetzten und des für die Endtitration verbrauchten Volumens.

1 ml 0,1 N-Natriumhydroxid-Lösung entspricht 8,511 mg $C_7H_{10}N_2OS$.

Proxyphyllin

Proxyphyllinum

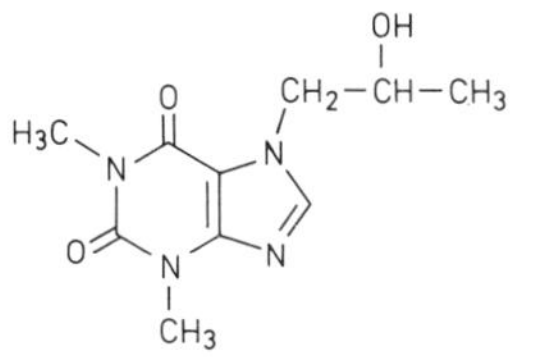

$C_{10}H_{14}N_4O_3$ M_r 238,2

Proxyphyllin enthält mindestens 98,5 und höchstens 101,0 Prozent *(RS)*-7-(2-Hydroxypropyl)-1,3-dimethyl-2,6(1*H*,3*H*)-purindion, berechnet auf die getrocknete Substanz.

Eigenschaften

Weißes, kristallines Pulver; sehr leicht löslich in Wasser, leicht löslich in Chloroform, löslich in Ethanol, schwer löslich in Ether.

Prüfung auf Identität

Die Prüfung B kann entfallen, wenn die Prüfungen A, C und D durchgeführt werden. Die Prüfungen A und D können entfallen, wenn die Prüfungen B und C durchgeführt werden.

A. Schmelztemperatur (V.6.11.1): 134 bis 136 °C.

B. Das IR-Absorptionsspektrum (V.6.18) der Substanz zeigt im Vergleich mit dem von Proxyphyllin *CRS* Maxima bei denselben Wellenlängen mit den gleichen relativen Intensitäten. Die Prüfung erfolgt mit Hilfe von Preßlingen unter Verwendung von 0,5 bis 1,0 mg Substanz und 0,3 g Kaliumbromid *R*.

C. 1 g Substanz wird in 5 ml Acetanhydrid *R* gelöst. Die Lösung wird 15 min lang unter Rückfluß erhitzt und anschließend abgekühlt. Nach Zusatz von 100 ml einer Mischung von 20 Volumteilen Ether *R* und 80 Volumteilen Petroläther *R* wird unter gelegentlichem Umschütteln mindestens 20 min lang in einer Eis-Wasser-Mischung gekühlt. Der Niederschlag wird abfiltriert, mit einer Mischung von 20 Volumteilen Ether *R* und 80 Volumteilen Petroläther *R* gewaschen und aus Ethanol 96 % *R* umkristallisiert. Nach dem Trocknen im Vakuum schmelzen (V.6.11.1) die Kristalle zwischen 87 und 92 °C.

D. Die Substanz gibt die Identitätsreaktion auf Xanthine (V.3.1.1).

Prüfung auf Reinheit

Prüflösung: 2,5 g Substanz werden in kohlendioxidfreiem Wasser *R* zu 50 ml gelöst.

Aussehen der Lösung: Die Prüflösung muß klar (V.6.1) und farblos (V.6.2, Methode II) sein.

Sauer oder alkalisch reagierende Substanzen: 10 ml Prüflösung werden mit 0,25 ml Bromthymolblau-Lösung *R* 1 versetzt. Die Lösung muß gelb oder grün gefärbt sein. Bis zum Farbumschlag nach Blau dürfen höchstens 0,4 ml 0,01 N-Natriumhydroxid-Lösung verbraucht werden.

Verwandte Substanzen: Die Prüfung erfolgt mit Hilfe der Dünnschichtchromatographie (V.6.20.2) unter Verwendung einer Schicht von Kieselgel HF_{254} *R*.

Untersuchungslösung: 0,30 g Substanz werden in einer Mischung von 20 Volumteilen Wasser und 30 Volumteilen Methanol *R* zu 10 ml gelöst. Die Lösung ist unmittelbar vor Gebrauch herzustellen.

Referenzlösung a: 1,0 ml Untersuchungslösung wird mit Methanol *R* zu 100 ml verdünnt.

Referenzlösung b: 0,2 ml Untersuchungslösung werden mit Methanol *R* zu 100 ml verdünnt.

Referenzlösung c: 10 mg Theophyllin *R* werden in Methanol *R* gelöst. Die Lösung wird mit 0,3 ml Untersuchungslösung versetzt und mit Methanol *R* zu 10 ml verdünnt.

Auf die Platte werden getrennt 10 µl jeder Lösung aufgetragen. Die Chromatographie erfolgt mit einer Mischung von 1 Volumteil Ammoniak-Lösung 26 % *R*, 10 Volumteilen wasserfreiem Ethanol *R* und 90 Volumteilen Chloroform *R* über eine Laufstrecke von 15 cm. Die Platte wird an der Luft getrocknet und im ultravioletten Licht bei 254 nm ausgewertet. Kein im Chromatogramm der Untersuchungslösung auftretender Nebenfleck darf größer oder intensiver sein als der Fleck im Chromatogramm der Referenzlösung a, und höchstens ein Fleck darf größer oder intensiver sein als der Fleck im Chromatogramm der Referenzlösung b. Das Chromatogramm darf nur ausgewertet werden, wenn das Chromatogramm der Referenzlösung c deutlich voneinander getrennt 2 Flecke zeigt.

Chlorid (V.3.2.4): 2,5 ml Prüflösung, mit Wasser zu 15 ml verdünnt, müssen der Grenzprüfung auf Chlorid entsprechen (400 ppm).

Schwermetalle (V.3.2.8): 12 ml Prüflösung müssen der Grenzprüfung A auf Schwermetalle entsprechen (20 ppm). Zur Herstellung der Referenzlösung wird die Blei-Lösung (1 ppm Pb) *R* verwendet.

Trocknungsverlust (V.6.22): Höchstens 0,5 Prozent, mit 1,000 g Substanz durch Trocknen im Trockenschrank bei 100 bis 105 °C bestimmt.

Sulfatasche (V.3.2.14): Höchstens 0,1 Prozent, mit 1,0 g Substanz bestimmt.

Gehaltsbestimmung

0,200 g Substanz werden in 3,0 ml wasserfreier Ameisensäure *R* gelöst. Nach Zusatz von 50,0 ml Acetanhydrid *R* wird nach „Titration in wasserfreiem Medium“ (V.3.5.5) mit 0,1 N-Perchlorsäure titriert. Der Endpunkt wird mit Hilfe der „Potentiometrie“ (V.6.14) bestimmt.

1 ml 0,1 N-Perchlorsäure entspricht 23,82 mg $C_{10}H_{14}N_4O_3$.

Vorsichtig zu lagern!

Pulver

Pulveres

Pulver sind Zubereitungen, die aus festen, losen, trockenen und mehr oder weniger feinen Teilchen bestehen. Die Pulver enthalten einen oder mehrere Wirkstoffe mit oder ohne Hilfsstoffe und, falls erforderlich, zugelassene Farb- und Aromastoffe.

Verschiedene Arten von Pulvern können unterschieden werden:
- Pulver zur peroralen Anwendung
- Pulver zur Herstellung von Flüssigkeiten zur peroralen Anwendung
- Pulver zur Herstellung von Parenteralia (siehe **Parenteralia**)
- Pulver zur lokalen Anwendung.

In begründeten und zugelassenen Fällen gelten die Vorschriften dieser Monographie nicht für Pulver zur Anwendung am Tier.

Prüfung auf Reinheit

Teilchengröße: Wenn die Teilchengröße eines Pulvers vorgeschrieben ist, wird sie mit Hilfe der „Siebanalyse“ (V.5.5.1) oder mit einem anderen geeigneten Verfahren bestimmt.

Gleichförmigkeit des Gehaltes (V.5.2.2): Falls nichts anderes vorgeschrieben ist oder abgesehen von begründeten und genehmigten Ausnahmen müssen Pulver im Einzeldosisbehältnis von weniger als 2 mg oder weniger als 2 Prozent Wirkstoff, bezogen auf die Gesamtmasse, der Prüfung auf „Gleichförmigkeit des Gehaltes“ entsprechen. Enthält die Zubereitung mehrere Wirkstoffe, bezieht sich die Prüfung nur auf solche Wirkstoffe, die den oben angeführten Bedingungen entsprechen. Wenn die Prüfung auf Gleichförmigkeit des Gehaltes für alle Wirkstoffe vorgeschrieben ist, wird die Prüfung auf Gleichförmigkeit der Masse nicht verlangt. Die Prüfung ist für Multivitaminzubereitungen und Zubereitungen aus Spurenelementen nicht erforderlich.

Gleichförmigkeit der Masse (V.5.2.1): Pulver im Einzeldosisbehältnis müssen der Prüfung auf „Gleichförmigkeit der Masse“ entsprechen.

Lagerung

Dicht verschlossen.

Zusätzliche Anforderungen zu den in dieser Monographie beschriebenen können in besonderen Fällen, die nicht im Arzneibuch aufgeführt sind, verlangt werden.

Pulver zur peroralen Anwendung

Pulver zur peroralen Anwendung werden im allgemeinen in oder mit Wasser oder anderen geeigneten Flüssigkeiten eingenommen. In bestimmten Fällen können sie als solche geschluckt werden. Sie liegen entweder als Pulver im Einzeldosisbehältnis oder als Pulver im Mehrdosenbehältnis vor. Die Pulver im Mehrdosenbehältnis erfordern die Verwendung eines Meßgefäßes, um die vorgeschriebene Menge abmessen zu können. Pulver im Einzeldosisbehältnis wird in einem einzelnen Behältnis abgegeben, zum Beispiel in einem Säckchen, einem Papierpäckchen oder einem Fläschchen.

Brausepulver: Brausepulver sind Pulver im Einzeldosisbehältnis oder Pulver im Mehrdosenbehältnis, die saure Substanzen, Carbonate oder Hydrogencarbonate enthalten, die in Wasser rasch Kohlendioxid freisetzen. Sie werden vor der Einnahme in Wasser gelöst oder dispergiert.

Pulver zur lokalen Anwendung

Pulver zur lokalen Anwendung liegen als Pulver im Einzeldosisbehältnis oder als Pulver im Mehrdosenbehältnis vor. Sie sind frei von tastbaren Konglomeraten. Wenn die Zubereitung ausschließlich zur Anwendung auf großen, offenen Wunden oder auf schwer erkrankter Haut bestimmt ist, muß sie steril sein. Wird Sterilität gefordert, muß die Zubereitung der „Prüfung auf Sterilität" entsprechen. Pulver im Mehrdosenbehältnis zur lokalen Anwendung werden vorzugsweise in Streu- oder Spraydosen verpackt.

Prüfung auf Reinheit

Sterilität (V.2.1.1): Wenn auf der Beschriftung „steril" angegeben ist, muß das Pulver der „Prüfung auf Sterilität" entsprechen.

Beschriftung

Das Behältnis trägt die Bemerkung „Zur äußerlichen Anwendung" und soweit notwendig „steril".

Pyridoxinhydrochlorid

Pyridoxini hydrochloridum

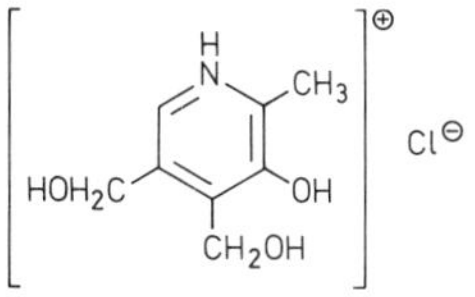

$C_8H_{12}ClNO_3$ M_r 205,6

Pyridoxinhydrochlorid enthält mindestens 99,0 und höchstens 101,0 Prozent 4,5-Bis(hydroxymethyl)-2-methyl-3-pyridinol-hydrochlorid, berechnet auf die getrocknete Substanz.

Eigenschaften

Weißes bis fast weißes, kristallines Pulver, geruchlos oder fast geruchlos; leicht löslich in Wasser, schwer löslich in Ethanol, praktisch unlöslich in Chloroform und Ether.

Die Substanz schmilzt bei etwa 205 °C unter Zersetzung.

Prüfung auf Identität

Die Prüfung B kann entfallen, wenn die Prüfungen A, C und D durchgeführt werden. Die Prüfungen A und C können entfallen, wenn die Prüfungen B und D durchgeführt werden.

A. 1,0 ml Prüflösung (siehe „Prüfung auf Reinheit") wird mit 0,1 N-Salzsäure zu 50,0 ml verdünnt (Lösung a). 1,0 ml Lösung a wird mit 0,1 N-Salzsäure zu 100,0 ml verdünnt. Die Lösung, zwischen 250 und 350 nm gemessen, zeigt ein Absorptionsmaximum (V.6.19) zwischen 288 und 296 nm. Die spezifische Absorption bei diesem Maximum beträgt 425 bis 445. 1,0 ml Lösung a wird mit 0,025 M-Kaliumdihydrogenphosphat-Lösung + 0,025 M-Natriummonohydrogenphosphat-Lösung (V.6.3.1) zu 100,0 ml verdünnt. Die Lösung, zwischen 220 und 350 nm gemessen, zeigt je ein Absorptionsmaximum bei 248 bis 256 nm und bei 320 bis 327 nm. Die spezifischen Absorptionen bei diesen Maxima betragen 175 bis 195 und 345 bis 365.

B. Das IR-Absorptionsspektrum (V.6.18) der Substanz zeigt im Vergleich mit dem von Pyridoxinhydrochlorid *CRS* Maxima bei denselben Wellenlängen mit den gleichen relativen Intensitäten.

C. Die Prüfung erfolgt mit Hilfe der Dünnschichtchromatographie wie unter „Verwandte Substanzen" (siehe „Prüfung auf Reinheit") beschrieben. Der Hauptfleck im Chromatogramm der Untersuchungslösung b entspricht in bezug auf Lage, Farbe und Größe dem mit der Referenzlösung a erhaltenen Hauptfleck.

D. Die Prüflösung gibt die Identitätsreaktion a auf Chlorid (V.3.1.1).

Prüfung auf Reinheit

Prüflösung: 2,50 g Substanz werden in kohlendioxidfreiem Wasser *R* zu 50,0 ml gelöst.

Aussehen der Lösung: Die Prüflösung muß klar (V.6.1) und darf nicht stärker gefärbt sein als die Farbvergleichslösung G_7 (V.6.2, Methode II).

***p*H-Wert** (V.6.3.1): Der *p*H-Wert der Prüflösung muß zwischen 2,4 und 3,0 liegen.

Verwandte Substanzen: Die Prüfung erfolgt mit Hilfe der Dünnschichtchromatographie (V.6.20.2) unter Verwendung einer Schicht von Kieselgel G *R*.

Untersuchungslösung a: 1,0 g Substanz wird in Wasser zu 10 ml gelöst.

Untersuchungslösung b: 1 ml Untersuchungslösung a wird mit Wasser zu 10 ml verdünnt.

Referenzlösung a: 0,1 g Pyridoxinhydrochlorid *CRS* werden in Wasser zu 10 ml gelöst.

Referenzlösung b: 2,5 ml Untersuchungslösung a werden mit Wasser zu 100 ml verdünnt. 1 ml dieser Lösung wird mit Wasser zu 10 ml verdünnt.

Auf die Platte werden getrennt 2 µl jeder Lösung aufgetragen. Die Chromatographie erfolgt bei Nichtkammersättigung mit einer Mischung von 9 Volumteilen Ammoniak-Lösung 26 % *R*, 13 Volumteilen Tetrachlorkohlenstoff *R*, 13 Volumteilen Tetrahydrofuran *R* und 65 Volumteilen Aceton *R* über eine Laufstrekke von 15 cm. Die Platte wird an der Luft trocknen gelassen und mit einer 5prozentigen Lösung (*m*/V) von Natriumcarbonat *R* in einer Mischung von 30 Volumteilen Ethanol 96 % *R* und 70 Volumteilen Wasser besprüht. Die Platte wird in einem Luftstrom getrocknet und mit einer 0,1prozentigen Lösung (*m*/V) von Dichlorchinonchlorimid *R* in Ethanol 96 % *R* besprüht. Die Auswertung erfolgt sofort nach Besprühen. Kein im Chromatogramm der Untersuchungslösung a auftretender Nebenfleck darf größer oder stärker gefärbt sein als der mit der Referenzlösung b erhaltene Fleck. Am Startpunkt verbleibende Flecke werden bei der Auswertung nicht berücksichtigt.

Schwermetalle (V.3.2.8): 12 ml Prüflösung müssen der Grenzprüfung A auf Schwermetalle entsprechen (20 ppm). Zur Herstellung der Referenzlösung wird die Blei-Lösung (1 ppm Pb) *R* verwendet.

Trocknungsverlust (V.6.22): Höchstens 0,5 Prozent, mit 1,000 g Substanz durch Trocknen im Trockenschrank bei 100 bis 105 °C bestimmt.

Sulfatasche (V.3.2.14): Höchstens 0,1 Prozent, mit 1,0 g Substanz bestimmt.

Gehaltsbestimmung

0,150 g Substanz werden in einer Mischung von 5 ml wasserfreier Essigsäure *R* und 6 ml Quecksilber(II)-acetat-Lösung *R* gelöst. Die Lösung wird nach Zusatz von 0,05 ml Kristallviolett-Lösung *R* nach „Titration in wasserfreiem Medium" (V.3.5.5) mit 0,1 N-Perchlorsäure bis zum Farbumschlag nach Grün titriert.

1 ml 0,1 N-Perchlorsäure entspricht 20,56 mg $C_8H_{12}ClNO_3$.

Lagerung

Vor Licht geschützt.

Pyrimethamin

Pyrimethaminum

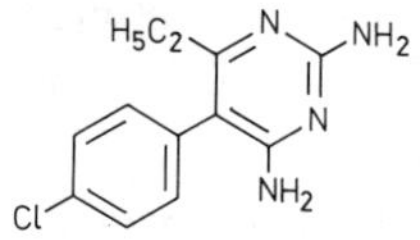

$C_{12}H_{13}ClN_4$ M_r 248,7

Pyrimethamin enthält mindestens 99,0 und höchstens 101,0 Prozent 5-(4-Chlorphenyl)-6-ethyl-2,4-pyrimidindiamin, berechnet auf die getrocknete Substanz.

Eigenschaften

Fast weißes, kristallines Pulver oder farblose Kristalle, geruchlos; praktisch unlöslich in Wasser, schwer löslich in Chloroform und Ethanol, sehr schwer löslich in Ether.

Prüfung auf Identität

Die Prüfung C kann entfallen, wenn die Prüfungen A, B und D durchgeführt werden. Die Prüfungen A, B und D können entfallen, wenn die Prüfung C durchgeführt wird.

A. Schmelztemperatur (V.6.11.1): 239 bis 243 °C.

B. 0,14 g Substanz werden in wasserfreiem Ethanol *R* zu 100,0 ml gelöst. 10,0 ml dieser Lösung werden mit 0,1 N-Salzsäure zu 100,0 ml verdünnt. 10,0 ml dieser Lösung werden mit 0,1 N-Salzsäure zu 100,0 ml verdünnt. Zwischen 250 und 300 nm gemessen, zeigt die Lösung ein Absorptionsmaximum (V.6.19) bei 272 nm und ein Absorptionsminimum bei 261 nm. Die spezifische Absorption im Maximum liegt zwischen 310 und 330.

C. Das IR-Absorptionsspektrum (V.6.18) der Substanz zeigt im Vergleich mit dem von Pyrimethamin *CRS* Maxima bei denselben Wellenlängen mit den gleichen relativen Intensitäten.

D. Die bei der Prüfung auf ,,Verwandte Substanzen" (siehe ,,Prüfung auf Reinheit") erhaltenen Chromatogramme werden ausgewertet. Im ultravioletten Licht bei 254 nm betrachtet entspricht der Hauptfleck im Chromatogramm der Untersuchungslösung b in bezug auf Lage und Größe dem Hauptfleck im Chromatogramm der Referenzlösung a.

Prüfung auf Reinheit

Prüflösung: 1,0 g Substanz wird mit 50 ml destilliertem Wasser 2 min lang geschüttelt und abfiltriert.

Aussehen der Lösung: *Die Lösung wird unmittelbar vor Verwendung hergestellt.*

0,25 g Substanz werden in einer Mischung von 1 Volumteil Methanol *R* und 3 Volumteilen Dichlormethan *R* zu 10 ml gelöst. Die Lösung muß klar (V.6.1) und darf nicht stärker gefärbt sein als die Farbvergleichslösung BG_6 (V.6.2, Methode II).

Sauer oder alkalisch reagierende Substanzen: Werden 10 ml Prüflösung mit 0,05 ml Phenolphthalein-Lösung *R*1 versetzt, muß die Lösung farblos bleiben. Bis zum Farbumschlag nach Rosa dürfen höchstens 0,2 ml 0,01 N-Natriumhydroxid-Lösung verbraucht werden. Nach Zusatz von 0,4 ml 0,01 N-Salzsäure und 0,05 ml Methylrot-Lösung *R* muß die Lösung rot oder orange gefärbt sein.

Verwandte Substanzen: Die Prüfung erfolgt mit Hilfe der Dünnschichtchromatographie (V.6.20.2) unter Verwendung einer Schicht von Kieselgel GF_{254} *R*.

Die Lösungen sind unmittelbar vor Verwendung herzustellen.

Untersuchungslösung a: 0,25 g Substanz werden in einer Mischung von 1 Volumteil Methanol *R* und 9 Volumteilen Chloroform *R* zu 25 ml gelöst.

Untersuchungslösung b: 1 ml Untersuchungslösung a wird mit einer Mischung von 1 Volumteil Methanol *R* und 9 Volumteilen Chloroform *R* zu 10 ml verdünnt.

Referenzlösung a: 0,1 g Pyrimethamin *CRS* werden in einer Mischung von 1 Volumteil Methanol *R* und 9 Volumteilen Chloroform *R* zu 100 ml gelöst.

Referenzlösung b: 2,5 ml Untersuchungslösung a werden mit einer Mischung von 1 Volumteil Methanol *R* und 9 Volumteilen Chloroform *R* zu 100 ml verdünnt. 1 ml dieser Lösung wird mit einer Mischung von 1 Volumteil Methanol *R* und 9 Volumteilen Chloroform *R* zu 10 ml verdünnt.

Auf die Platte werden getrennt 20 µl jeder Lösung aufgetragen. Die Chromatographie erfolgt mit einer Mischung von 4 Volumteilen Chloroform *R*, 8 Volumteilen 1-Propanol *R*, 12 Volumteilen Essigsäure 98 % *R* und 76 Volumteilen Toluol *R* über eine Laufstrecke von 10 cm. Die Platte wird an der Luft getrocknet. Die Auswertung erfolgt im ultravioletten Licht bei 254 nm. Keine der im Chromatogramm der Untersuchungslösung a erscheinenden Flecke, mit Ausnahme des Hauptfleckes, dürfen größer oder intensiver gefärbt sein als der Fleck im Chromatogramm der Referenzlösung b.

Sulfat (V.3.2.13): 15 ml Prüflösung müssen der Grenzprüfung auf Sulfat entsprechen (80 ppm). Zur Herstellung der Referenzlösung werden 2,5 ml Sulfat-Lösung (10 ppm SO_4) *R*, mit 12,5 ml destilliertem Wasser verdünnt, verwendet.

Trocknungsverlust (V.6.22): Höchstens 0,5 Prozent, mit 0,500 g Substanz durch 4 h langes Trocknen im Trockenschrank bei 100 bis 105 °C bestimmt.

Sulfatasche (V.3.2.14): Höchstens 0,1 Prozent, mit 1,0 g Substanz bestimmt.

Gehaltsbestimmung

0,200 g Substanz werden in 25 ml wasserfreier Essigsäure *R* unter schwachem Erwärmen gelöst. Nach dem Abkühlen wird die Lösung nach „Titration in wasserfreiem Medium" (V.3.5.5) mit 0,1 N-Perchlorsäure titriert. Der Endpunkt wird mit Hilfe der „Potentiometrie" (V.6.14) bestimmt.

1 ml 0,1 N-Perchlorsäure entspricht 24,87 mg $C_{12}H_{13}ClN_4$.

Lagerung

Vor Licht geschützt.

Vorsichtig zu lagern!

Quecksilber(II)-chlorid

Hydrargyri dichloridum

$HgCl_2$ M_r 271,5

Quecksilber(II)-chlorid enthält mindestens 99,5 und höchstens 100,5 Prozent $HgCl_2$, berechnet auf die getrocknete Substanz.

Eigenschaften

Weißes, kristallines Pulver, farblose oder weiße Kristalle oder schwere, kristalline Masse; löslich in Wasser, leicht löslich in Ethanol, löslich in Ether und Glycerol.

Prüfung auf Identität

A. Die Prüflösung (siehe „Prüfung auf Reinheit“) gibt die Identitätsreaktionen auf Quecksilber (V.3.1.1).

B. Die Substanz gibt die Identitätsreaktionen auf Chlorid (V.3.1.1).

Prüfung auf Reinheit

Prüflösung: 1,0 g Substanz wird in kohlendioxidfreiem Wasser *R* zu 20 ml gelöst.

Aussehen der Lösung: Die Prüflösung darf nicht stärker opaleszieren als die Referenzsuspension II (V.6.1) und muß farblos (V.6.2, Methode II) sein.

Sauer oder alkalisch reagierende Substanzen: 10 ml Prüflösung werden mit 0,1 ml Methylrot-Lösung *R* versetzt. Die Lösung färbt sich rot. Nach Zusatz von 0,5 g Natriumchlorid *R* färbt sich die Lösung gelb. Für die Farbänderung nach Rot dürfen höchstens 0,5 ml 0,01 N-Salzsäure verbraucht werden.

Quecksilber(I)-chlorid: Eine Lösung von 1,0 g Substanz in 30 ml Ether *R* darf keine Opaleszenz zeigen.

Trocknungsverlust (V.6.22): Höchstens 1,0 Prozent, mit 2,000 g Substanz durch 24 h langes Trocknen im Vakuum bestimmt.

Gehaltsbestimmung

0,500 g Substanz werden in 100 ml Wasser gelöst. Nach Zugabe von 20,0 ml 0,1 M-Natriumedetat-Lösung und 5 ml Pufferlösung *p*H 10,9 *R* wird 15 min lang stehengelassen und unter Zufügen von 0,1 g Eriochromschwarz-T-Verreibung *R* wird mit 0,1 M-Zinksulfat-Lösung bis zum Farbumschlag nach Purpur titriert. Nach Zusatz von 3 g Kaliumiodid *R* wird die Lösung 2 min lang stehengelassen und nach erneutem Zusatz von 0,1 g Eriochromschwarz-T-Verreibung *R* wieder mit 0,1 M-Zinksulfat-Lösung titriert.

1 ml 0,1 M-Zinksulfat-Lösung bei der zweiten Titration entspricht 27,15 mg $HgCl_2$.

Lagerung

Vor Licht geschützt.

Sehr vorsichtig zu lagern!

[^{197}Hg]Quecksilber(II)-chlorid-Injektionslösung

Hydrargyri [^{197}Hg] dichloridi solutio iniectabilis

[^{197}Hg]Quecksilber(II)-chlorid-Injektionslösung ist eine sterile Lösung von [^{197}Hg]Quecksilber(II)-chlorid. Sie kann durch Zusatz von Natriumchlorid isotonisch gemacht sein. Quecksilber-197 ist ein Radioisotop des Quecksilbers und kann durch Neutronenbestrahlung von mit Quecksilber-196 angereichertem Quecksilber erhalten werden. Die Radioaktivität des Quecksilber-203 darf höchstens 0,2 Prozent der gesamten Radioaktivität zu dem auf der Beschriftung angegebenen Zeitpunkt betragen. Die Injektionslösung enthält mindestens 85,0 und höchstens 115,0 Prozent der deklarierten Quecksilber-197-Radioaktivität zu dem auf der Beschriftung angegebenen Zeitpunkt. Die spezifische Radioaktivität beträgt mindestens 100 mCi (3,7 GBq) Quecksilber-197 je Milligramm Quecksilber zu dem auf der Beschriftung angegebenen Zeitpunkt.

Eigenschaften

Klare, farblose Lösung.

Quecksilber-197 hat eine Halbwertszeit von 64,1 h, zerfällt durch Elektroneneinfang und emittiert Röntgen- (charakteristisch für Gold) und Gammastrahlen. Auch durch innere Konversion entstehende Elektronen sind vorhanden.

Prüfung auf Identität

A. Das Spektrum der Gamma- und Röntgenstrahlen wird, wie in der Monographie **Radioaktive Arzneimittel (Radiopharmaceutica)** beschrieben, mit einem geeigneten Gerät gemessen. Abgesehen von Unterschieden, die auf die Anwesenheit von Quecksilber-197m zurückzuführen sind, weicht das Spektrum von dem einer Quecksilber-197-Referenzlösung[1)] nicht signifikant ab, wenn entweder im direkten Vergleich gemessen wird oder ein mit Hilfe einer solchen Lösung eingestelltes Gerät verwendet wird. Quecksilber-197 emittiert Röntgen- und Gammastrahlen. Das wichtigste Gammaphoton von Quecksilber-197 hat eine Energie von 0,077 MeV. Zusätzlich entstehen Röntgenstrahlen (durch innere Konversion) von 0,067 bis 0,080 MeV.

B. Die bei der Prüfung auf „Radiochemische Reinheit" erhaltenen Chromatogramme werden ausgewertet. Der Hauptfleck im Chromatogramm der Untersuchungslösung entspricht in bezug auf den Rf-Wert dem Fleck im Chromatogramm der Referenzlösung.

C. Die Prüfung wird, wie in der Monographie **Radioaktive Arzneimittel** bei „Radiochemische Reinheit" vorgeschrieben, mit Hilfe der Dünnschichtchromatographie (V.6.20.2) unter Verwendung einer Schicht von Kieselgel G *R* durchgeführt.

Auf die Platte wird eine geeignete Menge Injektionslösung aufgetragen. Die Injektionslösung ist vorher so zu verdünnen, daß eine Zählrate von etwa 20 000 Impulsen je Minute zu erwarten ist. Die Chromatographie erfolgt mit einer Mischung von 10 Volumteilen Methanol *R* und 90 Volumteilen Chloroform *R* über eine Laufstrecke von 12 cm. Nach dem Trocknen wird die Verteilung der Radioaktivität mit Hilfe eines geeigneten kollimierten Detektors ermittelt. Das Quecksilber(II)-chlorid verbleibt am Startpunkt.

Prüfung auf Reinheit

***p*H-Wert** (V.6.3.1): Der *p*H-Wert der Injektionslösung muß zwischen 2,5 und 3,5 liegen.

Radionukleare Reinheit: Das Spektrum der Gamma- und Röntgenstrahlen wird, wie in der Monographie **Radioaktive Arzneimittel** vorgeschrieben, mit einem geeigneten Gerät gemessen. Abgesehen von Unterschieden, die auf die Anwesenheit von Quecksilber-197m zurückzuführen sind, weicht das Spektrum von dem einer Quecksilber-197-Referenzlösung nicht signifikant ab. Quecksilber-197m hat eine Halbwertszeit von 23,8 h, seine Anwesenheit in kleinen Mengen zeigt sich durch seine wichtigste Gammastrahlung mit 0,134 MeV.

Radiochemische Reinheit: Die Prüfung erfolgt mit Hilfe der absteigenden Papierchromatographie (V.6.20.1), wie in der Monographie **Radioaktive Arzneimittel** beschrieben.

Referenzlösung: 20 mg Quecksilber(II)-chlorid *R* werden in 0,1 N-Salzsäure zu 10 ml gelöst.

Auf das Papier werden getrennt ein geeignetes und entsprechend verdünntes Volumen der Injektionslösung mit einer zu erwartenden Zählrate von etwa 20 000 Impulsen je Minute und 5 µl der Referenzlösung aufgetragen und das Papier getrocknet. Etwa 4 h lang wird mit einer homogenen Mischung von 15 Volumteilen Pyridin *R*, 15 Volumteilen Wasser und 50 Volumteilen 1-Butanol *R* entwickelt und das Papier getrocknet. Die Verteilung der Radioaktivität wird mit Hilfe eines geeigneten Detektors ermittelt. Die Aktivität des dem Quecksilber(II)-chlorid entsprechenden Flecks muß mindestens 90 Prozent der gesamten Radioaktivität des Chromatogramms betragen. Das Papier wird mit einer 1prozentigen Lösung (*m*/V) von Diphenylcarbazid *R* in Ethanol 96 % *R* besprüht. Der Rf-Wert des Flecks im Chromatogramm der verdünnten Injektionslösung darf sich um höchstens 5 Prozent vom Rf-Wert des Flecks im Chromatogramm der Referenzlösung unterscheiden.

Quecksilber: Höchstens 10 µg Quecksilber(II)-Ionen je Millicurie (0,27 µg Quecksilber(II)-Ionen je Megabecquerel) zu dem auf der Beschriftung angegebenen Zeitpunkt.

[1)] Quecksilber-197-Referenzlösung kann von der Physikalisch-Technischen Bundesanstalt, Bundesallee 100, 3300 Braunschweig, bezogen werden.

Untersuchungslösung: Ein Volumen der Injektionslösung wird verwendet, das 30 bis 50 µg Quecksilber(II)-Ionen enthält.

Referenzlösungen: Mit Hilfe von Quecksilber-Lösung (10 ppm Hg) *R* wird eine geeignete Reihe von Referenzlösungen vorbereitet und zum gleichen Endvolumen verdünnt.

Zur Untersuchungslösung und den Referenzlösungen werden nacheinander 5 ml Salzsäure 7 % *R*, 45 ml Wasser, 10 ml Natriumacetat-Lösung *R* und 2 ml einer 5prozentigen Lösung (*m*/V) von Natriumedetat *R* gegeben. Jede Lösung wird mit 20,0 ml Dithizon-Lösung *R* 1 geschüttelt. Die organischen Schichten werden abgetrennt und die Absorption (V.6.19) jeder Lösung bei 500 nm mit Hilfe der Dithizon-Lösung *R* 1 als Kompensationsflüssigkeit gemessen. Aus den mit den Referenzlösungen erhaltenen Werten wird eine Eichkurve gezeichnet, die zur Bestimmung der Konzentration an Quecksilber(II)-Ionen dient.

Sterilität: Die Injektionslösung muß der „Prüfung auf Sterilität" der Monographie **Radioaktive Arzneimittel** entsprechen. Die Injektionslösung kann vor Abschluß der Prüfung angewendet werden.

Radioaktivität

Die Radioaktivität wird, wie in der Monographie **Radioaktive Arzneimittel** beschrieben, mit einem geeigneten Gerät durch Vergleich mit einer Quecksilber-197-Referenzlösung oder durch Messung mit einem Gerät, das mit Hilfe einer derartigen Lösung eingestellt wurde, bestimmt.

Lagerung

Entsprechend **Radioaktive Arzneimittel.**
Der Kontakt mit Gummi ist zu vermeiden, da er eine Zersetzung verursacht.

Dauer der Verwendbarkeit: 1 Woche nach dem auf der Beschriftung angegebenen Zeitpunkt.

Beschriftung

Entsprechend **Radioaktive Arzneimittel.**

Gelbe Quecksilberoxidsalbe

Hydrargyri oxidi flavi unguentum

Gelbe Quecksilberoxidsalbe enthält mindestens 4,8 und höchstens 5,2 Prozent HgO (M_r 216,6).

Herstellung

Natriumhydroxid	8,5 Teile
Quecksilber(II)-chlorid	19 Teile
Wasser	nach Bedarf
Wollwachs	60 Teile
Weißes Vaselin	nach Bedarf

Das Quecksilber(II)-chlorid wird in 380 Teilen warmem Wasser gelöst und die filtrierte, auf 30 °C abgekühlte Lösung allmählich unter Umrühren in die Lösung des Natriumhydroxids in 300 Teilen Wasser gegossen. Dieses Gemisch wird unter häufigem Umrühren und unter Lichtausschluß 1 h lang stehengelassen. Der Niederschlag wird abfiltriert und mit Wasser von 30 °C so lange ausgewaschen, bis 5 ml des Filtrats nach dem Ansäuern mit Salpetersäure 12,5 % *R* durch 1 ml Silbernitrat-Lösung *R* 1 nicht verändert werden. Der gewogene Niederschlag, entsprechend etwa 15 Teilen Quecksilber(II)-oxid, wird mit Wasser zu 60 Teilen ergänzt und mit dem Wollwachs und 120 Teilen weißem Vaselin verrieben.

In dem Salbenkonzentrat wird nach der unter „Gehaltsbestimmung" angegebenen Methode der Gehalt an Quecksilber(II)-oxid bestimmt; die Salbe wird durch Zugabe von weißem Vaselin auf den vorgeschriebenen Gehalt eingestellt. Die erforderliche Vaselinmenge läßt sich nach folgender Gleichung berechnen:

$$m_1 = \frac{m_2(a - 5{,}0)}{5{,}0}$$

m_1 = Gramm weißes Vaselin
m_2 = Gramm Salbenkonzentrat
a = Prozentgehalt an HgO im Salbenkonzentrat

Eigenschaften

Gelbe, bei Raumtemperatur weiche Salbe. Unter dem Mikroskop sind bei 100facher Vergrößerung gleichartige, runde Teilchen sichtbar; kantige und unregelmäßig geformte Teilchen fehlen.

Prüfung auf Identität

A. 2 g Salbe werden mit 2 ml Salzsäure 7 % *R* unter häufigem Schütteln im Wasserbad erwärmt, bis sich das Quecksilber(II)-oxid gelöst hat. Nach dem Erkalten wird von der Salbengrundlage abgegossen. 0,1 ml dieser Lösung geben beim Zusatz von 0,25 ml Natriumhydroxid-Lösung 8,5 % *R* einen gelben Niederschlag.

B. 0,5 ml des salzsauren Auszugs von A geben nach Zusatz von 0,1 ml Kaliumiodid-Lösung *R* einen roten Niederschlag, der sich nach Zusatz von 0,4 ml Kaliumiodid-Lösung *R* wieder löst.

C. 0,5 g Salbe werden 5 min lang mit 15 ml Dichlormethan *R* geschüttelt; anschließend wird filtriert. 0,2 ml des klaren Filtrats färben sich nach Verdünnen mit 5 ml Dichlormethan *R* auf Zusatz von 1 ml Acetanhydrid *R* und 0,1 ml Schwefelsäure 96 % *R* smaragdgrün.

Prüfung auf Reinheit

Alkalisch reagierende Substanzen: 5 g Salbe werden mit 100 ml Toluol *R* und 10 ml kohlendioxidfreiem Wasser *R* bis zur Bildung einer homogenen Emulsion geschüttelt. Nach Trennung der beiden Phasen wird die wäßrige Phase durch ein Papierfilter filtriert; 5 ml der wäßrigen Lösung dürfen sich mit 0,1 ml Bromthymolblau-Lösung *R* 1 nicht blau färben.

Chlorid (V.3.2.4): 1,0 g Salbe wird mit 1,0 ml Essigsäure 98 % *R* und 10 ml Ether *R* erwärmt, bis eine klare Flüssigkeit entstanden ist. Unter Nachspülen mit Ether *R* wird das Gemisch in einen Scheidetrichter überführt, nach Zusatz von 1 g Zinkstaub *R* und 8 ml Wasser 5 min lang geschüttelt, die wäßrige Schicht abgetrennt und filtriert. 3 ml des Filtrats, mit Wasser zu 15 ml verdünnt, müssen der Grenzprüfung auf Chlorid entsprechen (50 ppm).

Trocknungsverlust (V.6.22): 12,0 bis 15,0 Prozent; 2,000 g Salbe werden geschmolzen, unter Umschwenken mit 10 g Seesand *RN* gemischt und 2 h lang im Trockenschrank bei 100 bis 105 °C getrocknet.

Gehaltsbestimmung

3,000 g Salbe werden in einem Erlenmeyerkolben mit aufgesetztem Trichter auf dem Wasserbad unter häufigem und kräftigem Umschwenken mit 20 ml Salzsäure 25 % *R* so lange erwärmt, bis sich das Quecksilber(II)-oxid vollständig gelöst hat und die Salbengrundlage geschmolzen auf der Lösung schwimmt. Der Trichter wird mit 20 ml Wasser abgespült. Die Lösung wird mit 100 ml Wasser und 15 ml Dichlormethan *R*, nach kräftigem Umschwenken mit 20,0 ml 0,1 M-Natriumedetat-Lösung sowie 50 ml Natriumhydroxid-Lösung 8,5 % *R* versetzt und anschließend nach Zusatz von 0,1 ml Methylorange-Lösung *R* mit Natriumhydroxid-Lösung 8,5 % *R* neutralisiert. Nach Zusatz von 15 ml Pufferlösung *p*H 10,9 *R* und 100 ml Wasser wird unter Zusatz von 0,15 g Eriochromschwarz-T-Mischindikator *RN* mit 0,1 M-Zinksulfat-Lösung nach Wein- oder Violettrot titriert. Die titrierte Lösung wird mit 2,0 g Natriumthiosulfat *R* versetzt und erneut mit 0,1 M-Zinksulfat-Lösung nach Wein- oder Violettrot titriert. Aus dem Zinksulfat-Verbrauch bei der 2. Titration wird der Gehalt berechnet.

1 ml 0,1 M-Zinksulfat-Lösung entspricht 21,66 mg HgO.

Die Differenz zwischen dem Verbrauch an 0,1 M-Natriumedetat-Lösung bei der 1. Titration und bei der 2. Titration darf höchstens 0,10 ml betragen.

Lagerung

Entspricht der Monographie **Salben** und folgenden zusätzlichen Anforderungen:

Vor Licht und Wärme geschützt.

Beschriftung

Entspricht der Monographie **Salben.**

Quecksilberpräzipitatsalbe

Hydrargyri amidochloridi unguentum

Quecksilberpräzipitatsalbe enthält mindestens 9,7 und höchstens 10,3 Prozent $HgNH_2Cl$ (M_r 252,1).

Herstellung

Quecksilber(II)-chlorid	27 Teile
Ammoniak-Lösung 10 %	nach Bedarf
Wasser	780 Teile
Wollwachs	80 Teile
Weißes Vaselin	nach Bedarf

Das Quecksilber(II)-chlorid wird in 540 Teilen warmem Wasser gelöst, die filtrierte Lösung nach dem Erkalten unter Umrühren mit Ammoniak-Lösung bis zur schwach alkalischen Reaktion vermischt; hierzu sind etwa 40 Teile erforderlich. Der Niederschlag wird abfiltriert und mit insgesamt 240 Teilen Wasser ausgewaschen. Der Niederschlag wird unter Lichtausschluß bis zum völligen Abtropfen der Waschflüssigkeit aufbewahrt und, falls erforderlich, zwischen Filterpapier so weit getrocknet, bis seine Masse etwa 75 Teile – entsprechend 25 Teilen Quecksilber(II)-amidochlorid – beträgt.

Der noch feuchte Niederschlag wird mit dem Wollwachs und 75 Teilen weißem Vaselin verrieben. Im Salbenkonzentrat wird nach der unter „Gehaltsbestimmung" angegebenen Methode der Gehalt an Quecksilber(II)-amidochlorid bestimmt; die Salbe wird durch Zugabe von weißem Vaselin auf den vorgeschriebenen Gehalt eingestellt. Die erforderliche Vaselinmenge läßt sich nach folgender Gleichung berechnen:

$$m_1 = \frac{m_2(a - 10{,}0)}{10{,}0}$$

m_1 = Gramm weißes Vaselin
m_2 = Gramm Salbenkonzentrat
a = Prozentgehalt an $HgNH_2Cl$ im Salbenkonzentrat.

Eigenschaften

Gelblichweiße, bei Raumtemperatur weiche Salbe. Unter dem Mikroskop sind bei 100facher Vergrößerung gleichartige, runde Teilchen sichtbar; kantige und unregelmäßig geformte Teilchen fehlen.

Prüfung auf Identität

A. 5 g Salbe werden mit 50 ml Ether *R* geschüttelt, bis sich die Salbengrundlage vollständig gelöst hat. Der weiße Rückstand wird abfiltriert, mit Ether *R* ausgewaschen und bei 100 bis 105 °C getrocknet. 50 mg des etherunlöslichen Rückstandes verflüchtigen sich beim Erhitzen, ohne vorher zu schmelzen, unter Bildung eines weißen Sublimats.

B. 20 mg des Rückstandes von A, in 5 ml Salpetersäure 12,5 % *R* unter Erwärmen gelöst, geben nach dem Abkühlen mit 0,5 ml Silbernitrat-Lösung *R* 1 einen weißen, sich zusammenballenden Niederschlag.

C. Die beim Erhitzen von 50 mg des Rückstandes von A mit 5 ml Natriumhydroxid-Lösung 8,5 % *R* entstehenden Dämpfe färben angefeuchtetes rotes Lackmuspapier *R* blau.

D. 50 mg des Rückstandes von A werden in 1 ml Salzsäure 7 % *R* unter Erwärmen gelöst. Auf Zusatz von 0,2 ml Kaliumiodid-Lösung *R* entsteht ein roter Niederschlag, der sich im Überschuß von Kaliumiodid-Lösung *R* löst.

E. 0,5 g Salbe werden 5 min lang mit 15 ml Dichlormethan *R* geschüttelt, anschließend wird filtriert. 0,2 ml des Filtrats färben sich nach Verdünnen mit 5 ml Dichlormethan *R* auf Zusatz von 1 ml Acetanhydrid *R* und 0,1 ml Schwefelsäure 96 % *R* smaragdgrün.

Prüfung auf Reinheit

Alkalisch reagierende Substanzen: 5,0 g Salbe werden mit 100 ml Toluol *R* und 10 ml kohlendioxidfreiem Wasser *R* bis zur Bildung einer homogenen Emulsion geschüttelt. Nach Trennung der beiden Phasen wird die wäßrige Phase durch ein Papierfilter filtriert; 5 ml des wäßrigen Filtrats dürfen sich mit 0,1 ml Bromthymolblau-Lösung *R* 1 nicht blau färben.

Trocknungsverlust (V.6.22): 16,0 bis 20,0 Prozent; 2,000 g Salbe werden geschmolzen, unter Umschwenken mit 10 g Seesand *RN* gemischt und 2 h lang im Trockenschrank bei 100 bis 105 °C getrocknet.

Gehaltsbestimmung

3,000 g Salbe werden in einem Erlenmeyerkolben mit aufgesetztem Trichter auf dem Wasserbad unter häufigem und kräftigem Umschwenken mit 20 ml Salzsäure 25 % *R* so lange erwärmt, bis sich das Quecksilber(II)-amidochlorid vollständig gelöst hat und die Salbengrundlage geschmolzen auf der Lösung schwimmt. Der Trichter wird mit 20 ml Wasser abgespült. Die Lösung wird mit 100 ml Wasser und 15 ml Dichlormethan *R*, nach kräftigem Umschwenken mit 40,0 ml 0,1 M-Natriumedetat-Lösung sowie 50 ml Natriumhydroxid-Lösung 8,5 % *R* versetzt und anschließend nach Zusatz von 0,1 ml Methylorange-Lösung *R* mit Natriumhydroxid-Lösung 8,5 % *R* neutralisiert. Nach Zusatz von 15 ml Pufferlösung *p*H 10,9 *R* und 100 ml Wasser wird unter Zusatz von 0,15 g Eriochromschwarz-T-Mischindikator *RN* mit 0,1 M-Zinksulfat-Lösung nach Wein- oder Violettrot titriert. Die titrierte Lösung wird mit 2,0 g Natriumthiosulfat *R* versetzt und erneut mit 0,1 M-Zinksulfat-Lösung nach Wein- oder Violettrot titriert. Aus dem Zinksulfat-Verbrauch bei der 2. Titration wird der Gehalt berechnet.

1 ml 0,1 M-Zinksulfat-Lösung entspricht 25,21 mg $HgNH_2Cl$.

Die Differenz zwischen dem Verbrauch an 0,1 M-Natriumedetat-Lösung bei der 1. Titration und bei der 2. Titration darf höchstens 0,20 ml betragen.

Lagerung

Entspricht der Monographie **Salben** und folgenden zusätzlichen Anforderungen:

Vor Licht und Wärme geschützt.

Beschriftung

Entspricht der Monographie **Salben.**

Radioaktive Arzneimittel

Radiopharmaceutica

Die Angaben in dieser Monographie beziehen sich auf die Einzelmonographien des Arzneibuches und nicht unbedingt auf Zubereitungen, welche nicht im Arzneibuch beschrieben sind.

Radioaktive Arzneimittel sind Zubereitungen, die ein oder mehrere Radionuklide enthalten.

Ein Nuklid ist eine Atomart, die charakterisiert wird durch die Zahl der Protonen und Neutronen des Kerns (und damit durch seine Ordnungszahl und Massezahl) und auch durch das Energieniveau des Kerns. Isotope eines Elements sind Nuklide mit der gleichen Ordnungszahl, aber verschiedener Massezahl. Radionuklide, d. h. Nuklide, die radioaktiv sind, wandeln sich spontan in andere Nuklide um. Die Umwandlung kann die Emission geladener Teilchen, Elektroneneinfang oder isomeren Übergang mit sich bringen. Die geladenen Teilchen, die vom Atomkern emittiert werden, können Alphateilchen (Heliumkerne der Massezahl 4) oder Betateilchen (Elektronen mit negativer oder positiver Ladung, β^- oder β^+, letztere heißen Positronen) sein. Die Emission geladener Teilchen des Atomkerns kann von Gammastrahlen begleitet sein. Gammastrahlen werden auch beim isomeren Übergang emittiert. Diese Emission von Gammastrahlen kann teilweise durch eine Emission von Elektronen, bekannt als Konversionselektronen, ersetzt werden. Dieses Phänomen, ähnlich dem Elektroneneinfang-Prozeß, führt zu einer Sekundäremission von Röntgenstrahlen (herrührend von der Umorientierung der Elektronen im Atom). Diese Sekundäremission kann teilweise durch die Emission von Elektronen, bekannt als Auger-Elektronen, ersetzt werden. β^+-Teilchen werden durch den Kontakt mit Materie vernichtet, der Prozeß wird durch die Emission von Gammastrahlen mit einer Energie von 511 keV begleitet.

Der Zerfall eines Radionuklids folgt einem exponentiellen Gesetz. Die Zeit, in welcher eine gegebene Anzahl von Atomen auf die Hälfte des Ausgangswertes zerfällt, wird Halbwertszeit ($T_{1/2}$) genannt und ist charakteristisch für jedes Radionuklid.

Die Reichweite der Strahlung variiert entsprechend der Strahlenart und ihrer Energie beträchtlich. Alphateilchen werden in Festsubstanzen oder Flüssigkeiten mit Schichtdicken von wenigen Mikrometern bis zu einigen 10 Mikrometern vollständig absorbiert. Betateilchen werden in Schichtdicken von einigen Millimetern bis zu einigen Zentimetern vollständig absorbiert. Gammastrahlen werden nicht vollständig absorbiert, sondern nur abgeschwächt, eine Schwächung auf ein Zehntel ihrer Intensität kann z. B. mehrere Zentimeter Blei erfordern. Je dichter die absorbierende Substanz, um so kürzer ist die Reichweite der Alpha- und Betateilchen und um so größer die Abschwächung der Gammastrahlen.

Jedes Radionuklid wird charakterisiert durch eine konstante Halbwertszeit, ausgedrückt in Zeiteinheiten und durch die Art und Energie seiner Strahlung.

Die Energie wird ausgedrückt in Elektronenvolt (eV), Kiloelektronenvolt (keV) oder Megaelektronenvolt (MeV).

Die Radioaktivität („Aktivität") einer Zubereitung ist die Zahl von nuklearen Zerfällen oder Umwandlungen je Zeiteinheit.

Die Menge der Radioaktivität wird in Curie (Ci) ausgedrückt, entsprechend $3{,}7 \times 10^{10}$ Zerfälle je Sekunde, in Millicurie, Microcurie oder Nanocurie.

Im Internationalen Einheitensystem (SI) wird die Menge an Radioaktivität in Becquerel (Bq) ausgedrückt, entsprechend einer Kernumwandlung je Sekunde. Die in der Tab. 1 angegebenen Faktoren erleichtern die Umwandlung zwischen den beiden Einheiten.

Die absolute Messung der Radioaktivitätsmenge in einer Probe kann nur dann vollständig und genau durchgeführt werden, wenn die Art und Energie der emittierten Strahlung und der relative Anteil jeder Strahlenart bezogen auf die Gesamtstrahlung bekannt ist (Zerfallsschema). Diese Messung erfordert ein spezialisiertes Laboratorium, aber die Identifizierung und Messung kann vergleichend und relativ durchgeführt werden durch die Verwendung von Referenzzubereitungen, wie sie von speziellen Laboratorien zur Verfügung gestellt werden[1)].

Definitionen

Radioaktive Quelle: Ein radioaktives Material, das wegen seiner ionisierenden Strahlung verwendet wird.

---

1) Referenzzubereitungen sind erhältlich von der Physikalisch-Technischen Bundesanstalt, Bundesallee 100, 3300 Braunschweig.

Tabelle 1

1 Curie (Ci)	= 3,7 × 10^{10} Becquerel	= 37 Gigabecquerel (GBq)
1 Millicurie (mCi)	= 3,7 × 10^{7} Becquerel	= 37 Megabecquerel (MBq)
1 Microcurie (μCi)	= 3,7 × 10^{4} Becquerel	= 37 Kilobecquerel (kBq)
1 Gigabecquerel (GBq)	= 27,027 Millicurie (mCi)	
1 Megabecquerel (MBq)	= 27,027 Microcurie (μCi)	
1 Kilobecquerel (kBq)	= 27,027 Nanocurie (nCi)	

Umschlossene Quelle: Eine radioaktive Quelle, die dazu bestimmt ist, so verwendet zu werden, daß das radioaktive Material nicht in unmittelbaren Kontakt zu seiner Umgebung kommt. Sie besteht aus radioaktivem Material, das haltbar eingeschlossen ist in inaktive Materialien oder eingeschlossen in einem Behältnis mit ausreichender Haltbarkeit, um jede Verbreitung des radioaktiven Materials oder eine Möglichkeit der Kontamination während des normalen Gebrauchs zu verhindern.

Nichtumschlossene Quelle: Eine radioaktive Quelle, die dazu bestimmt ist, so verwendet zu werden, daß das radioaktive Material in unmittelbaren Kontakt mit seiner Umgebung kommt. In einer nichtumschlossenen Quelle ist das radioaktive Material direkt zugänglich. Es ist generell beabsichtigt, daß die Quelle physikalischen oder chemischen Manipulationen zugänglich ist, während sie von einem Behältnis in ein anderes überführt wird. Radioaktive Arzneimittel gehören zu dieser Kategorie.

Radionukleare Reinheit: Das in Prozent ausgedrückte Verhältnis der Radioaktivität des Radionuklids, bezogen auf die Gesamtradioaktivität der Quelle. Die Ausdrücke „radioaktive Reinheit" und „radioisotope Reinheit" können auch verwendet werden, um dieses Verhältnis zu beschreiben.

Radiochemische Reinheit: Das in Prozent ausgedrückte Verhältnis der Radioaktivität eines bestimmten Radionuklids, welches in der Quelle in der angegebenen chemischen Form vorhanden ist, bezogen auf die Gesamtradioaktivität des Radionuklids in der Quelle.

Chemische Reinheit: Das in Prozent ausgedrückte Verhältnis der Masse der Substanz in der angegebenen chemischen Form zu der in der Quelle vorhandenen Gesamtmasse ohne Berücksichtigung von Hilfsstoffen oder Lösungsmitteln.

Träger: Ein stabiles Isotop des betreffenden Radionuklids, zugefügt der radioaktiven Zubereitung in der gleichen chemischen Form, in welcher das Radionuklid vorliegt.

Spezifische Radioaktivität: Die Radioaktivität eines Nuklids je Masseeinheit des Elements oder der betreffenden chemischen Form. Zum Beispiel wird die spezifische Radioaktivität von [^{32}P] Natriumphosphat wie folgt ausgedrückt: 0,3 mCi (11,1 MBq) Phosphor-32 je Milligramm Orthophosphat-Ion, zu dem angegebenen Zeitpunkt.

Radioaktive Konzentration: Die Radioaktivität eines Nuklids je Volumeinheit der Lösung, in welcher es vorhanden ist.

Prüfung auf Identität

Das Radionuklid wird durch seine Halbwertszeit oder durch die Art und Energie seiner Strahlung oder durch beides, wie in der Monographie vorgeschrieben, identifiziert.

Messung der Halbwertszeit: Die Halbwertszeit wird mit einem geeigneten Gerät wie einer Ionisationskammer, einem Geiger-Müller-Zähler oder einem Szintillationszähler gemessen. Das radioaktive Arzneimittel wird entweder als solches verdünnt oder getrocknet in einem Tiegel nach entsprechender Verdünnung verwendet. Die im Hinblick auf die experimentellen Bedingungen gewählte Menge der Radioaktivität muß ausreichend hoch sein, um den Nachweis während mehrerer vermuteten Halbwertszeiten zu erlauben, aber sie sollte begrenzt sein, um das Phänomen des „Zählverlustes" zu vermeiden. Dies kann beispielsweise durch die Totzeit eines Geiger-Müller-Zählers oder zufällige Koinzidenz in einem Szintillationszähler eintreten.

Die radioaktive Quelle muß so hergestellt werden, daß ein Verlust an Material während der Handhabung vermieden wird. Wenn sie eine Flüssigkeit (Lösung) ist, wird sie in Flaschen oder verschlossenen Behältnissen gelagert. Wenn sie eine Festsubstanz (Rückstand durch Trocknung in einem Tiegel) ist, wird sie geschützt durch eine Abdeckung, die aus einer Folie von festhaftendem Celluloseacetat besteht oder aus irgendeinem anderen Material, dessen Dichte genügend klein ist, um nicht eine signifikante Abschwächung der Intensität der Strahlung herbeizuführen, die geprüft werden soll.

Die gleiche Quelle wird unter den gleichen geometrischen Bedingungen und in Zeitintervallen von gewöhnlich einer halben Halbwertszeit über eine Dauer von etwa 3 Halbwertszeiten gemessen. Das korrekte Funktionieren der Meßeinrichtung wird geprüft, indem eine Quelle langer Halbwertszeit benutzt wird; und, falls notwendig, werden Schwankungen des Meßwertes korrigiert (siehe ,,Messung der Radioaktivität").

Eine Graphik wird mit der Zeit als Abszisse und dem Logarithmus der je Zeiteinheit gezählten Impulse (Zählrate) oder dem elektrischen Strom, entsprechend dem Typ des verwendeten Gerätes, als Ordinate erstellt. Die errechnete Halbwertszeit sollte sich höchstens um 5 Prozent von der festgesetzten Halbwertszeit unterscheiden.

Die Kurve des exponentiellen Zerfalls (Zerfallskurve) wird durch folgende Gleichung beschrieben:

$$A_t = A_0 e^{-\lambda t}$$

A_t = die Radioaktivität zur Zeit t
A_0 = die Radioaktivität zur Zeit t = 0
λ = die Zerfallskonstante, die für jedes Radionuklid charakteristisch ist
e = die Basis des natürlichen Logarithmus.

Die Halbwertszeit ($T_{1/2}$) steht nach folgender Gleichung in einer Beziehung zur Zerfallskonstante:

$$T_{1/2} = \frac{0{,}693}{\lambda}$$

Die Radioaktivität einer Zubereitung wird zu einer bestimmten Zeit gemessen. Die Radioaktivität zu anderen Zeiten kann aus der Exponentialgleichung, aus Tabellen errechnet oder graphisch aus einer Halbwertszeitkurve für jedes individuelle Radionuklid ermittelt werden.

Bestimmung von Art und Energie der Strahlung: Art und Energie der emittierten Strahlung kann durch verschiedene Verfahren einschließlich der Erstellung einer Absorptionskurve und der Anwendung spektrometrischer Verfahren bestimmt werden. Die Absorptionskurve wird oft zur Analyse der Betastrahlung verwendet; Spektrometrie wird meist zur Identifizierung von Gammastrahlen benutzt.

Die *Absorptionskurve* wird für reine Betastrahler erstellt, wenn kein Spektrometer für Betastrahlung verfügbar ist, oder für Beta- und Gammastrahler, wenn kein Spektrometer für Gammastrahlung verfügbar ist. Diese Methode zur Abschätzung der Maximalenergie von Betastrahlung ergibt nur einen Näherungswert. Die Quelle, die zur Erreichung konstanter geometrischer Bedingungen in geeigneter Weise angeordnet sein muß, wird vor dem dünnen Fenster eines Geiger-Müller-Zählers oder eines entsprechenden Proportionalzählers angebracht. Die Quelle wird, wie oben beschrieben, geschützt. Die Zählrate der Quelle wird gemessen. Zwischen der Quelle und dem Zähler werden nacheinander mindestens 6 Aluminiumscheiben mit zunehmender Masse je Flächeneinheit innerhalb solcher Grenzen angebracht, daß für die Scheibe mit der größten Masse je Flächeneinheit eine konstante Zählrate beobachtet wird. Bei einem reinen Betastrahler wird diese Zählrate durch Hinzufügen weiterer Scheiben nicht beeinflußt. Die Scheiben sind so eingefügt, daß konstante geometrische Bedingungen erhalten bleiben. Eine Graphik mit der Masse je Flächeneinheit der Scheibe in Milligramm je Quadratzentimeter als Abszisse und dem Logarithmus der Zahl der gezählten Impulse je Zeiteinheit für jede gemessene Scheibe als Ordinate wird erstellt. Für eine Referenzzubereitung wird in der gleichen Weise eine Graphik erstellt. Das Resultat wird durch Vergleich mit den mittleren Teilen der Kurven, welche praktisch geradlinig sind, ermittelt.

Der in Quadratzentimetern je Milligramm ausgedrückte *Masseabschwächungskoeffizient* μ_m hängt von der Energie der Betastrahlung sowie von den physikalischen und chemischen Eigenschaften der Scheibe ab. Er erlaubt daher die Identifizierung von Betastrahlern. Er wird aus der oben beschriebenen Graphik mit Hilfe folgender Gleichung ermittelt:

$$\mu_m = \frac{2{,}303\ (\log A_1 - \log A_2)}{m_2 - m_1}$$

m_1 = Masse je Flächeneinheit der leichtesten Scheibe
m_2 = Masse je Flächeneinheit der schwersten Scheibe, m_1 und m_2 sollten innerhalb des geradlinigen Teils der Kurve liegen
A_1 = Zählrate für Masse je Flächeneinheit m_1
A_2 = Zählrate für Masse je Flächeneinheit m_2.

Der so ermittelte Masseabschwächungskoeffizient μ_m darf höchstens 10 Prozent von den unter identischen Bedingungen ermittelten Koeffizienten einer Referenzzubereitung desselben Radionuklids abweichen.

Gammaspektrometrie kann auf der Eigenschaft bestimmter Substanzen (Szintillatoren) basieren, Licht zu emittieren, wenn sie von Gammastrahlen getroffen werden. Die Anzahl der produzierten Photonen ist proportional zu der absorbierten Energie im Szintillator. Das Licht wird in elektrische Impulse umgewandelt, deren Amplitude annähernd proportional zu der Energie ist, die von den Gammaquanten übertragen wurde. Die Untersuchung der Ausgangsimpulse mit einem geeigneten Impulshöhenanalysator ergibt das Energiespektrum der Strahlenquelle. Die Szintillationsspektren der Gammastrahlen zeigen einen oder mehrere charakteristische Peaks, entsprechend den Energien der Gammastrahlung der Quelle. Diese Peaks werden von anderen Peaks von unterschiedlicher Breite begleitet, die von Sekundäreffekten der Wechselwirkung der Strahlung mit dem Szintillator oder mit dem umgebenden Material herrühren. Die Form des beobachteten Spektrums hängt vom verwendeten Gerät ab, und es ist notwendig, das Gerät einzustellen, indem eine Referenzquelle des zu prüfenden Radionuklids verwendet wird.

Der bevorzugte Detektor für die Gammaspektrometrie ist zur Zeit ein mit einer Lithiumschicht versehener Germanium-Halbleiterdetektor. Ein solches Gerät kann eine Auflösung (volle Breite des Peaks auf halber Maximalhöhe) von 2,0 bis 2,5 keV bei 1,3 MeV haben, so daß es möglich ist, Peaks mit einem Abstand von 5 keV im Gammaspektrum zu identifizieren. Ein mit Thallium aktivierter Natriumiodid-Szintillationsdetektor wird auch verwendet. Dieser hat aber eine viel niedrigere Auflösung (etwa 50 keV).

Beide Arten von Detektoren geben ihre Informationen in Form von elektrischen Impulsen ab, deren Amplitude proportional der Energie der gemessenen Gammastrahlen ist. Diese Impulse werden nach Verstärkung in einem Mehrkanal-Analysator analysiert, welcher das Gammaenergiespektrum der Quelle wiedergibt. Die Beziehung zwischen Gammaenergie und Kanalnummer kann leicht festgelegt werden, indem Quellen verwendet werden, die Gammastrahlen bekannter Energie emittieren.

Das Detektorsystem muß eingestellt sein, weil die Zählausbeute sowohl eine Funktion der Energie der Gammastrahlung als auch abhängig von der Form der Quelle und dem Abstand zwischen Quelle und Detektor ist. Die Zählausbeute kann gemessen werden, indem eine eingestellte Quelle des zu messenden Radionuklids verwendet wird oder allgemein durch Erstellung einer Graphik, in der die Zählausbeute gegen die Gammaenergie einer Serie von eingestellten Quellen verschiedener Radionuklide aufgetragen ist.

Das Gammaspektrum eines Radionuklids, welches Gammastrahlen emittiert, ist typisch für dieses Nuklid und charakterisiert durch die Energien und die Zahl der Photonen der einzelnen Energien, die je Kernumwandlung emittiert werden. Diese Eigenschaft kann zur Identifizierung von Art und Menge der in der Quelle vorhandenen Radionuklide verwendet werden. Sie erleichtert die Abschätzung des Anteils an radionuklearen Verunreinigungen durch das Erkennen von nicht zu erwartenden Peaks.

Die Zerfallsrate der Radioaktivität kann in einem Spektrum festgestellt werden, da die Peak-Amplituden als Funktion der Halbwertszeit abnehmen. Wenn in einer solchen Quelle eine radioaktive Verunreinigung mit längerer Halbwertszeit vorhanden ist, ist dies leicht festzustellen, indem diejenigen charakteristischen Peaks getrennt betrachtet und identifiziert werden, deren Amplituden mit einer, bezogen auf das erwartete Radionuklid, unterschiedlichen Rate abnehmen. Eine Bestimmung der Halbwertszeiten von sich überlagernden Peaks durch wiederholte Messungen der Probe kann dazu beitragen, die Verunreinigung zu identifizieren.

In der Tabelle sind die allgemein akzeptierten physikalischen Eigenschaften der in Zubereitungen enthaltenen Radionuklide zusammengestellt, die in Monographien beschrieben sind. Zusätzlich enthält die Tabelle Angaben über physikalische Eigenschaften der Hauptverunreinigungen der Radionuklide.

Bei der Betrachtung von Zerfallsschemata kann der Ausdruck „Intensität“ in zwei unterschiedlichen Zusammenhängen verwendet werden.

Mit „Intensität eines Überganges“ ist die Wahrscheinlichkeit der Umwandlung eines Kerns in einem gegebenen Energiezustand, bezogen auf den zu betrachtenden Übergang, gemeint. Bei dieser Verwendung ist das Wort „Intensität“ identisch mit dem „Verzweigungsverhältnis“.

Mit „Emissionsintensität“ ist die Wahrscheinlichkeit, mit der ein radioaktives Atom Teilchen oder Strahlung emittiert, gemeint. In der Tabelle wird der Begriff „Emissionsintensität“ mit dem Begriff „Intensität“ wiedergegeben.

Tabelle mit physikalischen Eigenschaften der im Arzneibuch erwähnten Radionuklide

Radio-nuklid	Halbwerts-zeit	Elektronenstrahlung			Photonenstrahlung		
		Art	Energie (MeV)	Intensität in Prozent	Art	Energie (MeV)	Intensität in Prozent
(^{137}Cs) Cäsium-137	30,2 Jahre	e_A	0,004	7,8	X	0,005	1
im Gleichgewicht mit	(^{137m}Ba:		0,026	0,8			
(^{137m}Ba) Barium-137m	2,55 min)	e_c	0,624	8		0,032–0,037	7
			0,656	1,4	γ	0,661	85,4
			0,660	0,4			
		β^-	0,511[a)]	94,6			
			1,173[a)]	5,2			
(^{51}Cr) Chrom-51	27,7 Tage	e_A	0,0004	144	X	0,0005	0,33
			0,004	67		0,005	22,3
					γ	0,320	9,83
(^{57}Co) Cobalt-57	271 Tage	e_A	0,0007	249	X	0,0007	0,8
		$e_A + e_c$	0,005–0,007	175		0,007	56
					γ	0,014	9,5
		e_c	0,014	8,9		0,122	85,6
			0,115	1,9		0,136	10,6
			0,129	1,4		0,692	0,16
(^{58}Co) Cobalt-58	70,8 Tage	e_A	0,0007	117	X	0,0007	0,4
			0,006	49,4		0,006	26,2
		β^+	0,475[a)]	15	γ	0,511	30[b)]
						0,811	99,4
						0,864	0,7
						1,675	0,5
(^{60}Co) Cobalt-60	5,27 Jahre	β^-	0,318[a)]	99,9	γ	1,173	99,9
						1,332	100
(^{198}Au) Gold-198	2,70 Tage	e_A	0,005–0,015	2,1	X	0,008–0,015	1,3
		e_c	0,329	2,9		0,069–0,083	2,8
			0,397	1	γ	0,412	95,6
			0,408	0,34		0,676	0,8
		β^-	0,290[a)]	1		1,088	0,2
			0,966[a)]	98,9			
(^{199}Au) Gold-199	3,14 Tage	e_A	0,005–0,015	21	X	0,008–0,015	12,8
		$e_A + e_c$	0,035–0,054	4,1	γ	0,050	0,33
		e_c	0,075	10,5	X	0,068–0,080	15,4
			0,125	5,5			
			0,144	17,1	γ	0,158	36,9
			0,155–0,158	5,8		0,208	8,4
			0,193	2			
		β^-	0,245[a)]	18,9			
			0,294[a)]	66,4			
			0,453[a)]	14,7			
(^{125}I) Iod-125	60,1 Tage	$e_A + e_c$	0,002–0,005	236	X	0,003–0,005	15
			0,021–0,035	33		0,027	114
						0,031	25
					γ	0,035	6,7

Tabelle mit physikalischen Eigenschaften der im Arzneibuch erwähnten Radionuklide

Radio-nuklid	Halbwerts-zeit	Elektronenstrahlung			Photonenstrahlung		
		Art	Energie (MeV)	Intensität in Prozent	Art	Energie (MeV)	Intensität in Prozent
(^{126}I) Iod-126	13,0 Tage	e_A	0,003	43,5	X	0,004	4,3
			0,022	5,7		0,027–0,031	40
		e_c	0,354	0,5	γ	0,388	34
			0,634	0,1			
		β^-	0,371[a)]	3,6		0,491	2,9
			0,862[a)]	32		0,511	6,7[b)]
			1,251[a)]	8		0,666	33
		β^+	1,134[a)]	3,3		0,754	4,2
						0,880	0,8
						1,420	0,3
(^{131}I) Iod-131	8,04 Tage	e_A	0,003	5,1	X	0,004	0,6
			0,025	0,6		0,029–0,034	5
		e_c	0,045	3,5	γ	0,080	2,6
			0,075–0,079	0,6		0,284	6,1
			0,250	0,25		0,365	81,2
			0,330	1,5		0,637	7,3
			1,359	0,25		0,722	1,8
		β^-	0,248[a)]	2,1			
			0,304[a)]	0,6			
			0,334[a)]	7,4			
			0,606[a)]	89,4			
			0,807[a)]	0,4			
(^{85}Kr) Krypton-85	10,7 Jahre	β^-	0,173[a)]	0,43	γ	0,514	0,43
			0,687[a)]	99,57			
(^{99}Mo) Molybdän-99	66,0	$e_A + e_c$	0,002	110	X	0,002	0,7
im Gleichgewicht mit	Stunden	e_c	0,015–0,020	7		0,018–0,021	14
(^{99m}Tc)			0,119–0,121	9,5	γ	0,140	91
Technetium-99m			0,137–0,140	1,5		0,181	6
		β^-	0,436[a)]	16,6		0,366	1,2
			0,848[a)]	1,2		0,740	12,3
			1,214[a)]	82		0,778	4,4
						0,823	0,13
(^{197m}Hg)	23,8	e_A	0,005–0,014	75	X	0,008–0,015	44
Quecksilber-197m	Stunden	$e_A + e_c$	0,050–0,080	36		0,067–0,083	40,5
		e_c	0,116–0,130	50	γ	0,130	0,23
			0,150	51		0,134	34
			0,161	21		0,164	0,32
			0,198	1,6		0,279	5,1
(^{197}Hg)	64,1	e_A	0,005–0,014	91	X	0,008–0,017	52
Quecksilber-197	Stunden	$e_A + e_c$	0,050–0,080	84		0,067–0,080	73
					γ	0,077	18,9
						0,191	0,57
						0,269	0,05
(^{203}Hg)	46,8 Tage	e_A	0,005–0,015	9,3	X	0,009–0,015	5,4
Quecksilber-203			0,055–0,085	0,44		0,071–0,085	13
		e_c	0,194	13,4	γ	0,279	81,4
			0,264	3,9			
			0,276	1,2			
		β^-	0,212[a)]	100			

Tabelle mit physikalischen Eigenschaften der im Arzneibuch erwähnten Radionuklide

Radionuklid	Halbwertszeit	Elektronenstrahlung			Photonenstrahlung		
		Art	Energie (MeV)	Intensität in Prozent	Art	Energie (MeV)	Intensität in Prozent
(^{32}P) Phosphor-32	14,3 Tage	β^-	1,71[a)]	100			
(^{103}Ru) Ruthenium-103	39,3 Tage	e_A	0,002	77	X	0,003	4
im Gleichgewicht mit	(^{103m}Rh:	$e_A + e_c$	0,017	11		0,020–0,023	7,7
(^{103m}Rh)	56,1 min)				γ	0,053	0,4
Rhodium-103m		e_c	0,036–0,039	91		0,295	0,3
						0,444	0,4
						0,497	89,7
						0,557	0,8
		β^-	0,112	6,4		0,610	5,6
			0,225	87			
			0,722	6			
(^{75}Se) Selen-75	118,5 Tage	e_A	0,001	136	X	0,001	1
			0,009	44		0,011	57
		e_c	0,013	4,3	γ	0,066	1
			0,023	1,0		0,097	3,5
			0,054	0,4		0,121	17,7
			0,085	2,7		0,136	61
			0,095	0,4		0,199	1,5
			0,109	0,7		0,265	59,4
			0,124	1,6		0,280	25,2
			0,134	0,2		0,304	1,3
			0,253	0,4		0,401	11,3
			0,268	0,2			
(^{89}Sr) Strontium-89	50,5 Tage	β^-	1,492[a)]	100			
(^{90}Sr) Strontium-90	29,1 Jahre	β^-	0,546[a)]	100			
(^{90}Sr/^{90}Y) Strontium-90/	29,1 Jahre	β^-	0,546[a)]	100			
Yttrium-90	(^{90}Y: 64,0 h)		2,284[a)]	100			
(^{99m}Tc)	6,02	$e_A + e_c$	0,002	110	X	0,002	0,5
Technetium-99m	Stunden	e_A	0,015–0,020	2,1		0,018–0,021	7,2
			0,119–0,121	9,5			
			0,137–0,140	1,5	γ	0,140	89,3
(^{99}Tc) Technetium-99	2,14 × 10^5 Jahre	β^-	0,29[a)]	100			
(^{3}H) Tritium	12,3 Jahre	β^-	0,019[a)]	100			
(^{131m}Xe) Xenon-131m	11,9 Tage	e_A	0,003	26	X	0,004	3
			0,025	6,8			
		e_c	0,129	61		0,029–0,034	54
			0,158	28,6	γ	0,164	1,92
			0,163	8,2			
(^{133}Xe) Xenon-133	5,29 Tage	e_A	0,004	50	X	0,004	6
			0,025	6			
		e_c	0,045	52		0,030–0,035	47
			0,075	8,5	γ	0,081	37
		β^-	0,266[a)]	0,7			
			0,346[a)]	99,3			

Tabelle mit physikalischen Eigenschaften der im Arzneibuch erwähnten Radionuklide

Radionuklid	Halbwertszeit	Elektronenstrahlung			Photonenstrahlung		
		Art	Energie (MeV)	Intensität in Prozent	Art	Energie (MeV)	Intensität in Prozent
(^{133m}Xe) Xenon-133m	2,19 Tage	e_A	0,004 0,025	70 7,1	X	0,004	8
		e_c	0,198 0,228 0,232	64 21 5		0,030–0,035	57
					γ	0,233	10,3

[a] Maximalenergie des Betaspektrums
[b] Maximale Intensität entsprechend einer totalen Vernichtung in der Quelle
e_A = Auger-Elektronen
e_c = Konversionselektronen

Unabhängig von der einen oder anderen Bedeutung wird die Intensität gewöhnlich in Einheiten je 100 Zerfälle gemessen.

Messung der Radioaktivität

Die absolute Messung der Radioaktivität einer gegebenen Probe kann nur dann durchgeführt werden, wenn das Zerfallsschema des Nuklids bekannt ist. Die Messung erfolgt gewöhnlich nach der Koinzidenz-Methode, bei welcher z. B. die Betaemission und die Gammaemission sowohl getrennt als auch in Koinzidenz mit einem speziellen Gerät gemessen werden. Die drei Zählraten sind zur Bestimmung der Zählausbeuten der Geräte und der absoluten Zerfallsrate ausreichend. In der Praxis sind viele Korrekturen erforderlich, um genaue Ergebnisse zu erhalten.

Vergleiche gegenüber einer Standardquelle werden üblicherweise durchgeführt, wobei Geiger-Müller-Zähler, Proportionalzähler, Szintillationszähler oder Ionisationskammer verwendet werden. Ein Geiger-Müller-Zähler wird zur Messung von Beta- sowie Beta- und Gammastrahlen verwendet; Szintillations- und Halbleiterzähler werden für die Messung von Gammastrahlen verwendet; niederenergetische Betastrahler erfordern einen Flüssigkeit-Szintillationszähler.

Wichtig ist, welches Gerät auch immer verwendet wird, unter eindeutigen geometrischen Bedingungen zu arbeiten, so daß sich die radioaktive Quelle immer an der gleichen Position zum Gerät befindet und folglich ihre Distanz zur Meßapparatur konstant ist und auch gleich bleibt, wenn die zu messende Probe durch die Referenzzubereitung ersetzt wird. Lösungen von pharmazeutischen Zubereitungen können als solche gemessen werden, indem z. B. eine Ionisationskammer oder ein geeigneter Bohrloch-Szintillationsdetektor verwendet wird. Jedoch ist es bei bestimmten Gerätetypen, wie z. B. einem Endfenster-Geiger-Müller-Zähler oder einem Flachkristall-Szintillationszähler, vorzuziehen, den Trockenrückstand zu verwenden. Ratsam ist, den trockenen Rückstand mit einer festhaftenden Folie aus Celluloseacetat zu bedecken, deren Masse je Flächeneinheit höchstens 10 mg/cm^2 betragen sollte, so daß ihre Absorption der Strahlung vernachlässigbar ist. Der Trockenrückstand der Referenzzubereitung sollte soweit wie möglich mit dem der zu prüfenden Lösung identisch sein. Die beiden Lösungen sollten dieselben Substanzen der gleichen Konzentration enthalten, und die Trocknung sollte auch unter den gleichen Bedingungen auf Oberflächen desselben Materials und identischer Größe durchgeführt werden. Sind diese Vorsichtsmaßnahmen eingehalten, werden die ermittelten Ergebnisse, welches Meßsystem auch immer verwendet wird, zufriedenstellend sein. Es ist notwendig, sicherzustellen, daß die Zählausbeute des Meßsystems während der Zeit der Messungen konstant bleibt, indem eine Sekundärquelle, bestehend aus einem Radionuklid mit langer Halbwertszeit, verwendet wird.

Niederenergetische Betastrahler können durch Flüssigkeit-Szintillationszählung gemessen werden. Die Probe wird in eine Lösung gebracht, die eine oder mehrere, oft zwei organische, fluoreszierende Substanzen (primäre und sekundäre Szintillatoren) enthält. Diese wandeln einen Teil der abgestrahlten Energie in Photonen (Licht) um, welche mit Hilfe eines Photomultipliers gemessen und in elektrische

Impulse umgewandelt werden. Wird ein Flüssigkeit-Szintillationszähler verwendet, sollten vergleichende Messungen hinsichtlich der Lichtlöscheffekte (quenching) korrigiert werden.

Direkte Messungen sollten unter Bedingungen durchgeführt werden, die sicherstellen, daß die geometrischen Bedingungen (identisches Volumen der Behältnisse und Lösungen) für die zu prüfende Quelle und die Referenzquelle konstant sind.

Alle Radioaktivitätsmessungen müssen durch Subtraktion der durch die Umweltradioaktivität bedingten Untergrundaktivität und der in der Meßeinrichtung selbst erzeugten Rauschsignale korrigiert werden.

Bei der Messung sehr hoher Aktivitäten ist bei einigen Meßeinrichtungen eine Korrektur notwendig, um Zählverluste wegen zu schneller Signalfolge zu vermeiden. Diese beruhen auf der begrenzten Auflösungszeit des Detektors und seiner mit ihm verbundenen elektrischen Ausrüstung. Für ein Zählsystem mit einer nach jedem Zählvorgang folgenden Totzeit beträgt die Korrektur:

$$N = \frac{N_0}{1 - N_0 \cdot \tau}$$

N = die wahre Zählrate je Sekunde
N_0 = die beobachtete Zählrate je Sekunde
τ = die Totzeit in Sekunden.

Es ist ersichtlich, daß eine solche Korrektur nur dann vernachlässigbar klein ist, wenn das Produkt $N_0 \cdot \tau$ sehr klein ist.

Bei manchen Geräten wird diese Korrektur automatisch durchgeführt. Koinzidenzverlustkorrekturen müssen vor der Korrektur der Untergrundstrahlung durchgeführt werden.

Die Ergebnisse von Radioaktivitätsmessungen zeigen Schwankungen, welche hauptsächlich von der zufälligen Natur der Kernumwandlung herrühren. Eine ausreichende Zahl von Ereignissen muß registriert werden, um Schwankungen in der Zahl der Umwandlungen je Zeiteinheit zu kompensieren. Eine Zahl von mindestens 10 000 ist notwendig, um eine Standardabweichung von höchstens 1 Prozent zu erhalten.

Alle Angaben des radioaktiven Inhalts sollten mit einer Datumsangabe versehen sein und, falls notwendig, die Stunde, zu der die Messung durchgeführt wurde, enthalten. Das Ergebnis der Radioaktivitätsmessung einer gelösten Substanz wird auf das ursprüngliche Volumen der Lösung bezogen und je Volumeinheit ausgedrückt, um die radioaktive Konzentration anzugeben.

Radionukleare Reinheit

Um die radionukleare Reinheit einer Zubereitung festzustellen, müssen die Aktivität und daher auch die Identität jedes vorhandenen Radionuklids bekannt sein. Die am häufigsten verwendete Methode zur Bestimmung der radionuklearen Reinheit ist die Gammaspektrometrie. Sie ist keine vollkommen zuverlässige Methode, weil Verunreinigungen mit Betastrahlen gewöhnlich nicht nachweisbar sind und bei der Anwendung von Natriumiodiddetektoren die Peaks von Verunreinigungen oft durch das Spektrum des Hauptradionuklids überlagert werden.

In den einzelnen Monographien ist die geforderte radionukleare Reinheit beschrieben (z. B. sollte das Gammaspektrum nicht signifikant verschieden von dem einer Referenzzubereitung sein), und Grenzwerte für spezifische radionukleare Verunreinigungen können festgelegt sein (z. B. Cobalt-60 in Cobalt-57). Obwohl diese Forderungen notwendig sind, stellen sie allein noch nicht ausreichend sicher, daß die radionukleare Reinheit einer Zubereitung für die Anwendung am Menschen geeignet ist. Der Hersteller muß seine Zubereitungen ausreichend überprüfen. Er muß spezielle Zubereitungen von Radionukliden mit kurzen Halbwertszeiten auf langlebige Verunreinigungen nach Ablauf einer geeigneten Zerfallszeit untersuchen. Auf diese Weise können Informationen über die Brauchbarkeit des Herstellungsverfahrens und die Eignung der Kontrollverfahren erhalten werden.

Radiochemische Reinheit

Zur Bestimmung der radiochemischen Reinheit werden die verschiedenen, das Radionuklid enthaltenden, chemischen Substanzen aufgetrennt und deren Radioaktivität gemessen. Prinzipiell kann jede analytische Trennmethode zur Bestimmung der radiochemischen Reinheit herangezogen werden. Die Berücksichtigung schneller und einfacher Verfahren hat jedoch zur Wahl der Chromatographie (Papier- oder Dünnschichtchromatographie) und für bestimmte Zubereitungen der Elektrophorese auf Papier- oder Celluloseacetatfolien geführt. Zusätzlich zur technischen Beschreibung dieser analytischen Verfahren im Arzneibuch sind auch bestimmte Vorsichtsmaßnahmen wegen der Radioaktivität zu beachten.

Bei der Chromatographie sollte auf die Startlinie ein Volumen von höchstens 10 µl aufgetragen werden, wie in den allgemeinen Methoden der Chromatographie beschrieben. Empfehlenswert ist, die zu prüfende Zubereitung nicht zu verdünnen; wichtig ist jedoch, das Auftragen einer zu großen Radioaktivitätsmenge zu vermeiden, damit keine durch Koinzidenz bedingten Zählverluste während der Radioaktivitätsmessung vorkommen. Wegen der Verwendung sehr kleiner Mengen an radioaktivem Material sollte ein Träger zugesetzt werden, sofern die Monographie dies gestattet. Das entwickelte Chromatogramm wird getrocknet und die Lage der radioaktiven Flecke durch Autoradiographie oder durch die Messung der Radioaktivität über die gesamte Laufstrecke des Chromatogramms bestimmt. Letzteres geschieht durch geeignete Zähler oder indem die Streifen zerschnitten und jedes Teil getrennt gemessen wird. Die Positionen der Flecke erlauben eine chemische Identifizierung durch Vergleich mit Lösungen der gleichen chemischen Substanzen (nicht radioaktiv), sichtbar gemacht durch Farbreaktion oder durch Untersuchung im ultravioletten Licht. Die Detektion durch direkte Farbreaktion der radioaktiven Substanz ist nicht immer möglich oder empfehlenswert, da das Aufsprühen der Farbreagenzien eine Diffusion der radioaktiven Substanz aus den identifizierten Flecken nach sich ziehen kann.

Die Messung der Radioaktivität kann durch Integration mit Hilfe eines automatischen Kurvenschreibers oder eines Digitalzählers durchgeführt werden. Die Verhältnisse der Peakflächen geben die Verhältnisse der radioaktiven Konzentration in den chemischen Substanzen wieder. Die auf den zerschnittenen Streifen gemessenen Radioaktivitätswerte geben die Aktivitätsverhältnisse der radioaktiven chemischen Substanzen wieder.

Spezifische Radioaktivität

Die spezifische Radioaktivität wird gewöhnlich unter Berücksichtigung der radioaktiven Konzentration (Radioaktivität je Volumeinheit) und der Konzentration der zu prüfenden chemischen Substanz berechnet. Vorher ist sicherzustellen, daß die Radioaktivität nur dem betreffenden Radionuklid (radionukleare Reinheit) und der betreffenden chemischen Substanz (radiochemische Reinheit) zuzuschreiben ist.

Sterilität

Bei der Herstellung radioaktiver Arzneimittel zur parenteralen Anwendung müssen Vorsichtsmaßnahmen berücksichtigt werden, um eine mikrobielle Kontamination auszuschließen und die Sterilität sicherzustellen. Die ,,Prüfung auf Sterilität" wird nach der allgemeinen Methode (V.2.1.1) durchgeführt. Spezielle Schwierigkeiten ergeben sich bei radioaktiven Arzneimitteln wegen des geringen Umfanges einer Charge und den durch die Strahlung bedingten Risiken. Nicht immer können die Ergebnisse der ,,Prüfung auf Sterilität" abgewartet werden, bevor die Freigabe der betreffenden Charge für die Anwendung erfolgt; die Prüfung ist dann eine Kontrolle für die Qualität des Herstellungsprozesses.

Ein Zusatz von antimikrobiellen Substanzen zu radioaktiven Zubereitungen in Mehrfachdosen-Behältnissen ist, entgegen der Monographie **Parenteralia (Parenteralia),** nicht verpflichtend, außer es ist in der Monographie vorgeschrieben.

Pyrogene

Für bestimmte Zubereitungen ist eine Prüfung auf Pyrogene vorgeschrieben. Wegen der meist kurzen Halbwertszeit des Radionuklids und der ziemlich hohen Radioaktivität, die diese Zubereitungen aufweisen können, ist es jedoch schwierig, diese Prüfung vor der Freigabe der Charge durchzuführen. Um Temperaturerhöhung zu vermeiden, welche nicht von den Pyrogenen, jedoch von der Radioaktivität der Zubereitung herrühren könnte, muß manchmal gewartet werden, bis die Radioaktivität bis zu dem in der Monographie vorgeschriebenen Grenzwert abgeklungen und so beschaffen ist, daß das in der Monographie vorgeschriebene Volumen der radioaktiven Lösung injiziert werden kann.

Im übrigen wird die Prüfung in Übereinstimmung mit der allgemeinen Methode (V.2.1.4) durchgeführt. Hierbei sind Vorsichtsmaßnahmen notwendig, um eine Bestrahlung des die Prüfung ausführenden Personals zu vermeiden. Die Prüfung ist dennoch eine Kontrolle für die Qualität des Herstellungsprozesses. Der Hersteller sollte vorher die Abwesenheit von Pyrogenen in den einzelnen Bestandteilen der radioaktiven Arzneimittel prüfen.

Die Prüfung kann für einige radioaktive Zubereitungen ungeeignet sein. Zum Beispiel könnte sie nicht ausreichend empfindlich sein für Zubereitungen, deren Verabreichung zu einem Kontakt mit der Zerebrospinal-Flüssigkeit führt. In diesem Fall sollte eine Prüfung vor der Freigabe erfolgen. Die Untersuchung kann unter Verwendung von *Limulus-Amoebocyten*-Lysat erfolgen.

Lagerung

Die Lagerung in einem luftdichten Behältnis und an einem ausreichend abgeschirmten Platz ist so vorzunehmen, daß das Personal vor Strahlung durch primäre oder sekundäre Emissionen geschützt ist und die Vorschriften über die Lagerung radioaktiver Substanzen erfüllt sind. Während der Lagerung können sich die Behältnisse und Lösungen infolge der Strahlung dunkel verfärben. Eine solche Dunkelfärbung muß nicht notwendigerweise eine Verschlechterung der Zubereitungen bedeuten.

Radioaktive Arzneimittel sind zur Anwendung innerhalb einer kurzen Zeit bestimmt.

Beschriftung

Die Beschriftung auf dem Behältnis gibt an:
- den Namen der Zubereitung,
- den Namen des Herstellers,
- eine Identifikationsnummer,
- für flüssige Zubereitungen die Gesamtradioaktivität im Behältnis oder die radioaktive Konzentration je Milliliter zu einem angegebenen Datum und, wenn notwendig, Stunde und das Volumen der Lösung in dem Behältnis,
- für feste Zubereitungen, z. B. gefriergetrocknete Zubereitungen, die Gesamtradioaktivität zu einem angegebenen Datum und, wenn notwendig, Stunde,
- für Kapseln die Radioaktivität jeder Kapsel zu einem angegebenen Datum und, wenn notwendig, Stunde und die Zahl der Kapseln in dem Behältnis.

Zusätzlich gibt die Beschriftung auf der Verpackung an:
- daß die Zubereitung für die medizinische Anwendung bestimmt ist
- die Art der Verabreichung
- den Verwendungszeitraum oder das Verfalldatum
- den Namen und die Konzentration eines jeden zugesetzten antimikrobiellen Stoffes
- spezielle Lagerbedingungen, soweit notwendig.

Ratanhiatinktur

Ratanhiae tinctura

Ratanhiatinktur enthält mindestens 2,0 Prozent Gerbstoffe.

Herstellung

Ratanhiatinktur wird aus 1 Teil pulverisierter Ratanhiawurzel (710) und 4 bis 5 Teilen Ethanol 70 % (V/V) nach dem in der Monographie **Tinkturen** beschriebenen Verfahren der Perkolation hergestellt.

Eigenschaften

Rotbraune, fast geruchlose Flüssigkeit von zusammenziehendem Geschmack.

Prüfung auf Identität

A. 0,1 ml Tinktur werden mit Ethanol 96 % *R* zu 20 ml verdünnt. Nach Zugabe einiger Tropfen Eisen(III)-chlorid-Lösung *R* 1 und Umschütteln entsteht eine Grünfärbung.

B. Die Prüfung erfolgt mit Hilfe der Dünnschichtchromatographie (V.6.20.2) unter Verwendung einer Schicht von Kieselgel G *R*.

Untersuchungslösung: 5 ml Tinktur werden mit 10 ml Petroläther *R* ausgeschüttelt. Die Petrolätherphase wird über wasserfreiem Natriumsulfat *R* getrocknet und anschließend filtriert. Das Filtrat wird zur Trockne eingedampft und der Rückstand in 0,5 ml Dichlormethan *R* aufgenommen.

Referenzlösung: Je 5 mg Dimethylgelb *R*, Indophenolblau *R* und Sudanrot G *R* werden in 10 ml Dichlormethan *R* gelöst.

Auf die Platte werden getrennt 10 µl jeder Lösung bandförmig (20 mm × 3 mm) aufgetragen. Die Chromatographie erfolgt mit Dichlormethan *R* über eine Laufstrecke von 10 cm. Nach Verdunsten des Fließmittels bei Raumtemperatur wird die Platte mit etwa 10 ml Echtblausalz-B-Lösung *RN* (für eine 200-mm×200-mm-Platte) besprüht und nach dem Abtrocknen der Schicht mit 0,1 N-ethanolischer Natriumhydroxid-Lösung nachbesprüht. Zwischen Dimethylgelb und Sudanrot G erscheint im Chromatogramm der Untersuchungslösung die violette Zone von Ratanhiaphenol I. Zwischen Sudanrot G und Indophenolblau liegt die braungelbe Zone von Ratanhiaphenol II und unmittelbar darunter die graublaue Zone von Ratanhiaphenol III. Etwa in Höhe von Indophenolblau ist im Chromatogramm der Untersuchungslösung eine weitere gelbbraune Zone zu erkennen sowie eine violette Zone wenig oberhalb der Startzone.

Prüfung auf Reinheit

Ethanolgehalt (V.5.3.1): 63,5 bis 67,0 Prozent (V/V).

Isopropylalkohol (V.3.3.N3).

Methanol (V.3.3.N2).

Trockenrückstand (V.6.22.N2): Mindestens 5,0 Prozent.

Gehaltsbestimmung

4,00 g (m g) Tinktur werden mit Wasser zu 250,0 ml verdünnt. Die Lösung wird durch ein dichtes, langsam filtrierendes Papierfilter von 12 cm Durchmesser filtriert; die ersten 50 ml des Filtrates werden verworfen und der Rest für die Gehaltsbestimmung verwendet.

Gesamtrückstand: 25,0 ml Filtrat werden in einem auf 1 mg genau gewogenen 50-ml-Becherglas bei 90 °C zur Trockne eingedampft und gewogen (Rückstand in g = R_1), nachdem das Becherglas 1 h lang unter den gleichen Bedingungen von Temperatur und Luftfeuchte wie vor der Bestimmung seines Leergewichtes aufbewahrt wurde.

Rückstand nach Hautpulverbehandlung: 100,0 ml Filtrat werden mit 1,000 g Hautpulver *CRS* versetzt und 60 min lang kräftig geschüttelt. Nach dem Filtrieren werden 25,0 ml des Filtrates in einem auf 1 mg genau gewogenen 50-ml-Becherglas bei 90 °C zur Trockne eingedampft und, wie unter „Gesamtrückstand" beschrieben, gewogen (Rückstand in g = R_2).

Hautpulverrückstand (Blindwert): 1,000 g Hautpulver *CRS* werden in 100,0 ml Wasser gegeben und 60 min lang kräftig geschüttelt. Nach dem Filtrieren werden 25,0 ml des Filtrates in einem auf 1 mg genau gewogenen 50-ml-Becherglas bei 90 °C zur Trockne eingedampft und, wie unter „Gesamtrückstand" beschrieben, gewogen (Rückstand in g = R_0).

Doppelbestimmungen sind durchzuführen. Die Berechnung des Prozentgehaltes an an Hautpulver adsorbierbaren Gerbstoffen erfolgt aus den Mittelwerten nach der Formel:

$$\frac{(R_1 - R_2 + R_0) \cdot 1000}{m}$$

Lagerung

Dicht verschlossen, vor Licht geschützt.

Ratanhiawurzel

Ratanhiae radix

Ratanhiawurzel besteht aus der getrockneten Wurzel von *Krameria triandra* RUIZ und PAVON, bekannt als Peru-Ratanhia; Gerbstoffgehalt mindestens 10,0 Prozent.

Beschreibung

Die Droge ist geruchlos; die Rinde hat einen zusammenziehenden Geschmack; das Holz ist fast ohne Geschmack.

Die dunkelrötlichbraune Wurzel ist an ihrem oberen Ende (Wurzelschopf) knotig. Von hier gehen fast gerade oder schwach wellig gebogene Wurzeln aus. Die Rinde der älteren Teile ist rauh bis schuppig, die der jüngeren Teile glatt, mit ausgeprägten Querrissen, sich leicht vom Holz ablösend. Der Bruch ist faserig in der Rinde, splitternd im Holz. Die geglättete Oberfläche eines Querschnittes zeigt eine dunkelbräunlichrote Rinde, die etwa ein Drittel des Radius dick ist. Das dichte blaßrötlichbraune und fein poröse Holz hat zahlreiche feine Markstrahlen. Das Kernholz ist oft dunkler gefärbt.

Mikroskopische Merkmale: Der Kork zeigt zahlreiche Schichten von dünnwandigen Zellen mit Phlobaphenen. Das Phloem setzt sich aus radial angeordneten Gruppen von Siebröhren zusammen, die mit zahlreichen gelben unverholzten Fasergruppen abwechseln. Die Einzelfasern sind etwa 400 bis 1100 µm lang und 12 bis 30 µm breit, gedreht, mit einem Lumen unterschiedlicher Weite. Die Fasergruppen sind von parenchymatischen Zellen begleitet, die Mikrokristalle und Calciumoxalatdrusen bis zu 100 µm Länge und 2 bis 30 µm Breite enthalten. Das Parenchym enthält rötlichbraunen

Gerbstoff und einfache oder zusammengesetzte, meist kugelige Stärkekörner, das Einzelkorn 4 bis 30 µm im Durchmesser. Die zahlreichen stärkehaltigen Markstrahlen sind in der Nähe des Kambiums einzellreihig, in den äußeren Teilen mehrzellreihig. Der Holzkörper ist undeutlich strahlig und besteht aus Gefäßen, die einzeln oder in Gruppen von 2 bis 5 angeordnet sind, 20 bis 60 µm im Durchmesser messen und Hoftüpfel aufweisen. Die Gefäße sind von etwa 20 µm breiten und 200 bis 600 µm langen Fasertracheiden umgeben. Das Intermediärparenchym verbindet in tangentialen, eine Zelle breiten Bändern 2 benachbarte Markstrahlen oder erstreckt sich über einen weiten Bogen; die Zellen sind etwa 80 bis 150 µm lang und etwa 8 bis 12 µm breit; geringe Anteile von verstreutem Holzparenchym; zahlreiche, eine Zelle breite Markstrahlen.

Pulverdroge: Das rötlichbraune Pulver besteht aus Korkzellen mit Phlobaphenen, Fragmenten von gelben, gedrehten, unverholzten Fasern von 12 bis 30 µm im Durchmesser mit verdickten Wänden ohne sichtbare Kanäle und mit einem Lumen unterschiedlicher Weite. Reihen von Siebparenchymzellen, die Mikrokristalle und Calciumoxalatprismen von 2 bis 30 µm Breite und bis zu 100 µm Länge enthalten; Fragmente von grauen, dickwandigen Holzfasern mit stark ausgeprägten, regelmäßig vorkommenden Kanälen und breitem Lumen; Gefäße und Fasertracheiden mit Hoftüpfel; einzelne oder zusammengesetzte, meist kugelige Stärkekörner; Einzelkörner 4 bis 30 µm im Durchmesser mit einem sternförmigen Hilum; zahlreiche rötlichbraune Gerbstoffmassen, die sich auf Zusatz von Eisen(III)-chlorid-Lösung *R*2 bräunlichgrün färben.

Prüfung auf Identität

A. 0,1 g pulverisierte Droge werden mit 10 ml Wasser 1 h lang mazeriert und anschließend abfiltriert. Zum Filtrat werden 2 ml einer 10prozentigen Lösung (*m*/V) von Ammoniumeisen(II)-sulfat *R* zugesetzt. Die Flüssigkeit wird trüb und färbt sich dunkelgrau. Nach dem Absetzen ist die überstehende Lösung graugrün.

B. 0,5 g pulverisierte Droge werden mit 5 ml Ethanol 96 % *R* unter häufigem Schütteln 2 h lang mazeriert und anschließend filtriert. 1 ml des bräunlichroten Filtrates wird mit Ethanol 96 % *R* zu 100 ml verdünnt und nach Zusatz von 0,1 ml einer 10prozentigen Lösung (*m*/V) von Eisen(III)-chlorid *R* in Ethanol 96 % *R* geschüttelt. Die Flüssigkeit schlägt nach Grün um.

Prüfung auf Reinheit

Fremde Bestandteile (V.4.2): Höchstens 2 Prozent fremde Bestandteile und höchstens 5,0 Prozent Fragmente des Wurzelschopfes oder der Wurzeln, deren Durchmesser 25 mm überschreitet. Wurzeln ohne Rinde dürfen nur in sehr kleinen Mengen vorhanden sein.

Sulfatasche (V.3.2.14): Höchstens 6,0 Prozent, mit 1,00 g pulverisierter Droge bestimmt.

Gehaltsbestimmung

0,750 g (*m* g) pulverisierte Droge (180) werden in einem Erlenmeyerkolben mit 150 ml Wasser versetzt, zum Sieden erhitzt und auf dem Wasserbad 30 min lang belassen. Die unter fließendem Wasser abgekühlte Mischung wird in einen Meßkolben gebracht und mit Wasser zu 250,0 ml verdünnt. Nach dem Absetzen wird die Flüssigkeit durch ein Filterpapier von 12 cm Durchmesser filtriert. Die ersten 50 ml des Filtrates werden verworfen und der Rest für die Gehaltsbestimmung verwendet.

Gesamt-Polyphenole: 5,0 ml Filtrat werden mit Wasser zu 25,0 ml verdünnt. 5,0 ml dieser Lösung werden mit 1,0 ml Wolframatophosphorsäure-Lösung *R* versetzt und mit einer 15prozentigen Lösung (*m*/V) von Natriumcarbonat *R* zu 50,0 ml verdünnt. Die Absorption (V.6.19) der Lösung wird genau 2 min nach dem letzten Reagenzzusatz bei 715 nm (A_1), gegen Wasser als Kompensationsflüssigkeit, gemessen.

Durch Hautpulver nicht adsorbierte Polyphenole: 10,0 ml Filtrat werden mit 0,10 g Hautpulver *CRS* versetzt und 60 min lang kräftig geschüttelt. Nach dem Filtrieren werden 5,0 ml des Filtrates mit Wasser zu 25,0 ml verdünnt. 5,0 ml dieser Lösung werden mit 1,0 ml Wolframatophosphorsäure-Lösung *R* versetzt und mit einer 15prozentigen Lösung (*m*/V) von Natriumcarbonat *R* zu 50,0 ml verdünnt. Die Absorption der Lösung wird genau 2 min nach dem letzten Reagenzzusatz bei 715 nm (A_2), gegen Wasser als Kompensationsflüssigkeit, gemessen.

Referenz-Lösung: Die folgenden Arbeitsgänge müssen unter Ausschluß direkter Lichteinwirkung ausgeführt werden.

50,0 mg Pyrogallol *R* werden in Wasser zu 100,0 ml gelöst. 5,0 ml dieser Lösung werden mit Wasser zu 100,0 ml verdünnt. 5,0 ml dieser Lösung werden mit 1,0 ml Wolframatophosphorsäure-Lösung *R* versetzt und mit einer 15prozentigen Lösung (*m*/V) von Natriumcarbonat *R* zu 50,0 ml verdünnt. Die Absorption der Lösung wird genau 2 min nach dem letzten Reagenzzusatz und innerhalb 15 min nach Lösen des Pyrogallol bei 715 nm (A_3), gegen Wasser als Kompensationsflüssigkeit, gemessen.

Der Prozentgehalt an Gerbstoffen errechnet sich nach der Formel:

$$\frac{13{,}12\ (A_1 - A_2)}{A_3 \cdot m}$$

Lagerung

Vor Licht geschützt.

Rauschbrand-Impfstoff für Tiere

Vaccinum clostridii chauvoei ad usum veterinarium

Rauschbrand-Impfstoff für Tiere wird aus einer Flüssigkultur eines oder mehrerer geeigneter Stämme von *Clostridium chauvoei* hergestellt. Die Kultur wird in einer Weise inaktiviert, daß die Toxizität eliminiert wird, die immunogene Wirksamkeit jedoch erhalten bleibt.

Die inaktivierten Kulturen können mit einem geeigneten Adjuvans versetzt werden.

Prüfung auf Identität

Der Impfstoff schützt gesunde, empfängliche Tiere gegen Infektion mit *Cl. chauvoei.*

Prüfung auf Reinheit

Unschädlichkeit: Zwei gesunden, empfänglichen Tieren einer Art, für welche der Impfstoff bestimmt ist, wird je die doppelte Höchstdosis entsprechend der Beschriftung auf die empfohlene Weise injiziert. Die Tiere werden 7 Tage lang beobachtet. Lokale oder systemische Reaktionen dürfen nicht auftreten.

Sterilität: Der Impfstoff muß der „Prüfung auf Sterilität" der Monographie **Impfstoffe für Tiere (Vaccina ad usum veterinarium)** entsprechen.

Prüfung auf Wirksamkeit

Mindestens 10 gesunden Meerschweinchen von je 350 bis 450 g Körpermasse wird als erste Dosis eine Menge Impfstoff injiziert, die höchstens der in der Beschriftung angegebenen Mindestdosis entspricht. Nach 28 Tagen wird den gleichen Tieren als zweite Dosis eine Menge Impfstoff injiziert, die höchstens der in der Beschriftung angegebenen Mindestdosis entspricht. 14 Tage nach der zweiten Injektion wird jedem geimpften Meerschweinchen und jedem von 5 Kontrolltieren eine geeignete Menge einer virulenten Kultur oder einer Sporensuspension von *Cl. chauvoei* intramuskulär verabfolgt, wenn erforderlich mit einer aktivierenden Substanz wie Calciumchlorid. Kein geimpftes Meerschweinchen darf innerhalb von 5 Tagen an der Infektion durch *Cl. chauvoei* verenden, während die Kontrolltiere an dieser Infektion innerhalb 48 h nach Belastung verenden oder, wenn eine Sporensuspension als Belastung benutzt wurde, innerhalb von 72 h. Wenn eines der geimpften Tiere verendet, ist die Prüfung zu wiederholen. Der Impfstoff entspricht der Prüfung, wenn aus der zweiten Gruppe der geimpften Tiere keines innerhalb von 5 Tagen verendet, während aus der zweiten Kontrollgruppe alle Tiere innerhalb 48 h nach Belastung oder innerhalb 72 h verenden, wenn für die Belastung eine Sporensuspension verwendet wurde.

Lagerung

Entsprechend **Impfstoffe für Tiere.**

Dauer der Verwendbarkeit: 3 Jahre.

Rauwolfiawurzel

Rauwolfiae radix

Rauwolfiawurzel besteht aus den getrockneten Wurzeln von *Rauwolfia serpentina* (L.) BENTHAM ex KURZ. Sie enthält mindestens 1,0 Prozent Alkaloide, berechnet als Reserpin ($C_{33}H_{40}N_2O_9$, M_r 609) und bezogen auf die getrocknete Droge.

Beschreibung

Die Droge ist geruchlos und hat einen bitteren Geschmack. Sie besteht aus etwa 5 bis 15 cm langen und 0,5 bis 1 cm dicken Stücken, die gelegentlich bis 40 cm lang und bis 2 cm dick werden können und annähernd zylindrisch, etwas gedreht und selten verzweigt sind. Würzelchen sind meist nicht vorhanden. Die äußere Oberfläche ist gräulich bis gelblichbraun, matt, mit leicht angedeuteten Längsfurchen und zeigt wenige, kleine, runde Wurzelnarben in 4zeiliger Anordnung. Von den älteren, etwas schuppigen Stücken blättert die Rinde in kleinen Stückchen ab, wobei sie das gelblichweiße Holz entblößt. Der Querschnitt zeigt einen weißlichen, etwas strahligen, dichten und sehr feinporigen Holzkörper, der etwa Dreiviertel des Querschnittes einnimmt, und eine gelblichbraune, schmale Rinde, die durchweg stärkehaltig ist.

Mikroskopische Merkmale: Auffallend ist in der Regel der geschichtete Kork mit etwa 2 bis 7 alternierenden Bändern aus schmaleren und größeren Zellen. Die größeren Zellen erscheinen im Querschnitt fast isodiametrisch (etwa 20 bis 70 µm in tangentialer und etwa 40 bis 90 µm in radialer Richtung), während die schmaleren, abgeflachten Zellen etwa 5 bis 20 µm in radialer und bis 75 µm in tangentialer Richtung messen. Gelegentlich kann eine derartige Schichtung des Korkes ausbleiben. Das Phelloderm besteht aus einigen Reihen von Parenchymzellen, die relativ schmale Rinde aus Parenchymzellen mit kleinen, zerstreuten Gruppen von Siebgewebe. Das Parenchym der relativ schmalen Rinde weist kleine Stärkekörner, meist auch Calciumoxalatkristalle verschiedener Form, Größe und Menge auf; gelegentlich auch braune, harzige Massen, besonders in den Phloemstrahlen. Steinzellen und Phloemfasern fehlen.

Der Holzkörper zeigt deutliche „Jahresringe" und ein dichteres Mittelstück von etwa 0,5 mm Durchmesser, das zahlreiche kleine Gefäße enthält. Er ist relativ uniform ausgebildet und wird von zahlreichen Markstrahlen durchzogen, die 1 bis 3, gelegentlich bis 5 Zellen breit sind. Die Gefäße heben sich von den sie umgebenden Parenchym- und Markstrahlzellen sowie von den Holzfasern kaum ab. Holzparenchym und Markstrahlen sind verholzt, gefüllt mit kleinen Stärkekörnern und weisen zahlreiche rundliche, einfache Tüpfel auf. Tracheen und Tracheiden (etwa 35 bis 54 µm im Durchmesser) besitzen zahlreiche Tüpfel in unterbrochenen, radialen Reihen, die wenigen Holzfasern kleine, schräge Schlitztüpfel; Stärkekörner meist rundlich, einige exzentrisch einfach oder 2- bis 3fach, gelegentlich 4fach zusammengesetzt, 5 bis 35 µm, in der Regel 20 µm groß. Einige zeigen einen einfachen oder strahlenförmigen Spalt.

Pulverdroge: Das Pulver ist gelblich bis bräunlichgrau. Es enthält zahlreiche einfache sowie 2- oder 3fach, gelegentlich 4fach zusammengesetzte Stärkekörner. Sie sind etwa 5 bis 35 µm groß, die einfachen überwiegend etwa 8 bis 12 µm, die zusammengesetzten überwiegend etwa 15 bis 19 µm. Die einfachen Körner sind kugelig bis eiförmig, zum Teil exzentrisch mit einfachem oder sternförmigem Spalt; Calciumoxalatkristalle wechselnder Form und Größe, längliche Korkzellen und Phloemparenchymzellen, gelegentlich auch harzige oder gelbliche, granuläre Massen vorhanden. Tracheen und Tracheiden (etwa 20 bis 54 µm weit) mit kleinen Hoftüpfeln; Stärke führende Holzparenchymzellen mit mäßig dicken Wänden und einfachen, runden Tüpfeln; Holzfasern mit dicken, verholzten Wänden, schmalen Tüpfeln und einfachen bis 2fach spitzigen Enden, etwa 200 bis 750 µm lang. Bastfasern und Sklereiden sind in der Wurzel nicht vorhanden.

Prüfung auf Identität

Die Prüfung erfolgt mit Hilfe der Dünnschichtchromatographie (V.6.20.2) unter Verwendung einer Schicht von Kieselgel G *R*.

Untersuchungslösung: 1,0 g pulverisierte Droge (355) wird 10 min lang mit 5 ml Methanol *R* unter häufigem Umschütteln im Wasserbad extrahiert. Nach dem Abkühlen auf Raumtemperatur und Ergänzen des verdunsteten Methanols wird abfiltriert. Das Filtrat dient als Untersuchungslösung.

Referenzlösung: 1,0 mg Reserpin *RN* und 10 mg Yohimbinhydrochlorid *RN* werden in 10 ml einer Mischung von gleichen Volumteilen Dichlormethan *R* und Methanol *R* gelöst.

Auf die Platte werden getrennt 20 µl Untersuchungslösung und 10 µl Referenzlösung bandförmig (20 mm × 3 mm) aufgetragen. Die Chromatographie erfolgt mit einer Mischung von 20 Volumteilen Methanol *R* und 80 Volumteilen Dichlormethan *R* über eine Laufstrecke von 15 cm. Unmittelbar nach Verdunsten des Fließmittels bei Raumtemperatur wird im ultravioletten Licht bei 365 nm ausgewertet.

Im Chromatogramm der Referenz- und der Untersuchungslösung erscheint wenig unterhalb der Fließmittelfront das Reserpin zunächst als schwache, grünliche Zone, die an Intensität zunimmt und nach etwa 30 min als türkisfarbene Hauptzone der Untersuchungslösung (zusammen mit Rescinnamin) zu sehen ist. Etwas oberhalb der Mitte des Chromatogramms der Untersuchungslösung befinden sich unterhalb der schwach grünlich fluoreszierenden Zone des Yohimbins der Referenzlösung 2 stark türkisfarbene Zonen. Wenig darunter liegt die stark blau fluoreszierende Zone des Serpentins. Weitere blau oder türkis fluoreszierende Zonen befinden sich darunter bis zum Startband. Im oberen Teil des Chromatogramms sind einige schwächere, türkis fluoreszierende Zonen erkennbar.

Anschließend wird die Platte mit etwa 10 ml einer Mischung von gleichen Volumteilen Wasser und Salpetersäure 65 % *R* (für eine 200-mm-× 200-mm-Platte) besprüht. Im Tageslicht erscheint im Chromatogramm der Untersuchungslösung im unteren Bereich eine deutlich ausgeprägte rote Zone (Ajmalin).

Prüfung auf Reinheit

Fremde Bestandteile (V.4.2): Höchstens 2 Prozent Stengelanteile und höchstens 3 Prozent sonstige fremde Bestandteile. Bei der mikroskopischen Prüfung weist die Anwesenheit von isodiametrischen bis faserförmigen Steinzellen mit deutlicher Schichtung und Tüpfelung der Wände auf andere Rauwolfia-Arten hin (*Rauwolfia tetraphylla* L. und *Rauwolfia vomitoria* ARZELIUS); ebenso ein nicht uniform ausgebildeter Holzkörper, in dem große Gefäße und englumige Fasern deutlich unterscheidbar sind.

Trocknungsverlust (V.6.22): Höchstens 12,0 Prozent, mit 1,000 g pulverisierter Droge (355) durch 2 h langes Trocknen im Trockenschrank bei 100 bis 105 °C bestimmt.

Asche (V.3.2.16): Höchstens 10,0 Prozent, mit 1,000 g pulverisierter Droge bestimmt.

Salzsäureunlösliche Asche (V.4.1): Höchstens 2,0 Prozent.

Gehaltsbestimmung

Sämtliche Arbeitsgänge müssen unter Ausschluß direkter Lichteinwirkung durchgeführt werden.

1,000 g pulverisierte Droge (355) wird mit 1,0 ml einer 57prozentigen Lösung (*m*/V) von Natriumcarbonat *R* durchfeuchtet und mit 2,0 g Kieselgur-Filtrierhilfsmittel *RN* verrieben. Die Verreibung wird vollständig in ein Chromatographierohr von 15 mm Durchmesser und mindestens 150 mm Länge eingebracht und mit 250 ml Chloroform *R* eluiert. Das Eluat wird im Vakuum bis fast zur Trockne eingeengt, der Rückstand mit Chlorofom *R* in einen 50-ml-Meßkolben überführt und zu 50,0 ml verdünnt. 3,0 ml dieser Lösung werden in einem Scheidetrichter mit 30,0 ml Chloroform *R*, 20,0 ml Citrat-Pufferlösung *p*H 4,0 *RN* und 5,0 ml Eriochromschwarz-T-Lösung *RN* versetzt und kräftig geschüttelt. Die rotgefärbte organische Phase wird durch ein Papierfilter in einen 100-ml-Meßkolben filtriert, der 10,0 ml Methanol *R* enthält. Die Lösung wird noch 2mal mit je 30,0 ml Chloroform *R* ausgeschüttelt, und die vereinigten organischen Phasen werden mit Chloroform *R* zu 100,0 ml verdünnt.

Die Absorption (V.6.19) der Chloroformlösung wird bei 520 nm gegen Chloroform *R* als Kompensationsflüssigkeit gemessen. Der Berechnung des Gehaltes an Alkaloiden, berechnet als Reserpin, wird eine spezifische Absorption $A_{1cm}^{1\%} = 350$ zugrunde gelegt.

Lagerung

Vor Licht geschützt.

Vorsichtig zu lagern!

Reisstärke

Oryzae amylum

Reisstärke wird aus den Früchten von *Oryza sativa* L. gewonnen.

Eigenschaften

Sehr feines, weißes Pulver, das beim Reiben zwischen den Fingern knirscht, ohne Geruch und Geschmack; praktisch unlöslich in kaltem Wasser und Ethanol.

Körner mit Rissen oder Unregelmäßigkeiten an den Rändern dürfen nur selten vorkommen.

Beschreibung

Mikroskopische Merkmale: Die Droge zeigt polyedrische Körner von 2 bis 5 µm Durchmesser, die entweder isoliert oder zu 10 bis 20 µm großen, eiförmigen Massen zusammengesetzt sind. Die Körner haben einen schwach sichtbaren zentralen Spalt und eine konzentrische Schichtung. Im polarisierten Licht erscheint über dem Spalt ein ausgeprägtes Kreuz.

Prüfung auf Identität

A. Wird 1 g Droge in 50 ml Wasser 1 min lang zum Sieden erhitzt und anschließend abgekühlt, bildet sich ein trüber, flüssiger Kleister.

B. Wird 1 ml des unter Prüfung A erhaltenen Kleisters mit 0,05 ml Iod-Lösung *R* 1 versetzt, entsteht eine tiefblaue Färbung, die beim Erhitzen verschwindet und beim Abkühlen wieder auftritt.

Prüfung auf Reinheit

Sauer reagierende Substanzen: 100 ml Ethanol 70 % (V/V) werden unter Zusatz von 0,5 ml Phenolphthalein-Lösung *R* neutralisiert. Nach Zusatz von 10 g Droge wird 1 h lang geschüttelt und anschließend abfiltriert. 50 ml Filtrat dürfen bis zum Farbumschlag höchstens 2,0 ml 0,1 N-Natriumhydroxid-Lösung verbrauchen.

Fremde Bestandteile: Zellwand- und Protoplasmafragmente dürfen nur in geringen Mengen vorhanden sein.

Trocknungsverlust (V.6.22): Höchstens 15,0 Prozent, mit 1,000 g Droge durch Trocknen im Trockenschrank bei 100 bis 105 °C bestimmt.

Sulfatasche (V.3.2.14): Höchstens 1,0 Prozent, mit 1,0 g Droge bestimmt.

Mikrobielle Verunreinigung:
Keimzahl (V.2.1.8.1): Höchstens 10^3 lebensfähige Bakterien und höchstens 10^2 Pilze je Gramm Droge, durch Auszählen auf Agarplatten bestimmt.
Spezifische Mikroorganismen (V.2.1.8.2): *Escherichia coli* darf nicht vorhanden sein.

Reserpin

Reserpinum

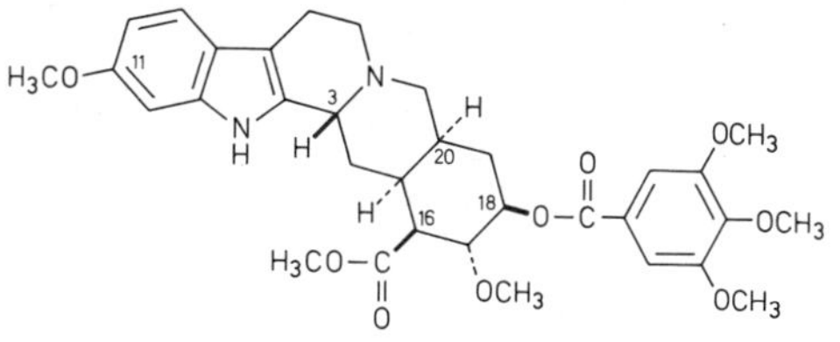

$C_{33}H_{40}N_2O_9$ M_r 609

Reserpin enthält mindestens 99,0 und höchstens 101,0 Prozent Gesamtalkaloide und mindestens 98,0 und höchstens 102,0 Prozent Methyl[11,17α-dimethoxy-18β-(3,4,5-trimethoxybenzoyloxy)-3β,20α-yohimban-16β-carboxylat], beides berechnet auf die getrocknete Substanz.

Eigenschaften

Kristallines Pulver oder kleine, weiße bis schwach gelbe Kristalle, unter Lichteinfluß langsam dunkler werdend; praktisch unlöslich in Wasser und Ether, leicht löslich in Chloroform, sehr schwer löslich in Ethanol.

Prüfung auf Identität

Die Prüfung B kann entfallen, wenn die Prüfungen A, C, D und E durchgeführt werden. Die Prüfungen A, C, D und E können entfallen, wenn die Prüfung B durchgeführt wird.

A. 20,0 mg Substanz werden in Chloroform *R* zu 10,0 ml gelöst. 1,0 ml dieser Lösung wird mit Ethanol 96 % *R* zu 100,0 ml verdünnt. Die Lösung, sofort zwischen 230 und 350 nm gemessen, zeigt ein Absorptionsmaximum (V.6.19) bei 268 nm. Die spezifische Absorption im Maximum liegt zwischen 265 und 285. Im Bereich von 288 bis 295 nm zeigt das Spektrum ein wenig ausgeprägtes Absorptionsminimum, gefolgt von einer Schulter oder einem schwachen Absorptionsmaximum. In diesem Bereich beträgt die spezifische Absorption etwa 170.

B. Das IR-Absorptionsspektrum (V.6.18) der Substanz zeigt im Vergleich mit dem von

Reserpin *CRS* Maxima bei denselben Wellenlängen mit den gleichen relativen Intensitäten. Die Prüfung erfolgt mit Hilfe von Preßlingen.

C. Wird etwa 1 mg Substanz mit 0,1 ml einer 0,1prozentigen Lösung (*m*/V) von Natriummolybdat *R* in Schwefelsäure 96 % *R* versetzt, entsteht eine Gelbfärbung, die innerhalb von 2 min nach Blau umschlägt.

D. Wird etwa 1 mg Substanz mit 0,2 ml einer frisch hergestellten 1prozentigen Lösung (*m*/V) von Vanillin *R* in Salzsäure 36 % *R* versetzt, entsteht innerhalb von 2 min eine rosarote Färbung.

E. Werden etwa 0,5 mg Substanz mit 5 mg Dimethylaminobenzaldehyd *R* und 0,2 ml Essigsäure 98 % *R* gemischt und mit 0,2 ml Schwefelsäure 96 % *R* versetzt, entsteht eine Grünfärbung. Nach Zusatz von 1 ml Essigsäure 98 % *R* schlägt die Färbung nach Rot um.

Prüfung auf Reinheit

Spezifische Drehung (V.6.6): *Die Bestimmung wird sofort nach Herstellung der Lösung durchgeführt.* 0,250 g Substanz werden in Chloroform *R* zu 25,0 ml gelöst. Die spezifische Drehung muß zwischen −116 und −128° liegen, berechnet auf die getrocknete Substanz.

Oxidationsprodukte: 20 mg Substanz werden in Essigsäure 98 % *R* zu 100,0 ml gelöst. Die Absorption (V.6.19), sofort im Maximum bei 388 nm gemessen, darf höchstens 0,10 betragen.

Trocknungsverlust (V.6.22): Höchstens 0,5 Prozent, mit 0,500 g Substanz durch 3 h langes Trocknen bei 60 °C über Phosphor(V)-oxid *R* unterhalb 667 Pa bestimmt.

Sulfatasche (V.3.2.14): Höchstens 0,1 Prozent, mit 0,5 g Substanz bestimmt.

Gehaltsbestimmung

Gesamtalkaloide: 0,500 g Substanz werden in einer Mischung von 6 ml Acetanhydrid *R* und 40 ml wasserfreier Essigsäure *R* gelöst und nach „Titration in wasserfreiem Medium" (V.3.5.5) mit 0,1 N-Perchlorsäure titriert. Der Endpunkt wird mit Hilfe der „Potentiometrie" (V.6.14) bestimmt.

1 ml 0,1 N-Perchlorsäure entspricht 60,9 mg Gesamtalkaloide.

Reserpin: *Die Bestimmung muß unter Ausschluß direkter Lichteinwirkung durchgeführt werden.* 25,0 mg Substanz werden mit 2 ml Ethanol 96 % *R* befeuchtet und mit 2 ml 0,5 N-Schwefelsäure und 10 ml Ethanol 96 % *R* versetzt. Bis zur Lösung der Substanz wird schwach erwärmt, anschließend abgekühlt und mit Ethanol 96 % *R* zu 100,0 ml verdünnt. 5,0 ml dieser Lösung werden mit Ethanol 96 % *R* zu 50,0 ml verdünnt. 10,0 ml der Lösung werden in einem großen Reagenzglas mit 2,0 ml 0,5 N-Schwefelsäure und 2,0 ml einer frisch hergestellten 0,3prozentigen Lösung (*m*/V) von Natriumnitrit *R* versetzt, gemischt und 35 min lang im Wasserbad bei 55 °C erwärmt. Nach dem Abkühlen wird mit 1,0 ml einer frisch hergestellten 5prozentigen Lösung (*m*/V) von Sulfaminsäure *R* versetzt und mit Ethanol 96 % *R* zu 25,0 ml verdünnt. Die Absorption (V.6.19) der Lösung wird im Maximum bei 388 nm gegen eine Kompensationsflüssigkeit gemessen, die aus weiteren 10,0 ml Substanzlösung unter denselben Bedingungen, jedoch ohne Zusatz von Natriumnitrit, hergestellt wird. Die Bestimmung wird mit Reserpin *CRS* anstelle der Substanz wiederholt.

Der Gehalt an $C_{33}H_{40}N_2O_9$ wird mit Hilfe der gemessenen Absorptionen und der Konzentrationen der Lösungen errechnet.

Lagerung

Vor Licht geschützt.

Vorsichtig zu lagern!

Resorcin

Resorcinolum

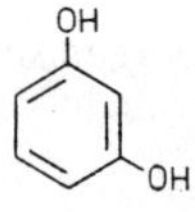

$C_6H_6O_2$ M_r 110,1

Resorcin enthält mindestens 98,5 und höchstens 101,0 Prozent 1,3-Benzoldiol, berechnet auf die getrocknete Substanz.

Eigenschaften

Kristallines Pulver oder farblose bis schwach graurosa Kristalle, an Luft und Licht von Rosa in Rot umschlagend, mit charakteristischem Geruch; sehr leicht löslich in Wasser und Ethanol, leicht löslich in Ether, schwer löslich in Chloroform.

Prüfung auf Identität

A. Schmelztemperatur (V.6.11.1): 109 bis 112 °C.

B. 0,1 g Substanz werden in 1 ml Wasser gelöst. Nach Zusatz von 1 ml Natriumhydroxid-Lösung 40 % *R* und 0,1 ml Chloroform *R* wird erhitzt. Nach dem Erkaltenlassen entsteht eine intensiv purpurrote Färbung, die nach Zusatz eines geringen Überschusses an Salzsäure 36 % *R* in ein blasses Gelb umschlägt.

C. Etwa 10 mg Substanz werden mit etwa 10 mg Kaliumhydrogenphthalat *R*, beide fein pulverisiert, innig gemischt und auf freier Flamme bis zur orangegelben Färbung erhitzt. Nach dem Erkalten werden 1 ml Natriumhydroxid-Lösung 8,5 % *R* und 10 ml Wasser zugefügt. Nach Umschütteln bis zur Lösung entsteht eine intensiv grüne Fluoreszenz.

Prüfung auf Reinheit

Prüflösung: 2,5 g Substanz werden in kohlendioxidfreiem Wasser *R* zu 25 ml gelöst.

Aussehen der Lösung: Die Prüflösung muß klar (V.6.1) und darf nicht stärker gefärbt sein als die Farbvergleichslösung B_5 oder R_5 (V.6.2, Methode II), selbst nach 5 min langem Erhitzen auf dem Wasserbad.

Sauer oder alkalisch reagierende Substanzen: 10 ml Prüflösung werden mit 0,05 ml Bromphenolblau-Lösung *R*2 versetzt. Bis zum Farbumschlag dürfen höchstens 0,05 ml 0,1 N-Salzsäure oder 0,05 ml 0,1 N-Natriumhydroxid-Lösung verbraucht werden.

Verwandte Substanzen: Die Prüfung erfolgt mit Hilfe der Dünnschichtchromatographie (V.6.20.2) unter Verwendung einer Schicht von Kieselgel G *R*.

Untersuchungslösung: 0,5 g Substanz werden in Methanol *R* zu 10 ml gelöst.

Referenzlösung: 0,1 ml Untersuchungslösung werden mit Methanol *R* zu 20 ml verdünnt.

Auf die Platte werden getrennt 2 µl jeder Lösung aufgetragen. Die Chromatographie erfolgt mit einer Mischung von 40 Volumteilen Ethylacetat *R* und 60 Volumteilen Hexan *R* über eine Laufstrecke von 15 cm. Nach 15 min langem Trocknenlassen an der Luft wird die Platte Ioddämpfen ausgesetzt. Kein Fleck im Chromatogramm der Untersuchungslösung mit Ausnahme des Hauptfleckes darf stärker gefärbt sein als der Fleck im Chromatogramm der Referenzlösung.

Brenzcatechin: Werden 2 ml Prüflösung mit 1 ml Ammoniummolybdat-Lösung *R* 2 gemischt, entsteht eine Gelbfärbung, die höchstens so stark sein darf wie diejenige einer gleichzeitig unter gleichen Bedingungen hergestellten Referenzlösung von 2 ml einer 0,01prozentigen Lösung (*m*/V) von Brenzcatechin *R*.

Trocknungsverlust (V.6.22): Höchstens 1,0 Prozent, mit 1,000 g pulverisierter Substanz durch 4 h langes Trocknen im Exsikkator bestimmt.

Sulfatasche (V.3.2.14): Höchstens 0,1 Prozent, mit 1,0 g Substanz bestimmt.

Gehaltsbestimmung

0,500 g Substanz werden in Wasser zu 250,0 ml gelöst. 25,0 ml dieser Lösung werden in einem Erlenmeyerkolben mit Schliffstopfen mit 1,0 g Kaliumbromid *R*, 50,0 ml 0,1 N-Kaliumbromat-Lösung, 15 ml Chloroform *R* und 15,0 ml Salzsäure 25 % *R* versetzt. Der Kolben wird verschlossen, geschüttelt und 15 min lang im Dunkeln unter gelegentlichem Umschütteln stehengelassen. Nach Zusatz von 10 ml einer 10prozentigen Lösung (*m*/V) von Kaliumiodid *R* wird kräftig umgeschüttelt und 5 min lang stehengelassen. Unter Zusatz von 1 ml Stärke-Lösung *R* wird mit 0,1 N-Natriumthiosulfat-Lösung titriert.

1 ml 0,1 N-Kaliumbromat-Lösung entspricht 1,835 mg $C_6H_6O_2$.

Lagerung

Dicht verschlossen, vor Licht geschützt.

Rhabarberextrakt

Rhei extractum

Rhabarberextrakt enthält mindestens 4,0 und höchstens 6,0 Prozent Hydroxyanthracen-Derivate, berechnet als Rhein ($C_{15}H_8O_6$; M_r 284,2) und bezogen auf die getrocknete Substanz.

Herstellung

Rhabarberextrakt wird aus geschnittenem Rhabarber (2000) und Ethanol 70 % (V/V) nach dem für Trockenextrakte in der Monographie **Extrakte** beschriebenen Verfahren der Perkolation hergestellt. Die Perkolation ist beendet, wenn 3 Teile Perkolat abgetropft sind. Das mit der Preßflüssigkeit vereinigte Perkolat wird nach 24 h langem Stehenlassen durch Watte filtriert und zur Trockne eingedampft. Der Extrakt wird pulverisiert und im Exsikkator nachgetrocknet. Der Gehalt an Hydroxyanthracen-Derivaten wird bestimmt und der Extrakt gegebenenfalls durch Verreiben mit Lactose oder Dextrin auf den geforderten Gehalt eingestellt nach der Gleichung:

$$m_1 = \frac{m_2 \cdot (a - 5)}{5}$$

m_1 = Gramm Lactose oder Dextrin
m_2 = Gramm des einzustellenden Extraktes
a = Gehalt an Hydroxyanthracen-Derivaten des Extraktes in Prozent

Eigenschaften

Braune, hygroskopische, pulverförmige oder pulverisierbare Masse von eigenartigem Geruch und bitterem Geschmack; wenig löslich in Wasser, löslich in Ethanol 70 %.

Prüfung auf Identität

Die Prüfung erfolgt mit Hilfe der Dünnschichtchromatographie (V.6.20.2) unter Verwendung einer Schicht von Kieselgel G *R*.

Untersuchungslösung: 25 mg Extrakt werden 15 min lang mit einer Mischung von 30 ml Wasser und 1,0 ml Salzsäure 36 % *R* im Wasserbad erhitzt. Nach dem Abkühlen wird die Mischung mit 25 ml Ether *R* ausgeschüttelt. Die Etherphase wird über etwa 2 g wasserfreiem Natriumsulfat *R* getrocknet und anschließend filtriert. Das Filtrat wird auf dem Wasserbad vorsichtig zur Trockne eingeengt und der Rückstand in 0,5 ml Ether *R* aufgenommen.

Referenzlösung: Je 5 mg Emodin *R* und Rhein *RN* werden in 5 ml Ether *R* gelöst.

Auf die Platte werden getrennt 20 µl jeder Lösung bandförmig (20 mm × 3 mm) aufgetragen. Die Chromatographie erfolgt mit einer Mischung von 1 Volumteil wasserfreier Ameisensäure *R*, 24 Volumteilen Ethylacetat *R* und 75 Volumteilen Petroläther *R*, wobei 2mal mit dem gleichen Fließmittel über eine Laufstrecke von 10 cm entwickelt wird. Nach Verdunsten des Fließmittels bei Raumtemperatur wird im ultravioletten Licht bei 365 nm ausgewertet. Im Chromatogramm der Untersuchungs- und der Referenzlösung sind im mittleren Bereich die gelborange fluoreszierende Zone des Emodins und etwas unterhalb davon die gelborange fluoreszierende Zone des Rheins zu erkennen. Wenig unterhalb der Rhein-Zone liegt im Chromatogramm der Untersuchungslösung die gelborange fluoreszierende Zone des Aloe-Emodins. Im oberen Drittel des Chromatogramms der Untersuchungslösung befinden sich 2 weitere gelborange fluoreszierende Zonen, von denen die obere dem Chrysophanol und die untere dem Physcion entspricht. Beim anschließenden Bedampfen der Schicht mit Ammoniak färben sich alle Zonen rot an (Tageslicht).

Prüfung auf Reinheit

Rheum rhaponticum: Die Prüfung erfolgt mit Hilfe der Dünnschichtchromatographie (V.6.20.2) unter Verwendung einer Schicht von Kieselgel G *R*.

Untersuchungslösung: 0,20 g Extrakt werden unter leichtem Erwärmen in 4,0 ml Ethanol 70 % *RN* gelöst.

Referenzlösung: 10 mg Rhaponticin *R* werden in 10 ml Methanol *R* gelöst.

Auf die Platte werden getrennt 20 µl jeder Lösung bandförmig (20 mm × 3 mm) aufgetragen. Die Chromatographie erfolgt mit einer Mischung von 20 Volumteilen Methanol *R* und 80 Volumteilen Chloroform *R* über eine Laufstrecke von 12 cm. Nach Verdunsten des Fließmittels bei Raumtemperatur wird im ultravioletten Licht bei 365 nm ausgewertet. Im Chromatogramm der Referenzlösung ist im unteren Bereich die blau fluoreszierende Zone des Rhaponticins (Rhaponticosids) sichtbar. Diese Zone sowie eine weitere blau fluoreszierende Zone im mittleren Chromatogrammbereich (Rhapontigenin) dürfen im Chromatogramm der Untersuchungslösung nicht auftreten. Anschließend wird die Platte mit etwa 10 ml Molybdatophosphorsäure-Lösung *R* (für eine 200-mm × 200-mm-Platte) besprüht. Im Chromatogramm der Untersuchungslösung dürfen in den oben angegebenen Bereichen keine blau gefärbten Zonen auftreten (Rhaponticin und Rhapontigenin).

Trocknungsverlust (V.6.22.N1): Höchstens 5,0 Prozent.

Gehaltsbestimmung

Sämtliche Arbeitsgänge müssen unter Ausschluß direkter Lichteinwirkung durchgeführt werden.

50,0 mg Extrakt werden mit 50 mg Natriumhydrogencarbonat *R* versetzt und in 30,0 ml Wasser, falls erforderlich unter leichtem Erwärmen, gelöst. 10,0 ml der Lösung werden in einen 100-ml-Schliffkolben überführt, mit 20 ml Eisen(III)-chlorid-Lösung *R* 1 versetzt und 20 min lang im Wasserbad unter Rückfluß erhitzt. Anschließend wird 1,0 ml Salzsäure 36 % *R* zugesetzt und weitere 20 min unter häufigem Umschütteln erhitzt. Nach dem Abkühlen wird die Mischung in einen Scheidetrichter überführt und 3mal mit je 25 ml Ether *R*, der zuvor zum Waschen des Schliffkolbens verwendet wird, ausgeschüttelt. Die vereinigten Etherextrakte werden 2mal mit je 15 ml Wasser gewaschen. Der Etherextrakt wird durch Watte in einen Meßkolben filtriert und mit Ether *R* zu 100,0 ml verdünnt. 10,0 ml der Lösung werden im Wasserbad vorsichtig zur Trockne eingedampft und der Rückstand in 10,0 ml einer 0,5prozentigen Lösung (*m*/V) von Magnesiumacetat *R* in Methanol *R* aufgenommen. Die Absorption (V.6.19) der Lösung wird sofort bei 515 nm gegen Methanol *R* als Kompensationsflüssigkeit gemessen.

Gleichzeitig, unter gleichen Bedingungen, wird eine Referenzlösung hergestellt, indem 0,100 g Dantron *RN* in Ether *R* zu 250,0 ml gelöst, 5,0 ml der Lösung mit Ether *R* zu 100,0 ml verdünnt und 5,0 ml der Verdünnung im Wasserbad vorsichtig zur Trockne eingedampft werden. Der Rückstand wird in 10,0 ml einer 0,5prozentigen Lösung (*m*/V) von Magnesiumacetat *R* in Methanol *R* aufgenommen und, wie vorstehend beschrieben, weiterbehandelt.

Die Berechnung des Prozentgehaltes an Hydroxyanthracen-Derivaten, berechnet als Rhein, erfolgt nach folgender Formel:

$$\frac{3{,}55 \cdot A_1 \cdot m_2}{A_2 \cdot m_1}$$

A_1 = Absorption der Untersuchungslösung
A_2 = Absorption der Referenzlösung
m_1 = Einwaage des Extraktes in g
m_2 = Einwaage von Dantron *RN* in g

Lagerung

Vor Feuchtigkeit und Licht geschützt.

Rhabarberwurzel

Rhei radix

Rhabarberwurzel besteht aus den getrockneten unterirdischen Teilen von *Rheum palmatum* L. oder *Rheum officinale* Baillon oder aus Hybriden der beiden Arten oder aus deren Mischung. Die unterirdischen Teile sind meist geteilt; sie sind vom Stengel und weitgehend von der Außenrinde mit den Wurzelfasern befreit. Die Substanz enthält mindestens 2,5 Prozent Hydroxyanthracenderivate, berechnet als Rhein ($C_{15}H_8O_6$, M_r 284,2).

Beschreibung

Die Droge hat einen charakteristischen Geruch und einen bitteren, leicht adstringierenden Geschmack.

Das Aussehen ist unterschiedlich: Scheibenförmige, bis zu 10 cm im Durchmesser messende und 1 bis 5 cm dicke Stücke; zylindrische, rundlich ovale oder plankonvexe Stücke. Die Oberfläche ist blaßrosa getönt, mit dunkleren sich kreuzenden Linien; der Bruch ist körnig. Der Querschnitt durch das Rhizom zeigt eine schmale äußere Zone mit dunkleren radialen Linien, innerhalb dieser Zone gewöhnlich einen Ring von kleinen, sternförmig angeordneten, anomalen Leitbündeln. Die Wurzel besitzt eine mehr radiale Struktur.

Mikroskopische Merkmale: Der Querschnitt durch die Wurzel zeigt ein Parenchym von dünnwandigen, rundlichen oder seltener polygonalen Zellen, von denen die meisten reichlich einfache oder zusammengesetzte (2 bis 4) Stärkekörner enthalten, die 10 bis 20 µm, seltener 2 bis 35 µm messen und ein sternförmiges Hilum besitzen. Einzelne, oft etwas größere Zellen enthalten eine große, bis über 100 µm messende Oxalatdruse. Im Phloem sind die Siebröhren meist obliteriert. Die Gefäße mit netzartig verdickten Wänden sind bis zu 175 µm breit und stehen in Gruppen zu 2 bis 5; sie geben keine Lignin-Reaktion. Die 2 bis 3, seltener 1 bis 4 Zellen breiten Markstrahlen führen orangegelben bis braunroten Inhalt, der sich auf Zusatz einer 10prozentigen Lösung (*m*/V) von Kaliumhydroxid *R* rot färbt. Innerhalb der äußeren, strahligen Zone sind sternförmige Formationen mit ausgeprägten rotbraunen Markstrahlen und ein kreisförmiges Kambium, das das weiße zentrale Phloem vom äußeren Xylem trennt, erkennbar. Sklereiden und Fasern fehlen.

Pulverdroge: Das orangefarbene bis braungelbe Pulver ist vor allem charakterisiert durch die großen, bis über 100 µm messenden Calciumoxalatdrusen oder deren Fragmente; durch netzartige verdickte Gefäße unterschiedlicher Weite, meist 60 bis 100 µm, seltener 20 bis 175 µm, die keine Lignin-Reaktion geben; Stärkekörner sind vorhanden. Sklereiden und Fasern fehlen.

Prüfung auf Identität

A. 50 mg pulverisierte Droge werden mit 25 ml Salzsäure 7 % *R* versetzt und 15 min lang im Wasserbad erhitzt. Nach dem Abkühlen wird mit 20 ml Ether ausgeschüttelt. Die Etherschicht wird abgetrennt und mit 10 ml Ammoniak-Lösung 10 % *R* geschüttelt. Die wäßrige Schicht färbt sich rot.

B. Die Prüfung erfolgt mit Hilfe der Dünnschichtchromatographie (V.6.20.2) unter Verwendung einer Schicht von Kieselgel G*R*.

   Untersuchungslösung: 50 mg pulverisierte Droge (180) werden 15 min lang im Wasserbad mit einer Mischung von 1 ml Salzsäure 36 % *R* und 30 ml Wasser erhitzt. Nach dem Abkühlen wird mit 25 ml Ether *R* ausgeschüttelt. Die Etherphase wird über wasserfreiem Natriumsulfat *R* getrocknet und filtriert. Die Etherphase wird zur Trockne eingedampft und der Rückstand in 0,5 ml Ether *R* gelöst.

   Referenzlösung: 5 mg Emodin *R* werden in 5 ml Ether *R* gelöst.

   Auf die Platte werden getrennt bandförmig (20 mm × 3 mm) 20 µl jeder Lösung aufgetragen. Die Chromatographie erfolgt mit einer Mischung von 1 Volumteil wasserfreier Ameisensäure *R*, 25 Volumteilen Ethylacetat *R* und 75 Volumteilen Petroläther *R* über eine Laufstrecke von 10 cm. Die Platte wird an der Luft getrocknet und im ultravioletten Licht bei 365 nm ausgewertet. Das Chromatogramm der Untersuchungslösung zeigt orange fluoreszierende Zonen mit Rf-Werten von etwa 0,55 (Chrysophanol), etwa 0,50 (Physcion), etwa 0,40 (Emodin), dessen Rf-Wert dem der Zone im Chromatogramm der Referenzlösung entspricht, etwa 0,25 (Rhein) und etwa 0,15 (Aloe-Emodin). Beim Einbringen der Platte in eine mit Ammoniak-Dämpfen gesättigte Kammer müssen sich alle Zonen rot färben.

Prüfung auf Reinheit

Rheum rhaponticum: Die Prüfung erfolgt mit Hilfe der Dünnschichtchromatographie (V.6.20.2) unter Verwendung einer Schicht von Kieselgel G*R*.

Untersuchungslösung: 0,2 g pulverisierte Droge (180) werden 5 min lang mit 2 ml Methanol *R* unter Rückfluß erhitzt. Nach dem Abkühlen wird filtriert. Das Filtrat wird als Untersuchungslösung verwendet.

Referenzlösung: 10 mg Rhaponticin *R* werden in 10 ml Methanol *R* gelöst.

Auf die Platte werden getrennt bandförmig (20 mm × 3 mm) 20 µl jeder Lösung aufgetragen. Die Chromatographie erfolgt mit einer Mischung von 20 Volumteilen Methanol *R* und 80 Volumteilen Chloroform *R* über eine Laufstrecke von 12 cm. Die Platte wird an der Luft getrocknet und mit Molybdatophosphorsäure-Lösung *R* besprüht. Im Chromatogramm der Untersuchungslösung darf nahe der Startlinie keine blau fluoreszierende Zone (Rhaponticin) sichtbar sein, die der Zone im Chromatogramm der Referenzlösung entspricht.

Fremde Bestandteile (V.4.2): Höchstens 1 Prozent.

Salzsäureunlösliche Asche (V.4.1): Höchstens 1,0 Prozent.

Gehaltsbestimmung

0,100 g pulverisierte Droge (180) werden in einem 100-ml-Rundkolben mit 30,0 ml Wasser versetzt und durchgemischt. Der Kolben wird gewogen und anschließend 15 min lang im Wasserbad unter Rückfluß erhitzt. Nach dem Abkühlen werden 50 mg Natriumhydrogencarbonat *R* zugesetzt. Mit Wasser wird auf die ursprüngliche Masse ergänzt und anschließend zentrifugiert. 10,0 ml der Flüssigkeit werden in einen 100-ml-Schliffkolben überführt, mit 20 ml Eisen(III)-chlorid-Lösung *R*1 versetzt und 20 min lang im Wasserbad unter Rückfluß erhitzt. Anschließend wird 1 ml Salzsäure 36 % *R* zugesetzt und weitere 20 min unter häufigem Umschütteln erhitzt. Nach dem Abkühlen wird die Mischung in einen Scheidetrichter überführt und 3mal mit je 25 ml Ether *R*, der zuvor zum Waschen des Schliffkolbens verwendet wird, ausgeschüttelt. Die vereinigten Etherextrakte werden 2mal mit je 15 ml Wasser gewaschen. Der Etherextrakt wird durch Watte in einen Meßkolben filtriert und mit Ether *R* zu 100,0 ml verdünnt. 10,0 ml der Lösung werden vorsichtig zur Trockne eingedampft und der Rückstand in 10,0 ml einer 0,5prozentigen Lösung (*m*/V) von Magnesiumacetat *R* in Methanol *R* aufgenommen. Die Absorption (V.6.19) der Lösung wird bei 515 nm, unter Verwendung von Methanol *R* als Kompensationsflüssigkeit, gemessen.

Der Prozentgehalt an Rhein errechnet sich nach der Formel

$$\frac{A \cdot 0{,}68}{m}$$

A = Absorption bei 515 µm
m = Einwaage der Droge in Gramm.
Spezifische Absorption von Rhein = 440.

Lagerung

Vor Licht geschützt.

Kolloidale Rheniumsulfid-[^{99m}Tc]Technetium-Injektionslösung

Rhenii sulfidi colloidalis et technetii [^{99m}Tc] solutio iniectabilis

Kolloidale Rheniumsulfid-[^{99m}Tc]Technetium-Injektionslösung ist eine sterile, pyrogenfreie, kolloidale Dispersion von Rheniumsulfidteilchen, welche mit Technetium-99m markiert sind. Das Kolloid ist mit Gelatine stabilisiert. Die Injektionslösung enthält mindestens 90,0 und höchstens 110,0 Prozent der deklarierten Technetium-99m-Radioaktivität zu dem auf der Beschriftung angegebenen Zeitpunkt. Mindestens 92 Prozent der Radioaktivität entsprechen Technetium-99m in kolloidaler Form. Der *p*H-Wert der Injektionslösung kann durch Zusatz eines geeigneten Puffers, wie z. B. einer Citrat-Pufferlösung, eingestellt sein. Die Injektionslösung enthält eine variable Menge von kolloidalem Rheniumsulfid, die, abhängig von der Herstellungsmethode, höchstens 0,22 mg Rhenium je Milliliter betragen darf.

Die Injektionslösung wird aus **Natrium-[^{99m}Tc]pertechnetat-Injektionslösung aus Kernspaltprodukten (Natrii pertechnetatis [^{99m}Tc] fissione formati solutio iniectabilis)** oder aus **Natrium[^{99m}Tc]pertechnetat-Injektionslösung nicht aus Kernspaltprodukten (Natrii pertechnetatis [^{99m}Tc] sine fissione formati solutio iniectabilis)** unter Verwendung geeigneter steriler, pyrogenfreier Substanzen hergestellt. Der Anteil radionuklearer Verunreinigungen ist auf den Zeitpunkt der Anwendung zu beziehen.

Eigenschaften

Hellbraune Flüssigkeit.

Technetium-99m hat eine Halbwertszeit von 6,02 h und emittiert Gammastrahlen.

Prüfung auf Identität

A. Das Spektrum der Gammastrahlen wird, wie in der Monographie **Radioaktive Arzneimittel (Radiopharmaceutica)** beschrieben, mit Hilfe eines geeigneten Gerätes gemessen. Das Spektrum weicht nicht signifikant von dem einer Technetium-99m-Referenzlösung[1] ab. Die Prüfung erfolgt entweder durch direkten Vergleich oder durch Messung mit einem Gerät, das mit Hilfe einer derartigen Lösung eingestellt wurde. Das wichtigste Gammaphoton von Technetium-99m hat eine Energie von 0,140 MeV.

B. Das unter Prüfung auf „Radiochemische Reinheit" (siehe „Prüfung auf Reinheit") erhaltene Chromatogramm wird ausgewertet. Die Verteilung der Radioaktivität trägt zur Identifizierung der Injektionslösung bei.

[1] Technetium-99m- und Molybdän-99-Referenzlösungen können von der Physikalisch-Technischen Bundesanstalt, Bundesallee 100, 3300 Braunschweig, bezogen werden.

C. Werden zu 1 ml Injektionslösung 5 ml Salzsäure 36 % *R*, 5 ml einer 5prozentigen Lösung (*m*/V) von Thioharnstoff *R* und 1 ml einer 20prozentigen Lösung (*m*/V) von Zinn(II)-chlorid *R* in Salzsäure 36 % *R* gegeben, entsteht eine Gelbfärbung.

Prüfung auf Reinheit

***p*H-Wert** (V.6.3.1): Der *p*H-Wert der Injektionslösung muß zwischen 4,0 und 7,0 liegen.

Rhenium:

Untersuchungslösung: 1 ml Injektionslösung.

Referenzlösungen: Eine Lösung, die 100 µg von Kaliumperrhenat *R* (entsprechend 60 ppm Re) und 240 µg Natriumthiosulfat *R* je Milliliter enthält. Von dieser Lösung werden zur Herstellung einer Verdünnungsreihe unterschiedliche Mengen entnommen und durch Verdünnung mit Wasser auf das gleiche Endvolumen gebracht.

Zur Untersuchungslösung und zu 1 ml einer jeden Referenzlösung werden 5 ml Salzsäure 36 % *R*, 5 ml einer 5prozentigen Lösung (*m*/V) von Thioharnstoff *R* und 1 ml einer 20prozentigen Lösung (*m*/V) von Zinn(II)-chlorid *R* in Salzsäure 36 % *R* gegeben und mit Wasser zu 25,0 ml verdünnt. Die Lösungen werden 40 min lang stehengelassen und die Absorption (V.6.19) jeder Lösung bei 400 nm gemessen. Als Kompensationsflüssigkeit wird die rheniumfreie Mischung der Reagenzien verwendet. Aus den Absorptionen der Referenzlösungen wird eine Eichkurve erstellt und die Konzentration von Rhenium in der Injektionslösung ermittelt.

Radiochemische Reinheit: Die Prüfung erfolgt mit Hilfe der aufsteigenden Papierchromatographie (V.6.20.1), wie in der Monographie **Radioaktive Arzneimittel** beschrieben.

Auf das Papier werden 10 µl der Injektionslösung aufgetragen. Mit einer 0,9prozentigen Lösung (*m*/V) von Natriumchlorid *R* wird sofort über eine Laufstrecke von 10 bis 15 cm entwikkelt und anschließend das Papier getrocknet. Die Verteilung der Radioaktivität wird mit Hilfe eines geeigneten Detektors ermittelt. Technetium-99m in kolloidaler Form verbleibt am Startpunkt, und das Pertechnetat-Ion hat einen Rf-Wert von etwa 0,6. Andere Verunreinigungen mit Rf-Werten zwischen 0,8 und 0,9 können vorhanden sein. Die Radioaktivität des dem Technetium-99m in kolloidaler Form entsprechenden Flecks muß mindestens 92 Prozent der Gesamtradioaktivität des Chromatogramms betragen.

Physiologische Verteilung: In die Schwanzvene von drei Mäusen, jede mit einer Körpermasse zwischen 20 und 25 g, werden höchstens je 0,2 ml injiziert. Die Mäuse werden 20 min nach der Injektion getötet. Leber, Milz und Lunge werden entnommen. Die Radioaktivität der Organe wird mit Hilfe eines geeigneten Gerätes, wie in der Monographie **Radioaktive Arzneimittel** beschrieben, gemessen. Nach Entfernung des Schwanzes wird die Radioaktivität im übrigen Körper gemessen.

Der Prozentanteil der Radioaktivität in Leber, Milz und Lunge wird nach folgender Formel errechnet:

$$\frac{A}{B} \cdot 100$$

A = Radioaktivität des betreffenden Organs
B = Gesamtradioaktivität in Leber, Milz, Lunge und im übrigen Körper.

Bei jeder der drei Mäuse muß mindestens 80 Prozent der Radioaktivität in Leber und Milz und darf höchstens 5 Prozent in der Lunge gefunden werden. Wenn die Verteilung der Radioaktivität in einer der drei Mäuse nicht den vorgeschriebenen Verhältnissen entspricht, wird die Prüfung mit drei weiteren Mäusen wiederholt. Die Injektionslösung entspricht der Prüfung, wenn die beschriebene Verteilung der Radioaktivität in fünf der sechs untersuchten Mäuse gefunden wird. Die Injektionslösung kann vor Abschluß der Prüfung angewendet werden.

Sterilität: Die Injektionslösung muß der „Prüfung auf Sterilität“ der Monographie **Radioaktive Arzneimittel** entsprechen. Sie kann vor Abschluß der Prüfung angewendet werden.

Pyrogene: Die Injektionslösung muß der „Prüfung auf Pyrogene“ der Monographie **Radioaktive Arzneimittel** entsprechen. Je Kilogramm Körpermasse eines Kaninchens werden mindestens 0,1 ml injiziert. Die Injektionslösung kann vor Abschluß der Prüfung angewendet werden.

Radioaktivität

Die Radioaktivität wird, wie in der Monographie **Radioaktive Arzneimittel** beschrieben, mit einem geeigneten Gerät durch Vergleich mit einer Technetium-99m-Referenzlösung oder durch Messung mit einem Gerät, das mit Hilfe einer derartigen Lösung eingestellt wurde, bestimmt.

Lagerung

Entsprechend **Radioaktive Arzneimittel.**

Beschriftung

Entsprechend **Radioaktive Arzneimittel.**

Auf dem Behältnis ist insbesondere angegeben die Menge Rhenium je Milliliter.

Riboflavin

Riboflavinum

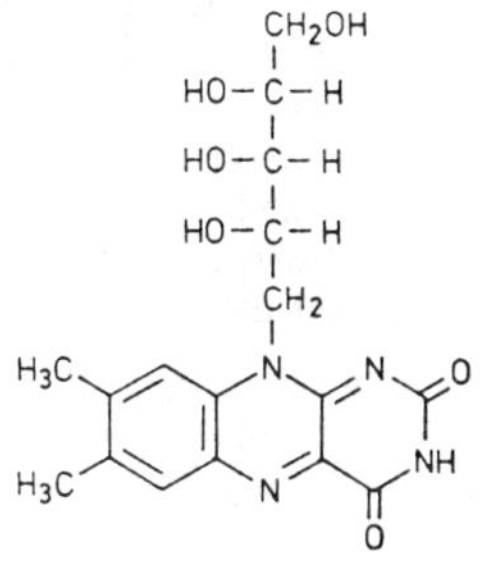

$C_{17}H_{20}N_4O_6$ M_r 376,4

Riboflavin enthält mindestens 98,0 und höchstens 101,0 Prozent 7,8-Dimethyl-10-(1-D-ribityl)-2,4(3*H*,10*H*)-benzopteridindion, berechnet auf die getrocknete Substanz.

Eigenschaften

Gelbes bis orangegelbes, kristallines Pulver, schwacher Geruch; sehr schwer löslich in Wasser, praktisch unlöslich in Chloroform, Ethanol und Ether; die Substanz ist in einer 0,9prozentigen Lösung (*m*/V) von Natriumchlorid besser löslich als in Wasser. Lösungen zersetzen sich unter Lichteinfluß, besonders in Anwesenheit von Alkali.

Prüfung auf Identität

Die Prüfung B kann entfallen, wenn die Prüfungen A und C durchgeführt werden. Die Prüfungen A und C können entfallen, wenn die Prüfung B durchgeführt wird.

A. Die Substanz entspricht der Prüfung auf „Spezifische Drehung" (siehe „Prüfung auf Reinheit").

B. Das IR-Absorptionsspektrum (V.6.18) der Substanz zeigt im Vergleich mit dem von Riboflavin *CRS* Maxima bei denselben Wellenlängen mit den gleichen relativen Intensitäten.

C. Etwa 1 mg Substanz wird in 100 ml Wasser gelöst. Die Lösung zeigt im durchscheinenden Licht eine schwache, grünlichgelbe Färbung und im reflektierenden Licht eine intensive, gelblichgrüne Fluoreszenz, die auf Zusatz von Mineralsäuren oder Alkali verschwindet.

Prüfung auf Reinheit

Sauer oder alkalisch reagierende Substanzen: 0,5 g Substanz werden mit 25 ml Wasser versetzt und 2 min lang gekocht. Nach dem Abkühlen wird abfiltriert. 10 ml Filtrat werden mit 0,05 ml Phenolphthalein-Lösung *R* 1 und 0,4 ml 0,01 N-Natriumhydroxid-Lösung versetzt. Die Lösung muß orange gefärbt sein. Nach Zusatz von 0,5 ml 0,01 N-Salzsäure muß die Lösung gelb gefärbt sein. Auf Zusatz von 0,15 ml Methylrot-Lösung *R* muß die Lösung orange gefärbt sein.

Spezifische Drehung (V.6.6): 50,0 mg Substanz werden in 0,05 N carbonatfreier Natriumhydroxid-Lösung zu 10,0 ml gelöst. Die spezifische Drehung, innerhalb 30 min nach Herstellung der Lösung bestimmt, muß zwischen –115 und –135° liegen, berechnet auf die getrocknete Substanz.

Absorption (V.6.19): Die für die „Gehaltsbestimmung" hergestellte Lösung wird mit dem gleichen Volumen Wasser verdünnt. Die Lösung zeigt Maxima bei 223, 267, 373 und 444 nm. Das Verhältnis der Absorptionen der Maxima bei 373 und 267 nm muß zwischen 0,31 und 0,33 liegen, und das Verhältnis der Absorptionen der Maxima bei 444 und 267 nm muß zwischen 0,36 und 0,39 liegen.

Lumiflavin: 25 mg Substanz werden 5 min lang mit 10 ml Chloroform *R* geschüttelt; anschließend wird filtriert. Das Filtrat darf nicht stärker gefärbt sein als die Farbvergleichslösung BG_6 (V.6.2, Methode II).

Trocknungsverlust (V.6.22): Höchstens 1,5 Prozent, mit 1,000 g Substanz durch Trocknen im Trockenschrank bei 100 bis 105 °C bestimmt.

Sulfatasche (V.3.2.14): Höchstens 0,1 Prozent, mit dem bei der Prüfung auf „Trocknungsverlust" erhaltenen Rückstand bestimmt.

Gehaltsbestimmung

Die Gehaltsbestimmung muß unter Ausschluß direkter Lichteinwirkung durchgeführt werden.

In einem 500-ml-Meßkolben aus braunem Glas werden 65,0 mg Substanz in 5 ml Wasser suspendiert, wobei darauf zu achten ist, daß die Substanz vollkommen befeuchtet ist. Die Lösung erfolgt mit Hilfe von 5 ml Natriumhydroxid-Lösung 8,5 % *R*. Sobald die Substanz vollständig gelöst ist, wird die Lösung mit 100 ml Wasser und 2,5 ml Essigsäure 98 % *R* versetzt und mit Wasser zu 500,0 ml verdünnt. In einem 200-ml-Meßkolben aus braunem Glas werden 20,0 ml dieser Lösung mit 3,5 ml einer 1,4prozentigen Lösung (*m*/V) von Natriumacetat *R* versetzt und mit Wasser zu 200,0 ml verdünnt. Die Absorption (V.6.19) wird im Maximum bei 444 nm gemessen.

Der Gehalt an $C_{17}H_{20}N_4O_6$ wird mit Hilfe der spezifischen Absorption $A_{1cm}^{1\%} = 328$ berechnet.

Lagerung

Dicht verschlossen, vor Licht geschützt.

Rifampicin

Rifampicinum

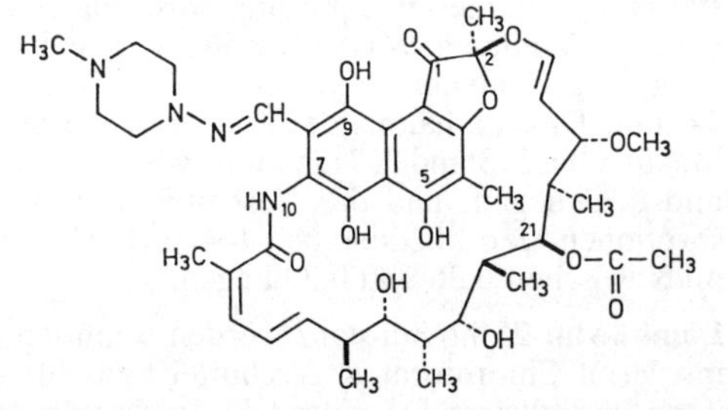

$C_{43}H_{58}N_4O_{12}$ M_r 823

Rifampicin ist (12*Z*,14*E*,24*E*)-(2*S*,16*S*,17*S*,18*R*,19*R*,20*R*,21*S*,22*R*,23*S*)-1,2-Dihydro-5,6,9,17,19-pentahydroxy-23-methoxy-2,4,12,16,18,20,22-heptamethyl-8-[*N*-(4-methyl-1-piperazinyl)formimidoyl]-1,11-dioxo-2,7-(epoxy[1,11,13]-pentadecatrienimino)naphtho[2,1-*b*]furan-21-yl-acetat, ein halbsynthetisches Antibiotikum, das aus Rifamycin SV erhalten wird und mindestens 97,0 und höchstens 102,0 Prozent $C_{43}H_{58}N_4O_{12}$ enthält, berechnet auf die getrocknete Substanz.

Eigenschaften

Ziegelrotes bis rotbraunes, kristallines Pulver, praktisch geruchlos; schwer löslich in Wasser, leicht löslich in Chloroform, löslich in Methanol, schwer löslich in Aceton, Ethanol und Ether.

Prüfung auf Identität

A. 50 mg Substanz werden in 50 ml Methanol *R* gelöst. 1 ml dieser Lösung wird mit Phosphat-Puffer-Lösung *p*H 7,4 *R* zu 50 ml verdünnt. Die Lösung, zwischen 220 und 500 nm gemessen zeigt Absorptionsmaxima (V.6.19) bei 237, 254, 334 und 475 nm. Das Verhältnis der Absorption bei 334 nm zu der bei 475 nm beträgt etwa 1,75.

B. Das IR-Absorptionsspektrum (V.6.18) der Substanz zeigt im Vergleich mit dem von Rifampicin *CRS* Maxima bei denselben Wellenlängen mit den gleichen relativen Intensitäten. Die Prüfung erfolgt als Paste unter Verwendung von flüssigem Paraffin *R*.

C. 25 mg Substanz werden in 25 ml Wasser suspendiert, 5 min lang geschüttelt und abfiltriert. 5 ml des Filtrats werden mit 1 ml einer 10prozentigen Lösung (*m*/V) von Ammoniumpersulfat *R* in Phosphat-Pufferlösung *p*H 7,4 *R* versetzt und einige Minuten lang geschüttelt. Die Farbe muß sich ohne Niederschlagsbildung von Orangegelb nach Violettrot verändern.

Prüfung auf Reinheit

***p*H-Wert** (V.6.3.1): Der *p*H-Wert einer 1prozentigen Suspension (*m*/V) in kohlendioxidfreiem Wasser *R* muß zwischen 4,5 und 6,5 liegen.

Verwandte Substanzen: Die Prüfung erfolgt mit Hilfe der Dünnschichtchromatographie (V.6.20.2) unter Verwendung einer Schicht von Kieselgel G *R*. Die Aufschlemmung wird mit Phosphat-Pufferlösung *p*H 6,0 *R* bereitet und, falls erforderlich, auf diesen *p*H-Wert eingestellt.

Untersuchungslösung: 0,2 g Substanz werden in Chloroform *R* zu 10 ml gelöst. Die Lösung ist unmittelbar vor Gebrauch herzustellen.

Referenzlösung a: 5 mg 3-Formylrifamycin SV *CRS* wird in Chloroform *R* zu 50 ml gelöst.

Referenzlösung b: 15 mg Rifampicinchinon *CRS* werden in Chloroform *R* zu 50 ml gelöst.

Referenzlösung c: 1 ml der Untersuchungslösung wird mit Chloroform *R* zu 100 ml verdünnt.

Auf die Platte werden getrennt 20 µl jeder Lösung aufgetragen. Die Chromatographie erfolgt mit einer Mischung von 15 Volumteilen Methanol *R* und 85 Volumteilen Chloroform *R* über eine Laufstrecke von 12 cm. Die Platte wird an der Luft getrocknet. Die dem 3-Formylrifamycin SV und Rifampicinchinon entsprechenden Flecke im Chromatogramm der Untersuchungslösung dürfen nicht größer oder stärker gefärbt sein als die mit den Referenzlösungen a und b erhaltenen Flecke. Keine im Chromatogramm der Untersuchungslösung auftretenden Nebenflecke, ausgenommen die dem 3-Formylrifamycin SV und dem Rifampicinchinon entsprechenden Flecke, dürfen größer sein als der mit der Referenzlösung c erhaltene Fleck.

Schwermetalle (V.3.2.8): 1,0 g Substanz muß der Grenzprüfung C auf Schwermetalle entsprechen (20 ppm). Zur Herstellung der Referenzlösung werden 2 ml Blei-Lösung (10 ppm Pb) *R* verwendet.

Trocknungsverlust (V.6.22): Höchstens 1,0 Prozent, mit 1,000 g Substanz durch 4 h langes Trocknen bei 80 °C im Vakuum unterhalb 670 Pa bestimmt.

Sulfatasche (V.3.2.14): Höchstens 0,1 Prozent, mit 2,0 g Substanz bestimmt.

Gehaltsbestimmung

0,100 g Substanz werden in Methanol *R* zu 100,0 ml gelöst. 2,0 ml dieser Lösung werden mit Phosphat-Pufferlösung *p*H 7,4 *R* zu 100,0 ml verdünnt. Die Absorption (V.6.19) dieser Lösung wird im Maximum bei 475 nm gegen Phosphat-Pufferlösung *p*H 7,4 *R* als Kompensationsflüssigkeit gemessen.

Der Gehalt an $C_{43}H_{58}N_4O_{12}$ wird unter Zugrundelegung einer spezifischen Absorption von 187 berechnet.

Lagerung

Dicht verschlossen, in Stickstoffatmosphäre, vor Licht und Wärme geschützt.

Vorsichtig zu lagern!

Rifamycin-Natrium

Rifamycinum natricum

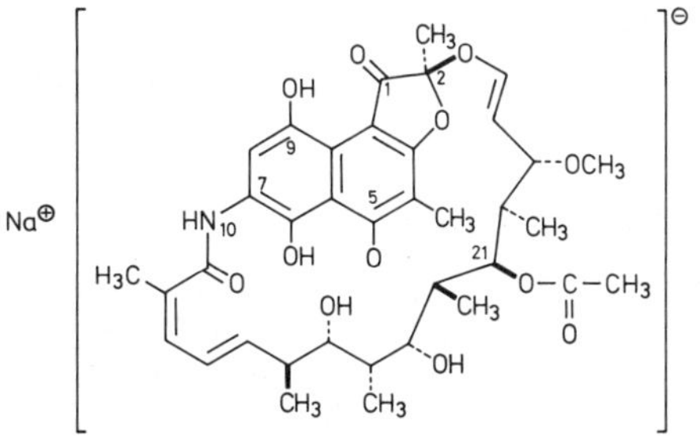

$C_{37}H_{46}NNaO_{12}$ M_r 720

Rifamycin-Natrium ist Natrium-(12*Z*, 14*E*, 24*E*)-(2*S*, 16*S*, 17*S*, 18*R*, 19*R*, 20*R*, 21*S*, 22*R*, 23*S*)-21-acetoxy-1,2-dihydro-6,9,17,19-tetrahydroxy-23-methoxy-2,4,12,16,18,20,22-heptamethyl-1,11-dioxo-2,7-(epoxypentadeca[1,11,13]trienimino)naphtho[2,1-*b*]furan-5-olat; es ist das Mononatriumsalz von Rifamycin SV, einer Substanz, die durch chemische Umwandlung von Rifamycin B erhalten wird. Dieses wird beim Wachstum bestimmter Stämme von *Streptomyces mediterranei* gebildet. Rifamycin SV kann auch von bestimmten *Streptomyces-mediterranei*-Mutanten direkt erhalten werden. Die Wirksamkeit beträgt mindestens 900 I.E. je Milligramm, berechnet auf die wasserfreie Substanz.

Eigenschaften

Feines oder leicht körniges, rotes Pulver; löslich in Wasser, leicht löslich in wasserfreiem Ethanol, praktisch unlöslich in Chloroform und Ether.

Prüfung auf Identität

A. 50 mg Substanz werden in 50 ml Methanol *R* gelöst. 1,0 ml dieser Lösung wird mit Phosphat-Pufferlösung *p*H 7,0 *R* 1 zu 50,0 ml verdünnt. Die Lösung, zwischen 250 und 460 nm gemessen, zeigt Absorptionsmaxima (V.6.19) bei 314 und 445 nm. Das Verhältnis der Absorption bei 314 nm zu der bei 445 nm beträgt 1,55 bis 1,65.

B. 50 mg Substanz werden in 10 ml Wasser gelöst. Wird 1 ml dieser Lösung mit 1 ml einer 10prozentigen Lösung (*m*/V) von Ammoniumpersulfat *R* in Phosphat-Pufferlösung *p*H 7,0 *R* 1 versetzt, bildet sich ein bräunlichgelber flockiger Niederschlag. Werden nach etwa 2 min langem Stehenlassen 0,5 ml Natriumcarbonat-Lösung *R* zugesetzt, löst sich der Niederschlag vollständig, während sich die Lösung violettrot färbt.

C. Die Substanz gibt die Identitätsreaktion a auf Natrium (V.3.1.1).

Prüfung auf Reinheit

***p*H-Wert** (V.6.3.1): 0,5 g Substanz werden in kohlendioxidfreiem Wasser *R* zu 10 ml gelöst. Der *p*H-Wert der Lösung muß zwischen 6,5 und 7,5 liegen.

Absorption (V.6.19): 20,0 mg Substanz werden in 5 ml Methanol *R* gelöst. Die Lösung wird mit frisch hergestellter Phosphat-Pufferlösung *p*H 7,0 *R* 1, welcher unmittelbar vor Gebrauch 0,1 Prozent (*m*/V) Ascorbinsäure *R* zugesetzt wurde, zu 100,0 ml verdünnt. 5,0 ml dieser Lösung werden mit der gleichen Phosphat-Pufferlösung zu 50,0 ml verdünnt und 30 min lang stehengelassen. Die Lösung zeigt ein Absorptionsmaximum bei 445 nm. Die spezifische Absorption im Maximum muß zwischen 190 und 210 liegen, berechnet auf die wasserfreie Substanz.

Rifamycin B: Die Prüfung erfolgt mit Hilfe der Dünnschichtchromatographie (V.6.20.2) unter Verwendung einer 0,25 mm dicken Schicht von silanisiertem Kieselgel HF_{254} *R*, die wie folgt hergestellt wird:

Etwa 27 g silanisiertes Kieselgel HF_{254} *R* werden mit 60 ml einer Mischung von 1 Volumteil Methanol *R* und 2 Volumteilen Wasser kräftig geschüttelt.

Die Platte wird etwa 3 h lang an der Luft und anschließend im Exsikkator über Silicagel *R* getrocknet. Die Platte darf erst 24 h nach ihrer Herstellung verwendet werden.

Untersuchungslösung: 50 mg Substanz werden in Aceton *R* zu 5 ml gelöst.

Referenzlösung: 20 mg Rifamycin B *CRS* werden in Aceton *R* zu 100 ml gelöst.

Auf die Platte werden getrennt 5 µl jeder Lösung aufgetragen. Die Chromatographie erfolgt mit einer Mischung von 40 Volumteilen Aceton *R* und 60 Volumteilen Phosphat-Pufferlösung *p*H 7,0 *R* 1, welcher eine genügend große Menge Ascorbinsäure *R* zugesetzt wird, um im Lösungsmittelgemisch eine Konzentration von 0,1 Prozent (*m*/V) zu erhalten, über eine Laufstrecke von 10 cm. Die Platte wird vor Licht geschützt an der Luft trocknen gelassen. Das Chromatogramm der Untersuchungslösung zeigt einen rötlichgelben Fleck mit einem Rf-Wert von etwa 0,2. Das Chromatogramm der Referenzlösung zeigt einen gelben Fleck mit einem Rf-Wert von etwa 0,5. Ein dem Rifamycin B entsprechender Fleck im Chromatogramm der Untersuchungslösung darf nicht intensiver sein als der Fleck im Chromatogramm der Referenzlösung.

Schwermetalle (V.3.2.8): 2,0 g Substanz müssen der Grenzprüfung C auf Schwermetalle entsprechen (10 ppm). Zur Herstellung der Referenzlösung werden 2 ml Blei-Lösung (10 ppm Pb) *R* verwendet.

Wasser (V.3.5.6): 12,0 bis 17,0 Prozent, mit 0,200 g Substanz nach der Karl-Fischer-Methode bestimmt.

Wertbestimmung

Die Ausführung erfolgt nach „Mikrobiologische Wertbestimmung von Antibiotika" (V.2.2.1).

Rifamycin-Natrium zur parenteralen Anwendung muß den folgenden zusätzlichen Prüfungen entsprechen:

Sterilität (V.2.1.1): Die Substanz muß der „Prüfung auf Sterilität" entsprechen.

Pyrogene (V.2.1.4): Je Kilogramm Körpermasse eines Kaninchens wird 1 ml einer Lösung, die 10 mg Substanz je Milliliter enthält, injiziert.

Anomale Toxizität (V.2.1.5): Je Maus werden 4 mg Substanz, gelöst in 0,5 ml **Wasser für Injektionszwecke (Aqua ad iniectabilia)** injiziert.

Blutdrucksenkende Substanzen (V.2.1.7): Je Kilogramm Körpermasse einer Katze werden 0,1 ml einer Lösung, die 30 mg Substanz je Milliliter enthält, injiziert.

Lagerung

Dicht verschlossen, vor Licht geschützt.

Beschriftung

Wenn die Substanz zur parenteralen Anwendung bestimmt ist, muß dies vermerkt sein.

Vorsichtig zu lagern!

Rizinusöl

Ricini oleum

Rizinusöl ist das aus den Samen von *Ricinus communis* L. durch Pressen ohne Wärmezufuhr erhaltene Öl.

Eigenschaften

Klare, dickflüssige, fast farblose bis schwach gelb gefärbte Flüssigkeit, sehr schwacher, charakteristischer Geruch, milder, später kratzender Geschmack; löslich in Chloroform und Ether, schwer löslich in Petroläther, mischbar mit Essigsäure 98 % und Ethanol.

Prüfung auf Reinheit

Relative Dichte (V.6.4): 0,952 bis 0,965.

Brechungsindex (V.6.5): 1,477 bis 1,481.

Optische Drehung (V.6.6): +3,5 bis +6,0°.

Absorption (V.6.19): Die spezifische Absorption einer 1prozentigen Lösung (*m*/V) der Substanz in Ethanol 96 % *R*, im Absorptionsmaximum bei 269 ± 1 nm gemessen, darf höchstens 1,0 betragen.

Säurezahl (V.3.4.1): Höchstens 2,0, mit 5,0 g Substanz, die in 25 ml des vorgeschriebenen Lösungsmittelgemischs gelöst sind, bestimmt.

Hydroxylzahl (V.3.4.3, Methode A): Mindestens 150.

Iodzahl (V.3.4.4): 82 bis 90.

Peroxidzahl (V.3.4.5): Höchstens 5,0.

Verseifungszahl (V.3.4.6): 176 bis 187, mit 2,0 g Substanz bestimmt.

Unverseifbare Anteile (V.3.4.7): Höchstens 0,8 Prozent *(m/m)*, mit 5,0 g Substanz bestimmt.

Fremde Öle:

a) Eine Mischung von 2 ml Substanz und 8 ml Ethanol 96 % *R* muß klar (V.6.1) sein.

b) 10,0 ml Substanz werden mit 20,0 ml Petroläther *R* geschüttelt. Nach Trennung der Schichten muß die untere Schicht mindestens 16,0 ml betragen.

Rizinusöl zur parenteralen Anwendung muß folgender zusätzlicher Prüfung entsprechen:

Wasser (V.3.5.6): Höchstens 0,3 Prozent, mit 3,000 g Substanz nach der Karl-Fischer-Methode bestimmt.

Lagerung

Vor Licht geschützt, in dicht verschlossenen, dem Verbrauch angemessenen, möglichst vollständig gefüllten Behältnissen. Das Standgefäß in der Offizin darf Öl im Anbruch enthalten. Öle aus verschiedenen Lieferungen dürfen nicht miteinander gemischt gelagert werden.

Rizinusöl zur parenteralen Anwendung darf kein Antioxidans enthalten.

Hydriertes Rizinusöl

Ricini oleum hydrogenatum

Hydriertes Rizinusöl ist ein durch Hydrierung von Rizinusöl gewonnenes Fettgemisch; die Substanz enthält hauptsächlich das Triglycerid der 12-Hydroxyoctadecansäure.

Eigenschaften

Weißes bis schwach gelbliches Pulver, Schuppen oder Perlen; leicht löslich in Chloroform, praktisch unlöslich in Ethanol, Ether und Petroläther. Die Substanz schmilzt im Bereich von 80 bis 88 °C.

Prüfung auf Reinheit

Prüflösung: 2,0 g Substanz werden in Chloroform *R* zu 20 ml gelöst.

Aussehen der Lösung: Die Prüflösung muß klar (V.6.1) und darf nicht stärker gefärbt sein als die Farbvergleichslösung G_6 (V.6.2, Methode II).

Säurezahl (V.3.4.1): Höchstens 4; 10,00 g Substanz werden in 25 ml Toluol *R* unter Erwärmen gelöst, mit Ethanol 96 % *R* zu 50 ml verdünnt und bei 30 bis 40 °C titriert.

Hydroxylzahl (V.3.4.3, Methode A): 150 bis 162.

Iodzahl (V.3.4.4): Höchstens 5.

Verseifungszahl (V.3.4.6): 175 bis 185, mit 2,00 g Substanz bestimmt.

Schwermetalle (V.3.2.8): 1,0 g Substanz muß der Grenzprüfung C auf Schwermetalle entsprechen (20 ppm). Zur Herstellung der Referenzlösung werden 2,0 ml Blei-Lösung (10 ppm Pb) *R* verwendet.

Wasser (V.3.5.6): Höchstens 0,1 Prozent, nach der Karl-Fischer-Methode bestimmt. 10,00 g Substanz werden in 10 ml Chloroform *R* gelöst und die Lösung mit 20 ml wasserfreiem Methanol *R* verdünnt.

Asche (V.3.2.16): Höchstens 0,1 Prozent, mit 1,0 g Substanz bestimmt.

Lagerung

Vor Licht geschützt.

Raffiniertes Rizinusöl

Ricini oleum raffinatum

Raffiniertes Rizinusöl ist das aus den Samen von *Ricinus communis* L. bei der ersten Pressung, nicht durch Extraktion gewonnene, raffinierte Öl.

Eigenschaften

Klare, meist farblose bis blaßgelbe, dicke Flüssigkeit mit kaum wahrnehmbarem, charakteristischem Geruch und anfangs mildem, später leicht kratzendem Geschmack; mischbar mit Chloroform, Ethanol, Ether und wasserfreier Essigsäure, schwer löslich in Petroläther.

Prüfung auf Reinheit

Aussehen: Die Substanz muß klar sein (V.6.1) und darf nicht stärker gefärbt sein (V.6.2, Methode II) als 10 ml einer Mischung von 0,8 ml Stamm-Lösung Gelb, 0,25 ml Stamm-Lösung Rot, 0,25 ml Stamm-Lösung Blau und 18,7 ml Salzsäure 1 % *RN*.

Relative Dichte (V.6.4): 0,952 bis 0,965.

Brechungsindex (V.6.5): 1,477 bis 1,481.

Optische Drehung (V.6.6): +3,0 bis +6,0°, in einer Schichtdicke von 1 dm gemessen.

Viskosität (V.6.7.1): 950 bis 1100 mPa · s (950 bis 1100 cP).

Absorption (V.6.19): Die spezifische Absorption in Ethanol 96 % *R* im Absorptionsmaximum zwischen 268 und 270 nm beträgt höchstens 1,5.

Säurezahl (V.3.4.1): Höchstens 1,0; 10,00 g Substanz werden in 50 ml des vorgeschriebenen Lösungsmittelgemisches gelöst.

Hydroxylzahl (V.3.4.3, Methode A): Mindestens 160.

Iodzahl (V.3.4.4): 82 bis 90.

Peroxidzahl (V.3.4.5): Höchstens 5,0.

Verseifungszahl (V.3.4.6): 176 bis 187, mit 2,00 g Substanz bestimmt.

Unverseifbare Anteile (V.3.4.7): Höchstens 1,0 Prozent *(m/m)*, mit 5,00 g Substanz bestimmt.

Fremde Öle:
a) 2 ml Substanz müssen sich in 8 ml Ethanol 96 % *R* klar lösen (V.6.1).
b) 10 ml Substanz werden mit 20 ml Petroläther *R* geschüttelt. Nach Trennung der Phasen muß das Volumen der unteren Schicht mindestens 16,0 ml betragen.

Durch Extraktion gewonnenes und verfälschtes Öl: 3 ml Substanz und 3 ml Schwefelkohlenstoff *R* werden in dem in der Monographie **Dickflüssiges Paraffin** unter „Verhalten gegen Schwefelsäure" beschriebenen Prüfglas sorgfältig gemischt und 3 min lang mit 1 ml Schwefelsäure 96 % *R* geschüttelt. Die Mischung muß heller gefärbt sein als eine frisch hergestellte Mischung von 3,2 ml Eisen(III)-chlorid-Lösung *R* 1, 2,3 ml Wasser und 0,5 ml Ammoniak-Lösung 10 % *R*.

Raffiniertes Rizinusöl zur parenteralen Anwendung muß folgender, zusätzlicher Prüfung entsprechen:

Wasser (V.3.5.6): Höchstens 0,3 Prozent, mit 3,000 g Substanz nach der Karl-Fischer-Methode bestimmt.

Lagerung

Vor Licht geschützt; in dicht verschlossenen, dem Verbrauch angemessenen, möglichst vollständig gefüllten Behältnissen. Das Standgefäß in der Offizin darf Öl im Anbruch enthalten. Öle aus verschiedenen Lieferungen dürfen nicht miteinander gemischt gelagert werden.

Rizinusöl zur parenteralen Anwendung darf kein Antioxidans enthalten.

Röteln-Lebend-Impfstoff

Vaccinum rubellae vivum

Röteln-Lebend-Impfstoff ist eine gefriergetrocknete Zubereitung aus einem lebenden, attenuierten Stamm des Rötelnvirus, der in geeigneten Zellkulturen[1] gezüchtet wird. Der Impfstoff wird entsprechend den Angaben der Beschriftung suspendiert. Er enthält keinerlei Konservierungsmittel.

Der Impfstoff wird unter Verwendung eines Saatvirussystems hergestellt. Er ist höchstens 5 Subkulturen von dem Impfstoff entfernt, an dem die Laboratoriumsversuche und klinischen Prüfungen durchgeführt wurden, die zeigten, daß der Stamm geeignet ist.

Der Impfstoff kann nach der folgenden Methode hergestellt werden: Das Virus wird unter den notwendigen aseptischen Bedingungen in Kulturen geeigneter Zellen gezüchtet, die nachweislich keine fremden Mikroorganismen enthalten. Falls tierisches Serum für das Medium zum Auswachsen der Zellen verwendet wird, darf die rechnerische Serumkonzentration in der Virusernte 1 ppm nicht übersteigen. Ein geeigneter *p*H-Indikator wie Phenolrot und geeignete Antibiotika in der geringsten wirksamen Konzentration können zugesetzt werden. Die Bebrütungstemperatur wird während des Viruswachstums sorgfältig kontrolliert. Die Virussuspension wird einmal oder mehrmals innerhalb 28 Tagen nach der Beimpfung geerntet. Mehrfachernten von einer Zellcharge können vereinigt und als eine einzige Virussuspension betrachtet werden. Die Suspension wird auf Identität, Sterilität und Freisein von Fremdviren geprüft. Virusernten, die diesen Prüfungen entsprechen, können mit anderen, ähnlichen Ernten vereinigt werden; sie werden geklärt, um Zellen zu entfernen. Ein geeigneter Stabilisator wird dem geklärten Impfstoff zugesetzt, der dann eingefroren bei einer hinsichtlich des verwendeten Stabilisators geeigneten Temperatur aufbewahrt werden kann. Der Impfstoff, dem eine weitere Menge Stabilisator zugesetzt werden kann, wird in sterile Behältnisse abgefüllt und bis zu einer Restfeuchte gefriergetrocknet, die nachweislich für die Stabilität des Impfstoffs günstig ist. Dann werden die Behältnisse so verschlossen, daß eine Verunreinigung ausgeschlossen ist.

[1] WHO Biol. Subst. Nr. 24

Prüfung auf Identität

Wenn der entsprechend den Angaben der Beschriftung suspendierte Impfstoff mit einem spezifischen Röteln-Antiserum neutralisiert wird, ist seine Infektiosität für empfängliche Zellkulturen signifikant vermindert.

Prüfung auf Reinheit

Verunreinigende Mikroorganismen: Der suspendierte Impfstoff muß der ,,Prüfung auf Sterilität" (V.2.1.1) entsprechen.

Anomale Toxizität (V.2.1.5): Der suspendierte Impfstoff muß der ,,Prüfung auf anomale Toxizität" von Sera und Impfstoffen für Menschen entsprechen.

Virustiter

Das infektiöse Virus wird in Zellkulturen titriert, indem 5 Röhrchen für jede Verdünnung (Verdünnungsfaktor 0,5 $\log_{10}$) verwendet werden oder eine Methode gleicher Empfindlichkeit benutzt wird. Der so bestimmte Virustiter muß den Angaben der Beschriftung entsprechen und mindestens 1000 $ZKID_{50}$ je Dosis betragen.

Lagerung

Entsprechend **Impfstoffe für Menschen (Vaccina ad usum humanum).**

Dauer der Verwendbarkeit: 2 Jahre.

Rosmarinöl

Rosmarini aetheroleum

Rosmarinöl ist das aus den Blättern und beblätterten Stengeln von *Rosmarinus officinalis* L. gewonnene ätherische Öl.

Eigenschaften

Nahezu farblose bis schwach gelbliche Flüssigkeit von charakteristischem Geruch und aromatischem, bitterem, kühlendem Geschmack; mischbar mit Dichlormethan, Ethanol 90 %, Ether, Toluol und fetten Ölen.

Prüfung auf Identität

Die Prüfung erfolgt mit Hilfe der Dünnschichtchromatographie (V.6.20.2) unter Verwendung einer Schicht von Kieselgel G *R*.

Untersuchungslösung: 20 µl Öl werden in 1,0 ml Toluol *R* gelöst.

Referenzlösung: Je 5 mg Borneol *R* und Bornylacetat *R* und 10 µl Cineol *R* werden in 10 ml Toluol *R* gelöst.

Auf die Platte werden getrennt 10 µl jeder Lösung bandförmig (20 mm × 3 mm) aufgetragen. Die Chromatographie erfolgt mit Dichlormethan *R*, wobei 2mal mit demselben Fließmittel über eine Laufstrecke von je 10 cm entwickelt wird. Nach Verdunsten des Fließmittels bei Raumtemperatur wird die Platte mit etwa 10 ml Anisaldehyd-Reagenz *R* (für eine 200-mm × 200-mm-Platte) besprüht und 5 bis 10 min lang unter Beobachtung auf 100 bis 105 °C erhitzt. Nach dem Erhitzen sind bei Tageslicht im Chromatogramm der Referenzlösung die blaugrün bis graublau gefärbten Zonen des Borneols in der unteren Hälfte und des Bornylacetats etwas oberhalb der Mitte und die blaugrau gefärbte Zone des Cineols etwa in der Mitte sichtbar. Im Chromatogramm der Untersuchungslösung sind entsprechende Zonen hinsichtlich Lage, Farbe und etwa gleicher Intensität der Färbung erkennbar; weitere, schwach rötlichviolett gefärbte Zonen können auftreten.

Prüfung auf Reinheit

Relative Dichte (V.6.4): 0,891 bis 0,917.

Brechungsindex (V.6.5): 1,465 bis 1,475.

Optische Drehung (V.6.6): −5,0 bis +15,0°, in einer Schichtdicke von 1 dm gemessen.

Säurezahl (V.3.4.1): Höchstens 1,0; 5,00 g Öl werden in 50 ml des vorgeschriebenen Lösungsmittelgemisches gelöst.

Esterzahl (V.3.4.2): 2,0 bis 20,0.

Esterzahl nach Acetylierung: Mindestens 20,0 und höchstens 75,0.

10,0 ml Öl werden mit 10,0 ml Acetanhydrid *R* und 2,0 g wasserfreiem Natriumacetat *R* in einem Acetylierungskolben mit aufgesetztem Kühler nach Zusatz einiger Siedesteine 2 h lang im Sieden gehalten. Nach dem Erkalten werden 50 ml Wasser hinzugefügt, und die Mischung wird unter wiederholtem, kräftigem Umschwenken 15 min lang auf 40 bis 50 °C erhitzt. Nach dem Abkühlen auf Raumtemperatur wird die Mischung in einen Scheidetrichter überführt und der Acetylierungskolben noch 2mal mit je 10 ml Wasser ausgespült; die Waschflüssigkeiten werden zur Mischung in den Scheidetrichter gegeben. Nach Trennung der Schichten wird die wäßrige Schicht abgetrennt und verworfen. Die zurückbleibende Schicht wird nacheinander mit 50,0 ml gesättigter Natriumchlorid-Lösung *RN*, 50,0 ml Natriumcarbonat-Natriumchlorid-Lösung *RN* und 50,0 ml gesättigter Natriumchlorid-Lösung *RN* kräftig und mit 20,0 ml Wasser vorsichtig geschüttelt. Die wäßrigen Schichten werden nach dem Abtrennen jeweils verworfen.

Die Schicht der acetylierten Substanz wird in einem Reagenzglas 15 min lang unter gelegentlichem Umschütteln mit 3,0 g wasserfreiem Magnesiumsulfat *RN* getrocknet, filtriert und das Filtrat erneut mit 3,0 g wasserfreiem Magnesiumsulfat *RN* behandelt, bis es wasserfrei ist. 2,000 g filtrierte, acetylierte Substanz werden in einem 250-ml-Rundkolben mit 1,5 ml Wasser und 1,0 ml Phenolphthalein-Lösung *R* 1 versetzt und mit 0,1 N-ethanolischer Kaliumhydroxid-Lösung neutralisiert. Anschließend wird der Ansatz mit 50,0 ml 0,5 N-ethanolischer Kaliumhydroxid-Lösung und einigen Siedesteinen versetzt und unter häufigem Umschwenken auf dem Wasserbad 1 h lang unter Rückfluß erhitzt. Dabei wird auf den Kühler ein mit Natriumhydroxid *R* gefülltes Trockenrohr aufgesetzt. Nach dem Abkühlen wird mit 0,5 N-Salzsäure titriert. Unter gleichen Bedingungen ist ein Blindversuch durchzuführen.

$$\text{Esterzahl nach Acetylierung} = \frac{(b-a)\cdot 28{,}05}{m}$$

a = Verbrauch an ml 0,5 N-Salzsäure im Hauptversuch
b = Verbrauch an ml 0,5 N-Salzsäure im Blindversuch
m = Einwaage acetylierte Substanz in g.

Fremde Ester (V.4.5.2): Das Öl muß der Prüfung auf „Fremde Ester" entsprechen.

Fette Öle, verharzte ätherische Öle (V.4.5.3): Das Öl muß der Prüfung auf „Fette Öle, verharzte ätherische Öle" entsprechen.

Wasserlösliche Anteile (V.4.5.6.N1): Das Öl muß der Prüfung auf „Wasserlösliche Anteile" entsprechen.

Lagerung

Vor Licht geschützt, in dicht verschlossenen, dem Verbrauch angemessenen Behältnissen. Öle aus verschiedenen Lieferungen dürfen nicht miteinander gemischt gelagert werden.

Roßkastaniensamen

Hippocastani semen

Roßkastaniensamen bestehen aus den getrockneten Samen von *Aesculus hippocastanum* L. Sie enthalten mindestens 3,0 Prozent Triterpenglykoside, berechnet als wasserfreies Aescin ($C_{54}H_{84}O_{23}$; M_r 1101) und bezogen auf die getrocknete Droge.

Beschreibung

Die Droge ist geruchlos und hat einen anfangs süßlichen, später stark bitteren Geschmack, die Samenschale schmeckt adstringierend. Die etwa 2 bis 4 cm großen, kugelig-ovalen, etwas abgeflachten Samen werden von einer dunkelbraunen, nur im frischen Zustand glänzenden Samenschale bedeckt, mit einem großen, rundlichen, hellbraunen Fleck (Hilum). Der Raum unter der Samenschale wird vollständig von dem mächtigen Embryo mit den großen, schwach gelblichen Keimblättern ausgefüllt.

Mikroskopische Merkmale: Die Epidermis der Samenschale besteht aus polygonalen, im Samenquerschnitt radial gestreckten, etwas palisadenförmigen, braunwandigen Zellen. Darunter finden sich zahlreiche Lagen sklerenchymatischer Zellen mit dicken, grob getüpfelten, gelblichen bis bräunlichen Zellwänden und anschließend ein farbloses, interzellularenreiches Parenchym aus wenigen Lagen derbwandiger, nur undeutlich getüpfelter Zellen und wenigen Ring- und Spiralgefäßen.

Das Gewebe der Kotyledonen besteht aus farblosen, mit Stärke und Fett dicht gefüllten, dünnwandigen Zellen. Die Öltröpfchen sind erst nach Auflösung der Stärke im Chloralhydratpräparat oder durch ihre Rotfärbung mit Sudan-III-Glycerol *RN* nachweisbar.

Die typische Stärke besteht aus etwa 15 bis 25 µm, selten bis etwa 30 µm großen, abgerundet mehreckigen bis unregelmäßig rundlich-ovalen, birnen- oder nierenförmigen Einzelkörnern, oft mit warzenartigen Auswüchsen; zahlreichen kleinen, rundlichen, etwa 5 bis 10 µm großen Einzelkörnern und wenigen, reihenförmig zu 2 bis 4 zusammengesetzten Stärkekörnern, die, je nach Anzahl der Teilkörner, bis etwa 35 µm, gelegentlich bis zu etwa 45 µm lang sind. Viele Stärkekörner zeigen eine 2- bis mehrstrahlige, selten einfache Kernspalte.

Pulverdroge: Das Pulver ist gelblichgrau. Es ist gekennzeichnet im Wasserpräparat durch die sehr zahlreichen, typischen Stärkekörner und im Chloralhydratpräparat durch sehr zahlreiche Fetttropfen verschiedener Größe, freiliegend und im dünnwandigen, farblosen Gewebe der Kotyledonen; gelblichbraune Fragmente der Samenschale mit dickwandigen, getüpfelten Sklerenchymzellen; derbwandige, undeutlich getüpfelte, farblose Parenchymzellen sowie vereinzelte Ring- und Spiralgefäße aus den inneren Zonen der Samenschale.

Prüfung auf Identität

Die Prüfung erfolgt mit Hilfe der Dünnschichtchromatographie (V.6.20.2) unter Verwendung einer Schicht von Kieselgel GF_{254} *R*.

Untersuchungslösung: 1,0 g pulverisierte Droge (500) wird 15 min lang mit 10 ml Ethanol 70 % *RN* unter Rückflußkühlung erhitzt, nach dem Erkalten wird filtriert; das Filtrat dient als Untersuchungslösung.

Referenzlösung: 10 mg Aescin *R* werden in 1,0 ml Ethanol 70 % *RN* gelöst.

Auf die Platte werden getrennt 20 µl Untersuchungslösung und 10 µl Referenzlösung bandförmig (20 mm × 3 mm) aufgetragen. Die Chromatographie erfolgt mit der oberen Phase einer Mischung von 10 Volumteilen Essigsäure 98 % *R*, 40 Volumteilen Wasser und 50 Volumteilen 1-Butanol *R* über eine Laufstrecke von 12 cm. Nach vollständigem Entfernen des Fließmittels durch Trocknen bei 100 bis 105 °C werden im ultravioletten Licht bei 254 nm die fluoreszenzmindernden Zonen gekennzeichnet.

Anschließend wird die Platte mit etwa 10 ml Anisaldehyd-Reagenz *R* (für eine 200-mm- × 200-mm-Platte) besprüht und unter Beobachtung 5 bis 10 min lang auf 100 bis 105 °C erhitzt. Im ultravioletten Licht bei 254 nm ist im Chromatogramm der Referenzlösung die fluoreszenzmindernde Zone des Aescins erkennbar; auf etwa gleicher Höhe liegt im Chromatogramm der Untersuchungslösung eine ebenfalls deutlich fluoreszenzmindernde Zone. Nach dem Besprühen ist im Tageslicht im Chromatogramm der Untersuchungslösung und der Referenzlösung die blauviolett gefärbte Zone des Aescins erkennbar. Im Chromatogramm der Untersuchungslösung sind darüber eine Reihe schmalerer und schwächer braun bis bräunlichrot gefärbter Zonen sichtbar; im unteren Rf-Bereich tritt eine braungrau gefärbte Zone deutlich hervor; etwas darunter liegt eine braungefärbte Zone.

Prüfung auf Reinheit

Fremde Bestandteile (V.4.2).

Trocknungsverlust (V.6.22): Höchstens 10,0 Prozent, mit 1,000 g pulverisierter Droge (355) durch 2 h langes Trocknen im Trockenschrank bei 100 bis 105 °C bestimmt.

Asche (V.3.2.16): Höchstens 4,0 Prozent, mit 1,00 g pulverisierter Droge bestimmt.

Gehaltsbestimmung

1,00 g pulverisierte Droge (500) wird in einem 250-ml-Kolben mit 100,0 ml einer 65prozentigen Lösung (V/V) von Methanol *R* versetzt. Der Kolben mit Inhalt wird auf 0,1 g genau gewogen. Anschließend wird im Wasserbad 30 min lang unter Rückflußkühlung zum Sieden erhitzt. Nach dem Abkühlen wird mit der 65prozentigen Lösung (V/V) von Methanol *R* auf die ursprüngliche Masse ergänzt und die Mischung filtriert. 30,0 ml Filtrat werden in einem 100-ml-Rundkolben bei einem Druck zwischen 1,5 und 2,5 kPa zur Trockne eingeengt. Der Rückstand wird in 20,0 ml 0,1 N-Salzsäure gelöst, in einen 250-ml-Scheidetrichter überführt und der Kolben 2mal mit je 5,0 ml 0,1 N-Salzsäure nachgespült. Die vereinigten salzsauren Lösungen werden mit 20 ml 1-Propanol *R* und 50 ml Chloroform *R* versetzt und 2 min lang kräftig geschüttelt. Nach Abtrennung der unteren Phase wird die im Scheidetrichter verbleibende obere Phase mit der unteren Phase einer Ausschüttelung von 30,0 ml 0,1 N-Salzsäure, 20 ml 1-Propanol *R* und 50 ml Chloroform *R* versetzt und 2 min lang kräftig geschüttelt. Die vereinigten Ausschüttelungen (untere Phase) werden in einem Kolben bei einem Druck zwischen 1,5 und 2,5 kPa zur Trockne eingeengt.

Der Rückstand wird 2mal mit je 10 ml peroxidfreiem Ether *R* gewaschen, die Etherphase filtriert und das Filter mit 10 ml peroxidfreiem Ether *R* nachgewaschen. Die Filtrate werden verworfen. Nach Entfernen des restlichen Ethers wird der Rückstand 3mal mit je 10 ml wasserfreier Essigsäure *R* versetzt, die Lösungen durch das vorher benutzte, getrocknete Filter in einen 50-ml-Meßkolben filtriert, Kolben und Filter mit wenig wasserfreier Essigsäure *R* nachgewaschen, die Waschflüssigkeit in den Meßkolben filtriert und die vereinigten Filtrate mit wasserfreier Essigsäure *R* zu 50,0 ml verdünnt.

5,0 ml der Lösung werden in einem 25-ml-Meßkolben mit Eisen(III)-chlorid-Essigsäure-Reagenz *RN* zu 25,0 ml verdünnt, 25 min lang unter mehrmaligem Umschwenken im Wasserbad von 60 °C gelassen und unter fließendem Wasser auf Raumtemperatur abgekühlt.

Unter gleichen Bedingungen wird eine Kompensationsflüssigkeit aus 5,0 ml wasserfreier Essigsäure *R* und Eisen(III)-chlorid-Essigsäure-Reagenz *RN* hergestellt.

Die Absorption (V.6.19) der Lösung wird bei 540 nm gegen die Kompensationsflüssigkeit gemessen. Der Berechnung des Gehalts an Triterpenglykosiden, berechnet als wasserfreies Aescin, wird eine spezifische Absorption $A_{1cm}^{1\%} = 60$ zugrunde gelegt.

Lagerung

Vor Licht geschützt.

Rutosid

Rutosidum

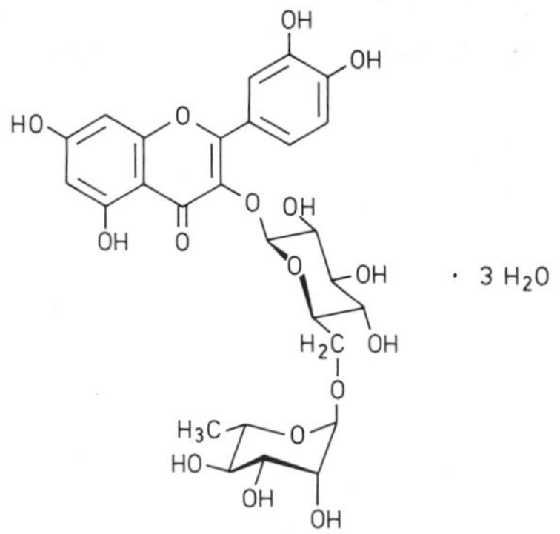

$C_{27}H_{30}O_{16} \cdot 3\,H_2O$ M_r 665

Rutosid enthält mindestens 98,5 und höchstens 102,0 Prozent 2-(3,4-Dihydroxyphenyl)-5,7-dihydroxy-3-(6-*O*-α-L-rhamnopyranosyl-β-D-glucopyranosyloxy)-4-chromenon, berechnet auf die getrocknete Substanz.

Eigenschaften

Hellgelbes, feinkristallines Pulver, das unter Lichteinfluß nachdunkelt; sehr schwer löslich in Wasser, löslich in etwa 400 Teilen siedendem Wasser, schwer löslich in Ethanol, praktisch unlöslich in Chloroform und Ether, unter Salzbildung löslich in Alkalihydroxid-Lösungen und Ammoniak-Lösung.
Die Substanz schmilzt bei etwa 210 °C unter Zersetzung. Die Lösung der Substanz in Ethanol hat Absorptionsmaxima bei 259 und 362 nm.

Prüfung auf Identität

A. 5 mg Substanz werden mit je 5 mg Borsäure *R* und Oxalsäure *R* sowie 3 ml Aceton *R* in einer Abdampfschale auf dem Wasserbad zur Trockne eingedampft. Der kräftig gelbe Rückstand wird in 3 ml Ether *R* gelöst. Die Lösung ist gelb und zeigt eine grüne Fluoreszenz.

B. Die Verdünnung von 1 ml Prüflösung (siehe „Prüfung auf Reinheit") mit 10 ml Wasser zeigt nach Zusatz von 0,1 ml Eisen(III)-chlorid-Lösung *R* 2 eine dunkelgrüne Färbung, die nach Zusatz von 0,1 ml Natriumhydroxid-Lösung 8,5 % *R* in eine rotbraune Färbung übergeht.

C. Die Lösung von 10 mg Substanz in 5 ml wasserfreiem Ethanol *R* färbt sich nach Zusatz von 1 g Zink *R* als Granulat und 2 ml Salzsäure 25 % *R* innerhalb einiger Minuten rot.

Prüfung auf Reinheit

Prüflösung: 20 mg fein pulverisierte Substanz werden in der Siedehitze in Wasser zu 10 ml gelöst.

Aussehen der Lösung: Die heiße Prüflösung muß klar (V.6.1) sein.

Unlösliche Substanzen:

a) 0,50 g fein pulverisierte Substanz müssen sich in 25 ml heißem wasserfreien Ethanol *R* klar (V.6.1) lösen.

b) Die orangefarbene Lösung von 0,10 g Substanz in 5,0 ml Ammoniak-Lösung 10 % *R* muß bei Raumtemperatur klar (V.6.1) sein.

Verwandte Substanzen: Die Prüfung erfolgt mit Hilfe der Dünnschichtchromatographie (V.6.20.2) unter Verwendung einer Schicht von Kieselgel G *R*.

Untersuchungslösung: 0,10 g Substanz werden in Methanol *R* zu 10,0 ml gelöst.

Referenzlösung: 2,0 ml Untersuchungslösung werden mit Methanol *R* zu 100 ml verdünnt.

Auf die Platte werden getrennt 10 µl jeder Lösung aufgetragen. Die Chromatographie erfolgt mit einer Mischung von 5 Volumteilen 1-Butanol *R*, 10 Volumteilen Wasser, 10 Volumteilen wasserfreier Ameisensäure *R*, 30 Volumteilen Ethylmethylketon *R* und 50 Volumteilen Ethylacetat *R* über eine Laufstrecke von 15 cm. Nach Verdunsten des Fließmittels bei Raumtemperatur wird die Platte mit etwa 10 ml einer 1prozentigen Lösung (*m*/V) von Diphenylboryloxyethylamin *R* in Methanol *R* (für eine 200-mm × 200-mm-Platte) und anschließend mit etwa 10 ml einer 5prozentigen Lösung (V/V) von Macrogol 400 *R* in Methanol *R* besprüht. Die Auswertung erfolgt nach etwa 30 min im ultravioletten Licht bei 365 nm. Das Chromatogramm der Untersuchungslösung zeigt einen Hauptfleck, daneben dürfen höchstens 3 Nebenflecke vorhanden sein. Keiner der Nebenflecke darf größer sein oder stärker fluoreszieren als der mit der Referenzlösung erhaltene Hauptfleck. Der im Chromatogramm der

Referenzlösung erhaltene Hauptfleck muß deutlich sichtbar sein.

Trocknungsverlust (V.6.22): 5,0 bis 8,5 Prozent, mit 0,500 g Substanz durch 3 h langes Trocknen im Vakuum bei 130 °C bestimmt.

Sulfatasche (V.3.2.14): Höchstens 0,1 Prozent, mit 1,0 g Substanz bestimmt.

Gehaltsbestimmung

0,200 g Substanz, in 20 ml Dimethylformamid *R*, falls erforderlich unter leichtem Erwärmen, gelöst, werden nach ,,Titration in wasserfreiem Medium" (V.3.5.5) unter Zusatz von 0,2 ml Thymolphthalein-Lösung *RN* 2 mit 0,1 N-Tetrabutylammoniumhydroxid-Lösung bis zum Farbumschlag nach Grün titriert. Eine zu Beginn der Titration auftretende Orangefärbung ist ohne Bedeutung.

1 ml 0,1 N-Tetrabutylammoniumhydroxid-Lösung entspricht 30,55 mg $C_{27}H_{30}O_{16}$.

Lagerung

Vor Licht geschützt.

Saccharin-Natrium

Saccharinum natricum

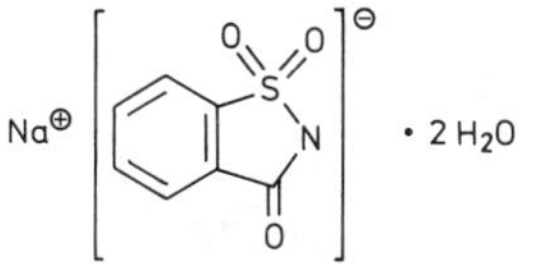

$C_7H_4NNaO_3S \cdot 2\,H_2O$ M_r 241,2

Saccharin-Natrium enthält mindestens 98,0 und höchstens 100,5 Prozent 1,2-Benzisothiazol-3(2*H*)-on-1,1-dioxid, Natriumsalz, berechnet auf die getrocknete Substanz.

Eigenschaften

Weißes, kristallines Pulver oder farblose, an trockener Luft verwitternde Kristalle von intensiv süßem Geschmack; leicht löslich in Wasser, löslich in Ethanol 90 %, praktisch unlöslich in Chloroform und Ether.

Prüfung auf Identität

A. 5 ml Prüflösung (siehe ,,Prüfung auf Reinheit") geben nach Zusatz von 3 ml Salzsäure 7 % *R* einen weißen Niederschlag, der nach dem Waschen mit Wasser und Trocknen bei 100 bis 105 °C zwischen 226 und 230 °C schmilzt (V.6.11.1).

B. 2 ml Prüflösung geben nach Zusatz von 1,5 ml Wasserstoffperoxid-Lösung 0,3 % *RN*, 0,5 ml einer 0,3prozentigen Lösung (*m*/V) von Kupfer(II)-sulfat *R* und 0,5 ml einer 2prozentigen Lösung (*m*/V) von Natriumnitrit *R* eine violettrote Farbe.

C. Die Substanz gibt die Identitätsreaktion a auf Natrium (V.3.1.1).

Prüfung auf Reinheit

Prüflösung: 3,5 g Substanz werden in Wasser zu 70 ml gelöst.

Sauer oder alkalisch reagierende Substanzen: 1,0 ml Prüflösung darf sich nach Zusatz von 0,05 ml Methylrot-Lösung *R* orange, aber nicht rot färben. 1,0 ml Prüflösung darf sich nach Zusatz von 0,05 ml Bromthymolblau-Lösung *R* 1 nicht blau färben.

Verwandte Substanzen: Die Prüfung erfolgt mit Hilfe der Dünnschichtchromatographie (V.6.20.2) unter Verwendung einer Schicht von Kieselgel GF_{254} *R*.

Untersuchungslösung: 0,50 g Substanz werden in Methanol *R* zu 5,0 ml gelöst.

Referenzlösung: 0,10 g Substanz werden in Methanol *R* zu 100 ml gelöst.

Auf die Platte werden getrennt 1 µl Untersuchungslösung und 2 µl Referenzlösung aufgetragen. Die Chromatographie erfolgt mit einer Mischung von 5 Volumteilen Wasser, 2,5 Volumteilen Essigsäure 98 % *R*, 5 Volumteilen Methanol *R* und 42 Volumteilen Ethylacetat *R* über eine Laufstrecke von 15 cm. Die Auswertung erfolgt im ultravioletten Licht bei 254 nm. Im Chromatogramm der Untersuchungslösung auftretende Nebenflecke dürfen nicht größer oder stärker fluoreszenzmindernd sein als der mit der Referenzlösung erhaltene Hauptfleck.

2- und 4-Toluolsulfonamid: Höchstens je 10 ppm. Die Prüfung erfolgt mit Hilfe der Gaschromatographie (V.6.20.3) unter Verwendung von Coffein *RN* als internem Standard.

Interner-Standard-Lösung: 50,0 mg Coffein *RN* werden in wasserfreiem Dichlormethan *R* zu 250,0 ml gelöst.

Untersuchungslösung: 10,0 g Substanz werden in 50 ml Wasser gelöst. Die Lösung, die einen *p*H-Wert von 7 bis 8 aufweisen muß, wird 6mal mit je 50 ml Dichlormethan *R* ausgeschüttelt. Die vereinigten Dichlormethanauszüge werden nach Trocknung über etwa 5 g wasserfreiem Natriumsulfat *R* bei einer Temperatur nicht über 40 °C eingeengt. Der Rückstand wird in 1,0 ml Interner-Standard-Lösung aufgenommen.

Referenzlösung: Je 10,0 mg 2-Toluolsulfonamid *RN* und 4-Toluolsulfonamid *RN* werden in Interner-Standard-Lösung zu 100,0 ml gelöst.

Die Chromatographie kann durchgeführt werden mit

- einer Glassäule von 2 m Länge und 2 mm innerem Durchmesser, gepackt mit Kieselgur zur Gaschromatographie *R* 1, imprägniert mit 3 Prozent *(m/m)* Polymethylphenylsiloxan *R*
- Stickstoff zur Chromatographie *R* oder Helium zur Chromatographie *R* als Trägergas mit einer Durchflußrate von 30 ml je Minute
- einem Flammenionisationsdetektor.

Die Temperatur der Säule wird 1 bis 2 h vor Beginn und während der Prüfung auf 180 °C, die des Probeneinlasses und des Detektors auf 250 °C gehalten. Die Chromatographie wird 3mal hintereinander durchgeführt, wobei jeweils 1 µl der Untersuchungs- und der Referenzlösung eingespritzt werden. In den Chromatogrammen der Untersuchungs- und der Referenzlösung wird das Verhältnis der dem 2- beziehungsweise 4-Toluolsulfonamid entsprechenden Peakfläche zur Peakfläche des internen Standards bestimmt. Für jeden Peak darf der Mittelwert aus den 3 Verhältniswerten der Untersuchungslösung nicht größer sein als der entsprechende Mittelwert aus den 3 Verhältniswerten der Referenzlösung. Die Auswertung ist nur gültig, wenn sowohl im Chromatogramm der Referenzlösung als auch im Chromatogramm einer Mischung gleicher Teile Referenz- und Untersuchungslösung 2- und 4-Toluolsulfonamid deutlich voneinander getrennt erscheinen.

Schwermetalle (V.3.2.8): 12 ml Prüflösung müssen der Grenzprüfung A auf Schwermetalle entsprechen (40 ppm). Zur Herstellung der Referenzlösung wird die Blei-Lösung (2 ppm Pb) *R* verwendet.

Trocknungsverlust (V.6.22): Höchstens 15,0 Prozent, mit 1,000 g Substanz durch Trocknen im Trockenschrank bei 100 bis 105° bestimmt.

Gehaltsbestimmung

0,200 g Substanz, in 5 ml Essigsäure 98 % *R* unter schwachem Erwärmen gelöst und mit 25 ml Toluol *R* versetzt, werden nach dem Erkalten nach „Titration in wasserfreiem Medium" (V.3.5.5) unter Zusatz von 0,75 ml Naphtholbenzein-Lösung *R* mit 0,1 N-Perchlorsäure bis zum Farbumschlag nach Grün langsam titriert.

1 ml 0,1 N-Perchlorsäure entspricht 20,52 mg $C_7H_4NNaO_3S$.

Saccharose

Saccharum

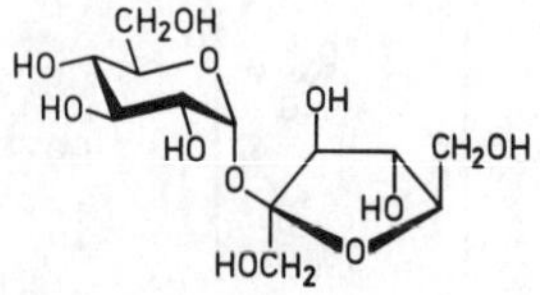

$C_{12}H_{22}O_{11}$ M_r 342,3

Saccharose ist β-D-Fructofuranosyl-α-D-glucopyranosid.

Eigenschaften

Weißes, kristallines Pulver oder trockene, farblose, glänzende Kristalle, geruchlos, süßer Geschmack; sehr leicht löslich in Wasser, leicht löslich in Ethanol 70 % (V/V), wenig löslich in wasserfreiem Ethanol.

Prüfung auf Identität

A. Die Prüfung erfolgt mit Hilfe der Dünnschichtchromatographie (V.6.20.2) unter Verwendung einer Schicht von Kieselgel G *R*.

Untersuchungslösung: 10 mg Substanz werden in einer Mischung von 2 Volumteilen Wasser und 3 Volumteilen Methanol *R* zu 20 ml gelöst.

Referenzlösung a: 10 mg Saccharose *CRS* werden in einer Mischung von 2 Volumteilen Wasser und 3 Volumteilen Methanol *R* zu 20 ml gelöst.

Referenzlösung b: Je 10 mg Fructose *CRS*, Glucose *CRS*, Lactose *CRS* und Saccharose *CRS* werden in einer Mischung von 2 Volumteilen Wasser und 3 Volumteilen Methanol *R* zu 20 ml gelöst.

Auf die Platte werden getrennt 2 µl jeder Lösung aufgetragen. Nach sorgfältigem Trocknen erfolgt die Chromatographie mit einer Mischung[1] von 10 Volumteilen Was-

[1] Die Lösungsmittel müssen genau abgemessen werden, denn ein geringer Überschuß von Wasser kann die Mischung trüben.

ser, 15 Volumteilen Methanol *R*, 25 Volumteilen wasserfreier Essigsäure *R* und 50 Volumteilen Dichlorethan *R* über eine Laufstrecke von 15 cm. Die Platte wird im Warmluftstrom getrocknet. Die Chromatographie wird sofort unter Erneuerung der mobilen Phase wiederholt. Die Platte wird im Warmluftstrom getrocknet. Mit einer Lösung von 0,5 g Thymol *R* in einer Mischung von 5 ml Schwefelsäure 96 % *R* und 95 ml Ethanol 96 % *R* wird gleichmäßig besprüht. Bei 130 °C wird 10 min lang erhitzt. Der Hauptfleck im Chromatogramm der Untersuchungslösung entspricht in bezug auf Farbe, Größe und Lage dem mit der Referenzlösung a erhaltenen Hauptfleck. Die Prüfung darf nur ausgewertet werden, wenn das Chromatogramm der Referenzlösung b deutlich voneinander getrennt 4 Flecke zeigt.

B. 1 ml Prüflösung (siehe „Prüfung auf Reinheit“) wird mit Wasser zu 100 ml verdünnt. 5 ml dieser Lösung werden mit 0,15 ml einer frisch hergestellten Kupfer(II)-sulfat-Lösung *R* und 2 ml frisch hergestellter Natriumhydroxid-Lösung 8,5 % *R* versetzt. Die Lösung ist blau und klar, selbst nach dem Erhitzen zum Sieden. Die heiße Lösung wird mit 4 ml Salzsäure 7 % *R* versetzt und zum Sieden erhitzt. Nach Zusatz von 4 ml Natriumhydroxid-Lösung 8,5 % *R* bildet sich sofort ein oranger Niederschlag.

Prüfung auf Reinheit

Prüflösung: 150,0 g Substanz werden in destilliertem, kohlendioxidfreiem Wasser *R* zu 300 ml gelöst.

Aussehen der Lösung: Die Prüflösung muß klar (V.6.1) und geruchlos sein. Sie darf nicht stärker gefärbt sein als die Farbvergleichslösung G_6 (V.6.2, Methode II).

Sauer oder alkalisch reagierende Substanzen: 10 ml Prüflösung werden mit 0,3 ml Phenolphthalein-Lösung *R* versetzt. Die Lösung muß farblos bleiben. Bis zum Farbumschlag nach Rosa dürfen höchstens 0,3 ml 0,01 N-Natriumhydroxid-Lösung verbraucht werden.

Spezifische Drehung (V.6.6): +66,2 bis +66,8°. 20,0 g Substanz werden in Wasser zu 100,0 ml gelöst.

Farbstoffe:

a. 100 ml Prüflösung werden durch ein Filter aus Glasfasern[2] von 24 mm Durchmesser, welches auf einem Glassintertiegel (250) liegt, filtriert. Das Filter darf sich nicht blau färben.

b. 100 ml Prüflösung werden in einen Zylinder mit Schliffstopfen mit 1 ml verdünnter Hypophosphoriger Säure *R* versetzt. Der Zylinder wird verschlossen. Innerhalb 1 h darf sich kein unangenehmer Geruch entwikkeln.

c. Beim Beobachten im ultravioletten Licht bei 365 nm darf die Prüflösung höchstens so stark fluoreszieren wie eine Referenzlösung von 0,4 ppm Chininsulfat *R* in 0,01 N-Schwefelsäure.

Dextrine: 2 ml Prüflösung werden mit 8 ml Wasser, 0,05 ml Salzsäure 7 % *R* und 0,05 ml 0,1 N-Iod-Lösung versetzt. Die Lösung muß gelb bleiben.

Glucose und Invertzucker: 10 ml Prüflösung werden in einem Reagenzglas von etwa 150 mm Länge und etwa 16 mm Durchmesser mit 1,0 ml 1 N-Natriumhydroxid-Lösung und 1,0 ml einer 0,1prozentigen Lösung (*m*/V) von Methylenblau *R* versetzt. Nach Durchmischen der Lösungen wird das Reagenzglas ins Wasserbad gestellt. Nach genau 2 min wird das Reagenzglas herausgenommen und die Lösung sofort beobachtet. Die blaue Farbe darf nicht vollständig verschwunden sein. Die blaue Färbung in der Übergangsschicht Luft/Lösung ist nicht zu berücksichtigen.

Sulfit: 5,0 g Substanz werden in 40 ml Wasser gelöst. Nach Zusatz von 2,0 ml 0,1 N-Natriumhydroxid-Lösung wird mit Wasser zu 50,0 ml verdünnt. 10,0 ml dieser Lösung werden mit 1 ml einer 31prozentigen Lösung (*m*/V) von Salzsäure 36 % *R*, 2,0 ml Schiffs Reagenz *R*1 und 2,0 ml einer 0,5prozentigen Lösung (V/V) von Formaldehyd-Lösung *R* versetzt. Nach 30 min langem Stehenlassen wird die Absorption (V.6.19) im Maximum bei 583 nm gemessen. Eine Referenzlösung wird wie folgt hergestellt: 76 mg Natriumdisulfit *R* werden in Was-

[2] Flächengewicht: 52 g/m²; Dicke: 0,25 mm; mittlere Porengröße: 1,0 µm; Filtrationsgeschwindigkeit: 65 s. (Die Filtrationsgeschwindigkeit entspricht der Zeit, die zum Filtrieren von 500 ml Wasser bei 20 °C durch eine ebene, runde Filtrationsfläche von 70 mm Durchmesser bei einem konstanten Druck von weniger als 2,7 kPa notwendig ist.)

ser zu 50,0 ml gelöst. 5,0 ml dieser Lösung werden mit Wasser zu 100,0 ml verdünnt. 3,0 ml dieser verdünnten Lösung werden mit 4,0 ml 0,1 N-Natriumhydroxid-Lösung versetzt und mit Wasser zu 100,0 ml verdünnt. 10,0 ml dieser letzten Lösung werden sofort mit 1 ml einer 31prozentigen Lösung (*m*/V) von Salzsäure 36 % *R*, 2,0 ml Schiffs Reagenz *R* 1 und 2,0 ml einer 0,5prozentigen Lösung (V/V) von Formaldehyd-Lösung *R* versetzt. Nach 30 min langem Stehenlassen wird die Absorption im Maximum bei 583 nm gemessen. Bei beiden Messungen wird als Kompensationsflüssigkeit eine unter gleichen Bedingungen hergestellte Lösung, ausgehend von 10,0 ml Wasser, verwendet. Die Absorption der zu untersuchenden Lösung darf nicht größer als diejenige der Referenzlösung sein (15 ppm, berechnet als SO_2).

Barium: 10 ml Prüflösung werden mit 1 ml Schwefelsäure 10 % *R* versetzt. Sofort und nach 1 h darf eine eventuelle Opaleszenz höchstens so stark sein wie diejenige einer Mischung von 1 ml destilliertem Wasser und 10 ml Prüflösung.

Blei (V.3.2.10): Die Substanz muß der Grenzprüfung auf „Blei in Zuckern" entsprechen (0,5 ppm).

Sulfatasche: Höchstens 0,02 Prozent. 5,0 g Substanz werden in 5 ml Wasser gelöst und mit 2 ml Schwefelsäure 96 % *R* versetzt. Nach dem Eindampfen zur Trockne wird bis zur Massekonstanz geglüht.

Dreilappiger Salbei

Salviae trilobae folium

Dreilappiger Salbei besteht aus den getrockneten Laubblättern von *Salvia triloba* L. f. Sie enthalten mindestens 1,8 Prozent (V/*m*) ätherisches Öl.

Beschreibung

Die Droge hat einen würzigen, beim Zerreiben an Eucalyptusöl erinnernden Geruch und einen aromatischen, etwas bitteren und leicht zusammenziehenden Geschmack. Die deutlich gestielten Blätter sind länglich-eiförmig bis lanzettlich, etwa 0,8 bis 5 cm lang und etwa 0,4 bis 2 cm breit; sie tragen häufig am stumpfen Spreitengrund 1 bis 2 seitliche, mehr oder weniger ausgebildete öhrchenartige Läppchen und sind dicklich, unterseits dicht weißfilzig, oberseits graugrün, etwas dünner graufilzig behaart. Ihre Netznervatur ist undeutlich; die leicht wellige Kerbung des Blattrandes ist wegen des Haarfilzes schwer erkennbar. Auch die Blattstiele sowie die häufig vorhandenen, etwa 1,5 bis 3 mm dicken, schwach 4kantigen, markigen Stengelanteile sind dicht weißfilzig behaart.

Mikroskopische Merkmale: Die obere Epidermis besteht aus polygonalen, fast geradwandigen Zellen mit derben, getüpfelten Wänden; sie führt nur wenige Spaltöffnungen; die untere Epidermis besteht aus etwas dünnwandigeren, wellig-buchtigen Zellen mit zahlreichen Spaltöffnungen vom diacytischen Typ (V.4.3). Beide Blattseiten tragen zahlreiche lange, 2- bis 4zellige, meist 3zellige, dickwandige Gliederhaare mit stark verlängerter Endzelle. An der Blattunterseite sind die Haare gekrümmt und gewunden, ähnlich denen von *Salvia officinalis* LINNÉ, aber breiter als letztere, an der Basis etwa 20 bis 25 µm breit. Die Gliederhaare der Blattoberseite dagegen stehen starr und gerade von der Blattfläche ab und sind an der Basis etwa 25 bis 70 µm, meist 30 bis 40 µm breit. Ihre Kutikula ist glatt, stellenweise fein längsstreifig oder punktiert. Im Lumen der Haarzellen befinden sich häufig, besonders an ihrer Basis, Gruppen winziger Nädelchen von Calciumoxalat. Neben den Gliederhaaren kommen, wie bei *Salvia officinalis,* kürzere, 1- bis 2zellige Deckhaare sowie einzelne Köpfchenhaare mit 1- oder 2zelligem Köpfchen auf 1- bis 4zelligem Stiel und Drüsenhaare vom Typ B (V.4.N3) vor.

Die Behaarung von Blattstiel und Stengel entspricht im wesentlichen der Blattunterseite, nur sind die gewundenen, an der Basis etwa 25 µm breiten Gliederhaare hier länger und bestehen meist aus 3 bis 6 Zellen. Im Blattstiel befinden sich ein großes zentrales und 2 kleine seitliche Leitbündel mit Ring-, Spiral- und Netzgefäßen, die von Bündeln langer, dickwandiger Sklerenchymfasern begleitet werden.

Pulverdroge: Das Pulver ist graugrün und filzig. Es ist gekennzeichnet durch sehr zahlreiche Gliederhaare und deren Bruchstücke; wenige gestielte Köpfchenhaare mit kleinem, 1- bis 2zelligem Köpfchen; spärliche Drüsenhaare vom Typ B (V.4.N3), meist in Aufsicht auf Blattstücken; Fragmente der Blattoberseite mit zahlreichen breiten, gerade abstehenden Gliederhaaren auf einer Epidermis aus fast geraden, derbwandigen, getüpfelten Zellen mit wenigen Spaltöffnungen und Drüsenhaaren vom Typ B (V.4.N3); Fragmente der Blattunterseite mit gewundenen Gliederhaaren auf einer Epidermis aus wellig-buchtigen Zellen mit zahlreichen Spaltöffnungen vom diacytischen Typ (V.4.3) und Drüsenhaaren vom Typ B (V.4.N3).

Prüfung auf Identität

Die Prüfung erfolgt mit Hilfe der Dünnschichtchromatographie (V.6.20.2) unter Verwendung einer Schicht von Kieselgel G *R*.

Untersuchungslösung: 0,30 g frisch pulverisierte Droge (355) werden 2 bis 3 min lang mit 5 ml Dichlormethan *R* geschüttelt und über etwa 2 g wasserfreies Natriumsulfat *R* abfiltriert. Das Filtrat dient als Untersuchungslösung.

Referenzlösung: 3,0 mg Borneol *R*, 5 µl Bornylacetat *R* und 10 µl Cineol *R* werden in 10 ml Toluol *R* gelöst.

Auf die Platte werden getrennt 30 µl Untersuchungslösung und 10 µl Referenzlösung bandförmig (20 mm × 3 mm) aufgetragen. Die Chromatographie erfolgt mit einer Mischung von 2 Volumteilen Aceton *R*, 3 Volumteilen Ethylacetat *R* und 95 Volumteilen Dichlormethan *R* über eine Laufstrecke von 10 cm. Nach Verdunsten des Fließmittels bei Raumtemperatur wird die Platte mit etwa 10 ml Anisaldehyd-Reagenz *R* (für eine 200-mm × 200-mm-Platte) besprüht und 5 bis 10 min lang unter Beobachtung auf 100 bis 105 °C erhitzt. Die Auswertung erfolgt im Tageslicht. Im Chromatogramm der Referenzlösung erscheint als unterste Zone das sich braungrau anfärbende Borneol. Etwas darüber liegt die grauviolette bis blaue Zone des Cineols und darüber die braungraue Bornylacetat-Zone. Im Chromatogramm der Untersuchungslösung erscheint das Cineol als intensive grauviolette bis blaue Zone. Das Borneol und das Bornylacetat färben sich etwas schwächer an als in der Referenzlösung. Wenig unterhalb des Bornylacetats liegt die sich schwach rosarot anfärbende Zone des Caryophyllenepoxids.

Kurz unterhalb des Cineols befindet sich die violett angefärbte Zone des Viridiflorols. Im untersten Teil des Chromatogramms der Untersuchungslösung sind weitere, zum Teil stark hervortretende violette oder grünlichgelbe Zonen erkennbar. Im oberen Bereich des Chromatogramms liegen 2 stark violett bis blau gefärbte Zonen von Terpen- und Sesquiterpen-Kohlenwasserstoffen.

Im ultravioletten Licht bei 365 nm darf im Chromatogramm der Untersuchungslösung direkt unterhalb des Bornylacetats keine intensiv ziegelrot fluoreszierende Zone (Thujon) vorhanden sein. Die Cineol-Zone zeigt eine blaugraue Fluoreszenz, während Borneol und Bornylacetat praktisch ohne Fluoreszenz sind.

Prüfung auf Reinheit

Fremde Bestandteile (V.4.2): Höchstens 8 Prozent Stengelanteile und höchstens 2 Prozent sonstige fremde Bestandteile.

Trocknungsverlust (V.6.22): Höchstens 10,0 Prozent, mit 1,000 g pulverisierter Droge (355) durch 2 h langes Trocknen im Trockenschrank bei 100 bis 105 °C bestimmt.

Asche (V.3.2.16): Höchstens 10,0 Prozent, mit 1,000 g pulverisierter Droge bestimmt.

Gehaltsbestimmung

Ätherisches Öl (V.4.5.8): Bestimmung mit 20,0 g der unmittelbar vorher pulverisierten Droge (710) und 250 ml Wasser als Destillationsflüssigkeit in einem 500-ml-Rundkolben; Destillation 90 min lang bei 2 bis 3 ml in der Minute; 0,5 ml Xylol *R* als Vorlage.

Lagerung

Vor Licht geschützt.

Salbeiblätter

Salviae folium

Salbeiblätter bestehen aus den getrockneten Laubblättern von *Salvia officinalis* L. Sie enthalten mindestens 1,5 Prozent (V/*m*) thujonreiches ätherisches Öl.

Beschreibung

Die Droge hat einen würzigen Geruch und einen würzigen, schwach bitteren Geschmack. Die Blätter sind oberseits graugrün und feinbuckelig, unterseits weißfilzig und feingrubig. Die Spreite ist etwa 2 bis 10 cm lang und etwa 1 bis 5 cm breit, länglich-eiförmig bis elliptisch, feingekerbt bis granzrandig, am Grunde in dem

Blattstiel verschmälert, abgerundet oder schwach herzförmig, bisweilen mit 2 Öhrchen, apikal abgerundet oder kurz zugespitzt.

Mikroskopische Merkmale: Epidermis der Oberseite aus gradwandigen oder schwach welligen, derbwandigen, getüpfelten Epidermiszellen mit wenigen Spaltöffnungen; untere Epidermis aus dünneren wellig-buchtigen Zellen mit zahlreichen Spaltöffnungen vom diacytischen Typ (V.4.3.). Auf beiden Seiten gleiche, 2- bis 5zellige, derbwandige, sehr schmale, etwa 8 bis 10 µm breite Deckhaare, selten an der Basis bis 20 µm breite Haare mit glatter oder leicht rauher Kutikula; die Haarzellen sind bis auf eine kurze, stark verdickte Basalzelle auffallend lang und besonders die zugespitzte Endzelle häufig gekrümmt oder gewunden (Wollhaare). Alle Haarzellen sind an den Querwänden etwas angeschwollen; sehr spärlich 1- bis 2zellige, stark verdickte Zahnhaare; Drüsenhaare mit 1- oder 2zelligen Köpfchen auf 1- bis 4zelligem Stiel; wenige, etwa 40 bis 60 µm breite Drüsenhaare vom Typ B (V.4.N3). Mesophyll dorsiventral mit 2 bis 3 Lagen schlanker Palisadenzellen; im Mesophyll bisweilen Nädelchen oder winzige Drusen aus Calciumoxalat.

Pulverdroge: Das Pulver ist hellgrau bis bräunlichgrün. Es ist gekennzeichnet durch sehr zahlreiche derbwandige, gekrümmte Gliederhaare aus schmalen, langen Zellen mit stark verdickter Basalzelle und deren Bruchstücke; Fragmente der oberen Epidermis mit mehr oder weniger geradwandigen, getüpfelten Zellen und der unteren Epidermis mit welligbuchtigen Zellen und zahlreichen Spaltöffnungen vom diacytischen Typ (V.4.3); einzelne Drüsenhaare und Drüsenhaare vom Typ B (V.4.N3).

Prüfung auf Identität

Die Prüfung erfolgt mit Hilfe der Dünnschichtchromatographie (V.6.20.2) unter Verwendung einer Schicht von Kieselgel G *R*.

Untersuchungslösung: 0,30 g frisch pulverisierte Droge (355) werden 2 bis 3 min lang mit 5 ml Dichlormethan *R* geschüttelt und über etwa 2 g wasserfreies Natriumsulfat *R* abfiltriert. Das Filtrat dient als Untersuchungslösung.

Referenzlösung: 3,0 mg Borneol *R*, 5 µl Bornylacetat *R* und 10 µl Cineol *R* werden in 10 ml Toluol *R* gelöst.

Auf die Platte werden getrennt 30 µl Untersuchungslösung und 10 µl Referenzlösung bandförmig (20 mm × 3 mm) aufgetragen. Die Chromatographie erfolgt mit einer Mischung von 2 Volumteilen Aceton *R*, 3 Volumteilen Ethylacetat *R* und 95 Volumteilen Dichlormethan *R* über eine Laufstrecke von 10 cm. Nach Verdunsten des Fließmittels bei Raumtemperatur wird die Platte mit etwa 10 ml Anisaldehyd-Reagenz *R* (für eine 200-mm × 200-mm-Platte) besprüht und 5 bis 10 min lang unter Beobachtung auf 100 bis 105 °C erhitzt. Die Auswertung erfolgt im Tageslicht. Im Chromatogramm der Referenzlösung erscheint als unterste Zone das sich braungrau anfärbende Borneol. Etwas darüber liegt die grauviolette bis blaue Zone des Cineols und darüber die braungraue Bornylacetat-Zone. Im Chromatogramm der Untersuchungslösung sind diese Zonen etwa in der gleichen Intensität vorhanden. Direkt unterhalb der Zone des Bornylacetats liegt die nur schwach angefärbte rotviolette Zone des Thujons.

Wenig darunter befindet sich die schwach rosarot angefärbte Zone des Caryophyllenepoxids. Nach unten schließt sich eine starke violette Zone an. Eine weitere, etwa gleich starke violette Zone liegt kurz unterhalb des Cineols (Viridiflorol). Im untersten Teil des Chromatogramms der Untersuchungslösung sind weitere, zum Teil stark hervortretende violette oder grünlichgelbe Zonen erkennbar. Im oberen Bereich des Chromatogramms liegen 2 stark violett bis blau gefärbte Zonen von Terpen- und Sesquiterpen-Kohlenwasserstoffen. Im ultravioletten Licht bei 365 nm tritt im Chromatogramm der Untersuchungslösung direkt unterhalb des Bornylacetats das Thujon als intensiv ziegelrot fluoreszierende Zone hervor. Die Cineol-Zone zeigt eine blaugraue Fluoreszenz, während Borneol und Bornylacetat praktisch ohne Fluoreszenz sind.

Prüfung auf Reinheit

Fremde Bestandteile (V.4.2): Höchstens 3 Prozent Stengelanteile und höchstens 2 Prozent sonstige fremde Bestandteile.

Trocknungsverlust (V.6.22): Höchstens 10,0 Prozent, mit 1,000 g pulverisierter Droge (355) durch 2 h langes Trocknen im Trockenschrank bei 100 bis 105 °C bestimmt.

Asche (V.3.2.16): Höchstens 10,0 Prozent, mit 1,000 g pulverisierter Droge bestimmt.

Gehaltsbestimmung

Ätherisches Öl (V.4.5.8): Bestimmung mit 20,0 g der unmittelbar vorher pulverisierten

Droge (710) und 250 ml Wasser als Destillationsflüssigkeit in einem 500-ml-Rundkolben; Destillation 90 min lang bei 2 bis 3 ml in der Minute; 0,5 ml Xylol *R* als Vorlage.

Lagerung

Vor Licht geschützt.

Salben

Unguenta

Salben sind halbfeste Zubereitungen, die zur Anwendung auf der Haut oder einigen Schleimhäuten[1)] bestimmt sind. Sie sollen eine lokale Wirkung ausüben, Wirkstoffe perkutan zur Resorption bringen oder eine erweichende oder schützende Wirkung auf die Haut ausüben und haben ein homogenes Aussehen.

Salben bestehen aus einer einfachen oder zusammengesetzten Grundlage, in der üblicherweise ein oder mehrere Wirkstoffe gelöst oder dispergiert sind. Je nach Zusammensetzung kann die Grundlage die Wirkung der Zubereitung und die Wirkstofffreigabe beeinflussen.

Die Grundlagen können aus natürlichen oder synthetischen Substanzen bestehen. Sie können Ein- oder Mehrphasensysteme sein. Je nach Art der Grundlage kann die Zubereitung hydrophile oder hydrophobe (lipophile) Eigenschaften aufweisen. Die Zubereitungen können geeignete Zusätze wie Konservierungsmittel, Antioxidantien, Stabilisatoren, Emulgatoren und Verdickungsmittel enthalten.

Zubereitungen, die zur Anwendung auf großen offenen Wunden oder auf schwer verletzter Haut bestimmt sind, sollten steril sein.

Falls gefordert wird, daß die Zubereitung steril sein soll, muß sie der ,,Prüfung auf Sterilität" entsprechen. Wenn die Teilchengröße der in die Salbe eingearbeiteten Substanzen einen Einfluß auf die therapeutische Wirksamkeit ausübt, muß die durchzuführende Prüfungsmethode angegeben werden.

[1)] Augensalben sind in einer eigenen Monographie **Augensalben (Unguenta ophthalmica)** beschrieben.

Mehrere Arten von Salben werden unterschieden:
- **Salben**
  mit hydrophoben, wasseraufnehmenden oder hydrophilen Grundlagen
- **Cremes**
  mit hydrophoben oder hydrophilen Grundlagen
- **Gele**
  mit hydrophoben oder hydrophilen Grundlagen
- **Pasten.**

Salben

Salben im engeren Sinne bestehen aus einer einheitlichen Grundlage, in welcher feste oder flüssige Substanzen gelöst und dispergiert sein können.

Hydrophobe Salben
Hydrophobe (lipophile) Salben können nur kleine Mengen Wasser aufnehmen.

Typische Salbengrundlagen sind Vaselin, Paraffin, flüssiges Paraffin, pflanzliche Öle oder tierische Fette, synthetische Glyceride, Wachse und flüssige Polyalkylsiloxane.

Wasseraufnehmende Salben
Diese Salben können größere Mengen Wasser unter Emulsionsbildung aufnehmen. Ihre Grundlagen sind diejenigen der hydrophoben Salben, in welche Wasser-in-Öl-Emulgatoren, wie Wollwachs, Wollwachsalkohole, Sorbitanester, Monoglyceride oder Fettalkohole eingearbeitet werden.

Hydrophile Salben
Hydrophile Salben sind Zubereitungen, deren Grundlagen mit Wasser mischbar sind. Diese Salbengrundlagen bestehen üblicherweise aus einem Gemisch von flüssigen und festen Macrogolen. Sie können Wasser in geeigneten Mengen enthalten.

Cremes

Cremes sind mehrphasige Zubereitungen, aus einer lipophilen und einer wäßrigen Phase bestehend.

Hydrophobe Cremes
Bei hydrophoben Cremes ist die äußere Phase lipophil. Sie enthalten Emulgatoren vom Wasser-in-Öl-Typ, wie z. B. Wollfett, Sorbitanester und Monoglyceride.

Hydrophile Cremes
In hydrophilen Cremes ist die äußere Phase die wäßrige Phase. Die Zubereitungen enthalten Öl-in-Wasser-Emulgatoren, wie Natrium- oder Triethanolaminseifen, sulfatierte Fettalkohole, Polysorbate, wenn nötig in Mischung mit Wasser-in-Öl-Emulgatoren.

Gele

Gele bestehen aus gelierten Flüssigkeiten, die mit Hilfe geeigneter Quellmittel hergestellt werden.

Hydrophobe Gele
Hydrophobe Gele (Oleogele) sind Zubereitungen, deren Grundlage üblicherweise aus flüssigem Paraffin mit Zusatz von Polyethylen oder aus fetten Ölen, die durch Zusatz von kolloidalem Siliziumdioxid oder Aluminium- sowie Zinkseifen geliert werden.

Hydrophile Gele
Hydrophile Gele (Hydrogele) sind Zubereitungen, deren Grundlagen üblicherweise aus Wasser, Glycerol oder Propylenglykol bestehen, die mit geeigneten Quellstoffen, wie Traganth, Stärke, Cellulosederivaten, Carboxyvinylpolymeren oder Magnesium-Aluminium-Silikaten geliert werden.

Pasten

Pasten enthalten große Anteile von in der Salbengrundlage fein dispergierten Pulvern.

Prüfung auf Reinheit

Sterilität (V.2.1.1): Wenn die Zubereitung als „steril“ bezeichnet wird, muß sie der „Prüfung auf Sterilität“ entsprechen.

Lagerung

Behältnisse für Wasser oder andere flüchtige Stoffe enthaltende Zubereitungen müssen dicht verschlossen sein. Die Behältnisse sind vorzugsweise flexible Metalltuben, aus welchen die Zubereitung leicht herausgedrückt werden kann. Andere Behältnisse können ebenfalls benutzt werden. Behältnisse für Zubereitungen zur Anwendung in der Nase, den Ohren, der Vagina oder dem Rektum sollten so beschaffen sein, daß sie die Abgabe der Zubereitung an den Applikationsort ermöglichen, oder mit einem geeigneten Applikator versehen sein.

Beschriftung

Die Beschriftung auf dem Behältnis enthält folgende Angaben:
- Name und Konzentration aller zugesetzten Konservierungsmittel
- die Bezeichnung „steril“, falls erforderlich.

Hinweise für die rezepturmäßige Herstellung von Salben

Falls nichts anderes angegeben ist, so ist als Salbengrundlage **Wollwachsalkoholsalbe** zu verwenden.

Ergeben sich bei der Anfertigung wasserhaltiger Salben mit Wollwachsalkoholsalbe Schwierigkeiten, kann eine andere zweckentsprechende Salbengrundlage des Arzneibuches verwendet werden.

Das Verdünnen von Fertigarzneimittel-Salben mit Salbengrundlagen muß, sofern nichts anderes angegeben ist, mit einer geeigneten Salbengrundlage vom gleichen Typ erfolgen.

In der Salbengrundlage praktisch unlösliche oder schwer lösliche, feste Substanzen werden, falls nichts anderes vorgeschrieben ist, möglichst fein gepulvert (180) mit wenig Salbengrundlage oder einem flüssigen Bestandteil der Salbengrundlage möglichst ohne Erwärmen angerieben.

Für die Herstellung von Salben erforderliches Wasser soll, wenn nicht die einwandfreie mikrobiologische Qualität gewährleistet ist, vor Gebrauch frisch aufgekocht und auf eine geeignete Temperatur abgekühlt verwendet werden.

Salben, die sich von den im Arzneibuch angegebenen nur durch die Konzentration an Arzneistoffen unterscheiden, sind, falls nichts anderes vorgeschrieben ist, mit den gleichen Salbengrundlagen oder in gleicher Weise wie die im Arzneibuch angegebenen Salben herzustellen.

Beschaffenheit
Salben dürfen nicht ranzig riechen.

Die verteilte Phase von Emulsions- und Suspensionssalben soll so fein dispergiert sein, daß die Oberfläche der Salbe ein einheitliches Aussehen besitzt.

Hydrophile Salbe

Unguentum emulsificans

Herstellung

Emulgierender Cetylstearylalkohol	30 Teile
Dickflüssiges Paraffin	35 Teile
Weißes Vaselin	35 Teile

Die Substanzen werden auf dem Wasserbad geschmolzen und bis zum Erkalten gerührt. Falls nach der angegebenen Vorschrift keine gut streichbare Salbe erhalten wird, dürfen dickflüssiges Paraffin und weißes Vaselin nach Bedarf bis zu 10 Prozent gegeneinander ausgetauscht werden.

Eigenschaften

Weiche Salbe von schwachem, charakteristischem Geruch.

Prüfung auf Identität

A. Der Abdampfrückstand von 20 ml Prüflösung (siehe „Prüfung auf Reinheit") wird mit 7 ml Wasser und 3 ml Salzsäure 7 % *R* aufgenommen. Das auf etwa die Hälfte eingedampfte Gemisch wird nach dem Erkalten filtriert. Das Filtrat gibt mit 1 ml Bariumchlorid-Lösung *R* 1 einen weißen, kristallinen, in Salzsäure 25 % *R* unlöslichen Niederschlag.

B. 0,1 g Salbe werden mit 0,1 ml Methylenblau-Lösung *RN*, 2 ml Schwefelsäure 10 % *R* und 2 ml Chloroform *R* versetzt. Nach Umschütteln ist die untere Phase blau gefärbt.

Prüfung auf Reinheit

Prüflösung: Eine Mischung von 1,0 g Salbe mit 50 ml gegen Phenolphthalein-Lösung *R* 1 neutralisiertem wasserfreiem Ethanol *R* wird unter Umschütteln im Wasserbad zum Sieden erhitzt und sofort filtriert.

Sauer oder alkalisch reagierende Substanzen: 20 ml Prüflösung müssen nach Zusatz von 0,1 ml Phenolphthalein-Lösung *R* 1 farblos bleiben und sich nach Zusatz von 0,1 ml 0,1 N-Natriumhydroxid-Lösung rot färben.

Hydroxylzahl (V.3.4.3, Methode A): 55 bis 70.

Lagerung

Entspricht der Monographie **Salben** und folgender zusätzlicher Anforderung:
Vor Licht geschützt.

Beschriftung

Entspricht der Monographie **Salben.**

Wasserhaltige hydrophile Salbe

Unguentum emulsificans aquosum

Herstellung

Hydrophile Salbe	30 Teile
Wasser	70 Teile

Die hydrophile Salbe wird auf dem Wasserbad bei etwa 70 °C geschmolzen und in die Schmelze das auf gleiche Temperatur abgekühlte, frisch aufgekochte Wasser in kleinen Anteilen eingearbeitet. Die Salbe wird bis zum Erkalten gerührt und das verdampfte Wasser ersetzt. Die Salbe kann mit 0,1 Prozent Sorbinsäure konserviert werden.

Eigenschaften

Weiße, weiche Salbe von schwachem, charakteristischem Geruch.

Prüfung auf Reinheit

Konservierungsmittel (V.3.3.N1): Folgende Untersuchungslösung wird verwendet:

Untersuchungslösung: 1,0 g Salbe wird in einem Erlenmeyerkolben unter häufigem Umschwenken mit 20 ml Wasser versetzt. Die Verdünnung wird in einem Scheidetrichter 4mal mit je 40 ml Ether *R* extrahiert. Die vereinigten Extrakte werden auf dem Wasserbad eingeengt, bis kein Geruch nach Ether mehr wahrnehmbar ist. Der Rückstand wird mit wenig Methanol *R* aufgenommen und mit Methanol *R* zu 10,0 ml ergänzt.

Lagerung

Entspricht der Monographie **Salben** und folgender zusätzlicher Anforderung:
Vor Licht geschützt.

Beschriftung

Entspricht der Monographie **Salben.**

Hinweis

Unkonservierte wasserhaltige hydrophile Salbe ist bei Bedarf frisch herzustellen und alsbald zu verbrauchen. – Sofern aus galenischen oder therapeutischen Gründen erforderlich, kann als Konservierungsmittel anstelle von Sorbinsäure 0,06 Prozent Methyl-4-hydroxybenzoat zusammen mit 0,04 Prozent Propyl-4-hydroxybenzoat verwendet werden.

Salbutamol

Salbutamolum

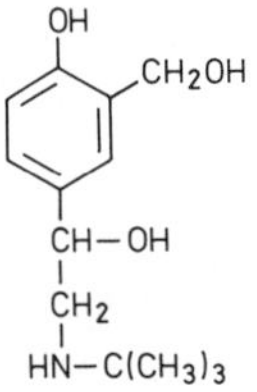

$C_{13}H_{21}NO_3$ M_r 239,3

Salbutamol enthält mindestens 98,0 und höchstens 101,0 Prozent *(RS)*-2-*tert*-Butylamino-1-[4-hydroxy-3(hydroxymethyl)phenyl]ethanol, berechnet auf die getrocknete Substanz.

Eigenschaften

Weißes bis fast weißes, kristallines Pulver; wenig löslich in Wasser, löslich in Ethanol, schwer löslich in Ether.

Die Substanz schmilzt bei etwa 155 °C unter Zersetzung.

Prüfung auf Identität

Die Prüfung B kann entfallen, wenn die Prüfungen A, C und D durchgeführt werden. Die Prüfungen A und D können entfallen, wenn die Prüfungen B und C durchgeführt werden.

A. 80,0 mg Substanz werden in 0,1 N-Salzsäure zu 100,0 ml gelöst. 10,0 ml der Lösung werden mit 0,1 N-Salzsäure zu 100,0 ml verdünnt. Die Lösung, zwischen 230 und 350 nm gemessen, zeigt ein Absorptionsmaximum (V.6.19) bei 276 nm. Die spezifische Absorption im Maximum liegt zwischen 66 und 75.

B. Das IR-Absorptionsspektrum (V.6.18) der Substanz zeigt im Vergleich mit dem von Salbutamol *CRS* Maxima bei denselben Wellenlängen mit den gleichen relativen Intensitäten.

C. Die bei der Prüfung ,,Verwandte Substanzen“ (siehe ,,Prüfung auf Reinheit“) erhaltenen Chromatogramme werden ausgewertet. Der Hauptfleck im Chromatogramm der Untersuchungslösung b entspricht in bezug auf Lage, Farbe und Größe dem Fleck im Chromatogramm der Referenzlösung.

D. Etwa 10 mg Substanz werden in 50 ml einer 2prozentigen Lösung (*m*/V) von Natriumtetraborat *R* gelöst. Nach Zusatz von 1 ml einer 3prozentigen Lösung (*m*/V) von Aminopyrazolon *R*, 10 ml einer 2prozentigen Lösung (*m*/V) von Kaliumhexacyanoferrat (III) *R* und 10 ml Chloroform *R* wird geschüttelt. Nach Trennung der Schichten entsteht in der Chloroformschicht eine orangerote Färbung.

Prüfung auf Reinheit

Aussehen der Lösung: 0,5 g Substanz werden in Methanol *R* zu 25 ml gelöst. Die Lösung muß klar (V.6.1) und darf nicht stärker gefärbt sein als die Farbvergleichslösung BG_5 (V.6.2, Methode II).

Verwandte Substanzen: Die Prüfung erfolgt mit Hilfe der Dünnschichtchromatographie (V.6.20.2) unter Verwendung einer Schicht von Kieselgel G *R*.

Untersuchungslösung a: 0,2 g Substanz werden in Methanol *R* zu 10 ml gelöst.

Untersuchungslösung b: 0,5 ml Untersuchungslösung a werden mit Methanol *R* zu 100 ml verdünnt.

Referenzlösung: 10 mg Salbutamol *CRS* werden in Methanol *R* zu 100 ml gelöst.

Auf die Platte werden getrennt 5 µl jeder Lösung aufgetragen. Die Chromatographie erfolgt mit einer Mischung von 4 Volumteilen Ammoniak-Lösung 26 % *R*, 16 Volumteilen Wasser, 30 Volumteilen Isopropylalkohol *R* und 50 Volumteilen Ethylacetat *R* über eine Laufstrecke von 15 cm. Die Platte wird an der Luft trocknen gelassen, bis der Geruch nach Lösungsmittel nicht mehr wahrnehmbar ist, anschließend einige Minuten lang einer mit Diethylamin *R* gesättigten Atmosphäre ausgesetzt und darauf mit diazotierter Sulfanilsäure-Lösung *R* besprüht. Kein im Chromatogramm der Untersuchungslösung a auftretender Nebenfleck darf größer oder stärker gefärbt sein als der Fleck im Chromatogramm der Referenzlösung.

Trocknungsverlust (V.6.22): Höchstens 0,5 Prozent, mit 1,000 g Substanz durch Trocknen im Trockenschrank bei 100 bis 105 °C bestimmt.

Sulfatasche (V.3.2.14): Höchstens 0,1 Prozent, mit 1,0 g Substanz bestimmt.

Gehaltsbestimmung

0,200 g Substanz, in 30 ml wasserfreier Essigsäure *R* gelöst, werden nach ,,Titration in wasserfreiem Medium" (V.3.5.5) mit 0,1 N-Perchlorsäure titriert. Der Endpunkt wird mit Hilfe der ,,Potentiometrie" (V.6.14) bestimmt.

1 ml 0,1 N-Perchlorsäure entspricht 23,93 mg $C_{13}H_{21}NO_3$.

Lagerung

Vor Licht geschützt.

Vorsichtig zu lagern!

Salicylsäure

Acidum salicylicum

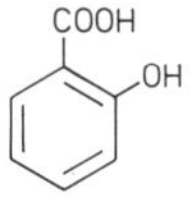

$C_7H_6O_3$ M_r 138,1

Salicylsäure enthält mindestens 99,0 und höchstens 100,5 Prozent 2-Hydroxybenzoesäure, berechnet auf die getrocknete Substanz.

Eigenschaften

Weißes, kristallines Pulver oder weiße bis farblose Kristallnadeln; schwer löslich in Wasser, leicht löslich in Ethanol und Ether, wenig löslich in Chloroform.

Prüfung auf Identität

Die Prüfung B kann entfallen, wenn die Prüfungen A und C durchgeführt werden. Die Prüfung C kann entfallen, wenn die Prüfungen A und B durchgeführt werden.

A. Schmelztemperatur (V.6.11.1): 158 bis 161 °C.

B. Das IR-Absorptionsspektrum (V.6.18) der Substanz zeigt im Vergleich mit dem von Salicylsäure *CRS* Maxima bei denselben Wellenlängen mit den gleichen relativen Intensitäten.

C. Etwa 30 mg Substanz werden in 5 ml 0,05 N-Natriumhydroxid-Lösung gelöst. Falls erforderlich wird neutralisiert und mit Wasser zu 20 ml verdünnt. 1 ml dieser Lösung gibt die Identitätsreaktion a auf Salicylat (V.3.1.1).

Prüfung auf Reinheit

Prüflösung: 2,5 g Substanz werden in 50 ml siedendem destilliertem Wasser gelöst. Die Lösung wird nach dem Erkalten filtriert.

Aussehen der Lösung: 1 g Substanz wird in 10 ml Ethanol 96 % *R* gelöst. Die Lösung muß klar (V.6.1) und farblos (V.6.2, Methode II) sein.

Chlorid (V.3.2.4): 10 ml Prüflösung, mit Wasser zu 15 ml verdünnt, müssen der Grenzprüfung auf Chlorid entsprechen (100 ppm).

Sulfat (V.3.2.13): 15 ml Prüflösung müssen der Grenzprüfung auf Sulfat entsprechen (200 ppm).

Schwermetalle (V.3.2.8): 2,0 g Substanz werden in 15 ml Ethanol 96 % *R* gelöst. Die Lösung wird mit 5 ml Wasser versetzt. 12 ml dieser Lösung müssen der Grenzprüfung B auf Schwermetalle entsprechen (20 ppm). Zur Herstellung der Referenzlösung wird die Blei-Lösung (2 ppm Pb), die durch Verdünnen der Blei-Lösung (100 ppm Pb) *R* mit einer Mischung von 5 Volumteilen Wasser und 15 Volumteilen Ethanol 96 % *R* erhalten wird, verwendet.

Trocknungsverlust (V.6.22): Höchstens 0,5 Prozent, mit 1,000 g Substanz durch Trocknen im Exsikkator bestimmt.

Sulfatasche (V.3.2.14): Höchstens 0,1 Prozent, mit 2,0 g Substanz bestimmt.

Gehaltsbestimmung

0,120 g Substanz werden in 30 ml Ethanol 96 % *R* gelöst. Nach Zusatz von 20 ml Wasser und 0,1 ml Phenolrot-Lösung *R* wird mit 0,1 N-Natriumhydroxid-Lösung bis zum Farbumschlag nach Rötlichviolett titriert.

1 ml 0,1 N-Natriumhydroxid-Lösung entspricht 13,81 mg $C_7H_6O_3$.

Lagerung

Vor Licht geschützt.

Salzsäure 36 %

Acidum hydrochloricum concentratum

HCl M_r 36,46

Salzsäure 36 % enthält mindestens 35,0 und höchstens 39,0 Prozent HCl *(m/m)*.

Eigenschaften

Klare, farblose, an der Luft rauchende Flüssigkeit von stechendem Geruch; mischbar mit Wasser.

Relative Dichte etwa 1,18.

Prüfung auf Identität

A. Die mit Wasser verdünnte Substanz reagiert stark sauer (V.6.3.2).

B. Die Substanz gibt die Identitätsreaktionen auf Chlorid (V.3.1.1).

Prüfung auf Reinheit

Aussehen der Substanz: 2 ml Substanz werden mit 8 ml Wasser verdünnt. Die Lösung muß klar (V.6.1) und farblos (V.6.2, Methode II) sein.

Freies Chlor: 15 ml Substanz werden mit 100 ml kohlendioxidfreiem Wasser *R*, 1 ml einer 10prozentigen Lösung (*m*/V) von Kaliumiodid *R* und 0,5 ml iodidfreier Stärke-Lösung *R* versetzt. Die Mischung wird 2 min lang im Dunkeln stehengelassen. Wenn eine Blaufärbung entsteht, so muß sie durch 0,2 ml 0,01 N-Natriumthiosulfat-Lösung verschwinden (4 ppm).

Sulfat (V.3.2.13): Eine Mischung von 6,4 ml Substanz und 10 mg Natriumhydrogencarbonat *R* wird auf dem Wasserbad zur Trockne eingedampft. Der in 15 ml destilliertem Wasser gelöste Rückstand muß der Grenzprüfung auf Sulfat entsprechen (20 ppm).

Arsen (V.3.2.2): 4,2 ml Substanz werden mit Wasser zu 10 ml verdünnt. 1 ml dieser Lösung muß der Grenzprüfung A auf Arsen entsprechen (2 ppm).

Schwermetalle (V.3.2.8): Der Rückstand unter „Verdampfungsrückstand" wird in 1 ml Salzsäure 7 % *R* gelöst und mit Wasser zu 25 ml verdünnt. 5 ml dieser Lösung werden mit Wasser zu 20 ml verdünnt. 12 ml dieser Lösung müssen der Grenzprüfung A auf Schwermetalle entsprechen (2 ppm). Zur Herstellung der Referenzlösung wird die Blei-Lösung (2 ppm Pb) *R* verwendet.

Verdampfungsrückstand: Höchstens 0,01 Prozent, mit 100 g Substanz bestimmt. Der Rückstand darf höchstens 10 mg betragen.

Gehaltsbestimmung

Ein Erlenmeyerkolben mit Glasstopfen, der 30 ml Wasser enthält, wird genau gewogen. Nach Zusatz von 1,5 ml Substanz wird erneut genau gewogen und nach Zusatz von Methylrot-Lösung *R* mit 1 N-Natriumhydroxid-Lösung titriert.

1 ml 1 N-Natriumhydroxid-Lösung entspricht 36,46 mg HCl.

Lagerung

Unterhalb 30 °C, in Glasstopfenflaschen oder Behältnissen aus anderem beständigem Material.

Vorsichtig zu lagern!

Salzsäure 10 %

Acidum hydrochloricum dilutum

HCl M_r 36,46

Salzsäure 10 % enthält mindestens 9,5 und höchstens 10,5 Prozent HCl *(m/m).*

Herstellung

274 g **Salzsäure 36 %** werden mit 726 g Wasser gemischt.

Prüfung auf Identität

A. Die Substanz reagiert stark sauer (V.6.3.2).

B. Die Substanz gibt die Identitätsreaktionen auf Chlorid (V.3.1.1).

Prüfung auf Reinheit

Aussehen der Substanz: Die Substanz muß klar (V.6.1) und farblos (V.6.2, Methode II) sein.

Freies Chlor: 60 ml Substanz werden mit 50 ml kohlendioxidfreiem Wasser *R*, 1 ml einer 10prozentigen Lösung (*m*/V) von Kaliumiodid *R* und 0,5 ml iodidfreier Stärke-Lösung *R* versetzt. Die Mischung wird 2 min lang im Dunkeln stehengelassen. Wenn eine Blaufärbung entsteht, so muß sie durch 0,2 ml 0,01 N-Natriumthiosulfat-Lösung verschwinden (1 ppm).

Sulfat (V.3.2.13): Die Mischung von 26 ml Substanz und 10 mg Natriumhydrogencarbonat *R* wird auf dem Wasserbad zur Trockne eingedampft. Der Rückstand wird in 15 ml destilliertem Wasser gelöst. Die Lösung muß der Grenzprüfung auf Sulfat entsprechen (5 ppm).

Arsen (V.3.2.2): 17 ml Substanz werden mit Wasser zu 20 ml verdünnt. 2 ml dieser Lösung müssen der Grenzprüfung A auf Arsen entsprechen (0,5 ppm).

Schwermetalle (V.3.2.8): Der Rückstand unter „Verdampfungsrückstand" wird in 1 ml Salzsäure 7 % *R* gelöst und mit Wasser zu 25 ml verdünnt. 5 ml dieser Lösung werden mit Wasser zu 20 ml verdünnt. 12 ml dieser Lösung müssen der Grenzprüfung A auf Schwermetalle entsprechen (2 ppm). Zur Herstellung der Referenzlösung wird die Blei-Lösung (2 ppm Pb) *R* verwendet.

Verdampfungsrückstand: Höchstens 0,01 Prozent, mit 100 g Substanz bestimmt. Der Rückstand darf höchstens 10 mg betragen.

Gehaltsbestimmung

6,00 g Substanz werden mit 30 ml Wasser versetzt. Nach Zusatz von Methylrot-Lösung *R* wird mit 1 N-Natriumhydroxid-Lösung titriert.

1 ml 1 N-Natriumhydroxid-Lösung entspricht 36,46 mg HCl.

Sauerstoff

Oxygenium

O_2 M_r 32,00

Sauerstoff enthält mindestens 99,0 Prozent (V/V) O_2.

Eigenschaften

Farb-, geruch- und geschmackloses Gas. Bei einer Temperatur von 20 °C und einem Druck von 101,3 kPa löst sich 1 Volumteil Gas in etwa 32 Volumteilen Wasser.

Prüfung auf Identität

A. Ein glühender Holzspan flammt in Gegenwart des Gases auf.

B. Das Gas wird beim Schütteln mit einer alkalischen Pyrogallol-Lösung *R* absorbiert. Die Lösung färbt sich dunkelbraun.

Prüfung auf Reinheit

Für die Prüfungen wird der Gasstrom auf 4 l je Stunde eingestellt.

Kohlenmonoxid (V.3.3.2): Die Prüfung wird mit 7,5 l Gas durchgeführt und für den Blindwert werden 7,5 l Argon *R* verwendet. Die Differenz der bei beiden Titrationen verbrauchten Milliliter 0,002 N-Natriumthiosulfat-Lösung darf höchstens 0,4 betragen (5 ppm (V/V)).

Für die 3 folgenden Prüfungen wird das Gas in ein geeignetes Reagenz geleitet. Dazu wird eine zylindrische, hermetisch verschließbare und mit flachem Boden versehene Gaswaschflasche verwendet, die so groß ist, daß 50 ml Flüssigkeit eine Höhe von 12 bis 14 cm ergeben, und die

a) mit einem Eintrittsrohr, das als Kapillare von 1 mm innerem Durchmesser in das Reagenz bis 2 mm über dem Boden taucht, und

b) mit einem Austrittsrohr versehen ist.

Die Referenzlösungen werden in gleichen Gaswaschflaschen hergestellt.

Sauer oder alkalisch reagierende Substanzen: *Untersuchungslösung:* 2,0 l Gas werden durch eine Mischung von 0,1 ml 0,01 N-Salzsäure und 50 ml kohlendioxidfreiem Wasser *R* geleitet.

Referenzlösung a: 50 ml kohlendioxidfreies Wasser *R*.

Referenzlösung b: 50 ml kohlendioxidfreies Wasser *R* werden mit 0,2 ml 0,01 N-Salzsäure versetzt.

Jede Lösung wird mit 0,1 ml einer 0,02prozentigen Lösung (*m*/V) von Methylrot *R* in Ethanol 70 % (V/V) versetzt. Die Farbintensität der Untersuchungslösung muß zwischen derjenigen der Referenzlösungen a und b liegen.

Kohlendioxid: 1,0 l Gas wird durch 50 ml Bariumhydroxid-Lösung *R*, welche klar sein muß, geleitet. Eine auftretende Trübung darf höchstens so stark sein wie folgende, gleichzeitig hergestellte Referenzlösung: 1 ml einer 0,11-prozentigen Lösung (*m*/V) von Natriumhydrogencarbonat *R* in kohlendioxidfreiem Wasser *R* wird zu 50 ml Bariumhydroxid-Lösung *R* gegeben (300 ppm V/V).

Oxidierende Substanzen: In 2 Gaswaschflaschen werden je 50 ml frisch hergestellte Kaliumiodid-Stärke-Lösung *R* und 0,2 ml Essigsäure 98 % *R* gegeben. Beide Gaswaschflaschen werden vor Licht geschützt. Durch die eine Flasche werden 5,0 l Gas geleitet. Die Untersuchungslösung muß im Vergleich zu der Referenzlösung farblos bleiben.

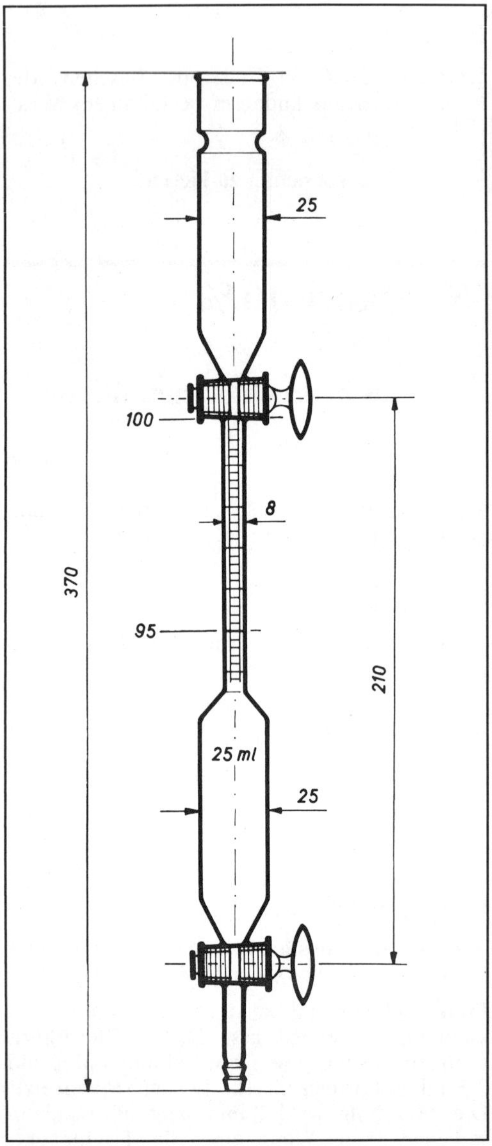

Gasbürette zur Gehaltsbestimmung von Sauerstoff. Längenangaben in Millimeter.

Gehaltsbestimmung

Eine 25-ml-Gasbürette (siehe Abb.) wird verwendet, die im oberen Teil aus einem zwischen 95 und 100 in 0,2 Hundertstel graduiertem Meßrohr besteht und an beiden Enden durch konische Schliffhähne abgeschlossen ist. Der untere Hahn dient der Gaszufuhr. Der Rohransatz ist mit einer Olive versehen. Über dem oberen Hahn dient ein zylindrischer Trichter dem Vorrat an absorbierender Lösung für die Gehaltsbestimmung. Die Bürette wird mit Wasser gewaschen und getrocknet. Beide Hähne werden geöffnet. Der untere Anschluß wird mit dem Gasbehältnis verbunden. Der Durchfluß wird auf 1 l je Minute geregelt. Eine Minute lang wird die Bürette mit dem Gas durchgespült. Der obere Hahn wird geschlossen und sofort danach auch der untere Hahn. Der Anschluß an die Gasflasche wird entfernt. Der obere Hahn wird mit einer halben Drehung kurz geöffnet, um einen eventuellen Überdruck in der Bürette aufzuheben. Bei senkrechter Haltung der Bürette wird der Trichter mit einer frisch hergestellten Mischung von 21 ml einer 56prozentigen Lösung (*m*/V) von Kaliumhydroxid *R* und 130 ml einer 20prozentigen Lösung (*m*/V) von Natriumdithionit *R* gefüllt. Der obere Hahn wird vorsichtig geöffnet. Die Lösung absorbiert das Gas und fließt in die Bürette. Nach 10 min langem Stehenlassen ohne Schütteln wird das von der Lösung erreichte Volumen unter Berücksichtigung des Meniskus im graduierten Teil abgelesen. Die abgelesene Zahl entspricht dem Prozentgehalt (V/V) an Sauerstoff.

Lagerung

Unter Druck in besonderen Metallflaschen. Die Sicherheitsvorschriften sind zu beachten.

Schachtelhalmkraut

Equiseti herba

Schachtelhalmkraut besteht aus den getrockneten grünen, sterilen Sprossen von *Equisetum arvense* L.

Beschreibung

Die Droge ist nahezu ohne Geruch und Geschmack und knirscht beim Kauen zwischen den Zähnen. Der Hauptsproß ist etwa 1 bis 3,5 mm, selten bis 5 mm dick. Er besteht aus etwa 2 bis 6 cm langen, durch Knoten getrennten Abschnitten, ist hohl und weist etwa 6 bis 19, meist 9 bis 13 erhabene Längsrippen auf. Alle Knoten an Haupt- und Seitensprossen sind von trockenhäutigen Blattscheiden umhüllt. Diese tragen dreieckig-lanzettliche, oft braune Zähne, deren Anzahl mit der Zahl der Rippen des umhüllten Sprosses übereinstimmt. Das unterste Internodium jedes Seitenzweiges ist länger als die zugehörige Scheide am Hauptsproß. Hauptsproß und Seitenzweige sind grün bis graugrün, rauh und brüchig. Die zahlreichen, meist unverzweigten Seitenzweige sind nur etwa 1 mm dick und zeigen in der Regel 4, selten 3 oder 5 Längsrippen.

Mikroskopische Merkmale: Der Hauptsproß ist im Querschnitt durch deutliche Ausprägung von Tälern und Rippen und durch die große zentrale Markhöhle ausgezeichnet, die von einem Kreis kollateraler Leitbündel mit je einem engen Hohlraum umgeben wird; ihre Anzahl entspricht der der Rippen. Außerhalb der auffallenden Endodermis befindet sich unter jedem Tälchen eine etwa 300 µm weite Vallecularhöhle, die nach außen bis zur Epidermis durch englumige Fasern versteift wird. Jede Rippe führt an der Spitze ein vielzelliges Bündel englumiger Fasern, darunter palisadenartiges, Chlorophyll führendes Gewebe. Die Faserbündel von Tälern und Rippen sind deutlich voneinander getrennt. Die Epidermiszellen sind nach außen höckerförmig vorgewölbt, wobei an der Bildung eines Höckers immer 2 Epidermiszellen zu etwa gleichen Teilen beteiligt sind, deren gemeinsame Zellwand im Scheitelpunkt des Höckers liegt (Längsschnitt). Die Außenwand ist verdickt. In der Flächenansicht erscheinen die Epidermiszellen stark axial gestreckt mit dicken, leicht welligen Seitenwänden. Die an den Seiten der Rippen in 2 bis 3 Längsreihen angeordneten Spaltöffnungen sind von je 2 Nebenzellen mit leistenförmigen Verdickungen überwölbt. In der Aufsicht erscheinen sie dadurch senkrecht zum Spalt gestreift. Die Seitensprosse besitzen weder eine Markhöhle noch Vallecularhöhlen. Sie zeigen im Querschnitt meist 4, selten 3 oder 5 gleich stark ausgeprägte Rippen mit einem Bündel englumiger Fasern an der Spitze. Die Täler reichen bis an die Endodermis heran und sind im letzten Teil V-förmig zugespitzt.

Pulverdroge: Das Pulver ist graugrün. Es enthält zahlreiche Bruchstücke langer, farbloser, englumiger Fasern; palisadenartiges Mesophyll; Fragmente der dickwandigen Epidermis aus gestreckten Zellen mit leicht welligen Seitenwänden und den typischen, aus 2 Zellen zusammengesetzten Höckern; Fragmente mit Reihen der charakteristischen Spaltöffnungen; farblose Längsbruchstücke der Leitbündel aus schmalen, zarten, zum Teil derbwandigen Zellen und einzelnen engen Spiral- und Ringgefäßen sowie Tracheiden.

Prüfung auf Identität

Die Prüfung erfolgt mit Hilfe der Dünnschichtchromatographie (V.6.20.2) unter Verwendung einer Schicht von Kieselgel G *R*.

Untersuchungslösung: 1,0 g pulverisierte Droge (710) wird 5 min lang mit 10 ml Methanol *R* auf dem Wasserbad bei 65 °C geschüttelt. Die abgekühlte, filtrierte Lösung dient als Untersuchungslösung.

Referenzlösung: 1,0 mg Kaffeesäure *R* und 2,5 mg Rutosid *R* werden in 10 ml Methanol *R* gelöst.

Auf die Platte werden getrennt 10 µl jeder Lösung bandförmig (20 mm × 3 mm) aufgetragen. Die Chromatographie erfolgt mit einer Mischung von 17 Volumteilen Wasser, 17 Volumteilen Essigsäure 98 % *R* und 66 Volumteilen 1-Butanol *R* über eine Laufstrecke von 10 cm. Nach dem Trocknen bei 100 bis 105 °C bis zum vollständigen Verdunsten des Fließmittels wird die noch warme Platte mit etwa 10 ml einer 1prozentigen Lösung (*m*/V) von Diphenylboryloxyethylamin *R* in Methanol *R* (für eine 200-mm × 200-mm-Platte) und anschließend mit etwa 10 ml einer 5prozentigen Lösung (V/V) von Macrogol 400 *R* in Methanol *R* besprüht. Die Auswertung erfolgt nach etwa 30 min im ultravioletten Licht bei 365 nm. Im Chromatogramm der Referenzlösung liegt etwa in der Mitte die gelborange bis orangebraun fluoreszierende Zone des Rutosids und im oberen Drittel die grünlichblau fluoreszierende Zone der Kaffeesäure. Im Chromatogramm der Untersuchungslösung sind an der Fließmittelfront 2 rot fluoreszierende Zonen (Chlorophyll) sichtbar. Unterhalb des Bereichs der Kaffeesäure liegt eine blau fluoreszierende Zone. Weitere schwach blau oder braun fluoreszierende Zonen befinden sich darunter. Im Bereich des Rutosids ist eine gelborange bis orangebraune Zone nur schwach zu erkennen. Unmittelbar unterhalb davon liegt eine kräftig gelb bis grünblau fluoreszierende Zone. Im Bereich darunter ist noch eine Zone sichtbar. Sie liegt etwa in der Mitte zwischen Start und der gelb bis grünblau fluoreszierenden Zone und fluoresziert blau.

Prüfung auf Reinheit

Fremde Bestandteile (V.4.2): Höchstens 3 Prozent Stücke des schwärzlichen Rhizoms sowie höchstens 2 Prozent sonstige fremde Bestandteile; höchstens 10 Prozent Sprosse von Hybriden und anderen *Equisetum*-Arten, sofern sie nicht folgende Eigenschaften aufweisen: Sporangienstand an der Spitze der grünen Sprosse; unterstes Internodium der Seitensprosse kürzer als die zugehörige Scheide am Hauptsproß; Seitensprosse 5- bis 6kantig und ansonsten wie die Hauptsprosse gebaut; Hauptsprosse mit Faserbündeln nur in den Rippen, jedoch nicht in den Tälern und einer Markhöhle, die nur etwa die Größe der Vallecularhöhlen besitzt; einzellige, kegelförmige Höcker.

Alkaloidführende *Equisetum*-Arten und -Hybriden

A. Im Chromatogramm der Untersuchungslösung unter „Prüfung auf Identität" von *Equisetum arvense* dürfen violett fluoreszierende Zonen im Bereich oberhalb der Zone des Rutosids nicht auftreten; ebenso dürfen im Bereich unterhalb der Zone des Rutosids außer den beiden beschriebenen blau beziehungsweise grünblau fluoreszierenden Zonen keine weiteren Zonen sichtbar sein.
B. Chromatographie: Die Prüfung erfolgt mit Hilfe der Dünnschichtchromatographie (V.6.20.2) unter Verwendung einer Schicht von Kieselgel G *R*.

   Untersuchungslösung: 1,0 g pulverisierte Droge (710) wird 10 min lang mit 20 ml 1 N-Salzsäure unter häufigem Umschwenken im Wasserbad bei 50 °C extrahiert; nach dem Abkühlen wird abfiltriert. Das Filtrat wird 2mal mit je 20 ml Chloroform *R* vorsichtig ausgeschüttelt, die Chloroformphasen werden verworfen. Die wäßrige Phase wird mit etwa 1 g wasserfreiem Natriumcarbonat *R* auf *p*H 9 eingestellt, anschließend filtriert und der Rückstand 3mal mit je 2 ml Wasser gewaschen. Die vereinigten Filtrate werden 3mal mit je 20 ml Chloroform *R* ausgeschüttelt. Die vereinigten Chloroform-Auszüge werden nach dem Trocknen über etwa 6 g wasserfreies Natriumsulfat *R* filtriert und der Rückstand mit 2mal je 10 ml Chloroform *R* gewaschen. Die vereinigten Chloroform-Auszüge werden bei einer Temperatur unter 30 °C im Vakuum zur Trockne eingeengt; der Rückstand wird in 0,5 ml einer 70prozentigen Lösung (V/V) von Methanol *R* unter kurzfristigem Erwärmen auf 50 °C gelöst.

Referenzlösung: 1,0 mg Nicotin *RN* wird in 10 ml Methanol *R* gelöst.

Auf die Platte werden getrennt 40 µl Untersuchungslösung und 10 µl Referenzlösung bandförmig (20 mm × 3 mm) aufgetragen. Die Startzonen werden im Kaltluftstrom getrocknet. Die Chromatographie erfolgt mit einer Mischung von 2 Volumteilen Ammoniak-Lösung 10 % *R*, 15 Volumteilen Methanol *R* und 83 Volumteilen Dichlormethan *R* über eine Laufstrecke von 10 cm. Nach vollständigem Entfernen des Fließmittels im Kaltluftstrom wird die Platte mit etwa 10 ml verdünntem Dragendorffs Reagenz *R* (für eine 200-mm × 200-mm-Platte) besprüht und sofort nach dem Trocknen bei Raumtemperatur im Tageslicht ausgewertet. Das Chromatogramm der Referenzlösung zeigt im mittleren Bereich die orangerote Zone des Nicotins. Im Chromatogramm der Untersuchungslösung kann in Höhe der Nicotin-Zone der Referenzlösung die orangerote Zone des Nicotins auftreten. Weitere orange und orangerote Zonen dürfen weder beim Besprühen noch nach Trocknen auftreten.

Trocknungsverlust (V.6.22): Höchstens 10,0 Prozent, mit 1,000 g pulverisierter Droge (355) durch 2 h langes Trocknen im Trockenschrank bei 100 bis 105 °C bestimmt.

Asche (V.3.2.16): Höchstens 20,0 Prozent, mit 1,000 g pulverisierter Droge bestimmt.

Lagerung

Vor Licht geschützt.

Schellack

Lacca in tabulis

Schellack ist das von der weiblichen Lackschildlaus *Kerria lacca* (KERR) LINDINGER (Synonym: *Laccifer lacca* KERR) ausgeschiedene Sekret, das nach Raffination und Schmelzen in eine dünne Schicht gegossen oder gewalzt wird.

Eigenschaften

Hellorange bis braune, glänzende, durchscheinende, harte oder spröde, mehr oder weniger dünne Blätter oder hellgelbes bis braungelbes Pulver ohne wahrnehmbaren Geruch und Geschmack. Schellack ist praktisch unlöslich in Wasser, löslich in Ethanol und Methanol, teilweise löslich in Chloroform und Ether, in der Wärme löslich in Alkalihydroxid- und Natriumtetraborat-Lösungen.

Prüfung auf Identität

A. 0,25 g pulverisierte Substanz (355) werden mit 2 ml Natriumhydroxid-Lösung 8,5 % *R* auf dem Wasserbad erwärmt. Die Substanz löst sich nach einigen Minuten mit roter bis rotvioletter Farbe.

B. Die Prüfung erfolgt mit Hilfe der Dünnschichtchromatographie (V.6.20.2) unter Verwendung einer Schicht von Kieselgel GF_{254} *R*.

Untersuchungslösung: 0,25 g pulverisierte Substanz (355) werden 5 min lang in 2 ml Natriumhydroxid-Lösung 8,5 % *R* auf dem Wasserbad erwärmt. Zu der abgekühlten Lösung werden 5 ml Ethylacetat *R* und langsam unter Rühren 2 ml Essigsäure 12 % *R* gegeben. Die Mischung wird kurz geschüttelt und die obere Phase über etwa 2 g wasserfreies Natriumsulfat *R* filtriert.

Referenzlösung: Je 2,0 mg Theophyllin *R* und Thymolphthalein *R* werden in 1,0 ml Methanol *R* gelöst.

Auf die Platte werden getrennt 10 µl jeder Lösung bandförmig (20 mm × 3 mm) aufgetragen. Die Chromatographie erfolgt mit einer Mischung von 1 Volumteil Essigsäure 98 % *R*, 8 Volumteilen Methanol *R*, 32 Volumteilen Chloroform *R* und 60 Volumteilen Ethylacetat *R*, wobei 2mal mit dem gleichen Fließmittel über eine Laufstrecke von 10 cm entwickelt wird. Nach Verdunsten des Fließmittels wird im ultravioletten Licht bei 254 nm die fluoreszenzmindernde Theophyllin-Zone der Referenzlösung gekennzeichnet. Anschließend wird die Platte mit etwa 10 ml Anisaldehyd-Reagenz *R* (für eine 200-mm × 200-mm-Platte) besprüht und 10 bis 15 min lang unter Beobachtung auf 100 bis 105 °C erhitzt. Die Auswertung erfolgt im Tageslicht.

Etwa in der Mitte des Chromatogramms der Untersuchungslösung, auf der gleichen Höhe der nicht angefärbten Theophyllin-Zone der Referenzlösung, befindet sich die über Braungrau nach Grauviolett anfärbende starke Zone der Aleuritinsäure. Etwas darunter liegt eine blaue Zone (Schellolsäure) von fast der gleichen Intensität, begleitet von schwächeren, gleichfarbigen Zonen. Kurz oberhalb der Aleuritinsäure tritt eine meist starke, rosarote Zone auf. Im oberen Teil des Chromatogramms liegt eine weitere, etwa gleich starke, rosarote Zone. Nach oben schließt sich eine intensiv blauviolette Zone an, mit 2 schwächeren, gleichfarbigen Zonen darüber. Weitere schwächere, graue und violette Zonen sind im Chromatogramm der Untersuchungslösung vorhanden.

Prüfung auf Reinheit

Schmelztemperatur (V.6.11.1): 65 bis 85 °C.

Kolophonium, Wachs: Die Prüfung erfolgt mit Hilfe der Dünnschichtchromatographie (V.6.20.2) unter den gleichen Bedingungen wie unter „Prüfung auf Identität, B", aber mit folgender Abweichung:

Untersuchungslösung: 50 mg pulverisierte Substanz (355) werden unter Erwärmen in 1,0 ml Chloroform *R* gelöst.

Bei der Auswertung im ultravioletten Licht bei 254 nm werden fluoreszenzmindernde Zonen der Untersuchungslösung in Höhe des Thymolphthaleins der Referenzlösung gekennzeichnet. Auf der Höhe des nach Besprühen rotvioletten Thymolphthaleins darf im Chromatogramm der Untersuchungslösung nach dem Besprühen und Erhitzen keine mehr oder weniger starke violette bis bräunliche Zone, die zuvor eine Fluoreszenzminderung zeigte, auftreten (Kolophonium). Eine schwache, violette Schellack-Zone kann in diesem Bereich auftreten; sie zeigte aber zuvor keine Fluoreszenzminderung. Direkt oberhalb des Thymolphthaleins darf keine mehr oder weniger starke, blaugraue Zone vorhanden sein (Wachs).

Säurezahl: 65 bis 80. 0,500 g pulverisierte Substanz (355) werden in einen mit Rückflußkühler versehenen 250-ml-Schliffkolben gebracht und 100 ml Methanol *R* sowie einige Siedesteine dazugegeben. Durch Erwärmen auf dem Wasserbad wird die Substanz in Lösung gebracht. Nach Zusatz von 1 ml Phenolphthalein-Lösung *R* 1 wird mit 0,5 N-ethanolischer Kaliumhydroxid-Lösung titriert, bis eine schwache Rosafärbung auftritt. Unter gleichen Bedingungen wird ein Blindversuch durchgeführt.

$$SZ = \frac{(n_1 - n_2) \cdot 28{,}05}{m}$$

n_1 = Verbrauch an ml 0,5 N-ethanolischer Kaliumhydroxid-Lösung für die Substanz

n_2 = Verbrauch an ml 0,5 N-ethanolischer Kaliumhydroxid-Lösung für den Blindversuch

m = Einwaage der Substanz in g

Verseifungszahl: 180 bis 240. Verwendet wird die titrierte Lösung unter „Säurezahl". Nach Aufzeichnung der für die Säurezahl verbrauchten Milliliter 0,5 N-ethanolische Kaliumhydroxid-Lösung wird zur Bestimmung der Verseifungszahl die 0,5 N-ethanolische Kaliumhydroxid-Lösung weiter in den Schliffkolben fließen gelassen, bis insgesamt 20,0 ml (einschließlich der für die Säurezahl verbrauchten ml) vorgelegt sind. Im Wasserbad wird 3 h lang unter Rückflußkühlung zum Sieden erhitzt. Nach erneuter Zugabe von 1 ml Phenolphthalein-Lösung *R* 1 wird die heiße Lösung sofort mit 0,5 N-Salzsäure titriert, bis die Rotfärbung eben verschwindet. Unter gleichen Bedingungen wird ein Blindversuch durchgeführt.

$$VZ = \frac{(n'_2 - n'_1) \cdot 28{,}05}{m}$$

n'_1 = Verbrauch an ml 0,5 N-Salzsäure für die Substanz

n'_2 = Verbrauch an ml 0,5 N-Salzsäure für den Blindversuch

m = Einwaage der Substanz in g

Arsen (V.3.2.2): 0,200 g pulverisierte Substanz (355) werden in den Kolben der Bestimmungsapparatur gebracht und mit 1 ml 1 N-Natriumhydroxid-Lösung 1 min lang geschüttelt. Nach Neutralisation mit Salzsäure 36 % *R* (etwa 0,1 bis 0,2 ml) wird mit Wasser zu 25 ml verdünnt. Diese Lösung muß der Grenzprüfung A auf Arsen entsprechen (1,5 ppm). Zur Herstellung der Referenzlösung werden 3 ml der Arsen-Lösung (0,1 ppm As) *R* verwendet.

Trocknungsverlust (V.6.22): Höchstens 2,0 Prozent, mit 1,000 g pulverisierter Substanz (355) durch 2 h langes Trocknen im Trockenschrank bei 100 bis 105 °C bestimmt.

Asche (V.3.2.16): Höchstens 1,0 Prozent, mit 2,00 g pulverisierter Substanz bestimmt.

Lagerung

Vor Licht geschützt, nicht über 15 °C.

Schlangengift-Immunserum (Europa)

Immunoserum contra venena viperarum europaearum

Schlangengift-Immunserum (Europa) enthält antitoxische Globuline mit der Eigenschaft, das Gift einer oder mehrerer europäischer Vipernarten zu neutralisieren. Die Globuline werden durch Fraktionierung aus dem Serum von Tieren gewonnen, die gegen das Gift oder die Gifte immunisiert wurden.

Prüfung auf Identität

Die Zubereitung neutralisiert das Gift von *Vipera ammodytes, Vipera aspis, Vipera berus* oder *Vipera ursinii* oder die Mischung dieser Gifte entsprechend der Angabe in der Beschriftung und macht sie für empfängliche Tiere unschädlich.

Prüfung auf Reinheit

Die Zubereitung muß den in der Monographie **Immunsera für Menschen (Immunsera ad usum humanum)** vorgeschriebenen Prüfungen entsprechen.

Prüfung auf Wirksamkeit

Die Zubereitung enthält je Milliliter genügend antitoxische Globuline, um mindestens 100 Mäuse-LD_{50} *Vipera-ammodytes-* oder *Vipera-aspis-*Gift und mindestens 50 Mäuse-LD_{50} der Gifte der anderen Vipernarten zu neutralisieren.

Die Wirksamkeit der Zubereitung gegen das Gift europäischer Vipern wird bestimmt, indem die zum Schutz von Mäusen gegen die tödliche Wirkung einer festgelegten Giftdosis der betreffenden Vipernart notwendige Dosis ermittelt wird.

Auswahl der Testgifte: Für die Prüfung werden Gifte mit den normalen physiko-chemischen, toxikologischen und immunologischen Merkmalen von Giften der einzelnen Vipernarten verwendet. Sie sind vorzugsweise gefriergetrocknet und werden im Dunkeln bei 5 ± 3 °C aufbewahrt.

Die Auswahl eines Giftes als Testgift erfolgt aufgrund der Bestimmung der LD_{50} für Mäuse, wobei die Beobachtungsdauer 48 h beträgt.

Bestimmung der Testgiftdosis: Abgestufte Verdünnungen des gelösten Giftes in einer 0,9prozentigen Lösung (*m*/V) von Natriumchlorid *R* oder einer anderen isotonischen Lösung werden so hergestellt, daß die mittlere Verdünnung in 0,25 ml die als LD_{50} erwartete Dosis enthält. Mit einem gleich großen Volumen derselben Lösung wird verdünnt. Von jeder Verdünnung werden mindestens 4 Mäusen mit einer Körpermasse von je 18 bis 20 g je 0,5 ml intravenös injiziert. Danach werden die Tiere 48 h lang beobachtet und die Absterberate registriert. Die LD_{50} wird mit den üblichen statistischen Methoden berechnet.

Wirksamkeitsprüfung der Zubereitung: Das gelöste Testgift wird so verdünnt, daß 0,25 ml die Testdosis von 5 LD_{50} enthalten.

Verdünnungen der Zubereitung in einer 0,9prozentigen Lösung (*m*/V) von Natriumchlorid *R* oder einer anderen isotonischen Lösung werden so hergestellt, daß die Verdünnungen eine geometrische Reihe mit dem Faktor 1,5 bis 2,5 bilden. Eine ausreichende Anzahl von Verdünnungen und ein genügend weiter Verdünnungsbereich sind erforderlich, um die Aufstellung einer Mortalitätskurve zwischen 20 und 80 Prozent Mortalität und eine Ermittlung der statistischen Streuung zu ermöglichen.

Mischungen werden so hergestellt, daß 5 ml einer jeden 2,5 ml einer der Verdünnungen der Zubereitung und 2,5 ml der Testgift-Verdünnung enthalten. Die Mischungen werden 30 min lang in einem Wasserbad bei 37 °C stehengelassen. Von jeder Mischung werden mindestens 6 Mäusen mit einer Körpermasse von 18 bis 20 g je 0,5 ml intravenös injiziert. Danach werden die Tiere 48 h lang beobachtet und die Sterberate registriert. Die PD_{50} wird mit den üblichen statistischen Methoden berechnet. Gleichzeitig wird die Anzahl der LD_{50} in der Testgiftdosis nach der oben beschriebenen Methode bestimmt. Die Wirksamkeit der Zubereitung wird nach dem Ausdruck

$$\frac{T_v - 1}{PD_{50}}$$

errechnet, wobei T_v die Anzahl der LD_{50} in der

Testgiftdosis bedeutet.[1] Alternativ kann die Menge Testgift in Milligramm, die durch 1 ml oder ein anderes definiertes Volumen der Zubereitung neutralisiert wurden, berechnet werden.

Lagerung

Entsprechend **Immunsera für Menschen.**

Dauer der Verwendbarkeit: Entsprechend **Immunsera für Menschen.**

Hinweis

Wegen der allergenen Eigenschaften von Viperngiften sollte das Einatmen von Giftstaub durch geeignete Vorsichtsmaßnahmen und geeignete Laboratoriumseinrichtungen vermieden werden.

Schöllkraut

Chelidonii herba

Schöllkraut besteht aus den zur Blütezeit gesammelten, getrockneten, oberirdischen Teilen von *Chelidonium majus* L. Es enthält mindestens 0,6 Prozent Gesamtalkaloide, berechnet als Chelidonin ($C_{20}H_{19}NO_5$; M_r 353,4) und bezogen auf die getrocknete Droge.

Beschreibung

Der gelblich bis grünlichbraun gefärbte Stengel ist etwa 3 bis 7 mm dick, hohl, rundlich bis mehrkantig, häufig breitgedrückt und zerstreut behaart. Er trägt wechselständige, tief fiederspaltige bis unpaarig gefiederte Laubblätter. Die Blätter sind sehr dünn, meist gefaltet, oberseits matt blaugrün, unterseits hell graugrün gefärbt, mit dunkler Netznervatur, kahl oder unterseits zerstreut behaart. Die Blüten stehen in lockeren, wenigblütigen Trugdolden. Sie besitzen 2 beim Aufblühen abfallende Kelchblätter, 4 gelbe, etwa 8 bis 10 mm lange, breit eiförmige Kronblätter, viele Staubblätter und einen oberständigen, länglichen Fruchtknoten. Selten sind lange, dunkle, zwischen den Samen leicht eingeschnürte Schoten anzutreffen.

Mikroskopische Merkmale: Die Blätter sind bifazial mit einschichtigem Palisadenparenchym und 4- bis 6schichtigem, interzellularenreichem Schwammparenchym. Die Leitbündel der stärkeren Nerven sind unterseits durch Kollenchym, nicht durch Fasern versteift und werden von zarten, etwa 15 µm weiten Milchröhren mit gelbbraun gefärbtem Inhalt begleitet. Die Epidermis der Blattoberseite besteht aus isodiametrischen, gerundeten bis welligen Zellen, ohne Spaltöffnungen, die Epidermis der Unterseite aus stark welligen Zellen mit zahlreichen rundlichen, von 3 bis 7 Epidermiszellen umgebenen Spaltöffnungen; Deckhaare finden sich vereinzelt auf der Blattunterseite, reichlicher auf dem Stengel. Sie sind etwa 400 bis 2000 µm, zuweilen bis zu 3000 µm lang, einzellreihig aus 5 bis 30 dünnwandigen, oft kollabierten, etwa 50 bis 200 µm langen Zellen. Der Stengel führt unter der Epidermis 2 bis 3 Lagen dickwandiger, kollenchymatischer, tangential gestreckter Zellen; darunter folgen 5 bis 6 Lagen verholzter, weitlumiger, gelber, getüpfelter Fasern. Die kollateralen Leitbündel werden ringsum von zahlreichen, etwa 10 bis 25 µm weiten, gegliederten Milchröhren mit gelblichbraun gefärbtem, körnigem Inhalt begleitet. Das großzellige Mark ist bis auf die äußersten Zellschichten geschwunden.

Pulverdroge: Das Pulver ist dunkel graugrün bis bräunlichgrün gefärbt. Es enthält zahlreiche zarte Blattfragmente mit welligen Epidermiszellen und Spaltöffnungen vom anomocytischen Typ (V.4.3); zahlreiche Blatt- und Stengelfragmente mit Netz- und Spiralgefäßen, die von Milchröhren mit bräunlich gefärbtem, körnigem Inhalt begleitet werden; größere Verbände weitlumiger, verholzter Fasern aus dem Stengel; vereinzelte Bruchstücke der langen, einzellreihigen Deckhaare aus dünnwandigen, oft kollabierten Haarzellen; wenige etwa 30 bis 45 µm große, glatte, runde Pollenkörner mit 3 Keimporen sowie Fragmente der Blumenkrone aus zartwandigen, stellenweise leicht papillösen Zellen mit zahlreichen blaßgelblichen Fett-

---

[1] In jeder Mäusedosis der Gift-Serum-Mischung bleibt eine LD_{50} Gift durch die Zubereitung unneutralisiert, und dieses nicht neutralisierte Gift ist für den Tod von 50 Prozent der mit der Mischung behandelten Mäuse verantwortlich. Die durch die Zubereitung neutralisierte Giftmenge ist folglich eine LD_{50} weniger als die in jeder Mäusedosis enthaltene Gesamtmenge. Da die Wirksamkeit der Zubereitung in LD_{50} neutralisierten Giftes definiert ist und nicht in LD_{50} je Mäusedosis, muß der Ausdruck für die Berechnung der Wirksamkeit T_v-1 statt T_v lauten.

tröpfchen; einzelne Bruchstücke des Endotheziums aus regelmäßigen, kleinen, derbwandigen Zellen, die je nach ihrer Lage entweder regelmäßige Tüpfel oder leistenartige Verdikkungen tragen.

Prüfung auf Identität

Die Prüfung erfolgt mit Hilfe der Dünnschichtchromatographie (V.6.20.2) unter Verwendung einer Schicht von Kieselgel GF_{254} *R*.

Untersuchungslösung: 50 ml der unter „Gehaltsbestimmung" anfallenden essigsauren Lösung werden mit Ammoniak-Lösung 26 % *R* bis zur deutlich alkalischen Reaktion versetzt und 2mal mit je 30 ml Chloroform *R* geschüttelt. Die vereinigten, organischen Phasen werden über wasserfreiem Natriumsulfat *R* getrocknet, filtriert und im Vakuum zur Trockne eingeengt; der Rückstand wird in 1 ml Methanol *R* gelöst.

Referenzlösung: 2,0 mg Papaverinhydrochlorid *RN* und 10 mg Methylrot *R* werden in 10 ml Ethanol 96 % *R* gelöst.

Auf die Platte werden getrennt 20 µl Untersuchungslösung und 10 µl Referenzlösung bandförmig (20 mm × 3 mm) aufgetragen. Die Chromatographie erfolgt mit einer Mischung von 1 Volumteil wasserfreier Ameisensäure *R*, 9 Volumteilen Wasser und 90 Volumteilen 1-Propanol *R* über eine Laufstrecke von 10 cm. Nach Entfernen des Fließmittels, falls erforderlich mit Hilfe eines Warmluftstromes, wird im ultravioletten Licht bei 254 nm und 365 nm ausgewertet. Im Chromatogramm der Referenzlösung erscheint bei 254 nm die fluoreszenzmindernde Zone des Papaverinhydrochlorids im unteren Rf-Bereich. Die Zone des Methylrots liegt im mittleren Rf-Bereich. Im Chromatogramm der Untersuchungslösung findet sich in Höhe des Papaverinhydrochlorids ebenfalls eine fluoreszenzmindernde Zone. Unmittelbar darunter ist eine breite, rötlichgelb fluoreszierende Zone sichtbar, die bei 365 nm kräftig orange fluoresziert und die den Alkaloiden Sanguinarin (höherer Rf-Wert) und Chelerythrin (niedrigerer Rf-Wert) zuzuordnen ist. Darunter liegt noch eine schmale Zone, die bei 254 nm rötlichgelb, bei 365 nm gelb fluoresziert. Im Rf-Bereich zwischen Papaverinhydrochlorid und Methylrot muß im Chromatogramm der Untersuchungslösung eine bei 254 nm deutlich die Fluoreszenz mindernde Zone auftreten (Chelidonin). Diese Zone fluoresziert nicht bei 365 nm. Dicht darüber kann eine bei 365 nm schwach fluoreszierende Zone liegen. Weiter oberhalb befindet sich eine breite, fluoreszenzmindernde Zone, die bei 365 nm mit steigendem Rf-Wert aus einer gelb, einer blauviolett und einer orange bis rötlich fluoreszierenden Zone besteht. – Nach Besprühen mit etwa 10 ml Dragendorffs Reagenz *RN* (für eine 200-mm × 200-mm-Platte) färben sich die Zonen des Papaverinhydrochlorids und die des Chelidonins gelborange, die des Sanguinarins und Chelerythrins orange bis graubraun. Zusätzlich können weitere gelbbraune bis orangefarbene Zonen auftreten. Nach vollständigem Trocknen, wobei die Zonen verblassen, wird mit Natriumnitrit-Lösung *R* nachgesprüht. Die vorher beschriebenen Zonen erscheinen braun bis graubraun gefärbt. Zusätzliche Zonen können auftreten.

Prüfung auf Reinheit

Fremde Bestandteile (V.4.2): Höchstens 10 Prozent.

Trocknungsverlust (V.6.22): Höchstens 10,0 Prozent, mit 1,000 g pulverisierter Droge (355) durch 2 h langes Trocknen im Trockenschrank bei 100 bis 105 °C bestimmt.

Asche (V.3.2.16): Höchstens 13,0 Prozent, mit 1,000 g pulverisierter Droge bestimmt.

Gehaltsbestimmung

0,750 g pulverisierte Droge (710) werden 30 min lang mit 200 ml Essigsäure 12 % *R* unter häufigem Umschwenken im Wasserbad extrahiert. Nach dem Abkühlen wird mit Essigsäure 12 % *R* zu 250,0 ml verdünnt und filtriert; die ersten 20 ml Filtrat werden verworfen. 30,0 ml Filtrat werden mit 6 ml Ammoniak-Lösung 26 % *R* und 100 ml Chloroform *R* versetzt und 30 min lang kräftig geschüttelt, wobei auf gute Mischung der Phasen zu achten ist. 50,0 ml organische Phase werden in einem 100-ml-Rundkolben bei einer 40 °C nicht überschreitenden Temperatur im Vakuum zur Trockne eingeengt; der Rückstand wird unter schwachem Erwärmen in etwa 2,5 ml Ethanol 96 % *R* gelöst, mit Schwefelsäure 10 % *R* in einen 25-ml-Meßkolben überführt und unter Nachspülen des Rundkolbens mit dem gleichen Lösungsmittel zu 25,0 ml verdünnt. 5,0 ml dieser Lösung werden in einem 25-ml-Meßkolben mit 5,0 ml Chromotropsäure-Reagenz *RN* versetzt. Der Kolben wird verschlossen und der Inhalt vorsichtig gemischt; anschließend wird mit Schwefelsäure 96 % *R* zu 25,0 ml verdünnt und verschlossen (Untersuchungslösung). Gleichzeitig und unter gleichen Bedingungen wird mit 5,0 ml Schwefelsäure 10 % *R* und 5,0 ml Chromotropsäure-Reagenz *RN* ein Blindversuch angesetzt, der nach sorgfältigem Mischen ebenfalls mit Schwefelsäure 96 % *R* zu 25,0 ml verdünnt wird (Kompensationsflüssigkeit).

Beide Ansätze werden 10 min lang im siedenden Wasserbad erhitzt, unter fließendem Wasser auf Raumtemperatur abgekühlt und, falls erforderlich, mit Schwefelsäure 96 % *R* auf das ursprüngliche Volumen gebracht.

Die Absorption (V.6.19) der Untersuchungslösung wird bei 570 nm gegen die Kompensationsflüssigkeit gemessen. Der Berechnung des Gehalts an Gesamtalkaloiden, berechnet als Chelidonin, wird eine spezifische Absorption $A_{1cm}^{1\%}$ = 933 zugrunde gelegt.

Lagerung

Vor Licht geschützt.

Vorsichtig zu lagern!

Feinverteilter Schwefel

Sulfur dispersissimum

S A_r 32,06

Eigenschaften

Feines, gelbes Pulver ohne Geruch, das zwischen 118 und 120 °C schmilzt; löslich in Schwefelkohlenstoff.

Prüfung auf Identität

A. 50 mg Substanz werden 10 s lang mit 5 ml Piperidin *R* geschüttelt. Die Flüssigkeit färbt sich rot.

B. Die Substanz verbrennt beim Erhitzen an der Luft mit schwach blauer Flamme unter Entwicklung von Schwefeldioxid, das angefeuchtetes blaues Lackmuspapier *R* rot färbt.

C. 0,1 g Substanz werden mit 5 ml Bromwasser *R* bis zur Farblosigkeit erhitzt. Die Lösung wird filtriert, das Filtrat gibt die Identitätsreaktion a auf Sulfat (V.3.1.1).

D. 0,10 g Substanz werden mit 1 ml Wasser und 0,2 ml Polysorbat 80 *R* in einem 10-ml-Meßzylinder mit eingeschliffenem Glasstopfen 5 min lang kräftig geschüttelt. Anschließend wird mit Glycerol *R* zu 10 ml ergänzt und etwa 1 min lang kräftig geschüttelt. Ein Tropfen dieser Suspension wird sofort auf einen Objektträger gegeben und mit einem Deckglas abgedeckt. Die Größe von mindestens 300 einzelnen Teilchen wird unter einem Mikroskop bei geeigneter Vergrößerung mit einem Okularmikrometer bestimmt. 90 Prozent der Teilchen dürfen nicht größer als 20 µm, 98 Prozent nicht größer als 40 µm sein.

Prüfung auf Reinheit

Prüflösung: 5,0 g Substanz werden mit 50 ml destilliertem Wasser unter häufigerem Umschütteln 30 min lang stehengelassen; anschließend wird filtriert.

Aussehen der Lösung: Die Prüflösung muß farblos (V.6.1) sein.

Sauer oder alkalisch reagierende Substanzen: 5 ml Prüflösung müssen sich nach Zusatz von 0,1 ml Phenolphthalein-Lösung *R* 1 und 0,2 ml 0,01 N-Natriumhydroxid-Lösung rot färben. Nach Zusatz von 0,3 ml 0,01 N-Salzsäure muß sich die Lösung entfärben und nach Zusatz von 0,15 ml Methylrot-Lösung *R* wieder rot färben.

Chlorid (V.3.2.4): 10 ml Prüflösung werden mit Wasser zu 24 ml verdünnt. 15 ml dieser Lösung müssen der Grenzprüfung auf Chlorid entsprechen (80 ppm).

Sulfat (V.3.2.13): 15 ml Prüflösung müssen der Grenzprüfung auf Sulfat entsprechen (100 ppm).

Sulfid: Die Mischung von 10 ml Prüflösung und 2,0 ml Pufferlösung *p*H 3,5 *R* wird mit 1,0 ml einer frisch hergestellten 0,16prozentigen Lösung (*m*/V) von Blei(II)-nitrat *R* in kohlendioxidfreiem Wasser *R* versetzt und umgeschüttelt. Nach 1 min darf die Mischung nicht stärker gefärbt sein als eine zur gleichen Zeit hergestellte Referenzlösung von 1,0 ml Blei-Lösung (10 ppm Pb) *R*, 9 ml Wasser, 2,0 ml Pufferlösung *p*H 3,5 *R* und 1,2 ml Thioacetamid-Reagenz *R*.

Arsen, Selen: 2,5 g Substanz werden 20 min lang mit 50 ml Ammoniak-Lösung 10 % *R* geschüttelt und filtriert. 25 ml des Filtrats werden auf dem Wasserbad bis fast zur Trockne eingedampft; nach Zusatz von 2 ml Wasser und 3 ml Salpetersäure 65 % *R* wird erneut zur Trockne eingedampft. Der Rückstand muß der Grenzprüfung B auf Arsen (V.3.2.2) entsprechen (4 ppm). Die Lösung darf sich dabei nicht rot färben.

Glührückstand: Höchstens 0,2 Prozent. 1,0 g Substanz wird sublimiert. Der bei 500 °C geglühte Rückstand darf höchstens 2 mg betragen.

Hinweis

Feinverteilter Schwefel darf nicht innerlich angewendet werden.

Schwefelkolloid-[^{99m}Tc]Technetium-Injektionslösung

Sulfuris colloidalis et technetii [^{99m}Tc] solutio iniectabilis

Schwefelkolloid-[^{99m}Tc]Technetium-Injektionslösung ist eine sterile, pyrogenfreie, kolloidale Dispersion von Schwefelmizellen, welche mit Technetium-99m markiert sind. Das Kolloid kann mit Gelatine oder mit einer geeigneten Substanz auf Gelatinebasis stabilisiert werden. Die Injektionslösung enthält mindestens 90,0 und höchstens 110,0 Prozent der deklarierten Technetium-99-Radioaktivität zu dem auf der Beschriftung angegebenen Zeitpunkt. Mindestens 92 Prozent der Radioaktivität entsprechen dem Technetium-99m in kolloidaler Form. Der *p*H-Wert der Injektionslösung kann durch Zusatz eines geeigneten Puffers, wie z. B. einer Acetat-, Citrat- oder Phosphat-Pufferlösung, eingestellt werden. Die Injektionslösung enthält, abhängig von der Art der Herstellung, eine variable Menge von kolloidalem Schwefel.

Die Injektionslösung wird aus **Natrium-[^{99m}Tc]pertechnetat-Injektionslösung aus Kernspaltprodukten (Natrii pertechnetatis [^{99m}Tc] fissione formati solutio iniectabilis)** oder aus **Natrium[^{99m}Tc]pertechnetat-Injektionslösung nicht aus Kernspaltprodukten (Natrii pertechnetatis [^{99m}Tc] sine fissione formati solutio iniectabilis)** unter Verwendung geeigneter, steriler, pyrogenfreier Substanzen hergestellt. Der Anteil radionuklearer Verunreinigungen ist auf den Zeitpunkt der Anwendung zu beziehen.

Eigenschaften

Klare bis opaleszierende, farblose bis gelbliche Flüssigkeit.

Technetium-99m hat eine Halbwertszeit von 6,02 h und emittiert Gammastrahlen.

Prüfung auf Identität

A. Das Spektrum der Gammastrahlen wird, wie in der Monographie **Radioaktive Arzneimittel (Radiopharmaceutica)** beschrieben, mit einem geeigneten Gerät gemessen. Das Spektrum weicht nicht signifikant von dem einer Technetium-99m-Referenzlösung[1)] ab, bestimmt entweder durch direkten Vergleich oder durch Messung mit einem Gerät, das mit einer derartigen Lösung eingestellt wurde. Das wichtigste Gammaphoton von Technetium-99m hat eine Energie von 0,140 MeV.

B. Das unter Prüfung auf „Radiochemische Reinheit" (siehe „Prüfung auf Reinheit") erhaltene Chromatogramm wird ausgewertet. Die Verteilung der Radioaktivität trägt zur Identifizierung der Injektionslösung bei.

C. In einem 100 mm langen Reagenzglas von 16 mm innerem Durchmesser werden 0,2 ml Injektionslösung zur Trockne eingedampft. Der Schwefel wird durch Schütteln des Rückstands mit 0,2 ml Pyridin *R* gelöst. Nach Zusatz von etwa 20 mg Benzoin *R* wird das offene Ende des Reagenzglases mit einem mit Blei(II)-acetat-Lösung *R* angefeuchteten Filterpapier bedeckt. Das Reagenzglas wird in einem Glycerolbad auf 150 °C erhitzt. Das Papier färbt sich langsam braun.

Prüfung auf Reinheit

***p*H-Wert** (V.6.3.1): Der *p*H-Wert der Injektionslösung muß zwischen 4,0 und 7,0 liegen.

[1)] Technetium-99m- und Molybdän-99-Referenzlösungen können von der Physikalisch-Technischen Bundesanstalt, Bundesallee 100, 3300 Braunschweig, bezogen werden.

Radiochemische Reinheit: Die Prüfung erfolgt mit Hilfe der aufsteigenden Papierchromatographie (V.6.20.1), wie in der Monographie **Radioaktive Arzneimittel** beschrieben.

Auf das Papier werden 10 µl Injektionslösung aufgetragen. Die Chromatographie erfolgt unmittelbar mit einer 0,9prozentigen Lösung (*m*/V) von Natriumchlorid *R* über eine Laufstrecke von 10 bis 15 cm. Das Papier wird getrocknet und die Verteilung der Radioaktivität mit Hilfe eines geeigneten Detektors ermittelt. Technetium-99m in kolloidaler Form bleibt am Startpunkt zurück, und Pertechnetat-Ionen haben einen Rf-Wert von etwa 0,6. Auch andere Verunreinigungen mit Rf-Werten zwischen 0,8 und 0,9 können vorhanden sein. Die dem Technetium-99m in kolloidaler Form entsprechende Radioaktivität muß mindestens 92 Prozent der Gesamtradioaktivität des Chromatogramms betragen.

Physiologische Verteilung: In die Schwanzvene von drei Mäusen, jede mit einer Körpermasse zwischen 20 und 25 g, werden höchstens je 0,2 ml injiziert. Die Mäuse werden 20 min nach der Injektion getötet. Leber, Milz und Lunge werden entnommen und die Radioaktivität der Organe mit Hilfe eines geeigneten Gerätes, wie in der Monographie **Radioaktive Arzneimittel** beschrieben, gemessen. Nach Entfernung des Schwanzes wird die Radioaktivität im übrigen Körper gemessen.

Der Prozentanteil der Radioaktivität in Leber, Milz und Lunge wird mit Hilfe folgender Formel ermittelt:

$$\frac{A}{B} \cdot 100$$

A = Radioaktivität des betreffenden Organs
B = Gesamtradioaktivität in Leber, Milz, Lunge und im übrigen Körper.

In jeder der drei Mäuse muß mindestens 80 Prozent der Radioaktivität in Leber und Milz und darf höchstens 5 Prozent in der Lunge gefunden werden. Wenn die Verteilung der Radioaktivität in einer der drei Mäuse nicht den vorgeschriebenen Verhältnissen entspricht, wird die Prüfung mit drei weiteren Mäusen wiederholt. Die Injektionslösung entspricht der Prüfung, wenn die beschriebene Verteilung der Radioaktivität in fünf der sechs untersuchten Mäuse gefunden wird. Die Injektionslösung kann vor Abschluß der Prüfung angewendet werden.

Sterilität: Die Injektionslösung muß der „Prüfung auf Sterilität" der Monographie **Radioaktive Arzneimittel** entsprechen. Die Injektionslösung kann vor Abschluß der Prüfung angewendet werden.

Pyrogene: Die Injektionslösung muß der „Prüfung auf Pyrogene" der Monographie **Radioaktive Arzneimittel** entsprechen. Je Kilogramm Körpermasse eines Kaninchens werden mindestens 0,1 ml injiziert. Die Injektionslösung kann vor Abschluß der Prüfung angewendet werden.

Radioaktivität

Die Radioaktivität wird, wie in der Monographie **Radioaktive Arzneimittel** beschrieben, mit einem geeigneten Gerät durch Vergleich mit einer Technetium-99m-Referenzlösung oder durch Messung mit einem Gerät, das mit Hilfe einer derartigen Lösung eingestellt wurde, bestimmt.

Lagerung

Entsprechend **Radioaktive Arzneimittel.**

Beschriftung

Entsprechend **Radioaktive Arzneimittel.**

Klassische-Schweinepest-Lebend-Impfstoff (gefriergetrocknet)

Vaccinum pestis classicae suillae vivum cryodesiccatum

Klassische-Schweinepest-Lebend-Impfstoff (gefriergetrocknet) ist eine Zubereitung aus einem Stamm des Virus der klassischen Schweinepest, der seine Pathogenität für das Schwein durch Adaptation an Zellkulturen oder an das Kaninchen verloren hat.

Die Herstellung des Impfstoffs beruht auf einem Saatvirussystem; das Saatvirus wird festgelegt im Hinblick auf die Eigenschaften, die unter „Auswahl des Impfstoffstammes" gegeben sind. Für Impfstoffe aus Kaninchen wird das Saatvirus (oder der Impfstoff) aus homogenisierten Organen oder dem Blut von Kaninchen aus gesunden Stämmen gewonnen, die bei höchstem Temperaturanstieg nach intravenöser Injektion des Virus getötet werden. Der Impfstoff ist gefriergetrocknet.

Auswahl des Impfstoffstammes

Für die Herstellung des Impfstoffs darf nur ein Virusstamm verwendet werden, der nachweislich frei von fremden Mikroorganismen ist und hinsichtlich Unschädlichkeit, Nichtübertragbarkeit, Stabilität der Virulenzabschwächung und immunogener Eigenschaften den Anforderungen entspricht. Die Eignung des Stammes hinsichtlich dieser Merkmale kann mit Hilfe der nachfolgend beschriebenen Methoden nachgewiesen werden.

Die in allen nachfolgenden Prüfungen verwendete Impfstoffdosis wird vom Hersteller aufgrund von Vorversuchen festgelegt.

Sterilität: Der Stamm muß der „Prüfung auf Sterilität" entsprechen, wie in der Monographie **Impfstoffe für Tiere (Vaccina ad usum veterinarium)** angegeben, und frei von Mykoplasmen und Fremdviren sein.

Prüfungen an Schweinen

Auswahl der Tiere: Die Ferkel müssen 6 bis 7 Wochen alt, die Sauen Erstlingssauen sein. Alle Tiere müssen gesund sein und dürfen keinen Kontakt mit Schweinepest-Virus gehabt haben; sie müssen serologisch frei sein von Antikörpern gegen Schweinepest und Virusdiarrhoe der Rinder. Die Eingewöhnungszeit an die Ställe, in denen die Prüfungen durchgeführt werden sollen, muß eine Woche betragen.

Unschädlichkeit:

a) Jedem von 5 Ferkeln werden 10 Impfstoffdosen auf einmal intramuskulär injiziert (Gruppe a).

b) 5 Ferkel werden durch tägliche Injektion von 2 mg Prednisolon je kg Körpermasse fünf Tage lang immunsupprimiert und erhalten am 3. Tag eine Impfstoffdosis (Gruppe b).

   Die Tiere der Gruppen a und b werden 21 Tage lang beobachtet. Sie müssen gesund bleiben; ihre Temperatur- und Gewichtskurven dürfen sich nicht signifikant von denjenigen von Kontrolltieren unterscheiden.

c) 10 nicht immunen, trächtigen Sauen werden zwischen dem 25. und 35. Trächtigkeitstag jeweils 2 Impfstoffdosen auf einmal intramuskulär injiziert. 10 nicht immune, trächtige Sauen desselben Alters und der gleichen Herkunft erhalten anstelle der 2 Impfstoffdosen dasselbe Volumen einer 0,9prozentigen Lösung (*m*/V) von Natriumchlorid. Das Impfstoffvirus verursacht keine Anomalien während der Trächtigkeit oder bei den Ferkeln.

Nichtübertragbarkeit: 12 Ferkel der gleichen Herkunft werden zusammen gehalten. 6 davon werden in üblicher Weise geimpft, während die 6 anderen als Kontaktkontrollen gehalten werden. Nach 40 Tagen werden alle Tiere durch intramuskuläre Injektion des Belastungsvirus (siehe „Prüfung auf Wirksamkeit") infiziert, die ausreicht, um ein ungeimpftes Ferkel innerhalb von 7 Tagen zu töten. Die geimpften Ferkel widerstehen der Infektion, während die Kontaktferkel die typischen Symptome der Schweinepest aufweisen müssen.

Stabilität der Virulenzabschwächung: Jedem von 2 Ferkeln wird eine Impfstoffdosis intramuskulär injiziert. 7 Tage später werden jedem Ferkel 5 ml Blut entnommen und die Blutproben vereinigt. Jeweils 5 ml des Pools werden zwei weiteren frischen Ferkeln intramuskulär injiziert. Dieser Vorgang wird sechsmal wiederholt. Die Tiere dürfen keine Anzeichen von Schweinepest aufweisen und müssen normales Wachstum zeigen.

Immunogene Eigenschaften: Die immunogenen Eigenschaften können mittels der für die „Prüfung auf Wirksamkeit" beschriebenen Methode nachgewiesen werden.

Die einer Impfstoffdosis entsprechende Virusmenge muß mindestens 100 PD_{50} enthalten.

Prüfung auf Identität

A. Bei Impfstoffen aus Kaninchen und solchen, die aus Kaninchen-Zellkulturen stammen, werden 0,5 ml des nach den Angaben in der Beschriftung gelösten Impfstoffs einem oder mehreren nicht immunen Kaninchen intravenös injiziert. Ebenso werden eines oder mehrere immune Kaninchen behandelt, die entweder mindestens 10 Tage und höchstens 2 Monate zuvor auf gleiche Weise mit einer gleich großen Dosis eines Impfstoffs desselben Typs oder einige Stunden vor der Injektion des Impfstoffs durch Verabreichung einer ausreichenden Dosis eines Immunserums immunisiert wurden. Die Körpertemperatur der Kaninchen wird morgens und abends gemessen, beginnend nach 24 h und dann täglich bis zum fünften Tag nach der Injektion. Der Impfstoff wird anhand seiner spezifischen fiebererregenden Eigenschaft identifiziert, die nur bei den nicht immunen Kaninchen einen Temperaturanstieg um mindestens 1,5 °C bewirkt.

B. Bei Impfstoffen, die nicht aus Kaninchen-Zellkulturen stammen, neutralisiert das Serum von Schweinen, die mit dem Impfstoff immunisiert wurden, das für die Herstellung des Impfstoffs verwendete Virus.

Prüfung auf Reinheit

Unschädlichkeit: Für die Prüfung werden 3 Ferkel verwendet, die die für die Auswahl der Tiere vorgeschriebenen Merkmale im Abschnitt „Auswahl des Impfstoffstammes" aufweisen. Jedem der Ferkel werden 10 Dosen des aufgelösten Impfstoffs auf einmal intramuskulär injiziert. Danach werden die Tiere 21 Tage lang beobachtet. Die Temperaturkurven müssen normal, die Tiere gesund bleiben und ein normales Wachstum zeigen.

Fremdviren: Der Impfstoff wird mit einem monospezifischen Antiserum gemischt und in empfängliche Zellkulturen verimpft. Zytopathische Effekte dürfen nicht auftreten.

Unter Verwendung von Hühner-Erythrozyten wird ein Haemagglutinationstest mit dem Zellkultur-Überstand durchgeführt. Das Ergebnis muß negativ sein. Eine an der Zellkultur durchgeführte Haemadsorptionsprüfung muß ebenfalls negativ sein.

Der Impfstoff wird so aufgelöst, daß 1 Dosis in 1 ml enthalten ist. 10 Mäusen von je 11 bis 15 g Körpermasse werden je 0,03 ml der Lösung intrazerebral injiziert. Danach werden die Tiere 21 Tage lang beobachtet. Wenn mehr als 2 Mäuse innerhalb der ersten 48 h sterben, wird die Prüfung wiederholt. Vom 3. bis 21. Tag nach der Injektion dürfen die Mäuse keine unerwünschten Wirkungen zeigen, die auf den Impfstoff zurückzuführen sind.

Verunreinigung durch Bakterien und Pilze: Der Impfstoff muß der in der Monographie **Impfstoffe für Tiere** vorgeschriebenen „Prüfung auf Sterilität" entsprechen und frei von Mykoplasmen sein.

Prüfung auf Wirksamkeit

Die Wirksamkeit wird in 50 Prozent schützenden Dosen (PD_{50}) für Schweine in der auf dem Etikett angegebenen Dosis ausgedrückt. Der Impfstoff muß mindestens 100 PD_{50} je Dosis enthalten.

Für die Prüfung werden Ferkel verwendet, die die für die Auswahl der Tiere vorgeschriebenen Merkmale im Abschnitt „Auswahl des Impfstoffstammes" aufweisen. Zwei Gruppen von je 5 Ferkeln erhalten intramuskulär injiziert:

- 1/40 einer Dosis der Zubereitung je Ferkel der ersten Gruppe
- 1/160 einer Dosis der Zubereitung je Ferkel der zweiten Gruppe.

Zwei Ferkel dienen als Kontrollen. Die Verdünnungen werden unter Verwendung von physiologischer Pufferlösung *p*H 7,2 *R* hergestellt. Am 14. Tag nach der Impfstoff-Injektion wird jedem immunisierten und jedem Kontrolltier intramuskulär eine Dosis Belastungsvirus injiziert, die ausreicht, um ein nicht immunisiertes Ferkel innerhalb 7 Tagen zu töten. Die Belastungsviruszubereitung besteht aus Blut von Schweinen, die experimentell mit Virus infiziert wurden, das nicht in Zellkulturen passagiert wurde. Die Kontrolltiere sterben innerhalb 7 Tagen nach der Belastungsinfektion. Die immunisierten Tiere werden 14 Tage lang beobachtet. Aus der Anzahl der Tiere, die ohne Schweinepest-Symptome überleben, wird mit Hilfe der üblichen statistischen Methoden die Anzahl der im Impfstoff enthaltenen PD_{50} berechnet.

Lagerung

Entsprechend **Impfstoffe für Tiere.**

Dauer der Verwendbarkeit: 12 Monate.

Schweinerotlauf-Impfstoff

Vaccinum erysipelatis suillae inactivatum

Schweinerotlauf-Impfstoff ist eine inaktivierte Zubereitung aus einem oder mehreren geeigneten Stämmen von *Erysipelothrix rhusiopathiae (E. insidiosa).* Stämme von *E. rhusiopathiae*, deren Immunogenität bei Schweinen nachgewiesen ist, werden in geeigneten Nährmedien gezüchtet. Nach einer geeigneten Züchtungsdauer werden die Organismen durch physikalische oder chemische Mittel oder beides vollständig inaktiviert. Adjuvantien können verwendet werden.

Prüfung auf Identität

Der Impfstoff schützt empfängliche Tiere gegen eine Infektion mit *E. rhusiopathiae.*

Prüfung auf Reinheit

Unschädlichkeit

a) Das Doppelte der Impfdosis wird nach der in der Beschriftung angegebenen Applikationsart jedem von zwei gesunden, empfänglichen, 3 bis 4 Monate alten Schweinen injiziert. Danach werden die Tiere mindestens 10 Tage lang beobachtet. Nennenswerte lokale oder systemische Reaktionen dürfen nicht auftreten.

b) Jeder von zehn gesunden Mäusen von je 17 bis 20 g Körpermasse werden 0,5 ml des Impfstoffs subkutan injiziert. Danach werden die Tiere mindestens 10 Tage lang beobachtet. Nennenswerte lokale oder systemische Reaktionen dürfen nicht auftreten.

Sterilität: Der Impfstoff muß der „Prüfung auf Sterilität" der Monographie **Impfstoffe für Tiere (Vaccina ad usum veterinarium)** entsprechen.

Prüfung auf Wirksamkeit

Die Wirksamkeit des Impfstoffs wird bestimmt, indem die für den Schutz von Mäusen gegen die tödliche Wirkung einer virulenten Kultur von *E. rhusiopathiae* notwendige Impfstoffdosis mit derjenigen Menge eines Schweinerotlauf-Referenzimpfstoffs verglichen wird, die für die Erzielung desselben Schutzes notwendig ist. Für diesen Vergleich ist eine Referenzzubereitung von Schweinerotlauf-Impfstoff, das auf Internationale Einheiten eingestellt ist, und eine geeignete Kultur von *E. rhusiopathiae* für die Belastungsinfektion nötig. Die Internationale Einheit ist die spezifische Aktivität einer festgelegten Menge des Internationalen Standards[1], der aus einer definierten Menge getrockneten Schweinerotlauf-Impfstoffs besteht.

Zur Prüfung werden gesunde weiße Mäuse derselben Zucht mit einer Körpermasse zwischen 17 und 20 g verwendet. Sie werden in mindestens sechs Gruppen von je 16 Mäusen eingeteilt. Mindestens drei Gruppen wird die Referenzzubereitung und mindestens drei anderen Gruppen der Impfstoff verabreicht. Eine Gruppe von zehn Mäusen dient zur Kontrolle des Stammes für die Belastungsinfektion. Für die Belastungsinfektion wird eine ausreichende Menge einer aktiv wachsenden, virulenten Kultur von *E. rhusiopathiae* oder eine Verdünnung davon verwendet. Die Belastungsdosis soll die Mäuse innerhalb von 2 bis 5 Tagen töten.

Mit 0,9prozentiger Lösung (*m*/V) von Natriumchlorid werden mindestens je drei Verdünnungen der Referenzzubereitung und des Impfstoffs so hergestellt, daß in jeder Verdünnungsreihe diejenige Dosis, die etwa 50 Prozent der Mäuse schützt, dem mittleren Wert der Verdünnungsreihe möglichst nahe kommt. Empfohlene Dosen sind 0,2, 1,0 und 5,0 I.E. für die Referenzzubereitung und ähnlich abgestufte Dosen für den Impfstoff, jeweils in 0,5 ml enthalten. Jeder Maus wird die ihrer Gruppe zugeordnete Verdünnung subkutan injiziert. Nach 21 Tagen wird allen Mäusen einschließlich der Kontrollgruppe die Belastungskultur intraperitoneal injiziert. Die geimpften Mäuse werden 8 Tage lang beobachtet und die Anzahl der Todesfälle registriert. Die Wirksamkeit des Impfstoffs wird durch Vergleich mit derjenigen der Referenzzubereitung mit Hilfe der üblichen statistischen Methoden berechnet.

Der Impfstoff entspricht der Prüfung, wenn die untere Vertrauensgrenze ($P = 0,95$) der gemessenen Wirksamkeit mindestens 50 I.E. je Schweinedosis beträgt.

Lagerung

Entsprechend **Impfstoffe für Tiere.**

Dauer der Verwendbarkeit: 2 Jahre.

Schweinerotlauf-Serum

Immunoserum erysipelatis suillae

Schweinerotlauf-Serum ist eine Zubereitung, welche Globuline enthält, die virulente Kulturen von *Erysipelothrix rhusiopathiae (E. insidiosa)* spezifisch neutralisieren. Es besteht aus Serum oder einer Zubereitung des Serums von Pferden, die gegen einen geeigneten Stamm von *E. rhusiopathiae* immunisiert wurden.

Prüfung auf Identität

Die Zubereitung neutralisiert spezifisch eine virulente Kultur von *E. rhusiopathiae* und macht sie für empfängliche Tiere unschädlich.

[1] Der Wert in Internationalen Einheiten des Internationalen Standards wird von Zeit zu Zeit von der WHO festgelegt.

Prüfung auf Reinheit

Die Zubereitung entspricht den Prüfungen der Monographie **Immunsera für Tiere (Immunosera ad usum veterinarium)** mit folgender zusätzlicher Prüfung:

Unschädlichkeit: Die doppelte empfohlene Dosis wird subkutan je zwei empfänglichen Schweinen injiziert. Die Tiere werden 7 Tage lang beobachtet. Lokale oder systemische Reaktionen dürfen nicht auftreten.

Prüfung auf Wirksamkeit

Die Wirksamkeit beträgt mindestens 100 I. E. je Milliliter.

Die Internationale Einheit ist die spezifisch schützende Aktivität, die in einer festgelegten Menge des Internationalen Standards für Schweinerotlauf-Serum (Anti-N) enthalten ist; der Standard besteht aus getrocknetem Immunserum vom Pferd[1]. Die Wirksamkeit des Schweinerotlauf-Serums wird bestimmt durch den Vergleich der notwendigen Schutzdosis für Mäuse gegen die Wirkung virulenter Kulturen von *E. rhusiopathiae* mit derjenigen Menge der Standardzubereitung von Schweinerotlauf-Serum, eingestellt in Internationalen Einheiten, die für den gleichen Schutz notwendig ist. Für diesen Vergleich wird eine geeignete virulente *E.-rhusiopathiae*-Kultur als Belastungszubereitung verwendet. Die Wirksamkeit des Serums wird in bezug auf die Standardzubereitung bei Verwendung der virulenten Belastungszubereitung bestimmt.

Für die Prüfung werden gesunde weiße Mäuse aus der gleichen Zucht von je 17 bis 20 g Körpermasse verwendet. Die Mäuse werden in mindestens 6 Gruppen von je 10 Mäusen eingeteilt. Mindestens 3 Gruppen erhalten die Standardzubereitung und mindestens 3 andere Gruppen das Schweinerotlauf-Serum. Als Kontrolle für den Belastungsstamm dient eine Gruppe von 10 Mäusen. Für die Belastung wird eine ausreichende Menge einer aktiv wachsenden, virulenten *E.-rhusiopathiae*-Kultur oder eine Verdünnung davon verwendet, die so dosiert wird, daß sie die Mäuse in 2 bis 5 Tagen tötet. Für das Schweinerotlauf-Serum und für die Standardzubereitung werden mindestens drei Verdünnungen in geometrischer Reihe angelegt, wozu eine 0,9prozentige Lösung (*m*/V) von Natriumchlorid *R* verwendet wird. Die empfohlenen Dosen liegen zwischen 0,2 und 5,0 I. E. für die Standardzubereitung, entsprechend werden die Dosen für das Schweinerotlauf-Serum abgestuft; jede dieser Mengen ist in 0,5 ml enthalten. Jeder Maus wird die für ihre Gruppe vorgesehene Verdünnung subkutan injiziert. Die Belastungszubereitung wird allen Mäusen, einschließlich der Kontrollgruppe, 1 h danach intraperitoneal injiziert. Die Mäuse werden 8 Tage lang beobachtet und die Anzahl der toten Mäuse festgestellt. Alle Kontrolltiere müssen an der Infektion zwischen dem zweiten und fünften Tag zugrunde gehen. Mit den üblichen statistischen Methoden wird die Wirksamkeit des Schweinerotlauf-Serums in bezug auf diejenige der Standardzubereitung errechnet.

[1] Der Gehalt in Internationalen Einheiten wird für den Internationalen Standard von der Weltgesundheitsorganisation festgelegt.

Lagerung

Entsprechend **Immunsera für Tiere.**

Dauer der Verwendbarkeit: Entsprechend **Immunsera für Tiere.**

Beschriftung

Entsprechend **Immunsera für Tiere.** Die Beschriftung auf dem Behältnis oder der Verpackung gibt an, daß das Schweinerotlauf-Serum von Pferdeserum gewonnen wurde.

Schweineschmalz

Adeps suillus

Schweineschmalz ist der zwischen 75 und 100 °C ausgeschmolzene, vom Wasser und Eiweiß befreite Anteil des Fettgewebes, der überwiegend aus dem frischen, ungesalzenen Gewebe des Netzes und der Nierenumhüllung gesunder, nach den jeweils geltenden Rechtsvorschriften tauglich befundener Schweine gewonnen worden ist.

Eigenschaften

Weiße, streichbar-weiche, fettige Masse, geruchlos oder von schwachem, arteigenem Geruch und mildem Geschmack; leicht löslich in Chloroform, Ether und Petroläther, schwer löslich in Ethanol.

Prüfung auf Identität

Werden 50 g Substanz in einer tiefen Porzellanschale von etwa 8 cm Durchmesser bei gelinder Wärme geschmolzen und rasch abgekühlt, so erstarrt die Schmelze mit charakteristischer, radial verlaufender Wulstbildung und einer Vertiefung in der Mitte, oder es tritt an der Gefäßwand ein gefalteter, wulstartiger Ring auf.

Prüfung auf Reinheit

Aussehen: 10 g der unterhalb 90 °C geschmolzenen Substanz müssen klar (V.6.1) und dürfen nicht starker gefärbt (V.6.2, Methode II) sein als die Farbvergleichslösung BG_5.

Geruch: 20 g Substanz werden in einem Porzellantiegel von etwa 6 bis 7 cm Durchmesser und etwa 6 cm Höhe (Rauminhalt etwa 140 bis 180 ml) über freier Flamme bis zum Auftreten des ersten bläulichen Rauches auf 160 bis 170 °C erhitzt. Während des Erhitzens ist das Fett von Zeit zu Zeit unter gleichzeitigem Umschwenken geruchlich zu prüfen. Nach Ausgießen des heißen Fettes ist nochmals der Geruch des Rückstandes im Porzellantiegel zu prüfen. Geruchsabweichungen dürfen sich vor der Rauchentwicklung nicht bemerkbar machen.

Brechungsindex (V.6.5): 1,458 bis 1,461, bei 40 °C bestimmt.

Schmelztemperatur in der offenen Kapillare (V.6.11.2): 36 bis 43 °C.

Säurezahl (V.3.4.1): Höchstens 1,3.

Iodzahl (V.3.4.4): 46 bis 60.

Unverseifbare Anteile (V.3.4.7): Höchstens 1,0 Prozent, mit 5,00 g Substanz bestimmt.

Wassergehalt: Höchstens 0,3 Prozent. Die schwebstofffreie Schmelze von 10 g Substanz muß sich bei vorsichtigem Erwärmen zwischen 50 und 90 °C klären und darf sich bei langsamem Abkühlen unter Schütteln an der Luft bei 3maliger Wiederholung des Versuches nicht oberhalb 75 °C trüben. Die Untersuchung ist in einem starkwandigen Reagenzglas von 90 mm Länge und etwa 18 ml Rauminhalt durchzuführen, in dem mittels eines durchbohrten Gummistopfens ein Thermometer so befestigt ist, daß sich die Quecksilberkugel in der Mitte der Fettschicht befindet.

Verdorbenheit:

a) Die Substanz darf nicht ranzig riechen und schmecken, und die Peroxidzahl (V.3.4.5) darf nicht größer als 4 sein.

b) 2,0 g filtrierte Substanz werden in einem mit Uhrglas bedeckten Becherglas oder in einem mit Steigrohr versehenen Erlenmeyerkolben mit 10,0 ml farbloser 0,5 N-ethanolischer Kaliumhydroxid-Lösung genau 2 min lang zum Sieden erhitzt. Nach Überführen der Mischung mittels Ethanol 96 % *R* in einen 25-ml-Meßkolben und Zugabe von 3 ml Wasser wird schnell auf 20 °C abgekühlt und mit Ethanol 96 % *R* zu 25,0 ml ergänzt. Nach insgesamt 10 min (einschließlich der Verseifungszeit von 2 min) dürfen 10 ml der Lösung nicht stärker gefärbt sein (V.6.2, Methode II) als das gleiche Volumen der Farbvergleichslösung G_3.

Lagerung

Vor Licht geschützt, in dem Verbrauch angemessenen, möglichst vollständig mit dem geschmolzenen Schweineschmalz gefüllten Behältnissen oder unter Inertgas. Schweineschmalz aus verschiedenen Lieferungen darf nicht miteinander gemischt gelagert werden.

Scopolaminhydrobromid

Scopolamini hydrobromidum (Hyoscini hydrobromidum)

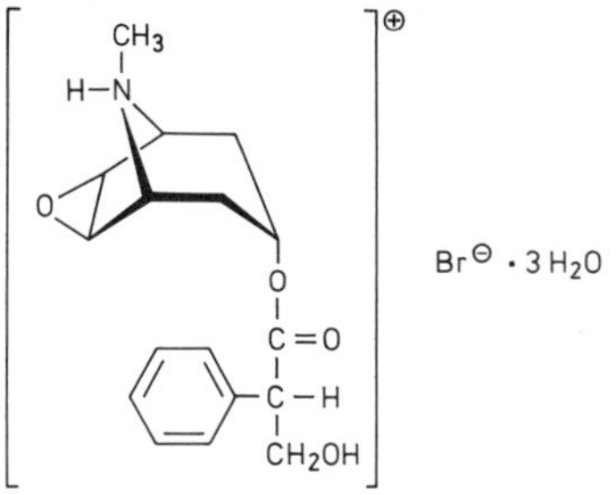

$C_{17}H_{22}BrNO_4 \cdot 3\,H_2O$ M_r 438,3

Scopolaminhydrobromid enthält mindestens 99,0 und höchstens 101,0 Prozent 6β,7β-Epoxy-3α(1α*H*,5α*H*)-tropanyl-(*S*)-tropat-hydrobromid, berechnet auf die wasserfreie Substanz.

Eigenschaften

Weißes, kristallines Pulver oder farblose Kristalle, geruchlos, verwitternd; leicht löslich in

Wasser, löslich in Ethanol, praktisch unlöslich in Chloroform und Ether.

Die Substanz schmilzt unter Zersetzung bei etwa 197 °C. Die Substanz wird vorher 24 h lang im Vakuum und anschließend 2 h lang im Trockenschrank bei 100 bis 105 °C getrocknet.

Prüfung auf Identität

Die Prüfung A kann entfallen, wenn die Prüfungen B, C, D und E durchgeführt werden. Die Prüfungen B, C und E können entfallen, wenn die Prüfungen A und D durchgeführt werden.

A. Das IR-Absorptionsspektrum (V.6.18) der Substanz zeigt im Vergleich mit dem von Scopolaminhydrobromid *CRS* Maxima bei denselben Wellenlängen mit den gleichen relativen Intensitäten.

Wenn die Preßlinge von Substanz und Referenzsubstanz unterschiedliche Spektren ergeben, wird wie folgt geprüft:

Die Lösung von 3 mg Substanz in 1 ml Ethanol 96 % *R* wird auf dem Wasserbad zur Trockne eingedampft, der Rückstand in 0,5 ml Chloroform *R* gelöst und die Lösung mit 0,2 g Kaliumbromid *R* und 15 ml Ether *R* versetzt. 5 min lang wird unter häufigem Schütteln stehengelassen. Nach dem Dekantieren wird der Rückstand auf dem Wasserbad erwärmt, bis kein Lösungsmittelgeruch wahrzunehmen ist. Aus dem Rückstand wird ein Preßling hergestellt und dieser 3 h lang im Trockenschrank bei 100 bis 105 °C getrocknet. Die Referenzsubstanz ist in gleicher Weise zu behandeln, bevor die Spektren aufgenommen werden.

B. Etwa 50 mg Substanz werden in 5 ml Wasser gelöst und unter Umschütteln tropfenweise mit 5 ml Pikrinsäure-Lösung *R* versetzt. Der Niederschlag wird mit Wasser gewaschen und 2 h lang im Trockenschrank bei 100 bis 105 °C getrocknet. Schmelztemperatur (V.6.11.1): 188 bis 193 °C.

C. Etwa 1 mg Substanz wird mit 0,2 ml rauchender Salpetersäure *R* auf dem Wasserbad zur Trockne eingedampft. Wird der Rückstand in 2 ml Aceton *R* gelöst und mit 0,1 ml einer 3prozentigen Lösung (*m*/V) von Kaliumhydroxid *R* in Methanol *R* versetzt, entsteht eine Violettfärbung.

D. Die Substanz gibt die Identitätsreaktionen auf Bromid (V.3.1.1).

E. Die Substanz gibt die Identitätsreaktion auf Alkaloide (V.3.1.1).

Prüfung auf Reinheit

Prüflösung: 2,50 g Substanz werden in kohlendioxidfreiem Wasser *R* zu 50,0 ml gelöst.

***p*H-Wert** (V.6.3.1): Der *p*H-Wert der Prüflösung muß zwischen 4,0 und 5,5 liegen.

Spezifische Drehung (V.6.6): Die spezifische Drehung, bestimmt mit der Prüflösung, muß zwischen –24 und –27 ° liegen, berechnet auf die wasserfreie Substanz.

Fremde Alkaloide und Zersetzungsprodukte: Die Prüfung erfolgt mit Hilfe der Dünnschichtchromatographie (V.6.20.2) unter Verwendung einer Schicht von Kieselgel G *R*.

Untersuchungslösung: 0,2 g Substanz werden in Methanol *R* zu 10 ml gelöst.

Referenzlösung a: 1 ml Untersuchungslösung wird mit Methanol *R* zu 100 ml verdünnt.

Referenzlösung b: 5 ml Referenzlösung a werden mit Methanol *R* zu 10 ml verdünnt.

Auf die Platte werden getrennt 10 µl jeder Lösung aufgetragen. Die Chromatographie erfolgt mit einer Mischung von 2 Volumteilen Ammoniak-Lösung 26 % *R*, 10 Volumteilen Methanol *R*, 30 Volumteilen Aceton *R* und 50 Volumteilen Chloroform *R* über eine Laufstrecke von 10 cm. Die Platte wird 15 min lang im Trockenschrank bei 100 bis 105 °C getrocknet. Nach dem Erkalten wird mit verdünntem Dragendorffs Reagenz *R* bis zum Sichtbarwerden der Flecke besprüht. Keine im Chromatogramm der Untersuchungslösung auftretenden Nebenflecke dürfen größer oder stärker gefärbt sein als der mit Referenzlösung a erhaltene Fleck, und höchstens ein Nebenfleck darf größer oder stärker gefärbt sein als der mit der Referenzlösung b erhaltene Fleck. Ein am Startpunkt auftretender gelber Fleck kann vernachlässigt werden.

Aposcopolamin: 0,10 g Substanz werden in 0,01 N-Salzsäure zu 100,0 ml gelöst. Die spezifische Absorption (V.6.19) der Lösung, bei 245 nm bestimmt, darf höchstens 3,6 betragen, berechnet auf die wasserfreie Substanz (etwa 0,5 Prozent).

Wasser (V.3.5.6): 10,0 bis 13,0 Prozent, mit 0,200 g Substanz nach der Karl-Fischer-Methode bestimmt.

Sulfatasche (V.3.2.14): Höchstens 0,1 Prozent, mit 1,0 g Substanz bestimmt.

Gehaltsbestimmung

0,400 g Substanz werden in 10 ml wasserfreier Essigsäure *R*, falls erforderlich unter Erwärmen, gelöst und nach „Titration in wasserfreiem Medium", (V.3.5.5) unter Zusatz von 20 ml Dioxan *R* und 7 ml Quecksilber(II)-acetat-Lösung *R* mit 0,1 N-Perchlorsäure titriert. Der Endpunkt wird mit Hilfe der „Potentiometrie" (V.6.14) bestimmt.

1 ml 0,1 N-Perchlorsäure entspricht 38,43 mg $C_{17}H_{22}BrNO_4$.

Lagerung

Dicht verschlossen, vor Licht geschützt, in möglichst kleinen und möglichst voll gefüllten Behältnissen.

Sehr vorsichtig zu lagern!

Secobarbital-Natrium

Secobarbitalum natricum

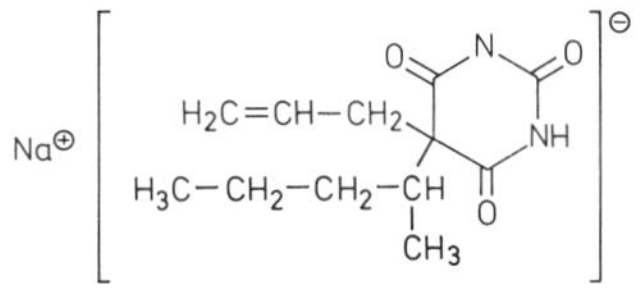

$C_{12}H_{17}N_2NaO_3$ M_r 260,3

Secobarbital-Natrium enthält mindestens 98,5 und höchstens 102,0 Prozent (*RS*)-5-Allyl-5-(1-methylbutyl)barbitursäure, Natriumsalz, berechnet auf die getrocknete Substanz.

Eigenschaften

Weißes, geruchloses, hygroskopisches Pulver; leicht löslich in kohlendioxidfreiem Wasser (ein geringer Anteil kann ungelöst bleiben) und Ethanol, praktisch unlöslich in Chloroform und Ether.

Prüfung auf Identität

Die Prüfung B kann entfallen, wenn die Prüfungen A, C, D und E durchgeführt werden. Die Prüfungen C und E können entfallen, wenn die Prüfungen A, B und D durchgeführt werden.

A. 10 ml Prüflösung (siehe „Prüfung auf Reinheit") werden in einem 600-ml-Becherglas mit 90 ml Wasser und 5 ml Essigsäure 12 % *R* versetzt, kräftig gerührt und nach Zusatz von 200 ml Wasser zum Sieden erhitzt, bis sich der Niederschlag und die öligen Tröpfchen an der Oberfläche der Flüssigkeit wieder gelöst haben. Bis zum Auftreten einer Trübung wird abgekühlt und, falls erforderlich, die Kristallisation eingeleitet. Nach mindestens 12 h langem Stehenlassen werden die Kristalle auf einem Filter gesammelt, dreimal mit je 10 ml Wasser gewaschen und bei 80 °C getrocknet (Rückstand). Unter gleichen Bedingungen wird mit 0,1 g Secobarbital-Natrium *CRS* der Referenzrückstand hergestellt. Die Schmelztemperatur (V.6.11.1) des Rückstandes wird bestimmt. Gleiche Teile Rückstand und Referenzrückstand werden gemischt und die Schmelztemperatur der Mischung bestimmt. Die Differenz zwischen beiden Schmelztemperaturen bei etwa 96 °C darf höchstens 2 °C betragen.

B. Das IR-Absorptionsspektrum (V.6.18) des unter Prüfung A erhaltenen Rückstandes zeigt im Vergleich mit dem von Secobarbital-Natrium *CRS* erhaltenen Rückstand Maxima bei denselben Wellenlängen mit den gleichen relativen Intensitäten.

C. Die Prüfung erfolgt mit Hilfe der Dünnschichtchromatographie (V.6.20.2) unter Verwendung einer Schicht von Kieselgel GF_{254} *R*.

Untersuchungslösung: 0,1 g Substanz werden in Ethanol 96 % *R* zu 100 ml gelöst.

Referenzlösung: 0,1 g Secobarbital-Natrium *CRS* werden in Ethanol 96 % *R* zu 100 ml gelöst.

Auf die Platte werden getrennt 10 µl jeder Lösung aufgetragen. Die Chromatographie erfolgt mit der unteren Phase einer Mischung von 5 Volumteilen Ammoniak-Lösung 26 % *R*, 15 Volumteilen Ethanol 96 % *R* und 80 Volumteilen Chloroform *R* über eine Laufstrecke von 18 cm. Das Chromatogramm wird sofort im ultravioletten Licht bei 254 nm ausgewertet. Der Hauptfleck im Chromatogramm der Untersuchungslösung entspricht in bezug auf Lage und Größe dem mit der Referenzlösung erhaltenen Hauptfleck.

D. Die Substanz gibt die Identitätsreaktion a auf Natrium (V.3.1.1).

E. Die Substanz gibt die Identitätsreaktion auf nicht am Stickstoff substituierte Barbiturate (V.3.1.1).

Prüfung auf Reinheit

Prüflösung: 5,0 g Substanz werden in Ethanol 50 % (V/V) zu 50 ml gelöst.

Aussehen der Lösung: Die Prüflösung muß klar (V.6.1) und darf nicht stärker gefärbt sein als die Farbvergleichslösung G_7 (V.6.2, Methode II).

***p*H-Wert** (V.6.3.1): 5,0 g Substanz werden in kohlendioxidfreiem Wasser *R* zu 50 ml gelöst. Ein geringer unlöslicher Rückstand wird nicht berücksichtigt. Der *p*H-Wert der Lösung darf höchstens 11,0 betragen.

Verwandte Substanzen: Die Prüfung erfolgt mit Hilfe der Dünnschichtchromatographie (V.6.20.2) unter Verwendung einer Schicht von Kieselgel GF_{254} *R*.

Untersuchungslösung: 1,0 g Substanz wird in Ethanol 96 % *R* zu 100 ml gelöst.

Referenzlösung: 0,5 ml Untersuchungslösung werden mit Ethanol 96 % *R* zu 100 ml verdünnt.

Auf die Platte werden getrennt 20 µl jeder Lösung aufgetragen. Die Chromatographie erfolgt mit der unteren Phase einer Mischung von 5 Volumteilen Ammoniak-Lösung 26 % *R*, 15 Volumteilen Ethanol 96 % *R* und 80 Volumteilen Chloroform *R* über eine Laufstrecke von 15 cm. Das Chromatogramm wird sofort im ultravioletten Licht bei 254 nm ausgewertet, mit Diphenylcarbazon-Quecksilber(II)-chlorid-Reagenz *R* besprüht und an der Luft trocknen gelassen. Die Platte wird anschließend mit frisch hergestellter ethanolischer Kaliumhydroxid-Lösung 3 % *R*, die mit aldehydfreiem Ethanol 96 % *R* im Verhältnis 1 zu 5 verdünnt ist, besprüht und 5 min lang bei 100 bis 105 °C erhitzt. Das Chromatogramm wird sofort ausgewertet. Sowohl bei der Auswertung im ultravioletten Licht als auch nach dem Besprühen darf kein im Chromatogramm der Untersuchungslösung auftretender Nebenfleck größer oder stärker gefärbt sein als der mit der Referenzlösung erhaltene Fleck. Ein auf dem Startpunkt verbleibender Fleck wird nicht berücksichtigt.

Trocknungsverlust (V.6.22): Höchstens 3,0 Prozent, mit 0,500 g Substanz durch Trocknen im Trockenschrank bei 100 bis 105 °C bestimmt.

Gehaltsbestimmung

0,250 g Substanz werden in 5 ml wasserfreiem Ethanol *R* gelöst. Die Lösung wird mit 0,5 ml Thymolphthalein-Lösung *R* sowie 10 ml Silbernitrat-Pyridin *R* versetzt und mit 0,1 N-ethanolischer-Natriumhydroxid-Lösung bis zur reinen Blaufärbung titriert. Ein Blindversuch wird durchgeführt.

1 ml 0,1 N-ethanolische-Natriumhydroxid-Lösung entspricht 26,03 mg $C_{12}H_{17}N_2NaO_3$.

Lagerung

Dicht verschlossen.

Vorsichtig zu lagern!

Steriler, geflochtener Seidenfaden

Filum bombycis tortum sterile

Steriler, geflochtener Seidenfaden wird durch Flechten einer dem geforderten Durchmesser entsprechenden Anzahl ausgekochter Seidenfäden erhalten, die durch Abhaspeln der Kokons der Seidenspinnerraupe, *Bombyx mori* L., gewonnen werden. Der Seidenfaden kann mit zugelassenen Farbstoffen gefärbt sein. Anschließend wird er sterilisiert.

Prüfung auf Identität

A. Das Ende eines Seidenfadens wird mit Hilfe einer Nadel oder einer Pinzette ausgefasert, um einige einzelne Fasern zu erhalten. Die Fasern weisen manchmal sehr feine längliche Streifen parallel zur Faserachse auf. Unter dem Mikroskop läßt sich ein mehr oder weniger dreieckiger oder halbrunder Querschnitt mit abgerundeten Rändern, ohne Hohlraum, erkennen.

B. Die Fasern färben sich in Iod-Lösung *R* hellgelb.

Prüfung auf Reinheit

Der Seidenfaden muß den unter **Sterile, nicht resorbierbare Fäden (Fila non resorbilia sterilia)** angegebenen Prüfungen entsprechen.

Steriler, geflochtener Seidenfaden im Fadenspender

Filum bombycis tortum sterile in receptaculo

Steriler, geflochtener Seidenfaden im Fadenspender entspricht der Monographie **Steriler, geflochtener Seidenfaden**, jedoch kann der einzelne Faden länger als 3,5 m sein. Er wird in einem Behältnis in den Verkehr gebracht, das es erlaubt, ihn anteilweise zu entnehmen.

Prüfung auf Identität

Entspricht der Monographie **Steriler, geflochtener Seidenfaden.**

Prüfung auf Reinheit

Entspricht der Monographie **Steriler, geflochtener Seidenfaden**. Dabei gilt:

Länge: Mindestens 95 Prozent der deklarierten Länge.

Durchmesser: Fäden von mehr als 3,5 m Länge sind an mindestens 12 Punkten zu messen. Dabei darf die Zahl der Meßpunkte je Abschnitt von 5 m Länge 3 nicht unterschreiten. Die Meßpunkte sollen gleichmäßig über die Länge der Fäden verteilt sein.

Reißkraft: Der Faden ist je Abschnitt von 5 m Länge an mindestens 2 Stellen zu prüfen, ein Faden von weniger als 5 m Länge an mindestens 2 Stellen. Die Meßstellen sollen gleichmäßig über die Länge der Fäden verteilt sein.

Sterilität (V.2.1.1): Entspricht der für Catgut und anderes chirurgisches Nahtmaterial vorgeschriebenen ,,Prüfung auf Sterilität". Der Faden ist über seine gesamte Länge zu prüfen.

Lagerung

Entspricht der Monographie **Steriles Catgut im Fadenspender.**

[^{75}Se]Seleno-L-methionin-Injektionslösung

L-Selenomethionini [^{75}Se] solutio iniectabilis

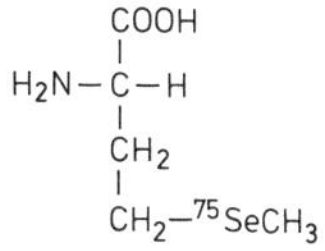

[^{75}Se]Seleno-L-methionin-Injektionslösung ist eine sterile, pyrogenfreie Lösung von (*S*)-2-Amino-4-(methyl[^{75}Se]seleno)buttersäure ($C_5H_{11}NO_2{}^{75}Se$), die durch Zusatz von Natriumchlorid isotonisch gemacht ist. Selen-75 ist ein Radioisotop des Selens und wird durch Neutronenbestrahlung von natürlich vorkommendem Selen oder von mit Selen-74 angereichertem Selen erhalten. Die Injektionslösung enthält mindestens 90,0 und höchstens 110,0 Prozent der deklarierten Selen-75-Radioaktivität zu dem auf der Beschriftung angegebenen Zeitpunkt. Mindestens 90 Prozent der Radioaktivität entsprechen Selen-75 in der Form von Seleno-L-methionin zu dem auf der Beschriftung angegebenen Zeitpunkt.

[^{75}Se]Seleno-L-methionin kann durch eine chemische Synthese hergestellt werden, die entweder stereospezifisch ist, die eine Trennung der optischen Isomeren einschließt, oder durch Wachstum verschiedener Mikroorganismen in einem [^{75}Se]Selenit-Ion enthaltenden Medium. Das Herstellungsverfahren muß so beschaffen sein, daß die spezifische Radioaktivität mindestens 1 mCi (37 MBq) Selen-75 je Milligramm Seleno-L-methionin zu dem auf der Beschriftung angegebenen Zeitpunkt beträgt.

Eigenschaften

Klare, farblose bis schwach gelbe Lösung.

Selen-75 hat eine Halbwertszeit von 118,5 Tagen und emittiert Gammastrahlen.

Prüfung auf Identität

A. Das Spektrum der Gammastrahlen wird, wie in der Monographie **Radioaktive Arznei-**

mittel (Radiopharmaceutica) beschrieben, mit einem geeigneten Gerät gemessen. Das Spektrum weicht nicht signifikant von dem einer Selen-75-Referenzlösung[1)] ab. Die wichtigsten Gammaphotonen von Selen-75 haben Energien von 0,136 und 0,265 MeV.

B. Das unter Prüfung auf „Radiochemische Reinheit" erhaltene Chromatogramm wird ausgewertet. Der Hauptpeak der Radioaktivität im Chromatogramm hat eine ähnliche Lage wie der durch Besprühen mit Ninhydrin-Lösung *R* sichtbar werdende Hauptfleck.

Prüfung auf Reinheit

***p*H-Wert** (V.6.3.1): Der *p*H-Wert der Injektionslösung muß zwischen 4,5 und 8,0 liegen.

Radionukleare Reinheit: Das Spektrum der Gammastrahlen wird, wie in der Monographie **Radioaktive Arzneimittel** beschrieben, mit einem geeigneten Gerät gemessen. Das Spektrum darf nicht signifikant von dem einer Selen-75-Referenzlösung abweichen.

Radiochemische Reinheit: Die Prüfung erfolgt mit Hilfe der absteigenden Papierchromatographie (V.6.20.1), wie in der Monographie **Radioaktive Arzneimittel** beschrieben.

Untersuchungslösung: Die Injektionslösung wird mit Wasser auf eine geeignete radioaktive Konzentration verdünnt und genügend L-Methionin *R* hinzugefügt, um eine Konzentration von 1 µg je Mikroliter zu erhalten.

Auf das Papier werden 5 µl der Untersuchungslösung aufgetragen. Mit einer frisch hergestellten Mischung von 15 Volumteilen Essigsäure 98 % *R*, 25 Volumteilen Wasser und 60 Volumteilen 1-Butanol *R* wird etwa 8 h lang entwickelt. Das Papier wird getrocknet und mit Ninhydrin-Lösung *R* besprüht. Die Verteilung der Radioaktivität wird mit Hilfe eines geeigneten Detektors ermittelt. Mindestens 90 Prozent der Gesamtradioaktivität des Chromatogramms ist im nach dem Besprühen sichtbar werdenden Hauptfleck vorhanden.

Sterilität: Die Injektionslösung muß der „Prüfung auf Sterilität" der Monographie **Radioaktive Arzneimittel** entsprechen.

Pyrogene: Die Injektionslösung muß der „Prüfung auf Pyrogene" der Monographie **Radioaktive Arzneimittel** entsprechen. Je Kilogramm Körpermasse eines Kaninchens wird ein entsprechendes Volumen injiziert, das zu dem auf der Beschriftung angegebenen Zeitpunkt 20 µCi (0,74 MBq) entspricht.

[1)] Selen-75-Referenzlösung kann von der Physikalisch-Technischen Bundesanstalt, Bundesallee 100, 3300 Braunschweig, bezogen werden.

Radioaktivität

Die Radioaktivität wird, wie in der Monographie **Radioaktive Arzneimittel** beschrieben, mit einem geeigneten Gerät durch Vergleich mit einer Selen-75-Referenzlösung oder durch Messung mit einem Gerät, das mit Hilfe einer derartigen Lösung eingestellt wurde, bestimmt.

Lagerung

Vor Licht geschützt, nicht über 10 °C, entsprechend **Radioaktive Arzneimittel.**

Beschriftung

Entsprechend **Radioaktive Arzneimittel.**

Senegawurzel

Polygalae radix

Senegawurzel besteht aus der getrockneten Wurzel und dem Wurzelkopf von *Polygala senega* L. oder aus bestimmten anderen verwandten Arten oder aus einer Mischung verschiedener Arten der Gattung *Polygala*.

Beschreibung

Die Droge hat einen schwachen, süßlichen, leicht ranzigen oder an Salicylsäuremethylester erinnernden Geruch und einen zuerst süßen, dann scharfen, unangenehmen Geschmack. Beim Schütteln des Pulvers mit Wasser entsteht ein starker Schaum.

Der Wurzelkopf ist graubraun, 2- bis 5mal breiter als die Wurzel; er bildet einen unregelmäßigen, im Durchmesser bis zu 3 cm breiten Kopf, der aus zahlreichen Stengelresten und dicht gedrängten bräunlichroten Knospen besteht. Die gelbe bis braune Wurzel kann länger als 10 cm sein, gelegentlich verzweigt, manchmal gebogen und im allgemeinen spindelförmig ohne Seitenwurzeln; ausgenommen japanische Drogen und Arten, die zahlreiche faserige, etwa 4 bis 10 cm lange Seitenwurzeln besitzen. Der Durchmesser beträgt 1 bis 8 mm, nach unten dünner werdend; die Oberfläche ist längs- und quergerillt, oft mit mehr oder weniger deutlichem steil spiralig verlaufendem Kiel. Der Bruch ist glatt und zeigt eine gelbliche, oft ungleich dicke Rinde, die einen hellen, je nach Art kreisförmigen oder unregelmäßig geformten zentralen Holzkörper umschließt.

Mikroskopische Merkmale: Der Querschnitt durch die Wurzel zeigt wenige Lagen dünnwandiger Korkzellen, ein Phelloderm mit leicht kollenchymatischen Zellen, die Öltröpfchen enthalten; die Anordnung von Phloem und Xylem ist, besonders in der Nähe des Wurzelkopfes, normal; bei Vorhandensein eines Kiels wird dieser durch vermehrte Entwicklung von Phloem gebildet. Eine andere anomale sekundäre Entwicklung tritt manchmal aufgrund der Bildung von ein oder zwei breiten keilförmigen Strahlen im Phloem und Xylem auf, deren Parenchymzellen Öltröpfchen enthalten. Das gewöhnlich zentrale Xylem besteht aus Gefäßen mit einem Durchmesser bis zu 60 µm, begleitet von zahlreichen dünnwandigen Tracheiden und einigen verholzten Parenchymzellen.

Pulverdroge: Das hellbraune Pulver ist kratzend und zum Niesen reizend; es besteht aus längsgestreckten Fragmenten des Holzkörpers mit zahlreichen schmalen, getüpfelten Tracheiden und etwas weiteren Gefäßen mit zahlreichen Hoftüpfel und netzartigen Verdickungen. Das gelbliche Parenchym und Kollenchym enthält in den Zellen Öltröpfchen; gelegentlich Korkfragmente und selten Epidermisfragmente mit Spaltöffnungen und einzelligen Haaren, die von den Blattknospen des Wurzelkopfes stammen können. Stärke, Kristalle und Steinzellen fehlen.

Prüfung auf Reinheit

Chromatographie: Die Prüfung erfolgt mit Hilfe der Dünnschichtchromatographie (V.6.20.2), unter Verwendung einer Schicht von Kieselgel G *R*.

Untersuchungslösung: 1,0 g pulverisierte Droge (300) wird mit 10 ml Ethanol 70 % (*V/V*) versetzt und 15 min lang unter Rückfluß erhitzt. Anschließend wird abfiltriert und abgekühlt.

Referenzlösung: 10 mg Aescin *R* werden in Ethanol 70 % (*V/V*) zu 10 ml gelöst.

Auf die Platte werden getrennt bandförmig (20 mm × 3 mm) 10 µl Untersuchungslösung und 10 sowie 40 µl Referenzlösung aufgetragen. Die Chromatographie erfolgt mit der oberen Phase einer Mischung von 10 Volumteilen Essigsäure 98 % *R*, 40 Volumteilen Wasser und 50 Volumteilen 1-Butanol *R* über eine Laufstrecke von 12 cm. Die Platte wird bei 100 bis 105 °C getrocknet, anschließend mit etwa 10 ml Anisaldehyd-Reagenz *R* (für eine 200-mm × 200-mm-Platte) besprüht und erneut auf 100 bis 105 °C erhitzt, bis die roten Banden der Saponoside (Saponine) sichtbar werden. Das Chromatogramm der Untersuchungslösung zeigt im unteren und mittleren Rf-Bereich 3 bis 5 rote Zonen; sie liegen auf derselben Höhe wie die grauvioletten, dem Aescin entsprechenden Zonen, die mit den Chromatogrammen der Referenzlösung erhalten werden. Die Platte wird mit etwa 10 ml einer 20prozentigen Lösung (*m*/V) von Molybdatophosphorsäure *R* in wasserfreiem Ethanol *R* besprüht und auf 100 bis 105 °C erhitzt, bis die den Saponosiden entsprechenden Zonen blau werden. Die Zonen im Chromatogramm der Untersuchungslösung müssen in bezug auf Intensität und Größe zwischen den zwei Aescinzonen liegen, die in Chromatogrammen mit 10 und 40 µl Referenzlösung erhalten werden.

Fremde Bestandteile (V.4.2): Höchstens 2 Prozent

Salzsäureunlösliche Asche (V.4.1): Höchstens 3,0 Prozent.

Sulfatasche (V.3.2.14): Höchstens 8,0 Prozent, mit 1,0 g pulverisierter Droge bestimmt.

Lagerung

Vor Licht geschützt.

Sennesblätter

Sennae folium

Sennesblätter bestehen aus den getrockneten Fiederblättern von *Cassia senna* L. (*Cassia acutifolia* DELILE), bekannt als Alexandriner- oder Khartum-Senna, oder von *Cassia angustifolia* VAHL, bekannt als Tinnevelly-Senna, oder aus einer Mischung beider Arten. Sie enthalten mindestens 2,5 Prozent Hydroxyanthracen-Glykoside, berechnet als Sennosid B (M_r 863).

Beschreibung

Die Droge hat einen schwachen, aber charakteristischen Geruch und einen zunächst schleimigen, dann schwach bitteren und unangenehmen Geschmack.

Cassia senna: Die Fiederblättchen sind graugrün bis braungrün, dünn, brüchig, lanzettlich, stachelspitzig, am Grunde ungleichhälftig, 15 bis 40 mm lang und etwa 5 bis 15 mm breit, unterhalb der Mitte am breitesten. Die schwach gewellte Blattspreite zeigt eine fein behaarte Ober- und Unterseite mit feinen, kurzen Haaren und eine fiedrige Nervatur, die besonders unterseits hervortritt. Die mit dem Mittelnerv einen Winkel von etwa 60° bildenden Seitennerven anomostosieren am Rande.

Cassia angustifolia: Die gelbgrünen bis braungrünen Fiederblättchen sind länglich-lanzettlich, am Grunde schwach ungleichhälftig, 20 bis 50 mm lang und etwa 7 bis 20 mm breit in der Mitte. Ober- und Unterseite sind gekennzeichnet durch querlaufende oder schräge Linien und eine kleine Anzahl von kurzen Haaren.

Mikroskopische Merkmale: Das Sennesblatt zeigt eine monofaciale Struktur. Die zwei Epidermen bestehen aus tafelartigen Zellen mit geraden anticlinalen Wänden, die häufig Schleim enthalten, der sich mit Rutheniumrot-Lösung *R* rosa färbt. Die einzelligen Haare mit dicken warzigen Wänden sind nahe der Basis gekrümmt und zur Blattspitze hin ausgerichtet; sie sind bis zu 250 µm lang, und ihre Basis ist von radial angeordneten Epidermiszellen umgeben; Spaltöffnungen vom paracytischen Typ. Das Palisadenparenchym ist oberhalb des Hauptnerves unterbrochen und durch Kollenchym ersetzt. Die Leitbündel sind mehr oder weniger umgeben durch einen Bogen von Fasern, die von einer Reihe von Zellen begleitet werden, die Calciumoxalatprismen enthalten; vereinzelt isolierte Calciumoxalatdrusen im Mesophyll.

Spaltöffnungsindex (V.4.3):
Cassia senna: 10 – **12,5** – 15
Cassia angustifolia: 14 – **17,5** – 20

Pulverdroge: Das hellgrüne bis grünlichgelbe Pulver enthält polygonale Epidermiszellen mit Spaltöffnungen vom paracytischen Typ; einzellige kegelige Haare mit warziger Kutikula, entweder allein oder noch mit anhängenden Epidermisfragmenten; Fasern begleitet von Calciumoxalat-Kristallzellreihen; Calciumoxalatdrusen isoliert oder in Parenchymfragmenten.

Prüfung auf Identität

Etwa 25 mg pulverisierte Droge (180) werden in einem Erlenmeyerkolben mit 50 ml Wasser und 2 ml Salzsäure 36 % *R* versetzt und im Wasserbad 15 min lang erhitzt. Nach dem Abkühlen wird mit 40 ml Ether *R* ausgeschüttelt, die Etherschicht abgetrennt und über wasserfreiem Natriumsulfat *R* getrocknet. Werden 5 ml dieser Lösung zur Trockne eingedampft und der erkaltete Rückstand mit 5 ml Ammoniak-Lösung 10 % *R* versetzt, entsteht eine gelbe oder orange Färbung. Wird die Mischung 2 min lang im Wasserbad erhitzt, entsteht eine rötlichviolette Färbung.

Prüfung auf Reinheit

Chromatographie: Die Prüfung erfolgt mit Hilfe der Dünnschichtchromatographie (V.6.20.2), unter Verwendung einer Schicht von Kieselgel G*R*.

Untersuchungslösung: 0,5 g pulverisierte Droge (180) werden mit 5 ml einer Mischung von gleichen Volumteilen Ethanol 96 % *R* und Wasser zum Sieden erhitzt. Nach dem Zentrifugieren wird die überstehende Flüssigkeit verwendet.

Referenzlösung: 10 mg Sennaextrakt *CRS* werden im 1 ml einer Mischung von gleichen Volumteilen Ethanol 96 % *R* und Wasser gelöst, wobei ein geringer Rückstand verbleibt.

Auf die Platte werden getrennt 10 µl jeder Lösung bandförmig (20 mm × 2 mm) aufgetragen. Die Chromatographie erfolgt mit einer Mischung von 30 Volumteilen Wasser, 40 Volumteilen Ethylacetat *R* und 40 Volumteilen 1-Propanol *R* über eine Laufstrecke von 10 cm. Die Platte wird an der Luft getrocknet, anschließend mit einer 20prozentigen Lösung (V/V) von Salpetersäure 65 % *R* besprüht und 10 min lang auf 120 °C erhitzt. Nach dem Abkühlen wird bis zum Erscheinen der Zonen mit einer 5prozentigen Lösung (*m*/V) von Kaliumhydroxid *R* in Ethanol 50 % (V/V) besprüht. Das Chromatogramm der Untersuchungslösung muß zwei rotbraune Zonen von Sennosid B (Rf-Wert 0,1 bis 0,2) und Sennosid A (Rf-Wert 0,2 bis 0,3) zeigen, die in bezug auf Farbe und Größe den Zonen mit gleichem Rf-Wert im Chromatogramm der Referenzlösung entsprechen. Die Chromatogramme der Untersuchungslösung und der Referenzlösung zeigen oberhalb der dem Sennosid A entsprechenden Zone zwei rotbraune Zonen von Sennosid D

(Rf-Wert 0,3 bis 0,4) und Sennosid C (Rf-Wert 0,4 bis 0,5). Zwischen diesen beiden Zonen kann eine rote, dem Rhein-8-glucosid entsprechende Zone sichtbar sein.

Fremde Bestandteile (V.4.2): Höchstens 3 Prozent andere Pflanzenteile und höchstens 1 Prozent fremde Bestandteile. Die Droge darf keine stark behaarten Blätter enthalten *(Cassia auriculata)* deren Abwesenheit wie folgt geprüft wird:
Werden 50 Blattfragmente auf einer Glasplatte mit je 0,05 ml einer 80prozentigen Lösung (*m*/V) von Schwefelsäure 96 % *R* versetzt, darf keine karminrote Färbung auftreten.

0,2 g pulverisierte Droge werden in einem Reagenzglas mit 3 ml Ethanol 96 % *R* 3 min lang geschüttelt. Anschließend wird filtriert, das Filtrat mit 0,2 g Aktivkohle *R* versetzt, erneut geschüttelt und filtriert. Wird das Filtrat mit dem gleichen Volumen einer 33prozentigen Lösung (*m*/V) von Schwefelsäure 96 % *R* versetzt, darf weder in der Kälte noch beim 1 min langen Erwärmen im Wasserbad eine Rotfärbung auftreten.

Salzsäureunlösliche Asche (V.4.1): Höchstens 2,5 Prozent.

Gehaltsbestimmung

0,150 g pulverisierte Droge (180) werden in einem 100-ml-Rundkolben mit 30,0 ml Wasser gemischt. Der Kolben wird gewogen und im Wasserbad 15 min lang unter Rückfluß erhitzt. Nach dem Abkühlen wird gewogen, mit Wasser auf die ursprüngliche Masse ergänzt und zentrifugiert. 20,0 ml der überstehenden Flüssigkeit werden in einem 150-ml-Scheidetrichter mit 0,1 ml Salzsäure 7 % *R* versetzt und dreimal mit je 15 ml Chloroform *R* ausgeschüttelt. Nach Trennung der Schichten wird das Chloroform verworfen. Die wäßrige Schicht wird mit 0,10 g Natriumhydrogencarbonat *R* versetzt, 3 min lang geschüttelt und zentrifugiert. 10,0 ml der überstehenden Lösung werden in einem 100-ml-Rundkolben mit Schliff mit 20 ml Eisen(III)-chlorid-Lösung *R* 1 gemischt und 20 min lang im Wasserbad unter Rückfluß erhitzt, wobei der Wasserspiegel oberhalb des Flüssigkeitsspiegels im Rundkolben sein muß. Anschließend wird 1 ml Salzsäure 36 % *R* zugefügt und erneut 20 min lang unter häufigem Schütteln unter Rückfluß erhitzt, bis der Niederschlag gelöst ist.

Nach dem Abkühlen wird die Mischung in einem Scheidetrichter dreimal mit je 25 ml Ether *R* ausgeschüttelt, wobei zuvor der Kolben mit dem Ether ausgespült wird. Die vereinigten Etherauszüge werden zweimal mit je 15 ml Wasser gewaschen. Die Etherauszüge werden in einem 100-ml-Meßkolben mit Ether *R* zu 100,0 ml verdünnt und 10,0 ml dieser Lösung vorsichtig zur Trockne eingedampft. Der Rückstand wird in 10,0 ml einer 0,5prozentigen Lösung (*m*/V) von Magnesiumacetat *R* in Methanol *R* gelöst. Die Absorption (V.6.19) der Lösung wird bei 515 nm gegen Methanol *R* als Kompensationsflüssigkeit gemessen.

Der Prozentgehalt an Sennosid B errechnet sich nach der Formel:

$$\frac{A \cdot 1{,}25}{m}$$

wobei eine spezifische Absorption des Sennosids B von 240 zugrunde gelegt wird.
A = Gemessene Absorption bei 515 nm
m = Einwaage der Droge in Gramm.

Lagerung

Vor Licht geschützt.

Alexandriner-Sennesfrüchte

Sennae fructus acutifoliae

Alexandriner-Sennesfrüchte bestehen aus den getrockneten Früchten von *Cassia senna* L. (*Cassia acutifolia* DELILE). Sie enthalten mindestens 3,4 Prozent Hydroxyanthracen-Glykoside, berechnet als Sennosid B (M_r 863).

Beschreibung

Die Droge hat einen schwachen Geruch und Geschmack.

Sie besteht aus flachen, nierenförmigen, grünen bis grünlichbraunen Hülsenfrüchten, die an den Stellen, wo die Samen liegen, braun gefärbt sind; sie sind 40 bis 50 mm lang und mindestens 20 mm breit. Eines der Enden läuft in einen kurzen Stielansatz, das andere in einen Griffelansatz aus. Die Hülsen enthalten 6 bis 7 grüne bis hellbraune, flache, umgekehrt eiförmige Samen. Die Samenschale zeigt ein Netz hervortretender Falten.

Mikroskopische Merkmale: Äußere Fruchtwand aus isodiametrischen Zellen mit starker Kutikula mit vereinzelten Spaltöffnungen vom anomocytischen oder paracytischen Typ und wenigen kegeligen, einzelligen, warzigen Haaren; Hypoderm mit Kollenchymzellen; Mesokarp mit Gewebe aus parenchymatischen Zellen und einer Zellschicht mit Calciumoxalatprismen; Gefäßbündel, die oben und unten von einem Faserbogen umgeben sind, begleitet von Calciumoxalatprismen. Das Endokarp besteht aus dicken, sich kreuzenden Fasern. Die Samenschale zeigt eine charakteristische Schicht von Palisadenzellen mit verdickter Außenwand. Das Endosperm besteht aus polyedrischen Zellen mit schleimführenden Wänden.

Pulverdroge: Das braune Pulver ist charakterisiert durch Fragmente der äußeren Fruchtwand mit polygonalen Zellen, mit wenigen kegeligen, warzigen Haaren und vereinzelten Spaltöffnungen vom anomocytischen oder paracytischen Typ, durch 2 Lagen sich kreuzender Fasern mit einer Calciumoxalatprismen führenden Zellschicht, durch die charakteristischen Palisadenzellen des Samens, durch geschichtete Zellen des Endosperms und durch Calciumoxalatprismen und -drusen.

Prüfung auf Identität

Etwa 25 mg pulverisierte Droge (180) werden in einem Erlenmeyerkolben mit 50 ml Wasser und 2 ml Salzsäure 36 % *R* versetzt und im Wasserbad 15 min lang erhitzt. Nach dem Abkühlen wird mit 40 ml Ether *R* ausgeschüttelt, die Etherschicht abgetrennt und über wasserfreiem Natriumsulfat *R* getrocknet. Werden 5 ml dieser Lösung zur Trockne eingedampft und der erkaltete Rückstand mit 5 ml Ammoniak-Lösung 10 % *R* versetzt, entsteht eine gelbe oder orange Färbung. Wird die Mischung 2 min lang im Wasserbad erhitzt, entsteht eine rötlichviolette Färbung.

Prüfung auf Reinheit

Chromatographie: Die Prüfung erfolgt mit Hilfe der Dünnschichtchromatographie (V.6.20.2) unter Verwendung einer Schicht von Kieselgel G *R*.

Untersuchungslösung: 0,5 g pulverisierte Droge (180) werden mit 5 ml einer Mischung von gleichen Volumteilen Ethanol 96 % *R* und Wasser zum Sieden erhitzt. Nach dem Zentrifugieren wird die überstehende Flüssigkeit verwendet.

Referenzlösung: 10 mg Sennaextrakt *CRS* werden in 1 ml einer Mischung von gleichen Volumteilen Ethanol 96 % *R* und Wasser gelöst, wobei ein geringer Rückstand verbleibt.

Auf die Platte werden getrennt 10 µl jeder Lösung bandförmig (20 mm × 2 mm) aufgetragen. Die Chromatographie erfolgt mit einer Mischung von 30 Volumteilen Wasser, 40 Volumteilen Ethylacetat *R* und 40 Volumteilen 1-Propanol *R* über eine Laufstrecke von 10 cm. Die Platte wird an der Luft getrocknet, anschließend mit einer 20prozentigen Lösung (*V/V*) von Salpetersäure 65 % *R* besprüht und 10 min lang auf 120 °C erhitzt. Nach dem Abkühlen wird bis zum Erscheinen der Zonen mit einer 5prozentigen Lösung (*m*/V) von Kaliumhydroxid *R* in Ethanol 50 % (V/V) besprüht. Das Chromatogramm der Untersuchungslösung muß zwei rotbraune Zonen von Sennosid B (Rf-Wert 0,1 bis 0,2) und Sennosid A (Rf-Wert 0,2 bis 0,3) zeigen, die in bezug auf Farbe und Größe den Zonen mit den gleichen Rf-Werten im Chromatogramm der Referenzlösung entsprechen. Die Chromatogramme der Untersuchungslösung und der Referenzlösung zeigen oberhalb der dem Sennosid A entsprechenden Zone zwei rotbraune Zonen von Sennosid D (Rf-Wert 0,3 bis 0,4) und Sennosid C (Rf-Wert 0,4 bis 0,5). Zwischen diesen beiden Zonen kann eine rote, dem Rhein-8-glucosid entsprechende Zone sichtbar sein. Im Chromatogramm der Untersuchungslösung sind die dem Sennosid D und C entsprechenden Zonen nur schwach sichtbar.

Fremde Bestandteile (V.4.2): Höchstens 1 Prozent.

Salzsäureunlösliche Asche (V.4.1): Höchstens 2,0 Prozent.

Gehaltsbestimmung

0,150 g pulverisierte Droge (180) werden in einem 100-ml-Rundkolben mit 30,0 ml Wasser gemischt. Der Kolben wird gewogen und die Mischung im Wasserbad 15 min lang unter Rückfluß erhitzt. Nach dem Abkühlen wird gewogen, mit Wasser auf die ursprüngliche Masse ergänzt und zentrifugiert. 20,0 ml der überstehenden Flüssigkeit werden in einem 150-ml-Scheidetrichter mit 0,1 ml Salzsäure 7 % *R* versetzt und dreimal mit je 15 ml Chloroform *R* ausgeschüttelt. Nach Trennung der Schichten wird das Chloroform verworfen. Die wäßrige Schicht wird mit 0,10 g Natriumhydrogencarbonat *R* versetzt, 3 min lang geschüttelt und zentrifugiert. 10,0 ml der überstehenden Lösung werden in einem 100-ml-Rundkolben mit Schliff mit 20 ml Eisen(III)-chlorid-Lösung *R* 1 gemischt und 20 min lang im Wasserbad unter Rückfluß erhitzt, wobei der Wasserspiegel oberhalb des Flüssigkeitsspiegels im Rundkolben sein muß. Anschließend wird 1 ml Salzsäure 36 % *R* zugefügt und erneut 20 min lang unter häufigem Schütteln unter Rückfluß erhitzt, bis der Niederschlag gelöst ist. Nach dem Abkühlen wird die Mischung in einem Scheidetrichter dreimal mit je 25 ml Ether *R* ausgeschüttelt, wobei zuvor der Kolben mit dem Ether ausgespült wird. Die vereinigten Etherauszüge werden zweimal mit je 15 ml Wasser gewaschen. Die Etherauszüge werden in einem 100-ml-Meßkolben mit Ether *R* zu 100,0 ml verdünnt und 10,0 ml dieser Lösung vorsichtig zur Trockne eingedampft. Der Rückstand wird in 10,0 ml einer 0,5prozentigen Lösung (*m*/V) von Magnesiumacetat *R* in Methanol *R* gelöst. Die Absorption (V.6.19) der Lösung wird bei 515 nm gegen Methanol *R* als Kompensationsflüssigkeit gemessen.

Der Prozentgehalt an Sennosid B errechnet sich nach der Formel:

$$\frac{A \cdot 1{,}25}{m}$$

wobei eine spezifische Absorption des Sennosids B von 240 zugrunde gelegt wird.
A = Gemessene Absorption bei 515 nm
m = Einwaage der Droge in Gramm.

Lagerung

Vor Licht geschützt.

Hinweis

Sind Sennesfrüchte verordnet, so sind **Tinnevelly-Sennesfrüchte** abzugeben.

Tinnevelly-Sennesfrüchte

Sennae fructus angustifoliae

Tinnevelly-Sennesfrüchte bestehen aus den getrockneten Früchten von *Cassia angustifolia* VAHL. Sie enthalten mindestens 2,2 Prozent Hydroxyanthracen-Glykoside, berechnet als Sennosid B (M_r 863).

Beschreibung

Die Droge hat einen schwachen Geruch und Geschmack.

Sie besteht aus flachen, leicht nierenförmigen, gelblichbraunen bis braunen Hülsenfrüchten, die an den Stellen, wo die Samen liegen, dunkelbraun gefärbt sind; sie sind 35 bis 60 mm lang und 14 bis 18 mm breit. Eines der Enden läuft in einen kurzen Stielansatz, das andere in einen Griffelansatz aus. Die Hülsen enthalten 5 bis 8 grüne bis hellbraune, flache, umgekehrt eiförmige Samen. Die Samenschale zeigt ein unzusammenhängendes Netz querlaufender und geschlängelter Falten.

Mikroskopische Merkmale: Äußere Fruchtwand mit isodiametrischen Zellen und starker Kutikula, mit vereinzelten Spaltöffnungen, vom anomocytischen oder paracytischen Typ und wenigen kegeligen, einzelligen, warzigen Haaren; Hypoderm mit Kollenchymzellen; Mesokarp mit Gewebe aus parenchymatischen Zellen und einer Zellschicht mit Calciumoxalatprismen; Gefäßbündel, die oben und unten von einem Faserbogen umgeben sind, begleitet von Calciumoxalatprismen. Das Endokarp besteht aus dicken, sich kreuzenden Fasern. Die Samen zeigen eine subepidermale Schicht von Palisadenzellen mit verdickter Außenwand und ein Endosperm aus polyedrischen Zellen mit schleimführenden Wänden.

Pulverdroge: Das braune Pulver ist charakterisiert durch Fragmente der äußeren Fruchtwand mit polygonalen Zellen, mit wenigen kegeligen, warzigen Haaren und vereinzelt Spaltöffnungen vom anomocytischen oder paracytischen Typ; durch 2 Lagen sich kreuzender Fasern mit einer Calciumoxalatprismen führenden Zellschicht; durch die charakteristischen Palisadenzellen des Samens; durch geschichtete Zellen des Endosperms und durch Calciumoxalatprismen und -drusen.

Prüfung auf Identität

Etwa 25 mg pulverisierte Droge (180) werden in einem Erlenmeyerkolben mit 50 ml Wasser und 2 ml Salzsäure 36 % *R* versetzt und im Wasserbad 15 min lang erhitzt. Nach dem Abkühlen wird mit 40 ml Ether *R* ausgeschüttelt, die Etherschicht abgetrennt und über wasserfreiem Natriumsulfat *R* getrocknet. Werden

5 ml dieser Lösung zur Trockne eingedampft und der erkaltete Rückstand mit 5 ml Ammoniak-Lösung 10 % *R* versetzt, entsteht eine gelbe oder orange Färbung. Wird die Mischung 2 min lang im Wasserbad erhitzt, entsteht eine rötlichviolette Färbung.

Prüfung auf Reinheit

Chromatographie: Die Prüfung erfolgt mit Hilfe der Dünnschichtchromatographie (V.6.20.2), unter Verwendung einer Schicht von Kieselgel G *R*.

Untersuchungslösung: 0,5 g pulverisierte Droge (180) werden mit 5 ml einer Mischung von gleichen Volumteilen Ethanol 96 % *R* und Wasser zum Sieden erhitzt. Nach dem Zentrifugieren wird die überstehende Flüssigkeit verwendet.

Referenzlösung: 10 mg Sennaextrakt *CRS* werden in 1 ml einer Mischung von gleichen Volumteilen Ethanol 96 % *R* und Wasser gelöst, wobei ein geringer Rückstand verbleibt.

Auf die Platte werden getrennt 10 µl jeder Lösung bandförmig (20 mm × 2 mm) aufgetragen. Die Chromatographie erfolgt mit einer Mischung von 30 Volumteilen Wasser, 40 Volumteilen Ethylacetat *R* und 40 Volumteilen 1-Propanol *R* über eine Laufstrecke von 10 cm. Die Platte wird an der Luft getrocknet, anschließend mit einer 20prozentigen Lösung (V/V) von Salpetersäure 65 % *R* besprüht und 10 min lang auf 120 °C erhitzt. Nach dem Abkühlen wird bis zum Erscheinen der Zonen mit einer 5prozentigen Lösung (*m*/V) von Kaliumhydroxid *R* in Ethanol 50 % (V/V) besprüht. Das Chromatogramm der Untersuchungslösung muß zwei rotbraune Zonen von Sennosid B (Rf-Wert 0,1 bis 0,2) und Sennosid A (Rf-Wert 0,2 bis 0,3) zeigen, die in bezug auf Farbe und Größe den Zonen mit den gleichen Rf-Werten im Chromatogramm der Referenzlösung entsprechen. Die Chromatogramme der Untersuchungslösung und der Referenzlösung zeigen oberhalb der dem Sennosid A entsprechenden Zone zwei rotbraune Zonen von Sennosid D (Rf-Wert 0,3 bis 0,4) und Sennosid C (Rf-Wert 0,4 bis 0,5). Zwischen diesen beiden Zonen kann eine rote, dem Rhein-8-glucosid entsprechende Zone sichtbar sein. Im Chromatogramm der Untersuchungslösung sind die dem Sennosid D und C entsprechenden Zonen nur schwach sichtbar.

Fremde Bestandteile (V.4.2): Höchstens 1 Prozent.

Salzsäureunlösliche Asche (V.4.1): Höchstens 2,0 Prozent.

Gehaltsbestimmung

0,150 g pulverisierte Droge (180) werden in einem 100-ml-Rundkolben mit 30,0 ml Wasser gemischt. Der Kolben wird gewogen und die Mischung im Wasserbad 15 min lang unter Rückfluß erhitzt. Nach dem Abkühlen wird gewogen, mit Wasser auf die ursprüngliche Masse ergänzt und zentrifugiert. 20,0 ml der überstehenden Flüssigkeit werden in einem 150-ml-Scheidetrichter mit 0,1 ml Salzsäure 7 % *R* versetzt und dreimal mit je 15 ml Chloroform *R* ausgeschüttelt. Nach Trennung der Schichten wird das Chloroform verworfen. Die wäßrige Schicht wird mit 0,10 g Natriumhydrogencarbonat *R* versetzt, 3 min lang geschüttelt und zentrifugiert. 10,0 ml der überstehenden Lösung werden in einem 100-ml-Rundkolben mit Schliff mit 20 ml Eisen(III)-chlorid-Lösung *R* 1 gemischt und 20 min lang im Wasserbad unter Rückfluß erhitzt, wobei der Wasserspiegel oberhalb des Flüssigkeitsspiegels im Rundkolben sein muß. Anschließend wird 1 ml Salzsäure 36 % *R* zugefügt und erneut 20 min lang unter häufigem Schütteln unter Rückfluß erhitzt, bis der Niederschlag gelöst ist. Nach dem Abkühlen wird die Mischung in einem Scheidetrichter dreimal mit je 25 ml Ether ausgeschüttelt, wobei zuvor der Kolben mit dem Ether ausgespült wird. Die vereinigten Etherauszüge werden zweimal mit je 15 ml Wasser gewaschen. Die Etherauszüge werden in einem 100-ml-Meßkolben mit Ether *R* zu 100,0 ml verdünnt und 10,0 ml dieser Lösung vorsichtig zur Trockne eingedampft. Der Rückstand wird in 10,0 ml einer 0,5prozentigen Lösung (*m*/V) von Magnesiumacetat *R* in Methanol *R* gelöst. Die Absorption (V.6.19) der Lösung wird bei 515 nm gegen Methanol *R* als Kompensationsflüssigkeit gemessen.

Der Prozentgehalt an Sennosid B errechnet sich nach der Formel:

$$\frac{A \cdot 1{,}25}{m}$$

wobei eine spezifische Absorption des Sennosids B von 240 zugrunde gelegt wird.

A = Gemessene Absorption bei 515 nm
m = Einwaage der Droge in Gramm.

Lagerung

Vor Licht geschützt.

Hinweis

Sind Sennesfrüchte verordnet, so sind **Tinnevelly-Sennesfrüchte** abzugeben.

Sesamöl

Sesami oleum

Sesamöl ist das aus den reifen Samen von *Sesamum indicum* L. durch Pressung oder durch Extraktion und anschließende Raffination erhaltene fette Öl.

Eigenschaften

Klare, hellgelbe Flüssigkeit, fast geruchlos; praktisch unlöslich in Ethanol, mischbar mit Chloroform, Ether und Petroläther.

Die Substanz erstarrt bei etwa −4 °C zu einer butterartigen Masse.

Prüfung auf Identität

A. In einem Meßzylinder mit Glasstopfen werden 10 ml Substanz etwa 1 min lang mit einer Mischung von 0,5 ml einer 0,35prozentigen Lösung (V/V) von Furfural *R* in Acetanhydrid *R* und 4,5 ml Acetanhydrid *R* geschüttelt. Nach dem Filtrieren durch ein mit Acetanhydrid *R* befeuchtetes Filterpapier und Versetzen des Filtrates mit 0,2 ml Schwefelsäure 96 % *R* entsteht eine bläulichgrüne Färbung.

B. Die Prüfung erfolgt nach „Identifizierung fetter Öle durch Dünnschichtchromatographie" (V.3.1.3). Das erhaltene Chromatogramm zeigt Flecke, die den Flecken in dem für Sesamöl charakteristischen Chromatogramm entsprechen.

Prüfung auf Reinheit

Brechungsindex (V.6.5): 1,472 bis 1,476.

Relative Dichte (V.6.4): 0,915 bis 0,923.

Säurezahl (V.3.4.1): Höchstens 0,6.

Peroxidzahl (V.3.4.5): Höchstens 5,0.

Unverseifbare Anteile (V.3.4.7): Höchstens 1,8 Prozent *(m/m)*, mit 5,0 g Substanz bestimmt.

Alkalisch reagierende Substanzen (V.3.3.3): Die Substanz muß der Prüfung auf „Alkalisch reagierende Substanzen in fetten Ölen" entsprechen.

Fremde fette Öle: Die „Prüfung fetter Öle durch Gaschromatographie" (V.3.3.6) wird durchgeführt.

Die Fettsäurefraktion des Öles muß folgende Zusammensetzung haben:
- gesättigte Fettsäuren mit einer kleineren Kettenlänge als C_{16}: höchstens 0,5 Prozent
- Palmitinsäure: 7,0 bis 12,0 Prozent
- Stearinsäure: 3,5 bis 6,0 Prozent
- Ölsäure: 35,0 bis 50,0 Prozent
- Linolsäure (äquivalente Kettenlänge 18,9, auf Macrogoladipat bestimmt): 35,0 bis 50,0 Prozent
- Linolensäure (äquivalente Kettenlänge 19,7, auf Macrogoladipat bestimmt): höchstens 1,0 Prozent
- Arachinsäure: höchstens 1,0 Prozent
- Gadolinsäure (äquivalente Kettenlänge 20,3, auf Macrogoladipat bestimmt): höchstens 0,5 Prozent
- Behensäure: höchstens 0,5 Prozent
- Erucasäure (äquivalente Kettenlänge 22,3, auf Macrogoladipat bestimmt): höchstens 0,1 Prozent.

Sesamöl zur parenteralen Anwendung muß den Anforderungen der Monographie mit folgender Änderung und zusätzlicher Prüfung auf „Wasser" entsprechen.

Säurezahl (V.3.4.1): Höchstens 0,3.

Wasser (V.3.5.6): Höchstens 0,05 Prozent, mit 5,000 g Substanz nach der Karl-Fischer-Methode bestimmt.

Lagerung

Vor Licht geschützt, in dicht verschlossenen, dem Verbrauch angemessenen, möglichst vollständig gefüllten Behältnissen. Das Standbehältnis in der Offizin darf Öl im Anbruch enthalten. Öle aus verschiedenen Lieferungen dürfen nicht miteinander gemischt gelagert werden.

Silbernitrat

Argenti nitras

$AgNO_3$ M_r 169,9

Silbernitrat enthält mindestens 99,0 und höchstens 100,5 Prozent $AgNO_3$.

Eigenschaften

Farblose, durchscheinende Kristalle oder weißes, kristallines Pulver, geruchlos; sehr leicht löslich in Wasser, löslich in Ethanol.

Prüfung auf Identität

A. 10 mg Substanz geben die Identitätsreaktion auf Silber (V.3.1.1).

B. 10 mg Substanz geben die Identitätsreaktion auf Nitrat (V.3.1.1).

Prüfung auf Reinheit

Prüflösung: 2,0 g Substanz werden in Wasser zu 50 ml gelöst.

Aussehen der Lösung: Die Prüflösung muß klar (V.6.1) und farblos (V.6.2, Methode II) sein.

Sauer oder alkalisch reagierende Substanzen: 2 ml Prüflösung werden mit 0,1 ml Bromcresolgrün-Lösung *R* versetzt. Die Lösung färbt sich blau. 2 ml Prüflösung werden mit 0,1 ml Phenolrot-Lösung *R* versetzt. Die Lösung färbt sich gelb.

Fremde Salze: Höchstens 0,3 Prozent. 30 ml Prüflösung werden mit 7,5 ml Salzsäure 7 % *R* versetzt und kräftig geschüttelt. Die Lösung wird 5 min lang auf dem Wasserbad erhitzt und filtriert. 20 ml Filtrat werden auf dem Wasserbad zur Trockne eingedampft und bei 100 bis 105 °C getrocknet. Der Rückstand darf höchstens 2 mg betragen.

Aluminium, Blei, Kupfer und Bismut: 1,0 g Substanz wird in einer Mischung von 4 ml Ammoniak-Lösung 26 % *R* und 6 ml Wasser gelöst. Die Lösung muß klar (V.6.1) und farblos (V.6.2, Methode II) sein.

Gehaltsbestimmung

0,300 g Substanz werden in 50 ml Wasser gelöst. Nach Zusatz von 2 ml Salpetersäure 12,5 % *R* und 2 ml Ammoniumeisen(III)-sulfat-Lösung *R* 2 wird mit 0,1 N-Ammoniumthiocyanat-Lösung bis zur Orangefärbung titriert.

1 ml 0,1 N-Ammoniumthiocyanat-Lösung entspricht 16,99 mg $AgNO_3$.

Lagerung

Vor Licht geschützt.

Vorsichtig zu lagern!

Gefälltes Siliciumdioxid

Silicii dioxidum praecipitatum

SiO_2 M_r 60,1

Gefälltes Siliciumdioxid enthält mindestens 99,0 und höchstens 100,5 Prozent SiO_2, berechnet auf die geglühte Substanz.

Eigenschaften

Weißes bis fast weißes, feines, amorphes, geruchloses Pulver; praktisch unlöslich in Wasser und Mineralsäuren, mit Ausnahme von Flußsäure; löslich in Natriumhydroxid-Lösungen.

Prüfung auf Identität

20 mg Substanz geben die Identitätsreaktion auf Silicat (V.3.1.1).

Prüfung auf Reinheit

***p*H-Wert** (V.6.3.1): 1,0 g Substanz wird mit 30 ml kohlendioxidfreiem Wasser *R* geschüttelt. Der *p*H-Wert der Suspension muß zwischen 3,0 und 8,0 liegen.

Chlorid (V.3.2.4): 1,0 g Substanz wird mit einer Mischung von 20 ml Salpetersäure 12,5 % *R* und 30 ml Wasser unter häufigem Umschütteln 15 min lang im Wasserbad erhitzt. Falls erforderlich, wird wieder auf 50 ml mit Wasser aufgefüllt und anschließend filtriert. 2,5 ml des erkalteten Filtrats, mit Wasser zu 15 ml verdünnt, müssen der Grenzprüfung auf Chlorid entsprechen (0,1 Prozent).

Sulfat (V.3.2.13): 0,5 g Substanz werden mit 50 ml Salzsäure 7 % *R* unter häufigem Umschütteln 15 min lang im Wasserbad erhitzt. Falls erforderlich, wird wieder auf 50 ml mit Salzsäure 7 % *R* aufgefüllt und anschließend filtriert. 3 ml des erkalteten Filtrats, mit destilliertem Wasser zu 15 ml verdünnt, müssen der Grenzprüfung auf Sulfat entsprechen (0,5 Prozent).

Eisen (V.3.2.9): 2,5 ml des erkalteten Filtrats unter „Sulfat", mit Wasser zu 10 ml verdünnt, müssen der Grenzprüfung auf Eisen entsprechen (400 ppm).

Schwermetalle (V.3.2.8): 2,5 g Substanz werden 30 min lang mit einer Mischung von 20 ml Wasser und 30 ml Salzsäure 7 % *R* unter Ersatz verdampfenden Wassers zum Sieden erhitzt. Anschließend wird zur Trockne eingeengt und der Rückstand 1 h lang bei 100 bis 105 °C getrocknet. Der Rückstand wird mit einer Mischung von 8 ml Salzsäure 7 % *R* und 24 ml Wasser zum Sieden erhitzt. Nach dem Absaugen der überstehenden Flüssigkeit durch ein Filter wird erneut mit einer Mischung von 3 ml Salzsäure 7 % *R* und 9 ml Wasser zum Sieden erhitzt und durch dasselbe Filter abgesaugt. Der Rückstand auf dem Filter wird mit kleinen Mengen Wasser gewaschen; die vereinigten Filtrate und Waschflüssigkeiten werden zu 50 ml verdünnt. 20 ml dieser Lösung werden mit 50 mg Hydroxylaminhydrochlorid *R*, 0,5 ml Ammoniak-Lösung 26 % *R* und Ammoniak-Lösung 3,5 % *R* bis zur Neutralisation versetzt und mit Wasser zu 25 ml verdünnt. 12 ml dieser Lösung müssen der Grenzprüfung A auf Schwermetalle entsprechen (25 ppm). Zur Herstellung der Referenzlösung wird die Blei-Lösung (1 ppm Pb) *R* verwendet.

Glühverlust: Höchstens 8,5 Prozent, mit 0,500 g der bei 100 bis 105 °C getrockneten Substanz durch 2 h langes Glühen bei 900 °C in einem Metalltiegel bestimmt.

Gehaltsbestimmung

Der unter „Glühverlust" erhaltene Rückstand wird mit 0,2 ml Schwefelsäure 96 % *R* versetzt, mit Ethanol 96 % *R* vollständig befeuchtet und nach Zugabe von 6 ml Flußsäure *R* vorsichtig erhitzt, bis sich die Säuren verflüchtigt haben. Nach dem Abkühlen werden erneut 6 ml Flußsäure *R* zugesetzt, zunächst bis zur Trockne erhitzt und dann bei 900 °C bis zur konstanten Masse geglüht. Der Gehalt an SiO_2 ergibt sich aus der Differenz zwischen der Masse des zuletzt erhaltenen Rückstands und der bei der Bestimmung des Glühverlusts erhaltenen Masse.

Hochdisperses Siliciumdioxid

Silica colloidalis anhydrica

SiO_2 M_r 60,1

Hochdisperses Siliciumdioxid enthält mindestens 99,0 und höchstens 100,5 Prozent SiO_2, mit der geglühten Substanz bestimmt.

Eigenschaften

Weißes, feines, leichtes, amorphes Pulver mit einer Teilchengröße von etwa 15 nm, geruchlos; praktisch unlöslich in Wasser und Mineralsäuren, ausgenommen in Flußsäure. Die Substanz löst sich in heißen Alkalihydroxid-Lösungen.

Wird 1 g Substanz 3 min lang mit 20 ml Tetrachlorkohlenstoff *R* kräftig geschüttelt, bildet sich ein durchsichtiges Gel.

Prüfung auf Identität

Etwa 20 mg Substanz geben die Identitätsreaktion auf Silicat (V.3.1.1).

Prüfung auf Reinheit

***p*H-Wert** (V.6.3.1): 1,0 g Substanz wird in 30 ml kohlendioxidfreiem Wasser *R* suspendiert. Der *p*H-Wert der Suspension muß zwischen 3,5 und 5,5 liegen.

Chlorid (V.3.2.4): 1,0 g Substanz wird mit einer Mischung von 20 ml Salpetersäure 12,5 % *R* und 30 ml Wasser versetzt. Im Wasserbad wird unter häufigem Schütteln 15 min lang erhitzt. Falls erforderlich wird mit Wasser zu 50 ml ergänzt, dann wird filtriert. 10 ml des erkalteten Filtrats, mit Wasser zu 15 ml verdünnt, müssen der Grenzprüfung auf Chlorid entsprechen (250 ppm).

Schwermetalle (V.3.2.8): 2,5 g Substanz werden mit einer ausreichenden Menge Wasser angerieben, um eine halbflüssige Paste zu erhalten, die bei 140 °C getrocknet wird. Wenn die getrocknete Masse weiß ist, wird sie mit einem Glasstab zerteilt. Nach Zusatz von 25 ml 1 N-Salzsäure wird 5 min lang unter häufigem Umrühren mit einem Glasstab sorgfältig zum Sieden erhitzt. 20 min lang wird zentrifugiert, die überstehende Flüssigkeit durch ein Membranfilter filtriert und der Rückstand mit 3 ml Salzsäure 7 % *R* und 9 ml Wasser versetzt. Nach dem Erhitzen zum Sieden wird 20 min lang zentrifugiert. Die überstehende Flüssigkeit wird über dasselbe Membranfilter filtriert. Der Rückstand wird mit kleinen Mengen Wasser gewaschen. Filtrate und Waschwasser werden vereinigt und mit Wasser zu 50 ml verdünnt. 20 ml dieser Lösung werden mit 50 mg Ascorbinsäure *R* und 1 ml Ammoniak-Lösung 26 % *R* versetzt. Mit Ammoniak-Lösung 3,5 % *R* wird neutralisiert und mit Wasser zu 25 ml verdünnt. 12 ml dieser Lösung müssen der Grenzprüfung A auf Schwermetalle entsprechen (25 ppm). Zur Herstellung der Referenzlösung wird die Blei-Lösung (1 ppm Pb) *R* verwendet.

Glühverlust: Höchstens 5,0 Prozent, mit 0,200 g Substanz, durch 2 h langes Glühen bei 900 °C in einem Platintiegel und Erkaltenlassen im Exsikkator, bestimmt.

Gehaltsbestimmung

Zum Rückstand bei ,,Glühverlust" werden 0,2 ml Schwefelsäure 96 % *R* und eine ausreichende Menge Ethanol 96 % *R* zugesetzt, um den Rückstand vollständig zu befeuchten. Nach Zusatz von 6 ml Flußsäure *R* wird auf einer Heizplatte bei 95 bis 105 °C zur Trockne eingedampft, wobei darauf zu achten ist, daß keine Substanz verspritzt. Die Wände des Tiegels werden mit 6 ml Flußsäure *R* abgespült. Nach dem Eindampfen zur Trockne wird bei 900 °C geglüht, im Exsikkator erkalten gelassen und gewogen. Die Differenz zwischen der Rückstandsmasse und der Masse des Rückstands aus dem ,,Glühverlust" entspricht der Masse an SiO_2 in der Einwaage.

Sirupe

Sirupi

Sirupe sind flüssige Zubereitungen, die aus konzentrierten Lösungen süßschmeckender Mono- und Disaccharide bestehen und Arzneizusätze oder Pflanzenauszüge enthalten können. Polysaccharide und polysaccharidhaltige Zubereitungen dürfen als Süßungsmittel zur Herstellung von Sirupen nicht verwendet werden. Sirupe können, falls nichts anderes angegeben ist, Aromatisierungs-, Farb- und Süßstoffe sowie Konservierungsmittel enthalten, die physiologisch unbedenklich sein müssen.

Sonnenhutwurzel

Echinaceae angustifoliae radix

Sonnenhutwurzel besteht aus den getrockneten Wurzeln von *Echinacea angustifolia* DE CANDOLLE.

Beschreibung

Die Droge hat einen schwachen Geruch und einen anfangs leicht süßen, später schwach bitteren, adstringierenden Geschmack. Sie besteht aus den ganzen oder geschnittenen, meist 10 bis 20 cm langen und etwa 4 bis 20 mm dicken, zylindrischen Wurzeln, die teilweise spiralig gedreht und unregelmäßig verzweigt sind. Die Oberfläche ist graubraun und deutlich längsgefurcht oder -gerunzelt. Im Querschnitt zeigt sie eine höchstens 1 mm dicke Rinde und den von gelblichen und grauschwarzen, radialen Streifen durchzogenen Holzkörper. Das Grundgewebe im Zentrum ist weißlichgelb und meist kreisförmig.

Mikroskopische Merkmale: Die Droge wird außen von einem unregelmäßigen Abschlußgewebe begrenzt, das aus den abgestorbenen innersten Schichten der primären Rinde besteht. In den darunterliegenden Zellschichten sind Reste der Endodermis sowie Zellen der beginnenden Peridermbildung vorhanden. Charakteristisch für die sekundäre Rinde ist das Vorkommen von schizogenen Exkreträumen und zahlreichen, in Längsrichtung gestreckten, etwa 250 bis 400 µm langen und etwa 50 µm breiten Sklereiden, deren Wandverdickung unterschiedlich stark sein kann. Schizogene Exkretbehälter befinden sich auch im Holzkörper, sowie zahlreiche, sowohl dünnwandige als auch dickwandige, spitz oder stumpf endende Sklereiden sind vorhanden, die zum Teil in eine schwarze Interzellularsubstanz (melanogene Schicht) eingebettet sind. Die Wände der Gefäße sind netzartig verdickt oder von schräg gestellten Tüpfeln durchbrochen. In dickeren Wurzelstücken werden die Gefäße von Gruppen kurzer, spitz endender, stark getüpfelter Fasern begleitet. Die Markstrahlen bestehen aus unverholzten, farblosen Parenchymzellen, die teilweise unregelmäßig verdickt sind und zum Zentrum hin größer werden. Stärkekörner fehlen.

Prüfung auf Identität

Die Prüfung erfolgt mit Hilfe der Dünnschichtchromatographie (V.6.20.2) unter Verwendung einer Schicht von Kieselgel G *R*.

Untersuchungslösung: 0,5 g frisch pulverisierte Droge (355) werden 5 min lang mit 5 ml Methanol *R* auf dem Wasserbad bei 65 °C geschüttelt. Die abgekühlte, filtrierte Lösung dient als Untersuchungslösung.

Referenzlösung: 3,0 mg Rutosid *R* werden in 10 ml Methanol *R* gelöst.

Auf die Platte werden getrennt 20 µl jeder Lösung bandförmig (20 mm × 3 mm) aufgetragen. Die Chromatographie erfolgt mit einer Mischung von 13 Volumteilen wasserfreier Ameisensäure *R*, 20 Volumteilen Wasser und 67 Volumteilen Ethylacetat *R* über eine Laufstrecke von 10 cm. Die Platte wird 5 min lang bei 100 bis 105 °C getrocknet und die noch warme Platte sofort mit etwa 10 ml einer 1prozentigen Lösung (*m*/V) von Diphenylboryloxyethylamin *R* in Methanol *R* (für eine 200-mm × 200-mm-Platte) und anschließend mit etwa 10 ml einer 5prozentigen Lösung (V/V) von Macrogol 400 *R* in Methanol *R* besprüht. Die Auswertung erfolgt nach 5 min im ultravioletten Licht bei 365 nm. Im Chromatogramm der Referenzlösung ist im mittleren Bereich Rutosid als gelborange bis orangebraun fluoreszierende Zone sichtbar. Im Chromatogramm der Untersuchungslösung befindet sich im unteren Drittel, etwa in der Mitte zwischen Startband und der Zone des Rutosids der Referenzlösung, als Hauptzone die intensiv grüngelb bis türkis fluoreszierende Zone des Echinacosids. Wenig unterhalb der Fließmittelfront liegt eine weitere, wesentlich schwächer grünlich bis türkis fluoreszierende Zone. Schwächere, meist bläulich fluoreszierende Zonen sind im Chromatogramm der Untersuchungslösung vorhanden.

Prüfung auf Reinheit

Fremde Bestandteile (V.4.2): Höchstens 3 Prozent.

Trocknungsverlust (V.6.22): Höchstens 10,0 Prozent, mit 1,000 g pulverisierter Droge (355) durch 2 h langes Trocknen im Trockenschrank bei 100 bis 105 °C bestimmt.

Asche (V.3.2.16): Höchstens 6,0 Prozent, mit 1,00 g pulverisierter Droge bestimmt.

Salzsäureunlösliche Asche (V.4.1): Höchstens 2,0 Prozent.

Lagerung

Vor Licht geschützt.

Sorbitol

Sorbitolum

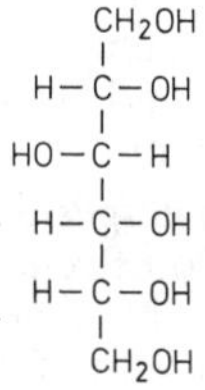

$C_6H_{14}O_6$ M_r 182,2

Sorbitol enthält mindestens 98,0 und höchstens 101,0 Prozent D-Glucitol, berechnet auf die wasserfreie Substanz.

Eigenschaften

Weißes, kristallines Pulver, geruchlos; sehr leicht löslich in Wasser, wenig löslich in Ethanol, praktisch unlöslich in Chloroform und Ether.

Prüfung auf Identität

A. 0,5 g Substanz werden mit 0,5 ml Pyridin *R* und 5 ml Acetanhydrid *R* bis zur Lösung erhitzt. Nach 10 min wird die Lösung in 25 ml Wasser gegossen und 2 h lang in einer Eis-Wasser-Mischung stehengelassen. Der Niederschlag wird gesammelt, aus wenig Ethanol 96 % *R* umkristallisiert und im Vakuum getrocknet. Die Schmelztemperatur (V.6.11.1) der Kristalle liegt bei etwa 100 °C.

B. Die Prüfung erfolgt mit Hilfe der Dünnschichtchromatographie (V.6.20.2) unter Verwendung einer Schicht von Kieselgel G *R*.

Untersuchungslösung: 50 mg Substanz werden in Wasser zu 20 ml gelöst.

Referenzlösung: 50 mg Sorbitol *CRS* werden in Wasser zu 20 ml gelöst.

Auf die Platte werden getrennt 2 µl jeder Lösung aufgetragen. Die Chromatographie erfolgt mit einer Mischung von 10 Volumteilen Wasser, 20 Volumteilen Ethylacetat *R* und 70 Volumteilen 1-Propanol *R* über eine Laufstrecke von 17 cm. Die Platte wird an der Luft trocknen gelassen und mit einer 0,2prozentigen Lösung (*m*/V) von Natriumperiodat *R* besprüht. Nach 15 min langem Trocknenlassen an der Luft wird die Platte mit einer 2prozentigen Lösung (*m*/V) von Methylenbisdimethylanilin *R* in einer Mischung von 20 Volumteilen Essigsäure 98 % *R* und 80 Volumteilen Aceton *R* besprüht. Der Hauptfleck im Chromatogramm der Untersuchungslösung entspricht in bezug auf Lage, Farbe und Größe dem Hauptfleck im Chromatogramm der Referenzlösung.

C. 3 ml einer frisch hergestellten 10prozentigen Lösung (*m*/V) von Brenzcatechin *R* werden unter Kühlung in einer Eis-Wasser-Mischung mit 6 ml Schwefelsäure 96 % *R* versetzt. Werden 3 ml dieser erkalteten Lösung mit 0,3 ml Prüflösung (siehe „Prüfung auf Reinheit") versetzt und etwa 30 s lang über freier Flamme vorsichtig erhitzt, tritt eine Rosafärbung auf.

Prüfung auf Reinheit

Prüflösung: 5,0 g Substanz werden in destilliertem, kohlendioxidfreiem Wasser *R* zu 50 ml gelöst.

Aussehen der Lösung: Die Prüflösung muß klar (V.6.1) und farblos (V.6.2, Methode II) sein.

Sauer oder alkalisch reagierende Substanzen: 10 ml einer Mischung von 10 ml Prüflösung und 10 ml kohlendioxidfreiem Wasser *R* werden mit 0,05 ml Phenolphthalein-Lösung *R* versetzt. Bis zum Farbumschlag nach Rosa dürfen höchstens 0,2 ml 0,01 N-Natriumhydroxid-Lösung verbraucht werden. Die anderen 10 ml der Mischung werden mit 0,05 ml Methylrot-Lösung *R* versetzt. Bis zum Farbumschlag nach Rot dürfen höchstens 0,3 ml 0,01 N-Salzsäure verbraucht werden.

Spezifische Drehung (V.6.6): 5,00 g Substanz und 6,4 g Natriumtetraborat *R* werden in 40 ml Wasser gelöst und unter gelegentlichem Schütteln 1 h lang stehengelassen. Mit Wasser wird zu 50,0 ml verdünnt und, falls erforderlich, filtriert. Die spezifische Drehung muß zwischen +4,0 und +7,0 ° liegen, berechnet auf die wasserfreie Substanz.

Reduzierende Zucker: 5,0 g Substanz werden durch schwaches Erwärmen in 3 ml Wasser gelöst. Nach Abkühlen sowie Zusatz von 20 ml Kupfer(II)-citrat-Lösung *R* und einigen Glaskugeln wird so erhitzt, daß bis zum Sieden 4 min erforderlich sind. Anschließend wird die Lösung noch 3 min lang sieden gelassen. Nach schnellem Abkühlen werden 100 ml einer 2,4prozentigen Lösung (V/V) von Essigsäure 98 % *R* und 20,0 ml 0,05 N-Iod-Lösung zugesetzt. Unter ständigem Rühren werden 25 ml einer Mischung von 6 Volumteilen Salzsäure 36 % *R* und 94 Volumteilen Wasser zugesetzt. Nach dem Lösen des Niederschlags wird der Iodüberschuß mit 0,05 N-Natriumthiosulfat-Lösung unter Zusatz von 1 ml Stärke-Lösung *R* gegen Ende der Titration titriert. Mindestens 12,8 ml 0,05 N-Natriumthiosulfat-Lösung müssen verbraucht werden.

Chlorid (V.3.2.4): 10 ml Prüflösung, mit Wasser zu 15 ml verdünnt, müssen der Grenzprüfung auf Chlorid entsprechen (50 ppm).

Sulfat (V.3.2.13): 15 ml Prüflösung müssen der Grenzprüfung auf Sulfat entsprechen (100 ppm).

Blei (V.3.2.10): Die Substanz muß der Grenzprüfung auf Blei in Zuckern entsprechen (0,5 ppm).

Nickel (V.3.2.15): Die Substanz muß der Grenzprüfung auf Nickel in Polyolen entsprechen (1 ppm).

Wasser (V.3.5.6): Höchstens 1,5 Prozent, mit 1,000 g Substanz nach der Karl-Fischer-Methode bestimmt.

Sulfatasche (V.3.2.14): Höchstens 0,1 Prozent, mit 2,0 g Substanz bestimmt.

Gehaltsbestimmung

0,400 g Substanz werden in Wasser zu 100,0 ml gelöst. 10,0 ml dieser Lösung werden mit 20,0 ml einer 2,14prozentigen Lösung (*m*/V) von Natriumperiodat *R* und 2 ml Schwefelsäure 10 % *R* versetzt und genau 15 min lang auf dem Wasserbad erhitzt. Nach dem Abkühlen werden 3 g Natriumhydrogencarbonat *R* in kleinen Mengen und 25,0 ml 0,2 N-Natriumarsenit-Lösung zugesetzt. Nach dem Mischen werden 5 ml einer 20prozentigen Lösung (*m*/V) von Kaliumiodid *R* zugesetzt. Nach 15 min langem Stehenlassen wird mit 0,1 N-Iod-Lösung bis zur beginnenden Gelbfärbung titriert. Ein Blindversuch wird durchgeführt.

1 ml 0,1 N-Iod-Lösung entspricht 1,822 mg $C_6H_{14}O_6$.

Sorbitol-Lösung 70 % (kristallisierend)

Sorbitolum 70 per centum cristallisabile

Sorbitol-Lösung 70 % (kristallisierend) ist eine wäßrige Lösung mit mindestens 68,0 und höchstens 72,0 Prozent *(m/m)* Hexitolen, ausgedrückt als D-Glucitol.

Eigenschaften

Farblose, klare, sirupöse Flüssigkeit, geruchlos; mischbar mit Wasser, Glyerol 85 % und Propylenglycol, löslich in Ethanol.

Prüfung auf Identität

A. 7,0 g Substanz werden mit 40 ml Wasser und 6,4 g Natriumtetraborat *R* versetzt. Nach 1 h langem Stehenlassen unter gelegentlichem Schütteln wird mit Wasser zu 50,0 ml verdünnt. Falls erforderlich, wird filtriert. Die optische Drehung (V.6.6) der Lösung liegt zwischen 0 und +1,5°.

B. 1 g Substanz wird im Vakuum bei 80 °C getrocknet. 0,5 g des Rückstands werden mit 0,5 ml Pyridin *R* und 5 ml Acetanhydrid *R* bis zur Lösung erhitzt. Nach 10 min wird die Mischung in 25 ml Wasser gegossen und 2 h lang in einer Eis-Wasser-Mischung stehengelassen. Der Niederschlag wird gesammelt, aus wenig Ethanol 96 % *R* umkristallisiert und im Vakuum getrocknet. Die Schmelztemperatur (V.6.11.1) der Kristalle liegt bei etwa 100 °C.

C. Die Prüfung erfolgt mit Hilfe der Dünnschichtchromatographie (V.6.20.2) unter Verwendung einer Schicht von Kieselgel G *R*.

Untersuchungslösung: 70 mg Substanz werden mit Wasser zu 20 ml verdünnt.

Referenzlösung: 50 mg Sorbitol *CRS* werden in Wasser zu 20 ml gelöst.

Auf die Platte werden getrennt 2 µl jeder Lösung aufgetragen. Die Chromatographie erfolgt mit einer Mischung von 10 Volumteilen Wasser, 20 Volumteilen Ethylacetat *R* und 70 Volumteilen 1-Propanol *R* über eine Laufstrecke von 17 cm. Die Platte wird an der Luft trocknen gelassen und mit einer 0,2prozentigen Lösung (*m*/V) von Natriumperiodat *R* besprüht. Nach 15 min langem Trocknenlassen an der Luft wird die Platte mit einer 2prozentigen Lösung (*m*/V) von Methylenbisdimethylanilin *R* in einer Mischung von 20 Volumteilen Essigsäure 98 % *R* und 80 Volumteilen Aceton *R* besprüht. Der Hauptfleck im Chromatogramm der Untersuchungslösung entspricht in bezug auf Lage, Farbe und Größe dem Hauptfleck im Chromatogramm der Referenzlösung.

D. 3 ml einer frisch hergestellten 10prozentigen Lösung (*m*/V) von Brenzcatechin *R* werden unter Kühlung in einer Eis-Wasser-Mischung mit 6 ml Schwefelsäure 96 % *R* versetzt. Werden 3 ml dieser erkalteten Lösung mit 0,3 ml Prüflösung (siehe ,,Prüfung auf Reinheit“) versetzt und etwa 30 s lang über freier Flamme vorsichtig erhitzt, tritt eine Rosafärbung auf.

Prüfung auf Reinheit

Prüflösung: 7,0 g Substanz werden mit kohlendioxidfreiem Wasser *R* zu 50 ml verdünnt.

Aussehen der Lösung: Die Prüflösung muß klar (V.6.1) und farblos (V.6.2, Methode II) sein.

Sauer oder alkalisch reagierende Substanzen: 10 ml einer Mischung von 10 ml Prüflösung und 10 ml kohlendioxidfreiem Wasser *R* werden mit 0,05 ml Phenolphthalein-Lösung *R* versetzt. Bis zum Farbumschlag nach Rosa dürfen höchstens 0,2 ml 0,01 N-Natriumhydroxid-Lösung verbraucht werden. Die anderen 10 ml der Mischung werden mit 0,05 ml Methylrot-Lösung *R* versetzt. Bis zum Farbumschlag nach Rot dürfen höchstens 0,3 ml 0,01 N-Salzsäure verbraucht werden.

Relative Dichte (V.6.4): Mindestens 1,290.

Brechungsindex (V.6.5): 1,457 bis 1,462.

Reduzierende Zucker: 5,0 g Substanz werden mit 3 ml Wasser versetzt. Nach Zusatz von 20 ml Kupfer(II)-citrat-Lösung *R* und einigen Glaskugeln wird so erhitzt, daß bis zum Sieden 4 min erforderlich sind. Anschließend wird die Lösung noch 3 min lang sieden gelassen. Nach schnellem Abkühlen werden 100 ml einer 2,4prozentigen Lösung (V/V) von Essigsäure 98 % *R* und 20,0 ml 0,05 N-Iod-Lösung zugesetzt. Unter ständigem Rühren werden 25 ml einer Mischung von 6 Volumteilen Salzsäure 36 % *R* und 94 Volumteilen Wasser zugesetzt. Nach dem Lösen des Niederschlages wird der Iodüberschuß mit 0,05 N-Natriumthiosulfat-Lösung unter Zusatz von 1 ml Stärke-Lösung *R* gegen Ende der Titration titriert. Mindestens 12,8 ml 0,05 N-Natriumthiosulfat-Lösung müssen verbraucht werden.

Chlorid (V.3.2.4): 7,5 ml Prüflösung, mit Wasser zu 15 ml verdünnt, müssen der Grenzprüfung auf Chlorid entsprechen (50 ppm).

Sulfat (V.3.2.13): 1,5 g Substanz, mit destilliertem Wasser zu 15 ml verdünnt, müssen der Grenzprüfung auf Sulfat entsprechen (100 ppm).

Blei (V.3.2.10): Die Substanz muß der Grenzprüfung auf Blei in Zuckern entsprechen (0,5 ppm).

Nickel (V.3.2.15): Die Substanz muß der Grenzprüfung auf Nickel in Polyolen entsprechen (1 ppm).

Sulfatasche (V.3.2.14): Höchstens 0,1 Prozent, mit 2,0 g Substanz bestimmt.

Gehaltsbestimmung

0,600 g Substanz werden in Wasser zu 100,0 ml verdünnt. 10,0 ml dieser Lösung werden mit 20,0 ml einer 2,14prozentigen Lösung (*m*/V) von Natriumperiodat *R* und 2 ml Schwefelsäure 10 % *R* versetzt und genau 15 min lang auf dem Wasserbad erhitzt. Nach dem Abkühlen werden 3 g Natriumhydrogencarbonat *R* in kleinen Mengen und 25,0 ml 0,2 N-Natriumarsenit-Lösung zugesetzt. Nach dem Mischen werden 5 ml einer 20prozentigen Lösung (*m*/V) von Kaliumiodid *R* zugesetzt. Nach 15 min langem Stehenlassen wird mit 0,1 N-Iod-Lösung bis zur beginnenden Gelbfärbung titriert. Ein Blindversuch wird durchgeführt.

1 ml 0,1 N-Iod-Lösung entspricht 1,822 mg $C_6H_{14}O_6$.

Sorbitol-Lösung 70 % (nicht kristallisierend)

Sorbitolum 70 per centum non cristallisabile

Sorbitol-Lösung 70 % (nicht kristallisierend) ist eine wäßrige Lösung eines hydrierten, partiellen Hydrolysates von Stärke mit mindestens 68,0 und höchstens 72,0 Prozent *(m/m)* Trockenrückstand und mindestens 62,0 Prozent *(m/m)* Polyolen, ausgedrückt als D-Glucitol.

Eigenschaften

Farblose, klare, sirupöse Flüssigkeit, geruchlos; mischbar mit Wasser, Glycerol 85 % und Propylenglycol.

Prüfung auf Identität

A. 7,0 g Substanz werden mit 40 ml Wasser und 6,4 g Natriumtetraborat *R* versetzt. Nach 1 h langem Stehenlassen unter gelegentlichem Schütteln wird mit Wasser zu 50,0 ml verdünnt. Falls erforderlich, wird filtriert. Die optische Drehung (V.6.6) der Lösung liegt zwischen +1,5 und +3,5°.

B. Die Prüfung erfolgt mit Hilfe der Dünnschichtchromatographie (V.6.20.2) unter Verwendung einer Schicht von Kieselgel G *R*.

Untersuchungslösung: 70 mg Substanz werden mit Wasser zu 20 ml verdünnt.

Referenzlösung: 50 mg Sorbitol *CRS* werden mit Wasser zu 20 ml gelöst.

Auf die Platte werden getrennt 2 µl jeder Lösung aufgetragen. Die Chromatographie erfolgt mit einer Mischung von 10 Volumteilen Wasser, 20 Volumteilen Ethylacetat *R* und 70 Volumteilen 1-Propanol *R* über eine Laufstrecke von 17 cm. Die Platte wird an der Luft trocknen gelassen und mit einer 0,2prozentigen Lösung (*m*/V) von Natriumperiodat *R* besprüht. Nach 15 min langem Trocknenlassen an der Luft wird die Platte mit einer 2prozentigen Lösung (*m*/V) von Methylenbisdimethylanilin *R* in einer Mischung von 20 Volumteilen Essigsäure 98 % *R* und 80 Volumteilen Aceton *R* besprüht. Der Hauptfleck im Chromatogramm der Untersuchungslösung entspricht in bezug auf Lage, Farbe und Größe dem Hauptfleck im Chromatogramm der Referenzlösung. Nebenflecke sind nicht zu berücksichtigen.

C. 3 ml einer frisch hergestellten 10prozentigen Lösung (*m*/V) von Brenzcatechin *R* werden unter Kühlung in einer Eis-Wasser-Mischung mit 6 ml Schwefelsäure 96 % *R* versetzt. Werden 3 ml dieser erkalteten Lösung mit 0,3 ml Prüflösung (siehe „Prüfung auf Reinheit") versetzt und etwa 30 s lang über freier Flamme vorsichtig erhitzt, tritt eine Rosafärbung auf, die in tiefes Braunrot übergeht.

Prüfung auf Reinheit

Prüflösung: 7,0 g Substanz werden mit kohlendioxidfreiem Wasser *R* zu 50 ml verdünnt.

Aussehen der Lösung: Die Prüflösung muß klar (V.6.1) und farblos (V.6.2, Methode II) sein.

Sauer oder alkalisch reagierende Substanzen: 10 ml einer Mischung von 10 ml Prüflösung und 10 ml kohlendioxidfreiem Wasser *R* werden mit 0,05 ml Phenolphthalein-Lösung *R* versetzt. Bis zum Farbumschlag nach Rosa dürfen höchstens 0,2 ml 0,01 N-Natriumhydroxid-Lösung verbraucht werden. Die anderen 10 ml der Mischung werden mit 0,05 ml Methylrot-Lösung *R* versetzt. Bis zum Farbumschlag nach Rot dürfen höchstens 0,3 ml 0,01 N-Salzsäure verbraucht werden.

Relative Dichte (V.6.4): Mindestens 1,290.

Brechungsindex (V.6.5): 1,455 bis 1,465.

Reduzierende Zucker: 5,0 g Substanz werden mit 3 ml Wasser versetzt. Nach Zusatz von 20 ml Kupfer(II)-citrat-Lösung *R* und einigen Glaskugeln wird so erhitzt, daß bis zum Sieden 4 min erforderlich sind. Anschließend wird die Lösung noch 3 min lang sieden gelassen. Nach schnellem Abkühlen werden 100 ml einer 2,4prozentigen Lösung (V/V) von Essigsäure 98 % *R* und 20,0 ml 0,05 N-Iod-Lösung zugesetzt. Unter ständigem Rühren werden 25 ml einer Mischung von 6 Volumteilen Salzsäure 36 % *R* und 94 Volumteilen Wasser zugesetzt. Nach dem Lösen des Niederschlages wird der Iodüberschuß mit 0,05 N-Natriumthiosulfat-Lösung unter Zusatz von 1 ml Stärke-Lösung *R* gegen Ende der Titration titriert. Mindestens 12,8 ml 0,05 N-Natriumthiosulfat-Lösung müssen verbraucht werden.

Reduzierende Zucker nach Hydrolyse: 6,0 g Substanz werden in 35 ml Wasser, 40 ml 1 N-Salzsäure und einigen Glaskugeln 4 h lang unter Rückfluß zum Sieden erhitzt. Nach dem Abkühlen wird mit Natriumhydroxid-Lösung 8,5 % *R* gegen Bromthymolblau neutralisiert und mit Wasser zu 100,0 ml verdünnt. 3,0 ml dieser Lösung werden mit 5 ml Wasser, 20 ml Kupfer(II)-citrat-Lösung *R* und einigen Glaskugeln so erhitzt, daß bis zum Sieden 4 min erforderlich sind. Anschließend wird die Lösung noch 3 min lang sieden gelassen. Nach schnellem Abkühlen werden 100 ml einer 2,4prozentigen Lösung (V/V) von Essigsäure 98 % *R* und 20,0 ml 0,05 N-Iod-Lösung zugesetzt. Unter ständigem Rühren werden 25 ml einer Mischung von 6 Volumteilen Salzsäure 36 % *R* und 94 Volumteilen Wasser zugesetzt. Nach dem Lösen des Niederschlags wird der Iodüberschuß mit 0,05 N-Natriumthiosulfat-Lösung unter Zusatz von 1 ml Stärke-Lösung *R* gegen Ende der Titration titriert. Mindestens 8,0 und höchstens 14,8 ml 0,05 N-Natriumthiosulfat-Lösung müssen verbraucht werden.

Chlorid (V.3.2.4): 7,5 ml Prüflösung, mit Wasser zu 15 ml verdünnt, müssen der Grenzprüfung auf Chlorid entsprechen (50 ppm).

Sulfat (V.3.2.13): 1,5 g Substanz, mit destilliertem Wasser zu 15 ml verdünnt, müssen der Grenzprüfung auf Sulfat entsprechen (100 ppm).

Blei (V.3.2.10): Die Substanz muß der Grenzprüfung auf Blei in Zuckern entsprechen (0,5 ppm).

Nickel (V.3.2.15): Die Substanz muß der Grenzprüfung auf Nickel in Polyolen entsprechen (1 ppm).

Sulfatasche (V.3.2.14): Höchstens 0,1 Prozent, mit 2,0 g Substanz bestimmt.

Gehaltsbestimmung

Trockenrückstand: 1,000 g Substanz wird im Vakuum bei 80 °C (V.6.22) getrocknet. Der Rückstand wird gewogen.

Polyole: 0,600 g Substanz werden in Wasser zu 100,0 ml verdünnt. 10,0 ml dieser Lösung werden mit 20,0 ml einer 2,14prozentigen Lösung (*m*/V) von Natriumperiodat *R* und 2 ml Schwefelsäure 10 % *R* versetzt und genau 15 min lang auf dem Wasserbad erhitzt. Nach dem Abkühlen werden 3 g Natriumhydrogencarbonat *R* in kleinen Mengen und 25,0 ml 0,2 N-Natriumarsenit-Lösung zugesetzt. Nach dem Mischen werden 5 ml einer 20prozentigen Lösung (*m*/V) von Kaliumiodid *R* zugesetzt. Nach 15 min langem Stehenlassen wird mit 0,1 N-Iod-Lösung bis zur beginnenden Gelbfärbung titriert. Ein Blindversuch wird durchgeführt.

1 ml 0,1 N-Iod-Lösung entspricht 1,822 mg $C_6H_{14}O_6$.

Spiramycin

Spiramycinum

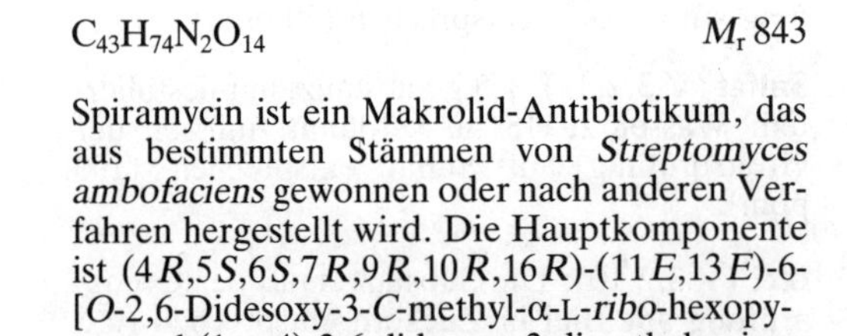

$C_{43}H_{74}N_2O_{14}$ M_r 843

Spiramycin ist ein Makrolid-Antibiotikum, das aus bestimmten Stämmen von *Streptomyces ambofaciens* gewonnen oder nach anderen Verfahren hergestellt wird. Die Hauptkomponente ist (4*R*,5*S*,6*S*,7*R*,9*R*,10*R*,16*R*)-(11*E*,13*E*)-6-[*O*-2,6-Didesoxy-3-*C*-methyl-α-L-*ribo*-hexopyranosyl-(1→4)-3,6-didesoxy-3-dimethylamino-β-D-glucopyranosyloxy]-7-formylmethyl-4-hydroxy-5-methoxy-9,16-dimethyl-10-(2,3,4,6-tetradesoxy-4-dimethylamino-D-*erythro*-hexopyranosyloxy)oxacyclohexadeca-11,13-dien-2-on.

Die Wirksamkeit beträgt mindestens 3900 I. E. je Milligramm Substanz, berechnet auf die getrocknete Substanz.

Eigenschaften

Weißes bis schwach gelbliches Pulver mit schwachem Geruch, schwach hygroskopisch; schwer löslich in Wasser, leicht löslich in Aceton, in Ethanol und in Methanol, wenig löslich in Ether.

Prüfung auf Identität

A. 0,10 g Substanz werden in Methanol *R* zu 100,0 ml gelöst. 1,0 ml dieser Lösung wird mit Methanol *R* zu 100,0 ml verdünnt. Die Lösung, zwischen 220 und 350 nm gemessen, zeigt ein Absorptionsmaximum bei 232 nm. Die spezifische Absorption (V.6.19), im Maximum gemessen, beträgt etwa 340.

B. Das bei der Prüfung auf „Verwandte Substanzen" (siehe „Prüfung auf Reinheit") erhaltene Chromatogramm wird ausgewertet. Der Hauptfleck im Chromatogramm der Untersuchungslösung muß in bezug auf Lage, Farbe und Größe dem Hauptfleck im Chromatogramm der Referenzlösung a entsprechen. Treten im Chromatogramm der Untersuchungslösung ein oder zwei Flecke mit einem etwas größeren Rf-Wert als der Hauptfleck auf, müssen sie in bezug auf Lage und Farbe den Nebenflecken im Chromatogramm der Referenzlösung a entsprechen und sich von den Flecken im Chromatogramm der Referenzlösung e unterscheiden.

C. 0,5 g Substanz werden in 10 ml 0,1 N-Schwefelsäure gelöst und mit 25 ml Wasser versetzt. Mit 0,1 N-Natriumhydroxid-Lösung wird auf einen *p*H-Wert von etwa 8 eingestellt und mit Wasser zu 50 ml verdünnt. Werden 5 ml dieser Lösung mit 2 ml einer Mischung von 1 Volumteil Wasser und 2 Volumteilen Schwefelsäure 96 % *R* versetzt, entsteht eine braune Färbung.

Prüfung auf Reinheit

***p*H-Wert** (V.6.3.1): 0,5 g Substanz werden in 5 ml Methanol *R* gelöst und mit kohlendioxidfreiem Wasser *R* zu 100 ml verdünnt. Der *p*H-Wert der Lösung muß zwischen 8,5 und 10,5 liegen.

Spezifische Drehung (V.6.6): 1,00 g Substanz wird in einer 10prozentigen Lösung (V/V) von Essigsäure 12 % *R* zu 50,0 ml gelöst. Die spezifische Drehung muß zwischen −80 und −85° liegen, berechnet auf die getrocknete Substanz.

Verwandte Substanzen: Die Prüfung erfolgt mit Hilfe der Dünnschichtchromatographie (V.6.20.2) unter Verwendung einer Schicht von Kieselgel G*R*.

Untersuchungslösung: 40 mg Substanz werden in Methanol *R* zu 10 ml gelöst.

Referenzlösung a: 40 mg Spiramycin *CRS* werden in Methanol *R* zu 10 ml gelöst.

Referenzlösung b: 1 ml der Referenzlösung a wird mit Methanol *R* zu 10 ml verdünnt.

Referenzlösung c: 5 ml der Referenzlösung b werden mit Methanol *R* zu 10 ml verdünnt.

Referenzlösung d: 2 ml der Referenzlösung b werden mit Methanol *R* zu 10 ml verdünnt.

Referenzlösung e: 40 mg Erythromycin *CRS* werden in Methanol *R* zu 10 ml gelöst.

Auf die Platte werden getrennt 5 µl jeder Lösung aufgetragen. Die Chromatographie erfolgt mit der Oberphase einer Mischung von 4 Volumteilen Isopropylalkohol *R*, 8 Volumteilen einer mit Natriumhydroxid-Lösung 40 % *R* auf einen *p*H-Wert von 9,6 eingestellten, 15prozentigen Lösung (*m*/V) von Ammoniumacetat *R* und 9 Volumteilen Ethylacetat *R* über eine Laufstrecke von 15 cm. Die Platte wird an der Luft getrocknet, mit Anisaldehyd-Reagenz *R*1 besprüht und 5 min lang auf 110 °C erhitzt. Das Chromatogramm der Referenzlösung a zeigt zwei Flecke mit etwas höherem Rf-Wert als der Hauptfleck; der näher dem Hauptfleck liegende Fleck entspricht dem Monoessigsäureester, der weiter entfernte dem Monopropionsäureester. Im Chromatogramm der Untersuchungslösung darf kein dem Monoessigsäureester entsprechender Fleck größer oder stärker gefärbt sein als der mit der Referenzlösung c erhaltene Fleck; ein dem Monopropionsäureester entsprechender Fleck darf nicht größer oder stärker gefärbt sein als der mit der Referenzlösung b erhaltene Fleck. Kein Fleck mit Ausnahme des Hauptfleckes und der dem Monoessigsäure- und Monopropionsäureester entsprechende Fleck darf größer oder stärker gefärbt sein als der mit der Referenzlösung d erhaltene Fleck.

Schwermetalle (V.3.2.8): 1,0 g Substanz muß der Grenzprüfung C auf Schwermetalle entsprechen (20 ppm). Zur Herstellung der Referenzlösung werden 2 ml Blei-Lösung (10 ppm Pb) *R* verwendet.

Trocknungsverlust (V.6.22): Höchstens 3,5 Prozent, mit 0,500 g Substanz durch 6 h langes Trocknen über Phosphor(V)-oxid *R* bei 80 °C unterhalb 670 Pa bestimmt.

Sulfatasche (V.3.2.14): Höchstens 0,1 Prozent, mit 1,0 g Substanz bestimmt.

Wertbestimmung

Die Ausführung erfolgt nach „Mikrobiologische Wertbestimmung von Antibiotika" (V.2.2.1).

Lagerung

Dicht verschlossen.

Vorsichtig zu lagern!

Spitzwegerichkraut

Plantaginis lanceolatae herba

Spitzwegerichkraut besteht aus dem getrockneten Kraut von *Plantago lanceolata* L.

Beschreibung

Die Droge hat einen schwachen, heuartigen Geruch und einen leicht salzigen, höchstens schwach bitteren Geschmack. Der Hauptanteil der Droge besteht aus den bis 30 cm langen und bis 4 cm breiten, oliv- bis braungrünen Laubblättern. Ihre schmale Spreite ist länglich bis lanzettlich und spitz, der Rand glatt bis undeutlich gezähnt. Sie wird von 3 bis 7 fast parallel verlaufenden Hauptnerven durchzogen und ist je nach Varietät unbehaart oder kurz-seidenartig oder weniger zottig behaart. Die Blätter sind bisweilen an der Basis rotviolett überlaufen. Der rinnenförmige Blattstiel ist kurz bis sehr lang. Die Blütenschäfte sind 5furchig, kantig, bis 50 cm lang und tragen eiförmige oder walzige, bräunlichweiße Blütenstände.

Mikroskopische Merkmale: Ein wichtiges Merkmal ist der im Querschnitt erkennbare äquifaziale Blattaufbau. Die Blattoberseite zeigt eine 2-, seltener 3reihige Palisadenschicht, während die Blattunterseite aus 1 bis 2 solchen Schichten besteht. Das mehrlagige Schwammparenchym nimmt fast die Hälfte der Gesamtbreite des Mesophylls ein. Oft ist eine deutliche Unterscheidung in Palisaden- und Schwammparenchym nur schwer feststellbar. Im Flächenschnitt weisen die beiden Epidermen unregelmäßig wellige Zellen und Spaltöffnungen auf, die von meist 2 senkrecht zur Spalte orientierten Nebenzellen umgeben sind (diacytischer Typ, V.4.3); daneben kommen auch Spaltöffnungen vom anomocytischen Typ (V.4.3) vor. Hauptsächlich auf der Blattunterseite finden sich, besonders an den Nerven und am Blattrand, die sehr charakteristischen ,,Gelenkhaare". Sie bestehen aus einer sehr kurzen, die übrigen Epidermiszellen an Größe übertreffenden, fast kugeligen, in der Epidermis versenkten Basalzelle, einer kurzen, zylinderförmigen Halszelle, an die sich 2 lange, verdickte Zellen anschließen, wobei die obere etwas über die untere heruntergezogen ist, und so ein auffälliges ,,Gelenk" bilden. Die Endzelle hat meist ein fadenförmiges Lumen und läuft spitz aus. Diese Endzelle ist häufig abgebrochen, und vereinzelt können Haare, die noch ein zweites Gelenk haben, auftreten. Ferner finden sich sehr lange, dünnwandige, vielfach gedrehte Deckhaare mit meistens zum Teil kollabierten Zellen. Auf beiden Epidermen sitzen vereinzelt Drüsenhaare, die sich aus einer fast zylindrischen Stielzelle, einem aus mehreren Reihen kleiner Zellen bestehenden Köpfchen und einer kurzen Endzelle zusammensetzen. Bei den auf der Blattoberseite eingesenkten, auf der Unterseite hervorspringenden Hauptnerven sind unter den Epidermen 1 bis 3 Lagen Kollenchym zu finden. Das fächerförmig angeordnete Leitbündel ist von dünnwandigen, schlanken Sklerenchymfasern und reichlichem Parenchym umgeben. Die Kutikula des Stengels ist dünn und schwach gefaltet. Die Epidermiszellen der Kelch- und Kronblätter sind gestreckt und haben stark wellige bis buchtige Seitenwände. Die Spaltöffnungen und Haare gleichen denen der Laubblätter. Die äußeren Epidermiszellen der Fruchtwand haben gerade Seitenwände und gleichartige Spaltöffnungen wie die Laubblätter. In den Zellen aller Organe befinden sich verschieden große Lipidtröpfchen, während Calciumoxalatkristalle völlig fehlen.

Prüfung auf Identität

Die Prüfung erfolgt mit Hilfe der Dünnschichtchromatographie (V.6.20.2) unter Verwendung einer Schicht von Kieselgel H *R*.

Untersuchungslösung: 0,5 g pulverisierte Droge (355) werden 5 min lang mit 5 ml Methanol *R* auf dem Wasserbad bei 65 °C geschüttelt. Die abgekühlte, filtrierte Lösung dient als Untersuchungslösung.

Referenzlösung: 5 mg Naphtholgelb S *RN* werden in 1,0 ml Methanol *R* gelöst.

Auf die Platte werden getrennt 20 µl Untersuchungslösung und 10 µl Referenzlösung bandförmig (20 mm × 3 mm) aufgetragen. Die Chromatographie erfolgt mit einer Mischung von 20 Volumteilen Wasser, 20 Volumteilen Essigsäure 98 % *R* und 60 Volumteilen Ethylacetat *R* über eine Laufstrecke von 10 cm. Nach Verdunsten des Fließmittels bei Raumtemperatur wird die Platte mit etwa 5 ml Dimethylaminobenzaldehyd-Lösung *R* 2 (für eine 200-mm-× 200-mm-Platte) besprüht, anschließend 10 min lang unter Beobachtung auf 100 bis 105 °C erhitzt und im Tageslicht ausgewertet. Im Chromatogramm der Untersuchungslösung erscheint in der unteren Hälfte, etwa in Höhe der gelben Zone im Chromatogramm der Referenzlösung, die sich langsam über Braungrau nach Blaugrau anfärbende, starke Zone des Aucubins. Wenige schwache, meist gleichfarbige Zonen sind im Chromatogramm der Untersuchungslösung vorhanden. An der Fließmittelfront liegt eine schmale, dunkle Chlorophyll-Zone.

Prüfung auf Reinheit

Fremde Bestandteile (V.4.2): Höchstens 5 Prozent dunkelbraune bis schwarzbraune Bestandteile und höchstens 2 Prozent sonstige fremde Bestandteile. Die Bestimmung wird mit 30 g Droge durchgeführt.

Trocknungsverlust (V.6.22): Höchstens 10,0 Prozent, mit 1,000 g pulverisierter Droge (355) durch 2 h langes Trocknen im Trockenschrank bei 100 bis 105 °C bestimmt.

Asche (V.3.2.16): Höchstens 15,0 Prozent, mit 1,000 g pulverisierter Droge bestimmt.

Quellungszahl (V.4.4): Mindestens 6, mit pulverisierter Droge (710) bestimmt.

Lagerung

Vor Licht geschützt.

Stabilisatorlösung für Blutkonserven

Solutiones anticoagulantes et sanguinem humanum conservantes

Stabilisatorlösung für Blutkonserven ist eine sterile und pyrogenfreie Lösung. Die Herstellung erfolgt mit Hilfe von Wasser für Injektionszwecke durch Filtration, Abfüllung in die Endbehältnisse und Sterilisation. Sie enthält mindestens 95,0 und höchstens 105,0 Prozent der angegebenen Mengen Natriumcitrat ($C_6H_5Na_3O_7 \cdot 2\,H_2O$), Citronensäure-Monohydrat ($C_6H_8O_7 \cdot H_2O$), Glucose-Monohydrat ($C_6H_{12}O_6 \cdot H_2O$) oder wasserfreie Glucose ($C_6H_{12}O_6$) und Natriumdihydrogenphosphat-Dihydrat ($NaH_2PO_4 \cdot 2\,H_2O$).

Stabilisatorlösung für Blutkonserven wird in Behältnissen aus Glas (VI.2.1), Kunststoff (VI.2.2.2) oder anderem, geeignetem Material mit Sicherheitsverschluß angeboten.

ACD-Stabilisatorlösungen für Blutkonserven

Eigenschaften

Farblose bis schwach gelbe, klare, bodensatzfreie Lösungen.

Prüfung auf Identität

A. Werden 2 ml Lösung mit 5 ml Kupfer(II)-citrat-Lösung *R* versetzt und zum Sieden erhitzt, bildet sich ein orangefarbener Niederschlag, und die überstehende Lösung färbt sich gelb.

B. Die Lösung gibt die Identitätsreaktion b auf Natrium (V.3.1.1).

C. Werden 0,1 ml Lösung mit 5 ml einer Mischung aus 1 Volumteil Acetanhydrid *R* und 3 Volumteilen Pyridin *R* versetzt, entwickelt sich eine dunkelrote Färbung.

Prüfung auf Reinheit

***p*H-Wert** (V.6.3.1): Der *p*H-Wert der Lösung muß zwischen 4,5 und 5,0 liegen.

Sterilität (V.2.1.1): Die Lösung muß der ,,Prüfung auf Sterilität" entsprechen.

Pyrogene (V.2.1.4): Die Lösung muß der ,,Prüfung auf Pyrogene" entsprechen. Die Lösung wird mit einer pyrogenfreien 0,9prozentigen Lösung (*m*/V) von Natriumchlorid *R* zur Erreichung einer Natriumcitrat-Konzentration von etwa 0,5 Prozent (*m*/V) verdünnt. Je Kilogramm Körpermasse eines Kaninchens werden 10 ml verdünnter Lösung injiziert.

Gehaltsbestimmung

Natriumcitrat: 50,0 ml Lösung werden mit 1 N-Salzsäure titriert. Der Endpunkt vom *p*H-Wert 2,00 ± 0,05 wird mit Hilfe der ,,Potentiometrie" (V.6.3.1) bestimmt.

1 ml 1 N-Salzsäure entspricht 98,05 mg $C_6H_5Na_3O_7 \cdot 2\,H_2O$.

Citronensäure: 20,0 ml Lösung werden nach Zusatz von 0,5 ml Phenolphthalein-Lösung *R* 1 mit 0,2 N-Natriumhydroxid-Lösung bis zum Farbumschlag nach Rosa titriert.

1 ml 0,2 N-Natriumhydroxid-Lösung entspricht 14,01 mg $C_6H_8O_7 \cdot H_2O$.

Glucose: Die optische Drehung (V.6.6) der Lösung wird an einer Schichtdicke von 2 dm gemessen.

Ein Drehwinkel von 1° entspricht 10,425 mg $C_6H_{12}O_6 \cdot H_2O$ oder 9,477 mg $C_6H_{12}O_6$ je Milliliter Lösung.

ACD-Stabilisatorlösungen für Blutkonserven

	Stabilisatorlösung A	Stabilisatorlösung B
Natriumcitrat	22,0 g	13,2 g
Citronensäure-Monohydrat	8,0 g	4,8 g
Glucose-Monohydrat	24,5 g	14,7 g
oder wasserfreie Glucose	22,4 g	13,4 g
Wasser für Injektionszwecke	zu 1000,0 ml	zu 1000,0 ml
Verwendete Menge für voraussichtlich 100 ml Blut	15,0 ml	25,0 ml

Lagerung

Vor Licht geschützt.

Beschriftung

Auf dem Etikett des Behältnisses muß angegeben werden:
- Zusammensetzung und Menge der Lösung
- die Höchstmenge an Blut, die im Behältnis gesammelt werden darf.

CPD-Stabilisatorlösung für Blutkonserven

Eigenschaften

Farblose bis schwach gelbe, klare, bodensatzfreie Lösung.

Prüfung auf Identität

A. Werden 2 ml Lösung mit 5 ml Kupfer(II)-citrat-Lösung *R* versetzt und zum Sieden erhitzt, bildet sich ein orangefarbener Niederschlag, und die überstehende Lösung färbt sich gelb.
B. Die Lösung gibt die Identitätsreaktion b auf Natrium (V.3.1.1).
C. Werden 0,1 ml Lösung mit 5 ml einer Mischung von 1 Volumteil Acetanhydrid *R* und 3 Volumteilen Pyridin *R* versetzt, entwickelt sich eine dunkelrote Färbung.
D. Die Lösung gibt die Identitätsreaktion b auf Phosphat (V.3.1.1).

Prüfung auf Reinheit

***p*H-Wert** (V.6.3.1): Der *p*H-Wert der Lösung muß zwischen 5,0 und 6,0 liegen.

Sterilität (V.2.1.1): Die Lösung muß der „Prüfung auf Sterilität" entsprechen.

Pyrogene (V.2.1.4): Die Lösung muß der „Prüfung auf Pyrogene" entsprechen. Die Lösung wird mit einer pyrogenfreien 0,9prozentigen Lösung (*m*/V) von Natriumchlorid *R* zur Erreichung einer Natriumcitrat-Konzentration von etwa 0,5 Prozent (*m*/V) verdünnt. Je Kilogramm Körpermasse eines Kaninchens werden 10 ml verdünnter Lösung injiziert.

CPD-Stabilisatorlösung für Blutkonserven

Natriumcitrat	26,3	g
Citronensäure-Monohydrat	3,27	g
Glucose-Monohydrat	25,5	g
oder wasserfreie Glucose	23,2	g
Natriumdihydrogenphosphat-Dihydrat	2,51	g
Wasser für Injektionszwecke	zu 1000,0	ml
Verwendete Menge für voraussichtlich 100 ml Blut	14,0	ml

Gehaltsbestimmung

Natriumcitrat: 10,0 ml Lösung werden mit Wasser zu 100,0 ml verdünnt. 5,0 ml dieser Lösung werden mit Wasser zu 100,0 ml verdünnt. 1,0 ml der verdünnten Lösung wird in ein Reagenzglas gegeben. In ein zweites Reagenzglas wird 1,0 ml Wasser (Blindprobe) gegeben. Nach Zusatz von 1,3 ml Pyridin *R* wird durchgemischt. 5,7 ml Acetanhydrid *R* werden zugesetzt, wieder gemischt und die Reagenzgläser sofort in ein Wasserbad von 31 ± 0,5 °C gestellt. Nach 35 min wird die Absorption (V.6.19) bei 425 nm in einer Schichtdicke von 2 cm gegen die Blindprobe als Kompensationsflüssigkeit gemessen, unter Beachtung der genau gleichen zeitlichen Bedingungen.

Eine Eichkurve wird wie folgt erstellt: Wasserfreie Citronensäure *R* wird 3 h lang bei 90 °C getrocknet. Davon wird so viel genau eingewogen, daß eine Konzentration von etwa 1,0 mg $C_6H_8O_7$ je Milliliter erhalten wird. Von dieser Lösung werden 8,0, 9,0, 10,0, 11,0 und 12,0 ml entnommen und mit Wasser zu je 100,0 ml verdünnt. 1,0 ml jeder dieser Lösungen wird wie oben beschrieben behandelt. Eine Eichkurve mit den Absorptionswerten auf der Abszisse und mit den in Mikrogramm je Milliliter angegebenen Konzentrationen auf der Ordinate wird erstellt. Der Gesamtgehalt an Citrat (ausgedrückt als wasserfreie Citronensäure) wird in Milligramm je Milliliter Lösung errechnet mit Hilfe des Ausdruckes 0,2 C, wobei C die auf der Eichkurve abgelesene Konzentration an wasserfreier Citronensäure in Mikrogramm je Milliliter ist.

Die Menge $C_6H_5Na_3O_7 \cdot 2H_2O$ in Milligramm je Milliliter Lösung wird mit Hilfe des Ausdrucks 1,531 (A–B) errechnet, wobei A die Konzentration Gesamtcitrat (als wasserfreie Citronensäure) in Milligramm je Milliliter und B die Konzentration wasserfreie Citronensäure in Milligramm je Milliliter in der Lösung darstellen.

Citronensäure: 20,0 ml Lösung werden mit 0,2N-Natriumhydroxid-Lösung nach Zusatz von 0,5 ml Phenolphthalein-Lösung *R*1 bis zum Farbumschlag nach Rosa titriert. Das Volumen der verbrauchten 0,2N-Natriumhydroxid-Lösung wird durch Abzug eines Wertes korrigiert, der wie folgt erhalten wird: Die Konzentration (mg/ml) an $NaH_2PO_4 \cdot 2H_2O$, die bei der Gehaltsbestimmung unter „Natriumdihydrogenphosphat“ erhalten wird, ist mit dem Faktor 0,64 zu multiplizieren.

1 ml 0,2N-Natriumhydroxid-Lösung entspricht 14,01 mg $C_6H_8O_7 \cdot H_2O$.

Reduzierende Zucker: Ein Filtertiegel mittlerer Porosität, sorgfältig gereinigt, mit mehreren Siedesteinchen, wird tariert. Die Siedesteinchen werden in 50 ml Fehlingsche Lösung *R* gegeben, 45 ml Wasser und 5,0 ml Lösung zugefügt. Die Mischung wird auf einer Flamme so erhitzt, daß sie nach 3,5 bis 4 min zu sieden beginnt. Genau 2 min lang wird gekocht und sofort durch den tarierten Tiegel filtriert, indem auch die Siedesteinchen in den Tiegel gebracht werden. Der Niederschlag wird mit heißem Wasser und anschließend mit 10 ml Ethanol 96 % *R* gewaschen. Der Tiegel und sein Inhalt werden bei 110 °C bis zur konstanten Masse getrocknet. Ein Blindversuch wird durchgeführt.

1 mg Niederschlag entspricht 0,496 mg $C_6H_{12}O_6 \cdot H_2O$ oder 0,451 mg $C_6H_{12}O_6$.

Natriumdihydrogenphosphat: 5,0 ml Lösung werden mit Wasser zu 100,0 ml verdünnt (Lösung a). Die Referenzlösung wird wie folgt hergestellt: 0,440 g Kaliumdihydrogenphosphat *R* werden in Wasser zu 1000,0 ml gelöst. 25,0 ml dieser Lösung werden mit Wasser zu 100,0 ml verdünnt, um eine genau bekannte Konzentration (C) sehr nahe bei 0,11 mg KH_2PO_4 je Milliliter zu erhalten.

In je einem 25-ml-Meßkolben werden 5,0 ml Lösung a, 5,0 ml Referenzlösung und 5 ml Wasser (Blindprobe) gegeben. Jede Lösung wird mit 10,0 ml einer 2,8prozentigen Lösung (*m*/V) von Schwefelsäure 96 % *R* versetzt. Nach Durchmischen werden je 2,0 ml einer 2,5prozentigen Lösung (*m*/V) von Ammoniummolybdat *R* zugesetzt und gemischt. Nach Zusatz von je 1,0 ml Aminohydroxynaphthalinsulfonsäure-Lösung *R* wird mit Wasser zu 25,0 ml aufgefüllt. Nach Durchmischen wird 10 min lang bei 20 bis 25 °C stehengelassen. Die Absorptionen (V.6.19) der aus Lösung a und der Referenzlösung erhaltenen Mischungen werden bei 660 nm gemessen, wobei als Kompensationsflüssigkeit unter genau den gleichen zeitlichen Bedingungen die Blindprobe verwendet wird. Die Menge $NaH_2PO_4 \cdot 2H_2O$ in Milligramm je Milliliter Substanz wird nach der Formel $22{,}93\ C\ \frac{A_1}{A_2}$ errechnet, wobei A_1 und A_2 die Absorptionen der Lösung a und der Referenzlösung sind.

Lagerung

Vor Licht geschützt.

Beschriftung

Auf dem Behältnis muß angegeben werden:
- Bezeichnung und Menge der Lösung
- Höchstmenge an Blut, die im Behältnis gesammelt werden darf.

Staupe-Lebend-Impfstoff für Frettchen und Nerze (gefriergetrocknet)

Vaccinum morbi carrei vivum cryodesiccatum pro mustelidis

Staupe-Lebend-Impfstoff für Frettchen und Nerze (gefriergetrocknet) ist eine Zubereitung eines für Frettchen attenuierten Stammes des Staupevirus.

Die Herstellung des Impfstoffs beruht auf einem Saatvirussystem; das Saatvirus wird festgelegt im Hinblick auf die Eigenschaften, die unter „Auswahl des Impfstoffstammes“ angegeben sind. Der attenuierte Stamm wird in geeigneten Zellkulturen oder in Bruteiern von Hühnern gezüchtet, die in beiden Fällen von gesunden Tieren stammen müssen.

Auswahl des Impfstoffstammes

Für die Herstellung des Impfstoffs darf nur ein Virusstamm verwendet werden, für den nachgewiesen ist, daß er frei von verunreinigenden Mikroorganismen ist und im Hinblick auf Attenuierung und Immunogenität befriedigt. Die Eignung des Stammes auf Grund dieser Eigenschaften kann mit den nachfolgend beschriebenen Methoden nachgewiesen werden.

Verunreinigende Mikroorganismen: Der Stamm muß der „Prüfung auf Sterilität“ der Monographie **Impfstoffe für Tiere (Vaccina ad usum veterinarium)** entsprechen und frei von Mykoplasmen und Fremdviren sein.

Attenuierung: Zwei empfänglichen Frettchen wird eine Virussuspension, die dem Fünffachen einer Impfstoffdosis entspricht, intramuskulär injiziert. Der Virusstamm darf innerhalb von 21 Tagen keine pathogene Wirkung hervorrufen.

Immunogenität: Die unter „Wirksamkeit" beschriebene Prüfung ist geeignet, die Immunogenität des Stammes zu erweisen.

Prüfung auf Identität

Der nach den Angaben in der Beschriftung gelöste Impfstoff ist nach Neutralisation durch ein monospezifisches Staupe-Antiserum nicht mehr in der Lage, einen zytopathischen Effekt in empfänglichen Zellkulturen oder auf der Chorioallantois-Membran von 9 bis 11 Tage alten Bruteiern von Hühnern Läsionen hervorzurufen.

Prüfung auf Reinheit

Unschädlichkeit: Zwei empfänglichen, gesunden Frettchen, die frei von staupevirusneutralisierenden Antikörpern sind, wird jeweils die doppelte Impfstoffdosis entsprechend den Angaben in der Beschriftung injiziert. Während der 21 Tage langen Beobachtungszeit dürfen keine nennenswerten lokalen oder systemischen Reaktionen auftreten.

Fremdviren:

a) Nach Mischen mit einem monospezifischen Antiserum ist der gelöste Impfstoff nicht mehr in der Lage, einen zytopathischen Effekt in empfänglichen Zellkulturen hervorzurufen. Er gibt keinen Hinweis auf hämagglutinierende oder hämadsorbierende Substanzen.

b) Die Prüfung wird an Mäusen von je 11 bis 15 g Körpermasse durchgeführt. Jeder Maus werden 0,03 ml des gelösten Impfstoffs intrazerebral injiziert. Mindestens 10 Mäuse, in jedem Fall jedoch so viele, daß insgesamt 3/10 einer Impfstoffdosis injiziert werden kann, müssen verwendet werden. Die Tiere werden 21 Tage lang beobachtet. Wenn mehr als 2 Mäuse innerhalb der ersten 48 h verenden, ist die Prüfung zu wiederholen. Vom 3. bis zum 21. Tage dürfen die Tiere keine Anomalien zeigen.

Verunreinigung durch Bakterien und Pilze: Der gelöste Impfstoff muß der „Prüfung auf Sterilität" der Monographie **Impfstoffe für Tiere** entsprechen und frei von Mykoplasmen sein.

Virustiter: Der gelöste Impfstoff wird in geeigneten Zellkulturen oder 9 bis 11 Tage alten Bruteiern von Hühnern titriert. Eine Impfstoffdosis muß mindestens die Virusmenge enthalten, die dem Mindesttiter in der Beschriftung entspricht, für die eine Schutzwirkung unter den bei „Prüfung auf Wirksamkeit" beschriebenen Bedingungen nachgewiesen ist.

Prüfung auf Wirksamkeit

Sofern die Prüfung auf Wirksamkeit mit befriedigendem Ergebnis an einer repräsentativen Charge des Impfstoffs durchgeführt wurde, kann diese Prüfung als Routinekontrolle für weitere Chargen aus demselben Saatvirus entfallen, wenn die zuständige Behörde dem zustimmt.

7 empfängliche Frettchen, deren Serum frei von staupevirusneutralisierenden Antikörpern ist, werden verwendet. 5 dieser Tiere erhalten nach der in der Beschriftung angegebenen Applikationsart eine Virusmenge, die dem Mindesttiter in der Beschriftung entspricht. Die beiden anderen Tiere dienen als Kontrollen. Alle Tiere werden 21 Tage lang beobachtet. Danach wird jedem Tier eine Staupevirusmenge intramuskulär injiziert, die ausreicht, ein empfängliches Frettchen zu töten.

Die Tiere werden weitere 21 Tage lang beobachtet. Die geimpften Tiere müssen gesund bleiben und die Kontrolltiere an Staupe verenden. Wenn ein Kontrolltier überlebt, muß die Prüfung wiederholt werden.

Lagerung

Entsprechend **Impfstoffe für Tiere.**

Dauer der Verwendbarkeit: Unter den vorgeschriebenen Lagerungsbedingungen mindestens 18 Monate.

Staupe-Lebend-Impfstoff für Hunde (gefriergetrocknet)

Vaccinum morbi carrei vivum cryodesiccatum pro cane

Staupe-Lebend-Impfstoff für Hunde (gefriergetrocknet) ist eine Zubereitung eines für den Hund attenuierten Stammes des Staupevirus.

Die Herstellung des Impfstoffs beruht auf einem Saatvirussystem; das Saatvirus wird festgelegt im Hinblick auf die Eigenschaften, die unter „Auswahl des Impfstoffstammes" angegeben sind. Der attenuierte Stamm wird in geeigneten Zellkulturen oder in Bruteiern von Hühnern gezüchtet, die in beiden Fällen von gesunden Tieren stammen müssen.

Auswahl des Impfstoffstammes

Für die Herstellung des Impfstoffs darf nur ein Virusstamm verwendet werden, für den nachgewiesen ist, daß er frei von fremden Mikroorganismen ist und im Hinblick auf Attenuierung und Immunogenität befriedigt. Die Eignung des Stammes auf Grund dieser Eigenschaften kann mit den nachfolgend beschriebenen Methoden nachgewiesen werden.

Verunreinigende Mikroorganismen: Der Stamm muß der „Prüfung auf Sterilität" der Monographie **Impfstoffe für Tiere (Vaccina ad usum veterinarium)** entsprechen und frei von Mykoplasmen und Fremdviren sein.

Attenuierung: Zwei empfänglichen Welpen im Alter von 8 bis 16 Wochen wird die Hälfte einer Impfstoffdosis oder, wenn diese Dosis weniger als 500 $CCID_{50}$ oder 500 EID_{50} enthält, eine Dosis von 500 $CCID_{50}$ oder 500 EID_{50} intrazerebral injiziert. Der Virusstamm darf innerhalb von 21 Tagen keine pathogene Wirkung hervorrufen.

Immunogenität: Die unter „Prüfung auf Wirksamkeit" beschriebene Prüfung ist geeignet, die Immunogenität des Stammes nachzuweisen.

Prüfung auf Identität

Der nach den Angaben in der Beschriftung gelöste Impfstoff ist nach Neutralisation durch ein monospezifisches Staupe-Antiserum nicht mehr in der Lage, einen zytopathischen Effekt in empfänglichen Zellkulturen oder auf der Chorioallantois-Membran von 9 bis 11 Tage alten Bruteiern von Hühnern Läsionen hervorzurufen.

Prüfung auf Reinheit

Unschädlichkeit: Zwei empfänglichen, gesunden Welpen im Alter von 8 bis 16 Wochen, die nachgewiesenermaßen frei von neutralisierenden Antikörpern gegen Staupevirus sind, wird jeweils die doppelte Impfstoffdosis, entsprechend den Angaben in der Beschriftung, injiziert. Während der 21 Tage langen Beobachtungszeit dürfen keine nennenswerten lokalen oder systemischen Reaktionen auftreten.

Fremdviren:

a) Nach Mischen mit einem monospezifischen Staupeantiserum ist der gelöste Impfstoff nicht mehr in der Lage, einen zytopathischen Effekt in empfänglichen Zellkulturen hervorzurufen. Er gibt keinen Hinweis auf hämagglutinierende oder hämadsorbierende Substanzen.

b) Die Prüfung wird an Mäusen von je 11 bis 15 g Körpermasse durchgeführt. Jeder Maus werden 0,03 ml des gelösten Impfstoffs intrazerebral injiziert. Mindestens 10 Mäuse, in jedem Fall jedoch so viele, daß insgesamt 3/10 einer Impfstoffdosis injiziert werden kann, müssen verwendet werden. Die Tiere werden 21 Tage lang beobachtet. Wenn mehr als 2 Mäuse innerhalb der ersten 48 h verenden, ist die Prüfung zu wiederholen. Vom 3. bis zum 21. Tage dürfen die Tiere keine Anomalien zeigen.

Verunreinigung durch Bakterien und Pilze: Der gelöste Impfstoff muß der „Prüfung auf Sterilität" der Monographie **Impfstoffe für Tiere** entsprechen und frei von Mykoplasmen sein.

Virustiter: Der gelöste Impfstoff wird in geeigneten Zellkulturen oder 9 bis 11 Tage alten Bruteiern von Hühnern titriert. Eine Impfstoffdosis muß mindestens die Virusmenge enthalten, die dem Mindesttiter in der Beschriftung entspricht, für die eine Schutzwirkung unter den bei „Prüfung auf Wirksamkeit" beschriebenen Bedingungen nachgewiesen ist.

Prüfung auf Wirksamkeit

Sofern die Prüfung auf Wirksamkeit mit befriedigendem Ergebnis an einer repräsentativen

Charge des Impfstoffs durchgeführt wurde, kann diese Prüfung als Routinekontrolle für weitere Chargen aus demselben Saatvirus entfallen, wenn die zuständige Behörde dem zustimmt.

7 empfänglichen Welpen im Alter von 8 bis 16 Wochen, deren Serum frei von staupevirusneutralisierenden Antikörpern ist, werden verwendet. 5 dieser Tiere erhalten nach der in der Beschriftung angegebenen Applikationsart eine Virusmenge, die dem Mindesttiter der Beschriftung entspricht. Die beiden anderen Tiere dienen als Kontrolle. Alle Tiere werden 21 Tage lang beobachtet. Danach wird jedem Tier eine Staupevirusmenge intravenös injiziert, die ausreicht, einen empfänglichen Hund zu töten oder typische Staupesymptome hervorzurufen. Die Tiere werden weitere 21 Tage lang beobachtet. Die geimpften Tiere müssen bei normaler Gesundheit bleiben und die Kontrolltiere an Staupe verenden oder typische Symptome einer schweren Infektion aufweisen. Wenn ein Kontrolltier keine Krankheitszeichen aufweist, muß die Prüfung wiederholt werden.

Lagerung

Entsprechend **Impfstoffe für Tiere.**

Dauer der Verwendbarkeit: Unter den vorgeschriebenen Lagerungsbedingungen mindestens 18 Monate.

Stramoniumblätter

Stramonii folium

Stramoniumblätter bestehen aus den getrockneten Blättern oder aus den getrockneten Blättern mit blühenden Zweigspitzen und gelegentlich Früchten von *Datura stramonium* L. und seinen Varietäten. Die Droge enthält mindestens 0,25 Prozent Gesamtalkaloide, berechnet als Hyoscyamin (M_r 289,4) und bezogen auf die bei 100 bis 105 °C getrocknete Droge. Die Alkaloide bestehen hauptsächlich aus der Hyoscyamin-Atropingruppe, begleitet von Scopolamin.

Beschreibung

Die Droge hat einen unangenehmen, schwach widerlichen Geruch und einen bitteren Geschmack.

Die an der Oberseite dunkelbraungrünen bis dunkelgraugrünen und an der Unterseite helleren und matteren Blätter sind oft durch die Trocknung verdreht, zusammengeschrumpft und brüchig. Die zugespitzte Blattspreite ist 8 bis 25 cm lang und 7 bis 15 cm breit. Die Blätter sind oval oder dreieckig oval, tief ausgebuchtet und an der Basis oft ungleichhälftig. Die Blattspreite ist bei jungen Blättern filzig behaart, bei alten Blättern praktisch kahl. Die Seitennerven bilden einen Winkel von etwa 45° mit dem Hauptnerv und laufen direkt gegen die Spitzen der Lappen. Die Seitennerven sind kräftig, auf der Oberseite des Blattes eingesenkt und auf der Unterseite hervortretend. Die Stengel der blühenden Zweigspitzen sind dünn, grün bis purpurgrün, mehr oder weniger gebogen, längs- und quergerunzelt, oft verzweigt; sie tragen an den Gabelungen eine einzelne Blüte oder eine unreife Frucht. Die stehenden, kurzgestielten Blüten haben einen gamosepalen, fünfzipfeligen Kelch; jedes Kelchblatt mit einer scharfen Längsfalte. Die bräunlich-weiße oder purpurfarbene Blütenkrone ist gefaltet und trichterförmig. Die unreifen Früchte sind kapselförmig und gewöhnlich mit zahlreichen kurzen, steifen Erhebungen bedeckt. Die Samen sind braun bis schwarz mit einer netzartig punktierten Samenschale.

Mikroskopische Merkmale: Die Epidermis des Blattes mit glatter Kutikula ist aus Zellen mit mehr oder weniger welligen Wänden gebildet; zahlreiche Deck- und Drüsenhaare, besonders bei jungen Blättern; einreihige, konische, aus 3 bis 5 Zellen gebildete Deckhaare mit warziger Oberfläche; keulenförmige, kurze Drüsenhaare mit zwei- bis siebenzelligem Köpfchen; Spaltöffnungen vom anisocytischen Typ, häufiger an der Unterseite. Der Mittelnerv ist charakterisiert durch einen Bogen aus mehreren bikollateralen Leitbündeln und Kollenchym zwischen oberer und unterer Epidermis. Das bifaziale Mesophyll zeigt eine Lage von Palisadenzellen, unter der sich eine Zellschicht mit Kristallen befindet, die viele 10 bis 30 µm große Calciumoxalatdrusen und gelegentlich Zellen mit Prismen oder Kristallsand führt. In der Nähe der Nerven fehlen Drusen und Prismen. Die Stengelbruchstücke zeigen einreihige, warzige, bis zu 800 µm lange Deckhaare; Phloem und Xylem mit großen netzartigen, verholzten Gefäßen; das Mark enthält die gleichen Kristalle wie die Blätter. Die innere Epidermis der Blütenkrone zeigt einreihige, etwa 40 µm lange Deckhaare, besonders am Grund der Blumenkrone. Zahlreiche Zellen des Mesophylls des Kelches und der Blumenkrone enthalten Calciumoxalatdrusen oder vereinzelt Prismen.

Pulverdroge: Das grüne bis graugrüne Pulver besitzt den Geruch und den Geschmack der unzerkleinerten Droge. Es setzt sich aus folgenden Elementen zusammen: Epidermisbruchstücke mit Zellen, deren Wände schwach wellig sind und mit zahlreichen Spaltöffnungen vom anisocytischen Typ; konische, an der Basis verbreiterte, oft zerbrochene Deckhaare mit warzigen Wänden; vereinzelt Drüsenhaare. Fragmente der Kristallzellschicht des Mesophylls; die Zellen enthalten, mit Ausnahme derer, die sich in der Nähe der Nerven befinden, eine oder mehrere Calciumoxalatdrusen; gelegentlich Fasern und netzartig verdickte Gefäße des Stengels; nahezu kugelförmige Pollenkörner mit einem Durchmesser von 60 bis 80 µm; zahlreiche, isolierte, 10 bis 30 µm große Calciumoxalatdrusen; weniger Prismen und Kristallsand.

Prüfung auf Identität

1 g pulverisierte Droge wird 2 min lang mit 10 ml 0,1 N-Schwefelsäure geschüttelt und anschließend abfiltriert. Das Filtrat wird mit 1 ml Ammoniak-Lösung 26 % *R* und 5 ml Wasser versetzt und vorsichtig mit 15 ml Chloroform *R* ausgeschüttelt; eine Emulsionsbildung ist zu vermeiden. Die Chloroformphase wird über wasserfreiem Natriumsulfat *R* getrocknet und filtriert. Das Chloroform wird in einer Abdampfschale abgedampft, der Rückstand mit 0,5 ml rauchender Salpetersäure *R* versetzt und auf dem Wasserbad zur Trockne eingedampft. Wird der Rückstand mit 10 ml Aceton *R* und tropfenweise mit einer 3prozentigen Lösung (*m*/V) von Kaliumhydroxid *R* in Ethanol 96 % *R* versetzt, entsteht eine intensive Violettfärbung.

Prüfung auf Reinheit

Chromatographie: Die Prüfung erfolgt mit Hilfe der Dünnschichtchromatographie (V.6.20.2) unter Verwendung einer Schicht von Kieselgel G *R*.

Untersuchungslösung: 0,4 g pulverisierte Droge (180) werden mit 15 ml 0,1 N-Schwefelsäure 15 min lang geschüttelt und anschließend abfiltriert. Das Filter wird mit 0,1 N-Schwefelsäure gewaschen, bis 20 ml Filtrat erhalten worden sind. Das Filtrat wird mit 1 ml Ammoniak-Lösung 26 % *R* versetzt und zweimal mit je 10 ml peroxidfreiem Ether *R* ausgeschüttelt; falls erforderlich, werden die Phasen durch Zentrifugieren getrennt. Die vereinigten Etherphasen werden über wasserfreiem Natriumsulfat *R* getrocknet, filtriert und auf dem Wasserbad zur Trockne eingedampft. Der Rückstand wird in 0,5 ml Methanol *R* gelöst.

Referenzlösung: 50 mg Hyoscyaminsulfat *R* werden in 9 ml Methanol *R* gelöst. 15 mg Scopolaminhydrobromid *R* werden in 10 ml Methanol *R* gelöst. 3,8 ml der Lösung von Hyoscyaminsulfat werden mit 4,2 ml der Lösung von Scopolaminhydrobromid versetzt und mit Methanol *R* zu 10 ml verdünnt.

Auf eine Platte (200 mm × 200 mm) werden in Abständen von 1 cm 10 und 20 µl jeder Lösung bandförmig (20 mm × 3 mm) aufgetragen. Die Chromatographie erfolgt mit einer Mischung von 3 Volumteilen Ammoniak-Lösung 26 % *R*, 7 Volumteilen Wasser und 90 Volumteilen Aceton *R* über eine Laufstrecke von 10 cm. Die Platte wird 15 min lang bei 100 bis 105 °C getrocknet. Nach dem Abkühlen wird mit etwa 10 ml Dragendorffs Reagenz *R* 2 bis zum Erscheinen von orangen oder braunen Zonen auf gelbem Untergrund besprüht. Die Zonen im Chromatogramm der Untersuchungslösung müssen hinsichtlich ihres Rf-Wertes (Hyoscyamin im unteren Drittel und Scopolamin im oberen Drittel des Chromatogramms) und ihrer Färbung den Zonen im Chromatogramm der Referenzlösung entsprechen. Die Zonen im Chromatogramm der Untersuchungslösung dürfen nicht kleiner sein als die mit demselben Volumen Referenzlösung erhaltenen Zonen. In den Chromatogrammen der Untersuchungslösung können zusätzliche schwache Zonen sichtbar sein; insbesondere eine Zone in der Mitte des Chromatogrammes mit 20 µl Untersuchungslösung oder eine nahe der Startlinie im Chromatogramm mit 10 µl Untersuchungslösung. Die Platte wird mit Natriumnitrit-Lösung *R* besprüht, bis die Schicht durchscheinend wird, und nach 15 min ausgewertet. Die dem Hyoscyamin entsprechenden Zonen in den Chromatogrammen der Untersuchungslösung und der Referenzlösung ändern ihre Färbung von Braun nach Rotbraun, nicht aber nach Graublau (Atropin); zusätzliche Zonen sind nicht mehr sichtbar.

Fremde Bestandteile (V.4.2): Höchstens 3 Prozent Stengel mit einem Durchmesser von mehr als 5 mm.

Salzsäureunlösliche Asche (V.4.1): Höchstens 4,0 Prozent.

Gehaltsbestimmung

Etwa 50 g gut durchgemischte Droge werden ohne Siebrückstand pulverisiert (180). Mit dem Pulver werden der Trocknungsverlust und der Gesamtalkaloidgehalt bestimmt.

a) Der „Trocknungsverlust" (V.6.22) wird mit 2,00 g pulverisierter Droge durch Trocknen im Trockenschrank bei 100 bis 105 °C bestimmt.

b) 10,00 g pulverisierter Droge werden mit einer Mischung von 5 ml Ammoniak-Lösung 17 % *R*, 10 ml Ethanol 96 % *R* und 30 ml peroxidfreiem Ether *R* befeuchtet und sorgfältig gemischt. Die Mischung wird, falls erforderlich, mit Hilfe des Lösungsmittelgemisches für die Extraktion in einen geeigneten Perkolator überführt. 4 h lang wird mazeriert und anschließend mit einer Mischung von 1 Volumteil Chloroform *R* und 3 Volumteilen peroxidfreiem Ether *R* so lange perkoliert, bis die Alkaloide vollständig extrahiert sind. Dies wird geprüft, indem einige Milliliter des Perkolats zur Trockne eingedampft werden. Der Rückstand wird in 0,5 N-Schwefelsäure gelöst und die Alkaloidfreiheit mit Hilfe von Mayers Reagenz *R* geprüft. Das Perkolat wird durch Destillation auf dem Wasserbad auf etwa 50 ml eingeengt und unter Nachspülen mit peroxidfreiem Ether *R* in einen Scheidetrichter überführt. Peroxidfreier Ether *R* wird hinzugegeben (mindestens das 2,1fache Volumen des Perkolates), so daß eine Lösung entsteht, deren Dichte eindeutig kleiner als die des Wassers ist. Die Lösung wird mindestens dreimal mit je 20 ml 0,5 N-Schwefelsäure ausgeschüttelt; die beiden Phasen werden, falls erforderlich, durch Zentrifugieren getrennt. Die Säurefraktionen werden in einem zweiten Scheidetrichter vereinigt, mit Ammoniak-Lösung 17 % *R* bis zur alkalischen Reaktion versetzt und dreimal mit je 30 ml Chloroform *R* ausgeschüttelt. Die vereinigten Chloroformphasen werden mit 4 g wasserfreiem Natriumsulfat *R* versetzt und unter gelegentlichem Umschütteln 30 min lang stehengelassen. Das Chloroform wird dekantiert und das Natriumsulfat dreimal mit je 10 ml Chloroform *R* gewaschen. Die vereinigten Chloroformphasen werden auf dem Wasserbad zur Trockne eingedampft und anschließend 15 min lang im Trockenschrank auf 100 bis 105 °C erhitzt. Der Rückstand wird in einigen Millilitern Chloroform *R* gelöst, mit 20,0 ml 0,02 N-Schwefelsäure versetzt und das Chloroform auf dem Wasserbad abgedampft. Nach Zusatz von Methylrot-Mischindikator-Lösung *R* wird der Säureüberschuß mit 0,02 N-Natriumhydroxid-Lösung titriert.

Der Gehalt an Gesamtalkaloiden in Prozent, ausgedrückt als Hyoscyamin, errechnet sich nach der Formel:

$$\frac{57{,}88\,(20 - n)}{(100 - d)\,m}$$

d = Trocknungsverlust in Prozent
n = Milliliter verbrauchte 0,02 N-Natriumhydroxid-Lösung
m = Einwaage in Gramm.

Lagerung

Vor Licht geschützt.

Hinweis

Werden gepulverte Stramoniumblätter verordnet, so ist **Eingestelltes Stramoniumpulver** zu verwenden.

Vorsichtig zu lagern!

Eingestelltes Stramoniumpulver

Stramonii pulvis normatus

Eingestelltes Stramoniumpulver wird aus pulverisierten Stramoniumblättern (180) erhalten, die, falls erforderlich, auf einen Gesamtalkaloidgehalt von 0,23 bis 0,27 Prozent mit Hilfe von pulverisierter Lactose oder pulverisierten Stramoniumblättern mit geringerem Alkaloidgehalt eingestellt werden. Der Gesamtalkaloidgehalt wird als Hyoscyamin (M_r 289,4) berechnet und auf die getrocknete Droge bezogen.

Beschreibung

Die Droge zeigt die Eigenschaften des unter **Stramoniumblätter (Stramonii folium)** beschriebenen Pulvers; im Glycerol-Präparat können Lactosekristalle sichtbar sein.

Prüfung auf Identität

Die Droge gibt die unter **Stramoniumblätter** beschriebene ,,Prüfung auf Identität".

Prüfung auf Reinheit

Die Droge muß den unter **Stramoniumblätter** beschriebenen Prüfungen auf Reinheit ,,Chromatographie", ,,Salzsäureunlösliche Asche" und folgender zusätzlicher Prüfung entsprechen:

Trocknungsverlust (V.6.22): Höchstens 5,0 Prozent, mit 1,00 g Droge durch Trocknen im Trockenschrank bei 100 bis 105 °C bestimmt.

Gehaltsbestimmung

Die Gehaltsbestimmung wird, wie unter **Stramoniumblätter** beschrieben, durchgeführt.

Der Gehalt an Gesamtalkaloiden in Prozent, ausgedrückt als Hyoscyamin, errechnet sich nach der Formel:

$$\frac{57{,}88\,(20 - n)}{(100 - d)\,m}$$

d = Trocknungsverlust in Prozent
n = Milliliter verbrauchte 0,02 N-Natriumhydroxid-Lösung
m = Einwaage in Gramm.

Lagerung

Dicht verschlossen, vor Licht geschützt.

Vorsichtig zu lagern!

Streptokinase

Streptokinasum

Streptokinase ist eine Zubereitung eines Proteins, das aus Kulturfiltraten von bestimmten Stämmen von *Streptococcus haemolyticus* Gruppe C gewonnen wird. Die Substanz hat die Eigenschaft, sich mit menschlichem Plasminogen unter Bildung eines Plasminogenaktivators zu verbinden. Sie wird so gereinigt, daß vor der Zugabe eines Stabilisators oder Trägers die Wirksamkeit mindestens 600 I.E. Streptokinase-Aktivität je Mikrogramm Stickstoff beträgt. Die Substanz enthält gewöhnlich einen Puffer und kann mit Hilfe geeigneter Substanzen, wie Humanalbumin, stabilisiert sein.

Eigenschaften

Weißes Pulver oder weiße, brüchige Masse, hygroskopisch; leicht löslich in Wasser.

Prüfung auf Identität

A. 0,5 ml mit Citronensäure versetztes Plasma vom Menschen, Hund oder Kaninchen wird in einem Hämolyseröhrchen im Wasserbad auf 37 °C erwärmt. Nach Zusatz von 0,1 ml einer Lösung der Substanz in Phosphat-Pufferlösung *p*H 7,2 *R*, die 10 000 I.E. Streptokinase-Aktivität je Milliliter enthält, und 0,1 ml einer Lösung von Thrombin *R* in Phosphat-Pufferlösung *p*H 7,2 *R*, die 20 I.E. je Milliliter enthält, wird unverzüglich geschüttelt. Dabei bildet sich ein Blutgerinnsel, das sich innerhalb 30 min verflüssigt. Die Prüfung wird mit Plasma vom Rind, das mit Citronensäure versetzt ist, wiederholt. Das Blutgerinnsel darf sich innerhalb 60 min nicht verflüssigen.

B. 0,6 g Agar werden in 50,0 ml Barbital-Pufferlösung *p*H 8,6 *R* 1 bis zur klaren Lösung erwärmt. Auf Glasplatten von 50 mm Seitenlänge (Diapositivgläser), die vollkommen fettfrei sein müssen, werden mit Hilfe einer Pipette je 4 ml der Agarlösung aufgebracht. Die Platten werden in horizontaler Lage erkalten gelassen. Im Zentrum der Agarschicht wird ein Loch von 6 mm Durchmesser gestanzt, in Abständen von 11 mm hiervon eine geeignete Anzahl von Löchern (höchstens sechs). In den Löchern verbliebene Agarreste werden mit Hilfe einer Kanüle, die mit einer Vakuumpumpe verbunden ist, entfernt. Mit Hilfe von Pipetten mit Mikrolitereinteilung werden in das zentrale Loch etwa 80 µl Ziegen- oder Kaninchen-Antistreptokinaseserum, das 10 000 Einheiten Antistreptokinase-Aktivität je Milliliter enthält, aufgebracht. In die anderen Löcher werden je etwa 80 µl einer Lösung der Substanz, die 125 000 I.E. Streptokinase-Aktivität je Milliliter enthält, aufgebracht. Die Platten werden 24 h lang in einer Feuchtkammer stehengelassen und anschließend ausgewertet. Dabei darf nur ein gut erkennbarer Niederschlagsbogen sichtbar sein, der zwischen dem Auftragepunkt des Serums und den Löchern liegt, die die Lösung der Substanz enthalten.

Prüfung auf Reinheit

p**H-Wert** (V.6.3.1): Der *p*H-Wert einer Lösung der Substanz in kohlendioxidfreiem Wasser *R*, die 5000 I.E. Streptokinase-Aktivität je Milliliter enthält, muß zwischen 6,8 und 7,5 liegen.

Streptodornase:
Untersuchungslösung: Eine Lösung der Substanz in Imidazol-Pufferlösung *p*H 6,5 *R*, die 150 000 I.E. Streptokinase-Aktivität je Milliliter enthält, wird hergestellt.

Referenzlösung: Eine Lösung der Referenzzubereitung von Streptodornase, geeicht in Internationalen Einheiten, bezogen auf den Internationalen Standard von Streptokinase und Streptodornase[1)] in Imidazol-Pufferlösung *p*H 6,5 *R*, die 20 I.E. Streptodornase-Aktivität je Milliliter enthält, wird hergestellt.

In jedes von acht numerierten Zentrifugenröhrchen werden 0,5 ml einer 0,1prozentigen Lösung (*m*/V) von Desoxyribonucleinsäure-Natriumsalz *R* in Imidazol-Pufferlösung *p*H 6,5 *R* gegeben. Röhrchen Nummer 1 und 2 werden mit 0,25 ml Imidazol-Pufferlösung *p*H 6,5 *R*, 0,25 ml Untersuchungslösung und unmittelbar danach mit 3,0 ml Perchlorsäure (2,5 Prozent (*m*/V) $HClO_4$) versetzt. Nach dem Mischen wird 5 min lang mit etwa 3000 *g* zentrifugiert. Anschließend werden die Absorptionen (V.6.19) der überstehenden Flüssigkeiten bei 260 nm unter Verwendung einer Mischung von 1,0 ml Imidazol-Pufferlösung *p*H 6,5 *R* und 3,0 ml Perchlorsäure (2,5 Prozent (*m*/V) $HClO_4$) als Kompensationsflüssigkeit gemessen (Absorptionen A_1 und A_2). Die anderen sechs Röhrchen (Nummer 3 bis 8) werden in der angegebenen Reihenfolge mit 0,25 ml, 0,25 ml, 0,125 ml, 0,125 ml, 0 ml und 0 ml Imidazol-Pufferlösung *p*H 6,5 *R* versetzt. Jedes Röhrchen wird mit 0,25 ml Untersuchungslösung und jeweils mit 0 ml, 0 ml, 0,125 ml, 0,125 ml, 0,25 ml und 0,25 ml Referenzlösung versetzt. Nach dem Schütteln wird 15 min lang auf 37 °C erwärmt. Jedes Röhrchen wird mit 3,0 ml Perchlorsäure (2,5 Prozent (*m*/V) $HClO_4$) versetzt. Nach dem Durchmischen und Zentrifugieren werden die Absorptionen (V.6.19) der überstehenden Flüssigkeiten bei 260 nm unter Verwendung der oben beschriebenen Kompensationsflüssigkeit gemessen (Absorptionen A_3 bis A_8).

$$(A_3 + A_4) - (A_1 + A_2) < \frac{(A_5 + A_6 + A_7 + A_8)}{2} - (A_3 + A_4)$$

(entsprechend höchstens 10 I.E. Streptodornase-Aktivität je 100 000 I.E. Streptokinase-Aktivität).

Streptolysin: Eine 500 000 I.E. Streptokinase-Aktivität entsprechende Menge Substanz wird in einem Hämolyseröhrchen in 0,5 ml einer Mischung von 1 Volumteil Phosphat-Pufferlösung *p*H 7,2 *R* und 9 Volumteilen einer 0,9prozentigen Lösung (*m*/V) von Natriumchlorid *R* gelöst. Nach Zusatz von 0,4 ml einer 2,3prozentigen Lösung (*m*/V) von Natriumthioglycolat *R* wird 10 min lang im Wasserbad auf 37 °C erwärmt. Anschließend werden 0,1 ml einer Lösung einer Referenzzubereitung von menschlichem Antistreptolysin O, die 5 I.E. je Milliliter enthält, zugesetzt und 5 min lang auf 37 °C erwärmt. Nach Zusatz von 1 ml Erythrozyten-Suspension vom Kaninchen *R* wird 30 min lang auf 37 °C erwärmt und anschließend bei etwa 1000 *g* zentrifugiert. In der gleichen Weise wird ein Hämolyseröhrchen bereitet, wobei die Untersuchungslösung durch 0,5 ml einer Mischung von 1 Volumteil Phosphat-Pufferlösung *p*H 7,2 *R* und 9 Volumteilen einer 0,9prozentigen Lösung (*m*/V) von Natriumchlorid *R* ersetzt wird. Die Absorptionen (V.6.19) der überstehenden Flüssigkeiten werden bei 550 nm gemessen. Die Absorption der Untersuchungslösung darf höchstens um 50 Prozent größer sein als die der Referenzlösung.

Trocknungsverlust (V.6.22): Höchstens 4,0 Prozent, durch 24 h langes Trocknen über Phosphor(V)-oxid *R* unterhalb 2,7 Pa bestimmt.

Wertbestimmung

Die Aktivität der Substanz wird durch Vergleich ihres Vermögens Plasminogen zu aktivieren, Plasmin zu bilden, mit dem einer Referenzzubereitung von Streptokinase, die in Internationalen Einheiten eingestellt ist, bestimmt. Die Menge des gebildeten Plasmins wird durch die Messung der Zeit bestimmt, die zur Lösung eines Fibringerinnsels unter gegebe-

---

1) Die Äquivalenz zwischen Internationaler Einheit jeder Komponente und Internationalem Standard wird von der Weltgesundheitsorganisation angegeben.

nen Bedingungen notwendig ist. Die Internationale Einheit entspricht der Streptokinase-Aktivität einer bestimmten Menge des Internationalen Standards, der aus einer gefriergetrockneten Mischung von Streptokinase und Streptodornase mit Lactose besteht[1)].

Falls nicht anders vorgeschrieben, wird zur Herstellung der bei der Wertbestimmung verwendeten Lösungen und Verdünnungen Phosphat-Pufferlösung pH 7,2 R, die 3 Prozent (m/V) Rinderalbumin R enthält, verwendet.

Untersuchungslösung: Eine Lösung der Substanz mit einer voraussichtlichen Streptokinase-Aktivität von 1000 I.E. je Milliliter wird hergestellt.

Referenzlösung: Eine Lösung der Referenzsubstanz, die 1000 I.E. Streptokinase-Aktivität je Milliliter enthält, wird hergestellt.

Die Untersuchungslösung und die Referenzlösung werden in Eiswasser gestellt und müssen innerhalb von 6 h verwendet werden.

Von der Referenzlösung werden drei jeweils 1,5fache Verdünnungen hergestellt unter Berücksichtigung, daß die zur Gerinnselauflösung am längsten benötigte Zeit unter 20 min liegt. Von der Untersuchungslösung werden drei analoge Verdünnungen hergestellt. Die Lösungen werden in Eiswasser gestellt und müssen innerhalb von 1 h verwendet werden.

24 Reagenzgläser mit 8 mm Durchmesser werden mit T_1, T_2 und T_3 für die Verdünnungen der Untersuchungslösung und mit S_1, S_2 und S_3 für die Verdünnungen der Referenzlösung beschriftet, wobei für jede Verdünnung 4 Reagenzgläser verwendet werden. Die Reagenzgläser werden in Eiswasser gestellt. In jedes Reagenzglas werden 0,2 ml der entsprechenden Verdünnung, 0,2 ml Phosphat-Pufferlösung *p*H 7,2 *R*, die 3 Prozent (*m*/V) Rinderalbumin *R* enthält, und 0,1 ml einer Lösung von Thrombin *R*, die 20 I.E. je Milliliter enthält, gegeben. Die Reagenzgläser werden in ein Wasserbad von 37 °C gebracht und 2 min lang stehengelassen, um einen Temperaturausgleich herzustellen. Unter Verwendung einer automatischen Pipette werden auf den Boden des ersten Reagenzglases 0,5 ml einer 1prozentigen Lösung (*m*/V) von Euglobulin vom Menschen *R* so eingebracht, daß der Inhalt des Reagenzglases gemischt wird. Anschließend wird in Abständen von 5 s in die verbleibenden Reagenzgläser nacheinander 0,5 ml einer 1prozentigen Lösung (*m*/V) von Euglobulin vom Menschen *R* zugesetzt. Unter Verwendung einer Stoppuhr wird für jedes Reagenzglas die Zeit in Sekunden gemessen, die zwischen der Zugabe der Euglobulin-Lösung und der Auflösung des Gerinnsels verstreicht.

Die Aktivität der Substanz wird, bezogen auf die Aktivität der Referenzzubereitung, unter Verwendung der Logarithmen der Auflösezeiten mit Hilfe der üblichen statistischen Methoden errechnet.

Die gemessene Aktivität muß mindestens 90 und darf höchstens 111 Prozent der angegebenen Wirksamkeit betragen. Die Vertrauensgrenzen ($P = 0,95$) der gemessenen Wirksamkeit müssen mindestens 80 und dürfen höchstens 125 Prozent der angegebenen Wirksamkeit betragen.

Streptokinase zur parenteralen Anwendung muß folgenden zusätzlichen Anforderungen entsprechen:

Sterilität (V.2.1.1): Die Substanz muß der ,,Prüfung auf Sterilität" entsprechen.

Pyrogene (V.2.1.4): Je Kilogramm Körpermasse eines Kaninchens wird eine 20 000 I.E. Streptokinase-Aktivität entsprechende Menge Substanz, in höchstens 1 ml Wasser für Injektionszwecke gelöst, injiziert.

Anomale Toxizität (V.2.1.5): Je Maus wird eine 50 000 I.E. Streptokinase-Aktivität entsprechende Menge Substanz, in 0,5 ml Wasser für Injektionszwecke gelöst, injiziert. Die Dauer der Injektion soll 15 bis 20 s betragen.

Lagerung

Vor Licht geschützt, im zugeschmolzenen Behältnis.

Dauer der Verwendbarkeit: 3 Jahre.

Vorsichtig zu lagern!

Streptomycinsulfat

Streptomycini sulfas

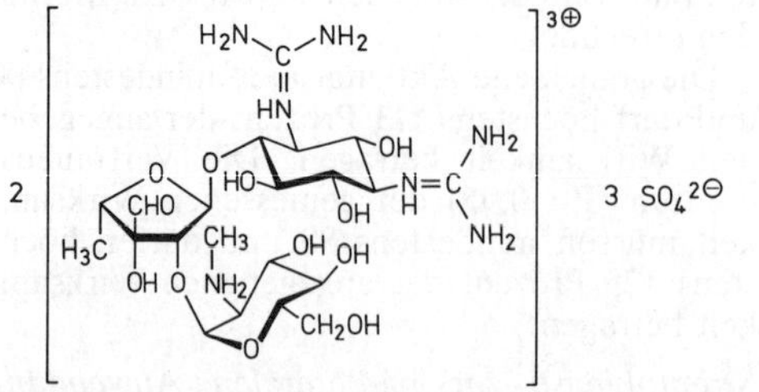

$C_{42}H_{84}N_{14}O_{36}S_3$ M_r 1457

Streptomycinsulfat ist Bis{*N,N'*-Diamidino-4-*O*-[5-desoxy-2-*O*-(2-desoxy-2-methylamino-α-L-glucopyranosyl)-3-*C*-formyl-α-L-lyxofuranosyl]-D-streptamin}-tris(sulfat), das aus bestimmten Stämmen von *Streptomyces griseus* gewonnen oder durch andere Verfahren hergestellt wird. Stabilisatoren können zugesetzt sein. Die Wirksamkeit beträgt mindestens 720 I.E. je Milligramm, berechnet auf die getrocknete Substanz.

Eigenschaften

Weißes bis fast weißes, hygroskopisches Pulver, geruchlos oder von schwachem Geruch; sehr leicht löslich in Wasser, praktisch unlöslich in Chloroform, wasserfreiem Ethanol und Ether.

Streptomycinsulfat zur parenteralen Anwendung ist frei von blutdrucksenkenden Substanzen.

Prüfung auf Identität

A. Die Prüfung erfolgt mit Hilfe der Dünnschichtchromatographie (V.6.20.2). Die Trennschicht ist 0,75 mm dick und wird wie folgt bereitet: 0,3 g Carbomer *R* werden mit 240 ml Wasser gemischt und 1 h lang unter schwachem Schütteln stehengelassen. Durch allmähliche Zugabe von Natriumhydroxid-Lösung 8,5 % *R* wird auf einen *p*H-Wert von 7 eingestellt und sodann 30 g Kieselgel H *R* zugegeben. Die Platte wird 1 h lang bei 110 °C getrocknet und nach dem Erkalten sofort verwendet.

Untersuchungslösung: 10 mg Substanz werden in Wasser zu 10 ml gelöst.

Referenzlösung a: 10 mg Streptomycinsulfat *CRS* werden in Wasser zu 10 ml gelöst.

Referenzlösung b: 10 mg Kanamycin-Monosulfat *CRS,* 10 mg Neomycinsulfat *CRS* und 10 mg Streptomycinsulfat *CRS* werden in Wasser zu 10 ml gelöst.

Auf die Platte werden getrennt 10 µl jeder Lösung aufgetragen. Die Chromatographie erfolgt mit einer 7prozentigen Lösung (*m*/V) von Kaliumdihydrogenphosphat *R* über eine Laufstrecke von 12 cm. Die Platte wird im warmen Luftstrom getrocknet. Besprüht wird mit einer Mischung von gleichen Volumteilen einer 0,2prozentigen Lösung (*m*/V) von 2,7-Dihydroxynaphthalin *R* in Ethanol 96 % *R* und einer 46prozentigen Lösung (*m*/V) von Schwefelsäure 96 % *R*. Die Platte wird 5 bis 10 min lang auf 150 °C erhitzt. Der Hauptfleck im Chromatogramm der Untersuchungslösung entspricht in bezug auf Farbe, Größe und Lage dem mit der Referenzlösung a erhaltenen Fleck. Die Prüfung darf nur ausgewertet werden, wenn das Chromatogramm der Referenzlösung b, deutlich voneinander getrennt, 3 Flecke zeigt.

B. 5 bis 10 mg Substanz werden in 4 ml Wasser gelöst. Die Lösung wird mit 1 ml 1 N-Natriumhydroxid-Lösung versetzt und 4 min lang im Wasserbad erhitzt. Nach Zusatz eines geringen Überschusses an Salzsäure 7 % *R* und 0,1 ml Eisen(III)-chlorid-Lösung *R* 1 entwickelt sich eine intensive, violette Färbung.

C. 0,1 g Substanz werden in 2 ml Wasser gelöst. Wird die Lösung mit 1 ml 1-Naphthol-Lösung *R* und 2 ml einer Mischung von gleichen Volumteilen Natriumhypochlorit-Lösung *R* und Wasser versetzt, entsteht eine rote Färbung.

D. Etwa 10 mg Substanz werden in 5 ml Wasser gelöst. Die Lösung wird mit 1 ml 1 N-Salzsäure versetzt und 2 min lang im Wasserbad erhitzt. Nach Zusatz von 2 ml einer 0,5prozentigen Lösung (*m*/V) von 1-Naphthol *R* in 1 N-Natriumhydroxid-Lösung und 1 min langem Erhitzen im Wasserbad entsteht eine schwach gelbe Färbung.

E. Die Substanz gibt die Identitätsreaktionen auf Sulfat (V.3.1.1).

Prüfung auf Reinheit

Prüflösung: 2,5 g Substanz werden in kohlendioxidfreiem Wasser *R* zu 10 ml gelöst.

Aussehen der Lösung: Die Prüflösung darf nicht stärker gefärbt sein (V.6.2, Methode II) als Intensitätsgrad 3 einer entsprechenden Farbvergleichslösung. Die Lösung wird 24 h lang vor Licht geschützt bei etwa 20 °C stehengelassen. Die Prüflösung darf nicht stärker opaleszieren als die Referenzsuspension II (V.6.1).

***p*H-Wert** (V.6.3.1): Der *p*H-Wert der Prüflösung muß zwischen 4,5 und 7,0 liegen.

Kolorimetrische Prüfung: Die Substanz und Streptomycinsulfat *CRS* werden 24 h lang über Phosphor(V)-oxid *R* bei 60 °C unterhalb 0,1 kPa getrocknet. 0,100 g getrocknete Substanz werden in Wasser zu 100,0 ml gelöst. Unter Verwendung von 0,100 g getrocknetem Streptomycinsulfat *CRS* wird in gleicher Weise eine Referenzlösung hergestellt. 5,0 ml jeder Lösung werden getrennt in 2 Meßkolben überführt. In einen dritten Kolben werden 5 ml Wasser gegeben. In jeden Kolben werden 5,0 ml 0,2 N-Natriumhydroxid-Lösung gegeben. Anschließend wird genau 10 min lang im Wasserbad erhitzt. Nach genau 5 min langem Abkühlen in einer Eis-Wasser-Mischung wird mit 3 ml einer 1,5prozentigen Lösung (*m*/V) von Ammoniumeisen(III)-sulfat *R* in 0,5 N-Schwefelsäure versetzt, mit Wasser zu 25,0 ml verdünnt und gemischt. Die Absorption (V.6.19) der Untersuchungslösung und der Referenzlösung wird genau 20 min nach Zusatz der Ammoniumeisen(III)-sulfat-Lösung im Maximum bei 525 nm in einer Schichtdicke von 2 cm gemessen. Als Kompensationsflüssigkeit wird die Lösung verwendet, die ausgehend von 5 ml Wasser hergestellt wurde. Die Absorption der Untersuchungslösung muß mindestens 90,0 Prozent der Absorption der Referenzlösung betragen.

Methanol: Die Prüfung erfolgt mit Hilfe der Gaschromatographie (V.6.20.3):

Untersuchungslösung: 1,00 g Substanz wird in Wasser zu 25,0 ml gelöst.

Referenzlösung: 12,0 mg Methanol *R* werden mit Wasser zu 100 ml verdünnt.

Die Chromatographie kann durchgeführt werden mit

- einer Säule von 1,5 bis 2,0 m Länge und 2 bis 4 mm innerem Durchmesser, gepackt mit Ethylvinylbenzol-Divinylbenzol-Copolymer *R* (150 bis 180 μm)
- Stickstoff zur Chromatographie *R* als Trägergas mit einer konstanten Durchflußrate von 30 bis 40 ml je Minute
- einem Flammenionisationsdetektor.

Die Säule wird bei einer konstanten Temperatur zwischen 120 und 140 °C gehalten; die Temperatur des Injektors und Detektors muß mindestens 50 °C über der Siedetemperatur liegen.

Im Chromatogramm der Untersuchungslösung darf die Fläche des dem Methanol entsprechenden Peaks nicht größer sein als die des Peaks im Chromatogramm der Referenzlösung (0,3 Prozent).

Streptomycin B: Die Prüfung erfolgt mit Hilfe der Dünnschichtchromatographie (V.6.20.2) unter Verwendung einer Schicht von Kieselgel G*R*.

Untersuchungslösung: 0,2 g Substanz werden in einer frisch hergestellten Mischung von 3 Volumteilen Schwefelsäure 96 % *R* und 97 Volumteilen Methanol *R* zu 5 ml gelöst. Die Lösung wird 1 h lang unter Rückfluß erhitzt und anschließend abgekühlt. Der Kühler wird mit Methanol *R* ausgespült und die Lösung mit demselben Lösungsmittel zu 20 ml verdünnt (1prozentige Lösung (*m*/V).

Referenzlösung: 36 mg Mannose *R*[1)] werden in einer frisch hergestellten Mischung von 3 Volumteilen Schwefelsäure 96 % *R* und 97 Volumteilen Methanol *R* zu 5 ml gelöst. Die Lösung wird 1 h lang unter Rückfluß erhitzt und anschließend abgekühlt. Der Kühler wird mit Methanol *R* ausgespült und die Lösung mit demselben Lösungsmittel zu 50 ml verdünnt. 5 ml dieser Lösung werden mit Methanol *R* zu 50 ml verdünnt (0,03prozentige Lösung (*m*/V), berechnet als Streptomycin B).

Auf die Platte werden getrennt 10 μl jeder Lösung aufgetragen. Die Chromatographie erfolgt mit einer Mischung von 25 Volumteilen Essigsäure 98 % *R*, 25 Volumteilen Methanol *R* und 50 Volumteilen Toluol *R* über eine Laufstrecke von 13 bis 15 cm. Die Platte wird an der Luft getrocknet und mit einer frisch hergestellten Mischung von gleichen Volumteilen einer 0,2prozentigen Lösung (*m*/V) von 2,7-Dihydroxynaphthalin *R* in Ethanol 96 % *R* und einer 20prozentigen Lösung (V/V) von Schwefelsäure 96 % *R* besprüht. Anschließend wird 5 min lang auf 110 °C erhitzt. Ein dem Streptomycin B entsprechender Fleck im Chromatogramm der Untersuchungslösung darf nicht größer oder stärker gefärbt sein als der mit der Referenzlösung erhaltene Fleck.

[1)] 1 mg Mannose *R* entspricht 4,13 mg Streptomycin B (Verhältnis der relativen Molekülmassen).

Sulfat: 18,0 bis 21,5 Prozent Sulfat (SO_4), berechnet auf die getrocknete Substanz. 0,250 g Substanz werden in 100 ml Wasser gelöst. Die Lösung wird mit Ammoniak-Lösung 26 % *R* auf einen *p*H-Wert von 11 eingestellt. Nach Zusatz von 10,0 ml 0,1 M-Bariumchlorid-Lösung und etwa 0,5 mg Phthaleinpurpur *R* wird mit 0,1 M-Natriumedetat-Lösung titriert. Wenn die Farbe der Lösung umzuschlagen beginnt, wird mit 50 ml Ethanol 96 % *R* versetzt und die Titration bis zum Verschwinden der violettblauen Farbe fortgesetzt.

1 ml 0,1 M-Bariumchlorid-Lösung entspricht 9,606 mg Sulfat (SO_4).

Trocknungsverlust (V.6.22): Höchstens 7,0 Prozent, mit 1,000 g Substanz durch 24 h langes Trocknen über Phosphor(V)-oxid *R* unterhalb 0,1 kPa bestimmt.

Sulfatasche (V.3.2.14): Höchstens 1,0 Prozent, mit 1,0 g Substanz bestimmt.

Wertbestimmung

Die Ausführung erfolgt nach „Mikrobiologische Wertbestimmung von Antibiotika" (V.2.2.1).

Streptomycinsulfat zur parenteralen Anwendung muß folgenden, zusätzlichen Anforderungen entsprechen:

Sterilität (V.2.1.1): Die Substanz muß der „Prüfung auf Sterilität" entsprechen.

Pyrogene (V.2.1.4): Je Kilogramm Körpermasse eines Kaninchens werden 2,0 ml einer Lösung der Substanz in Wasser für Injektionszwecke, die 6 mg je Milliliter enthält, injiziert.

Anomale Toxizität (V.2.1.5): Je Maus werden 0,5 ml einer mit Wasser für Injektionszwecke hergestellten Lösung, die 1 mg Substanz enthält, injiziert.

Lagerung

Dicht verschlossen, vor Licht geschützt.

Beschriftung

Wenn die Substanz zur parenteralen Anwendung bestimmt ist, muß dies angegeben sein.

Vorsichtig zu lagern!

Succinylsulfathiazol

Succinylsulfathiazolum

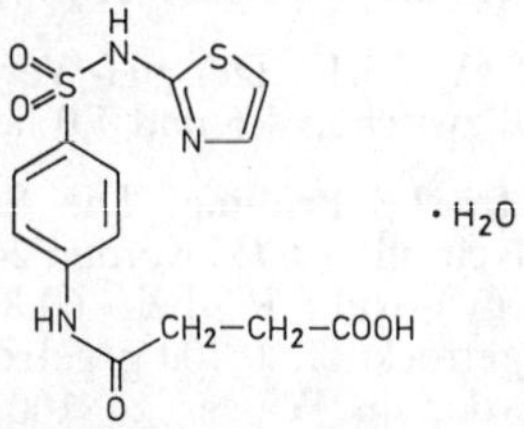

$C_{13}H_{13}N_3O_5S_2 \cdot H_2O$ M_r 373,4

Succinylsulfathiazol enthält mindestens 99,0 und höchstens 101,0 Prozent *N*-[4-(2-Thiazolylsulfamoyl)phenyl]succinamidsäure, berechnet auf die getrocknete Substanz.

Eigenschaften

Weißes bis gelblichweißes, kristallines Pulver, geruchlos; sehr schwer löslich in Wasser, schwer löslich in Aceton und Ethanol, praktisch unlöslich in Ether. Die Substanz löst sich in Alkalihydroxid- und Alkalicarbonat-Lösungen.

Prüfung auf Identität

Die Prüfung A kann entfallen, wenn die Prüfungen B, C, D und E durchgeführt werden. Die Prüfungen B, C und E können entfallen, wenn die Prüfungen A und D durchgeführt werden.

A. Das IR-Absorptionsspektrum (V.6.18) der Substanz zeigt im Vergleich mit dem von Succinylsulfathiazol *CRS* Maxima bei denselben Wellenlängen mit den gleichen relativen Intensitäten. Wenn die im festen Zustand erhaltenen Spektren der Substanz und der Referenzsubstanz Unterschiede aufweisen, werden beide Substanzen in heißem Wasser gelöst. Nach dem Auskristallisieren werden die Kristalle sorgfältig zwischen zwei Filterpapierblättchen getrocknet und neue Preßlinge hergestellt.

B. 2 g Substanz werden mit 10 ml Wasser und 10 ml Natriumhydroxid-Lösung 40 % *R* versetzt und 10 min lang gekocht. Nach dem Abkühlen wird mit Salzsäure 25 % *R* auf einen *p*H-Wert von 3,0 eingestellt, erneut gekühlt, mit Natriumhydrogencarbonat-Lösung *R* auf einen *p*H-Wert von 7,0 eingestellt und filtriert. Der Niederschlag, mit

Wasser gewaschen und bei 100 bis 105 °C getrocknet, schmilzt (V.6.11.1) zwischen 196 und 204 °C. Die Kapillare wird in das Bad bei einer Temperatur von 190 °C eingebracht.

C. Werden 0,1 g Substanz in einem Reagenzglas über einer kleinen Flamme erhitzt, entwickeln sich Dämpfe, die Blei(II)-acetat-Papier *R* schwärzen.

D. 0,1 g Substanz werden in einem etwa 30 ml fassenden Reagenzglas aus Borosilikatglas mit 0,5 g Hydrochinon *R* und 1 ml Schwefelsäure 96 % *R* in einem Glycerolbad 10 min lang auf 135 °C erhitzt, wobei von Beginn des Erhitzens an gerührt wird, um eine homogene flüssige Phase zu erhalten. Nach dem Abkühlen wird in Eiswasser getaucht und die Mischung unter Schütteln vorsichtig mit 15 ml Wasser versetzt. Nach Zusatz von 5 ml Toluol *R* wird 5 bis 10 s lang geschüttelt und anschließend 2 min lang stehengelassen; die Trennung der beiden Phasen wird mit Hilfe eines Rührers beschleunigt. Die Toluolphase muß intensiv rosa gefärbt sein.

E. Etwa 10 mg des unter B erhaltenen Niederschlages werden in 200 ml 0,1 N-Salzsäure gelöst. 2 ml dieser Lösung geben die Identitätsreaktion auf primäre aromatische Amine (V.3.1.1) unter Bildung eines orangefarbenen Niederschlages.

Prüfung auf Reinheit

Aussehen der Lösung: 1,0 g Substanz wird in einer Mischung von 5 ml Natriumhydroxid-Lösung 8,5 % *R* und 15 ml Wasser gelöst. Die Lösung muß klar (V.6.1) und darf nicht stärker gefärbt sein als die Farbvergleichslösung G_4 oder BG_4 (V.6.2, Methode II).

Sauer reagierende Substanzen: 2,0 g Substanz werden mit 20 ml Wasser 30 min lang geschüttelt und abfiltriert. 10 ml Filtrat dürfen nach Zusatz von 0,1 ml Phenolphthalein-Lösung *R* höchstens 2 ml 0,1 N-Natriumhydroxid-Lösung bis zum Farbumschlag verbrauchen.

Sulfathiazol, andere primäre aromatische Amine: 20 mg Substanz werden in einer auf 15 °C abgekühlten Mischung von 3,5 ml Wasser, 6 ml Salzsäure 7 % *R* und 25 ml Ethanol 96 % *R* gelöst. Die Lösung wird sofort in Eiswasser gekühlt, mit 1 ml einer 0,25prozentigen Lösung (*m*/V) von Natriumnitrit *R* versetzt und 3 min lang stehengelassen. Anschließend werden 2,5 ml einer 4prozentigen Lösung (*m*/V) von Sulfaminsäure *R* hinzugefügt und weitere 5 min lang stehengelassen. Nach Zusatz von 1 ml einer 0,4prozentigen Lösung (*m*/V) von Naphthylethylendiamindihydrochlorid *R* wird mit Wasser zu 50 ml verdünnt. Die Absorption (V.6.19) der Lösung, bei 550 nm gemessen, darf nicht größer sein als die einer gleichzeitig unter den gleichen Bedingungen hergestellten Referenzlösung, ausgehend von einer Mischung von 1,5 ml einer Lösung, die 10 mg Sulfathiazol *R* und 0,5 ml Salzsäure 36 % *R* in 100 ml enthält, 2 ml Wasser, 6 ml Salzsäure 7 % *R* und 25 ml Ethanol 96 % *R*.

Schwermetalle (V.3.2.8): 1,0 g Substanz muß der Grenzprüfung D auf Schwermetalle entsprechen (20 ppm). Zur Herstellung der Referenzlösung werden 2 ml Blei-Lösung (10 ppm Pb) *R* verwendet.

Trocknungsverlust (V.6.22): 4,0 bis 5,5 Prozent, mit 1,000 g Substanz durch Trocknen im Trockenschrank bei 100 bis 105 °C bestimmt.

Sulfatasche (V.3.2.14): Höchstens 0,1 Prozent, mit 1,0 g Substanz bestimmt.

Gehaltsbestimmung

0,300 g Substanz werden in 100 ml einer Mischung von 1 Volumteil Salzsäure 36 % *R* und 2 Volumteilen Wasser gelöst und 1 h lang unter Rückfluß erhitzt. Die Bestimmung erfolgt nach „Stickstoff in primären aromatischen Aminen" (V.3.5.1), wobei der Endpunkt elektrometrisch bestimmt wird.

1 ml 0,1 M-Natriumnitrit-Lösung entspricht 35,54 mg $C_{13}H_{13}N_3O_5S_2$.

Lagerung

Vor Licht geschützt.

Vorsichtig zu lagern!

Süßholzfluidextrakt

Liquiritiae extractum fluidum

Süßholzfluidextrakt enthält mindestens 4,0 und höchstens 6,0 Prozent Glycyrrhizinsäure ($C_{42}H_{62}O_{16}$; M_r 823).

Herstellung

Süßholzfluidextrakt wird aus pulverisierter Süßholzwurzel (710) und Ethanol 70 % (V/V) nach dem in der Monographie **Extrakte** beschriebenen Verfahren der Perkolation hergestellt. Die Zugabe der Extraktionsflüssigkeit ist zu beenden, wenn die der einfachen Drogenmasse entsprechende Masse Perkolat abgetropft ist. Nach 2tägigem Stehenlassen wird der Drogenrückstand ausgepreßt und die Preßflüssigkeit mit dem Perkolat vereinigt. Der Fluidextrakt wird 5 Tage lang unterhalb 15 °C aufbewahrt und anschließend filtriert. Der Gehalt an Glycyrrhizinsäure wird bestimmt und der Fluidextrakt gegebenenfalls mit Ethanol 70 % (V/V) auf den geforderten Gehalt eingestellt nach der Gleichung:

$$m_1 = \frac{m_2 \cdot (a - 5)}{5}$$

m_1 = Gramm Ethanol 70 % (V/V)
m_2 = Gramm des einzustellenden Fluidextraktes
a = Glycyrrhizinsäuregehalt des Fluidextraktes in Prozent

Eigenschaften

Dunkelbraune, klare Flüssigkeit von schwachem, charakteristischem Geruch und süßem Geschmack.

Prüfung auf Identität

Die Prüfung erfolgt mit Hilfe der Dünnschichtchromatographie (V.6.20.2) unter Verwendung einer Schicht von Kieselgel GF_{254} *R*.

Untersuchungslösung a: 1,0 ml Fluidextrakt wird mit 4,0 ml Ethanol 70 % *RN* verdünnt.

Untersuchungslösung b: 0,5 g Fluidextrakt werden mit 30 ml 1 N-Schwefelsäure 1 h lang unter Rückfluß erhitzt. Nach dem Abkühlen wird die Lösung 2mal mit je 20 ml Chloroform *R* ausgeschüttelt. Die vereinigten Chloroformauszüge werden über etwa 2 g wasserfreiem Natriumsulfat *R* getrocknet, filtriert und zur Trockne eingedampft. Der Rückstand wird in 2,0 ml einer Mischung von gleichen Volumteilen Chloroform *R* und Methanol *R* gelöst.

Referenzlösung: 10 mg Glycyrrhetinsäure *R* werden in 2,0 ml einer Mischung von gleichen Volumteilen Chloroform *R* und Methanol *R* gelöst.

Auf die Platte werden getrennt 10 µl jeder Lösung bandförmig (20 mm × 3 mm) aufgetragen. Die Chromatographie erfolgt mit der Oberphase einer Mischung von 13 Volumteilen wasserfreiem Ethanol *R*, 27 Volumteilen Ammoniak-Lösung (1,7 Prozent *m*/V NH_3) und 60 Volumteilen Ethylacetat *R* (Herstellung des Fließmittels wie in der Monographie **Süßholzwurzel** unter „Chromatographie" angegeben) über eine Laufstrecke von 15 cm. Nach Verdunsten des Fließmittels bei Raumtemperatur wird im ultravioletten Licht bei 254 nm ausgewertet. Im Chromatogramm der Referenzlösung und der Untersuchungslösung b ist in Startnähe die fluoreszenzmindernde Zone der Glycyrrhetinsäure zu sehen. Diese Zone fehlt im Chromatogramm der Untersuchungslösung a. Die Chromatogramme werden anschließend mit etwa 10 ml Anisaldehyd-Reagenz *R* (für eine 200-mm × 200-mm-Platte) besprüht, 10 min lang unter Beobachtung auf 100 bis 105 °C erhitzt und im Tageslicht ausgewertet. Die Zone der Glycyrrhetinsäure färbt sich blauviolett. Etwa in der Mitte des Chromatogramms der Untersuchungslösung b befindet sich eine gelborangefarbene Zone, die dem Isoliquiritigenin entspricht. Diese Zone ist bereits vor dem Besprühen beim Betrachten im Tageslicht erkennbar. Im Chromatogramm der Untersuchungslösung a erscheinen oberhalb und unterhalb der Glycyrrhetinsäure-Zone mehrere gelbe Zonen. In den Chromatogrammen beider Untersuchungslösungen treten über den gesamten Rf-Bereich eine Reihe meist schwächerer, blauvioletter Zonen auf.

Prüfung auf Reinheit

Ethanolgehalt (V.5.3.1): 60,0 bis 67,0 Prozent (V/V).

Isopropylalkohol (V.3.3.N3).

Methanol (V.3.3.N2).

Gehaltsbestimmung

Die Bestimmung erfolgt mit Hilfe der Dünnschichtchromatographie (V.6.20.2) unter Verwendung einer Schicht von Kieselgel GF_{254} *R*.

Untersuchungslösung: 0,500 g Fluidextrakt werden in einem 100-ml-Rundkolben mit 25 ml 1 N-Salzsäure und 2,5 ml Dioxan *R* versetzt und im Wasserbad 2 h lang unter Rückfluß erhitzt. Nach dem Abkühlen wird durch ein gehärtetes Filterpapier von 9 cm Durchmesser filtriert und das Filtrat verworfen. Rundkolben und Filter werden 5mal mit je 20 ml Wasser gewaschen und die Waschflüssigkeiten verworfen. Kolben und Filter werden 20 min lang bei 105 °C getrocknet. Das Filterpapier wird in den Kolben eingebracht und nach Zusatz von 50 ml Chloroform *R* wird 5 min lang im Wasserbad unter Rückfluß erhitzt. Die warme Chloroformlösung wird durch ein gehärtetes Filterpapier von 9 cm Durchmesser in ein 150-ml-Becherglas filtriert. Die Extraktion wird noch 2mal mit je 25 ml Chloroform *R* in derselben Weise wiederholt, wobei die warme Chloroformlösung jedesmal durch dasselbe Filterpapier filtriert wird. Das Filterpapier wird in den Kolben eingebracht und die Extraktion in derselben Weise mit 25 ml Chloroform *R* wiederholt, wobei die warme Chloroformlösung durch ein neues gehärtetes Filterpapier von 9 cm Durchmesser filtriert wird. Die vereinigten Chloroformauszüge werden in einem 50-ml-Kolben vorsichtig zur Trockne eingedampft und der Rückstand quantitativ mit 3 ml einer Mischung von gleichen Volumteilen Chloroform *R* und Methanol *R* gelöst und in einen 5-ml-Meßkolben überführt. Das Becherglas wird 2mal mit je 10 ml Chloroform *R* gewaschen und die vereinigten Waschflüssigkeiten auf 1 ml eingeengt. Diese Lösung wird in den Meßkolben überführt und mit einer Mischung von gleichen Volumteilen Chloroform *R* und Methanol *R* zu 5,0 ml verdünnt.

Referenzlösung: 50,0 mg Glycyrrhizinsäure *CRS* werden in einem 100-ml-Rundkolben mit 25 ml 1 N-Salzsäure und 2,5 ml Dioxan *R* versetzt und 2 h lang im Wasserbad unter Rückfluß erhitzt. Das weitere Vorgehen erfolgt wie bei der Untersuchungslösung beschrieben. Die erhaltene Chloroform-Methanol-Lösung wird als Referenzlösung verwendet.

Auf die Platte werden quantitativ, getrennt, bandförmig (20 mm × 3 mm) 2mal je 30 µl Untersuchungslösung abwechselnd mit 2mal je 30 µl Referenzlösung so aufgetragen, daß ein Teil der Platte von Startbändern frei bleibt. Die Chromatographie erfolgt mit der Oberphase einer Mischung von 13 Volumteilen wasserfreiem Ethanol *R*, 27 Volumteilen Ammoniak-Lösung (1,7 Prozent *m*/V NH_3) und 60 Volumteilen Ethylacetat *R* (Herstellung des Fließmittels wie in der Monographie **Süßholzwurzel** unter „Chromatographie" angegeben), wobei 2mal nacheinander mit dem gleichen Fließmittel über eine Laufstrecke von 15 cm entwickelt wird. Nach jeder Entwicklung wird die Schicht an der Luft getrocknet, bis das Fließmittel verdunstet ist. Die Auswertung erfolgt im ultravioletten Licht bei 254 nm. Die der Glycyrrhetinsäure entsprechende Zone in den Chromatogrammen der Untersuchungslösung und der Referenzlösung wird markiert, indem um diese Zone jeweils im Abstand von 2 bis 3 mm ein Rechteck gezeichnet wird. Die gekennzeichneten Zonen werden sorgfältig abgeschabt und getrennt in 25-ml-Erlenmeyerkolben mit Schliffstopfen überführt. Jeder Kolben wird mit 5,0 ml wasserfreiem Ethanol *R* versetzt und 15 min lang geschüttelt. Jede Suspension wird durch einen kleinen Glassintertiegel (16) in einen 10-ml-Meßkolben filtriert. Der Rückstand in dem Tiegel wird mit wasserfreiem Ethanol *R* gewaschen. Die Waschflüssigkeit wird in den Meßkolben gegeben und die Lösung mit wasserfreiem Ethanol *R* zu 10,0 ml aufgefüllt.

Blindprobe: Auf dem Teil der Schicht, der frei von Startbändern geblieben ist, wird eine rechteckige Fläche markiert, die in Lage und Größe der gekennzeichneten Zone der Glycyrrhetinsäure entspricht. Die unbeladene Kieselgel-Zone wird sorgfältig abgeschabt und, wie oben beschrieben, weiterbehandelt.

Die Absorption (V.6.19) der Untersuchungslösung und der Referenzlösung wird bei 250 nm gegen die Blindprobe als Kompensationsflüssigkeit gemessen.

Die Berechnung des Prozentgehaltes an Glycyrrhizinsäure erfolgt nach folgender Formel:

$$\frac{A_1 \cdot m_2}{A_2 \cdot m_1} \cdot C$$

A_1 = Absorption der Untersuchungslösung
A_2 = Absorption der Referenzlösung
m_1 = Einwaage des Fluidextraktes in g
m_2 = Einwaage von Glycyrrhizinsäure *CRS* in g
C = Deklarierter Gehalt an Glycyrrhizinsäure der *CRS*-Substanz in Prozent

Lagerung

Dicht verschlossen, vor Licht geschützt.

Süßholzwurzel

Liquiritiae radix

Süßholzwurzel besteht aus den ungeschälten, getrockneten Wurzeln und den Ausläufern von *Glycyrrhiza glabra* L. und enthält mindestens 4,0 Prozent Glycyrrhizinsäure.

Beschreibung

Die Droge hat einen charakteristischen, leicht aromatischen Geruch und einen sehr süßen, schwach zusammenziehenden Geschmack. Die Rinde ist nicht bitter.

Die wenig verzweigte Wurzel ist bis 1 m lang und 0,5 bis 3 cm dick. Die bräunlichgraue bis braune, längsgestreifte Rinde trägt Narben von Nebenwurzeln. Die zylindrischen Ausläufer, die 1 bis 2 cm dick und bis zu mehreren Metern lang sind, können in etwa 10 bis 15 cm lange Stücke geschnitten sein. Sie zeigen das gleiche äußere Aussehen wie die Wurzel, tragen aber gelegentlich kleine Knospen. Der Bruch von Wurzel und Ausläufer ist körnig und fasrig. Die Korkschicht ist schmal, die Innenrinde dick, hellgelb gefärbt und radial gestreift. Der gelbe Holzkörper ist kompakt und von radialer Struktur. Der Ausläufer besitzt ein zentrales Mark, das in der Wurzel fehlt.

Mikroskopische Merkmale: Der Kork besteht aus wenigen Lagen dünnwandiger Zellen und einem schmalen Phelloderm. Das Phloem besteht aus radial angeordneten Bündeln von gelben, dickwandigen Fasern mit reduziertem Lumen; die Wände sind an der Außenseite teilweise verholzt. Einzelne Fasern sind 700 bis 1200 µm lang und 10 bis 20 µm dick. Die Faserbündel werden von Zellen begleitet, die 10 bis 35 µm lange und 2 bis 5 µm breite Calciumoxalatkristalle enthalten und in den äußeren Schichten mit lichtbrechendem Keratenchym abwechseln. In der Nähe des Kambiums ist das Phloem funktionsfähig. Das Xylem besteht aus radialen Reihen von Tracheiden und Gefäßen, die mit Faserbündeln abwechseln, und ist durch ein nichtverholztes Parenchym abgetrennt. Die Faserbündel werden von kristallführenden Zellen begleitet, ähnlich denen im sekundären Phloem. Die Gefäße sind 30 bis 150 µm im Durchmesser, mit 5 bis 10 µm dicken Wänden mit zahlreichen Holztüpfeln mit schlitzförmigen Öffnungen. Die Gefäße sind mit Holzparenchym vergesellschaftet. Die Markstrahlen sind 2 bis 5 Zellen breit. Die Parenchymzellen enthalten meist einfache, runde oder ovale, 2 bis 20 µm große Stärkekörner, meist 5 bis 12 µm im Durchmesser. Markparenchym ist in den Ausläufern vorhanden.

Pulverdroge: Das hellgelbe bis schwach gräulichgelbe Pulver enthält Fragmente von Fasern, die von Kristallzellreihen begleitet sind, Gefäßbruchstücke mit dicken Wänden und zahlreichen Holztüpfeln, viel Stärke, Korkfragmente und einzelne Calciumoxalatprismen.

Prüfung auf Identität

Beim Versetzen der pulverisierten Droge mit 0,05 ml Schwefelsäure 96 % *R* färben sich die Pulverfragmente orangegelb und zahlreiche Fragmente allmählich rosarot.

Prüfung auf Reinheit

Chromatographie: Die Prüfung erfolgt mit Hilfe der Dünnschichtchromatographie (V.6.20.2) unter Verwendung einer Schicht von Kieselgel GF_{254} *R*.

Untersuchungslösung a: 1,0 g pulverisierte Droge (180) wird mit 20 ml Chloroform *R* versetzt, 15 min lang geschüttelt und anschließend filtriert. Das Filtrat wird zur Trockne eingedampft und der Rückstand in 2,0 ml einer Mischung gleicher Volumteile Chloroform *R* und Methanol *R* gelöst.

Untersuchungslösung b: Die bei der Herstellung der Untersuchungslösung a erhaltene extrahierte Droge wird mit 30 ml 1N-Schwefelsäure versetzt und 1 h lang unter Rückfluß erhitzt. Nach dem Abkühlen wird die unfiltrierte Mischung zweimal mit je 20 ml Chloroform *R* ausgeschüttelt. Die vereinigten Chloroformauszüge werden mit wasserfreiem Natriumsulfat *R* getrocknet, filtriert und zur Trockne eingedampft. Der Rückstand wird in 2,0 ml einer Mischung gleicher Volumteile Chloroform *R* und Methanol *R* gelöst.

Referenzlösung: 10 mg Glycyrrhetinsäure *R* werden in 2,0 ml einer Mischung gleicher Volumteile Chloroform *R* und Methanol *R* gelöst.

Auf die Platte werden getrennt bandförmig (20 mm × 3 mm) 10 µl Untersuchungslösung a, 10 µl Untersuchungslösung b und 20 µl Referenzlösung aufgetragen. Das Laufmittelgemisch wird wie folgt hergestellt: 13 Volumteile wasserfreies Ethanol *R*, 27 Volumteile Ammoniak-Lösung (1,7 Prozent (*m*/V) NH_3) und 60 Volumteile Ethylacetat *R* werden geschüttelt und 5 min lang stehengelassen; anschließend werden die Schichten getrennt und die Oberphase, die auch trüb sein kann, zur Chromatographie verwendet. Die Chromatographie erfolgt über eine Laufstrecke von 15 cm. Die Platte wird 5 min lang an der Luft getrocknet und anschließend im ultravioletten Licht bei 254 nm ausgewertet. Das Chromatogramm der Untersuchungslösung b zeigt eine Zone mit einem Rf-Wert von etwa 0,1, die der mit der Referenzlösung erhaltenen Zone (β-Glycyrrhetinsäure) entspricht. Im Chromatogramm der Untersuchungslösung a ist diese Zone nicht sichtbar. Die Platte wird mit etwa 10 ml Anisaldehyd-Reagenz *R* (für eine 200-mm × 200-mm-Platte) besprüht und 10 min lang bei 100 bis 105 °C erhitzt. Die Auswertung erfolgt im Tageslicht. Die der β-Glycyrrhetinsäure entsprechende Zone muß blauviolett gefärbt sein. Die Chromatogramme der Untersuchungslösungen a und b müssen 1 bis 2 Zonen mit einem Rf-Wert von etwa 0,6 zeigen, die schon im Tageslicht vor dem Besprühen sichtbar sind und sich mit Anisaldehyd-Reagenz *R* gelborange färben; mehrere andere blauviolette Zonen sind sichtbar. Die mit der β-Glycyrrhetinsäure übereinstimmende Zone der Untersuchungslösung b muß mindestens die gleiche Größe wie die der Referenzlösung aufweisen.

Wasserlöslicher Extrakt: Mindestens 20 Prozent. 2,5 g pulverisierte Droge (180) werden in 50 ml Wasser unter häufigem Umschütteln 2 h lang mazeriert und anschließend filtriert. 10,0 g Filtrat werden im Wasserbad zur Trockne eingedampft und der Rückstand im Trockenschrank bei 100 bis 105 °C getrocknet. Der Rückstand muß mindestens 0,1 g betragen.

Sulfatasche (V.3.2.14): Höchstens 10,0 Prozent, mit 1,00 g pulverisierter Doge bestimmt.

Salzsäureunlösliche Asche (V.4.1): Höchstens 2,0 Prozent.

Gehaltsbestimmung

Die Bestimmung erfolgt mit Hilfe der Dünnschichtchromatographie (V.6.20.2) unter Verwendung einer Schicht von Kieselgel GF_{254} *R*.

Untersuchungslösung: 1,00 g pulverisierte Droge (180) wird in einem 100-ml-Rundkolben mit 25 ml 1N-Salzsäure und 2,5 ml Dioxan *R* versetzt und im Wasserbad 2 h lang unter Rückfluß erhitzt. Nach dem Abkühlen wird durch ein gehärtetes Filterpapier von 9 cm Durchmesser filtriert und das Filtrat verworfen. Rundkolben und Filter werden 5mal mit je 20 ml Wasser gewaschen und die Waschflüssigkeiten verworfen. Kolben und Filter werden 20 min lang bei 105 °C getrocknet. Das Filterpapier wird in den Kolben eingebracht und nach Zusatz von 50 ml Chloroform *R* wird 5 min lang im Wasserbad unter Rückfluß erhitzt. Die warme Chloroformlösung wird durch ein Filterpapier von 9 cm Durchmesser in ein Becherglas filtriert. Die Extraktion wird noch zweimal mit je 25 ml Chloroform *R* in derselben Weise wiederholt, wobei die warme Chloroformlösung jedesmal durch dasselbe Filterpapier filtriert wird. Das Filterpapier wird in den Kolben eingebracht und die Extraktion in derselben Weise mit 25 ml Chloroform *R* wiederholt, wobei die warme Chloroformlösung durch ein neues Filterpapier von 9 cm Durchmesser filtriert wird. Die vereinigten Chloroformauszüge werden in einem 50-ml-Kolben zur Trockne eingedampft und der Rückstand quantitativ mit einer Mischung von gleichen Volumteilen Chloroform *R* und Methanol *R* in einen 10-ml-Meßkolben überführt. Das Becherglas wird zweimal mit je 10 ml Chloroform *R* gewaschen und das Chloroform auf 2 ml eingeengt. Diese Lösung wird in den Meßkolben überführt und mit einer Mischung aus gleichen Volumteilen Chloroform *R* und Methanol *R* zu 10,0 ml verdünnt.

Referenzlösung: 50,0 mg Glycyrrhizinsäure *CRS* werden in einem 100-ml-Rundkolben mit 25 ml 1N-Salzsäure und 2,5 ml Dioxan *R* versetzt und 2 h lang im Wasserbad unter Rückfluß erhitzt. Das weitere Vorgehen erfolgt wie bei der Untersuchungslösung beschrieben. Die erhaltene Chloroform-Methanol-Lösung wird als Referenzlösung verwendet.

Auf die Platte werden quantitativ und getrennt bandförmig (20 mm × 3 mm) zweimal je 60 µl Untersuchungslösung und zweimal je 60 µl Referenzlösung so aufgetragen, daß ein Teil der Platte von Banden frei bleibt. Das Laufmittelgemisch wird wie folgt hergestellt: 13 Volumteile wasserfreies Ethanol *R*, 27 Volumteile Ammoniak-Lösung (1,7 Prozent (*m*/V) NH_3) und 60 Volumteile Ethylacetat *R* werden geschüttelt und 5 min lang stehengelassen; anschließend werden die Schichten getrennt und die Oberphase, die auch trüb sein kann, zur Chromatographie verwendet. Die Chromatographie erfolgt zweimal nacheinander über eine Laufstrecke von 15 cm. Nach jeder Entwicklung wird die Platte an der Luft getrocknet. Die Auswertung erfolgt im ultravioletten Licht bei 254 nm. Die der Glycyrrhetinsäure entsprechende Zone in den Chromatogrammen der Untersuchungslösung und der Referenzlösung werden als Rechtecke markiert. Die gekennzeichneten Schichten werden vorsichtig abgekratzt und getrennt in einen 25-ml-Erlenmeyerkolben mit Schliffstopfen überführt. Jeder Kolben wird mit 5,0 ml wasserfreiem Ethanol *R* versetzt und 15 min lang geschüttelt. Jede Lösung wird durch eine kleine Glasfritte (16) in einen 10-ml-Meßkolben filtriert. Die Schicht auf der Fritte wird mit wasserfreiem Ethanol *R* gewaschen und die Lösung mit wasserfreiem Ethanol *R* zu 10,0 ml verdünnt.

Blindprobe: An der Stelle der Platte, die frei von Startzonen ist, wird eine Fläche gekennzeichnet, die hinsichtlich ihrer Lage und Größe den für die β-Glycyrrhetinsäure markierten Flächen entspricht. Die Schicht wird abgekratzt und wie oben beschrieben behandelt.
Die Absorption (V.6.19) der Lösungen wird bei 250 nm unter Verwendung der Blindprobe als Kompensationsflüssigkeit bestimmt.

Der Prozentgehalt an Glycyrrhizinsäure errechnet sich nach der Formel:

$$\frac{A_1 \cdot m_2}{A_2 \cdot m_1} \cdot C$$

A_1 = Absorption der Untersuchungslösung
A_2 = Absorption der Referenzlösung
C = Gehalt der Glycyrrhizinsäure *CRS* in Prozent
m_1 = Einwaage der Droge in Gramm
m_2 = Einwaage der Glycyrrhizinsäure *CRS* in Gramm.

Lagerung

Vor Licht geschützt.

Hinweis

Wird Süßholzwurzel ohne besondere Angabe verordnet, so ist geschälte Droge abzugeben.

Sulfacetamid-Natrium

Sulfacetamidum natricum

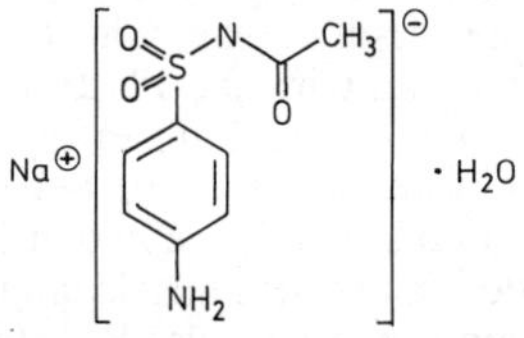

$C_8H_9N_2NaO_3S \cdot H_2O$ M_r 254,2

Sulfacetamid-Natrium enthält mindestens 99,0 und höchstens 101,0 Prozent *N*-Sulfanilylacetamid, Natriumsalz, berechnet auf die wasserfreie Substanz.

Eigenschaften

Weißes bis gelblichweißes, kristallines Pulver, geruchlos; leicht löslich in Wasser, schwer löslich in Ethanol, praktisch unlöslich in Chloroform und Ether.

Prüfung auf Identität

Die Prüfung C kann entfallen, wenn die Prüfungen A, B, D, E und F durchgeführt werden. Die Prüfungen B, D, E und F können entfallen, wenn die Prüfungen A und C durchgeführt werden.

A. Die Prüflösung (siehe „Prüfung auf Reinheit") gibt die Identitätsreaktionen auf Natrium (V.3.1.1).

B. 0,1 g Substanz werden in Phosphat-Pufferlösung *p*H 7,0 *R* zu 100,0 ml gelöst. 1,0 ml dieser Lösung wird mit Phosphat-Pufferlösung *p*H 7,0 *R* zu 100,0 ml verdünnt. Die Lösung, zwischen 230 und 350 nm gemessen, zeigt ein Absorptionsmaximum bei 255 nm. Die spezifische Absorption (V.6.19), im Maximum gemessen, liegt zwischen 660 und 720, berechnet auf die wasserfreie Substanz.

C. Das IR-Absorptionsspektrum (V.6.18) der Substanz zeigt im Vergleich mit dem von Sulfacetamid-Natrium *CRS* Maxima bei denselben Wellenlängen mit den gleichen relativen Intensitäten.

D. 1 g Substanz wird in 10 ml Wasser gelöst und mit 6 ml Essigsäure 12 % *R* versetzt. Der entstandene Niederschlag wird abfiltriert, mit einer kleinen Menge Wasser gewaschen und 4 h lang bei 100 bis 105 °C getrocknet. Er schmilzt (V.6.11.1) zwischen 181 und 185 °C.

E. 0,1 g des bei der Prüfung auf Identität D erhaltenen Niederschlags werden in 5 ml Ethanol 96 % *R* gelöst. Wird nach Zusatz von 0,2 ml Schwefelsäure 96 % *R* erhitzt, so tritt der Geruch nach Ethylacetat auf.

F. Etwa 1 mg des bei der Prüfung auf Identität D erhaltenen Niederschlags wird unter Erhitzen in 1 ml Wasser gelöst. Die Lösung gibt die Identitätsreaktion auf primäre aromatische Amine (V.3.1.1) unter Bildung eines orangeroten Niederschlags.

Prüfung auf Reinheit

Prüflösung: 1,25 g Substanz werden in kohlendioxidfreiem Wasser *R* zu 25 ml gelöst.

Aussehen der Lösung: Die Prüflösung muß klar (V.6.1) und darf nicht stärker gefärbt sein als die Farbvergleichslösung GG_4 (V.6.2, Methode II).

***p*H-Wert** (V.6.3.1): Der *p*H-Wert der Prüflösung muß zwischen 8,0 und 9,5 liegen.

Verwandte Substanzen: Die Prüfung erfolgt mit Hilfe der Dünnschichtchromatographie (V.6.20.2) unter Verwendung einer Schicht von Kieselgel HF_{254} *R*.

Untersuchungslösung: 1,5 g Substanz werden in Wasser zu 15 ml gelöst.

Referenzlösung a: 5 mg Sulfanilamid *R* werden in Wasser zu 10 ml gelöst.

Referenzlösung b: 5 ml Referenzlösung a werden mit Wasser zu 10 ml verdünnt.

Referenzlösung c: 5 mg Sulfanilamid *R* werden in 10 ml Untersuchungslösung gelöst.

Auf die Platte werden getrennt 5 µl jeder Lösung aufgetragen. Die Chromatographie erfolgt mit einer Mischung von 10 Volumteilen Ammoniak-Lösung 26 % *R*, 25 Volumteilen Wasser, 25 Volumteilen wasserfreiem Ethanol *R* und 50 Volumteilen 1-Butanol *R* über eine Laufstrecke von 15 cm. Die Platte wird an der Luft getrocknet und mit Dimethylaminobenzaldehyd-Lösung *R* 2 besprüht. Kein im Chromatogramm der Untersuchungslösung auftretender Nebenfleck darf größer oder stärker gefärbt sein als der mit der Referenzlösung a erhaltene Fleck, und nur einer von ihnen darf größer oder stärker gefärbt sein als der mit der Referenzlösung b erhaltene Fleck. Die Prüfung darf nur ausgewertet werden, wenn das Chromatogramm der Referenzlösung c deutlich voneinander getrennt zwei Flecke zeigt.

Sulfat: (V.3.2.13): 2,5 g Substanz werden in destilliertem Wasser zu 25 ml gelöst. Nach Zusatz von 25 ml Essigsäure 12 % *R* wird 30 min lang geschüttelt und filtriert. 15 ml des Filtrats müssen der Grenzprüfung auf Sulfat entsprechen (200 ppm).

Schwermetalle (V.3.2.8): 12 ml des bei der Prüfung auf „Sulfat“ erhaltenen Filtrats müssen der Grenzprüfung A auf Schwermetalle entsprechen (20 ppm). Zur Herstellung der Vergleichslösung wird die Blei-Lösung (1 ppm Pb) *R* verwendet.

Wasser (V.3.5.6): 6,0 bis 8,0 Prozent, mit 0,200 g Substanz nach der Karl-Fischer-Methode bestimmt.

Gehaltsbestimmung

0,500 g Substanz werden in einer Mischung von 50 ml Wasser und 20 ml Salzsäure 7 % *R* gelöst. Die Lösung wird in Eiswasser gekühlt und die Bestimmung nach „Stickstoff in primären aromatischen Aminen“ (V.3.5.1) durchgeführt. Der Endpunkt wird elektrometrisch bestimmt.

1 ml 0,1 M-Natriumnitrit-Lösung entspricht 23,62 mg $C_8H_9N_2NaO_3S$.

Lagerung

Dicht verschlossen, vor Licht geschützt.

Vorsichtig zu lagern!

Sulfadiazin

Sulfadiazinum

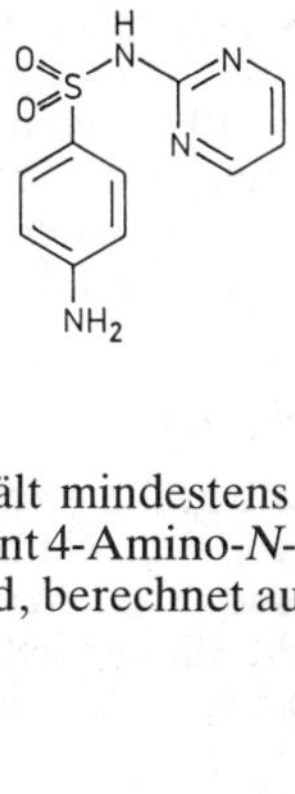

$C_{10}H_{10}N_4O_2S$ M_r 250,3

Sulfadiazin enthält mindestens 99,0 und höchstens 101,0 Prozent 4-Amino-*N*-(2-pyrimidinyl)-benzolsulfonamid, berechnet auf die getrocknete Substanz.

Eigenschaften

Kristalle oder kristallines Pulver, weiß, gelblichweiß oder rötlichweiß; praktisch unlöslich in Wasser, schwer löslich in Aceton, sehr schwer löslich in Ethanol, praktisch unlöslich in Chloroform. Die Substanz löst sich in Lösungen von Alkalihydroxiden und verdünnten Mineralsäuren.

Die Substanz schmilzt bei etwa 255 °C unter Zersetzung.

Prüfung auf Identität

Die Prüfung A kann entfallen, wenn die Prüfungen B, C und D durchgeführt werden. Die Prüfungen C und D können entfallen, wenn die Prüfungen A und B durchgeführt werden.

A. Das IR-Absorptionsspektrum (V.6.18) der Substanz zeigt im Vergleich mit dem von Sulfadiazin *CRS* Maxima bei denselben Wellenlängen mit den gleichen relativen Intensitäten. Die Prüfung erfolgt mit Hilfe von Preßlingen.

B. Die bei der Prüfung auf ,,Verwandte Substanzen" (siehe ,,Prüfung auf Reinheit") erhaltenen Chromatogramme werden ausgewertet. Der Hauptfleck im Chromatogramm der Untersuchungslösung a entspricht in bezug auf Lage und Größe dem mit der Referenzlösung a erhaltenen Hauptfleck.

C. 3 g Substanz werden in ein trockenes Reagenzglas gegeben. Das Reagenzglas wird in einem Winkel von 45° mit seinem unteren Teil in ein Bad aus Siliconöl gebracht, das auf etwa 270 °C erhitzt wird. Die Substanz zersetzt sich, und ein weißes bis gelblichweißes Sublimat entsteht, das nach Umkristallisieren aus Toluol *R* und Trocknen bei 100 °C eine Schmelztemperatur (V.6.11.1) zwischen 123 und 127 °C hat.

D. Etwa 5 mg Substanz werden in 10 ml 1N-Salzsäure gelöst. Wird 1 ml dieser Lösung mit Wasser zu 10 ml verdünnt, gibt die so erhaltene Lösung ohne zusätzliches Ansäuern die Identitätsreaktion auf primäre aromatische Amine (V.3.1.1).

Prüfung auf Reinheit

Aussehen der Lösung: 0,8 g Substanz werden in einer Mischung von 5 ml Natriumhydroxid-Lösung 8,5 % *R* und 5 ml Wasser gelöst. Die Lösung darf nicht stärker gefärbt sein als die Farbvergleichslösung G_5, BG_5 oder GG_5 (V.6.2, Methode II).

Sauer reagierende Substanzen: 1,25 g fein pulverisierte Substanz werden mit 25 ml kohlendioxidfreiem Wasser *R* versetzt und 5 min lang auf etwa 70 °C erhitzt. Die Mischung wird etwa 15 min lang in einer Eis-Wasser-Mischung abgekühlt und filtriert. 20 ml Filtrat werden mit 0,1 ml Bromthymolblau-Lösung *R* 1 versetzt. Bis zum Farbumschlag dürfen höchstens 0,2 ml 0,1 N-Natriumhydroxid-Lösung verbraucht werden.

Verwandte Substanzen: Die Prüfung erfolgt mit Hilfe der Dünnschichtchromatographie (V.6.20.2) unter Verwendung einer Schicht von Kieselgel GF_{254} *R*.

Untersuchungslösung a: 20 mg Substanz werden in 3 ml einer Mischung von 2 Volumteilen Ammoniak-Lösung 26 % *R* und 48 Volumteilen Methanol *R* gelöst und mit der gleichen Mischung zu 5 ml verdünnt.

Untersuchungslösung b: 0,10 g Substanz werden in 0,5 ml Ammoniak-Lösung 26 % *R* gelöst. Die Lösung wird mit Methanol *R* zu 5,0 ml verdünnt. Tritt eine Trübung auf, wird bis zur vollständigen Lösung schwach erwärmt.

Referenzlösung a: 20 mg Sulfadiazin *CRS* werden in 3 ml einer Mischung von 2 Volumteilen Ammoniak-Lösung 26 % *R* und 48 Volumteilen Methanol *R* gelöst und mit der gleichen Mischung zu 5 ml verdünnt.

Referenzlösung b: 1,25 ml Untersuchungslösung a werden mit einer Mischung von 2 Volumteilen Ammoniak-Lösung 26 % *R* und 48 Volumteilen Methanol *R* zu 50 ml verdünnt.

Auf die Platte werden getrennt 5 µl jeder Lösung aufgetragen. Die Chromatographie erfolgt mit einer Mischung von 3 Volumteilen Ammoniak-Lösung 10 % *R*, 5 Volumteilen Wasser, 40 Volumteilen Nitromethan *R* und 50 Volumteilen Dioxan *R* über eine Laufstrecke von 15 cm. Die Platte wird bei 100 bis 105 °C getrocknet. Die Auswertung erfolgt im ultravioletten Licht bei 254 nm. Kein im Chromatogramm der Untersuchungslösung b auftretender Nebenfleck darf größer oder stärker sein als der im Chromatogramm der Referenzlösung b erhaltene Fleck.

Schwermetalle (V.3.2.8): 1,0 g Substanz muß der Grenzprüfung D auf Schwermetalle entsprechen (20 ppm). Zur Herstellung der Referenzlösung werden 2 ml Blei-Lösung (10 ppm Pb) *R* verwendet.

Trocknungsverlust (V.6.22): Höchstens 0,5 Prozent, mit 1,000 g Substanz durch Trocknen im Trockenschrank bei 100 bis 105 °C bestimmt.

Sulfatasche (V.3.2.14): Höchstens 0,1 Prozent, mit 1,0 g Substanz bestimmt.

Gehaltsbestimmung

0,200 g Substanz werden in einer Mischung von 20 ml Salzsäure 7 % *R* und 50 ml Wasser gelöst. Nach Abkühlen in einer Eis-Wasser-Mischung wird die Bestimmung nach ,,Stickstoff in primären aromatischen Aminen" (V.3.5.1) durchgeführt. Der Endpunkt wird elektrometrisch bestimmt.

1 ml 0,1 M-Natriumnitrit-Lösung entspricht 25,03 mg $C_{10}H_{10}N_4O_2S$.

Lagerung

Vor Licht geschützt.

Vorsichtig zu lagern!

Sulfadimidin

Sulfadimidinum

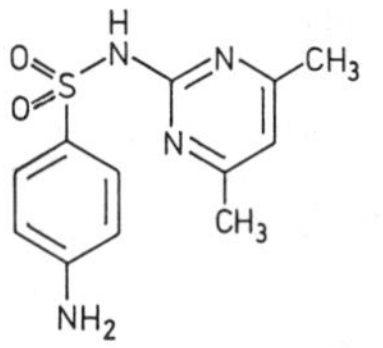

$C_{12}H_{14}N_4O_2S$ M_r 278,3

Sulfadimidin enthält mindestens 99,0 und höchstens 101,0 Prozent 4-Amino-*N*-(4,6-dimethyl-2-pyrimidinyl)benzolsulfonamid, berechnet auf die getrocknete Substanz.

Eigenschaften

Weiße bis fast weiße Kristalle oder Pulver; sehr schwer löslich in Wasser und Ether, löslich in Aceton, schwer löslich in Ethanol. Die Substanz löst sich in Lösungen von Alkalihydroxiden und verdünnten Mineralsäuren.

Die Substanz schmilzt bei etwa 197 °C unter Zersetzung.

Prüfung auf Identität

Die Prüfung A kann entfallen, wenn die Prüfungen B, C und D durchgeführt werden. Die Prüfungen C und D können entfallen, wenn die Prüfungen A und B durchgeführt werden.

A. Das IR-Absorptionsspektrum (V.6.18) der Substanz zeigt im Vergleich mit dem von Sulfadimidin *CRS* Maxima bei denselben Wellenlängen mit den gleichen relativen Intensitäten. Die Prüfung erfolgt mit Hilfe von Preßlingen.

B. Das bei der Prüfung auf „Verwandte Substanzen" (siehe „Prüfung auf Reinheit") erhaltene Chromatogramm wird ausgewertet. Der Hauptfleck im Chromatogramm der Untersuchungslösung a entspricht in bezug auf Lage und Größe dem mit der Referenzlösung a erhaltenen Hauptfleck.

C. 3 g Substanz werden in ein trockenes Reagenzglas gegeben. Das Reagenzglas wird in einem Winkel von 45° mit seinem unteren Teil in ein Bad aus Siliconöl gebracht, das auf etwa 270 °C erhitzt wird. Die Substanz zersetzt sich, und ein weißes bis gelblichweißes Sublimat entsteht, das nach Umkristallisieren aus Toluol *R* und Trocknen bei 100 °C eine Schmelztemperatur (V.6.11.1) zwischen 150 und 154 °C hat.

D. Etwa 5 mg Substanz werden in 10 ml 1 N-Salzsäure gelöst. Wird 1 ml dieser Lösung mit Wasser zu 10 ml verdünnt, gibt die so erhaltene Lösung ohne zusätzliches Ansäuern die Identitätsreaktion auf primäre aromatische Amine (V.3.1.1).

Prüfung auf Reinheit

Aussehen der Lösung: 0,5 g Substanz werden in einer Mischung von 5 ml Natriumhydroxid-Lösung 8,5 % *R* und 5 ml Wasser gelöst. Die Lösung darf nicht stärker gefärbt sein als die Farbvergleichslösung G_5, BG_5 oder GG_5 (V.6.2, Methode II).

Sauer reagierende Substanzen: 1,25 g fein pulverisierte Substanz werden mit 25 ml kohlendioxidfreiem Wasser *R* versetzt und 5 min lang auf etwa 70 °C erhitzt. Die Mischung wird etwa 15 min lang in einer Eis-Wasser-Mischung abgekühlt und filtriert. 20 ml Filtrat werden mit 0,1 ml Bromthymolblau-Lösung *R*1 versetzt. Bis zum Farbumschlag dürfen höchstens 0,2 ml 0,1 N-Natriumhydroxid-Lösung verbraucht werden.

Verwandte Substanzen: Die Prüfung erfolgt mit Hilfe der Dünnschichtchromatographie (V.6.20.2) unter Verwendung einer Schicht von Kieselgel GF_{254} *R*.

Untersuchungslösung a: 20 mg Substanz werden in 3 ml einer Mischung von 2 Volumteilen Ammoniak-Lösung 26 % *R* und 48 Volumteilen Methanol *R* gelöst und mit der gleichen Mischung zu 5 ml verdünnt.

Untersuchungslösung b: 0,10 g Substanz werden in 0,5 ml Ammoniak-Lösung 26 % *R* gelöst. Die Lösung wird mit Methanol *R* zu 5,0 ml verdünnt. Tritt eine Trübung auf, wird bis zur vollständigen Lösung schwach erwärmt.

Referenzlösung a: 20 mg Sulfadimidin *CRS* werden in 3 ml einer Mischung von 2 Volumteilen Ammoniak-Lösung 26 % *R* und 48 Volumteilen Methanol *R* gelöst und mit der gleichen Mischung zu 5 ml verdünnt.

Referenzlösung b: 1,25 ml Untersuchungslösung a werden mit einer Mischung von 2 Volumteilen Ammoniak-Lösung 26 % *R* und 48 Volumteilen Methanol *R* zu 50 ml verdünnt.

Auf die Platte werden getrennt 5 µl jeder Lösung aufgetragen. Die Chromatographie erfolgt mit einer Mischung von 3 Volumteilen Ammoniak-Lösung 10 % *R*, 5 Volumteilen Wasser, 40 Volumteilen Nitromethan *R* und 50 Volumteilen Dioxan *R* über eine Laufstrecke von 15 cm. Die Platte wird bei 100 bis 105 °C getrocknet. Die Auswertung erfolgt im ultravioletten Licht bei 254 nm. Kein im Chromatogramm der Untersuchungslösung b auftretender Nebenfleck darf größer oder stärker sein als der im Chromatogramm der Referenzlösung b erhaltene Fleck.

Schwermetalle (V.3.2.8): 1,0 g Substanz muß der Grenzprüfung D auf Schwermetalle entsprechen (20 ppm). Zur Herstellung der Referenzlösung werden 2 ml Blei-Lösung (10 ppm Pb) *R* verwendet.

Trocknungsverlust (V.6.22): Höchstens 0,5 Prozent, mit 1,000 g Substanz durch Trocknen im Trockenschrank bei 100 bis 105 °C bestimmt.

Sulfatasche (V.3.2.14): Höchstens 0,1 Prozent, mit 1,0 g Substanz bestimmt.

Gehaltsbestimmung

0,250 g Substanz werden in einer Mischung von 20 ml Salzsäure 7 % *R* und 50 ml Wasser gelöst. Nach dem Abkühlen in einer Eiswasser-Mischung wird die Bestimmung nach „Stickstoff in primären aromatischen Aminen" (V.3.5.1) durchgeführt. Der Endpunkt wird elektrometrisch bestimmt.

1 ml 0,1 M-Natriumnitrit-Lösung entspricht 27,83 mg $C_{12}H_{14}N_4O_2S$.

Lagerung

Vor Licht geschützt.

Vorsichtig zu lagern!

Sulfaguanidin

Sulfaguanidinum

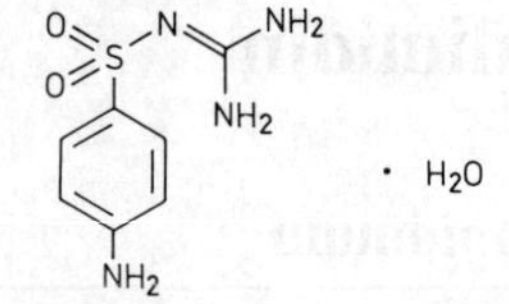

$C_7H_{10}N_4O_2S \cdot H_2O$ M_r 232,3

Sulfaguanidin enthält mindestens 99,0 und höchstens 100,5 Prozent 2-Sulfanilylguanidin, berechnet auf die getrocknete Substanz.

Eigenschaften

Weißes bis fast weißes, kristallines Pulver; löslich in etwa 10 Teilen siedendem Wasser, sehr schwer löslich in Wasser von 20 °C, wenig löslich in Aceton und Ethanol 90 %, unter Salzbildung löslich beim Erwärmen in verdünnten Mineralsäuren, praktisch unlöslich in Alkalihydroxid-Lösungen von 20 °C.

Prüfung auf Identität

Die Prüfung B kann entfallen, wenn die Prüfungen A, C, D und E durchgeführt werden. Die Prüfungen C, D und E können entfallen, wenn die Prüfungen A und B durchgeführt werden.

A. Schmelztemperatur (V.6.11.1): 188 bis 192 °C, bestimmt mit der unter „Trocknungsverlust" (siehe „Prüfung auf Reinheit") getrockneten Substanz.

B. Das IR-Absorptionsspektrum (V.6.18) der Substanz zeigt im Vergleich mit dem Spektrum einer dem Arzneibuch entsprechenden Referenzsubstanz bekannter Identität Maxima bei denselben Wellenlängen mit den gleichen relativen Intensitäten.

C. 50 mg Substanz färben sich beim vorsichtigen Schmelzen unter Gasentwicklung violett. Die dabei auftretenden, nach Ammoniak riechenden Dämpfe färben angefeuchtetes rotes Lackmuspapier *R* blau.

D. Die Substanz gibt die Identitätsreaktion auf primäre aromatische Amine (V.3.1.1).

E. 50 mg Substanz werden in einem kleinen Becherglas mit 1 ml Wasserstoffperoxid-Lösung 30 % *R* und 0,1 ml Eisen(III)-chlorid-Lösung *R* 1 versetzt. Unter heftiger Reaktion, die gegebenenfalls durch Wasserkühlung zu dämpfen ist, geht die anfangs tiefrote Färbung in Hellgelb über. Nach dem Verdünnen mit 2,5 ml Wasser und Zusatz von 1,5 ml Salzsäure 7 % *R* und 1,5 ml Bariumchlorid-Lösung *R* 2 entsteht ein weißer, kristalliner, in Salzsäure 25 % *R* unlöslicher Niederschlag.

Prüfung auf Reinheit

Prüflösung: 1,0 g Substanz wird mit 50 ml Wasser 5 min lang auf 65 bis 70 °C erwärmt und das nach dem Erkalten erhaltene Filtrat unter Nachwaschen des Filters zu 50 ml aufgefüllt.

Sauer oder alkalisch reagierende Substanzen: 10 ml Prüflösung dürfen sich nach Zusatz von 0,2 ml Methylrot-Lösung *R* nicht gelb färben und dürfen höchstens 0,3 ml 0,02 N-Natriumhydroxid-Lösung bis zum Umschlag nach Gelb verbrauchen.

Säureunlösliche Substanzen: 1,0 g Substanz muß sich in einer Mischung von 6 ml Salpetersäure 12,5 % *R* und 8 ml Wasser klar (V.6.1) lösen.

Verwandte Substanzen: Die Prüfung erfolgt mit Hilfe der Dünnschichtchromatographie (V.6.20.2) unter Verwendung einer Schicht von Kieselgel GF_{254} *R*.

Untersuchungslösung: 0,10 g Substanz werden in Aceton *R* zu 50,0 ml gelöst.

Referenzlösung a: 0,5 ml Untersuchungslösung werden mit Aceton *R* zu 100,0 ml verdünnt.

Referenzlösung b: 40 mg Sulfanilamid *R* werden in 20,0 ml Untersuchungslösung gelöst.

Auf die Platte werden getrennt je 20 µl Untersuchungslösung und Referenzlösung a und b aufgetragen. Die Chromatographie erfolgt mit einer Mischung von 10 Volumteilen Aceton *R*, 10 Volumteilen 1-Butanol *R*, 10 Volumteilen einer 85prozentigen Lösung *(m/m)* von wasserfreier Ameisensäure *R* und 40 Volumteilen Chloroform *R* über eine Laufstrecke von 15 cm. Die Platte wird an der Luft getrocknet und anschließend mit etwa 10 ml Dimethylaminobenzaldehyd-Lösung *R* 2 (für eine 200-mm × 200-mm-Platte) besprüht. Im Chromatogramm der Untersuchungslösung auftretende Nebenflecke dürfen nicht größer sein als der mit der Referenzlösung a erhaltene Fleck. Die Prüfung darf nur ausgewertet werden, wenn das Chromatogramm der Referenzlösung b deutlich voneinander getrennt 2 Flecke zeigt.

Chlorid (V.3.2.4): 12,5 ml Prüflösung, mit Wasser zu 15 ml verdünnt, müssen der Grenzprüfung auf Chlorid entsprechen (200 ppm).

Schwermetalle (V.3.2.8): 1,0 g Substanz muß der Grenzprüfung C auf Schwermetalle entsprechen (20 ppm). Zur Herstellung der Referenzlösung werden 2,0 ml der Blei-Lösung (10 ppm Pb) *R* verwendet.

Trocknungsverlust (V.6.22): 6,0 bis 8,0 Prozent, mit 1,000 g Substanz durch Trocknen im Trockenschrank bei 100 bis 105 °C bestimmt.

Sulfatasche (V.3.2.14): Höchstens 0,1 Prozent, mit 1,5 g Substanz bestimmt.

Gehaltsbestimmung

0,200 g Substanz werden in 50 ml Salzsäure 7 % *R* gelöst und mit 3,0 g Kaliumbromid *R* versetzt. Nach Zusatz von 0,8 ml einer 0,1prozentigen Lösung *(m/V)* von Ferrocyphen *R* in Schwefelsäure 96 % *R* wird unter Kühlung in einer Eis-Wasser-Mischung langsam mit 0,1 M-Natriumnitrit-Lösung nach „Stickstoff in primären aromatischen Aminen" (V.3.5.1) bis zum Farbumschlag nach Rosa titriert.

1 ml 0,1 M-Natriumnitrit-Lösung entspricht 21,42 mg $C_7H_{10}N_4O_2S$.

Lagerung

Vor Licht geschützt.

Vorsichtig zu lagern!

Sulfamerazin

Sulfamerazinum

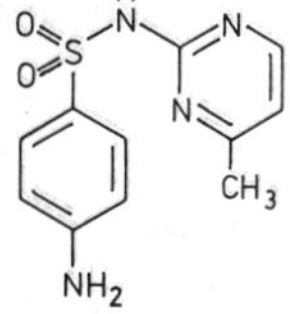

$C_{11}H_{12}N_4O_2S$ M_r 264,3

Sulfamerazin enthält mindestens 99,0 und höchstens 101,0 Prozent 4-Amino-*N*-(4-methyl-2-pyrimidinyl)benzolsulfonamid, berechnet auf die getrocknete Substanz.

Eigenschaften

Weißes bis gelblichweißes oder schwach rosafarbenes, kristallines Pulver oder Kristalle, geruchlos oder fast geruchlos; sehr schwer löslich in Wasser, wenig löslich in Aceton, schwer löslich in Ethanol, sehr schwer löslich in Chloroform. Die Substanz löst sich in Alkalihydroxid-Lösungen und verdünnten Mineralsäuren.

Die Substanz schmilzt bei etwa 235 °C unter Zersetzung.

Prüfung auf Identität

Die Prüfung A kann entfallen, wenn die Prüfungen B, C und D durchgeführt werden. Die Prüfungen C und D können entfallen, wenn die Prüfungen A und B durchgeführt werden.

A. Das IR-Absorptionsspektrum (V.6.18) der Substanz zeigt im Vergleich mit dem von Sulfamerazin *CRS* Maxima bei denselben Wellenlängen mit den gleichen relativen Intensitäten. Die Prüfung erfolgt mit Hilfe von Preßlingen.

B. Die unter „Verwandte Substanzen" (siehe „Prüfung auf Reinheit") erhaltenen Chromatogramme werden ausgewertet. Der Hauptfleck im Chromatogramm der Untersuchungslösung b entspricht in bezug auf Lage, Farbe und Größe dem mit der Referenzlösung a erhaltenen Hauptfleck.

C. 3 g Substanz werden in ein trockenes Reagenzglas gebracht. Das Reagenzglas wird etwa 45° geneigt, mit dem Boden in ein Siliconölbad getaucht, das auf etwa 270 °C erhitzt wird. Die Substanz zersetzt sich unter Bildung eines weißen bis gelblichweißen Sublimates, das nach Umkristallisieren aus Toluol *R* und Trocknen bei 100 °C bei 157 bis 161 °C schmilzt (V.6.11.1).

D. Etwa 30 mg Substanz geben die Identitätsreaktion auf primäre aromatische Amine (V.3.1.1).

Prüfung auf Reinheit

Aussehen der Lösung: 0,8 g Substanz werden in einer Mischung von 5 ml Natriumhydroxid-Lösung 8,5 % *R* und 5 ml Wasser gelöst. Die Lösung darf nicht stärker gefärbt sein als die Farbvergleichslösung G_4, BG_4 oder GG_4 (V.6.2, Methode II).

Sauer reagierende Substanzen: 1,25 g fein pulverisierte Substanz werden 5 min lang mit 40 ml kohlendioxidfreiem Wasser *R* auf etwa 70 °C erhitzt. Nach etwa 15 min langem Abkühlen in Eiswasser wird filtriert. 20 ml Filtrat dürfen nach Zusatz von 0,1 ml Bromthymolblau-Lösung *R* 1 höchstens 0,2 ml 0,1 N-Natriumhydroxid-Lösung bis zum Farbumschlag verbrauchen.

Verwandte Substanzen: Die Prüfung erfolgt mit Hilfe der Dünnschichtchromatographie (V.6.20.2) unter Verwendung einer Schicht von Kieselgel GF_{254} *R*.

Untersuchungslösung a: 0,1 g Substanz werden in 3 ml einer Mischung von 2 Volumteilen Ammoniak-Lösung 26 % *R* und 48 Volumteilen Methanol *R* gelöst und mit demselben Lösungsmittelgemisch zu 5 ml verdünnt.

Untersuchungslösung b: 1 ml Untersuchungslösung a wird mit einer Mischung von 2 Volumteilen Ammoniak-Lösung 26 % *R* und 48 Volumteilen Methanol *R* zu 10 ml verdünnt.

Referenzlösung a: 10 mg Sulfamerazin *CRS* werden in 3 ml einer Mischung von 2 Volumteilen Ammoniak-Lösung 26 % *R* und 48 Volumteilen Methanol *R* gelöst und mit demselben Lösungsmittelgemisch zu 5 ml verdünnt.

Referenzlösung b: 2,5 ml Untersuchungslösung b werden mit einer Mischung von 2 Volumteilen Ammoniak-Lösung 26 % *R* und 48 Volumteilen Methanol *R* zu 50 ml verdünnt.

Auf die Platte werden getrennt 5 µl jeder Lösung aufgetragen. Die Chromatographie erfolgt mit einer Mischung von 3 Volumteilen Ammoniak-Lösung 10 % *R*, 5 Volumteilen Wasser, 40 Volumteilen Nitromethan *R* und 50 Volumteilen Dioxan *R* über eine Laufstrekke von 15 cm. Die Platte wird bei 100 bis 105 °C getrocknet und im ultravioletten Licht bei 254 nm ausgewertet. Kein im Chromatogramm der Untersuchungslösung a auftretender Nebenfleck darf größer oder intensiver sein als der mit der Referenzlösung b erhaltene Fleck.

Schwermetalle (V.3.2.8): 1,0 g Substanz muß der Grenzprüfung C auf Schwermetalle entsprechen (20 ppm). Zur Herstellung der Referenzlösung werden 2 ml Blei-Lösung (10 ppm Pb) *R* verwendet.

Trocknungsverlust (V.6.22): Höchstens 0,5 Prozent, mit 1,000 g Substanz durch Trocknen im Trockenschrank bei 100 bis 105 °C bestimmt.

Sulfatasche (V.3.2.14): Höchstens 0,1 Prozent, mit 1,0 g Substanz bestimmt.

Gehaltsbestimmung

0,250 g Substanz werden in einer Mischung von 20 ml Salzsäure 7 % *R* und 50 ml Wasser gelöst und die Lösung in Eiswasser abgekühlt. Die Bestimmung erfolgt nach „Stickstoff in primären aromatischen Aminen" (V.3.5.1), wobei der Endpunkt elektrometrisch bestimmt wird.

1 ml 0,1 M-Natriumnitrit-Lösung entspricht 26,43 mg $C_{11}H_{12}N_4O_2S$.

Lagerung

Vor Licht geschützt.

Vorsichtig zu lagern!

Sulfamethoxazol

Sulfamethoxazolum

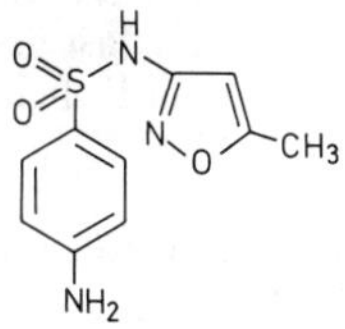

$C_{10}H_{11}N_3O_3S$ M_r 253,3

Sulfamethoxazol enthält mindestens 99,0 und höchstens 101,0 Prozent N^1-(5-Methyl-3-isoxazolyl)sulfanilamid, berechnet auf die getrocknete Substanz.

Eigenschaften

Weißes bis fast weißes, kristallines Pulver, praktisch geruchlos; praktisch unlöslich in Wasser, leicht löslich in Aceton, wenig löslich in Ethanol, schwer löslich in Chloroform und Ether. Die Substanz löst sich in verdünnten Natriumhydroxid-Lösungen.

Prüfung auf Identität

Die Prüfung C kann entfallen, wenn die Prüfungen A, B und D durchgeführt werden. Die Prüfungen B und D können entfallen, wenn die Prüfungen A und C durchgeführt werden.

A. Schmelztemperatur (V.6.11.1): 169 bis 172 °C.

B. 10,0 mg Substanz werden in 0,1 N-Natriumhydroxid-Lösung zu 100,0 ml gelöst. 10,0 ml dieser Lösung werden mit 0,1 N-Natriumhydroxid-Lösung zu 100,0 ml verdünnt. Die Lösung, zwischen 210 und 330 nm gemessen, zeigt ein Absorptionsmaximum bei 257 nm und ein Absorptionsminimum bei 224 nm. Die spezifische Absorption (V.6.19), im Maximum gemessen, liegt zwischen 640 und 690.

C. Das IR-Absorptionsspektrum (V.6.18) der Substanz zeigt im Vergleich mit dem von Sulfamethoxazol *CRS* Maxima bei denselben Wellenlängen mit den gleichen relativen Intensitäten.

D. Etwa 20 mg Substanz werden in 0,5 ml Salzsäure 7 % *R* gelöst und mit 1 ml Wasser versetzt. Die Lösung gibt die Identitätsreaktion auf primäre aromatische Amine (V.3.1.1).

Prüfung auf Reinheit

Aussehen der Lösung: 1,0 g Substanz wird in 10 ml Natriumhydroxid-Lösung 8,5 % *R* gelöst. Die Lösung darf nicht stärker gefärbt sein als die Farbvergleichslösung BG_5 (V.6.2, Methode II).

***p*H-Wert** (V.6.3.1): Eine Mischung von 1,25 g fein pulverisierter Substanz und 25 ml kohlendioxidfreiem Wasser *R* wird 5 min lang auf 70 °C erhitzt, rasch gekühlt und filtriert. Der *p*H-Wert des Filtrats muß zwischen 4,0 und 5,0 liegen.

Verwandte Substanzen: Die Prüfung erfolgt mit Hilfe der Dünnschichtchromatographie (V.6.20.2) unter Verwendung einer Schicht von Kieselgel HF_{254} *R*.

Untersuchungslösung: 0,1 g Substanz werden in 3 ml einer Mischung von 1 Volumteil Ammoniak-Lösung 26 % *R* und 49 Volumteilen Methanol *R* gelöst und mit der gleichen Mischung zu 5 ml verdünnt.

Referenzlösung: 5 mg Substanz werden in 3 ml einer Mischung von 1 Volumteil Ammoniak-

Lösung 26 % *R* und 49 Volumteilen Methanol *R* gelöst und mit der gleichen Mischung zu 100 ml verdünnt.

Auf die Platte werden getrennt 5 µl jeder Lösung aufgetragen. Die Chromatographie erfolgt mit einer Mischung von 3 Volumteilen Ammoniak-Lösung 10 % *R*, 5 Volumteilen Wasser, 40 Volumteilen Nitromethan *R* und 50 Volumteilen Dioxan *R* über eine Laufstrecke von 15 cm. Die Platte wird bei 100 bis 105 °C getrocknet und im ultravioletten Licht bei 254 nm ausgewertet. Sodann wird die Platte mit einer Mischung von 1 Volumteil Schwefelsäure 96 % *R* und 9 Volumteilen Ethanol 96 % *R* besprüht, 30 min lang bei 100 bis 105 °C erhitzt und schließlich erkalten gelassen. Auf dem Boden einer Chromatographiekammer wird in einem konischen Gefäß eine Lösung eingebracht, die 10 Prozent (*m*/V) Natriumnitrit *R* sowie 3 Prozent (*m*/V) Kaliumiodid *R* enthält und mit einer 50prozentigen Lösung (*m*/V) von Schwefelsäure 96 % *R* versetzt worden ist. Die Platte wird in die Kammer gestellt und dieselbe verschlossen. Die Platte wird 15 min lang den nitrosen Gasen ausgesetzt. Durch einen warmen Luftstrom werden die nitrosen Gase von der Platte entfernt. Die Platte wird sodann mit einer 0,1prozentigen Lösung (*m*/V) von Naphthylethylendiamindihydrochlorid *R* in Methanol *R* besprüht. Kein sowohl im ultravioletten Licht als auch nach dem Besprühen im Chromatogramm der Untersuchungslösung auftretender Nebenfleck darf größer oder stärker gefärbt sein als der mit der Referenzlösung erhaltene Fleck.

Schwermetalle (V.3.2.8): 1,0 g Substanz muß der Grenzprüfung C auf Schwermetalle entsprechen (20 ppm). Zur Herstellung der Referenzlösung werden 2 ml Blei-Lösung (10 ppm Pb) *R* verwendet.

Trocknungsverlust (V.6.22): Höchstens 0,5 Prozent, mit 1,000 g Substanz durch Trocknen im Trockenschrank bei 100 bis 105 °C bestimmt.

Sulfatasche (V.3.2.14): Höchstens 0,1 Prozent, mit 1,0 g Substanz bestimmt.

Gehaltsbestimmung

0,500 g Substanz, in 50 ml Aceton *R* gelöst, werden nach „Titration in wasserfreiem Medium" (V.3.5.5) unter Zusatz einer 0,3prozentigen Lösung (*m*/V) von Thymolblau *R* in Methanol *R* mit 0,1 N-Tetrabutylammoniumhydroxid-Lösung titriert.

1 ml 0,1 N-Tetrabutylammoniumhydroxid-Lösung entspricht 25,33 mg $C_{10}H_{11}N_3O_3S$.

Lagerung

Vor Licht geschützt.

Vorsichtig zu lagern!

Sulfisomidin

Sulfisomidinum

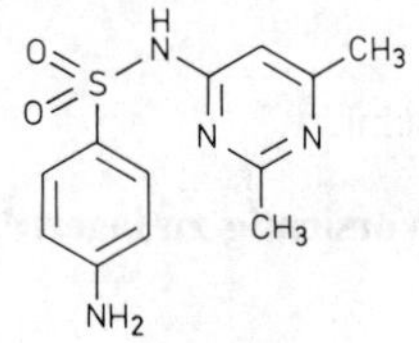

$C_{12}H_{14}N_4O_2S$ M_r 278,3

Sulfisomidin enthält mindestens 98,5 und höchstens 101,0 Prozent 4-Amino-*N*-(2,6-dimethyl-4-pyrimidinyl)benzolsulfonamid, berechnet auf die getrocknete Substanz.

Eigenschaften

Kristallines Pulver oder Kristalle, weiß bis gelblichweiß, geruchlos oder fast geruchlos; schwer löslich in Wasser, wenig löslich in Aceton und Ethanol, sehr schwer löslich in Chloroform und Ether. Die Substanz ist leicht löslich in verdünnten Alkalihydroxid-Lösungen und in verdünnten Mineralsäuren.

Die Substanz schmilzt bei etwa 240 °C unter Zersetzung.

Prüfung auf Identität

A. Die beim schwachen Erhitzen von 50 mg Substanz auftretenden Dämpfe färben angefeuchtetes rotes Lackmuspapier *R* blau und angefeuchtetes Blei(II)-acetat-Papier *R* schwarz.

B. 30 mg Substanz geben die Identitätsreaktion auf primäre aromatische Amine (V.3.1.1).

C. Die Lösung von 50 mg Substanz in 2,5 ml 0,1 N-Natriumhydroxid-Lösung gibt mit 0,2 ml Kupfer(II)-sulfat-Lösung *R* einen olivgrünen, sich allmählich gelbgrün verfärbenden Niederschlag.

D. 0,1 g Substanz werden mit einer Mischung von 2 ml Wasser und 3 ml Essigsäure 30 % *R* einige Minuten lang geschüttelt und anschließend abfiltriert. Im Filtrat entsteht nach Zusatz von 5 ml Mayers Reagenz *R* ein hellgelber Niederschlag.

Prüfung auf Reinheit

Aussehen der Lösung: 1,0 g Substanz wird in 5 ml Natriumhydroxid-Lösung 8,5 % *R* gelöst und mit 5 ml Wasser verdünnt. Die verdünnte Lösung darf nicht stärker gefärbt sein (V.6.2, Methode II) als die Farbvergleichslösung BG_5 oder GG_5.

Sauer reagierende Substanzen: 1,25 g fein pulverisierte Substanz werden 5 min lang in 25 ml kohlendioxidfreiem Wasser *R* auf 70 °C erwärmt. Die Mischung wird etwa 15 min lang im Eis-Wasser-Bad abgekühlt und filtriert. 20 ml Filtrat dürfen nach Zusatz von 0,1 ml Bromthymolblau-Lösung *R* 1 höchstens 0,3 ml 0,1 N-Natriumhydroxid-Lösung bis zum Umschlag des Indikators verbrauchen.

Verwandte Substanzen: Die Prüfung erfolgt mit Hilfe der Dünnschichtchromatographie (V.6.20.2) unter Verwendung einer Schicht von Kieselgel GF_{254} *R*.

Untersuchungslösung: 0,20 g Substanz werden in 3 ml einer Mischung von 2 Volumteilen Ammoniak-Lösung 26 % *R* und 48 Volumteilen Ethanol 96 % *R* gelöst. Die Lösung wird mit dem gleichen Lösungsmittelgemisch zu 5,0 ml verdünnt.

Referenzlösung: 1,0 ml Untersuchungslösung wird mit einer Mischung von 2 Volumteilen Ammoniak-Lösung 26 % *R* und 48 Volumteilen Ethanol 96 % *R* zu 10,0 ml verdünnt. 2,5 ml der Verdünnung werden mit dem gleichen Lösungsmittelgemisch zu 50 ml verdünnt.

Auf die Platte werden getrennt 5 µl jeder Lösung aufgetragen. Die Chromatographie erfolgt mit einer Mischung von 3 Volumteilen Ammoniak-Lösung 10 % *R*, 5 Volumteilen Wasser, 40 Volumteilen Nitromethan *R* und 50 Volumteilen Dioxan *R* über eine Laufstrecke von 15 cm. Die Platte wird bei 100 bis 105 °C getrocknet und im ultravioletten Licht bei 254 nm ausgewertet. Im Chromatogramm der Untersuchungslösung auftretende Nebenflecke dürfen nicht intensiver sein als der mit der Referenzlösung erhaltene Fleck.

Schwermetalle (V.3.2.8): 1,0 g Substanz muß der Grenzprüfung D auf Schwermetalle entsprechen (20 ppm). Zur Herstellung der Referenzlösung werden 2,0 ml der Blei-Lösung (10 ppm Pb) *R* verwendet.

Trocknungsverlust (V.6.22): Höchstens 0,5 Prozent, mit 1,000 g Substanz durch Trocknen im Trockenschrank bei 100 bis 105 °C bestimmt.

Sulfatasche (V.3.2.14): Höchstens 0,1 Prozent, mit 1,0 g Substanz bestimmt.

Gehaltsbestimmung

0,250 g Substanz, in einer Mischung von 50 ml 2 N-Salzsäure und 30 ml Essigsäure 98 % *R* gelöst, werden nach „Stickstoff in primären aromatischen Aminen" (V.3.5.1) titriert. Der Endpunkt wird elektrometrisch bestimmt.

1 ml 0,1 M-Natriumnitrit-Lösung entspricht 27,83 mg $C_{12}H_{14}N_4O_2S$.

Lagerung

Vor Licht geschützt.

Vorsichtig zu lagern!

Suppositorien

Suppositoria

Suppositorien sind einzeldosierte Arzneizubereitungen von fester Konsistenz, die einen oder mehrere Wirkstoffe enthalten. Sie werden im allgemeinen für eine lokale Wirkung oder zur systemischen Resorption des Arzneistoffes verabreicht. Form, Größe und Konsistenz von Suppositorien sind der rektalen Verabreichung angepaßt. Suppositorien wiegen im allgemeinen 1 bis 3 g.

Der oder die Wirkstoffe werden erst zerkleinert und, falls erforderlich, durch ein geeignetes Sieb gegeben. Anschließend werden sie in einer einfachen oder zusammengesetzten Grundmasse dispergiert oder gelöst. Die Grundmasse kann in Wasser löslich oder dispergierbar sein beziehungsweise bei Körpertemperatur schmelzen. Falls erforderlich, können Hilfsstoffe wie Füllmittel, absorbierende Stoffe, oberflächenaktive Substanzen, Gleitmittel, Konservierungsmittel und zugelassene Farbstoffe zugefügt werden.

Prüfung auf Reinheit

Gleichförmigkeit des Gehaltes (V.5.2.2): Falls nichts anderes vorgeschrieben ist oder abgesehen von begründeten und genehmigten Ausnahmen müssen Suppositorien mit weniger als 2 mg oder weniger als 2 Prozent Wirkstoff, bezogen auf die Gesamtmasse, der Prüfung auf „Gleichförmigkeit des Gehaltes" entsprechen. Enthält die Zubereitung mehrere Wirkstoffe, bezieht sich die Prüfung nur auf solche Wirkstoffe, die den oben angeführten Bedingungen entsprechen. Wenn die Prüfung auf Gleichförmigkeit des Gehaltes für alle Wirkstoffe vorgeschrieben ist, wird die Prüfung auf Gleichförmigkeit der Masse nicht verlangt.

Gleichförmigkeit der Masse (V.5.2.1): Suppositorien müssen der Prüfung auf „Gleichförmigkeit der Masse" entsprechen.

Zusätzliche Anforderungen zu den in dieser Monographie beschriebenen können in besonderen Fällen, die nicht im Arzneibuch aufgeführt sind, verlangt werden.

Gegossene Suppositorien

Gegossene Suppositorien werden im allgemeinen erhalten, indem die durch Erwärmen genügend verflüssigte, wirkstoffhaltige Suppositorienmasse in geeignete Formen gegossen wird; die Suppositorien verfestigen sich beim Abkühlen. In gewissen Fällen wird die feste, wirkstoffhaltige Masse kalt durch Pressen in einer geeigneten Form zu Suppositorien verarbeitet.

Verschiedene Grundmassen sind für die Herstellung von Suppositorien geeignet: z. B. Kakaobutter, Hartfett, Macrogole und verschiedene gallertartige Gemische, welche z. B. aus Gelatine, Glycerol und Wasser bestehen.

Eigenschaften

Gegossene Suppositorien sind glatt; ihre Größe und Form sind unterschiedlich. Die makroskopische Prüfung der Oberfläche und eines Längsschnittes durch das Suppositorium zeigt normalerweise eine einheitliche Struktur, welche jedoch unterschiedlich sein kann, wenn das Suppositorium aus mehreren Schichten besteht.

Prüfung auf Reinheit

Zerfallszeit (V.5.1.2): Gegossene Suppositorien müssen der Prüfung auf „Zerfallszeit von Suppositorien und Vaginalkugeln" entsprechen, sofern sie nicht für eine kontrollierte Freisetzung des Wirkstoffs oder für eine verlängerte lokale Wirkung bestimmt sind. Der Zustand von Suppositorien mit fetthaltiger Grundmasse wird nach 30 min, derjenige von Suppositorien mit wasserlöslicher Grundmasse nach 60 min geprüft, abgesehen von begründeten und zugelassenen Ausnahmefällen.

Lagerung

Dicht verschlossen.

Rektalkapseln

Rektalkapseln entsprechen im allgemeinen in ihren Eigenschaften Weichkapseln. Sie können jedoch mit einem das Einführen erleichternden Überzug versehen sein.

Eigenschaften

Rektalkapseln haben eine längliche Form, sind glatt und haben ein gleichmäßiges Aussehen.

Prüfung auf Reinheit

Zerfallszeit (V.5.1.2): Rektalkapseln müssen der Prüfung auf „Zerfallszeit von Suppositorien und Vaginalkugeln" entsprechen, sofern sie nicht für eine kontrollierte Freisetzung des Wirkstoffs oder für eine verlängerte lokale Wirkung bestimmt sind. Der Zustand der Rektalkapseln wird nach 30 min geprüft, abgesehen von begründeten und zugelassenen Ausnahmefällen.

Lagerung

Dicht verschlossen.

Hinweise für die rezepturmäßige Herstellung von Suppositorien
Als Grundmasse für Suppositorien wird **Hartfett** verwendet, falls nichts anderes vorgeschrieben ist.

Beschaffenheit
Dispergierte Arzneistoffe müssen fein und gleichmäßig verteilt sein.

Suxamethoniumchlorid

Suxamethonii chloridum

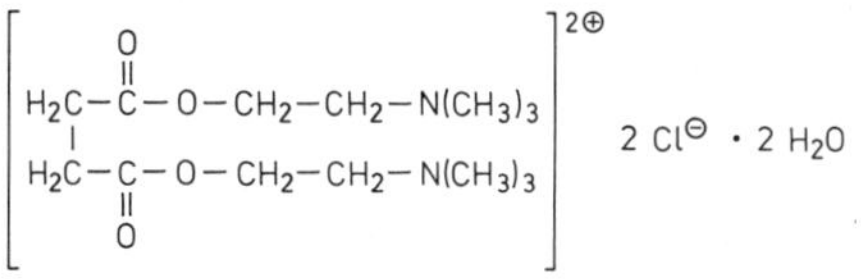

$C_{14}H_{30}Cl_2N_2O_4 \cdot 2\,H_2O$ M_r 397,3

Suxamethoniumchlorid enthält mindestens 98,0 und höchstens 101,0 Prozent *N,N'*-(Succinyldioxydiethylen)bis(trimethylammonium)dichlorid, berechnet auf die wasserfreie Substanz.

Eigenschaften

Weißes bis fast weißes, kristallines Pulver, fast geruchlos, hygroskopisch; leicht löslich in Wasser, schwer löslich in Ethanol, praktisch unlöslich in Chloroform und Ether.

Die nicht getrocknete Substanz schmilzt bei etwa 160 °C.

Prüfung auf Identität

Die Prüfung A kann entfallen, wenn die Prüfungen B, C und D durchgeführt werden. Die Prüfungen B und C können entfallen, wenn die Prüfungen A und D durchgeführt werden.

A. Das IR-Absorptionsspektrum (V.6.18) der Substanz zeigt im Vergleich mit dem von Suxamethoniumchlorid *CRS* Maxima bei denselben Wellenlängen mit den gleichen relativen Intensitäten. Die Prüfung erfolgt mit Hilfe von Preßlingen.

B. 1 ml Prüflösung (siehe „Prüfung auf Reinheit") wird mit 9 ml Wasser, 10 ml Schwefelsäure 10 % *R* und 30 ml Reineckesalz-Lösung *R* versetzt. Dabei entsteht ein rosa Niederschlag, der nach 30 min abfiltriert, nacheinander mit Wasser, Ethanol 96 % *R* und Ether *R* gewaschen und bei 80 °C getrocknet wird. Der Niederschlag schmilzt (V.6.11.1) zwischen 180 und 185 °C.

C. Etwa 25 mg Substanz werden in 1 ml Wasser gelöst. Nach Zusatz von 0,1 ml einer 1prozentigen Lösung (*m*/V) von Cobalt(II)-chlorid *R* und 0,1 ml Kaliumhexacyanoferrat(II)-Lösung *R* entsteht eine Grünfärbung.

D. Etwa 20 mg Substanz geben die Identitätsreaktion a auf Chlorid (V.3.1.1).

Prüfung auf Reinheit

Prüflösung: 1,0 g Substanz wird in kohlendioxidfreiem Wasser *R* zu 20 ml gelöst.

Aussehen der Lösung: Die Prüflösung muß klar (V.6.1) sein. 4 ml Prüflösung werden mit Wasser zu 10 ml verdünnt. Diese Lösung muß farblos (V.6.2., Methode II) sein.

***p*H-Wert** (V.6.3.1): 1 ml Prüflösung wird mit kohlendioxidfreiem Wasser *R* zu 10 ml verdünnt. Der *p*H-Wert dieser Lösung muß zwischen 4,0 und 5,0 liegen.

Cholinchlorid: Die Prüfung erfolgt mit Hilfe der Dünnschichtchromatographie (V.6.20.2) unter Verwendung einer Schicht von Cellulose zur Chromatographie *R* 1.

Untersuchungslösung: 0,4 g Substanz werden in Methanol *R* zu 10 ml gelöst.

Referenzlösung: 0,4 g Suxamethoniumchlorid *CRS* und 2 mg Cholinchlorid *R* werden in Methanol *R* zu 10 ml gelöst.

Auf die Platte werden getrennt 5 µl jeder Lösung aufgetragen. Die mobile Phase wird wie folgt hergestellt: 10 Volumteile wasserfreie Ameisensäure *R*, 40 Volumteile Wasser und 50 Volumteile 1-Butanol *R* werden 10 min lang geschüttelt. Nach Trennen der Schichten wird die Oberphase verwendet. Die Chromatographie erfolgt über eine Laufstrecke von 15 cm. Die Platte wird im Luftstrom getrocknet und mit Dragendorffs Reagenz *R* besprüht. Kein im Chromatogramm der Untersuchungslösung auftretender Nebenfleck darf größer sein als der mit der Referenzlösung erhaltene, dem Cholinchlorid entsprechende Fleck. Die Prüfung darf nur ausgewertet werden, wenn das

Chromatogramm der Referenzlösung deutlich voneinander getrennt 2 Flecke zeigt.

Wasser (V.3.5.6): 8,0 bis 10,0 Prozent, mit 0,30 g Substanz nach der Karl-Fischer-Methode bestimmt.

Sulfatasche (V.3.2.14): Höchstens 0,1 Prozent, mit 1,0 g Substanz bestimmt.

Gehaltsbestimmung

0,150 g Substanz werden in 15 ml wasserfreier Essigsäure *R* gelöst. Nach Zusatz von 15 ml Acetanhydrid *R* und 10 ml Quecksilber(II)-acetat-Lösung *R* wird die Lösung nach „Titrationen in wasserfreiem Medium" (V.3.5.5) unter Zusatz von Kristallviolett-Lösung *R* mit 0,1 N-Perchlorsäure bis zum Farbumschlag nach Blaugrün titriert.

1 ml 0,1 N-Perchlorsäure entspricht 18,07 mg $C_{14}H_{30}Cl_2N_2O_4$.

Lagerung

Dicht verschlossen, vor Licht geschützt.

Sehr vorsichtig zu lagern!

Tabletten

Compressi

Tabletten sind feste Zubereitungen. Jede Tablette enthält eine Einzeldosis aus einem oder mehreren Wirkstoffen. Die Tabletten werden durch Pressen eines konstanten Volumens von Substanzteilchen hergestellt. Die Tabletten sind zur peroralen Anwendung bestimmt[1]. Bestimmte Tabletten werden zerkaut oder unzerkaut geschluckt, andere werden vor der Anwendung zunächst in Wasser aufgelöst oder zerfallen gelassen, andere wiederum werden in der Mundhöhle zur Freisetzung des Wirkstoffs behalten.

Die Teilchen bestehen aus einem oder mehreren Wirkstoffen, mit oder ohne Zusatz von Füll-, Binde-, Spreng-, Gleit- und Schmiermitteln, Mitteln, die das Verhalten der Tabletten im Verdauungsapparat verändern können, zugelassenen Farbstoffen und, falls erforderlich, Geschmackskorrigentien. Wenn die Teilchen von sich aus nicht die notwendigen physikalischen Eigenschaften zur Herstellung der Tabletten in ausreichender Qualität haben (z. B. Fließverhalten, Agglomeration unter Druckeinwirkung), werden sie vorher einer geeigneten Behandlung unterworfen, z. B. der Granulation.

In begründeten und zugelassenen Fällen gelten die Vorschriften dieser Monographie nicht für Tabletten zur Anwendung am Tier.

Eigenschaften

Tabletten sind normalerweise fest und haben eine runde Form; ihre Oberflächen sind flach oder konvex und die Ränder können abgeschrägt sein, sie können Bruchkerben, Prägungen oder Markierungen haben. Die Tabletten können mit einem Überzug versehen sein. Sie müssen eine genügend große Festigkeit haben. Bei normaler Handhabung dürfen sie weder bröckeln noch zerbrechen.

Aufgrund ihrer Zusammensetzung, Herstellungsart und ihrer Verwendung können die Tabletten zur peroralen Anwendung, zusätzlich zu den hier aufgezählten allgemeinen, besondere Eigenschaften aufweisen. Danach wird zwischen mehreren Arten von Tabletten zur peroralen Anwendung unterschieden:
- Nichtüberzogene Tabletten
- Brausetabletten
- Überzogene Tabletten
- Magensaftresistent-überzogene Tabletten
- Tabletten mit modifizierter Wirkstofffreisetzung
- Tabletten zur Anwendung in der Mundhöhle.

Prüfung auf Reinheit

Gleichförmigkeit des Gehaltes (V.5.2.2): Falls nichts anderes vorgeschrieben ist oder abgesehen von begründeten und genehmigten Ausnahmen müssen Tabletten von weniger als 2 mg oder weniger als 2 Prozent Wirkstoff, bezogen auf die Gesamtmasse, der Prüfung auf „Gleichförmigkeit des Gehaltes" entsprechen. Enthält die Zubereitung mehrere Wirkstoffe, bezieht sich die Prüfung nur auf solche Wirkstoffe, die den oben angeführten Bedingungen entsprechen. Wenn die Prüfung auf Gleichförmigkeit des Gehaltes für alle Wirkstoffe vorgeschrieben ist, wird die Prüfung auf Gleichförmigkeit der Masse nicht verlangt. Die Prüfung ist für Multivitaminzubereitungen und Zubereitungen aus Spurenelementen nicht erforderlich.

Gleichförmigkeit der Masse (V.5.2.1): Nichtüberzogene Tabletten und, ausgenommen in begründeten und zugelassenen Fällen, Filmtabletten, müssen der Prüfung auf „Gleichförmigkeit der Masse" entsprechen.

Lagerung

Dicht verschlossen, vor Zerbrechen geschützt.

Zusätzliche Anforderungen, zum Beispiel die Wirkstofffreigabe aus festen oralen Arzneiformen (V.5.4), können für Zubereitungen, die nicht im Arzneibuch beschrieben sind, vorgeschrieben werden. Wenn die Wirkstofffreisetzung aus festen oralen Arzneiformen vorgeschrieben ist, wird die Zerfallszeit nicht bestimmt.

[1] Die Darreichungsform „Tabletten" wird auch für Arzneimittel verwendet, die nicht peroral angewendet werden (z. B. Tabletten zur Implantation, Tabletten zur Herstellung von Lösungen, Vaginaltabletten). Diese Tabletten können entsprechend ihren speziellen Anwendungszwecken eine besondere Zusammensetzung, Herstellungsmethode oder Form erfordern. Sie müssen deshalb nicht notwendigerweise den Beschreibungen oder den Prüfungen dieser Monographie entsprechen.

Nichtüberzogene Tabletten

Unter nichtüberzogenen Tabletten werden einschichtige Tabletten oder mehrschichtige Tabletten verstanden, deren Schichten parallel oder konzentrisch angeordnet sein können. Einschichtige Tabletten werden in einem einzigen Preßvorgang hergestellt, mehrschichtige durch aufeinanderfolgendes Pressen. Die Hilfsstoffe dienen im allgemeinen nicht dazu, die Freisetzung der Wirkstoffe in den Verdauungssäften zu beeinflussen.

Eigenschaften

Nichtüberzogene Tabletten entsprechen den unter **Tabletten (Compressi)** angegebenen Eigenschaften. Ein Bruch zeigt bei Lupenbetrachtung je nach Art der Tablette entweder eine relativ gleichmäßige (einschichtige Tablette) oder eine geschichtete Struktur (mehrschichtige Tablette). Ein Überzug darf nicht erkennbar sein.

Prüfung auf Reinheit

Zerfallszeit: Nichtüberzogene Tabletten müssen der Prüfung auf ,,Zerfallszeit von Tabletten und Kapseln" (V.5.1.1) entsprechen. Als Flüssigkeit wird Wasser verwendet. In jedes Röhrchen wird eine Scheibe gelegt. Die Apparatur wird 15 min lang in Betrieb gehalten, außer bei begründeten und zugelassenen Ausnahmen; danach wird der Zustand der Tabletten geprüft. Wenn die Tabletten der Prüfung nicht entsprechen, weil sie an der Scheibe kleben, wird an 6 anderen Tabletten die Prüfung ohne Scheibe wiederholt. Die Tabletten entsprechen der Prüfung, wenn alle 6 zerfallen sind.

Kautabletten müssen dieser Prüfung nicht entsprechen.

Brausetabletten

Brausetabletten sind nichtüberzogene Tabletten; sie enthalten normalerweise sauer reagierende Substanzen und Carbonate oder Hydrogencarbonate, die in Gegenwart von Wasser schnell unter Freisetzung von Kohlendioxid reagieren. Vor der Anwendung werden Brausetabletten in Wasser gelöst oder zerfallen gelassen.

Prüfung auf Reinheit

Zerfallszeit: Eine Brausetablette wird in ein 250-ml-Becherglas mit 200 ml Wasser von 15 bis 25 °C gegeben; dabei entwickeln sich zahlreiche Gasblasen. Wenn die Gasentwicklung um die Tablette oder ihre Bruchstücke aufgehört hat, sollte sie zerfallen, im Wasser gelöst oder dispergiert sein, so daß keine größeren Teilchen mehr vorhanden sind. Die Prüfung wird mit 5 weiteren Tabletten wiederholt. Die Tabletten entsprechen der Prüfung, wenn jede der geprüften Tabletten innerhalb 5 min unter den oben angegebenen Bedingungen zerfällt, außer bei begründeten und zugelassenen Ausnahmen.

Überzogene Tabletten

Überzogene Tabletten sind Tabletten, die mit einer oder mehreren Schichten von Mischungen verschiedener Substanzen überzogen sind, z. B. mit natürlichen oder synthetischen Harzen, Gummen, inaktiven und unlöslichen Füllmitteln, Zuckern, Weichmachern, Polyolen, Wachsen, zugelassenen Farbstoffen sowie gegebenenfalls Geschmackskorrigenzien und Wirkstoffen. Die Substanzen, die als Überzug dienen, werden normalerweise in Lösung oder Suspension aufgebracht, wobei leicht flüchtige Lösungsmittel bevorzugt werden. Ist der Überzug dünn, wird die Tablette als Filmtablette bezeichnet.

Eigenschaften

Überzogene Tabletten haben eine glatte, normalerweise glänzende und oft gefärbte Oberfläche. Ein Bruch zeigt bei Lupenbetrachtung einen Kern, der von einer oder mehreren nicht unterbrochenen Schichten anderer Struktur umgeben ist.

Prüfung auf Reinheit

Zerfallszeit: Überzogene Tabletten, ausgenommen Filmtabletten, müssen der Prüfung auf ,,Zerfallszeit von Tabletten und Kapseln"

(V.5.1.1) entsprechen. Als Flüssigkeit wird Wasser verwendet. In jedes Röhrchen wird eine Scheibe gelegt. Die Apparatur wird 60 min lang in Betrieb gehalten, außer bei begründeten und zugelassenen Ausnahmen; dann wird der Zustand der Tabletten geprüft. Die Tabletten entsprechen der Prüfung, wenn alle 6 zerfallen sind. Wenn nicht, wird die Prüfung an 6 weiteren Tabletten wiederholt, wobei das Wasser durch 0,1 N-Salzsäure ersetzt wird. Die Tabletten entsprechen der Prüfung, wenn alle 6 im sauren Milieu zerfallen sind.

Filmtabletten müssen der Prüfung auf „Zerfallszeit" nichtüberzogener Tabletten entsprechen. Die Apparatur wird 30 min lang in Betrieb gehalten, außer bei begründeten und zugelassenen Ausnahmen.

Wenn die überzogenen Tabletten oder die Filmtabletten der Prüfung nicht entsprechen, weil sie an den Scheiben kleben, wird an 6 anderen Tabletten die Prüfung ohne Scheibe wiederholt. Die Tabletten entsprechen der Prüfung, wenn alle 6 zerfallen sind.

Kautabletten müssen dieser Prüfung nicht entsprechen.

Magensaftresistent-überzogene Tabletten

Magensaftresistent-überzogene Tabletten sind Tabletten, die mit einer oder mehreren Schichten überzogen sind. Diese Schichten sind im Magensaft beständig und zerfallen im Darm. Diese Schichten können aus Substanzen wie Celluloseacetatphthalat und anionischen Copolymerisaten der Methacrylsäure und ihrer Ester bestehen.

Eigenschaften

Magensaftresistent-überzogene Tabletten entsprechen den unter **Überzogene Tabletten** angegebenen Eigenschaften.

Prüfung auf Reinheit

Zerfallszeit: Magensaftresistent-überzogene Tabletten müssen der Prüfung auf „Zerfallszeit von Tabletten und Kapseln" (V.5.1.1) entsprechen. Als Flüssigkeit wird 0,1 N-Salzsäure verwendet. Die Apparatur wird 2 h lang[2] ohne Scheiben in Betrieb gehalten. Das starre Gestell wird herausgenommen und der Zustand der Tabletten geprüft. Die Tabletten dürfen weder Zeichen eines Zerfalls zeigen, Bruchstücke des Überzuges ausgenommen, noch Risse, die zu einer Freisetzung der Wirkstoffe führen könnten. Die Flüssigkeit im Becherglas wird durch Phosphat-Pufferlösung *p*H 6,8 *R* ersetzt, eine Scheibe in jedes Röhrchen gegeben. Die Apparatur wird 60 min lang in Betrieb gehalten, danach wird der Zustand der Tabletten geprüft. Wenn die Tabletten der Prüfung nicht entsprechen, weil sie an den Scheiben kleben, wird an 6 anderen Tabletten die Prüfung ohne Scheibe wiederholt. Die Tabletten entsprechen der Prüfung, wenn alle 6 zerfallen sind.

Tabletten mit modifizierter Wirkstofffreisetzung

Tabletten mit modifizierter Wirkstofffreisetzung sind überzogene oder nichtüberzogene Tabletten, die mit speziellen Hilfsstoffen oder nach besonderen Verfahren oder durch Kombination beider Möglichkeiten hergestellt werden, um die Freisetzungsgeschwindigkeit oder den Ort der Freisetzung des Wirkstoffs oder der Wirkstoffe gezielt zu verändern.

Tabletten zur Anwendung in der Mundhöhle

Tabletten zur Anwendung in der Mundhöhle sind normalerweise nichtüberzogene Tabletten. Sie werden so hergestellt, daß langsame Freisetzung und eine lokale Wirkung des Wirkstoffs oder der Wirkstoffe (z. B. gepreßte Lutschtabletten) oder Freisetzung und Absorption der Wirkstoffe unter der Zunge (Sublingualtabletten) oder durch die Mundschleimhaut bewirkt werden.

---

[2] Die Dauer der Magensaftresistenz im sauren Milieu ist je nach Formulierung der zu prüfenden Tabletten unterschiedlich lang und beträgt normalerweise 3 h. Auch bei zugelassenen Abweichungen muß sie mindestens 1 h betragen.

Talkum

Talcum

Talkum ist ausgewähltes, pulverisiertes, hydratisiertes, natürliches Magnesiumsilicat, das unterschiedliche Mengen von in Schwefelsäure 10 % *R* unlöslichen Aluminium- und Eisensilicaten enthält. Talkum muß frei von mikroskopisch sichtbaren Asbestfasern sein.

Eigenschaften

Leichtes, weißes bis fast weißes, homogenes Pulver ohne Geruch, fettig anzufühlen; praktisch unlöslich in Wasser, verdünnten Säuren und Alkalihydroxid-Lösungen.

Prüfung auf Identität

A. Unter dem Mikroskop betrachtet, besteht die Substanz aus unregelmäßigen Lamellen, die meist kürzer als 50 µm sind. Eine 0,1prozentige Lösung (*m*/V) von Methylenblau *R* in Ethanol 96 % *R* darf diese Teilchen nicht nennenswert anfärben.

B. 0,5 g Substanz werden mit 1 g Kaliumnitrat *R* und 3 g wasserfreiem Natriumcarbonat *R* in einem Metalltiegel bis zum Schmelzen erhitzt. Die Schmelze wird mit 20 ml siedendem Wasser versetzt, gemischt und filtriert. Der auf dem Filter verbleibende unlösliche Rückstand wird mit 50 ml Wasser gewaschen. Dann wird er mit 0,5 ml Salzsäure 36 % *R* und 5 ml Wasser aufgenommen und filtriert. Das Filtrat wird mit 1 ml Ammoniak-Lösung 17 % *R* und 1 ml Ammoniumchlorid-Lösung *R* versetzt und filtriert. Wird dem Filtrat 1 ml Natriummonohydrogenphosphat-Lösung *R* zugesetzt, bildet sich ein weißer kristalliner Niederschlag.

C. 0,1 g Substanz geben die Identitätsreaktion auf Silicat (V.3.1.1).

Prüfung auf Reinheit

Prüflösung 1: 0,250 g Substanz werden in 40 ml Schwefelsäure 10 % *R* suspendiert. 15 min lang wird gerührt, 10 ml einer 1prozentigen Lösung (*m*/V) von Kaliumchlorid *R* zugesetzt und mit Wasser zu 100,0 ml verdünnt. Durch ein mit Salzsäure und Flußsäure gewaschenes Filterpapier wird quantitativ filtriert. Der unlösliche Rückstand dient zur Herstellung der Prüflösung 2.

Prüflösung 2: Der unlösliche Rückstand aus der Herstellung der Prüflösung 1 wird mit 10 ml einer 1prozentigen Lösung (*m*/V) von Kaliumchlorid *R* und mit Wasser so lange gewaschen, bis das Filtrat keine Chlorid-Reaktion mehr zeigt. Das Filter mit dem unlöslichen Rückstand wird in einem Platintiegel bei dunkler Rotglut bis zum Verschwinden aller Spuren schwarzer Partikel geglüht. Nach Zusatz von 2,5 ml Schwefelsäure 96 % *R* wird bis zum Erscheinen weißer Dämpfe von Schwefeltrioxid erhitzt. Nach dem Erkaltenlassen werden vorsichtig 5 bis 10 ml Flußsäure *R* zugesetzt. Bis zum Verschwinden der Flußsäuredämpfe und dem Erscheinen weißer Dämpfe von Schwefeltrioxid wird abgedampft, jedoch ohne daß die Flüssigkeit zum Sieden kommt. Nach dem vollständigen Erkaltenlassen werden vorsichtig 20 ml Wasser zugesetzt. Danach wird gemischt. Nach Zusatz von 10 ml einer 1prozentigen Lösung (*m*/V) von Kaliumchlorid *R* wird mit Wasser zu 100,0 ml verdünnt. Wenn die Lösung opaleszierend oder trübe ist, wird sie stehengelassen, bis sie klar ist.

Carbonat: Die bei der Herstellung der Prüflösung 1 zugesetzte Schwefelsäure 10 % *R* darf kein Aufbrausen verursachen.

Chlorid: 0,7 g Substanz werden in 10 ml Wasser suspendiert. Nach Zusatz von 10 ml Salpetersäure 12,5 % *R* wird 15 min lang geschüttelt und filtriert. 10 ml Filtrat, mit Wasser zu 15 ml verdünnt, müssen der Grenzprüfung auf Chlorid entsprechen (140 ppm).

Calcium: Höchstens 0,6 Prozent in Schwefelsäure 10 % *R* lösliches Calcium in Untersuchungslösung a und höchstens 500 ppm in Schwefelsäure 10 % *R* unlösliches Calcium in Untersuchungslösung b. Die Bestimmung erfolgt mit Hilfe der Atomabsorptionsspektroskopie (V.6.17, Methode I).

Untersuchungslösung a: 20,0 ml Prüflösung 1 werden mit 10 ml einer 1prozentigen Lösung (*m*/V) von Kaliumchlorid *R* versetzt und mit Wasser zu 100,0 ml verdünnt.

Untersuchungslösung b: 20,0 ml Prüflösung 2 werden mit 10 ml einer 1prozentigen Lösung (*m*/V) von Kaliumchlorid *R* versetzt und mit Wasser zu 100,0 ml verdünnt.

Referenzlösungen: Die Referenzlösungen werden aus der Calcium-Lösung (10 ppm Ca) *R* hergestellt. Jede Entnahme wird mit 10 ml einer 1prozentigen Lösung (*m*/V) von Kaliumchlorid *R* und 8 ml Schwefelsäure 10 % *R* versetzt und mit Wasser zu 100,0 ml verdünnt.

Die Absorption wird bei 422,7 nm bestimmt unter Verwendung einer Calcium-Hohlkathodenlampe als Strahlungsquelle, vorzugsweise mit einer Spaltbreite von 1 nm und einer Distickstoffmonoxid-Acetylen- oder Brennstoff-armen Luft-Acetylen-Flamme.

In Schwefelsäure 10 % *R* lösliches Eisen: Höchstens 250 ppm Fe, mit Hilfe der Atomabsorptionsspektroskopie (V.6.17, Methode I) bestimmt.

Untersuchungslösung: Die Prüflösung 1 wird verwendet.

Referenzlösungen: Die Referenzlösungen werden aus der Eisen-Lösung (10 ppm Fe) *R* hergestellt. Jede Entnahme wird mit 10 ml einer 1prozentigen Lösung (*m*/V) von Kaliumchlorid *R* und 40 ml Schwefelsäure 10 % *R* versetzt und mit Wasser zu 100,0 ml verdünnt.

Die Absorption wird bei 248,3 nm bestimmt unter Verwendung einer Eisen-Hohlkathodenlampe als Strahlungsquelle, vorzugsweise mit einer Spaltbreite von 0,2 nm und einer an Brennstoff armen Luft-Acetylen-Flamme.

In Schwefelsäure 10 % *R* lösliches Magnesium: Höchstens 0,4 Prozent Mg, mit Hilfe der Atomabsorptionsspektroskopie (V.6.17, Methode I) bestimmt.

Untersuchungslösung: 5,0 ml Prüflösung 1 werden mit 10 ml einer 1prozentigen Lösung (*m*/V) von Kaliumchlorid *R* versetzt und mit Wasser zu 100,0 ml verdünnt.

Referenzlösungen: Die Referenzlösungen werden aus der Magnesium-Lösung (10 ppm Mg) *R* hergestellt. Jede Entnahme wird mit 10 ml einer 1prozentigen Lösung (*m*/V) von Kaliumchlorid *R* versetzt und mit Wasser zu 100,0 ml verdünnt.

Die Absorption wird bei 285,2 nm bestimmt unter Verwendung einer Magnesium-Hohlkathodenlampe als Strahlungsquelle, vorzugsweise mit einer Spaltbreite von 1 nm und einer Luft-Acetylen-Flamme in stöchiometrischen Verhältnissen.

Organische Substanzen: Der unter „Trocknungsverlust" erhaltene Rückstand darf höchstens schwach gelb oder grau gefärbt sein.

Trocknungsverlust (V.6.22): Höchstens 1,0 Prozent, mit 1,000 g Substanz durch 1 h langes Trocknen im Trockenschrank bei 180 °C bestimmt.

Tamponadebinden aus Baumwolle

Obturamenta gossypii absorbentia

Tamponadebinden aus Baumwolle bestehen aus Gewebe in Leinwandbindung in Form fortlaufender Bänder unterschiedlicher Breite mit gewobenen Rändern. Tamponadebinden werden aus gereinigten, gebleichten, vor oder nach dem Weben saugfähig gemachten Baumwollfäden hergestellt.

Eigenschaften

Tamponadebinden sind weiß, fast geruchlos und praktisch ohne Fehler im Gewebe. Sie enthalten nur geringe Spuren von Blattresten, Frucht- und Samenschalen oder anderen Verunreinigungen.

Tamponadebinden kommen in 3 durch die Fadenzahl je Quadratzentimeter definierten Typen (siehe nachstehende Tabelle) vor.

Prüfung auf Identität

Aus einigen Kett- und Schußfäden werden nach Aufdrehen der Fäden einige Einzelfasern entnommen und die Identitätsprüfungen A und B durchgeführt.

A. Unter dem Mikroskop betrachtet, besteht jede Faser aus einer einzigen Zelle von bis zu 4 cm Länge und bis zu 40 µm Breite in Form einer abgeflachten Röhre mit dicken und abgerundeten Wänden, häufig um die eigene Achse gedreht.

B. Die Fasern färben sich auf Zusatz iodhaltiger Zinkchlorid-Lösung *R* violett.

C. 0,1 g Tamponadebinde werden mit 10 ml Zinkchlorid-Ameisensäure *R* versetzt. Beim Erwärmen auf 40 °C und zeitweiligem Umschütteln während 2 h 30 min löst sich die Binde nicht auf.

Prüfung auf Reinheit

Prüflösung: 15,0 g Tamponadebinde werden in einem geeigneten Behältnis mit 150 ml Wasser versetzt. Das Behältnis wird verschlossen und 2 h lang stehengelassen. Danach wird die Lösung dekantiert unter sorgfältigem Auspressen der Tamponadebinde mit einem Glasstab und gemischt. 10 ml werden für die Prüfung auf „Tenside" entnommen; der Rest der Lösung wird filtriert.

Sauer oder alkalisch reagierende Substanzen: 25 ml Prüflösung werden mit 0,15 ml Phenolphthalein-Lösung *R*, weitere 25 ml Prüflösung mit 0,05 ml Methylorange-Lösung *R* versetzt. Keine der Lösungen darf sich rosa färben.

Fremde Fasern: Kett- und Schußfäden werden unter dem Mikroskop betrachtet. Ausschließlich Baumwollfasern dürfen vorhanden sein; jedoch dürfen vereinzelte fremde Fasern gefunden werden.

Fluoreszenz: Die Tamponadebinde wird in 2 Schichten im ultravioletten Licht bei 365 nm geprüft. Sie zeigt nur eine schwache bräunlichviolette Fluoreszenz mit einigen gelben Partikeln, darf jedoch, mit Ausnahme einzelner Fasern, nicht stark blau fluoreszieren.

Vor Bestimmung der Fadenzahl, der Flächenmasse, der Absinkdauer und der Reißkraft wird die Tamponadebinde aus der Verpackung entnommen, entfaltet und 24 h lang bei einer Temperatur von 20 ± 2 °C und einer relativen Luftfeuchte von 65 ± 5 Prozent so aufgehängt, daß die Luft frei an beiden Seiten Zugang hat.

Bestimmung der Fadenzahl: Die Zahl der Kett- und Schußfäden wird auf einer Länge von 10 cm bestimmt, oder, wenn die Breite der Tamponadebinde unter 10 cm ist, auf der gesamten Breite und auf 10 cm umgerechnet auf Basis der deklarierten Breite. Wenn die Breite der Binde über 10 cm ist, werden die Randfäden nicht mitgezählt. Die Bestimmung ist an 2 verschiedenen Stellen zu wiederholen. Die Fadenzahl, als Mittelwert aus 3 Bestimmungen in jeder Fadenrichtung errechnet, entspricht den in der Tabelle angegebenen Werten:

Bestimmung der Flächenmasse: Die Masse der ganzen Tamponadebinde wird gewogen. Die Fläche wird durch Multiplizieren der angegebenen Breite mit der gemessenen Länge der ausgerollten und in der Mitte leicht gestreckten Binde bestimmt. Die auf 1 m^2 berechnete Masse muß in jedem Fall mindestens dem in der Tabelle für den untersuchten Bindentyp angegebenen Wert entsprechen.

Absinkdauer: Höchstens 10 s. Ein Becherglas mit einem Durchmesser von mindestens 12 cm wird mit Wasser von etwa 20 °C bis zu einer Höhe von 10 cm gefüllt. Ein Stück Tamponadebinde von etwa 1 g wird mit einer Pinzette viermal (entsprechend 16 Schichten) gefaltet und die Oberfläche glattgestrichen. Die schmalen Tamponadebinden werden so oft gefaltet, wie es notwendig ist, um eine Länge von höchstens 8 cm zu erhalten. Das Stück Tamponadebinde wird sorgfältig auf die Wasseroberfläche gelegt. Mit einer Stoppuhr wird die Zeit bis zum Sinken unter die Wasseroberfläche gemessen. Die Absinkdauer wird als Mittelwert aus 3 Bestimmungen errechnet.

Reißkraft: Bei Tamponadebinden, die breiter als 5 cm sind, werden parallel zur Webkante Stücke von mindestens 6 cm Breite geschnitten, um Muster in der Mitte der Binde zu entnehmen. Die Kettfäden beider Seiten werden so weggelassen, daß eine seitliche Franse von etwa 0,5 cm bleibt und eine Breite von genau 5 cm erreicht wird. Bei Tamponadebinden, die höchstens 5 cm breit sind, wird das Muster auf seiner ganzen Breite geprüft und das Ergebnis in bezug auf eine Breite von 5 cm berechnet. 5 Proben der Binde in genügender Länge werden entnommen, daß sie bei einer freien Einspannlänge von 200 mm in die 2 Spannvorrichtungen des Zugfestigkeitsprüfgerätes eingespannt werden können. Die Proben werden eingespannt. Eine konstante Zuggeschwindigkeit von 100 ± 10 mm je Minute wird eingestellt. Die von jeder Gruppe von 5 Proben erhaltenen Mittel-

Typ (Fadenzahl je cm^2)	Kettfäden je 10 cm	Reißkraft in N je 5 cm in der Kette	Schußfäden je 10 cm	Mindest-flächenmasse in g je m^2
22a	120 ± 3*	60	100 ± 5	33,5
22b	120 ± 3*	60	100 ± 5	44,0
24a	120 ± 3*	60	120 ± 6	36,0

* Für Tamponadebinden mit einer Breite von 2,5 oder 5 cm muß die Toleranz auf ± 4, bei solchen mit einer Breite von 1,25 cm auf ± 8 erhöht werden.

werte dürfen nicht niedriger sein als die für den entsprechenden Typ in der vorstehenden Tabelle aufgeführten Werte.

Wasserlösliche Substanzen: Höchstens 0,50 Prozent. 7,00 g Tamponadebinde werden 30 min lang in 700 ml Wasser unter häufigem Umrühren gekocht, wobei das verdampfte Wasser ersetzt wird. Die Lösung wird abgegossen und die Tamponadebinde sorgfältig mit einem Glasstab ausgepreßt. Die gesammelten Auszüge werden gemischt und 200 ml davon für die Prüfung auf ,,Stärke, Dextrin" entnommen. Der Rest wird heiß filtriert. 400 ml Auszug (entsprechend 4/7 der Probe) werden eingedampft. Der Rückstand wird bei 100 bis 105 °C bis zur Massekonstanz getrocknet.

Etherlösliche Substanzen: Höchstens 0,50 Prozent. 5,00 g Tamponadebinde werden im Soxhlet-Apparat 4 h lang bei mindestens 4 Überläufen in der Stunde mit Ether *R* extrahiert. Der Etherauszug wird eingedampft und der Rückstand bei 100 bis 105 °C bis zur Massekonstanz getrocknet.

Tenside: Die vor der Filtration entnommenen 10 ml Prüflösung werden in einem graduierten, mit Schwefelsäure 96 % *R*, dann mit Wasser gereinigten 25-ml-Mischzylinder mit Schliffstopfen, dessen äußerer Durchmesser 20 ± 2 mm beträgt, 30mal innerhalb 10 s kräftig geschüttelt. Nach 1 min langem Stehenlassen wird das Schütteln wiederholt. Nach 5 min darf der Schaumring höchstens 2 mm betragen.

Stärke, Dextrin: Der vor der Filtration bei der Prüfung auf ,,Wasserlösliche Substanzen" entnommene Auszug von 200 ml wird abgekühlt. Die Lösung wird mit 5 ml Essigsäure 30 % *R* und 0,15 ml 0,1 N-Iod-Lösung versetzt. Eine blaue, violette, rötliche oder bräunliche Färbung darf nicht entstehen.

Extrahierbare Farbstoffe: 10,0 g Tamponadebinde werden in einem engen Perkolator langsam mit Ethanol 96 % *R* extrahiert, bis 50 ml Flüssigkeit erhalten sind. Der Extrakt darf nicht stärker gefärbt sein (V.6.2, Methode II) als die Farbvergleichslösungen G_5, GG_6 oder folgende blaue Lösung: 3,0 ml Stammlösung Blau (V.6.2) werden mit 7,0 ml Salzsäure 1 % (*m*/V HCl) versetzt. 0,5 ml dieser Lösung werden mit Salzsäure 1 % (*m*/V) zu 10,0 ml verdünnt.

Trocknungsverlust (V.6.22): Höchstens 8,0 Prozent, mit 5,00 g Tamponadebinde durch Trocknen im Trockenschrank bei 100 bis 105 °C bestimmt.

Sulfatasche: Höchstens 0,40 Prozent. In einen zuvor erhitzten, wieder abgekühlten und tarierten Tiegel werden 5,00 g Tamponadebinde vorsichtig und bis zur schwachen Rotglut (600 °C) erhitzt. Nach dem Abkühlen werden einige Tropfen Schwefelsäure 10 % *R* zugesetzt und bis zum Verschwinden schwarzer Teilchen verascht. Nach dem Abkühlen werden einige Tropfen Ammoniumcarbonat-Lösung *R* zugesetzt, zur Trockne eingedampft und erneut vorsichtig verascht. Nach dem Abkühlen wird gewogen. Das Glühen wird jeweils über eine Zeitdauer von 5 min bis zur Massekonstanz wiederholt.

Sterile Tamponadebinden aus Baumwolle

Obturamenta gossypii absorbentia sterilia

Sterile Tamponadebinden aus Baumwolle entsprechen der Definition, den ,,Eigenschaften", der ,,Prüfung auf Identität" und der ,,Prüfung auf Reinheit" der Monographie **Tamponadebinden aus Baumwolle (Obturamenta gossypii absorbentia).** Sie können durch Hitzesterilisation schwach gelblich gefärbt sein. Sterile Tamponadebinden müssen zusätzlich folgender Prüfung entsprechen:

Sterilität (V.2.1.1): Sterile Tamponadebinden müssen der für Verbandstoffe für chirurgische Zwecke vorgeschriebenen ,,Prüfung auf Sterilität" entsprechen.

Tamponadebinden aus Baumwolle und Viskose

Obturamenta gossypii et cellulosi regenerati absorbentia

Tamponadebinden aus Baumwolle und Viskose bestehen aus Gewebe in Leinwandbindung in Form fortlaufender Bänder unterschiedlicher

Breite mit gewobenen Rändern. Die Kettfäden bestehen aus Baumwollfasern und die Schußfäden aus Viskosefasern oder einer Mischung aus Baumwolle und Viskose. Die Tamponadebinden sind aus gereinigten, gebleichten und vor oder nach dem Weben saugfähig gemachten Fäden hergestellt.

Eigenschaften

Tamponadebinden sind weiß, fast geruchlos und praktisch ohne Fehler im Gewebe. Sie enthalten nur geringe Spuren von Blattresten, Frucht- und Samenschalen oder anderen Verunreinigungen. Tamponadebinden dürfen keine anderen Fasern als solche von Baumwolle und von Viskose enthalten.

Tamponadebinden kommen in 3 durch die Fadenzahl je Quadratzentimeter definierten Typen (siehe Tabelle) vor.

Prüfung auf Identität

Aus einigen Kett- und Schußfäden werden nach Aufdrehen der Fäden einige Einzelfasern entnommen und die Identitätsprüfungen A, B und C durchgeführt. Die Fasern der Kettfäden entsprechen den Identitätsprüfungen A und C. Die Fasern der Schußfäden entsprechen den Identitätsprüfungen B und C. Bei gemischten Fasern entspricht ein Teil der Fasern der Schußfäden der Identitätsprüfung A.

A. Unter dem Mikroskop betrachtet, besteht jede Baumwollfaser aus einer einzigen Zelle von bis zu 4 cm Länge und bis zu 40 µm Breite in Form einer abgeflachten Röhre mit dicken und abgerundeten Wänden, häufig um die eigene Achse gedreht.

B. Die Viskosefasern haben eine mittlere Länge von 25 bis 50 mm. Unter dem Mikroskop in trockenem Zustand betrachtet, sind sie wellig und von gleichmäßiger Breite. Sie weisen viele parallele, wahllos über die ganze Breite verteilte Längsstreifen auf, wobei die Schnittenden mehr oder weniger gerade sind. Der Querschnitt der Fasern ist annähernd rund oder elliptisch mit einem Durchmesser von 10 bis 20 µm. Die Oberfläche der Fasern kann unregelmäßig sein. Die matten Fasern enthalten zahlreiche Pigmente mit einem mittleren Durchmesser von 0,25 bis 1 µm.

C. Die Fasern färben sich auf Zusatz iodhaltiger Zinkchlorid-Lösung *R* violett.

D. Der Rückstand unter „Sulfatasche“ (siehe „Prüfung auf Reinheit“) wird in 5 ml Schwefelsäure 96 % *R* unter leichtem Erwärmen gelöst. Nach dem Erkalten werden der Lösung 0,2 ml Wasserstoffperoxid-Lösung 3 % *R* hinzugefügt. Bei glänzender Viskose tritt keine Farbänderung auf, bei matter Viskose färbt sich die Lösung mehr oder weniger orangegelb. Die Intensität hängt von der Menge des zugesetzten Titandioxids ab.

Prüfung auf Reinheit

Prüflösung: 15,0 g Tamponadebinde werden in einem geeigneten Behältnis mit 150 ml Wasser versetzt. Das Behältnis wird verschlossen und 2 h lang stehengelassen. Danach wird die Lösung dekantiert unter sorgfältigem Auspressen der Tamponadebinde mit einem Glasstab und gemischt. 10 ml werden für die Prüfung auf „Tenside“ entnommen; der Rest der Lösung wird filtriert.

Sauer oder alkalisch reagierende Substanzen: 25 ml Prüflösung werden mit 0,15 ml Phenolphthalein-Lösung *R*, weitere 25 ml Prüflösung mit 0,05 ml Methylorange-Lösung *R* versetzt. Keine der Lösungen darf sich rosa färben.

Fremde Fasern: Kett- und Schußfäden werden getrennt unter dem Mikroskop betrachtet. Die Kettfäden müssen ausschließlich aus typischen Baumwollfasern bestehen; die Schußfäden bestehen entweder aus typischen Viskosefasern oder aus typischen Viskose- und Baumwollfasern. Dennoch dürfen in den Kett- und Schußfäden vereinzelte fremde Fasern gefunden werden.

Fluoreszenz: Tamponadebinde wird in 2 Schichten im ultravioletten Licht bei 365 nm geprüft. Sie zeigt nur eine schwach bräunlich-violette Fluoreszenz mit einigen gelben Partikeln, darf jedoch, mit Ausnahme einzelner Fasern, nicht stark blau fluoreszieren.

Vor Bestimmung der Fadenzahl, der Flächenmasse, der Absinkdauer und der Reißkraft wird die Tamponadebinde aus der Verpackung entnommen, entfaltet und 24 h lang bei einer Temperatur von 20 ± 2 °C und einer relativen Luftfeuchte von 65 ± 5 Prozent so aufgehängt, daß die Luft frei an beiden Seiten Zugang hat.

Bestimmung der Fadenzahl: Die Zahl der Kett- und Schußfäden wird auf einer Länge von 10 cm bestimmt, oder, wenn die Breite der Tamponadebinde unter 10 cm ist, auf der gesamten

Breite und auf 10 cm umgerechnet auf Basis der deklarierten Breite. Wenn die Breite der Binde über 10 cm ist, werden die Randfäden nicht mitgezählt. Die Bestimmung ist an 2 verschiedenen Stellen zu wiederholen. Die Fadenzahl, als Mittelwert aus 3 Bestimmungen in jeder Fadenrichtung errechnet, entspricht den in der Tabelle angegebenen Werten.

Bestimmung der Flächenmasse: Die Masse der ganzen Tamponadebinde wird gewogen. Die Fläche wird durch Multiplizieren der angegebenen Breite mit der gemessenen Länge der ausgerollten und in der Mitte leicht gestreckten Binde bestimmt. Die auf 1 m^2 berechnete Masse muß in jedem Fall mindestens dem in der Tabelle für den untersuchten Bindentyp angegebenen Wert entsprechen.

Absinkdauer: Höchstens 10 s. Ein Becherglas mit einem Durchmesser von mindestens 12 cm wird mit Wasser von etwa 20 °C bis zu einer Höhe von 10 cm gefüllt. Ein Stück Tamponadebinde von etwa 1 g wird mit einer Pinzette viermal (entsprechend 16 Schichten) gefaltet, und die Oberfläche glattgestrichen. Die schmalen Tamponadebinden werden so oft gefaltet wie es notwendig ist, um eine Länge von höchstens 8 cm zu erhalten. Das Stück Tamponadebinde wird sorgfältig auf die Wasseroberfläche gelegt. Mit einer Stoppuhr wird die Zeit bis zum Sinken unter die Wasseroberfläche gemessen. Die Absinkdauer wird als Mittelwert aus 3 Bestimmungen errechnet.

Reißkraft: Bei Tamponadebinden, die breiter als 5 cm sind, werden parallel zur Webkante Stücke von mindestens 6 cm Breite geschnitten, um Muster in der Mitte der Binde zu entnehmen. Die Kettfäden beider Seiten werden so weggelassen, daß eine seitliche Franse von etwa 0,5 cm bleibt und eine Breite von genau 5 cm erreicht wird. Bei Tamponadebinden, die höchstens 5 cm breit sind, wird das Muster auf seiner ganzen Breite geprüft und das Ergebnis in bezug auf eine Breite von 5 cm berechnet. 5 Proben der Binde in genügender Länge werden entnommen, daß sie bei einer freien Einspannlänge von 200 mm in die 2 Spannvorrichtungen des Zugfestigkeitsprüfgerätes eingespannt werden können. Die Proben werden eingespannt. Eine konstante Zuggeschwindigkeit von 100 ± 10 mm je Minute wird eingestellt. Die von jeder Gruppe von 5 Proben erhaltenen Mittelwerte dürfen nicht niedriger sein als die für den entsprechenden Typ in der vorstehenden Tabelle aufgeführten Werte.

Wasserlösliche Substanzen: Höchstens 0,50 Prozent. 7,00 g Tamponadebinde werden 30 min lang in 700 ml Wasser unter häufigem Umrühren gekocht, wobei das verdampfte Wasser ersetzt wird. Die Lösung wird abgegossen und die Tamponadebinde sorgfältig mit einem Glasstab ausgepreßt. Die gesammelten Auszüge werden gemischt und 200 ml davon für die Prüfung auf „Stärke, Dextrin“ entnommen. Der Rest wird heiß filtriert. 400 ml Auszug (entsprechend 4/7 der Probe) werden eingedampft. Der Rückstand wird bei 100 bis 105 °C bis zur Massekonstanz getrocknet.

Etherlösliche Substanzen: Höchstens 0,50 Prozent. 5,00 g Tamponadebinde werden im Soxhlet-Apparat 4 h lang bei mindestens 4 Überläufen in der Stunde mit Ether *R* extrahiert. Der Etherauszug wird eingedampft und der Rückstand bei 100 bis 105 °C bis zur Massekonstanz getrocknet.

Tenside: Die vor der Filtration entnommenen 10 ml Prüflösung werden in einem graduierten, mit Schwefelsäure 96 % *R*, dann mit Wasser gereinigten 25-ml-Mischzylinder mit Schliffstopfen, dessen äußerer Durchmesser 20 ± 2 mm beträgt, 30mal innerhalb 10 s kräftig geschüttelt. Nach 1 min langem Stehenlassen wird das Schütteln wiederholt. Nach 5 min darf der Schaumring höchstens 2 mm betragen.

Stärke, Dextrin: Der vor der Filtration bei der Prüfung auf „Wasserlösliche Substanzen“ entnommene Auszug von 200 ml wird abgekühlt.

Typ (Fadenzahl je cm^2)	Kettfäden je 10 cm	Reißkraft in N je 5 cm in der Kette	Schußfäden je 10 cm	Mindestflächenmasse in g je m^2
22a	120 ± 3*	60	100 ± 5	33,5
22b	120 ± 3*	60	100 ± 5	44,0
24a	120 ± 3*	60	120 ± 6	36,0

* Für Tamponadebinden mit einer Breite von 2,5 oder 5 cm muß die Toleranz auf ± 4, bei solchen mit einer Breite von 1,25 cm auf ± 8 erhöht werden.

Die Lösung wird mit 5 ml Essigsäure 30 % *R* und 0,15 ml 0,1 N-Iod-Lösung versetzt. Eine blaue, violette, rötliche oder bräunliche Färbung darf nicht entstehen.

Extrahierbare Farbstoffe: 10,0 g Tamponadebinde werden in einem engen Perkolator langsam mit Ethanol 96 % *R* extrahiert, bis 50 ml Flüssigkeit erhalten werden. Der Extrakt darf nicht stärker gefärbt sein (V.6.2, Methode II) als die Farbvergleichslösungen G_5, GG_6 oder folgende blaue Lösung: 3,0 ml Stammlösung Blau (V.6.2) werden mit 7,0 ml Salzsäure 1 % (*m*/V HCl) versetzt. 0,5 ml dieser Lösung werden mit Salzsäure 1 % (*m*/V) zu 10,0 ml verdünnt.

Trocknungsverlust (V.6.22): Höchstens 11,0 Prozent, mit 5,00 g Tamponadebinde durch Trocknen im Trockenschrank bei 100 bis 105 °C bestimmt.

Sulfatasche: Höchstens 1,2 Prozent bei Tamponadebinden mit matter Viskose und höchstens 0,45 Prozent bei Tamponadebinden mit glänzender Viskose. In einem zuvor erhitzten, wieder abgekühlten und tarierten Tiegel werden 5,00 g Tamponadebinde vorsichtig und bis zur schwachen Rotglut (600 °C) erhitzt. Nach dem Abkühlen werden einige Tropfen Schwefelsäure 10 % *R* zugesetzt und bis zum Verschwinden schwarzer Teilchen verascht. Nach dem Abkühlen werden einige Tropfen Ammoniumcarbonat-Lösung *R* zugesetzt, zur Trockne eingedampft und erneut vorsichtig verascht. Nach dem Abkühlen wird gewogen. Das Glühen wird jeweils über eine Zeitdauer von 5 min bis zur Massekonstanz wiederholt.

Sterile Tamponadebinden aus Baumwolle und Viskose

Obturamenta gossypii et cellulosi regenerati absorbentia sterilia

Sterile Tamponadebinden aus Baumwolle und Viskose entsprechen der Definition, den „Eigenschaften", der „Prüfung auf Identität" und der „Prüfung auf Reinheit" der Monographie **Tamponadebinden aus Baumwolle und Viskose (Obturamenta gossypii et cellulosi regenerati absorbentia).** Sie können durch Hitzesterilisation schwach gelblich gefärbt sein. Sterile Tamponadebinden müssen zusätzlich folgender Prüfung entsprechen:

Sterilität (V.2.1.1): Sterile Tamponadebinden müssen der für Verbandstoffe für chirurgische Zwecke vorgeschriebenen „Prüfung auf Sterilität" entsprechen.

Tang

Fucus

Tang besteht aus dem getrockneten Thallus von *Fucus vesiculosus* L., von *Ascophyllum nodosum* LE JOLIS oder von beiden Arten. Er enthält mindestens 0,05 Prozent Gesamtiod (I, M_r 126,9) und mindestens 0,02 Prozent proteingebundenes Iod.

Beschreibung

Die Droge hat einen schleimigen, salzigen Geschmack und einen unangenehmen, fischartigen Geruch. Sie ist braunschwarz bis grünlichbraun, lederartig knorpelig und brüchig. Der Thallus von *Fucus vesiculosus* besteht aus ganzrandigen, regelmäßig gabelig verzweigten, flachen, von einer kräftigen Mittelrippe durchzogenen Bändern mit zahlreichen großen, rundlich-ovalen Luftblasen, die paarweise zu beiden Seiten der Mittelrippe angeordnet sind. Die länglich-eiförmigen, etwas verdickten, fertilen Zweigenden erscheinen durch zahlreiche Konzeptakeln fein warzig.

Der Thallus von *Ascophyllum nodosum* besteht aus schmaleren, unregelmäßig verzweigten Bändern ohne Mittelrippe, mit einzeln stehenden, großen ovalen Luftblasen, die breiter als die Thallusbänder sind. Die Konzeptakeln stehen am Ende kleiner, seitlich stehender, leicht abfallender Kurztriebe, die in der Droge meistens fehlen.

Mikroskopische Merkmale: Die mehrschichtige, feste Rindenzone besteht aus dicht aneinander grenzenden, regelmäßig isodiametrischen Zellen mit farblosen Wänden und gelbem bis braunem Inhalt. Im Inneren findet sich ein lockeres, schleimiges Mark aus langgestreckten, im Querschnitt rundlichen, durch Verschleimung ihrer Wände isolierten Zellen, zwischen denen sich zahlreiche, sehr lange, dickwandige Zellfäden schlängeln. Alle Zellen des Marks besitzen dicke, farblose, sehr stark verschleimte Wände, die in wäßrigen Lösungen stark aufquellen. Die Mittelrippe von *Fucus vesiculosus* besteht aus zahlreichen senkrecht verlaufenden, dicht nebeneinander liegenden, geraden, dickwandigen Zellfäden. Der Thallus von *Ascophyllum nodosum* ist im großen und ganzen gleich gebaut, enthält jedoch meist viel weniger Zellfäden; vor allem fehlt ihm die aus zahlreichen, parallelen Zellfäden bestehende Mittelrippe. Die Rinde von *Ascophyllum nodosum* ist dicker als die von *Fucus vesiculosus* und besteht aus mindestens doppelt so vielen Zellschichten wie bei letzterem.

Pulverdroge: Das Pulver ist grünlichblau bis graubraun gefärbt. Es enthält zahlreiche Fragmente der Rindenzone aus regelmäßigen, isodiametrischen Zellen mit braunem Inhalt und Fragmente der Markzone aus fadenförmigen, untereinander verflochtenen Zellen mit sehr dicken, farblosen, glänzenden, verschleimten Wänden und oft graubraunem Inhalt. Im Pulver sind keine Unterschiede zwischen den beiden Stammpflanzen zu erkennen.

Prüfung auf Reinheit

Fremde Bestandteile (V.4.2).

Trocknungsverlust (V.6.22): Höchstens 15,0 Prozent, mit 1,000 g pulverisierter Droge (355) durch 2 h langes Trocknen im Trockenschrank bei 100 bis 105°C bestimmt.

Asche (V.3.2.16): Höchstens 20,0 Prozent, mit 1,000 g pulverisierter Droge bestimmt.

Gehaltsbestimmung

Gesamtiod: 1,000 g pulverisierte Droge (180) wird in einer Porzellanschale von etwa 8 cm Durchmesser mit 2,5 g Kaliumhydroxid *R* und 3 ml Wasser versetzt, mit einem Magnesiastäbchen gut durchgemischt und auf einem Drahtnetz mit kleiner Flamme erhitzt; dabei darf nicht bis zur Trockne eingedampft werden.

Nach Zugabe von 1 g Kaliumcarbonat *R* wird gut durchgemischt und langsam zur Trockne gebracht. Anschließend wird stärker erhitzt, wobei darauf zu achten ist, daß das Material sich nicht entzündet. Danach wird bei 900 °C etwa 10 min lang geglüht, bis ein glatter Schmelzfluß entstanden ist. Nach dem Erkalten des Tiegels wird der Inhalt mit 20 ml Wasser versetzt und unter Rühren mit einem Glasstab vorsichtig zum Sieden erhitzt. Die noch heiße Flüssigkeit wird durch ein glattes Filter in einen mit Glasstopfen verschließbaren 250-ml-Erlenmeyerkolben filtriert. Der in der Schale verbliebene Rückstand wird 4mal mit je 20 ml Wasser in der gleichen Weise behandelt. Schale und Filter werden anschließend mit 50 ml heißem Wasser nachgewaschen. Das Filtrat muß klar und farblos sein. Nach Zugabe von 0,2 ml Methylorange-Lösung *R* wird mit Schwefelsäure 10 % *R* neutralisiert und nach dem Indikatorumschlag noch mit 3 ml Schwefelsäure 10 % *R* und 1 ml Bromwasser *R* versetzt. Die Lösung muß sich deutlich gelb färben. Nach 5 min werden 0,6 ml Phenol-Lösung *RN* hinzugefügt, dabei darf keine Trübung auftreten. Nach dem Ansäuern mit 5 ml Phosphorsäure 85 % *R* wird mit 0,2 g Kaliumiodid *R* versetzt, 5 min lang im Dunkeln stehengelassen und nach Zusatz von Stärke-Lösung *R* mit 0,01 N-Natriumthiosulfat-Lösung titriert.

1 ml 0,01 N-Natriumthiosulfat-Lösung entspricht 0,2115 mg Iod.

Proteingebundenes Iod: 1,000 g pulverisierte Droge (500) wird mit 20 ml einer 10prozentigen Lösung (*m*/V) von Trichloressigsäure *R* versetzt und etwa 5 min lang durch Rühren extrahiert. Anschließend wird etwa 5 bis 10 min lang zentrifugiert. Die überstehende klare Lösung wird vorsichtig dekantiert und verworfen. Der Rückstand wird noch einmal mit 20 ml der Trichloressigsäure-Lösung und 2mal mit je 10 ml Wasser in der gleichen Weise extrahiert.

Anschließend wird der Rückstand vollständig mit Hilfe von 2mal 3 ml Wasser in eine Porzellanschale von etwa 8 cm Durchmesser überführt, nach Zugabe von 2,5 g Kaliumhydroxid *R* mit einem Magnesiastäbchen gut durchgemischt und auf einem Drahtnetz mit kleiner Flamme erhitzt; dabei darf nicht bis zur Trockne eingedampft werden. Anschließend wird wie unter „Gesamtiod", 2. Absatz, weiterverfahren.

1 ml 0,01 N-Natriumthiosulfat-Lösung entspricht 0,2115 mg Iod.

Lagerung

Vor Licht geschützt.

Tausendgüldenkraut

Centaurii herba

Tausendgüldenkraut besteht aus den getrockneten, oberirdischen Teilen blühender Pflanzen von *Centaurium minus* MOENCH [Synonym: *Centaurium umbellatum* GILIBERT, *Erythraea centaurium* (L.) PERSOON]. Es hat einen Bitterwert von mindestens 2000.

Beschreibung

Die Droge hat einen schwach eigenartigen Geruch und stark bitteren Geschmack. Der Stengel ist hohl, rundlich, mit schwachen Längsleisten, nur im oberen Teil verzweigt. Er trägt gegenständige, sitzende, eiförmige bis lanzettliche, bis etwa 3 cm lange, ganzrandige, beiderseits kahle Laubblätter. Der Blütenstand ist diaxial verzweigt. Der Kelch ist grün, mit 5 lanzettlichen, zugespitzten Zähnen. Die Blumenkrone besteht aus 5 rosaroten, länglich-elliptischen, etwa 5 bis 8 mm langen Zipfeln und einer weißlichen, die Kelchzipfel überragenden Kronröhre, in der die 5 Staubblätter inseriert sind. Der Fruchtknoten ist oberständig, mit kurzem Griffel, 2lappiger, breiter Narbe und zahlreichen Samenanlagen. Häufig sind bereits zylindrische, etwa 7 bis 10 mm lange Kapseln mit kleinen braunen Samen entwickelt.

Mikroskopische Merkmale: Blätter beiderseits mit welligbuchtigen Epidermiszellen und zahlreichen Spaltöffnungen vom anisocytischen Typ (V.4.3); Haare fehlen; Mesophyll schwach dorsiventral; aus meist 2 Lagen relativ breiter, kurzer Palisadenzellen und mehrschichtigem, dichtem Schwammparenchym; Mesophyllzellen meist mit je einem Calciumoxalatkristall unterschiedlicher Form. Stengelepidermis aus langgestreckten, geradwandigen Zellen mit längsstreifiger Kutikula und Spaltöffnungen vom anisocytischen Typ; Rindenparenchym aus rundlichen, axial gestreckten, chlorophyllführenden Zellen. Der Holzkörper bildet einen kompakten, geschlossenen Ring aus englumigen Spiral-, Netz- und Hoftüpfeltracheiden und -tracheen, derbwandigen getüpfelten Fasern und Holzparenchym; großes Mark aus rechteckigen, axial gestreckten, getüpfelten Zellen.

Pulverdroge: Das Pulver ist grünlichgelb bis bräunlich. Es enthält zahlreiche Stengelstücke mit Sklerenchymfasern und englumigen Spiral-, Netz- und Hoftüpfelgefäßen sowie rechteckigen, getüpfelten Markzellen; Blattfragmente mit welligbuchtigen Epidermiszellen, Spaltöffnungen vom anisocytischen Typ (V.4.3) und Mesophyllzellen mit Calciumoxalatkristallen verschiedener Form; Bruchstücke von Kelch und Blumenkrone mit stumpfpapillösen Epidermiszellen und radiärstreifiger Kutikula; Teile des Endotheziums mit netz- oder leistenförmigen Wandverdickungen; gelbe, etwa 30 µm große, dreieckig abgerundete bis elliptische Pollenkörner mit 3 Keimporen in der feinpunktierten Exine; Fragmente der Fruchtkapselwand mit gekreuzten Lagen faserähnlicher Zellen; kleine gelbbraune Samen mit dunkelbrauner erhabener Netzstruktur, die von den derben Seitenwänden ihrer Epidermis gebildet wird.

Prüfung auf Identität

Die Prüfung erfolgt mit Hilfe der Dünnschichtchromatographie (V.6.20.2) unter Verwendung einer Schicht von Kieselgel GF_{254} *R*.

Untersuchungslösung: 1,0 g pulverisierte Droge (500) wird 10 min lang mit 20 ml Methanol *R* unter Rückflußkühlung zum Sieden erhitzt und nach dem Erkalten abfiltriert.

Referenzlösung: 10 mg Rutosid *R* werden in 10 ml Methanol *R* gelöst.

Auf die Platte werden getrennt 30 µl Untersuchungslösung und 10 µl Referenzlösung bandförmig (20 mm × 3 mm) aufgetragen. Die Chromatographie erfolgt mit einer Mischung von 16 Volumteilen Wasser, 16 Volumteilen wasserfreier Essigsäure *R* und 69 Volumteilen Ethylacetat *R*, wobei 2mal mit dem gleichen Fließmittel über eine Laufstrecke von 12 cm mit 5 min langer Zwischentrocknung im Kaltluftstrom entwickelt wird. Nach der Entwicklung und dem Entfernen des Fließmittels im Kaltluftstrom werden zunächst im ultravioletten Licht bei 254 nm die fluoreszenzmindernden Zonen gekennzeichnet. Etwa auf der Höhe des Rutosids der Referenzlösung ist im Chromatogramm der Untersuchungslösung die stark fluoreszenzmindernde Hauptzone des Swertiamarins zu sehen, während die übrigen fluoreszenzmindernden Zonen nur sehr schwach zu erkennen sind. Die Chromatogramme werden anschließend mit etwa 10 ml Anisaldehyd-Reagenz *R* (für eine 200-mm × 200-mm-Platte) besprüht und 5 bis 10 min lang unter Beobachtung auf 100 bis 105 °C erhitzt. Rutosid erscheint als gelbbraune, grün fluoreszierende Zone. Die Zone des Swertiamarins färbt sich braun an. Wenig darüber liegt eine schwache, gelbliche Zone. Darüber, bis zu der rotvioletten Zone an der Fließmittelfront liegen nur einige, sehr schwache, meist graue Zonen. Eine starke, etwas diffuse gelbe Zone befindet sich wenig unterhalb der Swertiamarin-Zone. Nach dem Besprühen und Erhitzen werden die Chromatogramme im ultravioletten Licht bei 365 nm ausgewertet. Die Swertiamarin-Zone fluoresziert stark braun bis braungelb; die Zone wenig darüber hellgrün bis gelbgrün. Bis zu der schwach rotviolett fluoreszierenden Frontzone befinden sich nur einige schwach bläulich oder gelblich fluoreszierende Zonen. Unterhalb der Swertiamarin-Zone treten zum Teil intensive, hellgrün bis gelbgrün fluoreszierende Zonen auf sowie ein paar schwach bräunlich fluoreszierende Zonen.

Prüfung auf Reinheit

Fremde Bestandteile (V.4.2): Höchstens 3 Prozent.

Trocknungsverlust (V.6.22): Höchstens 10,0 Prozent, mit 1,000 g pulverisierter Droge (355) durch 2 h langes Trocknen im Trockenschrank bei 100 bis 105 °C bestimmt.

Asche (V.3.2.16): Höchstens 6,0 Prozent, mit 1,00 g pulverisierter Droge bestimmt.

Gehaltsbestimmung

Bitterwert (V.4.4.N1): Mindestens 2000.

Lagerung

Vor Licht geschützt.

[^{99m}Tc]Technetium-Zinndiphosphat-Injektionslösung

Stanni pyrophosphatis et technetii [^{99m}Tc] solutio iniectabilis

[^{99m}Tc]Technetium-Zinndiphosphat-Injektionslösung ist eine sterile, pyrogenfreie Lösung, die durch Mischen von Natriumdiphosphat-Lösung und Zinn(II)-chlorid-Lösung mit Natrium-[^{99m}Tc]pertechnetat-Injektionslösung aus Kernspaltprodukten oder Natrium[^{99m}Tc]pertechnetat-Injektionslösung nicht aus Kernspaltprodukten hergestellt werden kann. Die Injektionslösung enthält mindestens 90,0 und höchstens 110,0 Prozent der deklarierten Technetium-99m-Radioaktivität zu dem auf der Beschriftung angegebenen Zeitpunkt. Mindestens 90 Prozent der Radioaktivität entsprechen dem Technetium-99m-Zinndiphosphat-Komplex.

Die Injektionslösung kann zwischen 1 und 50 mg Natriumdiphosphat ($Na_4P_2O_7 \cdot 10\ H_2O$) je Milliliter und eine variable Menge bis 3,0 mg Zinn je Milliliter enthalten.

Die Injektionslösung wird aus **Natrium-[^{99m}Tc]pertechnetat-Injektionslösung aus Kernspaltprodukten (Natrii pertechnetatis [^{99m}Tc] fissione formati solutio iniectabilis)** oder aus **Natrium[^{99m}Tc]pertechnetat-Injektionslösung nicht aus Kernspaltprodukten (Natrii pertechnetatis [^{99m}Tc] sine fissione formati solutio iniectabilis)** unter Verwendung geeigneter steriler, pyrogenfreier Substanzen hergestellt. Der Anteil radionuklearer Verunreinigungen ist auf den Zeitpunkt der Anwendung zu beziehen.

Eigenschaften

Klare, farblose Lösung.

Technetium-99m hat eine Halbwertszeit von 6,02 h und emittiert Gammastrahlen.

Prüfung auf Identität

A. Das Spektrum der Gammastrahlen wird, wie in der Monographie **Radioaktive Arzneimittel (Radiopharmaceutica)** beschrieben, mit Hilfe eines geeigneten Gerätes gemessen. Das Spektrum weicht nicht signifikant von dem einer Technetium-99m-Referenzlösung[1)] ab, entweder durch direkten Vergleich oder durch Messung mit einem Gerät bestimmt, das mit Hilfe einer derartigen Lösung eingestellt wurde. Das wichtigste Gammaphoton des Technetium-99m hat eine Energie von 0,140 MeV.

B. Die unter Prüfung auf „Radiochemische Reinheit" (siehe „Prüfung auf Reinheit") erhaltenen Chromatogramme werden ausgewertet. Die Verteilung der Radioaktivität trägt zur Identifizierung der Injektionslösung bei.

C. 1 ml Injektionslösung wird mit 1 ml Essigsäure 30 % *R* versetzt und 1 h lang im Wasserbad erhitzt. Werden nach der Abkühlung 10 ml Molybdat-Vanadat-Reagenz *R* hinzugegeben und 30 min lang stehengelassen, entsteht eine Gelbfärbung.

D. Zu 1 ml Injektionslösung werden 2 ml einer 30prozentigen Lösung (V/V) von Schwefelsäure 96 % *R*, 1 ml Salzsäure 36 % *R*, 0,05 ml Thioglycolsäure *R*, 0,4 ml einer 2prozentigen Lösung (*m*/V) von Natriumdodecylsulfat *R* und 0,1 ml Dithiol-Reagenz *R* gegeben. Innerhalb 30 min entsteht eine Rosafärbung.

Prüfung auf Reinheit

***p*H-Wert** (V.6.3.1): Der *p*H-Wert der Injektionslösung muß zwischen 6,0 und 7,0 liegen.

Radiochemische Reinheit:

a) Die Prüfung erfolgt mit Hilfe der Dünnschichtchromatographie (V.6.20.2), wie in der Monographie **Radioaktive Arzneimittel** beschrieben. Als stationäre Phase wird Kieselgel auf einer Glasfiberplatte verwendet. Die Platte wird 10 min lang auf 110 °C erhitzt. Die verwendete Platte sollte so beschaffen sein, daß die mobile Phase in etwa 10 min eine Laufstrecke von 10 bis 15 cm zurücklegt.

Auf die Platte werden 5 bis 10 µl Injektionslösung aufgetragen und in einem Stickstoffstrom getrocknet. Die Chromatographie erfolgt mit Ethylmethylketon *R* als mobiler Phase über eine Laufstrecke von 10 bis 15 cm. Unmittelbar vor der Chromatographie wird durch die mobile Phase in der Chromatographiekammer 10 min lang Stickstoff geleitet. Die Platte wird getrocknet und die Verteilung der Radioaktivität mit Hilfe eines geeigneten Detektors ermittelt. Der Technetium-99m-Zinndiphosphat-Komplex bleibt am Startpunkt zurück, und das Pertechnetat-Ion hat einen Rf-Wert von 0,95 bis 1,0.

b) Die Prüfung erfolgt mit Hilfe der Dünnschichtchromatographie (V.6.20.2), wie in der Monographie **Radioaktive Arzneimittel** beschrieben. Als stationäre Phase wird Kieselgel auf einer Glasfiberplatte verwendet. Die Platte wird 10 min lang auf 110 °C erhitzt. Die verwendete Platte muß so beschaffen sein, daß die mobile Phase in etwa 10 min eine Laufstrecke von 10 bis 15 cm zurücklegt.

Auf die Platte werden 5 bis 10 µl Injektionslösung aufgetragen. Die Chromatographie erfolgt sofort mit einer 13,6prozentigen Lösung (*m*/V) von Natriumacetat *R* über eine Laufstrecke von 10 bis 15 cm. Nach dem Trocknen der Platte wird die Verteilung der Radioaktivität mit Hilfe eines geeigneten Detektors ermittelt. Verunreinigungen in kolloidaler Form bleiben am Startpunkt zurück. Der Technetium-99m-Zinndiphosphat-Komplex und das Pertechnetat-Ion haben einen Rf-Wert von 0,9 bis 1,0.

Die den Verunreinigungen entsprechenden prozentualen Anteile der Radioaktivität, die sich aus der Chromatographie nach a) und b) ergeben, werden addiert. Die Summe darf höchstens 10 Prozent betragen.

Natriumdiphosphat:

Untersuchungslösung: 1 ml Injektionslösung oder eine geeignete Verdünnung.

Referenzlösungen: Natriumdiphosphat *R* und Zinn(II)-chlorid *R* werden im gleichen Verhältnis wie bei der Injektionslösung in Wasser gelöst. Von dieser Lösung werden zur Herstellung einer Verdünnungsreihe unterschiedliche Mengen entnommen und durch Verdünnung mit Wasser auf das gleiche Endvolumen gebracht.

Zur Untersuchungslösung und zu 1 ml jeder Referenzlösung werden nacheinander 10 ml einer 0,1prozentigen Lösung (*m*/V) von Natriummonohydrogenphosphat *R*, 10 ml Eisen-Lösung (8 ppm Fe) *R*, 5 ml Essigsäure 98 % *R* und 5 ml einer 0,1prozentigen Lösung (*m*/V) von Hydroxylaminhydrochlorid *R* gegeben. Jede

[1)] Technetium-99m- und Molybdän-99-Referenzlösungen können von der Physikalisch-Technischen Bundesanstalt, Bundesallee 100, 3300 Braunschweig, bezogen werden.

Lösung wird mit Wasser zu 40 ml verdünnt und im Wasserbad 1 h lang auf 40 °C erhitzt. Zu jeder Lösung werden 4 ml einer 0,1prozentigen Lösung (*m*/V) von Phenanthrolinhydrochlorid *R* gegeben. Mit Wasser wird zu 50,0 ml verdünnt. Die Absorption (V.6.19) jeder Lösung wird bei 515 nm gemessen. Als Kompensationsflüssigkeit wird die natriumdiphosphatfreie Mischung der Reagenzien verwendet, die Salzsäure [0,11 Prozent (*m*/V) HCl] an Stelle der Eisen-Lösung (8 ppm Fe) *R* enthält. Aus den Absorptionen der Referenzlösungen wird eine Eichkurve erstellt und die Konzentration von Natriumdiphosphat in der Injektionslösung ermittelt.

Zinn:

Untersuchungslösung: 1 ml Injektionslösung oder eine geeignete Verdünnung.

Referenzlösungen: Natriumdiphosphat *R* und Zinn(II)-chlorid *R* werden im gleichen Verhältnis wie bei der Injektionslösung in Salzsäure [0,62 Prozent (*m*/V) HCl] gelöst. Von dieser Lösung werden zur Herstellung einer Verdünnungsreihe unterschiedliche Mengen entnommen und durch Verdünnung mit Salzsäure [0,62 Prozent (*m*/V) HCl] auf das gleiche Endvolumen gebracht.

Zur Untersuchungslösung und zu 1 ml jeder Referenzlösung werden 0,1 ml Dithiol-Reagenz *R*, 0,4 ml einer 2prozentigen Lösung (*m*/V) von Natriumdodecylsulfat *R*, 0,05 ml Thioglycolsäure *R*, 1 ml Salzsäure 36 % *R* und 2 ml einer 30prozentigen Lösung (*m*/V) von Schwefelsäure 96 % *R* gegeben und mit Salzsäure [0,62 Prozent (*m*/V) HCl] zu 15 ml verdünnt. Die Lösungen werden 30 min lang stehengelassen und die Absorption (V.6.19) jeder Lösung bei 530 nm gemessen. Als Kompensationsflüssigkeit wird eine zinnfreie Mischung der Reagenzien, die Natriumdiphosphat *R* in derselben Menge wie die Injektionslösung enthält, verwendet. Aus den Absorptionen der Referenzlösungen wird eine Eichkurve erstellt und die Konzentration von Zinn in der Injektionslösung ermittelt.

Sterilität: Die Injektionslösung muß der „Prüfung auf Sterilität" der Monographie **Radioaktive Arzneimittel** entsprechen. Die Injektionslösung kann vor Abschluß der Prüfung angewendet werden.

Pyrogene: Die Injektionslösung muß der Prüfung auf „Pyrogene" der Monographie **Radioaktive Arzneimittel** entsprechen. Je Kilogramm Körpermasse eines Kaninchens werden mindestens 0,1 ml injiziert. Die Injektionslösung kann vor Abschluß der Prüfung angewendet werden.

Radioaktivität

Die Radioaktivität wird, wie in der Monographie **Radioaktive Arzneimittel** beschrieben, mit einem geeigneten Gerät durch Vergleich mit einer Technetium-99m-Referenzlösung oder durch Messung mit einem Gerät, das mit Hilfe einer derartigen Lösung eingestellt wurde, bestimmt.

Lagerung

Entsprechend **Radioaktive Arzneimittel**.

Beschriftung

Entsprechend **Radioaktive Arzneimittel.**

Auf dem Behältnis ist insbesondere angegeben die Menge Zinn je Milliliter.

Testosteronpropionat

Testosteroni propionas

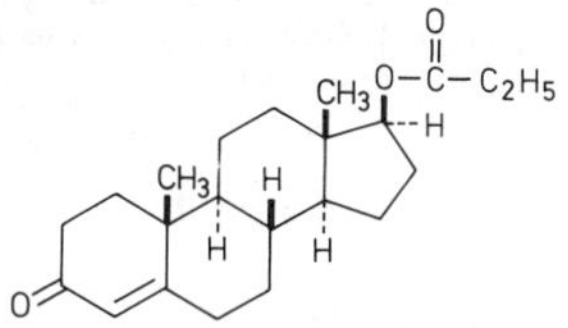

$C_{22}H_{32}O_3$ M_r 344,5

Testosteronpropionat enthält mindestens 97,0 und höchstens 103,0 Prozent 3-Oxo-4-androsten-17β-yl-propionat, berechnet auf die getrocknete Substanz.

Eigenschaften

Weißes bis fast weißes Pulver oder farblose Kristalle; praktisch unlöslich in Wasser, sehr leicht löslich in Chloroform, leicht löslich in Aceton, Ethanol und Methanol, löslich in fetten Ölen.

Prüfung auf Identität

Die Prüfung B kann entfallen, wenn die Prüfungen A und C durchgeführt werden. Die Prüfungen A und C können entfallen, wenn die Prüfung B durchgeführt wird.

A. Schmelztemperatur (V.6.11.1): 119 bis 123 °C.

B. Das IR-Absorptionsspektrum (V.6.18) der Substanz zeigt im Vergleich mit dem von Testosteronpropionat *CRS* Maxima bei denselben Wellenlängen mit den gleichen relativen Intensitäten.

C. Die unter Prüfung auf „Verwandte Substanzen" (siehe „Prüfung auf Reinheit") erhaltenen Chromatogramme werden im ultravioletten Licht bei 254 nm ausgewertet. Der Hauptfleck in den Chromatogrammen der Untersuchungslösung b und Untersuchungslösung c entspricht in bezug auf Lage und Größe dem mit der entsprechenden Referenzlösung erhaltenen Hauptfleck. Nach Besprühen mit ethanolischer Schwefelsäure 35 % *R* wird 15 min lang auf 120 °C erhitzt. Nach dem Erkalten werden die Chromatogramme im Tageslicht und ultravioletten Licht bei 365 nm ausgewertet. Der Hauptfleck in den Chromatogrammen der Untersuchungslösung b und der Untersuchungslösung c entspricht in bezug auf Lage, Farbe im Tageslicht, Fluoreszenz im ultravioletten Licht bei 365 nm und Größe dem Hauptfleck der entsprechenden Referenzlösung. Die Hauptflecke in den Chromatogrammen der Untersuchungslösung b und Referenzlösung b haben Rf-Werte, die deutlich unter denjenigen der Hauptflecke in den Chromatogrammen der Untersuchungslösung c und der Referenzlösung c sind.

Prüfung auf Reinheit

Spezifische Drehung (V.6.6): 0,250 g Substanz werden in wasserfreiem Ethanol *R* zu 25,0 ml gelöst. Die spezifische Drehung muß zwischen +83 und +90° liegen, berechnet auf die getrocknete Substanz.

Verwandte Substanzen: Die Prüfung erfolgt mit Hilfe der Dünnschichtchromatographie (V.6.20.2) unter Verwendung einer Schicht eines geeigneten Kieselgels, das einen Fluoreszenzindikator mit intensivster Anregung der Fluoreszenz bei 254 nm enthält.

Untersuchungslösung a: 0,25 g Substanz werden in Chloroform *R* zu 5,0 ml gelöst.

Untersuchungslösung b: In einem 25-ml-Meßkolben werden 50 mg Substanz in 6 ml Methanol *R* gelöst und mit 2 ml 1 N-Natriumhydroxid-Lösung versetzt. Anstelle eines Kühlers wird ein kleiner Trichter aufgesetzt. Nach 5 min langem Erhitzen auf dem Wasserbad wird unter fließendem Wasser abgekühlt, 2,0 ml 1 N-Salzsäure zugesetzt und mit Methanol *R* zu 25,0 ml verdünnt.

Untersuchungslösung c: 1,0 ml Untersuchungslösung a wird mit Chloroform *R* zu 25,0 ml verdünnt.

Referenzlösung a: 1,0 ml Untersuchungslösung a wird mit Chloroform *R* zu 10,0 ml verdünnt. 1,0 ml dieser Lösung wird mit Chloroform *R* zu 10,0 ml verdünnt.

Referenzlösung b: In einem 25-ml-Meßkolben werden 50 mg Testosteronpropionat *CRS* in 6 ml Methanol *R* gelöst und mit 2 ml 1 N-Natriumhydroxid-Lösung versetzt. Anstelle eines Kühlers wird ein kleiner Trichter aufgesetzt. Nach 5 min langem Erhitzen auf dem Wasserbad wird unter fließendem Wasser abgekühlt, 2,0 ml 1 N-Salzsäure zugesetzt und mit Methanol *R* zu 25,0 ml verdünnt.

Referenzlösung c: 20 mg Testosteronpropionat *CRS* werden in Chloroform *R* zu 10,0 ml gelöst.

Referenzlösung d: 10 mg Testosteronacetat *CRS* werden in Chloroform *R* zu 10,0 ml gelöst.

Referenzlösung e: 5,0 ml Referenzlösung d werden mit 1,0 ml Untersuchungslösung a gemischt und mit Chloroform *R* zu 15,0 ml verdünnt.

Auf die Platte werden getrennt je 5 µl der Untersuchungslösungen b und c sowie der Referenzlösungen b und c, je 2 µl Untersuchungslösung a sowie der Referenzlösungen a, d und e aufgetragen. Die Chromatographie erfolgt mit einer Mischung von 1 Volumteil wasserfreier Essigsäure *R*, 30 Volumteilen Petroläther *R* und 70 Volumteilen Butylacetat *R* über eine Laufstrecke von 15 cm. Die Platte wird an der Luft getrocknet. Die Auswertung erfolgt im ultravioletten Licht bei 254 nm. Wenn ein dem Testosteronacetat entsprechender Fleck im Chromatogramm der Untersuchungslösung a erscheint, darf er nicht größer oder intensiver sein als der Fleck im Chromatogramm der Referenzlösung d. Keine anderen Flecke als der Hauptfleck und der dem Testosteronacetat entsprechende Fleck im Chromatogramm der Untersuchungslösung a dürfen größer oder intensiver sein als der im Chromatogramm der Referenzlösung a erhaltene Fleck. Die Prüfung darf nur ausgewertet werden, wenn das Chromatogramm der Referenzlösung e deutlich voneinander getrennt 2 Flecke zeigt.

Trocknungsverlust (V.6.22): Höchstens 0,5 Prozent, mit 0,500 g Substanz durch 2 h langes Trocknen im Trockenschrank bei 100 bis 105 °C bestimmt.

Gehaltsbestimmung

25,0 mg Substanz werden in wasserfreiem Ethanol *R* zu 250,0 ml gelöst. 10,0 ml dieser Lösung werden mit wasserfreiem Ethanol *R* zu 100,0 ml verdünnt. Die Absorption (V.6.19) wird im Maximum bei 241 nm gemessen.

Der Gehalt an $C_{22}H_{32}O_3$ wird mit Hilfe der spezifischen Absorption $A_{1\,cm}^{1\%}$ = 490 berechnet.

Lagerung

Dicht verschlossen, vor Licht geschützt.

Vorsichtig zu lagern!

Tetanus-Adsorbat-Impfstoff

Vaccinum tetani adsorbatum

Tetanus-Adsorbat-Impfstoff ist eine Zubereitung von Tetanus-Formoltoxoid, das an einen mineralischen Träger adsorbiert ist. Das Formoltoxoid wird aus dem Toxin gewonnen, das beim Wachstum des *Clostridium tetani* in einem geeigneten Nährmedium gebildet wird, und das nach einer Methode behandelt wird, welche die Reversion des Toxoids zum Toxin, besonders durch Wärmeeinwirkung, verhindert.

Der Impfstoff wird durch Zusatz von Tetanus-Toxoid mit mindestens 1000 Flockungseinheiten (1000 Lf) je Milligramm Proteinstickstoff zu einer Suspension von hydratisiertem Aluminiumphosphat, Aluminiumhydroxid oder Calciumphosphat in einer 0,9prozentigen Lösung (*m*/V) von Natriumchlorid oder einer anderen geeigneten blutisotonischen Lösung hergestellt. Bestimmte Konservierungsmittel, insbesondere Phenol und Phenolderivate, beeinflussen die antigene Wirksamkeit des Impfstoffs nachteilig; diese dürfen dem Impfstoff nicht zugesetzt werden.

Prüfung auf Identität

Der Impfstoff wird mit so viel Natriumcitrat *R* versetzt, daß eine 10prozentige Lösung (*m*/V) erhalten wird, und etwa 16 h lang bei 37 °C gehalten. Anschließend wird zentrifugiert. Die klare, überstehende Flüssigkeit gibt mit einem geeigneten Tetanus-Antitoxin einen Niederschlag.

Prüfung auf Reinheit

Spezifische Toxizität: 5 gesunden Meerschweinchen von je 250 bis 350 g Körpermasse, die zuvor keinerlei die Prüfung störende Behandlung erhalten haben, werden jeweils das Fünffache der in der Beschriftung angegebenen Einzeldosis subkutan injiziert. Wenn innerhalb von 21 Tagen nach der Injektion irgendein Tier Symptome von Tetanus zeigt oder daran stirbt, entspricht der Impfstoff nicht der Prüfung. Stirbt mehr als ein Tier aus Gründen, die nicht mit dem Impfstoff in Zusammenhang stehen, ist die Prüfung zu wiederholen. Stirbt auch bei der Wiederholungsprüfung ein Tier, so entspricht der Impfstoff nicht der Prüfung.

Aluminium: Wenn Aluminiumhydroxid oder hydratisiertes Aluminiumphosphat als Adsorbens verwendet wird, muß der Impfstoff der in der Monographie **Impfstoffe für Menschen (Vaccinum ad usum humanum)** vorgeschriebenen Prüfung entsprechen.

Calcium: Wenn Calciumphosphat als Adsorbens verwendet wird, muß der Impfstoff der in der Monographie **Impfstoffe für Menschen** vorgeschriebenen Prüfung entsprechen.

Freier Formaldehyd: Der Impfstoff muß der in der Monographie **Impfstoffe für Menschen** vorgeschriebenen Prüfung entsprechen.

Sterilität (V.2.1.1): Der Impfstoff muß der „Prüfung auf Sterilität" entsprechen.

Anomale Toxizität (V.2.1.5): Der Impfstoff muß der „Prüfung auf anomale Toxizität" von Sera und Impfstoffen für Menschen entsprechen.

Prüfung auf Wirksamkeit

Die Wirksamkeit des Impfstoffs wird nach einer der vorgeschriebenen Methoden bestimmt (V.2.2.9).

Die untere Vertrauensgrenze (P = 0,95) der ermittelten Wirksamkeit muß mindestens 40 I.E. je Dosis betragen.

Lagerung

Entsprechend **Impfstoffe für Menschen.**

Dauer der Verwendbarkeit: Unter den vorgeschriebenen Lagerungsbedingungen im allgemeinen 5 Jahre.

Tetanus-Antitoxin

Immunoserum tetanicum ad usum humanum

Tetanus-Antitoxin enthält antitoxische Globuline mit der Eigenschaft, das von *Clostridium tetani* gebildete Toxin spezifisch zu neutralisieren. Es wird durch Fraktionierung aus dem Serum von Pferden oder anderen Säugetieren gewonnen, die gegen Tetanus-Toxin immunisiert wurden.

Prüfung auf Identität

Die Zubereitung neutralisiert spezifisch das von *Cl. tetani* gebildete Toxin und macht es für empfängliche Tiere unschädlich.

Prüfung auf Reinheit

Die Zubereitung muß den in der Monographie **Immunsera für Menschen (Immunosera ad usum humanum)** vorgeschriebenen Prüfungen entsprechen.

Prüfung auf Wirksamkeit

Die Zubereitung muß mindestens 1000 I.E. Antitoxin je Milliliter enthalten, wenn es für die prophylaktische Anwendung und mindestens 3000 I.E. Antitoxin je Milliliter, wenn es für die therapeutische Anwendung bestimmt ist.

Die Wirksamkeit von Tetanus-Antitoxin wird bestimmt, indem die zum Schutz von Meerschweinchen oder Mäusen gegen die paralytischen Wirkungen[1)] einer gegebenen Dosis von Tetanus-Toxin nötige Dosis mit der Menge der Standardzubereitung für Tetanus-Antitoxin verglichen wird, die für denselben Schutz notwendig ist. Dieser Vergleich erfordert eine in Internationalen Einheiten eingestellte Standardzubereitung von Tetanus-Antitoxin und ein geeignetes Tetanus-Toxin als Testtoxin. Die Wirksamkeit des Testtoxins wird im Verhältnis zur Standardzubereitung bestimmt; die Wirksamkeit des Tetanus-Antitoxins wird mit derselben Methode im Verhältnis zur Wirksamkeit des Testtoxins bestimmt.

Die Internationale Einheit Antitoxin entspricht der spezifisch neutralisierenden Wirksamkeit gegenüber Tetanus-Toxin, die in einer bestimmten Menge des Internationalen Standards enthalten ist, welcher aus getrocknetem Immunserum vom Pferd besteht[2)].

Auswahl der Tiere: Für die Prüfung werden Mäuse verwendet, bei denen der Unterschied der Körpermasse zwischen leichtestem und schwerstem Tier höchstens 5 g beträgt.

Herstellung des Testtoxins: Das Testtoxin wird aus einem sterilen Filtrat einer etwa 9 Tage alten Kultur von *Cl. tetani* in flüssigem Nährmedium hergestellt. Dem Filtrat werden 1 bis 2 Volumteile Glycerol zugesetzt; die Lagerung erfolgt bei wenig unter 0 °C. Alternativ wird das Filtrat mit Ammoniumsulfat versetzt, der toxinhaltige Niederschlag gesammelt, im Vakuum über Phosphor(V)-oxid *R* getrocknet, pulverisiert und trocken gelagert, entweder in verschlossenen Ampullen oder im Vakuum über Phosphor(V)-oxid *R*.

Bestimmung der Toxin-Testdosis (Lp/10-Dosis): Eine Lösung der Standardzubereitung in einer geeigneten Flüssigkeit wird so hergestellt, daß sie 0,5 I.E. Antitoxin je Milliliter enthält.

Falls das Testtoxin trocken aufbewahrt wird, ist es in einer geeigneten Flüssigkeit aufzulösen.

Mischungen der Lösung der Standardzubereitung mit dem Testtoxin werden so hergestellt, daß jede 2,0 ml der Lösung der Standard-

---

1) In Ländern, in denen die Methode auf der Basis von Lähmungserscheinungen nicht zwingend vorgeschrieben ist, kann die Methode auf der Basis von Tod oder Überleben angewandt werden. Für die letztere Methode sind die Anzahl der Tiere und das Prüfungsverfahren identisch mit den für die erstere beschriebenen. Statt des Auftretens von Lähmungserscheinungen ist jedoch der Tod des Tieres der Endpunkt, und statt der Lp/10-Dosis wird die L+/10-Dosis verwendet.

2) Der Wert in Internationalen Einheiten des Internationalen Standards wird von Zeit zu Zeit von der WHO festgelegt.

zubereitung, eines von mehreren abgestuften Volumina des Testtoxins und eine ausreichende Menge einer geeigneten Flüssigkeit enthält, um ein Gesamtvolumen von 5,0 ml zu erhalten. Die Mischungen werden 60 min lang bei Raumtemperatur, vor Licht geschützt, stehengelassen. Von jeder Mischung werden sechs Mäusen je 0,5 ml subkutan injiziert. Danach werden die Mäuse 96 h lang beobachtet. Mäuse, die Lähmungserscheinungen zeigen, können getötet werden.

Die Toxin-Testdosis ist diejenige Menge in 0,5 ml der Mischung mit der kleinsten Toxinmenge, die trotz partieller Neutralisation durch die Standardzubereitung Lähmungserscheinungen bei allen sechs mit der Mischung behandelten Mäusen innerhalb der Beobachtungszeit verursacht.

Wirksamkeitsprüfung des Antitoxins: Eine Lösung der Standardzubereitung in einer geeigneten Flüssigkeit wird so hergestellt, daß sie 0,5 I.E. Antitoxin je Milliliter enthält.

Eine Lösung des Testtoxins in einer geeigneten Flüssigkeit wird so hergestellt, daß sie 5 Testdosen je Milliliter enthält.

Mischungen der Testtoxin-Lösung mit dem Antitoxin werden so hergestellt, daß jede 2,0 ml der Testtoxin-Lösung, eines von mehreren abgestuften Volumina des Antitoxins und eine ausreichende Menge einer geeigneten Flüssigkeit enthält, um ein Gesamtvolumen von 5,0 ml zu erhalten. In gleicher Weise werden Mischungen der Testtoxin-Lösung mit der Lösung der Standardzubereitung so hergestellt, daß jede 2,0 ml der Testtoxin-Lösung und eines von mehreren abgestuften Volumina der Lösung der Standardzubereitung enthält, wobei das mittlere Volumen der Reihe (2,0 ml) 1 I.E. Antitoxin enthält. Mit einer ausreichenden Menge einer geeigneten Flüssigkeit wird auf ein Gesamtvolumen von jeweils 5,0 ml aufgefüllt. Die Mischungen werden 60 min lang bei Raumtemperatur, vor Licht geschützt, stehengelassen. Von jeder Mischung werden sechs Mäusen je 0,5 ml subkutan injiziert. Danach werden die Mäuse 96 h lang beobachtet. Mäuse, die Lähmungserscheinungen zeigen, können getötet werden.

Die Mischung mit der größten Antitoxinmenge, welche die Mäuse nicht vor dem Auftreten von Lähmungserscheinungen schützt, enthält 1 I.E. Diese Menge dient zur Berechnung der Wirksamkeit des Tetanus-Antitoxins in Internationalen Einheiten je Milliliter.

Die Prüfung darf nur ausgewertet werden, wenn alle Mäuse Lähmungserscheinungen zeigen, denen Mischungen mit 2,0 ml oder weniger Lösung der Standardzubereitung injiziert wurden, und alle, denen Mischungen mit mehr als 2,0 ml injiziert wurden, gesund bleiben.

Lagerung

Entsprechend **Immunsera für Menschen.**

Dauer der Verwendbarkeit: Entsprechend **Immunsera für Menschen.**

Tetanus-Antitoxin für Tiere

Immunoserum tetanicum ad usum veterinarium

Tetanus-Antitoxin für Tiere ist eine Zubereitung, die vorwiegend Globuline enthält, welche das von *Clostridium tetani* gebildete Toxin spezifisch neutralisieren. Es besteht aus dem Serum oder einer Zubereitung des Serums von Tieren, die gegen Tetanustoxin immunisiert wurden.

Prüfung auf Identität

Das Antitoxin neutralisiert spezifisch das von *Cl. tetani* gebildete Toxin und macht es für empfängliche Tiere unschädlich.

Prüfung auf Reinheit

Das Antitoxin muß den Prüfungen der Monographie **Immunsera für Tiere (Immunosera ad usum veterinarium)** entsprechen.

Prüfung auf Wirksamkeit

Die Wirksamkeit des rohen Pferdeserums beträgt mindestens 300 I. E. je Milliliter, die des rohen Rinderserums mindestens 150 I. E. je Milliliter.

Die Wirksamkeit des konzentrierten Pferdeserums beträgt mindestens 1000 I. E. je Milliliter, diejenige des konzentrierten Rinderserums mindestens 500 I. E. je Milliliter.

Die Internationale Einheit ist die spezifisch neutralisierende Aktivität gegen Tetanustoxin, die in einer festgelegten Menge des Internationalen Standards enthalten ist, der aus getrocknetem Immunserum vom Pferd[1] besteht.

Die Wirksamkeit des Tetanus-Antitoxins wird bestimmt durch Vergleich der für Mäuse oder Meerschweinchen notwendigen Schutzdosis gegen die toxische Wirkung[2] einer festgelegten Dosis Tetanustoxin mit derjenigen Menge einer Standardzubereitung, welche, in Internationalen Einheiten eingestellt, den gleichen Schutz ergibt. Für diesen Vergleich wird eine geeignete Zubereitung Tetanustoxin als Prüftoxin benötigt. Die Dosis des Prüftoxins wird in bezug auf die Standardzubereitung bestimmt; die Wirksamkeit des Tetanus-Antitoxins wird in bezug auf die Standardzubereitung unter Verwendung des Prüftoxins ermittelt.

Herstellung des Prüftoxins: Das Prüftoxin wird aus dem sterilen Filtrat einer 8 bis 10 Tage alten Kultur von *Cl. tetani* in flüssigem Medium hergestellt. Dem Prüftoxin kann Glycerol zugesetzt werden im Verhältnis von 1 Volumteil Filtrat zu 1 bis 2 Volumteilen Glycerol. Die Lösung kann bei 0 °C oder leicht darunter gelagert werden. Das Prüftoxin kann auch in geeigneter Weise getrocknet werden.

Für die Auswahl des Prüftoxins wird an Mäusen die Lp/10-Dosis und die paralytische Dosis 50 Prozent bestimmt. Ein geeignetes Prüftoxin enthält mindestens 1000mal die 50 Prozent paralytische Dosis in einer Lp/10-Dosis.

Lp/10-Dosis (Limes paralyticum): Dies ist die kleinste Toxinmenge, die nach Mischung mit 0,1 I.E. Antitoxin, in Mäuse (oder Meerschweinchen) subkutan injiziert, am oder vor dem vierten Tag nach Injektion bei den Tieren tetanische Lähmungen verursacht.

Paralytische Dosis 50 %: Dies ist die Toxinmenge, welche nach subkutaner Injektion in Mäuse (oder Meerschweinchen) tetanische Lähmungen bei der Hälfte der Tiere am oder vor dem vierten Tag nach Injektion hervorruft.

Bestimmung der Dosis des Prüftoxins: Eine Lösung der Standardzubereitung wird in einer geeigneten Flüssigkeit so hergestellt, daß sie 0,5 I. E. je Milliliter enthält. Die Menge des Prüftoxins wird gemessen oder abgewogen und mit einer geeigneten Flüssigkeit verdünnt oder aufgelöst. Mischungen der Lösungen der Standardzubereitung und des Prüftoxins werden so hergestellt, daß jede Mischung 0,1 I. E. Antitoxin im Injektionsvolumen und eines aus einer abgestuften Reihe von Volumenteilen des Prüftoxins enthält, deren Konzentrationen sich voneinander um höchstens 20 Prozent unterscheiden und die den zu erwartenden Endpunkt erfassen. Mit einer geeigneten Flüssigkeit wird jede Mischung auf das gleiche Endvolumen aufgefüllt (0,4 bis 0,6 ml für die Prüfung an der Maus oder 4,0 ml für die Prüfung am Meerschweinchen). Die Mischungen werden 60 min lang bei Raumtemperatur stehengelassen. Von jeder Mischung wird mindestens je 2 Tieren die vorgesehene Dosis subkutan injiziert. Die Tiere werden 96 h lang beobachtet und der Schweregrad des Tetanus in jeder Tiergruppe täglich registriert. Die Prüfung wird mindestens einmal wiederholt und die Prüfdosis als Mittel der verschiedenen Prüfungen berechnet. Die Prüfdosis des Toxins ist diejenige Menge, welche in der Mischung vorhanden ist, die tetanische Lähmungen bei der Hälfte der Tiere hervorruft, die damit injiziert wurden.

Wenn die Dosis des Prüftoxins bestimmt ist, kann eine konzentrierte Lösung des Prüftoxins in einer Mischung von 1 Volumteil einer 0,9prozentigen Lösung (*m*/V) von Natriumchlorid und 1 oder 2 Volumteilen Glycerol hergestellt werden. Diese konzentrierte Lösung kann gefroren gelagert und bei Bedarf verdünnt werden. Die spezifische Aktivität einer solchen Lösung sollte häufig wiederbestimmt werden.

Bestimmung der Wirksamkeit des Antitoxins:

Vorprüfung: Vom Prüftoxin wird so viel abgemessen oder eingewogen, daß nach Verdünnen oder Auflösen in einer geeigneten Flüssigkeit die Lösung 5 Prüfdosen je Milliliter enthält (Lösung des Prüftoxins). Mischungen der Prüftoxin-Lösung und des Antitoxins werden so hergestellt, daß bei jeder Mischung das Injektionsvolumen die Dosis des Prüftoxins und eines einer abgestuften Reihe Volumteile des Antitoxins enthält. Mit einer geeigneten Flüssigkeit wird jede Mischung auf das gleiche Endvolumen aufgefüllt. Die Mischungen werden 60 min lang bei Raumtemperatur stehengelassen. Jedem der mindestens zwei Tiere für jede Mischung wird das für sie bestimmte Volumen subkutan injiziert. Die Tiere werden 96 h lang beobachtet und der Schweregrad des Tetanus in

[1] Der Gehalt in Internationalen Einheiten wird für den Internationalen Standard von der Weltgesundheitsorganisation festgelegt.

[2] In Ländern, wo die Lähmungs-Methode nicht vorgeschrieben ist, kann die Letal-Methode verwendet werden. Bei dieser Methode sind Tierzahl und Vorgehen identisch mit der Lähmungs-Methode; der Endpunkt ist jedoch der Tod des Tieres anstelle der Paralyse, und anstelle der Lp/10-Dosis und der paralytischen Dosis 50 % wird die L+/10-Dosis und die LD_{50} benutzt.

jeder Tiergruppe täglich registriert. Aufgrund dieser Resultate werden geeignete Mischungen für die Hauptprüfung gewählt.

Hauptprüfung: Mischungen der Prüftoxin-Lösung und des Antitoxins werden so hergestellt, daß jede Mischung im Injektionsvolumen die Prüfdosis des Toxins und eines aus einer abgestuften Reihe von Volumteilen des Antitoxins enthält, deren Konzentrationen sich voneinander um höchstens 20 Prozent unterscheiden, und die den aus der Vorprüfung zu erwartenden Endpunkt umfassen. Weitere Mischungen werden mit der gleichen Menge Prüftoxin und abgestuften Volumteilen der Standardzubereitung hergestellt, die um 0,1 I. E. im Injektionsvolumen liegen, um die Dosis des Prüftoxins zu bestätigen. Jede Mischung wird mit einer geeigneten Flüssigkeit auf das gleiche Endvolumen aufgefüllt. Die Mischungen werden 60 min lang bei Raumtemperatur stehengelassen. Von jeder Mischung wird mindestens zwei Tieren das sie betreffende Volumen subkutan injiziert. Die Tiere werden 96 h lang beobachtet und der Schweregrad des Tetanus in jeder Tiergruppe täglich registriert. Die Prüfmischung, welche 0,1 I. E. im Injektionsvolumen enthält, ist diejenige, welche tetanische Lähmungen in der gleichen oder annähernd gleichen Tierzahl hervorruft wie die Standardzubereitung, die 0,1 I. E. im Injektionsvolumen enthält. Die Prüfung wird mindestens einmal wiederholt und der Durchschnitt aller verwertbaren Ergebnisse berechnet. Ergebnisse sind nur dann verwertbar, wenn der Wert für die Standardzubereitung innerhalb 20 Prozent vom Erwartungswert liegt.

Für die Vertrauensgrenzen ($P = 0{,}95$) gilt:
85 und 114 Prozent für zwei Tiere je Dosis,
91,5 und 109 Prozent für drei Tiere je Dosis,
93 und 108 Prozent für sechs Tiere je Dosis.

Lagerung

Entsprechend **Immunsera für Tiere.**

Dauer der Verwendbarkeit: Entsprechend **Immunsera für Tiere.**

Tetanus-Immunglobulin vom Menschen

Immunoglobulinum humanum tetanicum

Tetanus-Immunglobulin vom Menschen ist eine flüssige oder gefriergetrocknete Zubereitung, die Immunglobuline, vorwiegend Immunglobulin G, enthält. Die Zubereitung wird aus Plasma oder Serum gewonnen, das spezifische Antikörper gegen das Toxin von *Clostridium tetani* enthält. Immunglobulin vom Menschen kann zugesetzt werden.

Tetanus-Immunglobulin vom Menschen entspricht der Monographie **Immunglobulin vom Menschen (Immunoglobulinum humanum normale)** mit Ausnahme der Mindestzahl von Spendern.

Prüfung auf Wirksamkeit

Die Wirksamkeit der flüssigen und der, entsprechend der Beschriftung, wieder aufgelösten, gefriergetrockneten Zubereitung muß mindestens 50 I. E. Tetanus-Antitoxin je Milliliter betragen.

Die Wirksamkeit wird bestimmt durch Vergleich der für den Schutz von Meerschweinchen oder Mäusen notwendigen Dosis gegen die paralysierende Wirkung[1] einer festgelegten Dosis Tetanus-Toxin mit derjenigen Konzentration einer Standardzubereitung von Tetanus-Antitoxin, eingestellt in Internationalen Einheiten, welche den gleichen Schutz ergibt.

Die Internationale Einheit ist die spezifische, neutralisierende Aktivität gegen Tetanus-Toxin, die in einer festgelegten Menge des Internationalen Standards enthalten ist, der aus getrocknetem Pferdeimmunserum[2] besteht.

---

[1] In Ländern, wo die Lähmungs-Methode nicht vorgeschrieben ist, kann die Letal-Methode angewandt werden. Bei dieser Methode sind Tierzahl und Vorgehen identisch mit der Lähmungs-Methode; der Endpunkt ist jedoch der Tod des Tieres anstelle der Paralyse und es wird die L+/10-Dosis anstelle der Lp/10-Dosis angewendet.

[2] Der Gehalt an Internationalen Einheiten wird für den Internationalen Standard von der Weltgesundheitsorganisation festgelegt.

Auswahl der Tiere: Wenn Mäuse verwendet werden, sollte die Körpermasse so gewählt werden, daß der Unterschied zwischen der leichtesten und schwersten Maus höchstens 5 g beträgt.

Herstellung des Prüftoxins: Das Prüftoxin wird aus dem sterilen Filtrat einer etwa 9 Tage alten Kultur von *Cl. tetani* in flüssigem Medium hergestellt. Dem Filtrat werden 1 bis 2 Volumteile Glycerol zugesetzt; die Lagerung erfolgt bei einer Temperatur etwas unter 0 °C. Das Filtrat kann auch mit Ammoniumsulfat versetzt werden; das toxinhaltige Präzipitat wird gewonnen, im Vakuum über Phosphor(V)-oxid *R* getrocknet, pulverisiert und trocken in zugeschmolzenen Ampullen oder im Vakuum über Phosphor(V)-oxid *R* gelagert.

Bestimmung der Dosis des Prüftoxins (Lp/10-Dosis): Eine Lösung der Standardzubereitung wird in einer geeigneten Flüssigkeit so hergestellt, daß sie 0,5 I. E. Antitoxin je Milliliter enthält. Wenn das Prüftoxin trocken gelagert ist, wird es in einer geeigneten Flüssigkeit gelöst. Mischungen der Lösung der Standardzubereitung und des Prüftoxins werden so hergestellt, daß jede 2,0 ml der Lösung der Standardzubereitung eines aus einer abgestuften Reihe Volumteile des Prüftoxins und so viel einer geeigneten Flüssigkeit enthält, um das Gesamtvolumen auf 5,0 ml zu bringen. Die Mischungen bleiben 60 min lang, vor Licht geschützt, bei Raumtemperatur stehen. Für jede Mischung werden sechs Mäuse verwendet, von denen jeder eine Dosis von 0,5 ml subkutan injiziert wird. Die Mäuse werden 96 h lang beobachtet. Mäuse, die Lähmungen zeigen, können getötet werden. Die Prüfdosis des Toxins ist diejenige Menge in 0,5 ml der Mischung, die mit der geringsten Toxinkonzentration angelegt wurde, die trotz partieller Neutralisierung durch die Standardzubereitung in der Lage ist, im Beobachtungszeitraum Lähmungen bei allen sechs Mäusen hervorzurufen, denen diese Mischung injiziert wurde.

Bestimmung der Wirksamkeit des Immunglobulins: Eine Lösung der Standardzubereitung wird mit einer geeigneten Flüssigkeit so hergestellt, daß sie 0,5 I. E. Antitoxin je Milliliter enthält. Eine Lösung des Prüftoxins wird in einer geeigneten Flüssigkeit so hergestellt, daß sie 5 Testdosen je Milliliter enthält. Eine Reihe von Mischungen der Lösung des Prüftoxins und der Zubereitung wird so hergestellt, daß jede Mischung 2,0 ml der Lösung des Prüftoxins und abgestufte Volumina der Zubereitung enthält. Jede Mischung wird mit einer geeigneten Flüssigkeit auf ein Endvolumen von 5,0 ml verdünnt. Außerdem werden Mischungen der Lösung des Prüftoxins und derjenigen der Standardzubereitung so hergestellt, daß jede 2,0 ml der Lösung des Prüftoxins, eines aus einer abgestuften Reihe von Volumteilen der Lösung der Zubereitung, die um denjenigen Volumteil (2,0 ml) herumliegen, der 1 I. E. enthält, und so viel einer geeigneten Flüssigkeit, um das Gesamtvolumen auf 5,0 ml zu bringen, enthält. Die Mischungen werden 60 min lang, vor Licht geschützt, bei Raumtemperatur stehengelassen. Für jede Mischung werden sechs Mäuse verwendet, von denen jeder eine Dosis von 0,5 ml subkutan injiziert wird. Die Mäuse werden 96 h lang beobachtet. Mäuse, die Lähmungen zeigen, können getötet werden. Die Mischung, welche die größte Konzentration Immunglobulin enthält, das die Mäuse nicht vor Lähmungen schützt, enthält 1 I. E. Diese Menge wird für die Errechnung der Wirksamkeit des Immunglobulins in Internationalen Einheiten je Milliliter verwendet.

Die Prüfung darf nur ausgewertet werden, wenn alle Mäuse Lähmungen zeigen, denen Mischungen mit höchstens 2,0 ml der Lösung der Standardzubereitung injiziert wurden, und alle Mäuse keine Lähmungen zeigen, denen Mischungen mit höherer Konzentration injiziert wurden.

Lagerung

Entsprechend **Immunglobulin vom Menschen.**

Tetracainhydrochlorid

Tetracaini hydrochloridum

$C_{15}H_{25}ClN_2O_2$ M_r 300,8

Tetracainhydrochlorid enthält mindestens 99,0 und höchstens 101,0 Prozent 2-Dimethylaminoethyl-(4-butylaminobenzoat)hydrochlorid, berechnet auf die getrocknete Substanz.

Eigenschaften

Weißes, kristallines Pulver, schwach hygroskopisch; leicht löslich in Wasser, löslich in Ethanol, wenig löslich in Chloroform, praktisch unlöslich in Ether.

Die Substanz schmilzt bei etwa 148 °C; kann auch in zwei polymorphen Modifikationen vorkommen, die bei 134 oder 139 °C schmelzen; Mischungen dieser Formen schmelzen zwischen 134 und 147 °C.

Prüfung auf Identität

Die Prüfung A kann entfallen, wenn die Prüfungen B, C und D durchgeführt werden. Die Prüfung C kann entfallen, wenn die Prüfungen A, B und D durchgeführt werden.

A. Das IR-Absorptionsspektrum (V.6.18) der Substanz zeigt im Vergleich mit dem von Tetracainhydrochlorid *CRS* Maxima bei denselben Wellenlängen mit den gleichen relativen Intensitäten.

B. Werden 10 ml Prüflösung (siehe ,,Prüfung auf Reinheit“) mit 1 ml Ammoniumthiocyanat-Lösung *R* versetzt, entsteht ein weißer, kristalliner Niederschlag, der nach Umkristallisieren aus Wasser 2 h lang bei 80 °C getrocknet wird. Er schmilzt (V.6.11.1) bei etwa 131 °C.

C. Etwa 5 mg Substanz werden mit 0,5 ml rauchender Salpetersäure *R* auf dem Wasserbad zur Trockne eingedampft. Der Rückstand wird nach dem Erkalten in 5 ml Aceton *R* gelöst. Auf Zugabe von 1 ml ethanolischer 0,1 N-Kaliumhydroxid-Lösung entwickelt sich eine violette Farbe.

D. Die Prüflösung gibt die Identitätsreaktion a auf Chlorid (V.3.1.1).

Prüfung auf Reinheit

Prüflösung: 5,0 g Substanz werden in kohlendioxidfreiem Wasser *R* zu 50 ml gelöst.

Aussehen der Lösung: 2 ml Prüflösung werden mit Wasser zu 10 ml verdünnt. Die Lösung muß klar (V.6.1) und farblos sein (V.6.2, Methode II).

***p*H-Wert** (V.6.3.1): 1 ml Prüflösung wird mit kohlendioxidfreiem Wasser *R* zu 10 ml verdünnt. Der *p*H-Wert der Lösung muß zwischen 4,5 und 6,5 liegen.

Verwandte Substanzen: Die Prüfung erfolgt mit Hilfe der Dünnschichtchromatographie (V.6.20.2) unter Verwendung einer Schicht von Kieselgel GF_{254} *R*. Die Platte wird über eine Laufstrecke von 12 cm mit einer Mischung von 4 Volumteilen Essigsäure 98 % *R*, 16 Volumteilen Hexan *R* und 80 Volumteilen Dibutylether *R* vorbehandelt, einige Minuten lang in einem warmen Luftstrom getrocknet und vor Gebrauch erkalten gelassen.

Untersuchungslösung: 1,0 g Substanz wird in Wasser zu 10 ml gelöst.

Referenzlösung: 50 mg Aminobenzoesäure *R* werden in Wasser zu 100 ml gelöst. 1 ml dieser Lösung wird mit Wasser zu 10 ml verdünnt.

Auf die Platte werden getrennt 5 µl jeder Lösung aufgetragen. Die Chromatographie erfolgt mit einer Mischung von 4 Volumteilen Essigsäure 98 % *R*, 16 Volumteilen Hexan *R* und 80 Volumteilen Dibutylether *R*, über eine Laufstrecke von 10 cm. Die Platte wird 10 min lang bei 100 bis 105 °C getrocknet. Die Chromatogramme werden im ultravioletten Licht bei 254 nm ausgewertet. Keine im Chromatogramm der Untersuchungslösung auftretenden Nebenflecke dürfen größer oder stärker gefärbt sein als der mit der Referenzlösung erhaltene Fleck. Der Hauptfleck im Chromatogramm der Untersuchungslösung verbleibt am Start.

Schwermetalle (V.3.2.8): 12 ml Prüflösung müssen der Grenzprüfung A auf Schwermetalle entsprechen (10 ppm). Zur Herstellung der Referenzlösung wird die Blei-Lösung (1 ppm Pb) *R* verwendet.

Trocknungsverlust (V.6.22): Höchstens 1,0 Prozent, mit 1,000 g Substanz durch Trocknen im Trockenschrank bei 100 bis 105 °C bestimmt.

Sulfatasche (V.3.2.14): Höchstens 0,1 Prozent, mit 1,0 g Substanz bestimmt.

Gehaltsbestimmung

0,250 g Substanz werden in einer Mischung von 5 ml Acetanhydrid *R* und 25 ml wasserfreier Essigsäure *R* gelöst. Die Mischung wird 2 min lang unter Rückfluß erhitzt und mit 6 ml Quecksilber(II)-acetat-Lösung *R* versetzt. Nach Zusatz von 0,05 ml Kristallviolett-Lösung *R* wird nach ,,Titration in wasserfreiem Medium“ (V.3.5.5) mit 0,1 N-Perchlorsäure titriert.

1 ml 0,1 N-Perchlorsäure entspricht 30,08 mg $C_{15}H_{25}ClN_2O_2$.

Lagerung

Vor Licht geschützt.

Vorsichtig zu lagern!

Tetracyclin

Tetracyclinum

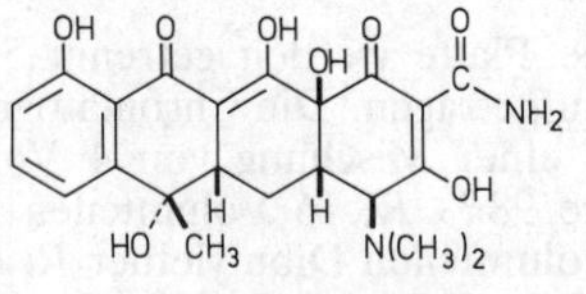

$C_{22}H_{24}N_2O_8$ M_r 444,4

Tetracyclin ist (4*S*, 4a*S*,5a*S*,6*S*,12a*S*)-4-Dimethylamino-1,4,4a,5,5a,6,11,12a-octahydro-3,6,10,12,12a-pentahydroxy-6-methyl-1,11-dioxo-2-naphthacencarboxamid. Die Substanz enthält wechselnde Mengen Wasser. Die Wirksamkeit beträgt mindestens 1000 I.E. je Milligramm Substanz, berechnet auf die getrocknete Substanz.

Eigenschaften

Gelbes, kristallines Pulver, geruchlos; sehr schwer löslich in Wasser, löslich in Ethanol und Methanol, wenig löslich in Aceton, schwer löslich in Chloroform, praktisch unlöslich in Ether. Die Substanz löst sich in verdünnten Säuren und Basen.

Prüfung auf Identität

A. Die Prüfung erfolgt mit Hilfe der Dünnschichtchromatographie (V.6.20.2). Die Trennschicht ist 0,4 mm dick und wird wie folgt bereitet: 0,275 g Carbomer *R* werden mit 120 ml Wasser gemischt und 1 h lang unter schwachem Schütteln stehengelassen. Durch allmähliche Zugabe von Natriumhydroxid-Lösung 8,5 % *R* wird auf einen *p*H-Wert von 7 eingestellt und 30 g Cellulose zur Chromatographie *R* 1 zugegeben. Zum Erreichen der geeigneten Konsistenz wird die notwendige Menge Wasser zugesetzt (60 bis 80 ml).

Die Platte wird bei Raumtemperatur getrocknet. 30 Volumteile einer 7,16prozentigen Lösung (*m*/V) von Natriummonohydrogenphosphat *R* werden mit einer 2,1prozentigen Lösung (*m*/V) von Citronensäure *R* versetzt, bis ein *p*H-Wert von 4,5 erreicht ist (etwa 36 Volumteile). Die Lösung wird gleichmäßig auf die Platte gesprüht, bis Feuchtigkeitsspuren auftreten; anschließend wird die Platte 30 min lang bei 50 °C getrocknet.

Die Chromatographie muß unter Ausschluß direkter Lichteinwirkung erfolgen.

Untersuchungslösung: Je 5 mg Substanz, Chlortetracyclinhydrochlorid *CRS*, Demeclocyclinhydrochlorid *CRS*, Doxycyclinhyclat *CRS* und Oxytetracyclinhydrochlorid *CRS* werden in Methanol *R* zu 10 ml gelöst.

Referenzlösung a: Je 5 mg Chlortetracyclinhydrochlorid *CRS*, Demeclocyclinhydrochlorid *CRS*, Doxycyclinhyclat *CRS* und Oxytetracyclinhydrochlorid *CRS* werden in Methanol *R* zu 10 ml gelöst.

Referenzlösung b: Je 5 mg Chlortetracyclinhydrochlorid *CRS*, Demeclocyclinhydrochlorid *CRS*, Doxycyclinhyclat *CRS*, Oxytetracyclinhydrochlorid *CRS* und Tetracyclinhydrochlorid *CRS* werden in Methanol *R* zu 10 ml gelöst.

Auf die Platte werden getrennt 1 µl jeder Lösung aufgetragen. Die Platte wird mit einer bei etwa 5 °C hergestellten 5prozentigen Lösung (*m*/V) von Trimethylpyridin *R* sehr fein und gleichmäßig besprüht, bis Feuchtigkeitsspuren auftreten (etwa 8 ml für eine 200-mm × 200-mm-Platte); da unterschiedliche Sprühtechniken angewendet werden, ist die Platte, falls erforderlich, eine geeignete Zeit lang bei Raumtemperatur zu trocknen. Die Platte wird so in eine nicht mit Filterpapier ausgekleidete Chromatographiekammer gebracht, daß sie nicht mit der mobilen Phase in Berührung kommt, die aus einer Mischung von 6 Volumteilen Wasser, 30 Volumteilen Aceton *R* und 60 Volumteilen Ethylacetat *R* besteht. Die Platte wird 1 h lang den Lösungsmitteldämpfen ausgesetzt. Die Chromatographie erfolgt unter Verwendung derselben mobilen Phase über eine Laufstrecke von 15 cm. Die Platte wird an der Luft getrocknet und anschließend Ammoniakdämpfen ausgesetzt. Die Auswertung erfolgt unverzüglich im ultravioletten Licht bei 365 nm[1]. Im Vergleich mit dem Chromatogramm der Referenzlösung a zeigt das Chromatogramm der Untersuchungslösung einen zusätzlichen Fleck, dessen relative Lage in bezug auf die anderen Flecke des Chromatogramms identisch ist mit dem zusätzlichen Fleck im Chromatogramm der Referenzlösung b. Die Prüfung darf nur ausgewertet werden, wenn das Chromatogramm der Referenzlösung b, deutlich voneinander getrennt, mindestens 5 Flecke zeigt.

B. Werden etwa 2 mg Substanz mit 5 ml Schwefelsäure 96 % *R* versetzt, entsteht eine rotviolette Färbung. Beim Eingießen der Lösung in 2,5 ml Wasser wird die Lösung gelb.

C. Etwa 10 mg Substanz werden in einer Mischung von 1 ml Salpetersäure 12,5 % *R* und 5 ml Wasser gelöst. Eine nach Zusatz von 1 ml Silbernitrat-Lösung *R* 2 auftretende Opaleszenz darf nicht stärker sein als die einer Mischung von 1 ml Salpetersäure 12,5 % *R*, 5 ml Wasser und 1 ml Silbernitrat-Lösung *R* 2.

Prüfung auf Reinheit

pH-Wert (V.6.3.1): 0,1 g Substanz werden in 10 ml kohlendioxidfreiem Wasser *R* suspendiert. Der *p*H-Wert der Suspension muß zwischen 3,5 und 6,0 liegen.

Spezifische Drehung (V.6.6): 0,250 g Substanz werden in 0,1 N-Salzsäure zu 50,0 ml gelöst. Die spezifische Drehung muß zwischen −260 und −280° liegen, berechnet auf die getrocknete Substanz.

Absorption (V.6.19): 10,0 mg Substanz werden in 10 ml 0,1 N-Salzsäure gelöst und mit Wasser zu 100,0 ml verdünnt. 10,0 ml der Lösung werden mit 75 ml Wasser und 12 ml Natriumhydroxid-Lösung 8,5 % *R* versetzt und mit Wasser zu 100,0 ml verdünnt. Die spezifische Absorption, 6 min nach der Zugabe der Natriumhydroxid-Lösung bei 380 nm bestimmt, muß zwischen 390 und 420 liegen, berechnet auf die getrocknete Substanz.

Lichtabsorbierende Verunreinigungen: 50,0 mg Substanz werden in 2,5 ml 0,1 N-Salzsäure gelöst und mit Wasser zu 25,0 ml verdünnt. Die Absorption der Lösung (V.6.19), bei 430 nm bestimmt, darf höchstens 0,54 betragen, berechnet auf die getrocknete Substanz. Die Messung ist innerhalb 1 h nach der Herstellung der Lösung durchzuführen.

Verwandte Substanzen: Die Prüfung erfolgt mit Hilfe der Dünnschichtchromatographie (V.6.20.2). Die Herstellung der Platte erfolgt wie unter „Prüfung auf Identität A" beschrieben.

Die Platte wird bei Raumtemperatur getrocknet und anschließend mit 0,1 M-Natriumedetat-Lösung, die zuvor mit Natriumhydroxid-Lösung 8,5 % *R* auf einen *p*H-Wert von 7,0 eingestellt wird, gleichmäßig besprüht, bis Feuchtigkeitsspuren auftreten. Die Platte wird 30 min lang bei 50 °C getrocknet.

Die Prüfung muß unter Ausschluß direkter Lichteinwirkung erfolgen.

Untersuchungslösung a: 0,1 g Substanz werden in angesäuertem Methanol *R*[1] zu 10 ml gelöst.

Untersuchungslösung b: 2,5 ml Untersuchungslösung a werden mit angesäuertem Methanol *R* zu 10 ml verdünnt.

Referenzlösung a: 5 mg Epianhydrotetracyclinhydrochlorid *CRS* werden in angesäuertem Methanol *R* zu 20 ml gelöst *(Referenzlösung a')*. 2 ml der Lösung werden mit angesäuertem Methanol *R* zu 10 ml gelöst.

Referenzlösung b: 5 mg Epitetracyclinhydrochlorid *CRS* werden in angesäuertem Methanol *R* zu 8 ml gelöst *(Referenzlösung b')*. 2 ml der Lösung werden mit angesäuertem Methanol *R* zu 10 ml gelöst.

Referenzlösung c: 5 mg Anhydrotetracyclinhydrochlorid *CRS* werden mit angesäuertem Methanol *R* zu 20 ml gelöst *(Referenzlösung c')*. 2 ml dieser Lösung werden mit angesäuertem Methanol *R* zu 10 ml gelöst.

Referenzlösung d: 20 mg Chlortetracyclinhydrochlorid *CRS* werden in angesäuertem Methanol *R* zu 20 ml gelöst *(Referenzlösung d')*. 2 ml dieser Lösung werden mit angesäuertem Methanol *R* zu 10 ml gelöst.

Referenzlösung e: 10 mg Tetracyclinhydrochlorid *CRS* werden in angesäuertem Methanol *R* zu 20 ml gelöst.

---

[1] Die Dauer der Einwirkung der Ammoniakdämpfe und die Intensität der UV-Strahlung müssen derart sein, daß die den Referenzsubstanzen entsprechenden Flecke sichtbar werden.

Referenzlösung f: Je 0,5 ml der Referenzlösungen a′, b′, c′, d′ und e werden gemischt.

Auf die Platte werden getrennt je 1 µl der Untersuchungslösungen a und b und der Referenzlösungen a, b, c, d und f aufgetragen. Die Platte wird mit einer bei etwa 5 °C hergestellten, 5prozentigen Lösung (*m*/V) von Trimethylpyridin *R* sehr fein und gleichmäßig besprüht, bis Feuchtigkeitsspuren auftreten (etwa 8 ml für eine 200-mm × 200-mm-Platte); aufgrund unterschiedlicher Sprühtechniken wird die Platte, falls erforderlich, einige Zeit bei Raumtemperatur getrocknet. Die Chromatographie erfolgt mit einer Mischung von 6 Volumteilen Wasser, 30 Volumteilen Aceton *R* und 60 Volumteilen Ethylacetat *R* über eine Laufstrecke von 15 cm. Die Platte wird an der Luft getrocknet und anschließend Ammoniakdämpfen ausgesetzt. Die Auswertung erfolgt unverzüglich im ultravioletten Licht bei 365 nm[2]. Ein dem Epitetracyclinhydrochlorid entsprechender Fleck im Chromatogramm der Untersuchungslösung b darf nicht größer sein als der mit Referenzlösung b erhaltene Fleck. Die dem Epianhydrotetracyclinhydrochlorid, dem Anhydrotetracyclinhydrochlorid und dem Chlortetracyclinhydrochlorid entsprechenden Flecke im Chromatogramm der Untersuchungslösung a dürfen nicht größer sein als die mit den Referenzlösungen a, c und d erhaltenen entsprechenden Flecke. Die Prüfung darf nur ausgewertet werden, wenn das Chromatogramm der Referenzlösung f, deutlich voneinander getrennt, 5 Flecke zeigt.

Schwermetalle (V.3.2.8): 0,5 g Substanz müssen der Grenzprüfung C auf Schwermetalle entsprechen (50 ppm). Zur Herstellung der Referenzlösung werden 2,5 ml Blei-Lösung (10 ppm Pb) *R* verwendet.

Trocknungsverlust (V.6.22): Höchstens 13,0 Prozent, mit 1,000 g Substanz durch Trocknen im Trockenschrank bei 100 bis 105 °C bestimmt.

Sulfatasche (V.3.2.14): Höchstens 0,5 Prozent, mit 1,0 g Substanz bestimmt.

Wertbestimmung

Die Ausführung erfolgt nach „Mikrobiologische Wertbestimmung von Antibiotika" (V.2.2.1) unter Verwendung einer Lösung der Substanz in 0,01 N-Salzsäure. Als Referenzsubstanz wird Tetracyclinhydrochlorid *CRS* verwendet.

Lagerung

Dicht verschlossen, vor Licht geschützt.

Vorsichtig zu lagern!

Tetracyclinhydrochlorid

Tetracyclini hydrochloridum

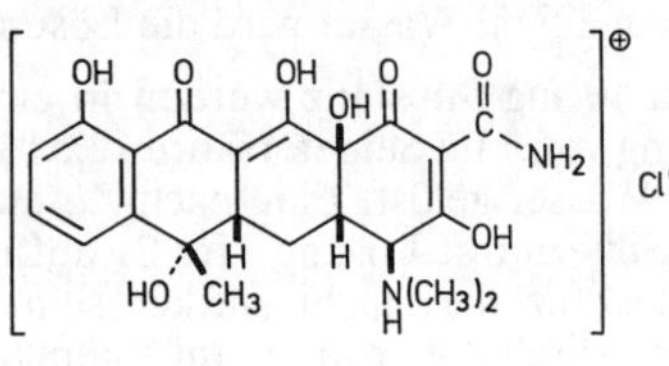

$C_{22}H_{25}ClN_2O_8$ M_r 480,9

Tetracyclinhydrochlorid ist (4*S*, 4a*S*, 5a*S*, 6*S*, 12a*S*)-4-Dimethylamino-1,4,4a,5,5a,6,11,12a-octahydro-3,6,10,12,12a-pentahydroxy-6-methyl-1,11-dioxo-2-naphthacencarboxamid-hydrochlorid. Die Wirksamkeit beträgt mindestens 950 I.E. je Milligramm Substanz, berechnet auf die getrocknete Substanz.

Eigenschaften

Gelbes, kristallines Pulver, geruchlos; löslich in Wasser, schwer löslich in Ethanol, praktisch unlöslich in Aceton, Chloroform und Ether. Die Substanz löst sich in Alkalihydroxid- und Alkalicarbonat-Lösungen. Wäßrige Lösungen trüben sich beim Stehenlassen durch Ausscheiden von Tetracyclin.

Prüfung auf Identität

A. Die Prüfung erfolgt mit Hilfe der Dünnschichtchromatographie (V.6.20.2). Die Trennschicht ist 0,4 mm dick und wird wie folgt bereitet: 0,275 g Carbomer *R* werden mit 120 ml Wasser gemischt und 1 h lang unter schwachem Schütteln stehengelassen. Durch allmähliche Zugabe von Natriumhy-

---

[2] *Angesäuertes Methanol R:* 99 Volumteile Methanol *R* werden mit 1 Volumteil 1 N-Salzsäure versetzt.

droxid-Lösung 8,5 % *R* wird auf einen *p*H-Wert von 7 eingestellt und 30 g Cellulose zur Chromatographie *R* 1 zugegeben. Zum Erreichen der geeigneten Konsistenz wird die notwendige Menge Wasser zugesetzt (60 bis 80 ml).

Die Platte wird bei Raumtemperatur getrocknet. 30 Volumteile einer 7,16prozentigen Lösung (*m*/V) von Natriummonohydrogenphosphat *R* werden mit einer 2,1prozentigen Lösung (*m*/V) von Citronensäure *R* versetzt, bis ein *p*H-Wert von 4,5 erreicht ist (etwa 36 Volumteile). Die Lösung wird gleichmäßig auf die Platte gesprüht, bis Feuchtigkeitsspuren auftreten; anschließend wird die Platte 30 min lang bei 50 °C getrocknet.

Die Chromatographie muß unter Ausschluß direkter Lichteinwirkung erfolgen.

Untersuchungslösung: Je 5 mg Substanz, Chlortetracyclinhydrochlorid *CRS,* Demeclocyclinhydrochlorid *CRS,* Doxycyclinhyclat *CRS* und Oxytetracyclinhydrochlorid *CRS* werden in Methanol *R* zu 10 ml gelöst.

Referenzlösung a: Je 5 mg Chlortetracyclinhydrochlorid *CRS,* Demeclocyclinhydrochlorid *CRS,* Doxycyclinhyclat *CRS* und Oxytetracyclinhydrochlorid *CRS* werden in Methanol *R* zu 10 ml gelöst.

Referenzlösung b: Je 5 mg Chlortetracyclinhydrochlorid *CRS,* Demeclocyclinhydrochlorid *CRS,* Doxycyclinhyclat *CRS,* Oxytetracyclinhydrochlorid *CRS* und Tetracyclinhydrochlorid *CRS* werden in Methanol *R* zu 10 ml gelöst.

Auf die Platte werden getrennt 1 µl jeder Lösung aufgetragen. Die Platte wird mit einer bei etwa 5 °C hergestellten, 5prozentigen Lösung (*m*/V) von Trimethylpyridin *R* sehr fein und gleichmäßig besprüht, bis Feuchtigkeitsspuren auftreten (etwa 8 ml für eine 200-mm × 200-mm-Platte); da unterschiedliche Sprühtechniken angewendet werden, ist die Platte, falls erforderlich, eine geeignete Zeit lang bei Raumtemperatur zu trocknen. Die Platte wird so in eine nicht mit Filterpapier ausgekleidete Chromatographiekammer gebracht, daß sie nicht mit der mobilen Phase in Berührung kommt, die aus einer Mischung von 6 Volumteilen Wasser, 30 Volumteilen Aceton *R* und 60 Volumteilen Ethylacetat *R* besteht. Die Platte wird 1 h lang den Lösungsmitteldämpfen ausgesetzt. Die Chromatographie erfolgt unter Verwendung derselben mobilen Phase über eine Laufstrecke von 15 cm. Die Platte wird an der Luft getrocknet und anschließend Ammoniakdämpfen ausgesetzt. Die Auswertung erfolgt unverzüglich im ultravioletten Licht bei 365 nm[1]. Im Vergleich mit dem Chromatogramm der Referenzlösung a zeigt das Chromatogramm der Untersuchungslösung einen zusätzlichen Fleck, dessen relative Lage in bezug auf die anderen Flecke des Chromatogramms identisch ist mit dem zusätzlichen Fleck im Chromatogramm der Referenzlösung b. Die Prüfung darf nur ausgewertet werden, wenn das Chromatogramm der Referenzlösung b, deutlich voneinander getrennt, 5 Flecke zeigt.

B. Werden etwa 2 mg Substanz mit 5 ml Schwefelsäure 96 % R versetzt, entsteht eine rotviolette Färbung. Beim Eingießen der Lösung in 2,5 ml Wasser wird die Lösung gelb.

C. Die Subtanz gibt die Identitätsreaktion a auf Chlorid (V.3.1.1).

Prüfung auf Reinheit

***p*H-Wert** (V.6.3.1): 0,1 g Substanz werden in kohlendioxidfreiem Wasser *R* zu 10 ml gelöst. Der *p*H-Wert der Lösung muß zwischen 1,8 und 2,8 liegen.

Spezifische Drehung (V.6.6): 0,250 g Substanz werden in 0,1 N-Salzsäure zu 25,0 ml gelöst. Die spezifische Drehung muß zwischen –240 und –255° liegen, berechnet auf die getrocknete Substanz.

Absorption (V.6.19): 10,0 mg Substanz werden in 0,01 N-Salzsäure zu 100,0 ml gelöst. 10,0 ml der Lösung werden mit 75 ml Wasser und 12 ml Natriumhydroxid-Lösung 8,5 % *R* versetzt und mit Wasser zu 100,0 ml verdünnt. Die spezifische Absorption, 6 min nach der Zugabe der Natriumhydroxid-Lösung bei 380 nm bestimmt, muß zwischen 360 und 390 liegen, berechnet auf die getrocknete Substanz.

Lichtabsorbierende Verunreinigungen: 20,0 mg Substanz werden in 0,01 N-Salzsäure zu 10,0 ml gelöst. Die Absorption der Lösung (V.6.19), bei 430 nm bestimmt, darf höchstens 0,50 betragen, berechnet auf die getrocknete Substanz.

[1] Die Dauer der Einwirkung der Ammoniakdämpfe und die Intensität der UV-Strahlung müssen derart sein, daß die den Referenzsubstanzen entsprechenden Flecke sichtbar werden.

Die Messung ist innerhalb 1 h nach Herstellung der Lösung durchzuführen.

Verwandte Substanzen: Die Prüfung erfolgt mit Hilfe der Dünnschichtchromatographie (V.6.20.2). Die Herstellung der Platte erfolgt wie unter „Prüfung auf Identität A" beschrieben.

Die Platte wird bei Raumtemperatur getrocknet und anschließend mit 0,1 M-Natriumedetat-Lösung, die zuvor mit Natriumhydroxid-Lösung 8,5 % *R* auf einen *p*H-Wert von 7,0 eingestellt ist, gleichmäßig besprüht, bis Feuchtigkeitsspuren auftreten. Die Platte wird 30 min lang bei 50 °C getrocknet.

Die Prüfung muß unter Ausschluß direkter Lichteinwirkung erfolgen.

Untersuchungslösung a: 0,1 g Substanz werden in angesäuertem Methanol *R*[2] zu 10 ml gelöst.

Untersuchungslösung b: 2,5 ml Untersuchungslösung a werden mit angesäuertem Methanol *R* zu 10 ml verdünnt.

Referenzlösung a: 5 mg Epianhydrotetracyclinhydrochlorid *CRS* werden in angesäuertem Methanol *R* zu 20 ml gelöst *(Referenzlösung a')*. 2 ml dieser Lösung werden mit angesäuertem Methanol *R* zu 10 ml verdünnt.

Referenzlösung b: 5 mg Epitetracyclinhydrochlorid *CRS* werden in angesäuertem Methanol *R* zu 8 ml gelöst *(Referenzlösung b')*. 2 ml dieser Lösung werden mit angesäuertem Methanol *R* zu 10 ml verdünnt.

Referenzlösung c: 5 mg Anhydrotetracyclinhydrochlorid *CRS* werden in angesäuertem Methanol *R* zu 20 ml gelöst *(Referenzlösung c')*. 2 ml dieser Lösung werden mit angesäuertem Methanol *R* zu 10 ml verdünnt.

Referenzlösung d: 20 mg Chlortetracyclinhydrochlorid *CRS* werden in angesäuertem Methanol *R* zu 20 ml gelöst *(Referenzlösung d')*. 2 ml dieser Lösung werden mit angesäuertem Methanol *R* zu 10 ml verdünnt.

Referenzlösung e: 10 mg Tetracyclinhydrochlorid *CRS* werden in angesäuertem Methanol *R* zu 20 ml verdünnt.

Referenzlösung f: Je 0,5 ml der Referenzlösungen a', b', c', d' und e werden gemischt.

Auf die Platte werden getrennt je 1 µl der Untersuchungslösungen a und b und der Referenzlösungen a, b, c, d und f aufgetragen. Die Platte wird mit einer bei etwa 5 °C hergestellten 5prozentigen Lösung (*m*/V) von Trimethylpyridin *R* sehr fein und gleichmäßig besprüht, bis Feuchtigkeitsspuren auftreten (etwa 8 ml für eine 200-mm × 200-mm-Platte); da unterschiedliche Sprühtechniken angewendet werden, ist die Platte, falls erforderlich, eine geeignete Zeit lang bei Raumtemperatur zu trocknen. Die Chromatographie erfolgt mit einer Mischung von 6 Volumteilen Wasser, 30 Volumteilen Aceton *R* und 60 Volumteilen Ethylacetat *R* über eine Laufstrecke von 15 cm. Die Platte wird an der Luft getrocknet und anschließend Ammoniakdämpfen ausgesetzt. Die Auswertung erfolgt unverzüglich im ultravioletten Licht bei 365 nm[1]. Ein dem Epitetracyclinhydrochlorid entsprechender Fleck im Chromatogramm der Untersuchungslösung b darf nicht größer sein, als der mit Referenzlösung b erhaltene Fleck. Die dem Epianhydrotetracyclinhydrochlorid, dem Anhydrotetracyclinhydrochlorid und dem Chlortetracyclinhydrochlorid entsprechenden Flecke im Chromatogramm der Untersuchungslösung a dürfen nicht größer sein als die mit den Referenzlösungen a, c und d erhaltenen, entsprechenden Flecke. Die Prüfung darf nur ausgewertet werden, wenn das Chromatogramm der Referenzlösung f, deutlich voneinander getrennt, 5 Flecke zeigt.

Schwermetalle (V.3.2.8): 0,5 g Substanz müssen der Grenzprüfung C auf Schwermetalle entsprechen (50 ppm). Zur Herstellung der Referenzlösung werden 2,5 ml Blei-Lösung (10 ppm Pb) *R* verwendet.

Trocknungsverlust (V.6.22): Höchstens 2,0 Prozent, mit 1,000 g Substanz durch 3 h langes Trocknen über Phosphor (V)-oxid *R* bei 60 °C unterhalb 670 Pa bestimmt.

Sulfatasche (V.3.2.14): Höchstens 0,5 Prozent, mit 1,0 g Substanz bestimmt.

Wertbestimmung

Die Ausführung erfolgt nach „Mikrobiologische Wertbestimmung von Antibiotika" (V.2.2.1).

Tetracyclinhydrochlorid zur parenteralen Anwendung muß den folgenden zusätzlichen Anforderungen entsprechen:

Sterilität (V.2.1.1): Die Substanz muß der „Prüfung auf Sterilität" entsprechen.

[2] *Angesäuertes Methanol R:* 99 Volumteile Methanol *R* werden mit 1 Volumteil 1 N-Salzsäure versetzt.

Pyrogene (V.2.1.4): Je Kilogramm Körpermasse eines Kaninchens werden 5 mg Substanz, in 1 ml Wasser für Injektionszwecke gelöst, injiziert.

Lagerung

Dicht verschlossen, vor Licht geschützt.

Beschriftung

Wenn die Substanz zur parenteralen Anwendung bestimmt ist, muß dies angegeben sein.

Vorsichtig zu lagern!

Theobromin

Theobrominum

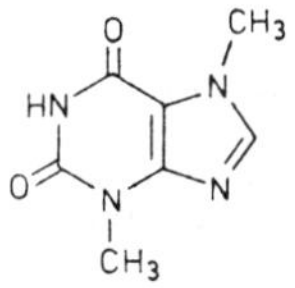

$C_7H_8N_4O_2$ M_r 180,2

Theobromin enthält mindestens 99,0 und höchstens 101,0 Prozent 3,7-Dimethyl-2,6(1*H*, 3*H*)-purindion, berechnet auf die getrocknete Substanz.

Eigenschaften

Weißes, geruchloses Pulver; sehr schwer löslich in Wasser, Chloroform und wasserfreiem Ethanol, wenig löslich in Ammoniak-Lösung, praktisch unlöslich in Ether. Die Substanz löst sich in verdünnten Lösungen von Alkalihydroxiden und Mineralsäuren.

Prüfung auf Identität

Die Prüfung A kann entfallen, wenn die Prüfungen B und C durchgeführt werden. Die Prüfung B kann entfallen, wenn die Prüfungen A und C durchgeführt werden.

A. Das IR-Absorptionsspektrum (V.6.18) der Substanz zeigt im Vergleich mit dem von Theobromin *CRS* Maxima bei denselben Wellenlängen mit den gleichen relativen Intensitäten.

B Etwa 20 mg Substanz werden unter schwachem Erwärmen in 2 ml Ammoniak-Lösung 10 % *R* gelöst. Wird die abgekühlte Lösung mit 2 ml Silbernitrat-Lösung *R* 2 versetzt, bleibt sie klar. Wird sie einige Minuten lang zum Sieden erhitzt, bildet sich ein weißer, kristalliner Niederschlag.

C. Die Substanz gibt die Identitätsreaktion auf Xanthine (V.3.1.1).

Prüfung auf Reinheit

Sauer reagierende Substanzen: 0,4 g Substanz werden mit 20 ml siedendem Wasser versetzt und 1 min lang zum Sieden erhitzt. Nach dem Abkühlen wird filtriert und das Filtrat mit 0,05 ml Bromthymolblau-Lösung *R* 1 versetzt. Die Lösung muß gelb oder gelbgrün gefärbt sein. Bis zum Farbumschlag nach Blau dürfen höchstens 0,2 ml 0,01 N-Natriumhydroxid-Lösung verbraucht werden.

Verwandte Substanzen: Die Prüfung erfolgt mit Hilfe der Dünnschichtchromatographie (V.6.20.2) unter Verwendung einer Schicht von Kieselgel GF_{254} *R*.

Untersuchungslösung: 0,2 g fein pulverisierte Substanz werden mit 10 ml einer Mischung von 4 Volumteilen Methanol *R* und 6 Volumteilen Chloroform *R* versetzt und 15 min lang auf dem Wasserbad unter gelegentlichem Schütteln unter Rückfluß erhitzt. Die Lösung wird abgekühlt und filtriert.

Referenzlösung: 5 mg Theobromin *CRS* werden in einer Mischung von 4 Volumteilen Methanol *R* und 6 Volumteilen Chloroform *R* zu 50 ml gelöst.

Auf die Platte werden getrennt 10 µl jeder Lösung aufgetragen. Die Chromatographie erfolgt mit einer Mischung von 10 Volumteilen Ammoniak-Lösung 26 % *R*, 30 Volumteilen Aceton *R*, 30 Volumteilen Chloroform *R* und 40 Volumteilen 1-Butanol *R* über eine Laufstrecke von 15 cm. Die Platte wird an der Luft trocknen gelassen. Die Auswertung erfolgt im ultravioletten Licht bei 254 nm. Kein im Chromatogramm der Untersuchungslösung auftretender Nebenfleck darf größer oder stärker sein als der mit der Referenzlösung erhaltene Fleck.

Schwermetalle (V.3.2.8): 1,0 g Substanz muß der Grenzprüfung C auf Schwermetalle entsprechen (20 ppm). Zur Herstellung der Referenzlösung werden 2 ml Blei-Lösung (10 ppm Pb) *R* verwendet.

Trocknungsverlust (V.6.22): Höchstens 0,5 Prozent, mit 1,000 g Substanz durch Trocknen im Trockenschrank bei 100 bis 105 °C bestimmt.

Sulfatasche (V.3.2.14): Höchstens 0,1 Prozent, mit 1,0 g Substanz bestimmt.

Gehaltsbestimmung

0,150 g Substanz werden in 125 ml siedendem Wasser gelöst. Die Lösung wird auf 50 bis 60 °C abgekühlt, mit 25 ml 0,1 N-Silbernitrat-Lösung versetzt und nach Zusatz von 1 ml Phenolphthalein-Lösung *R* mit 0,1 N-Natriumhydroxid-Lösung bis zur Rosafärbung titriert.

1 ml 0,1 N-Natriumhydroxid-Lösung entspricht 18,02 mg $C_7H_8N_4O_2$.

Vorsichtig zu lagern!

Theophyllin

Theophyllinum

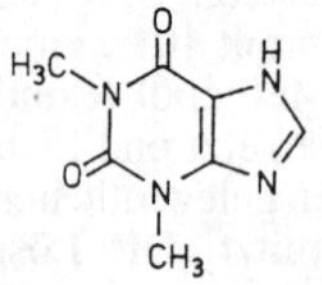

$C_7H_8N_4O_2$ M_r 180,2

Theophyllin enthält mindestens 99,0 und höchstens 101,0 Prozent 1,3-Dimethyl-2,6(1*H*, 3*H*)-purindion, berechnet auf die getrocknete Substanz.

Eigenschaften

Weißes, kristallines, geruchloses Pulver; schwer löslich in Wasser und Chloroform, wenig löslich in wasserfreiem Ethanol, sehr schwer löslich in Ether. Die Substanz löst sich in Alkalihydroxid-Lösungen, Ammoniak-Lösung und Mineralsäuren.

Prüfung auf Identität

Die Prüfung B kann entfallen, wenn die Prüfungen, A, C, D und E durchgeführt werden.

Die Prüfungen C und E können entfallen, wenn die Prüfungen A, B und D durchgeführt werden.

A. Schmelztemperatur (V.6.11.1): 270 bis 274 °C, mit der zuvor bei 100 bis 105 °C getrockneten Substanz bestimmt.

B. Das IR-Absorptionsspektrum (V.6.18) der Substanz zeigt im Vergleich mit dem von Theophyllin *CRS* Maxima bei denselben Wellenlängen mit den gleichen relativen Intensitäten.

C. Etwa 10 mg Substanz werden in 10 ml Wasser gelöst. Wird die Lösung mit 0,5 ml einer 5prozentigen Lösung (*m*/V) von Quecksilber(II)-acetat *R* versetzt, bildet sich beim Stehenlassen ein weißer, kristalliner Niederschlag.

D. Die Substanz entspricht der Prüfung auf „Trocknungsverlust" (siehe „Prüfung auf Reinheit").

E. Die Substanz gibt die Identitätsreaktion auf Xanthine (V.3.1.1).

Prüfung auf Reinheit

Prüflösung: 0,5 g Substanz werden unter Erhitzen in kohlendioxidfreiem Wasser *R* gelöst. Nach dem Abkühlen wird mit demselben Lösungsmittel zu 75 ml verdünnt.

Aussehen der Lösung: Die Prüflösung muß klar (V.6.1) und farblos (V.6.2, Methode II) sein.

Sauer reagierende Substanzen: Werden 50 ml Prüflösung mit 0,1 ml Methylrot-Lösung *R* versetzt, muß die Lösung rot gefärbt sein. Bis zum Farbumschlag nach Gelb darf höchstens 1,0 ml 0,01 N-Natriumhydroxid-Lösung verbraucht werden.

Verwandte Substanzen: Die Prüfung erfolgt mit Hilfe der Dünnschichtchromatographie (V.6.20.2) unter Verwendung einer Schicht von Kieselgel GF_{254} *R*.

Untersuchungslösung: 0,2 g Substanz werden in einer Mischung von 4 Volumteilen Methanol *R* und 6 Volumteilen Chloroform *R* zu 10 ml gelöst.

Referenzlösung: 0,5 ml Untersuchungslösung werden mit einer Mischung von 4 Volumteilen Methanol *R* und 6 Volumteilen Chloroform *R* zu 100 ml verdünnt.

Auf die Platte werden getrennt 10 µl jeder Lösung aufgetragen. Die Chromatographie er-

folgt mit einer Mischung von 10 Volumteilen Ammoniak-Lösung 26 % *R*, 30 Volumteilen Aceton *R*, 30 Volumteilen Chloroform *R* und 40 Volumteilen 1-Butanol *R* über eine Laufstrecke von 15 cm. Die Platte wird an der Luft trocknen gelassen. Die Auswertung erfolgt im ultravioletten Licht bei 254 nm. Kein im Chromatogramm der Untersuchungslösung auftretender Nebenfleck darf größer oder stärker sein als der mit der Referenzlösung erhaltene Fleck.

Schwermetalle (V.3.2.8): 1,0 g Substanz muß der Grenzprüfung C auf Schwermetalle entsprechen (20 ppm). Zur Herstellung der Referenzlösung werden 2 ml Blei-Lösung (10 ppm Pb) *R* verwendet.

Trocknungsverlust (V.6.22): Höchstens 0,5 Prozent, mit 1,000 g Substanz durch Trocknen im Trockenschrank bei 100 bis 105 °C bestimmt.

Sulfatasche (V.3.2.14): Höchstens 0,1 Prozent, mit 1,0 g Substanz bestimmt.

Gehaltsbestimmung

0,150 g Substanz werden in 100 ml Wasser gelöst. Die Lösung wird mit 20 ml 0,1 N-Silbernitrat-Lösung versetzt, geschüttelt und nach Zusatz von 1 ml Bromthymolblau-Lösung *R* 1 mit 0,1 N-Natriumhydroxid-Lösung bis zur Blaufärbung titriert.

1 ml 0,1 N-Natriumhydroxid-Lösung entspricht 18,02 mg $C_7H_8N_4O_2$.

Vorsichtig zu lagern!

Theophyllin-Ethylendiamin

Theophyllinum et ethylendiaminum

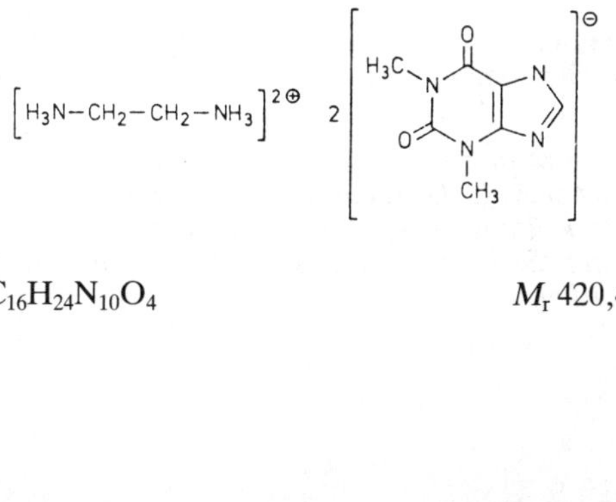

$C_{16}H_{24}N_{10}O_4$ M_r 420,4

Theophyllin-Ethylendiamin enthält mindestens 84,0 und höchstens 87,4 Prozent Theophyllin ($C_7H_8N_4O_2$; M_r 180,2) und mindestens 13,5 und höchstens 15,0 Prozent Ethylendiamin ($C_2H_8N_2$; M_r 60,1), beide berechnet auf die wasserfreie Substanz.

Eigenschaften

Weißes bis schwach gelbliches, manchmal körniges Pulver, geruchlos oder schwach ammoniakalischer Geruch; leicht löslich in Wasser (die Lösung trübt sich durch Absorption von Kohlendioxid), praktisch unlöslich in wasserfreiem Ethanol und Ether.

Prüfung auf Identität

Die Prüfung B kann entfallen, wenn die Prüfungen A, C, D, E und F durchgeführt werden. Die Prüfungen A, C und E können entfallen, wenn die Prüfungen B, D und F durchgeführt werden.

1,0 g Substanz wird in 10 ml Wasser gelöst und die Lösung tropfenweise und unter Schütteln mit 2 ml Salzsäure 7 % *R* versetzt. Der Niederschlag wird auf einem Filter gesammelt und für die Prüfungen A, B, C und E verwendet; das Filtrat wird zur Prüfung D verwendet.

A. Schmelztemperatur (V.6.11.1): 270 bis 274 °C, mit dem zuvor mit Wasser gewaschenen und bei 100 bis 105 °C getrockneten Niederschlag bestimmt.

B. Das IR-Absorptionsspektrum (V.6.18) des mit Wasser gewaschenen und bei 100 bis 105 °C getrockneten Niederschlags zeigt im Vergleich mit dem von Theophyllin *CRS* Maxima bei denselben Wellenlängen mit den gleichen relativen Intensitäten.

C. Der Niederschlag gibt die Identitätsreaktion auf Xanthine (V.3.1.1).

D. Das Filtrat wird nach Zusatz von 0,2 ml Benzoylchlorid *R* mit Natriumhydroxid-Lösung 8,5 % *R* bis zur alkalischen Reaktion versetzt und kräftig geschüttelt. Der erhaltene Niederschlag wird auf einem Filter gesammelt, mit 10 ml Wasser gewaschen und in 5 ml heißem Ethanol 96 % *R* gelöst. Nach Zusatz von 5 ml Wasser bildet sich ein Niederschlag, der nach Waschen und Trocknen bei 100 bis 105 °C eine Schmelztemperatur (V.6.11.1) von 248 bis 252 °C hat.

E. Etwa 10 mg Niederschlag werden in 10 ml Wasser gelöst. Wird die Lösung mit 0,5 ml einer 5prozentigen Lösung (*m*/V) von Quecksilber(II)-acetat *R* versetzt, bildet sich beim Stehenlassen ein weißer, kristalliner Niederschlag.

F. Die Substanz entspricht der Prüfung auf „Wasser" (siehe „Prüfung auf Reinheit").

Prüfung auf Reinheit

Aussehen der Lösung: 0,5 g Substanz werden unter schwachem Erwärmen in 10 ml kohlendioxidfreiem Wasser *R* gelöst. Die Lösung darf nicht stärker opaleszieren als die Referenzsuspension II (V.6.1) und darf nicht stärker gefärbt sein als die Farbvergleichslösung GG_6 (V.6.2, Methode II).

Verwandte Substanzen: Die Prüfung erfolgt mit Hilfe der Dünnschichtchromatographie (V.6.20.2) unter Verwendung einer Schicht von Kieselgel GF_{254} *R*.

Untersuchungslösung: 0,2 g Substanz werden unter Erhitzen in 2 ml Wasser gelöst. Die Lösung wird mit Methanol *R* zu 10 ml verdünnt.

Referenzlösung: 0,5 ml Untersuchungslösung werden mit Methanol *R* zu 100 ml verdünnt.

Auf die Platte werden getrennt 10 µl jeder Lösung aufgetragen. Die Chromatographie erfolgt mit einer Mischung von 10 Volumteilen Ammoniak-Lösung 26 % *R*, 30 Volumteilen Aceton *R*, 30 Volumteilen Chloroform *R* und 40 Volumteilen 1-Butanol *R* über eine Laufstrecke von 15 cm. Die Platte wird an der Luft trocknen gelassen. Die Auswertung erfolgt im ultravioletten Licht bei 254 nm. Kein im Chromatogramm der Untersuchungslösung auftretender Nebenfleck darf größer sein als der mit der Referenzlösung erhaltene Fleck.

Schwermetalle (V.3.2.8): 1,0 g Substanz muß der Grenzprüfung C auf Schwermetalle entsprechen (20 ppm). Zur Herstellung der Referenzlösung werden 2 ml Blei-Lösung (10 ppm Pb) *R* verwendet.

Wasser (V.3.5.6): Höchstens 1,5 Prozent, mit 2,00 g Substanz, in 20 ml Pyridin *R* gelöst, nach der Karl-Fischer-Methode bestimmt.

Sulfatasche (V.3.2.14): Höchstens 0,1 Prozent, mit 1,0 g Substanz bestimmt.

Gehaltsbestimmung

Ethylendiamin: 0,250 g Substanz werden in 30 ml Wasser gelöst. Nach Zusatz von 0,1 ml Bromcresolgrün-Lösung *R* wird mit 0,1 N-Salzsäure bis zum Farbumschlag nach Grün titriert.

1 ml 0,1 N-Salzsäure entspricht 3,005 mg $C_2H_8N_2$.

Theophyllin: 0,200 g Substanz werden im Trokkenschrank bei 135 °C bis zur Massekonstanz getrocknet. Der Rückstand wird unter Erhitzen in 100 ml Wasser gelöst. Die Lösung wird nach dem Abkühlen mit 20 ml 0,1 N-Silbernitrat-Lösung versetzt und nach Zusatz von 1 ml Bromthymolblau-Lösung *R* 1 mit 0,1 N-Natriumhydroxid-Lösung bis zur Blaufärbung titriert.

1 ml 0,1 N-Natriumhydroxid-Lösung entspricht 18,02 mg $C_7H_8N_4O_2$.

Lagerung

Dicht verschlossen, vor Licht geschützt.

Vorsichtig zu lagern!

Theophyllin-Ethylendiamin-Hydrat

Theophyllinum et ethylendiaminum hydricum

Theophyllin-Ethylendiamin-Hydrat enthält mindestens 84,0 und höchstens 87,4 Prozent Theophyllin ($C_7H_8N_4O_2$; M_r 180,2) und mindestens 13,5 und höchstens 15,0 Prozent Ethylendiamin ($C_2H_8N_2$; M_r 60,1), beide berechnet auf die wasserfreie Substanz.

Eigenschaften

Die Substanz hat die unter **Theophyllin-Ethylendiamin (Theophyllinum et ethylendiaminum)** beschriebenen Eigenschaften.

Prüfung auf Identität

Die Substanz entspricht der unter **Theophyllin-Ethylendiamin** beschriebenen „Prüfung auf Identität".

Die Prüfung B kann entfallen, wenn die Prüfungen A, C, D, E und F durchgeführt werden. Die Prüfungen A, C und E können entfallen, wenn die Prüfungen B, D und F durchgeführt werden.

Prüfung auf Reinheit

Die Substanz muß der unter **Theophyllin-Ethylendiamin** beschriebenen ,,Prüfung auf Reinheit" entsprechen, mit folgender Änderung:

Wasser: (V.3.5.6): 3,0 bis 8,0 Prozent, mit 0,50 g Substanz, in 20 ml Pyridin *R* gelöst, nach der Karl-Fischer-Methode bestimmt.

Gehaltsbestimmung

Ethylendiamin: Die Gehaltsbestimmung wird wie in der Monographie **Theophyllin-Ethylendiamin** beschrieben durchgeführt.

1 ml 0,1 N-Salzsäure entspricht 3,005 mg $C_2H_8N_2$.

Theophyllin: Die Gehaltsbestimmung wird wie in der Monographie **Theophyllin-Ethylendiamin** beschrieben durchgeführt.

1 ml 0,1 N-Natriumhydroxid-Lösung entspricht 18,02 mg $C_7H_8N_4O_2$.

Lagerung

Dicht verschlossen, vor Licht geschützt.

Vorsichtig zu lagern!

Theophyllin-Monohydrat

Theophyllinum monohydricum

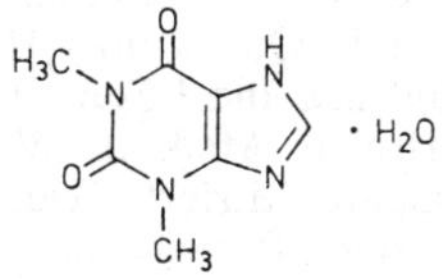

$C_7H_8N_4O_2 \cdot H_2O$ M_r 198,2

Theophyllin-Monohydrat enthält mindestens 99,0 und höchstens 101,0 Prozent 1,3-Dimethyl-2,6(1*H*, 3*H*)-purindion, berechnet auf die wasserfreie Substanz.

Eigenschaften

Die Substanz hat die unter **Theophyllin (Theophyllinum)** beschriebenen Eigenschaften.

Prüfung auf Identität

Die Substanz entspricht den unter **Theophyllin** beschriebenen Prüfungen auf Identität, mit Ausnahme der Prüfung D, die durch die unten aufgeführte ersetzt wird. Bevor die Prüfung B durchgeführt wird, wird die Substanz bei 100 bis 105 °C getrocknet.

D. Die Substanz entspricht der Prüfung auf ,,Wasser" (siehe ,,Prüfung auf Reinheit").

Die Prüfung B kann entfallen, wenn die Prüfungen A, C, D und E durchgeführt werden. Die Prüfungen C und E können entfallen, wenn die Prüfungen A, B, und D durchgeführt werden.

Prüfung auf Reinheit

Die Substanz muß der unter **Theophyllin** beschriebenen ,,Prüfung auf Reinheit" entsprechen, wobei die Prüfung auf „Trocknungsverlust" durch folgende Prüfung ersetzt wird:

Wasser (V.3.5.6): 8,0 bis 9,5 Prozent, mit 1,00 g Substanz nach der Karl-Fischer-Methode bestimmt.

Gehaltsbestimmung

Die Gehaltsbestimmung wird wie in der Monographie **Theophyllin** beschrieben durchgeführt, unter Verwendung von 0,160 g Substanz.

1 ml 0,1 N-Natriumhydroxid-Lösung entspricht 18,02 mg $C_7H_8N_4O_2$.

Vorsichtig zu lagern!

Thiaminchlorid-hydrochlorid

Thiamini hydrochloridum

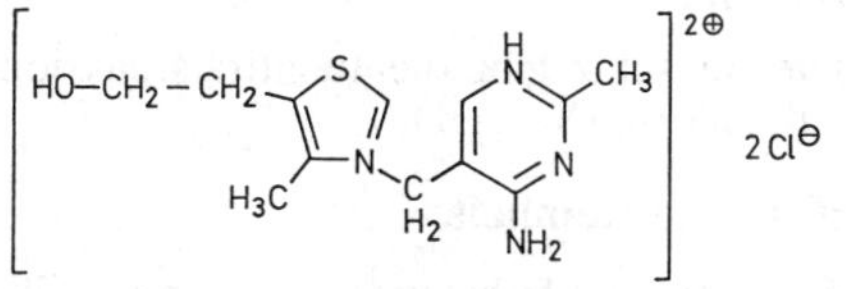

$C_{12}H_{18}Cl_2N_4OS$ M_r 337,3

Thiaminchloridhydrochlorid enthält mindestens 98,5 und höchstens 101,5 Prozent 3-[(4-Amino-2-methyl-5-pyrimidinyl)methyl]-5-(2-hydroxyethyl)-4-methylthiazoliumchlorid-hydrochlorid, berechnet auf die wasserfreie Substanz.

Eigenschaften

Farblose Kristalle oder weißes bis fast weißes, kristallines Pulver, schwacher charakteristischer Geruch; leicht löslich in Wasser, löslich in Glycerol, schwer löslich in Ethanol, praktisch unlöslich in Chloroform und Ether.

Prüfung auf Identität

Die Prüfung A kann entfallen, wenn die Prüfungen B und C durchgeführt werden. Die Prüfung B kann entfallen, wenn die Prüfungen A und C durchgeführt werden.

A. Das IR-Absorptionsspektrum (V.6.18) der Substanz zeigt im Vergleich mit dem von Thiaminchloridhydrochlorid *CRS* Maxima bei denselben Wellenlängen mit den gleichen relativen Intensitäten. Wenn die Spektren unterschiedlich sind, werden die Substanz und die Referenzsubstanz getrennt in Wasser gelöst. Nach Einengen der Lösungen zur Trockne werden mit den erhaltenen Rückständen erneut Spektren aufgenommen.

B. Etwa 20 mg Substanz werden in 10 ml Wasser gelöst. Die Lösung wird mit 1 ml Essigsäure 12 % *R* und 1,6 ml 1 N-Natriumhydroxid-Lösung versetzt und 30 min lang im Wasserbad erhitzt. Nach dem Abkühlen wird die Lösung mit 5 ml Natriumhydroxid-Lösung 8,5 % *R*, 10 ml Kaliumhexacyanoferrat(III)-Lösung *R* und 10 ml 1-Butanol *R* versetzt und 2 min lang kräftig geschüttelt. Die alkoholische Schicht zeigt eine intensive hellblaue Fluoreszenz, besonders im ultravioletten Licht bei 365 nm. Die Prüfung wird mit 0,9 ml 1 N-Natriumhydroxid-Lösung und 0,2 g Natriumsulfit *R* anstelle der 1,6 ml 1 N-Natriumhydroxid-Lösung wiederholt. Dabei tritt nahezu keine Fluoreszenz auf.

C. Die Substanz gibt die Identitätsreaktion a auf Chlorid (V.3.1.1).

Prüfung auf Reinheit

Prüflösung: 2,5 g Substanz werden in destilliertem, kohlendioxidfreiem Wasser *R* zu 25 ml gelöst.

Aussehen der Lösung: 2,5 ml Prüflösung werden mit Wasser zu 5 ml verdünnt. Die Lösung muß klar (V.6.1) und darf nicht stärker gefärbt sein als die Farbvergleichslösung G_7 oder GG_7 (V.6.2, Methode II).

***p*H-Wert** (V.6.3.1): 2,5 ml Prüflösung werden mit kohlendioxidfreiem Wasser *R* zu 10 ml verdünnt. Der *p*H-Wert der Lösung muß zwischen 2,7 und 3,3 liegen.

Nitrat: 0,4 ml Prüflösung werden mit 1,6 ml Wasser und 2 ml Schwefelsäure 96 % *R* versetzt. Die Lösung wird abgekühlt und mit 2 ml einer frisch hergestellten 8prozentigen Lösung (*m*/V) von Eisen(II)-sulfat *R* in kohlendioxidfreiem Wasser *R* überschichtet. An der Grenzschicht der beiden Flüssigkeiten darf keine braune Färbung auftreten.

Sulfat (V.3.2.13): 5 ml Prüflösung, mit destilliertem Wasser zu 15 ml verdünnt, müssen der Grenzprüfung auf Sulfat entsprechen (300 ppm).

Schwermetalle (V.3.2.8): 12 ml Prüflösung müssen der Grenzprüfung A auf Schwermetalle entsprechen (20 ppm). Zur Herstellung der Referenzlösung wird die Blei-Lösung (2 ppm Pb) *R* verwendet.

Wasser (V.3.5.6): Höchstens 5,0 Prozent, mit 0,40 g Substanz nach der Karl-Fischer-Methode bestimmt.

Sulfatasche (V.3.2.14): Höchstens 0,1 Prozent, mit 1,0 g Substanz bestimmt.

Gehaltsbestimmung

0,150 g Substanz werden in 5 ml wasserfreier Ameisensäure *R* gelöst. Nach Zusatz von 65 ml wasserfreier Essigsäure *R* werden unter Umschütteln 10 ml Quecksilber(II)-acetat-Lösung *R* zugefügt und die Lösung nach „Titration in wasserfreiem Medium (V.3.5.5)" mit 0,1 N-Perchlorsäure titriert. Der Endpunkt wird mit Hilfe der „Potentiometrie" (V.6.14) bestimmt.

1 ml 0,1 N-Perchlorsäure entspricht 16,86 mg $C_{12}H_{18}Cl_2N_4OS$.

Lagerung

Vor Licht geschützt, in nichtmetallischen Behältnissen.

Thiaminnitrat

Thiamini nitras

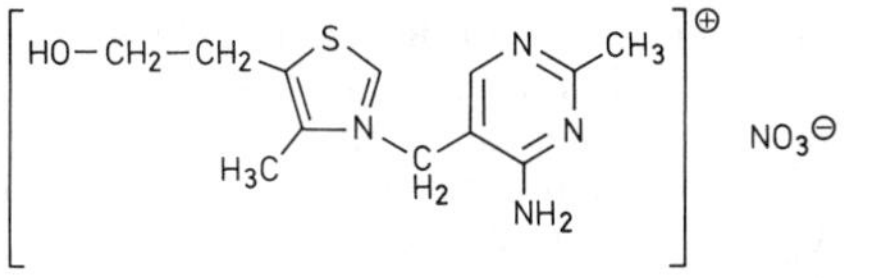

$C_{12}H_{17}N_5O_4S$ M_r 327,4

Thiaminnitrat enthält mindestens 98,0 und höchstens 102,0 Prozent 3-[(4-Amino-2-methyl-5-pyrimidinyl)methyl]-5-(2-hydroxyethyl)-4-methylthiazolium-nitrat, berechnet auf die getrocknete Substanz.

Eigenschaften

Weißes bis fast weißes, kristallines Pulver oder kleine, farblose Kristalle; wenig löslich in Wasser, leicht löslich in siedendem Wasser, schwer löslich in Ethanol und Methanol.

Prüfung auf Identität

Die Prüfung A kann entfallen, wenn die Prüfungen B und C durchgeführt werden. Die Prüfung B kann entfallen, wenn die Prüfungen A und C durchgeführt werden.

A. Das IR-Absorptionsspektrum (V.6.18) der Substanz zeigt im Vergleich mit dem von Thiaminnitrat *CRS* Maxima bei denselben Wellenlängen mit den gleichen relativen Intensitäten.

B. Etwa 20 mg Substanz werden in 10 ml Wasser gelöst. Die Lösung wird mit 1 ml Essigsäure 12 % *R* und 1,6 ml 1 N-Natriumhydroxid-Lösung versetzt, 30 min lang im Wasserbad erhitzt und anschließend abgekühlt. Nach Zusatz von 5 ml Natriumhydroxid-Lösung 8,5 % *R*, 10 ml Kaliumhexacyanoferrat(III)-Lösung *R* und 10 ml 1-Butanol *R* wird 2 min lang kräftig geschüttelt. Die Oberphase zeigt im ultravioletten Licht bei 365 nm eine intensive, hellblaue Fluoreszenz. Wird die Prüfung mit 0,9 ml 1 N-Natriumhydroxid-Lösung und 0,2 g Natriumsulfit *R* anstelle der 1,6 ml 1 N-Natriumhydroxid-Lösung wiederholt, entsteht praktisch keine Fluoreszenz.

C. Etwa 5 mg Substanz geben die Identitätsreaktion auf Nitrat (V.3.1.1).

Prüfung auf Reinheit

Prüflösung: 1,0 g Substanz wird in kohlendioxidfreiem Wasser *R* zu 50 ml gelöst.

Aussehen der Lösung: Die Prüflösung muß klar (V.6.1) und darf nicht stärker gefärbt sein als die Farbvergleichslösung G_7 (V.6.2, Methode II).

***p*H-Wert** (V.6.3.1.): Der *p*H-Wert der Prüflösung muß zwischen 6,8 und 7,6 liegen.

Chlorid (V.3.2.4): 8,3 ml der Prüflösung, mit Wasser zu 15 ml verdünnt, müssen der Grenzprüfung auf Chlorid entsprechen (300 ppm).

Schwermetalle (V.3.2.8): 1,0 g Substanz muß der Grenzprüfung D auf Schwermetalle entsprechen (20 ppm). Zur Herstellung der Referenzlösung werden 2 ml Blei-Lösung (10 ppm Pb) *R* verwendet.

Trocknungsverlust (V.6.22): Höchstens 1,0 Prozent, mit 1,000 g Substanz durch Trocknen im Trockenschrank bei 100 bis 105 °C bestimmt.

Sulfatasche (V.3.2.14): Höchstens 0,1 Prozent, mit 1,0 g Substanz bestimmt.

Gehaltsbestimmung

0,140 g Substanz werden in 5 ml wasserfreier Ameisensäure *R* gelöst. Nach Zusatz von 70 ml wasserfreier Essigsäure *R* wird nach ,,Titration in wasserfreiem Medium" (V.3.5.5) mit 0,1 N-Perchlorsäure titriert. Der Endpunkt wird mit Hilfe der ,,Potentiometrie" (V.6.14) bestimmt. Ein Blindversuch wird durchgeführt.

1 ml 0,1 N-Perchlorsäure entspricht 16,37 mg $C_{12}H_{17}N_5O_4S$.

Lagerung

In einem gut verschlossenen, nicht metallischen Behältnis, vor Licht geschützt.

Thiamphenicol

Thiamphenicolum

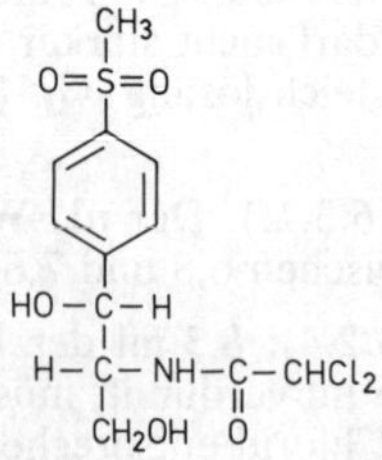

$C_{12}H_{15}Cl_2NO_5S$ M_r 356,2

Thiamphenicol enthält mindestens 98,0 und höchstens 100,5 Prozent 2,2-Dichlor-*N*-[α*R*, β*R*)-β-hydroxy-α-hydroxymethyl-4-mesylphenethyl]acetamid, berechnet auf die getrocknete Substanz.

Eigenschaften

Feines, weißes bis gelblichweißes, kristallines Pulver oder Kristalle, geruchlos; schwer löslich in Wasser, Ether und Ethylacetat, sehr leicht löslich in Dimethylacetamid, leicht löslich in Acetonitril und Dimethylformamid, löslich in Methanol, wenig löslich in Aceton und Ethanol.

Die Lösung in Ethanol ist rechtsdrehend, die Lösung in Dimethylformamid linksdrehend.

Prüfung auf Identität

A. Das IR-Absorptionsspektrum (V.6.18) der Substanz zeigt im Vergleich mit dem von Thiamphenicol *CRS* Maxima bei denselben Wellenlängen mit den gleichen relativen Intensitäten. Die Substanz wird 2 h lang bei 100 bis 105 °C getrocknet. Die Prüfung erfolgt mit Hilfe von Preßlingen unter Verwendung von Kaliumbromid *R*.

B. Die Prüfung erfolgt mit Hilfe der Dünnschichtchromatographie (V.6.20.2) unter Verwendung einer Schicht von Kieselgel GF_{254} *R*.

Untersuchungslösung: 0,1 g Substanz werden in Methanol *R* zu 10 ml gelöst.

Referenzlösung: 0,1 g Thiamphenicol *CRS* werden in Methanol *R* zu 10 ml gelöst.

Auf die Platte werden getrennt 5 µl jeder Lösung aufgetragen. Die Chromatographie erfolgt mit einer Mischung von 3 Volumteilen Methanol *R* und 97 Volumteilen Ethylacetat *R* über eine Laufstrecke von 10 cm. Die Platte wird an der Luft getrocknet und im ultravioletten Licht bei 254 nm ausgewertet. Der Hauptfleck im Chromatogramm der Untersuchungslösung entspricht in bezug auf Lage und Größe dem mit der Referenzlösung erhaltenen Hauptfleck.

C. 50 mg Substanz werden in einem Porzellantiegel mit 0,5 g wasserfreiem Natriumcarbonat *R* versetzt und 10 min lang über offener Flamme erhitzt. Nach dem Erkalten wird der Rückstand mit 5 ml Salpetersäure 12,5 % *R* aufgenommen und abfiltriert. 1 ml Filtrat, mit 1 ml Wasser versetzt, gibt die Identitätsreaktion a auf Chlorid (V.3.1.1).

Prüfung auf Reinheit

Sauer oder alkalisch reagierende Substanzen: 0,1 g Substanz werden mit 20 ml kohlendioxidfreiem Wasser *R* geschüttelt und mit 0,1 ml Bromthymolblau-Lösung *R* 1 versetzt. Bis zum Farbumschlag dürfen höchstens 0,1 ml 0,02 N-Salzsäure oder 0,02 N-Natriumhydroxid-Lösung verbraucht werden.

Spezifische Drehung (V.6.6): 1,25 g Substanz werden in Dimethylformamid *R* zu 25,0 ml gelöst. Die spezifische Drehung muß zwischen −21 und −24° liegen, berechnet auf die getrocknete Substanz.

Schmelztemperatur (V.6.11.1): 163 bis 167 °C.

Absorption (V.6.19): 20 mg Substanz werden in Wasser unter Erwärmen auf etwa 40 °C gelöst und mit Wasser zu 100,0 ml verdünnt. Die Lösung, zwischen 240 und 300 nm gemessen, zeigt Absorptionsmaxima bei 266 und 273 nm. Die spezifischen Absorptionen, bei diesen Maxima gemessen, liegen zwischen 25 und 28 sowie zwischen 21,5 und 23,5. 2,5 ml dieser Lösung werden mit Wasser zu 50,0 ml verdünnt. Die Lösung, zwischen 200 und 240 nm gemessen, zeigt ein Absorptionsmaximum bei 224 nm. Die spezifische Absorption, im Maximum gemessen, liegt zwischen 370 und 400.

Chlorid (V.3.2.4): 0,5 g Substanz werden 5 min lang mit 30 ml Wasser geschüttelt und abfiltriert. 15 ml Filtrat müssen der Grenzprüfung auf Chlorid entsprechen (200 ppm).

Schwermetalle (V.3.2.8): 1,0 g Substanz muß der Grenzprüfung C auf Schwermetalle entsprechen (10 ppm). Zur Herstellung der Vergleichslösung wird 1 ml Blei-Lösung (10 ppm Pb) *R* verwendet.

Trocknungsverlust (V.6.22): Höchstens 1,0 Prozent, mit 1,000 g Substanz durch Trocknen im Trockenschrank bei 100 bis 105 °C bestimmt.

Sulfatasche (V.3.2.14): Höchstens 0,1 Prozent, mit 2,0 g Substanz bestimmt.

Gehaltsbestimmung

0,300 g Substanz werden in 30 ml Ethanol 96 % *R* gelöst, mit 20 ml einer 50prozentigen Lösung (*m*/V) von Kaliumhydroxid *R* versetzt, gemischt und 4 h lang unter Rückflußkühlung erhitzt. Nach dem Abkühlen wird mit 100 ml Wasser versetzt, mit Salpetersäure 12,5 % *R* neutralisiert, 5 ml überschüssige Säure zugegeben und mit 0,1 N-Silbernitrat-Lösung titriert. Der Endpunkt wird mit Hilfe der ,,Potentiometrie" (V.6.14) unter Verwendung einer Silber-Meßelektrode und einer Quecksilbersulfat-Bezugselektrode oder einer anderen geeigneten Elektrode bestimmt. Ein Blindversuch ist durchzuführen.

1 ml 0,1 N-Silbernitrat-Lösung entspricht 17,81 mg $C_{12}H_{15}Cl_2NO_5S$.

Lagerung

Dicht verschlossen, vor Licht geschützt.

Vorsichtig zu lagern!

Thiopental-Natrium

Thiopentalum natricum et natrii carbonas

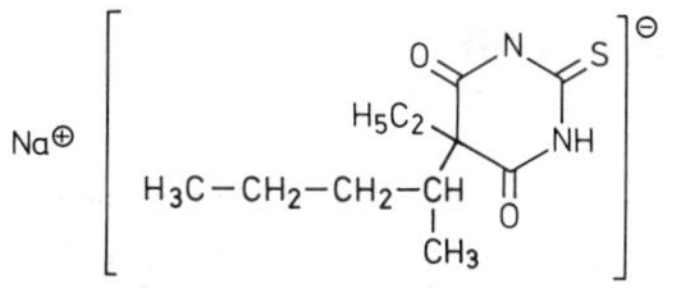

Thiopental-Natrium ist eine Mischung aus (RS)-5-Ethyl-5-(1-methylbutyl)-2-thiobarbitursäure, Natriumsalz ($C_{11}H_{17}N_2NaO_2S$; M_r 264,3) und wasserfreiem Natriumcarbonat. Die Mischung enthält mindestens 84,0 und höchstens 87,0 Prozent Thiopental und mindestens 10,2 und höchstens 11,2 Prozent Natrium, beides berechnet auf die getrocknete Substanz.

Eigenschaften

Gelblichweißes, hygroskopisches Pulver mit schwachem Geruch nach Knoblauch; leicht löslich in Wasser, teilweise löslich in wasserfreiem Ethanol, praktisch unlöslich in Ether.

Prüfung auf Identität

Die Prüfung B kann entfallen, wenn die Prüfungen A, C, D und E durchgeführt werden. Die Prüfungen C und D können entfallen, wenn die Prüfungen A, B und E durchgeführt werden.

A. 10 ml Prüflösung (siehe ,,Prüfung auf Reinheit") werden mit Salzsäure 7 % *R* angesäuert. Die Lösung schäumt auf. Sie wird mit 20 ml Ether *R* ausgeschüttelt. Die abgetrennte Etherschicht wird mit 10 ml Wasser gewaschen, über wasserfreiem Natriumsulfat *R* getrocknet und abfiltriert. Das Filtrat wird zur Trockne eingedampft und bei 100 bis 105 °C getrocknet (Rückstand). Die Schmelztemperatur (V.6.11.1) des Rückstandes wird bestimmt. Gleiche Teile Rückstand und Thiopental *CRS* werden gemischt und die Schmelztemperatur der Mischung bestimmt. Die Differenz zwischen den beiden Schmelztemperaturen bei etwa 160 °C darf höchstens 2 °C betragen.

B. Das IR-Absorptionsspektrum (V.6.18) des unter Prüfung A. erhaltenen Rückstandes zeigt im Vergleich mit dem von Thiopental *CRS* Maxima bei denselben Wellenlängen mit den gleichen relativen Intensitäten.

C. Die Prüfung erfolgt mit Hilfe der Dünnschichtchromatographie (V.6.20.2) unter Verwendung einer Schicht von Kieselgel GF_{254} *R*.

Untersuchungslösung: 0,1 g Substanz werden in Wasser zu 100 ml gelöst.

Referenzlösung: 85 mg Thiopental *CRS* werden in 10 ml Natriumhydroxid-Lösung 8,5 % *R* gelöst. Die Lösung wird mit Wasser zu 100 ml verdünnt.

Auf die Platte werden getrennt 10 µl jeder Lösung aufgetragen. Die Chromatographie

erfolgt mit der unteren Phase einer Mischung von 5 Volumteilen Ammoniak-Lösung 26 % *R*, 15 Volumteilen Ethanol 96 % *R* und 80 Volumteilen Chloroform *R* über eine Laufstrecke von 18 cm. Das Chromatogramm wird sofort im ultravioletten Licht bei 254 nm ausgewertet. Der Hauptfleck im Chromatogramm der Untersuchungslösung entspricht in bezug auf Lage und Größe dem mit der Referenzlösung erhaltenen Hauptfleck.

D. Die Substanz gibt die Identitätsreaktion auf nicht am Stickstoff substituierte Barbiturate (V.3.1.1).

E. Die Substanz gibt die Identitätsreaktion a auf Natrium (V.3.1.1).

Prüfung auf Reinheit

Prüflösung: 5,0 g Substanz werden in kohlendioxidfreiem Wasser *R* zu 50 ml gelöst.

Aussehen der Lösung: Die Prüflösung muß klar (V.6.1) und darf nicht stärker gefärbt sein als die Farbvergleichslösung GG_3 (V.6.2., Methode II).

Verwandte Substanzen: Die Prüfung erfolgt mit Hilfe der Dünnschichtchromatographie (V.6.20.2) unter Verwendung einer Schicht von Kieselgel GF_{254} *R*.

Untersuchungslösung: 1,0 g Substanz wird in Wasser zu 100 ml gelöst. Ein geringer Rückstand wird vernachlässigt.

Referenzlösung: 0,5 ml Untersuchungslösung werden mit Wasser zu 100 ml verdünnt.

Auf die Platte werden getrennt 20 µl jeder Lösung aufgetragen. Die Chromatographie erfolgt mit der unteren Phase einer Mischung von 5 Volumteilen Ammoniak-Lösung 26 % *R*, 15 Volumteilen Ethanol 96 % *R* und 80 Volumteilen Chloroform *R* über eine Laufstrecke von 15 cm. Das Chromatogramm wird sofort im ultravioletten Licht bei 254 nm ausgewertet. Kein im Chromatogramm der Untersuchungslösung auftretender Nebenfleck darf größer oder intensiver als der mit der Referenzlösung erhaltene Fleck sein. Ein auf dem Startpunkt verbleibender Fleck wird nicht berücksichtigt.

Chlorid (V.3.2.4): 5 ml Prüflösung werden mit 35 ml Wasser und 10 ml Salpetersäure 12,5 % *R* versetzt und dreimal mit je 25 ml Ether *R* ausgeschüttelt. Die Etherschicht wird verworfen. Die wäßrige Schicht wird auf dem Wasserbad erhitzt, um den Ether zu entfernen. 15 ml der Lösung müssen der Grenzprüfung auf Chlorid entsprechen (330 ppm).

Trocknungsverlust (V.6.22): Höchstens 2,5 Prozent, mit 0,500 g Substanz durch 4 h langes Trocknen bei 100 °C im Vakuum bestimmt.

Gehaltsbestimmung

Natrium: 0,400 g Substanz werden in 30 ml Wasser gelöst. Die Lösung wird mit 0,1 ml Methylrot-Lösung *R* versetzt und mit 0,1 N-Salzsäure bis zum Farbumschlag nach Rot titriert. Die Lösung wird 2 min lang schwach gekocht, abgekühlt und, falls erforderlich, mit 0,1 N-Salzsäure bis zum erneuten Auftreten der Rotfärbung titriert.

1 ml 0,1 N-Salzsäure entspricht 2,299 mg Na.

Thiopental: 0,150 g Substanz werden in 5 ml Wasser gelöst. Die Lösung wird mit 2 ml Schwefelsäure 10 % *R* versetzt und viermal mit je 10 ml Chloroform *R* ausgeschüttelt. Die Chloroformschichten werden vereinigt und filtriert. Das Filtrat wird auf dem Wasserbad zur Trockne eingedampft. Der Rückstand wird in 30 ml zuvor neutralisiertem Dimethylformamid *R* gelöst und mit 0,1 ml einer 0,2prozentigen Lösung (*m*/V) von Thymolblau *R* in Methanol *R* versetzt. Die Lösung wird sofort mit 0,1 N-Lithiummethanolat-Lösung bis zur Blaufärbung titriert. Während der Titration ist die Lösung vor Kohlendioxid der Luft zu schützen.

1 ml 0,1 N-Lithiummethanolat-Lösung entspricht 24,23 mg $C_{11}H_{18}N_2O_2S$.

Lagerung

Vor Feuchtigkeit und Licht geschützt.

Vorsichtig zu lagern!

Thymian

Thymi herba

Thymian besteht aus den abgestreiften und getrockneten Laubblättern und Blüten von *Thymus vulgaris* L., *Thymus zygis* L. oder von beiden Arten. Sie enthalten mindestens 1,2 Prozent (V/*m*) ätherisches Öl und mindestens 0,5 Prozent Phenole, berechnet als Thymol

($C_{10}H_{14}O$; M_r 150,2) und bezogen auf die getrocknete Droge.

Beschreibung

Die Droge hat einen aromatischen Geruch und einen aromatischen, etwas scharfen Geschmack.

Thymus vulgaris besitzt lineal-lanzettliche bis eiförmige, etwa 4 bis 8 mm lange, bis etwa 3 mm breite Laubblätter mit meist nach unten eingerollten Rändern; Blattstiel sehr kurz bis fehlend. Die Oberseite ist grün, die Unterseite graufilzig mit deutlich hervortretendem Mittelnerv. Auf Blättern, Kelchen und Stengeln sind mit der Lupe kleine, gelblichbraune Drüsenschuppen zu erkennen. Die Blüten sind zu kleinen Büscheln vereinigt, etwa 3 bis 6 mm lang; Kelch grün, oft violett überlaufen, röhrig, an der Spitze 2lippig mit einer 3zipfeligen, meist zurückgebogenen Oberlippe und einer längeren, aus 2 pfriemlichen, bewimperten Zähnen bestehenden Unterlippe; Kelchschlund nach dem Abblühen durch einen Kranz langer steifer Haare verschlossen; Krone etwa doppelt so lang wie der Kelch, rosa bis violett, trocken meist bräunlich; schwach 2lippig; Fruchtknoten oberständig, 4teilig. Die 4 Staubblätter bleiben meist in der Kronröhre verborgen. Selten kommen etwa 1 mm lange, braune, abgeflacht eiförmige Früchte vor. Zuweilen sind Bruchstücke des schwach 4kantigen, oft violett überlaufenen Stengels vorhanden.

Thymus zygis besitzt kleinere, etwa 1,7 bis 6,5 mm, meist etwa 3,5 bis 5 mm lange, etwa 0,4 bis 1,8, meist etwa 0,8 bis 1,2 mm breite, lineal-lanzettliche bis nadelförmige Laubblätter mit stark nach unten eingerollten Rändern; beiderseits gleichfarbig grün bis graugrün, zuweilen am Mittelnerv violett überlaufen; Drüsenschuppen wie bei *Thymus vulgaris;* am Blattrand, vor allem an seiner Basis, lange weiße Haare; Blüten weiß, zuweilen rötlich, in der Droge kaum von *Thymus vulgaris* zu unterscheiden. Dünne, brüchige Stengelstücke unter 1 mm Durchmesser sind meist in Mengen bis zu 10 Prozent anzutreffen.

Mikroskopische Merkmale: Mesophyll der Laubblätter dorsiventral mit je einer Lage längerer, schmaler und kürzerer, etwas breiterer Palisadenzellen; Epidermiszellen mit welligen Seitenwänden; besonders auf der Blattunterseite Spaltöffnungen vom diacytischen Typ (V.4.3); beiderseits zahlreiche, zwischen rosettenartig angeordneten Epidermiszellen eingesenkte, oft gelbbraune Drüsenhaare vom Typ B (V.4.N3) mit meist 12zelligem Kopf; seltener Drüsenhaare mit einzelligem Stiel und einzelligem Köpfchen; Deckhaare bei beiden *Thymus*-Arten verschieden.

Thymus vulgaris besitzt oberseits kurze, stumpf-kegelförmige Haare aus 1, seltener 2 derbwandigen Zellen, die einer großen Epidermiszelle aufsitzen (Eckzahnhaare); unterseits 2-, seltener 3zellige, derbwandige Haare mit zugespitzter, knieförmig abgewinkelter Endzelle (Kniehaare); die Kutikula aller Deckhaare ist warzig; in den Haarzellen häufig winzige Oxalatnadeln, besonders in der Nähe der Querwände.

Thymus zygis besitzt auf beiden Blattseiten sehr zahlreiche derbwandige Deckhaare mit feinwarziger bis glatter Kutikula, stets mit Calciumoxalatkriställchen im Zellumen; unterseits 2- bis 3zellige, aufrechte oder gekrümmte Haare, zuweilen mit leicht gewundener Endzelle, niemals Kniehaare; oberseits stumpf-kegelförmige Eckzahnhaare verschiedener Länge wie bei *Thymus vulgaris,* doch viel zahlreicher als dort und stets Kristallsand führend; am Blattrand spärlich 4- bis 6zellige, sehr lange, an der Basis etwa 60 bis 90 µm breite, dickwandige Gliederhaare mit Oxalatnädelchen im unteren Teil jeder Zelle; etwas häufiger Abbruchstellen dieser Haare.

Der Kelch beider Arten trägt zusätzlich zu den anderen Deck- und Drüsenhaaren besonders an den Zähnen 1- bis 4zellige, bis etwa 500 µm lange, aufrechte, derbwandige Gliederhaare mit warziger Kutikula und Oxalatnadeln; Haare des Kelchschlundes bis etwa 1000 µm lang, 5- bis 6zellig, dickwandig mit längsstreifiger Kutikula.

Pulverdroge: Das Pulver beider Arten ist grün bis bräunlichgrün. Es enthält Blattfragmente mit wellig-buchtigen Epidermiszellen und Spaltöffnungen vom diacytischen Typ (V.4.3); zahlreiche Drüsenhaare vom Typ B (V.4.N3) mit meist 12 Drüsenzellen; Eckzahnhaare der Blattoberseite sowie Kniehaare (nur bei *Thymus vulgaris*) beziehungsweise 2- bis 3zellige, aufrechte oder gekrümmte bis leicht gewundene Deckhaare (bei *Thymus zygis*); Fragmente des Kelches mit verschieden langen Gliederhaaren; Fragmente der Blütenkrone mit welligbuchtigen, langgestreckten oder isodiametrischen, teilweise papillösen Epidermiszellen, dünnwandigen, oft kollabierten Gliederhaaren und Drüsenhaare vom Typ B (V.4.N3); relativ wenige kugelige, glatte, gelbe, etwa 35 µm große Pollenkörner mit 6 schlitzförmigen Keimporen; vereinzelte Bruchstücke des Endotheziums mit bogen- oder sternförmigen Wandverdickungen. Das Pulver von *Thymus zygis* enthält dazu noch zahlreiche derbere Faserbündel aus den Hauptnerven und den Stengelanteilen.

Prüfung auf Identität

Die Prüfung erfolgt mit Hilfe der Dünnschichtchromatographie (V.6.20.2) unter Verwendung einer Schicht von Kieselgel GF_{254} *R*.

Untersuchungslösung: 0,5 g pulverisierte Droge (355) werden 2 bis 3 min lang mit 5 ml Dichlormethan *R* geschüttelt und über etwa 2 g wasserfreies Natriumsulfat *R* abfiltriert. Das Filtrat dient als Untersuchungslösung.

Referenzlösung: 2,0 mg Thymol *R* werden in 10 ml Dichlormethan *R* gelöst.

Auf die Platte werden getrennt 20 µl jeder Lösung bandförmig (20 mm × 3 mm) aufgetragen. Die Chromatographie erfolgt mit Dichlormethan *R*, wobei 2mal mit dem gleichen Fließmittel über eine Laufstrecke von 10 cm entwickelt wird. Nach Verdunsten des Fließmittels bei Raumtemperatur wird im ultravioletten Licht bei 254 nm ausgewertet. Etwa in der Mitte der Chromatogramme der Referenz- und der Untersuchungslösung liegt die fluoreszenzmindernde Zone des Thymols. Im Chromatogramm der Untersuchungslösung befindet sich eine wesentlich stärker fluoreszenzmindernde Zone kurz darüber. Im unteren Drittel des Chromatogramms der Untersuchungslösung befinden sich einige schwächer fluoreszenzmindernde Zonen. – Die Chromatogramme werden anschließend mit etwa 10 ml Anisaldehyd-Reagenz *R* (für eine 200-mm × 200-mm-Platte) besprüht, 5 bis 10 min lang unter Beobachtung auf 100 bis 105 °C erhitzt und im Tageslicht ausgewertet. Die Thymol-Zone färbt sich ziegelrot an. Unmittelbar unterhalb der Thymol-Zone darf im Chromatogramm der Untersuchungslösung eine nur schwach ausgeprägte violette Zone auftreten (Carvacrol). Zwischen dieser Zone und dem Startband befinden sich 4 angefärbte Zonen von zumeist der gleichen Intensität. Die oberste ist rosarot gefärbt. Nach unten schließt sich eine violette Zone an (Cineol und Linalool). Darunter liegt eine braungraue Zone (Borneol). Unterhalb der Borneol-Zone ist eine violette bis blaue Zone zu erkennen. Nahe an der Fließmittelfront liegt eine starke rot- bis grauviolette Zone. Weitere Zonen im Bereich der Startzone sind vorhanden.

Prüfung auf Reinheit

Fremde Bestandteile (V.4.2): Höchstens 10 Prozent Stengelanteile und höchstens 2 Prozent sonstige fremde Bestandteile.

Trocknungsverlust (V.6.22): Höchstens 10,0 Prozent, mit 1,000 g pulverisierter Droge (355) durch 2 h langes Trocknen im Trockenschrank bei 100 bis 105 °C bestimmt.

Asche (V.3.2.16): Höchstens 15,0 Prozent, mit 1,000 g pulverisierter Droge bestimmt.

Gehaltsbestimmung

Ätherisches Öl (V.4.5.8): Bestimmung mit 20,0 g Droge und 250 ml Wasser als Destillationsflüssigkeit in einem 500-ml-Rundkolben; Destillation 2 h lang bei 2 bis 3 ml in der Minute; ohne Vorlage von Xylol *R*.

Phenole: Das bei der Destillation erhaltene ätherische Öl wird möglichst ohne Wasser und unter Nachspülen des Meßrohres mit kleinen Mengen Ethanol 90 % *RN* vollständig in einen 50-ml-Meßkolben überführt und mit Ethanol 90 % *RN* zu 50,0 ml verdünnt. 5,0 ml der Lösung werden in einem 100-ml-Meßkolben mit 40 ml Ethanol 90 % *RN* versetzt und mit Wasser zu 100,0 ml verdünnt.

5,0 ml dieser Lösung werden in einem Scheidetrichter mit 45 ml Wasser, 0,5 ml Ammoniak-Lösung 3,5 % *R* und 1 ml einer 2prozentigen Lösung (*m*/V) von Aminopyrazolon *R* versetzt. Nach gründlichem Mischen wird mit 4 ml einer frisch hergestellten 2prozentigen Lösung (*m*/V) von Kaliumhexacyanoferrat(III) *R* versetzt und erneut gemischt. Nach 5 min wird mit 25 ml Chloroform *R* ausgeschüttelt. Die Chloroformphase wird durch einen mit Chloroform *R* befeuchteten Wattebausch in einen 100-ml-Meßkolben filtriert. Die wäßrige Phase wird noch 2mal mit je 25 ml und 1mal mit 10 ml Chloroform *R* ausgeschüttelt und die Chloroformauszüge mit Chloroform *R* unter Waschen des Wattebausches zu 100,0 ml verdünnt. Die Absorption (V.6.19) der Lösung wird bei 455 nm gegen Chloroform *R* als Kompensationsflüssigkeit gemessen. Der Berechnung des Gehalts an Phenolen, berechnet als Thymol, wird eine spezifische Absorption $A_{1cm}^{1\%}$ = 805 zugrunde gelegt.

Lagerung

Vor Licht geschützt.

Thymianfluidextrakt

Thymi extractum fluidum

Thymianfluidextrakt enthält mindestens 0,03 Prozent Phenole, berechnet als Thymol ($C_{10}H_{14}O$; M_r 150,2).

Herstellung

Thymianfluidextrakt wird aus 1 Teil frisch pulverisiertem Thymian (710) und 2 bis 3 Teilen einer Mischung von 1 Teil Ammoniak-Lösung 10 % *(m/m)*NH_3, 20 Teilen Glycerol 85 %, 70 Teilen Ethanol 90 % *(V/V)* und 109 Teilen Wasser nach dem in der Monographie **Tinkturen** beschriebenen Verfahren der Mazeration hergestellt.

Eigenschaften

Dunkelbraune Flüssigkeit von thymolartigem Geruch und würzigem, schwach brennendem Geschmack.

Prüfung auf Identität

Die Prüfung erfolgt mit Hilfe der Dünnschichtchromatographie (V.6.20.2) unter Verwendung einer Schicht von Kieselgel GF_{254} *R*.

Untersuchungslösung: 5 ml Fluidextrakt werden mit 3 ml Dichlormethan *R* vorsichtig ausgeschüttelt. Die Dichlormethanphase wird über etwa 2 g wasserfreiem Natriumsulfat *R* getrocknet und anschließend filtriert. Das Filtrat dient als Untersuchungslösung.

Referenzlösung: 2,0 mg Thymol *R* werden in 10 ml Dichlormethan *R* gelöst.

Auf die Platte werden getrennt 20 µl jeder Lösung bandförmig (20 mm × 3 mm) aufgetragen. Die Chromatographie erfolgt mit Dichlormethan *R*, wobei 2mal mit demselben Fließmittel über eine Laufstrecke von 10 cm entwickelt wird. Nach Verdunsten des Fließmittels bei Raumtemperatur wird im ultravioletten Licht bei 254 nm ausgewertet. Etwa in der Mitte der Chromatogramme der Referenz- und der Untersuchungslösung liegt die fluoreszenzmindernde Zone des Thymols. Im unteren Drittel des Chromatogramms der Untersuchungslösung befindet sich eine Reihe weiterer fluoreszenzmindernder Zonen. – Die Chromatogramme werden anschließend mit etwa 10 ml Anisaldehyd-Reagenz *R* (für eine 200-mm × 200-mm-Platte) besprüht, 5 bis 10 min lang unter Beobachtung auf 100 bis 105 °C erhitzt und im Tageslicht ausgewertet. Die Thymol-Zone färbt sich ziegelrot an. Unmittelbar unterhalb der Thymol-Zone darf im Chromatogramm der Untersuchungslösung eine nur schwach ausgeprägte violette Zone auftreten (Carvacrol). Zwischen dieser Zone und dem Startband befinden sich 4 angefärbte Zonen von zumeist der gleichen Intensität. Die oberste ist rosarot gefärbt. Nach unten schließt sich eine violette Zone an (Cineol und Linalool). Darunter liegt eine braungraue Zone (Borneol). Unterhalb der Borneol-Zone ist eine violette bis blaue Zone zu erkennen.

Prüfung auf Reinheit

Ethanolgehalt (V.5.3.1): 30,0 bis 37,0 Prozent (V/V).

Isopropylalkohol (V.3.3.N3).

Methanol (V.3.3.N2).

Gehaltsbestimmung

Untersuchungslösung: 20,0 g Fluidextrakt werden mit 80 ml Wasser versetzt und in der Apparatur zur Bestimmung des Ethanolgehaltes (V.5.3.1) bei eintauchendem Vorstoß destilliert. In einem 100-ml-Meßkolben, der 10 ml Ethanol 96 % *R* enthält, werden etwa 85 ml Destillat aufgefangen und mit Wasser zu 100,0 ml aufgefüllt. 5,0 ml dieser Lösung werden in einem Scheidetrichter mit 45 ml Wasser, 0,5 ml Ammoniak-Lösung 3,5 % *R* und 1,0 ml einer 2prozentigen Lösung (*m*/V) von Aminopyrazolon *R* versetzt. Nach gründlichem Mischen wird mit 4 ml einer frisch hergestellten 2prozentigen Lösung (*m*/V) von Kaliumhexacyanoferrat(III) *R* versetzt und erneut gemischt. Nach 5 min wird mit 25 ml Chloroform *R* ausgeschüttelt. Die Chloroformphase wird durch einen mit Chloroform *R* befeuchteten Wattebausch in einen 100-ml-Meßkolben filtriert. Die wäßrige Phase wird noch 2mal mit je 25 ml und 1mal mit 10 ml Chloroform *R* ausgeschüttelt und die Chloroformauszüge mit Chloroform *R* unter Waschen des Wattebausches zu 100,0 ml verdünnt. Die Absorption (V.6.19) der Lösung wird bei 455 nm gegen Chloroform *R* als Kompensationsflüssigkeit gemessen.

Referenzlösung: 10,0 mg Thymol *R* werden in 25 ml Ethanol 96 % *R* gelöst und mit Wasser zu 100,0 ml verdünnt. 5,0 ml der Lösung werden in einem Scheidetrichter wie oben angegeben weiterbehandelt.

Die Berechnung des Prozentgehaltes an Phenolen, berechnet als Thymol, erfolgt nach folgender Formel:

$$\frac{100 \cdot A_1 \cdot m_2}{A_2 \cdot m_1}$$

A_1 = Absorption der Untersuchungslösung
A_2 = Absorption der Referenzlösung
m_1 = Einwaage des Fluidextraktes in g
m_2 = Einwaage von Thymol *R* in g

Lagerung

Dicht verschlossen, vor Licht geschützt.

Thymol

Thymolum

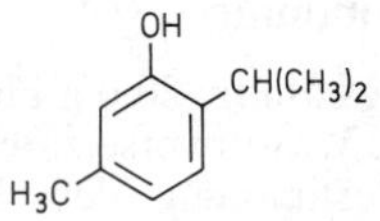

$C_{10}H_{14}O$ M_r 150,2

Thymol enthält mindestens 99,0 und höchstens 101,0 Prozent 2-Isopropyl-5-methylphenol.

Eigenschaften

Farblose, nach Thymian riechende Kristalle; sehr schwer löslich in Wasser, sehr leicht löslich in Chloroform, Ethanol 96 % und Ether, leicht löslich in flüssigen Paraffinen und fetten Ölen, löslich unter Phenolatbildung in Alkalihydroxid-Lösungen.

Prüfung auf Identität

Die Prüfung B kann entfallen, wenn die Prüfungen A und C durchgeführt werden. Die Prüfung C kann entfallen, wenn die Prüfungen A und B durchgeführt werden.

A. Schmelztemperatur (V.6.11.1): 48 bis 52 °C.

B. Das IR-Absorptionsspektrum (V.6.18) der Substanz zeigt im Vergleich mit dem Spektrum einer dem Arzneibuch entsprechenden Referenzsubstanz bekannter Identität Maxima bei denselben Wellenlängen mit den gleichen relativen Intensitäten.

C. 0,5 g Substanz werden mit 3 ml Natriumhydroxid-Lösung 8,5 % *R* zum Sieden erhitzt. Nach Zusatz von 0,2 ml Chloroform *R* färbt sich die Lösung rotviolett.

Prüfung auf Reinheit

Aussehen der Lösung: Die Lösung von 1,3 g Substanz in 10,0 ml Natriumhydroxid-Lösung 8,5 % *R* muß klar (V.6.1) und darf nicht stärker gefärbt sein als die Farbvergleichslösung G_4 (V.6.2, Methode II).

Sauer reagierende Substanzen: 1,0 g Substanz wird in einem 100-ml-Erlenmeyerkolben mit 20 ml Wasser zum Sieden erhitzt. Nach dem Abkühlen auf 15 bis 20 °C wird der Kolben mit einem Glasschliffstopfen verschlossen und 1 min lang kräftig geschüttelt. Nach Zugabe einiger Kristalle der Substanz (Impfkristalle) wird nochmals 1 min lang kräftig geschüttelt und danach filtriert. 5 ml des Filtrats müssen nach Zusatz von 0,05 ml Methylrot-Lösung *R* und 0,05 ml 0,01 N-Natriumhydroxid-Lösung gelb gefärbt sein.

Fremde Phenole: 5 ml des Filtrats unter „Sauer reagierende Substanzen" dürfen durch 0,1 ml Eisen(III)-chlorid-Lösung *R* 2 nicht violett gefärbt werden.

Verdampfungsrückstand: Höchstens 0,1 Prozent. 1,0 g Substanz wird auf einer Heizplatte bei 100 bis 105 °C verdampft. Der bei 100 bis 105 °C im Trockenschrank getrocknete Rückstand darf höchstens 1 mg betragen.

Gehaltsbestimmung

0,100 g Substanz werden in einem Iodzahlkolben in 10 ml Chloroform *R* gelöst. Die Lösung wird mit 40,0 ml 0,1 N-Kaliumbromat-Lösung, 10 ml einer 10prozentigen Lösung (*m*/V) von Kaliumbromid *R* und 40 ml Salzsäure 7 % *R* versetzt. Die unter Lichtausschluß aufbewahrte Mischung wird im Abstand von etwa 2 min wiederholt kräftig umgeschüttelt. Nach etwa 15 min wird mit 1 g Kaliumiodid *R* versetzt und nach dessen Auflösen mit 0,1 N-Natriumthiosulfat-Lösung titriert. Wenn Chloroform- und Wasserphase nahezu farblos sind, wird 1 ml

Stärke-Lösung *R* zugegeben und unter kräftigem Umschütteln bis zur Entfärbung titriert.

1 ml 0,1 N-Kaliumbromat-Lösung entspricht 3,756 mg $C_{10}H_{14}O$.

Lagerung

Vor Licht geschützt.

Tinkturen

Tincturae

Tinkturen sind Drogenauszüge, die mit Ethanol verschiedener Konzentration, gegebenenfalls mit bestimmten Zusätzen, durch Mazeration oder Perkolation hergestellt werden. Als Tinkturen werden auch Lösungen von Trockenextrakten in Ethanol entsprechender Konzentration verstanden.

Tinkturen, deren Ausgangsdrogen ,,Vorsichtig zu lagern" sind, werden aus 1 Teil Droge und 10 Teilen Extraktionsflüssigkeit, die übrigen Tinkturen in der Regel aus 1 Teil Droge und 5 Teilen Extraktionsflüssigkeit hergestellt. Die Konzentration der verwendeten Extraktionsflüssigkeit ist anzugeben.

Das Verhältnis Droge zu Extraktionsflüssigkeit ist für Tinkturen, die auf einen definierten Wirkstoffgehalt eingestellt sind, innerhalb festgelegter Grenzen variabel; das genaue Verhältnis ist in den einzelnen Monographien angegeben.

Sämtliche Herstellungsvorgänge sind mit Apparaturen aus indifferentem Material durchzuführen, das gegen das Lösungsmittel und die Drogeninhaltsstoffe beständig ist.

Herstellung durch Mazeration: Die zerkleinerten Drogen werden mit der in der Monographie vorgeschriebenen Menge Extraktionsflüssigkeit übergossen; die Ansätze werden 5 Tage lang in gut verschlossenen Gefäßen an einem vor Sonnenlicht geschützten Ort bei Raumtemperatur gelagert und mehrmals täglich umgeschüttelt. Nach dem Dekantieren oder Kolieren wird der Drogenrückstand ausgepreßt. Der Gesamtauszug wird 5 Tage lang unterhalb 15 °C gelagert, filtriert und gegebenenfalls mit der vorgeschriebenen Extraktionsflüssigkeit auf den geforderten Gehalt eingestellt; Verdunstungsverluste sind bei der Herstellung zu vermeiden.

Herstellung durch Perkolation: Die Perkolation wird nach der in der Monographie **Extrakte** angegebenen Vorschrift durchgeführt, bis die vorgeschriebene Flüssigkeitsmenge verbraucht und das freiwillige Abtropfen des Perkolats beendet ist. Der Drogenrückstand wird ausgepreßt. Preßflüssigkeit und Perkolat werden wie der Gesamtauszug bei der Mazeration weiterverarbeitet.

Andere Herstellungsverfahren sind zugelassen. Werden Tinkturen des Arzneibuches anders als durch Mazeration oder Perkolation hergestellt, so müssen sie in ihren Kennzahlen mit den durch Mazeration oder Perkolation hergestellten Tinkturen übereinstimmen und diesen auch in den sonstigen Eigenschaften gleichwertig sein.

Lagerung

Dicht verschlossen, vor Licht geschützt.

Titandioxid

Titanii dioxidum

TiO_2 M_r 79,9

Titandioxid enthält mindestens 98,0 und höchstens 100,5 Prozent TiO_2.

Eigenschaften

Weißes bis fast weißes, geruchloses Pulver; praktisch unlöslich in Wasser. Die Substanz löst sich nicht in verdünnten Mineralsäuren; langsam löslich in heißer Schwefelsäure 96 %.

Prüfung auf Identität

A. Beim kräftigen Erhitzen zeigt die Substanz eine blaßgelbe Färbung, die beim Erkalten wieder verschwindet.

B. 5 ml Prüflösung II (siehe ,,Prüfung auf Reinheit") werden mit 0,1 ml Wasserstoffperoxid-Lösung 30 % *R* versetzt. Die Lösung färbt sich rotorange.

C. 5 ml Prüflösung II werden mit 0,5 g Zink *R* in Körnern versetzt. Nach 45 min färbt sich die Mischung violettblau.

Prüfung auf Reinheit

Prüflösung I: 20,0 g Substanz werden 1 min lang mit 30 ml Salzsäure 36 % *R* geschüttelt. Nach Zusatz von 100 ml destilliertem Wasser wird die Mischung zum Sieden erhitzt. Durch ein gehärtetes Filter wird heiß filtriert, bis das Filtrat klar ist. Das Filter wird mit 60 ml destilliertem Wasser gewaschen. Filtrat und Waschwasser werden vereinigt und mit destilliertem Wasser zu 200 ml ergänzt.

Prüflösung II: 0,500 g Substanz (*m*g) und 5 g wasserfreies Natriumsulfat *R* werden in einem 300-ml-Kjeldahlkolben mit 10 ml Wasser versetzt. Nach Schütteln werden 10 ml Schwefelsäure 96 % *R* zugefügt und vorsichtig zum Sieden erhitzt, bis eine klare Lösung erhalten wird (20 bis 25 min). Nach dem Abkühlen wird langsam eine abgekühlte Mischung von 30 ml Wasser und 10 ml Schwefelsäure 96 % *R* zugesetzt, erneut abgekühlt und mit Wasser zu 100,0 ml verdünnt.

Aussehen der Lösung: Die Prüflösung II darf nicht stärker opaleszieren als die Referenzsuspension II (V.6.1) und muß farblos (V.6.2, Methode II) sein.

Sauer oder alkalisch reagierende Substanzen: 5,0 g Substanz werden 5 min lang mit 50 ml kohlendioxidfreiem Wasser *R* geschüttelt. Die Mischung wird zentrifugiert oder filtriert, um eine klare Lösung zu erhalten. 10 ml dieser Lösung werden mit 0,1 ml Bromthymolblau-Lösung *R* 1 versetzt. Bis zum Farbumschlag darf höchstens 1,0 ml 0,01 N-Salzsäure oder 0,01 N-Natriumhydroxid-Lösung verbraucht werden.

Wasserlösliche Substanzen: Höchstens 0,5 Prozent. 10,0 g Substanz werden 5 min lang mit einer Lösung von 0,5 g Ammoniumsulfat *R* in 150 ml Wasser gekocht. Nach dem Abkühlen wird mit Wasser zu 200 ml ergänzt und bis zur klaren Lösung filtriert. 100 ml Filtrat werden in einer tarierten Schale eingedampft. Der geglühte Rückstand darf höchstens 25 mg betragen.

Antimon: 10 ml Prüflösung II werden mit 10 ml Salzsäure 36 % *R* und 10 ml Wasser versetzt. Zu der, falls erforderlich, auf 20 °C abgekühlten Lösung werden 0,15 ml Natriumnitrit-Lösung *R* zugefügt. Nach 5 min langem Stehenlassen werden 5 ml einer 1prozentigen Lösung (*m*/V) von Hydroxylaminhydrochlorid *R* und 10 ml einer frisch bereiteten 0,01prozentigen Lösung (*m*/V) von Rhodamin B *R* portionsweise zugesetzt. Nach jeder Zugabe wird sorgfältig gemischt. Mit 10,0 ml Toluol *R* wird 1 min lang kräftig geschüttelt. Nach Trennung der Schichten wird, falls erforderlich, 2 min lang zentrifugiert. Die Toluolphase wird abgetrennt. Sie darf nicht stärker rosa gefärbt sein als die gleichzeitig unter gleichen Bedingungen hergestellte Referenz-Toluolphase mit einer Mischung aus 5,0 ml einer Antimon-Lösung (1 ppm Sb) *R*, 10 ml Salzsäure 36 % *R* und 15 ml einer Lösung, welche 0,5 g wasserfreies Natriumsulfat *R* und 2 ml Schwefelsäure 96 % *R* enthält, anstelle der Mischung von 10 ml Prüflösung II, 10 ml Salzsäure 36 % *R* und 10 ml Wasser (100 ppm).

Arsen (V.3.2.2): 0,2 g Substanz und 2 g wasserfreies Natriumsulfat *R* werden in einem 100-ml-Kjeldahlkolben mit 7 ml Schwefelsäure 96 % *R* und 5 ml Salpetersäure 65 % *R* versetzt. Bis zur klaren Lösung wird vorsichtig erhitzt (20 bis 25 min). Nach dem Abkühlen werden 10 ml Wasser zugesetzt und nach erneutem Abkühlen 5 g Reduktionsgemisch *R* und 10 ml Salzsäure 36 % *R* zugefügt. Sofort wird der Kolben mit der Destillationsapparatur verbunden. Unter Verwendung eines Luftkühlers wird destilliert und das Destillat in 15 ml abgekühltem Wasser aufgefangen, bis ein Gesamtvolumen von 30 ml erhalten ist. Der Kühler wird gewaschen. Die erhaltene Flüssigkeit und die Waschwasser werden vereinigt und mit Wasser zu 40 ml ergänzt. 20 ml dieser Lösung müssen der Grenzprüfung A auf Arsen entsprechen (5 ppm). Als Referenzlösung dient eine Mischung aus 0,5 ml Arsen-Lösung (1 ppm As) *R* und 24,5 ml Wasser.

Barium: 10 ml Prüflösung I werden mit 1 ml Schwefelsäure 10 % *R* versetzt. Nach 30 min darf eine eventuelle Opaleszenz nicht stärker als diejenige einer Mischung von 10 ml Prüflösung I und 1 ml destilliertem Wasser sein.

Eisen: 8 ml Prüflösung II werden mit 4 ml Wasser versetzt. Nach dem Mischen werden 0,05 ml Bromwasser *R* zugefügt. Nach 5 min langem Stehenlassen wird der Bromüberschuß im Luftstrom vertrieben. Nach Zusatz von 3 ml Kaliumthiocyanat-Lösung *R* darf die Lösung nicht stärker gefärbt sein als eine gleichzeitig unter gleichen Bedingungen hergestellte Referenzlösung aus 4 ml Eisen-Lösung (2 ppm Fe) *R* und 8 ml einer 20prozentigen Lösung (*m*/V) von Schwefelsäure 96 % *R* (200 ppm).

Schwermetalle (V.3.2.8): 10 ml Prüflösung I werden mit Wasser zu 20 ml verdünnt. 12 ml dieser Lösung müssen der Grenzprüfung A auf Schwermetalle entsprechen (20 ppm). Als Referenzlösung wird die Blei-Lösung (1 ppm Pb) *R* verwendet.

Gehaltsbestimmung

300 g Zink *R* in Körnern (710) werden mit 300 ml einer 2prozentigen Lösung (*m*/V) von Quecksilber(II)-nitrat *R* und 2 ml Salpetersäure 65 % *R* versetzt. 10 min lang wird geschüttelt, dann mit Wasser gewaschen. Das amalgamierte Zink wird in ein Glasrohr von etwa 400 mm Länge und 20 mm Durchmesser, mit Hahn und Filterplatte versehen, gebracht. Durch die Säule werden 100 ml Schwefelsäure 10 % *R* und anschließend 100 ml Wasser gegeben, wobei das Amalgam stets mit Flüssigkeit bedeckt bleiben muß. Langsam, mit einer Geschwindigkeit von etwa 3 ml je Minute, wird eine Mischung von 100 ml Schwefelsäure 10 % *R* und 100 ml Wasser, anschließend 100 ml Wasser durchlaufen gelassen. Die Eluate werden in einem 500-ml-Erlenmeyerkolben gesammelt, welcher 50,0 ml einer 15prozentigen Lösung (*m*/V) von Ammoniumeisen(III)-sulfat *R* in einer Mischung von 1 Volumteil Schwefelsäure 96 % *R* und 3 Volumteilen Wasser enthält. Nach Zusatz von 0,1 ml Ferroin *R* wird sofort mit 0,1 N-Ammoniumcer(IV)-nitrat-Lösung bis zur Grünlichfärbung titriert (n_1 ml). Langsam, mit einer Geschwindigkeit von 3 ml je Minute, werden nacheinander eine Mischung von 50 ml Schwefelsäure 10 % *R* und 50 ml Wasser, 20,0 ml Prüflösung II, eine Mischung von 50 ml Schwefelsäure 10 % *R* und 50 ml Wasser und schließlich 100 ml Wasser durchlaufen gelassen. Die Eluate werden in einem 500-ml-Erlenmeyerkolben gesammelt, welcher 50,0 ml einer 15prozentigen Lösung (*m*/V) von Ammoniumeisen(III)-sulfat *R* in einer Mischung von 1 Volumteil Schwefelsäure 96 % *R* und 3 Volumteilen Wasser enthält. Das untere Ende der Säule wird mit Wasser abgespült, 0,1 ml Ferroin *R* zugesetzt und sofort mit 0,1 N-Ammoniumcer(IV)-nitrat-Lösung bis zur Grünlichfärbung titriert (n_2 ml).

Der Prozentgehalt an TiO_2 wird wie folgt berechnet:

$$TiO_2 = \frac{3{,}99\,(n_2 - n_1)}{m}$$

α-Tocopherolacetat

α-Tocopheroli acetas

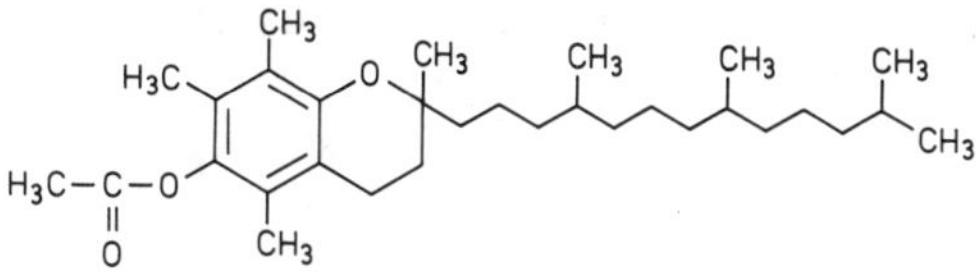

$C_{31}H_{52}O_3$ M_r 472,7

α-Tocopherolacetat enthält mindestens 96,0 und höchstens 102,0 Prozent 5,7,8-Trimethyltocolacetat.

Eigenschaften

Klare, schwach grünlichgelbe, viskose, ölige Flüssigkeit; praktisch unlöslich in Wasser, leicht löslich in Aceton, Chloroform, wasserfreiem Ethanol, Ether und fetten Ölen, löslich in Ethanol.

Prüfung auf Identität

Die Prüfung B kann entfallen, wenn die Prüfungen A und C durchgeführt werden. Die Prüfungen A und C können entfallen, wenn die Prüfung B durchgeführt wird.

A. 10 mg Substanz werden in wasserfreiem Ethanol *R* zu 100 ml gelöst. Die Lösung, zwischen 230 und 350 nm gemessen (V.6.19), zeigt ein Absorptionsmaximum bei 284 nm, eine Schulter bei 278 nm und ein Absorptionsminimum bei 254 nm.

B. Das IR-Absorptionsspektrum (V.6.18) der Substanz zeigt im Vergleich mit dem von α-Tocopherolacetat *CRS* Maxima bei denselben Wellenlängen mit den gleichen relativen Intensitäten.

C. Die Prüfung erfolgt mit Hilfe der Dünnschichtchromatographie (V.6.20.2) unter Verwendung einer Schicht von Kieselgel HF_{254} *R*.

Untersuchungslösung a: Etwa 10 mg Substanz werden in 2 ml Cyclohexan *R* gelöst.

Untersuchungslösung b: In einem Reagenzglas mit Schliffstopfen werden etwa 10 mg Substanz in 2 ml ethanolischer Schwefelsäure 25 % *R* gelöst. Die Lösung wird 5 min lang im Wasserbad erhitzt, nach dem Abkühlen mit 2 ml Wasser und 2 ml Cyclohexan *R* versetzt und anschließend 1 min lang geschüttelt. Die obere Phase wird verwendet.

Referenzlösung a: Etwa 10 mg α-Tocopherolacetat *CRS* werden in 2 ml Cyclohexan *R* gelöst.

Referenzlösung b: Die Herstellung erfolgt wie bei Untersuchungslösung b beschrieben, wobei anstelle der zu prüfenden Substanz α-Tocopherolacetat *CRS* verwendet wird.

Auf die Platte werden getrennt 10 µl jeder Lösung aufgetragen. Die Chromatographie erfolgt mit einer Mischung von 20 Volumteilen Ether *R* und 80 Volumteilen Cyclohexan *R* über eine Laufstrecke von 15 cm. Die Platte wird im Luftstrom getrocknet und im ultravioletten Licht bei 254 nm ausgewertet. Der Hauptfleck im Chromatogramm der Untersuchungslösung a entspricht in bezug auf Lage und Größe dem Hauptfleck im Chromatogramm der Referenzlösung a. Die Chromatogramme der Untersuchungslösung b und der Referenzlösung b zeigen jeweils 2 Flecke: der Fleck mit dem größeren Rf-Wert ist dem α-Tocopherolacetat zuzuordnen und entspricht dem Fleck im Chromatogramm der Referenzlösung a; der Fleck mit dem kleineren Rf-Wert ist dem α-Tocopherol zuzuordnen. Die Platte wird mit einer Mischung von 10 Volumteilen Salzsäure 36 % *R*, 40 Volumteilen einer 0,25prozentigen Lösung (*m*/V) von Eisen(III)-chlorid *R* in Ethanol 96 % *R* und 40 Volumteilen einer 1prozentigen Lösung (*m*/V) von Phenanthrolinhydrochlorid *R* in Ethanol 96 % *R* besprüht. In den Chromatogrammen der Untersuchungslösung b und der Referenzlösung b färben sich die dem α-Tocopherol entsprechenden Flecke orange.

Prüfung auf Reinheit

Absorption (V.6.19): 0,150 g Substanz werden in wasserfreiem Ethanol *R* zu 100,0 ml gelöst. 10,0 ml der Lösung werden mit wasserfreiem Ethanol *R* zu 100,0 ml verdünnt (Lösung a). 20,0 ml der Ausgangslösung werden mit wasserfreiem Ethanol *R* zu 50,0 ml verdünnt (Lösung b). Die Absorption der Lösung a wird im Maximum bei 284 nm und die Absorption der Lösung b im Minimum bei 254 nm gemessen. Die spezifische Absorption muß im Maximum zwischen 42,0 und 45,0 und im Minimum zwischen 7,0 und 9,0 liegen.

Säurezahl (V.3.4.1): Höchstens 2,0, mit 2,00 g Substanz bestimmt.

Freies Tocopherol: Höchstens 1,0 Prozent. 0,500 g Substanz werden in 100 ml ethanolischer Schwefelsäure 2,5 % *R* gelöst. Nach Zusatz von 20 ml Wasser und 0,1 ml einer 0,25prozentigen Lösung (*m*/V) von Diphenylamin *R* in Schwefelsäure 96 % *R* wird mit 0,01 N-Ammoniumcer(IV)-sulfat-Lösung bis zur mindestens 5 s lang bestehenbleibenden Blaufärbung titriert. Ein Blindversuch wird durchgeführt.

1 ml 0,01 N-Ammoniumcer(IV)-sulfat-Lösung entspricht 2,154 mg Tocopherol.

Schwermetalle (V.3.2.8): 0,5 g Substanz müssen der Grenzprüfung D auf Schwermetalle entsprechen (20 ppm). Zur Herstellung der Referenzlösung wird 1 ml Blei-Lösung (10 ppm Pb) *R* verwendet.

Sulfatasche (V.3.2.14): Höchstens 0,1 Prozent, mit 1,0 g Substanz bestimmt.

Gehaltsbestimmung

Die Bestimmung erfolgt mit Hilfe der Gaschromatographie (V.6.20.3), unter Verwendung von Dotriacontan *R* als Interner Standard.

Interner-Standard-Lösung: 1,0 g Dotriacontan *R* wird in Hexan *R* zu 100,0 ml gelöst.

Untersuchungslösung: 0,100 g Substanz werden in 10,0 ml Interner-Standard-Lösung gelöst. Mit Hexan *R* wird zu 50,0 ml verdünnt und gemischt.

Referenzlösung: 0,100 g α-Tocopherolacetat *CRS* werden in 10,0 ml Interner-Standard-Lösung gelöst. Mit Hexan *R* wird zu 50,0 ml verdünnt und gemischt.

Die Chromatographie kann durchgeführt werden mit

- einer silanisierten Glassäule von 2,0 bis 3,0 m Länge und einem inneren Durchmesser von 2,2 bis 4,0 mm, gepackt mit Kieselgur zur Gaschromatographie *R* (125 bis 150 µm oder 150 bis 180 µm), silanisiert mit Dimethyldichlorsilan und imprägniert mit 1 bis 5 Prozent (*m/m*) Polydimethylsiloxan *R*. Die Säule ist an beiden Enden mit einem Pfropfen aus silanisierter Glaswolle versehen
- Stickstoff zur Chromatographie *R* als Trägergas, mit einer Durchflußrate von 25 bis 90 ml je Minute
- einem Flammenionisationsdetektor.

Die Säule wird bei einer konstanten Temperatur zwischen 245 und 280 °C gehalten, der Probeneinlaß und der Detektor bei einer konstanten Temperatur zwischen 270 und 320 °C. Die Temperatur der Säule und die Durchflußrate des Trägergases sind so einzustellen, daß die geforderte Auflösung erhalten wird.

Injiziert wird entweder direkt auf die Säule oder über einem mit Glas ausgekleideten Probeneinlaß unter Verwendung einer automatischen Injektionsvorrichtung oder mit Hilfe einer anderen reproduzierbaren Injektionsmethode. Die Peakflächen werden mit Hilfe eines elektronischen Integrators gemessen.

Auflösung: 1 µl Referenzlösung wird injiziert. Der Vorgang wird so lange wiederholt, bis der Response-Faktor (RF), der wie unten beschrieben bestimmt wird, innerhalb von ± 2 Prozent konstant ist. Die Auflösung (R_s) muß größer als 1,4 sein.

Prüfung auf Interferenz: 0,100 g Substanz werden in Hexan *R* zu 50,0 ml gelöst. 1 µl wird injiziert und das Chromatogramm aufgezeichnet, wobei die Abschwächung so gewählt wird, daß die Höhe des dem α-Tocopherolacetat entsprechenden Peaks größer ist als 50 Prozent des maximalen Schreiberausschlags. Während der Aufzeichnung wird die Abschwächung so geändert, daß ein beim selben t_R-Wert wie der des Dotriacontan auftretender Peak mindestens mit der achtfachen Empfindlichkeit aufgezeichnet wird als der Peak von α-Tocopherolacetat. Wenn ein Peak mit einer Höhe von mindestens 5 mm (bei einer Papierbreite von 250 mm) mit demselben t_R-Wert wie Dotriacontan auftritt, wird, falls erforderlich, für die Endberechnung die korrigierte Peakfläche S'_D (korr.) verwendet.

$$S'_D\,(\text{korr.}) = S'_D - \frac{S_I \cdot S'_T}{f \cdot S_{TI}}$$

S'_D = Peakfläche des Internen Standards im Chromatogramm der Untersuchungslösung

S_I = Peakfläche in dem bei der „Prüfung auf Interferenz" erhaltenen Chromatogramm mit demselben t_R-Wert wie der Interne Standard

S'_T = Fläche des dem α-Tocopherolacetat entsprechenden Peaks im Chromatogramm der Untersuchungslösung

S_{TI} = Peakfläche von α-Tocopherolacetat in dem bei der „Prüfung auf Interferenz" erhaltenen Chromatogramm

f = Faktor, um welchen die Abschwächung geändert wurde.

Nach Überprüfung der Auflösung der Säule wird 1 µl Referenzlösung injiziert und das Chromatogramm aufgezeichnet, wobei die Abschwächung so gewählt wird, daß der dem α-Tocopherolacetat entsprechende Peak größer als 50 Prozent der maximalen Schreiber-Response ist. Die Flächen des Peaks von α-Tocopherolacetat (S_T) und Dotriacontan (S_D) werden gemessen und der Response-Faktor (RF) bestimmt. 1 µl Untersuchungslösung wird in derselben Weise injiziert. Die Flächen der Peaks von α-Tocopherolacetat (S'_T) und Dotriacontan (S'_D) werden gemessen. Der Response-Faktor (RF) für α-Tocopherolacetat im Chromatogramm der Referenzlösung wird mit Hilfe der Flächen der Peaks von α-Tocopherolacetat und Dotriacontan unter Verwendung nachstehender Formel bestimmt:

$$\frac{S_D \cdot m_T}{S_T \cdot m_D}$$

Der Prozentgehalt an α-Tocopherolacetat wird mit nachstehender Formel errechnet:

$$\frac{100\,(S'_T \cdot m_D \cdot \text{RF})}{S'_D\,(\text{korr.}) \cdot m}$$

S_D = Fläche des dem Internen Standard entsprechenden Peaks im Chromatogramm der Referenzlösung

S'_D (korr.) = korrigierte Fläche des dem Internen Standard entsprechenden Peaks im Chromatogramm der Untersuchungslösung

S_T = Fläche des dem α-Tocopherolacetat *CRS* entsprechenden Peaks im Chromatogramm der Referenzlösung

S'_T = Fläche des dem α-Tocopherolacetat entsprechenden Peaks im Chromatogramm der Untersuchungslösung

m_D = Masse Interner Standard in der Untersuchungslösung und in der Referenzlösung in Milligramm

m_T = Masse α-Tocopherolacetat *CRS* in der Referenzlösung in Milligramm

m = Masse Substanz in der Untersuchungslösung in Milligramm.

Lagerung

Dicht verschlossen, vor Licht geschützt.

Tolbutamid

Tolbutamidum

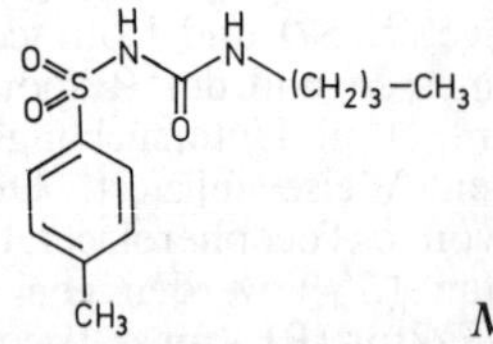

$C_{12}H_{18}N_2O_3S$ M_r 270,3

Tolbutamid enthält mindestens 99,0 und höchstens 101,0 Prozent 1-Butyl-3-tosylharnstoff, berechnet auf die getrocknete Substanz.

Eigenschaften

Weißes, kristallines, Pulver, fast geruchlos; praktisch unlöslich in Wasser, löslich in Aceton, Chloroform und Ethanol, schwer löslich in Ether. Die Substanz löst sich in verdünnten Alkalihydroxid-Lösungen.

Prüfung auf Identität

Die Prüfung C kann entfallen, wenn die Prüfungen A, B und D durchgeführt werden. Die Prüfungen B und D können entfallen, wenn die Prüfungen A und C durchgeführt werden.

A. Schmelztemperatur (V.6.11.1): 128 bis 131 °C.

B. 25,0 mg Substanz werden in Methanol *R* zu 100,0 ml gelöst. Die Lösung, zwischen 245 und 300 nm gemessen, zeigt Absorptionsmaxima (V.6.19) bei 258, 263 und 275 nm und eine Schulter bei 268 nm. 10,0 ml dieser Lösung werden mit Methanol *R* zu 250,0 ml verdünnt. Die Lösung, zwischen 220 und 235 nm gemessen, zeigt ein einziges Absorptionsmaximum bei 228 nm. Die spezifische Absorption, im Maximum gemessen, liegt zwischen 480 bis 520.

C. Das IR-Absorptionsspektrum (V.6.18) der Substanz zeigt im Vergleich mit dem von Tolbutamid *CRS* Maxima bei denselben Wellenlängen mit den gleichen relativen Intensitäten.

D. 0,2 g Substanz werden 30 min lang in 8 ml einer 50prozentigen Lösung (*m*/V) von Schwefelsäure 96 % *R* unter Rückfluß erhitzt. Nach dem Erkaltenlassen werden die Kristalle in heißem Wasser aufgenommen und erneut auskristallieren gelassen. Die Schmelztemperatur (V.6.11.1) der bei 100 bis 105 °C getrockneten Kristalle liegt zwischen 135 und 140 °C.

Prüfung auf Reinheit

Aussehen der Lösung: 0,2 g Substanz werden in 5 ml Natriumhydroxid-Lösung 8,5 % *R* gelöst und mit 5 ml Wasser versetzt. Die Lösung muß klar (V.6.1) und farblos (V.6.2, Methode II) sein.

***p*H-Wert** (V.6.3.1): 2,0 g Substanz werden 5 min lang mit 50 ml kohlendioxidfreiem Wasser *R* auf 70 °C erhitzt. Nach raschem Abkühlen wird filtriert. Der *p*H-Wert des Filtrates muß zwischen 4,5 und 5,5 liegen.

Verwandte Substanzen: Die Prüfung erfolgt mit Hilfe der Dünnschichtchromatographie (V.6.20.2) unter Verwendung einer Schicht von Kieselgel G*R*.

Untersuchungslösung: 0,5 g Substanz werden in Aceton *R* zu 10 ml gelöst.

Referenzlösung a: 15 mg Toluolsulfonamid *R* werden in Aceton *R* zu 100 ml gelöst.

Referenzlösung b: 5 ml Untersuchungslösung und 5 ml Referenzlösung a werden gemischt.

Auf die Platte werden getrennt je 5 µl Untersuchungslösung und Referenzlösung a sowie 10 µl Referenzlösung b aufgetragen. Die Chromatographie erfolgt mit einer Mischung von 2 Volumteilen wasserfreier Ameisensäure *R*, 8 Volumteilen Methanol *R* und 90 Volumteilen Chloroform *R* über eine Laufstrecke von 15 cm. Die Platte wird im Heißluftstrom getrocknet und danach 10 min lang auf 110 °C erhitzt. Auf den Boden einer Chromatographie-Kammer wird eine Schale mit einer 5prozentigen Lösung (*m*/V) von Kaliumpermanganat *R*, die mit dem gleichen Volumen Salzsäure 36 % *R* versetzt wird, gestellt. Die noch heiße Platte wird in die Kammer gestellt. Die Kammer wird geschlossen. Die Platte wird 2 min lang den Chlordämpfen ausgesetzt, herausgenommen und so lange in einen Kaltluftstrom gehalten, bis der Überschuß an Reagenz entfernt ist und bis eine Probe der Kieselgelschicht unterhalb der Startpunkte nur eine sehr schwache Blaufärbung beim Aufbringen eines Tropfen Kaliumiodid-Stärke-Lösung *R* zeigt. Eine zu lange Behandlung mit kalter Luft ist zu vermeiden. Nach dem Besprühen mit Kaliumiodid-Stärke-Lösung *R* wird die Platte 5 min lang stehengelassen. Kein im Chromatogramm der Untersuchungslösung auftretender Nebenfleck darf stärker gefärbt sein als der mit der Referenzlösung a erhaltene Fleck. Die Prüfung darf nur ausgewertet werden, wenn das Chromatogramm der Referenzlösung b, deutlich voneinander getrennt, 2 Flecke zeigt.

Schwermetalle (V.3.2.8): 1,0 g Substanz wird in einer Mischung von 15 Volumteilen Wasser und 85 Volumteilen Aceton *R* zu 20 ml gelöst. 12 ml dieser Lösung müssen der Grenzprüfung B auf Schwermetalle entsprechen (20 ppm). Zur Herstellung der Referenzlösung wird die Blei-Lösung (1 ppm Pb) *R*, welche durch Verdünnen der Blei-Lösung (100 ppm Pb) *R* mit einer Mischung von 15 Volumteilen Wasser und 85 Volumteilen Aceton *R* erhalten wird, verwendet.

Trocknungsverlust (V.6.22): Höchstens 0,5 Prozent, mit 1,000 g Substanz durch Trocknen im Trockenschrank bei 100 bis 105 °C bestimmt.

Sulfatasche (V.3.2.14): Höchstens 0,1 Prozent, mit 1,0 g Substanz bestimmt.

Gehaltsbestimmung

0,250 g Substanz werden in einer Mischung von 20 ml Wasser und 40 ml Ethanol 96 % *R* gelöst. Die Lösung wird unter Zusatz von 1 ml Phenolphthalein-Lösung *R* mit 0,1 N-Natriumhydroxid-Lösung titriert.

1 ml 0,1 N-Natriumhydroxid-Lösung entspricht 27,03 mg $C_{12}H_{18}N_2O_3S$.

Vorsichtig zu lagern!

Tollwut-Impfstoff

Vaccinum rabiei ex cellulis ad usum humanum

Tollwut-Impfstoff ist eine gefriergetrocknete Zubereitung eines geeigneten Stammes von „Tollwutvirus fixe", das in geeigneten Zellkulturen, die von der zuständigen nationalen Kontrollbehörde genehmigt sind, gezüchtet wurde und in geeigneter Weise inaktiviert ist. Entsprechend der Beschriftung wird der Impfstoff unmittelbar vor Gebrauch suspendiert.

Der Impfstoff wird unter Verwendung eines Saatvirussystems[1] hergestellt: das Virus im fertigen Impfstoff stellt höchstens fünf Subkulturen von dem Saatvirus dar, mit dem derjenige Impfstoff hergestellt wurde, an dem die Laboratoriums- und klinischen Prüfungen durchgeführt wurden, welche den Stamm als geeignet erwiesen haben. Tierserum kann im Medium für das anfängliche Zellwachstum verwendet werden, aber das Medium für die Erhaltung der Zellkulturen während der Virusvermehrung enthält kein Protein. Die Serumkonzentration, welche in den Impfstoff übertragen wird, darf höchstens 1 ppm betragen. Das Zellkulturmedium kann einen geeigneten *p*H-Indikator wie Phenolrot enthalten sowie geeignete Antibiotika in der kleinsten, wirksamen Konzentration. Die Virussuspension wird ein- oder mehrmals während der Bebrütung abgeerntet. Mehrfache Ernten von einzelnen Zellansätzen können zusammengegeben und als eine Virussuspension angesehen werden. Die Suspension wird auf Identität, Sterilität und Freisein von Fremdviren geprüft. Wenn die Suspension diesen Prüfungen entspricht, wird sie inaktiviert und kann gereinigt und konzentriert werden. In Zellkulturen der gleichen Art, wie sie für die Herstellung des Impfstoffs verwendet wurden, ist eine Amplifikations-Prüfung auf restliches, infektiöses Tollwutvirus durchzuführen, um die wirksame Inaktivierung des Tollwutvirus zu bestätigen.

Die für diese Prüfung eingesetzte Virusmenge entspricht mindestens 25 Impfstoffdosen. Proben der Zellkulturflüssigkeiten werden an Mäuse verimpft. Lebendes Virus darf nicht auftreten. Der Impfstoff wird aseptisch in sterile Behältnisse abgefüllt und gefriergetrocknet. Die Behältnisse werden hermetisch verschlossen. Die Restfeuchtigkeit muß niedrig genug sein, um die Stabilität des Impfstoffs sicherzustellen. Die Stabilität der Wirksamkeit wird in einer beschleunigten Degradationsprüfung nachgewiesen, bei der der Impfstoff 4 Wochen lang bei 37 °C aufbewahrt wird.

Prüfung auf Identität

Der entsprechend der Beschriftung gelöste Impfstoff ruft nach Injektion in empfängliche Tiere die Bildung von Tollwutvirus-Antikörpern hervor.

---

[1] WHO Biol. Subst. Nr. 22.

Prüfung auf Reinheit

Sterilität (V.2.1.1): Der gelöste Impfstoff muß der ,,Prüfung auf Sterilität" entsprechen.

Anomale Toxizität (V.2.1.5): Der gelöste Impfstoff muß der ,,Prüfung auf anomale Toxizität" von Sera und Impfstoffen für Menschen entsprechen.

Prüfung auf Wirksamkeit

Die Wirksamkeit des Tollwut-Impfstoffs wird bestimmt durch den Vergleich derjenigen Dosis, die notwendig ist, Mäuse gegen die intrazerebrale Injektion einer letalen Dosis Tollwutvirus zu schützen, mit der Menge einer Standardzubereitung von Tollwut-Impfstoff, die den gleichen Schutz verleiht. Für diesen Vergleich werden eine Standardzubereitung von Tollwut-Impfstoff, eingestellt in Internationale Einheiten, und eine geeignete Tollwutvirus-Zubereitung für die Belastung benötigt.

Die Internationale Einheit ist die Aktivität, welche in einer festgelegten Menge der Internationalen Standardzubereitung enthalten ist.[2)]

Auswahl und Verteilung der Versuchstiere: Für die Prüfung werden gesunde Mäuse im Alter von etwa 4 Wochen mit einer Körpermasse von 11 bis 15 g aus derselben Zucht verwendet. Die Mäuse werden in 6 Gruppen von je 16 und 4 Gruppen von je 10 eingeteilt. Die Mäuse müssen dasselbe Geschlecht haben, oder beide Geschlechter müssen gleichmäßig auf die Gruppen verteilt sein.

Herstellung der Belastungssuspension: Mäuse werden intrazerebral mit dem CVS-Stamm des Tollwutvirus beimpft; bei Auftreten von Anzeichen der Tollwut, jedoch vor dem Verenden, werden die Mäuse getötet, das Gehirn entnommen und ein Hirngewebshomogenat in einem geeigneten Suspensiermittel hergestellt. Nach Entfernen von groben Partikeln durch Zentrifugieren wird die überstehende Flüssigkeit als Belastungssuspension verwandt. Die Suspension wird in kleinen Volumina in Ampullen abgefüllt, zugeschmolzen und bei einer Temperatur unterhalb –60 °C aufbewahrt. Eine Ampulle wird aufgetaut und eine Verdünnungsreihe in einem geeigneten Lösungsmittel angelegt. Jede Verdünnung wird einer Gruppe von 10 Mäusen zugeordnet; jeder Maus werden intrazerebral 0,03 ml der Verdünnung injiziert, welche ihrer Gruppe zugeordnet war. Die Mäuse werden 14 Tage lang beobachtet. Die LD_{50} der unverdünnten Suspension wird aus der Anzahl Mäuse in jeder Gruppe errechnet, die zwischen dem 5. und 14. Tag nach Belastung verenden oder Anzeichen von Tollwut entwickeln.

Bestimmung der Wirksamkeit des Impfstoffs: Drei Fünfer-Verdünnungsreihen des Impfstoffs und 3 Fünfer-Verdünnungsreihen der Standardzubereitung werden angelegt. Die Verdünnungen sind so auszuwählen, daß die Suspensionen mit der höchsten Konzentration erwartungsgemäß mindestens 50 Prozent der Tiere schützen, denen sie verabfolgt werden, und daß die Suspensionen mit der niedrigsten Konzentration erwartungsgemäß höchstens 50 Prozent der Tiere schützen, denen sie verabfolgt werden. Die 6 Verdünnungsreihen werden den 6 Gruppen von 16 Mäusen zugeordnet und jeder Maus intraperitoneal 0,5 ml der Verdünnung injiziert, die ihrer Gruppe zugeordnet war. Nach 7 Tagen werden 3 identische Verdünnungen des Impfstoffs und der Standardzubereitung hergestellt und die Injektionen wiederholt. Sieben Tage nach der zweiten Injektion wird eine Suspension des Belastungsvirus in der Weise hergestellt, daß aufgrund der vorläufigen Titration 0,03 ml 5 bis 50 LD_{50} enthalten. In jede geimpfte Maus werden 0,03 ml dieser Suspension intrazerebral injiziert. Drei geeignete Verdünnungsreihen der Belastungssuspension werden angelegt. Die Belastungssuspension und die 3 Verdünnungen werden den 4 Gruppen von 10 Kontrollmäusen zugeordnet und jeder Maus intrazerebral 0,03 ml der Suspension oder der Verdünnung, die ihrer Gruppe zugeordnet war, injiziert. Die Tiere aller Gruppen werden 14 Tage lang beobachtet und für jede Gruppe die Anzahl der Tiere festgehalten, die zwischen dem 5. und 14. Tag nach Belastung verenden oder Zeichen von Tollwut aufweisen.

Die Prüfung darf nur ausgewertet werden, wenn

- sowohl beim Impfstoff als auch bei der Standardzubereitung die 50 Prozent schützende Dosis zwischen der höchsten und niedrigsten den Mäusen verabreichten Dosis liegt
- die Titration der Belastungssuspension zeigt, daß in 0,03 ml der Suspension mindestens 5 LD_{50} und höchsten 50 LD_{50} enthalten waren
- die statistische Analyse einen signifikanten Anstieg zeigt und keine signifikanten Abweichungen von Linearität und Parallelität ergibt
- die Vertrauensgrenzen der Irrtumswahr-

2) Der Gehalt der Internationalen Standardzubereitung in Internationalen Einheiten wird von der Weltgesundheitsorganisation festgelegt.

scheinlichkeit (P = 0,95) mindestens 25 Prozent und höchstens 400 Prozent der ermittelten Wirksamkeit betragen.

Der Impfstoff entspricht der Prüfung, wenn die ermittelte Wirksamkeit mindestens 2,5 I.E. je Einzeldosis für den Menschen beträgt.

Lagerung

Entsprechend **Impfstoffe für Menschen (Vaccina ad usum humanum).**

Dauer der Verwendbarkeit: 2 Jahre.

Tollwut-Impfstoff für Tiere

Vaccinum rabiei inactivatum ad usum veterinarium

Tollwut-Impfstoff für Tiere ist eine flüssige oder gefriergetrocknete Zubereitung von „Tollwutvirus fixe", das durch eine geeignete Methode inaktiviert ist. Sie wird aus Nervengewebe von Tiersäuglingen, geeigneten Zellkulturen oder anderen geeigneten Substraten gewonnen. Die Virussuspension kann gereinigt und konzentriert werden. Der Impfstoff kann ein Adjuvans und ein geeignetes Konservierungsmittel enthalten.

Die Herstellung des Impfstoffs beruht auf einem Saatvirussystem. Er kann unter Verwendung einer der folgenden Methoden hergestellt werden: Hirngewebe-Impfstoff wird aus dem homogenisierten Gehirn von Tiersäuglingen gewonnen, die vorher intrazerebral mit einer Suspension von Tollwutvirus beimpft wurden. Das Homogenat wird in einer geeigneten sterilen Flüssigkeit suspendiert und durch eine geeignete Methode inaktiviert. Zellkultur-Impfstoffe werden durch Züchtung des Virus in primären Zellkulturen von gesunden Tieren oder in geeigneten Zellinien hergestellt. Die Virussuspension wird ein oder mehrere Male innerhalb von 28 Tagen nach der Beimpfung abgeerntet. Mehrfachernten von einem einzelnen Zellansatz können vereinigt und als einheitliche Virussuspension betrachtet werden. Das Tollwutvirus wird mit einer geeigneten Methode inaktiviert.

Für Zellkultur-Impfstoffe wird eine Amplifikationsprüfung auf restliches infektiöses Tollwutvirus in Zellkulturen derselben Art durchgeführt, wie sie für die Herstellung des Impfstoffs verwendet wurden. Die Prüfung bestätigt die wirksame Inaktivierung des Tollwutvirus. Die Menge an inaktiviertem Virus für diese Prüfung entspricht mindestens 25 Dosen des Impfstoffs. Lebendes Virus darf nicht nachgewiesen werden.

Die Wirksamkeit einer repräsentativen Charge des Impfstoffs wird durch direkte Belastung und durch eine indirekte Methode nachgewiesen, mit welcher die Bildung neutralisierender Antikörper in jeder Tierart geprüft wird, für welche der Impfstoff bestimmt ist.

Die folgenden Anforderungen gelten für die flüssige Zubereitung und für die gefriergetrocknete nach Lösen, entsprechend der Beschriftung.

Prüfung auf Identität

Der Impfstoff ruft nach Injektion in Tiere die Bildung neutralisierender Antikörper hervor.

Prüfung auf Reinheit

Unschädlichkeit: Wenn der Impfstoff für mehr als eine Tierart einschließlich Hunden bestimmt ist, wird die Prüfung am Hund durchgeführt. Sonst wird eine der Tierarten verwendet, für welche der Impfstoff bestimmt ist. Der Anwendungsart in der Beschriftung entsprechend wird die doppelte, kleinste, in der Beschriftung angegebene Dosis je zwei empfänglichen Tieren injiziert. Die Tiere werden 21 Tage lang beobachtet. Eindeutige lokale oder systemische Reaktionen dürfen nicht auftreten.

Inaktivierung[1)]: Mindestens 10 Mäusen von je 11 bis 15 g Körpermasse werden je 0,03 ml einer Lösung, die der mindestens fünffachen angegebenen Mindestdosis entspricht, intrazerebral injiziert. Wenn der Impfstoff ein Konservierungsmittel oder ein Adjuvans enthält, darf er vor der Injektion höchstens 10mal verdünnt werden. In diesem Fall, und wenn der Impfstoffstamm nur für saugende Mäuse pathogen

---

[1)] Anstelle dieser Prüfung kann für Impfstoffe aus Zellkulturen, die kein Adjuvans enthalten, ein geeigneter Amplifikationstest auf restliches, infektiöses Tollwutvirus durchgeführt werden, für den die gleiche Zellkulturart verwendet werden muß wie für die Herstellung des Impfstoffs.

ist, wird die Prüfung an ein bis vier Tage alten Mäusen durchgeführt. Die Tiere werden 21 Tage lang beobachtet. Wenn mehr als 2 Tiere innerhalb der ersten 48 h verenden, muß die Prüfung wiederholt werden. Die Tiere dürfen vom 3. bis 21. Tag nach der Injektion keine Anzeichen von Tollwut oder andere Anomalien aufweisen, die auf den Impfstoff zurückzuführen wären.

Sterilität: Der Impfstoff muß der ,,Prüfung auf Sterilität" der Monographie **Impfstoffe für Tiere (Vaccina ad usum veterinarium)** entsprechen.

Prüfung auf Wirksamkeit

Die Wirksamkeit des Tollwut-Impfstoffs wird bestimmt durch den Vergleich derjenigen Dosis, die notwendig ist, Mäuse gegen die klinische Wirkung der unten angegebenen Dosis Tollwutvirus, intrazerebral injiziert, zu schützen mit der Menge einer Standardzubereitung von Tollwut-Impfstoff für Tiere *BRS*, eingestellt in Internationalen Einheiten, die den gleichen Schutz verleiht.

Auswahl und Verteilung der Prüftiere: Für die Prüfung werden gesunde Mäuse im Alter von etwa 4 Wochen und von je 11 bis 15 g Körpermasse aus derselben Zucht verwendet. Die Mäuse werden in mindestens 10 Gruppen von mindestens 10 Mäusen eingeteilt. Alle Mäuse müssen gleichen Geschlechts sein.

Herstellung der Belastungssuspension: Eine Gruppe von Mäusen wird intrazerebral mit dem CVS-Stamm des Tollwutvirus beimpft; bei Auftreten von Anzeichen der Tollwut, jedoch vor dem Verenden, werden die Mäuse getötet, das Gehirn entnommen und ein Hirngewebs-Homogenat in einem geeigneten Lösungsmittel hergestellt. Nach Entfernen von groben Partikeln durch Zentrifugieren wird die überstehende Flüssigkeit als Belastungssuspension verwendet. Die Suspension wird in kleinen Volumina in Ampullen gefüllt, die zugeschmolzen und bei einer Temperatur unter −60 °C aufbewahrt werden. Eine Ampulle wird aufgetaut und eine Verdünnungsreihe in einem geeigneten Lösungsmittel angelegt. Jede Verdünnung wird einer Gruppe von 10 Mäusen zugeordnet; jeder Maus werden intrazerebral 0,03 ml der Verdünnung injiziert, die ihrer Gruppe zugeordnet war. Die Mäuse werden 14 Tage lang beobachtet und in jeder Gruppe die Anzahl Tiere registriert, die zwischen dem 5. und 14. Tag Tollwutsymptome entwickeln. Danach wird die ID_{50} der unverdünnten Suspension errechnet.

Bestimmung der Wirksamkeit des Impfstoffs: Mindestens drei Verdünnungsreihen des Impfstoffs und drei ähnliche Verdünnungen der Standardzubereitung werden angelegt. Die Verdünnungen sind so auszuwählen, daß die Verdünnungen mit der höchsten Impfstoffkonzentration erwartungsgemäß mindestens 50 Prozent der Tiere schützen werden, denen sie verabfolgt werden, und daß die Verdünnungen mit den niedrigsten Impfstoffkonzentrationen höchstens 50 Prozent der Tiere schützen, denen sie verabfolgt werden. Jede Verdünnung wird einer Gruppe Mäuse zugeordnet, denen je 0,5 ml der ihnen zugeordneten Verdünnung intraperitoneal injiziert wird. 14 Tage nach der Injektion wird eine Suspension des Belastungsvirus so hergestellt, daß sie auf der Grundlage der vorhergegangenen Titration in 0,03 ml je 50 ID_{50} enthält. Jeder geimpften Maus werden 0,03 ml der Suspension intrazerebral injiziert. Außerdem wird eine geeignete Verdünnungsreihe von drei Konzentrationen der Belastungssuspension angelegt. Die Belastungssuspension und die drei Verdünnungen werden je einer von 4 Gruppen von 10 ungeimpften Mäusen zugeordnet und jeder Maus 0,03 ml der ihrer Gruppe zugeordneten Suspension oder deren Verdünnung intrazerebral injiziert. Die Tiere jeder Gruppe werden 14 Tage lang beobachtet. Höchstens 2 Mäuse dürfen in jeder Gruppe innerhalb der ersten 4 Tage nach der Belastung verenden. Für jede Gruppe wird die Tierzahl registriert, die im Zeitraum zwischen dem 5. bis 14. Tag nach der Belastung Tollwutsymptome aufweist.

Die Prüfung darf nur ausgewertet werden, wenn

- sowohl für den Impfstoff als auch für die Standardzubereitung die 50-Prozent-Schutzdosis zwischen der größten und kleinsten Dosis liegt, die den Mäusen verabfolgt wurde,
- die Titration der Belastungssuspension anzeigt, daß in 0,03 ml der Suspension mindestens 10 ID_{50} enthalten waren,
- die Vertrauensgrenzen der Irrtumswahrscheinlichkeit ($P = 0,95$) mindestens 25 Prozent und höchstens 400 Prozent der ermittelten Wirksamkeit umfassen,
- die statistische Analyse einen signifikanten Anstieg und keine signifikante Abweichung von Linearität und Parallelität der Dosis-Wirkungs-Geraden ergibt.

Der Impfstoff entspricht der Prüfung, wenn die ermittelte Wirksamkeit mindestens 1 I.E. in der kleinsten angegebenen Dosis beträgt.

Lagerung

Entsprechend **Impfstoffe für Tiere.**

Dauer der Verwendbarkeit: Unter den vorgeschriebenen Lagerungsbedingungen im allgemeinen 12 Monate für die flüssige Zubereitung und 2 Jahre für die gefriergetrocknete Zubereitung.

Weißer Ton

Kaolinum ponderosum

Weißer Ton ist ein natürliches, gereinigtes, wasserhaltiges Aluminiumsilicat von wechselnder Zusammensetzung.

Eigenschaften

Weißes bis schwach grauweißes, feines, fettig anzufühlendes Pulver; praktisch unlöslich in Wasser und organischen Lösungsmitteln.

Prüfung auf Identität

A. 0,5 g Substanz werden mit 1 g Kaliumnitrat *R* und 3 g Natriumcarbonat *R* in einem Metalltiegel bis zum Schmelzen erhitzt. Nach dem Erkalten wird der Rückstand mit 20 ml siedendem Wasser aufgenommen und filtriert. Der unlösliche Rückstand wird mit 50 ml Wasser gewaschen und dann mit 1 ml Salzsäure 36 % *R* und 5 ml Wasser aufgenommen und filtriert. Das Filtrat wird mit 1 ml Natriumhydroxid-Lösung 40 % *R* versetzt und erneut filtriert. Werden diesem letzten Filtrat 3 ml Ammoniumchlorid-Lösung *R* zugesetzt, bildet sich ein weißer, gelatinöser Niederschlag.

B. In einem 100-ml-Meßzylinder von etwa 30 mm Durchmesser werden 100 ml einer 1prozentigen Lösung (*m*/V) von Natriumdodecylsulfat *R* gegeben. 2,0 g Substanz werden in 20 Teile geteilt. Alle 2 min wird ein Teil in die Flüssigkeit im Meßzylinder gegeben und vor jeder neuen Zugabe sedimentieren gelassen. Nach 2 h langem Stehenlassen beträgt das Schüttvolumen auf dem Boden des Meßzylinders höchstens 5 ml.

C. 0,25 g Substanz geben die Identitätsreaktion auf Silicat (V.3.1.1).

Prüfung auf Reinheit

Prüflösung: 4 g Substanz werden mit einer Mischung von 6 ml Essigsäure 30 % *R* und 34 ml destilliertem Wasser 1 min lang geschüttelt und abfiltriert.

Sauer oder alkalisch reagierende Substanzen: 1,0 g Substanz wird 2 min lang mit 20 ml kohlendioxidfreiem Wasser *R* geschüttelt und abfiltriert. 10 ml Filtrat bleiben nach Zusatz von 0,1 ml Phenolphthalein-Lösung *R* farblos. Bis zum Farbumschlag des Indikators nach Rosa dürfen höchstens 0,25 ml 0,01 N-Natriumhydroxid-Lösung verbraucht werden.

Chlorid (V.3.2.4): 2 ml Prüflösung, mit Wasser zu 15 ml verdünnt, müssen der Grenzprüfung auf Chlorid entsprechen (250 ppm).

Sulfat (V.3.2.13): 1,5 ml Prüflösung, mit destilliertem Wasser zu 15 ml verdünnt, müssen der Grenzprüfung auf Sulfat entsprechen (0,1 Prozent).

Calcium (V.3.2.3): 4 ml Prüflösung, mit destilliertem Wasser zu 15 ml verdünnt, müssen der Grenzprüfung auf Calcium entsprechen (250 ppm).

Schwermetalle (V.3.2.8): 5 ml der für die Prüfung auf „In Mineralsäuren lösliche Substanzen" hergestellten Lösung werden mit 5 ml Wasser und 10 ml Salzsäure 36 % *R* versetzt und 2 min lang mit 25 ml Isobutylmethylketon *R* geschüttelt. Nach Trennen der Schichten wird die wäßrige Schicht auf dem Wasserbad zur Trockne eingedampft. Der Rückstand wird in 1 ml Essigsäure 30 % *R* gelöst. Die Lösung wird mit Wasser zu 25 ml verdünnt und filtriert. 12 ml dieser Lösung müssen der Grenzprüfung A auf Schwermetalle entsprechen (50 ppm). Zur Herstellung der Referenzlösung wird die Blei-Lösung (1 ppm Pb) *R* verwendet.

In Mineralsäuren lösliche Substanzen: Höchstens 1 Prozent. 5,0 g Substanz werden mit 7,5 ml Salzsäure 7 % *R* und 27,5 ml Wasser versetzt, 5 min lang zum Sieden erhitzt, filtriert und der Filterrückstand mit Wasser gewaschen. Filtrat und Waschwasser werden vereinigt und mit Wasser zu 50,0 ml verdünnt. 10,0 ml dieser Lösung werden mit 1,5 ml Schwefelsäure 10 % *R* versetzt, auf dem Wasserbad zur Trockne eingedampft, geglüht und gewogen. Der Rückstand darf höchstens 10 mg betragen.

Organische Substanzen: 0,3 g Substanz werden in einem Glührohr auf Rotglut erhitzt. Der Glührückstand ist kaum mehr gefärbt als die ursprüngliche Substanz.

Adsorptionsvermögen: 1,0 g Substanz wird in einem Zentrifugenglas mit Schliffstopfen mit 10,0 ml einer 0,37prozentigen Lösung (*m*/V) von Methylenblau *R* versetzt, 2 min lang geschüttelt und absetzen gelassen. Die zentrifugierte und 1 zu 100 verdünnte Lösung darf nicht stärker gefärbt sein als eine 0,003prozentige Lösung (*m*/V) von Methylenblau *R*.

Quellungsvermögen: 2 g Substanz werden mit 2 ml Wasser verrieben. Die Mischung darf nicht auseinanderfließen.

Mikrobielle Verunreinigung:
Keimzahl (V.2.1.8.1): Höchstens 10^2 lebensfähige Mikroorganismen, durch Auszählen auf Agarplatten bestimmt.

Weißer Ton zur inneren Anwendung entspricht der Monographie, mit Ausnahme der Prüfung auf „Schwermetalle", die durch folgende Prüfung ersetzt wird:

Schwermetalle (V.3.2.8): 10 ml der für die Prüfung auf „In Mineralsäuren lösliche Substanzen" hergestellten Lösung werden mit 10 ml Wasser und 20 ml Salzsäure 36 % *R* versetzt und 2 min lang mit 25 ml Isobutylmethylketon *R* geschüttelt. Nach Trennen der Schichten wird die wäßrige Schicht auf dem Wasserbad zur Trockne eingedampft. Der Rückstand wird in 1 ml Essigsäure 30 % *R* gelöst. Die Lösung wird mit Wasser zu 25 ml verdünnt und filtriert. 12 ml dieser Lösung müssen der Grenzprüfung A auf Schwermetalle entsprechen (25 ppm). Zur Herstellung der Referenzlösung wird die Blei-Lösung (1 ppm Pb) *R* verwendet.

Beschriftung

Auf dem Behältnis muß angegeben sein, ob die Substanz zur innerlichen Anwendung bestimmt ist oder nicht.

Tormentillwurzelstock

Tormentillae rhizoma

Tormentillwurzelstock besteht aus dem von Wurzeln befreiten und getrockneten Rhizom von *Potentilla erecta* (L.) RAEUSCHEL (Synonym: *Potentilla tormentilla* NECKER) mit einem Gerbstoffgehalt von mindestens 15,0 Prozent.

Beschreibung

Die Droge ist nahezu geruchlos und schmeckt stark zusammenziehend. Das Rhizom ist bis 10 cm lang und meist 1 bis 2 cm dick, zylindrisch spindelförmig oder knollig gerade oder gekrümmt. Am oberen Ende ist es oft vielköpfig, wenig geästelt, sehr hart, außen braun bis rotbraun, höckerig uneben und mit Resten der abgeschnittenen Wurzeln und den quergestreckten und vertieften Narben der oberirdischen Sprosse versehen. An der Spitze der Rhizomstücke sind oft noch Reste der oberirdischen Achsen zu finden. Der Bruch ist dunkelrot bis braunrot, durch Holzbündelquerschnitte weißlich gesprenkelt, glänzend, hornartig spröde und höckerig zerklüftet.

Mikroskopische Merkmale: Der Wurzelstock ist von tiefbraunen, dünnen, tafelförmigen Korkzellen umgeben. Diese umschließen eine schmale Rindenschicht, in der sehr breite Markstrahlen liegen, die durch den Holzkörper bis zum Mark reichen; Bastfasern fehlen. In den strahlenförmig angeordneten Teilen des Holzkörpers liegen abwechselnd Gruppen von hellen Holzfasern mit angelagerten Hoftüpfelgefäßen und Parenchymzellen mit rotbraunen Phlobaphenklumpen und ebenfalls Gefäße; dadurch kommt eine konzentrische Schichtung zustande. In den Zellen des Markes und der Markstrahlen sind kleinkörnige Stärke, amorphe Gerbstoffmassen und zahlreiche Calciumoxalatdrusen zu sehen. Die Gerbstoffe im Parenchymgewebe sind gelb bis rot und färben sich mit Eisen(III)-chlorid-Lösung *R* 1 grün bis schwarz.

Prüfung auf Identität

A. 0,3 g pulverisierte Droge (355) werden 5 min lang mit 3 ml Methanol *R* geschüttelt und abfiltriert. 0,1 ml des roten Filtrates werden mit 3 ml Wasser verdünnt und mit 0,1 ml Eisen(III)-chlorid-Lösung *R* 1 versetzt. Die Färbung schlägt nach Olivgrün um.

B. Die Prüfung erfolgt mit Hilfe der Dünnschichtchromatographie (V.6.20.2) unter Verwendung einer Schicht von Kieselgel G *R*.

Untersuchungslösung: 0,5 g pulverisierte Droge (355) werden 10 min lang mit 10 ml Wasser geschüttelt und abfiltriert. Das Filtrat wird 2mal mit je 10 ml Ethylacetat *R* ausgeschüttelt und die vereinigten Oberphasen über etwa 6 g wasserfreies Natriumsulfat *R* filtriert. Das Filtrat wird unter vermindertem Druck zur Trockne eingeengt und mit 1,0 ml Ethylacetat *R* aufgenommen.

Referenzlösung: 1,0 mg Cianidanol *RN* wird in 1,0 ml Methanol *R* gelöst.

Auf die Platte werden getrennt 10 µl jeder Lösung bandförmig (20 mm × 3 mm) aufgetragen. Die Chromatographie erfolgt mit einer Mischung von 20 Volumteilen Essigsäure 98 % *R*, 40 Volumteilen Dichlormethan *R* und 40 Volumteilen Ethylacetat *R*, wobei 2mal mit dem gleichen Fließmittel über eine Laufstrecke von 10 cm entwickelt wird. Wenn die Hauptmenge des Fließmittels nach 10 bis 15 min bei Raumtemperatur verdunstet ist, wird die Platte mit etwa 5 ml Echtblausalz-B-Lösung *RN* (für eine 200-mm × 200-mm-Platte) besprüht. Rötliche Zonen treten auf, die beim nachfolgenden Bedampfen der Schicht mit Ammoniak-Lösung 26 % *R* intensiver werden und eine rotbraune Farbe annehmen. Die Auswertung erfolgt im Tageslicht. Im Chromatogramm der Referenzlösung liegt in der oberen Hälfte die starke Zone des Cianidanols (Catechins). Im Chromatogramm der Untersuchungslösung befindet sich eine entsprechende Cianidanol-Zone, die meist etwas stärker ausgeprägt ist. Darunter ist im Chromatogramm der Untersuchungslösung eine schwächer ausgebildete Zone zu sehen. In der unteren Hälfte liegt eine weitere, intensiv rotbraune Zone; im unteren Drittel können einige schwache Zonen vorhanden sein.

Prüfung auf Reinheit

Fremde Bestandteile (V.4.2): Höchstens 3 Prozent Wurzel- und Stengelanteile sowie Rhizome mit schwarzem Bruch und höchstens 2 Prozent sonstige fremde Bestandteile.

Trocknungsverlust (V.6.22): Höchstens 10,0 Prozent, mit 1,000 g pulverisierter Droge (355) durch 2 h langes Trocknen im Trockenschrank bei 100 bis 105 °C bestimmt.

Asche (V.3.2.16): Höchstens 5,0 Prozent, mit 1,00 g pulverisierter Droge bestimmt.

Gehaltsbestimmung

0,750 g (*m* g) pulverisierte Droge (180) werden in einem Erlenmeyerkolben mit 150 ml Wasser versetzt, zum Sieden erhitzt und auf dem Wasserbad 30 min lang belassen. Die unter fließendem Wasser abgekühlte Mischung wird in einen 250-ml-Meßkolben gebracht und mit Wasser zu 250,0 ml verdünnt. Nach dem Absetzen wird die Flüssigkeit durch ein Papierfilter von 12 cm Durchmesser filtriert. Die ersten 50 ml des Filtrates werden verworfen und der Rest für die Gehaltsbestimmung verwendet.

Gesamtrückstand: 25,0 ml Filtrat werden in einem auf 1 mg genau gewogenen 50-ml-Becherglas bei 90 °C zur Trockne eingedampft und gewogen (Rückstand in g = R_1), nachdem das Becherglas 60 min lang unter den gleichen Bedingungen von Temperatur und Luftfeuchtigkeit wie vor der Bestimmung seines Leergewichtes aufbewahrt wurde.

Rückstand nach Hautpulverbehandlung: 100,0 ml Filtrat werden mit 1,000 g Hautpulver *CRS* versetzt und 60 min lang kräftig geschüttelt. Nach dem Filtrieren werden 25,0 ml des Filtrates in einem auf 1 mg genau gewogenen 50-ml-Becherglas bei 90 °C zur Trockne eingedampft und, wie unter „Gesamtrückstand“ beschrieben, gewogen (Rückstand in g = R_2).

Hautpulverrückstand (Blindwert): 1,000 g Hautpulver *CRS* werden in 100,0 ml Wasser gegeben und 60 min lang kräftig geschüttelt. Nach dem Filtrieren werden 25,0 ml des Filtrates in einem auf 1 mg genau gewogenen 50-ml-Becherglas bei 90 °C zur Trockne eingedampft und, wie unter „Gesamtrückstand“ beschrieben, gewogen (Rückstand in g = R_0).

Doppelbestimmungen sind durchzuführen. Die Berechnung des Prozentgehaltes an Gerbstoffen erfolgt aus den Mittelwerten nach der Formel:

$$\frac{(R_1 - R_2 + R_0) \cdot 1000}{m}$$

Lagerung

Vor Licht geschützt.

Tosylchloramid-Natrium

Chloraminum

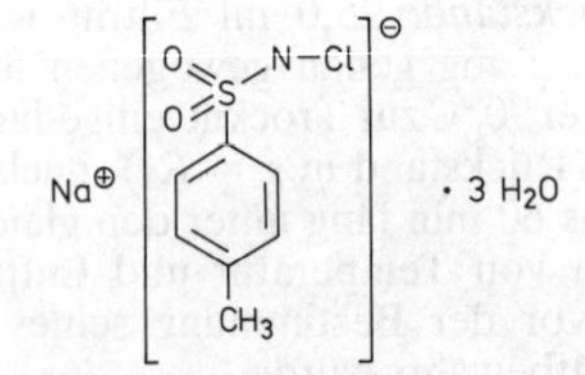

$C_7H_7ClNNaO_2S \cdot 3\,H_2O$ M_r 281,7

Tosylchloramid-Natrium enthält mindestens 98,0 und höchstens 103,0 Prozent *N*-Chlor-4-methylbenzolsulfonamid, Natriumsalz, Trihydrat.

Eigenschaften

Weißes bis schwach gelbliches, kristallines Pulver; leicht löslich in Wasser, löslich in Ethanol, praktisch unlöslich in Chloroform und Ether.

Prüfung auf Identität

A. Die Prüflösung (siehe „Prüfung auf Reinheit") färbt rotes Lackmuspapier *R* blau und bleicht es dann.

B. 10 ml Prüflösung geben mit Wasserstoffperoxid-Lösung 3 % *R* einen weißen Niederschlag, der sich beim Erwärmen löst. Die heiße Lösung wird filtriert. Nach Abkühlen scheiden sich weiße Kristalle ab, die nach Waschen und Trocknen bei 100 bis 105 °C eine Schmelztemperatur (V.6.11.1) von 137 bis 140 °C haben.

C. Die bei der Prüfung D erhaltene Lösung gibt die Identitätsreaktion b auf Natrium (V.3.1.1).

D. Ohne Abbrennen wird 1 g Substanz vorsichtig geglüht. Der Rückstand wird in 10 ml Wasser gelöst. Die Lösung gibt die Identitätsreaktion a auf Chlorid (V.3.1.1).

E. Die bei der Prüfung auf Identität D erhaltene Lösung gibt die Identitätsreaktion a auf Sulfat (V.3.1.1).

Prüfung auf Reinheit

Prüflösung: 1,0 g Substanz wird in kohlendioxidfreiem Wasser *R* zu 20 ml gelöst.

Aussehen der Lösung: Die Prüflösung darf nicht stärker opaleszieren als die Referenzsuspension II (V.6.1) und muß farblos (V.6.2, Methode II) sein.

***p*H-Wert** (V.6.3.1): Der *p*H-Wert der Prüflösung muß zwischen 8,0 und 10,0 liegen.

Ortho-Verbindung: 2 g Substanz werden mit 10 ml Wasser gemischt. Nach Zusatz von 1 g Natriumdisulfit *R* wird zum Sieden erhitzt. Nach dem Abkühlen auf 0 °C wird rasch filtriert und dreimal mit je 5 ml Eiswasser gewaschen. Der Niederschlag wird über Phosphor(V)-oxid *R* bei einem Druck von höchstens 600 Pa getrocknet. Die Schmelztemperatur (V.6.11.1) darf nicht unter 134 °C liegen.

Ethanolunlöslicher Rückstand: Höchstens 2 Prozent. 1,00 g Substanz wird 30 min lang mit 20 ml wasserfreiem Ethanol *R* geschüttelt. Nach Filtration durch ein tariertes Filter wird ein eventuell auf dem Filter verbliebener Rückstand mit 5 ml wasserfreiem Ethanol *R* gewaschen. Der bei 100 bis 105 °C getrocknete Rückstand darf höchstens 20 mg betragen.

Gehaltsbestimmung

0,125 g Substanz werden in einem Erlenmeyerkolben mit Schliffstopfen in 100 ml Wasser gelöst. Die Lösung wird mit 1 g Kaliumiodid *R* und 5 ml Schwefelsäure 10 % *R* versetzt und 3 min lang stehengelassen. Die Lösung wird mit 0,1 N-Natriumthiosulfat-Lösung unter Zusatz von 1 ml Stärke-Lösung titriert.

1 ml 0,1 N-Natriumthiosulfat-Lösung entspricht 14,08 mg $C_7H_7ClNNaO_2S \cdot 3\,H_2O$.

Lagerung

Dicht verschlossen, vor Licht und Wärme geschützt.

Vorsichtig zu lagern!

Tragant

Tragacantha

Tragant ist die an der Luft erhärtete gummiartige Ausscheidung, die natürlich oder nach Einschneiden aus Stamm und Ästen von *Astragalus gummifer* LABILLARDIÈRE und von bestimmten anderen westasiatischen Arten der Gattung *Astragalus* ausfließt.

Beschreibung

Die Droge ist geruchlos und praktisch ohne Geschmack. Sie besteht aus dünnen, abgeflachten, mehr oder weniger bogenartigen, weißen, durchscheinenden, hornigen Bändern mit kurzem Bruch. Die Bänder sind etwa 30 mm lang, 10 mm breit und bis 1 mm dick. Die Oberfläche weist feine Längsstreifen und querverlaufende, konzentrische Rippen auf. Die Droge kann auch etwas dickere, blaßgelbe bis weiße, stärker opake und schwieriger brechbare Stücke enthalten.

Pulverisierter Tragant ist weiß oder nahezu weiß. Mit etwa der 10fachen Menge Wasser bildet er ein schleimiges Gel.

Mikroskopische Merkmale: Die pulverisierte Droge weist in der gummösen Masse zahlreich gestreifte Zellwände auf, die sich mit iodhaltiger Zinkchlorid-Lösung *R* violett färben. In der gummösen Masse finden sich einzeln oder in kleinen Gruppen rundliche, gelegentlich deformierte Stärkekörner, die 4 bis 10 μm, ausnahmsweise bis 20 μm messen. Diese weisen einen zentralen, im polarisierten Licht sichtbaren Spalt auf.

Prüfung auf Identität

A. Die Prüfung erfolgt mit Hilfe der Dünnschichtchromatographie (V.6.20.2) unter Verwendung einer Schicht von Kieselgur G *R*. Bei der Herstellung der Trennschicht wird anstelle von Wasser eine 1,6prozentige Lösung (*m*/V) von Natriumdihydrogenphosphat *R* verwendet.

Untersuchungslösung: 1,0 g pulverisierte Droge wird mit 25 ml einer Mischung von 4 Volumteilen Schwefelsäure 96 % *R* und 96 Volumteilen Wasser versetzt und 90 min lang im Wasserbad unter Rückfluß erhitzt. 10 ml der abgekühlten Lösung werden mit etwa 3 g Bariumcarbonat *R* neutralisiert, 90 min lang geschüttelt und filtriert. 1,0 ml Filtrat wird nach Zusatz von 9 ml Methanol *R* zentrifugiert.

Referenzlösung: Je 10 mg Arabinose *R*, Fucose *R*, Galactose *R* und Xylose *R* werden in 1,0 ml Wasser gelöst und mit Methanol *R* zu 10 ml verdünnt.

Auf die Platte werden getrennt je 10 μl jeder Lösung bandförmig (20 mm mal höchstens 3 mm) aufgetragen. Die Chromatographie erfolgt mit einer Mischung von 10 Volumteilen einer 1,6prozentigen Lösung (*m*/V) von Natriumdihydrogenphosphat *R*, 40 Volumteilen 1-Butanol *R* und 50 Volumteilen Aceton *R* über eine Laufstrecke von 10 cm. Die Platte wird einige Minuten lang im warmen Luftstrom getrocknet. Anschließend wird mit der gleichen Mischung über eine Laufstrecke von 15 cm chromatographiert. Die Platte wird 10 min lang bei 110 °C getrocknet, mit 10 ml Aminohippursäure-Reagenz *R* (für eine 200-mm × 200-mm-Platte) besprüht und nochmals 10 min lang auf 110 °C erhitzt. Das Chromatogramm der Referenzlösung zeigt 4 deutlich getrennte, gefärbte Zonen, die in der Reihenfolge der zunehmenden Rf-Werte der Galactose (gelbbraun), der Arabinose (rotbraun), der Xylose (rot) und der Fucose (gelb) entsprechen. Im Chromatogramm der Untersuchungslösung finden sich die der Galactose, der Arabinose, der Xylose und der Fucose entsprechenden Zonen, eine schwach gelbliche Zone an der Lösungsmittelfront und eine gelbe Zone zwischen den der Galactose und der Arabinose entsprechenden Zonen. Nahe der Lösungsmittelfront darf keine rote Zone (Methylcellulose) sichtbar sein.

B. 0,5 g pulverisierte Droge werden mit 1 ml Ethanol 96 % *R* benetzt und in kleinen Anteilen und unter Schütteln mit insgesamt 50 ml Wasser versetzt, bis ein homogener Schleim erhalten ist. 5 ml Schleim werden mit 5 ml Wasser und 2 ml Bariumhydroxid-Lösung *R* versetzt, wobei ein leichter, flokkiger Niederschlag entsteht. Wird 10 min lang im Wasserbad erwärmt, entsteht eine intensive Gelbfärbung.

C. Eine Mischung von 4 ml einer 0,5prozentigen Anschüttelung der Droge mit Wasser und 0,5 ml Salzsäure 36 % *R* wird 30 min lang im Wasserbad erwärmt. Nach Zusatz von 3 ml Natriumhydroxid-Lösung 40 % *R* und 6 ml Fehlingscher Lösung *R* wird im Wasserbad erhitzt, wobei ein braunroter Niederschlag entsteht.

Prüfung auf Reinheit

Arabisches Gummi oder andere lösliche Gummiarten: 50 mg pulverisierte Droge (355) werden in 20 ml kohlendioxidfreiem Wasser *R* suspendiert. Nach Zusatz von 10 ml Blei(II)-acetat-Lösung *R* entsteht ein flockiger Niederschlag. Nun wird so lange zentrifugiert, bis die überstehende Lösung klar ist. Die abgegossene, überstehende Lösung wird mit 10 ml basischer Blei(II)-acetat-Lösung *R* versetzt. Eine schwache Trübung, aber kein Niederschlag darf auftreten.

Sterculia-Gummi: a) In einem 10-ml-Meßzylinder mit Schliffstopfen (Einteilung in 0,1 ml) werden 0,2 g pulverisierte Droge (355) mit 10 ml Ethanol 60 % (V/V) geschüttelt. Das Volumen des Schleims darf höchstens 1,5 ml betragen.

b) 1,0 g pulverisierte Droge (355) wird mit 100 ml Wasser versetzt und geschüttelt. Nach Zusatz von 0,1 ml Methylrot-Lösung *R* dürfen nicht mehr als 5,0 ml 0,01 N-Natriumhydroxid-Lösung bis zum Farbumschlag verbraucht werden.

Fremde Substanzen: Höchstens 1,0 Prozent. In einem 250-ml-Rundkolben werden 2,0 g pulverisierte Droge (355) mit 95 ml Methanol *R* versetzt. Das durch Umschwenken des Kolbens befeuchtete Drogenpulver wird mit 60 ml Salzsäure 25 % *R* versetzt. Nach Zusatz einiger Glasperlen mit einem Durchmesser von etwa 4 mm wird unter gelegentlichem Umschütteln 3 h lang unter Rückfluß im Wasserbad erhitzt. Unter Zurücklassung der Glasperlen im Kolben wird die heiße Suspension durch einen gewogenen Glassintertiegel (160) abgesaugt. Der Rundkolben wird mit einer kleinen Menge Wasser ausgespült und die Waschflüssigkeit ebenfalls abgesaugt. Der Rückstand im Glassintertiegel wird mit etwa 40 ml Methanol *R* gewaschen und etwa 1 h lang bei 110 °C bis zur Massekonstanz getrocknet. Nach dem Erkalten im Exsikkator wird gewogen. Der Rückstand darf höchstens 20 mg betragen.

Durchflußzeit: Mindestens 10 s. *Wenn die Substanz zur Herstellung von Emulsionen verwendet wird, mindestens 50 s.*

In einem 1000-ml-Rundkolben mit Schliffstopfen wird 1,0 g pulverisierte Droge (125 bis 250) mit 8,0 ml Ethanol 96 % *R* versetzt und nach dem Verschließen des Kolbens die Suspension, ohne mit dem Stopfen in Berührung gebracht zu werden, durch Umschwenken über die innere Oberfläche des Kolbens verteilt. Nach dem Öffnen des Kolbens werden in einem Guß 72,0 ml Wasser zugesetzt. Nach dem Verschließen wird der Kolben 3 min lang kräftig geschüttelt. Nach 24 h langem Stehenlassen wird erneut 3 min lang kräftig geschüttelt. Aufgetretene Luftblasen werden durch 5 min langes Anlegen eines Vakuums im Kolben entfernt. Der Schleim wird in einen 50-ml-Meßzylinder überführt. In den Schleim wird ein 200 mm langes Glasrohr getaucht, dessen innerer Durchmesser 6,0 mm beträgt und das 20 mm sowie 120 mm vom unteren Ende entfernt jeweils eine Marke trägt. Das Glasrohr darf nicht mit oberflächenaktiven Substanzen gereinigt worden sein. Sobald der Schleim im Glasrohr die obere Marke erreicht hat, wird das Rohr mit dem Finger verschlossen und aus dem Meßzylinder genommen. Mit einer Stoppuhr wird die Zeit gemessen, die der Schleim nach Entfernen des Fingers braucht, um mit seinem Meniskus die untere Marke zu erreichen. Die Prüfung wird viermal durchgeführt und der Mittelwert der letzten 3 Prüfungen errechnet.

Mikrobielle Verunreinigung:
Keimzahl (V.2.1.8.1): Höchstens 10^4 lebensfähige Mikroorganismen je Gramm Droge, durch Auszählen auf Agrarplatten bestimmt. *Spezifische Mikroorganismen* (V.2.1.8.2): *Escherichia coli* und Salmonellen dürfen nicht vorhanden sein.

Asche (V.3.2.16): Höchstens 4,0 Prozent, mit 1,00 g pulverisierter Droge bestimmt.

Beschriftung

Auf dem Behältnis muß angegeben sein, ob die Substanz zur Herstellung von Emulsionen geeignet ist oder nicht.

Triamcinolonacetonid

Triamcinoloni acetonidum

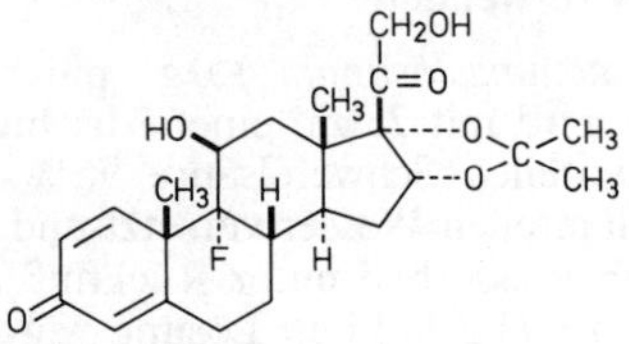

$C_{24}H_{31}FO_6$ M_r 434,5

Triamcinolonacetonid enthält mindestens 96,0 und höchstens 104,0 Prozent 9-Fluor-11β,21-dihydroxy-16α,17-isopropylidendioxy-1,4-pregnadien-3,20-dion, berechnet auf die getrocknete Substanz.

Eigenschaften

Weißes bis fast weißes, kristallines Pulver; praktisch unlöslich in Wasser, wenig löslich in Chloroform und Ethanol, sehr schwer löslich in Ether.

Prüfung auf Identität

Die Prüfung A kann entfallen, wenn die Prüfungen B, C und D durchgeführt werden. Die Prüfungen C und D können entfallen, wenn die Prüfungen A und B durchgeführt werden.

A. Das IR-Absorptionsspektrum (V.6.18) der Substanz zeigt im Vergleich mit dem von Triamcinolonacetonid *CRS* Maxima bei denselben Wellenlängen mit den gleichen relativen Intensitäten. Wenn die Spektren der Substanz und der Referenzsubstanz bei der Prüfung in fester Form nicht gleich sind, werden die Substanzen in der eben notwendigen Menge Methanol *R* gelöst. Nach dem Eindampfen der Lösungen auf dem Wasserbad werden aus dem Rückstand Preßlinge unter Verwendung eines Halogensalzes oder Pasten unter Verwendung von flüssigem Paraffin *R* hergestellt und erneut Spektren aufgenommen.

B. Die Prüfung erfolgt mit Hilfe der Dünnschichtchromatographie (V.6.20.2) unter Verwendung einer Schicht von Kieselgur G *R*. Die Platte wird durch Einstellen in eine Chromatographiekammer, die so viel einer Mischung von 10 Volumteilen Formamid *R* und 90 Volumteilen Aceton *R* enthält, daß die Platte etwa 5 mm in die Flüssigkeit eintaucht, imprägniert. Wenn die Front des Imprägnierungsgemisches mindestens 1 cm über der für die mobile Phase vorgesehenen Höhe ist, wird die Platte aus der Kammer genommen und bis zum vollständigen Verdampfen der Lösungsmittel stehengelassen (etwa 2 bis 5 min). Die Platte muß innerhalb 2 h verwendet werden. Die Chromatographie erfolgt in derselben Richtung wie die Imprägnierung.

Untersuchungslösung: 25 mg Substanz werden in einer Mischung von 1 Volumteil Methanol *R* und 9 Volumteilen Chloroform *R* zu 10 ml gelöst.

Referenzlösung: 25 mg Triamcinolonacetonid *CRS* werden in einer Mischung von 1 Volumteil Methanol *R* und 9 Volumteilen Chloroform *R* zu 10 ml gelöst.

Auf die Platte werden getrennt 5 µl jeder Lösung aufgetragen. Die Chromatographie erfolgt mit einer Mischung von 14,5 Volumteilen Toluol *R*, 28,0 Volumteilen Chloroform *R* und 57,5 Volumteilen Cyclohexan *R* über eine Laufstrecke von 15 cm. Die Platte wird 15 min lang auf 120 °C erhitzt, anschließend mit ethanolischer Schwefelsäure 35 % *R* besprüht und erneut 15 min lang oder bis Flecke erscheinen auf 120 °C erhitzt. Nach dem Abkühlen wird im Tageslicht ausgewertet. Der Hauptfleck im Chromatogramm der Untersuchungslösung entspricht in bezug auf Lage, Farbe und Größe dem Hauptfleck im Chromatogramm der Referenzlösung. Bei der Auswertung im ultravioletten Licht bei 365 nm entspricht der Hauptfleck im Chromatogramm der Untersuchungslösung in bezug auf Lage, Fluoreszenz und Größe dem Hauptfleck im Chromatogramm der Referenzlösung.

C. Die Prüfung erfolgt mit Hilfe der Dünnschichtchromatographie (V.6.20.2) unter Verwendung einer Schicht von Kieselgur G *R*. Die Platte wird wie unter B beschrieben imprägniert und muß innerhalb 2 h verwendet werden. Die Chromatographie erfolgt in derselben Richtung wie die Imprägnierung.

Untersuchungslösung: 10 mg Substanz werden in einem Scheidetrichter in 1,5 ml Essigsäure 98 % *R* gelöst. Die Lösung wird mit 0,5 ml einer 2prozentigen Lösung (*m*/V) von Chrom(VI)-oxid *R* versetzt und 30 min lang stehengelassen. Nach Zusatz von 5 ml Wasser und 2 ml Dichlormethan *R* wird 2 min lang kräftig geschüttelt und nach Trennung der Schichten die untere Schicht verwendet.

Referenzlösung: 10 mg Triamcinolonacetonid *CRS* werden in einem Scheidetrichter in 1,5 ml Essigsäure 98 % *R* gelöst. Die Lösung wird mit 0,5 ml einer 2prozentigen Lösung (*m*/V) von Chrom(VI)-oxid *R* versetzt und 30 min lang stehengelassen. Nach Zusatz von 5 ml Wasser und 2 ml Dichlormethan *R* wird 2 min lang kräftig geschüttelt und nach Trennung der Schichten die untere Schicht verwendet.

Auf die Platte werden getrennt 5 µl jeder Lösung aufgetragen. Die Chromatographie erfolgt mit einer Mischung von 14,5 Volumteilen Toluol *R*, 28,0 Volumteilen Chloroform *R* und 57,5 Volumteilen Cyclohexan *R* über eine Laufstrecke von 15 cm. Die Platte wird 15 min lang bei 120 °C erhitzt, anschließend mit ethanolischer Schwefelsäure 35 % *R* besprüht und erneut 15 min lang oder bis Flecke erscheinen bei 120 °C erhitzt. Nach dem Abkühlen wird im Tageslicht ausgewertet. Der Hauptfleck im Chromatogramm der Untersuchungslösung entspricht in bezug auf Lage, Farbe und Größe dem Hauptfleck im Chromatogramm der Referenzlösung. Bei der Auswertung im ultravioletten Licht bei 365 nm entspricht der Hauptfleck im Chromatogramm der Untersuchungslösung in bezug auf Lage, Fluoreszenz und Größe dem Hauptfleck im Chromatogramm der Referenzlösung.

D. In einem Reagenzglas werden 0,5 ml Chromschwefelsäure *R* über freier Flamme so lange erhitzt, bis am oberen Teil des Reagenzglases weiße Dämpfe auftreten. Die Lösung benetzt die Wand des Reagenzglases; fettartige Tröpfchen dürfen nicht auftreten. Nach Zusatz von etwa 2 mg Substanz wird erneut über freier Flamme bis zum Auftreten weißer Dämpfe erhitzt. Die Lösung benetzt die Wand des Reagenzglases nicht mehr und fließt nicht leicht aus.

Prüfung auf Reinheit

Spezifische Drehung (V.6.6): 0,100 g Substanz werden in Dioxan *R* zu 10,0 ml gelöst. Die spezifische Drehung muß zwischen +100 und +107° liegen, berechnet auf die getrocknete Substanz.

Absorption (V.6.19): 10,0 mg Substanz werden in Ethanol 96 % *R* zu 100,0 ml gelöst. 10,0 ml der Lösung werden mit Ethanol 96 % *R* zu 100,0 ml verdünnt. Die Lösung, zwischen 225 und 320 nm gemessen, zeigt ein Absorptionsmaximum bei 239 nm. Die spezifische Absorption im Maximum muß zwischen 340 und 370 liegen, berechnet auf die getrocknete Substanz.

Verwandte Substanzen: Die Prüfung erfolgt mit Hilfe der Dünnschichtchromatographie (V.6.20.2) unter Verwendung einer Schicht von Kieselgel GF_{254} *R*.

Untersuchungslösung: 50 mg Substanz werden in Chloroform *R* zu 5 ml gelöst. Vor Gebrauch frisch herzustellen.

Referenzlösung a: 1 ml Untersuchungslösung wird mit Chloroform *R* zu 50 ml verdünnt.

Referenzlösung b: 5 ml Referenzlösung a werden mit Chloroform *R* zu 10 ml verdünnt.

Auf die Platte werden getrennt 5 µl jeder Lösung aufgetragen. Die Chromatographie erfolgt über eine Laufstrecke von 15 cm mit einer wie folgt hergestellten mobilen Phase: Eine Mischung von 15 Volumteilen Ether *R* und 77 Volumteilen Dichlormethan *R* wird mit einer Mischung von 1,2 Volumteilen Wasser und 8 Volumteilen Methanol *R* versetzt. Die Platte wird an der Luft trocknen gelassen. Die Auswertung erfolgt im ultravioletten Licht bei 254 nm. Kein im Chromatogramm der Untersuchungslösung auftretender Nebenfleck darf größer oder intensiver sein als der Fleck im Chromatogramm der Referenzlösung a, und höchstens ein Nebenfleck darf größer oder intensiver sein als der Fleck im Chromatogramm der Referenzlösung b.

Trocknungsverlust (V.6.22): Höchstens 2,0 Prozent, mit 0,500 g Substanz durch 3 h langes Trocknen im Trockenschrank bei 100 bis 105 °C bestimmt.

Gehaltsbestimmung

Die Gehaltsbestimmung muß unter Ausschluß direkter Lichteinwirkung durchgeführt werden. Eine genau gewogene Menge Substanz wird in aldehydfreiem Ethanol 96 % *R* gelöst; die Lösung soll 300 bis 350 µg Substanz in 10,0 ml enthalten. Gleichzeitig unter gleichen Bedingungen wird eine Referenzlösung gleicher Konzentration mit Triamcinolonacetonid *CRS* hergestellt. In zwei 25-ml-Meßkolben werden je 10,0 ml der beiden Lösungen eingefüllt und in einen dritten Meßkolben 10 ml aldehydfreies Ethanol 96 % *R*. In jeden Kolben werden 2,0 ml Triphenyltetrazoliumchlorid-Lösung *R* gegeben[1]. Der Luftsauerstoff wird aus dem Kolben mit sauerstofffreiem Stickstoff *R* ver-

[1] Die farbigen Reaktionsprodukte neigen zur Adsorption an der Glasoberfläche. Um zu niedrige Ergebnisse zu vermeiden, sollten die entsprechenden Glasbehältnisse zuvor mit den Reaktionsprodukten in Berührung kommen. Ein solches vorbehandeltes Glasbehältnis sollte ausschließlich für die Gehaltsbestimmung verwendet werden und zwischen 2 Bestimmungen nur mit Wasser ausgewaschen werden.

drängt. Jede Lösung wird sofort mit 2,0 ml verdünnter Tetramethylammoniumhydroxid-Lösung *R* versetzt und der Luftsauerstoff erneut mit sauerstofffreiem Stickstoff *R* verdrängt. Die Kolben werden verschlossen, zur Mischung des Inhaltes leicht geschüttelt und 1 h lang im Wasserbad bei 30 °C gehalten. Anschließend wird rasch abgekühlt und mit aldehydfreiem Ethanol 96 % *R* zu 25,0 ml verdünnt. Unter Verwendung einer geschlossenen 1-cm-Küvette wird sofort die Absorption (V.6.19) der beiden Lösungen im Maximum bei 485 nm gemessen, wobei als Kompensationsflüssigkeit die aus den 10 ml aldehydfreiem Ethanol 96 % *R* hergestellte Lösung verwendet wird. Die Untersuchungslösung und die Referenzlösung sind so herzustellen, daß bei beiden der Zeitraum zwischen der Zugabe der verdünnten Tetramethylammoniumhydroxid-Lösung *R* und dem Messen der Absorption für jede Lösung gleich ist.

Der Gehalt an $C_{24}H_{31}FO_6$ wird mit Hilfe der Absorptionen und der Konzentrationen der Lösungen berechnet.

Lagerung

Vor Licht geschützt.

Vorsichtig zu lagern!

Triamteren

Triamterenum

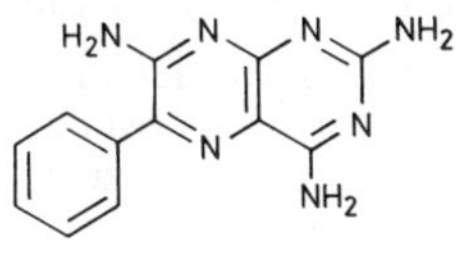

$C_{12}H_{11}N_7$ M_r 253,3

Triamteren enthält mindestens 99,0 und höchstens 101,0 Prozent 6-Phenyl-2,4,7-pteridintriamin, berechnet auf die getrocknete Substanz.

Eigenschaften

Gelbes, kristallines, geruchloses Pulver; sehr schwer löslich in Wasser, Chloroform, Ethanol, praktisch unlöslich in Ether.

Prüfung auf Identität

A. 0,1 g Substanz werden in einer 10prozentigen Lösung (V/V) von 1 N-Salzsäure in wasserfreiem Ethanol *R* zu 100 ml gelöst. 1 ml dieser Lösung wird mit einer 10prozentigen Lösung (V/V) von 1 N-Salzsäure in wasserfreiem Ethanol *R* zu 100 ml verdünnt. Die Lösung, zwischen 255 und 380 nm gemessen, zeigt Absorptionsmaxima (V.6.19) bei 262 und 360 nm und eine Schulter bei 285 nm.

B. Saure Lösungen der Substanz, insbesondere eine 0,1prozentige Lösung (*m*/V) in wasserfreier Ameisensäure *R*, zeigen im ultravioletten Licht bei 365 nm eine intensive, blaue Fluoreszenz.

Prüfung auf Reinheit

Saure Verunreinigungen: 1,0 g Substanz wird 5 min lang mit 20 ml Wasser gekocht, die Mischung abgekühlt, filtriert und das Filter dreimal mit je 10 ml Wasser nachgewaschen. Filtrat und Waschflüssigkeiten werden vereinigt und mit 0,3 ml Phenolphthalein-Lösung *R* versetzt. Bis zum Farbumschlag dürfen höchstens 1,5 ml 0,01 N-Natriumhydroxid-Lösung verbraucht werden.

Nitrosotriaminopyrimidin: Die Prüfung erfolgt mit Hilfe der Dünnschichtchromatographie (V.6.20.2) unter Verwendung einer Schicht von Kieselgel HF_{254} *R*.

Untersuchungslösung: 0,2 g Substanz werden, falls erforderlich unter Rühren mit einem Glasstab, in 5 ml wasserfreier Ameisensäure *R* gelöst. Die Lösung ist unmittelbar vor Gebrauch herzustellen.

Referenzlösung: 4 mg Nitrosotriaminopyrimidin *CRS* werden in wasserfreier Ameisensäure *R* zu 100 ml gelöst.

Auf die Platte werden getrennt bandförmig (15 mm lang) 20 µl jeder Lösung in 2 Portionen zu je 10 µl aufgetragen und die Platte nach jeder Auftragung in einem Luftstrom trocknen gelassen. Die Chromatographie erfolgt zunächst mit Ether *R* über eine Laufstrecke von 5 cm. Nach dem Trocknen der Platte an der Luft wird mit einer 0,05 Prozent (*m*/V) Fluorescein-Natrium *R* enthaltenden Mischung von 10 Volumteilen Essigsäure 98 % *R*, 10 Volumteilen Methanol *R* und 80 Volumteilen Ethylacetat *R* über eine Laufstrecke von 10 cm chromatographiert. Die Platte wird in einem Luftstrom getrocknet und einige Sekunden lang Ammoniakdämpfen ausgesetzt. Die Auswertung erfolgt im ultravioletten Licht bei 254 und 365 nm. Die dem Nitrosotriaminopyrimidin entsprechende Zone im Chromatogramm der Untersuchungslösung darf nicht größer sein als die mit der Referenzlösung erhaltene Zone.

Verwandte Substanzen: Die Prüfung erfolgt mit Hilfe der Dünnschichtchromatographie (V.6.20.2) unter Verwendung einer Schicht von Kieselgel G *R*.

Untersuchungslösung: 0,1 g Substanz werden in 20 ml Dimethylsulfoxid *R* gelöst. 2 ml dieser Lösung werden mit Methanol *R* zu 50 ml verdünnt.

Referenzlösung: 1 ml Untersuchungslösung wird mit Methanol *R* zu 200 ml verdünnt.

Auf die Platte werden getrennt 5 µl jeder Lösung aufgetragen. Die Chromatographie erfolgt mit einer Mischung von 10 Volumteilen Ammoniak-Lösung 26 % *R*, 10 Volumteilen Methanol *R* und 90 Volumteilen Ethylacetat *R* über eine Laufstrecke von 15 cm. Die Platte wird an der Luft so lange trocknen gelassen, bis der Geruch des Laufmittels nicht mehr wahrnehmbar ist, und im ultravioletten Licht bei 365 nm ausgewertet. Im Chromatogramm der Untersuchungslösung auftretende Nebenflecke dürfen nicht größer oder intensiver sein als der mit der Referenzlösung erhaltene Fleck.

Trocknungsverlust (V.6.22): Höchstens 1,0 Prozent, mit 1,000 g Substanz durch Trocknen im Trockenschrank bei 100 bis 105 °C bestimmt.

Sulfatasche (V.3.2.14): Höchstens 0,1 Prozent, mit 1,0 g Substanz bestimmt.

Gehaltsbestimmung

0,150 g Substanz werden in 5 ml wasserfreier Ameisensäure *R* gelöst und 100 ml wasserfreie Essigsäure *R* zugefügt. Die Lösung wird nach „Titration in wasserfreiem Medium" (V.3.5.5) mit 0,1 N-Perchlorsäure titriert. Der Endpunkt wird mit Hilfe der „Potentiometrie" (V.6.14) bestimmt.

1 ml 0,1 N-Perchlorsäure entspricht 25,33 mg $C_{12}H_{11}N_7$.

Lagerung

Vor Licht geschützt.

Vorsichtig zu lagern!

Trifluoperazindihydrochlorid

Trifluoperazini hydrochloridum

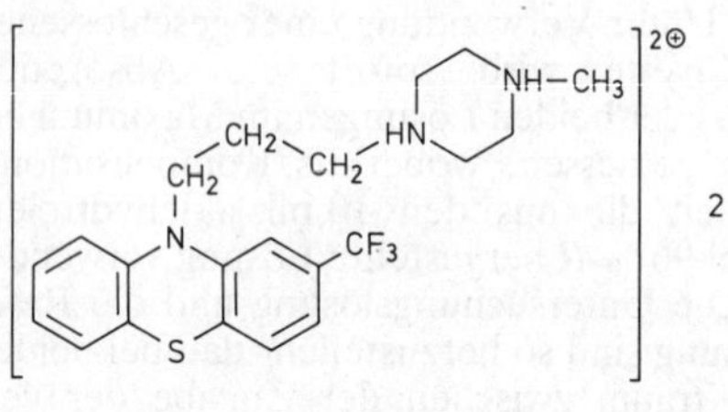

$C_{21}H_{26}Cl_2F_3N_3S$ M_r 480,4

Trifluoperazindihydrochlorid enthält mindestens 99,0 und höchstens 101,0 Prozent 10-[3-(4-Methyl-1-piperazinyl)propyl]-2-trifluormethylphenothiazin-dihydrochlorid, berechnet auf die getrocknete Substanz.

Eigenschaften

Weißes bis blaßgelbes, kristallines Pulver, schwach hygroskopisch, geruchlos oder fast geruchlos; leicht löslich in Wasser, löslich in Ethanol, schwer löslich in Chloroform, praktisch unlöslich in Ether. Die Substanz schmilzt bei etwa 242 °C unter Zersetzung.

Prüfung auf Identität

A. *Die Lösungen sind unter Ausschluß von direkter Lichteinwirkung herzustellen, und die Absorption ist sofort zu messen.*

50 mg Substanz werden in 0,1 N-Salzsäure zu 500 ml gelöst. Die Lösung, zwischen 280 und 350 nm gemessen, zeigt ein Absorptionsmaximum (V.6.19) bei 305 nm. 5 ml dieser Lösung werden mit 0,1 N-Salzsäure zu 100 ml verdünnt. Die Lösung, zwischen 230 und 280 nm gemessen, zeigt ein Absorptionsmaximum bei 255 nm. Die spezifische Absorption, im Maximum gemessen, beträgt etwa 650.

B. Die Substanz muß der Prüfung „Identifizierung der Phenothiazine durch Dünnschichtchromatographie" (V.3.1.4) entsprechen.

C. 0,25 g Substanz werden in einen 100-ml-Scheidetrichter gebracht, mit 5 ml Wasser und 2 ml Natriumhydroxid-Lösung 8,5 % *R* versetzt und mit 20 ml Ether *R* kräftig geschüttelt. Die etherische Schicht wird mit 5 ml Wasser gewaschen, mit 0,15 g Maleinsäure *R* versetzt und der Ether abgedampft. Der Rückstand wird aus 30 ml Ethanol 96 % *R* umkristallisiert und getrocknet. Er schmilzt (V.6.11.1) bei etwa 192 °C.

D. Etwa 0,5 mg Substanz werden in 1 ml Wasser gelöst, mit 0,1 ml Bromwasser *R* versetzt und 1 min lang geschüttelt. Wird unter ständigem, kräftigem Schütteln tropfenweise 1 ml Schwefelsäure 96 % *R* zugesetzt, entwickelt sich eine rote Färbung.

E. Werden etwa 50 mg Substanz in 5 ml Wasser gelöst und mit 2 ml Salpetersäure 65 % *R* versetzt, entsteht eine dunkelrote Färbung, die in Fahlgelb übergeht. Die Lösung gibt die Identitätsreaktion a auf Chlorid (V.3.1.1).

Prüfung auf Reinheit

***p*H-Wert** (V.6.3.1): 2,0 g Substanz werden in kohlendioxidfreiem Wasser *R* zu 20 ml gelöst. Der *p*H-Wert der Lösung muß zwischen 1,6 und 2,5 liegen.

Verwandte Substanzen: *Die Prüfung ist unter Ausschluß von direkter Lichteinwirkung durchzuführen.* Sie erfolgt mit Hilfe der Dünnschichtchromatographie (V.6.20.2) unter Verwendung einer Schicht von Kieselgel GF_{254} *R*.

Untersuchungslösung: 0,2 g Substanz werden in einer Mischung von 5 Volumteilen Diethylamin *R* und 95 Volumteilen Methanol *R* zu 10 ml gelöst. Die Lösung ist unmittelbar vor Gebrauch herzustellen.

Referenzlösung: 1 ml Untersuchungslösung wird mit einer Mischung von 5 Volumteilen Diethylamin *R* und 95 Volumteilen Methanol *R* zu 200 ml verdünnt.

Auf die Platte werden getrennt 10 µl jeder Lösung aufgetragen. Die Chromatographie erfolgt mit einer Mischung von 10 Volumteilen Aceton *R*, 10 Volumteilen Diethylamin *R* und 80 Volumteilen Cyclohexan *R* über eine Laufstrecke von 12 cm. Die Platte wird an der Luft getrocknet und im ultravioletten Licht bei 254 nm ausgewertet. Keine im Chromatogramm der Untersuchungslösung auftretenden Nebenflecke dürfen größer oder intensiver sein als der mit der Referenzlösung erhaltene Fleck.

Trocknungsverlust (V.6.22): Höchstens 1,5 Prozent, mit 1,000 g Substanz durch Trocknen im Trockenschrank bei 100 bis 105 °C bestimmt.

Sulfatasche (V.3.2.14): Höchstens 0,1 Prozent, mit 1,0 g Substanz bestimmt.

Gehaltsbestimmung

0,300 g Substanz, in 50 ml wasserfreier Essigsäure *R* gelöst und mit 10 ml Quecksilber(II)-acetat-Lösung *R* versetzt, werden nach ,,Titration in wasserfreiem Medium" (V.3.5.5) mit 0,1 N-Perchlorsäure titriert. Der Endpunkt wird mit Hilfe der ,,Potentiometrie" (V.6.14) bestimmt.

1 ml 0,1 N-Perchlorsäure-Lösung entspricht 24,02 mg $C_{21}H_{26}Cl_2F_3N_3S$.

Lagerung

Vor Licht geschützt.

Vorsichtig zu lagern!

Mittelkettige Triglyceride

Triglycerida mediocatenalia

Mittelkettige Triglyceride bestehen aus Triglyceriden gesättigter Fettsäuren pflanzlichen Ursprungs, hauptsächlich der Octansäure ($C_8H_{16}O_2$) und der Decansäure ($C_{10}H_{20}O_2$).

Eigenschaften

Fast farblose, ölige Flüssigkeit, nahezu ohne Geruch und Geschmack; praktisch unlöslich in Wasser, mischbar mit Chloroform, Ether, Petroläther und fetten Ölen.

Prüfung auf Reinheit

Aussehen der Substanz: 10 ml Substanz müssen klar (V.6.1) sein.

Relative Dichte (V.6.4): 0,92 bis 0,96.

Brechungsindex (V.6.5): 1,440 bis 1,451.

Viskosität (V.6.7.1): 27 bis 33 mPa · s (27 bis 33 cP).

Säurezahl (V.3.4.1): Höchstens 0,2; 10,00 g Substanz werden in 50 ml des vorgeschriebenen Lösungsmittelgemisches gelöst, falls erforderlich wird dabei auf dem Wasserbad am Rückflußkühler unter Umschwenken erwärmt.

Iodzahl (V.3.4.4): Höchstens 1,0.

Peroxidzahl (V.3.4.5): Höchstens 1,0.

Verseifungszahl (V.3.4.6): 310 bis 360, mit 1,00 g Substanz bestimmt.

Unverseifbare Anteile (V.3.4.7.N2): Höchstens 0,5 Prozent, mit 5,00 g Substanz bestimmt.

Wasser (V.3.5.6): Höchstens 0,2 Prozent, mit 5,00 g Substanz nach der Karl-Fischer-Methode bestimmt.

Lagerung

Vor Licht geschützt, nicht über 20 °C.

Trimethadion

Trimethadionum

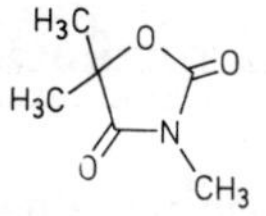

$C_6H_9NO_3$ M_r 143,1

Trimethadion enthält mindestens 98,0 und höchstens 102,0 Prozent 3,5,5-Trimethyloxazolidin-2,4-dion, berechnet auf die getrocknete Substanz.

Eigenschaften

Farblose bis fast farblose Kristalle, schwacher, campherartiger Geruch; löslich in Wasser, sehr leicht löslich in Chloroform, Ethanol und Ether.

Prüfung auf Identität

Die Prüfung B kann entfallen, wenn die Prüfungen A, C und D durchgeführt werden. Die Prüfungen A, C und D können entfallen, wenn die Prüfung B durchgeführt wird.

A. Schmelztemperatur (V.6.11.1): 45 bis 47 °C, ohne vorhergehendes Trocknen bestimmt.

B. Das IR-Absorptionsspektrum (V.6.18) der Substanz zeigt im Vergleich mit dem von Trimethadion *CRS* Maxima bei denselben Wellenlängen mit den gleichen relativen Intensitäten. Die Prüfung erfolgt mit Hilfe von Preßlingen unter Verwendung von jeweils 3 mg Substanz und Referenzsubstanz und 0,4 g Kaliumbromid *R*.

C. Werden 2 ml Prüflösung (siehe „Prüfung auf Reinheit") mit 1 ml Bariumhydroxid-Lösung *R* versetzt, entsteht ein weißer Niederschlag, der sich nach Zusatz von 1 ml Salzsäure 7 % *R* löst.

D. 0,3 g Substanz werden in einer Mischung von 5 ml ethanolischer Kaliumhydroxid-Lösung 3 % *R* und 5 ml Ethanol 96 % *R* gelöst. Die Lösung wird 10 min lang stehengelassen, mit 0,05 ml Phenolphthalein-Lösung *R* 1 versetzt und mit Salzsäure 36 % *R* genau neutralisiert. Die Lösung wird auf dem Wasserbad zur Trockne eingedampft und der Rückstand viermal mit je 5 ml Ether *R* aufgenommen. Die vereinigten Etherlösungen werden filtriert und zur Trockne eingedampft. Der Rückstand, aus 5 ml Toluol *R* umkristallisiert und getrocknet, hat eine Schmelztemperatur (V.6.11.1) von etwa 80 °C.

Prüfung auf Reinheit

Prüflösung: 2,0 g Substanz werden in kohlendioxidfreiem Wasser *R* zu 40 ml gelöst.

Aussehen der Lösung: Die Prüflösung muß klar (V.6.1) und farblos (V.6.2, Methode II) sein.

Sauer oder alkalisch reagierende Substanzen: 10 ml Prüflösung werden mit 0,1 ml Methylrot-Lösung *R* versetzt. Bis zum Farbumschlag dürfen höchstens 0,1 ml 0,01 N-Salzsäure oder 0,01 N-Natriumhydroxid-Lösung verbraucht werden.

Schwermetalle (V.3.2.8): 12 ml Prüflösung müssen der Grenzprüfung A auf Schwermetalle entsprechen (20 ppm). Zur Herstellung der Referenzlösung wird die Blei-Lösung (1 ppm Pb) *R* verwendet.

Trocknungsverlust (V.6.22): Höchstens 0,5 Prozent, mit 1,000 g Substanz durch 6 h langes Trocknen im Exsikkator über Silicagel *R* bestimmt.

Sulfatasche (V.3.2.14): Höchstens 0,1 Prozent, mit 1,0 g Substanz bestimmt.

Gehaltsbestimmung

Die Bestimmung erfolgt mit Hilfe der Gaschromatographie (V.6.20.3) unter Verwendung von Decylalkohol *R* als Interner Standard.

Interner-Standard-Lösung: 0,125 g Decylalkohol *R* werden in wasserfreiem Ethanol *R* zu 25 ml gelöst.

Untersuchungslösung: 0,100 g Substanz werden in Interner-Standard-Lösung zu 10,0 ml gelöst.

Referenzlösung: 0,100 g Trimethadion *CRS* werden in Interner-Standard-Lösung zu 10,0 ml gelöst.

Die Chromatographie kann durchgeführt werden mit
- einer Stahlsäule von 0,75 m Länge und 3 mm innerem Durchmesser, gepackt mit Styrol-Divinylbenzol-Copolymer *R* (125 bis 150 µm)
- Stickstoff zur Chromatographie *R* als Trägergas, mit einer Durchflußrate von 20 ml je Minute
- einem Flammenionisationsdetektor.

Die Temperatur der Säule wird bei 210 °C, die des Probeneinlasses auf 240 °C und die des Detektors auf 270 °C gehalten. 1 µl jeder Lösung wird injiziert.

Lagerung

Vor Licht geschützt.

Vorsichtig zu lagern!

Trimethoprim

Trimethoprimum

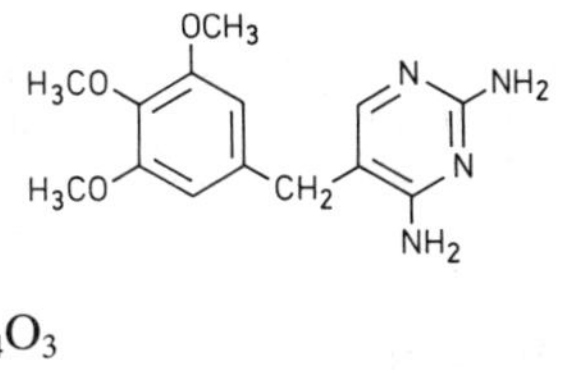

$C_{14}H_{18}N_4O_3$ M_r 290,3

Trimethoprim enthält mindestens 98,5 und höchstens 101,0 Prozent 5-(3,4,5-Trimethoxybenzyl)-2,4-pyrimidindiamin, berechnet auf die getrocknete Substanz.

Eigenschaften

Weißes bis fast weißes Pulver, geruchlos oder fast geruchlos; sehr schwer löslich in Wasser, wenig löslich in Chloroform, schwer löslich in Ethanol, praktisch unlöslich in Ether.

Prüfung auf Identität

Die Prüfung C kann entfallen, wenn die Prüfungen A, B und D durchgeführt werden. Die Prüfungen B und D können entfallen, wenn die Prüfungen A und C durchgeführt werden.

A. Schmelztemperatur (V.6.11.1): 199 bis 203 °C.

B. 20 mg Substanz werden in 0,1 N-Natriumhydroxid-Lösung zu 100,0 ml gelöst. 1,0 ml dieser Lösung wird mit 0,1 N-Natriumhydroxid-Lösung zu 10,0 ml verdünnt. Die Lösung, zwischen 230 und 350 nm gemessen, zeigt ein Absorptionsmaximum bei 287 nm. Die spezifische Absorption (V.6.19), im Maximum gemessen, beträgt etwa 245.

C. Das IR-Absorptionsspektrum (V.6.18) der Substanz zeigt im Vergleich mit dem von Trimethoprim *CRS* Maxima bei denselben Wellenlängen mit den gleichen relativen Intensitäten.

D. Etwa 25 mg Substanz werden, falls erforderlich unter Erhitzen, in 5 ml 0,01 N-Schwefelsäure gelöst und mit 2 ml einer 1,6prozentigen Lösung (*m*/V) von Kaliumpermanganat *R* in 0,1 N-Natriumhydroxid-Lösung versetzt. Nach dem Erhitzen zum Sieden wird zur heißen Lösung 0,4 ml Formaldehyd-Lösung *R* zugefügt, gemischt, 1 ml 1 N-Schwefelsäure zugegeben, nochmals gemischt und wieder zum Sieden erhitzt. Nun wird abgekühlt, filtriert, das Filtrat mit 2 ml Chloroform *R* versetzt und kräftig geschüttelt. Die Chloroformschicht zeigt im ultravioletten Licht bei 365 nm eine grüne Fluoreszenz.

Prüfung auf Reinheit

Aussehen der Lösung: 0,5 g Substanz werden in 10 ml einer Mischung von 1 Volumteil Wasser, 4,5 Volumteilen Methanol *R* und 5 Volumteilen Chloroform *R* gelöst. Die Lösung darf nicht stärker gefärbt sein als die Farbvergleichslösung BG_7 (V.6.2., Methode II).

Verwandte Substanzen: Die Prüfung erfolgt mit Hilfe der Dünnschichtchromatographie (V.6.20.2) unter Verwendung einer Schicht von Kieselgel GF_{254} *R*.

Untersuchungslösung: 0,2 g Substanz werden in einer Mischung von 1 Volumteil Wasser, 4,5 Volumteilen Methanol *R* und 5 Volumteilen Chloroform *R* zu 5 ml gelöst.

Referenzlösung: 1 ml Untersuchungslösung wird mit einer Mischung von 1 Volumteil Wasser, 4,5 Volumteilen Methanol *R* und 5 Volumteilen Chloroform *R* zu 10 ml verdünnt. 1 ml dieser Lösung wird mit einer Mischung von 1 Volumteil Wasser, 4,5 Volumteilen Methanol *R* und 5 Volumteilen Chloroform *R* zu 50 ml verdünnt.

Auf die Platte werden getrennt 5 µl jeder Lösung aufgetragen. Die Chromatographie erfolgt in einer nicht gesättigten Kammer mit einer Mischung von 2 Volumteilen wasserfreier Ameisensäure *R*, 5 Volumteilen Wasser, 10 Volumteilen Methanol *R* und 85 Volumteilen Ethylacetat *R* über eine Laufstrecke von 17 cm. Die Platte wird 5 min lang in einem kalten Luftstrom getrocknet und im ultravioletten Licht bei 254 nm ausgewertet. Eine passende Abdampfschale, die eine Mischung von 2 Volumteilen einer 1,5prozentigen Lösung (*m*/V) von Kaliumpermanganat *R*, 1 Volumteil Salzsäure 25 % *R* und 1 Volumteil Wasser enthält, wird auf den Boden einer Chromatographiekammer gestellt. Nach 15 min wird die getrocknete Platte eingebracht und die Kammer verschlossen. Die Platte wird 5 min lang den entstehenden Chlordämpfen ausgesetzt. Danach wird sie herausgenommen und in einem kalten Luftstrom so lange belassen, bis das überschüssige Chlor entfernt ist. Dies ist der Fall, wenn 1 Tropfen Kaliumiodid-Stärke-Lösung *R*, auf eine Fläche unterhalb der Startpunkte aufgebracht, keine Blaufärbung mehr hervorruft. Nun wird mit Kaliumiodid-Stärke-Lösung *R* besprüht. Nach dem Besprühen erfolgt die Auswertung im Tageslicht. Keine im Chromatogramm der Untersuchungslösung auftretenden Nebenflecke dürfen größer oder stärker gefärbt sein als der mit der Referenzlösung erhaltene Fleck.

Schwermetalle (V.3.2.8): 2,0 g Substanz müssen der Grenzprüfung C auf Schwermetalle entsprechen (20 ppm). Zur Herstellung der Referenzlösung werden 4 ml der Blei-Lösung (10 ppm Pb) *R* verwendet.

Trocknungsverlust (V.6.22): Höchstens 1,0 Prozent, mit 1,000 g Substanz durch Trocknen im Trockenschrank bei 100 bis 105 °C bestimmt.

Sulfatasche (V.3.2.14): Höchstens 0,1 Prozent, mit 1,0 g Substanz bestimmt.

Gehaltsbestimmung

0,250 g Substanz, in 50 ml wasserfreier Essigsäure *R* gelöst, werden nach ,,Titration in wasserfreiem Medium" (V.3.5.5) mit 0,1N-Perchlorsäure titriert. Der Endpunkt wird mit Hilfe der ,,Potentiometrie" (V.6.14) bestimmt.

1 ml 0,1 N-Perchlorsäure entspricht 29,03 mg $C_{14}H_{18}N_4O_3$.

Vorsichtig zu lagern!

Trimipramin-hydrogenmaleat

Trimipramini maleas

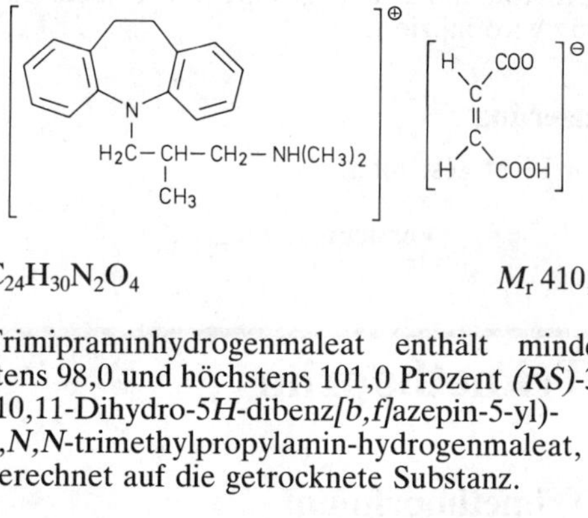

$C_{24}H_{30}N_2O_4$ M_r 410,5

Trimipraminhydrogenmaleat enthält mindestens 98,0 und höchstens 101,0 Prozent *(RS)*-3-(10,11-Dihydro-5*H*-dibenz*[b,f]*azepin-5-yl)-2,*N,N*-trimethylpropylamin-hydrogenmaleat, berechnet auf die getrocknete Substanz.

Eigenschaften

Weißes bis fast weißes, kristallines Pulver; schwer löslich in Wasser und Ethanol, leicht löslich in Chloroform, praktisch unlöslich in Ether.

Prüfung auf Identität

Die Prüfung C kann entfallen, wenn die Prüfungen A, B, D und E durchgeführt werden.

Die Prüfungen B, D und E können entfallen, wenn die Prüfungen A und C durchgeführt werden.

A. Schmelztemperatur (V.6.11.1): 140 bis 144 °C.

B. 40,0 mg Substanz werden in 0,01 N-Salzsäure zu 100,0 ml gelöst. 5,0 ml der Lösung werden mit 0,01 N-Salzsäure zu 100,0 ml verdünnt. Die Lösung, zwischen 230 und 350 nm gemessen, zeigt ein Absorptionsmaximum (V.6.19) bei 250 nm und eine Schulter bei 270 nm. Die spezifische Absorption im Maximum liegt zwischen 205 und 235.

C. Das IR-Absorptionsspektrum (V.6.18) der Substanz zeigt im Vergleich mit dem von Trimipraminhydrogenmaleat *CRS* Maxima bei denselben Wellenlängen mit den gleichen relativen Intensitäten.

D. Die unter „Verwandte Substanzen“ (siehe „Prüfung auf Reinheit“) erhaltenen Chromatogramme werden ausgewertet. Der Hauptfleck im Chromatogramm der Untersuchungslösung b entspricht in bezug auf Lage, Farbe und Größe dem Hauptfleck im Chromatogramm der Referenzlösung a.

E. Die Prüfung erfolgt mit Hilfe der Dünnschichtchromatographie (V.6.20.2) unter Verwendung einer Schicht von Kieselgel GF_{254} *R*.

   Untersuchungslösung: 0,2 g Substanz werden in Methanol *R* zu 10 ml gelöst.

   Referenzlösung: 56 mg Maleinsäure *R* werden in Methanol *R* zu 10 ml gelöst.

   Auf die Platte werden getrennt 5 µl jeder Lösung bandförmig (10 mm) aufgetragen. Die Chromatographie erfolgt mit einer Mischung von 3 Volumteilen Wasser, 7 Volumteilen wasserfreier Ameisensäure *R* und 90 Volumteilen Diisopropylether *R* über eine Laufstrecke von 12 cm. Die Platte wird einige Minuten lang im Luftstrom und anschließend 10 min lang bei 120 °C getrocknet. Die Auswertung erfolgt im ultravioletten Licht bei 254 nm. Das Chromatogramm der Untersuchungslösung zeigt eine Zone an der Startlinie und eine weitere Zone, die in bezug auf Lage und Größe der Zone im Chromatogramm der Referenzlösung entspricht.

Prüfung auf Reinheit

Aussehen der Lösung: 2,5 g Substanz werden in Chloroform *R* zu 25 ml gelöst. Die Lösung darf nicht stärker gefärbt sein als die Farbvergleichslösung BG_5 (V.6.2, Methode II).

Verwandte Substanzen: Die Prüfung erfolgt mit Hilfe der Dünnschichtchromatographie (V.6.20.2) unter Verwendung einer Schicht von Kieselgel G *R*.

Untersuchungslösung a: 0,5 g Substanz werden in Methanol *R* zu 10 ml gelöst. Die Lösung ist unmittelbar vor Gebrauch herzustellen.

Untersuchungslösung b: 1,0 ml Untersuchungslösung a wird mit Methanol *R* zu 20 ml verdünnt.

Referenzlösung a: 25 mg Trimipraminhydrogenmaleat *CRS* werden in Methanol *R* zu 10 ml gelöst. Die Lösung ist unmittelbar vor Gebrauch herzustellen.

Referenzlösung b: 1,0 ml Referenzlösung a wird mit Methanol *R* zu 10 ml verdünnt.

Referenzlösung c: 1,0 ml Referenzlösung a wird mit Methanol *R* zu 25 ml verdünnt.

Referenzlösung d: 25 mg Iminobibenzyl *R* werden in Methanol *R* zu 100 ml gelöst. Die Lösung ist unmittelbar vor Gebrauch herzustellen.

Auf die Platte werden getrennt 5 µl jeder Lösung aufgetragen. Die Chromatographie erfolgt mit einer Mischung von 0,7 Volumteilen Ammoniak-Lösung 26 % *R*, 10 Volumteilen wasserfreiem Ethanol *R* und 90 Volumteilen Toluol *R* über eine Laufstrecke von 15 cm. Die Platte wird 15 min lang an der Luft getrocknet, anschließend mit einer 0,5prozentigen Lösung (*m*/V) von Kaliumdichromat *R* in einer Mischung von 4 Volumteilen Wasser und 1 Volumteil Schwefelsäure 96 % *R* besprüht und sofort ausgewertet. Im Chromatogramm der Untersuchungslösung a darf ein dem Iminobibenzyl entsprechender Fleck nicht größer oder stärker gefärbt sein als der Fleck im Chromatogramm der Referenzlösung d; kein Fleck, mit Ausnahme des Hauptfleckes und des dem Iminobibenzyl entsprechenden Fleckes, darf größer oder stärker gefärbt sein als der Fleck im Chromatogramm der Referenzlösung b, und höchstens 3 dieser Flecke dürfen größer oder stärker gefärbt sein als der Fleck im Chromatogramm der Referenzlösung c. Ein am Startpunkt verbleibender Fleck wird nicht berücksichtigt.

Schwermetalle (V.3.2.8): 2,0 g Substanz müssen der Grenzprüfung C auf Schwermetalle entsprechen (20 ppm). Zur Herstellung der Referenzlösung werden 4 ml Blei-Lösung (10 ppm Pb) *R* verwendet.

Trocknungsverlust (V.6.22): Höchstens 0,5 Prozent, mit 1,000 g Substanz durch Trocknen im Trockenschrank bei 100 bis 105 °C bestimmt.

Sulfatasche (V.3.2.14): Höchstens 0,1 Prozent, mit 1,0 g Substanz bestimmt.

Gehaltsbestimmung

0,350 g Substanz, in 50 ml wasserfreier Essigsäure *R* gelöst, werden nach ,,Titration in wasserfreiem Medium" (V.3.5.5) mit 0,1 N-Perchlorsäure titriert. Der Endpunkt wird mit Hilfe der ,,Potentiometrie" (V.6.14) bestimmt.

1 ml 0,1 N-Perchlorsäure entspricht 41,05 mg $C_{24}H_{30}N_2O_4$.

Lagerung

Vor Licht geschützt.

Vorsichtig zu lagern!

Gereinigtes Tuberkulin

Tuberculini derivatum proteinosum purificatum ad usum humanum

Gereinigtes Tuberkulin wird aus den hitzebehandelten Wachstums- und Lyseprodukten eines oder mehrerer Stämme von *Mycobacterium tuberculosis* gewonnen und zeigt bei einem mit Mikroorganismen derselben Art sensibilisierten Tier eine Überempfindlichkeit vom Spättyp an.

Die Zubereitung wird aus den wasserlöslichen Fraktionen hergestellt. Sie werden aus Mykobakterienkulturen gewonnen, die in einem flüssigen synthetischen Nährmedium gewachsen und in strömendem Dampf oder im Autoklaven erhitzt worden sind. Anschließend wird filtriert. Die wirksame Fraktion des Filtrates, die vorwiegend aus Protein besteht, wird durch Fällung isoliert, gewaschen und wieder gelöst. Die Zubereitung ist frei von Mykobakterien. Ein Konservierungsmittel, das keine falsch positiven Reaktionen verursacht, wie beispielsweise 0,5 Prozent (*m*/V) Phenol, und eine geeignete Substanz zur Vermeidung einer Adsorption an Glas- oder Kunststoffoberflächen dürfen zugesetzt werden. Die sterile Zubereitung wird aseptisch in sterile Glasbehältnisse abgefüllt, die so verschlossen werden, daß eine Verunreinigung ausgeschlossen ist.

Die Zubereitung ist eine farblose oder blaßgelbe Flüssigkeit. Die verdünnte Zubereitung kann gefriergetrocknet werden. Zubereitungen, die gefriergetrocknet werden sollen, darf Phenol nicht zugesetzt werden.

Gereinigtes Tuberkulin in konzentrierter Form muß den Prüfungen auf Identität, Reinheit und Wirksamkeit entsprechen; die verdünnte Zubereitung muß den Prüfungen auf Identität, pH-Wert, Phenol, Sterilität und Wirksamkeit entsprechen.

Prüfung auf Identität

Gesunden, weißen oder hellfarbigen Meerschweinchen, die spezifisch sensibilisiert sind, werden steigende Dosen der Zubereitung intradermal verabreicht. Dadurch wird an der Injektionsstelle eine Reaktion hervorgerufen, die zu einer Rötung oder bis zu einer Nekrose führen kann. Bei nicht sensibilisierten Meerschweinchen rufen vergleichbare Injektionen keine Reaktion hervor.

Prüfung auf Reinheit

***p*H-Wert** (V.6.3.1): Der *p*H-Wert der flüssigen und der entsprechend den Angaben der Beschriftung aufgelösten gefriergetrockneten Zubereitung muß zwischen 6,5 und 7,5 liegen.

Phenol (V.3.5.9): Wenn Phenol bei der Herstellung verwendet wurde, darf die Konzentration höchstens 0,5 Prozent (*m*/V) betragen.

Lebende Mykobakterien: Zwei Meerschweinchen von je 300 bis 400 g Körpermasse werden je 5,0 ml Zubereitung intraperitoneal oder subkutan injiziert. Die Tiere werden mindestens 42 Tage lang beobachtet, danach getötet und seziert. Kein Meerschweinchen darf Anzeichen einer Infektion durch Mykobakterien aufweisen. Außerdem wird die Zubereitung in geeigneten Kulturmedien auf lebende Mykobakterien untersucht. Die Prüfungsergebnisse müssen negativ sein.

Sensibilisierung: Drei Meerschweinchen, die zuvor keinerlei Behandlung erhalten haben, die die Prüfung stören könnte, werden dreimal in Abständen von 5 Tagen etwa 500 I.E. der Zubereitung in einem Volumen von 0,1 ml intradermal injiziert. Zwei bis drei Wochen nach der dritten Injektion wird denselben Tieren und einer Gruppe von Meerschweinchen gleicher Körpermasse, aber ohne vorhergehende Tuberkulin-Injektion, dieselbe Dosis intradermal injiziert. Nach 48 bis 72 h dürfen die Reaktionen bei beiden Gruppen nicht wesentlich verschieden sein.

Sterilität (V.2.1.1): Die Zubereitung muß der „Prüfung auf Sterilität" entsprechen.

Toxizität: Zwei gesunden Meerschweinchen von je 250 bis 350 g Körpermasse, die zuvor keinerlei Behandlung erhalten haben, die die Prüfung stören könnte, werden je 50 000 I.E. der Zubereitung subkutan injiziert. Die Tiere werden 7 Tage lang beobachtet. Schädliche Wirkungen dürfen sich nicht zeigen.

Prüfung auf Wirksamkeit

Die Prüfung auf Wirksamkeit der Zubereitung wird durch Vergleich folgender Reaktionen durchgeführt: durch intradermale Injektionen steigender Dosen der Zubereitung werden bei sensibilisierten Meerschweinchen hervorgerufene Reaktionen mit solchen verglichen, die von bekannten Konzentrationen einer in Internationalen Einheiten eingestellten Referenzzubereitung, deren Wirksamkeit beim Menschen ausreichend klinisch belegt ist, verursacht werden.

Die Internationale Einheit ist die Wirksamkeit einer festgelegten Menge des Internationalen Standards[1].

Eine Suspension wird in flüssigem Paraffin mit oder ohne Emulgator mit 0,1 mg je Milliliter hitzeinaktivierter, getrockneter Mykobakterien eines Stammes desselben Typs, wie er zur Herstellung der Zubereitung verwendet wurde, zubereitet. Damit werden mindestens 6 hellfarbige Meerschweinchen von mindestens je 400 g Körpermasse durch intramuskuläre oder intradermale Injektion eines Gesamtvolumens von etwa 0,5 ml Suspension, falls nötig auf verschiedene Injektionsstellen verteilt, sensibilisiert. Die Prüfung wird frühestens einen Monat und spätestens sechs Monate nach der Sensibilisierung durchgeführt. Die Flanken der Tiere werden enthaart, um mindestens drei Injektionen an jeder Seite zu ermöglichen, jedoch höchstens insgesamt zwölf Injektionen je Tier. Die Zubereitung und die Standardzubereitung werden mit isotoner phosphatgepufferter Kochsalzlösung (*p*H-Wert 6,5 bis 7,5), die 0,0005 Prozent (*m*/V) Polysorbat 80 *R* enthält, verdünnt. Falls die Zubereitung gefriergetrocknet ist und keinen Stabilisator enthält, wird sie in der oben beschriebenen Flüssigkeit gelöst. Mindestens jeweils drei Dosen der Standardzubereitung und der Zubereitung werden verwendet, wobei die höchste Dosis etwa zehnmal so stark wie die niedrigste ist. Die Dosen werden so gewählt, daß die nach ihrer Injektion entstehenden Läsionen einen Durchmesser von mindestens 8 und höchstens 25 mm haben. Bei jeder Prüfung wird die Anordnung der an jeder Stelle injizierten Verdünnung zufallsverteilt nach dem Schema eines lateinischen Quadrats gewählt. Jede Dosis wird in einem konstanten Volumen von 0,1 oder 0,2 ml intradermal injiziert. 24 bis 48 h später werden die Durchmesser der Läsionen abgelesen und das Prüfungsergebnis mit Hilfe der üblichen statistischen Methoden unter der Annahme errechnet, daß die Durchmesser der Läsionen dem Logarithmus der Konzentration der Zubereitung direkt proportional sind.

Die so ermittelte Wirksamkeit muß mindestens 80 und darf höchstens 125 Prozent der angegebenen Wirksamkeit betragen. Die Vertrauensgrenzen ($P = 0{,}95$) müssen mindestens 64 und dürfen höchstens 156 Prozent der angegebenen Wirksamkeit betragen.

[1] Der Wert in Internationalen Einheiten des Internationalen Standards wird von Zeit zu Zeit von der WHO festgelegt.

Lagerung

Vor Licht geschützt, bei 2 bis 8 °C.

Dauer der Verwendbarkeit: 6 Monate bis 3 Jahre.

Warnhinweis

Gereinigtes Tuberkulin darf nicht unverdünnt angewendet werden.

Gereinigtes aviäres Tuberkulin

Tuberculini aviarii derivatum proteinosum purificatum

Gereinigtes aviäres Tuberkulin wird aus den hitzebehandelten Wachstums- und Lyseprodukten von *Mycobacterium avium* gewonnen und zeigt bei einem mit Mikroorganismen derselben Art sensibilisierten Tier eine Überempfindlichkeit vom Spättyp an.

Das Tuberkulin wird aus den wasserlöslichen Fraktionen hergestellt, die durch Erhitzen in strömendem Dampf von in einem flüssigen synthetischen Nährmedium gewachsenen Kulturen von *M. avium* gewonnen werden. Anschließend wird filtriert. Die wirksame Fraktion des Filtrats, die vorwiegend aus Protein besteht, wird durch Fällung isoliert, gewaschen und wieder gelöst. Ein Konservierungsmittel wie Phenol, das keine falsch positiven Reaktionen verursacht, darf zugesetzt werden. Die sterile Endzubereitung, die keine Mykobakterien enthält, wird aseptisch in sterile Glasbehältnisse abgefüllt, die so verschlossen werden, daß eine Verunreinigung ausgeschlossen ist. Das Tuberkulin kann gefriergetrocknet werden.

Die Prüfungen auf Identität, Reinheit und Wirksamkeit werden an der flüssigen Zubereitung, oder bei gefriergetrockneter Zubereitung nach Auflösen, entsprechend der Beschriftung, durchgeführt.

Prüfung auf Identität

In geeigneter Weise sensibilisierten Albinomeerschweinchen werden eine Reihe abgestufter Dosen des Tuberkulins an verschiedenen Stellen intradermal injiziert; die Tiere müssen mindestens je 250 g Körpermasse haben. An der Injektionsstelle treten nach 24 bis 28 h Reaktionen in Form von ödematischen Schwellungen mit Rötung mit oder ohne Nekrose auf. Größe und Schwere der Reaktionen unterscheiden sich entsprechend der Dosis. Vergleichbare Injektionen führen bei nicht sensibilisierten Meerschweinchen zu keiner Reaktion.

Prüfung auf Reinheit

***p*H-Wert** (V.6.3.1): Der *p*H-Wert des Tuberkulins muß zwischen 6,5 und 7,5 liegen.

Phenol (V.3.5.9): Wenn Phenol bei der Herstellung verwendet wurde, darf die Konzentration höchstens 0,5 Prozent (*m*/V) betragen.

Sensibilisierung: Drei Meerschweinchen, die zuvor keinerlei Behandlung erhalten haben, die die Prüfung stören könnte, werden dreimal in Abständen von 5 Tagen etwa 500 I.E. Tuberkulin in einem Volumen von 0,1 ml intradermal injiziert. 15 bis 21 Tage nach der dritten Injektion wird denselben Tieren und einer Kontrollgruppe von drei Meerschweinchen gleicher Körpermasse, aber ohne vorhergehende Tuberkulin-Injektion, dieselbe Dosis (500 I.E.) intradermal injiziert. Die Reaktionen bei beiden Gruppen dürfen 24 bis 28 h nach der letzten Injektion nicht wesentlich verschieden sein.

Toxizität: Zwei Meerschweinchen von je mindestens 250 g Körpermasse, die zuvor keinerlei Behandlung erhalten haben, die die Prüfung stören könnte, werden je 0,5 ml Tuberkulin subkutan injiziert. Die Tiere werden 7 Tage lang beobachtet. Anomale Reaktionen dürfen während des Beobachtungszeitraums nicht auftreten.

Sterilität: Muß der „Prüfung auf Sterilität" der Monographie **Impfstoffe für Tiere (Vaccina ad usum veterinarium)** entsprechen.

Prüfung auf Wirksamkeit

Die Wirksamkeit von Tuberkulin wird bestimmt, indem die Reaktionen, die durch die intradermale Injektion steigender Dosen bei sensibilisierten Meerschweinchen hervorgerufen werden, mit den Reaktionen verglichen werden, die von bekannten Konzentrationen einer geeigneten, in Internationalen Einheiten eingestellten Standardzubereitung von Gereinigtem aviärem Tuberkulin verursacht werden. Die Internationale Einheit entspricht einer bestimmten Menge des Internationalen Standards.[1)]

Mindestens 9 Albinomeerschweinchen von je 400 bis 600 g Körpermasse werden durch tief intramuskuläre Injektion einer geeigneten Dosis inaktivierter oder lebender *M. avium* sensibilisiert. Mindestens 4 Wochen nach der Sensibilisierung werden die Flanken der Meerschweinchen enthaart, um Platz für höchstens vier Injektionen auf jeder Seite zu gewinnen. Das Tuberkulin und die Standardzubereitung werden mit isotoner phosphatgepufferter Natriumchlorid-Lösung (*p*H 6,5 bis 7,5), die 0,0005 Prozent (*m*/V) Polysorbat 80 *R* enthält, verdünnt. Mindestens jeweils drei Dosen der Standardzubereitung und des Tuberkulins werden angewendet. Die Dosen werden so ausgewählt, daß die durch sie hervorgerufenen Läsionen einen Durchmesser von mindestens 8 und höchstens 25 mm haben. Die Injektionsstellen werden willkürlich nach dem Schema eines La-

[1)] Der Gehalt in Internationalen Einheiten des Internationalen Standards wird von der Weltgesundheitsorganisation festgelegt.

teinischen Quadrats verteilt. Jede Dosis wird in einem konstanten Volumen von 0,1 oder 0,2 ml intradermal injiziert. Nach 24 bis 28 h werden die Durchmesser der Läsionen gemessen und das Ergebnis mit Hilfe der üblichen statistischen Methoden unter der Annahme errechnet, daß die Durchmesser der Läsionen dem Logarithmus der Konzentration der Tuberkuline direkt proportional sind.

Die Prüfung darf nur ausgewertet werden, wenn die Vertrauensgrenzen (P = 0,95) mindestens 50 Prozent und höchstens 200 Prozent der ermittelten Wirksamkeit betragen.

Die ermittelte Wirksamkeit muß mindestens 75 Prozent und darf höchstens 133 Prozent der angegebenen Wirksamkeit betragen.

Die angegebene Wirksamkeit muß mindestens 20 000 I.E. je Milliliter betragen.

Lagerung

Vor Licht geschützt, bei 2 bis 8 °C.

Dauer der Verwendbarkeit: Unter den vorgeschriebenen Lagerungsbedingungen im allgemeinen 2 Jahre für die flüssige Zubereitung und 8 Jahre für die gefriergetrocknete Zubereitung.

Gereinigtes bovines Tuberkulin

Tuberculini bovini derivatum proteinosum purificatum

Gereinigtes bovines Tuberkulin wird aus den hitzebehandelten Wachstums- und Lyseprodukten von *Mycobacterium bovis* gewonnen und zeigt bei einem mit Mikroorganismen derselben Art sensibilisierten Tier eine Überempfindlichkeit vom Spättyp an.

Das Tuberkulin wird aus den wasserlöslichen Fraktionen hergestellt, die durch Erhitzen in strömendem Dampf von in einem flüssigen synthetischen Nährmedium gewachsenen Kulturen von *M. bovis* gewonnen werden. Anschließend wird filtriert. Die wirksame Fraktion des Filtrats, die vorwiegend aus Protein besteht, wird durch Fällung isoliert, gewaschen und wieder gelöst. Ein Konservierungsmittel wie Phenol, das keine falsch positiven Reaktionen verursacht, darf zugesetzt werden. Die sterile Endzubereitung, die keine Mykobakterien enthält, wird aseptisch in sterile Glasbehältnisse abgefüllt, die so verschlossen werden, daß eine Verunreinigung ausgeschlossen ist. Das Tuberkulin kann gefriergetrocknet werden.

Die Prüfungen auf Identität, Reinheit und Wirksamkeit werden an der flüssigen Zubereitung, oder bei gefriergetrockneter Zubereitung nach Auflösen, entsprechend der Beschriftung, durchgeführt.

Prüfung auf Identität

In geeigneter Weise sensibilisierten Albinomeerschweinchen werden eine Reihe abgestufter Dosen des Tuberkulins an verschiedenen Stellen intradermal injiziert; die Tiere müssen mindestens je 250 g Körpermasse haben. An der Injektionsstelle treten nach 24 bis 28 h Reaktionen in Form von ödematischen Schwellungen mit Rötung mit oder ohne Nekrose auf. Größe und Schwere der Reaktionen unterscheiden sich entsprechend der Dosis. Vergleichbare Injektionen führen bei nicht sensibilisierten Meerschweinchen zu keiner Reaktion.

Prüfung auf Reinheit

***p*H-Wert** (V.6.3.1): Der *p*H-Wert des Tuberkulins muß zwischen 6,5 und 7,5 liegen.

Phenol (V.3.5.9): Wenn Phenol bei der Herstellung verwendet wurde, darf die Konzentration höchstens 0,5 Prozent (*m*/V) betragen.

Sensibilisierung: Drei Meerschweinchen, die zuvor keinerlei Behandlung erhalten haben, die die Prüfung stören könnte, werden dreimal in Abständen von 5 Tagen etwa 500 Ph.Eur.E. in einem Volumen von 0,1 ml intradermal injiziert. 15 bis 21 Tage nach der dritten Injektion wird denselben Tieren und einer Kontrollgruppe von drei Meerschweinchen gleicher Körpermasse, aber ohne vorhergehende Tuberkulin-Injektion, dieselbe Dosis (500 Ph.Eur.E.) intradermal injiziert. Die Reaktionen bei beiden Gruppen dürfen 24 bis 28 h nach der letzten Injektion nicht wesentlich verschieden sein.

Toxizität: Zwei Meerschweinchen von je mindestens 250 g Körpermasse, die zuvor keinerlei Behandlung erhalten haben, die die Prüfung stören könnte, werden je 0,5 ml Tuberkulin subkutan injiziert. Die Tiere werden 7 Tage lang beobachtet. Anomale Reaktionen dürfen während des Beobachtungszeitraums nicht auftreten.

Sterilität: Muß der „Prüfung auf Sterilität" der Monographie **Impfstoffe für Tiere (Vaccina ad usum veterinarium)** entsprechen.

Prüfung auf Wirksamkeit

Die Wirksamkeit von Tuberkulin wird bestimmt, indem die Reaktionen, die durch die intradermale Injektion steigender Dosen bei sensibilisierten Meerschweinchen hervorgerufen werden, mit den Reaktionen verglichen werden, die von bekannten Konzentrationen Bovines Tuberkulin *BRS* oder einer Referenzzubereitung, die in Ph.-Eur.-Einheiten eingestellt ist, verursacht werden.

Mindestens 9 Albinomeerschweinchen von je 400 bis 600 g Körpermasse werden durch tief intramuskuläre Injektion von 0,0001 mg Feuchtmasse lebender *M. bovis* des Stammes AN5, in 0,5 ml einer 0,9prozentigen Lösung (*m*/V) Natriumchlorid suspendiert, sensibilisiert. Mindestens 4 Wochen nach der Sensibilisierung werden die Flanken der Meerschweinchen enthaart, um Platz für höchstens vier Injektionen auf jeder Seite zu gewinnen. Das Tuberkulin und die Standardzubereitung werden mit isotoner phosphatgepufferter Natriumchlorid-Lösung (*p*H 6,5 bis 7,5), die 0,0005 Prozent (*m*/V) Polysorbat 80 *R* enthält, verdünnt. Mindestens jeweils drei Dosen der Standardzubereitung und des Tuberkulins werden angewendet. Die Dosen werden so ausgewählt, daß die durch sie hervorgerufenen Läsionen einen Durchmesser von mindestens 8 und höchstens 25 mm haben. Die Injektionsstellen werden willkürlich nach dem Schema eines Lateinischen Quadrats verteilt. Jede Dosis wird in einem konstanten Volumen von 0,1 oder 0,2 ml intradermal injiziert. Nach 24 bis 28 h werden die Durchmesser der Läsionen gemessen und das Ergebnis mit Hilfe der üblichen statistischen Methoden unter der Annahme errechnet, daß die Durchmesser der Läsionen dem Logarithmus der Konzentration der Tuberkuline direkt proportional sind.

Die Prüfung darf nur ausgewertet werden, wenn die Vertrauensgrenzen (P = 0,95) mindestens 50 Prozent und höchstens 200 Prozent der ermittelten Wirksamkeit betragen.

Die ermittelte Wirksamkeit muß mindestens 66 Prozent und darf höchstens 150 Prozent der angegebenen Wirksamkeit betragen.

Die angegebene Wirksamkeit muß mindestens 20 000 Ph.Eur.E. je Milliliter betragen.

Lagerung

Vor Licht geschützt, bei 2 bis 8 °C.

Dauer der Verwendbarkeit: Unter den vorgeschriebenen Lagerungsbedingungen im allgemeinen 2 Jahre für die flüssige Zubereitung und 8 Jahre für die gefriergetrocknete Zubereitung.

Tubocurarinchlorid

Tubocurarini chloridum

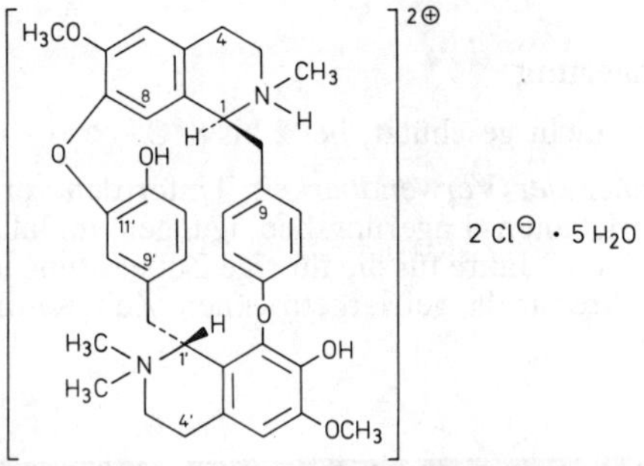

$C_{37}H_{42}Cl_2N_2O_6 \cdot 5\,H_2O$ M_r 772

Tubocurarinchlorid enthält mindestens 98,0 und höchstens 102,0 Prozent 7′,12′-Dihydroxy-6,6′-dimethoxy-2,2′,2′-trimethyltubocuraraniumchlorid-hydrochlorid, berechnet auf die wasserfreie Substanz.

Eigenschaften

Weißes bis schwach gelbliches, kristallines Pulver; löslich in Wasser und Ethanol, praktisch unlöslich in Aceton, Chloroform und Ether. Die Substanz löst sich in Alkalihydroxid-Lösungen.

Die Substanz schmilzt bei etwa 270 °C unter Zersetzung.

Prüfung auf Identität

Die Prüfung B kann entfallen, wenn die Prüfungen A, C, D, E und F durchgeführt werden. Die Prüfungen A, C, D und E können entfallen, wenn die Prüfungen B und F durchgeführt werden.

A. 50,0 mg Substanz werden in Wasser zu 1000,0 ml gelöst. Die Lösung, zwischen 230 und 350 nm gemessen, zeigt ein Absorptionsmaximum bei 280 nm und ein Absorptionsminimum bei 255 nm. Die spezifische Absorption (V.6.19) im Maximum liegt zwischen 113 bis 123, berechnet auf die wasserfreie Substanz.

B. Das IR-Absorptionsspektrum (V.6.18) der Substanz zeigt im Vergleich mit dem von Tubocurarinchlorid *CRS* Maxima bei denselben Wellenlängen mit den gleichen relativen Intensitäten.

C. Etwa 25 mg Substanz werden in 1 ml Wasser gelöst. Nach Zusatz von 0,2 ml Eisen(III)-chlorid-Lösung *R* 2 wird 1 min lang im Wasserbad erhitzt. Die Lösung färbt sich grün. Bei einer Blindprobe entsteht nach Erhitzen im Wasserbad eine Braunfärbung.

D. Wird 1 ml Prüflösung (siehe ,,Prüfung auf Reinheit") mit 1 ml Millons Reagenz *R* versetzt, entsteht langsam eine rote Färbung.

E. Die Substanz gibt die Identitätsreaktion auf Alkaloide (V.3.1.1).

F. Die Substanz gibt die Identitätsreaktion a auf Chlorid (V.3.1.1).

Prüfung auf Reinheit

Prüflösung: 0,25 g Substanz werden in kohlendioxidfreiem Wasser *R* zu 25,0 ml gelöst.

Aussehen der Lösung: Die Prüflösung muß klar (V.6.1) und darf nicht stärker gefärbt sein als die Farbvergleichslösung G_6 (V.6.2, Methode II).

***p*H-Wert** (V.6.3.1): Der *p*H-Wert der Prüflösung muß zwischen 4,0 und 6,0 liegen.

Spezifische Drehung (V.6.6): Die spezifische Drehung muß zwischen +210 und +222° liegen, an der Prüflösung 3 h nach deren Herstellung bestimmt und auf die wasserfreie Substanz berechnet.

Chloroformlösliche Substanzen: 0,25 g Substanz werden in 150 ml Wasser gelöst. Die Lösung wird nach Zusatz von 5 ml einer gesättigten Lösung von Natriumhydrogencarbonat *R* dreimal mit je 20 ml Chloroform *R* ausgeschüttelt. Die vereinigten Chloroformauszüge werden mit 10 ml Wasser gewaschen und die Chloroformlösung in ein zuvor gewogenes Becherglas filtriert. Das Filter wird zweimal mit je 5 ml Chloroform *R*, das mit dem Filtrat vereinigt wird, nachgewaschen. Das Chloroform wird auf dem Wasserbad abgedampft und der Rückstand 1 h lang bei 100 bis 105 °C getrocknet. Der Rückstand darf höchstens 5 mg betragen, darf sich nicht in 10 ml Wasser, muß sich aber nach Zusatz von 1 ml Salzsäure 7 % *R* lösen.

Verwandte Substanzen: Die Prüfung erfolgt mit Hilfe der Dünnschichtchromatographie (V.6.20.2) unter Verwendung einer Schicht von Kieselgel G *R*.

Untersuchungslösung: 0,25 g Substanz werden in Wasser zu 10 ml gelöst.

Referenzlösung a: 1,5 ml Untersuchungslösung werden mit Wasser zu 100 ml verdünnt.

Referenzlösung b: 5 ml Referenzlösung a werden mit Wasser zu 10 ml verdünnt.

Auf die Platte werden getrennt 5 µl jeder Lösung aufgetragen. Die Chromatographie erfolgt in einer nicht gesättigten Kammer mit der Unterphase einer Mischung gleicher Volumteile Chloroform *R*, Methanol *R* und 12,5prozentiger Lösung (*m*/V) von Trichloressigsäure *R* über eine Laufstrecke von 15 cm. Die Platte wird im Kaltluftstrom getrocknet und mit einer frisch hergestellten Mischung von 1 Volumteil Kaliumhexacyanoferrat(III)-Lösung *R*, 1 Volumteil Wasser und 2 Volumteilen Eisen(III)-chlorid-Lösung *R* 1 besprüht. Wenn andere Flecke als der Hauptfleck im Chromatogramm der Untersuchungslösung erscheinen, darf keiner dieser Flecke stärker gefärbt sein als derjenige der Referenzlösung a. Ein einziger Fleck darf stärker gefärbt sein als derjenige der Referenzlösung b.

Wasser (V.3.5.6): 9,0 bis 12,0 Prozent, mit 0,30 g Substanz nach der Karl-Fischer-Methode bestimmt.

Sulfatasche (V.3.2.14): Höchstens 0,25 Prozent, mit 0,2 g Substanz bestimmt.

Gehaltsbestimmung

25,0 mg Substanz werden in Wasser zu 500,0 ml gelöst. Unter gleichen Bedingungen wird eine Referenzlösung mit 25,0 mg Tubocurarinchlorid *CRS* hergestellt. Die Absorption (V.6.19) der beiden Lösungen wird im Maximum bei 280 nm gemessen.

Der Gehalt an $C_{37}H_{42}Cl_2N_2O_6$ wird unter Berücksichtigung der gemessenen Absorptionen und Konzentrationen der Lösungen und bezogen auf den angegebenen Gehalt an wasserfreiem Tubocurarinchlorid *CRS* berechnet.

Lagerung

Dicht verschlossen.

Sehr vorsichtig zu lagern!

Typhus-Impfstoff

Vaccinum febris typhoidi

Typhus-Impfstoff ist eine sterile Suspension inaktivierter *Salmonella-typhi*-Bakterien mit mindestens 500 Millionen (5×10^8) und höchstens 1 Milliarde (1×10^9) Bakterien *(S. typhi)* je Dosis. Die Dosis darf höchstens 1,0 ml betragen.

Der Impfstoff wird unter Verwendung eines Saatsystems aus einem geeigneten Stamm von *S. typhi*, beispielsweise dem Stamm Ty 2[1)], hergestellt. Der Impfstoff ist höchstens 3 Subkulturen von dem Stamm entfernt, an dem die Laboratoriums- und klinischen Prüfungen durchgeführt wurden, die zeigten, daß er geeignet ist. Die Bakterien werden durch Aceton, Formaldehyd, Phenol oder durch Erhitzen oder durch eine Kombination der beiden letztgenannten Methoden inaktiviert.

Prüfung auf Identität

Der Impfstoff wird durch spezifische Agglutination identifiziert.

Prüfung auf Reinheit

Phenol (V.3.5.9): Wenn Phenol bei der Herstellung verwendet wurde, darf die Konzentration höchstens 0,5 Prozent (*m*/V) betragen.

Antigenität: Nach Injektion in empfängliche Versuchstiere induziert der Impfstoff die Bildung von anti-O-, anti-H- und, in geringerem Maße, anti-Vi-Agglutininen.

Sterilität (V.2.1.1): Die Zubereitung muß der ,,Prüfung auf Sterilität" entsprechen.

Anomale Toxizität (V.2.1.5): Die Zubereitung muß der ,,Prüfung auf anomale Toxizität" von Sera und Impfstoffen für Menschen entsprechen. Jeder Maus werden 0,5 ml und jedem Meerschweinchen 1,0 ml des Impfstoffs injiziert.

Lagerung

Entsprechend **Impfstoffe für Menschen (Vaccina ad usum humanum).**

Dauer der Verwendbarkeit: 2 Jahre.

Typhus-Impfstoff (gefriergetrocknet)

Vaccinum febris typhoidi cryodesiccatum

Typhus-Impfstoff (gefriergetrocknet) ist eine Zubereitung aus inaktivierten *Salmonella-typhi*-Bakterien. Der Impfstoff wird entsprechend den Angaben der Beschriftung zu einer homogenen Suspension mit mindestens 500 Millionen (5×10^8) und höchstens 1 Milliarde (1×10^9) Bakterien *(S. typhi)* je Dosis suspendiert. Die Dosis darf höchstens 1,0 ml betragen.

Der Impfstoff wird unter Verwendung eines Saatsystems aus einem geeigneten Stamm von *S. typhi*, beispielsweise dem Stamm Ty 2[1)], hergestellt. Der Impfstoff ist höchstens 3 Subkulturen von dem Stamm entfernt, an dem die Laboratoriums- und klinischen Prüfungen durchgeführt wurden, die zeigten, daß er geeignet ist. Die Bakterien werden entweder durch Aceton, Formaldehyd oder durch Hitze inaktiviert. Phenol darf bei der Herstellung nicht verwendet werden. Der Impfstoff wird in sterile Behältnisse abgefüllt und bis zu einer Restfeuchte, die für die Stabilität des Impfstoffs günstig ist, gefriergetrocknet. Dann werden die Behältnisse so verschlossen, daß eine Verunreinigung ausgeschlossen ist.

1) Dieser Stamm wird vom Laboratorium der WHO, Human Serum und Impfstoff Institut, Szallas Utca 5, H-1107 Budapest, Ungarn, abgegeben.

Prüfung auf Identität

Der entsprechend den Angaben der Beschriftung suspendierte Impfstoff wird durch spezifische Agglutination identifiziert.

Prüfung auf Reinheit

Der suspendierte Impfstoff muß den in der Monographie **Typhus-Impfstoff (Vaccinum febris typhoidi)** vorgeschriebenen Prüfungen entsprechen.

Lagerung

Entsprechend **Impfstoffe für Menschen (Vaccina ad usum humanum).**

Dauer der Verwendbarkeit: 5 Jahre.

Undecylensäure

Acidum undecylenicum

$H_2C=CH-(CH_2)_8-COOH$

$C_{11}H_{20}O_2$ M_r 184,3

Undecylensäure enthält mindestens 97,0 und höchstens 102,0 Prozent 10-Undecensäure.

Eigenschaften

Weiße bis sehr schwach gelbliche, kristalline Masse oder farblose bis schwach gelbliche Flüssigkeit von charakteristischem Geruch; praktisch unlöslich in Wasser, leicht löslich in Chloroform, Ethanol, Ether, fetten und ätherischen Ölen.

Prüfung auf Identität

A. Brechungsindex (V.6.5): 1,447 bis 1,450, bei 25 ± 0,5 °C bestimmt.

B. Erstarrungstemperatur (V.6.12): 21 bis 24 °C.

C. 2,0 g Substanz werden 10 min lang in 2 ml frisch destilliertem Anilin *R* unter Rückfluß erhitzt. Nach dem Erkaltenlassen werden 30 ml Ether *R* zugesetzt und dreimal mit je 20 ml Salzsäure 7 % *R*, dann mit 20 ml Wasser ausgeschüttelt. Die organische Phase wird auf dem Wasserbad zur Trockne eingedampft. Der Rückstand wird zweimal aus Ethanol 70 % (V/V) umkristallisiert. Die Kristalle werden 3 h lang im Vakuum getrocknet. Die Schmelztemperatur (V.6.11.1) liegt zwischen 66 und 68 °C.

D. 0,1 g Substanz werden in einer Mischung von 2 ml Schwefelsäure 10 % *R* und 5 ml Essigsäure 98 % *R* gelöst. Werden tropfenweise 0,25 ml Kaliumpermanganat-Lösung *R* zugesetzt, entfärbt sich die Kaliumpermanganat-Lösung.

Prüfung auf Reinheit

Peroxidzahl (V.3.4.5): Höchstens 10.

Wasserlösliche Säuren: 1,0 g Substanz wird 2 min lang mit 20 ml 35 bis 45 °C warmem Wasser geschüttelt. Nach dem Erkalten wird die wäßrige Schicht durch ein angefeuchtetes Filter filtriert. 10 ml Filtrat werden mit 0,1 ml Phenolphthalein-Lösung *R* versetzt. Bis zum Farbumschlag dürfen höchstens 0,1 ml 0,1 N-Natriumhydroxid-Lösung verbraucht werden.

Fette, Mineralöle: 1,0 g Substanz wird 3 min lang mit 5 ml Natriumcarbonat-Lösung *R* und 25 ml Wasser zum Sieden erhitzt. Die heiße Lösung darf nicht stärker opaleszieren als die Referenzsuspension II (V.6.1).

Grad der Ungesättigtheit: 85,0 mg Substanz werden in einer Mischung von 5 ml Salzsäure 7 % *R* und 30 ml Essigsäure 98 % *R* gelöst. Die Lösung wird mit 0,1 N-Bromid-Bromat-Lösung unter Zusatz von 0,05 ml Ethoxychrysoidinhydrochlorid-Lösung *R* gegen Ende der Titration bis zum Verschwinden der Rotfärbung titriert. Der Verbrauch an 0,1 N-Bromid-Bromat-Lösung muß zwischen 8,9 und 9,4 ml liegen.

Sulfatasche (V.3.2.14): Höchstens 0,1 Prozent, mit 0,5 g Substanz bestimmt.

Gehaltsbestimmung

0,750 g Substanz werden in 10 ml Ethanol 96 % *R* gelöst. Nach Zusatz von 0,1 ml Phenolphthalein-Lösung *R* wird mit 0,5 N-Natriumhydroxid-Lösung bis zur Rosafärbung titriert.

1 ml 0,5 N-Natriumhydroxid-Lösung entspricht 92,14 mg $C_{11}H_{20}O_2$.

Lagerung

Vor Licht geschützt.

Vaccinia-Immunglobulin vom Menschen

Immunoglobulinum humanum vaccinicum

Vaccinia-Immunglobulin vom Menschen ist eine flüssige oder gefriergetrocknete Zubereitung, die vorwiegend Immunglobulin G enthält. Das Immunglobulin wird aus Plasma oder Serum gewonnen, das spezifische Antikörper gegen Vacciniavirus enthält. Immunglobulin vom Menschen kann zugesetzt werden.

Vaccinia-Immunglobulin vom Menschen entspricht der Monographie **Immunglobulin vom Menschen (Immunoglobulinum humanum normale)** mit Ausnahme der Mindestzahl an Spendern.

Prüfung auf Wirksamkeit

Die Wirksamkeit der flüssigen und der, entsprechend der Beschriftung, wieder aufgelösten, gefriergetrockneten Zubereitung muß mindestens 500 I. E. je Milliliter neutralisierende Antikörper gegen Vacciniavirus betragen.

Die Wirksamkeit wird durch Vergleich der Antikörpertiter des Vaccinia-Immunglobulins vom Menschen mit einer Standardzubereitung, eingestellt in Internationalen Einheiten, bestimmt; hierzu wird eine Belastungsdosis Vacciniavirus verwendet.

Die Internationale Einheit ist die spezifische, neutralisierende Aktivität gegen Vacciniavirus, die in einer festgelegten Menge des Internationalen Standards von Anti-Pocken-Serum vom Menschen enthalten ist[1)].

Vom Vaccinia-Immunglobulin vom Menschen und von der Standardzubereitung werden Zweier-Verdünnungsreihen angelegt. Jede Verdünnung wird mit dem gleichen Volumen einer Vacciniavirus-Suspension gemischt, die 50 bis 70 PFE in 0,05 ml enthält; die Mischungen werden 4 h lang bei 37 °C und dann 12 bis 18 h lang im Kühlschrank bei 4 °C gehalten. Von jeder Mischung werden 0,1 ml auf die Chorioallantoismembran von Bruteiern von Hühnern verimpft, wobei 5 Eier je Verdünnung benutzt werden. Nach 2 Tagen werden die Pokken gezählt, die auf den Membranen entstanden sind; diejenige Vaccinia-Immunglobulinverdünnung, welche 50 Prozent des Virus neutralisiert, wird mit der entsprechenden Verdünnung der Standardzubereitung verglichen. Die Wirksamkeit des Vaccinia-Immunglobulins vom Menschen wird in Internationalen Einheiten je Milliliter neutralisierender Antikörper gegen Vacciniavirus errechnet.

Lagerung

Entsprechend **Immunglobulin vom Menschen.**

[1)] Der Gehalt in Internationalen Einheiten wird für den Internationalen Standard von der Weltgesundheitsorganisation festgelegt.

Vaginalkugeln

Globuli

Vaginalkugeln sind einzeldosierte Zubereitungen fester Konsistenz, die einen oder mehrere Wirkstoffe enthalten. Form, Größe und Konsistenz sind der vaginalen Verabreichung angepaßt. Vaginalkugeln wiegen im allgemeinen 1 bis 15 g. Die Vaginalkugeln werden nach Verfahren hergestellt, die eine mikrobielle Verunreinigung möglichst vermeiden.

Der oder die Wirkstoffe sind in der einfachen oder zusammengesetzten Grundmasse dispergiert oder gelöst. Die Grundmasse selbst kann in Wasser löslich, unlöslich oder dispergierbar sein.

Je nach Art der Vaginalkugeln kann die Grundmasse den allgemeinen Angaben in der Monographie **Suppositorien (Suppositoria)** oder **Tabletten (Compressi)** entsprechen.

Prüfung auf Reinheit

Gleichförmigkeit des Gehaltes (V.5.2.2): Falls nichts anderes vorgeschrieben ist oder abgesehen von begründeten und genehmigten Ausnahmen müssen Vaginalkugeln mit weniger als 2 mg oder weniger als 2 Prozent Wirkstoff, bezogen auf die Gesamtmasse, der Prüfung auf „Gleichförmigkeit des Gehaltes" entsprechen. Enthält die Zubereitung mehrere Wirkstoffe, bezieht sich die Prüfung nur auf solche Wirkstoffe, die den oben angeführten Bedingungen entsprechen. Wenn die Prüfung auf Gleichförmigkeit des Gehaltes für alle Wirkstoffe vorgeschrieben ist, wird die Prüfung auf Gleichförmigkeit der Masse nicht verlangt.

Gleichförmigkeit der Masse (V.5.2.1): Vaginalkugeln müssen der Prüfung auf „Gleichförmigkeit der Masse" entsprechen.

Zusätzliche Anforderungen zu den in dieser Monographie beschriebenen können in besonderen Fällen, die nicht im Arzneibuch aufgeführt sind, verlangt werden.

Gegossene Vaginalkugeln

Gegossene Vaginalkugeln werden nach den Methoden, mit den Grundmassen und Hilfsstoffen hergestellt, die in der Monographie **Suppositorien** ,,Gegossene Suppositorien", beschrieben sind.

Eigenschaften

Gegossene Vaginalkugeln sind verschieden geformt, im allgemeinen eiförmig. Abgesehen von der Form haben sie die gleichen Eigenschaften wie ,,gegossene Suppositorien".

Prüfung auf Reinheit

Zerfallszeit (V.5.1.2): Sofern gegossene Vaginalkugeln nicht für eine kontrollierte Freisetzung des Wirkstoffs oder für eine verlängerte lokale Wirkung bestimmt sind, müssen sie der Prüfung auf ,,Zerfallszeit von Suppositorien und Vaginalkugeln" entsprechen. Der Zustand der Vaginalkugeln wird nach 60 min geprüft, abgesehen von begründeten und zugelassenen Ausnahmefällen.

Lagerung

Dicht verschlossen.

Hinweise für die rezepturmäßige Herstellung von Vaginalkugeln
Als Grundmasse für Vaginalkugeln wird ein Gel aus 1 Teil Gelatine, 2 Teilen Wasser und 5 Teilen Glycerol 85 % verwendet, falls nichts anderes vorgeschrieben ist. Bei Herstellungsschwierigkeiten kann eine andere geeignete Grundmasse verwendet werden.

Beschaffenheit
Dispergierte Arzneistoffe müssen fein und gleichmäßig verteilt sein.

Vaginalkapseln

Vaginalkapseln entsprechen im allgemeinen in ihren Eigenschaften Weichkapseln. Sie unterscheiden sich nur durch ihre Form und Größe.

Eigenschaften

Vaginalkapseln haben unterschiedliche Formen. Sie sind im allgemeinen eiförmig, glatt und haben ein gleichmäßiges Aussehen.

Prüfung auf Reinheit

Zerfallszeit (V.5.1.2): Sofern die Vaginalkapseln nicht für eine kontrollierte Freisetzung des Wirkstoffs oder für eine verlängerte lokale Wirkung bestimmt sind, müssen sie der Prüfung auf ,,Zerfallszeit von Suppositorien und Vaginalkugeln" entsprechen. Der Zustand der Vaginalkapseln wird nach 30 min geprüft, abgesehen von begründeten und zugelassenen Ausnahmefällen.

Lagerung

Dicht verschlossen.

Vaginaltabletten

Vaginaltabletten oder gepreßte Vaginalkugeln entsprechen in ihren Eigenschaften im allgemeinen ,,nichtüberzogenen Tabletten".

Eigenschaften

Vaginaltabletten zeigen die allgemeinen Eigenschaften der ,,nichtüberzogenen Tabletten". Ihre Größe und Masse sind in der Regel größer als diejenigen der ,,nichtüberzogenen Tabletten".

Prüfung auf Reinheit

Zerfallszeit (V.5.1.2): Sofern Vaginaltabletten nicht für eine kontrollierte Freisetzung des Wirkstoffs oder für eine verlängerte lokale Wirkung bestimmt sind, müssen sie der Prüfung auf ,,Zerfallszeit von Suppositorien und Vaginalkugeln" – speziell Vaginaltabletten – entsprechen. Der Zustand der Vaginaltabletten wird nach 30 min geprüft, abgesehen von begründeten und zugelassenen Ausnahmefällen.

Lagerung

Dicht verschlossen, vor Stoß und Feuchtigkeit geschützt.

Vanillin

Vanillinum

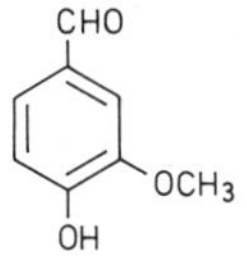

$C_8H_8O_3$ M_r 152,1

Vanillin enthält mindestens 99,0 und höchstens 101,0 Prozent 4-Hydroxy-3-methoxybenzaldehyd, berechnet auf die getrocknete Substanz.

Eigenschaften

Farblose bis schwach gelbliche Kristallnadeln von vanilleartigem Geruch; löslich in etwa 100 Teilen Wasser, leicht löslich in Ethanol und Ether, löslich unter Phenolatbildung in Alkalihydroxid-Lösungen.

Prüfung auf Identität

Die Prüfung B kann entfallen, wenn die Prüfungen A, C und D durchgeführt werden. Die Prüfungen C und D können entfallen, wenn die Prüfungen A und B durchgeführt werden.

A. Schmelztemperatur (V.6.11.1): 81 bis 84 °C.

B. Das IR-Absorptionsspektrum (V.6.18) der Substanz zeigt im Vergleich mit dem Spektrum einer dem Arzneibuch entsprechenden Referenzsubstanz bekannter Identität Maxima bei denselben Wellenlängen mit den gleichen relativen Intensitäten. Die Prüfung erfolgt mit Hilfe von Preßlingen unter Verwendung von Kaliumbromid *R*.

C. 5 ml Prüflösung (siehe „Prüfung auf Reinheit") werden durch 0,1 ml Eisen(III)-chlorid-Lösung *R* 1 blau gefärbt. Beim Erhitzen der Mischung schlägt die Farbe nach Graubraun um, beim Abkühlen bildet sich ein bräunlichweißer Niederschlag.

D. Die Lösung von 0,1 g Substanz und 0,1 g Phloroglucin *R* in 3 ml Isopropylalkohol *R* gibt nach Zusatz von 2 ml Salzsäure 36 % *R* eine Rotfärbung.

Prüfung auf Reinheit

Prüflösung: 1,0 g Substanz wird in 20 ml siedendem Wasser gelöst. Die Lösung muß klar sein. Nach dem Abkühlen auf 20 °C wird die Lösung kräftig geschüttelt, bis sich reichlich weiße Kristalle abscheiden. Dann wird filtriert und das Filtrat unter Nachwaschen des Filters zu 20 ml aufgefüllt.

Aussehen der Lösung: Eine 50prozentige Lösung (*m*/V) der Substanz in Ethanol 96 % *R* muß klar (V.6.1) und darf nicht stärker gefärbt sein als die Farbvergleichslösung G_5 (V.6.2, Methode II).

Sauer reagierende Substanzen: 5 ml Prüflösung dürfen sich nach Zusatz von 0,05 ml Methylorange-Lösung *R* nicht rot färben.

Verhalten gegen Schwefelsäure: 50 mg Substanz werden in 5 ml Schwefelsäure 96 % *R* gelöst. Nach 5 min darf die Lösung nicht stärker gefärbt (V.6.2, Methode I) sein als eine Mischung von 0,1 ml Stamm-Lösung Rot und 4,9 ml Stamm-Lösung Gelb.

Trocknungsverlust (V.6.22): Höchstens 1,0 Prozent, mit 1,000 g Substanz durch 4 h langes Trocknen im Exsikkator bestimmt.

Sulfatasche (V.3.2.14): Höchstens 0,05 Prozent, mit 2,0 g Substanz bestimmt.

Gehaltsbestimmung

0,300 g Substanz werden unter Erwärmen in 50 ml Wasser gelöst. Nach dem Abkühlen und Zusatz von 0,05 ml Thymolphthalein-Lösung *R* wird mit 0,1 N-Natriumhydroxid-Lösung bis zum Farbumschlag titriert.

1 ml 0,1 N-Natriumhydroxid-Lösung entspricht 15,21 mg $C_8H_8O_3$.

Lagerung

Vor Licht geschützt.

Weißes Vaselin

Vaselinum album

Weißes Vaselin ist ein Gemisch gereinigter, gebleichter, vorwiegend gesättigter Kohlenwasserstoffe.

Eigenschaften

Weiße oder grünlich durchschimmernde, salbenartige, fast geruchlose Masse, die im Tageslicht schwach fluoresziert.

Prüfung auf Reinheit

Farbe: Die auf dem Wasserbad geschmolzene Substanz darf nicht stärker gefärbt (V.6.2, Methode II) sein als eine Mischung von 1 Volumteil Stamm-Lösung Gelb und 9 Volumteilen Salzsäure 1 % *RN*.

Sauer oder alkalisch reagierende Substanzen: 5 ml auf dem Wasserbad geschmolzene Substanz werden 1 min lang mit 20 ml Wasser von 90 bis 95 °C geschüttelt. Die abgetrennte wäßrige Schicht darf sich nach Zusatz von 0,1 ml Phenolphthalein-Lösung *R* 1 nicht rot färben und darf höchstens 0,1 ml 0,1 N-Natriumhydroxid-Lösung bis zum Farbumschlag nach Rot verbrauchen.

Erstarrungstemperatur am rotierenden Thermometer (V.6.12.N1): 38 bis 56 °C.

Aromatische, polycyclische Kohlenwasserstoffe: 1,0 g Substanz, in 25 ml Hexan zur Spektroskopie *RN*[1] unter Erwärmen gelöst, wird in einem 100-ml-Scheidetrichter, dessen Schliffteile (Stopfen, Hahn) nicht eingefettet sind, 1 min lang mit 5,0 ml Dimethylsulfoxid *R* zur Spektroskopie kräftig geschüttelt. Bis zur Bildung von 2 klaren Phasen wird stehengelassen, dann wird die untere Phase in einen zweiten Scheidetrichter gebracht. Nach Zusatz von 2 ml Hexan zur Spektroskopie *RN*[1] wird 1 min lang kräftig geschüttelt und bis zur Bildung von 2 klaren Phasen stehengelassen. Die Absorption (V.6.19) der klaren unteren Phase wird zwischen 260 und 420 nm gemessen unter Verwendung der klaren unteren Phase, die durch kräftiges, 1 min langes Ausschütteln von 5,0 ml Dimethylsulfoxid *R* zur Spektroskopie mit 25 ml Hexan zur Spektroskopie *RN*[1] erhalten wurde, als Kompensationsflüssigkeit. Trübungen der Untersuchungs- oder der Kompensationslösung sind in gleicher Weise durch Zentrifugieren oder Erwärmen der Lösungen bis auf höchstens 40 °C zu beseitigen. Zwischen 350 und 400 nm darf die Absorption der Untersuchungslösung höchstens 0,05, zwischen 270 und 279 nm höchstens 0,32, zwischen 280 und 289 nm höchstens 0,27, zwischen 290 und 299 nm höchstens 0,24 und zwischen 300 und 310 nm höchstens 0,21 betragen.

[1] Hexan zur Spektroskopie *RN* wird vor der Verwendung einmal mit einem Fünftel seines Volumens Dimethylsulfoxid *R* zur Spektroskopie ausgeschüttelt.

Hochpolymere Zusätze: 3 bis 5 g Substanz werden auf den Handinnenflächen gleichmäßig verteilt. Werden die Handflächen in schneller Folge klatschend gegeneinandergeschlagen, so dürfen von dem Vaselin keine spinnwebartigen Fäden wegfliegen.

Verhalten gegen Schwefelsäure: 5 ml auf dem Wasserbad geschmolzene Substanz und 5 ml Schwefelsäure 90 % *RN* werden in dem in der Monographie **Dickflüssiges Paraffin** unter „Verhalten gegen Schwefelsäure" beschriebenen Prüfglas 10 min lang im Wasserbad bei 70 ± 1 °C erhitzt. Nach 5, 6 und 8 min wird das Prüfglas jeweils für höchstens 3 s aus dem Wasserbad genommen und 3mal kräftig nach unten geschlagen. Spätestens 5 min nach Beendigung des Erhitzens muß eine so weitgehende Trennung der Vaselin- und Schwefelsäureschicht erfolgt sein, daß ein Farbvergleich durchgeführt werden kann. Die Schwefelsäureschicht darf im durchfallenden Licht nicht stärker gefärbt (V.6.2, Methode I) sein als eine Mischung von 0,5 ml Stamm-Lösung Blau, 1,5 ml Stamm-Lösung Rot und 3 ml Stamm-Lösung Gelb.

Asche (V.3.2.16): Höchstens 0,05 Prozent, mit 2,0 g Substanz bestimmt.

Lagerung

Vor Licht geschützt.

Hinweis

Wird Vaselin ohne nähere Bezeichnung verordnet, ist **Weißes Vaselin** zu verwenden.

Für spezielle Anwendungszwecke können bei der Herstellung von Arzneimitteln auch weiße Vaselinen mit Erstarrungstemperaturen bis 60 °C verwendet werden, sofern sie den übrigen Anforderungen der Monographie entsprechen.

Verbandmull aus Baumwolle

Tela gossypii absorbens

Verbandmull aus Baumwolle besteht aus gebleichtem und gereinigtem, saugfähigem Baumwollgewebe in Leinwandbindung.

Eigenschaften

Verbandmull ist weiß und praktisch geruchlos. Er enthält kaum Webfehler und nur Spuren von Blattresten, Frucht- und Samenschalen oder anderen Verunreinigungen. Verbandmull kommt in 8 Typen vor, die sich durch die Fadenzahl je Quadratzentimeter unterscheiden (siehe Tabelle).

Prüfung auf Identität

Aus einigen Kett- und Schußfäden werden nach Aufdrehen der Fäden einige Einzelfasern entnommen und nach A und B identifiziert.

A. Unter dem Mikroskop betrachtet, besteht jede Faser aus einer einzelnen Zelle von bis zu 4 cm Länge und 40 µm Breite in Form einer abgeflachten Röhre mit dicken und abgerundeten Wänden, häufig um die eigene Achse gedreht.

B. Die Fasern färben sich auf Zusatz von iodhaltiger Zinkchlorid-Lösung *R* violett.

C. 0,1 g Verbandmull werden mit 10 ml Zinkchlorid-Ameisensäure *R* versetzt und auf 40 °C erwärmt. Unter gelegentlichem Umschütteln wird 2,5 h lang stehengelassen. Der Verbandmull darf sich nicht auflösen.

Prüfung auf Reinheit

Prüflösung: 15,0 g Verbandmull werden in einem geeigneten Behältnis mit 150 ml Wasser versetzt. Das Behältnis wird verschlossen 2 h lang stehengelassen. Die Lösung wird abgegossen, der Verbandmull mit einem Glasstab sorgfältig ausgepreßt und die Flüssigkeiten gemischt. 10 ml der Lösung werden zur Prüfung auf Tenside entnommen. Der Rest der Lösung wird filtriert.

Sauer oder alkalisch reagierende Substanzen: 25 ml Prüflösung werden mit 0,1 ml Phenolphthalein-Lösung *R* und weitere 25 ml mit 0,05 ml Methylorange-Lösung *R* versetzt. Keine der Lösungen darf sich rosa färben.

Fremde Fasern: Die aus den Kett- und Schußfäden entnommenen Fasern werden getrennt unter dem Mikroskop geprüft. Die Kett- und Schußfäden bestehen ausschließlich aus typischen Baumwollfasern. Höchstens vereinzelt finden sich fremde Fasern.

Fluoreszenz: Der Verbandmull wird in 2 Schichten im ultravioletten Licht bei 365 nm geprüft. Er zeigt nur eine schwach bräunlich-violette Fluoreszenz und einige gelbe Partikel, darf jedoch, mit Ausnahme einzelner Fasern, nicht stark blau aufleuchten.

Vor der Bestimmung der Fadenzahl, der Flächenmasse, der Absinkdauer und der Mindestreißfestigkeit wird der Verbandmull der Verpackung entnommen, entfaltet und 24 h lang bei einer Temperatur von 20 ± 2 °C und einer relativen Luftfeuchtigkeit von 65 ± 5 Prozent so aufgehängt, daß die Luft frei an beiden Seiten zugänglich ist.

Bestimmung der Fadenzahl: Die Zahl der Schuß- und Kettfäden wird in einem von der Webkante weit entfernten quadratischen Stück von 10 cm Seitenlänge bestimmt. Die Fäden werden je dreimal im Schuß und in der Kette gezählt, unter Vermeidung mehrmaligen Zählens gleicher Fäden. Die Fadenzahl wird als Mittelwert aus den Zählungen errechnet und muß der in der nachstehenden Tabelle für den untersuchten Typ angegebenen Fadenzahl entsprechen.

Bestimmung der Flächenmasse: Die Masse eines 1 m langen Stückes wird in ganzer Breite bestimmt, oder bei kleineren Stücken wird die Masse so vieler, mindestens 2,5 dm^2 großer Stücke bestimmt, daß die Stücke zusammen eine Oberfläche von mindestens 50 dm^2 ergeben. Die auf 1 m^2 berechnete Masse muß in jedem Fall mindestens dem in der Tabelle für den untersuchten Typ angegebenen Wert entsprechen.

Absinkdauer: Höchstens 10 s. Ein Becherglas mit einem Durchmesser von 11 bis 12 cm wird mit Wasser von 20 °C bis zu einer Höhe von 10 cm gefüllt. Ein quadratisches Stück von etwa 1 g wird viermal mit einer Pinzette (entsprechend 16 Schichten) gefaltet und glattgestrichen. Das quadratische Stück wird sorgfältig auf die Wasseroberfläche gebracht. Mit einer

Typ (Fadenzahl je cm^2)	Kettenfäden je 10 cm	Mindestreiß-festigkeit in N je 5 cm in d. Kette	Schußfäden je 10 cm	Mindestreiß-festigkeit in N je 5 cm im Schuß	Mindest-flächenmasse in g je m^2
13 leicht	73 ± 4	–	57 ± 4	–	14,0
13 schwer	70 ± 4	35	60 ± 4	20	17,0
17	100 ± 5	50	70 ± 4	30	23,0
18	100 ± 5	50	80 ± 5	30	24,0
20	120 ± 6	60	80 ± 5	35	27,0
22	120 ± 6	60	100 ± 5	40	30,0
24a	120 ± 6	60	120 ± 6	50	32,0
24b	140 ± 6	70	100 ± 6	40	32,0

Stoppuhr wird die Zeit bis zum Sinken unter die Wasseroberfläche gemessen. Die Absinkdauer wird als Mittelwert aus 3 Bestimmungen errechnet.

Mindestreißfestigkeit: 10 Proben werden entnommen, 5 in der Richtung der Kette und 5 in der Richtung des Schusses. Sie werden mindestens 15 mm vom Rand entfernt und weder an gefalteten noch zerknitterten Stellen entnommen. Jede Probe soll 5 cm breit und so lang sein, daß sie bei einer freien Einspannlänge von 20 cm in die 2 Spannvorrichtungen des Zugfestigkeitsprüfgerätes eingespannt werden können. Die Proben werden eingespannt. Eine konstante Zuggeschwindigkeit von 100 ± 10 mm je Minute wird eingestellt. Die von jeder Gruppe von 5 Proben erhaltenen Mittelwerte dürfen nicht niedriger sein als die für den entsprechenden Typ von Verbandmull in der Tabelle aufgeführten Werte.

Wasserlösliche Substanzen: Höchstens 0,50 Prozent. 7,00 g Verbandmull werden 30 min lang in 700 ml Wasser unter häufigem Umrühren gekocht. Das verdampfte Wasser wird ersetzt, die Lösung abgegossen und der Verbandmull mit einem Glasstab gut ausgedrückt. Die gesammelten Auszüge werden gemischt und 200 ml davon für die Prüfung auf „Stärke, Dextrin" entnommen. 400 ml Auszug, heiß filtriert, werden eingedampft (entsprechend 4/7 der Probe). Der Rückstand wird bei 100 bis 105 °C bis zur Massekonstanz getrocknet.

Etherlösliche Substanzen: Höchstens 0,50 Prozent. 5,00 g Verbandmull werden im Soxhlet-Apparat 4 h lang bei mindestens 4 Überläufen in der Stunde mit Ether *R* extrahiert. Der Etherauszug wird eingedampft und der Rückstand bei 100 bis 105 °C bis zur Massekonstanz getrocknet.

Tenside: 10 ml unfiltrierte Prüflösung werden in einem graduierten, mit Schwefelsäure 96 % *R*, dann mit Wasser gereinigten 25-ml-Mischzylinder mit Schliffstopfen, dessen äußerer Durchmesser 20 ± 2 mm beträgt, 30mal in 10 s kräftig geschüttelt. Nach 1 min langem Stehenlassen wird das Schütteln wiederholt. Nach 5 min darf der Schaumring höchstens 2 mm betragen.

Stärke, Dextrin: Der vor der Filtration bei der Prüfung auf „Wasserlösliche Substanzen" entnommene Auszug von 200 ml wird abgekühlt. Die Lösung wird mit 5 ml Essigsäure 30 % *R* und 0,15 ml 0,1 N-Iod-Lösung versetzt. Weder eine blaue, violette, rötliche noch bräunliche Färbung darf entstehen.

Extrahierbare Farbstoffe: 10,0 g Verbandmull werden in einem engen Perkolator langsam mit Ethanol 96 % *R* extrahiert, bis 50 ml Extrakt erhalten sind. Der Extrakt darf nicht stärker gefärbt sein (V.6.2, Methode II) als die Farbvergleichslösung G_5, GG_6 oder die Lösung Blau[1)].

Trocknungsverlust (V.6.22): Höchstens 8,0 Prozent, mit 5,00 g Verbandmull durch Trocknen im Trockenschrank bei 100 bis 105 °C bestimmt.

Sulfatasche: Höchstens 0,75 Prozent im Falle des Verbandmulls Nr. 13 leicht und höchstens 0,40 Prozent in allen anderen Fällen. In einem zuvor geglühten und tarierten Tiegel werden 5,00 g Verbandmull eingewogen. Auf offener Flamme wird vorsichtig und allmählich bis zur dunklen Rotglut (600 °C) erhitzt. Nach dem Abkühlen werden einige Tropfen Schwefelsäure 10 % *R* zugesetzt, erneut erhitzt und bis zum

[1)] 3,0 ml Stammlösung Blau (V.6.2) werden mit 7,0 ml Salzsäure 1 % (*m*/V) versetzt. 0,5 ml dieser Lösung werden zu 10,0 ml Salzsäure 1 % (*m*/V) verdünnt.

Verschwinden schwarzer Teilchen verascht. Nach dem Abkühlen werden einige Tropfen Ammoniumcarbonat-Lösung *R* zugefügt, eingedampft, vorsichtig verascht, erkalten gelassen und gewogen. In Abständen von 5 min wird die Veraschung wiederholt bis zur Massekonstanz.

Steriler Verbandmull aus Baumwolle

Tela gossypii absorbens sterilis

Steriler Verbandmull aus Baumwolle besteht aus Baumwollgewebe und entspricht der Definition, den „Eigenschaften", der „Prüfung auf Identität" und der „Prüfung auf Reinheit" der Monographie **Verbandmull aus Baumwolle (Tela gossypii absorbens).** Er kann durch Hitzesterilisation schwach gelblich gefärbt sein. Steriler Verbandmull muß auch folgender Prüfung genügen:

Sterilität (V.2.1.1): Steriler Verbandmull muß der für „Verbandstoffe für chirurgische Zwecke" vorgeschriebenen „Prüfung auf Sterilität" entsprechen.

Verbandwatte aus Baumwolle

Lanugo gossypii absorbens

Verbandwatte aus Baumwolle besteht aus gereinigten, entfetteten, gebleichten und sorgfältig kardierten Haaren, die von der Samenschale verschiedener Arten der Gattung *Gossypium* L. stammen. Sie ist aus neuer Baumwolle oder aus frischen Kämmlingen guter Qualität hergestellt. Verbandwatte darf keine Schönungsmittel enthalten.

Eigenschaften

Verbandwatte ist weiß und praktisch geruchlos. Sie setzt sich aus Fasern mit einer mittleren Länge von mindestens 10 mm zusammen. Sie enthält nur Spuren von Blattresten, Frucht- oder Samenschalen sowie anderen Verunreinigungen. Sie bietet beim Auseinanderziehen einen deutlichen Widerstand und darf bei leichtem Schütteln nicht merklich stäuben.

Prüfung auf Identität

A. Unter dem Mikroskop betrachtet, besteht jede Faser aus einer einzigen Zelle von bis zu 4 cm Länge und 40 µm Breite in Form einer abgeflachten Röhre mit dicken und abgerundeten Wänden, häufig um die eigene Achse gedreht.

B. Die Fasern färben sich auf Zusatz von iodhaltiger Zinkchlorid-Lösung *R* violett.

C. 0,1 g Verbandwatte werden mit 10 ml Zinkchlorid-Ameisensäure *R* versetzt und auf 40 °C erwärmt. Unter gelegentlichem Umschütteln wird 2,5 h lang stehengelassen. Die Verbandwatte löst sich nicht auf.

Prüfung auf Reinheit

Prüflösung: 15,0 g Verbandwatte werden in einem geeigneten Behältnis mit 150 ml Wasser versetzt. Das Behältnis wird verschlossen 2 h lang stehengelassen. Die Lösung wird abgegossen, die Verbandwatte mit einem Glasstab sorgfältig ausgepreßt und die Flüssigkeiten gemischt. 10 ml der Lösung werden zur Prüfung auf Tenside entnommen. Der Rest der Lösung wird filtriert.

Sauer oder alkalisch reagierende Substanzen: 25 ml Prüflösung werden mit 0,1 ml Phenolphthalein-Lösung *R* und weitere 25 ml Prüflösung mit 0,05 ml Methylorange-Lösung *R* versetzt. Keine der Lösungen darf sich rosa färben.

Fremde Fasern: Unter dem Mikroskop betrachtet, besteht Verbandwatte ausschließlich aus typischen Baumwollfasern. Vereinzelte fremde Fasern können gefunden werden.

Fluoreszenz: Die Verbandwatte wird in einer Schicht von etwa 5 mm Dicke im ultravioletten Licht bei 365 nm geprüft. Sie zeigt nur eine schwach bräunlichviolette Fluoreszenz und einige gelbe Partikel, darf jedoch, mit Ausnahme einzelner Fasern, nicht stark blau aufleuchten.

Noppen: Zwischen zwei farblosen, durchsichtigen Glasplatten von 10 cm Kantenlänge wird 1 g Verbandwatte gleichmäßig ausgebreitet. Im durchfallenden Licht wird die Verbandwatte mit einem Referenzmuster der Ph. Eur. verglichen. Die Verbandwatte darf keine größere Anzahl von Noppen aufweisen als das Referenzmuster.

Saugfähigkeit: *Gerät:* Ein trockener zylindrischer Korb, welcher aus Kupferdraht von etwa 0,4 mm Durchmesser besteht, wird verwendet. Dieser Korb ist 8,0 cm hoch und hat einen Durchmesser von 5,0 cm. Die Maschenweite beträgt 1,5 bis 2,0 cm und die Masse 2,7 ± 0,3 g.

Absinkdauer: Höchstens 10 s. Der Korb wird auf Zentigramm genau gewogen (m_1). An 5 verschiedenen Stellen werden Proben ungefähr gleicher Menge in der Gesamtmasse von 5,00 g entnommen und lose in den Korb gelegt. Dann wird dieser auf Zentigramm genau gewogen (m_2). Ein Becherglas von 11 bis 12 cm Durchmesser wird mit Wasser von etwa 20 °C bis zu einer Höhe von 10 cm gefüllt. Der gefüllte Korb wird aus einer Höhe von 10 mm horizontal auf das Wasser fallengelassen. Mit einer Stoppuhr wird die Zeit bis zum Absinken unter die Wasseroberfläche bestimmt. Die Absinkdauer wird als Mittelwert aus 3 Bestimmungen errechnet.

Wasserhaltevermögen: Mindestens 23,0 g Wasser je Gramm Verbandwatte. Nach Bestimmung der Absinkdauer wird der Korb aus dem Wasser gehoben, zum Abtropfen genau 30 s lang in seiner Längsachse horizontal gehalten, in ein tariertes Becherglas (m_3) gebracht und auf Zentigramm genau gewogen (m_4). Das Wasserhaltevermögen wird als Mittelwert aus 3 Bestimmungen errechnet.

Wasserhaltevermögen je Gramm:

$$\frac{m_4 - (m_2 + m_3)}{m_2 - m_1} \text{ g}$$

Wasserlösliche Substanzen: Höchstens 0,50 Prozent. 5,00 g Verbandwatte werden 30 min lang in 500 ml Wasser unter häufigem Umrühren gekocht. Das verdampfte Wasser wird ersetzt. Der heiße Auszug wird durch einen Trichter in ein Becherglas gegossen, die auf dem Trichter verbleibende Verbandwatte mit einem Glasstab gut ausgedrückt und der Auszug heiß filtriert. 400 ml dieses Auszuges (entsprechend 4/5 der Probe) werden zur Trockne eingedampft. Der Rückstand wird bei 100 bis 105 °C bis zur Massekonstanz getrocknet.

Etherlösliche Substanzen: Höchstens 0,50 Prozent. 5,00 g Verbandwatte werden im Soxhlet-Apparat 4 h lang, bei mindestens 4 Überläufen in der Stunde, mit Ether *R* extrahiert. Der Etherauszug wird eingedampft und der Rückstand bei 100 bis 105 °C bis zur Massekonstanz getrocknet.

Tenside: 10 ml unfiltrierte Prüflösung werden in einem graduierten, mit Schwefelsäure 96 % *R*, dann mit Wasser gereinigtem 25-ml-Mischzylinder mit Schliffstopfen, dessen äußerer Durchmesser 20 ± 2 mm beträgt, 30mal in 10 s kräftig geschüttelt. Nach 1 min langem Stehenlassen wird das Schütteln wiederholt. Nach 5 min darf der Schaumring höchstens 2 mm betragen.

Extrahierbare Farbstoffe: 10,0 g Verbandwatte werden in einem engen Perkolator langsam mit Ethanol 96 % *R* extrahiert, bis 50 ml Extrakt erhalten werden. Der Extrakt darf nicht stärker gefärbt sein (V.6.2, Methode II) als Farbvergleichslösung G_5, GG_6 oder die Lösung Blau[1].

Trocknungsverlust (V.6.22): Höchstens 8,0 Prozent, mit 5,00 g Verbandwatte durch Trocknen im Trockenschrank bei 100 bis 105 °C bestimmt.

Sulfatasche: Höchstens 0,40 Prozent. In einen zuvor erhitzten und wieder abgekühlten, tarierten Tiegel werden 5,00 g Verbandwatte eingewogen. Auf einer offenen Flamme wird vorsichtig bis zur schwachen Rotglut (600 °C) erhitzt. Nach dem Abkühlen werden einige Tropfen Schwefelsäure 10 % *R* zugesetzt, erneut erhitzt und bis zum Verschwinden schwarzer Teilchen verascht. Nach dem Abkühlen werden einige Tropfen Ammoniumcarbonat-Lösung *R* zugesetzt, zur Trockne eingedampft und vorsichtig verascht. Nach dem Erkalten wird gewogen. Das Glühen wird in Zeitabständen von 5 min bis zur Massekonstanz wiederholt.

---

[1] 3,0 ml Stammlösung Blau (V.6.2) werden mit 7,0 ml Salzsäure 1 % (*m*/V) versetzt. 0,5 ml dieser Lösung werden mit Salzsäure 1 % (*m*/V) zu 10,0 ml verdünnt.

Sterile Verbandwatte aus Baumwolle

Lanugo gossypii absorbens sterilis

Sterile Verbandwatte aus Baumwolle besteht aus Verbandwatte aus Baumwolle und entspricht der Definition, den „Eigenschaften“, der „Prüfung auf Identität“ und der „Prüfung auf Reinheit“ der Monographie **Verbandwatte aus Baumwolle (Lanugo gossypii absorbens).** Sie kann durch Hitzesterilisation schwach gelblich gefärbt sein. Sterile Verbandwatte muß noch folgender Prüfung genügen:

Sterilität (V.2.1.1): Sterile Verbandwatte muß der für „Verbandstoffe für chirurgische Zwecke“ vorgeschriebenen „Prüfung auf Sterilität“ entsprechen.

Verbandwatte aus Baumwolle und Viskose

Lanugo gossypii et cellulosi absorbens

Verbandwatte aus Baumwolle und Viskose besteht aus einer Mischung gleicher Teile Baumwolle und Viskose.

Eigenschaften

Verbandwatte aus Baumwolle und Viskose zeigt sowohl die für **Verbandwatte aus Baumwolle** wie die für **Verbandwatte aus Viskose** unter „Eigenschaften“ angegebenen Eigenschaften.

Prüfung auf Identität

Verbandwatte aus Baumwolle und Viskose gibt sowohl die für **Verbandwatte aus Baumwolle** wie die für **Verbandwatte aus Viskose** angegebenen Identitätsreaktionen.

Prüfung auf Reinheit

Fremde Fasern: Unter dem Mikroskop lassen sich nur Fasern vom Typ der Baumwollfasern und vom Typ der Viskosefasern erkennen.

Fluoreszenz: Entspricht der Monographie **Verbandwatte aus Baumwolle.**

Saugfähigkeit:
Absinkdauer: Höchstens 10 s, nach der Vorschrift der Monographie **Verbandwatte aus Baumwolle** bestimmt.

Wasserhaltevermögen: Mindestens 20 g Wasser je Gramm Verbandwatte aus Baumwolle und Viskose, nach der Vorschrift der Monographie **Verbandwatte aus Baumwolle** bestimmt.

Prüflösung: 15 g Verbandwatte aus Baumwolle und Viskose werden mit 150 ml Wasser versetzt und in einem bedeckten Becherglas 2 h lang mazeriert. Die Flüssigkeit wird abgetrennt und die Watte dabei mit einem Glasstab sorgfältig ausgedrückt. Nach gründlichem Mischen werden 10 ml für die Prüfung auf Tenside bereitgestellt. Das übrige wird filtriert (= Prüflösung).

Sauer oder alkalisch reagierende Substanzen: Entspricht der Monographie **Verbandwatte aus Baumwolle.**

Tenside: Entspricht der Monographie **Verbandwatte aus Baumwolle.**

Wasserlösliche Substanzen: Höchstens 0,6 Prozent, nach der Vorschrift der Monographie **Verbandwatte aus Baumwolle** bestimmt.

Sulfid: Entspricht der Monographie **Verbandwatte aus Viskose.**

Etherlösliche Substanzen: Höchstens 0,4 Prozent, nach der Vorschrift der Monographie **Verbandwatte aus Baumwolle** bestimmt.

Extrahierbare Farbstoffe: Entspricht der Monographie **Verbandwatte aus Baumwolle.**

Trocknungsverlust (V.6.22): Höchstens 11,5 Prozent, mit 5,0 g Substanz durch Trocknen im Trockenschrank bei 100 bis 105 °C bestimmt.

Sulfatasche (V.3.2.14): Höchstens 1,1 Prozent, mit 5,0 g Substanz bestimmt.

Bestimmung des Mischungsverhältnisses

Aus dem Wattevlies wird in ganzer Dicke ein ungefähr quadratisches Stück von 0,500 bis 0,700 g ausgeschnitten und in einem Wägeglas bei 100 bis 105 °C getrocknet und gewogen. Die getrocknete Probe wird in einer weithalsigen

Glasstopfenflasche mit 50 ml auf 40 °C erwärmter Zinkchlorid-Ameisensäure *RN* übergossen, kräftig durchgeschüttelt und 150 min lang unter 2maligem Umschütteln bei 40 °C stehengelassen. Der Flascheninhalt wird durch einen Glassintertiegel (160) abgesaugt, der Rückstand aus Baumwolle zuerst mit Zinkchlorid-Ameisensäure *RN* und mit Wasser bis zur neutralen Reaktion gewaschen, mit einer Pinzette quantitativ in ein Wägeglas überführt und bei 100 bis 105 °C getrocknet. Seine Masse, als Mittelwert aus 3 Bestimmungen berechnet, muß mindestens 40 Prozent und darf höchstens 60 Prozent der Masse der getrockneten Probe betragen.

Sterile Verbandwatte aus Baumwolle und Viskose

Lanugo gossypii et cellulosi absorbens sterilis

Sterile Verbandwatte aus Baumwolle und Viskose entspricht der Monographie **Verbandwatte aus Baumwolle und Viskose**. Sie kann nach Hitzesterilisation leicht gelblich gefärbt sein.

Prüfung auf Reinheit

Sterilität: Sterile Verbandwatte aus Baumwolle und Viskose muß der „Prüfung auf Sterilität" in der Monographie **Sterile Verbandwatte aus Baumwolle** entsprechen.

Verbandwatte aus Viskose

Lanugo cellulosi absorbens

Verbandwatte aus Viskose besteht aus frischen, gebleichten, sorgfältig kardierten Fasern regenerierter Cellulose, die nach dem Viskoseverfahren mit oder ohne Titandioxidzusatz hergestellt werden. Sie sind auf eine geeignete, einheitliche Stapellänge geschnitten und weisen eine Fasermasse von 1,7 bis 3,3 dtex[1] auf. Verbandwatte darf keine Schönungsmittel enthalten.

Eigenschaften

Verbandwatte ist weiß bis sehr schwach gelblich und kann glänzend oder matt sein. Sie fühlt sich beim Berühren weich an und ist praktisch geruchlos.

Prüfung auf Identität

A. Die Fasern haben eine mittlere Länge von 25 bis 50 mm. Unter dem Mikroskop, in trockenem Zustand betrachtet, sind sie wellig und von gleichmäßiger Breite. Sie weisen viele parallele, wahllos über die ganze Breite verteilte Längsstreifen auf, wobei die Schnittenden mehr oder weniger gerade sind. Der Querschnitt der Fasern ist annähernd rund oder elliptisch mit einem Durchmesser von 10 bis 20 µm. Die Oberfläche der Fasern kann unregelmäßig sein. Die matten Fasern enthalten zahlreiche Pigmente mit einem mittleren Durchmesser von 0,25 bis 1 µm.

B. Verbandwatte färbt sich auf Zugabe iodhaltiger Zinkchlorid-Lösung *R* violett.

C. 0,1 g Verbandwatte werden mit 10 ml Zinkchlorid-Ameisensäure *R* versetzt und auf 40 °C erwärmt. Unter gelegentlichem Umschütteln wird 2,5 h lang stehengelassen. Die Verbandwatte löst sich vollständig auf, ausgenommen die matte Qualität, bei welcher sich das Titandioxid nicht löst.

D. Der Rückstand unter „Sulfatasche" (siehe „Prüfung auf Reinheit") wird in 5 ml Schwefelsäure 96 % *R* unter leichtem Erwärmen gelöst. Nach dem Erkalten werden der Lösung 0,2 ml Wasserstoffperoxid-Lösung 3 % *R* hinzugefügt. Bei glänzender Verbandwatte tritt keine Farbveränderung auf, bei matter Verbandwatte färbt sich die Lösung mehr oder weniger orangegelb. Die Intensität hängt von der Menge des zugesetzten Titandioxids ab.

Prüfung auf Reinheit

Prüflösung: 15,0 g Verbandwatte werden in einem geeigneten Behältnis mit 150 ml Wasser

[1] dtex = Masse von 10 000 m Faden, ausgedrückt in Gramm.

versetzt. Das Behältnis wird verschlossen 2 h lang stehengelassen. Die Lösung wird abgegossen, die Verbandwatte mit einem Glasstab sorgfältig ausgepreßt und die Flüssigkeiten gemischt. 10 ml Lösung werden zur Prüfung auf Tenside entnommen. Der Rest der Lösung wird filtriert.

Sauer oder alkalisch reagierende Substanzen: 25 ml Prüflösung werden mit 0,1 ml Phenolphthalein-Lösung *R* und weitere 25 ml Prüflösung mit 0,05 ml Methylorange-Lösung *R* versetzt. Keine der Lösungen darf sich rosa färben.

Fremde Fasern: Unter dem Mikroskop betrachtet, besteht Verbandwatte ausschließlich aus Viskosefasern. Vereinzelt können fremde Fasern gefunden werden.

Fluoreszenz: Die Verbandwatte wird in einer Schicht von etwa 5 mm Dicke im ultravioletten Licht bei 365 nm geprüft. Sie zeigt nur eine schwache bräunlichviolette Fluoreszenz, darf jedoch, mit Ausnahme einzelner Fasern, nicht stark blau aufleuchten.

Saugfähigkeit: *Gerät:* Ein trockener zylindrischer Korb, welcher aus Kupferdraht von etwa 0,4 mm Durchmesser besteht, wird verwendet. Dieser Korb ist 8,0 cm hoch und hat einen Durchmesser von 5,0 cm. Die Maschenweite beträgt 1,5 bis 2,0 cm und die Masse 2,7 ± 0,3 g.

Absinkdauer: Höchstens 10 s. Der Korb wird auf Zentigramm genau gewogen (m_1). An 5 verschiedenen Stellen werden Proben ungefähr gleicher Menge in der Gesamtmasse von 5,00 g entnommen und lose in den Korb gelegt. Dann wird dieser auf Zentigramm genau gewogen (m_2). Ein Becherglas von 11 bis 12 cm Durchmesser wird mit Wasser von etwa 20 °C bis zu einer Höhe von 10 cm gefüllt. Der gefüllte Korb wird aus einer Höhe von 10 mm horizontal auf das Wasser fallengelassen. Mit einer Stoppuhr wird die Zeit bis zum Absinken unter die Wasseroberfläche bestimmt. Die Absinkdauer wird als Mittelwert von 3 Bestimmungen errechnet.

Wasserhaltevermögen: Mindestens 18,0 g Wasser je Gramm Verbandwatte. Nach Bestimmung der „Absinkdauer" wird der Korb aus dem Wasser gehoben, zum Abtropfen genau 30 s lang in seiner Längsachse horizontal gehalten, in ein tariertes Becherglas (m_3) gebracht und auf Zentigramm genau gewogen (m_4). Das Wasserhaltevermögen wird als Mittelwert aus 3 Bestimmungen errechnet.

Wasserhaltevermögen je Gramm:

$$\frac{m_4 - (m_2 + m_3)}{m_2 - m_1}\ \text{g}$$

Wasserlösliche Substanzen: Höchstens 0,70 Prozent. 5,00 g Verbandwatte werden 30 min lang in 500 ml Wasser unter häufigem Umrühren gekocht. Das verdampfte Wasser wird ersetzt, der heiße Auszug durch einen Trichter in ein Becherglas gegossen, die auf dem Trichter verbleibende Verbandwatte mit einem Glasstab gut ausgedrückt und der Auszug heiß filtriert. 400 ml dieses Auszuges (entsprechend 4/5 der Probe) werden zur Trockne eingedampft. Der Rückstand wird bei 100 bis 105 °C bis zur Massekonstanz getrocknet.

Etherlösliche Substanzen: Höchstens 0,30 Prozent. 5,00 g Verbandwatte werden in einem Soxhlet-Apparat 4 h lang bei mindestens 4 Überläufen in der Stunde mit Ether *R* extrahiert. Der Etherauszug wird eingedampft und der Rückstand bei 100 bis 105 °C bis zur Massekonstanz getrocknet.

Tenside: 10 ml unfiltrierte Prüflösung werden in einem graduierten, mit Schwefelsäure 96 % *R*, dann mit Wasser gereinigtem 25-ml-Mischzylinder mit Schliffstopfen, dessen äußerer Durchmesser 20 ± 2 mm beträgt, 30mal in 10 s kräftig geschüttelt. Nach 1 min langem Stehenlassen wird das Schütteln wiederholt. Nach 5 min darf der Schaumring höchstens 2 mm betragen.

Extrahierbare Farbstoffe: 10,0 g Verbandwatte werden in einem engen Perkolator langsam mit Ethanol 96 % *R* extrahiert, bis 50 ml Extrakt erhalten werden. Der Extrakt darf nicht stärker gefärbt sein (V.6.2, Methode II) als Farbvergleichslösung G_5, GG_6 oder die Lösung Blau[2)].

Sulfid: 10 ml Prüflösung werden mit 1,9 ml Wasser, 0,15 ml Essigsäure 12 % *R* und 1 ml Blei(II)-acetat-Lösung *R* versetzt. Nach 2 min darf die Lösung nicht stärker gefärbt sein als eine gleichzeitig hergestellte Referenzlösung aus 1,7 ml Blei-Lösung (10 ppm Pb) *R*, 10 ml Prüflösung, 0,15 ml Essigsäure 12 % *R* und 1,2 ml Thioacetamid-Reagenz *R*.

Trocknungsverlust (V.6.22): Höchstens 13,0 Prozent, mit 5,00 g Verbandwatte durch Trock-

---

[2)] 3,0 ml Stammlösung Blau (V.6.2) werden mit 7,0 ml Salzsäure 1 % (*m/V*) versetzt. 0,5 ml dieser Lösung werden mit Salzsäure 1 % (*m/V*) zu 10,0 ml verdünnt.

nen im Trockenschrank bei 100 bis 105 °C bestimmt.

Sulfatasche: Höchstens 0,45 Prozent für die glänzende und höchstens 1,7 Prozent für die matte Verbandwatte. In einen zuvor erhitzten, wieder abgekühlten und tarierten Tiegel werden 5,00 g Verbandwatte eingewogen. Auf einer offenen Flamme wird vorsichtig bis zur schwachen Rotglut (600 °C) erhitzt. Nach dem Abkühlen werden einige Tropfen Schwefelsäure 10 % *R* zugesetzt, erneut erhitzt und bis zum Verschwinden schwarzer Teilchen verascht. Nach dem Abkühlen werden einige Tropfen Ammoniumcarbonat-Lösung *R* zugesetzt, zur Trockne eingedampft und vorsichtig verascht. Nach dem Erkalten wird gewogen. Die Veraschung wird in Zeitabständen von 5 min bis zur Massekonstanz wiederholt.

Sterile Verbandwatte aus Viskose

Lanugo cellulosi absorbens sterilis

Sterile Verbandwatte aus Viskose besteht aus Verbandwatte aus Viskose und entspricht der Definition, den ,,Eigenschaften", der ,,Prüfung auf Identität" und der ,,Prüfung auf Reinheit" der Monographie **Verbandwatte aus Viskose (Lanugo cellulosi absorbens).** Sie kann durch Hitzesterilisation schwach gelblich gefärbt sein. Sterile Verbandwatte muß noch folgender Prüfung genügen:

Sterilität (V.2.1.1): Sterile Verbandwatte muß der für ,,Verbandstoffe für chirurgische Zwekke" vorgeschriebenen ,,Prüfung auf Sterilität" entsprechen.

Hochgebleichter Verbandzellstoff

Cellulosum ligni depuratum

Hochgebleichter Verbandzellstoff besteht aus von Lignin und anderen Begleitstoffen befreiten, hochgebleichten, miteinander verfilzten Cellulosefäserchen in Form mehrerer übereinanderliegender, gekreppter Einzellagen.

Eigenschaften

Hochgebleichter Verbandzellstoff ist weiß, weich und geruchlos.

Prüfung auf Reinheit

Bestimmung der Flächenmasse: Höchstens 25 g je m^2. Vor der Bestimmung der Flächenmasse wird hochgebleichter Verbandzellstoff 12 h lang bei einer Temperatur von 20 ± 2 °C und einer relativen Luftfeuchtigkeit von 65 ± 2 Prozent gelagert.

Eine Probe von insgesamt 1 m^2 Größe, bestehend aus mindestens 16 verschiedenen Lagen, wird gewogen.

Saugfähigkeit: *Absinkdauer:* Höchstens 10 s. Die Bestimmung wird entsprechend den Angaben der Monographie **Verbandwatte aus Viskose** durchgeführt. Jedoch gilt für die Füllung des Korbes folgendes: Eine Probe von 5,0 g Verbandzellstoff aus 10 bis 20 Einzellagen wird in den Korb gleichmäßig eingefüllt. Um ein Dehnen möglichst zu vermeiden, werden die Einzellagen in der Querrichtung zur Kreppung vorsichtig abgehoben und leicht geknüllt in den Korb gegeben. Mit den letzten 1 bis 2 Einzellagen wird die im Korb gleichmäßig verteilte Probe an der offenen Seite abgedeckt, damit sie bei waagerechter Lage des Korbes nicht herausfällt.

Prüflösung: 15,0 g hochgebleichter Verbandzellstoff werden mit 150 ml Wasser versetzt und in einem bedeckten Becherglas 2 h lang mazeriert. Die Flüssigkeit wird daraufhin durch einen Glassintertiegel (160) abgesaugt. Der hochgebleichte Verbandzellstoff darf sich bei der Herstellung der Prüflösung nicht verfärben.

Aussehen der Lösung: Die Prüflösung muß farblos sein (V.6.2, Methode II).

Sauer oder alkalisch reagierende Substanzen: 50 ml Prüflösung müssen auf Zusatz von 0,15 ml Phenolphthalein-Lösung *R* farblos bleiben und sich nach darauffolgendem Zusatz von 0,1 ml 0,1 N-Natriumhydroxid-Lösung rot färben.

Lignin: Auf eine Probe hochgebleichten Verbandzellstoff werden 0,2 ml einer 1prozentigen Lösung (*m*/V) von Phloroglucin *R* in Ethanol 96 % *R* und nach 1 min 0,2 ml Salzsäure 25 % *R* gegeben. Die Probe darf sich nicht oder höchstens schwach rosa färben.

Optische Aufheller: Im ultravioletten Licht bei 365 nm darf hochgebleichter Verbandzellstoff nicht stark aufleuchten.

Sulfatasche (V.3.2.14): Höchstens 0,8 Prozent, mit 5,0 g Substanz bestimmt.

Steriler, hochgebleichter Verbandzellstoff

Cellulosum ligni depuratum sterile

Steriler, hochgebleichter Verbandzellstoff entspricht bis auf die folgenden Abweichungen der Monographie **Hochgebleichter Verbandzellstoff.**

Eigenschaften

Steriler, hochgebleichter Verbandzellstoff ist gelblich.

Prüfung auf Reinheit

Aussehen der Lösung: Bei der Prüfung sterilen, hochgebleichten Verbandzellstoffes dürfen 10 ml Prüflösung nicht stärker gefärbt sein als die Farbvergleichslösung BG_4 (V.6.2, Methode II).

Saugfähigkeit: Die Prüfvorschrift für hochgebleichten Verbandzellstoff gilt nicht für sterilen, hochgebleichten Verbandzellstoff.

Sterilität (V.2.1.1): Steriler, hochgebleichter Verbandzellstoff muß der für ,,Verbandstoffe für chirurgische Zwecke" vorgeschriebenen ,,Prüfung auf Sterilität" entsprechen.

Vitamin A

Vitaminum A

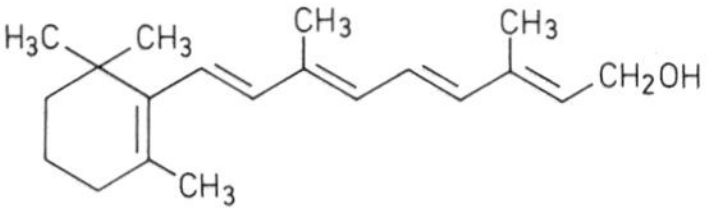

Unter der Bezeichnung Vitamin A ist eine Reihe von Stoffen sehr ähnlicher Struktur zusammengefaßt, die in tierischen Geweben vorkommen und die eine vergleichbare Wirkung zeigen. Der wichtigste und biologisch wirksamste Stoff ist das all-*trans*-Retinol, das durch Synthese rein hergestellt werden kann, bei Herkunft aus natürlichen Quellen (Leberöle von Fischen oder Meeressäugetieren und Konzentrate natürlicher Herkunft) jedoch von mehreren Isomeren begleitet ist.

All-*trans*-Retinol ist ein primärer Alkohol, $C_{20}H_{30}O$ (M_r 286,5), mit 5 konjugierten Doppelbindungen in der *trans*-Konfiguration: [all-(*E*)-3,7-Dimethyl-9-(2,6,6-trimethyl-1-cyclohexenyl)-2,4,6,8-nonatetraen-1-ol].

Die Substanz kommt in Form hellgelber Nadeln vor; praktisch unlöslich in Wasser, leicht löslich in Ethanol, Ether, Chloroform, fetten Ölen und Petroläther. Die Substanz zeigt im ultravioletten Licht bei 365 nm eine intensive, grünliche Fluoreszenz.

Eine Lösung der Substanz in Isopropylalkohol *R* 1 zeigt im ultravioletten Licht ein Absorptionsspektrum mit einem Maximum bei 325 nm. Vitamin A wird normalerweise in Form seiner Ester, wie Acetat, Propionat oder Palmitat, angewendet und als öliges Konzentrat, wäßrige Dispersion und Trockenpulver hergestellt.

Die Aktivität von Vitamin A wird in Internationalen Einheiten ausgedrückt. 1 I.E. Vitamin A entspricht der Aktivität von 0,344 µg all-*trans*-Retinolacetat. Die Aktivität der anderen Vitamin-A-Verbindungen errechnet sich stöchiometrisch, so daß 1 I.E. Vitamin A der Aktivität von
0,300 µg all-*trans*-Retinol
0,359 µg all-*trans*-Retinolpropionat
0,550 µg all-*trans*-Retinolpalmitat
entspricht.

Vitamin A und seine Ester sind sehr empfindlich gegen Einwirkung von Luft, oxidierenden Substanzen, Säuren und Licht.

Ölige Lösung von Vitamin A

Vitaminum A densatum oleosum

Ölige Lösung von Vitamin A besteht aus einem Ester des Retinols (Acetat, Palmitat oder Propionat) oder einer Mischung von Retinolestern, die synthetisch hergestellt wurden und mit einem geeigneten pflanzlichen Öl verdünnt oder als solche verwendet werden.

Der Gehalt an Vitamin A muß mindestens 500 000 I.E. je Gramm betragen, und das Konzentrat enthält mindestens 95,0 und höchstens 110,0 Prozent des in der Beschriftung angegebenen Gehaltes. Das Konzentrat kann geeignete Stabilisatoren, wie z. B. Antioxidantien, enthalten.

Eigenschaften

Gelbe bis bräunlichgelbe, ölige Flüssigkeit mit schwachem, charakteristischem Geruch; praktisch unlöslich in Wasser, löslich oder teilweise löslich in wasserfreiem Ethanol, mischbar mit organischen Lösungsmitteln.

In sehr konzentrierten Lösungen können sich kristalline Ausscheidungen bilden.

Prüfung auf Identität

A. Eine Lösung der Substanz in Isopropylalkohol *R*1, die etwa 10 bis 15 I.E. Vitamin A je Milliliter enthält, zeigt ein Absorptionsmaximum (V.6.19) zwischen 325 und 327 nm.

B. Die Prüfung erfolgt mit Hilfe der Dünnschichtchromatographie (V.6.20.2) unter Verwendung einer Schicht von Kieselgel G*R*.

Untersuchungslösung: Eine Lösung der Substanz in Cyclohexan *R*, die etwa 5 I.E. Vitamin A je Mikroliter enthält.

Referenzlösungen: Lösungen von
a) Retinolacetat *CRS*
b) Retinolpropionat *CRS*
c) Retinolpalmitat *CRS*
in Cyclohexan *R*, die je etwa 5 I.E. Vitamin A je Mikroliter enthalten.

Auf die Platte werden getrennt 2 µl jeder Lösung aufgetragen. Die Chromatographie erfolgt sofort, ohne das Lösungsmittel verdunsten zu lassen, mit einer Mischung von 20 Volumteilen Ether *R* und 80 Volumteilen Cyclohexan *R* über eine Laufstrecke von 15 cm. Nach Verdunsten der mobilen Phase wird die Platte mit Antimon(III)-chlorid-Lösung *R* besprüht. Auf dem Chromatogramm der Untersuchungs- und der Referenzlösungen erscheinen blaue Flecke. Die Zusammensetzung der Untersuchungslösung ergibt sich aus dem Vergleich mit den entsprechenden Flecken, die mit den Referenzlösungen a, b und c erhalten werden.

C. Wird 1 ml einer Lösung der Substanz in Chloroform *R*, die 10 bis 15 I.E. Vitamin A enthält, mit 5 ml Antimon(III)-chlorid-Lösung *R* versetzt, so entsteht sofort eine intensive blaue Färbung, die schnell verblaßt.

Prüfung auf Reinheit

Säurezahl (V.3.4.1): Höchstens 2,0, mit 2,0 g Substanz bestimmt.

Peroxide: 0,300 g Substanz werden in 25,0 ml einer Mischung von 4 Volumteilen Methanol *R* und 6 Volumteilen Toluol *R* gelöst (Lösung a). 1,0 ml einer 27,0prozentigen Lösung (*m*/V) von Eisen(III)-chlorid *R* wird mit 99,0 ml einer Mischung von 4 Volumteilen Methanol *R* und 6 Volumteilen Toluol *R* versetzt. 2,0 ml dieser Mischung werden mit dem gleichen Lösungsmittelgemisch zu 100,0 ml verdünnt (Lösung b). In zwei Reagenzgläser werden in der angegebenen Reihenfolge je 0,3 ml einer 1,8prozentigen Lösung (*m*/V) von Ammoniumthiocyanat *R*, 10,0 ml Methanol *R*, 0,3 ml Eisen(II)-sulfat-Lösung *R*2 und 15,0 ml Toluol *R* gegeben; nach jedem Zusatz wird gemischt. In eines der Reagenzgläser wird 1,0 ml Lösung a und in das andere 1,0 ml Lösung b gegeben, gemischt und 5 min lang stehengelassen. Lösung a darf nicht stärker gefärbt sein als Lösung b.

Gehaltsbestimmung[1)]

Die Gehaltsbestimmung muß so schnell wie möglich durchgeführt werden, wobei der Einfluß von UV-haltigem Licht und oxidierenden Substanzen zu vermeiden ist. Die Lösungen sind, wenn möglich, unter Stickstoff zu halten.

Die spektrophotometrischen Messungen werden bei einer Temperatur zwischen 20 und 25 °C durchgeführt. Die Wellenlängenskala des Spektrophotometers (V.6.19) und die Absorptionsskala sind zu überprüfen. Die Absorptionen der mit Isopropylalkohol *R*1 gefüllten Quarzküvetten dürfen bei jeweils 300, 325, 350 und 370 nm um höchstens 0,002 voneinander abweichen.

Jede Bestimmung wird als Doppelversuch durchgeführt, wobei jeweils getrennt einzuwägen ist.

Die Gehaltsbestimmung wird nach Methode A durchgeführt. Wird kein gültiges Ergebnis erhalten, ist Methode B anzuwenden.

Methode A: 25 bis 100 mg Substanz, mit einer Genauigkeit von 0,1 Prozent gewogen, werden

---

[1)] Die Gehaltsbestimmung ist nicht anwendbar auf Konzentrate von Vitamin A natürlicher Herkunft.

in 5 ml Pentan *R* gelöst. Mit Isopropylalkohol *R*1 wird auf eine angenommene Konzentration von 10 bis 15 I.E. Vitamin A je Milliliter verdünnt.

Nach Prüfung, ob das Absorptionsmaximum zwischen 325 und 327 nm liegt, werden die Absorptionen bei 300, 326, 350 und 370 nm gegen Isopropylalkohol *R* 1 als Kompensationsflüssigkeit gemessen. Das Messen der Absorptionen wird bei jeder Wellenlänge mehrmals wiederholt und der Mittelwert errechnet.

Für jede Wellenlänge wird das Verhältnis $\frac{A_\lambda}{A_{326}}$ errechnet.

Wenn das Verhältnis nicht größer ist als
0,593 bei 300 nm
0,537 bei 350 nm
0,142 bei 370 nm
wird der Gehalt an Vitamin A in I.E. je Gramm Substanz nach der folgenden Formel errechnet:

$$\frac{A_{326} \cdot V \cdot 1900}{100m}$$

A_{326} = Absorption bei 326 nm
m = Einwaage der Substanz in Gramm
V = Volumen, zu dem die Substanz verdünnt wurde, um eine Konzentration von 10 bis 15 I.E. je Milliliter zu erhalten
1900 = Faktor, um $A_{1cm}^{1\%}$ für Retinolester in Internationalen Einheiten je Gramm Substanz umzurechnen.

Wenn eines oder mehrere der Verhältnisse $\frac{A_\lambda}{A_{326}}$ die oben angegebenen Werte überschreiten oder wenn die Wellenlänge des Absorptionsmaximums nicht zwischen 325 und 327 nm liegt, muß Methode B angewendet werden.

Methode B: In einen Verseifungskolben wird eine etwa 50 000 I.E. entsprechende Menge Substanz mit einer Genauigkeit von 0,1 Prozent eingewogen. Nach Zusatz von 20 ml wasserfreiem Ethanol *R*, 1 ml Natriumascorbat-Lösung *R* und 3 ml einer frisch hergestellten 50prozentigen Lösung (*m/m*) von Kaliumhydroxid *R* wird 30 min lang auf dem Wasserbad unter Rückfluß erhitzt und schnell abgekühlt. Die Lösung wird mit Hilfe von zweimal je 15 ml Wasser, 10 ml Ethanol *R* und zweimal je 50 ml Pentan *R* in einen Scheidetrichter überführt, 30 s lang kräftig geschüttelt und bis zur Trennung in zwei klare Schichten stehengelassen. Die wäßrig-ethanolische Schicht wird in einem zweiten Scheidetrichter mit einer Mischung von 10 ml Ethanol *R* und 50 ml Pentan *R* geschüttelt. Nach Trennung der Schichten wird die wäßrig-ethanolische Schicht in einen dritten Scheidetrichter überführt und die Pentanschicht mit der im ersten Scheidetrichter vereinigt. Der zweite Scheidetrichter wird zweimal mit je 10 ml Pentan *R* gespült, die in den ersten Scheidetrichter überführt werden. Die wäßrig-ethanolische Schicht wird mit 50 ml Pentan *R* geschüttelt. Das Pentan wird in den ersten Scheidetrichter überführt. Die vereinigten Pentanextrakte werden zweimal mit je 50 ml einer frisch hergestellten 3prozentigen Lösung (*m*/V) von Kaliumhydroxid *R* in Ethanol 10 Prozent (V/V) und dann mit jeweils 50 ml Wasser bis zur neutralen Reaktion gegen Phenolphthalein gewaschen. Der Pentanextrakt wird in einen 250-ml-Meßkolben gefüllt. Der Scheidetrichter wird mit 10 ml Pentan *R* gespült, das in den Meßkolben eingefüllt und mit Pentan *R* zu 250,0 ml verdünnt wird. Eine Verdünnung wird mit Isopropylalkohol *R*1 hergestellt, die 10 bis 15 I.E. je Milliliter enthält. Nach Prüfung, ob das Absorptionsmaximum zwischen 324 und 326 nm liegt, werden die Absorptionen in einer Schichtdicke von 1 cm bei 300, 325, 350 und 370 nm gegen Isopropylalkohol *R*1 als Kompensationsflüssigkeit gemessen. Das Messen der Absorptionen wird bei jeder Wellenlänge wiederholt und der Mittelwert errechnet.

Für jede Wellenlänge wird das Verhältnis $\frac{A_\lambda}{A_{325}}$ errechnet.

Wenn das Verhältnis größer ist als
0,602 bei 300 nm
0,452 bei 350 nm
0,093 bei 370 nm,
wird die Bestimmung wiederholt.

Der Gehalt an Vitamin A in I.E. je Gramm Substanz wird nach der folgenden Formel errechnet:

$$\frac{A_{325} \cdot V \cdot 1830}{100m}$$

A_{325} = Absorption bei 325 nm
m = Einwaage der Substanz in Gramm
V = Volumen, zu dem die Substanz verdünnt wurde, um eine Konzentration von 10 bis 15 I.E. je Milliliter zu erhalten
1830 = Faktor, um $A_{1cm}^{1\%}$ für Retinol in Internationalen Einheiten je Gramm Substanz umzurechnen.

Lagerung

Hermetisch verschlossen, vor Licht geschützt, bei 8 bis 15 °C. Der Inhalt eines geöffneten

Behältnisses muß schnell verbraucht werden. Die nicht benötigte Menge muß durch Inertgasatmosphäre geschützt werden.

Beschriftung

Auf dem Behältnis muß angegeben sein:
- Anzahl der Internationalen Einheiten je Gramm
- Name des oder der Retinolester
- Name des oder der Stabilisatoren, die der Zubereitung zugesetzt sind
- wie die Lösung zu homogenisieren ist, wenn teilweise Kristallisation eintritt.

Vorsichtig zu lagern!

Vitamin-A-Pulver

Vitamini A pulvis

Vitamin-A-Pulver wird durch Dispersion eines Retinolesters (Acetat, Propionat oder Palmitat) oder einer Mischung dieser synthetisch gewonnenen Ester in einer Matrix von Gelatine, arabischem Gummi oder einer anderen geeigneten Substanz erhalten.

Der Gehalt an Vitamin A muß mindestens 250 000 I.E. je Gramm betragen. Die Zubereitung enthält mindestens 95,0 und höchstens 115,0 Prozent des in der Beschriftung angegebenen Gehaltes.

Die Substanz kann geeignete Stabilisatoren, wie Antioxidantien, enthalten.

Eigenschaften

Gelbliches Pulver, im allgemeinen in Form gleich großer Partikel; je nach Zusammensetzung praktisch unlöslich in Wasser, quellbar in Wasser oder mit Wasser eine Emulsion bildend.

Prüfung auf Identität

Eine Substanzmenge, welche etwa 50 000 I.E. entspricht, wird in einem Reagenzglas im Wasserbad auf 60 °C erwärmt, mit 1,5 ml auf 60 °C vorgewärmter Ammoniak-Lösung 3,5 % *R* versetzt und im Wasserbad unter zeitweiligen Rühren erhitzt. Nach 10 min wird der Inhalt mit 40 ml wasserfreiem Ethanol *R* in einen Meßkolben überführt und mit Ether *R* zu 200,0 ml verdünnt. Nach Umschütteln wird er einige Minuten lang stehengelassen. Die überstehende Lösung wird für die Prüfung auf Identität verwendet (Lösung a).

Bestimmte Vitamin-A-Zubereitungen reagieren im Verlauf der oben beschriebenen Behandlung undeutlich. In diesem Falle ist angezeigt, die Mengen der Lösung a für die folgenden Prüfungen deutlich zu erhöhen, selbst bis zum Zehnfachen.

A. 5 ml Lösung a werden mit Isopropylalkohol *R*1 zu 100 ml verdünnt. Die Lösung zeigt ein Absorptionsmaximum (V.6.19) zwischen 325 und 327 nm.

B. Die Prüfung erfolgt mit Hilfe der Dünnschichtchromatographie (V.6.20.2) unter Verwendung einer Schicht von Kieselgel G*R*.

Untersuchungslösung: 10 ml Lösung a werden im Stickstoffstrom zur Trockne eingedampft. Der Rückstand wird mit 0,5 ml Cyclohexan *R* aufgenommen.

Referenzlösungen: Lösungen von
a) Retinolacetat *CRS*
b) Retinolpropionat *CRS*
c) Retinolpalmitat *CRS*
in Cyclohexan *R*, die je etwa 5 I.E. Vitamin A je Mikroliter enthalten.

Auf die Platte werden getrennt 2 µl jeder Lösung aufgetragen. Die Chromatographie erfolgt sofort, ohne das Lösungsmittel verdunsten zu lassen, mit einer Mischung von 20 Volumteilen Ether *R* und 80 Volumteilen Cyclohexan *R* über eine Laufstrecke von 15 cm. Nach Verdunsten der mobilen Phase wird die Platte mit Antimon(III)-chlorid-Lösung *R* besprüht. Auf den Chromatogrammen der Untersuchungs- und Referenzlösungen erscheinen blaue Flecke. Die Zusammensetzung der Untersuchungslösung ergibt sich aus dem Vergleich mit den entsprechenden Flecken, die mit den Referenzlösungen a, b und c erhalten werden.

C. 2 ml Lösung a werden mit Pentan *R* zu 50 ml verdünnt. 1 ml dieser Lösung wird im Stickstoffstrom zur Trockne eingedampft. Wird der Rückstand mit 1 ml Chloroform *R* aufgenommen und mit 5 ml Antimon(III)-chlorid-Lösung *R* versetzt, so entsteht eine intensive blaue Färbung, die schnell verblaßt.

Prüfung auf Reinheit

Verwandte Substanzen und Zersetzungsprodukte: Die bei der Gehaltsbestimmung bei 300, 325 und 350 nm erhaltenen Absorptionen (V.6.19) werden verwendet. $\frac{A_{300}}{A_{325}}$ darf höchstens 0,612, $\frac{A_{300}}{A_{325}} + \frac{A_{350}}{A_{325}}$ darf höchstens 1,054 betragen.

Gehaltsbestimmung

Die Gehaltsbestimmung muß so schnell wie möglich durchgeführt werden, wobei der Einfluß von UV-haltigem Licht und oxidierenden Substanzen zu vermeiden ist. Die Lösungen sind, wenn möglich, unter Stickstoff zu halten.

Die spektrophotometrischen Messungen können bei einer Temperatur zwischen 20 und 25 °C durchgeführt werden. Die Wellenlängenskala des Spektrophotometers (V.6.19) und die Absorptionsskala sind vor jeder Serie Messungen zu überprüfen. Die Absorptionen der mit Isopropylalkohol *R* 1 gefüllten Quarzküvetten dürfen bei jeweils 300, 325, 350 und 370 nm um höchstens 0,002 voneinander abweichen.

Jede Bestimmung wird als Doppelversuch durchgeführt, wobei jeweils getrennt einzuwägen ist.

Die Substanz wird vor der Gehaltsbestimmung homogenisiert. In einen Verseifungskolben wird eine etwa 50 000 I.E. Vitamin A entsprechende Menge Substanz auf 0,1 Prozent genau eingewogen. Nach Zusatz von 5 ml Wasser, 20 ml wasserfreiem Ethanol *R*, 1 ml Natriumascorbat-Lösung *R* und 3 ml frisch hergestellter 50prozentiger Lösung (*m/m*) von Kaliumhydroxid *R* wird auf dem Wasserbad unter Rückfluß 30 min lang erhitzt und rasch abgekühlt. Die Lösung wird mit Hilfe von zweimal je 15 ml Wasser, einmal 10 ml Ethanol 96 % *R* und schließlich zweimal je 50 ml Pentan *R* in einen Scheidetrichter überführt. Die Mischung wird 30 s lang kräftig geschüttelt und bis zur Trennung in 2 klare Schichten stehengelassen.

Die untere wäßrig-ethanolische Schicht wird in einem zweiten Scheidetrichter mit einer Mischung von 10 ml Ethanol 96 % *R* und 50 ml Pentan *R* ausgeschüttelt. Nach Trennung der Schichten wird die wäßrig-ethanolische Schicht in einen dritten Scheidetrichter überführt und die Pentanschicht mit der im ersten Scheidetrichter vereinigt. Der zweite Scheidetrichter wird zweimal mit 10 ml Pentan *R* gespült, die in den ersten Scheidetrichter überführt werden. Die wäßrig-ethanolische Schicht des dritten Scheidetrichters wird mit 50 ml Pentan *R* ausgeschüttelt.

Das Pentan wird in den ersten Scheidetrichter überführt. Die vereinigten Pentanauszüge werden mit 50 ml einer frisch hergestellten 3prozentigen Lösung (*m*/V) von Kaliumhydroxid *R* in Ethanol 10 % (V/V) versetzt, kräftig geschüttelt und dekantiert. Das Ausschütteln wird wiederholt, dann mehrmals mit je 50 ml Wasser so lange gewaschen, bis das Waschwasser gegenüber Phenolphthalein neutral ist. Der gewaschene Pentanauszug wird in einen 250-ml-Meßkolben gefüllt. Der Scheidetrichter wird mit 10 ml Pentan *R* gespült, das in den Meßkolben überführt wird. Mit Pentan *R* wird zu 250,0 ml verdünnt. Eine Verdünnung in Isopropylalkohol *R* 1 zu einer angenommenen Konzentration von 10 bis 15 I.E. Vitamin A je Milliliter wird hergestellt. Im Spektrophotometer wird gegen Isopropylalkohol *R* 1 als Kompensationsflüssigkeit gemessen.

Nach Prüfung, ob das Absorptionsmaximum zwischen 324 und 326 nm liegt, werden die Absorptionen bei 300, 325, 350 und 370 nm gemessen. Aus mehreren Ablesungen wird der Mittelwert errechnet. Für jede Wellenlänge wird das Verhältnis $\frac{A_{\lambda}}{A_{325}}$ errechnet.

Wenn das Verhältnis größer ist als
0,612 bei 300 nm
0,452 bei 350 nm
0,093 bei 370 nm,
wird die Bestimmung wiederholt.

Der Gehalt an Vitamin A, ausgedrückt in Internationale Einheiten je Gramm Substanz, wird nach folgender Formel errechnet:

$$\frac{A_{325} \cdot \mathrm{V} \cdot 1830}{100\,m}$$

A_{325} = Absorption bei 325 nm
m = Einwaage der Substanz in Gramm
V = Volumen, zu dem die Substanz verdünnt wurde, um eine Konzentration von 10 bis 15 I.E. je Milliliter zu erhalten
1830 = Faktor, um $A_{1\,cm}^{1\%}$ für Retinol in Internationalen Einheiten je Gramm Substanz umzurechnen.

Lagerung

Hermetisch verschlossen, vor Licht geschützt, bei 8 bis 15 °C.

Der Inhalt eines geöffneten Behältnisses muß schnell verbraucht werden. Die nicht benötigte

Menge muß durch Inertgasatmosphäre geschützt werden.

Beschriftung

Auf dem Behältnis muß angegeben sein:
- Anzahl der Internationalen Einheiten je Gramm
- Name des oder der Retinolester
- Name des oder der Stabilisatoren, die der Zubereitung zugesetzt sind.

Vorsichtig zu lagern!

Wasserdispergierbares Vitamin A

Vitaminum A in aqua dispergibile

Wasserdispergierbares Vitamin A besteht aus einem Retinolester (Acetat, Propionat oder Palmitat) oder aus einer Mischung dieser synthetisch hergestellten Ester und geeigneten Lösungsvermittlern.

Der Gehalt an Vitamin A muß mindestens 100 000 I.E. je Gramm betragen. Die Zubereitung enthält mindestens 95,0 und höchstens 115,0 Prozent des in der Beschriftung angegebenen Gehaltes. Die Substanz kann geeignete Stabilisatoren wie antimikrobiell wirksame Substanzen und Antioxidantien enthalten.

Eigenschaften

Gelbe bis gelbliche, mehr oder weniger zähflüssige, mehr oder weniger opaleszierende Flüssigkeit mit charakteristischem Geruch. Sehr konzentrierte Lösungen können bei tiefen Temperaturen trübe werden oder sogar bei Raumtemperatur ein Gel bilden.

Prüfung auf Identität

Eine Substanzmenge, welche etwa 10 000 I.E. entspricht, wird in ein Reagenzglas mit Schliffstopfen gebracht, mit 5 ml Wasser versetzt und homogenisiert. Nach Zusatz von 5 ml Ethanol 96 % *R* und 20 ml Pentan *R* wird 30 s lang kräftig geschüttelt. Nach einigen Minuten langem Stehenlassen wird die überstehende Lösung zur Prüfung auf Identität verwendet (Lösung a).

A. Die Lösung a wird mit Isopropylalkohol *R* 1 so verdünnt, daß eine Absorption (V.6.19) von 0,3 bis 0,7 im Maximum zwischen 325 und 327 nm erhalten wird.

B. Die Prüfung erfolgt mit Hilfe der Dünnschichtchromatographie (V.6.20.2) unter Verwendung einer Schicht von Kieselgel G*R*.

Untersuchungslösung: 10 ml Lösung a werden im Stickstoffstrom zur Trockne eingedampft. Der Rückstand wird mit 0,5 ml Cyclohexan *R* aufgenommen.

Referenzlösungen: Lösungen von
a) Retinolacetat *CRS*
b) Retinolpropionat *CRS*
c) Retinolpalmitat *CRS*
in Cyclohexan *R*, die je etwa 5 I.E. Vitamin A je Mikroliter enthalten.

Auf die Platte werden getrennt 2 µl jeder Lösung aufgetragen. Die Chromatographie erfolgt sofort, ohne das Lösungsmittel verdunsten zu lassen, mit einer Mischung von 20 Volumteilen Ether *R* und 80 Volumteilen Cyclohexan *R* über eine Laufstrecke von 15 cm. Nach Verdunsten der mobilen Phase wird die Platte mit Antimon(III)-chlorid-Lösung *R* besprüht. Auf den Chromatogrammen der Untersuchungs- und Referenzlösungen erscheinen blaue Flecke. Die Zusammensetzung der Untersuchungslösung ergibt sich aus dem Vergleich mit den entsprechenden Flecken, die mit den Referenzlösungen a, b und c erhalten werden.

C. 0,1 ml Lösung a werden im Stickstoffstrom zur Trockne eingedampft. Wird der Rückstand mit 1 ml Chloroform *R* aufgenommen und mit 5 ml Antimon(III)-chlorid-Lösung *R* versetzt, so entsteht sofort eine intensive blaue Färbung, die schnell verblaßt.

Prüfung auf Reinheit

Mischbarkeit mit Wasser: Etwa 1 g Substanz wird mit 10 ml auf 50 °C vorgewärmtem Wasser gemischt. Sofort nach dem Abkühlen auf 20 °C entsteht eine homogene, schwach opaleszierende, schwach gelbe Dispersion.

Verwandte Substanzen und Zersetzungsprodukte: Die bei der Gehaltsbestimmung bei 300, 325 und 350 nm erhaltenen Absorptionen (V.6.19) werden verwendet.

$\frac{A_{300}}{A_{325}}$ darf höchstens 0,618, $\frac{A_{300}}{A_{325}} + \frac{A_{350}}{A_{325}}$ darf höchstens 1,060 betragen.

Gehaltsbestimmung

Die Gehaltsbestimmung muß so schnell wie möglich durchgeführt werden, wobei der Einfluß von UV-haltigem Licht und oxidierenden Substanzen zu vermeiden ist. Die Lösungen sind, wenn möglich, unter Stickstoff zu halten.

Die spektrophotometrischen Messungen können bei einer Temperatur zwischen 20 und 25 °C durchgeführt werden. Die Wellenlängenskala des Spektrophotometers (V.6.19) und die Absorptionsskala sind vor jeder Serie von Messungen zu überprüfen. Die Absorptionen der mit Isopropylalkohol *R* 1 gefüllten Quarzküvetten dürfen bei jeweils 300, 325, 350 und 370 nm um höchstens 0,002 voneinander abweichen.

Jede Bestimmung wird als Doppelversuch durchgeführt, wobei jeweils getrennt einzuwägen ist.

Die Substanz wird vor der Gehaltsbestimmung homogenisiert. In einem Verseifungskolben wird eine etwa 50 000 I.E. Vitamin A entsprechende Menge Substanz auf 0,1 Prozent genau eingewogen. Nach Zusatz von 20 ml wasserfreiem Ethanol *R*, 1 ml Natriumascorbat-Lösung *R* und 3 ml frisch hergestellter 50prozentiger Lösung (*m/m*) von Kaliumhydroxid *R* wird auf dem Wasserbad unter Rückfluß 30 min lang erhitzt und rasch abgekühlt. Die Lösung wird mit Hilfe von zweimal je 15 ml Wasser, einmal 10 ml Ethanol 96 % *R* und schließlich zweimal je 50 ml Pentan *R* in einen Scheidetrichter überführt. Die Mischung wird 30 s lang kräftig geschüttelt und bis zur Trennung in 2 klare Schichten stehengelassen.

Die untere wäßrig-ethanolische Schicht wird in einem zweiten Scheidetrichter mit einer Mischung von 10 ml Ethanol 96 % *R* und 50 ml Pentan *R* ausgeschüttelt. Nach Trennung der Schichten wird die wäßrig-ethanolische Schicht in einen dritten Scheidetrichter überführt und die Pentanschicht mit der im ersten Scheidetrichter vereinigt. Der zweite Scheidetrichter wird zweimal mit 10 ml Pentan *R* gespült, die in den ersten Scheidetrichter überführt werden. Die wäßrig-ethanolische Schicht des dritten Scheidetrichters wird mit 50 ml Pentan *R* ausgeschüttelt.

Das Pentan wird in den ersten Scheidetrichter überführt. Die vereinigten Pentanauszüge werden mit 50 ml einer frisch hergestellten 3prozentigen Lösung (*m*/V) von Kaliumhydroxid *R* in Ethanol 10 % (V/V) versetzt, kräftig geschüttelt und dekantiert. Das Ausschütteln wird wiederholt, dann mehrmals mit je 50 ml Wasser so lange gewaschen, bis das Waschwasser gegenüber Phenolphthalein neutral ist. Der gewaschene Pentanauszug wird in einen 250-ml-Meßkolben gefüllt. Der Scheidetrichter wird mit 10 ml Pentan *R* gespült, das in den Meßkolben überführt wird. Mit Pentan *R* wird zu 250,0 ml verdünnt. Eine Verdünnung in Isopropylalkohol *R* 1 zu einer angenommenen Konzentration von 10 bis 15 I.E. Vitamin A je Milliliter wird hergestellt. Im Spektrophotometer wird gegen Isopropylalkohol *R* 1 als Kompensationsflüssigkeit gemessen.

Nach Prüfung, ob das Absorptionsmaximum zwischen 324 und 326 nm liegt, werden die Absorptionen bei 300, 325, 350 und 370 nm gemessen. Aus mehreren Ablesungen wird der Mittelwert errechnet. Für jede Wellenlänge wird das Verhältnis $\frac{A_\lambda}{A_{325}}$ errechnet.

Wenn das Verhältnis größer ist als
0,618 bei 300 nm
0,452 bei 350 nm
0,093 bei 370 nm,
wird die Bestimmung wiederholt.

Der Gehalt an Vitamin A, ausgedrückt in Internationale Einheiten je Gramm Substanz, wird nach folgender Formel errechnet:

$$\frac{A_{325} \cdot \mathrm{V} \cdot 1830}{100\,m}$$

A_{325} = Absorption bei 325 nm
m = Einwaage der Substanz in Gramm
V = Volumen, zu dem die Substanz verdünnt wurde, um eine Konzentration von 10 bis 15 I.E. je Milliliter zu erhalten.
1830 = Faktor, um $A_{1\,\mathrm{cm}}^{1\%}$ für Retinol in Internationale Einheiten je Gramm Substanz umzurechnen.

Lagerung

Hermetisch verschlossen, vor Licht geschützt, bei einer auf dem Behältnis angegebenen Temperatur.

Der Inhalt eines geöffneten Behältnisses muß schnell verbraucht werden. Die nicht benötigte Menge muß durch Inertgasatmosphäre geschützt werden.

Beschriftung

Auf dem Behältnis muß angegeben sein:
- Anzahl der Internationalen Einheiten je Gramm
- Name des oder der Retinolester
- Name des oder der Stabilisatoren, die der Zubereitung zugesetzt sind
- Lagerungstemperatur.

Vorsichtig zu lagern!

Wacholderbeeren

Juniperi fructus

Wacholderbeeren bestehen aus den reifen, getrockneten Beerenzapfen von *Juniperus communis* L. Sie enthalten mindestens 1,0 Prozent (V/*m*) ätherisches Öl.

Beschreibung

Die Droge riecht, besonders beim Zerdrücken, stark aromatisch und schmeckt süß und würzig. Der aus 3 fleischigen Fruchtschuppen gebildete, bis 10 mm große Beerenzapfen ist kugelig, violettbraun bis schwarzbraun, häufig bläulich bereift und bis 10 mm im Durchmesser. Am Scheitel findet sich ein 3strahliger, geschlossener Spalt mit 3 undeutlichen Höckern, an der Basis häufig noch ein Stielrest. Im bräunlichen, krümeligen Fruchtparenchym liegen 3, seltener 2, kleine, längliche, scharf 3kantige, an der Rückseite etwas abgerundete, oben zugespitzte, sehr harte Samen, die im unteren Teil außen mit dem Fruchtparenchym verwachsen, untereinander jedoch frei sind. An ihren Außenflächen liegen eiförmige, sehr große Exkretbehälter mit harzig-klebrigem Inhalt.

Mikroskopische Merkmale: Die von einer dikken, bisweilen rissigen Kutikula bedeckten Epidermiszellen des Beerenzapfens sind in Aufsicht unregelmäßig polygonal, mit dicken, getüpfelten, farblosen Wänden und braunem Inhalt. An dem 3strahligen Spalt des Fruchtscheitels sind sie papillenartig ineinander verzahnt. Spaltöffnungen vom anomocytischen Typ (V.4.3) sind meist nur an den oberen Teilen der Frucht zu finden. Auf die Epidermis folgen nach innen wenige Lagen stark kollenchymatisch verdickter Zellen. Das an Interzellularen reiche Mesokarp besteht aus großen, dünnwandigen, meist rundlichen Parenchymzellen mit hellem bis bräunlichem, körnigem Inhalt. Einzeln oder in Nestern finden sich dazwischen unregelmäßig gestaltete, sehr große, gelbliche Idioblasten mit leicht verdickter, bisweilen schwach verholzter Wand und wenigen, meist spaltenförmigen Tüpfeln (Tonnenzellen). Die zahlreichen, verstreut im Mesokarp liegenden Exkretbehälter, die von mehreren Lagen zartwandiger Zellen umgeben sind, lassen sich in der Droge nur schwer finden. Die auf der Außenseite der Samen eingesenkten, eiförmigen, bis 2000 µm langen Exkretbehälter sind dagegen deutlich zu erkennen.

Das Endokarp ist nur an den oberen, mit den Samen nicht verwachsenen Teilen der Fruchtwand ausgebildet. Die Endokarpzellen sind den Epidermiszellen ähnlich, ihre Wände erscheinen durch unregelmäßige Tüpfel zuweilen etwas knotig verdickt. Im unteren Teil der Frucht sind Frucht- und Samenwand miteinander verwachsen. Die Samenschale besitzt eine kleinzellige, derbwandige Epidermis und zahlreiche Lagen unregelmäßiger, abgerundet-gestreckter, stark verdickter, getüpfelter, farbloser Sklereiden, in deren engem Lumen sich wenige Calciumoxalatkristalle finden. Das Endosperm und der Embryo enthalten fettes Öl und Aleuronkörner.

Pulverdroge: Das Pulver enthält Bruchstücke der dickwandigen und getüpfelten Epidermiszellen mit farblosen Wänden und braunem Inhalt sowie kollenchymatisch verdickte Hypodermiszellen, wenige Fragmente des Spaltes des Fruchtscheitels mit papillös verzahnten Epidermiszellen; große, rundliche, in lockeren Verbänden liegende Mesokarpzellen, unregelmäßige, meist spärlich getüpfelte, große, gelbe Idioblasten (Tonnenzellen); Fragmente der Steinzellschicht der Samenschale, farblose, dickwandige, getüpfelte Steinzellen mit Calciumoxalat, Bruchstücke des dünnwandigen Endosperms und des zarten Embryogewebes mit fetten Ölen und Aleuronkörnern. Stärke fehlt.

Prüfung auf Identität

A. 0,5 g pulverisierte Droge (1000) werden mit 10 ml Methanol *R* zum Sieden erhitzt. Die erhaltene Mischung wird filtriert. Wird 1 ml des Filtrats vorsichtig mit 1 ml Schwefelsäure 96 % *R* versetzt, entsteht eine rotviolette Färbung.

B. Der Rest des Filtrats von A wird auf dem Wasserbad zur Trockne eingeengt und der Rückstand mit 5 ml Wasser 2 min lang auf dem Wasserbad erwärmt. Nach dem Abkühlen wird die erhaltene wäßrige Lösung filtriert. Werden 2 ml des Filtrats mit 1 ml Natriumhydroxid-Lösung 40 % *R* versetzt, entsteht eine gelborange Färbung.

C. Die Prüfung erfolgt mit Hilfe der Dünnschichtchromatographie (V.6.20.2) unter Verwendung einer Schicht von Kieselgel G *R*.

Untersuchungslösung: 0,5 g zerquetschte Droge werden 2 bis 3 min lang mit 5 ml Dichlormethan *R* geschüttelt. Die über etwa 2 g wasserfreies Natriumsulfat *R* filtrierte Lösung dient als Untersuchungslösung und ist sofort zu verwenden.

Referenzlösung: 10 µl Cineol *R* und 4,0 mg Guajazulen *R* werden in 10 ml Dichlormethan *R* gelöst.

Auf die Platte werden getrennt 20 µl Untersuchungslösung und 10 µl Referenzlösung bandförmig (20 mm × 3 mm) aufgetragen. Die Chromatographie erfolgt mit Dichlormethan *R* über eine Laufstrecke von 10 cm. Nach Verdunsten des Fließmittels bei Raumtemperatur werden die Chromatogramme mit etwa 10 ml Anisaldehyd-Reagenz *R* (für eine 200-mm × 200-mm-Platte) besprüht, anschließend 5 bis 10 min lang unter Beobachtung auf 100 bis 105 °C erhitzt und im Tageslicht ausgewertet. Im Chromatogramm der Referenzlösung erscheint im unteren Drittel die braune bis grauviolette Zone des Cineols und etwas unterhalb der Fließmittelfront die orangebraune Zone des Guajazulens.

Im Chromatogramm der Untersuchungslösung liegt kurz unterhalb der Zone des Cineols der Referenzlösung eine breite, unregelmäßig ausgebildete rotviolette Zone (Diterpensäuren). Eine weitere, stark rotviolette Zone befindet sich auf der Höhe des Guajazulens der Referenzlösung (Mono- und Sesquiterpen-Kohlenwasserstoffe). Zwischen diesen Zonen liegen meist 4 schwächere, rötliche oder blauviolette Zonen.

Prüfung auf Reinheit

Fremde Bestandteile (V.4.2): Höchstens 5 Prozent unreife oder mißfarbige Beerenzapfen und höchstens 2 Prozent sonstige fremde Bestandteile. *Juniperus phoenicea* L. und *Juniperus oxycedrus* L. einschließlich der Unterart *macrocarpa* (SIBTHORP et SMITH) BALL haben Beerenzapfen anderer Größe und Farbe. *Juniperus sabina* L. besitzt aus 3 oder 4, seltener aus 1 oder 2 Fruchtschuppen zusammengesetzte Beerenzapfen und verzweigte Idioblasten im Mesokarp.

Trocknungsverlust (V.6.22): Höchstens 15,0 Prozent, mit 1,000 g grob zerquetschter Droge durch 2 h langes Trocknen im Trockenschrank bei 100 bis 105 °C bestimmt.

Asche (V.3.2.16): Höchstens 4,0 Prozent, mit 1,00 g pulverisierter Droge bestimmt.

Gehaltsbestimmung

Ätherisches Öl (V.4.5.8): Bestimmung mit 20,0 g der leicht zerquetschten Droge und 200 ml Wasser als Destillationsflüssigkeit in einem 500-ml-Rundkolben; Destillation 90 min lang bei 3 bis 4 ml in der Minute; 0,5 ml Xylol *R* als Vorlage.

Lagerung

Vor Licht geschützt; als Pulver höchstens 24 h lang.

Gebleichtes Wachs

Cera alba

Gebleichtes Wachs wird durch Bleichen von gelbem Bienenwachs gewonnen.

Eigenschaften

Stücke oder Platten, weiß bis gelblichweiß, in dünner Schicht durchscheinend. Der Bruch ist feinkörnig, matt, aber nicht kristallin. Bei Handwärme entsteht eine weiche, knetbare Masse. Im Geruch ähnlich wie gelbes Wachs, nur schwächer und niemals ranzig. Die Substanz ist ohne Geschmack und bleibt nicht an den Zähnen haften. Sie ist praktisch unlöslich in Wasser, teilweise löslich in heißem Ethanol 90 % (V/V) und Ether, vollständig löslich in fetten und ätherischen Ölen.

Die relative Dichte beträgt etwa 0,96.

Prüfung auf Reinheit

Tropfpunkt (V.6.11.4): 61 bis 65 °C. Die Substanz wird durch Erwärmen auf dem Wasserbad geschmolzen, auf eine Glasplatte gegossen und bis zur halbfesten Konsistenz erkalten gelassen. Der Metallnippel wird durch Eindrücken seines weiten Endes in das Wachs gefüllt und dieser Vorgang so lange wiederholt, bis Wachs aus der engen Öffnung des Nippels austritt. Der Überschuß wird mittels Spatel entfernt und unmittelbar danach das Thermometer angebracht. Überschüssiges Wachs wird entfernt und die so vorbereitete Apparatur vor der Bestimmung des Tropfpunktes 12 h lang bei Raumtemperatur stehengelassen.

Säurezahl: 17 bis 24. In einem mit Rückflußkühler versehenen 250-ml-Erlenmeyerkolben werden 2,00 g (m g) gebleichtes Wachs mit 40 ml Xylol *R* und einigen Glaskugeln versetzt und bis zur Lösung erhitzt. Nach Zusatz von 20 ml Ethanol 96 % *R* und 0,5 ml Phenolphthalein-Lösung *R* 1 wird die heiße Lösung mit 0,5 N-ethanolischer Kaliumhydroxid-Lösung titriert. Der Endpunkt ist erreicht, wenn die rote Färbung mindestens 10 s lang bestehenbleibt (n_1 ml). Ein Blindversuch ist durchzuführen (n_2 ml).

$$\text{Säurezahl} = \frac{28{,}05\ (n_1 - n_2)}{m}$$

Esterzahl (V.3.4.2): 70 bis 80.

Verhältnis von Esterzahl zu Säurezahl: 3,3 bis 4,3.

Verseifungszahl: 87 bis 104. In einem mit Rückflußkühler versehenen 250-ml-Erlenmeyerkolben werden 2,00 g (m g) Substanz mit 30 ml einer Mischung von gleichen Teilen Xylol *R* und Ethanol 96 % *R* sowie einigen Glaskugeln versetzt und bis zur Lösung erhitzt. Nach Zugabe von 25,0 ml 0,5 N-ethanolischer Kaliumhydroxid-Lösung wird 3 h lang unter Rückflußkühlung erhitzt. Die noch heiße Lösung wird nach Zusatz von 1 ml Phenolphthalein-Lösung *R* 1 als Indikator sofort mit 0,5 N-Salzsäure titriert (n_1 ml). Während der Titration wird die Lösung einige Male zum Sieden erhitzt. Ein Blindversuch ist durchzuführen (n_2 ml).

$$\text{Verseifungszahl} = \frac{28{,}05\ (n_2 - n_1)}{m}$$

Ceresin, Paraffine und andere Wachse: In einem 100-ml-Rundkolben werden 3,0 g Substanz mit 30 ml einer 4prozentigen Lösung (*m*/V) von Kaliumhydroxid *R* in aldehydfreiem Ethanol 96 % *R* versetzt und 2 h lang unter Rückflußkühlung in schwachem Sieden gehalten. Der Kühler wird entfernt und sofort ein Thermometer eingebracht. Der Kolben wird in Wasser von 80 °C gestellt und ständig umgeschwenkt. Ein Niederschlag darf erst auftreten, wenn die Temperatur auf 65 °C abgesunken ist; die Lösung kann jedoch opaleszieren.

Glycerol und andere Polyole: Höchstens 0,5 Prozent (*m*/*m*), berechnet als Glycerol. 0,20 g Substanz werden mit 10 ml ethanolischer Kaliumhydroxid-Lösung 3 % *R* in einem Wasserbad 30 min lang unter Rückflußkühlung erhitzt. Nach Zugabe von 50 ml Schwefelsäure 10 % *R* wird abgekühlt und filtriert. Behältnis und Filter werden mit Schwefelsäure 10 % *R* gewaschen, Filtrat und Waschflüssigkeit vereinigt und mit Schwefelsäure 10 % *R* zu 100,0 ml verdünnt. 1,0 ml dieser Lösung wird in einem Reagenzglas mit 0,5 ml einer 1,07prozentigen Lösung (*m*/V) von Natriumperiodat *R* gemischt und 5 min lang stehengelassen. Nun wird mit 1,0 ml Schiffs Reagenz *R* vermischt, wobei jeglicher Niederschlag verschwindet. Das Reagenzglas wird in ein Becherglas mit Wasser von 40 °C gestellt und während des Abkühlens 10 bis 15 min lang beobachtet. Eine auftretende bläulichviolette Färbung darf nicht stärker sein als die einer gleichzeitig und auf dieselbe Weise hergestellten Referenzlösung mit 1,0 ml einer 0,001prozentigen Lösung (*m*/V) von Glycerol *R* in Schwefelsäure 10 % *R*.

Lagerung

Vor Licht geschützt.

Gelbes Wachs

Cera flava

Gelbes Wachs ist das durch Ausschmelzen der entleerten Waben der Honigbiene *(Apis mellifera* L.) mit heißem Wasser gewonnene und von fremden Bestandteilen gereinigte Wachs.

Eigenschaften

Stücke oder Platten, gelblich bis lichtbraun mit feinkörnigem, mattem, aber nicht kristallinem Bruch. Bei Handwärme entsteht eine weiche, knetbare Masse. Geruch schwach und charakteristisch nach Honig. Die Substanz ist ohne Geschmack und bleibt nicht an den Zähnen haften. Sie ist praktisch unlöslich in Wasser, teilweise löslich in heißem Ethanol 90 % (V/V) und Ether, vollständig löslich in fetten und ätherischen Ölen.

Die relative Dichte beträgt etwa 0,96.

Prüfung auf Reinheit

Tropfpunkt (V.6.11.4): 61 bis 65 °C. Die Substanz wird durch Erwärmen auf dem Wasserbad geschmolzen, auf eine Glasplatte gegossen und bis zur halbfesten Konsistenz erkalten gelassen. Der Metallnippel wird durch Eindrücken seines weiten Endes in das Wachs gefüllt und dieser Vorgang so lange wiederholt, bis Wachs aus der engen Öffnung des Nippels austritt. Der Überschuß wird mittels Spatel entfernt und unmittelbar danach das Thermometer angebracht. Überschüssiges Wachs wird entfernt und die so vorbereitete Apparatur vor der Bestimmung des Tropfpunktes 12 h lang bei Raumtemperatur stehengelassen.

Säurezahl: 17 bis 22. In einem mit Rückflußkühler versehenen 250-ml-Erlenmeyerkolben werden 2,00 g (m g) Substanz mit 40 ml Xylol *R* und einigen Glaskugeln versetzt und bis zur Lösung erhitzt. Nach Zusatz von 20 ml Ethanol 96 % *R* und 0,5 ml Phenolphthalein-Lösung *R* 1 wird die heiße Lösung mit 0,5 N-ethanolischer Kaliumhydroxid-Lösung titriert. Der Endpunkt ist erreicht, wenn die rote Färbung mindestens 10 s lang bestehenbleibt (n_1 ml). Ein Blindversuch ist durchzuführen (n_2 ml).

$$\text{Säurezahl} = \frac{28{,}05\,(n_1 - n_2)}{m}$$

Esterzahl (V.3.4.2): 70 bis 80.

Verhältnis von Esterzahl zu Säurezahl: 3,3 bis 4,3.

Verseifungszahl: 87 bis 102. In einem mit Rückflußkühler versehenen 250-ml-Erlenmeyerkolben werden 2,00 g (m g) Substanz mit 30 ml einer Mischung von gleichen Teilen Xylol *R* und Ethanol 96 % *R* sowie einigen Glaskugeln versetzt und bis zur Lösung erhitzt. Nach Zugabe von 25,0 ml 0,5 N-ethanolischer Kaliumhydroxid-Lösung wird 3 h lang unter Rückflußkühlung erhitzt. Die noch heiße Lösung wird nach Zusatz von 1 ml Phenolphthalein-Lösung *R* 1 als Indikator sofort mit 0,5 N-Salzsäure titriert (n_1 ml). Während der Titration wird die Lösung einige Male zum Sieden erhitzt. Ein Blindversuch ist durchzuführen (n_2 ml).

$$\text{Verseifungszahl} = \frac{28{,}05\,(n_2 - n_1)}{m}$$

Ceresin, Paraffine und andere Wachse: In einem 100-ml-Rundkolben werden 3,0 g Substanz mit 30 ml einer 4prozentigen Lösung (*m*/V) von Kaliumhydroxid *R* in aldehydfreiem Ethanol 96 % *R* versetzt und 2 h lang unter Rückfluß in schwachem Sieden gehalten. Der Kühler wird entfernt und sofort ein Thermometer eingebracht. Der Kolben wird in Wasser von 80 °C eingestellt und ständig umgeschwenkt. Ein Niederschlag darf erst auftreten, wenn die Temperatur auf 65 °C abgesunken ist, die Lösung kann jedoch opaleszieren.

Glycerol und andere Polyole: Höchstens 0,5 Prozent (*m*/*m*), berechnet als Glycerol. 0,20 g Substanz werden mit 10 ml ethanolischer Kaliumhydroxid-Lösung 3 % *R* in einem Wasserbad 30 min lang unter Rückflußkühlung erhitzt. Nach Zugabe von 50 ml Schwefelsäure 10 % *R* wird abgekühlt und filtriert. Behältnis und Filter werden mit Schwefelsäure 10 % *R* gewaschen, Filtrat und Waschflüssigkeit vereinigt und mit Schwefelsäure 10 % *R* zu 100,0 ml verdünnt. 1,0 ml dieser Lösung wird in einem Reagenzglas mit 0,5 ml einer 1,07prozentigen Lösung (*m*/V) von Natriumperiodat *R* gemischt und 5 min lang stehengelassen. Nun wird mit 1,0 ml Schiffs Reagenz *R* vermischt, wobei jeglicher Niederschlag verschwindet. Das Reagenzglas wird in ein Becherglas mit Wasser von 40 °C gestellt und während des Abkühlens 10 bis 15 min lang beobachtet. Eine auftretende bläulichviolette Färbung darf nicht stärker sein als die einer gleichzeitig und auf dieselbe Weise hergestellten Referenzlösung mit 1,0 ml einer 0,001prozentigen Lösung (*m*/V) von Glycerol *R* in Schwefelsäure 10 % *R*.

Lagerung

Vor Licht geschützt.

Gereinigtes Wasser

Aqua purificata

H_2O M_r 18,02

Gereinigtes Wasser wird aus Trinkwasser durch Destillation, unter Verwendung von Ionenaustauschern oder nach einer anderen geeigneten Methode hergestellt.

Eigenschaften

Klare, farblose Flüssigkeit ohne Geruch und Geschmack.

Prüfung auf Reinheit

Sauer oder alkalisch reagierende Substanzen: In einem Kolben aus Borosilikatglas werden 10 ml Substanz frisch ausgekocht und abgekühlt und mit 0,05 ml Methylrot-Lösung *R* versetzt. Die Lösung darf sich nicht rot färben. 10 ml Substanz werden mit 0,1 ml Bromthymolblau-Lösung *R*1 versetzt. Die Lösung darf sich nicht blau färben.

Oxidierbare Stoffe: 100 ml Substanz werden mit 10 ml Schwefelsäure 10 % *R* und 0,1 ml 0,1 N-Kaliumpermanganat-Lösung 5 min lang gekocht. Die Lösung muß leicht rosa gefärbt bleiben.

Chlorid: Die Mischung von 10 ml Substanz, 1 ml Salpetersäure 12,5 % *R* und 0,2 ml Silbernitrat-Lösung *R* 2 darf sich innerhalb von 15 min nicht verändern.

Nitrat: In einem Reagenzglas, welches in Eiswasser taucht, werden 5 ml Substanz mit 0,4 ml einer 10prozentigen Lösung (*m*/V) von Kaliumchlorid *R*, 0,1 ml Diphenylamin-Lösung *R* und tropfenweise unter Umschütteln mit 5 ml Schwefelsäure 96 % *R* versetzt. Das Reagenzglas wird in ein Wasserbad von 50 °C gestellt. Nach 15 min darf eine Blaufärbung nicht stärker sein als diejenige einer gleichzeitig unter gleichen Bedingungen hergestellten Mischung von 4,5 ml nitratfreiem Wasser *R* und 0,5 ml Nitrat-Lösung (2 ppm NO_3) *R* (0,2 ppm).

Sulfat: 10 ml Substanz werden mit 0,1 ml Salzsäure 7 % *R* und 0,1 ml Bariumchlorid-Lösung *R* 1 versetzt. Die Lösung muß mindestens 1 h lang unverändert bleiben.

Ammonium: 20 ml Substanz werden mit 1 ml Neßlers Reagenz *R* versetzt. Nach 5 min darf die Lösung in vertikaler Durchsicht nicht stärker gefärbt sein als die gleichzeitig hergestellte Mischung von 4 ml Ammonium-Lösung (1 ppm NH_4) *R* und 16 ml ammoniumfreiem Wasser *R*, die mit 1 ml Neßlers Reagenz *R* versetzt ist (0,2 ppm).

Calcium, Magnesium: Werden 100 ml Substanz mit 2 ml Ammoniumchlorid-Pufferlösung *p*H 10,0 *R*, 50 mg Eriochromschwarz-T-Verreibung *R* und 0,5 ml 0,01 M-Natriumedetat-Lösung versetzt, muß eine reine Blaufärbung entstehen.

Schwermetalle (V.3.2.8): 150 ml Substanz werden in einer Abdampfschale auf dem Wasserbad auf 15 ml eingeengt. 12 ml der eingeengten Lösung müssen der Grenzprüfung A auf Schwermetalle entsprechen (0,1 ppm). Zur Herstellung der Referenzlösung wird die Blei-Lösung (1 ppm Pb) *R* verwendet.

Verdampfungsrückstand: Höchstens 0,001 Prozent (*m*/V). 100 ml Substanz werden auf dem Wasserbad eingedampft. Der im Trockenschrank bei 100 bis 105 °C getrocknete Rückstand darf höchstens 1 mg betragen.

Wasser für Injektionszwecke

Aqua ad iniectabilia

H_2O M_r 18,02

Wasser für Injektionszwecke ist Wasser, das zur Herstellung von Arzneimitteln zur parenteralen Anwendung bestimmt ist, deren Lösungsmittel Wasser ist (Wasser für Injektionszwecke in Großgebinden) oder das zum Verdünnen oder Lösen von Arzneimitteln zur parenteralen Anwendung unmittelbar vor Gebrauch dient (sterilisiertes Wasser für Injektionszwecke).

Wasser für Injektionszwecke in Großgebinden

Wasser für Injektionszwecke in Großgebinden wird aus Trinkwasser oder gereinigtem Wasser gewonnen, das in einer Apparatur destilliert wird, bei der die mit Wasser in Berührung kommenden Teile aus Neutralglas, Quarz oder einem geeigneten Metall bestehen. Die Apparatur muß so gebaut sein, daß ein Übergehen von Tröpfchen verhindert wird und bei sachgemäßer Handhabung pyrogenfreies Wasser erhalten wird. Das erste Destillat nach Inbetriebnahme der Apparatur wird verworfen. Das Destillat muß unter Bedingungen aufgefangen und gelagert werden, die jegliche Kontamination, insbesondere mit Mikroorganismen, ausschließen.

Wasser für Injektionszwecke in Großgebinden ist eine klare, farblose, geruchlose, pyrogenfreie Flüssigkeit ohne Geschmack. Die Substanz muß der „Prüfung auf Reinheit" der Monographie **Gereinigtes Wasser (Aqua purificata)** entsprechen.

Sterilisiertes Wasser für Injektionszwecke

Sterilisiertes Wasser für Injektionszwecke ist Wasser für Injektionszwecke, das in geeigneten Behältnissen[1)] aufgefangen wurde, die verschlossen und durch Hitze sterilisiert werden. Die Bedingungen müssen so sein, daß pyrogenfreies Wasser erhalten wird.

Wird die Substanz unter optimalen visuellen Bedingungen geprüft, muß sie klar, farblos und praktisch frei von Schwebeteilchen sein. Die Behältnisse müssen eine ausreichende Menge Wasser enthalten, um das Nennvolumen entnehmen zu können.

Prüfung auf Reinheit

Die Substanz muß der ,,Prüfung auf Reinheit" der Monographie **Gereinigtes Wasser** entsprechen mit folgenden Änderungen für die Prüfung auf ,,Chlorid" (wenn das Nennvolumen des Behältnisses 100 ml oder weniger beträgt), auf ,,Sauer oder alkalisch reagierende Substanzen, ,,Oxidierbare Substanzen" und ,,Verdampfungsrückstand". Die Substanz muß zusätzlich der ,,Prüfung auf Sterilität" und der ,,Prüfung auf Pyrogene" entsprechen.

Sauer oder alkalisch reagierende Substanzen: 20 ml Substanz werden mit 0,05 ml Phenolrot-Lösung *R* versetzt. Ist die Lösung gelb gefärbt, muß sie nach Zusatz von 0,1 ml 0,01 N-Natriumhydroxid-Lösung rot gefärbt sein. Ist die Lösung rot gefärbt, muß sie nach Zusatz von 0,15 ml 0,01 N-Salzsäure gelb gefärbt sein.

Oxidierbare Substanzen: 100 ml Substanz werden mit 10 ml Schwefelsäure 10 % *R* zum Sieden erhitzt. Nach Zusatz von 0,2 ml 0,1 N-Kaliumpermanganat-Lösung wird 5 min lang gekocht. Eine leichte Rosafärbung muß bestehenbleiben.

Chlorid (V.3.2.4): In Behältnissen mit einem Nennvolumen von 100 ml oder weniger müssen 15 ml Substanz der Grenzprüfung auf Chlorid entsprechen (0,5 ppm). Zur Herstellung der Referenzlösung wird eine Mischung von 1,5 ml Chlorid-Lösung (5 ppm Cl) *R* und 13,5 ml Wasser verwendet. Die Lösungen werden in vertikaler Durchsicht geprüft.

Verdampfungsrückstand: 100 ml Substanz werden auf dem Wasserbad zur Trockne eingedampft und der Rückstand im Trockenschrank bei 100 bis 105 °C getrocknet. Bei Behältnissen mit einem Nennvolumen von 10 ml oder weniger darf der Rückstand höchstens 4 mg (0,004 Prozent (*m*/V)) betragen. Bei Behältnissen mit einem Nennvolumen über 10 ml darf der Rückstand höchstens 3 mg (0,003 Prozent (*m*/V)) betragen.

Sterilität (V.2.1.1): Die Substanz muß der ,,Prüfung auf Sterilität" entsprechen.

Pyrogene (V.2.1.4): Die Prüfung muß durchgeführt werden bei Behältnissen mit einem Nennvolumen von 15 ml und mehr oder wenn das Etikett die Bezeichnung ,,Pyrogenfrei" trägt. Die Prüfung erfolgt mit Substanz, die aus einer für die Charge repräsentativen Anzahl von Behältnissen entnommen wurde. Je Kilogramm Körpermasse eines Kaninchens werden 10 ml Substanz, die zuvor mit pyrogenfreiem Natriumchlorid isotonisch gemacht wurden, injiziert.

[1)] Die Behältnisse zur Lagerung des sterilisierten Wassers für Injektionszwecke bestehen aus Glas (VI.2.1) oder aus einem anderen geeigneten Material.

Tritiertes [^{3}H]Wasser-Injektionslösung

Aquae tritiatae [^{3}H] solutio iniectabilis

Tritiertes [^{3}H]Wasser-Injektionslösung ist Wasser für Injektionszwecke, in dem ein Teil der Wassermoleküle Tritiumatome an Stelle von Protiumatomen enthalten. Sie kann durch Zusatz von Natriumchlorid isotonisch gemacht sein. [^{3}H]Tritium kann durch Neutronenbestrahlung von Lithium erhalten werden. Die Injektionslösung enthält mindestens 90,0 und höchstens 110,0 Prozent der deklarierten Tritiumradioaktivität zu dem auf der Beschriftung angegebenen Zeitpunkt.

Eigenschaften

Klare, farblose Flüssigkeit.

Tritium hat eine Halbwertszeit von 12,3 Jahren und emittiert Betastrahlen.

Prüfung auf Identität

Das Betaspektrum wird mit der unter Prüfung „Radionukleare Reinheit" (siehe „Prüfung auf Reinheit") vorgeschriebenen Methode gemessen. Das Spektrum weicht von dem eines Tritierten [^{3}H]Wassers[1] als Referenzsubstanz nicht signifikant ab. Die Maximalenergie der Betastrahlung beträgt 0,019 MeV.

Prüfung auf Reinheit

***p*H-Wert** (V.6.3.1): Der *p*H-Wert der Injektionslösung muß zwischen 4,5 und 7,0 liegen.

Radionukleare Reinheit

a) 100 µl einer geeigneten Verdünnung der Injektionslösung werden mit 10 ml einer Szintillationsflüssigkeit aus 1000 ml Dioxan *R*, 100 g Naphthalin *R*, 7 g Diphenyloxazol *R* und 0,3 g Methylphenyloxazolylbenzol *R* gemischt. Die Reagenzien müssen eine für Flüssigkeit-Szintillation geeignete Qualität besitzen. Die Radioaktivität der Mischung wird in einem mit einem Diskriminator ausgestatteten Flüssigkeit-Szintillationszähler gemessen. Die Zählrate sollte bei der niedrigsten Einstellung des Diskriminators etwa 5000 Impulse je Sekunde betragen. Die Zählrate wird bei verschiedenen Diskriminatoreinstellungen ermittelt. Für jede Messung werden mindestens 10 000 Impulse über einen Zeitraum von mindestens einer Minute gemessen. Die Zählrate eines Tritierten [^{3}H]Wassers als Referenzsubstanz mit etwa der gleichen Aktivität wird unter denselben Bedingungen sofort bestimmt. Die Impulszahl für jede Diskriminatoreinstellung, korrigiert für die Untergrundaktivität, wird gegen die Diskriminatoreinstellung (in willkürlichen Einheiten auf der Abszisse) auf halblogarithmisches Papier aufgetragen. Der zwischen den beiden Kurven zu beobachtende vertikale Abstand ist konstant. Sie folgen der mathematischen Beziehung:

$$\frac{\frac{A_1}{B_1} - \frac{A_2}{B_2}}{\frac{A_1}{B_1}} \cdot 100 < 20$$

A_1 = aufgezeichnete Radioaktivität der Referenzzubereitung bei niedrigster Diskriminatoreinstellung
B_1 = aufgezeichnete Radioaktivität für die Injektionslösung bei der niedrigsten Diskriminatoreinstellung
A_2 = aufgezeichnete Radioaktivität der Referenzzubereitung einer Diskriminatoreinstellung, entsprechend $A_2 \approx A_1 \cdot 10^{-3}$
B_2 = aufgezeichnete Radioaktivität der Injektionslösung bei der zuletzt beschriebenen Diskriminatoreinstellung.

b) Das Gammaspektrum wird aufgezeichnet. Das Gerät darf nur Untergrundaktivität registrieren.

Radiochemische Reinheit: Eine etwa 2 µCi (74 kBq) entsprechende Menge der Injektionslösung wird mit Wasser zu 50 ml verdünnt. Diese Verdünnung wird in eine nur aus Glas bestehende Destillationsapparatur, wie sie für die Bestimmung des Destillationsbereiches (V.6.8) verwendet wird, gebracht. Die radioaktive Konzentration wird, wie in der Monographie **Radioaktive Arzneimittel (Radiopharmaceutica)** beschrieben, bestimmt. Die Destillation wird so lange fortgesetzt, bis etwa 25 ml Destillat übergegangen sind. Dabei müssen Vorsichtsmaßnahmen getroffen werden, um eine Kontamination der Luft zu vermeiden. Wenn die Untersuchung in einem Abzug durchgeführt wird, sollte das Gerät vor Zugluft geschützt sein. Die radioaktive Konzentration des Destillats und der im Destillationskolben zurückbleibenden Flüssigkeit werden bestimmt. Die nach der Destillation bestimmten radioaktiven Konzentrationen unterscheiden sich höchstens um 5 Prozent von den vor der Destillation ermittelten Werten.

Sterilität: Die Injektionslösung muß der in der Monographie **Radioaktive Arzneimittel** vorgeschriebenen „Prüfung auf Sterilität" entsprechen.

---

[1] Tritiertes [^{3}H]Wasser-Referenzlösung kann von der Physikalisch-Technischen Bundesanstalt, Bundesallee 100, 3300 Braunschweig, bezogen werden.

Radioaktivität

Die Radioaktivität wird mit einem Flüssigkeit-Szintillationszähler, wie in der Monographie **Radioaktive Arzneimittel** vorgeschrieben, bestimmt.

Lagerung

Entsprechend **Radioaktive Arzneimittel.**

Beschriftung

Entsprechend **Radioaktive Arzneimittel.**

Wasserstoffperoxid-Lösung 30 %

Hydrogenii peroxidum 30 per centum

Wasserstoffperoxid-Lösung 30 % enthält mindestens 29,0 und höchstens 31,0 Prozent *(m/m)* H_2O_2 (M_r 34,01) entsprechend etwa 100 Volumteilen Sauerstoff. Die Lösung kann einen geeigneten Stabilisator enthalten.

Eigenschaften

Farblose, klare Flüssigkeit.

Prüfung auf Identität

A. Wird 1 ml Substanz vorsichtig mit 0,1 ml Natriumhydroxid-Lösung 8,5 % *R* versetzt, zersetzt sie sich unter starkem Aufbrausen.

B. Werden 0,05 ml Substanz mit 2 ml Schwefelsäure 10 % *R*, 2 ml Ether *R* und 0,05 ml Kaliumchromat-Lösung *R* geschüttelt, färbt sich die Etherschicht tiefblau.

Prüfung auf Reinheit

Sauer reagierende Substanzen: 10 ml Substanz werden mit 100 ml Wasser und 0,25 ml Methylrot-Lösung *R* versetzt. Bis zum Farbumschlag müssen mindestens 0,05 ml und dürfen höchstens 0,5 ml 0,1 N-Natriumhydroxid-Lösung verbraucht werden.

Organische Stabilisatoren: Höchstens 500 ppm. 20 ml Substanz werden mit 10 ml Chloroform *R* und zweimal mit je 5 ml Chloroform *R* ausgeschüttelt. Die vereinigten Chloroformphasen werden im Vakuum bei einer 25 °C nicht übersteigenden Temperatur eingedampft. Der im Exsikkator getrocknete Rückstand darf höchstens 10 mg betragen.

Nichtflüchtige Substanzen: Höchstens 0,2 Prozent *(m/V)*. 10 ml Substanz werden in einem Platintiegel der Zersetzung überlassen; falls erforderlich, wird dabei gekühlt. Die Lösung wird auf dem Wasserbad zur Trockne eingedampft. Der bei 100 bis 105 °C getrocknete Rückstand darf höchstens 20 mg betragen.

Gehaltsbestimmung

1,00 g Substanz wird mit Wasser zu 100,0 ml verdünnt. 10,0 ml dieser Lösung werden mit 20 ml Schwefelsäure 10 % *R* versetzt und mit 0,1 N-Kaliumpermanganat-Lösung bis zur Rosafärbung titriert.

1 ml 0,1 N-Kaliumpermanganat-Lösung entspricht 1,701 mg H_2O_2 oder 0,56 ml Sauerstoff.

Lagerung

Vor Licht geschützt; wenn die Lösung keinen Stabilisator enthält, unterhalb 15 °C.

Beschriftung

Wenn die Lösung einen Stabilisator enthält, muß dies auf der Beschriftung angegeben sein.

Hinweis

Konzentrierte Wasserstoffperoxid-Lösung zersetzt sich stark bei Berührung mit oxidierbaren, organischen Substanzen, beim Kontakt mit bestimmten Metallen und in alkalischer Lösung.

Falls aus konzentrierter Wasserstoffperoxid-Lösung verdünnte Lösungen zu bereiten sind, muß die verdünnte Lösung durch Zusatz von Phosphorsäure auf die Acidität der **Wasserstoffperoxid-Lösung 3 % (Hydrogenii peroxidum 3 per centum)** eingestellt werden.

Vorsichtig zu lagern!

Wasserstoffperoxid-Lösung 3 %

Hydrogenii peroxidum 3 per centum

Wasserstoffperoxid-Lösung 3 % enthält mindestens 2,5 und höchstens 3,5 Prozent *(m/m)* H_2O_2 (M_r 34,01) entsprechend etwa 10 Volumteilen Sauerstoff. Die Lösung kann einen geeigneten Stabilisator enthalten.

Eigenschaften

Farblose, klare Flüssigkeit.

Prüfung auf Identität

A. Wird 1 ml Substanz vorsichtig mit 0,1 ml Natriumhydroxid-Lösung 8,5 % *R* versetzt, zersetzt sie sich unter Aufbrausen.

B. Werden 0,05 ml Substanz mit 2 ml Schwefelsäure 10 % *R*, 2 ml Ether *R* und 0,05 ml Kaliumchromat-Lösung *R* geschüttelt, färbt sich die Etherschicht tiefblau.

Prüfung auf Reinheit

Sauer reagierende Substanzen: 10 ml Substanz werden mit 20 ml Wasser und 0,25 ml Methylrot-Lösung *R* versetzt. Bis zum Farbumschlag müssen mindestens 0,05 ml und darf höchstens 1,0 ml 0,1 N-Natriumhydroxid-Lösung verbraucht werden.

Organische Stabilisatoren: Höchstens 250 ppm. 20 ml Substanz werden mit 10 ml Chloroform *R* und zweimal mit je 5 ml Chloroform *R* ausgeschüttelt. Die vereinigten Chloroformauszüge werden im Vakuum bei einer 25 °C nicht übersteigenden Temperatur eingedampft. Der im Exsikkator getrocknete Rückstand darf höchstens 5 mg betragen.

Nichtflüchtige Substanzen: Höchstens 0,2 Prozent (*m*/V). 10 ml Substanz werden in einem Platintiegel der Zersetzung überlassen. Die Lösung wird auf dem Wasserbad zur Trockne eingedampft. Der bei 100 bis 105 °C getrocknete Rückstand darf höchstens 20 mg betragen.

Gehaltsbestimmung

10,0 g Substanz werden mit Wasser zu 100,0 ml verdünnt. 10,0 ml dieser Lösung werden mit 20 ml Schwefelsäure 10 % *R* versetzt und mit 0,1 N-Kaliumpermanganat-Lösung bis zur Rosafärbung titriert.

1 ml 0,1 N-Kaliumpermanganat-Lösung entspricht 1,701 mg H_2O_2 oder 0,56 ml Sauerstoff.

Lagerung

Vor Licht geschützt; wenn die Lösung keinen Stabilisator enthält, unterhalb 15 °C.

Beschriftung

Wenn die Lösung einen Stabilisator enthält, muß dies auf der Beschriftung angegeben sein.

Hinweis

Die Lösung zersetzt sich bei Berührung mit oxidierbaren, organischen Substanzen, beim Kontakt mit bestimmten Metallen und in alkalischer Lösung.

Weinsäure

Acidum tartaricum

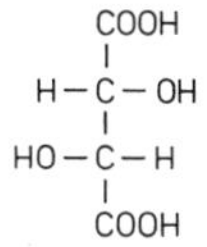

$C_4H_6O_6$ M_r 150,1

Weinsäure enthält mindestens 99,5 und höchstens 101,0 Prozent (2*R*,3*R*)-2,3-Dihydroxybernsteinsäure, berechnet auf die getrocknete Substanz.

Eigenschaften

Weißes bis fast weißes, kristallines Pulver oder farblose Kristalle; sehr leicht löslich in Wasser, leicht löslich in Ethanol.

Prüfung auf Identität

A. Die Prüflösung (siehe ,,Prüfung auf Reinheit") ist stark sauer (V.6.3.2).

B. Die Substanz gibt die Identitätsreaktionen auf Tartrat (V.3.1.1).

Prüfung auf Reinheit

Prüflösung: 5,0 g Substanz werden in destilliertem Wasser zu 50 ml gelöst.

Aussehen der Lösung: Die Prüflösung muß klar (V.6.1) und darf nicht stärker gefärbt sein als die Farbvergleichslösung G_6 (V.6.2, Methode II).

Spezifische Drehung (V.6.6): 5,00 g Substanz werden in Wasser zu 25,0 ml gelöst. Die spezifische Drehung muß zwischen +12,0 und +12,8° liegen.

Oxalsäure: 0,80 g Substanz werden in 4 ml Wasser gelöst. Nach Zusatz von 3 ml Salzsäure 36 % *R* und 1 g Zink *R* als Granulat wird 1 min lang zum Sieden erhitzt und 2 min lang stehengelassen. Die Lösung wird in ein Reagenzglas, das 0,25 ml einer 1prozentigen Lösung (*m*/V) von Phenylhydrazinhydrochlorid *R* enthält, dekantiert und zum Sieden erhitzt. Nach raschem Abkühlen wird die Lösung in einen Meßzylinder gegossen, mit der gleichen Menge Salzsäure 36 % *R* und mit 0,25 ml einer 5prozentigen Lösung (*m*/V) von Kaliumhexacyanoferrat(III) *R* versetzt, geschüttelt und 30 min lang stehengelassen. Die Lösung darf nicht stärker rosa gefärbt sein als eine gleichzeitig unter gleichen Bedingungen hergestellte Referenzlösung mit 4 ml einer 0,01prozentigen Lösung (*m*/V) von Oxalsäure *R* (350 ppm, berechnet als wasserfreie Oxalsäure).

Chlorid (V.3.2.4): 5 ml Prüflösung, mit Wasser zu 15 ml verdünnt, müssen der Grenzprüfung auf Chlorid entsprechen (100 ppm).

Sulfat (V.3.2.13): 10 ml Prüflösung, mit destilliertem Wasser zu 15 ml verdünnt, müssen der Grenzprüfung auf Sulfat entsprechen (150 ppm).

Calcium (V.3.2.3): 5 ml Prüflösung, mit 10 ml einer 5,0prozentigen Lösung (*m*/V) von Natriumacetat *R* in destilliertem Wasser versetzt, müssen der Grenzprüfung auf Calcium entsprechen (200 ppm).

Schwermetalle (V.3.2.8): 2,0 g Substanz müssen der Grenzprüfung C auf Schwermetalle entsprechen (10 ppm). Zur Herstellung der Referenzlösung werden 2 ml Blei-Lösung (10 ppm Pb) *R* verwendet.

Trocknungsverlust (V.6.22): Höchstens 0,2 Prozent, mit 1,000 g Substanz durch Trocknen im Trockenschrank bei 100 bis 105 °C bestimmt.

Sulfatasche (V.3.2.14): Höchstens 0,1 Prozent, mit 1,0 g Substanz bestimmt.

Gehaltsbestimmung

0,650 g Substanz werden in 25 ml Wasser gelöst. Nach Zusatz von 0,5 ml Phenolphthalein-Lösung *R* wird mit 1 N-Natriumhydroxid-Lösung bis zur Rosafärbung titriert.

1 ml 1 N-Natriumhydroxid-Lösung entspricht 75,05 mg $C_4H_6O_6$.

Weißdornblätter mit Blüten

Crataegi folium cum flore

Weißdornblätter mit Blüten bestehen aus den getrockneten, bis etwa 7 cm langen, blühenden Zweigspitzen von *Crataegus monogyna* JAQUIN emend. LINDMAN oder *Crataegus laevigata* (POIRET) DE CANDOLLE (Synonym: *Crataegus oxyacantha* L. p.p. et duct.), seltener von anderen europäischen *Crataegus*-Arten wie *Crataegus pentagyna* WALDSTEIN et KITAIBEL ex WILLDENOW, *Crataegus nigra* WALDSTEIN et KITAIBEL, *Crataegus azarolus* L. Sie enthalten mindestens 0,7 Prozent Flavonoide, berechnet als Hyperosid ($C_{21}H_{20}O_{12}$; M_r 464,4).

Beschreibung

Die Droge hat einen schwachen, eigenartigen Geruch und einen schwach süßlichen bis leicht bitteren, etwas adstringierenden Geschmack. Die Droge besteht aus den dunkelbraunen, holzigen, etwa 1 bis höchstens 2,5 mm dicken Stengelstücken, die in wechselständiger Anordnung gestielte Laubblätter mit kleinen, oft abgefallenen Nebenblättern und am Ende zahlreiche, zu Trugdolden angeordnete weiße Blüten tragen. Die Blätter sind mehr oder weniger stark gelappt und am Rande leicht bis kaum gesägt. Bei *Crataegus laevigata* sind sie stumpf

3- bis 5- bis 7lappig, mit kurzen, höchstens bis zur Mitte jeder Blatthälfte reichenden Einschnitten; bei *Crataegus monogyna* sind sie tief, bis nahe an die Mittelrippe eingeschnitten mit 3 bis 5 spitzen Lappen. Die Blattoberseite ist dunkler grün bis bräunlichgrün, die Unterseite heller graugrün mit auffallender enger Netznervatur und leicht hervortretenden Hauptnerven. Die Blätter von *Crataegus laevigata, Crataegus monogyna* und *Crataegus pentagyna* sind kahl bis zerstreut behaart, die von *Crataegus nigra* und *Crataegus azarolus* dicht behaart.

Die Blüten besitzen einen bräunlichgrünen Achsenbecher, an dessen oberem Rand 5 dreieckige Kelchzipfel, 5 freie, gelblichweiße bis bräunliche, rundliche bis breit eiförmige, kurz genagelte Kronblätter und zahlreiche Staubblätter stehen. Der mit dem Achsenbecher verwachsene Fruchtknoten trägt 1 bis 5 lange Griffel und enthält ebenso viele Fruchtknotenfächer mit nur je einer fruchtbaren Samenanlage. *Crataegus monogyna* besitzt 1, *Crataegus laevigata* 2 bis 3, *Crataegus azarolus* 2 bis 3, mitunter nur 1, *Crataegus nigra* und *Crataegus pentagyna* 5, selten 4 Griffel und Fruchtknotenfächer.

Mikroskopische Merkmale: Die Unterseite der Laubblätter führt sehr zahlreiche große Spaltöffnungen vom anomocytischen Typ (V.4.3). Ihre Epidermiszellen sind gerundet-polygonal, stellenweise mit schwacher, welliger Kutikularstreifung. Die Epidermis der Blattoberseite besteht aus unregelmäßig polygonalen Zellen mit deutlich wellig gestreifter Kutikula und nur sehr spärlichen Spaltöffnungen vom anomocytischen Typ (V.4.3). Das Mesophyll ist bifazial mit meist 2 Lagen sehr enger Palisaden.

Die Nerven werden von Kristallzellreihen begleitet, die Einzelkristalle, seltener auch Drusen von Calciumoxalat enthalten. Kleine, etwa 10 bis 20 µm große Calciumoxalatdrusen, seltener Einzelkristalle, finden sich ferner in zahlreichen Mesophyllzellen. Die Deckhaare sind einzellig, mehr oder weniger derb- bis dickwandig und weitlumig, fast gerade bis mehr oder weniger gekrümmt bis wiederholt gewunden, stumpf oder zugespitzt und an der Basis getüpfelt. Auf den Blättern von *Crataegus monogyna, Crataegus laevigata* und *Crataegus pentagyna* sind sie nur sehr spärlich und hauptsächlich über den Nerven; bei *Crataegus nigra* und *Crataegus azarolus* finden sich auch auf den Blattflächen zahlreiche Haare. Kelch und Achsenbecher sind wie die Laubblätter gebaut, besitzen jedoch nur wenige Spaltöffnungen. Die Innenseite des Achsenbechers trägt zahlreiche Deckhaare.

Die Epidermis der Blütenblätter besteht beiderseits aus derbwandigen, abgerundet polygonalen, stark papillösen Zellen mit deutlich wellig gestreifter Kutikula. Ihr Mesophyll enthält, besonders an der Kronblattbasis und in der Nähe der Leitbündel, kleine Drusen, seltener Einzelkristalle von Calciumoxalat. Griffel und Filamente besitzen dünnwandige, langgestreckte, leicht papillöse Epidermiszellen mit quergestreifter Kutikula. Das Endothezium besitzt regelmäßige, bügelförmige Verdickungsleisten.

Die Pollenkörner sind bis 44 µm groß, abgerundet dreieckig bis elliptisch mit glatter Exine und 3 Keimporen.

Der Stengel ist von einem mehrschichtigen, dunkelrotbraunen Kork bedeckt. Das Phelloderm besteht aus kollenchymatischen Zellen mit dicken, hellen Wänden. Das anschließende Rindenparenchym führt wechselnde Mengen Drusen und Einzelkristalle von Calciumoxalat, die zum Teil in kurzen Längsreihen angeordnet sind. Außerhalb des Phloems finden sich kleine Bündel englumiger, verholzter Sklerenchymfasern, die von Kristallzellreihen begleitet werden. Das von zahlreichen kollateralen Leitbündeln gebildete Xylem bildet an den dickeren Stengelstücken einen mehr oder weniger geschlossenen, nur von 1- bis 3reihigen Markstrahlen unterbrochenen Holzring, der aus zahlreichen englumigen Spiral-, Netz- und Hoftüpfeltracheen und -tracheiden, getüpfeltem Holzparenchym und einzelnen engen Sklerenchymfasern besteht. Er umgibt ein großes, aus rundlichen, derbwandigen, getüpfelten und teilweise verholzten Zellen bestehendes Mark, das zuweilen einzelne Drusen und Einzelkristalle von Calciumoxalat enthält.

Prüfung auf Identität

Die Prüfung erfolgt mit Hilfe der Dünnschichtchromatographie (V.6.20.2) unter Verwendung einer Schicht von Kieselgel G *R*.

Untersuchungslösung: 1,0 g pulverisierte Droge (710) wird 5 min lang mit 10 ml Methanol *R* auf dem Wasserbad bei 65 °C geschüttelt. Die abgekühlte, filtrierte Lösung dient als Untersuchungslösung.

Referenzlösung: Je 1,0 mg Chlorogensäure *RN* und Kaffeesäure *R* und je 2,5 mg Hyperosid *RN* und Rutosid *R* werden in 10 ml Methanol *R* gelöst.

Auf die Platte werden getrennt 30 µl Untersuchungslösung und 10 µl Referenzlösung bandförmig (20 mm × 3 mm) aufgetragen. Die

Chromatographie erfolgt mit einer Mischung von 10 Volumteilen Wasser, 10 Volumteilen wasserfreier Ameisensäure *R*, 30 Volumteilen Ethylmethylketon *R* und 50 Volumteilen Ethylacetat *R* über eine Laufstrecke von 15 cm. Nach dem Trocknen bei 100 bis 105 °C wird die noch warme Platte mit etwa 10 ml einer 1prozentigen Lösung (*m*/V) von Diphenylboryloxyethylamin *R* in Methanol *R* (für eine 200-mm × 200-mm-Platte) und anschließend mit etwa 10 ml einer 5prozentigen Lösung (V/V) von Macrogol 400 *R* in Methanol *R* besprüht. Die Auswertung erfolgt nach etwa 30 min im ultravioletten Licht bei 365 nm. Als unterste Zone der Referenzlösung und der Untersuchungslösung ist die mittelstarke, gelbbraun fluoreszierende Rutosid-Zone zu sehen. Nach oben folgt in beiden Chromatogrammen die hellblau fluoreszierende Zone der Chlorogensäure und die intensiv gelbbraun-orange fluoreszierende Hyperosid-Zone. Direkt oberhalb der Hyperosid-Zone liegt in der Untersuchungslösung eine gleichfarbig fluoreszierende Zone. Nahe an der Fließmittelfront befindet sich eine hellblau fluoreszierende Zone. Weitere, schwächere Zonen sind im Chromatogramm der Untersuchungslösung vorhanden.

Prüfung auf Reinheit

Fremde Bestandteile (V.4.2): Höchstens 2 Prozent. Blüten anderer Gattungen dürfen nicht vorhanden sein. Blüten von *Sorbus*-Arten sind erkennbar am Fruchtknoten mit je 2 Samenanlagen im Fach. Blüten von *Prunus spinosa* L. sind erkennbar an dem frei in der Mitte des Achsenbechers stehenden Fruchtknoten, der aus nur einem Fruchtblatt entsteht, und an kleinen Knospenschuppen (Kurztrieb) am Grunde der Blütenstiele.

Trocknungsverlust (V.6.22): Höchstens 10,0 Prozent, mit 1,000 g pulverisierter Droge (355) durch 2 h langes Trocknen im Trockenschrank bei 100 bis 105 °C bestimmt.

Asche (V.3.2.16): Höchstens 9,0 Prozent, mit 1,00 g pulverisierter Droge bestimmt.

Gehaltsbestimmung

0,600 g pulverisierte Droge (250) werden in einem 100-ml-Rundkolben mit 1 ml einer 0,5prozentigen Lösung (*m*/V) von Methenamin *R*, 20 ml Aceton *R* und 2 ml Salzsäure 25 % *R* versetzt und 30 min lang unter Rückfluß zum Sieden erhitzt. Das Gemisch wird noch heiß durch wenig Watte in einen 100-ml-Meßkolben filtriert; Drogenrückstand und Watte werden im Rundkolben 2mal 10 min lang mit je 20 ml Aceton *R* unter Rückfluß zum Sieden erhitzt; die Lösungen werden noch heiß durch Watte in den Meßkolben filtriert.

Nach Abkühlen auf Raumtemperatur wird mit Aceton *R* zu 100,0 ml verdünnt. 20,0 ml der Lösung werden in einem Scheidetrichter mit 20 ml Wasser versetzt, 1mal mit 15 ml und 3mal mit je 10 ml Ethylacetat *R* ausgeschüttelt. Die in einem Scheidetrichter vereinigten Ethylacetat-Ausschüttelungen werden 2mal mit je 50 ml Wasser gewaschen, anschließend in einen 50-ml-Meßkolben abgelassen und mit Ethylacetat *R* zu 50,0 ml verdünnt. 10,0 ml dieser Lösung werden mit 1,0 ml Aluminiumchlorid-Reagenz *RN* versetzt und mit methanolischer Essigsäure 5 % *RN* zu 25,0 ml verdünnt (Untersuchungslösung).

Gleichzeitig werden 10,0 ml der Lösung nur mit methanolischer Essigsäure 5 % *RN* zu 25,0 ml verdünnt (Kompensationsflüssigkeit). Nach 30 min wird die Absorption (V.6.19) der Untersuchungslösung bei 425 nm gegen die Kompensationsflüssigkeit gemessen.

Der Berechnung des Gehalts an Flavonoiden, berechnet als Hyperosid, wird eine spezifische Absorption $A_{1cm}^{1\%} = 500$ zugrunde gelegt.

Lagerung

Vor Licht geschützt.

Weizenstärke

Tritici amylum

Weizenstärke wird aus den Früchten von *Triticum aestivum* L. (*T. vulgare* VILL.) gewonnen.

Eigenschaften

Sehr feines, weißes Pulver, das beim Reiben zwischen den Fingern knirscht, ohne Geruch und Geschmack; praktisch unlöslich in kaltem Wasser und Ethanol.

Beschreibung

Mikroskopische Merkmale: Die Droge zeigt große und kleine Körner und sehr selten Körner von mittlerer Größe. Die Großkörner von 10 bis 45 µm Durchmesser sind in der Flächenansicht scheibenförmig oder seltener nierenförmig. Spalt und Schichtungen sind nicht oder kaum sichtbar. Die Körner zeigen manchmal Risse in den Rändern. In der Seitenansicht sind die Körner elliptisch, spindelförmig und an der Längsachse aufgespalten. Die Kleinkörner sind rundlich oder polyedrisch und haben einen Durchmesser von 2 bis 10 µm. Im polarisierten Licht erscheint über dem Spalt ein ausgeprägtes Kreuz.

Prüfung auf Identität

A. Wird 1 g Droge in 50 ml Wasser 1 min lang zum Sieden erhitzt und anschließend abgekühlt, bildet sich ein trüber, flüssiger Kleister.

B. Wird 1 ml des unter Prüfung A erhaltenen Kleisters mit 0,05 ml Iod-Lösung *R* 1 versetzt, entsteht eine tiefblaue Färbung, die beim Erhitzen verschwindet und beim Abkühlen wieder auftritt.

Prüfung auf Reinheit

Sauer reagierende Substanzen: 100 ml Ethanol 70 % (V/V) werden unter Zusatz von 0,5 ml Phenolphthalein-Lösung *R* neutralisiert. Nach Zusatz von 10 g Droge wird 1 h lang geschüttelt und anschließend abfiltriert. 50 ml Filtrat dürfen bis zum Farbumschlag höchstens 2,0 ml 0,1 N-Natriumhydroxid-Lösung verbrauchen.

Fremde Bestandteile: Zellwand- und Protoplasmafragmente dürfen nur in geringen Mengen vorhanden sein.

Trocknungsverlust (V.6.22): Höchstens 15,0 Prozent, mit 1,000 g Droge durch Trocknen im Trockenschrank bei 100 bis 105 °C bestimmt.

Sulfatasche (V.3.2.14): Höchstens 0,6 Prozent, mit 1,0 g Droge bestimmt.

Mikrobielle Verunreinigung:
Keimzahl (V.2.1.8.1): Höchstens 10^3 lebensfähige Bakterien und 10^2 Pilze je Gramm Droge, durch Auszählen auf Agarplatten bestimmt.
Spezifische Mikroorganismen (V.2.1.8.2): *Escherichia coli* darf nicht vorhanden sein.

Wermutkraut

Absinthii herba

Wermutkraut besteht aus den getrockneten, zur Blütezeit gesammelten oberen Sproßteilen und Laubblättern oder den getrockneten, basalen Laubblättern oder einer Mischung der aufgeführten Pflanzenteile von *Artemisia absinthium* L. Es enthält mindestens 0,2 Prozent (V/*m*) ätherisches Öl und hat einen Bitterwert von mindestens 15 000.

Beschreibung

Die Droge hat einen aromatischen Geruch und einen aromatischen, stark bitteren Geschmack. Die Laubblätter sind insbesondere auf der Unterseite durch seidige Behaarung silbergrau. Die Spreite ist etwa 4 bis 12 cm lang, 1- bis 3fach fiederschnittig, mit etwa 2 mm breiten, lanzettlichen bis lineal-lanzettlichen, fast ganzrandigen, an der Spitze stumpfen bis zugespitzten Zipfeln; Blattstiel von verschiedener Länge oder fehlend.

Die Stengel der blühenden Sproßspitzen sind kantig, markig, an der Oberfläche silbergrau, mit wechselständigen Blättern. Die annähernd kugeligen, etwa 3 bis 4 mm breiten, nickenden Blütenköpfchen sind zu einer aufrechten Rispe angeordnet; sie sitzen meist einzeln in den Achseln lanzettlicher bis spatelförmiger Tragblättchen. Die Blütenköpfchen bestehen aus einem Blütenstandsboden, einem ,,Hüllkelch", wenigen weiblichen Randblüten und zahlreichen zwitterigen Scheibenblüten. Der flache Blütenstandsboden ist dicht mit langen Spreuhaaren besetzt. Die 3 äußeren Blätter des Hüllkelches sind länglich, beiderseits filzig mit schmalhäutiger abgerundeter Spitze, die inneren eiförmig stumpf, breit häutig gesäumt, auf der Innenseite kahl, auf der Außenseite mehr oder weniger behaart. Die Randblüten sind gelb, mit röhrenförmiger Korolle, welche in 2 kleineren und 2 oder 3 größeren Zähnen endet, mit 2 weit herausragenden Griffelästen.

Die Scheibenblüten sind gelb, mit unten röhrenförmiger, oben glockig erweiterter Korolle mit 5 zurückgeschlagenen gleichen Zipfeln. Filamente der Staubgefäße an der Korollröhre angewachsen; Antheren zu einer Röhre verbunden. Beide Arten von Blüten besitzen keinen Pappus.

Mikroskopische Merkmale: Die Blätter zeigen Epidermiszellen mit welligbuchtigen Querwänden und glatter Kutikula. Zahlreiche T-förmige Haare, mit 1 bis 5 kurzen Stielzellen und beidseits zugespitzter, bis über 40 μm langer, quer darüberliegender Zelle; eingesenkte Drüsenhaare vom Typ A (V.4.N3), etwa 35 μm lange Spaltöffnungen vom anomocytischen Typ (V.4.3), vor allem in der unteren Epidermis; Mesophyll fast isolateral mit 3 Lagen langgestreckter Palisadenzellen auf der Oberseite und 1 bis 2 Lagen locker liegender Palisadenzellen auf der Unterseite. Die Stengel zeigen eine Epidermis aus polygonalen, axial gestreckten Zellen mit längsstreifiger Kutikula, zahlreichen T-förmigen Haaren und Drüsenhaaren vom Typ A (V.4.N3). Zahlreiche, kollaterale offene Leitbündel, durch Strahlen mit getüpfelten, verholzten Zellen zu einem Ring geschlossen; an der Außenseite der Leitbündel Kappen von langgestreckten, spitzen, dickwandigen, getüpfelten Sklerenchymfasern; Gefäße meist schraubig verdickt, neben den Sklerenchymbündeln und im Mark schizogene Exkretgänge.

Blütenstandsboden mit dünnwandigen Spreuhaaren, die aus wenigen kurzen Stielzellen und einer bandförmigen, etwa 40 bis 60 μm breiten und bis 1500 μm langen abgerundeten Endzelle bestehen.

Äußere Hüllkelchblätter auf beiden Seiten mit zahlreichen T-förmigen Haaren; innere Hüllkelchblätter mit dünnwandigen, axial gestreckten Epidermiszellen, diese am Rand fächerförmig zu einem breiten Hautsaum angeordnet; Randzellen zuweilen zu dünnwandigen, bandförmigen Haaren ausgezogen; Spaltöffnungen vom anomocytischen Typ (V.4.3) und Drüsenhaare auf der Außenseite; zu beiden Seiten des Mittelnervs Platten von mehr oder weniger spitzen, dickwandigen, getüpfelten Sklerenchymfasern.

Epidermiszellen der Blumenkrone isodiametrisch oder radial gestreckt, mit dünnen, schwach feinwelligen Querwänden, zart gestreifter Kutikula und spärlichen Drüsenhaaren; im röhrenförmigen Teil der Korolle kleine Drusen aus Calciumoxalat; an der Korollbasis ein- bis mehrreihiger Ring von isodiametrischen, mäßig verdickten Zellen; Filamente im unteren Teil mit derbwandigen, fast quadratischen Zellen, im oberen Teil mit gestreckten Zellen; Konnektivzipfel mit rechteckigen, derbwandigen Zellen; Endothezium der Antherenwand mit zarten, bogigen bis netzigen Wandverdickungen; Pollen kugelig, glatt, mit 3 Keimporen. Epidermiszellen des Fruchtknotens langgestreckt, in der Flächenansicht oft wellig, bisweilen leiterförmig quergeteilt; an der Fruchtknotenbasis ein Ring von mehreren Reihen rechteckiger, derbwandiger, getüpfelter Zellen; Narbenschenkel mit dichtstehenden, kleinen Papillen.

Pulverdroge: Das Pulver ist grau bis bräunlichgrün gefärbt. Es ist gekennzeichnet durch zahlreiche T-förmige Haare; Drüsenhaare vom Typ A (V.4.N3); bandförmige Spreuhaare des Blütenstandsbodens; kugelige, glatte Pollen mit 3 Keimporen; gelbe Korollenfragmente; Stengelfragmente mit Faserbündeln und Schraubengefäßen; kleine Oxalatdrusen der Blumenkrone und des Fruchtknotens.

Prüfung auf Identität

A. 0,10 g pulverisierte Droge (710) wird 2 min lang mit 10 ml Chloroform *R* unter häufigem Umschwenken bei Raumtemperatur extrahiert. Das Filtrat wird auf dem Wasserbad auf etwa 1 ml eingeengt und nach Zusatz von 5 ml Dimethylaminobenzaldehyd-Reagenz *RN* im siedenden Wasserbad 5 min lang erhitzt. Die Lösung färbt sich blaugrün.

B. Die Prüfung erfolgt mit Hilfe der Dünnschichtchromatographie (V.6.20.2) unter Verwendung einer Schicht von Kieselgel G *R*.

Untersuchungslösung: 1,0 g pulverisierte Droge (710) wird 2 bis 3 min lang mit 10 ml Dichlormethan *R* geschüttelt und danach abfiltriert. Das Filtrat wird schonend auf etwa die Hälfte eingeengt. Die Untersuchungslösung muß frisch bereitet und unmittelbar darauf aufgetragen werden (Zersetzung des Artabsins).

Referenzlösung: 50 μl Thujon *RN* und je 2,0 mg Methylrot *R*, Phloroglucin *R* und Resorcin *R* werden in 10 ml Methanol *R* gelöst.

Auf die Platte werden getrennt 30 μl Untersuchungslösung und 10 μl Referenzlösung bandförmig (20 mm × 3 mm) aufgetragen. Die Chromatographie erfolgt mit einer Mischung von 10 Volumteilen Aceton *R* und 90 Volumteilen Dichlormethan *R* über eine Laufstrecke von 10 cm. Nach Verdunsten des Fließmittels bei Raumtemperatur wird die Platte mit etwa 10 ml Anisaldehyd-Reagenz *R* (für eine 200-mm × 200-mm-Platte) besprüht und das Chromatogramm ohne Erwärmen nach 2 bis 3 min betrachtet. Etwa in Höhe des Methylrots der Referenzlösung färbt sich eine Zone der Untersuchungslösung blauviolett an, deren Färbung sich beim Erhitzen verstärkt (Artabsin). Gelegentlich erscheint eine etwas darunter liegende Zone blaugrau (Matricin).

Anschließend wird 5 bis 10 min lang unter Beobachtung auf 100 bis 105 °C erhitzt. Die braune Zone des Absinthins der Untersuchungslösung liegt etwa in der Mitte zwischen den gelborange Zonen des Resorcins (obere) und des Phloroglucins (untere) der Referenzlösung. Auffallend ist im Chromatogramm der Untersuchungslösung die rotviolette Zone des Hydroxypelanolids, die etwas über der Resorcin-Zone der Referenzlösung liegt. Im oberen Bereich des Chromatogramms ist die rotviolette Zone des Thujons zu erkennen, die im ultravioletten Licht bei 365 nm eine intensive, ziegelrote Fluoreszenz zeigt. Darüber befinden sich die Ester des Sabinyl- und Thujylalkohols. Im Chromatogramm sind weitere schwächere rötliche, bläuliche oder blauviolette Zonen zu erkennen.

Prüfung auf Reinheit

Fremde Bestandteile (V.4.2): Höchstens 2 Prozent und höchstens 5 Prozent Stengelstücke über 4 mm Durchmesser.

Trocknungsverlust (V.6.22): Höchstens 10,0 Prozent, mit 1,000 g pulverisierter Droge (355) durch 2 h langes Trocknen im Trockenschrank bei 100 bis 105 °C bestimmt.

Asche (V.3.2.16): Höchstens 12,0 Prozent, mit 1,000 g pulverisierter Droge bestimmt.

Gehaltsbestimmung

Ätherisches Öl (V.4.5.8): Bestimmung mit 50,0 g Droge und 500 ml Wasser als Destillationsflüssigkeit in einem 1000-ml-Rundkolben; Destillation 3 h lang bei 2 bis 3 ml in der Minute; 0,5 ml Xylol *R* als Vorlage.

Bitterwert (V.4.4.N1): Mindestens 15 000.

Lagerung

Vor Licht geschützt.

Wollwachs

Adeps lanae

Wollwachs ist eine gereinigte, wachsartige, wasserfreie Substanz, welche aus der Wolle des Schafes *(Ovis aries)* gewonnen wird und höchstens 200 ppm Butylhydroxytoluol enthalten darf.

Eigenschaften

Blaßgelbe Substanz von salbenartiger Konsistenz und charakteristischem Geruch. In geschmolzenem Zustand ist Wollwachs eine klare oder fast klare, gelbe Flüssigkeit; praktisch unlöslich in Wasser, löslich in Chloroform und Ether; wenig löslich in siedendem, wasserfreiem Ethanol. Die Lösung der Substanz in Petroläther opalesziert.

Prüfung auf Identität

A. 0,5 g Substanz werden in einem Reagenzglas in 5 ml Chloroform *R* gelöst. Nach Zusatz von 1 ml Acetanhydrid *R* und 0,1 ml Schwefelsäure 96 % *R* entwickelt sich eine grüne Färbung.

B. 50 mg Substanz werden in 5 ml Chloroform *R* gelöst. Nach Zusatz von 5 ml Schwefelsäure 96 % *R* und Schütteln entwickelt sich eine rote Färbung, wobei die untere Phase eine intensiv grüne Fluoreszenz zeigt.

Prüfung auf Reinheit

Sauer oder alkalisch reagierende wasserlösliche Substanzen: 5,0 g Substanz werden auf dem Wasserbad geschmolzen und 2 min lang mit 75 ml auf 90 bis 95 °C erwärmtem Wasser kräftig geschüttelt. Nach dem Erkaltenlassen wird durch ein zuvor mit Wasser angefeuchtetes Papierfilter filtriert. Zu 60 ml Filtrat, welches nicht klar sein muß, werden 0,25 ml Bromthymolblau-Lösung *R* 1 zugefügt. Für den Farbumschlag des Indikators dürfen höchstens 0,2 ml 0,02 N-Salzsäure oder 0,15 ml 0,02 N-Natriumhydroxid-Lösung verbraucht werden.

Tropfpunkt (V.6.11.4): 38 bis 44 °C. Zum Füllen des Metallnippels wird die Substanz auf dem Wasserbad geschmolzen und auf etwa 50 °C abgekühlt, in den Nippel gegossen und 24 h lang bei 15 bis 20 °C stehengelassen.

Wasseraufnahmevermögen: Mindestens 20 ml Wasser. 10 g Substanz werden in einer Reibschale portionsweise mit 0,2 bis 0,5 ml Wasser aus einer Bürette versetzt; nach jeder Zugabe wird kräftig gerührt, um das Wasser einzuarbeiten. Der Sättigungsgrad ist erreicht, wenn sich die Wassertröpfchen nicht mehr in die Masse einarbeiten lassen.

Säurezahl (V.3.4.1): Höchstens 1,0, mit 5,0 g Substanz, in 25 ml des vorgeschriebenen Lösungsmittelgemisches gelöst, bestimmt.

Peroxidzahl (V.3.4.5): Höchstens 20.

Verseifungszahl (V.3.4.6): 90 bis 105, mit 2,00 g Substanz durch 4 h langes Erhitzen unter Rückfluß bestimmt.

Wasserlösliche, oxidierbare Substanzen: 10 ml des unter „Sauer oder alkalisch reagierende wasserlösliche Substanzen" erhaltenen Filtrates werden mit 1 ml Schwefelsäure 10 % *R* und 0,1 ml 0,1 N-Kaliumpermanganat-Lösung versetzt. Nach 10 min darf die Lösung nicht vollständig entfärbt sein.

Butylhydroxytoluol: Höchstens 200 ppm. Die Prüfung erfolgt mit Hilfe der Gaschromatographie (V.6.20.3) unter Verwendung von Methyldecanoat *R* als Interner Standard.

Interner-Standard-Lösung: 0,2 g Methyldecanoat *R* werden in Schwefelkohlenstoff *R* zu 100,0 ml gelöst. 1,0 ml dieser Lösung wird mit Schwefelkohlenstoff *R* zu 10,0 ml verdünnt.

Untersuchungslösung a: 1,0 g Substanz wird in Schwefelkohlenstoff *R* zu 10,0 ml gelöst.

Untersuchungslösung b: 1,0 g Substanz wird in Schwefelkohlenstoff *R* gelöst, mit 1,0 ml Interner-Standard-Lösung versetzt und mit Schwefelkohlenstoff *R* zu 10,0 ml verdünnt.

Referenzlösung: 0,2 g Butylhydroxytoluol *R* werden in Schwefelkohlenstoff *R* zu 100,0 ml gelöst. 1,0 ml dieser Lösung wird mit Schwefelkohlenstoff *R* zu 10,0 ml verdünnt. 1,0 ml dieser Lösung wird mit 1,0 ml Interner-Standard-Lösung versetzt und mit Schwefelkohlenstoff *R* zu 10,0 ml verdünnt.

Die Chromatographie kann durchgeführt werden mit Hilfe von:
- einer Säule von 1,5 m Länge und 4 mm innerem Durchmesser, gefüllt mit silanisiertem Kieselgur zur Gaschromatographie *R* imprägniert mit 10 Prozent *(m/m)* Polydimethylsiloxan *R*. Der Säule vorgeschaltet ist eine mit silanisierter Glaswolle gefüllte Säule,
- Stickstoff zur Chromatographie *R* als Trägergas mit einer Durchflußrate von 40 ml je Minute,
- einem Flammenionisations-Detektor.

Die Temperatur der Säule wird auf 150 °C, diejenige des Probeneinlasses auf 180 °C und diejenige des Detektors auf 300 °C gehalten.

Die gewählten Volumina der Untersuchungslösung a und b sowie der Referenzlösung sind einzuspritzen.

Paraffine:
Hahn und Wattepfropfen müssen fettfrei sein.
Eine Säule von wasserfreiem Aluminiumoxid *R* in einer Länge von 230 mm und einem Durchmesser von 20 mm wird hergestellt, indem in eine Glasröhre mit Hahn, die Petroläther *R* 1 enthält, eine Paste aus wasserfreiem Aluminiumoxid *R* mit Petroläther *R* 1 eingefüllt wird. Die Mischung wird solange stehengelassen, bis die mobile Phase über der Säule etwa 40 mm hoch ist. 3,0 g Substanz werden in 50 ml warmem Petroläther *R* 1 gelöst, erkalten gelassen und die Lösung mit einer Abtropfgeschwindigkeit von 3 ml je Minute durch die Säule fließen gelassen. Die Säule wird mit 250 ml Petroläther *R* 1 gewaschen. Eluat und Waschflüssigkeit werden vereinigt, durch Destillation auf ein kleines Volumen eingeengt und auf dem Wasserbad zur Trockne eingedampft. Der Rückstand wird in Perioden von je 10 min bei 105 °C erhitzt, bis die Massendifferenz zweier aufeinanderfolgender Wägungen höchstens 1 mg beträgt. Der Rückstand darf höchstens 30 mg betragen.

Chloride: 1,0 g Substanz wird mit 20 ml Ethanol 90 % (V/V) 5 min lang unter Rückfluß gekocht. Nach dem Abkühlen werden 40 ml Wasser und 0,5 ml Salpetersäure 65 % *R* zugefügt und filtriert. Das Filtrat wird mit 0,15 ml einer 1prozentigen Lösung *(m/V)* von Silbernitrat *R* in Ethanol 90 % (V/V) versetzt. Nach 5 min langem Stehenlassen unter Lichtschutz darf die Lösung nicht stärker opaleszieren als eine gleichzeitig hergestellte Referenzlösung, die durch Zusatz von 0,15 ml einer 1prozentigen Lösung *(m/V)* von Silbernitrat *R* in Ethanol 90 % (V/V) zu einer Mischung von 0,2 ml 0,02 N-Salzsäure, 20 ml Ethanol 90 % (V/V), 40 ml Wasser und 0,5 ml Salpetersäure 65 % *R* hergestellt wird (150 ppm).

Trocknungsverlust (V.6.22): Höchstens 0,5 Prozent, mit 1,000 g Substanz durch 1 h langes Trocknen im Trockenschrank bei 100 bis 105 °C bestimmt.

Sulfatasche (V.3.2.14): Höchstens 0,15 Prozent. 5,0 g Substanz werden verascht, mit dem Rückstand wird die Sulfatasche bestimmt.

Lagerung

Vor Licht geschützt, in dem Verbrauch angemessenen, möglichst vollständig mit dem geschmolzenen Wollwachs gefüllten Behältnissen. Ein Behältnis, dessen Inhalt zum baldigen Gebrauch bestimmt ist, darf Wollwachs im Anbruch enthalten. Wollwachse aus verschiedenen Lieferungen dürfen nicht miteinander gemischt gelagert werden.

Wasserhaltiges Wollwachs

Adeps lanae cum aqua

Wasserhaltiges Wollwachs ist eine Mischung aus 75 Prozent *(m/m)* Wollwachs und 25 Prozent *(m/m)* Wasser. Wasserhaltiges Wollwachs wird durch portionsweisen Zusatz von Wasser zum geschmolzenen Wollwachs unter ständigem Rühren hergestellt und darf höchstens 150 ppm Butylhydroxytoluol enthalten.

Eigenschaften

Blaßgelbe Substanz von salbenartiger Konsistenz und schwachem charakteristischem Geruch.

Prüfung auf Identität

A. 0,5 g Substanz werden in einem Reagenzglas in 5 ml Chloroform *R* gelöst. Nach Zusatz von 1 ml Acetanhydrid *R* und 0,1 ml Schwefelsäure 96 % *R* entwickelt sich eine grüne Färbung

B. 50 mg Substanz werden in 5 ml Chloroform *R* gelöst. Nach Zusatz von 5 ml Schwefelsäure 96 % *R* und Schütteln entwickelt sich eine rote Färbung, wobei die untere Phase eine intensiv grüne Fluoreszenz zeigt.

Prüfung auf Reinheit

Sauer oder alkalisch reagierende wasserlösliche Substanzen: 6,7 g Substanz werden auf dem Wasserbad geschmolzen und 2 min lang mit 75 ml auf 90 bis 95 °C erwärmtem Wasser kräftig geschüttelt. Nach dem Erkaltenlassen wird durch ein zuvor mit Wasser angefeuchtetes Papierfilter filtriert. Zu 60 ml Filtrat, welches nicht klar sein muß, werden 0,25 ml Bromthymolblau-Lösung *R* 1 zugefügt. Für den Farbumschlag des Indikators dürfen höchstens 0,2 ml 0,02 N-Salzsäure oder 0,15 ml 0,02 N-Natriumhydroxid-Lösung verbraucht werden.

Tropfpunkt (V.6.11.4): 38 bis 44 °C. Zum Füllen des Metallnippels wird ein Teil des bei der Bestimmung ,,Gehalt an Wollwachs" erhaltenen Rückstandes auf dem Wasserbad geschmolzen und auf etwa 50 °C abgekühlt, in den Nippel gegossen und 24 h lang bei 15 bis 20 °C stehengelassen.

Wasseraufnahmevermögen: Mindestens 20 ml Wasser. 10 g des bei der Bestimmung ,,Gehalt an Wollwachs" erhaltenen Rückstandes werden in einer Reibschale portionsweise mit 0,2 bis 0,5 ml Wasser aus einer Bürette versetzt; nach jeder Zugabe wird kräftig gerührt, um das Wasser einzuarbeiten. Der Sättigungsgrad ist erreicht, wenn sich die Wassertröpfchen nicht mehr in die Masse einarbeiten lassen.

Säurezahl (V.3.4.1): Höchstens 0,8, mit 5,0 g Substanz in 25 ml des vorgeschriebenen Lösungsmittelgemisches gelöst, bestimmt.

Peroxidzahl (V.3.4.5): Höchstens 15.

Verseifungszahl (V.3.4.6): 67 bis 79, mit 2,00 g Substanz durch 4 h langes Erhitzen unter Rückfluß bestimmt.

Wasserlösliche, oxidierbare Substanzen: 10 ml des unter ,,Sauer oder alkalisch reagierende wasserlösliche Substanzen" erhaltenen Filtrates werden mit 1 ml Schwefelsäure 10 % *R* und 0,1 ml 0,1 N-Kaliumpermanganat-Lösung versetzt. Nach 10 min darf die Lösung nicht vollständig entfärbt sein.

Butylhydroxytoluol: Höchstens 150 ppm. Die Prüfung erfolgt mit Hilfe der Gaschromatographie (V.6.20.3) unter Verwendung von Methyldecanoat *R* als Interner Standard.

Interner-Standard-Lösung: 0,2 g Methyldecanoat *R* werden in Schwefelkohlenstoff *R* zu 100,0 ml gelöst. 1,0 ml dieser Lösung wird mit Schwefelkohlenstoff *R* zu 10,0 ml verdünnt.

Untersuchungslösung a: 1,0 g des bei der Bestimmung ,,Gehalt an Wollwachs" erhaltenen Rückstandes wird in Schwefelkohlenstoff *R* zu 10,0 ml gelöst.

Untersuchungslösung b: 1,0 g des bei der Bestimmung ,,Gehalt an Wollwachs" erhaltenen Rückstandes wird in Schwefelkohlenstoff *R* gelöst, mit 1,0 ml Interner-Standard-Lösung versetzt und mit Schwefelkohlenstoff *R* zu 10,0 ml verdünnt.

Referenzlösung: 0,2 g Butylhydroxytoluol *R* werden in Schwefelkohlenstoff *R* zu 100,0 ml gelöst. 1,0 ml dieser Lösung wird mit Schwefelkohlenstoff *R* zu 10,0 ml verdünnt. 1,0 ml dieser Lösung wird mit 1,0 ml Interner-Standard-Lösung versetzt und mit Schwefelkohlenstoff *R* zu 10,0 ml verdünnt.

Die Chromatographie kann durchgeführt werden mit Hilfe von:

- einer Säule von 1,5 m Länge und 4 mm inneren Durchmesser, gefüllt mit silanisiertem Kieselgur zur Gaschromatographie *R* imprägniert mit 10 Prozent *(m/m)* Polydimethylsiloxan *R*. Der Säule vorgeschaltet ist eine mit silanisierter Glaswolle gefüllte Säule.
- Stickstoff zur Chromatographie *R* als Trägergas mit einer Durchflußrate von 40 ml je Minute.
- einem Flammenionisations-Detektor.

Die Temperatur der Säule wird auf 150 °C, diejenige des Probeneinlasses auf 180 °C und diejenige des Detektors auf 300 °C gehalten.

Die gewählten Volumina der Untersuchungslösung a und b sowie der Referenzlösung sind einzuspritzen.

Paraffine:
Hahn und Wattepfropfen müssen fettfrei sein. Eine Säule von wasserfreiem Aluminiumoxid *R* in einer Länge von 230 mm und einem Durchmesser von 20 mm wird hergestellt, indem in eine Glasröhre mit Hahn, die Petroläther *R* 1 enthält, eine Paste mit wasserfreiem Aluminiumoxid *R* in Petroläther *R* 1 eingefüllt wird. Die Mischung wird so lange stehengelassen, bis die mobile Phase über der Säule etwa 40 mm hoch ist. 3,0 g des bei der Bestimmung des „Gehaltes an Wollwachs" erhaltenen Rückstandes werden in 50 ml warmem Petroläther *R* 1 gelöst, erkalten gelassen und die Lösung mit einer Abtropfgeschwindigkeit von 3 ml je Minute durch die Säule fließen gelassen. Die Säule wird mit 250 ml Petroläther *R* 1 gewaschen. Eluat und Waschflüssigkeit werden vereinigt, durch Destillation auf ein kleines Volumen eingeengt und auf dem Wasserbad zur Trockne eingedampft. Der Rückstand wird in Perioden von je 10 min bei 105 °C erhitzt, bis die Massendifferenz zweier aufeinanderfolgender Wägungen höchstens 1 mg beträgt. Der Rückstand darf höchstens 30 mg betragen.

Chloride: 1,3 g Substanz werden mit 20 ml Ethanol 90 % (V/V) 5 min lang unter Rückfluß gekocht. Nach dem Abkühlen werden 40 ml Wasser und 0,5 ml Salpetersäure 65 % *R* zugefügt und filtriert. Das Filtrat wird mit 0,15 ml einer 1prozentigen Lösung (*m*/V) von Silbernitrat *R* in Ethanol 90 % (V/V) versetzt. Nach 5 min langem Stehenlassen unter Lichtschutz darf die Lösung nicht stärker opaleszieren als eine gleichzeitig hergestellte Referenzlösung, die durch Zusatz von 0,15 ml einer 1prozentigen Lösung (*m*/V) von Silbernitrat *R* in Ethanol 90 % (V/V) zu einer Mischung von 0,2 ml 0,02 N-Salzsäure, 20 ml Ethanol 90 % (V/V), 40 ml Wasser und 0,5 ml Salpetersäure 65 % *R* hergestellt wird (115 ppm).

Sulfatasche (V.3.2.14): Höchstens 0,1 Prozent. 5,0 g Substanz werden verascht, mit dem Rückstand wird die Sulfatasche bestimmt.

Gehalt an Wollwachs: In einer geeigneten zusammen mit einem Glasstab tarierten Schale werden 30,0 g Substanz auf dem Wasserbad unter ständigem Rühren bis zur konstanten Masse erhitzt. Die Substanz enthält 72,5 bis 77,5 Prozent Wollwachs.

Lagerung

Nicht über 25 °C.

Wollwachsalkohole

Lanae alcoholes

Wollwachsalkohole sind ein Gemisch von Sterinen und aliphatischen Alkoholen aus dem Wollwachs. Der Zusatz von geeigneten Stabilisatoren ist gestattet.

Eigenschaften

Hellgelbe bis bräunlichgelbe, wachsartige Masse von schwachem Geruch. Die Substanz erweicht beim Erwärmen; praktisch unlöslich in Wasser, löslich in Chloroform, Ether und siedendem, wasserfreiem Ethanol, wenig löslich in Ethanol 90 %.

Prüfung auf Identität

Die Lösung von 50 mg Substanz in 5 ml Chloroform *R* färbt sich auf Zusatz von 1 ml Acetanhydrid *R* und 0,1 ml Schwefelsäure 96 % *R* nach Mischen innerhalb weniger Sekunden smaragdgrün.

Prüfung auf Reinheit

Aussehen der Lösung: 1,0 g Substanz muß sich in 10 ml Petroläther *R* 1 beim Erwärmen im Wasserbad unter Umschütteln vollständig lösen. Die Lösung muß nach dem Erkalten klar (V.6.1) bleiben.

Alkalisch reagierende Substanzen: Die Lösung von 2,00 g Substanz in 25 ml heißem Ethanol 90 % *RN* darf sich nach Zusatz von 0,5 ml Phenolphthalein-Lösung *R* 1 nicht rot färben.

Säurezahl (V.3.4.1): Höchstens 2; 10,00 g Substanz werden in 50 ml des vorgeschriebenen Lösungsmittelgemisches gelöst, falls erforderlich wird dabei auf dem Wasserbad am Rückflußkühler unter Umschwenken erwärmt.

Hydroxylzahl (V.3.4.3, Methode A): 120 bis 180.

Verseifungszahl (V.3.4.6): Höchstens 12, mit 2,00 g Substanz durch 4 h langes Erhitzen unter Rückfluß bestimmt.

Trocknungsverlust (V.6.22): Höchstens 0,3 Prozent, mit 2,000 g Substanz durch Trocknen im Trockenschrank bei 100 bis 105 °C bestimmt.

Asche (V.3.2.16): Höchstens 0,1 Prozent, mit 1,0 g Substanz bestimmt.

Wasseraufnahmevermögen

0,6 g Substanz werden in einer Reibschale auf dem Wasserbad mit 9,4 g weißem Vaselin *RN* geschmolzen. Das Gemisch wird nach dem Erkalten mit insgesamt 20 ml Wasser in mehreren Anteilen verrieben. Aus der fast weißen, salbenartigen Emulsion darf sich innerhalb von 24 h kein Wasser abscheiden.

Lagerung

Vor Licht geschützt, in dem Verbrauch angemessenen, möglichst vollständig mit den geschmolzenen Wollwachsalkoholen gefüllten Behältnissen. Wollwachsalkohole zum baldigen Verbrauch können ungeschmolzen in nicht vollständig gefüllten Behältnissen gelagert werden. Wollwachsalkohole aus verschiedenen Lieferungen dürfen nicht miteinander gemischt gelagert werden.

Wollwachsalkoholsalbe

Lanae alcoholum unguentum

Herstellung

Cetylstearylalkohol	0,5 Teile
Wollwachsalkohole	6,0 Teile
Weißes Vaselin	93,5 Teile

Die Substanzen werden auf dem Wasserbad geschmolzen und anschließend bis zum Erkalten gerührt. Bis zu 12 Teile des Vaselins können durch dickflüssiges Paraffin ersetzt werden.

Eigenschaften

Durchscheinende, gelblichweiße bis gelbliche, weiche Salbe von schwachem Geruch.

Prüfung auf Identität

Die Lösung von 0,50 g Salbe in 5 ml Chloroform *R* färbt sich auf Zusatz von 1 ml Acetanhydrid *R* und 0,1 ml Schwefelsäure 96 % *R* nach Mischen innerhalb weniger Sekunden smaragdgrün.

Prüfung auf Reinheit

Erstarrungstemperatur am rotierenden Thermometer (V.6.12.N1): 38 bis 56 °C.

Trocknungsverlust (V.6.22): Höchstens 0,5 Prozent, mit 1,000 g Salbe durch 1 h langes Trocknen im Trockenschrank bei 100 bis 105 °C bestimmt.

Wasseraufnahmevermögen

10,0 g Salbe werden in einer Reibschale mit insgesamt 20 ml Wasser in mehreren Anteilen verrieben. Aus der fast weißen, salbenartigen Emulsion darf sich innerhalb von 24 h kein Wasser abscheiden.

Lagerung

Entspricht der Monographie **Salben** und folgender zusätzlicher Anforderung:
Vor Licht geschützt.

Beschriftung

Entspricht der Monographie **Salben.**

Wasserhaltige Wollwachsalkoholsalbe

Lanae alcoholum unguentum aquosum

Herstellung

Wollwachsalkoholsalbe	1 Teil
Wasser	1 Teil

In die auf etwa 60 °C erwärmte Wollwachsalkoholsalbe wird das auf gleiche Temperatur abgekühlte, frisch aufgekochte Wasser eingearbeitet. Die Salbe wird bis zum Erkalten gerührt.

Eigenschaften

Weiße, bei Raumtemperatur weiche Salbe.

Prüfung auf Identität

Die Lösung von 0,50 g Salbe in 5 ml Chloroform *R* wird mit 1,0 g wasserfreiem Natriumsulfat *R* geschüttelt. Das Gemisch färbt sich auf Zusatz von 1 ml Acetanhydrid *R* und 0,1 ml Schwefelsäure 96 % *R* nach Durchmischen innerhalb weniger Sekunden smaragdgrün.

Prüfung auf Reinheit

Wasser (V.6.10): 48 bis 52 Prozent (V/*m*), mit 5,00 g Salbe durch Destillation bestimmt.

Lagerung

Entspricht der Monographie **Salben** und folgender zusätzlicher Anforderung:
Vor Licht geschützt.

Beschriftung

Entspricht der Monographie **Salben.**

[^{133}Xe]Xenon-Injektionslösung

Xenoni [^{133}Xe] solutio iniectabilis

[^{133}Xe]Xenon-Injektionslösung ist eine sterile Lösung von Xenon-133. Sie kann durch Zusatz von Natriumchlorid isotonisch gemacht sein. Xenon-133 ist ein Radioisotop des Xenon und kann durch Abtrennung von den anderen Produkten der Uranspaltung erhalten werden. Die Injektionslösung enthält mindestens 80 und höchstens 130 Prozent der deklarierten Xenon-133-Radioaktivität zu dem auf der Beschriftung angegebenen Zeitpunkt.

Die Injektionslösung wird in einem Behältnis gelagert, das es erlaubt, den Inhalt ohne Einführung von Luftblasen zu entnehmen. Das Behältnis ist soweit wie möglich gefüllt. Irgendwelche vorhandenen Gasblasen nehmen höchstens 1 Prozent des Injektionsvolumens ein. Dies ist durch einen geeigneten visuellen Vergleich sicherzustellen.

Eigenschaften

Klare, farblose Lösung.

Xenon-133 hat eine Halbwertszeit von 5,29 Tagen und emittiert Beta-, Gamma- und Röntgenstrahlen.

Prüfung auf Identität

Das Spektrum der Gamma- und Röntgenstrahlen wird, wie in der Monographie **Radioaktive Arzneimittel (Radiopharmaceutica)** beschrieben, mit Hilfe eines geeigneten Gerätes gemessen. Das Spektrum weicht nicht signifikant von dem einer Xenon-133-Referenzlösung[1] ab, die 0,9 Prozent (*m*/V) Natriumchlorid *R* enthält. Mögliche Unterschiede, die der Anwesenheit von Xenon-131m und Xenon-133m zuzuschreiben sind, sind nicht zu berücksichtigen. Das wichtigste Gammaphoton von Xenon-133 hat eine Energie von 0,081 MeV. Zusätzlich wird Röntgenstrahlung (entstehend durch interne

[1] Falls Xenon-133-Referenzlösung nicht zur Verfügung steht, können geeignete normierte Ionisationskammern von der Physikalisch-Technischen Bundesanstalt, Bundesallee 100, 3300 Braunschweig, bezogen werden.

Konversion) mit Energien von 0,030 bis 0,035 MeV emittiert. Xenon-131m hat eine Halbwertszeit von 11,9 Tagen und emittiert Gammaphotonen mit einer Energie von 0,164 MeV. Xenon-133m hat eine Halbwertszeit von 2,19 Tagen und emittiert Gammaphotonen mit einer Energie von 0,233 MeV.

Prüfung auf Reinheit

***p*H-Wert** (V.6.3.1): Der *p*H-Wert der Injektionslösung muß zwischen 5,0 und 8,0 liegen.

Radionukleare Reinheit:

a) Das Spektrum der Gamma- und Röntgenstrahlen wird, wie in der Monographie **Radioaktive Arzneimittel** beschrieben, mit Hilfe eines geeigneten Gerätes gemessen. Das Spektrum darf nicht signifikant von dem einer Xenon-133-Referenzlösung abweichen, die 0,9 Prozent (*m*/V) Natriumchlorid *R* enthält. Hierbei sind mögliche Unterschiede, die der Anwesenheit von Xenon-131m und Xenon-133m zuzuschreiben sind, nicht zu berücksichtigen.

b) 2 ml Injektionslösung werden in ein offenes Gefäß gebracht. Unter Einhaltung geeigneter Vorsichtsmaßnahmen zur Verhinderung einer radioaktiven Kontamination der Umgebung wird 30 min lang Luft durch die Lösung geleitet. Die restliche Beta- und Gammaradioaktivität der Lösung wird gemessen. Die Radioaktivität darf nicht signifikant von der mit Hilfe des Gerätes gemessenen Untergrundradioaktivität abweichen.

Sterilität: Die Injektionslösung muß der „Prüfung auf Sterilität" der Monographie **Radioaktive Arzneimittel** entsprechen. Die Injektionslösung kann vor Abschluß der Prüfung angewendet werden.

Radioaktivität

Das Behältnis wird mit seinem Inhalt gewogen. Die Gesamtradioaktivität wird mit einem geeigneten Gerät gemessen und durch Vergleich mit einer Xenon-133-Referenzlösung oder durch Messung mit einem Gerät, das mit Hilfe einer derartigen Lösung eingestellt wurde, bestimmt, wobei unter den gleichen Bedingungen gearbeitet werden muß. Wenn eine Ionisationskammer verwendet wird, sollte deren Innenwand so beschaffen sein, daß nicht ein wesentlicher Anteil der Strahlung absorbiert wird. Mindestens die Hälfte des Inhalts wird entfernt und das Behältnis erneut gewogen. Die Gesamtradioaktivität des Behältnisses und des zurückbleibenden Inhaltes wird wie oben beschrieben gemessen. Aus den Messungen wird die radioaktive Konzentration des Xenon-133 in der Injektionslösung berechnet.

Lagerung

Entsprechend **Radioaktive Arzneimittel.**

Beschriftung

Entsprechend **Radioaktive Arzneimittel.**

Warnhinweis

Wesentliche Mengen des Xenon-133 können am Verschluß und den Wänden des Behältnisses haften. Dies muß bei der Anwendung der entsprechenden Transport- und Lagerungsvorschriften für radioaktive Stoffe und bei der Beseitigung benutzter Behältnisse berücksichtigt werden.

Zimtrinde

Cinnamomi cortex

Zimtrinde besteht aus der getrockneten, vom äußeren Kork und dem darunter liegenden Parenchym befreiten Rinde junger, auf zurückgeschnittenen Stöcken wachsender Schößlinge von *Cinnamomum zeylanicum* NEES. Sie enthält mindestens 1,2 Prozent (V/*m*) ätherisches Öl.

Beschreibung

Zimtrinde hat einen charakteristischen, aromatischen Geruch und schmeckt leicht süß, warm, charakteristisch und angenehm.

Die Rinde, deren Wandstärke etwa 0,2 bis 0,8 mm beträgt, kommt als Röhren oder dicht gepackt als Doppelröhren in den Handel. Ihre Außenseite ist glatt, gelblichbraun, weist unscheinbare Narben von Blättern und achselständigen Blütenknospen auf und zeigt eine zarte, weißliche, wellige Längsstreifung. Die Innenseite der Rinde ist etwas dunkler und ebenfalls längsgestreift. Der Bruch ist kurzfaserig.

Mikroskopische Merkmale: Die Außenseite der Rinde zeigt unzusammenhängende Schichten von Rindenparenchym, darunter eine breite, zusammenhängende, pericyclische Sclerenchymschicht aus Gruppen isodiametrischer oder tangential gestreckter Steinzellen mit verdickten und getüpfelten Wänden sowie gelegentlich auch Gruppen primärer Faserbündel. Das Phloem besteht aus Siebgewebe, aus Parenchym mit großen Schleim- und Ölzellen sowie aus Bastfasern. Die Bastfasern können einzeln oder in kleinen Gruppen auftreten, der Durchmesser der einzelnen Fasern beträgt 15 bis 25 µm, gelegentlich bis 30 µm, die Zellwände sind verdickt. Die ein- oder zweireihigen Markstrahlen enthalten in einigen Zellen kleine Nadeln von Calciumoxalat, der Rest enthält wie das Parenchym des Phloems einfache, zu zweit oder zu viert zusammengesetzte Stärkekörner, deren Durchmesser selten mehr als 10 µm beträgt.

Pulverdroge: Im gelblichen bis rötlichbraunen Pulver finden sich: Gruppen rundlicher Steinzellen mit getüpfelten, gefurchten und mäßig verdickten Wänden; zahlreiche farblose Fasern, oftmals unversehrt, mit engem Lumen und verdickten, verholzten, oder kaum getüpfelten Wänden; selten kleine Nadeln von Calciumoxalat; reichlich Stärkekörner. Korkteile fehlen oder sind nur selten vorhanden.

Prüfung auf Reinheit

Chromatographie: Die Prüfung erfolgt mit Hilfe der Dünnschichtchromatographie (V.6.20.2) unter Verwendung einer Schicht von Kieselgel GF_{254} *R*.

Untersuchungslösung: 0,1 g pulverisierte Droge (500) werden 15 min lang mit 2 ml Dichlormethan *R* geschüttelt. Nach dem Abfiltrieren wird das Lösungsmittel auf dem Wasserbad fast bis zur Trockne eingedampft und der Rückstand in 0,4 ml Toluol *R* gelöst.

Referenzlösung: 50 µl Zimtaldehyd *R* und 10 µl Eugenol *R* werden in Toluol *R* zu 10 ml gelöst.

Auf die Platte werden getrennt 10 µl jeder Lösung bandförmig (20 mm × 3 mm) aufgetragen. Die Chromatographie erfolgt mit Dichlormethan *R* über eine Laufstrecke von 10 cm. Die Platte wird an der Luft getrocknet und im ultravioletten Licht bei 254 nm sowie auch bei 365 nm ausgewertet. Die fluoreszenzmindernden sowie die fluoreszierenden Zonen werden jeweils markiert. Im ultravioletten Licht bei 254 nm zeigen sowohl das Chromatogramm der Untersuchungslösung als auch das der Referenzlösung im mittleren Teil eine fluoreszenzmindernde Zone (Zimtaldehyd) und unmittelbar darüber eine schwächer fluoreszenzmindernde Zone (Eugenol). Im ultravioletten Licht bei 365 nm zeigt das mit der Untersuchungslösung erhaltene Chromatogramm knapp unterhalb der dem Zimtaldehyd entsprechenden noch eine hellblau fluoreszierende Zone (*o*-Methoxyzimtaldehyd). Beim Besprühen mit Dianisidin-Reagenz *R* wird die dem Zimtaldehyd entsprechende Zone gelblichbraun.

Sulfatasche: (V.3.2.14): Höchstens 6,0 Prozent, mit 2,0 g pulverisierter Droge bestimmt.

Gehaltsbestimmung

Ätherisches Öl (V.4.5.8): Bestimmung mit 20,0 g frisch pulverisierter Droge (710) und 200 ml 0,1 N-Salzsäure als Destillationsflüssigkeit in einem 500-ml-Rundkolben. Die Destillationsgeschwindigkeit soll 2,5 bis 3,5 ml je Minute, die Destillationszeit 3 h betragen. 0,5 ml Xylol *R* als Vorlage.

Lagerung

Vor Licht geschützt.

Zinkchlorid

Zinci chloridum

$ZnCl_2$ M_r 136,3

Zinkchlorid enthält mindestens 95,0 und höchstens 100,5 Prozent $ZnCl_2$.

Eigenschaften

Weißes, kristallines Pulver oder weiße Stäbe, geruchlos, zerfließend; sehr leicht löslich in Wasser, leicht löslich in Ethanol und Glycerol.

Prüfung auf Identität

A. 5 ml Prüflösung (siehe ,,Prüfung auf Reinheit") geben die Identitätsreaktion auf Zink (V.3.1.1).

B. 0,5 mg Substanz werden mit Salpetersäure 12,5 % *R* zu 10 ml gelöst. Die Lösung gibt die Identitätsreaktion a auf Chlorid (V.3.1.1).

Prüfung auf Reinheit

Prüflösung: 2,0 g Substanz werden in 38 ml destilliertem, kohlendioxidfreiem Wasser *R* gelöst, wobei bis zur vollständigen Lösung tropfenweise Salzsäure 7 % *R* zugefügt wird. Mit destilliertem, kohlendioxidfreiem Wasser *R* wird zu 40 ml verdünnt.

***p*H-Wert** (V.6.3.1): 1,0 g Substanz werden in 9 ml kohlendioxidfreiem Wasser *R* gelöst, ohne dabei eine eventuelle Opaleszenz zu beachten. Der *p*H-Wert der Lösung muß zwischen 4,6 und 5,5 liegen.

Oxidchlorid: 1,5 g Substanz werden in 1,5 ml kohlendioxidfreiem Wasser *R* gelöst. Die Lösung darf nicht stärker opaleszieren als die Referenzsuspension II (V.6.1). Nach Zusatz von 7,5 ml Ethanol 96 % *R* kann innerhalb 10 min eine Opaleszenz entstehen, welche auf Zusatz von 0,2 ml Salzsäure 7 % *R* verschwindet.

Sulfat (V.3.2.13): 5 ml Prüflösung, mit destilliertem Wasser zu 15 ml verdünnt, müssen der Grenzprüfung auf Sulfat entsprechen (200 ppm). Zur Herstellung der Referenzlösung werden 5 ml Sulfat-Lösung (10 ppm SO_4) *R*, mit destilliertem Wasser zu 15 ml verdünnt, verwendet.

Aluminium, Calcium, Eisen, Magnesium, Schwermetalle: 8 ml Prüflösung werden mit 2 ml Ammoniak-Lösung 26 % *R* versetzt und geschüttelt. Die Lösung muß klar (V.6.1) und farblos (V.6.2, Methode II) sein. Zur Lösung wird 1 ml Natriummonohydrogenphosphat-Lösung *R* hinzugefügt. Die Lösung muß mindestens 5 min lang klar bleiben. Nach Zusatz von 0,2 ml Natriumsulfid-Lösung *R* entsteht ein weißer Niederschlag; die überstehende Lösung muß farblos sein.

Ammonium (V.3.2.1): 0,5 ml Prüflösung, mit Wasser zu 15 ml verdünnt, müssen der Grenzprüfung auf Ammonium entsprechen (400 ppm).

Gehaltsbestimmung

0,250 g Substanz werden in 5 ml Essigsäure 12 % *R* gelöst. Das Zink wird nach ,,Komplexometrische Titrationen" (V.3.5.4) bestimmt.

1 ml 0,1 M-Natriumedetat-Lösung entspricht 13,63 mg $ZnCl_2$.

Lagerung

Dicht verschlossen.

Vorsichtig zu lagern!

Zinkleim

Zinci gelatina

Zinkleim enthält mindestens 9,0 und höchstens 11,0 Prozent Zinkoxid (ZnO, M_r 81,4) und mindestens 34 und höchstens 40 Prozent Glycerol ($C_3H_8O_3$, M_r 92,1).

Herstellung

Zinkoxid	10 Teile
Glycerol 85 %	40 Teile
Gelatine	15 Teile
Wasser	35 Teile

Das Zinkoxid (250) wird mit dem Glycerol angerieben. Die Gelatine wird in dem frisch aufgekochten und wieder abgekühlten Wasser aufquellen gelassen; durch Erwärmen im Wasserbad wird eine Lösung hergestellt, die mit der Zinkoxid-Anreibung gleichmäßig gemischt wird.

Eigenschaften

Weiße, feste, beim Erwärmen sich verflüssigende Gallerte.

Prüfung auf Identität

A. 1,0 g Substanz gibt beim Erhitzen den Geruch nach verbranntem Eiweiß und hinterläßt nach dem Glühen einen in der Hitze gelben, beim Erkalten weißen Rückstand.

B. Die Lösung des Rückstandes von A in 2 ml Schwefelsäure 10 % *R* gibt mit 0,5 ml Kaliumhexacyanoferrat(II)-Lösung *R* einen weißen bis grünlichweißen Niederschlag.

Prüfung auf Reinheit

Verfestigungstemperatur: 34 bis 36 °C. 10 g Substanz werden durch Erwärmen auf 40 bis 45 °C in einem 25-ml-Becherglas verflüssigt. Unter langsamem Rühren mit einem Thermometer wird abkühlen gelassen. Die Verfestigungstemperatur ist erreicht, wenn die Substanz beim Anheben des Thermometers keine Fäden mehr bildet, sondern kurz abreißt.

Blei: Höchstens 20 ppm. Der Gehalt an Blei wird mit Hilfe der Atomabsorptionsspektroskopie (V.6.17, Methode II) bestimmt.

Untersuchungslösung: 50,0 g Substanz werden mit einer Mischung von 12 ml blei- und cadmiumfreier Salpetersäure 65 % *R* und 12 ml Wasser bis zum Schmelzen der Substanz und anschließend 5 min lang unter Rühren und Rückfluß erhitzt. Die Lösung wird abgekühlt und mit Wasser zu 100,0 ml aufgefüllt.

Referenzlösung: Die Blei-Lösung (0,1 % Pb) *R* wird mit einer 3,5prozentigen Lösung (V/V) von blei- und cadmiumfreier Salpetersäure 65 % *R* verdünnt.

Die Absorption wird bei 283,3 nm unter Verwendung einer Blei-Hohlkathodenlampe und einer Luft-Acetylen-Flamme gemessen.

Cadmium: Höchstens 3 ppm. Der Gehalt an Cadmium wird mit Hilfe der Atomabsorptionsspektroskopie (V.6.17, Methode II) bestimmt.

Untersuchungslösung: Die Untersuchungslösung unter Prüfung auf „Blei" wird verwendet.

Referenzlösung: Die Cadmium-Lösung (0,1 % Cd) *R* wird mit einer 3,5prozentigen Lösung (V/V) von blei- und cadmiumfreier Salpetersäure 65 % *R* verdünnt.

Die Absorption wird bei 228,8 nm unter Verwendung einer Cadmium-Hohlkathodenlampe und einer Luft-Acetylen-Flamme oder einer Luft-Propan-Flamme gemessen.

Wasser (V.6.10): 35,0 bis 43,0 Prozent (V/*m*), mit 5,00 g Substanz durch Destillation bestimmt.

Gehaltsbestimmung

Zinkoxid: 1,000 g Substanz werden in einem Weithalserlenmeyerkolben auf dem Wasserbad unter häufigem Umschwenken mit 20 ml Salzsäure 7 % *R* so lange erwärmt, bis sich das Zinkoxid vollständig gelöst hat. Nach dem Abkühlen wird mit Wasser auf etwa 150 ml verdünnt, nach Zusatz von 0,1 ml Methylorange-Lösung *R* mit Natriumhydroxid-Lösung 8,5 % *R* neutralisiert, mit 10 ml Pufferlösung *p*H 10,9 *R* und 0,10 g Eriochromschwarz-T-Mischindikator *RN* versetzt und mit 0,1 M-Natriumedetat-Lösung nach Grün titriert.

1 ml 0,1 M-Natriumedetat-Lösung entspricht 8,14 mg ZnO.

Glycerol: 1,000 g Substanz wird in 50,0 ml 0,1 N-Salzsäure unter Erwärmen gelöst. Die Lösung wird nach Zusatz von 0,2 ml Bromcresolpurpur-Lösung *R* mit 0,1 N-Natriumhydroxid-Lösung bis zur Violettfärbung und anschließend mit 50 ml einer 5prozentigen Lösung (*m*/V) von Natriumperiodat *R* versetzt. Nach 30 min werden 10 ml Ethylenglycol-Lösung *RN* zugegeben und nach 20 min mit 0,1 N-Natriumhydroxid-Lösung titriert. Unter gleichen Bedingungen wird ein Blindversuch angesetzt. Aus der Differenz zwischen dem Verbrauch im Haupt- und Blindversuch wird der Gehalt berechnet.

1 ml 0,1 N-Natriumhydroxid-Lösung entspricht 9,21 mg $C_3H_8O_3$.

Lagerung

Dicht verschlossen.

Zinkoxid

Zinci oxidum

ZnO M_r 81,4

Zinkoxid enthält mindestens 99,0 und höchstens 100,5 Prozent ZnO, berechnet auf die geglühte Substanz.

Eigenschaften

Weißes bis gelblichweißes, amorphes, leichtes und geruchloses Pulver, frei von groben Teilen; praktisch unlöslich in Wasser und Ethanol, löslich in verdünnten Mineralsäuren.

Prüfung auf Identität

A. Beim starken Erhitzen der Substanz tritt Gelbfärbung auf, die beim Abkühlen wieder verschwindet.

B. 0,1 g Substanz werden in 1,5 ml Salzsäure 7 % *R* gelöst und mit Wasser zu 5 ml verdünnt. Die Lösung gibt die Identitätsreaktion auf Zink (V.3.1.1).

Prüfung auf Reinheit

Alkalisch reagierende Substanzen: 1,0 g Substanz wird mit 10 ml siedendem Wasser geschüttelt. Nach Zusatz von 0,1 ml Phenolphthalein-Lösung *R* wird filtriert. Ist das Filtrat rot gefärbt, dürfen bis zum Farbumschlag höchstens 0,3 ml 0,1 N-Salzsäure verbraucht werden.

Carbonat und säureunlösliche Substanzen: 1,0 g Substanz wird in 15 ml Salzsäure 7 % *R* gelöst. Die Substanz muß sich ohne Aufbrausen lösen. Die Lösung darf nicht stärker opaleszieren als die Referenzsuspension II (V.6.1) und muß farblos (V.6.2, Methode II) sein.

Arsen (V.3.2.2): 0,2 g Substanz müssen der Grenzprüfung A auf Arsen entsprechen (5 ppm).

Blei: Höchstens 50 ppm Pb. Der Bleigehalt wird mit Hilfe der Atomabsorptionsspektroskopie (V.6.17, Methode II) bestimmt.

Untersuchungslösung: 5,0 g Substanz werden in 24 ml einer Mischung gleicher Volumteile Wasser und blei- und cadmiumfreier Salpetersäure 65 % *R* gelöst. 1 min lang wird zum Sieden erhitzt, abgekühlt und mit Wasser zu 100,0 ml verdünnt.

Referenzlösung: Die Referenzlösungen werden aus der Blei-Lösung (0,1 % Pb) *R* durch Verdünnen mit einer 3,5prozentigen Lösung (V/V) von blei- und cadmiumfreier Salpetersäure 65 % *R* hergestellt.

Die Absorption wird bei 283,3 nm bestimmt unter Verwendung einer Blei-Hohlkathodenlampe als Strahlenquelle und einer Luft-Acetylen-Flamme. Je nach Apparat kann auch bei 217,0 nm gemessen werden.

Cadmium: Höchstens 10 ppm Cd. Der Cadmiumgehalt wird mit Hilfe der Atomabsorptionsspektroskopie (V.6.17, Methode II) bestimmt.

Untersuchungslösung: 2,0 g Substanz werden in 14 ml einer Mischung gleicher Volumteile Wasser und blei- und cadmiumfreier Salpetersäure 65 % *R* gelöst. 1 min lang wird zum Sieden erhitzt, abgekühlt und mit Wasser zu 100,0 ml verdünnt.

Referenzlösung: Die Referenzlösungen werden aus der Cadmium-Lösung (0,1 % Cd) *R* durch Verdünnen mit einer 3,5prozentigen Lösung (V/V) von blei- und cadmiumfreier Salpetersäure 65 % *R* hergestellt.

Die Absorption wird bei 228,8 nm bestimmt unter Verwendung einer Cadmium-Hohlkathodenlampe als Strahlenquelle und einer Luft-Propan- oder Luft-Acetylen-Flamme.

Eisen (V.3.2.9): 50 mg Substanz werden in 1 ml Salzsäure 7 % *R* gelöst. Die Lösung, mit Wasser zu 10 ml verdünnt, muß der Grenzprüfung auf Eisen entsprechen (200 ppm). In dieser Prüfung werden 0,5 ml Thioglycolsäure *R* verwendet.

Glühverlust: Höchstens 1,0 Prozent, mit 1,00 g Substanz durch Glühen bei 500 °C bestimmt.

Gehaltsbestimmung

0,150 g Substanz werden in 10 ml Essigsäure 12 % *R* gelöst. Das Zink wird nach „Komplexometrische Titrationen“ (V.3.5.4) bestimmt.

1 ml 0,1 M-Natriumedetat-Lösung entspricht 8,14 mg ZnO.

Zinkpaste

Zinci pasta

Zinkpaste enthält mindestens 23,5 und höchstens 26,5 Prozent Zinkoxid (ZnO, M_r 81,4) und 47 bis 53 Prozent Vaselin.

Herstellung

Zinkoxid	25 Teile
Weizenstärke	25 Teile
Weißes Vaselin	50 Teile

Das Gemisch von Zinkoxid und Weizenstärke wird in dünner Schicht 3 bis 4 h lang bei 40 bis 45 °C getrocknet, sofort gesiebt (250) und mit dem geschmolzenen Vaselin verrieben.

Eigenschaften

Weiße, bei Raumtemperatur streichfähige, homogene, fast geruchlose Paste.

Prüfung auf Identität

A. 1,0 g Substanz wird mit 10 ml Schwefelsäure 10 % *R* unter häufigem Umschütteln auf dem Wasserbad 5 min lang extrahiert. Nach dem Abkühlen wird filtriert. 1 ml Filtrat gibt nach Zusatz von 1 ml Kaliumhexacyanoferrat(II)-Lösung *R* einen weißen bis grünlichweißen Niederschlag.

B. 0,5 ml des Filtrats von A geben nach Zusatz von Natriumhydroxid-Lösung 8,5 % *R* einen weißen, gallertartigen Niederschlag, der nach weiterem Zusatz wieder in Lösung geht.

C. Im chloroformunlöslichen Rückstand unter ,,Farbe der Salbengrundlage" ist Weizenstärke mikroskopisch nachweisbar entsprechend den Angaben in der Monographie **Weizenstärke** unter ,,Beschreibung".

Prüfung auf Reinheit

Farbe der Salbengrundlage: 40 g Substanz werden unter Erwärmen mit 100 ml Chloroform *R* geschüttelt. Die Suspension wird filtriert, das Filtrat auf dem Wasserbad eingedampft und der Rückstand 2 h lang bei 100 bis 105 °C getrocknet. 10 ml der flüssigen Schmelze dürfen nicht stärker gefärbt (V.6.2, Methode II) sein als eine Mischung von 1,0 ml Stamm-Lösung Gelb und 9,0 ml Salzsäure 1 % *RN*.

Verhalten gegen Schwefelsäure: 5 ml der flüssigen Schmelze unter ,,Farbe der Salbengrundlage" und 5 ml Schwefelsäure 90 % *RN* werden in das in der Monographie **Dickflüssiges Paraffin** unter ,,Verhalten gegen Schwefelsäure" beschriebene und gereinigte Prüfglas eingefüllt. Die Probe wird 10 min lang im Wasserbad bei 70 °C erhitzt. Nach 5, 6 und 8 min wird das Prüfglas jeweils für höchstens 3 s aus dem Wasserbad genommen und 3mal kräftig nach unten geschlagen. Spätestens 5 min nach Beendigung des Erhitzens muß eine so weitgehende Trennung der Vaselin- und Schwefelsäureschicht erfolgt sein, daß ein Farbvergleich durchgeführt werden kann. Die Schwefelsäureschicht darf im durchfallenden Licht nicht stärker gefärbt sein als eine Mischung von 0,5 ml Stamm-Lösung Blau, 1,5 ml Stamm-Lösung Rot und 3,0 ml Stamm-Lösung Gelb.

Blei: Höchstens 20 ppm. Der Gehalt an Blei wird mit Hilfe der Atomabsorptionsspektroskopie (V.6.17, Methode II) bestimmt.

Untersuchungslösung: 20,0 g Substanz werden mit einer Mischung von 12 ml blei- und cadmiumfreier Salpetersäure 65 % *R* und 12 ml Wasser bis zum Schmelzen der Substanz und anschließend 5 min lang unter Rühren und Rückfluß erhitzt. Nach dem Abkühlen wird die Lösung von der Salbengrundlage abgetrennt. Die Salbengrundlage wird mit Wasser nachgewaschen. Lösung und Waschwasser werden vereinigt und mit Wasser zu 100,0 ml aufgefüllt.

Referenzlösung: Die Blei-Lösung (0,1 % Pb) *R* wird mit einer 3,5prozentigen Lösung (V/V) von blei- und cadmiumfreier Salpetersäure 65 % *R* verdünnt.

Die Absorption wird bei 283,3 nm unter Verwendung einer Blei-Hohlkathodenlampe und einer Luft-Acetylen-Flamme gemessen.

Cadmium: Höchstens 3 ppm. Der Gehalt an Cadmium wird mit Hilfe der Atomabsorptionsspektroskopie (V.6.17, Methode II) bestimmt.

Untersuchungslösung: Die Untersuchungslösung unter Prüfung auf ,,Blei" wird verwendet.

Referenzlösung: Die Cadmium-Lösung (0,1 % Cd) *R* wird mit einer 3,5prozentigen Lösung

(V/V) von blei- und cadmiumfreier Salpetersäure 65 % *R* verdünnt.

Die Absorption wird bei 228,8 nm unter Verwendung einer Cadmium-Hohlkathodenlampe und einer Luft-Acetylen-Flamme oder einer Luft-Propan-Flamme gemessen.

Gehaltsbestimmung

Zinkoxid: 0,500 g Substanz werden in einem Weithalserlenmeyerkolben unter häufigem Umschwenken mit 25 ml Salzsäure 7 % *R* so lange erwärmt, bis sich das Zinkoxid und die Weizenstärke vollständig gelöst haben und die Salbengrundlage klar auf der Lösung schwimmt. Nach Zugabe von 25 ml Chloroform *R* wird mit Wasser auf etwa 150 ml verdünnt und nach Zusatz von 0,1 ml Methylorange-Lösung *R* mit Natriumhydroxid-Lösung 8,5 % *R* neutralisiert. Nach Zusatz von 10 ml Pufferlösung *p*H 10,9 *R* und 0,10 g Eriochromschwarz-T-Mischindikator *RN* wird mit 0,1 M-Natriumedetat-Lösung nach Grün titriert.

1 ml 0,1 M-Natriumedetat-Lösung entspricht 8,14 mg ZnO.

Vaselin: 2,000 g Substanz werden mit 40 ml Chloroform *R* unter Erwärmen digeriert. Das Gemisch wird filtriert und der Rückstand 5mal mit je 10 ml Chloroform *R* gewaschen. Das Gesamtfiltrat wird auf dem Wasserbad eingedampft, der Rückstand 2 h lang bei 100 bis 105 °C getrocknet und gewogen.

Lagerung

Entspricht der Monographie **Salben** und folgender zusätzlicher Anforderung:

Vor Licht geschützt.

Beschriftung

Entspricht der Monographie **Salben.**

Weiche Zinkpaste

Zinci pasta mollis

Weiche Zinkpaste enthält mindestens 28,0 und höchstens 32,0 Prozent Zinkoxid (ZnO, M_r 81,4).

Herstellung

Zinkoxid	30 Teile
Mittelkettige Triglyceride	20 Teile
Wollwachsalkoholsalbe	50 Teile

Das Zinkoxid (250) wird mit den mittelkettigen Triglyceriden zu einer gleichmäßigen Suspension verarbeitet. Die Suspension wird auf dem Wasserbad mit der Wollwachsalkoholsalbe bis zum vollständigen Schmelzen erwärmt, gemischt und bis zum Erkalten gerührt.

Eigenschaften

Weiße bis gelblichweiße, weiche Paste von schwachem Geruch nach Wollwachsalkoholen.

Prüfung auf Identität

Prüflösung: 2,5 g Substanz werden 5 min lang mit 25 ml Chloroform *R* verrührt. Die Suspension wird über einen Glassintertiegel (16) filtriert und scharf abgesaugt. Das Filtrat wird mit Chloroform *R* zu 25 ml aufgefüllt.

A. Der bei der Herstellung der Prüflösung im Glassintertiegel verbliebene Rückstand wird mit etwa 20 ml Chloroform *R* fettfrei gewaschen und trockengesaugt. Der Rückstand wird in 15 ml Salzsäure 7 % *R* unter Erwärmen auf dem Wasserbad gelöst und die Lösung mit Wasser zu 25 ml verdünnt. Sie gibt die Identitätsreaktion auf Zink (V.3.1.1).

B. Die Mischung von 1 ml Prüflösung und 4 ml Chloroform *R* wird mit 1 ml Acetanhydrid *R* und 0,2 ml Schwefelsäure 96 % *R* versetzt. Die Mischung färbt sich innerhalb weniger Sekunden smaragdgrün.

C. 20 ml Prüflösung werden auf dem Wasserbad zur Trockne eingedampft. Der Rückstand wird 30 min lang mit 10 ml 0,5 N-ethanolischer Kaliumhydroxid-Lösung unter Rückfluß zum Sieden erhitzt. Nach dem

Abkühlen wird die Lösung mit 10 ml Wasser verdünnt und 2mal mit je 10 ml Chloroform *R* ausgeschüttelt. Die Chloroformphasen werden verworfen. Nach Ansäuern mit Schwefelsäure 10 % *R* wird die wäßrige Phase 2mal mit je 10 ml Ether *R* ausgeschüttelt. Die Etherphasen werden verworfen. Die abgetrennte wäßrige Phase wird kurz im Wasserbad erwärmt, bis kein Ethergeruch mehr wahrnehmbar ist. 3 ml der wäßrigen Phase werden in einem Reagenzglas bis fast zur Trockne eingeengt, der Rückstand wird mit 1 g Kaliumhydrogensulfat *R* versetzt und die Mischung über freier Flamme bis zur Entwicklung stechend riechender Dämpfe erhitzt. In die entweichenden Dämpfe wird ein Filterpapier gehalten, das mit einer Mischung von 0,5 ml Piperidin *R* und 9,5 ml einer 1prozentigen Lösung (*m*/V) von Natriumpentacyanonitrosylferrat *R* getränkt ist. Nach kurzer Zeit färbt sich das Filterpapier blau.

Prüfung auf Reinheit

Blei: Höchstens 30 ppm. Der Gehalt an Blei wird mit Hilfe der Atomabsorptionsspektroskopie (V.6.17, Methode II) bestimmt.

Untersuchungslösung: 25,0 g Substanz werden mit einer Mischung von 12 ml blei- und cadmiumfreier Salpetersäure 65 % *R* und 12 ml Wasser bis zum Schmelzen der Substanz und anschließend 5 min lang unter Rühren und Rückfluß erhitzt. Nach dem Abkühlen wird die Lösung von der Salbengrundlage abgetrennt. Die Salbengrundlage wird mit Wasser nachgewaschen. Lösung und Waschwasser werden vereinigt und mit Wasser zu 100,0 ml aufgefüllt.

Referenzlösung: Die Blei-Lösung (0,1 % Pb) *R* wird mit einer 3,5prozentigen Lösung (V/V) von blei- und cadmiumfreier Salpetersäure 65 % *R* verdünnt.

Die Absorption wird bei 283,3 nm unter Verwendung einer Blei-Hohlkathodenlampe und einer Luft-Acetylen-Flamme gemessen.

Cadmium: Höchstens 3 ppm. Der Gehalt an Cadmium wird mit Hilfe der Atomabsorptionsspektroskopie (V.6.17, Methode II) bestimmt.

Untersuchungslösung: Die Untersuchungslösung unter Prüfung auf „Blei“ wird verwendet.

Referenzlösung: Die Cadmium-Lösung (0,1 % Cd) *R* wird mit einer 3,5prozentigen Lösung (V/V) von blei- und cadmiumfreier Salpetersäure 65 % *R* verdünnt.

Die Absorption wird bei 228,8 nm unter Verwendung einer Cadmium-Hohlkathodenlampe und einer Luft-Acetylen-Flamme oder einer Luft-Propan-Flamme gemessen.

Gehaltsbestimmung

0,500 g Substanz werden in einem Weithalserlenmeyerkolben auf dem Wasserbad unter häufigem Umschwenken mit 25 ml Salzsäure 7 % *R* so lange erwärmt, bis sich das Zinkoxid vollständig gelöst hat und die Salbengrundlage klar auf der Lösung schwimmt. Nach Zugabe von 25 ml Chloroform *R* wird mit Wasser auf etwa 150 ml verdünnt und nach Zusatz von 0,1 ml Methylorange-Lösung *R* mit Natriumhydroxid-Lösung 8,5 % *R* neutralisiert. Nach Zusatz von 10 ml Pufferlösung *p*H 10,9 *R* und 0,10 g Eriochromschwarz-T-Mischindikator *RN* wird mit 0,1 M-Natriumedetat-Lösung bis zum Farbumschlag nach Grün titriert.

1 ml 0,1 M-Natriumedetat-Lösung entspricht 8,14 mg ZnO.

Lagerung

Entspricht der Monographie **Salben** und folgender zusätzlicher Anforderung:

Vor Licht geschützt.

Beschriftung

Entspricht der Monographie **Salben.**

Hinweis

Vor der Abgabe ist **Weiche Zinkpaste** zu homogenisieren.

Zinksalbe

Zinci unguentum

Zinksalbe enthält mindestens 9,5 und höchstens 10,5 Prozent Zinkoxid (ZnO, M_r 81,4).

Herstellung

Zinkoxid	10 Teile
Wollwachsalkoholsalbe	90 Teile

Das pulverisierte Zinkoxid (250) wird mit etwa 10 Teilen geschmolzener Wollwachsalkoholsalbe gleichmäßig verrieben. Allmählich wird in die Verreibung der Rest der Salbengrundlage eingearbeitet und bis zum Erkalten gerührt.

Eigenschaften

Weiße, homogene, bei Raumtemperatur weiche Salbe.

Prüfung auf Identität

A. 2,5 g Substanz werden nach Zusatz von 10 ml Schwefelsäure 10 % *R* unter häufigem Umschütteln auf dem Wasserbad 5 min lang extrahiert. Nach dem Abkühlen wird filtriert. 1 ml Filtrat gibt mit 1 ml Kaliumhexacyanoferrat(II)-Lösung *R* einen weißen bis grünlichweißen Niederschlag.

B. 0,5 ml des Filtrats von A geben nach Zusatz von Natriumhydroxid-Lösung 8,5 % *R* einen weißen, gallertartigen Niederschlag, der nach weiterem Zusatz wieder in Lösung geht.

C. Die unter schwachem Erwärmen hergestellte Suspension von 0,5 g Substanz in 5 ml Chloroform *R* färbt sich nach Zusatz von 1 ml Acetanhydrid *R* und 0,1 ml Schwefelsäure 96 % *R* allmählich dunkelgrün.

Prüfung auf Reinheit

Blei: Höchstens 10 ppm. Der Gehalt an Blei wird mit Hilfe der Atomabsorptionsspektroskopie (V.6.17, Methode II) bestimmt.

Untersuchungslösung: 50,0 g Substanz werden mit einer Mischung von 12 ml blei- und cadmiumfreier Salpetersäure 65 % *R* und 12 ml Wasser bis zum Schmelzen der Substanz und anschließend 5 min lang unter Rühren und Rückfluß erhitzt. Nach dem Abkühlen wird die Lösung von der Salbengrundlage abgetrennt. Die Salbengrundlage wird mit Wasser nachgewaschen. Lösung und Waschwasser werden vereinigt und mit Wasser zu 100,0 ml aufgefüllt.

Referenzlösung: Die Blei-Lösung (0,1 % Pb) *R* wird mit einer 3,5prozentigen Lösung (V/V) von blei- und cadmiumfreier Salpetersäure 65 % *R* verdünnt.

Die Absorption wird bei 283,3 nm unter Verwendung einer Blei-Hohlkathodenlampe und einer Luft-Acetylen-Flamme gemessen.

Cadmium: Höchstens 2 ppm. Der Gehalt an Cadmium wird mit Hilfe der Atomabsorptionsspektroskopie (V.6.17, Methode II) bestimmt.

Untersuchungslösung: Die Untersuchungslösung unter Prüfung auf „Blei" wird verwendet.

Referenzlösung: Die Cadmium-Lösung (0,1 % Cd) *R* wird mit einer 3,5prozentigen Lösung (V/V) von blei- und cadmiumfreier Salpetersäure 65 % *R* verdünnt.

Die Absorption wird bei 228,8 nm unter Verwendung einer Cadmium-Hohlkathodenlampe und einer Luft-Acetylen-Flamme oder einer Luft-Propan-Flamme gemessen.

Gehaltsbestimmung

1,000 g Substanz wird in einem Weithalserlenmeyerkolben auf dem Wasserbad unter häufigem Umschwenken mit 20 ml Salzsäure 7 % *R* so lange erwärmt, bis sich das Zinkoxid vollständig gelöst hat und die Salbengrundlage klar auf der Lösung schwimmt. Nach Zugabe von 25 ml Chloroform *R* wird mit Wasser auf etwa 150 ml verdünnt und nach Zusatz von 0,1 ml Methylorange-Lösung *R* mit Natriumhydroxid-Lösung 8,5 % *R* neutralisiert. Nach Zusatz von 10 ml Pufferlösung *p*H 10,9 *R* und 0,10 g Eriochromschwarz-T-Mischindikator *RN* wird mit 0,1 M-Natriumedetat-Lösung nach Grün titriert.

1 ml 0,1 M-Natriumedetat-Lösung entspricht 8,14 mg ZnO.

Lagerung

Entspricht der Monographie **Salben** und folgender zusätzlicher Anforderung:

Vor Licht geschützt.

Beschriftung

Entspricht der Monographie **Salben.**

Zinkstearat

Zinci stearas

Zinkstearat [$Zn(C_{17}H_{35}COO)_2$; M_r 632] kann Zinkpalmitat [$Zn(C_{15}H_{31}COO)_2$; M_r 576,2] und Zinkoleat [$Zn(C_{17}H_{33}COO)_2$; M_r 628] in wechselnden Mengen enthalten; die Substanz enthält mindestens 10,0 und höchstens 12,0 Prozent Zn.

Eigenschaften

Weißes, amorphes, leichtes Pulver, frei von Klümpchen, von schwachem, charakteristischem Geruch; praktisch unlöslich in Wasser, wasserfreiem Ethanol und Ether.

Prüfung auf Identität

A. 5 ml Prüflösung (siehe „Prüfung auf Reinheit") werden mit Natriumhydroxid-Lösung 40 % *R* gegen rotes Lackmuspapier *R* neutralisiert. Die Lösung gibt die Identitätsreaktion auf Zink (V.3.1.1).

B. Der bei der Herstellung der Prüflösung erhaltene Rückstand hat eine Erstarrungstemperatur (V.6.12) von mindestens 53 °C.

Prüfung auf Reinheit

Prüflösung: 5,0 g Substanz werden mit 50 ml Ether *R* und 40 ml einer 7,5prozentigen Lösung (V/V) von blei- und cadmiumfreier Salpetersäure 65 % *R* in destilliertem Wasser versetzt. Unter Rückfluß wird bis zur vollständigen Lösung erhitzt. Nach dem Erkaltenlassen wird die wäßrige Phase in einem Scheidetrichter abgetrennt. Die Etherschicht wird zweimal mit je 4 ml destilliertem Wasser gewaschen. Die wäßrigen Phasen werden vereinigt und mit 15 ml Ether *R* gewaschen. Die Lösung wird auf dem Wasserbad bis zur vollständigen Entfernung des Ethers erhitzt. Nach dem Erkaltenlassen wird mit destilliertem Wasser auf 50,0 ml ergänzt (Prüflösung). Die Etherphase wird zur Trockne eingedampft und der Rückstand bei 105 °C getrocknet.

Aussehen der Lösung: Die Prüflösung darf nicht stärker gefärbt sein als die Farbvergleichslösung G_6 (V.6.2, Methode II).

Aussehen der Fettsäurelösung: 0,5 g des bei der Herstellung der Prüflösung erhaltenen Rückstandes werden in 10 ml Chloroform *R* gelöst. Die Lösung muß klar (V.6.1) und darf nicht stärker gefärbt sein als die Farbvergleichslösung G_5 (V.6.2, Methode II).

Sauer oder alkalisch reagierende Substanzen: 1,0 g Substanz wird mit 5 ml Ethanol 96 % *R* geschüttelt. Nach Zusatz von 20 ml kohlendioxidfreiem Wasser *R* und 0,1 ml Phenolrot-Lösung *R* dürfen höchstens 0,3 ml 0,1 N-Salzsäure oder 0,1 ml 0,1 N-Natriumhydroxid-Lösung bis zum Farbumschlag verbraucht werden.

Säurezahl der Fettsäuren (V.3.4.1): 195 bis 210. 0,20 g des bei der Herstellung der Prüflösung erhaltenen Rückstandes werden in 25 ml des vorgeschriebenen Lösungsmittelgemisches gelöst.

Chlorid (V.3.2.4): 2 ml Prüflösung, mit Wasser zu 15 ml verdünnt, müssen der Grenzprüfung auf Chlorid entsprechen (250 ppm).

Sulfat (V.3.2.13): 1 ml Prüflösung wird mit destilliertem Wasser zu 50 ml verdünnt. 12,5 ml dieser Lösung, mit destilliertem Wasser zu 15 ml verdünnt, müssen der Grenzprüfung auf Sulfat entsprechen (0,6 Prozent).

Cadmium: Höchstens 5 ppm Cd. Der Cadmiumgehalt wird mit Hilfe der Atomabsorptionsspektroskopie (V.6.17, Methode II) bestimmt.

Untersuchungslösung: 20,0 ml Prüflösung werden mit einer 3,5prozentigen Lösung (V/V) von blei- und cadmiumfreier Salpetersäure 65 % *R* zu 50,0 ml verdünnt.

Referenzlösungen: Sie werden durch Verdünnen der Cadmium-Lösung (0,1 % Cd) *R* mit 3,5prozentiger Lösung (V/V) von blei- und cadmiumfreier Salpetersäure 65 % *R* hergestellt.

Die Absorption wird bei 228,8 nm unter Verwendung einer Cadmium-Hohlkathodenlampe als Strahlungsquelle und einer Luft-Propan- oder Luft-Acetylen-Flamme bestimmt.

Blei: Höchstens 25 ppm Pb. Der Bleigehalt wird mit Hilfe der Atomabsorptionsspektroskopie (V.6.17, Methode II) bestimmt.

Untersuchungslösung: Die Prüflösung wird verwendet.

Referenzlösungen: Sie werden durch Verdünnen der Blei-Lösung (0,1 % Pb) *R* mit 3,5prozentiger Lösung (V/V) von blei- und cadmiumfreier Salpetersäure 65 % *R* hergestellt.

Die Absorption wird bei 283,3 nm unter Verwendung einer Blei-Hohlkathodenlampe als Strahlungsquelle und einer Luft-Acetylen-Flamme bestimmt. Je nach Instrument kann auch bei 217,0 nm gemessen werden.

Gehaltsbestimmung

1,000 g Substanz wird mit 50 ml Essigsäure 12 % *R* mindestens 10 min lang oder bis zur Klarheit der Fettsäureschicht zum Sieden erhitzt. Falls erforderlich wird mit Wasser auf das Ausgangsvolumen ergänzt. Nach dem Abkühlen wird filtriert, Filter und Gefäß gewaschen, bis das Waschwasser gegen blaues Lackmuspapier *R* nicht mehr sauer ist. Filtrat und Waschwasser werden vereinigt und das Zink nach „Komplexometrische Titrationen" (V.3.5.4) bestimmt.

1 ml 0,1 M-Natriumedetat-Lösung entspricht 6,54 mg Zn.

Zinksulfat

Zinci sulfas

$ZnSO_4 \cdot 7\,H_2O$ M_r 287,5

Zinksulfat enthält mindestens 99,0 und höchstens 104,0 Prozent $ZnSO_4 \cdot 7\,H_2O$.

Eigenschaften

Weißes, kristallines Pulver oder farblose, durchscheinende Kristalle, geruchlos, verwitternd; sehr leicht löslich in Wasser, praktisch unlöslich in Ethanol.

Prüfung auf Identität

A. Die Prüflösung (siehe „Prüfung auf Reinheit") gibt die Identitätsreaktion auf Zink (V.3.1.1).

B. Die Prüflösung gibt die Identitätsreaktionen auf Sulfat (V.3.1.1).

Prüfung auf Reinheit

Prüflösung: 2,5 g Substanz werden in kohlendioxidfreiem Wasser *R* zu 50 ml gelöst.

Aussehen der Lösung: Die Prüflösung muß klar (V.6.1) und farblos (V.6.2, Methode II) sein.

***p*H-Wert** (V.6.3.1): Der *p*H-Wert der Prüflösung muß zwischen 4,4 und 5,6 liegen.

Chlorid (V.3.2.4): 3,3 ml Prüflösung, mit Wasser zu 15 ml verdünnt, müssen der Grenzprüfung auf Chlorid entsprechen (300 ppm).

Eisen (V.3.2.9): 2 ml Prüflösung, mit Wasser zu 10 ml verdünnt, müssen der Grenzprüfung auf Eisen entsprechen (100 ppm). Bei dieser Prüfung sind 0,5 ml Thioglycolsäure *R* zu verwenden.

Gehaltsbestimmung

0,500 g Substanz werden in 5 ml Essigsäure 12 % *R* gelöst. Das Zink wird nach „Komplexometrische Titrationen" (V.3.5.4) bestimmt.

1 ml 0,1 M-Natriumedetat-Lösung entspricht 28,75 mg $ZnSO_4 \cdot 7\,H_2O$.

Vorsichtig zu lagern!

Zinkundecylenat

Zinci undecylenas

$$Zn^{2\oplus}\ 2\left[H_2C{=}CH{-}(CH_2)_8{-}COO\right]^{\ominus}$$

$C_{22}H_{38}O_4Zn$ M_r 431,9

Zinkundecylenat enthält mindestens 98,0 und höchstens 102,0 Prozent 10-Undecensäure, Zinksalz, berechnet auf die getrocknete Substanz.

Eigenschaften

Weißes bis fast weißes, feines Pulver; praktisch unlöslich in Wasser, Ethanol und Ether.

Die Substanz schmilzt zwischen 116 und 121 °C, wobei ein geringer Rückstand verbleiben kann.

Prüfung auf Identität

A. Eine Mischung von 2,5 g Substanz, 10 ml Wasser und 10 ml Schwefelsäure 10 % *R* wird zweimal mit je 10 ml Ether *R* ausgeschüttelt. Die wäßrige Phase wird für die Prüfung B verwendet. Die Etherauszüge werden vereinigt, mit Wasser gewaschen und zur Trockne eingedampft. Der Rückstand wird mit 2 ml frisch destilliertem Anilin *R* versetzt. Nach 10 min langem Erhitzen unter Rückfluß wird abgekühlt und mit 30 ml Ether *R* versetzt. Die Lösung wird dreimal mit je 20 ml Salzsäure 7 % *R* und einmal mit 20 ml Wasser ausgeschüttelt. Die organische Phase wird auf dem Wasserbad zur Trockne eingedampft. Der Rückstand wird zweimal aus Ethanol 70 % (V/V) umkristallisiert. Die Kristalle werden 3 h lang im Vakuum getrocknet. Die Schmelztemperatur (V.6.11.1) liegt zwischen 66 und 68 °C.

B. Die Mischung von 1 ml der bei der Prüfung A erhaltenen wäßrigen Phase mit 4 ml Wasser gibt die Identitätsreaktion auf Zink (V.3.1.1).

C. 0,1 g Substanz werden in einer Mischung von 2 ml Schwefelsäure 10 % *R* und 5 ml Essigsäure 98 % *R* gelöst. Wird die Lösung tropfenweise mit 0,25 ml Kaliumpermanganat-Lösung *R* versetzt, entfärbt sich die Kaliumpermanganat-Lösung.

Prüfung auf Reinheit

Alkalisch reagierende Substanzen: 1,0 g Substanz wird mit 5 ml Ethanol 96 % *R* und 0,5 ml Phenolrot-Lösung *R* gemischt. Unmittelbar nach Zusatz von 50 ml kohlendioxidfreiem Wasser *R* darf die Mischung keine rötliche Färbung zeigen.

Alkali-, Erdalkalimetalle: Höchstens 2 Prozent. 1,0 g Substanz wird mit 25 ml Wasser und 5 ml Salzsäure 36 % *R* zum Sieden erhitzt. Die noch heiße Lösung wird filtriert, Filter und Rückstand werden mit 25 ml heißem Wasser gewaschen. Filtrat und Waschwasser werden vereinigt und mit Ammoniak-Lösung 26 % *R* bis zur alkalischen Reaktion versetzt. Nach Zusatz von 7,5 ml Thioacetamid-Lösung *R* wird im Wasserbad 30 min lang erhitzt, filtriert und der Niederschlag zweimal mit je 10 ml Wasser gewaschen. Filtrat und Waschwasser werden vereinigt und auf dem Wasserbad zur Trockne eingedampft. Der Rückstand wird geglüht und darf nach dem Veraschen höchstens 20 mg betragen.

Ungesättigte Substanzen: 0,100 g Substanz werden in einer Mischung von 5 ml Salzsäure 7 % *R* und 30 ml Essigsäure 98 % *R* gelöst. Die Lösung wird mit 0,1 N-Bromid-Bromat-Lösung unter Zusatz von 0,05 ml Ethoxychrysoidinhydrochlorid-Lösung *R* gegen Ende der Titration bis zum Verschwinden der Rotfärbung titriert. Der Verbrauch an 0,1 N-Bromid-Bromat-Lösung muß mindestens 9,1 und darf höchstens 9,4 ml betragen.

Sulfat (V.3.2.13): 0,10 g Substanz werden mit einer Mischung von 2 ml Salzsäure 7 % *R* und 10 ml destilliertem Wasser zum Sieden erhitzt. Nach dem Abkühlen wird filtriert und mit destilliertem Wasser zu 15 ml verdünnt. Die Lösung muß der Grenzprüfung auf Sulfat entsprechen (500 ppm). Zur Herstellung der Referenzlösung werden 5 ml Sulfat-Lösung (10 ppm SO_4) *R* und 10 ml destilliertes Wasser verwendet.

Trocknungsverlust (V.6.22): Höchstens 1,5 Prozent, mit 0,500 g Substanz durch Trocknen im Trockenschrank bei 100 bis 105 °C bestimmt.

Gehaltsbestimmung

0,350 g Substanz werden mit 25 ml Essigsäure 12 % *R* zum Sieden erhitzt. Das Zink wird nach „Komplexometrische Titrationen“ (V.3.5.4) bestimmt.

1 ml 0,1 M-Natriumedetat-Lösung entspricht 43,19 mg $C_{22}H_{38}O_4Zn$.

Lagerung

Vor Licht geschützt.

Vorsichtig zu lagern!

Zubereitungen in Druckbehältnissen

Praeparationes pharmaceuticae in vasis cum pressu

Zubereitungen in Druckbehältnissen sind Zubereitungen, die in speziellen Behältnissen unter dem Druck eines Gases stehen. Sie enthalten einen oder mehrere Wirkstoffe. Sie werden mit Hilfe eines geeigneten Sprühventils aus dem Behältnis freigesetzt, in Form eines Aerosols (Dispersion fester oder flüssiger Teilchen in einem Gas, wobei die Teilchengröße der Anwendung angepaßt ist) oder in flüssiger oder halbfester Form, z. B. eines Schaumes. Der zur Austreibung notwendige Druck wird durch geeignete Treibgase gesichert.

Die Zubereitung besteht aus einer Lösung, Emulsion oder Suspension. Diese Zubereitungen sind zur lokalen Anwendung auf der Haut, auf den Schleimhäuten der verschiedenen Körperöffnungen oder zur Inhalation bestimmt. Geeignete Hilfsstoffe können verwendet werden, z. B. Lösungsmittel, Lösungsvermittler, Emulgatoren, Hilfsstoffe für Suspensionen oder Schmiermittel, um ein Blockieren des Ventils zu verhindern.

Treibgase: Treibgase sind Gase, die unter Druck verflüssigt sind, komprimierte Gase oder Flüssigkeiten mit niedrigem Siedepunkt. Als verflüssigte Gase werden zum Beispiel Halogenkohlenwasserstoffe (besonders Chlor-Fluor-Derivate von Methan und Ethan) und Kohlenwasserstoffe mit niedriger Molekülmasse (wie Propan und Butan), als komprimierte Gase werden zum Beispiel Kohlendioxid, Stickstoff und Distickstoffmonoxid verwendet.

Mischungen von Treibgasen können verwendet werden, um optimale Lösungseigenschaften und die erwünschten Eigenschaften für Druck, Austreibung und Zerstäubung zu erreichen.

Behältnisse: Die Behältnisse müssen dicht sein und dem inneren Druck widerstehen. Sie können aus Metall, Glas, Kunststoff oder einer Kombination dieser Materialien bestehen und müssen mit dem Inhalt kompatibel sein. Glasbehältnisse müssen mit Kunststoff ummantelt sein.

Sprüheinrichtung: Das Ventil dichtet das Behältnis ab und regelt die Freisetzung des Inhalts bei der Anwendung. Die Eigenschaften der Zerstäubung hängen von der Sprüheinrichtung ab, insbesondere von der Dimension, der Zahl und der Lage der Öffnung oder der Öffnungen. Bestimmte Ventile ermöglichen eine fortlaufende Freisetzung, andere, wie Dosierventile, geben bei jeder Betätigung des Ventils nur eine bestimmte Menge der Zubereitung frei.

Die verschiedenen Ventilmaterialien, die mit der Zubereitung in Berührung kommen, müssen mit ihr kompatibel sein.

Anforderungen an Zubereitungen in Druckbehältnissen: Für besondere Anwendungen müssen diese Zubereitungen mit einem geeigneten Applikator versehen sein. Besondere Anforderungen können zum Beispiel an die Wahl der Treibgase, der Teilchengröße und der Dosiereinheit gestellt werden.

Lagerung

Nicht über 50 °C, vor Gefrieren geschützt.

Zuckersirup

Sirupus simplex

Herstellung

Saccharose	64 Teile
Wasser	36 Teile

Die Saccharose wird mit dem auf 50 °C erwärmten Wasser übergossen und unter häufigem Umrühren bei dieser Temperatur gelöst. Die Lösung wird kurz aufgekocht, koliert oder filtriert und mit siedendem Wasser auf die vorgeschriebene Masse aufgefüllt.

Eigenschaften

Klare, farblose bis schwach gelbliche Flüssigkeit von süßem Geschmack.

Prüfung auf Identität

Beim Erhitzen von 0,05 ml Prüflösung (siehe „Prüfung auf Reinheit") mit 0,5 g Resorcin *R* und 2,5 ml Salzsäure 25 % *R* im Wasserbad entsteht innerhalb von 2 min eine dunkelrote Färbung.

Prüfung auf Reinheit

Prüflösung: 75 g Substanz werden mit Wasser zu 100 ml verdünnt.

Aussehen der Lösung: Die Prüflösung muß klar (V.6.1) und geruchlos sein und darf nicht stärker gefärbt sein als die Farbvergleichslösung G_6 (V.6.2, Methode II).

Sauer oder alkalisch reagierende Substanzen: 10 ml Prüflösung dürfen nach Zusatz von 0,3 ml Phenolphthalein-Lösung *R* keine Farbänderung zeigen und dürfen höchstens 0,3 ml 0,01 N-Natriumhydroxid-Lösung bis zum Farbumschlag nach Rosa verbrauchen.

Relative Dichte (V.6.4): 1,302 bis 1,326.

Glucose, Invertzucker: Wird 1,0 ml Prüflösung mit 4 ml Wasser und 5 ml Fehlingscher Lösung *R* versetzt und 15 s lang zum Sieden erhitzt, darf sich kein roter Niederschlag bilden.

Süßstoffe: Die Mischung von 25,0 ml Substanz mit 25 ml Wasser und 3,5 ml Schwefelsäure 10 % *R* wird mit 25 ml einer Mischung von gleichen Volumteilen Ether *R* und Petroläther *R* 1 ausgeschüttelt. 20 ml der filtrierten Ether-Petroläther-Phase werden auf dem Wasserbad zur Trockne eingedampft. Der Rückstand wird in 5 ml Wasser gelöst. Die Lösung darf nicht süß schmecken.

Lagerung

In dem Verbrauch angemessenen, möglichst vollständig gefüllten Behältnissen.

Sachregister